KUMAR & CLARK

临床内科学

Clinical Medicine

（第6版）

注 意

医学在不断进步。虽然有关安全问题的注意事项必须遵守，但是由于新的研究和临床经验在不断拓展我们的知识，在治疗和用药方面做出某些改变也许是必需或适宜的。建议读者核对所开每种药品的生产厂商的最新产品信息，确认推荐剂量、服用方法与时间及相关的禁忌证。决定患者服药剂量和最佳治疗方式是经治医师的责任，这有赖于其个人经验和对每位患者的了解。出版商和著者对于因本出版物而引起的任何人身财产损伤和(或)损失，均不承担任何责任。

出版者

KUMAR & CLARK

临床内科学

Clinical Medicine

（第6版）

主编 PARVEEN KUMAR
MICHAEL CLARK
主译 王德炳

北京大学医学出版社
Peking University Medical Press

图书在版编目（CIP）数据

KUMAR & CLARK临床内科学：第6版/（英）孔玛（Kumar, P.），（英）克拉克（Clark, M.）原著；王德炳等译. 北京：北京大学医学出版社，2008

书名原文：KUMAR & CLARK Clinical Medicine, 6th edition
ISBN 978-7-81116-365-0

Ⅰ. K… Ⅱ. ①孔 …②克…③王…Ⅲ. 内科学 Ⅳ. R5

中国版本图书馆CIP数据核字(2008)第087928号

北京市版权局著作权合同登记号：图字：01-2006-5590

KUMAR & CLARK Clinical Medicine, 6th edition
Parveen Kumar, Michael Clark
ISBN-13: 978-0-7020-2763-4
ISBN-10: 0-7020-2763-5

978-981-259-743-4
981-259-743-3

Elsevier (Singapore) Pte Ltd.
3 Killiney Road, #08-01 Winsland House I, Singapore 239519
Tel: (65) 6349-0200, Fax: (65) 6733-1817
First Published 2008
2008年初版

KUMAR & CLARK 临床内科学（第6版）

主　　译：王德炳
出版发行：北京大学医学出版社（电话：010－82802230）
地　　址：(100083) 北京市海淀区学院路38号　北京大学医学部院内
网　　址：http://www.pumpress.com.cn
E-mail：booksale@bjmu.edu.cn
印　　刷：北京佳信达艺术印刷有限公司
经　　销：新华书店
责任编辑：马联华　　**责任校对**：杜悦　　**责任印制**：郭桂兰
开　　本：889mm × 1194mm　1/16　印张：93.5　插页：16　字数：3049千字
版　　次：2008年8月第1版　2008年8月第1次印刷
书　　号：ISBN 978-7-81116-365-0
定　　价：350.00元

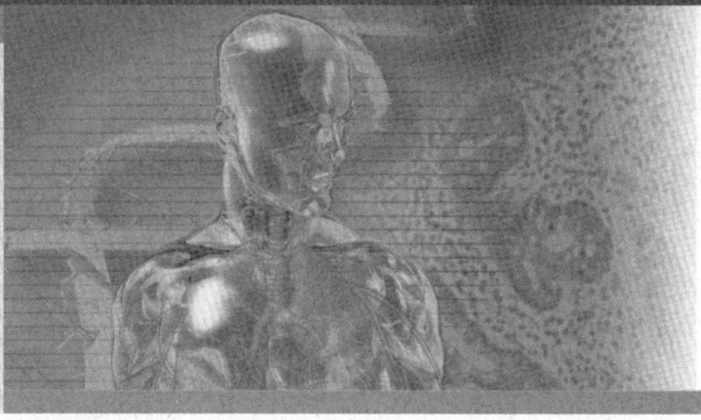

目录

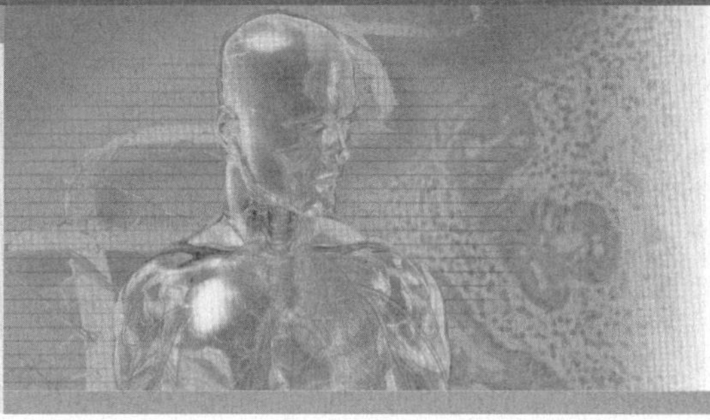

译者序

由 Parveen Kumar 和 Michael Clark 主编的《KUMAR & CLARK 临床内科学》第 6 版的中译本即将与读者见面了。这部实用性很强的教科书与参考书在世界范围内发行已经有20年的历史。为了提高本书的质量，编著者走访了很多国家，并聘请了这些国家的著名专家学者组成国际顾问委员会(International Advisory Panel)。为了出版该书的中文版，Parveen Kumar曾亲自访问中国，并与北京大学医学出版社讨论合作出版事宜。

医学是一门综合学科，除了自然科学、生物医学外，还包含社会医学、人文医学、环境医学等等。医学不仅仅是预防和诊治疾病，更主要的是促进健康。医学的根本目的是为人类的健康服务。当前，医疗体系面临着技术至上、人文精神淡化、市场及医药集团介入的状况，医生的职业精神受到严峻挑战，医患关系矛盾突出。因此，本书第一章就是伦理学与沟通。重申了医生应遵循的三项基本原则，即将患者的利益放在首位，患者在治疗中拥有自主权，以及不论贫富、种族，患者应享有公平权。

21世纪因交通便利、交流频繁，在经济全球化的同时，已经成为疾病全球化的世纪。目前新老传染性疾病都严重威胁着人类健康，因此，本书第 6 版还增加了 SARS、出血热和结核等内容。第 6 版还对如营养、药物治疗、肾脏疾病、心血管疾病等章节进行了重大修改。

本书的特征是简明扼要、图文并茂、重点突出、内容新颖、易于掌握，适用范围也比较宽广。本书对医学生、临床医生、全科医生（家庭医生）和社区医生都是极好的教科书与参考书。

在北京大学医学出版社的大力支持下，我们组织了北京大学医学部的专家、教授翻译此书，多次开会统一标准，力求翻译忠实原著，保证质量。初译之后，又经过多次校正。真诚地希望本书的出版能对广大医生和医学生有所帮助。由于时间较紧，不当之处请广大读者批评指正。

王德炳

2008 年 4 月

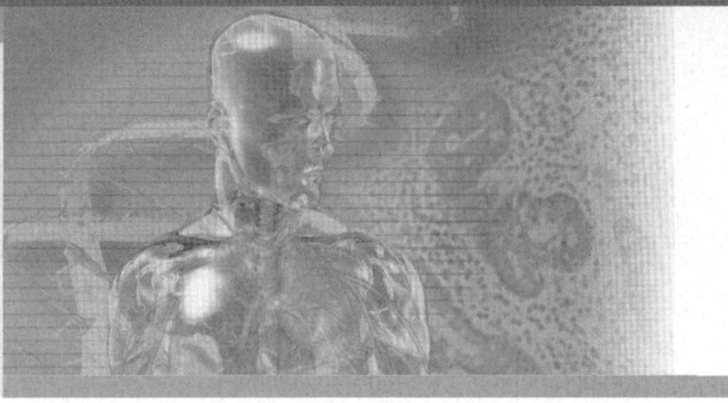

第 6 版前言

《临床内科学》出版至今已近20年了，作为本书的主编，一方面我们对每一版本所取得的成功感到高兴，另一方面我们也深知自己肩负的责任，那就是：始终要确保本书的内容与时俱进，始终能够对医学教育做出重大贡献。

《临床内科学》自第5版起已以全文形式的电子版进入了电子出版物新纪元。这一创举获得了广泛的好评，并使本书获得了更大范围的全球读者，这也直接带动了《Student Consult》的出版商们（众多医学教科书出版社，其出版物包含印刷版出版 物和电子版出版物）的创新。我们很高兴《临床内科学》率先迈出了这具有重要意义的一步。

作为第 6 版的筹备工作的一部分，我们有幸访问了世界很多地方，这使我们有机会与我们的读者直接交流，倾听他们如何改进本书的想法。这一版新增的“国际顾问委员会”正是得益于这样的活动。我们非常感谢这些同行给我们的支持和建议。通过这些访问我们也认识到提供一些增补信息的重要性，如 SARS、病毒性出血热（登革热）、结核、疟疾、蛇咬伤、植物中毒、氟中毒和麻疯病等方面的内容。

编辑《临床内科学》这样一本书面临的挑战之一是：要决定每一新版本需要做什么样的改动。对于上一版，我们新增了“伦理学与沟通”一章，这一变化受到读者的广泛好评。这一版我们新增了“特殊感觉——耳鼻咽喉和眼部疾病” 一章，一是应读者的建议，二是我们意识到临床实践中遇到的此类疾病不少。按惯例，这一版书中每一章都由专家组成员进行了全面修订和更新。尤其是有关药物治疗、营养、肾脏疾病、胰腺胆道疾病和心脏病的章节，进行了全面的改写。新版有关肿瘤的一章，题目已更名为“恶性疾病”，以体现其范围和重点的变化。

本书图文并茂，在读者中一直享有盛誉，是一本广受欢迎的教科书。新版中每一幅线条图都以更时尚的风格重新进行了绘制，希望得到年轻读者（以及老读者！）的青睐。

同以往一样，在这里我们还要向我们的家人致谢——包括我们自己的家人和我们的作者的家人——编写工作难免会干扰家庭生活，感谢他们对此给予的耐心和默默无闻的支持。

PJK
MLC

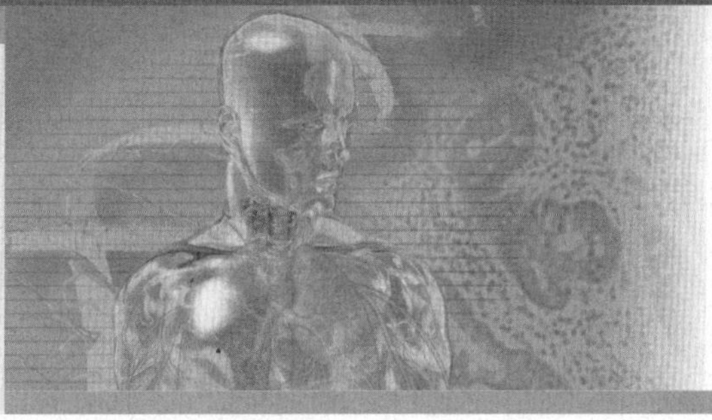

致谢

同以往一样，我们还要感谢协助第 6 版新书出版的众多同事。他们给我们提供了有益的建议、帮助我们搜集图片并亲自阅读文稿以确定内容已更新。他们是 Alison McLean、 Susannah Leaver、Peter Fairclough 和 Paul Kelly。

在此我们也要向一些老作者表示衷心的感谢，他们在为本书勤勤恳恳奉献多年后现已离任，他们是 Dr Paul Drury、Dr Larry Baker、Prof Nigel Benjamin 和 Dr Stephen Kelsey。同时我们向为第 6 版付出辛勤劳动的新作者表示欢迎。

查房和门诊记录也为我们的循证教学提供了源源不断的资料，我们的专科住院医生、高级见习医生们提出了很多有深度的问题，这些问题不断激发着我们的创造灵感，在此一并致谢。

还特别要感谢出版商的专业素质和大力支持。Ellen Green 带领我们完成了最近三版的出版。Clive Hewat对新版项目进行了周密细致的统筹和协调，并自始至终保持一种幽默耐心的工作态度。由项目经理 Frances Affleck 和设计师 George Ajayi 组成的生产加工团队为我们生产了优质的产品。还要感谢文字编辑Sue Beasley的细致工作，她也参与了前面两版的工作。感谢部门助理Caroline Cockrell，她协助处理了大量快件和包裹。另外还要对从各个方面为本书做出贡献的诸位幕后英雄致以诚挚谢意。

特别感谢 Jillian Linton 女士为各章的筹备和协调做了大量工作。

特别致谢

第 1 章 伦理和沟通

Len Doyal 教授向医学会的 Sharon Burton 致谢。

第 6 章 胃肠道疾病

David Silk 教授感谢 Dr Iain Beveridge 参与撰写本章的结肠息肉和肿瘤部分。编者向 Cliona O’Farrelly 教授致谢。

第 9 章 恶性疾病

Dr Christopher J Gallagher 向 A Rohatiner 教授（St Bartholomew’s Hospital Dept of Medical Oncology）致谢。

第 13 章 心血管疾病

AJ Camm 教授感谢 Dr Aodhan Breathnach 和 Dr Derek Macallan （Dept of Infectious Diseases, PHLS Collaborating Centre & Dept of Medical Microbiology, St George’s Hospital），他们参与了感染性心内膜炎部分的撰写，感谢Dr Nab Al-Saady （Senior Registrar, Cardio logical, St George’s Hospital Medical School）对本章的工作进行了全面协助，感谢 Dr Jonathon Goldman 协助完成了本章的心脏超声心动部分。

书中所用的 Crown 版权资料已经获得 Her Majesty’s Stationery Office 控股人的许可。

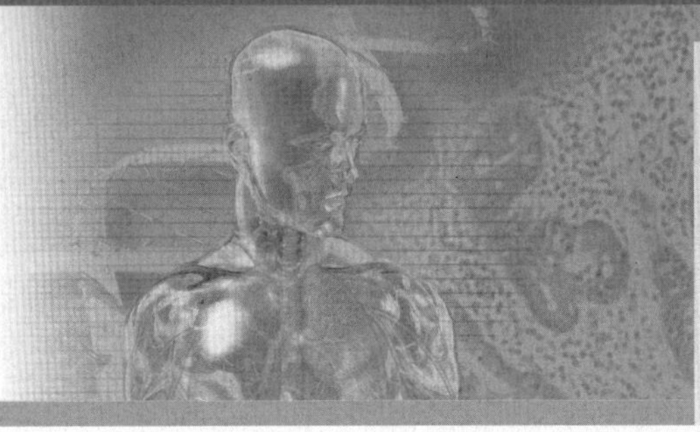

重要声明

书中的药物剂量尽管已尽全力进行了核对，但由于用药方案可能已有变动，因此读者在使用书中所列任何一种药品前务必查阅制药厂商的产品说明。本书所提药物名称采用符合97/27EEC指南的国际非专利药品推荐通用名。

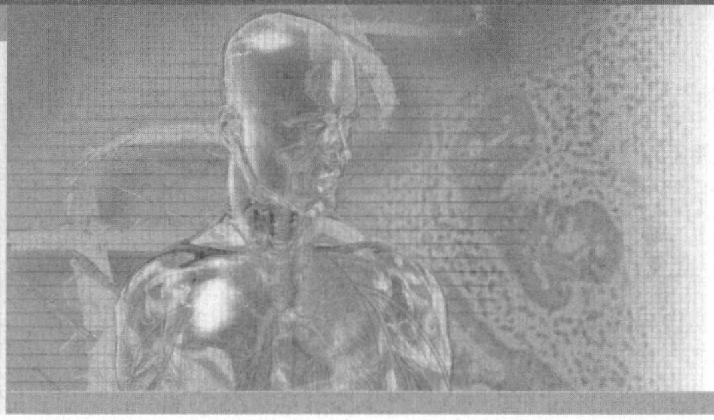

编著者名单

Jane Anderson PhD FRCP
Consultant Physician
Centre for the Study of Sexual Health & HIV
Homerton University Hospital NHS Foundation Trust
London, UK
Sexually transmitted diseases

John Anderson MD MA MB BS FRCP
Consultant Physician
Homerton University Hospital NHS Foundation Trust,
and Barts and the London NHS Trust, London, UK
Diabetes mellitus and lipids

Carol Black DBE PRCP FMedSci
President
Royal College of Physicians, London, UK
Connective tissue disorders, vasculitis

Nicholas H Bunce MB BS MD
Consultant Cardiologist
St George's Healthcare NHS Trust
London, UK
Cardiovascular disease

Andrew K Burroughs MB ChB (Hons) FRCP
Consultant Physician and Hepatologist
The Royal Free Hospital Hampstead NHS Trust, London;
Professor of Hepatology, Royal Free and University
College Medical School, London, UK
Liver disease

A John Camm MD FRCP
Chairman of the Division of Cardiac and Vascular Sciences
St George's University of London, UK
Cardiovascular disease

Anthony W Clare MD FRCP FRCPI FRCPsych MPhil
Associate Professor of Psychiatry, Dublin University;
Consultant Psychiatrist, St Patrick's Hospital, Dublin,
Ireland
Psychological medicine

Michael L Clark MD FRCP
Honorary Senior Lecturer
Barts and the London, Queen Mary's School of Medicine
and Dentistry, University of London, UK
Editor; Gastrointestinal disease; Environmental medicine

Charles R A Clarke MA FRCP MB BCh
Consultant Neurologist
National Hospital for Neurology and Neurosurgery, and
Whipps Cross University Hospital NHS Trust,
London,UK
Neurological disease; Environmental medicine

Brian T Colvin MA MB BChir FRCP FRCPath
Senior Lecturer in Haematology & Director of the
Haemophilia Centre
The Royal London Hospital, Queen Mary's School of
Medicine and Dentistry,
University of London, Barts and the London NHS Trust,
London, UK
Bleeding disorders, thrombosis

Juliet Compston BSc MB BS MD FRCPath FRCP
FMedSci
Professor of Bone Medicine and Honorary Consultant
Physician
University of Cambridge School of Clinical Medicine
Cambridge, UK

Bone disease

Christopher P Denton PhD FRCP
Senior Lecturer & Consultant Rheumatologist
Royal Free Hampstead NHS Trust, London, UK
Rheumatology

Len Doyal BA MSc
Professor of Medical Ethics
Barts and the London, Queen Mary's School of Medicine and Dentistry, University of London, UK;
Honorary Consultant, Barts and the London NHS Trust, London, UK
Ethics

Marinos Elia MD BSc (Hons) FRCP
Professor of Clinical Nutrition and Metabolism
Institute of Human Nutrition
University of Southampton, UK;
Honorary Consultant Physician
Southampton University Hospitals NHS Trust, UK
Nutrition

Roger G Finch MB BS FRCP FRCPath FRCP (Edin) FFPM
Professor of Infectious Diseases
University of Nottingham, UK;
Consultant, Nottingham City Hospital NHS Trust
Nottingham, UK
Infectious diseases and tropical medicine

Anthony J Frew MA MD FRCP
Professor of Allergy and Respiratory Medicine
School of Medicine, University of Southampton, UK
Respiratory disease

Edwin A M Gale MB FRCP
Professor of Diabetic Medicine
University of Bristol, UK
Diabetes mellitus and other disorders of metabolism

Christopher J Gallagher MB ChB PhD FRCP
Consultant, Medical Oncology
Barts and the London NHS Trust, London, UK
Malignant disease

Alasdair M Geddes CBE MB ChB FRCP (Lond & Edin) FRCPath FFPH FMedSci
Emeritus Professor of Infectious Diseases
The University of Birmingham, UK
Biological warfare

Meredydd Harries BSc MB BS FRCS MSc
Consultant ENT Surgeon
Brighton and Sussex University Hospitals NHS Trust and Worthing and Southlands Hospitals NHS Trust, UK
Disorders of the ear, nose and throat

Charles J Hinds FRCA FRCP
Professor of Intensive Care Medicine
Barts and the London, Queen Mary's School of Medicine and Dentistry, London, UK;
Consultant, Department of Anaesthesia and Intensive Care, William Harvey Research Institute, London, UK
Intensive care medicine

Stephen T Holgate MD DSc FRCP FRCPath FMedSci FIBiol
Medical Research Council Clinical Professor of Immunopharmacology
School of Medicine, University of Southampton, UK
Respiratory disease

Trevor A Howlett MD FRCP
Consultant Physician and Endocrinologist
University Hospitals of Leicester NHS Trust, Leicester Royal Infirmary, UK
Endocrine disease

Ray K Iles BSc MSc PhD CBiol MIBiol
Professor of Biomedical Science and Director of Research and Postgraduate Studies, Institute of Social and Health Research, Middlesex University, London, UK
Cell and molecular biology, and genetic disorders

Donald J Jeffries MB BS FRCP FRCPath
Professor of Virology
Barts and the London, Queen Mary's School of Medicine and Dentistry, University of London, UK;
Head of Medical Microbiology, Barts and the London NHS Trust, London, UK

Virology

Parveen J Kumar CBE BSc MD FRCP FRCP (Edin)
Professor of Clinical Medical Education, Barts and the London, Queen Mary School of Medicine and Dentistry, University of London, UK; Honorary Consultant Physician and Gastroenterologist, Barts and The London NHS Foundation Trust and Homerton Hospital NHS Trust, London, UK; Academic Vice-President, Royal College of Physicians, London (2003-2005); Chairman, Medicines Commission UK (2001-2005)
Editor

Andrew Lister MD FRCP FRCPath FRCR FMedSci
Director, Cancer Research UK Medical Oncology Unit; Professor of Medical Oncology
Barts and the London, Queen Mary's School of Medicine and Dentistry, London, UK
Malignant disease

Christopher N Mallinson FRCP
Emeritus Consultant Physician and Gastroenterologist
University Hospital Lewisham, London, UK
Communication

Peter Moss MD FRCP DTMH
Consultant in Infectious Diseases & Associate Medical Director
Hull and East Yorkshire Hospitals NHS Trust, UK
Infectious diseases and tropical medicine

Michael F Murphy MD FRCPath FRCP
Professor of Blood Transfusion Medicine
University of Oxford; Consultant Haematologist and Clinical Director - Patients, National Blood Service and Oxford Radcliffe Hospitals NHS Trust, Oxford, UK
Haematological disease

Donncha O' Grádaigh MB PhD MRCPI
Consultant Rheumatologist
Waterford Regional Hospital, Ireland
Bone Disease

David G Paige MA MB BS FRCP
Consultant Dermatologist and Lead Clinician
Barts and the London NHS Trust, London, UK
Skin disease

Jacqueline Parkin PhD MB BS FRCP
Honorary Consultant
Barts and the London NHS Trust, London, UK
Clinical immunology

Anthony J Pinching D Phil FRCP
Associate Dean for Cornwall and Professor of Clinical Immunology
Peninsula Medical School, Truro, UK
Clinical immunology

Sir Michael Rawlins MD FMedSc FRCP
Professor of Clinical Pharmacology
University of Newcastle-upon-Tyne;
Chairman
National Institute for Health and Clinical Excellence, London, UK
Drug therapy

Michael Shipley MA MD FRCP
Consultant Rheumatologist and Clinical Director
University College London Hospitals, London, UK
Rheumatology

David B Silk MD FRCP
Professor of Clinical Nutrition
Department of Surgical Oncology and Technology
Imperial College London, St Mary's Hospital NHS Trust, London, UK
Gastrointestinal disease

Allister Vale MD FRCP FRCPE FRCPG FFOM FAACT
Consultant Clinical Pharmacologist and Director
National Poisons Information Service (Birmingham Centre) and West Midlands Poisons Unit, City Hospital, Birmingham, UK
Poisoning

Francis Vaz FRCS (ORL-HNS) BSc (Hons)
Specialist Registrar in Otolaryngology South Thames
Guy's and St Thomas's Hospitals, London, UK
Disorders of the ear, nose and throat

Seema Verma MD FRCOphth

Consultant Ophthalmic Surgeon
Moorfields Eye Hospital NHS Foundation Trust
London, UK
Disorders of the eye

James Wainscoat FRCP FRCPath
Consultant Haematologist
The Oxford Radcliffe Hospital NHS Trust, The John Radcliffe, Oxford, UK
Haematological disease

David Watson BSc (Hons) MB BS FRCA
Consultant and Senior Lecturer in Intensive Care Medicine
William Harvey Research Institute, Barts and the London NHS Trust, Queen Mary's School of Medicine and Dentistry, London, UK
Intensive care medicine

David Westaby MA FRCP
Consultant Physician and Gastroenterologist
Chelsea and Westminster Healthcare NHS Trust
London, UK
Biliary and pancreatic disease

Peter D White OBE MD FRCP FRCPsych
Professor of Psychological Medicine
Bart and the London NHS Trust, Queen Mary's School of Medicine and Dentistry, London, UK
Psychological medicine

Muhammad M Yaqoob MD FRCP
Professor of Nephrology
Department of Renal Medicine and Transplantation
Barts and the London, Queen Mary's School of Medicine and Dentistry, London, UK
Water, electrolytes and acid-base balance; Renal *disease*

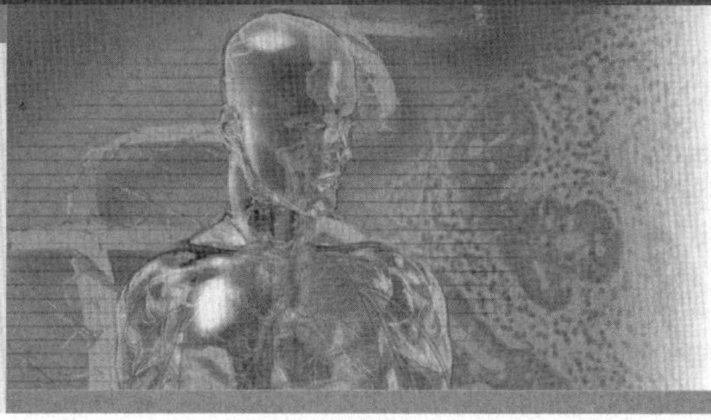

国际顾问委员会名单

Professor A Deshpande
Professor of Medicine and Head
Department of Internal Medicine
Grant Medical College and Sir JJ Group of Govt. Hospitals
Mumbai

Dr R Dewan
Professor
Department of Medicine
Maulana Azad Medical College
New Delhi

Dr N Gill
Professor of Medicine
KJ Somaiya Medical College
Mumbai

Dr R Gupta
Assistant Professor
Department of Medicine
All India Institute of Medical Sciences
New Delhi

Dr S A Kamath
Professor
Department of Medicine
Topiwala National Medical College
Mumbai

Dr D R Karnad
Professor of Medicine
Department of Medicine
Seth GS Medical College and King Edward Memorial Hospital
Mumbai

Dr M R Khandakar
Professor and Head
Department of Medicine
National Medical College
Kolkata

Professor (Dr) B D Mankad
Professor and Head
Department of Medicine
BJ Medical College
Ahmedabad

Dr D Mathai
Professor and Head
Department of General Medicine Unit-1 and Infectious Diseases
Christian Medical College
Vellore

Dr V K Rajamani
Professor
Institute of Internal Medicine
Madras Medical College and Research Institute
Chennai

Dr S.M. Rajendran
Professor and Head
Department of Medicine and Diabetology
Stanley Medical College
Chennai

Professor S K Sharma
Chief
Division of Pulmonary and Critical Care Medicine
Chair, Department of Medicine
All India Institute of Medical Sciences
New Delhi

Dr S K Sharma
Professor and Head
Department of Medicine
Lady Harding Medical College
New Delhi

Professor Shivakumar
Professor
Department of Medicine
Stanley Medical College & Hospital
Chennai

Dr R Sood
Professor
Department of Medicine
All India Institute of Medical Sciences
New Delhi

Dr K N Viswanathan
Professor of Medicine and Consultant
in Internal and Tropical Medicine
Department of Medicine
Sri Ramachandra Medical College
and Research Institute
Chennai

JORDAN

Professor K Ajlouni
Professor and Head
National Center for Diabetes, Endocrinology
and Genetics
Jordan University Hospital
Amman

Dr A Saadeh
Professor of Medicine and Head of
Department of Internal Medicine and Cardiology
Jordan University of Science and Technology
Irbid

KUWAIT

Professor N A Abdella
Professor of Medicine
Head of Diabetes Unit and General Medical Unit
Department of Medicine
Kuwait University

OMAN

Dr N Woodhouse
Professor of Medicine and Head of Endocrine Unit
Department of Medicine
Sultan Qaboos University
Muscat

PAKISTAN

Professor T Ahmed
Principal and Professor of Medicine
Dow Medical College & Civil Hospital
Karachi

Professor (Dr) M A Chaudhry
Principal, Professor and Head of Department
Department of Medicine
Fatima Jinnah Medical College
Sir Ganga Ram Hospital
Lahore

Dr S S Hamid
Professor and Consultant Gastroenterologist
Department of Medicine
The Aga Khan University
Karachi

Dr M Hasan
Principal, Professor and Head
Department of Medicine
King Edward Medical College/Mayo Hospital
Lahore

Dr M A Khan
Karim Jiwa Professor
Department of Medicine
Aga Khan University and Hospital
Karachi

Professor M H Khan
Professor of Medicine and Vice Chancellor DUHS
Department of Medicine
Dow University of Health Sciences
Karachi

Dr S Shafqat
Associate Professor
Department of Neurology
Aga Khan University Medical College
Karachi

SAUDI ARABIA

Professor M M Al-Nozha
Professor and President
Taibah University
King Fahad Hospital
Madinah Munawwarah

SOUTH AFRICA

Professor S Hough
Professor and Chairman
Department of Internal Medicine
University of Stellenbosch, the Tygerberg Academic Hospital
Cape Town

Professor V J Louw
Professor and Head, Clinical Haematology
Department of Internal Medicine
Free State University/Universitas Academic Health Complex
Bloemfontein

Professor A P MacPhail
Professor and Head
Department of Internal Medicine
University of the Witwatersrand
Johannesburg

Professor J L Seggie
Professor and Head
Division of General Internal Medicine
Department of Medicine
University of Cape Town and Groote Schuur Hospital
Cape Town

SRI LANKA

Professor N R de Silva
Coordinator Medical Education and Professor of Parasitology
Faculty of Medicine
University of Kelaniya
Ragama

Professor H J de Silva
Professor of Medicine
Department of Medicine
University of Kelaniya
Ragama

Professor R Sheriff
Professor of Medicine and Head of Department
Department of Medicine
Colombo Medical College

SUDAN

Professor S S Fedail
Professor
Department of Medicine
University of Khartoum

UNITED ARAB EMIRATES

Professor S G Carruthers
Professor of Internal Medicine and Dean
United Arab Emirates University
Faculty of Medicine and Health Sciences
Al Ain

Professor M Ellis
Professor of Medicine
Consultant in Infectious Diseases and Tropical Medicine
Department of Medicine
Faculty of Medical and Health Sciences
Al Ain

Dr J M Muscat-Baron
Professor of Medicine, Clinical Dean
Department of Medicine
Dubai Medical College

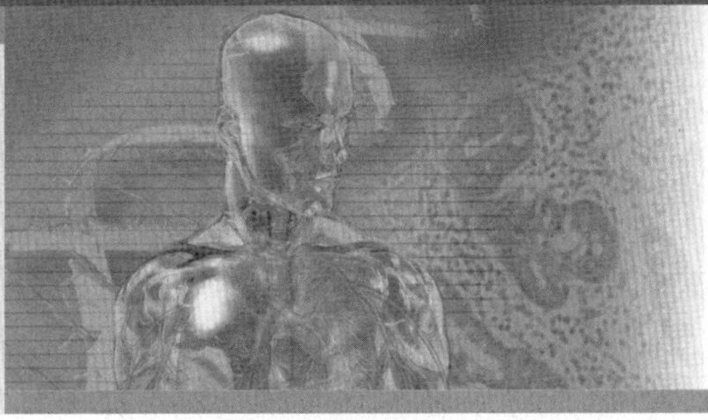

译校者名单

（按姓氏笔画顺序排序）

北京大学医学部

公共教学部医学伦理学教研室：第 1 章

丛亚丽　邓文昊

第一临床医院（北大医院）：第 2、11、12、14 ~21 和 23 章

万　华　于岩岩　马晓伟　王　芳　王　昱　王　艳　王　薇　王贵强
王晓阳　王勤环　卢桂芝　田　地　刘　冉　刘　刚　刘　莉　刘　爽
刘立军　孙　葳　曲　贞　朱曼华　许　戎　吴红花　吴赤红　张　凡
张　红　张军军　张金燕　张俊倩　张婷婷　张路霞　李文刚　李海潮
杨建梅　杜偲倩　汪　旸　苏　涛　陆海英　周　颖　林志淼　侯凤琴
姚　军　赵　鸿　赵燕妮　钟　珊　席宏丽　徐小元　徐京杭　晏晓明
涂　平　袁戈恒　袁振芳　郭晓蕙　顾建芬　高　莹　高燕明　崔建军
曹　菊　章　巍　隋　准　黄一宁　彭　清　曾　争　童　玉　董爱梅
韩蓓蓓　路　敏　阙呈立

第二临床医院（人民医院）：第 3、4、8 ~ 10 和 13 章

王志东　王洪懿　王峰蓉　王德炳　主鸿鹄　卢　靓　卢明俞　白穆荣
任景怡　刘　健　刘元生　刘文玲　孙艺红　朱天刚　许俊堂　闫晨华
吴　彦　张　萍　张海澄　李学斌　李帮清　李翠兰　杨松娜　陈　红
陈　适　陈江天　周慧清　郑姝颖　赵慧颖　栗占国　郭丹杰　黄晓军
路　瑾　蔡莉萨

第三临床医院（第三医院）：第 5 ~7 章

冯　璜　闫秀娥　张　静　李　军　林三仁　唐　晓　郭　璇　崔荣丽
彭　琳　蔡召强

精神卫生研究所（第六医院）：第 22 章

胜　利

彩图

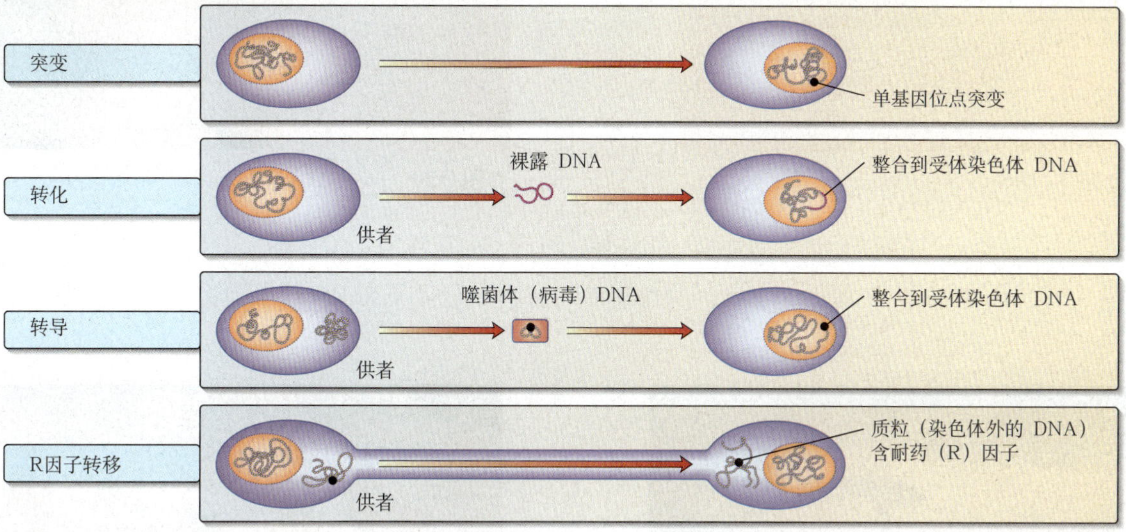

彩图 2.2

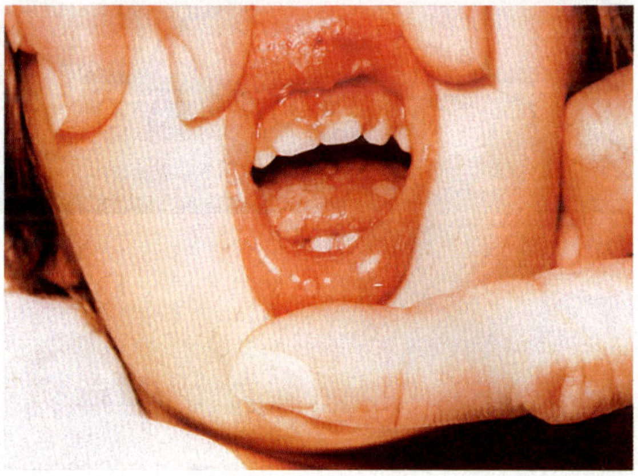

彩图 2.13

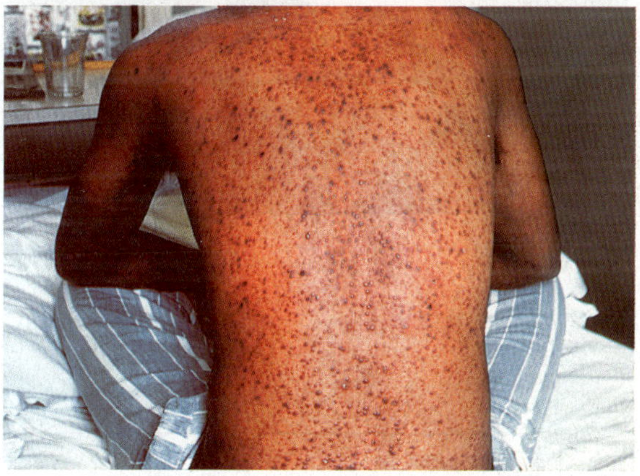

彩图 2.14

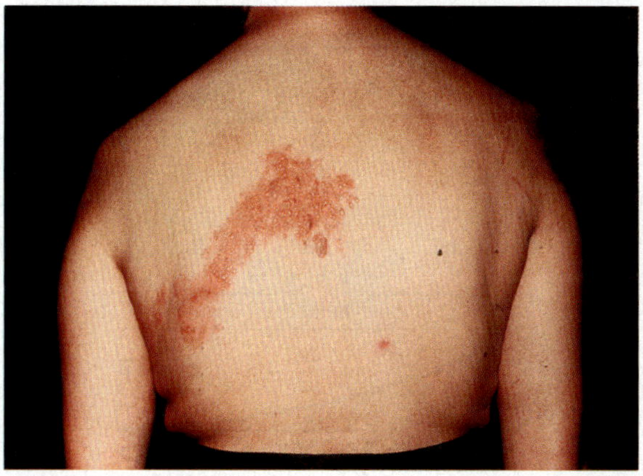

彩图 2.15

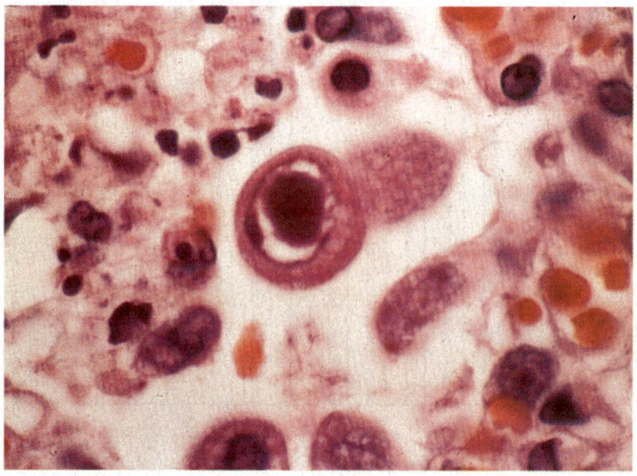

彩图 2.16

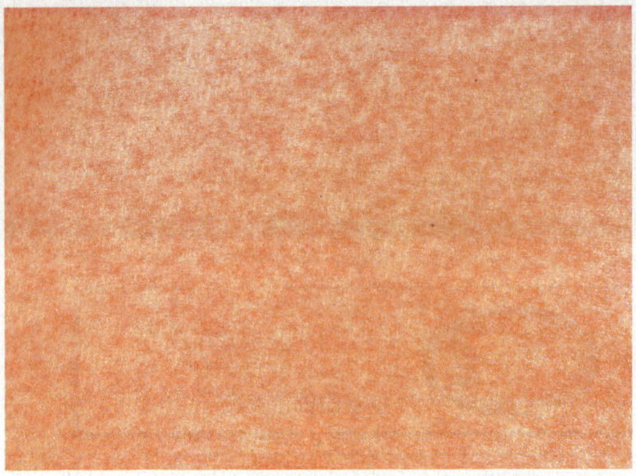

彩图 2.18

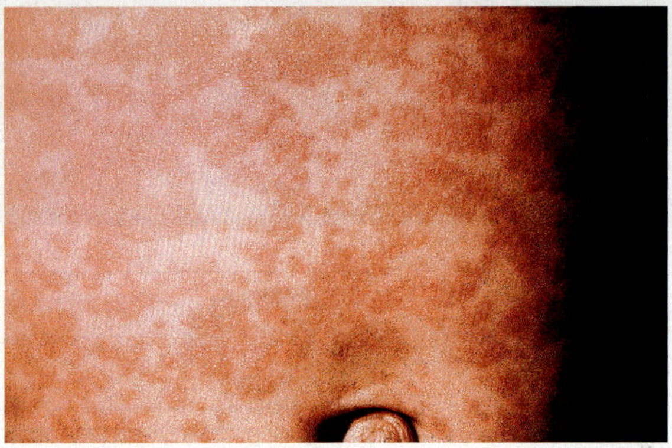

彩图 2.20

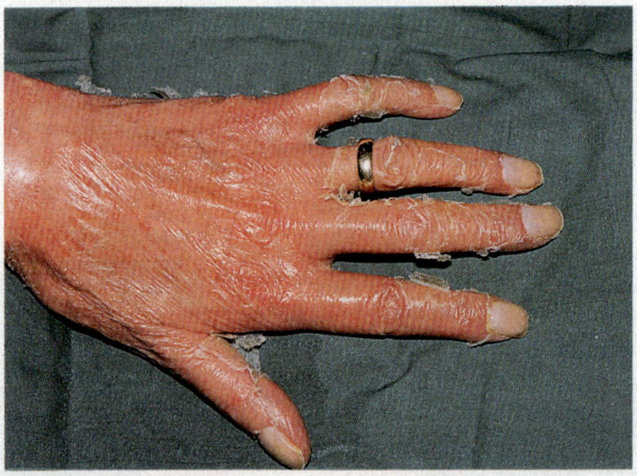

彩图 2.22

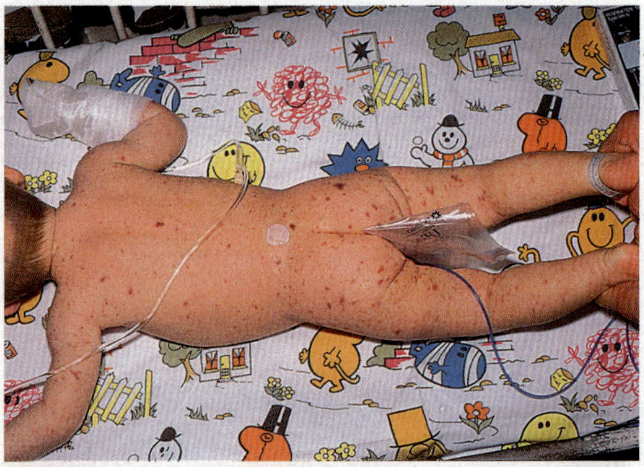

彩图 2.24

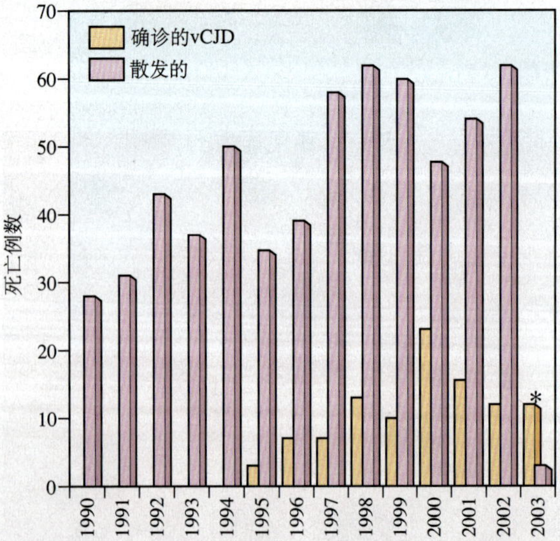

彩图 2.21

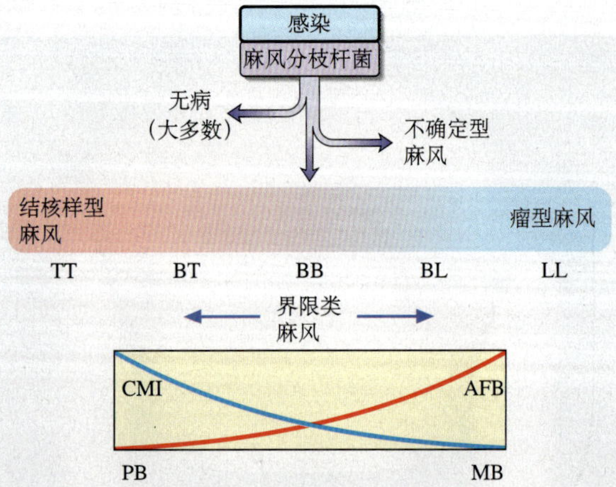

彩图 2.25

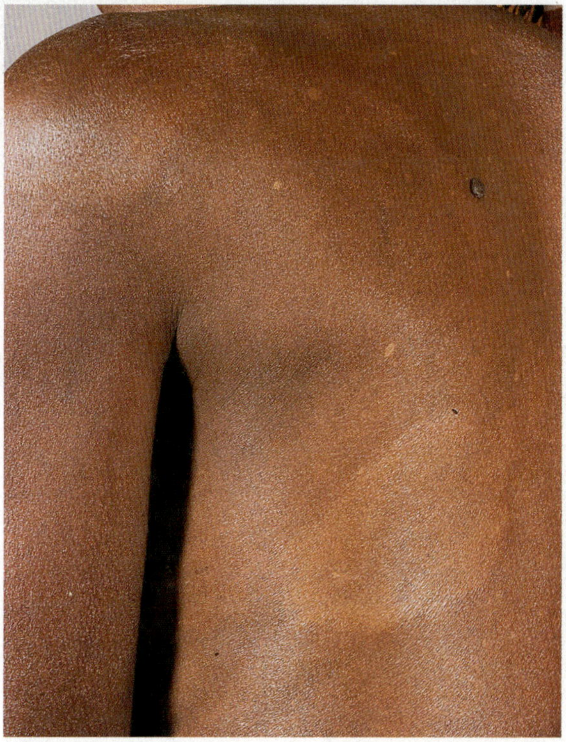

彩图 2.26

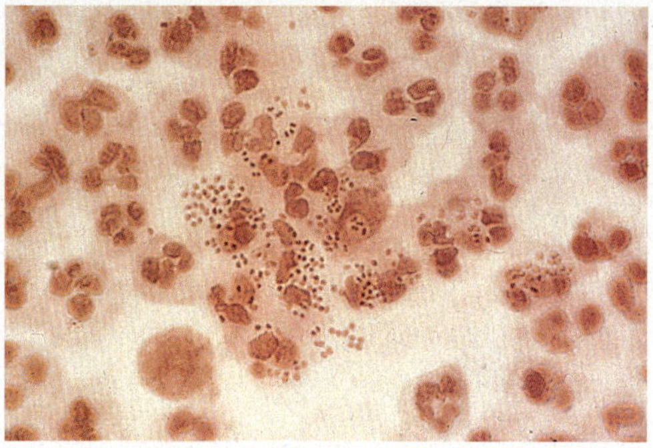

彩图 2.40

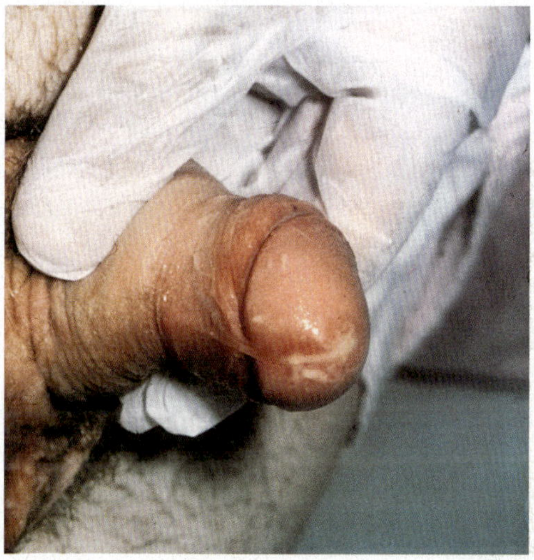

彩图 2.41

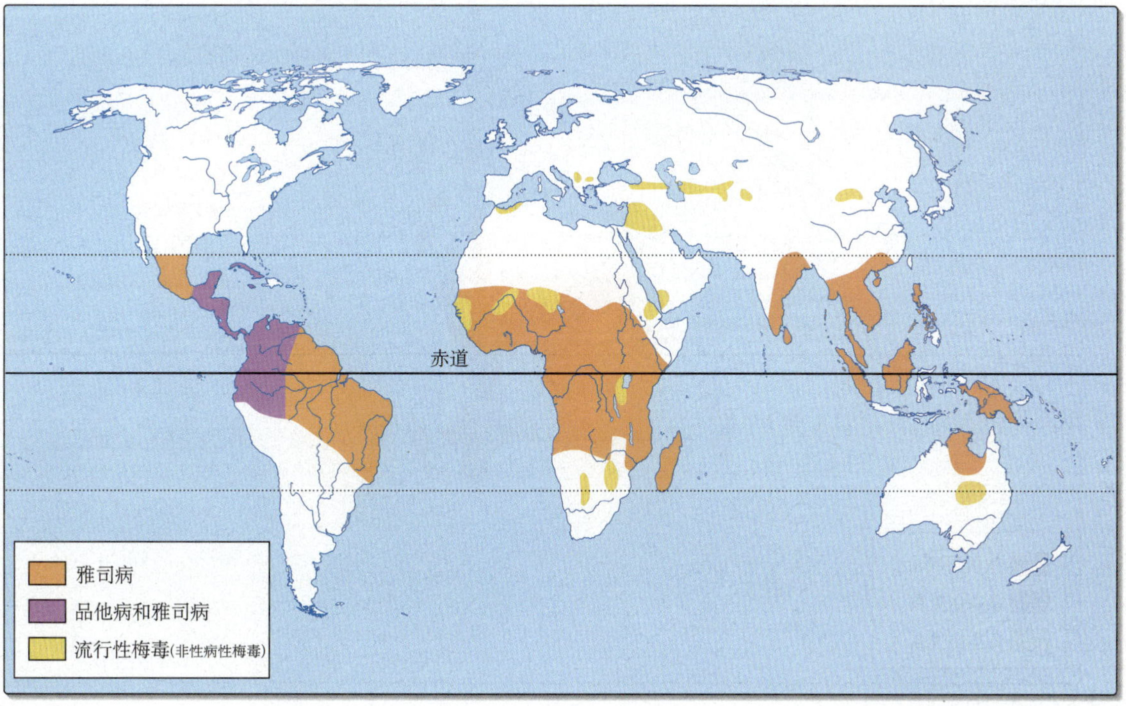

彩图 2.28

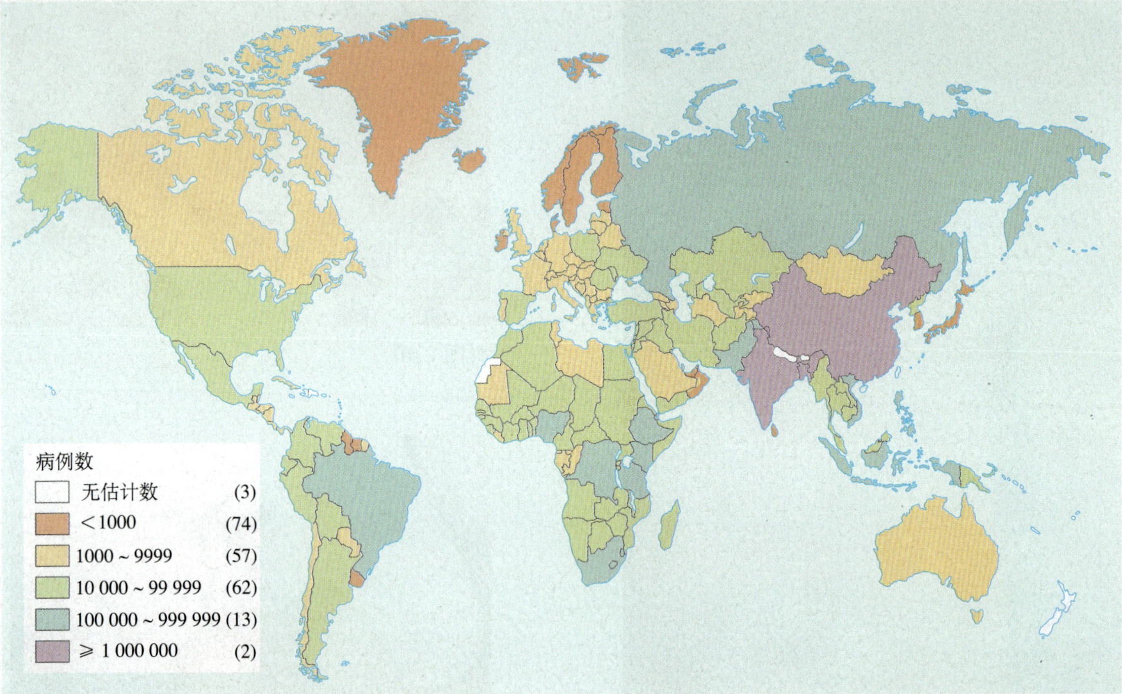
病例数
无估计数 (3)
<1000 (74)
1000 ~ 9999 (57)
10 000 ~ 99 999 (62)
100 000 ~ 999 999 (13)
≥ 1 000 000 (2)
彩图 2.29

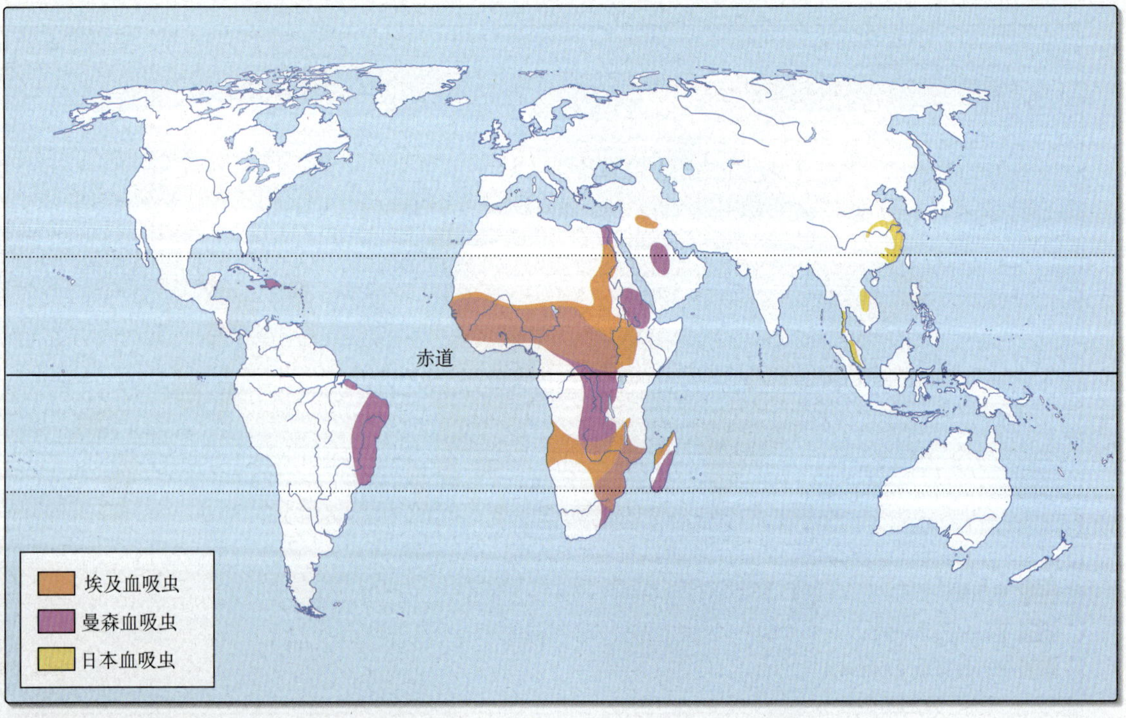
赤道
埃及血吸虫
曼森血吸虫
日本血吸虫
彩图 2.36

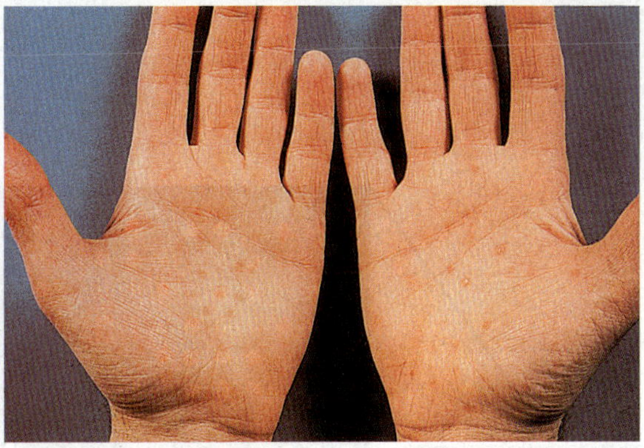

彩图 2.42

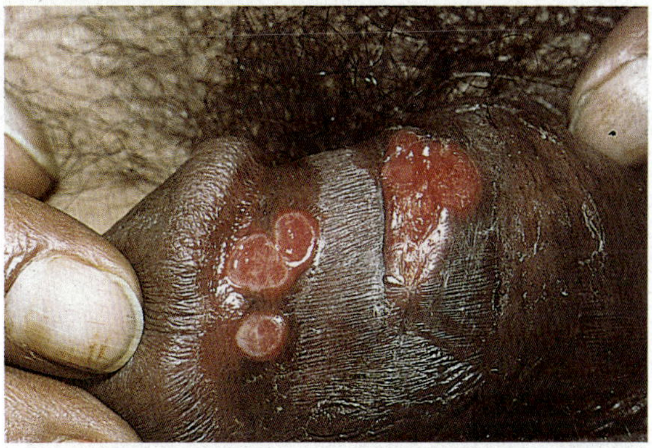

彩图 2.43

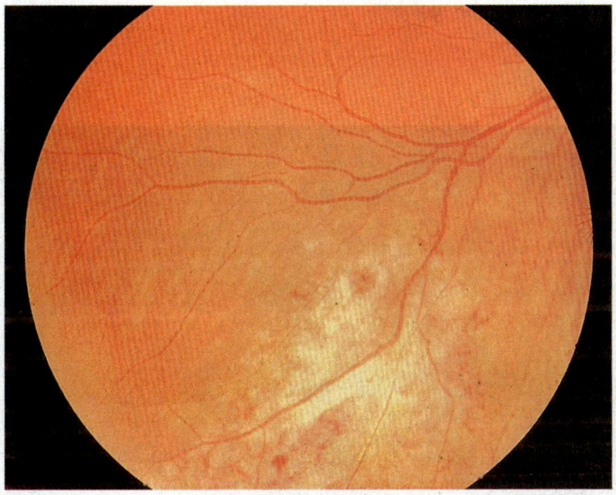

彩图 2.47

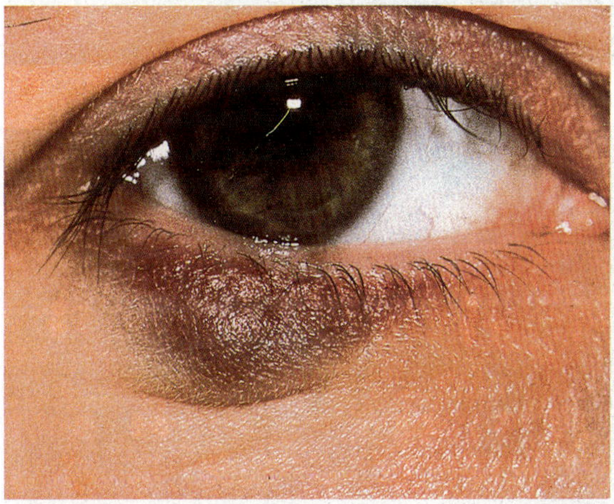

彩图 2.49

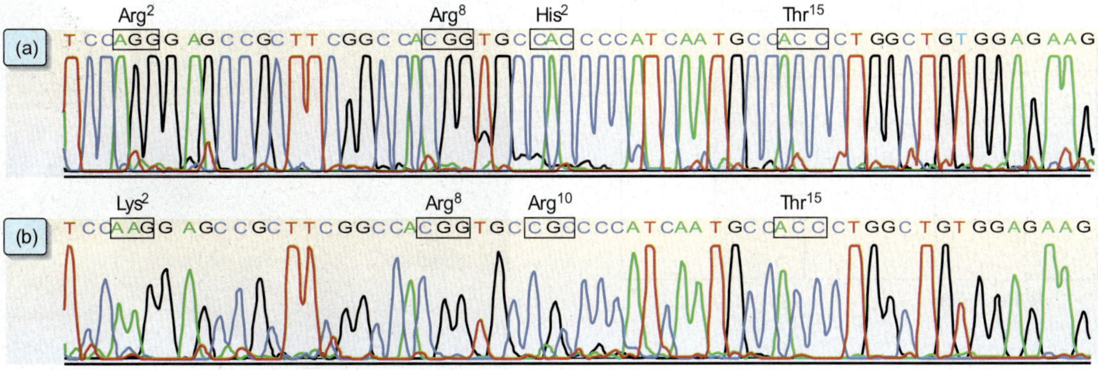

彩图 3.15

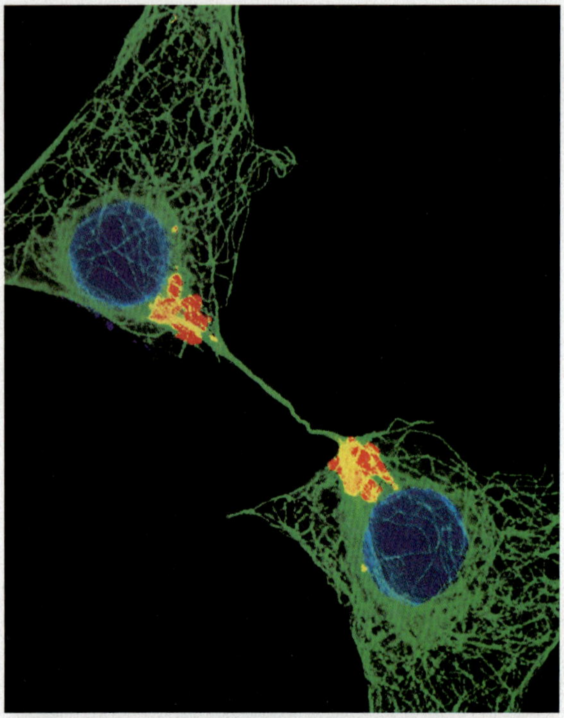

彩图 3.5

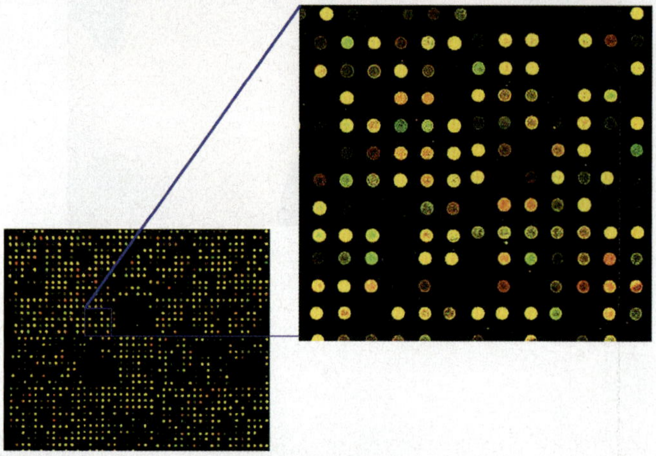

彩图 3.16

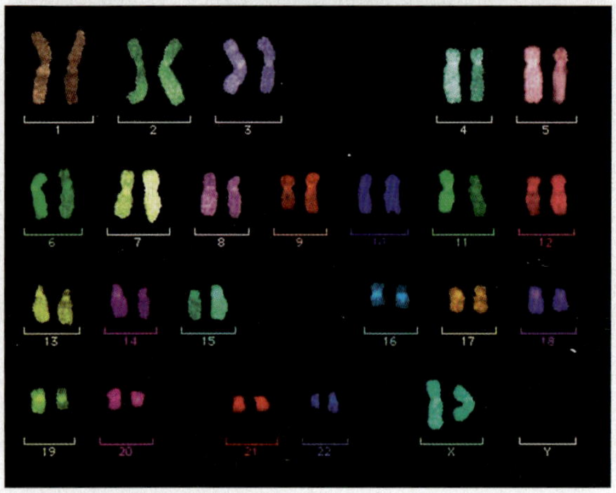

彩图 3.18（b）

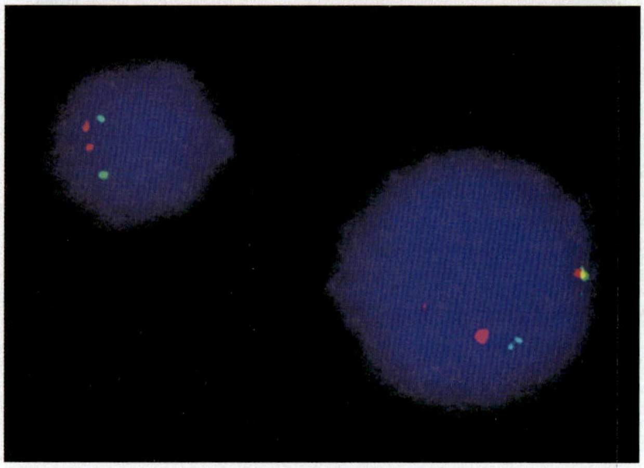

彩图 3.19

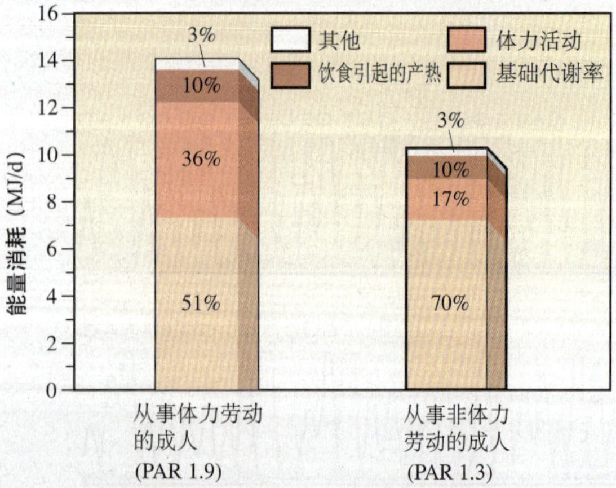

彩图 5.2

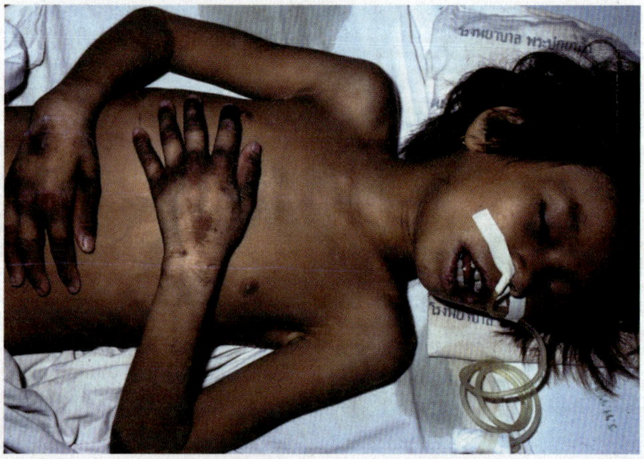

彩图 5.7（b）

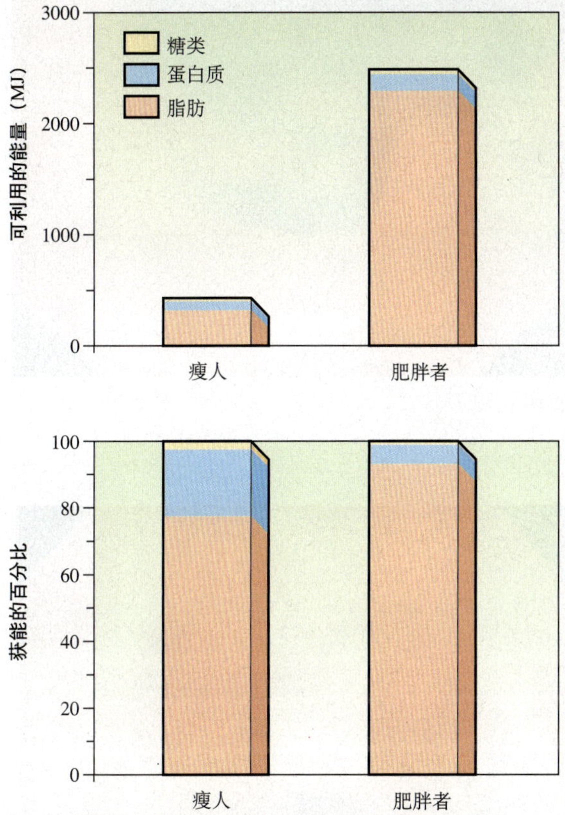

彩图 5.3

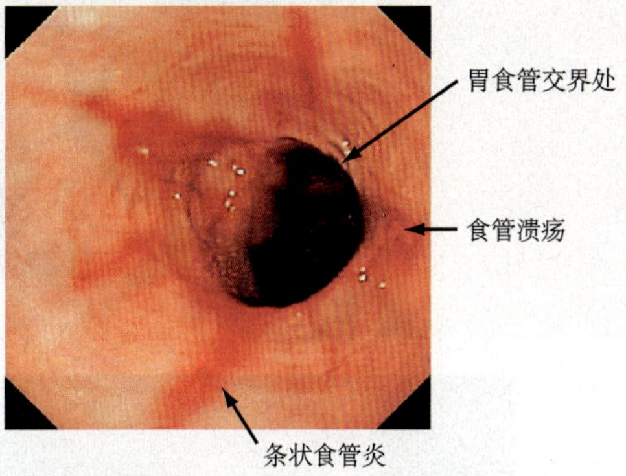

彩图 6.7

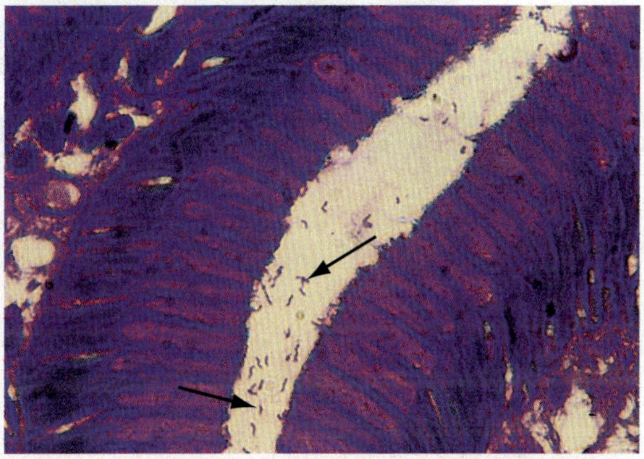

彩图 6.11（a）

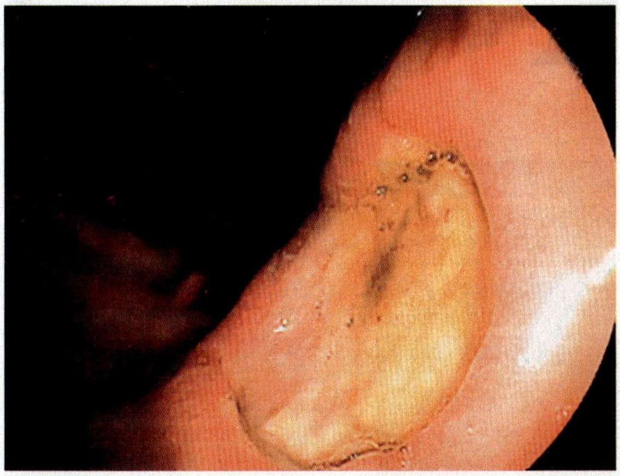

彩图 6.13

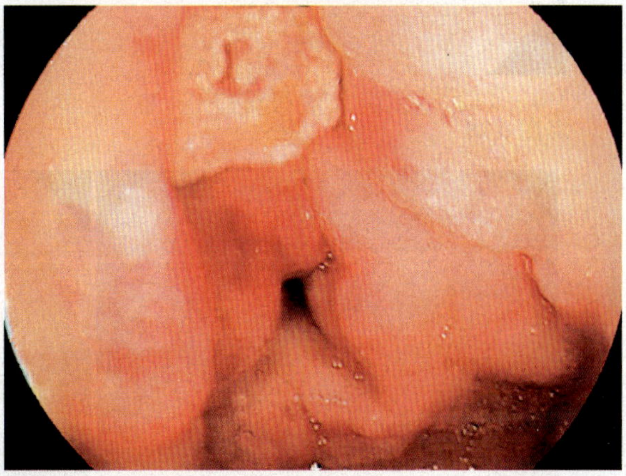

彩图 6.14

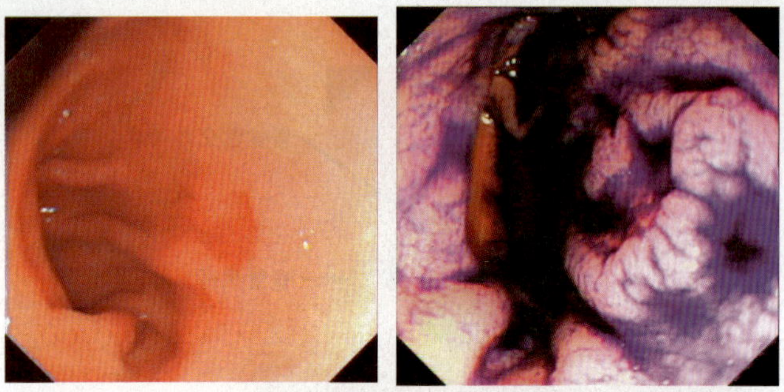

彩图 6.16

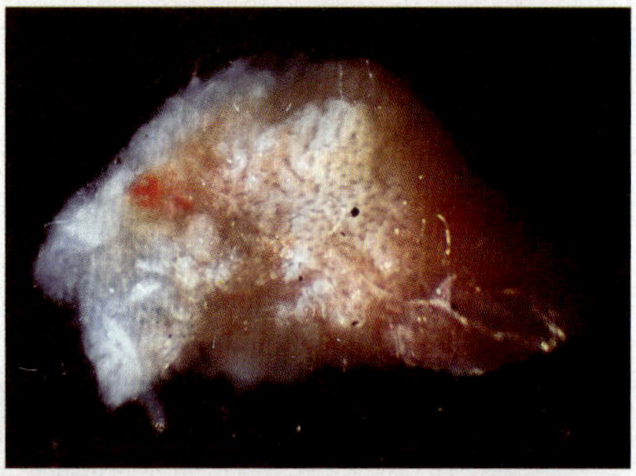

彩图 6.25（c）

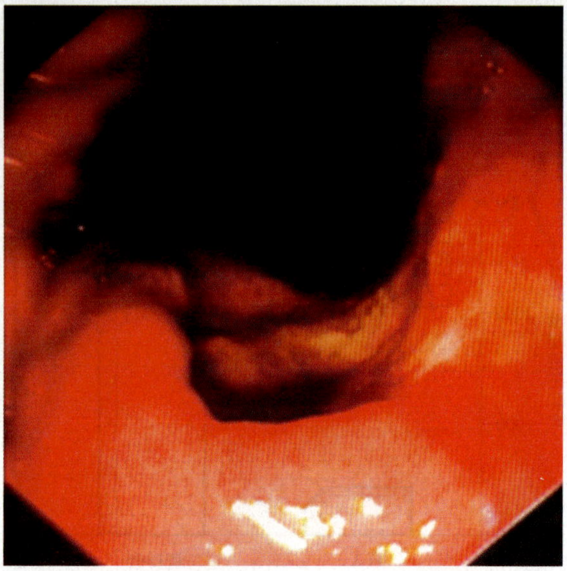

彩图 6.17

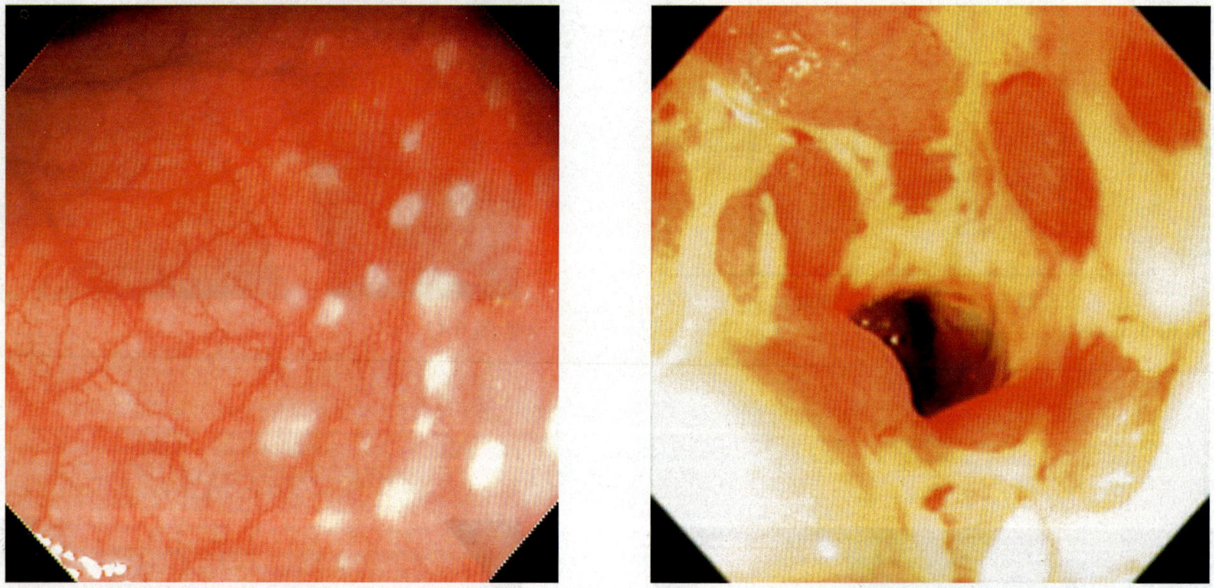

(a) (b)

彩图 6.28

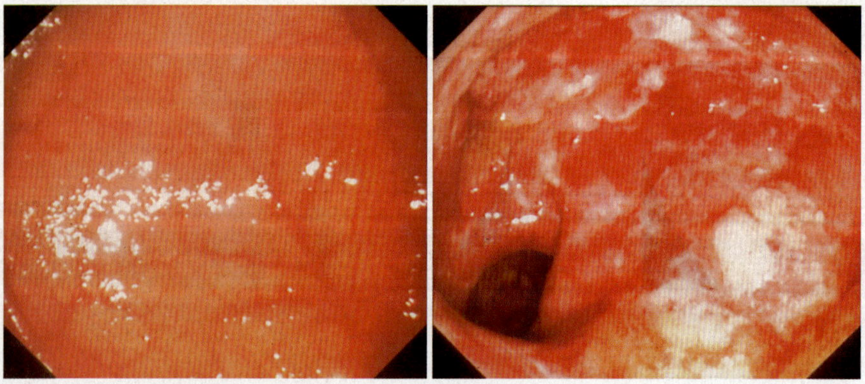

(a) (b)

彩图 6.32

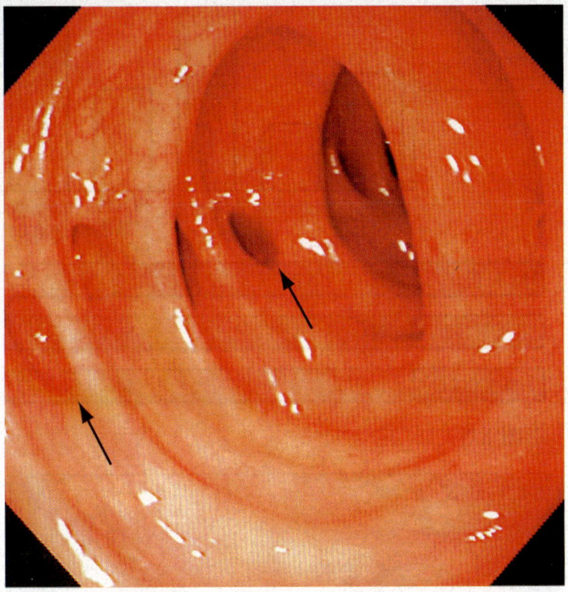

彩图 6.36（b）

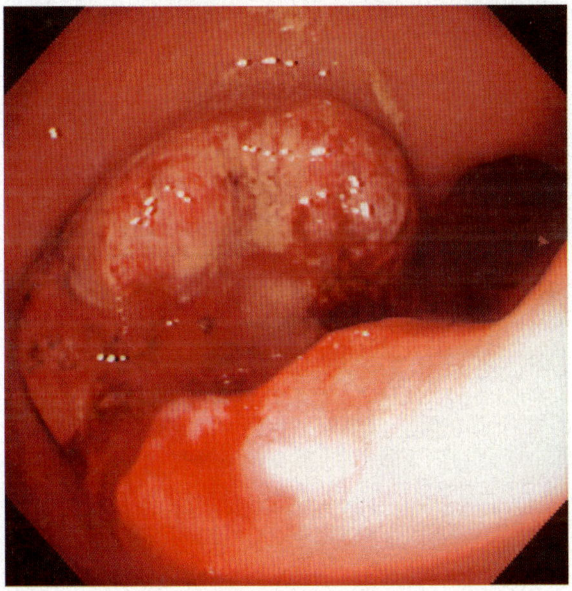

彩图 6.43

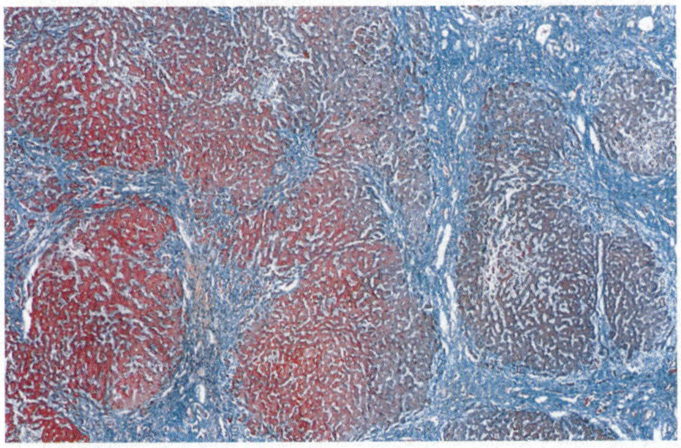

彩图 7.22（a）

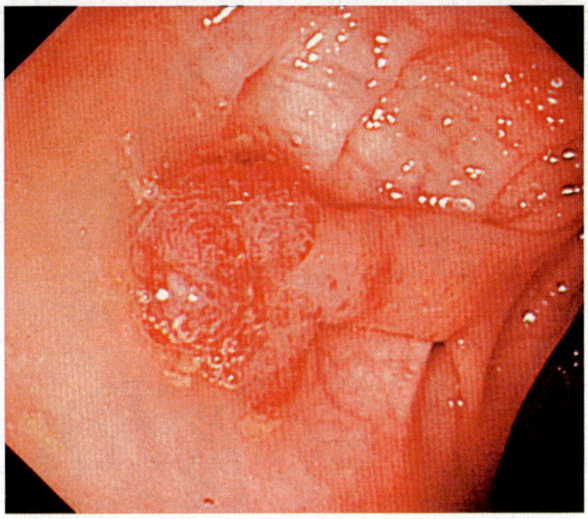

彩图 6.39

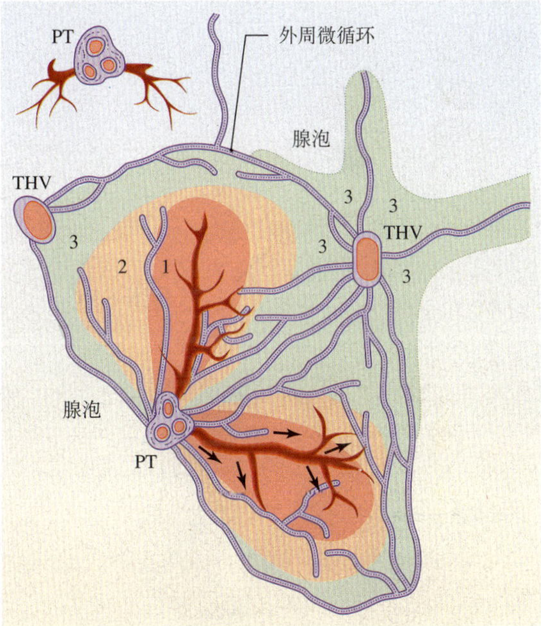

彩图 7.2

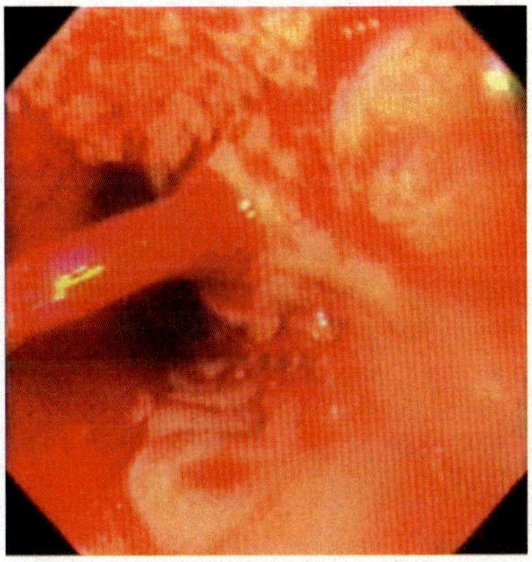

彩图 7.24

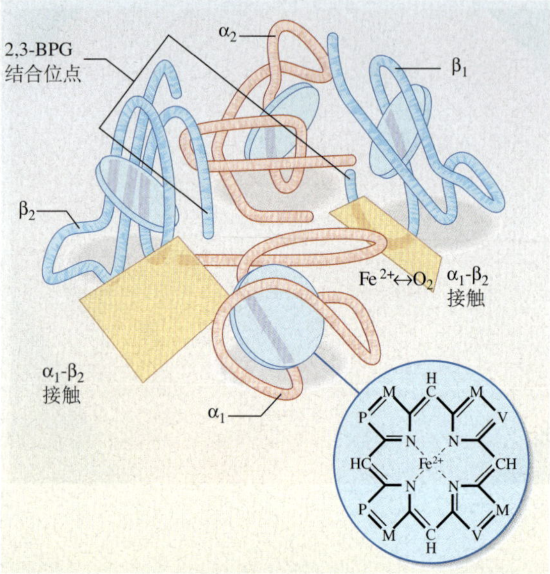

彩图 8.3

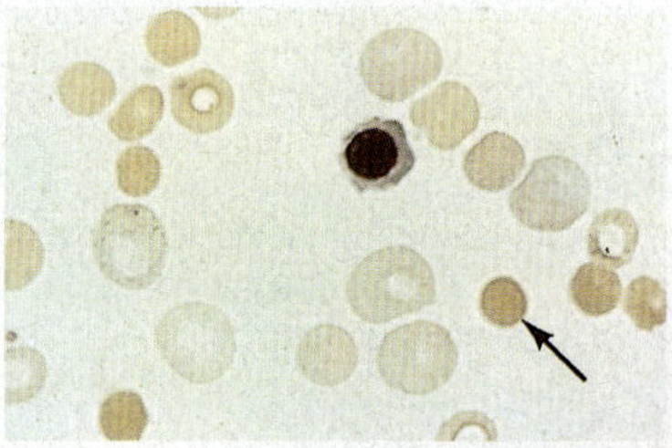

彩图 8.18

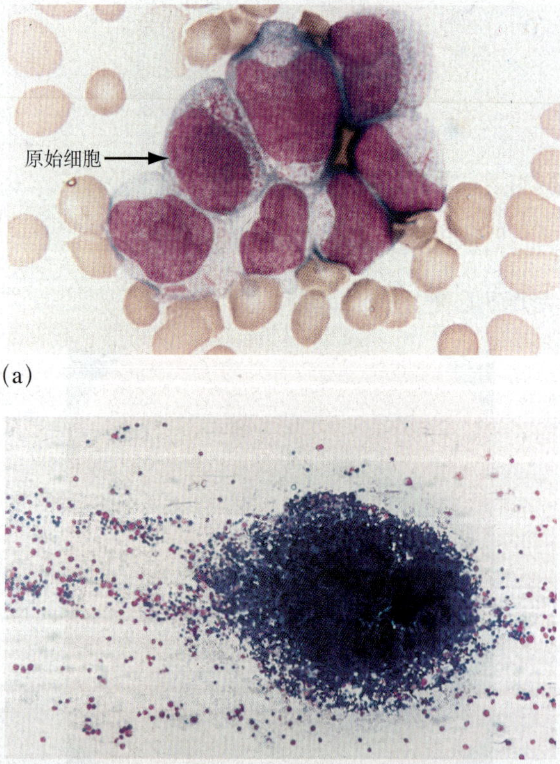

彩图 9.6

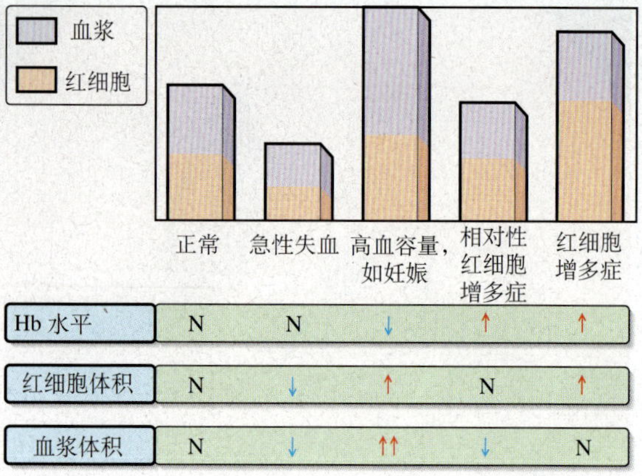

彩图 8.6

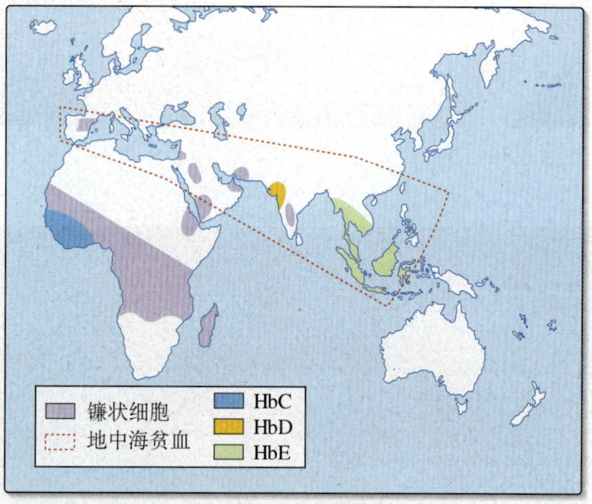

彩图 8.20

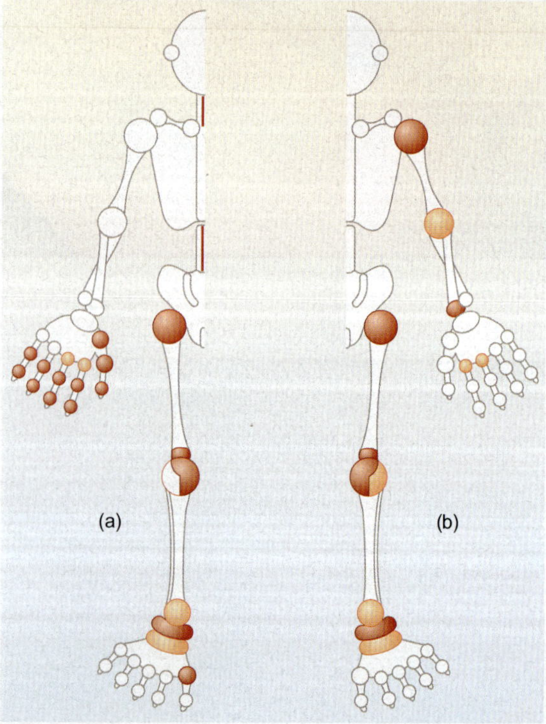

彩图 10.8

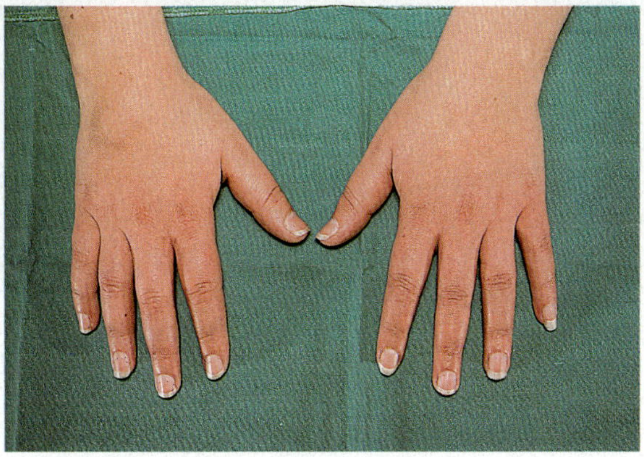
彩图 10.14（b）

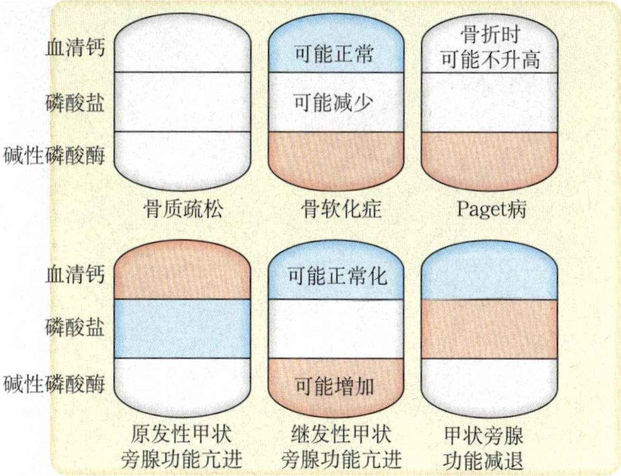

彩图 10.34

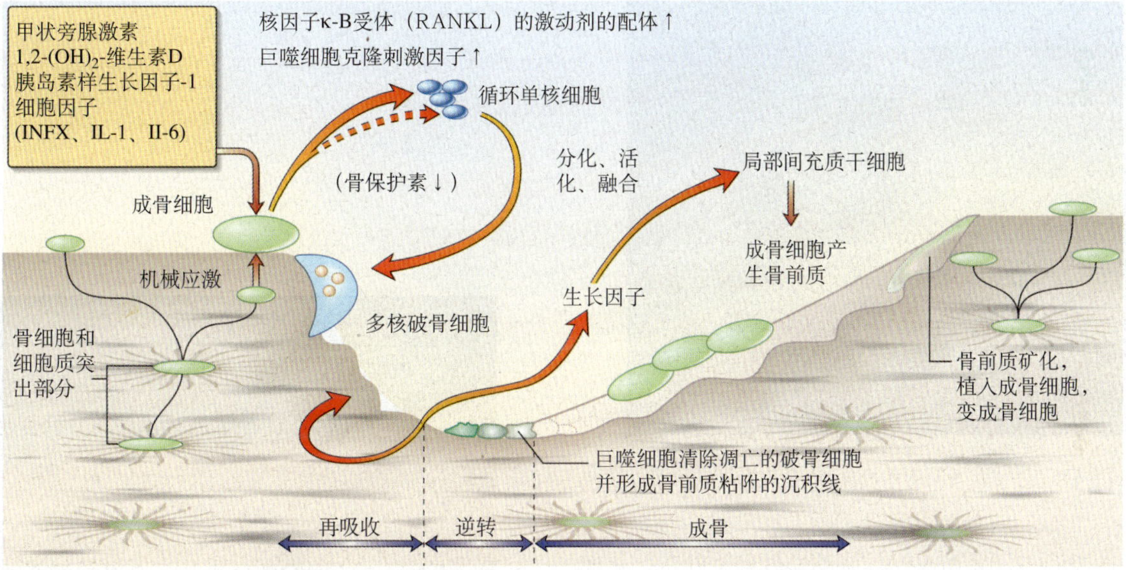

彩图 10.31

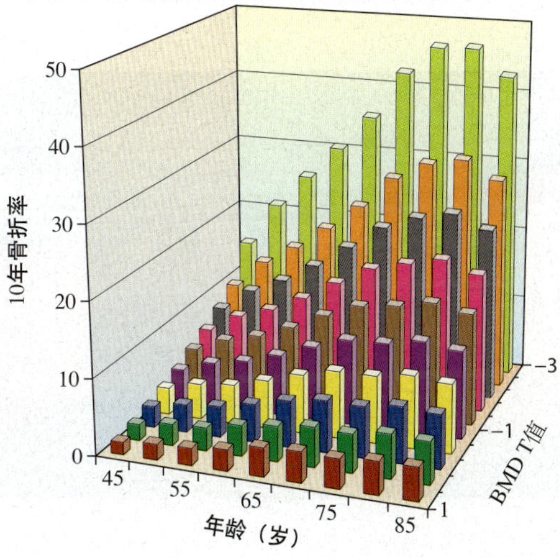

彩图 10.39

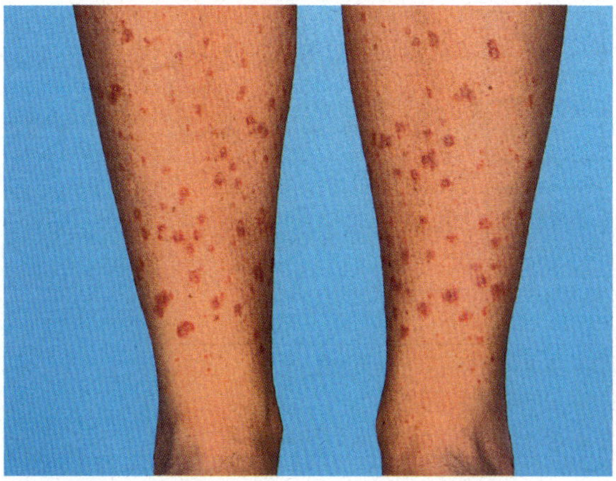
彩图 11.23

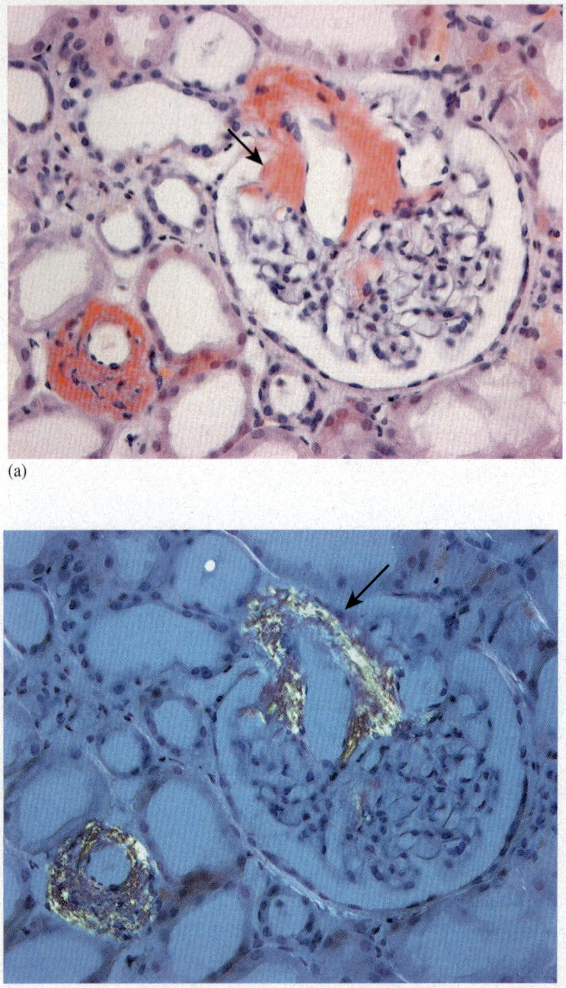

(a)

(b)

彩图 11.15

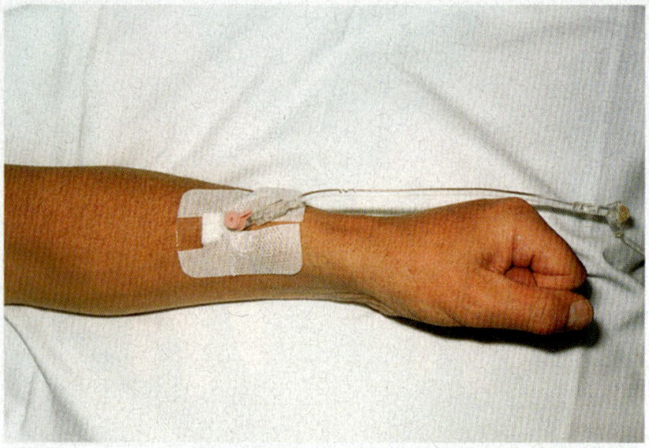

彩图 11.46

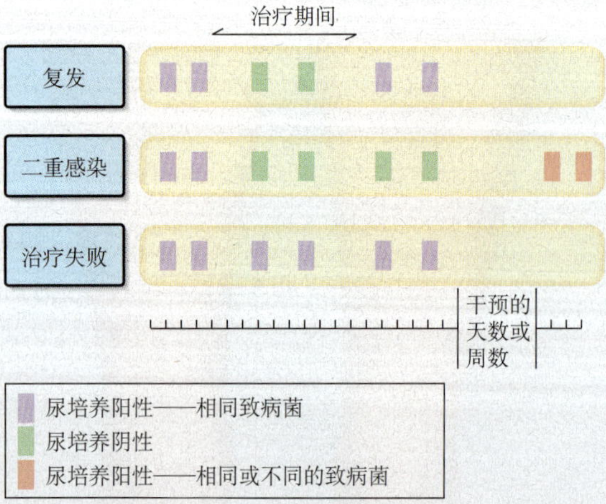

彩图 11.31

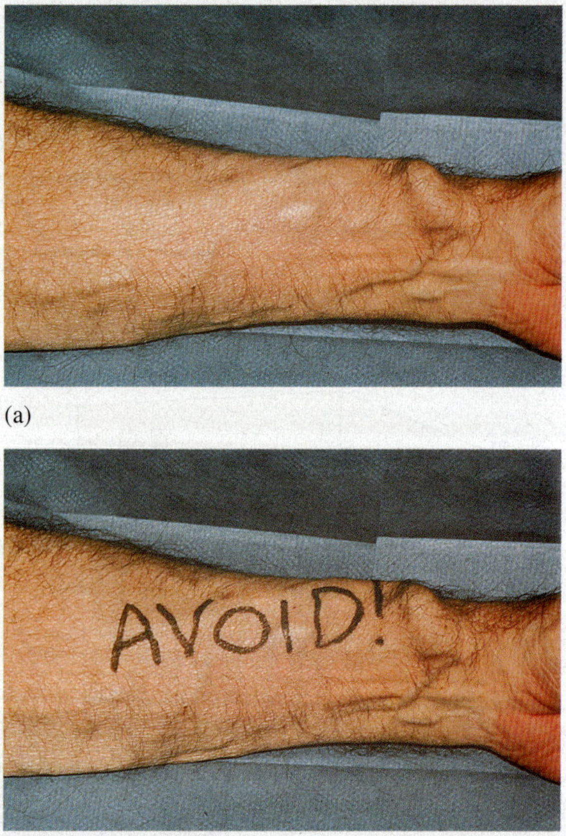

(a)

(b)

彩图 11.48

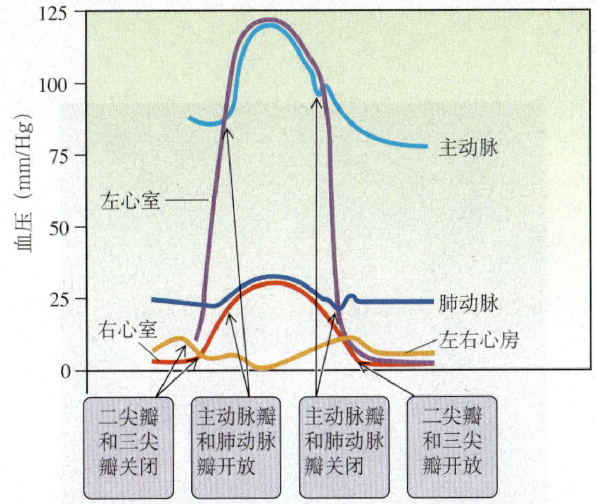

彩图 13.6

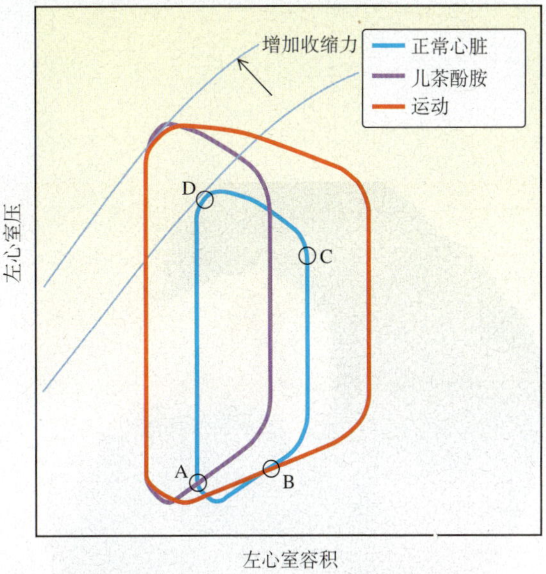

彩图 13.7

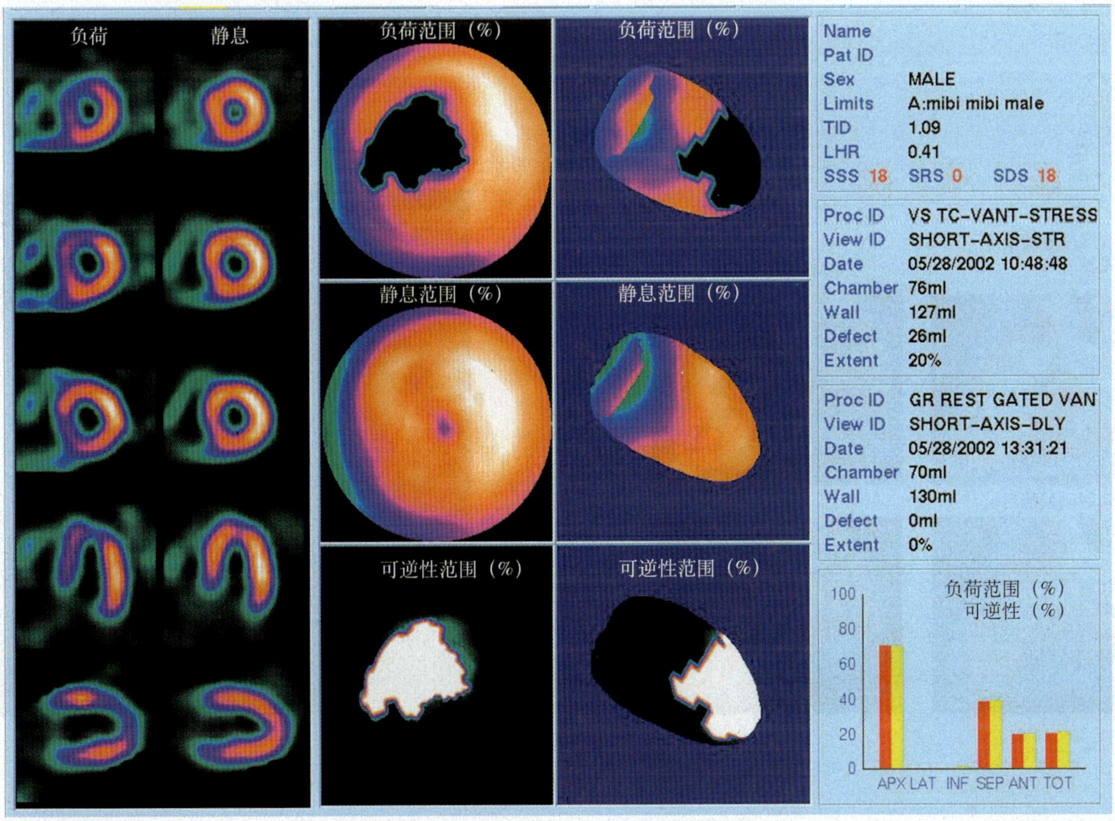

彩图 13.31

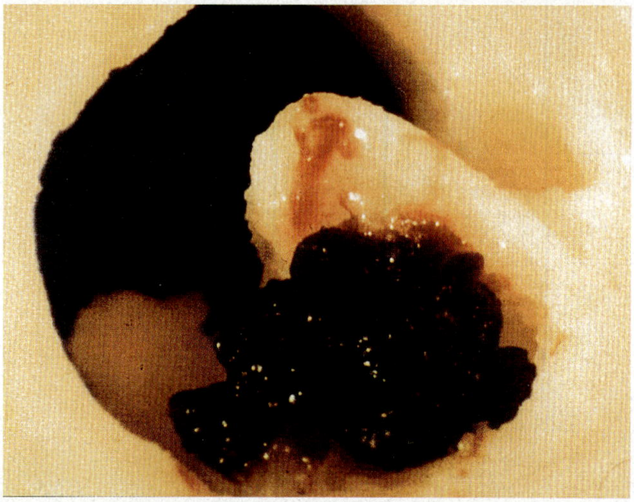
彩图 13.64

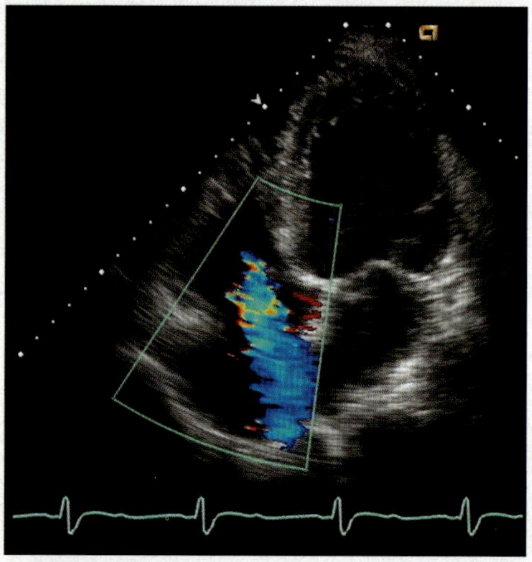
彩图 13.27

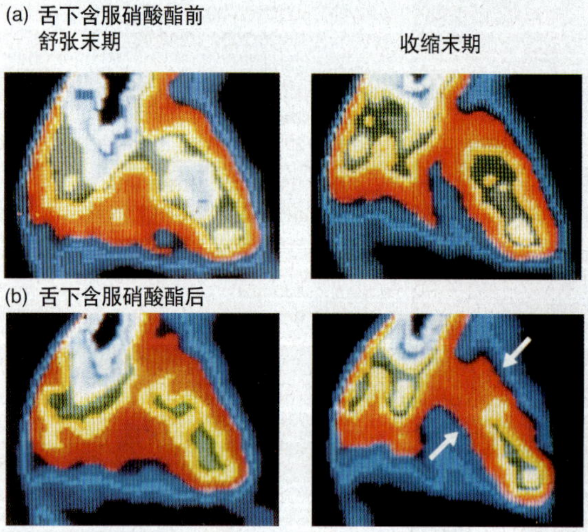

彩图 13.32

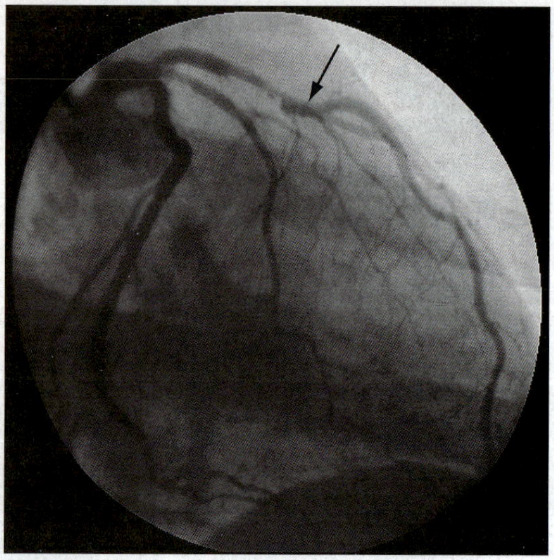
彩图 13.67

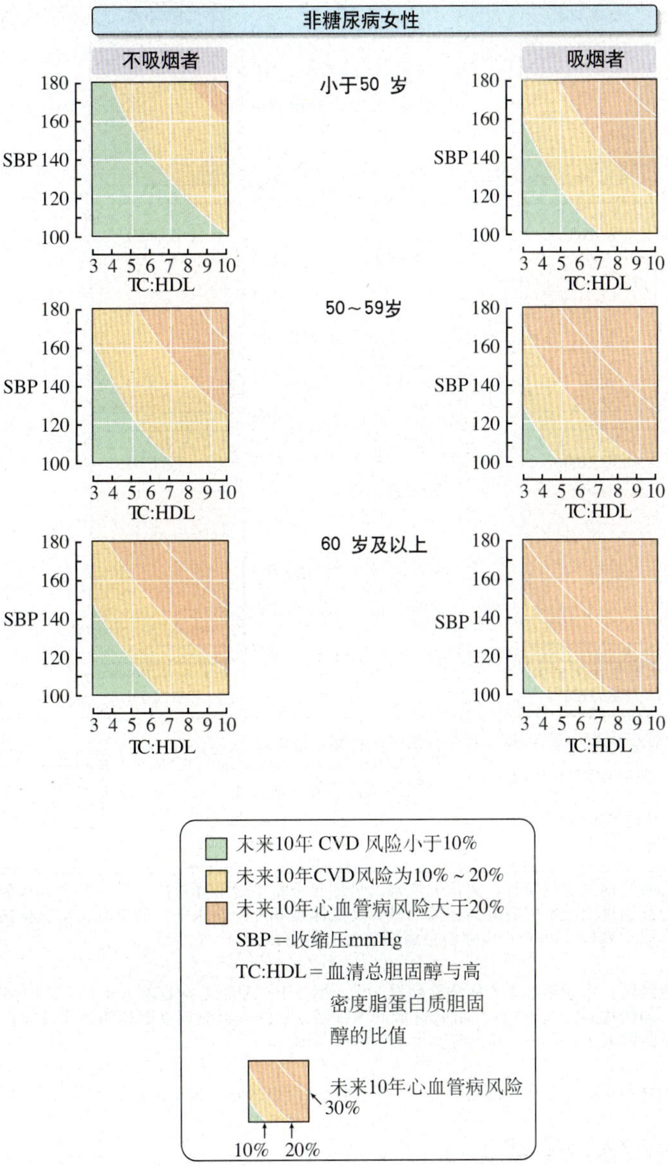

非糖尿病女性
不吸烟者
吸烟者
小于50 岁
50～59岁
60 岁及以上
SBP
TC:HDL
180
160
140
120
100
3 4 5 6 7 8 9 10
未来10年 CVD 风险小于10%
未来10年CVD风险为10%～20%
未来10年心血管病风险大于20%
SBP＝收缩压mmHg
TC:HDL＝血清总胆固醇与高密度脂蛋白质胆固醇的比值
未来10年心血管病风险
30%
10%
20%

彩图 13.66（a）

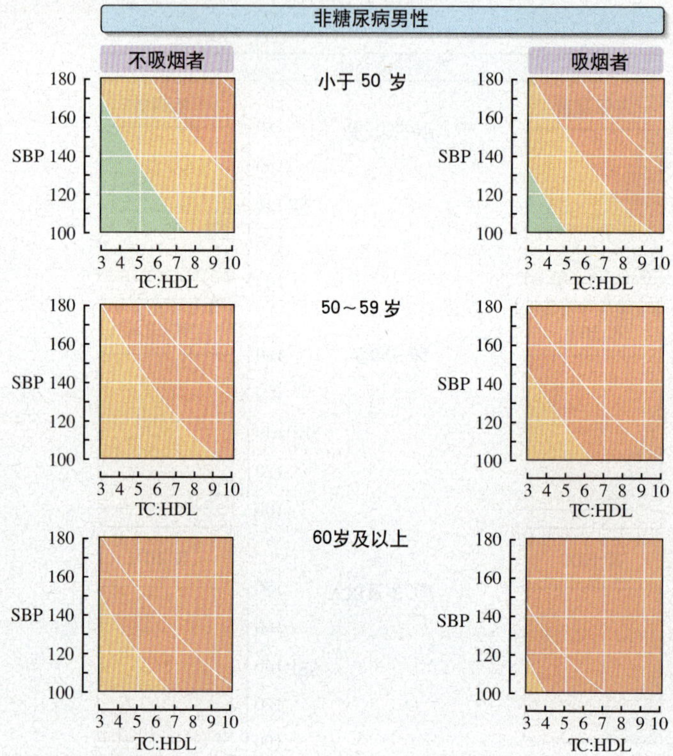

- 未来10年心血管病风险小于10%
- 未来10年心血管病风险为10%~20%
- 未来10年心血管病风险大于20%

SBP = 收缩压mmHg
TC:HDL = 血清总胆固醇与高密度脂蛋白胆固醇的比值

未来10年心血管病危险

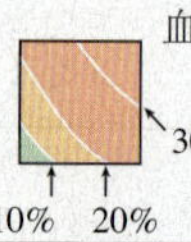

- 确定个人10年心血管病绝对危险时，先依据性别、吸烟与否和年龄选择对应面板。其收缩压和血清总胆固醇与高密度脂蛋白胆固醇的比值的坐标交点即是其危险性水平。如果高密度脂蛋白胆固醇结果未知，那么假设为1.0mmol/1，以血清总胆固醇为血脂坐标。

- 高危人群（红色区域）指10年心血管病危险超过20%，相当于10年冠心病危险大于15%（1998年表中所指）。至少，那些危险性大于30%（红色区域的画线部分）的人群应该立即作为治疗目标。当条件允许时，危险性大于20%的人群也应逐步纳入治疗范围。

- 此表也可帮助识别10年心血管病中度危险——10%~20%（橙色区域）和危险低于10%（绿色区域）的人群。
- 吸烟与否指生命中暴露于烟草的时间。

若需进一步了解，见
http://www.bhf.org.uk/professionals/uploaded/aug_2004%20v2.pdf

彩图 13.66（b）

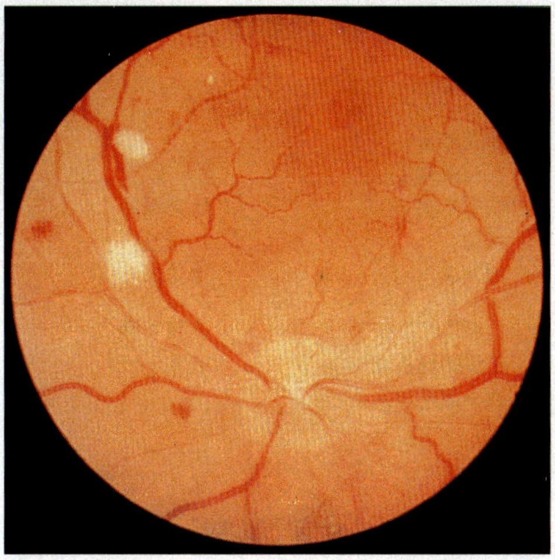

彩图 13.115

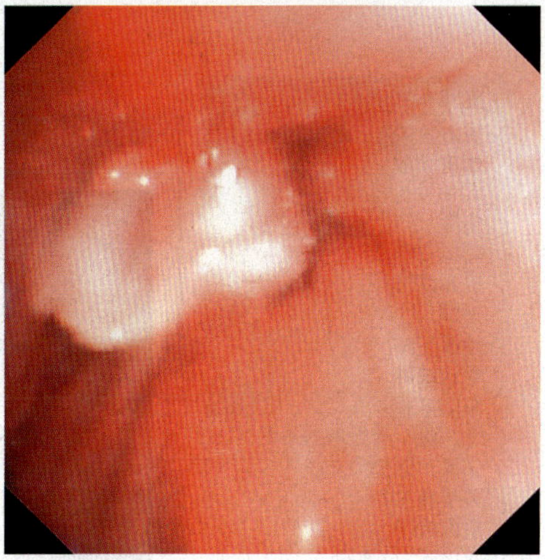

彩图 14.44

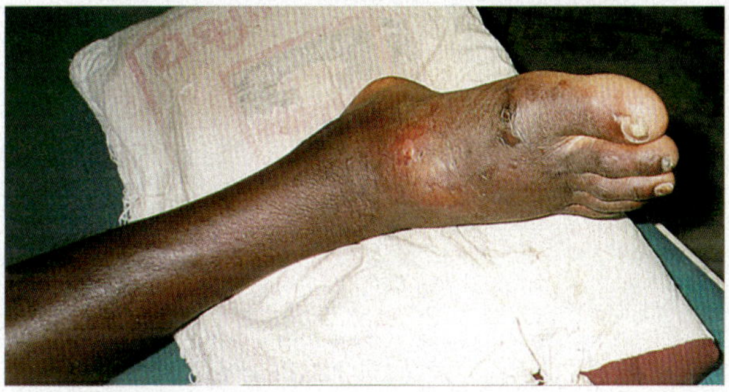

彩图 16.7

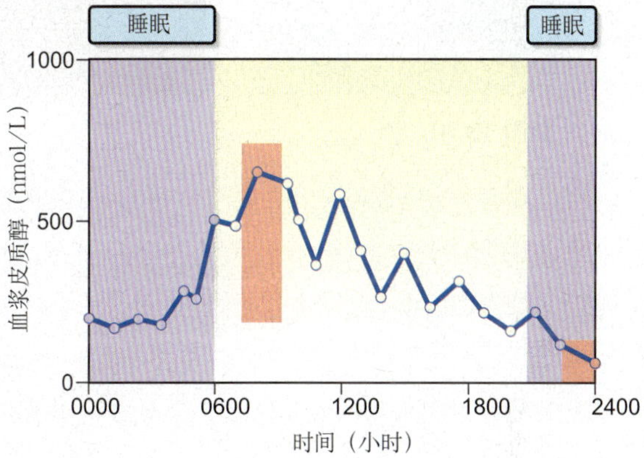

彩图 18.2

症状

体貌改变
手足变大
头痛
多汗
视力缺损
乏力
体重增加
闭经
　女性月经稀发
溢乳
阳痿，如性欲低下
声音低沉
甲状腺肿
憋气
双手疼痛/麻刺感
多尿/多饮
肌肉无力
关节疼痛

老照片通常很有用
垂体功能减退的症状
　也可能出现

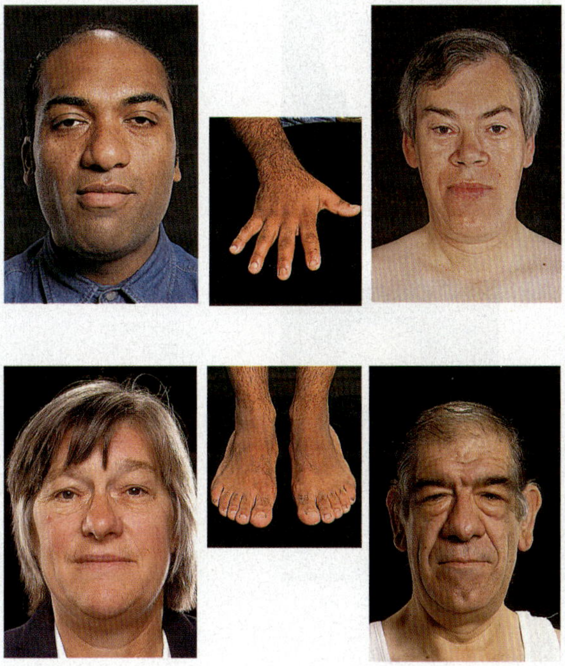

体征

眉弓突出
下颌前凸
齿间分离
舌体肥大
多毛
皮肤多油增厚
铲样手足
腕管综合征
视野缺损
溢乳
高血压
水肿
心力衰竭
关节病
近端肌病
糖尿
　（加上可能的垂体功
　能减退的症状）

彩图 18.18

症状

乏力/不适
体重增加
厌食
怕冷
记忆力减退
容貌改变
抑郁
性欲下降
甲状腺肿
眼睛浮肿
干、脆、难处理的头发
干燥、粗糙的皮肤
关节痛
肌肉痛
肌肉无力/僵硬
便秘
女性月经过多或月经稀少
精神病
昏迷
耳聋

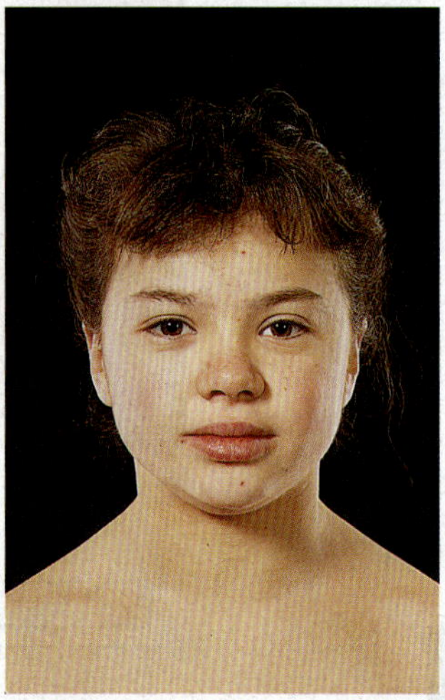

体征

反应减慢	
共济失调	
缺乏活动	眶周水肿
耳聋	声音低
精神病/痴呆（少见）	甲状腺肿
白皙红润的肤色	**皮肤干燥**
干燥的细头发	超重/肥胖
缺少眉毛	
	肌强直
高血压	肌肉张力高
低体温	近端肌肉病
心力衰竭	**松弛反射减慢**
心动过缓	
心包积液	贫血
末梢凉	
腕管综合征	
水肿	

彩图 18.20

症状

体重减轻
食欲增加
易激惹/行为异常
不安
抑郁
僵硬
肌肉无力
颤抖
舞蹈徐动症
气促
心悸
怕热
瘙痒
口渴
呕吐
腹泻
眼部不适*
甲状腺肿
月经稀发
性欲丧失
男性乳房发育
指甲剥离
高身材（儿童）
出汗

*仅在Graves病中出现

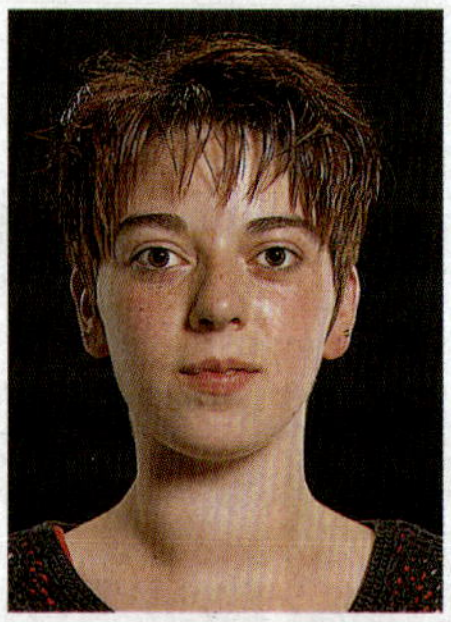

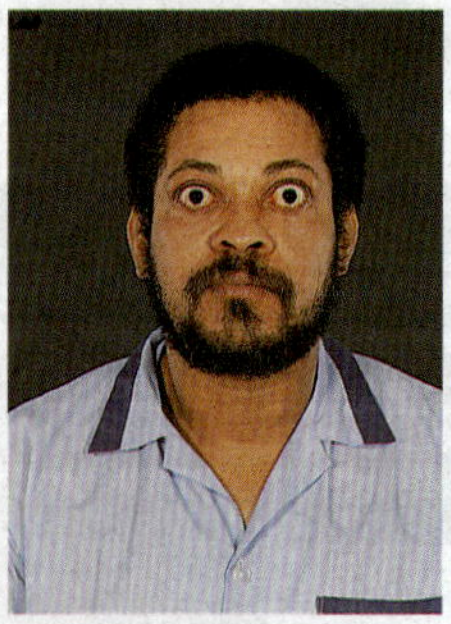

体征

颤抖	近端肌肉病
运动过度	近端肌肉无力
易激惹	指甲剥离
精神病	掌红斑
心动过速或心房纤颤	Graves皮肤病*
洪脉	甲状腺杵状指
外周温暖扩张	胫前黏液性水肿
收缩型高血压	
心力衰竭	
眼病*	
眼睑迟滞和“瞪眼”	
结膜水肿	
眼肌麻痹	
眶周水肿	
甲状腺肿，杂音	
体重减轻	

*仅在Graves病中出现

彩图 18.21

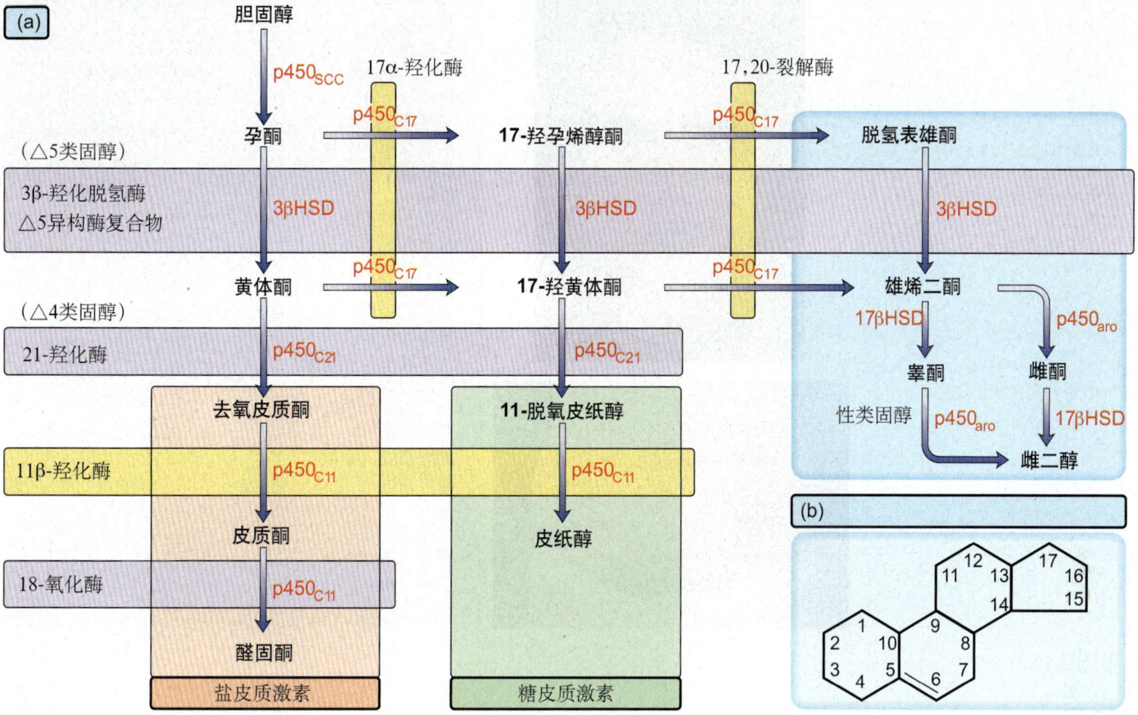

彩图 18.22

症状

体重下降
厌食
不适
乏力
发热
抑郁
阳痿/停经
恶心/呕吐
腹泻
意识模糊
体位性低血压晕厥
腹痛
便秘
肌痛
关节或背痛

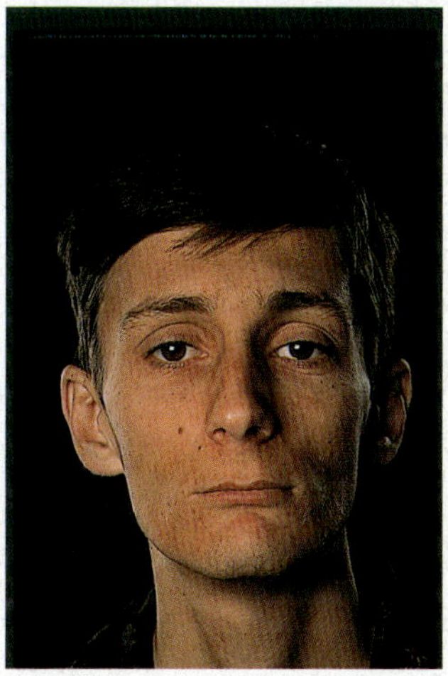

体征

色素沉着，尤其是新瘢痕和掌皱褶处
口腔色素沉着
体位性低血压
体重下降
全身乏力
脱水
脱发
(白斑)

彩图 18.24

症状

体重增加（向心性）
外表改变
抑郁
失眠
停经/月经稀发
性欲低
皮肤薄/易青肿
毛多/痤疮
肌乏力
儿童生长停滞
背痛
多尿/烦渴
精神病

旧照片可能有帮助

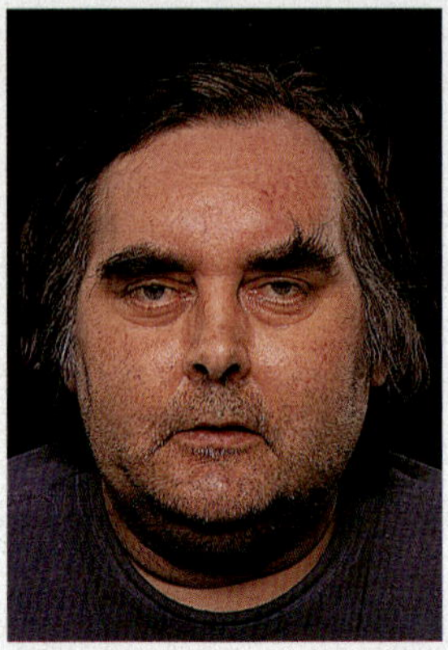

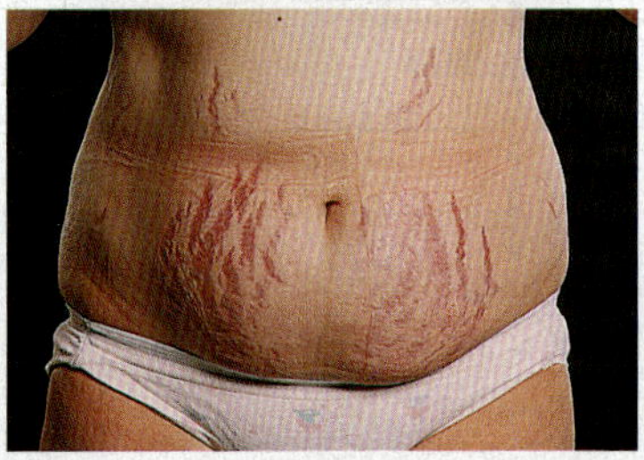

体征

满月脸
多血症
抑郁/精神病
痤疮
多毛症
前额变秃（女性）
皮肤薄
瘀斑
伤口不易愈合
色素沉着
皮肤感染
高血压
骨质疏松
病理性骨折
（尤其椎骨和肋骨）
脊柱后弯
水牛背（背部脂肪垫）
向心性肥胖
皮肤紫纹（紫或红）
肋骨骨折
水肿
近端肌病
近端肌肉易疲劳
糖尿

彩图 18.25

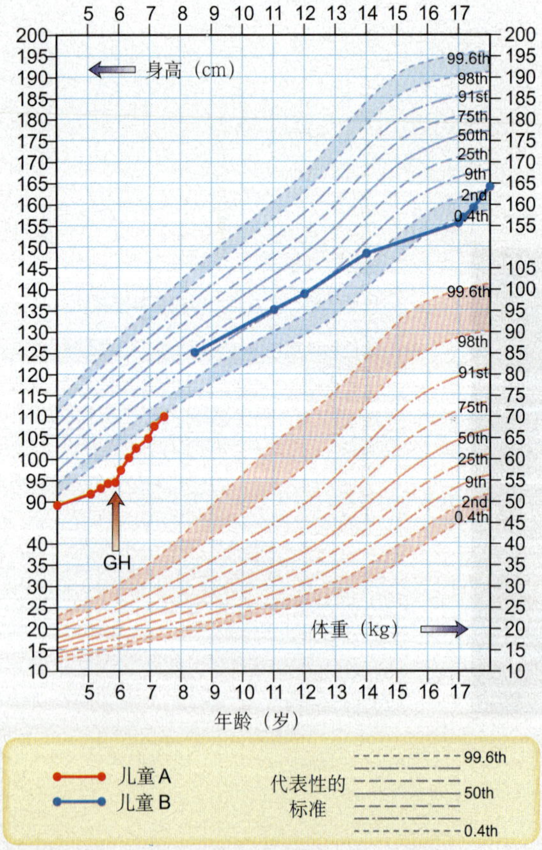

彩图 18.17

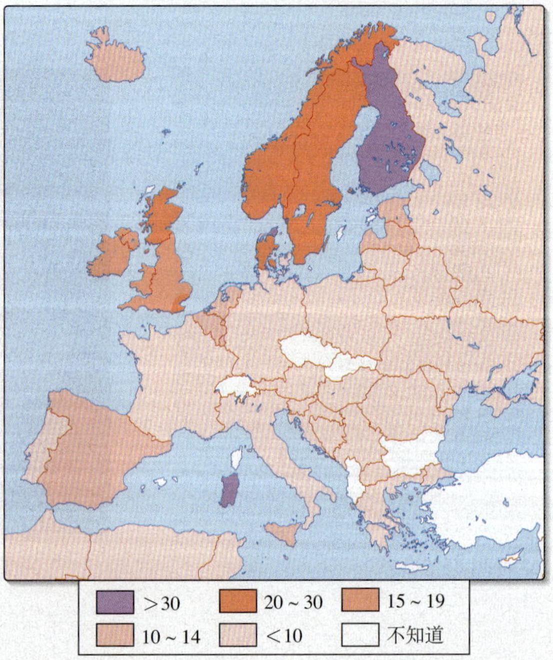

彩图 19.5

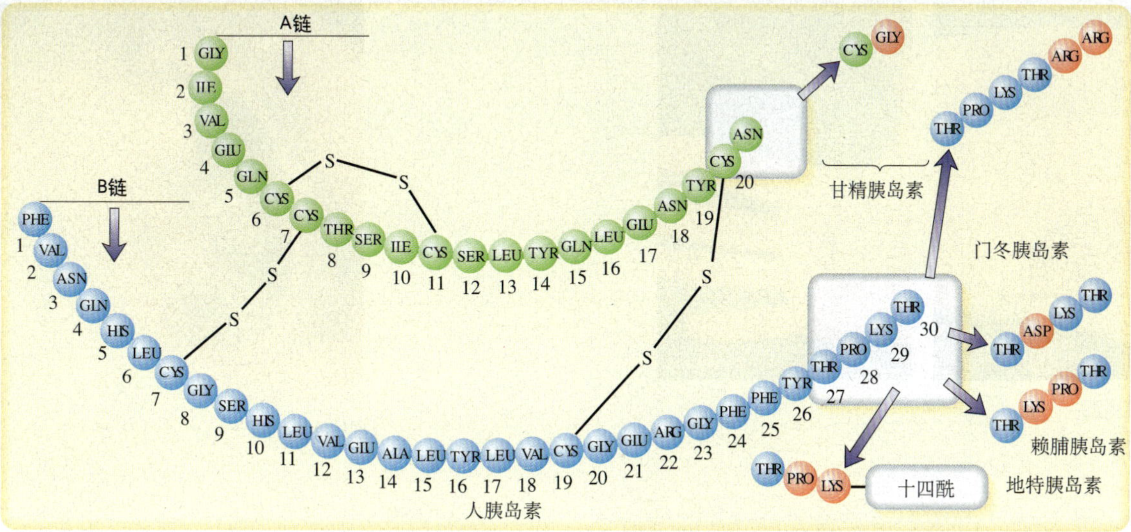

彩图 19.8

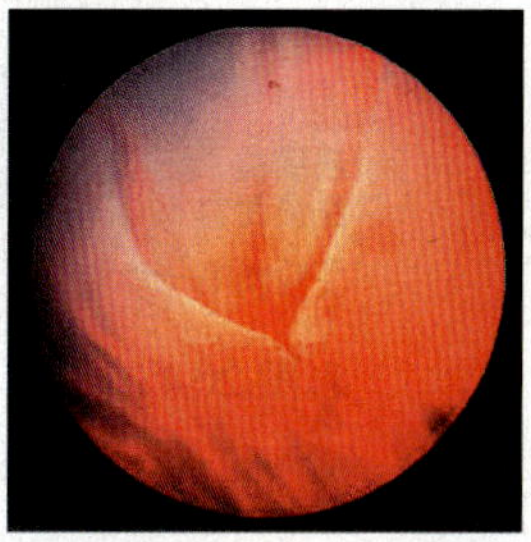

彩图 20.33

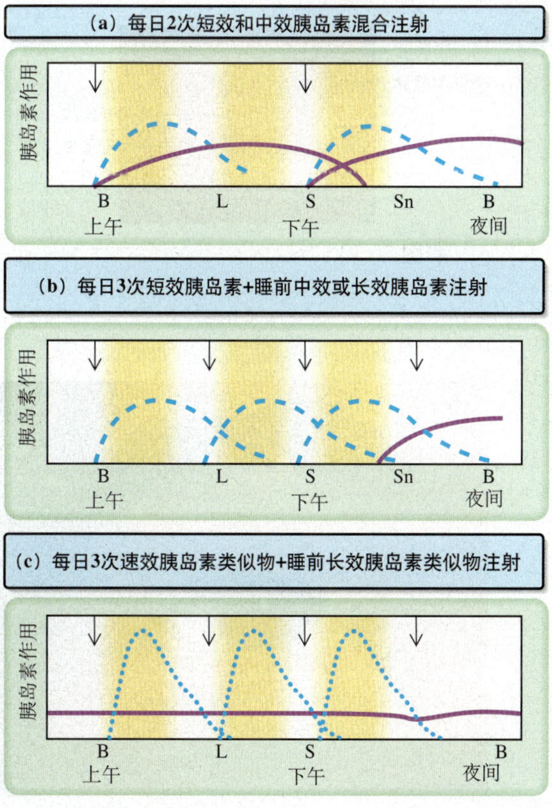

彩图 19.10

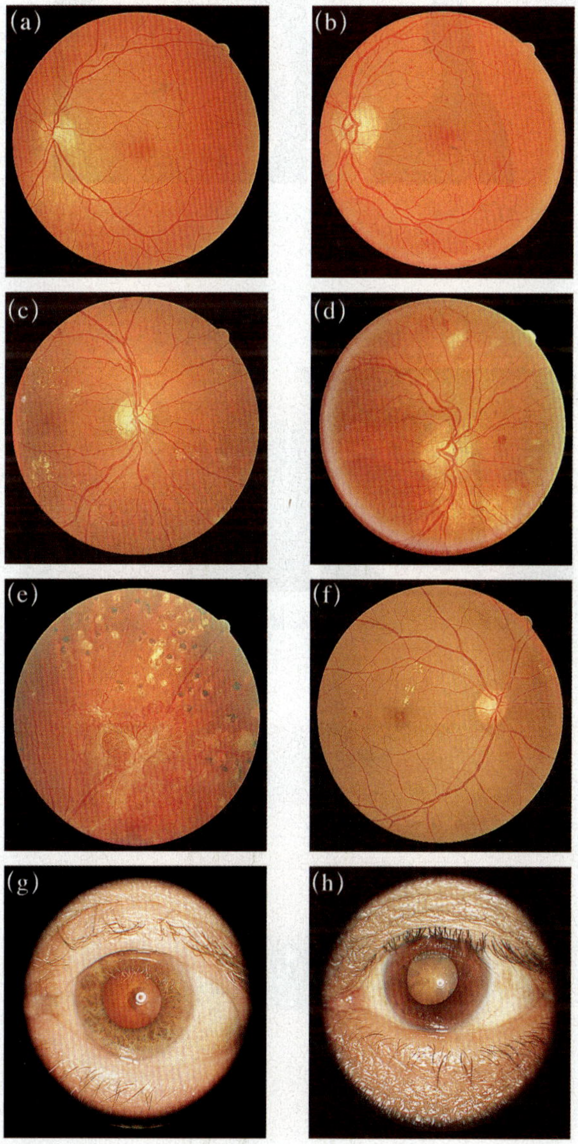

彩图 19.13

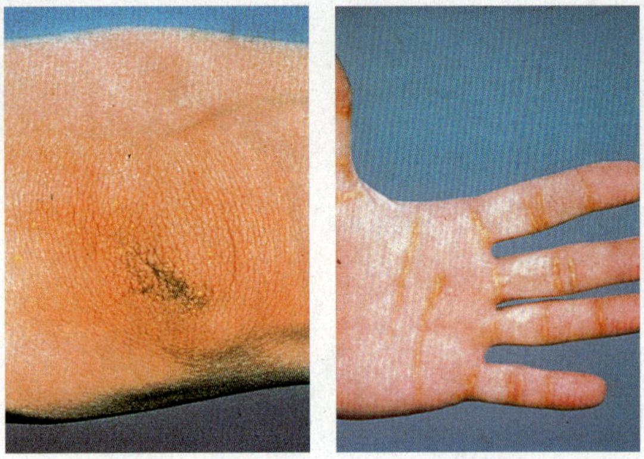

彩图 19.21

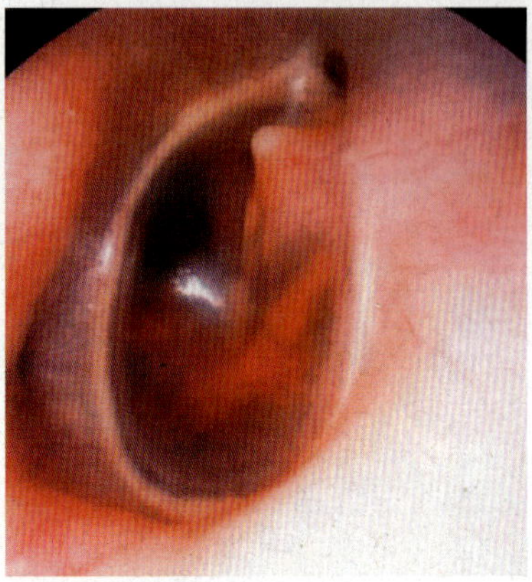

彩图 20.2

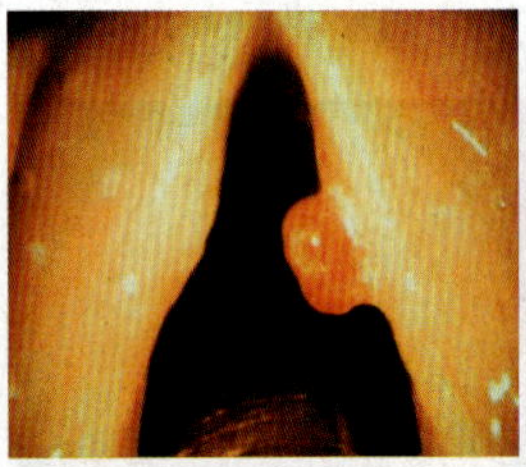

彩图 20.7

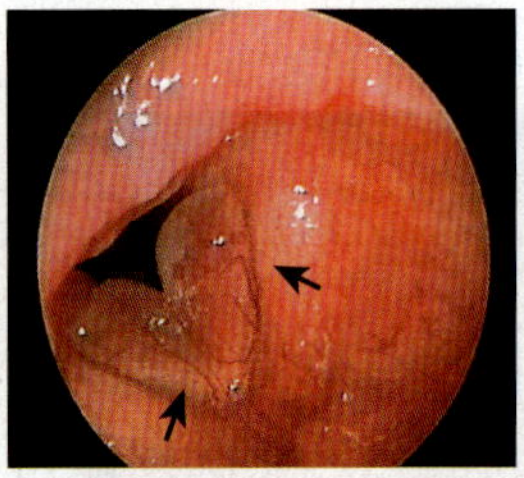

彩图 20.8

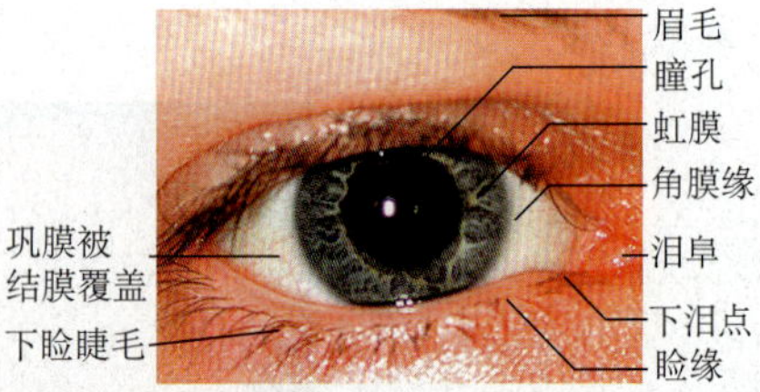

彩图 20.11

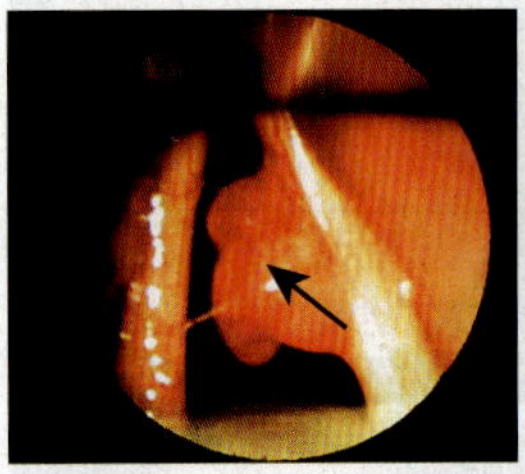

彩图 20.9

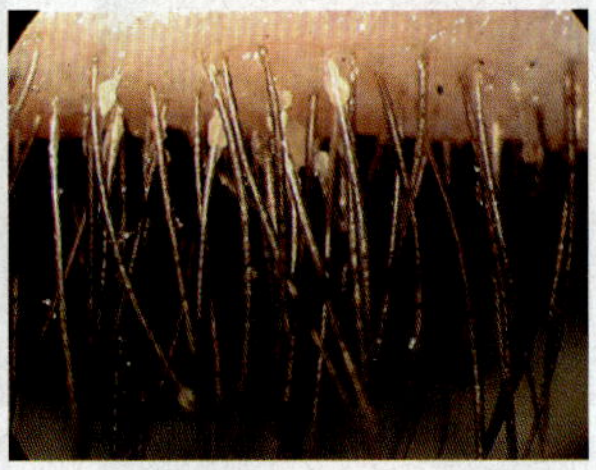

彩图 20.17

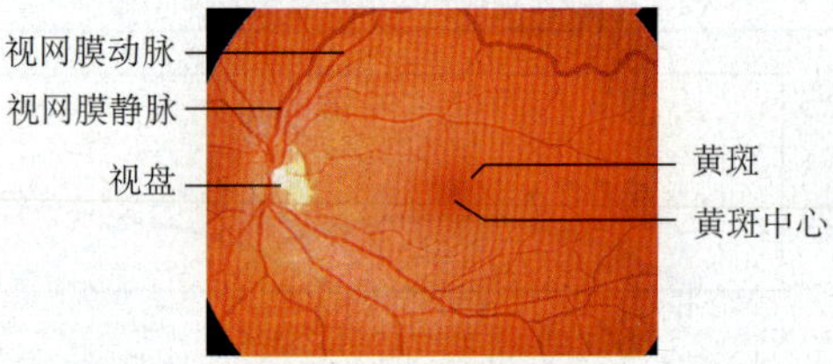

彩图 20.13

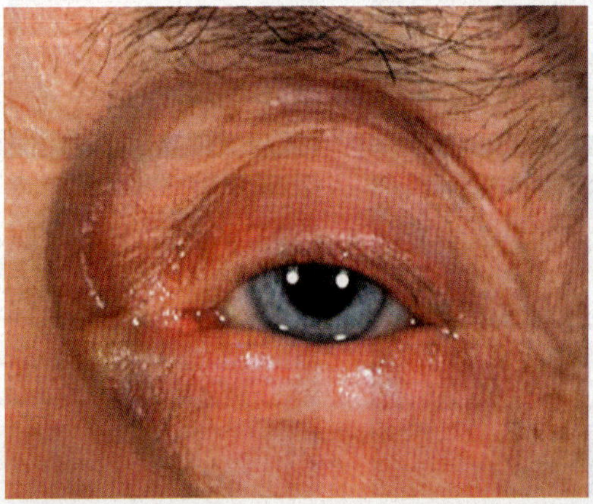

彩图 20.15

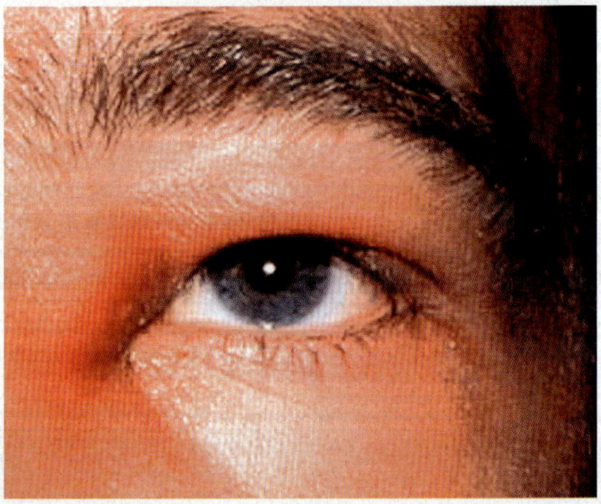

彩图 20.16

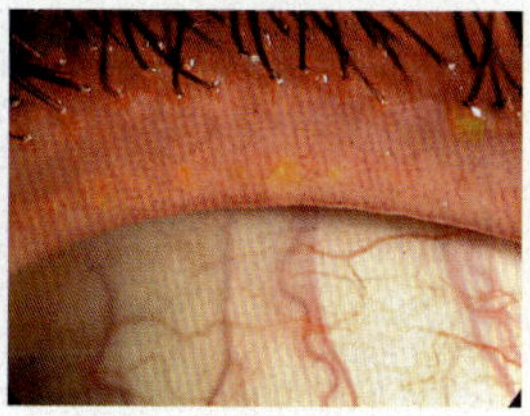

彩图 20.18

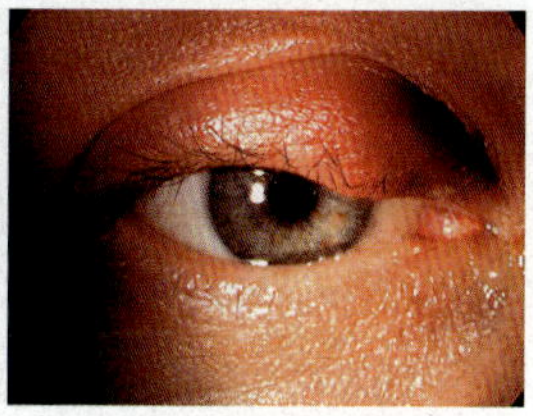

彩图 20.19

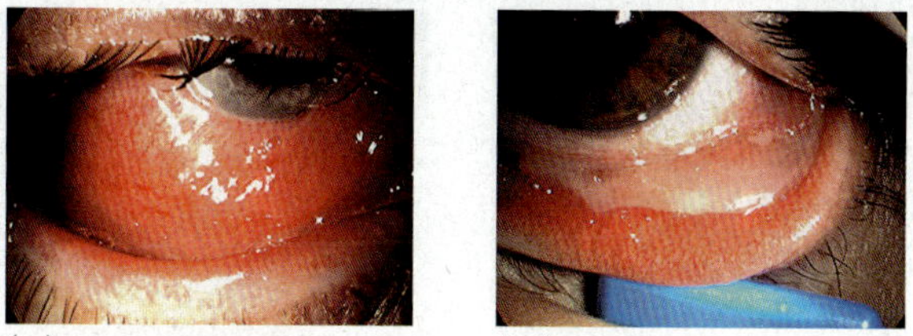

(a) (b)

彩图 20.20

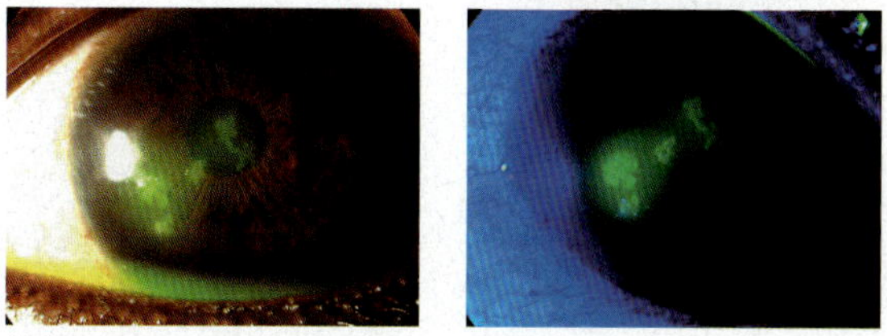

(a) (b)

彩图 20.21

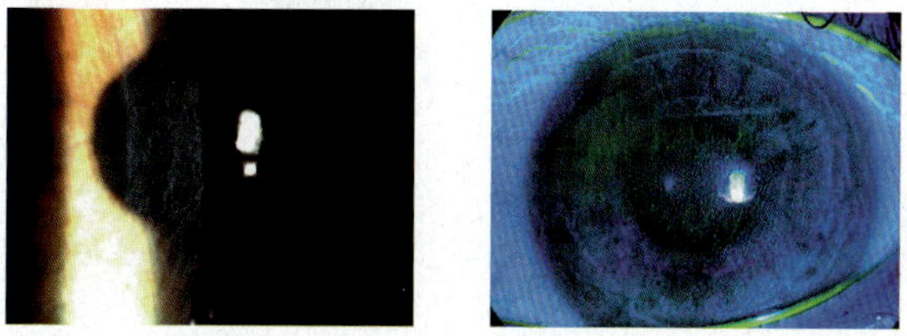

(a) (b)

彩图 20.22

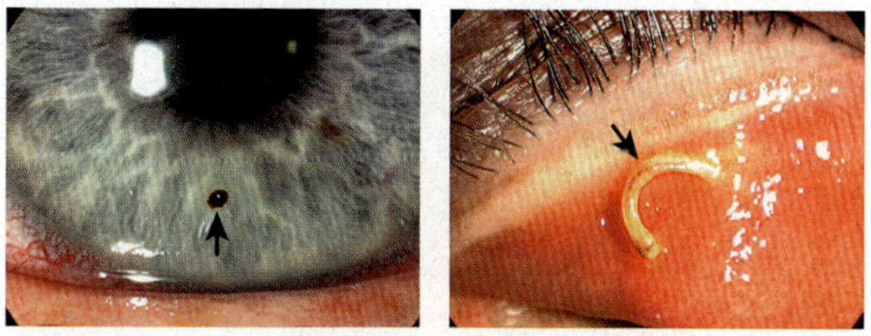

(a) (b)

彩图 20.23

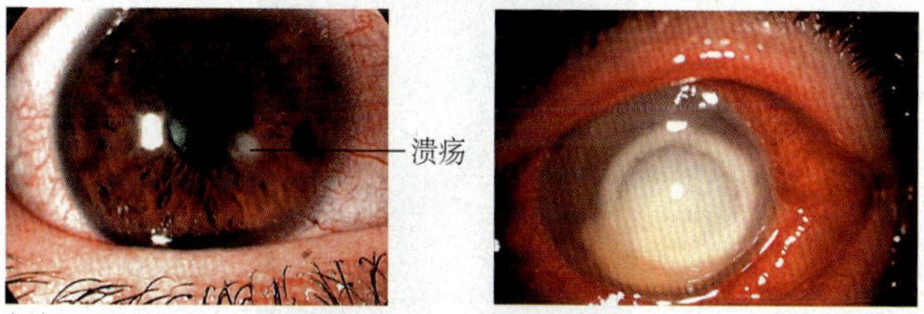

(a) (b)

彩图 20.25

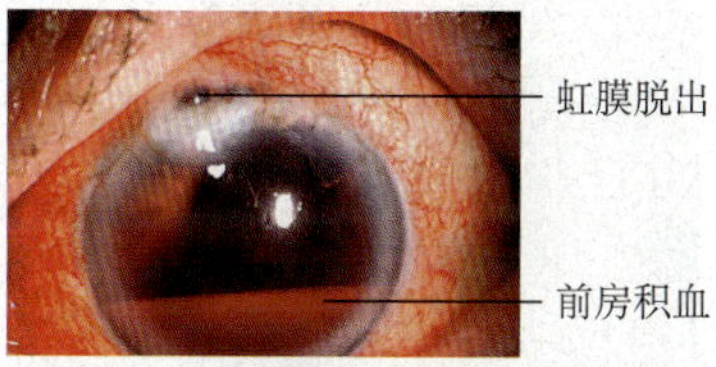

彩图 20.24

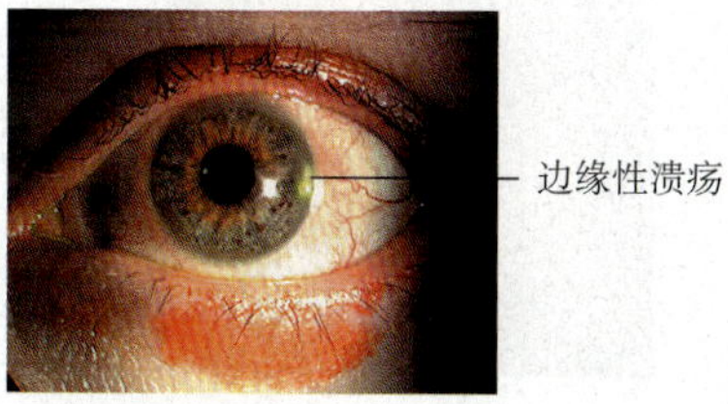

彩图 20.26

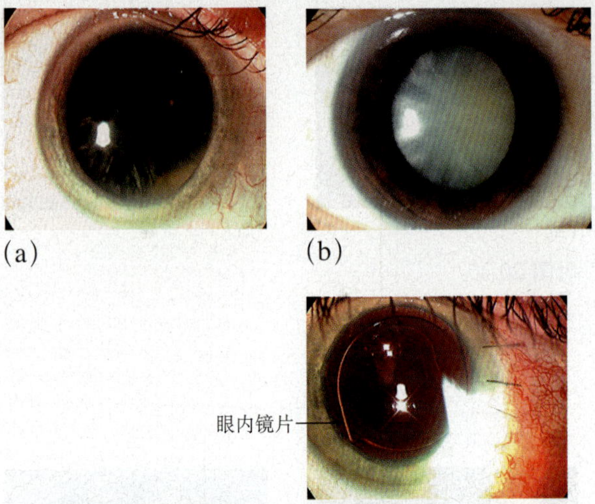

彩图 20.27

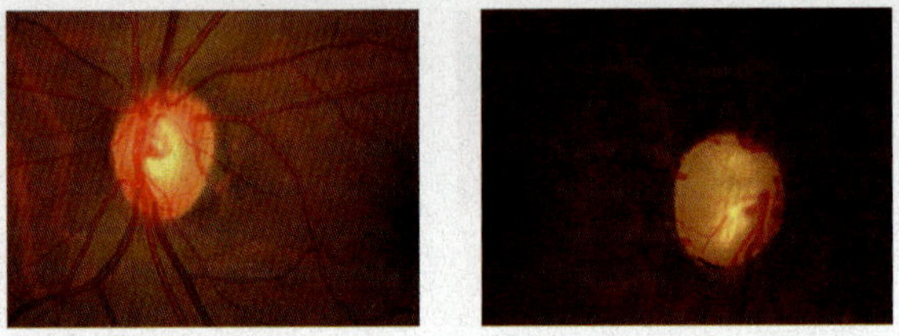

彩图 20.28

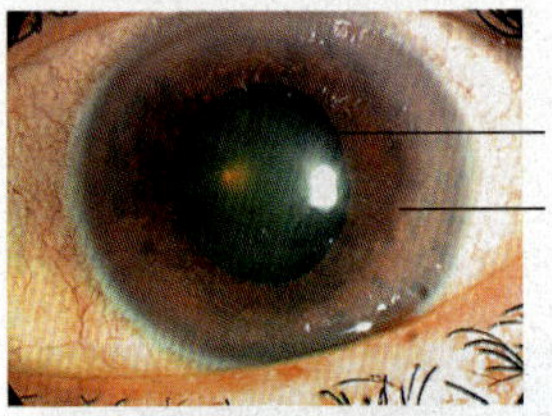

彩图 20.29

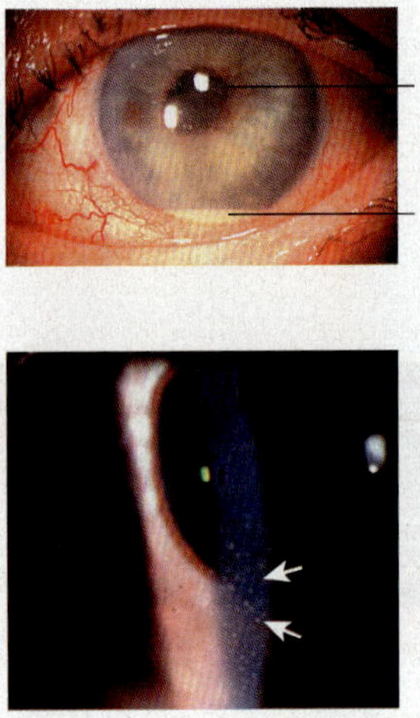

彩图 20.30

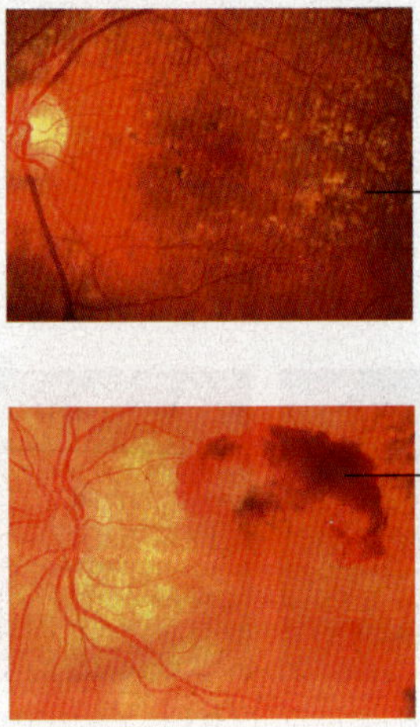

彩图 20.34

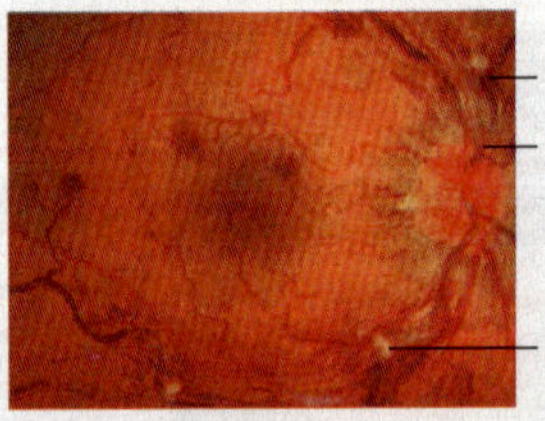

彩图 20.31

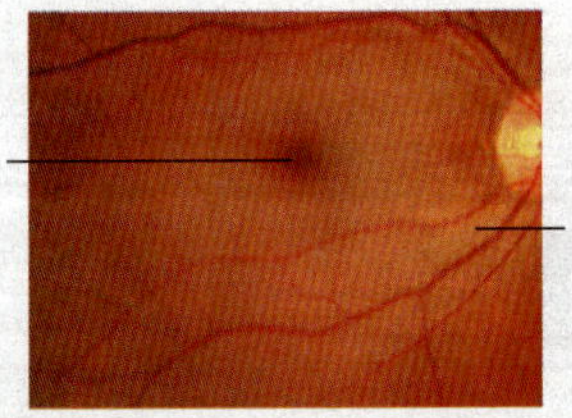

彩图 20.32

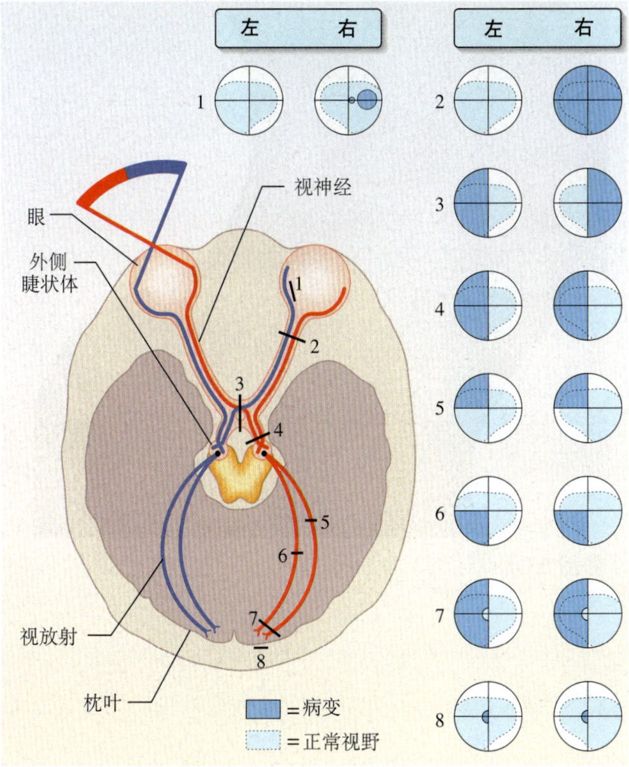

彩图 21.4

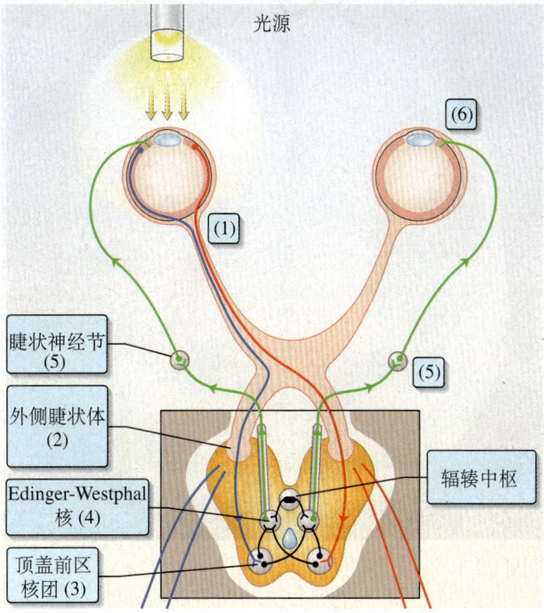

彩图 21.5

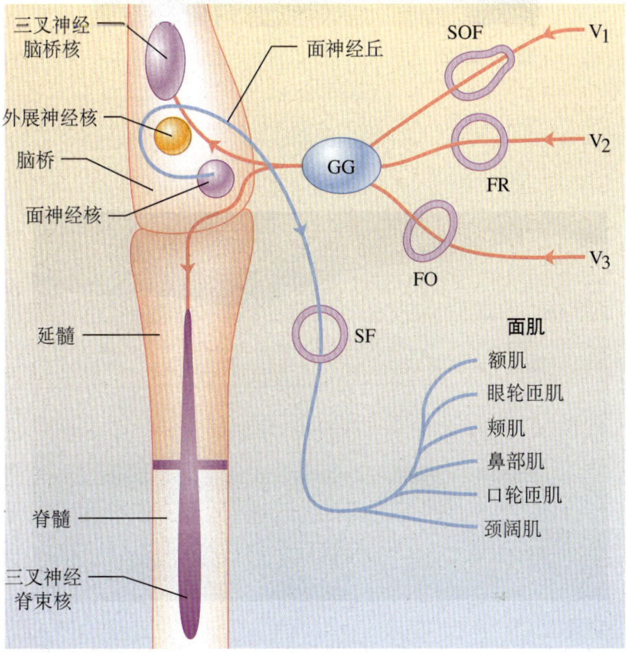

彩图 21.7

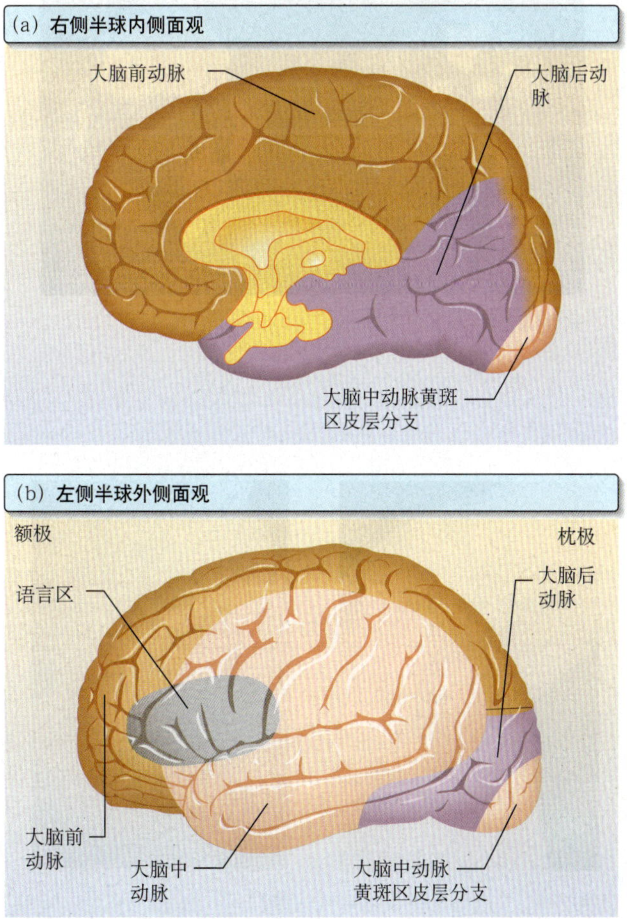

彩图 21.19

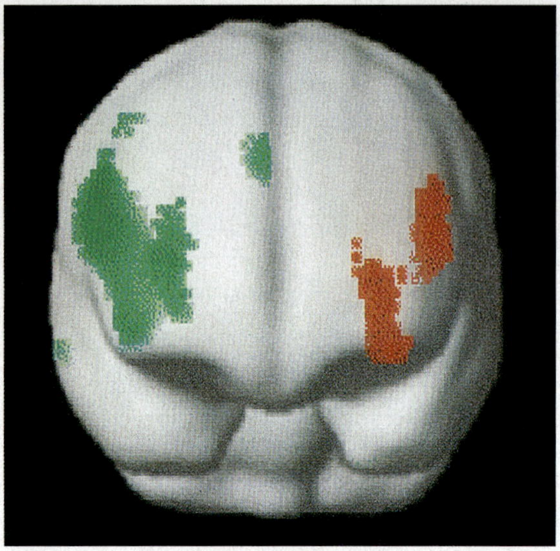

彩图 22.1

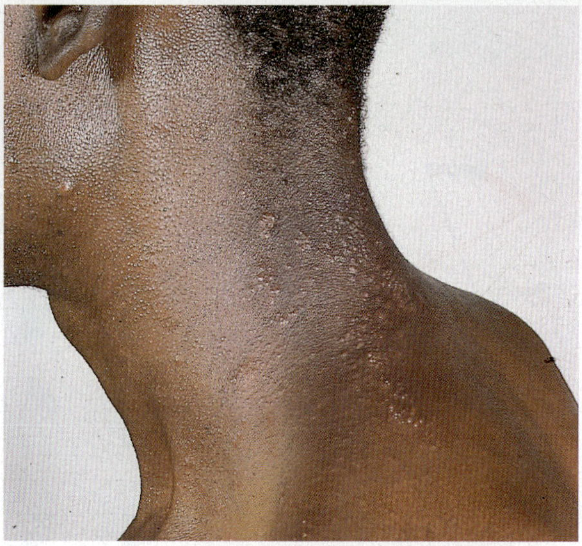

彩图 23.4

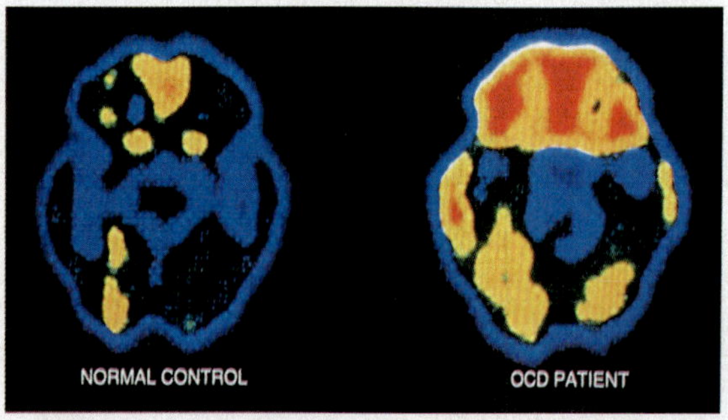

彩图 22.4

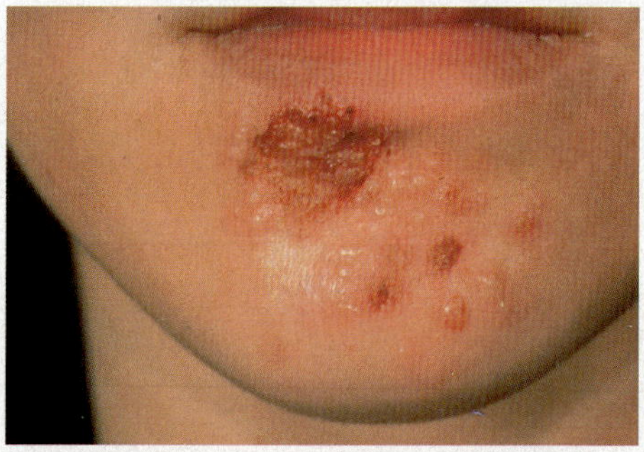

彩图 23.2

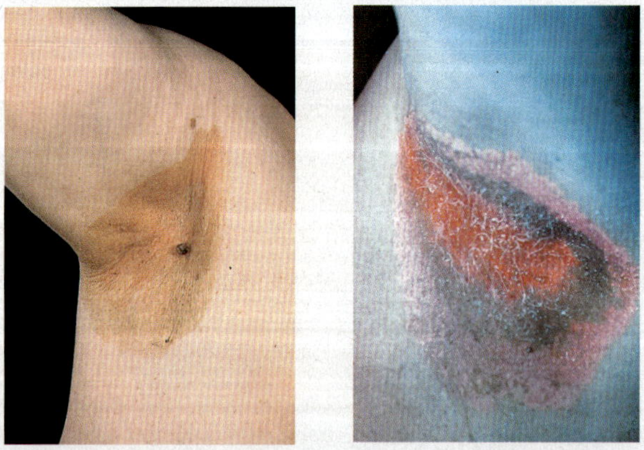

(a) (b)

彩图 23.3

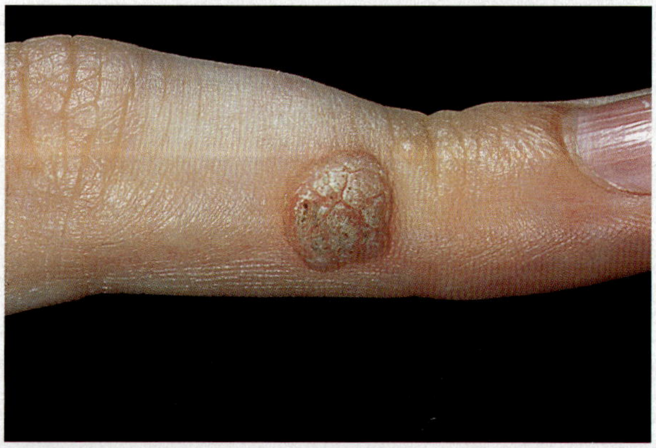

彩图 23.5

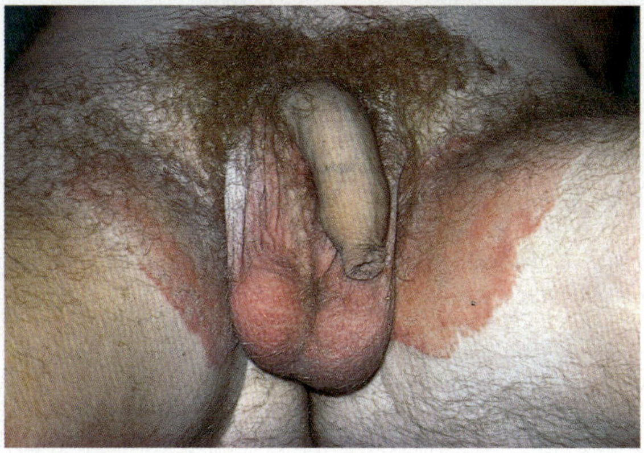
彩图 23.6

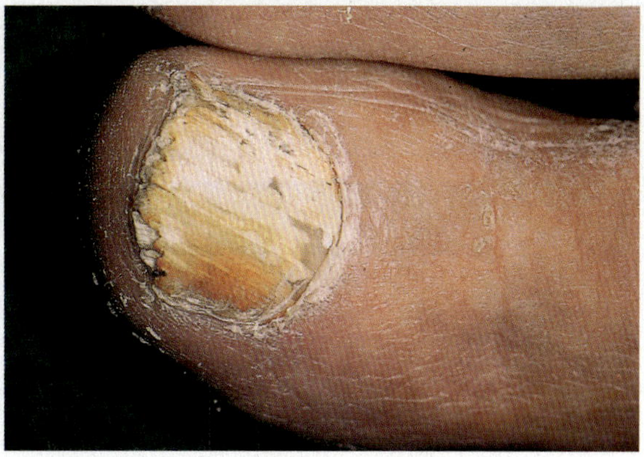
彩图 23.7

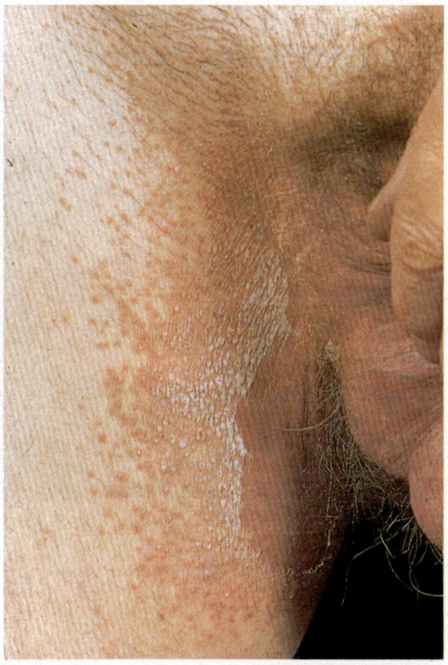
彩图 23.8

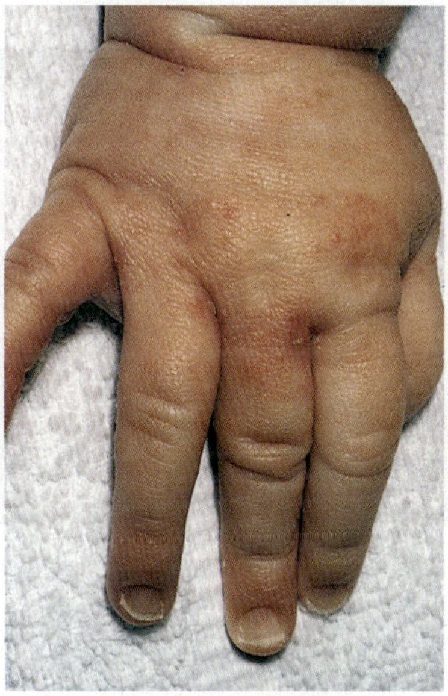
彩图 23.9

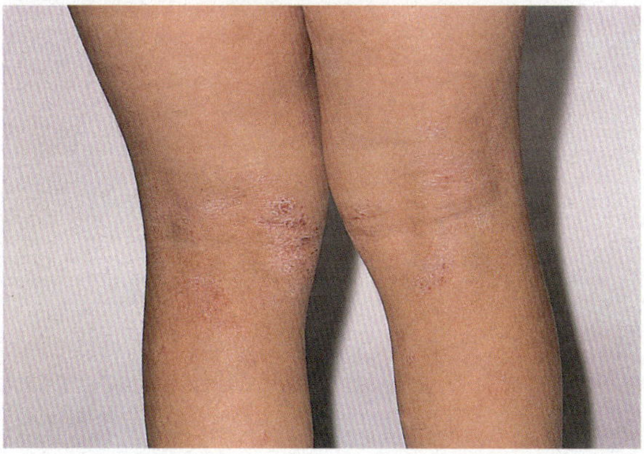
彩图 23.10

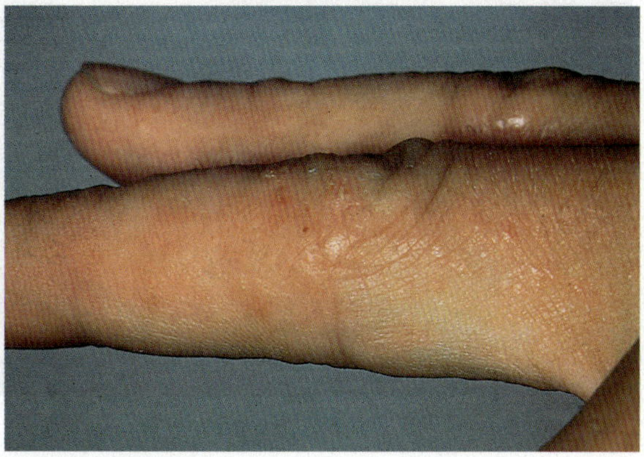
彩图 23.11

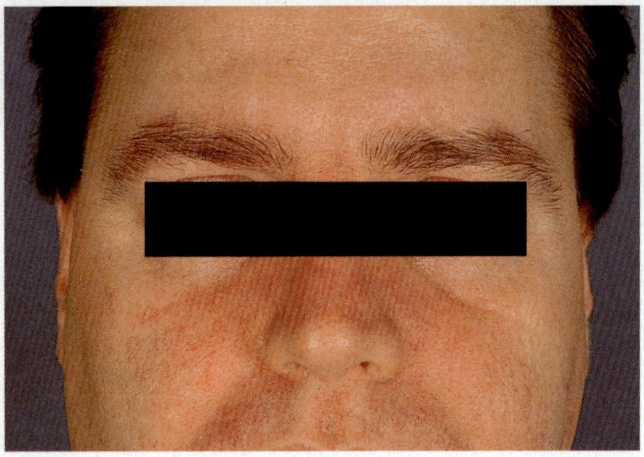

彩图 23.12

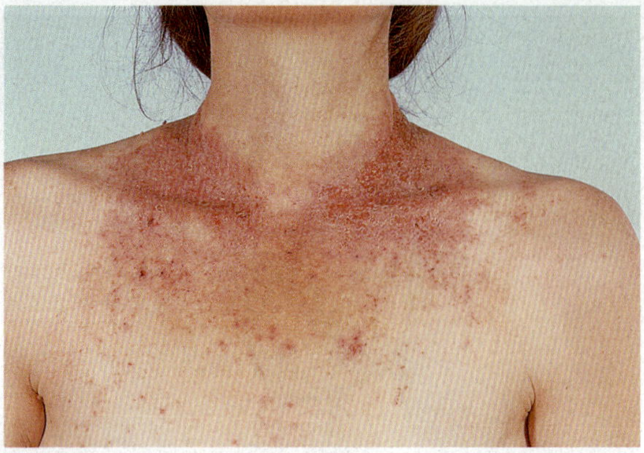

彩图 23.13

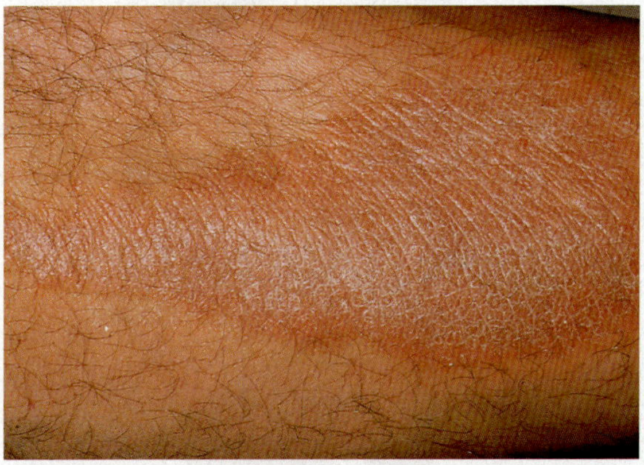

彩图 23.14

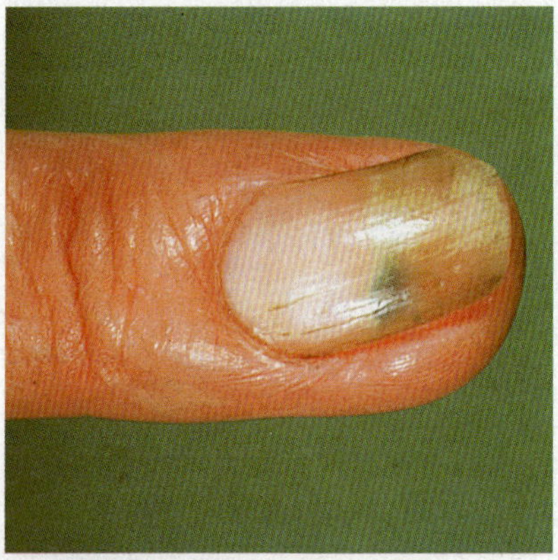

彩图 23.17

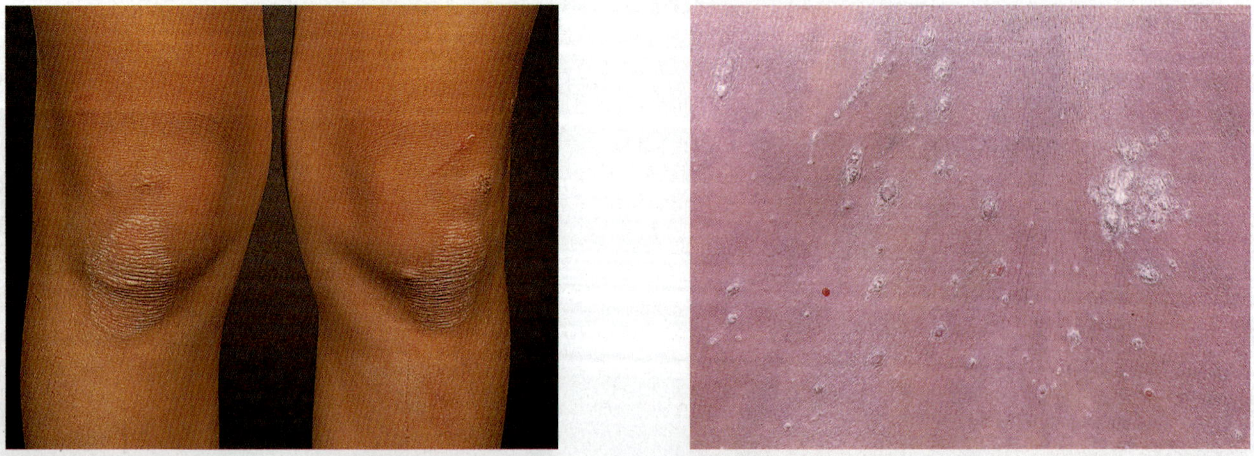

(a) (b)

彩图 23.16

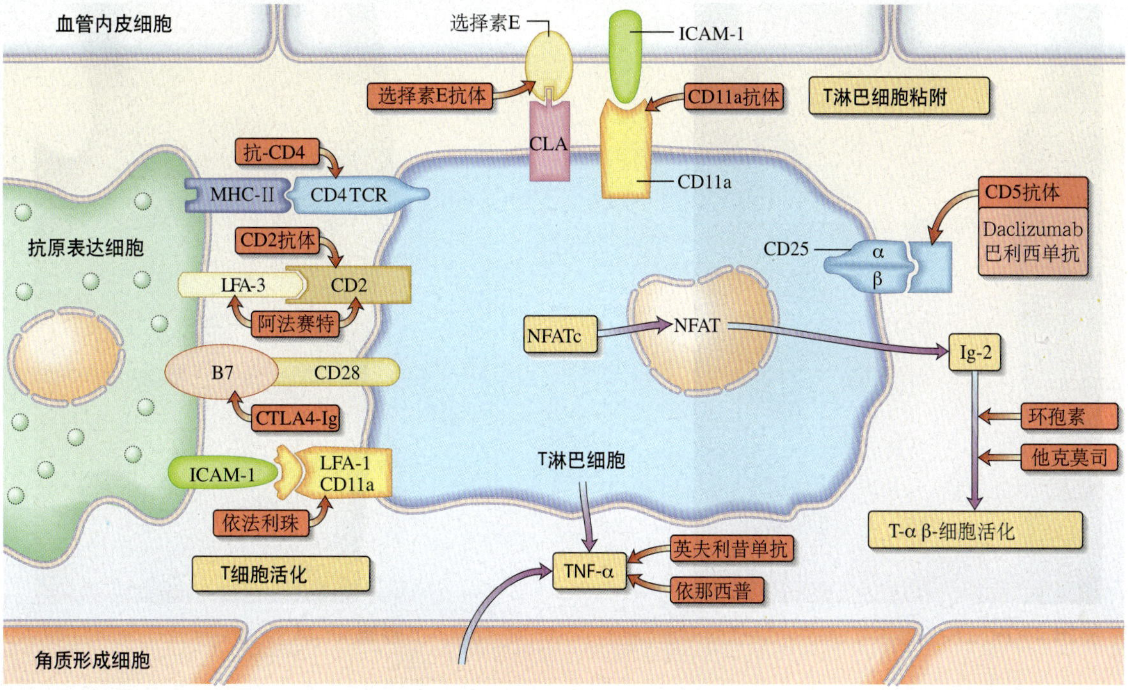

彩图 23.15

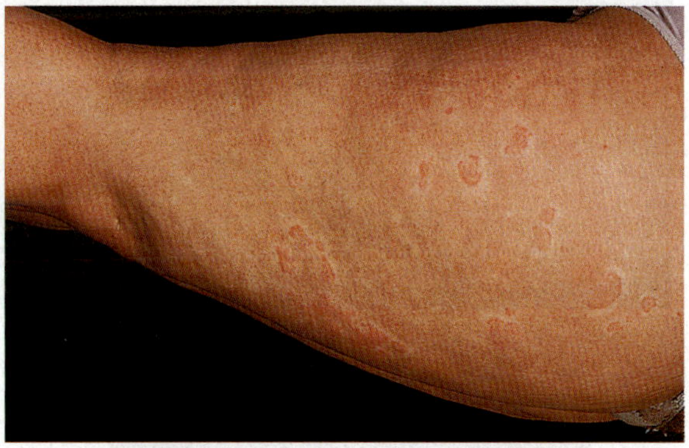

彩图 23.18

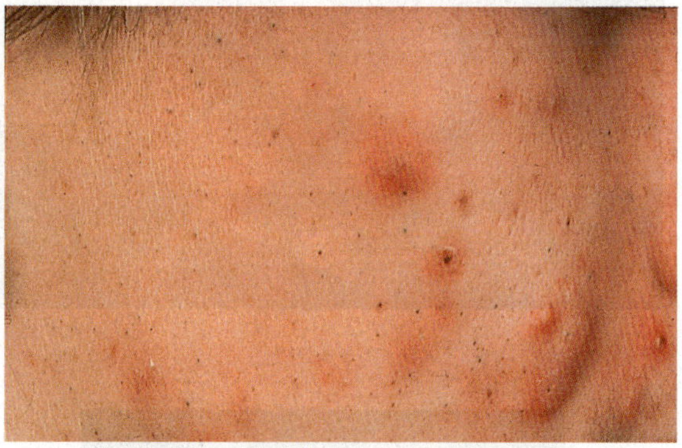

彩图 23.20（b）

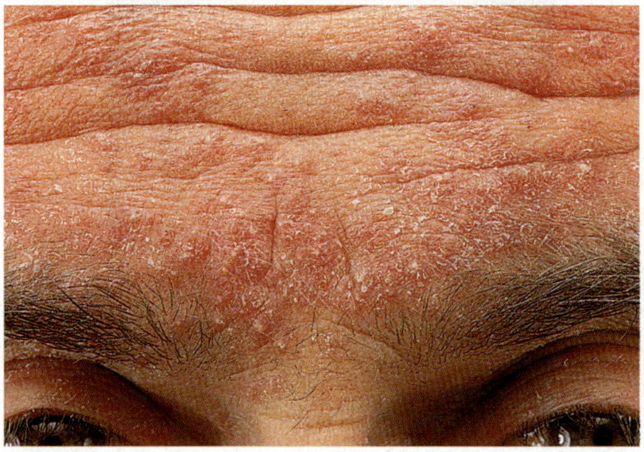

彩图 23.21

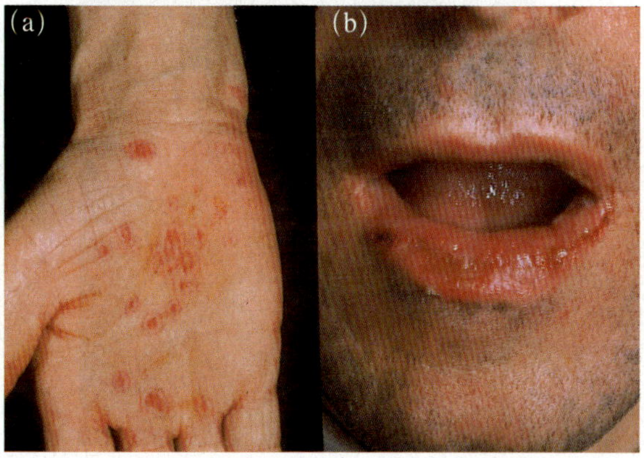

彩图 23.22

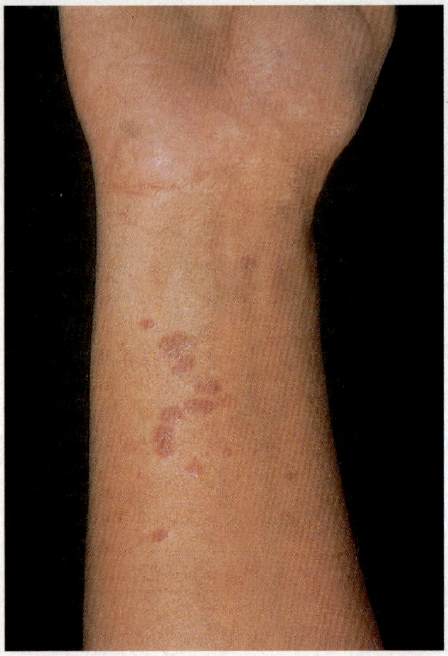

彩图 23.19

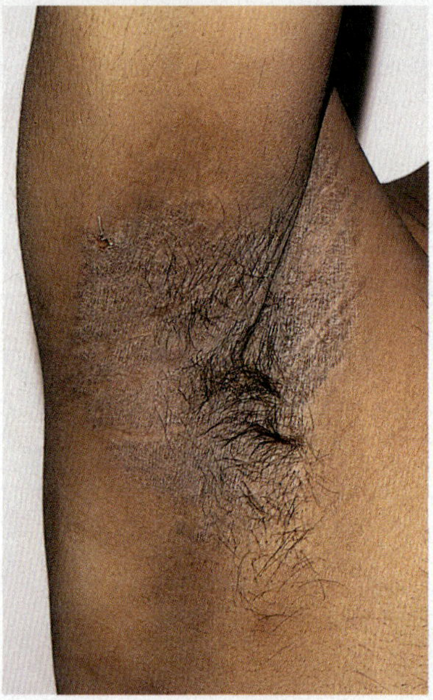

彩图 23.24

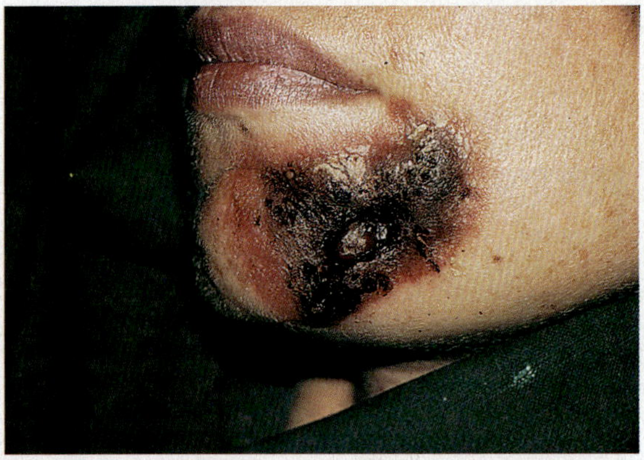

彩图 23.23

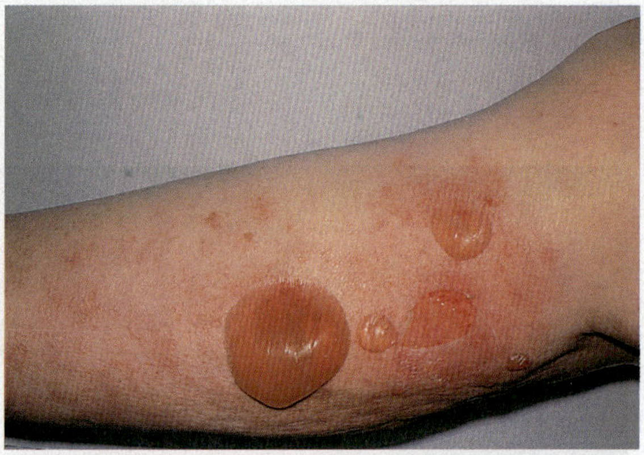

彩图 23.28

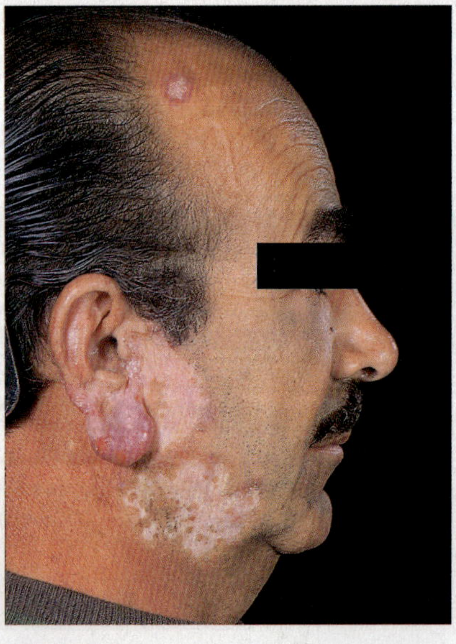

彩图 23.25

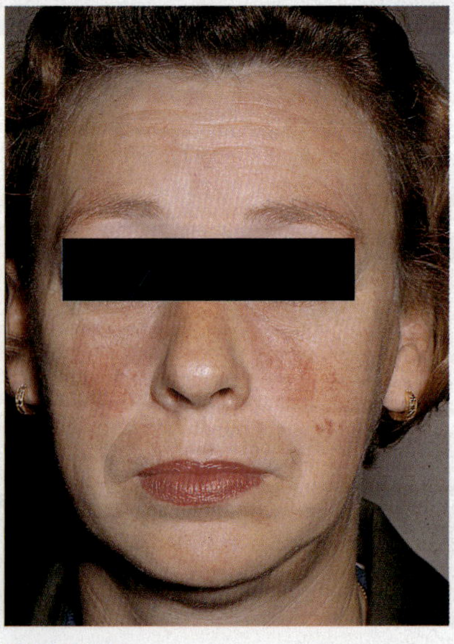

彩图 23.26

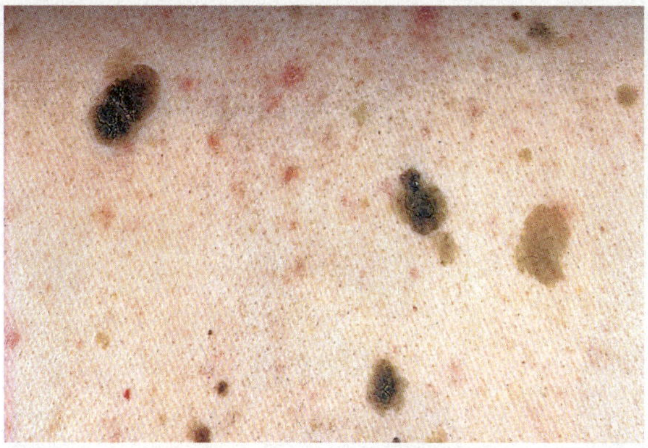
彩图 23.29

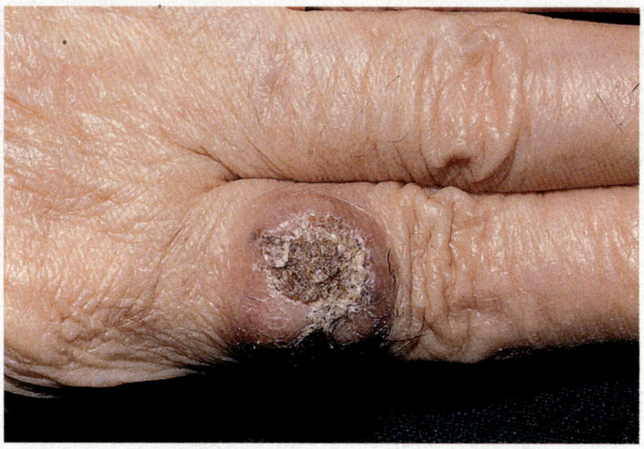
彩图 23.30

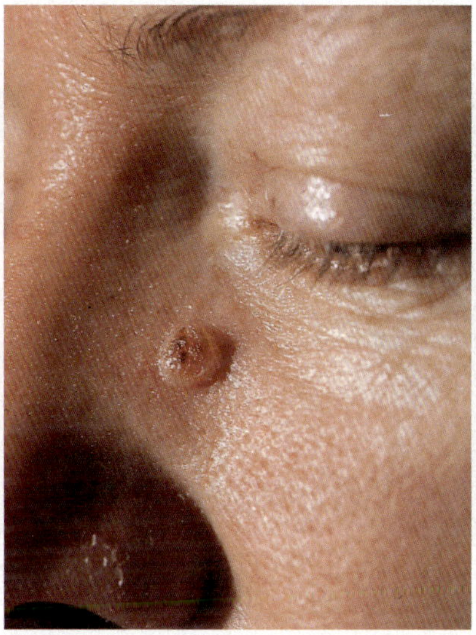
彩图 23.32

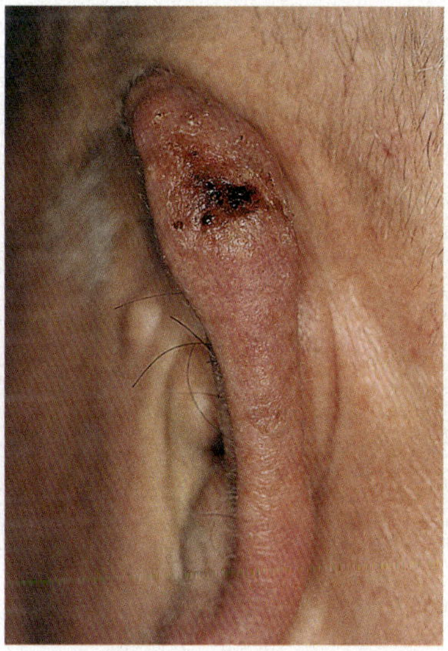
彩图 23.33

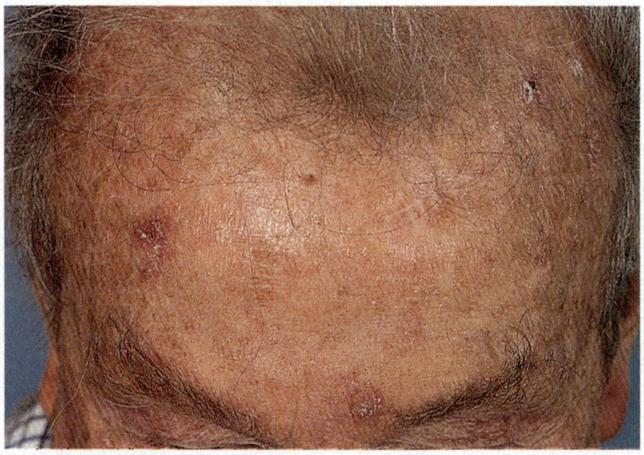
彩图 23.31

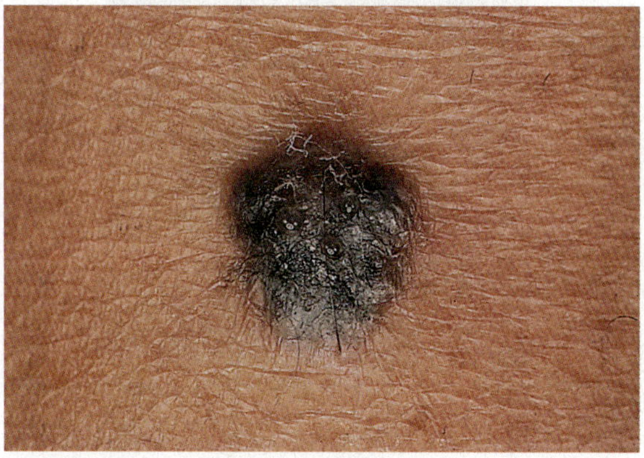
彩图 23.34

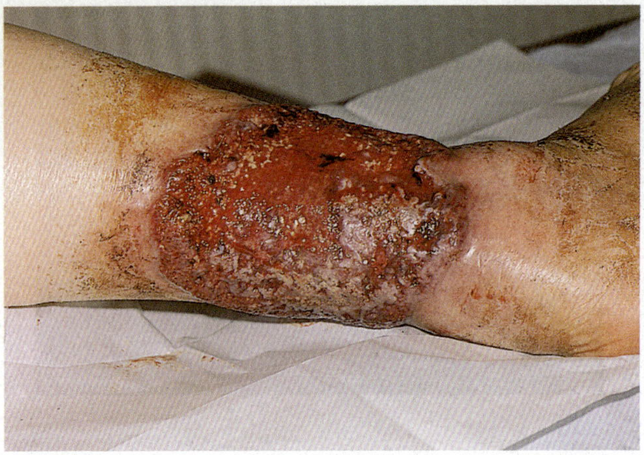

彩图 23.35

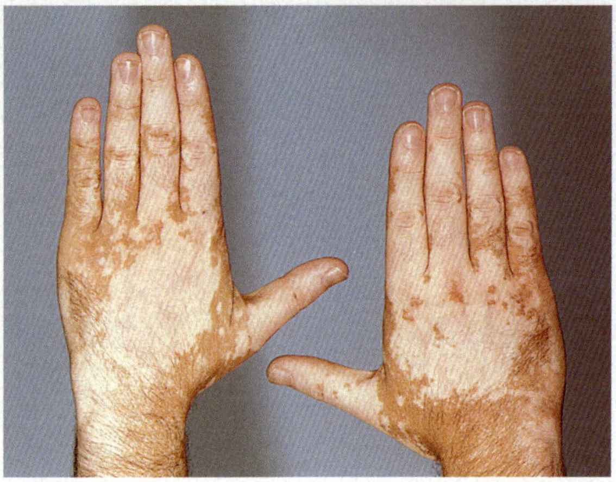

彩图 23.37

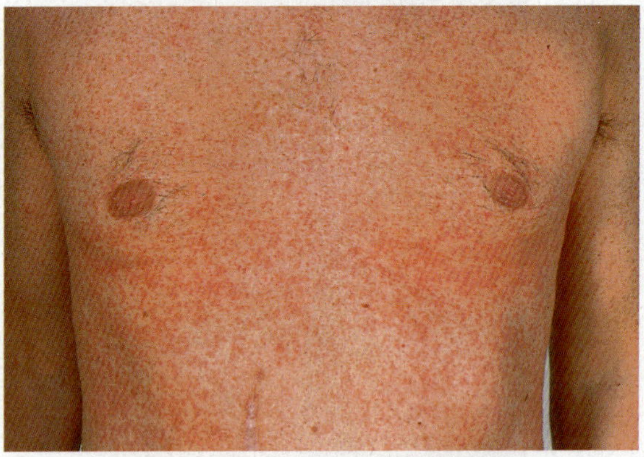

彩图 23.38

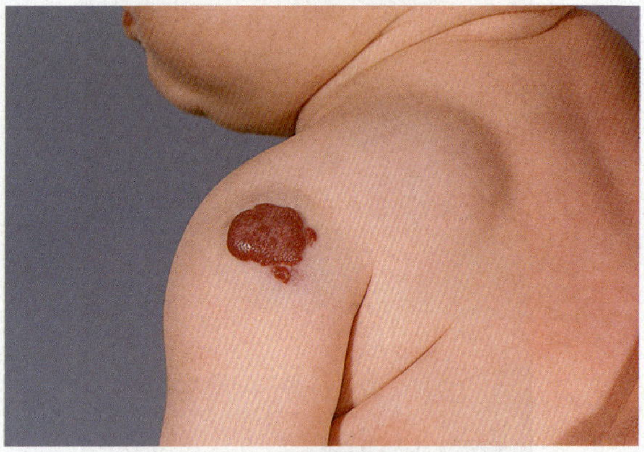

彩图 23.40

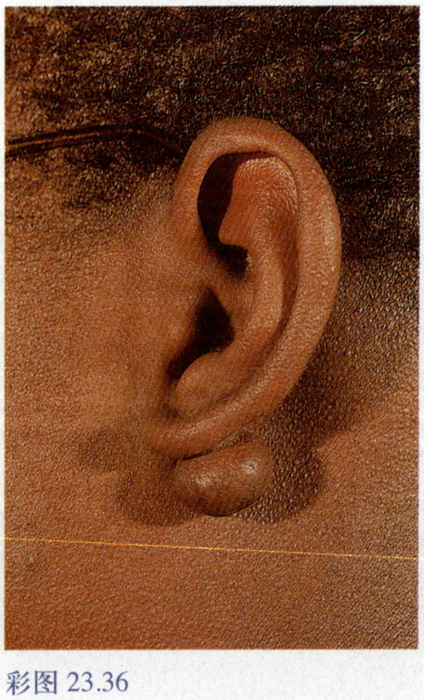

彩图 23.36

伦理学与沟通 1

伦理学

为什么要学习医学伦理学和卫生法规？

医疗行业对伦理学和法律的关注

多种先进的医疗手段可供选择在本质上是伦理问题而并非科学问题。医生们也许是理解和应用临床科学的专家，但他们的专业技术并不能回答许多伦理问题，如在什么情况下应该使用这些技术，在什么情况下不该使用这些。举例说，他们对先进的生命维持技术和中止妊娠技术非常了解。但是，他们的知识不能告诉他们，拔除一个濒死的重度脑损伤病人的呼吸机，或是帮助一个不想让家长知道自己怀孕的13岁女孩中止妊娠，是否是道德的。回答这些问题需要我们的道德信念和论证。

病人们正越来越多地意识到属于自己的人权并希望医生能尊重他们。

- 权利是指个人有资格从他人处获得某些特定商品或服务的权利（如言论自由的权利，接受初等和中等教育的权利，得到基本医疗保健的权利）。
- 在英国，如果病人觉得自己的权利被医生忽视了，他们可以向英国医学总会（GMC）提出正式投诉，或是寻求法律赔偿。
- 对于医学，法律通过成文法和习惯法，为政府和法院认为可接受的医疗实践划定了范围。英国医学总会，作为英国医疗事业的管理机构，依据由其专业管理执行委员会所审理通过的指导文件和决议，为可接受的操作和护理标准划定了界限。
- 无论对医生的正式投诉或法律手段是否成功，这些都会对医疗行业的声誉带来负面影响。

临床医疗的三大职责

病人的权利可以总结为三个相互关联的职责，所有对病人负责的临床医生都负有这些责任。

1. **维护生命和健康**：临床医师对自己要高标准严要求，尽力不要对病人造成不必要的痛苦和伤害。只给予病人所需要的治疗，不能仅因为病人要求，而对其进行不必要的治疗。
2. **尊重自主决定权**：人人都拥有自主决定的权利——对未来进行思考、计划和选择的权利。尊重这些与人类的尊严息息相关。医生应该尊重病人的自主决定权，即尊重病人的尊严。对病人自主决定权的尊重还决定了病人的其他两个权利——知情同意权和保密权。有自主行为能力的成年病人能够选择接受医生所提供的治疗；并能够控制披露与治疗相关的个人信息。剥夺病人的选择和控制便是对病人尊严的践踏。

3. **保护病人的生命和健康以及公平公正地尊重病人的自主决定权**：在处理公共生活和职业生活时，人们通常认为每个人都应该受到平等对待。医疗行业亦是如此，医生们也不例外。医疗服务的获得和医疗质量应该建立在实际需要的基础上，而不是建立在武断的偏见或偏袒之上。

为什么医生应严肃对待这些职责？

专业管理机构

在英国，医疗服务是由英国医学总会（GMC）管理的。GMC负责医师的注册，制定和监督医师接受的医学教育质量，惩戒不规范行为。医师们必须接受由GMC制定的建立在三大职责基础上的标准（Box1.1）。其他一些专业团体，如皇家医师学院、皇家外科医学院、英国医学会、医学研究理事会，同样遵从这些准则。

虽然各个国家的具体实践有所不同，但每个国家都有类似的管理机构。

法律

三大职责同样体现在管理医疗实践的成文法和习惯法中。如果医生没有尽到自己的职责，对病人造成了伤害，就可能被提起民事诉讼并被要求做出经济赔偿。如果这些过失造成了病人的严重伤害或死亡，且有证据证明医生是故意伤害或疏忽大意，那么医生可能会面临刑事诉讼，一旦证明有罪，将遭受牢狱之灾。

英国的相关法律包括1998年的人权法。该法与欧洲人权公约一脉相承（Box1.2）。该法强制规定了医生有保证他们的医疗行为不侵犯这些基本权利的责任和义务——整个欧洲的其他医生也都应遵守的责任和义务。因此该法还有助于确保英国的合法医疗行为经受更广泛的、超越国家范围的道德标准的检验。

Box 1.1　英国医学总会，优质的医疗活动：2-4

维护生命与健康的重要性：
- “对病人状况进行全面的评估，如有必要，对患者进行适当的检查”
- “为患者提供必要的检查和治疗”
- “对病人进行诊断或治疗的能力”

尊重自主选择权的重要性：
- “认真倾听患者，尊重他们的观点和信仰”
- “向患者披露他们自己要求了解或应该了解的关于自身的身体状况，相应治疗手段及治疗预后的信息”
- “尊重患者的隐私和尊严”

公平和公正的重要性：
- “（不允许）评论患者的生活习惯、文化背景、信仰、种族、肤色、性别、性能力、残疾、年龄、社会或经济地位，从而在治疗中带有偏见”
- “（不能拒绝或推迟）治疗，仅仅因为你认为是患者自己的行为导致病症，或因为采取治疗手段自己也许会担风险”

许多国家的各种专业团体也做过同样的陈述。

Box 1.2　欧洲人权公约

可用于评估优质医疗实践的基本权利

生存权（第2条）
禁止拷问、不人道的或侮辱性的治疗或惩罚手段（第3条）
禁止奴役和强制劳动（第4条）
享受自由和安全的权利（第5条）
享受公正审判的权利（第6条）
不受非法惩戒的权利（第7条）
私人和家庭生活得到尊重的权利（第7条）
思想自由、意识自由和宗教信仰自由的权利（第9条）
言论自由权（第10条）
婚姻权（第12条）
禁止歧视（第14条）

理性的自我利益

让医生们自觉确保自己提供的医疗服务（以及他们怀有深厚个人感情提供给病人的服务）达到高标准的最理性方法，便是通过专业途径和法律途径支持所有病人都享有相同的高标准医疗服务的权利。

临床治疗中信任的重要性

病人们不会信任那些他们觉得可能会忽视他们人权的医生。没有信任，患者们便不会配合诊断和治疗，就会降低治疗成功的几率。缺乏信任同样会引起治疗中医患双方的自我防卫和非个人因素，对病人的服务质量和医生的职业生活都会带来潜在的不利影响。

医患关系

医生的使命是医治病人，而在特定情况下，患者作为另一方，在医疗过程中扮演着重要的角色。

推荐读物

British Medical Association (2000) *The Impact of the Human Rights Act 1998 on Medical Decision* Making. London: BMA.

General Medical Council (2001) *Good Medical Practice*. London: GMC.

Royal College of Surgeons (1997) *The Surgeon's Duty of Care*. London: RCS.

医疗差错的性质

医生们有按照一定的专业标准保护患者的生命和健康的责任。这在实践中意味着什么呢？如果医生们没有这样做，会有什么样的惩罚呢？

临床过失

如果怀疑临床医生没有提供一定标准的医疗服务，那么他们可能会因过失罪遭到起诉——他们违背了自己的职责。为赢得诉讼并获得对过失行为的经济赔偿，患者/原告必须向法官提供令人信服的证据以证明：

- 他们受到了伤害
- 伤害是由被告医生造成的
- 造成伤害的行为属于违背医生职责的行为。

但是，实际上，要证明上述三点确实发生是相当困难的事。比如说，这些所谓的伤害可能是在极其复杂的医疗条件下或治疗过程中发生的，要确定具体的原因非常困难。

违背职责的行为何时会发生？

在英国，判断一个医生是否始终尽到责任并按合格标准维护病人的生命和健康，通常是由民事案件中的法官依据专家证人的证词而做出决定。

- 被选取的专家证人代表观点专业、权威负责的团体。这些经验丰富的临床医师作出的证词将帮助法庭确定相关专业的医生在临床中应该达到的标准。患者/原告和医生/被告都会在案件中努力选择支持自己的专家。
- 也可能存在一些毋庸置疑的医疗过失（如明显弄错了用药剂量而导致伤害）。
- 如果专家证人作出对医生/被告方有利的证词，证明在相似情况下，他们也会采取和被告医生相同的治疗手段，那么患者/原告则很可能败诉。如果他们的证词在逻辑上同其他一些被广泛接受的专业临床治疗观点相符的话，那么被告医生所采取的行动也很可能会被认为是合理的。这同在法庭上作证的相同领域专家所提出观点的代表性无关。因为对于临床上的一些治疗手段是否令人满意，专家们的意见也并不相同。
- 因为医生们只需要少数派观点就可以为自己的过失进行辩护，患者/原告很难依靠这些职业标准来索取赔偿。

医疗差错与缺乏经验无关

缺乏经验不会在法庭裁决过失罪和 GMC 的正式听证会上予以考虑。这个标准是依照在相似领域经验丰富的医师们的工作制定的，所有医生都应该达到一定的专业熟练程度标准。这并不是说医生必须懂得一切，而是说医生在对自己的治疗能力或训练时面临困惑的时候，需要寻求适当的督导，而不是继续盲目治疗。

对医疗差错没有必要惧怕

低质量的医疗服务——如采用过度保守的治疗手段——可能是由于毫无理由地惧怕患者会抱怨或采取法律手段所导致的。

- 所有的医生在自己的职业生涯中都会犯错误。但必须明确的是，临床的一次小失误并不一定就是医疗过失。负责任、有经验的医生会证明这类失误在临床治疗中是无法避免的。在相似的条件下，他们有时可能会犯同样的错误。
- 医生可能会犯这类可以辩解的错误并不意味着他们可以放松自己的职业标准。
- 医学领域中的专业团体和专为医生医疗过失辩护的协会都劝告医生应该对自己所犯的过错持一种诚实和道歉的态度，牢记这样做并不是承认自己造成了医疗事故。有充足的证据表明，这种诚实和谦逊的态度，能让患者感到自己受到尊重，而不再倾向于诉诸法律和投诉。

基于以上原因，医生们不应如此惧怕患者诉诸法律。如果医生们努力、合理、负责地去保护自己患者的生命与健康，那么法律就会为医生提供最广泛的保护。

推荐读物

Mason JK, McCall Smith RA (2002) *Law and Medical Ethics*. London: Butterworths.

Montgomery J (2003) *Health Care Law*. Oxford: Oxford University Press.

尊重自主决定权

法律有效的知情同意

获得患者对所采取治疗的同意，如同正确的临床诊断和治疗方案一样，是合理治疗的基础环节之一。医生在对某一治疗过程取得同意的同时必须明白，该治疗如何发挥作用，以及其可能产生的问题。

治疗中合法的知情同意需要满足以下三个条件：

- 知情同意必须满足一定的信息披露标准。
- 患者必须有能力同意接受治疗。
- 患者不能被强迫接受违背自己意愿的治疗。

患者需要权衡治疗可能会给自己生活中其他方面带来的利弊影响。他们必须在明白他们自身的状况、医生将要采取的治疗措施及可能带来的潜在利益和风险之后，才能做出决定。如果病人被强迫为自己的治疗做出选择，那么他们决定自己个人生活的伦理和法律权力便被忽视了。在这种情况下，患者做出的选择更多是在医生的过度压力下做出的选择，而并非出于患者的本意。

侵犯

在未获同意的情况下，故意触碰一个有自主能力的人的身体便属于非法侵犯。

- 要合法触碰一个有能力的病人的身体，必须提供给他们有关自身治疗的详尽信息——治疗的内容是什么和为什么需要这样的治疗。因此如果一位医生在未经病人允许的情况下给其注射药物，那么这个医生便侵犯了病人的身体，即使那是病人需要的。
- 如果病人暂时或永久性不能表达知情同意，而且医生的治疗能够拯救病人的生命或可使病人免受严重的永久性伤害，那么可以在没有得到成年病人的许可情况下对病人进行治疗。否则，必须得到病人的同意，不管这对医生或病人有何不便。

过失：风险信息

临床医生可能通过不提供关于治疗风险的合理信息而获得知情同意，从而违背自己的责任。患者/原告可以据此过失提出控告。

披露信息——合理的医生标准：

- 控告成功与否取决于能否让法庭相信，患者/原告已经因为治疗而受到了伤害，并且如果患者在得知更多关于治疗风险的信息条件下，将不会同意接受治疗。
- 患者/原告必须证明：医生提供的关于治疗风险的信息数量是不合理的。如果医生/被告能由专家证人证明：（在当时那个时间点）专家们也不能提供更多的有关治疗风险的信息，那么患者/原告就很有可能败诉。正如我们在医疗事故的诉讼案例中看到的结果一样。
- 这个关于信息披露的“专业标准”仍处在广泛的争论当中。

披露信息——合理的患者标准：

患者们可能会不同意医生们关于患者需要多少信息来保护患者自身利益的观点。确实，在决定向患者披露哪些风险信息以保护患者的利益时，患者可能与医生看法不一致。由于生命和健康受到潜在威胁的是患者，因此信息披露的伦理焦点应该是：什么是患者可以接受的，而不是医生可以接受的。

- 现在正受到广泛议论的是，医生在获取治疗同意的时候，是否应该询问一个处于患者位置的“理性人”在同意接受治疗前，可能需要什么样的风险信息。如果不这样做，对患者的道德权利和尊严会带来令人难以接受的威胁，同时也令患者对医生的信任遭受潜在的损失。
- 事实上，医生们应该将这一合理的信息披露标准理解为一个有理性的人，站在患者需求的角度上，可能会需要什么样的信息披露，从而为他们提供一个基于充分信息的选择。当医生感到疑惑的时候，医生应该询问自己本人或自己的家人和朋友：需要哪些方面的信息。医生们应该牢记，风险越大，就越应该披露这些风险信息，尽管发生风险的机会很小。

明示的同意与默许

知情同意可通过以下两种方式取得：

- 明示的同意可以是口头的或书面的，通常需要患者填写一份知情同意书。这种同意通常提供了涉及相关治疗手段的特定信息。外科手术的知情同意书通常是明示的和书面的。较小型的医疗操作（如静脉穿刺）的同意通常是明示的和口头的。医生必须始终牢记，一份签署好的知情同意书并不是已经完成知情同意的合法或专业的证明。知情同意应该被视为一个教育的过程。签署好的同意书是知情同意完成的标志，而不一定是这个过程成功的标志。
- 如果患者没有疑问、反抗或用其他肢体动作拒绝接受治疗，则可视为治疗得到了患者默许。默许通常是在先前治疗已经获得明确许可的条件下发生的。例如，患者一旦同意接受输液，那么往吊瓶中继续添加药物就不用再次向患者询问许可了。
- 当患者在医院中寻求治疗的时候，他们并没有默许某一治疗手段。因此在向他们提供医疗的时候，必须告知有关治疗的信息并获得明确许可。

医学生或者他们的导师在要求患者提供病史资料或对患者进行检查时，其目的必须是出于纯粹的教学目的，并需获得患者的直接同意。医学生们必须要让患者明白，他们还并不是合格的医生。

隐私权

如果医生侵犯了患者的隐私权，他们更容易对患者造成伤害而不是保护。通过侵犯患者的权利来控制与患者治疗相关的信息，这类医生没有尊重患者的自主决定权，损害了患者对医生的信任，会让医生声名狼藉。患者的这些权利是由法律所保护的。侵犯患者保密权的医生将面临职业和法律的严厉制裁。

在实践中尊重患者的隐私权

患者应该被告知，他们的个人信息会以何种方式被与他们治疗相关的医生和医务工作者共享。在这些信息的基础上，除非患者反对，则视为患者默许自身的这些信息被共享。如果患者反对某些信息被共享，他们的愿望应该得到尊重，除非这会影响治疗的顺利进行。要尽早询问患者病情和治疗进展可通知何人或是否可通知。在患者的病历中应标注下患者的这些请求。与患者治疗不相关的医生和医务工作者在没有患者许可的情况下无权查看患者的信息，因为这些信息可能会被用作它途。在几乎所有临床环境下，患者的隐私权都必须得到尊重。

患者的隐私权在什么情况下可能或一定不能得到保证

医疗中患者的隐私权并不是绝对的。有些时候，法律规定医生必须向他人披露病人的隐私信息，尽管患者反对。在其他一些时候，医生们也可以为了提供更好的医疗服务，根据自己的判断决定披露患者信息。这两种情况凸显了夹在病人个人权利和公众利益之间的道德矛盾。实现病人的隐私权不能成为损害他人的借口。

因此，医生在如下情况下，必须披露患者的隐私：

- 病人患有传染性疾病，必须通报相关地方官员。
- 警方需要得到卷入交通事故的患者的信息。
- 患者涉嫌在英国参与恐怖活动。
- 医生接到法庭的命令或应正在进行司法程序的法官要求。

医生可以在意识到如下情况的时候做出判断，披露患者的隐私。

- 患者过去存有或具有潜在的暴力和犯罪行为倾向，对患者本身或他人曾造成或可能造成伤害，如虐待儿童，注意在这类情况下，医生通常要慎重。
- 患者拒绝履行自己的义务，向有关部门（如汽车与车辆牌照管理局）披露自己的有关医疗状况；这里，也需要医生谨慎行事。
- 如不披露，患有传染疾病的病人对特定人群会带来危险。
- 如不披露，患有传染疾病的病人对公众中的未知人群会带来危险。

在所有这些情况下，患者都应该被告知他们的隐私会被披露的可能和倾向，除非这样做会对医生或他人带来严重伤害。医生们必须要记住，他们对谨慎地披露病人隐私负有职业责任，并可能在法庭上或被英国医学总会问及自己决定披露或不披露病人隐私的原因。

尊重弱势病人在治疗中的自主决定权

我们已经知道一个患者必须要有能力给出治疗许可，这个许可才是有效的。

什么是“有能力”呢？

有能力应被理解为以任务为导向的能力。人们可以有能力完成一些事情，但是对另一些事情无能为力。这就意味着不能以绝对的观点来判断一个人是有能力的还是没有能力的。从法律角度来讲，一个人有能力，他必须要能够：

- 理解关于自身病情和治疗方案的信息
- 记住这些信息
- 考虑这些信息提供的治疗方案
- 相信这些信息适用于他自己，而不是因为其他什么原因拼凑出来的。

同意接受治疗的能力可能被其他许多因素损害——年龄、精神疾病、先天性疾病、交通事故和伤害等。

儿童

在英国，能同意接受治疗的合法年龄是16岁。小于这个年龄，儿童的父母是他们的法定监护人，有权代表儿童同意接受治疗。但是：

- 16岁的年龄限制显得有些刻板，许多低于这个年龄的儿童已经明显表现出拥有选择能力。例如，他们已经能够理解和思考他们自身的身体状况和治疗方案。
- 医生们必须通过询问这些儿童是否同意他们的治疗方案以尊重这些孩子的尊严，尽管他们的父母已经同意进行治疗。
- 如果这些儿童希望在没有父母允许的情况下进行临床诊断和临床医护——并且要保护他们的隐私——那么这些愿望也应该得到尊重。
- 尽管年幼的儿童可能还不能对自己的医疗方案做出重大决定，但他们可能已经拥有了一定的自主性。在对他们进行治疗时应咨询他们的意见并认真考虑他们的愿望。
- 与苏格兰不同，在18岁之前，英格兰年轻人不能拒绝被认为对自己最有利的治疗。在实践中，违背成熟儿童的意愿而对其进行合法的强制治疗必须是在有生命威胁或发生严重的永久性伤害的情况下。如果仅因为有危害医生或医学的可能而这样做便不符合年轻患者的最佳利益。

儿童的法定监护人基本无权指示医生采取或撤销对保护儿童生命和健康必需的治疗。医生应就与儿童监护人之间的分歧意见向法院进行咨询，除非紧急情况发生。

精神疾病

大部分精神病患者有能力同意或拒绝接受治疗。他们的权利和其他有能力的病人没有区别。因为有与精神疾病有关的耻辱的危险，所以对这类病人要更加小心保护他们的隐私。如果患有严重精神疾病的病人不能理解他们所患疾病的本质和后果，那么他们就不能对他们的治疗做出有效的同意。这里，治疗的伦理责任就从尊重病人的自主决定权转为保护这些病人的安全。

1983年的精神卫生法案（英格兰和威尔士）

精神病患者的自主决定权要受到限制，因为他们会对自己或他人带来危险。如果他们的疾病是可治疗的，那么按照1983年的精神卫生法案，他们可以被拘留以便做进一步的检查和治疗。由于拘留会严重剥夺患者的公民自由权，法案中规定的患者的拘留环境是非常特殊的：拘留的时间越长，就需要越多的安全人员确认该拘留是出于医学需要（见表22.29）。

无需许可的精神病治疗

在特定条件下，可以在没有得到许可的情况下对精神病患者进行治疗。当然，如果可能，应该先尝试获得病人的同意。除非精神症状让病人没有能力做出许可，对病人进行躯体治疗之前，仍需病人同意治疗方案。需要再次强调的是，病人在某一方面丧失了能力并不意味着丧失了所有能力。若病人由于精神症状严重不能同意治疗，而又需要一定的治疗以保护他们的生命或避免永久性严重残疾，则可以在未经允许的情况下对病人进行必要的治疗。如果病人不需要迫切的治疗，并且这样做不会影响病人自身的利益，那么应该等到病人有能力同意之后，再征询病人的意见。

其他没有能力同意进行治疗的情况

病人可能因为先天的、后天的或在意外事故中造成的脑部损伤而丧失了做出决定的能力。如果是儿童，则可以由他们的监护人代表他们做出决定。如果是成年人，英格兰法律中没有一个成年人可以代表另一个成年人的规定，尽管在其他司法区域内并非如此（如苏格兰）。这一伦理观点源于一些家庭中的成员也可能会做出不利于其他家属的抉择。因此，家属也不能对患者的治疗做出最后决定。尽管如此，也应该征询患者家属对患者的期望和忧虑，并向其咨询患者的医疗相关信息，这些信息可能有助于对患者进行成功的治疗。不能让患者家属错误地认为，向他们咨询的结果是他们拥有对患者治疗的最终决定权。英格兰法律规定，确定治疗是否符合病人的利益的人是医生，而不是其他人。在这个基础上任何形式的治疗都能施行在永久性丧失决定能力的病人身上。当然，这个观点的伦理基础是：医生是最能保护易受伤害病人利益的人，而这些，是建立在医生一贯的高标准医疗服务和对伦理及法律的不断反思上的。

推荐读物

British Medical Association (1999) *Confidentiality and the Disclosure of Health Information*. London: BMA.

British Medical Association (2001) *Consent, Rights*, and *Choices in Healthcare for Children and Young People*. London: BMJ Press.

Doyal L, Tobias J (eds) (2001) *Informed Consent in Medical Research*. London: BMJ Books.

General Medical Council (1998) *Seeking Patient's Consent: The Ethical Considerations*. London: GMC.

General Medical Council (2001) *Confidentiality: Protecting and Providing Information*. London: GMC.

保护生命和健康的职责的道德与法律界限

一般来说，挽救患者的生命是医生的责任和义务。但是在有些情况下，为患者延长生命的责任可能会被其他一些伦理和法律的责任所取代。

有自主能力的拒绝

有自主能力的拒绝的权利取代了医生必须努力拯救患者生命的职责，以及其他人认为应该强迫患者接受治疗的偏好（Box1.3）。如果患者明确拒绝维持生命

> **Box1.3 有自主能力的拒绝**
>
> 很明显每个成年患者都有决定是否接受治疗的权利和能力，即使拒绝治疗可能会导致患者健康的永久性伤害或夭亡。此外，这也和拒绝的理由是否理性，是否已知或是否真正存在无关。尽管如此，维护所有公民的健康和生命安全仍是公众关心的重要问题。
>
> *Re T* (adult: refusal of medical treatment) [1992]

的治疗，或做出了“预先指令”，规定了在什么情况下他们可以拒绝，或在未来他们丧失行为能力后可以拒绝治疗，那么这些患者可以合理地拒绝生命维持治疗。有自主能力的拒绝生命维持治疗（如耶和华见证人教派拒绝输血治疗）必须是建立在对拒绝治疗可能产生的后果的明确认识之上。同样，决定不采取维持生命的医疗措施需要得到有能力患者的同意（如决定不对患者使用心肺复苏术）。这类患者可能会进行一些使医生不知情的安排，那则是违背伦理道德的。

无能力患者的最佳利益

在有些情况下，采取生命维持治疗可能并不符合永久性丧失能力患者的最佳利益，尽管不提供治疗可能会导致患者的死亡。这种情况下，患者生命的延长在他们的悲惨情况下不能带给自己任何利益。例如，当出现以下情况时，不提供医疗手段延长患者生命是可以接受的：

- 确信接下来的治疗不能挽救患者生命
- 患者已经无法避免地临近死亡
- 患者受到了严重的或不可逆的脑损伤，未来不能进行自主活动或社会活动。

后两种情况在伦理学上的正当性在于这类病人已经失去了继续生存的意义，所以他们没有必要再接受更多的治疗。由于他们的临床状况，他们不能在未来生活中达到任何目标。但是由于众人的道德观念和宗教信仰不同，决定不提供或不再提供生命维持治疗需要尽可能得到多数人的同意，比如负责病人治疗的小组，以及病人亲友的同意。当存在不可调和的争端时，特别是关系到孩子和家长时，需要法庭的咨询。当遇到紧急情况时，都可以在合适的法庭部门，如家庭法法庭，得到法官的帮助。

医生可能会以合法理由决定不延长濒死病人或遭受严重脑伤病人的生命，因为这样做并不是试图杀死

病人，而是努力减少病人所承受的痛苦，符合病人的最佳利益。如果医生是故意的话，那这种行为便是谋杀。显然，当医生考虑不提供或需要放弃生命维持治疗的时候，他们必须努力使自己的行为处在法律允许的范围内。但是，不能忘记的是，关于医生不挽救生命的决定和积极中止生命的决定之间是否存在更紧密的伦理联系，仍在持续进行激烈的争论。关于这一点，将来某个时候法律可能会改变。

医生公平和公正的职责

医生在对患者进行救治的时候，应该以人人平等为准则。医生也许拥有高超的医疗技术和在保护患者隐私的同时获得患者知情同意的敏感性和能力。但是，如果在这个过程中，他们对个别或一部分患者表现出歧视，那么他们的行为仍然是不专业的，应进行相应惩罚。例如，对患者的种族、年龄、财富、阶层、智力或职业歧视都是不容许的（Box1.4）。

资源稀缺

在英国，作为一项权利，国民健康保险体系（NHS）按需要为所有人提供平等的医疗服务。这项权利由于资源稀缺而不容易实现。法院也明确表示，不会强迫卫生机构去提供超越他们能力范围的医疗服务。但是法院也明确要求，在这方面，卫生机构必须要有充分的理由，并且患者有权利要求。因此，从伦理学观点和法律角度来说，在分配稀缺资源时不能带有偏见和偏袒。如果NHS中医疗服务需要配给是不可避免的，就如许多人所相信的那样，那么就应该寻找公平公正的途径来解决这个问题。在实践中，这意味着稀缺资源应该按患者需要的迫切性（如治疗类选法）或患者要求治疗的先后顺序（如随机抽签）进行分配。如果执行这种分配方法，就可以说所有接受治疗的患者都以需求平等为原则拥有接受相同医疗的机会。医生和医疗小组都应该尊重这一平等的原则——需求平等和机会平等——它保证按公平公正的原则提供医疗服务。在英国，国立临床疗效研究所（NICE）是评估治疗和维护医疗机会平等的机构，这种评估是建立在临床和成本效果之上的。在医疗资源稀缺的情况下，浪费和效率低下是广受关注的道德问题。

具体来说，在英国，任何运转良好的急诊部门在决定谁先接受治疗和提供怎样的治疗时都严格遵循这些道德准则。而所提供的医疗服务都显示能以最少的花费取得最大的疗效。最需要治疗的病人——由负责患者鉴别分类的护士决定——可以最先就诊。其他病人会根据所患疾病的紧迫程度和挂号时间先后次序得到治疗。这样，每个医疗部门都有一份候诊名单。只要没有人从中插队，病人们一般都会遵守这些规则——有时，就算等候时间很长，也很少有人抱怨。其他临床机构也存在类似的排队，尽管中间可能存有一些其他变量（如全科医生向会诊医生报告病人的需求的精确程度）。在对稀缺的医疗资源进行分配时最不能容忍的便是偏见和偏袒——对相同病人区别对待——会影响分配体系。

生活方式

即使有些患者的生活习惯与其他患者相比更不健康，我们也不能拒绝任何可能给患者带来好处的治疗。否则，我们的决定便是带有偏见的。比如说，凭什么单单批评吸烟者和肥胖患者而不去批评从事危险体育活动的人？就选择健康生活方式和做出正确的治疗选择来说，患者们的能力是不同的。有的人受的教育更多，了解的信息更多，在社会中得到的支持更多，信心也更强。如果忽略这一点，把所有患者都当作相同的竞争者来对待并奖励本来条件就好的患者是不公平、不公正的。在这种情况下，对不同的人同等对待是不正确的。

Box 1.4 医生公平和公正的职责

在医疗过程中，由于以下因素，可能造成医生不公平地对待患者：

- 种族
- 年龄
- 健康
- 财富
- 阶层
- 智力
- 外表
- 职业
- 亲子关系

推荐读物

British Medical Association (2001) *Withholding and Withdrawing Life-prolonging Medical Treatment*. London: BMJ Press.

Buther J (1999) *The Ethics of Health Care Rationing*. London: Cassell.

Harris J (1984) *The Value of Life*. London: Routledge.

Samanta A, Samanta J (2003) Legal standard of care: a shift from the traditional Bolam test. *Clinical Medicine* 3: 443-446.

综合读物

Beauchamp T, Childress J (2001) *Principle of Biomedical Ethics*. New York: Oxford University Press.

British Medical Association (2004) *Medical Ethics Today: The BMA's Handbook of Ethics and Law*. London: BMJ Books.

Parker M, Dickenson D (2001) *Medical Ethics Workbook*. Cambridge: Cambridge University Press.

Tallis R (2004) *Hippocratic Oaths: Medicine and Its Discontents*. London: Atlantic Books.

沟 通

医疗保健中的沟通

近50年来，医疗保健中的沟通已经成为了一项认真的研究。在21世纪初，它已经成为了各级医学院校的必修课程。同病人沟通是每个与病人治疗相关人员如护士、医生、治疗学家、药剂师、勤杂人员和医院行政人员的个人和职业责任。有证据表明，没有认真和充分地与病人进行沟通，治疗就会失败。在所有代表着提供方、消费者、管理者和政府部门的医疗机构中，在其策略中沟通都占有举足轻重的地位。

尽管医学科学进步有目共睹，医疗保健却从来不是“发现问题，解决问题”那么简单。相反，它最少处于四个因素相互间的复杂作用之中：生理保健——外科的或内科的；认知保健，为患者提供完整的信息使其接受建议或照顾自己；行为保健，患者能够改善自己的生活习惯；精神保健，调理与精神疾病相关的基本因素或是次要因素。

现代医疗保健的任务和目标便是循证的、无条件的以病人为中心和合作共享。有效的沟通在各级问诊中都是不可缺少、无法取代的。

沟通的好坏在很大程度上会影响医疗保健的上述四个因素，也会在很大程度上对医疗资源和资金的使用造成潜在的影响。

治疗结果

沟通对生物医学保健及其结果的影响

很明显，最好的生物医学结果取决于准确的诊断和恰当的治疗。“以病人为中心”的沟通方式为诊断和治疗提供了更完善的环境，有利于改善治疗的结果（Box1.5）。患者描述了几种常见的因为沟通失败进而导致病历不完整和医患关系紧张的例子（Box1.6）。

治疗依从性

治疗结果同样取决于患者遵守医嘱的程度。患者因为许多原因没有遵守医嘱。可改进的因素都与沟通有关：要让患者明白他们为什么要接受这一治疗，坚持治疗会有什么好处，治疗可能会带来哪些有利/不利效应，患者有哪些选择，这样做在某种程度上能够建立医患之间的信任和合作关系（Box1.7）。每年英国由于不遵守医嘱带来的经济损失有几百万英镑。

社会效益

患者满意是基于：

- 明白他们正在接受最恰当的治疗
- 明白他们是作为一个人在接受治疗，而不是像传送带上的货物一样被对待
- 在人道主义的原则基础上接受治疗。

Box 1.5 沟通改善治疗结果

有效沟通对治疗结果的改善表现在：

症状消退

精神压力减轻

健康状况和身体机能改善

血压调控改善

疼痛缓解

患者焦虑缓解

From Stewart M (1995). Effective physician-patient communication and health outcomes: a review. *Canadian Medical Association Journal*/ 152: 1423-1433.

Box 1.6 沟通失败

患者报告在问诊时遇到的问题：

- 54% 的患者的投诉没有得到应答
- 45% 的患者的忧虑没有得到缓解
- 50% 的患者的心理问题没有得到解决
- 在 50%的问诊中，医生和患者对主要表现的症状持不同意见
- 在 50%的案例中，患者陈述病史不到24秒便会被打断

Simpson M et al. (1991) The Toronto Consensus Statement. *British Medical Journal*/ 303: 1385-1387.

Box 1.7 在沟通中促进患者遵守医嘱的因素

- 临床医生理解患者
- 临床医生说话的声调
- 临床医生能引导出患者对健康问题的担心
- 患者能轻松地提问
- 患者感觉有充足的时间与医生一起讨论

Stewart M et al. (1999) Evidence on patient communication. *Cancer Prevention and Control* 3(i): 25-30.

所有这些都离不开良好的沟通与交流。

患者满意对他们的心理状况和坚持治疗都有积极影响。而这两个因素能直接促进患者身体健康的恢复。

医患关系紧张

现代医疗保健是在消费者至上和患者的参与必不可少的大背景下进行的。在这种背景下，尽管占患者总数的比例仍然很小，但是医疗投诉和医疗诉讼的数量正变得越来越多。大部分的投诉并不是因为医疗失败，而是医患之间沟通不良（Box 1.8）。与之相对比，Box 1.9则从问诊中病人角度描述了那些从未被起诉过的初级保健医生所具有的素质。

这些抱怨和诉讼仅仅揭开了冰山一角。至少在英国，在医院和医疗过程中普遍缺少最基本的沟通。Box 1.8 是一项大型研究的结果，显示了患者在看病时的感受而不是意见。相当大一部分患者连最基本的礼貌对待都没有得到，更不要说得到他们未来治疗的相关信息了。

Box 1.8 导致同医生关系不融洽的因素

75% 的投诉患者将下列因素作为导致他们投诉的理由：

- 感觉被遗弃
- 感觉被歧视
- 没有得到足够的信息
- 医生缺乏理解

Stewart M et al. (2000) The impact of patient-centered care on outcomes. *Journal of Family Practice* 49: 796-804.

Box 1.9 取得良好医患关系应具备的素质

（从未被起诉过的）初级保健医生的特点：

- 将患者逐步引入诊疗过程，如用介绍性的话语：“我们先进行这一项，然后再接着做其他的”
- 用鼓励性的评论
- 询问患者的意见
- 主动倾听患者
- 幽默风趣
- 诊断时间稍微长一些（18 分钟，相对于通常情况下的 15 分钟）

Stewart M et al. (2000) The impact of patient-centered care on outcomes. *Journal of Family Practice* 49: 796-804.

沟通失败造成的经济损失是十分巨大的。

医生满意

医生的各种不满意的原因通常是医疗活动中人员短缺，设备和资源不足，他们的总体满意度和幸福程度的最可靠的全球性标志便是：他们同患者和同事间的关系。医务人员的职业病发病几率很高，造成这一结果的主要原因之一便是人际关系紧张，包括医患关系。医生的健康和病人的健康一样，与职业技能、知识、最重要的是对沟通的态度密切相关。

失业、退休过早、服务水平低下和医务人员自身的医疗保险的成本，对于任何一个医疗服务体系而言，都是一项沉重的负担。

医患沟通匮乏

医生在与患者进行沟通时遇到的困难

缺少知识

医生在临床医疗中通常只注意患者的生物医学模式而忽视了社会心理医学模式，因为他们常常不懂对后者进行的定性的研究。这经常导致医生在诊断和治疗上出现差错，例如：

- 许多疾病表现出的生理症状并不是由器官病变引起的
- 生理性疾病会因为心理因素而被拖延
- 20% 的病人患有精神性疾病（见第 22 章）。

许多医生“知道”患者不会记住他们所说的话，所以他们觉得除了让患者感觉放心之外，其他一切都是在浪费时间。但事实上，如果用下文描述的方法向患者巧妙地传递信息，那么即使对于复杂的事情，患者也拥有极强的记忆力。

态度

如果医生是把自己放在一个权威地位上，并在同其他团队合作时采取消极态度，那么在询问问题时这就能表现出来。即使已经证明其在治疗中表现糟糕，他们也不太可能对自己的沟通技巧做出反省。

缺乏沟通的技巧

- **缺少时间：**医生需要指导和练习，以做到在每次问诊中沟通愉快，让病人们觉得有足够的时间获得医生的关注。医生们经常觉得沟通是值得的但同时也很耗时间。但是关键时刻节省时间既是对病人权利的剥夺，而且也会在以后占用别人的时间。
- **同病人谈论不恰当的话题：**缺乏沟通技巧同样使医生在某些麻烦的问诊中感到不自在，Box 1.10 提到了病人认为的医生用以避开不恰当话题或“棘手病人”的手段。这些手段在很大程度上其实是出于医生的恐惧和缺乏训练的结果。医生寻找一套适合自己的处理“棘手病人”的方法是十分必要的。

缺乏同理心

患者希望医生在提供高超医术的同时能够更加仁慈，这是医疗行业和其他行业的显著区别之一。医生可以通过对病人的理解来表达这一点。这需要自身不曾患病的医生的努力。早上向众多患相似疾病的病人表达自己对他们的理解与同情，除了需要一定的技巧，还需要医生投入。

个人原因

同其他人一样，医生也可能会不高兴、急脾气、匆忙、被打扰、对某些事情不知或是没有亲和力。这不是患者的问题而是医生的责任，医生不能因为个人的问题而影响患者的感情或对患者的治疗。

Box 1.10 患者认为医生用来疏远他们的手段

手段	例子
有选择的注意	选择医学话题，避开其他话题
正常化	“每个人都会觉得那样。忘了吧。”
急于安抚患者	“我保证一切都会好起来的。”
虚假地安抚患者	“一切正常。”
转变话题	“头痛？先给我说说你的脚。”
推卸责任	“护士会告诉你。”
奉迎	“这是常有的事啦。”
避免身体接触	一直挥手说个不停

Maguire P (2000) *Communication Skills for Doctors*. London: Arnold.

患者在同医生沟通时遇到的困难

自卑

患者通常认为自己在问诊中处于弱势地位。这可能因为他们自身的问题或他们的医生的问题而加剧。共同参与治疗的目标可用来消除这种不平等。

焦虑及其后果

绝大部分患者在某种程度上存在焦虑并试图隐藏这点。焦虑会使患者的行为、精神和记忆力退化。任焦虑自由浮动会使病人产生比实际情况更坏的想法，导致难以化解的误会。

误解

焦虑和治疗中的忽视通常会让患者对自己的病情产生误解，进而对其症状和康复能力带来深刻的影响。这些误解需要被时刻监控并消除，否则患者不会接受任何正确的信息。仅简单地让患者安心并不能根除这些误解。

自相矛盾的信息

不仅从朋友、家人、媒体处获得信息，患者还从不同的医生那里获得各种各样的信息。医生们很少记得给患者说过些什么。自相矛盾的信息在长时间不被发觉的情况下会加剧误解。

健忘

患者同我们中的大多数人一样，都要面对大量的信息和让人惊恐的事实，这其中的大部分都会被患者遗忘，除非有治疗来帮助他们记忆。如果这些信息是用患者不能理解的字词传递的，那就更复杂。但是，如果信息被妥善地传递给患者，那么患者在6周或更长的时间之后，仍能记住70% ~ 80% 的事实。这也有例外，对各项情况都了解清楚的外科手术病人一般在数周之内便会基本忘记术前被告知的那些信息。

不愿透露自己的顾虑

如果患者感觉已经无力回天，或他们在浪费医生的时间，或担心别人觉得自己没有生病而只是神经过敏，那么患者可能不会说出自己所有的顾虑。如果患者开始提出的问题被打断或是没有被充分回答，如果他们担心对自己的有效治疗会被取消，如果他们心烦意乱或是心情低落，如果他们不喜欢或是不信任他们的医生，那么他们可能就不会坦率地与医生合作。

沟通能力的削弱

听力、语言表述能力、视力或精神功能受到削弱的患者，或医生与患者语言不通，所有这些都会导致患者得不到应有的医疗服务，这是患者无法沟通的直接后果。

1/5的病人通过诊断或是其他方法查出患有精神疾病，这会影响他们的沟通能力或意愿。

推荐读物

Lewin B (1995) The place of psychological therapies in coronary artery disease. In: *Psychiatric Aspects of Physical Disorder.* London: Royal College of Physicians/Royal College of Psychiatrists.

Maguire P (2000) *Communication Skills for Doctors.* London: Arnold.

Pendleton, D et al. (2003) *The New Consultation.* Oxford: Oxford University Press.

Simpson M et al (1991) The Toronto Consensus Statement. *British Medical Journal* **303**: 1385-1387.

Stewart M et al. (2000) The impact of patient-centered care on outcomes. *Journal of Family Practice* **49**: 796-804.

医学问诊

医生在自己的从业生涯中会进行大约 20 万次问诊。这些问诊往往可以提供比医学检查更为重要的信息，并且这些问诊也是构成与病人关系的基础，有助于与病人建立治疗中的合作关系。

因为病人都是不同的，所以对于问诊来说没有单一的准则，但是经研究得出的指导原则和经指导获得的技巧能够让医生有效利用自己的时间为患者带来最大的利益。

最重要的原则是：不仅要努力摸清病人的病因，还要问清楚病人到底经历了哪些事情，以及这些事对患者造成的影响。这些信息非常重要，因为它们可以扩展诊断，推荐合适的治疗措施，取得患者的信任和配合。

下面举的是一个在咨询室进行的首次问诊的例子。很显然，这次问诊与后续的问诊和急诊不同。

这有助于我们从三个阶段来看待这次问诊（Box 1.11）。

Box 1.11 问诊的三个阶段

开始 探察并聚焦病因 结束	在这期间医生需要	切入问题 向病人倾注情感 教育病人 谋取支持

开始阶段

周详地安排预约、接待和准时到达对问诊的开始很有帮助。如有可能，医生应该到房间外迎接病人。或者有礼貌地起身迎接病人，同病人进行目光交流，如果必要，则同病人握手。要问候病人，找到病人喜欢的称呼。让病人坐在医生旁边，而不是在桌子的远端。医生的坐姿要显示出对病人的关心和友好。医生应该介绍自己的名字，简要介绍自己的职务和对病人的职责。在第一次会面时，决不能对病人进行脱衣检查。

第一印象非常重要。患者的非语言暗示提示了患者的精神状态，而对问诊情绪基调最重要的影响是医生自己的非语言暗示、表情、肢体语言和暗含的态度。

问诊开始时应该找出患者在问诊中需要得到什么并说明这次问诊将持续多长时间。

探察并聚焦病因

记录完整病史

一份完整病史的组成如表 1.1 所示。清晰、完整、周详的医疗记录当然重要，但仅仅这样做还不够。病历中记录的先后顺序也没有特别规定，例如，许多有经验的医生在询问病历时会从病人的社会经历开始：“首先，你能介绍一下你自己吗？”

倾听技巧和问话方式

问话方式决定了医生和病人谈话的多少。通过开放性问题可让病人们说得更多，医生们可以获取更多信息，然后使用封闭性问题，引导病人说出病史，以获得进一步的信息，而不要是他们自己的封闭性问题（Box 1.12）。这样做的目的是掌握病人所顾虑的问题，记住他们通常至少有三个问题（在 1 ~ 12）。只有这样之后，才能优先考虑医生所关注的问题，在病人的忧虑和医生的关注之间寻找平衡点。

如果当病人要离开的时候才谈论到一个重要的问题，那么从医生这方面而言，这次问诊是失败的。

引导患者

如果医生坐着一言不发，那么患者就会慌乱并失去信心。通过眼神交流、一点声音或是一丝微笑都能显示出医生在认真聆听患者，从而有助于安抚患者。通过反射性问题（见Box 1.12）引导病人回顾病史，可以让医生扩展和提出话题从而在不打断病人的条件下获取更多信息。当患者说完自己的病史之后，医生可以用筛查法和封闭问题来关注了解一些细节。

引导性问题可能会很有用，但是不应该用一个“不是吗？”，“不会吗？”的反问结尾。这样即使这些观点完全是错误的，患者也很难参与同医生的讨论。

表 1.1 问诊的组成

关键问题的性质
问题的澄清
发作时间
病情的发展
诱发因素
迄今为止获得的帮助
疾病对患者生活的影响
能否维持
患者的想法和疑虑
患者对其他相似疾病患者的态度
筛查问题

Box 1.12 问话方式

问题类型	例子
开放性问题	“为什么今天来我这里看病？”
开放性的筛查问题	“还有什么其他的要跟我说吗?”
开放性的指导问题	“你的头痛治疗效果怎么样了？”
反射性问题	“您能再谈谈那点吗？”
封闭性问题	“您的头痛具体是什么时候开始的？”
反问的引导性问题	“经过我的治疗，头痛好多了，不是吗？”

患者的想法、疑虑及证实

医生可能将注意力主要集中在医学解释上，但患者是在对自身健康状况解读的基础上寻求帮助。他们希望知道自己的想法能够被医生听到并得到认同，从而结合在医生对自己病情的解释中。否则患者可能会认为医生没有做出正确的治疗，从而增加患者不配合医生接下来所提建议的风险。所以倾听患者的这些想法并认同验证他们，是获取患者信任的重要一步，也是“治疗一个完整病人”的开始。

如果医生在每次问诊时总结患者的生理记录和心理记录，他们就可以避免这些误解，进而给以后的问诊打下一个良好的基础。

理解

理解可以描述为“为他人着想”。理解可以表现为对患者的经历表现出真诚的关注。这是建立医患关系的关键技能，并且效果显著。同其他一些沟通技能一样，它可以被传授，也可以通过学习获得，但却是不能例行公事般地表演出来。

表现出理解的技巧有：

- 观察、聆听和接受患者——如 Box1.13 中所列举
- 反映病人说话时的感受，哪些是病人认为重要的和病人在想些什么

Box 1.13　通过向患者表示他们的经历已经得到了认同和接受来表达对他们的感情共鸣

表现	提问方式
领会了患者的经历	“刚才那一点让您觉得很忧虑。关于那一点，您能不能给我讲得更彻底一点？
听取了患者的经历	“我留意到您刚刚提到了您母亲的去世，但是您能告诉我您的哥哥是怎么永远离开你的吗？”
接受了患者的经历	“我保证，绝大多数人在您当时所处的环境下都会在不同程度上动怒的，就算是对那些帮助过自己的人。”
医生透露自己的经历	“我和您有一点类似。每当我觉得胃痛的时候，我都以为是我心脏病发了。”

- 使用病人自己的话语和想法
- 让病人自己消除引起的误解
- 适当透露自己的故事，更不要限制病人讲述故事。

给予信息——教育患者

将信息巧妙地传递给患者更能让患者明白医生说的是什么，使患者牢牢记住医嘱并发现它的益处。如果病人得到明白易懂的信息，而且医生的建议确实能治疗患者的疾病，并在需要的时候患者能方便地获得医生的指导，那么患者就更有可能坚持医生的临床建议。给予信息的意义在于让患者能够了解自己的疾病并使用这些信息来帮助自己。医患关系的这一方面是现代医疗实践的基石之一。

一项针对初级医生的研究显示，由于缺乏明确的目标和系统化的信息传递技巧，他们不能有效地向患者传递信息。

有大量的研究表明：

- 信息不应该只包括患者的病情，还应该包括患者对自身状况的见解。
- 尽管大部分患者渴求得到信息，但并不是所有患者都是如此，特别是当这些信息对患者非常敏感或具有威胁的时候。我们将在下文的“透露坏消息”中对怎样传递消息做进一步的讨论。
- 依照下面的方针，大部分患者都能理解和记住70% ～ 80% 的信息，即使是最不熟悉、最复杂或是最让人惊恐的信息。
  (a) 按逻辑顺序向患者解释其病情的原因和后果（要主动介绍病因，因为患者总是想知道原因）。
  (b) 一次只讲一点，确定患者理解之后再讲下一点。
  (c) 用简明的语言，如果遇到无法回避的医学术语，将它写下来再详细解释。
  (d) 让你的信息和指示做到直接、具体和详细。
  (e) 在一开始就要让患者知道，你会写下关键词，用简单的图表，或用其他方法为他们记忆提供帮助，如 Box 1.14中所述。否则，患者会惊慌地发现，他们已经忘记了你所讲内容的一半，

可能是被前面的内容打乱了思路。把手术的风险写下来，因为这些很可能在术后被患者遗忘，不论患者之前记得有多好。

(f) 面对众多你在短时间内无法提供所需信息的病人，要事先准备这些信息或是提供信息的来源。

(g) 当病人们求助于因特网的时候，请不要生气；为他们准备一个有用的参考网站，并把它写下来（见 Box 1.14）。

Box1.14 有助于传递信息的方法

方法	例子
将它写出来 使用图表	提供一份你做的记录复印件
给患者一份报告复印件	按惯例加上一段患者的短评
制作一盘录音带	桌面录音机 20 英镑； 每盘磁带 50 便士
使用事先准备的资料	小册子、视频或音频
提供支持组织的地址	癌症病人—— BACUP， 所有病人——NHS 管理处。 电话：0845 4647
提供参考网站	http://www.patient.co.uk

同患者商讨接下来的步骤——争取患者的合作

医生关于诊断和治疗的方案必须同患者一起协商，以让患者能更好地坚持治疗。这要求医生向患者解释这些方案的利弊和需要冒的风险，以及任何可能的备选方案。这样做的目的是为了让患者在他们自己的治疗过程中扮演一个更加积极的角色。

患者在下列情况下最能听从医生关于疾病检查和治疗的建议：

- 医生与患者进行了坦率的信息交流
- 医生与患者商讨了可能的选择
- 医生让患者参与到最后的决策中来。

小结

在问诊过程中，如果医生能首先为患者做一个小结，然后为自己做一个小结，就可以极大地减少存在的误解。小结中应该包括将病人情况告知其他相关的医生的安排，也可以包括一些需要推迟到下次问诊中进行的事项。虽然很少这样做，但是将医生告诉了病人什么和病人理解了什么一起记录下来的方法是值得借鉴的。

结束

所有的人类活动都会以一句适时的再见结束，千万别忘了加些鼓舞人心的话语。

推荐读物

Bedell SE et al. (2000) The Doctor's letter of condolence. *New England Journal of Medicine* **344**: 1162-1163.

Keller V (1994) A new model for physician-patient communication. *Patient Education and Counselling* **23**: 131-140.

Maguire, P et al. (2003) Managing the difficult consultation, *Clinical Medicine* **3**: 532-537.

Silverman J et al. (1998) *Skills for Communicating with Patients*. London: Radcliffe Press.

可预期的沟通困难的问诊

有一些问诊注定对于患者、医生或医患双方来说都会是很困难的。通常情况下这是因为他们的情感很丰富——恐惧、痛苦或局促不安——并且没有直接有效的方法来解决这些问题。所以医生不得不更多地借助他们的个人素质，因为他们之前的训练对于解决这些问题并无太大帮助，他们的医学知识对此更是无能为力。

在沟通课程中通常被要求的三个话题都反映了病人经常汇报的一类问题：

- 通知坏消息
- 抱怨和医疗诉讼
- 文化差异。

接下来将讨论这些问题。

其他的常见问题有：恶意和愤怒，“棘手”的患者和同事，获得性生活史和引出精神病史。这些都将在第 22 章进行详细的讨论。

这些都是 Box 1.10 中列举的病人在问诊中发现的医生疏远他们的情境。每个医生都有责任分辨出他们觉得困难的问诊。否则他们会给病人和自己带来更大的麻烦。

上面所表述的关于医疗问诊的基本原则对以上的例子都有效，但对于某些细节来说，需要更加留意。

透露坏消息

坏消息就是可能突然改变患者对未来期望的消息。这是最可能导致患者产生抑郁、精神疾病、引发抱怨和医疗诉讼的原因之一。

相关的诊疗也会变得很困难，因为：

- 坏消息通常意味着治疗是无效的或几乎无效的；所以医生平时的经验和权威就会被大打折扣
- 患者可能会表现得心烦意乱，举止怪异，要求医生无法给予的感情上的支持
- 医生也会显得焦虑
- 患者可能会责怪医生，确实也可能存在医疗意外事故的因素，而使问题复杂化
- 医生可能对应对这种局面没有经验（在训练中没有遇到过），或是先前曾有过糟糕的经历但是对应对后发的局面没有帮助。

告知患者坏消息是一项需要在督导下通过练习获得的职业技能。它能够让医生加强自信并得到满足而不是惊恐，尽管这个过程不可能是毫无痛苦的。

透露坏消息的方式对患者的生理和心理都会造成影响。例如，当患者得知自己所患的是癌症时，在可能会引起其全面精神失常的可预测诱导因素中，最重要的便是告诉他们这个坏消息的方式。同样，亲属的健康和记忆（包括现在和以后）也取决于告诉他们这些坏消息的方式，比如说，冠状动脉手术病人术后的恢复情况取决于他们得知自身疾病消息的方式和教育病人如何看待这些疾病的理念。

病人亲属可能会要求不要把坏消息告诉给患者。但这些信息属于患者而不属于他们的亲属；此外还有充分的证据表明患者：

- 通常情况下知道的消息比别人想像的要多
- 会想像比自己实际情况更糟的情况
- 欢迎清楚而完整的信息，即使这些信息是最坏的
- 欢迎自己能自由讨论自己的疾病和未来，而不是和其他人玩骗人的猜字游戏
- 一次能够接受事实的多少不相同。

问诊

上面所描述的临床问诊需要特别留意几点：

开始

- 现有信息一旦收集完毕，应马上对病人进行问诊。
- 如果可能，病人应该有他人陪同。
- 问诊应该在安静地方进行，在开始时，每个人都应该介绍自己。
- 医生应该对病人介绍自己的职位和职责，并明确能用于这次问诊的时间。

探察并确定病因

- 医生应该发现从上次诊断以来，有什么新的情况发生。
- 患者知道些什么和患者的反应，要具体。
- 如果情况比较糟糕，医生应发出警示："恐怕这比我想像中的更糟。"然后再讨论细节。
- 这时医生应该停下来让患者能够思考，直到患者暗示继续之后，医生才能继续。如果患者脑中一直在思考这个问题，这个停顿可能会很长，并时常伴随着思维中断，让患者听不进其他任何事情，应该直到患者脑中的想法平定下来，患者再次清醒之后，才能继续下去。

此时，医生应该：

- 发现病人在这时还能再接受多少内容——如何发现病人接纳程度的方法如表 1.2 所示。
- 在给病人传递信息时不能回避问题，每个细节都要说清楚，在说下一点前要确定病人已经听懂了。
- 留意患者可能会有的一些情绪失常反应，要及早发现这些情况，理解患者，待患者情绪稳定之后再继续。医生必须学会判断哪些病人需要身体安慰，哪些不需要。你可以一直伸手出去扶住他们的椅子。
- 密切注意患者的精神中断；当它发生时，耐心等待。待患者清醒之后，最好先涉及他们刚刚谈到的内容，说完之后，再继续下去。
- 保持停顿，让患者有时间进行思考。
- 如果需要，可以先中止谈话，安排以后再继续。

注重制订计划和支持措施

- 医生应该强调有些功能是可以恢复的，而有些则不能。对于那些可恢复的部分，可以制定一个大概的治疗时间表。

表 1.2 发现肿瘤病患者想要知道多少关于自身消息的方法

Buckman（加拿大）	一个开放的筛查问题："假设，如果病情很严重，你觉得你是希望知道自己现在真实状况的人吗？"
Sanson-Fisher（澳大利亚）	用连续的问题将患者明确分类：如果你想知道的话，我将告诉你…… 1. 诊断的结果是什么 2. 你的治疗方法是什么 3. 你将会出现什么样的症状 4. 你需要什么样的检查和测试 5. 对你身体出现的不适及疼痛，我们能做什么 6. 结果会是怎样的

Buckman R (1994) *How to Break Bad News*. London: Papermac.
Reynolds PM, Sanson-Fisher RW et al. (1981) Cancer and Communication. *British Medical Journal* 282: 1449-1451.

- 对于不能恢复的功能，是不能制定一个准确的时间表的，但是医生应该准备好回答这个问题："我还有多少时间？"并且避免陷入给病人提供一个不准确的康复时间的困境中。医生更应强调每天都应该好好活下去的重要性。
- 患者需要一些积极的消息和更实际一点的希望。

结束

医生必须保证：

- 现在患者已经明白了所讨论的内容，并且已经将重要的信息写下交给患者
- 患者知道如何联系合适的医疗小组成员，有一个合适的医疗安全网
- 下次问诊的日期——越快越好——参加诊断的医生以及诊断的目的已经确定
- 按照患者的意愿，已经邀请其他家庭成员和医生会面
- 书面材料和进一步的信息来源已准备好
- 对每个人都说再见，从病人开始。

坏消息透露之后

当患者面对自己即将失去生命、肢体或行动自由时，可以预见他们会提出许多难以回答的问题，并表现出自己特有的情感失常，总结在表1.3中。如何回答患者的这些问题和如何感性对待患者的情感，对医生和患者都有长期的重要影响。

患者想要了解他们是否会死，如果是，那会在什么时候？他们还能待在家里吗？他们会很痛苦吗？在他们不想吃东西的时候，会强迫他们进食吗？与医生相比，面临死亡的病人需要优先考虑的事情是不同的，并且他们需要关于他们疼痛和症状控制的明确信息，在什么程度上他们能控制自己的疾病和积极的治疗能持续的时间。处理家庭私事和未完成的生意在他们的日程表上显得尤为重要，这些活动都需要和治疗与减缓病情协调一致，特别是当治疗效果不确定时。协调患者与其亲属和其他医务人员的关系便是医生的责任。

即使患者已无药可救，医生作为一个能与病人进行情感交流的重要角色，能在很多方面帮助患者。

难题处理

投诉和法律诉讼

现在医疗投诉和医疗案件的巨幅飙升充分显示了在当前消费者至上的大背景下医疗保健中，沟通的重要性。

不幸的是，如同人生不可能一帆风顺一样，医疗领域中也不可避免会发生难处理的事情。但是，不管医生们多么努力工作，他们对不同程度的批评和指责做出的反应可能都需要改进。他们不倾向于在适当的时间里快速有效地去处理这些投诉，而是采用逃避的手段进而导致了其他形式的困难（见 Box 1.10）。

表1.3 在面临有失去生命危险或事实时的情绪反应：可以以非特定的形式预见以下几种或所有反应

绝望
否认
愤怒
讨价还价
抑郁
接受

Kubler Ross E (1970) *On Death and Dying*. New York: Macmillan

国家病人投诉委员会推荐了两种处理方法，医生们应该接受沟通技巧的训练，重视自己可以迅速处理患者提出的投诉的职责，而不是自动把它们交到经纪人或处理投诉的官员手中——特别是在患者承受的痛苦是由医生的差错或失误造成的时候。

投诉

提出投诉的主体来自于以下愤怒的患者：

- 没能得到清楚的信息
- 觉得他们需要医务人员的致歉
- 担心其他患者再经历他们曾遇到的痛苦。

上述几点越快得到满足，大部分的投诉就能越快得到妥善解决。在这个消费者至上的时代，医生不应该把这些批评作为对个人的侮辱，而是应当依据职业精神积极应对，提供患者所需要的信息，不应该用辩护的口吻或是以医学解释为理由，而是确确实实地回答患者提出的特定问题。个人的道歉，正如为医生辩护的组织所说，并不是承认自己所犯的过错；而是最基本的礼貌。它不应该被小心翼翼地伪装起来，成为一个只有象征意义的符号。

医生应该在一种职业的氛围中工作，将投诉作为一项极有价值的反馈来源，应当对其进行系统的记录和收集，必要的话采取行动。对投诉的创造性使用已经成为患者参与提高医疗保健质量理念的一部分。

当医生对投诉进行反思的时候，他们应当：

- 客观，而不是抱怨和戒备——记住无论怎样，我们的职责是救治病人
- 记住投诉人还是病人
- 让所有发生的事都有一个明晰的理由，无论是口头上还是书面上
- 解释事实背后的理由和环境
- 表达忏悔之意
- 解释改进方法
- 严禁改动任何医疗记录。

法律诉讼

法律诉讼，即抱怨中最极端的一种形式，通常是由以下原因导致的沟通不畅引起的：

- 未按时给投诉者提供信息
- 由于言词不清或医学术语导致的错误信息
- 患者就诊时不同医务工作者使用的语言和词汇不同
- 当患者出院或情况改变时，患者没有得到清晰的解释
- 对医疗记录理解有误
- 在征求知情同意时没有提供足够的信息。

解决这些案件的困难之处在于：由于缺少病人所获信息的记录，这些案件变得复杂化了。

学习那些从未被起诉的医生的沟通风格（见Box 1.9）有助于防止这些挫折。

法律诉讼是解决缺乏沟通问题最浪费、最具破坏性的方法。在投诉者进行投诉时候，大部分患者在了解能够解释他们所处状况的原因之后都放弃了起诉；这些原因本来可以及早就提供给患者，根本就不应该引起纷争。

报告

在回复投诉人或法庭的时候，脑中应铭记几点。

这份报告是给审判员（法官）使用的，而不是仅仅提供给法庭中的某一方。报告不应该受原告方或被告方的影响。

撰写一份法律报告是很复杂的，需要对所记录的事实和专家的循证观点进行明确的区分。它必须要能被法庭上所有非医疗专业（几乎所有）人员所理解。被选为专家证人的医生需要培训如何准备报告、法庭程序和交互讯问。培训最好由专门从事此类工作的律师事务所提供。如果没有准备，医生可能会导致庭审失败，并拥有一次难忘而痛苦的经历。

沟通能力受损的患者

当医务工作者和沟通能力受损的患者进行交流时，他们需要特别的耐心、独出心裁的沟通能力和掌握一些特殊的技能。

理解或表达能力受限的患者：对于某些患者，如患有大脑器质性疾病或严重精神病的患者，医生需要用足够的精力和想像力使沟通尽量简短。对于这些病人来说，使用开放性问题几乎是不可能的；对于开放性的引导问题，根据不同患者的能力和肢体语言、模仿或咕哝可能会有帮助。要用特殊的思维来理解确定患者回答的意思。第三方的参与对患者的治疗会有所帮助。通

表1.4 在同耳聋病人或重听患者进行交流时该做什么，不该做什么
微笑和使用眼神交流
如果难以启齿，把它写下来
按正常习惯说话，不要说得太慢
在光线良好的地方面对病人
站好，嘴里不要放东西
胡须修剪整洁，不要戴太阳镜和耳环，不要做其他事情
永远不要说“算了吧”
From RAD: Royal Association in Aid of Dear People.

过观看专业言语治疗家的工作会让你获益匪浅。

听力受损的病人：听力严重受损的病人可以由一名懂任意两种手语之一的示意者陪同。对不会使用手语的耳聋病人，可以使用表1.4列举的几种方法对他们进行帮助，而不知道这些方法的人根本想不到这一点。

使用助听器——一种为耳聋病人改造而成的话机，会对耳聋患者有所帮助。

与医生文化背景不同的患者：不会使用所在国语言或医生语言的患者，会和他们所处的社会经济地位一样遭受到劣质甚至有时十分羞耻的医疗服务。当这些患者依靠第三方的帮助如翻译时，医生必须记住要直接同患者而不是同翻译进行交流，以免忽视患者，错失同他们的非语言交流。医生还应该注意一些宗教禁忌，如关于握手、眼神交流的禁忌，或是同未婚妇女谈论一些禁止的话题。为不同的族群准备不同的书面材料很困难，特别是当这些族群变化很快的时候。但是患者的社区工作人员可以通过互联网或其他途径找到关于患者背景文化的恰当材料。帮助患者的另一途径是为患者寻找一位来自相同文化背景的医务人员。

第三方的作用：有证据表明，所有的患者都需要第三方来帮助他们理解陌生语言和医生的文化背景。正如“我的英语很棒，但是我对生物学一窍不通”。

上述各种类型的病人常常需要依靠第三方，或需要照顾，或需要有人为他们做翻译，这与其他许多病人一样，特别是生活极端困难的病人。

带着善意，第三方能够接管照顾病人的工作，读懂他们的想法，为他们负责。不论病人是否有护理人员、亲属、其他医生或是翻译的陪伴，医生都应该尽可能直接同患者而不是同第三方进行交流，然后区分直接的翻译和译者的附加因素。但不论如何，第三方都是值得尊重的；通常儿科医生能比家长更好地与儿童进行交流，军队中照顾伤残士兵的护理员经常被专业人员和家庭成员所忽视，但是他们更能理解他们所照顾的伤员。

推荐读物

Littlewood R, Lipsedge M (1997) *Aliens and Alienists*, 3rd edn. London: Routledge.
Silverman J et al. (1998) *Skills for Communicating with Patients*. London: Radcliffe Press.

沟通的改善

在英国，改善沟通是国家各级政府、医疗专业和学术团体的政策目标之一，特别是在扩大患者参与自己的治疗和管理程度方面，以及减少因投诉和不坚持治疗造成的资源浪费方面更是如此。

大部分能颁发本科生、研究生或成人教育学历的英国学校现在都为应考者提供沟通技巧的教育和考试。

医学专业团体和医疗保健管理部门共同面临的挑战是：

- 在卫生专业领域为支持和改善沟通提供设备、时间、资源和训练有素的人员
- 同时鼓励医务人员加强沟通
- 为患者提供准确可及的信息
- 组织来自患者和社区系统的定期反馈并给予响应。

这需要持久和一致的策略方法、金钱、改革管理体制的有效计划，以及为个人改善业务水平提供指导的能力。在这种策略中，影响最大的是来自资深同行和极具影响力的同行的压力。

改善个人的沟通水平

有助于改进沟通技巧的几个基本因素：

- 对工作、沟通和问诊的本质以及如何将最基本的问诊手段应用到不同的人群中具有清楚的目标。
- 在传授技巧时将相互认识的人分为一组，每组的组员都要经历相同的教学过程。这使组员们容易发现自己的困难和弱点，让他们更加轻松地参与讨论并提高。

- 经验方法是很有必要的；要在实践中学习，而不是死啃书本。
- 角色扮演是学习沟通技巧的基石之一——在角色扮演中由经验丰富的演员来模拟患者，而不是从小组中挑选一些业余的角色扮演者。
- 每次对模拟问诊进行讨论都必须按照事先确定好的反馈规则，设计探寻已经发生的事情；先指出学员的优点，再指出他们的缺点；同友好、谨慎和同样脆弱的同事们一起。用录像带记录下整个过程对反馈学习很有帮助。
- 几个小时的练习只能激起学员们的注意。一项新的技能在能熟练操控前需要练习三次或以上。技能的提高在它熟练之前都需要指导，同人们的其他活动一样，沟通技巧也需要经常练习。

教育老师

沟通水平的广泛改善需要更多的老师和热情洋溢的学生。所有的老师都应该学习如何教学并得到充分的支持。

研究

许多医生不知道有关沟通的研究结果的原因之一是：对研究所使用的定性和荟萃分析方法不熟悉，并且这些方法都分散在非临床的文献中。

定性研究需要在自然状态而不是实验状态下就社会现象提出很广泛的问题——关于意义、经验、所有参与者对健康问题的看法和价值观。

所使用的方法——观察、深入访谈、小组聚焦和案例深入研究——是与定量研究相互补充而不是相互对立的。它能够回答定量研究所不能企及的问题。例如，定量研究显示了吸烟的危害性，而定性研究则研究人戒烟或不戒烟的原因。

研究沟通对健康的影响是很复杂的，因为同一个病人在同一个时间内，好的沟通和坏的沟通都会对上述的四种健康保健种类产生影响。在研究条件下，将各变量的影响分离出来需要小心翼翼地使用定性的研究技术，这些只在现今的某些研究中才能达到，并且十分困难。

关于沟通，还有很多问题有待解答：

- 在实践和教学中什么方法最有效？
- 如何能使医生变得更有自知之明和他们为什么拒绝学习沟通技巧？
- 医生如何才能得到更快的个人反馈？
- 改善的沟通究竟能在多大程度上影响治疗结果？
- 如何对沟通进行成本效益分析，怎样才能将它解释给压力重重的管理者？

（丛亚丽　邓文昊译）

推荐读物

Crowe, R et al. (1999) The role of expectancies in the placebo effect and their use in the delivery of healthcare: a systematic review. *Health Technology Assessment* **3**(3): 1-96.

Di Blasi, Z (2001) Influence of context effects on health outcomes: a systematic review. *Lancet* **357**: 757-762.

Fallowfield L, Jenkins V (2004) Communicating sad, bad and difficult news in medicine. *Lancet* **363**:312.

Pope C et al. (1995) Reaching the parts other methods cannot reach: an introduction to qualitative methods in health and health services research. *British Medical Journal* **31**: 42-51.

综合读物

Audit Commission of the UK (1993) *What Seems to be the Matter? Communication Between Hospital and Patients*. London: HMSO.

Department of Health (2000) *The NHS Plan: A Plan for Investment. A Plan for Reform*. London: The Stationery Office.

Di Blasi, Z et al. (2001) Influence of context effects on health outcomes: a systematic review. *Lancet* 357: 757-762.

Royal College of Physicians of London (1997) *Improving Communications Between Doctors and Patients*. London: Royal College of Physicians of London.

重要网址

http://www.wma.net/e/policy.html
World Medical Association policy
http://www.bma.org.uk/ethics
British Medical Association ethics site
http://www.nih.gov/sigs/bioethics/UK
National Institute of Health website: bioethics pages
http://www.clinical-skills-net.org.uk
UK Clinical Skills Network
http://www.nivel.nl/each
European Association for Communication in Healthcare
http://www.ethics-network.org.uk
UK Clinical Ethics Network
http://www.gmc-uk.org/
General Medical Council

感染性疾病、热带病和性传播疾病

2

感染和感染性疾病

感染是使人类发病和死亡的主要原因，尤其是在经济贫困和人口过度拥挤的不发达地区。在发达地区，由于经济发展、普遍的免疫接种和抗生素的广泛应用，感染性疾病的流行已减少；然而新发感染性疾病不断出现，如抗生素耐药株的出现、HIV 感染、变型克雅病（vCJD）和严重急性呼吸综合征（SARS）。强迫流动（战争、国内动乱与自然灾害）、自愿流动（出于旅游与经济利益）等使全球流动人口增加，这些都促进了感染性疾病的扩散，使以前仅在某一地区存在的病原体如SARS和西尼罗病毒，在世界范围内传播。家畜和动物的流动也使动物传染病扩散增加，如猴痘。与此同时，种植和食物加工方法的变革也增加了食物和水源性疾病的发生率。在大城市的市中心，恶化的社会环境也促使结核病和其他传染性疾病死灰复燃。在人口密集聚集处如监狱、难民营等，其恶劣的环境也成为破坏性的传染性疾病大流行的场所。因而对天花、炭疽等传染源的故意释放引起政府和恐怖组织的新的关注。

在发展中国家，新瘟疫已超越了被成功根除的天花。传染性疾病几乎占人类死亡原因的 25%（表 2.1）。全世界有 20 亿人（占世界人口的 1/3）感染过结核菌，每年有 5 亿人患疟疾，2 亿人感染血吸虫病。感染通常是多重的，不同感染间常有协同作用，感染与其他因素如营养不良也有协同作用。许多影响发展中国家的传染性疾病是可以预防和治疗的，但由于贫穷和政治因素，目前人们仍然遭受着传染性疾病的威胁。

表 2.1　全球传染性疾病的死亡率

疾病	估计的死亡数（2002/2003 年）
HIV/AIDS	5 000 000
急性下呼吸道感染	3 800 000
结核	2 500 000
腹泻	1 800 000
疟疾	1 200 000
麻疹	760 000
破伤风	292 000
百日咳	301 000
脑膜炎	175 000
利什曼病	51 000
锥虫病	48 000

气候对疾病也有很大影响。厄尔尼诺现象（El Nino Southern Oscillation, ENSO）是源于太平洋的气候现象，可影响全球的气候，造成干旱或水灾。ENSO可影响发生霍乱的危险和疟疾的流行。

感染的病原体

感染性疾病的病原体可分为四大类。

朊毒体：是最近才识别出来的最简单的病原体。朊毒体由单一蛋白质分子构成，不含核酸，所以无遗传信息。朊毒体依靠宿主繁殖，可诱发内源性朊毒体蛋白PrPc 转换成抗性蛋白酶异形体 PrPres。

病毒：含蛋白质和核酸，携带遗传信息，可以进行复制。然而它们缺乏自主复制的装置，而依赖于宿主的细胞成分（hijacking）。它们很小，直径通常小于200nm。每个病毒只有一种核酸（RNA 或 DNA）。

细菌：通常大于病毒。与病毒不同，细菌同时具有DNA和RNA，其基因组DNA编码。由细胞膜包裹，有些具有细胞内成分的细菌由自己的细胞壁包裹。细菌具有完全自主繁殖的能力，大多数不依赖宿主细胞。

真核生物：是最复杂的感染性生物体，显示有亚细胞区室化。不同的细胞功能受特有的细胞器限制，如光合作用发生于绿叶体中；DNA转录在细胞核，呼吸发生在线粒体内。真核生物病原体有单细胞原虫、真菌（为单细胞或丝状）和多细胞的寄生蠕虫。

其他还有更高的分类，特别是昆虫和蜘蛛，还包含一些寄生于人体并使人致病的物种，这些将在本章相关部分更为详细地讨论。

宿主与微生物的相互作用

每个人都与大量的微生物共存（10^{14}种细菌，还有病毒、真菌、原虫和蠕虫），两者之间的关系有些是共存的，双方互利；有些是共栖的，即后者生活在宿主体内，对宿主不造成危害。感染和疾病的发生可能是由于这些正常情况下无害的共生和共存的微生物，为逃避机体的防御而穿透进入异常部位引起的。另外疾病可能是由于接触外源性病原微生物引起的，这些病原微生物不属于人体的正常菌群。

感染的症状和体征是宿主与病原体相互作用的结果，如流感的早期症状，完全是由于侵入的微生物杀伤宿主细胞造成的。然而通常情况下感染的有害影响是微生物的直接致病性和机体对感染的反应二者共同作用的结果，如脑膜炎球菌败血症的组织损伤大多是机体抵抗细菌时释放的细胞因子所致。少见的慢性南美洲锥虫病（Chagas 病）死亡的发生几乎完全由免疫反应造成，一旦炎症反应被触发，寄生虫本身几乎不起作用。宿主与病原体相互作用的分子机制将在第3章详细讨论。

传染源

皮肤和肠道的内源性共生物可使宿主患病，或是转移到不适宜的部位致病（如大肠杆菌可致尿路感染），或使宿主免疫反应减弱（如免疫受损宿主的念珠菌病）。许多感染从其他人身上获得，这些人可能有症状，亦可能是无症状病原携带者，如脑膜炎球菌在人体通常短暂共存，但在少数宿主身上可引起疾病；HBV 感染者可无症状而成为具有传染性的病毒携带者。

动物传染病是通过野生或家养动物感染人所致。可有如下传播途径：与动物直接接触、进食肉类及动物产品、接触动物粪便或尿液、吸入气溶胶、通过节肢动物媒介或在叮咬伤口唾液注入。许多动物传染病能在人之间传播。动物传染病见表 2.2。

大多数微生物没有脊椎动物或节肢动物宿主，游离生活在环境中。这些环境微生物绝大多数无致病性，仅少数可使人患病（表 2.3）。这类感染在人与人之间的传播十分罕见。有些寄生虫在环境中存活有一个生命周期，如自生生活的粪类圆线虫和钩虫均有幼虫期；蠕虫成虫需要脊椎动物宿主。另外有些病原体生活在水中和土壤中，可在宿主间传播（见下文）：不应将它们与真正的环境生物体相混淆。

传播途径

内源性感染

人体内源性菌群侵入机体非适当部位时可引起感染，可通过简单的机械转移感染，如结肠细菌进入女性尿道。非特异性宿主防御机制被破坏，如皮肤割伤或抓伤，使表面共栖菌进入深层组织是蜂窝织炎的常见病因。由于疾病或化学疗法使宿主免疫功能严重损伤，亦可使皮肤和肠道正常无害菌群侵袭引起侵袭性疾病。

表 2.2 动物传染病

疾病	病原体	动物宿主	传播方式
朊毒体 VCJD			
变型克雅病	朊毒体蛋白	家畜	摄食（中枢神经系统组织）
病毒			
Lassa 热	沙粒病毒	多乳头鼠	直接接触
日本脑炎	黄病毒属	猪	蚊叮咬
狂犬病	弹状病毒	狗和其他哺乳动物	唾液、粪便（蝙蝠）
黄热病	黄病毒属	灵长类动物	蚊叮咬
猴痘	正痘病毒	啮齿动物、小哺乳动物	不确定
SARS	冠状病毒	灵猫、小哺乳动物	飞沫
细菌			
胃肠炎	大肠杆菌 0157	牛、鸡	摄食（肉）
	肠炎沙门杆菌和其他	鸡、牛	摄食（肉、蛋）
	空肠弯曲菌	多种，如鸡	摄食（肉、奶、水）
钩端螺旋体病	问号钩端螺旋体	啮齿动物	摄食（尿）
布氏杆菌病	流产布氏杆菌	牛	接触、摄食（奶、奶酪）
	羊流产布氏杆菌	绵羊、山羊	接触、摄食（奶、奶酪）
炭疽	炭疽杆菌	牛、绵羊	接触、摄食
lyme 病	伯氏疏螺旋体	鹿	蜱叮咬
猫抓热	汉塞巴尔通体	猫	跳蚤叮咬
鼠疫	鼠疫耶尔森菌	啮齿动物	跳蚤叮咬
斑疹伤寒	多种立克次体属	多种	节肢动物叮咬
鹦鹉热（鸟疫）	鹦鹉热衣原体	鹦鹉目及其他鸟	气溶胶
其他			
弓形虫病	弓形虫	猫、其他哺乳动物	摄食（肉、粪便）
隐孢子虫病	微小隐孢子虫	牛	摄食（粪便）
包虫病	细粒棘球绦虫	狗	摄食（粪便）
旋毛虫病	旋毛虫	猪	摄食（肉）
弓蛔虫病	犬弓蛔虫	狗	摄食
皮肤幼虫移行症	犬钩口线虫	狗	幼虫穿透皮肤
利什曼病	利什曼原虫	狗	白蛉叮咬

空气传播

许多呼吸道病原体通过气溶胶或飞沫引起人与人之间的传播。携带病原体的分泌物经咳嗽、喷嚏或呼吸被新的受害者吸入；有些肠道病毒感染也可通过粪便或呕吐物的气溶胶传播。环境中的病原体，如嗜肺军团菌和动物传染病鹦鹉热，也是由吸入气溶胶而传染，而狂犬病病毒是吸入散布于尘土中且含有蝙蝠分泌物的气溶胶所致。

粪口传播

经粪口途径实现的生物体转移可通过如下方式发生：直接传播（通常发生于年龄较小的儿童），污染的衣物和家居用品（通常发生于公共机构或卫生条件差的环境），最为常见的是通过污染的食物和水。人和动物粪便中的病原体可进入食物供应的任何环节。在全世界很多地方有些人用未经处理的污水作肥料，可污染正在生长的蔬菜和水果。不良的个人卫生习惯可能会使食品在加工生产、包装、准备及销售过程中被污染。在西方国家，食品供应的集中化及食品加工流程的增加，使得相对轻微的污染事件引起大范围食源性感染的暴发成为可能。

经水源的粪口途径传播，通常是由于清洁水缺乏和污水处理不当所致，这在发展中国家常见。现在清洁饮用水的全球覆盖率为世界人口的 83%，而卫生设施的覆盖率仅为 58%。

媒介传播疾病

包括疟疾在内的许多热带传染性疾病，从人到人

表 2.3 环境中引起人感染的微生物

微生物	疾病（常见的临床表现）
细菌	
类鼻疽假单胞菌	类鼻疽
洋葱伯克霍德菌	肺部感染（见于囊性纤维化）
假单胞菌	多种
嗜肺军团菌	军团菌病（肺炎）
蜡样芽胞杆菌	胃肠炎
单核细胞增多性利斯特菌	多种
破伤风梭状芽胞杆菌	破伤风
产气荚膜梭状杆菌	坏疽、败血症
分枝杆菌（除结核杆菌）	肺部感染
真菌	
白念珠菌属	局部和播散感染
新生隐球菌	脑膜炎、肺部感染
荚膜组织胞浆菌	肺部感染
粗球孢子菌	肺部感染
毛霉	毛霉病（鼻脑型、皮肤型）
申克孢子丝菌	淋巴皮肤孢子丝菌病
皮炎芽生菌	肺部感染
烟曲霉	肺部感染

或从动物到人，是通过节肢动物媒介传播的。媒介传播的疾病发生在温暖的气候下，但较为罕见。大多数寄生虫的部分生活周期发生于节肢动物体内，不同寄生虫要求不同的媒介。宿主间的传染性生物体传播可通过简单的机械传播，但极为罕见。媒介传播疾病见表 2.4。

表 2.4 节肢动物传播的感染性疾病

疾病	传染性病原体	传播媒介
登革热	黄病毒属	蚊
黄热病	黄病毒属	蚊
西尼罗热	黄病毒属	蚊
丛林斑疹伤寒	恙虫病东方体	螨
立克次体斑点热	立克次体	硬蜱
蜱传播回归热	达顿包柔体	软蜱
虱传播回归热	回归热包柔螺旋体	体虱
Carrion 病	杆菌状巴尔通体	白蛉
lyme 病	伯氏包柔螺旋体	硬蜱
鼠疫	鼠疫耶尔森菌	蚤
疟疾	疟原虫	蚊
淋巴丝虫病	班氏丝虫、马来丝虫	蚊
盘尾丝虫病	盘尾丝虫	蚋
利什曼病	利什曼原虫	白蛉
非洲锥虫病	布氏锥虫	采采蝇
南美洲锥虫病	克氏锥虫	锥蝽

人与人之间的直接传播

人与人之间的直接传播有多种方式。性传播感染见本章相关部分。皮肤感染，如癣以及体外寄生虫，如疥螨和头虱，可通过简单的皮肤接触传播。其他生物体通过血液或体液传播，对于 HIV 与乙肝病毒等来说，血液传播是惟一的途径。对于疟疾与 Chagas 病来说，血液传播是正常的节肢动物媒介的非常规选择。血液传播可发生于如下情况：性接触，围生期母婴传播，静脉吸毒者注射器合用，以及被污染的医疗器械的重复使用，输入被污染的血液、血制品，或运动或意外事故中溢出血液的接触。

直接接种

病原微生物可通过直接接种破坏正常机械防御而引起感染。在有些情况下内源性感染或血源传播掩盖了直接接种。此外环境微生物可通过意外事故直接接种，这也是破伤风和一些真菌感染的常见传播途径。狂犬病病毒可由已感染的动物咬伤接种。

污染物的消耗

虽然许多与食物相关的动物传染病是由于动物粪便污染食物引起的（严格讲即粪 - 口传播），还有些疾病是通过畜产品直接传播，如沙门杆菌通过蛋、鸡肉传播，布氏杆菌通过未经消毒的牛奶传播，朊毒体病kulu 病和 vCJD 通过神经组织传播。

预防和控制

预防传染性疾病的方法依赖于上述的传染源及传播途径的控制。

- **根除贮存宿主**：对于一些人类作为惟一的自然宿主的疾病，可通过深入细致的工作，即发现病例、治疗及免疫根除，如天花。如果仍存在动物或相应的环境贮存宿主，则不可能彻底根除。有些局部控制方法可降低这类疾病发病的危险性，如杀死啮齿动物可控制鼠疫、钩端螺旋体病和其他传染病的传播。
- **节肢动物媒介传播的传染病**：
  - 消灭媒介物种（在一定环境中可行）；
  - 采取措施预防叮咬（应用昆虫驱除喷雾剂或蚊帐）。

- **食物源性传染**：改进食品制备程序，减少在加工、运输与准备过程中的污染。也可通过适当的准备与烹饪消灭食物中存在的微生物。加强食品行业的监督、调控及公众健康教育也很必要。
- **粪-口传染**：30%的全球人口还没有安全饮用水，过半数人口没有适当的卫生设备。改善水供应可显著减少粪-口传播的传染病流行。
- **血源性传染**：预防血液传播疾病，如通过输血和污染的医疗器械传播的疾病。大多数发达国家都对献血用的血液做常规化验。
- **通过空气或直接接触传播的传染病**：一些空气传播的呼吸道感染以及一些直接接触传播的感染可通过隔离患者得到控制。虽然在实际工作中完全隔离患者有一定困难，但对于有严重免疫缺陷的患者，为预防感染，隔离很有用。
- **免疫接种**：见下文。

传染性疾病病例应上报公共卫生当局，以便他们了解病例和暴发情况。英格兰和威尔士需上报的疾病列于表2.5。

推荐读物

Kovats, RS et al. (2003) El Nino and health. *Lancet* **362**: 1481-1489.

Health Protection Agency website: http://www.hpa.org.uk

[Various authors] (2000) Articles on all aspects of zoonoses. *Revue Scientifique et Technique* **19**(1): 33-317.

World Health Report 2003. Online. Available: http://www.who.int/whr/2003/en.

表2.5 英格兰和威尔士需上报的疾病：公共卫生（传染性疾病）法规1988

急性脑炎
急性脊髓灰质炎
炭疽
霍乱
白喉
痢疾（阿米巴性和细菌性）
食物中毒
麻风病
钩端螺旋体病
疟疾
麻疹
脑膜炎
脑膜炎球菌败血症（无脑膜炎）
流行性腮腺炎
新生儿眼炎
副伤寒
鼠疫
狂犬病
回归热
风疹
猩红热
天花
破伤风
结核
伤寒
斑疹伤寒
病毒性出血热
病毒性肝炎
百日咳
黄热病

原理和发病机制

人类从出生到死亡一直与微生物发生相互作用。大多数情况下微生物不致病，有些还对维持口腔、阴道和下消化道的正常功能起作用。但许多微生物有潜在的致病性，可由损伤组织的接种、组织侵入、各种致病因子及毒素产生引起。

特异性

微生物对所感染的组织器官具有很高的特异性，许多病毒嗜肝，如甲、乙、丙、戊型肝炎和黄热病。这种对机体特异性部位的偏好部分取决于生物体所处的直接环境，如厌氧菌需寄生在无氧的结肠内，而需氧菌常见于口腔、咽部及肠道近端。其他具有特异性的微生物包括：

- 肺炎链球菌（呼吸道）
- 大肠杆菌（尿路和消化道）。

即使是同一种细菌，如大肠杆菌，不同菌株引起胃肠道疾病的致病力是不同，同样引起尿路感染的大肠杆菌的不同菌株其致病力也不同。

在同一器官内，病原体对特定的细胞类型可能也有选择性，如在肠道内，轮状病毒主要侵犯并破坏绒毛上层的上皮细胞，而呼肠孤病毒选择性地进入人体的特异性上皮细胞，即覆盖 Peyer 斑的 M 细胞，见第6章。

发病机制

图2.1总结了感染的发病机制的一些阶段。另外病原体可通过各种机制逃避宿主的防御。有些病原体可产生指向吞噬细胞的毒素，如金黄色葡萄球菌的 α 毒素，链球菌的致热原（链球菌溶血素），以及产气荚膜梭状杆菌毒素（γ 毒素）；而其他病原体如沙门杆菌和单核细胞增多性李斯特菌可在巨噬细胞内生存。有的病原菌如肺炎链球菌有荚膜，可对抗补体的活化。抗原变异是病原体逃避宿主防御的补充机制，可在病毒（如流感的抗原飘移和抗原转变）、细菌（如沙门杆菌的鞭毛和淋病双球菌的菌毛）和原虫（锥虫表面糖蛋白的变异）中识别。

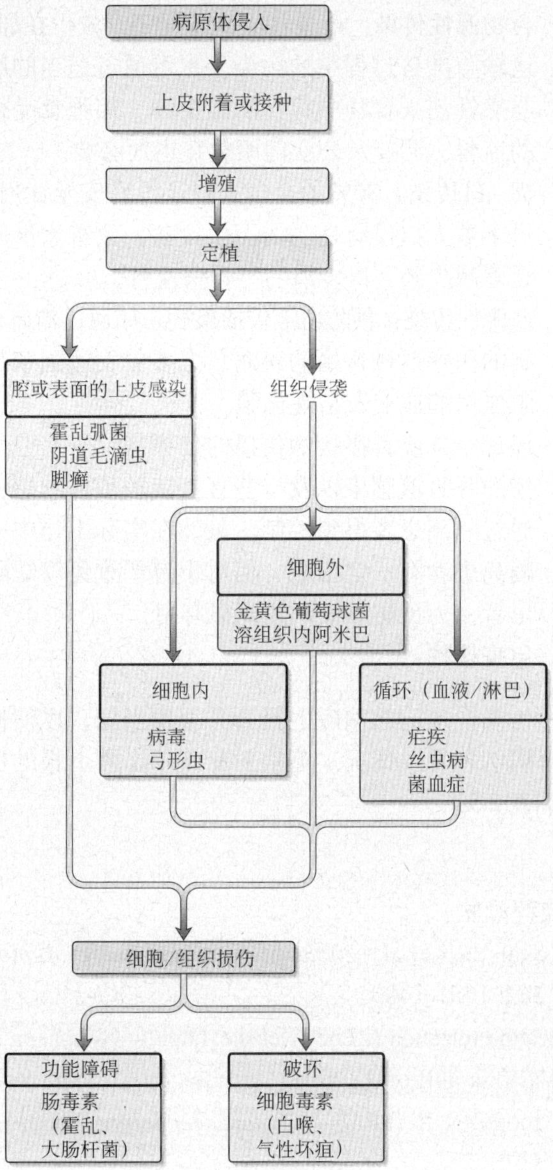

图 2.1 **感染的发病机制。**

上皮附着

许多细菌通过特异性的纤毛（或菌毛）附着于上皮，后者包含表面凝集素，是一种蛋白或糖蛋白，能识别宿主细胞上的特异性糖基。这种分子家族又称为粘连素。粘附后，有些细菌如凝固酶阴性的葡萄糖球菌（表皮葡萄球菌）可产生细胞外黏液层，可粘附细菌，使之集聚在一起形成生物膜。去除这些生物膜很困难，且这些生物膜经常引起医疗器械相关的感染，如影响假关节、心瓣膜和留置导管。有些病毒（如 HIV）和原虫（如疟原虫和溶组织内阿米巴）可粘附于特异性靶细胞的受体上。其他寄生虫如钩虫则具有特异性粘附器官（口板），可吸附于肠上皮。

定植

病原体附着上皮后，可保留在表皮或定植在器官内腔。组织侵袭可能随后发生。

组织侵袭可能造成：

- 病原体位于细胞内（如病毒、刚地弓形虫、分枝杆菌、疟原虫）
- 病原体位于细胞外（如肺炎双球菌、大肠杆菌、溶组织内阿米巴）
- 直接侵入血液或淋巴循环（如血吸虫、锥虫）。

一旦病原体稳定地侵入靶组织，将会出现一系列反应，并通常可导致宿主的损伤。

组织功能障碍或损害

病原体可通过多种明确的机制引起疾病：

外毒素和内毒素

- **外毒素**：具有多种不同的活性，包括抑制蛋白质合成（白喉外毒素）、神经毒性（破伤风梭状杆菌和肉毒杆菌）及使水和电解质在肠道分泌增加的肠毒素（大肠杆菌和霍乱弧菌）。
- **内毒素**：是存在于革兰阴性细菌细胞壁上的脂多糖，可引起败血症休克，即低血压、发热、血管内凝血，高剂量时甚至引起死亡，其作用主要通过肿瘤坏死因子的释放介导。

金黄色葡萄球菌感染为微生物毒力的绝佳例子。疾病的临床表现依部位、侵袭和毒素的不同而不同（见表2.6）。宿主对感染的易感性可能与并发感染、损伤、衰老和代谢紊乱的遗传性或获得性免疫缺损有关（表2.7）。

宿主对感染的反应

天然防御

宿主对感染的天然防御即具有完整的表皮、局部分泌物生成、抗微生物酶（眼的溶酶体）和胃内的胃酸。大气道的黏液纤毛活动梯是肺的特有结构。

免疫防御

抗体和细胞介导的免疫机制在抵抗感染的过程中起重要作用。所有微生物均可启动继发性免疫机制，如补体活化、免疫复合物形成及抗体介导的细胞溶解。对感染的免疫反应见第4章的讨论。

表2.6 金黄色葡萄球菌引起的临床疾病

侵袭引起	
皮肤	**骨和关节**
疖	骨髓炎
蜂窝织炎	关节炎
脓疱病	**其他**
痈	腮腺炎
肺	化脓性肌炎
肺炎	败血症
肺脓肿	小肠结肠炎
心脏	**毒素引起**
心内膜炎	葡萄球菌食物中毒
心包炎	烫伤样皮肤综合征
中枢神经系统	大疱脓疱病
脑膜炎	葡萄球菌性猩红热
脑脓肿	中毒性休克综合征

表2.7 葡萄球菌感染的易感性增加的宿主因素举例（主要为金黄色葡萄球菌）

皮肤或黏膜损伤	**白细胞功能异常**
擦伤	Job 综合征
创伤（事故或手术）	Chediak-Higashi 综合征
烧伤、昆虫叮咬	类固醇治疗
	药物造成的白细胞减少症
代谢异常	
糖尿病	**病毒感染**
尿毒症	流感
异物（通常为表皮葡萄球菌）	**其他**
静脉内或其他留置导管	过量饮用酒精
心脏和其他矫形修复术	营养不良
气管造口术	恶性肿瘤
	老年人

感染的代谢和免疫结果

发热

体温是由位于第三脑室底部的下丘脑前部的体温调节中枢控制。革兰阴性细菌含有脂多糖和肽聚糖，后者也是革兰阳性菌细胞壁的成分。单核细胞和树状突细胞上的Toll样受体（TLR，见第4章）可识别脂多糖，并可产生信号诱导形成炎症细胞因子，如IL-1、-6、-12和TNF-α等。这些细胞因子通过增加前列腺素（PGE_2）的合成，作用于体温调节中枢。水杨酸的退热作用部分是通过抑制前列腺素合成酶的作用。

发热对感染过程有积极的影响，但体温每升高1℃，基础代谢率和耗氧增加13%。因此发热可在厌食引起食物摄入减少的情况下导致能量需求增加。饥饿情况下的正常代偿机制（如动员脂肪储存）在急性感染时可受到抑制，可导致骨骼肌分解增加，释放氨基酸，后者可通过糖原异生作用提供能量。

肿瘤坏死因子（TNF）

TNF-α由各种吞噬细胞（巨噬细胞/单核细胞）产生，TNF-β由非吞噬细胞（淋巴细胞和自然杀伤细胞）产生，它们是对感染（细菌内毒素）和炎症刺激的反应。TNF 可刺激与炎症和组织修复有关的介质如白介素（IL-1、IL-6）、前列腺素、白三烯、促皮质素的释放，因此对感染效应起重要作用。

病原体的生物学行为和宿主反应结果共同决定疾病的临床表现，通常有助于临床识别。暴露后的潜伏期（如水痘是 14 ~ 21 天）有助于诊断。皮疹的部位和分布亦是诊断的重要依据（如带状疱疹），而咳嗽、痰及胸痛等症状提示大叶性肺炎。发热和脑膜刺激征是典型脑膜炎的表现。感染可为局部，亦可全身播散引起脓毒病综合征而干扰蛋白代谢和酸碱平衡。许多感染是自限的，可通过宿主的免疫和非免疫防御机制清除病原体。随后而来的通常是组织修复，可完全恢复或遗留后遗症。

推荐读物

Bassler BL (2002) Small talk: cell-to-cell communication in bacteria. *Cell* **109**: 421-424.

Ghannoum M, O'Toole GA (2004) *Microbial Biofilm*. Washington DC: ASM Press.

Opal SM, DePalo V (2000) Anti-inflammatory cytokines. *Chest* **117**: 1162-1172.

Opal SM, Huber CE (2002) The toll-like receptors and their role in septic shock. *Critical Care* **6**: 125-136.

Vallance BA, Finlay BB (2000) Exploitation of host cells by enteropathogenic *Escherichia coli*. *Proceedings of the National Academy of Sciences of the United States of America* **97**(16): 8799-8806.

可疑感染性疾病的诊断

感染性疾病可影响各种器官组织，引起许多症状和体征。发热是感染的最主要特征；但并非所有的热性疾病都是感染，也不是所有的感染性疾病均有发热表现。询问病史和体检的目的就是要鉴别感染的部位和可能致病的病原体。

病史

按上述的传染源和传播途径，详细询问有否感染的流行病学的危险因素。

- 旅游史：有些疾病在特定的地区流行，在热带地区普遍流行的很多传染病在英国则很少见。
- 饮食、饮水史：全身性感染与消化道感染通过此途径传播。
- 职业史。
- 动物接触：家养、农用和野生动物均可能引起动物传染病。
- 性行为：与传统的性传播疾病一样，HIV、HBV、HCV（极罕见）均可通过性行为传播。有些肠道感染在男性同性恋者中多发。
- 静脉用药：与血源性病毒感染一样，由于接种，静脉药物成瘾者对细菌、真菌感染更敏感。文身、身体穿孔和使用血制品（特别是在英国以外的国家）也是血源性病毒传播的危险因素。
- 休闲活动：有些娱乐活动可能容易感染水传播的感染病或动物传染病。

临床检查

应对全身各系统进行全面检查。皮疹和淋巴结病是感染性疾病的常见特征，眼、耳、口和咽部亦应检查。与传染病相关的皮疹见 Box2.1。性传播疾病还应检查直肠、阴道和阴茎。

发热类型有时对诊断有帮助，如间日疟为隔日热。

检查

有的感染性疾病如水痘，临床表现非常典型，无须实验室检查即可明确诊断。大多感染性疾病需行实验室检查方可确诊。

一般检查（健康评估和鉴别累及的器官）

情况不同，检查也就不同。

- **验血**：多数患者需做常规血细胞计数、血沉、C-反应蛋白、生物化学检查以及尿素和电解质检查 (Box 2.2)。
- **影像学检查**：X线、超声波、超声心动图、CT和

Box2.1 通常与皮疹相关的感染

斑疹 / 斑丘疹
麻疹
风疹
肠道病毒
人单纯疱疹病毒 6
EB 病毒
巨细胞病毒
细小病毒组
人类免疫缺陷病毒（HIV）
登革热
伤寒
二期梅毒
立克次体——斑点热

水疱
水痘（带状疱疹病毒）
带状疱疹（带状疱疹病毒）
单纯疱疹病毒
手足口病（柯萨奇病毒）
疱疹性咽峡炎（柯萨奇病毒）

瘀点 / 出血点
脑膜炎球菌性败血症
伴有弥散性血管内凝血的败血症
蜱传斑疹伤寒
病毒（表 2.23）

红斑
猩红热
Lyme 病（慢性游走性红斑）
中毒性休克综合征

荨麻疹
弓蛔虫病
类圆线虫病
血吸虫病
皮肤幼虫移行症

其他
蜱传斑疹伤寒（焦痂）
一期梅毒（下疳）
炭疽（溃疡性丘疹）

MRI 扫描都可用于感染的鉴别和定位。也可在超声波和 CT 指导下行活体组织检查或组织抽吸进行微生物检查。

- **放射性核素扫描**：注射碘或锝标记的白细胞（从患者体内采集）可用于确定感染部位。外周白细胞计数上升时，该检查极其有效，特别是对隐匿性脓肿的定位有价值。

Box 2.2 可疑感染性疾病的一般实验室检查

检查项目	可能的原因
全血计数	
中性粒细胞增多症	细菌感染
中性粒细胞减少症	病毒感染 布氏杆菌病 伤寒 斑疹伤寒 严重的脓毒症
淋巴细胞增多	病毒感染
淋巴细胞减少	HIV 感染（非特异性）
非典型淋巴细胞	传染性单核细胞增多症
嗜酸性粒细胞增多	侵袭性寄生虫感染
血小板减少	严重的脓毒症、疟疾
血沉或 C - 反应蛋白	所有的
尿素和电解质	任何原因引起的严重疾病的潜在功能紊乱
肝酶	
转氨酶轻度升高	许多感染的非特异性表现 轻度病毒性肝炎
转氨酶明显升高和胆红素升高	病毒性肝炎（通常为 A、B 或 E 型）
凝血功能	肝炎和各种严重感染时，凝血功能紊乱

微生物学实验室检查（鉴别病原微生物）

诊断可从简单的显微镜检查到分子探针检查。为了确保实行适当的检查及正确地收集和运送标本，与微生物学家讨论临床问题往往很有帮助。

显微镜检查和培养

标本可送显微镜检查和培养（Box 2.3）。

- **血液和尿液**：不管就诊时是否有发热，均应常规送检做细菌培养。
- **脑脊液、痰和活体组织标本**：如临床指示应送检。
- **特殊培养技术**：对真菌、分枝杆菌和其他细菌如布氏杆菌属，需做特殊培养，结果可疑则应通知实验室。
- **粪便**：不需常规做病毒检查，因为除婴儿和老人以外，病毒性胃肠炎很少见且为自限性的。原虫被认

Box 2.3 显微镜检查、培养的标本与指征

标本	检查项目	临床指征
血	疟疾血涂片的 Giemsa 染色	从疟疾疫区归来的有症状的人
	其他寄生虫染色	特异性的热带传染病
	培养	所有可疑的细菌感染
尿	显微镜检查和培养	所有可疑的细菌感染
	结核菌培养	可疑的结核、原因不明的尿白细胞
粪便	显微镜检查±碘染色	可疑的原虫性腹泻
	培养	不明原因的腹泻
	电子显微镜/病毒培养（通常不需要两项均做）	儿童的可疑的病毒性腹泻、病毒性脑膜炎
	难辨梭状杆菌毒素	住院治疗或抗生素治疗后的腹泻
咽拭子	培养	可疑的细菌性扁桃腺炎和咽炎
	病毒培养	病毒性脑膜炎、病毒性呼吸道感染需立即诊断
痰	显微镜检查和培养	罕见的胸部感染、肺炎
	金胺染色/结核菌培养	可疑的结核
	其他特殊染色/培养	免疫受损患者、可疑的真菌感染
脑脊液	显微镜检查/培养	可疑的脑膜炎
	金胺染色/结核菌培养	可疑的结核病、脑膜炎
	其他特殊染色/培养	免疫受损患者、可疑的真菌感染
	聚合酶链反应	可疑的脑炎或病毒性、细菌性脑膜炎
皮疹抽吸物：		
瘀点	显微镜检查和培养	脑膜炎球菌病
水疱	病毒培养	单纯疱疹/带状疱疹

为是归来的旅游者、免疫受损患者、婴幼儿、男性同性恋者、农民和不明原因长期腹泻等腹泻的病原体。对于难辨梭状杆菌引起的腹泻，特殊梭状杆菌毒素的检测比病原体的培养更可靠。粪便培养是一项价格昂贵的常规检查，通常都需要做。

免疫诊断性试验

免疫诊性学试验分两种：

- 使用多价抗血清或单克隆抗体检测病毒、细菌抗原的检查
- 检测对感染起反应的血清学检查。

这些实验室检查对难以培养的微生物如病毒和真菌的鉴定颇有价值，并且对标本获得前已应用抗生素者也有帮助。然而，在解释血清化验时需要谨慎。IgG 抗体滴度一次升高无诊断价值，并且很难区别是既往感染还是现症感染。应相隔数周进行两次血清学检查或特异性 IgM 检查（提示急性感染）。

核酸检测

许多病原微生物的特异性基因已被克隆和测序。核酸探针可用于检测体液或组织中的病原体的特异性核酸。扩增技术的发展，如聚合酶链反应（PCR），极大地促进这种手段的应用，PCR 可增加被检标本的靶 DNA/RNA 的量。不过很多生物体的 PCR 化验尚有待发展。

治疗

许多感染特别是病毒感染是自限性的，不需特殊治疗。其他大多数感染性疾病的主要治疗是应用抗菌化学疗法。抗生素的选择应根据：

- 患者的临床状态
- 可能的感染原因。

严重感染除需给予抗生素治疗外，还需给予支持治疗。治疗前应先明确微生物诊断，以便使用活动范围和作用部位最为恰当的抗生素。病情严重的患者不能等到检测结果（培养需要数日），否则将延误治疗造成严重后果，如延误脑膜炎或败血病的治疗可能致命，因此应先进行经验治疗。要针对最可能的致病菌选择抗

生素用药方案，应用抗生素前应送检做标本培养。通常情况下患者的病情较轻，特异性的治疗可等结果出来后进行。抗生素的治疗将在本章相关部分详述。

特殊情况

境外旅游者：如果旅行者从境外归来后身体不适，应详细询问其旅游路线，包括飞机飞行过程中接触的可疑患者、到过的国家和周围环境类型。居住在偏远丛林村庄与居住在有空调设备的海岸度假胜地所面临的健康危险不同。食物和水源的污染、洗澡和游泳的习惯、动物和昆虫的接触、接触的疾病都需要记录。在国外有无性接触史、药物应用和治疗（特别是注射史）等也应详细询问及记录。在某些地区，90%以上的职业性性工作者抗 HIV 抗体阳性，而乙型肝炎和丙型肝炎在非洲、亚洲部分地区非常普遍。除了前一部分提到的检查之外，还要根据流行病学危险因素和临床体征决定应进行的特殊检查。对到过疟疾疫区的可疑患者，应强制做血涂片检查疟原虫。在英国旅游归来者中，发热最常见的原因见表 2.8。

免疫受损患者：随着过去 30 年来医学治疗的进展，免疫受损患者的数量剧增。肿瘤的化学治疗、免疫抑制剂的应用和全球艾滋病的流行都与这种情况有关。免疫受损患者临床表现非常不典型，仅有局部症状和体征。感染可以由正常情况下不致病的微生物引起，包括环境中的细菌和真菌。这些患者对感染的正常生理反应（如发热、中性粒细胞增多）可能减弱或缺少。症状的出现可能是突发的，疾病的过程则可能呈暴发式。这些患者应在实验室检查结果获得前早期应用大剂量抗生素。培养的标本应在抗生素治疗前送检；但不能延误治疗。抗生素的选择应根据可能的致病微生物而定，见 Box 2.4。

Box 2.4　免疫受损患者的常见感染原因

缺陷	原因	病原体
中性粒细胞减少	化学治疗 脊髓根除疗法 免疫抑制剂治疗	大肠杆菌 肺炎克雷白杆菌 金黄色葡萄球菌 表皮葡萄球菌、 曲霉菌 念珠菌
细胞免疫缺陷	HIV 感染 淋巴瘤 脊髓根除疗法 先天性综合征	呼吸道合胞病毒 巨细胞病毒 EB 病毒 单纯 / 带状疱疹病毒 沙门杆菌 分枝杆菌（特别是鸟胞内分枝杆菌） 新生隐球菌 念珠菌 微小隐孢子虫 卡氏肺孢子虫 弓形虫
体液免疫缺陷	先天性综合征 慢性淋巴细胞性白血病 肠道病毒	流感嗜血杆菌 糖皮质激素 肺炎链球菌
补体缺少（C5 ~ C 9）	先天性综合征	脑膜炎奈瑟菌 淋病奈瑟菌
脾切除术	手术 创伤	肺炎链球菌 脑膜炎奈瑟菌 流感嗜血杆菌 疟原虫

表 2.8 英国旅游归来者发热的常见原因

热带国家	**特殊地区**（参看正文）
疟疾	
血吸虫病	组织胞浆菌病
登革热	布氏杆菌病
斑疹伤寒	
经济不发达国家	**全球**
伤寒	肺炎
结核	上呼吸道感染
痢疾	泌尿道感染
甲型肝炎	旅游者腹泻
阿米巴病	病毒感染

高传播性感染性疾病：相当少数的感染性疾病患者对卫生保健工作者（HCW）及其他接触者具有严重危险。然而有些疾病的出现，如严重急性呼吸综合征（SARS），少数动物性感染性疾病如Lassa热，以及对生物恐怖介质如天花，意味着依然可能暴发意外的危及生命的疾病。在2003年世界范围内SARS暴发期间，由于采取了严格的感染性疾病控制方法，感染的扩散减少了。然而在流行间期，保持相同水平的警惕性有困难。因为这些病早期症状无特异性，卫生保健工作者应保持警惕。

不明原因的发热

不明原因的发热（PUO）是指发热持续2周以上、仍无明确诊断的发热。对于大多数发热疾病，通过详细的询问病史、临床检查及实验室检查，都能明确诊断。然而少数病例尽管其症状持续但诊断不明。PUO应除外HIV或其他免疫抑制疾病，因为对这些疾病患者的实验室检查和处理是不同的。

大量研究证实，对PUO病因的成功诊断取决于可能的病原学方面的知识，这已为很多研究证实，PUO的原因见Box 2.5。

详细的病史和细致的检查至关重要，应考虑可能的原因；出现新体征时应重复检查，并及时查看实验室检查结果，应及时补充明显的遗漏；追踪异常结果。证实患者确实有客观证据证明体温升高，若该患者需要临床观察，可能需要入院治疗。有些人其昼夜体温变化过大（通常在夜晚达到峰值），这并非疾病。

在体检及初步实验室检查结果的基础上，确定进一步的检查；有些病例需做“盲法”检查。有的检查如培养应定期重复，一些炎症标记如C-反应蛋白亦应检测。

Box 2.5 PUO 的原因

感染（20%～40%）
化脓性脓肿
结核
感染性心内膜炎
弓形虫病
BE病毒感染
巨细胞病毒（CMV）感染
原发性HIV感染
布氏杆菌病
Lyme病

恶性病（10%～30%）
淋巴瘤
白血病
肾细胞癌
肝细胞癌

胶原血管性疾病（15%～20%）
成人Still病
类风湿性关节炎
系统性红斑狼疮
Wegener肉芽肿病
巨细胞动脉炎

其他（10%～25%）
药物热
甲状腺病
炎性肠病
肉样瘤病
肉芽肿性肝炎
人工性发热
家族性地中海热

不能诊断的（5%～25%）

影像学检查的改进减少了对PUO行侵袭性检查的需要，扫描技术取代了诊断性的剖腹探察术。恰当地应用超声波、超声心动描记术、CT、MRI和标记白细胞扫描，均有助于诊断，但对PUO患者应避免将从头到脚的检查作为首选措施。即使缺乏明显异常，肝或骨髓活组织检查也有用处。对老年人应考虑做颞动脉活检（见第10章）。痰标本不够时，可用支气管镜取标本进行微生物和组织学检查。血清学化验可大大提高PUO感染原因的诊断率，但应用时须谨慎。所做的化验越多，假阳性或引起误解的结果的危险越大。血清学化验只有在临床发现与流行病学背景下进行并解释。

治疗：如果可能的话持续发热患者的关键治疗是病因治疗，对症治疗只能在明确诊断前使用。盲目应用抗生素可能使隐性感染的诊断更困难，而凭借经验进行类固醇治疗可能掩盖炎症反应而不能治疗潜在病因。少数患者有可能经过几个月的检查和随访，仍不能明确发热原因，如果2年后仍不能明确病因，其远期预后将是较好的。

（席宏丽译　王勤环校）

推荐读物

Ellis C (2004) The returned traveller. *Clinical Medicine* **4**: 506-509.

Mourad O, Palda A, Detsky A (2003) A comprehensive evidence-based approach to fever of unknown origin. *Archives of Internal Medicine* **163**: 545-551.

Vanderschuerren S, Knochaert D, Adrianssens T et al. (2003) Prolonged febrile illness to fever of unknown origin. *Archives of Internal Medicine* **163**: 1033-1041.

抗微生物的化学疗法

使用原则

抗生素是最安全的一类药物，尤其是用于治疗社区感染的抗生素。它们能够明显改善严重感染的预后，并能降低手术及许多常见感染性疾病所引起的死亡率。然而，这也部分导致了此类药物的滥用，并由此出现了越来越多的抗生素耐药。

抗生素使用很大一部分是经验性用药，尤其是在社区。即便是在医院，1～2天内也不可能得到细菌培养和药敏报告，只能根据临床诊断并推测可能的病原菌而用药。这种“盲目治疗”是医师根据患者特殊的临床表现，如脑膜炎、尿路感染或肺炎，推断最可能的病原菌而进行的。重症患者通常首选广谱抗生素以全面覆盖可能的病原菌，但在获知微生物信息后，应及时改为窄谱抗生素。

杀菌药和抑菌药

对多数感染而言，并没有确实的证据表明杀菌药（青霉素类、头孢菌素类、氨基糖甙类）比抑菌药具有更强的抗菌效果，但是对细菌性心内膜炎患者和宿主防御机制受损患者，特别是中性粒细胞减少者，通常认为应选用杀菌药物进行治疗。

有时需要联合用药而不是选择广谱抗生素。结核病初始治疗需联用3～4种抗结核药物，以避免耐药发生。肠球菌性心内膜炎时，青霉素和庆大霉素联用可获得协同抑菌作用。庆大霉素联合头孢他定治疗致命性假单胞菌属感染可获得协同抑菌作用。

药代动力学因素

必须有足量的抗生素渗透到感染部位才能获得疗效。所以，需要掌握不同药物的药代动力学知识，包括药物的吸收、分布、代谢和排泄。一些具有生理屏障的部位，如脑、眼、前列腺以及局限性脓肿，多数药物不能到达病灶。

只要患者依从性好，很多轻、中度感染仅口服抗生素就能有效治疗。但对重症患者，应行胃肠外给药，以保证迅速提高血液、组织中的药物浓度。有些抗生素只能通过胃肠外给药，如氨基糖甙类和一些广谱头孢菌素类。此外，吞咽困难和消化道吸收困难的患者同样需要经胃肠外给药。

治疗剂量和疗程

药物剂量和疗程取决于感染性质、严重程度和治疗反应。

有些种类的感染性心内膜炎需要长疗程治疗（长达6周），而肺结核则至少需要6个月的治疗。多数常见的感染性疾病，治疗2～3天病情就能得到改善。如果患者体温恢复正常或白细胞降至正常范围，应考虑将胃肠外给药改为口服给药。对于大多数感染，治疗5～7天已足够。对有症状的、无并发症的菌尿（膀胱炎），则只需短程治疗（3天或更短）。缩短疗程不但可以降低药物不良反应的风险，也可以减少念珠菌或难辨梭状芽胞杆菌的二次感染，并可以降低医疗费用。

细胞内浓度高的药物，如红霉素、喹诺酮类和四环素类，可用于治疗支原体、布氏杆菌和军团杆菌感染。

肾功能和肝功能不全

对肾衰竭患者，许多药物需要减量以避免出现毒性蓄积作用。这一点适用于β-内酰胺类、氨基糖甙类和万古霉素，尤其后两者。四环素类，除多西环素和米诺环素外，应避免使用。对肝功能不全者，异烟肼、酮康唑、克林霉素、干扰素和利福平等需慎用或减少量用。

治疗药物监测

为保证药物治疗浓度而又不发生药物中毒，使用一些药物如氨基糖甙类和万古霉素时需要监测血药浓度，尤其是对肾功能受损或变化者。一般在给药前（最低血药浓度）和给药后 1 小时（最高血药浓度）采集血清标本。但是，随着越来越多地采用氨基糖甙类药物每日1次的给药方法，已开始进行随机而非定时的血清检查。

抗生素化学预防用药

抗生素预防用药的价值一直受到质疑（第 13 章），原因在于目前缺乏证实其有效性的对照试验研究。但仍对很多适应证建议预防性应用抗生素治疗（表 2.9），包括高发感染的手术操作（结肠手术）或预后差的感染性疾病（心内膜炎、脾切除后的脓毒血症）。可以根据可能的感染危险、药物疗效和用药安全性选择抗生素。

表 2.9 抗生素的化学预防用药

临床问题	目的	给药方法
感染性心内膜炎（IE）	以下情况时预防感染： **高危险度**，如 既往有 IE 史 人工心脏瓣膜 二尖瓣脱垂伴反流或瓣叶肥厚 复杂的先天性心脏病	**牙齿、口腔、呼吸道和食管操作** 阿莫西林，3 g 术前 1 小时口服， 或 2 g 术前 30 分钟静脉注射 注意：既往有 IE 史的患者加用庆大霉素 1.5 mg/kg，术前 30 分钟静脉注射
	中等危险度，如 获得性心瓣膜病 非发绀型先天性心脏缺损 心脏畸形	如对青霉素过敏，可改用克林霉素 **泌尿生殖器、胃肠道操作** 阿莫西林加庆大霉素 如对青霉素过敏，改用万古霉素加庆大霉素
脾切除术 / 脾功能低下	预防严重的肺炎球菌败血症	青霉素 V，500mg，每 12 小时 1 次
风湿热	预防复发及进一步的心脏损害	青霉素 V，250mg，每日 2 次，如对青霉素过敏，改用 1 g 磺胺嘧啶
脑膜炎：		
由脑膜炎球菌引起	预防密切接触感染	成人：利福平 600mg，每日 2 次，连服 2 天（小于 1 岁儿童：5mg/kg；大于 1 岁儿童：10mg/kg） 替代疗法（单剂）环丙沙星 500mg（口服）或头孢曲松 250mg（肌注）
由 B 型流感嗜血杆菌引起	降低鼻咽部细菌量且预防密切接触感染	成人：利福平 600mg，每日 1 次，连服 4 天（儿童：小于 3 个月 10mg/kg；大于 3 个月 20mg/kg）
结核病	以下人群的预防： 结核菌素试验阴性的密切接触者，感染母亲的婴儿以及免疫抑制患者	口服异烟肼 300mg，每日 1 次，连服 6 个月 （儿童：每日 5 ~ 10mg/kg）

* 如非特别说明，所列剂量均为成人推荐剂量。

注：新的 IE 指南载自 AGREE（Appraisal of Guidelines for Research and Evaluation），http://www.agreecollabration.org /。

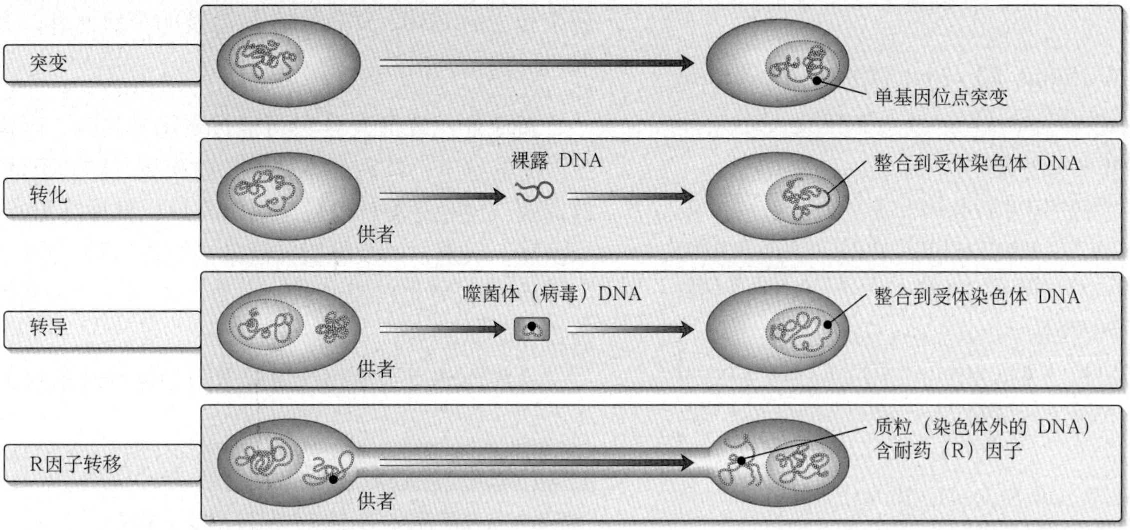

图2.2 （也见彩图2.2）抗微生素药物发生耐药的一些机制。包括单基因位点突变或微生物间的遗传物质转移（转化、转导或 R 因子转移）。

抗微生物药物的作用机制和耐药

抗生素作用于细菌的不同位点（表 2.10）。

以下情况可能发生抗生素耐药：

- 损伤或改变细菌细胞膜的渗透性，如革兰阴性菌对青霉素耐药
- 细菌通过细胞膜的排出系统主动排出药物
- 药物作用靶位改变（如大肠杆菌的单 位点突变，或肺炎链球菌的青霉素结合蛋白改变引起获得性耐药，见下文）。
- 细菌产生特殊的酶，在药物进入细胞前后灭活药物
- 产生新的代谢旁路。

天然耐药和获得性耐药都可以通过基因的单一位点突变产生，也可以通过转移其他微生物的遗传物质产生（图 2.2）。

大片段 DNA 可以通过“裸露的”DNA 转移（转化）或通过噬菌体（一种病毒）DNA 载体（转导）进入细菌内。两种方法都需要这种新的 DNA 整合进入受体的染色体 DNA。这需要供体细胞和受体细胞的染色体 DNA 高度同源。

当两种不同的细胞相互接触时，如果携带耐药因子（R 因子）的外源性 DNA（质粒）从一个细胞进入另一个细胞，细菌的耐药性就可以通过结合发生转移。这种 R 因子质粒的转移可以发生于无关的菌株间，可以包含大量的 DNA 转移，并常编码多重抗生素耐药。

临床上出现的耐药极少是由转化引起的，而突然出现的单一细菌的多重耐药多是由转导和 R 因子转移引起。近年来抗生素耐药的发生越来越多（表 2.11）。

表 2.10 抗生素作用位点

作用位点	抗生素
细胞壁	青霉素、头孢菌素类、万古霉素、单环 β- 内酰胺类
抑制蛋白合成	大环内酯类、氨基糖甙类、四环素类、噁唑烷酮类
抑制 RNA 合成	利福平
抑制 DNA 合成	喹诺酮类、甲硝唑
叶酸拮抗剂	磺胺类和甲氧苄啶

表 2.11 已对常用抗生素发生耐药的一些细菌

病原体	既往完全敏感的抗生素
肺炎链球菌	青霉素、红霉素、头孢他定
化脓性链球菌	红霉素、四环素
金黄色葡萄球菌	青霉素、甲氧西林、环丙沙星
淋病奈瑟菌	青霉素、环丙沙星
流感嗜血杆菌	阿莫西林、氯霉素
肠道细菌	阿莫西林、甲氧苄啶、环丙沙星、庆大霉素
沙门杆菌属	阿莫西林、磺胺类、环丙沙星
志贺菌属	阿莫西林、甲氧苄啶、四环素
铜绿假单胞菌	庆大霉素

推荐读物

Finch RG, Williams RJ (eds) (1999) Antibiotic resistance. Baillière's Clinical Infectious Diseases. London: Baillière Tindall.

Hughes WT, Armstrong D, Bodey GP et al. (2002) Guidelines for the use of antimicrobial agents in neutropenic patients with cancer. *Clinical Infectious Diseases* **34**: 730-751.

Murray BE (2000) Vancomycin-resistant enterococcal infections. *New England Journal of Medicine* **342**: 710–721.

Ramsdale DR, Turner-Stokes L (2004) Prophylaxis and treatment of infective endocarditis in adults. *Clinical Medicine* 4: 545-55.

Stalam M, Kaye D (2000) Antibiotic agents in the elderly. *Infectious Disease Clinics of North America* **14**: 357-369.

Steinke D, Davey P (2001) Association between antibiotic resistance and community prescribing: a critical review of bias and confounding in published studies. *Clinical Infectious Diseases* **33** (Suppl 3): S193-S205.

抗菌药物

β-内酰胺类（青霉素类、头孢菌素类和单内酰胺类）

青霉素类（表 2.12）

结构：β-内酰胺类具有共同的环状结构（图 2.3）。改变青霉素 G 的侧链可使其苯氧甲基衍生物（青霉素 V）获得抗酸活性从而可以口服吸收。在青霉素 G的苯基上加上氨基可以拓宽药物的抗菌谱，可以对多种革兰阴性和阳性菌有效。对侧链进行多处修饰（如氟氯西林）可以使药物对细菌产生的青霉素酶不敏感，可用于治疗产青霉素酶（β- 内酰胺酶）的葡萄球菌感染。

作用机制：青霉素结合蛋白（PBP）是一种肽酶，作用于细胞壁组装和分裂的末期阶段。β- 内酰胺类药物通过结合并灭活特异性的 PBP 以阻断细菌细胞壁粘肽的合成。耐甲氧西林的葡萄球菌（MRSA）可以产生低亲和力的 PBP，即使存在高浓度的甲氧西林，其肽酶仍可保持其活性。

适应证：青霉素 G 只可通过胃肠外给药，通常用于严重的感染，特别是感染性心内膜炎，脑膜炎球菌、链球菌、梭状芽胞杆菌感染（破伤风、气性坏疽），放线菌病、炭疽，以及螺旋体感染（梅毒、雅司病）等。

青霉素 V 是口服制剂，主要用于治疗链球菌性咽炎及预防风湿热。

氟氯西林用于治疗产青霉素酶的葡萄球菌感染。

表 2.12　青霉素类药物的分类

青霉素 G 及其相关的长效注射制剂	**广谱青霉素**
青霉素 G	氨苄西林
苄明青霉素 *	匹氨西林 *
青霉素 G*	酞氨西林 *
克咪西林 *	阿莫西林
普鲁卡因青霉素	阿莫西林 - 克拉维酸钾
（阿莫克拉）	匹美西林
青霉素 G 口服替代品	复方氟氯西林 - 氨苄西林
阿度西林 *	
青霉素 V	**抗假单胞菌属的青霉素**
	阿洛西林 *
对 β - 内酰胺酶稳定的	美洛西林 *
青霉素类	哌拉西林
氟氯西林	替卡西林
苯唑西林 *	
甲氧西林 *	
萘夫西林 *	

* 英国无此药物。

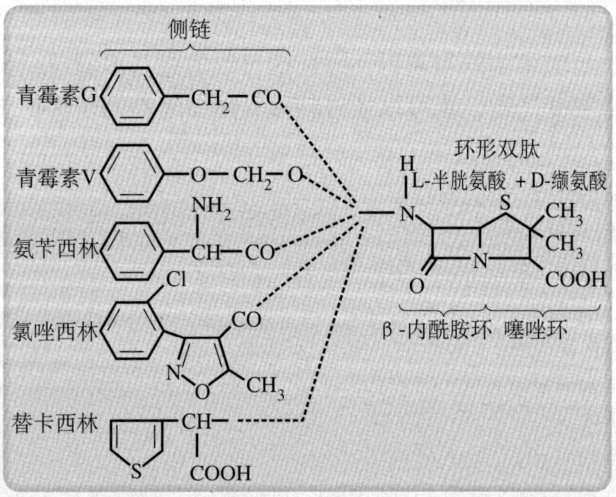

图 2.3　青霉素的结构。

氨苄西林对青霉素酶易感，但对链球菌、肺炎球菌、肠球菌以及部分革兰阴性菌，如沙门杆菌属、志贺菌属、大肠杆菌、流感嗜血杆菌和变形杆菌属，均有抗菌活性，但耐药发生削弱了其抗革兰阴性菌的能力。该药广泛用于治疗呼吸道感染。阿莫西林抗菌活性与之相似，但口服更易吸收。

广谱青霉素、替卡西林可用于治疗假单胞菌属感染，哌拉西林联合舒巴坦对后者也有效。

克拉维酸是多种细菌的 β- 内酰胺酶的强效抑制剂，与青霉素类药物如阿莫西林（阿莫克拉）或替卡西林联合应用可以扩大药物的抗菌谱。舒巴坦与克拉维酸作用相似，常与氨苄西林联用。三唑巴坦与哌拉西林联用对阑尾炎、腹膜炎、盆腔炎症和复杂的皮肤感染有效。β - 内酰胺类青霉素的复方制剂也对产 β - 内酰胺酶的葡萄球菌有效。

匹美西林具有显著的抗革兰阴性菌活性，包括大肠杆菌、克雷白菌属、肠道细菌和沙门杆菌属，但对假单胞菌无效。

药物相互作用：青霉素类与氨基糖甙类药物混合于同一溶液时，前者可使后者失活。

毒性作用：通常青霉素类药物是非常安全的。但也可以出现过敏［皮疹（常见）、荨麻疹、过敏反应］、青霉素脑病和小管间质性肾炎。传染性单核细胞增多症患者使用氨苄西林后，约 90% 的患者可发生变应性皮疹。阿莫西林和克拉维酸联用出现胆汁郁积性黄疸的发生率是单用前者的 6 倍。

头孢菌素类和头霉素类（图 2.4）

头孢菌素类优于青霉素类，能够耐受葡萄球菌的青霉素酶（但对耐甲氧西林的葡萄球菌仍无效），抗菌谱更广泛，包括革兰阳性和阴性细菌，但对肠球菌和厌氧菌无效。头孢他啶和头孢匹罗对假单胞菌属绿脓杆菌有效。头孢西丁属头霉素类。

适应证（表 2.13）：这些有效的广谱抗生素用于治疗严重的全身性感染，特别是无法确知感染病原体

表 2.13　头孢菌素类药物举例

	抗菌作用	用途
第一代 头孢氨苄（口服） 头孢拉定（口服） 头孢羟氨苄（口服）	革兰阳性球菌和革兰阴性菌 青霉素过敏者	尿路感染
第二代 头孢呋辛 头孢孟多 头孢西丁 头孢克洛（口服） 头孢呋辛（口服） 头孢丙烯（口服）	抗菌谱扩大 对大肠杆菌、克雷白菌属和奇异变形杆菌的作用比第一代强，但其抗革兰阳性菌的作用比第一代弱 包括脆弱类杆菌	预防、治疗革兰阴性菌感染和需氧 - 厌氧菌混合感染 腹膜炎
第三代 头孢噻肟 头孢他啶 头孢匹罗 头孢曲松 头孢泊肟（口服） 头孢克肟（口服）	广谱抗生素 对需氧的革兰阴性菌比第一代和第二代更为有效	用于肠杆菌、铜绿假单胞菌（头孢他啶，头孢匹罗）和淋病奈瑟菌和脑膜炎奈瑟菌引起的严重感染，以及 Lyme 病（头孢曲松） 泌尿系感染和有中性粒细胞减少的感染 败血症、肺炎、脑膜炎，每日 1 次
第四代 头孢吡肟 *	需氧的革兰阴性菌，包括铜绿假单胞菌	用于治疗中性粒细胞减少症伴发热患者

* 英国无此药物。

头孢菌素

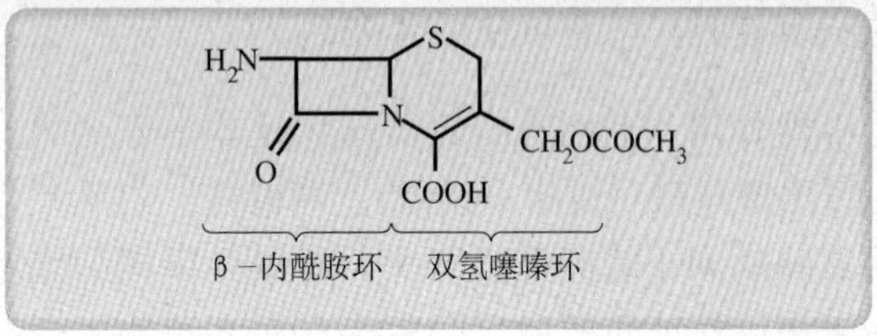

图 2.4 头孢菌素的结构。

时。它们还常用于治疗术后严重的脓毒症和免疫缺陷患者的感染，特别是由于白血病和其他恶性肿瘤应用细胞毒素化疗的患者。它们对肺炎、脑膜炎、腹膜炎和尿路感染均适用。

药物相互作用：相对少见。

毒性作用：与青霉素类药物相似，但较之少见。约 10% 的患者同时对两种药物都过敏。早期的头孢菌素类药物可以引起肾近端小管损害，三、四代药物肾毒性作用少见。

单环 β- 内酰胺类

氨曲南是目前此类药物的惟一成员，是一种人工合成的β-内酰胺药物，不同于青霉素类和头孢菌素类，β-内酰胺外不含有环状结构，所以被称为单环β-内酰胺。

氨曲南通过抑制细菌细胞壁合成而发挥作用。对多数 β- 内酰胺类酶耐受，不会诱导 β- 内酰胺酶产生。

适应证：氨曲南仅用于治疗需氧的革兰阴性菌。除泌尿道感染外，氨曲南需要与甲硝唑（厌氧菌治疗）和抗革兰阳性球菌药物（青霉素或红霉素）联合使用。当联合用药时，氨曲南可作为氨基糖甙类的替代药物，多用于治疗腹腔内感染。

毒性作用：同 β- 内酰胺类抗生素。

碳青霉烯类

碳青霉烯类为半合成的 β- 内酰胺类药物，包括亚胺培南、美罗培南和厄他培南，是目前抗菌谱最广的抗生素，对大多数革兰阳性菌、阴性菌以及厌氧致病菌有效。厄他培南与其他两种不同，对假单胞菌属和不动杆菌属无效。三种药物的给药剂量和给药间隔不同，亚胺培南可在肾内被酶部分灭活，因此需与西司他丁联用。

适应证：适用于多重耐药的革兰阴性菌或可疑的厌氧菌和需氧菌混合感染引起的严重院内感染。

毒性作用：与 β- 内酰胺类抗生素相似。恶心、呕吐和腹泻的发生率小于5%。亚胺培南可能诱发癫痫发作，不可用于脑膜炎治疗；治疗脑膜炎可用美罗培南。

氨基糖苷类

结构：此类抗生素是氨基糖的多聚阳离子复合物（图 2.5）。

作用机制：氨基糖苷类药物通过抑制核糖体功能（信使和转移 RNA）而干扰细菌蛋白合成。

适应证：链霉素是杀菌药，除治疗结核病外已很少使用。偶用于心内膜炎（与青霉素/氨苄西林合用）。新霉素仅用于眼部、皮肤感染的局部治疗，虽然很难被吸收，但长期口服给药可引起耳毒性。

庆大霉素和妥布霉素可胃肠外给药，对包括假单胞菌属在内的多数革兰阴性菌十分有效。与青霉素联用可协同抑制肠球菌属。奈替米星与阿米卡星的抗菌谱相似，但对于某些细菌产生的氨基糖苷灭活酶（磷酸化、腺苷酸化或乙酰化）耐受更好。该药仅限于治疗庆大霉素耐药菌。

药物相互作用：与其他肾毒性药物同时使用可使肾毒性增强，与利尿剂合用可出现耳毒性，与箭毒样药物同时使用可出现神经肌肉阻断。

毒性作用：呈剂量相关性。氨基糖苷类药物具有肾毒性和耳毒性（前庭和听觉），特别是对老年人。必须进行药物浓度监测，以既保证治疗效果，同时又不会因药物浓度过高而产生毒性。

氨基糖苷

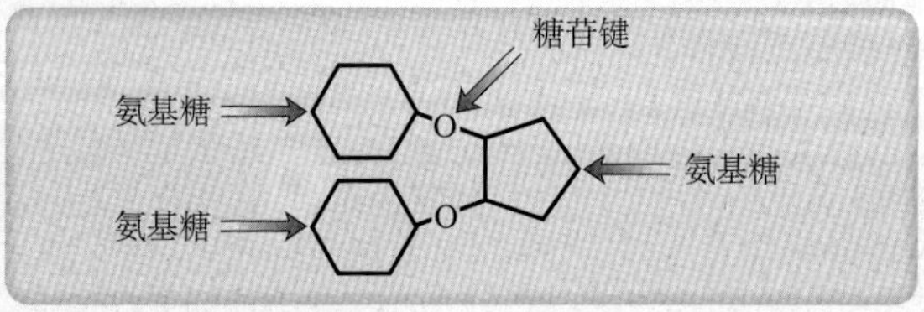

图 2.5 氨基糖苷的结构。

四环素类

结构：属抑菌药物，具有共同的四环氢化萘及萘核结构（图 2.6）。四环素类药物包括四环素、土霉素、地美环素、赖氨甲四环素（赖甲环素）、多西环素和米诺环素。

作用机制：通过干扰核糖体功能（转移RNA）而抑制细菌蛋白合成。

适应证：四环素类对革兰阳性和阴性菌均有效，不过目前由于耐药菌日益增多，其使用受限。四环素类对粉刺和红斑痤疮有效，对霍乱弧菌、立克次体、支原体、伯纳特立克次体、衣原体和布氏杆菌也有作用。目前肺炎链球菌对四环素耐药比较常见。

药物相互作用：同时服用制酸剂或口服铁剂可降低四环素类药物的效力。

毒性作用：一般而言，四环素类通常比较安全，其中多西环素安全性最高，但此类药物都可能诱发或加重肾衰竭。因四环素类药物可引起发育期的牙齿棕色样变，故禁用于儿童和孕妇。光过敏可能出现。

大环内酯类

红霉素

结构：红霉素由内酯环和特殊的糖基侧链组成。

作用机制：通过干扰核糖体功能抑制细菌蛋白合成。

适应证：红霉素的抗菌谱与青霉素相似（但并非完全相同），适用于青霉素过敏者。口服或胃肠外给药均可。推荐治疗军团菌和支原体引起的肺炎。对百日咳杆菌（百日咳）、空肠弯曲菌、衣原体和考克斯体引起的感染也有效。

其他大环内酯类

其他大环内酯类包括阿奇霉素、克拉霉素和泰利霉素。抗菌谱广，对选择性的革兰阴性菌、分枝杆菌和刚地弓形体有效。药代动力学优于红霉素，组织和细胞内浓度较高，半衰期长，每日只需给药1次或2次。克拉霉素被广泛推荐用于根除幽门螺旋杆菌的三联治疗（通常与质子泵抑制剂和阿莫西林联用）。阿奇霉素用于治疗沙眼。

药物相互作用：红霉素和其他大环内酯类药物可与茶碱、卡马西平、地高辛和环孢素发生交互作用，偶尔需要调整药物剂量。

毒性作用：腹泻、呕吐和腹痛为红霉素的主要不良反应（克拉霉素和阿奇霉素较少出现），这可能与大环内酯类药物的促肠动力特性有关。长程治疗偶发胆汁郁积性黄疸。可出现心电图QTC间期延长。可诱发尖端扭转型室性心动过速而导致严重后果。

氯霉素

结构：氯霉素是惟一含硝基苯结构的天然抗生素（图 2.7）。该结构也可能是该药抗菌活性以及对人类毒性反应的基础。

作用机制：与信使 RNA 竞争性结合核糖体，还可以抑制肽键转移酶（转肽酶）。

适应证：在发达国家已经极少使用。在发展中国

四环素

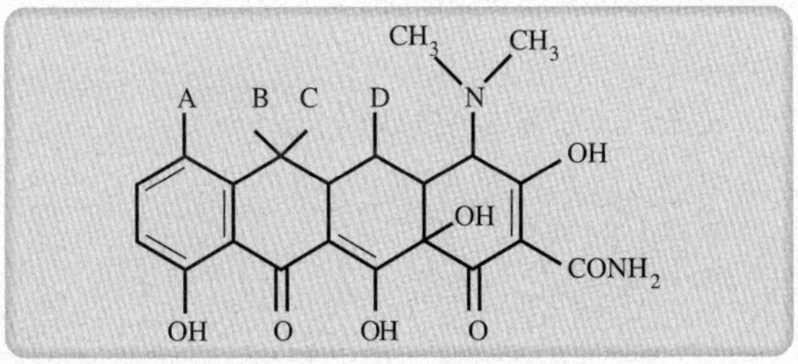

图 2.6　四环素结构。在 A 至 D 的部位用 CH3、OH 或 H 取代可产生不同种类的四环素。

氯霉素

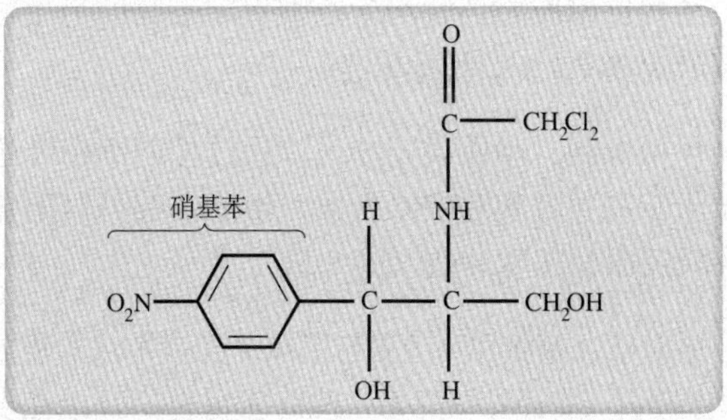

图 2.7　氯霉素的结构。

家，氯霉素在治疗伤寒沙门杆菌、副伤寒杆菌（伤寒）和流感嗜血杆菌（脑膜炎和急性会厌炎）引起的严重感染（在没有引进Hib疫苗的国家，这些疾病仍很流行）方面具有无可替代的价值。对鼠疫耶尔森菌（鼠疫）也有效，并且用于化脓性结膜炎的局部治疗。目前，耐药菌的出现降低了氯霉素的疗效。

药物相互作用：氯霉素可增强抗凝血剂、苯妥英和口服降糖药的活性。

毒性作用：可出现严重的不可逆的骨髓抑制，但发生率极低。目前氯霉素仅限于重症患者应用。婴幼儿和新生儿对氯霉素的结合、排泄能力差，故禁止使用。血药浓度过高可导致循环衰竭，并可引起通常致命的“灰婴综合征”。

夫西地酸

结构：夫西地酸具有同胆盐相似的结构。

作用机制：夫西地酸是细菌蛋白合成的强效抑制剂。其结构所固有的去垢剂特性使得其极易进入细胞内。

适应证：夫西地酸主要用于治疗产青霉素酶的金黄色葡萄球菌感染，如骨髓炎（骨内药物浓度高）、心内膜炎以及其他伴发败血病的葡萄球菌感染。口服吸收良好，但价格相对较高，并且需与其他抗葡萄球菌药物联用以免出现耐药。

耐药：可快速出现耐药，故需要与其他抗生素联用。

毒性作用：偶见肝毒性，但通常较为安全，必要的话，孕妇可使用。

磺胺类和甲氧苄啶

结构：磺胺类药物均为原型氨苯磺胺的衍生物。甲氧苄啶属2,4 - 二氨基嘧啶。

作用机制：磺胺类药物可以通过抑制细菌叶酸合成而阻断胸腺嘧啶和嘌呤合成。甲氧苄啶可以阻止二氢叶酸还原为四氢叶酸（图8.12）。

适应证：磺胺甲噁唑多与甲氧苄啶合用（即复方磺胺甲噁唑）。在发展中国家，此药应用很广，但在发达国家，大多限于卡氏肺孢子虫感染和李斯特杆菌病的预防和治疗。它也可用于治疗弓形虫病和诺卡菌病，可作为慢性支气管炎急性发作期和尿路感染的二线治疗药物。由于复方磺胺甲噁唑中的磺胺类成分很容易发生不良反应，尿路感染和慢性支气管炎急性发作多单用甲氧苄啶治疗。磺胺吡啶与5- 氨基水杨酸（如柳氮磺吡啶）联合用于治疗肠道炎症性疾病。

耐药：磺胺类药物对细菌的渗透性改变可产生耐磺胺的二氢叶酸合成酶，出现耐磺胺类药物菌株常是通过质粒介导的。

药物相互作用：磺胺吡啶可增强口服抗凝药和降糖药的活性。

毒性作用：长期服用磺胺类药物可以引起包括中毒性表皮坏死在内的各种皮疹，以及Stevens-Johnson综合征、血小板减少、叶酸缺乏和巨幼红细胞性贫血。葡萄糖-6-磷酸脱氢酶缺乏患者服用磺胺类药物可导致溶血，应禁用。老年人应尽量避免使用复方磺胺甲噁唑，因曾有死亡病例报道，可能是由磺胺成分所致。

喹诺酮类

喹诺酮类抗生素包括环丙沙星、诺氟沙星、氧氟沙星和左氧氟沙星等，为有效的口服广谱抗生素，结构与萘啶酸有关。后者口服吸收差，血清浓度低；因在尿道浓度较高，故仅限于治疗尿路感染。新一代喹诺酮类，包括莫西沙星、吉米沙星和加替沙星，对革兰阳性致病菌作用更强。结构见图2.8。

作用机制：喹诺酮类为杀菌药，可抑制拓扑异构酶Ⅳ和DNA旋转酶，后者为DNA维持超螺旋结构所必需，从而干扰细菌DNA合成。

喹诺酮

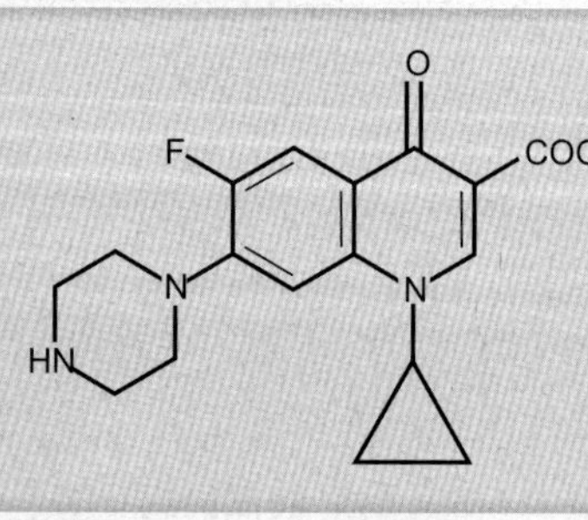

图2.8　喹诺酮（环丙沙星）的结构。

适应证：广谱喹诺酮类药物如环丙沙星，对包括铜绿假单胞菌在内的革兰阴性菌以及部分革兰阳性菌（如炭疽芽胞杆菌）有效。适用于革兰阴性菌败血症，皮肤、骨、尿路和呼吸道感染，脑膜炎球菌携带，严重的旅行者腹泻，以及部分性传播疾病，如淋病和沙眼衣原体引起的淋病和非特异性尿道炎。新一代口服喹诺酮类药物可替代β-内酰胺类治疗社区获得性下呼吸道感染。

耐药：在许多国家，约有 10%～20% 的大肠杆菌对喹诺酮类药物耐药。

药物相互作用：环丙沙星与茶碱联合应用时，可使茶碱的血药浓度过高而产生毒性。

毒性作用：可引起胃肠功能紊乱和光敏性皮疹，偶尔可致神经毒性。儿童和孕妇禁用。曾有报道出现了跟腱损伤，甚至跟腱断裂。

噁唑烷酮类

结构：噁唑烷酮类药物是一类新型的抗菌药物，最早使用的此类药物为利奈唑胺（图 2.9）。

作用机制：噁唑烷酮类药物通过与细菌核糖体 RNA50S亚基的23S结合位点结合，阻止细菌转录过程中 70S 复合体的形成，从而抑制细菌蛋白合成。

适应证：利奈唑胺对各种革兰阳性致病菌有效，包括耐万古霉素的屎肠球菌（已有报道出现耐药菌株）、耐甲氧西林的葡萄球菌和耐青霉素的肺炎链球菌。对 A 组和 B 组链球菌亦有效。临床经验显示该药对各类住院患者的严重致命性感染均有效，如菌血症、医院获得性肺炎以及皮肤和软组织感染。可静脉或口服给药。

药物相互作用：利奈唑胺是单胺氧化酶的可逆非选择性抑制剂，并可能与血清素能药物和肾上腺素能药物相互作用。

毒性作用：不良反应包括胃肠功能紊乱、头痛、皮疹、血压升高和可逆性血小板减少。孕妇服药的安全性尚不清楚。

利奈唑胺

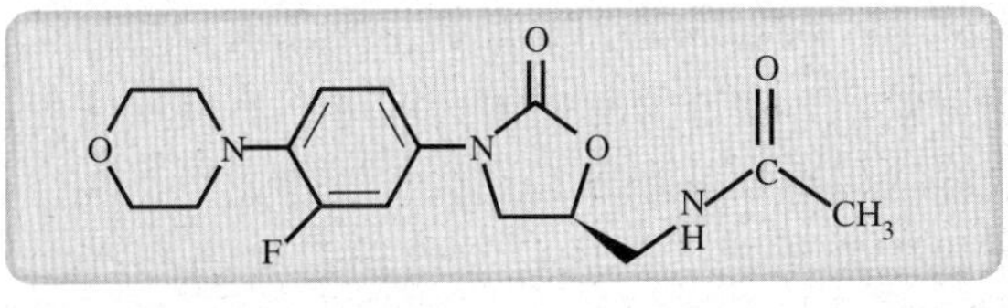

图 2.9 利奈唑胺（噁唑烷酮类）的结构。

甲硝唑

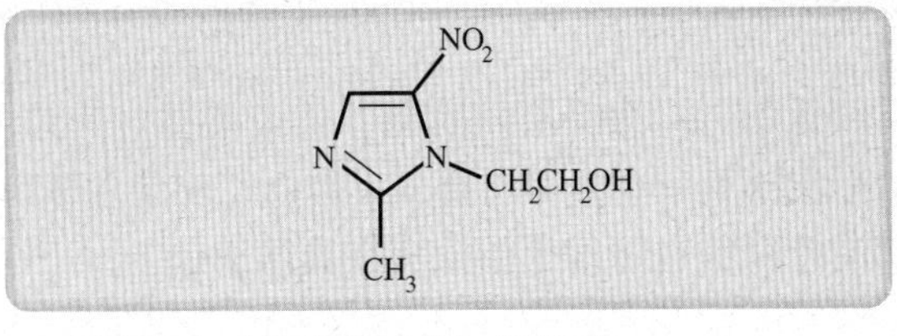

图 2.10 甲硝唑（硝基咪唑类）的结构。

硝基咪唑类

结构：此类药物对厌氧菌和一些致病性原虫有效。应用最广的是甲硝唑（图2.10）。其他还包括替硝唑、尼莫唑。

作用机制：硝基咪唑的硝基可被细菌酶还原为具有毒性的氨基，引起细菌 DNA 键断裂。

适应证：甲硝唑主要用于治疗厌氧菌感染，特别是类杆菌引起的感染。甲硝唑也用于结肠手术的感染预防。有片剂、栓剂（吸收良好，价格便宜）和针剂（价格非常昂贵）三种制剂。还可用于治疗阿米巴病、贾第虫病和阴道毛滴虫感染。

药物相互作用：硝基咪唑类药物可与乙醇发生“双硫仑样”反应，可增强华法林的抗凝效果。

毒性作用：硝基咪唑类药物对动物有致肿瘤作用，并对细菌有致突变作用，但未见对人体有致癌作用的报道。可引起口腔金属味，长期使用可致多发性神经病变。孕妇禁用。

糖肽类

糖肽类抗生素可抑制细菌细胞壁合成，对革兰阳性菌有效。

万古霉素

万古霉素经静脉给药对耐甲氧西林的金黄色葡萄球菌以及其他多重耐药的革兰阳性菌有效。它也可用于青霉素过敏的患者，治疗和预防革兰阳性菌感染。对耐青霉素的肺炎链球菌引起的脑膜炎有效。口服制剂可替代甲硝唑治疗难辨梭状芽胞杆菌性结肠炎。现已出现耐万古霉素的肠球菌（VRE）和耐万古霉素的葡萄球菌。

毒性作用：万古霉素可以引起耳毒性和神经毒性，因此应做血药浓度监测。严格避免注射溢出，否则可引起注射部位坏死和血栓性静脉炎。静脉注射万古霉素过快可引起体内继发性组胺释放，出现红人综合征。

替考拉宁

本药的肾毒性低于万古霉素。药代动力学特性更佳，可采用每日 1 次的给药方法。

其他抗生素

克林霉素：由于其毒性不良反应可引起抗生素相关的结肠炎，即伪膜性肠炎，故临床上没有广泛应用。它对革兰阳性球菌有效，包括部分耐青霉素的葡萄球菌。对厌氧菌，特别是类杆菌属也有效。骨浓度高，故可用于骨髓炎的治疗。

奎奴普丁和达福普汀：为两种链阳性菌素类抗生素的复方制剂，用于其他抗菌药物无效的革兰阳性菌感染。

抗结核药物

抗结核药物详述于第14章。除结核病外，利福平还用于其他感染的治疗。

抗真菌药物（表 2.14）

表 2.14 抗真菌药物

多烯类 两性霉素 B、制霉菌素	**烯丙胺类** 特比萘芬
棘球白素类 卡泊芬净	**其他抗真菌药** 阿莫罗芬（仅局部应用） 5- 氟胞嘧啶 灰黄霉素
唑类 咪康唑、酮康唑、氟康唑、 伊曲康唑、伏立康唑 局部应用克霉唑、硫康唑、托萘酯、 益康唑、噻康唑	

多烯类化合物

该类药物能与真菌胞膜上的固醇相互作用，使细胞膜的通透性增高，导致真菌死亡。作用最强的为两性霉素 B，静脉给药对多种严重的全身性真菌感染有效。肾毒性是主要问题，应根据患者的肾功能调整剂量。脂质体两性霉素B毒性较弱，但价格昂贵。制霉菌素不经黏膜吸收，故可用于治疗口腔和消化道念珠菌感染以及阴道感染。可口服，也可制成阴道栓剂外用。

唑 类

咪唑类：如酮康唑、咪康唑和克霉唑，为广谱抗真菌药。它们抑制真菌固醇合成而损伤细胞壁，是主要的抗真菌剂。酮康唑口服有效，但可引起肝损伤。它对念珠菌病和深部真菌病有效，包括组织胞浆菌病和芽生菌病，但对曲霉病和隐球菌病无效。

克霉唑和咪康唑为治疗皮癣和皮肤、生殖器念珠菌感染的局部用药。益康唑和噻康唑可作为皮肤和阴道念珠菌感染和皮癣的局部用药。

三唑类：包括氟康唑、伏立康唑和伊曲康唑。值得注意的是，氟康唑可进入脑脊液，用于治疗念珠菌病以及中枢神经系统的新型隐球菌感染。伊曲康唑不能穿过脑脊液，主要适用于治疗非致命性的芽生菌病和组织胞浆菌病，对侵袭性曲霉病有中等疗效。其毒性轻微。其胶囊制剂空腹口服吸收度较差，目前已改为口服液制剂，吸收较好。伏立康唑为广谱抗真菌药，对念珠菌、曲霉菌、隐球菌和其他丝状真菌均有效。口服或静脉内给药均可。不良反应包括皮疹、视觉障碍和肝酶异常。伏立康唑适用于两性霉素 B 和氟康唑治疗无效的侵袭性曲霉菌病和严重的念珠菌感染。

烯丙胺类

特比萘芬口服具有抗真菌和抗炎活性，并且可用于治疗浅部真菌病，如皮癣、甲癣以及皮肤念珠菌病。局部治疗制剂也可用于治疗皮肤真菌感染。

棘球白素类

棘球白素类是一类新的抗真菌药，是通过抑制真菌细胞壁多糖的合成即葡聚糖的合成发挥抗菌作用。卡泊芬净对念珠菌属和曲真菌属有效，可用于治疗其他药物无效的严重曲霉菌病。静脉给药。

其他抗真菌药物

氟胞嘧啶：氟代嘧啶的衍生物，常与两性霉素 B 联合治疗全身性真菌感染。不良作用少见，偶尔可发生骨髓抑制。口服或胃肠外给药均有效。

灰黄霉素：为一种天然抗真菌药，广泛用于治疗大面积浅部真菌病和甲癣。

阿莫罗芬：皮肤和指/趾甲真菌感染的局部制剂。

抗病毒药

治疗 HIV 感染的药物详见本章相关部分。

核苷类似物

阿昔洛韦：阿昔洛韦（图 2.11）属无环核苷类似物，可作用于疱疹病毒终止其 DNA 合成。疱疹病毒α亚科的Ⅰ型和Ⅱ型单纯疱疹病毒（HSV-1、-2）以及水痘-带状疱疹病毒（VZV）（表 2.15）编码的胸苷激酶可以催化阿昔洛韦转变为单磷酸盐，后者进一步可被细胞酶催化为三磷酸盐，竞争性抑制三磷酸脱氧鸟苷，并嵌入延伸的疱疹病毒DNA。这种高度特异性的作用方式意味着阿昔洛韦仅对病毒感染的细胞发挥作用，毒性极低。有口服、注射和局部应用三种制剂，均可用于治疗 HSV 和 VZV（表 2.15）。

阿昔洛韦

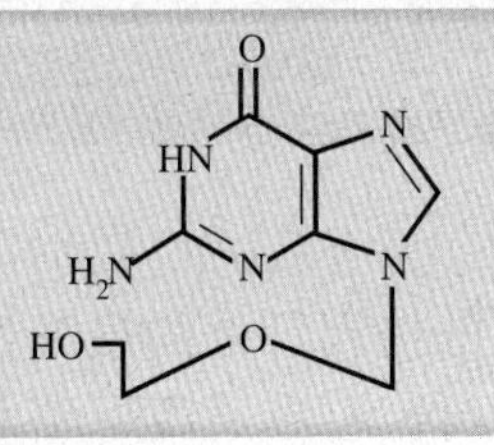

图 2.11 阿昔洛韦结构。

表 2.15 抗病毒药（抗 HIV 药物见表 2.53）

药物	用途
核苷类似物	
阿昔洛韦	局部用药——HSV 感染 口服或静脉注射——VZV和HSV感染
泛昔洛韦	口服——VZV 和 HSV 感染
伐昔洛韦	口服——VZV 和 HSV 感染
更昔洛韦	口服或静脉注射用——CMV 感染
缬更昔洛韦	口服——CMV 感染
阿德福韦	口服——HBV 感染
西多福韦	静脉注射——CMV 感染
焦磷酸盐类似物	
膦甲酸	静脉注射——CMV 感染
金刚烷胺类	
金刚烷胺	口服——A 型流感
神经氨酸苷酶抑制剂	
扎那米韦	局部用药（气雾剂）——A 型和 B 型流感
奥塞米韦	口服——A 型和 B 型流感
利巴韦林	局部用药（气雾剂）——RSV 口服、Lassa 热、丙型肝炎
帕利珠单抗	预防 RSV 感染
α-干扰素	HBV、HCV 和一些恶性肿瘤（如肾细胞癌）
(pegylated INF-α)	（每周给药一次）

伐昔洛韦：为阿昔洛韦的潜药，即在阿昔洛韦的无环鸟苷侧链上加入一个缬氨酸，可使肠道更易于吸收药物。伐昔洛韦在体内可被酶解为缬氨酸和阿昔洛韦，后者进入循环发挥作用。相关的核苷类似物喷昔洛韦的潜药是抗疱疹病毒的泛昔洛韦，其作用方式和抗病毒功效与阿昔洛韦基本相似。

更昔洛韦：为鸟嘌呤类似物，结构与阿昔洛韦相似，具有更长的羧甲基非循环侧链。其抗单纯疱疹病毒和水痘-带状疱疹病毒的机制与阿昔洛韦相同，此外，它还可被巨细胞病毒（CMV）UL97基因编码的蛋白激酶磷酸化，因此具有抗巨细胞病毒作用。该药是目前治疗CMV感染的一线药物，口服和静脉内给药均可。与阿昔洛韦不同，更昔洛韦具有较强的毒性作用，包括中性粒细胞减少、血小板减少，还可能抑制精子产生造成不育。因此，此药仅用于致命性、致盲性 CMV 感染的预防和治疗。

西多福韦：为无环核苷的磷酸化衍生物，可抑制

DNA 聚合酶活性。静脉内给药，用于治疗 AIDS 患者伴发的严重 CMV 感染。需同时服用丙磺舒以减轻其肾毒性，需特别注意水合作用，并定期检查肾功能。

阿德福韦酯：用于治疗慢性乙型肝炎（见第7章）。

焦磷酸盐类似物

膦甲酸（磷酰甲酸钠）：为一种简单的焦磷酸盐类似物，可抑制病毒 DNA 聚合酶。它对疱疹病毒有效，主要作为严重 CMV 感染的二线治疗药物，也可用于治疗阿昔洛韦无效的单纯疱疹病毒感染。静脉内给药，可能会引起严重的不良反应，尤其是肾损害，因而其使用受限。

金刚烷胺：是一种人工合成的对称的胺，可预防和治疗甲型流感病毒（对乙型流感病毒无效）。其预防效果与流感疫苗相似，偶尔可用于预防甲型流感在某些公共机构如疗养院的传播。使用过程中可能出现一些中枢神经系统不良反应（该药也用于治疗 Parkinson 病），如失眠、头晕、头痛，但采用推荐的低剂量治疗时一般不会出现。

神经氨酸苷酶抑制剂

有两种神经氨酸苷酶抑制剂被批准用于甲型和乙型流感的治疗，它们可以抑制流感病毒的神经氨酸苷酶。扎那米韦为气雾剂，奥塞米韦为口服制剂。两者均能有效缩短流感病程。

利巴韦林

为人工合成的嘌呤核苷衍生物，可干扰信使RNA 的 5’-加帽过程，故对一些 RNA 病毒有效。对于急性呼吸道合胞病毒（RSV）感染的婴儿，应采用微粒气雾发生器（SPAG）给药。在塞拉利昂进行的临床试验显示，本药可降低 Lassa 热病毒感染的死亡率。利巴韦林联合 α-干扰素治疗丙型肝炎，复发率低于单用干扰素治疗。

帕利珠单抗

帕利珠单抗为呼吸道合胞病毒（RSV）的单克隆抗体，专门用于预防高危婴儿的季节性RSV感染。肌肉内注射给药。

干扰素（见第 4 章）

干扰素为天然蛋白质，由巨噬细胞、淋巴细胞和感染病毒的细胞分泌。包括病毒核酸在内的多种因子可以刺激干扰素分泌，保护未感染细胞免于同种或一些情况下的不同病毒感染。人工合成干扰素可通过淋巴母细胞培养或 DNA 重组技术获得，均已获批准用于临床治疗。

INF-α 与聚乙二醇形成聚乙二醇（PEG）干扰素，其抗病毒活性增强。每周 1 次注射 PEG干扰素治疗乙肝和丙肝患者，治疗应答可改善。

（朱曼华译　王贵强校）

推荐读物

[Anon] (2004) Caspofungin and voriconazole for fungal infections. *Drugs and Therapeutics Bulletin* **1**: 5-8.

Finch RG, Greenwood D, Norrby R, Whitley R (2003) *Antibiotic and Chemotherapy*, 8th edn. Edinburgh: Churchill Livingstone.

Herbrecht R, Denning DW, Patterson TF et al. (2002) for the Invasive Fungal Infections Group of the European Organisation for Research and Treatment of Cancer and the Global Aspergillus Study Group. Voriconazole versus amphotericin B for primary therapy of invasive aspergillosis. *New England Journal of Medicine* **347**(6): 408-415.

Jacoby GA, Munoz-Price LS (2004) The new β-Lactamases. *New England Journal of Medicine* **352**: 380-391.

Stevens DL, Herr D, Lampiris H et al. (2002) Linezolid versus vancomycin for the treatment of methicillin-resistant *Staphylococcus aureus infections*. *Clinical Infectious Diseases* **341**: 1481-1490.

Walsh TJ (2002) Echinocandins – an advance in the primary treatment of invasive candidiasis. *New England Journal of Medicine* **347**(25): 2070-2072.

感染性疾病的免疫

尽管多种疾病有了有效的抗微生物化学治疗，但任何感染性疾病的控制计划的最终目标是预防感染发生。达到这个目标可以通过以下两个途径中的一个：

- 消灭传染源或切断传播途径
- 降低宿主对环境中病原体的易感性。

免疫接种、免疫预防和免疫治疗

免疫接种改变了很多感染性疾病的病程和自然史。被动免疫是指通过注射免疫血清或者纯化的普通免疫球蛋白获得抗体，从而获得短暂的免疫力，起到预防（免疫预防）和治疗（免疫治疗）很多细菌性疾病病毒性疾病（表2.16）的作用。目前推荐的主动免疫接种程序见Box 2.6。主动免疫可通过接种减毒或灭活的病原微生物进行，免疫持续时间较长（表2.17）。主动免疫接种也可以通过给予微生物毒素（天然的或者经过修饰的）——也就是说类毒素进行。在人的一生中应该接受多次加强剂量的主动免疫接种。去发展中国家旅游的人，尤其是去农村者，应该咨询是否需要增加一些有针对性的免疫接种。

1974年世界卫生组织引入了扩展的免疫接种程序（EPI）。20年后全世界超过80%的儿童接种了结核、白喉、破伤风、百日咳、脊髓灰质炎和麻疹疫苗。全球已经成功消灭天花，脊髓灰质炎将有希望短期内在全世界范围内根除。已经证实，结合（conjugate）流感嗜血杆菌b型（Hib）疫苗注射能很好地控制侵袭性流感嗜血杆菌感染，尤其是脑膜炎（见第14章）。

Box 2.6 推荐的免疫接种程序：(i) 英国；(ii) 世界卫生组织在发展中国家推行的模式

接种时间	疫苗
(i) 英国 *	
2月龄	DPT、Hib、OPV、MenC、BCG †
3月龄	DPT、Hib、OPV、MenC
4月龄	DaPT、Hib、OPV、MenC
12～15月龄	MMR
3～5岁	DTaP、OPV、MMR
10～14岁	BCG ‡
15～18岁	Td、OPV
(ii) 发展中国家 §	
出生（或初次接触）	OPV、BCG
6周龄	DPT、OPV、HBV
10周龄	DPT、OPV、HBV
14周龄	DPT、OPV、HBV
9月龄	麻疹、黄热病疫苗 ¶

DPT：吸附白喉、全细胞百日咳和破伤风三联疫苗；Hib：流感嗜血杆菌b疫苗；OPV：口服脊髓灰质炎疫苗；MenC：脑膜炎奈瑟菌C群共价疫苗；aP：无细胞百日咳疫苗；MMR：麻疹、风疹和腮腺炎三联疫苗；BCG：卡介苗；d：吸附低剂量白喉疫苗；HBV：乙肝疫苗。

* 将口服脊髓灰质炎疫苗改为灭活脊髓灰质炎疫苗；乙肝疫苗加入到程序中？

† 与结核接触的高危儿童。

‡ 结核菌素试验呈阴性的与结核接触低危儿童。

§ 模式接种根据当地需要和疫苗是否可以获得来决定

¶ 病区。

推荐读物

Ada G (2001) Vaccines and vaccination. *New England Journal of Medicine* **345**: 1042-1053.

Beverley P (ed.) (2002) Vaccination. *British Medical Bulletin* **62**.

High KP (2001) Nutritional strategies to boost immunity and prevent infection in elderly individuals. *Clinical Infectious Diseases* **33**: 1892-1900.

Jackson LA, Neuzil KM, Yu O et al. for the Vaccine Safety Datalink (2003) Effectiveness of pneumococcal polysaccharide vaccine in older adults. *New England Journal of Medicine* **348**(18): 1747-1755.

John TJ (2000) The final stages of the global eradication of polio. *New England Journal of Medicine* **343**: 806-807.

Public Health Laboratory Service (2002) Immunoglobulin handbook. London: PHLS. Online. Available: http://www.hpa.org.uk/infections/topics_az/immunoglobulin/immunoglobulinHandbook.pdf.

Salisbury DM, Begg NT (eds) (1996) *Immunization Against Infectious Diseases*. London: HMSO.

对去发展中国家/热带地区旅游者的保护

去发展中国家旅游的人一直在大量增加，其中大多数是去消遣和休闲的。感染的风险与旅游的区域、活动的类型以及旅游者的健康状况相关。因此对旅游者的建议应该建立在对其进行个体化评估的基础上。

表 2.16 现有的被动免疫举例

感染	抗体	适应证	功效
细菌性			
破伤风	人破伤风免疫球蛋白	预防和治疗	+
白喉	马血清	预防和治疗	+
肉毒杆菌中毒	马血清	治疗	+
病毒性			
甲肝	人普通免疫球蛋白	预防（引入疫苗注射后很少用到）	+
麻疹	人普通免疫球蛋白	预防	+
乙肝	人乙肝免疫球蛋白	预防	+
		预防	
水痘 - 带状疱疹	人水痘 - 带状疱疹免疫球蛋白	预防	+
狂犬病	人狂犬病免疫球蛋白	预防	+

表 2.17 现有的主动免疫接种制剂

减毒活疫苗
口服脊髓灰质炎（Sabin）
麻疹
流行性腮腺炎
风疹
黄热病
卡介苗
伤寒
灭活结合疫苗
甲肝
百日咳
伤寒——全细胞和 Vi 抗原
脊髓灰质炎
流感
霍乱
脑膜炎奈瑟菌（A 群和 C 群）
脑膜炎奈瑟菌 C 群
狂犬病
肺炎球菌
b 型流感嗜血杆菌
类毒素
白喉
破伤风
重组疫苗
乙肝

对旅游者的保护可以分为三类：

- 个人防护，如：
  - 驱虫剂
  - 蚊帐
  - 避免接触动物
  - 注意饮食和饮水卫生
- 化学预防，如抗疟药
- 免疫接种，如：
  - 黄热病
  - 甲肝和乙肝
  - 伤寒。

因为情况和危险性变化很快，所以网站（可定期更新）常常是旅游卫生建议的最佳来源。

推荐读物

CDC travel health site: http://www.cdc.gov/travel

Dupont H, Steffen R (2000) *Textbook of Travel Medicine and Health*. Hamilton, Ontario: Decker.

WHO Travel Health Site: http://www.who.int/ith

病毒感染：引言

病毒比其他感染的病原体小得多（见表 2.18 和 2.20），要么含有 DNA 要么含有 RNA，而不是像细菌和其他微生物那样两者均有。病毒必须在细胞内代谢，利用宿主细胞合成病毒蛋白和核酸。病毒中心为核酸，核酸外包绕着蛋白衣壳。病毒的蛋白衣壳使其呈螺旋形或二十面体的结构，为病毒提供了独一无二的抗原性。一些病毒还拥有脂质和蛋白组成的被膜。

有关肝炎病毒的讨论见第 6 章。

DNA 病毒

人 DNA 病毒的结构、大小和分类见表 2.18。

腺病毒

腺病毒感染常常表现为急性咽炎，婴儿感染可扩展到喉和气管，会导致哮吼。大多数儿童到学龄时都有既往感染的血清学证据。某些特定的亚型会同时导致急性结膜炎和咽炎。在成人中，腺病毒与导致急性滤泡性结膜炎，偶尔可导致肺炎，后者在临床上与肺炎支原体所引起的肺炎（见第14章）相似。在儿童和年轻人中，腺病毒还可导致胃肠炎而无呼吸道病变，这可能与急性肠系膜淋巴结炎有关。腺病毒导致的肠系膜淋巴结炎可能导致婴儿肠套叠。

疱疹病毒

疱疹病毒是多种人类疾病的主要原因，详见表 2.19。所有疱疹病毒感染都有以下标志性特点：病毒能造成潜伏感染（隐性感染）在患者体内持续终生。

单纯疱疹病毒（HSV）感染（图 2.12）

目前已经鉴别出两种类型的 HSV：HSV-1是疱疹性口炎、唇疱疹（“感冒疮”）、角膜结膜炎和脑炎的主要病因，而 HSV-2 可导致生殖器疱疹，并可能导致免疫受损患者的全身感染。然而这种分类并不严格，因为HSV-1也可引起生殖器疱疹，而HSV-2也可导致咽炎。

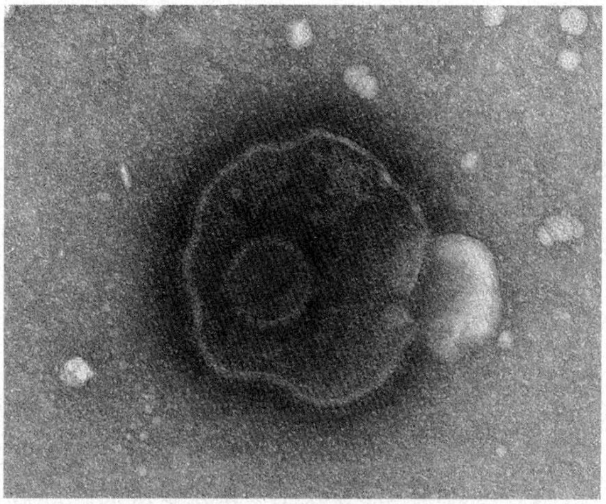

图 2.12 单纯疱疹病毒的电镜照片。

表 2.18 人 DNA 病毒

结构：对称	结构：被膜	近似大小	科	病毒
二十面体	–	80 nm	腺病毒	腺病毒
二十面体	+	100 nm（有被膜的为 160nm）	疱疹病毒	单纯疱疹病毒（HSV）1 型和 2 型 水痘 - 带状疱疹病毒 巨细胞病毒 EB 病毒（EBV） 人疱疹病毒 6 型（HHV-6） 人疱疹病毒 7 型（HHV-7） 人疱疹病毒 8 型（HHV-8）
二十面体	+	42 nm	肝 DNA 病毒	乙肝病毒（HBV）
二十面体	–	50 nm	乳多空病毒	人乳头状瘤病毒 多瘤病毒
二十面体	–	23 nm	细小病毒	细小病毒 B19
复杂	+	300 nm × 200nm	痘病毒	类天花病毒 痘苗病毒 猴痘 牛痘 羊痘 传染性软疣

表 2.19　人疱疹病毒所致的主要疾病

亚科	病毒	儿童	成人	免疫受损者
α- 疱疹病毒	单纯疱疹病毒 1 型	口内炎 *	感冒疮	播散
			角膜炎	
			多形红斑	
	单纯疱疹病毒 2 型		原发性生殖器疱疹 *	播散
			复发性生殖器疱疹	
	水痘 - 带状疱疹病毒	水痘 *	带状疱疹	播散
β- 疱疹病毒	巨细胞病毒	先天性疾病 *		肺炎
				视网膜炎
				胃肠道
	人疱疹病毒 6 型	幼儿急疹 *		肺炎
	人疱疹病毒 7 型	幼儿急疹 *		
γ - 疱疹病毒	EB 病毒		传染性单核细胞增多症	淋巴瘤
			Burkitt 淋巴瘤	
			鼻咽癌	
	人疱疹病毒 8 型		Kaposi 肉瘤	Kaposi 肉瘤

* 指初次感染。

HSV-1 感染通常经口侵入，偶尔也经皮肤侵入。初次感染可能并不引人注意，也可能导致严重的炎症反应，即形成水疱，随之出现疼痛性溃疡（龈口炎；见图 2.13）。然后病毒进入潜伏状态，最常见的潜伏部位是三叉神经节。在应激、创伤、热性疾病和紫外线照射时，病毒可被激活，导致疾病复发，这就是我们所知的单纯疱疹唇（“唇疱疹 ”）。大约 70% 的人曾经感染过 HSV-1，其中1/ 3可复发。在唇疱疹出现前，病毒激活常导致嘴唇局限性感觉异常。

HSV-1 型感染的并发症包括转移到眼睛（树状溃疡、角膜炎）、急性脑炎（第20章）、皮肤感染如疱疹性瘭疽和多形红斑（见第 23 章）。

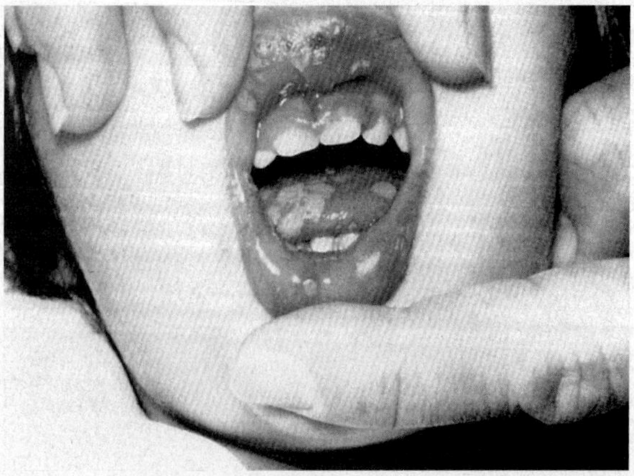

图2.13　（也见彩图2.13）原发性单纯疱疹病毒1型（龈口炎）。

在生殖器疱疹中，初次感染通常比较严重且复发感染较为常见。病毒潜伏在骶神经，复发时会导致脊髓脊神经根病变而出现腹股沟、臀部和大腿上部疼痛。肛门直肠疱疹病毒感染在男性同性恋中常见。

免疫受损患者如频繁接受肿瘤化疗者和艾滋病患者，可能发生播散性HSV感染，累及很多脏器。重症患者可能死于肝炎和脑炎。

存在活跃的生殖器 HSV 感染的母亲阴道分娩时，其新生儿可能会发生原发性HSV感染。表现不一，从局限性皮肤病损到广泛性脏器受累都有，后者常常伴有脑炎。因此，存在活跃的生殖器 HSV 感染时，分娩方式应该选择剖宫产。

HSV 初次感染后体液中会产生抗体，但是单核细胞反应在预防播散性病变方面更重要。

临床图片、诊断和治疗详见本章相关部分。

水痘 - 带状疱疹病毒（VZV）感染

VZV 导致两类不同的疾病：水痘和带状疱疹。初次感染为水痘，通常发生在儿童时期。病毒通过上呼吸道黏膜侵入。应该注意在一些国家（如印度次大陆）有不同的流行病学特点：初次感染大多数在成人期。同一个体很少发生两次水痘。新鲜皮肤病损的病毒可通过直接接触或者空气传播，传染期为从皮疹出现前两天一直到所有皮肤病灶都结痂前。水痘痊愈后病毒潜伏在背根神经节或者脑神经节。

水痘的临床特征

暴露于 VZV 14 ~ 21 天后，包括发热、头痛和不适在内的短暂前驱症状开始出现，这预示着水痘的发生。后者的特征是：在大约数小时内斑疹迅速进展成丘疹，然后进展成水疱，然后是脓疱（图 2.14）。幼儿中前驱症状可能很轻或没有。年长儿童病情严重得多，成人患病后可能会非常虚弱。病灶可见于面部、头皮和躯干，四肢相对较少。特征性表现是同一皮肤区域可以见到所有不同阶段的病变。一旦不再有新病灶出现，体温很快下降。最后，脓疱结痂愈合，不留瘢痕。

水痘的重要并发症包括肺炎（通常开始于斑疹出现 1 ~ 6 天后）和皮肤病损的细菌二次感染。与儿童相比，肺炎更常见于成人，尤其是吸烟者的危险性更高。肺部症状通常比身体体征更严重，然而胸片通常会发现两个肺野的弥漫性病变。每 1000 个病例中有 1 例中枢神经系统受累，常见的表现是急性躯干小脑共济失调。免疫受损者容易发生播散性感染，累及多个脏器。

带状疱疹的临床特征

带状疱疹可以发生于各个年龄段，典型者皮疹只在单侧且局限于一条感觉神经（皮区）分布区（图 2.15）。但是最常见于老年人，皮肤病损与水痘类似。带状疱疹并不是初次感染，而是源于背根和（或）颅神经节处潜伏 VZV 的激活。出现带状疱疹皮疹前通常有严重的皮肤疼痛，这意味着发病机制中存在感觉神经的受累。新鲜水疱中的病毒可以播散，导致易感的接触者患上水痘。

诊断

此病临床通常可诊断，但是通过对水疱液的电子显微镜检查、免疫荧光检查或培养以及血清学检查可以确诊。

预防和治疗

体健儿童的水痘通常不需要治疗，感染后可获得终生免疫。然而，对于免疫受损患者，此病可能是致命的，暴露于病毒后可给予带状疱疹病毒免疫球蛋白（ZIG）提供保护。

任何超过16岁的水痘患者，在起病72小时内应该考虑应用阿昔洛韦或类似药物进行抗病毒治疗。妊娠妇女易发严重的水痘，而且存在宫内感染破坏胎儿结构的风险（主要是在妊娠中期，危险率为 2%）。因此对于暴露于水痘-带状疱疹病毒的孕妇，建议预防性应用ZIG；如果已经发生了水痘，应该给予阿昔洛韦治疗（注意：阿昔洛韦还没有获准用于孕妇）。如果怀孕足月时患水痘，分娩发生在母亲起病 5 天内，应该给婴儿 ZIG以提供保护。在美国很多地方已在使用一种有效的水痘疫苗；在英国指定患者也可以获得水痘疫苗。

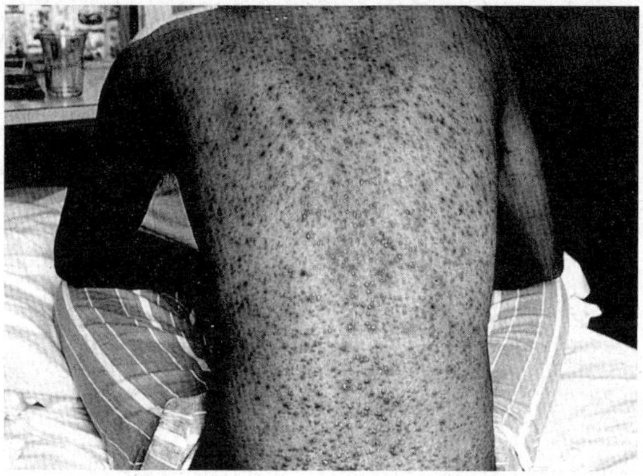

图 2.14 （也见彩图 2.14）成人水痘：全身性 VZV 感染。

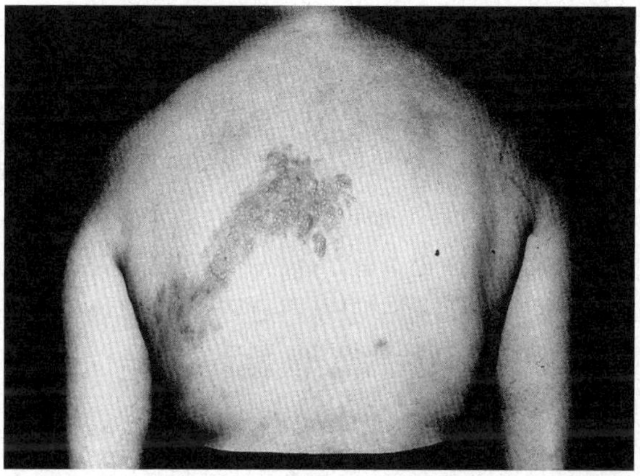

图 2.15 （也见彩图 2.15）带状疱疹-VZV 累及的一个皮区。Reproduced with kind permission of Imperial College School of Medicine.

带状疱疹也可用阿昔洛韦治疗，早期治疗可以缩短病灶形成和康复的时间。在急性期给药，阿昔洛韦、伐昔洛韦或泛昔洛韦都能减轻带状疱疹相关性疼痛。累及三叉神经眼支的带状疱疹发生急性和慢性眼部并发症的几率为 50%。早期给予阿昔洛韦治疗可将其降低至 20% 或更低。关于水痘，一旦出现带状疱疹，所有的免疫受损患者都应该接受阿昔洛韦治疗。

巨细胞病毒（CMV）感染

CMV 感染呈世界性分布，对免疫受损者的机会性感染有最为深刻的影响，特别是对骨髓移植和实体器官移植患者以及艾滋病患者而言。超过50%的成人有病毒潜伏感染的血清学证据，尽管感染通常是无症状的。同所有的疱疹病毒一样，CMV在人体内以潜伏感染的形式持续存在，其裸露的DNA位于动脉壁上皮细胞和T淋巴细胞的细胞核中染色体之外。

临床特征

健康成人的CMV感染通常无症状，但也可导致与传染性单核细胞增多症类似的表现，包括发热、异常淋巴细胞增多和伴有或不伴黄疸的肝炎。Paul-Bunnell异嗜抗体试验（嗜异凝集试验）阴性。接吻、性接触或输血可以传播。CMV还可以经胎盘传播给胎儿。累及多脏器的播散性致命感染可见于免疫受损患者，可能导致脑炎、视网膜炎、肺炎和弥漫性胃肠道受累。

宫内感染通常见于妊娠期的初次感染，可能会对胎儿造成严重后果；中枢神经系统受累会导致小头畸形和运动障碍。常见黄疸和肝脾肿大，还可以发生血小板减少和溶血性贫血。可以通过X线检查证实脑室周围钙化获得中枢神经系统受累的证据。

诊断

血清学检测可以鉴别潜伏性（IgG）或初次（IgM）感染。也可以通过对组织进行组织学染色或直接免疫荧光检查，发现特征性的核内"枭眼"包涵体来鉴别病毒。CMV在人胚胎成纤维细胞中的培养缓慢，但是可以用免疫荧光法检测培养中的抗原来加快诊断速度。聚合酶链反应提供了一种检测血液和其他体液中CMV的敏感方法，并且还可以定量检测。

治疗

免疫功能正常者的CMV感染通常是自限性的，不需要特殊治疗。对于免疫抑制者，更昔洛韦（每天5mg/kg，持续14～21天）可减轻视网膜炎和胃肠道损害，并且能根除血液、尿液和呼吸道分泌物中的病毒。更昔洛韦对肺炎的效果相对较差。对于持续免疫功能受损的患者，特别是艾滋病患者，维持治疗很有必要。已经报道艾滋病和移植受者中有耐药。骨髓毒性常见。目前还没有药物可用于常规治疗新生儿的CMV感染。更昔洛韦的毒性限制了它在很多病例中的应用。两种其他药物，即膦甲酸和西多福韦，也可用于治疗CMV感染，但是两者均有肾毒性，仅限于重症患者使用。

EB病毒（EBV）感染

此病毒可导致一种急性发热性疾病，即传染性单核细胞增多症（腺热），全世界范围内均有发生，见于青少年和青年人。EBV可能通过唾液和气溶胶传播。

临床特征

前驱症状有发热、头痛、不适及咽喉痛。上腭瘀点和暂时性斑疹常见，因为咽喉痛应用氨苄西林（不当）的患者有90%发生暂时性斑疹。颈部淋巴结病尤其是后颈部淋巴结病和脾肿大是特征性表现。常见轻度肝炎，但其他并发症如心肌炎、脑膜炎、脑炎、肠系膜淋巴结炎和脾破裂罕见。

虽然一些年轻人感染后数月一直很虚弱与抑郁，但是有关健康个体潜伏病毒激活的证据还不确定，不过病毒激活可以发生于免疫受损患者。初次感染后，EBV潜伏于休眠的记忆B淋巴细胞内。体外试验发现，在复制表达的大约100个基因中，仅有10个左右表达在潜伏感染的B细胞。严重致死性的传染性单核细胞增多症可能由一种累及年轻男孩的罕见的X-连锁免疫增生综合征引起。存活者患低丙种球蛋白血症和（或）淋巴瘤的风险增加。

EBV是艾滋病患者口腔毛状白斑的病原，是艾滋病和Hodgkin淋巴瘤患者患Burkitt淋巴瘤、鼻咽癌、移植后淋巴瘤和免疫母细胞淋巴瘤的主要致病因素。EBV潜伏基因表达的不同水平发生于病毒导致的不同临床情况下。

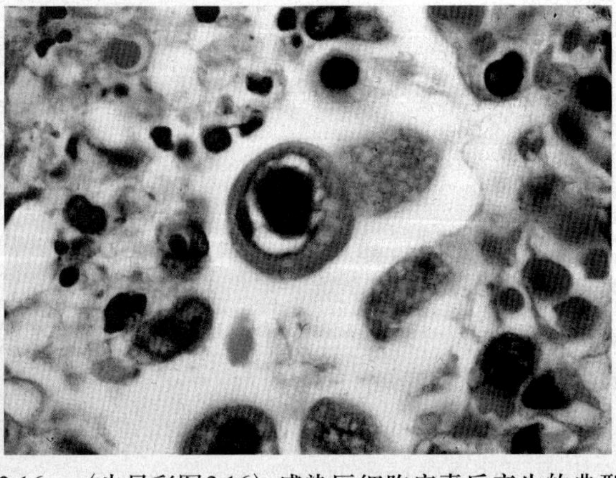

图2.16 （也见彩图2.16）感染巨细胞病毒后产生的典型的"枭眼"包涵体的细胞。

诊断

如果外周血中发现了不典型单个核细胞（腺热细胞），应该高度怀疑 EBV 感染。感染后第二周可以通过嗜异凝集试验阳性确诊，此试验检测的是能凝集绵羊红细胞的嗜异性抗体（IgM）。假阳性见于病毒性肝炎、Hodgkin 淋巴瘤和急性白血病。Monospot 检测是一种敏感且易实施的筛查嗜异性抗体的方法。特异性EBV IgM抗体意味着近期感染过病毒。类似的临床表现可见于 CMV 感染和弓形体病，但可通过血清学鉴别。

治疗

大多数病例不需要特殊治疗，很快可康复。神经系统受累（如脑炎、脑膜炎、Guillain-Barré综合征）或血小板减少或溶血明显时，建议应用糖皮质激素。

人疱疹病毒 6 型（HHV-6）

这种人疱疹病毒感染 $CD4^+T$ 细胞，世界范围内都有发生，超过 85% 的成人为潜伏感染，通过接触口腔分泌物传播。HHV-6 感染可导致幼儿急疹，表现为婴儿高热，热退后全身出现斑疹。HHV-6 是热惊厥的常见原因，罕见的并发症包括无菌性脑膜炎或脑炎。免疫受损者的病毒激活会导致重症肺炎。

治疗

对于婴儿，建议仅支持治疗。免疫受损者可用更昔洛韦。

人疱疹病毒 7 型（HHV-7）

此病毒与 HHV-6 类似，是亲 T 淋巴细胞的疱疹病毒。同样成人中超过 85% 为潜伏感染。利用 CD4 抗原（HIV 的主要受体）感染 $CD4^+T$ 辅助细胞。HHV-7 所致的疾病谱还没有完全明确，但与 HHV-6 类似，可以导致婴儿的幼儿急疹。

人疱疹病毒 8 型（Kaposi 肉瘤相关性疱疹病毒）

此病毒与典型的以及艾滋病相关的 Kaposi 肉瘤的病因密切相关。在多数工业化国家，抗体阳性率在肿瘤患者中很高，而在普通人群中相对较低。高感染率（大于 50%）见于非洲中部和南部，这与艾滋病时代之前 Kaposi 肉瘤的地理分布相一致。HHV-8 可以在同性恋男性和异性恋者之间通过性途径传播，也可以通过共用针头暴露于污染血液传播。有观点认为在非洲主要经唾液传播。肿瘤患者的 Kaposi 肉瘤细胞和循环单核细胞中可检测到 HHV-8 RNA 转录物。此病毒还可导致原发性肺动脉高压。

乳头多瘤空泡病毒

这些病毒倾向于造成慢性感染，常常伴有病毒潜伏的证据。在一些动物体内它们能诱导肿瘤形成，是最早发现的与肿瘤有关的病毒之一。至少有70种人乳头状瘤病毒，可致人乳头状瘤，且与宫颈癌（主要是 16 和 18 型）和口腔癌（16型）相关。一种多瘤病毒，即人 BK 病毒，常可以在免疫受损者、肾移植患者（15% ~ 40% 尿中可检测到）、接受细胞毒性药物化疗患者和免疫缺陷状态的患者体内找到。一种相关病毒，即JC，是进展性多灶性白质脑病（PML）的病因，在免疫受损者中表现为痴呆，这是由于病毒在脑组织中聚集而产生的进行性大脑破坏所致。

生殖器乳头状瘤见本章相关部分。

人细小病毒 B19

人细小病毒 B19 可导致传染性红斑（第 5 病），学龄儿童常见。脸部皮疹典型（“被掴后脸颊”表现）。患者一般情况很好，皮疹可以在数周或数月内反复发作。儿童中 20% 为无症状性感染。成人感染时常可见中度自限性关节病。慢性溶血患者（如镰状细胞病）可发生再障危象。免疫受损患者可能会发生慢性感染伴贫血。妊娠早期和中期感染可能导致胎儿水肿（几率为 3%）和自发性流产（几率为 9%）。

痘病毒

天花

通过贯彻免疫接种政策以及对新病例仔细检测，世界卫生组织已于 1977 年宣布根除了天花。考虑到它可能被用于生物恐怖袭击，一些国家开始重新接种天花疫苗。

猴痘

非洲西部和中部几个国家的热带雨林地区的一些小村庄发生过这种罕见的动物传染病。其临床表现为全身水疱样皮疹，很难与天花区分，但是人与人之间传播很少见。血清学检查提示几种松鼠可能是动物宿主。

牛痘

牛痘可导致大水泡，典型水泡见于接触受感染牛者的手上。损伤与区域淋巴结炎和发热有关。牛痘病毒可以在很多动物中发现，包括家猫和野猫。贮存宿主包括很多啮齿类动物。

痘苗病毒

这是一种实验室病毒，不存在于自然界的人或者动物中。它的源头不详，但是它在疫苗接种预防天花方面用处很大。除了用某些痘病毒做实验的实验室人员或者应急计划中为了处理痘病毒意外泄露外，不再建议接种此疫苗了。正在进行将该病毒作为新疫苗可能载体的实验评估。

羊痘

此病毒可导致绵羊的传染性脓疱性皮炎和人的手部损伤。

传染性软疣

详见第 23 章。

（徐京杭译　于岩岩校）

推荐读物

Cohen JI (2000) Epstein–Barr infection. *New England Journal of Medicine* **343**: 1778-1787.

Frey SE, Belshe RB (2004) Poxvirus zoonoses. *New England Journal of Medicine* **350**: 324-327.

Gnann JW, Whitley RJ (2002) Herpes zoster. *New England Journal of Medicine* **347**: 340-346.

Prober C (2005) Sixth disease and the ubiquity of human herpes viruses. *New England Journal of Medicine* **352**: 753-755.

Whitley R, Roizman B (2001) Herpes simplex infections. *Lancet* **357**: 1513-1518.

Young NS, Brown KE (2004) Parvovirus B19. *New England Journal of Medicine* **350**: 586-598.

RNA 病毒（表 2.20）

微小 RNA 病毒

脊髓灰质炎病毒感染（脊髓灰质炎）

易感个体感染脊髓灰质炎病毒 1、2 或 3 型时会发生脊髓灰质炎。脊髓灰质炎病毒易感染神经系统，特别是脊髓前角细胞和颅神经的运动神经元。世界各地都存在脊髓灰质炎，但是，随着卫生设施的改善和脊髓灰质炎疫苗在全世界的广泛应用，本病的发病率已经显著降低。因为病毒通过粪便排出体外，因此主要通过粪-口途径传播。

临床特征

潜伏期为 7 ~ 14 天。虽然脊髓灰质炎主要为儿童期疾病，但任何年龄的人均可发病。该病临床表现变化相当大。

隐性感染

隐性感染很常见，在感染的人群中，95% 的人为隐性感染。

顿挫型脊髓灰质炎

大约有 4% ~ 5% 的病例表现为顿挫型脊髓灰质炎，以发热、咽喉疼痛和肌痛为特征。这种类型的急性脊髓灰质炎呈自限性且病程较短。

非麻痹型脊髓灰质炎

其特征与顿挫型脊髓灰质炎相同，同时具有脑膜刺激征，但可痊愈。

麻痹型脊髓灰质炎

麻痹型脊髓灰质炎发生于 0.1%的受感染的儿童中（成人为 1.3%），以下是引起瘫痪的几种易感因素：

- 男性
- 患病时过早活动
- 外伤、手术或者肌肉注射引起局部瘫痪
- 近期实施扁桃体切除术（延髓型脊髓灰质炎）。

这种类型的脊髓灰质炎早期特征与顿挫型脊髓灰质炎相似，症状 4 ~ 5 天内减轻，仅在脑膜刺激征或肌

表 2.20　人 RNA 病毒

结构		近似大小	科	病毒
对称	包膜			
二十面	−	30nm	微小核糖核酸病毒	脊髓灰质炎病毒 柯萨奇病毒 埃可病毒 肠道病毒 68 ~ 72 鼻病毒
二十面	−	80nm	呼肠病毒	呼肠病毒 轮状病毒
二十面	+	50 ~ 80nm	披膜病毒	风疹病毒 α 病毒 黄病毒属
球形	+	80 ~ 100nm	布尼亚病毒	刚果 - 克里米亚出血热病毒 汉坦病毒
球形	−	35 ~ 40nm	嵌杯状病毒	Nora 病毒 戊型肝炎病毒
球形	−	28 ~ 30nm	星状病毒	星状病毒
螺旋形	+	80 ~ 120nm	正黏液病毒	流感病毒 A、B 和 C
螺旋形	+	100 ~ 300nm	副黏病毒	麻疹病毒 腮腺炎病毒 呼吸道合胞病毒 人偏肺病毒 Nipah 病毒 Hendra 病毒
螺旋形	+	80 ~ 220nm	冠状病毒	URTI（229E，OC43） SARS
螺旋形	+	60 ~ 175nm	杆状病毒	狂犬病病毒
螺旋形	+	100nm	逆转录病毒	人免疫缺陷病毒（HIV-1 和 -2） 人 T 淋巴细胞病毒（HTLV-1 和 -2）
螺旋形	+	100 ~ 300nm	沙粒病毒	Lassa 病毒 淋巴细胞性脉络丛脑膜炎病毒
多晶体	+	细丝状或环形 100nm × 130 ~ 2600nm	纤丝病毒	马尔堡病毒 埃博拉病毒

肉疼痛（颈部和腰部最为明显）出现时症状加重。这些症状会持续数日，并伴随无感觉障碍的不对称性瘫痪。5 岁以下儿童的瘫痪往往局限在下肢，在年龄稍大的儿童，瘫痪往往局限在上肢，而在成人则表现为截瘫或四肢瘫痪。

延髓型脊髓灰质炎

延髓型脊髓灰质炎以脑神经元损伤和呼吸肌麻痹为特征，软腭、咽部和喉部的肌肉麻痹也很常见。

吸入性肺炎、心肌炎、麻痹性肠梗阻和尿路结石是脊髓灰质炎的晚期并发症。

诊断

通过临床表现即可诊断。与 Guillain-Barré 综合征的鉴别通过无感觉障碍和不对称性瘫痪可较易区分开来。通过病毒培养、中和试验和温度标志物检测能获得实验室确诊，并能区分野生型病毒株和疫苗病毒株。

治疗

治疗是支持性治疗。疾病早期应注意卧床休息。如果患者出现呼吸肌受累，应进行间歇性正压通气等呼吸支持。疾病急性期过后，职业疗法、物理疗法以及必要的外科治疗，对于患者的恢复也有很大帮助。

预防和控制

疫苗免疫已经显著降低本病在世界范围的流行，在世界卫生组织的组织下，脊髓灰质炎病毒有望在以后的1～2年内全球根除。然而，最近本病在西非和苏丹仍有暴发，因为当地的文化禁忌中断了疫苗运动的实施。三价口服脊髓灰质炎疫苗（OPV）（活病毒）目前已经使用（见Box 2.6）；对于免疫受损者及与他们接触的家庭成员和妊娠妇女的预防，可肌注灭活的脊髓灰质炎疫苗（IPV）。目前的研究表明，灭活的脊髓灰质炎疫苗比原来的沙克IPV疫苗的效果更好。IPV在炎热地区的可靠性和在没有脊髓灰质炎的国家继续使用OPV所引起的科学、伦理问题，意味着今后英国将IPV引入计划免疫。

柯萨奇病毒、埃可病毒和其他肠道病毒感染

这些病毒通过粪-口途径传播。每种病毒都有多种不同类型，它们引起的疾病范围很广，这些疾病涉及皮肤和黏膜、肌肉、神经、心脏（表2.21），其他器官如肝和胰则很少累及。这些病毒与发热性疾病相关，同时也是引起无菌性脑膜炎的最常见病因。

疱疹性咽峡炎

主要由柯萨奇病毒A型引起，表现为咽喉、上腭和悬雍垂出现水泡，水泡进而发展为溃疡。本病常伴有发热和头痛，但病程很短，数天内即可康复。

手、足和口病

主要由柯萨奇病毒A16和A10引起。口腔的损害与疱疹性咽峡炎的口腔损害类似，但是口咽部的损害可能更为广泛。本病同样会出现水泡和斑丘疹，典型的水泡和斑丘疹出现在手掌和足底，身体的其他部位也可出现。感染该病毒的儿童较多。一周内即可康复。

神经系统疾病

除脊髓灰质炎病毒外，其他肠道病毒也能引起广泛的神经系统疾病，包括脑膜炎、脑炎和与脊髓灰质炎特征相同的瘫痪性疾病。

心脏和肌肉疾病

肠道病毒可以引起急性心肌炎和心包炎，一般都可以痊愈。然而，这些病毒也能引起慢性充血性心肌病，少数情况下也能引起缩窄性心包炎。

骨骼肌受累，特别是肋间肌受累，是博恩霍尔姆病（Bornholm disease，流行性胸痛）的特征，这种发热性疾病通常由柯萨奇病毒B型感染引起。疼痛非常剧烈，与胸膜炎或急腹症类似。儿童和成人均可感染，可有脑膜炎或心肌受累的并发症。

鼻病毒感染

鼻病毒是引起普通感冒的病原体。普通感冒仅限于黑猩猩和人。ICAM-1是鼻病毒的细胞受体，只有黑猩猩和人的ICAM-1存在鼻病毒的特异性结合域。寒冷的季节是本病的发病高峰，特别是春季和秋季。鼻病毒有多种免疫（血清）型（>100），因此使用疫苗来控制鼻病毒的感染并不可行。与肠道病毒不同，肠道病毒在37℃复制，而鼻病毒在33℃复制（该温度为上呼吸道的温度），这解释了普通感冒的局限性疾病特征。

呼肠病毒

呼肠病毒感染

呼肠病毒感染主要发生在儿童，可引起轻微的呼吸道症状和腹泻。据报道，少数病例因播散到脑、肝、心和肺可发生死亡。

轮状病毒

轮状病毒在电子显微镜下呈圆环形，同时有车轮状的条辐（图2.17），轮状病毒因此得名。它是引起世界范围散发和流行性腹泻的主要病原体，也是引起儿童腹泻的最为重要的病原体之一。据估计，与美国每年死于该病的75～150例的儿童相比，在贫困国家，每年有超过870 000 例5岁以下的儿童死于该病。在非热带地区，冬季为本病的流行高峰。无症状感染很常见，人工喂养的婴幼儿比母乳喂养的婴幼儿更有可能表现为有症状的感染。

成人也可感染轮状病毒，但症状轻微或无症状。然而，该病毒在老年患者的病房内可引起暴发性腹泻。

表 2.21 微小核糖核酸病毒感染（包括脊髓灰质炎病毒和鼻病毒）

疾病	柯萨奇病毒 A (A_1 ~ A_{22} 型)	柯萨奇病毒 B (B_1 ~ B_6 型)	艾柯病毒 (1 ~ 9 型，11 ~ 7 型，29 ~ 33 型)	肠道病毒 (68 ~ 71 型)
皮肤和口咽部				
疱疹性咽峡炎	+++	+	+	
手、足和口腔	+++	+		+
斑丘疹	+	+	+++	
神经学				
麻痹	+		±	+
脑膜炎	++	++	+++	+
脑炎	++	++	±	+
心脏				
心肌炎和心包炎	+	+++	+	
肌肉				
肌炎（博恩霍尔姆病）	+	+++	+	

+++：通常引起；++：有时引起；+：很少引起；±：可能引起。

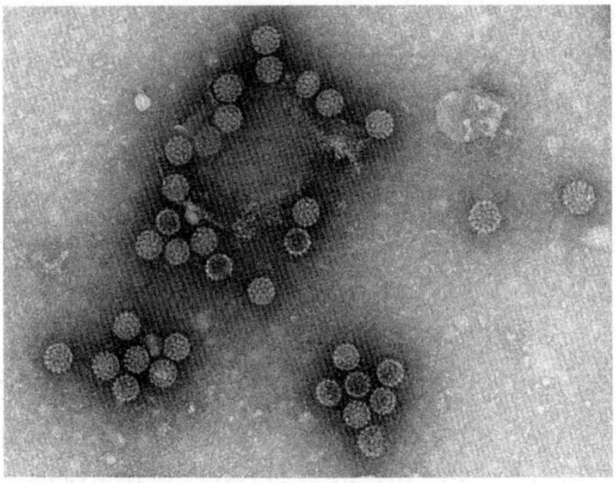

图 2.17 电子显微镜下的人轮状病毒。

临床特征

本病的特点为呕吐、发热、腹泻和水电解质丢失引起的代谢紊乱。

诊断和治疗

通过 ELISA 检测粪便中轮状病毒的抗原，或者电子显微镜下发现粪便中的轮状病毒即可诊断。儿童的空肠黏膜组织学检查可以发现肠绒毛变短，同时有肠隐窝的增生和固有层单核细胞浸润。

给予充足的口服液体来治疗水和电解质紊乱，有（静脉补液）指征时进行静脉补液（见 Box 2.9）。不应使用抗生素治疗。

已经研制了恒河猴-人重配株疫苗，这种疫苗是把人轮状病毒的 VP7 表达在恒河猴轮状病毒的表面。这种四价疫苗包含人轮状病毒 G1、2、4 型三种重配株的抗原成分和恒河猴轮状病毒（G3 型）抗原成分。这种疫苗 [IRRV-TV；恒河猴（人）轮状病毒——四价疫苗] 已对贫困国家的儿童提供了高水平的保护。虽然最初美国食品与药品监督管理局（FDA）批准了该疫苗的使用，但由于疫苗的摄取增加，最终被撤回。

其他病毒

其他引起胃肠炎的病毒见表 2.22。根据电子显微镜下的外观，这些病毒包括两个主要的家族。嵌杯样病毒属，包括 nora 病毒(以前被认为是Norwalk 因子，一种小的环状结构的病毒)以及星状病毒，是引起冬季呕吐的病原体。胃肠炎病毒一般通过粪-口途径传播，也可通过气溶胶途径传播。

表 2.22 与胃肠炎相关的病毒

轮状病毒（A、B、C、D 和 E 组）
肠腺病毒（40 型和 41 型）
Noravirus（腺病毒家族中的 Norwalk 样病毒）
星状病毒

披膜病毒

该家族可分为三类：风疹病毒属（包括风疹）、α病毒属和黄病毒属，每个种属的病毒都包括节肢动物传播的病毒。

风疹

风疹（德国麻疹）由球形有包膜的 RNA 病毒引起，病毒易被热和紫外线照射杀灭。本病可为散发，但流行病并非少见。世界各地均有发病。经空气飞沫传播，出疹前以及出疹期传染性最强。

临床特征

潜伏期为 14～21 天，平均 18 天。临床特征主要由年龄决定，5 岁以下的儿童症状轻微或无症状。

前驱期：患者可有不适及发热，也会出现轻微的结膜炎和淋巴结病。淋巴结病的分布很有特点，病变经常发生在枕骨下、耳后和颈后淋巴结群。软腭出现小的瘀点性损伤（Forchheimer斑）提示本病，但并不能以此诊断本病。脾肿大可出现。

出疹期：通常发生在出现症状的最初 7 天内。皮疹首先出现在前额，最后蔓延到躯干和四肢。虽然一些皮疹可以融合，但皮疹一般为桃红色、散在的斑疹（图 2.18）。皮疹出现后第 2 天即可消退，很少持续超过 3 天。

并发症

并发症很少见，包括肺部的细菌感染，关节痛，由于血小板减少引起的出血，脑炎，以及先天性风疹综合征。妊娠的前三个月内感染风疹病毒的孕妇中，80%的胎儿会受到风疹病毒的感染。在妊娠的中三个月，先天异常的发生率会减少，在妊娠的后三个月内感染，胎儿将不会受到影响。

图 2.18 （也见彩图 2.17）风疹皮疹。

先天性风疹综合征以胎儿出现心脏畸形为特征，特别是动脉导管未闭与室间隔缺损、眼部损伤（特别是白内障）、小头畸形、精神发育迟缓和耳聋。

广义的风疹综合征除了包括先天性风疹综合征的表现外，还包括肝脾肿大、心肌炎、间质性肺炎和骨骼干骺端损伤。

诊断和治疗

根据临床症状可做出疑似诊断，实验室诊断对于区别风疹与其他病毒感染（如艾柯病毒）及药疹至关重要。根据患者间隔14天的两次连续血样中抗风疹病毒抗体滴度升高［采用灵敏的血凝抑制检测抗体（HAI）检测或 ELISA］或血样中检出风疹特异性的 IgM 可做出诊断。从咽喉部拭子（或唾液）、尿液、子宫内感染者的妊娠产物中可培养出病毒。

治疗为支持治疗。

预防

人免疫球蛋白可以减轻已存在的轻微症状，但是不能避免产生畸形。几种风疹减毒活疫苗已可有效地预防本病的发生，并已成功地与麻疹和腮腺炎（MMR）疫苗联合应用。通过在人胚胎纤维母细胞中培养（RA 27/3 疫苗），已经在很大程度上减轻了疫苗的副作用。疫苗不能用于妊娠期妇女，或在免疫期 3 个月内可能怀孕的妇女。然而，在妊娠期间无意使用疫苗并未显示有致畸的危险。

虫媒病毒（节肢动物传播的病毒）感染

虫媒病毒是动物疫源性病毒，惟一的例外是 O'nyong-nyong发热病毒，人是该发热病毒的惟一已知脊椎动物宿主。这类病毒通过昆虫叮咬传播，特别是蚊和蜱。节肢动物传播的病毒多达 385 种以上。库蚊、伊蚊和按蚊是这类病毒的主要的传播媒介。

一般来说，大多数节肢动物传播的病毒感染引起的疾病病情较轻，但流行病较多，并且一旦发病，死亡率很高。一般潜伏期不超过10天。病程呈双相性，与其他能引起发热的病毒一样，常见症状有发热、结膜充血、皮疹、眼眶后部疼痛、肌痛和关节痛。登革热会出现淋巴结病。患者康复后通常对病毒会终身免疫。在某些病毒性发热中，出血是其特征（表 2.23）。出血的原因为血管的通透性增加、毛细血管脆性增加和消耗性凝血病。在一些发热性疾病中，中枢受病毒侵袭引起的脑炎表现突出。

α 病毒属

α 病毒属的24种病毒均以蚊子为传播媒介，其中8种病毒可以感染人。这类病毒在全球分布广泛，它们往往以首次被分离出来的地方命名（如罗斯河病毒、委内瑞拉东部病毒和西方脑炎病毒），或者根据病毒引起疾病的最主要的症状的地方说法命名（如 chikungunya，意思是加倍）。感染以发热、皮疹、关节痛、肌痛为特征，有时以脑炎为特征。

黄病毒属

黄病毒属有 60 种病毒，其中的一些病毒经蜱传播，另一些经蚊传播。

表 2.23　与出血相关的病毒感染＊

披膜病毒
虫媒病毒
黄热病（城市和森林）
登革出血热
Kysanur 森林病
Omsk 出血热
裂谷热
α 病毒属
基孔肯雅病（Chickungunya）
布尼亚病毒属
刚果 - 克里米亚出血热
汉坦病毒感染
沙粒病毒
阿根廷出血热
玻利维亚出血热
Lassa 热
流行性出血热
纤丝病毒
马尔堡病（Marburg）
埃博拉病（Ebola）

＊这些病毒大部分是节肢动物传播的病毒。一些病毒（如汉坦病毒、Lassa病毒）可由啮齿动物传播。黄病毒属的来源和传播途径不明。

黄热病

黄热病由黄病毒属感染引起，由于本病的严重程度不等，因此报道较少。本病局限于非洲（90% 的病例）和北纬 15° 与南纬 15° 之间的南美洲。虽然亚洲的气候适宜病毒的生存，同时也有埃及伊蚊作为传播媒介，但由于不明原因，本病在亚洲很少报道。该病毒在非洲主要由非洲伊蚊传播，在中、南美洲主要由趋血蚊属传播。此外，感染蔓延至人导致丛林黄热病（传播媒介为蚊或者猴）。埃及伊蚊是一种家蚊，与人生活密切相关，是城市中人人传播的媒介（城市黄热病）。一旦受到感染，病毒将在蚊体内终身存在。

临床特征

潜伏期为 3～6 天。病情较轻时很难与其他病毒引起的发热性疾病鉴别，如流感和登革热。

重症（典型）黄热病病程分为三期。早期，患者表现为急性突发高热，发热通常在 39～40℃之间，体温一般在 4～5 天内恢复正常。在该阶段，头疼为明显症状。眼球后部疼痛、肌痛、关节痛、面部发红和结膜充血也很常见。严重患者出现上腹部不适及呕吐。在病程的第二天可出现心动过缓（Faget 征）。随后的几天，患者明显恢复且感觉良好。随着这段“病情平静期”过后，患者再次出现发热，深度黄疸、肝大、皮肤瘀斑、牙龈出血、呕血和黑便等症状也可能出现。通常由尿毒症或出血性休克引起的昏迷发生几个小时后，死亡发生。在严重的病例中，死亡率高达 40%。肝的组织病理学检查显示中间带坏死，肝细胞嗜酸性退行性病变（康氏小体）。

诊断和治疗

通过详细的旅游史、疫苗接种情况以及从患者发病头 3 天内的血样中分离出黄热病毒（如果有可能的话），即可诊断。血清学诊断可能有帮助，但问题是，在本病流行的地方，往往存在其他黄热病毒的交叉反应问题。治疗为支持治疗。卧床休息（在蚊帐下）、镇痛药和保持水、电解质平衡很重要。

预防和控制

黄热病是一个在国际间须向防疫部门报告的疾

病。应用鸡胚培养的17D减毒活疫苗可以容易地预防黄热病。9个月以下的婴儿和免疫抑制患者，除非情况紧急，一般不推荐使用该疫苗。国际检定疫苗免疫后效果可有效持续10年，但保护作用持续时间更长，甚至终身。世界卫生组织在黄热病流行的地区开展了包括黄热病疫苗接种在内的免疫扩大计划。

登革热

登革热是人类最常见的节肢动物传播的病毒感染疾病，在热带地区每年有超过1亿的人感染该病毒，其中有1万人死于登革出血热。登革热是由一种黄热病毒感染引起的疾病，亚洲、南美洲和非洲为本病的高发区。在美国也有本病的报道。登革热病毒可分为四种不同的抗原型，它们都是通过白天叮咬的埃及伊蚊传播，埃及伊蚊在城内垃圾场的非流动水中繁殖。白纹伊蚊是一类较少见的传播媒介。患者在疾病的头3天里（病毒血症状态）有传染性。蚊在叮咬了受感染的患者2周后开始具有传染性，而且终身处于带病毒状态。本病是地方性流行病。患者感染后获得部分免疫力。

临床特征

蚊虫叮咬后潜伏期为5~6天。一般为无症状或轻度感染症状。临床上有两种临床类型。

典型登革热

典型登革热起病急骤，典型的症状是高热、不适、头痛、面部发红和眼球后部疼痛，尤其是在眼球运动时疼痛加剧，结膜充血和背部剧痛，其中背部剧痛是一个突出的症状。也可有淋巴结病、软腭斑点和皮肤皮疹，皮疹为麻疹样，持续时间短暂。皮疹首先出现在四肢，然后蔓延到躯干。皮疹脱屑随后发生。咳嗽不常见。体温在3~4天下降至正常，几天后再上升，并伴随上述症状，但程度较轻。这种双相的病程或马鞍形的热型是本病的特征。体温下降后，患者通常数周内感觉严重乏力、不舒服和抑郁。

登革出血热

登革出血热是登革热的一种严重类型，被认为是感染了两种或更多种血清型的登革热病毒引起。它是一种儿童疾病，几乎所有的病例都仅见于东南亚。本病起病温和，常常表现为上呼吸道感染症状，随后突然进入休克，出现皮肤和耳出血、鼻出血、呕血和黑粪症，即登革休克综合征。血清补体水平下降，实验室检查发现消耗性凝血病。

诊断和治疗

在发病的前几天从血清中通过组织培养分离出登革病毒，即可诊断。连续取患者的血清样本，通过中和实验（特异性强）、血凝抑制“ELISA”或者补体结合抗体等方法，发现抗体滴度升高是登革热病毒感染的证据。验血显示白细胞和血小板减少。

治疗为止痛和补充足够的液体等支持治疗，登革出血热患者必要时可输血。

预防

外出旅行者应睡在蚊帐里，但是由于蚊虫叮咬发生在白天，这种措施并不十分有效。在热带地区应使用杀虫剂。应使用喷雾剂消灭成年的蚊虫，彻底根除蚊虫滋生地。

裂谷热

裂谷热是由一种黄病毒感染引起的疾病，最初感染家畜，如绵羊、山羊和骆驼，引起急性发热。这种疾病发生在非洲南部和东部。在非洲东部，传播媒介是尖音库蚊，在非洲南部，传播媒介是caballus伊蚊。经过3~6日的潜伏期后，患者骤起高热，临床表现很难与其他病毒引起的发热鉴别。热型常为双相。高热最初持续2~4天，然后下降至正常，随后再次出现发热。并发症提示存在严重的感染，并发症包括视网膜病、脑膜脑炎、出血和肝坏死。病情较重时死亡率接近50%。治疗为支持治疗。

日本脑炎

日本脑炎是一种蚊传播的脑炎，由一种黄病毒引起。本病在种植水稻的东南亚和远东地区报道较多。三带喙库蚊是该病毒最主要的传播媒介。三带喙库蚊主要叮咬猪和鸟类，如苍鹭和麻雀。人是三带喙库蚊的偶然宿主。

与其他病毒感染一样，临床表现多种多样。前驱症状是严重的躯体僵硬。发热、头痛和不适持续1~6天。体重下降明显。在急性脑炎阶段，体温高达38~41℃，出现颈强直和神经系统体征，如神志改变、轻度偏瘫和惊厥。3～4 天后出现精神衰退，最严重时可致昏迷。死亡率为 7%～40% 不等，儿童的死亡率较高。CNS 受累的患者 70% 有神经系统后遗症，如耳聋、情绪不稳定和轻偏瘫。康复需要更长的时间。IgM 捕获 ELISA 方法检测血清和脑脊液中的抗体是快速有效的诊断检测。灭活的鼠脑疫苗预防本病是有效且可得的。治疗为支持治疗。

西尼罗病毒

1999 年西尼罗病毒首次在西半球被发现（美国纽约），之前非洲、亚洲和欧洲部分地区已报道了该病毒。在美国暴发的数以千计的有症状和无症状感染中 1%的患者出现了脑炎。蚊、感染的鸟类、人和马都可以传播该病毒。其他传播途径有血液传播、母乳喂养和器官捐献。

布尼亚病毒

布尼亚病毒属是一个大家族，包括200多种病毒，其中大部分为节肢动物传播的病毒。

刚果－克里米亚出血热

刚果-克里米亚出血热主要发生在亚洲和非洲。该病毒的初感染宿主为牛和野兔，传播媒介是璃眼蜱属虱。3～6 天潜伏期后出现流感样症状，伴有发热和出血表现。死亡率为 10%～50%。

汉坦病毒

汉坦病毒是野生啮齿类地方性动物病病毒，通过其气溶胶排泄物传播，不以昆虫作为传播媒介。这类病毒感染的最为严重的表现是朝鲜出血热（或出血热肾病综合征，HFRS）。这种疾病的死亡率为 5%～10%，以发热、休克和出血、随后出现的少尿期为特征。本病的轻型与感染的病毒有关（如普马拉病毒），可表现为流行性肾病，即一种急性发热性疾病伴有肾病变。这类疾病在斯堪的那维亚和其他一些欧洲国家出现过，患者有与河岸边野鼠接触的病史。在美国发现了一种新的汉坦病毒（通过鹿鼠传播），名为 Sin Nombre 病毒，是成人急性呼吸道疾病暴发流行的主要病原体，该病可称为汉坦病毒性肺炎综合征（HPS）。其他汉坦病毒型和啮齿类传播媒介方式传播的病毒与该综合征（汉坦病毒性肺炎综合征）相关。

通过 ELISA 技术检测特异性抗体可做出汉坦病毒感染的诊断。

正黏液病毒

流 感

已经发现的流感病毒有三种类型：A 型、B 型和 C 型。流感病毒呈球形或细丝状，有包膜。血凝素（H）为一种表面糖肽，流感病毒借此与敏感的宿主细胞表面特异性受体位点相结合。神经氨酸酶（N）在病毒包膜上也表达，细胞穿透，或许是胞饮作用，以及复制的病毒从细胞膜上释放，受神经氨酸酶与细胞膜结合产生的出芽作用的影响。已经从流感病毒A型中发现了ISH亚型（H1～H15）和9种N亚型（N1～N9）。但是从1918年后，与人群感染有关的只有H1、H2、H3和N1、N2。

- 流感病毒 A 型是流行和大流行的病原体。
- 流感病毒 B 型往往引起小的或局限性的和轻度的暴发流行，如在军营或学校。
- 流感病毒 C 型在人群中很少致病。

抗原转变是指流感病毒 A 型在不固定的时间间隔里形成新的抗原变异株的能力。突变是由病毒在 RNA 水平（一般 8 个片段）与动物的正黏液病毒的 RNA 发生重组而引起的。

抗原漂移（流感病毒 A 型和 B 型的细小改变）是由于点突变引起两种表面糖蛋白即血凝素和神经氨酸酶的氨基酸发生改变诱发体液免疫的。

因此由抗原性转变和抗原漂移引起的病毒改变使个体的免疫应答系统无法识别和清除新的病毒变异株。

流感病毒 A 型如果发生较大的抗原转变，会引起流感的大流行，而较小的抗原性转变则引起较为轻微的流行，因为人的免疫系统对于这种病毒突变体有一定的免疫力。

1918 年发生了最严重的世界范围的流感大流行，死亡人数超过两千万人。1957 年流感病毒 A 型发生较大的抗原性转变，出现了流感病毒A2型 H2-N2，引起了世界范围的大流行。而香港流感病毒 H3-N2 型的出现，1968 年再次出现流感大流行，随后细小抗原漂移引起世界各地区的暴发流行。1997年在人体内发现了禽类H5N1型流感病毒，显示病毒的表面抗原有很大改变。2004年5月禽流感再次出现。

目前的疫苗是将近期流行的流感病毒A型株和B型株的血凝素和神经氨酸酶纯化，并将二者联合应用。

流感的散发病例和小范围暴发流行很常见。冬季发病率增加。主要通过空气飞沫传播，也可通过患者排泄物和密切接触传播。

流感的临床特征、诊断、治疗和预防将在第14章讨论。

副黏液病毒

这类病毒是一组种类不同的包膜病毒，且大小各不相同。副黏液病毒可以引起副流感、腮腺炎、麻疹和其他呼吸道感染疾病（图2.19）。

副流感

副流感是由副流感病毒Ⅰ～Ⅳ型感染引起的；全世界均有分布，可引起急性呼吸系统疾病。与其他型相比，副流感病毒Ⅳ型毒性较弱，在儿童和成人只引起轻微的上呼吸道疾病。

副流感是儿童的常见病，表现与普通感冒相似。严重的病例会出现金属样咳嗽，伴有吸气性喘哮，同时有喉气管支气管炎（哮吼）。发热持续2～3天，如果合并肺炎，发热持续的时间会更长。哮吼是由黏膜下层水肿和由此引起的声门下区的气道阻塞所致。可导致发绀、肋下和肋间凹陷及进行性的气道阻塞。免疫受损患者感染副流感病毒后病程较长，病情严重。治疗以支持治疗为主，必要时吸氧、雾化及镇静。是否使用类固醇激素治疗仍有争议。

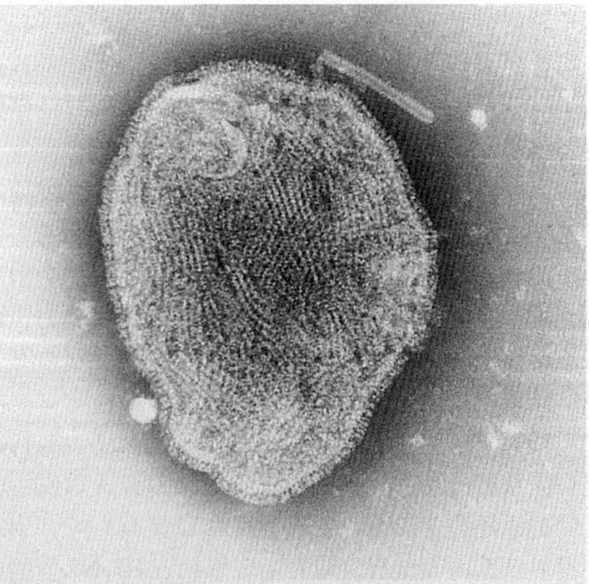

图2.19 电子显微镜下的副黏液病毒（腮腺炎病毒）。

麻疹

麻疹是一种高度传染性疾病，在世界范围内都有发病。在西方国家，由于积极主动的免疫接种策略，麻疹的发病率大大降低。但在资源匮乏国家，麻疹仍然是儿童最为常见的传染病，发病率和死亡率很高。通过飞沫传播，传染期为发病前4天至皮疹出现后2天。

临床特征

潜伏期8～14天。临床上可分为两期。

典型麻疹

- **出疹前期和卡他期**：这是病毒血症和病毒扩散期。此期有感觉不适、发热、鼻溢、咳嗽、眼结膜充血和出现特异病征性的Koplik斑。Koplik斑很小，略带灰色，周围有红斑和不规则的损伤，大多出现于正对第二磨牙的颊黏膜上，往往出现于皮疹前1～2天。
- **出疹期**：该期的特征是斑丘疹出现。斑丘疹首先见于面部，主要在前额，随后蔓延到身体的其他部位（图2.20）。初发时，斑丘疹是不连续的，随后

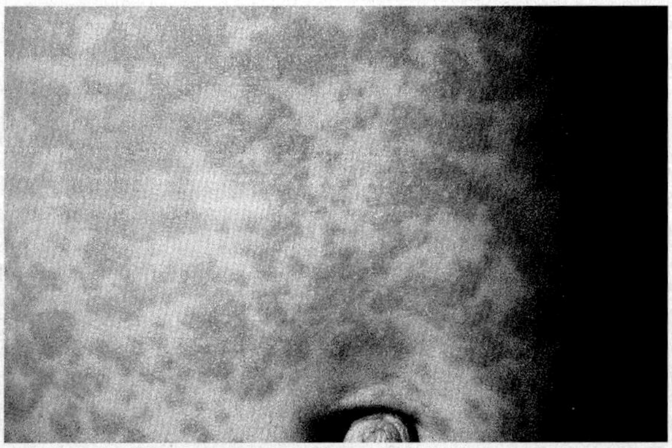

图2.20 （也见彩图2.20）麻疹。

斑丘疹可能会融合成斑片状，特别是面部和颈部。斑丘疹在1 周内消退，留下浅褐色色素斑。

在健康儿童，麻疹病情相对较轻，但在营养不良的儿童和同时患有其他疾病的儿童，麻疹的死亡率很高。后者常出现并发症，包括细菌性肺炎、支气管炎、中耳炎和肠胃炎。较少见的如心肌炎、肝炎和脑脊髓炎也可发生。有营养不良或细胞介导的免疫缺陷的麻疹患者可能并不出现典型的斑丘疹，但可发生广泛的脱屑。麻疹病毒也可引起罕见的疾病，即亚急性硬化性全脑炎，患者可能在婴儿期（<18月龄）感染了麻疹病毒。病毒潜伏至青春前期激活并在脑部聚集，引起进行性智力减退和死亡。

与风疹不同，孕妇感染麻疹病毒后不会引起胎儿畸形，但可出现自发性流产和早产。

非典型麻疹

以前注射灭活疫苗（现已不用）会引起严重的非典型麻疹。这种疫苗不能起到完全保护作用。野生株可导致高热、肌肉痛、腹痛和各种皮疹，皮疹易被误诊为猩红热、脑膜炎球菌病或水痘。肺炎总是存在，有些病例肺部浸润可持续数年。

诊断和治疗

大多数麻疹病例主要为临床诊断，必要时可以通过免疫荧光、病毒培养、血清学试验［补体结合试验(CFT)、血凝集素抑制试验］进行确诊。

治疗为支持性治疗，只有发生继发细菌感染时才使用抗生素。

预防

曾经感染过麻疹的个体可以获得很强的免疫力，所以再次感染并不常见。在感染5 天内给予普通人免疫球蛋白可以有效预防麻疹，因此适用于3 岁以下不具有免疫力的婴儿、妊娠期妇女以及患有疾病而体质虚弱的人群。

主动免疫：儿童需接种腮腺炎-麻疹-风疹（MMR）联合疫苗（Box 2.6）。

（田　地译　曾　争校）

流行性腮腺炎

流行性腮腺炎是由一种副黏液病毒感染所致，它可通过飞沫、直接接触或者污染物传播。人类是已知的惟一的天然宿主。传染性高峰期是在腮腺炎发病前2～3 天至发病后3 天内。

临床特征

潜伏期平均为18天。虽然任何年龄均可发病，但感染主要集中于学龄前儿童和年轻人，2 岁以前发病者少见。其前驱症状无特异性，可有发热、不适、头痛和食欲不振，通常伴随腮腺的剧烈疼痛以及单侧或双侧的腮腺肿胀。肿大的腮腺使下颌骨边缘模糊不清，并可能提升耳垂高度，而颈淋巴结肿大时不发生上述情况。因疼痛引起的牙关紧闭在这一时期比较常见。下颌下腺累及较少见。

并发症

中枢神经系统是流行性腮腺炎唾液腺外最常累及的部位，5%的感染患者可发生脑膜炎，30%的累及中枢神经系统的患者并没有腮腺受累的表现。

约1/3 的青春期后感染的患者会发生附睾睾丸炎。累及双侧睾丸导致不孕不育的只占一小部分。其他如胰腺炎、卵巢炎、心肌炎、乳腺炎、肝炎和多关节炎也可能发生。

诊断和治疗

诊断根据其临床特征。在疑似病例中，采用补体结合、间接血凝或者中和实验的血清学试验，急性和恢复期患者血清中抗体升高4 倍以上的即可诊断。病毒可以通过细胞培养，从唾液、咽拭子、尿和CSF 中分离，通过免疫荧光或血细胞吸附试验得以确定。

治疗为支持性疗法。注意给予足够的营养和口腔护理。适当应用镇痛药缓解疼痛。

预防

主动性免疫：儿童接受MMR 疫苗免疫（Box 2.6）。而免疫抑制者、妊娠期或患有严重发热疾病的个体禁忌接种疫苗。

呼吸道合胞病毒感染

呼吸道合胞病毒（RSV）是一种副黏液病毒，每年冬天在流行地区可引起呼吸道感染。呼吸道合胞病毒是引起婴儿细支气管炎的常见原因，其中约10%的病例合并肺炎。感染通常以上呼吸道症状为首发，1～3天后出现咳嗽和低热。细支气管炎发病时以呼吸困难和肋下及肋间凹处的膨胀过度为主要特点。婴儿感染比较严重，如果有潜在的心脏或呼吸系统疾病，可能导致死亡。RSV感染与婴儿猝死综合征（SIDS）有关，其感染引起的免疫力持续时间较短，所以终生均可发生再感染。有时RSV是老年人和免疫受损人群中肺炎暴发的原因。

在医院里如果已感染患者未被隔离或集中管理，则经常发生儿童间的转移。仔细洗手及其他感染控制措施可减少工作人员之间的传播。

诊断和治疗

鼻咽部抽吸物的免疫荧光试验、病毒培养及血清学试验是确诊的几种常用方法。

治疗通常以支持疗法为主，但对于严重病例，尤其是有潜在的心脏或呼吸系统疾病的患者，可以给予利巴韦林雾化治疗。

预防

目前没有针对RSV的疫苗。对于高危儿童（包括支气管肺部发育不良和先天性心脏病患者），冬季每月注射高免疫球蛋白或者人化单克隆抗体帕利株单抗（Palivizumab），可以起到有效的预防作用。

偏肺炎病毒

偏肺炎病毒是最近发现的病毒，可引起约20%的婴儿和儿童的下呼吸道感染。

Hendra 和 Nipah 病毒

Hendra 病毒（原先叫做马麻疹病毒）和 Nipah 病毒是新发现的动物传染病的病毒，它们可使接触感染动物（马和猪）的人致病。这些病毒以它们被首次分离的地点命名，Hendra 在澳大利亚，Nipah 在马来西亚。两者都属于副黏液病毒。前者在马和人群中已经引起严重的呼吸性窘迫；后者在马来西亚，1998 年 9 月至 1999 年 4 月期间，引起严重的病毒性脑炎的暴发（265 病例中 105 例死亡）。虽然有证据表明，早期应用利巴韦林治疗可以减轻病情，但是主要采取支持性治疗。

冠状病毒

人类冠状病毒于20世纪60年代中期首次被分离出来，大多数分离的病毒（参考株229E和OC43）与普通感冒有关。2002 年 11 月，一种新的病毒性疾病在中国（广东省）出现，并且很快传播到远东和加拿大（多伦多和温哥华）等其他地方，被称为“严重急性呼吸综合征（SARS-COV）”，由一种新型冠状病毒引起，以支气管肺炎为主要特征。这种病毒与从灵猫（果子狸）、浣熊、雪貂中分离得到的冠状病毒很相似，证明 SARS是一种动物传染病。SARS 的流行最终于 2003 年夏天得到控制。在此之前，世界各地有 8000 多例患者，死亡约 800 人。

弹状病毒

狂犬病

狂犬病在有些国家是一个主要问题，引发的感染是致命性的。狂犬病病毒属于狂犬病病毒属中的一种基因型为 1 型的单链 RNA 病毒，形似子弹，表面有钉状突起，突起结构含有糖蛋白，而糖蛋白可以诱使宿主产生中和作用和血凝素抑制性抗体。狂犬病病毒对神经组织和唾液腺有明显的亲和性。它有两种主要的流行方式：

- **城市狂犬病**：通常是由狂犬病病犬传染给人，少数由猫传染。
- **森林（野生）狂犬病**：发生在野生动物宿主如狐狸、臭鼬、豺类、猫鼬和蝙蝠的野生环境中。

除澳大利亚、新西兰及南极地带外，几乎所有大陆地区都有过人类狂犬病的报道。病毒主要通过被感染的动物咬伤传播。然而，咬伤后引起临床疾病的百分率不同，从 10%（腿部）到 80%（头部）不等。其他形式的传播即使发生，也属罕见。

病毒进入人体以后，先在伤口附近的肌细胞中复制，逐渐侵入神经末梢，并沿着轴索浆进入脊髓和脑部。在中枢神经系统中，病毒再次增殖，然后通过自主神经扩散到达唾液腺、肺、肾和其他器官。

到目前为止，只有 2 例关于临床狂犬病患者存活的报道。

临床特征

狂犬病的潜伏期长短不一，几周至几年不等，一般为1～3个月。咬伤在头部、面部、颈部的潜伏期要比在其他部位的短。在人类，狂犬病有两种截然不同的类型：

- 狂暴性狂犬病，即典型变化。
- 早瘫性狂犬病，即麻痹型变化。

狂暴性狂犬病

前驱期惟一的特征性表现就是受伤部位的疼痛和麻刺感，常有发热、不适及头痛。大约10天以后，出现明显的焦虑、激动或者抑郁症状。幻觉、行为怪异和麻痹也可能发生。兴奋性过高是此型狂犬病的标志，主要通过听觉或视觉刺激使患者突然陷入极度兴奋状态。约50%的患者有恐水症状，其原因是患者欲饮食和饮水时咽肌严重痉挛。气流恐惧症是狂犬病的特异性病征。体检显示有反射亢进、痉挛状态以及瞳孔扩大和发汗等交感神经过度兴奋表现。

病情继续发展，患者出现抽搐、呼吸麻痹和心律失常。死亡通常发生在10～14天以内。

早瘫性狂犬病

早瘫性狂犬病或麻痹型狂犬病：呈现出类似Guillain-Barré综合征的对称的上行性麻痹症状。这种类型的狂犬病通常在被狂犬病蝙蝠咬伤之后发生。

诊断

本病通常为临床诊断。皮肤穿刺活组织检查，通常用于冰冻切片的免疫荧光抗体检测抗原。用逆转录聚合酶链反应（RT-PCR）可分离出病毒RNA。从唾液中分离病毒或从血液或脑脊液中查到特异性抗体可以确诊。角膜涂片检测因为可靠性不高故不推荐使用。90%的狂犬病患者死后可以检测到经典的Negri小体，该小体是卵圆形嗜酸性包涵体，直径2～10nm，常见于海马和小脑的神经元。用RT-PCR、免疫荧光法（IFA）或者脑组织培养可对咬人动物进行病原学诊断。

治疗

一旦中枢神经系统疾病确定，死亡则不可避免，治疗为对症治疗。隔离患者，保持房间安静、无光。营养支持，必要时给予呼吸和心血管支持治疗。躁狂患者在兴奋时可大胆使用吗啡、安定（地西泮）和氯丙嗪类镇静药物。

预防

暴露前预防（疫苗接种）：这种预防主要是用于接触狂犬病的高危人群，即从事狂犬病病毒研究的实验人员、动物管理人员及兽医。人二倍体细胞疫苗1.0ml，皮下注射或者肌肉内注射，4周间隔，连续2次，可以产生持久的免疫力。12个月以后进行加强注射一次，根据暴露的危险程度不同，可以每隔1～3年加强注射一次。在有些地区，神经组织来源的疫苗仍然在使用，这种疫苗会导致某些严重的不良反应。如果已有人二倍体细胞疫苗，应尽量避免使用神经组织来源的疫苗。

暴露后预防：伤口必须用肥皂和清水认真彻底清洗，不予缝合和包扎。立即注射人狂犬病免疫球蛋白（20 IU/kg），后者一半于伤口周围注射，另一半于肌肉内注射。同时肌肉内注射人二倍体细胞疫苗1.0ml，连续5次，分别于第0、3、7、14、28天完成。对疫苗的反应不常见。

狂犬病的控制

如果所在地区有患狂犬病的危险，家畜一定要注射疫苗。在英国，进口动物均需通过检疫，多年没有狂犬病的报道。目前，检疫法正在修订之中。2000年，英国实行了实验性宠物旅游计划（PETS），允许某些宠物如果来自合格的国家并通过指定路线，由被授权公司运输，并满足计划条件，可以进入或再次进入英国。狂犬病危险性较高国家的野生动物必须认真检疫。

逆转录病毒

逆转录病毒（表2.24）和其他RNA病毒的最明显区别在于：它可以利用逆转录酶、通过DNA的中间介导进行复制。

HIV-1和相关病毒HIV-2，因为临床效应进程较慢，被进一步划分为慢病毒。有关HIV-1和HIV-2的

表 2.24　人嗜淋巴细胞逆转录病毒

亚科	病毒	疾病
慢病毒属	HIV-1	艾滋病
	HIV-2	艾滋病
肿瘤病毒	HTLV-1*	成人T细胞白血病/淋巴瘤 热带痉挛性下肢截瘫
	HTLV-2	脊髓病

*HTLV：人嗜T淋巴细胞病毒。

讨论见第130页。HTLV-1可引起成人T细胞白血病/淋巴瘤和热带痉挛性下肢截瘫（见第21章）。

沙粒病毒

沙粒病毒形状多样，有圆形、卵圆形等，直径在50～300nm不等。病毒体表面有棒状突起，病毒本身有数目不等的独特的高电子密度的小颗粒，这些小颗粒是宿主体内的非功能性核糖体。这组病毒的原型是淋巴细胞脉络丛脑膜炎病毒，其天然宿主是老鼠。沙粒病毒还可引起阿根廷和玻利维亚出血热和Lassa热。

Lassa 热

Lassa热于1969年在尼日利亚拉沙镇首次被发现，发病限于西非撒哈拉以南地区（尼日利亚、利比里亚和塞拉利昂）。多乳头类的多乳头鼠是Lassa病毒的贮存宿主。人误食含有病毒的鼠尿和被唾液污染的食物而受到感染。人与人之间可通过体液传播，只有10%～30%的感染表现有症状。

临床特征

潜伏期是7～18天。Lassa热隐袭起病，主要表现为发热、肌痛、剧烈背痛、不适及头痛。可能出现一过性斑丘疹。50%以上的患者会有喉痛、咽炎和淋巴结病。严重病例可出现鼻出血和胃肠出血，因此，Lassa热被归为病毒性出血热。发热通常持续1～3周，起病后一个月之内康复者多见。然而，约15%～20%的住院患者常因不可逆转的低血容量性休克死亡。

诊断

通过一系列血清学试验（包括Lassa热特异性IgM抗体滴度）或者对咽部、血清、尿液中的病毒进行培养，诊断可以确定。亦可通过逆转录聚合酶链反应做出分子诊断，这是既灵敏又快速的诊断检测。

治疗

治疗主要采取支持性疗法。另外，在感染一周内给予利巴韦林，不仅具有临床疗效，还可以降低死亡率。

在非流行国家，一定要采取严格的隔离措施，使患者在一个灵活的隔离空间中得到治疗。在英国已经建立了专门处理Lassa热和其他出血热的机构。因为Lassa热病毒和其他引起出血热的病毒（马尔堡/埃波拉、刚果-克里米亚出血热病毒）一样，可以从患者传染给医护工作人员，所以在处理这些患者的样品和临床物品时一定要非常小心。

淋巴细胞脉络丛脑膜炎（LCM）

LCM是动物传染病，其天然宿主是家鼠。LCM感染的特征为：

- 非神经系统性疾病，表现为发热、不适、肌痛、头痛、关节痛和呕吐。
- 除以上特征外还可有无菌性脑膜炎。

有时可有更严重的类型，如脑炎引起的意识障碍。这种疾病通常自限，不需要特殊治疗。

马尔堡病毒性疾病和埃波拉病毒性疾病

这两种严重的、出血性发热性疾病因为临床表现相似，所以归在一起讨论。这些病毒以其首次出现的地点命名，前者是在德国的马尔堡，后者是在苏丹和扎伊尔的埃波拉河地区。这些病毒的天然宿主及个体之间的确切传播模式还不清楚。

最近几年，这两种疾病的流行具有周期性，主要在非洲撒哈拉以南地区。死亡率从马尔堡到埃波拉为25%～90%不等，存活下来的患者恢复较慢。

疾病以急性剧烈头痛、肌痛、高热为特征，随后衰竭。大约在疾病的第5天，脸上开始出现非瘙痒性斑丘疹，随后遍及全身。腹泻比较频繁，与腹部痉挛和呕吐有关。在疾病的第7天至第16天，可能会出现呕血、便血或咯血。肝脾肿大及面部水肿通常出现。在埃波拉疾病中，胸痛和干咳为显著症状。

治疗主要为对症治疗。恢复期患者血清可以降低病毒感染的严重性。

病毒感染后/慢性疲劳综合征（见第22章）

病毒性疾病牵涉病原学，包括由EBV、柯萨奇B病毒、艾柯病毒、CMV和甲型肝炎病毒引起的疾病。非病毒性原因，如对念珠菌属的变态反应也有报道。

有器质性疾病诊断的患者比例尚不清楚。研究显示，症状持续超过6个月的患者中，2/3有潜在的精神障碍。

传染性海绵样脑病（TSE 或朊病毒病）

传染性海绵样脑病是由一种叫朊毒体的蛋白质在神经系统堆积引起的。这种蛋白质是正常宿主蛋白质（Pr Pc）的异常形式（Pr Pres）。

虽然知道朊病毒病以家族形式存在，但是这些疾病是可以传染的，尤其是当脑组织进入其他宿主时。还没有明确的证据显示核苷酸与朊毒体有关，因此不能认为这些成分是传统意义上的病毒。正是异常的朊毒体蛋白本身具有感染性，可以引发正常蛋白质向非典型异构体转换。人感染后，经过一段较长的潜伏期，随之会出现与痴呆或共济失调有关的中枢神经系统退化现象，会导致死亡。脑的组织学显示，异常朊毒体蛋白以淀粉样蛋白斑聚集形成海绵体样改变。

人朊毒体病是克雅病，包括散发的、家族性的、医源性的以及疾病的其他变型、Gerstmann-Straussler-Scheinker 综合征、致命性家族性失眠症和 kulu 病。

- **克雅病**（CJD）：CJD 通常在世界范围内散发，平均年发病率为百万分之一。虽然由于应用从人尸体中提取的生长激素或促性腺激素，在硬脑膜和角膜移植术中以及在神经外科手术中污染器械和电极再利用（医源性 CJD）可致使本病传播而发生，但其流行病学并不清楚。
- **变型** CJD：在英国，人们知道大量的牛患有朊病毒病，牛海绵样脑病（BSE）已经进入人的食物链，所以加强了对此病在人群中出现的监视工作。基于老鼠和朊毒体蛋白糖基化方式的有关传播的研究，证据是令人信服的，即到目前为止，英国已经有确诊和变型 CJD 疑似病例（人 BSE）约 150 例，世界其他地区有 12 例。散发 CJD 表现为以平均年龄60岁发生痴呆，与散发CJD相比，变型CJD表现为以平均年龄29岁发生共济失调、痴呆、肌阵挛和舞蹈病（图 2.21）。
- Gerstmann-Straussler-Scheinker **综合征和致命性家族性失眠症**：都是罕见的朊病毒病，通常发生于有阳性家族史的家庭。遗传方式为伴一定程度但可变的外显率的常染色体显性遗传。
- **kulu 病**：是以新几内亚东北地区前部苏格兰高地的人为对象加以描述的，其传播与进食死亡亲属尸肉的宗教仪式有关。1960年停止食人后，kulu病日渐消失，最近的病例都与1960年以前的暴露相关。

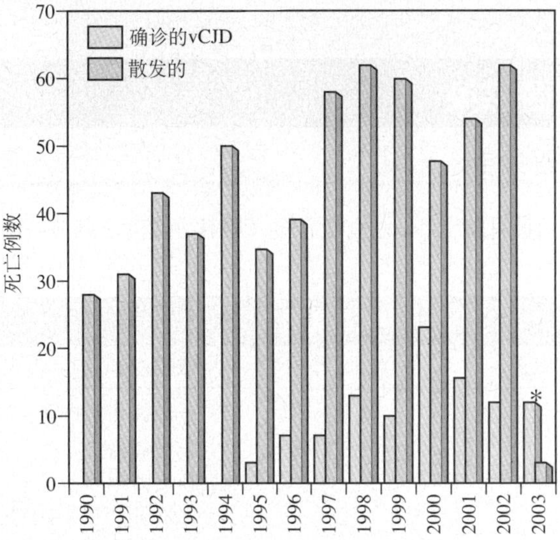

图 2.21 （也见彩图2.21）克雅病。英国克雅病确诊病例和散发病例的死亡数。（* 截至 2003 年 2 月 28 日）Courtesy of Prof JW Ironside, Director National CJD Surveillance Unit, University of Edinburgh.

朊病毒病的传染性病原体具有显著特点。在已感染的宿主体内没有发现炎症、细胞因子或免疫反应。该病原体对消毒高度耐受，其传染性不易被高压灭菌、甲醛处理及其他气体、液体消毒剂破坏，对 γ 射线抵抗力很强。仪器消毒通常采用高温高压灭菌（134～137°C，18 分钟），液体消毒净化采用次氯酸盐（20 000 p.p.m. 可得到亚氯酸盐）或 1 mol 氢氧化钠。任何关于手术仪器的安全消毒措施的可靠性都没有得到肯定，因此对患者管理的指导准则尤为必要。

推荐读物

Banatvala JE, Brown DWG (2004) Rubella. *Lancet* **363**: 1127–1136.

Collins ST et al. (2004) Transmissible spongiform encephalopathies. *Lancet* **363**: 51–61.

Hien TT, deJong M, Farrar J (2005) Avian Influenza. *New England Journal of Medicine* **351**: 2363–2365.

Nicholson KG et al. (2003) Influenza. *Lancet* **362**: 1733–1745.

Peiris JSM et al. (2003) The severe acute respiratory syndrome. *New England Journal of Medicine* **349**: 2431–2441.

Robertson SE, Hull BP, Tomori O et al. (1995) Yellow fever. A decade of resurgence. *Journal of the American Medical Association* **276**: 1157–1162.

Warrell MJ, Warrell DA (2004) Rabies and other lyssavirus diseases. *Lancet* 363: 959–969.

细菌感染

细菌分类

细菌属于单细胞微生物（原核生物），其中一小部分在医学上极具重要性。当宿主的防御能力改变时，会发生异常的细菌感染，尤其是免疫严重受损的患者。

传统上，细菌根据革兰染色分为革兰阳性细菌和革兰阴性细菌。应用光学显微镜，大多数可分为球菌和杆菌。有些细菌具有螺旋形外表（螺旋体），而有些，比如梭状芽胞杆菌，却可能含有芽孢（表 2.25）。革兰

表 2.25　感染人类的细菌分类

需氧菌	球菌	杆菌
革兰阳性细菌	金黄色葡萄球菌	单核细胞增多性李斯特菌属
	表皮葡萄球菌	白喉棒状杆菌
	肺炎链球菌	炭疽芽胞杆菌
	化脓性链球菌（A 组）	蜡样芽胞杆菌
	无乳链球菌（B 组）	
	肠球菌	
	变异链球菌	
革兰阴性细菌	淋病奈瑟球菌属	大肠杆菌
	脑膜炎球菌	克雷白杆菌属
	卡他莫拉菌	变形杆菌属
	百日咳博德特杆菌属	流感嗜血杆菌
		军团杆菌属
		沙门杆菌属
		志贺杆菌属
		空肠弯曲杆菌
		幽门螺旋杆菌
		假单胞菌属
		布氏杆菌属
		不动杆菌属
		伯克霍尔德菌属
		霍乱弧菌
		鼠疫耶尔森菌
		革兰阳性细菌
厌氧菌	消化球菌	放线菌属
	消化链球菌属	产气荚膜梭菌
		难辨梭状芽胞杆菌
		肉毒杆菌
		破伤风杆菌
		革兰阴性细菌
		脆弱拟杆菌组
		梭形杆菌属
螺旋体	苍白密（梅毒）螺旋体	
	钩端螺旋体属	
	疏（包柔）螺旋体属	
其他类	分枝杆菌	
	肺炎支原体	
	脲原体属	
	衣原体属	

阳性球菌细胞壁由双层磷脂组成，而双层磷脂又被由重复的N-乙酰葡萄糖胺和N-乙酰胞壁酸组成的肽聚糖包绕。相反，革兰阴性杆菌是由蛋白质和脂多糖（内毒素）构成外层磷脂层。有些病原体被一些抗吞噬作用的毒力因子包裹。

细菌可在肉汤或固体琼脂培养基中培养。在无氧环境中生长的细菌属于严格厌氧菌（如类杆菌属），而在有氧环境中生长的细菌叫做需氧菌（如假单胞菌属）。许多病原体能够耐受氧浓度的降低（如大肠杆菌）。有些微生物对生长环境要求较高，需要特殊的实验室培养基（如支原体属和分枝杆菌属），有些则需要较长的培养时间（如布氏杆菌）。

目前，根据DNA序列信息正在对细菌进行遗传学分类，几种细菌已进行了再分类。DNA指纹印迹日渐用于鉴别相似的分离群，而且可应用于明确感染的流行病学。

细菌感染的诊断和处理

病史和体格检查常可定位发生在身体某一特定器官或部位的感染。全身性的反应可能伴随局限性疾病；或在血液感染的情况下，全身性反应是感染的初期表现。对于大多数社区感染，很难做出微生物学诊断，即使是在医院，有诊断实验室可供使用，也只有一小部分得以归档登记。鉴于以上原因，采取了对细菌疾病的临床处理方法。

皮肤和软组织感染

痈 疽

皮肤和皮下软组织感染很常见，这些感染通常为真菌或细菌感染所致。虽然在皮肤和软组织感染（表2.26）中发现很多致病细菌，但是大多数感染由革兰阳性球菌如金黄色葡萄球菌和化脓性链球菌引起。葡萄球菌是人体皮肤和鼻咽部正常菌群的一部分，多达25%的人是金黄色葡萄球菌的携带者，正是这种金黄色葡萄球菌引起大部分的葡萄球菌感染。虽然软组织感染是金黄色葡萄球菌所引起的疾病的最常见表现，但许多其他部位同样可以受到感染。

由于名词术语不精确且重叠使用，软组织感染的分类非常复杂。常见感染（表2.27）的描述见第23章。

表2.26 浅表皮肤和软组织感染的细菌性原因

特殊危险因素	可能的病原体
无	金黄色葡萄球菌 化脓性链球菌
糖尿病、外周血管病	B组链球菌
动物咬伤	多杀（出血败血性）巴斯德菌 嗜二氧化碳菌
淡水暴露	嗜水气单胞菌
海水暴露	创伤弧菌
淋巴管性水肿、停滞性皮炎	A、C、G组链球菌
热水烫伤	铜绿假单胞菌
恶性外耳炎	铜绿假单胞菌
人咬伤	梭形杆菌属

表2.27 皮肤和表层软组织细菌感染的分类

感染	亚组	部位	常见原因
脓皮病	脓疱病	皮肤	化脓链球菌、金黄色葡萄球菌
	大疱性脓疱病	皮肤	金黄色葡萄球菌
	毛囊炎	皮肤、毛囊	金黄色葡萄球菌
脓肿	疖	皮下组织	金黄色葡萄球菌
	化脓性汗腺炎（反常性痤疮）	多个顶泌腺（腋窝、腹股沟）	金黄色葡萄球菌（继发感染）
	痈	疖的密集感染：颈后、肩部	金黄色葡萄球菌
蜂窝组织炎		皮肤和皮下组织	金黄色葡萄球菌 化脓性链球菌 C、G组化脓性链球菌
丹毒		皮肤	化脓性链球菌
深脓疱		皮肤和皮下组织	化脓性链球菌 金黄色葡萄球菌

大多数皮肤和表层软组织感染是由于皮肤表面的细菌进入真皮或皮下组织所致。感染通过毛囊、昆虫叮咬、刀割伤、擦伤或者浅表真菌感染导致的皮肤破损而发生。有时动物咬伤或者穿入的异物也会引起感染：在这些病例中可能会发现不常见的病原体。很多因素使人们易患蜂窝组织炎和其他软组织感染（表 2.28）。

表 2.28 皮肤和软组织感染的易感因素
糖尿病
慢性淋巴管性水肿
外周血管病
类固醇治疗
营养不良
一些免疫缺陷状态（如 Job 综合征）
鼻部金黄色葡萄球菌携带者

巴斯德菌病

出血败血性巴斯德菌在多至90%的猫和70%的狗的口咽部可以检到。动物咬伤后，巴斯德菌可以引起软组织感染。虽然感染最初与其他蜂窝组织炎非常相似，但是感染播散至深部组织的发生率要远高于其他蜂窝组织炎，最后可导致骨髓炎、腱鞘炎或脓毒性关节炎。病原体对青霉素敏感，但如果感染是由于动物咬伤引起，通常为多种微生物感染。治疗使用复方阿莫西林克拉维酸。

耐甲氧西林的金黄色葡萄球菌（MRSA）

金黄色葡萄球菌对青霉素普遍耐药；20世纪60年代早期，自第一个半合成青霉素制成以来，对其他 β - 内酰胺类抗生素如甲氧西林和氟氯西林也同样耐药。此后在过去的25年内，出现了耐受抗生素范围更广的 MRSA 菌株。有些病例只有糖肽类抗生素如万古霉素和替考拉宁有效，但也发现有些细菌对这两种抗生素的敏感性降低。对万古霉素不敏感的葡萄球菌（VISA）之所以生长，是由于细菌通过改变细胞壁的合成物质，合成一种新的厚细胞壁。耐万古霉素的葡萄球菌（VRSA），在从抵抗万古霉素的肠球菌中（见表 2.2）获取 van A 基因后，才能获得抵抗能力。有两类抗生素，即链阳性菌素类（如奎奴普丁、达福普汀）和噁唑烷酮类（如利奈唑胺）对革兰阳性细菌有效，包括 MRSA。它们通常用于对抗生素多重耐药的微生物。医院内抗生素应用的控制及较好的感染控制措施，对防止细菌传播非常重要。

MRSA 通常以一种无害的皮肤共生细菌存在，尤其是在医院患者或住在疗养院的人群中。但是它可引起软组织和其他部位的各种感染，还可导致死亡。它与外科伤口感染尤为相关。完全清除细菌非常困难，MRSA 感染者应与有严重感染危险的患者相隔离。经常应用抗生素进行局部治疗，但效果有限。勤洗手更为有效。

猫抓病

猫抓病是一种由汉氏巴尔通体引起的动物传染病。无症状菌血症在家猫尤其是凶猛的猫中相对常见。人类感染可能是由于猫爪直接抓伤或通过猫身上的跳蚤叮咬引起。局部淋巴结病在感染后 1 ~ 2 周内出现，淋巴结触痛且可化脓。淋巴结组织学检查显示肉芽肿形成，容易误诊为分枝杆菌感染或淋巴瘤。而在免疫受损的患者中，可能会导致非常严重的疾病，在免疫力强的患者中，很少出现全身症状。这些患者可见皮肤压痛或形成溃疡的皮下结节（杆菌性血管瘤病）。虽然大的化脓性淋巴结有必要进行外科引流，淋巴结病可在数周至数月内自发消退。汉氏巴尔通体对多西环素敏感，但疗效尚未肯定。

毒素介导的皮肤疾病

许多皮肤疾病虽然是由细菌引起，但是由外毒素介导引起而非由直接的局部组织损伤介导。

葡萄球菌性烫伤样皮肤综合征

烫伤皮肤综合征是由金黄色葡萄球菌分泌的毒素引起，主要发生于 5 岁以下的儿童。此毒素，即表皮剥脱毒素，可引起表皮内角质层断裂导致大的松弛水疱形成并容易剪破。这是一种相对良性的疾病，对氟氯西林治疗有效。

中毒性休克综合征（TSS）

TSS 通常由分泌毒素的葡萄球菌引起，分泌毒素的链球菌也可引起 TSS。虽然以往与妇女阴道细菌生长和使用阴道棉塞条有关，但并不是所有病例都是这样。外毒素（常称为中毒性休克综合征毒素 1，TSST-1）可引起突发的发热和休克，伴随广泛的斑丘疹及掌部和足底的脱屑。许多患者病情很重，死亡率约为10%。

虽然应该清除病原体，但主要采取支持治疗。

猩红热（见下文）

深部软组织感染

深部软组织感染与痈疽相比并不常见，但往往却更严重。通常它们与贯通伤或手术有关，并且病原体与伤口的性质有关。

坏死性筋膜炎

坏死性筋膜炎是一种暴发的、快速播散的感染，可引起广泛的组织破坏和较高的死亡率。坏死性筋膜炎有两种形式：1 型是由需氧菌和厌氧菌的混合感染引起，通常见于腹部手术后或糖尿病患者。2型是由A组链球菌引起，在既往健康人群中自发出现。两种类型都是以感染的起始部位的剧烈疼痛以及很快出现组织坏死为特点。感染沿着组织平面进展，引起播散性的红斑、疼痛，有时有捻发音。及时的外科清创术以及积极的抗生素治疗是存活的惟一机会。2 型坏死性筋膜炎用大剂量青霉素 G 和克林霉素治疗；1 型采用广谱抗生素联合治疗。

气性坏疽

气性坏疽由贯通伤感染使深部组织感染梭状芽胞杆菌引起，尤其是产气荚膜梭状芽胞杆菌。它与战争伤密切相关，也可见于静脉药物成瘾者和外科手术后。最初的感染是在受伤处引起的组织坏死区域发展；细菌分泌的毒素可杀死周围组织，使厌氧菌迅速播散。毒素还可引起气性坏疽的严重的全身性反应。治疗包括紧急外科手术切除坏死组织，以及青霉素 G 和克林霉素抗菌治疗。

推荐读物

Bisno AL, Stevens DL (1996) Streptococcal infections in skin and soft tissues. *New England Journal of Medicine* **334**: 240–245.

Huskins WC, Goldmann DA (2005) Controlling meticillin-resistant Staph aureus. *The Lancet* **365**: 273–275.

Seal KV (2001) Necrotizing fasciitis. *Current Opinion in Infectious Disease* **14**: 127–132.

呼吸道感染

呼吸道感染根据隆凸位置分为上呼吸道感染和下呼吸道感染。健康人由于拥有高效的防御系统，下呼吸道通常无菌。上呼吸道感染在儿童中非常常见，通常由病毒感染引起。鼻旁窦和中耳是紧邻的结构，其感染可继发于鼻咽部的病毒感染。吸烟、空气污染、上呼吸道分泌物的吸入、慢性肺病，尤其是慢性支气管炎和慢性阻塞性肺疾病，都容易使下呼吸道发生感染。呼吸道感染的诊断通过临床进行，有时进行放射科检查，在有肺炎的情况下，还需通过合适的微生物样本做出。

上呼吸道感染

- 普通感冒（急性鼻卡他）
- 鼻窦炎
- 鼻炎
- 咽炎。

猩红热

体内没有起中和作用的抗毒素抗体的个体，当感染性微生物（通常是 A 组链球菌）在其体内产生红疹毒素时，就会发生猩红热。

临床特征

猩红热潜伏期相对比较缓和，主要感染儿童。链球菌感染后潜伏期为2 ~ 4天，通常发生在咽部。可有局部淋巴结病、发热、僵直、头痛和呕吐。皮疹通常出现在疾病的第二天，压之变白；皮疹首先出现于颈部，很快变成针尖状红色斑疹，且迅速扩散到全身，典型的皮疹除面部、手掌和足底无皮疹外全身各处均可见，最明显的是皱褶部位。皮疹一般持续 5 天，随后出现广泛的皮肤脱屑（图2.22）。患者面部潮红，伴有特征性的口周苍白。疾病初期，舌有白苔，白苔内可见明亮的红色乳头（草莓舌）。白苔消失后，舌面粗糙呈绛红色（覆盆子舌）。除非用青霉素治疗，皮疹出现后患者的传染性持续 10 ~ 21 天。

猩红热可能并发扁桃体周围或咽后壁脓肿和耳炎。

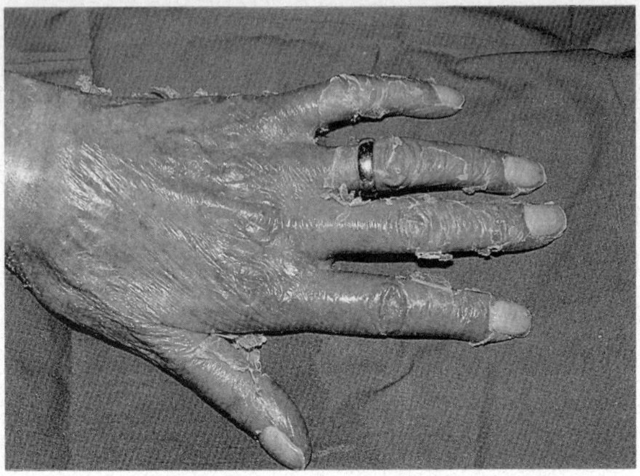

图 2.22 （也见彩图 2.22）猩红热皮疹。显示脱屑。

诊断

根据典型的临床表现和咽拭子培养，可以确诊。恢复期血清中抗链球菌毒素 O 和抗 DNA 酶 B 水平升高，提示是链球菌感染。

治疗

青霉素作为首选药物，可给予青霉素 V 500mg 口服，每日 4 次，连续 10 天。青霉素过敏者，可改服红霉素 250mg，每日 4 次，连续 10 天。这种治疗在预防风湿热和急性肾小球肾炎等链球菌性咽炎的非化脓性并发症方面通常有效。与急性风湿热不同，链球菌性肾炎也可并发于链球菌的皮肤感染。

预防

流行时应该给予青霉素或红霉素作为化学预防。

白喉

白喉由白喉杆菌感染引起，世界各地均有发生。由于进行了广泛的主动免疫，西方国家的发病率显著降低，但在俄罗斯和东欧仍有流行。白喉以空气飞沫传播为主，罕见通过污染物传播。

白喉杆菌为革兰阳性杆菌。只有携带 tox^+ 基因的菌株才能产生毒素。毒素有 A、B 两个亚单位。亚单位 A 具有临床毒性，亚单位 B 只负责将有毒性的成分输送到特定受体，受体主要表达在心肌和外周神经系统。人类是惟一的天然宿主。

临床特征

白喉以前是儿童时期感染的一种疾病，但在儿童免疫计划中断的国家如俄罗斯和东欧，成人感染日渐增多。白喉潜伏期为 2 ~ 7 天。症状表现可能为局限性（由于膜的存在），也可能为全身性（由于外毒素的存在）。然而，膜的存在并不是诊断的必要条件。白喉隐袭发病可有心动过速伴低度发热。如果合并其他细菌感染，如化脓性链球菌感染，则有高热且呈峰型。

鼻白喉以单侧鼻孔周围血性浆液性排出物为典型特点。

咽白喉毒性最强，以扁桃体显著肿大、咽部炎症及假膜出现为特征。这种难剥离的灰黄色假膜由纤维蛋白、细菌、上皮细胞、单核细胞及多形体组成，与下面的组织紧密相连。局部淋巴结显著肿大，常伴有压痛，呈现所谓的“牛颈”。

喉白喉通常为咽白喉的假膜由咽部向下扩展所致。由于呼吸道阻塞，常有声音嘶哑、金属样咳嗽，随后可有呼吸困难和发绀。

咽白喉和喉白喉患者通常数周后出现明显的心肌炎临床表现。约在疾病的第10天，恢复期的患者可出现心肌炎，导致急性循环衰竭，而且通常致命。神经系统的症状既可发生在疾病早期（上腭和咽壁麻痹），也可发生在发病数周后（颅神经麻痹、感觉异常、多发性神经病变或脑炎，后者罕见）。

皮肤白喉在烧伤和个人卫生差的人群中日渐增多。典型者溃疡边缘被破坏呈凿除状，溃疡面覆有灰白色或棕色的粘附膜。全身症状不常见。

诊断

可依临床典型表现做出诊断。治疗必须及时，不要等待细菌培养和毒素检验结果。

治疗

患者隔离并卧床休息。抗毒素治疗是仅有的特异性治疗。由于抗毒素只能中和游离的外毒素，对已与细胞受体结合的外毒素无效，所以要早期应用以避免毒素进一步与组织受体结合。依照病情严重程度，在首剂皮肤过敏试验排除过敏反应之后，必须肌注 20 000 ~ 100 000单位的马血清抗毒素。非常严重的病例可采用静脉内注射。应用抗毒素后有急性过敏反应的危险以及 2 ~ 3 周后发生血清病的危险（Box 2.7）。然而死亡的危险超过了过敏反应的危险。应同时进行抗生素治疗以清除病原体，消除毒素来源。青霉素 G1.2 克，每日 4 次，连续 1 周。

心脏和神经系统并发症需要加强治疗。

Box 2.7 抗毒素使用

- 许多抗毒素是异源性的，因此有危险性。
- 常见过敏反应。

治疗前询问患者以下问题：
(a) 过敏情况（如哮喘、花粉症）
(b) 既往抗毒素使用史。

仔细阅读抗毒素说明书，一定要进行皮下过敏试验。

预防

儿童主动免疫可以预防白喉。对初次免疫超过10年但去流行地区的旅游者要给予加强注射。所有的患者接触者，都要做咽拭子培养；阳性结果的人给予青霉素或红霉素治疗，并进行主动免疫或给予一剂类毒素加强剂量。

百日咳

百日咳在全世界范围均有发病。人类既是天然宿主，又是传染贮主。病原体是鲍特菌属的百日咳杆菌，为革兰染色阴性球杆菌。副百日咳鲍特菌和支气管败血症鲍特菌导致的感染较轻。百日咳具有高度接触传染性，通过飞沫传播。在疾病早期，不易与其他上呼吸道感染鉴别。因疫苗的安全性问题，英国曾发生过百日咳流行。现在，疫苗注射率超过95%，百日咳已不常见。

临床特征

百日咳潜伏期7～10天。它是儿童时期的一种疾病，90%的患者为5岁以下儿童。但任何年龄均可发病。在卡他期，患者具有很强的传染性，90%以上的患者呼吸道分泌物培养为阳性。出现不适、食欲不振、黏液样鼻溢和结膜炎。约1周后进入阵咳期，此期由咳嗽阵发而命名。只有在因黏液分泌物和黏膜水肿造成呼吸道阻塞的年轻人，才可以听见典型的阵发性吸入性哮咳。哮咳或喘息声由空气强行通过狭窄气道所致。呕吐时阵发性咳嗽通常停止。常见结膜充血、瘀点和舌系带溃疡。由百日咳鲍特菌产生的促淋巴细胞刺激因子导致的淋巴细胞增多是其特征；淋巴细胞可占白细胞总数的90%以上。此期大约持续2周，可有多种并发症发生，包括肺炎、肺不张、直肠脱垂和腹股沟疝。可发生脑部缺氧，而脑缺氧尤其是在年幼的儿童会导致惊厥。支气管扩张是罕见的后遗症。

诊断

通过典型的哮咳和患者接触史可以做出百日咳的临床诊断。分离出病原体可确诊。鼻咽部分泌物拭子培养阳性率高于“咳皿”法培养的阳性率。

治疗

在卡他期，红霉素可终止或减轻病情。在阵咳期，抗生素无法改变病程。

预防和控制

为防止感染他人，对已感染者（如在招待所或寄宿学校）要进行隔离。百日咳是一种可较易预防的疾病，而且已有有效的疫苗（Box 2.6）。虽然有报道疫苗接种会引起罕见的惊厥和脑部病变并发症，但相比较百日咳本身而言，其发生的可能性较低。任何暴露的易感儿童都应接受预防剂量的红霉素治疗。

急性会厌炎

对于应用流感嗜血杆菌疫苗的国家，如英国，儿童急性会厌炎基本上已经被根除。偶见成人感染。临床特点见第14章。

急性喉气管支气管炎（见第14章）

流感（见本章相关部分和第14章）

下呼吸道感染

肺炎：社区获得性；医源性；免疫受损的患者（见第14章）。

鹦鹉热（鸟疫）

最初认为鹦鹉热只限于鹦鹉类鸟发病（鹦鹉、长尾小鹦鹉和金刚鹦鹉），现在认为已经广泛波及多种鸟类，包括鸽子、火鸡、鸭和鸡（因此广义的术语叫“鸟疫”）。人类由于接触已感染的鸟类而被感染，因此鹦鹉热是一种真正的动物传染病。鸟类分泌物中含有致病性微生物，即鹦鹉热衣原体；在鸟类康复后较长时间内仍然能够分离到该衣原体。病原体通过吸入进入人体宿主。

临床特征和治疗

这些在第14章中讨论。

其他呼吸道感染（见第 14 章）

青年人衣原体肺炎相对比较缓和，临床表现与支原体肺炎相似。通过检测血清特异的 IgM 可以确诊。治疗采用红霉素 500mg ，6 小时一次，或四环素 500mg，6～8 小时一次，或氟喹诺酮类，如环丙沙星 500mg，每天两次。

其他衣原体感染病包括沙眼、性病性淋巴肉芽肿和其他生殖器感染。

军团病：由嗜肺军团菌和其他军团菌属引起。详见第 14 章。

肺脓肿（见第 14 章）。

结核病（见本章相关部分和第 14 章）。

（崔建军译　曾　争校）

推荐读物

Munoz FM, Keitel Wa (2003) Progress in the diagnosis, prevention and treatment of pertussis. *Current Infectious Disease Reports* **5**: 213–219.

胃肠道感染

胃肠炎

急性胃肠道感染最常见的形式为胃肠炎，可引起腹泻，伴有或不伴有呕吐。发展中国家的儿童每年平均约发生 3～6 次严重腹泻。尽管口服补液治疗明显降低了死亡人数，但每年至少 225 万人的直接死亡原因为腹泻性疾病。在西方国家腹泻相对少见，病死率低，但它仍是死亡率的主要原因，尤其在老年人群中。感染性腹泻的其他高危人群还包括去发展中国家旅行的人、同性恋男性、日托婴幼儿。病毒性胃肠炎多见于低龄儿童，是后者腹泻和呕吐的常见病因，而成年人少见病毒性胃肠炎。原虫和蠕虫肠道感染在西方国家罕见，但在发展中国家较为常见。世界范围内成人胃肠炎最常见的原因是细菌感染。

发病机制

细菌引起腹泻主要有三种途径（表 2.29）。一些菌属可利用多种途径。

黏膜粘附

大部分导致腹泻的细菌必须首先与黏膜上的特异性受体粘附。已经发现了多种分子粘附机制，如突出在细菌表面的纤毛或菌毛有助于粘附。一些病原菌粘附后侵入或分泌毒素；另一些病原菌，如致肠道病大肠杆菌（EPEC），粘附后可损伤基质黏膜，引起分泌性腹泻。在发展中国家，肠聚集性大肠埃希菌（EAggEC）以聚集的方式堆积在细胞表面，其毒素可引起持续性腹泻。弥散粘附性大肠埃希菌（DAEC）以统一的方式粘附，也可导致发展中国家儿童腹泻。

黏膜侵入

侵袭性病原菌，如志贺杆菌属、肠侵袭性大肠埃希菌和弯曲菌属，均可穿透肠黏膜，破坏肠黏膜上皮细胞后出现痢疾症状，即少量血性腹泻，并伴有腹痛。

毒素产物

各种细菌毒素均可引起胃肠炎：

- **肠毒素**：细菌粘附小肠上皮后产生，诱导肠腔产生过量肠液，临床表现为水泻，但没有黏膜的物理性

表 2.29　细菌性胃肠炎的致病机制

致病机制	作用方式	临床表现	举例
黏膜粘附	肠黏膜抹消	中度水泻	致肠道病大肠杆菌（EPEC）
黏膜侵袭	穿透并破坏黏膜	痢疾	志贺菌属、弯曲杆菌、肠侵袭性大肠埃希菌
毒素产物			
肠毒素	分泌肠液，无黏膜损伤	大量水泻	霍乱弧菌、沙门杆菌属、弯曲杆菌属、肠毒性大肠杆菌（ETEC）、蜡样芽胞杆菌、产肠毒素 B 的金葡菌、产气荚膜梭状芽胞杆菌 A 型
细胞毒素	黏膜损伤	痢疾	沙门杆菌属、弯曲菌属、肠出血性大肠杆菌（EHEC）

损伤，如霍乱、肠毒性大肠杆菌引起的肠炎。一些食物内的毒素可引起呕吐，如金黄色葡萄球菌、蜡样芽胞杆菌。典型的例子是熟米饭在室温下存放一整夜后会产生蜡样芽胞杆菌毒素，称为"熟米饭毒素"。

- **细胞毒素**：破坏肠道黏膜，有时也可破坏血管内皮细胞。

临床综合征

细菌性胃肠炎根据其临床表现可分为两大类综合征：水泻（通常由肠毒素或黏膜粘附引起）和痢疾（通常由黏膜侵袭和破坏引起）（表 2.8）。有些病原菌如空肠弯曲菌可兼有两种综合征。

Box 2.8　引起水泻和痢疾的病原菌

水泻

蜡样芽胞杆菌	加剧烈呕吐
金黄色葡萄球菌	加剧烈呕吐
霍乱弧菌	加剧烈呕吐
肠毒素大肠杆菌（ETEC）	
致肠道病大肠杆菌（EPEC）	
沙门杆菌属	
空肠弯曲菌属	
产气荚膜梭状芽胞杆菌	
难辨梭状芽胞杆菌	

痢疾

志贺菌属
沙门杆菌属
弯曲杆菌属
肠侵袭性大肠埃希菌（EIEC）
肠出血性大肠埃希菌（EHEC）
小肠结肠炎耶尔森菌
副溶血弧菌
难辨梭状芽胞杆菌

沙门杆菌

多种血清型的沙门杆菌均可引起胃肠炎（所有血清型同属猪霍乱沙门杆菌属），但最常见的是肠炎沙门杆菌和鼠伤寒沙门杆菌。这些沙门杆菌分布于全球，寄生在牲畜（尤其禽类）的肠道和鸡的输卵管内。通常可通过污染的食物传染给人。

沙门杆菌可感染大肠和小肠，通过产生肠毒素及侵袭小肠上皮引起腹泻。典型的症状在感染后 12 ~ 48 小时内突然发作，表现为恶心、腹部绞痛、腹泻，有时还可发热。腹泻表现多样，有大量水泻及血性痢疾综合征，通常 3 ~ 6 天内自行缓解，但病原菌在粪便中可持续存在数周。大约 1% ~ 4% 的患者出现菌血症，多为老年人及免疫抑制者。偶尔，菌血症可并发转徙感染，尤其是动脉粥样化者的血管内皮，预后凶险。健康成人沙门杆菌胃肠炎症状轻微，而老年人和低龄儿童易出现严重脱水。

特异性诊断通过血培养或便培养出病原菌做出。治疗通常为经验治疗，抗菌治疗可应用环丙沙星 500mg，每日 2 次可缓解症状和缩短病程，但很少常规使用（见 Box 2.10）。

空肠弯曲菌

空肠弯曲菌也是一种动物性传染病，共生于多种牲畜肠道内。全球范围内存在，是发展中国家儿童胃肠炎的常见病原之一。发展中国家的成人可能对此病原菌耐受，可以将病原菌无症状排出。空肠弯曲菌在西方国家是散发的食物传染腹泻暴发的常见原因，尤其是在夏天，常因进食烤牛肉汉堡引起。

像沙门杆菌一样，弯曲菌能感染大肠和小肠，引起多种临床症状。潜伏期通常为2 ~ 4天，然后出现恶心、腹泻、腹部绞痛。腹泻常为大量水泻，但也有少数为侵袭性出血性结肠炎的表现。菌血症少见。感染一般自限，3 ~ 5 天内缓解。诊断依赖便培养结果。如症状严重，可选择阿奇霉素 500mg，每日 1 次（见 Box 2.10）。

志贺菌

志贺菌为肠侵袭性细菌，可引起典型的细菌性痢疾。主要致病菌种为痢疾志贺菌、福氏志贺菌、宋内志贺菌。在全球不同地区流行情况不同，但引起的临床综合征相似，为肠黏膜损伤的结果。有些痢疾志贺菌还分泌细胞毒素使血管内皮受累。尽管全球均有分布，其传播与卫生状况差密切相关。该病原菌在人与人间传播，仅需少量细菌（小于 200，而弯曲菌 10^4，沙门杆菌大于10^5）进入消化道即可致病。细菌性痢疾在发展中国家流行，主要在儿童中暴发。

病原菌进入消化道 24 ~ 48 小时后出现症状，典型症状是持续频繁腹泻，每次量少，粪便内含血与黏液。脱水比分泌性腹泻少见，但全身症状和肠道症状更重。此病一般 7 ~ 10 天内自限。在发展中国家，此病儿童死亡率高达 20%。抗生素治疗可改善病情、缩短病程，并有可能降低进一步传播的风险（见Box 2.10）。抗生素耐药很普遍，一些地区阿莫西林或复方磺胺异噁唑仍有效，但在很多地区需要应用奈啶酸或环丙沙星。

肠侵袭性大肠杆菌（EIEC）

EIEC 感染与志贺杆菌感染的临床表现难以区分，确诊需通过便培养。

肠出血性大肠杆菌（EHEC）

EHEC（通常为血清型 O157:H7，又称为产VERO毒素的大肠杆菌或 VTEC）感染人可引起胃肠炎。它是动物传染病，通常与牛有关。多次暴发大流行（主要在苏格兰和日本）均由食物污染引起。EHEC 分泌一种毒素（志贺样毒素1）可影响肠和肾的血管内皮细胞。潜伏期为 12 ~ 48 小时，其后开始腹泻，通常为血便，伴有腹痛和恶心。发病数天后可出现血栓性血小板减少性紫癜或溶血性尿毒症综合征（HUS），多见于儿童，可导致永久性肾损害，甚至死亡。治疗以支持治疗为主，有资料证实抗生素治疗可能导致毒素释放增加，诱发 HUS。

肠毒性大肠杆菌（ETEC）

ETEC 产生两种肠毒素，一种对热稳定，另一种对热不稳定，均可刺激肠道分泌肠液至肠腔。临床表现多为不同程度的水泻，通常几天内可缓解。本病通过污染食物在人与人之间传播。本病病原菌多见于发展中国家，是旅行者腹泻的主要病原体（见下文）。

弧菌

霍乱弧菌引起的霍乱是典型的纯肠毒性腹泻，详见本章相关部分。

副溶血弧菌可引起急性水样腹泻，通常因进食生鱼或未放入冰箱而在外搁置数小时的贝类而发病。表现为剧烈腹泻、腹部绞痛、呕吐，半数患者可有发热。可自限，10 天内缓解。

耶尔森菌

小肠结肠耶尔森菌感染是一种动物传染病，包括多种家养和野生哺乳动物。人可由污染的食品（如猪肉）传染或直接由动物传播至人。小肠结肠耶尔森菌可引起一系列胃肠道症状，包括水泻、痢疾、肠系膜淋巴结炎。感染通常自限，环丙沙星有可能缩短病程。耶尔森伪结核杆菌对人很少致病，能引起肠系膜淋巴结炎和末端回肠炎。

金黄色葡萄球菌

一些金黄色葡萄球菌菌株可产生热稳定的毒素（肠毒素 B），能导致分泌大量液体进入肠腔。金黄色葡萄球菌是欧美国家食物传播所致胃肠炎的常见病因。食品卫生差可引起暴发流行。因为毒素以前体的形式存在于污染的食物中，因此症状发生迅速，通常进食 2 ~ 4 小时内即可出现剧烈呕吐、大量水泻，24 小时内症状可减轻。

蜡样芽胞杆菌

蜡样芽胞杆菌产生两种毒素，一种在进食后12小时内可引起水泻，另一种以前体形式存在于食物中，可引起严重呕吐，如“熟米饭毒素”。

梭状芽胞杆菌感染

难辨梭状芽胞杆菌在 3% ~ 5% 的人群中可作为正常菌群的一部分而存在，在住院患者中更为常见。它产生两种毒素：毒素 A 为肠毒素，毒素 B 为细胞毒素并可引起血便。通常致病原因为抗生素治疗导致的肠道其他共生菌消失。几乎所有抗生素均可引起难辨梭状芽胞杆菌性腹泻，多发生在抗生素应用后的 2 天至 1 个月内。老年住院患者更易感染。症状多样，可以为轻度腹泻，也可为出血性结肠炎，有时结肠黏膜的溃疡覆盖有一层膜样物质（伪膜性肠炎）。利用 ELISA 技术在粪便中检测到毒素 A 或 B 即可做出诊断。治疗选用甲硝唑 400mg，每日 3 次；或口服万古霉素 125mg，每日 4 次；可能致病的抗生素应尽量停用。老年人症状较为严重，可引起难治性腹泻，最终导致死亡。

产气荚膜梭状芽胞杆菌感染源于烹调不当的食物。通常为肉类或禽类冷藏时间过长，芽孢在其中发芽而致病。进食后此病原菌产生肠毒素引起水泻，伴有剧烈腹痛，多无呕吐。

旅游者腹泻

旅游者腹泻（TD）的定义是：工业化国家到发展中国家的旅游者每天出现 3 次以上的不成形便。多由水或食物感染所致，年轻者更易感染（可能反映了行为模式）。各国报道的感染率不同，在热带国家旅游两周近50% 发病。本病为良性疾病，自限，喹诺酮类抗生素有助于康复，但并非必要。对于短期居留者，预防性抗生素应用可能有效，但不应常规应用。常见的致病菌列于表 2.30。

表 2.30　旅游者腹泻的常见病原菌

病原菌	发病率（各国不同）
ETEC	30% ~ 70%
志贺菌属	0 ~ 15%
沙门杆菌属	0 ~ 10%
弯曲菌属	0 ~ 15%
病毒	0 ~ 10%
肠贾第虫	0 ~ 3%

ETEC：肠毒性大肠埃希菌。

急性胃肠炎的处理

未经治疗的儿童腹泻病死率很高，多由于脱水，尤其在热天。死亡和严重的发病在成人并不常见，但仍然可发生，尤其在发展中国家和老年人群中。对于所有类型的胃肠炎，均应使用口服补液溶液（ORS）治疗，而抗生素治疗在一些病例中处于次要位置（图2.23，Box 2.9 和 2.10）。ORS 的使用和其组成成分将在霍乱部分中讨论。其他疾病如老年人尿路感染和肺部感染，任何年龄段的疟疾，均可有急性腹泻的表现。

食物中毒

在英格兰和威尔士，食物中毒是必须上报的法定疾病。定义为“由食物或水、或由可疑食物或水引起的有感染表现或毒性表现的疾病”。不是所有的胃肠炎都是食物中毒，因为病原并不一定是经食物或水传播。食物中毒的常见病原菌见表 2.31。食物中毒也可由大量的非感染性病原和无机性毒素引起（表2.32）。有些疾病，如肉毒中毒也可归类为食物中毒，尽管它并不是导致胃肠炎的主要病因。李斯特菌病见下文。

发达国家食物中毒报告增多的部分原因是食物生产和分布的改变。在现代集约经营条件下，活禽的饲养和宰杀常被沙门杆菌或弯曲杆菌污染，但感染了肠炎沙门杆菌的鸡中只有 0.02% ~ 0.1% 的鸡蛋被感染，即每只鸡蛋不到20个细胞受感染，即对大多数健康个体无害。更大的问题是食物的加工、储存和配送过程存在缺陷，可导致广泛污染。食物供应的国际化也有助于感染的扩散和远距离传播。

伤寒（见本章相关部分）

其他胃肠道感染

幽门螺旋杆菌引起的胃部感染见第 6 章；Whipple 病（肠源性脂肪代谢障碍）详见第 6 章；细菌性腹膜炎在第 6 章进行讨论。

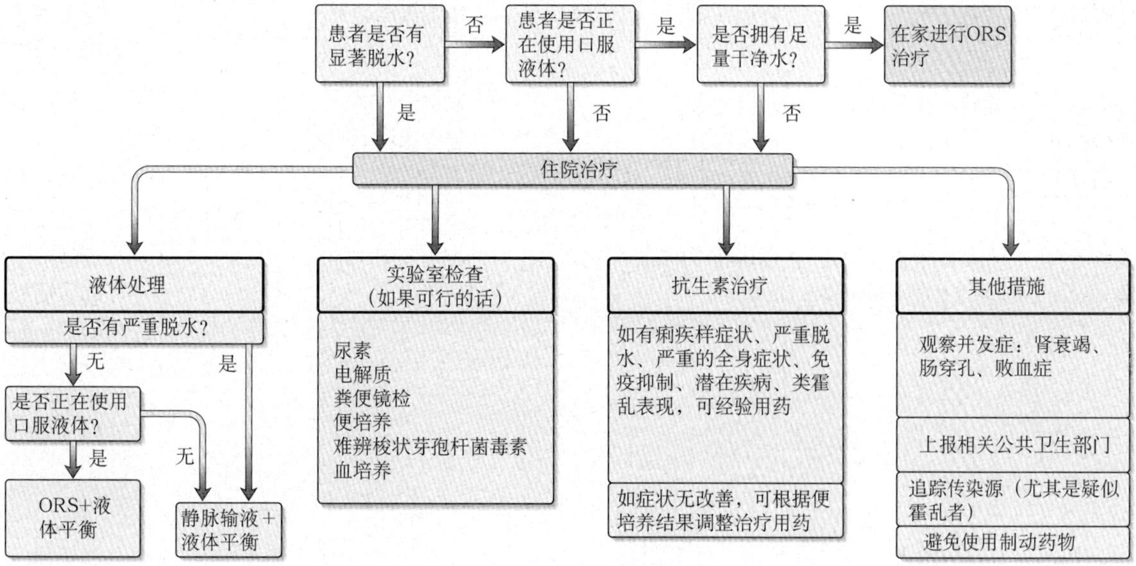

图 2.23　胃肠炎处理方案。ORS：口服补液溶液。

Box 2.9 对中等和严重腹泻患者使用的 ORS 和静脉输液

	盐（mmol/L）				添加物质（每升水）	
	Na^+	K^+	Cl^+	葡萄糖		
口服						
WHO 新的低渗透压组分	75	20	65	75	氯化钠 钠枸橼酸盐 氯化钾 葡萄糖	2.6g 2.9g 1.5g 13.5g
谷类	85	—	80	—	80g 熟米饭 5g 盐（氯化钠）	
家居	85	—	80	111	20g 葡萄糖 5g 盐（氯化钠）	
英国 / 欧洲	35 ~ 60	20	37	90 ~ 200	备好溶液	
静脉						
林格乳酸盐	131	4	109	0	备好溶液	

Box 2.10 成人急性细菌性胃肠炎抗生素的使用

疾病	适应证	选用药	其他选择	益处
痢疾	大多数患者	环丙沙星 500mg，每日 2 次	奈啶酸 1g，每日 4 次 阿莫西林 500mg，每日 4 次 复方磺胺异噁唑 960mg，每日 2 次	缓解症状 缩短病程 减少传播
霍乱	所有患者	环丙沙星	四环素 250mg，每日 4 次 奈啶酸 复方磺胺异噁唑	缓解症状 缩短病程 减少传播
水泻经验治疗	症状严重 病程延长 老年患者 免疫抑制	环丙沙星	阿奇霉素 500mg，每日 1 次 复方磺胺异噁唑	缓解症状 缩短病程 可减少并发症
旅游者腹泻	少数使用	环丙沙星	复方磺胺异噁唑	缓解症状 缩短病程
确诊为沙门杆菌、志贺菌、弯曲杆菌感染者的治疗	症状无改善者（很少需要）	环丙沙星 阿奇霉素	红霉素 复方磺胺异噁唑	可能缩短病程
难辨梭状芽孢杆菌	大多数患者（除非症状不缓解）	甲硝唑 400mg，每日 3 次	万古霉素 125mg，每日 4 次	缓解症状 缩短病程

表 2.31　引起食物中毒的细菌性病原菌

病原菌	传染源 / 媒介物	潜伏期	症状	诊断	恢复期
金黄色葡萄球菌	人——污染的食物和水	2 ~ 4 小时	腹泻、呕吐和脱水	呕吐物或剩余食物细菌培养	24 小时内
大肠杆菌	沙拉、水、冰	24 小时	水泻	便培养	1 ~ 4 天
大肠杆菌 O157:H7	牛——肉、奶	12 ~ 48 小时	水泻 ± 出血性结肠炎、溶血性尿毒症综合征	便培养	10 ~ 12 天
小肠结肠耶尔森菌	奶、猪肉	2 ~ 14 小时	腹痛、呕吐、腹泻	便培养	2 ~ 30 天
蜡样芽胞杆菌	环境——米饭、鸡肉冰淇淋	1 ~ 6 小时 6 ~ 14 小时	呕吐 腹泻	便和食物的细菌培养	很快
产气荚膜梭状芽孢杆菌	环境——污染食物	8 ~ 22 小时	水泻和绞痛	便和食物的细菌培养	2 ~ 3 天
单核细胞增多症李斯特菌	环境——奶、生菜、奶制品、未消毒奶酪	未确定	绞痛、腹泻和呕吐	便培养	未确定
副溶血弧菌	海鲜	2 ~ 48 小时	腹泻、呕吐	便、食物	2 ~ 10 天
肉毒杆菌	环境——瓶装或罐头食品	18 ~ 24 小时	短暂腹泻和由于神经肌肉接头受阻引起的麻痹	食物或粪便中检测出毒素	10 ~ 14 天
沙门杆菌属	牛和禽类——蛋、肉	12 ~ 48 小时	突发腹泻、发热和呕吐	便培养	通常为 3 ~ 6 天，但可长至 2 周
空肠弯曲杆菌	牛和禽类——蛋、肉	48 ~ 96 小时	腹泻 ± 出血、发热、不适及腹痛	便培养	3 ~ 5 天
志贺杆菌属	人——污染的食物和水	24 ~ 48 小时	急性水泻、血性腹泻	便培养	7 ~ 10 天

表 2.32　引起食物中毒的有机毒素（见第 16 章）

毒素	来源	疾病
Scombo 毒素	金枪鱼、鲭鱼	组胺鱼中毒
鱼肉毒素	梭鱼、棘鱼	鱼肉中毒（腹泻、感觉异常）
甲藻浮游生物毒素	壳类	神经毒壳类中毒
血凝素	烹饪不当的扁豆	呕吐、腹泻
未知	水牛鱼	Haff 病（毒素性横纹肌溶解症）
条蕈毒素、蝇蕈毒素	蘑菇	多种

推荐读物

Bartlett JG (2002) Antibiotic associated diarrhoea. *New England Journal of Medicine* **346**: 334–339.

De Bruyn G, Hahn S, Borwick A (2001) Antibiotic treatment for travellers' diarrhoea. Cochrane database of systematic reviews, Issue 1. Oxford: Update Software.

Musher DM, Musher BL (2004) Contagious acute gastrointestinal infections. *New England Journal of Medicine* **351**: 2417–2427.

心血管系统感染

感染性心内膜炎（见第 13 章）。

神经系统感染

多种病原体可通过直接作用或毒素作用引起中枢和外周神经系统感染，如病毒、原虫和朊毒体疾病。

细菌性脑膜炎（见第 21 章）

最常见的影响中枢神经系统的细菌感染是急性脑

膜炎。急性脑膜炎每年可使17万5000人死亡，主要发生在发展中国家。流行性脑膜炎是由脑膜炎奈瑟菌（通常为A组）引起，多发于撒哈拉沙漠边缘非洲地区和亚洲部分地区。在欧洲和北美洲，细菌性脑膜炎通常为散发病例，以B、C组菌株为主。C型脑膜炎球菌联合疫苗在进行儿童计划免疫的国家（如英国）已降低了C型流行性脑膜炎病例的数量。

肺炎链球菌是另一种遍及全球的主要病原，而结核性脑膜炎多见于撒哈拉以南的非洲和亚洲部分地区。

流感嗜血杆菌b型（Hib）曾经是儿童脑膜炎的常见病原。但自从使用了有效的疫苗，西方国家很少出现严重的流感嗜血杆菌感染。许多发展中国家也建立了计划免疫项目，但侵袭性流感嗜血杆菌感染在一些国家仍很常见。

其他不常见的引起成人脑膜炎的病原菌包括：B组链球菌、单核细胞增多性李斯特菌、金黄色葡萄球菌、革兰阴性杆菌。这些病原菌感染通常与潜在疾病、免疫受损和脑脊液渗漏等疾病有关。

脑脓肿

见第21章。

毒素介导的感染

肉毒中毒

肉毒杆菌是常见的环境细菌，可产生芽孢，芽孢在100°C高温下仍可存活。肉毒杆菌可引起肉毒中毒，多由污染的罐装或瓶装食物传染。这些厌氧菌在其中繁殖，并产生神经毒素。进食后毒素引起深部神经肌肉接头受阻，导致肌肉自律和运动麻痹。首发症状在进食后18～24小时内发生，即恶心、腹泻。随后出现颅神经麻痹，继而出现进行性对称性麻痹，最终导致呼吸衰竭。

诊断通常为临床诊断，确诊需检测粪便或污染食物中的毒素。治疗以支持为主，必要时使用机械通气。有些国家使用抗毒素（如英国），但过敏反应多见，仅在严重病例使用。静脉或肌肉注射前应先做皮肤试验。抗生素的作用尚未证实。肉毒中毒的死亡率高，但存活患者的急性麻痹可完全康复。

肉毒中毒也可由污染的伤口或街头海洛因注射导致，在婴幼儿则可能与肠道菌群的肉毒杆菌有关。

破伤风

破伤风是由分泌毒素的破伤风梭状芽胞杆菌感染而致病。破伤风梭状芽胞杆菌生活在土壤中，通常由污染的伤口感染引起。伤口本身可能很小，易被忽视。它也可由静脉药物的误用引发。在发展中国家施粪肥的地区，脐带污染可引起新生儿破伤风。

破伤风梭状芽胞杆菌是非侵袭性的，临床表现是由其神经毒素——破伤风痉挛毒素引起。破伤风痉挛毒素作用于突触的α、δ运动系统，导致去抑制。同时它也可阻断神经肌肉接头，引起骨骼肌痉挛，并作用于交感神经系统。最终结局是明显的屈肌痉挛，自律功能障碍。

临床特征

潜伏期为几天至几周不等。最常见的类型为全身性破伤风：咬肌痉挛导致牙关紧闭，迅速出现全身不适，面部肌肉痉挛形成特征性龇牙，成为“痉笑”。病情严重者，在最初症状出现的24～72小时内，疼痛的反射痉挛进展。最初症状和最初痉挛的间隔时间称为“发作时间”。痉挛可自发，也很容易被噪声、患者的处理或光线诱发。喉痉挛可致呼吸受损；食管和输尿管痉挛可分别导致吞咽困难、尿潴留，而颈部和后背肌肉痉挛形成角弓反张。自律功能障碍产生心动过速、血压不稳、出汗、心律失常。患者还可表现出精神警觉。

死亡原因多为误吸、缺氧、呼吸衰竭、心搏停止或心力衰竭。轻型患者痉挛僵直可恢复。预后不良的指征包括潜伏期短、发作时间短、低龄或高龄者。

局限性破伤风是本病的轻症，疼痛和强直局限于伤口部位，周围肌肉张力增加，一般可恢复。

脑破伤风不常见，但可致命。破伤风梭状芽胞杆菌通常由中耳侵入，致颅神经异常，尤其是第7颅神经常受累。可能会发展为全身性破伤风。

新生儿破伤风多由于脐带污染而感染，强直痉挛迅速发展，随后出现生长停滞、吮吸不良、怪相、易激惹。死亡率近100%。WHO免疫扩大计划（EPI）的目标是通过免疫接种消灭所有妇女围生期新生儿破伤风，提供清洁的分娩设备，加强高危地区的监测。

诊断

破伤风完全进展期形式特异，因此诊断多依靠临床。细菌很少可由伤口处分离出来。吩噻嗪过量、士的宁中毒、脑膜炎、手足搐搦有时与破伤风表现相似。

处理

疑似破伤风：患者的伤口必须清洁处理，必要时需清创，以去除毒素源。使用人破伤风免疫球蛋白250单位联合肌肉注射破伤风类毒素。如果患者已受保护则使用单剂增强类毒素，否则的话必须用吸附了的疫苗三剂全程注射（见下文）。

确诊破伤风患者的处理主要为支持疗法和精心护理，死亡率可由原来的60%降至20%。患者应隔离护理，注意通风、安静和避光。苯二氮䓬类（地西泮）可用于控制痉挛并可镇静。如气道受损，有必要进行气管插管和机械通气。

即使没有明显的伤口，也应使用抗生素和抗毒素。尽管青霉素也有效，但药物首选静脉使用甲硝唑。肌肉注射人破伤风免疫球蛋白（HTIG）500单位，用以中和循环中的毒素。如HTIG不可得，应肌肉注射马破伤风免疫球蛋白10 000单位。后者与HTIG疗效接近，但很可能发生严重的过敏反应。如患者康复，须进行主动免疫，因为破伤风的免疫并不完全。

预防

破伤风是可预防的疾病。各年龄段均应进行免疫接种。在污染环境中工作的人如农民，发病风险尤其高，应定期增强接种注射。应使用铝吸附的类毒素进行主动免疫。类毒素肌肉注射，最初两剂0.5ml，间隔8周，第三剂在6～12月后增强。此后每5年增强一次。婴幼儿全球免疫接种计划包括破伤风（Box 2.6）。用马或人抗破伤风免疫球蛋白进行的被动免疫时效短，只能维持2周。

（王　艳译　王勤环校）

推荐读物

Begg N, Cartwright KA, Cohen J et al. (1999) Overview of acute and chronic meningitis. *Neurologic Clinics* **17**(4): 691–710.

Gold R (1999) Epidemiology of bacterial meningitis. *Infectious Disease Clinics of North America* **13**(3): 515–525.

骨和关节感染

- 感染性关节炎（第10章）
- 骨髓炎（第10章）。

泌尿道感染

- 复杂的与非复杂的感染（第11章）
- 急性肾盂肾炎（第11章）
- 反流性肾病（第11章）
- 肾周脓肿（肾痈）（第11章）
- 细菌性前列腺炎（第11章）
- 泌尿道结核（第11章）
- 连续流动式腹膜透析合并腹膜炎（第11章）。

全身性/多系统感染

由于微生物的代谢要求、感染途径或宿主防御反应，很多感染局限于机体某个特殊器官或系统，而有些感染可能侵犯机体几个系统，甚至全身各系统。在非正常情况下，如宿主免疫发生变化，原本局限的感染可能就变为全身性感染，本节主要讨论免疫正常人群的多系统感染。

菌血症和败血症

菌血症：细菌在健康人体血液中短暂停留但不引起症状。菌血症可源于手术、口腔治疗，甚至刷牙，也可源于肠道或膀胱，尤其是存在局部炎症时。如果没有形成转移感染（如心脏瓣膜感染），大多数细菌可以快速地从血液中清除。

败血症：有些侵袭性细菌，如金黄色葡萄球菌或大肠杆菌，不易被免疫系统清除而更易致病。由血液感染导致的疾病称为败血症，可孤立发生或继发于局灶性感染。败血症经常引起严重的全身症状，包括高热、低血压、肌痛及头痛。感染可导致转移病灶的建立，也可以导致最严重的形式即败血症休克。

对有败血症症状及体征的患者，应当仔细查找败血症的来源。感染的常见部位和引起败血症的微生物见表2.33和2.34。由于败血症的潜在严重性，在进行细菌培养后，应立即开始经验性抗生素治疗。根据可能的病菌选择抗生素；如果没有线索，应使用广谱抗生素（如哌拉西林＋庆大霉素或头孢噻肟，联合或不联合甲硝唑）。在 MRSA 流行的医院里，经验性治疗需加用万古霉素或替考拉宁。应根据疾病的进展情况及进一步的检查结果随时调整抗生素的使用。败血症休克的一般处理见第 15 章。

表 2.33　健康成人败血症的原因

原始部位	常见病原体
皮肤	金黄色葡萄球菌和其他革兰阳性球菌
尿路	大肠杆菌和其他需氧革兰阴性杆菌
呼吸道	肺炎链球菌
胆囊或肠道	粪肠球菌、大肠杆菌和其他杆菌 脆弱拟杆菌
盆腔内脏器	淋病奈瑟菌、厌氧菌

表 2.34　住院患者败血症的原因

临床问题	常见病原体
导尿管	大肠杆菌、克雷白杆菌、变形杆菌、黏质沙雷菌属、假单胞菌属
静脉内导管	金黄色葡萄球菌、表皮葡萄球菌、克雷白杆菌、假单胞菌属、白色念珠菌
腹膜导管	表皮葡萄球菌
术后：	
伤口感染	金黄色葡萄球菌、大肠杆菌、厌氧菌（依部位而定）
深部感染	依赖于解剖学定位
烧伤	革兰阳性球菌、假单胞菌属、白色念珠菌
免疫受损患者	以上任何一种

脑膜炎球菌败血症

脑膜炎奈瑟菌呈世界分布，主要有五组血清型。A 组脑膜炎球菌主要在非洲撒哈拉和亚洲部分地区流行，常引起暴发流行；Y 组和 W 组也可引起流行性感染；B 组和 C 组（欧洲和北美洲的主要菌株）趋向于散发。在英格兰和威尔士，脑膜炎球菌引起的疾病每年报道大约有 2000 例。

人类是已知的该菌的惟一贮存宿主，普通人群中有5% ~ 20%的人鼻咽部携带此菌但无症状。当细菌侵入鼻黏膜进入血流后可引起该病，但发病只占很小的比例。细菌的侵入取决于宿主和细菌两方面因素。出现细菌定植或发生上呼吸道病毒感染时更易发生脑膜炎球菌败血症。

临床特征

侵入性脑膜炎球菌感染可引起脑膜炎、败血症或两者皆有。脑膜炎性疾病（见第21章）经常出现经典的发热、头痛和颈强直三联征。尽管一些病例早期只有轻微症状，然而呕吐、意识减弱和局部神经系统体征也常发生。脑膜炎球菌败血症表现为败血症休克的典型特征，如发热、肌痛和低血压（第15章），并可伴有瘀点或出血性皮疹（图 2.24）。部分患者病情迅速恶化而出现休克、DIC 和多器官衰竭。

诊断

存在脑膜炎和败血症并伴有典型的皮疹，高度提示为脑膜炎球菌引起的疾病。脑脊液或皮肤瘀点抽吸液革兰染色可见革兰阴性双球菌；也可进行脑脊液或血液脑膜炎球菌培养，或通过 PCR 检测细菌。此外，脑膜炎球菌外膜蛋白（OMP）抗体滴度升高，也可诊断此病。

处理

奈瑟脑膜炎球菌对青霉素 G、氯霉素和第三代头孢菌素敏感。对脑膜炎球菌引起的脑膜炎应立即进行抗生素治疗（见急诊Box 21.1），持续胃肠外给药 7 天。脑膜炎球菌败血症的处理与其他原因引起的败血症相同。在发达国家，脑膜炎球菌败血症的死亡率约为 10%，而脑膜炎球菌引起的脑膜炎的死亡率不到 5%

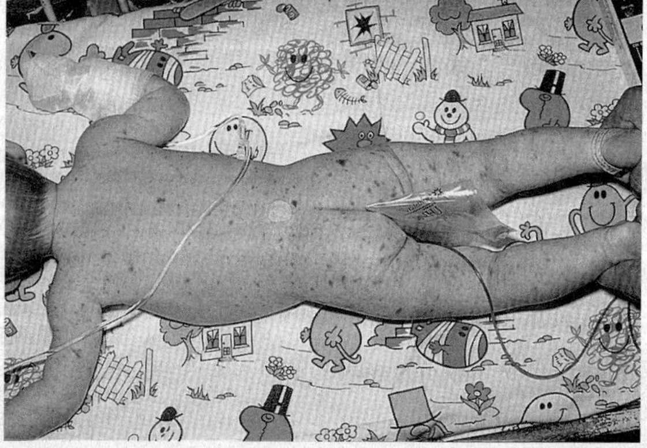

图 2.24　（也见彩图 2.24）脑膜炎球菌感染，紫癜样皮疹。

（见下文）。常见轻微的神经系统后遗症（尤其是前庭神经损伤），但严重的脑损伤相对少见。

在英国，应用C组联合脑膜炎球菌疫苗已使C组脑膜炎球菌引起的疾病全面下降，但其他血清型引起的感染反而可能会增加。A组和C组联合疫苗已问世，但B血清型疫苗尚未上市。

与脑膜炎球菌感染者密切接触的人群应口服利福平或环丙沙星，以根除鼻咽部细菌而预防感染。接触C组脑膜炎球菌感染的人群应预防接种。

风湿热

风湿热是一种炎症性疾病，为A组链球菌感染所致。儿童和青年人易感（第一次感染年龄常在5～15岁之间）。风湿热可影响心脏、皮肤、关节和中枢神经系统。风湿热在中远东、东欧和南美常见，在英国、西欧和北美罕见。由于卫生条件的改善和抗生素的使用，同其他链球菌感染一样，风湿热的发病率已经明显下降（20世纪20年代，有10%的儿童感染；目前，只有0.01%的儿童感染）。

咽部A组链球菌感染后，可出现风湿热临床综合征。其机制可能是化脓性链球菌细胞壁M蛋白与心脏的肌球蛋白和层粘连蛋白的分子结构类似（分子模拟），导致自身免疫反应，而不是心脏的直接感染或毒素产生所致。

病理学

心脏所有三层均可受累。风湿性心脏炎的特征性损伤为Aschoff结节，即心肌中心性坏死的肉芽肿病变，尤其是在左心室的心内膜下。心内膜可出现小的疣状赘生物，尤其是心脏瓣膜上，可导致某种程度的瓣膜回流。急性心包炎以浆液纤维素性蛋白渗出为其特征。

风湿热时，滑膜有急性炎症。急性期可见皮下结节（也是肉芽肿病变）。

临床特征

风湿热起病急，伴有发热、关节痛、疲劳和食欲不振。临床表现取决于受累器官。诊断根据Duckett Jones标准，即两个或两个以上的主要表现或一个主要表现加两个或两个以上的次要表现（表2.35）。

表2.35　修订后的风湿热Duckett Jones诊断标准。具有两个或两个以上主要表现或具有一个主要表现加两个或两个以上次要表现即可诊断

主要标准
心脏炎
多关节炎
舞蹈病
环形红斑
皮下结节
次要标准
发热
关节痛
既往有风湿热
ESR快/-反应蛋白升高
白细胞增多
ECG上PR间期延长
加上既往链球菌感染证据，如咽喉A组链球菌培养阳性，抗链球菌素滴度升高（大于250U）或其他链球菌抗体增加，或最近有猩红热病史

心脏炎表现如下：

- 新的或改变的心脏杂音
- 心脏扩大进一步发展或心力衰竭
- 出现心包积液，ECG心包炎改变（ST段抬高）或心肌炎改变（T波低平或倒置），I级或更高级别的房室传导阻滞或其他心律失常
- 由于二尖瓣膜炎，出现短暂的二尖瓣舒张期杂音（Carey-Coombs）。

非心脏表现包括以下几点：

- 发热经常伴有明显过度的心动过速。
- 风湿热关节炎为典型迅速转移的多关节炎，影响大关节，如膝、肘、踝和腕关节。关节红肿、触痛。不同部位关节炎交替出现。一旦急性炎症消失，关节恢复正常。
- 小舞蹈病（或St Vitus舞蹈，见第21章）为链球菌感染后累及中枢神经系统所致。表现为明显的"坐立不安"和痉挛性、无目的舞蹈病样运动。言语经常受影响。
- 皮肤表现包括环形红斑（短暂的粉红色皮疹，边缘轻微凸起），约20%的患者出现。红斑大多数分布在躯干和四肢，可融合成新月形或环形斑块。皮下可出现小结节，一般不痛，豌豆大小，质地坚

硬，在肌腱、关节和骨突出部位尤其易出现。

检查

- **咽喉拭子**：培养 A 组链球菌。
- **血清学改变**：可提示近期的链球菌感染。可检测抗链球菌素 O 滴度，也可检查其他项目，如抗链激酶滴度。
- **非特异性炎症指标**：如 ESR 和 CRP 水平常升高。
- **心脏检查**：如 ECG、超声心动图。

治疗

有发热、活动性关节炎或活动性心脏炎的患者应完全卧床休息。临床综合征改善（如体温、脉率、ESR、白细胞计数均正常）后方可活动。

口服青霉素V，500mg，每日4次，持续一周，根除残余的链球菌。即使鼻咽拭子培养阴性也应给予上述药物。

可应用大剂量水杨酸盐（乙酰水杨酸盐更合适，如阿司匹林）治疗，可根据耳鸣进展的耐受情况而定。如果存在心脏炎，应给予全身性糖皮质激素治疗。可用泼尼松龙，每天 60～120mg，分 4 次口服，直到临床综合征改善，血沉降至正常，2～4 周后逐渐减量停药。但目前类固醇的疗效尚不肯定。

心脏损伤持续存在时本病很容易复发。预防复发可持续给予青霉素 V 250mg，每日 2 次，直到 20 岁或最近一次发作后5年。如对青霉素过敏，可给予磺胺类药物（如磺胺嘧啶）。任何链球菌感染若进展都应给予及时治疗。

预后

50% 以上的急性风湿热合并心脏炎患者（10～20 年以后）将发展为慢性风湿性瓣膜病，主要侵犯二尖瓣和三尖瓣（表 13.35）。

钩端螺旋体病

钩端螺旋体病是由螺旋菌问号钩端螺旋体引起的动物传染病。钩端螺旋体有 200 多种血清型，感染人类的主要血清型包括黄疸出血型钩端螺旋体（啮齿动物）、犬钩端螺旋体（狗和猪）、哈尔乔型钩端螺旋体（牛）和波摩那型钩端螺旋体（猪和牛）。钩端螺旋体由动物尿液排出，通过皮肤擦伤及完整的黏膜进入宿主体内。人类也可通过饮用污染水而感染。钩端螺旋体在温暖的淡水中可存活多日，在海水中可存活 24 小时。

在英格兰和威尔士，每年报道的钩端螺旋体病病例大约仅有 30 例（一些轻微感染可能没有去就诊），并且大部分为农民、兽医和其他工作中接触动物的人，因此该病很大程度上是一种职业病。在一些地区（如夏威夷，年发病率约为130/10万），由于各种各样的娱乐活动使人类和啮齿类动物的接触更为密切，发病率增加。此外，钩端螺旋体病暴发流行一直与洪水有关。

临床特征

1886 年，Weil 描述了由黄疸出血型钩端螺旋体引起的严重疾病，临床表现包括黄疸、出血和肾损害。幸运的是，90%～95% 的感染为亚临床型或仅表现为轻微的发热。钩端螺旋体病的潜伏期常为 7～14 天，典型临床过程分两个期。第一期是钩端螺旋体败血症期，持续达一周，经过几天间隔后进入免疫期。第一期以剧烈的头痛、不适、发热、食欲减退和肌痛为特征。多数患者结膜充血。有时可见肝脾肿大、淋巴结病及各种各样的皮疹。第二期病情常轻微，50% 的患者有假性脑膜炎，其中约 1/3 的患者脑脊液淋巴细胞增多。在此期大多数患者能顺利康复。

严重患者各阶段无明显界限。出现初始症状后，患者进行性发展为肝、肾衰竭、溶血性贫血和循环衰竭。也可出现心力衰竭和肺出血。即使接受全面支持性治疗，死亡率也在10%左右，老年人的死亡率上升到15%～20%。

诊断

钩端螺旋体病的诊断常为临床诊断。第一周，血和脑脊液可培养出钩端螺旋体，但需要特殊培养基，并且需要几周时间。少数患者第一周尿中也可有钩端螺旋体。特异性抗体 IgM 第一周末开始出现。微量凝集试验（MAT）显示 4 倍增长，常用于回顾性诊断。典型钩端螺旋体病血白细胞增多，严重病例可见血小板减少和肌酸磷酸激酶升高。

处理

早期抗生素治疗可以阻止疾病进展，但无论感染发展到哪一阶段，都应给予抗生素治疗。轻微病例可以口服强力霉素（多西环素），严重病例静脉给予青霉素或红霉素。对于肝肾衰竭的患者，必须加强支持治疗。

布氏杆菌病

布氏杆菌病（布氏杆菌病、布氏杆菌病）是动物源性传染病，呈世界分布（英国实际上已经彻底消灭了牛布氏杆菌病），地中海一些国家、中东、热带地区发病率最高，每年大约有 500 000 新发病例得到诊断。

布氏杆菌通常经口进入人体，较少通过呼吸道、生殖道和擦伤的皮肤进入人体。细菌侵入人体后进入淋巴系统并感染淋巴结，然后进入血流随血流播散，最终定植在网状内皮系统。关于布氏杆菌病的传播，虽然职业暴露很常见，但主要还是通过进食牛或羊的污染生奶而传播。人与人之间传播很少见。

临床特征

急性布氏杆菌病的潜伏期为 1 ~ 3 周。常隐袭起病，表现为不适、头痛、虚弱、周身肌痛和盗汗。典型发热为布氏杆菌病，也可见持续热或间歇热。可有淋巴结病、肝脾肿大、脊柱压痛、骶髂关节炎（20%~30%）；关节炎、骨髓炎、附睾睾丸炎（达 40%）、脑膜脑炎和心内膜炎也可见到。

未经治疗的布氏杆菌病可发展为慢性感染，持续一年或更长时间。主要表现为易疲劳、肌痛、间断发热和抑郁等。常有脾肿大。有时感染可导致局限的布氏杆菌病，可侵犯骨、关节、脾、心内膜、肺、尿路和神经系统。全身症状发生在不足三分之一的人。

诊断

急性期约 50% 的患者血培养（或骨髓培养）呈阳性（布氏杆菌布氏杆菌病阳性率更高），但培养所需时间较长。如使用自动化血培养分析仪（BACTEC），培养时间比通常的时间（5 ~ 7天）更长。对于慢性患者，细菌培养价值不大，而血清学试验更有帮助。经过 4 周病程，布氏杆菌凝集试验显示滴度 4 倍或更高增长（> 1:160），高度提示布氏杆菌病。因不凝集的 IgG 和 IgA 分子可阻断凝集反应（前区现象），所以凝集试验应该采取高稀释倍数以避免出现前区现象。血清 IgG 水平升高是目前或近期感染的证据；凝集试验阴性可以除外慢性布氏杆菌病。局限的布氏杆菌病抗体滴度较低，通常从所侵犯的部位取材做细菌培养以诊断。PCR 检测血中的布氏杆菌可得到快速诊断，而 ELISA 检测 IgG 和 IgM 抗体则具有高度的敏感性和特异性。

处理和预防

多西环素每天 200mg，联合利福平每天 600 ~ 900mg，应用 6 周治疗布氏杆菌病，但可复发。四环素联合链霉素常常只用于前两周的治疗。预防和控制感染：处理感染动物时注意个人卫生；注射疫苗根除动物的感染；对牛奶进行巴氏消毒。目前尚无应用于人的疫苗。

李斯特菌病

单核细胞增多性李斯特菌是一种环境菌，广泛分布于土壤和腐烂的物质中，可感染动物和人。人类感染最常见的途径是进食污染的食品。该菌可在低至4°C的温度中生长。最常见的相关食品包括未经巴氏消毒的软奶酪、生蔬菜和鸡肉馅饼。李斯特菌病为一种少见病，但感染严重，主要感染新生儿、孕妇、老年人和免疫受损的人群。李斯特菌也一直被认为是健康成人自限性食源性胃肠炎的一个病因，但发病率尚不清楚。

孕妇感染李斯特菌引起流感样疾病，而胎儿感染可导致脓毒性流产、早产和死产。妊娠期李斯特菌早期治疗可以预防上述情况的发生，但婴儿总的病死率大约为 50%。老年人和免疫受损人群感染李斯特菌经常引起脑膜脑炎，而败血症和其他各种局限感染也可见。

诊断依靠血、脑脊液或其他体液的细菌培养做出。成人李斯特菌病治疗可选择氨苄西林联合庆大霉素。复方新诺明也有效，但该菌对头孢菌素耐药。

Q 热

Q（query）热是由类立克次体伯纳特立克次体引起的动物传染病，广泛分布于家庭、牧场，以及其他动物、鸟类和节肢动物，主要由蜱传播。人感染主要通过灰尘、气溶胶和未经巴氏消毒的感染牛奶。伯纳特立克次体可形成芽孢，使其在极恶劣的环境中能够存活很长时间。感染剂量很小，所以最小限度与动物接触即可感染。曾有报道，在感染羊群经过的村庄出现了 Q 热暴发流行。

临床特征

感染 2 ~ 4 周后，症状开始隐袭出现。主要表现为发热伴有头痛、肌痛等流感样症状。急性Q热经常自然痊愈，但也可发展为肺炎或肝炎。感染偶尔转成慢性，伴有心内膜炎、心肌炎、葡萄膜炎、骨髓炎或其他局灶性感染。

伯纳特立克次体寄生在细胞内，在标准培养基上不生长。血清学诊断使用免疫荧光技术。对两种不同细菌性抗原的抗体检测可以区分急性与慢性感染。巢床PCR方法目前也开始应用于诊断。

处理

多西环素每天200mg（或喹诺酮类）可缩短急性病程，但是否能根除病原体尚不清楚。强力霉素（多西环素）经常联合利福平或氯林可霉素（克林霉素）治疗慢性Q热合并心内膜炎。即使是延长疗程可能也无法清除感染。

Lyme病

Lyme病由一种螺旋菌引起的，即博氏包柔疏螺旋体。该螺旋体至少有11种不同的基因型。Lyme病是鹿和其他野生哺乳动物的动物传染病。20世纪70年代中叶，在康奈狄格州（Connecticut）莱姆镇发生了关节炎暴发流行，这是第一次认识该综合征，随后命名为Lyme病。之后，该病发病率和检出率增加，目前已知Lyme病广泛分布在美国、欧洲、俄罗斯和远东地区。该病可通过硬蜱的叮咬从动物传染给人，多在农村森林地区发病，发病季节为春天和初夏。

临床特征

该病临床表现可分为两期。第一期为感染后的7～10天，特征为皮肤病损，即硬蜱叮咬部位的游走性红斑，常伴有头痛、发热、不适、肌痛、关节痛和淋巴结病等。多数患者病情停止于此期而不再进展。第二期为第一期后几周或几个月，患者表现为神经系统症状（脑膜脑炎、颅或多神经病）、神经根病、心脏问题（传导紊乱、心肌炎）或关节炎。以上表现经常波动和改变，通常经过几个月或几年自行缓解。有些患者也可发展为慢性和持续性神经系统疾病（如下肢轻瘫）或风湿性疾病（迟发Lyme病）。如果患者不能自愈，通常在手背和足背出现慢性萎缩性肢皮炎。

诊断

临床特征和流行病学资料常可高度提示本病。确诊只能依靠从血、病损皮肤或脑脊液中分离出螺旋体，但几率极小。发病第一个月可以检测到IgM抗体，IgG抗体出现比较晚。ELISA、免疫荧光、血凝集的试剂盒已商品化，但可出现假阳性。IgG真阳性是既往暴露的标志，而不是现症感染。

处理

病程早期给予阿莫西林或多西环素，大约50%的患者可以缩短病程。疾病晚期应当静脉给予2～4周的青霉素G或头孢曲松。由于治疗效果不满意，有效的预防措施是必要的。在蜱寄生地区，应当使用驱虫剂并穿防护服。蜱附着皮肤不超过48小时，引起感染的可能性不大。因此要尽快把蜱移开，移开蜱应当用镊子靠近皮肤的附着点，然后轻轻地把蜱移开。蜱叮咬后，抗生素预防治疗常不能奏效。针对Lyme病已有疫苗，但近期已取消使用。

兔热病

兔热病是由革兰阴性土拉热弗朗西斯菌感染引起。为动物传染病，主要由啮齿动物传染所致。传播媒介为节肢动物，包括蜱和吸血蝇类。人类可以通过昆虫叮咬感染，也可通过处理感染的动物，而后微生物通过轻微的皮肤黏膜损伤进入体内而感染。有时感染也可来自于污染的水源或食用未煮熟的肉类。本病广泛分布在北美、北欧和亚洲。发病率相对较低，主要发病人群为猎人、捕杀者和与动物密切接触的人。

该病潜伏期为2～7天，随后表现为全身性疾病。最常见的临床表现是腺体溃疡兔热病。接种部位出现丘疹，然后形成溃疡，随后表现为有触痛的化脓性淋巴结病。少数病例可出现菌血症，导致败血病、肺炎或脑膜炎。如果不采取治疗措施，以上几种症候群均有较高的死亡率。

通过细菌培养或细菌凝集试验滴度升高诊断。

治疗应用链霉素或庆大霉素。

（侯凤琴译　王贵强校）

推荐读物

Galvin JE, Hemric ME, Ward K, Cunningham MW (2000) Cytotoxic Mab from rheumatic carditis recognizes heart valves and laminin. *Journal of Clinical Investigation* **106**: 217–224.

Hotchkiss R, Karl I (2003) The pathophysiology and treatment of sepsis. *New England Journal of Medicine* **348**: 138–150.

Levett PN (1999) Leptospirosis: re-emerging or re-discovered disease? *Journal of Medical Microbiology* **48**: 417–418.

Parola P, Raoult D (2001) Ticks and tick-borne bacterial diseases in humans. *Clinical Infectious Diseases* **32**: 897–928.

Rosenstein NE et al. (2001) Meningococcal disease. *New England Journal of Medicine* **344**: 1378–1389.

Stanek G, Strle F (2004) Lyme borreliosis. *Lancet* **362**: 1639–1647.

Pappas G et al (2005) Brucellosis. *New England Journal of Medicine* **352**: 2325–2336.

发展中国家和热带地区的细菌感染

皮肤、软组织和眼部疾病

麻 风

麻风（Hansen病）是由抗酸麻风分枝杆菌引起的一种疾病。与其他分枝杆菌不同，麻风杆菌在人工培养基甚至组织培养基上不生长。虽然该菌也能在鼠的脚蹼（footpads）中生长，但除九带犰狳之外，人类是麻风分枝杆菌的惟一自然宿主。

WHO控制麻风的措施已取得了巨大成功，1300万麻风患者已治愈。由于采取监督联合药物治疗措施，活动性麻风患者数已从1985年的540万降至60万。印度麻风病例数占全球麻风病例数的70%，其次是巴西，非洲和亚洲麻风也很常见。

麻风确切的传播途径仍未明确，鼻分泌物可能在麻风的传播中起作用。麻风与贫穷和人口拥挤有关。从感染麻风杆菌到进展为临床疾病与下列因素有关：男性比女性易感，这已被双胞胎遗传易感性研究证实；然而最主要的因素是宿主细胞介导的免疫系统应答。

麻风分两个正好相反的类型（图 2.25）：

- **结核样型麻风**：为局限性疾病，见于细胞免疫功能强的个体。T淋巴细胞受抗原刺激后释放干扰素，激活巨噬细胞消灭麻风杆菌（Th1反应），同时也造成组织的损伤。麻风菌素试验（见下文）阳性。
- **瘤型麻风**：为全身性疾病，见于细胞免疫功能受损的个体（图 2.25）。组织中的巨噬细胞不能被激活，杆菌在细胞内繁殖。麻风菌素试验阴性。

WHO 根据皮损和皮肤涂片杆菌的数目把麻风分为：少杆菌性麻风，即皮损≤5个，没有找到杆菌；多杆菌性麻风，即皮损≥ 6 个，杆菌阳性。

临床上许多患者不能归属为上述两型，而且随着病情的进展或接受治疗，有些患者的类型会发生该病。

临床特征

本病潜伏期为 2 ~ 6 年不等，最短可为数月，最长可达 20 年。麻风一般起病隐匿，也可急性发病。临床表现为一过性皮疹，伴有急性发热性疾病的表现，可有神经受累的表现，或上述混合表现。麻风的主要体征为：

- 皮肤病损，通常感觉缺失（大多为结核结节状）。
- 外周神经增厚，表浅或纤维骨质表面的神经最易受累，如尺胃（肘）、正中（腕）、桡侧皮肤（腕）、腓侧（膝）、胫后和腓肠（踝）、面部（颧弓）和颈后三角的神经。

麻风可分为五种临床类型。

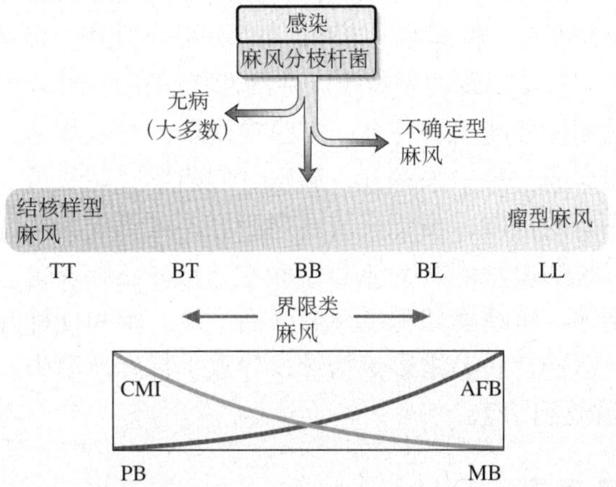

图 2.25　（也见彩图 2.25）合并 Ridley-Jopling 的麻风临床类型和 WHO 分类。CMI：细胞介导的免疫；AFB：抗酸杆菌；PB：少杆菌；MB：多杆菌。Modified from Jacobson R (1999) Krahenbuhl JL Lancet 353:655.

结核样型麻风（TT）

本型患者的细胞介导的免疫力较强，病变局限。临床表现单一，为皮肤病损，常为低色素的斑疹，边缘厚、边界整齐、感觉缺失，中心愈合、萎缩。好发于面部、臂部和四肢。导致色素变浅斑块的受损神经及其主干常常增厚且有压痛。与身体其他部位不同，面部结核样斑感觉并未缺失。神经受损可引起肌肉显著萎缩。结核样损害可自愈。预后良好。

偏结核样型界限类麻风（BT）

本型与结核样型麻风相似，但皮损数量更多、更小，可表现为大的皮损周围有小的卫星灶。外周神经而非皮神经变厚，可导致手和足的畸形。

中间界线类麻风（BB）

本型皮损数量多，形态和大小多样（斑点、丘疹、斑块）。中央呈凿除状、低色素、感觉缺失、有边缘的环状损害为此类型的特征表现（图 2.26）。神经广泛受损导致肢体畸形（图 2.27）。

偏瘤型界线类麻风（BL）

本型皮肤损害呈鲜红色，数目较多，形态不一，不对称，抗酸杆菌呈强阳性。皮损之间的皮肤正常，而且通常细菌为阴性。

瘤型麻风（LL）

虽然每个器官均可受累，但皮肤的改变出现最早、最明显。外周水肿和鼻炎为最早的症状。皮损主要出现在面部、臀部和上下肢，可呈斑疹、丘疹、斑块或结节，最早出现的是斑疹。弥漫性浸润在耳垂最明显。眉毛侧缘变薄为其特征。黏膜常受累，导致鼻塞、喉炎和声嘶。鼻中隔穿孔，鼻软骨塌陷形成鞍状鼻。随着病情的进展，由于皮肤浸润明显，可形成典型的狮面。晚期出现手套、袜套样麻木、男性乳腺发育、睾丸萎缩、鱼鳞癣和神经麻痹（面、尺、腕和桡神经）。神经营养性肌萎缩影响指骨，导致手指逐渐消失。神经受损轻于 TT。

麻风反应

麻风反应为免疫介导的急性反应，见于中间界线类麻风和瘤型麻风，通常在治疗中出现。麻风反应分为两型：

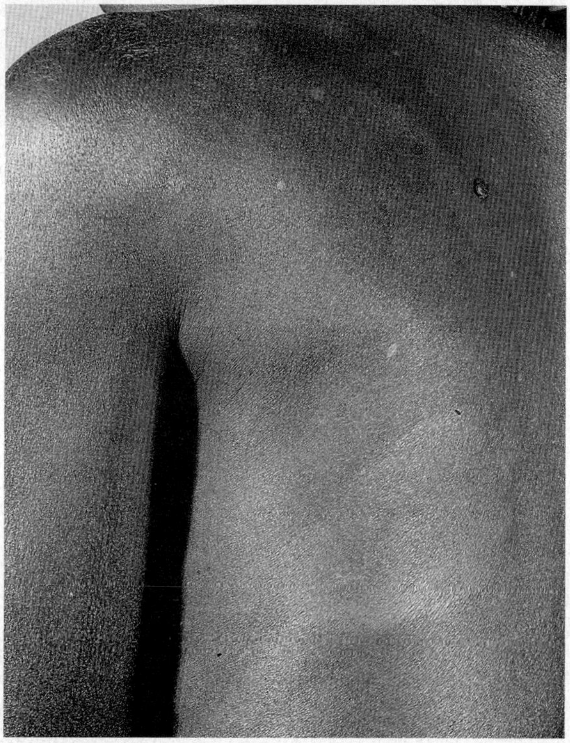

图2.26　（也见彩图2.26）多发性、不对称的低色素感觉缺失斑。Courtesy of Dr P Matondo, Zambia.

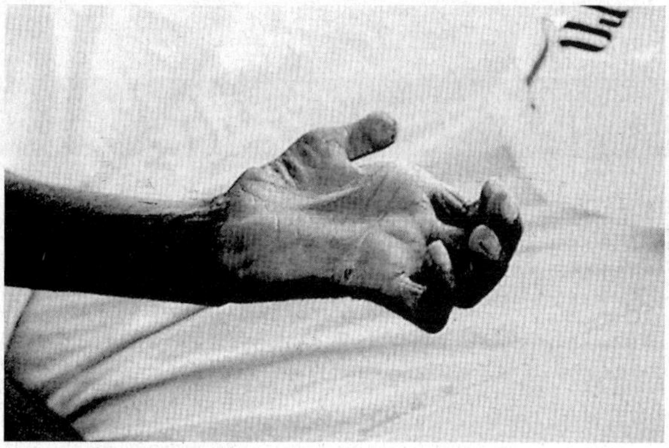

图 2.27　麻风——爪形手，由于腕和尺神经损害。

非瘤型麻风反应（Ⅰ型麻风反应）：见于中间界线类麻风患者治疗后。属Ⅳ型迟发型过敏反应，分为“升级反应”和“降级反应”。“升级”反应时，病变向结核样型变化，“降级”反应时向瘤型变化。可突发出现神经功能障碍，如尺神经麻痹。

麻风结节性红斑（ENL；Ⅱ型麻风反应）：为体液抗体对抗原 - 抗体复合物的反应（如Ⅲ型过敏反应）。50% 的 LL 患者治疗中可出现该型反应。表现为发热、关节痛、虹膜睫状体炎和分批出现的有触痛的皮下红色结节以及其他全身症状。症状可持续几天或几周。

诊断

麻风的诊断要靠临床表现：

- 感觉丧失的低色素 / 红色斑块
- 外周神经增厚
- 皮肤小块涂片/活检找到抗酸杆菌。从病变皮肤取一小块组织和体液进行涂片及抗酸染色。

应在自然光下仔细寻找患者的皮损。有时神经病理活检有助于诊断。所有类型的麻风均可用PCR方法检测麻风杆菌DNA，并可用于判断疗效。

处理

由于耐药菌的出现，麻风的治疗需联合化疗，在有些地区，麻风杆菌对二氨二苯砜的耐药率达40%。目前多使用短疗程治疗方案，WHO目前推荐的麻风治疗方案见Box 2.11，但对病情严重者仍需长疗程治疗。随访必须包括皮肤涂片检查。

患者教育是必需的，患者需要学会保护好自己无知觉的手和足，以免溃疡发生。一旦出现溃疡，应避免负重，穿有鞋垫的帆布鞋有保护作用。

麻风患者应在特殊的中心接受治疗，应有适当的物理和职业治疗支持。外科和物理治疗对营养不良性溃疡以及手、足和面部畸形的治疗有很大的作用。

Box 2.11 成人麻风的推荐治疗方案（WHO的修订指南）

多菌型麻风（LL、BL、BB）
利福平 600mg，1 次 / 月，监督服用
氯苯吩嗪（氯法齐明）300mg，1 次 / 月，监督服用
氯苯吩嗪 50mg/ 日，自服
氨苯砜 100mg/ 日，自服
疗程为 12 个月

少菌型麻风病（BT、TT）
利福平 600mg，1 次 / 月，监督服用
氨苯砜 100mg/ 日，自服
疗程为 6 个月

单一皮损少菌型麻风病
利福平 600mg
氧氟沙星 400 mg　　均为一次剂量
二甲胺四环素（米诺环素）100 mg

TT：结核样型；BT：偏结核样型界线类；BB：中间界线类；BL：偏瘤型界线类；LL：瘤型。

麻风反应的治疗：麻风反应情况较紧急，可出现不可逆的眼和神经的损害。抗麻风治疗不能停止。Ⅱ型麻风反应可予镇痛、氯喹、氯法齐明和退热药处理。沙利度胺以前被用于ENL的治疗，而且疗效很好，但由于有致畸性，WHO不再推荐使用。泼尼松龙40～60 mg/d，连服3～6个月对Ⅰ型麻风反应有效。

预防

麻风的预防和控制要靠快速治疗感染的患者，尤其是LL和BL型患者，以减少细菌贮存宿主。

炭疽

炭疽是由炭疽杆菌引起的疾病，炭疽杆菌为革兰阳性杆菌，其芽孢的抵抗力很强，能耐受高温和湿热。该菌能产生毒力很强的毒素。炭疽呈全球性分布，冈比亚、北美、南美及南欧都有病例报道。炭疽通过直接接触被感染的动物而传播；农民、屠宰工以及羊毛、动物皮革商人为本病的高发人群。芽孢可被摄入或吸入。最近美国发生了利用炭疽芽孢作为生物恐怖武器的事件。

临床特征

炭疽的潜伏期为1～10天。

皮肤炭疽最常见。开始表现为无痛的小红斑或斑丘疹样皮损。随后发展为小泡和中心有黑色焦痂的溃疡。大部分患者的病情能自限，偶尔出现明显的精囊周围水肿与区域淋巴结肿大，可发生毒血症。

吸入性炭疽（woolsorter病）：紧随芽孢吸入，应考虑生物恐怖活动的可能性。表现为发热、无痰干咳、胸骨后不适；常见胸腔积液。不治疗者死亡率约为90%，最近美国报道，即便治疗，死亡率也高达45%。

胃肠型炭疽：主要因食入未煮熟的被污染的肉而感染。表现为严重的胃肠炎；可出现呕血、血性腹泻。随之可出现毒血症、休克和死亡。

诊断

诊断主要靠皮损涂片或血和其他体液培养检出炭疽杆菌。也可用ELISA检测细菌及毒素的抗体进行血清学确诊。

处理

首选环丙沙星。轻症的皮肤感染口服两周即可，但最近美国的暴发病例疗程为60天。重症患者需静脉点滴大剂量抗生素，同时给予适当的支持治疗。任何可疑病例均需报告相关部门。

控制

任何被感染的死亡动物均要焚烧，并消毒其所在场所。在动物饲养条件差的地区，大规模疫苗接种动物可防止大范围的污染，但每年需重复一次。高危人群可接种人炭疽疫苗，暴露者应预防性服用抗生素。有些国家已制定公共卫生政策来处理蓄意投放炭疽芽孢事件。

分枝杆菌性溃疡（Buruli 溃疡）

Buruli 溃疡可见于世界范围内热带雨林的农村地区。病原体为溃疡分枝杆菌，该菌存在于池塘和河流，往往通过洗澡、游泳或取水而感染。开始表现为感染处皮下小结节，逐渐发展为溃疡，病变可以侵犯到皮下组织、肌肉和筋膜层。溃疡较大，带有潜行性边缘，底部有分枝杆菌内酯造成的明显坏死。坏死组织涂片可找到大量的抗酸杆菌。惟一有效的治疗方法是外科大范围切除病灶，加皮肤移植，但该方法在流行地区很难实行。抗结核治疗无效。

流行性密螺旋体病（包括非性病性梅毒、雅司病和品他病）

这类疾病见于热带和亚热带各个地方，主要在贫穷的农村地区（图 2.28）。WHO 在 20 世纪 50 ~ 60 年代治疗了 5000 多万患者，减少了该病的流行，但随后一直都有感染的复发。最新估计的全球病例为250万。对于儿童来说，病原体主要通过身体的接触传播，所以改善卫生条件和提高生活水平是根除该病的关键。

临床特征

雅司病

雅司病是（雅司螺旋体引起的）流行最广、最常见的流行性密螺旋体病。它通过直接接触传播，病原体通过皮肤伤口进入人体引起感染。潜伏期为数周至数月，首发症状是病原体入侵处出现原发的炎性反应，炎症处可分离到螺旋体。随着病原体的扩散可出现多发的丘疹样皮损，皮损中含有密螺旋体；这些皮肤病变常

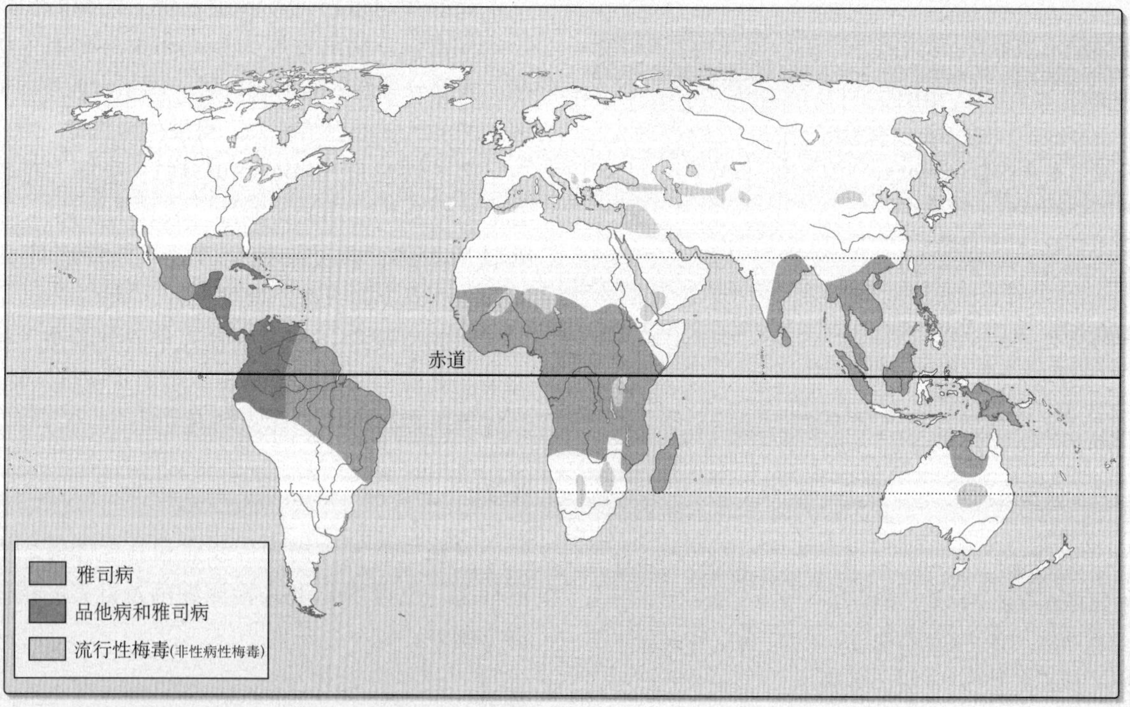

图 2.28 （也见彩图 2.28）非性病性梅毒、雅司病、品他病的地理分布。

出现在手掌和足底。也可侵犯骨骼，特别是长骨和手骨。

约10%的感染者进展到晚期雅司病。骨梅毒瘤样病变可不断进展，导致整体骨骼的破坏和毁形，尤其是颅骨、面骨、指（趾）骨间的关节和长骨。足底过度角化为其特征表现。雅司病与梅毒一样，在疾病的早期和晚期之间存在一段潜伏期，但没有内脏、神经和心血管的损害。

非性病性梅毒（地方性梅毒）

非性病性梅毒见于非洲和中东地区。病原体为地方亚种密螺旋体，通过进入擦破的皮肤或被污染的饮水管进入体内。与性病性梅毒不同，该病的原发损害不常见。晚期的临床表现与性病性梅毒相似，但心血管和神经症状极少见。

品他病

品他病是由品他密螺旋体引起，主要限于非洲的中部和南部。病变局限于皮肤，症状比其他密螺旋体病要轻。原发损害常表现为手足瘙痒的红色丘疹，可呈鳞状和局部淋巴结肿大，但无溃疡。晚期皮损可持续存在达 1 年，并伴有全身性淋巴结病。最终皮损可愈合，遗留着色过度或无色素的斑块。

诊断和处理

在病区主要依靠临床表现诊断。用暗视野显微镜在损伤渗出液中可找到病原体。梅毒血清学试验呈阳性，但不能用于疾病的鉴别。

治疗用单次剂量长效青霉素（如肌注120万单位的青霉素G），青霉素无效或禁忌者可选用强力霉素（多西环素）。

颗粒性结膜炎（沙眼）

沙眼是由细胞内细菌 - 沙眼衣原体引起的疾病，它是世界上导致失明的最常见疾病，估计有1亿5000万现症感染者，其中 600 万患者因患此病而失明。它是一种贫困性疾病，主要于热带和中东地区流行。儿童是颗粒性结膜炎的高发人群，通过直接接触或苍蝇传播。孤立的感染可以自限，但反复感染可以引起慢性眼病。

临床特征

感染呈双侧，开始表现为结膜炎，有明显的滤泡性炎症，然后形成瘢痕。上眼睑瘢痕形成引起睑内翻，使角膜暴露，并因睫毛的摩擦而受损伤（倒睫），最后角膜瘢痕导致失明。

新生儿颗粒性结膜炎可表现为急性的眼部感染。

诊断和处理

诊断主要依靠典型的临床表现。细胞培养和物种特异性荧光单克隆抗体检测方法也可用于证实诊断，但很难应用于疫区。

四环素软膏每天局部用药，6 ~ 8 周有效，但患者的依从性差。也可选用阿奇霉素单次剂量 20mg/kg 全身疗法。在疫区需重复治疗。感染控制后，应手术修复眼睑并治疗角膜混浊。

预防

社区卫生教育、改善供水和卫生（蹲坑厕所），以及早期病例的报告对控制本病的发生和流行至关重要。WHO 关于颗粒性结膜炎的安全策略是：外科手术、抗生素治疗、面部清洁以及环境的改善。WHO 提出了 2020 年前全球消灭颗粒性结膜炎的目标。

推荐读物

Barlett JG et al. (2002) Management of anthrax. *Clinical Infectious Diseases* **35**: 851–858.

Britton WJ, Lockwood DNJ (2004) Leprosy. *Lancet* **363**: 1209–1219.

Mabey D, Solomon A, Foster A (2003) Trachoma. *Lancet* **362**: 223–229.

Swartz MN (2001) Recognition and management of anthrax. *New England Journal of Medicine* **345**: 1621–1626.

胃肠道感染

霍乱

霍乱是由霍乱弧菌引起的疾病，该菌为革兰阴性杆菌，呈弧形，有鞭毛。100℃几秒钟便可灭活，但在冰中可存活6周。主要致病血清型为菌体抗原O1型，可分为两种生物型：古典生物型和埃尔托生物型。20世纪60年代以后，埃尔托生物型代替了古典生物型，成为第七次世界大流行的主要致病菌株。埃尔托生物型感染的症状一般较轻，但也可引起严重的、威胁生命的疾病。

孟加拉邦肥沃潮湿的恒河平原被认为是霍乱的发源地。然而，一系列霍乱世界大流行是通过贸易途径扩散到全世界的。第七次大流行波及亚洲大部分地区、非洲北部、肯尼亚和南欧。近年来又扩散到南美洲和中美洲，夺去了几千人的生命。一种新的血清型（O139孟加拉）弧菌感染正使孟加拉、印度和东南亚地区的霍乱病例不断地增加。该菌已对抗生素产生耐药［磺胺甲噁唑、甲氧苄氨嘧啶（甲氧苄啶）和链霉素］，有可能是造成下一次世界大流行的元凶。

传播途径为粪-口途径。虽然被污染的食物和接触携带者可以引起霍乱的流行，但水源污染是造成霍乱传播的主要原因。胃酸缺乏或低胃酸状态促使霍乱弧菌进入小肠。霍乱弧菌在小肠繁殖，产生外毒素，造成大量等渗液体分泌到肠腔内。霍乱毒素也使肠道肠色素细胞释放5-羟色胺（5-HT），而5-羟色胺可以激活肠道神经系统的神经分泌反射，这可解释50%的霍乱毒素分泌活动。霍乱弧菌还可以产生其他毒素（如闭锁小带毒素ZOT和副霍乱毒素ACT），这些毒素对霍乱的发病也起到了一定的作用。

临床特征

潜伏期为几小时到6天不等。大多数霍乱患者临床症状较轻，不易与其他感染性腹泻区分。临床上未经治疗的典型霍乱可分三期。

泻吐期的临床表现为突发的无痛性大量水性腹泻，严重者伴有呕吐。由于黏液斑点漂浮于水样便中而使粪便像米汤，米汤样腹泻便是吐泻期的典型特征。如果没有给予适当的支持治疗，病程就会进入**虚脱期**，出现循环休克（表现为皮肤湿冷、心动过速、低血压、外周性发绀）和脱水（眼窝、脸颊凹陷和尿液减少）。患者神志清醒，但表情淡漠。严重者可出现肌肉痛性痉挛，儿童可因低血糖出现抽搐惊厥。肾衰和误吸呕吐物是虚脱期的主要危险因素。

如果患者能渡过虚脱期，便进入**恢复期**。患者的临床症状在1～3天内逐渐消失，生化指标恢复正常。

诊断

诊断主要根据临床表现。新鲜大便可以找到快速活动的细菌（动力试验），但不能作为诊断依据，因为空肠弯曲杆菌也可有相似的表现。但暗视野快速动力弧菌试验加特异性抗血清抑制试验（制动试验）有诊断价值。应进行大便或直肠拭子培养。

处理

最关键的治疗是补水，适当而有效的补液治疗可以使死亡率降至1%以下。通常口服补液即可，不过有时需静脉补液。

口服补液溶液（ORS）里的糖和其他糖类可增强小肠对钠和水的吸收，能纠正毒素引起的分泌性液体丢失。抗淀粉酶的淀粉和以葡萄糖为基础的ORS可以增强肌体对液体的吸收。谷类电解质溶液也有糖/盐ORS的疗效，能减少粪便量并纠正脱水。最近，WHO推荐使用减渗的ORS治疗各种腹泻，但这种溶液存在引发低钠血症的危险。适用于纠正脱水的液体见Box 2.9。

轻度脱水患者可予ORS治疗，最初4小时按50ml/kg给予，以后每天100ml/kg，直到腹泻停止。中度脱水患者最初4小时按100ml/kg，以后每小时10～15ml/kg。

出现虚脱的重症患者需予**静脉补液**。可静脉点滴数升林格乳酸盐液纠正休克，然后再改用ORS补充液体维持水合。

抗生素，如四环素，500mg，每日4次，有助于根治感染、减少腹泻量及缩短病程。但耐药问题越来越严重，目前更常用环丙沙星。

对于有潜在或已暴发流行的情况，WHO推荐使用**免疫接种**。已有口服的减毒活疫苗或灭活疫苗，但两者对O139株感染均无保护作用。预防治疗可用四环素，成人500mg，每天2次，儿童每天125mg，连服3天。然而最佳的预防办法是做好个人卫生和改善环境卫生。

伤寒肠热病

全球每年约有1600多万新发伤寒肠热病患者，并导致60万例死亡，患者主要分布于印度和非洲。伤寒肠热病是一种急性的全身性疾病，临床以发热、头痛和腹部不适为特征。伤寒是伤寒肠热病的典型形式，由伤寒沙门杆菌引起。副伤寒是由副伤寒沙门杆菌A、B、

C引起，临床症状与伤寒相似，但病情相对较轻。人类是伤寒沙门杆菌的惟一自然宿主，本病主要通过污染的水源和食物传播。潜伏期为 10～14 天。

临床特征

细菌进入消化道，通过集合淋巴小结侵入小肠壁，并扩散到局部淋巴结，然后进入血液循环。起病隐匿，无特异性，可表现为间歇热、头痛和腹痛。早期的体征有腹部触痛、肝脾肿大、淋巴结病和数量不多的斑丘疹（玫瑰疹）。没有治疗及少数已接受治疗的患者可出现严重的并发症，并发症一般出现在病程的第 3 周。并发症包括脑膜炎、大叶性肺炎、骨髓炎、肠穿孔和肠出血。病程第 4 周，病情开始好转，但在发展中国家，仍有 30% 的患者死亡，10% 的未经治疗的存活者病情复发，而美国的死亡率仅为 1%～2%。

5%～10% 的临床康复患者持续排菌长达数月，称为恢复期携带者。1%～4% 的患者带菌超过 1 年以上，称为慢性带菌者。细菌通常存储于胆囊，慢性带菌者常伴有胆结石。在中东和非洲部分尿路血吸虫病流行地区，慢性伤寒沙门杆菌携带者膀胱内也常带有细菌。

诊断

伤寒肠热病的确诊需从患者处培养到伤寒沙门杆菌或副伤寒沙门杆菌。在病程的前两周，大多数患者血培养结果呈阳性。也可做肠道分泌物、粪便和尿培养，但需注意急性感染与慢性携带的鉴别。骨髓培养的敏感度高于血培养，但不常用，除非患者已用抗生素治疗。白细胞减少比较常见，但无特异性。血清学检查如肥达反应的实用价值不大，而且容易混淆诊断。

处理

分离到的伤寒沙门杆菌对抗生素的耐药正在增加，尤其在印度次大陆。氯霉素、复方新诺明和阿莫西林对一些病例仍有效，但是目前喹诺酮类药物（如环丙沙星 500mg 每日 2 次）为治疗首选药物，不过有些伤寒杆菌对此类药物也产生耐药，可选用阿奇霉素。印度次大陆、中东和东南亚地区的感染对多种抗生素耐药。抗生素治疗后，患者仍持续发热数日，但这不等于治疗无效。延长抗生素治疗时间可以消除细菌携带，但胆囊疾病患者效果不好。从临床或公共卫生角度看，胆囊切除通常引起争议。

预防

预防主要靠改善环境卫生和清洁水源。旅行者应避免饮用未经处理的水、饮料中的冰块和冰淇淋。注射灭活疫苗或口服减毒活疫苗可以获得部分保护作用。

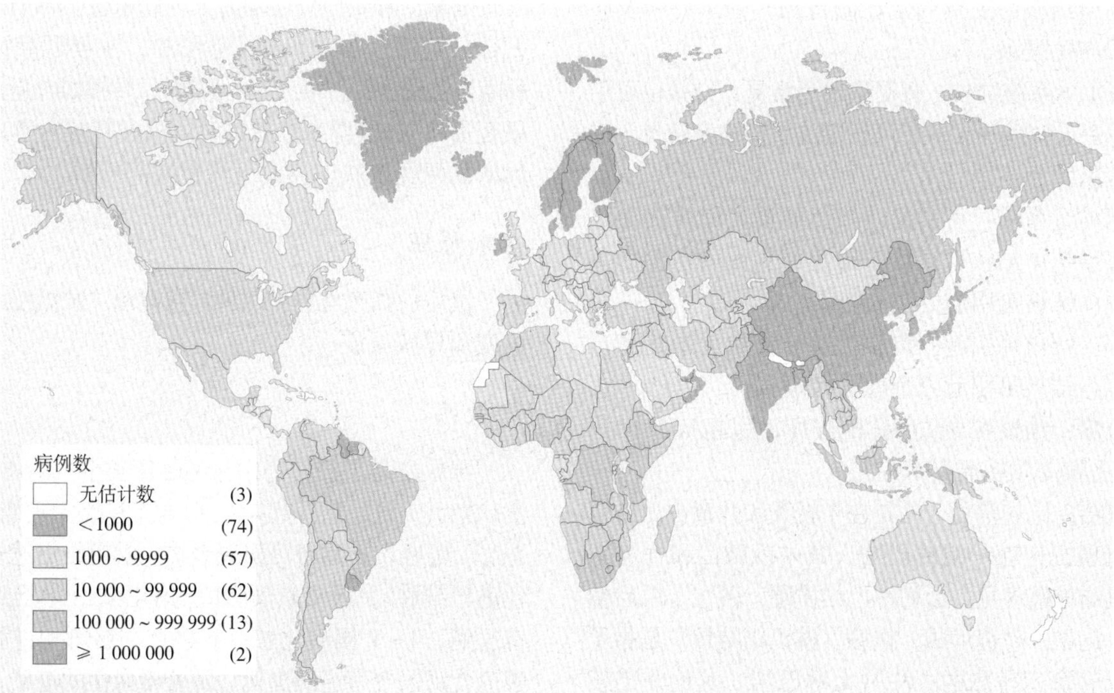

图 2.29 （也见彩图 2.29）结核病地理分布。

全身性感染

结 核

结核是由结核分枝杆菌引起的疾病，偶尔由牛分枝杆菌和非洲分枝杆菌引起。这些细菌与其他分枝杆菌不同，生长缓慢，为兼性细胞内微生物。结核在贫穷、营养不良和过度拥挤的环境中发病率高。在发展中国家，儿童为结核的高发人群。

在过去的20年，由于艾滋病的流行（图2.29），结核给发展中国家带来极大的冲击和危害。

在非洲、俄国和东欧的一些地区，抗生素的广泛滥用和卫生保健系统的瘫痪，导致结核耐药的出现。最为严重的形式是多重耐药结核（MDRTB），其病原菌对主要两种抗结核药物利福平和异烟肼均耐药。MDRTB 很难治疗，即便在拥有最好治疗条件的地区死亡率也很高。

在大多数患者，原发结核起初没有症状或症状很轻。

偶尔，原发性结核也可由局部病变发展为多发的扩散病变。此期血液散播可能会导致粟粒性结核。

成人结核可以是旧结核的复发（原发后结核）、原发感染或更罕见的再感染。

肺结核是最常见的结核病，详细描述及化学治疗见第 6 章。结核也可累及身体的其他部位：

- 胃肠道结核：主要病变在回盲肠，偶尔可累及腹膜，产生腹水。
- 泌尿生殖系统结核：肾受累最为常见，结核也可引起附睾无痛性肿大，还可以造成女性输卵管炎、输卵管脓肿和不孕。
- 中枢神经系统：可引起结核性脑膜炎和结核瘤。
- 骨骼系统：结核可导致脓毒性关节炎和骨髓炎。
- 皮肤：结核可引起寻常狼疮。
- 眼部：结核可引起脉络膜炎或虹膜睫状体炎。
- 心包：结核可引起缩窄性心包炎。
- 肾上腺：结核可导致腺体的破坏，引起Addison病（肾上腺皮质功能衰竭症）。
- 淋巴结：比较常见，尤其在年轻人和儿童中。结核菌可侵犯任何一组淋巴结，其中以肺门和气管旁淋巴结核最多见。起初淋巴结质硬、孤立，以后粘连、化脓，窦道形成。瘰疬（淋巴结结核）是指子宫颈有窦道排脓的大块肿大淋巴结。其他非结核分枝杆菌也可引起分枝杆菌性淋巴结病变。

非结核分枝杆菌感染

大多数分枝杆菌为环境微生物，极少致病。有些可以引起人类疾病，尤其是免疫受损患者或有慢性肺部疾病的患者（表 2.36）。

表 2.36 非结核分枝杆菌感染人类引起的疾病

临床	常见病原体	罕见的病原体
慢性肺病	鸟型胞内分枝杆菌 堪萨斯分枝杆菌	玛尔摩分枝杆菌 蟾分枝杆菌
局部淋巴结炎	鸟型胞内分枝杆菌 瘰疬分枝杆菌	玛尔摩分枝杆菌 偶发分枝杆菌
皮肤和软组织感染		
鱼池肉芽肿	海分枝杆菌	
脓肿、溃疡、窦	偶发分枝杆菌 龟分枝杆菌	嗜血分枝杆菌
骨和关节感染	堪萨斯分枝杆菌 鸟型胞内分枝杆菌	瘰疬分枝杆菌
播散感染（在 HIV）	鸟型胞内分枝杆菌	

鼠疫

鼠疫是由鼠疫耶尔森菌引起的疾病，该菌为革兰阴性杆菌。全球均有鼠疫的散发病例，每年 WHO 收到约2500例鼠疫病例的报告，死亡率为10%。虽然在发达国家，喜欢户外活动的人中偶尔也会感染鼠疫，但大部分病例分布在非洲的撒哈拉。主要贮存宿主为森林啮齿类动物，传染家鼠（黑鼠），传播媒介是鼠蚤（印鼠客蚤）。在鼠群突然减少时，鼠蚤叮咬人类。也可由鼠的粪便经皮肤伤口或飞沫吸入而传播。

临床特征

鼠疫的临床类型有四种：腺鼠疫、肺鼠疫、败血症鼠疫和皮肤鼠疫。

腺鼠疫

腺鼠疫是鼠疫最为常见的临床类型（约占 90%），潜伏期约1周。急性起病，高热、寒战、头痛、肌痛、恶心、呕吐，严重者可出现衰竭。淋巴结迅速肿大（炎性淋巴结肿），最常累及腹股沟淋巴结。淋巴结粘连，有压痛，1～2 周后化脓。有瘀点、瘀斑和胃肠道、呼吸道及泌尿生殖道的出血。随着毒血症的进展，出现精神错乱。

肺鼠疫

肺鼠疫的特征为：表现为突发的急性坏死性肺炎伴血痰、明显呼吸窘迫、发绀和死亡。

败血症鼠疫

败血症鼠疫表现为急性暴发的感染性休克和弥漫性血管内凝血（DIC）。不治疗者将在2～5天内死亡。通常无淋巴结病。

皮肤鼠疫可表现为小疱、焦痂、丘疹和紫癜，然后变为坏死和坏疽。

诊断

已建立快速诊断检测方法（淋巴结抽吸、痰标本）。该方法用免疫皮肤浸渍片，通过结合金颗粒去检测鼠疫耶尔森菌特异F1荚膜抗原。该法特异性和敏感性极高，结果易判断。也可通过淋巴结抽吸、血培养和痰检查找到鼠疫耶尔森菌确诊鼠疫。

处理

应及时治疗，不能等培养结果。可选用链霉素肌肉注射，1克，每天2次；或庆大霉素2mg/kg，每天静脉点滴3次，连续10天。口服四环素500mg，每天4次，或氯霉素也有效。

预防

鼠疫的预防依赖于控制鼠蚤的数量。户外或棚屋应喷洒对当地蚤有效的杀虫剂。鼠疫流行期间，在控制鼠蚤之前，不要杀鼠，因为蚤会离开死鼠而去叮咬人。预防用药可选用四环素500mg，每天4次，或每天服用磺酰胺2～4g，连服7天。去鼠疫疫区的旅游者应用甲醛灭活疫苗可获得一定的保护。

回归热

回归热是由包柔螺旋体引起的疾病。因为这类疾病在感染初期退热一周或数周后再出现反复发热，因而称之为回归热。

临床特征

虱传回归热是由回归热包柔螺旋体引起的疾病，体虱为主要传播媒介，仅感染人类。虽然该病在埃塞俄比亚高原、也门和玻利维亚呈地方流行，但在军队和难民营中是一种典型的流行病。在贫穷地区，虱子可以在密切接触的人群间传播疾病。被感染的虱子被压碎后，螺旋体通过皮肤划痕进入人体引起感染。感染3～10天后，突发高热伴僵直、全身肌痛和头痛。可出现瘀点和瘀斑皮疹。患者全身情况恶化，出现谵妄、肝脾肿大、黄疸、出血和循环衰竭。少数人可完全恢复，但大多数患者症状反复出现一次或多次。病情轻重不一，有些症状很轻，但在有些流行地区，死亡率超过50%。

蜱传回归热：是由达氏疏螺旋体和其他类包柔螺旋体引起的疾病，软蜱（隐喙蜱科）为传播媒介，可感染啮齿动物，人类为偶然宿主，通过接触带菌的蜱的唾液感染。该病多见于居住环境为泥屋的国家，但在美国，居住在旧房和露营的人偶尔也可患此病。临床表现与虱传回归热相似，但神经系统更易受累及。

诊断和处理

发热期用显微镜可找到血液中的螺旋体，尤其是在虱传回归热中微生物数量更多。通常使用四环素和多西环素治疗。治疗后很多患者可出现严重的Jarisch-Herxheimer反应，常需要加强监护和静脉输液。

预防

回归热的控制有赖于消灭传播媒介。蜱螨可存活数年并具有感染性，可经卵传代。通过房屋喷洒杀虫剂以及减少啮齿动物的数量可以控制传染源。虱传回归热者应用合适的杀虫剂灭虱。所有的衣服也应彻底消毒。

斑疹伤寒

斑疹伤寒是由立克次体引起的一组疾病（表2.37）。立克次体（与莛草素密切相关）是一种小的细胞内细菌，通过节肢动物媒介（如体虱、蚤、硬蜱和幼螨）传给人类。立克次体存在于节肢动物的消化道内。人接触

表 2.37 立克次体感染性疾病

疾病	病原体	贮存宿主	传播媒介
斑疹伤寒型			
流行性斑疹伤寒	普氏立克次体	人类	人体虱
地方性斑疹伤寒	地方性斑疹伤寒立克次体	啮齿动物	鼠蚤
恙虫病	东方立克次体	恙螨	恙螨
斑点热型			
非洲蜱斑点热	非洲立克次体	各种哺乳动物	硬蜱
地中海斑点热	conorii 立克次体	啮齿动物、狗	硬蜱
洛矶山斑点热	ricketsil 立克次体	啮齿动物	硬蜱
立克次体痘	小蛛立克次体	啮齿动物	螨
跳蚤斑点热	猫属立克次体	各种哺乳动物	跳蚤

节肢动物的粪便后，立克次体从破损的伤口（通常是抓痕）进入体内引起感染。立克次体在细胞内大量繁殖，并可进入大多数哺乳动物的细胞。虽然其主要的损害是侵入小血管内皮细胞导致的血管炎，但多系统受累也很常见。

临床特征

斑疹伤寒型

流行性斑疹伤寒

流行性斑疹伤寒的传播媒介为人类体虱，与虱传回归热一样，该病可在战争和难民中流行。在非洲、中美洲、南美洲和亚洲都有过暴发流行。

潜伏期为1～3周，临床表现为突发高热、极度全身不适及肌痛。头痛剧烈，可有结膜炎伴眼眶骨痛。病程第5天左右，可出现麻疹样疹子，斑点逐渐增大成为紫斑。在病程的第 1 周末，可出现脑膜脑炎体征，中枢神经系统受损可导致木僵或昏迷，有时伴有锥体束外受累。在疾病的高峰，可伴有脾大、肺炎、心肌炎和外周的坏疽。暴发性疾病可出现致命的少尿性肾衰竭。第 3 周开始缓慢进入恢复期。在淋巴结里休眠的立克次体可以在初次发病数年后再次引起疾病的复发，即 Brill-Zinsser 病。引起疾病复发的原因尚未完全清楚，不过其他病原体的感染可能起到一定的作用。

地方性（鼠型）斑疹伤寒

地方性斑疹伤寒是啮齿类动物感染性疾病，不经意间通过鼠蚤传播给人类。临床症状与流行性斑疹伤寒极为相似，但病情要轻，极少致死。

恙虫病

恙虫病主要见于亚洲和西太平洋，恙螨幼虫为此病的传播媒介。被咬处皮肤常出现焦痂，焦黑色，为结痂和坏死样丘疹。临床表现不一，可很轻微，也可暴发进而威胁生命。重症恙虫病临床表现与流行性斑疹伤寒相似。与其他类型伤寒不同，恙螨可把病原体传给下一代，因此它既是恙虫病的传播媒介，也是恙虫病立克次体的贮存宿主。

斑疹热型

斑疹热型立克次体包括多种立克次体，所引起的疾病称为斑疹热。除立克次体痘由鼠螨传播外，其他斑疹热的传播媒介均为硬蜱。虽然这一组疾病的病原体各不相同，疾病在不同的地方名称不一，但临床表现相同。潜伏期为 4～10 天。被咬部位可形成焦痂，伴有局部巴结病。起病急骤，发热、肌痛和头痛，伴有斑丘疹，可发展为瘀点。与流行性斑疹伤寒一样，也可出现神经系统、心血管系统和血液方面的并发症，但不常见。

诊断

一般根据病史和临床过程诊断。血清学检查可帮助确诊，如间接荧光抗体检测或乳胶凝集试验间接荧光抗体检测特异性和敏感性最高。外斐凝集试验虽然以往曾广泛应用，但特异性或灵敏性不高。

治疗和预防

多西环素或四环素治疗 5～7 天。环丙沙星也有效。在高危疫区，恙虫病的预防为每周服用多西环素 200mg。四环素耐药者可选用利福平。重症患者需加强监护。斑疹伤寒的控制靠根除节肢动物媒介。衣物可用0.5%的马拉硫磷或DDT根除虱子和跳蚤。地方性斑疹伤寒和一些斑疹热的预防需控制啮齿动物。恙螨污染蔬菜的地方可空中喷洒马拉硫磷。身体暴露的地方应穿戴防护服以避免蜱和螨的叮咬。蜱传播疾病感染的几率与叮咬时间长短有关，在高危地区，应每天检查两次以除去身体上的蜱。

巴尔通体病和埃里希体病

巴尔通体和埃里希体为类似立克次体的细胞内寄生细菌，可以引起多种人类疾病，与立克次体病一样，动物为该病的传染源，通过节肢动物媒介（表2.38）。

Carrión 病（杆菌样巴尔通体病）

Carrión病主要限于主要传播媒介——白蛉存在的环境，即安第斯山脉河谷，海拔在500～3000米的地带。临床类型分为两型，可以表现为单一临床类型，也可表现为两个类型相继出现。奥罗亚热（巴尔通体病）为一种急性发热性疾病，可引起肌痛、关节痛、严重的头痛和意识混乱，随后出现溶血性贫血。秘鲁疣在出现奥罗亚热4～6周后出现，或表现为感染的特征。与杆菌样血管瘤相似，呈红紫色血管瘤样小结。数月或数年后可自行缓解。该病常并发超感染，尤其是重复感染沙门杆菌。

诊断依靠从血或外周损害处培养杆菌。血清学检查已建立，但未广泛应用。

氯霉素和四环素治疗对急性感染有效，对秘鲁疣疗效较差。

猫抓病和杆菌性血管瘤病

描述见本章相关部分。

战壕热

战壕热是由5日热巴通体引起，通过人体虱传播。主要见于难民和无家可归者。临床特征为反复发热（典型为5日热）、寒战和头痛，伴有肌痛和胫骨前痛。疾病一般自限，症状严重时红霉素和多西环素治疗可以减轻症状。

类鼻疽

类鼻疽是由假鼻疽伯克菌引起，该菌为革兰染色阴性菌，存在于泥土和水面，主要广泛分布于热带和亚热带。大多数类鼻疽的临床病例出现在东南亚。传播途径为吸入或直接接种而感染此病。半数以上类鼻疽患者有基础病，尤其是糖尿病患者。

假鼻疽伯克菌感染所致的疾病谱很广，大多数感染为亚临床感染。疾病可表现为急性或慢性，局限或散布，而且不同类型之间可以转换，因此难以归类。最危重的类型为败血病类鼻疽，常伴有多发的转徙性脓肿，常引起死亡。已有血清学检查，但确诊需从血或相应的组织中分离到假鼻疽伯克菌。该菌对抗生素广泛耐药，最有效的抗生素为头孢他定，静脉注射2～4周。随后服用复方阿莫克拉数月可防止该病的复发。

放线菌病

放射菌为革兰阳性分枝菌，正常共生于口腔和肠道，尤其在口腔卫生差者中更为显著。放线菌病呈全球性分布，但在西方很少引起疾病。

临床特征

- **颈面部放线菌病：** 最为常见，一般在牙齿感染或

表 2.38 巴尔通体和埃里希体感染人类所致的疾病

疾病	病原体	贮存宿主	传播媒介
巴尔通体			
Carrión 病	杆菌样巴尔通体	未知	白蛉
猫抓病	汉塞巴通体	猫	猫蚤
杆菌性血管瘤病	汉塞巴通体	猫	猫蚤
战壕热	五日热巴通体	人	体虱
埃里希体			
人埃里希体病	查非埃里希体	鹿	硬蜱
人粒细胞埃里希体病	人粒细胞埃里希体	小的哺乳动物和鹿	硬蜱

拔牙后出现。无痛，进展缓慢，伴有微痛、硬结和下颌部位的局部肿胀。一般无淋巴结病。偶尔发生急性炎症。该病易形成窦道，脓液黏稠，脓液中带有粟粒大小黄白色颗粒（硫磺颗粒）。

- **胸部放线菌病**：通过吸入放线菌感染，患者常有肺部的原发疾病。临床表现无特征，易被误诊为恶性肿瘤或结核。有发热、肌痛、胸痛和咯血。25%的患者出现脓胸，损害可蔓延至胸壁，形成窦道，排出硫磺颗粒。
- **腹部放线菌病**：好发于盲肠，典型体征为右髂窝硬结，随后形成窦道。鉴别诊断包括恶性肿瘤、结核、Crohn病和阿米巴病。宫内避孕环的广泛使用提高了骨盆放线菌病的发病率。

偶尔，放线菌病可扩散并累及全身各处。

诊断和处理

显微镜或微生物培养找到放线菌可诊断。需用抗生素和外科手术治疗。首选青霉素，静脉4小时点滴2.4g，疗程为4～6周，症状缓解后改为口服青霉素数周。四环素也有效。

诺卡菌感染

诺卡菌为革兰阳性分枝菌，存在于泥土和腐败的有机物中。星形诺卡菌、巴西诺卡菌（较少）为人类主要的病原体。

临床特征

足分枝菌病：最为常见，由诺卡菌局部入侵所致，表现为足底无痛性肿胀，结节最后破溃，有颗粒排出，为病原体的菌落。全身症状和局部淋巴结病不常见。窦道形成可发生于首次发病数年后。其他的分枝细菌和真菌如足马杜拉分枝菌也可引起相似的临床表现。

肺部疾病：由吸入卡诺菌引起，多见于免疫受损的患者，表现为咳嗽、发热、咯血。可侵犯胸腔，引起脓胸。重度免疫抑制的患者肺部感染可继发于感染的扩散。

诊断和处理

由于诺卡菌在痰培养或组织切片中不易找到，诺卡菌病常不易诊断。严重的肺部和播散性感染需注射治疗，有效药物包括头孢曲松和阿米卡星。局部感染需长疗程口服磺胺类药治疗，必要时辅助手术排脓处理。

（陆海英译　曾争校）

推荐读物

Cole ST et al (eds) (2005) *Tuberculosis and the Tubercle Bacillus*. Washington: ASM Press.

Guerrant R, Carneiro F, Dillingham R (2003) Cholera, diarrhea, and oral rehydration therapy: triumph and indictment. *Clinical Infectious Diseases* 37: 398–405.

Parry CM et al. (2002) Typhoid fever. *New England Journal of Medicine* 347: 1770–1782.

Ustianowski A, Lockwood D (2003) Leprosy: current diagnostic and treatment approaches. *Current Opinion in Infectious Disease* 16: 421–427.

Watt G, Parola P (2003) Scrub typhus and tropical rickettsioses. *Current Opinion in Infectious Disease* 16: 429–436.

真菌感染

形态学上真菌可分为三大类：

- 酵母菌和酵母菌样真菌，通过出芽繁殖
- 真菌，通过菌丝的分枝和纵向伸展生长
- 双相型真菌，在宿主体内行为像酵母菌，但体外行为像真菌（例如荚膜组织胞浆菌和申氏孢子丝菌属）。

真菌无所不在，在特定人群中发病率增加，如在免疫受损、移植和免疫功能严重缺陷人群（包括HIV患者），但全身性真菌感染不常见。真菌感染通过吸入孢子或皮肤接触传播。机会性真菌在免疫受损患者中可引起疾病。真菌不产生内毒素，但在体外，有文献表明可产生外毒素（如黄曲霉毒素）。真菌也可能产生变应性肺疾病。有些真菌例如白色念珠菌与人类共生。真菌感染通常分为全身性、皮下或表皮感染（表2.39）。

全身性真菌感染

念珠菌病

念珠菌病是人类最常见的真菌感染，尽管其他念珠菌已越来越多地被人们认识，但主要由白色念珠菌引起。念珠菌是小的无性真菌，大多数对人类致病的菌株在人的口咽部和胃肠道与人共生。念珠菌病呈世界分布。

临床特征

念珠菌可侵犯人体的任何器官，但阴道感染和口腔的鹅口疮是最常见的感染形式。后者在儿童、老年人、抗生素治疗后和应用免疫抑制剂的人群中常见。念珠菌食管炎导致吞咽困难。皮肤念珠菌病多发生于擦伤部位，也可引起甲沟炎。龟头炎和阴道炎也比较常见。

表 2.39　常见的真菌感染

全身性	**皮下**
组织胞浆菌病	孢子丝菌病
隐球菌病	皮下接合菌病
球孢子菌病	着色芽生菌病
酵母菌病（芽生菌病）	足分支菌病
接合菌病（毛真菌病）	**表皮**
	皮肤真菌病
念珠菌病	
曲霉病	表皮念珠菌病
卡氏肺囊虫（以前归原虫类）	马拉色雷菌感染

慢性皮肤黏膜念珠菌病少见，常见于儿童，与T细胞缺陷有关。表现为皮肤过度角化，呈斑片状皮损，尤其在面部和指甲部位。该病与严重的内分泌病有关，包括甲状腺功能减退和甲状旁腺功能减退。念珠菌病可通过血液播散导致脑膜炎、心内膜炎或骨髓炎，并累及肺部。

诊断和治疗

可从感染局部组织以及组织分泌物查到真菌，真菌侵入血液可通过血培养来诊断。

治疗措施取决于感染的部位和严重程度。制霉菌素、口服二性霉素 B 或氟康唑（大扶康）对口腔损伤有效；对全身性真菌感染，有必要静脉注射氟康唑、伊曲康唑或二性霉素 B。症状多、广泛播散的念珠菌病可出现精神异常。

组织胞浆菌病

组织胞浆菌病是由荚膜组织胞浆菌引起，该菌为无包膜的双相型真菌。孢子在潮湿的土壤中可存活数年，尤其当有鸟和蝙蝠的粪便提供养料时，存活时间更长。组织胞浆菌呈世界分布，但常见于俄亥俄河和密西西比河的河谷地区，该地区 80% 的人口处于亚临床感染状态。传播主要通过吸入孢子，尤其在清扫阁楼、谷

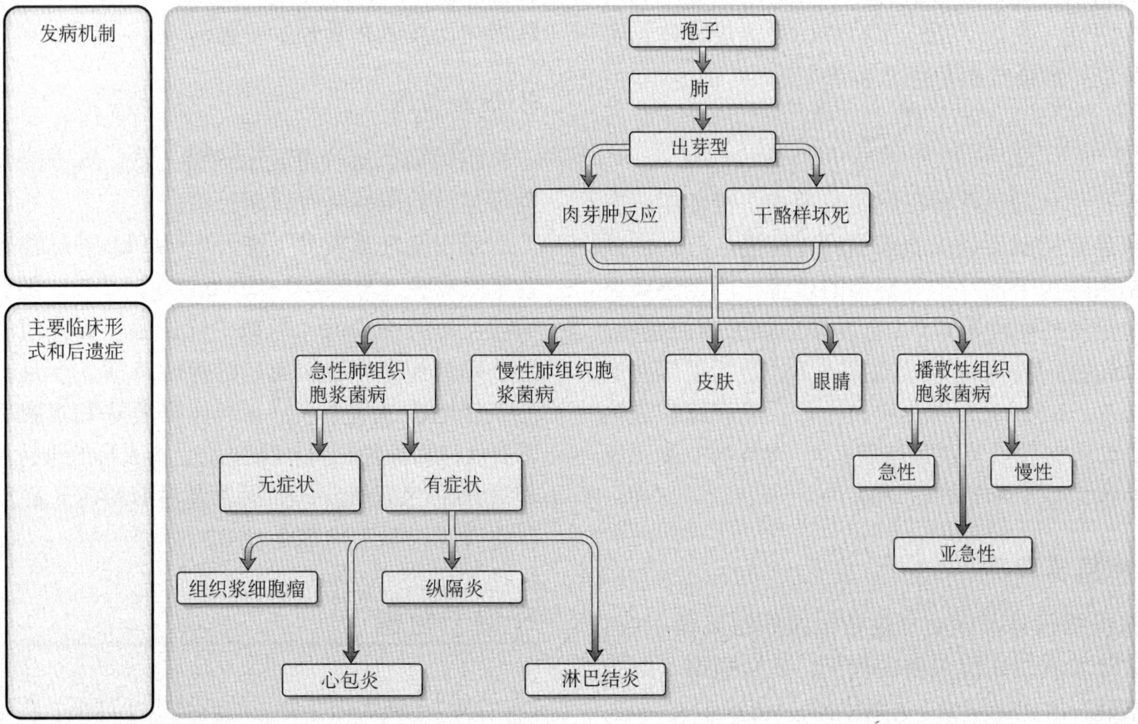

图 2.30　**组织胞浆菌感染**。发病机制、主要临床形式和后遗症。

仓、鸟栖架或探测洞穴时易吸入。

临床特征

图2.30概括了组织胞浆菌感染的发病机制、主要临床形式和后遗症。原发性肺组织胞浆菌病常无症状。感染的惟一证据是组织胞浆菌素皮肤试验由阴性转为阳性。放射学特征类似于结核病的Ghon原发综合征。高地方流行性地区患者的肺、脾、肝可出现钙化。有症状的原发性肺组织胞浆菌病临床症状呈较轻的流感样疾病，伴有发热、寒战、肌痛、咳嗽。严重的全身症状常提示病情严重。

并发症包括肺不张、继发细菌性肺炎、胸膜腔积液、结节性红斑和多形性红斑等。

慢性肺组织胞浆菌病临床上与肺结核没有区别。50岁以上的白种男性易发。放射片可见肺空洞、浸润灶和从外周到肺门的特征性纤维条纹。

临床上，播散性组织胞浆菌病类似于播散性结核病。发热、淋巴结病、肝脾肿大、体重减轻、白细胞减少、血小板减少常见；脑膜炎、肝炎、肾上腺机能衰退、心内膜炎、腹膜炎很少在临床表现中占优势。

诊断

确诊需靠真菌培养或组织切片显示真菌。组织胞浆菌素皮肤试验的诊断价值有限，急性播散性疾病时可表现为阴性。发病 3 周产生抗体，可通过补体结合试验、免疫扩散或放射免疫法检测。

处理

只有有症状的急性肺组织胞浆菌病、慢性组织胞浆菌病和急性播散性组织胞浆菌病才需要治疗。伊曲康唑或酮康唑用于治疗中等病情的患者。严重感染需静脉应用足量的两性霉素B 1.5g，随后给予伊曲康唑。合并AIDS的患者静脉应用两性霉素B，随后用伊曲康唑，200mg，2 次 / 天，终生维持治疗。荚膜组织胞浆菌引起的肺肉芽肿（荚膜浆细胞瘤）、慢性肺空洞、纵隔炎后粘连常需手术切除或剥离。

非洲组织胞浆菌病

非洲组织胞浆菌病由杜波依斯组织胞浆菌引起。其孢子大于荚膜组织胞浆菌的孢子。皮肤病损（如脓肿、小结节、淋巴结受累、溶解性骨损伤）比较明显。不出现肺损伤。治疗与荚膜组织胞浆菌感染类似。

曲霉病

双相型真菌曲霉属包括三种曲霉，分别为黄曲霉、黑曲霉和烟曲霉，后者是导致曲菌病的最常见曲霉。这些真菌在环境中无所不在，腐烂的树及树叶中最常见。人类通过吸入孢子而感染。临床表现与吸入孢子的量和机体的免疫反应有关。本病有 三 种主要形式：

- 支气管肺变应性曲霉病，表现为支气管哮喘。
- 曲霉肿，有时是指肺的足分支菌病。
- 侵袭性曲霉病多见于免疫抑制患者，表现为急性肺炎、脑膜炎、大脑内脓肿、溶解性骨损伤、肝肉芽肿性病变，较少出现心内膜炎、鼻旁曲菌肉芽肿或角膜炎。需要静脉应用两性霉素 B 紧急治疗。

诊断和治疗在第 14 章有更详细的描述。

隐球菌病

隐球菌病是由酵母样真菌新型隐球菌引起，后者呈世界分布，由鸟类（尤其是鸽子）通过粪便传播。孢子经呼吸道进入人体，在呼吸道可引起肉芽肿性反应。肺部症状少见，脑膜炎是常见的临床表现形式，常发生于 HIV 感染或淋巴瘤患者，并常发展为亚急性。肺空洞、肺门淋巴结病、胸膜腔积液少见，偶尔发生肺纤维化。皮肤和骨较少受累。

诊断和治疗

组织染色涂片可显示该微生物。脑脊液乳胶隐球菌凝集试验阳性具有诊断价值。

单用两性霉素 B（每天 0.7mg/kg 静脉注射）或联合氟胞嘧啶（每天100 ~ 200mg/kg） 2 周，随后服用氟康唑，每天 400mg，可减少死亡率，而此前此病可广泛致病。如存在脑膜炎，治疗应持续 3 个月。氟康唑能较好地透过脑脊液，当两性霉素 B 和氟胞嘧啶出现不良反应时应用，可作为免疫受损人群的维持治疗，尤其对HIV 感染患者，如果患者对 HAART 无 反应，推荐终身服用氟康唑 200mg/d。

球孢子菌病

球孢子菌病由非芽生的球形（小球形）粗球孢子菌引起。该菌为土壤腐生菌，可见于美国南部、中美洲和南美洲部分地区。人类通过吸入分节孢子（厚壁，呈桶状）而感染。有报道有时沙尘暴后流行球孢子菌病。

临床特征

多数患者无症状，感染仅通过球孢子菌素（由球孢子菌菌丝的培养物中提取）皮肤试验由阴性转为阳性来判断。急性肺球孢子菌病，潜伏期约为10天，伴有发热、不适、咳嗽、咳痰，可出现结节性红斑、多形性红斑、泡性结膜炎，胸膜腔积液少见。常完全自愈。

严重患者可出现肺空洞，伴咯血、肺纤维化、脑膜炎、溶解性骨损伤、肝脾肿大、皮肤溃疡和脓肿。

诊断

由于本菌具有高度感染性以及实验室人员有受到感染的风险，血清学检查（而不是细菌培养）广泛应用于诊断。血清学检查包括高特异性的乳胶凝集试验和沉淀素试验（IgM）。IgM感染 2 周内阳性，以后开始下降。

发病 4 ~ 6 周内脑脊液补体结合试验（IgG）阳性，可用于诊断球孢子菌病脑膜炎，IgG 可多年保持阳性。

治疗

轻度肺部感染常自限而不需要治疗，但进行性和播散性疾病应立即治疗。酮康唑或伊曲康唑，每天400mg，持续 6 个月，用以治疗原发性肺部疾病，伴有空洞或纤维结节需延长疗程。大剂量氟康唑（每天600 ~ 1000mg）用于治疗脑膜炎。两性霉素B用于治疗威胁生命的感染。必要时，外科切除空洞肺损伤或局限性骨损伤。HIV 患者感染球孢子菌病，给予两性霉素B，随后给予伊曲康唑或氟康唑维持治疗。

芽生菌病

芽生菌病是由双相型真菌皮炎芽生菌引起的全身性感染。最初认为该病局限在北美洲的一些地区，但在加拿大、非洲、以色列、东欧和沙特阿拉伯已有病例报道。

临床特征

芽生菌病首先累及皮肤，表现为丘疹样损伤，不痒，以后发展为带有红色疣状缘的溃疡。溃疡开始局限于身体暴露部位，以后波及非暴露部位。皮损部位可有瘢痕和萎缩。肺部受累多表现为孤立病灶，类似恶性肿瘤或原发结核综合征的放射学特征。全身性症状如发热、不适、咳嗽、体重减轻常见。骨损伤常见，表现为疼痛、肿胀。

诊断和治疗

组织学切片显示该菌或通过细菌培养可确定诊断，但 30% ~ 50% 病例培养结果可能为阴性。酶联免疫可能对诊断有帮助，但注意芽生菌抗体和组织胞浆菌可能会有交叉反应。

伊曲康唑首选治疗半年内免疫力正常的轻到中度患者。酮康唑或氟康唑治疗也有效。严重患者或治疗无反应、免疫受损的患者，可选用两性霉素 B 治疗。

侵入性接合菌病

侵入性接合菌病（毛真菌病）罕见，可由几种真菌引起，包括毛真菌、根真菌和腐化米真菌。该病常发生于有严重疾病的患者。本病的特征是病灶血管侵入，伴有显著出血性坏死。

鼻脑毛真菌病是本病最常见的类型。表现为鼻塞、面部疼痛及水肿、鼻甲有黑色坏死。本病罕见，主要发生于糖尿病伴有酮症酸中毒的患者。其他类型包括肺和播散性感染（免疫抑制患者）、胃肠道感染（营养不良患者）、皮肤受累（烧伤患者）。

治疗用两性霉素 B。有时需清创。如果不治疗，该病将导致患者死亡。

推荐读物

Chapman SW, Bradsher RW Jr, Campbell GD Jr et al. (2000) Practice guidelines for the management of patients with blastomycosis. *Clinical Infectious Diseases* 30: 679–683.

Pappas PG, Rex JH, Sobel JD et al. (2004) Guidelines for treatment of candidiasis. *Clinical Infectious Diseases* 38: 161–189.

Saag MS, Graybill RJ, Larsen RA (2000) Practice guidelines for the management of cryptococcal disease. *Clinical Infectious Diseases* 30: 710–718.

Singh N (2001) Trends in the epidemiology of opportunistic fungal infections: predisposing factors and the impact of antimicrobial use practices. *Clinical Infectious Diseases* 33: 1692–1696.

Stevens DA, Kan VL, Judson MA (2000) Practice

guidelines for disease caused by *Aspergillus*. *Clinical Infectious Diseases* 30: 696–709.
Wheat LJ, Sarosi GA, McKinsey DS (2000) Practice guidelines for the management of patients with histoplasmosis. *Clinical Infectious Diseases* 30: 688–695.

皮下感染

孢子丝菌病

孢子丝菌病是由腐生真菌孢子丝菌属引起，呈全球分布。感染常继发于皮肤接种，注射部位出现红色、无触痛斑丘疹样损伤——称之为“斑块孢子丝菌病”。累及肺及播散性疾病罕见。

治疗：饱和碘化钾（成人每天 10 ~ 12ml，口服）治疗皮肤型的孢子丝菌病有效。另外，可选择伊曲康唑每天 100 ~ 200mg/d，疗程为 3 ~ 6 个月。

皮下接合菌病

皮下接合菌病可见于非洲和印度尼西亚的儿童，由担子菌团属的几种丝状真菌引起。病变常局限于皮下组织和肌肉筋膜，表现为肌性、木质性浸润，累及四肢、颈部和躯干。咽部和眼眶较少受累。

治疗：口服饱和碘化钾溶液。

着色芽生菌病

着色芽生菌病（着色真菌病）是由瓶真菌属、分枝孢子菌属、产色芽生菌属的真菌引起。主要发生在热带和亚热带国家。最初表现为小丘疹，常发生在既往损伤部位。形成溃疡前可持续数月。皮损以后变成疣状、有硬壳，并逐渐扩散。呈卫星状损伤，瘙痒比较常见。治疗可选择氟胞嘧啶，有时联合酮康唑或两性霉素 B。伊曲康唑也证明有效。常用冷冻术去除局部皮损。

足菌病（足分支菌病）

足菌病可能由于皮下感染真菌（真菌属）或细菌引起。表现局部肿胀，并可形成窦道。随后骨可能受累。

治疗：根据病原体可选用酮康唑或抗菌药物。

卡氏肺囊虫感染

遗传学分析显示卡氏肺囊虫与真菌同源。以滋养体的形式存在，可运动，并通过二元分裂体繁殖。滋养体侵入后，其壁可能变厚，并形成囊。在成熟的过程中，进一步分化产生八个裂殖子，细胞壁破裂后裂殖子发展为滋养体。感染很可能发生在婴儿期，但尚无健康婴儿感染报道。该病原体常从肺部被清除。成人卡氏肺包子虫病与免疫缺陷有关，尤其是在 AIDS 患者，具体描述见本章下文。

浅表感染（痈疽）

皮真菌病

皮真菌病是角质结构如皮肤、头发、指甲的慢性真菌感染。发癣菌属、小孢子菌属、表皮癣菌属、念珠菌属也可引起角质结构的感染。

马拉色菌属感染

马拉色菌属发现于头皮和脂样皮肤上，可引起脂溢性皮炎、花斑癣（躯干上的低或高色素皮疹）和马拉色菌毛囊炎（背部瘙痒皮疹）。

治疗：常选用局部抗真菌药，如感染广泛，可口服酮康唑。

（侯凤琴译　王贵强校）

推荐读物

Ribes JA, Vanover-Sams CL, Baker DJ (2000). Zygomycetes in human disease. *Clinical Microbiology Reviews* 13: 236–301.
Richardson MD, Warnock DW (eds) (2003) *Fungal Infection: Diagnosis and Management*, 3rd edition. Oxford: Blackwell Science.
Silveira F, Nucci M (2001). Emergence of black moulds in fungal disease: epidemiology and therapy. *Current Opinion in Infectious Disease* 14: 679–684.

原虫感染

原虫是单细胞真核微生物，结构比细菌复杂，属于动物界。尽管许多种原虫可以在环境中独立生活，但也有一些寄生在包括人在内的脊椎动物体内，形成累及一种宿主以上的复杂生活史。有些原虫可形成适宜在外界艰苦条件中生存的硬的包囊，可以再感染新的宿主。其他原虫则通过节肢动物媒介进行繁衍并传播给新的脊椎动物宿主。表 2.40 列出了主要寄生在人类的原虫。

表 2.40 主要的人类原虫病

血液	组织	胃肠道
疟疾	利什曼病	贾第鞭毛虫病
锥虫病	弓形虫病	阿米巴病
		隐孢子虫病

血液和组织原虫病

疟 疾

引起人类疟疾的有四种疟原虫：恶性疟原虫、间日疟原虫、卵形疟原虫、三日疟原虫。寄生在灵长类动物的一些疟原虫偶尔也可感染人类。疟疾可能源自中部非洲的动物种属的疟原虫，因人类迁徙造成全球性播散。因公共卫生措施得当以及土地使用的改变，尽管许多地区仍然有疟疾传播的可能，但大多数发达国家已经消灭了疟疾。每年有 5 亿人感染疟疾，100 多万人死亡。跨国旅游者每年有 25 000 人感染。

流行病学

疟疾通过雌性按蚊叮咬传播。疟原虫在按蚊肠道内完成温度依赖性发育史，因此疟疾的地理范围依赖于合适的蚊种和温度。疟疾在热带和亚热带地区呈地方性流行，而在海拔2000米以上没有疟疾：澳大利亚、美国和大多数地中海沿岸地区没有疟疾（图 2.31）。在常年发生感染的疟疾高流行地区（寄生虫血症或 2 ~ 9 岁儿童脾可触及的百分率为 51% ~ 75%）和全年流行区（大于 75%），婴儿的死亡率很高。存活至成年的人产生有效的免疫力，尽管存在低水平的寄生虫血症，但很少有症状。在中度流行区（11% ~ 50%）呈规律的季节性发病，死亡主要见于婴儿，而年长儿童和成人常因反复感染发展为慢性。在低流行区（0 ~ 10%），感染常散发流行，整个人群几乎没有免疫力，对严重和致命性疟疾均易感。

因输注被疟原虫污染的血或血制品也可传播疟

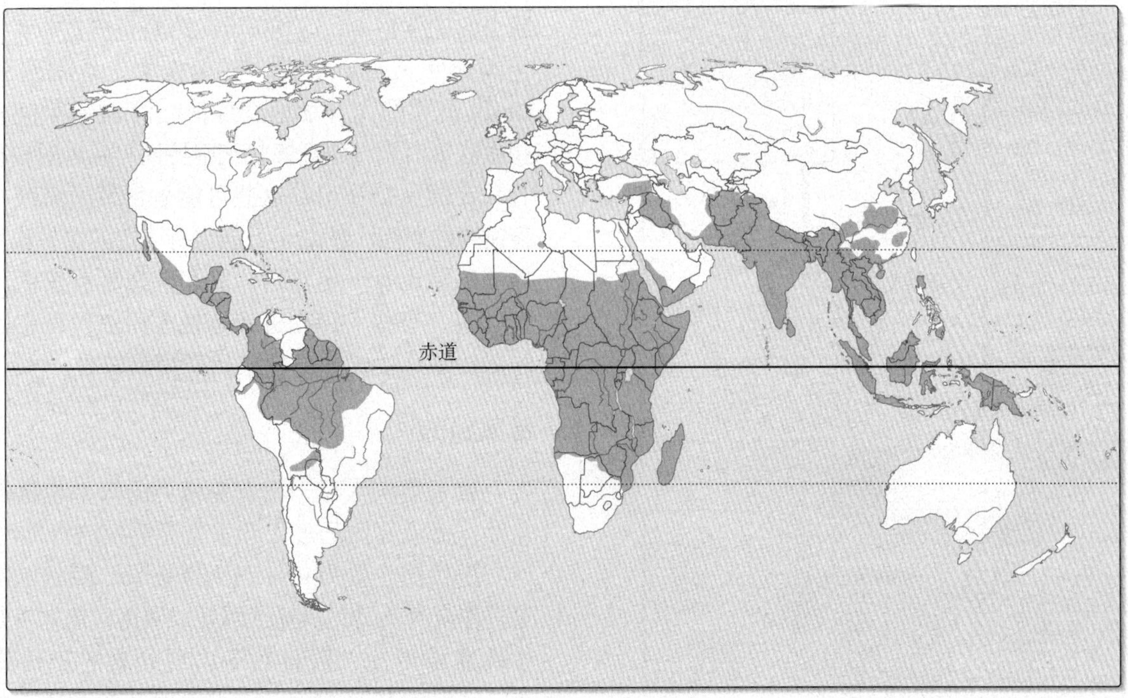

图2.31 疟疾——地理分布。From Baird 2005，Copyright：© Massachusetts Medical Society. All rights reserved.

疾，偶尔可见于共用注射器的静脉药物成瘾者或因使用污染医疗器械引起的院内感染。个别发生在热带地区以外的病例是由于将病区的按蚊带入（“机场疟疾”），或是由于从流行区返回的旅游者使该地区的按蚊感染疟原虫导致。

寄生虫学

雌性按蚊吸食含有疟原虫配子体（包括雌雄性配子体）的血液后即被感染（图2.32）。在蚊体内的发育需7～20天（依赖于温度），最后发育成有感染性的子孢子并移行到蚊子的唾液腺。子孢子进入新的人体宿主体内，未被人体免疫力破坏的子孢子迅速被肝摄取；子孢子在肝细胞内进行裂体增殖，此即红细胞前期或肝孢子增殖期。几天后受染的肝细胞破裂，裂殖子释入血液，迅速被红细胞摄取。一些间日疟和卵形疟原虫的子孢子在肝中以休眠子形式存在，随时可被激活引起复发感染。

红细胞内的裂殖子增殖形成滋养体、裂殖体，最后形成8～24个新的裂殖子。红细胞破裂释出的裂殖子可以再感染其他细胞。上述发育、增殖过程称为红细胞内裂体增殖，恶性、间日疟和卵形疟原虫需48小时，三日疟原虫需72小时。间日疟和卵形疟原虫主要侵袭网织和幼稚红细胞，三日疟原虫则以侵犯老的红细胞为主，恶性疟原虫可侵犯红细胞的每个发育阶段。

一些不发育为滋养体的裂殖子发育为配子体，它们不被红细胞释出，只在被蚊子吸食后完成整个生活史。

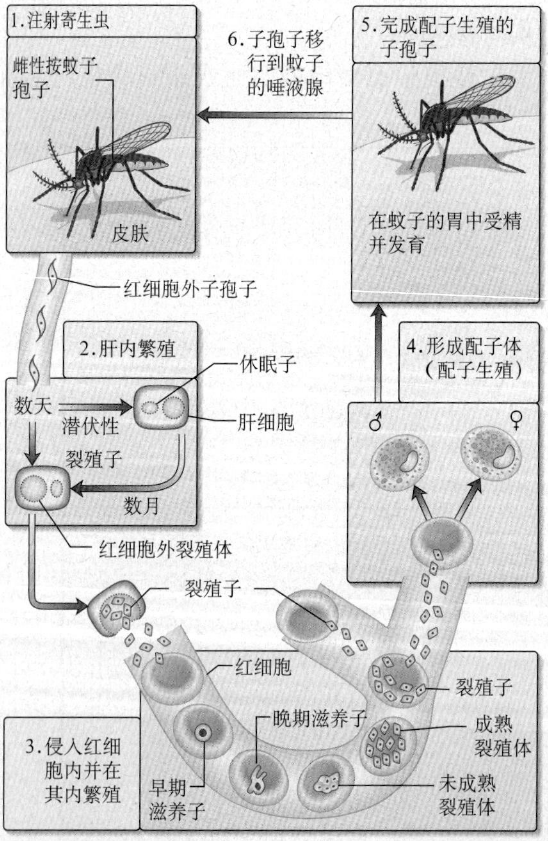

图2.32 间日疟原虫的生活史。

发病机制

疟疾的发病机制与贫血、细胞因子释放有关；恶性疟原虫所致的微循环受损导致全身多器官病变。疟疾所致的贫血有多种原因（表2.41）。在恶性疟原虫所致的疟疾中，含有裂殖体的红细胞附着在脑、肾、肠道、肝和其他器官的毛细血管壁上。在引起机械梗阻的同时，裂殖体从红细胞中释出，并释放毒素，进一步刺激细胞因子的释放。

表2.41 疟原虫感染导致贫血的原因
受染的红细胞溶血
未受染的红细胞溶血（黑尿热）
异常红系造血
脾肿大和血管内血量净增
叶酸缺乏

多次重复感染后出现部分免疫，使宿主可以耐受原虫血症，将不良作用控制在最轻。但数年内如果没有原虫的持续感染，这种部分免疫将消失。患者的某些遗传因素使其对疟疾有一些免疫力。红细胞膜上缺乏Duffy抗原的人（常见于西非），不易感染间日疟。一些血红蛋白病（包括镰状细胞特性）患者对较重的疟疾有一定的保护作用；这些可能是热带国家存在持续有害突变的原因。铁缺乏可能也有一定的保护作用。脾对控制感染也有一定作用，脾切除患者有发生严重疟疾的危险。有些人存在感染恶性疟原虫后发生脑型疟疾的遗传易感性，孕妇感染后病情常较重。

临床特征

典型疟疾常见于没有免疫力的人，包括各地区的儿童、低流行区的成人和来自无疟疾流行地区的人。

潜伏期一般为10～21天或更长。症状以发热最常见，伴全身不适、头痛、呕吐或腹泻。起初发热可为持续性或游走性，数日后才出现经典的三日热或四日热。体温常高达41℃，并伴有寒战和大汗。

间日疟原虫或卵形疟原虫感染

病情相对较轻。贫血逐渐发生并可伴有肝脾肿大，2～6周内常可自行缓解，但肝中的休眠子常可在感染数年后复发。重复感染导致贫血和反应过度的脾肿大，患者表现慢性病容。

三日疟原虫感染

病情也较轻，病程更为缓慢。伴有或不伴有症状的寄生虫血症常可持续数年。儿童的三日疟感染常与肾小球肾炎或肾病综合征有关。

恶性疟原虫感染

与其他类型相似，大多数恶性疟也是一种自限性疾病，发热常不显著，可有严重并发症（见 Box 2.12），绝大多数的死亡疟疾患者死于恶性疟原虫感染。患者病情迅速恶化，尤其是儿童，可于数小时内发展到昏迷、死亡。尽管寄生虫水平较低的患者也可出现并发症，高寄生虫血症（大于1%的红细胞受染）提示病情重。脑型疟可表现为意识模糊、混乱、惊厥，常进行性发展为昏迷、死亡。未经治疗者常预后不良。黑尿热是血管内广泛溶血，受寄生虫感染和未受寄生虫感染的红细胞均可受累，可致黑尿。

Box 2.12 严重恶性疟的一些特征

中枢神经系统
脑型疟（昏迷、惊厥）

肾
血红蛋白尿（黑尿热）、
少尿
尿毒症（急性肾小管坏死）

血液系统
严重贫血（溶血和异常红系造血）
弥散性血管内凝血（DIC）

呼吸系统
急性呼吸窘迫综合征

代谢
低血糖（尤其是儿童）
代谢性酸中毒

胃肠道 / 肝
腹泻
黄疸
脾破裂

其他
低血压休克
高热

高反应性间日疟脾肿大（热带巨脾综合证，TSS）

常见于疟疾高发区的大龄儿童和成人。主要与疟原虫重复感染导致的强烈免疫反应有关，表现为贫血、脾明显肿大、IgM 增高。疟原虫量很少或没有。可用预防性抗疟药长期治疗。

诊断

疟疾疫区内或刚从疫区回来的发热患者，诊断时必须考虑疟疾。无论是否采取过预防性治疗，恶性疟常在感染原虫后 3 个月内发作；间日疟可在离开疫区后 1 年才出现症状。

Giemsa 染色的厚或薄血涂片检出疟原虫即可诊断疟疾。厚血涂片的阳性率高，但较难分辨疟原虫的种类，至少三次涂片检查阴性才可排除疟疾的可能。定量黄色层分析（QBC）可将疟原虫联上“发光的”荧光染料，离心后很易检出。还有许多抗原检测方法检测疟原虫蛋白质和酶。卡片或浸渍棒的抗原检测方法，尤其适用于基层单位。血清学检测没有诊断价值。

寄生虫血症在病区常见，患者的症状并非都是由疟疾引起。排除细菌感染需进一步检查，包括腰椎穿刺。

处理

氯喹可有效地治疗敏感疟原虫感染（Box 2.13）。除了一些来自大洋洲的间日疟原虫株外，间日疟和三日疟原虫几乎均对氯喹敏感。

耐氯喹的恶性疟原虫广泛存在，目前世界各地几乎均有耐药虫感染。尽管如此，氯喹因其价廉、易得，仍然是最常用的抗疟药。

最佳治疗在于选择当地流行虫种的敏感药物，但常难以做到。在发达国家，恶性疟原虫常用奎宁治疗，硫酸奎宁最常用，轻症者可口服，重者需静脉给药。耳鸣和恶心是奎宁的常见不良反应，除非重者一般无需减量。已有耐奎宁虫株出现，所以奎宁的疗程结束后应给予其他抗疟药（乙胺嘧啶 / 磺胺多辛或四环素）。

其他抗疟药包括甲氟喹、青蒿素衍生物和固定剂量的复合制剂，如 Malarone（阿托伐醌 / 氯胍）、复合蒿甲醚和 Lapdap（氯胍 / 氨苯砜）。这些药物如何分发和使用，尤其是在贫困的发展中国家，还在争论中。复合制剂常较昂贵（如复合青蒿素疗法ACT）；这些药物扩大了已有药物的使用并限制了新药物耐药虫株的出现。这些复合制剂的试验将近结束。

出现上述讨论的任何一种并发症的指征，或无免疫力患者体内原虫数量超过1%为**重型疟疾**，均为急症。须按照应急处理（Box 2.1）静脉给予奎宁：如患者已经接受过奎宁或甲氟喹，首剂奎宁可不用。必要时可用机械通气或透析治疗等加强护理。严重贫血需输血。密切观察液体平衡：常见肺水肿和肾前性肾衰竭。感染和奎宁治疗均可诱发低血糖。常见并发细菌感染。重度感染者（寄生虫血症大于10%）如有条件可行血浆置换。

成功治疗间日疟和卵形疟后，必须给予2～3周的伯氨喹（每天15mg）治疗，以消灭肝休眠子并预防复发。该药可使G6PD（葡萄糖-6-磷酸脱氢酶）缺乏症患者发生溶血。

预防和控制

与其他媒介传播疾病一样，疟疾的控制有赖于治疗患者、消灭传播媒介、个人防护（如经杀虫剂处理蚊帐）等综合措施。应用杀虫剂、房间喷洒DDT、消灭孳生地（如沼泽、水沟等）等方法灭蚊。WHO于20世纪60年代中期开展了消灭疟疾的运动。此后，不断产生的耐药虫株和耐杀虫剂蚊子给消灭疟疾的工作带来困难。WHO重视疟疾，于1998年开展了新的“重新消灭疟疾”运动。

去疟疾疫区的未免疫的旅行者应避免蚊虫叮咬，可应用驱虫剂、蚊帐等。应预防性使用抗疟药（Box 2.14）。根据旅游者个人及其旅游路线选择抗疟药；详细介绍可见国家处方集或旅游者通知中心的指南。目前尚无有效预防疟疾的疫苗。

Box 2.13 无并发症成年疟疾患者的治疗药物

疟疾种类	治疗药物
间日疟、卵形疟、三日疟、氯喹敏感的恶性疟原虫	氯喹：首剂600mg、6小时后300mg、24小时后300mg、48小时后300mg
耐氯喹、SP-敏感的恶性疟原虫	SP：一次3片
耐氯喹和耐SP的恶性疟原虫	奎宁：600mg，3次/天，共7天 并联合 四环素：500mg，4次/天，共7天 或SP：一次3片 替代疗法 甲氟喹：20mg/kg，间隔8小时分两次服 或阿托伐醌：每天4片，共3天 或蒿甲醚：每12小时4片，共3天 或Lapdap（氯丙胍/氨苯砜）

注：SP或Fansidar：乙胺嘧啶/磺胺多辛。奎宁剂量是指硫酸盐、盐酸盐或二盐酸盐。

急诊处理 Box 2.1 成人重症恶性疟疾的药物治疗

	设施齐备的大医院	无输液设施	无注射设施
氯喹-敏感恶性疟原虫	氯喹：10mg/kg，8小时内输注，随后的24小时内应用15mg/kg	氯喹：2.5mg/kg，每4小时一次，肌肉内注射（总剂量为25mg/kg）	经鼻饲管（口服疗法）给予氯喹或同下
耐氯喹的恶性疟原虫	奎宁盐：20mg/kg，4小时内输注；随后每8小时给予10mg/kg（4小时内输注） 或青蒿琥酯：2.4mg/kg，静脉推注，随后为1.2mg/kg	二盐酸盐奎宁肌肉内注射，用量同静脉推注	青蒿素直肠栓剂（使用有限）

CQ：氯喹剂量指基础药量。奎宁剂量是指硫酸盐、盐酸盐、二盐酸盐。

Box 2.14 成年旅游者适用的疟疾预防措施

目的地	预防药物	替代药物
不耐氯喹虫株	氯喹：每周 300mg	氯丙胍：每天 200mg
有限耐氯喹虫株	氯喹：每周 300mg 加氯丙胍：每天 200mg	多西环素：每天 100mg 或甲氟喹：每周 250mg
显著耐氯喹虫株	甲氟喹：每周 250mg	多西环素：每天 100mg 或阿脱伐醌 / 氯丙胍：每天一片

锥虫病

非洲锥虫病（昏睡病）

因人被采采蝇（舌蝇属）叮咬感染锥虫引起。该病流行于撒哈拉以南非洲地区，北纬14度和南纬20度的狭长地带是采采蝇的天然活动区域。感染人类的锥虫病包括冈比亚布氏锥虫病（冈比亚昏睡病）和罗得西亚布氏锥虫病（罗得西亚昏睡病）两种。

流行病学

西非昏睡病见于中非的乌干达，西至塞内加尔，南至安哥拉。人类是主要宿主，吸血舌蝇是主要的传播媒介。罗德西亚布氏锥虫病主要见于自埃塞俄比亚至博茨瓦纳的西部和中部非洲，是一种野生动物和家畜的动物传染病。当有地方性流行时，热带稀树大草原中的狩猎动物是主要的传染源。河蝇是传播媒介，大流行常与牛有关。

最近的政局剧变和战争打破了已经建立起来的防治体系，并引起大规模的人口迁徙。这些造成了冈比亚布氏锥虫病在安哥拉以及刚果人民共和国以及罗得西亚布氏锥虫病在乌干达的流行。估计发生率高达每年 500 000 例，约 65 000 例死亡。

寄生虫学

与其他多数节肢动物不同，雌雄采采蝇在白天均可叮咬人。受染昆虫可将发育后期锥鞭毛体（对人具感染性）释入皮下组织，引起局部炎症反应（锥虫性下疳）和局部淋巴结病。致病微生物在 2 ~ 3 周内侵入血流，随后播散到全身各处，包括脑。

临床特征

冈比亚布氏锥虫病常为慢性，进展缓慢。发作性发热和淋巴结病可持续数月或数年，可有肝脾肿大。感染最终导致中枢神经系统受累，出现头痛、行为异常、意识模糊、日间催眠状态。随着疾病的进展，患者出现震颤、共济失调、惊厥、偏瘫，最终导致昏迷和死亡。组织学表现为淋巴细胞性脑膜脑炎，脑实质中有散在的锥虫体。

罗得西亚布氏锥虫病常为急性。早期全身症状有心肌炎、肝炎和浆液性渗漏液，甚至可在出现中枢神经系统症状出现前死亡。存活者感染数周后有脑部受累，且进展迅速。

诊断

厚或薄的血涂片或淋巴结抽吸液经Giemsa染色可检出锥虫。罗得西亚布氏锥虫病血涂片常为阳性，而冈比亚布氏锥虫病血涂片常为阴性。浓集技术可提高阳性率。自诊断疟疾衍生来的定量黄色层（QBC）试验也用于检查锥虫。血清学试验有助于感染筛查，锥虫卡片凝集试验（CATT）简单易行，可用于现场化验。对于疑诊锥虫病的患者应检测脑脊液。中枢神经系统受累可引起淋巴细胞增多，脑脊液中蛋白含量增高，标本浓集后可检出寄生虫。

处理

近40年来锥虫病的治疗无明显进展，不过冈比亚布氏锥虫病的处理有所进展。在中枢神经系统受累前给药有效，出现神经系统表现后治疗效果差。早期治疗为静脉注射苏拉明（suramin）：20mg/kg，间隔 5 ~ 7 天治疗，总剂量为5g。该药常有严重的不良反应，在开始规则治疗前先静脉注射 100mg 作为试验剂量。肌肉内注射戊烷脒（喷他脒）仅对早期冈比亚布氏锥虫病有效。有寄生虫血症的患者腰穿前应接受单次剂量的苏拉明，以免将寄生虫接种到脑脊液中。

可透过脑脊液的有效治疗中枢神经系统感染的药物只有砷制剂，其中最常用的是美拉胂醇（melarsoprol），静脉给药，存在多种给药方案。该药毒性较大，2% ~ 10% 的患者发展为急性脑病，其中的 50% ~ 75% 死亡；周围性神经病变和肝肾毒性也较常见。泼尼松龙每天1mg/kg治疗，可将治疗相关的死亡率降低50%（冈比亚布氏锥虫病）；其在罗得西亚布氏锥虫病中的作用有待全面评价。美拉胂醇治疗后，3%～6%的患者可能复发。依氟鸟氨酸（氟甲基鸟氨酸）可有效清除血液和脑脊液的冈比亚锥虫，但对罗得西亚布氏锥虫感染的作用尚未定论。依氟鸟氨酸的毒性比砷化物小得多，但因价格昂贵而限制了其成为一线用药。

控制

早发现、早治疗可大大降低锥虫病的发病率和死亡率。一些有效的预防措施因许多地方资金匮乏或政局剧变未能执行。与许多媒介传染病一样，预防在很大程度上依赖于消灭、控制或避免传播媒介。而这就需要协调及大量资金，目前仅在少数几个地方实施。

南美锥虫病（Chagas 病）

Chagas 病广泛分布于南部和中部美洲的乡村。由克氏锥虫引起，常由吸血猎蝽科昆虫（也称锥蝽、红猎蝽）经粪传播给人。这些昆虫生活在泥浆或茅草屋，夜间叮咬各种脊椎动物为生，叮咬时排便。感染有克氏锥虫的粪便常可经损伤的皮肤、黏膜和结膜感染人体。在进入宿主细胞繁殖前，寄生虫随血流播散。受染细胞破裂，寄生虫再次进入血液循环，可被蝽类昆虫吸食。在蝽的肠道中发育成熟，完成克氏锥虫的生活史。人类也可因输注污染的血被感染，或经胎盘传播。

临床特征

急性感染常见于儿童，常被忽略。有时蝽叮咬局部可见红色、质硬的丘疹，伴有局部淋巴结病。结膜感染者可表现为眼睑肿胀（甚至无法睁眼，Romaña体征）。可表现为发热、淋巴结病、肝脾肿大，个别可有脑膜脑炎。婴儿的急性Chagas病有时可致命，多数可在数周或数月内完全恢复。

有些人在多年潜伏期后可表现为**慢性 Chagas 病**。发病机制不明，可能与初次感染所致的自身免疫反应有关，不过最近的寄生虫PCR与此机制相左。心脏最常受累，表现为传导异常、节律不齐、动脉瘤形成及心脏扩大。胃肠道受累可表现为胃肠道的某些部分进行性扩张，常导致巨食管（引起吞咽困难和吸入性肺炎）和巨结肠（引起严重便秘）。

诊断

急性期检测血涂片可见锥虫。慢性期可通过虫媒接种法检测锥虫：让未受染的猎蝽科昆虫叮咬患者，检查昆虫的肠道中是否有锥虫。血清学试验可检测急性和慢性 Chagas 病。

处理和控制

硝莫呋莫司（硝呋替莫）可用于治疗 Chagas 病，但在世界各地上市情况不一。也可用苄硝唑（每天5～10mg/kg，共60天）。急性感染的治愈率为80%。两种药物均有毒性，约50%的患者出现不良反应。慢性患者的药物治疗存在争议：大多数组织损伤被认为是免疫介导的，清除寄生虫不影响临床预后。心脏病患者可能需要抗心律失常药和起搏器；一些有胃肠道并发症的患者需要外科手术治疗。从长远观点来看，Chagas 病的预防依赖于生活和居住环境的改善。在过渡期，当地媒介防除项目是有效的预防措施，南美洲的“南部锥虫”国家则通过在室内喷洒杀虫剂预防该病。

利什曼病

利什曼病是由利什曼属原虫感染引起，由雌性白蛉叮咬传播（表2.42）。利什曼病可见于非洲、亚洲（尤

表 2.42　引起人类内脏和皮肤疾病的利什曼原虫种属

	种	亚种
内脏利什曼	杜氏利什曼	杜氏利什曼亚种
		婴儿利什曼亚种
		恰氏利什曼亚种
皮肤利什曼	热带利什曼	热带利什曼亚种
	硕大利什曼	硕大利什曼亚种
	埃塞俄比亚利什曼	埃塞俄比亚利什曼亚种
	墨西哥利什曼	墨西哥利什曼亚种
		亚马逊亚种
		Garnhami 亚种
		皮氏亚种
		Venezuelensis 亚种
	巴西利什曼	巴西亚种
		圭亚那亚种
		巴拿马亚种
		秘鲁亚种
黏膜利什曼		巴西利什曼亚种

其是印度、孟加拉国）、南美洲和中美洲的局部地区。一些寄生虫亚种有其特殊的地理分布。临床表现与寄生虫亚种和宿主细胞免疫应答有关。机体强大的免疫应答可以清除或抑制寄生虫，表现为无症状感染，这种情况常见于利什曼皮肤试验阳性率高的病区。有症状的感染可局限于皮肤（有时可播撒至黏膜），或广泛性全身播散（黑热病）。既往无症状感染者一旦免疫受损（尤其是 HIV 感染），黑热病可能复发。

有些地区利什曼原虫主要感染动物，另外一些地区人类则是主要的贮存宿主。利什曼原虫在脊椎动物宿主中以卵圆形无鞭毛体（利什曼-利杜小体）形式存在。原虫在巨噬细胞和网状内皮系统内繁殖，细胞破裂后释放进入血循环。白蛉可因叮咬宿主将寄生虫摄入肠道（在东半球为白蛉属，在西半球为罗蛉属），原虫发育为前鞭毛体。成熟的前鞭毛体迁移至白蛉的唾液腺，通过白蛉的叮咬感染新宿主。

黑热病

临床特征

其病原体是杜氏、婴儿和恰氏利什曼原虫，流行于亚洲、非洲和地中海沿岸及南美洲的部分地区。印度（人是主要宿主）是流行区，其他地区则为地方性流行区，感染者主要是儿童和旅游者。欧洲和亚洲的主要贮存宿主是狗和狐狸，在非洲则为各种啮齿动物。

潜伏期常为 1～2 个月，也可长至数年。起病常隐匿，可无自觉不适，但已有明显异常体征。常见发热，以低热为主，也可为高热、间歇热；肝大，脾肿大更明显；淋巴结病常见于非洲黑热病。皮肤粗糙且伴有色素沉着。未经治疗的患者将出现全血细胞减少、虚弱和免疫抑制。常在一年内死亡，细菌感染和不受抑制的出血为常见死因。

诊断

骨髓、淋巴结、脾或肝抽吸涂片找到寄生虫为特异性诊断方法。也可在这些标本培养出原虫。特异性血清学试验的阳性率为 95%。常见有全血细胞减少、低白蛋白血症和高 γ 球蛋白血症。利什曼皮肤试验阴性，提示患者的细胞免疫应答功能较差。

处理

五价锑剂（如葡萄糖酸锑钠，每毫升含 100mg 锑）是治疗内脏利什曼原虫病最常用的药物，每天 20mg/kg，静脉或肌肉内注射，共 21 天。印度用甲葡胺锑。耐锑剂的原虫株越来越多，治疗后会出现复发。另一个选择是用静脉注射的两性霉素 B（最好是脂质体），但该药价格昂贵且并非在每个流行区均已上市。静脉应用喷他脒（戊脘脒）也有效，口服米替福新(miltefosine）已经在印度证实高度有效。并发细菌感染需应用抗生素。偶尔也需要输血。

治疗成功后，一些患者可出现斑疹，称为黑热病后皮肤利什曼病（PKDL）。初为斑疹、斑丘疹，并扩散至全身。最常见于苏丹和印度。目前正在进行米替福新治疗 PKDL 的试验。

皮肤利什曼病

其病原体为具有不同地理分布的原虫亚种，可以是动物或人传染病。白蛉叮咬皮肤后，无鞭毛体利什曼原虫即在真皮巨噬细胞中繁殖。局部反应取决于利氏曼原虫的种属、接种物大小和宿主免疫应答。局部常在叮咬后 1 周到 3 个月内出现单个或多个无痛性结节。结节为肿大的特征性红斑，可溃烂，上可覆有硬痂。皮损缓慢愈合，常需数月或数年，有时遗有毁容性瘢痕。

硕大利什曼原虫和热带利什曼原虫感染可见于俄罗斯、东欧、中东、中亚、地中海沿海和撒哈拉非洲地区。硕大利什曼原虫的贮存宿主是沙漠啮齿动物；热带利什曼原虫多见于城市，贮存宿主为狗和人；埃塞俄比亚亚种感染见于埃塞俄比亚和肯尼亚的高地，蹄兔为其贮存宿主。热带利什曼原虫感染所致皮损常可经 1 年或更长的时间，自发性愈合并形成瘢痕。复发性利什曼病是热带利什曼原虫所致的一种罕见的慢性复发类型。

墨西哥利什曼原虫感染主要见于墨西哥、危地马拉、巴西、委内瑞拉和巴拿马，常为良性经过，可在 6 个月内自行愈合。巴西利什曼原虫感染可见于整个南美洲热带地区，也常自行愈合但可能需经过更长的时间。

墨西哥利什曼原虫的亚马逊亚种和埃塞俄比亚亚种感染有时可引起弥漫性皮肤利什曼病。较少见，特点是利杜小体弥漫性浸润皮肤，却没有内脏损伤。

诊断和治疗

在病区，可根据患者的临床表现做出诊断。80%的患者做皮肤刮片Giemsa染色，可检出利什曼寄生虫。皮损边缘部位的组织可做活检或用 PCR 法检测寄生虫；培养的阳性率低。90% 以上的患者利什曼皮肤试验阳性，但无法鉴别活动期和缓解期。血清学试验无助于诊断。

小的皮损无需治疗。皮损较大或在面部可给予局部治疗，刮除术、冷冻术或局部抗寄生虫药物治疗。另外一些病例，如伴有内脏利什曼原虫者，需全身治疗；但因锑剂在皮肤的浓度较低，故对皮肤利什曼原虫病的疗效较差；锑剂对埃塞俄比亚原虫无效。

黏膜皮肤利什曼病

3%～10% 的巴西利什曼原虫的巴西亚种患者，临床表现为黏膜皮肤利什曼病，最常见于玻利维亚和秘鲁。皮肤疮变数月或数年后，黏膜或软骨变硬、溃疡，最典型的是嘴唇或鼻子（鼻咽黏膜利什曼病）。这种情况可保持静止，或在数月或数年间进行性进展，累及鼻咽、悬雍垂、上颚和上呼吸道。

诊断和治疗

活检常仅发现很少量的原虫，亦可用 PCR 法检测寄生虫；血清学试验常为阳性。

尽管广泛应用全身性锑剂，亦可用两性霉素 B 或米替福新。治疗后常可复发。患者常死于继发性细菌感染，偶可死于喉阻塞。

预防

控制传播媒介和（或）贮存宿主。喷洒杀虫剂、控制宿主动物、治疗患者均有助于预防。尤其应注意防止白蛉叮咬，尤其是到去病区的旅游者。

弓形虫病

其病原体是细胞内的原生动物寄生虫鼠弓形体。弓形虫的有性繁殖体生活在终宿主猫的肠道内，并在其中产生卵囊。卵囊在外环境中成熟后成为感染源，一旦被中间宿主（包括人、牛、羊、猪、啮齿动物和鸟）摄入即发生播散性感染。成功的免疫应答控制感染后，休眠的原虫可以以包囊的形式在宿主组织中存活多年。当肉食性猫科动物摄入受染动物组织后，即完成了寄生虫的生活史。人可因接触受染猫粪便或食入未煮熟的受染动物的肉而感染弓形虫；经胎盘感染也可能发生。

临床特征

弓形虫病是一种常见病：英国成人的血清学阳性率约为 25%，欧洲的一些地方可高达 90%。大多数感染均无症状或为轻症。有症状的患者常表现为以头颈部为主的淋巴结病：发热、全身肌痛，重者可有肝炎、肺炎、心肌炎和脉络膜视网膜炎表现。个别病例最初感染后，淋巴结病和乏力可持续数月。

先天性弓形虫病也可无症状，但病情常较重。临床表现包括小头畸形、脑水肿、脑炎、惊厥、弱智。脉络膜视网膜炎常见，有时是惟一表现。

免疫受损患者，尤其是 HIV 感染者，感染鼠弓形体后的临床表现较重。获得性免疫缺陷患者常因再激活潜伏性感染导致病情严重。

诊断

常根据阳性血清学结果。Sabin-feldman 染色试验检测特异性 IgG 抗体，阳性可持续数年；特异性 IgM 抗体滴度进行性升高提示急性感染。

处理

免疫功能正常的弓形虫病患者可不做治疗。病情较重（尤其是眼部受累）可给予磺胺嘧啶每天 2～4g 和乙胺嘧啶每天 25mg，疗程为 4 周（应同时给予叶酸）。治疗弓形虫病孕妇的目的在于降低胎儿的并发症。早期感染（即弓形虫尚未通过胎盘屏障时）应用螺旋霉素可显著降低胎儿感染率。磺胺嘧啶和螺旋霉素（加或不加乙胺嘧啶，因该药可致畸）联合治疗已感染的胎儿，可减轻并发症的严重程度。患病婴儿须自出生即接受治疗。HIV阳性者并发弓形虫病的治疗见本章下文。

巴贝西虫病

巴贝西虫病是一种蜱传寄生虫病，最常见于北美洲和欧洲。是一种啮齿动物和牛的动物传染病，偶尔可传染人；脾切除的免疫受损患者更易感染且病情更重。病原体为变形体样果氏巴贝虫（啮齿动物）和分歧巴贝虫（牛）。

潜伏期平均为 10 天。脾功能正常的患者症状较轻，常见发热、恶心、肌痛、寒战、呕吐和腹痛；也可见肝脾肿大、溶血性贫血。脾切除的患者常见全身性感染和溶血相关表现（血红蛋白尿、黄疸和肾衰）。外周血涂片可见特征性的变形体样病原微生物。

标准疗法为奎宁 650mg 联合克林霉素 600mg，口服，每天 3 次，疗程为 7 天。阿托伐醌联合阿奇霉素治疗同样有效且不良反应少。

胃肠道原虫

人类主要的胃肠道寄生虫见表 2.43。

表 2.43　人类肠道致病性原虫
阿米巴原虫
溶组织内阿米巴原虫
鞭毛虫
贾氏兰第鞭毛虫
纤毛虫
结肠小袋纤毛虫
球虫类
微小隐孢子虫
贝氏等孢子球虫
肉孢子虫
卡耶潭圆孢子虫
微孢子虫
肠炎微孢子虫
脑炎微孢子虫

阿米巴病

病原体是溶组织内阿米巴原虫，包括两个不同的属：致病性的溶组织内阿米巴属和不致病的不等内阿米巴属；其包囊是一样的，但做滋养体培养后可用分子技术鉴别。依据显微镜下的不同形态，溶组织内阿米巴原虫可与肠道内的其他原虫和除了不等阿米巴原虫之外的所有阿米巴原虫区别开。阿米巴病全球可见，但高发病率仅见于热带和亚热带地区。

病原体在体内以滋养体形式存在，体外以包囊形式存在。摄入含有包囊的食物或水可引起传播，人-人接触也可引起直接传播。滋养体在小肠自包囊释出后，进入结肠，并在结肠繁殖。

临床特征

有人认为许多个体均携带病原体但没有明显临床表现（无症状包囊传递者）。尚不清楚溶组织内阿米巴原虫感染所致的无症状率，所以很可能将非致病的不等内阿米巴误认为溶组织内阿米巴。溶组织内阿米巴滋养体借助于自身的细胞毒素和蛋白水解酶侵入结肠上皮细胞。随着原虫的持续繁殖，形成黏膜溃疡。如果滋养体进一步穿透，可经门静脉入肝形成肝脓肿。这种侵袭方式严重、甚至致命。

肠阿米巴病的潜伏期可短至数天、长至数月。常为慢性病程，轻者常见间歇性腹泻和腹部不适。重者可发展为带有黏液的血性腹泻，有时伴全身症状，如头痛、恶心和厌食。急性阿米巴痢疾相对少见，临床表现与杆菌性痢疾或急性溃疡性结肠炎相似。

并发症不常见，包括结肠中毒性扩张，慢性感染可形成肠狭窄、严重出血、阿米巴瘤和阿米巴肝脓肿。阿米巴瘤，最常见于盲肠或直肠乙状结肠部位，有时可误诊为癌，可有出血、梗阻或肠套叠。近期没有结肠炎发作的患者亦可出现阿米巴肝脓肿，临床特征为肝大、触痛，并有起伏热和全身不适，不过疾病初期症状和体征均较少。临床特征详见第 7 章。

诊断

新鲜粪便或乙状结肠镜下结肠渗出物镜检是诊断结肠阿米巴感染最简单的方法。确诊需发现活动的吞噬有红细胞的滋养体，仅有阿米巴包囊不能诊断。乙状结肠镜和钡剂灌肠发现结肠溃疡不是确诊依据。

阿米巴荧光抗体检测在肝脓肿患者的阳性率在 90% 以上，在活动性肠炎患者为 60% ~ 70%。无症状包囊传递者的血清学阳性率较低。

处理

阿米巴结肠炎患者可给予甲硝唑 800mg，每天 3 次，疗程为 5 天；肝脓肿患者可用低剂量（400mg，每天 3 次，疗程为 5 天）。替硝唑也有效；去氢依米丁和氯喹为替代治疗药物，但很少应用。在治疗侵袭性疾病后，需用杀细胞内阿米巴原虫的药物［如二氯散糠酸酯（二氯尼特）］清除肠道寄生虫。

预防

因常有感染的人类贮存宿主存在，要完全消灭阿米巴病很困难。只有改善卫生条件和保持饮水清洁方可。煮沸可灭活包囊，但碘和氯消毒剂并非总有效。

贾第鞭毛虫病

肠贾第虫是一种可见于世界各地的鞭毛虫（图 2.33）。它可引起小肠疾病，表现为腹泻和吸收不良。整个热带地区的流行率很高，也是返回英国的旅游者

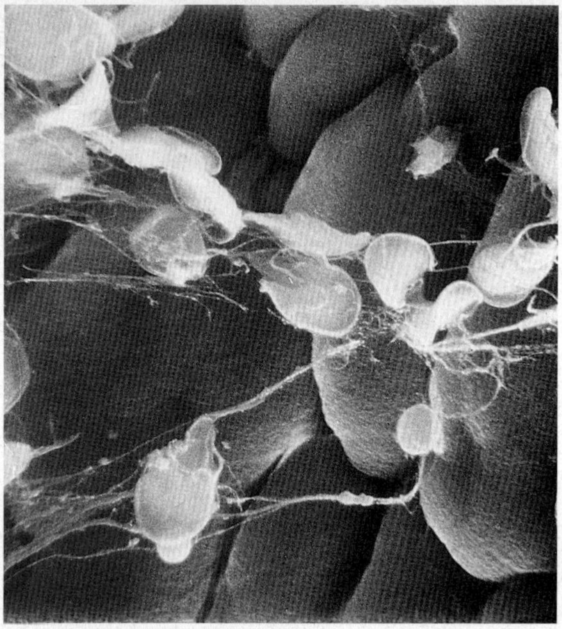

图 2.33 小肠黏膜上的贾第鞭毛虫。

中最常见的寄生虫感染。在欧洲的一些地区和北美洲的一些农村，曾报道大规模水源污染引起的流行。人-人传播见于日间托幼机构和住宅机构。与溶组织内阿米巴原虫一样，贾第鞭毛虫也以滋养体和包囊形式存在，后者为其传播形式。

有时贾第鞭毛虫聚集在小肠，有时可不损伤宿主。在其他病例中，因原虫对小肠正常结构的破坏，可造成严重的营养不良。绒毛结构的变化常为轻度、部分绒毛萎缩，少见发生次全绒毛萎缩。寄生虫造成黏膜结构改变，导致腹泻和小肠吸收不良，机制尚未明确：已有证据表明形态改变为免疫介导。贾第鞭毛虫病与细菌过度生长（可致脂肪吸收不良）有关。

临床特征

无症状包囊传递者可排出包囊。摄入包囊 1 ~ 3 周内可出现临床症状：腹泻（早期为水样泻）、恶心、厌食、腹部不适及胃气胀。多数患者的症状可在数天后缓解，但少数患者的症状可持续存在。粪便可变为白色，出现特征性的脂肪痢。随着病程的延长，可出现体重下降，有时可非常显著。慢性贾第鞭毛虫病见于发展中国家，可引起儿童发育迟滞。

诊断

粪便中可检出滋养体和包囊可做出诊断，但阴性结果不能排除诊断，因为滋养体和包囊可不规则间歇排出。十二指肠抽吸液（自内镜或用肠道试验胶囊得到）或空肠黏膜组织切片中也可发现寄生虫。

处理

甲硝唑 2g 顿服连续 3 天，可治愈绝大多数感染，但有时需第 2 或 3 个疗程。替代药物包括替硝唑、阿地平（米帕林）、阿苯达唑。预防措施与上文所述溶组织内阿米巴原虫相似。

隐孢子虫病

隐孢子虫病可见于世界各地，牛是主要的贮存宿主。此虫在英国可见于供应的饮用水中。隐孢子虫可进行有性或无性繁殖；通过粪便中的卵囊传播。

免疫正常者的隐孢子虫病为自限性疾病。急性水样泻伴有发热和全身不适，可持续 7 ~ 10 天。免疫受损患者（尤其是 HIV 感染者）的感染，腹泻较严重且难治疗。

诊断依据为粪便镜检阳性做出，不过肠活检也可检测出寄生虫。目前尚没有针对该感染的有效抗微生物治疗药物。

小袋纤毛虫病

结肠小袋纤毛虫是惟一能引起人类感染的纤毛虫。见于整个热带地区，尤其是中美洲、南美洲、伊朗、巴布亚新几内亚和菲律宾。常由猪携带，感染最常见于居住地与猪密切相关的地方。生活史与溶组织内阿米巴原虫一样。结肠小袋纤毛虫可致腹泻，有时因侵袭远端回肠和结肠黏膜而表现为痢疾样疾病。粪便中常可检出滋养体。用四环素或甲硝唑治疗。

人酵母菌感染

人酵母菌是寄居于结肠的一种严格厌氧原虫。数十年来对其对人类的致病性一直有疑问，但越来越多的证据表明，该菌可致腹泻。对甲硝唑敏感。

卡耶潭圆孢子虫感染

卡耶潭圆孢子虫是一种球虫类原虫寄生虫，起初被认为是到尼泊尔的旅游者腹泻的病原体。可从世界各地的免疫功能正常和缺陷者的粪便中检出。感染常自限，可用复方增效磺胺治疗。

微孢子虫病

微孢子原虫感染可使HIV/AIDS患者腹泻（见本章下文）。

（赵　鸿译　王勤环校）

推荐读物

Baird JK (2005) Effectiveness of anti-malarial drugs. *New England Journal of Medicine* **352**: 1565–1577.

Barrett M et al. (2003) Trypanosomiasis. *Lancet* **362**: 1469–1478.

Duffy PE, Mutabingwa TK (2004) Drug combinations for malaria – time to ACT? *Lancet* **363**: 3–4.

Greenwood BM et al (2005) Malaria. *Lancet* 365: 1487–1498.

Maitland K, Bejon P, Newton-Charles R (2003) Malaria. *Current Opinion in Infectious Disease* **16**: 389–395.

Stanley SL (2003) Amoebiasis. *Lancet* **361**: 1025–1034.

Sundar S, Jha T, Thakur C et al. (2002) Oral miltefosine for Indian visceral leishmaniasis. *New England Journal of Medicine* **347**: 1739–1746.

WHO Tropical Diseases Research page: http://www.who.int/tdr.

蠕虫感染

蠕虫感染发展中国家很常见，可使人类和家畜发生多种疾病。这些感染也常传播至发达国家。最常见的人类蠕虫感染已列入表 2.44 中。

蠕虫是人体内最大的寄生虫。有性繁殖并可产生成千上万的卵或幼虫。线虫和吸虫具有口腔和肠道，而绦虫则直接通过体表的皮肤来吸收营养。所有蠕虫均能活动，然而成虫一旦定居下来就很少迁移到更远的地方。蠕虫成虫的寿命可达很长时间：血吸虫的成虫可存活 30 年以上。

许多蠕虫在发育过程中要经历复杂的包含一个以上宿主的生活周期。某一种蠕虫的原始宿主及中间宿主常具有高度的特异性。在人类蠕虫感染病例中，人可能是原始宿主，也可能是非特异性的中间宿主，或仅仅碰巧被感染。

线虫

人类线虫感染可分为：

- 定居组织线虫：包括丝虫、麦地那龙线虫。
- 人类肠道线虫：包括人钩虫、普通蛔虫（人蛔虫）和粪类圆线虫，均为最常见的感染人类的寄生虫。成虫寄生于人类肠道，通常不侵犯组织，但多具有一个复杂的包含迁移性幼虫阶段的生活周期。
- 动物源性线虫：偶尔感染人类且不能完成其正常的生活周期。它们往往被包裹在组织中，引发潜在而又严重的限局性炎性反应。

定居组织线虫

丝虫

归属于丝虫超家族的多种线虫能感染人类。成虫呈细长线状，长度可达 2 ~ 50cm；雌虫一般比雄虫大得多。多种苍蝇可通过叮咬将丝虫幼虫接种到人体中，每一种苍蝇均对应着某一特定的寄生虫。这些幼虫可发育为成虫，成虫交配后产生数百万后代（微丝蚴），微丝蚴可迁移至血液或皮肤中。继而这些微丝蚴被苍蝇吞食并在苍蝇体内度过剩余的生活周期。成虫或微丝蚴所致疾病均由宿主对寄生虫的免疫反应引发，并以出现大量嗜碱性粒细胞为特征。成虫寿命较长（10 ~ 15 年），再感染很常见，因而疾病倾向于慢性化和进行性。

淋巴管丝虫病

淋巴管丝虫病可由多种丝虫蠕虫引起，散布于热带及亚热带（表 2.45）。发展中国家的近 10 亿人面临此病的威胁。班克罗夫特吴策线虫主要由库蚊传播到人体。雌性成虫（长达 5 ~ 10 cm）寄生于淋巴系统并将大量的微丝蚴排放到血液中。这通常发生在夜间，碰巧是库蚊夜间觅食的时间。由一些白天叮咬的蚊种所传播的非周期性班克罗夫特吴策线虫分布在南太平洋地区。马来布鲁丝虫（以及紧密相关的帝汶布鲁丝虫）

表 2.44 感染人类的常见蠕虫

	蠕虫	通用名 / 引起的疾病
线虫		
组织寄居线虫	班克罗夫特吴策线虫	丝虫病
	马来布鲁丝虫	丝虫病
	罗阿丝虫	罗阿丝虫病
	旋盘尾丝虫	河盲症
	麦地那龙线虫	龙线虫病
	常现曼森线虫	曼森线虫病
人类肠道线虫	蚓状蛲虫	蛲虫
	人蛔虫	蛔虫
	鞭虫	鞭虫
	美洲钩虫	钩虫
	十二指肠钩虫	钩虫
	粪类圆线虫	类圆线虫病
动物源性线虫	犬弓蛔虫	弓蛔虫病
	旋毛虫	旋毛虫病
吸虫		
血吸虫	血吸虫	血吸虫病
肺吸虫	并殖吸虫	并殖吸虫病
肠道 / 肝吸虫	布氏姜片吸虫	
	肝片吸虫	
	华支睾吸虫	
	猫后睾吸虫	
绦虫		
肠道成虫	牛带绦虫	牛带绦虫病
	猪带绦虫	猪带绦虫病
	阔节裂头绦虫	鱼绦虫
	微小膜壳绦虫	侏儒绦虫
组织囊虫	猪带绦虫	猪囊虫病
	细粒棘球蚴	棘粒蚴病
	多房棘球蚴	棘粒蚴病
	曼氏迭宫绦虫	裂头蚴病

表 2.45 各种丝虫所致疾病

病原体	成虫	微丝蚴	主要传播媒介	临床体征	分布情况
班克罗夫特吴策线虫	淋巴系统	血液	库蚊	发热 淋巴管炎 象皮肿	热带
帝汶 / 马来布鲁丝虫	淋巴系统	血液	曼蚊	发热 淋巴管炎 象皮肿	东亚及东南亚、印度南部、斯里兰卡
罗阿丝虫	皮下	血液	斑虻	卡拉巴肿 荨麻疹	西非及中非
盘尾丝虫	皮下	皮肤、眼部	蚋	皮下结节 眼病	非洲、南美
常现曼森丝虫	腹膜后	血液	库蠓	变应性嗜酸性粒细胞增多症	撒哈拉沙漠以南的非洲地区、南美洲

与班克罗夫特吴策线虫非常相似，均呈现相同的夜间周期性。常见的传播媒介是曼蚊，不过其他的蚊种也可能参与。

临床特征

受感染的蚊虫叮咬人后，幼虫即可进入淋巴系统并被带到局部淋巴结。幼虫在淋巴结处需经历6～18个月生长并发育成熟。

成虫可导致变应性淋巴管炎。临床表现取决于个体免疫反应，而个体免疫反应又取决于首次暴露的年龄等因素。在病区许多人呈无症状感染。有时早期感染表现为间断发热伴受累淋巴管沿线的疼痛、压痛及红斑。在班克罗夫特丝虫病中，精索和附睾受累较常见。这些急性发作在数日内能够自行缓解，但通常会复发。这种经常性发作将导致间歇性淋巴管阻塞，并且迟早将会出现纤维化和不可逆的损伤。阻塞的淋巴管可能破裂而引发蜂窝织炎及进一步的纤维化；也可出现乳糜样胸膜积液及腹水。一段时间后，皮肤将进行性变厚、粗糙及破裂，呈现典型的象皮肿样外观。四肢或阴囊将出现剧烈肿胀。成虫最终将会死亡，但仍会残留淋巴管阻塞和持续的组织损伤。象皮肿常需经历多年后才会进展，而且仅见于病区复发感染时。

有时丝虫感染的主要症状表现为肺部症状。微丝蚴被包裹在肺毛细血管中，从而产生强烈的局部变应性反应。所导致的肺炎表现为咳嗽、发热、体重下降、胸片游走性改变，并伴有外周血嗜酸性粒细胞计数明显增高。这常被称作热带肺部嗜酸性粒细胞增多症（参见第14章）。

诊断

丝虫病的诊断常依赖于临床表现及嗜酸性粒细胞计数高。血清学试验极为敏感，尤其在病程早期，但可与其他线虫存在交叉反应：有效治疗1～2年后该反应可呈阴性。PCR检测正在开展中。感染1年后微丝蚴才开始出现在外周血里并能够在染色后的夜间血象中被检测到。对于临床象皮肿病例，很难做出其寄生虫学诊断。临床表现常具有诊断价值，但足部对火山土壤中硅酸盐的吸收也可引起相似的淋巴管损害。

治疗

二乙碳酰胺嗪（乙胺嗪，DEC）不仅可杀死成虫也可杀死微丝蚴。在寄生虫被杀死时机体可发生严重的过敏反应，因而在罗阿丝虫病流行区运用DEC治疗时常需进行特殊护理。过去的多次给药疗法现已被单次剂量给药并联用阿苯达唑代替。相关的细菌感染应及时控制，有时需行重建手术以清除多余的组织。在病区进行大规模化学治疗可降低感染的流行率及严重性，而且WHO根除计划现已使8000万人得到治疗。早期诊断及治疗可阻止象皮肿的进展。这些治疗措施必须配合传播媒介的控制才能取得长久的疗效，而个人防护则有赖于避免蚊虫叮咬。

罗阿丝虫病

罗阿丝虫病见于西非及中非湿润的森林地区，影响300万人至1300万人，在有些地区可达总人口的40%。该病由罗阿丝虫感染所致。罗阿丝虫是一种存在于皮下组织、长3～7cm的小丝虫。微丝蚴白天在血液中循环，但不引发直接症状。传播媒介是白天叮咬人的斑虻，也被称为虻蝇（马蝇或鹿蝇）。

成虫在人体的皮下组织层里四处迁移。虫体在人体内并不繁殖，但可存活多年，通常也不产生症状。有时因机体的超敏反应可在关节附近出现局限性的、有触痛的、热而软的组织肿胀（卡拉巴丝虫肿）。这是由人体对虫体路径的反应所导致的，通常在数日或数周后缓解。有时也会出现全身性荨麻疹及瘙痒。偶尔可见虫体在结膜下经过眼睛；它们也可进入眶后组织从而引发剧痛感。病区的短期居留者其临床表现往往更为严重。

尽管在染色的血涂片上可找到微丝蚴，但结果常呈阴性。相对来说血清学试验并不敏感，而且与其他微丝蚴也存在交叉反应。嗜酸性粒细胞常明显增高。DEC因杀死寄生虫可产生严重的过敏反应（包括发热、荨麻疹、肌痛，有时出现脑炎），现正被新的制剂所代替。单次剂量的双氢除虫菌素（伊维菌素）200～400μg/kg治疗有效，偶尔可出现严重反应。阿苯达唑可使微丝蚴数量逐渐减少，故可能更适用于重症感染患者。当微丝蚴数量较多或同时感染旋盘尾丝虫时，更有可能出现药物反应。大规模运用DEC或双氢除虫菌素治疗可减少感染的传播，但预防主要依赖于避免及控制传播媒介。

盘尾丝虫病

盘尾丝虫病（河盲）威胁着全世界近1800万人的健康。主要分布于西非及中非。它也出现在也门、中美洲及南美洲的部分地区。这种疾病是由感染旋盘尾丝虫所致。传播媒介是白天叮咬人的蚋类：主要包括西非的恶蚋、东非的蟹蚋及美国的金蚋。

发病机制

受感染的蝇类通过叮咬将幼虫植入人体导致感染发生。虫体在2～4个月内即可成熟并可存活长达15年以上。虫体可长达50cm（然而直径<0.5mm）的成虫寄生于皮下组织。它们可在骨性突出部位及外伤部位形成纤维化结节。大量的微丝蚴散布在皮肤上并可能侵入眼部。活的微丝蚴相对来说几乎不造成任何损害，但死虫却可能导致严重的过敏反应并伴有玻璃样坏死和组织胶原及弹性蛋白的缺失。眼部相似的过程将导致结膜炎、硬化性角膜炎、眼葡萄膜炎及继发性青光眼。有时也可出现脉络膜视网膜炎。

临床特征

通常在感染1年后才开始出现症状。起初表现为全身瘙痒伴荨麻疹及短暂性水肿。皮下结节（可通过超声检测到）开始出现，而且肤色偏黑的患者表皮脱落后呈现色素减退、色素过度沉积及炎性改变。一段时间后，慢性炎性改变出现，表现为皮肤粗糙及失去弹性。浅表淋巴结肿大，尤其是腹股沟淋巴结在皮肤疏松组织层中悬吊下来（悬挂式腹股沟）。与慢性重型感染相关的眼部疾患通常首先表现为痒感及结膜刺激感。这种表现可逐渐进展为更加严重的眼部疾病，并最终导致失明。因夜间叮咬的蝇类不是该病的有效传播媒介，故短期旅游者不大可能被感染。

诊断

在病区该病常可通过临床表现诊断，尤其是血涂片嗜酸性性粒细胞增多可成为支持诊断的依据。为了确诊病原体寄生虫，可将取自髂骨嵴或肩胛处的皮肤标本放在盖玻片下的盐水中。4小时后，显微镜下可见微丝蚴在玻片上自由蠕动。若此项检查阴性，可于病灶局部封闭覆盖DEC治疗，这可在大多数感染患者中激发出变应性皮疹（称为Mazzotti反应）。但这种试验往往会带给患者不适感，故临床上并未列入常规检查中。裂隙灯检查眼睛可发现微丝蚴。尽管在病区血清学试验多呈阳性，但这并不能提示现症感染。现已开始应用ELISA及蛋白质印迹方法检测。流亡国外者其虫体数量较少，该试验也可呈阴性。

处理和预防

单次剂量双氢除虫菌素150μg/kg治疗可杀死微丝蚴,并能在6～12个月内预防复发。但对成虫几乎无效，故需每年进行一次重复治疗（或多次）。对于同时感染罗阿丝虫的患者，双氢除虫菌素偶尔引发包括中毒性脑病在内的严重过敏反应。

自1974年起WHO盘尾丝虫病控制计划已对西非地区盘尾丝虫病起到了重要影响。联用传播媒介控制措施和近年来双氢除虫菌素的大规模运用，已使感染率及进展为严重疾病的几率明显下降。人虽为惟一的宿主，但因虫体存活时间长（10～15年），故仍需长期的控制措施。

曼森线虫病

常现曼森线虫是通过库蠓叮咬蠓所传播的丝状虫体。血中可发现少量微丝蚴，它们并不导致严重疾病，但可能引发轻微的过敏反应及嗜酸性粒细胞增多症。

龙线虫病（麦地那丝虫病）

含有寄生虫幼虫的水蚤可污染饮用水，当人们误食了这种饮用水即可发生龙线虫病感染。摄入的幼虫成熟后可穿透肠壁进行交配，交配后雄虫死亡。而长达1m的雌虫需经过9～18个月才能穿透结缔组织和皮下组织而暴露在大腿的皮肤表面。一个变应性水疱形成，然后破裂并暴露出虫体的前端。虫体的子宫已破裂并排放出幼虫，而此时虫体因冷却而被吸引到皮肤表面，这使得幼虫更有可能沉积在水中。幼虫被小型甲壳类水蚤吞食即完成一次生活周期。现已在撒哈拉沙漠以南的非洲地区、埃及、阿拉伯半岛及中亚部分地区（印度无麦地那龙线虫）发现该病。人们常因收集水洞里的水而受到感染。

在皮肤破裂区可见持续的皮肤溃疡：细菌感染较常见，也可发生破伤风。若虫体崩溃则可引发全身性过敏反应。

诊断常取决于临床表现。

围绕一根小棍向虫体不断吹气数日的驱虫方法为传统的治疗手段，目前可能仍是最具疗效的方法。虫体不应被破坏。可应用抗生素控制继发感染。抗蠕虫药物几乎无效。

可用化学疗法或简单的过滤方法驱除饮用水中的水蚤（以及感染性幼虫）。大规模的根除计划实施多年

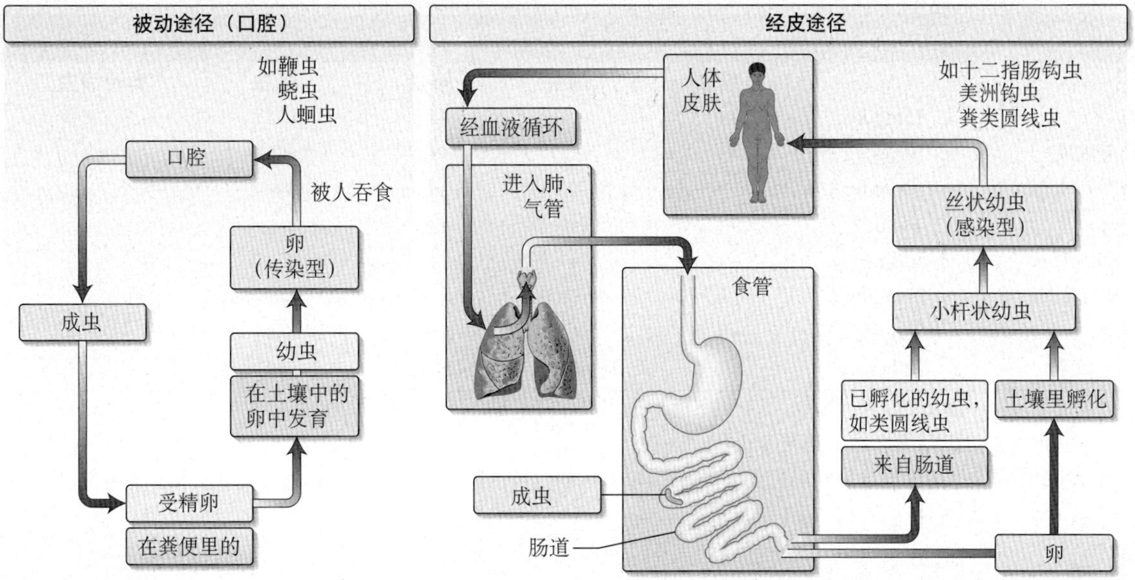

图 2.34　肠道线虫的生活史图。

以来已使感染率显著下降，在2000年仅报道75 000例病例，其中75%来自苏丹。人类是麦地那龙线虫的惟一宿主，因而完全有可能彻底消灭这种寄生虫。

人类肠道线虫

肠道线虫成虫（有时也称为经土壤传播的蠕虫或土源性蠕虫）寄生于人类肠道。生活周期包括两种主要类型，均具有居留土壤阶段。有些病例因误食虫卵（在环境中常需一段成熟期）而受到感染，另一些病例的虫卵已在土壤中孵化为幼虫，幼虫可直接穿透新宿主的皮肤而感染宿主（图 2.34）。人蛔虫的幼虫侵及十二指肠并经静脉系统进入肺部，这样一来就偏离了它们的单一生活周期。它们最终会被咳出而再被咽下，进入可完成其成熟过程的肠道。类圆线虫也很不寻常，因为它是惟一能够在人体内完成其生活周期的线虫。幼虫在离开结肠前已孵化出来，因此可穿过肠壁进入静脉系统而使宿主再度发生感染。

蛔虫病（蛔虫感染）

人蛔虫是一种长约 20 ~ 35cm 的灰黄色蛔虫（图 2.35）。蛔虫分布在全世界，但在贫困的农村地区尤为常见，因为这种地区的环境直接存在严重的粪便污染。幼虫可穿越组织进入肺部，继而被咳出并咽下；成虫则寄生在小肠内。虫卵随粪便排出，在土壤中生长 2 ~ 4 个月后发育成熟而具有传染性。

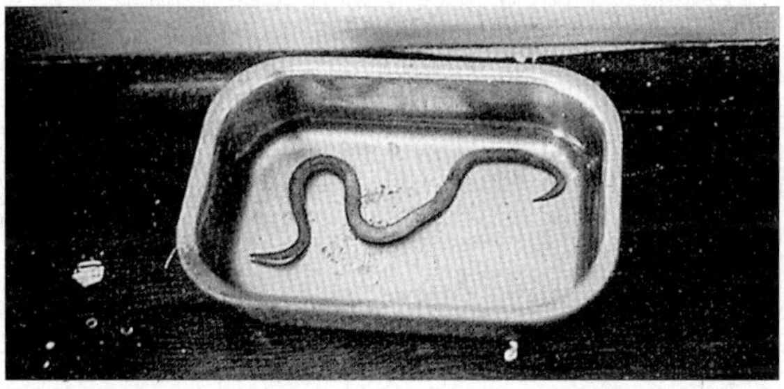

图 2.35　蛔虫。大约长 20cm。

尽管重症感染时可出现恶心、呕吐、腹部不适及厌食，但感染后通常并无症状。蠕虫有时可阻塞小肠，最常见的阻塞部位位于回盲瓣。蛔虫偶尔也会侵犯阑尾，导致急性阑尾炎，或侵犯胆管导致胆道阻塞和化脓性胆管炎。肺内的幼虫可导致肺嗜碱性粒细胞增多症。伴有营养不良的儿童重症感染会对营养状况及发育产生重大影响。蛔虫病罕有严重的发病率及死亡率，但感染人群的数目之庞大也意味着全球范围的蛔虫感染，特别是对儿童来说，已成为一种重大疾病。

粪便检查可找到蛔虫卵，偶尔在患者的口腔或肛门可发现成虫。钡灌肠显影有时也可发现成虫。Box 2.15 已将适用的药物治疗一一列出。极少情况下因肠道或胆道阻塞可能需行手术或内镜介入。

蛲虫

蛲虫是一种全球可见的、长 2 ~ 12mm 的小蠕虫。其幼虫主要在人的小肠里发育，成虫多寄生于人的结

Box 2.15 治疗人类肠道线虫的药物（除非特殊标明均为单次剂量）

		蛔虫	钩虫	蛲虫	鞭虫	类圆线虫
胡椒嗪	75mg/kg	++	+	++	-	-
帕姆酸噻嘧啶	10mg/kg	++	+	++	-	-
帕姆酸奥克太尔	10mg/kg	++	+	n/a	++	-
阿苯达唑	400mg*	++	++	++	+	+
甲苯达唑	500mg†	++	++	++	+	+
噻唑咪唑（塞苯达唑）	25mg/kg	n/a	n/a	n/a	n/a	++
左旋咪唑	5mg/kg*	++		n/a	n/a	-
双氢除虫菌素	200μg/kg‡	n/a	n/a	n/a	n/a	++

++：高度有效；+：中度有效；-：无效；n/a：药物不适用 / 资料不详。

* 在类圆线虫病时，给予每天 2 次，连用 3 天。

† WHO 对发展中国家的推荐剂量；在英国给予单次剂量 100 mg 治疗线虫，或给予 100 mg，每天 2 次，连用 3 天，治疗鞭虫每天一次。

‡ 连用 2 天。

肠。妊娠的雌虫可在肛周排卵而引发夜间剧烈瘙痒感。蛲虫卵与蛔虫卵不同之处在于蛲虫卵无须在土壤中度过一段成熟期，而且蛲虫感染常经手直接由肛门传播至口腔。虫卵也常散布在衣服或被单枕套上，继而不是被摄入就是被吸入。蛲虫感染仅引起不适感及表皮脱落，通常无害。

可用一种浸湿的肛周拭子或有黏性的透明胶带去粘肛周皮肤的方法来收集虫卵。在显微镜下即可鉴别。

在英国最常用的药物是甲苯哒唑（甲苯达唑）及胡椒嗪（哌嗪）(Box 2.15)。然而对感染者进行隔离治疗常不奏效。其他家庭成员（尤其是小孩）均需治疗，应该将注意个人卫生的建议普及给每一位家庭成员。间隔 2 周的 2 个疗程的治疗即可打断自体感染的周期。

鞭虫

鞭虫感染遍及全世界，在卫生条件不佳的贫困地区更为常见。长约 3 ~ 5cm 的成虫寄生在人的回肠末端及盲肠，但重症感染时在整个大肠内均可见虫体。虫体的头部定植在小肠黏膜里。虫卵随粪便排出，在土壤中经 3 ~ 4 周发育成熟而具有传染性。

感染常无症状，但偶发的严重肠黏膜损害可导致结肠溃疡、痢疾或直肠脱垂。

粪便镜检发现虫卵或乙状结肠镜下发现成虫即可确立诊断。Box 2.15 已列出相应的药物治疗。

钩虫感染

钩虫感染遍及全世界，由人钩虫十二指肠钩虫及美洲钩虫所致。在发达国家相对少见，但在卫生保健条件差的地区则非常多见，影响 25% 的世界人口。钩虫感染是热带地区发生贫血的重要病因之一。十二指肠钩虫主要分布于东亚、北非及地中海地区，而美洲钩虫则主要分布于南美洲、中美洲、东南亚及撒哈拉沙漠以南的非洲地区。

成虫（长约1cm）常大批寄生于十二指肠及空肠上端。它们用口板牢牢吸附在黏膜上从而吸食血液。虫卵随粪便排出，在温暖潮湿的土壤里发育成熟，成为具有传染性的丝状幼虫。这些幼虫可直接穿透新宿主皮肤并随血流侵入肺部。到达肺泡后虫体可被咳出继而被咽下，到达它们定居的肠道。

临床特征

幼虫穿透皮肤可引发局部刺激感，随后可出现短暂的肺部症状及体征，常伴有嗜酸性粒细胞增多症。营养状况良好的患者常呈轻症感染，不表现任何症状。而重症感染则可出现类似于消化性溃疡病的心下痛及恶心症状。慢性重症感染尤其是伴有营养不良时常出现缺铁性贫血。据估计，十二指肠钩虫所致的血液流失量约为每天0.15ml/虫，而美洲钩虫则为每天0.03ml/虫；其他病因也可能参与伴有低蛋白血症的贫血的形成。儿童的重症感染常可导致身心发育迟滞。

诊断和治疗

粪便镜检发现虫卵即可诊断。已出现贫血的重症感染常可发现数目庞大的虫卵。病区的治疗目的在于减少虫体数目而不是完全根除。单次剂量的阿苯达唑或甲苯达唑为最佳治疗方案（Box 2.15）。WHO目前正在世界上许多地区针对学龄儿童大力推行大规模的蛔虫治疗计划，同时对一些地区的血吸虫病也给予治疗。

类圆线虫病

类圆线虫病是一种寄居小肠、长约 2 mm 的小蠕虫。分布在热带及亚热带的许多地区，在亚洲尤为常见。虫卵在肠道内孵化为幼虫并随粪便排出。这些无传染性的杆状幼虫需在土壤里度过一段较长的成熟期后才能感染新宿主，但有时在大肠也可进行幼虫的成熟过程。有传染性的丝状幼虫可直接穿透肛周皮肤使宿主再度感染。在这种情况下自体感染往往可持续数年或数十年。人们发现一些曾在二战期间被囚禁于远东的退伍军人在50多年后仍患有活动性类圆线虫病。类圆线虫穿透皮肤后，成虫可钻进肠黏膜并引发局部炎性反应，其余生活周期与钩虫类似。

临床特征

类圆线虫穿透皮肤所致的局部皮炎与钩虫类似。在自体感染中表现为臀部及下腹部周围有一条迁移性线形条状风团（皮肤肛周匍行症）。重症感染导致的小肠黏膜损害可引发吸收不良、腹泻甚至肠穿孔，并伴有持续性的嗜碱性粒细胞增多症。对于免疫抑制的患者（如给予糖皮质激素治疗或间断发作疾病），丝状幼虫可以大批直接穿透肠壁，引发广泛而致命的全身感染（类圆线虫病大批侵扰综合征）。这种情况常可继发由肠道病原体所致的败血病。

诊断和治疗

粪便镜检尤其是在孵育一段时间后常可发现活动着的幼虫。血清学试验也有助于诊断。治疗类圆线虫病的最佳药物是双氢除虫菌素（每天 200μg/kg，连用 2 天）；也可选用阿苯达唑及噻唑达唑。

动物源性线虫

许多主要寄生于动物的线虫也可感染人类。最常见者描述如下。

旋毛虫病

旋毛虫病的病原体是旋毛虫，其正常宿主包括猪、熊及疣猪。人常因食用未加工熟的这些动物的肉类而被感染。摄入的幼虫在小肠发育成熟，成虫所产生的新的幼虫可穿透肠壁并在组织中迁移。最终这些幼虫被包裹在横纹肌里。

轻症感染常无症状。成虫寄居在小肠，数量较多时可引发胃肠道症状，当幼虫侵入时可引起全身症状。后者包括发热、水肿及肌痛。大规模感染偶尔致命，但幼虫一旦被包裹，症状常消退。

诊断常有赖于临床表现，并结合嗜酸性粒细胞增多症及血清学试验。必要时可于感染数周后行肌肉活检以确诊。病程早期予阿苯达唑（20mg/kg，连用7天）可杀灭成虫并减少抵达组织的幼虫数量。镇痛剂及类固醇可用于缓解症状。

弓蛔虫病（内脏幼虫移行症）

犬弓蛔虫卵偶尔会被人尤其是儿童吞下。虫卵孵化后幼虫穿过小肠壁进入肠系膜循环，但在这个陌生宿主（人）体内却难以完成其生活周期。有些虫卵被肝毛细血管拦截产生肉芽肿性反应；但有些则迁移到肺、横纹肌、心脏、脑及眼部等其他组织中。多数情况下感染无症状，而且幼虫的死亡不会引发严重问题。重症感染可出现全身症状（发热及荨麻疹）、嗜酸性粒细胞增多症及与虫体迁移有关的明显病灶体征。肺部受累常可导致支气管痉挛及胸部 X 线改变。眼部感染可产生类似于视网膜母细胞瘤的肉芽肿性肿胀，而心脏或神经系统受累偶尔会有致命的危险。极少情况下幼虫可在组织中存活多年，感染很长时间后才出现症状。

分离出幼虫困难，故常需依靠血清学试验做出诊断。最有效的治疗是给予阿苯达唑每天 400 mg，连用 1 周。

皮肤幼虫移行症（CLM）

CLM由非人类钩虫的幼虫如巴西钩口线虫及犬钩口线虫引起。与人钩虫相似，其虫卵在温暖潮湿的土壤里孵化，然后穿透宿主皮肤。侵犯至人体的虫体难以完成正常的生活周期，相反虫体在皮肤下迁移数日或数周直至最终死亡。幼虫移行时常出现清晰的、匐行的、伴剧烈痒感的皮疹（匍行疹），该皮疹以每天 1 cm 速率进展。通常无全身症状。单纯依靠临床表现即可做出诊断。单个幼虫仅需局部给予10%噻苯达唑溶液治疗；而多部位损伤则需给予噻苯达唑或阿苯达唑或双氢除虫菌素全身治疗。

推荐读物

Bundy DAP, de Silva NR (1998) Can we deworm this wormy world? *British Medical Bulletin* **54**: 421-432.

Hoerauf A, Buttner D, Adjei O, Pearlman E (2003) Onchocerciasis. *British Medical Journal* **326**: 207-210.

Hotez DJ et al. (2004) Hookworm infections. *New England Journal of Medicine* **353**: 799-807.

吸虫

吸虫为扁平的叶状蠕虫。它们常侵及淡水蜗牛及哺乳类中间宿主以完成其复杂的生活周期。对虫卵或成虫的炎性反应将引发疾病。

水源性吸虫

血吸虫病

血吸虫病影响热带和亚热带的近 2 亿人，其中大多数人居住在撒哈拉沙漠以南的非洲大陆。慢性感染可导致显著的发病率。除疟疾外，它是最具社会经济影响的寄生虫病。血吸虫病在很大程度上是一种农村地区疾病，但也常与水坝和灌溉措施的主要发展规划紧密相关。

寄生虫学和发病机制

可导致人类疾病的常见血吸虫主要有三类：曼森血吸虫、埃及血吸虫及日本血吸虫。间插血吸虫及湄公河血吸虫不是重要病原体。地域分布见图 2.36。虫卵随患者的尿或粪便排出，在淡水中孵化出毛蚴（图 2.37）。这些带纤毛的虫体可穿透中间宿主的组织。中间宿主为淡水蜗牛，每种淡水蜗牛对相应的血吸虫特异。在蜗牛体内繁殖生长后，大量的叉形尾部的尾蚴再次被释放入水中，尾蚴在水中可存活2～3 天。期间尾蚴可穿透终宿主如人的皮肤或黏膜。形成血吸虫童虫后，它们可穿过肺部进入门静脉，并进一步发育为成虫（雄虫长约 20 mm，而雌虫则稍大些）。血吸虫在门静脉交配后迁移到最后定居点：曼森血吸虫及日本血吸虫为肠系膜静脉，而埃及血吸虫则为肺泡丛。在该处它们可存活多年，并产生数目庞大的虫卵。大多数虫卵排放入尿或粪便中，但少数虫卵可定植于膀胱或肠壁，极少数者还

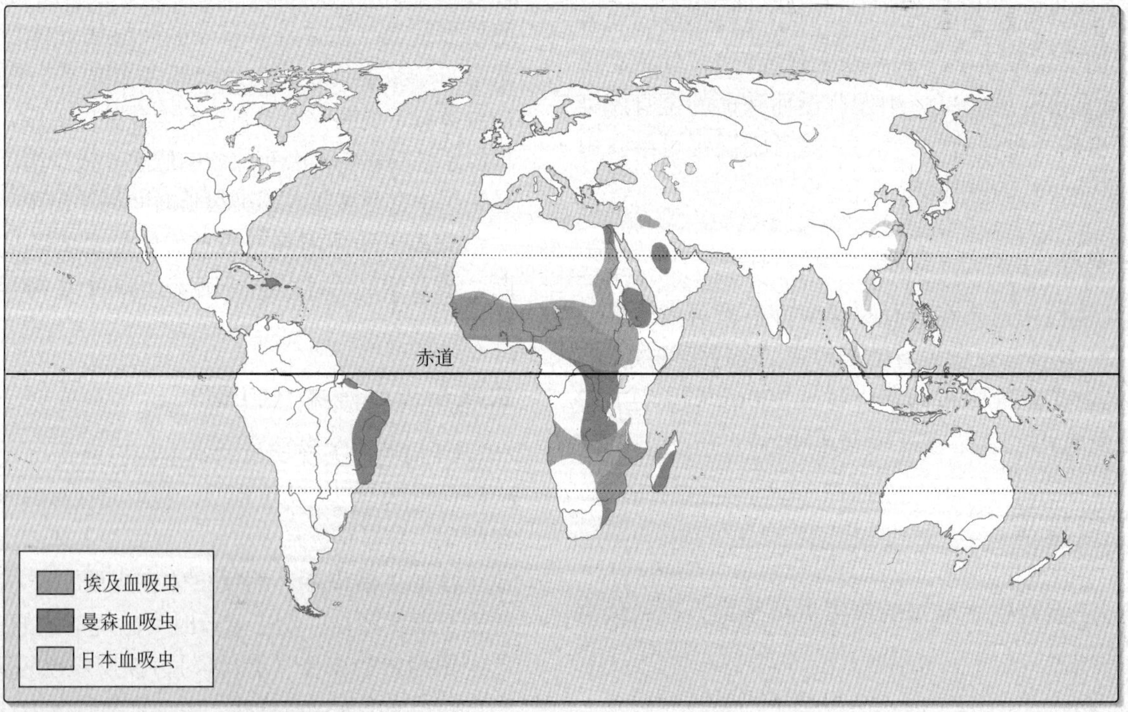

图 2.36 （也见彩图 2.36）血吸虫病——地理分布。

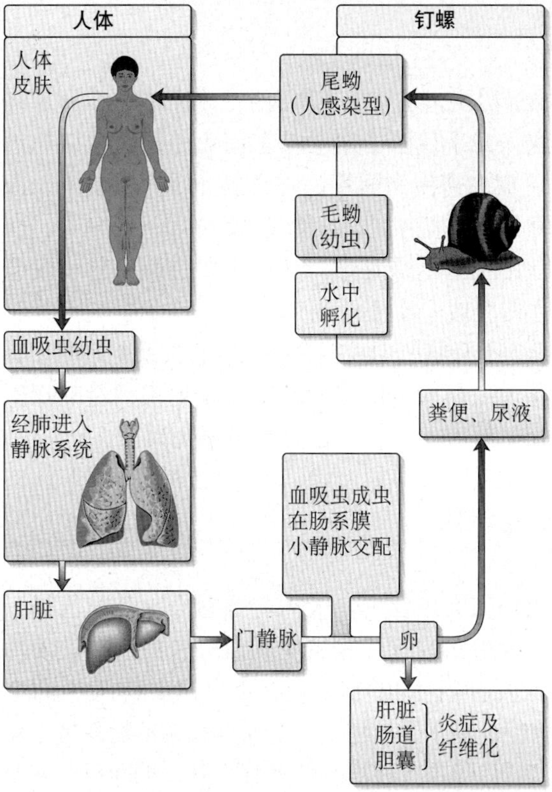

图 2.37　血吸虫的生活周期示意图

可能通过血循环运送到肝或其他更远的部位。

血吸虫感染的病理学因感染病种及感染阶段不同而有所不同。早期表现为对迁移寄生虫的局部及全身性过敏反应。虫卵开始沉积时，肠道或膀胱可出现局部炎性反应，而异位卵则可在身体任何部位产生肉芽肿性损伤。大量虫卵积聚在组织所致的慢性重症感染可出现纤维化、钙化，有时也可出现发育异常及恶性变。发病率和死亡率取决于感染的持续时间、寄生虫种类及蠕虫数量。由于感染暴露增加和成人与儿童免疫反应的差别，病区的患病儿童携带蠕虫数目较多。

临床特征

尾蚴对皮肤的穿透可导致局部皮炎（游泳者痒症）。在 3 ~ 4 周的无症状期后，开始出现全身过敏症状，包括发热、皮疹、肌痛及肺炎（片山钉螺热）。对未免疫的旅游者来说，这些过敏现象较为常见，但对那些从小即经常接触此类感染的当地居民则很罕见。若为重症感染，虫卵沉积症状将在感染2 ~ 3月后开始出现。

埃及血吸虫感染（住血吸虫）：最早症状常为无痛性终末期血尿。膀胱炎症一旦进展将会出现尿频及腹股沟疼痛。阻塞性尿路病变则可导致肾盂积水、肾衰竭及复发性尿路感染。慢性尿路血吸虫病与鳞状细胞膀胱癌之间有紧密的联系。外生殖器也可受累，而且异位卵可引起肺部及神经系统病变。

曼森血吸虫感染：常累及大肠。疾病早期呈现伴发血性腹泻的浅表性黏膜改变。随后黏膜损伤更加明显，表现为息肉痔形成、溃疡加深，以至最终形成纤维化及管腔狭窄。被运送到肝的异位卵可产生剧烈的肉芽肿性反应。肝炎出现后可继发进行性门脉周围纤维化，并导致门脉高压，食管静脉曲张及脾大。肝细胞功能常保持良好。

日本血吸虫感染：与其他种类血吸虫的不同之处在于：除了人之外还可感染其他许多哺乳动物。虽与曼森血吸虫类似，但它可累及大肠和小肠并产生数目更多的虫卵。故病情常更为严重且进展更快。肝受累更为常见，而且在 5% 病例中可见神经系统受累。

诊断

相关的症状及在病区接触过淡水提示有血吸虫病。在早期过敏阶段，诊断仅能依据临床表现。当虫卵开始沉积，即可在显微镜下找到特征性虫卵（埃及血吸虫有针状尾部，其他种类则侧面呈针状）。埃及血吸虫感染时，最佳检测标本是过滤后的中午尿液。在精液及直肠活检标本中也能找见寄生虫。在粪便及直肠活检标本中也常能发现曼森血吸虫及日本血吸虫虫卵。血清学试验可行，尽管感染12周后该试验可能不再呈阳性，但仍适用于自病区归来的旅游者的诊断：只要条件允许，应力求做出寄生虫学方面的诊断。X线、超声检查及内镜检查有助于发现慢性病变中肠道或尿路的异常，尽管病变表现并不特异。肝活检可显示出特征性门脉周围纤维化。

处理

病区的治疗目的在于减少虫体数量从而最大限度比减少虫卵沉积所致的慢性损伤。不大可能完全杀灭成虫（甚至不推荐），因而反复感染常见。然而大规模治疗计划已使虫卵的排出率下降了 90%，而且对那些再没有机会接触虫体的轻症感染者给予药物治疗常能够痊愈。最广泛应用的药物是吡喹酮（单次剂量 40mg/kg），不仅对各种血吸虫均有效，而且耐受性良好且价格合理。

预防

预防血吸虫困难重重。但对人群（尤其是儿童）大规模联用各种措施可减少社区虫卵的数量。实施健康教育计划、提供厕所及提供安全饮用水均能减少接触污水的机会。尽管人造水体常不利于蜗牛生长，但致力于根除蜗牛宿主的措施一般并不成功。应建议旅游者尽量避免接触污水。口服青蒿醚（蒿甲醚）很安全，而且对曼森血吸虫病具有预防作用。

推荐读物

Magnusson P (2003) Treatment and re-treatment strategies for schistosomiasis control in different settings: a review of 10 years' experiences. *Acta Tropica* **86**: 243-254.

Partners for parasite control: http://who.int/wormcontrol.

Utzinger J et al. (2003) Sustainable schistosomiasis control. *Lancet* **362**: 1932-1934.

食物传播的吸虫

许多吸虫可被淡水鱼类等中间宿主吞食后而感染人类。

并殖吸虫病

约有2000 万人感染过肺吸虫。成虫（主要是卫斯特曼并殖吸虫）寄生于肺部，产生的虫卵被咳出再被吞下并随粪便排出。虫卵孵化出的毛蚴可侵入第一中间宿主——一种淡水蜗牛体内。从蜗牛体内排出的幼虫寻找第二中间宿主——淡水甲壳类动物，在该宿主体内形成包有被囊的囊蚴。人及其他哺乳类宿主食用了未加工的贝类即可被感染。尾蚴可穿透小肠壁、穿过横膈由腹腔直接迁移到肺部。寄居在肺部的成虫可存活 20 年。

最常见的临床症状为发热、咳嗽及轻度咯血。重症感染常可出现类似于肺炎或肺结核的表现。异位蠕虫可引发腹部或脑部体征。

诊断依赖于痰或粪便镜检发现虫卵。血清学试验同样可行。影像学表现呈多变性而且无特异性。治疗上可给予吡喹酮25mg/kg，每日3次，连用3天。避免食用未充分加工的贝类是主要的预防措施。

肝吸虫

人类肝吸虫，包括华支睾吸虫、猫后睾吸虫和麝猫后睾吸虫，几乎仅限于东亚及东南亚，累及人口超过2000 万。成虫寄生于胆管，并将虫卵排入粪便中。肝吸虫需两个中间宿主，即一种淡水蜗牛及一种鱼类，而人常因食用生鱼而受感染。被包裹着的蠕虫自小肠迁移到胆管即完成一次生活周期。

感染常无症状，但可能会导致胆管炎及胆系癌。粪便镜检发现虫卵即可做出诊断。可予单次剂量吡喹酮（40mg/kg）治疗。充分烹饪鱼类可避免感染。

其他吸虫感染

大量动物吸虫也可使人类受到感染，其中值得一提的是肝吸虫中的肝片吸虫和肠道吸虫中的布氏姜片吸虫。这两种寄生虫均需一种淡水蜗牛作为中间宿主；尾蚴包裹在水生植物上，继而被人或动物吞食。被吞食后，肝片吸虫穿过小肠壁迁移入肝，期间可引发全身性过敏症状。到达胆管后可引发与其他肝吸虫类似的症状。布氏姜片吸虫被包裹后不再迁移，故主要引起一些肠道症状。

治疗布氏姜片吸虫的最好方法是给予吡喹酮 25 mg/kg，24 小时内用药3次；治疗肝片吸虫则可予单次剂量的三氯苯达唑 10 mg/kg（可能需重复用药）。

绦虫

绦虫为长达几毫米至几米的带状蠕虫。成虫寄居在人的肠道，靠身体前部（头节）的吸盘吸附在肠上皮上。从头节开始出现一系列不断发育的片段称为节片。成熟的远端节片包含虫卵，虫卵可直接排入粪便或随着完整的分离节片排出体外。虫卵被中间宿主吞食后可孵化为幼虫（六钩蚴）。幼虫穿过宿主（猪或牛）的肠壁而定裹在组织中。人摄入未烹调好的肉类或鱼类即吞入了包囊。当寄生虫在胃部被包裹并进入小肠后发育为成虫即完成了生活周期。感染多为独立的，但数种绦虫的成虫可以共存。与这种生活周期不同的绦虫包括侏儒绦虫即微小壳膜绦虫，不仅无须中间宿主，而且可通过粪口途径由人传播至人，而猪带绦虫则可导致猪囊虫病（见下文）。

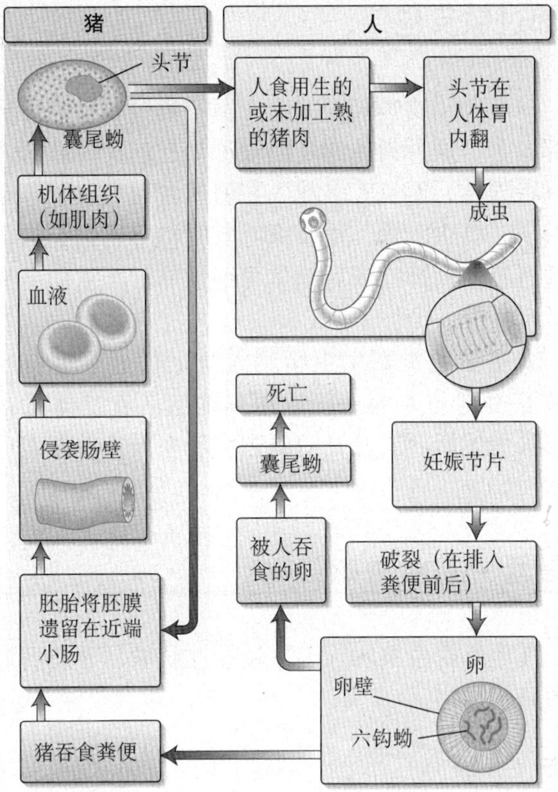

图 2.38　猪带绦虫的生活周期示意图。

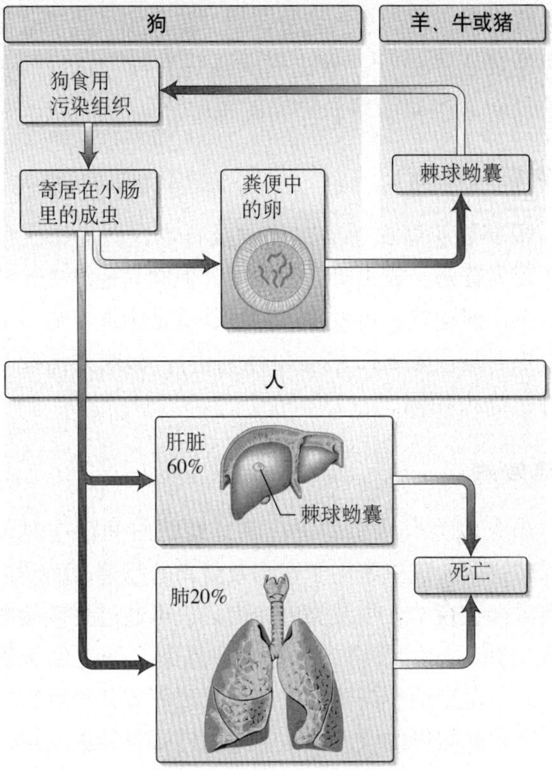

图 2.39　细粒棘球蚴绦虫的生活周期示意图。

牛带绦虫

牛带绦虫可长达数米。在所有食用微煎牛肉的国家均很常见。成虫几乎不产生任何症状，往往在粪便或内裤上发现节片时才使患者意识到受到感染并引起相当大的焦虑感。粪便镜检可发现虫卵。给予单次剂量的吡喹酮（10mg/kg）可使感染痊愈。仔细进行肉类检疫及对牛肉充分加工可预防。

猪带绦虫和囊虫病

尽管可长达 6m，猪带绦虫一般比牛带绦虫小。主要分布于南美洲、南非、中国及东南亚的部分地区。与牛带绦虫一样，感染多无症状。两种绦虫虫卵相同，不过检查节片有助于鉴别。

食用未烹调好的猪肉可感染绦虫病。摄入污染食物及水里的虫卵则可出现囊虫病。粪口途径的自体感染可能发生，但极为罕见。绦虫感染患者通常不会发展为囊虫病，而囊虫病患者一般无绦虫寄居。摄入虫卵后，释放出的幼虫穿过肠壁被带到身体的不同部位并进一步发育为囊尾蚴。囊尾蚴具有直径为0.5 ~ 1cm的包囊，内含新成虫的头节。囊尾蚴的常见寄生部位包括皮下组织、骨骼肌及脑。

浅表的包囊在皮下即可扪及，但通常无明显症状。脑部包囊则可导致癫痫、人格改变、脑积水及神经系统定位体征等临床表现。这些症状仅在感染数年后才出现。

肌肉内的包囊常钙化，在 X 线上可见。皮肤包囊可被切除并进行检查。脑部包囊则不易钙化，只有在 CT 或 MRI 扫描时被发现。血清学试验阳性是支持诊断的依据。

可给予吡喹酮治疗，氯硝柳胺 1g，2 小时后再重复使用一次的方法也很有效。尚无证据表明药物治疗时需联用先前推荐使用的催泻剂。

脑囊虫病的治疗

驱蠕虫药治疗脑囊虫病现仍存在争议。尽管脑部尚有存活的包囊且有症状的患者理应得到治疗，但该制剂对脑囊虫病几乎无效。首选药物为阿苯达唑，每天 15mg/kg，连用 8 ~ 20 天；或用吡喹酮每天 50 mg/kg（分份剂量），连用 15 天来代替。

由于成功治疗常伴有不断加剧的局部炎症，因而驱蠕虫药治疗期间及治疗之后应给予糖皮质激素。对于癫痫患者，应给予抗惊厥药物。脑积水一旦确立则提示可能需手术治疗。囊虫病的预防有赖于良好的卫生条件及对人类猪带绦虫感染的根除。

阔节裂头绦虫

阔节裂头绦虫感染在北欧及日本这些食用生鱼的地区较为普遍。成虫可长达数米，但同其他绦虫一样一般常无任何症状。可发生一种巨幼红细胞性贫血（由于寄生虫对维生素 B12 的竞争性利用）。诊断及治疗与其他种类绦虫相同。

棘球蚴病

当人成为犬绦虫即细粒棘球蚴的中间宿主时可发生棘球蚴病。成虫寄生于家狗及野狗的肠道，而幼虫阶段则常存在在羊、牛及骆驼体内。人可通过直接接触狗及被狗粪污染的食物或水而受到感染。寄生虫包囊被摄入后，可穿透小肠壁并被血流带到肝或其他器官。形成一个生长缓慢的厚壁包囊，其内进行着幼虫发育。包囊一旦被狗吞食，生活周期即宣告结束。在用狗管理羊等家畜的地区，棘球蚴病较为流行。在澳大利亚、阿根廷、中东及东非的部分地区，该病较常见，威尔士北部及苏格兰农村地区也能发现此病。

症状主要取决于包囊所在的部位。最常见的受累器官为肝（60%），其次为肺（20%）、肾（3%）、脑（1%）及骨骼（1%）。呈现的是一种慢性生长的良性肿瘤样症状。胆管压力增高时可出现黄疸。也可发生破入腹腔、胸腔及胆系现象。在后者将会出现间断性黄疸、腹痛及发热，伴有嗜酸性粒细胞增多症。破入支气管的包囊将被咳出而自行痊愈。而一旦继发感染则可形成慢性肺脓肿。脑部包囊可引发局灶性癫痫发作。肾受累可出现腰痛及血尿。约 40% 病例可发生包囊的钙化。

与狐狸有关的寄生虫为多房棘球蚴，可导致一种相似但更严重的感染，即肺泡棘球蚴病。这些包囊呈侵入性且可出现转移灶。

肝棘球蚴病的诊断与治疗在第 7 章详述。

节肢动物外寄生虫

节肢动物包括蜘蛛、螨以及昆虫，均可从不同途径引发人类疾病。

局部过敏反应

对节肢动物唾液中的变应原产生过敏反应可导致局部损害。这种常见的反应被称为丘疹样荨麻疹，不具有特异性，而且大多数人在遭到各种吸血节肢动物如蚊子、臭虫、蜱、虱及螨叮咬时均可见。先前已致敏的患者遭到蜱叮咬后偶尔可引发非常严重的全身性过敏反应。

大多数此类寄生虫爬到人身上仅为了觅食。但一些虱类则与人的皮肤近距离地生活着：体虱在人的衣服里生活，头虱及阴虱则生活在人体毛发上（见第 23 章）。

居留型外寄生虫感染

其他外寄生虫实际上生活在皮肤里，导致更为特异的局部损伤。

疥疮（第 23 章）

跳蚤病

跳蚤病是因感染了恙螨，即穿皮蚤骚，在南美洲及非洲很常见。怀孕的雌蚤钻入足底的足趾间皮肤。在卵被排到地面上之前卵囊可长至 0.5cm。主要危险是细菌感染或破伤风。用针或手术刀即可除去跳蚤，病灶应保持清洁直至痊愈。

蝇蛆病

蝇蛆病由一些蝇类幼虫侵入人体组织所致，主要包括嗜人瘤蝇（可见于撒哈拉沙漠以南的非洲地区）及人肤蝇（中美洲及南美洲）。居留在洗衣店及织物上的由卵孵化出的幼虫可以钻入人体皮肤形成疥疮样损害：可见位于中央的通气孔。主要的危险仍是继发感染。幼虫很难被驱除：表面覆盖石油凝胶可使幼虫因为换气而暴露到皮肤表面来。

全身性螫刺

许多节肢动物可通过螫刺如毒液注射而引发局部或全身性疾病。

节肢动物在导致人类疾病的主要作用表现在可作为寄生虫病和病毒性感染的载体。这些感染的一部分已列在表 2.4，并在书中其他章节详细描述过。

（万　华译　徐小元校）

推荐读物

Garcia HH (2003) *Taenia solium cysticercosis*. *Lancet* **362**: 547-556.

Heukelbach J, Feldmeier H (2004) Ectoparasites - the underestimated realm. *Lancet* **363**: 889–891.

McManus DP et al. (2003) Echinococcosis. *Lancet* **362**: 1295–1304.

Moss PJ, Beeching NJ (2003) *Ectoparasites in Infectious Diseases*, 2nd edn. London: Mosby.

性传播疾病

性传播疾病（STI）是世界上最常见的病因之一，并呈流行态势。它们可影响公众健康，无论是急性感染还是由此引起的远期后遗症，都可以对经济和社会造成广泛影响。最近性传播疾病的发病率明显升高。在英国泌尿生殖医学门诊的患者由 2002 年的 1 546 812 上升到 2003 年的 2 125 243，上升了 37%。

从 1997 年到 2002 年，淋病和梅毒患者人数分别上升了97%和716%。沙眼衣原体感染也在持续上升，比同期增加 103%。病毒感染，尤其是单纯疱疹病毒和人乳头状瘤病毒感染，发病也明显增加。患者数增加也与最近参加性传播疾病筛查人数的增加和应用更为敏感的诊断试验有关。在英国，人类免疫缺陷病毒（HIV）感染病例的显著上升使人类意识到了性传播疾病的严重性。据统计 2002 年超过 49 000 名成人感染了 HIV，其中超过 1/ 3 的患者没有意识到自己感染了 HIV。也有很多人来到泌尿生殖医学门诊寻求咨询和建议，并检查性健康状况，但没有发现有任何活动性的性传播疾病。

最可能患性传播疾病的是年轻人、同性恋和双性恋者、黑种人和少数民族。性传播疾病发病率的改变反映了高危性行为和不经常使用安全套。国内和国际旅游的增加、娱乐药物应用、饮酒和性伴侣的频繁更换也促使发病率上升。多种性传播疾病感染经常共同存在，但其中有些疾病并没有症状，促使了性疾病的传播。

对患者的方法

患有性传播疾病的患者经常焦虑、窘迫和担心私密性。专业人员必须对这些话题很警觉并作出敏感反应。临床上必须保证不公开隐私和对疾病的保密。

病史

病史的主诉多数为生殖器症状，三种最常见症状为阴道分泌物（表2.46）、尿道排出物（表2.47）和生殖器溃疡（表 2.48）。有关症状如发热、疼痛、瘙痒、

表 2.46　阴道分泌物的原因

感染性	非感染性
白色念珠菌	宫颈息肉
阴道毛滴虫	新生物
细菌性阴道病	长时间留置物（如棉塞）
淋病奈瑟菌	化学刺激
沙眼衣原体	
单纯疱疹	

表 2.47　尿道排出物的原因

感染性	非感染性
淋病奈瑟菌	物理或化学损伤
沙眼衣原体	尿道狭窄
生殖器支原体	非特异性（病因不明）
尿素分解尿素原体	
阴道毛滴虫	
单纯疱疹病毒	
人乳头状瘤病毒（道疣）	
尿道感染（罕见）	
苍白密螺旋体（生殖器硬性下疳）	

表 2.48　生殖器溃疡的原因

感染性	非感染性
梅毒：	
一期软梅毒性溃疡	Behçet 综合征
二期黏膜斑	中毒性表皮坏死溶解
三期梅毒瘤	Stevens-Johnson 综合征
软下疳	癌
性病性淋巴肉芽肿	创伤
腹股沟肉芽肿	
单纯疱疹	
原发性	
复发性	
带状疱疹	

恶臭、生殖突、皮疹、关节疼痛和眼部症状也应详细询问。所有患者都应询问是否有排尿困难、血尿和腰痛。一般病史、家族史、用药史，尤其是近期抗细菌和抗病毒治疗史、过敏史和口服避孕药物史都必须获得。女性患者必须询问月经史、避孕史和生育史。任何既往和现在药物误用史都应该探究。

性生活史的细节必须获得，包括性接触的次数和方式（生殖器 / 生殖器、口 / 生殖器、肛门 / 生殖器、口 / 肛门）、性伴侣的性别，性伴侣是否为规律的或为临时的，是否应用避孕套和其他避孕方式，是否患过性传播疾病，性伴侣是否患过性传播疾病，是否治疗，HIV 的筛查结果，以及乙肝疫苗接种状态。

询问是否去过抗生素耐药区或特殊传染性疾病流行区旅游。

体检

所有患者一般检查必须包括口、咽、皮肤和淋巴结。HIV 感染的体征见下文。腹股沟、外阴、肛周均应在良好光源下检查。腹股沟触诊检查是否有淋巴结病和疝气。阴毛必须检查是否有阴虱和虱卵。外阴必须检查是否有红斑、裂隙、溃疡、下疳、色素沉着或低色素区、疣。也要检查是否有创伤。

男性：阴茎皮肤要仔细检查，将包皮退回，检查是否有龟头炎、溃疡、疣或肿瘤。注意尿道口是否有异常分泌物。阴囊要触诊检查，并检查睾丸与附睾的连贯性。检查直肠，对于有直肠症状的患者、肛门直肠性交者和有前列腺症状的患者，必要时做直肠镜检查。肛周有损伤患者应检查是否有直肠疣。

女性：必须检查前庭大腺，检查宫颈是否有溃疡、分泌物、出血和异位，检查阴道壁是否有疣。运用骨盆双手检查法检查骨盆确定附件柔软度，或有无团块以及宫颈柔软度，评价子宫的位置、大小和活动度。检查直肠，对于有直肠症状的患者和肛门直肠性交者，必要时做直肠镜检查。

检查

虽然病史和体检可以指导实验室检查，但必须记住，多种感染可以共同存在，其中某些感染没有症状。与性传播疾病有过接触的人必须全面筛查。

男性患者

- 尿道外口涂片革兰染色
- 尿道外口拭子做淋球菌培养和衣原体检查
- 尿检验和尿分析
- 直肠拭子革兰染色，做淋球菌和沙眼结膜炎菌培养
- 咽拭子做淋病奈瑟菌培养
- 梅毒和 HIV 血清学检查（咨询）。

女性患者

- 阴道侧壁涂片革兰染色
- 阴道拭子培养念珠菌和毛滴虫
- 阴道后穹窿湿制剂检查毛滴虫以及氢氧化钾试验检查细菌性阴道炎
- 应用窄范围试纸检测阴道分泌物 pH 值
- 宫颈内涂片、拭子，做革兰染色，培养查淋球菌和衣原体检查
- 尿道外口涂片、拭子，革兰染色和培养查淋球菌
- 直肠和咽拭子检查淋病奈瑟菌和毛滴虫
- 尿分析
- 宫颈细胞学
- 梅毒和 HIV 血清学检查（咨询）。

其他检查

- 可行的话，应做尿样本的核酸扩增试验
- 乙肝和丙肝的血清学检查
- 用特殊培养基将临床可疑损伤处做拭子，检查单纯疱疹病毒和嗜血杆菌属杜克雷杆菌
- 患有龟头包皮炎（阴茎头和包皮炎症）的男性患者做包皮下部位的涂片和拭子检查念珠菌
- 可疑早期梅毒从损伤部位做诊刮并即刻做暗视野镜检
- 妊娠试验
- 宫颈细胞学
- 对于口/肛门性活动的患者，检查便贾第虫、志贺杆菌、沙门杆菌。

治疗、预防和控制

特殊性病治疗在固定区域。很多性病门诊备有基本药物，并直接分发给患者（国外）。

追踪患者的性伴侣对控制性传播疾病至关重要。目的在于控制性病在社区内传播，并保证无症状感染者得到适当治疗。适当的抗生素治疗应提供给那些和急性感染的患者有近期性交的人（流行病学治疗）。随访患者的性伴侣需要相当机智和敏感，性病门诊也应

有健康指导专家。

预防应从教育和信息开始。人们可从很小的年龄开始性行为，教育活动不应仅包括年轻人还应包括小学生。卫生专业人员的建议非常重要。公众卫生运动的目的是从全国范围对处在特殊危险的群体给予帮助。适当和可及的服务必须广而告之。避免多个性伴侣、正确和持续使用避孕套、避免与有性病症状的人有性活动等能够减少患性传播疾病的危险。对于那些经常更换性伴侣的人，建议每 3 个月进行一次常规检查，一旦发现有症状，鼓励他们立刻就医，这样可以减少并发症和传染他人。

性侵犯

对于那些受过性侵犯的人的治疗和心理处理需要特殊敏感性，并应该由有经验的临床医师来进行，以避免造成进一步创伤。损伤后应激障碍常见，虽然大多数由女性报告，实际上男性和女性都可能受到性侵犯。对性传播疾病的检查和治疗可以在性病门诊进行，收集材料作为证据应由医师在性侵犯后的 7 天内进行，而且必须在其他医疗检查前进行。

病史

除了常规病史、妇科病史和避孕史外，应该获得性侵犯的细节，包括穿入部位、侵犯者射精和是否使用避孕套，同时要获得性侵犯前后的性行为史。

查体

任何需立刻注意的损伤部位必须在其他检查和实验室检查前处理。损伤的正确记录是必需的。强迫的口交能导致小的腭部出血。直肠镜检查有助于发现强迫肛交造成的各种损伤。

检查

建议 2 周后进行第二次全面 STI 筛查。在真正侵犯部位和试图穿入的部位培养淋病奈瑟菌，并进行沙眼衣原体检查。沙眼衣原体检查是目前接受作为证据的惟一检查，尿道外口、宫颈和直肠标本应做革兰染色，并在显微镜下找淋球菌。阴道应检查细菌性阴道炎和毛滴虫性阴道炎（TV）。血清学检查梅毒并保留血清。检查乙肝、HIV 和丙肝，标本应被看做具有潜在的法医学意义。

处理

淋病和衣原体的预防治疗建议单次剂量环丙沙星 500mg 联合阿奇霉素 1g。应注射乙肝疫苗，事件发生后 3 周内也有用。基于特定的危险评估，HIV 预防应在侵犯后的72小时内进行。侵犯后的72小时内应口服避孕药物。应给予心理护理并指派适当的援助机构。性伴侣应被筛查，必要时治疗。

最初的2周后应安排随访，以评估患者的要求以及适当的预防计划，如有需要应继续随访。

临床综合征

HIV 和艾滋病

在下文讨论。

淋病（GC）

淋病奈瑟菌是革兰阴性细胞内双球菌（图 2.40），它易感染上皮细胞，尤其是泌尿生殖道、直肠、咽和结膜上皮。人类是它的惟一宿主，病原体通过亲密的身体接触传播。虽然有报道存在污染物传播，但这种感染途径极其罕见。

临床特征

50%的女性患者和10%的男性患者无症状，潜伏期为 2～14 天，多数症状出现在第 2～5 天之间。男性患者最常见的综合征是尿道炎，引起排尿困难和（或）尿道排出物（图 2.41）。并发症包括上行性感染，累及附睾和前列腺，导致急慢性感染。同性恋男性患者直肠感

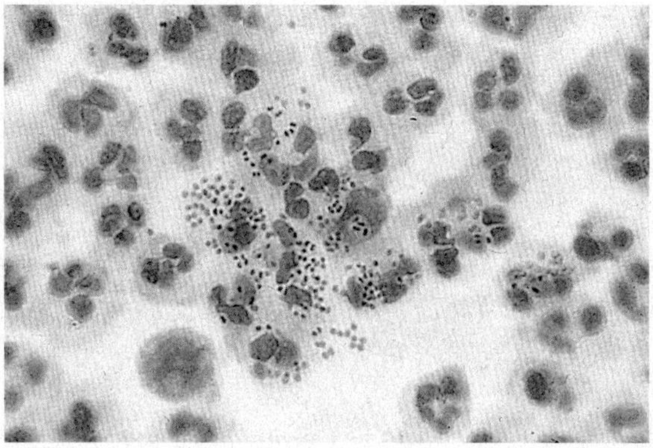

图2.40 （也见彩图2.40）淋病奈瑟菌——革兰阴性细胞内双球菌。Courtesy of Dr B Goh.

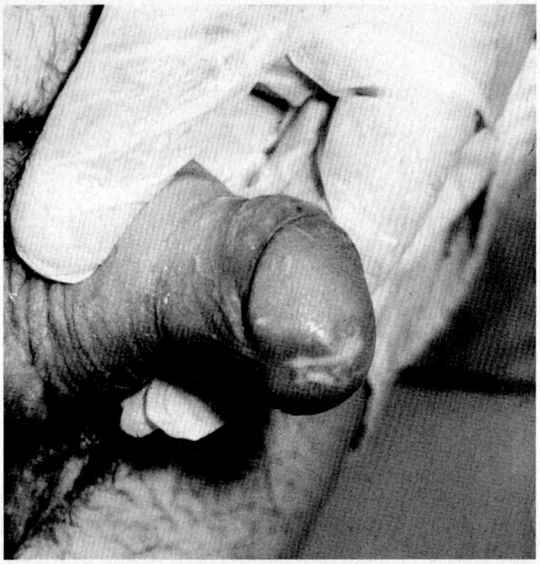

图2.41 （也见彩图2.41）淋病奈瑟菌——化脓性尿道排出物。Courtesy of Dr B Goh.

染可导致直肠炎，并伴有疼痛、排出物和瘙痒。

女性患者原始感染部位通常为子宫颈内管。症状包括阴道分泌物增加或改变、骨盆痛（由上行性感染所致）、排尿困难和月经间期出血。并发症包括前庭大腺脓肿，少数病例有肝周围炎（Fitzhugh-Curtis综合征）。淋病是全球范围内女性不育的最常见病因之一。由于局部传播导致的女性直肠感染通常无症状，如同咽部感染。感染母亲分娩的胎儿可有结膜感染，并且是新生儿眼炎的病因之一。

播散性淋病导致关节炎（通常为单关节或少关节）（见第 10 章）以及特征性的红斑上的丘疹或脓疱疹，伴发热和不适。这种表现在女性患者更为常见。

诊断

淋病通过选择培养基培养找到淋球菌能被确诊，敏感性至少为 95%。分泌物涂片革兰染色后在显微镜下观察，能够证明是细胞内、革兰阴性双球菌，允许快速诊断。有症状的男性患者的尿道口标本涂片敏感性达到 90%，而宫颈口涂片敏感性为 50%。虽然尿标本的核酸扩增试验可能有假阳性，但为非侵入性且高度敏感的。咽部标本不能用显微镜观察。播散性淋病应做血培养和关节滑液检查。其他共存的致病原如衣原体、毛滴虫、梅毒等也应寻找。

治疗

对于那些培养阳性、镜检阳性以及核酸扩增试验阳性的患者应该治疗。与确诊的淋病感染者近期有性行为的人应给予流行病学治疗。虽然淋病奈瑟球菌对广谱抗微生物制剂敏感，但近来在英国淋球菌耐药株已明显增多。10% 以上的耐药株对青霉素和环丙沙星耐药，40%以上的耐药株对四环素耐药。临床上，一般在培养结果和敏感性结果出来之前，应根据革兰染色结果立即治疗。因此，抗生素的选择应根据旅游史和其他流行病学史而确定。

单次剂量口服头孢克肟 400mg 或肌注头孢曲松 250mg 或肌注大观霉素 2g（一般在英国无法得到）能够成功治疗非并发的肛门、生殖器感染。单次剂量阿莫克辛 3g 和丙磺舒 1g、环丙沙星 500mg 或氧氟沙星 400mg 建议用于抗生素耐药的低流行区。

并发感染需要长疗程抗生素治疗。至少一次的跟踪评估很有必要，治疗后至少 72 小时内应重复培养。所有性接触者应该做检查，必要时应治疗。

沙眼衣原体（CT）

生殖器沙眼衣原体感染常见，在英国，5% 的性活跃女性感染沙眼衣原体。沙眼衣原体被发现经常与其他病原共同存在：20% 的男性淋病患者和 40% 的女性淋病患者同时患有衣原体感染。在男性，40%的非淋病尿道炎和淋病后尿道炎是由衣原体感染所致。衣原体感染经常无症状，很多感染没有被发现和治疗，因而在人群中形成了持续感染池。与衣原体感染相关的长期并发症，尤其是不育症，在英国导致了显著的发病率。沙眼衣原体在世界范围内分布。

临床特征

男性患者沙眼衣原体感染导致前尿道炎，伴有排尿困难和排出物。50%以上的感染患者无症状，是通过接触追踪发现的。上行性感染导致附睾炎。实行肛门直肠性交的男性患者的直肠感染可导致直肠炎。**女性患者**最常见的感染部位为不易发现的子宫颈内膜；80% 以上的女性感染患者无症状。感染症状包括阴道分泌物、性交后或月经间期出血、小腹痛。上行性感染可引起急性输卵管炎。Reiter 病（见第 10 章）被认为与沙眼衣原体感染有关。新生儿从产道获得的感染能引起黏液脓性结膜炎和肺炎。

诊断

沙眼衣原体为细胞内细菌，诊断复杂。细胞培养是诊断的金标准，但价钱昂贵，需要相当的专门技术。间接诊断试验包括直接荧光抗体试验（DIF）、酶免疫测定（EIA）和核酸扩增技术，如 PCR 或连接酶链反应（LCR）；所有方法都是辅助诊断。

男性患者应检验第一次晨尿标本或做尿道外口拭子。女性患者宫颈内拭子是最好的标本，如果能够做尿道外口拭子，高达 20% 的额外阳性病例将会被诊断。女性患者尿标本远不如宫颈内拭子可靠，故不推荐使用。标本的选取是非常重要的，它必须包括细胞成分。

治疗

四环素或大环内酯类抗生素是治疗沙眼衣原体的最常用的抗生素。对于没有并发症的感染者，可用多西环素 100mg，每 12 小时 1 次，连用 7 天；或阿奇霉素 1g，单次剂量。孕妇不宜应用四环素类。其他有效的药物包括红霉素 500mg，每天 4 次。多西环素或阿奇霉素治疗后不需进行常规检测，但如果症状持续或怀疑有再感染，应做进一步检查。由于目前临床上有许多静息感染，所以必须追踪和治疗性接触者。

尿道炎

尿道炎在男性患者主要以尿道排出物、排尿困难和不同程度的阴茎不适为特征，10% ~ 15% 的患者没有症状。按照病原学分为两大类：淋球菌性尿道炎和非淋球菌性尿道炎（NGU）。NGU 在淋病感染后很快发生，称为淋球菌感染后尿道炎（PGU）。淋球菌性尿道炎和衣原体性尿道炎已在上面讨论过。

滴虫性阴道炎、生殖器支原体感染、尿素分解尿素原体和拟杆菌属与病例的一部分相关。单纯疱疹病毒（HSV）在约 30% 的原发感染病例中引起尿道炎，在再发病例中则很少。其他病因包括尿道梅毒性下疳和疣。非性病传播的非淋球菌性尿道炎可以由尿道感染、前列腺感染、异物和狭窄引起。

临床特征

尿道排出物主要为类黏蛋白，晨起时分泌较多。在尿道口结成硬皮并引起内裤染色。多数患者经常有排尿困难，但并不普遍。可能发生阴茎瘙痒或不适。潜伏期为 1 ~ 5 周，平均为 2 ~ 3 周。无症状的尿道炎患者常为贮存宿主。Reiter 病主要表现为结膜炎和（或）关节炎，尤其是 HLA B27- 阳性患者。

诊断

当患者已至少 4 小时没有排尿，应做尿道涂片和革兰染色，在高倍油镜下观察（1000 倍）每高倍视野出现 5 个或更多的多形核白细胞即可诊断。如果男性患者有症状，但无客观的尿道炎证据，应再查过夜尿。在淋病培养的同时也要取衣原体检查标本。

治疗

治疗 NGU 可予以每 12 小时口服多西环素 100mg，或口服单次剂量的阿奇霉素 1g。避免性行为。大多数患者都显示出一定疗效。必须追踪和治疗性伴侣。在尿道炎男性患者的女性伴侣，50% ~ 60% 患者可从宫颈中分离到沙眼衣原体，她们中很多人无症状。这导致这些女性患者长期发病，成为社区感染的贮存宿主。如果不治疗，将会引起有指征病例的再感染。

复发 / 持续性非淋球菌性尿道炎

这是一个常见且很难处理的临床问题，发生于 20% ~ 60% 的急性 NGU 治疗的男性患者。患者一般于治疗后 2 ~ 3 周再发。检测其他病原体，如衣原体、支原体、脲原体属，常为阴性。这时有必要核对是否有尿道炎的客观证据，并明确患者能否坚持治疗，是否与没有治疗的性伴侣有任何可能的接触。同时应进行尿道样品的阴道毛滴虫湿制剂检查和培养。培养物应做 HSV 培养。应做中段尿检查和培养。治疗用红霉素 500mg，一天 4 次，连续应用 2 周，联合灭滴灵（双唑泰栓）400mg，一天 2 次，共 5 天，同时也要治疗合并的其他感染。如果有轻度的症状，所有伴侣已接受治疗，患者应再接受一次复查，避免不必要的抗生素治疗。如果频繁复发和（或）有鲜红的无应答尿道炎，应进行前列腺检查、尿道镜检和（或）膀胱镜检，确定是否有狭窄、尿道周围瘘或异物。

性病性淋巴肉芽肿（LGV）

沙眼衣原体型性病淋巴肉芽肿 1、2 和 3 型为性传播性疾病。在热带呈地方性流行，非洲、印度和东南亚发病率最高。

临床特征

原发损伤是暴露后7～21天在生殖器出现的无痛的溃疡性丘疹，常未引起患者注意。几天到几周后，局部愈合，但形成近卫淋巴结病。淋巴结疼痛、固定，表面皮肤呈暗色红斑样。最后结节肿胀、有波动感（炎性淋巴结肿），可破裂。急性性病性淋巴肉芽肿也可以表现为直肠炎，合并肛周脓肿，有时表现类似于肛门直肠 Crohn 病，局部淋巴结破坏能导致生殖器淋巴管性水肿。

诊断

诊断根据特征性临床表现确定，先除外其他原因的生殖器溃疡和腹股沟淋巴结病。必须除外梅毒和生殖器疱疹。

- 组织培养分离沙眼衣原体，敏感性为75%～85%。
- 腹股沟腺炎抽吸液或溃疡刮拭物中找抗原
  - 使用单克隆抗体直接免疫荧光法
  - 酶免疫测定法（EIA）
- 敏感性为70%～80%
- 沙眼衣原体阳性血清学（补体固定试验、L-型免疫荧光或微量免疫荧光试验，IF）。抗体在病程中4倍升高具有诊断意义。区分不同血清型沙眼衣原体的惟一血清学方法为微量免疫荧光试验。

治疗

早期治疗对防止慢性化非常重要。多西环素(100mg，每天2次，连用21天）或红霉素（500mg，每天4次，连用21天）有效。随访至体征和症状恢复正常，通常需3～6周。慢性感染可以导致广泛瘢痕、脓肿和窦道形成。有时需要手术引流或手术重建。性伴侣发病前30天也应检查，必要时应治疗。

梅毒

梅毒是慢性系统性疾病，可以是先天的，也可以是后天的。早期的诊断和治疗有效，如果没有及时治疗会导致很多器官的复杂后遗症，最后导致死亡。

引起疾病的病原体是苍白密螺旋体，是一种运动的螺旋体，它既可以通过密切的性接触获得，也可以通过胎盘传播。病原体通过柱状或鳞状上皮破口进入新的宿主体内。非生殖器的原发感染偶尔也可发生，但极为罕见。

先天梅毒和后天梅毒均可分为早期和晚期，每一期都有典型的临床特征（表2.49）。

表 2.49 梅毒的分类和临床特征

	临床特征
后天的	
早期	
一期	硬下疳 无痛、局部淋巴结病
二期	一般症状：发热、不适、关节痛、咽喉痛和全身淋巴结病 皮肤：红色/灰色斑丘疹，不痒，有时呈鳞状皮疹 湿疣黏膜：黏膜损害在口咽部和生殖器，呈蜗牛轨迹样溃疡、黏膜斑
晚期	
三期	晚期良性：骨和内脏梅毒瘤 心血管：主动脉炎和主动脉反流 神经梅毒：脑脊膜血管受累、全身瘫痪（精神错乱）、脊髓痨
先天的	
早期	死产或发育停滞 “婴儿鼻塞”（鼻部感染伴有分泌物） 皮肤和黏膜损伤如同二期梅毒
晚期	“小斑”：梅毒牙、不正常长骨和“骑兵”胫骨，角膜炎、眼葡萄膜炎、面梅毒瘤、中枢神经系统疾病

一期梅毒

暴露于病原体后10～90天（平均21天），在接触部位形成丘疹，丘疹溃烂并形成无痛的硬下疳。通常伴有近卫有淋巴结病。原发损害可能不引起注意，尤其在宫颈或直肠部位。2～3周内可自行愈合。

二期梅毒

原发损害出现4～10周后出现全身症状，伴有发热、咽喉痛、肌痛及关节痛。任何脏器都可能受累，可表现为肝炎、肾炎、关节炎和脑膜炎。在一小部分病例，原发的下疳症状可仍然存在，因此应该寻找。

体征包括：

- 全身性淋巴结病（50%）
- 除了颜面部以外，全身皮肤包括手掌和足底均可出现皮疹（75%），皮疹很少瘙痒，可能有很多形式，从粉红色的斑点到铜样的丘疹或普通的脓疱
- 湿疣：在肛周和身体其他湿润部位出现疣状、斑片

状损伤

- 黏膜表面浅部溃疡融合——发现于口腔或生殖器，描述为蜗牛轨迹样溃疡
- 少于10%的患者出现急性神经系统体征（无菌性脑膜炎）。

妊娠妇女患早期梅毒，如未经治疗可导致至少70%的胎儿感染，最终引起高达30%的死产。

潜伏期

未经治疗，症状和体征在3～12周后减轻，高达20%的个体可能在早潜伏期内复发，在英国，早潜伏期为2年，在美国则为1年。晚潜伏期根据梅毒血清学反应阳性但至少无临床症状2年，这种情况可能会持续很多年直到晚期梅毒才出现症状。

三期梅毒

晚期良性梅毒，是指对治疗有反应，而不是指临床表现，一般累及皮肤和骨。典型损害为梅毒瘤（肉芽肿，有时呈溃疡状损害），可在皮肤的任何部位出现，多数在创伤部位。梅毒瘤虽然可以出现在不同部位的骨上，但经常在头颅、胫骨、腓骨和锁骨出现。内脏梅毒瘤主要出现在肝（分叶肝）和睾丸。

心血管和神经梅毒将在第13章和第21章讨论。

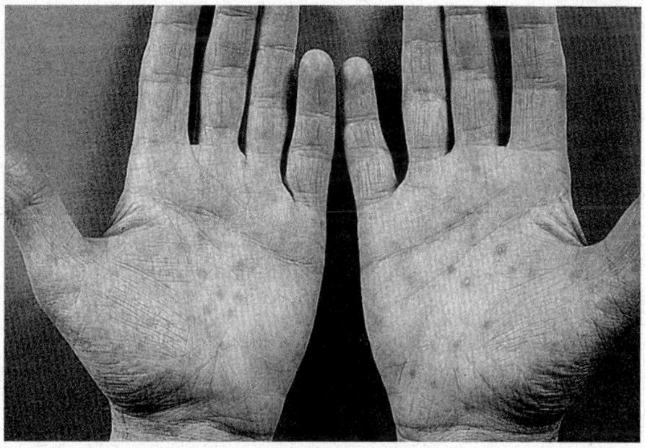

图2.42 （也见彩图2.42）手掌二期梅毒疹。Courtesy of Br B Goh.

先天梅毒

先天梅毒通常在出生后的2～6周内出现明显症状，早期体征为新生儿鼻涕、皮肤和黏膜损伤和发育停滞。直到2岁后晚期梅毒体征才出现，表现为与早期损害相关的病变发展为牙齿和长骨部位的小斑病灶。其他晚期表现同成人三期梅毒相似。

诊断检查

苍白密螺旋体在体外培养中不易得到，最敏感和特异的方法是通过暗视野显微镜确认。从一期下疳或有二期损伤的黏膜斑中可发现数量不等的病原体。一期或二期梅毒患者具有高度传染性。

用于诊断的血清学检测包括密螺旋体的特异的和非特异的检测（心肌磷脂试验）（表2.50）。

- **密螺旋体特异性检测**：苍白密螺旋体的酶免疫测定法（EIA）。苍白密螺旋体血凝集或颗粒凝集测定法（TPHA/TPPA），以及荧光密螺旋体抗体吸附试验（FTA-abs）对密螺旋体感染都高度特异，但不易区分梅毒和其他密螺旋体感染如雅司病。即使在治疗后，这些结果将终身持续阳性。
- **密螺旋体非特异性检测**：性病研究实验室（VARL）和快速血浆反应素（RPR）为非特异，在原发感染的3～4周内呈阳性。它们为定量检测，可用于监

表2.50 梅毒血清学

感染阶段	结果 EIA	FTA-abs	TPHA/TPPA	VDRL/RPR
超早一期	—	—	—	—
早期一期	+（IgM）	+	—	—
一期	+（IgM）	+	±	+
二期或潜伏期	+	+	+	+
晚潜伏期	+	+	+	±
治疗过的	+	+	+	±
生物学假阳性	—	—	—	+

EIA：酶免疫测定法；FTA-abs：荧光密螺旋体抗体吸附；TPHA/TPPA：苍白密螺旋体血凝集/颗粒凝集试验；VDRL：性病研究实验室；RPR：快速血浆反应素。

测治疗效果，并对评估疾病活动情况有帮助。早期梅毒治疗 6 个月后可转为阴性。VDRL 在没有治疗的患者也可变为阴性（50% 的晚期梅毒患者），也可在晚期治疗后保持阳性。假阳性可在其他一些条件下出现，尤其是在传染性单核细胞增多症、肝炎、支原体感染、一些原虫感染、肝硬化、恶性肿瘤、自身免疫性疾病和慢性感染。

EIA 为首选筛选试验，能够监测 IgM 和 IgG 抗体。阳性试验可通过 TPHA/TPPA 和 VDRL/RPR 证实。在一期梅毒早期，所有的血清学检查都可阴性；EIA IgM 和 FTA-abs 是最早出现阳性的试验。在这种情况下，如血清学试验呈阴性，诊断则依靠暗视野显微镜检查，治疗不得延误。

对一些患者，应行脑脊液检查，以明确是否有神经梅毒，还应进行 X 光片检查以了解心血管病变的情况。

治疗

早期治疗密螺旋体的抗生素必须在血清内维持至少 7 天，以覆盖病原体的缓慢分裂时间（30 小时）。晚期梅毒治疗需要更为长期的治疗，原因在于密螺旋体分解更慢。

早期梅毒（一期和二期）的治疗应该应用长效青霉素，如普鲁卡因青霉素（如 Jenacillin A 也含有青霉素 G），每天肌注600mg，连续10天。晚期梅毒尤其是有心脏和神经损害时，治疗应延长 1 周。对青霉素过敏的患者，可以应用多西环素，每天 200mg；或红霉素 500mg，每天 4 次，根据感染阶段，口服 2 ~ 4 周。依从性差的患者，可应用青霉素G，一次肌注 2.4g。在英国，长效青霉素不常有，但性传播疾病门诊可直接进口。

Jarisch-Herxheimer 反应由释放 TNF -α、IL-6 和 IL-8 引起，可见于 50% 的一期梅毒患者和 90% 的二期梅毒患者。该反应于第一次注射 8 小时后出现，通常表现为轻度发热、不适、头痛，持续数小时。在心血管和神经梅毒中，该反应虽然少见，但更严重并加重临床表现。治疗前 24 小时应用强的松龙（泼尼松龙）可减轻反应，但很少有证据支持这种用法。出现 Jarisch-Herxheimer 反应，青霉素不应停用；因为反应不是剂量依赖现象，没有证据证明需要给予小剂量青霉素。

预后取决于治疗时感染所处阶段，早期和早期潜伏期梅毒预后良好，但一旦在晚期，出现广泛的组织损伤，虽然疾病过程可以被阻止，损伤将是不可修复的。心血管和神经梅毒症状将持续存在。

所有的早期梅毒治疗患者应在治疗后第一年定期随访。血清学标志物应定期检查，VDRL/RPR滴度下降至少4倍与早期梅毒的充分治疗相一致。梅毒患者的性伴侣和生殖器梅毒患者的家长和兄弟姊妹都应被筛查。怀孕期间治疗的梅毒患者，胎儿出生时应继续治疗。

软下疳

软下疳是由嗜血杆菌属杜克雷杆菌引起的急性性传播疾病。它可能是世界范围内生殖器溃疡的最常见病因，在非洲和亚洲部分地区流行。非洲流行病学研究显示，生殖器溃疡、特别是软下疳与 HIV 感染的获得有关。源于这些观察，需要控制软下疳的紧急措施。

临床特征

软下疳潜伏期为 3 ~ 10 天。在接种部位形成红色丘疹，破溃后形成溃疡。溃疡基底部常坏死，边缘凹凸不平、易出血，疼痛。一些溃疡可融合，形成大的匍行溃疡。在男性患者，溃疡最常出现于包皮和系带，可侵袭组织。女性患者最常见的损伤部位为阴道口和会阴，有时不被注意。

同时可合并腹股沟淋巴结病（经常为单侧），可能进一步形成大的炎性腺肿并化脓。

诊断和治疗

软下疳必须与其他生殖器溃疡性疾病鉴别（见表 2.48）。与梅毒和单纯疱疹病毒的共同感染常见。在特殊培养基上分离到杜克雷杆菌可以确诊，但很难。应从溃疡部位取材并涂片，或做局部淋巴结抽吸液培养。也可做 PCR 检查。临床材料做革兰染色可见特征性球杆菌。

治疗用单次剂量阿奇霉素 1g 口服或头孢曲松 250mg 肌注。其他用药法包括环丙沙星 500mg，每天 2 次，用 3 天，或红霉素 500mg，每天 4 次，共 7 天。由质粒介导的对抗菌药物耐药的杜克雷杆菌已经出现。

应随访患者 3 ~ 7 天，如果治疗有效，溃疡将会愈合。

性伴侣应做流行病学检查和治疗，原因是有无症状携带者的报道。

HIV 感染者的溃疡愈合缓慢，应进行严密的监测。单次剂量治疗难以达到疗效，应采用多剂量治疗。

腹股沟肉芽肿

本病是北美洲和欧洲最少见的性传播疾病，但在热带和亚热带呈地方流行，尤其多见于加勒比海、东南亚和南印度。感染是由肉芽肿克雷白杆菌引起，细菌有包囊，为革兰染色阴性杆菌。虽然性接触是最常见的感染途径，但感染率很低，即使在很多年的性伴之间也不一定受感染。

临床特征

大多数患者为特征性凸起的溃疡损伤表现，伴多发的红色肉芽肿组织，暴露后1～4 周内出现在外生殖器、肛周皮肤或腹股沟区，极少疼痛。几乎所有皮肤和黏膜部位均可累及，包括口腔和肛门直肠区域。原发感染从外生殖器向腹股沟延伸，产生特征性皮损，即假性淋巴结炎。

诊断和治疗

临床表现经常可强有力地支持诊断，但克雷白肉芽肿病变能够在刮片的细胞间或溃疡活检中确认。最近有报道培养成功，正在研究 PCR 和血清学诊断方法，但还不能常规应用。

损伤愈合前应给予抗生素治疗。推荐最少治疗 3 周。用药法包括多西环素 100mg，每天 2 次，或复方新诺明960mg，每天2 次，或阿奇霉素，每天 500mg或每周 1g，或头孢曲松，每天1g。必要时性伴侣应给予检查和治疗。

单纯疱疹

生殖器疱疹是世界范围内最常见的性传播疾病。1997 年到 2002 年间，在英国诊断的生殖器疱疹病例数上升了17%。16～24岁的患者人数最多。感染可原发也可继发。传播主要发生于与脱落病毒者密切接触期间。大多数生殖器疱疹是由 2 型单纯疱疹病毒引起。生殖器与HSV-1造成的口腔损伤的接触也可导致感染。

易感黏膜包括生殖道、直肠、口腔和口咽。病毒从接种部位沿着周围感觉神经上升，潜伏在背根神经节，可引起复发。

临床特征

无症状感染已有报道，但罕见。原发生殖器疱疹通常伴发程度不同的全身症状，包括发热、肌痛和头痛。多发疼痛的浅溃疡形成并可融合（图 2.43）。不典型损伤常见。常有腹股沟淋巴结病，有触痛。10～14 天后损伤结痂、干燥。在外阴损伤的女性患者，宫颈几乎都有累及。直肠感染导致鲜红色的直肠炎。神经系统并发症包括无菌性脑炎和（或）骶骨自主神经丛受累，后者可导致尿潴留。

初发后复发可发生于很多患者。促发因素不同，复发的次数也不一样。在损伤出现前，一些患者有前驱症状。复发的患者全身性症状很少见。

免疫抑制患者（包括 HIV 患者）的临床表现可能更严重，无症状脱落增多，复发频率更高。全身性症状已有记录。

诊断

虽然病史和检查可能高度提示HSV感染，但明确诊断必须从损伤部位分离到病毒。损伤部位拭子可置于病毒运送培养基。从新损伤部位最容易分离到病毒。在原发感染后 8～12 周可发现类型特异的免疫反应，并可形成新的血清学试验基础，不过在常规临床实践中，这些还无法应用。

处理

原发

盐水或温水坐浴可以安抚患者并使患者排尿较为舒服。阿昔洛韦 200mg，每天5次，泛昔洛韦250mg，每天 3 次，或伐昔洛韦 500mg，每天 2 次，均连用 5 天，对于新发病灶有效。如果已经结痂，抗病毒治疗对

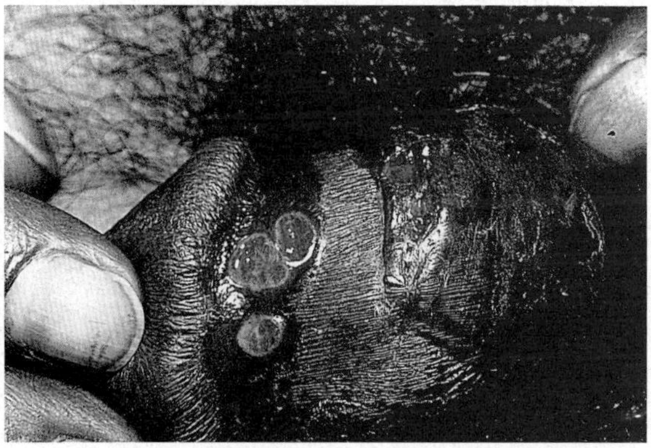

图 2.43　（也见彩图 2.43）阴茎部位的单纯疱疹。

改变临床过程作用不大。继发细菌感染偶尔发生，应治疗。建议休息、应用止痛药和退热药。对于单纯疱疹病毒脑炎患者，建议住院，并静脉应用阿昔洛韦。

复发

复发患者病情不很严重，可以通过盐水浴等简单方法处理。复发生殖器疱疹者与心理病态有关；因频繁复发引起人际关系压力，患者需要给予大力支持。频繁复发者应给予长期抑制治疗。初始剂量阿昔洛韦400mg，每天2次，或伐昔洛韦250mg，每天2次，6～12个月，虽不能完全中止复发，但可明显减少复发几率。12月后停止治疗，对复发频率进行重新评估。

妊娠期的单纯疱疹病毒

除了考虑孕妇健康外，还要考虑到新生儿感染的潜在危险。感染可通过胎盘或产道发生。如果在孕期初次感染单纯疱疹病毒，胎儿经胎盘可发生感染，但罕见。原发单纯疱疹病毒在前三个月或中间三个月是否处理，决定于女性患者的临床状况。阿昔洛韦可按常规剂量给予。在怀孕最后4周用阿昔洛韦治疗可预防复发。

在妊娠后三个月获得感染或高水平病毒脱落，常需剖宫产。

对于既往感染的女性患者，更应关注婴儿出生时经产道感染单纯疱疹病毒。患者复发的危险非常低。复发的女性患者如有生殖器损伤，应行剖宫产。在妊娠最后几周，不再需要做相继培养法以预测病毒脱落。

预防和控制

患者必须被告知当损伤出现时他们具有传染性。此时或前驱期应避免性生活。安全套可能无效，理由是损伤可能发生于覆盖区域之外。应检查性伴侣，他们可能需要避免感染的相关知识。

疣

肛门生殖器疣是最常见的性获得性感染之一。病原体为人乳头状瘤病毒（HPV），尤其是6型和11型。人乳头状瘤病毒感染通过与临床或亚临床感染者直接性接触获得。生殖器人乳头状瘤病毒感染常见，只有少部分感染者有症状。新生儿可通过感染的产道获得HPV，既可以形成肛门生殖器疣也可以形成喉乳头状瘤。潜伏期为2周到8个月或更长。

临床特征

疣在女性外生殖器周围形成，通常始于阴唇系带，可累及肛周区。可能感染阴道。宫颈部位可形成平疣，在常规检查中很少被发现。这些损伤与宫颈上皮内瘤相关。在男性阴茎干和包皮下区域为最常见的感染部位，不过疣可累及尿道和尿道口。肛周在男性更为常见，尤其对于那些肛门直肠性交的患者，但可在任何患者中发现。直肠可受累。妊娠期或免疫抑制患者，疣变得更加红润。

诊断

诊断主要依靠临床表现。应与二期梅毒的湿疣鉴别。对诊断存疑时，应进行异常损伤的活组织检查。30%以上的患者同时合并有其他性传播疾病，因此，应进行全面筛查。

治疗

目前治疗方案有时可引起复发和治疗失败。治疗方案选择取决于病变数目和分布。局部制剂包括鬼臼树脂提取物（15%～25%溶液，每周1～2次）、鬼臼毒素（0.5%溶液或1.5%循环乳液）和三氯醋酸，对非角质化损伤有效。那些已角质化的损伤对物理治疗反应良好，如冷冻疗法、电烙术或激光消融术。咪喹莫特（5%乳液，每周3次）对于两种类型都适用。鬼臼树脂、鬼臼毒素和咪喹莫特不适用于孕妇。

对于性接触者必要时也应检查和治疗。因为诊断亚临床人乳头状瘤病毒感染很难，所以感染治疗后应继续应用安全套8个月以上。人乳头状瘤病毒感染与宫颈上皮内瘤相关，建议女性疣患者或男性疣患者的女伴每3年定期做宫颈筛查。有阴道和宫颈疣的患者可应用阴道镜检查。

乙型肝炎

在第7章讨论。性接触者应筛查，若无免疫则应注射疫苗。

滴虫病

阴道毛滴虫为有鞭毛的原生动物，主要通过性传播。滴虫粘附于鳞状上皮，可感染阴道和尿道。感染的母亲可以使婴儿获得围生期感染。

少数感染的女性患者无症状。主要的常见主诉为阴道分泌物，令人不快和有局部刺激。男性患者常是女性患者的无症状性伴侣，不过他们可能主诉尿道排出物、刺激和尿频。

体检发现阴道分泌物呈黄色泡沫状，阴道壁呈红斑样。宫颈区有多处小出血点，导致草莓样宫颈外观。孕妇感染导致早产和低体重儿。

诊断和治疗

取阴道分泌物一滴，应用相差、暗视野显微镜，可以在40%～80%的女性患者观察到阴道毛滴虫的特征性游动。应用同样方法可以在大约30%的男性患者尿道排出物中检测到滴虫。同时可以看到很多多形核白细胞。培养技术可确诊。在宫颈细胞检查中有时能观察到滴虫并在诊断中获得60%～80%的准确率。新的、高度敏感且特异的方法依据聚合酶链反应（PCR），目前正在研究中。

甲硝唑是治疗首选，既可以单次剂量2g口服，也可以每天2次，每次400mg，连用7天。已有甲硝唑耐药的报道，这时应用尼莫唑也可能有效。局部应用阴道内替硝唑有效，不过如果存在阴道外感染则可能无法根除，阴道感染可再发。男性患者可能无症状，且很难发现，也应治疗。

念珠菌病

外阴阴道白色念珠菌感染极其常见。该菌也是男性患龟头炎的病因。大部分育龄女性阴道内很容易分离到念珠菌，但多数人没有症状。

念珠菌是病原体还是共生体很难区分，随着宿主环境的改变，它在宿主体内的角色可以转换，如从共生状态转变为病原体。易感因素包括妊娠、糖尿病、广谱抗生素和皮质激素的应用。免疫抑制治疗可导致更多的鲜红色感染。

临床特征

女性患者外阴瘙痒为主要症状。阴道出现不同程度的分泌物。很多患者偶尔可分离到病原菌。5%以上的育龄健康妇女复发念珠菌病（每年4次或更多症状发作）。体检发现外阴红斑和肿胀，严重病例皮肤破溃。阴道内有粘附的凝乳状分泌物。男性患者可见红润的龟头包皮炎。与女性感染患者性接触后会立刻感觉到自限性灼烧感、阴茎刺激。有龟头包皮炎的患者应除外糖尿病。

诊断

阴道壁涂片显微镜下观察可见孢子和菌丝。应做拭子培养，不过无症状者也可能呈阳性。瘙痒和分泌物增多的女性患者必须考虑到滴虫性和细菌性阴道炎。

治疗

局部：阴道栓剂或含有咪唑抗真菌的乳膏，如单次剂量的克霉唑，500mg阴道内应用通常有效。制霉菌素也有效。

口服：对于局部治疗失败或不适合患者，应用三唑类药物如单次剂量氟康唑150mg，或依曲康唑200mg，每天2次全身性治疗。复发念珠菌病可应用氟康唑，每周100mg，用6个月，或克霉唑子道栓剂每周500mg，用6个月。

性传播念珠菌病表现轻微，没有证据证明男性患者的治疗可降低女性再发。

细菌性阴道炎

细菌性阴道炎以令人不快的阴道分泌物为特征。病原学和发病机制不清，但可以肯定有多种菌丛混合感染，如阴道加德纳菌，包括拟杆菌、人支原体和动弯杆菌在内的厌氧菌等，它们代替了阴道内正常乳酸杆菌。胺和阴道内非正常菌丛的分解产物在一定条件下形成特殊异味。由于阴道炎症不是综合征的一部分，因此称为阴道病而不是阴道炎。黑种人妇女较白种人妇女多见。细菌性阴道炎不被认为是性传播疾病。

临床特征

虽然部分女性患者没有症状，阴道分泌物和异味是最常见的主诉。阴道内出现同质的灰白色黏性分泌物，pH值升高（大于5）。相关并发症尚不清楚，但可能包括绒膜羊膜炎以及孕妇早产发生率增加。对非妊娠妇女，细菌性阴道炎是否可引起上生殖道感染尚不清楚。

诊断

不同作者对细菌性阴道炎有不同的诊断标准。一般认为下述标准中的3项同时出现可以确诊：

- 特征性阴道分泌物
- 胺试验：利用窄范围试纸，阴道pH值升高（大于4.7）
- 一滴阴道分泌物与10%氢氧化钾溶液混合，具有腥味
- 阴道液显微镜检可见线索细胞。

线索细胞是有细菌粘附于表面的阴道鳞状上皮细胞，细胞呈颗粒状。革兰染色有典型反应，有部分染料被摄取。

治疗

建议口服甲硝唑400mg，每天2次，共5~7天。甲硝唑单次剂量2g效果稍差。2%克林霉素乳液5g阴道内局部使用，每天1次，共7天有效。

复发率很高，研究显示完成甲硝唑治疗后的9个月内，80%复发。对已达到诊断标准但无症状者是否应治疗仍有争议。诊断应该全面考虑，如果患者希望治疗应给予治疗。一般来讲，如果没有盆腔炎，无症状患者不建议治疗。没有令人信服的证据证明同时治疗男性伴侣能够影响细菌性阴道炎的复发率，且尚无针对男性伴侣的常规治疗。

感染

阴虱病

阴虱为吸血昆虫，紧紧粘附在阴毛上，也可以粘附于眼睫毛和眼眉。有相对的宿主特异性，仅可通过身体密切接触而传播。虱卵产在毛发的基底部，常在1周内孵化。虽然感染可能无症状，但最常见的主诉是瘙痒。

诊断

可在毛发基底部和其他体毛上看见虱。它们像小痂或小雀斑，但是若用钳子将其捡起放在显微镜玻片上，可见虱移动并逃走。在叮咬部位可见蓝色斑点。虱卵经常紧紧粘附在毛发上。虱和虱卵在低倍显微镜下具有高度特征性。

如同所有其他性传播疾病，患者必须筛查这些疾病的共存病原体。

治疗

虱和虱卵必须应用0.5%的马拉硫磷、1%的扑灭司林或0.5%的胺甲萘溶液杀灭。颈部以下所有部位都应应用，12小时后洗掉。少数病例一周以后需要再次应用。严重病例在第一个48小时内可应用止痒剂。应对性伴侣进行筛查。

疥疮

将于第23章讨论。

（吴赤红译　于岩岩校）

推荐读物

Adler M (2004) *The ABC of Sexually Transmitted Diseases*, 5th edn. London: BMA Books.

British Association of Sexual Health and HIV. Clinical effectiveness guidelines: http://www.bashh.org/guidelines/ceguidelines.htm August 2004.

Brown AE, Sadler KE, Tomkins SE et al. (2004) Recent trends in HIV and other STIs in the United Kingdom: data to the end of 2002. *Sexually Transmitted Infections* **80**(3): 159-166.

Centers for Disease Control and Prevention (2002) Sexual assault and STDs. Sexually transmitted diseases treatment guidelines. *MMWR Recommendations and Reports* **51**(RR-6): 69-74.

Donovan B (2004) Sexually transmissible infections other than HIV. *Lancet* **363**(9408): 545-556.

Health Protection Agency (2003). *Renewing the Focus: HIV and Other Sexually Transmitted Infections in the United Kingdom in* **2002**. London: HPA.

Klausner JD, Kent CK (2004) HIV and sexually transmitted diseases. Latest views on synergy, treatment, and screening. *Postgraduate Medicine* **115**(4): 79-84.

Lacey, H (2001) *National Guidelines on the Management of Adult Victims of Sexual Assault*. Online. Available: http://www.bashh.org/guidelines/ceguidelines. htm (accessed August 2004).

人免疫缺陷病毒和艾滋病

流行病学

2003年，世界卫生组织宣称艾滋病是一种全球性的严重传染病。至今，HIV——引起艾滋病的病原体仍然在传播。据联合国艾滋病规划署估计，2002年全球大约有4100万人感染HIV，其中70%位于撒哈拉以南非洲地区。每天大约有16 000人感染，主要是年轻的成人。目前，HIV感染居于成人死因的首位，2003年约有500万人死于HIV感染。在撒哈拉以南非洲地区，每天有5000名成人和1000名儿童死于HIV感染。2003年，随着东欧和俄罗斯成为HIV传播最迅速的地区，东南亚国家HIV感染也呈现明显上升的趋势。

HIV感染对人类健康和经济的影响巨大，在非洲高流行国家，33%的15岁儿童将死于HIV感染。由于HIV感染不可避免地对社会结构、经济发展和社会稳定产生影响，非洲国家的预期寿命越来越低。抗病毒治疗在减轻流行程度、降低死亡率和发病率方面存在很大的地域差异，资源丰富地区与贫困地区很不平衡。尽管在英国和其他富裕国家因HIV感染而死亡的人数已经有所下降，但新诊断的感染者却急剧增加。据报道，英国2003年至少有5000名新诊断感染者，比前一年增加了20%，是采取监控措施以来感染率最高的一年，导致HIV感染流行程度上升。受社会、行为、文化以及政治因素的影响，人口统计数据在不同的地区变化很大。尽管从多种体液和组织中都可分离出病毒，但HIV主要通过精液、宫颈分泌物以及血液感染。世界不同地区的流行病学特征受该地区每种传播途径的相对频率的影响。

性行为（经阴道或肛交）

就全球而言，通过异性性行为传播的感染占大多数，如果同时存在其他特别是可导致生殖器溃疡的性传播疾病，可使传染性增强。HIV似乎更易于由男性传给女性，在肛交中被动的一方比主动的一方更易于受感染。

在英国，在报道的感染者中半数以上因为男性同性性行为，但异性性行为传播的感染率有所上升。在高流行国家，2000年到2003年新诊断的感染者中53%是异性性暴露的结果。在这些感染者中，67%是妇女，而20世纪80年代后期妇女感染率为5%。在中非和撒哈拉以南非洲地区，HIV仍然通过异性性行为传播，在这些地区，半数以上的感染者是妇女。东南亚和印度次大陆目前正在经历经异性性行为传播的HIV暴发流行，这些地区也是其他性传播疾病的高发区。

母婴传播（子宫内、围生期、母乳喂养）

垂直传播是儿童HIV感染最常见的传播途径。非洲和美国报道，母婴传播率上升到40%，而欧洲的一项研究表明，在没有干预措施的条件下，HIV阳性母亲的婴儿中15%出生时可能被感染。垂直传播率的增加与母亲重病进展状况、母亲病毒载量、破膜时间延长或过早以及胎膜的炎症有关。传播可发生在子宫内，但主要感染发生在围生期。已经证明，母乳喂养可使垂直传播率增加到20%。发达国家通过干预降低母婴传播率，包括服用抗病毒药、应用剖宫产术和避免母乳喂养等，使儿童感染率大大降低。在资源匮乏国家的感染者中，90%的感染是因为缺乏干预措施。

污染的血、血制品和器官捐赠

在欧洲和北美洲，1985年就开始推行血和血制品的筛查。在此之前，HIV感染主要与输入凝固因子（血友病患者）和输血有关。在一些血液不经过筛查和处理的发展中国家以及那些HIV新发感染率很高的地区，输血相关传播仍然是重要途径。

污染的针头（静脉药品误用、注射和针刺伤）

共用针头和注射器静脉吸毒仍然是发达国家和部分东南亚国家、拉丁美洲、前苏联国家HIV传播的主要途径。在一些地区，例如英国，成功的教育和更换针头计划的实施使通过这一途径的传播率降低。发展中国家已有通过针头和注射器造成医源性传播的报道。医护人员被接触HIV感染者血液的针头扎伤一次而感染的危险大约为0.3%。

没有证据表明HIV通过社会交往和家庭接触传播，另外吸血性昆虫（如蚊子、臭虫等）叮咬也不会传播。

病毒

HIV属于逆转录病毒科慢病毒属，至少可分为两型：HIV-1和HIV-2型。HIV-2几乎仅见于西非，不过也有一些传播至印度次大陆的证据。HIV-2 与一些 AIDS 疾病类型有关，但可能更多的是自然生存而不发病。病毒的结构如图 2.44。

逆转录病毒的特征是具有逆转录酶，可使病毒 RNA 逆转录为 DNA 从而整合入宿主细胞基因组。由于碱基掺入的错配率很高，逆转录过程容易出错，加上高频率的病毒复制周期，导致大量的遗传变异和病毒亚型或分化体的多样化。根据DNA测序，可将HIV-1分为两个亚型：

- M（major）**亚群**：至少有 10 个亚型，以 A～J 表示。在欧洲、北美洲和澳大利亚，B 亚型占优势，而在撒哈拉以南非洲地区，有多种M群亚型病存。
- O（outlier）**亚群**：与M群亚型差异很大，仅见于喀麦隆小部分地区。

病毒基因的重组，可以产生多种循环重组形式，更增加了遗传差异。目前正在研究遗传差异与其生物效应，尤其是病原性、传播率以及对治疗的反应之间的联系。

发病机制

HIV 与宿主免疫系统之间的相互关系是艾滋病发病机制的基础。表达 CD4 分子的细胞对 HIV 易感，

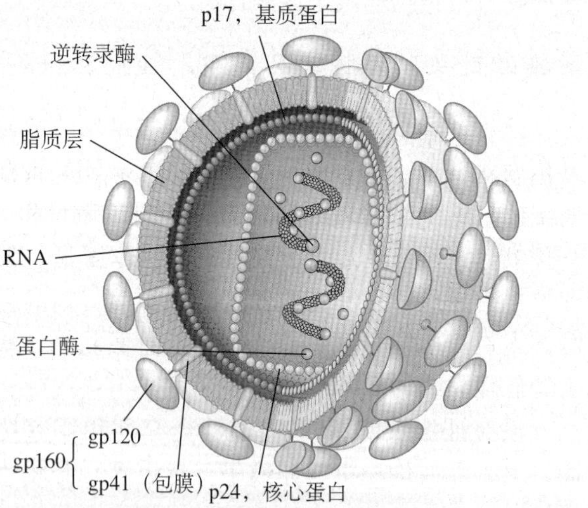

图 2.44　HIV 的结构。核心部分包含两个单股 RNA 分子。逆转录酶将病毒RNA逆转录为DNA（逆转录病毒的一个特征）。蛋白酶包括整合酶（p32和p10）。p24抗原（核心蛋白）水平可用来监测疾病进展。p17 为基质蛋白，gp120 为外膜糖蛋白，可与细胞表面的CD4分子结合。gp41为跨膜蛋白，可影响病毒的感染性以及与细胞融合的能力。

HIV 表面糖蛋白可以识别宿主细胞表面受体 CD4 分子（图 2.45）。HIV 表面糖蛋白与 CD4 分子相互作用后再与趋化因子受体CCR5和CXCR4作用，这是HIV进入细胞的关键。表达趋化因子受体 CCR5 的基因变异可以影响 HIV 进入细胞，因此可以提供一些抗HIV感染的思路。有些病毒附属蛋白如*Nef*基因编码的Nef蛋白有影响宿主细胞膜蛋白和信号传导途径的作用。CD4受体与 HIV 表面糖蛋白的相互作用介导了合胞体的形成过程，这是 HIV 感染的细胞病变效应。

HIV 在感染者体内的生活周期研究表明，病毒在血循环中的半衰期约为 6 小时。要保持血浆中病毒载量达到可观察到的水平，每天需要释放和清除10^8～10^9个病毒颗粒。被感染细胞可能受到细胞死亡的限制，产生病毒大约持续两天。由于直接的 HIV 效应，HIV 复制与CD4 的破坏和耗竭有关。研究表明，HIV 感染的免疫发病机制是 T 细胞自身调节稳态缺陷的结果。CD4 T 辅助淋巴细胞进行性大量缺失对免疫系统的功能有很深远的影响。细胞介导的免疫缺陷是HIV感染的主要结果，使机体对细胞内病原体感染失去防御能力，同时存在的抗体异常使感染有荚膜细菌变得更容易。HIV 也能直接影响一些组织，特别是神经系统。

诊断和自然史（图 2.46）

HIV感染的诊断可通过检测HIV特异性抗体（抗-HIV）或直接检测病毒成分。

检测包膜糖蛋白（gp120 及其亚单位）的 IgG 抗体：这是 HIV 感染最常用的标志物。ELISA 法检测用于常规筛查，如阳性，还需用蛋白质斑迹法确诊。初次感染3个月后血清中可监测到抗体（血清学潜伏期或窗口期）。这些抗体对 HIV 感染无保护作用，且终生存在。与所有 IgG 抗体一样，抗 HIV 可通过胎盘。所有HIV感染的母亲其婴儿出生时均有该抗体。在这种情况下，抗HIV抗体并不是活动性感染的可靠标志物，未感染的婴儿在出生后前 18 个月，抗 HIV 将逐渐消失。

除非特殊情况，HIV 抗体检测只能在与患者充分协商或取得患者的明确同意后方可进行。一些简单、快速的抗 HIV 检测方法不断出现，数小时之内就可出结果，这些检测方法简单易行，无需或很少需要特殊仪器，且只需要很少量的样本，个体自己就可检测。且可以利用容易得到的体液如唾液、全血或尿液代替血清或血浆来检测。

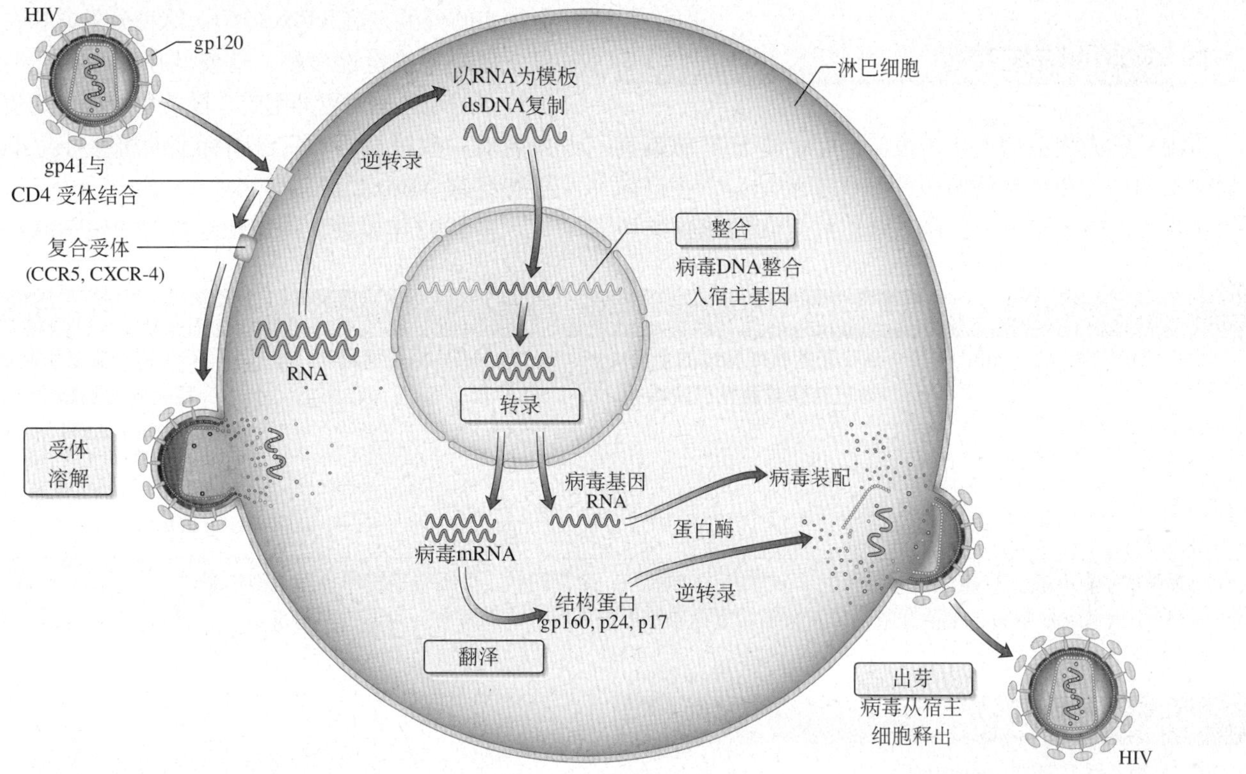

图 2.45　**HIV 进入 CD4 T 淋巴细胞并在其中复制。**人免疫缺陷病毒通过外膜糖蛋白 gp120 与宿主细胞的 CD4 分子结合。gp41 与趋化因子结合，引起受体融合与病毒核心 RNA 脱去外壳。在逆转录酶的作用下，分别以两股 RNA 为模板逆转录成 DNA 复本。宿主细胞内的多聚酶可使之合成双链DNA。病毒编码的DNA可插入宿主基因组（整合）。调节蛋白控制转录过程（以 DNA 为模板合成 RNA 分子的过程）。在细胞质中装配成病毒颗粒并且以芽生的方式释出宿主细胞外。

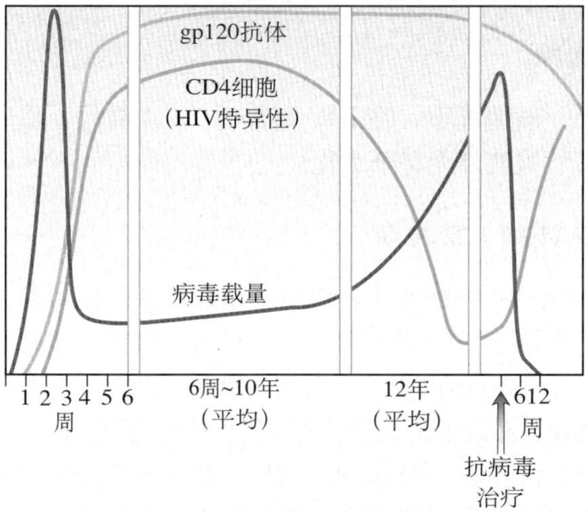

图 2.46　**针对 HIV 的免疫反应（血清转换）。**

一种以 HIV 近期血清转换规律为基础的血清学检测方法可用于鉴别是否为新近获得 HIV 感染。用一种可在感染后 6 ~ 8 周监测 HIV 抗体的高敏感性 ELISA 法与一种低敏感性的、可在感染130天后监测到抗体的方法配对检测。如果敏感性方法为阳性结果而低敏感方法为阴性结果，则表明为新近感染，如果两种方法均阳性，则表明感染时间超过 130 天。这种方法主要用于流行病学管理与监控。

针对 p24 的 IgG 抗体（抗 p24）：可在感染的最初几周检出，并可贯穿整个无症状感染期。随着病程进展，p24 抗体逐渐消失。

抗原检测：扩增和检测 HIV 病毒基因组分的核酸碱基。用于协助诊断母亲为 HIV 感染者的婴儿，或血清学试验不充分的情况下，如因法医学原因的 HIV 亚型变异体检测（见病毒载量监控讨论部分）。

病毒 p24 抗原（p24 Ag）：p24 抗原在感染后短期内就可检出，但通常于暴露后 8 ~ 12 周消失。p24 抗原是新近感染 HIV 的重要标志，但从检出抗原到激发抗体反应的时间较短。

病毒分离、培养：需要特殊的技术，在有些实验室主要用于帮助诊断和作为科研工具。

HIV 感染的临床特征

HIV 感染相关的疾病谱很广，它们是 HIV 感染直接作用和相关免疫系统障碍共同作用的结果。在目前的一些疾病分类系统中，应用最广的是1993年疾病控制中心的分类方法（Box2.16）。这种分类方法在很大程度上依赖于确定性诊断，这使其在那些缺乏尖端实验室设备的地区运用更加困难。随着免疫抑制的进展，感染者对一些符合艾滋病诊断标准的机会性感染和肿瘤更加易感（Box 2.17）。

自1993年以来，美国和欧洲对艾滋病的定义开始分化。美国的定义包括出现特殊临床表现（如 Box 2.17 所示）的患者其 CD4 淋巴细胞计数低于 200。欧洲对艾滋病的定义只包括特殊的临床表现基础上的诊断，不涉及 CD4 淋巴细胞计数。

Box 2.16 CDC 关于 HIV 感染的分类概况

CD4 细胞绝对数（/mm^3）	A：无症状或持续的全身淋巴结病或急性血清转换	B：HIV 相关情况 *，非 A 非 C	C：列于艾滋病监护病例定义内的临床状况（见 Box 2.17）
＞ 500	A1	B1	C1
200 ~ 499	A2	B2	C2
＜ 200	A3	B3	C4

* B类的情况包括：杆菌性血管瘤病、念珠菌病（口咽部）、全身症状、口腔毛状白斑、带状疱疹累及一个以上的皮区、特发性血小板减少性紫癜、李斯特菌病、并发输卵管卵巢脓肿的盆腔炎症性疾病、外周神经病变。

Box2.17 艾滋病定义的情况

- 气管、支气管或肺念珠菌病
- 食管念珠菌病
- 侵袭性宫颈癌
- 播散性或肺外球孢子菌病
- 肺外隐球菌病
- 慢性肠隐孢子虫病（病程为一个月）
- 巨细胞病毒感染（除外肝、脾、淋巴结）
- 巨细胞病毒视网膜炎（伴失明）
- HIV 相关性脑病
- 单纯疱疹、慢性溃疡（病程为一个月）；或支气管炎、肺炎或食管炎
- 播散性或肺外组织胞浆菌病
- 慢性肠等孢子球虫病（病程为一个月）
- Kaposi 肉瘤
- Burkitt 淋巴瘤
- 成免疫细胞淋巴瘤
- 原发性脑淋巴瘤
- 播散性或肺外鸟 - 胞内分枝杆菌复合菌组成堪萨斯分枝杆菌感染
- 分枝杆菌性结核，任何部位
- 其他种类或不明种类的分枝杆菌感染（播散性或肺外）
- 卡氏肺囊虫性肺炎
- 反复发作性肺炎
- 进行性多灶性白质脑病
- 反复发作的沙门杆菌败血病
- 脑弓形虫病
- HIV 相关性衰竭综合征

潜伏性

一般情况下，在 HIV 感染后 2 ~ 4 周内，临床和血清学检测都无特殊变化。

血清转换 / 原发病

HIV 感染的血清转换期也就是临床无症状期。在 HIV 暴露平均 6 ~ 8 周后，临床出现自限性、非特异性症状，主要包括发热、关节痛、肌痛、嗜睡、淋巴结病、咽喉痛、黏膜溃疡或偶发的短暂性粉红色斑丘疹。神经系统症状常见，包括头痛、畏光、脊髓病变、神经病变，少数感染者会出现脑病。病程持续 3 周左右，一般可完全恢复。

实验室检查异常：包括淋巴细胞减少的同时，血细胞涂片出现非典型反应性淋巴细胞、血小板减少及肝酶升高。CD4 淋巴细胞明显衰竭，且CD4与CD8淋巴细胞比例倒置。感染早期可能无 HIV 抗体，但此时血液中病毒 RNA 载量很高，也能检测到 p24 抗原。经历血清转换病的患者可能感染进程加快。

临床潜伏期

HIV 感染后大多数表现为时间长短不一的无症状感染期。但是在该期病毒持续复制，感染者具有传染性。虽然有些感染者病程进展很快，而有些却能保持无症状感染期达15年以上，研究表明，从感染HIV到发展为 AIDS 平均需要 10 年。老年患者似乎更易快速进展，目前正在探索可能产生保护作用的遗传学因素。虽然妇女可能因多种原因导致食欲减退，但性别和妊娠本身不会影响病程进展。一些无症状 HIV 感染者会出现持续性全身淋巴结病（PGL），定义为除腹股沟淋巴结以外，全身其他部位两处或两处以上淋巴结肿大（直径大于 1 厘米）超过 3 个月以上，并除外其他原因。肿大的淋巴结常呈对称性、质地坚实、能活动、无触痛。可有脾肿大。淋巴结结构显示淋巴滤泡超常增生和毛细血管内皮增殖。淋巴结活检不具有代表性。同样处于无症状感染期的患者，伴有或不伴有持续性全身淋巴结肿大，均有相似的病程。而随着病程进展，肿大的淋巴结可能会消散。

症状性 HIV 感染

HIV 感染以后，随着病程进展，病毒载量上升，CD4 淋巴细胞计数下降，感染者出现一系列症状和体征。临床现象是 HIV 感染直接作用和相关的免疫抑制的结果。

对感染者来说，HIV 感染相关性免疫功能障碍的临床结果至少依靠下面三个因素：

- **患者终生暴露于微生物**：多数临床情况表现为以前已经获得的潜伏性感染的再激活。地域因素决定了某一个患者感染的微生物种类。这些需要完整的细胞免疫才能控制的有机生物更容易引起临床问题。
- **微生物的致病性**：高级病原微生物如结核分枝杆菌、念珠菌属和疱疹病毒属即使在免疫抑制较轻时也具有临床相关性，因此多发生在病程早期。在免疫缺陷后期很少有致命性微生物感染发生。
- **宿主免疫抑制的程度**：当感染者发生严重的免疫受损（CD4 细胞计数 $< 100/mm^3$）时，致病性很低的微生物如鸟 - 胞内分枝杆菌和隐孢子虫可大量繁殖。这些感染对治疗的抗性很强，主要是因为清除这些微生物的免疫反应失去功能。这种感染层级可以用适当的预防性药物来预防。

HIV 感染对机体的影响

神经系统疾病

神经组织感染发生在疾病早期，但随着病程进展，累及神经系统的范围加大。包括艾滋病痴呆综合征（ADC）、感觉多发性神经病和无菌性脑膜炎（见第21章）。自从 HAART（高效联合抗逆转录病毒疗法）运用以后，这些疾病已不常见。发病机制被认为是HIV释放毒性产物和继发于免疫失调的细胞因子异常共同作用的结果。

艾滋病痴呆综合征（ADC）严重程度不同，可从轻度的记忆损害和注意力不集中到严重的认知缺陷、个性改变和精神运动迟缓。感情改变常见，可出现抑郁或精神病的特征。脊髓可出现空泡性脊髓病的组织学改变。严重病例 CT 扫描显示不同程度的脑萎缩性改变。核磁共振（MRI）显示 T2 加权层面密度增加的脑白质病变。脑电图监测可显示非特异性脑病改变。脑脊液检查通常正常，有时蛋白浓度可升高。轻度神经功能障碍的患者可能对其他一些损伤的影响更敏感，如发热、代谢紊乱或任何可能导致认知功能减退的精神调节药。

感觉多发性神经病在 HIV 感染者中较常见，多发于腿和足部，随着疾病进展，也可能累及手。严重时可出现强烈疼痛，通常为足部，可影响睡眠、运动，普遍降低患者的生活质量。

自主神经病可能会同时出现直立性低血压和腹泻。可见小肠自主神经损伤。扎西他滨、去羟肌苷、司他夫定等抗 HIV 药物可产生类似的神经病变，是这类药的主要毒副作用，对有 HIV 神经病变的患者应用时必须谨慎。

HAART 治疗对神经系统疾病大有益处，可显著改善许多 ADC 患者的认知功能。此外还有神经保护作用。

眼部疾病

HIV 感染者眼部的病理改变为其规律性发现，通常在疾病后期出现。最严重的是巨细胞病毒视网膜炎（见下文），可影响视力。HIV本身引起的视网膜棉絮状斑诊断不难，但可能与巨细胞病毒视网膜炎相混淆。前葡萄膜炎可表现为急性红眼病，与应用利福布汀治疗艾滋病引起的鸟分枝杆菌感染有关。通常局部应用类固醇有效，但需要改变利福布汀的剂量以预防复发。肺孢囊虫、弓形体病、梅毒和淋巴细胞瘤都可影响视网膜，并且眼睛可能是首发病变部位。

皮肤与黏膜表现（见表 2.52）

皮肤病变是HIV相关病变的常见部位，因为HIV的两个靶细胞——树突状细胞和郎格汉斯细胞被破坏。迟发性过敏反应是细胞介导免疫反应的良好指标，在HIV感染者中常下降或缺失，甚至在免疫抑制临床体征出现以前即可缺失。瘙痒是常见的主诉，可出现在HIV感染的不同阶段。全身发干、发痒、鳞状皮肤很常见，可有头发干燥、变细。肢体末端可好发剧烈发痒的丘疹，特别是在撒哈拉以南非洲地区。嗜碱性粒细胞性毛囊炎可与荨麻疹皮肤损害同时出现，尤其以面部、手臂及腿部多见。

药物反应性皮肤病变尤为常见，其中含硫药物发生皮疹最常见（见图23.39）。近年，严重、不易愈合的口疮性溃疡多见，可影响患者进食。活组织检查能排除其他原因引起的溃疡。局部应用类固醇有效，无效者对酞胺哌啶酮（沙利度胺）可能有反应。

除此之外，皮肤是机会性感染的常见部位（见下文）。

血液系统并发症

贫血、中性粒细胞减少症与血小板减少症都是进展期HIV感染的常见并发症。

- **淋巴细胞减少症**：随着CD4细胞计数下降，可发生淋巴细胞减少症。
- **慢性HIV感染性贫血**：通常是轻度的，为正细胞正色素性贫血。
- **单发性血小板减少症**：可能发生在感染早期，有时可能是HIV感染的惟一表现。血小板计数常中度下降，但也可急剧下降到 $10 \sim 20 \times 10^9$/L，导致出血倾向和易擦伤。循环中抗血小板抗体引起外周破坏。骨髓中巨核细胞数量增多，但功能受损。有效的抗逆转录病毒治疗通常能使血小板数量升高。血小板减少症患者接受牙科、内科或外科操作时，可能需要应用人免疫球蛋白治疗，后者可使血小板计数在短期内升高，或应输入血小板。应避免应用类固醇。
- **各类血细胞减少**：发生于机会感染或恶性肿瘤，尤其是鸟胞内分枝杆菌、播散性巨细胞病毒和淋巴细胞瘤。
- **其他并发症**：骨髓毒性药物包括齐多夫定（巨幼红细胞贫血、红细胞发育不良、中性粒细胞减少症）、拉米夫定（贫血、中性粒细胞减少症）、更昔洛韦（中性粒细胞减少症）、全身性化学疗法（各类白细胞减少症）和复方新诺明（粒细胞缺乏症）。

胃肠道影响（见第7章）

体重下降和腹泻在HIV感染者中极其常见。在进展期HIV感染者中，消瘦是普遍的特征，尽管将之归因于HIV对新陈代谢的直接影响，但通常多是食欲缺乏的后果。在HIV感染的整个病程中，静息状态下的能量消耗均有所增加。但在临床潜伏期，当患者进食正常时，体重和去脂肪体重通常保持正常。

HIV肠病是一个用来描述腹泻、吸收不良、无其他病理原因的体重下降综合征的术语。可能与分布于整个大肠和小肠的淋巴细胞（位于黏膜固有层）感染有关，引起细胞因子生成紊乱。绒毛的萎缩是常见的小肠组织学改变。

据报道，在进展期HIV感染者中可有胃酸过少，可能是药物吸收及胃肠道中细菌过度生长的结果。在经肛门性行为中，直肠淋巴样组织细胞是HIV感染的靶细胞，并且可能作为病毒的贮存宿主，使感染向全身扩散。

肾脏并发症

HIV相关性肾病（HIVAN），尽管罕见，但能引起明显的肾损伤症状，尤其是在疾病进展期更为常见。最常见于男性患者，应用海洛因可使病情加重。

局灶性肾小球硬化征是通常的病理改变，可能是HIV感染对肾小管上皮细胞的细胞病理效应，可继发肾病综合征。常呈持续性、恶化性进展，可能需要透析。

许多肾毒性药物用于控制HIV感染的相关病变，尤其是膦甲酸、两性霉素B、戊烷脒（喷他咪）、磺胺嘧啶、茚地那韦。

呼吸系统并发症

上呼吸道和肺是经空气传播病原体的生理屏障，任何破坏都将降低其保护作用，导致上、下呼吸道感染增加。HIV感染时，黏膜窦也可功能失调，并成为慢性炎症的常见部位。一般抗菌治疗和局部应用类固醇有效，有些患者需外科干预。类似的过程见于中耳，可导致慢性中耳炎。

淋巴性间质性肺炎（LIP）在HIV感染的儿童中常见，而在成人中少见。肺泡组织中有淋巴细胞、浆细胞和淋巴母细胞浸润。有时可见EB病毒。患者表现为呼吸困难、干咳，可能与肺囊虫感染相混淆（见下文）。胸部X 光片可见网状小结节阴影。有些患者应用类固醇激素治疗可获得临床和组织学改善。

内分泌系统并发症

据报道，HIV感染者可发生多种内分泌异常，包括睾丸酮水平下降和肾上腺功能异常。后者是肾上腺功能处于临界状态的进展期患者，当合并间质性感染时，肾上腺功能明显不足，需要糖皮质激素和盐皮质激素替代治疗。巨细胞病毒也可能参与肾腺功能不足的发生。

心血管系统并发症

HIV感染相关性心肌病少见，可导致充血性心力衰竭。有淋巴细胞性和坏死性心肌炎的报道。应行心室活组织检查，以排除其他可治性心肌炎。抗逆转录病毒治疗可能有效。

免疫缺陷相关疾病

免疫缺陷可导致机会性感染（OI）的发生（表2.51）。感染可由通常认为不致病的或罕见的已知病原体引起，病毒致癌可能是肿瘤发生的原因之一。随着感染者免疫抑制程度的进展，对病原微生物的易感性增加。淋巴细胞CD4计数可作为预测感染危险的标志。CD4淋巴细胞超过200的患者发生艾滋病机会性感染的风险低。可建立一个特异性感染风险评估的分级阈值。机会性感染的机制包括抗原虫、真菌和病毒的T淋巴细胞功能缺陷，抗细胞内细菌如分枝杆菌和沙门杆菌的巨噬细胞功能损害，抗带荚膜细菌如肺炎链球菌和嗜血杆菌的B细胞免疫功能缺陷。许多引起临床疾病的微生物在环境中普遍存在，或由患者本身携带。

由于炎症反应受损，免疫缺陷患者可能缺乏典型体征，因而诊断困难。如隐球菌性脑膜炎可能无颈项强直的表现，或者卡氏肺囊虫性肺炎早期很少有临床表现。多种病原体可能共存。间接血清学试验常不可靠。为确诊，必须在适当的部位采集标本以检查和培养。

表 2.51　HIV 相关的机会性感染的主要病原体

原生动物	**细菌**
鼠弓形虫	沙门杆菌
小球隐孢子虫	结核分枝杆菌
微孢子	鸟胞内分枝杆菌
利什曼杜诺凡原虫	肺炎链球菌
贝氏等孢子球虫	金黄色葡萄糖球菌
病毒	流行性感冒嗜血杆菌
巨细胞病毒	黏膜炎莫拉菌
单纯性疱疹病毒	诺卡放线菌属
水痘带状疱疹	红球菌属
人类乳头状瘤病毒	巴尔通体属
乳头状多瘤空泡病毒	
真菌和酵母菌	
卡氏肺囊虫	
新型隐球菌	
念珠菌病	
皮肤真病（发癣菌）	
烟曲菌	
荚膜组织胞浆菌	
球孢子菌	

HAART 治疗期间的机会性感染

自应用有效的抗逆转录病毒治疗以来，HIV感染相关的死亡率和发病率在许多发达国家已明显下降。1996～1997年，美国的AIDS年龄校正死亡率下降了48%，1995～1998年，整个欧洲的死亡率下降了5倍。欧洲的数据表明，1994～1998年间，ADI（AIDS相关疾病）从30.7%下降到2.5%，接受HAART治疗的患者AIDS相关疾病的发生率较未接受HAART治疗者低。这种趋势至今仍在继续，欧洲的最新数据表明，1998～2001年与1996～1998年相比，如果不考虑CD4细胞计数，艾滋病的发生率下降了50%。虽然HAART治疗存在潜在的长期不良反应，但对艾滋病的治疗还是有效的。治疗者只有某些机会性感染的发生率比未治疗者下降很多，表明HAART治疗产生的免疫重建不能对抗所有的HIV相关并发症。重要的是，即使能够耐受，也不是所有的患者对HAART治疗都有足够的应答。HAART引发的免疫重建可能对条件致病菌产生不寻常的应答，使临床表现复杂化。因此，预防和治疗机会性感染仍然是处理HIV感染的一部分。

HIV 感染者机会性感染的预防

避免感染

已经明确，HIV 感染者可避免暴露于某些微生物。注意食品卫生可减少对沙门杆菌、弓形体和阴性芽孢虫菌的暴露，有保护措施的性行为会减少对单纯疱疹病毒（HSV）、乙型肝炎病毒和乳头状瘤状病毒的暴露。巨细胞病毒（CMV）阴性患者应给予巨细胞病毒阴性血制品。

免疫接种策略

HIV 感染者免疫接种可能不是很有效。不应接种活病毒疫苗（如黄热病毒、脊髓灰质炎病毒）。

缺乏天然免疫力且处于危险中的患者，应接种甲型肝炎和乙型肝炎疫苗，特别是存在肝病理学改变者，如合并丙型肝炎者。

化学预防

在正常免疫反应缺乏的情况下，抗微生物药很难消灭许多机会性感染，而且复发的几率很高。一级和二级化学预防减少了许多机会性感染的发生率。药物选择必须从潜在毒性、药物相互作用和价格方面权衡。

一级预防对减少卡氏肺囊虫、弓形体病和鸟胞内分枝杆菌的危险有效。

一级预防不常规推荐用于预防巨细胞病毒、疱疹病毒和真菌类感染。

随着 HAART 治疗的应用和免疫重建，对 CD4 细胞计数持续保持在 200 以上并且有较低病毒载量的患者，以前那些威胁生命的病原体感染（如卡氏肺囊虫肺炎、巨细胞病毒视网膜炎、隐球菌病、弓形体病、鸟胞内分枝杆菌感染）可以不再用化学药物预防。美国已发布停止和再次使用预防药物的指南。这个指南对于临床与实验室参量的变化等一些决策的审查是有必要的。由于一些发展中国家无法获得 HAART，所以提倡使用长期的二级药物预防。一些相对较轻但可反复发作的感染（如单纯性疱疹和念珠菌病）也应当采取药物预防。

与 HIV 感染相关的特殊疾病

真菌感染

卡氏肺囊虫

卡氏肺囊虫通常会引起肺炎（PCP），也会引起播散性感染。本病不易被发现，直到患者出现严重的免疫受损症状并伴有 CD4 细胞计数低于 200 时才引起注意。卡氏肺囊虫肺炎在 HIV 感染者中很常见，不过 CD4 细胞计数小于 200 的 HIV 感染者经过一级药物预防，感染卡氏肺囊虫的几率可降低。卡氏肺囊虫破坏肺泡上皮，妨碍气体交换，使肺顺应性降低。

最初几周内病情隐匿，随着病程延长，逐渐出现呼吸短促（通常在用力时）、无痰干咳、发热和身体不适。临床检查显示呼吸急促、心动过速、发绀和缺氧体征。听诊可有细湿啰音，不过轻症病例听诊可正常。在感染早期，胸部 X 线片正常，典型表现为双侧肺门间质性浸润影，可进展为全肺肺泡融合影。甚至在 X 线胸片显示不清时，胸部高分辨力计算机断层 CT 扫描可显示特征性的毛玻璃样改变。患者通常在运动时存在缺氧和氧饱和度降低。确诊需依靠支气管肺泡灌洗找到卡氏肺囊虫。卡氏肺囊虫不能在体外培养，必须通过银染色法或荧光免疫技术直接检测。

治疗：卡氏肺囊虫肺炎应当尽早进行治疗。一线治疗为：复方新诺明（磺胺甲噁唑每天 100mg/kg 和甲氧苄啶每天20mg/kg，均为分剂剂量）静脉注射，疗程 21 天。40% 以上接受上述治疗的患者会有一些不良药物反应，包括典型的变应性皮疹。据报道，卡氏肺囊虫的二氢叶酸合成酶的基因变异理论上能导致对复方新诺明耐药。但临床上无复方新诺明效力降低的证据。如果患者对复方新诺明过敏，可静脉注射戊氧苯咪（喷他脒每天4mg/kg）或者氨苯砜和甲氧苄啶，疗程相同。也可以用阿托伐醌或者并用克林霉素和伯氨喹。在一些严重的病例中（PaO_2 少于 9.5 千帕），全身性糖皮质激素可减少死亡率，应加用。如果患者严重缺氧或过度疲乏，应采用持续气道正压通气（CPAP）或机械通气。严重缺氧的患者常并发气胸。

在不能应用 HAART 治疗的发展中国家，如果患者CD4 细胞计数低于200，应长期进行二级预防治疗。为了防止复发，通常口服复方新诺明，每天960mg，每周 3 次。对磺胺过敏的患者可服用氨苯砜、乙胺嘧啶、戊氧苯咪雾化剂。后者仅仅保护肺，不能有效穿透肺上叶。因此如果采用该疗法发生复发，则该病例可能为非典型病例或肺外病因引起。

隐球菌

HIV 感染相关性隐球菌属感染最常表现为脑膜

炎，不过也可能发生肺和其他播散性感染。新型隐球菌分布广泛，多存在于鸟类粪便中，通过吸入获得。起病隐匿，伴有非特异性发热、恶心和头痛。随着感染发展，患者逐渐出现意识损害和感情改变。发作性或局灶性神经系统表现少见。颈强直与畏光等症状可能不会出现，因这些体征依靠宿主的炎症反应，而大多数患者的炎症反应异常。

根据脑脊液（CSF）检查可做出诊断（在腰穿前需行 CT 扫描以除外占位性病变）。墨汁染色可直接显示隐球菌，CSF 隐球菌抗原呈不同滴度阳性。经治疗后隐球菌抗原水平可大幅降低，但很少转阴。隐球菌可 CSF 和（或）血培养。

预后不良的相关因素包括脑脊液中隐球菌计数高、白细胞计数低以及出现意识损害的表现。

治疗：通常初治时使用两性霉素 B 静脉注射（每天 0.7mg/kg），如有肾功能受损或因两性霉素 B 不良反应而不能耐受时，可静脉注射氟康唑（每天 400mg）。若对其敏感且患者亦有应答，则可改为氟康唑口服。

隐球菌脑膜炎初次发作的死亡率高达20%。通常复发率高，男性患者的前列腺可能是隐球菌的贮存宿主。在没有 HAART 治疗的情况下，应终生应用二级预防。

念珠菌

黏膜念珠菌感染在 HIV 感染者中非常常见，最常见的是口腔念珠菌感染。以白念珠菌为主，不过也有克柔念珠菌和光滑念珠菌。念珠菌以在口腔和咽部形成干酪样假膜为主要特征。红斑型念珠菌病可在硬腭部位出现红色区域或在舌部出现非典型区域。可发生各种形式的口角唇炎。外阴阴道念珠菌病通常较为复杂。

食管念珠菌感染可导致吞咽困难，伴胸骨后不适。吞钡检查或内镜检查发现整个食管多发性溃疡。可选用氟康唑或伊曲康唑治疗。HIV 感染者长期接受这些药物治疗后，会逐渐出现耐吡咯的白色念珠菌。改变吡咯可能有应答。静脉注射两性霉素 B 可缓解症状。播散性念珠菌在 HIV 感染中不常见。使用氟康唑的患者可能会存在克柔念珠菌，因其对氟康唑耐药。两性霉素 B 对治疗该感染有效。应对有吡咯类药物耐药的临床患者做念珠菌分型检测。

曲霉

曲霉感染通常发生在 HIV 感染的进展期。曲霉可被有功能的中性粒细胞控制，长期中性粒细胞减少（通常由于化疗）和用更昔洛韦治疗 CMV 感染以及应用骨髓毒性抗逆转录病毒药物的患者易于被曲霉感染。曲霉孢子在空气中广泛存在，随着吸入首先感染肺，通过血液系统扩散到其他器官。亦可发生窦感染。

曲霉感染预后不良，治疗主要为两性霉素 B。伊曲康唑也有效。除非中性粒细胞计数能维持正常，否则有效治疗曲霉几乎是不可能的。中性粒细胞减少的患者应给予粒细胞集落刺激因子。

组织胞浆菌病

组织胞浆菌病在美国是 HIV 感染者的常见并发症，组织胞浆菌存在于特殊的土壤中。最常见的表现是肺炎，与卡氏肺囊虫肺炎难以鉴别（见上文）。

浅表皮肤真菌感染

浅表皮肤真菌感染很常见。红色毛发癣菌感染指甲可引起指甲真菌病（甲癣，见第 23 章及表 2.52）。

原虫感染

弓形虫病

鼠弓形虫是艾滋病患者最常见的弓形虫病，可引

表 2.52 HIV 感染的皮肤黏膜表现（亦见第 23 章）

皮肤	黏膜
皮肤干燥和头屑	念珠菌病
甲癣	口腔念珠菌病
脂溢性皮炎	外阴阴道念珠菌病
癣：	口腔毛发白斑
股癣	口疮性溃疡
足癣	单纯疱疹
糠疹：	生殖器疱疹
多色糠疹	口腔疱疹
玫瑰糠疹	唇部单纯疱疹
毛囊炎	牙周疾病
痤疮	疣
传染性软疣	口腔疣
疣	生殖器疣
带状疱疹：	
多神经节段性	
散发性	
痒疹	
疥疮	
干皮病	
Kaposi 肉瘤	

发脑炎与脑脓肿。通常是以前已获得感染被激活的结果。发病率取决于特殊人群中弓形体血清阳性的比率。法国为高水平，成年人血清阳性率高达 90%。英国约有 25% 的成年人弓形虫血清反应阳性。抗体阳性的艾滋病患者可能发展为脑弓形虫病。

临床表现为局灶性神经损害，伴惊厥、发烧、头痛和意识错乱。体检发现 50% 的病例有局灶性神经病学体征。眼部受累可有脉络膜视网膜炎。大多数病例弓形虫血清学呈阳性。脑部 CT 显示脑部多个环状增强性损害。CT显示的单个损伤经核磁共振（MRI）可能显示为几个中的一个。而 MRI 显示的单发性损害，常不能诊断弓形虫病。

确诊需脑组织活检，但在大多数病例，可采用抗弓形虫的经验性治疗，如果在3周以内获得影像学改善，可考虑诊断。鉴别诊断包括大脑的淋巴瘤、结核球或局限性隐球菌感染。

治疗：选用乙胺嘧啶，负荷量 200mg，以后每天 50mg，疗程至少 6 周，联合磺胺嘧啶和甲酰四氢叶酸（叶亚酸）。克林霉素和乙胺嘧啶可用于磺胺类过敏的患者。应给予抗惊厥药。接受 HAART 治疗的患者，在 CD4 淋巴细胞计数恢复以前，要求终生服药以防复发。一些证据提示，用复方新诺明预防 PCP 时，对降低脑弓形虫病的发生率有一定作用。

隐孢子虫病

小球隐孢子虫可以导致免疫功能正常的人发生急性自限性腹泻。而对 HIV 感染者可导致严重的、进展性的水样腹泻，同时伴有食欲减退、腹痛、恶心、呕吐等表现。包囊粘附于小肠壁的上皮组织中，使肠腔液体分泌增加而吸收减少。隐孢子虫病与硬化性胆管炎有关。粪便标本快速抗酸染色，于显微镜下可看到包囊。小肠标本活检易于检出。

治疗以支持疗法为主，非吸收性氨基糖甙类、巴龙霉素对腹泻的疗效有限，除此之外，目前尚无有效的抗微生物剂。

微孢子菌病

肠微孢子虫和间隔微孢子虫与 HIV 感染者的腹泻性疾病有关。可用三色或荧光染色检测粪便中的孢子（可粘附于孢子壳质上的染料）。阿苯达唑可杀灭微孢子虫，使症状改善。

利什曼病

利什曼病是一些病区免疫抑制的 HIV 感染者所患疾病的原因之一，如南美洲、热带非洲和大部分地中海地区。症状包括频繁出现非典型发热、不适、腹泻和体重减轻。脾大、贫血和血小板减少也是显著发现。骨髓活检或脾抽吸物可见无鞭毛体。血清学检测可找到利什曼原虫，但该法不可靠。

治疗：以葡萄糖酸锑钠（五价锑）为基础，但 HIV 感染者可能对脂质体两性霉素 B 反应较好。在没有 HAART 治疗的情况下复发率很高，应终身给予二级预防。

病毒感染

乙型肝炎病毒和丙型肝炎病毒

由于有着相同的传播途径，肝炎病毒与 HIV 合并感染很常见，尤其是吸毒或者通过血制品的感染者。与普通人群相比，HIV感染者的肝炎病毒流行率较高。自应用 HAART 治疗以来，HIV 感染者的预后得到很大的改善，而肝炎病毒合并感染的发病率与死亡率明显增加，可限制HIV感染者的预期寿命。在合并感染的患者中，某些抗逆转录病毒药物的肝毒性可能更严重。

乙型肝炎病毒不影响 HIV 的自然史，但合并感染的HIV患者乙型肝炎抗原HBeAg清除率明显降低，发展为慢性感染的几率增加。也可见乙型肝炎重新激活或再次感染。肝病多见于HBV DNA水平高的感染者，提示病毒在持续复制。

研究表明，丙型肝炎病毒可使 HIV 感染快速进展，合并感染的患者对 HAART 的 CD4 反应可能受损。而丙型肝炎在 HIV 感染存在时，病情进展更有可能且更快速，丙型肝炎病毒活动水平也有增高的趋势。合并丙型肝炎的HIV感染者接受HAART治疗时，药物的肝毒性更严重。

对合并感染的患者，要从临床和实验室检查方面全面评估并对两种感染分期。合并丙型肝炎病毒感染者，HCV 病毒载量和基因型会影响治疗方案的制定。合并乙型肝炎病毒的感染者，HBV DNA检测与定量是病毒活动性的标志，而病毒基因型的影响还不明确。肝活检可明确肝疾病的组织学分期。

HBV感染治疗的选择有限。开始治疗的理想时间还不清楚。但高 CD4 细胞计数的合并感染患者应答率较好。抗 HBV 治疗应选用同时对 HIV 也有作用的药物，包括拉米夫定和替诺福韦。这些药物必须在有效的抗 HIV 用疗法内。

合并丙型肝炎的治疗标准和单独感染丙型肝炎相似，有赖于疾病所处的阶段和 HCV 基因型。聚乙二醇化干扰素的疗效优于普通干扰素，可与利巴韦林联合应用。CD4 细胞计数超过 200 的 HCV/HIV 合并感染者成功治疗的几率较大。一般情况下，如果HIV感染比较稳定，应先治疗 HCV 感染，这样可使 HAART 治疗药物的肝毒性降到最小。如果CD4 细胞计数过低或患者HIV感染处于进展的危险时期，则应首先治疗 HIV 感染。

巨细胞病毒（CMV）

巨细胞病毒感染引起 HIV 感染者的高发病率，特别是在 HIV 感染的后期。主要问题包括发生视网膜炎、结肠炎、食管溃疡、脑炎和肺炎。巨细胞病毒与动脉炎有关，可能是其主要的致病机制。巨细胞病毒还可导致多发性神经根病和肾上腺炎。

巨细胞病毒视网膜炎

CD4 细胞计数低于 100 时，有发生巨细胞病毒视网膜炎的倾向，可见于30%的艾滋病患者。是 HIV 感染者眼部疾病和失明的最常见原因。通常以单侧眼开始发病，随着病程进展，大多累及双侧眼。临床特征依赖于视网膜受累的面积（失明多是由于黄斑区受累），包括漂浮物、视敏度减低、视野缺失、暗点以及眼眶痛、头痛。

眼底检查显示（图 2.47）出血和渗出物，位于视网膜脉管系统之后，故称为“比萨饼”现象。这些特征

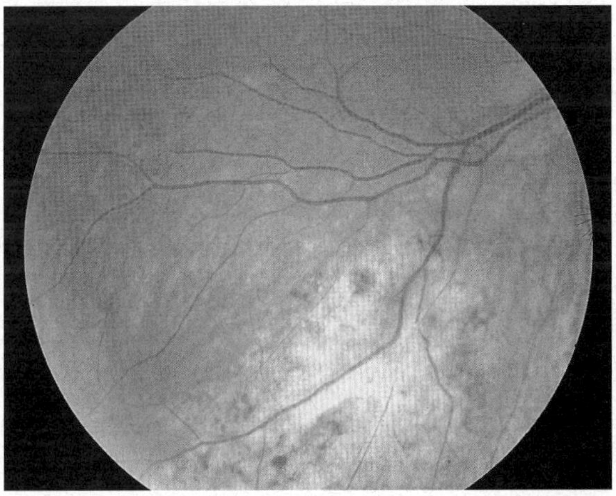

图2.47 （也见彩图2.47）未经治疗的巨细胞病毒视网膜炎。

特异性高，临床易于诊断。偶发视网膜剥离和视神经乳头炎。如果不治疗，视网膜炎就会在眼睛内扩散，沿一定路径破坏视网膜。所有 HIV 感染者都应做常规检眼镜检查，以发现早期感染的证据。任何有视觉障碍症状的患者都应在散瞳条件下全面检查，如果没有明显病变，则需要咨询眼科专家。

治疗：CMV 感染的治疗应尽早开始，可选用羟甲基无环鸟苷（更昔洛韦），每天 10mg/kg，或膦甲酸 60mg/kg，每8 小时 1 次，静脉给药，至少 3 周或至视网膜炎活动停止。重激活常见，导致失明。羟甲基无环鸟苷的主要不良反应为骨髓抑制，膦甲酸的主要不良反应为肾毒性。需要长期通过血管通路 Hickman 线或皮下容器装置维持治疗。可用羟甲基无环鸟苷口服形式维持治疗，对长期应用有益，但疗效不如静脉给药。羟甲基无环鸟苷可直接经玻璃体腔给药，但一般要求注射。羟甲基无环鸟苷缓释植入片可通过外科途径插入患侧眼。上述药物有禁忌时，可选用西多福韦，该药有肾毒性。

巨细胞病毒结肠炎

临床特征包括腹痛（一般为全腹或左髂）、腹泻（可能为血样腹泻）、全腹压痛，部分病例可有反跳痛、低热。腹部X线检查可见膨胀的大肠肠袢。乙状结肠镜检查可见黏膜脆性增加或黏膜溃疡，需活检。诊断根据组织活检出现特征性的枭眼胞浆包涵体做出（见图 2.16）。

治疗：选用更昔洛韦或膦甲酸静脉注射，疗程为 3 周，至症状改善和组织学变化逆转。除非进行 HAART 治疗，否则停药易复发。巨细胞病毒结肠炎长期维持治疗的问题尚有争议，与视网膜炎不同，反复的结肠炎发作不一定会引起各种长期后遗症。鉴于抗 CMV 维持治疗的并发症，维持治疗并非对所有感染者都有益。

胃肠道的其他部位也易于感染 CMV。食管可有单个溃疡，常位于食管下三分之一，导致疼痛性吞咽困难。CMV 也可引起肝炎。

巨细胞病毒神经系统病变

CMV多发性神经根炎通常影响到腰骶神经根，导致下肢轻瘫和括约肌功能失调。脑脊液检查白细胞计数升高，几乎均为中性粒细胞。虽然抗 CMV 药物可阻止病程进展，但功能损伤难以恢复。巨细胞病毒脑病与 HIV 本身引起的脑病相似，对治疗的反应性差。

疱疹病毒属

单纯疱疹病毒感染在免疫抑制的患者中发生频繁且严重，常在生殖器，偶尔在口腔产生溃疡性而非水泡性病变。与免疫功能正常的人相比，病毒脱落时间延长。

水痘带状疱疹可发生在HIV感染的任何时期，但在免疫抑制的患者中更具侵袭力，持续时间更长。可发生多神经节段性带状疱疹。

用阿昔洛韦治疗通常有效。需抑制频繁复发。HIV感染者中，阿昔洛韦耐药病毒株（常由胸腺嘧啶激酶缺失突变所致）越来越常见。耐药病毒株可能对膦甲酸治疗应答。

疱疹病毒8型（HHV-8）与Kaposi肉瘤有关（见第48页）。

EB病毒

已经证明，HIV感染者中EB病毒定植水平很高。口咽泌物中EB病毒滴度增高，EB病毒感染的B细胞增多。HIV感染者中，正常T细胞对EB病毒的反应受到抑制。EB病毒与原发性脑淋巴瘤和非Hodgkin淋巴瘤密切有关（见下文）。EB病毒所致口腔毛状白斑为HIV感染者首先被注意到的免疫抑制体征，然而现在也见于其他疾病。该体征有时出现于舌外侧缘或者颊黏膜，呈苍白色、峭状病变。虽然通常并无症状，然而患者可能也会感觉不雅，有时也会疼痛。可通过组织学和电镜鉴定病毒。对阿昔洛韦的反应多变。

人乳头状瘤病毒（HPV）

HPV引起的疣状病变可出现于生殖器、足底或者口腔，这些病变对治疗的反应缓慢，并且易于复发。HPV与快速进展的宫颈和肛门上皮内瘤样病变有关，在HIV感染者中，可最终进展为宫颈或者直肠的鳞状细胞癌。

乳头多瘤空泡病毒

JC病毒（多瘤病毒）是乳头多瘤空泡病毒家族的成员之一，可感染少突胶质细胞，导致进行性多灶性脑白质病变（PML），从而引发脑脱髓鞘病变，特别是脑白质。其特征为进行性神经系统和（或）智力损害，通常包括轻偏瘫或失语症。病程通常持续进展，但可有间断性过程。影像学检查结果表明，病变通常为多灶性，并局限于白质。病灶的显影并不会比正常组织增强，也不会产生质量效应。核磁共振成像（MRI）比CT更敏感（图2.48），在T2加权影像上显示出病变增强的信号。对活检所得脑组织进行组织学和病毒学检查，可确诊。该病尚无特异疗法。HAART治疗通过增强免疫反应已使许多患者在临床和放射学上获得了缓解。HAART与西多福韦联合应用，可使某些患者的结局获得改善。

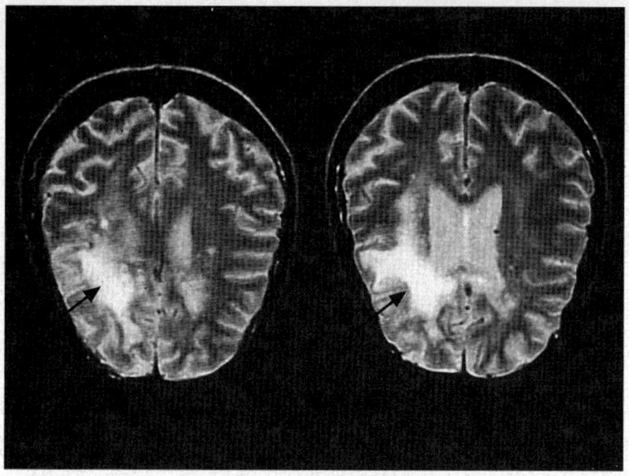

图2.48　MRI扫描显示多灶性白质脑病。

细菌感染

HIV感染者的细菌感染非常常见，并且感染通常会扩散。一般来说，细胞介导的免疫反应可控制细胞内细菌（如分枝杆菌）所致感染。与HIV相关的B细胞功能异常可导致有荚膜细菌的感染，这是因为所产生的IgG_2减少，不能抵抗这些有机体的包膜多糖。在CD4细胞计数显著降低之前，这些功能异常可能存在，因此HIV感染早期可出现细菌性脓毒症，如肺炎链球菌、流感嗜血杆菌和卡他莫拉菌感染所致败血症。虽然细菌感染对标准的抗生素治疗通常会有反应，但感染常会扩散，并且可能会复发。如经常发生复发性感染，需长期预防。

HIV感染者常发生皮肤疾病，如毛囊炎、脓肿和蜂窝织炎，通常由金黄色葡萄球菌引发。牙周病变，可逐渐坏死，导致疼痛和齿龈的破坏。牙周病变在吸烟人群中更为多见，但尚未鉴定出特异的致病原。治疗方法为局部清创加全身性应用抗生素。

沙门杆菌（非伤寒类）为HIV感染的常见致病菌。沙门杆菌能与巨噬细胞共存，此乃该病原菌具有致病性的主要原因。沙门杆菌通常经口侵入，常引发播散性感染。胃肠道紊乱与病原菌传播的程度并不成正比，一旦致病菌入血，则所有器官均可被感染。目前已有沙门杆菌性骨髓炎和膀胱炎的报道。根据血和便培养结果可做出诊断。

沙门杆菌对标准抗生素治疗的反应取决于实验室检查的敏感性，但通常反应较好。复发性感染也很常见，可能需要长期预防治疗。

此外还应提供食品卫生教育。

分枝杆菌

结核分枝杆菌

HIV 与结核的相互作用具有以下几个特征。世界大多数结核高流行的国家 HIV 感染的发生率也很高。结核经呼吸道传播，这意味着 HIV 阳性与阴性患者均可被感染。虽然结核更常见于免疫抑制患者，然而当患者仅存在轻度免疫抑制时，结核杆菌也可致病，故此结核常出现于 HIV 感染早期。在多数 HIV 蔓延、结核呈地方性流行的国家，结核病的发病率显著增加。HIV 相关结核通常指 HIV 重新激活了潜在的结核病。在 HIV 感染人群中也存在新发感染和院内播散的确切证据。

疾病的模式随免疫抑制程度有所不同。CD4 计数相对正常的患者，其临床现象与伴有肺部感染的 HIV 阴性患者相似。

随着 HIV 病情进展，会出现非典型性肺部改变（不形成空洞及明显的肺门淋巴结病）或者肺外结核（侵及淋巴结、骨髓或者肝）。也可能出现菌血症。

诊断依据为在适当的组织标本中检测出致病菌。HIV 阳性人群中结核菌素试验反应迟钝，结果不可靠。即使存在肺部感染，痰液镜检结果也可能为阴性，故最好的诊断依据为培养结果。

结核分枝杆菌感染通常对标准治疗方案反应良好，不过疗程可能会延长，特别是存在肺外感染时。多重耐药逐渐成为治疗中的棘手问题，特别是在美国，它已日渐成为院内播散的危险因素。英国艾滋病中心已经报道了多重耐药病例。因此需重视抗结核治疗的依从性。HIV 感染患者所患结核病并不能根治，可能需要长期预防性应用异烟肼。对于结核病区的 HIV 感染者，早期预防用药可预防感染的发生。经 HAART 治疗后，会出现免疫重建现象。

鸟胞内分枝杆菌

非典型分枝杆菌，特别是鸟胞内分枝杆菌（MAI）通常仅出现于 HIV 感染末期，此时患者的免疫功能显著抑制。MAI 属于腐生性病原菌，致病力低，广泛存在于土壤和水中。病原体经胃肠道或肺侵入，随感染的巨噬细胞而播散。

主要临床特征为发热、不适、体重减轻、厌食和出汗。播散至骨髓可致贫血。胃肠道症状主要表现为腹泻和吸收不良。此时患者常存在其他合并感染，因此临床诊疗过程中很难鉴别出 MAI。血液、淋巴结、骨髓或者肝组织的直接镜检和培养，为诊断提供了较为可靠的依据。

MAI 通常对标准抗结核治疗耐药，不过乙胺丁醇可能有效。联合用药（如利福布汀与克拉霉素或阿奇霉素联合应用）可使病原体载量降低，症状改善。常用的联合方式为：乙胺丁醇、利福布汀和克拉霉素。加用阿米卡星可产生较好的症状性反应。早期应用利福布汀或者阿奇霉素预防治疗，可延迟MAI的出现，但尚未证明预防用药会使存活率相应增加。

HAART 时代的分枝杆菌治疗

HIV 与结核共同感染患者的治疗较为棘手，需要专科医师的指导。治疗方案与 HIV 阴性患者相似，但不建议采取间断性短期治疗方案。治疗开始应选用四种药物：异烟肼、利福布汀、吡嗪酰胺和乙胺丁醇，疗程为 2 个月。一旦证实患者对药物敏感，可撤掉吡嗪酰胺和乙胺丁醇，另外两种药物继续治疗 4 个月，有时需要延长疗程。抗逆转录病毒药物和抗结核药物间的相互作用很复杂，为酶诱导或抑制所致。利福平为细胞色素P450的潜在诱导剂，而HIV蛋白酶抑制剂也经细胞色素P450代谢，因此同时应用两种药物会使血循环中蛋白酶抑制剂减少，从而使疗效降低、潜在耐药性增加。某些蛋白酶抑制剂本身可阻断细胞色素 P450，使利福平的潜在毒性水平增强，并引发葡萄膜炎和肝毒性等问题。非核苷类逆转录酶类药物也可与利福霉素相互作用，因此需要调整剂量。此外，HAART 与抗结核药物间存在毒性重叠，特别是肝毒性、外周神经病变和胃肠道不良反应。利福布汀对细胞色素 P450 的影响较弱，可代替利福平。鉴于药物间存在相互作用，该情况下用药时必须进行剂量调整。

免疫重建炎性综合征（IRIS）包括症状加剧、出现新的临床体征或者临床体征恶化以及放射学表现恶化。这些反应与感染结核杆菌的 HIV 感染者在 HAART 过程中免疫功能改善有关。最常见于结核治愈后开始 HAART 治疗的前几周，可持续数周或数月。出现该综合征并不代表抗结核治疗不恰当，也不限定于抗逆转录病毒药物的任何特殊联合应用。此时，除外新病变很重要。鉴于问题的复杂性，有时控制结核后再开始HAART可能更为恰当。

其他病原菌所致感染

类圆线虫是一种见于热带地区的线虫，可在HIV感染者中产生高度感染综合征。产生的幼虫从肠壁侵入，迁移到肺，有时可迁移到脑。阿苯达唑或者伊维菌素可用于控制感染。有时会形成革兰阴性败血症（见第15章）。

HIV感染患者的疥疮（见第23章）可能更为严重。病变可全身播散，呈非典型、结痂性丘疹样损害，即所谓的“挪威疥”，易查到疥螨。此外还可发生葡萄球菌感染。常规治疗药物（如林旦）可能无效，伊维菌素对某些患者有较好的疗效。

肿瘤

HIV感染者中，与肿瘤形成有关的发病率和死亡率相当高，目前非Hodgkin淋巴瘤已超过Kaposi肉瘤，成为最重要的肿瘤。

Kaposi 肉瘤（见第23章）

HIV相关的Kaposi肉瘤（KS）（即流行性KS）比HIV阴性人群相关的Kaposi肉瘤（即地方性KS）侵袭性更强。自从应用HAART治疗后，Kaposi肉瘤的发生率显著降低。Kaposi肉瘤在男性同性恋患者及其他经性传播感染HIV患者（特别是被患有KS的性伴侣感染者）中最为多见，提示发病机制中存在性传播辅助因素。人类疱疹病毒8型（HHV-8）也参与Kaposi肉瘤的发病机制。Kaposi肉瘤皮肤病损的特征为界限清楚的特征性色素皮损，出现于多个部位。该病变属于多中心性肿瘤，由梭形细胞和血管内皮细胞组成，这两种细胞共同形成裂缝，红细胞被阻留于其中。肿瘤所特有的紫色就是由该过程形成的。除皮肤病损外，KS还可影响淋巴系统和淋巴结、肺和胃肠道，产生广泛的症状和体征。伴有内脏受累的大多数患者也存在皮肤或黏膜损伤。与仅有皮肤病损的患者相比，伴有内脏损伤的患者预后更差。Kaposi肉瘤也见于眼周（图2.49），特别是结膜，从而导致眶周水肿。

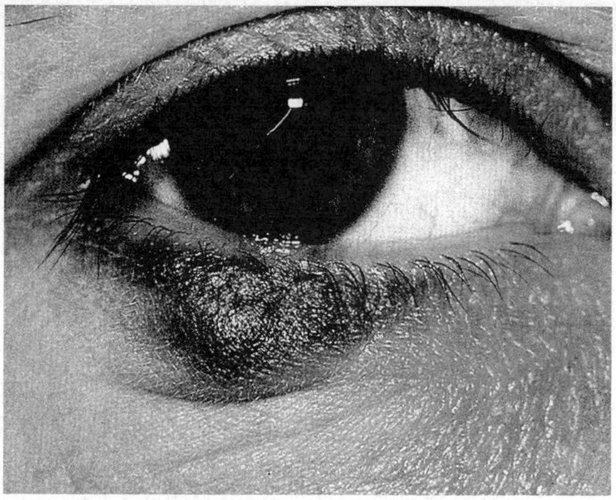

图 2.49 （也见彩图 2.49）眼睑 Kaposi 肉瘤。

治疗：局部放射治疗对皮肤病损疗效较好，对淋巴结疾病也有帮助。HAART治疗可促进病变消退，并阻止新损伤出现。对患有侵袭性疾病的患者，需全身性联合应用长春新碱和博来霉素或者最近研发的阿霉素（多柔化星）脂质体制剂，治疗反应通常较好，疗程常不确定。α-干扰素也有效。

淋巴瘤

大多数HIV感染者会发生淋巴瘤，且多数为大B细胞型非Hodgkin淋巴瘤。这些淋巴瘤通常为结外型，常累及脑、肺和胃肠道。肿瘤多数与EB病毒感染密切相关，有证据表明，肿瘤组织中有潜伏基因核抗原（如EBNA 1～6）的表达，其中某些表达产物参与B细胞的无限增殖，并驱动肿瘤形成通路。

HIV相关淋巴瘤通常侵袭性非常强。患者常呈现出全身性“B”综合征，化疗时病情仍迅速进展。早期脑淋巴瘤对放疗的反应不一致，但总的来说，预后不良。HIV感染早期出现的淋巴瘤对治疗的反应更好，预后更佳，有时可完全缓解。

鳞状细胞癌

鳞状细胞癌，特别是在宫颈和肛门，与HIV感染有关。人乳头状瘤病毒可能参与这些恶性病变的发病机制。因此，HIV感染的妇女应每年进行宫颈细胞学检查，以检测出癌前病变。

检查和监测

初始评估

应详细采集病史，并进行彻底检查。基线实验室检查以临床环境为基础，Box 2.18 所示为英国对无症状患者的基线调查。

监测

应定期对患者进行监测，以评估感染的进展。临床检查需鉴定免疫抑制体征（如口腔毛状白斑），并检测出主要的机会性感染的早期证据。可决定适当的干预措施。

免疫学监测

CD4 淋巴细胞：CD4 细胞绝对计数及总淋巴细胞百分比随 HIV 进展而降低。这些数据与 HIV 相关病变发生的危险性有关，CD4 细胞计数小于 200 的患者危险性很高。CD4 细胞计数迅速降低及CD4 细胞计数小于350的患者，应考虑进行HAART治疗。无论细胞功能异常或者CD4 细胞计数相对正常，常规试验只能测定循环 CD4 淋巴细胞数目，不能评估细胞功能。HIV 之外的其他因素（如吸烟、锻炼、介入性感染及昼夜变异）也影响 CD4 细胞计数。CD4 细胞计数检查大约每隔 3 个月进行一次。其数值达到干预治疗的临界水平时，应更加频繁地监测 CD4 细胞计数。

Box 2.18　对新近诊断的无症状 HIV 感染患者进行的基线调查

血液学
全血细胞计数、分类计数及血涂片
红细胞沉降率

生物化学
血清、肝和肾功能
血清脂
血糖

免疫学
淋巴细胞亚类
病毒学
HIV 抗体（确认）
HIV 病毒载量
肝炎血清学（甲、乙和丙型）
巨细胞病毒抗体

微生物学
弓形体病血清学
梅毒血清学
筛查其他性传播感染

其他
宫颈细胞学

病毒学监测

病毒载量（HIV RNA）

HIV 感染过程中，HIV 以较高的比率持续进行复制，每天都有数十亿新病毒颗粒产生。每位患者的病毒清除率相对稳定，因此病毒血症水平反映了病毒复制率，具有预后及治疗价值。

常用术语“病毒载量”的含义包括病毒血症和 HIV RNA 水平。目前应用三种方法检测 HIV RNA 病毒载量：

- 支链 DNA（bDNA）
- 逆转录聚合酶链反应（RT-PCR）
- 以核酸序列为基础的扩增（NASBA）。

病毒载量结果以每毫升血浆中病毒 RNA 的复制数表示，或者也可以转换为对数标度，各种检测方法间存在良好的相关性。最敏感的检测方法可检测出少至每毫升 20 复制数的病毒 RNA。病毒载量的暂时性增加见于免疫接种（如流感和肺炎球菌）或者急性间发性感染间期（如结核病）；这些情况下，一个月内不应进行病毒载量测定。

血清转换为 HIV 感染后大约 6 个月之前，此时可建立某一感染者的病毒界定点，HIV RNA水平与长期预后相关，与CD4 计数无关。病毒载量持续高于10 000复制数 / 毫升的患者，在随后 5 年内进展为艾滋病的危险性比病毒载量持续低于 10 000 复制数 / 毫升的患者高10倍。虽然病毒载量与CD4细胞计数相关，但病毒载量似乎是长期预后的最佳预测指标，而CD4 细胞计数则预示着存在即刻或短期问题的危险。

HIV RNA为判断疗效的标准指标，其水平相应于有效的抗逆转录病毒治疗药物（见下文）的应用而降低。病毒抑制的持续时间和幅度为判断临床结局的指标。当前可以利用的所有治疗方法均不能无限制地抑制病毒复制，病毒载量升高表明药物治疗失败。

临床实践中有多种病毒载量监测指南。基线测定后每隔 3～4 个月重复评估，如能结合 CD4 细胞计数更佳，这两个指标可共同用于决策制订。开始进行抗逆转录病毒药物治疗后或者治疗方案更改后 4 周可看出治疗对病毒载量的影响，10～12 周时治疗作用达峰值，此时应重复进行病毒载量检测（见图 2.46）。

表现型测定

HIV 有两种表现型，即合胞体诱导型（SI）和非合胞体诱导型（NSI），这两种表现型似乎与疾病进展相关。该测定方法为当前可以利用的特定检测技术，仅作为研究工具使用。

基因型测定

HIV 存在明确的基因型变异，越来越多的与抗逆转录病毒药物相关的点突变已被明确鉴定。目前病毒基因型测定已成为常规检测方法，用于指导治疗，特别是指导已接受很多治疗的患者和孕妇的治疗。

HIV 感染患者的处理（Box 2.19）

高效抗逆转录病毒疗法（HAART）的出现，使HIV可被视为慢性、可控制性疾病。此后，资源丰富国家的治疗已经从治疗免疫抑制患者的机会性感染转变为长期、有效的抑制性治疗。治疗的重点已经从通过治疗维持生命转变为利用当前的治疗方法提高生活质量。

然而，到目前 HIV 仍然无法治愈，HIV 感染者终生都将患有慢性、无法预测的感染性疾病。对治疗有效性的限制包括：目前的药物无法将某些胞内区域的HIV清除、严重的不良反应的出现、严格的依从性要求、复杂的药物间相互作用以及不断出现的耐药病毒株。

处理 HIV 感染者的目的在于维持其身心健康，防止病毒传播，以及向患者提供所需要的适当的姑息性支持治疗。HIV 感染的复杂性意味着最好由多学科专业人员组成的团队进行综合处理。必须严格为患者保密，并且谨慎地留意哪些人对患者的诊断知情，而哪些人不能知道患者的诊断。心理支持对患者及其家人、朋友和护理人员来说都是必要的。应免费提供饮食评估及建议。必须提供减少 HIV 传播危险性的明确建议，同时必须对未来的性行为进行讨论。此外，必须向患者提供必要的信息，使其就生育问题可进行明智选择。应考虑对现有家庭成员的牵连。应提供有关吸烟、饮酒、饮食、药物误用及锻炼的一般健康促进建议，尤其要根

Box 2.19 对 HIV 阳性患者的措施

潜在的问题包括

药物不良反应
急性机会性感染
出现或并发恶性肿瘤
免疫重建现象
免疫受损宿主出现感染
器质性或功能性脑功能衰竭
非 HIV 相关的病，这一点一定不能忘记

完整的医疗史

记住：
- 抗逆转录病毒药物、预防、传播、既往出现的与 HIV 相关的病变、潜在的感染来源（食品卫生、宠物、与急性感染患者接触、与结核病患者及性传播感染患者接触）
- 可靠的保密性。与患者协商 决定可以知晓诊断的他人。

全面体检

记住：
- 药物不良反应的体征，如皮疹、口腔溃疡
- 播散性脓毒症的体征
- 免疫抑制的临床证据，如口腔念珠菌病、口腔毛状白斑
- 局灶性神经病变体征和（或）假性脑脊髓膜炎
- 精神状态改变的证据——器质性或功能性
- 检查：
  - 外生殖器，如单纯疱疹、梅毒、淋病
  - 眼底，如巨细胞病毒性视网膜炎
  - 口腔
- 淋巴结病。

即刻实验室检查

全血细胞计数及分类计数
肝和肾功能检测
血糖
血气，包括酸碱平衡
血培养，包括用于分枝杆菌培养的标本
可利用/适当标本的镜检和培养：便、痰、尿液、脑脊液
对最近去疟疾流行区旅行的人进行疟疾筛查
隐球菌抗原、弓形体病的血清学检测；保存血清进行病毒研究
胸部 X 线
如果出现局灶性神经病变体征，应进行脑部 CT/MR 扫描，并且总是在腰穿之前进行

NB：间发性疾病过程中的淋巴细胞亚类和 HIV 病毒载量检测可产生误导性结果。

据将出现的与 HAART 有关的心血管、代谢和肝毒性危险给出建议。

抗逆转录病毒药物（ARV）

抗 HIV 感染治疗方案随着可应用化合物的日渐增多及药物应用新信息的增加而日益复杂。当前英国有五种不同种类的药物可以应用（表 2.53），另外还有几种药物即将上市。HIV 生活周期中的各个环节均可作为抗逆转录病毒治疗的潜在靶点。目前 HIV 逆转录酶抑制剂和 HIV 蛋白酶抑制剂为研发最广泛的药物。这两种类型的新药（药物代谢动力学、不良反应及耐药性改善）已投入生产。

逆转录酶抑制剂：包括三种类型：核苷类似物（核苷类逆转录酶抑制剂，NRTI）、核苷酸类似物（核苷酸类逆转录酶抑制剂，NtRTI）及非核苷类似物（非核苷

表 2.53　英国可应用的抗逆转录病毒药物

药物	每日剂量及药量负担	代谢 / 食物	不良反应
核苷类逆转录酶抑制剂（NRTI）（核苷类似物）			
阿巴卡韦	300mg × 2 片 / 日	无饮食限制	过敏反应、发热、皮疹、呕吐。与线粒体功能障碍和乳酸酸中毒有关
双脱氧肌苷（去羟肌苷）/DDI	400mg 每日 1 次（> 60kg） 250mg 每日 1 次（< 60kg） 1 粒胶囊 / 日	饭前 30 ~ 60 分钟	恶心、腹泻、外周神经病变、胰腺炎。与线粒体功能障碍和乳酸酸中毒有关
恩曲他滨（PTC）	200mg 每日 1 次	食物对药物无影响 经肾排泄 如肌酐清除率< 50ml/min，则需要调整剂量	头痛、恶心、皮肤色素沉着
拉米夫定 /3TC	150mg × 2 2 片 / 日	食物对药物无影响，吸收好，生物利用度高	恶心、头痛、皮疹、外周神经病变、骨髓抑制。与线粒体功能障碍和乳酸酸中毒有关
司他夫定 /D4T	40mg × 2 2 粒胶囊 / 日 × 3 体重低于 60kg 的患者剂量减至 30mg × 2	生物利用度高。与齐多夫定竞争磷酸化，因此不能同时应用	多神经病。减少剂量可能能够耐受。巨幼红血细胞改变。与线粒体功能障碍和乳酸酸中毒有关
扎西他滨 /DDC	0.75mg × 3 3 片 / 日	食物对药物无影响	多神经病、口疮性溃疡。与线粒体功能障碍和乳酸酸中毒有关
齐多夫定 /AZT	250 ~ 300mg × 2 2 粒胶囊 / 日	吸收好，生物利用度高。食物对药物无影响	恶心、头痛、失眠、皮肤和指甲色素沉着、骨髓抑制、巨幼红血细胞改变。长期应用可致骨髓病变。与线粒体功能障碍和乳酸酸中毒相关
双汰芝（AZT + 3TC）	1 片，每日 2 次		与成分相同药物
Kivexa 阿巴卡韦 /3TC	1 片，每日 1 次		
三协维（阿巴卡韦 /AZT/3TC）	1 片，每日 2 次		与成分相同药物

表 2.53　英国可应用的抗逆转录病毒药物（续表）

药物	每日剂量及药量负担	代谢 / 食物	不良反应
核苷酸类逆转录酶抑制剂（NtRTI）			
替诺福韦	245mg，每日 1 次，每次 1 片	饭后服用	低磷酸盐血症、肾毒性
非核苷类逆转录酶抑制剂（NNRTI）			
依法韦仑	600mg，每日 1 次 1 粒胶囊，睡前服用	经细胞色素 P450 代谢（3A 混合性诱导剂和抑制剂）。不能与高脂食物同服	皮疹、Stevens-Johnson综合征、中枢神经系统作用（多梦、易激惹、幻觉、较其他人更抑郁）。孕妇禁用。
奈韦拉平	前 14 天剂量为 200mg 每日 1 次，然后改为 200mg × 2，每日 2 片	生物利用度高，半衰期长、组织分布广泛。可诱导自身代谢，因此剂量增加。食物对药物无影响	皮疹、Stevens-Johnson 综合征、肝毒性
蛋白酶抑制剂（单剂）			
安泼那韦	1200mg × 2 16 粒胶囊 / 日 与利托那韦联用时减少剂量	细胞色素 P450 抑制剂 高脂饮食可致其血药浓度降低	腹泻、恶心、皮疹、口腔感觉异常、肝功能异常、躯体脂肪重新分布及血脂异常
阿扎那韦	400mg 每日 1 次 2 片 / 日 与利托那韦联用时作用增强	与其他蛋白酶抑制剂相比，脂质异常发生率降低	高胆红素血症
茚地那韦	800mg × 3 6 粒胶囊 / 日	食物可降低血药浓度。饭前 1 小时或者饭后 2 小时服用。每天需多喝 1.5 升水	肾结石和结晶尿症、皮肤干燥、指甲营养不良、脱发、高胆红素血症、脂肪重新分布、血脂升高、高血糖症
奈非那韦	1250mg × 2 10 片 / 日	饭时服用。细胞色素 P4503A 抑制剂	腹泻、脂肪重新分布、血脂升高、高血糖症
利托那韦	600mg × 2 12 粒胶囊 / 日 多数情况下低剂量服用，以增强其他化合物的药效	饭时服用。潜在的细胞色素 P450 3A4 抑制剂	恶心 / 呕吐、腹泻、味觉失真、口周感觉异常、脂肪重新分布、肝毒性、高血糖症、胰腺炎
沙奎那韦（软凝胶）	1200mg × 3 或 1800mg × 2 18 粒胶囊 / 日	饭时服用	恶心、腹泻、腹痛、脂肪重新分布、血脂异常、高血糖症
蛋白酶抑制剂联合利托那韦			
洛匹那韦 R	3 粒胶囊 × 2 6 粒胶囊 / 日	饭时服用	腹泻、恶心、脂肪重新分布、血脂异常
福沙那韦	700mg ＋利托那韦 100mg × 2	安普那韦的潜药 食物对药物无影响	与安泼那韦相似
利托那韦 / 茚地那韦	100mg/800mg × 2 6 粒胶囊 / 日	与少量食物 / 零食同服	同利托那韦和茚地那韦

表 2.53 英国可应用的抗逆转录病毒药物（续表）

药物	每日剂量及药量负担	代谢 / 食物	不良反应
利托那韦 / 沙奎那韦	400mg/400mg × 2 12 粒胶囊 / 日	与少量食物同服	同利托那韦和沙奎那韦
替拉那韦* / 利托那韦	500mg/200mg × 2		恶心、LFT 异常
融合抑制剂			
恩夫韦肽（T20）	90mg × 2 皮下注射		注射部位有反应

* 目前在英国仍未获得许可

类逆转录酶抑制剂，NNRTI）。

- 核苷类似物（NRTI）可与病毒 DNA 结合，也可作为DNA链终止物，从而抑制逆转录过程。NRTI的激活需要在胞内进行磷酸化。这些药物为抗HIV的第一类药物，起初为单一疗法，之后两种药物联合应用。通常这种类型的两种药物联合应用，提供HAART方案的“主干”。齐多夫定和拉米夫定已组合成为一种新片剂（Combivir，双汰芝），齐多夫定、拉米夫定和阿巴卡韦组合成三协唯，该药有助于减轻药量负担。NRTI 与线粒体毒性有关，这是由于此类药物作用于人类线粒体 DNA 聚合酶所致。乳酸酸中毒为该类药物的公认并发症。
- 核苷酸类似物（NtRTI）与核苷类似物的作用机制相似，但不需要胞内磷酸化以激活。替诺福韦，一种单磷酸化的胸腺嘧啶脱氧核苷衍生物，为此种类型的惟一许可化合物。
- 非核苷类似物（NNRTI）可与逆转录酶直接结合，从而干涉酶的作用。这类药物通常为小分子，可广泛分布于全身，半衰期长。NNRTI 影响细胞色素 P450。这类药物对 HIV-2 无效，药物间的交叉耐药水平相当高。此种类型的所有药物都可引发皮疹和肝酶升高。

蛋白酶抑制剂（PI）：竞争性作用于 HIV 天冬氨酰蛋白酶（参与生成功能性病毒蛋白及其他酶类），结果使病毒成熟受阻，产生不成熟的、功能障碍性病毒颗粒。多数蛋白酶抑制剂在极低浓度时即具有活性。体外研究表明，蛋白酶抑制剂与逆转录酶抑制剂具有协同作用。然而，两类药物在毒性、药物代谢动力学及影响用药的耐药模式方面存在显著差异。PI 类药物间的交叉耐药很常见，故此难于序贯用药。虽然 PI 类药物与细胞色素P450系统间的相互作用具有临床意义，然而该类药物似乎不影响人天冬氨酰蛋白酶（如肾素）。这一特点可作为治疗优势。小剂量的利托那韦可阻断药物代谢，故二者合用可使PI的血药浓度升高。PI 与脂肪代谢异常及血糖的控制有关，某些药物还与血友病患者的凝团功能的破坏相关。

融合抑制剂：恩夫韦肽（T20）为此种类型的惟一许可化合物，是 HIV GP41 的衍生肽，抑制 GP41 介导的 HIV 与靶细胞的融合。该类药物与 NRTI 及 PI 类药物具有协同作用。虽然已有对恩夫韦肽耐药的报道，尚无证据表明恩夫韦肽与其他类药物间存在交叉耐药。由于恩夫韦肽在胞外发挥作用，故很少发生药物间相

表 2.54 英国对初始治疗的建议*

临床表现	实验室指标	治疗建议
有症状的 HIV 感染、AIDS	任意 CD4 细胞计数或者病毒载量	治疗
确诊的无症状感染	CD4 细胞计数低于 200，任意病毒载量	治疗
	CD4 201 ~ 350	根据病毒载量、CD4 降低率、共存的临床疾病、患者的意愿考虑给予治疗
	CD4 ＞ 350	延期治疗
早期 HIV 感染		仅于临床试验或症状严重的患者才推荐给予治疗

* 英国 HIV 协会（BHIVA）指南，对 HIV 感染成人患者的抗逆转录病毒治疗，2003。

互作用。不良反应出现于皮下注射时，于注射部位发生反应。

新型药物NRTI类：新型药物包括阿洛夫定（MIV-310）和SPD-756，似乎对NRTI耐药病毒株有效。新型NNRTI类药物包括卡普韦林，正处于Ⅲ期试验中。新型PI类药物包括替拉那韦（对PI耐药病毒分离株有效）和TMC 114（对耐药病毒株也具有良好的活性）。正在研发的穿膜抑制剂包括阻断CD4粘附的化合物和趋化因子共同受体CXCR4和CCR5的抑制剂。目前正在进行有关HIV整合酶和成熟抑制剂的初步研究。

初始治疗

HIV感染的治疗方案很复杂，需要长期保持高度依从性。治疗的危险包括严重不良反应、药物间相互作用及有可能形成耐药病毒株。只有患者全程参与治疗决策，治疗才可能成功。目前已制定出各个国家性治疗指南及治疗计划，如BHIVA指南、DHHS指南及IAS推荐书。结合临床评估与实验室标志性数据（包括病毒载量和CD4细胞计数）以及个体情况，共同指导治疗决策。表2.54中列出了英国当前的建议书。当推荐治疗而患者不同意接受治疗时，建议加强临床及实验室监测。

抗逆转录病毒药物对进展性HIV疾病的临床疗效已经明确。推荐患有症状性HIV疾病、AIDS或者CD4细胞计数持续低于200个细胞/毫升的所有患者均接受治疗。原因是这些患者HIV相关发病率和死亡率的危险性大大增加。

对于无症状感染者，CD4细胞绝对计数为指导治疗决定的关键指标。CD4细胞计数低于200个细胞/毫升与疾病进展和死亡相关。初始治疗时CD4细胞计数低于200个细胞/毫升的患者，其结局比初始治疗时CD4细胞计数较高的患者更差。英国推荐在CD4细胞计数降低到200个细胞/毫升之前开始治疗。

CD4细胞计数高于350的患者，其疾病进展的危险性较低，可延期治疗。CD4细胞计数在201～350个细胞/毫升的患者，应考虑给予治疗。疾病进展的危险性较高的患者，如病毒载量较高（大于60 000复制数/毫升）或者CD4细胞计数迅速降低（降低速度大于80个细胞/年）的患者，可能需要早期干预。

仅在临床试验中或者为减轻症状才建议对早期HIV感染的患者进行治疗。

本章末尾处描述了抗逆转录病毒药物可能应用的特殊情况（血清转换、妊娠、暴露后预防）。

药物选择

初始治疗时的用药方案必须个体化，以满足每位患者的需要。初始治疗时选用三种药物，两种NRTI类药物联合应用，再加一种加强型蛋白酶抑制剂或者NNRTI类药物（表2.53和2.55）。

根据药物的有效性、依从性、不良反应、潜在的药物反应、可获得性、耐药性和交叉耐药模式决定选择哪些药物加入初始治疗方案。患者必须具有长期依从性，才可以获得最持久的病毒抑制作用，并阻止耐药性出现，因此，在整个治疗过程中，患者应充分参与治疗

表2.55 初始HAART方案——初始治疗选择＊

方案	推荐	优点	缺点
2 NRTI ＋ NNRTI	推荐	随访104周时，该方案的疗效与以PI为基础的方案相当或更佳 依从性更好	缺乏随机临床试验（RCT）终点数据 随访期较短 单点突变可能导致交叉耐药
2 NRTI ＋加强型PI	推荐	与单用PI相比，洛匹那韦/利托那韦的终点有效性更好 PK更佳 依从性更好 抗病毒治疗失败时出现耐药性的几率较低	缺乏随机临床试验（RCT）终点数据 药物毒性和药物间相互作用可能会增加
3 NRTI	除非患者病毒载量很低并且依从性问题很严重，否则通常不推荐	节省了PI和NNRTI类药物	缺乏随机临床试验（RCT）终点数据 短期替代试验资料表明其疗效低于NNRTI或PI

＊英国HIV协会（BHIVA）指南——HIV感染成人的抗逆转录病毒治疗，2003。

方案的制定，并能够将治疗方案作为日常生活的一部分。这些都是很关键的。当前的英国指南（BHIVA 2003）优先考虑的是保证依从性的难度及药物毒性的最小化，而非治疗失败后耐药性突变形成的可能性。

由于目前尚无对药物疗效进行比较的结论性数据，故选择两种 NRTI 类药物作为治疗“主干”越来越受到用药方便性的影响。阿巴卡韦、去羟肌苷、拉米夫定、替诺福韦和齐多夫定均可用于未经治疗的患者。司他夫定与脂肪代谢障碍有关，故不推荐使用该药。

NNRTI 类药物中，推荐选用依法韦仑和奈韦拉平，两者的疗效相当。依法韦仑每日只需用一次药，很方便，但与中枢神经系统不良反应（如病理性心情恶劣和失眠）有关。奈韦拉平每日需服两次药，皮疹和肝毒性的发生率很高。

临床实践中已经证明，蛋白酶抑制剂类药物疗效极佳。蛋白酶抑制剂类药物与低剂量利托那韦联合应用所产生的药物代谢动力学特征更佳，目前最常用于未经治疗的患者。应用这种治疗方案，活性药物的半衰期延长，从而可以简化剂量方案，增强疗效，降低耐药性形成的危险。

虽然以往的研究已经表明，三种 NRTI 类药物能对未经抗逆转录病毒药物治疗的患者产生良好的病毒抑制作用，然而最近的比较性数据证明，该方法的疗效低于两种 NRTI 类药物与一种 NNRTI 类药物或者一种蛋白酶抑制剂联合应用所产生的疗效，故除非有其他紧迫的个人问题，不再推荐采用该联合用药方案。近来的临床试验数据已经证明，替诺福韦 + 阿巴卡韦 + 拉米夫定和替诺福韦 + 去羟肌苷 + 拉米夫定方案会产生早期病毒学失败。因此不应采用这些联合用药方案。

治疗监测（Box 2.20）

HAART 的病毒学成功是指治疗 3 ~ 6 个月内病毒载量低于 50 复制数 / 毫升。这个目标对于首次接受治疗的患者来说是可行的，但对于已经过预治疗的重症患者来说，这个目标并不现实。一旦开始进行抗逆转录病毒治疗，应在 4 周时测定病毒载量，以评估疗效。如治疗方案恰当，此阶段病毒载量应达到1000复制数/毫升。病毒学反应的持久性与病毒载量减少的速度及达到的绝对最低点有关。12 周时应测定病毒载量和 CD4 T 细胞计数，之后每隔 3 个月重复测定。定期临床评估应包括体重、血压和尿分析。应监控患者的药物毒性，包括全血细胞计数、肝肾功能和空腹血脂、血糖水平。

Box 2.20　对接受高效抗逆转录病毒治疗（HAART）的患者进行监测

- 临床病史和检查
- 体重
- HIV 病毒载量
- 淋巴细胞亚类
- 全血细胞计数
- 肝肾功能
- 空腹血脂
- 血糖

耐药性

对抗逆转录病毒药物的耐药性源于病毒的蛋白酶和逆转录酶基因的突变。HIV的周转率很快，每日转换数目为10^8复制数。复制过程中的错配率很高，导致每个人病毒株的基因多样性。其中包括耐药性突变。当药物仅能部分抑制病毒复制时，将对耐药性突变株的出现产生选择压力。耐药形成的速度取决于已存变异株的频率及所需突变的数目。对齐多夫定的耐药随突变的累积而出现。而单点突变将使所有三种 NNRTI 类药物产生高水平耐药性。

HIV 抗逆转录病毒药物耐药性检测已成为 HIV 感染者的常规临床检测项目。可通过基因型检测确定 HIV 逆转录酶和蛋白酶的基因结构。检测方法以病毒的 PCR 扩增为基础，间接测定主要病毒株的药物敏感性。这些检测方法受限于病毒的起始浓度（大多数检测要求初始病毒载量至少为 1000 复制数 / 毫升血液），以及对次要病毒株的较差检测能力。为使检测结果有用，当患者正在接受治疗时，必须对标本进行分析，因为一旦治疗的选择压力撤销，野生型病毒将成为主要病毒株，而之前出现的耐药性突变可能不再能被检测到。

已经证明，对治疗失败的患者进行基因型检测并给予适当解释具有重要的病毒学意义。表型检测可更直接地检测易感性，但检测方法的复杂性限制了其可利用性，并且未证明该方法具有其他优势。在英国，越来越多的患者被源于西属撒哈拉非洲的病毒株感染，因此需要改良检测方法，并对结果做出解释。

有证据表明，对所有或者部分药物耐药的 HIV 病毒株可发生传播。有关早期 HIV 感染的研究已经证明，耐药病毒株传播的流行率为2% ~ 20%。多数研究结果表明，对于未接受治疗的慢性感染患者，与耐药性有关的早期突变的发生率为3%～10%。可见初始治疗前进行基因型检测很有益处。

药物相互作用

HIV的药物治疗极其复杂，临床相关的药物相互作用的潜在性很重要。PI和NNRTI类药物都经细胞色素P450依赖性途径代谢，然而两类药物都能不定地抑制和诱导细胞色素P450，从而影响自身及其他药物的代谢。有时细胞色素P450的诱导剂和抑制剂同时发挥作用。对代谢的诱导可使药物水平低于抗病毒药物的治疗水平，存在治疗失败及形成病毒耐药性的风险。而抑制可使药物水平升高到毒性水平，产生不良反应。此外，常规治疗（如利福霉素）和补充治疗（如St John麦芽汁）都影响细胞色素P450的活性，可能产生严重的药物相互作用。在一些情况下，进行治疗药物检测（TDM）——显示血药浓度的峰值和谷值——可能是有用的。

抗逆转录病毒治疗的并发症

不良反应是HAART的常见问题（见表2.53）。一些反应为急性，开始治疗时就会出现。而另一些不良反应出现于长期药物暴露之后。随着接受抗逆转录病毒治疗的患者数目的增加，不良药物反应逐渐成为重要的临床问题。

过敏反应

HIV感染中过敏反应的发生率更高，已经证明所有抗逆转录病毒药物都可出现过敏反应。阿巴卡韦可引发过敏反应，通常发生于治疗的最初6周内，高达4%的患者的过敏反应可能会致命。过敏反应可表现为散在的皮疹，通常有发热，伴有全身不适及胃肠道和呼吸系统症状。其诊断通过临床表现做出，停用阿巴卡韦症状即消失。再次服用阿巴卡韦可能致命，因此禁止再次服用。对NNRTI类药物过敏（通常发生于治疗的第二或者第三周），常表现为泛发性、瘙痒性斑丘疹，常伴发热及肝功能障碍。继续用药治疗，反应可能会消失，但当患者出现黏膜受累或者严重的肝功能障碍时，应立即停药。

脂质代谢障碍

HIV感染者在HAART过程中出现的脂质代谢障碍综合征，包括特征性形态学改变及代谢异常，目前文献中已有详述。该综合征为患者出现的主要并发症，极其强烈，需停药。其主要特征（单独存在或者与其他特征并存）为臂、腿和面部皮下脂肪减少（皮下脂肪萎缩），内脏、胸部和局部脂肪沉积，总胆固醇、HDL胆固醇和三酰甘油升高，高血糖患者出现胰岛素抵抗。该综合征很可能与心血管疾病的发病率增加有关。为使该综合征的定义标准化，已制定出针对临床病例的定义。该病病因尚未明确，不过PI和NRTI类药物可能与之有关。该综合征最常发生于联合应用NRTI和PI类药物的患者。司他夫定似乎与该疾病过程中的皮下脂肪萎缩有关。本病很难治疗，虽然建议停用司他夫定和（或）PI类药物进行治疗，然而更换药物或者停止治疗并不一定能逆转病程。饮食建议及加强锻炼可能会改善某些代谢问题，有助于恢复体形。有关格列酮、二甲双胍和生长激素的研究所产生的结果各不相同。建议服用斯达汀和贝特类药物（fibrates），以降低循环中的血脂水平。普伐他汀与蛋白酶抑制剂相互作用的可能性很低。此外，由于辛伐他汀与PI类药物间存在高水平的相互作用，故应禁用辛伐他汀。外科疗法有助于改善皮下脂肪萎缩后形成的面貌。注射聚乳酸（New-Fill）可改善某些患者的症状。

线粒体毒性和乳酸性酸中毒

线粒体毒性（主要累及核苷类似物）可致乳酸升高，甚至出现乳酸性酸中毒，后者在某些情况下可致命。NRTI类药物抑制γDNA聚合酶及线粒体发挥正常功能所需的其他重要的酶。不同的NRTI类药物影响不同的细胞系，从而引发广泛的临床综合征。目前已有发生乳酸性酸中毒的报道，该并发症有时致命。其症状通常模糊、隐袭，可能包括食欲减退、恶心、腹痛及全身不适。静脉乳酸升高，阴离子间隙典型性增宽。该病很严重，需立即停止抗逆转录病毒治疗，并给予适当的支持疗法，直到生化指标恢复正常。应密切注意所有患者可能出现的症状，建议尽早住院治疗。

目前也已有骨质减少、骨质疏松及骨缺血性坏死的报道。

免疫重建炎性综合征（IRIS）

反常的炎性反应即免疫重建炎性综合征（IRIS）可能出现于开始进行HAART时。该病通常发生于免疫功能显著抑制并且开始接受治疗的患者。当患者的免疫系统恢复时，可对许多病原体产生炎症反应，包括症状加剧、新临床体征的出现或者临床体征恶化。例如罕见的大块损伤或者与分枝杆菌有关的淋巴结病，包括与MTB感染有关的放射学形态的恶化。与巨细胞病毒有关的炎症性视网膜损伤、慢性乙肝病毒携带者肝功能恶化及带状疱疹患者出现广泛的水疱破裂，这些病变也有报道。

依从性

对治疗的依从性是治疗成功的一个关键因素。依从性水平低于95%与病毒学和免疫学反应差有关。目前应用的许多药物半衰期较短，需要多次给药。吸收不良及生物利用度低意味着对于某些化合物来说，浓度达谷值时几乎不足以抑制病毒复制。对于某些治疗方案来说，即使漏服一次剂量也会导致血药水平降低到危险水平。依从性不佳会促使耐药病毒株的出现，最终还会导致抗病毒治疗失败。即便是高效、完善的抗逆转录病毒化合物日益增多，只有患者严格按照剂量方案用药才有可能治疗成功。

导致依从性差的因素可能与药物、患者和给药者有关。前者包括药物相关的不良反应、治疗方案的复杂程度、药量负担及治疗方案的便利性。患者因素包括对治疗的动机水平和参与程度、心理健康状况、从家庭和社会获得支持的程度以及健康信念。支持依从性是临床护理的关键部分，目前已有特定的相关指南（BHIVA 2004）。对患者进行有关疾病和治疗的教育是维持良好依从性的基本要求，对临床医师进行依从性支持手段方面的教育也很重要。应广泛推崇在临床实践中对依从性提供迫切、持续的多学科支持。某些患者可能还需要治疗报警设备。

治疗失败

造成抗逆转录病毒治疗失败（即持续的病毒复制导致免疫功能恶化，最终出现疾病进展的临床证据）的原因有多种。HAART药物方案的疗效有限。食物或其他药物可能会影响药物的吸收，药物相互作用可能会干扰治疗药物的代谢和排除。药物穿透到隐蔽部位（如中枢神经系统）的能力有限从而容许病毒在这些部位复制。不良反应和其他患者相关的因素可导致依从性不佳。

更改治疗方案

病毒载量增加、CD4细胞计数降低或者出现提示HIV疾病进展的新临床症状，这些都是重新考虑治疗方案的原因。患者也可能对药物不耐受或者出现不良药物反应。导致治疗失败的原因包括耐药病毒株的出现或者患者依从性差。此外，这一进展迅速的领域中新资料的出现也会导致治疗方案的改变。

我们需要对病毒学治疗失败（如病毒复制已经被充分抑制的患者，连续两次病毒载量高于400复制数/毫升）进行研究。更改治疗方案前，必须考虑到所有可能的因素，包括依从性、药物相互作用（可能影响抗逆转录病毒药物的代谢或吸收）以及病毒基因型。初始治疗失败后，应进行病毒基因型检测，以帮助选择将来的治疗药物。如果新的治疗方案有可能完全抑制病毒复制，则应尽快更换治疗方案。在任何可行的情况下，都应至少选用一种或两种不同类型药物。由于依从性不佳而导致治疗失败时，需简化治疗方案，并更换药物类型。

当患者已经接受多种治疗药物，但完全抑制病毒复制的可能性很小，且CD4细胞计数稳定时，原则上需要继续执行当前的治疗方案。

对已经过很多种药物治疗但治疗效果甚微的患者来说，重新制订治疗方案相当棘手。术语“抢救疗法”可应用于这种情况。应深入研究治疗失败的原因，并尽可能优化依从性。应换用尽可能多的药物，如果新药有可能成功，也可以使用。某些情况下，停用一种新药同时等待另一种新药的研发，这样获得成功的机会最大。此时，与完全抑制病毒复制相比，根据CD4细胞计数或者临床状况的改善能够更好地估计治疗成功的可能性。然而，即使病毒数量只是中度降低，也会使临床结局有所改善。

如果患者的病毒载量低于检测下限，并且由于不能耐受某药物而需要换药，则换用同一类型的另一种药物就能解决问题。如依从性很难保证，可考虑简化复杂的治疗方案。

终止治疗

许多情况下，停用抗逆转录病毒药物可能是合适的选择。例如药物毒性累积或者潜在的药物间相互作用（用于处理迫切需要解决的另一个问题）。当依从性很差时，彻底停止治疗可能比继续不适当的剂量方案更为合适，因为这样可降低病毒耐药性形成的危险。此外，还必须考虑患者的生活质量及患者看待该问题的态度。

NNRTI类药物依法韦仑和奈韦拉平半衰期较长。

如同时停用含有NNRTI类药物的治疗方案，则在一段时间内，NNRTI单一疗法的血药浓度会低于治疗水平。这段时间可能会足以发生耐药性突变。因此，应在停用NNRTI类药物约1周后再停用治疗方案中的另一种药物，以降低耐药性形成的危险。

规则性间断疗法（STI）已经成为增强HIV特异性免疫反应或减少药物暴露及限制不良反应的一种手段。治疗中断会导致病毒迅速反弹。病毒反弹对免疫系统的不良反应，表现为CD4细胞计数在停药后几周内降低，虽然CD4细胞计数较高患者的治疗空间可能更大，但对于免疫功能已受抑制的患者，要慎重考虑该情况。对于病毒学治疗失败且病毒株对多种药物耐药的患者，可考虑给予“药物假期”。这些患者可能会重新出现野生型病毒株。当前的英国指南并不支持将治疗中断作为护理标准。

特殊治疗情况

急性血清转换

发生急性血清转换患者的抗逆转录病毒治疗尚有争议。此阶段可能是进行治疗的惟一机会，因为此时病毒多样性降低而宿主的免疫功能仍然完善。有证据表明，在此阶段给予积极的治疗可显著降低病毒载量，不过治疗中止时病毒载量仍会升高。在此阶段进行治疗的长期临床后遗症尚不明确。经抗逆转录病毒药物治疗后，初期HIV感染患者的严重临床症状可能会改善。如果打算在此阶段给予治疗，应考虑将患者纳入临床试验中。如果患者不在临床试验治疗的范围之内，则采用标准治疗方案可能更恰当，虽然这样会限制以后的药物选择。

妊娠

HIV感染孕妇的处理需要产科、内科和儿科医师密切配合。HIV治疗的目的是分娩出健康、未感染的婴儿，同时所采用的治疗方法不能影响母亲以后的治疗选择。虽然制定临床决策时必须考虑妊娠因素，然而不应将妊娠本身看作向妇女提供HIV相关最佳护理的禁忌证。建议HIV阳性妇女不要进行母乳喂养，因为可能会有垂直传播的危险。通过剖宫产分娩降低了传播的危险。对于适合治疗自身HIV疾病的妇女来说，无论是否怀孕，三联疗法都是最佳的治疗方案。应从母亲和胎儿的角度出发选择特定的药物。随着病毒载量的增加，发生垂直传播的危险性也增加。虽然胎儿将暴露于更多的治疗药物，但降低病毒载量、从而预防感染的最佳方法是母亲接受有效的三联疗法。该方案应包括齐多夫定，因为它是已经证明惟一对垂直传播有效的药物。治疗可从妊娠12～14周开始，分娩过程中仍需继续用药。产后6周内婴儿需接受齐多夫定治疗。妇女应继续治疗并给予适当的监测和支持。而本身不需接受治疗的妇女，考虑对其进行短期的三联疗法或者齐多夫定单一疗法，以降低垂直传播的危险。母亲接受的齐多夫定单一治疗与上述成人接受的联合治疗不同。这可能提示母亲HIV感染的病程可能更长，特别是对于可能出现齐多夫定耐药病毒株的患者。

暴露后预防

卫生工作者的职业性接触HIV可能需要抗逆转录病毒治疗。英国推荐使用齐多夫定、拉米夫定和茚地那韦或奈非那韦，共治疗4周。在某些情况下，特别是强奸或在HIV不一致的关系中，在性接触后给予预防性治疗可能适当。应根据临床状况及已知的HIV感染来源选择用药。

预防和控制

抗逆转录病毒药物并不能治愈HIV感染，并且全世界仅一部分人可以得到药物。疫苗研发进程受阻于病毒的遗传变异性及宿主复杂的免疫反应。预防新发感染是控制流行的根本。已经证明有效的策略包括：治疗性传播感染、坚持使用避孕套、药物成瘾者使用清洁的针头和注射器、接受抗逆转录病毒治疗以降低母婴传播的危险。阴道内使用的局部抗生素正在研发中。

对血液制品进行筛查已经降低了发达国家的医源性感染，但该方法耗资过高，无法在全球普及应用。

性伴侣通知计划正在制定过程中，但该计划属于敏感问题，尚有争议。保密性HIV检测的有效性和可及性提供了个人健康教育及降低上述危险的机会。

理解并改变个人不良行为很关键，但众所周知很难实现，特别是在对性、HIV和AIDS有诸多禁忌的地区。贫穷、社会动荡和战争都促进了HIV的播散。要想在这些地区取得进步，需要政治意愿，不过这些并不一定可行。

（李文刚译　徐小元校）

推荐读物

AIDS 2003 -a year in review (2003) AIDS 17 (Suppl 4).

Antman K, Chang Y (2000) Kaposi's sarcoma. *New England Journal of Medicine* **342**: 1027-1038.

Benson CA, Kaplan JE, Masur H et al. on behalf of CDC, National Institutes of Health, HIV Medicine Association/ID Society of America (2004) Treating opportunistic infections amongst HIV infected adults and adolescents. *Morbidity and Mortality Weekly Report* **53**: 1-112.

Brook MG, Gilson R, Wilkins EL (2003). BHIVA guidelines: coinfection with HIV and chronic hepatitis B infection. *HIV Medicine* **4** (Suppl 1): 42-51.

Centers for Disease Control and Prevention (April 2001) *Guidelines for the Use of Antiretroviral Agents in HIV-Infected Adults and Adolescents (the Living Document)*. Atlanta, GA: HIV/AIDS Treatment Information Service (ATIS). Online. Available: http://www.hivatis.org.

EuroGuidelines Group for HIV Resistance (2001) Clinical and laboratory guidelines for the use of HIV-1 drug resistance testing as part of treatment management: recommendations for the European setting. *AIDS* 15: 309 -320.

Expert Advisory Group on AIDS (2004) *Guidelines on Post-exposure Prophylaxis for HIV*. London: Department of Health. www.dh.gov.uk/publications

Health Protection Agency (2003) *Renewing the Focus: HIV and Other Sexually Transmitted Infections in the UK 2002. An Update*. London: HPA.

Kovacs, JA, Masur H (2000) Prophylaxis against opportunistic infections in patients with human immunodeficiency virus infection. *New England Journal of Medicine* **342**(19): 1416-1429.

Lyall EGH, Blott M, de Ruiter A et al. (2001) Guidelines for the management of HIV in pregnant women and the prevention of mother to child transmission. British HIV Association. *HIV Medicine* **2**: 314 -334.

Mocroft A, Ledergerber B, Katlama C et al.; EuroSIDA Study Group (2003) Decline in the AIDS and death rates in the EuroSIDA study: an observational study. *Lancet* **362**(9377): 22-29.

Mocroft, A, Katlama C, Johnson AM et al. (2000) AIDS across Europe 1994–1998: The EuroSIDA Study. *Lancet* **356**: 291–296.

Nelson MR, Matthews G, Brook MG, Main J (2003) BHIVA guidelines: coinfection with HIV and chronic hepatitis C virus infection. *HIV Medicine* **4** (Suppl 1): 52-62.

Panel on Clinical Practices for Treatment of HIV Infection (2004) *Guidelines for the Use of Antiretroviral Agents in HIV-infected Adults and Adolescents*. London: Department of Health and Human Services (DHHS), 29 October 2004. Available online: http://AIDSinfo.nih.gov.

Piscitelli SC, Gallicano KD (2001) Interaction among drugs for HIV and opportunistic infections. *New England Journal of Medicine* **344**: 984-996.

Poppa A, Davidson O, Deutsch J et al. (2004) British HIV Association (BHIVA)/British Association for Sexual Health and HIV (BASHH) guidelines on provision of adherence support to individuals receiving antiretroviral therapy (2003). *HIV Medicine* **5** (Suppl 2): 46–60.

Pozniak A, Gazzard B, Anderson J et al.; BHIVA Writing Committee BHIVA Executive Committee (2003) British HIV Association (BHIVA) guidelines for the treatment of HIV-infected adults with antiretroviral therapy. *HIV Medicine* **4** (Suppl 1): 1- 41.

Rogstad KE (2004) HIV testing for patients attending general medical services: concise guidelines. *Clinical Medicine* **4**: 136–139.

Soriano V, Puoti M, Sulkowski M et al. (2004) Care of patients with hepatitis C and HIV co-infection. *AIDS* **18**(1): 1-12.

World AIDS Series (2000) Supplement to *Lancet* **356**: WA1-WA40.

Yeni PG, Hammer SM, Hirsch MS et al. (2004) Treatment for adult HIV infection: 2004 recommendations of the International AIDS Society - USA Panel. *Journal of the American Medical Association* **292**: 251-265.

重要网址

http://www.hiv-druginteractions.org

http://www.rbm.who.int
Roll Back Malaria Global Partnership

细胞和分子生物学与遗传性疾病

3

细胞和细胞生物学

细胞（图3.1）是一种组织严密的结构，细胞内动态可变的支架（细胞骨架）上附有多种细胞器，这些细胞器由核膜向细胞膜呈放射状排列。细胞器的数量和精细结构依细胞所执行的特定功能而有所不同。例如，肌细胞的线粒体上有很多内折的嵴，可以产生大量ATP（来自内膜上的电子传递链）；肝细胞的线粒体则小而圆，只产生少量ATP，但基质内有多种产物可供其他代谢途径使用。每个细胞都是一个独立的组成单位，但是可以通过专门的通道和受体与邻近的细胞"交流"，而同一细胞内部的细胞器之间则无时无刻不在进行着物质交换。

细胞膜

细胞膜是细胞内活动之间及细胞与环境之间相互作用的界面，由兼性磷脂双分子层构成。其中磷脂分子含有一个亲水的极性头部（如磷脂酰胆碱）和一个不可溶的疏水非极性脂质尾部（通常是两条长链脂肪酸）。磷脂能自发形成双层的闭合环状结构，构成一道多数水溶性分子都无法通过的有效屏障，划定了细胞内环境的边界。跨膜物质交换是由镶嵌在脂双层里的多种蛋白控制（图 3.2）。磷脂的疏水结构意味着质膜的结构是由较弱的化学键维系，但这一点却大大限制了亲水性分子的平移，而膜镶嵌蛋白之类的分子则可以自由地水平"流动"，因此质膜是一种非常动态的结构。细胞间能否进行正常交流是多种疾病以及化疗的关键因素。

脂双层中镶嵌的膜蛋白有的跨越膜的全层，有的则仅与脂双层之中的外层或内层相连（图3.2）。此类蛋白控制着细胞与外环境之间的相互作用，可

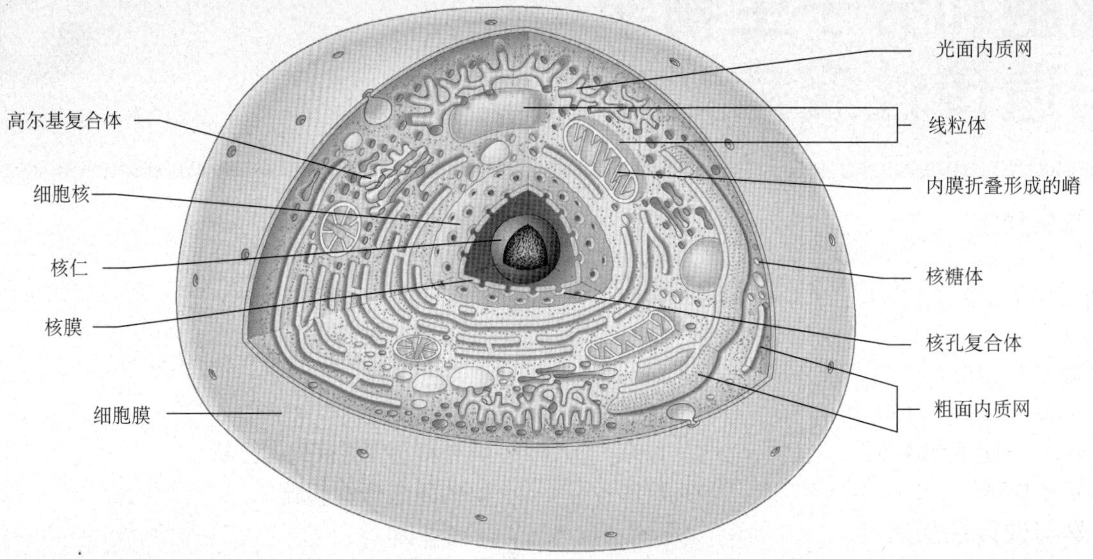

图 3.1 细胞及其主要细胞器。

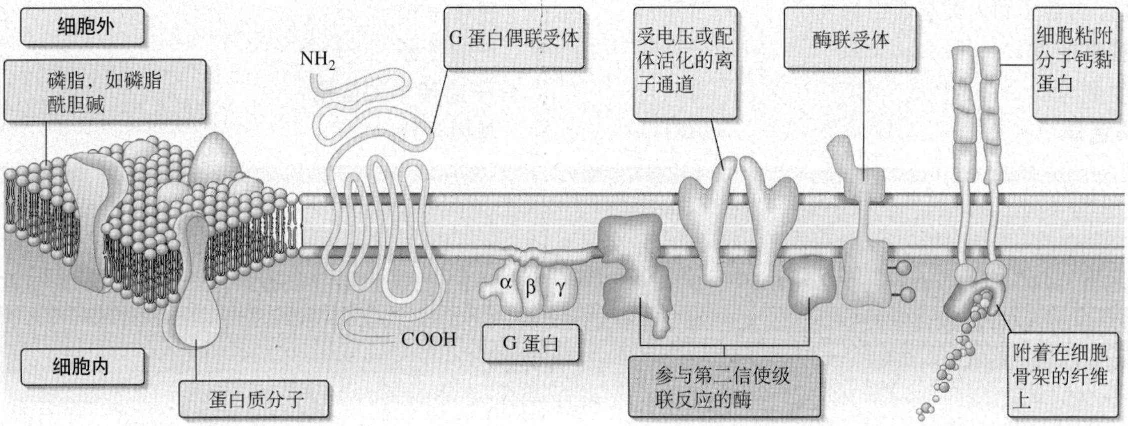

图 3.2 细胞膜的脂双层结构及几种主要整合蛋白，如受体、G 蛋白、通道蛋白、第二信使酶复合体和细胞粘附分子。

分为三种：通道蛋白、受体和细胞粘附分子（参见下文）。

细胞动力学

同所有其他体系一样，组成细胞的蛋白甚至细胞器，都处于不断形成和降解的过程中。多数降解过程需要 ATP 依赖性多酶复合体的参与。一种名为**泛素**的小分子辅助因子可通过暴露的疏水残基与细胞内陈旧的蛋白相互作用并将其吸附住。泛素是降解和修复的信号，一种很大的称为 26S 蛋白酶体的蛋白降解多酶组合可以将含有 5 个以上泛素分子的复合体迅速降解。如果陈旧蛋白不能被有效清除，将导致慢性老化性疾病。Alzheimer 病和额颞痴呆就与泛素化蛋白（朊病毒样蛋白）沉积有关，该蛋白对泛素介导的蛋白降解过程具有抵抗作用。类似的抵抗蛋白降解的泛素化蛋白可在肌炎和肌病患者的细胞内形成包涵体。抵抗产生的原因可能是靶蛋白自身发生了点突变（如肿瘤的突变型 p53）；也可能是外部因子改变了正常蛋白的构象，形成了抵抗蛋白降解的形状，如变型Creutzfeldt-Jakob 病（vCJD）的朊病毒蛋白就属于这种情况。核因子 κB（NFκB）与抑制因子IκB相结合，NFκB 经磷酸化后被释放出来，IκB则被蛋白酶体降解，如果IκB不能被降解，则发生 IκB 沉积。

吞噬、胞饮和胞吐

巨噬细胞、中性粒细胞等专职细胞在追击细菌等大颗粒物质的过程中可将其表面积的 20% 吞入细胞内，随后溶酶体迅速与吞噬体融合，并将内容物快速消化掉，内化的质膜将尽可能多地进入再循环过程。只有当细胞表面的特异性受体，如巨噬细胞上的Fc受体，与配体结合后才能启动**吞噬过程**。所有细胞的内部都在不间断地进行着胞饮，这是一种规模小得多的吞噬过程。与吞噬作用不同，低密度脂蛋白等小分子复合体的受体（图 3.3）可在细胞膜表面聚集，并在其细胞内侧面累积为一种称为**笼蛋白**的蛋白质分子。笼蛋白包被小窝向胞质内回缩形成笼蛋白包被小泡。笼蛋白能阻止小泡与溶酶体融合，如果笼蛋白被去除，则小泡与溶酶体融合，内容物被降解。如果保留笼蛋白包被层，则小泡会跨越胞质将内容物运至细胞的另一端进行**胞吐**，即顶面至基底面的转吞。与此类似，细胞器也能通过出芽方式形成笼蛋白包被小泡，以避免小泡与溶酶体融合后被降解。一部分小泡迅速与质膜融合并将内容物胞吐出去，其余小泡则不与质膜迅速融合（事实上也不与其他细胞器融合）。笼蛋白包被小泡的脂双层内镶嵌有一种特殊的蛋白，称为 v-SNARE（信号和应答元件），它可与靶细胞器上一种称为 t-SNARE的膜蛋白相互作用。换句话说，小泡的融合具有特异性，即只在正确的时间（如突触膜上的神经递质小泡只有在接受刺激后才会融合并释放神经递质）和正确的地点（在特定细胞器或质膜的特定部分）进行融合。

跨膜转运和离子通道

O_2 、CO_2 、N_2 等气体和 H_2O、尿素（不包括 H^+ 和OH^-）等不带电荷的小分子可以自由通过质膜。疏水的脂溶性大分子（如类固醇）也可以自由通过质膜，而不带电荷的大分子（葡萄糖、氨基酸和核苷酸）和小的带电离子（K^+ 、Na^+ 、Ca^{2+} 、Cl^- 、Mg^{2+} 和 HCO_3^-）则只有借助于镶嵌在质膜上的特殊转运蛋白才可通过。转运分子 / 复合体按结构特点可分为两类（图 19.2）：

- **通道蛋白**：其字面意义是指脂质膜上只允许特异

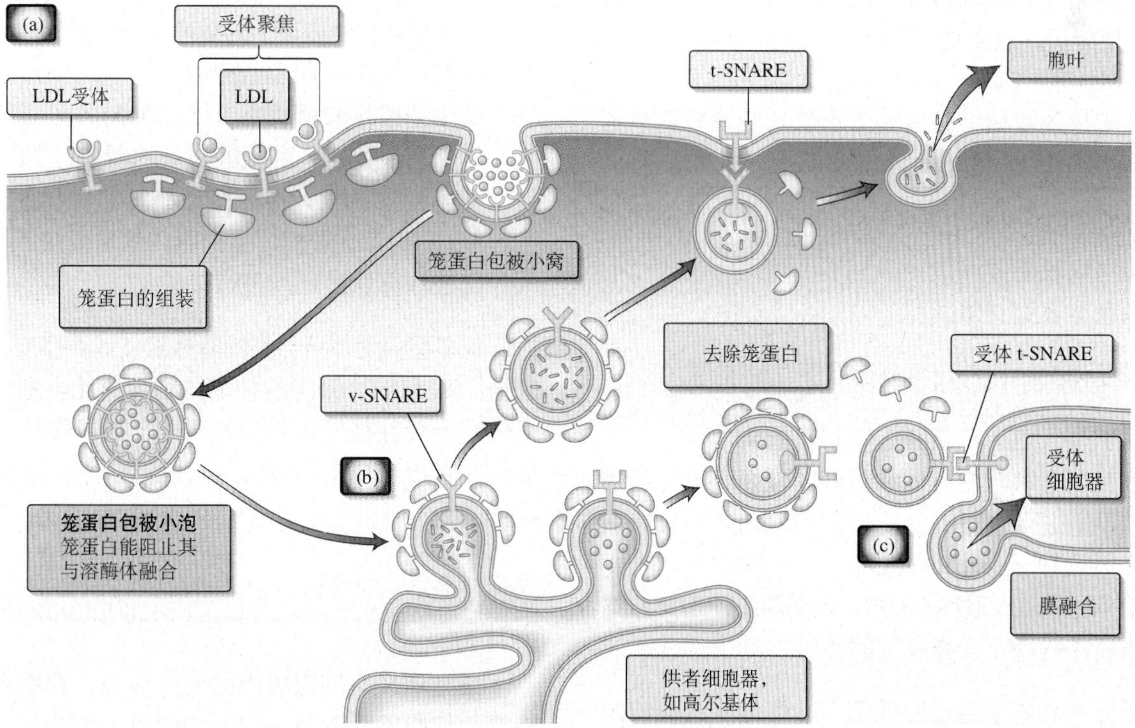

图 3.3 细胞内转运。(a) 受体介导的胞饮；(b) 含有合成的蛋白质（如激素）的小泡向细胞表面移动；(c) 含 v-SNARE 和 t-SNARE的细胞器还可介导细胞器之间的相互运动。LDL：低密度脂蛋白；v-SNARE：小泡特异性SNARE；t-SNARE：靶细胞器特异性 SNARE。

性溶质通过的通道。

- **载体蛋白**：可跨膜运输溶质，但速度较慢，既可以协助溶质顺浓度梯度进行跨膜易化扩散，也能以ATP为能源将溶质逆浓度梯度泵出。

进行主动运输的载体泵和闸门离子通道共同参与神经传导过程（见图21.1）。载体蛋白跨神经元胞膜转运Na^+和K^+以形成浓度梯度，而离子通道则在接受刺激后开放，产生快速去极化，使离子回流。突触连接上的离子通道在受到谷氨酸、肾上腺素或乙酰胆碱之类的化学信号刺激后开放。

ATP依赖性转运分子（ATP酶）属于“ABC转运子超家族”，包括多药耐药蛋白（MDR，可将疏水性药物泵出细胞外，在肿瘤细胞中过度表达）和囊性纤维化基因编码的氯离子泵（见图3.23）。这类分子结构上的共同点是：六个跨膜结构域后连接一个胞浆ATP酶结构域，接着又是六个跨膜结构域和下一个胞浆ATP酶结构域。囊性纤维化氯离子泵的特殊之处是：它的活化既需要ATP的结合和水解，也需要cAMP的结合和水解。

受体

膜表面受体可将细胞外的信号跨膜传递给胞浆内的第二信使分子。这类受体包括生长激素（GH）、胰岛素、胰岛素样生长因子（IGF）和黄体生成素（LH）等非脂溶性配体的受体。根据其活化信号分子的机制不同，可将膜结合受体分为以下几类：

- 离子通道型受体（见上文）
- G蛋白偶联受体
- 酶偶联型表面受体。

质膜受体按结构特点可分为以下几种类型：

- 蛇根碱型（七个跨膜区，如LH受体）
- 跨膜且具有大段胞内区和胞外区［如表皮生长因子（EGF）受体］
- 跨膜但只有一个大的胞外区
- 整个分子通过一段称作GPI（糖基磷脂酰肌醇）锚的脂质结构固定在脂双层的外层。

膜受体的功能是通过启动第二信使最终活化特定的酶或DNA结合蛋白，这个过程可能会涉及向细胞核移位并启动一组特定基因的转录。

G蛋白偶联受体

G蛋白偶联受体被配体激活后会与锚定在质膜内层上的一个三聚复合体（α、β、γ）结合。此复合体是GTP结合蛋白，也叫G蛋白。G蛋白与GTP（而不是GDP）结合后，与锚定在质膜内层上的酶复合体相互作用，将三个第二信使全部激活或激活其中一个，这三个第二信使包括：

- 环腺苷酸（cAMP）
- Ca^{2+}离子
- 1, 4, 5-三磷酸肌醇/甘油二酯（IP_3/DAG）。

酶偶联型表面受体

此类受体通常只有一个跨膜区和一个胞内区，胞内区或者自身具有酶活性，或者能够结合并激活胞膜或胞浆内的其他酶复合物。此类受体可分为四类：

- **受体型鸟苷环化酶**（如心房利钠素受体），能合成环鸟苷酸，环鸟苷酸再活化cGMP依赖性激酶（G激酶），然后G激酶与特定的第二信使结合，并将其丝氨酸和苏氨酸残基磷酸化。
- **酪氨酸激酶型受体**［如血小板衍生生长因子（PDGF）的受体］，有些受体本身可以特异地对一小群信号蛋白胞内段上的激酶活性区进行磷酸化，有些则是与具有酪氨酸激酶活性的蛋白相结合。
- **受体型酪氨酸磷酸酶**（如CD45），可去除胞内信号蛋白上特定的酪氨酸残基的磷酸。
- **受体型丝氨酸/苏氨酸激酶**［如转化生长因子β（TGF-β）的受体］，可对胞内信号蛋白上特定的丝氨酸和苏氨酸残基进行磷酸化。

许多胞内受体可与类固醇激素（如黄体酮、氢化可的松、T_3和T_4）等脂溶性配体结合。此类胞浆受体与配体结合后往往发生形状改变，形成二聚体进入细胞核，并直接与特定的DNA序列相互作用（见DNA结合蛋白）。

细胞质

细胞质是指细胞膜内的液体成分，其中含有多种特化的细胞器（见图3.1）。细胞质内含支架，也叫细胞骨架，它可以调节溶质和贮存颗粒在胞浆内的流动过程和方向。细胞质中包含：

- **内质网**：是脂双层膜构成的相互连通的小管或扁平囊（或池）。内质网表面可有核糖体附着，有核糖体的称为粗面内质网（RER），无核糖体的称为滑面内质网（SER）。内质网与蛋白质的加工有关，其中核糖体将mRNA翻译成蛋白质肽链的初级氨基酸序列（见图3.4）。初级肽链合成后进入内质网腔进行第一次折叠和修饰成为成熟的肽链。内质网是药物代谢的主要场所。
- **高尔基体**：是由与内质网类似的扁平池构成，较厚的一端出芽形成小泡。经内质网初级加工过的肽链转运至高尔基体后，进一步成熟成为有功能的蛋白（如分泌型蛋白的糖基化），然后包装成分泌颗粒和胞浆小泡以出芽方式从高尔基体一端脱落（见图3.3）。
- **溶酶体**：是细胞内含有酸性消化酶的致密小泡。溶酶体能与来自细胞膜外的吞噬泡融合，并将其内容物消化成可以穿过溶酶体双层脂膜进入胞浆的生物小分子。溶酶体可与质膜融合，并将溶酶体酶释放到细胞外。溶酶体对于巨噬细胞和多形核细胞杀伤并消化病原体、发育过程中的组织塑形以及破骨细胞进行骨重建等具有至关重要的作用。因此许多代谢性疾病与溶酶体功能障碍有关也就不足为奇了。
- **过氧化物酶体**：是一种致密的细胞内小泡，因含有催化过氧化氢降解的酶而得名。过氧化物酶体参与胆汁及脂肪酸的代谢，主要与解毒有关，如D-氨基酸氧化酶和过氧化氢酶。过氧化物酶体功能障碍可导致罕见的代谢性疾病，如Zellweger综合征和近端肢段侏儒症。
- **线粒体**：是细胞的"发电站"。每个线粒体均由两层脂双层膜包绕中央基质构成，其中含有几个拷贝的环形DNA分子，是线粒体自有的基因组。**外膜**上有多种闸门受体，负责向线粒体内转运丙酮酸和ADP等原料，并把草酰乙酸盐（氨基酸和糖的前体）和ATP等产物转运出去。*Bcl-2*/*Bax*家族的成员也整合在线粒体的外膜上，并且能释放出启动凋亡的线粒体酶，这对于线粒体和细胞的共生关系是一个有趣的警示。**内膜**往往高度折叠形成线粒体嵴，极大地增加了有效表面积。内膜上附有电子传递链的穿膜酶复合物，后者可产生跨膜H^+离子浓度梯度。在H^+离子浓度梯度的驱动下，邻近的穿膜ATP酶复合物利用ADP和Pi合成ATP。两层膜之间的**内基质**中含有参与Krebs循环的酶，电子传递链的底物（$FADH_2$和NADH）和中央基质内的代谢底物（如琥珀酰CoA、α-酮戊二酸和草酰乙酸盐）均由这些酶催化生成。

第二信使

第二信使可将膜结合受体接受的信号传递至该信号的作用部位（如细胞核）。其作用机制基本分为四种，包括：环化AMP、IP_3/DAG、Ca^{2+}和蛋白质磷酸化。这四种机制相互关联，很少脱离其他机制单独发挥作用（图3.4）。

环化AMP、IP_3/DAG和Ca^{2+}离子

G蛋白偶联受体生成cAMP后，使胞内cAMP增加［图3.4(ia)］。cAMP与特异性cAMP结合蛋白结合并使其活化形成二聚体，随即二聚体进入细胞核与特定的DNA序列（cAMP反应元件）相互作用。此外，cAMP结合蛋白中的辅助因子也同时被激活并与磷酸化途径相互作用。

其他一些G蛋白复合物可活化内膜上的磷脂酶复合物，后者将膜上的磷脂酰肌醇二磷酸（PIP_2）裂解成两部分［图3.4 (ib)］：一部分是水溶性分子肌醇三磷酸（IP_3），它将流入胞浆，作用于内质网（或肌细胞内的肌浆网）上的闸门离子通道使其快速释放Ca^{2+}；另一部分是仍留在膜上的脂溶性DAG［图3.4(ic)］，它能活化丝氨酸/苏氨酸激酶和蛋白激酶C（见下文有关磷酸化的章节）。

虽然细胞内的钙结合蛋白和离子泵可将胞浆内的Ca^{2+}迅速运回贮存池（如内质网），但游离Ca^{2+}能与胞浆内的靶蛋白相互作用，诱导磷酸化/去磷酸化级联反应，使DNA结合蛋白活化并进入细胞核。

蛋白质磷酸化

虽然胞浆第二信使的磷酸化常常是cAMP、Ca^{2+}和DAG继发活化的结果，但蛋白质磷酸化级联反应的主要途径是从膜表面蛋白激酶受体与配体结合后形成二聚体开始的。酪氨酸激酶受体与配体结合后，其胞内区受体之间更加接近，使受体之间可以相互进行磷酸化［见图3.4 (ii)］。活化的受体复合物将作用于内膜或胞浆中的靶分子，包括*ras*、蛋白激酶C、直至MAP（丝

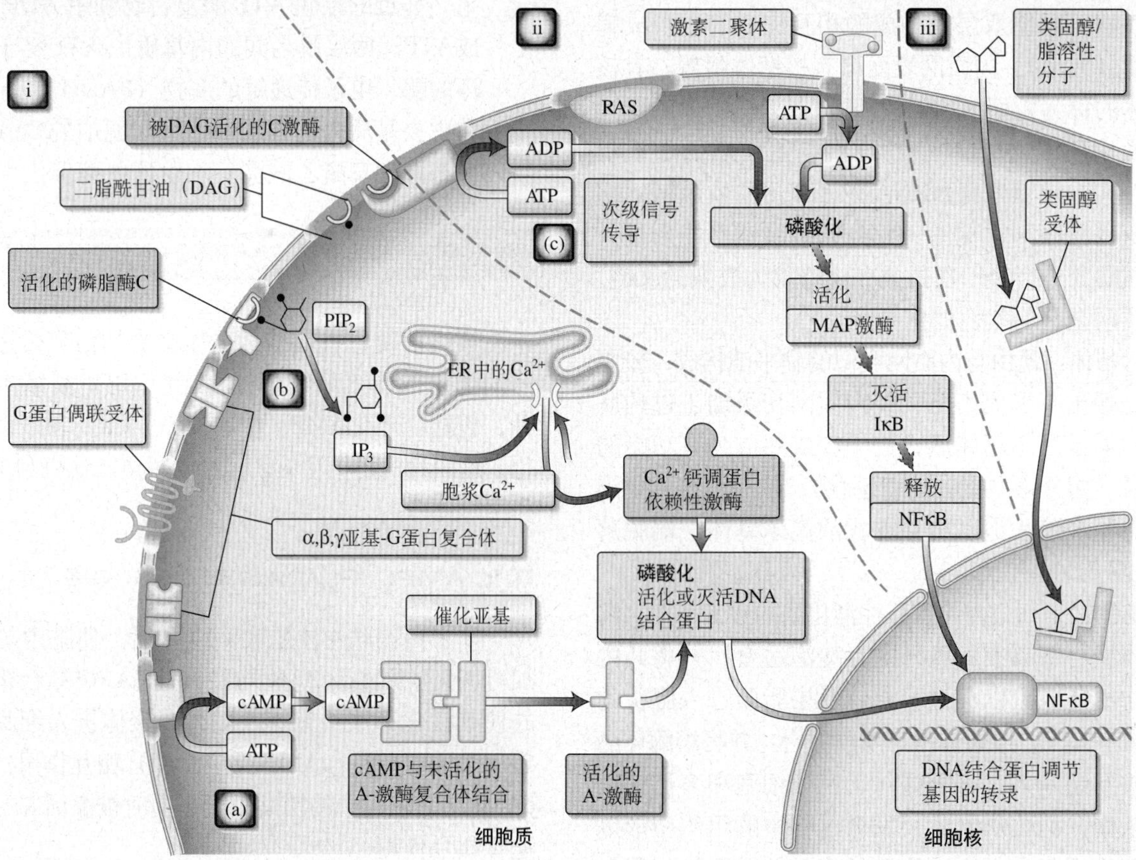

图3.4 **受体和第二信使。**(i) G蛋白受体与配体（如激素）结合并活化G蛋白复合物。G蛋白复合物可活化三种第二信使：(a) 生成cAMP；(b) 1,4,5-三磷酸肌醇（IP_3）及Ca^{2+}的释放；(c) 二酯酰甘油（DAG）激活C激酶和蛋白磷酸化过程。(ii) 激素二聚体与受体亚单位结合，使后者相互接近。胞内区相互磷酸化并通过RAS之类的分子启动磷酸化级联反应。(iii) 脂溶性分子（如类固醇）穿过细胞膜与胞浆受体结合，后者进入细胞核直接与DNA结合。ER：内质网；IκB：抑制性因子κB；NFκB：核因子κB。

裂原活化蛋白）激酶、Janus-Stat途径或IκB的磷酸化，使其释放出DNA结合蛋白，核因子κB（NFκB）。这些胞内信号蛋白通常都含有保守的非催化区，称为SH2和SH3（serc同源区2和3）。SH2可与磷酸化的酪氨酸结合，SH3则参与招募*ras*蛋白活化物。与G蛋白相同，*ras*（及与之同源的家族成员*rho*和*rac*）可在无活性的GDP结合状态和有活性的GTP结合状态间进行转换。状态转换后可启动MAP激酶、Janus-Stat蛋白途径的磷酸化级联反应，最终激活一种DNA结合蛋白（NFκB）。NFκB活化后发生构象改变进入细胞核，启动特定基因的转录。

脂溶性配体（如类固醇）无需第二信使，其胞浆受体一旦被活化就可作为DNA结合蛋白进入细胞核，直接参与基因的表达调控。

细胞骨架

细胞骨架是由结构蛋白组成的复杂的网络结构，它不仅能调节细胞的形状，还控制着细胞器在细胞内的移动，甚至可以使细胞根据外界刺激进行移动（见图3.2）。细胞骨架的主要成分包括微管、中间丝和微丝。

- 微管（图3.5）：由两种蛋白亚单位——α和β微管蛋白（50 kDa）构成，其长度处于持续不断变化中。微管构成了一条“高速公路”，能穿越胞浆运输细胞器。微管相关性马达蛋白——动力蛋白和驱动蛋白——能进行顺行和逆行运动。动力蛋白还与鞭毛的摆动有关。在细胞分裂间期，由微管组织中心（MTOC）对微管进行重排，MTOC由含微管蛋白的中心体构成，姐妹染色单体借助于此结构完成分离过程。另外一种蛋白是连接微管和细胞器的蛋白，称为胞浆连接蛋白（CLIP）。破坏微管组装的药物（如秋水仙素和长春新碱）会影响细胞器的定位和形态。抗肿瘤药紫杉醇杀伤细胞的机制是它能够结合并稳定微管，使细胞器无法移动，从而无法形成有丝分裂纺锤体。

- **中间丝**：构成核周网络并向细胞周边延伸。中间丝通过桥粒构成与相邻细胞的细胞间连接，还通过形成半桥粒构成与基底面基质之间的连接（图3.6）。表面上看中间丝的功能在于维持结构的完整性；中间丝在承受应力的细胞组织中大量存在。构成中间丝的纤维蛋白具有细胞胚系来源特异性，例如，角蛋白纤维仅见于上皮细胞，而波形蛋白纤维仅见于间皮（纤维母）细胞。
- **微丝**：肌细胞内精密排列的肌动蛋白（一种42～44kDa的球蛋白）和肌球蛋白纤维构成了收缩系统。这种纤维还以创伤型肌球蛋白（如肌球蛋白1）的形式遍布于非肌细胞的胞质溶胶内（构成收缩性肌纤凝蛋白凝胶）及质膜下。肌动蛋白丝通过锚定在质膜上有细胞间粘附连接的部分来介导细胞的移动（图3.6），使组织中的相邻细胞能进行无应力的协同收缩。与此类似，垂直收缩时，肌动蛋白丝跨越质膜，锚定在基质上肌动蛋白纤维汇聚的粘合斑上（图3.6）。肌动蛋白相关蛋白（如毛缘蛋白）可调节微丝功能，这种效应往往是钙依赖性的。肌动蛋白相关蛋白可有组织特异性，例如，与肌动蛋白结合的肌钙蛋白由三个亚单位构成，其中两个亚单位有心肌特异性异构体。发生心肌梗死后心肌型肌钙蛋白I和T将被释放入血。

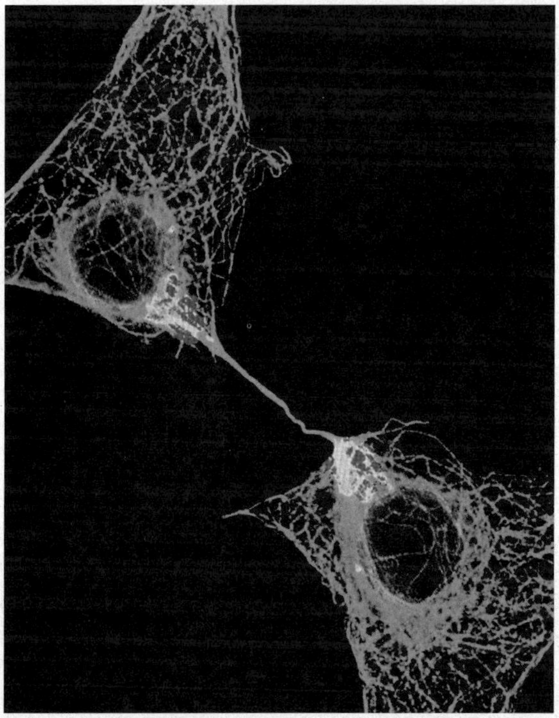

图3.5 （也见彩图3.5）分裂期成纤维母细胞的免疫荧光显微照片，示细胞骨架。绿色显示的部分是微管，黄色显示的部分是高尔基器，蓝色显示的部分是细胞核。Reproduced with permission of Dr Philip Huie, Stanford University, from Biotechniques July/August 1995.

小*ras*样GTP结合蛋白*rho*和*rac*活化后也参与控制细胞内肌动蛋白体系结构的变化。细胞分裂时的结构重排涉及上述结构变化，因此*rho*和*rac*的功能障碍与肿瘤有关。

细胞间连接

细胞骨架和质膜相连，其胞外区通过形成细胞间连接构成组织。细胞间连接包括三种类型：紧密连接、粘附连接和缝隙连接（图3.6）。

紧密连接

紧密连接（闭锁小带）将细胞连接在一起，位于上皮细胞（如小肠和肾细胞）间相邻面的顶端，构成一道防止离子和溶质穿越上皮组织的屏障，但某些溶质可不同程度地“漏出”。**封闭连接蛋白**与细胞间紧密连接的密闭性有关，这种蛋白在组织内呈选择性表达，可决定哪些小离子能穿过细胞间隙。例如，封闭连接蛋白在肾呈现差异性表达，Gitelman综合征的某些亚型与封闭连接蛋白-16（在肾远曲小管表达，此处是镁的重吸收部位）的突变有关。因为镁的重吸收是旁细胞性的，紧密连接（含有封闭连接蛋白-16）能防止二价镁离子从细胞间快速扩散回肾小管。

粘附连接

粘附连接（粘着小带）连续分布于细胞基底面一侧，含有钙黏蛋白，是细胞内微丝的主要附着部位。**桥粒**为两个相邻细胞质膜局部增厚且平行排列的部分，并有中间丝附着。**半桥粒**也与中间丝相连，负责细胞与基膜的连接。细胞的其他局灶部位也可与基膜相附着，由跨膜整合素将细胞外基质与微丝连接起来。出现水泡的皮肤病就是因为粘附连接中的桥粒蛋白受到自身抗体攻击造成的。**寻常天疱疮**是桥粒核心糖蛋白 -3 受到攻击，**落叶型天疱疮**则是桥粒核心糖蛋白 -1 受到攻击。

缝隙连接

缝隙连接可以使物质不通过细胞外液直接进入另一个细胞。此类蛋白质构成的管道（**连接小体**）排列在相邻的两个细胞之间，可允许分子量高达 1000 kDa 的溶质（如氨基酸和糖）以及离子、化学信使和其他因子通过。小管的直径由细胞内Ca^{2+}浓度、pH值和电压控制。连接小体是由六个亚单位围合而成的小管，亚单位的组织特异性异构体由不同的基因编码而成。突变型的连接小体会导致疾病，如X连锁型 Charcot-Marie-Tooth 病。

细胞粘附分子（也见第 4 章）

组织结构的形成必须有粘附分子和粘附受体参与。此类分子在细胞生长和分化过程中呈差异性表达，如创伤修复和胚胎发育过程。细胞粘附分子可分为四个大家族：钙黏蛋白、整合素、免疫球蛋白超家族和

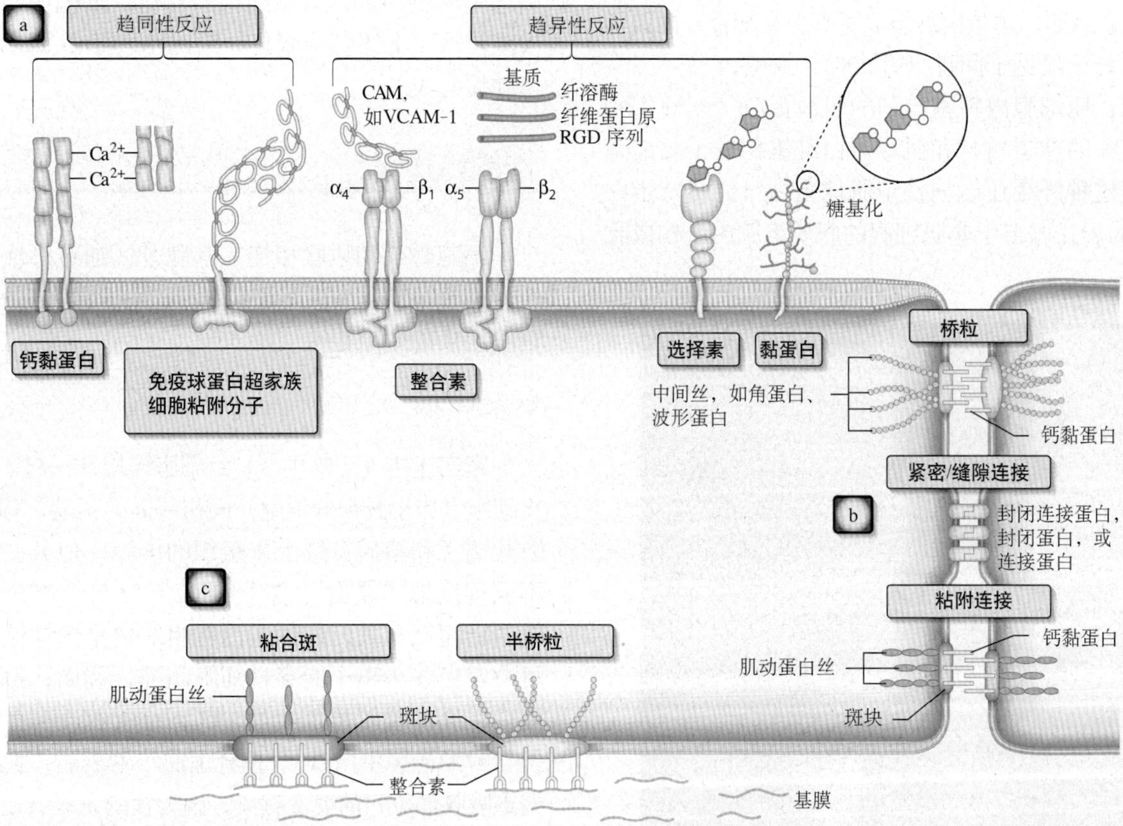

图 3.6 细胞粘附分子和细胞间连接。（a）**粘附分子的五种主要类型。**钙黏蛋白的 Ca^{2+} 依赖性同源二聚体具有趋同性，其胞内区与细胞骨架相连。免疫球蛋白超家族里的细胞粘附分子（CAM）既有趋同性的也有趋异性的（与整合素结合）。其结合不依赖于Ca^{2+}，胞内区有细胞信号传导功能。整合素为α-β链结构，主要与细胞基底面的基质成分发生趋异性结合。胞内区主要参与细胞信号传导，但也可直接与细胞骨架复合物相互作用。选择素与黏蛋白上的特异性糖分子结合，但亲和力较弱。黏蛋白是细胞膜上伸出的串联重复性长肽，表面覆盖有糖基化部分。（b）**相邻细胞间形成局灶性粘着连接。桥粒是细胞膜上由桥粒核心糖蛋白等分子构成的蛋白质斑块。**桥粒上伸出的钙黏蛋白与相邻细胞的钙黏蛋白相结合。此类斑块在细胞内与细胞骨架中的环形中间丝结合，如上皮细胞中的角蛋白和成纤维母细胞中的波形蛋白。紧密连接由整合型膜蛋白、封闭连接蛋白和双封闭连接蛋白构成，三者联合形成跨细胞间隙的桥样亚单位。缝隙连接是由连接蛋白亚基构成的可调节性中空小管。粘附连接与桥粒的相似之处在于它们均是由钙黏蛋白形成细胞间粘附，但膜上的蛋白质斑块组分不同，并且这些组分的末端与肌动蛋白等可收缩性细胞骨架纤维相连。（c）**基底面细胞膜上的粘附性结构。**与桥粒和粘附连接相似，半桥粒和粘合斑的蛋白质斑块分别将胞内中间丝（如角蛋白和波形蛋白）和细胞骨架的可收缩性肌动蛋白与底部基质连接起来。但不同的是，细胞表面的粘附分子是整合素而不是钙黏蛋白。

选择素（图 3.6）。

钙黏蛋白

钙黏蛋白构成相邻细胞间的分子连接，在质膜与其他细胞接触的区域，即“粘附连接”处形成拉链样结构。成束的肌动蛋白丝通过粘附连接从一个细胞延伸到另一个细胞。上皮细胞间可见大量的桥粒，其主要组分是与钙黏蛋白相关的桥粒核心糖蛋白。细胞骨架中的中间丝锚定在桥粒上。被打散的胚胎细胞在培养皿中生长时，组织来源相同的会自动聚集成团。钙黏蛋白的趋同性反应（物以类聚）是此类细胞聚集现象的基础，对分离胚胎组织具有重要作用。在胚胎中表达的组织特异性粘附分子是细胞迁移和组织分化的关键因素。例如，只有当神经嵴细胞开始表达整合素受体，而不再生成N-CAM（见下文）和N-钙黏蛋白时，神经嵴细胞才能相互分离并开始在细胞外基质中迁移。钙黏蛋白表达水平的改变往往与肿瘤的转移能力有关。

整合素

整合素是由α和β亚基构成的膜糖蛋白，有活化型和未活化型两种形式。整合素主要与细胞外基质成分相结合，如纤维蛋白原、弹性蛋白酶及层粘连蛋白。整合素与基质结合时识别精氨酸-甘氨酸-天冬氨酸（RGD）序列，在半桥粒及粘合斑的灶状膜锚定位点中，整合素取代钙黏蛋白成为表面粘附分子(图3.6)。整合素的活化方式是通过胞浆信号改变其胞外区的构象，使之与配体的亲和力增高，这是整合素的一个特征。当白细胞受到细菌肽刺激时，这种“由内至外”的信号传递方式使白细胞整合素与免疫球蛋白超家族的结构（如免疫球蛋白Fc段）的亲和力迅速提高。整合素与配体结合后，信号“由外向内”传导，刺激第二信使引发胞吞、增殖和凋亡等多种事件。整合素缺陷与多种免疫性疾病和凝血疾病有关，如Bernard-Soulier综合征和Glanzmann血小板机能不全。

免疫球蛋白超家族细胞粘附分子（CAM）

此类分子的部分序列具有免疫球蛋白样结构。神经细胞粘附分子（N-CAM）主要见于神经系统，介导趋同性（物以类聚）粘附。神经细胞粘附分子与其他细胞上的同种分子结合后，可与成纤维母细胞生长因子受体横向结合，并刺激该受体的酪氨酸激酶活性，诱导轴突生长。因此粘附分子能通过间接活化其他类型的受体触发细胞反应。胎盘和胃肠道也能够表达免疫球蛋白超家族成员，但其功能还不十分清楚。

选择素

与多数粘附分子不同，选择素不与蛋白质结合而是与白细胞和内皮细胞（血管和造血系统）上的糖类配体或者说黏蛋白复合物相结合。选择素是根据第一次发现这种选择素的组织类型而命名的。L-选择素是在白细胞上发现的，介导淋巴细胞向淋巴结归巢。E-选择素出现于炎症性细胞因子活化的内皮细胞上；许多血管床有少量基础水平的E-选择素表达，这似乎是白细胞迁移所必需的。P-选择素贮存在血小板α颗粒和内皮细胞Weibel-Palade小体中，并在上述细胞受到刺激时快速转移到质膜上。以上三种选择素都参与白细胞滚动过程。

细胞核及其功能

所有可分裂的真核细胞都有细胞核。细胞核内含有人类基因组并由双层脂膜包绕，双层脂膜的外层延续至内质网。核膜上有核孔，核苷酸和作用于DNA的蛋白由此进入核内，mRNA由此运出细胞核（见图3.4）。基因组内含有DNA以及DNA复制和转录为RNA所需的全部组分。细胞分裂的形式有两种——有丝分裂和减数分裂。减数分裂只发生在生殖细胞中，分裂后染色体数目减半（单倍体），受精时两细胞融合，使染色体数目恢复完整的46条。有丝分裂发生在受精后的分裂细胞中，产生两个相同的子细胞。只有在细胞分裂时才能看见染色体。

核仁是核内的致密区域，富含蛋白质和RNA，主要与核糖体RNA（rRNA）及核糖体的合成有关。

细胞周期（图 3.7）

生长因子［如上皮细胞生长因子（EGF)；血小板衍生生长因子（PDGF)；胰岛素样生长因子（IGF)］与受体结合后，可通过胞内第二信使刺激处于细胞周期G0期（间隙期）的静止细胞。刺激信号传递至细胞核（见下文），激活转录因子并启动DNA合成，随即细胞通过有丝分裂一分为二。对细胞周期进行调节的是细胞周期素蛋白家族，它们可通过磷酸化方式

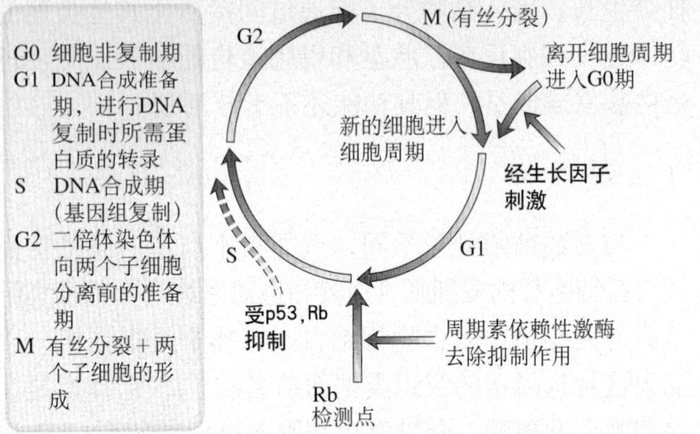

图3.7 **细胞周期**。细胞经生长因子刺激后从周期外的G0期进入G1期。在G1期，细胞开始转录参与DNA合成的分子。Rb是G1期和S期之间的“检测点”（抑制性分子），只有将其去除，细胞周期才能继续。G1期合成的周期素依赖性激酶能去除Rb。如果在S期发现DNA存在任何缺陷，p53都会阻断细胞周期的进行。DNA合成（S期）结束后，细胞进入G2期，为细胞分裂做准备。M期是有丝分裂期，分裂出的子代细胞可以进入G0期分化为特化细胞，也可以重新进入细胞周期。

（由其激酶区域和磷酸酶区域完成）激活或灭活参与DNA复制的蛋白。因此，当染色体准备进行复制时，细胞由G0期进入G1期（间隙期1），随后是合成（synthetic，S）期，46条染色体被复制成姐妹染色单体，接下来又进入一个间隙期（G2），最后进入有丝分裂期（mitosis，M）。

凋亡（细胞程序性死亡）

凋亡也称为生理性细胞死亡，是由相关基因的有序活化导致的细胞死亡。

坏死与凋亡相反，是由外部因子（如缺氧、化学毒素）破坏了细胞的生理活动导致的细胞破裂，其特征是水和离子内流，细胞器肿胀破裂。细胞溶解后，溶酶体酶释放到细胞外环境，诱发体内炎症反应。

细胞凋亡具有特殊的形态学表现：

- 染色质凝集，同时胞核和胞浆浓缩成一种特殊的膜被小泡，即凋亡小体
- 细胞器完整
- 细胞“出泡”（完整的有膜小泡）
- 无炎症反应
- 细胞“小泡”和残余物被邻近细胞和巨噬细胞吞噬。

凋亡过程需要能量（ATP），同时一些Ca^{2+}和Mg^{2+}依赖性核酸酶系统被活化，特异性裂解核DNA上位于组蛋白之间的残基。凋亡发生后，DNA被一种内切酶降解。半胱天冬酶（含半胱氨酸的天冬氨酸特异性蛋白酶）参与这一过程，它能激活有破坏DNA作用的CAD（半胱天冬酶活化的DNA酶）/ICAD（CAD抑制物）系统。从胚胎发生和创伤修复时的组织结构形成到正常的代谢过程，可调节的凋亡对许多生命过程是必需的。例如，非妊娠的月经周期中，增厚的子宫内膜进行自我破坏形成月经。肿瘤的化疗和放疗方案只有启动癌细胞自身的凋亡途径才能奏效。用药后不能启动凋亡的耐药癌细胞会继续存活，其遗传物质将累积更多损害。有几种因子可以启动凋亡，但总体上可分为两条信号途径：通过细胞表面的死亡受体启动的外源性途径和在线粒体水平启动的内源性途径。死亡受体都是TNF受体超家族的成员，包括CD95（APO-1/Fas）、TRAIL（TNF相关性凋亡配体）-R1、TRAIL-R2、TNF-R2、TNF-R1、DR3和DR6。

外源性途径参与组织塑形和诱导自身免疫耐受等过程。受体的胞内段含有死亡功能复合体，经活化后可扩增pro-半胱天冬酶8分子，其自身催化功能引起起始因子半胱天冬酶8的释放（图3.8）。随即半胱天冬酶8与其他效应性半胱天冬酶联合起来剪切pro-半胱天冬酶3和半胱天冬酶3，激活DNA剪切、细胞浓缩和细胞碎裂的过程。

内源性途径的关键环节是线粒体释放细胞色素C。细胞应激，如生长因子去除和p53相关性细胞周期阻滞，可以诱导促凋亡的Bcl-2家族成员Bax和Bak的表达。Bax和Bak的四聚体复合物嵌入线粒体外膜，形成通透性孔道。线粒体释放的细胞色素C结合Apaf1后形成名为凋亡酶体的复合物，凋亡酶体再活化一种始动半胱天冬酶。此途径中半胱天冬酶9是始动半胱天冬酶，接着半胱天冬酶9活化效应性半胱天冬酶——半胱天冬酶3。受损线粒体释放的其他蛋白Smac/DIABLO和Omi/HtrA2能抵消IAP（凋亡蛋白抑制因子）的效应，IAP在正常情况下与pro-半胱天冬酶3结合并阻止其活化。抗凋亡的Bcl-2蛋白整合到Bak/Bax孔道复合体后，使线粒体孔道丧失通透性，因而无法释放细胞色素C和抗IAPS的蛋白。

内源性和外源性凋亡途径之间有一个相互放大信号的交汇点，即半胱天冬酶8对Bcl-2家族成员tBid进行剪切，使其促进膜孔复合体Bcl-2/Bax/Bak形成的环节。如果此复合体的主要成分是Bcl-2蛋白家族中的促

调亡成员，那么凋亡酶体/半胱天冬酶9就会与线粒体的抗IAP蛋白一起增强凋亡效应因子半胱天冬酶3的活化（图3.8）。反之，如果抗凋亡性Bcl-2过度表达，则不但会抑制内源性途径，也会减弱外源性凋亡途径的信号传导。

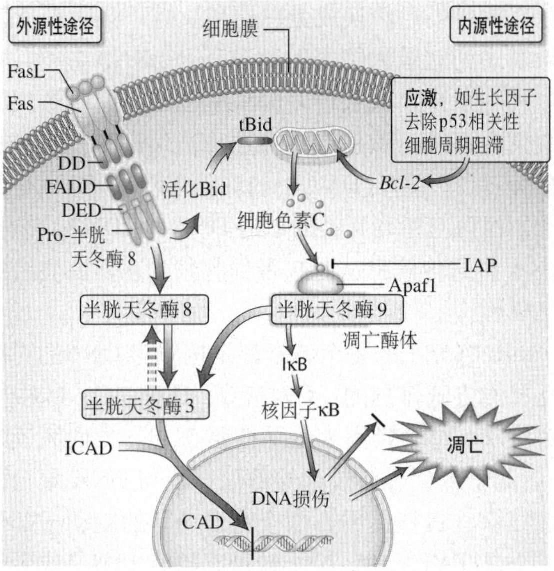

图3.8　外源性和内源性凋亡信号传导网络示意图。Fas蛋白和Fas配体（FasL）相互作用激活最明确的两个凋亡途径之一。

Fas和FasL同属TNF（肿瘤坏死因子）家族——Fas是穿膜受体家族的成员，而FasL是膜相关细胞因子家族的成员。FasL的同源三聚体与Fas结合后，可使Fas三聚体化并使其胞浆区末端的**死亡结构域**（DD）相互接近。适配蛋白FADD（含有死亡结构域的Fas相关蛋白）与活化的Fas死亡结构域结合后，再与pro-半胱天冬酶8上的一组**死亡效应结构域**（DED）结合。

pro-半胱天冬酶8聚集在一起后会相互活化并完成自身裂解，释放出**半胱天冬酶8**，这是一种能在天冬氨酸残基之后剪切蛋白质的蛋白酶。随后半胱天冬酶8再剪切并活化其他最终可引起**半胱天冬酶3**活化的半胱天冬酶。之后半胱天冬酶3剪切CAD的抑制物ICAD，使CAD被释放入细胞核去裂解DNA。虽然对于凋亡而言，半胱天冬酶3是最关键的执行半胱天冬酶，但内源信号途径只需要通过线粒体释放细胞色素C，然后活化半胱天冬酶9就能启动凋亡。

Bcl-2家族的蛋白（包括Bax和Bak）能在线粒体膜上形成孔道，使细胞色素C和线粒体的凋亡抑制因子IAP释放出来。有意思的是，tBid的活化既能辅助并放大外源性凋亡信号，同时又能通过招募Bcl-2家族成员激活内源性途径。Apaf1：凋亡蛋白酶活化因子1；Bid：Bcl-2蛋白家族成员；IAP：凋亡蛋白抑制因子。

推荐读物

Ashcroft FM (2000) *Ion Channels and Disease*. San Diego: Academic Press.

Blobe GC, Schiemann WP, Lodish HF (2000) Role of transforming growth factor-β in human disease. *New England Journal of Medicine* **342:** 1350-1358.

Cooper, GM (2000). *The Cell - A Molecular Approach*, 2nd edn. Sunderland (MA): Sinauer Associates.

Donaldson KM, Li W, Ching KA et al. (2003) Ubiquitin-mediated sequestration of normal cellular proteins into polyglutamine aggregates. *Proceedings of the National Academy of Sciences USA* **100:** 8892-8897.

Friedlander RM (2003) Apoptosis and caspases in neurodegenerative diseases. *New England Journal of Medicine* **348:** 1365-1375.

Friedman J, Xue D (2004) To live or die by the sword: the regulation of apoptosis by the proteasome. *Developmental Cell* **6**(4): 460-461.

Huber O (2003) Structure and function of desmosomal proteins and their role in development and disease. *Cellular and Molecular Life Sciences* **60**(9): 1872-1890.

Micheau O, Tschopp J (2003) Induction of TNF receptor I-mediated apoptosis via two sequential signaling complexes. *Cell* **114:** 181-190.

Wheelock MJ, Johnson KR (2003) Cadherins as modulators of cellular phenotype. *Annual Review of Cell and Developmental Biology* **19:** 207-235.

Wyllie AH (ed) (1997) Apoptosis: an overview. *British Medical Bulletin* **53:** 451-465.

分子生物学与遗传性疾病

现已发现的遗传病有200多种，而分子生物学在诊断单基因遗传病方面的作用是毋庸置疑的。多因素疾病中“风险基因”的相互作用提高了遗传学在风湿病学、肿瘤及精神分裂症等研究领域的价值。

DNA 的结构与功能

遗传信息贮存在双链脱氧核糖核酸（DNA）分子中。每条单链 DNA 都是由一条脱氧核糖-磷酸骨架和一串嘌呤碱基［腺嘌呤（A）和鸟嘌呤（G）］和嘧啶碱基［胸腺嘧啶（T）和胞嘧啶（C）］组成的。基于实用性的目的，DNA 的长度通常以碱基对（bp）来计量。

DNA（以及 RNA）的单体是核苷酸，即一个糖 - 磷酸单位上连一个碱基（图3.9a）。碱基间的氢键将两条DNA链束缚在一起。核苷酸配对组合的方式只有四种—— TA、AT、GC 和 CG（图 3.9b）。DNA 双链经过弯曲扭转形成双螺旋结构，上有大沟和小沟。双螺旋DNA链缠绕在组蛋白上形成核小体，并进一步浓缩成分裂中期所见的染色体（图 3.9c,d）。

基因

基因是 DNA 上编码多肽序列的部分。三个相邻核苷酸（一个密码子）编码一个特定的氨基酸，如AGA编码天冬氨酸，TTC 编码苯丙氨酸。常见的氨基酸只有20种，而构成遗传密码的密码子却有 64 种组合。这意味着多数氨基酸由不止一种的三联体密码子编码；还有一些密码子被用作多肽链合成时的“起始”或“终止”信号。

要编码一种特定的蛋白质，基因的DNA长度应包含足以和所编码肽链的氨基酸数目相对应的核苷酸三联体。基因的长度差别很大，多数基因的长度为 20 ~ 40kbp，但是少数基因长度可达上百万碱基对（如肌肉的抗肌萎缩蛋白基因）。细菌的编码序列是连续的，而高等生物的编码序列（外显子）有多处被非编码序列（内含子）阻断（见图 3.10）。一些基因编码的RNA分子不被翻译成蛋白质，由此类基因编码的功能性核糖体RNA（rRNA）和转运RNA(tRNA) 在多肽合成中具有关键作用。

转录和翻译（图 3.10）

将遗传信息转换成蛋白质和肽链，必须先把DNA的碱基序列转录为信使RNA分子；mRNA主要存在于核仁和胞浆中，由核糖 - 磷酸单位加上碱基形成的核苷酸聚合而成。碱基包括腺嘌呤、鸟嘌呤、胞嘧啶和脲嘧啶（U）（替代DNA中的胸腺嘧啶）。RNA是单链分子，但可与序列互补的单链 DNA（ssDNA）杂交。mRNA 将遗传信息从胞核带到胞浆，在蛋白质合成中充当模板。

mRNA分子的每个碱基都是按照与 DNA的对应碱基互补的方式排列的：C对应G，G对应C，U对应A，A 对应 T。每个基因永远是按照 5’-3’ 方向阅读的。5’ 启动子区代表转录起始部位，能与 RNA 聚合酶特异性结合。真核基因有两个富含 AT 的启动子部位。第一个是 TATA 盒，位于转录起始点上游（或者说之前）25bp；第二个是 CAAT 盒，位于起始点上游 75bp。初级 mRNA 或原始 mRNA 是 DNA 双链之一的完整拷贝，既包括内含子也包括外显子。

mRNA 离开细胞核之前要进行转录后修饰，在 5’ 和 3’ 末端分别加上反转的鸟嘌呤核苷（CAP 帽）和一串腺嘌呤核苷（Poly A）进行保护（图 3.10）。高等生物的初级转录本还要在细胞核里进一步加工——剪接内含子，这一步由小核 RNA 和特异性蛋白来完成。另外有可能发生替代剪接，有时甚至剪掉一个完整的外显子，所以同一个基因可能编码不止一种蛋白质。mRNA 加工完毕后从胞核迁移到胞浆，此时多聚核糖体（成群的核糖体）开始附着到 mRNA 上；核糖体由较小的 RNA 分子（rRNA）和蛋白亚单位一起构成。其中的 rRNA 成分是与遗传密码结合并进行翻译的关键因素。mRNA 与核糖体结合后，相邻碱基组成的三联体密码子暴露出来被转运RNA（tRNA）上的互补序列，又称反密码子识别。每个 tRNA 分子携带一个与其反密码子对应的特异氨基酸。核糖体沿着 mRNA 的 5’-3’ 方向移动时将氨基酸从 tRNA 分子上移出，并按密码子指定的顺序依次连接起来。随着核糖体像“拉链”一样沿着 mRNA 移动，所携带的氨基酸被连接成一条肽链。前 20 个或更多的核苷酸是识别序列和调节序列，不被翻译为氨基酸，但是翻译过程所必需的，可

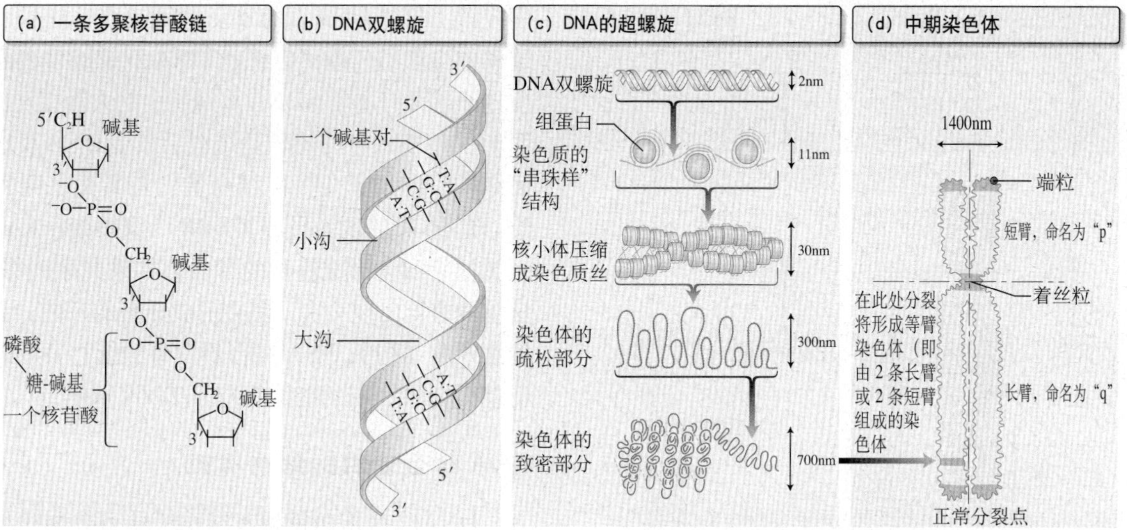

图 3.9 DNA 及其与人类染色体的结构关系。
(a) **多聚核苷酸链，示核酸碱基所在位置**。单个核苷酸通过其脱氧核糖部分连接成多聚体。杂环糖的 5’碳原子通过一个磷酸与下一个杂环糖的 3’碳连接形成核酸的糖 - 磷酸骨架。5’-3’的连接方式使 DNA 序列具备了方向性。
(b) **双链 DNA**。两条 DNA 链借碱基间的氢键相连接。由于 T 只能与 A 配对，G 只能与 C 配对，因此核苷酸对只有四种：TA、AT、GC 和 CG。单链 DNA（ssDNA）之间只能反向互补配对，即如果一条链是 5’-3’方向，那么互补链就是 3’-5’方向。CG碱基对之间可形成三个氢键，AT 碱基对之间只有两个氢键，因此CG之间的键要比AT的强，这一点将影响序列不同的DNA分子的生物物理学特性。一段 CG 和 AT 含量相等的 DNA 随机序列，其两条互补单链会形成螺旋式三维结构。螺旋上有大沟和小沟，12个碱基对构成一圈完整的螺旋。这些沟状结构很重要，因为DNA结合蛋白主要与大沟相互作用。富含重复性CG的DNA序列其螺旋结构会扭曲，致使小沟的尺寸更接近大沟，形成 Z 形结构。富含 CG 的区域可能与 DNA 结合蛋白相结合。
(c) **DNA超螺旋**。在人类和其他高等生物中，螺旋状DNA分子盘绕成核小体，并进一步浓缩成分裂中期所见的染色体。DNA包装的第一步是每180bp DNA双链盘绕在一组核蛋白结构表面，即组蛋白上，然后进一步盘绕为超螺旋，形成压缩的核小体，最终成为我们看到的染色体。
(d) **中期结束时 DNA 复制成由着丝粒相连的两条双胞胎染色体**。图中显示了染色体的结构及其与超螺旋的关系，以及着丝粒、端粒的位置和两条染色单体分裂的位置。

染色体的命名：染色体是按其号数或 X 或 Y 加上短臂（p）或长臂（q）命名的。带或亚带是根据 Giemsa 染色（因此称 G- 显带）或喹吖因染色后观察到的横向亮带和暗带来确定的，其序号从着丝粒向两端计数。

染色体组成 = 染色体数目 + 性染色体 + 异常染色体；例如：

46XX = 正常女性

47XX+21 = Down 综合征（21 三体）

46XYt (2;19)(p21;p12) = 男性，染色体数目正常，但伴有 2 号和 19 号染色体易位，断裂点分别位于两条染色体短臂的 2 区 1 带和 1 区 2 带。

能也是翻译之前的转录过程所必需的。翻译在遇到 AUG（蛋氨酸）三联体时开始，因此所有蛋白质都以蛋氨酸开始。然而蛋白质在进行折叠和翻译后修饰成为成熟蛋白的过程中，天然肽链中的前导氨基酸序列要被切掉，蛋氨酸经常会丢失。同样，Poly A 尾也不被翻译（3’非翻译区），它的前面是一个终止密码子：UAA、UAG 或 UGA。

基因表达的调控

DNA 翻译成蛋白质的各个步骤中有多处可以对基因表达进行调控。蛋白质和 RNA 分子总是处于不断更新的状态；它们一经生成，相应的破坏过程就已开始启动。对于许多基因来说，对转录的控制是调控表达的关键环节。细胞内一些有害的甚至致癌性的改变，例如一个基因出现明显的过表达，可能是源于其 mRNA 或蛋白质不能被降解，而不是基因的表达出现问题。反过来，最近的一篇文献认为可以通过促进 RNA 降解（RNA 干扰，RNA_i）来阻止基因表达。

转录调控

基因的转录（DNA 到 mRNA）不是一个自发事件，只有通过多种 DNA 结合蛋白与基因组 DNA 相互作用后才能实现。基因表达调控首先始于在染色体的正

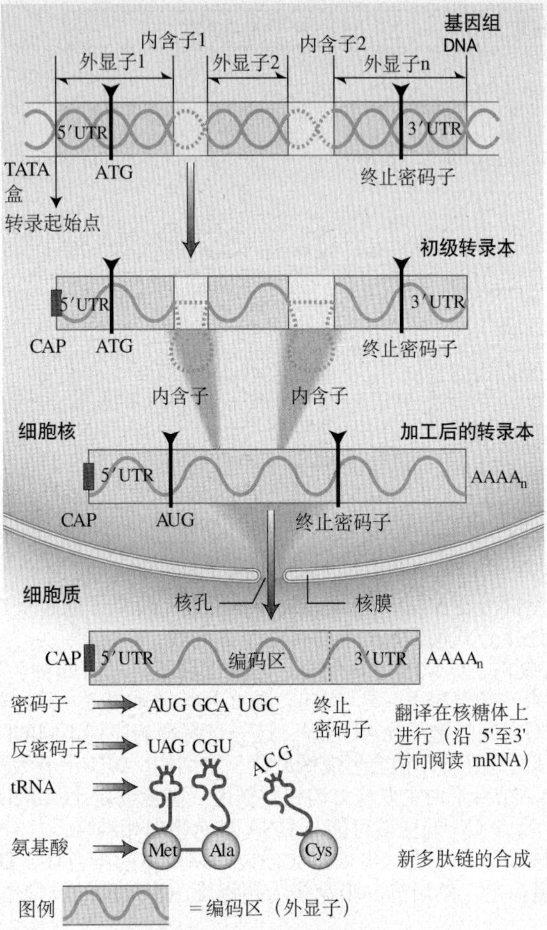

图 3.10　转录和翻译（从 DNA 到 RNA 到蛋白质）。

RNA 聚合酶根据 DNA 上的基因序列合成其 RNA 拷贝。**初级转录本加工**：mRNA 前体 5′游离端加帽是指把一个反转的鸟嘌呤残基加到5′末端，然后对该残基进行甲基化，形成 7- 甲基鸟嘌呤残基。（因此基因上的对应部位称为 CAP 区。）

mRNA 的 3′末端含有 AAUAAA 序列，是一种内切酶的剪切识别信号，该酶可在此信号下游约 20bp 处将正在延伸的转录本切断。随后 PolyA 聚合酶对 3′端进一步加工，将大约 250 个腺嘌呤残基加到 3′端，形成 Poly A 尾（多聚腺苷酸化）。如果不进行加帽和加尾，mRNA很快就会从5′-3′方向被降解，因为反转的帽核苷酸能阻碍核酸酶的结合。具有去帽功能的特异性5′mRNA核酸酶受 PolyA 尾调节，因此必须由其他降解酶先去尾，此酶才能活化。

剪接内含子后产生的成熟mRNA（原核细胞的基因没有内含子）通过核孔移至细胞核外，沿内质网排列。

核糖体亚单位附着在 mRNA 上，沿 5′至 3′方向移动。当特异性 tRNA 把氨基酸转运到核糖体的活性部位，核糖体把密码翻译成多肽序列。肽链一旦合成完毕就被释放到内质网中进行翻译后修饰，成为成熟的蛋白质。

确位置上打开DNA双螺旋。为完成这一任务，在进化过程中出现了一组可以识别 DNA 双螺旋外表面的蛋白质分子，它们主要与DNA双螺旋上的大沟相互作用（见图3.9）。DNA序列的碱基组成会改变DNA双螺旋的几何结构，以便于 DNA 结合蛋白与其靶序列的相互适配：富含GC的区域形成 Z 形DNA双螺旋；AAAANNN之类的序列会形成轻微的弯曲，如果此序列每隔 10 个核苷酸重复出现一次，就会形成显著的弯曲。识别这些扭曲螺旋结构的 DNA 结合蛋白有的能打开双螺旋以便于基因转录，有的能阻止打开 DNA 双链。

DNA 结合蛋白的结构类型

DNA结合蛋白根据其结构模体可分为四种基本类型（图 3.11 和表 3.1）。

调控序列和调控蛋白

DNA 结合蛋白通过三种不同的途径调节基因表达，分别是启动子途径、操纵序列途径和增强子途径。**启动子**是最主要的基因表达调控序列，RNA 聚合酶可与之结合；正常情况下，启动子区位于 DNA 的可转录序列附近。在真核细胞中，只有多种DNA结合蛋白及相关蛋白聚集起来并相互作用后才能活化转录。这些称为“总转录因子”的蛋白应该安装在启动子上RNA聚合酶（如 Pol Ⅱ）所结合的部位，此部位的特征是含有一些特异性模体，如 TATA 序列。

还有一些DNA调控蛋白作用于离启动子结合位点很近的区域，称为操纵蛋白/区域。此类蛋白可以作为阻遏蛋白和启动子区内的 DNA 序列结合，也可以作为正向调节因子促进 RNA 聚合酶与 DNA 的结合。第三

表 3.1　DNA 结合蛋白举例

DNA 结合蛋白类别	举例
螺旋 - 转角 - 螺旋	CREB（cAMP 反应元件结合蛋白）
锌指结构	类固醇和甲状腺激素受体
	维甲酸和维生素 D 受体
	癌基因 *Bcl-6* 产物（淋巴瘤）
	癌基因 *WT1* 产物（Wilm 瘤）
	红细胞分化和Hb表达因子GATA-1
亮氨酸拉链	细胞复制癌基因 *c-jun*
	细胞复制癌基因 *c-fos*
螺旋 - 环 - 螺旋	癌基因 *myc*
	癌基因 *mad*
	癌基因 *max*

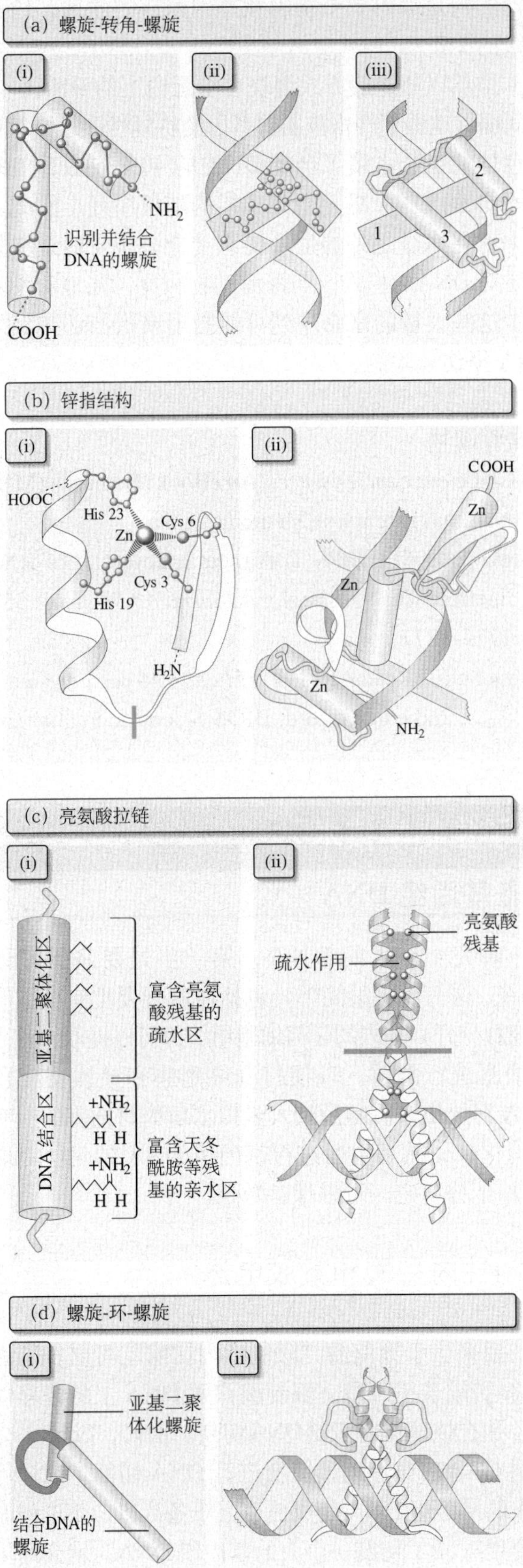

图 3.11　四种 DNA 结合蛋白。

(a) **螺旋 - 转角 - 螺旋（HTH）模体。这种**最简单也最常见的模体是以固定角度相连的两个螺旋。**(i)** 此为 HTH DNA 结合蛋白的“核心”模体，但发生了很多修饰。**(ii)** 同所有 DNA 结合蛋白一样，它们以二聚体形式结合在双螺旋上刚好旋转一圈（3.4nm或12bp）的长度上。含有同源异型域的 HLH 型 DNA 结合蛋白是 HTH 蛋白的一种特殊类型，是 20 世纪 80 年代在研究控制果蝇发育的基因时发现的。此类蛋白都含有一段几乎完全相同的60个氨基酸的序列。它们还有第三段螺旋，以一个固定的方向连在 DNA 结合区上。事实上，所有同源异型域蛋白看起来都有能与 DNA 相互作用的特异性氨基酸保守部位和残基。**(iii)** 此外，N- 末端上方向随机的延伸链能与小沟相作用。

(b) **锌指模体**的特点是在蛋白质的四级结构中以某种形式插入了锌。

(i) 锌指模体的名称起源于一种非洲爪蟾蛋白的结构模型，即一个锌离子把两个组氨酸和两个半胱氨酸交联起来形成一个“手指形”的环。锌指型 DNA 调控蛋白的 Cys-Cys-His-His 家族是典型的三级结构，是一个锌离子分别与一个反向平行片层中的 Cys 残基和一个螺旋中的 His 残基相连，使这两个二级结构紧密结合在一起。**(ii)** 几簇锌指聚在一起形成重复结构，能与 DNA 上的重复序列相互作用。

(c) **亮氨酸拉链模体。(i)** 一端为 α 螺旋结构，包含许多疏水性亮氨酸残基，负责形成二聚体；另一端是亲水性的，能与 DNA 双螺旋上的大沟相互作用。**(ii)** 亮氨酸拉链的四级结构不都是同源二聚体，实际上异源二聚体非常多见。因此，两个或三个亮氨酸拉链型蛋白可组成不同类型的二聚体去识别多个序列。

(d) 螺旋 - 环 - 螺旋模体（HLH）。**(i)** 一个能结合 DNA 的 α 螺旋，通过一段环形结构与另一个与蛋白二聚体化有关的 α 螺旋相连。**(ii)** 此模体兼有亮氨酸拉链和螺旋模体型 DNA 结合蛋白的特点。与 DNA 相互作用的螺旋通过一个环和第二个大螺旋相连，后者以非共价键结合在另一个类似的HLH蛋白上，这种蛋白既可形成同源二聚体，也可形成异源二聚体，而环形部分使结合DNA的α螺旋结构域可以灵活地调整方向。

类调控蛋白作用于离转录起始点至少200 bp以外的增强子序列。调控蛋白与距离启动子几百bp的增强子区结合后可以上调转录。这种间距使DNA自身形成环形返折时避免拉断双螺旋骨架的化学键。

酵母的GAL4增强子能以物理学方式辅助转录因子与启动子的TATA区结合，它在总转录因子组装过程中起到催化剂的作用，因此也是RNA聚合酶活性效率的催化剂。在哺乳动物中，常常是一个称为“环化AMP反应元件”（CRE）的区域具有这种作用。胞内cAMP水平的升高可引起CRE-结合蛋白（CREB）的活化和释放，后者可与CRE序列结合，提高转录效率。

这种相对来说比较远的调控序列不仅要能增强基因表达，应该也能够抑制转录。事实上，基因编码区下游的调控序列和上游的调控序列一样，都可以形成环形。阻遏蛋白抑制特定基因转录，可以通过与调控序列结合来阻断正向调节因子与该序列的结合，从而灭活正向调节因子，也可以干扰启动子蛋白的组装。一个特定基因周围可以有多种调控序列和DNA结合蛋白，它们能够对该基因的基础水平表达和细胞受到刺激后的表达进行精确控制。

染色体、内含子和人类基因组的大小

人类与细菌在遗传学上的差别，在于两者遗传密码的结构组成以及DNA包装方式不同。人类有染色体和内含子，这个事实关系到我们需要多少DNA才能够按照这种特殊方式编码全部蛋白质。我们的DNA量（3×10^9bp）与编码蛋白质的基因数量（32 000）相比要多得多，而在简单的细菌中DNA量与基因数量的比值看起来要经济得多。细菌等简单生物的环状基因组不是包裹在膜围成的细胞器（细胞核）内，因此称为“原核生物”。高等真核生物的线性基因组包装成染色体，借助核膜与胞浆主体分隔开。真核生物的基因组DNA与名为组蛋白的核蛋白质结合在一起。

DNA上的有些区域是负责实现包装功能的，如缠绕在组蛋白上的着丝粒和端粒等结构性区段（见图3.9c）。人类的DNA中有10%是高度重复序列（或“卫星”DNA），由一长串串联重复的序列组成。这种序列一般位于致密的异染色质区，以超螺旋方式缠绕在组蛋白上，即使在非分裂期的细胞中也是如此。相反，DNA其他区域大多比较松散，构成常染色质。这些DNA中一部分是中度重复序列，约占基因组的30%，其他的则是编码单个基因和基因家族的序列，约占基因组的2%。

虽然以超螺旋方式缠绕在组蛋白上的DNA、内含子间隔（这些都严格控制着基因的特异性表达）及功能染色体的包装占用了全部DNA的40%左右，但是至少60%的DNA是无明确功能的随机序列。然而，由于生活在海洋之外的生命要承受更多来自射线和化学物质对DNA的损伤。与深海动物相比，陆地动物基因组中这些大量的富余序列可能是用来抵挡那些额外的DNA损伤风险的。

推荐读物

NCBI *Genes and Disease*. (An eBook) Bethesda (MD): National Library of Medicine (US).

Stevenson M (2004) Therapeutic potential of RNA interference. *New England Journal of Medicine* **351:** 1772-1777.

Strachan T, Read AP (1999) *Human Molecular Genetics 2*, 2nd edn. Oxford: BIOS Scientific Publishers.

分子生物学技术

制备基因组 DNA

研究一个人的DNA，第一步是要制备基因组DNA。这一步骤很简单，包括血液（要把有核细胞和红细胞分开）在内的任何细胞组织都可以提取。首先要对细胞进行裂解，以便打开细胞膜和核膜将染色体DNA释放出来。随后加入蛋白水解酶将细胞的所有蛋白消化掉，然后用酚进行基因组DNA的化学提取。DNA十分稳定，可以保存数年。

限制性内切酶和凝胶电泳

用来自于细菌的“限制性内切酶”可以将基因组DNA切成若干片段。限制酶识别DNA上的特异性序列，并在该部位将双链DNA切断。例如，EcoR I只要遇到GAATTC序列，就会进行DNA切割，这样可以把人的基因组DNA切成成百上千条片段。不论何时，只要用EcoR I切割一个人的基因组DNA，就会产生相同的“限制性片段”。DNA分子带负电荷，因此经限制酶消化的基因组DNA在凝胶基质中电泳后，可以按片段大小和电荷分离开。将 DNA 样品加到凝胶的一端，在凝胶两侧加上电压后，DNA会向阳极迁移。小分子比大分子迁移速度快，因此DNA片段会相互分开。片段的大小可以根据同一块凝胶上跑的已知长短的片段推导出来。

用识别稀有位点的内切酶切割基因组DNA后，会产生特别长的DNA片段（几百个kb），这时可以用脉冲场凝胶电泳（PFGE）进行分离。这项技术是将DNA置于轮流开启的两个垂直电场中，DNA分子将按照分子的大小分开。此项技术可以用来做长跨度基因组制图，以检测大段缺失和重排。

DNA 印迹法和 DNA 探针

此项技术可以检测单个的 DNA 片段（图 3.12）。DNA 探针能指示出目的片段所在的位置，其工作原理

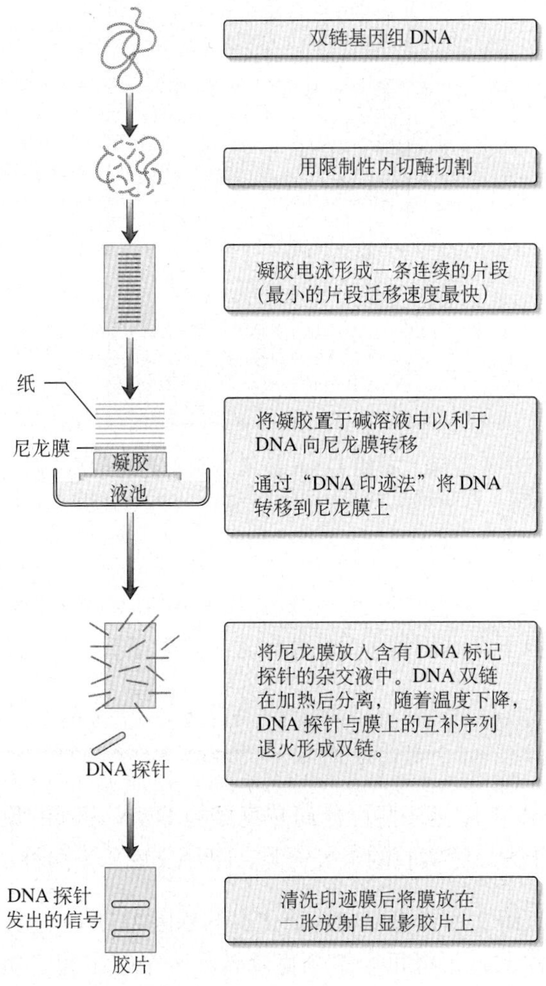

图 3.12　DNA 印迹法和 DNA 探针。

是基于 DNA 的一个基本特征，即如果两条单链被分开，例如经过加热后，由于其碱基序列的互补性，它们会重新复合在一起。这样，应用与目的序列互补的DNA碱基序列作为基因“探针”，就可以检测某个特定基因是否存在，也可以检测这个基因所在的位置。DNA探针一般是一段标记了放射性同位素（通常是^{32}P）或荧光信号的单链 DNA。将探针和含有 DNA 的膜都放在杂交液中，单链探针会停留在印迹膜上互补序列所在的位置并与该序列结合，然后通过放射自显影或观察荧光可以检测到探针信号。

把 RNA片段（未经限制酶切割，印迹到膜上的是全长 mRNA）印迹到膜上的技术与此类似，称为RNA印迹法；如印迹的是蛋白质则称为蛋白质印迹法。

聚合酶链反应（PCR）

这种体外技术可在几小时内将痕量 DNA 扩增上百万倍（图 3.13）。扩增是在两段短的（通常是 17 ~ 25 bp）单链 DNA 片段（“寡核苷酸引物”）之间进行的，而这两个短片段需要与目的 DNA 两端的序列互补，因此要事先知道待扩增 DNA 序列的确切碱基顺序。

PCR 有三个步骤：首先，加热使基因组双链 DNA 变性为单链；然后，降温使 DNA 复性，引物与靶 DNA 结合；最后，以靶 DNA 为模板用 DNA 聚合酶沿相反方向延伸引物。一个循环后变为 2 个拷贝的双链 DNA，两个循环后有 4 个拷贝，拷贝数随循环次数的增加呈指数增长。聚合酶链反应通常设为25 ~ 30个循环，可扩增上百万次，即 2^n 次，其中 n = 循环次数。

PCR 技术是遗传学研究的一次革命，以前无法进行分析的痕量 DNA 标本现在都可以通过 PCR 进行扩增，如颊黏膜细胞刮片、血斑或单个胚胎细胞。

DNA 克隆

我们可以把感兴趣的某段 DNA片段分离出来，并插入能够自主复制的低等生物或细胞器的基因组中，如病毒或质粒。用于此目的的病毒和质粒称为载体，其经过成千上万次复制后产生多个拷贝或多个克隆的插入序列。这样，去除宿主载体后就可单独制备出大量的克隆基因序列。载体包括：噬菌体病毒；质粒，即细菌基因组外附加的环状 DNA分子，能够自主复制，携带抗生素耐药基因；“酵母人工染色体”（YAC），由酵母

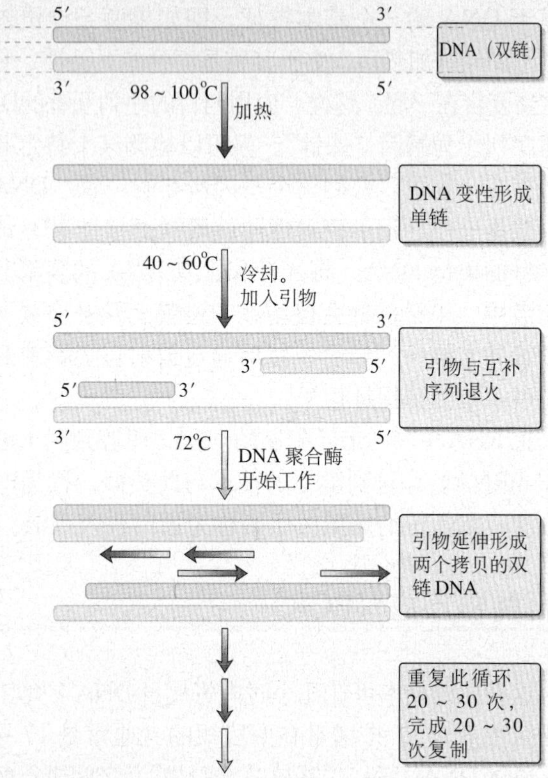

图 3.13　聚合酶链反应。

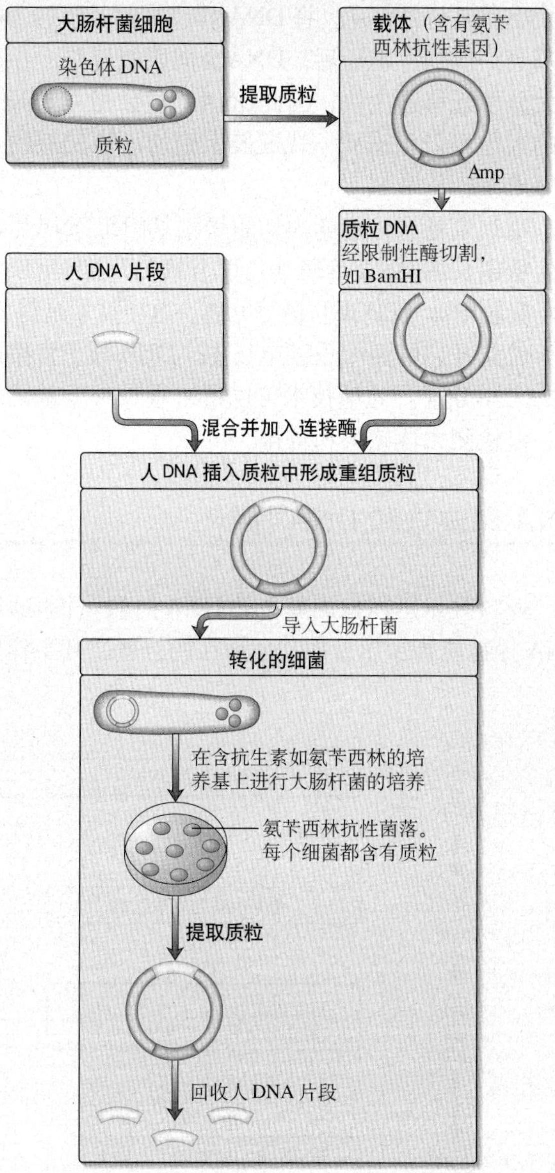

图 3.14　DNA 克隆。重组 DNA 技术，图示外源 DNA 插入质粒的过程。青霉素抗性基因可用来区分出经转化的大肠杆菌细胞。

的着丝粒和端粒 DNA 序列构建而成。每种载体可插入的克隆 DNA 片段有一个最适长度，通常病毒最多只能容纳 1 个 kb 的小片段，质粒中可插入 2 ~ 10 kb 的大片段，而 YAC 则可以插入几百 kb 的片段。相比而言每种载体均有其各自的长处——病毒的转染效率高，但携带大片段时转染效率大为下降。我们还人工构建出了质粒和噬菌体的杂种（称为粘粒）。粘粒既可以作为质粒在宿主菌中克隆大片段 DNA，同时又能冒充噬菌体被包装成病毒颗粒去感染靶细菌，转染效率很高。

用连接酶将 DNA 靶片段插入载体 DNA 序列中，这是在体外完成的。下一步是克隆，将质粒或其他载体重新导入宿主菌（或酵母），这样就可以在体内制造出许多"重组 DNA 分子"的拷贝。如果质粒还携带着一个抗生素耐药基因，我们就可以筛选出成功摄取了重组质粒的细菌（抗生素存在的情况下，没有质粒的细菌会死亡）（图 3.14）。

待克隆的目的 DNA 片段可以是限制性片段，也可以是由 mRNA 拷贝出来的 cDNA。一种来自病毒的逆转录酶（RT）能以 mRNA 为模板合成与其互补的单链 DNA 拷贝（cDNA）。接下来可以用 DNA 聚合酶通过 PCR 合成双链拷贝。cDNA 分子含有功能基因的全部序列，但不像基因组 DNA 那样含有内含子。

DNA 文库

DNA 文库是一些已分离并克隆的 DNA 序列的集合，可作为后续实验的永久资源。DNA文库分为两种：

- 基因组文库：将限制酶消化过的基因组 DNA 连到载体上，再将每个单个克隆转入一个宿主菌（质粒、噬菌体或粘粒）或宿主酵母中（YAC）。基因组文库通常包含了基因组几乎所有的序列。

- cDNA文库：用逆转录酶将某种组织的总mRNA拷贝成cDNA，再将这些cDNA连到载体上，并按照上文中的方法转入相应的宿主细胞内。cDNA文库应含有与该组织表达的所有mRNA相对应的序列。

DNA 测序

一种名为双脱氧测序的化学方法可以准确地检测出一段DNA的核苷酸顺序。同PCR一样，寡核苷酸引物先退火结合到与靶序列相邻的位置，之后DNA聚合酶以这条引物为起点，合成一条与待测序列互补的新DNA链。一旦有双脱氧核苷酸（因为缺乏链延伸所必需的3’羟基）加入到新合成的链，新链的延伸就会提前终止。因为双脱氧核苷酸的浓度低，反应体系中的所有DNA链不会都在同一个位置整合双脱氧核苷酸；这样试管中就会出现一群长短不一但都是以某种特定的双脱氧核苷酸结尾的DNA片段。将每种碱基的双脱氧核苷酸（G、C、T和A）标记上不同的荧光素，根据荧光颜色就可以辨认出每个终止碱基的身份。毛细管电泳很容易将不同大小/长度的链分开，因此只要在反应产物流经毛细管时监测其发出的荧光，就可以获得基因的序列（图3.15）。

表达芯片/基因芯片

此方法用于检测不同类型或不同条件下的细胞/组织中成千上万个基因的mRNA相对丰度，例如，可以用来检测正常结肠组织和结肠恶性息肉的基因表达差异。其核心技术是将特定基因或已知基因上的不同区域的DNA互补序列，以精确的微点阵列形式固定在一个固相的平面上。从第一种组织提取的总mRNA标记上Cy3-绿色荧光标签，从第二种组织提取的mRNA标上Cy5-红色荧光标签。两种标记了荧光的总mRNA样品以1：1比例混合后，将DNA基因芯片浸入其中共同孵育。特定基因的mRNA将结合到与之互补的微点上，检测时用激光激发标记的荧光，再通过扫描共聚焦显微镜记录荧光的位置、波长和强度。用Cy5-红色：Cy3-绿色的相对强度可以准确衡量出每个样品中特定mRNA的相对丰度。两种荧光标记的mRNA等量结合于同一微点时产生黄色荧光。一个微点与两种荧光标记的mRNA都没发生杂交反应则呈黑色。这项技术的优势在于不仅能够知道成千上万个基因在正常和疾病组织中是否有表达，还能检测出它们的相对表达强度。要得出芯片上成千上万个微点所代表的信息需要进行大量的计算机运算和分析（图3.16）。

推荐读物

Ding C, Cantor CR (2004) Quantitative analysis of nucleic acids - the last few years of progress. *Journal of Biochemistry and Molecular Biology* **37:** 1-10.

Suzuki DT et al. (2004). *Introduction to Genetic Analysis*, 8th edn. New York: WH Freeman.

染色体生物学

人类染色体

每个二倍体细胞的核里都含有长达 6×10^9 bp 的

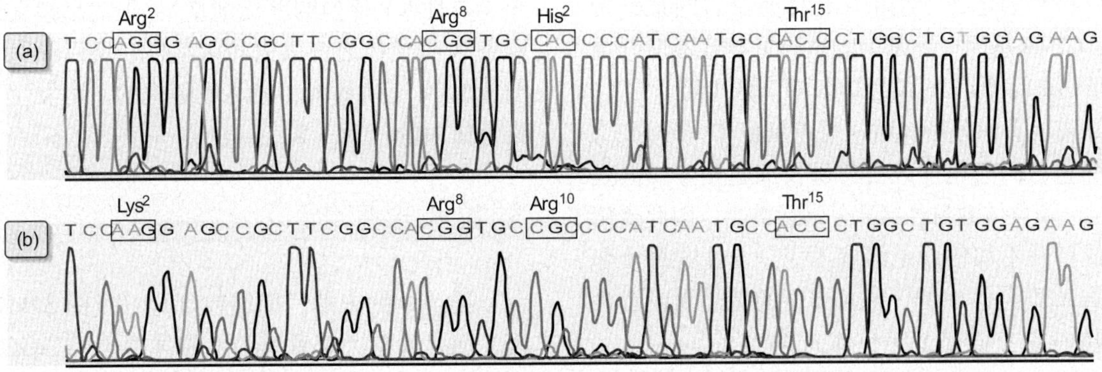

图3.15 （也见彩图3.15）**基因测序**。序列图：(a) 人正常黄体激素β链基因的部分序列；(b) 黄体激素β链基因多态变异体的部分序列。图示发生改变的碱基及相应的替代氨基酸。

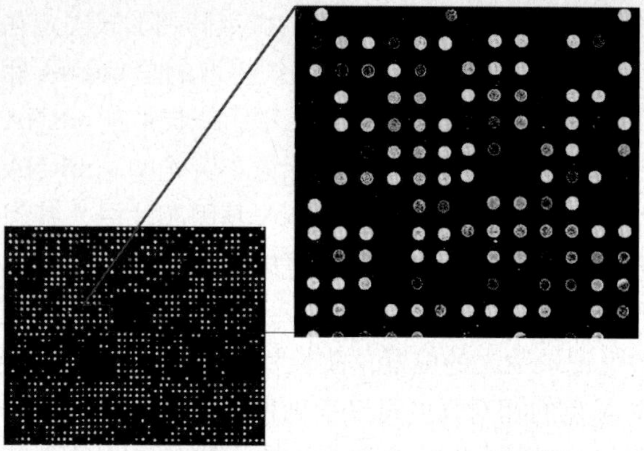

图 3.16 （也见彩图 3.16）表达芯片。一块基因芯片的局部有几百个DNA序列的微点。放大部分显示的是：对于被检测的在两种相关样本中的 mRNA，各微点上的不同颜色分别代表的含义：无表达（黑色）、过表达（红色）、低表达（绿色）和等量表达（黄色）。

DNA 长链分子，称为**染色体**。染色体是由一个线性 DNA 分子构成的大型结构，其中 DNA 分子缠绕组蛋白形成名为核小体的小单位，核小体进一步缠绕形成染色体结构。人的二倍体细胞含有46条染色体，从父亲和母亲那里各继承23条；因此共有23对“同源染色体”（22 对“常染色体”和 2 条“性染色体”）。性染色体包括 X 和 Y 染色体，二者不同源，大小形状均不相同。男性有一条 X 和一条 Y 染色体；女性有 2 条 X 染色体。（男性的主要性别特征由 SRY 基因—— Y 染色体上的性别决定区决定）。

根据其大小和形状可将各条染色体区分开，最大的是1号染色体。染色体的狭窄部分称为着丝粒，可以在染色体中间（中央着丝粒），也可以紧靠一端（近端着丝粒）。着丝粒将染色体分为长臂和短臂，分别以 p 和 q 代表（见图 3.9d）。另外，染色体在细胞周期的中期阶段非常致密，对其进行染色后可根据明带和暗带分布方式的不同辨认出各条染色体。每条带都有编号，基因制图技术可将基因定位于某条染色体某个臂的某条带上。例如，CFTR基因（此基因的缺陷可导致囊性纤维化）定位于 7q21；即 7 号染色体长臂 2 区 1 带。

细胞分裂（有丝分裂）时，每条染色体一分为二，所以子代细胞核的染色体数目与母代细胞相等。但是配子发生时，染色体数目经减数分裂后减半，因此受精后染色体数目并不加倍而是保持不变。女性的每个卵子含有两条 X 染色体中的一条，男性的精子则或者含有 X 染色体，或者含有 Y 染色体。

只有在分裂活跃的细胞中才容易见到染色体。染色体检查通常是采集外周血淋巴细胞，刺激其分裂后制备成染色体标本进行观察。其他组织的细胞也可以用于染色体检查——例如，羊水、通过绒毛采样获得的胎盘细胞、骨髓和皮肤（Box 3.1）。

Box 3.1 染色体检查指征

下列情况需要进行染色体检查。

产前
- 孕妇年龄在 35 岁以上
- 孕妇血清非整倍体妊娠筛查试验呈阳性
- 超声波影像特征符合非整倍体胎儿表现
- 严重的胎儿发育迟缓
- 为预防 X 连锁疾病进行胎儿的性别鉴定

新生儿
- 先天畸形
- 疑似三体型或单体型
- 外生殖器性别不清

青少年
- 原发性闭经或青春期发育障碍
- 生长迟缓

成年人
- 为作进一步遗传咨询对染色体异常患儿的家长进行筛查
- 不育症或反复流产
- 学习困难
- 某些恶性疾病（如白血病和 Wilms 瘤）

X 染色体及其失活

虽然女性的染色体核型是 XX，但因为存在 X 染色体失活或Lyon化现象（根据此现象的发现者Dr Mary Lyon 命名），其 X 连锁基因的剂量并未加倍（刚好相当于男性XY 核型的单倍剂量）。失活是指女性细胞的两条 X 染色体之一失去转录活性，所以细胞只有单倍剂量的 X 连锁基因。失活是随机的，可发生于两条 X 染色体中的任意一条。

端粒和永生化

染色体的末端，即端粒部分（见图 3.9d）没有基因，而是含有大量重复的六聚体序列TTAGGG。线性染色体的复制始于染色体主体上的编码部位（复制起点），而不是从两侧最末端的部分开始，因此最末端部分的单链DNA容易被降解至双链DNA部分。细胞衰老可以看做是多次复制后端粒缩短导致的遗传学现象。端粒缩短引起染色体不稳定和细胞死亡。

干细胞的端粒比终末分化后的子代细胞要长。生殖细胞复制后端粒并不缩短，因为它们表达一种叫端粒酶的产物，后者能够在染色体最末尾的部分充当模板的引物，从而防止端粒缩短。大多数体细胞出生后（与生殖细胞和胚胎细胞不同）都关闭了端粒酶活性并将死于凋亡，但是很多癌细胞则因重新激活了端粒酶实现了永生化。相反，早老症（早发性衰老综合征）患者的细胞端粒非常短。最近的研究表明，作为细胞正常生物学行为的一部分，端粒酶在多种干细胞及其子代细胞中有瞬时表达。在免疫系统等组织的细胞内，除了端粒酶过表达之外，端粒酶活化障碍也可导致疾病的病理学改变。

线粒体染色体

每个二倍体细胞除了细胞核内的23对染色体之外，胞浆中的线粒体内也有一套自己的基因组。线粒体染色体是一个大约有16 500 bp的环形DNA分子（mtDNA），每个碱基对都参与构成编码序列，这些基因主要编码与线粒体功能有关的蛋白和RNA分子。编码的蛋白为线粒体呼吸链组分，参与合成ATP的氧化磷酸化（OXPHOS）过程，在细胞凋亡过程中也有重要作用。每个细胞含有几百个线粒体，因而也就有几百套线粒体染色体。事实上，所有线粒体都是从母亲继承来的，因为精子头部没有（或者只有很少几个）线粒体。与线粒体基因组有关的疾病见图3.17。

推荐读物

Buys C (2000) Telomeres, telomerase and cancer. *New England Journal of Medicine* **342:** 1282-1283.

Wong JMY, Collins K (2003) Telomere maintenance and disease. *Lancet* **362:** 983-988.

人类遗传性疾病

所有遗传病或者叫先天遗传性疾病可分为以下几类：染色体病（包括线粒体染色体病）、孟德尔式单基因病、性连锁单基因病、各种非孟德尔式遗传病及多因素和多基因病（表3.2和Box3.2）。上述疾病均为遗传密码突变所致：有的是基因的单个碱基对改变导致蛋白产物的功能改变（如地中海贫血），有的是大段基因序列在基因组内的重排（如慢性髓性白血病）。这些突变可以是先天性的（出生时就已经遗传给患者），也可以是体细胞性的（出生后才出现）。癌症与体细胞突变有关，按照与孟德式遗传规律类似的方式形成显性和隐性性状。大段染色体突变和点突变均可见于体细胞遗传病。

染色体病

染色体异常的数量远比我们一般想像的要多。自发流产中一半以上有染色体异常，而活产婴儿中只有4‰～6‰有染色体异常。有些特异性的染色体异常可以引起人们熟知的严重的临床综合征，但常染色体非整倍体（染色体数目不同于正常二倍体）通常比性染色

Box 3.2 遗传性疾病

孟德尔式遗传病
- 遗传的或新发生的突变
- 单个座位上的单个等位基因突变或一对等位基因突变
- 遗传方式明确：(常染色体或性连锁）显性或隐性遗传
- 亲属发病风险高

染色体病
- 二倍体细胞46条染色体中的一条或多条发生缺失、增加或不正常的重排
- 无明确的遗传方式
- 亲属发病风险低

多因素疾病
- 常见
- 基因和环境因素相互作用所致
- 亲属发病风险低

线粒体病
- 源于线粒体基因组突变
- 母系遗传
- 遗传方式有别于孟德尔式遗传病

体细胞病
- 突变发生在体细胞
- 体细胞事件不遗传
- 常导致肿瘤

体非整倍体症状更重。染色体异常可以是染色体数目异常，也可以是染色体结构异常。

染色体数目异常

不管是在有丝分裂还是减数分裂过程中，如果某一条染色体或者说两条染色单体没有分开（“不分离”），那么两个子细胞当中的一个会得到两个拷贝的该条染色体，而另一个则缺失该条染色体。如果减数分裂过程中发生不分离，那么产生的精子或卵子会出现：(i) 多出一条染色体，形成某号染色体为三个拷贝而不是两个拷贝的“三体型”胎儿；或者 (ii) 少一条染色体，形成某号染色体为一个拷贝而不是两个拷贝的“单体型”胎儿。常染色体和性染色体都可以发生不分离的现象，但是只有 13 号、18 号和 21 号染色体三体型的胎儿可存活至出生，且 13 号和 18 号染色体三体型的孩子大多数死于幼年。不计地理和种族背景的情况下，21 三体（Down 综合征）的发病率为 1 例 / 650 名活产婴儿。如果扩大筛查范围这个数字会有所下降。整条常染色体的单体型危害极大，因而非常少见。性染色体三体型（如 Klinefelter 综合征，XXY）相对多见一些。只有一条 X 染色体而缺少另外一条 X 或 Y 染色体的性染色体单体型称为 Turner 综合征，估计发病率为 1 例 /2500 名活产女婴。

染色体不分离的现象偶尔会发生在两配子融合后刚开始进行有丝分裂的时期，这时就会产生染色体组成不相同但互补的两个细胞系。此现象常发生于性染色体，形成“嵌合型”个体。

极少数情况下会出现整套染色体都多于两个拷贝的现象，这样的个体就是三倍体而不是二倍体，共有 69 条染色体。三倍体或四倍体（四套染色体）的个体会自发流产。

染色体结构异常

除染色体数目异常之外，染色体结构也可能出现异常，由此引起的DNA和基因序列的破坏可导致遗传性疾病。

- **缺失**：如果缺失区内的两个基因拷贝都为人体所必需，那么染色体上此区域的部分缺失将引起综合征表现，未发生缺失的染色体上剩余的一个拷贝基因无法维持该个体的正常表型。我们对许多缺失综合征已经认识得很清楚，例如，Prader-Willi 综合征是细胞遗传学事件引起 15 号染色体长臂缺失所致，Wilms 瘤的特征是 11 号染色体短臂部分缺失，而 22 号染色体长臂的微小缺失会导致 DiGeorge 综合征。
- **重复**：如果染色体的某一区段在该染色体上存在两个拷贝就称为重复，因此这个区段上的基因剂量超出一倍。一种名为 Charcot-Marie-Tooth 病的神经病就是因为 17 号染色体上发生了一小段重复。
- **倒位**：染色体中的某一段发生了端对端的颠倒；比如从 abcdefgh 变成 abcfedgh，血友病就属于这种情况。
- **易位**：指正常情况下不相邻的两个染色体区段连在了一起。体细胞的染色体易位可能与肿瘤发生有关。

有的易位涉及两条以上的染色体，非常复杂，但多数染色体易位比较简单，属于下面两种类型之一。两条非同源染色体同时断裂，交换断端后重新连接称为相互易位，此时细胞染色体数目仍为46条，但其中的两条发生了重排。有些发生平衡易位的个体仍有可能保持正常表型（除非断裂点在某个基因内）；但是进行减数分裂时，随着染色体分离进入不同的子细胞，易位染色体也将进入配子细胞，该配子形成的胚胎可能只继承了一条异常染色体，这样就形成了不平衡易位，并引起相应的临床体征表现。

罗伯逊易位是指两条近端着丝粒染色体短臂丢失后连接在一起，只剩45条染色体。这种易位属于平衡易位，因为遗传物质没有丢失，个体仍是健康的，但是每个后代都有可能继承一个不平衡的重排，这种风险取决于易位发生在哪条近端着丝粒染色体。与临床有关的是 14/21 罗伯逊易位，这种核型的女性有 1/8 的可能生出Down综合征患儿（携带者为男性时这种风险为 1/50），但是她们有50%的几率生出和自己一样的携带者，因此需要对这样的家系进行遗传学分析。此类患者的亲属的后代患Down综合征的风险增高，应该提醒他们接受染色体检查。

表 3.3 列举了一些染色体异常综合征。

线粒体染色体病（图 3.17）

线粒体染色体携带的遗传信息排列非常紧凑；比如基因里没有内含子，所以任何突变都很有可能产生不良后果。但是因为每个细胞都有几百个线粒体，单独一个

表 3.2 遗传性疾病的患病率

遗传性疾病		先天畸形	
所有新生儿中 0.5% 有染色体异常		所有新生儿中 3% ~ 5% 有先天畸形	
所有死产胎儿中 7% 为染色体异常			
所有婴儿期死亡中有 20% ~ 30% 是由于遗传性疾病		新生儿后期的死亡 30 % ~ 50% 是由于先天畸形	
儿童医院患者中 11% 是因遗传性疾病就诊		儿童医院患者中 18% 是因先天畸形就诊	
到医院就诊的成年人中 12% 与遗传因素有关			
所有肿瘤患者中 15% 有遗传易感性			
成人慢性疾病（心脏病、糖尿病和关节炎）患者中 10% 有显著的遗传因素			
欧洲每 1000 位新生儿中的患病例数			
单基因遗传病	**10**	先天畸形	**31**
显性	7.0	遗传因素引起的	0.6
隐性	1.66	多因素的	30
X 连锁	1.33	非遗传性的	~ 0.4
染色体病	**3.5**		
常染色体	1.69		
性染色体 10	1.80		

虽然单一的一种遗传病都很少见，但地域差别很大—— Down 综合征的发病率在全球范围内从 1/1000 到 1/100 不等。已知的单基因遗传病总共有 15 500 种。全球新生儿中所有单基因遗传性疾病的总发病率约为 10/1000。

线粒体基因组发生改变不会引起人们的注意。当线粒体随细胞分裂分开时，从统计学角度讲突变线粒体的比例有可能增高，并在某一时间点形成线粒体病。

多数线粒体病是母系遗传的肌病和神经病，其他还包括视网膜变性、糖尿病和听力丧失，此外还发现了很多综合征。肌病包括慢性进行性眼外肌麻痹（CPEO）；脑肌病包括肌阵挛型癫痫伴破碎红纤维（MERRF）和线粒体肌病、乳酸酸中毒伴中风样发作（MELAS）。Kearus-Sayre 综合征由染色体大段缺失和重排所致，表现为眼肌麻痹、心脏传导阻滞、小脑共济失调、耳聋和智障。Leber 遗传性视神经病（LHON）是青年人失明的最常见原因，表现为双侧中心视力丧失和心律不齐，属单基因点突变引起的线粒体病。多系统疾病包括 Pearson 综合征（铁粒幼细胞贫血、全血细胞减少、胰腺外分泌功能缺陷、大部肠道绒毛萎缩、糖尿病和肾小管功能障碍）。有些家系只表现为听力丧失，受累的线粒体基因之一可能使患者对氨基糖苷类药物的耳毒性产生易感性。

染色体病的检查

经秋水仙素处理的细胞会停滞于细胞周期的有丝分裂阶段，经染色后就可以看到呈现特征性带型的染色体，并可发现染色体有何异常（图 3.18）。

另外也可以利用覆盖单个染色体大段区域的YAC克隆探针，用带有荧光素的核苷酸标记探针，然后对患者的组织标本进行细胞核原位杂交。借助这种标记探针，可以快速并相对简便地识别中期染色体，也可以识别散在于核内的非中期染色体。此外，将两个不同染色体区域的探针标记上不同的荧光，就可以很容易地检测出染色体易位（图 3.19）。

基因缺陷

孟德尔式单基因遗传病和性连锁单基因遗传病是编码区和基因调控序列突变的结果，这些突变将对基因表达产生不同影响（下文将具体阐述），但相同的是都会引起蛋白产物的功能异常。

突 变

虽然 DNA 复制是一个非常精确的过程，但偶尔也会出错，产生序列改变即突变。此类序列改变也可能由其他原因所致，如放射线、紫外线或者化学物质。基因

表 3.3 染色体异常：几种综合征举例

综合征	染色体核型	发病率和发病风险	临床特征	死亡率
常染色体异常				
21 三体（Down 综合征）	47,+ 21（95%）易位嵌合体 5%	1：650（总发病率）（母亲年龄在 20 ~ 29 岁时发病风险为 1：1000；母亲年龄＞ 45 岁时发病风险为 1：30）	平脸、斜眼、内眦赘皮、小耳、猿褶、手指短粗、肌张力低下、学习障碍、先天性心脏病（多达 50%）	1 岁之内 死率高，但很多可存活至成年
13 三体（Patau 综合征）	47,+ 13	1：5000	低位耳、唇裂和腭裂、多指趾、小眼、学习障碍	生存期很少超过几周
18 三体（Edward 综合征）	47,+ 18	1：3000	低位耳、小颌、摇椅形足底、学习障碍	生存期很少超过几周
性染色体异常				
脆性 X 综合征	46,XX,fra (X) 46,XY,fra (X)	1：2000	学习障碍患者（尤其是男性）最常见的遗传因素 大睾丸	
女性				
Turner 综合征	45,XO	1：2500	性发育幼稚、原发性闭经、身材矮小、颈蹼、肘外翻、IQ 正常	
三 X 综合征	47,XXX	1：1000	无特殊体征、学习障碍	
其他	48,XXXX 49,XXXXX	罕见	闭经、不育、学习障碍	
男性				
Klinefelter 综合征	47,XXY（或 XXYY）	1：1000（多见于高龄母亲所生的男孩）	头顶至耻骨：耻骨至足跟比例下降、类无睾者、睾丸萎缩、不育、女性型乳房、学习障碍（20%；与 X 染色体数目相关）	
双 Y 综合征	47,XYY	1：800	身材高大、能生育、轻微的精神及心理疾病、高个罪犯中多见	
其他	48,XXXY 49,XXXXY		学习障碍、睾丸萎缩	

序列或调节基因表达（转录和翻译）的序列发生突变，会导致该基因编码的蛋白发生氨基酸序列的改变。有些时候蛋白功能可保持不变；而有些情况则会引起蛋白功能的改变甚至丧失，还可能引发临床疾病。突变包含多种类型。

点突变

这是最简单的一种序列改变，即一个核苷酸被另外一种核苷酸替代，导致编码序列的密码子改变。例如，编码赖氨酸的三联体密码子 AAA 突变为 AGA 后就变成了编码精氨酸的密码子。一个碱基替代是否会引起临床疾病，取决于它是否导致所编码的蛋白质分子的关键部位发生变化。幸运的是同一种氨基酸可由几种密码子编码，因此很多碱基替代并不影响产物蛋白的功能和稳定性，但是有些突变会产生严重后果。例如，镰状细胞病就是血红蛋白基因上的一个突变使一个 GAG 密码子变成 GTG，结果缬氨酸代替谷氨酸整合至多肽链中，使蛋白的特性发生了根本性改变。

插入或缺失

一个或多个碱基的插入和缺失后果更为严重，因为它会导致后面余下的序列发生移码突变。例如，假设

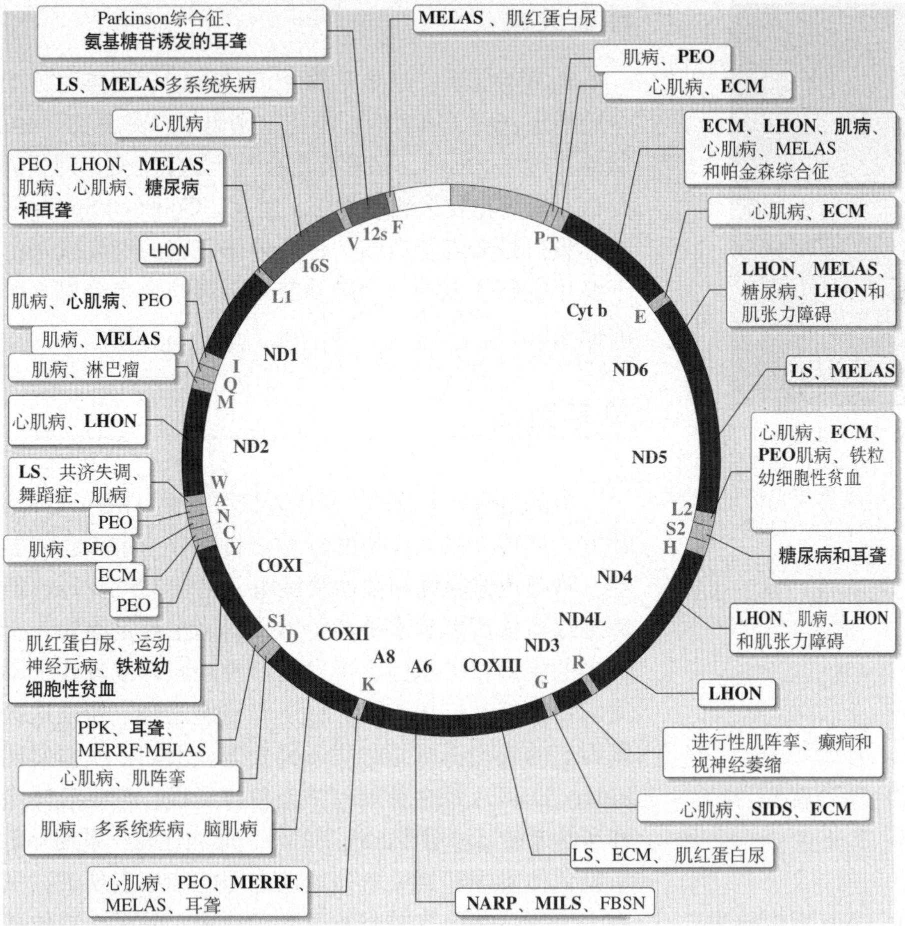

图3.17　线粒体染色体异常。粗体字示与特定基因突变密切相关的疾病。蓝字为影响线粒体蛋白合成的突变引起的疾病。红字为编码蛋白的基因发生突变引起的疾病。

ECM：脑肌病；FBSN：家族性双侧纹状体坏死；LHON：Leber遗传性视神经病；LS：Leigh综合征；MELAS：线粒体脑肌病、乳酸酸中毒及中风样发作；MERRF：肌阵挛型癫痫伴破碎红纤维；MILS：母系遗传型Leigh综合征；NARP：神经病、共济失调和视网膜色素变性；PEO：进行性眼外肌麻痹；PPK：掌跖角化病；SIDS：婴儿猝死综合征。

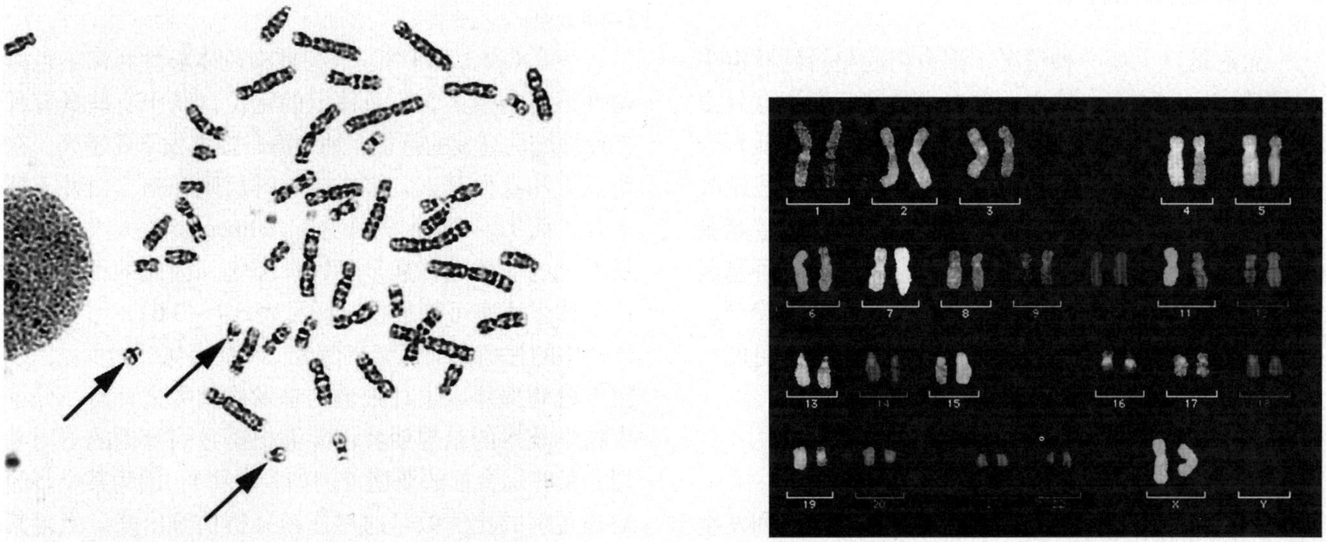

(a)　　　　　　　　　　　　　　　　　　(b)

图 3.18　核型分析。(a) 中期染色体 G 显带分布情况，图为 21 三体（箭头所示）Down 综合征核型。(b) [也见彩图 3.18 (b)] 利用DNA探针试剂盒可制备不同荧光素或者说二十四色荧光素标记的全染色体涂色探针，也叫mFISH分析。数字图像分析软件能对颜色信息进行分析，并鉴定出图像内的每一个像素来源于哪条染色体。不同染色体之间的重组表现为异常染色体上的颜色改变。Courtesy of D Lillington, Medical Oncology Unit, St Bartholomew’s Hospital.

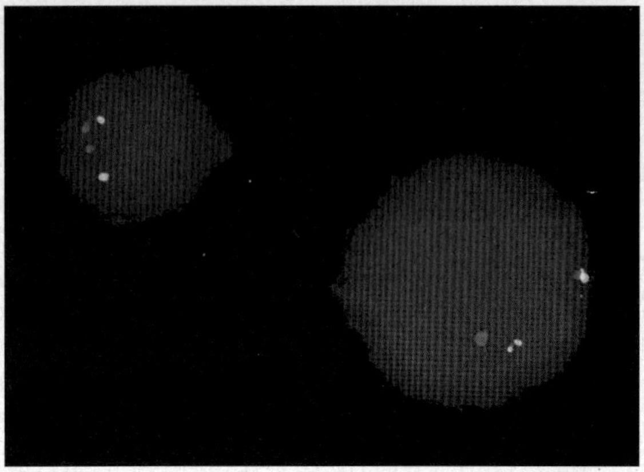

图 3.19 （也见彩图 3.19）荧光原位杂交（FISH）。有丝分裂后期细胞核双色 FISH，9 号染色体上的 ABL 基因用红色荧光标记，22 号染色体上的 BCR 基因用绿色荧光标记。发生易位时这两个基因并列出现在 Ph 染色体上，只有右侧那个发生了易位的细胞核内可见红绿混合而成的黄色荧光。Courtesy of D Lillington, Medical Oncology Unit, St. Bartholomew's Hospital.

原来的序列是：

TAA GGA GAG TTT

插入一个额外的核苷酸（A）后，序列就变为：

TAA AGG AGA GTT T

另一种情况，如果第三个核苷酸（A）发生缺失，序列则变为：

TAG GAG AGT TT

无论是以上哪一种情况，都会引起整合到肽链中的氨基酸发生改变。地中海贫血中的部分亚型就是由这种突变引起的。插入和缺失的碱基数可多达几百个碱基对的 DNA。例如，抗肌萎缩蛋白基因的大段缺失累及编码序列，导致Duchenne肌营养不良。血管紧张素转换酶基因（ACE）的插入/缺失多态产生三种基因型：II、ID 和 DD。缺失的是一段 287bp 的重复序列，DD 基因型与循环血中 ACE 浓度升高有关，还可能与心脏病有关。

剪接突变

如果与 mRNA 内含子剪接有关的 DNA 序列发生突变就会引起剪接异常。其结果是，要被核糖体翻译成蛋白的已加工 mRNA 中还包含内含子序列，因此整合到肽链的氨基酸会发生变化。

终止突变

正常情况下，当正在翻译 mRNA 的核糖体遇到一个链终止密码子或者叫“停止”密码子（见上文）时，肽链就会终止延伸。如果终止密码子发生突变，则肽链要么提前终止要么延后终止。例如，Constant Spring型血红蛋白是血红蛋白的一种变异体，它的形成就是由于终止密码子上的一个碱基突变引起一个多余氨基酸的插入。

单基因病

单基因病只累及单个基因，按照显性、隐性或性连锁方式遗传。虽然经典的分类法将其分为常染色体显性、常染色体隐性和性连锁疾病（见表 3.5 ~ 3.7），但许多综合征可以有多种遗传方式。这主要是因为一个特定的疾病相关基因上可发生多种缺陷，或者几个不同的基因都参与某个特定的分子/细胞途径，所以这些基因上的缺陷都可导致同一种表型。例如，我们发现 Ehlers-Danlos 综合征就有常染色体显性、常染色体隐性和性连锁三种遗传方式。另外，此病还有一系列介于常染色体隐性和常染色体显性之间的临床表现谱，只有一个等位基因有缺陷的患者症状轻，而两个等位基因都突变的患者症状则更重一些。有些情况下，显性遗传和隐性遗传之间的界限非常模糊，比如 V 因子 Leiden 病。

表 3.4 和 3.5 列举了一些常染色体显性和常染色体隐性遗传病及其在染色体上的定位，其中有些具有种族或地域性高发的特征。地中海贫血多发于希腊人、东南亚人和意大利人，多样性卟啉病则在南非白种人群多发，而 Tay-Sachs 病只见于 Ashkenazi 犹太人。英国最常见的隐性遗传病是囊性纤维化。因此某种遗传病的全球患病率可能很低（详见表 3.4 ~ 3.6），但在特定群体中的患病率却可能高得多。有些疾病极为少见，以至于患病率须以累计报道的总发病例数来计算。分子生物学技术的出现使我们能够根据致病基因的不同来划分某些综合征的亚型（例如多囊肾），因为某个基因缺陷致病的比例数可通过连锁分析估算出来。但是某个临床遗传学检查项目的检出率不能代表这个比例数，因为一项单一的检查不可能把一个特定座位上可能发生的所有缺陷都检测出来。

常染色体显性遗传病（图 3.20 和表 3.4）

在每个二倍体细胞中，每条常染色体都有两个拷贝。当其中一个拷贝发生突变而另一个正常基因的蛋白产物无法代偿时就形成常染色体显性遗传病。在这种情况下，同一个基因有两种不同形式（或者叫两种不同等位基因）的杂合型个体会发病。杂合子的后代有50%的可能性获得带有致病等位基因的染色体，因此也就有50%的机会患病。但是为前来作遗传咨询的家庭估计其后代的发病风险很困难，原因有三个：

- 此类疾病的临床表现非常多样。患者有显性遗传病却没有临床表现时称为“不完全外显”，表面上看基因好像“跳过”了这一代人。
- 显性性状的严重程度极为多变（可变表达），父母症状轻微，其子女却可能非常严重。
- 从前没有受累的家系出现新发病例可能是新发突变的结果。如果确为新发突变所致，那么再累及其他子女的风险可忽略不计。大多数软骨发育不全病例都是新发突变引起的。

常染色体显性遗传病的总体发病率为7例/1000名活产婴儿。

常染色体隐性遗传病（图 3.20 和表 3.5）

只有致病等位基因为纯合子的个体才会发病，也就是说患者的两条染色体都带有突变基因，患者的父母一般是未受累的健康携带者（致病等位基因的杂合子）。虽然有缺陷的基因在一代一代传递，但通常没有家族史。除非受累个体的配偶也是携带者，否则其子女应该是健康的杂合子。如果两个携带者结婚，子女为致病基因纯合子（即患病）的几率为1/4，成为携带者的几率是1/2，还有1/4的可能性成为遗传学正常的个体。近亲结婚可使发病风险增加。常染色体隐性遗传病的临床表现通常很重，患者常于出生后几年内即发病，且病死率高。常染色体隐性遗传病的总体发病率约为2.5例/1000名活产婴儿。

性连锁遗传病（图 3.20 和表 3.6）

如果致病基因由X染色体携带则称为“X连锁”，和常染色体上的基因一样，可以是显性的也可以是隐性的。因为女性有两条X染色体，所以她们可能成为X连锁隐性遗传病的健康携带者。而男性由于只有一条X染色体，所以一旦某个X连锁基因发生有害突变就会发病，因为该基因没有第二个拷贝。

X连锁显性遗传病

这类疾病非常罕见，最为熟知的例子就是维生素抵抗性佝偻病。突变基因杂合子女性以及仅有的一条X染色体上带有突变基因的男性会患病。女性患者的儿子和女儿各有一半患病，男性患者的女儿全部患病。男性患者的病情往往会比女性杂合子患者严重。

X连锁隐性遗传病

这类疾病仅见于男性和纯合子女性（通常很罕见）。X连锁隐性遗传病由健康女性携带者和存活至生育期的男性患者传递给后代。甲型血友病就是X连锁隐性遗传病的一个范例，由X连锁的因子Ⅷ基因突变引起。我们发现50%的病例有X染色体长臂末端（其中一个断裂点位于因子Ⅷ基因的第22个内含子中）的染色体内重排（倒位）。

女性携带者和正常男性所生的子女中：

- 女孩儿中有50%会从母亲那里继承一个突变等位基因，从父亲那里继承一个正常等位基因成为携带者；另外50%继承两条正常等位基因，因此完全正常。
- 男孩中50%会因为继承了母亲的突变等位基因（和父亲的Y染色体）而患病；另外50%则继承了母亲的正常等位基因（和父亲的Y染色体），因此完全正常。

男性血友病患者和健康女性所生的儿子不会患病，因为他们不会继承父亲的X染色体，但是他们的女儿都要继承父亲的X染色体，所以都是携带者。

Y连锁基因

Y染色体携带的基因就是Y连锁基因，只影响男性。目前尚未发现在家系中传递的Y连锁单基因病。

限性遗传

少数情况下，虽然一个基因位于常染色体上，但与之相关的疾病却只出现在一种性别人群中。例如，早秃

表 3.4 常染色体显性遗传病及其染色体定位和缺陷基因

综合征	患病率	基因（产物）	基因定位	遗传学检查的检出率
软骨发育不全	1/15 000 ~ 1/40 000	*FGFR3*（纤维母细胞生长因子受体 -3）	4p16.3	99%
Alexander 病	非常罕见	*GFAPP*（胶质原纤维酸性蛋白）	17q21	95%
Alagille 综合征（AGS）	1/70 000	*JAG1*（锯齿蛋白 1）	20p12	77%
Alzheimer 病（早发型）	41/10 000 高危	*PSEN Ⅰ*（早老蛋白 1）	14q24.3	30% ~ 70%
		PSEN Ⅱ（早老蛋白 2）	1q31-q42	＜ 5%
		APP（淀粉样 β A4 蛋白）	21q21	10% ~ 15%
无虹膜症	1 ~ 2/100 000	*PAX6*（匹配框蛋白 Pax-6）	11p13	90%
乳腺癌（家族性早发型）	1/300 ~ 1/800	*BRAC-1*（1 型乳腺癌易感蛋白）	17q21	50% ~ 75%
		BRAC-2（2 型乳腺癌易感蛋白）	13q12.3	15% ~ 30%
Charcot-Marie-Tooth 病亚型：	（30/100 000）			
CMT1	15/100 000	*PMP22*（外周髓磷脂蛋白 22）	17p11.2	~ 50%
		MPZ（髓磷脂 P_0 蛋白）	1q22	＜ 20%
		LITAF（脂多糖诱导的肿瘤坏死因子 -α 因子）	6p13.1-12.3	未知
		EGR2（早期生长反应蛋白 2）	10q21.1-q22.1	未知
CMT2	6 ~ 12/100 000	*KIF1B*（驱动蛋白样蛋白 KIF1B）	1p36.2	未知
		RAB7（Ras 样蛋白 RAB-7）	3q21	未知
		GARS（甘氨酰 -tRNA 合成酶）	7p15	未知
		NEFL（神经丝三联体 L 蛋白）	8p21	未知
		未知	12q23-24	未知
		未知	7q21-22	未知
中枢神经系统海绵状血管畸形（家族性）亚型：	罕见			
CM1	（40% 的病例）	*CCM1*（Krit-1 蛋白）	7q21-22	~ 70%
CM2	（20% 的病例）	未知	7p15-13	未知
CM3	（40% 的病例）	未知	3q25.2-27	未知
22q11.2 缺失综合征（包括 DiGeorge 综合征）	1/5000	多段已知和未知的序列	22q11.2	100%
强直性肌营养不良	1/20 000	DMPK（强直性肌营养不良蛋白激酶）	19q13.2-13.3	100%
Ehlers-Danlos 综合征				
经典型	1/20 000	*COL5A1*［胶原 α1（Ⅴ）链］	9q34-34.3	50% ~ 75%
		COL5A2［胶原 α2（Ⅴ）链］	2q31	50% ~ 75%
血管型	1/50 000	*COL3A1*（Ⅲ型胶原链）	2q31	98% ~ 99%
单纯大疱性表皮松解症	1/50 000	*KRT5*（角蛋白 5）	12q13	50% ~ 70%
		KRT14（角蛋白 14）	17q12-21	50% ~ 70%
面肩肱型肌营养不良症	6/100 000	*D4Z4*（重复模体结构域）	4q35.9	5%
家族性腺瘤性息肉病	3/100 000	*APC*（结肠腺瘤性息肉病蛋白）	5q21-22	95%

表 3.4 常染色体显性遗传病及其染色体定位和缺陷基因（续表）

综合征	患病率	基因（产物）	基因定位	遗传学检查的检出率
家族性高胆固醇血症	1～2/500			
	（95%～98% 的病例）	*LDLR*（低密度脂蛋白受体）	19p13.2	未知
	（2%～5% 的病例）	*APOB*（Apo 脂蛋白 B100）	2p23-24	未知
家族性周期性发热 /TRAPS	罕见	*TNFRSF1A*（血清 / 可溶性 TNF 受体）	12p13	未知
出血性毛细血管扩张症（家族性）	1～4/50 000	*ENG*（内皮糖蛋白）	9q34.1	50%～80%
		ACVRL1（活化素 - 丝氨酸 / 苏氨酸 - 蛋白激酶受体 R3）	12q11-14	50%～80%
Hirschsprung 病（先天性肠神经节细胞缺失症）	1/5000	多种综合征和染色体缺失都可引发 Hirschsprung 病		
		RET（酪氨酸蛋白激酶受体）	10q11.2	10%～80%
		GDNF（来源于神经胶质细胞系的神经营养因子）	5p13.1-12	＜ 1%
		NRTN（神经营养蛋白）	19p13.3	＜ 1%
		EDNRB（内皮素 β 受体）	13q22	3%～5%
		EDN3（内皮素 -3）	20q13.2-13.3	5%
		ECE1（内皮素转换酶）	1p36.1	＜ 1%
Li Fraumeni 综合征	罕见	*TP53*（p53）	17p13.1	95%
		CHEK2（丝氨酸 / 苏氨酸蛋白激酶 Chk2）	22q12.1	未知
恶性高热	1～5/50 000	*RYR1*（理阿诺碱 1 型受体）	19q13.1	70%
		CACNA1S（电压依赖性 L 型钙通道 α-1S 亚基）	1q32	未知
		未知	17q11.2-24	未知
		未知	7q21-q22	未知
		未知	3q13.1	未知
		未知	5p	未知
Marfan 综合征	1～2/10 000	*FBN1*（微纤维蛋白 1）	15q21.1	70%～90%
MEN 2 型（多发性内分泌腺瘤）	1/30 000	*RET*（酪氨酸蛋白激酶受体）	10q11.2	88%～95%
神经纤维瘤病：				
1 型	1/4000	*NF1*（神经纤维瘤蛋白）	17q11.2	80%～95%
2 型	1/40 000	*NF2*（Merlin）	22q12.2	～65%
Peutz-Jeghers 综合征	1～10/250 000	*STK11*（丝氨酸 / 苏氨酸蛋白激酶 11）	19p13.3	65%～75%
多囊肾肾病（AD）	1～2/1000			
	（～85% 的病例）	*PKD1*（多囊蛋白 1）	16p13.3-13.12	50%～75%
	（～15% 的病例）	*PKD2*（多囊蛋白 2）	4q21-23	75%
视网膜色素变性（AD）	4～7/100 000			
	（25%～30% 的病例）	*RHO*（视紫红质）	3q22.1	未知
	（15%～20% 的病例）	*PRPF31*（mRNA 前体剪接因子 31）	19q3.4	未知
	（5%～10% 的病例）	*RP1*（氧调节蛋白 1）	8q12.1	未知
	（5%～10% 的病例）	*RDS*（盘膜边缘蛋白 2）	6p21.2	未知
	（3%～5% 的病例）	*IMPDH1*（次黄苷单磷酸脱氢酶 1）	7q14.3	未知
	（3% 的病例——日本）	*FSCN2*（视黄醛成束蛋白同源物 2，肌动蛋白成束蛋白）	17q25	未知

表 3.4 常染色体显性遗传病及其染色体定位和缺陷基因（续表）

综合征	患病率	基因（产物）	基因定位	遗传学检查的检出率
视网膜母细胞瘤	~ 1/20 000	*RB1*（视网膜母细胞瘤相关蛋白）	13q14.1- 14.2	~ 80%
结节性硬化症（TS）	~ 1/6000	*TSC1*（错构瘤蛋白）	9q34	10% ~ 30%
		TSC2（结节蛋白）	16p13.3	50% ~ 70%
von Hippel-Lindau 综合征	1/40 000	*VHL*（Von Hippel-Lindau 病抑癌基因）	3p25-26	~75%
von Willebrand 病（1 型和 2 型）	高达 3/100	*vWF*（von Willebrand 因子）	12p13.2	未知
Wilms 瘤	1/10 000	*WT1*（Wilms 瘤蛋白）	11p13	未知

表 3.5 常染色体隐性遗传病及其染色体定位和缺陷基因

综合征	患病率	基因（产物）	基因定位	遗传学检查的检出率
α 甘露糖苷贮积症	0.5 ~ 2/ 百万	*MAN2B1*（溶酶体 α 甘露糖苷酶）	19cen-q12	100%
Alström 综合征	罕见	*ALMS1*（ALMS1 蛋白）	2p13	未知
毛细血管扩张性共济失调	1 ~ 3/100 000	*ATM*（丝氨酸 - 蛋白激酶 ATM）	11q22.3	> 95%
尿黑酸尿症	1/500 000	*HGD*（尿黑酸二氧化酶）	3q21-q23	90%
Charcot-Marie-Tooth（CMT）病 CMT4 亚型	< 1/100 000	*GDAP1*（神经节苷脂诱导的分化相关蛋白 -1）	8q13-12.1	未知
		MTMR2（肌管素相关蛋白 2）	11q22	未知
		MTMR13（肌管素相关蛋白 13）	11p15	未知
		KIAA1985（未知）	5q32	未知
		NDRG2（NDRG1 蛋白）	8q24.3	未知
		EGR2（早期生长反应蛋白 2）	10q21.1-22.1	未知
		PRX（轴周蛋白）	19q13.1-13.2	未知
Cockayne 综合征	< 1/100 000			
A 型	（占总病例数的 25%）	*CKN1*（Cockayne 综合征 WD- 重复蛋白 /EECC-6 相关蛋白）	Ch5	未知
B 型	（占总病例数的 75%）	*ERCC6*（转录偶联的 DNA 切除修复蛋白 ERCC-6）	10q11	未知
囊性纤维化	1 ~ 10/30 000	*CTFR*（囊性纤维化跨膜传导调节蛋白）	7q31.2	50% ~ 95%
胱氨酸贮积症	1/20 000	*CTNS*（胱氨酸病）	17p13	40% ~ 65%
先天性肾上腺增生 21- 羟化酶缺乏（21-OHD）	1/15 000	*CYP21A2*（细胞色素 P450 XX1B）	6p21.3	90% ~ 95%
先天性鱼鳞病	1 ~ 2/200 000	*TGM1*（谷氨酰胺转移酶 -K）	14q11.2	90%
家族性地中海热（FMF）	罕见	*MEFV*（热蛋白）	16p13.3	70% ~ 95%
Dysferlin 肌病	罕见	*DYSF*（Dysferlin）	2p13.3-13.1	80%
Ehlers-Danlos-侧后凸型	1/100 000	*PLOD*（前胶原 - 赖氨酸、2- 酮戊二酸 5- 二氧合酶 1）	1p36.3-36.2	20%

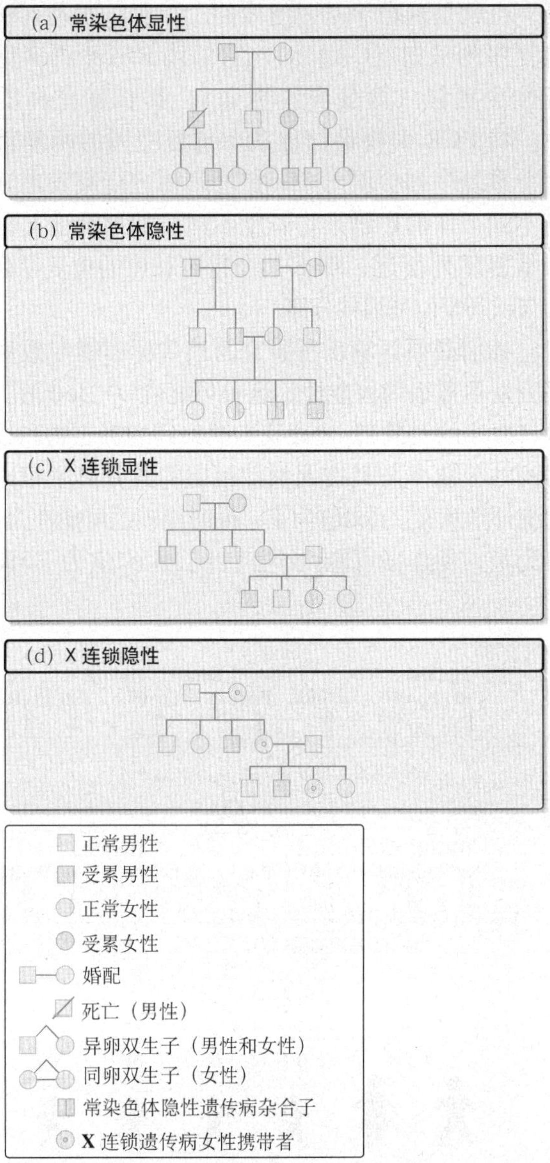

图 3.20 **单基因病的遗传模式**，附有标准家系符号注释。

表 3.8 可能为多基因遗传的疾病举例		
疾病	频率（%）	遗传度（%）*
高血压	5	62
哮喘	4	80
精神分裂症	1	85
先天性心脏病	0.5	35
神经管缺陷	0.5	60
先天性幽门狭窄	0.3	75
强直性脊柱炎	0.2	70
腭裂	0.1	76

* 所有由遗传因素引起的性状变异体所占的百分数。

推荐读物

Brown LY, Brown SA (2004) Alanine tracts: the expanding story of human illness and trinucleotide repeats. *Trends in Genetics* **20:** 51-58.

Leonard JV, Shapira AHV (2000) Mitochondrial respiratory chain disorders I and II. *Lancet* **355:** 299-304, 389-394.

Sybert VP, McCauley E (2004) Turner's syndrome. *New England Journal of Medicine* **351:** 1227-1238.

突变和遗传性疾病的分析

追踪致病基因

据估计，遗传性疾病约有3400种，其中只有很少一部分疾病是从生物化学和遗传学角度都十分了解的，往往是遗传病的临床表型已有大量描述，但致病基因仍然不为人知。但是不一定非要鉴定出致病基因，因为染色体上相距很近的两个基因几乎总是一起遗传的。只有在极少数情况下，当二倍体细胞的一对染色体在减数分裂期配对并发生交联和部分互换（重组），而且交联点又在两个基因之间时，这两个基因才会分离。两基因距离越近，发生交联并分离的机会越小，因此相距一百万个碱基对的两个基因通过重组而分离的几率只有 1%。从分子水平看这或许是一段很长的距离，但对于以诊断疾病为目的的临床遗传学分析来说是可以接受的。如果在致病基因附近的一百万个碱基对范围内存在一个已知基因或一段非编码的重复 DNA 序列，就可以将其作为这种疾病的遗传标记或者探针。

同所有 DNA 一样，基因间的大量非编码 DNA 经过很多代传递之后也会累积一些随机的碱基改变。如果这些改变发生在基因内部就会导致遗传性疾病。有些基因由于其变异体面临很强的遗传选择，因此突变率相当低。但非编码 DNA 却与此不同，一个碱基对的改变不会产生什么有害效应。这种碱基改变的频率能达到百分之一，它们也和限制性酶切位点一样随机分布于非编码DNA上。有时一个碱基对的改变会产生或破坏一个特定的限制性位点。通常情况下，一对染色体

（同源染色体）任意位置上的限制性酶切图谱大体上都是相同的（图3.21a），但是一个随机的碱基对变化会导致一条染色体的某种限制酶切图谱（如图3.21a中的BamHⅠ）与其同源染色体不相同。这种限制酶切图谱的差异是可遗传的，称为多态。因为我们能够观察到的是特定限制性片段长度的改变，因此称为**限制性片段长度多态性**（RFLP）。

RFLP的遗传方式

图3.21a中的蓝色区域显示的是两条染色体上一段被克隆的DNA。用这段序列作探针可以检测到含有相同DNA序列的限制性片段，因此可以用其检测图中所示的BamHⅠ多态性。如果一个个体这两条染色体上的BamHⅠ切点存在差异，那么他就是BamHⅠ多态的杂合子，他产生的配子只能获得其中一条染色体：即50%的配子得到其中一种多态型，其余50%的配子得到另外一型。如果这个人的配偶也是同一种多态的杂合子，他或她产生的配子中也有50%为其中一种多态型，其余50%为另一型。受精时，一方的配子会与来自另一方的配子随机融合，因此可产生四种类型的子代：两种是杂合型多态（图3.21b），一种是BamHⅠ大片段的纯合子，还有一种是BamHⅠ小片段的纯合子。

如果携带BamHⅠ多态的染色体上有一个基因与该多态位点紧密连锁，而这个基因发生缺陷时又会导致遗传性疾病，那么通过研究家系就可以同时监测遗传病和RFLP的遗传情况。一般来说，遗传病是由隐性基因引起的，因此父母双方可能均为未受累的携带者。如果父母均来自有亲属受累的家庭，或者他们所生子女中已有受累者，他们就会想知道会不会再生出患儿。假设BamHⅠ大片段多态和缺陷基因位于同一条染色体，而小片段与正常等位基因在同一条染色体，检测后我们就会发现所有患者都是缺陷基因的纯合子，也就是BamHⅠ大片段的纯合子。因此，要想知道即将出生的孩子是否会受累，可先用BamHⅠ消化从绒毛取样或羊膜穿刺标本中提取的DNA，然后做琼脂糖凝胶电泳，接下来将凝胶进行DNA印迹法，再用克隆片段作探针与印迹膜杂交。

PCR技术可以从极少量的组织中扩增DNA。对于已经了解很清楚的多态，可通过跨RFLP的PCR扩增出合适长度的片段来检验是否存在多态。可以用来追踪致病基因的其他遗传标记还包括简单重复序列，也就是遍布于基因组内的二、三、四及五核苷酸重复序列［如（CA）n］，它们比RFLP更多见，多态性也更强（即变异性更强），其长度呈高度变异性。将PCR引物设计在某个重复序列的两侧就可将这个重复序列扩增出来。扩增产物进行凝胶电泳后可见不同个体的扩增产物长度不同。如果突变基因离这个重复序列很近，那么某个特定长度的重复序列总是会与致病等位基因共分离。

我们必须计算出所研究的遗传标志物与致病等位基因发生重组的可能性。这种可能性以“lod值”来衡量（概率的对数），代表我们观察到的标志物和致病基因的共分离率与只按偶然性预期的共分离率相比具有的统计学意义。Lod值为正，说明连锁的可能性大；Lod值为负，则连锁可能性小。传统上Lod值为＋3即可确

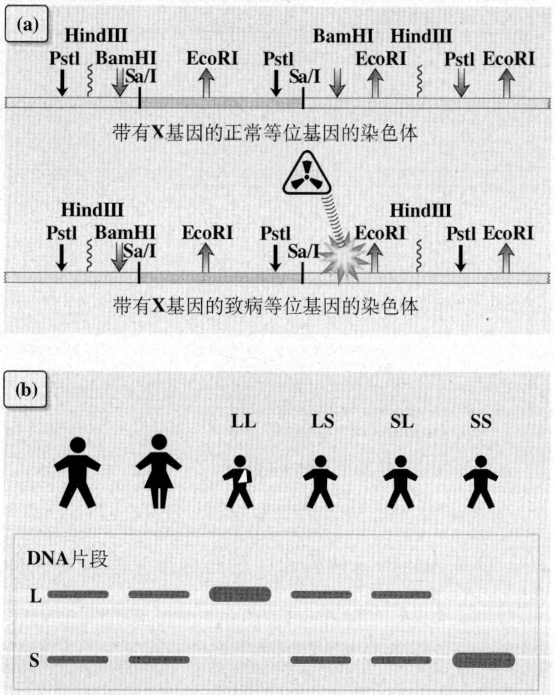

图3.21 （a）**限制性片段长度多态性**。图中为一对染色体DNA上的两个等位基因片段。二者的限制性酶切图谱中除了一个BamHI切点因环境辐射而突变外，其他都相同，此突变就形成了限制性片段长度多态性（RFLP）。蓝色区域代表可作为标记探针或标签的克隆序列。这个多态与某致病基因的距离不到1百万碱基对，与致病基因共同分离。（b）**RFLP与疾病基因的追踪**。一对夫妇如图（a）所示，为多态的杂合子并育有4个子女。下方的条带代表DNA的DNA印迹杂交显示的DNA片段（L代表大片段，S代表小片段）。如果产生大片段的RFLP与缺陷基因位于同一条染色体上，那么只有大片段纯合子（LL）胎儿会受累。小片段纯合子（SS）则不受累。杂合型胎儿（LS和SL）也不受累但是携带者。

定为连锁，因为这意味着DNA标记与疾病的共分离不只是由偶然因素引起的概率为1000比1。

连锁分析法为定位遗传病致病基因带来很多突破，如囊性纤维化基因就是因为与7号染色体上的一个遗传标记紧密连锁而定位的，而Friedreich共济失调基因是与9号染色体上的一个遗传标记紧密连锁而定位的。

基因捕获

鉴定致病基因的方法有两种——功能克隆和定位克隆（图3.22）。

功能克隆

从表达致病基因的组织（来自正常人和受累个体）中提取mRNA并将其克隆到载体中。克隆的载体应能在宿主生物体（如细菌）中表达，而且能通过抗体反应或功能试验（酶-底物）将表达目的基因产物的宿主筛选出来。分离并扩增筛选出的克隆，对插入序列进行测序。分离插入的cDNA片段，可以以此为探针通过原位杂交将基因定位在染色体上，并从基因组文库中鉴定出其基因组序列。如前文所述，多数遗传病的生物化学基础是未知的，因此还是要依靠定位克隆。

定位克隆

这种克隆方法的第一步是研究疾病的遗传方式。这一步提供的线索非常有助于我们判断此病是否只累

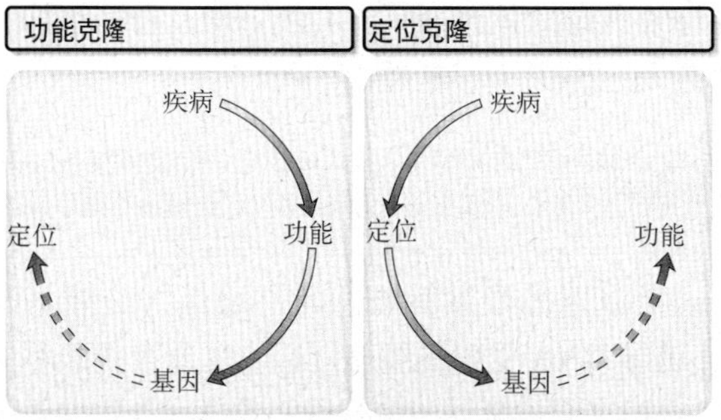

图3.22　简图示意两种经典的基因克隆方法。
功能克隆需要对疾病的生物化学基础有充分的了解，也就是之前已通过某种手段鉴定出该病的缺陷蛋白/酶，在此基础上才能分离出这个基因并进行染色体定位。
定位克隆适用于分离蛋白产物未知，但通过疾病表型可以推断它存在的基因。克隆的过程就是将寻找范围缩小至染色体水平，再到染色体的某个区域，最后到一个基因，而这个基因的突变型总是出现在受累个体，而不出现在正常人中。

及单个基因，以及这个基因可能位于常染色体上、性染色体上还是线粒体染色体上。通过染色体的大致分析，遗传学家们可以从中寻找以远高于正常人群的频率出现在患病个体的染色体异常（例如缺失）。如果第一步没找到有用的线索，那么定位疾病突变基因的下一步就是按上文方法寻找疾病的遗传标记。对整个基因组上的遗传标记进行检测后，应该能够通过连锁分析判断是否有某个多态标记与家系中的致病等位基因共分离。如果这个多态标记的位置已知，那么受累基因可能离它很近，因而可以把受累基因定位到基因组的这个区域（即染色体臂上的特定区带）。

基因的分离鉴定

一旦连锁分析将致病基因定位至某条染色体上的某个区带，下一步就是要鉴定出这个基因。基因所在区域的DNA可能长达几百万碱基对，有多种技术可以从这么长的范围内克隆出cDNA和基因序列。已克隆基因中与某种遗传病紧密连锁的可以作为该病的“候选基因”，但必须要证明这个基因的突变有可能导致这种疾病的发生。

由于大多数基因是未知的，我们还需要通过检测受累家系的遗传物质，来追踪染色体上位于致病基因所在物理位置上的遗传标记。通过这些标记可以确定致病基因编码区的目标范围，长度通常为几百万碱基对。我们需要把这个目标范围全部克隆出来，并进行部分或全部测序，这一步可以通过“染色体步行”来实现，也可以在cDNA文库中筛选能与目标范围序列杂交的未克隆序列。测序法分离基因需要寻找基序顺序，如基因特有的富含重复胞嘧啶和重复脲嘧啶的区域。作为候选基因的另一条标准是要在受累组织中有表达。一个由各种证据表明只在神经组织中表达的基因不可能是引发肝病的基因。也许基因分离的最有效的标准是只在受累者中发现该基因的突变而未受累个体没有该基因的突变。

定位候选基因后，要对其进行克隆和表达，以明确蛋白产物的功能。

肿瘤的遗传学基础

肿瘤属于遗传病，与细胞内基因的正常功能发生

改变有关。然而肿瘤发生过程中有多个基因相互作用，基因的缺陷一步步进展，以致机体从个别细胞的过度增殖发展到控制机制［如凋亡（细胞程序性死亡）］的完全破坏。一个细胞要在其起源组织之外的器官中持续生存下去就要启动上述过程。绝大多数肿瘤患者（尤其是老年患者）的多基因改变是体细胞性的，但对某一特定类型肿瘤的易感性确实是可以遗传的。事实上，在某些罕见类型的肿瘤患者中，其显性单基因缺陷的遗传方式非常接近孟德尔式遗传。而另一些肿瘤（如某些类型的乳腺癌）的遗传方式则复杂得多，这类患者的近亲对肿瘤易感性可能会增高（表 9.3），从遗传学角度考虑显然属于多因素性状。

- 肿瘤组织是克隆性的，是体内某个单个细胞发生变化后增殖形成的。
- 肿瘤的遗传学改变主要涉及两类基因：癌基因和抑癌基因。
- 肿瘤发生是一个多步骤的过程，在重要基因上发生多个突变或改变后才能形成肿瘤表型。
- 一旦突变的初始肿瘤细胞开始进行失控的克隆性增殖，分裂产生的子代细胞会进一步突变，形成具有浸润性和（或）转移性的克隆。

癌基因

如果编码生长因子、生长因子受体、第二信使乃至DNA结合蛋白的基因发生突变，突变的基因会成为细胞异常增殖的启动因子。病毒携带的某些基因整合到宿主细胞后会促进肿瘤形成，这一发现证明了上述结论。病毒内的这类基因最初称为病毒癌基因或“v- 癌基因”，后来发现正常细胞内也存在与其对应的基因，即c- 癌基因。因此，癌基因编码的蛋白参与调节细胞的正常增殖，如17q11-q12上的*erb-A*编码甲状腺素受体。参见表 9.4。

癌基因的活化

未活化的癌基因功能正常，称为“原癌基因”，可以经三条途径转化为癌基因。

突变

香烟烟雾等物质中发现的致癌物、离子射线和紫外线可导致基因组DNA的点突变。如果突变恰好发生在癌基因的某个区域上就可能使其活化。癌基因中有一些碱基（如编码区）在突变后会引发肿瘤，但并不是每个碱基都如此。

染色体易位

如果细胞分裂时出错引起染色体易位，两条染色体就发生了部分互换，易位的断裂点可能位于两个基因序列之中，这样易位后一个基因的尾就与另一个基因的头连在一起形成一个“融合基因”。因此融合基因的一部分序列无法正常表达，因为它是受另外一个基因序列的调控。

融合基因（Ph 染色体）的一个实例是慢性粒细胞性白血病（CML）。Burkitt 淋巴瘤与此相似，易位后*myc*癌基因的调控序列被与之无关的免疫球蛋白基因的调控序列取代。

病毒激活

病毒RNA被逆转录酶转录为病毒cDNA后将插入细胞的 DNA 中，此时病毒 DNA 有可能整合至癌基因内并将其活化。病毒还有可能摄取细胞的癌基因，将其整合至自身的基因组中，当病毒再次感染其他宿主细胞时这个病毒癌基因就会表达。例如，鸡 Rous 肉瘤病毒能诱发肿瘤就是因为它携有 *ras* 癌基因。

初始活化事件之后 DNA 还会发生其他变化。最突出的例子就是基因序列的扩增，例如 *myc* 基因就会因扩增而受到影响。正常情况下一个基因有两个拷贝，而扩增后则在染色体内（染色体经染色后扩增段呈均质染色区）或染色体外颗粒上（双微体）出现多个拷贝。神经母细胞瘤中有 N-*myc* 序列的扩增，有些小细胞肺癌有 N-*myc* 或 L-*myc* 扩增。

抑癌基因

这类基因能限制肿瘤的异常增生（与癌基因相反），诱导 DNA 受损的细胞进行修复或自我破坏（凋亡）。它们突变后将无法执行这一功能，导致癌基因已被活化的细胞生长失控。例如，非息肉性结直肠癌就是由于胚系细胞中负责DNA 错配修复的基因发生了突变。

RB 基因是最先发现的抑癌基因。*RB* 突变能引起视网膜母细胞瘤，发病率为 1/20 000 名幼儿，可以是散发的也可以是家族性的。家族性变异体的第一个突变来自遗传，之后若由于偶然原因在体细胞水平发生

第二次突变即形成肿瘤。散发病例则是由于一个细胞内的两个*RB*基因都恰巧发生了突变。继*RB*之后又发现了其他抑癌基因，包括*p53*基因。几乎所有人类肿瘤中都有*p53*突变，包括散发型结直肠癌、乳腺癌、肺癌、脑瘤、骨肉瘤和白血病。*p53*编码的蛋白是细胞内一种53 kDa的核磷蛋白，参与DNA的修复及合成、细胞周期调控、细胞分化及细胞程序性死亡。p53是一种DNA结合蛋白，能激活多条基因表达通路，但正常情况下寿命很短。在许多肿瘤中，p53因突变丧失功能后还可以引起细胞的分解代谢障碍。虽然有些肿瘤的发生是由于两条染色体上都发生了*p53*缺失，但对多数患者（尤其是结直肠癌，见图6.40）而言，是寿命更长的突变型*p53*等位基因产物干扰了正常等位基因蛋白产物的功能。作为DNA结合蛋白，p53可能是以四聚体的形式发挥作用，那么即使只有一个拷贝基因发生突变也会促进肿瘤形成，因为突变的*p53*亚单位和正常的p53亚单位形成的异源四聚体是无法完成正常功能的。

抑癌基因是如何发挥作用的

抑癌基因产物与细胞周期调控有着密切的联系（见图3.7）。细胞周期的运转受多种分子闸门的控制，一组特异地表达于细胞周期各阶段的细胞周期素蛋白负责闸门的开启和关闭。RB和p53蛋白能控制细胞周期并特异地与多种细胞周期素蛋白相互作用。作用于p16蛋白的INK 4α对p53蛋白有影响。基本原则是细胞若受阻于某一个闸门，就会最终走向细胞程序性死亡。p53是一个能诱导其他基因表达的DNA结合蛋白，在诱导细胞死亡方面具有重要作用。p53自身的表达受断裂DNA诱导，p53表达后首先引起DNA修复酶表达，如果DNA修复过程过慢或未能奏效，p53诱导的其他蛋白就会引发细胞程序性死亡。

讨论最多的是细胞周期G1期和S期之间的闸门。转录因子二聚体E2F-DP1控制细胞从G1期进入S期。但是RB蛋白可与转录因子E2F结合，阻止其诱导DNA合成。此外，周期素D相关分子能灭活RB蛋白，使DNA合成继续进行。这个快速合成DNA的阶段很容易发生突变，而且会将原来就存在的DNA错误传递下去。受损DNA诱导的p53表达会迅速引起多种密切相关的蛋白质表达（而且有可能是组织特异性的），如WAF-1/p21、p16、p27，它们能阻止周期素D相关分子灭活RB。因此，作为能够阻断细胞周期的正常闸门，RB结合到转录因子复合体E2F-DP1上，终止S期的DNA合成。如果DNA的损伤未能修复，细胞将会凋亡。

病毒灭活抑癌基因

使正常抑癌基因功能失活可以不通过基因突变，而是在基因转录后马上灭活它的正常蛋白产物。某些病毒基因的蛋白产物可以精确地完成这项灭活任务，这类蛋白可以结合并灭活其主要的靶分子：RB和p53。最为熟知的是与RB结合的腺病毒E1A基因产物和人乳头瘤病毒（HPV）E7基因产物，而腺病毒E1B和HPV E6基因的产物则与p53结合。SV40病毒大T抗原与RB和p53都能结合。

微卫星的不稳定性

微卫星是含有2～5个核苷酸串联重复片段（二核苷酸/三核苷酸/四核苷酸重复）的DNA短序列（50～300 bp）。微卫星广泛分布于基因组中的基因之间和基因内部（内含子）的非编码序列，其中很多具有高度多态性。微卫星区域具有遗传不稳定性，易于突变。由于微卫星的重复数目在不同个体间呈高度变异性，因此常被用作连锁分析的遗传标记。很多肿瘤中存在微卫星体细胞不稳定性（MSI）。扩增同一个体的肿瘤组织和正常组织DNA中相应的微卫星等位基因并比较其产物长度，就可以检测出是否存在MSI。新近的研究表明，大约90%的遗传性非息肉性结直肠癌（HNPCC）患者存在MSI。肿瘤细胞的微卫星等位基因（重复片段）出现这种改变是因为这些微卫星区域对这种序列变化有遗传易感性，同时正常情况下负责修复这类错误的DNA错配修复机制发生了突变。

肿瘤的血管发生

癌细胞巢的直径达到1～2mm后，仅靠渗透已经不足以提供细胞所需的氧和营养成分，因此需要建立自己的血液供应以满足其生存和生长的需要。和所有组织一样，实体瘤组织也能分泌促进血管形成的物质——此过程称为血管发生。现在已经发现了十余种能促进血管发生的物质［如血管生成素-1、碱性成纤维细胞生长因子（bFGF）和血管内皮生长因子］。在此基础上又发现了很多抑制血管发生的物质，有些已作为肿瘤治疗策略的一部分进入临床试验阶段。例如：

- 血管抑素——由近 200 个氨基酸组成的多肽，是血浆纤溶酶原经剪切后形成的；能与镶嵌在细胞膜内并暴露在细胞表面的 ATP 合成酶结合。
- 内皮抑素——由 184个氨基酸组成的多肽，来自于XⅧ型胶原（一种血管特有的胶原）C- 末端的球状区。XⅧ型胶原是前体分子经剪切后形成的。

处于研发阶段中的几种治疗性疫苗旨在刺激机体产生一系列宿主免疫反应，以对抗肿瘤内的血管生成因子前体及其受体。其中一种方案是针对肿瘤血管内的细胞粘附分子。肿瘤新生血管表达的一种血管整合素在正常组织的血管不表达，命名为αv/β3；抗血管整合素 αv/β3 单抗—— Vitaxin 能使小鼠体内的肿瘤缩小而不产生其他有害效应。在患者的Ⅱ期临床试验中已有迹象表明：Vitaxin 能使实体瘤缩小而无不良反应。

肿瘤病因学：是遗传因素还是环境因素？

众所周知，使单个癌基因或抑癌基因出现功能异常的一次突变不足以引起失控的克隆性增殖。Knudson的多次打击假说把发生家族性肿瘤和散发性肿瘤的遗传学基础巧妙地整合在一起：由父母遗传来的单个等位基因上的一个突变可能不足以引起肿瘤，但会导致对某种特定肿瘤的易感性显著提高。之后，患者所接触的环境致癌因子（病毒、化学物质和射线）和细胞分裂时发生的简单错误可能会破坏另一个正常的等位基因。其他基因的突变也会以类似的方式在体内累积下来，最后导致了肿瘤的发生。现有研究结果已经清楚地表明，某些特定基因的生殖细胞突变，如 *p53* 和 *RB*，对肿瘤发病几率的影响要比其他基因突变带来的影响大得多。

推荐读物

Carmeliet P (2004) Manipulating angiogenesis in medicine. *Journal of Internal Medicine* **255**: 538-561.

Charames GS, Bapat B (2003) Genomic instability and cancer. *Current Molecular Medicine* **3**: 589-596.

Eichhorst ST, Krammer PH (2001) Derangement of apoptosis in cancer. *Lancet* **358**: 345-346.

Slee EA, O'connor DJ, Lu X (2004) To die or not to die: how does p53 decide? *Oncogene* **23**: 2809-2818.

群体遗传学

一个群体的遗传学组成由多种因素决定。Hardy-Weinberg 平衡定律以数学等式方式描述了群体内经随机交配后所达到的状态，定律是这样描述的："在没有突变、非随机交配、选择和遗传漂变的情况下，一个群体的遗传学组成在一代一代传递的过程中保持不变。"

临床上，当计算一个群体的总基因池中异常基因的数量时，需要用到这条遗传学定律。Hardy-Weinberg 定律内容如下：

$$p^2 + 2pq + q^2 = 1$$

p 是群体中正常基因的频率，q 是异常基因的频率，p^2 是正常纯合子的频率，$2pq$ 是携带者的频率，且 $p + q=1$。

举例：利用这一定律计算囊性纤维化杂合携带者的频率。囊性纤维化的发病率为 1 例 /2000 名活产婴儿。这就是说 q^2=1/2000，因此 q = 1/44。由于 p =1-q，所以 p = 43/44。2 pq 代表携带者频率，在此例中为1/22。换句话说，整个群体中每 22 个人中有 1 人是囊性纤维化的杂合携带者。

临床遗传学和遗传咨询

由于缺乏有效的治疗方法，遗传病给人类的健康和经济方面带来诸多问题。全部妊娠中出现严重发育异常的风险接近 1/30。儿科住院患者中大约 15% 是由于患有遗传因素为主的多因素疾病。

家族成员中有先天畸形病史的父母往往会来咨询病因及再生出患儿的风险。由于父母对孩子出现畸形常感到自责和怀有一种负罪感，因此我们提供咨询时必须要有高度的敏感性和心理洞察力。

遗传咨询的目的包括：

- **获得完整的病史**：应详细记录妊娠史，妊娠期间是否吸毒或饮酒及母亲所患疾病（如糖尿病）。
- **明确诊断**：对孩子进行体检有助于鉴别患儿的畸形是遗传病导致的特殊体征（如 21 三体），还是遗传学正常的胎儿在宫内时受到的损伤。
- **画出树状系谱**：询问家族成员有无流产、死产、死亡以及他们的婚姻史、血缘关系和疾病史。有些情况可能还需要医院的检查结果证明方可确认。

- **估算再次生出患儿及携带者的风险**：要根据遗传方式来估算再发风险。孟德尔式遗传病（见上文）的再发风险高；染色体异常的再发风险低。根据群体研究或家系研究可以得出经验风险值。
- **给出预后和治疗方面的信息和建议**。
- **长期专业支持和随访**：向其他兄弟姐妹和家庭成员解释该病对他们的影响。
- **遗传学筛查**：这项工作包括在必要时做产前诊断，筛查携带者以及将数据贮存在遗传登记资料中。可供选用的分子遗传学检查项目正在不断增加（http://www.geneclinics.org）。

遗传咨询应该是非指令性的，医生只要以容易理解的方式向前来咨询的夫妇准确地描述他们的实际情况和面临的风险即可，决定由咨询者自己做出。

遗传早现

研究发现，如果连续几代人患有诸如强直性肌营养不良或 Huntington 舞蹈症等疾病，则患者的发病时间一代会比一代早，症状一代比一代重。这种“早现”现象是基因内的不稳定突变所致。致病基因内的 CTG（强直性肌营养不良）和CAG（Huntington舞蹈症）等三核苷酸重复会随着传代而发生扩增，也有随细胞复制发生体细胞扩增的情况，这种新型的基因突变既可以发生在靶基因的翻译区，也可以发生在非翻译区（可能是在调控区）。根据这一遗传学特性可以将多种遗传病划归为一个新的亚型，它们均由三核苷酸重复的扩增引起且有表型“早现”现象（表 3.7）。

产前诊断

在英国，医生会建议所有孕妇都作产前诊断。在其他地方，妇产科要求各不相同，有些医院只要求高风险母亲接受筛查。高风险孕妇的指征包括年龄超过 35 岁、既往史或家族史中出现过染色体异常。

检查

早孕期

- 超声波（高分辨）检查颈背部有无半透明物，以排除严重染色体畸形（如三体性和 Turner 综合征）。
- 检查母亲血清中有无 21 三体的妊娠相关血浆蛋白-A（PAPP-A，来自合胞体滋养层）。这项检查比 16 周时做的三联检查更准确。

中孕期

- 超声波检查有无结构畸形（如神经管缺陷和先天性心脏病）。在专业的检查中心，高分辨的超声波检查（见上文）已经取代了血清筛查。
- 染色体畸形的三联检查（有些医院仍在使用），包括血清甲胎蛋白（下降）、非结合雌二醇（下降）及人绒毛膜促性腺激素（升高）。神经管缺陷时，甲胎蛋白升高。

所有检查指标均要按孕龄进行校正，即换算成相同孕周数的正常年龄对照组孕妇中位值的倍数（MOM）。如果发现异常，需要继续追踪，可于妊娠11～13周时在超声波监视下行绒毛取样（CVS），或者15周时在超声波监视下行羊膜穿刺，用获取的羊水及胚胎细胞进行细胞遗传学检查。

妊娠12周时从母体血样中捕捉胚胎细胞的方法完全可以替代上述检查项目。

推荐读物

Finsterer J (2004) Mitochondriopathies. *European Journal of Neurology* **11:** 163-186.

Guetta E, Simchen MJ, Mammon-Daviko K et al. (2004) Analysis of fetal blood cells in the maternal circulation: challenges, ongoing efforts, and potential solutions. *Stem Cells and Development* **13:** 93-99.

Kumar S, O'Brien A (2004) Recent developments in fetal medicine. *British Medical Journal* **328:** 1002-1006.

Morris K (2004) Prenatal screening for birth defects: an update. *Molecular Medicine* **101:** 121-124.

Stojilkovic-Mikic T, Rodeck CH (2003) Screening for chromosomal anomalies: first or second trimester, biochemical or ultrasound? *Annals of the Academy of Medicine, Singapore* **32:** 583-589.

分子遗传学的应用

分子生物学技术在遗传学领域的应用对遗传病的研究、诊断、治疗和预防产生了巨大影响。

遗传病的预防和控制

某些遗传病，如苯丙酮尿症和血友病，可以通过饮食或替代疗法得到治疗，但是大多数遗传病没有有效的治疗方法。通过研究已找到了一些能导致遗传损害的因素，我们应该避免接触射线、环境化学物质、病毒及药物（如镇静剂）等潜在的致突变因子。

基因治疗

基因治疗中有许多技术问题需要克服，尤其是对于向哺乳动物细胞内导入DNA的载体系统而言更是如此。由于存在潜在的危害性及相关的伦理学问题，基因操作必须受到严格的监控。基因治疗的任务是将一个正常基因导入该基因有缺陷的患者细胞中。

目前的试验主要是针对隐性遗传病，例如正常基因产物缺失导致的囊性纤维化。对于显性遗传病，突变等位基因的致病性在正常等位基因存在的情况下也能显现出来，这时需要进行基因校正，即用相应的正常等位基因序列替代突变序列，或者将突变等位基因灭活。这个过程操作起来更加有难度。

基因治疗主要涉及两个因素：

- 将有功能的基因序列导入靶细胞
- 转染基因能够表达并永久性整合至宿主细胞基因组。

适于进行基因治疗试验的疾病包括：囊性纤维化、腺苷脱氨酶缺乏症和家族性高胆固醇血症。

囊性纤维化（参见第14章及第7章）

通过连锁分析已将囊性纤维化基因定位于7号染色体，此后又通过染色体介导的基因转移、染色体步行和跳跃技术分离出囊性纤维化跨膜传导调节蛋白基因（*CFTR*）。*CFTR*基因长约250 kbp，含有27个外显子。经*DNA*序列分析预测，此基因编码一条1480个氨基酸的多肽。*CFTR*基因编码的囊性纤维化跨膜传导调节蛋白内部还存在一个简单的氯离子通道（图3.23）。*CFTR*基因最常见的突变是外显子10中的3bp缺失，导致肽链中缺少一个编码苯丙氨酸的密码子（F508del）。*CFTR*基因还有1000多种次要突变，大多位于ATP结合区上。

基因治疗现在仍处于实验阶段。有些人正在尝试向细胞内转染野生型受体来恢复*CFTR*的功能，已经试用了两种方式：即分别将*CFTR*基因放在腺病毒载体（图14.30）或脂质体中。后者可用气溶胶喷雾喷入肺内，当脂质体表层的脂肪与细胞膜融合后，*CFTR* DNA就被导入细胞开始发挥其正常功能。然而这两种方法都尚未用于临床治疗。还有一种方法是通过抑制提前出现的终止密码子使翻译继续进行；在鼻黏膜表面给予庆大霉素（一种氨基糖甙类抗生素）后，就可以表达正常的*CFTR*通道蛋白。

腺苷脱氨酶（ADA）缺乏

这种罕见的免疫缺陷病的基因治疗策略是把正常的人ADA基因导入患者淋巴细胞，使这种重度联合免疫缺陷病（SCID）患者的细胞免疫和体液免疫功能获得重建。已经尝试过用淋巴细胞进行短程治疗，但是要进行长期治疗，骨髓移植才是可靠的办法（见第9章）。

家族性高胆固醇血症

此病为低密度脂蛋白（LDL）受体基因缺陷所致。治疗时行肝活检获得患者的肝细胞，将受体基因插入肝细胞内，再将这种经过基因校正的肝细胞注射到患者的门脉循环中，这些细胞迁移到肝后重新整合到组

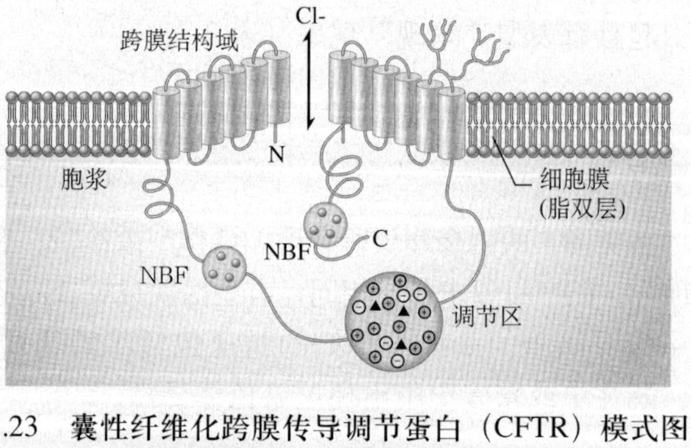

图3.23 囊性纤维化跨膜传导调节蛋白（CFTR）模式图。 这是一种整合型膜糖蛋白，含有两个重复组分。圆柱形结构代表每半个分子内的六个跨膜螺旋。核苷结合折叠区（NBF）位于胞浆，这些阴影区中的圆点代表核苷的进入方式。调节区（R）连接分子的两半部分，含有带电荷的单个氨基酸和蛋白激酶磷酸化部位（黑色三角）。N和C分别代表N端和C端。右半部分的分支结构代表潜在的糖基化部位。图中示氯离子通道。

织中，并开始表达LDL受体蛋白，使患者的胆固醇水平显著降低。

肌细胞介导的基因治疗

进行慢性遗传病基因治疗的问题主要在于已转染的细胞能存活多久。经逆转录病毒转染的离散成肌细胞能在模型小鼠体内终生（2年）存活并发挥功能。成肌细胞能与动物肌纤维融合并表达所转染的蛋白质。因为肌纤维寿命长且血运丰富，对于那些因缺失有功能的血浆源性因子（如人生长激素、凝血因子和促红细胞生成素）引起的疾病而言是理想的治疗部位。

表面上看，转染成肌细胞应该是治疗Duchenne肌营养不良的最佳选择。然而，Duchenne基因太长，无法插入到当前可用的任何一种病毒载体中，并且重新植入的成肌细胞无法迁移到远离注射点的部位形成肌纤维。

体细胞病的治疗

如果基因治疗只需要被转染的遗传物质能够瞬时表达，那么我们就可以避开当前困扰遗传病基因治疗的难题，这种瞬时基因治疗也可能会成为基因治疗的前沿热点。

血管病

心脏病的理想治疗方案是能够让患者在心肌梗死后长出新生血管以增加血流量，修复心脏组织。实际上，任何血管病可能都需要重建或者生成新生血管。在阻塞部位短暂表达血管生成因子可能会诱导新生血管形成。此外，局部瞬时表达血栓裂解酶，如链激酶和脂酶，也有可能修复受损及患病的动脉。向组织中注入装载了DNA的脂质体或直接注入质粒DNA也是有可能实现的，摄入了DNA的细胞会表达出相应的蛋白质。只有1%～3%的细胞能摄入注入的DNA，但其瞬时表达足以产生治疗所需的局部效应。这种基因治疗是可以调控的。

神经病

神经营养因子也可以按照上文中血管病基因治疗的方式进行瞬时表达。局部表达神经营养蛋白是神经细胞再生和维护所必需的。将转染了神经营养蛋白基因的肌细胞注射到损伤部位可以延长神经营养蛋白的表达时间，因为这些细胞可与邻近的任何肌组织融合，延长营养因子基因的表达时间。

肿瘤

肿瘤是一种多基因失调性遗传病。*p53* 为抑癌基因，目前正尝试向肿瘤内导入并过表达有功能的外源 *p53*，现在已初见成效。因为*p53*可以诱导遗传物质受损的细胞发生凋亡，所以在*p53*途径有缺陷的肿瘤细胞中瞬时高水平表达 *p53*，可以诱导该细胞发生（凋亡性）死亡。由于只有快速分裂的细胞才有这种效应，因此非常适于肿瘤的基因治疗。通过细胞与逆转录病毒等载体、脂质体及裸质粒DNA的多次共同孵育来诱导瞬时表达是比较简便的方法。应用载体气溶胶治疗肺癌患者的临床试验正在进行。

肿瘤生长依赖于新生血管的形成（血管发生），血管发生抑制因子现在也已用于临床试验中。

动物模型的建立和应用

基因治疗用于患者之前要经过模型体系的检验。从某种程度上说，小鼠的基因“敲除”试验提供了一种新的疾病动物模型。这类实验通过重组DNA技术敲掉小鼠体内正常的目的基因，使该基因功能缺失，类似于该基因在患者体内所处的状态。然而小鼠和人毕竟有差别，有些人类遗传病无法在小鼠体内模拟出来。将携带目的基因的外源DNA注射到小鼠卵细胞中可以得到转基因鼠。含有外源DNA的卵细胞受精后，由它发育而来的个体的每个细胞都带有外源基因的序列。转基因鼠也已用作人类疾病的动物模型，可以用来检验新的治疗方法。

其他动物模型已经为基因治疗技术的发展创造了条件。例如，一些研究者已经开始用小鼠进行转入血红蛋白基因（可用于治疗镰状细胞病和地中海贫血）的初期试验。他们想把携带正常基因的正常供者细胞植入经致死剂量照射的小鼠体中，并使其在该小鼠体内存活。

人类基因组计划（HGP）

1983 年 4 月 14 日，人类全基因组 24 条染色体的 3×10^9 bp测序完毕（www.genome.gov 11006929）。由于整个基因组的测序精确度已达到99.99%，所以找到与某种遗传病的遗传标记连锁的基因只需几个小时，而不会再耗费几年的时间，实际上这是一种数据库克隆法或者叫改良芯片克隆法。

基因组中只有2%是真正编码蛋白质的；人类基因组的30亿碱基中约有3万个基因。然而很多遗传病是基因表达异常造成的，其原因是编码序列周围的调控序列出了问题。全基因组测序的完成还让我们了解了基因是如何包装成常染色质和异染色质的，以及基因组为什么要按现有方式组装在一起。

人类蛋白质组计划

要想更直接地研究遗传病和体细胞病，我们可以去研究正常细胞和疾病细胞在蛋白表达方面的特征，即蛋白质组。这项研究需要通过二维凝胶电泳，将某种特定组织中表达的蛋白质按照分子量大小进行简单的二维尺度上的分离。电泳得到的斑点图能够反映出组织中表达的各种蛋白质。随着技术的不断改进，电泳图已具有可重复性并且能以电子版保存。通过蛋白质组二维电泳图上的变化，我们可以检测出一种蛋白质是不表达、过表达还是低表达。如图3.24所示，由受累关节滑膜液的蛋白质电泳图可见病灶内出现了一种新的蛋白，我们认为这类蛋白属于炎性细胞因子，并且经过翻译后修饰，该蛋白在蛋白质组电泳图上会表现出分子量或电荷的改变。为了对这种新生蛋白质及其可能发生的翻译后修饰进行精确鉴定，我们将电泳图上相应的斑点洗脱下来进行先进的分子量光谱测定，如

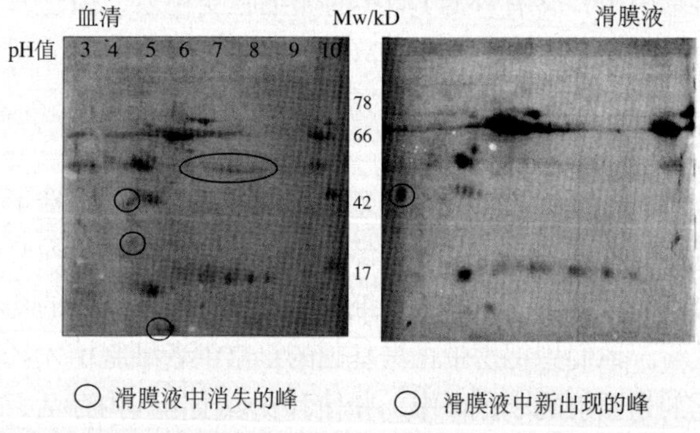

图3.24 用二维凝胶电泳对类风湿性关节炎患者的滑膜液及血清进行配对比较。先将体液在线性pH值梯度固相凝胶上按等电点分离，然后在10%的SDS-PAGE上进行电泳分离。划圈的蛋白是两种体液之间有差别的主蛋白。尽管血清中有很多蛋白是滑膜液中没有的，但有一种主要蛋白是在滑膜液电泳图中有而血清电泳图中没有的。这说明滑膜液不是简单的血清渗出液。Courtesy of Prof. D Perrett and Dr R Bevan, Department of Medicine, Barts and The London School of Medicine.

基质辅助的激光解析离子化（MALDI）和电喷雾离子化（ESI）飞行时间质谱（TOF），这样不仅能精确测量出最高达500 000 Da的蛋白质分子量，还能测出氨基酸序列及磷酸化和糖基化结构，这些检测通过基因组分析是无法实现的。通过寻找蛋白质组差异，现在已经新发现了多种可以用来诊断疾病的蛋白标志物，如Creutzfeldt-Jakob病、多发性硬化、精神分裂症、Parkinson病（脑脊液蛋白）和Alzheimer病（血液和脑组织中的蛋白）。2000年，瑞典生物信息研究院（SIB）和欧洲生物信息研究院（EBI）公布了一项值得关注的重大计划——检测并提供高精度的人类蛋白质序列信息，标志着人类蛋白质组启动计划（HPI）正式开始运作。

代谢组学

在后基因组时代，计算机技术、统计软件、分离技术和先进的分子量光谱测定技术可以将复杂的混合物作为一个整体进行分析，而不再限于只研究其中某一种成分的浓度变化。代谢组学研究的对象是有机体内所有内源性合成的非蛋白质类小分子，这些小分子包括我们已熟知的化合物，如葡萄糖、胆固醇、ATP和脂类信号传导分子。它们是细胞代谢的终产物，而代谢组是指某种特定有机体内所有这类分子的总和，如人类代谢组。从临床生化学的角度讲，收集患某种特定疾病的人，不患该病的人及用某种特定药物治疗的人的尿样，然后分析上述小分子在尿中的变化情况就可得出代谢组的变化。未来的药物管理部门很有可能要求所有新药都要进行代谢组研究。

伦理学问题

不管何时，对临床遗传学的讨论都必须考虑伦理学问题。例如，从道德和宗教的角度讲，通过产前诊断选择性终止妊娠是无法接受的。对于不能治愈且目前也没有治疗方法的疾病（比如Huntington病），即使遗传学检查可以准确地预测出哪位家庭成员会受累，仍然有很多人还是宁愿不知道这样的信息。未来的遗传学成果将要产生的一个严峻问题就是我们可能能够预测出某些疾病的易感性，如Alzheimer病，而医疗保险公司会因此拒绝承保患病风险高的个体。

此外，关于个人的遗传学资料可以对哪些人开放，以及个人隐私应保护到什么程度，全社会尚无定论。

（郑姝颖译　王德炳校）

推荐读物

Guttmacher AE, Collins FS (2002) Genomic medicine - a primer. *New England Journal of Medicine* **347:** 1512-1520.

Holt I (ed.) (2003) *Genetics of Mitochondrial Diseases*. Oxford: Oxford University Press

Kiechle FL, Holland-Staley CA (2003) Genomics, transcriptomics, proteomics, and numbers. *Archives of Pathology and Laboratory Medicine* **127:** 1089-1097.

Onyango P (2004) The role of emerging genomics and proteomics technologies in cancer drug target discovery. *Current Cancer Drug Targets* **4:** 111-124.

Super M (2000) CFTR and disease: implications for drug development. *Lancet* **355:** 1840-1842.

Wang S, El-Deiry WS (2004) The p53 pathway: targets for the development of novel cancer therapeutics. *Cancer Treatment and Research* **119:** 175-187.

参考文献

McKusick VA (1998) *Mendelian Inheritance in Man,* 12th edn. London: Johns Hopkins Press.

Nabel GJ (2004) Genetic, cellular and immune approaches to disease therapy: past and future. *Nature Medicine* **10:** 135-141.

Scott MP et al (2003) *Molecular Cell Biology,* 5th edn. WH Freeman.

Watson JD et al (2003) *Molecular Cell Biology*, 5th edn. WH Freeman.

Weatherall DJ (1996) Basic *Molecular and Cell Biology,* 3rd edn. London: BMJ Publishing.

重要网址

http://www.genetichealth.com

US e-health company

临床免疫学

4

健康人的免疫系统

宿主防御体系

人在一生中会接触成千上万种微生物，包括吸入的、吞入的以及皮肤黏膜直接接触的。微生物能否侵入机体并导致疾病取决于它们的致病性（即它们拥有的毒力因子）与宿主整体的防御机制之间的力量对比。免疫通常分为固有免疫和适应性（获得性或特异性）免疫，但在实际情况中两者相互重叠，相互关联。

固有免疫

固有免疫是一种可以迅速活化的非特异性宿主防御机制，是人体的第一道防线。它包括物理机制（如上皮细胞）、化学机制（如体表屏障上的防御素等“天然”杀菌物质）以及免疫机制（表 4.1）。免疫机制包括细胞和体液成分，前者如吞噬细胞（血液中的中性粒细胞和单核细胞；组织器官中包括树突细胞在内的巨噬细胞）、嗜酸性粒细胞、肥大细胞及嗜碱性粒细胞，后者如补体、急性期反应物质及细胞因子。感染原、组织损伤或肿瘤可通过表面受体直接活化上述成分，例如抗体分子与免疫球蛋白 fc 段受体结合后就能活化补体。细胞还具有模式识别受体（PRR），能识别微生物共有的多种结构。这些被 PRR 识别的“结构”称为病原体相关分子模式（PAMP）。PAMP包括细菌脂多糖、细菌 DNA、双链 RNA、肽聚糖等。

固有免疫虽然缺乏特异性但非常有效。固有免疫和适应性免疫不管哪一个被激活，都可以增强另外一个的应答反应。

这种非特异的免疫应答采用了正常情况下所有免

表 4.1　非免疫性宿主防御机制

正常屏障	引起感染的破坏因素举例
物理屏障	
皮肤及黏膜	破裂，如创伤、烧伤、湿疹、插管
咳嗽反射	反射抑制，如鸦片、神经疾病
黏膜纤毛传送带	纤毛瘫痪（吸烟、原发性纤毛运动障碍综合征）
	黏液分泌增多（哮喘）
	分泌物黏度过高（囊性纤维化）
泪液、唾液、尿液的冲洗作用	SICCA 综合征、药物等引起的液量减少
	前列腺肥大等因素引起的尿潴留
化学屏障，如胃酸	胃酸分泌抑制剂
皮肤及肠道非致病性共生微生物产生的移植抗性	应用广谱抗生素

疫细胞通用的细胞增殖、招募及活化机制。保护性炎症反应和引起广泛损伤的失控的炎症反应在机制上是相同的。

炎症反应的启动

中性粒细胞（多形核细胞，或 PMN 细胞）是专职对抗微生物（微生物杀伤性）的吞噬细胞。人体内的多形核白细胞个数超过10^{11}/kg，大多数在骨髓里。机体可通过一系列事件将这类细胞招募到损伤部位并使其活化。

粘附分子（表 4.2）

同许多参与免疫反应的细胞一样，中性粒细胞不是静止地存在于某一特定的组织内。中性粒细胞在血液内游走，可以作为循环池的一部分自由流动，也可以作为边缘池的一部分沿着血管内皮滚动（见下文）。

将免疫系统细胞（吞噬细胞和淋巴细胞）招募到特

表 4.2 粘附分子

粘附分子	组织分布	配体
免疫球蛋白超家族		
ICAM-1（CD54）	内皮细胞、单核细胞、T 和 B 细胞、树突细胞、角化细胞、软骨细胞、上皮细胞	LFA-1
ICAM-2（CD102）	内皮细胞、单核细胞、树突细胞、淋巴细胞亚群	LFA-1
ICAM-3	淋巴细胞	LFA-1、Mac-1
VCAM-1（CD106）	内皮细胞、肾上皮、巨噬细胞、树突细胞、成肌细胞、骨髓纤维母细胞	VLA-4
PECAM-1	血小板、T 细胞、内皮细胞、单核细胞、粒细胞、	未知
MAdCAM-1	黏膜淋巴结内皮微静脉	α4β7 整合素和 L- 选择素
选择素家族		
E- 选择素（CD62E）/ELAM-1	内皮细胞	未知
L- 选择素（CD62L）	淋巴细胞、中性粒细胞、单核细胞	CD34
P- 选择素（CD62P）	巨核细胞、血小板和内皮细胞	未知
整合素家族		
VLA 亚家族		
VLA-1 至 VLA-4	内皮细胞、静止 T 细胞、单核细胞、血小板和上皮细胞	包括层粘连蛋白、纤连蛋白、胶原和 VCAM-1 在内的多种分子
VLA-5（纤连蛋白受体）	内皮细胞、单核细胞和血小板	层粘连蛋白
VLA-6（层粘连蛋白受体）	内皮细胞、单核细胞和血小板	层粘连蛋白
β1α7	内皮细胞	层粘连蛋白
β1α8	内皮细胞	未知
β1α	血小板和巨核细胞	纤连蛋白
β2	分布广泛	胶原、层粘连蛋白、玻璃连接蛋白
Leucam 亚家族		
LFA-1	淋巴细胞	ICAM 1 ～ 3
Mac-1	内皮细胞	ICAM-1、纤维蛋白原、C3bi
细胞粘附素亚家族		
玻璃连接蛋白受体	血小板和巨核细胞	玻璃连接蛋白、纤维蛋白原、层粘连蛋白、纤连蛋白、von Willebrand 因子、血小板刺激素
β4α6	内皮细胞、胸腺细胞和血小板	层粘连蛋白
β5α	血小板及巨核细胞	玻璃连接蛋白、纤连蛋白
β6α	血小板及巨核细胞	纤连蛋白
β7α4/PAM-1	内皮细胞、胸腺细胞、单核细胞	纤连蛋白、VCAM-1
β8α	血小板及巨核细胞	未知

E-选择素或ELAM：内皮白细胞粘附分子；ICAM：细胞间粘附分子；LFA：白细胞功能抗原；LPAM：淋巴细胞集合淋巴结粘附分子；MAdCAM-1：黏膜地址素细胞粘附分子 -1；PECAM：血小板 / 内皮细胞粘附分子；VCAM：血管细胞粘附分子；VLA：迟现抗原。

定的组织部位需要细胞粘附分子（CAM）的参与（见图 3.6)。主要包括细胞间粘附分子（ICAM)、整合素、选择素和钙黏蛋白（钙依赖性粘附素)。粘附分子与细胞骨架成分结合后，细胞骨架发生重组，引起移行和伸展，产生细胞运动。粘附分子与其配体结合还会产生信号转导，导致其他受体的表达增多，改变基因表达，并影响蛋白质合成及细胞生存。这一过程通常会引起细胞的活化。

细胞招募

在感染或受损部位趋化剂（吸引细胞的化学物质）的作用下，细胞移至炎症部位。体内主要的中性粒细胞趋化剂是来自细菌细胞壁的 N- 甲酰 - 甲硫氨酰 - 亮氨酰苯丙氨酸（FMLP)，它能够依次诱导下列物质的释放，包括：另一种趋化剂，白三烯B_4（LTB_4）（来自组织肥大细胞)；趋化因子（趋化性细胞因子）白介素-8（来自巨噬细胞)；以及补体活化产生的C5a。上述物质通过三种机制引起中性粒细胞的移行：

- **上调中性粒细胞粘附分子**、L- 选择素和整合素 LFA-1（白细胞功能抗原)，增强细胞的粘附性。
- **增加局部血管内皮细胞中粘附分子**、E- 选择素和 ICAM-1的表达，提高内皮的粘附性。选择素的表达可以固定循环中的中性粒细胞，使其沿着内皮缓慢滚动（边缘化)，而整合素LFA-1与ICAM-1的相互作用则更强，能够使细胞运动完全停止。
- **刺激中性粒细胞的趋化作用**（沿着趋化剂的浓度梯度向刺激因子方向运动)。

细胞通过形成足状突起（伪足）穿过内皮细胞间隙进入组织；这个过程称为细胞渗出。然后细胞沿趋化剂的浓度梯度继续移动到感染部位（图 4.1)。当细胞到达趋化剂浓度最高的部位时，细胞将下调表面受体，保证吞噬细胞能留在炎症部位。

白细胞的大量渗出导致炎症反应，如果渗出数量很大就会形成脓液，脓液特有的黄色源于细胞内的细胞色素。先天性粘附分子缺陷的患者以及因全身应用糖皮质激素导致获得性粘附分子缺陷的患者（类固醇可降低内皮细胞上 ICAM-1 的表达水平)，体内的中性粒细胞不能集中到感染灶，因此这类患者反复发生感染。其外周血的特征性表现是白细胞增多，因为它们不能离开循环到达感染部位。

免疫系统的其他细胞通过类似的机制借助粘附分子实现细胞的招募和转运，例如L-选择素协助淋巴细胞向淋巴结“归巢”。

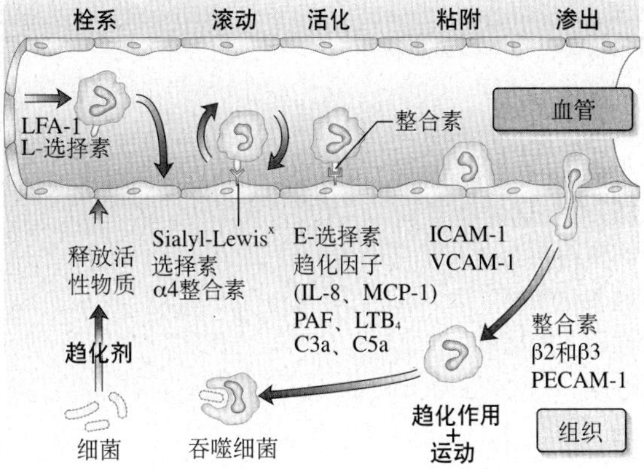

图 4.1　**中性粒细胞的移行。**中性粒细胞在趋化剂的吸引下到达炎症部位。白细胞沿着血管壁滚动，其表面的L-选择素与糖类结构（如粘附分子 sialyl-Lewis^X）结合后使白细胞停止运动。L-选择素一旦活化就会被另一种细胞表面粘附分子取代，如与 E- 选择素结合的整合素。参与这一过程的还有其他许多趋化因子，如白介素-8（IL-8)、巨噬细胞趋化蛋白（MCP)、TNF-α和其他炎症介质。这些炎症标志物将活化的中性粒细胞吸引到目标组织吞噬并破坏 C3b 包被的细菌。炎症反应释放出活性物质吸引更多的中性粒细胞。LFA：白细胞功能抗原；PAF：血小板活化因子；LTB4：白三烯B4；ICAM：细胞间粘附分子；VCAM：血管细胞粘附分子；PECAM：血小板 / 内皮细胞粘附分子。

吞噬作用和细胞内杀伤

中性粒细胞的招募一旦完成，就开始对微生物进行吞噬（摄取）和细胞内杀伤。吞噬作用开始时中性粒细胞沿着要摄取的微生物或颗粒周围形成伪足（质膜突起）（见图 4.11a)。由于细胞膜的流动性，伪足的尖端最终会融合形成膜被小泡，称为吞噬体。吞噬体与中性粒细胞胞浆内的颗粒融合（表 4.3）形成吞噬溶酶体。杀伤过程就在这个局部环境内进行而不会伤及细胞质。主要的杀伤机制有两种：

- **氧依赖性反应或“呼吸爆发”**，通过细胞色素依赖性 NADPH 氧化酶的还原作用产生活性氧代谢物，如过氧化氢、氢氧根和单态氧。
- **非氧依赖性反应**，即胞浆颗粒内阳离子蛋白和酶的毒性作用。

如果微生物颗粒事先经过了特异性抗体和补体的包被或调理（“使之适于食用”)，那么机体对该微生物

表 4.3 中性粒细胞的颗粒蛋白（根据着色特点分为两类）
初级颗粒（嗜苯胺蓝颗粒）
防御素
溶菌酶
弹力酶
杀菌 / 增加通透性因子
组织蛋白酶 G
髓过氧化物酶
酸性乙二醇酯酶
胶原酶
次级颗粒（特殊颗粒）
溶菌酶
乳铁蛋白
胶原酶
细胞色素 B
维生素 B_{12} 结合蛋白

的摄取及杀伤率会大大提高。这是因为中性粒细胞上有抗体分子 Fc 段受体（FcR）和补体受体（CR）。细胞表面受体与颗粒上的补体和抗体结合既增加了粘附强度又启动了细胞内的信号转导，后者可活化细胞，增强其吞噬能力和杀伤活性。

粒细胞及粒细胞-巨噬细胞集落刺激因子（G-CSF 和 GM-CSF）是活化的内皮细胞和巨噬细胞分泌的细胞因子，能促进骨髓将更多的中性粒细胞释放到循环血中，因此感染或炎性疾病时会出现特征性的中性粒细胞增多症。炎症过程中还合成白介素-6，它可以诱导肝脏合成急性期反应物，尤其是补体成分、C-反应蛋白（CRP）、甘露聚糖结合凝集素和纤维蛋白原（表 4.4）。其中很多都属于调理素。通过检测 CRP 和纤维蛋白原水平（影响 ESR 值的主要因素）可监测感染和炎症的进展情况。

中性粒细胞只能摄入比自己小的颗粒而且只能发现细胞外感染，主要是细菌和一些真菌感染。单核细胞和巨噬细胞的作用方式相同，利用的受体类型相似。吞噬细胞还能清除外源颗粒和组织碎片。一旦刺激因素已经得到控制，中性粒细胞就会凋亡（程序性细胞死亡），自己也被巨噬细胞吞噬，限制炎症反应继续发展。

表 4.4 急性期蛋白
五聚环蛋白—— C-反应蛋白、血清淀粉样 P 蛋白
补体成分
纤维蛋白原
结合珠蛋白
铜蓝蛋白
α_1-抗胰蛋白酶
甘露聚糖结合凝集素
铁蛋白

嗜酸性粒细胞在宿主防御反应中的作用

在发达国家，与嗜酸性粒细胞关系最密切的是变态反应性疾病，但这种细胞的生理功能是抗寄生虫感染。嗜酸性粒细胞上的 IgE 受体是主要的抗寄生虫抗体，尤其是线虫。嗜酸性粒细胞通过 FcεR 与 IgE 结合后将嗜酸性颗粒内的毒性代谢物直接释放到寄生虫的表面，比如导致蠕虫表膜剥脱和气球样变的主要碱性蛋白（MBP）和嗜酸性阳离子蛋白（ECP）。ECP数量较少但毒性比 MBP 强 8 ~ 10 倍，能使寄生虫彻底碎裂崩解。

肥大细胞和嗜碱性粒细胞

肥大细胞根据所含的酶分为两类。T 肥大细胞只含有胰蛋白酶（根据其存在的位置也称为黏膜肥大细胞）。TC 肥大细胞既含有胰蛋白酶也含有糜蛋白酶，称为结缔组织肥大细胞。肥大细胞的功能是通过（脱颗粒后）释放组胺、白三烯、血小板活化因子（PAF）、前列腺素和一些细胞因子（如 IL-4）等前炎性介质启动炎症反应（增加血管通透性，收缩支气管）。嗜碱细胞与肥大细胞形态相似，但在血液中的数量很少。这种细胞上有高亲和力的 IgE 受体 FcεR1（CD23），可迅速吸附局部范围内所有的 IgE 并参与速发型超敏反应。

树突细胞 / 郎格汉斯细胞

这种细胞起源于淋巴系及髓系细胞；皮肤内的树突细胞称为郎格汉斯细胞。其主要功能是在接受刺激后将抗原递呈给T细胞。作为惟一一种能通过活化初始T细胞来启动适应性免疫反应的细胞，树突细胞将固有免疫系统和适应性免疫系统联系在一起。损伤产生的 PAMP、热休克蛋白和（宿主细胞分泌的）TNF-α 及 IFN-α 是树突细胞的活化信号。树突细胞活化后，其趋化因子受体的表达发生变化，细胞从组织中迁移至淋巴结的 T 细胞区。

补体

补体系统包括一系列至少20种按级联顺序激活的糖蛋白，酶原将依次经蛋白水解作用形成活性形式。补体是固有免疫系统的一个重要部分。

补体的活化途径主要有三种，称为经典途径、旁路途径和甘露聚糖结合凝集素（MBL）途径（图 4.2）。补体蛋白的命名方法是：经典途径的成分命名为“C”加一个数字（按发现的顺序排号，与其在该途径中的位置无关）。旁路途径成分的命名是因子加一个特定的字母。活化过程中，有些成分先要裂解成几段。释放出来的较小片段称为“a”；大一点的片段“b”通常沉积在活化细胞的表面。有时还会进一步裂解出“c”、“d”、“g”片段。

补体的活化途径由不同的因子启动：

- **经典途径**：由抗原抗体免疫复合物、凋亡细胞、与配体结合的C-反应蛋白及特定病毒和细菌启动。
- **旁路途径**：由细菌内毒素、真菌的细胞壁、病毒和肿瘤细胞启动。
- **甘露聚糖结合凝集素（MBL）途径**：由含有甘露糖末端的微生物活化。MBL的结构与C1q类似，可沿经典途径活化补体而无需抗体的参与。

几种途径在C3活化环节交汇（通过经典途径或旁路途径合成C3转换酶）。此后是一段共用的末端通路——C5～C9组装成膜攻击复合物（MAC），后者可形成“油炸圈饼状”的穿膜通道导致细胞因渗透性休克而裂解。

补体的活化过程集中在细胞表面。宿主细胞由于衰变加速因子（DAF）等抑制性表面分子的保护作用而免遭补体介导的裂解作用。多数病原体没有保护分子因此易被补体杀伤。

补体的功能

- **抗感染功能**：
  - C3b和C4b的调理作用
  - 趋化作用——趋化剂活化产物吸引吞噬细胞
  - 过敏毒素（C5a、C3a和C4a）对白细胞的活化作用；由白细胞表面受体介导
  - 裂解细菌和细胞（C5b和C9）。
- **固有免疫系统和适应性免疫系统的相互影响**。与B细胞表面的补体受体结合后，调节B细胞对特定抗原的免疫应答，加强抗体应答反应和免疫记忆。
- **清除下列物质**：
  - 免疫复合物（C1q、C3和C4）
  - 凋亡细胞（C1q、C3和C4）。

参与非特异性免疫的其他细胞或因子

自然杀伤（NK）细胞

这种非吞噬性细胞具有淋巴细胞的形态但没有T、B细胞的表面标志。根据大量的胞浆颗粒可以鉴别

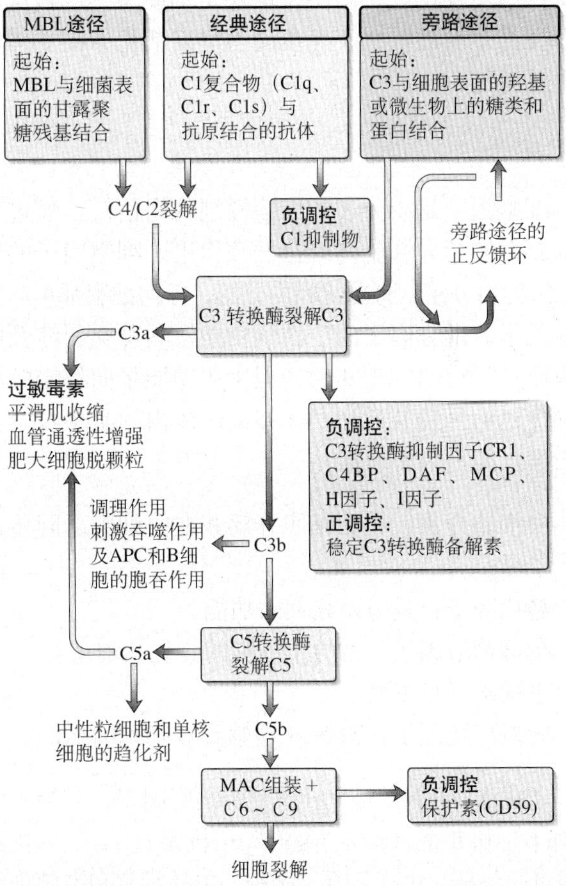

图 4.2 补体途径。三种活化途径［甘露聚糖结合凝集素（MBL）途径、经典途径和旁路途径］在中央的C3处交汇。此后是一段共用的末端通路——C5～C9组装成细胞表面穿膜孔洞（膜攻击复合物MAC），然后细胞因渗透性裂解而死亡。C1INH：C1酯酶抑制因子；H因子和I因子：调节因子；DAF（CD55）：衰变加速因子；MCP：巨噬细胞趋化蛋白；APC：抗原递呈细胞；CR1：补体受体1；C4BP：C4结合蛋白。

这种细胞。它们具有非特异性的抗病毒和抗肿瘤活性，可溶解应答细胞。

NK 细胞通过两种方法识别异常细胞。首先，表面的免疫球蛋白受体（FcR），与抗体包被的靶细胞结合引发抗体依赖性细胞毒作用（ADCC）。其次，NK 细胞表面具有MHC（主要组织相容性抗原）Ⅰ类分子的受体。NK细胞与某个细胞相互作用时，如果这些MHC受体没有被结合，就会按照程序溶解靶细胞：先分泌“穿孔素”，在细胞膜表面打孔；再沿着打出的孔注入颗粒酶诱导凋亡。正常的宿主细胞 MHC Ⅰ类分子为阳性，与NK 细胞的MHC Ⅰ类分子受体结合后就可以抑制这条“死亡途径”。但是肿瘤细胞和病毒的Ⅰ类分子下调，因此受到 NK 细胞的攻击。

NK 细胞可能还参与决定机体产生何种类型的适应性T 细胞免疫反应，即 Th1 型还是 Th2 型，应答反应向哪种类型发展取决于免疫应答早期活化 NK 受体时的力量对比。

细胞因子

细胞因子是小分子的可溶性细胞间信使，通过与靶细胞上的特异性受体结合发挥作用。细胞因子的分泌方式为自分泌、旁分泌和内分泌。任何细胞都可产生细胞因子。细胞因子的生物学功能按其种类和涉及的细胞而各不相同（表 4.5），但主要功能是向特定的细胞群传递信号使其活化、分裂或向体内的某个特定部位归巢。细胞因子包括：

- **白细胞介素**：由白细胞分泌并在白细胞之间传递信号。
- **趋化因子**：具有趋化剂的功能。
- **集落刺激因子**：诱导干细胞的分化和增殖。
- **干扰素**（见下文）
- **肿瘤坏死因子**：TFN-α 增强吞噬细胞的功能。

干扰素（IFN）是一种重要的细胞因子，分为Ⅰ型（α 和 β）和Ⅱ型（γ 或“免疫”干扰素）。Ⅰ型干扰素是病毒感染后，由成纤维母细胞、单核细胞和受感染细胞产生的抗病毒因子。α-IFN 和 β-IFN 结合的细胞受体相同，诱导未感染的细胞内部产生抑制病毒RNA和DNA 合成的分子进行自我保护。还可以增强 MHC Ⅰ类分子的表达，从而促进特异性细胞毒性 T 细胞溶解被病毒感染的细胞。Ⅰ型干扰素还有抗细胞增殖的功能。IFN-α 用于治疗慢性 B 型和 C 型肝炎以及某些类型的白血病。IFN-β 可降低某些多发硬化症的复发率。

γ干扰素的功能不同，主要是调节免疫反应。它可以激活巨噬细胞和中性粒细胞的细胞内杀伤功能，刺激自然杀伤细胞，还可以通过上调抗原递呈细胞MHC Ⅱ类分子的表达来增强T细胞应答反应。IFN-γ 结合的受体与Ⅰ型干扰素不同。IFN-γ 用于治疗先天性中性粒细胞缺乏症（慢性肉芽肿病）、IFN-γ 合成障碍或IFN-γ 受体表达障碍以及某些感染的辅助性治疗（利什曼病、不典型分枝杆菌病）。

固有免疫中还有其他细胞因子参与。白介素 -6 通过肝脏诱导来介导急性期反应。白介素 -8 则是一种强趋化剂。粒细胞集落刺激因子和巨噬细胞-粒细胞集落刺激因子（G- 和 GM-CSF）可增加巨噬细胞数量。

热休克蛋白（HSP）

热休克蛋白是一个高度保守的蛋白家族，为多种感染的免疫显性抗原。作为细胞内的看家蛋白和分子伴侣，热休克蛋白维护着细胞的蛋白质结构。因其构型与某些微生物的抗原相似，所以可以通过分子模拟诱发自身免疫反应。

HSP 也可释放入血，通过诱导细胞因子、粘附分子和成熟信号来调节细胞的功能。

模式识别受体（PRR）（图 4.3）

固有免疫反应可以迅速激活，是宿主生存所必需的。虽然不是抗原特异性反应，但是固有免疫可以发现组织的损伤并将外源分子与“自体分子”区分开来（有时也叫“危险陌生人”识别）。吞噬细胞（巨噬细胞、树突细胞和B 细胞——抗原递呈细胞）上有模式识别受体，这种受体具有凝集素样活性，可识别微生物特有的而宿主细胞没有的病原体相关分子模式（PAMP）。PPR 包括：

- 甘露聚糖结合凝集素，可以激活补体的**调理作用**。
- **内吞性模式识别受体**：能增强巨噬细胞的抗原递呈功能，作用途径是识别微生物表面富含甘露糖的糖类，或与细菌细胞壁结合并将细菌从循环血中清除。这些途径都可引发**吞噬作用**。
- **信号转导受体**：能启动核因子κB的诱导过程（如 Toll 样受体）和免疫应答基因，引起**细胞活化**。这类受体具有一定的特异性，比如 TLR4 与革兰阴性菌的内毒素结合，而 TLR2 与革兰阳性菌脂

表 4.5 细胞因子（包括趋化因子）的来源和生物学功能

细胞因子	来源	作用模式
造血因子		
IL-1	巨噬细胞 / 单核细胞	免疫活化：诱导炎症反应
IL-2	主要来自 Th1 细胞	活化 T（和 NK）细胞并促进其生长
IL-3	T 细胞	主要是促进造血细胞生长
IL-4	Th2 细胞	淋巴细胞生长因子；参与 IgE 反应
IL-5	Th2 细胞	促进 B 细胞和急性期反应中嗜酸性粒细胞的生长
IL-6	Th2 细胞和巨噬细胞	促进 B 细胞的生长和抗体分泌
IL-7	基质细胞	淋巴细胞生长因子，对未成熟细胞的生长很重要
IL-10	CD4 细胞、活化的单核细胞	抑制 IFN-γ、IL-1、IL-6、TNF-α 的生成及抗原递呈
IL-11	巨噬细胞	维持胃肠道上皮的完整性和巨核细胞的分化
IL-12	单核细胞 / 巨噬细胞	增强 Th1 型应答并诱导 IFN-γ 分泌
IL-13	活化的 T 细胞	刺激 B 细胞
IL-15	多种组织，不包括 T 细胞	与 IL-2 活性相似
G-CSF	主要来自单核细胞	促进髓样细胞生长
M-CSF	主要来自单核细胞	促进巨噬细胞生长
GM-CSF	主要来自 T 细胞	促进粒单细胞生长
干扰素		
IFN-α	白细胞	（病毒感染后的）免疫活化及调节
IFN-β	成纤维母细胞	（病毒感染后的）免疫活化及调节
IFN-γ	Th1 和 NK 细胞	免疫活化和调节（抑制 Th2 细胞，活化巨噬细胞）
肿瘤坏死因子		
TNF-α	巨噬细胞、NK、T、B 及肥大细胞	刺激免疫反应的全面活化和肿瘤坏死；正式名称为恶病质素
TNF-β	T 细胞和 B 细胞、巨噬细胞、肥大细胞	刺激免疫活化及广泛的血管效应；也称为淋巴毒素
TGF-β	血小板	抑制免疫但刺激肿瘤发生、血管发生及纤维化
趋化因子 *		
“CC 趋化因子”		
MCP1-MCPS	单核细胞、巨噬细胞、成纤维母细胞、角质细胞	吸引单核细胞和记忆 T 细胞到达炎症部位
MIP-1α	巨噬细胞	吸引单核细胞和 T 细胞
MIP-1β	单核细胞、巨噬细胞、内皮细胞、T 细胞和 B 细胞	吸引单核细胞和 $CD8^+$ T 细胞
Eotaxin	单核细胞、活化的白细胞内皮细胞	吸引嗜酸性粒细胞、嗜碱性粒细胞
RANTES	血小板和 T 细胞	吸引单核细胞、T 细胞、嗜酸性粒细胞
“CXC 趋化因子”		
IL-8	巨噬细胞	吸引中性粒细胞、初始 T 细胞
CINC	巨噬细胞	吸引中性粒细胞
MIP2	Kupffer 细胞	吸引中性粒细胞
ENA78	上皮细胞、Kupffer 细胞	活化中性粒细胞
GROα	巨噬细胞、肝细胞、内皮细胞	未知
IP10	肝细胞、内皮细胞	未知
MIG	单核细胞 / 巨噬细胞、肝细胞	吸引淋巴细胞

* 指细胞因子内的双半胱氨酸结构（-CC-）；有时中间隔一个其他的氨基酸（-CXC-）。

CINC：细胞因子诱导的中性粒细胞趋化剂；ENA78：上皮细胞中性粒细胞活化蛋白78；G-CSF：粒细胞集落刺激因子；GM-CSF：粒细胞-巨噬细胞集落刺激因子；GROα：生长相关性癌基因；IFN：干扰素；IL：白细胞介素；IP10：由干扰素 γ 诱导的蛋白10；MCP：单核细胞趋化蛋白；M-CSF：单核细胞集落刺激因子；MIG：干扰素 γ 诱导的单核因子；MIP：巨噬细胞炎性蛋白；MIP2：巨噬细胞炎性蛋白 2；RANTES：一种激活时可调节的，正常 T 细胞表达并分泌的因子；TGF：转化生长因子；TNF：肿瘤坏死因子。

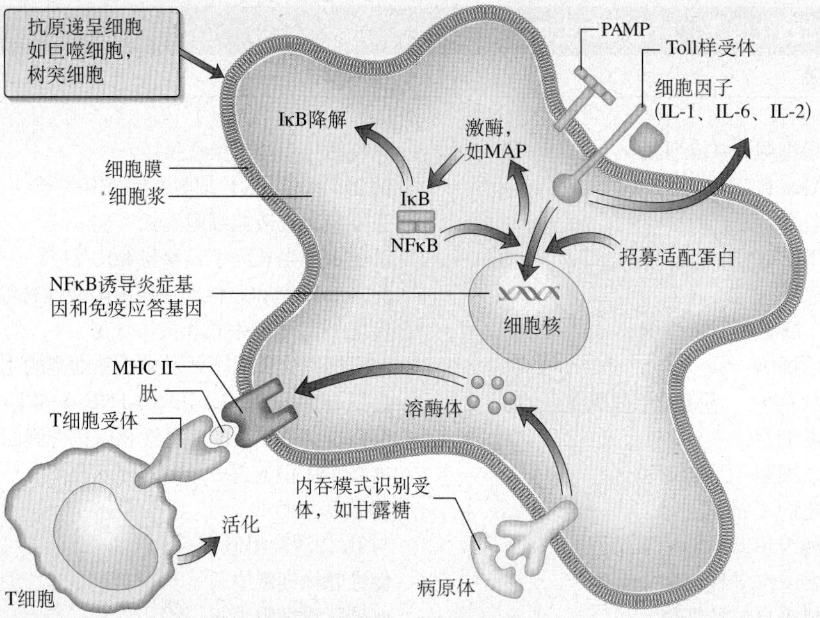

图 4.3 **固有免疫系统和适应性免疫系统中的模式识别受体。**固有免疫系统的模式识别受体，如 Toll 样受体，能够识别微生物蛋白产物上的病原体相关分子模式（PAMP）进而活化激酶（如丝裂原活化蛋白-MAP），后者接下来裂解抑制性κB（IκB），使NFκB得以释放。NFκB能诱导核内炎症相关基因和免疫应答相关基因的表达，而NFκB的活化则需通过识别PAMP实现。巨噬细胞、树突细胞等抗原递呈细胞有内吞性模式识别受体（如巨噬细胞的甘露糖受体），并通过这种受体可与病原体结合并将其吞噬。被吞噬的病原体经溶酶体加工成肽段后在细胞表面与主要组织相容性复合物（MHC）形成复合体。T细胞受体识别这种复合体后引起T细胞活化。NF：核因子。

磷壁酸结合。TLR3和TLR9与核酸结合。TLR5识别一种细菌鞭毛蛋白。固有免疫主要依赖Toll样受体来传导信号。这类受体通过一种重要的适配分子，髓样分化因子88（MyD88）来调节NFκB途径的活性并启动固有防御反应必需的细胞因子的表达。

- TREM-1（表达于髓细胞的触发受体）：氨基球蛋白超家族成员之一，是一种细胞表面受体，与配体结合后可启动前炎性细胞因子的分泌。细菌脂多糖（如假单胞菌）能上调其表达，但在非感染性疾病中不上调。TREM-1的作用是将细胞膜外的细菌与细胞核内细胞因子的基因转录联系起来。

核因子κB（NFκB）

NFκB是慢性炎性疾病中一个关键的转录因子。它是两种蛋白组成的异源二聚体（第3章），在胞浆中因与抑制因子（IκB）结合而不能进入核内。细胞受到刺激后将它从IκB释放出来，进入细胞核与靶基因启动子区的特异序列结合。NFκB由细胞因子、C蛋白活化因子和病毒等激活，而它自己可调控多种蛋白的表达（如前炎性细胞因子、趋化因子、粘附分子、炎性酶和受体）。

脓毒病的发病机制充分证明了对炎症反应进行调节的重要性。该病是内毒素等成分的过度活化诱发了“细胞因子风暴”，最后导致器官衰竭、休克及死亡。正在研发的蛋白酶体抑制剂可抑制包括细胞周期素和细胞周期素依赖性激酶等细胞周期调节蛋白在内的泛素化蛋白的降解。比如，蛋白酶体抑制剂硼替佐米（bortezomib）（第9章）就能抑制NFκB的活化。

慢性炎症的失控也会引发临床疾病，尤其可以增加心血管并发症的发病风险，CRP长期升高的类风湿性关节炎等疾病就会导致这种后果。有人认为动脉粥样硬化与炎症过程有关。

适应性（特异性或获得性）免疫

特异性或者“适应性”免疫是高等动物免疫系统的标志。固有免疫是一种迅速的非特异性反应，而适应性免疫则是有针对性地攻击病原体等目标。这种免疫反应的特点是通过T淋巴细胞（T细胞受体，TCR）和B淋巴细胞（表面抗体及分泌型抗体）上的抗原特异性受体引导应答的进行。其特异性源于一种特殊的机制，即T和B淋巴细胞原始（胚系）DNA的多次重排。重排后的DNA编码的蛋白含有高变区，形成具有特异性抗原结合部位的T细胞受体及抗体。这种多样性差不多可以产生10^8种以上的不同抗体和10^7种不同的TCR，足以覆盖人类所能遇到的各种致病抗原。对任何一种抗原，T细胞和B细胞识别的部位均不完全相同。T细胞受体识别肽片段，而抗体则识别表位的形状。这就使得免疫系统识别的抗原范围更加广泛，而且两种免疫系统可以互为备份。因为免疫应答的形成需要时间，因此特异性免疫虽然有针对性但不能在初次遇到抗原时立即提供保护。它的另一个特点是能形成记忆，所以再遇到这种抗原时就能更快地作出反应。T和B淋巴细胞在特异性免疫中的作用见图4.4。

T细胞免疫和B细胞免疫扩展了我们对抗感染和肿瘤的能力。吞噬细胞只识别细胞外的微生物，主要是细菌。与之相反，T细胞则能对抗细胞内感染，如病毒，和寄生在巨噬细胞内的微生物，如兼性细胞内菌（分枝杆菌、军团菌、李斯特菌、布氏杆菌、沙门杆菌）、多种真菌及原虫。细胞内感染由两种不同的T细胞机制控制。

- **细胞毒性T细胞**：可识别表达于受累细胞表面的外源性抗原（病毒或肿瘤抗原）小片段，并且能破坏该细胞及其体内的病原体。细胞毒性T细胞上通常表达CD8。
- **辅助性T细胞**：不能直接破坏病原体和细胞，但可以通过产生细胞因子来刺激巨噬细胞杀伤细胞内的微生物并进一步活化细胞毒性T细胞和NK细胞。辅助性T细胞通常为CD4阳性。

抗体通过调理外源性颗粒、中和病毒及毒素来加强固有免疫反应，还在抗原递呈中发挥一定的作用。

淋巴系统的组织结构

多数淋巴细胞的成熟和活化过程都是在遍及全身的淋巴组织/器官中进行的。淋巴细胞的各亚群均起源于骨髓多能干细胞（图4.5）。未成熟的B淋巴细胞留在骨髓中逐渐成熟。要向T细胞分化的淋巴细胞前体迁移到胸腺成熟。这些称为初级淋巴组织。细胞一成熟就释放入循环系统并随之迁移到次级淋巴组织如淋巴结、扁桃体和脾脏，准备对外来抗原作出应答。

黏膜相关淋巴组织（MALT）

黏膜表面经常可见无包膜的小片淋巴组织，称为黏膜相关淋巴组织（MALT）。包括泌尿生殖系统和肠道相关的淋巴组织（GALT，主要是Peyer集合淋巴结）、支气管相关淋巴组织（BALT，见于沿主支气管分布的肺叶）和皮肤相关淋巴组织（SALT）。

B细胞

大约25%的淋巴细胞为B细胞。抗原与B细胞受体（BCR）结合后，B细胞分裂并活化成为浆细胞，分泌大量的抗体，这个过程通常是在T细胞的辅助下完

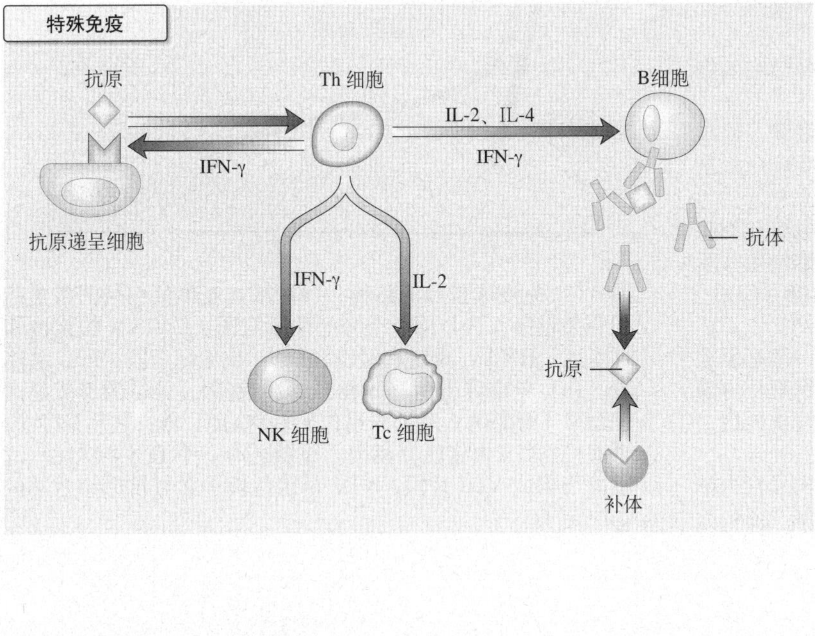

图4.4 **免疫应答的组成**。抗原递呈细胞将抗原呈递给辅助T细胞（Th细胞）。Th细胞分泌的淋巴因子激活参与抗病毒和抗肿瘤的细胞毒性T细胞（Tc细胞）。淋巴因子还能活化NK细胞，后者参与肿瘤的免疫监视。抗原在细胞因子的存在下，与B细胞表面的免疫球蛋白结合，激活B细胞使之分泌抗体。抗原经抗体和补体包被（调理）后，与吞噬细胞上的补体受体和Fc受体（FcR）结合引发吞噬作用。NK：自然杀伤细胞。

成的（图4.5）。

抗体分子（免疫球蛋白）

抗体为糖蛋白，包括两条重链和两条轻链（κ或λ多肽）（图4.6）。重链决定抗体的**同种型**或者说类别，即IgG、IgA、IgM、IgD或IgE。免疫球蛋白分子主要包括以下几个区域：

可变区“V”：不同的免疫球蛋白氨基酸序列不同，其中一小段为高变区。重链高变区和轻链高变区的环形结构相互靠近的部位能与抗原结合，称为**Fab段（抗原结合段）**。结合部位的形状决定抗体与抗原之间的“适合度”或亲和力。

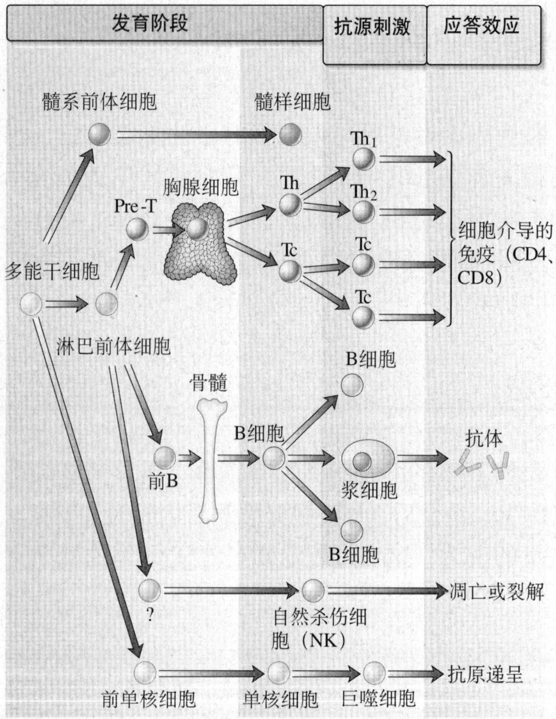

图4.5　**免疫细胞的发育**。分化为淋巴细胞和髓样细胞的细胞均来自骨髓多能干细胞。

不成熟T细胞离开骨髓进入胸腺成为胸腺细胞。经基因重排产生抗原特异性T细胞受体；阳性和阴性选择机制只允许不与自身抗原发生反应的功能细胞存活下来并分化为$CD4^+$或$CD8^+$细胞。这种没接触过抗原的T细胞离开胸腺迁移到外周淋巴组织定居。遇到特异性抗原后细胞增殖并活化，承担起辅助功能（$CD4^+$细胞）或细胞毒功能（$CD8^+$细胞）。

B细胞在骨髓内发育成熟，发育过程中经历一个基因重排过程，产生具有抗原特异性的抗体分子。成熟细胞从骨髓释放出来后迁移到淋巴结滤泡中定居。遇到特异性抗原后，B细胞增殖并分化为分泌抗体的浆细胞。

髓系细胞在集落刺激因子的作用下，在骨髓内发育为单核细胞、中性粒细胞、嗜酸性粒细胞和嗜碱性粒细胞（图8.1）。

同种型：是高变区的标志性部位，与抗原结合部位有关。同种型具有抗原性，同种型和同种型抗体构成一个调节抗体生成的网络。

Fc段（晶体段）：由远端结构域组成，氨基酸序列相对保守。此区可与细胞表面的免疫球蛋白受体（FcR）结合，还可以固定补体；因此抗体与抗原结合产生的效应由此区控制。

抗体合成的遗传学

骨髓中未成熟的B细胞完成胚系DNA重排后，才能合成具有多种不同抗原结合部位、也就是具有**克隆多样性**的抗体（图4.6）。有三个主要基因区域：可变区（V）、多样性区（D）和连接区（J）经剪切连接在一起后形成的最终序列才能转录形成抗体分子。抗体的多样性主要是在剪接过程中形成的。首先，这些区域都是多拷贝的DNA序列（V = 25 ~ 100个基因，D = 10个基因，而J= 5 ~ 6个基因）。一个区域内的每一个多拷

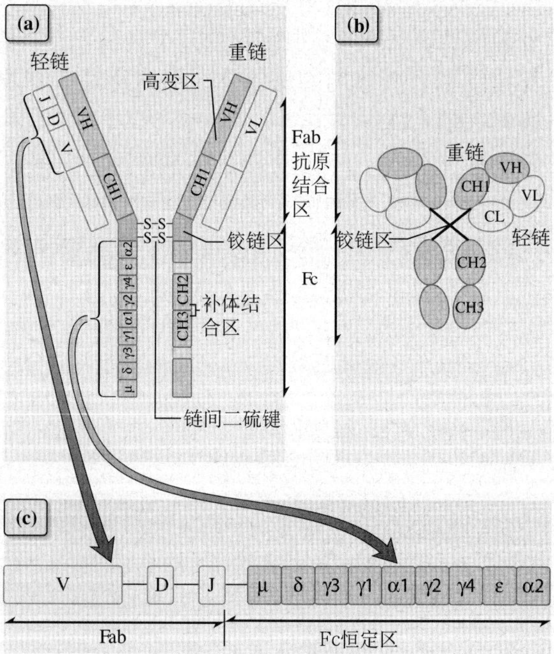

图4.6　**免疫球蛋白的结构**。（a）**基本亚单位**包括两条重链和两条轻链。（b）**同一个分子的示意图**。C和V：恒定区和可变区；H和L：重链和轻链；Fab：抗原结合段；Fc：晶体段。（c）**免疫球蛋白Fab和Fc段的基因**。此链的形成是由一个V（可变区）基因先易位到J（连接）链，之后VJ片段再剪接到C（恒定区）基因。重链还有一个D（多样性）片段参与构成VDJ片段，VDJ基因片段中含有抗原结合部位的决定子。

贝基因都可以和其他区域中的任一拷贝连接在一起（称为组合自由）形成最终的VDJ序列。其次，基因剪接常常是不精确的，碱基对的“移码”导致错读而出现“错误”氨基酸（连接多样性）。最后，细胞分裂过程中基因会发生体细胞突变。

VDJ 区剪接好后，相继与恒定区的 IgM、IgD、IgG、IgA 和 IgE 基因进行组合，完成抗体的同种型转换。但是，因为 Fab 基因不再变化，所以基因的抗原结合区将保持不变。这样，完成 VDJ 基因重排但未接触抗原的成熟 B 细胞，受到抗原刺激后，将首先产生 IgM 型应答，因为易位首先发生在 IgM 段。因此初始免疫应答的同种型是 IgM 型，此后才发生 IgG 和其他同种型的应答，而且通常还需要 T 细胞的协助（T 细胞非依赖性反应仅限于多糖抗原且通常不会从 IgM 同种型开始）。但是，IgM向其他同种型的“转换”一旦发生后，记忆 B 细胞即可在体内保留很多年。以后只要再受到同一种抗原刺激，记忆细胞就会迅速作出反应并开始合成二次应答或初次应答后期特有的 IgG 型抗体。根据不同的抗体在初次应答和二次应答中出现的时间规律可以对感染进行血清学诊断，比如检测到 IgM 表明急性感染的存在。

免疫球蛋白的同种型及其功能

表 4.6 总结了人类抗体的主要生物学特征。不同类型的抗体会在不同部位发挥作用。抗体的主要功能是：

- 清除有传染性的微生物，机制如下：
  - 与微生物结合阻止粘附和侵入（比如，阻止脊髓灰质炎病毒和其他肠道病毒进入体内）
  - 对颗粒进行调理以便吞噬
  - 裂解微生物（与补体联合作用）
- 抗毒素活性（比如，预防破伤风）
- 使细胞致敏产生抗体依赖性细胞毒作用（ADCC）
- 调节免疫，作为 B 细胞表面的抗原受体将抗原递呈给辅助性 T 细胞。

IgM

这种抗体主要局限于循环池，是通过连接“J”链结合在一起的五聚体大分子。不能穿越胎盘，正常情况下婴儿在出生后才合成这种抗体。因此如果新生儿体内出现抗原特异性 IgM，就可以充分证明有宫内感染。IgM 通常是急性感染的标志。

IgG

这是血清中含量最高的免疫球蛋白，以单体形式出现。IgG 是二次应答的抗体，抗原亲和力高，是惟一一种可以大量穿越胎盘的抗体。共有四种亚型：IgG_1、IgG_2、IgG_3 和 IgG_4。IgG_1 和 IgG_3 主要是受到蛋白抗

表 4.6 免疫球蛋白的特征

	IgG 最主要的抗体类型	IgM 免疫反应中最早出现的	IgA 见于黏膜分泌物中	IgE 产生变态反应症状；能对抗线虫	IgD 几乎只出现在淋巴细胞膜上
重链	γ	μ	α	ε	δ
成人血清中的平均含量（mg/ml）：	IgG（总量）= 8～16 G_1 = 6 .5 G_2 = 2 .5 G_3 = 0 .7 G_4 = 0 .3	0.5～2	IgA（总量）= 1.4～4 A_1 = 1.5 A_2 = 0.2	17～450ng/ml	0～0.4
半衰期（天）	21	10	6	2	3
固定补体					
经典途径	++	+++	－	－	－
旁路途径	－	－	+	－	－
与肥大细胞结合	－	－	－	+	－
穿越胎盘	+	－	－	－	－

原，如病毒，刺激后产生的。这两种亚型都是很好的调理素，能与中性粒细胞上的Fc受体结合并激活补体。IgG_2和IgG_4是受到多糖抗原（如肺炎球菌和流感嗜血杆菌的荚膜）刺激后产生的，并且是此类微生物的主要调理素。IgG抗体参与抗感染，缺乏IgG的患者会反复发生细菌感染甚至危及生命。单独缺乏IgA或IgM则远没有这么严重。

IgA

这种抗体主要是分泌型，存在于呼吸道、胃肠道和泌尿道。有两种亚型，IgA_1和IgA_2；二者功能基本相似。血清中的IgA主要是单体形式，但分泌型IgA是二聚体，两个分子通过连接链（J）结合在一起。IgA从血清转运到肠黏膜表面的机制已非常清楚。血清IgA与肠上皮细胞和肝细胞基底面上识别IgA和IgM的多聚-Fc受体结合。免疫球蛋白通过跨细胞转运到达腔面后仍与受体结合在一起，并以这种被称为**分泌成分**（SC）的形式分泌到肠腔内。在IgA型免疫应答反应中，局部的抗原暴露就能调动起广泛的黏膜免疫，这一点对预防接种非常重要。产生这种现象的原因是黏膜淋巴滤泡内的IgA前体B细胞接触抗原之后，会迁移到所在区域内的淋巴结中。细胞在淋巴结内进行克隆性扩增后经胸导管返回全身的血液循环，这些细胞随血液迁移并广泛定居在各处的黏膜相关淋巴组织（MALT，见上文）中，而不只限于抗原暴露部位。

IgD

血清中IgD的含量很低且功能不明。B细胞表面有IgD，可能有一定的免疫调节作用。在B细胞活化性疾病，如系统性红斑狼疮（SLE）、HIV感染及Hodgkin病中，IgD水平升高。

IgE

IgE为单聚体，正常情况下血清水平很低，因为大多数IgE都结合在肥大细胞和嗜碱性粒细胞膜表面的高亲和力受体上。主要生理功能是抗线虫，但与IgE有关的最常见的临床疾病是I型超敏反应（特应性或变态反应性）疾病。

T淋巴细胞

T细胞可分为CD4（主要是分泌细胞因子的辅助性细胞，约占外周血T细胞的75%）和CD8（主要是细胞毒性抑制细胞，占25%）两类。两类细胞在形态上难以区分，但是利用分化抗原，即CD分子的单克隆抗体检测细胞表面分子可以将二者区分开。

细胞毒性/抑制细胞

细胞毒性/抑制淋巴细胞表面表达CD8分子，而且只识别MHC I类分子递呈的抗原，可以通过这两点辨别出此类细胞。细胞毒性T细胞杀伤其他细胞的方式有：向靶细胞膜插入穿孔素进行打孔，然后颗粒酶从这些孔洞进入细胞产生颗粒相关性渗透裂解作用（与补体复合物的膜攻击作用类似）；还可以活化半胱天冬酶诱导靶细胞发生凋亡（细胞程序性死亡，第3章）。机体可以通过这种方式对抗病毒感染，可能还可以抑制肿瘤。抑制性细胞可以下调免疫反应，机制是释放作用于B淋巴细胞的可溶性因子来减少抗体产生。CD8细胞还能通过分泌CD8抗病毒因子（CAF）阻断病毒复制，产生非细胞毒性抗病毒反应（NCAR）；这一点已在HIV感染中得到证实。

辅助/诱导细胞

辅助细胞表面有CD4蛋白且只识别抗原递呈细胞上MHC II类分子递呈的抗原，根据这两点可以识别出此类细胞。细胞毒作用是识别外来抗原入侵的一种简单方式，与之相比，CD4细胞系统则要精细得多，涉及的细胞有限却能产生一系列更具特异性的反应。辅助性T细胞负责免疫应答的整体协调，它不能直接破坏靶细胞，但能识别特异的外来抗原并活化系统中的其他细胞将抗原清除掉（图4.7）。

辅助性T细胞根据其分泌的细胞因子分为两大功能亚群。一个单个T细胞克隆可分化为其中任意一种，这取决于抗原入侵的路径、剂量、发生应答时的细胞因子环境及个体的遗传倾向。**1类辅助性T细胞**（Th1）产生IL-2、IL-3和γ干扰素。这些细胞因子能通过活化细胞毒性T细胞、NK细胞和巨噬细胞，促进细胞介导/炎症反应为主的免疫应答。**2类辅助性T细胞**（Th2）分泌的细胞因子，如IL-4、IL-5、IL-6、IL-10能诱导B细胞产生抗体，可能与变态反应性疾病的发生有关。

分化抗原（CD）的分类

利用单克隆抗体可区分出免疫系统及非免疫系统

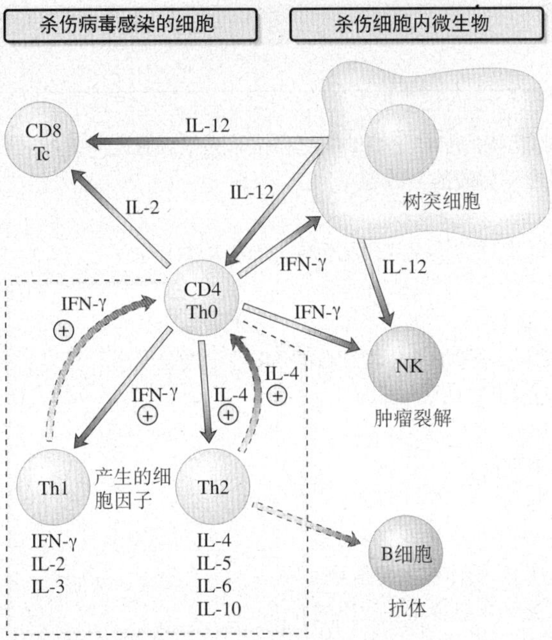

图 4.7 CD4⁺细胞在免疫应答中的整体协调作用。辅助性 CD4 T 细胞（Th0）将分化为 Th1 或 Th2 中的一种，分化为哪一种取决于细胞因子环境。IFN-γ存在时分化为 Th1细胞；IL-4存在时则主要分化为Th2。B细胞受刺激后会产生抗体，NK 细胞受刺激后促进肿瘤细胞裂解。

的300多种按CD命名的分子。由于细胞表面分子可有多个不同表位（抗原结合部位），因此一种分化抗原可能与几种不同的抗体均发生反应。因为最初发现的表面分子多数都与细胞的发育阶段有关，所以被命名为“分化”分子。因此CD是指细胞表面上能被一种或多种抗体识别的特异性靶分子，根据细胞表面的 CD 可确定该细胞属于哪种类型或有何功能。表 4.7 列出了常见的 CD 分子。

抗原的识别——T 细胞受体复合物

T 细胞的抗原识别机制与免疫球蛋白类似。简言之，为数不多的几个基因片段经过重组后能编码一组特异性极为多样的受体。与 B 细胞不同的是这些受体不释放入血。所有胸腺来源的 T 细胞表面都有 T 细胞受体（TCR）。它含有两条穿膜糖蛋白链，称为 α 和 β（αβ 细胞）［但有些未成熟的 T 细胞上可见到类似结构，称为 γ 和 δ（γδ 细胞）］。αβ 细胞参与适应性免疫，而 γδ 细胞则参与上皮防御系统（见第 6 章）。同抗体一样，这些多肽链的氨基酸残基也形成可变区（V）和恒定区（C）。β链的可变区由V-、D-、J-样元件编码。α 链由 V- 和 J- 样元件构成（图 4.6）。受体的多肽链之间由二硫键连接，在 T 细胞膜表面与另一种称为 CD3 的结构形成复合体。抗原受体必须形成这种复合体才能在细胞表面表达。受体也有一个穿膜尾巴。一段抗原肽，不论是与 MHC Ⅰ类分子结合活化细胞毒性 T 细胞，还是与 MHC Ⅱ类分子结合活化辅助性 T 细胞，一旦与受体结合，就会有信号，表现为一系列的酶磷酸化过程，传导至细胞核，产生相应的细胞活化反应：释放细胞因子和（或）细胞增殖。

抗原递呈

抗原一词指任何可以被特异性免疫反应识别的结构，不仅包括病原微生物和毒素，还包括外来组织的抗原（如器官移植之后）和某些肿瘤相关性结构。免疫系统具有区分“自体”和“非自体”抗原的能力。一种名为主要组织相容性复合体（MHC）的识别体系协助完成这一过程，这个系统规定了抗原加工以及将抗原识别为外源物质的方式。人类的 MHC 表达产物称为人类白细胞抗原（HLA）。

人类白细胞抗原（图 4.8）

HLA 基因簇定位于 6 号染色体短臂，包含六个基因座：HLA-A、-B、-C、-D、-DR 和 -DQ。每个座位包含众多多态形式或等位基因中的一种，比如HLA-B 座位上就有 40 多种等位基因。每个个体的 A、B、C、D、DR和DQ基因座上各等位基因间的组合或分离称为单倍型。表 4.8 中列出了主要的 HLA 抗原。HLA 分子遍布全身组织，通过HLA的差异将细胞区分为自体或非自体。两个不同的个体具有相同的HLA分子组合的概率极低。虽然免疫系统可以利用这一点识别外源细胞和分子，但同时也给器官移植带来了难题。除非供者和受者的HLA类型完全相同，否则宿主的免疫系统会将移植器官识别为非已进行排斥。所以供者和受者必须通过组织配型找到最适合的器官或骨髓。某些疾病与 HLA 类型密切相关。

遗传连锁

一个 HLA 基因座位上的两个基因按共显性方式遗传，因此每个个体的两个等位基因都能得以表达，一个来自母亲，另一个来自父亲。由于这些基因座紧密连

表 4.7 主要的 CD 抗原及其细胞分布*

决定簇名称	组织分布	功能
CD1	胸腺皮质	
CD2	所有 T 细胞和 NK 细胞	CD58 的配体；配对（如 T 细胞和抗原递呈细胞之间的配对）
CD3	见于所有成熟 T 细胞与 T 细胞受体关系密切	抗原递呈后的信号传导
CD4	占循环 T 细胞 {2/3} 的辅助 / 诱导 T 淋细胞	识别与加工过的抗原片段结合的 MHC Ⅱ类分子
CD5	T 细胞；也见于 B 细胞	CD72 的配体
CD8	细胞毒性 / 抑制 T 细胞	识别与加工过的抗原片段结合的 MHC Ⅰ类分子
CD11a	淋巴细胞（尤其是记忆 T 细胞）、粒细胞、单核细胞和巨噬细胞	粘附分子 LFA-1 的一部分
CD14	巨噬细胞	细菌脂多糖受体
CD15（又称 Lewis X）	粒细胞	选择素受体
CD16	自然杀伤细胞及巨噬细胞	低亲和性 Fc 受体，参与信号传导
CD18	白细胞	LFA 家族（β 整合素）通用的 β 链
CD19	所有成熟 B 细胞	信号传导
CD20	所有成熟 B 细胞	参与细胞活化；可能是一种钙通道
CD21	成熟 B 细胞、滤泡树突细胞咽部及子宫颈的上皮细胞	补体 C3d 的受体
CD23	B 细胞、巨噬细胞、嗜酸性粒细胞	低亲和性 IgE 受体
CD25	T、B 细胞、巨噬细胞	IL-2 受体
CD28	活化的 T 细胞及部分 B 细胞	活化初始 T 细胞
CD34	造血细胞前体	未知
CD36	单核细胞、血小板	GPⅢb
CD40	B 细胞	与 T 细胞相互作用后诱导 B 细胞活化
CD44	白细胞、RBC、内皮	细胞的粘附和迁移，巨噬细胞清除凋亡的中性粒细胞
CD45	所有源于造血细胞的细胞；也叫白细胞共同抗原	有两种异构体，RO 和 RA。RO 与记忆有关，通过 T 细胞受体介导的细胞信号转导而发挥作用；RA 识别初始细胞
CD56	NK 细胞的标志	介导细胞粘附
CD62	内皮细胞、白细胞和血小板（E-、L-、P- 选择素）	粘附
CD72	所有成熟 B 细胞	CD5 配体；参与信号传导
CD80/86	抗原递呈细胞	CD28 的共刺激配体
CD95（Fas Ag，APO-1）	多种细胞	诱导细胞凋亡
CD 103	上皮内淋巴细胞	与 E- 钙黏素结合

*此表仅列出临床免疫学中最常遇到的 CD 类型，远非全部。

锁，所有 MHC 基因将一起遗传给后代。HLA 区域内可以发生“交叉互换”。但有些等位基因以同一种单倍型出现的频率高于按随机原则预期的频率，这种现象称为“连锁不平衡”；例如，A1 B8 这个单倍型的频率就高于按 A1 和 B8 两个单个基因频率估计出来的数值。HLA 具有广泛的种族变异性。

HLA 基因的产物

HLA 基因编码的细胞表面糖蛋白从胞膜延伸到胞浆，称为Ⅰ类和Ⅱ类分子。这些糖蛋白由两条大小不同的链（α 链和 β 链）组成。准备递呈给 T 细胞的抗原肽就插在两条链形成的沟槽中。

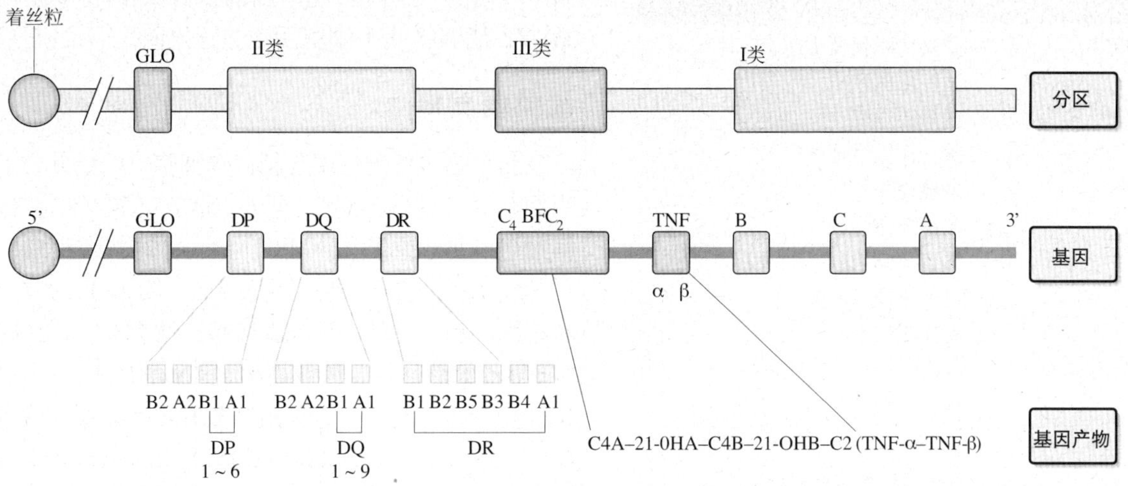

图 4.8　主要组织相容性复合物。图中所示 6 号染色体短臂的分区及其中的基因和基因产物。GLO：乙二醛酶；TNF：肿瘤坏死因子。

Ⅰ类分子

除了红细胞和滋养层细胞之外，所有细胞上都表达Ⅰ类抗原（HLA-A、-B和-C）。横纹肌和肝实质细胞在正常情况下虽然不表达Ⅰ类分子，但发生炎症反应时呈强阳性。抗原递呈过程中Ⅰ类分子与 CD8 T 细胞相互作用，因此它主要促进细胞毒性反应。

Ⅱ类分子

Ⅱ类抗原（HLA-D 和 -DR、D- 相关）仅在专职抗原递呈细胞（B细胞、单核细胞/巨噬细胞，郎格汉斯细胞、树突细胞）和活化的 T 细胞上有组成性表达。正常情况下其他细胞不表达这种抗原，但发生炎症的部位，γ 干扰素的存在可以诱导细胞表达这种抗原并演变为抗原递呈细胞。抗原递呈时Ⅱ类抗原与 CD4分子结合，因此表达Ⅱ类分子的细胞能诱导辅助性 T 细胞反应。

抗原特异性免疫反应的调节

抗原特异性细胞的活化是受到严密调控的。这种调控的必要性在于 T 细胞受体非常敏感，几个相关抗原分子与之作用就可以使 T 细胞活化，因此可能引发不恰当的过度反应。抗原递呈系统能够确保只有深入侵犯到细胞内的抗原或者说只有被抗原递呈细胞识别并吞噬的抗原才能被递呈给 T 细胞。

向 T 细胞递呈抗原（图 4.9）

抗原与 T 细胞受体之间要经过多个反应才能使 T 细胞活化。首先，抗原必须形成多肽片段嵌入抗原递呈细胞的MHC分子沟槽里才能递呈给T细胞。这是因为 TCR 只能识别外来抗原与自体 MHC 组合在一起之后形成的形状。游离抗原不能产生这种效应。T 细胞受体、MHC 分子及抗原片段的组合称为**三分子复合体**。抗原在细胞内加工的过程中进入正在组装的 MHC 分子裂隙内与之结合在一起，然后二者作为一个整体表达在细胞表面。$CD8^+$ 细胞识别与 MHC Ⅰ类分子结合的抗原。因为MHC Ⅰ类分子在所有的有核细胞中几乎都有表达，所以大多数细胞都可以向细胞毒细胞递呈抗原。与Ⅰ类分子共同表达的抗原为内源性抗原，即该分子是在细胞内合成的，比如病毒蛋白和肿瘤抗原。而 CD4细胞受到的限制较多，因为它们只能被表达MHC Ⅱ类分子的细胞活化。这类细胞主要是免疫系统中的专职抗原递呈细胞，有时称为**辅佐细胞**。它们通过内吞作用摄入外源性抗原并进行细胞内降解，然后加工过的抗原与Ⅱ类分子一起表达在细胞表面上。

由于遗传变异的影响，MHC 分子之间存在三维形状上的差异，这样某些抗原与 MHC 结合后的形状或构象可能就更适于 T 细胞识别，因此这些抗原诱导免疫应答的效率就会比其他抗原高。只能由特定的抗原——MHC组合诱导的免疫反应称为 MHC 限制性免疫反应。宿主 MHC 能与 T 细胞上的辅佐分子 CD4（MHC

表 4.8 HLA 与疾病的关系

A1、B8、DR3	多发性肌炎及皮肌炎
A3、B14	遗传性血色病
A28	精神分裂症
B5	Behçet 综合征
	多囊肾
	溃疡性结肠炎
B8	结节样麻风（亚洲人）
B8、DR3	自身免疫性肝炎
	疱疹样皮炎
	Graves 病
	特发性膜性肾小球肾炎
	重症肌无力（无胸腺瘤的）
	Addison 病
	Sjögren 综合征
	系统性红斑狼疮
B8、DR3、DR7、DQ2	腹腔疾病
B18	Hodgkin 病
B27	急性前葡萄膜炎
	强直性脊柱炎
	牛皮癣关节病
	Reiter 综合征
	青少年关节炎
B47	先天性肾上腺增生
C6、B13、17	牛皮癣
DR7、DR2	Goodpasture 综合征（抗 GBM 型）
	多发性硬化
	发作性睡病（相关性 100%）
DR4	类风湿性关节炎
	白癜风
DR4、DR6	寻常天疱疮
DR4、DR3（B8、15[62]18）	糖尿病（胰岛素依赖型）
DR5	Hashimoto 甲状腺炎
	系统性硬化症
DR5、DQ3	与丙型肝炎病毒的自发清除相关
DR7	微小病变（肾脏病变）
MHC Ⅲ	C4A 与 SLE 相关

GBM：肾小球基底膜。

Ⅱ类）（图 4.10）或 CD8（MHC Ⅰ类）相互作用。这种作用巩固了 TCR/MHC/ 抗原之间的结合，同时还能作为共同刺激分子通过级联式信号传导进一步激活 T 细胞。

抗原递呈细胞上的另一个分子——B7 与 T 细胞上的配体 CD28 之间的相互作用也是一种重要的共刺激反应。反应过程中抗原递呈细胞产生的细胞因子（白介素 -1 和白介素 -12）和 T 细胞的早期活化步骤（白介素 -2）能够降低 T 细胞活化的阈值而提高反应强度。

抗原递呈细胞

抗原递呈细胞主要包括巨噬细胞（广泛分布于各种组织）、郎格汉斯细胞（见于皮肤）和树突状细胞或隐蔽细胞（见于黏膜、淋巴和血液）。这些细胞来源于同一细胞谱系。位于淋巴结生发中心（滤泡）的滤泡树突状细胞起源于另外一种细胞谱系。滤泡树突状细胞周围被B淋巴细胞环绕，能够将树突表面的抗原，通常是与抗体复合在一起的，递呈给这些B淋巴细胞。滤泡树突状细胞的表面有很多 Fc 和 C3b 受体以便其捕获抗原。B 细胞上也有Ⅱ类分子，能通过其表面的 Fc 受体捕获免疫复合物中的抗原，并将其递呈给 T 细胞。

抗体依赖性细胞毒细胞（ADCC）

这群淋巴细胞的分类不是依据表面分子而是根据它的功能。ADCC 就是指表面有 Fc 受体的 NK 细胞，它能识别免疫球蛋白包被的靶细胞。可能参与清除病毒感染细胞和肿瘤细胞。

淋巴因子活化的杀伤（LAK）细胞

用白介素（IL-2）培养淋巴细胞可以使其具有强的专门针对肿瘤的细胞毒性（所以称为“淋巴因子活化的”）。这种人工刺激出来的细胞已用于治疗恶性肿瘤——即采集病人血液中的淋巴细胞，用 IL-2 培养再回输回肿瘤靶部位。

免疫系统的整体协调

免疫系统不是静止的而是动态的。免疫细胞可通过粘附分子和趋化因子/趋化剂的作用经血液和淋巴管迁移至体内的不同部位。免疫系统受到抗原刺激后，它的各种组分将相互合作一起迎接挑战、战胜困难。免疫细胞带着抗原回到淋巴组织，那里是专门加工和递呈抗原的地方。淋巴细胞经活化增殖成为全副武装的效应细胞后离开淋巴组织返回感染部位。免疫系统和神经内分泌轴之间存在密切的信息交流并受其调控。糖皮质激素能减少 IL-2 和其他前炎性细胞因子的产生从而抑制T- 细胞的应答。类固醇引起的粘附分子表达下降还会影响中性粒细胞的功能。垂体和外周血单核细

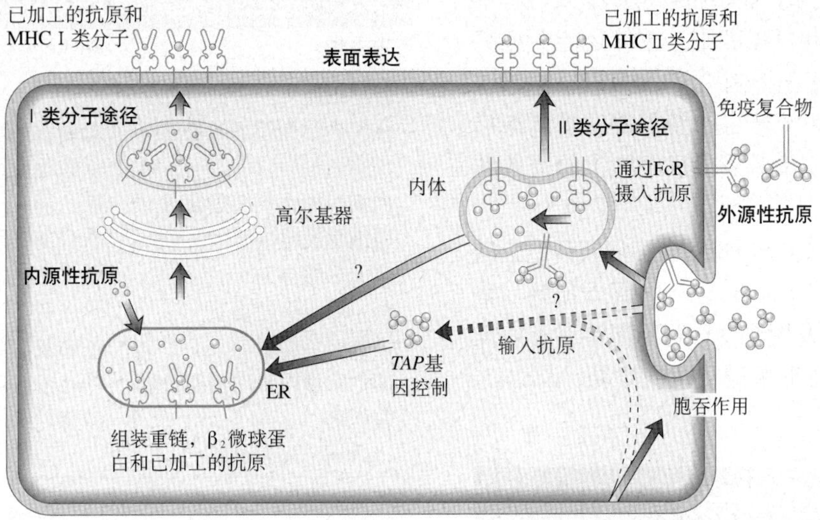

图 4.9　**抗原递呈**。内源性抗原和外源性抗原的加工过程不同，后者在加工前要先被抗原递呈细胞摄取。**内源性抗原**的肽段要转运到内质网并在那里嵌入MHC I 类分子的肽结合沟槽中。之后携带着抗原的MHC分子表达在细胞表面上。所有有核细胞都表达 I 类分子。**外源性抗原**要被专职的抗原递呈细胞内化。在内体中发生酸化使蛋白降解成肽段。在内质网中合成的MHC II 类分子通过高尔基体转运到内体。多肽与 II 类分子结合之后表达在细胞表面上。抗原递呈细胞的限制条件是必须表达MHC II类分子，这意味着只有少数几种细胞能执行递呈功能。ER：**内质网**。Modified from a figure in *Immunology Today* **14**, Raychaudhuri S, Morrow WJW pp. 344-348. ©1993, with permission from Elsevier.

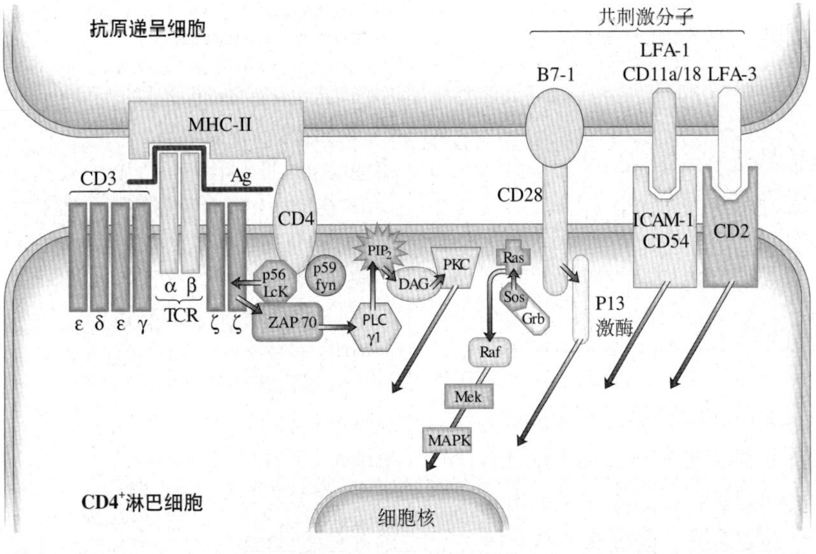

图 4.10　**T 细胞的活化**。图中所示为抗原递呈细胞与 CD4+ T 淋巴细胞之间复杂的相互作用。TCR 受体（TCR）的交联导致 CD3 复合物聚集，后者是含有 ε、δ、γ 链的三个二聚体。这一步骤将激活磷酸化和分化过程。如果共刺激分子没有同时激活，就会引起另外一组不同的信号活化，导致细胞死亡和凋亡。Lck：淋巴细胞胞浆激酶；ZAP：ζ 相关蛋白；DAG：二酯酰甘油；Ras：rous 腺肉瘤；Sos：一种鸟苷酸交换蛋白；Raf：ras 相关因子；Mek：促有丝分裂性细胞外激酶；MAPK：丝裂原相关性增殖激酶；PKC：蛋白激酶 C；PLC：磷脂酶 C。From *Lancet*（2001）**357**:1786. Courtesy of Dr Keith Nye.

胞分泌的神经肽，如催乳素，能拮抗糖皮质激素的作用来活化T细胞、B细胞和巨噬细胞。垂体还能合成另外一种细胞因子，巨噬细胞抑制因子（MIF），原来认为这种因子只能由免疫系统产生。感觉神经受刺激后产生的P物质可以和内皮细胞及淋巴细胞上的受体结合诱导炎症反应。

总之，感染、肿瘤、自身免疫病、疼痛或其他应激反应都可以诱导免疫反应，同时还会引起下丘脑-垂体-肾上腺轴的激素合成发生改变，它们能够对炎症反应进行调节并使机体做好准备进行组织修复。

先天性和获得性免疫缺陷病

总论

尽管许多特殊的先天性免疫缺陷病相对少见，但HIV感染和糖皮质激素及免疫抑制治疗的广泛应用使免疫抑制在许多临床领域成为主要问题。重要的是对疑似免疫缺陷的病人要能够迅速做出诊断并在给予适当处理后转至相应科室。另外，发生在特异性免疫缺陷病人的感染有力地证明了相应的免疫防御成分在正常的感染控制中发挥的生理作用。

免疫缺陷病按宿主防御机制可分为以下几大类：

- 中性粒细胞（和单核细胞/巨噬细胞）数量和（或）功能下降
- 单个补体成分缺乏
- B细胞缺陷，导致抗体缺乏
- T细胞缺陷，影响细胞介导的免疫
- T细胞和B细胞联合缺陷。

先天性免疫缺陷病（表4.9）

这类疾病通常是由特定的遗传缺陷导致相应分子和细胞机制出现异常；大多罕见。通常在儿童期发病，但其中有些类型以及病情不重的病人到成年期才出现明显症状。病变可能仅限于免疫系统，但也有一些病人的免疫缺陷只是多种先天缺陷中的一部分。

表4.9 先天性和获得性免疫缺陷病

先天性	获得性
吞噬细胞	
先天性中性粒细胞缺乏症	骨髓抑制引起的中性粒细胞缺乏症
周期性中性粒细胞缺乏	脾功能亢进
白细胞粘附缺陷	自身免疫性中性粒细胞缺乏症
高IgE综合征	糖皮质激素治疗
Shwachman综合征	糖尿病
慢性肉芽肿病	低磷酸盐血症
其他细胞内杀伤功能缺陷	髓性白血病
贮积病	流感
Chediak-Higashi综合征	
补体缺乏	
C3、C1q、I、H缺乏	
C5、6、7、8、9缺乏	
甘露聚糖结合凝集素缺乏	
补体依赖性调理功能缺陷	
抗体缺乏（B细胞缺陷）	
X连锁低丙种球蛋白血症	骨髓瘤、淋巴瘤、脾切除
常见变异型免疫缺陷病	先天性风疹
IgA（± IgG_2）缺乏	
特异性抗体缺乏	
T细胞缺乏	
DiGeorge畸形	
IL-2缺乏	麻疹
信号传导缺陷	糖皮质激素治疗
	钙调磷酸酶抑制剂（如环孢素、FK506）
T、B细胞联合免疫缺陷	
重症联合免疫缺陷：	
X-连锁重症联合免疫缺陷综合征	蛋白质——卡路里营养不良
腺苷酸脱氨酶缺乏症	早产儿免疫缺陷
嘌呤核苷酸磷酸化酶缺乏	AIDS
MHC Ⅱ类分子不表达	
网状组织发育不全	
Wiskott-Aldrich综合征	
毛细血管扩张性共济失调	
EBV-相关性免疫缺陷	
高IgM综合征	

获得性免疫缺陷病（表 4.9）

这种类型要常见得多，但免疫学机制不十分清楚。病因包括营养不良、脾切除、某些感染及自身免疫性疾病、免疫系统肿瘤 、免疫抑制治疗或药物不良反应（表 4.9）。最常见的感染性病因是 HIV 感染，它将引起获得性免疫缺陷综合征（AIDS）；关于此病有详细论述（见第 2 章）。

机会感染

发生感染的原因一方面是微生物的毒力，另一方面是宿主防御能力低下。致病微生物能够突破正常的防御机制。而毒力低的微生物只有在防御机制有缺陷时才能致病，正常情况下，防御机制可以阻止其致病。利用宿主防御机制缺陷的机会致病的微生物称为机会致病菌。宿主防御系统不同类型的缺陷会增加其对不同微生物种群的易感性。因此对感染谱的识别可以为诊断患者免疫缺陷的类型提供最有价值的临床线索。

机会感染谱

非免疫性固有防御系统缺陷时，引起感染的机会致病菌包括：烧伤病人的葡萄球菌和假单胞菌感染；吸烟者的流感嗜血杆菌和肺炎球菌感染；囊性纤维化患者的假单胞菌感染；尿路梗阻时的革兰阴性菌感染；留置静脉导管及其他异物引起的葡萄球菌和念珠菌感染；抗生素治疗后，肠道菌群失调引起的念珠菌和致病性大肠杆菌感染。

表 4.10 列出了基本的免疫缺陷类型所对应的主要微生物感染。从大体上讲遵循以下原则：

- **中性粒细胞缺陷**：细胞外感染主要包括细菌性疾病（如葡萄球菌、革兰阴性菌）和系统性真菌感染。这些微生物能在细胞外环境中生存并复制。对抗此类感染的主要防御机制就是中性粒细胞的吞噬和细胞内杀伤作用；与中性粒细胞表面的特异性受体结合的补体和抗体对微生物进行包被（调理）后，这种吞噬杀伤作用可增强 100 倍（图 4.11a）。中性粒细胞不能清除这些细胞外微生物时就会发生感染。

表 4.10　免疫缺陷和一些机会致病菌

中性粒细胞缺乏和中性粒细胞功能缺陷	**补体溶细胞途径缺陷（C5～9）**
金黄色葡萄球菌	脑膜炎球菌
表皮葡萄球菌	淋球菌（播散性感染）
大肠杆菌	
肺炎杆菌	**细胞免疫缺陷**
奇异变形杆菌	单核细胞增多性李斯特菌
铜绿假单胞菌	肺军团菌
黏质沙雷菌	沙门杆菌（非伤寒）
拟杆菌	星形诺卡菌
烟曲霉	结核分枝杆菌
念珠菌（全身性）	不典型分枝杆菌
毛真菌	尤其是鸟胞内分枝杆菌
	念珠菌（黏膜）
调理素缺陷（抗体 / 补体缺乏、脾切除）	新型隐球菌
肺炎球菌	荚膜组织胞浆菌
流感嗜血杆菌	卡氏肺囊虫
脑膜炎球菌	鼠弓形体
链球菌（芽孢型）	单纯疱疹病毒
	带状疱疹病毒
单纯抗体缺乏	巨细胞病毒
弯曲杆菌	EB 病毒
支原体	麻疹病毒
脲原体	乳头多瘤空泡病毒
埃可病毒	

- **调理缺陷**：其原因是抗体缺乏、主要补体途径缺陷及脾切除，可引起芽孢菌感染。这种感染仅靠中性粒细胞是无法清除的，因为没有经过抗体或补体的调理，芽孢会阻碍吞噬作用的进行。
- **补体溶细胞途径缺陷**：容易发生革兰阴性球菌（主要是奈瑟球菌、脑膜炎球菌）的播散性感染。
- **细胞免疫缺陷**：中性粒细胞、抗体和补体都是与微生物的表面发生反应，因此不能发现细胞内的感染。引起细胞内感染的病原体主要是那些必须在细胞内环境中进行复制的病毒以及通常寄生在巨噬细胞内的真菌和原虫。有些细菌，尤其是分枝杆菌，是兼性细胞内寄生菌，也可在巨噬细胞内生存。免疫系统可以通过两种机制清除这类病原体（图 4.11b）。感染病毒的细胞产生的内源性病毒蛋白与 MHC Ⅰ类分子形成复合体在细胞表面表达。抗原特异性的 $CD8^+$ 细胞毒 T 细胞能识别这类复合体并把感染细胞裂解。巨噬细胞内的微生物由另一种不同的机制杀伤：$CD4^+$辅助性 T 细胞活化

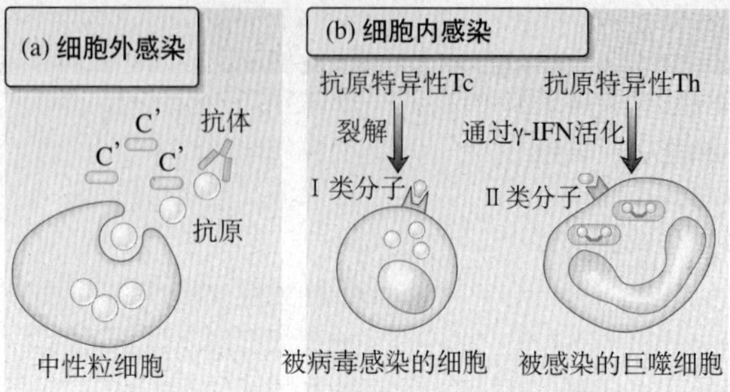

图4.11 **感染的控制**。(a) **细胞外感染的控制**。中性粒细胞吞噬并杀伤被抗体和补体(C′)包被的抗原,如细菌。(b) **两种免疫机制控制细胞内感染**。细胞内的病毒蛋白与 MHC Ⅰ类分子复合在一起表达在病毒感染细胞的表面上。抗原特异性 $CD8^+$ 细胞毒性 T 细胞(Tc)将感染细胞裂解。感染的巨噬细胞能激活特异性$CD4^+$辅助性T细胞(Th),产生g-干扰素(IFH),后者可活化巨噬细胞以杀死细胞内感染。

后在局部产生γ干扰素,γ干扰素再激活巨噬细胞去杀伤细胞内感染的病原体。这些不同的感染控制机制就可以解释,为什么缺乏中性粒细胞、补体或抗体易患细菌感染,而 T 细胞缺陷则易患病毒、真菌和原虫疾病。

吞噬细胞缺陷

中性粒细胞减少症

先天性中性粒细胞减少症比较少见,病情严重者常在幼年死亡。但多数是良性的,症状较轻,有些甚至是作为其他疾病的伴随症状发现的。通常反映了骨髓中性粒细胞的成熟和释放障碍。有一个良性的特殊变异类型,叫做**周期性中性粒细胞减少症**,3~5 周为一个发病周期。

获得性中性粒细胞减少症的病因是由疾病(如白血病)或药物治疗引起的骨髓抑制。在肿瘤治疗、移植排斥的预防和治疗、严重的自身免疫病治疗中使用的骨髓抑制性药物是导致本病的常见原因。许多其他药物,如某些抗病毒药物(如齐多夫定、丙氧鸟苷)也会抑制骨髓,引起中性粒细胞的减少;还有些人因其过敏体质在用药后(如氯霉素)出现粒细胞减少症。脾肥大和自身免疫性中性粒细胞减少的患者则是由于中性粒细胞的破坏率增加所致。

不论病因如何,只要中性粒细胞数降至0.5×10^9/L以下,感染的风险就会迅速增高。如果单核细胞数量正常,则风险要低些,因为它们可以作为吞噬细胞的后备力量。(周期性中性粒细胞缺乏症患者体内的单核细胞通常与中性粒细胞的周期时相相反,这可能就是此病很少发生严重感染的原因。)感染通常是播散性的,会出现败血症、真菌血症及深部脓肿。细菌在肠道内繁殖很容易引起败血症。局部感染多发生在口腔、肛周和留置血管导管等造成皮肤损伤的部位,容易发展为全身感染。脓液为稀的浆液,主要成分为中性粒细胞。

如果是由骨髓抑制性药物引起的,要减量或停药。用G-CSF或GM-CSF能缩短中性粒细胞减少的持续时间,这样可以减少感染的发生。预防性地应用抗生素或抗真菌药物效果较好。另外,中性粒细胞减少期间出现发热症状应迅速应用覆盖常见菌群的广谱抗生素(见第 2 章)。

中性粒细胞功能缺陷

中性粒细胞功能缺陷(有时合并单核细胞/巨噬细胞功能缺陷)会妨碍中性粒细胞穿过血管内皮向组织迁移、在组织内的运动以及它的吞噬作用和细胞内的杀伤功能。

临床特征

口腔及肛周皮肤黏膜脓毒病较多见,局部感染常发展成组织或引流淋巴结的慢性脓肿。如果中性粒细胞未能有效杀灭微生物也可形成肉芽肿。与中性粒细胞缺乏症相比,该病的全身扩散要少一些。先天性病例初次就诊的原因为感染或脐带残端脱落延迟。

先天性

白细胞粘附缺陷

整合素 β 链 CD18 合成异常引起的常染色体隐性遗传病。β 链 CD18 分别与 CD11a、b、c 分子组合构成白细胞功能抗原(LFA)LFA-1、C3bi(未活化的C3b)受体和C3dg受体(第2章)。白细胞在组织内的定位、运动和胞吞功能出现障碍。有几例患者经骨髓移植治愈。

高 IgE 综合征

本病的特点为 IgE(大部分是抗葡萄球菌的)水平极高、中性粒细胞运动障碍和严重的湿疹,常并发葡萄球菌感染及脓肿。也可出现其他免疫缺陷症状并引起更广谱的化脓性感染及真菌感染。

Shwachman 综合征

临床特征与囊性纤维化相似，表现为胰腺外分泌功能不全和化脓性感染，患者中性粒细胞轻度减少并伴有中性粒细胞移行功能障碍。

慢性肉芽肿病（CGD）

本病是典型的先天性中性粒细胞（及单核细胞）杀伤功能缺陷。

发病机制

该病中，杀伤微生物的氧依赖途径出现严重障碍，起因是细胞色素 b558（X 连锁 CGD）或相关的 NADPH氧化酶成分（常染色体隐性CGD）存在缺陷。结果造成过氧化物合成异常，这是合成一系列杀微生物性氧基团的第一步，这类氧基团包括：过氧化氢、次氯酸根、游离羟基和单态氧。氧基团的合成障碍还会影响非氧依赖性杀伤作用的效率。

临床特征

患者表现为慢性化脓性肉芽肿或脓肿及骨髓炎，前者可累及皮肤、淋巴结，有时还包括肺和肝。根据病情的严重程度可于幼年的早期或晚期发病。大多数与中性粒细胞功能缺陷有关的典型感染都可以见到，尤其是伴有过氧化氢酶生成的中性粒细胞功能缺陷，因为过氧化氢酶会灭活吞噬泡内所有能杀伤微生物的内源性过氧化物。由于巨噬细胞也受累，因此还有可能出现与细胞免疫缺陷有关的机会感染，如不典型分枝杆菌，诺卡菌和沙门杆菌感染。

诊断

用四唑氮蓝（NBT）着色试验检测氧化途径可以进行诊断；此方法也可用来筛查携带者。

治疗

适当抗生素及必要时采用外科手段可有效地控制感染；有些患者给予预防性治疗效果不错。规律应用γ干扰素可减少感染的发生，其机制可能是增强单核细胞 / 巨噬细胞的杀伤功能。

Chédiak-Higashi 综合征

这种常染色体隐性疾病的特征是髓样细胞和大颗粒淋巴细胞中出现巨大颗粒。吞噬溶酶体融合异常而不能有效杀伤微生物导致反复感染；NK 细胞的活性也同样被削弱。黑色素细胞也出现相似的融合缺陷，产生眼部的局灶性白化病。

很多各种各样的罕见疾病可以导致微生物杀伤功能的异常，这些疾病包括其他先天性微生物杀伤机制缺陷，如白细胞G6PD缺乏症（比红细胞G6PD缺乏少见得多）和髓过氧化物酶缺乏。Gaucher 病和糖原贮积病之类的贮积病也可能导致吞噬细胞功能障碍。

获得性

最常见的病因是接受糖皮质激素的治疗，这类患者的 T 细胞 - 巨噬细胞间相互作用也受到影响，可引起细胞免疫缺陷。糖皮质激素对中性粒细胞最主要的影响是阻碍中性粒细胞与内皮细胞间的粘附，导致白细胞边缘池下降，白细胞不能正常地附着到组织损伤或感染部位的内皮上。因此糖皮质激素能阻止中性粒细胞迁移到组织中去。边缘池减少必然导致中性粒细胞数增加；如果不了解其本质，这种表面现象颇具欺骗性。

糖皮质激素治疗对中性粒细胞功能的影响表现为葡萄球菌和革兰阴性菌的局部性及全身性感染增加。通常情况下，每天用 15 或 20mg 以上的泼尼松龙，或相当于此剂量的其他药物，症状就比较明显了，隔日用药则症状明显好转（其他副作用亦然）。

导致获得性中性粒细胞功能缺陷的感染性病因是流感，它可以引起特异的、短暂的吞噬体-溶酶体融合障碍。这是流感流行时葡萄球菌肺炎发病风险升高的主要原因。

髓性白血病既能引起中性粒细胞减少，也能导致中性粒细胞功能缺陷。代谢状态异常，如未加控制的糖尿病和低磷酸盐血症，也会影响中性粒细胞和巨噬细胞的功能。危重病人给予静脉内全营养时可出现低磷酸盐血症。Hodgkin 病和酒精性肝硬化患者可产生内源性中性粒细胞趋化因子的抑制物，这可能是患者易患化脓性感染的原因。

补体缺乏

与补体缺乏有关的感染主要有两类：

- **C3、C1q 或因子 H、因子 I 缺乏**：易患芽孢菌感染。同经典途径其他补体成分缺乏的患者一样，这类患者也出现免疫复合物病和 SLE 样疾病。
- **补体溶细胞途径成分缺乏**，C5 ~ 9：易患播散型奈瑟菌感染、脑膜炎球菌血症和淋球菌血症；后者也见于补体功能缺陷的患者。

补体缺乏症很少见，常见的是补体在微生物表面沉积的功能缺陷。后者可导致嗜血杆菌和肺炎球菌的感染增加，尤其是在幼年期尚未形成足够广泛的特异性抗体库时。

在常见的调理功能缺陷疾病中，了解比较透彻的就是**甘露聚糖结合凝集素**（MBL）缺乏症。MBL 是胶原凝集素家族的成员之一，在血浆中以多聚体形式存在，基本单位是一个 32 kDa 的肽。它可以在没有其他激活因子存在的情况下活化补体经典途径的 C1 复合物。MBL 的 52、54 或 57 密码子如果发生突变就不能形成多聚体，产物将发生细胞内降解或者出现功能缺陷。多达 5%的白种人存在这种缺陷，儿童期反复发作的病毒感染和化脓性感染似与此有关。

C3nef 引起的 C3 消耗也可增加化脓性感染的风险，C3nef 是一种自身抗体，见于皮下脂肪萎缩的患者，它能稳定旁路途径中的转换酶。

C1 脂酶抑制因子缺乏（见第23章）不引起感染，但与遗传性血管神经性水肿有关。患者四肢和面部的皮肤以及咽部和肠道的黏膜会出现阵发性的局部水肿；黏膜水肿可引起致命性的呼吸道梗阻或严重的阵发性腹痛。

抗体缺乏

先天性

X- 连锁低丙种球蛋白血症

各类免疫球蛋白水平均显著下降；B 细胞和浆细胞数量减少。前 -B 细胞向 B 细胞分化过程存在缺陷；T 细胞正常。现已发现本病的特异性基因缺陷发生在编码酪氨酸激酶信号转导分子的 *btk* 基因上，该分子与 B 细胞成熟有关；*btk* 基因位于 X 染色体长臂上的 Xq21.2-22 区域。典型症状为出生后 3 ~ 6 个月出现感染，如脑膜炎、支原体感染，这个时候来自母亲的抗体已消耗殆尽，不能再发挥被动免疫的保护作用。免疫球蛋白替代治疗效果很好，目前多以静脉途径给药。很多病人自己在家中就能注射。

常见变异型免疫缺陷病（CVI）

本病是一种迟发型抗体缺乏病，在幼年或成年起病。IgG 水平显著降低。B 细胞数目一般正常；缺陷似乎是由于B细胞未能进一步分化所致。有些代表T细胞功能的检测指标可能出现异常，但很少有报道与 T 细胞免疫缺陷有关的临床症状。CVI 可能是一组细胞和分子起源不同的异质性疾病，病因是 T、B 细胞之间的相互作用出现异常同时伴有 B 细胞成熟障碍。

患者的感染症状与X-连锁型病人类似。但其特殊之处是淋巴结滤泡的增生，在肠道则表现为结节性淋巴增生，有些患者可能出现脾大。CVI 患者可能发生自身免疫性疾病，而且患淋巴网状系统恶性肿瘤的风险也增高。如果患者免疫球蛋白水平下降而 B 细胞数目正常，可诊断为本病。规律的免疫球蛋白替代治疗对大多数症状都有令人满意的预防效果。

IgA 缺乏症

本病极为常见（每 600 个英国人中有 1 人受累）但通常没有症状。只有一小部分患者发生化脓性感染的风险增高，而其中很多合并有其他缺陷，如 IgG_2 亚类缺乏。有些患者有变态反应性疾病或对麸质过敏，还有些患者出现自身免疫性疾病 。

其他罕见的缺乏症

单独的 IgG_2 亚类缺乏：这是导致芽孢菌感染增加的一种罕见病因，因为 IgG_2 是对抗这类微生物的主要免疫球蛋白亚类；静脉给予免疫球蛋白替代治疗有效。

低丙种球蛋白血症伴 IgM 升高：类别转换机制存在缺陷；其遗传学基础是 X 染色体长臂 Xq26 上的 CD40 配体基因突变。患者表现为反复发作的细菌感染，易患卡氏肺囊虫肺炎。

功能性异常 γ 球蛋白血症：患者易患细菌感染，免疫球蛋白水平看似正常但不能产生针对特定微生物的特异性抗体。

获得性

骨髓瘤和慢性淋巴细胞白血病或淋巴瘤患者免疫力低下时可出现低丙种球蛋白血症。患者，尤其是骨髓瘤患者出现芽孢菌感染。脾切除可导致对芽孢菌，尤其是肺炎球菌的防御能力下降，一部分原因是由于T细胞非依赖性抗体反应主要在脾脏中形成，另一部分原因是由于脾脏是固定的网状内皮系统的一部分。重度镰状细胞病患者的感染风险增高，其原因就是脾功能减退。选择性脾切除之前接种肺炎球菌、脑膜炎球菌和Hib疫苗（见第2章）以及预防性应用青霉素能显著降低严重感染的风险。先天性风疹患者可出现低丙种球蛋白血症。

T 细胞免疫缺陷

先天性

DiGeorge 畸形（22q11 缺失综合征）

这种缺陷的发生率为每4000例活产婴儿中有1例，患儿由于鳃弓发育缺陷导致胸腺发育异常。临床表现的严重程度不同，同时还伴有鳃弓缺陷的其他症状：面部畸形、甲状旁腺功能减退及心脏发育不全。患者以感染为主，包括皮肤黏膜的念珠菌病和卡氏肺囊虫肺炎及多种病原体引起的慢性腹泻。影像资料可证实胸腺缺如。CD3 T细胞的数目有不同程度的减少，但CD4亚群通常是减少的，T细胞增殖反应异常。免疫球蛋白合成一般正常。据报道有些重症病人经胸腺移植和胸腺激素治疗后痊愈，骨髓移植也取得了一定的成功。本病的病因是22号染色体缺陷。

其他原因引起的细胞免疫缺陷

据报道，多种罕见的先天缺陷主要累及T细胞应答，包括：

- 选择性CD4淋巴细胞减少症
- IL-2/IL-2受体缺乏
- T细胞受体信号传导缺陷（如Zap-70缺乏，第9章）
- IFN-γ或IFN-γ受体缺乏。

获得性

获得性免疫缺陷综合征（AIDS）

目前全世界最常见的免疫缺陷病就是感染人类免疫缺陷病毒（HIV）引起的AIDS。虽然受累最重的是CD4 T细胞，但对B细胞也有影响，因此产生混合性症状。

发病机制

HIV的主要细胞受体是CD4分子，这一点决定了免疫系统中的下列细胞将对该病毒易感：

1. $CD4^+$ T淋巴细胞（受累最重）
2. 单核细胞
3. 巨噬细胞和其他抗原递呈细胞：
   - 血液中的树突细胞
   - 皮肤郎格汉斯细胞
   - 淋巴结的滤泡树突细胞（HIV的早期复制主要在此处进行）。

HIV的衣壳蛋白gp120与CD4结合后病毒即粘附在细胞上。病毒与细胞膜融合并释放入细胞内还需要第二种受体的参与。在淋巴细胞这个受体就是CXCR4，而在单核/巨噬细胞系则为CCR5；正常情况下它们具有趋化因子受体的功能。

目前已发现有多种病原学机制与HIV感染引起的严重细胞免疫缺陷有关（表4.11），后者将引起进行性的临床改变（见图2.46）。

表4.11　HIV感染时CD4细胞缺失/功能缺陷的机制
HIV直接产生的细胞病理学效应
受感染的细胞被HIV特异性细胞毒T细胞裂解
未受感染的$CD4^+$ T细胞在CD4分子与gp120结合后发生Tc介导的裂解。
未受感染的细胞上的可溶性HIV蛋白具有免疫抑制效应，如衣壳蛋白gp120可导致细胞增殖能力下降
gp120/160与MHC Ⅰ类分子之间的相似性引发自身免疫的破坏作用
信号转导出现故障，由未知机制诱导细胞程序性死亡（凋亡）

免疫学异常

最主要的特征性改变就是 $CD4^+$“辅助性”淋巴细胞的进行性严重缺失。如前所述，这类细胞在接受了抗原递呈细胞以 MHCⅡ类分子方式递呈给它的抗原后，将对免疫应答进行全面协调。增殖后可释放细胞因子，尤其是 IL-2，刺激参加应答的其他 T 细胞克隆进行增殖，其中包括细胞毒性 T 细胞（可以消灭病毒感染的细胞）、γ 干扰素（活化 NK 细胞使其具有细胞毒性）和巨噬细胞（具有杀伤细胞内病原体的活性）。因为其他细胞的功能对这种细胞的依赖如此之高，所以单独这一种细胞的缺失几乎可以解释 AIDS 所有的免疫学异常。另外，其他细胞即使没有感染 HIV 也会受到病毒的影响。病毒能对抗原递呈细胞进行直接的复制性感染；释放进入血浆的可溶性 HIV 衣壳蛋白可对 B 细胞进行多克隆活化。

高效抗病毒治疗（HAART）对HIV感染患者免疫功能的疗效

现已证明，联合应用抗逆转录酶和抗蛋白酶药物能有效地控制 HIV 复制。许多患者在接受此疗法后大约 4 ~ 8 周内，体内的 CD4 细胞数量明显上升，这主要是因为组织淋巴细胞的再分布以及先前已经存在的记忆 T 细胞的增殖。大约 6 个月后功能开始出现改善，如初始 T 细胞的再生和抗原特异性反应的恢复（免疫重建），此后继续缓慢好转。由于体内强烈的淋巴细胞反应，患者可能会出现免疫重建病。关于 HIV 感染和 AIDS 的临床症状及治疗请参阅第 2 章。

麻疹

麻疹可导致一过性的 T 细胞免疫缺陷，但一般持续时间较短，不致引发严重的临床问题。

免疫抑制治疗

用环磷酰胺和硫唑嘌呤类的细胞毒性药物进行免疫抑制治疗可引起严重的 T 细胞免疫抑制。环孢菌素和 FK506 属强免疫抑制剂，能在细胞内水平干扰 T 细胞的活化机制。奇怪的是，除非与糖皮质激素或其他药物联合使用，否则它们只能小幅增加感染的几率。有报道，与上述药物联合用药时，Epstein-Barr 病毒（EBV）相关性淋巴瘤的患病几率增高。抗淋巴细胞免疫球蛋白或抗 CD3 单克隆抗体治疗也会一过性地抑制 T 细胞应答。TNF-α 抑制剂对类风湿性关节炎、炎症性肠病和血管炎等炎症的疗效很好，但会增加分枝杆菌及其他感染的几率。

糖皮质激素治疗

糖皮质激素治疗可以干扰细胞介导的免疫反应，尤其是T细胞-巨噬细胞之间的合作。这是因为糖皮质激素影响 T 细胞的游走并造成巨噬细胞对细胞因子的反应异常，同时还产生抗原递呈障碍。长期大剂量的类固醇治疗可继发多种感染，包括皮肤黏膜念珠菌病、卡氏肺囊虫肺炎、巨细胞病毒感染、分枝杆菌感染、诺卡菌感染、非伤寒沙门杆菌败血症和隐球菌病。

T 细胞和 B 细胞联合免疫缺陷

最严重的免疫缺陷是 B 细胞和 T 细胞应答均受累的疾病。多种淋巴细胞的多种功能缺陷都会导致这类疾病，但临床特征极为相似，细胞免疫缺陷和抗体缺乏所致的机会感染兼而有之。

先天性

重症联合免疫缺陷病（SCID）

通常在出生后头几周内即发病。临床症状包括生长迟缓、淋巴组织缺如、淋巴细胞减少症及低 γ 球蛋白血症，伴有多重严重感染。

SCID 分为原发 X 连锁型和常染色体隐性型。X 连锁型的病因是 Xq13 区存在缺陷导致 IL-2、IL-4、IL-7、IL-11 和 IL-15 受体所共有的 γ 链发生突变，结果 T 细胞和 B 细胞不能对这些生长因子做出反应。CD3 细胞和 NK 细胞完全缺失。引起 SCID 的其他原因包括腺苷酸脱氨酶（ADA）缺乏，即嘌呤降解补救途径的酶缺乏。该酶在所有细胞中均有表达，但缺乏时只对淋巴细胞有影响，因为相关的底物和代谢产物的堆积会干扰淋巴细胞的功能。嘌呤核苷酸磷酸化酶的缺乏也会导致类似的疾病。Ⅱ类分子基因反式活化蛋白的多种缺陷引起的 MHCⅡ类分子不表达以及网状组织发育不全会导致类似的综合征。上述疾病的患者有的病情较轻，出生一段时间之后才发病，这种情况有时称作**良性联合免疫缺陷**或 **Nezelof 综合征**。

如果没有重建性治疗，即使给予支持治疗和抗生素治疗，多数病人的预后仍然很差。免疫球蛋白对治疗抗体缺乏有效，但最终结局取决于和细胞免疫缺陷有关的机会菌感染。骨髓移植是最有效的方法，已经取得了很大成功，尤其是在严重感染发生之前就进行移植。近年来也有人尝试去修正 ADA 缺乏症的酶缺陷，基因治疗已初见成效。

高 IgM 综合征

本病与 CD40L（L 指配体）基因的突变有关，通常是 X 连锁型，偶尔为常染色体隐性遗传。病因是抗体在形成过程中不能从 IgM 向其他类型转换，导致 IgM 水平正常或升高，IgG 和 IgA 水平极低。T 细胞功能也有明显缺陷。好发的机会感染（主要与 T 细胞功能缺陷有关）包括卡氏肺囊虫、隐孢子虫（包括硬化性胆管炎）、单纯疱疹病毒感染和念珠菌或隐球菌感染。

Wiskott-Aldrich 综合征

这是一种伴有湿疹和血小板减少症的 X 连锁型疾病（缺陷发生在 Xq11-23）；主要是细胞免疫缺陷，同时伴有免疫球蛋白水平下降，病人可能出现自身免疫性疾病的症状和淋巴网状系统的恶性肿瘤。

毛细血管扩张性共济失调

本病患者存在DNA修复机制缺陷、细胞免疫缺陷及IgA和IgG_2水平下降；也常出现淋巴系统的恶性肿瘤。

EBV- 相关性免疫缺陷病（Duncan 综合征）

患者基本正常，但有遗传易感性（通常为 X 连锁型），易患严重的 EBV 感染、EBV 诱导的多克隆性淋巴细胞增生、联合免疫缺陷、再生障碍性贫血和淋巴系统恶性肿瘤。EBV 是一个触发因素，它启动了一直处于沉默状态的免疫缺陷病。

获得性

蛋白 - 卡路里营养不良

这是一种非常多见的获得性联合免疫缺陷，主要是细胞免疫受累。发病机制尚不完全清楚。导致儿童发病和死亡的主要原因是麻疹。卡氏肺囊虫也是一个主要病原体，能引起肺炎，这种病例首次发现于华沙的犹太人居住区。

早产儿的免疫缺陷

免疫应答不是胎儿正常发育和成长的必要因素，但对出生后的存活却是必需的。存活的孕26周及更小的早产儿有以下几种免疫缺陷和问题：

- **抗体缺乏**：孕 30 周以前没有 IgM 合成，IgG 合成则是在出生后几周才开始。怀孕的最后三个月才通过胎盘主动转运母体抗体，因此不满28周出生的婴儿将出现低丙种球蛋白血症，而且出生后由于不能再获得母体IgG，抗体水平还会持续下降。
- **中性粒细胞缺乏症和趋化作用障碍**。
- **宿主防御屏障的破坏**：
  - 插入异物，如留置导管和呼吸机通气管
  - 抗生素治疗造成抵抗力下降。

超敏反应性疾病

1906年Von Pirquet 首次对变态反应或超敏反应做出定义："宿主第二次或再次接触某种物质时，对该物质发生的特异性反应性改变。"这一定义适用于所有特异性免疫应答，并且变态反应现在指损伤性反应。超敏反应是导致多种自身免疫性疾病和变态反应性疾病的原因。其免疫学分类见表4.12。Gell和Coombs提出的这个分类方案适于对发病机制相似的疾病进行分类。

变态反应性疾病（Ⅰ型反应或速发型超敏反应）

Ⅰ型反应是接触特异变应原后 5 ~ 10 分钟内产生的变态反应性免疫应答。此反应由 IgE 介导，但在反应后期，炎症的其他机制可能也会介入，包括嗜酸性粒细胞和淋巴细胞浸润。只有具有遗传易感性的个体在接触居室尘螨、花粉、动物皮屑或真菌等变应原（能激发变态反应的抗原）后才会产生明显的 IgE 反应，这样的人称为特应性个体（过敏体质）。特应性疾病包括外源性哮喘、某些类型的湿疹、过敏性鼻炎 / 结膜炎、食物过敏、过敏症、血管神经性水肿。根据典型病史，并结合以下的一种检查可以诊断：皮肤点刺试验（用待测抗原溶液划破皮肤后出现 Ⅰ 型变态反应的风团和红晕）或者血清特异性 IgE 水平检测。

特应性疾病的易感因素

所有真正的变态反应性疾病患者之前一定经过变

表 4.12 超敏反应

	Ⅰ（速发型）	Ⅱ（细胞毒型）	Ⅲ（免疫复合物型）	Ⅳ（迟发型）	Ⅴ（刺激 / 阻断型）*
抗原	花粉、真菌、螨虫、药物、食物和寄生虫	细胞表面的抗原或组织中的抗原	外源性（病毒、细菌真菌、寄生虫） 自身抗原	细胞 / 组织上的抗原	细胞表面受体
介质	IgE 和肥大细胞	IgG、IgM 和补体及淋巴因子	IgG、IgM、IgA 及补体	Td、Tc 活化的巨噬细胞	IgG
诊断试验	皮肤点刺试验：风团和红晕 检测血清中的特异性 IgE	Coombs 试验 间接免疫荧光（抗体） 红细胞凝集试验 抗体沉淀反应 ELISA	免疫复合物	皮肤试验： 红斑 硬结（如结核菌素试验）	间接免疫荧光
发生反应所需时间	5 ~ 10 分钟	6 ~ 36 小时	4 ~ 12 小时	48 ~ 72 小时	长短不一
免疫病理学	水肿、血管扩张、肥大细胞脱颗粒、嗜酸性粒细胞	抗体介导的靶细胞损害	急性炎症反应、中性粒细胞、血管炎	血管周围炎、单核细胞、纤维蛋白肉芽肿、结核的干酪样坏死	肥大或正常
引发的疾病	哮喘（外源性） 荨麻疹 / 水肿 过敏性鼻炎 过敏症 食物过敏	自身免疫性溶血性贫血 输血反应 新生儿溶血 Goodpasture 综合征 Addison 恶性贫血 重症肌无力	自身免疫病（如 SLE、肾小球肾炎、类风湿性关节炎） 轻度迁延性感染（如病毒性肝炎） 环境致敏原引起的疾病（如农夫肺）	肺结核 接触性皮炎 移植物抗宿主病 昆虫咬伤 麻风	新生儿甲亢 Graves 病 重症肌无力
治疗	避免接触致敏原 抗组胺药 糖皮质激素（通常局部用药） 白三烯受体拮抗剂 色甘酸钠 过敏症危及生命时给予肾上腺素	血浆置换 血浆去除 免疫抑制剂 / 胞毒药物	糖皮质激素 免疫抑制剂 / 细胞毒药物 血浆去除 抗 TNF 抗体 抗 B 细胞抗体 抗 CTLA-4 抗体	免疫抑制剂 糖皮质激素 去除抗原	对症治疗

* Ⅴ型超敏反应也可以归入Ⅱ型。
RAST：放射变应吸附试验；SLE：系统性红斑狼疮；TB：结核；Tc：细胞毒性 T 细胞；Td：迟发型超敏反应 T 细胞。

应原致敏。该病有一定的遗传因素，因为如果父母中一方为特应性个体，则孩子也是特应性个体的可能性为25%～40%；如果父母双方均为特应性个体，则孩子的风险增至 50%～75%。与此形成对比的是，发达国家的总体发病率达 30%（这个数字还在不断上升）。HLA-A1、B8、Dw3、和 HLA-A3、Dw2 也与这类疾病有一定的相关性，但尚未发现特异的“变态反应基因”。然而，并不是只要产生抗环境变应原的IgE抗体就会患特应性疾病；其他因素也具有一定的作用：

年龄：出生后前几年接触变应原更易诱发特应性疾病。另外，儿童期的过敏性疾病往往随年龄增长缓解。

间歇感染：病毒感染可以诱发特应性疾病，其机制可能是损伤呼吸道黏膜，增强变应原的通透性和致敏作用。

非特异性刺激物：柴油挥发颗粒（DEP）和烟草产生的烟雾等污染物能增加支气管的反应性，还可能损伤黏膜。

免疫缺陷：有免疫缺陷的人更容易患特应性疾病。可能是因为感染损伤呼吸道或肠道黏膜后增加了与变应原的接触，也可能是T细胞控制IgE合成的能力下降。

变态反应性疾病的机制

肥大细胞上高亲和力的FcεRI可与局部产生的变应原特异性IgE紧密结合。再次接触变应原时，细胞表面的IgE分子发生交联引起肥大细胞**脱颗粒**，释放出预合成的（来源于颗粒的）介质和新合成的（来源于膜的）介质。这些介质能增加血管通透性（引起组织水肿），诱导中性粒细胞和嗜酸性粒细胞的趋化作用及后期淋巴细胞（炎症）的趋化作用，增强气道的高反应性（支气管收缩），这样就启动了变态反应过程（Box 4.1）。

花生四烯酸的代谢产物

花生四烯酸是致敏细胞与特异性变应原结合后产生的膜磷脂衍生物。根据被活化的细胞类型，可继续代谢生成前列腺素（环氧合酶途径）、白三烯（脂氧合酶途径）或血小板活化因子（PAF乙酰化）。白三烯和前列腺素一起被称为廿烷类。参与I型超敏反应的花生四烯酸代谢产物有PAF、白三烯（LT）B_4、C_4、D_4和E_4及前列腺素（PG）D_2、E_2和F_2。它们有四项主要功能：

- **黏膜的炎症细胞浸润**：由LTB_4和PAF介导，它们可以吸引并活化中性粒细胞、嗜酸性粒细胞和单核细胞/巨噬细胞。LTB_4是由活化的肥大细胞和巨噬细胞释放，而PAF则是肥大细胞、中性粒细胞和嗜酸性细胞释放的。
- **支气管收缩**：由LTC_4、LTD_4、LTE_4、PGD_2和PGF_2等几种代谢产物介导。肥大细胞释放的花生四烯酸代谢产物主要是LTC_4和PGD_2。其他的廿烷由人肺组织和（或）肺泡巨噬细胞产生。
- **支气管黏膜水肿**：由LTC_4、LTD_4和PGE_2介导。PGE_2由肺泡巨噬细胞和人肺组织释放。
- **黏液过度分泌**：由LTC_4和LTD_4介导。

这些称为**早期反应**。**晚期反应**在4～6小时之后出现，其特征是中性粒细胞、嗜酸性粒细胞和淋巴细胞的浸润。此过程可能与哮喘的发病机制有关。

> **Box 4.1 参与变态反应的介质**
>
> **预合成介质**
> - 组织胺和5羟色胺
>   - 收缩支气管
>   - 增加血管通透性
> - 中性粒细胞和嗜酸性粒细胞趋化因子（NCF和ECF）：
>   - 诱导炎性细胞的浸润
>
> **新合成的介质（膜来源的）**
> - 白三烯（LT）B4：
>   - 趋化剂
> - LTC4、-D4、-E4（过敏症慢反应物质，SRS-A）：
>   - 支气管持续收缩和水肿
> - 前列腺素和血栓烷：
>   - 血小板活化因子（PAF）
>   - 气道持续高反应性

IgE合成的调节

IgE合成的调节是由辅助性T淋巴细胞中的Th1和Th2亚群控制的，它们是在机体受到抗原刺激后，从未分化细胞群*Th0*发育而来的。

Th1细胞产生γ干扰素和白介素-2并通过B细胞抑制IgE合成。Th2细胞主要产生IL-4和IL-5。IL-4是使B细胞合成IgE的转换因子。IL-5可刺激嗜酸性粒细胞的增殖。因此，Th2细胞促进过敏反应，而Th1细胞抑制这种反应。特应症个体似乎存在这一体系的调节紊乱，导致Th2作用占据主导地位。

治疗干预

多种治疗药物可在上述途径的不同环节上控制变态反应性疾病。色甘酸钠可以稳定细胞膜，减少脱颗粒；抗组胺受体（H_1）阻断剂能减轻组胺释放的效应；糖皮质激素能减少介质的产生，减轻炎症反应。白三烯受体阻断剂已用于哮喘的治疗。上述所有药物加上β-肾上腺能药物都有助于控制变态反应疾病，但不能改变机体本身的敏感状态。脱敏疗法可以减轻IgE反应，具体方法是先注射极少量的变应原，然后逐渐加量。这样就可以从IgE反应转换为IgG反应。但是这种治疗可能引起过敏症，因此主要限于治疗有生命危险的变态反应（如蜜蜂毒素或黄蜂毒素过敏），而且必须在现场有抢救设施的专业医院进行。抗 IL-4 药物和抗 IgE 抗体的试验性治疗也在进行之中。

自身免疫性疾病（Ⅱ型超敏反应）

当免疫系统不能识别出机体自身的组织而进行自我攻击时就会引起自身免疫性疾病。自身免疫性疾病（表 4.13）包括很多常见病，如类风湿性关节炎，多发性硬化症、胰岛素依赖型糖尿病和甲状腺炎。常分为器官特异性自身免疫病和非器官特异性自身免疫病，即多系统自身免疫病。特点是体内出现自身抗体或自体反应性 T 细胞。这些自身反应性抗体或细胞可直接致病（如自身免疫性血细胞减少症的自身抗体和 Goodpasture病的抗肾小球抗体）。还有些情况，自身抗体可能不直接引起损伤（如多种结缔组织病中出现的抗核抗体），但它标志着机体处于自身免疫状态。

表 4.13 自身免疫性疾病及其抗原

疾病	抗原
Graves 病	甲状腺刺激激素受体
Hashimoto 甲状腺炎	甲状腺过氧化物酶，甲状腺球蛋白
恶性贫血	H^+/K^+-ATP 酶，内因子
Addison 病	21- 羟化酶
1 型糖尿病	GAD
Goodpasture 综合征	Ⅳ型胶原
重症肌无力	乙酰胆碱受体
寻常天疱疮	桥粒核心糖蛋白 -3
多发硬化症	髓鞘碱性蛋白
	髓鞘寡突糖蛋白
原发性胆汁性肝硬化	PDC.E2
腹腔疾病	组织转谷氨酰胺酶
Wegener 肉芽肿	ANCA+
Sjögren 综合征	Ro/La 核糖核蛋白颗粒
类风湿性关节炎	环瓜氨酸肽 IgM
多肌炎 / 皮肌炎	tRNA 合成酶
硬皮病	拓扑异构酶
系统性红斑狼疮	Sm/RNP，Ro/La（SS-A/SS-B）
	组蛋白和天然 DNA

ANCA：抗核胞浆抗体；GAD：谷氨酸脱羧酶；PDC.E2：丙酮酸脱氢酶复合物，E2 成分。

自身免疫性疾病的形成机制

健康人的免疫系统在发育的早期就形成了对自身抗原的耐受性（耐受是指免疫系统对特定抗原的无应答状态）。当失去这种耐受性或耐受不完全的时候就会产生自身免疫反应。

耐受性和免疫性之间的平衡受几个因素影响。几天以上的持续抗原刺激，比如自身抗原刺激，通常会传递一种耐受信号。抗原量的突然增加，如感染，通常会传递一种免疫信号。抗原如果与骨髓/胸腺中正在发育的不成熟淋巴细胞结合会产生耐受，但如果与成熟淋巴细胞结合则会引起免疫应答。

耐 受

阳性选择和阴性选择（中枢耐受）（见图 4.5）

产生 T 细胞耐受的机制有多种。一种是发生在胸腺的复杂的多步选择机制。这个过程的第一步是：表面既没有CD4分子也没有CD8分子的不成熟T细胞（双阴性细胞）进入胸腺的被膜下区进行分裂增殖。之后开始同时表达T细胞受体、CD4和CD8分子，成为“双阳性”细胞。这些正在成熟的细胞将迁移到胸腺皮质区接受选择。T 细胞和胸腺皮质区上皮细胞的MHC Ⅰ类和Ⅱ类分子结合就称为“被阳性选择”，将继续接受进一步的加工。根据其结合的 MHC 分子种类，它们会失去 CD4 和 CD8 这两种辅助受体中的一个。不能与 MHC 相互作用的细胞将发生程序性细胞死亡（凋亡）。经过阳性选择后，只有能识别 MHC 分子的细胞（因此也能识别与 MHC 分子结合在一起被递呈的抗原肽）才能保留下来。

要除去能与自身抗原肽反应的细胞还要再经过一个步骤才能完成，这一步称为阴性选择。这个选择过程发生在富含树突细胞和巨噬细胞的皮髓质交界区。不论是 CD4 细胞还是 CD8 细胞，如果能和细胞表面上含有自身抗原肽的 MHC Ⅰ类和Ⅱ类分子结合（即自身反应性 T 细胞）就会发生凋亡和克隆清除。存活下来的细胞穿过胸腺成为成熟 T 细胞池的一部分。阴性选择可能是最重要的耐受诱导机制。阳性选择和阴性选择过程会清除掉大量胸腺细胞，90% 以上的细胞都发生了凋亡。

外周耐受

自身反应性细胞有时逃过胸腺的清除机制进入T细胞循环池。这些细胞可能造成机体损伤，因此在胸腺之外还有其他形式的耐受机制。虽然知之甚少，但体内确实存在能清除（通过专门的细胞毒性T细胞）或灭活（使之失能）自身反应性T淋巴细胞和B淋巴细胞的机制。对B细胞而言，抗独特型抗体（能与自身反应性B细胞上的独特型标志结合）可能也在诱导耐受方面发挥了一定的作用。

免疫耐受的终止机制

机体从耐受状态转变为免疫状态可能与多种机制有关。

免疫失调

所有逃过克隆清除存活下来的自身反应性T细胞和B细胞都受T细胞的调节。因此推断如果T细胞功能异常，就会失去这种调控能力导致自身免疫性疾病。免疫缺陷性疾病如低丙种球蛋白血症和HIV感染通常伴有自身免疫现象，这一点支持上述假设。但是大多数自身免疫病患者没有明显的免疫缺陷。

组织损伤

有些自身抗原“隐藏”在细胞或组织中，发育中的免疫系统通常接触不到它们。因此针对这些抗原的自身反应性细胞就没有经过克隆清除。正常情况下，这些抗原将一直处于隐藏状态不会引起自身免疫病。但如果该组织受到创伤、感染或肿瘤的破坏，抗原就会释放出来激发自身免疫应答。Dressler综合征就是临床中的实例——心肌梗死病人由于产生了抗心肌抗体而继发急性心包炎，另外克萨奇病毒感染后可继发胰岛素依赖性糖尿病。损伤部位的炎性细胞因子会上调局部抗原递呈细胞的共刺激分子表达，因而进一步增加了发生自身免疫性T细胞应答的可能性。接受α-干扰素（上调I类分子的表达）治疗的患者会产生抗甲状腺的自身抗体，这种现象可能也证明了上述假设。

T细胞旁路

这是一种诱骗T细胞去帮助而不是抑制自身反应性B细胞的机制。为了达到这一目的，自身抗原附着在能被T细胞识别的外来抗原上，这样就能活化T细胞并产生IL-4等细胞因子。如果自身反应性B细胞上也结合了这个自身抗原，它就会接收到增殖信号开始产生自身抗体。药物诱导的自身免疫反应中就有几个这样的例子。奎宁与血小板结合后形成的表位会被T细胞识别为异体表位，继而诱导自身反应性B细胞产生抗血小板抗体，有时会引起威胁生命的血小板减少症。甲基多巴或支原体感染可改变红细胞上的表位，引起类似的抗红细胞自身抗体反应，产生凝血或溶血。

分子模拟

如果一种微生物的抗原结构与机体的自身分子类似就称为分子模拟。感染后产生的抗原特异性T细胞和抗体可能与宿主组织发生交叉反应引起自身免疫性疾病。感染原和宿主抗原之间发生交叉反应致病的例子包括：链球菌感染后产生的抗心肌抗体（抗肌球蛋白）可引起风湿热，克雷白菌与HLA-B27的交叉反应可引起强直性脊柱炎，还有，克萨奇病毒与谷氨酸脱羧酶的交叉反应可引起胰岛素依赖型糖尿病。

自身免疫性疾病的发生可以理解为诱导淋巴细胞产生耐受的信号消失或者诱导其产生免疫的信号增加。其根本机制似乎是通过不同的途径活化了淋巴细胞。

HLA和自身免疫反应

有些HLA类型与自身免疫性疾病的发生（有时与不易患自身免疫病）有强相关性（表4.8）。这种现象可能意味着HLA与某个尚未发现的真正的疾病易感基因之间存在连锁不平衡（尤其是对于发作性昏睡之类不是由免疫介导却与HLA呈强相关的疾病，这种可能性更大）。另一种可能是HLA类型能决定抗原引起的免疫应答的强度（一种特定抗原被递呈时，与HLA沟槽的适配程度取决于HLA的多态性），因此也能决定发生自身免疫反应的难易程度（“高反应性”状态）。

自身免疫病的免疫病理学（图4.12）

自身抗体的产生可能是一种正常的生理过程，有助于清除组织碎片。多种自身抗体都可以少量存在于正常人体内，发生炎症时也可出现自身抗体的短暂增多却没有任何致病表现。但是如果机体持续生成过量的自身抗体就会造成损伤。这些抗体可直接作用于特

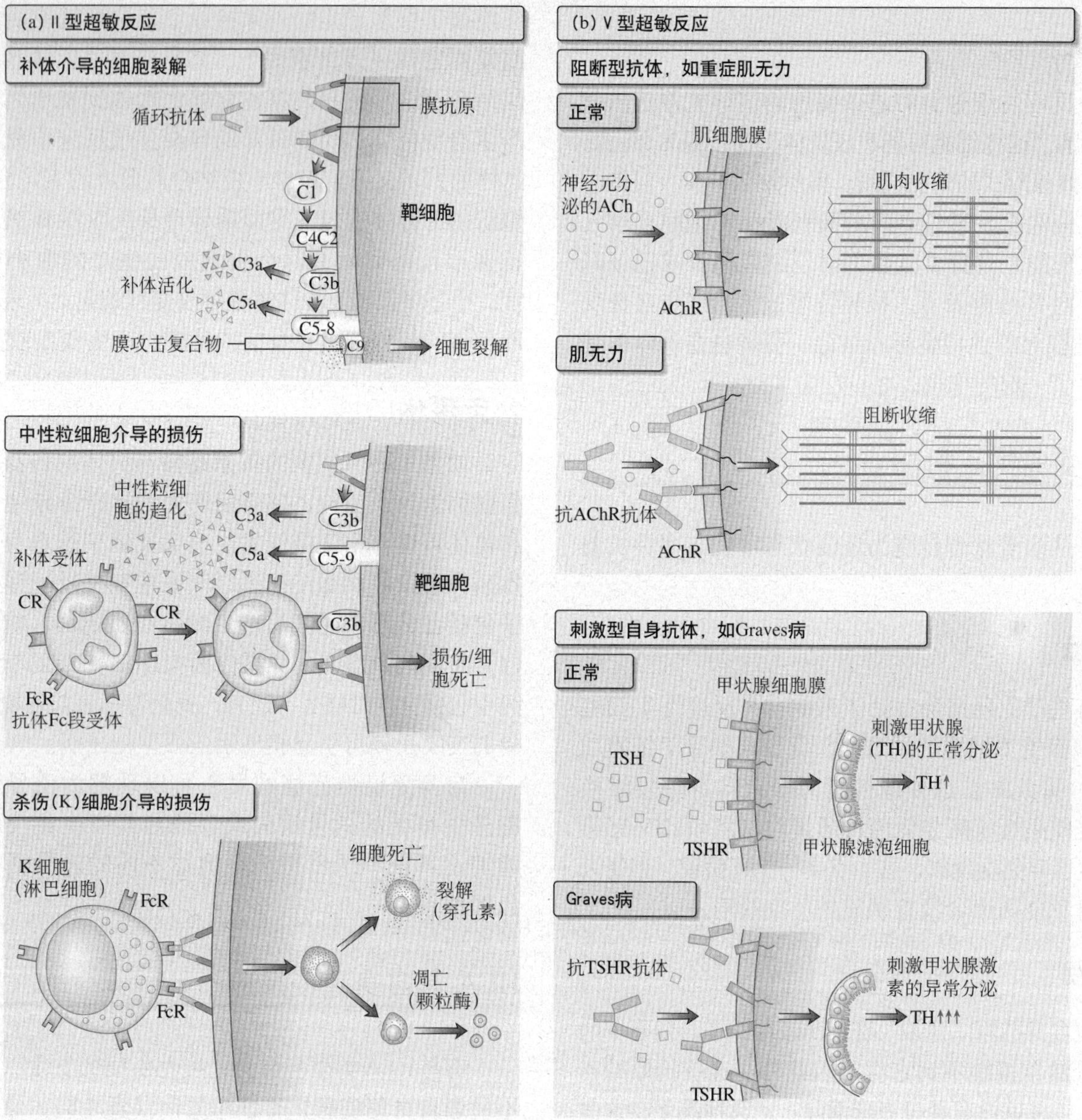

图 4.12　自身免疫性疾病（Ⅱ型和Ⅴ型超敏反应）的机制。
(a) Ⅱ型超敏反应是由于免疫系统识别了表达在细胞上的自身抗原。此反应可通过多种不同途径引起损伤。抗体与自身抗原结合引起局部的补体活化和细胞裂解。补体活化产物招募中性粒细胞，后者与 IgG 结合后直接将颗粒释放到细胞表面。表面具有抗原特异性 Ig 的淋巴细胞（杀伤细胞）与细胞上的自身抗原结合，然后通过凋亡途径产生细胞杀伤效应。
(b) Ⅴ型超敏反应。有些自身抗体不引起组织破坏，但会影响对细胞的调控。重症肌无力就是因为抗乙酰胆碱受体的抗体与神经肌肉接头上的受体结合，彻底阻断了细胞的进一步活化。Graves 病的自身抗体，即甲状腺刺激性免疫球蛋白（TSI），与甲状腺细胞上的 TSH 受体结合引起甲状腺激素的持续过量分泌。Modified from an original figure courtesy of Bryony Cohen, Barts and The London NHS Trust.

定组织，通过补体活化、中性粒细胞、肥大细胞或抗体依赖性细胞毒性攻击引起炎症和组织损伤（图 4.12a）。有些时候自身抗体并不损伤组织而是通过阻断或刺激该组织的某种功能致病，比如Ⅴ型超敏反应（图 4.12b）。自身抗原特异性T细胞活化后能引起组织的淋巴细胞浸润和损伤。

Ⅲ型超敏反应是由于形成了免疫复合物而引起的。免疫复合物可以由抗体与病原体结合形成，也可以由抗体与自身抗原结合形成。

免疫复合物病（Ⅲ型超敏反应）

健康人体内经常出现免疫复合物；例如进食后出现循环型食物抗原抗体复合物就属于正常现象。但是如果复合物持续存在就会引起疾病。正常情况下，血液循环中的免疫复合物与红细胞表面受体结合后会被肝或脾清除。抗体或抗原中一方过剩时，形成的复合物要么很容易清除要么仍能保持可溶性；而抗原抗体比例大致相等时，形成的复合物则难于清除，因此也容易沉积下来。

免疫复合物可以在某些组织内形成，引起局部反应（Arthus 反应），也可在循环中形成，引起全身性疾病。外源性变态反应性肺泡炎（即农夫肺）就属于前者，患者由于反复吸入霉变的枯草等抗原引起肺内产生高水平的特异性抗体。继续接触抗原引起局部免疫复合物的形成导致慢性进行性肺纤维化。表 4.13 列举了一些主要由全身免疫复合物引起的疾病，其中包括几种主要的血管炎性疾病如系统性红斑狼疮和其他结缔组织病，以及类风湿性关节炎和其他疾病中的血管炎成分。过去血清病常见于为治疗破伤风和白喉而注射马血清的患者（当时没有有效的预防接种措施），这类患者产生的抗马免疫球蛋白的抗体与抗血清形成免疫复合物。当我们用新研发的小鼠单克隆抗体进行免疫抑制治疗研究时，在不良反应中再次见到了与血清病类似的症状（因为产生了抗小鼠免疫球蛋白抗体），心梗病人接受链激酶治疗也出现这种症状（毫无疑问，这些病人由于反复感染链球菌，循环血中存在大量抗链球菌抗体）。

免疫复合物病的免疫学发病机制（图 4.13）

免疫复合物能活化补体的经典途径，释放 C3a 和 C5a，它们能上调血管内皮细胞和循环中性粒细胞上粘附分子的表达。这样，循环中性粒细胞就粘附到血管内皮细胞上。中性粒细胞上的 Fc 和 C’ 受体与免疫复合物结合后，细胞被活化，通过呼吸暴发释放出有毒的氧代谢产物，引起组织损伤。炎症介质使血管内皮细胞之间发生分离，免疫复合物和中性粒细胞穿过内皮进入组织。免疫复合物还能激活**血小板**，使之释放血管活性胺并聚集成微血栓引起组织梗死。免疫复合物容易沉

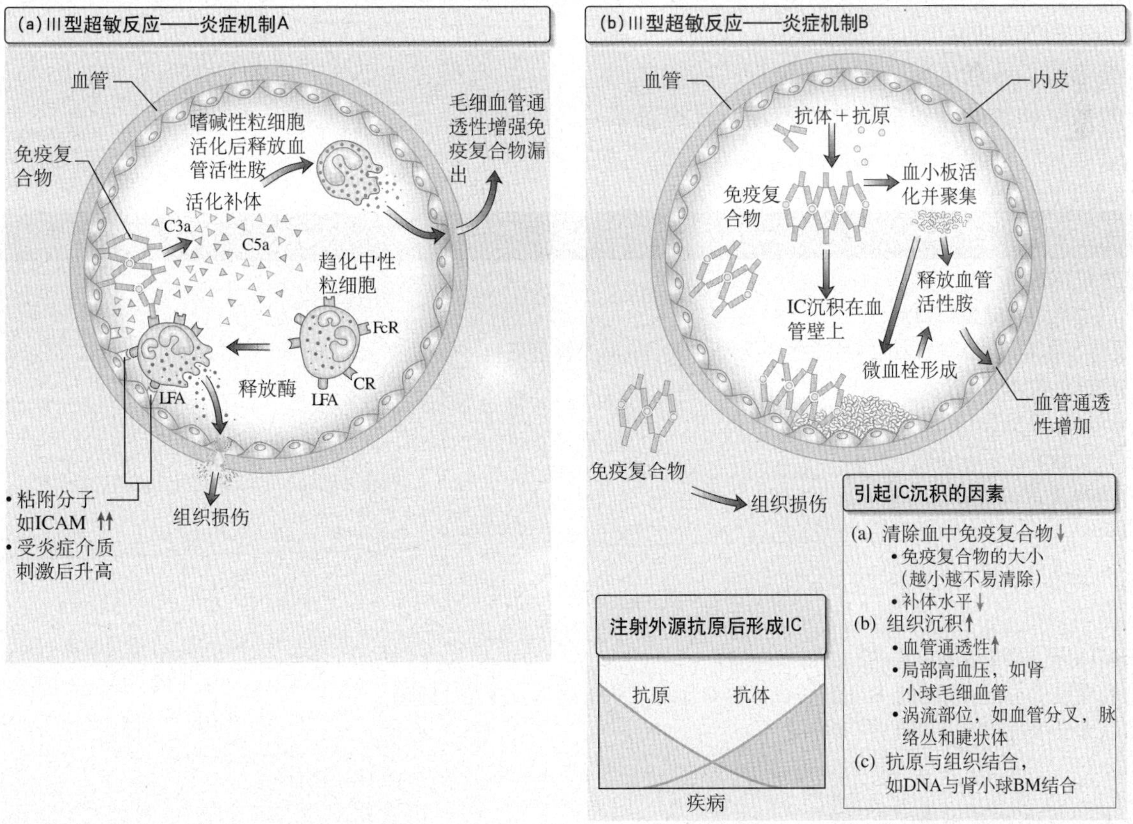

图 4.13　免疫复合物（IC）病（Ⅲ型超敏反应）的机制。LFA：白细胞功能抗原；ICAM：细胞间粘附分子；FcR：抗体 Fc 段受体；CR：补体受体。Modified from an original figure courtesy of Bryony Cohen,Barts and The London NHS Trust.

积在以下部位的血管壁上：涡流部位（如血管分叉处），存在流体静力学压力梯度的部位（如肾小球和滑膜），以及能与复合物中的抗原结合的组织（SLE的免疫复合物中有DNA，能被肾小球基底膜上的相反电荷吸引）。大血管的炎症可削弱血管壁的厚度并形成微动脉瘤（如结节性多动脉炎，PAN）。小血管发生炎症和血栓后可引起组织梗死和坏死。

迟发型超敏反应（Ⅳ型超敏反应）

这是一种由巨噬细胞和T细胞介导的免疫应答反应，通常发生在长期抗原刺激之后。受外源颗粒刺激后形成的肉芽肿（如矽肺）以及某些药物引起的变态反应和湿疹都属于这一类型。检测皮肤接触性过敏反应的“贴斑”试验也是以这一型超敏反应为基础的。

免疫抑制治疗的原则

要抑制自身免疫反应引起的炎症可通过以下方法：全身应用类固醇抑制中性粒细胞介导的炎症，甲氨蝶呤、硫唑嘌呤和环磷酰胺之类的细胞毒药物能降低淋巴细胞的数量和功能，包括抗体的产量。环孢菌素A、FK506、霉酚酸酯、抗淋巴细胞单克隆免疫球蛋白和抗-TNF抗体对淋巴细胞的抑制作用更强。这些治疗方法主要的不良反应是机会感染和肿瘤。抗体直接造成损伤的疾病（如Goodpasture综合征）可以通过血浆去除法快速降低抗体水平。

免疫干预

现在我们可以通过血液净化（免疫球蛋白和C1脂酶抑制因子）、细胞培养（如纤维母细胞干扰素）和分子生物学技术（重组型干扰素、重组型白介素-2、重组型集落刺激因子）提取或生产多种免疫应答产物用于临床治疗。

我们还能生产单克隆抗体等其他产品来抑制或增强免疫应答反应。有些疗效很好，如抗TNF抗体已经在类风湿性关节炎、炎症性肠病和牛皮癣的治疗上获得成功。但同时也出现了调节免疫反应带来的并发症；如抗TNF抗体治疗会增加感染的几率，干扰素会引起自身免疫病。已经有几个重症联合免疫缺陷患者（SCID）通过基因治疗替代了淋巴细胞中有缺陷的基因。虽然已观察到明显的免疫重建效应，但是却出现了插入逆转录病毒基因引起的T细胞白血病。

有些方法仍处于临床试验阶段（表4.14）。

表4.14 免疫干预
静脉输注免疫球蛋白
替代治疗（如低丙种球蛋白血症）
阻断Fc受体（如自身免疫性血细胞减少症、特发性血小板减少性紫癜）
自身免疫病的免疫调节
Guillain-Barré 综合征
慢性炎症性脱髓鞘性多神经病
Lambert-Eaton 肌无力综合征
成人皮肌炎
细胞因子
干扰素
抗细胞增殖作用（如毛细胞白血病、卡博基肉瘤）
抗病毒药和免疫调节剂（如慢性B型肝炎病毒和C型肝炎病毒感染、多发性硬化）
免疫调节（如γ干扰素治疗慢性肉芽肿病）
白介素
通过白介素-2加强CD4重建
集落刺激因子
比如用粒细胞集落刺激因子和粒细胞-单核细胞集落刺激因子（G-CSF和GM-CSF）治疗中性粒细胞减少症。

表 4.14 免疫干预（续表）

单克隆抗体
免疫抑制（如用抗 T 细胞抗体预防移植物抗宿主病）
抗炎因子（如用抗 TNF、抗 IL-1、抗 B 细胞 CD20 抗体治疗类风湿关节炎、炎症性肠病、牛皮癣和 Behçet 病）
基因治疗
将基因导入骨髓干细胞治疗 ADA 缺乏症
X 连锁型 SCID
过继免疫治疗
将体外培养的特异性淋巴细胞克隆回输给患者治疗疾病，如骨髓移植后 CMV 感染的治疗
免疫调节
用抗 IgE 抗体抑制花生过敏患者的 IgE 反应

（郑姝颖译　王德炳校）

参考文献

Kamradt T, Mitchison NA (2001) Advances in immunology: tolerance and autoimmunity. *New England Journal of Medicine* **344**: 655-664.

Kay AB (2001) Advances in immunology: allergy and allergic diseases (Parts I and II). *New England Journal of Medicine* **344**: 30-37, 109-113.

Lancet (2001) Immunology series. *Lancet* **357**: June.

Medzhitov R, Janeway C (2000) Advances in immunology: innate immunity. *New England Journal of Medicine* **343**: 338-344.

Scofield RM (2004) Autoantibodies as predictors of disease. *Lancet* **363**: 1544-1546.

von Andrian UH, Mackay CR (2000) Advances in immunology: T-cell function and migration - two sides of the same coin. *New England Journal of Medicine* **343**: 1020-1034.

Walport MJ (2001) Advances in immunology: complement (Parts I and II). *New England Journal of Medicine* **343**: 1058-1066, 1140-1144.

重要网址

http: //www-micro.msb.le.ac.uk/MCQs/MCQ.html

http: //www-micro.msb.le.ac.uk/MBChB/ImmGloss.html

MCQs *and immunology glossary* (University of Leicester)

http: //www.antibodyresource.com/

Source of antibody resources for educators and researchers

营 养

5

概述

在发展中国家，缺乏食物和不能很好地利用食物可以引起蛋白质热能营养不良（PEM）。非洲有5000万学龄前儿童患有此病。而在发达国家，食物过剩引起的最常见的营养问题是肥胖。

饮食与疾病在很多方面是密切相关的。过量地摄入高能量，尤其是含有高动物（饱和）脂肪的食物，可以引起许多疾病，如缺血性心脏病和糖尿病。许多流行病学研究揭示了饮食和癌症的关系：过量地摄入能量丰富的食物（如脂肪和高糖食物）且缺乏运动与某些癌症的发生有关。而食用富含蔬菜和水果的食物可以降低上皮性肿瘤的患病危险。许多致癌物，不论是食物中的添加剂（如含硝酸盐的防腐剂）还是食物腐败产物（如黄曲霉毒素和真菌），均与癌症的发生有关。

摄入加工食品的比例也与疾病相关。许多快餐中含有大量的糖和脂肪，容易引起龋齿和肥胖。这些快餐通常还缺乏纤维素，而膳食纤维对预防某些疾病是有益的。一些流行病学调查数据表明，营养不良、宫内发育迟缓的远期影响是增高成年后心血管疾病的死亡率。

1991年，英国卫生部门公布了饮食参考值，包括食物种类及其相应能量和营养成分。这些参考值所基于的数据资料来源于1985年世界卫生组织粮农组织（FAO-WHO）、联合国大学（UNU）专家委员会，所以该饮食参考值获得了广泛的认可。在英国，推荐每日量（RDA）一词已被营养摄入参考（RNI）代替，从而为饮食调查提供了更多的帮助。

RNI和以前的RDA大致相同，可以满足或者更加满足97.5%的正常人群的营养需求，大部分人的每日需要量比RNI还要低，据此又设定了估计平均需要量（EAR），后者可以适合绝大部分人的需要。另外还给出了营养摄入低值（LRNI），低于该值则不能满足97.5%的人群需要。本章引用的RNI值适合19～50岁的人群。这些参考值主要针对健康人群，不一定适用于患病人群。

推荐读物

Panel on Dietary Reference Values of the Committee on Medical Aspects of Food Policy (1991) *Dietary Reference for Food Energy and Nutrients for the United Kingdom* (Report 41DOH). London: HMSO.

水和电解质平衡

水和电解质平衡将在第12章详述。每人每日至少饮水1升以补充非显性失水，而人们通常会饮用更多量，因为肾能够排出大量水。RNI 推荐每日摄钠70mmol（1.6g），但每日摄入钠量的范围在90～440mmol（2～10g），而这些过多摄入的钠则是高血压的危险因素（见第13章）。

饮食需求

能量

食物是提供机体能量的必需（图 5.1）。能量的国际单位是焦耳（J），1 kJ = 0.239 kcal。反之，1 kcal = 4.2 kJ，该换算在临床营养中很有用。

能量平衡

能量平衡是指能量摄入和消耗之间的平衡。观察体重的增减是一个简单而又准确的判断能量平衡的方法。

能量需求

对于体重稳定或者说接近于能量平衡的人来说，有两种评估能量需求的方法：

- 评估能量摄入
- 评估能量总消耗。

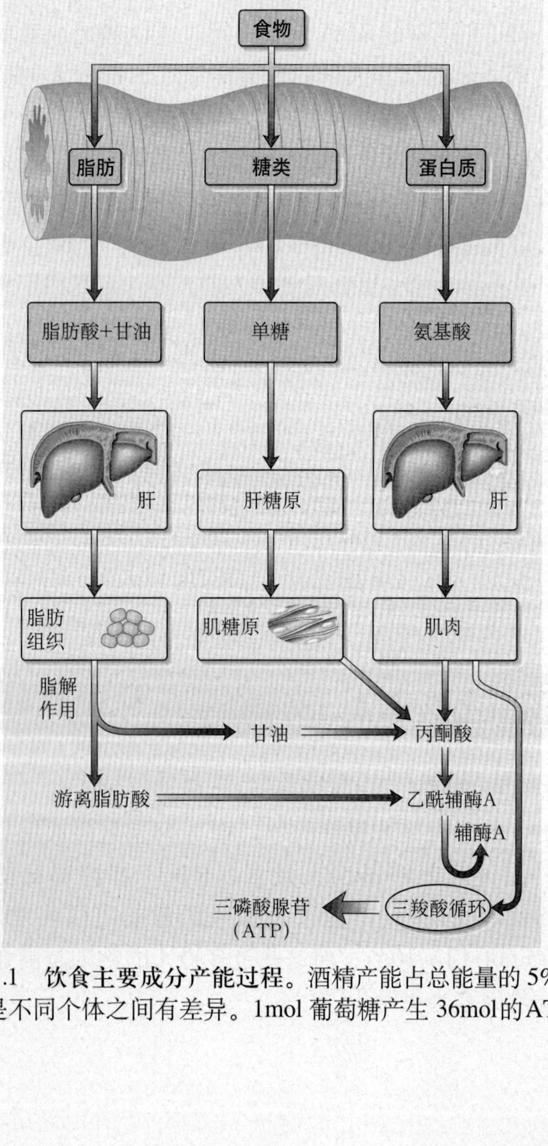

图 5.1　饮食主要成分产能过程。酒精产能占总能量的 5%，但是不同个体之间有差异。1mol 葡萄糖产生 36mol的ATP。

能量摄入

可以通过饮食调查来评估，过去经常用此来评估能量需求。然而，通过评估能量消耗可以更准确地评估能量需求。

能量消耗：

每日能量消耗（图 5.2）是以下各项的总和：

- 基础代谢率（BMR）
- 食物的热效应
- 职业活动
- 非职业活动。

计算能量消耗依赖于双标记的水分子技术，即口服同位素标记的^{2}H和^{18}O的水分子。随着能量的消耗，体内就会产生 CO_2 和 H_2O。利用两种同位素衰变速率的差值可以计算出产生 CO_2 的量，然后就可以计算出能量消耗。这可以通过检测正常活动个体 2～3 周的尿样来计算。这项技术准确性高，但费用昂贵，而且需要质谱仪。另一种计算总能量消耗的示踪技术是通过同位素稀释度来评估 CO_2 的产生量：将标记的碳酸氢盐通过微量泵输注至皮下，同时收集尿样计算尿素中的同位素稀释度，而尿素又是由 CO_2 形成的。还有一些其他测量能量消耗的方法，如心率监测仪和运动监测仪，可行但不够准确。

基础代谢率：可通过耗氧量和 CO_2 产生量来计算 BMR，但更常用的是通过查标准量表（表 5.1）来获得。只要知道患者的年龄、体重和性别就能查到。

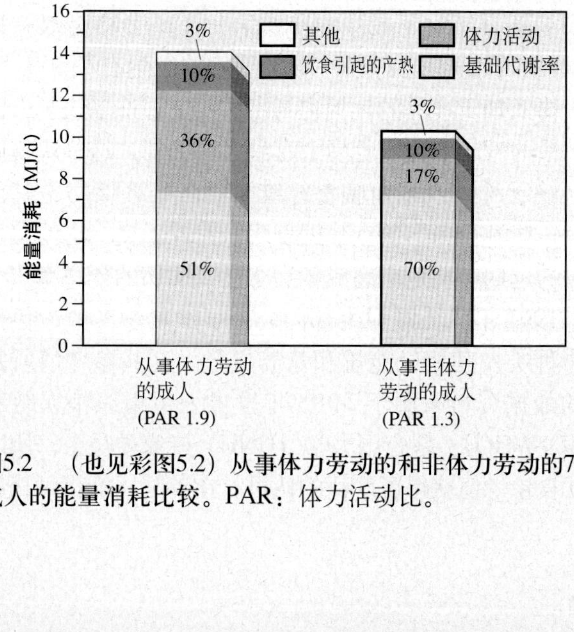

图5.2　（也见彩图5.2）从事体力劳动的和非体力劳动的70kg成人的能量消耗比较。PAR：体力活动比。

体力活动：体力活动比（PAR）用 BMR 的倍数来表示，包括各种不同强度的职业或非职业活动（表5.2）。

表 5.1　基础代谢率估算（MJ/d）

年龄范围（岁）	预测值 (BMR=)		95% 的置信区间
男性			
10～17	0.074（wt）*	+ 2.754	± 0.88
18～29	0.063（wt）*	+ 2.896	± 1.28
30～59	0.048（wt）*	+ 3.653	± 1.40
60～74	0.0499（wt）*	+ 2.930	N/A
75 以上	0.0350（wt）*	+ 3.434	N/A
女性			
10～17	0.056（wt）*	+ 2.898	± 0.94
18～29	0.062（wt）*	+ 2.036	± 1.00
30～59	0.034（wt）*	+ 3.538	± 0.94
60～74	0.0386（wt）*	+ 2.875	N/A
75 以上	0.0410（wt）*	+ 2.610	N/A

* 体重（wt）以千克为单位。

Data reproduced with permission of Department of Health, 1991.

表 5.2　各种不同活动的体力活动比（PAR）（以 BMR 的倍数表示）

	PAR
职业活动	
教授 / 家庭主妇	1.7
家政 / 销售	2.7
劳动者	3.0
非职业活动	
阅读 / 用餐	1.2
家务 / 烹饪	2.1
园艺 / 高尔夫	3.7
慢跑 / 游泳 / 足球	6.9

每日总能量消耗

= BMR ×[睡眠时间 +（工作时间 × PAR）

+（非工作时间 × PAR）]

例如，计算一个 63 岁 50 公斤的女医师的每日总能量消耗。BMR 为每天4805 kJ，一天时间中的1/3 为睡眠，1/3 为工作，1/3 为非工作性活动，非工作性活动，PAR 按 2.1 来计算，则计算得：

（4805 kJ/d）×[0.3+（0.3 × 1.7）+（0.3 × 2.1）]

= 6919 kJ 或 1655 kcal/d。

在英国，“平均”每日能量需求：

- 55 岁女性—— 8100 kJ（1940 kcal）
- 55 岁男性—— 10 600 kJ（2550 kcal）。

一般地说，每日所需能量是由 50% 的糖类、35% 的脂肪和15% 的蛋白质供给，加或减 5% 的酒精供给。而在发展中国家，糖类提供大于 75% 的能量，而脂肪提供不到 15% 的能量。

在生长期、孕期、哺乳期、有感染或创伤存在时，能量的需求增高。当同时有感染和创伤时，减少的体力活动的能量消耗通常可以抵消甚至超过增高的 BMR 值，因此总的能量需求并没有增高。

基础状态下，肌肉消耗 20% 的能量，腹腔脏器消耗 35%～40% 的能量，大脑和心脏分别消耗 20% 和 10% 的能量。在运动时肌肉耗能至少增加 50 倍。

能量储存

事实上，所有的脂肪和糖原都可以参与氧化作用，但仅有一小部分蛋白质参与氧化作用，图 5.3 显示，无

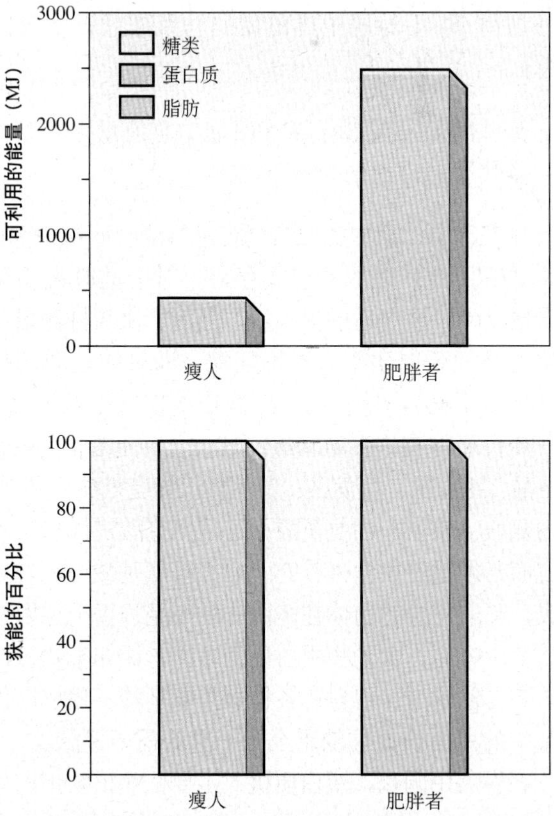

图5.3　（也见彩图5.3）在一个体重70kg的体重偏瘦的成人和一个体重 140kg 的肥胖者，不同物质所产生的能量（上）和其所占总能量的百分比（下）。

论个体的胖瘦，脂肪都是主要用于储存大量能量的。储存量的多少决定了个体在饥饿时存活时间的长短。

体重

体重取决于能量的平衡。摄入食物的多少除了取决于食物获取，还取决于许多其他相关因素，比如美味的诱惑、饥饿和代谢性因素（如低血糖），以及摄食的习惯和喜好。一些人可以长年保持体重基本不变，但是大多数人由于摄入的能量超过消耗的能量，尽管超过的量很少，但是日积月累就会引起体重的增加。增添或失去25 ~ 29 MJ（6000 ~ 7000 kcal）的能量相应会增加或减少约 1kg 体重。

蛋白质

在英国，成人的每日蛋白质 RNI 为0.75g/kg，至少占总能量摄入的10%。大多数生活富裕的人摄入量比该量大，大约每日 80 ~ 100 g 蛋白质。每日尿中总氮量代表了蛋白质合成和分解的情况。为了保持氮平衡，至少需要 40 ~ 50g的蛋白质。氧化的蛋白质的量可以利用 24 小时尿中排出氮的总量按照以下公式来计算：

每日需蛋白质量 = 24 小时尿中总氮量 × 6.25（大多数蛋白质含约 16% 的氮）

在实践中，尿中的尿素更容易检测，而尿中 80% ~ 90% 的氮（N）以尿素形式存在。对于健康人，尿氮排泄量反映了蛋白质的摄入量。然而，尿氮排泄量在以下情况下和蛋白质摄入量不匹配：即机体处于消耗状态（负氮平衡）；生长期或疾病恢复期（正氮平衡）。

蛋白质含有许多氨基酸，其中九种是必需氨基酸：色氨酸、组氨酸、蛋氨酸、苏氨酸、异亮氨酸、缬氨酸、苯丙氨酸、赖氨酸和亮氨酸。这些氨基酸机体自身不能合成而必须通过饮食来补充。非必需氨基酸可以在体内合成，除非它们的前体在体内非常充足，否则也要注意在饮食中补充。含动物蛋白质的食物，比如牛奶、肉类和蛋类含氮量高，包含有各种必需氨基酸。相反，许多蔬菜中的蛋白质往往缺乏至少一种必需氨基酸。

在发展中国家，蛋白质摄入主要依靠植物蛋白质，但通过联合食用各种不同的必需氨基酸含量低的食物（如玉米和豆类）和充足的蔬菜也能提供所需的蛋白质。

蛋白质的缺乏（负氮平衡）不仅发生在摄入蛋白质不足时，也可能是摄入能量不足引起的。随着机体能量的消耗，越来越多的蛋白质参与氧化途径，异生为糖并提供能量。在所有的氨基酸中，谷氨酰胺从数量上讲无论在循环中还是器官间交换中都是最重要的，而丙氨酸是从肌肉中释放的，丙氨酸脱氨基后转化为丙酮酸，参与三羧酸循环。同型半胱氨酸是含硫氨基酸，由食物中的蛋氨酸衍化而来，血同型半胱氨酸浓度升高是血管病变的一个独立危险因素（见第 13 章）。

体内氨基酸除了可合成蛋白质或尿素外，还可以合成其他产物。例如：

- 血红素合成需要甘氨酸
- 黑色素和甲状腺素合成需要酪氨酸
- 核酸碱基合成需要谷氨酰胺、天冬氨酸和甘氨酸
- 谷胱甘肽——拮抗自由基的重要物质，其合成需要谷氨酸、半胱氨酸和甘氨酸。

脂肪

食物中的脂肪主要是三酰甘油，它由甘油和游离脂肪酸合成。脂肪酸因其碳链长度和饱和度不同而不同（表 5.3）。不饱和脂肪酸分为单不饱和脂肪酸和多不饱和脂肪酸。氢和双键连接的方式有顺位和反位，大多数天然脂肪酸是顺位的（Box 5.1）。

表 5.3　食物中的主要脂肪酸
饱和脂肪酸
月桂酸 C12 : 0
肉豆蔻酸 C14 : 0
棕榈酸 C16 : 0
硬脂酸 C18 : 0
单不饱和脂肪酸
油酸 C18 : 1（n-9）
反油酸 C18 : 1（反式 n-9*）
多不饱和脂肪酸
亚油酸 C18 : 2（n-6）
α 亚麻酸 C18 : 3（n-3）
花生四烯酸 C20 : 4（n-6）
廿碳五烯酸（EPA）C20 : 5（n-3）
廿二碳六烯酸（DHA）C22 : 6（n-3）

比号前数字是碳原子的个数，后面是双键的个数。括号里显示了双键的位置（标记为n或ω）。从分子甲基端开始数。除有*标记的以外，所有的双键位于顺位。

Box 5.1 脂肪酸的饮食来源

脂肪酸类型	来源
饱和脂肪酸	主要来源于动物脂肪
n-6 脂肪酸	蔬菜油和其他植物
n-3 脂肪酸	蔬菜、菜籽油和鱼油
反式脂肪酸	氢化脂肪或油，通常是人造黄油

必需脂肪酸（EFA）有亚油酸和α亚麻酸，它们都是花生四烯酸的前体（见图 14.32）。廿碳五烯酸（EPA）和廿二碳六烯酸（DHA）也是必需的，可以在某些组织中由亚油酸和亚麻酸合成，所以不必由食物补充。

机体**合成三酰甘油、胆固醇和磷脂**的能力很强，即使在低脂饮食的情况下，皮下脂肪的储存一般也能保持正常。

每摄入 1g 脂肪就能提供 37 kJ（9kcal）的热量。高脂肪饮食可能引起下列疾病：

- 心血管疾病
- 癌症（如乳腺癌、结肠癌、前列腺癌）
- 肥胖
- 2 型糖尿病。

大量的流行病学资料可证明这一点，但也存在很多争论。尽管如此，大多人都认为应该减少饱和脂肪酸的摄入而相应地增加单不饱和脂肪酸（“地中海饮食”）和多不饱和脂肪酸的摄入。但是多不饱和脂肪酸不能超过总热量的 10%，尤其是在需要对饮食进行重大调整的时候。

人造黄油中含有的氢化植物油或鱼油，可提供较多的反式脂肪酸。但有证据表明，人造黄油的摄入不应超过现有的平均水平，即每日 5g 或者每日总热量的 2%。因为反式脂肪酸（也称反式脂肪）与饱和脂肪酸类似，可以增加循环中低密度脂蛋白（LDL）胆固醇的浓度，从而增加患心血管疾病的危险。因而2003年美国食品与药物监督管理局（FDA）规定，在营养标签上要在饱和脂肪酸下面把反式脂肪酸的量单列出来。

n-6 多不饱和脂肪酸（PUFA）是膜磷脂的主要成分，影响细胞膜的流动性和离子的转运，同时还有抗心律失常、抗血栓形成和抗感染的特性，这些都有助于预防心血管疾病。此外，n-3 PUFA可以增加循环中高密度脂蛋白（HDL）胆固醇和降低三酰甘油的浓度，从而可以减少心血管事件的发生。白三烯和类花生酸在一定范围内的变化可以调节n-3 PUFA的某些作用，而这一作用与 n-6 PUFA 产生的作用在模式和功能上不同。大量的流行病学和临床干预研究表明，n-3 PUFA有助于心血管疾病二级预防以及降低总死亡率（如一些研究表明可以降低 20% ~ 30% 的心血管疾病死亡率）。有报道称，n-3 PUFA 的抗心律失常作用在服用 4 个月后就有显著效果，而最近的研究结果还表明，将 n-3 PUFA 制成胶囊后服用可以迅速溶入动脉粥样硬化斑块中，稳定斑块防止破裂。但是这些作用是由 n-3 PUFA 的直接作用产生的，还是由其饮食变化引起的还存在争议。GISSI 试验为此对11 000名心梗患者进行了长达 3.5 年的跟踪随访，证实鱼油［廿碳五烯酸（EPA）和廿二碳六烯酸（DHA）］制成胶囊后服用有显著的效果，而没有证实每日服300mg维生素E有任何益处。

英国营养基金会（BNF）和美国心脏协会（AHA）近日推荐将现有n-3 PUFA摄入量增加2倍（增加数倍鱼油的摄入和50%的α亚麻酸摄入）。这意味着吃鱼少的人需要改变他们的饮食习惯，或需要服用大量鱼油胶囊。一些政府机构还提醒民众食用某些鱼类会增加汞中毒或其他一些有毒物中毒的危险。

英国推荐的脂肪摄入量如下：

- 饱和脂肪酸供能约占饮食总热量的 10%
- 顺式单不饱和脂肪酸（主要指油酸）供能约占饮食总热量的 12%
- 顺式多不饱和脂肪酸应提供饮食能量的 6%，其中由n-6和n-3多不饱和脂肪酸提供总热量的约0.5%
- 总的脂肪摄入不超过总饮食能量的 35%，最好控制在 30%。

所有的动物制品都含有胆固醇，蛋类尤其富含胆固醇，而植物中较缺乏。英国人平均每日摄入 300 ~ 500mg 胆固醇。胆固醇也可以在体内合成（见第 7 章），只有摄入量极大或者极少时才能显著地影响血胆固醇的水平。

必需脂肪酸缺乏

必需脂肪酸缺乏可能伴发PEM，但只有当患者长期偏于摄入糖类、蛋白质而没有脂肪时才会患此病。数周内，血脂肪酸中三烯脂肪酸（n-9）与四烯（n-6）脂肪酸的比值增高将会引起脱发、血小板减少、贫血和皮炎。

糖类

糖类很容易从食物中获得，每克提供17 kJ（4 kcal）的热量［每克单糖提供 15.7 kJ（3.75 kcal）热量］。

糖类由多糖、双糖（主要为蔗糖）和单糖（葡萄糖和果糖）组成。相对其他食物来说，糖类比较便宜，因而容易摄入过多。

膳食纤维是指大部分非淀粉多糖（NSP）（有些权威人士认为是所有的非淀粉多糖），经常会在食品加工过程中丢失。剩下的往往是精糖（如蔗糖），容易引起龋齿和肥胖。有些分类方法将木质素归为膳食纤维，但事实上它并不属于多糖，且只占饮食的极小一部分。

NSP 的主要分类有：

- 纤维素
- 半纤维素
- 果胶
- 树胶。

这些都不能被消化酶消化，然而，大部分非淀粉多糖（NSP）在胃肠道内可以部分解聚，这主要靠结肠内的细菌，它们可以产生气和挥发性的脂肪酸，如丁酸盐。

所有的植物类食品，未加工时都含有非淀粉多糖（NSP），因而多食用非加工食品可以增加饮食中NSP的含量。麦麸是小麦含有的纤维素，它是饮食中很容易获得的纤维素，可以增加大便量从而有助于治疗便秘。

每日应平均摄入 NSP 量约 16g，英国的多数学者认为NSP缺乏是一个现实问题。建议每日 NSP 摄入量应增加到 30g。故应当增加面包、土豆、水果和蔬菜的摄入，相应地减少糖的摄入以保证不增加总的热量。每增加 1 克纤维素约可增加大便量 5g/d。

果胶和树胶加入食物中可以减慢单糖的吸收，尤其对于 2 型糖尿病的病人。多摄入纤维素可以降低血脂（见第19章），多摄入蔬菜和水果可以降低癌症的发病率，但关于这点还有争论。而最近在美国进行的一个大规模多民族的研究（前列腺、肺、结直肠、卵巢筛查；PCLO）和欧洲一项包括欧洲十国的关于癌症和营养的前瞻性研究（EPIC）表明，高纤维素饮食可以预防结肠腺瘤或结肠癌。因而，仍推荐食用富含纤维素的食物（水果、蔬菜、谷物和全谷类），它们有助于健康，包括预防结直肠癌。

提高健康水平

许多慢性疾病，尤其是肥胖、糖尿病和心血管疾病，引起过早的死亡和发病，可以通过改变饮食结构来预防。

Box 5.2 列出了理想健康饮食，主要基于以下原则：

- 减少饮食中的脂肪量，尤其是饱和脂肪
- 增加富含 n-3（或 ω -3）多不饱和脂肪酸的鱼类摄入
- 增加全谷、绿色和橙色的蔬菜和水果的摄入，从而增加饮食中的纤维素和抗氧化物质含量。

表中也指出应减少饮食中盐和胆固醇的含量，这是没有坏处的，而且大多数研究表明是有益的。

在食物中强化某些营养物质是非常普遍的。在英国，人造黄油和牛奶中强化维生素 A 和 D；面粉中强化钙、铁、维生素B_1和烟酸；早餐谷物中强化多种维生素和铁。并不是所有强化的物质都有营养价值，比如，*Olestra* 是蔗糖和六个或六个以上三酰甘油的聚合物，可以用来减肥。它不能被吸收，被作为“假脂肪”加入到一些美味的点心中（需获 FDA 认可），可以减少热量摄入。但是它存在一定的副作用（主要在肠道），所以它的应用是被严格限制的。

个人的喜好往往与政府推荐的不同。必须明确营养目标和饮食指导的区别。营养目标是指适合该国家人群最佳健康状况的营养摄入，而饮食指导是指达到上述目标的具体饮食方法。鉴于不同国家的饮食习惯不同，所以即使营养目标相同，饮食指导也不同。营养目标是基于有关营养摄入与疾病之间关系的科学信息，尽管这些信息可能不完备，但它已囊括了来源较广泛的证据，包括动物试验、临床研究、短期和长期的流行病学调查。

Box 5.2 推荐的健康饮食

饮食构成	大约量（占总能量的百分比，除非另有说明）*	提示
总的糖类	55（55 ~ 75）	多食果蔬、豆类、面食和面包
自由糖	10（< 10）	减少含糖饮料
蛋白质	15（10 ~ 15）	减少红肉（见后面“脂肪”部分）
总脂肪	30（15 ~ 30）	多食蔬菜（包括橄榄油）和鱼油，减少动物脂肪
饱和脂肪酸	10（< 10）	
不饱和脂肪酸	20	
胆固醇	< 300（< 300）mg/d	减少肉和蛋类
盐	< 6（< 5）g/d	减少腌肉，不要在菜里额外加盐
总纤维素	30（>25）g/d	增加果蔬和全谷摄入

* 括号里的数值是 WHO 提供的目标值（包括低脂饮食的人群）。有些极端的量值作为发达国家的短期目标是不现实的，如总能量来源的 75% 来自于糖类，15% 来源于脂肪。

推荐读物

Ferguson LR, Harris PJ (2003) The dietary fibre debate. *Lancet* **361**: 1487-1488.

Lee KW, Lip GYH (2003) The role of omega-3 fatty acids in the secondary prevention of cardiovascular disease. *Quarterly Journal of Medicine* **96**: 465-480.

Royal College of Physicians (2002) *Nutrition and Patients: a Doctor's Responsibility. A Report of a Working Party of the Royal College of Physicians*. London: RCP.

Thies F, Garry JMC, Yaqoob P et al. (2003) Association of n-3 polyunsaturated fatty acids with stability of atherosclerotic plaques: a randomised controlled trial. *Lancet* **361**: 477-485.

WHO/FAO Expert Consultation (2003) *Diet, Nutrition and the Prevention of Chronic Diseases*. Geneva: WHO.

蛋白质热能营养不良（PEM）

发达国家

尽管在非常贫穷的地区还存在某种程度的营养不良，但由饥饿引起的疾病在发达国家相对少见。大多数营养问题主要出现在饮食结构不合理的人群中，比如摄入精制糖类过量或摄入新鲜蔬菜过少。在医院和疗养院里经常可以见到疾病相关的营养不良。表 5.4 列出了容易出现营养不良的情况。外科并发症伴败血症是常见的原因。许多患者都是由于各种慢性病导致营养不良就诊（表 5.5）。

大多数减肥的人出现营养不良是**由于厌食而继发进食过少引起的**。疾病也会通过体内细胞因子、激素水平、药物不良反应和缺乏运动引起的复杂变化导致吸收不良和分解代谢增加，从而出现营养不良。老年人发生营养不良的危险性更大，因为他们往往患有一些疾病并存在某些心理问题，比如说社会隔离和居丧（表 5.5）。

饥饿的病理生理学（图 5.4）

在低饮食摄入后的第一个 24 小时，机体依靠肝糖原分解为葡萄糖来提供能量。肝糖原储备较少，因此很快就要依靠糖异生来维持葡萄糖的水平。糖异生主要发生于丙酮酸、乳酸、甘油和氨基酸，尤其是丙氨酸和谷氨酰胺。大部分蛋白质的分解发生在肌肉，最终导致肌肉量的减少。

表 5.4 蛋白质热能营养不良常见的相关疾病

败血症	痴呆
创伤	恶性肿瘤
手术，尤其是有并发症的胃肠道手术	严重的慢性感染性疾病
胃肠道疾病，尤其是累及小肠的	社会心理因素：贫穷、社会隔离、神经性厌食和抑郁

表 5.5 疾病和潜在的危险因素对营养的影响（生理 / 社会心理因素）

危险因素	后果
基础疾病	
几乎所有的中 / 重度慢性疾病 严重的急性 / 亚急性疾病恢复期	厌食、对某些营养素需求增加，以及下面提示的影响（视情况而定）
躯体疾病	
肌无力（呼吸肌和外周肌肉）和（或）运动失调 严重的手或臂关节炎	购物、烹饪和用餐障碍
吞咽障碍（神经源性的），口腔或胃肠道（GIT）疼痛或阻塞	进食不足和（或）有发生吸入性肺炎的危险
胃肠道（GIT）症状（如恶心、呕吐、腹泻和黄疸）	厌食、吸收不良（小肠疾病）和食欲下降
感觉缺失（如视听和其他障碍）	购物、烹饪困难和（或）摄食减少
社会心理问题	
孤独、抑郁、丧亲、意识错乱、独自生活、贫穷、酗酒及药物成瘾	自我忽略、进食不足或质量差
应用大量药物	提示有严重的疾病或多种躯体和心理社会问题，药物可引起意识错乱、镇静状态、抑郁和胃肠道不良反应（包括营养吸收不良）

体内储存脂肪的分解即**脂解作用**也会出现。胰岛素抑制这一作用，但持续的饥饿状态会使胰岛素的水平下降。储存的三酰甘油被脂肪酶水解为甘油用于糖异生，而未被酯化的脂肪酸可以被直接利用或者在肝内氧化成酮体。

当继续处于饥饿状态时，机体将启动**保护机制**，以免耗竭机体所能利用的所有蛋白质。机体代谢率和总的能量消耗减低。中枢神经从主要靠葡萄糖供能转变为主要依靠酮体。脂肪分解产生的酮体直接抑制肝的糖异生和肌肉组织蛋白质的分解。这个阶段大部分能量来源于脂肪组织，部分来源于氨基酸的糖异生作用，尤其是肝中的丙氨酸和肾中的谷氨酰胺。

长期饥饿引起的代谢反应在瘦或肥胖的个体是不同的。最主要的区别之一是蛋白质氧化产能的比率，而这决定了体重减轻的比率。肥胖的人的蛋白质氧化产能比率可能是瘦人的1/3。这可以认为是一种适应，它取决于机体原有的储备（图 5.3)。因而较瘦的个体机体功能衰竭更快。进一步说，偏瘦的个体在饥饿状态下生存时间要短得多（约 2 个月)，相比之下肥胖的人可以至少存活数月。

当出现创伤或休克时，有些适应机制无法启动。糖皮质激素和细胞因子（见下文）激活肌肉的泛素—蛋白酶体

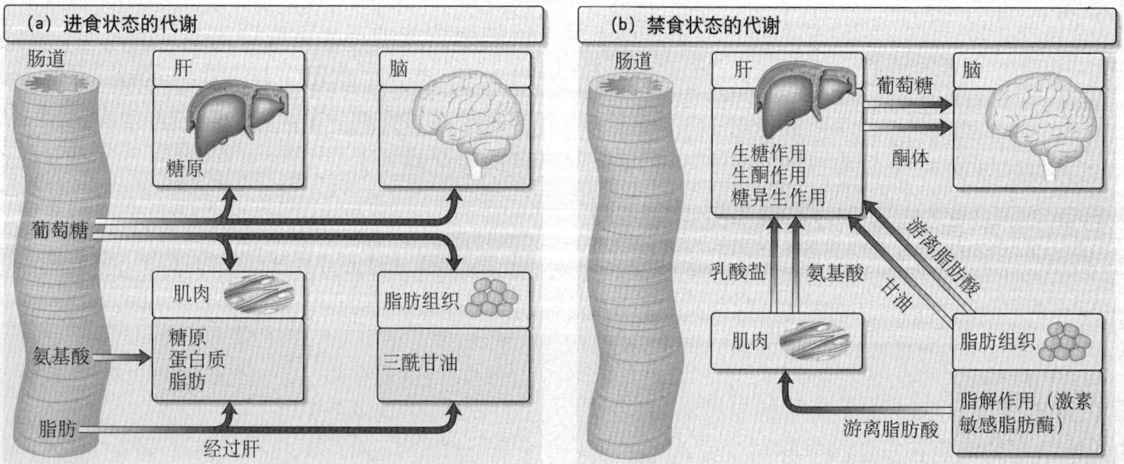

图 5.4 进食和禁食状态下人的代谢比较。

通路，该通路在多种分解代谢性疾病中加速肌肉蛋白水解。在饥饿时BMR减低，而在感染和创伤时BMR往往是升高的，这些变化都将引起大量肌肉分解以维持糖异生作用，最终减少生存时间。

代谢调节

组织代谢受多种相互协调的过程的调节。有些是快速的，如神经调节；有些比较慢，如某些循环物质和激素的调节。由于许多物质的作用并**不依赖于激素调节**，因而循环中的某些物质［如葡萄糖、未酯化的脂肪酸（NEFA）和酮体］对组织的代谢有很大的影响。例如，饥饿时血酮体浓度显著升高（等于甚至大于5mmol/L），引起组织（如大脑）的摄取和代谢增加。可以说，产生酮体的肝控制着大脑的代谢。脂肪组织释放NEFA，控制肝的代谢，但它又依赖肝的生酮作用。这些物质也可以相互竞争而且不依赖于激素的存在。组织中的三酰甘油和糖原（它们水解后产生NEFA和葡萄糖）在骨骼肌和心肌的摄取和代谢中相互竞争。

组织的**血流量**通过影响血液和组织的物质交换从而影响组织代谢。NEFA与白蛋白上的2～3个高亲和位点连接，但当这些高亲和位点饱和时，NEFA流出减少。当饥饿或持续运动时，NEFA的需求量增加，脂肪组织的血流量相应地增加，从而提供更多含有高亲和力的白蛋白。

在许多组织，小动脉可以根据组织代谢需要调节血流量从而使组织代谢和血流量相协调。

激素信号也可以调节细胞间的代谢。

脂蛋白脂肪酶被激活后，可以水解循环中的三酰甘油从而使NEFA进入脂肪组织储存起来。该酶的激活发生于饭后数小时，与血中三酰甘油浓度的高峰重叠。三酰甘油浓度高峰的出现落后于其他代谢物质，如血糖、NEFA和氨基酸。

处于进食状态时，胰岛素和胰高血糖素比值较高。胰岛素促进糖原、蛋白质和脂肪的合成，抑制脂肪分解和糖异生。

处于禁食状态时，胰岛素和胰高血糖素比值变低。胰高血糖素主要作用于肝，而对肌肉没有作用，它促进糖原分解和糖异生、脂肪酸产生酮体及脂肪组织的脂解作用。儿茶酚胺与胰高血糖素有类似的作用，但还可以影响肌肉的代谢。它们都通过影响cAMP刺激脂肪分解，产生脂肪酸作为主要的供能物质。

细胞因子，如白介素-1（IL-1）、白介素-6（IL-6）和肿瘤坏死因子（TNF），被证实在调节代谢方面发挥作用。在急性病过程中，它们参与分解代谢过程、糖原分解和急性期蛋白质合成。TNF抑制脂蛋白脂肪酶，是癌症患者的“恶病质因子”。

已知在创伤、损伤和炎症时的代谢反应取决于亲炎症的细胞因子和抗炎症的细胞因子（如IL-10）之间的平衡，而这些细胞因子的许多产物受遗传多态性的影响。许多慢性病，包括动脉粥样硬化，有一定的炎症成分，这具有广泛的代谢方面的意义。

细胞因子如何作用于中枢引起厌食症，这一点还不清楚。然而，癌症和类性肠病的动物模型都表明外周和中枢的许多与食欲有关的介质均参与其中。例如，下丘脑神经肽Y水平相当低时会引起食欲减低。

临床特征

患者有时以体重减轻或者营养不良为首发症状（儿童表现为生长发育迟缓）。大多数情况下，营养不良主要是一些疾病的并发症，如恶性肿瘤。严重的营养不良主要见于进行性器质性疾病，或外科手术后出现的并发症。以下三个要点有助于诊断成人慢性蛋白质热能营养不良（PEM）：

1. **体重指数**（BMI）：

- 极可能为慢性PEM：＜ $18.5kg/m^2$
- 可能为慢性PEM：18.5～20 kg/m^2
- 可能性很小或不可能为慢性PEM：＞ 20 kg/m^2 。

伴有水肿或脱水的患者其BMI可能存在某种程度的偏差。

2. **在既往的3～6个月体重减轻**：＞10%，高危；5%～10%，可能存在危险；＜5%，低或无危险性。

3. **急性疾病的影响**：引起或者可能引起5天以上不进食的疾病是营养不良的高危因素（如持续意识丧失、脑卒中后的吞咽障碍和腹部手术后持续的肠梗阻）。

其他因素：

- 进食减少或食欲减退
- 发现衣服变宽松（体重减轻）和身体明显地消瘦
- 躯体或社会心理疾病可能引起的体重减轻。

可以利用这些因素进行营养不良的监测和管理

（图 5.5），如果潜在的躯体或社会心理疾病没有被充分地认识，则治疗获得成功的可能性不大。

PEM 会导致免疫防御机制下降，从而机体的抗感染能力下降。PEM 还会影响肌肉力量，出现易疲劳及生殖功能受损（如神经性厌食症，常见于青春期女性，见第 22 章）；引起心理疾病（如抑郁、焦虑、疑病症和性欲丧失），这些是可以治愈的。

治疗

当营养不良已经很明显，但是基础疾病不能被马上治愈时，给予一些营养支持是非常必要的。如果胃肠道功能正常则应当尽量给予肠内营养，这是一种最简单的方法，即鼓励患者尽量多进食并食用高热量的食物。如果此法行不通，可以通过带细孔的胃管或经皮内镜内胃造口术（PEG）向胃内输入流食。如果这两种方法都行不通时才给予肠道外营养。

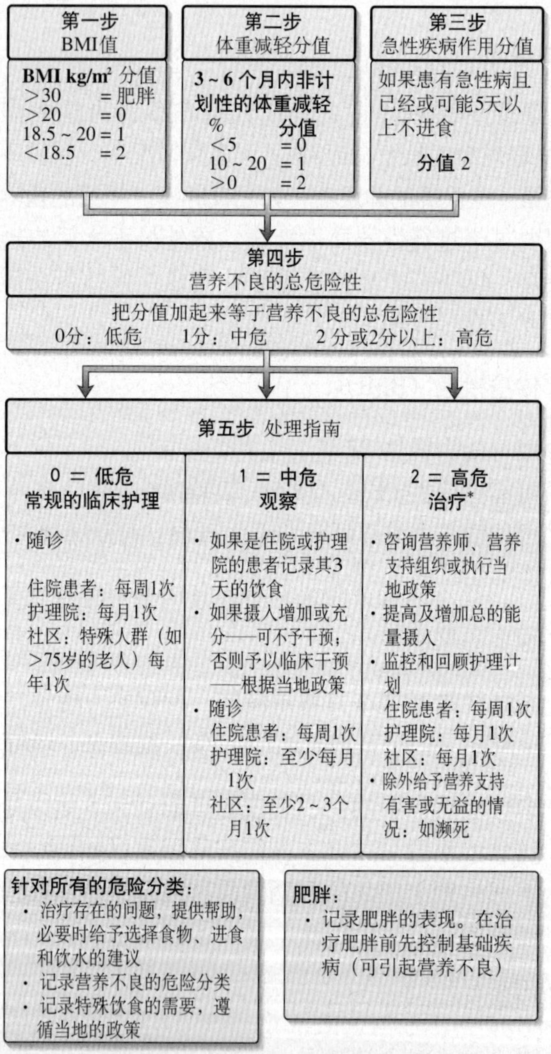

图 5.5 通用的营养不良的筛选方法（MUST）。
Reproduced with permission from the Malnutrition Advisory Group-A Standing Committee of British Association of Parenteral and Enteral Nutrition (BAPEN)：http://www.bapen.org.uk.

发展中国家

在世界上的许多地区，人们生活在营养不良的边缘。如果发生干旱、战争和政变等突发事件，则有数百万人遭受饥饿。虽然无论是什么原因引起的PEM，世界各地的PEM患者的基本状况相同，但是长期处于近乎完全饥饿状态的儿童出现的营养不良则有一些独特的临床特征，是在高收入国家未曾见到的。“蛋白质热能营养不良”一词涵盖了成人和儿童的临床特征谱。小于 5 岁的儿童可能出现：

- **消瘦型PEM**：是儿童长期饥饿的表现，表现为明显的消瘦。儿童看起来非常瘦弱，有明显的肌肉和脂肪缺乏，没有浮肿。毛发稀疏干枯（图5.6a）。该型的儿童不像浮肿型的儿童那样淡漠没有食欲。对于经常腹泻者，必须仔细观察有无感染征象。
- **浮肿型PEM**：在新生儿时期就断奶的孩子可见到浮肿型PEM的典型表现。伴有感染（如麻疹、疟疾和腹泻）时病情会加重。患儿精神淡漠、嗜睡及严重厌食，全身水肿伴有皮肤色素沉着和增厚（图5.6b）。毛发干燥稀少，颜色微红或者发黄。腹部因为肝大和（或）伴腹水而显得膨隆。血白蛋白浓度通常较低。确切的原因还不清楚，但是理论上与饮食有关（蛋白量过低，糖类含量过多），而且由于抗氧化物质摄入不足导致自由基损害严重。

最近 WHO 在关于严重营养不良的分类中已不再区分消瘦型和浮肿型（表 5.6），因为它们的治疗方法是一样的。

WHO 对慢性儿童营养不良的分类是基于标准差数值的。即标准差在 −2 到 −3 之间（在中位数以下 2～3 个标准差，相应的百分数是 0.13～2.3 个百分点）的儿童为中度营养不良，低于−3个标准差的儿童为重度营养不良。可以通过测量体重是否低于同身高的儿童来衡量消瘦程度（病理性消瘦），而可以通过测量身高是否低于同龄的儿童来衡量矮小程度（病理性发育障

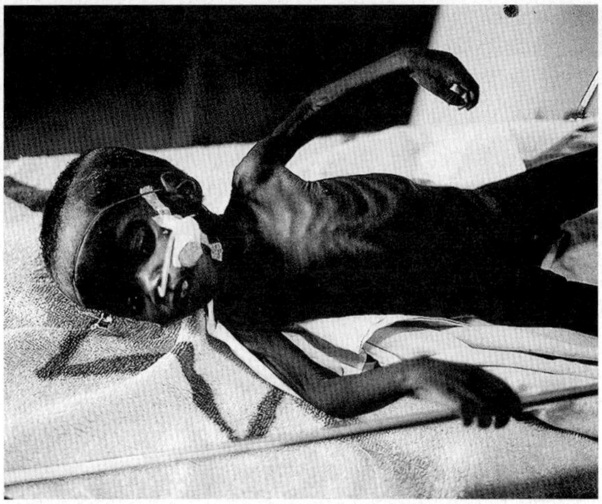

(a)

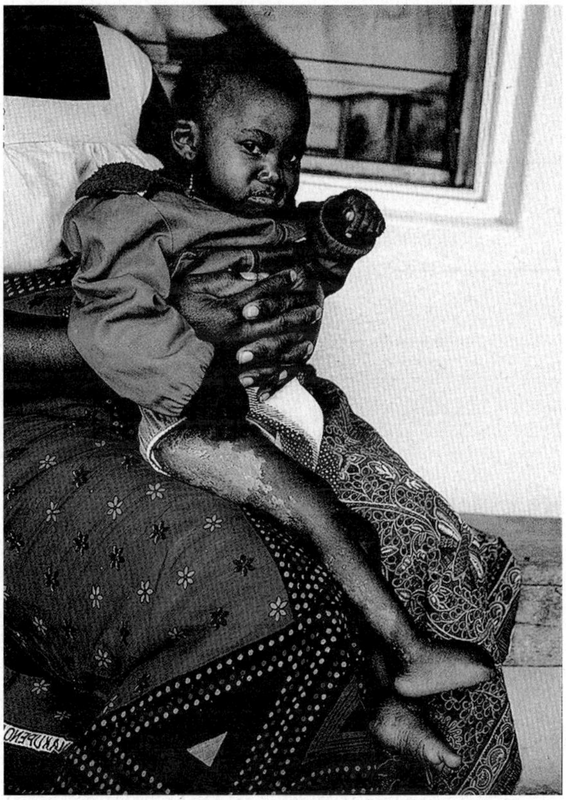

(b)

图 5.6 营养不良的儿童：(a) 消瘦型；(b) 浮肿型。
Courtesy of Dr Paul Kelly.

碍)。那些伴有浮肿和严重营养不良临床表现的儿童被定义为患有水肿型营养不良。

由饥饿而导致成人体重的减轻程度取决于饥饿的程度和时间。他们往往渴望得到食物、情感淡漠，并且由于皮下脂肪和肌肉的丢失会感到寒冷和虚弱。胃肠道感染和支气管肺炎等感染很常见。WHO 是按体重指数（BMI）将营养不良进行分类的：BMI $< 18.5 kg/m^2$ 提示营养不良，$< 16.0 kg/m^2$ 提示严重营养不良。

严重营养不良的成人和儿童易发生呼吸道和胃肠道感染，进而导致该人群死亡率进一步增加。

检查

必须指出这不是总能够实施的。

- **血液检查**：
  (a) 由于叶酸、铁及铜的缺乏往往有贫血，但因为脱水，红细胞比容可能是高的。
  (b) 嗜酸性粒细胞提示寄生虫感染。
  (c) 电解质紊乱常见。
  (d) 疟原虫检查。
  (e) HIV 检查。
- **大便检查**：寻找寄生虫感染证据。
- **胸片**：结核是常见的，但是不拍胸片时经常会漏诊。

治疗

治疗上必须包括补充蛋白质、能量支持及控制感染。

急救和维持治疗

对病情较重的患儿应纠正水和电解质紊乱，但为了避免液体负荷过重，要尽量避免静脉输液。休克的患者需要吸氧。治疗时还应注意低血糖（血糖低于 3mmol/L)、低体温（减少热量丢失，必要时额外供热）和感染（抗生素），这些经常是同时出现的。WHO 的标准口服补液盐提供的钠多钾少，不适合重度营养不良的儿童。推荐使用的是一种针对营养不良人群的补液盐(ReSoMal)，它是一种商品，但其生产必须遵守修改后的 WHO 标准口服补液盐的标准。

腹泻往往是因为细菌或原虫的过度生长，甲硝唑是一种常规使用且有效的药物。寄生虫虽然也很常见，但是大便常规检查往往查不到。可给予甲苯哒唑 100mg，每日 2 次，连续 3 天。在高危地区应给予抗疟治疗。另外，由于维生素缺乏很常见，可以给予大剂量维生素 A。急救治疗后，以后数天可以进行维持治疗，参见表 5.7。

再喂养

这需要认真规划。在急性期治疗的初期，应给予蛋

表 5.6　儿童营养不良的分类

	中度营养不良	重度营养不良*
均匀的水肿	无	有 （水肿型营养不良）†
体重与同身高者相比	SD−3 到 −2（70% ~ 79%）‡	SD 低于 −3（< 70%）‡（重度消瘦）§
身高与同年龄相比	SD−3 到 −2（85% ~ 89%）‡	SD 低于 −3（< 85%）（重度发育障碍）‡

* 诊断不是互相排斥的。

† 包括旧的分类中的浮肿型和消瘦 - 浮肿型。为了避免与浮肿型临床综合征相混淆，用了“水肿型营养不良”一词（见正文）。

‡ 国家健康统计中心 /WHO 参考值的中位数的百分数。

§ 这符合 Wellcome 分类中的消瘦型和 Gomez 分类的 II 级。为了避免混淆故用“重度消瘦”一词。

表 5.7　儿童重度营养不良的处理时间框架（WHO 推荐的十步法）

	稳定期		恢复期	随访期
	1 ~ 2 天	3 ~ 7 天	2 ~ 6 周	7 ~ 26 周
1. 治疗或预防低血糖	→			
2. 治疗或预防低体温	→			
3. 治疗或预防脱水	→			
4. 纠正电解质紊乱	→	→	→	
5. 治疗感染	→	→		
6. 纠正微量元素缺乏	不给铁 →	→	给铁 →	
7. 开始进食	→	→		
8. 增加进食以恢复丢失的体重			→	→
9. 感官刺激和精神支持	→	→	→	→
10. 准备出院			→	

白质和热量充分的平衡饮食以保持稳定状态。热量的大幅增加会引起心衰、循环衰竭和死亡（再喂养综合征）。起初的喂养应给予低渗和低乳糖物质（WHO 推荐：每天 100 kcal/kg，蛋白质 1.0 ~ 1.5g/kg 以及液体 130ml/kg，如患儿有水肿，则给予100ml/kg），应当缓慢多次进食，（第 1 ~ 2 天每 2 小时 1 次，第 3 ~ 5 天每 3 小时 1 次，以后每 4 小时 1 次）。尽管患者经常存在厌食的问题，但是过量喂养会使其恶化。必要时应予鼻饲食物，然后逐渐地改流食为经口进固体食物。所有严重营养不良的患儿都伴有维生素和矿物质的缺乏。尽管贫血很常见，但是考虑到铁剂会加重感染（因为铁是促氧化剂），WHO 推荐应在患儿食欲恢复且体重增长时再予补充铁剂。患儿应当每日补充微量元素，至少持续 2 周，其中包括多种维生素、叶酸、锌和铜。

康复

随着患儿逐渐恢复，可给予更多的能量。当有额外的能量和蛋白质时体重就能增长。严重营养不良的儿童在恢复期往往因为家庭条件差而导致喂养再次被中断，故仍应当对其保持长期密切关注。感官刺激和精神支持在稳定期和恢复期都是重要手段。

通常，成人不会出现如此严重的营养不良，但也须遵循同样的治疗原则。

预后

严重营养不良的儿童死亡率高达 50% 以上。如果治疗得当，死亡率可以显著下降至 1% ~ 2%，但要依靠于一些有效的设备。小儿大脑发育主要在出生后第一年，这一时期也是最容易出现严重PEM的时期。证据表明严重营养不良的儿童会出现智能障碍和行为异常，生长发育也会受损。因而，如果能长期保持很好的饮食、较高的生活水平及避免感染，上述不良后果都会减轻。

预防

预防PEM不仅在于获得足够的营养物质，还在于教育政府和国民，使其认识到保持良好的营养和免疫力的重要性（Box 5.3）。短期规划对急性食物短缺是有用的，而长期的规划包括提高农业水平同等重要。在世界上许多地区，喂养方法差和感染比食物短缺更常见。而良好的监督对于避免饥荒非常必要。

对处于"危险边缘"的人群应当保障食物供给（和添加维生素），给予他们高能量的食物（如奶粉和肉制品）。孕妇和哺乳期妇女需要加倍的高能量物质，且已显示给予他们额外的供给是有益的。

Box 5.3 预防蛋白质热能营养不良—— GOBIF（WHO 优先计划）

- 生长监控：WHO 送与母亲一个简单的生长图表
- 口服补液：尤其是腹泻
- 6 个月后母乳喂养儿增加辅食
- 免疫：预防麻疹、破伤风、百日咳、白喉、脊髓灰质炎和结核
- 家庭计划

推荐读物

Ashworth A et al (2004) WHO guidelines for management of severe malnutrition in rural South African hospitals. *Lancet* **363**: 1110-1115.

Bhan MK, Bhandari N, Bhal R (2003) Management of the severely malnourished child: perspective from developing countries. *British Medical Journal* **326**: 146-151.

Elia M (2001) Metabolic response to starvation, injury and sepsis. In: Payne-James J, Grimble G, Silk D (eds) *Artificial Nutritional Support in Clinical Practice*, 2nd edn. London: Greenwich Medical Media.

Stratton RJ, Green CJ, Elia M (2003) *Disease-related Malnutrition. An Evidence-based Approach to Treatment*. Oxford: CABI Publishing (CAB International).

WHO (1999) *Management of Severe Malnutrition: A Manual for Physicians and Other Senior Health Workers*. Geneva: WHO.

WHO (2000) *Management of the Child with Serious Infection or Severe Malnutrition*. Geneva: WHO.

维生素

PEM 相关的摄入不足所引起的维生素缺乏在发展中国家较常见（表 5.8），但这也不是一贯的。比如维生素 A 缺乏在牙买加见不到，但却在印度海得拉巴的 PEM 患者中常见。在西方国家，除非在一些特殊人群（表 5.9），否则维生素缺乏很少见，广泛地应用维生素作为"补药"是不必要的，也不应该提倡。偶见过量脂溶性维生素中毒。

表 5.8 脂溶性和水溶性维生素：营养摄入参考值（RNI）和营养摄入低值（LRN）

维生素	RNI/d（充足）	LRN/d（不充足）	缺乏时的主要临床特征
脂溶性			
A（视黄醇）	700μg	300μg	干眼症、夜盲症、角膜软化症、毛囊角化过度症
D（维生素 D_3）	无饮食摄入要求	10μg（室内生活）	佝偻病、软化症
K	1μg/kg 体重		凝血障碍
E（a- 维生素E）	10° *		神经系统紊乱，如共济失调
水溶性			
B_1（硫胺素）	0.4 mg/1000 kcal †	0.23 mg/1000 kcal†	脚气病，Wernicke-Korsakoff综合征
B_2（核黄素）	1.3 mg	0.8 mg	口角炎
烟酸	6.6 mg/1000 kcal	4.4 mg/1000 kcal	糙皮病
B_6（吡哆醇）	15 μg/ 每日每克蛋白质摄入	11 μg/1g 蛋白质摄入	多神经病
B_{12}（钴胺素）	1.5 μg	1.0 μg	巨细胞性贫血、神经系统紊乱
叶酸	200 μg	100 μg	巨细胞性贫血
C（抗坏血酸）	40 mg	10 mg	坏血病

* 取决于饮食中多不饱和脂肪酸的量，故没有官方推荐量。
† 硫胺素需要量和能量代谢有关。

表 5.9 发达国家维生素缺乏的一些原因

摄入减少
酒精依赖：主要影响 B 族维生素（如硫胺素）
小肠疾病：主要影响叶酸，偶尔影响脂溶性维生素
素食者：维生素 D（如果不晒太阳）、维生素 B_{12}
食欲差的老人：维生素 D（如果不晒太阳）、叶酸
任何原因引起的厌食：主要是叶酸
吸收减少
回肠疾病 / 切除：仅维生素 B_{12}
肝胆疾病：脂溶性维生素
小肠细菌过度生长：维生素 B_{12}
口服抗生素：维生素 K
其他
长期肠内或肠外营养：通常给予补充维生素
肾病：维生素 D
药物拮抗（如甲氨蝶呤影响叶酸代谢）

脂溶性维生素

维生素 A

维生素A（视黄醇）是类视黄醇家族中的一员，它存在于食物中和人体内，与长链脂肪酸相连成酯。含有维生素 A 最丰富的食物是肝，另外牛奶、奶油、奶酪、蛋黄和鱼油中也有。在英国和其他一些国家，人造奶油中常添加视黄醇和胡萝卜素。

β 胡萝卜素是绿色蔬菜、胡萝卜及其他黄色或红色水果中主要的类胡萝卜素。其他的类胡萝卜素：番茄红素和叶黄素作为食物中维生素 A 前体，重要性相对较小。

β 胡萝卜素在小肠黏膜被胡萝卜素双氧化酶裂解为视黄醛，后者可再还原成视黄醇。在英国，饮食中的维生素 A 有 1/4 ~ 1/3 来源于类视黄醇。从营养学上讲，6 μg β 胡萝卜素相当于 1μg 视黄醇；饮食中维生素 A 的活性由视黄醇当量表示。

功能

视黄醇储存在肝，通过与一种 α 球蛋白——视黄醇结合蛋白（RBP）结合而在血浆中运输。维生素A在代谢中的作用：

- 顺式视黄醛存在于视网膜上的视杆细胞（视紫红质）和视锥细胞（视紫红质）中的视蛋白中。光可以引发顺式视黄醛转变为反式视黄醛，从而使膜电位的变化传导到大脑。
- 视黄醇和维甲酸参与控制细胞的增殖和分化。
- 视黄醇磷酸盐是合成大多数含有甘露糖的糖蛋白的辅助因子。

缺乏

尽管加强了预防措施，维生素 A 缺乏和干眼症（见下文）仍然是青少年失明的主要原因。WHO 证实每年干眼症的新发病例有 6 000 000 ~ 7 000 000，其中有 20% 患者失明，50% ~ 56% 部分失明。东南亚、非洲和拉丁美洲部分地区以及中东地区最严重。

WHO 对干眼症的分类见表 5.10。夜盲症是最早出现的失代偿表现。还会出现角膜和结膜的干燥和增厚（干眼症是角化的结果）。缺乏维生素 A 的青少年结膜会出现角化上皮形成的白色斑块——Bitot 斑。而在一些没有维生素 A 缺乏的人群中也可以出现这种斑点，这主要是由暴露性结膜炎引起的。最终会出现角膜软化、溃疡和溶解（角膜软化症），并发感染的可能性很大，这都将会导致失明。

表 5.10 根据眼睛体征对干眼症的分类

夜盲（XN）
结膜干燥（XIA）
Bitot 斑（X2）
角膜干燥（X2）
角膜溃疡 / 软化 < 角膜面积的 1/3（X3A）
角膜溃疡 / 软化 = 角膜面积的 1/3（X3B）
角膜瘢痕（XS）
眼底干燥（XF）

X：眼干燥症。
Reproduced with permission from WHO/UNICEF/IVACG 1988

PEM 患者的视黄醇结合蛋白和其他蛋白质一样都是缺乏的，所以尽管患者机体储存的维生素 A 不少，但也会表现为维生素 A 缺乏。

维生素 A 与营养不良儿童

补充维生素 A 会降低麻疹的发病率和死亡率，还可以降低腹泻和呼吸道感染的发病率和（或）死亡率并促进生长。然而，尽管无论是发展中国家还是发达国家都进行了持续 20 年的大规模研究，结果仍然是有争议的。而且 HIV 感染者体内维生素 A 浓度低会导致 HIV 垂直传播危险性增加，但在孕期和产程中补充维生素 A 并不能减少垂直传播的发生。

诊断

在维生素 A 普遍缺乏的地区，诊断主要依靠临床表现。只要有任何程度的营养不良存在，就应该警惕维生素 A 缺乏。血中的维生素 A 浓度往往是低的，但最好的诊断依据是替代治疗有效。

治疗

口服 30mg 棕榈酸维生素 A 连续 2 天。如果出现呕吐和腹泻，可以肌肉内注 30mg 维生素 A。同时应治疗合并的营养不良，并使用抗生素抗细菌感染。严重病例需要眼科专科医师的治疗。

预防

大多数西方饮食含有足够的奶制品和绿色蔬菜，但许多国家仍然在食物（如奶油）中添加维生素 A。维生素 A 不会在烹饪时被破坏。

一些发展中国家在给儿童注射麻疹疫苗时补充维生素 A。食物强化计划是另一种方法。国民教育是非常必要的，同时应当鼓励人们多吃蔬菜，尤其是孕妇和儿童应当多吃绿色蔬菜。

维生素 A 的其他作用

β 胡萝卜素在心血管疾病和其他疾病中的作用将在下面标题为“食物中的抗氧化剂”的文中详述。维 A 酸和人工合成的类视黄醇常被用于皮肤科（第23章）。

可能存在的不良反应

- **大量摄入维生素 A**：长期摄入视黄醇会引起肝功损害和骨骼破坏、脱发、复视、呕吐、头痛和其他一些异常情况。成人一次服用 300mg 或儿童一次服用 100mg 都是有害的。
- **视黄醇有致畸作用**：孕期每日摄入维生素 A 超过 3mg 时婴儿出生缺陷的可能性增加。在英国，孕期额外补充维生素 A 或者动物肝都是不推荐的，但是 β 胡萝卜素是无害的。

维生素 D

见第 10 章。

维生素 K

维生素 K 以叶绿醌（维生素K_1）形式存在于绿叶蔬菜、奶制品、油菜籽和大豆油中；肠内（回肠末端和结肠）细菌可以合成其他形式的维生素 K——甲基萘醌类（维生素 K_2）。维生素 K 和其他脂溶性物质一样在小肠上段被吸收。一些维生素 K_2 也可被吸收，因为它们是人类肝中维生素 K 的主要形式。

功能

维生素 K 不仅是体内合成凝血因子必需的辅助因子，而且还是骨形成过程中蛋白质必需的辅助因子。

维生素 K 作为翻译后辅助因子，将特异蛋白连接的谷氨酸残基羧化成 γ 羧基谷氨酸残基（Gla）。Gla 残基将钙离子和磷脂末端相连接，而这一过程对于凝血因子Ⅱ、Ⅶ、Ⅸ、Ⅹ，以及蛋白 C 和蛋白 S 参与凝血是非常必要的。

成骨细胞包含三种依赖维生素 K 的蛋白质，即骨钙素、Gla蛋白基质和蛋白S，它们在骨基质形成中发挥作用。骨钙素含有三个 Gla 残基与羟化基质紧密相连，这取决于羧化的程度，从而引起骨的矿化。但是并没有证据表明维生素 K 缺乏或对抗会影响骨，除非是生长迅速的骨骼。

维生素 K 缺乏

维生素 K 缺乏会导致凝血因子合成减少（第 8 章），从而使凝血酶原时间延长，易出血。维生素 K 缺乏见于：

新生儿

新生儿维生素 K 缺乏主要是因为：

- 胎盘转运维生素 K 的能力差
- 乳汁中含维生素 K 少

- 肝中没有维生素K_2储存（新生儿没有肠道细菌）。

新生儿缺乏维生素K会引起新生儿出血性疾病。可以预防性地给予维生素K。英国医疗和护理总署推荐向父母解释维生素K缺乏的危险性，并在获得同意后给所有的新生儿都补充维生素K。

阻塞性黄疸

当胆汁流入小肠受阻时，就没有胆盐协助小肠中维生素K吸收，因此会引起维生素K的缺乏和凝血酶原时间的延长。可以通过肌注10mg维生素K_1来纠正。（注意对于由肝病引起的凝血酶原时间延长注射维生素K是无效的，因为其维生素K并不缺乏，而是由于肝功能差。）胆汁淤积的患者（如原发性胆汁性肝硬化）可以口服水溶性的维生素K——甲萘氢醌磷酸钠每日10mg。

维生素K拮抗物质

口服抗凝药拮抗维生素K（第8章）。抗生素也会影响细菌合成维生素K。

维生素E

维生素E包括八种天然存在的复合物，分为生育酚和生育三烯酚。活性最强和食物中分布最广的是天然异构体d-（或RRR）α-生育酚，它约占人体内维生素E的90%。蔬菜和种子油，包括大豆、藏红花、向日葵、谷类和坚果，是维生素E的主要来源。动物制品中含量较少。

维生素E和脂肪一起吸收，大部分靠低密度脂蛋白（LDL）转运至血液中。

机体需要维生素E的量取决于多不饱和脂肪酸（PUFA）的摄入量。而PUFA的摄入量个人差异很大，所以英国没有给出每日需要量，美国的推荐量是每日7～10mg，但是平均每日摄入量都大于此量。如果摄入大量PUFA，就需要大量的维生素E。

功能

维生素E的主要生物活性来源于其抗氧化性。在生物膜上，它参与维持膜的稳定性。它保护细胞结构免受活性氧自由基（包括过氧化氢、超氧化物和其他氧自由基）的破坏。维生素E还可以影响细胞的增殖和生长。

维生素E缺乏

最早是从早产儿的溶血性贫血中发现维生素E缺乏的。婴儿需要常规补充维生素E。

维生素E缺乏仅见于β脂蛋白缺乏的儿童（第6章）和长期依赖肠外营养的患者。严重的神经功能缺陷（明显的共济失调）可以通过注射维生素E来预防。

血清或血浆中的α-生育酚浓度是可以测量的并可以应用血脂校准：表述成平均每毫克血脂或胆固醇的α-生育酚量。

水溶性维生素

水溶性维生素为非毒性的，相对来说比较便宜，所以缺乏时可以足量供给。水溶性维生素的每日需要量见表5.8。

硫胺素（维生素B_1）

硫胺素由嘧啶环和噻唑环组成，其侧链的醇基被1～3个磷酸基酯化（图5.7a）。

功能

二磷酸硫胺素通常被叫做焦磷酸硫胺素（TPP），是重要的辅因子，尤其是在糖类代谢方面。

TPP参与线粒体中乙酰CoA的氧化脱羧。在三羧酸循环中TPP是α-酮戊二酸脱羧成琥珀酰CoA的关键酶。TPP也是转酮酶的辅因子，而转酮酶是已糖-磷酸途径的关键酶。

可以从多种食物中获得硫胺素，包括谷类、麦、豆类、坚果以及猪肉和鸭肉。在发达国家经常在食物（如谷类）中添加硫胺素，每日需要量（表5.8）取决于摄入的能量，摄入糖类多时需要更多的硫胺素。

吸收后，身体各组织都有硫胺素分布，尤其是肝。体内储存量小，因而摄入不足时将迅速表现出硫胺素缺乏的相应症状。

现在没有证据表明大量摄入硫胺素存在危险，但有人报道，肠外供给大量硫胺素后会出现共济失调。

硫胺素缺乏

硫胺素缺乏可见于：

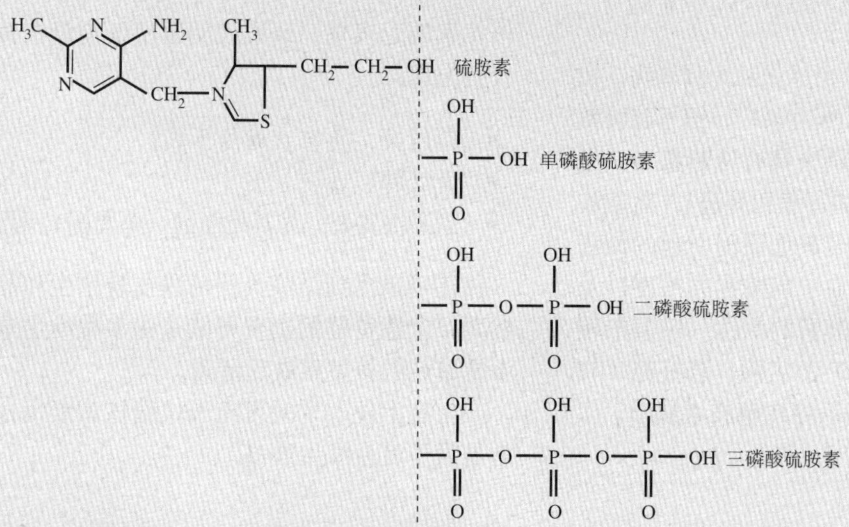

(a)

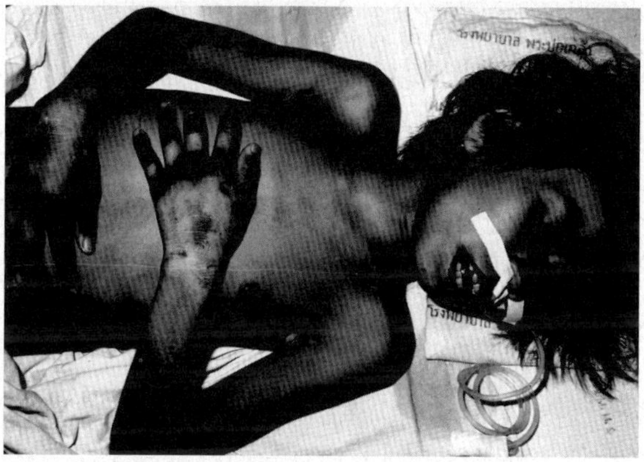

(b)

图 5.7 (a) **硫胺素**。(b) [**也见彩图 5.7 (b)**] **糙皮病**。糙皮病患儿表现为皮肤慢性肥厚和色素沉着，尤其是手背部皮肤。Courtesy of Professor David Warrell.

- 脚气病，见于以精白米为惟一食物来源的人
- 慢性酒精依赖的患者，基本没有食物摄入
- 少见于：饥饿的人群（如胃癌患者），以及妊娠剧吐尤其是同时仅用静脉营养的患者。

脚气病

此病现在仅见于东南亚最贫穷的地区，可以通过食用未经碾磨或者煮成半熟的谷米，或在大米中加入硫胺素预防。最重要的可能减少脚气病的措施是增加全面的食物摄入，使主食多样化，还应包括豆类，因豆类含有大量的硫胺素。脚气病主要分为两型，这两型很少同时发生。

干性脚气病起病通常比较隐匿，表现为对称性多神经病变。起初的表现是双腿发沉和僵直，随之出现无力、麻木和针刺感。踝反射消失，最终可以出现多神经病变的所有体征，包括躯干的和四肢的（见第 21 章）可以累及大脑，参见 Wernicke-Korsakoff 综合征的图片（见第6章）。在地方性流行区域，比较轻微的症状和体征在没有严重影响到患者的时候可以长期存在。

湿性脚气病引起水肿。最初是下肢水肿，最后将累及全身，出现腹水和胸腔积液。外周的水肿可以掩盖伴随的干性脚气病的特征。

硫胺素缺乏会弱化丙酮酸脱氢酶，使乳酸和丙酮酸堆积、外周血管扩张，最终产生水肿。心肌受累会引起心衰，从而加重水肿。起初末梢循环好、脉洪速和静脉压升高（高排状态），最终心力衰竭进展和心排出量减低。心电图示有传导阻滞。

婴儿期脚气病通常急性发病，发生于 3 个月左右的哺乳期。其母亲没有硫胺素缺乏的表现，但是可以推测其体内储存量实际上是极少的。初期婴儿开始厌食，进一步发展为水肿以及一定程度的失声，出现心动过速和呼吸加快。如果不及时治疗，可以很快死亡。

诊断

在地方性流行区域，经常会考虑诊断为脚气病，如果诊断不明确，可给予硫胺素诊断性治疗。给予硫胺素（50mg 肌肉注射）后水肿迅速消失具有诊断意义。必须除外其他原因引起的水肿（如肾病和肝病）。而硫胺素缺乏引起多神经病变的表现与其他原因引起的该病无法鉴别。诊断主要依靠测量血中硫胺素的浓度以及肝素化的血液中红细胞内转酮醇酶的活性。该酶依赖于 TPP。进行添加或未添加 TPP 的实验，若补充 TPP 后转酮酶的活性提高 25% 则提示存在硫胺素缺乏。

治疗

硫胺素 50mg 肌注 3 天，然后口服硫胺素每天 25mg。湿性脚气病在用药后数小时内起效，效果显著；但是对于干性脚气病起效较慢。在大多数病例，治疗时给予所有的 B 族维生素，因为患者往往存在多种维生素缺乏。婴儿脚气病的治疗是通过给予乳母补充硫胺素，然后通过乳汁将硫胺素补给婴儿。

酒精依赖或急性病患者的硫胺素缺乏

在西方国家，酒精依赖的患者和那些摄入大量糖类而没有维生素摄入的严重急性病的患者是硫胺素缺乏的主要人群。湿性脚气病很少见，且必须与酒精性心肌病鉴别。更常见的是硫胺素缺乏导致出现多神经病和 Wernicke-Korsakoff 综合征。

该综合征包括痴呆、共济失调、各种类型的眼肌麻痹和眼球震颤（见第6章），为急性起病，任何严重嗜酒的人都可能发病。如果及时处理则病变可逆转，否则不可逆。在美国，这是引起痴呆的一个主要原因。

急救治疗是给予硫胺素 250mg 肌注或静推，每天 2 次，连续 3 天，通常与其他复合 B 族维生素联合应用。可能出现过敏反应。硫胺素必须在所有静脉葡萄糖输入前运用。

核黄素

核黄素广泛分布于所有的植物和动物细胞中。奶制品、内脏和多叶的蔬菜是核黄素的主要来源。核黄素不会被烹调过程破坏，但是会被光照破坏。核黄素是一种黄素蛋白，是细胞内多种氧化反应的辅因子。

尽管许多人的核黄素摄入量少，但是没有明确的核黄素缺乏表现。研究表明服用低剂量核黄素的志愿者会出现：

- 口角炎、唇炎（嘴角干裂）
- 舌红肿
- 脂溢性皮炎，尤其是面部（鼻周围）、阴囊或外阴。

还可以见到结膜炎伴角膜血管增生和晶体混浊，然而，上述特征的出现可能是由多种维生素的缺乏而不是单纯的核黄素缺乏所致。

出现上述表现时可给予口服核黄素每日 5mg。通常是给予复合维生素 B。

烟酸

烟酸是两种化学形式——烟酸和烟酰胺的统称。后者见于两种吡啶核苷酸——烟酰胺腺嘌呤二核苷酸（NAD）和烟酰胺腺嘌呤二核苷酸磷酸（NADP），它们在氧化反应中接受氢，而其还原态（NADH和NADPH）在还原反应中提供氢。许多产能的氧化反应需要NAD，而 NADP 在已糖磷酸旁路中起重要作用，它产生的 NADPH 对脂肪酸合成亦非常重要。

多种食物含有烟酸，包括植物、肉类（特别是内脏）和鱼类。当把谷类的麦麸去除时烟酸会丢失，但是在许多国家，通常在加工谷物时或者在面包中添加烟酸。

烟酸在体内可由色氨酸合成。60mg色氨酸可以转化成1mg烟酸。食物中烟酸含量用“烟酸当量”表示，等于食物中烟酸的量加上 1/60 的色氨酸含量。蛋类和奶酪中含有色氨酸。

犬尿氨酸酶和犬尿氨酸羟化酶依赖于 B_6 和核黄素，这些 B 族维生素的缺乏也可以导致糙皮病。

糙皮病

很少见。主要见于基本只吃玉米的人群，如部分非洲人。玉米中的烟酸以“结合型烟酸”形式存在，它不能被生物利用，且其色氨酸含量少。在美国中部，糙皮病已经很少见，因为玉米（为了制成玉米饼）在氢氧化钙中浸泡一整夜，会产生烟酸。糙皮病的多数表现可以用烟酸缺乏来解释，但是有些表现可能是由于多种物质缺乏（包括蛋白质和其他的维生素）造成的。

临床特征

典型的表现是皮炎（5.7b）、腹泻和痴呆。尽管这是一个很容易记住的三联症，但并不总是三项都出现，而且该病引起的精神改变并不是真正的痴呆。

- **皮炎**：出现于日光暴露的部位。起初是发红，然后皲裂，偶尔发生溃疡。缓慢进展为皮肤增厚、干燥和色素沉着。皮损往往是对称的，常累及手背、肛周和阴唇。颈周的皮损限于上衣的边缘部，所以被称为 Casal 项链或 Casal 领。
- **腹泻**：是常见的症状，但也偶见便秘。其他胃肠道表现包括舌疼痛、发红、干燥，舌炎和口角炎。另有反复发作的口腔感染。
- **痴呆**：发生于慢性疾病。在较轻的病例可以出现抑郁、淡漠和思维障碍。震颤和脑炎常发生。急性病例多出现幻觉和急性精神病。

糙皮病还可见于以下情况：

- 异烟肼治疗可以导致维生素B_6缺乏，而色氨酸合成烟酰胺需要维生素B_6。所以维生素B_6和异烟肼应同服。
- Hartnup 病，是一种少见的先天缺陷，该病患者的肠道不能吸收包括色氨酸在内的氨基酸，同时尿液里也丢失色氨酸。
- 广泛吸收不良（少见）。
- 酒精依赖且不进食的患者。
- 因患肾病或自身喜好所致极低蛋白饮食。
- 类癌综合征和嗜铬细胞瘤的患者。色氨酸代谢不形成烟酰胺而形成胺类。

诊断和治疗

在流行区主要依靠临床特征诊断，谨记其他维生素缺乏可以引起相似的改变（如口角炎）。烟酰胺（约每日300mg口服）按每日50mg维持可以明显改善皮肤症状和腹泻。然而，通常给予复合维生素 B 治疗，因为患者往往合并其他 B 族维生素缺乏。

增加蛋白质摄入，治疗营养不良及其他维生素缺乏也是必要的。

维生素 B_6

维生素B_6以吡哆醇、吡哆醛和吡多胺三种形式广泛存在于植物和肉类食物中。磷酸吡哆醛是许多氨基酸代谢的辅因子。饮食缺乏很少见。一些药物［如异烟肼、肼苯哒嗪（肼屈嗪）和青霉胺］与磷酸吡哆醛相互作用，会造成维生素B_6缺乏。服异烟肼后出现的多神经病往往用维生素B_6治疗有效。

铁粒幼细胞性贫血偶尔可用维生素B_6纠正（见第8章）。大剂量（> 200mg）服用维生素B_6数月后可出现多神经病。维生素B_6可用于治疗经前期综合征：剂量不超过10mg/d。

生物素和泛酸

生物素参与许多羧化酶的反应，其来源广泛，需要量小，很少缺乏，仅限于那些食用生鸡蛋的人，因为生鸡蛋内含有抗生物素蛋白，可对抗生物素。还有报道表明长期肠外营养摄入生物素过少会引起生物素缺乏，它引起的皮炎用生物素替代治疗有效。

维生素 C

维生素 C 又称抗坏血酸，是一种单糖，又是一种强还原剂，主要控制细胞内的氧化还原电位。它将脯氨酸羟化为羟脯氨酸，这对形成胶原很重要。维生素 C 缺乏时，该生化路径无法进行，最终导致各种临床症状。

人类以及其他一些动物（如灵长类和豚鼠）的体内不能将葡萄糖合成维生素 C。

维生素 C 存在于新鲜的水果和蔬菜中，但如果把蔬菜放进水里，维生素 C 很易浸入水中。在烹饪时或接触铜及碱性洗涤剂时，维生素 C 会被氧化成脱氢抗坏血酸。像许多人都大量食用的土豆是维生素 C 的良好来源，但是储存后维生素 C 会丢失。

大剂量的维生素C（1～2g/d）可以预防普通感冒。一些科学证据支持该论点，但临床试验证实没有显著作用。还有人提倡用维生素 C 预防动脉粥样硬化和癌症，但同样没有确切的证据。

维生素 C 缺乏主要见于牛奶喂养的婴儿以及不吃蔬菜的单身老人。在英国，还可见于只吃米饭、煎饼和节食的亚洲人。

坏血病

成人的早期症状是非特异的，可有虚弱和肌肉疼痛，其他表现见表 5.11。婴儿的坏血病表现为易激惹、

表 5.11 维生素 C 缺乏的临床特征
毛囊角化，螺旋状毛发
毛囊周围出血
肿胀的、海绵状的牙龈，易出血、易感染和牙齿易松动
自发性青肿
自发性出血
贫血
伤口不愈合

腿痛、贫血和特征性的骨膜下出血，尤其是长骨末端。

诊断

通常是低色素性贫血，偶见正色素性贫血或巨幼粒细胞性贫血。贫血类型取决于是否存在铁缺乏（由于吸收不良或由失血所致丢失）或叶酸缺乏（绿色蔬菜中含有大量叶酸）。

维生素 C 缺乏时血浆中抗坏血酸浓度降低。维生素C浓度低于11μmol/L（0.2mg/100ml）提示维生素C缺乏。离心血的白细胞-血小板层（血沉棕黄色层）中的维生素 C 与其他组织中的维生素 C 浓度相符合。正常的白细胞抗坏血酸浓度是 1.1 ~ 2.8 pmol/10^6 细胞。

治疗

初始治疗时，每日给予 250mg 抗坏血酸，鼓励食用多种蔬菜和水果。继而，每日服40mg即可维持体内约 900mg 的维生素 C 总量平衡（5.1mmol）。

预防

非母乳喂养的婴儿可饮用橙汁。而母乳喂养的婴儿的维生素 C 摄入取决于其母亲的饮食。对于较年长的人群，食用足够的蔬菜和水果是预防此病的最好方法。仔细监测老人特别是单身老人的维生素 C 水平是十分必要的。仅在少数情况下需要额外补充维生素 C。

维生素 B_{12} 和叶酸

见第 8 章。日需要量见表 5.8。在许多发达国家，15% 的人群有一定程度的 5, 10- 甲基四氢叶酸还原酶的缺乏，该酶是叶酸代谢中的关键酶。这主要是由于点突变造成的，它能导致神经管缺陷和高同型半胱氨酸血症发病率增高。而高同型半胱氨酸血症可能导致心血管损害。研究发现，有神经管缺陷胎儿的孕妇体内含有叶酸受体的自身抗体。

在美国和其他一些国家，强化谷类中按 1.4mg/kg 比例加入叶酸以补充每日需要。

饮食中的抗氧化剂

在炎症反应、放疗、吸烟和很多疾病过程都会产生自由基。自由基可以引起多种细胞成分的不可控制的损害，其中最敏感的是不饱和脂肪酸、蛋白质和DNA。它还破坏正常的复制过程。自由基可能与许多疾病的发生有关，包括恶性肿瘤、急性炎症和创伤性疾病、心血管疾病、神经退变性疾病（如 Alzheimer 病）、老年性黄斑变性和白内障。能起到防止自由基被严重破坏作用的是抗氧化酶（如过氧化氢酶和超氧化物歧化酶）和抗氧化剂——可以是内源性的（如谷胱甘肽）或是外源性的（如维生素 E 和 C、胡萝卜素）。流行病学研究已表明抗氧化剂和心血管疾病有因果关系，但几个临床随机对照试验（RCT）都没有证实这一点。

流行病学研究

饮食摄入

- 多摄入水果和蔬菜能够降低心脏病和脑血管疾病的危险性以及心血管疾病的总的发病率和死亡率。
- 多摄入坚果（富含维生素 E）和红酒、洋葱、苹果（富含黄酮类）之类的饮食成分——它们都是自由基的强清道夫，可以降低心血管疾病的危险性。
- 心血管疾病发病的季节性，即冬季发病率高，和冬季食用新鲜水果和蔬菜减少有关。
- 美国 1950 年以来心血管疾病的发病率下降与新鲜水果和蔬菜的摄入量增加有关。

抗氧化营养剂的状态

循环中抗氧化剂的水平与心血管疾病的发病率和死亡率、超声检查动脉粥样硬化的范围及缺血性心脏病的发生密切相关。组织中番茄红素的含量是蔬菜摄入量的标记物，它在心肌梗死的患者体内是低的。

抗氧化剂，尤其是维生素 E，可以预防动物动脉粥样硬化的发生和发展。体外实验表明它还能减少低密度脂蛋白（LDL）的氧化。LDL 氧化是动脉粥样硬化的启动因素。

随机对照试验（RCT）（见第 16 章）

对于心血管疾病的 1 级或 2 级预防，已证实给予β

胡萝卜素、α-生育酚（维生素E）和抗坏血酸（维生素C）没有明显益处。同样地，在特定的情况下，如休克、致命或非致命性的心肌梗死，也无有益的证据。所以流行病学正面的证据并没有被RCT证实。实际上，给健康人服用胡萝卜素和维生素E有增加脑血管和蛛网膜下腔出血的可能，荟萃分析显示心血管事件死亡率和总死亡率可略增加。给吸烟者大剂量的β胡萝卜素可以增加肺癌发生的危险性。然而，RCT有其局限性。例如，一些RCT运用单种而不是多种抗氧化剂，维生素E和C的复合物比值可能与正常饮食的不同、剂量偏小或过大、持续时间可能不够长，以及没有监测到确切的代谢效应。再加上有些试验不是主要用来评价心血管事件，有些试验只针对吸烟者，还有一些试验条件不适合使用抗氧化剂来证明其特性。

某些流行病学研究也可能混入了一些别的因素：如低脂饮食或锻炼的增加。后者可能比摄入抗氧化剂更有价值。富含新鲜水果和蔬菜的饮食也含有一定的抗氧化剂，但是没有被临床试验证实。因此运用各种不同组合和剂量的抗氧化营养物质进行大规模RCT是令人期待的。同时，无论是对整个人群还是患有心血管疾病危险因素的人群，都应鼓励“健康”行为，包括多锻炼以及采用富含水果、蔬菜和坚果的多样化饮食。

同型半胱氨酸、心血管疾病和维生素B

循环中同型半胱氨酸的浓度升高是心血管疾病的独立危险因素。高浓度的同型半胱氨酸与缺血性心脏病、休克、血栓形成、肺栓塞、冠状动脉再狭窄以及心衰有关。其相关强度与吸烟或高脂血症的相关度相似。同型半胱氨酸的浓度每升高5μmol/L会使冠状动脉性心脏病患者的死亡危险性增加一倍。患心血管疾病的危险性在血清同型半胱氨酸的浓度低于10μmol/L时小，10～15μmol/L时轻度升高，高于15μmol/L时明显升高（第13章）。

已证实人群中有5%～20%的同型半胱氨酸浓度高于15μmo/L。使同型半胱氨酸浓度升高的因素有：生理因素（男性、停经和年龄的增长），生活方式（吸烟、高咖啡因和酒精摄入、缺少活动）、维生素缺乏（摄入叶酸、维生素B_{12}、B_6、B_2少）和器官功能不全（如肝肾功能不全）。可能还与某些药物或者遗传因素有关（见下文）。

实验表明同型半胱氨酸损伤血管功能的可能机制是：（a）同型半胱氨酸对血管内皮有直接破坏作用；（b）增加血管硬化；（c）促进凝血。食物中没有同型半胱氨酸。它在体内的形成依赖于叶酸、维生素B_{12}和B_6参与的酶反应（图5.8）。

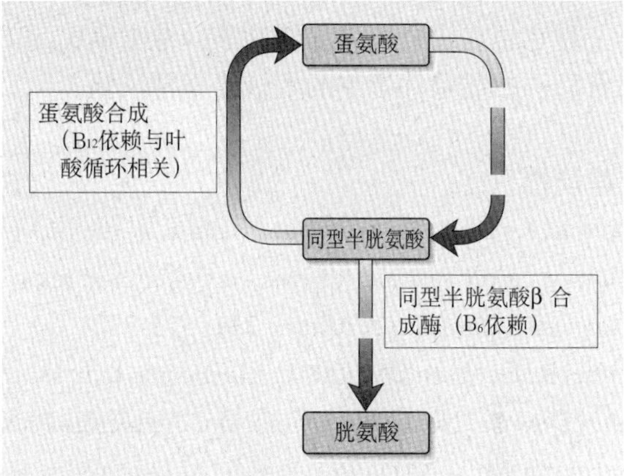

图5.8 同型半胱氨酸代谢。

甲基四氢叶酸还原酶基因型的大规模荟萃分析提示，当该酶的密码子中胞嘧啶代替胸腺嘧啶时，会增加血同型半胱氨酸的浓度，同时会增加心血管疾病的危险性。因为该突变和其他心血管疾病危险因素没有相关性，故认为同型半胱氨酸的浓度与心血管疾病的危险性有更为直接的因果关系。同型半胱氨酸尿症是一种少见的常染色体隐性遗传病，在该病患者体内同型半胱氨酸的高浓度与早发心血管疾病和血栓形成有关。

已证明同型半胱氨酸浓度每降低3μmol/L可以减少缺血性心脏病危险性的16%，降低深静脉血栓危险性的25%和休克危险性的24%。对于冠状动脉血管成形术后6～12个月的患者，服用三种维生素B（叶酸、维生素B_{12}和B_6）的患者和服用安慰剂的对照组相比，随着血同型半胱氨酸浓度的下降，其冠脉再狭窄率和严重程度都有所下降。然而，最近的试验表明冠脉支架术后用同样的治疗，其再狭窄的几率升高，因此有待于进一步研究。

患病率

这些维生素的缺乏是普遍的，尤其是老年人。针对全英国大于65岁的人群的饮食和营养调查表明29%的人有叶酸缺乏（8%严重缺乏），8%有维生素B_{12}缺乏，老年人维生素B_6缺乏的参考值还没有确定，大约有一半参考值不在年轻人的正常范围内。

预防

补充上述维生素尤其是叶酸，可以降低同型半胱氨酸的浓度，这依赖于甲基四氢叶酸还原酶的基因型。幸好补充这些维生素很简单也很便宜。包括美国在内的一些国家已在食物中强化叶酸，但在英国还没有实行。现在正在进行有关评估叶酸、维生素B_{12}和B_6对心血管疾病的危险性影响的大规模干预试验。

推荐读物

Asplund K (2002) Antioxidant vitamins in the prevention of cardiovascular disease: a systematic review. *Journal of Internal Medicine* **251**: 372-392.

Carmel R, Jacobsen DW (2001) *Homocysteine in Health and Disease*. New York: Cambridge Academic Press.

Herrmann MC (2004) Prevention of cardiovascular events after percutaneous coronary intervention. *New England Journal of Medicine* **350**: 2708-2710.

Institute of Medicine (2000) *Dietary Reference Intakes for Thiamin, Riboflavin, Niacin, Vitamin B_6, Folate, Vitamin B_{12}, Pantothenic Acid, Biotin, and Choline*. Washington DC: National Academic Press.

Vivekananthan DP, Penn MS, Sapp SK et al. (2003) Use of antioxidant vitamins for the prevention of cardiovascular disease: meta-analysis of randomised trials. *Lancet* **361**: 2017-2023.

Wald DS, Law M, Morris JK (2002) Homocysteine and cardiovascular disease: evidence on causality from meta-analysis. *British Medical Journal* **325**: 1202-1206.

矿物质

在动物体内存在许多必需的矿物质，在人类，越来越多的与矿物质缺乏相关的症候群被认识。长期的全肠道外营养使得在可控制的条件下研究微量元素缺乏成为可能。现在长期的肠外营养剂中都添加有微量元素。微量元素的缺乏可能是所有 PEM 病患者的常见并发症，但由于 PEM 包含多种物质的缺乏，微量元素的缺乏很难被证明。钠（RNI为70mmol/d）、钾（RNI 为 90mmol/d）、镁（RNI 为男性 12.3mmol/d；女性 10.9mmol/d）和氯将在第 12 章中讨论。

铁（见第 8 章）

铁的每日 RNI 男性是 160μmol（8.7mg），女性是 260μmol（14.8mg）。缺铁在全世界普遍存在，同时影响着发展中国家和发达国家。在育龄期妇女中更为常见。饮食中铁超标见于南非，归因于他们用铁器煮菜和泡茶。

铜

铜的每日 RNI 为 1.2mg（19μmol）。贝类、豆类、谷物和坚果是铜的良好来源。

缺乏

Menkes 卷发综合征是由于铜吸收不良引起的少见病。Menkes 病基因（*ATP7A*）编码铜转运 ATP 酶，与 Wilson 病的基因同源。有此性连锁隐性异常的婴儿出现生长发育停滞、精神发育迟缓、骨骼损害和脆发症。贫血和神经毒性也可有发生。这可以作为铜缺乏的典型表现，一些有铜缺乏的PEM也可以有类似的临床表现。母乳和牛奶中铜含量少，在最初治疗PEM时补充铜偶尔也是必要的。

铜中毒

发生于 Wilson 病（见第 7 章）。

锌

锌的每日RNI 为男性 9.5mg（145μmol），女性 7mg（110μmol/L),在食物中可广泛获得。锌经常作为辅酶参与许多代谢途径，对于合成 RNA 和 DNA 是必要的。

缺乏

肠病性肢端皮炎是由锌吸收不良引起的一种遗传病。婴儿表现为生长迟缓、严重腹泻、脱发和相关的念珠菌和细菌感染。这是锌缺乏的典型症状。补充锌后可完全治愈。锌缺乏可能在 PEM 中起作用。

在一些有吸收不良或皮肤疾病的患者中，以及在有 AIDS 的患者中，锌浓度低，但锌在这些疾病中的确切作用仍有争议。锌的毒性很低，但用镀锌的容器煮的水含锌高，会影响铁和铜的代谢。中度锌缺乏时影响伤口愈合，补充锌后可以恢复。味觉和嗅觉受损、脱发和夜盲是严重锌缺乏的表现。

碘

碘的每日 RNI 为 140μg（1.1μmol），无论男女。它存在于牛奶、肉类和海产品中。

食物中的碘以无机盐形式存在，可以被有效吸收。碘是甲状腺素的组成部分（第 18 章）。

缺乏

世界上的许多山区土壤中缺碘，导致当地人碘缺乏，表现为脑发育受损，所以碘缺乏是 WHO 给予优先控制的疾病之一。地方性甲状腺肿发生于每日摄入碘少于 70μg 的边远地区，其中 1% ~ 5% 的婴儿出现呆小病。在这些地区，每 3 ~ 5 年要给予育龄期妇女肌注碘油。在发达国家运用了加碘盐，因此地方性甲状腺肿已经消失。

氟

在饮用水中氟含量少于 1p.p.m.(0.7 ~ 1.2mg/L）的地区，龋齿相对来说更普遍。水的氟化反应可提供 1 ~ 2mg/d 的氟，可以使儿童龋齿发生率降低约 50%。除了咸水鱼和茶，食物中的氟含量极少，咸水鱼和茶提供的氟占每日氟摄入量的 70%。含氟化物的牙膏每日可提供 2mg 氟。

在水中氟含量超过3mg/L的地区，人摄入氟过多，会出现氟化物中毒。氟化物渗入牙釉质会引起蚀斑和变色。

硒

临床上硒缺乏很少见，主要见于中国克山病流行区，患者出现硒缺乏相关的心肌病。硒缺乏也可以导致肌病。食用极大量的硒才会引起硒中毒。

钙（见第 10 章）

在英国，钙的每日 RNI 为 700mg（17.5mmol），但是美国的推荐量更高。钙在食物中含量丰富，其中 2/3 来源于牛奶和奶制品，只有5%来源于蔬菜。英国大部分面粉中添加了钙。钙由胃肠道吸收，依赖于维生素 D。体内 99% 的钙储存在骨骼中。

在孕期和哺乳期钙需要量更多，摄入量也应相应增加。钙缺乏往往是由维生素 D 缺乏引起的。

磷酸盐（见第 12 章）

磷酸盐的每日 RNI 与钙的相同，也是 17.5mmol。磷酸盐存在于一切天然食品中，因而不会出现磷酸盐缺乏。然而，食用大量氢氧化铝的患者由于其附着于肠壁可以出现磷酸盐缺乏。还可见于全肠道外营养。磷酸盐缺乏症状包括厌食、乏力和骨质疏松。

其他微量元素

镉、铬、钴、锰、钼、镍及钒可能起的作用见表 5.12。

表 5.12 其他微量元素（见正文）

元素	缺乏
镉	?
铬	葡萄糖不耐受
钴	贫血（维生素 B_{12}）
锰	皮疹、骨质疏松？情绪改变?
钼	（肠外营养的病例研究中）?
镍	仅限于动物?
钒	?

推荐读物

Institute of Medicine (2001) *Dietary Reference Intakes for Vitamin A, Vitamin K, Arsenic, Chromium, Copper, Iodine, Iron, Manganese, Molybdenum, Silicon, Vanadium, and Zinc*. Washington DC: IOM.

营养和衰老

许多动物研究显示限制食物摄入可以延长预期寿命。但是，营养如何改变人的衰老过程尚不清楚。

衰老过程

有关衰老过程认识的还不清楚。消耗和损伤可能起一定作用，但不能充分解释衰老的原因。“程序化”理论建立在一个调节寿命的内在生物钟的基础上，包括负责控制各种影响机体系统的基因。“错误”理论包括环境应激引起的损伤（如线粒体 DNA 损伤或交联）。

寻找引起衰老的单一因素，如单个基因的缺陷，已经被另一观点所替代——衰老是一个复杂的多因素参与过程，包括基因、环境和随机因素（如重要分子的随机损伤）的相互作用。有以下几种理论：

分子理论

- **基因调控**——例如：衰老源于调节发育和衰老基因表达的改变。一个胰岛素样的信号途径与蠕虫、鼠的寿命有关。（激活与该胰岛素样信号途径相关的转录因子可以延长寿命）
- **密码子受限**—— mRNA 密码子解码不充分引起 mRNA 翻译不充分。
- **错误突变**——基因表达的错误引起异常蛋白的产生。
- **体细胞突变**——累积的分子损伤影响遗传物质。
- **异常分化**——累积的随机分子损伤最终影响基因表达。

细胞理论

- **细胞端粒衰老**——以下情况下衰老细胞增多：
  (a) 端粒消失，与衰老同步发生（每次细胞分裂时染色体末端的一小段 DNA 会丢失）。端粒酶的激活可以使端粒再生，阻止衰老（可逆的衰老）并维持细胞周期。已知癌细胞可以激活端粒酶。
  (b) 源于其他因素的损伤，包括 DNA 损伤（应激诱导的衰老）。
- **自由基**——氧化代谢中产生的自由基可损伤脂肪、蛋白质和 DNA。
- **消耗和损伤**——普通的损伤和应激引起的累积的损伤是不可修复的。
- **凋亡理论**——遗传事件引起的细胞程序化死亡。

系统理论

这些理论包括神经内分泌或免疫系统功能的减退和随之发生的与年龄相关的生理改变及自身免疫因素的增加。

整体代谢和能量消耗理论：假定人一生中的能量消耗和代谢是固定的，一旦到达这个固定量，生命就将很快结束。啮齿类动物限制能量摄入可以降低能量消耗延长寿命，但是目前尚缺乏灵长类动物和人类的研究。

进化理论

- **累积突变**——在生命过程中突变不断累积，但它在老年而不是在生育期发挥作用（进化选择），最终产生病理改变和衰老。该理论主要基于对 Huntington 病的观察——一种致命的显性突变，在 35 ~ 55 岁才出现典型表现，从而使患者有机会生育后代。
- **抛弃躯体论**——机体维持生命以保证繁衍后代，而其本身不可再生。增强生殖功能的因素可能会导致衰老——一个可能的例子是雄激素的分泌，它可能有益于男性繁衍后代但有可能会促进老年期前列腺癌和心血管疾病的发生。

上述理论中的一部分含有很强的营养学成分。老年人的**劳动能力丧失**和**依赖性增强**至少在一定程度上与营养状况不良有关。纠正营养素缺乏或不平衡可以阻止其功能下降到劳动能力丧失的地步（图 5.9），这样可以阻止或逆转一部分功能的丧失，尤其再结合一些其他的方法，如锻炼身体以增加肌肉力量时效果最好。

老年人健康和疾病的早期起因

低出生体重（或身长）与成年后低身高、低体重和低非脂肪体重有关。这些关联与遗传因素无关，因为双胞胎中较小者长大后也较矮较轻。还有有关胎儿生长与成年后及老龄期所患一系列疾病或患病的危险性的报道，包括心血管疾病尤其是缺血性心脏病、高血压和糖尿病，甚至肥胖和脂肪分布。然而，在一些病例中它们的相关性较差。有关孕期和产后饮食调节（如蛋白质和锌）的动物实验表明，即使只摄入了正常范围的量，也会有很显著的作用，这些作用包括预防高血压，其作用

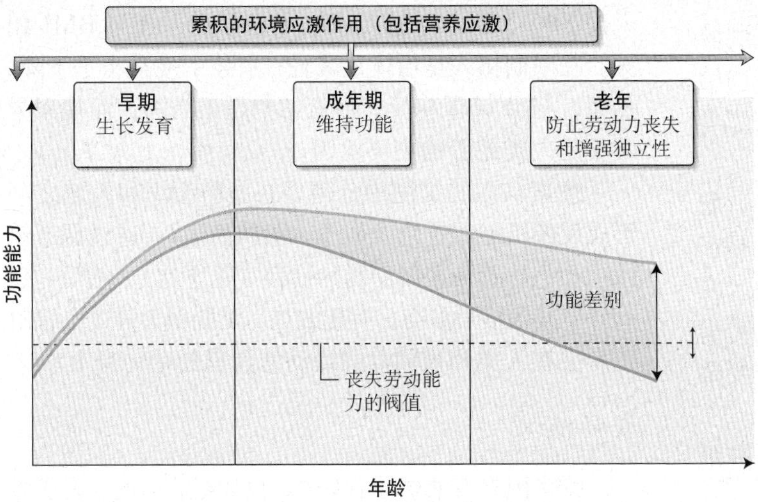

图 5.9 营养和衰老。营养是引起生命中功能差别的一个因素。适当的营养可以提高功能或预防丧失劳动能力。

可维持至其子辈甚至孙辈。而对于人类的效果还不明确，而且缺乏明确的作用机制。鉴于老年人患心血管疾病与出生后几年的生长和青春期的饥饿有关，故有可能从受精卵植入、胎儿、出生后生长和发育到成人期累积的环境压力的共同作用决定了患病的危险性（图 5.9）。

老年人的营养需求

老年人与年轻人的需求在本质上是相似的，但老年人能量消耗少，因而能量需求也相应地较少。而坚持锻炼身体是老年人健康所必需的。

老年人（≥ 60 岁）每日能量需求设定于 1.5 倍 BMR。BMR的下降是源于人们非脂肪体重的下降，男性从平均 60kg 下降到 50kg，女性从平均 40kg 下降到 35kg。在患病时，身体锻炼通常减少，但是饮食应包括大约同样均衡的营养物质及必需的营养素。尽管老年人丧失生活能力和患病很常见，但 RNI 是为健康人设定的，所以患病老年人的营养需求并没有得到很好的限定。

老年人营养素的缺乏很常见，可能由许多因素引起，例如牙齿问题、缺乏烹饪技巧（尤其是鳏夫）、抑郁和缺乏动力。发达国家出现明显的营养不良主要继发于社会问题和疾病。养老院里的老人常有多种营养素缺乏，因为他们很少晒太阳，所以通常需要补充维生素 D。为了强化预防老年人骨质疏松，通常推荐每日摄入 1 ~ 1.5g 的钙。

推荐读物

Finch S, Doyle W, Lowe C et al. (1998) *National Diet and Nutrition Survey: People Aged 65 Years and Over*. London: The Stationery Office.

O' Brien PMS, Wheeler T, Barker DPJ (1999) Fetal Programming. *Influences on Development and Disease in Later Life*. London: Royal College of Obstetricians and Gynaecologists Press.

Schurch B, Scrimshaw NS (2000) Impact of human ageing on energy and protein metabolism and requirements. Proceeding of an IDECG workshop, Boston USA, May 3-6, 1999. *European Journal of Clinical Nutrition* **54** (Suppl 3): S1-S165.

Sohal RS (2002) The role of oxidative stress and protein oxidation in the aging process. *Free Radical Biology and Medicine* **33**: 37-44.

Tatar M, Bartle A, Antebi A (2003) The endocrine regulation of aging by insulin-like signals. *Science* **299**: 1346-1351.

Vijg J, Suh Y (2003) Functional genomics of ageing. *Mechanisms of Ageing and Development* **124**: 3-8.

Weinert BT, Timiras PS (2003) Physiology of aging. Invited review: theories of aging. *Journal of Applied Physiology* **95**: 1706-1716.

WHO (2002) Active Aging: A Policy Framework. Geneva: WHO.

肥胖

在发展中国家，肥胖几乎是普遍存在的，几乎所有的人老的时候都累积了一些脂肪。WHO 也承认肥胖（体重指数> $30kg/m^2$）是包括许多发展中国家在内的世界性问题。肥胖即意味着储存了过量的脂肪，在患者充分暴露时很容易被发现。

大多数患者是单纯性肥胖，但是在一定情况下，肥胖是一种相关体征（表 5.13）。甚至后者的发生也是在能量摄入超过能量消耗并持续一段时间后出现的。在女性，激素失衡（如绝经后或服避孕药）常被认为可引起肥胖，但事实上这种情况下体重增加有限且主要是水潴留。

不是所有的肥胖者摄入都较一般人多，但所有肥胖者摄入的都大于其自身所需要。

表 5.13　与肥胖相关的疾病

与性腺功能减退相关的遗传综合征（如 Prader-Willi 综合征、Laurence-Moon-Biedl 综合征）
甲状腺功能减低
Cushing 综合征
Stein-Leventhal 综合征
药物引起（如糖皮质激素）
下丘脑损伤（如由创伤、肿瘤所致）

可能的机制

遗传和环境因素

研究肥胖时这两点总是很难分开。然而在同卵和异卵双生子的再喂养试验中，将他们一起喂养或者分开喂养，提示体重指数的不同有 70% 取决于遗传因素，而孩童时期的环境因素影响很小甚至根本没有影响。

这些再喂养试验还显示，不是所有的双生子都出现体重增长，这说明一定范围内增加的产热作用使一部分过量摄入的饮食能量被白白消耗掉了。遗传因素研究发现了一个特定的基因，起初发现于肥胖的老鼠（*ob ob*），后又在人类中发现了。*ob* 基因在白色和棕色脂肪组织中都可单独表达，位于 7 号染色体，可以产生一种叫做瘦素的 16 kDa 的蛋白质。*ob ob* 鼠的 *ob* 基因发生突变导致产生了一个无功能的蛋白质。给这些鼠喂食瘦素可以减少食物摄入和纠正肥胖。同样地，在一些很少见的遗传学情况下，缺乏瘦素的表达可引起人类的肥胖。

大量肥胖患者的皮下脂肪内的瘦素 mRNA 比正常人高 80%，血浆中的瘦素水平也很高，且与 BMI 相关。在限制摄入量后体重减轻，血浆中瘦素水平下降。然而，与 *ob ob* 鼠相反，瘦素结构是正常的，而瘦素异常不是人类肥胖的主要原因。

瘦素从脂肪细胞中分泌，在脂肪组织和大脑之间形成反馈机制，作用类似于“脂肪稳定”，通过调节饥饿感和饱腹感来控制脂肪的储存（见下文）。然而，还有许多其他信号参与。有趣的是，肥胖很大程度上仅限于发生在人类和被驯养的或动物园里的动物身上。

食物摄入

许多因素与家庭环境有关，比如经济情况、是否容易获得糖果和小吃，均会影响到食物的摄入。有些人在强体力劳动或者孕期时摄入增加，之后不能恢复到以前的饮食习惯。在社会第五等级中，肥胖人群的增加通常与某些食物的摄入有关（如含糖和脂肪的食物）。心理因素和食物的外观在引起肥胖方面可能超过复杂的生化反应。

如果肥胖的人每日摄入超过其应当摄入的量，长年以后会逐渐聚积成大量的脂肪。如若每日超量摄入 44 kJ（10.5kcal），20 年后会导致体重增加 10 kg。

食欲控制

食欲即对摄食的欲望，通常能引起进食。餐后出现饱腹感取决于胃和十二指肠的扩张和许多外周和中枢物质的释放。

餐后胆囊收缩素（CCK）、铃蟾肽、高血糖素样多肽 1（GLP1）、肠抑素和生长抑素从小肠释放，胰高血糖素和胰岛素从胰腺释放。所有的这些激素均参与调控饱腹感。在中枢，下丘脑，尤其是下丘脑外侧区、室旁核和弓形核，在汇总各参与食欲和体重调节的信号方面起关键作用（图 5.10）。在弓形核有两条途经（见图 5.10）：

- **中枢食欲刺激**（orexogenic）**途径**在弓形核的腹内侧部分，表达 NPY（神经肽 Y）和 AgRP（豚鼠相关蛋白）。动物实验证明该途径还可以降低能量消耗。
- **中枢食欲抑制途径**（anorexogenic **途径或瘦素-黑皮质素途径**）在弓形核的背外侧部分，表达 POMC/CART（前阿黑皮原/可卡因和苯丙胺调节

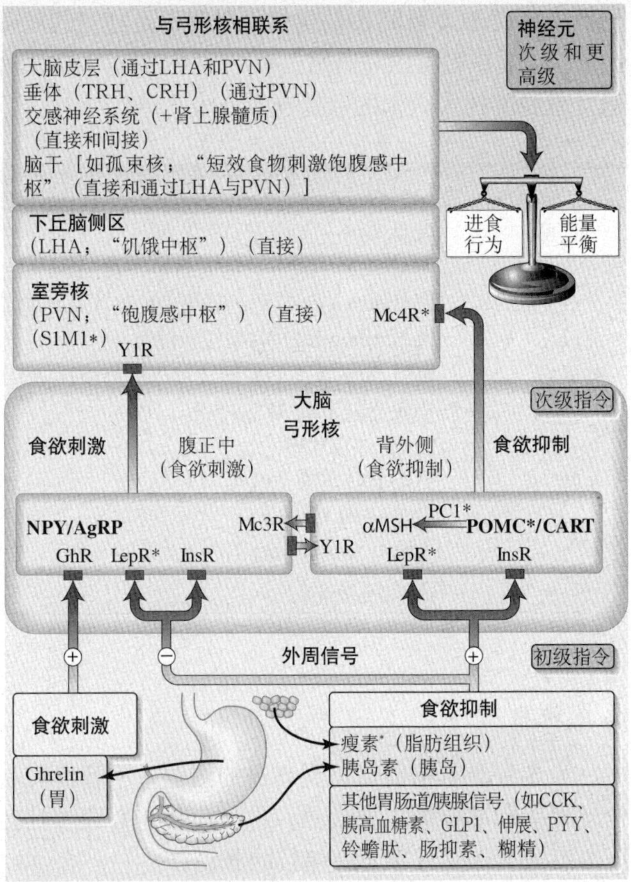

图5.10　控制饮食的外周信号和中枢途径（中枢神经系统）。
(i) 已发现的刺激食欲和抑制食欲的外周信号和中枢途径[NPY/AgRP（神经肽Y/豚鼠相关蛋白）参与食欲刺激途径]和POMC/CART（前阿黑皮原/可卡因和苯丙胺调节转录物）参与食欲抑制途径。POMC是通过激素原转化酶（PC1）的激活转化成黑皮质素（α-促黑色素细胞激素）。
(ii) 实体红色区代表各种信号的受体［GhR：生长激素释放肽受体；LepR：瘦素受体；InsR：胰岛素受体；Mc3R：黑皮质素受体3；Mc4R：黑皮质素受体4；Y1R：神经肽Y（NPY）受体Y1亚型］。
(iii) 星号（*）提示引起人类肥胖的突变。
CCK：胆囊收缩素；CRH：促肾上腺皮质激素释放激素；GLP1：高血糖素样的多肽；PVN：室旁核；PYY：YY肽；TRH：甲状腺素释放激素。

转录物）。在此途径，PC1（激素原转化酶）剪切POMC形成a-MSH（a-促黑色素细胞激素），通过作用于大脑的Mc4R（黑皮质素受体4），调节摄食或自主活动，发挥其抑制食欲的作用。动物研究表明该途径可以增加能量消耗。

这些途径相互作用，再反馈到下丘脑外侧部，该部与大脑的其他部分相联系，影响自主神经系统和摄食行为。这些中枢途径同时受多种外周信号的影响。外周信号同样可以分为刺激食欲和抑制食欲两种。

- **外周食欲抑制**：瘦素和胰岛素在中枢激活食欲抑制途径（同时也抑制食欲刺激途径）。由于这些激素在血循环中与脂肪组织的量成比例，故被认为是长效的信号，但它们也可能作为短效调节信号（胰岛素可以对食物消化做出很快的反应）。YY肽（PYY）是由大肠和小肠远端的L细胞产生，与摄取的能量成比例。快速反应（短作用）信号的释放发生在食物摄入后很短的时间内，即在摄入的营养物质到达PYY产生的位置之前，这意味着初始反应有神经途径参与。PYY被认为可以减低食欲，至少是部分通过抑制食欲刺激途径（NPY/AgRP表达神经元）实现的。
- **外周食欲刺激**：Ghrelin是一个28-氨基-乙酰化肽，由胃底的泌酸细胞产生，这是发现的第一个通过激活中枢食欲刺激途径来刺激食欲的胃肠道肽类。在进食前循环中的Ghrelin浓度较高，而进餐或食用糖后其浓度迅速下降（而YY肽在进食后浓度升高）。它可作为长效信号发挥作用，因为对于体重稳定的人其浓度在很大范围内与体重指数呈反相关关系［胰岛素和瘦素与BMI呈正相关（见下文）］。在某些负能量平衡情况下，如长期的锻炼、低能量摄入、神经性厌食以及癌性或心源性恶病质时，Ghrelin浓度也升高（但胃底捆绑成形术后其浓度降低）。

在人类，单个基因的突变会影响到该途径，比如瘦素、瘦素受体、*POMC*、*Mc4R*、*PC1*和*SIM1*，但该突变是罕见和隐匿的，但*Mc4R*除外，其突变很常见且为不完全外显性性状。在人类肥胖症中，2%～6%有Mc4R突变。受累个体肥胖但没有垂体功能紊乱或静息能量的消耗，尽管受累的孩童通常个子很高。然而这些突变意义不大，因为肥胖主要是多基因相关的（人类肥胖基因谱已发现了数百种候选基因）。

最近肥胖流行的主要原因是行为和生活方式的改变（尽管这些人可能受某些基因的影响较健康人多），在英国肥胖患病率是过去25年的3倍。

控制食欲是非常复杂的。例如：假设只考虑单个信号，如瘦素，而有些肥胖的人有瘦素抵抗，其体内的瘦素水平很高但是食欲没有减低。相反，在饥饿时，瘦素释放和脂肪组织的减少也可能没有很好的相关性。已知细胞因子，如TNF和IL-2，在大面积的感染和创伤时升高，也可以抑制食欲，但其确切的参与途径还没有完全明确。最后，中枢神经系统的递质中有些可抑制食欲（多巴胺、5-羟色胺和γ-氨基丁酸），而有些可刺激食欲（如阿片样物质）。

能量消耗

基础代谢率（BMR）：肥胖个体的BMR高于瘦的个体，这并不奇怪，因为肥胖的人体重高。

体育活动：肥胖的人在体育活动时消耗更多的能量，因为他们需要移动更大的重量。另一方面，许多肥胖的人体育活动量下降。每小时行走 3 英里仅消耗能量 15.5 kJ/ 分（3.7 kal/min），因此增加运动量对减肥的作用很小。尽管如此，因为脂肪增长是日积月累的，任何有助于能量平衡的措施都是有益的。

产热

摄入的能量中大约10% 形成热而被消耗，而与体力活动无关。有报道称肥胖和肥胖后的人其产热占总摄入能量的比率比苗条的人低。

这可能说明肥胖的人或者有肥胖倾向的人更容易储存能量。然而其他研究发现肥胖者和苗条者的产热没有差别。

当动物的棕色脂肪组织受到寒冷或食物刺激时，消耗的能量主要是由摄食转化成的热量。这种能量可能是小型哺乳动物整个能量平衡的主要部分。然而，成年人棕色脂肪组织产热很少，几乎没有临床意义。β_3-肾上腺素能受体是介导儿茶酚胺激活的脂解作用的主要受体，存在于棕色脂肪组织，其他组织含量较少。β_3-肾上腺素能激活剂已研发成药物，但其使用受其副作用的限制。

发病率和死亡率

肥胖的患者有过早死亡的危险，主要由于糖尿病、冠心病和脑血管疾病。肥胖愈甚其发病率和死亡率越高。比如超重10% 的男性死亡率增加 13%，而超重20% 的男性死亡率增加 25%。在女性这种危险性增高稍低，而对于大于65岁的男性，肥胖不是独立的危险因素。体重减轻可以降低死亡率，所以应该非常鼓励减肥。越肥胖的人减肥的益处越多（表 5.14）。

表 5.14　初始体重为 100kg 的患者减重 10kg 的潜在益处

死亡率	降低 20% ~ 30% 的总死亡率
	降低 30% ~ 40% 的糖尿病相关死亡率
	降低40% ~ 50% 的肥胖相关的癌症死亡率
血压	降低 10mmHg（收缩压和舒张压）
糖尿病	降低 50% 以上的发展成糖尿病危险性
	空腹血糖下降 30 %~ 50%
	HbA_{1c} 下降 15%
血脂	总胆固醇下降 10%
	LDL 下降 15%
	三酰甘油下降 30%
	HDL 增加 8%

临床特征

大多数患者常能认识到自身的问题，尽管他们常常忽视引起肥胖的主要食品。许多症状与心理和社会压力有关，如女性穿不上流行的服饰。

肥胖程度的评估方法：在表格中找出身高对应的体重（BMI）来比较（见 Box5.4），也可以通过测量皮褶厚度来评估。后者需测量三头肌中部，正常值是男性 20mm，女性30mm。向心性肥胖者（腰/臀周长比在男性大于1.0，女性大于0.9）比周围性肥胖者（腰/臀周长比在男性小于 0.85，女性小于 0.75）的相关疾病发病率和死亡率高。因为如果脂肪局限在中轴部位尤其是腹部时，对引起脂肪分解的刺激的敏感度更高，而使循环中的脂代谢异常更为严重。

表 5.15 显示了肥胖时可能出现的情况和并发症。

代谢综合征（X 综合征）是与脂肪过量有关的一

Box5.4　根据体重指数（BMI）范围对超重进行的分类及其与总的患病危险性的关系

WHO 分类	BMI（kg/m^2）	总的患病危险性
超重	25 ~ 30	轻度增加
肥胖	> 30	
Ⅰ级	30 ~ 35	中度
Ⅱ级	35 ~ 40	严重
Ⅲ级	> 40	极严重

表 5.15　与肥胖相关的疾病和并发症

心理学的	高血压
膝关节和髋关节的骨性关节炎	气喘
静脉曲张	缺血性心脏病
食管裂孔疝	脑卒中
胆结石	2 型糖尿病
术后问题	高脂血症
背肌劳损	月经不调
意外事件发生倾向	死亡率和发病率增加
阻塞性睡眠呼吸暂停	增加癌症危险性
	心力衰竭

组心血管危险因素。通用的定义（NCEP ATP Ⅲ）是存在以下五种异常情况中的三种或三种以上：高血压（> 130/85mmHg）；血三酰甘油升高（> 1.5g/L）；血LDL胆固醇>0.4g/L（男性）、>0.5g/L（女性）；腹围增大：>102cm（男性）或>88cm（女性）；空腹糖耐量异常（> 1.1g/L 或> 6.1mmol/L）。已证实有 25% 的美国成年人有代谢综合征。

心血管疾病（高血压或缺血性心脏病）、高脂血症、吸烟、体力活动和肥胖的关系很复杂。由于有多种因素参与，因此很难统计其死亡率。许多试验无法鉴别测量血压结果的不同是由于采取了不同的锻炼方式，还是由于袖带型号的不同（如果上肢较粗的人没有用大的袖带则会出现人为的误差）。尽管如此，几乎肯定的是肥胖参与了上述疾病的发生，因此应当积极治疗。例外的是即使会引起体重的增加也要戒烟，因为这比控制其他因素更有益。身体健康也很重要，有证据表明，健康的肥胖人与苗条的非健康人相比其患心血管疾病的危险性相似甚至更小。

治疗

饮食控制

饮食控制主要依靠减少热量摄入。

最常见的节食允许每日摄入4200 kJ（1000 kcal），有些体力劳动的人可以增加到 6300 kJ（1500 kcal）。低能量摄入还适用于那些在短时间内减肥的人，但除非他们改变生活方式，否则容易出现体重反弹。患者必须意识到为了减少大量的脂肪，长时间的节食是必要的。而且，为了保持低体重需要终生改变饮食习惯。对很多人来说，最初减去数千克体重是简单的，但中等肥胖者取得长期的成功很难，成功率甚至还不到 10%。

有些饮食疗法致力于每周减重 1kg。起初体重减轻较快，因为有蛋白质、糖原的分解还伴有水分的丢失。但在 3 ~ 4 周后，体重减轻会减慢，因为此时只有脂肪的分解而同时水分丢失减少。

患者必须理解能量摄入及消耗的理论，这在受过教育并有良好动力的患者中效果最好。卫生保健专业人员、亲属或者减肥俱乐部成员间的长期督导有利于增加依从性。制定现实目标是必要的。某些人认为减重 10% 是一种“成功”（见表 5.14），这是比较现实的减肥初始目标。

增加运动可以增加能量消耗，因而应该鼓励运动，但应注意除外禁忌证。不运动通常是不能控制体重的。运动的作用是复杂的，还没有完全弄清楚。然而运动本身产生的长期益处很小。另一方面，证据表明，运动与饮食治疗相配合能防止体重反弹，而且规律的运动（每日 30 分钟）有助于身体健康。

饮食中应包括足量的蛋白质、维生素和微量元素。每日4200 kJ（1000 kcal）的食物应该由50g蛋白质、约 100g 糖类和 40g 脂肪组成。糖类必须是多糖，如蔬菜、水果等，而不能是单糖。酒精含有 29 kJ/g（8 kcal/g）的热量，应当禁止饮用。可以用其他食品替代，但往往会减低意志力。多样化的饮食中包含的维生素和矿物质就足够了，不需要再额外补充。

外观诱人的均衡饮食，比任何杂志上介绍的减肥疗法都更有价值、更安全。

许多肥胖的人体重常有波动，他们的体重经常反弹然后又能再瘦下去，这种体重“循环”可能在冠心病的发生中起作用。

有多种减肥饮食，包括低脂饮食和低热量饮食。不同个体适合不同的种类，如下：

- 所有的低热量饮食都可以减轻体重，减少脂肪，而与饮食结构无关。短期的体重减轻较快，主要是因为大量水分的丢失，这部分体重在节食后期将会反弹。
- 极低脂肪饮食含维生素 E、B_{12} 和锌较少。极低糖类饮食营养也不充分，可能导致营养素缺乏。
- 低脂饮食降低LDL三酰甘油而升高HDL，而低糖类饮食引起HDL和三酰甘油下降更多，但不影响LDL。
- 长期维持低糖饮食（高脂高蛋白）可能使发生骨质

疏松、肾结石和动脉粥样硬化的危险性增高（源于高饱和脂肪酸、反式脂肪和胆固醇摄入，缺乏水果、蔬菜和谷物摄入），但是还缺少长期的研究。

行为调节

行为调节的目标是鼓励患者改变自身的生活方式，包括饮食习惯和运动。家庭治疗是有用的，尤其对肥胖的儿童，但可能比较耗时耗财，认知行为治疗则更甚。

药物治疗

药物可以作为饮食治疗的辅助措施短期应用（最长3个月），但不能替代严格的饮食控制。

作用于中枢的药物：

- 作用于去甲肾上腺素能途径的药物：确实可以抑制食欲，但是由于其心血管方面的副作用已被全部撤出英国市场。
- 同时作用于5-羟色胺和去甲肾上腺素能途径的药物：如西布曲明。

作用于外周的药物：奥利司他是胰脂肪酶和胃脂肪酶的抑制剂，可以降低食物中脂肪的吸收以达到减低体重的目的。停药后体重会反弹。它已连续2年用于大规模试验。患者服药期间可能会出现腹泻，而为了避免腹泻患者会自觉采取低脂饮食，从而有助于降低体重。

最近长期药物治疗的系统回顾表明，目前尚缺乏对抗肥胖药物的长期研究，在为期1年的减肥试验中，奥利司他和西布曲明在减轻体重方面作用有限（与对照组相比体重分别多减轻了2.7kg和4.3kg）。

手术治疗

对一些病态肥胖（BMI > 40kg/m^2）或者BMI > 35kg/m^2、伴有肥胖相关的并发症的患者，在普通药物治疗无效后可以考虑手术治疗。可以采取多种胃肠道手术，大概分为两类：

- 限制法：限制进食
- 吸收不良法：降低吸收能力。

对肥胖手术的系统性分析表明，与非手术治疗比较，他们的体重明显减轻（23～37kg），且该效果可维持8年，同时可以改善生存质量，降低总的患病率。

- **Roux-en-Y胃吻合术：**包括了限制进食和抑制吸收两方面（胃空肠吻合术）。该术同其他抑制吸收的手术一样可能会引起营养素缺乏，需要长期细致的随诊。
- **胆胰分泌转流术（包括十二指肠改道术）：**是另一种抑制吸收的术式，需要长期评估。
- **腹腔镜下可调节的胃束缚术：**属于限制法，在胃的上部放置一个束缚带，使近段形成一个小袋，遗留较大的远段。其围术期死亡率<0.5%。尽管还缺少长期研究但已有结果显示术后3年就可以减少约60%（43%～78%）的过量体重。腹腔镜下可调节的胃束缚术被认为是较胃底捆绑成形术减轻体重多、不良反应小（如呕吐）和修正手术少的术式。
- 吸脂术：用吸引的方法从体内取出大量的脂肪（吸脂作用），但不能解决根本问题。体重反弹经常出现，且不能降低心血管事件的危险因素。
- 颌骨束缚：术后只能进流食，需要很好的口腔护理。只有暂时的作用，一旦去除束缚体重就会反弹，所以很少用。

预防

大多数肥胖者都会发现减肥后很难维持体重不反弹，因此人们应当把预防肥胖作为目标。所有的卫生工作者均意识到肥胖的危险性，并鼓励儿童、青年人还有老年人避免过分地增加体重。每年增加一小部分体重，数年后就会出现肥胖并且很难治疗。公共卫生组织应鼓励人们锻炼身体、健康生活，教育人们通过食用健康食品、锻炼身体以及改变饮食结构（改变高脂高热量饮食）来减轻体重或保持体重。

推荐读物

Bloom S et al (2005) Gut feeling - the secret of satiety? *Clinical Medicine* **5**: 147-152.

Bonow RO, Eckel RH (2003) Diet, obesity and cardiovascular risk. *New England Journal of Medicine* **348**: 2057-2058.

Colquitt JAC, Sidhu M, Royle P (2003) Surgery for morbid obesity. *Cochrane Database of Systematic Reviews* CD003641.

Cummings DE, Schwartz MW (2002) Genetics and pathophysiology of human obesity. *Annual Review of Medicine* **54**: 453-471.

Freedman MR, King J, Kennedy E (2001) Popular diets: a scientific review. *Obesity Research* **9** (Suppl 1): 1S-40S.

Korner J, Leibel RL (2003) To eat or not to eat -how the gut talks to the brain. *New England Journal of Medicine* **10**: 926-929.

Padwal R, Li S, Lau DC (2003) Long-term pharmacotherapy for overweight and obesity: a systematic review and meta-analysis of randomized controlled trials. *International Journal of Obesity and Related Disorders* **27**: 1437-1446.

Royal College of Physicians (2003) *Anti-obesity Drugs: Guidance on Appropriate Prescribing and Management. A report of the Nutrition Committee of the Royal College of Physicians*. London: Royal College of Physicians.

住院患者的营养支持

许多住院患者都需要营养支持治疗。营养不良的病生理改变和特点已经在前文中讲述，这里讨论一些现有的营养支持方式，还有一些患者的特殊营养需求。

原则

一些形式的营养支持是针对那些没有进食能力、不允许进食、不想进食或者不能摄入足够食物的患者。以下情况下通常有必要提供营养支持：

- 所有严重营养不良的住院患者
- 中度营养不良的患者，由于患有躯体疾病，3 ~ 5 天或更长的时间内不能进食
- 正常营养状况的患者 5 天以上不能进食或超过 8 ~ 10 天进食少于平时的一半量。

只要胃肠道功能正常，应给予患者肠内营养而不是静脉营养。

成人的营养需要

- **水**：一般需要2 ~ 3L/d。当患者有瘘管排出大量物质、鼻胃管抽吸或腹泻时应适当增加水的补充。对有水肿、肝功能衰竭、肾衰竭（少尿且未透析）和脑水肿的患者应减少水的补充。
- **能量**：一般需要 7.5 ~ 10.0MJ/d（1800 ~ 2400 kcal/d）。疾病会增加基础能量消耗但会减少运动量。额外的热量应补充充足。肥胖者应减少能量摄入。
- **蛋白质**：一般需要氮 10 ~ 15gN/d（蛋白质 62 ~ 95g/d）或每天 0.15 ~ 0.25gN/kg（每天蛋白质 0.94 ~ 1.56g/kg）。严重的分解代谢状态下需要额外补充蛋白质，如严重烧伤。
- **主要矿物质**：一般需要70 ~ 100mmol/d的钠和钾。胃肠大量液丢失时需要增加补充量。各种不同的体液排出的这些矿物质的量提示我们如何补充这些物质（表12.9；第12章）。体液量过多的患者（或者高钠血症和高钾血症的患者）需要量偏小。肠内营养患者需要的镁和钙比肠外营养的多，因为钙和镁在肠道内的吸收量很小。
- **微量元素**：某些微量元素如碘、氟和硒的吸收很好，所以肠内和肠外营养的需要量差不多。而其他微量元素需要量在肠外营养时较肠内营养时小，如铁、锌、锰和铬（图 5.11）。
- **维生素**：许多维生素在肠外营养时比在肠内营养时给的多（图5.12），因为肠外营养的患者可能有更高的需求，部分是因为他们已经耗尽了维生素，部分是因为某些维生素在储存时降解了。肠外营养剂中通常没有维生素K，因而需要单独补充。

肠内营养（EN）（操作 Box 5.1）

各种喂养途径：

- 经口。
- 经细孔鼻胃管。
- 经皮内镜下胃造口术（PEG）适用于需要长期肠内营养（如超过 30 天）的患者，比如头部外伤或老年人中风后出现吞咽困难。通过在内镜控制下将

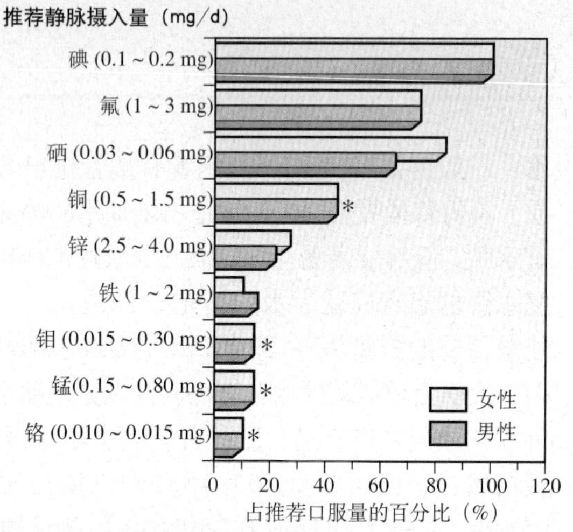

图 5.11 推荐的静脉摄入的微量元素绝对值和占推荐口服摄入的百分比。用星号标记的微量元素由于信息太少不能建立每日饮食推荐量，所以采用了估计的安全用量和充足的口服剂量的平均数用于比较。

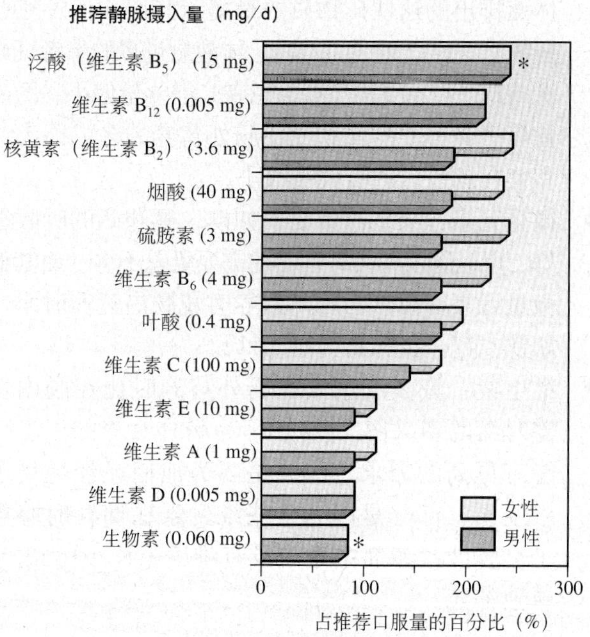

图 5.12 推荐的静脉摄入的维生素量的绝对值及其占推荐口服摄入的百分比。用星号标记的维生素由于信息太少不能建立每日饮食推荐量，所以采用了所估计的安全用量和充足的口服剂量的平均值用于比较。

导管从皮下伸入胃内而完成手术。

- 穿刺式空肠造口术：开腹手术时将一细导管插入空肠然后从腹壁穿出来。

饮食剂型（见表 5.16）

如果患者没有严重的胃肠功能障碍，则可以给予

操作 Box 5.1
肠内喂养

操作过程

- 插入细孔鼻胃管。
- 通过回抽胃液和听诊上腹部确定胃管位置。
- 如抽吸和听诊失败可行 X 线检查。

问题

没有合适的方法保持鼻胃管的位置（60% 以上脱出）。

主要并发症

- 反流和误吸至气管。
- 鼻胃管堵塞。
- 胃肠道不良反应，最常见的是腹泻。
- 代谢并发症，如高血糖、低血钾，低镁、低钙和低磷。

表 5.16 每日提供 8.4 MJ（=2000 kcal）热量的标准的肠内营养

能量
以葡萄糖多聚体的形式提供糖类（总热量的 49% ~ 53%）
以三酰甘油的形式提供脂肪（总能量的 30% ~ 35%）
氮
全蛋白（氮 10 ~ 14g/d）
其他电解质、维生素和微量元素
特征
热能与氮的比率 kJ：g = 620：1（kcal：g = 150：1）
渗透压 = 285 ~ 300 mOsm/kg

含全蛋白和脂肪的聚合饮食，否则应用预消化饮食（如要素饮食）。其氮源是纯化的低分子量的多肽或混合氨基酸，有时候部分脂肪以中链三酰甘油的形式给予。

处理

每日饮食的量在 2 ~ 2.5 升左右，肠内营养一开始就可以给予全量。

高分解代谢状态的患者需要更多的氮（15g/d），而且在原发病得到解决之前通常都不能达到正氮平衡。

肠内营养的成功取决于对患者细致的管理，包括监测体重、生化指标和饮食计划。

全肠道外营养（TPN）

外周静脉营养

用于外周静脉营养的特殊配方混合物的渗透压较

低且含有脂乳。可以额外加入肝素和糖皮质激素，局部应用硝酸甘油贴可以减少血栓性静脉炎的发生并延长导管的寿命。外周静脉营养一般作为初始措施（每个导管可维持5天），为决定是否有必要行中心静脉置管赢得时间。

中心静脉营养（见操作 Box 5.2）

通常通过锁骨下穿刺进入锁骨下静脉将二甲硅油导管置入中心静脉。进皮处应覆盖仔细，不要揭开，除非考虑有导管相关性脓毒症。

导管置入的**并发症**包括：静脉血栓、气胸和栓塞，但最主要的是导管相关性脓毒症。主要是葡萄球菌，沿导管壁进入体内而引起败血症。预防脓毒症的方法有：导管置入术时应严格无菌操作，不要揭开进皮处的敷料，不要在中心静脉置管中给予其他物质，如血制品和抗生素等。

当患者出现发热和白细胞增多时应当怀疑脓毒症。在 2/3 的病例中导管尖端出现微生物生长。治疗方法主要是拔除导管和适当的抗生素治疗。

操作 Box 5.2　肠外营养中心静脉置管

该操作必须在手术室无菌条件下由有经验的临床医师进行。事先应向患者解释并征得同意。

- 患者仰卧位，低头约 5 度，以避免空气栓塞。
- 左锁骨中点以下的皮肤用 1% ~ 2% 利多卡因浸润麻醉，做 1cm 的皮肤切口。
- 将带有 20 号针头的注射器插入锁骨和第一肋之间，斜向胸骨上切迹上一指。
- 如回抽血顺利，则将针头作为导丝，经皮肤的切口插入导管进入锁骨下静脉。
- 导管向前插入以使其前端至上腔静脉远端。
- 在局麻下用引导器在切口下内 10cm 处朝向切口处建立皮肤通道。
- 导管近端（将芯拔除）向后经过引导器在锁骨下10cm处穿出皮肤，缝合在胸壁上。
- 锁骨下的切口缝合。

营养素

TPN 可以提供足够的氮类来合成蛋白质并提供所需能量。电解质、维生素和微量元素也是必要的。所有这些营养素应同时输入体内。

氮源

对于大多数患者，每日应以合成的L-氨基酸的形式给予至少 11 ~ 15g 氮。

能量来源

能量主要由葡萄糖提供，额外的热量可由脂乳提供，与同体积糖类相比，较少量的脂肪可提供更多的能量。脂乳不是高渗的，还可以预防必需脂肪酸的缺乏。

不用脂乳的长期肠外营养患者可出现必需脂肪酸缺乏，从而可引起鳞状皮肤、脱发和愈合缓慢。

电解质和微量元素（见图 5.11 和 5.12）

起初，电解质水平应控制在日常的基线水平，适当地给予电解质溶液。每日应给予水溶性维生素，而脂溶性维生素只需每周给一次，否则可能引起过量。对长期肠外营养的患者应给予补充微量元素，但如果患者需要输血则不需补充微量元素。

用药和监测

外周肠外营养通过 3-L 袋 24 小时给药，其内各成分是由药房在无菌条件下事先配制好的。表 5.17 列出了 24 小时提供 9g 氮，1700 cal 的配方。

对于中心静脉营养疗法，大多数医院用预制的3-L袋。表 5.17 列出了一个 24 小时提供 14g 氮 2250 cal 的标准肠外营养配方。

必要的监控包括每日的电解质检查和每周营养状况评估［测体重和皮褶厚度（需要专用的测径器）］。评估氮平衡也是必要的，但它需要收集完整的尿样。

并发症

- 导管相关的（见上文）
- 代谢性的（如高血糖——通常需要进行胰岛素治疗）
- 水和电解质紊乱
- 高钙血症
- 肝功能不全。

表 5.17 全肠外营养剂举例

中心静脉:	全部在 3 升袋中混合，24 小时内输入	
氮	L- 氨基酸 14g/L	1 L
热能	葡萄糖 50%	0.5 L
	葡萄糖 20%	0.5 L
	加	
	脂类 10%	0.5 L
	英脱利匹特（甘油）	精炼大豆油 100 g/L
	或力保肪宁	大豆油 50g
		中链三酰甘油 50g/L
	+ 电解质、水溶性维生素、脂溶性维生素、微量元素、肝素和胰岛素（若需要）、氮 14g、非蛋白质能量 9305 kJ（2250 kcal）	
外周静脉:	全部在 3 升袋中混合，24 小时内输入	
氮	L- 氨基酸 9g/L	1 L
热能	葡萄糖 20%	1 L
	脂类 20%	0.5 L
	+ 微量元素、电解质、水溶性维生素和脂溶性维生素、肝素 1000 UL 和氢化可的松 100mg，必要时加用胰岛素。氮9g、非蛋白质能量7206 kJ (1700kcal)	

患者在家接受的营养支持

无论是在高收入还是低收入国家，在社区里生活的营养状况差的患者都比在医院里的多。然而处理原则是相似的：发现营养不良和存在危险因素时，治疗存在的疾病和伤残，纠正特殊营养素缺乏并给予适当的营养支持。这一般从饮食建议开始，也可以由社会服务机构提供饮食。对于在社区使用营养添加剂的系统性回顾表明：

- 营养添加剂的使用对于 BMI < 20kg/m^2 的患者和生长停滞的儿童（体重小于同身高标准的 85%）比身体测量指数较好的人更有意义。对于几乎没有体重减轻和 BMI > 20kg/m^2 的患者补充营养的意义极小或没有意义。给这些患者补充的营养剂可替代饮食的大部分。
- 对于 BMI > 20kg/m^2 但有明显体重减轻（体重较得病前减轻 > 10%）的患者，以及没有慢性蛋白质热能营养不良但生长退化的儿童，给予营养补充是有一定意义的。
- 功能性收益根据患者种类不同而不同。慢性阻塞性气道疾病患者的功能性收益是提高了呼吸肌的力量，增加了握力和延长了行走的距离或提高了运动耐量。对于老年患者，其益处是减少了跌倒的次数，增加了每日日常活动量，减少了褥疮的面积。对于 HIV 感染者或 AIDS 患者，可以改善免疫功能和提高免疫识别。可以降低肝病患者重症感染的发生率和住院率。
- 如果能够与患者和（或）其照顾者共同选择营养添加剂（种类、口味和稠度）并决定时间表，将会获得更好的可接受性和顺应性。当日常活动的形式患病状态发生变化以及长期使用同一种添加剂后出现“味觉疲劳”时，应考虑换药。
- 在给予添加剂之前和之后都要进行营养学的指导和监控（见下文）。

一些患者在家接受肠内营养和肠外营养。在发达国家的任何一个时期，肠内管饲营养在家庭中比在医院中更常见。成年人在家中行管饲的最常见的原因是吞咽障碍。这包括患有神经系统疾病的患者，如运动神经元病、多发性硬化和Parkinson病，而最常见的是脑血管疾病。1998年英国几乎有2%的患脑卒中的患者采取了家庭肠内管饲的方法（HETF)。结果见表 5.18。15% 的患者在一年后可以完全恢复经口进食。所以为了避免不必要的管饲，定期评估患者的吞咽能

表 5.18 应用家庭管饲（HETF）一年后的患者情况*

	所有患者 (n = 15 143) %	脑血管疾病 (n = 5660) %	运动神经元病 (n = 874) %	多发性硬化 (n = 856) %
继续 HETF	50.2	53.0	35.8	81.0
恢复经口进食	14.2	12.9	1.1	3.7
死亡	33.5	32.6	62.1	13.7
其他†	2.2	1.5	1.0	1.6

* 基于英国人工喂养调查（1996 ~ 2000）。恢复经口进食或拒绝（或取消）HETF 的患者可能随后死亡。
† 拒绝 HETF 或住院。

力是必要的，患者和（或）其照料者需要进行全面的训练、与适当的健康专家保持联系、拥有可靠的喂食快递服务和辅助设备。他们还应该清楚如何处理一些与饲管相关的简单问题——常常是胃造瘘管而不是鼻胃管。

家庭肠外营养很少见，通常是在专业机构的监控下实行。对长期小肠功能丧失的患者行小肠移植术的潜在价值还有待于评估。

推荐读物

Elia M, Russell C, Stratton R (2001) *Trends in Artificial Nutrition Support in the UK During 1996-2000. A Report by the British Artificial Nutrition Survey (BANS)*. Redditch: BAPEN.

Payne-James J, Grimble G, Silk D (2001) *Artificial Nutritional Support*, 2nd edn. London: Greenwich Medical Media.

Stratton RJ, Green CJ, Elia M (2003) *Disease-related Malnutrition. An Evidence-based Approach to Treatment*. Oxford: CABI Publishing (CAB International).

Stroud M, Duncan H, Nightingale J (2003) Guidelines for enteral feeding in adult hospital patients. *Gut* **52** (Suppl VII): vii1-vii12.

食物过敏和食物不耐受

许多人将身体的各种症状归咎于食物，然后就不吃这些食物了。科学证据表明尽管食物的副作用确实存在，但大多数情况下食物的副作用很弱。食物的副作用可以分为两种：由免疫机制参与的（食物过敏）和没有免疫机制参与的（食物不耐受）。

食物过敏

食物过敏累及5%的幼儿和1%~2%的成人，可能是IgE介导的或者非IgE介导的（T细胞介导）。IgE介导的反应在食物刺激后出现较早（数分钟到一小时内）。成人往往对鱼类、贝壳类和花生过敏，而儿童往往对牛奶、鸡蛋清、小麦和大豆过敏。花生是很强的变应原，花生过敏症可持续终生。以下情况可能是食物过敏引起的：

- **急性过敏反应**：如在吃坚果、草莓或贝类后出现荨麻疹、呕吐和腹泻。当患者学会避免食用可疑食物后，IgE介导的这些反应则不会经常出现。有时在不经意食入过敏的食物后，可能会出现血管神经性水肿（见第23章）。
- **湿疹和哮喘**：经常发生于儿童，通常由鸡蛋引起。是IgE介导的反应。
- **鼻炎和哮喘**：主要由食物，如牛奶和巧克力诱发，主要发生于特异性变态反应个体。
- **慢性荨麻疹**：只要不食用相应食物就能治愈。
- **食物敏感性肠病**：分为腹部疾病［麦麸（小麦）敏感性肠病］和牛奶性肠病（见于婴儿），是T细胞介导的。

食物不耐受

- **偏头痛**：有时在进食如巧克力、乳酪和酒精饮料等食物后出现，这些食物往往富含某种氨基酸，如酪氨酸。服用参与这些氨基酸代谢的单氨氧化酶抑制剂的患者更容易患偏头痛。
- **肠易激综合征**：有些患者发病与食用某种食品如小麦有关，但机制不明（第22章）。
- **中餐馆综合征**：谷氨酸钠是中餐烹饪时的调味剂，可能会导致眩晕、晕厥、恶心、出汗和胸痛。
- **乳糖不耐受**：患者在食用乳糖［存在于牛奶中（第6章）］后出现腹胀和腹泻。这可能是全世界最常见的食物不耐受症，而且可能有遗传性。
- **苯丙酮尿症**：也可以将其看做是一类食物不耐受。原因是缺乏苯丙氨酸羟化酶，该酶是通过饮食摄入的苯丙氨酸的代谢所必需的。

可以将许多先天代谢障碍视为某种食物不耐受症。

食物不耐受可能源于某种食物成分（如鲭鱼和罐头食品中的组氨酸或奶酪中的酪氨酸），或源于食物释放的某种化学物质（如西红柿和草莓释放的组氨酸）或食物中的有毒物质（如人工添加剂柠檬黄）。

还有相当数量的其他添加剂和复合物可能参与机体的反应，但是现在还缺乏证据。

只有很少的证据或者可以说根本没有证据提示某些疾病，如关节炎、行为和情感障碍以及Crohn病等，是因食用某种食物引起的。

许多不明确的症状，如疲倦或不适，也不能归咎于食物过敏。其中的大多数患者有精神障碍（第22章）。

处理

- 仔细询问病史有助于找出原因，尤其是症状出现很迅速的时候。
- 变应原点刺试验和血清抗原抗体检测结果与症状不符时往往易误导。“边缘（fringe）”技术，如毛发分析，尽管做了很多宣传，但其价值很有限。
- 有时会用诊断性排除饮食，但比较耗时。该方法在识别引起问题的食物方面偶尔有一定价值。
- 饮食激发试验是通过舌下含服、吸入某些食物成分以试图诱发症状。同样地，在有些病例对诊断有帮助。
- 大多数对某种食物产生急性反应的人会马上意识到并且停用该食物，而不需要医疗上的关注。而对于其余患者，饮食调整只对少数人有用，而这种“排除饮食”至今没有很好的科学证据支持。

推荐读物

American Gastroenterology Association. American Gastroenterological Association medical position statement: guidelines for the evaluation of food allergy (2001). *Gastroenterology* **120**: 1023-1025.

American Gastroenterology Association. Review on the evaluation of food allergy in GI disorder, official recommendation of American Gastroenterology Association (2001). *Gastroenterology* **120**: 1026-1040.

Kimber I, Dearman RJ (2002) Factors affecting the development of food allergy. *Proceedings of the Nutrition Society* **6**: 435-439.

Lack G, Fox D, Northstone K, Golding J (2003) Factors associated with the development of peanut allergy in childhood. *New England Journal of Medicine* **348**: 977–985.

酒精

酒精是很受欢迎的“营养素”，世界各地的消耗量都很大。在许多国家，嗜酒已成为一个主要问题。（见第 23 章）

乙醇，通过 Box5.5 显示的途径被氧化成乙醛。90% 的乙醛在肝细胞线粒体中转化成醋酸盐。醋酸盐

Box5.5 主要的乙醇氧化途径

- 乙醇脱氢酶：

$$\underset{\text{(乙醇)}}{CH_3CH_2OH} + NAD^+ \xrightarrow{ADH} \underset{\text{(乙醛)}}{CH_3CHO} + NADH + H^+$$

- 肝微粒体酶氧化系统（MEOS）包括特异的 P450 酶，CYP2EI，可被乙醇诱导：

$$CH_3CH_2OH + NADPH + H^+ + O_2 \xrightarrow{MEOS} CH_3CHO + NADP + 2H_2O$$

释放到血液中，被外周组织氧化成二氧化碳、脂肪酸和水。

许多组织中含有乙醇脱氢酶，而胃黏膜中的酶对乙醇代谢非常重要。

乙醇本身可以产生 29.3 kJ/g（8 kcal/g）的能量，但是许多含酒精的饮料中含有糖，这增加了其能量值。例如，一品脱啤酒可以提供 1045 kJ（250 kcal）热量。所以严重酗酒的人如果持续喝酒的话体重是不会减轻的。

过量饮酒的影响

过量饮酒会出现两大问题，它们可以出现在同一个患者身上：

- 酒精依赖综合征（见第 22 章）
- 机体多个组织的损害。

每个酒精单位（定义为半个品脱的普通啤酒、一个量度的烈酒或者一小杯红酒）含 8g 乙醇（图 5.13）。所有长期饮酒的效应源于过量的乙醇，而与酒精饮料的类型无关，如啤酒和烈性酒的长期效应没有差别。短期效应，如宿醉，取决于添加的物质，尤其是其他的醇类，如与乙醇是同族的异戊醇。白兰地和威士忌含有最多的同族物。

有危害的酒精量是因人而异的，并不是每个大量酗酒的人都会有身体的损害。比如，只有 20% 严重酗酒的人出现肝硬化。酒精对不同器官的作用也不同，有些患者的肝功能受损，而有的人则是脑或肌肉受损。这些差异可能是遗传因素决定的。

缺乏硫胺素时会出现神经系统的（紊乱和 Wernicke-Korsakoff 综合征，见第 21 章）和一些非神经系统的表现（心肌病）。各器官对损伤的敏感性不

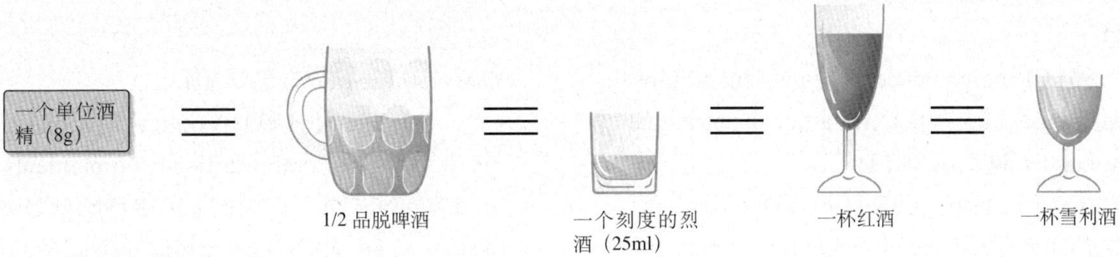

图 5.13　一单位酒精的衡量。

同，Box 5.6中的数据仅作为指导。长期严重持续性酗酒的人比偶尔大量饮酒的人患病的危险性更大。

肝脏疾病

总体上说，饮用一定量的酒精对妇女的危害更大。以下标准是针对男性的，对于女性标准应当减半：

- 每日摄入 160g 乙醇（20 杯）为高危
- 每日摄入 80g 乙醇（10 杯）为中危
- 每日摄入 40g 乙醇（5 杯）为低危。

Box5.6　适量饮酒指南

每日最大量
男性：3 个单位
女性：2 个单位

为了帮助人们达到此目标应该
用一个标准的测量方法。
白天不喝酒。
每周有禁酒日。

牢记
不是只有喝醉才会有害于健康。
每日大量喝酒比偶尔的狂饮更有害。
不要借酒消愁。
在英国驾驶前饮酒极限是血中酒精浓度 800mg/L（80 mg%）。
血内酒精每小时清除一个单位，所以应分散饮酒的时间。
食物能减少酒精的吸收，所以会降低血液内酒精浓度。
对于 70 kg 的男性，饮用 4～5 个单位的酒精就足以使血酒精浓度超过法定驾驶限制（对于体重轻的人则更少）。

孕妇饮酒

妇女在怀孕期间不应饮酒，因为即使是少量饮酒也可以导致“小型婴儿”。胎儿酒精综合征是以智力迟钝、畸形和生长缺陷为特点的，发生于患有酒精依赖的妇女的胎儿。

小结

酒精引起的躯体效应总结见表 5.19。这些疾病的细节将在以后的章节中讨论。戒酒的效应将在第22章中讨论。

表 5.19　过量摄入酒精的躯体效应

中枢神经系统	**呼吸系统**
癫痫	肺部感染
Wernickle-Korsakoff 综合征	
多神经病	**消化系统**
	急性胃炎
肌肉	食管癌或大肠癌
急性或慢性肌病	胰腺疾病
	肝病
心血管系统	
心肌病	**血液系统**
脚气病性心脏病	巨红细胞症（由于对骨髓的直接毒性作用或叶酸缺乏所致）
心律失常	
高血压	
	血小板减少症
代谢	白细胞减少症
高尿酸血症（痛风）	
高脂血症	**骨骼**
低血糖	骨质疏松
肥胖	骨软化
内分泌系统	
Pseudo-Cushing 综合征	

（冯　璜译　崔荣丽　林三仁校）

推荐读物

Lieber CS (1995) Medical disorders of alcoholism. *New England Journal of Medicine* **333**: 1058-1063.

参考文献

Elia M (1995) Changing concepts of nutrient requirements in disease: implications for artificial nutritional support. *Lancet* **345**: 1279-1284.

Elia M, Stubbs RE, Henry CJK (1999) Differences in fat carbohydrate, and protein metabolism between lean and obese subjects undergoing total starvation. *Obesity Research* **7**: 597-604.

Stratton RJ, Elia M (1999) A critical systematic analysis of the use of oral nutritional supplements in the community. *Clinical Nutrition* **18** (Suppl 2): 29-84.

Wisepan M ed. (2004) Nutrition series. Continuing Medical Education. *Clinical Medicine* **4** (5): 397-414.

重要网址

http://www.who.int/nutgrowthdb/

World Health Organization site, provides information on world-wide nutritional issues, resources and research

http://www.fao.org/

Food and Agriculture Organization (FAO) - autonomous body within the United Nations, aims to improve health through nutrition and agricultural productivity, especially in rural populations

http://www.ific.org/

International Food Information Council (IFIC) -non-profit organization providing access to health and nutrition resources to improve communication of health and nutrition information to consumers

http://www.ag.uiuc.edu/~food-lab/nat/

Free analysis of the nutrient content of food available to anyone (at University of Illinois, USA)

http://www.ama-assn.org/ama/pub/category/10931.html

American Medical Association: Assessment and management of adult obesity

http://www.nhlbi.nih.gov/health/public/heart/obesity/lose_wt/profmats.htm

National Heart, Lung and Blood Institute: Aim for a healthy weight

http://www.hda-online.org.uk/downloads/pdfs/obesity_evidence_briefing.pdf

Health Development Agency: Management of obesity and overweight

Selected nutrition journals (for more extensive website addresses see Journal of Nutrition 1997; **127**: 1527-1532):

http://www.faseb.org/ajcn

American Journal of Clinical Nutrition

http://www.nutrition.org/

The Journal of Nutrition

http://www.nature.com/ijo

International Journal of Obesity

http://www.cabi-publishing.org/JOURNALS/ BJN/Index.asp

The British Journal of Nutrition

http://www.ilsi.org/publications/reviews.html

Nutrition Reviews

http://clinnutr.org/

Journal of Parenteral and Enteral Nutrition

http://www.naturesj.com/ejcn/

European Journal of Clinical Nutrition

胃肠疾病

6

在发达国家，胃肠道不适是初级保健诊所和医院门诊患者就诊的常见原因。在这些患者中，绝大多数患者（约75%）的症状是由非器质性疾病引起的。鉴于约有20%的癌症发生于胃肠道，因此临床工作的主要任务就是区分出哪些是需要进一步检查的患者（图6.1）。

在发展中国家，卫生条件过差和营养不良导致了感染性微生物的传播，因此临床医师的主要任务是迅速治疗感染和通过教育及鼓励人们改善卫生条件来帮助人们预防疾病。

基础解剖学知识和生理学原则将分别在本章相关部分中讨论。

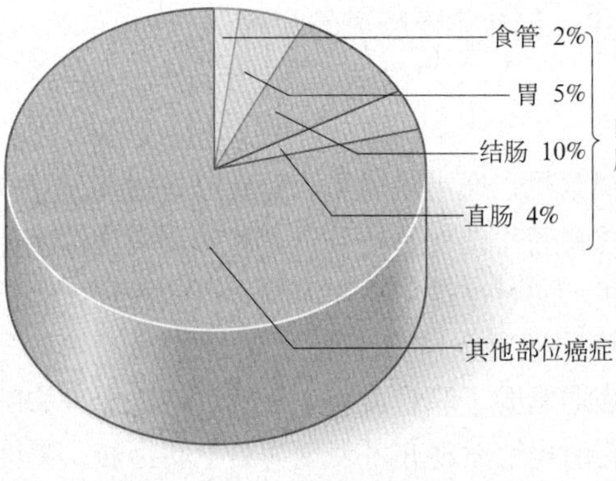

图 6.1　胃肠道的不同部位的癌的发病率（估计）。

胃肠道的临床症状和体征

消化不良和不消化

消化不良是医务工作者用来描述上腹部症状的术语，例如恶心、胃灼热、反酸、腹痛或不适、腹胀、饱胀或嗳气等。但是患者很少会使用“消化不良”这一术语来描述，他们通常使用“不消化”来描述与进食有关的症状。消化不良是很常见的，80% 的人会在某些时候出现消化不良。

下列“警戒”症状提示严重的疾病：

- 吞咽困难
- 体重下降
- 长时间的呕吐
- 食欲减退
- 呕血或黑便。

恶心和呕吐

分为三个阶段：

- 恶心——想要呕吐的感觉，通常伴随自主神经反应，包括：唾液分泌增多、面色苍白和出汗
- 干呕——强烈的不随意的呕吐动作
- 呕吐——经口吐出胃内容物。

呕吐中枢位于延髓网状结构外侧，能被位于第四脑室底的化学感受器受体触发区（CTZ）和肠道迷走传入神经所激动。这些触发区直接受药物、动力疾病和代谢因素的刺激。

许多胃肠道疾病可以表现为呕吐（表6.1），但是不伴有腹痛的恶心和呕吐通常不是来源于胃肠道疾病。

呕血是从胃里吐出鲜血或者咖啡渣样物。

呕吐大量胃内容物提示肠梗阻；**呕吐混浊物**多见于低位肠梗阻或胃结肠瘘，而**喷射性呕吐**多见于胃幽门梗阻。

慢性恶心伴或不伴呕吐，并且没有其他腹部症状，通常是由心理问题所引起。

晨起呕吐可见于妊娠、酒精依赖和其他代谢性疾病（如尿毒症）。

表 6.1 呕吐原因

任何胃肠道疾病	药物，例如：
急性感染，例如：	地高辛中毒
流感	左旋多巴
百日咳	鸦片
泌尿系感染	抗生素
中枢神经系统疾病，例如：	化疗
颅内压增高	免疫治疗
前庭功能障碍	反射性，例如：
偏头痛	剧烈的疼痛：心梗
代谢性疾病，例如：	精神因素
尿毒症	妊娠
糖尿病：酮症酸中毒或胃肠道麻痹	酒精过量
高钙血症	

肠胃胀气

肠胃胀气是用来形容胃肠道内气体过多的术语，包括嗳气、腹胀、“放屁”或经直肠排气。吞气症将在本章相关部分讲述。吞咽进去的部分气体进入肠道，其中大部分被吸收。同时肠道内的细菌分解食物后也会产生少量气体。经直肠排出的气体由氮气、二氧化碳、氢气和甲烷构成，通常每天排出13～20次。

腹泻和便秘

腹泻和便秘是很常见的主诉，通常不是由严重的疾病所致，将分别在本章相关部分详细讲述。

单纯出现腹泻可由不洁饮食或者焦虑所引起。大量的水样便通常由器质性疾病所引起。血便通常提示结肠病变。

持续2～5天的急性腹泻常为感染所致，因此需做大便培养。

患者通常认为经常出现大便次数过少即为便秘，但排便费力、粪便硬结也是便秘，而不论其排便次数。

腹痛

腹痛主要是由牵拉胃肠道平滑肌或脏器被膜引起的。很多胃肠道疾病都会导致剧烈的急性腹痛，而且通常表现为急症。偶尔有些“急腹症”由胸部疾病如肺炎，或者代谢性疾病如糖尿病酮症酸中毒所引起。

对于腹痛患者需要注意下列内容：

- 腹痛部位、强度、性质、持续时间和频率
- 加重和缓解因素
- 伴随症状，包括非胃肠道的症状。

上腹痛

上腹痛很常见，通常是钝痛，但有时是锐痛而且剧烈。必须注意腹痛和进食的关系。上腹痛是消化性溃疡病的常见症状，同时也是功能性消化不良的表现。胆道系统疾病的疼痛通常也位于上腹。

右上腹痛通常源于胆囊或胆道病变。肝充血（如肝炎）以及某些消化性溃疡亦可表现为右上腹疼痛。慢性（通常是持续性的）右上腹痛是患有功能性肠病的健康

妇女的常见症状。这种慢性疼痛通常不是由胆囊疾病所引起的。

下腹痛

急性左下腹痛通常由结肠疾病所引起（如急性憩室炎），**慢性下腹痛**最常见于功能性肠病。

对于女性来说，下腹痛也见于一些妇科疾病，而且通常很难与胃肠道疾病相鉴别。

长时间的**持续性右下腹痛**不是由慢性阑尾炎引起的。

肛门疼痛是直肠深部的剧烈疼痛，常突然发作但持续时间短，不是由器质性疾病所引起的。

腹壁疼痛

反复发作、伴有局限压痛的局限性腹痛很少起源于腹壁本身。腹壁疼痛的原因包括神经压迫、腹外疝以及腹壁外伤后内脏的损伤（多为大网膜）。

体重下降

体重下降是由食欲缺乏（丧失胃口）引起，这通常是所有胃肠道疾病的伴随症状。食欲缺乏也是系统性疾病的常见症状，这种症状在精神障碍中也很常见，特别见于神经性厌食症。食欲缺乏常见于癌症，但通常是晚期症状，并且没有诊断意义。体重下降伴随饭量正常或增加见于甲状腺功能亢进。不伴有食欲缺乏的吸收障碍通常不会严重到引起体重下降。由于患者常常“认为”他们的体重减轻了，因此必须对体重下降进行客观评价，食欲和饱食感在第 5 章讲述。

临床查体

全身体检时要特别强调所有淋巴结，并注意贫血或黄疸的存在。细致的胃肠道系统查体要从口腔和舌开始，要在患者平躺做腹部查体之前进行。

腹部查体

视诊

无论是由腹胀、肥胖、妊娠、腹水所致，还是由粪便所致，都应该注意腹部膨隆。脊柱前凸会使腹部膨隆；这是功能性肠病患者“腹部膨隆”的常见特征。

触诊

某些正常个体的腹部脏器可以触及（图 6.2），但并不常见，而且这些脏器通常只是可触及。Reidel 叶是肝右叶外侧延伸的部分，偶尔可被触及。图 6.3显示了 T12 水平的正常 CT 扫描图像。

对于任何可触及的包块，都应该仔细触摸，确定受累脏器，并且评估其大小、形状、硬度以及是否随呼吸活动。

如果怀疑肠梗阻，需要检查疝环。

如果患者已经有 2～3 小时未饮水，但仍能连续闻及振水音，则提示胃出口梗阻。患者体位变化时，将听诊器放在患者的腹壁上能听到振水音。

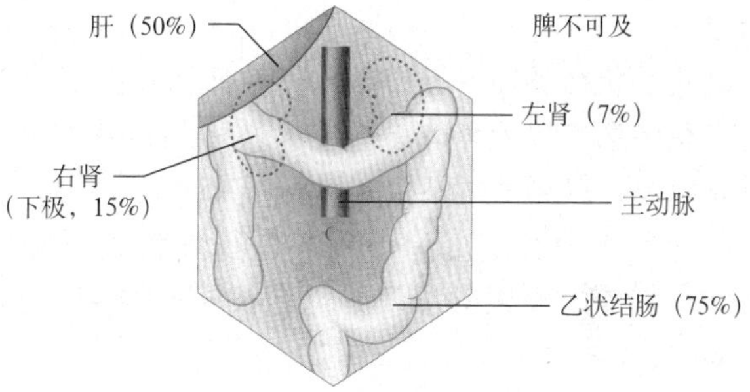

图 6.2　在较瘦个体身上可以触及的脏器。

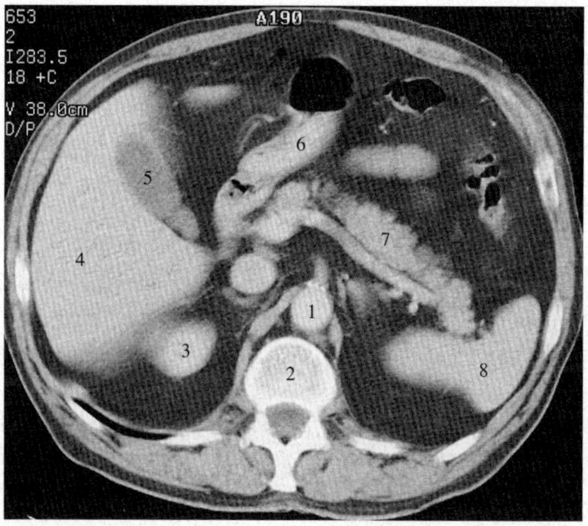

图 6.3　正常的 T12 水平腹部 CT 扫描图像。
1：主动脉；2：脊柱；3：右肾上部；4：肝；5：胆囊；6：胃（含气）；7：胰腺；8：脾。

叩诊

常规叩诊用于检查肝脾浊音界以及增大的胆囊。移动性浊音可以检查是否存在腹腔积液（如腹水）。当患者从一侧翻到另一侧时，叩诊音从鼓音变为浊音。这是一个重要的体征，但必须有1～2升的腹水时才能叩出。巨大的卵巢囊肿有时也会出现腹部增大，但与腹水相比其浊音更常集中在腹部中央。

听诊

听诊在胃肠道疾病的诊治中意义不大，但急腹症除外。正常个体常可闻及腹部杂音，但这并没有临床意义。

直肠和乙状结肠查体

所有大便习惯改变和直肠出血的患者都应进行直肠指诊。

硬式乙状结肠镜（操作Box 6.1）应该在医院里成为所有腹泻患者以及伴有下腹症状（如大便习惯改变或直肠出血）患者的常规检查。

所有有鲜血便史的患者都应进行**直肠镜**（操作Box 6.1）检查。窄式的乙状结肠镜不能扩张内腔，可能会漏掉痔。

可曲式乙状结肠镜

硬式乙状结肠镜通常只能看到距肛门 20～25cm 的结肠。经过简单的肠道准备（方便灌肠）后，可以在门诊进行 60cm 可曲式乙状结肠镜检查。专业护士可以在很多诊所使用该技术。至少有 50% 的结肠肿物位于可曲式乙状结肠镜的检查范围内（见图 6.42）。

可曲式乙状结肠镜可用于活检钡剂造影发现的乙状结肠内的病变，以及对远端结肠炎患者进行随访。还可用于初步检查左侧结肠症状比较明显和直肠出血的患者，但是如果没有发现病变，仍需进行全结肠镜检查。

粪便检查

粪便检查有时可用于证实患者的症状（如便血或脂肪痢），大便的性状和量很重要（如肠易激综合征的团块样粪便）。在住院患者中，用于记录患者排便量和频率的排便表有助于了解住院患者的腹泻进程。

操作 Box 6.1　乙状结肠镜和直肠镜

乙状结肠镜检查

- 25cm 硬式乙状结肠镜的使用技术很容易掌握，能够提供有价值的信息，而且由熟练者操作很安全。
- 不需要肠道准备。
- 应向患者解释操作程序。
- 操作过程相对无痛，肠易激综合征的患者在充气时会有疼痛感。

1. 首先应该做直肠检查。
2. 将乙状结肠镜插入肛门，头端指向耻骨联合方向，抽出内芯，直视下到达直肠乙状结肠连接部交界，如果可能的话尽量通过直肠乙状结肠连接部（注气法）。
3. 观察肛管和直肠黏膜，正常黏膜是光滑的，可见浅表血管网，没有接触性出血。
4. 在发现的病变或表面正常的黏膜处活检，有时从后者能发现炎症的组织学证据。

直肠镜检查

1. 将直肠镜头端朝耻骨联合方向插入肛管，抽出内芯。
2. 退出直肠镜时患者需随之弯曲身体。
3. 在左侧壁、右后壁或右前壁可以发现痔。
4. 有时会发现肛裂，但疼痛会妨碍操作的进行。

检查

影像学和内镜检查是首先要做的检查，常在血常规和生化检查后进行。小肠疾病的辅助检查将在下文详细讨论。测压法主要用于检查食管疾病和直肠疾病。

钡剂造影检查（Box 6.1）

大部分的检查都需要在隔夜禁食后进行。放射医师应获得充分的临床信息，以指导疑诊的特殊部位。如果可能，临床医师应该和放射医师一起读片。

- **吞钡**：直立位或斜位吞钡可显示食管。在钡剂通过的过程中，食管的解剖学病变和运动异常也随之显现。钡剂从胃反流入食管即可证实反流的存在，患者头低脚高位时观察最清楚，让患者饮水（虹吸试验）或用产气粉产气使胃扩张能有效地确诊。可以让患有吞咽困难的患者吃下裹着钡剂的面包或者软糖，来评估吞咽困难的程度。

Box 6.1 钡剂对比研究

钡剂对比试验	主要用途	注释
吞钡	吞咽困难	特别用于动力疾病
钡餐	上腹痛 呕吐	胃镜已经在大多数医疗保健中心替代了钡餐，因为胃镜检查可以取活检进行病理学检查从而检测幽门螺旋杆菌和癌
小肠造影	腹泻 腹痛	研究小肠大体解剖的惟一可行的方法
钡剂造影	排便习惯改变 腹痛	结肠镜在大多数情况下已经替代了钡剂造影。用于检查：直肠出血、炎症性肠病和息肉随访

- **气钡双重对比钡剂造影**：用于检查胃和十二指肠。患者吞下少量钡剂以及可以产生二氧化碳的产气颗粒就可以获得气体和钡剂的双重对比。这种造影发现明显病变——溃疡和癌的准确性很高，但需要很高的技术来获得高质量的影像。胃镜则对于浅表的黏膜病变及出血性疾病更为敏感。而且可以对任何可疑的部位进行活检。
- **小肠造影**：可用于检查小肠病变，理想的情况下应作为另一种检查技术与钡餐分别进行。吞服钡剂，在钡剂经过空肠、回肠进入右半结肠时摄影，通常需要 1 个小时的时间。可以用于评价小肠皱襞形态和直径，压迫分离肠袢可以获得末端回肠的影像，特别是可用于确认可疑 Crohn 病患者的早期改变。
- **小肠灌肠造影**：通过十二指肠插管将大量稀释的钡剂注入小肠。一些医疗保健中心用这种检查来评估小肠病变。特别用于怀疑间断性肠梗阻时鉴别绞窄性和粘连性肠梗阻。
- **钡剂造影**：患者在检查 3 天前进食低纤维饮食，口服泻药彻底清洁肠道。通过直肠置管注入钡剂和空气，从而得到整个结肠的双重对比图像。在此之前，应首先行直肠检查和乙状结肠镜检查。有些患者可能无法耐受这种检查，尤其是老年人、意志薄弱和行动不便者。他们可选择其他检查，比如 CT。未经肠道准备的急诊钡剂造影只在很罕见的情况下用于结肠炎患者。

X 线平片

胸片和腹平片主要用于急腹症，包括表现为急性结肠炎的患者。气体影像分析可以提供肠道的有关信息。慢性胰腺炎可见局部钙化点。便秘患者可见粪便影。

超声、计算机断层扫描（CT）和核磁共振成像（MRI）

这些技术不仅用来检查腹内脏器（如肝、脾及胰腺等），还用来检查增厚的肠壁、肿物、脓肿和瘘管。由于超声检查价格便宜且易于操作，故通常首先行超声检查，但该检查较多依赖操作者的水平。

- **超声检查**：这项检查没有射线暴露，是肝、胆囊、脾和胰腺的一线检查手段。可以显示梗阻处扩张、充满液体的肠袢，以及炎症浸润时增厚的肠壁。当怀疑腹水和脓肿时，超声检查是很有意义的，可以引导穿刺引流。在急腹症中，超声检查可用于诊断胆囊炎、阑尾炎、肿大的肠系膜淋巴结和其他炎症性病变。
- **超声内镜**（EUS）：在胃镜头部安装高频超声探头，可用来评估食管壁或胃壁的病变。这种检查对食管癌或胃癌的详细分级具有特殊的意义，而且可探查局部淋巴结。同时该检查也是检查胰腺小肿瘤的敏感方法。
- **肛门内超声检查**：将探头置入直肠进行检查，可用来检查肛门括约肌的解剖结构、探查肛周病变以及对直肠癌进行分期。
- **计算机断层扫描**（CT）：CT 尤其是薄层扫描 CT 可以用于进行精确的解剖描绘。使用血管内造影剂后，现代的多层快速扫描仪能评估病变部位的血液供应。能很好地显示肠壁、肠系膜以及腹膜折返结构。在许多医院，CT 检查被用作急腹症的一线检查。对于内脏穿孔的患者，CT 会显示少量的气体和造影剂从胃肠腔内漏出。CT 还可以发现脓肿、阑尾炎、憩室炎、Crohn 病及其并发症，以及判断高度肠梗阻的存在和病因。CT 还广泛用于肿瘤分期，引导肿瘤或者淋巴结针刺活检。结肠充气 CT 扫描或 CT 结肠造影（虚拟结肠镜检查）是在进行了肠道准备后将空气注入结肠，是评价结肠隆起性病变的一种有价值的检查方法；还可用于结肠癌的筛查，发现直径大于 10mm 息肉的敏感度超过 90%。

- **核磁共振成像**（MRI）：MRI 的优点是无电离辐射，特别用于诊断肛周附近脓肿和瘘管。同时还可以用来评估胃肠腔内疾病。在肝胆管和胰腺疾病中 MRI 的应用更多。
- **正电子发射断层扫描**（PET）：可以使用F18氟脱氧葡萄糖对食管癌、胃癌和结直肠癌进行分期，还可探查代谢性和复发性疾病。

放射性同位素成像

由于不同地区的兴趣和技术不同，放射性同位素的使用差异很大，适应证包括：

- 使用胶体硫酸锝［^{99m}Tc］检查胃食管反流
- 使用胶体硫酸锝［^{99m}Tc］或铟标记的二乙三胺五乙酸（^{111}ln-DTPA）检查胃排空速度
- 使用胶体硫酸锝［^{99m}Tc］检查Meckel憩室，因为胶体硫酸锝［^{99m}Tc］对胃黏膜有亲和力
- 使用六甲基丙烯胺肟胶体硫酸锝（^{99m}Tc HMPAO）标记的白细胞显示炎症性肠病的炎症程度和任何炎症集中的区域
- 使用放射性同位素标记的奥曲肽进行全身扫描检查神经内分泌肿瘤。

同位素还可用于评价：

- 用 ^{51}Cr 标记红细胞，然后检测粪便中的放射性，或者用^{99m}Tc 标记红细胞，然后扫描腹部检测胃肠道出血，如 Meckel 憩室
- 通过静脉注入 $^{51}CrCl_3$ 来检测蛋白丢失性肠病中粪便丢失的白蛋白
- 口服^{75}Se标记的牛磺酸（SeHCAT）进行全身扫描并检测粪便中的活性来评估胆盐吸收不良
- 尿素呼气试验
- 口服 ^{14}C 标记的甘氨胆酸检测呼气中的 $^{14}CO_2$ 来评价细菌过度生长。

内镜检查（操作 Box 6.2）

电子内镜已经在很大程度上替代了光导纤维内镜。在电子内镜的头部装有 3 个芯片（用于检测蓝、绿及红光）。这些芯片交替形成彩色图像，经过图像转换器后显示在监视屏幕上。可以永久保存操作记录。

内镜头端能够向任何方向成角。在内镜中有充气、打水和抽吸的通道，能够通过活检钳或活检刷来获

操作 Box 6.2　胃镜和结肠镜检查

- 向患者解释操作程序（提供小册子）。
- 签署书面同意书。
- 告诉患者可能会静脉给予镇静剂。

胃镜检查

1. 患者禁食至少 4 小时。
2. 咽喉喷洒利多卡因。
3. 除了特别焦虑的患者和进行特殊操作外，一般不需静脉镇静剂。
4. 监测氧饱和度。
5. 对于年龄较大的患者可予鼻导管吸氧。
6. 将胃镜在直视下送入咽部、然后通过食管进入胃和十二指肠。
7. 患者在近 1.5 小时的检查中必须保持张口状态，并会感到咽痛和腹部不适。
8. 并发症包括局部穿孔和吸入性肺炎。

结肠镜检查

1. 检查前 2 天低渣饮食。
2. 检查前 1 天：
   - 午饭要清淡，且午饭后只饮水。
   - 早晨服用一袋匹可硫酸钠，用 1 品脱水冲调。
   - 下午服第二袋匹可硫酸钠，用 1 品脱水冲调。
   - 晚上服用比沙可啶片，并饮 1 品脱水。
3. 检查当天晨起只饮水，然后禁食、禁水直至检查结束。
4. 操作过程：
   - 需要静脉应用地西泮和哌替啶镇静。
   - 监测氧饱和度。
   - 在直视下使用手法进镜，到达盲肠和回肠末端。
   - 检查需要大约 2 小时。
   - 并发症包括穿孔、活检或切除息肉时出血。

取组织标本。后一种通道还可以用于其他干预治疗（如静脉曲张注射治疗）。

- **食管 - 胃 - 十二指肠内镜检查**：常被消化科医师用于诊断上消化道疾病，因为内镜易于操作，能够进行干预治疗，并能获得黏膜活检。相关的禁忌证包括严重的慢性阻塞性肺病、近期新发的心肌梗死和寰枢椎不稳定。诊断性内镜的死亡率是 0.001%，严重并发症的发生率为 1：1000，常见于急诊内镜（如消化道出血）。
- **结肠镜**：结肠镜能清楚地看到全部结肠和回肠末段。结肠镜也能取活检和切除息肉。到达回肠末段的成功率大约 90%。穿孔的发生率在单纯结肠镜检查大约是1/2500，在息肉切除术后为2%。诊断性结肠镜检查的死亡率是 0.02%。
- **小肠镜**：小肠从十二指肠到回肠均可用小肠镜检查。该项技术的适应证较局限（主要为消化道出血）。由于设备昂贵，因此只有少数医院开展。
- **无线胶囊内镜**：目前用于评价胃镜和结肠镜检查阴性的消化道出血患者，以及探查小肠肿瘤。

推荐读物

Mallery S,Van Dam J (2000) Endoscopic practice at the start of the new millennium.*Gastroenterology* 118: 5129-5147.

Pickhardt PJ et al.(2003) Screening virtual colonoscopy. *New England Journal of Medicine* 349:2191-2201.

口腔

口腔的范围是从唇到咽，包括舌、牙齿和牙龈。它的最主要功能是咀嚼、吞咽和语言。

口腔疾病非常常见，尽管可能是微不足道的，但却可以引起严重症状。牙齿卫生状况差通常是诱因。

口腔炎指任何原因引起的口腔炎症，包括不合适的义齿。口角炎则是指口角的炎症。

口腔烧灼综合征表现为口腔烧灼感，但临床上口腔黏膜正常，在中老年妇女中这种疾病较为常见。可能是由精神因素引起的，口臭是常见的症状，病因见Box6.2。

Box 6.2 口臭的原因

- 口腔卫生差
- 焦虑状态下想像的口臭比实际更重
- 少见的原因：
  - 食管狭窄
  - 肺脓肿

口腔溃疡

复发性溃疡

病因不明的复发性阿弗他溃疡是一种常见的口腔黏膜疾病，人群中有20%的人受累，表现为反复发作的一个或多个圆形浅溃疡，伴疼痛，复发间隔为数天至数月。

小阿弗他溃疡最为常见，其直径在10mm以下，中心灰白色，有一薄红晕，14 天内愈合，无瘢痕。而**大阿弗他溃疡**直径更大（> 20mm），通常持续数周或数月，愈合后有瘢痕。

患有复发性溃疡的大部分人在其他方面很健康，偶尔能够发现各种各样的营养缺乏，包括铁、叶酸或维生素 B_{12}，伴有或不伴有消化系统疾病。

口腔溃疡没有特效的治疗方法。糖皮质激素可以缩短病程并减轻严重程度。已经使用葡萄糖酸洗必太漱口水、氨苯砜、秋水仙碱、全身激素治疗和硫唑嘌呤治疗，其疗效各异。

与系统性疾病相关的溃疡

在一些胃肠道疾病患者中，如在 Crohn 病、溃疡性结肠炎和麦胶肠病患者中，10% ~ 20% 伴有口腔溃疡。其他与口腔溃疡相关的系统性疾病包括系统性和盘状红斑狼疮、Behcet 病、中性粒细胞减少症和免疫缺陷性疾病，在患有 Reiter 病的患者中，合并溃疡者占 25% ~ 30%。

与皮肤病相关的溃疡

包括多形性红斑、中毒性表皮坏死症、扁平苔藓、寻常性天疱疮、大疱性类天疱疮、“大疱性表皮松解症”和疱疹样皮炎。

病毒感染相关的溃疡

单纯疱疹病毒：原发性单纯疱疹（多为 I 型疱疹病

毒感染，很少为Ⅱ型），表现为发热、广泛分布的融合性和疼痛性溃疡。病情缓解后，病毒通常潜伏起来，复发时可表现为唇疱疹（“感冒疮”，见第2章）。

柯萨奇病毒：手足口病和疱疹性咽峡炎通常是由不同的柯萨奇病毒A型引起，少数是由B型引起（具体描述见第2章）。

其他病毒：带状疱疹病毒和巨细胞病毒是能够导致口腔溃疡的许多种病毒中的两种，通常发生在急性感染期。

细菌感染相关的溃疡

梅毒和结核病很少导致口腔溃疡，主要见于发展中国家。

药物相关性溃疡

有些药物会导致口腔苔藓状疹，包括抗疟疾药、甲基多巴、甲苯磺丁脲、青霉胺和金盐类药物。

创伤

创伤性溃疡常由不合适的义齿、用力刷牙或者尖牙咬破所致。

肿瘤性病变（鳞状细胞癌）

在英国，口腔恶性肿瘤占所有恶性肿瘤的1%，大部分位于口腔底部和舌侧缘。早期肿瘤是无痛性的，但是进展期肿瘤很容易辨认，表现为坚硬隆起的阿弗他溃疡，边缘卷起，其病因包括抽烟、重度酗酒和吃槟榔。口腔内具有恶性倾向的疾病包括：口腔白斑、扁平苔藓、黏膜下纤维变性和黏膜红斑病（一种红斑），以往以男性发病为主，现在发病率已经下降。治疗措施是外科切除或放疗。

口腔白斑

口腔白斑可以是暂时的，也可以是持续性的。暂时性口腔白斑常见于**念珠菌**感染，非常罕见的情况下见于系统性红斑狼疮。成人口腔念珠菌感染常见于患有严重疾病或者免疫力低下的患者，或在广谱抗生素或吸入性激素治疗后出现。

局部原因包括机械损伤、刺激及药物的化学性创伤（如阿司匹林）。

黏膜白斑病是指没有局部病因的白斑，与饮酒和尤其是吸烟有关，被认为是一种癌前状态。通常需要活检；病理显示上皮角化改变或异型增生；非整倍体是癌变的极高危险因素。治疗效果不能让人满意。异维A酸通常会延缓疾病的进程。口腔**扁平苔藓**常表现为白色细沟。

口腔色素性病变

非肿瘤性病变

种族性色素沉着分布分散而对称，汞合金文身是局限性口腔色素沉着最常见的原因，表现为牙龈蓝黑色斑疹，这是由于牙龈上的汞合金分离进入组织所致。能引起色素沉着的疾病包括Peutz-Jeghers综合征，Addison病和扁平苔藓。重金属例如铅、铋和汞，以及药物（如酚噻嗪和抗疟药）都会引起牙龈色素沉着。

肿瘤性病变

包括硬腭和颊黏膜上的黑痣。与皮肤相比，口腔黑痣更罕见。恶性黑色素瘤很少见，更多见于男性，主要发生在上颌。5年生存率仅有5%。

舌

普通口炎可累及舌，其病变与前面所描述的相同。在贫血的患者中，表现为红色光滑、有剧痛的舌炎，见于维生素B_{12}、叶酸或者铁缺乏所导致的贫血，也见于口腔念珠菌感染或者核黄素或烟酸缺乏。

黑毛舌是由于有色微生物增殖所致，表现为延长的丝状乳头褐染。其病因不明，但可能与严重吸烟和使用抗菌漱口水有关。地图舌是特发性疾病，人群发病率为1%～2%，可以是家族性的。表现为边界清楚、稍隆起的不规则红斑，病变通常是无痛的，应使患者放心。

牙龈

牙龈由覆盖上颌骨和下颌骨牙槽突的黏膜构成。

慢性牙龈炎是牙龈出血最常见的原因，是菌斑积聚后造成的炎症。清除菌斑后慢性牙龈炎可以痊愈。

急性（坏死性）溃疡性牙龈炎（Vincent牙龈炎）常由螺旋体或梭状细菌增殖所致，常见于口腔卫生不良的年轻男性吸烟者。口服甲硝唑 200mg，每天3次，持续3天，同时用葡萄糖酸洗必太漱口能有效治疗。

脱屑样牙龈炎是临床上对扁平苔藓和黏膜类天疱疮所致的光滑、红色及萎缩牙龈的描述。诊断需要由活检证实。

牙龈肿胀是由纤维组织增生或炎性改变所引起。纤维性牙龈增生是由遗传性牙龈纤维疾病或者药物所致（如苯妥英、环孢素及硝苯地平）。炎性肿胀可见于妊娠、牙龈炎和坏血病。急性白血病和 Wegener 肉芽肿患者可见由细胞浸润所导致的肿胀。

牙齿

突变链球菌是导致人类龋齿的主要细菌。这种细菌只在含糖的环境中才能导致龋齿发生。龋齿能进一步发展成牙髓炎和牙髓坏死，感染播散可导致牙槽脓肿。如果周围软组织肿胀则应在牙科治疗之前使用抗生素（如阿莫西林或甲硝唑），牙齿腐蚀还见于酸暴露（如神经性贪食——第22章），在非常罕见的情况下可见于胃食管反流的患者。

艾滋病感染的口腔表现

在英国，60% 的艾滋病患者具有特征性口腔病变。与HIV感染密切相关的病变包括念珠菌病 [伴有红斑和（或）白色渗出]、红斑念珠菌病、口腔毛状白斑、Kaposi 肉瘤、非Hodgkin淋巴瘤、坏死性溃疡性牙龈炎和坏死性溃疡性牙周炎。

口腔毛状白斑几乎是 HIV 感染的特异性表现并且是早期表现，在男性同性恋HIV感染者中比在其他高危人群中更为常见。特点为舌侧缘的白色垂直排列的皱纹，免疫组织化学显示Epstein-Barr病毒阳性。

Kaposi 肉瘤表现为红色、紫色或蓝色的斑疹或结节，最常见于上腭。对艾滋病患者具有诊断价值，与8 型疱疹病毒感染有关。

在 HAART 治疗后这些病变明显减少（见第2章）。

推荐读物

Lehner Y (2003) The mouth and Salivary glands.In: Cox TM, Firth JD, Warrell DA (eds) *Oxford Textbook of Medicine*, 4th edn. Oxford:Oxford University Press,526-544.

Rees TD (2000) Orofacial granulomatosis and related conditions. *Periodontology* 21:145-157.

涎腺

多涎（涎液分泌过多）

在呕吐前会出现多涎，亦可继发于其他口腔疾病。也可能是精神性的。

口腔干燥症（口干）

常由以下因素引起：

- 干燥综合征
- 药物（例如：抗胆碱类药物、抗 Parkinson 药物、抗组胺类药物、锂、单胺氧化酶抑制剂，三环类及相关抗抑郁药和可乐定）
- 放疗
- 精神因素
- 脱水、休克和肾衰。

治疗的原则是保持现有唾液，刺激分泌和使用甘油溶液、柠檬漱口水和人工唾液替代唾液。

涎腺炎

急性涎腺炎常由流行性腮腺炎（腮腺炎）或细菌感染所引起。细菌包括金黄色葡萄球菌、化脓性链球菌和肺炎链球菌。可出现上行性感染，通常继发于分泌衰竭。脓液可从受累涎腺导管排出。

结石所致的涎腺导管阻塞

涎腺导管阻塞通常是由结石所引起的。在进食后可出现下颌下腺疼痛性肿块，有时可在口腔底触及结石。涎管造影和X线平片可见结石影，解除梗阻后可以完全缓解。

结节病（见第14章）

结节病累及主要涎腺并构成Heerfordt 综合征的一部分（腮腺炎、葡萄膜炎及低热）。伴有泪腺增大时称为Mikulicz综合征。

肿 瘤

涎腺肿瘤占世界范围内所有肿瘤的3%，主要发生在腮腺。多形性腺瘤最常见，其中15%恶变。手术切除后常会复发。恶性肿瘤通常引起第Ⅶ对颅神经下运动神经元体征。

咽和食管

结构和功能

食管是肌性管道，长约25cm，连接咽和胃，其肌肉分两层——外层纵行肌层和内层环形肌层。食管上段两层肌肉均为横纹肌，在食管下段逐渐变为平滑肌并与胃的肌层相连。食管与胃相连，在膈下有一短的腹腔内段（胃食管交界）。

食管表面是由复层鳞状上皮覆盖，鳞状-柱状上皮交界位于胃-食管交界以上2cm，在内镜下显示为不规则的白色Z线。

食管以**食管上括约肌**与咽分隔，环咽肌持续收缩形成正常关闭，**食管下括约肌**（LDS）是食管远端的一段，静息张力高，主要对抗胃反流。吞咽时食管下括约肌张力下降、松弛，这是受到胆碱能兴奋性神经元、非肾上腺素能非胆碱能（NANC）抑制性神经元以及激素的共同调控。突触前神经递质是乙酰胆碱。突触后神经递质是氧化亚氮（NO）、血管活性肠肽（VIP），其他多肽也起一定作用。

吞咽时，食物团自行由口腔运行到咽部，食管上括约肌立即松弛，食物进入食管，吞咽开始时咽部出现原发性蠕动波，传导至整个食管（图6.4）。继发性蠕动波发生在局部，由直接刺激引起（如食物团对食管的扩张），帮助清除食管内的食物残渣。非蠕动、非推进的

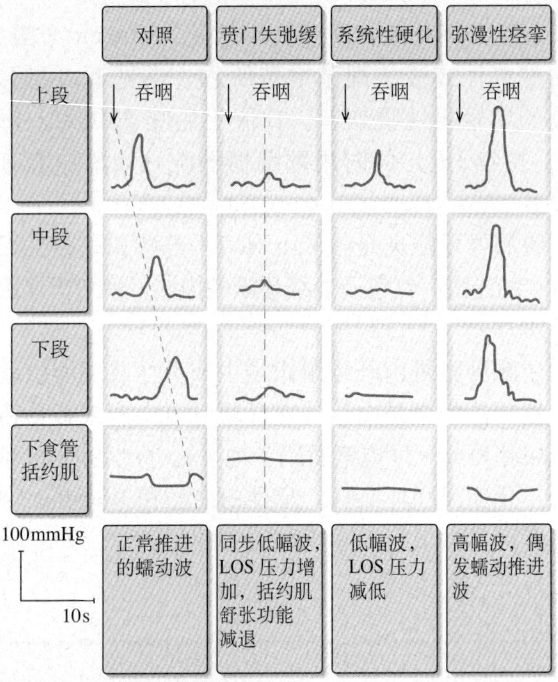

图6.4 正常人和疾病状态下食管压力的不同表现。LOS：食管下括约肌。点线表示食管蠕动波。

第三蠕动波常见于老年人。在吞咽开始时，蠕动波到达之前，食管下括约肌开始松弛。

食管疾病的症状

主要的食管症状包括：

- 吞咽困难
- 胸骨后不适或胃灼热
- 酸反流

表6.2 吞咽困难的病因

口腔和舌的疾病	外源性压迫：
（如扁桃体炎）	纵隔疾病
神经肌肉疾病：	甲状腺肿
咽部疾病	左心房扩大
延髓性麻痹（如运动神经元病）	内源性疾病：
重症肌无力	异物
食管动力疾病：	狭窄：
贲门失迟缓症	良性——溃疡、腐蚀性
硬皮病	恶性——癌
弥漫性食管痉挛	下食管环
老年性食管	食管蹼
糖尿病	咽囊
Chagas病	

- 吞咽疼痛（吞咽痛）。

吞咽困难

吞咽困难可由局部病变所致，或是全身疾病的一部分。患者主诉吞咽时或吞咽后立即出现喉咙或胸骨后有异物梗噎感。常是严重的症状，必须查明病因（表6.2）。在临床实践中，良性和恶性食管狭窄是最常见的原因。癔球症的详细介绍见本章相关部分。

胸骨后不适或胃灼热

这是胃酸反流的常见症状，常表现为胸骨后烧灼样疼痛，可放射到颈部，穿透胸部，与缺血性心脏病的疼痛很难鉴别。它通常发生于夜间平躺时或者弯腰时。

反酸

反酸是指胃内容物很容易反流到口腔和咽部。正常个体很少出现这种情况，但是对于胃食管反流病患者则很常见。

吞咽疼痛

不伴有真正吞咽困难的吞咽疼痛发生在感染时，如果平卧时吞咽药片，并且不用水送服（如二碳磷酸盐和缓释钾），则药片停滞在食管中能够导致局部溃疡形成。

食管疾病体征

很少有与食管疾病有关的体征，主要是由于吞咽困难所导致的体重下降。

食管疾病的检查

- 吞钡试验和钡餐。
- 食管镜。
- 食管测压法（图6.4）：将导管通过鼻孔插入食管中，并测定食管下括约肌（LOS）区域和食管体部压力，可测定固定的短时压力（静息状态），也可持续24小时测压（动态）。
- **pH值监测**：将pH值敏感探针放置于食管下段，并进行24小时pH值监测，可用于确认反流发作（pH值＜4）。与食管测压联合进行是一种将酸反流发作、食管运动障碍和患者症状联系在一起的有价值的方法（见图6.6）。
- **放射性同位素检查**：将锝硫胶体和食物混合也能检测反流，这种检查在英国并不常用。
- **Bernstein试验**（在食管中交替注入稀释的酸和碱诱发疼痛）：不常用，阳性结果提示食管炎，但有许多假阴性。

食管裂孔疝

食管裂孔疝是指胃的一部分疝入胸腔。

滑动型食管裂孔疝是指胃食管交界通过裂孔滑入，处于横膈之上，在50岁以上的人中大约有30%的人患有这种类型的疝，本身没有临床意义。该病本身没有症状，其症状是由与之相关的反流造成的（见下文）。

食管旁或滚动型食管裂孔疝是指胃底的一小部分进入疝囊，位于食管旁，但是括约肌仍位于膈下并且功能正常，偶尔滚动型食管旁疝会导致剧烈的疼痛，需要手术治疗胃扭转或绞窄。

胃食管反流性疾病（GORD）

发生胃食管反流是正常事件。只有在抗反流机制不能有效发挥作用，导致胃内容物长期接触食管下段黏膜时才产生GORD的临床症状。描述食管疾病的术语参见Box 6.3。

抗反流机制（图6.5）

食管下括约肌（LOS）由食管下端约4cm长的食管平滑肌所组成，能很快恢复其正常张力（在LOS松弛从而使食团进入胃后发生），因此能防止反流。当腹腔内或胃内压力增加时它的张力也能相应增加。

其他的抗反流机制包括：食管腹腔段起阀门作用；胃黏膜皱襞形成玫瑰形黏膜瓣，有助于闭塞胃食管交界腔。另外，横膈脚收缩对食管下括约肌起“弹簧夹

> **Box 6.3 食管疾病定义**
>
> - **食管裂孔疝**：部分胃疝入胸腔的解剖学异常，通常没有症状。
> - **胃食管反流**：胃内容物的反流，可发生于正常人中且没有任何症状。
> - **胃食管反流性疾病（GORD）**：有持续性症状的反流患者。
> - **反流性食管炎**：由持续性反流所导致的下段食管的炎症。患者可以没有症状。
> - **Barrett食管**：由酸反流所导致的鳞状上皮化生为肠型柱状上皮。

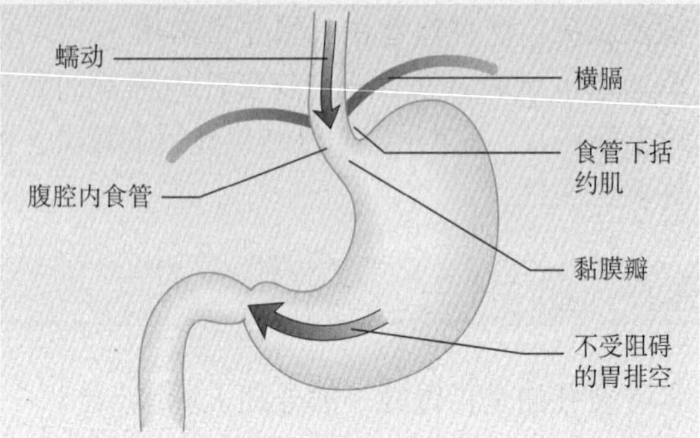

图 6.5 主要的抗反流机制。

样”作用。

在正常状况下，食管能通过继发蠕动波迅速清除任何反流物。

发病机制

下列机制与之有关：

- 暂时性食管下括约肌松弛。
- 患者平躺时，食管下括约肌静息张力不能正常增加。
- 穿紧身衣或妊娠腹内压增加时，食管下括约肌张力不能增加。
- 食管黏膜对酸的敏感性增加。
- 由于食管蠕动不良导致食管对酸的清除减少。酸清除下降会因食管裂孔疝而加重，因为疝囊中有胃酸存留。
- 大的食管裂孔疝可以影响横膈脚的“弹簧夹”机制。
- 胃排空延迟会增加反流机会。
- 在夜间或餐后发生长时间胃食管反流发作。

能够增加胃食管反流的因素详见表 6.3。上述因素中的全部或部分在个体患者中起作用，并且可在伴随或不伴随食管裂孔疝的情况下发生。GORD 通常不伴食管裂孔疝。

表 6.3 与胃食管反流相关的因素
妊娠或肥胖
摄入脂肪、巧克力、咖啡或酒精
暴饮暴食
吸烟
药物——抗毒蕈碱类、钙通道阻滞剂、硝酸酯类
系统性硬化病
贲门失迟缓治疗后
食管裂孔疝

临床特征

胃灼热是 GORD 的主要表现。疼痛大部分是由于敏感的食管黏膜受到直接刺激所引起的，但部分是由远段食管肌痉挛所引起。烧灼感会在屈身弯腰或平躺时加重，服用抗酸药后会减轻。患者常常主诉饮用热水或酒时感到疼痛。胃灼热与食管炎之间没有必然的联系。有些患者患有轻度食管炎，但是有严重的胃灼热；还有一些患者患有重度食管炎但没有症状，而表现为呕血或者因慢性失血而出现缺铁性贫血。

反流是指食物和“酸”进入口腔，特别是在患者弯腰或平躺时发生。在未并发狭窄时吸入肺内引起肺炎并不常见，但偶尔会发生由反流和吸入所致的咳嗽和哮喘。胸骨后疼痛与心绞痛鉴别通常很难。收入冠心病监护室的患者中有 20% 为 GORD 患者（Box 6.4）。

诊断和检查

GORD 为临床诊断，许多患者无需辅助检查即可确诊。所有 45 岁以下的患者都应首先接受治疗而无需检查，除非存在警戒症状。

证实反流存在

- 吞钡联合水虹吸试验是评估潜在严重反流的可靠方法，还可以显示食管裂孔疝的存在。
- 24 小时腔内 pH 值监测联合食管测压：在考虑外科手术前通常要做这两项检查，以证实 GORD 反流（pH 值 < 4.0）与症状相关（图 6.6）。同时需要排除能产生相关症状的食管运动障碍。

Box 6.4 胃食管反流和心肌缺血的特征

胃食管反流
屈身弯腰或平躺而产生的烧灼样疼痛
疼痛很少放射到上肢
饮用热水或酒加重疼痛
服用抑酸药可缓解疼痛

心肌缺血
紧缩或压榨样疼痛
疼痛放射至颈、肩和双侧上肢
疼痛与活动相关
伴有呼吸困难

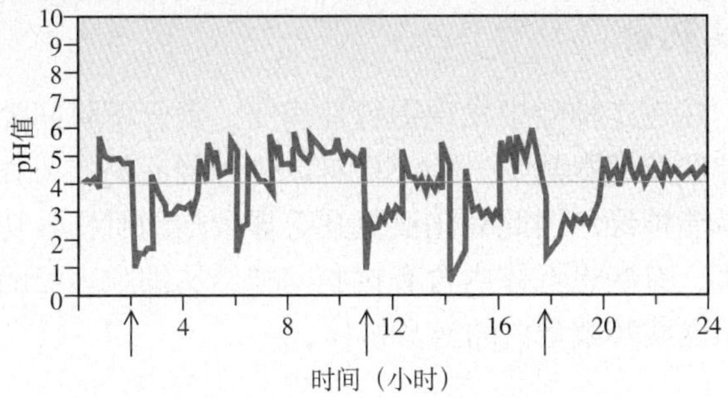

图 6.6　24 小时腔内 pH 值监测。出现五次反流发作（pH 值＜4），但只有三次有症状（箭头所示）。

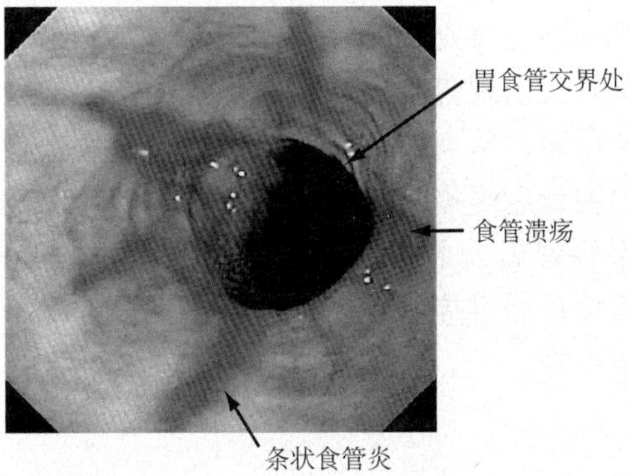

图 6.7　（也见彩图 6.7）内镜图像：显示食管炎。Courtesy of Dr. Geoff Smith.

- 部分医院用放射性同位素锝来证实反流。

评价食管炎（图 6.7）

纤维食管镜用于证实食管炎的存在，例如在一些严重患者（糜烂性食管炎）中可见黏膜充血、质脆，伴有溃疡形成。这项技术也用于诊断 Barrett 食管。

治疗

绝大多数有反流症状的患者（约 50%）都可以通过单纯服用抗酸药、减肥和夜间抬高床头来成功地缓解症状。应该尽量避免诱发因素，比如减少饮酒和停止吸烟。这些措施说起来容易做起来难，但对轻症患者却很有效。

药物治疗

单纯抗酸药：如三硅酸镁和氢氧化铝，很容易获得，患者经常首先使用。但前者常导致腹泻，而后者致便秘。许多抗酸药含有钠，因此会加重液体潴留。氢氧化铝较三硅酸镁所含的钠少。

含藻酸的抗酸药（10ml，每天3次）：是治疗GORD最常见的处方药。它们和胃内容物形成凝胶或产生大量泡沫从而减少反流。这种药在药店就可以买到，患者在到医院就诊前常使用这种药。

H_2 受体阻滞剂：如西咪替丁、雷尼替丁、法莫替丁和尼扎替丁。在上述药物无效时，常使用这些药来抑制胃酸。在英国能够在药店买到，因此也是经常使用的药物。

质子泵抑制剂（PPI）：如奥美拉唑、雷贝拉唑、兰索拉唑、泮托拉唑和埃索美拉唑，能抑制H^+/K^+-ATP 酶（见图 6.10）。PPI 可以将胃酸分泌降低 90%，是除轻症患者外所有患者的首选用药。患者症状比较严重时需要长期治疗，通常需要数年的时间。有时小剂量即可有效地维持缓解，如奥美拉唑 10mg。如果使用奥美拉唑治疗 2 个月（每天40mg）后停药，反弹性胃酸分泌增加将持续近 2 个月。

促动力药：如胃复安（甲氧氯普胺）和多潘立酮是多巴胺拮抗剂。它们能加强胃蠕动并加速胃的排空，因此有时这些药物也会有效。西沙必利会延长QT_c间期，因为具有发生心律失常的危险，目前已退出市场。

在 GORD 的治疗中，根除幽门螺杆菌在缓解症状上没有太大的作用，但是常常推荐使用。

使用上述治疗后，大部分患者的症状都会缓解，但是停药后又会复发，因此需要长期药物治疗。

外科手术

单纯食管裂孔疝不应进行外科手术。合适的患者对手术反应良好，这些患者应有严重的反流症状，并经 pH 值监测证实，而且食管镜显示食管炎。疝修补术和其他一些抗反流手术（如改良的 Nissen 胃底折叠术）通常在腹腔镜下完成。结果显示 80% 的患者术后症状得到改善。因为 PPI 药物治疗非常有效，故手术适应证并不总是明确的，但是需要长期服药的年轻患者是常见的适应证。

同那些患有胃肠道功能性疾病的患者相比，与反流无关的食管运动障碍患者通常手术效果不佳。

反流性食管炎的处理

GORD 症状和内镜下存在食管炎相关性差。

许多胃肠学家对严重食管炎的治疗建议长期服用 PPI（即使没有症状时也是如此），并定期复查食管镜来降低并发症发生的危险。长期服用 PPI 是非常安全的。

并发症

消化性狭窄：常发生于 60 岁以上的患者。其症状为长期间断性吞咽困难；治疗方法为扩张狭窄的部位，并通常采用 PPI 药物造成酸缺乏来治疗反流，但是偶尔患者需要手术治疗。

Barrett 食管：Barrett 食管的发生源自长期反流。由肠化生的柱状上皮向上延伸进入食管下段，取代正常的鳞状上皮，可见于超过20%的接受内镜检查的胃食管反流病患者。Barrett 食管的内镜表现为连续片状指样从鳞柱交界向上突出，或者在残存的鳞状黏膜中散列分布岛状的柱状黏膜。中年男性中Barrett食管很常见。Barrett 食管（即使是< 3cm 的短段型）是腺癌的癌前病变。内镜下喷洒靛卡红可以分辨肠化生和可能存在的异型增生。异型增生分布不均匀，应该在 Barrett 食管节段内的四个象限（每隔 2cm）分别取活检。目前没有证据证明使用 PPI 或抗反流手术会逆转 Barrett 食管。寻找严重异型增生或癌变的检查费用昂贵，容易受检查者的错误发现影响。目前的指南仍有争议，但是一致的观点是：没有异型增生的患者不需要胃镜检查监测，建议患有低度异型增生的患者第一年每半年行一次胃镜检查，以后每隔 2 ~ 3 年一次（同时进行强化药物治疗）。对于高度异型增生还有争议，因为约有 1/4 的患者没有进展为癌症。食管切除术与 3% ~ 10% 的死亡率和高发病率有关。目前没有随机对照试验来制定指南，但正在试用激光黏膜切除和光力学疗法。

腺癌：每周都有反流症状的患者与那些没有症状者相比，患腺癌的危险性增加 8 倍，反流症状的发作频率越高、程度越重、持续时间越长，危险性越高。

运动性疾病

贲门失弛缓症

贲门失弛缓症是以食管体蠕动停止和在吞咽开始时食管下括约肌不能松弛为特征的疾病。大部分病例的病因不明（特发性）。本病可见于任何年龄段，但很少见于儿童。在所有年龄段中发病率是每年 1/10 万。慢性 Chagas 病（美国锥虫病，第 2 章）损伤消化道神经丛，有相似的临床表现。

发病机制

在迷走神经中发现退行性病变，食管壁肌间神经丛神经节细胞减少。NANC 抑制性神经元的作用强于胆碱能神经，因此氧化亚氮缺乏导致括约肌松弛功能损害。有些患者体内含有抗肌间神经丛细胞表面的一种多巴胺转载蛋白的自身抗体。

临床特征

患者通常有长期的间断性吞咽困难，包括液体和固体食物。患者自己能诱发或者自发出现从扩张食管中反流食物，特别发生在夜间，有时会引起吸入性肺炎。有时会出现进食梗噎，但患者通常会通过喝大量的水来克服，从而增加食管内压力，迫使食物通过。剧烈的胸骨后疼痛常发生于伴有食管非蠕动性强烈收缩的年轻患者。吞咽困难在这些患者中常常是轻微的，其胸骨后疼痛常被误诊为心源性。常常不会注意到体重下降。

检查

- **胸片**：可以显示扩张的食管，有时在心影后可见液平面，胃底的气体影消失。
- **吞钡试验**：可以显示食管扩张、蠕动消失和经常出现的同步收缩。下部逐渐变窄（天鹅颈样变形），这是由于平滑肌不能松弛所引起的（图 6.8）。
- **食管镜检查**：对于排除食管下段癌变是十分必要的，因为黏膜内癌会产生相似的 X 线表现。当食管明显扩张时，需要全面清除食物残渣以获得清晰的视野。贲门失弛缓症中，食管镜能够很容易地通过外观狭窄的部位而没有任何阻力。
- **CT 扫描**：特别有助于发现黏膜内癌。
- **测压法**：可以显示食管蠕动消失，以及食管下括约肌不能松弛（见图 6.4）。

治疗

治疗措施是在内镜下用气囊扩张食管下括约肌（X 线监视下通过），以减弱括约肌功能，其成功率达 80%。还可采用内镜下向食管下括约肌内注射肉毒杆菌毒素，其成功率各不相同。如果这些方法无效，可在腹腔镜下手术切除食管下段肌肉（贲门肌切开术或 Heller

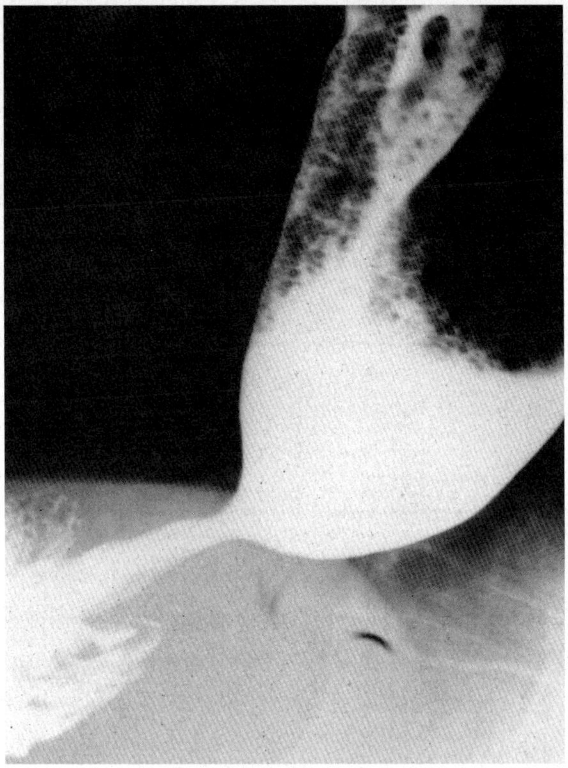

图 6.8　**贲门失弛缓的钡餐表现：**食管体弛缓，远端狭窄。注意扩张食管中的食物残渣。

术）。反流性食管炎使得所有操作变得复杂，而且食管蠕动消失将持续存在。老年人可首先试用硝苯地平（20 mg 舌下含服）或者昔多芬。

并发症

接受治疗以及未治疗的患者中其鳞癌发生率均有轻度增加（25 年后为 7%）。

系统性硬化（参见第 10 章）

90% 的或更多的有系统性硬化的患者会累及食管。由于平滑肌层被纤维组织所代替，食管测压或吞钡试验可见食管蠕动减少（见图 6.4）。食管下括约肌的压力也会下降，从而导致反流和黏膜损伤，并可能出现狭窄。开始时患者没有症状，当食管严重受累时可出现吞咽困难和胃灼热。

同样的动力障碍可见于其他结缔组织疾病，特别是伴发雷诺现象时。治疗方法主要针对反流和狭窄形成。

弥漫性食管痉挛

这是食管运动异常的严重形式，有时会产生胸骨后疼痛和吞咽困难。可伴有 GORD。吞咽时食管出现不协调的强烈收缩，但是蠕动波并不传导（见图6.4）。吞钡试验显示"螺丝锥"样表现。但是食管运动改变"运动障碍"很常见，尤其是 60 岁以上的患者（老年性食管）。因此必须注意患者的症状、食管测压和 X 线发现的食管痉挛并非假性相关；功能性消化不良比食管痉挛更为常见。

弥漫性食管痉挛的一个变型是"胡桃夹"食管。其特征为食管内发现高振幅蠕动（压力 > 200mmHg）。可发生胸痛和吞咽困难。

治疗

真正引起严重症状的食管痉挛不太常见，治疗起来也很困难。当痉挛是由 GORD 引起时，应抑制胃酸。可试用抗痉挛药、硝酸盐类及钙通道阻滞剂，如舌下含服硝苯地平 10mg、每天 3 次。有时需行球囊扩张术甚至肌肉切开术。

其他运动障碍

运动异常绝大多数情况下是无症状的，但对于老年人、糖尿病、肌强直性萎缩、重症肌无力以及累及脑干的神经系统疾病患者，偶尔会引起吞咽困难。

其他食管疾病

食管憩室

食管憩室是覆有上皮的囊袋，可引起吞咽困难和反流。食管憩室通常无症状，常是因为其他原因做钡餐时偶然发现的。憩室可发生在：

- 紧邻食管上括约肌上部（咽囊处）
- 靠近食管中部（外部感染所引起的牵拉性憩室）
- 紧邻食管下括约肌上部（膈上憩室）。

仅仅当症状很严重时才需外科手术。

食管环和食管蹼

有许多食管环和食管蹼的报告，累及整个食管。

上食管蹼

这是邻近食管上括约肌在后轮状区域收缩所导致的，在放射线下类似蹼。可以是无症状的，偶尔会导致吞咽困难。在Plummer-Vinson综合征（Paterson-Brown-Kelley 综合征）中，这种蹼与缺铁性贫血、舌炎和口角炎有关。这种少见的症状主要累及女性，病因不明。食管镜很难见到蹼。很少需要对蹼进行扩张，而应对缺铁性贫血进行补铁治疗。

环咽肌功能障碍

吞咽时环咽肌不能松弛，因此在吞钡试验时可见一明显的环，多发生于老年人。扩张术可用于治疗吞咽困难，但是可能需要外科肌切开手术来处理。

食管下括约肌或 Schatzki 环

这是由于黏膜或纤维层形成皱襞导致食管下段狭窄，通常是无症状的，但是在罕见的情况下，吞食一大块面包或肉会产生吞咽困难。吞钡试验（钡剂能很好地扩张食管）时通常会显示狭窄，钡剂包裹的面包会在狭窄处停留。治疗上要安慰患者并给一些饮食方面的建议，但很少需要扩张治疗。

良性食管狭窄

反流导致的消化性狭窄是造成良性狭窄最常见的原因（治疗见前述）。还可见于进食腐蚀剂、放疗、曲张静脉硬化治疗和长期设置鼻胃管后。所有的狭窄都会引起吞咽困难，通常要接受扩张治疗，但很少需要手术。

食管感染

感染是吞咽疼痛的原因之一，特别见于重度免疫抑制或艾滋病患者，感染可由以下因素引起：

- 念珠菌
- 单纯疱疹病毒
- 巨细胞病毒。

上述感染有时很难在吞钡试验和食管镜下进行鉴别，因为只见到广泛分布的溃疡。念珠菌感染常发现质脆黏膜上附有特征性的白斑，但并不经常伴有口腔念珠菌病。诊断念珠菌感染可以经内镜直接涂片送检来证实，但通常是混合感染，因此必须进行培养和活检。

治疗

大部分大剂量使用免疫抑制剂的患者需要预防性应用制霉菌素或两性霉素B，还可以酌情进行抗真菌或抗病毒的治疗（见第 2 章）。

Mallory-Weiss 综合征

在本章相关部分讨论。

食管穿孔或破裂

食管穿孔常发生在内镜下扩张治疗时，偶见于插胃管后。相对于良性消化性狭窄而言，恶性、腐蚀性或放疗后的狭窄更容易导致食管穿孔。

治疗通常包括放置食管支架。这不仅可以扩张狭窄，同时还可封闭穿孔。术后 2 ~ 3 天可注入水溶性造影剂进行 X 线检查来明确穿孔是否封闭。

食管破裂发生于剧烈的呕吐之后，会产生严重的胸痛和虚脱。可见于饮酒后。胸部 X 线显示液气胸。使用水溶性造影剂放射检查可确诊。治疗需要外科手术，死亡率高。

食管肿瘤

食管癌

这是世界上第五位最常见的癌。约有40%发生在食管中部 1/3，为鳞癌。腺癌（约 45%）发生于食管下 1/3和贲门口。发生于食管上1/3处的肿瘤很罕见（15%）。

流行病学和病因

鳞状细胞癌（SCC）

鳞癌的发病率在世界各地不同，高发地区在中国、非洲部分地区和伊朗里海（世界上任何一种癌症的发病率在此地均为最高）附近。在英国发病率是 5/10 万 ~ 10/10 万，占所有恶性疾病的 2.2%。全世界 SCC 发病率的差异在所有癌中是最高的，但邻近地区之间的差异并不总是这样显著。与腺癌相比，SCC 的发病率在逐渐降低。

SCC 多见于男性（2 : 1），高危因素见表 6.4。单

表 6.4 食管癌的危险因素	
鳞癌	腺癌
吸烟	长期存在且每周发作的GORD
饮酒过度	Barrett 食管
Plummer-Vinson 综合征	吸烟
贲门失迟缓症	肥胖
腐蚀性食管狭窄	乳腺癌放疗后
麦胶肠病	
乳腺癌放疗后	
胼胝形成*	
饮食中缺乏维生素：富含类胡萝卜素和维生素 C 的饮食可能降低危险	

*胼胝形成是常染色体显性遗传，伴有手掌和脚掌的过度角化。

一的谷物食物和食用含有亚硝酸盐的食物可能会增加危险性。食用富含胡萝卜素和维生素 C 的食物（蔬菜和水果）会降低危险性。

腺癌

肿瘤起源于食管下段的柱状上皮（Barrett 食管）。长期的反流导致柱状上皮化生，但部分患者没有症状。这种癌前病变使发生腺癌的风险增加了 30 ~ 40 倍。腺癌的发病率在增加（欧洲和美国的腺癌发病率均增加了5倍）。胃贲门腺癌侵犯食管可表现为同样的症状。

临床特征

食管癌主要发生于60 ~ 70岁，但现在也见于稍年轻的年龄组。吞咽困难是最常见的单一症状，而且这种症状会逐渐进展、不能缓解。早期难以吞咽固体食物，最终出现液体食物吞咽困难。另一方面，良性狭窄早期表现为间断性吞咽困难。进食可产生疼痛，但是持续性疼痛提示肿瘤浸润。

病变常有溃疡形成，沿食管壁扩散导致狭窄。直接浸润周围结构比远处转移更多见。由吞咽困难和厌食所致的体重下降很常见。食管梗阻最终导致的吞咽唾液困难、咳嗽和吸入性肺炎也很常见。

多缺乏体征。偶尔会见到体重下降、厌食和淋巴结肿大。

检查

诊断性检查

内镜或吞钡试验：许多胃肠学家喜欢直接进行食管镜检查，因为这项检查可以提供癌的组织学或细胞学证据，可以确诊90%的食管癌。吞钡试验（图6.9a）也是一种敏感的检查技术，常用于吞咽困难的年轻患者，其鉴别诊断包括食管运动性疾病。

手术分期

使用TNM分期系统。综合肿瘤浸润程度（T）、淋巴结中是否有肿瘤细胞（N）及发生转移（M）这三项来进行分期。

- **CT 扫描和 MRI**：胸部和上腹部CT扫描和MRI可以显示肿瘤的大小、局部浸润和淋巴结受累情况。
- **超声内镜**（图 6.9b）评估肿瘤深度和浸润程度的准确率接近90%，评价淋巴结受累程度准确率为80%。
- **正电子发射断层扫描**（PET）：给予 F18 氟脱氧葡糖进行 PET。对诊断远处转移的特异性很高，敏感性与 CT 和 MRI 相同。

治疗

治疗方法的选择取决于患者的年龄、一般状况和肿瘤分期。1 期患者 5 年生存率为 80%（T_1/T_2，N_0，M_0），2 期为 30%，3 期为 18%，4 期为 4%。70% 的患者就诊时已为 3 期，因此总体生存率为 1 年 27%，5 年 14%。治疗应由多学科小组共同承担。

手术

手术是治愈的最好的治疗手段，应该仅限于影像检查显示肿瘤浸润没有超过食管壁的患者。若术后病理检查证实分期正确，这组患者术后 5 年生存率是 80%。术前必须仔细评估患者，特别要考虑其手术情况，而且手术应该在指定医院进行。

放疗

除非姑息治疗，否则现在很少将放疗单独用于治疗鳞癌或腺癌。

化疗

有些医院常在手术切除（新辅助疗法）前后用 5FU、顺铂或联合放化疗来治疗鳞癌，可以延长生存期。

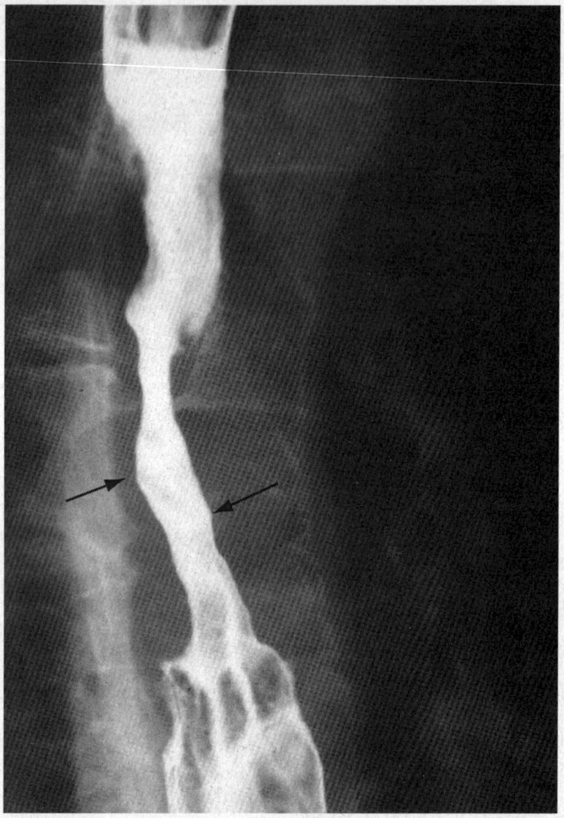

(a)

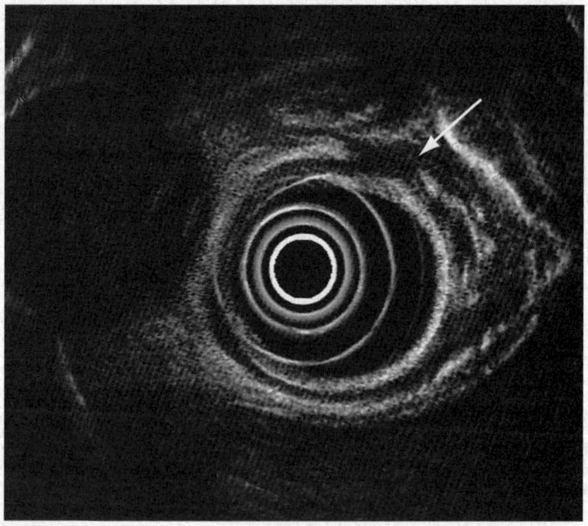

(b)

图 6.9　食管癌。(a) 吞钡试验显示食管下段不规则狭窄（箭头所示）。(b) 超声内镜：中心的同心圆环是探头，箭头处显示肌层中断，并可见癌的软组织肿物。

姑息疗法

通常是最现实的治疗方法。通过内镜下反复扩张或在狭窄处放置膨胀性金属支架来扩张食管保持食管腔通畅。患者可以进食液体和固体食物。推荐饮用含气饮料来保持管道的通畅。在一项研究中，辅助化疗可以将患者的生存率从 9 个月增加到 14.9 个月。近距离放射治疗也可获得长期缓解。

内镜下用激光束照射会使肿瘤发生光凝固，或者注射酒精可使肿瘤坏死。这会缓解吞咽困难的症状，但是需要反复治疗。光动力治疗可试用于缩小肿瘤的体积。

在这种病重的情况下，营养支持和对患者及家属的心理支持都是很重要的。

其他食管肿瘤

其他绝大多数肿瘤都是罕见的。偶尔会发现胃肠间质瘤。其中 10% 可导致吞咽困难和出血。能引起症状的病变需要进行手术切除。

AIDS患者的食管、口腔和下咽部常发生Kaposi肉瘤。

推荐读物

Allum WH (2002) Guidelines for the management of oesopHageal and gastric cancer . *Gut* **50** (Suppl.V):1-17.

Enzinger PC, Mayer RJ (2003) EsopHageal cancer. *New England Journal of Medicine* **349**:2241-2252.

Fiorica F et al. (2004) Preoperative chemoradiotherapy for oesophageal cancer-meta-analysis. *Gut* **53**:925-930.

Katzha DA, Rustgi AK (2000) Gastro-oesophageal reflux disease and Barrett's oesophagus. *Medical Clinics of North America* **84**:1137-1161.

Lagergreen J et al. (1999) Symptomatic gastro-oesophageal reflux as a risk factor fou oesophageal adenocarcinoma. *New England Journal of Medicine* **340**:825-831.

Mittal RK, Balaban DH (1997) The esophago-gastric junction. *New England Journal of Medicine* **336**:924-932.

Richter JE (2001) Oesophageal motility disorders. *Lancet* **358**:823-828.

胃和十二指肠

结构

胃的体积因人而异。它分为紧邻食管远端的一小部分区域（贲门）、上部（位于左横膈下的胃底）、中部（或胃体）和胃窦四部分。胃窦与幽门区相连。

胃有两个括约肌：胃食管括约肌和幽门括约肌，后者大部分是由增厚的环形肌层组成。胃的肌肉有三层：外层纵行平滑肌、内层环形平滑肌和中层斜行平滑肌。

十二指肠有外层纵行平滑肌和内层平滑肌，呈“C”形，胰腺位于凹陷处。十二指肠空肠曲与空肠相连。

覆盖胃壁的黏膜形成很厚的皱襞，特别是在胃大弯处。胃的上 2/3 包含分泌胃酸的壁细胞和分泌胃蛋白酶原的主细胞（胃蛋白酶原能启动蛋白水解过程）。肉眼常可见胃体和胃窦的交界处，但仍应通过测定表面 pH 值加以确认。胃窦包含黏液分泌细胞和分泌胃泌素的G细胞。胃泌素主要有两种形式：G17和G34；区别在于氨基酸残基数不同，G17 是胃窦中发现的主要类型。黏液分泌细胞存在于整个胃，它分泌黏液和碳酸氢盐，后者被包裹于黏液凝胶中。黏液是由一种叫粘蛋白的糖蛋白所组成。生长抑素是由胃窦的特殊细胞（D 细胞）分泌的。

黏膜屏障由黏膜细胞的表层和黏液所组成，保护胃黏膜免受酒精、阿司匹林、NSAID 及胆盐等物质所致的损伤。前列腺素可以刺激黏液分泌，而黏液分泌能被阿司匹林和NSAID类药物所抑制，因为这些药物能够抑制环氧化酶（见图 14.32）。

十二指肠黏膜内含 Brunner 腺，这种腺体可以分泌碱性黏液，通常和胰液及胆汁一起分泌，中和到达十二指肠的胃酸。

功能

控制胃酸分泌的因素见图 6.10。胃酸的分泌受神经和激素控制。二者直接释放组胺，刺激壁细胞分泌胃酸。乙酰胆碱和胃泌素也作用于肠嗜铬细胞释放组胺。生长抑素抑制组胺和胃泌素的分泌，进而抑制胃酸

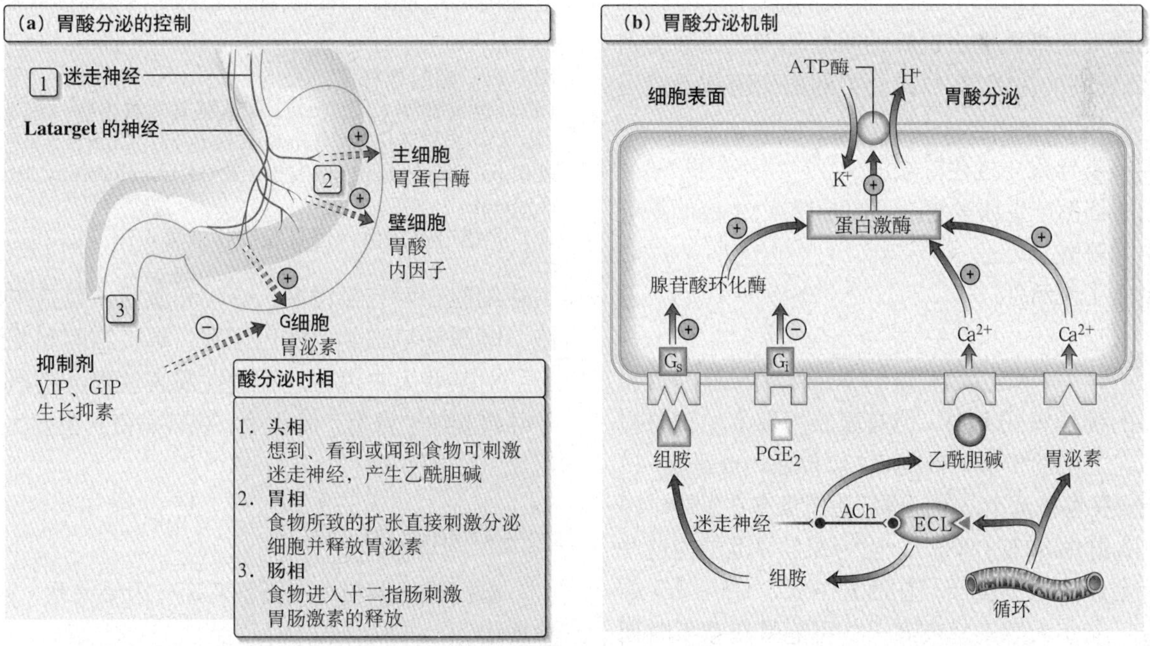

图 6.10 （a）胃酸分泌的控制。
（b）胃酸分泌机制。
- 胃泌素作用于胃泌素受体，增加细胞内游离钙，刺激 ECL 细胞分泌组胺。
- 乙酰胆碱（ACh）作用于 M_3 受体，由迷走神经刺激产生。
- ACh 和胃泌素通过肠嗜铬细胞发挥作用。
- 组胺作用于 H_2 受体，刺激 G_s 并通过 cAMP 起作用。
- 前列环素 E_2 激活 G_i 蛋白，并抑制胃酸分泌。

G_s 和 G_i：刺激性和抑制性 G 蛋白；EC：肠嗜铬细胞。

的分泌。

胃的其他主要功能包括：

- 储存食物的容器
- 乳化脂肪以及混合胃内容物
- 分泌内因子
- 吸收（仅小部分）。

胃排空依赖于许多因素。在十二指肠黏膜上有渗透压感受器，可通过局部反射和肠激素的释放来控制胃排空。尤其是十二指肠内的脂肪能通过十二指肠受体负反馈延缓胃排空。

幽门螺杆菌感染

幽门螺杆菌是螺旋样、产尿素酶的革兰阴性杆菌（图6.11）。已知其完整基因序列。在胃窦部和十二指肠胃化生的黏膜处可以发现这种细菌。在胃小凹的黏液层下可见大量该细菌，常特异性粘附于胃上皮细胞。

幽门螺杆菌能在胃黏膜的酸性环境中**定植**的原因是：

- 有鞘鞭毛使细菌能由胃腔的酸性环境快速移动到pH值较高的黏液层。（无动力的突变菌株不能定植）
- 急性感染导致一过性胃酸过少。
- 幽门螺杆菌产生尿素酶（见图6.12），生成的氨可以中和胃酸。
- 抑制质子泵活性。

流行病学

传播的确切方式不明，但是家族内聚集的现象提示为人与人之间的传播，或是口-口传播，或是粪-口传播，主要发生在童年。幽门螺杆菌感染率在发展中国家较高（人群中80%～90%），因为在世界范围内这些国家的社会经济水平较低。在西方国家，1/3～2/3的人会感染，老年人感染率较高——可能是在童年时期感染的，而当时的卫生条件不如今天。

发病机制

幽门螺杆菌感染后主要在胃窦部引起胃炎。内镜下可见黏膜发红，组织学显示上皮细胞被破坏，这是由某些细胞因子释放所致，如IL-6和IL-8，从而导致

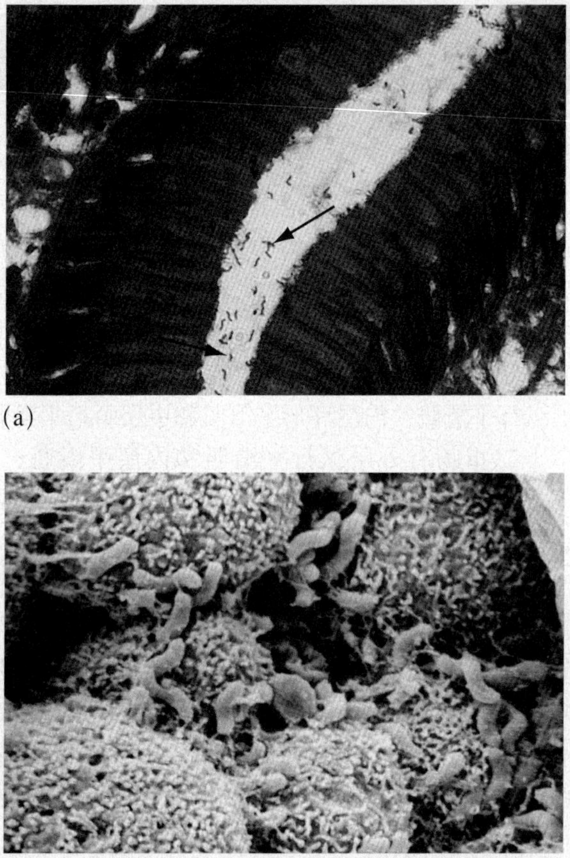

(a)

(b)

图6.11 幽门螺杆菌。
(a)［也见彩图6.11（a）］胃黏膜上的微生物（箭头所示）［快速甲苯氨蓝染色（Giemsa染色）］。Courtesy of Dr Alan Phillips, Department of Paediatric Gastroenterology, Royal Free Hospital.
(b) 扫描电镜图像：可见螺旋状细菌。

炎症细胞在固有层浸润、聚集和激活，包括中性粒细胞、嗜酸性粒细胞、淋巴细胞、单核细胞和浆细胞。

对某些人来说，这种慢性浅表性胃炎会累及胃体并导致萎缩性胃炎。肠化生（癌前病变）会发生于这些区域（见图6.15）。

十二指肠溃疡（DU）

幽门螺杆菌与十二指肠溃疡有因果关系，因为DU患者中：

- 95%感染幽门螺杆菌
- 根除幽门螺杆菌感染会终止十二指肠溃疡复发。

十二指肠溃疡发生的准确机制仍然不明，因为只有15%感染幽门螺杆菌的患者（世界范围内50%～60%的成年人）会进展为十二指肠溃疡。有关因素包括：

- 胃酸分泌增加，因为：
  - 壁细胞数量增多；
  - 胃泌素分泌增多。
- 吸烟会影响胃黏膜的愈合。
- 毒性因子：幽门螺杆菌会生成毒素：Vac A（空泡毒素）、Cag A（细胞毒相关蛋白）、尿素酶和粘附因子。但这些因子在十二指肠溃疡发生中的作用仍有争议。
- 降低对胃酸分泌的抑制：幽门螺杆菌相关性胃炎减少胃窦部生长抑素的分泌，从而减弱了胃泌素分泌的负反馈。
- 遗传易感性可能起作用：DU 常见于 O 型血者，其唾液中不含血型物质。
- 这些因素都会导致十二指肠的酸负荷增加，使胆盐沉淀，而胆盐在正常情况下会抑制幽门螺杆菌的生长。

幽门螺杆菌感染减少十二指肠碳酸氢盐分泌。损伤和修复过程导致十二指肠胃化生。幽门螺杆菌定植其中，导致细胞因子局部释放和进一步的损伤。

胃溃疡（GU）

胃溃疡与累及胃体和胃窦部的胃炎（全胃炎）相关。壁细胞的破坏使胃酸分泌正常或减少，溃疡形成是由于幽门螺杆菌释放的细胞因子破坏局部上皮以及黏液分泌异常。

临床症候群

幽门螺杆菌相关性胃炎

通常是无症状的。幽门螺杆菌相关性胃炎本身能否导致上腹部不适，即功能性消化不良，仍然是存在争议的。

消化性溃疡

流行病学

DU 很常见，是胃溃疡（GU）的 2 ~ 3 倍。人群中有 10% ~ 15% 的人会患 DU。

年轻人溃疡的患病率在迅速下降，而老人却在增加，尤其是女性。DU 和 GU 在老年人中都很常见。溃疡有很明显的地域差别，如十二指肠溃疡在北英格兰和苏格兰比在英国其他的地方更为常见。

病理学

胃溃疡可发生于胃的任何部位，但最常见于胃小弯。绝大多数十二指肠溃疡发生在十二指肠冠，周围黏膜表现为炎症、出血和易脆（十二指肠炎）。糜烂为表浅黏膜缺损，而消化性溃疡则是溃疡部位的表面上皮细胞损害，穿透黏膜肌层；该处基底为纤维组织，炎症细胞增多。DU 中，幽门螺杆菌相关性胃炎局限在胃窦部，而 GU 中还累及胃体。有时消化性溃疡并不合并幽门螺杆菌的感染，比如 Zollinger-Ellison 综合征。

临床特征

主要临床表现是上腹痛。现已发现若患者能指出腹痛位于上腹部，这会有很大的诊断价值。腹痛与进食的关系个体差异很大，总体而言没有诊断价值。典型的 DU 腹痛发生于夜间（同样可在白天发生），饥饿时疼痛加重。使用抗酸药对 GU 和 DU 均有益。

恶心常和腹痛伴随出现；呕吐较少见，但呕吐后腹痛会缓解。胃灼热常由酸反流所致。可出现厌食和体重下降，常见于胃溃疡。如果患者主诉持续剧烈腹痛，则可能出现并发症，如穿孔破入其他脏器。背痛提示十二指肠后壁穿透性溃疡。偶尔严重的溃疡形成是无症状的，约有 50% 的患者死于消化性溃疡并发症，却在事前不知道自己患有溃疡。患者首次发病可表现为呕血、黑便或穿孔。

如果不治疗，DU 症状会周期性发作，可自行缓解和复发。该病的自然病史为若干年后缓解但会伴发萎缩性胃炎，胃酸的分泌也随之减少。

查体：通常没有帮助。上腹部压痛常见于非溃疡性消化不良。

幽门螺杆菌感染的诊断

非侵入性方法

- ^{13}C 尿素呼气试验（图 6.12）：是确定幽门螺杆菌感染快速而简单的方法，通常用于筛查。当摄入 ^{13}C 尿素后，用质谱仪检测呼气中的 $^{13}CO_2$。这种仪器很昂贵，但这项检查敏感性（97%）和特异性（96%）都很高。呼气试验还用来检测治疗后幽门

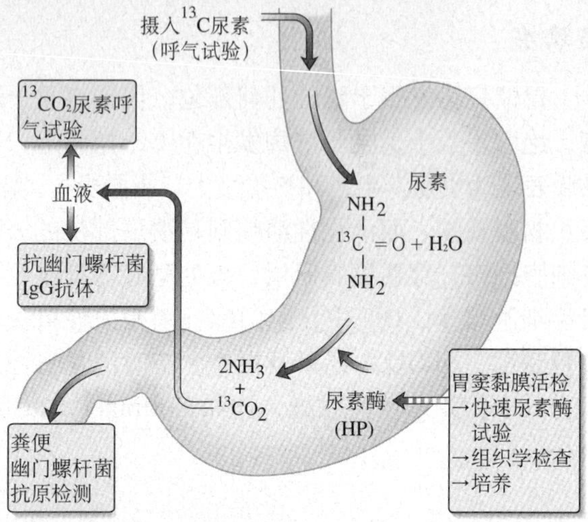

图 6.12　幽门螺杆菌的尿素代谢过程及各种检测幽门螺杆菌的方法。

螺杆菌是否根除。

- **血清学试验检测 IgG 抗体**：也有很高的敏感性（90%）和特异性。这项检查用于诊断和流行病学调查。根除治疗后 IgG 滴度一年内会下降 50%，因此不能用于检测是否根除和现有感染。唾液中也存在抗体，但其敏感性和特异性不如血清学检查。
- **粪便检测**：目前广泛应用特异性单克隆抗体免疫测定法来定性检测幽门螺杆菌抗原。其整体敏感性为 96%，特异性为 97%。可用于诊断幽门螺杆菌感染以及监测根除治疗疗效。（患者应停用 PPI 一周，但可以继续使用 H_2 受体阻滞剂。）

侵入性方法（内镜）

- **快速尿素酶试验**：将胃活检组织放入含有苯酚红的尿素溶液中。如果存在幽门螺杆菌，尿素酶就会分解尿素，释放氨，增大溶液的 pH 值使其颜色迅速改变。
- **培养**：可以用一种特殊的介质培养获得的活检组织，同时能够检测敏感抗生素。
- **组织学检查**：内镜下获得胃黏膜组织，对切片进行常规（Giemsa）染色，可检测幽门螺杆菌。

可疑消化性溃疡病的检查

- 55 岁以下具有典型消化性溃疡病症状的患者，如果幽门螺杆菌检查为阳性，可以不接受其他检查直接采取根除治疗。
- 对于**老年人**，需要证实消化性溃疡。内镜是优先选择的检查方法（图6.13）。所有胃溃疡都应取活检。图 6.14 显示十二指肠溃疡。
- 具有“报警症状”的所有患者都应进行胃镜检查。

根除治疗

目前的推荐意见是所有十二指肠和胃溃疡的患者都应该进行幽门螺杆菌根除治疗。

许多患者都进行了幽门螺杆菌检测（见上文）。一些患者只是偶然感染幽门螺杆菌，并没有胃或十二指肠病变，对于这些患者是否也应接受根除治疗尚有争议（见功能性消化不良）。近年来 GORD 和食管下段腺癌的患病率有所增加，一些胃肠学家认为和根除幽门螺杆菌治疗有关。但这似乎不太可能。正是因为幽门螺杆菌与胃癌有关，并且为了减轻症状，所以才经常建议根除幽门螺杆菌。

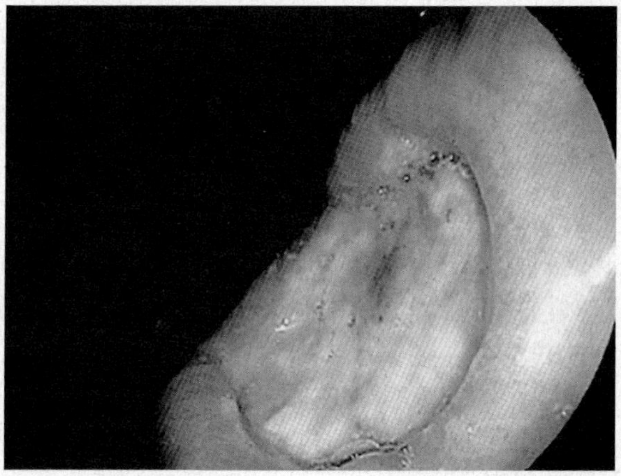

图 6.13　（也见彩图6.13）良性胃溃疡的内镜图像。Courtesy of Dr P.D. Fairclough.

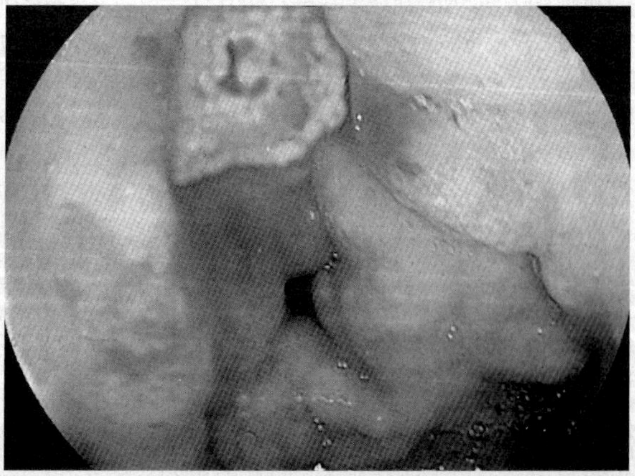

图 6.14　（也见彩图 6.14）十二指肠溃疡。内镜图像显示溃疡和十二指肠皱襞炎症。Courtesy of Dr P.D.Fairclough.

对于大约90%的患者，所有的根除治疗都能成功。

发达国家中幽门螺杆菌再感染是比较少见的(1%)。在发展中国家，治疗的依从性差、甲硝唑耐药率高（> 50%），常使根除治疗失败。

根除治疗有多种方案，但是任何一种方案都要考虑到以下因素：

- 患者对选择治疗的药物需有良好的依从性
- 对抗生素甲硝唑的高耐药性（25%+）
- 口服甲硝唑治疗的不良反应
- 鳌合铋剂口感较差，即使是片剂也是如此。

目前推荐的方案为三联疗法，包含一种 PPI 和两种抗生素，共服用一周。例如：

- 奥美拉唑20mg + 甲硝唑 400mg + 克拉霉素500mg（所有药物均每天 2 次）
- 奥美拉唑 20mg + 克拉霉素 500mg + 阿莫西林 1g（所有药物均每天 2 次）。

目前还没有证实存在阿莫西林耐药。

枸橼酸铋钾与溃疡面相粘附可以刺激前列腺素分泌，从而有效地对抗幽门螺杆菌。可和其他两种抗生素合用作为根除治疗方案，但该药会使舌头和粪便变黑。

在一些方案中，H_2受体拮抗剂，如雷尼替丁和雷尼替丁铋酸盐，可取代 PPI。

一般建议

应该大力鼓励患者戒烟，因为吸烟会延缓黏膜的愈合。在根除治疗后，消化性溃疡患者通常需要 3 ~ 4 周的 PPI 巩固治疗。

治疗是否有效应用患者症状是否消失来衡量。如果症状持续存在，则应进行^{13}C尿素呼气试验或者粪便幽门螺杆菌抗原检查以明确幽门螺杆菌是否被根除。有并发症，如出血或穿孔的患者应经常检查以确认根除治疗是否彻底。

胃溃疡患者在治疗 6 周时应复查胃镜以排除恶性肿瘤。

消化性溃疡的并发症

出血（见下文）。

穿孔（Box 6.5）

消化性溃疡的穿孔率在逐渐下降，这应部分归功于更好的药物治疗。十二指肠溃疡穿孔较胃溃疡为多，通常破入腹膜腔，有时也可穿入小网膜囊。

> **Box 6.5 可疑消化性溃疡穿孔**
>
> **注意寻找：**
> - 其他急性胃肠道疾病（如胆囊炎、胰腺炎——检测血清淀粉酶）
> - 非胃肠道疾病（如心肌梗死）
> - 老年患者和使用类固醇的患者的无痛性穿孔。
>
> **注意：**
> - 漏诊穿孔是有危险的。
> - 如果诊断为胰腺炎，则应避免剖腹手术。

穿孔治疗

详细的处理措施见本章相关部分。可进行外科手术缝合穿孔处并做腹腔引流。保守治疗包括胃肠减压、静脉补液及抗生素治疗，常用于老年患者和危重患者。

胃流出道梗阻

梗阻部位可在幽门前区、幽门区或十二指肠。梗阻的原因可以是活动性溃疡周围水肿，也可以是溃疡愈合形成瘢痕。目前梗阻在消化性溃疡和胃的恶性肿瘤中比较少见，常见于 Crohn 病和胰腺癌的外压。成人肥厚性幽门狭窄是罕见的原因。

梗阻的主要症状是呕吐，通常不伴有疼痛，因为溃疡的特征性疼痛会因为愈合而减轻。

呕吐是喷射性的，而且量大。呕吐物包括隔夜宿食。患者腹部查体可闻及振水音。

严重的或持续的呕吐会导致胃酸丢失，发生代谢性碱中毒。

内镜检查可确诊。但是如果在禁食状态下胃肠减压引流出大量液体，则应疑诊。补充水和电解质是必需的，同时应常规通过鼻胃管进行胃肠减压。部分患者的症状经上述措施和抑酸治疗后能够得到缓解。还可进行内镜下扩张治疗，70% 的患者不需要外科手术。

外科治疗及其长期效果

消化性溃疡病的外科治疗只用于并发症的处理：

- 对于反复发作、无法控制的出血，可结扎出血血管
- 修补穿孔。

这两种情况下都不需要做胃大部切除术或迷走神经切断术。

手术有两种术式：

- **胃部分切除术**
- **迷走神经切断术**：通常采用高选择性迷走神经切断术，或者近端胃迷走神经切断术，仅切断营养壁细胞的神经，此时可不用胃引流。

术后远期并发症仍然时有所见。

- **溃疡复发**：检查幽门螺杆菌感染。排除Zollinger-Ellison综合征。
- **倾倒综合征**：用来描述胃大部切除术或胃肠吻合术后患者出现的一系列上腹部症状（包括恶心、腹胀、出汗、乏力和心悸）。这是由于食物快速进入空肠，从而引起体液对高渗负荷的快速稀释。有许多患者有轻微的倾倒症状，但患者能很快适应，很少成为临床问题，其症状有功能性因素参与。
- **腹泻**：主要见于迷走神经切除术后。有时会出现急性或反复严重发作（1%）。可使用止泻药治疗。
- **营养性并发症**：
  - 贫血：多由吸收不良导致缺铁性贫血；
  - 有时叶酸缺乏与摄入不足有关；
  - 维生素 B_{12} 缺乏：由内因子缺乏所致；
  - 体重不增：与术后厌食有关。

其他幽门螺杆菌相关性疾病

胃腺癌

在胃癌高发国家，胃癌的发生与幽门螺杆菌感染相平行。血清学检查显示感染幽门螺杆菌的患者胃癌发病率较高。深入讨论见下文。

胃B细胞淋巴瘤

超过70%的胃B细胞淋巴瘤（黏膜相关性淋巴组织——MALT）患者有幽门螺杆菌感染。现已证实幽门螺杆菌相关性胃炎中存在单克隆B细胞，这些细胞最终可发展为MALT淋巴瘤。

胃病和胃炎

胃病：是指黏膜层上皮和内皮细胞受损，但程度很轻或没有伴随炎症。胃镜下常看到糜烂和上皮下出血。

胃炎：是胃黏膜炎症。

这些术语的使用比较宽松，尤其是如果内镜下黏膜发红，常描述为“胃炎”。但胃炎与胃病不同，其诊断应该有组织学依据。

1990年制订了胃炎的悉尼分型，但并没有被普遍地接受。因为组织学和胃镜下表现之间的相关性差。

胃病最常见的病因是与使用阿司匹林、NSAID或酒精相关的黏膜损害。

胃炎最常见的病因是幽门螺杆菌的感染（80%），这在本章相关部分深入讨论。自身免疫性胃炎占5%，其他病因包括病毒感染（如巨细胞病毒和单纯疱疹病毒）、十二指肠胃反流和其他特异性疾病，如Crohn病。

糜烂和出血性胃病

阿司匹林和其他NSAID类药物通过抑制环氧合酶（COX）途径减少黏膜中的前列腺素，因此最终导致黏膜损伤。环氧合酶有两种主要形式：COX-1要素酶和COX-2诱导酶。感染区域的细胞因子刺激产生COX-2。现已有特异性作用于COX-2的NSAID上市，这些药物对胃黏膜中的COX-1影响较小。虽然仍能损害胃黏膜，但比同时抑制COX-1的药物的不良反应小。

规律服用NSAID药物的患者中有50%会出现胃黏膜损害，大约30%在内镜下可见溃疡。其中仅有一小部分人（大约5%）会出现临床症状，只有1%~2%会出现严重问题，如消化道出血。由于大量人群服用NSAID类药物，其中包括为预防血管病变而服用小剂量阿司匹林的人，因此这是一个严重的问题，尤其在老年人更是如此。

幽门螺杆菌感染和NSAID类药物是溃疡发生的独立危险因素，但是很少有证据提示幽门螺杆菌感染会增加服用NSAID患者发生溃疡的危险。

高浓度的酒精会破坏胃黏膜屏障，造成急性胃黏膜糜烂和黏膜下出血，导致上消化道出血。

急性糜烂出血性胃病还见于严重应激状态（应激性溃疡）、继发于烧伤（Curling溃疡）、创伤、休克、肾病或肝脏疾病（所谓的门脉性胃病）。这些溃疡产生的机制不明，可能与黏膜供血改变有关。

治疗

患者首先应停用NSAID或者戒酒。发现黏膜损伤或临床症状持续存在时常给予 H_2 受体阻滞剂或者 PPI 进行试验性治疗。对于已有溃疡的患者，服用 PPI 是最好的治疗。很少有证据证明根除幽门螺杆菌有助于治疗，但是如果发现幽门螺杆菌，应给予根除治疗。

对于许多严重关节炎患者停用NSAID是不太现实的。使用方法：

- 使用消化道不良反应少的NSAID，剂量尽可能小
- 对于所有高危患者，应进行预防性保护治疗：如 PPI 或者米索前列醇（前列腺素 E_1 的合成衍生物）。危险因素包括：年龄>65岁；既往有消化性溃疡史，尤其是有并发症者；接受糖皮质激素或抗凝药物治疗的患者。

自身免疫性胃炎

累及胃底和胃体（全胃炎），由于壁细胞减少导致萎缩性胃炎。

可出现胃酸缺乏和内因子缺失，引起恶性贫血。血清中可以检测到抗胃壁细胞和抗内因子的自身抗体。

Ménétrier 病

这是一种罕见的疾病，表现为胃黏膜皱襞粗大，主要发生在胃底和胃体。组织学检查可见胃小凹增生、腺体萎缩和黏膜增厚。常存在胃酸分泌过少。

患者常主诉上腹痛，有时可出现外周水肿。水肿是因为胃黏膜丢失大量蛋白所致低蛋白血症。可能是一种癌前病变。治疗方法不详，因为有些患者能够自行缓解。通常给予抗分泌药物，个别患者需要外科手术治疗。

消化不良的社区治疗

消化不良在人群中很常见，现已有非处方抗酸药和 H_2 受体拮抗剂上市，并且被广泛使用。

有些患者病史提示胃食管反流病（GORD），这一消化不良亚组的患者应该接受治疗。

消化不良的年轻患者（小于45岁）中很少见到严重的胃肠道疾病，因此不必行胃镜检查，可以通过血清学检查来诊断幽门螺杆菌感染。如果幽门螺杆菌阳性，则应进行根除治疗，如果根除治疗后患者的症状持续不缓解，应再进行进一步检查。幽门螺杆菌阴性的患者应按照功能性消化不良治疗，功能性消化不良比器质性疾病更常见。

新发生消化不良的年龄稍大者（大于45岁）以及所有具有“报警症状”的患者，均应进行胃镜检查，以除外明显的器质性疾病。在这一年龄组中，功能性消化不良也很常见，应给予对症治疗以改善生活质量。

治疗方法

抗酸药（见本章前文相关部分）。

H_2 受体阻滞剂：其分子结构使得药物能与壁细胞上的 H_2 受体结合，使胃酸的分泌减少 80%以上。有助于治疗消化不良，并作为某些根除幽门螺杆菌方案使用的药物之一。各种 H_2 受体阻滞剂之间差异很小，但是某些药物不良反应较多，并与其他的药物（如华法林）有相互作用。

质子泵抑制剂：也被广泛应用，对缓解反流症状非常有效。也可用于功能性消化不良。尽管PPI价格昂贵，但许多患者发现这类药物物有所值。

胃肿瘤

腺癌

在英国胃癌（见图 6.17）的死亡率居所有癌症的第八位。世界各地的发病率不同，日本和智利的发病率较高，美国发病率较低。

英国每10万位男性中每年约有15人患胃癌。尽管世界范围内，甚至在日本，胃癌的发病率都在下降，但在西方国家，近端胃癌的发病率却在增加。发病率随年龄的增加而增加（发病高峰在 50 ~ 70 岁），30 岁以下的人罕见，男性比女性多见。

流行病学和发病机制

幽门螺杆菌感染和胃癌之间有很大的相关性。幽门螺杆菌感染引起慢性胃炎并最终导致萎缩性胃炎和肠化生——一种癌前病变（图6.15）。幽门螺杆菌的家族内传播可以解释许多早期流行病学数据（例如，社会经济地位较低的人群中癌的发病率较高）。WHO 已将幽门螺杆菌列为 1 类致胃癌物质。

饮食因素也会影响胃癌发生。在癌症发生过程中，饮食因素可作为初始和促进因素起作用。食盐过多

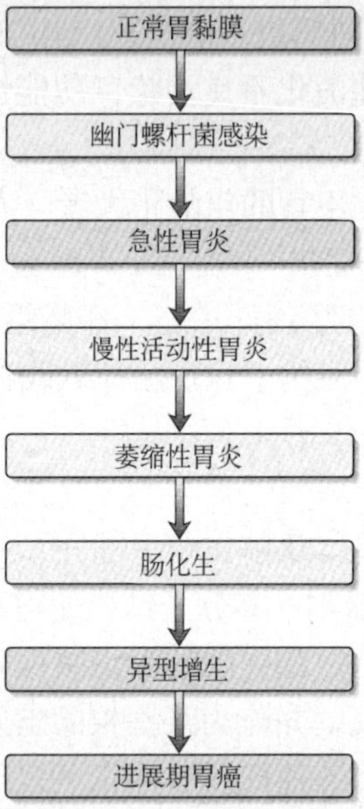

图 6.15 **幽门螺杆菌感染相关性胃癌发生的流程图。**

会增加患病危险。饮食中的亚硝酸盐在中性条件下经过细菌作用转化为亚硝胺，而已知亚硝胺在动物试验中有致癌作用。亚硝胺同样存在于胃酸缺乏患者的胃中，这些患者发生胃癌的风险增加。富含蔬菜、水果以及低盐的饮食能预防癌症。吸烟也与胃癌的发病率增加有关。

最常见的基因异常是抑癌基因杂合性丢失，如*p53*（见于 70% 的胃癌以及癌前状态中）和 *APC* 基因（见于超过 1/3 的胃癌中）。这些基因异常与结直肠癌的基因改变是相同的。一些有弥漫性胃癌的家族已显示有E钙黏蛋白基因突变。A型血的胃癌患病率较高。1级亲属中有胃癌患者的，患病的相对危险性增加 2～3 倍。

没有证据显示良性胃溃疡（见图 6.13）能进展到胃癌。但是很难鉴别良性溃疡和恶性溃疡，因为即使是恶性溃疡也可以通过药物治疗而部分愈合，因此最初人们认为胃溃疡可以恶变。

恶性贫血者发生胃癌的危险性轻度增加。这些患者中胃体和胃底的萎缩性胃炎可能是胃癌的癌前病变。

无论是因为胃溃疡还是十二指肠溃疡进行胃大部切除术，术后胃癌的患病率均会增加。这可能反映最初的溃疡是由幽门螺杆菌感染所致。

筛查

即使对胃癌进行治疗，其预后也很差。早期诊断可能会有助于改善疾病进程，我们将在后面讨论筛查策略。但筛查对胃癌总体死亡率并没有影响。同样，对消化不良进行早期检查对死亡率只有很小的影响。

早期胃癌

在日本，使用移动 X 线设备进行大规模筛查明显提高了早期胃癌的诊断率。早期胃癌的定义是局限在黏膜和黏膜下层的癌，5 年生存率大约是 90%，在英国患有胃癌的大部分人群中，仅有0.7%确诊为早期胃癌，而且常常是偶然发现的（图 6.16）。

病理学

绝大部分胃癌发生于胃窦部，几乎无一例外都是腺癌。常见“肠型”，肿瘤为息肉样或边缘隆起卷曲的溃疡样病变，周围黏膜可见肠化生，可伴有幽门螺杆菌感染。弥漫型由分散的或小簇的细胞构成，通常有黏膜下广泛浸润，即“皮革胃”，X 线下可见胃壁僵硬。

临床特征

症状

最常见的症状是上腹痛，这与消化性溃疡所致的疼痛很难鉴别，两种腹痛都可以被食物和抗酸剂所缓

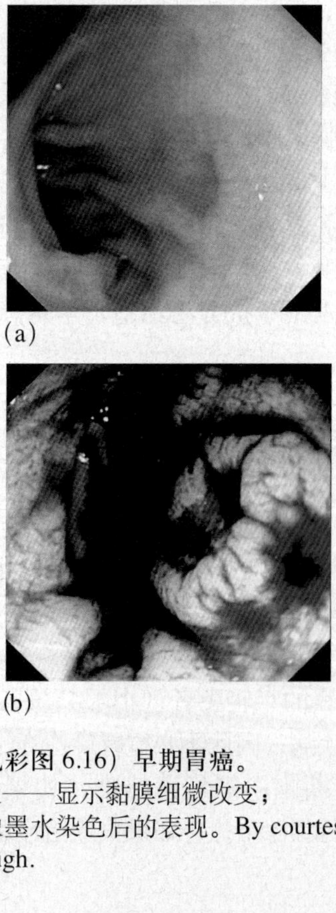

(a)

(b)

图 6.16 **（也见彩图 6.16）早期胃癌。**
(a) 内镜下图像——显示黏膜细微改变；
(b) 同样的图像墨水染色后的表现。By courtesy of Dr Peter Fairclough.

解。疼痛会在强度上有所不同，但可以是持续和剧烈的。绝大部分胃癌患者就诊时已处于进展期，可表现为恶心、厌食和体重下降。肿瘤位于幽门附近可导致频繁呕吐，而且呕吐可能很剧烈。胃底癌可出现吞咽困难。大量呕血并不常见，但是因隐性失血导致贫血是很常见的。早期胃癌通常没有任何症状。

患者可有转移表现。腹水导致腹胀，肝受累导致黄疸。转移还可见于骨、脑和肺，并产生相应的症状。

体征

在约 50% 的患者身上可以触及上腹部包块，有时还会有腹部压痛。体重下降常是惟一的症状。有时可触及锁骨上淋巴结肿大（Virchow 淋巴结）。超过 1/3 的患者有转移体征。胃癌是最常与皮肌炎以及黑棘皮病相关的肿瘤。

检查

- **全血常规计数和肝生化检查。**
- 胃镜（图 6.17）：胃镜常是首选的检查。其优点是可以取活检从而做组织学分析并除外淋巴瘤。几乎所有的明显癌肿病例均可获得阳性活检组织。但阴性的病理结果并不能排除胃癌诊断，因此应该在溃疡周边和基底取 8 ~ 10 块活检。表面刷取组织细胞检查会提高诊断率。
- 钡餐：很大程度上已经被胃镜所取代，但高质量的气钡双重对比造影诊断准确率可高达 90%，胃癌常表现为充盈缺损和边缘隆起的不规则溃疡，而弥漫浸润型胃癌（皮革胃）的 X 线显示为整个胃壁僵硬。

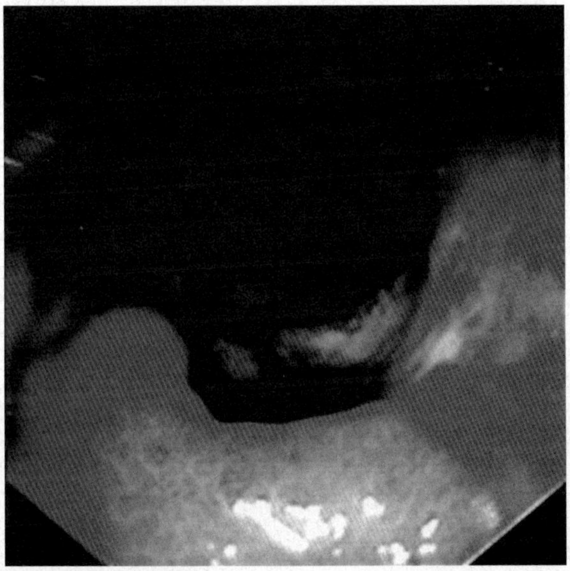

图 6.17 （也见彩图 6.17）胃癌。内镜图像显示不规则的大溃疡，周围边缘不整齐且卷曲。

分期

影像学：CT 可以证实胃壁增厚，但对于评估肿瘤对周围组织的浸润程度价值有限。超声可以证实肿物并测量胃壁厚度，进而可以探查肝。超声内镜可以证实癌肿穿透胃壁，以及对淋巴结的侵犯，从而弥补了CT和超声的不足。

使用 TNM 分期。肿瘤（T）：提示肿瘤浸润深度；N：指有无淋巴结转移；M：指有无远处转移。

据此，TNM 分期可分为 0 ~ 4 期，约有 2/3 的患者就诊时为 3 或 4 期，即晚期。

治疗

日本早期胃癌（EGC）术后的 5 年生存率是 90%，但日本以外地区早期胃癌很少见。对能够接受手术的患者来说手术仍然是最好的治疗方式。更好的术前分期可以减少接受手术的患者数，并使术后总体 5 年生存率增加约30%，“根治”手术的5年生存率高达 50%。手术、辅助放化疗以及晚期治疗见第 9 章。尽管预后有所改善，但胃癌患者总体生存率并没有提高，5 年生存率约 10%。

缓解疼痛等姑息治疗以及心理支持也是很重要的，见第 9 章。

间质瘤

这些肿瘤通常被称作平滑肌瘤或平滑肌肉瘤，但它们起源于间质而不是平滑肌，并且学界认为它们与 Cajal 间质细胞起源相同，但分化方式不同。细胞原致癌基因 *KIT* 突变可导致酪氨酸激酶 KIT（CD 117）激活并在细胞表面表达。间质瘤通常没有症状，一般是在检查中偶然发现的，但有时可表现为溃疡和呕血。

治疗：为外科手术治疗。这种肿瘤生长较慢，通常认为是良性的，但组织学检查中，如果肿瘤在镜下每10个高倍视野中有多于10个有丝分裂即为恶性或表示复发。对于不能切除的或者已经有转移的肿瘤，可以使用酪氨酸激酶抑制剂——伊马替尼。

原发性淋巴瘤

在发达国家，胃淋巴瘤占所有胃恶性肿瘤的10%，多为B细胞型非Hodgkin淋巴瘤。胃黏膜相关淋巴组织（MALT）淋巴瘤是由幽门螺杆菌感染引起的，其临床表现与胃癌相同。幽门螺杆菌感染引起的有些淋巴瘤在根除治疗后能治愈。其他淋巴瘤在治疗上通常采用化疗合并或不合并放疗。该病预后良好，5年生存率约有 75%，但取决于淋巴瘤类型。

胃息肉

较少见，常为偶然发现。息肉常无症状，最常见的是再生或增生性息肉，常为多发但无需治疗。腺瘤性息肉很罕见，推荐进行胃镜下切除，因为有恶变倾向。但绝大部分胃癌并不起源于原来存在的腺瘤（这与结肠癌不同）。

推荐读物

Gelaney et al. (2000) Cost effectiveness of initial endoscopy for dyspepsia in patients over 50 years of age. *Lancet* **356**:1965-1969.

Fox JG, Wang TC (2001) *Helicobacter pylori*-not a good bug after all. *New England Journal of Medicine* **345**:829-831.

Graham DY (2001) Therapy of *H. pylori*:current status and issues. *Gastroenterology* **118** :52-58.

Hohenberger P, Gretschel S (2003) Gastric cancer. *Lancet 362*:305-315.

Kelson DP(2004) Esophageal and gastric cancer. *Seminars in oncology* **31**:441-554.

Laine L (2001)Approaches to nonsteroidal anti-inglammatory drug use in the high-risk patient. *Gastroenterology* **120**:594-606.

急性和慢性胃肠道出血

本章节应与所提到的相应疾病对照阅读。

急性上消化道出血

呕血是指呕吐出血液，血液来自十二指肠远端以上的病变。

黑便是指排出柏油样便，黑色是由于细菌分解血液所致——50ml以上的出血即可表现为黑便。黑便可由盲肠以上（包括盲肠）任何部位的病变所引起。上消化道大出血后，可以从直肠排出没改变颜色的血液（由于快速通过所致），但这种情况很罕见。血便的颜色不仅取决于出血的部位，还取决于通过消化道的时间。

病因学

消化性溃疡是上消化道严重出血或致命性出血最常见的原因。其他病因见图 6.18。这些病因的相对发生率根据患者人群的不同而不同，总体而言发病率在下降。在发展中国家，出血性病毒感染（见表 2.23）会导致明显的胃肠道出血。

药物：阿司匹林（即使是 75mg/d）和其他 NSAID 类药物能够引起胃损伤。这些药物也能引起胃和十二

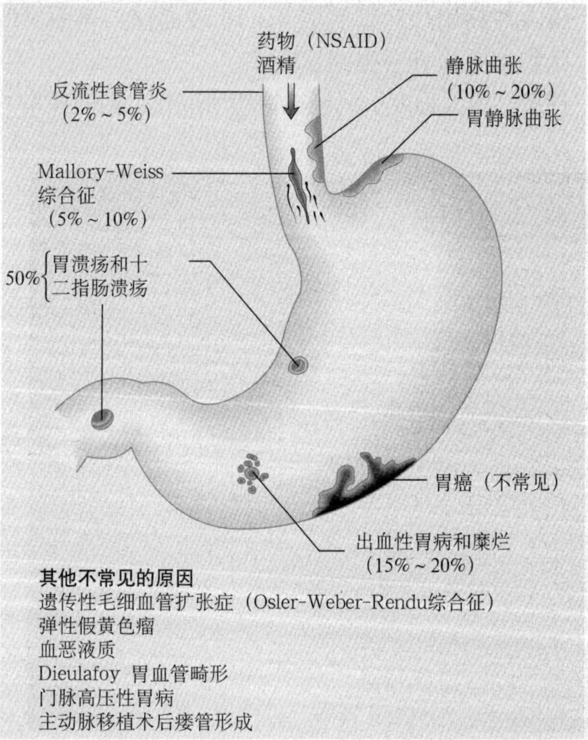

图 6.18　上消化道出血的病因。同时标明估计发生率。

指肠溃疡从而造成消化道出血，尤其见于老年人。因为这些药物为非处方药，所以需要详细询问病史。一般治疗量的糖皮质激素可能对胃肠道出血没有影响。抗凝药物不会引起急性胃肠道出血，但是一旦出血，无论其病因，使用抗凝药的患者出血量要大得多。

对患者的临床评估

所有近期新出现的（即48小时内）明显胃肠道出血患者都应该到医院就诊。许多患者不需要紧急的处理，因为仅有小量的失血，患者的心血管系统可以代偿。约有85%的患者在48小时内出血自行停止。

以下因素会影响治疗：

- 年龄（见下文）
- 出血量，从中能估计患者的严重程度
- 持续可见的出血
- 查体时慢性肝病的体征
- 伴发疾病的证据：心力衰竭、缺血性心脏病、肾脏疾病以及恶性疾病
- 出现休克的典型临床表现（皮肤苍白、鼻尖冰凉、脉快及低血压——见急诊 Box 6.1）。

合并有肝脏疾病的患者，如果食管胃底静脉曲张引起出血，那么出血很严重而且会复发。脾大可提示门脉高压，但是没有脾大也不能除外食管胃底静脉曲张。可发展为肝衰竭。

对于合并休克的患者需注意外周动脉收缩会使血压假性升高。

急诊 Box 6.1　急性上消化道出血的处理

- 询问病史和查体。
- 监测脉搏和血压，每半小时一次。
- 采血检测血色素、尿素氮、电解质、血型和交叉配血（最初配血2个单位）。
- 建立静脉通路——如果出血严重则需开放中心静脉。
- 必要时输血或胶体，输血指征如下：
  (a) 休克（皮肤苍白、鼻尖冰冷、收缩压＜100mmHg或脉搏＞100次/分）
  (b) 近期出血或活动性出血的患者，血色素＜10g/dL。
- 对休克患者给予吸氧。
- 对休克或肝病患者行急诊内镜检查。
- 持续监测脉搏和血压。
- 持续性出血或低血容量时复查内镜。
- 持续出血时需外科手术。

紧急处理

- 迅速询问病史和查体。
- 记录患者年龄。
- 快速评估血流动力学状况。
- 寻找伴发疾病的证据。
- 取血检测：血色素、尿素氮、电解质、肝功、尿常规、凝血功能、血型和交叉配血。
- 停用药物：如 NSAID 和华法林。

对于有大量出血和休克临床表现的患者，需要进行紧急复苏，休克的详细处理措施见图15.21。许多医院都有由各科专家共同组成的小组，制定出相应规范并应严格执行。这些患者需要严密监护，患者应面罩吸氧并禁食，直至进行内镜检查。

血容量

主要原则是快速使血容量恢复正常。最好的方法是通过一个或多个大孔径静脉通路输入全血。应给予生理盐水直到开始输血。

应严格监测输血速度以避免输入过多导致心衰。脉搏和静脉压是衡量输液速度的最好指标，对所有出现器官衰竭、需要输血以及严重低血压的患者都应监测中心静脉压。

贫血不会立即出现，因为没有立即发生血液稀释。因此血色素不能提示是否需要输血。如果血色素下降（低于10g/dL），患者有近期出血史或活动性出血，则需要输血。绝大多数患者出血停止是暂时的，因此应进行进一步检查。

内镜检查

大部分患者应在24小时内行内镜检查。尽早内镜检查有助于诊断并决定患者能否出院，特别是那些少量出血以及60岁以下的患者。有些医院使用临床危险评分来确定无需内镜检查的低危患者。

休克、怀疑肝病或持续出血的患者应行**急诊内镜检查**（如复苏后），内镜检查可以发现80%以上患者的出血原因。消化性溃疡患者，如果镜下发现近期出血征象（如动脉喷血、活动性渗血、新鲜或机化血凝块或黑斑），再出血的可能性很大。

在首次内镜检查时：

- 应该注射治疗曲张静脉——见第7章静脉曲张治疗

- 所有的出血性溃疡都应该注射肾上腺素，血管可用热探头凝固、激光治疗或者使用金属夹。

这些措施可以降低再出血的发生率，但并不能显著改善死亡率，因为72小时内再出血的发生率仍有20%。本组中所有患者都应静脉给予奥美拉唑80mg，以后8mg/h持续输注72小时，这样会降低再出血率以及手术率。

药物治疗

目前很少有证据证明H_2受体阻滞剂和质子泵抑制剂（PPI）类药物可以影响消化道出血患者的死亡率。通常对所有溃疡患者均给予PPI类药物，因为这类药物可使患者长期获益。如果出血难以停止，可以注射生长抑素（减少内脏血流同时减少酸分泌），但是对临床实验进行荟萃分析并未显示出确切的疗效。

再评估或危险因素

- 很明显，年龄是显著相关的：60岁以下消化道出血患者的死亡率很低（< 0.1%），但80岁以上的患者死亡率> 20%。
- 反复出血的患者死亡率增高。
- 大部分再出血（大约占所有病例约20%）发生在48小时内。
- 伴发疾病不可避免地会增加死亡率。
- 黑便的严重程度较呕血小。
- 任何时候休克患者的死亡率均高。

不能控制的或再发性出血

在可能的情况下，应复查内镜，评价出血部位并进行治疗。只有当出血持续和（或）不能控制时，才需要手术治疗，而且手术应仅限于止血。

出院原则

应考虑患者的年龄、内镜下诊断、伴发疾病以及有无休克。一般来说，所有血流动力学稳定、内镜下没有近期出血征象的患者可以在24小时内出院。所有休克以及有伴发疾病的患者需住院观察。

特殊疾病

慢性消化性溃疡：应尽快开始幽门螺杆菌根除治疗，持续使用PPI 4周以确保溃疡愈合。患有上消化道出血的患者需要监测幽门螺杆菌感染是否根除。如果需要控制出血，可以手术结扎出血血管，但并不需要进行其他手术。

胃癌：绝大多数胃癌患者胃癌所致出血的量不大，但有时需手术来治疗难以控制的或反复的出血。手术一般推迟到对患者进行全面评估后进行。

食管胃底静脉曲张：见第7章。

胃食管黏膜撕裂综合征（Mallory-Weiss综合征）：这是由于腹内压突然增高引起的胃食管交界黏膜线性撕裂。常发生于剧烈的咳嗽或干呕后，典型者见于大量饮酒后。但是患者在此之前可没有干呕病史。出血量可以很大，但绝大多数患者出血能够自行停止。早期内镜检查能够确诊，并使患者及早出院（在24小时内）。很少采用手术修补撕裂伤。

预后

近些年来，尽管治疗措施有许多变化，但是上消化道出血的死亡率并没有变化，从5%到12%不等，主要因为许多患者是老年人，并且患有更多的伴发疾病。专业机构或消化外科病房内死亡率最低。迄今为止，早期内镜治疗并没有减少死亡率，但是减少了出血事件。

急性下消化道出血

下消化道大量出血很少见。但痔所导致的小量出血却非常常见。大量出血常见于憩室病或缺血性结肠炎。下消化道出血的原因见图6.19。

治疗

绝大部分下消化道出血是自行发生的。只有少数持续出血以及血流动力学不稳定的患者需要进行复苏，其原则与上消化道出血的处理原则相似，很少需要外科手术。可以根据病史和以下适当的检查做出诊断：

- 直肠指诊（如癌）
- 直肠镜检查（如肛门直肠疾病，尤其是痔）
- 乙状结肠镜（如炎症性肠病）
- 钡剂造影——缺血性结肠炎
- 结肠镜——用于诊断任何黏膜病变并切除息肉
- 血管造影——血管畸形（如血管发育不良，有时可

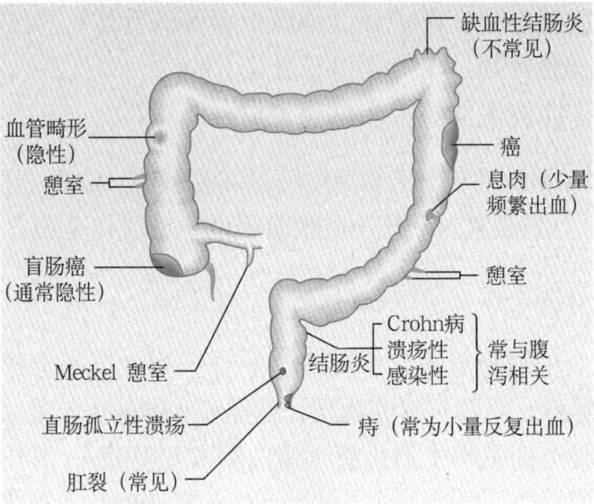

图 6.19　下消化道出血的原因。图上显示的出血位置是示意性的，许多病变亦可见于结肠其他部位。

用氩离子凝固治疗）。

年轻人（＜45岁）发生的单次直肠出血只需要直肠指诊和乙状结肠镜。在这一年龄组，如果没有很强的家族史，结直肠癌是很罕见的。

对每个病变都应该给予适当治疗。

慢性消化道出血

患有慢性出血的患者常伴有缺铁性贫血（见第8章）。

男性或者绝经后女性因慢性失血所致的缺铁性贫血常是由于胃肠道出血所致，通常来源于右半结肠肿物，因此必须排除。便潜血试验不是必需的（Box 6.6）。

诊断

慢性出血可见于能引起急性胃肠道出血（见图6.18和图6.19）的任何病变，但食管胃底静脉曲张的出血常为严重出血，而表现为慢性失血者罕见。应该注意的是，在世界范围内，钩虫是引起慢性胃肠道出血的最常见的原因。

病史和体格检查可以提示最可能的出血部位。但如果没有线索，通常同时进行上、下消化道内镜检查（全面检查）。

由于临床原因，通常先行上消化道内镜检查，因为可以在数分钟内完成；然后进行结肠镜检查，发现任何病变均应切除或活检。只有在不能进行结肠镜检查时才做钡剂造影。

下一步检查是小肠检查，但诊断率很低。

如果以上检查结果都是阴性的，下腹部和肠系膜血管造影可能会显示出血部位，但发现率很低。有时，静脉注射锝标记的胶体可用来证实出血部位在Meckel憩室。有些专科医院能进行可以观察全部小肠的内镜检查（小肠镜）。无线胶囊内镜是非常有价值的，特别是对原因不明的黑便（在最近一项研究中明确了90%的病因）。

治疗

如果病因明确，应治疗出血原因。口服铁剂治疗贫血。

Box 6.6　便潜血阳性的评估

这项检查通常不是必需进行的，只有下列情况下才有意义：

- 绝经前女性——没有月经过多史并且铁缺乏的原因不明；
- 人群大规模筛查大肠恶性疾病。
  优点：价廉，容易实行。
  缺点：假阳性率高，会导致不必要的检查。

推荐读物

BSG endoscopy committee guidelines on non-gastrointestinal haemorrhage (2002) Gut **51** Suppl 4 (October).

Lau JY et al. (2000) Effect of intravenous omeprazole on recurrent bleeding of peptic ulcers. *New England Journal of Medicine* **343**:310-316.

Pennazlo M et al. (2004). Outcome of patients with obscure GI bleeding after capsule endoscopy.*Gastroenterology* **126**: 643-653.

Rockall TA et al. (1996) National and it for acute upper gastrointestinal haemorrhage. *Lancet* **347**: 1138-1140.

Rockall TA, Logan RFA, Devlin HB, Northfield TC (1995)Incidence of and mortality from upper gastrointestinal haemorrhage in the UK. *British Medical Journal* **311**:222-226.

小肠

结构

小肠是指从十二指肠到回盲瓣。长大约 6m，上 40% 是空肠，其余是回肠。其表面积因为黏膜皱襞的存在而极度增大，另外，黏膜皱襞有无数指状突起，称为绒毛。绒毛由许多微绒毛所组成，从而进一步增加了表面积（图 6.20）。每一个绒毛都包含一个由血管、淋巴管和细胞（浆细胞和淋巴细胞）组成的中轴，并为具有吸收功能的柱状上皮细胞覆盖。Lieberkühn 隐窝开口于绒毛间隙的肠腔。

上皮细胞形成于隐窝的基底部，向绒毛顶部迁移，并从顶部脱落。这个过程需要3～4天。上皮细胞在肠腔侧有刷状缘或微绒毛，并被多糖-蛋白质复合物所覆盖。固有层包括浆细胞、淋巴细胞、巨噬细胞、嗜酸性粒细胞和肥大细胞。多肽分泌细胞散在分布于全消化道。

小肠的供血大部分是由肠系膜上动脉的分支完成的。终末支是终动脉，没有局部的吻合侧支。

肠道神经系统通过自主神经与中枢神经系统联系。黏膜、黏膜下和肌间神经丛有以下三种类型：

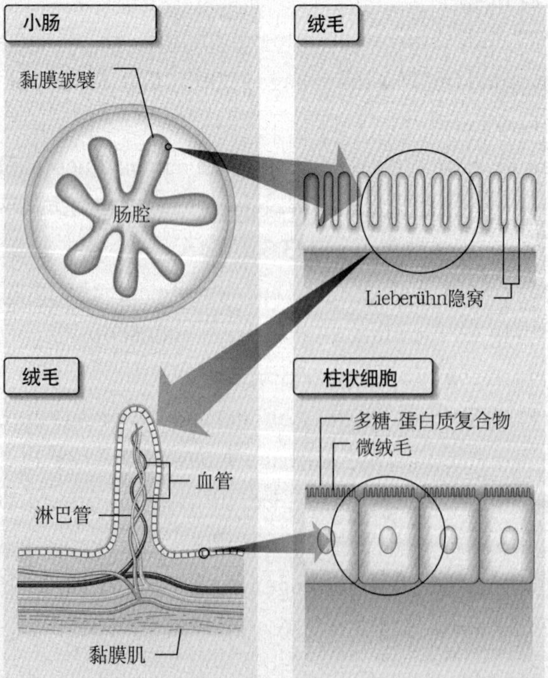

图 6.20 小肠结构。

- 胆碱能副交感神经（烟碱或毒蕈碱受体）
- 交感神经（α 受体和 β 受体）
- 非胆碱能非肾上腺素能神经（NANC）。

NANC 的传导介质可以是环磷酰苷、ATP（嘌呤系统）、肠激素（VIP——肽能假说）或氧化亚氮。

功能（表 6.5）

上皮细胞形成允许离子、小分子和大分子穿透的物理屏障。小肠与营养物质、盐类和水的消化与吸收有关。肠道细胞产生消化酶（蛋白酶和双糖酶），其中有些酶为膜性，而另一些（胰腺产生的脂肪酶）与糖蛋白相连。整个小肠都可以吸收营养，但是维生素B_{12}和胆盐在末段回肠有特异性受体。

吸收的一般原理

简单扩散

这一过程不需要能量，在肠腔（高浓度）和血液（低浓度）间存在浓度梯度即可发生。

主动转运

主动转运需要能量并可以逆浓度梯度转运，这一过程需要载体蛋白，肠上皮细胞进行主动转运是钠依赖性的，如葡萄糖通过钠依赖性载体分子（钠-葡萄糖共转运子Ⅰ，SGLTⅠ）从肠腔进入肠上皮细胞内，并通过位于基底膜的钠依赖性载体（GLUT-2）从浆膜侧转运入体内。细胞膜两侧的钠离子浓度由能量依赖性钠泵（Na^+/K^+-ATP 酶）来维持，它保持着细胞内 Na^+ 的低浓度（图 6.21）。

协助扩散

协助扩散为非能量依赖性载体介导（GLUT-5）的

表 6.5 小肠的功能
消化和吸收
持续的细胞再生和死亡
防御抗原进入：
结构性
免疫性
先天性，如抗微生物肽、三叶肽
获得性
产生神经内分泌多肽
运动功能——转运营养物质

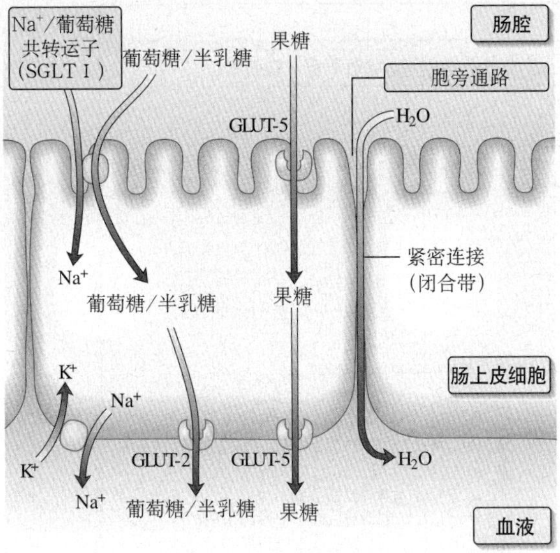

图 6.21 溶质（葡萄糖、半乳糖和果糖）在细胞顶膜的转运（葡萄糖和半乳糖通过钠 / 葡萄糖共转运子—— SGLT I转运）。果糖由 GULT-5 协助转运跨过顶膜和基膜。水主要通过细胞吸收，也可见胞旁吸收。紧密连接是一种纤维网状的力学结构。Na^+/K^+-ATP 酶位于基膜。

转运系统，比简单扩散的吸收速度快（如果糖吸收）。GLUT-5 对葡萄糖的亲和力很低。

小肠吸收

糖类

饮食中的糖类由淀粉、蔗糖和少量乳糖组成。淀粉是由大量葡萄糖单位聚合成的多糖，其水解开始于口腔中的唾液淀粉酶，但大部分水解还是由小肠上段肠腔中的胰淀粉酶来完成。这种水解是有限的，因为淀粉酶对某些葡萄糖 - 葡萄糖交联没有特异性。

淀粉以及蔗糖和乳糖的降解产物，在刷状缘细胞膜上被相应的寡糖酶、二糖酶水解，形成单糖，这些单糖被转运入细胞（图 6.21）。

蛋白质

食物中的蛋白质在吸收前经过胰酶消化。这些蛋白水解酶由胰腺以酶原的形式分泌并在肠腔转化为有活性的酶。肠腔内的蛋白质能刺激肠激酶的释放，激活胰蛋白酶原为胰蛋白酶，并顺序激活其他蛋白酶：糜蛋白酶和弹性酶。这些酶将蛋白质分解为寡肽。有些二肽和三肽可以通过载体介导被完整吸收，其余则在被吸收之前在细胞的微绒毛膜上被肽酶降解为单个氨基酸，降解过程与二糖类似。这些氨基酸通过各种载体系统被转运到细胞内。

脂肪（图 6.22）

饮食中的脂肪主要由三酰甘油、一些胆固醇和脂溶性维生素组成。在胃内乳化后，三酰甘油在十二指肠被胰脂肪酶分解为脂肪酸和甘油一酯。

胆汁在胆囊收缩时排入十二指肠。胆汁包括磷脂酶和胆盐，这些都是部分水溶性的，其作用与去垢剂相似。这些物质聚集在一起形成微粒，其亲水端暴露在外，微粒的疏水中心中包甘油一酯、脂肪酸和胆固醇，然后转运入小肠细胞膜中。

在细胞膜上，微粒的脂质成分被吸收，而胆盐留在肠腔中。在细胞内，甘油一酯和脂肪酸重新酯化为三酰甘油。三酰甘油和其他的脂溶性分子（如胆固醇和磷脂）结合为乳糜微粒被转运至淋巴。

中链三酰甘油（包含链长 6 ~ 12 个碳原子的脂肪酸）和少量长链脂肪酸可以通过门静脉转运。

胆盐不能在空肠被吸收，因此在上段消化道中胆汁的浓度很高。胆盐通过小肠并在末段回肠被吸收并重新转运回肝，因此肝肠循环阻止了过多的胆盐丢失。

图 6.22 显示脂肪吸收的病理生理机制。吸收障碍可以发生在各个阶段，从而导致脂肪泻 [> 17mmol（6g）脂肪 / 天]。

水和电解质

大量水和电解质，其中部分从饮食中摄入，但主要来源于肠道分泌，并在上段空肠与单糖、氨基酸和碳酸氢盐伴随吸收。水和电解质也通过胞旁途径利用电化学和渗透梯度吸收。回肠和右半结肠可吸收额外的水和电解质，并主动转运钠离子，但不同时吸收溶质。当小肠分泌存在而这一吸收机制异常时会导致分泌性腹泻。

水溶性维生素、基本矿物质和微量元素

这些物质都在小肠吸收。维生素B_{12}是惟一一个和胆盐一样在末段回肠特异性吸收的物质。回肠切除后通常会有这两种物质的吸收障碍。

钙离子吸收

钙的吸收将在第 10 章讲述。

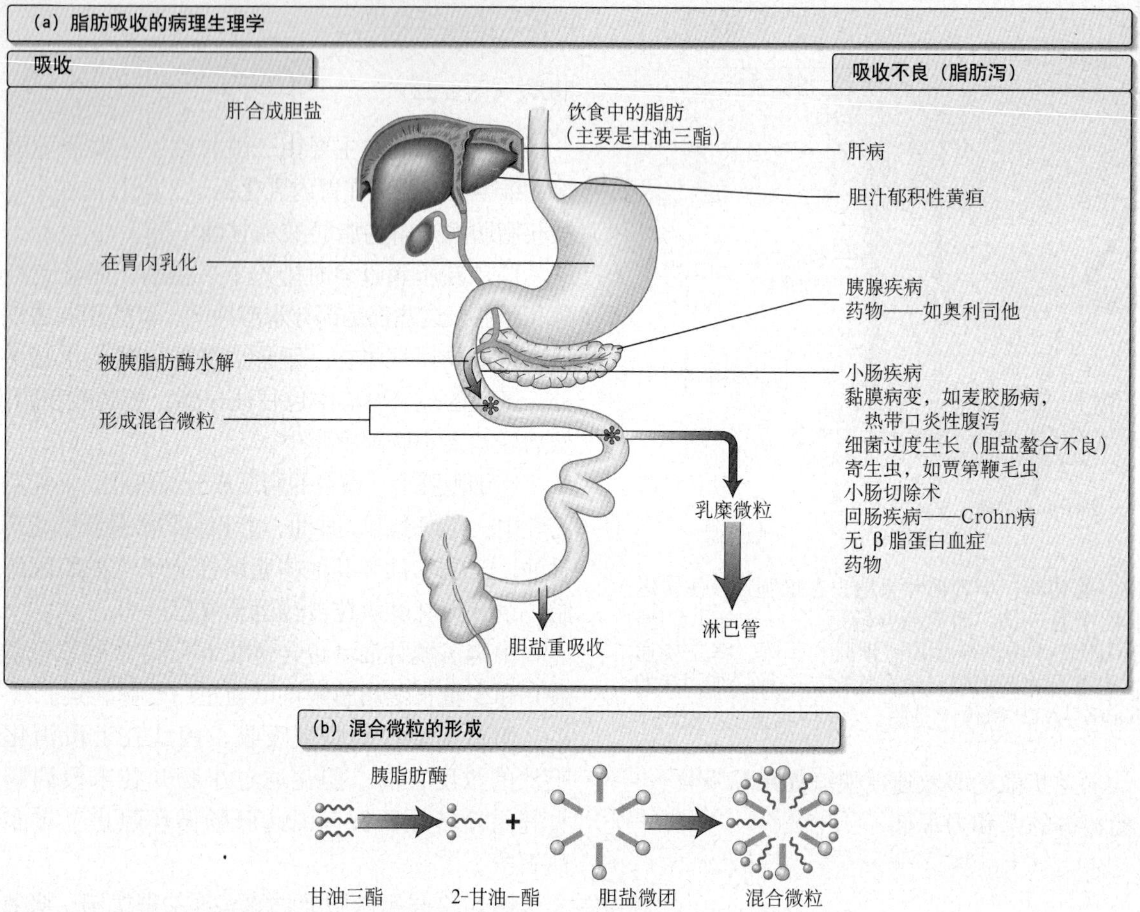

图 6.22 （a）脂肪吸收的病理生理学。（b）图示混合微粒的形成。

铁吸收

铁的吸收将在第 8 章讨论。

防御抗原功能（也见第 4 章）

小肠通过多种方式防止病理性入侵：

- **物理屏障**：上皮和黏液层
- **先天性和获得性免疫机制**：这些机制确保对肠道进行最大限度的保护，同时耐受无害共生微生物和饮食抗原。

胃肠道所有的细胞群，包括肠上皮细胞、杯状细胞和肌纤维原细胞，都主动参与先天性免疫反应。杯状细胞分泌酶，如溶菌酶和磷脂酶 A_2，有助于维持肠道内无感染环境，即使在肠腔里有正常细菌存在也是如此。肠上皮细胞、Paneth 细胞分泌抗微生物肽（防御素）对抗致病菌。这些多肽具有强大的活性来抑制各种致病原，包括革兰阳性细菌、阴性细菌、真菌和病毒。肠上皮细胞和 Paneth 细胞还可以分泌细胞因子（包括 IL-1 和 TNF），对激活先天性免疫机制至关重要。

分泌型免疫球蛋白（sIg）系统在黏膜免疫中起着重要的作用。人类小肠中每米约有 10^{10} 个产生Ig的免疫细胞（浆细胞和浆母细胞），其中 70%～90% 是产生 IgA的免疫细胞。二聚和多聚 IgA（pIgA）是由双硫键［J链（连接链）］连接的多肽。IgM 通过跨膜 pIg 受体即“分泌部分”（SC）转运，通过腺上皮进入肠腔。这些抗体是肠腔中防御抗原侵入的第一线，还参与维持黏膜内的免疫稳定（减弱针对肠腔吸收的无害抗原的T细胞介导的高敏反应）。能上调SC表达的细胞因子，包括IFN-γ和TNF-α，是分别由激活的T细胞和巨噬细胞分泌的，可以促进 IgA 和 IgM 向肠腔内转运。

另一种长效宿主防御机制是由 T 淋巴细胞来发动、激活和调节的获得性免疫反应。肠道T细胞主要存在于三个区域：（a）胃肠道相关淋巴样组织（GALT），如 Peyer 集合淋巴结；（b）黏膜固有层；（c）上皮内淋巴细胞（IELS）（图6.23）。GALT 是抗原启动的主要部

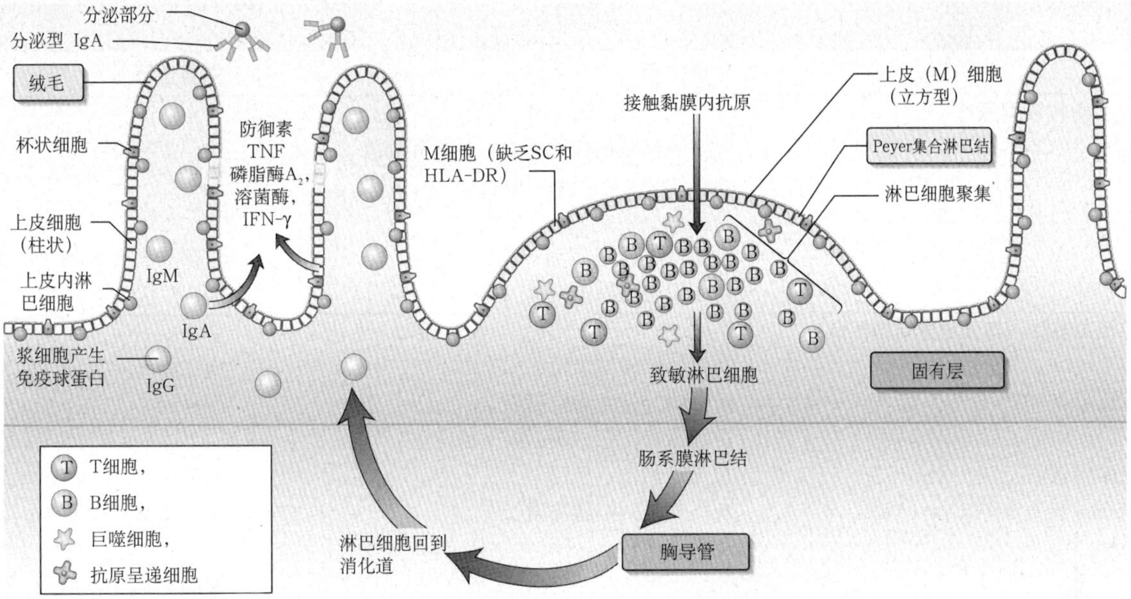

图 6.23　含有 Peyer 集合淋巴结的小肠黏膜，显示胃肠道相关的淋巴样组织（GALT）。SC：分泌部分；HLA-DR：人类淋巴细胞抗原 -DR；TNF：肿瘤坏死因子；IFN-γ：γ 干扰素；M 细胞：膜细胞。

位，其中占优势的是未致敏的 T 和 B 细胞群。Peyer 集合淋巴结上方的特异性上皮细胞（称“M”或膜细胞）缺少消化酶和 SC，但可以表达Ⅱ型分子，并允许肠腔内抗原进行非选择性内转运，并将抗原呈递给 Peyer 集合淋巴结中的 T 细胞。抗原还可以通过黏膜树突状细胞，即 T 细胞激活的部位，转运进入肠系膜淋巴结中。抗原还可以被其他表达Ⅱ型（HLA-DR）的上皮细胞呈递给已接触抗原的（记忆）T 细胞。

与 GALT 相反，固有层和表面上皮细胞是接受激活 T 细胞的效应器。固有层中 $CD4^+$ T 细胞占优势，分泌大量细胞因子。$CD8^+$T 细胞主要包括 γ 以及 δ TCR^+ 细胞，在表面上皮细胞中占优势，具有细胞毒作用。目前，人们正在积极研究以明确不同 T 细胞亚群在胃肠道炎症性疾病的病理生理机制中的确切功能。

神经内分泌肽的产生

胃肠道内产激素的细胞散布于整个肠道，亦见于胰腺中，这些能合成激素的细胞起源于神经外胚层，被称为胺前体摄取和脱羧（APUD）细胞。这些激素中有许多具有相似的结构。尽管用放射免疫法可以在循环血液中检测到这些激素，但其作用通常是局限性的。

表 6.6 列出了部分胃肠道神经内分泌肽和它们可能的生理活性。这些激素也可存在于其他组织中，尤其是脑组织。有些物质不具备真正的激素作用，而是作为神经递质或仅对邻近细胞具有局部影响（旁分泌作用）。

一直在研究这些多肽的准确生理学作用。这些多肽可能过度分泌，尤其见于胰腺的神经内分泌肿瘤。

三叶肽

三叶因子家族（TFF）的小分子蛋白质都是由三叶结构组成的。正常情况下通过稳定黏液来保护胃肠道，而急性损伤时通过上调或者激活修复机制（如上皮重构）来保护黏膜使之处于稳态结构。TFF1 主要是由胃、小肠或大肠的粘蛋白分泌细胞分泌。TFF2 主要是由胃的黏液分泌细胞、小肠的 Brunner 腺及杯状细胞分泌，而大肠不能分泌 TFF2。TFF3 主要由小肠和大肠分泌，而胃不能分泌 TFF3。所有三种三叶肽都能够由损伤区域的细胞异位分泌（如炎症性肠病和消化性溃疡）。

胃肠动力

小肠肌层的收缩方式主要由肠壁内的神经通路——肠道神经系统控制，中枢神经系统和胃肠道激素对胃肠动力也有调节作用。Cajal 间质细胞存在于平滑肌中。这些间质细胞能控制节律性收缩。在禁食状态下，远端有序的移行活动称为移行性运动综合波（MMC），具有周期性特点。MMC 分为静止期（Ⅰ相），随后为一系

表 6.6 胃肠调节肽

激素	生理作用	主要位置
胃泌素或胆囊收缩素家族		
胆囊收缩素（CCK）	刺激胆囊收缩并营养十二指肠和胰腺	十二指肠和空肠（I 型细胞）
	胰腺分泌（小部分作用）	肠神经
	参与形成饱食感	
胃泌素	刺激胃酸分泌	胃窦和十二指肠（G 细胞）
	营养胃肠道黏膜	
分泌素和相关多肽（与分泌素结构相似）		
分泌素	胰腺分泌碳酸氢盐	十二指肠和空肠（S 细胞）
血管活性肠肽（VIP）	肠道内分泌水和电解质	肠神经
	内脏血管扩张，刺激胰岛素分泌	
肽 - 组氨酸蛋氨酸	与 VIP 相同	肠神经
葡萄糖依赖性胰岛素释放肽（GIP）	刺激胰岛分泌胰岛素	十二指肠（K 细胞）
		胃窦
		回肠
胰高血糖素样肽 -1（GLP-1）	增加胰岛素的分泌	胰腺（A 细胞）
胰高血糖素样肽 -2（GLP-2）	肠细胞特异性生长激素	回肠和结肠（L 细胞）
生长激素释放因子（GHRF）	不明	小肠
胰多肽家族		
胰多肽	抑制胰液和胆汁的分泌	胰腺（PP 细胞）
YY 肽	抑制胰腺外分泌，减慢食物通过胃和小肠（“回肠闸门”），减少食物摄入和抑制食欲	回肠和结肠（L 细胞）
Y 神经肽	调节肠道血流量	肠神经
其他		
胃动素	加速胃排空和小肠收缩	整个胃肠道
Ghrelin	刺激食欲和增加胃排空	胃
铃蟾肽（人类胃泌素释放多肽）	刺激胰腺外分泌和胃酸分泌	整个胃肠道和胰腺
生长抑素	抑制绝大多数激素的分泌和功能	胃和胰腺（D 细胞）
		小肠和大肠
促生长激素神经肽	抑制胰岛素分泌	肠神经
胰抑素	抑制胰腺内外分泌	胰腺和整个胃肠道
P 物质	增强胃酸分泌和平滑肌收缩	肠神经
降钙素基因相关肽	血管舒张，抑制胃液和胰液分泌	肠神经
神经降压肽	影响胃肠动力，增加空回肠液体分泌	回肠
胰岛素	增加葡萄糖的利用	胰腺 B 细胞
嗜铬粒蛋白家族	加工调节肽类和前激素	神经内分泌细胞

列不规则收缩活动（II 相），最后为短时间（5 ~ 10 分钟）爆发的规律位相性收缩（III 相）。每一个 MMC 周期大约持续90分钟。在十二指肠，III 相与胃、胰腺及胆汁的分泌增加有关。MMC 的作用不明，但 III 相的强烈收缩能够促进分泌液、食物残渣和脱落细胞向结肠推进，其作用类似“肠道管家”。

进食后，MMC 活动中断并被不规则的收缩所取代。这种似乎无序的进食后收缩方式持续 2 ~ 5 小时，取决于进食量和食物种类。进食后的这种不规则收缩方式可以混合食物，使肠内容物反复移动，以帮助消化。

小肠疾病的临床特征

无论病因，小肠疾病的常见特征为：

- 腹泻：这是小肠疾病的常见表现，但有10% ~ 20%

Box 6.7 脂肪泻

粪便：

- 颜色较浅，量大，恶臭、脂肪含量大（>17mmol/天）
- 由于含气量高，漂浮在马桶中的水上
- 很难冲走

的患者没有腹泻和其他胃肠道症状。偶尔会有脂肪泻（Box 6.7）。

- **腹痛和不适**：腹胀可引起腹部不适及胃肠胀气。疼痛没有特异性或周期性，通常不剧烈。
- **体重下降**：体重下降是由于小肠疾病不可避免地伴随食欲下降所致。尽管会有吸收障碍，但与摄入量相比，其程度很轻。
- **营养缺乏**：缺乏电解质、维生素 B_{12}、叶酸或全部所导致的贫血是惟一常见的营养缺乏症。有时会发生其他维生素和矿物质缺乏，进而导致出血（维生素 K 缺乏）、抽搐（钙缺乏）、骨软化（维生素 D 缺乏）或者口角炎、舌痛或口疮溃疡（复合维生素缺乏）。可见踝部水肿，部分是因为营养不良，部分是因为胃肠道丢失蛋白。

小肠疾病的体征

体征较少且不特异。出现的体征常与上面描述的贫血和营养不良有关。

通常腹部查体正常。偶尔会发现腹胀，罕见肝大和腹部包块。病情严重的患者可见营养不良和肌萎缩。可见神经系统体征，但不是由维生素 B_{12} 缺乏所致。

小肠疾病检查（图 6.24）

血液检查

- **全血计数和涂片**：可以是小细胞性贫血（平均血球容积——MCV低），也可以是大细胞性贫血（MCV高）。因此血涂片形态多样，还可见到其他异常细胞（如 Howell-Jolly 细胞，见于麦胶肠病相关的脾萎缩患者）。
- **如果MCV小于正常值**：需要检查血清铁蛋白和可溶性转铁蛋白受体。
- **如果MCV大于正常值**：需要检查血清维生素B_{12}、血清和红细胞叶酸。但是，对于混合性缺乏患者，MCV 可以是正常的。红细胞叶酸是小肠疾病的良好指标。麦胶肠病和 Crohn 病患者的这项指标常下降。这两种疾病是在发达国家小肠疾病最常见的两种类型。
- **血清白蛋白**：可以反映营养状况。
- **血钙降低和碱性磷酸酶升高**：提示骨软化症的存在。
- **自身抗体**：测定血清中抗肌内膜和组织转谷氨酰胺酶的抗体有助于诊断麦胶肠病。

小肠的解剖学

应该观察小肠的大体和镜下表现，除非诊断已明确（如麦胶肠病抗肌内膜抗体的存在）。

- **全小肠造影**：可发现大体解剖异常，如小肠憩室、狭窄和 Crohn 病。肠管扩张和皱襞形态的改变提示吸收不良。但是这些改变都是非特异的，不能仅据此作出诊断。扩张还可见于肌病性假性梗阻。
- **小肠活检**：用来评估小肠的显微解剖结构。活检是通过将内镜送至十二指肠，使用大活检钳来取得的，应进行定位以获得正确的评价。组织学表现在每个独立的疾病中均有描述。

空肠液涂片或黏膜压片有助于诊断肠贾第虫。

吸收试验

只用于复杂疾病。

- **脂肪吸收不良**：只是偶尔需要确定是否有脂肪泻。连续 3 天的粪便脂肪分析、呼气试验和血清 β 胡萝卜素测定目前在临床上较少应用。在罕见的疾病中，如果确实需要证实脂肪泻，可进行粪便苏丹Ⅲ染色。
- **乳糖耐受试验**：口服 50g 乳糖后测定血葡萄糖的浓度。这项试验很少用于成年人。由于乳糖不耐受者选择性避免饮用牛奶，因此乳糖不耐受不是临床疾病。世界上有许多地区乳糖酶缺乏很常见（如地中海国家、非洲的部分地区和亚洲）。通常1杯牛奶中只含有大约 11g 乳糖。
- **维生素 B_{12} 试验**：在英国目前已经停止使用。

其他检查

- **氢呼气试验**：通常用于筛查细菌过度生长。口服乳糖或葡萄糖能够被细菌代谢产生氢气。呼气中氢

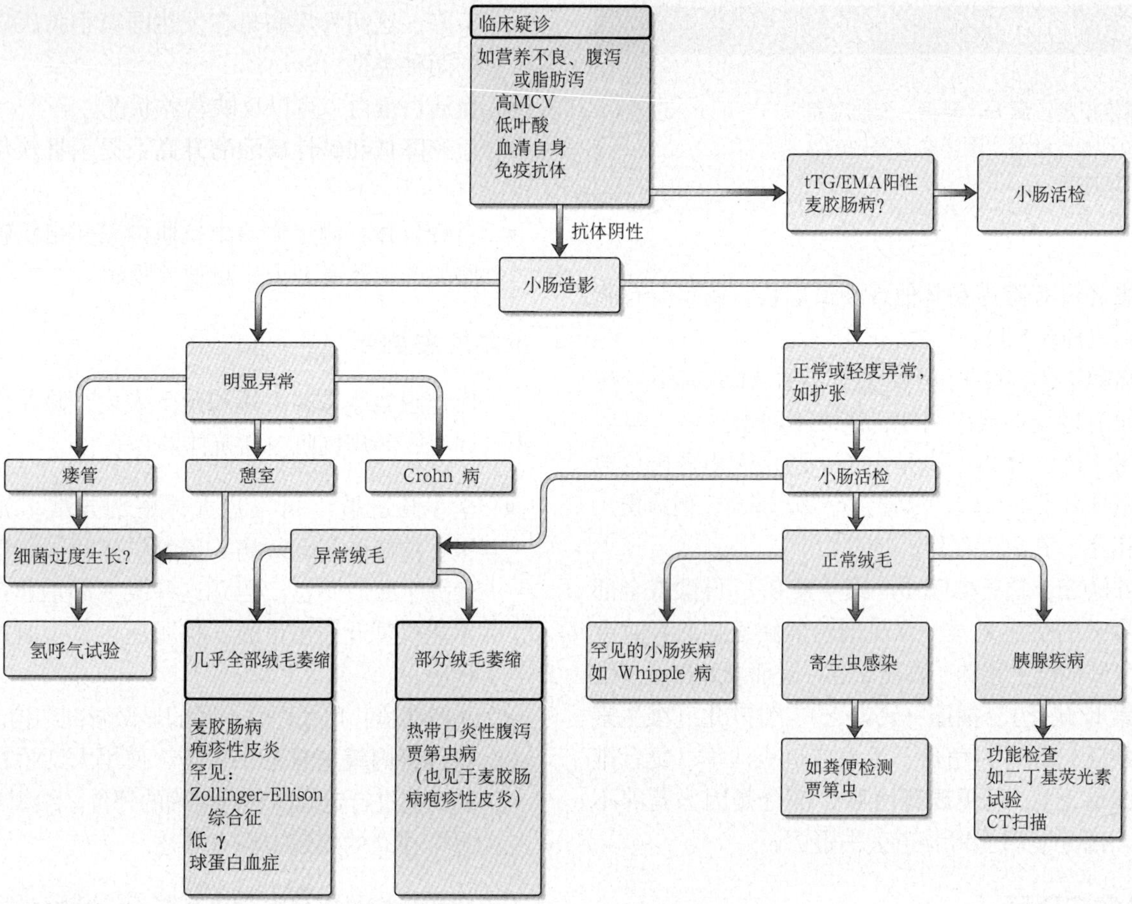

图 6.24　疑诊小肠疾病患者的检查流程。EMA：抗肌内膜抗体，tTG：组织转氨酶。

气的过早增加预示着小肠内细菌失调。乳糖快速到达大肠也会使呼气中氢气增加。由于口腔中存在许多细菌，因此在进行这项试验之前必须用抗生素漱口水漱口。这项试验很容易操作，不需要使用放射性同位素。但敏感度和特异性都很低，很难做出解释。

- **^{14}C-甘氨胆酸呼气试验**：用来检测细菌过度生长。细菌降解胆盐，释放 ^{14}C- 甘氨酸，^{14}C- 甘氨酸经代谢后，呼气中可出现$^{14}CO_2$。这种试验在很大程度上已经被氢呼气试验所代替。
- **直接插管**：直接插管抽取小肠液是另外一种检测细菌污染的方法，但这种方法很少使用。可行需氧和厌氧培养来计数细菌。对抽取物进行胆盐色谱分析也可发现细菌失调的证据。
- **胰腺检查**：可用来鉴别诊断脂肪泻。
- **其他血液检查**：测定血清免疫球蛋白可除外免疫缺陷。对于严重分泌性腹泻的患者，可以测定胃肠多肽（如血管活性肠肽-VIP），而内分泌肿瘤患者嗜铬蛋白 A 和 B 会升高。
- **关于蛋白丢失性肠病的检查**：静脉注射具有放射活性的氯化铬（$^{51}CrCl_3$）标记循环中的白蛋白。胃肠道蛋白大量丢失时，粪便会出现放射活性。很少需要进行这项检查，除非低蛋白血症是主要的临床特征。
- **胆盐丢失**：可以用口服 SeHCAT（一种合成的共轭牛磺酸）来检测，并测定 7 天后胆汁酸中的残留含量。

吸收障碍

许多小肠疾病都会出现某些物质的吸收不良，但这种缺乏并无严重的临床表现。如 Crohn 病，可以确定有维生素 B_{12} 吸收障碍，但是通常不是严重的问题，反而腹泻和全身情况差是其主要症状。

脂肪泻——脂肪吸收障碍，见第 6 章。

能引起吸收障碍的主要小肠疾病如表 6.7 所示。

表 6.7 引起吸收不良的小肠疾病

- 麦胶肠病
- 疱疹性皮炎
- 热带口炎性腹泻
- 细菌过度生长
- 小肠切除
- Whipple 病
- 放射性肠炎
- 寄生虫感染（如肠贾第虫病）

麦胶肠病（麦胶敏感性肠病）

麦胶肠病是指空肠黏膜炎症，无麦胶饮食可缓解症状，但再次进食麦胶可导致复发。小米、小麦、黑麦和大麦中含有麦胶。而燕麦是无害的。

麦胶肠病与疱疹样皮炎（一种皮肤病）密切相关（见下文）。

发病率

麦胶肠病在北欧很常见。流行病学研究显示，在不同气温的国家中，发病率为1/100～1/6500不等。这种疾病是世界性的，但在黑非洲罕见。

麦胶肠病有家族性，家族中发病率增加。但具体的遗传模式不明，10%～15%的直系亲属会患病，但可能是无症状的。DQ2（DQA*0501、DQB1*0201）和DQ8（DQA1*0301，DQB1*0302）与此病相关。患者中超过90%携带DQ2，而正常人群中只有20%～30%。与麦胶肠病相关的非HLA基因位于5号染色体q31-33，可能还有11q。正在研究中其他基因。但是并不是所有患者都具备这些单体型，而且大约30%的同卵双生子疾病表现不一致，这提示有其他因素的参与，如环境因素。

病因学

麦胶是大分子物质，具有不同的组分，能够分解产生α-、β-、γ-和ω-麦胶蛋白多肽。α-麦胶蛋白多肽是损害小肠黏膜的主要多肽，但其他更小的多肽也具有“毒性”。T细胞在发病机制中起中心作用，作用于组织转谷氨酰胺酶（肌内膜抗体的主要抗原）。这种酶是自身免疫反应的靶的之一，在具有遗传易感性的个体中修饰麦胶蛋白，并增强麦胶蛋白特异性T细胞反应。同时环境因素也起着重要的作用，如病毒感染（如腺病毒12，与麦胶有同样的序列）。在治疗过程中，还有许多其他免疫异常得到纠正。

病理学

本病主要影响近段小肠黏膜。越接近回肠，黏膜损害程度越低，因为麦胶已经被消化为更小的“非毒性”片段。

麦胶肠病有绒毛缺失，黏膜表面变得光滑。组织学检查显示有黏膜固有层隐窝的慢性炎性增生和绒毛萎缩（MarshⅢ型）（见图6.25），病变处绒毛几乎全部萎缩。但是真正的黏膜萎缩并不存在，因为隐窝增生代偿了绒毛萎缩，因此总的黏膜厚度正常。还可见绒毛部分萎缩（Marsh Ⅱ型）。

其表层细胞变为立方型，同时上皮内淋巴细胞（IEL）数量增加，这种细胞γ/δ T细胞受体表达增加，代替α/β T细胞受体。这种改变在麦胶肠病是特异的，并可保持到治疗后。固有层中淋巴细胞和浆细胞增加。有些患者仅仅有IEL增加（潜在麦胶肠病，Marsh 0或Ⅰ型），而其他人，如其亲属存在麦胶肠病样抗体（可能的麦胶肠病）。最严重的类型表现为萎缩和增生低下（March Ⅳ型），可能与无麦胶饮食治疗无效和并发症有关。

临床特征

麦胶肠病可在任何年龄发病，准确地说，只要断奶后进食含麦胶的食物即可能发病。成人的发病高峰期是50～60岁，女性居多。症状多变且不特异，常表现为疲劳乏力，常与贫血有关。许多患者没有任何症状（静默型），是在检查中无意发现的，如发现MCV升高。常见的胃肠道症状包括：腹泻或脂肪泻、腹部不适、腹胀或腹痛以及体重下降。口腔溃疡和口角炎常见且常复发。还有不孕和神经精神系统症状，如焦虑和抑郁。骨质疏松症很常见，甚至患者长期无麦胶饮食后仍会出现。少见的并发症包括：手足搐搦、骨软化症或者严重营养不良合并周围组织水肿。神经系统症状如感觉异常、共济失调（由小脑钙化引起）、肌无力和多发性神经病。这些症状的预后不同。

遗传性和自身免疫性疾病的发病率增加，包括甲状腺疾病、胰岛素依赖性糖尿病、原发性胆汁性肝硬化和干燥综合征。其他相关疾病包括炎症性肠病、慢性肝病、纤维性变应性肺泡炎和癫痫。其IgA缺乏较总体人群多见。

体征通常很少见，并且无特异性，与贫血和营养不良有关。

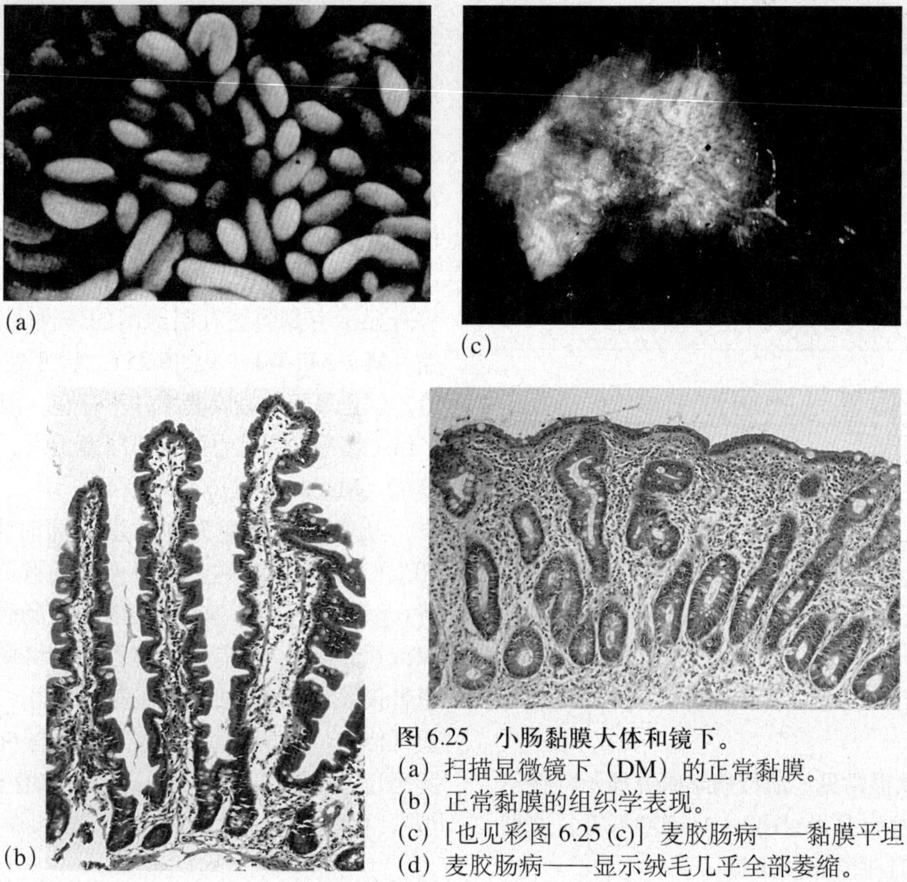

(a) (c) (b) (d)

图 6.25　小肠黏膜大体和镜下。
(a) 扫描显微镜下（DM）的正常黏膜。
(b) 正常黏膜的组织学表现。
(c) [也见彩图 6.25 (c)] 麦胶肠病——黏膜平坦。
(d) 麦胶肠病——显示绒毛几乎全部萎缩。

检查

- **肌内膜（EMA）和组织转谷氨酰胺酶（tTG）抗体（IgA）**：这些抗体对诊断麦胶肠病的特异性和敏感性很高，也可以作为筛查试验。是首选检查。可用免疫荧光法检测脐带组织和猴食管的肌内膜抗体（EMA），肌内膜抗体的抗原是组织转谷氨酰胺酶。可用 ELISA 法检测抗组织转谷氨酰胺酶抗体。如果有典型的临床症状，并且抗体检测是阳性的，则不需做小肠活检即可确诊，但绝大多数医师宁可进行小肠活检。
- **抗网硬蛋白抗体（ARA）**：也是很敏感的，但特异性较差，因为其他胃肠道疾病中也可见ARA（如Crohn病）。抗麦胶蛋白抗体（AGA）的敏感性较低，没有在临床应用。
- **十二指肠/空肠活检**：小肠黏膜活检组织的黏膜表现具有诊断价值，并且被认为是“金标准”。尽管也会出现错误，尤其是在活检定位差时更是如此。导致成年人黏膜平坦的其他原因比较少见，见图6.24。内镜下十二指肠皱襞受累，活检前在十二指肠黏膜上喷洒染色可以使黏膜平坦更明显（染色试验阳性）。
- **血液检查**：约有 50% 的患者会有轻到中度贫血。叶酸缺乏在麦胶肠病中几乎是不可避免的，从而导致绝大多数病例 MCV 升高。维生素 B_{12} 缺乏罕见，由于铁吸收不良以及脱落细胞丢失增加而导致铁缺乏比较常见，因此血涂片可见小细胞或者大细胞性贫血，以及分叶多形核细胞增加和 Howell-Jolly 小体，这在绝大多数患者中是由于脾萎缩导致的。
- **吸收试验**：通常异常，但很少使用。
- **放射影像学检查**：全小肠造影可见小肠扩张以及皱襞形态改变。黏膜皱襞增厚，严重节段可见全部皱襞消失。放射检查目前主要用于怀疑存在并发症时，如淋巴瘤。
- **无线胶囊内镜检查**：当怀疑有并发症时可用来检查胃肠道病变。
- **骨密度检查（DXA）**：所有患者都应该做此项检查，因为患者存在骨质疏松的危险。
- **生化检查**：病情严重的患者可见生化异常，如低蛋白血症、低钙和高磷血症（骨软化症）。

治疗和处理

无麦胶饮食治疗能快速改善临床和形态学表现。开始治疗时应给予纠正贫血的制剂，如铁剂、叶酸和钙剂，以补充机体储备。饮食治疗失败的常见原因是患者依从性差。饮食依从性可通过一系列检测EMA和tTG的检查来监测。如果疗效不理想，应复查小肠活检。如果不能确诊，可以给予麦胶刺激，如重新食用麦胶后获得空肠形态改变的证据，则可证实诊断。但这种方法仅用于诊断无法明确时，儿童早期可出现一过性麦胶不耐受。

尽管有医师的建议，但是许多患者无法坚持严格的饮食。尽管如此却仍然能保持良好的健康状态。因此，低麦胶饮食的长期疗效还有待确定。即使是已经治疗的患者也存在骨质疏松症。

由于患者有脾萎缩，每 5 年均应注射肺炎球菌疫苗。

并发症

严格饮食控制对有些患者无效（无反应性“麦胶肠病”），通常找不到原因。但是，有时可能与间质淋巴瘤、溃疡性空肠炎或癌症有关。麦胶肠病中，与肠病相关的T细胞淋巴瘤（EATCL）的发病率有所升高。溃疡性空肠炎可表现为发热、腹痛、穿孔和出血。这些疾病的诊断需要钡剂检查，但经常需要进行腹腔镜下全层活检。可以使用类固醇类激素和免疫抑制剂（如硫唑嘌呤）治疗。还可见到小肠癌和食管癌以及肠外癌症。恶性程度与病程长短无关，但无麦胶饮食可降低发病率。

疱疹样皮炎（也见第 23 章）

这是与麦胶肠病相关的皮下疱疹，较少见。严重的吸收障碍很罕见，空肠形态学异常也不如麦胶肠病严重。遗传性和免疫异常则与麦胶肠病相同。皮肤病变可用氨苯砜来治疗，无麦胶饮食可改善消化道和皮肤病变。

热带口炎性腹泻

这是一种营养不良相关疾病，多发生于热带居民或游客，具有地方性。

轻度吸收不良常见，有时会伴有肠内感染，通常是无症状的，有时称为热带吸收障碍。热带口炎性腹泻专指严重吸收不良（两种或多种物质），常伴有腹泻和营养障碍。这种病在亚洲大部分地区、某些加勒比海岛、波多黎各和南美的一些地区流行。其流行期持续2年，也有些地方反复流行，其间期不等，可长达 10 年。

病因学

病因不明，但可能是由感染引起的，因为本病可以流行，并且抗感染治疗有效。

人们提出多种致病因素，但没有一种具有确定的作用。世界各地的发病因素可能各不相同。

临床特征

临床表现轻重不一，包括腹泻、厌食、腹胀和体重下降。有时起病急骤，可发生于到达热带地区后几天或者数年。可在一个村庄里暴发流行，累及上千人。也可起病隐匿，表现为慢性腹泻和营养不良。

热带口炎性腹泻在世界各地的临床特征不同，所使用的诊断标准也各不相同。

诊断

必须除外急性感染性腹泻，尤其是贾第虫病，因为后者可以产生与热带口炎性腹泻相似的症状。

应该证实营养缺乏，尤其是脂肪和维生素 B_{12}。

空肠黏膜异常，表现为绒毛萎缩（部分绒毛萎缩）。大部分患者病变的严重程度较麦胶肠病轻，但可累及全部小肠。黏膜轻度改变可见于热带地区无症状个体，因此空肠黏膜的病变必须仔细鉴别。

治疗和预后

许多患者离开热带地区以及口服叶酸（5mg/d）可改善症状。大部分患者需要抗生素治疗（通常是四环素 1g/d）来确保完全治愈。服药时间可能长达 6 个月。

病情严重的患者因为脱水而需要补充水和电解质，并应该纠正任何营养缺乏。对所有急性患者都应给予维生素 B_{12}（1000μg）。

预后很好。死亡率常与水、电解质丢失有关，尤其是在流行期。

细菌过度生长

肠道中生长着许多定植菌。厌氧菌如拟杆菌属、双歧杆菌，是需氧菌（兼性厌氧菌）如肠杆菌和肠球菌的100～1000倍。这些肠道微生物群落的主要功能是代谢，如在结肠中将不可消化的食物残渣发酵为短链脂肪酸作为能量来源。细菌也参与维生素K的合成，控制上皮细胞增生，参与免疫系统的发育和维持，保护肠黏膜避免致病细菌定植。

小肠上段几乎是无菌的，仅包括少数口腔来源的微生物。胃酸可以杀灭大部分细菌，同时肠道蠕动可以保持空肠清洁，正常末段回肠存在粪型微生物，主要是大肠杆菌和厌氧菌。结肠有大量的细菌。

一般情况下，细菌过度生长仅见于小肠结构异常，但有时也可见于没有类似疾病的老年人。可见大肠杆菌和（或）拟杆菌的浓度大于10^6/ml，形成混合菌落。这些细菌可以降解和水解胆盐，因此用色谱法可以检测抽吸物中非结合和脱羟基胆盐。临床表现主要为腹泻和脂肪泻，脂肪泻是由结合胆盐缺乏所导致的。

细菌能代谢维生素B_{12}，并干扰其与内因子结合，因此可导致维生素B_{12}缺乏。相反，一些产叶酸的细菌会使血清叶酸水平升高。

细菌过度生长对小肠吸收其他物质的影响很小。维生素B_{12}缺乏通常不会严重到导致神经系统症状。可用氢呼气试验证实细菌过度生长。并不常规进行抽吸液检测。

尽管细菌过度生长会导致临床症状，但必须注意这些症状可能是由潜在的小肠病变所引起的。

治疗

如果可能的话，应治疗潜在的病变（如切除狭窄肠段）；但对于多发性憩室、肠扩张明显或Crohn病患者，治疗病变多不可能，因此必需轮流使用抗生素治疗，如甲硝唑、四环素或环丙沙星。

小肠切除（图6.26）

患者通常能很好地耐受小肠切除，但大部切除会导致短肠综合征。小肠切除的影响取决于切除肠段的长度和部位。因为消化道很长，患者切除30%～50%通常可以耐受而没有问题。残余空肠的结构和功能的代偿能力没有残余回肠的强。

回肠切除

回肠具有吸收胆盐和维生素B_{12}的特异性受体，因此切除相对短的肠段也会引起这些物质的吸收障碍。切除回盲瓣会增加腹泻的发生率。回肠切除后会发生以下情况：

- 胆盐和脂肪酸进入结肠并导致水电解质吸收障碍，从而引起腹泻。
- 胆盐合成增加可以代偿粪便中丢失的大约1/3的胆盐，丢失量更大时则导致微胶粒形成减少、脂肪泻，产生易形成结石的胆汁以及生成胆囊结石。
- 胆盐进入结肠会导致草酸盐吸收增加，形成肾结石。
- 维生素B_{12}缺乏、大红细胞症。
- 回肠切除后高血糖素样肽2（GLP-2）减少。GLP-2是肠上皮细胞特异性生长激素，其缺乏或许可以解释回肠切除术后的适应不良。

检查包括全小肠造影、测定维生素B_{12}水平和胆盐吸收，有时需测定脂肪吸收能力。氢呼气试验显示快速通过时间。许多患者需要补充维生素B_{12}，有些脂肪泻患者需要低脂饮食。如果腹泻严重，则使用能与胆盐结合的考来烯胺可能有效。

空肠切除

回肠可以替代空肠的吸收功能。空肠切除后会导致胃高分泌以及胃泌素水平增加，其确切机制不明。肠

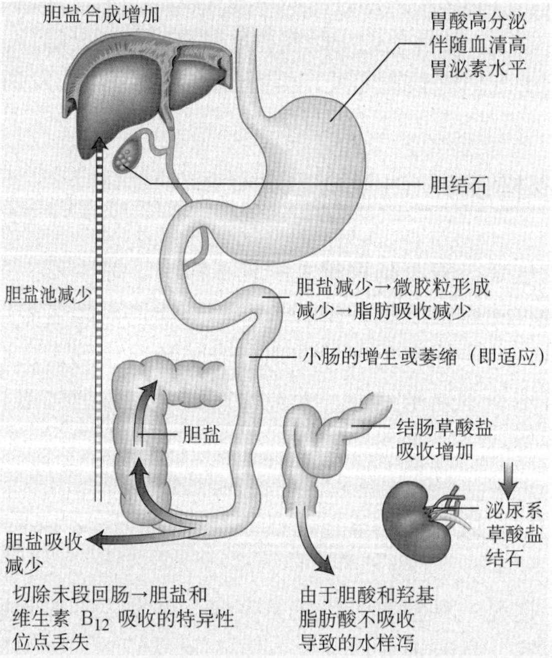

图6.26　远端小肠切除后的影响。

道结构和功能的适应将在术后 1 年左右恢复，肠道每个单位长度的吸收功能增加。

小肠大部切除（短肠综合征）

最常见于：Crohn 病、肠系膜血管闭塞、放射性肠炎和创伤后进行的肠切除。短肠综合征有两种类型：

切除后小肠末端行人造瘘口

主要问题是钠和水的丢失。残余空肠等于或小于 100cm的绝大多数患者需要肠外补充液体和电解质，通常还需要营养素。可以通过增加盐的摄取来补充钠丢失，在两餐之间限制饮用白水，给予口服葡萄糖-电解质混合物，其中钠的浓度应> 90mmol/L。使用生长抑素类似物奥曲肽能延长空肠通过时间，减少人造瘘丢失的水和电解质。而洛哌丁胺，磷酸可待因或 co-phenotrope 的疗效明显弱于生长抑素。低脂肪饮食无效，但使用考来烯胺和合成胆汁酸会增加脂肪的吸收。

切除后将小肠与结肠吻合

仅有小部分人需要肠外补充水和电解质以及营养素，因为结肠具备吸收水和电解质的能力。由于不能吸收的脂肪会损害结肠吸收水和电解质的能力，因此患者需要低脂肪饮食。推荐使用高糖饮食，因为不可吸收的糖类经厌氧菌代谢后形成短链脂肪酸（SCFA）。SCFA 可被吸收并能作为能量来源（1.6 kcal/g），还可以刺激结肠吸收水和电解质。患者需要服用考来烯胺，它可以与二氢胆酸结合，而后者对结肠吸收水和电解质有不良影响，还能增加结肠中草酸盐的吸收形成肾结石。

Whipple 病

这种病很罕见，常见于男性。表现为脂肪泻、腹痛，伴有系统性症状发热和体重下降。可见外周淋巴结肿大、关节炎以及心、肺和脑受累的表现。组织学上，小肠绒毛发育迟缓，可见具有诊断意义的高碘酸-希夫染色（PAS）阳性的巨噬细胞。电镜下，巨噬细胞“内”可见细菌。细菌可以通过聚合酶链反应以及培养来检测，它属于放线杆菌的一种，称作“*TropHeryma whippeii*”。抗感染治疗效果显著，所选抗生素应该能够通过血脑屏障（如复方新诺明），疗程需 6 个月。

放射性肠炎

放射量超过40Gy就会损伤肠道。回肠和直肠是最常见的受累部位，因为盆腔照射在妇科及泌尿系恶性疾病中经常使用。在受到辐射时会出现恶心、呕吐、腹泻和腹痛，这些症状通常可以在治疗后 6 周内得到改善。如果症状持续 3 个月或 3 个月以上，则可以诊断为慢性放射性肠炎。其发病率超过 15%。很多患者都有排便增加的表现。

放射线可导致肌纤维萎缩和黏膜缺血，后者则可形成溃疡。由于放射引起纤维化可导致狭窄而形成梗阻。腹痛是梗阻的主要症状。梗阻一般是不完全性的，但是最终可以发展成完全性梗阻。由于黏膜受损或细菌在扩张肠段过度增殖也可导致吸收不良。治疗一般是对症治疗，但是对于慢性肠炎往往无效。除非威胁到患者生命，如完全性肠梗阻或是偶发的穿孔，否则应尽量避免手术。放射线损伤直肠可引起放射性直肠炎，表现为腹泻，伴或不伴血便及里急后重。有时局部类固醇治疗有效。对于毛细血管扩张引起的持续出血，可以用氩离子凝固术治疗，或者在直肠处放置蘸有甲醛的药签（2 分钟），两种方法都可以治疗病变。

寄生虫感染

肠贾第鞭毛虫不仅会导致腹泻，也可导致吸收不良和脂肪泻。空肠黏膜可见轻微病变，空肠液及黏膜上可找到病原体。

隐孢子虫病也可导致肠吸收不良。

HIV 感染者尤其容易感染寄生虫（见表 6.20）。

吸收不良的其他病因

- 结合胆盐的药物［如消胆胺（考来烯胺）］及某些可引起脂肪泻的抗生素（如新霉素）。
- 奥利司他抑制胃和胰脂肪酶，减少脂肪吸收，用于治疗肥胖患者。其不良反应是腹泻和脂肪泻。限制患者脂肪摄入量是导致体重下降的主要原因。
- 腹泻（很少伴有脂肪泻）可发生于甲状腺毒症患者。这是由于胃排空增快，胃肠动力增加所致。脂肪泻可见于 Zollinger-Ellison 综合征。

（彭　琳译　李　军校）

- 肠道的淋巴管扩张可导致腹泻，脂肪泻少见。
- 淋巴瘤侵犯小肠黏膜可引起吸收不良。
- 有些糖尿病患者可有腹泻、吸收不良和脂肪泻出现，有时是因为肠淤滞时细菌过度增殖所致。
- 低丙种球蛋白血症，见于多种疾病，包括淋巴小结增生。可导致脂肪泻，其原因是空肠黏膜病变或继发的肠贾第鞭毛虫感染。

其他肠道疾病

蛋白丢失性肠病

蛋白丢失性肠病见于很多胃肠道和系统性疾病。病变黏膜丢失蛋白增多会导致低白蛋白血症。病因包括炎症性和溃疡性病变（如Crohn病）、肿瘤、Ménétrier病，麦胶肠病及淋巴系统疾病（如淋巴管扩张）。一般情况下，蛋白丢失性肠病只是全身疾病的一部分。有时当肝合成的白蛋白不足以代偿低白蛋白血症时，会出现外周水肿，这是突出的临床表现。在本章相关部分讲解有关的检查。治疗主要是针对原发病。

Meckel 憩室

Meckel憩室是胃肠道最常见的先天性疾病，发病率占人口的 2%～3%。这种憩室在距回盲瓣大约 60cm 处突出于回肠壁。一般是没有症状的，但是50%含有能分泌盐酸的胃黏膜。可能会出现消化性溃疡、出血或穿孔。

也可出现急性憩室炎，在临床上需与急性阑尾炎相鉴别。相关部位的梗阻很罕见。治疗方法是手术切除，一般都在腹腔镜下进行。

结核

结核（TB）可以累及肠道及腹膜。

肠结核是由于M结核菌所致的原发性结核被再次激活引起的。牛结核常在牛奶未经消毒的地区中出现，在英国罕见。回盲部是最常见的受累部位，但是结肠、偶尔胃肠道的其他部分也可受累。

结核在 HIV 感染者中越来越常见。

临床特征

主要表现为腹泻、腹痛及全身系统性症状，包括发热、厌食和体重下降。1/3 的患者有急症表现，表现为肠梗阻或腹膜炎。

查体：在右侧髂窝处可扪及包块，50% 有肺结核的 X 线表现。

诊断

在西方国家，结核需与 Crohn 病鉴别，而且对于亚洲移民患者要经常考虑这种可能。盲肠癌可出现类似的症状。全小肠造影可显示环形溃疡、肠道弥漫性狭窄及盲肠短缩。超声或 CT 检查可见肠系膜增厚及淋巴结肿大。组织学检查及细菌培养是很有价值的，但不一定能得到确切的细菌学证据。只要高度疑诊肠结核就应开始治疗。可以通过结肠镜或腹腔镜获得组织标本。只有部分病例需要开腹探查。

治疗

药物治疗与肺结核类似，包括利福平、异烟肼和吡嗪酰胺。但是疗程应维持 1 年。

淀粉样变性

系统性淀粉样变通常弥漫存在，可累及胃肠道的任何部位。偶尔淀粉样沉积表现为息肉样病变。症状取决于受累部位，小肠淀粉样变可导致腹泻。

结缔组织病

系统性硬化最常累及食管，但是通过适当的影像学检查也可发现小肠和结肠受累的情况。一般这些部位受累时无症状，但也可发生腹泻、脂肪泻等症状，通常是因为肠道活动下降、扩张及憩室存在导致肠道细菌过度增殖所致。

类风湿性关节炎及系统性红斑狼疮亦可出现胃肠道症状，但很少是其主要症状。

肠缺血

肠缺血是由于动脉灌注受阻、静脉回流阻塞或灌注不足引起的。这些因素可单独或共同起作用，一般发生于老年人。

- **动脉灌注阻塞：**

– 粥样斑块
– 血栓
– 栓子（心律失常），包括胆固醇
– 主动脉病变（肠系膜动脉起始部阻塞）
– 动脉炎、血栓性脉管炎和 Takayasu 综合征
– 肿瘤（堵塞血管——少见）。

- 静脉回流受阻：占 5% ~ 15%，常见于循环衰竭的患者。
- 没有血管阻塞的肠梗死：死于小肠急性缺血坏死的患者中大约 1/3 没有主要血管明显阻塞。低心排出量、低血压以及休克是肠道血流灌注降低的主要原因，可导致非阻塞性梗死。

急性小肠缺血

患者表现为突发腹痛和呕吐。心房纤颤产生的栓子从心脏脱落是最常见的原因，栓塞常发生于肠系膜上动脉。患者常有腹胀、腹部压痛和肠鸣音消失。可出现血压降低，病情危重。治疗方法是手术切除坏死肠管。其死亡率高（90%以上）。这与并发疾病、多器官衰竭（MOF）和术后体液、电解质大量丢失有关。存活者可能会出现营养不良性短肠综合征。

缺血性结肠炎

见本章下文。

慢性小肠缺血

病因是肠系膜血管动脉粥样斑块阻塞或是胆固醇栓塞，特别容易发生于老年人。由于有侧支循环，这样的阻塞并不总能产生临床症状。该病的特点是餐后腹痛。可继发肠系膜血管急性阻塞。查体可闻及响亮的腹部杂音，但是由于正常个体也可闻及，因此其临床意义值得怀疑。确诊需通过血管造影。

“腹腔干压迫综合征”（Coeliac axis compression）适用于那些有慢性腹痛症状、腹部杂音及轻度血管影像学改变的年轻患者。尽管其名称似乎很合理，但该病并不是器质性的综合征，提示腹痛和杂音间存在假性关联。

嗜酸性胃肠炎

这种疾病原因不明，可发生于胃肠道任何部位的黏膜，表现为嗜酸性粒细胞浸润和黏膜水肿。胃窦、小肠近端经常受累，表现为局灶性嗜酸性粒细胞肉芽肿或者浆膜层和黏膜下层弥漫性嗜酸性粒细胞浸润。已有报道与哮喘、湿疹及荨麻疹相关。

这种疾病多发生于 21 ~ 30 岁。临床表现取决于消化道受累的部位。可出现腹痛、恶心、呕吐和上消化道出血。嗜酸性粒细胞增多仅见于 20% 的患者。影像学和内镜检查可发现病变。类固醇激素可用于治疗弥漫性浸润患者，特别是外周血嗜酸性粒细胞增多者。

对于有些成人这种疾病是过敏性的（过敏性胃肠炎），与外周嗜酸性粒细胞增多以及血和组织的IgE增多有关。

肠淋巴管扩张

淋巴管扩张可以是原发性的，亦可继发于淋巴管梗阻，如恶性疾病或缩窄性心包炎。原发性淋巴管扩张少见，可能是因为在空肠活检标本中偶然发现乳糜管扩张而确诊的。该病能产生不同程度的脂肪泻。低蛋白血症伴踝部水肿是该病另一个主要特征。血清免疫球蛋白水平可下降，伴循环血中淋巴细胞减少。治疗方法是低脂饮食。

血 β 脂蛋白缺乏症

罕见。该病患者的肝不能合成载脂蛋白B-100，肠上皮细胞不能合成载脂蛋白B-48，因此无法形成乳糜微粒，进而脂肪聚集在肠上皮细胞中，形成空肠黏膜的特征性组织学改变。临床特征包括刺状红细胞增多（由于细胞膜异常导致红细胞呈长尖形）、色素性视网膜炎及神经和精神异常。后者可以通过注射维生素 E 来预防。

HIV 感染者的胃肠道疾病

见表 6.20。

小肠肿瘤

小肠相对不易发生肿瘤，所有胃肠道肿瘤中只有 3% ~ 6% 发生在小肠，恶性病变则不足1%。小肠很少

发生肿瘤的原因未明。可能的解释包括：小肠内容物的流动性、相对无菌以及快速通过降低了与潜在致癌物接触的时间。也有可能是该处淋巴组织丰富，小肠分泌的 IgA 能防止发生恶性肿瘤。

小肠腺癌：很少见，最常见于十二指肠（壶腹周围区）及空肠。这是小肠的最常见肿瘤，占原发肿瘤的 50% 以上。

淋巴瘤：最常见于回肠，为非 Hodgkin型。需与外周结节型淋巴瘤，包括消化道继发性淋巴瘤相鉴别。

发达国家最常见的淋巴瘤来源于 MALT 的 B 细胞型。表现为远端回肠或回肠末端的环形或息肉样肿物。而大部分 T 细胞淋巴瘤表现为小肠近端溃疡性或狭窄性病变。

还有一种类似 Burkitt 淋巴瘤的肿瘤，常发生于北非和中东儿童的末段回肠。

腺癌和淋巴瘤的诱因

麦胶肠病

麦胶肠病中，小肠 T 细胞淋巴瘤和腺癌发病率上升，胃肠道及其他器官发生恶性肿瘤的几率也增加，这种变化目前还不能解释。局部发生恶性肿瘤的原因还不清楚。目前公认的是麦胶肠病是一种癌前病变，但是与出现症状的时间长短无关。无麦胶饮食治疗麦胶肠病可以降低发生淋巴瘤和癌症的危险。

Crohn 病

Crohn 病可以轻度增加小肠腺癌的发生率。

免疫增生性小肠疾病（IPSID）

IPSID是一种 B 细胞疾病，为小肠上段的固有层浆细胞增生。这些细胞产生过多的截短单克隆重链，但是缺乏与此相应的轻链。免疫荧光及血清检查可以在胃黏膜发现 α 重链，同时血清中亦可测出α重链。IPSID常见于地中海周围国家，也可见于南美、远东的发展中国家。IPSID主要发生于社会经济地位低的人群，这些人居住在卫生差的地区，消化道细菌感染和寄生虫感染的发病率高。IPSID表现为与小肠和周围淋巴结淋巴细胞弥漫性浸润有关的吸收不良综合征。在某些病例可进展为淋巴瘤。这种疾病在发达国家也有记录。

临床特征

患者表现为腹痛、腹泻、厌食、体重下降和贫血症状。

可以触及包块。全小肠造影可以发现更多的病变。超声和CT检查可以显示肠壁增厚和淋巴结受累情况，多见于淋巴瘤。另外还可使用胶囊内镜检查。

治疗

腺癌：绝大多数患者接受的治疗是外科手术节段性切除，5年的总体生存率是20% ~ 35%，其生存率根据组织学分级和淋巴结是否受累而各不相同。放疗和化疗可作为辅助治疗。

IPSID：如没有淋巴瘤的证据，则应首先尝试使用抗生素，如四环素。若患有淋巴瘤，则需联合化疗，在一项研究中，3 ~ 5 年的生存率是 58%。

淋巴瘤：大多数患者需要外科手术及放化疗的治疗范围广泛的病变，预后随病理类型的不同而不同。

T 细胞淋巴瘤的 5 年生存率是 25%；而 B 细胞型淋巴瘤预后较好，生存率取决于淋巴瘤的分级，据报道为 50% ~ 75% 不等。

类癌

类癌起源于肠嗜铬细胞（APUD 细胞），占所有小肠肿瘤的 10%，最常见的部位是阑尾、回肠末段和直肠。一般很难通过组织学来区分肿瘤的良恶性。临床上大多数类癌在出现转移前是无症状的。10% 的阑尾类癌表现为急性阑尾炎，炎症继发于梗阻。一般通过手术切除肿瘤。

类癌综合征仅发生于 5% 的类癌患者，且仅当出现肝转移时发生。患者表现为自发或诱导后出现的皮肤蓝红或潮红，主要发生在脸部和颈部。可导致永久性毛细血管扩张。胃肠道症状包括腹痛和复发性水样泻。心脏病变见于 50% 患者，表现为肺动脉狭窄或三尖瓣关闭不全。腹部查体可以发现肝大。

肿瘤分泌各种生物活性胺和多肽，包括 5- 羟色胺 (5-HT)、缓激肽、组胺、速激肽及前列腺素等。

腹泻和心脏并发症很可能是由于 5-HT 本身引起

的，但是人们认为皮肤潮红是由某种激肽引起的，如速激肽。已知速激肽的作用可引起血管扩张、支气管痉挛和肠道动力增加。

诊断和治疗

超声检查可证实肝继发性病变，并且尿液中可检出高浓度的 5-HT 主要代谢产物 5- 羟吲哚乙酸（5-HIAA)。

奥曲肽、兰瑞肽是辛肽生长抑素类似物，能抑制多种消化道激素释放。可缓解皮肤潮红、腹泻并能控制类癌危象。奥曲肽皮下给药，治疗初期剂量200μg，每天 3 次，之后每 4 周累积量可达 30mg。兰瑞肽每 7 ~ 10 天给药 30mg，或是用凝胶剂每 28 天给药 60mg。

长效奥曲肽有时可抑制肿瘤的生长，如果使用该药则无需其他治疗。干扰素和其他化疗药物偶尔可以抑制肿瘤生长，但并不提高患者生存率。大多数患者确诊后能存活 5 ~ 10 年。

Peutz-Jeghers 综合征

表现为皮肤黏膜色素沉着（口周、手和足）和胃肠道息肉，为常染色体显性遗传。与 Peutz-Jeghers 综合征相关的 *LKB1* 基因是一种丝氨酸蛋白激酶，可用于基因分析。口腔褐色斑是该病的特征性表现。息肉为错构瘤，可以发生于胃肠道的任何部位，但最常见于小肠，可导致出血或小肠梗阻、肠套叠。偶尔息肉中某些部位上皮异型增生从而发生恶变。治疗方法是单纯息肉切除，可能需切除多个息肉，但是应该避免肠段切除。每 2 年应进行 X 线和内镜检查来随访。

其他肿瘤

腺瘤、脂肪瘤和间质瘤很少见，一般无症状，只是偶然发现。偶尔可以表现为缺铁性贫血。1/3 家族性息肉病患者可累及上消化道特别是十二指肠。

推荐读物

Brands LT, Boley ST(2000)Intestinal ischaemia. *Gastroenterology* **118**: 954-968.

Guarner F, Malagelada JR(2003) Gut flora in health and disease. *Lancet* **360**: 512-519.

James S(ed) (2005) Celiac disease- proceedings of NIH conference. *Gastroenterology* **128** (Suppl.4).

Johnson LR (1994) *Physiology of the Gastrointestinal Tract*. New York: Racen Press.

Scott E M et al. (2000) Guidelines for osteoporosis in celiac disease and inflammatory bowel disease. *Gut* **46** (Suppl. I) : i1-i8.

炎症性肠病（IBD）

现已了解**非特异性**炎症性肠病的两种主要类型：Crohn 病（ CD）和溃疡性结肠炎（UC）。Crohn 病可以累及胃肠道的任何部分，而溃疡性结肠炎只侵犯大肠。

这两种疾病在临床特征、组织学和影像学表现上有重叠。有 10% 的结肠炎患者无法确诊是 UC 还是 CD。目前区分这两种疾病是很必要的，因为这两种疾病治疗方法不同。但是同一患者可能有两方面表现。

目前已知的非特异性炎症性肠病还有三种类型：显微镜下溃疡性结肠炎、显微镜下淋巴细胞性结肠炎和显微镜下胶原性结肠炎。

流行病学

Crohn 病发病率在各个国家不同，每年 4 ~ 10/10 万人发病，患病率为27 ~ 106/10万人。溃疡性结肠炎发病率稳定在每年6 ~ 15/10万人，患病率为80 ~ 150/10 万人。

这两种疾病均为世界分布，但更常见于西方国家。发病率在有色人种中较低。犹太人比非犹太人更易患炎症性肠病，德裔犹太人患病危险高于西班牙裔犹太人。

Crohn 病在女性中稍多（男女比为 1 : 1.2)，发病年龄（平均 26 岁）比溃疡性结肠炎（男女比为 1.2 : 1，平均发病年龄 34 岁）发病年龄早。

病因发病机制

尽管 IBD 原因未明，但是越来越明确 IBD 是三种主要因素协同作用的结果：遗传易感性、环境和宿主免疫反应（图6.27)，其中环境因素包括局部的微环境（肠道微生物菌落）和营养环境。

- **家族性**：Crohn 病和溃疡性结肠炎在患者亲属中比

一般人群中更常见。6%～10% Crohn 病或溃疡性结肠炎患者有一个或一个以上亲属患有该病。Crohn 病患者的一级亲属患 Crohn 病的风险是一般人群患 Crohn 病风险的 10～14 倍，而溃疡性结肠炎为 8 倍。与一级亲属相比，Crohn 病更多累及同胞兄弟姐妹，而溃疡性结肠炎不是。

- **遗传性**：遗传易感性作为 IBD 的易患因素是在流行病学研究中首先提出的。研究显示，患病的一致性同卵双胞胎比异卵双胞胎要高（Crohn病比溃疡性结肠炎更多见），从而证实其家族性受累。2001 年，3 项独立的研究报告，Crohn 病位于 16 号染色体 q12 的第一个易感基因（IBD1），最初称作 *NOD2*，随后国际命名学会改为 *CARD15*。在试验研究中，在一种细菌肽聚糖作用下，野生型 *CARD15* 蛋白激活 NFκB，但是突变型 *CARD15* 则不具有活性。已经发现 *CARD15* 有三种独立突变与 Crohn 病相关。有 10%～30% 的 Crohn 病患者是这三种突变之一的杂合子，3%～15%患者是纯合子或复合杂合子。据估计，*CARD15* 突变导致 Crohn 病发生的相对危险为：携带一种突变的人群为1.5%～5%，两种突变的为10%～40%。在不同的亚群里，*CARD15* 突变对疾病易感性的影响各不相同，而且在日本与 Crohn 病的发病无关。所有已知的 Crohn 病临床表现均可见于伴或不伴 *CARD15* 突变的患者。*CARD15* 变异与年轻患者的回肠病变相关（与非回肠病变相比），有形成肠管狭窄的倾向。由于 *CARD15* 突变只与不足 20% 的 Crohn病患者有关，人们开始研究其他的候选易感基因。相关的基因标记在 12 号染色体（IBD2）、6 号染色体（IBD3）和 14 号染色体（IBD4）。

  除易感性外，6 号染色体上的 HLA 基因与病情轻重有关。例如：少见的DRB1*0103等位基因可导致广泛且更为严重的病变，DRB1*0103 和 MICA*010 与肛周疾病相关，DRB1*0701 与回肠疾病相关（无 *CARD15* 等位基因存在时），HLA-B27 和 DRB1*0103 与葡萄膜炎相关。

- **环境因素**：良好的家庭卫生是 Crohn 病的危险因素，但不是溃疡性结肠炎的危险因素。同样，幽门螺杆菌血清阳性率在Crohn病是下降的，而在溃疡性结肠炎则不是。在清洁环境中，肠道免疫系统不能接触病原或非病原微生物，特别是肠道寄生虫，因此免疫系统未经"训练"，无法产生足够而特异性的免疫功能来应对轻微感染，从而导致炎症发生。肠道蠕虫感染与 2 型 T 辅助细胞（Th_2）相关，而 Th_2 可拮抗 Th_1，这是 Crohn 病的特征。如果这个机制确定有效，那么就可解释为什么近期肠道感染与之后出现 Crohn 病首次或再次发作相关联。
- **营养因素**：许多食物和食物成分被认为与 IBD 的发病有关（如高糖和高脂肪摄入）。但是许多研究的结果是模棱两可的，因此没有确切证据能支持营养因素是 Crohn 病或溃疡性结肠炎的病因。
- **吸烟**：Crohn 病患者很可能吸烟，而吸烟能加重 Crohn病。与此相反，不吸烟或戒烟者发生溃疡性结肠炎的危险增加，而尼古丁对溃疡性结肠炎有治疗作用。
- **阑尾切除术**：阑尾切除术能预防溃疡性结肠炎发生，特别是在20岁前由于阑尾炎或肠系膜淋巴结炎而手术治疗者。阑尾切除术还可影响溃疡性结肠炎的临床进程，降低结肠切除率，减少免疫抑制剂的使用。相反，阑尾切除术会增加Crohn病危险并且导致更严重的疾患。
- **肠道微生物菌群**：在消化道定植的细菌数是宿主细胞的 10 倍。已知有 300～400 种细菌。有证据支持如下假说，即在遗传易感性的基础上，IBD是机体对肠腔内的细菌病原和其他产物产生的过度免疫反应。
  - 细菌群：有菌群改变。Crohn 病中肠道厌氧菌增加，溃疡性结肠炎中肠道需氧菌增加。

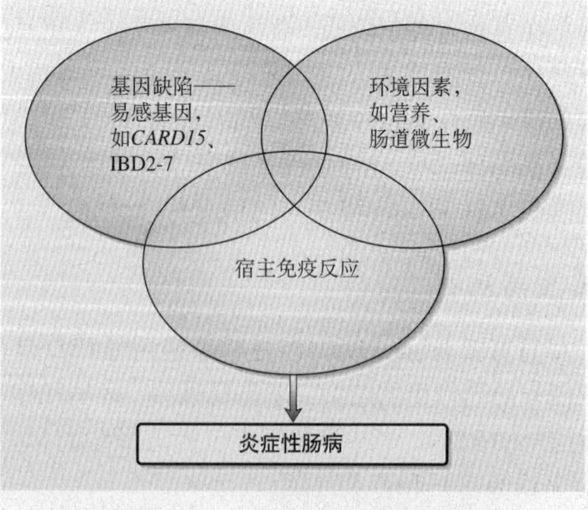

图 6.27　炎症性肠病。上图显示病因发病机制。Modified from Cashman KD, Shanahan F (2003) *European Jounal of Gastroenterology and Hepatology* 15:607-613.

– **细菌抗原**：细菌可以通过产生 Toll 样受体的配体来发挥炎症前作用，如肽聚糖-多糖（PG-PS）、脂多糖（LPS）、细菌DNA基序或甲基化寡肽如FMLP，这些物质可以与正常肠道表面Toll样受体（TLR）作用。TLR 信号通路中断可使肠道黏膜免受细菌的损害。
– **侵袭肠黏膜**：IBD 患者肠壁存在粘附性和侵袭性细菌。
– **化学屏障和肠道防御素缺陷**：正常情况下，抗微生物阳性多肽类物质可以保护黏膜不受粘附性和侵袭性细菌的损伤。有证据表明，Crohn 病和溃疡性结肠炎患者的人 β 防卫素（HBD-1）水平下降，Crohn病患者中没有诱导产生的HBD-2和HBD-3。
– **黏膜屏障功能受损**：可以解释一些少见的潜在致病菌的存在，如类结核分枝杆菌（MAP）、李斯特菌属和黏膜粘附性大肠杆菌。这些细菌的存在并不是引起 IBD 的必要因素。但是最近在 Crohn 病患者的血中也发现 MAP，因此有待进一步研究。
– **麻疹病毒**：也可能有关，因为发现麻疹病毒在血管上皮中与血管损伤和局灶性肠炎有关。但是对患者肠道活检组织进行 RT-PCR 并没有检测到病毒，可能是病原拟态所致。
– **丁酸盐**：产硫酸的细菌增加肠腔 H_2S 水平，从而减弱结肠黏膜内丁酸盐的氧化作用，导致肠道处于能量缺乏状态，引起黏膜炎症。H_2S和甲烷导致排气有恶臭，一些患者在突然发病前有此表现。

- **免疫发病机制**：现已描述了许多免疫异常。提示遗传易感患者伴有免疫调节或屏障 / 愈合功能受损，缺乏适当下调抗内源性肠腔抗原的抗原特异性免疫或抗原非特异性炎症应答的能力。Crohn 病中巨噬细胞和Th_1淋巴细胞显著上调，从而产生过多的细胞因子：白介素 -1β，白介素受体拮抗物（IL-1RA）、白介素 -6（IL-6）、趋化因子 IL-8 和 TNF-α。溃疡性结肠炎存在 IL-5 和 IL-10 相关的 Th_2 异常。核因子 κB（NFκB）通过调控炎症前细胞因子的基因转录发挥核心调节作用。也可激活其他细胞（嗜酸性粒细胞、浆细胞、中性粒细胞和成纤维细胞），从而产生过多的趋化因子（淋巴因子、花生四烯酸代谢物、神经肽和氧自由基），所有这些都能导致组织损伤。

病理学

- **Crohn 病**：是慢性炎症性疾病，可以累及胃肠道任何部分，从口腔到肛门（见表6.10），但特别好发于回肠末段和升结肠（回肠结肠病）。该病可累及消化道的一个小节段，如回肠末段，亦可累及多个节段，而病变之间的肠管是正常的（跳跃性病变）。也可以累及整个结肠（全结肠炎），且有时不伴有小肠受累。
- **溃疡性结肠炎**：可能只累及直肠（直肠炎），也可向近端进展，累及乙状结肠和降结肠（左半结肠炎），或是整个结肠（全结肠炎）。有些 UC 患者可以有回肠末段远端的炎症（倒灌性回肠炎）。

大体改变

Crohn 病受累小肠一般有肠壁增厚和肠腔狭窄。黏膜有深凿溃疡和裂隙，呈鹅卵石样改变。结肠可见瘘管和脓肿。早期表现为阿弗他溃疡，一般结肠镜检查可见（图 6.28）。随后，溃疡变深变大，斑片状分布，呈鹅卵石样外观。

溃疡性结肠炎可见黏膜充血、炎症及易出血。严重病例可见弥漫性溃疡形成，周围黏膜呈炎性息肉样改变。

在这两型暴发性结肠病变中，大部分黏膜脱落，残留少量岛状水肿黏膜（黏膜岛），可出现中毒性肠扩张。愈合后，黏膜可以恢复正常，但是常会残留一些腺体扭曲。

显微镜下改变

Crohn 病时炎症侵及肠道全层（透壁性），而溃疡性结肠炎可见表层炎症。Crohn 病中有慢性炎症细胞增多和淋巴细胞增生，50%～60% 患者可见肉芽肿。这些非干酪肉芽肿由上皮样细胞和朗格汉斯巨细胞聚集而成。

溃疡性结肠炎黏膜表现为固有层慢性炎症细胞浸润。可见隐窝脓肿和杯状细胞缺失。

这两种疾病的区别不仅表现在临床和影像学数据上，而且在活检获得的直肠和结肠黏膜也可见组织学上的不同（见表 6.8）。

有时很难区分这两种疾病，特别是如果在疾病急性期取活检，这些患者被认为患有未定型炎症性结肠炎。血清学检查有助于区分这两种疾病。

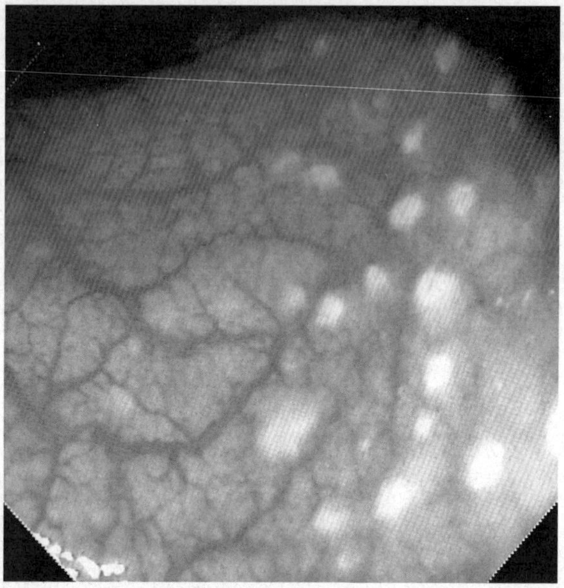

(a)

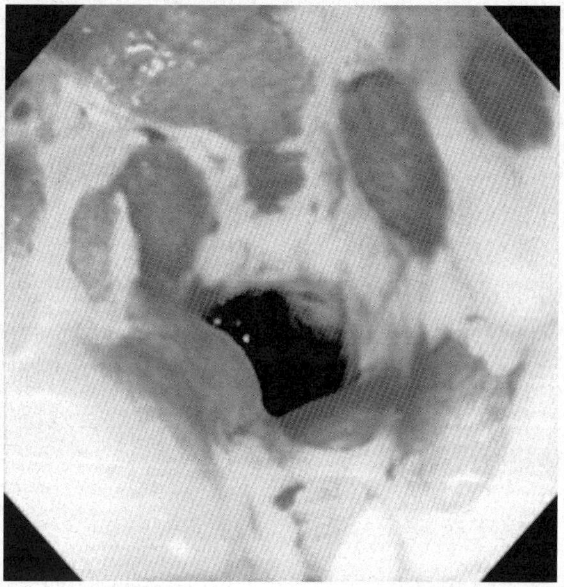

(b)

图6.28 （也见彩图6.28）Crohn病。结肠镜下表现：(a) Crohn病的典型的阿弗他溃疡；(b) 鹅卵石样外观。

胃肠道外表现

两种疾病均可出现。关节并发症最常见，现在将外周关节病分为1型（少关节型）、2型（多关节型）。1型是急性、自限性的（< 10周），IBD复发时发病，与IBD的其他胃肠道外表现有关。2型关节病持续时间较长（几个月～几年），与IBD活动性无关，与葡萄膜炎有关。关节和其他胃肠道外表现的发病率见表6.9。在Crohn病和溃疡性结肠炎中，HLA DRB1*0103与少关节大关节炎有关，HLA-B44与小关节对称性关节炎相关，HLA-B27与骼关节炎有关。

鉴别诊断

应除外所有能造成腹泻的原因（见表6.18），一般需要进行大便培养。所有存在吸收不良，如巨幼细胞性贫血、营养不良的患者，以及身材矮小的儿童都应考虑Crohn病的可能。在发展中国家如印度，回肠结肠结核病很常见，因此Crohn病诊断困难。在这些国家，对所有能够获得的组织进行TB显微镜检查和培养是很关键的。可进行试验性抗结核治疗。

偶尔淋巴瘤可累及回肠和盲肠。

Crohn 病

临床特征

主要症状是腹泻、腹痛和体重下降。全身症状可表现为不适、嗜睡、厌食、恶心、呕吐和低热，这些患者中有15%没有胃肠道症状。尽管Crohn病有复发倾向，但许多患者一般状态很好，基本能正常生活。但是病变广泛的患者复发很频繁，需多次住院治疗。

临床特征多种多样，取决于肠道受累的部位。可以表现为隐匿性或急性发病。腹部绞痛考虑存在梗阻，但是一般没有特异性表现，有时结肠病变只表现为轻度不适。腹泻发生于80%患者。结肠病变可有血便，因此很难与溃疡性结肠炎鉴别。小肠病变可有脂肪泻。

Crohn病可呈急性发作，表现为急性右髂窝处疼痛，类似阑尾炎。剖腹探查可见回肠末段水肿、充血。其他原因也可导致急性回肠炎（如耶尔森菌感染）。表现为急性回肠炎的患者中超过30%最终诊断为Crohn病。25%患者可以合并肛门和肛周病变，通常在结肠和小肠症状出现前许多年即可发生（表6.10）。

肠瘘，如至膀胱或阴道，发生于20%～40%的患者。内瘘和外瘘发病均等，但是外瘘多见于术后。

表6.8 Crohn病和溃疡性结肠炎之间组织学上的不同

	Crohn 病	溃疡性结肠炎
炎症	深（透壁）、节段性的	黏膜的、连续的
肉芽肿	++	罕见
杯状细胞	有	缺失
隐窝脓肿	+	++

表 6.9 IBD 的肠外表现（病例百分比）

	溃疡性结肠炎	Crohn 病
眼		
葡萄膜炎	2	5
巩膜炎		
结膜炎	5 ~ 8	3 ~ 10
关节		
1 型（少关节型）	4	6
2 型（多关节型）	2.5	4
关节痛	5	14
强直性脊柱炎	1	1.2
炎症性背痛	3.5	9
皮肤		
结节红斑	1	4
坏疽性脓皮病	1	2
肝和胆囊		
硬化性胆管炎	2.5 ~ 7.5	1 ~ 2
脂肪肝	常见	常见
慢性肝炎	不常见	不常见
肝硬化	不常见	不常见
胆囊结石	与正常人群相同	15 ~ 30
肾石病	–	5 ~ 10 小肠病变或切除后患者存在草酸盐结石
静脉血栓	5	1

查体

除了体重下降和一般情况差外，体征很少。口腔溃疡常见。腹部检查一般正常，偶有压痛和右髂窝包块。包块既可能是炎症性肠粘连，也可能是脓肿。需同时进行肛门检查，以了解是否有肛门水肿、肛裂和肛周脓肿。

肠外表现见表 6.9，需在查体时认真寻找。

对 Crohn病患者应行乙状结肠镜检查。小肠受累时直肠可表现正常，但仍需活检，因为有时可发现黏膜非特异性组织学改变。即使是弥漫性结肠 Crohn病，偶尔直肠表现也可正常，但是可见节段性的黏膜充血水肿。

检查

血液化验

- 贫血常见，一般是慢性疾病所致的正细胞正色素性贫血。也可发生缺铁性贫血和（或）叶酸缺乏性贫血。尽管 Crohn 病常累及回肠末段，而且血清 B_{12} 水平低于正常，但由维生素 B_{12} 缺乏引起的巨幼细胞性贫血很少见。
- ESR 增快，CRP 增高，WBC 计数升高。
- 严重病例可见低白蛋白血症。
- 肝生化检查可异常。
- 若怀疑败血症，应行血培养。
- 血清学检查：酿酒酵母菌抗体阳性，p-ANCA抗体阴性。而在溃疡性结肠炎则刚好相反，但是这些检查的临床价值有限。

便培养

如果患者有腹泻，来诊时应行大便培养。

放射和影像学检查

对疑诊 Crohn 病的患者应行**吞钡试验**。可表现为黏膜不对称改变、深溃疡以及节段性狭窄。尽管多见于

表 6.10 Crohn 病的肛门和肛周并发症

肛裂（多发、无痛）
痔
软疣
肛周脓肿
坐骨直肠窝脓肿
肛瘘（可为多发）
肛门直肠瘘

回肠末段（图 6.29），但是小肠其他部位也可受累，呈跳跃性分布，受累肠段间可见正常肠管。

通过核磁共振灌肠检查可获得小肠影像学资料。除非患者表现为急性重症发作，否则对于疑有结肠受累的患者应行结肠镜检查。其镜检表现多种多样，从轻度的斑片状表浅（阿弗他）溃疡到广泛的深大溃疡，形成鹅卵石样改变（见图 6.28）。

存在急性结肠症状的患者应同溃疡性结肠炎患者一样，行腹平片、超声或 CT 检查观察结肠。

高分辨超声和螺旋 CT 扫描有助于判断肠壁及肠系膜的厚度及腹内和肠外脓肿。直肠超声和 MRI 可用于评估肛周病变。

有些医院使用镓标记的同质异像体、铟或锝标记的白细胞进行**核素扫描**来明确小肠和结肠病变，并确定肠外脓肿的位置。

疾病活动度

可以使用简单参数来评价活动度，如血红蛋白、白细胞计数、炎症标志物（如 ESR、CRP 和血小板计数升高）以及血清白蛋白。正规的临床活动指数（如 Crohn 病的活动指数）主要用于研究。钙卫蛋白是一种钙结合蛋白，占中性粒细胞胞质蛋白的 60%。粪便钙卫蛋白可能可以作为评估 IBD 活动度的一种简单的非侵入性标志物，而且可用于预测机体对治疗的反应和评价治疗的效果。

Crohn 病的药物治疗（Box 6.8）

治疗目标是诱导和维持缓解。症状轻的患者只需对症治疗。应停止吸烟。可用易蒙停（洛哌丁胺）、磷酸可待因或 phenotrope 合剂等治疗腹泻。长期缓解的患者出现腹泻可能是由于胆汁酸吸收不良所致，可以用消胆胺（考来烯胺）治疗。如果因为维生素B_{12}、叶酸或铁缺乏所致贫血，则应补充相应的补血药。活动性病变所致的贫血一般是正细胞正色素性的（慢性病性贫血），随患者病情的好转而好转。患者病情达到中至重度时需要住院治疗。对于中度到重度 Crohn 结肠炎患者的治疗与溃疡性结肠炎是一样的。

糖皮质激素常用于诱导缓解中度和重度 Crohn 病（口服泼尼松龙 30～60mg/d）。对于回盲部而不是结肠病变的Crohn病患者，口服布地奈德缓释剂与泼尼松龙的效果一样。布地奈德的局部浓度高，由于其大量被肝灭活，故全身反应小，这就减少了对内源性皮质醇的抑制，从而减轻激素不良反应。糖皮质激素治疗的总体缓解率为 60%～90% 不等，取决于 Crohn 病的类型、部位及病变程度。

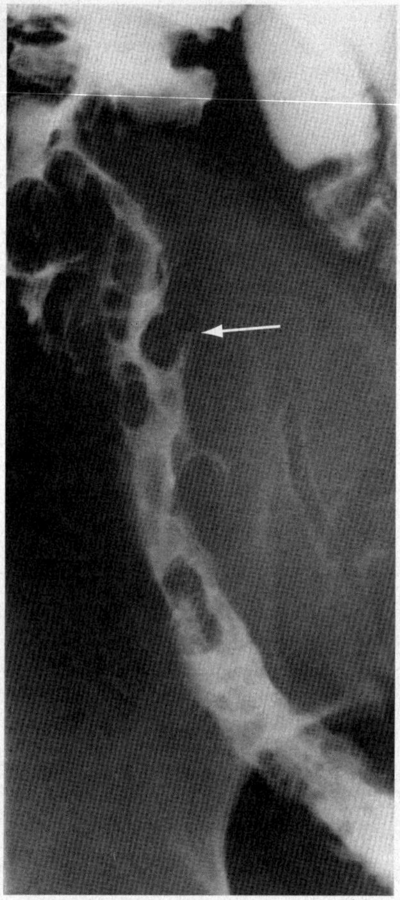

图 6.29　小肠造影显示 Crohn 病患者的末段回肠。可见回肠末段狭窄和溃疡形成（箭头所示）。注意回肠末段存在深“玫瑰刺样”溃疡和鹅卵石样表现。

肠内营养可以诱导缓解中度和重度 Crohn 病，但这种方法并未广泛应用，其疗效与患者营养状态无关。给予低脂（约占总热量的1.3%）和低油酸饮食28天，诱导缓解率与激素治疗相似，但复发率高，特别是那些结肠受累患者。

一般在激素减量和（或）停止肠内营养时Crohn病复发，此时应调整治疗方案，如暂时增加激素剂量以再次诱导缓解和维持。氨基水杨酸在Crohn结肠炎的治疗中特别重要，免疫抑制剂硫唑嘌呤（AZA）及其代谢产物 6- 巯基嘌呤（6MP）都可有效诱导缓解病情，且可减少激素的使用。麦考酚酯能抑制 T 和 B 细胞增殖，也可有效维持缓解。

长期 AZA 和 6MP 治疗是必需的，因为停止治疗的复发率很高（70%）。在治疗开始后应定期查血药浓

Box 6.8 Crohn 病药物治疗的选择

诱导缓解
- 口服或静脉注射糖皮质激素
- 肠内营养
- 口服糖皮质激素+咪唑硫嘌呤（硫唑嘌呤）或6-巯基嘌呤（6MP）

维持缓解
- 氨基水杨酸
- 咪唑硫嘌呤（硫唑嘌呤）、6MP 和吗替麦考酚酯

糖皮质激素或免疫抑制剂抵抗患者的治疗
- 氨甲蝶呤
- 静脉注射环孢素
- 英夫利昔单抗（TNF-α 抗体）
- 新的生物制剂

肛周疾病
- 环丙沙星和甲硝唑

Box 6.9 肿瘤坏死因子 α（TNF-α）治疗 Crohn 病
- TNF-α 是一种致炎细胞因子。
- 它在 Crohn 病发病机制中占重要地位。
- 英夫利昔单抗——一种嵌合的TNF-α单克隆抗体——对 TNF-α 有很高的亲和力，从而可中和其生物活性。
- 单次给予英夫利昔单抗 5mg/kg 静脉注射，可以诱导中到重度活动期 Crohn 病患者缓解。
- 对英夫利昔单抗有反应的无瘘管患者，如果在第 2 周和第 6 周给药，然后每 8 周给药直到第 46 周重复给药更有可能维持缓解（ACCENT Ⅰ 试验）。
- 在第 0、2、6 周给予英夫利昔单抗 5mg/kg，能闭合 Crohn 病患者的瘘管，其中位反应时间为 12 周。
- 增加 8 周维持治疗（5mg/kg）直到 46 周，可增加第 54 周时无需瘘管引流的比率（36% 对安慰剂 19%；ACCENT II 试验）。
- 不良反应包括出现抗英夫利昔单抗抗体、抗dsDNA和 ANA 抗体及狼疮样综合征。据报道，高达 1/3 的患者出现注射反应、血清病样反应和感染（如结核）。

度，因为AZA和6MP代谢的关键酶（TPMT）在人群中有明显基因变异。TPMT 缺乏会导致具有活性的巯鸟嘌呤核苷酸水平增加，从而抑制免疫和骨髓。在部分医院能够测定 TPMT。早期发现 TPMT 缺乏能够提醒临床医师注意 AZA 和 6MP 治疗的潜在危险。对于不敏感的患者，偶尔可以通过增加 AZA 剂量来诱导缓解，但是该剂量会导致患者白细胞减少。

对于皮质醇激素或免疫抑制剂抵抗的 Crohn 病患者，氨甲蝶呤或静脉注射环磷酰胺（不能口服）可以有效诱导缓解，但不能维持缓解。直接针对特异性炎症中介因子的生物治疗，如抗 TNF-α 抗体（英夫利昔单抗）已经用于临床，已经报道了第一个维持治疗的临床试验结果（Box6.9）。类固醇激素抵抗的患者在单次注射这种制剂后，超过 60% 的患者有效改善了临床表现。

现在进行评价的其他的抗 TNF-α 制剂及其他生物制剂（如 CDP517 和 CDP870）在不久的将来可能会在临床上得到应用。抗白介素，如抗 IL-12，也在进行试验。

Crohn 病的外科治疗

大约 80% 患者在其病程的某些时期需要手术治疗。然而应尽可能避免手术，若必须手术，则只可切除小部分肠管，因为复发（每年15%）是不可避免的。手术的适应证是：

- 药物治疗失败的急性或慢性症状导致患者一般情况差
- 并发症（中毒性肠扩张、梗阻、穿孔、脓肿和肠皮瘘）
- 儿童发育障碍。

对于小肠病变患者，有些狭窄可以扩张（狭窄扩张术），而有些需要手术切除并行端端吻合。

当结肠 Crohn 病累及整个结肠，而直肠无病变或病变较轻时，可行结肠次全切除术和回直肠吻合术。回肠、直肠或两者均受累的最终复发率是 60% ~ 70%。但是这些患者中有 2/3 能维持直肠功能达 10 年之久。如果整个结肠和直肠受累，标准术式为全直肠结肠切除以及末段回肠造口术。这个手术切除结肠和直肠，回肠通过右下腹的开口与皮肤缝合，患者需使用回肠造瘘袋罩在皮肤的造瘘处。造瘘袋需要每天清空 1 ~ 2 次，患者的生活方式接近正常。由吻合口护理治疗师来提供帮助和建议。Crohn 病患者不适合行造瘘手术治疗，因为造瘘处复发率很高。

与回肠造口术相关的问题如下：

- 操作问题
- 脱水，特别是在高温环境
- 性心理问题
- 男性不育
- Crohn 病复发。

溃疡性结肠炎

临床特征

溃疡性结肠炎的主要表现是腹泻和黏液脓血便，有时伴有下腹不适。一般表现包括全身不适、嗜睡和厌食。可见口腔阿弗他溃疡。该病可以是轻度、中度到重度，大部分患者病程中有缓解和加重的过程。10%患者有持续性慢性症状，而有些患者只发病一次。

当该病局限于直肠（直肠炎）时，常有血便、排便急迫和里急后重等表现。一般症状比较少，但是频繁排便给患者造成很多不便。

急性发作时，患者有腹泻和血便，每天有10～20次水样便。腹泻也可发生于晚上，排便不尽感和大便失禁给患者带来极大不便。偶尔只有血和黏液排出。重度溃疡性结肠炎的定义见表6.11。患者一般病情较重，需要紧急住院治疗。

查体

一般溃疡性结肠炎无特殊体征。腹部触诊可以有轻度腹胀和压痛。肛查一般正常，直肠检查可见血染。乙状结肠镜检查异常，可见黏膜炎症、出血及质脆。偶尔直肠不受累，乙状结肠镜下表现正常。

检查

血液化验

- 中到重度患者常见缺铁性贫血、白细胞和血小板计数增加。
- 通常有ESR、CRP升高，肝生化检查也可异常，重度病例可见低白蛋白血症。
- pANCA阳性。这与Crohn病刚好相反，在Crohn病pANCA多是阴性的。

便培养

应该进行大便培养以除外感染引起的结肠炎。

影像学

腹平片和**腹部超声**是中到重度溃疡性结肠炎患者的关键检查。可以通过结肠内气体的分布情况来判断病变严重程度，应注意结肠扩张的存在。超声检查可见结肠壁增厚，同时可见腹腔内游离积液。CT检查对急性病变也很有帮助。有时可行急诊钡剂造影检查。

表6.11 重度溃疡性结肠炎的定义

排便次数	＞6次/天，潜血+++
发热	＞37.5℃
心动过速	＞90次/分
ESR	＞30mm/hr
贫血	血色素＜10g/dL
白蛋白	＜30g/L

结肠镜检查

对于重度溃疡性结肠炎患者不应行结肠镜检查以防穿孔。对于长期慢性病程患者，则可以用来明确病变的范围和活动度。对于10年或更长的全结肠炎患者，应行结肠镜及多处活检以除外异型增生和肿瘤。

放射核素扫描

可用于评估结肠炎症。

溃疡性结肠炎（UC）的药物治疗

溃疡性结肠炎和Crohn病患者都应该尽可能在炎性肠病门诊诊治。对所有的溃疡性结肠炎患者均应给予氨基水杨酸制剂治疗。这些药物的活性成分是氨基水杨酸（5-ASA）。5-ASA在小肠吸收（可能有肾损害），因此不同氨基水杨酸制剂均基于通过氮键连接5-ASA与磺胺吡啶（柳氮磺吡啶）、4-氨基苯-β-丙氨酸（巴柳氮）或5-ASA本身结合（奥沙拉嗪），并用一种pH-敏感的聚合物包裹药物（美沙拉嗪片）或将5-ASA制成微粒制剂［颇得斯安（美沙拉嗪）］。

结肠中氮键被结肠的细菌破坏，5-ASA得以释放。pH-依赖性剂型一般在回肠末段释放5-ASA。炎性肠病的患者肠腔pH值异常，对于有些患者，服用的pH-敏感的聚合物包被的氨基水杨酸制剂可完整无缺地通过肠道，从粪便中排出。微粒可在整个小肠以及结肠中释放5-ASA。微粒中的5-ASA在小肠和结肠可有效诱导轻至中度活动性病变缓解，并维持所有类型的缓解。柳氮磺吡啶由于其不良反应较大目前已很少使用。

直肠炎

一线治疗为口服氨基水杨酸联合直肠局部使用类固醇激素制剂（10%氢化可的松泡腾片，泼尼松龙20mg灌肠或泡腾片）。也可试用美沙拉嗪灌肠或布地奈德灌肠。有些病例对该治疗抵抗。这些患者可以单纯口服糖皮质激素或联合使用硫唑嘌呤，偶尔短链脂肪酸灌肠对有些病例有效。

左半结肠炎

口服氨基水杨酸联合直肠局部使用类固醇激素制剂有效，但是中到重度患者需口服泼尼松龙。如果患者 2 周内仍无好转，应住院治疗。

全结肠炎（中到重度）（表 6.11）

患者应住院，开始给予氢化可的松静脉点滴每6小时100mg，同时口服氨基水杨酸。应在入院时完成各项检查（见前文），并给予充分的支持治疗（如果需要静脉输液，则应通过肠内而不是通过肠外进行）。

2～3 年内因中至重度全结肠炎住院治疗的患者，如果还没有使用硫唑嘌呤，应开始用此药，因为该药起效时间长。应该密切注意患者的临床状态（发热、心动过速和腹部体征），每天检查FBC、ESR、CRP、电解质、尿素氮、肝功能检查（包括白蛋白）、腹平片和大便重量。必须由一名有经验的消化科专家来判断重症溃疡性结肠炎患者治疗的成败。

持续发热、心动过速、Hb下降、白细胞计数升高、低钾、低白蛋白、持续粪便量增加（>500g/d）及血便是患者对治疗无反应的表现，可能需要手术治疗。

中毒性巨结肠的腹平片表现为结肠扩张，薄壁，直径在 5cm 以上，肠腔内充满气体，有黏膜岛（图 6.30），表明疾病进展到非常危险的阶段，预示着穿孔和高死亡率（15%～25%）。中毒性巨结肠患者如果 48 小时内症状未缓解均应进行紧急手术治疗。

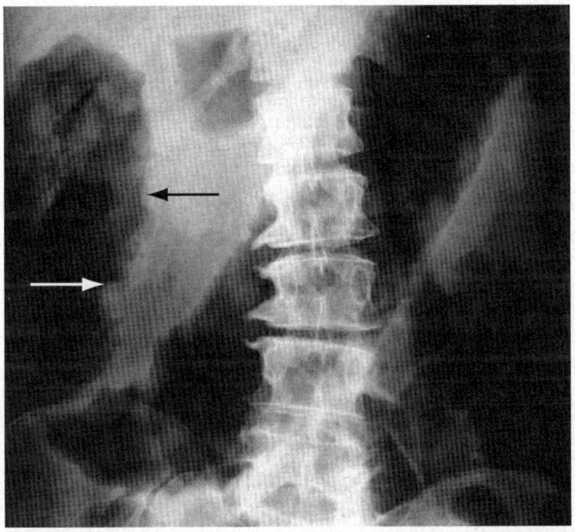

图6.30 腹平片，显示溃疡性结肠炎的中毒性巨结肠。箭头所示为黏膜岛。

对于那些静脉注射氢化可的松治疗敏感的患者，随后应用口服泼尼松龙替代，并逐渐减量（每周 5～10mg）。用氨基水杨酸维持缓解。对于激素减量易复发的患者，可以加用硫唑嘌呤。

溃疡性结肠炎的手术治疗

尽管溃疡性结肠炎主要为药物治疗，但是手术仍有重要作用，可以用来挽救生命、治愈疾病并能消除病变的长期风险。手术的主要适应证是药物治疗无效的重症患者。其他适应证见 Box6.10。

对于急性溃疡性结肠炎，一般选用的手术方式是保留直肠的结肠次全切除、回肠末端造瘘术。最近有很多可行的手术方式，包括直肠切除及永久回肠造瘘术。为避免永久性回肠造瘘，可以行回肠直肠吻合术。每年应行直肠黏膜活检以除外异型增生，因为一般在残留直肠癌发生之前会有组织学上的改变。在回肠直肠吻合术中（图 6.31），应做成回肠贮袋，作为容器。贮袋在齿状线缝合，在此之前应行肛管内远端直肠和肛管黏膜剥脱术。通常可控制排便。但是有1/3的患者会出现贮袋炎，贮袋内的黏膜出现炎症，临床表现为腹泻、出血和发热，有时结肠外症状加重（图 6.32）。贮袋炎的发病率在原发性硬化性胆管炎患者中增加 1 倍。2/3 的贮袋炎患者会复发，既可以急性复发，也可为慢性持续型。治疗并不总令人满意，包括局部或口服5-ASA、糖皮质激素、甲硝唑和环丙沙星。益生菌（4株乳酸菌，3株双歧杆菌，1株链球菌）能预防贮袋炎的发生，并可持续缓解。益生菌还可用于溃疡性结肠炎的维持治疗(Box 6.11)。短链脂肪酸灌肠和alicaforsen［一种选择性胞间粘附分子 -1（ICAM-1）抑制剂］灌

Box 6.10 溃疡性结肠炎的手术治疗适应证

急性暴发
- 药物治疗失败
- 中毒性巨结肠
- 出血
- 穿孔

慢性疾病
- 药物治疗反应欠佳
- 需要使用大量类固醇激素
- 药物治疗依从性差
- 有癌变危险

> **Box 6.11 益生菌在炎症性肠病中的应用**
>
> 益生菌是活的微生物，服用后能改善肠道菌群组成。常用的是乳酸杆菌、双歧杆菌和非致病性大肠杆菌。
>
> **使用原理**
>
> - 无菌动物易患胃肠道感染和炎症。
> - 难辨杆状芽胞杆菌所致的伪膜性肠炎发生在抗生素治疗后。
> - 体外试验显示正常菌群能抑制致病菌的生长。
> - 菌落和肠上皮之间的调节信号传递能保持黏膜完整性。
>
> **使用**
>
> - 贮袋炎——益生菌能预防发病并维持缓解，可能是通过增加组织IL-10水平和减少TH-1产生的细胞因子，同时使肠道细菌功能正常而完成。
> - 可用于维持溃疡性结肠炎的缓解。

肠对贮袋炎的治疗效果也是肯定的。

病程和预后

由溃疡性结肠炎引起的远段炎症性直肠炎的患者，1/3将会向近端扩展，5%～10%可进展为全结肠炎。1/3溃疡性结肠炎患者仅有1次发作，其他可反复发作。1/3溃疡性结肠炎患者在确诊后20年内将行结肠切除术。

炎症性肠病癌变

广泛性溃疡性结肠炎患者病程超过10年时，发生结直肠癌的危险增加（累积危险20年为5%，25年为12%）。尽管Crohn病患者也有癌变的风险，但是发生率比溃疡性结肠炎低。许多医院建议广泛性溃疡性结肠炎病程10年以上的患者应每隔1～2年行结肠镜检查及多处活检，高度异型增生的患者应行结肠切除术。但是这些措施还没有确切的支持证据，也没有充足的证据支持应对Crohn病患者进行监测。

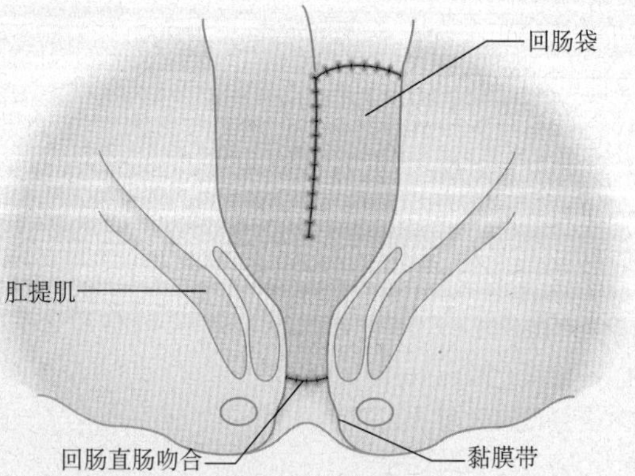

图6.31 溃疡性结肠炎的回肠肛门袋。

妊娠和炎症性肠病（IBD）

非活动性IBD女性患者有正常的生育能力。对于那些疾病处于活动期的患者，生育能力下降，而且活动期患者自发流产的危险是非活动期的两倍。

尽管怀孕时IBD患者病情恶化的危险并没有增加，病情加重最常发生于孕期前3个月和产后早期。

氨基水杨酸、类固醇激素和硫唑嘌呤在受孕和妊娠期服用是安全的，柳氮磺吡啶的磺胺吡啶成分抑制精子发生，因此伴侣在准备受孕时应改用其他氨基水杨酸制剂治疗。

炎症性肠病的死亡率

人群研究证实炎症性肠病患者死亡率和一般人群相同，两个例外是重度结肠炎患者在确诊后第1年内以及确诊时年龄超过60岁时死亡率有轻度升高。尽管现在还不清楚炎症性肠病患者的总体死亡率是否有增加，但是那些有弥漫性空肠回肠病变和胃十二指肠病变的患者相对死亡率较高。

显微镜下的炎症性结肠炎

这种类型患者表现为慢性或暴发性腹泻。尽管结肠镜下肉眼所见正常，但是活检组织病理检查异常。显微镜下炎症性肠病可以分为三类：

- 显微镜下溃疡性结肠炎
- 显微镜下淋巴细胞性结肠炎
- 显微镜下胶原性结肠炎。

显微镜下溃疡性结肠炎：固有层有慢性炎症细胞浸润，破坏隐窝结构，杯状细胞缺失，伴或不伴隐窝脓肿。治疗同溃疡性结肠炎，单纯使用氨基水杨酸治疗对许多患者有效。

显微镜下淋巴细胞性结肠炎：为表面上皮损害，上皮表面有大量淋巴细胞浸润，固有层中单核细胞增加。男性和女性发病率相同，与抗生素的频繁使用有关。

显微镜下胶原性结肠炎：上皮下与基底膜比邻的胶原层增厚（> 10μm），伴有固有层淋巴细胞和浆细胞浸润增多，以及表面上皮细胞损害。主要累及中老年

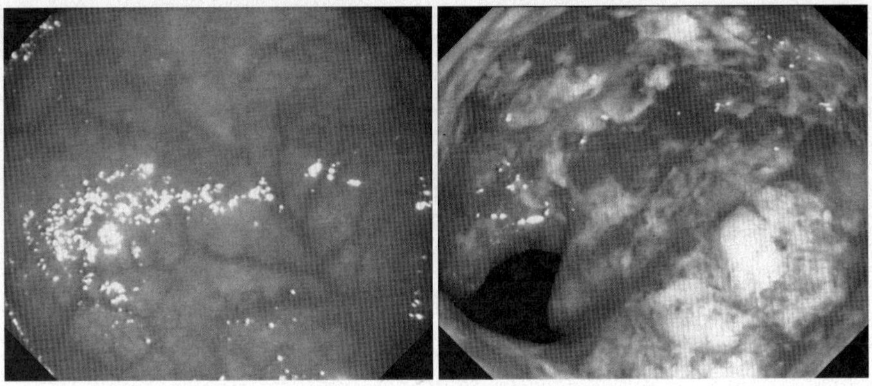

(a) (b)

图6.32 （也见彩图6.32）隐窝炎。纤维光学乙状结肠镜下表现。
(a) 轻度改变。
(b) 重度出血溃疡。

女性，与各种自身免疫性疾病有关（关节炎、甲状腺疾病、CREST综合征和原发性胆汁性肝硬化）。胶原性结肠炎的患病率是15.5/10万人，年发病率是1.8/10万人。许多报告认为药物与胶原性结肠炎有关（非甾体类抗炎药，辛伐他汀和H_2受体拮抗剂）。

目前没有对照临床实验研究显微镜下淋巴细胞性和胶原性结肠炎的治疗。一般依次使用氨基水杨酸、布地奈德、含铋药物（三钾制剂、枸橼酸铋钾，胃肠用铋）、泼尼松龙和硫唑嘌呤治疗。总体上，显微镜下胶原性结肠炎比淋巴细胞性结肠炎更易治疗。

推荐读物

Carter MJ et al. (2004). Guidelines for the management of inflammatory bowel disease in adults. *Gut* **53** (suppl.V):1-16.

Farrell RJ, Peppercorn MA (2002) Ulcerative colitis. *Lancet* **359**:331-340.

Gionchetti P et al. (2003) Prophylaxis of pouchitis onset with probiotic therapy: a double-blind, placebo-controlled trial. *Gastroenterology* **124**:1202-1209.

Hanover SB et al (2002) Maintenance infliximab for Crohn' s disease: The ACCENT 1 randomized trial. *Lancet* **359**:1541-1549.

Saitor RB, Mayer L (2004) Inflammatory bowel diseases: the paradigm for 21st century medicine. Special Issue *Gastroenterology* **126**:1504-1648.

Sands BE et al. (2004) Infliximab maintenance therapy for fistulizing Crohn' s disease. *New England Journal of Medincine* **350**:876-885.

Scholmerich J (2003) New developments in aetiological mechanisms of inflammatory bowel disease. *European Journal of Gastroenterology and Hepatology* **15**:585-634.

Shanahan F (2002) Crohn' s disease. *Lancet* **359**:62-69.

结肠和直肠

结构

大肠起于盲肠，在其后壁内侧是阑尾。结肠由升结肠、横结肠、降结肠和乙状结肠组成，乙状结肠与直肠在直肠乙状结肠连接部相连。

肌层由内环肌和外纵肌组成。外层是不完整的，汇集形成结肠带，在正常结肠可形成结肠袋。

结肠的黏膜由上皮细胞排列组成，有隐窝，但没有绒毛，因此表面平坦。黏膜中有大量杯状细胞。在固有层有多种细胞，主要是淋巴细胞和巨噬细胞。

结肠的血液供应来源于肠系膜上、下血管。一般情况下吻合良好，但是盲肠和脾曲可发生缺血。结肠主要受肠神经系统支配，通过副交感神和交感神经传入。脊髓后根神经节发出的传入神经元支配整个结肠。

直肠大约12cm长，其中有三个新月形环形肌分隔，形成书架样折叠。乙状结肠镜下可见这些直肠瓣。肛管有内、外括约肌。

结肠的生理学

结肠的主要作用是吸收水和电解质（表6.12），以及推动内容物从盲肠到肛门直肠区域的蠕动。每天大约有1.5～2升液体通过回盲瓣。吸收受短链脂肪酸刺激，短链脂肪酸主要是在右半结肠中由细菌多糖酶系统无氧酵解食物纤维而产生的。通过非传递性节段性肌肉收缩来混合结肠内容物以促进吸收。高幅传递性结肠收缩产生推动力。神经内分泌细胞释放 5-HT 是由肠管扩张所引起的，5-HT 释放诱导结肠产生蠕动。5-HT 激活HT_4受体，进而激活感觉神经元（降钙素基因相关性肽，CGRP）。正常的结肠通过时间是24 ~ 48 小时，正常粪便重量达每天 250g。

排便的生理学

直肠和肛门在排便中的作用很复杂。正常情况下直肠是排空的，结肠持续收缩将粪便推入直肠。由于直肠内容物增加，产生充盈感，引起排便急迫感（阈值为100ml）。这种感觉与直肠收缩和肛门内括约肌舒张有关，两者共同作用将粪便推向肛管远端，增加便意。只能通过耻骨直肠肌和肛门外括约肌强力收缩来抑制排便。如果情况允许，个体将采取坐位或蹲位，通过横膈和腹肌收缩，盆底肌包括耻骨直肠肌和肛门括约肌舒张来排便。

表 6.12　24 小时胃肠道的水分和电解质出入量

	水分（ml）	钠（mmol）	钾（mmol）
入量			
饮食	1500	150	80
胃肠道分泌	7500	1000	40
总量	9000	1150	120
出量			
粪便	150	5	12
回肠造口术（估计）	500 ~ 1000	60 ~ 120	4

便秘

便秘是很常见的症状，特别是妇女和老年人。它更多的是一种感觉而不是一种实实在在的表现。研究中公认的定义（罗马Ⅱ标准）将便秘定义为至少12周内有以下两种或两种以上的表现：排便次数少（＜3次/周）；排便费力，用力时间占排便时间的25%以上；粪便干燥；排便不尽感和肛门直肠阻塞感。根据这一定义，便秘累及 1/5 人群。

患者认为许多症状是便秘引起的，包括头痛、不适、恶心和口腔异味。其他症状还包括腹胀和（或）腹部不适（不易与肠易激综合征相鉴别）以及局部和肛周疼痛。便秘原因见表 6.13。

便秘的评估

要根据病史进行评估。当有近期排便习惯改变，并伴有其他症状（如直肠出血）时可行钡剂造影或结肠镜检查。钡剂造影检查之前应行直肠指诊和硬式乙状结肠镜检查，以除外可能漏诊的直肠肛门病变。通过这些检查，可以除外胃肠道病因，如由于结直肠癌和憩室病导致的局部狭窄（表 6.13）。

便秘可以分为三类，但彼此有重叠：

- 正常传输通过结肠（59%）
- 排便紊乱（25%）
- 慢传输（13%）。

排便紊乱和慢传输可同时发生（3%）。

正常传输性便秘

发生正常传输性便秘时，粪便通过结肠的速度是正常的，排便频率正常。但是患者认为自己有便秘。这可能是排便困难或粪便干燥造成的。患者可有腹痛和腹胀。

正常传输性便秘可以通过结肠通过时间与慢传输性便秘鉴别。在第 1、2 和第 3 天吞服含 21 个不透射线金属的胶囊，在吞服第一颗胶囊后 120 小时照腹平片。每个胶囊的金属标记形状不同，如果第一个胶囊有超过4个、第二个胶囊有超过6个、第三个胶囊有超过12 个金属标记存在，则表示有中到重度慢传输（图 6.33）。

慢传输性便秘

慢传输性便秘主要发生于排便次数少的年轻女性（通常＜1次/周）。经常在青春期发病，症状一般是排便次数少、腹胀、腹痛和不适，很难与便秘为主的肠易激综合征鉴别。一些严重慢传输性便秘的患者远段结肠排空延迟，而其他患者缺乏食物刺激引发的结肠蠕动。有些重度慢传输性便秘患者中可发现组织病理学异常，有些患者同时存在小肠动力紊乱，诊断为慢性特发性假性肠梗阻。

排便紊乱

排便时耻骨直肠肌和肛门外括约肌以及相关肌肉收缩而不是正常松弛，可阻止排便（盆底肌功能失调及肛门痉挛）。这些主要是由于肛门括约肌和骨盆底功能异常造成的。直肠阴道隔薄弱无力常导致直肠前壁膨

表 6.13 便秘的原因

一般原因
妊娠
纤维摄入不足
不活动
代谢 / 内分泌
糖尿病
高钙血症
甲状腺功能减低
卟啉病
功能性
肠易激综合征
特发性慢传输性便秘
药物
鸦片类药物
抗毒蕈碱药物
钙通道阻滞剂，如维拉帕米
抗抑郁药，如三环抗抑郁剂
铁剂
神经疾病
脊髓病变
Parkinson 病
心理疾病
抑郁
神经性厌食
抑制排便冲动
胃肠道疾病
肠梗阻和假性肠梗阻
结肠疾病，如癌症、憩室病
神经节细胞缺失症，如先天性巨结肠病、Chagas 病
疼痛性肛门疾病，如肛裂。
排便障碍
直肠脱垂、黏膜脱垂肠套叠和直肠孤立性溃疡综合征
严重直肠膨出
盆底肌协同失调
巨直肠

出，进而导致直肠前壁凸出，阻碍粪便排出，若直径>3cm，则可潴留粪便。有些患者直肠前壁黏膜在用力排便时向下脱出，而其他患者黏膜套叠发生率升高。

有些患者直肠对小量粪便过度敏感，导致少量、多次排便，而且有排便不尽感。

排便紊乱可以通过直肠排粪造影（图 6.34）和肛门直肠生理试验来明确。

治疗

任何潜在的病因都应得到治疗。对于正常或慢传输性便秘患者，主要治疗是增加膳食中纤维的含量，同时增加液体的摄入。纤维摄入应该通过饮食方式而不是给予商业化的纤维产品，从而避免底物对肠道结肠细菌多糖酶的诱导。因此应建议这些患者咨询营养师。

应限制重度患者使用缓泻剂。可选用的缓泻剂类型见 Box 6.12。

渗透性缓泻剂通过增加结肠液体和电解质内流来起作用。它不仅能软化粪便，同时可以促进结肠收缩。5 ~ 10g 硫酸镁溶于一杯热水中，在早餐前服用，2 ~ 4 小时后起效。与双糖乳果糖相比，聚乙烯乙二醇（聚乙二醇）的优点在于在结肠内不会被无氧酵解成气体，而气体可导致肠扩张引起疼痛。渗透性泻药优于刺激性泻药。刺激性泻药通过刺激结肠收缩和肠道分泌来起作用。使用刺激性栓剂有助于某些排便紊乱的患者。对于老年、虚弱和活动不便的患者以及神经疾病患者，应

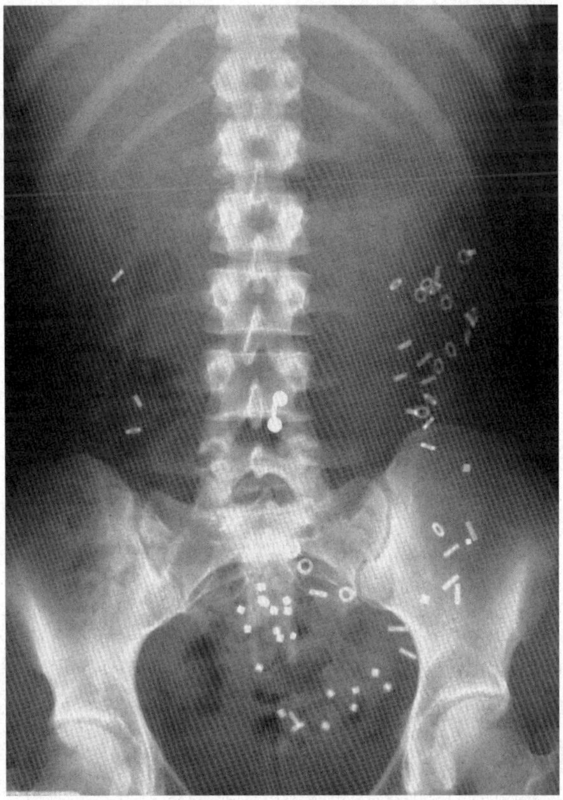

图 6.33 **慢传输性便秘。**吞服胶囊后第 6 天拍摄立位腹平片。每个胶囊含 20 个不透射线的金属标记，分别在第 1、2、3天服用。所有的标志物都存在，证实了严重慢传输性便秘的诊断。

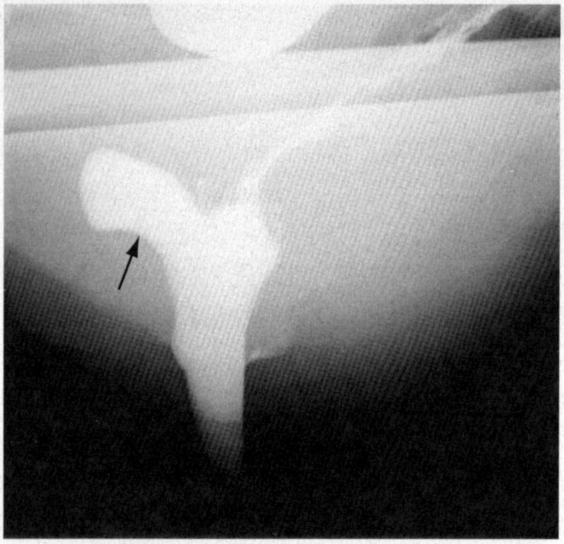

图 6.34 直肠排粪造影显示直肠前壁膨出（箭头所示）。

限制灌肠剂的使用。

排便紊乱的患者应该在专科医院就诊，因为可能需要手术，如前壁直肠膨出或肛门内黏膜套叠。前壁黏膜脱垂可以通过注射法来治疗，那些有盆底功能失调的患者（肛门痉挛）可以进行生物反馈治疗。

推荐读物

Lembo A, Camilleri M (2003) Chronic constipation. *New England Journal of Medicine* 349:1360-1368.

Maddoff RD et al (2004) Faecal incontinence in adults. *Lancet* 364:621-632.

其他结肠疾病

巨结肠

“巨结肠”用于描述先天性和获得性结肠扩张性疾病。许多病例继发于慢性便秘，在世界的某些地方 Chagas 病是一种常见的病因。

所有巨结肠的年轻患者均应该除外先天性巨结肠 (Hirschsprung 病)。该病患者在出生后的前几年发病，直肠局部缺乏神经节导致便秘和亚急性梗阻。偶尔先天性巨结肠只累及一小段直肠，在儿童期可能漏诊。可在发病时行直肠活检，对黏膜下神经丛的神经节细胞进行特殊染色。对于疑似病例，可在麻醉下行全层活检。可行冰冻切片乙酰胆碱酯酶染色，而该酶在先天性巨结肠中增加。测压试验显示内括约肌不能松弛，这对于先天性巨钠肠是有诊断价值的。该病可以用手术方式成功治疗。

Box 6.12 缓泻剂和灌肠剂

膨胀型缓泻剂
- 膳食纤维
- 麦糠
- 甲基纤维素
- 质树胶—— sterculia
- 黏液样种子和种子皮，如卵叶车前果壳

刺激性泻药（刺激肠动力和肠道分泌）
- 酚酞
- 比沙可啶
- 蒽醌——番泻叶和二羟蒽醌（丹蒽醌）（只用于终末期患者）
- 多库酯钠

渗透性泻药
- 硫酸镁
- 乳果糖
- 聚乙二醇

栓剂
- 比沙可啶
- 甘油

灌肠剂
- 花生油
- 多库酯钠
- 高渗性磷酸盐
- 枸橼酸钠

其他原因引起的巨结肠治疗与慢传输性便秘相似，但是有时需要盐水灌肠和人工清除粪便。

大便失禁

年龄在 65 岁以上的健康人群有 7% 至少每周有一次便失禁。便失禁发生于直肠内压超过肛门内压时，分为轻度（不能控制排气和液体样便，导致污染衣物）和重度（经常不自主地排便，大便正常）。便失禁的一般原因见表 6.14。

分娩损伤是常见的原因，30% 以上的初产妇中存在括约肌缺陷。大便失禁的发生率在 25% 以上，并且随年龄增长病情加重。经肛门内超声造影，经阴道增强可用于评价肛门括约肌损伤（图 6.35），需要进行神经生理检查以评价阴部神经功能、肛管感觉和括约肌功能，从而找出病因。将来静态和动态盆腔MRI将成为大便失禁的检查手段。

轻度大便失禁的初步处理是调整排便习惯。易蒙停（洛哌丁胺）是最有效的止泻药物，并可以增加内括约肌张力。

生物反馈治疗对于部分与耻骨直肠肌和肛门外括约肌功能损害相关的大便失禁患者有效。骶脊神经刺激可有效治疗肛门外括约肌完整而功能失调的大便失禁患者。

肛门括约肌损伤的患者需要手术治疗，且手术应在专科医院进行。

表 6.14 大便失禁的原因

先天性的
如肛门闭锁
肛门括约肌功能紊乱
结构损害：
手术——肛门直肠、阴道子宫切除术
分娩时的分娩损伤
外伤
放射性
肛周 Crohn 病
阴部神经损伤：分娩
会阴下降：排便时长时间用力
直肠脱垂
粪便阻塞伴溢出性腹泻
严重腹泻
如溃疡性结肠炎
神经和心理疾病
脊髓创伤（S2～S4）
脊柱裂
卒中
多发性硬化
糖尿病（伴有自主神经受累）
痴呆
心理疾病
肠易激综合征

结肠缺血性疾病（缺血性结肠炎）

肠系膜上动脉（SMA）或肠系膜下动脉（IMA）分支阻塞常见于老年人，表现为突发腹痛和鲜血样便，伴或不伴腹泻。可能有休克体征及潜在心血管疾病的证据。大部分病例累及的是脾曲和左半结肠。这种疾病亦见于服用避孕药的妇女以及有血栓形成倾向或中小血管炎患者。

查体腹部有压痛和反跳痛。立位腹平片可见脾曲指压征（缺血性疾病的特征性表现）。

鉴别诊断包括其他原因导致的急性结肠炎。疑似病例可行硬式乙状结肠镜检查（黏膜外观正常但有出血）和操作温和而快速的急诊灌肠检查，两者均优于结肠镜（可避免穿孔）。复发患者可行钡剂造影以除外病变位置形成狭窄。没有潜在心血管疾病表现的患者，应该筛查血栓倾向和血管炎。

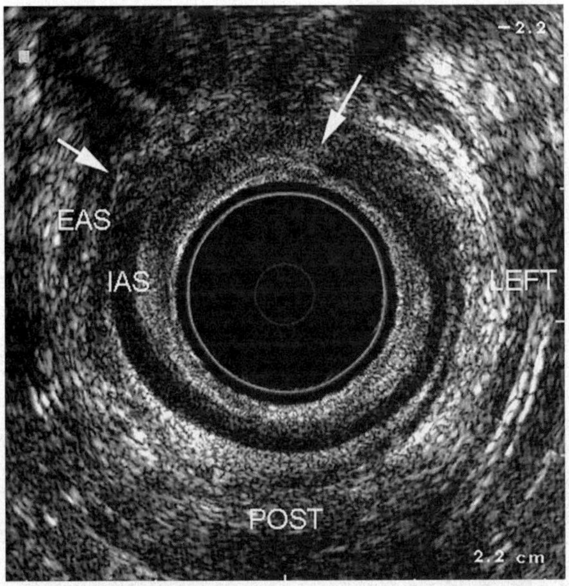

图 6.35 肛门内超声扫描，中央轴肛管显像，可见 10 点到 1 点间有一大裂伤（箭头所示），累及肛门内外括约肌，导致大便失禁。Courtesy of Professor Clive Bartram, Princess Grace Hospital, London.

治疗

大多数患者对症治疗即可。少数出现坏疽和穿孔的病例需要急诊手术。

肠气囊肿病

这是一种罕见病，表现为肠黏膜下层多发充气囊肿，主要见于结肠。病因未明，但是有些患者与慢性阻塞性肺病（COPD）有关。患者一般无症状，但可有腹痛、腹泻，偶尔囊肿破裂可引起气腹。腹平片、钡剂造影或乙状结肠镜见到囊肿可以确诊。

一般无需治疗，但是持续氧疗有助于消散大的含氮气囊肿。甲硝唑治疗有效。

憩室疾病

憩室常见于结肠，50%患者年龄超过50岁。最常见于乙状结肠，但是也可以在整个结肠出现。

“憩室疾病”是指存在憩室，**“憩室炎”**是指憩室有炎症。可能更为笼统地称为**憩室疾病**更好，因为经常很难确定憩室是否有炎症。憩室形成的确切机制不明。一种解释是由于腔内压力增高，肌层增厚，黏膜囊突破血管附近的薄弱区而形成憩室。另一种解释是随着年龄增加，胆碱能去神经支配导致肠道高度敏感，增加肌肉的不协调收缩。在发达国家憩室疾病可能与低纤维素饮食有关。

憩室炎发生于粪便在憩室颈部阻塞导致滞留和细菌繁殖，从而引起炎症。进而可能导致肠穿孔（憩室周围炎）、脓肿形成、与邻近器官形成瘘道，甚至弥漫性腹膜炎。

临床特征和处理

95%的憩室疾病是无症状的，通常是在钡剂造影检查时偶然发现的。这些患者无需治疗，给予饮食指导即可。有症状的患者常表现为间断左髂窝处疼痛或不适，大便习惯不规律。在严重病例可出现乙状结肠肠腔狭窄，导致严重的疼痛和便秘。对于缺乏临床体征的急性憩室炎患者，可选择钡剂造影（图6.36），同时联合应用腹部超声评估肠壁厚度并且除外结肠周围炎症疾病。技术上有时很难充分观察乙状结肠憩室疾病，一旦出现这种情况，可行纤维乙状结肠镜检查。对于无并发症、有症状的憩室疾病的治疗为平衡纤维膳食（20g/d，可溶和不可溶纤维），必要时可使用平滑肌松弛剂。

急性憩室炎

乙状结肠憩室最常见。表现为左髂窝处剧痛，常伴有发热和便秘。症状和体征类似阑尾炎，但是位于左侧。查体时患者有发热和心动过速。腹部查体显示左侧腹部压痛、肌紧张和肌强直。有时可在左髂窝处触及肿大包块。

检查

- **血液检查**：常出现多形核细胞增加，ESR、CRP升高。
- **下腹螺旋CT检查**（图6.37）：可见结肠壁增厚，憩室，结肠周围积液、脓肿。条纹状高密度影可以延伸到邻近的结肠旁脂肪中，伴有盆腔筋膜增厚。根据这些表现可确诊急性憩室炎并与恶性肿瘤相鉴别。

超声检查：更方便，且价廉。可以显示肠壁增厚以及结肠周围积液，但是敏感性比CT低。

治疗

对于急性发作患者可在门诊给予头孢菌素和甲硝唑治疗。更严重的患者则需要住院、肠道休息、静脉补液及抗生素（如庆大霉素或头孢菌素）和甲硝唑治疗。

憩室疾病的并发症

- 穿孔：常与急性憩室炎有关，但并不常见。穿孔可导致结肠周围或盆腔脓肿形成，或弥漫性腹膜炎。一般需手术治疗。
- 瘘道形成：穿破膀胱可导致排尿困难或气尿，或者与阴道形成瘘道从而导致粪便从阴道排出。
- 肠梗阻：常见于急性憩室炎反复发作之后。
- 出血：有时可为大量出血。大多数出血可以自行停止，出血原因可以通过肠镜及血管造影来确定。少数病例需要行急诊结肠部分切除术。
- 憩室处可发生黏膜炎症，内镜下表现为节段性结肠炎。

推荐读物

Golder M et al. (2003) Smooth muscle cholinergic denervation hypersensitivity in diverticular disease. *Lancet* **361**:1945 -1951.

Stouman N (2004) Diverticular disease. *Lancet* **363**: 631- 639.

肛门直肠疾病

肛门瘙痒症

肛门瘙痒症常见。由于抓挠可出现肛周表皮脱

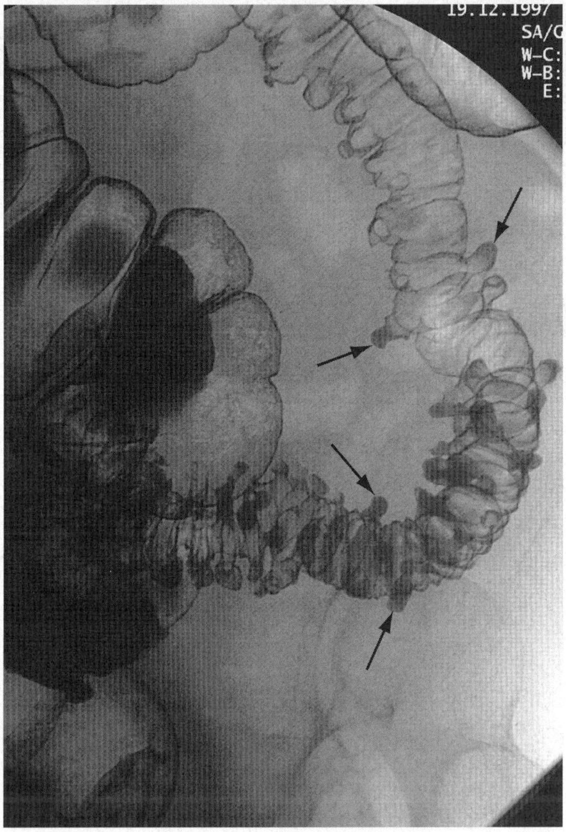

(a)

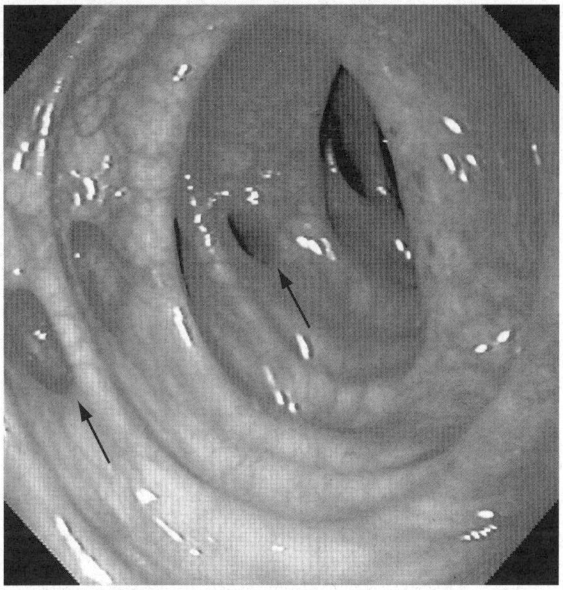
(b)

图 6.36 憩室疾病。(a) 双重对比造影显示憩室（箭头所示），钡剂显示为黑色。(b) [也见彩图6.36 (b)] 结肠镜下可见憩室（箭头所示）。

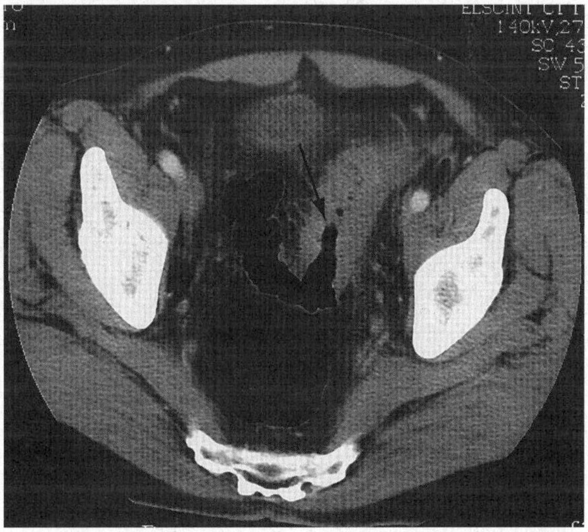

图 6.37 下腹部螺旋 CT 显示急性憩室炎（箭头所示）。肠壁增厚，结肠周围脂肪组织清晰度下降。在病变节段左侧可见肠管狭窄。

落。一般该病是由痔疮渗出物或汗腺功能过度活跃引起的。治疗包括盐水浴、用粉剂保持局部干燥，应该避免使用乳液。继发原因包括线虫（蛲虫）感染、真菌感染（如念珠菌病）和肛周湿疹，应予相应处理。

痔疮

痔疮（原发、内痔、2度脱垂及3度脱垂）一般会导致直肠出血、不适和肛门瘙痒。患者会在他们的厕纸上、大便表面看到血迹。痔疮是直肠出血最常见的原因（图 6.19）。通过望诊、直肠检查及直肠镜可确诊。如果症状很轻可不治疗。根据症状的严重程度，可选择注射组织硬化剂、橡胶带套扎或手术治疗。

肛裂

肛裂是指在肛管下段齿状线远端的敏感皮肤线状裂开，引起排便疼痛。对于青年和中年患者可能是孤立的原发疾病；或与 Crohn 病或溃疡性结肠炎有关，这些患者可有肛周脓肿和肛瘘合并肛裂。单纯依靠病史一般可诊断，常在背侧见到肛裂。患者因为疼痛和括约肌痉挛常不能进行直肠检查。痉挛不仅导致疼痛，而且延缓伤口愈合。严重患者应在麻醉下行直肠镜或乙状结肠镜检查以除外其他肛门直肠疾病。初步治疗是局部使用麻醉凝胶、粪便软化剂。0.2%硝酸甘油和2%地尔硫䓬软膏有效。肉毒菌毒素可用于慢性肛裂，但是严重病例需要行皮下内括约肌侧切术。

肛瘘

皮下、低位和高位肛瘘是最常见的类型（图6.38）。肛门直肠瘘很罕见。瘘管常表现为脓肿，在脓肿切除后愈合。其他患者可见能流出分泌物的小瘘管。通常需要肛管内超声、核磁共振和（或）麻醉下直肠检查来明确原发性和所有继发性瘘管，并查明相关的疾病。治疗一般是手术，大约90%瘘管需切开或切除。

肛门直肠脓肿

肛门直肠脓肿是住院的常见原因。男性较多见，为女性的2~3倍，特别是在进行肛交的同性恋男性中更为常见。肛门直肠脓肿可以是Crohn病、溃疡性结肠炎和结核的首发表现。肛周和坐骨直肠脓肿最常见，表现为疼痛、压痛、水肿和分泌物流出。麻醉下体检、MRI及肛管内超声可用于评价病情。治疗方法为手术切除引流并使用抗生素。

直肠脱垂、肠套叠和孤立性直肠溃疡综合征（SRUS）

人们认为所有这些疾病都有关联，而直肠脱垂为惟一的病理机制。有些SRUS患者没有脱垂，但是有过度用力排便和直肠前壁溃疡，直肠前壁在无效排便动作时受力进入肛管。

直肠脱垂初期为直肠上段套叠入直肠下段，进而从肛管向外凸出，形成脱垂。便秘和慢性排便费力可能是其原因。另外，由于直肠套叠类似直肠内存在粪便，可引起排便动作以试图排出脱垂组织。有些患者由于反复用力排便导致黏膜创伤性溃疡形成，引起SRUS，常见于直肠前壁距肛缘13cm以内。有时在内镜下很难与肿瘤和Crohn病区分。SRUS的典型组织学特点为非特异炎症性改变以及平滑肌层进入固有层。

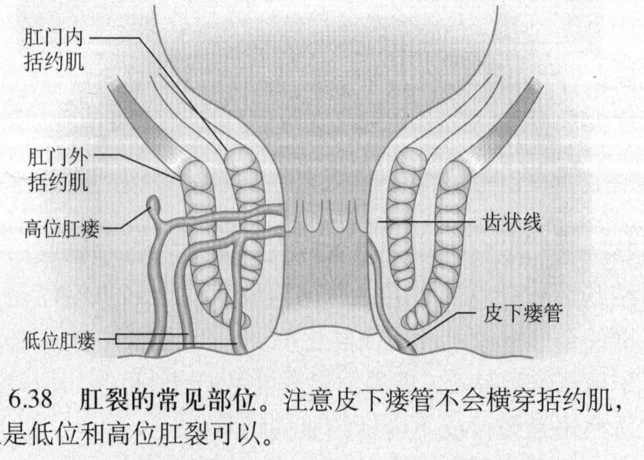

图6.38 肛裂的常见部位。注意皮下瘘管不会横穿括约肌，但是低位和高位肛裂可以。

患者的常见表现为便中混有少量血液和黏液、里急后重以及肛门堵塞感。无症状的SRUS不应治疗。应建议有症状患者避免用力排便，故应软化粪便。如果排便时可见直肠脱垂，应进行修复。对于重症患者应考虑外科手术治疗——直肠固定术。完全性直肠脱垂也需要手术治疗。

结肠肿瘤

结肠息肉和息肉病综合征

息肉是指黏膜表面隆起。大部分结肠直肠息肉是腺瘤，有潜在恶变可能。息肉直径大小从几毫米到数厘米不等。可以是单发或多发，息肉病综合征中可见数百个息肉。

直肠的息肉较大，结肠息肉中70%~80%为腺瘤，其中5%在发现时存在侵袭性癌。大多数息肉是无症状的，患者常因疼痛、大便习惯改变、直肠出血或其他一些原因进行检查时偶然发现息肉。

结直肠息肉的分类（见表6.15）

非肿瘤性息肉

错构瘤性息肉一般大而有蒂。

幼年性息肉（发生于儿童和青春期）主要发生在结肠。组织学上显示隐窝扩张，潴满黏液。幼年性息肉病（结肠息肉超过10个）是常染色体显性遗传，相关基因已经明确，见Box6.13。息肉是10岁以前出血和肠套叠的原因。可增加结肠癌风险，因此应该监测并切除息肉。

Peutz-Jeghers **综合征**在本章相关部分描述。

Cowden **综合征**是常染色体显性遗传，表现为皮肤红斑及肠道错构瘤性息肉，但是可有混合细胞型。这些患者各种肠外恶性疾病的发生危险均增加（甲状腺、乳腺、子宫和卵巢）。

化生性息肉：常见于直肠和乙状结肠，这些苍白无蒂的黏膜结节一般直径<5mm，是非肿瘤性病变，没有明确的恶变潜能。**化生性息肉病**指结肠化生性息肉超过10个。这些表型少见，但是会使患结肠癌的危险增加。

肿瘤性息肉

Posrt-mortem研究显示，西方人群中腺瘤的发病率为30%~40%，而且大多数结直肠癌来源于散发性腺

表 6.15　结直肠息肉的分类		
息肉类别	发病机制	息肉病综合征
腺瘤	肿瘤性	家族性腺瘤性息肉病
幼年性	错构瘤	幼年性息肉病
Peutz-Jeghers	错构瘤	Peutz-Jeghers 综合征
化生性	不明	化生性息肉病
淋巴性	过度增生	淋巴性息肉病
炎症性	炎症	炎症性息肉病

瘤性息肉。在日本首先描述的扁平腺瘤很难通过内镜发现（见下文）。

息肉很少会产生症状，大多数患者是因为其他原因进行X片或结肠镜检查而发现的。大息肉（图 6.39）可间断出血并导致贫血。直肠中大的无蒂绒毛状腺瘤可以表现为频繁腹泻和低钾血症。

有些因素可影响腺瘤发展为癌症的危险性，见 Box 6.14。据估计扁平腺瘤占所有腺瘤的 10%，但是结肠检查时使用染色剂喷染或放大观察可以发现更多扁平息肉。其自然病程不明，但是有些扁平病变在未形成息肉前即可恶变，从而增加监测和筛查的难度。

一旦发现息肉，通常可以在内镜下切除。美国进行的国家息肉研究（National Polyp Study）显示：结肠镜下行息肉切除术并进行随访可以将结肠癌的发生率降低 76% ~ 90%。最近的指南推荐对有 1 ~ 3 个直径 > 1cm 息肉的患者行息肉切除术后 3 年应复查结肠镜。对于 4个以上的息肉，应在术后 1 年时进行复查。对于直径< 1cm 的小息肉，可在 5 年后复查。如果对任何息肉的切除边缘有疑问，则应提早复查。

家族性腺瘤性息肉病（FAP）：源于位于染色体 5q 上的 APC 基因胚系突变，为常染色体显性遗传。该病特点是结直肠内可见成百上千的腺瘤。腺瘤发生的平均

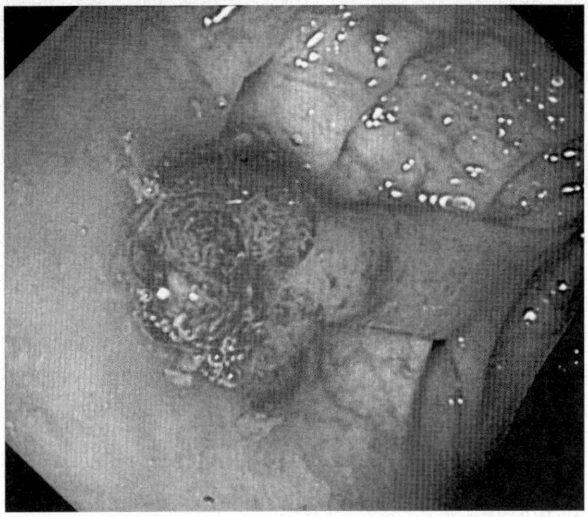

图6.39　（也见彩图6.39）结肠镜下可见有蒂大息肉。Courtesy of Dr Fair-clough.

年龄是16岁，而发生结直肠癌的平均年龄是39岁。对其亲属进行跟踪筛查是很关键的（通常在 12 岁以后进行）。患者应行预防性结肠切除术，一般在 20 岁前进行。手术方式包括结肠切除术及回肠直肠吻合术，需要终生监测直肠残端，或行直肠结肠切除术或造袋术。

轻型 FAP 可被漏诊，其发病年龄较晚（平均年龄 44 岁），息肉较少（< 100 个），在右半结肠比在左半结肠更多，可能很难与散发性病例相鉴别，但存在 APC 基因胚系突变。最近描述了 FAP 的一个隐性类型，在一个结肠多发性腺瘤患者中发现 MutY 等位基因（*MUTYH*）突变。

在 FAP 患者常见胃底腺息肉和十二指肠腺瘤，以及其他一些肠外病变，如骨瘤、皮样囊肿和硬纤维瘤。**遗传性视网膜色素上皮肥大**（CHRPE）见于许多 FAP 家族中。在 FAP 患者中发现的其他癌症包括甲状腺癌、胰腺癌和肝母细胞瘤。

80% 的FAP家族中可以筛查到APC基因突变。一旦确诊 FAP 患者具有致病突变基因，应对其他的家族成员检测该突变，并对突变携带者进行筛查。如果已知

Box 6.13　遗传性结肠息肉综合征及其相关基因

综合征	相关基因
腺瘤性息肉	
FAP	*APC*
轻型 FAP	*APC*（*MUTYH*）
HNPCC	*MMR*
错构瘤性息肉	
Peutz-Jeghers 综合征	*STK11*（*LKB1*）
幼年性息肉病	*SMAD4*/*DPC4*
Cowden 综合征	*PTEN*

Box 6.14　影响腺瘤恶变的因素

	高危	低危
大小	> 1.5cm	< 1cm
类型	无蒂或扁平	有蒂
组织学	重度异型增生	轻度异型增生
	绒毛结构	管状结构
	鳞状化生	
数量	多发息肉	单个息肉

FAP 患者未能检测到突变，则其家族成员应接受定期内镜检查以进行临床筛查。

结直肠癌

结直肠癌（CRC）是英国第二位最常见的致死癌症。在英格兰和威尔士每年有30 000以上新发病例（结肠68%，直肠32%），而且作为致死原因登记的是该数字的一半。患病率为男性 53.5 人、女性 36.7 人 /10 万人（所有年龄段）。其发病率随年龄的增长而增加，确诊该病的平均年龄是 60 ~ 65 岁。该病在西方国家比在亚洲和非洲更常见。

增加危险的因素：

- 西式饮食，能增加粪便容积、缩短通过时间的膳食纤维摄入量少。
- 脂肪和肉类的消费与 CRC 危险相关。

降低危险的因素：

- 水果和蔬菜有预防作用。
- 增加饮食中纤维成分的摄入。
- 体育锻炼可降低 CRC 发生危险。
- 阿司匹林和其他NSAID能降低腺瘤和癌症的发生危险。
- 激素替代治疗［合用雌二醇和孕酮（黄体酮）］也可降低结直肠癌的风险。

遗传学

大多数结直肠癌的发生是从正常黏膜到腺瘤到侵袭性癌阶梯进展而来的。控制进展的是一系列生长调节关键基因变异或突变。APC 基因胚系突变可导致 FAP（见上文），但是该肿瘤抑制基因失活和β-连环蛋白（β-catenin，转录激活子）失活也可见于 70% 以上的散发性结直肠癌患者。包括APC蛋白、β-连环蛋白、连接子/axin以及糖原合成酶激酶-3β（GSK-3β）组成胞浆复合物，能确保紧密控制β-连环蛋白。GSK-3β是丝氨酸 - 苏氨酸激酶，能破坏 β- 连环蛋白。其他调节 β- 连环蛋白的因素包括细胞周期蛋白 D_1、胃泌素、过氧化物酶体和增殖激活受体β（PPARβ），后者可介导前列腺素和脂肪酸转录。*APC* 基因失活发生在腺瘤发展早期，因此被当作是“看门人”基因。随后一般是 K-*ras* 突变，导致腺瘤组织生长，然后在腺瘤-癌症转变时期发生 *DCC*（在结肠癌中缺失）和 *P53* 基因突变（图 6.40）。这些突变的确切顺序不明，大约 15% 散发性结直肠癌是按不同的通路发展而来的。在这些病例中出现 DNA 重复序列核苷酸的插入或缺失（微卫星不稳定性，MSI），这是由于核苷酸错配修复缺陷所致。MSI 所致的散发性结直肠癌多发生于右半结肠，有更多的淋巴浸润并且多为低分化癌。MSI似乎与存活率的增加相关。修订的 Bethesda 指南认为应对患者行 MSI 检测。

癌家族

结肠癌家族史提示患者家属患病危险增加。家族史仅次于年龄，是结肠癌的最常见危险因素。FAP（图 6.41）是目前认识最清楚的易患结直肠癌的综合征，但是只占所有结直肠癌的 1%。**遗传性非息肉性结直肠癌**（HNPCC）来源于 5 个错配修复基因（MMR）中任何

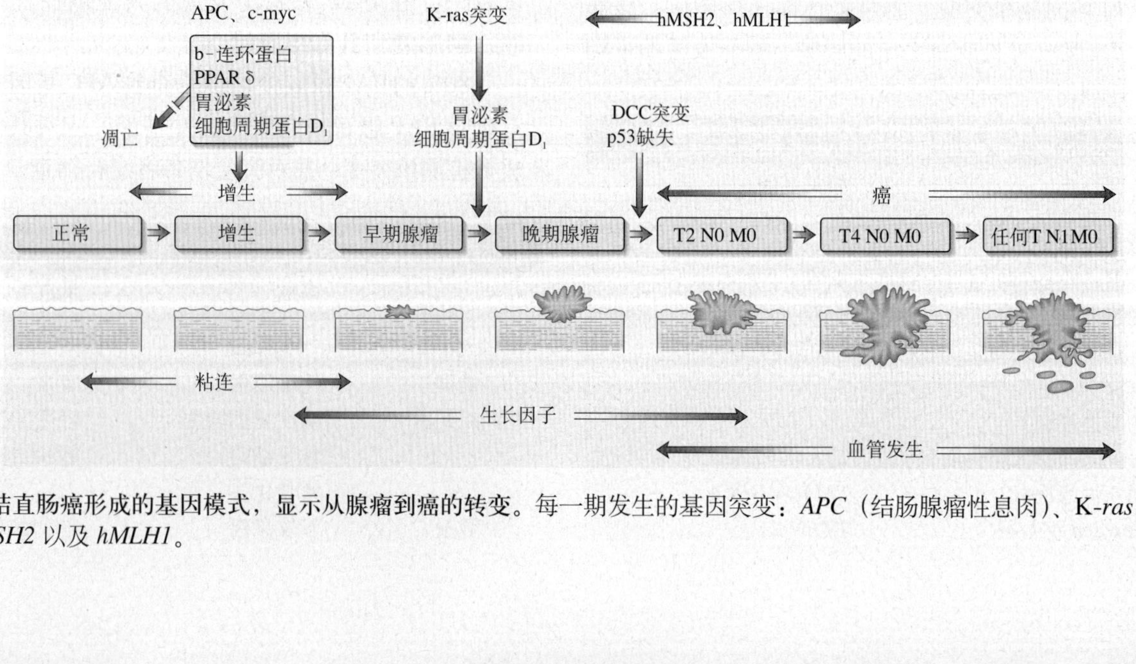

图6.40 结直肠癌形成的基因模式，显示从腺瘤到癌的转变。每一期发生的基因突变：*APC*（结肠腺瘤性息肉）、K-*ras*、*DCC*、P*53*、*hMSH2* 以及 *hMLH1*。

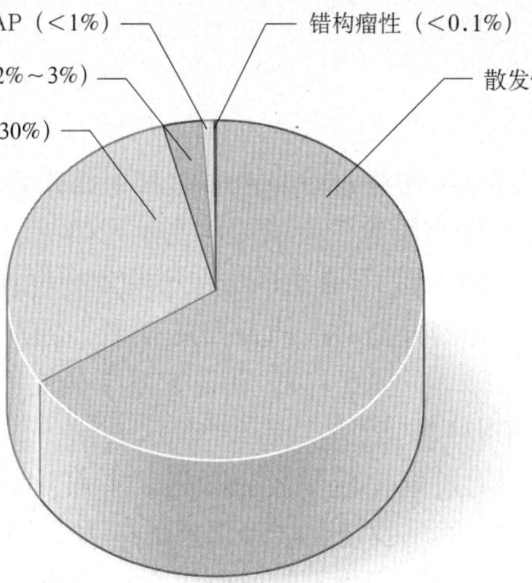

图 6.41 与家族危险性相关的结肠癌的百分比。HNPCC：遗传性非息肉性结直肠癌；FAP：家族性腺瘤性息肉病。

一个的胚系突变。其中*h MLH1*和*h MSH2*突变占 HNPCC 突变的95%。这些基因突变导致受累个体肿瘤中的基因组不稳定。HNPCC 患者还常发生其他肿瘤，包括子宫内膜、胃、胆道、泌尿系、卵巢和小肠恶性肿瘤。基于家族史的诊断标准有助于确定受累个体，后来进行了修订，将非结肠性肿瘤也包括了进来（Box 6.15）。

HNPCC 倾向于早期发生在右半结肠，需要对患者定期进行结肠镜检查监测。

除上面的综合征外，有些结肠癌发生率增加至少部分与遗传易感性有关，称为家族危险性（表 6.16）。据估计其占所有结直肠癌（CRC）的 10%～30%，但是没有发现相关基因。CRC 的患病风险可通过对照经验性风险评估表来得出，从而给予适当的筛查方式。

但是大多数结直肠癌是散发的，发生于没有明显家族史的个体。大约一半家族性癌发生于直肠乙状结肠处（图 6.42）。但是有证据表明右半结肠的肿瘤也在增加。

Box 6.15 遗传性非息肉性结直肠癌的修订的阿姆斯特丹诊断标准

- 至少在两代内有较多结直肠癌患者。
- 患者必须是另外两名（或更多）患者的一级亲属。
- 1 例患者必须是在 50 岁前诊断。
- 结直肠癌可以用子宫内膜癌或小肠癌替代。
- 应该除外家族性腺瘤性息肉病（FAP）。
- 肿瘤应该通过病理学检查证实。

病理学

结直肠癌一般为息肉样肿物，伴有溃疡形成，可直接浸润肠壁而扩散，亦可侵及淋巴管和血管进而扩散。大多数侵及肝，2%患者可同时存在多个肿瘤。组织学检查为腺癌，中到高度分化的腺样上皮并生成黏蛋白。“印戒细胞”是指黏蛋白将细胞核推向细胞一侧，这是其特征性表现。

临床特征

排便习惯改变，伴或不伴腹痛是左半结肠病变的常见症状。直肠和乙状结肠癌常有便血。盲肠和右半结肠癌一般无症状，但可表现为缺铁性贫血。老年人常表现为肠梗阻。

年龄超过 35～40 岁的新发大肠症状患者应定期检查。提示有结肠癌的“**报警症状**”，包括排便习惯改变、便血、厌食和体重下降、大便失禁、里急后重和黏液便。

查体一般无帮助，但是可能触及肿物。肝转移时可有肝大。直肠指诊是很重要的，所有患者均应行乙状结肠镜检查。

检查

- **血细胞计数和常规生化检查。**
- **血清癌胚抗原水平**：与预后有关。
- **结肠镜检查**（图 6.43）：是检查的金标准，可行活检或息肉切除来获得标本进行组织学检查。
- **气钡双重造影**：可以显示大肠，但是现在被CT充气结肠所替代。
- **肛门内超声和盆腔 MRI**：用于结直肠癌的分期。
- **CT 和 PET 扫描**：有助于评价肿瘤的大小、位置和继发性扩散及肝转移。

便潜血检查也用于大规模的筛查，但是对住院患

表 6.16 结直肠癌患者的一级亲属一生中患结直肠癌的风险

人群风险	1/50
一个一级亲属患病（任何年龄）	1/17
一个一级和一个二级亲属患病	1/12
一个一级亲属患病（年龄< 45 岁）	1/10
两个一级亲属患病	1/6
常染色体显性系谱	1/2

Houlston et al. (1990) *British Medical Journal* **301**: 366-368.

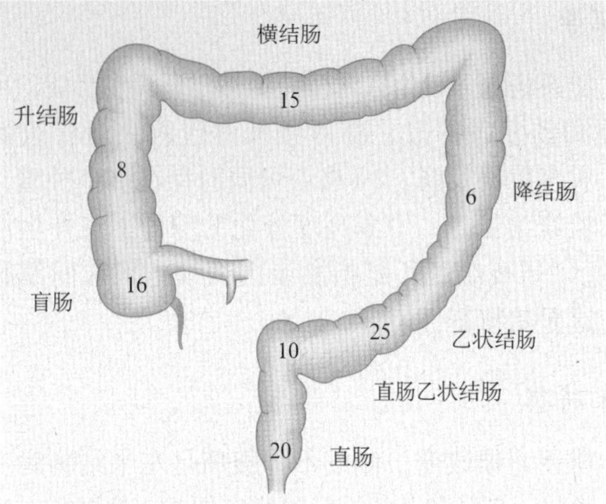

图 6.42 散发的结直肠癌的分布。只有 60% 位于软乙状结肠镜可探查的范围之内。

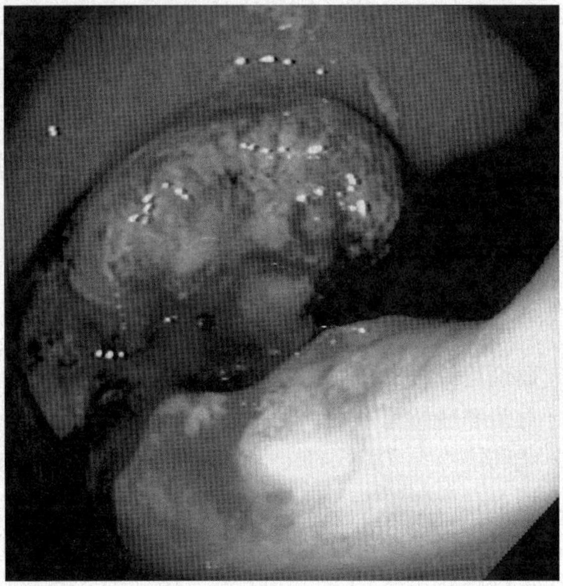

图6.43 （也见彩图6.43）升结肠癌的结肠镜下表现：不规则的巨大溃疡。Courtesy of Dr PD Fairclough.

者意义不大。

治疗

治疗应在特定中心由多学科小组来合作完成。大约 80% 结直肠癌患者需要接受手术治疗，但是 5 年生存率不到一半。手术方式取决于肿瘤的位置，并需考虑与原发肿瘤分期有关的长期生存率，以及是否存在肿瘤的转移（见表6.17）。现在正逐渐从使用 Dukes 分期改为 TNM 分期。

只有肿瘤完全切除的情况下才有可能获得长期生存。完全肠系膜切除（TME）是直肠手术的一种术式，需仔细切除肿瘤周围的所有组织。TME联合术前化放疗可以将直肠癌的局部复发率降至5%以下，从而提高生存率。结肠癌放疗无效，因为在对小肠不产生损害的前提下很难达到足够的治疗剂量。术后辅助化疗能延长Ⅲ期（Dukes C 期）无瘤生存期或提高结直肠癌患者的生存率。对那些伴有肿瘤晚期特点如有血管侵犯的 Duke B 期患者也有益处。

随访

所有手术患者均应在术前（或术后短期内）行结肠镜检查来寻找其他病灶。Ⅱ或Ⅲ期患者应每 3 个月测定一次血清 CEA，每 3 年行一次结肠镜检查。

预防和筛查

医疗机构建议低脂高纤维饮食可预防散发性结直肠癌的发生。遗传综合征（如 FAP 和 HNPCC）的高危患者应行内镜筛查。NSAID 或阿司匹林可能有预防作用。有研究显示便潜血（FOB）试验可作为结直肠癌的筛查手段，一些大规模的随机研究证实该项筛查可

表 6.17 结直肠癌的分期和生存率

TNM 分期			改良的 Dukes 分期	5 年生存率（%）
Ⅰ期	肿瘤累及黏膜下	T1	A	80 ~ 95
（N0，M0）	肿瘤累及固有肌层	T2		
ⅡA 期	肿瘤累及浆膜下层	T3	B	72 ~ 85
（N0，M0）				
ⅡB 期	肿瘤直接累及其他脏器	T4		65 ~ 66
Ⅲ期（M0）	T1、T2+1 ~ 3 区域淋巴结受累	N1	C	55 ~ 65
ⅢB 期	T3、T4+1 ~ 3 区域淋巴结受累	N1		35 ~ 42
ⅢC 期	任何 T ＋ 4 或以上区域的淋巴结受累	N2		25 ~ 27
Ⅳ期	任何 T、任何 N ＋远处转移	M1	D	5 ~ 7

将癌症相关的死亡率降低15%～33%。便潜血筛查的缺点是敏感性差，这意味着需要进行许多不必要的结肠镜检查。在最近的一项研究中，筛查阳性者有11.5%为癌症，16.8%为大腺瘤。

在美国推荐在55～65岁进行软乙状结肠镜检查，可将CRC总体死亡率降低1/3。在英国正在进行一项有关此方案的多中心试验。初期结果显示这个筛查体系是可接受的，而且是安全可行的。

结肠镜检查是结直肠检查的金标准，是高危人群的首选检查方法。然而费用高、需要全肠道准备和镇静以及有穿孔的危险等因素限制了其目前在筛查中的应用。但是美国正在进行一项相关试验。CT结肠镜（"模拟结肠镜"）和基因检查也可用于筛查。美国已经提出大规模筛查的方案。英国目前有两项大规模FOB筛查研究，希望能提出结直肠癌的一些筛查方式以用于NHS。

推荐读物

Atkins WS, Saunders BP (2002) Surveillance guidelines after removal of colorectal adenomatous polyps. *Gut* **51** (Suppl.5) :V6-9.

Giardiello FM, Brensinger JD (2001) AGA technical review of hereditary colorectal cancer and genetic testing. *Gastroenterology* **121**:198-213.

Meyerhardt JA, Mayer RJ (2005) Systemic therapy for colorectal cancer. *New England Journal of Medicine* **352**:476-487.

Schoenfield MD et al (2005) Colonoscopic screening for average risk women for colorectal neoplasia. *New England Journal of Medicine* **352**:2061-2068.

Weitz J, Koch M, Debus J et al (2005) Colorectal cancer. *Lancet* **365**:153-165.

Winawer S (2003) Colorectal cancer: screening and surceillance. *Gastroenterology* **124**:544-560.

腹泻

腹泻是常见的临床症状，其定义仍未统一。器质性腹泻（粪便>250g/d）应当与功能性腹泻相鉴别，这是判定病史的第一步。突然出现的频繁排便，伴有腹部痉挛样痛合并发热，倾向于感染所致；排便次数增加，伴有不成形便、便中带血，提示有炎性基础；大便白色、有恶臭、能漂浮，合并有食欲不振和体重下降，考虑脂肪泻。夜间便频、便急一般提示有器质性疾病。频繁小量排便（一般成形）则是功能性的（见功能性胃肠病）。

发病机制

渗透性腹泻

肠道黏膜是半透膜，当肠腔中有大量不可吸收的高渗性物质时，体液会进入肠道。发生的原因如下：

- 患者摄入不可吸收的物质（如泻药硫酸镁或含镁抗酸药）
- 患者有广泛的吸收不良，以致高浓度物质（如葡萄糖）留在肠腔
- 患者有特殊的吸收障碍（如二糖酶缺乏或葡萄糖-半乳糖吸收不良）。

由该机制导致的腹泻量可经回肠和结肠的重吸收而有减少。一旦患者停止进食或不再摄入吸收障碍的物质，则腹泻停止。

分泌性腹泻

在该病中，既有肠道主动分泌液体和电解质，又有重吸收的减少。肠道分泌的机制见图6.44a。

常见的分泌性腹泻原因有：

- 肠毒素（如霍乱或大肠杆菌——不耐热或耐热毒素）
- 激素（如Verner-Morrison综合征中的血管活性肠肽）
- 空肠切除术后胆盐（在结肠）
- 空肠切除术后脂肪酸（在结肠）
- 一些泻药（如多库酯钠）。

炎症性腹泻（黏膜被破坏）

由于肠道黏膜损害引起的腹泻可导致体液丢失和出血（图6.44b）。另外，可有液体和电解质吸收功能障碍。常见的原因是感染（如志贺杆菌导致的痢疾）和炎性疾病（如溃疡性结肠炎和Crohn病）。

动力异常

糖尿病、迷走神经切断术后以及甲亢所致腹泻都是由于上消化道动力异常所致。这些患者中，有许多人大便的体积和重量并不增加，只是排便次数增多，因此

不是真正的腹泻。

腹泻原因见表6.18。应当注意肠易激综合征、结直肠癌、憩室病、老年人粪便阻塞导致的溢出性腹泻并不引起真正的器质性腹泻（即＞250g/d），但是患者会主诉腹泻。在世界范围内，感染是主要问题，在第二章致病菌一节中讨论。

急性腹泻（霍乱在第2章讲述）

突然出现的腹泻是很常见的，一般持续时间短，不需要特殊的检查和治疗。这类腹泻源于饮食不洁，但是病毒引起的腹泻也可持续24～48小时。其他感染性腹泻病因见第2章。旅行者腹泻，常累及到国外特别是发展中国家旅行的人，一般持续2～5天，见第2章。与急性腹泻相关的临床特征包括发热、腹痛和呕吐。如果腹泻特别严重则可出现脱水，年幼和老年患者极易出现脱水。如果腹泻持续1周以上就需要进行检查，应立即送粪便标本（＞3次）进行便培养和便虫卵检查、包囊以及寄生虫。如果还不能诊断，应行乙状结肠镜检查和直肠活检，亦可考虑影像学检查。

口服补充水分和电解质是治疗的首要手段。现已有特制的口服补液盐上市（如氯化钠和葡萄糖粉），可用于严重腹泻患者，尤其是婴儿。止泻药不利于肠道清除病原体，但是可以短期缓解症状［如磷酸可待因30mg，每天4次；易蒙停（洛哌丁胺）2mg，每天3次］。有时可根据致病菌选择使用抗生素。

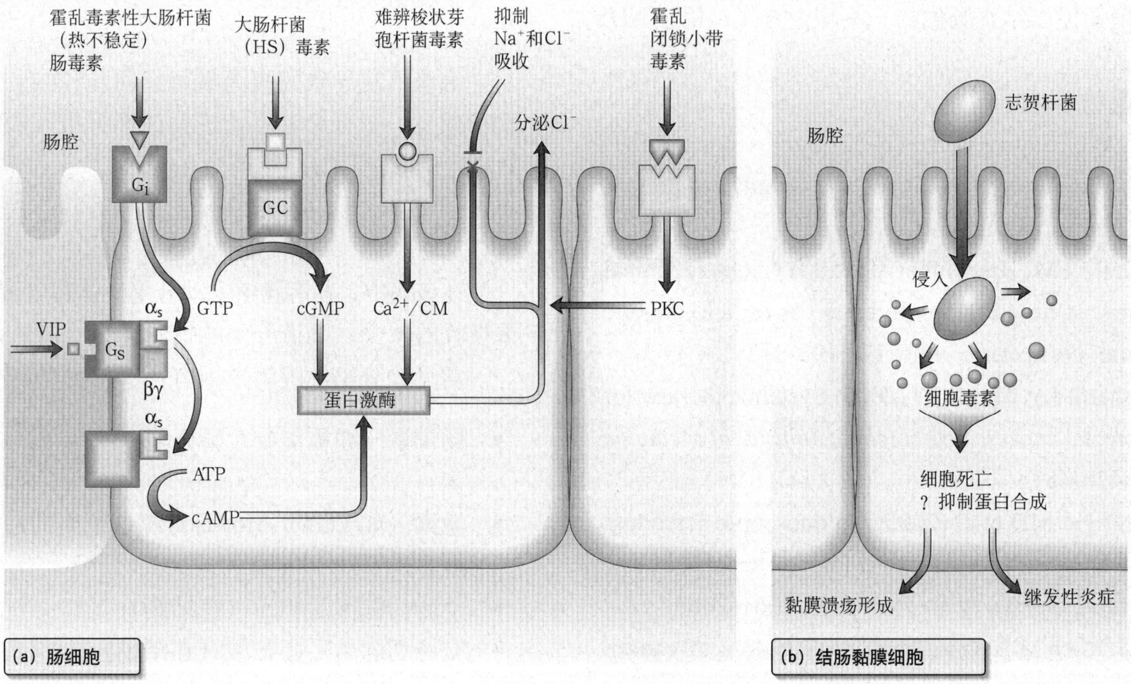

图6.44 腹泻的机制。

(a) 小肠分泌的水分和电解质。

- 霍乱毒素通过菌毛（毒素共同调节菌毛）将β亚单位与其受体（单唾液酸神经节苷酯G_i）相结合。激活α_s亚单位（属于G_s蛋白），进而分解和激活环AMP（cAMP）。cAMP的增加激活介质（如蛋白激酶和Ca^{2+}），介质作用于顶膜，分泌Cl^-（伴随水分）且抑制Na^+和Cl^-吸收。
- 热不稳定性大肠杆菌肠毒素与霍乱毒素共用一个受体。热稳定性大肠杆菌肠毒素与其自身受体结合，激活鸟苷酸环化酶（cGMP），产生同样的分泌效果。
- 难辨梭状芽胞杆菌通过Ca^{2+}/钙调蛋白（Ca^{2+}/CM）激活蛋白激酶。
- 闭锁小带毒素是ZOT基因的产物。ZOT基因是编码霍乱毒素的CTX基因所必需的。该毒素有肠毒素活性，能导致分泌。

霍乱和大肠杆菌产生的这些作用均未侵入细胞。

G：G蛋白，由α、β、γ亚单位组成；i：抑制；s：刺激；ATP：三磷酸腺苷；GTP：三磷酸鸟苷；GMP：单磷酸鸟苷；GC：鸟甙酸环化酶；PKC：蛋白激酶C；VIP：血管活性肠肽。

(b) 结肠黏膜细胞：显示侵袭性病原（如志贺杆菌）作用的一种机制。随着病原穿透，病原产生细胞毒素，导致黏膜溃疡形成和细胞坏死。

慢性腹泻

一般需要检查。所有患者均应行乙状结肠镜检查和直肠活检。流程图见图 6.45。

应首先检查小肠还是大肠取决于临床病史，如血性腹泻或脂肪泻。检查和治疗在相应的疾病中有详细描述。

当很难区分是功能性还是器质性腹泻时，让患者住院评估72小时粪便重量对诊断是有帮助的，而且有助于诊断人为因素导致的腹泻。

抗生素相关性腹泻（伪膜性肠炎）

伪膜性肠炎可在使用任何抗生素之后发生。腹泻可在服用抗生素的最初几天内甚至停药 6 周后出现。其致病菌是难辨梭状芽胞杆菌。

胆汁酸吸收不良

胆汁酸吸收不良是慢性腹泻的潜在原因，许多患者被疑诊为肠易激综合征。当回肠末段不能吸收胆汁酸时即发生胆汁酸吸收不良性腹泻。结肠内胆汁酸（特别是二羟胆酸-脱氧胆酸和鹅去氧胆酸）浓度增加会通过减少水和电解质的吸收而引起腹泻，而高浓度的胆汁酸会诱导分泌和增加结肠动力。已经发现许多引起胆汁酸吸收不良的原因（表 6.19）。

不仅对病因未明的慢性腹泻患者应考虑胆汁酸吸收不良，而且对于伴有相关疾病、标准治疗方案疗效不佳的腹泻患者（如回肠末段 Crohn 病，显微镜下炎症性结肠炎）也要考虑。

诊断依据是 SeHCAT 试验。口服放射性标记的胆汁酸类似物，7 天后测定残留百分比（残留 $< 19\%$ 为异常）。治疗药物为消胆胺（考来烯胺），这种树脂可以在结肠中结合胆汁酸并使其失活。治疗效果最好的是 SeHCAT 试验残留 $< 5\%$ 的患者。

人为性腹泻

人为性腹泻在消化科门诊新发腹泻患者中占4%以上。

滥用泻药

最常见于女性患者私下服用大剂量的缓泻剂，并

表 6.18　腹泻的原因

感染因素
细菌，例如：
- 空肠弯曲杆菌
- 沙门杆菌
- 志贺杆菌
- 大肠杆菌（特别是肠出血性大肠杆菌 0157：H7）
- 葡萄球菌性肠炎
- 蜡样芽胞杆菌
- 产气荚膜梭菌
- 肉毒梭菌
- 胃肠道结核

病毒，例如：
- 轮状病毒

真菌，例如：
- 组织胞浆菌病

寄生虫，例如：
- 阿米巴痢疾（溶组织内阿米巴）
- 血吸虫
- 贾第虫属。

非感染性因素
炎症性肠病
伪膜性肠炎
放射性直肠炎或结肠炎
Behçet 病
憩室病
缺血性结肠炎
胃肠道淋巴瘤
结肠癌（排便习惯改变）
吸收不良
胃肠道切除
胆汁酸吸收不良
药物——许多，包括
- 泻药
- 二甲双胍
- 抗癌药

粪便阻塞和溢出
肠易激综合征和功能性腹泻

内分泌
Zollinger-Ellison 综合征
血管活性肠肽瘤
生长抑素瘤
高血糖素瘤
类癌综合征
甲状腺毒症
甲状腺髓质瘤
糖尿病的自主神经病变

人为腹泻（4%）
泻药滥用
稀释性腹泻

且一般都已针对慢性腹泻进行了全面检查。腹泻一般量大（>1L/d），患者可有低钾血症。乙状结肠镜可见黏膜色素沉着，这种病称为结肠黑变病。对于服用蒽醌类缓泻剂（如番泻叶）的患者，直肠活检组织学检查显示充满色素的巨噬细胞。结肠黑变病也可见于规律服用正常剂量泻药的人。

对严重患者行钡剂造影可见结肠扩张，结肠袋消失。

可以通过在粪便上撒碱性物质（如 NaOH）来检测酚酞类缓泻剂，粪便会变成粉红色。含镁的缓泻剂将导致粪便中镁含量增加。蒽醌类可以在尿中检测到。如果诊断仍可疑，有时需搜索患者的柜子或被子（在患者离开病房时）。很多患者否认服用泻剂，所以诊断治疗困难。滥用泻剂一般见于饮食紊乱，所有患者均需要心理治疗。

稀释性腹泻

在这种情况下，粪便的重量增加，因为患者故意用尿或热水稀释粪便。通过检测粪便渗透压和电解质浓度以计算粪便渗透压差即可确诊。测量粪便的肌酐浓度有助于除外用尿稀释粪便的情况，早期住院正规评价粪便重量可以避免进行不必要的有创检查。

HIV 感染患者的腹泻

慢性腹泻是 HIV 感染者的常见症状，但是 HIV 在腹泻发病机制中的作用还不清楚。隐孢子虫是最常分离出的致病原。也可见贝氏等孢子球虫和微孢子虫。

经常不能查明腹泻的原因，应对症治疗。表 6.20 显示了 AIDS 患者累及胃肠道的疾病。

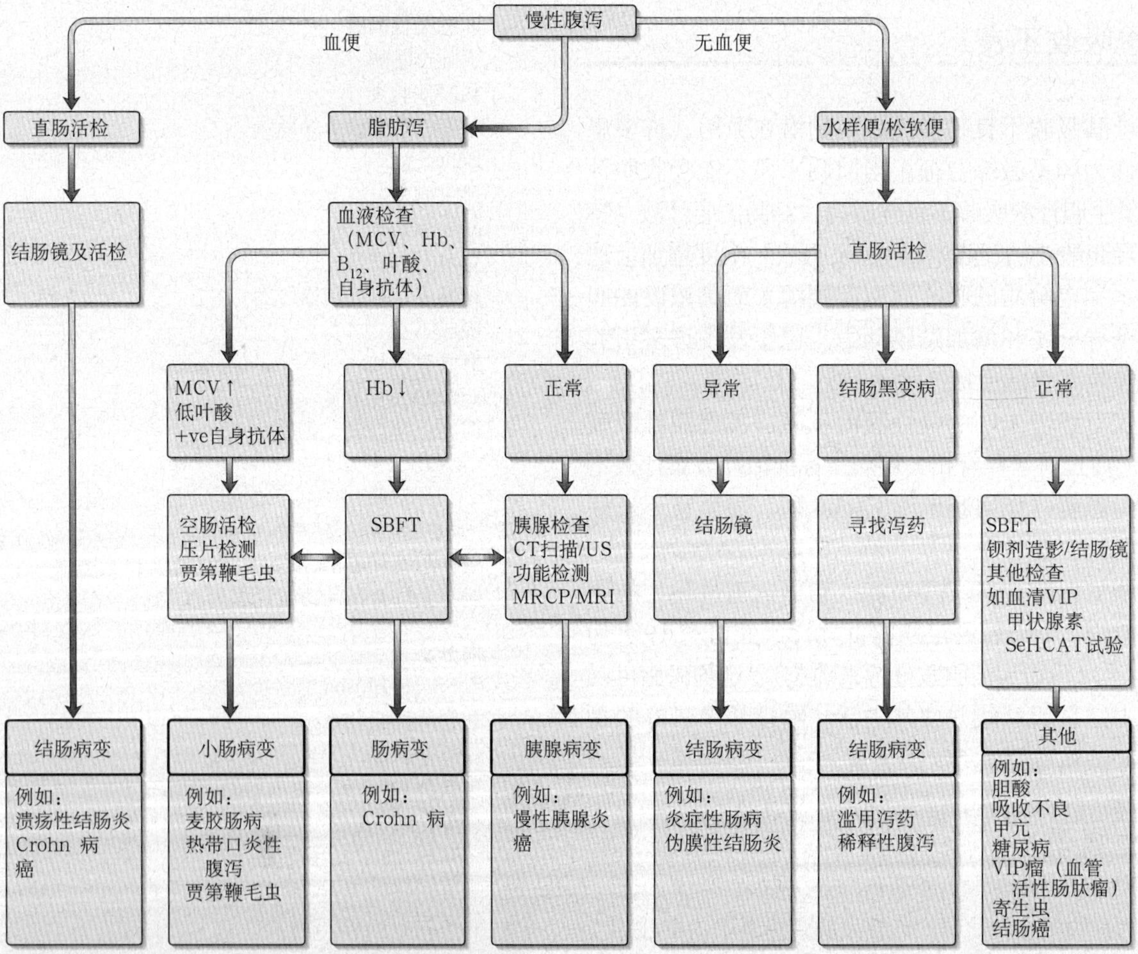

图6.45 慢性腹泻检查的流程图。NB：所有患者均应行便培养；SBFT：小肠造影；VIP：血管活性肠肽；ERCP：内镜下逆行胰胆管造影术；SeHCAT：^{75}硒标记的牛磺酸。

表 6.19　胆汁酸吸收不良的原因
小肠通过速度增加
回肠切除
回肠疾病，如活动期或非活动期 Crohn 病
特发性或原发性胆汁酸吸收不良（回肠结构正常）
感染后胃肠炎
相关的：
胆囊切除术后腹泻
糖尿病性腹泻
迷走神经切断术后腹泻
慢性胰腺炎
囊性纤维化
麦胶肠病
显微镜下炎症性结肠炎
药物（如秋水仙碱、二甲双胍）

表 6.20　AIDS 患者的胃肠道疾病

部位	症状	原因
口腔 / 食管	吞咽困难	单纯疱疹病毒（HSV）
	念珠菌病	巨细胞病毒（CMV）
	胸骨后不适	
	口腔溃疡	
小肠 / 结肠	慢性腹泻	寄生虫：
	脂肪泻	溶组织内阿米巴
	体重下降	贾第虫性肠炎
		隐孢子虫病
		人酵母菌
		贝氏等孢子球虫
		微孢子虫
		环孢子虫
		病毒：
		CMV/HSV
		腺病毒
		细菌：
		沙门杆菌
		弯曲杆菌属
		志贺菌
		鸟结核分枝杆菌
		非感染性的原因不明的肠病
直肠 / 结肠	血性腹泻	细菌感染（如志贺菌）
任何部位	体重下降	肿瘤形成：
	腹泻	Kaposi 肉瘤
		淋巴瘤
		鳞癌
		全身性感染：
		鸟结核分枝杆菌
		HAART 疗法

推荐读物

Thapar N, Sanderson IR (2004) Diarrhoea in children: an interface between developing and developed countries. *Lancet* 363: 641-653.

Thomas PD et al. (2003) Guidelines for the investigation of chronic diarrhea, 2nd edition. *Gut* 52 (Suppl.) : 1V- 15V.

功能性胃肠道疾病

有一大组胃肠道疾病被称为“功能性”的，因为出现症状时没有证实消化道有任何营养、水、电解质消化和吸收以及结构上的异常。表 6.21 列举了一些提示有功能性胃肠疾病的症状。

现代分类系统（如罗马Ⅱ 1999，见下文）基于每个疾病都对应一个由临床和人群中总结出的症状群。因此不可避免互相重叠，有些症状在多种疾病中均常见。表 6.22 列出了常见的功能性胃肠病。这些疾病在世界范围都很常见，占胃肠道门诊患者的 80%。

病理生理学和脑 - 肠作用

功能性胃肠病（FGID）患者的特点是胃肠道动力对生活事件的反应比正常个体大。但是对于许多 FGID 患者胃肠道动力改变与腹痛关联很小。FGID 患者常有内脏感觉异常，球囊扩张试验时痛阈下降及内脏痛觉过敏。内脏的高敏感性可能与下列因素有关：

- 内脏本身受体敏感性的变化
- 脊髓背角神经元的兴奋性增加
- 感觉调节中枢异常。

症状的产生可能是由于胃肠道动力改变导致肠道扩张，并伴有内脏痛觉过敏从而加重疼痛。在一组急性肠道感染后出现 IBS 症状的患者中，发现肠黏膜有炎症改变，产 5- 羟色胺的肠道内分泌细胞异常增生，释放过多的 5- 羟色胺与出现症状有关。

脑 - 肠轴指肠动力、感受器和 CNS 活动之间的联系（图 6.46）。由于和高级中枢有神经联系，因此外在的（如视觉和气味）和内在的（如情绪和思想）信息可以影响胃肠道感觉。反过来，内脏活动可以影响中枢的疼痛感觉、情绪和行为。

心理压力可以加重胃肠道症状。心理失衡在FGID患者中很常见。心理失衡会改变患者对疾病的态度，促使其就医，通常导致临床预后不良，其心理影响使家庭、工作和生活质量差。早期生活事件、遗传和环境因素（如家庭对排便的态度、言语或性虐待和感染）将影响其心理的发育（对生活压力的敏感性、心理状态、学习能力和社会支持的形成）或导致消化道功能紊乱（动力异常或脏器的高敏感性）。

FGID 应该被视为是一种脑 - 肠功能失调。

功能性食管疾病

诊断标准主要依靠相应的症状，但是需要全面检查以除外**病理性胃食管反流和其他病因**，特别是对于那些病史短的老年患者。

癔球症

诊断标准

- 持续或间断的喉部团块或异物感。
- 在两餐之间出现感觉。
- 吞咽时没有吞咽困难和吞咽疼痛（吞咽痛）。

治疗

主要治疗措施是心理安慰和试验性抗反流治疗。

反刍综合征

诊断标准

- 毫不费力地持续或反复将最近摄入的食物反流入口腔中随后反复咀嚼和吞咽。
- 无恶心呕吐、腹部不适及胃灼热。
- 当反流食物变成酸性时这一过程中止。

表6.21 提示功能性胃肠疾病（FGID）的慢性胃肠道症状
只有恶心
只有呕吐
嗳气
与活动无关的胸痛
饭后饱胀
腹胀
腹部疼痛或不适（右下腹或左下腹）
黏液便
晨起便急，排便次数增多

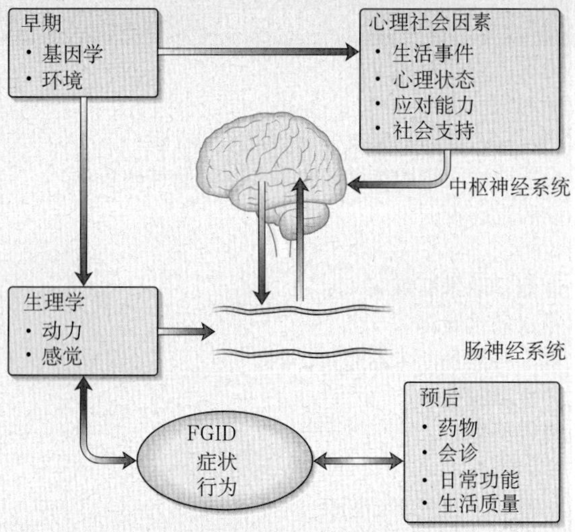

图6.46 功能性胃肠疾病（FGID）的发病机制和临床表现的生理心理社会学观念，显示遗传、环境和心理因素是如何相互作用引起脑 - 肠功能失调。Modified from *Gut* **45** (Suppl.) 1999.

中枢因素与反刍的发生有明显的关系，而且该病在有学习困难的患者中常见。可以试用不同的药物、行为和营养治疗，疗效因人而异。

可疑食管来源的功能性胸痛

特点为胸骨中线疼痛，不是烧灼样的。可能为食管

表 6.22 常见的功能性胃肠病
功能性食管疾病
癔球症
反刍综合征
可疑食管源性的胸痛
功能性胃十二指肠疾病
功能性消化不良
吞气症
呕吐
功能性肠病
肠易激综合征（IBS）
疼痛 / 积气 / 腹胀综合征
功能性腹泻

来源，无心脏疾病、胃食管反流和失弛缓症。

对于一半以上的患者，在第一周大剂量的抑酸药治疗有效，对于有些患者硝酸盐和钙拮抗剂治疗也有效。60%以上的患者有精神疾病史，低剂量的抗抑郁治疗如阿米替林 10mg 有效。

功能性胃十二指肠疾病

功能性消化不良

此病是第二常见的功能性胃肠道疾病（仅次于肠易激综合征）。患者可表现为一系列症状，包括上腹痛、不适、饱胀、早饱、胀气和恶心。

这些患者不存在能解释这些症状的结构异常。

功能性消化不良亚型

根据最突出的单个症状分为两个亚型：

- **溃疡样消化不良**：上腹部疼痛为主要的（最严重的）症状。
- **动力紊乱样消化不良**：位于上腹部正中的非疼痛性不适感觉（不适）为主要表现，这种感觉可与饱胀、早饱、胀气和恶心等有关。

两者之间有部分重叠。

检查

许多年轻患者（<50岁）无需检查。老年患者或有“报警症状”的患者需行内镜检查。胃镜检查一般提示有胃炎，但是胃炎能否引发上述症状值得怀疑。

治疗

功能性消化不良由于其发病机制不清而缺乏令人满意的治疗方式。安慰剂的有效率很高（20%～60%），这使治疗变得更为混乱。一部分患者经安慰、解释和改变生活习惯的治疗有效，但是抑酸和促动力药可分别用于溃疡样和动力紊乱患者。减少摄入油脂、咖啡、酒精和减少吸烟也有帮助。

幽门螺杆菌根除治疗常用于治疗功能性消化不良，但是很少有证据能显示其疗效。大多数胃肠专家一般只在可能具有长期受益的前提下使用该种治疗。一项研究显示奥美拉唑能缓解幽门螺杆菌感染患者的症状，而对无幽门螺杆菌感染的患者无效。

吞气症

吞气症是指反复吞咽或摄入空气及嗳气。一般是与饮食无关的无意识动作，一般无需检查，但有必要向患者解释该症状是由吞咽气体造成的。应当安慰患者并对相关的心理疾病进行治疗。

功能性呕吐

功能性呕吐是临床少见的情况。慢性恶心是所有功能性胃肠疾病常见的并发症。临床上功能性呕吐的特点为：

- 出现频繁呕吐，1 周至少有 3 天发生
- 没有进食紊乱、反刍或严重心理疾患的证据
- 没有自身诱导和药物诱导的呕吐
- 没有消化道或中枢神经系统异常以及代谢性疾病可以解释的反复呕吐。

一般不需检查，但是要除外非胃肠道的疾患（表6.1）。

治疗方法是应用止吐药和抗抑郁药。行为和心理治疗也有帮助，改变饮食偶尔也有效。

功能性肠病

肠易激综合征（IBS）

IBS 是最常见的 FGID。在西方国家，每 5 人中就有 1 人以上报告有与 IBS 相似的症状。只有大约 50% 患者会咨询医师，其中有 30% 由全科医师转诊到专科医师处。在消化专科门诊，40% 以上的患者患有 IBS。估计在英国每年花费在IBS上的医疗资源达45 60万英镑。在美国花费更高，达80亿美元。在英国大约1/4的 IBS 患者每年因此请假 7～13 天。

决定 IBS 患者是否就医的因素包括求医态度值、焦虑和抑郁值，与非就医者相比其积分更高。就医者认为他们的症状比非就医者更为严重，而且其就医行为取决于症状的数量。女性咨询者数量超过男性 2 ～ 3 倍，其原因包括女性的焦虑和抑郁值高于男性，而且女性消化道对不同刺激的反应更为敏感。男性和女性对腹腔内病变的感受不同，而女性患者对此可能更为关注。食物和进食对女性而言具有更为特殊的心理意

义，而女性中的发病率高也证实了这一点。整个盆腔区对于女性具有特殊的意义，不仅与排便、排尿和性行为有关，也与月经、妊娠和分娩有关。在西方，女性总体而言比男性更愿意因为各种疾病去寻求医疗帮助。

IBS——多系统疾病

IBS患者具有许多非肠道症状（表6.23）。IBS的非肠道症状多于IBS的特征性症状。IBS可合并慢性疲劳综合征、纤维肌痛（见第22章）和颞下颌关节功能障碍。

与FGID发病机制和临床表现有关的生物心理社会（图6.46）概念在IBS中尤其突出。Box 6.16列举了引发IBS的常见因素。感染性腹泻引发的IBS症状见于7%～30%患者。这一因素是对所有患者都有影响还是只影响部分患者还有争议。已经证实的危险因素包括：女性、腹泻严重程度和持续时间、早期的生活事件、发病时抑郁、焦虑和神经症积分高。焦虑和抑郁症状在IBS患者中更为常见，而应激及生活事件常发生在慢性肠道症状出现之前。

诊断标准（罗马Ⅱ 1999）

这一标准要求在12个月中，至少有12周连续有腹部不适或疼痛，并满足以下三条中的两条：

- 排便后可缓解；和（或）
- 发作伴排便次数改变；和（或）

表6.23 IBS的非肠道症状

妇科症状
痛经
性交痛
经前紧张
泌尿系统症状
尿频
尿急
夜尿增多症（夜尿症）
膀胱排空不完全
其他症状
背痛
头痛
呼吸困难、口腔异味
失眠
乏力

Box 6.16 能引发肠易激综合征的部分因素

- 胃肠道感染
- 抗生素治疗
- 盆腔手术
- 心理应激
- 心理创伤
- 性、肉体和语言虐待
- 情绪失衡
- 焦虑、抑郁
- 饮食紊乱
- 食物不耐受

- 发作伴便形状（外观）的改变。

以下症状进一步支持IBS诊断：

- 排便次数异常（异常是指＞3次/天或＜3次/周）
- 便形状异常（硬/干燥或是不成形/水样便）
- 排便异常（排便费力、排便急迫感或排便不尽），便中有黏液
- 腹胀。

根据这些症状可以将患者进一步分为腹泻为主和便秘为主的IBS亚型。在临床实践中还有第三个IBS亚型，即腹泻和便秘交替型。三种亚型的发病率相同。许多便秘患者有腹部不适或腹痛伴有腹胀，因此与便秘为主IBS有很多重叠。

是否进行检查，以及如果需要检查应该选择哪些检查都取决于临床判断。出现与直肠出血、夜间疼痛、发热和体重下降有关的症状时，需要进行全面检查。

治疗

当前的IBS治疗是根据对IBS的生物心理社会学的了解（图6.46）制定的，针对中枢和周围脏器的治疗并不互相排斥（Box 6.17），这两种可单独或联合应用。5-羟色胺（HT_3）受体拮抗剂可用于腹泻为主IBS，HT_4受体激动剂可用于便秘为主的IBS，而κ鸦片类物质激动剂可用于那些内脏高敏感在发病机制中占主要作用的IBS患者。

疼痛/积气/腹胀综合征

有一组功能性肠病患者，其腹痛和其他临床特征很可能是由肠动力异常和内脏感觉异常引起的，主要累及小肠或中肠。根据症状制定的诊断标准是：腹痛

Box 6.17 肠易激综合征的治疗

治疗终末靶器官	**方法**
研究可产生症状的食物	指导饮食
高纤维饮食 ± 补充纤维治疗便秘	指导饮食 ± 给予卵叶车前果壳
排便次数增加的给予止泻药	洛哌丁胺 磷酸可待因 苯巴比妥酏剂
平滑肌松弛剂治疗疼痛	盐酸甲苯凡林 盐酸双环维林 薄荷油
中枢治疗	**方法**
解释生理学机制及症状	咨询（辅以图解手册）
心理治疗	咨询临床心理学家
催眠疗法	
认知行为疗法	
抗抑郁治疗	氯丙咪嗪（氯米帕明）用于功能性腹泻；三环类，如去甲替林每天75mg，用于腹泻为主的肠易激综合征；选择性5-羟色胺再摄取抑制剂用于便秘为主性肠易激综合征，如帕罗西汀每天20mg

常在进食后加重，排便后不能缓解，与较正常更为频繁和稀薄的大便无关，与便秘无关。其他症状包括**腹胀**。腹胀不局限于上腹部，可伴有饭后饱胀感、恶心，偶尔有厌食和体重下降。

有些疼痛/积气/腹胀综合征患者具有特别严重的慢性症状，可在夜间出现。其中有一亚组测压表现符合慢性特发性肠道假性梗阻（CIIP）的诊断，特别是具有肠道神经病变。有些患者通过小肠全层活检可确诊，而其他患者染色证实在内层环形平滑肌缺乏α肌动蛋白。

治疗：疼痛/积气/腹胀综合征患者的治疗并不容易，有些患者的疼痛慢性而严重，但应避免使用麻醉药。应联合应用中枢和终末靶器官治疗，如选择性5-羟色胺再摄取抑制剂帕罗西汀联合促动力药物多潘立酮或平滑肌松弛剂如mepeverine。将来应考虑用5-HT_4受体激动剂治疗这些患者。

功能性腹泻

属功能性肠病。不伴腹痛。常见症状是：

- 晨起的第一件事是连续快速排便，当天不会再有排便或是排便仅出现在饭后。
- 每天第一次大便常是成形的，之后是糊状、松软或水样便。
- 排便急迫感。
- 焦虑，由于不能确定排便而限制自己的活动（如旅游）。
- 晨起便后虚脱。

不伴疼痛的慢性腹泻可由多种疾病引起，通过病史不能将其与功能性腹泻相鉴别。出现功能性疾病不典型的特点（如粪便量多、直肠出血、营养缺乏和体重下降）时，需要对肠道结构和功能进行更全面的检查。对于那些很难区分功能性或器质性腹泻的患者应该住院检查，进行正规的3日大便重量分析和粪便脂肪评估，以及对泻药测定并检测大便渗透压及肌酐浓度以除外腹泻的人为原因。门诊大便重量分析是不可靠的，因为在正常的家庭环境中脑-肠节律异常会导致粪便量增加。

功能性腹泻治疗一般是晚上服用loperomide和三环类抗抑郁药（如氯丙咪嗪10～30mg）。

推荐读物

Camilleri M (2001) Management of the irritable bowel syndrome. *Gastroenterology* **120**:652-668.

Castle MZD, Silk DBA, Libby GM (2004) Review article: the rationale for antidepressant therapy in functional gastrointestinal disorders. *Alimentary*

Pharmacology ε Therapeutics **19**:969-979.

Knowles CH, Silk DB, Darzi A et al. (2004) Deranged smooth muscle α-action as a biomarker of intestinal pseudo-obstruction:a controlled multinational case series. *Gut* **53** (11):1583-1589.

Mertz HR (2003) Irritable bowel syndrome. *New England Journal of Medicine* **349**:2136-2146.

Rome II (1999) A multinational consensus document on functional gastrointestinal disorder. *Gut* **45** (Suppl. II):II1-II8.

Spiller RC (2003) Postinfectious irritable bowel syndrome. *Gastrointerology* **124** :1662-1671.

Wingate D, Hongo M, Kellow J et al. (2002) Disorders of gastrointestinal motility: towards a new classification. *Journal of Gastroenterology and Hepatology* **17** (suppl):S1-S14.

急腹症

本节讲述导致患者在出现疼痛的几小时内来院就诊的急性腹部疾病（表 6.24）。快速诊断可以降低发病率和死亡率。尽管应尝试做出特异性诊断，但紧急处理的关键是确定是否存在急腹症以及是否需要手术治疗。

病史

应包括手术史、任何妇科疾病以及目前存在的任何疾病。

表 6.24　急性的常见腹痛原因

诊断	患者数量
非特异性腹痛	466
急性阑尾炎	449
肾绞痛	61
妇科疾病	44
肠梗阻	32
泌尿系感染	30
胆囊疾病	12
溃疡穿孔或消化不良	10
憩室病	6
其他诊断	58
诊断未明	39

Data drawn from a series of 1204 patients reported by Dixon et al. 1991. *British Medical Journal* **302**: 386-388.

疼痛

应尽可能明确疼痛发生的部位、类型以及随后的进程。一般急腹症的疼痛可以是由炎症所致的持续疼痛，也可以是由肠道梗阻所致的绞痛。持续性疼痛合并体温上升、心动过速和（或）白细胞增多支持炎症。如果这些都正常那么应考虑其他原因（如肌肉骨骼和主动脉瘤）或罕见原因（如卟啉病）。绞痛可以是由肠道、胆系、泌尿系统或子宫梗阻引起的。首先需要应用镇痛剂进行对症保守治疗。如果绞痛演变成持续性疼痛，则应考虑并发脏器炎症（如绞窄性疝、上行性胆管炎或输卵管炎）。

突然出现的腹痛提示：

- 穿孔（如十二指肠溃疡）
- 破裂（如动脉瘤）
- 扭转（如卵巢囊肿）
- 急性胰腺炎。

背痛提示：

- 胰腺炎
- 主动脉瘤破裂
- 泌尿系统疾病。

炎症（如阑尾炎）表现为逐渐加重的疼痛。腹膜炎疼痛是持续的，活动时可加重。

呕吐

任何急性腹痛均可伴有呕吐，但是若有持续呕吐则应考虑消化道梗阻。应询问呕吐的特点——是否带血、胆汁或小肠内容物。

其他症状

应记录任何排便习惯或排尿频率的改变，对于女性患者，应采集妇产科相关的病史。

体格检查

应注意患者的一般情况，如脸色如何及是否存在休克。大量体液从血管中进入腹腔或肠腔内可导致低血容量，表现为皮肤苍白发冷、脉搏细速和低血压。

腹部

- 视诊：注意腹部瘢痕、腹胀或肿物。

- 触诊：检查腹部手法应轻柔，明确压痛部位以及有无肌紧张。肌紧张是指腹壁的不随意痉挛，提示有腹膜炎；可以局限于某处，也可弥散性累及整个腹壁。
- 肠鸣音：高调肠鸣音提示有液体梗阻，这种肠鸣音的出现是由于液体在扩张的肠腔内流动而引起的。肠鸣音消失提示腹膜受累。梗阻患者肠鸣音消失提示绞窄缺血或肠梗阻。如果怀疑肠梗阻，检查疝环是很关键的。

盆腔和直肠检查

盆腔检查很有帮助，特别是对于诊断由妇产科疾病引起的急腹症（如异位妊娠破裂）。直肠检查帮助较小，因为局部的压痛有多种原因，可见指套血染。

乙状结肠镜

如果伴有腹泻，乙状结肠镜检查有助于除外感染、炎症和缺血因素引起的急性腹痛。伴有腹泻时，可采集粪便标本行大便培养寻找病原菌（如弯曲杆菌、沙门杆菌及志贺杆菌）。如果腹泻和急性腹痛出现前曾使用抗生素，应检测粪便难辨梭状芽胞杆菌毒素。

其他检查

- 口腔：有些患者舌苔厚，且有口腔异味。
- 体温：在急性炎症过程中发热更为常见。
- 尿检查：
  - 血尿——提示泌尿系感染或肾绞痛；
  - 尿糖和酮体——酮症酸中毒可伴有急性疼痛；
  - 尿蛋白和白细胞——除外急性肾盂肾炎。
- 考虑病因（表 6.25）。

检查

- **血细胞计数**：炎症性疾病有白细胞增高。
- **血清淀粉酶**：高水平（超过正常的 5 倍）提示急性胰腺炎。在此水平之下的升高可见于任何急腹症，故不可借此诊断急性胰腺炎。
- **血清电解质**：对诊断帮助不大，但是可用于评价患者病情。
- **妊娠**：对生育期女性可行尿液检查。
- **X 线**：胸片检查有助于发现由穿孔导致的横膈下游离气体。肠管扩张或液气平提示肠梗阻（卧位腹平片）。

表 6.25　急腹症的病因

牵涉性痛
肺炎
心肌梗死
功能性胃肠疾病
肾源性
肾盂输尿管绞痛
急性肾盂肾炎
代谢性疾病
糖尿病
急性间断性卟啉病
铅中毒
血液病
血友病和其他出血性疾病
过敏性紫癜
镰状细胞危象
红细胞增多症
血管炎
血栓性

- **超声**：有助于诊断急性胆管炎、胆囊炎和主动脉瘤，有些专家也借此诊断急性阑尾炎。也可查明妇产科和其他盆腔因素所致的疼痛。
- **CT 扫描**：对于大多数急症患者，螺旋 CT 是最准确的检查方法，且可避免不必要的开腹探查手术。
- **腹腔镜**：作为一种检查手段其重要性逐渐增加，优于腹腔镜手术，特别是对于男性和年龄在50岁以上的女性患者。另外可进行镜下手术治疗，如行阑尾切除术。

急性阑尾炎

是最常见的外科急症，各年龄组均可发病。如果没有既往阑尾手术史，则鉴别诊断时一定要考虑到急性阑尾炎。

急性阑尾炎最常见的原因是阑尾管腔被粪石阻塞。但是有些病例仅有急性单纯性炎症。如果在这个阶段没有手术切除阑尾，病变可进展，导致坏疽、穿孔，进而形成局限性脓肿或弥漫性腹膜炎。

临床特征和处理

大多数患者表现为腹痛，许多患者首先出现脐周隐痛，随后的几小时内疼痛转移局限在右下腹。可出现恶心、呕吐和食欲减退，偶可出现腹泻。

腹部查体常发现右髂窝压痛，局限性腹膜炎时可有肌紧张。右髂窝处可触及疼痛性肿块。除白细胞升高外，其他化验检查诊断价值不高。腹部超声可准确探查发炎的阑尾，还可提示阑尾肿块以及其他局限性病变。CT 的准确性和特异性均高，可以减少切除正常阑尾的发生率。

鉴别诊断

- 非特异的肠系膜淋巴结炎可类似阑尾炎。
- Crohn 病或耶尔森菌感染导致急性末段回肠炎。
- 女性患者应该考虑急性输卵管炎，常有阴道排液，妇科检查可发现附件压痛。
- 麦克尔憩室炎症。
- 功能性肠病。

大约 45% 的 15 ~ 45 岁女性患者行阑尾切除术切除的是正常阑尾。

治疗

阑尾切除可经开腹手术或在腹腔镜下完成。如果已经形成阑尾周围脓肿，则常使用静脉补液和抗生素保守治疗。疼痛一般要几天才能消失，肿物常在几周后消除。为了防止复发，应择期手术切除阑尾。

妇科原因

异位妊娠破裂：输卵管是最常见的子宫外受精卵种植部位。延误诊断是导致死亡的主要原因。大多数患者表现为下腹反复疼痛，伴有阴道出血。诊断主要依靠经腹和经阴道超声。大多数患者可行腹腔镜下附件切除或开腹附件切除术。

卵巢：

- 月经周期中期功能性卵巢囊肿破裂（经间痛）。
- 卵巢囊肿扭转或破裂。

急性输卵管炎：大多数病例与性传播感染有关。患者常主诉双侧下腹痛、发热和阴道排液。对于 Fitz-Hughes-Curtis 综合征患者，衣原体感染可以沿右结肠旁沟扩散导致肝周炎。患者可表现为急性右侧季肋部疼痛、发热和肝功能检查轻度异常。

急性腹膜炎

局限性腹膜炎

胃肠道急性炎症（如急性阑尾炎和急性胆囊炎）常导致某种程度的局限性腹膜炎。局部疼痛和压痛是局限性腹膜炎最大的特点。治疗主要针对原发病。

弥散性腹膜炎

弥散性腹膜炎是由于感染（如急性阑尾炎穿孔）或肠内容物漏出（溃疡穿孔）刺激腹膜而造成的严重疾病。后者继发感染，大肠杆菌和类杆菌是最常见的致病菌。

腹膜急性炎症产生的炎性渗出物通过腹膜腔扩散，导致肠扩张和麻痹性肠梗阻。

临床特征和处理

穿孔时突发急性剧烈腹痛，进而出现虚脱和休克。患者可能暂时好转，但进而由于发生全身毒血症会使病情加重。

继发于炎症性疾病的腹膜炎发病较慢，起病时主要表现为原发病的特征。

检查应包括胸片观察有无膈下游离气体，血清淀粉酶用于诊断保守治疗的急性胰腺炎。超声和（或）CT 影像学检查也常用于诊断。

在充分复苏、尿量重新恢复之后，对于腹膜炎患者常手术治疗。治疗主要包括插鼻胃管、静脉补液和抗感染。手术有双重目的：

- 腹腔灌洗
- 治疗原发病变。

并发症

腹膜炎治疗上的任何延误都会导致更为严重的毒血症和败血症。此外，如果患者手术后病情持续不好转，伴有起伏热、白细胞计数升高或持续疼痛，应该怀疑局部脓肿形成。脓肿常见于盆腔和膈下，可以通过超声和 CT 扫描定位和引流。

肠梗阻

大多数肠梗阻是由机械性阻塞造成的。有时肠管蠕动功能丧失可导致麻痹性肠梗阻。麻痹性肠梗阻常见于腹部手术后或弥漫性腹膜炎。表 6.26 列举了导致肠梗阻的部分病因。

肠梗阻导致梗阻部位以上的肠管扩张，扩张肠管内液体分泌增加。在扩张、静止的肠管中会出现细菌污染。绞窄时血供受限，可导致肠管坏疽、穿孔或腹膜炎，故应采取措施紧急治疗。

临床特征

患者主诉腹痛、呕吐、便秘及无排气。高位肠梗阻患者呕吐症状明显，而低位肠梗阻患者可能没有呕吐症状。

腹部查体可发现腹胀，伴有肠鸣音亢进。明显压痛常提示绞窄，需急诊手术。必须行疝和直肠检查。腹平片可显示梗阻近端肠管扩张。小肠梗阻时在立位片上可见气液平面。大肠梗阻时，盲肠和升结肠扩张。快速水溶性泛影葡胺制剂灌肠而不注入气体有助于明确梗阻的部位。CT 可准确定位病变部位。

表 6.26　引起肠梗阻的部分病因
小肠梗阻
肠粘连（成人 80%）
疝
Crohn 病
肠套叠
外部肿瘤导致的梗阻
结肠梗阻
结肠癌
乙状结肠扭转
憩室病

处理

初步处理主要是静脉补液（主要为等张盐水和钾）和胃肠减压。很多病例可以通过保守治疗好转，但如果体温升高、脉搏加快、疼痛加剧及白细胞计数增高，则需要剖腹探查。

小肠梗阻的部分病例需要开腹解除梗阻。如果肠管由于绞窄已经发生坏死，则需要切除肠管。有些患者（如 Crohn 病患者）可能反复出现不全性肠梗阻，经保守治疗可以好转。对于恶性肿瘤导致的大肠梗阻，可放置结直肠支架而后择期手术。对于病情严重的患者，可能需要行结肠切除术。乙状结肠扭转的治疗为插入软乙状结肠镜或直肠导管来松解肠管，但是反复扭转则需要手术切除乙状结肠。

假性肠梗阻

现在发现类似机械性肠梗阻的症状可见于一些没有机械性梗阻病因的患者。结肠假性梗阻是最常见的类型。超过 80% 的患者合并其他临床疾病，例如：

- 腹内创伤，骨盆、脊柱和股骨骨折
- 手术后（腹部、盆腔、心胸、整形及神经外科手术）
- 腹腔内感染
- 肺炎
- 代谢因素（如电解质紊乱、营养不良、糖尿病和 Parkinson 病）
- 药物——麻醉剂（尤其是整形术后）、抗抑郁药和抗 Parkinson 药。

患者表现为急性进展性腹痛、腹胀，X 线可见肠管充气扩张。治疗主要针对原发病（如解除麻醉镇痛），同时可试验性给予新斯的明静脉注射治疗（Box 6.18）。应密切监护患者，当盲肠直径＞14cm时应考虑手术治疗。

小肠假性梗阻是罕见的慢性疾病，可与系统性硬化、系统性红斑狼疮（SLE）、干燥综合征、甲状腺疾病、淀粉样变及类癌综合征有关。原发性肌病和神经病变也可能同时存在，有时前者为家族性的。另有些患者具有假性小肠梗阻的临床和测压表现，但是全层平滑肌活检正常，仅内环层平滑肌 α 肌动蛋白缺失。肌病可表现为非机械性小肠梗阻和（或）小肠功能衰竭，伴有小肠扩张、停止蠕动和细菌过度繁殖。这部分患者应该在专业中心治疗并接受家庭全肠外营养。其他患者，包括肠道神经病变患者，常表现为长期腹痛以及其他一些难治的中肠症状。许多患者具有肠外症状，需要多学科联合治疗，包括通过空肠造口术放置导管行肠内喂养以及家庭全肠外营养。

Box 6.18　急性结肠假性梗阻的治疗

- 在医师在场并进行心电监护下静脉注射新斯的明 2.0mg，推注时间超过 3～5 分钟。
- 如果出现心动过缓症状可予 0.3～1mg 阿托品。护理患者平躺休息 60 分钟。
- 监测腹围，腹平片上监测盲肠、升结肠、横结肠以及降结肠的直径。

推荐读物

Silk DBA (2004) Chronic idiopathic intestinal pseudo-obstruction: the need for a multidisciplinary approach to management. *Proceedings of the Nutrition Society* **63**:1-8.

Steinbrook RA (2001) An opioid antagonist for post-operative ileus. *New England Journal of Medicine* **345**:988-989.

腹膜

腹膜腔是一个封闭的腔隙，由间皮细胞覆盖。间皮细胞可以产生表面活性物质作为腹膜腔的润滑剂。腹膜腔内浆液不超过 100ml，蛋白含量小于 30g/L。

近膈面的间皮细胞间有间隙，使腹膜和近膈面的淋巴系统能够进行交换。接近 1/3 的液体通过这些淋巴系统吸收，剩余液体通过壁层腹膜吸收。通过这种机制可以迅速清除腹膜腔内的微小颗粒。

补体激活是早期防御机制，进而迅速出现腹膜腔间皮细胞上调，多型核白细胞和巨噬细胞浸润进入腹膜腔。

肥大细胞释放作用强大的炎性介质，并与 T 细胞相互作用产生免疫反应。

腹膜相关淋巴组织包括大网膜乳斑、腹膜腔内的淋巴细胞和引流淋巴结。$CD5^{+}$的B细胞很常见。这种防御机制在局限腹膜感染中有重要作用。引起腹膜病变的部分疾病见表 6.27。

腹膜炎可以是急性或慢性的，正如结核病中所见。大部分感染性腹膜炎继发于胃肠道疾病，但是偶尔出现在肝脏疾病腹水患者中，无腹腔内感染时亦可导致腹膜炎。非常罕见的情况下，真菌和寄生虫感染亦可导致原发性腹膜炎（如阿米巴病和念珠菌病）。在上文有对腹膜炎的详细讨论。

腹膜可以被转移的恶性肿瘤侵及，中青年女性腹水最常见的原因是卵巢癌。

膈下脓肿常继发于腹腔感染，典型表现是发热、不适、左右侧季肋部或肩背痛。立位胸片可以看到膈下游离气体，透视下膈肌运动不良，有胸腔积液。超声检查可以确诊。CT或B超引导下经皮穿刺引流以及抗生素是有效的治疗方法。

各类腹膜疾病均可出现腹水。这种腹水为渗出性，蛋白含量高。肝脏疾病也可出现腹水。腹水发生的机制、原因等见第 7 章。

表 6.27 腹膜疾病

感染性（细菌性）腹膜炎
继发于消化系统疾病如：
阑尾炎
脏器穿孔
长期腹膜透析
自发性腹膜炎，尤其是有肝硬化腹水时易发
结核病
肿瘤
继发性（如来源于胃癌、卵巢癌）
原发性间皮瘤
血管炎
结缔组织病
多发性硬化（如家族性地中海热）

腹膜后纤维化（主动脉周炎）

该病罕见，后腹壁和腹膜后腔明显纤维化。见第 11 章。

结核性腹膜炎

是腹部结核的第二常见类型。可以分为三个亚型：干性、湿性和纤维性。

- 湿性：应检测腹水中蛋白含量（＞20g/L）和结核杆菌（罕见）。
- 干性：由于结核性小肠粘连，患者表现为亚急性肠梗阻。
- 纤维性：患者表现为腹痛、腹胀和边界不清的不规则的腹部肿块，可有压痛。

结核性腹膜炎的诊断可以通过腹部B超或CT平扫（腹膜增厚及淋巴结肿大）进一步明确。在开始治疗前不需要组织学诊断。有些患者需要进行腹腔镜检查，操作要小心（避免穿孔），但很少需要开腹探查。

治疗

药物治疗与肺结核相似。并且应由有管理接触者经验的胸科医师进行监测。

（蔡召强译　李　军校）

推荐读物

Gastrointestinal cancer mechanisms,diagnosis and treatment. *Gastroenterology* (2005) **128**:153-1764.

Hall JC et al (1998.) The pathobiology of peritonitis. *Gastroenterology 114*:188-196.

参考文献

Feldman M et al .(2002) *Sleisenger and Fordtran' s Gastrointestinal and Liver Disease*, 7th edn. Philadelphia:WB Saunders.

重要网址

http://www.graylab.ac.uk/cancernet/100025.html
Gastric cancer

http://www.jr2.ox.ac.uk/bandolier/band27/b27-7.html band38/b38-4.html
Gastric ulcer and GORD

http://www.nacc.org.uk
UK National Association for colitis and Crohn's Disease

http://www.digestivedisorders.org.uk/leaflets/ibs.html
Irritable bowel syndrome

http://www.coeliac.co.uk
Coeliac disease

http://www.bsg.org.uk
British Society of Gastroenterology

肝脏、胆道和胰腺疾病

7

在许多国家，肝脏疾病的主要原因是酒精摄入，其次为丙型肝炎病毒感染。乙型肝炎病毒感染也是一个重要的因素，但疫苗的广泛接种将减少它的流行。有效的健康宣教和公共卫生事业的发展也有助于终止感染病毒的传播。

影像学技术能够精确显示肝、胆道和胰腺的结构，有助于尽早诊断疾病。治疗性内镜检查、腹腔镜和外科微创手术现在也广泛应用于胆道及胰腺疾病的治疗。肝移植也已成为了治疗急、慢性肝病的有效手段。

肝脏

肝脏和胆道系统的结构

肝 脏

肝脏是人体内最大的内脏器官，位于右季肋部。肝脏从功能上被肝脏中静脉分为左、右两叶。右叶较大，并包含了尾状叶和方叶。肝脏还进一步被肝脏的右、中及左静脉分为八段（图 7.1），每个肝段都有自己的门蒂，允许在外科手术时进行单一肝段切除。

肝脏的血供占静息状态下心排出量的 25%，主要经由两个血管供血：

- **肝动脉**：是腹腔干的一个分支，供应肝脏的全部血液的 25%。肝动脉血流的自动调整功能可以保证肝脏有一个持续稳定的血供。
- **门静脉**：收集胃肠及脾脏的血液，可以供应肝脏的 75%的血流。门静脉压力为 5 ~ 8mmHg，进食后血流增加。

这两个血管系统都通过肝门进入肝脏。血液经由这些血管分布到各个肝段，经由门管进入窦状隙。血液由窦状隙流出并进入肝静脉的分支，汇集成肝静脉的三个主要的分支后注入下腔静脉。

尾状叶是一个独立的肝段，它直接接受门静脉及肝动脉的血供，而且其肝静脉直接回流至下腔静脉。

淋巴主要在窦周间隙形成，然后引流至门管中的淋巴管。这些小淋巴管汇集成较大的淋巴管，最终流入肝门淋巴管。

肝脏的功能单位是肝腺泡，腺泡由包含小叶间动脉、小叶间静脉和胆小管的最小的门管所供应的实质组成（图 7.2）。它们周围的肝细胞（1 区）可以得到富含氧的血供，从而比中央静脉周围的细胞（3 区）更能耐受损害。

肝血窦没有基底膜，而是被透明的内皮细胞和 Kupffer 细胞松散包绕。肝血窦由肝细胞板分隔，在肝血窦和肝细胞之间的内皮下间隙称为窦周间隙，它由构成基底膜的物质和星形细胞组成（见图 7.2）。

星形细胞周围散在网状纤维和肌间纤蛋白，也可以贮存类维生素 A，激活后（成肌纤维细胞）可具有收缩功能，而且可能调节肝血窦的血流。在调节星形细胞的收缩功能时，内皮素和氧化亚氮起到很重要的作用。在星形细胞激活后可产生胶原蛋白Ⅰ、Ⅲ和Ⅳ。

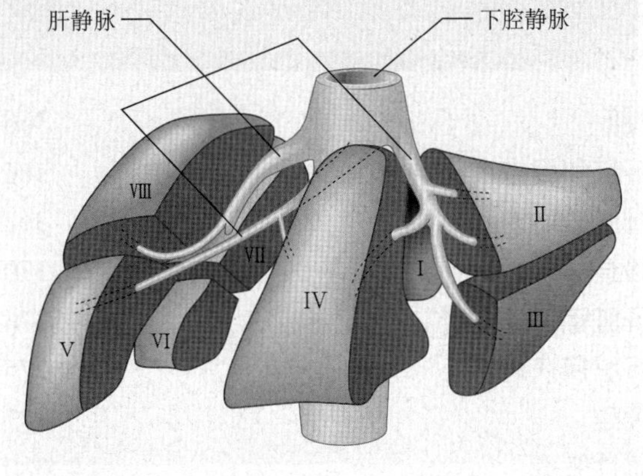

图7.1 肝脏解剖学上分为八段。Ⅰ：尾状叶，Ⅱ ~ Ⅳ：左叶。

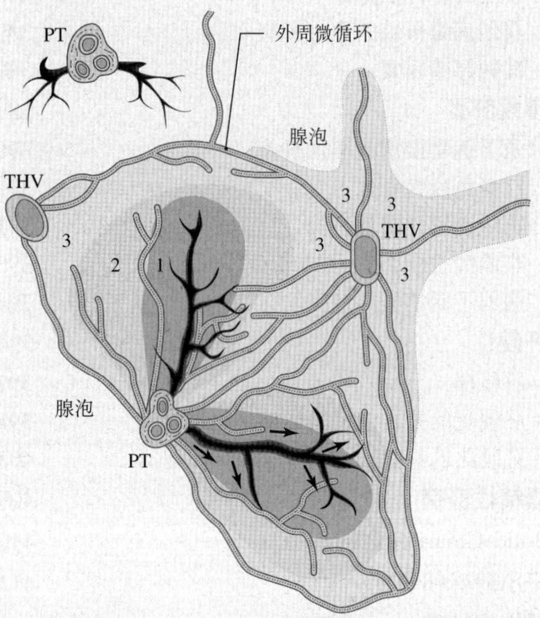

图 7.2 （也见彩图 7.2）腺泡的示意图。1、2 和 3 区代表血流供应区域，1区是氧供最好的区域，3区的血供来源于距离进入的血管较远的和腺泡外周的微循环。血管周围区域（THV 周围星形绿色区域）是由 3 区许多最外周的腺泡连接部位形成，是氧供最差的地方。THV：肝静脉的终末端，PT：门管区。

胆道系统

胆小管在肝细胞之间交织成网，在肝门管区附近汇成小胆管，后者顺序汇入门管区的胆管，然后在各自肝叶外形成左、右肝管，并最终在肝门处合成肝总管，在胆囊的近端与胆囊管相连形成胆总管。胆囊位于肝右叶下方，贮存并浓缩胆汁，它的容积大约为50ml。胆总管由胆囊管和肝总管汇合而成，胆总管的直径大约为8mm，进入十二指肠的末端略窄。胆总管和胰管通过 Vater 壶腹部的共同通道开口于十二指肠降部。胆总管的末端包含了Oddi括约肌，它可以规律收缩并在禁食情况下阻挡胆汁进入十二指肠。

推荐读物

Sherlock S, Dooley J (2002) *Anatomy and Function in Diseases of the Liver and Biliary System*, 11th edn. OxFord: Blackwell Science.

肝脏的功能

蛋白质的代谢（也见第5章）

合成

肝脏是除γ-球蛋白外合成所有循环蛋白质的最初场所，γ-球蛋白是由网状内皮系统产生。肝脏从肠道和肌肉中吸收氨基酸，并通过控制糖异生作用和氨基转换作用来调控其在血浆中的水平。蛋白质在血浆中的含量大约为60～80g/L，主要由白蛋白、球蛋白和纤维蛋白原组成。

人体每天能产生10～12g白蛋白，它的半衰期为16～24天。其主要作用首先是维持血管内的胶体渗透压，其次是转运非水溶性物质，如胆红素、激素、脂肪酸以及药物。长时间的白蛋白合成减少会导致低白蛋白血症，常见于慢性肝病和营养不良。低白蛋白血症还可见于高分解代谢状态的疾病（如并发败血症的创伤）和造成白蛋白大量丢失的疾病（如肾病综合征和蛋白丢失性肠病）。

一些转运蛋白和载体蛋白，例如转铁蛋白和血浆铜蓝蛋白、急性期以及其他蛋白（如α_1-抗胰蛋白酶和甲胎蛋白）均产生于肝脏。

肝脏还可以合成所有的凝血因子（除了1/3的Ⅷ因子），也就是说包括纤维蛋白原、凝血酶原、因子Ⅴ、Ⅶ、Ⅸ、Ⅹ和ⅩⅢ，蛋白C和S、抗凝血酶（见第8章）和补体系统。

分解（氮的排泄）

氨基酸通过转氨基作用及氧化脱氨作用产生氨，后者转化为尿素通过肾排出体外。这是一些含氮代谢废物排出体外的主要途径。严重肝病时此功能衰竭。

糖类的代谢

肝脏的另一个重要的功能就是维持血糖的稳定和糖代谢的动态平衡。肝脏贮存了大约80克的糖原。在短暂空腹时，血糖可以由糖原分解（肝糖原分解）或是新的葡萄糖合成（糖异生）而维持稳定。糖异生的原料为乳酸盐、丙酮酸盐、来源于肌肉的氨基酸（主要是谷氨酰胺和丙氨酸）以及通过贮存脂肪的脂解作用生成的丙三醇（甘油）。如果长时间饥饿，会产生酮体和脂肪酸用于替代一些热量来源，身体组织也会适应这种低糖需求（见第5章）。

脂类代谢

脂肪不溶于水，它在血浆中以蛋白质-脂肪复合物的形式转运（脂蛋白）。这将会在第19章详细介绍。

肝脏在脂蛋白代谢的过程中起主要作用。它合成极低密度脂蛋白（VLDL）和高密度脂蛋白（HDL）。HDL是卵磷脂胆固醇酰基转移酶（LCAT）的底物，它可以催化游离的胆固醇转化为胆固醇酯（见下文）。肝脂肪酶可以转移中密度脂蛋白（IDL）的三酰甘油，从而向低密度脂蛋白（LDL）转化，后者可以被肝脏通过特异性的细胞表面受体而降解（见图19.19）。

三酰甘油主要来源于饮食，但也可由血液中的游离脂肪酸（FFA）、甘油以及VLDL在肝脏中合成。FFA的氧化和重新合成发生在肝脏，并依赖于饮食中脂肪的多少。

胆固醇也来可源于食物，但主要是由乙酰辅酶A在肝脏、肠道、肾上腺皮质和皮肤合成。它是由LCAT催化游离的胆固醇和脂肪酸酯化而合成。当严重肝病时，缺乏这种酶，从而增加游离胆固醇比率，从而改变细胞膜的结构。其中一个结果就是可以在慢性肝病的患者中观察到红细胞异常（如靶型红细胞）。另外，磷脂（如卵磷脂）也在肝脏内合成。

蛋白质、糖类和脂类代谢的复杂内在关系可以参见图7.3。

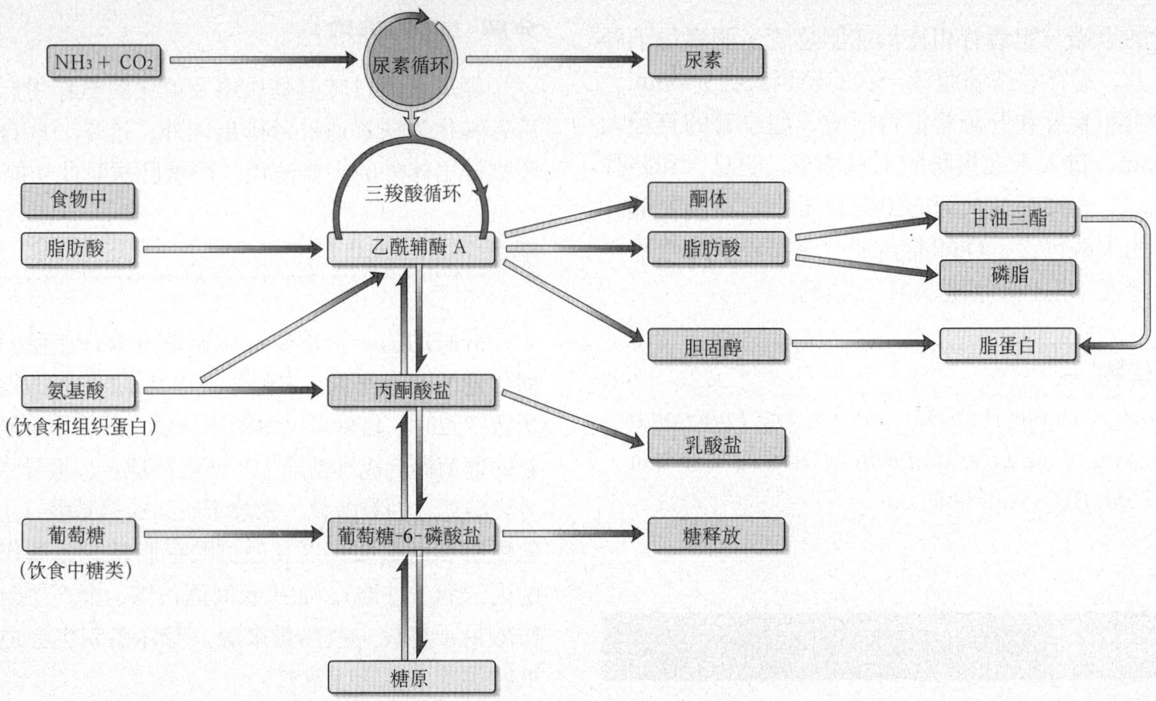

图 7.3　**蛋白质、糖类和脂肪代谢在肝脏中的相互关系。**

胆汁的形成

胆汁的分泌

胆汁由水、电解质、胆汁酸、胆固醇、磷脂和结合胆红素构成。胆汁通过肝细胞小管膜的分泌包括两个过程——**胆盐依赖过程和非胆盐依赖过程**——每个过程每天可以分泌 230ml 胆汁。其余的（大约 150ml/d）胆汁是通过胆管的内皮细胞产生的。

胆汁形成首先需要的是通过多种转运蛋白使胆汁酸以及其他有机和无机离子通过基底外侧膜（窦状隙）而吸收。这个过程通过基底外侧膜上的 Na^+ -K^+ -ATP 酶来驱动。肝细胞的细胞内转运部分通过微管，部分则通过胞浆内的转运蛋白实现。小管膜还含有其他的转运蛋白，主要是 ATP 酶依赖的，可以对抗浓度差而携带分子进入胆小管。小管多特异性有机阴离子转运子（cMOAT），也被称为多药耐药蛋白2（MRP2），可以介导大部分复合物的转运，包括胆红素双葡萄糖醛酸酯、葡萄糖醛酸胆汁酸和胆汁酸硫酸盐以及其他有机阴离子。Na^+和水利用弥散作用通过肝细胞的紧密连接，顺着胆盐的通道进入胆小管（胆盐依赖过程）。在非胆盐依赖的过程中，水依赖于其他一些渗透性的溶质，如谷胱甘肽和碳酸氢盐来流动。

胰泌素可以刺激富含碳酸氢盐的液体的分泌，并可被生长抑素抑制。在这个过程中，许多膜蛋白参与其中，包括Cl^-/HCO_3^-转换蛋白和可以控制Cl^-分泌的囊纤维跨膜调节因子以及胆管细胞膜的水通道（水孔蛋白）。

平均每天产生的胆汁大约为 600ml。在空腹的情况下，一半的胆汁会直接流入十二指肠，而另一半则流入胆囊。胆囊的黏膜可以吸收 80%～90% 的水和电解质，但是不能吸收胆汁酸和胆固醇。进餐后，十二指肠的 I 型细胞分泌胆囊收缩素使胆囊收缩，Oddi 括约肌松弛，而使胆汁进入十二指肠。多余的胆汁依赖于胆盐的肝肠循环而回到肝脏。

胆汁酸的代谢

胆汁酸在肝细胞中的合成原料是胆固醇。在其合成过程中的限速酶是胆固醇 -7α- 羟化酶。先分泌进入胆汁，然后进入十二指肠。胆汁酸的两种原始形态——胆酸和鹅去氧胆酸（图 7.4）——与甘氨酸或牛磺酸结合（在人体按3：1的比例）可以增加其溶解度。肠道内的细菌将其转化成二级胆汁酸、脱氧胆酸和石胆酸。图 7.5 显示了胆汁酸的肝肠循环过程。

胆汁酸起到清洁的作用，它的主要功能是溶解脂类。胆汁酸的分子包含亲水基和疏水基。在水的环境中，它们聚集成团，并将它们的疏水基（脂溶性）围绕

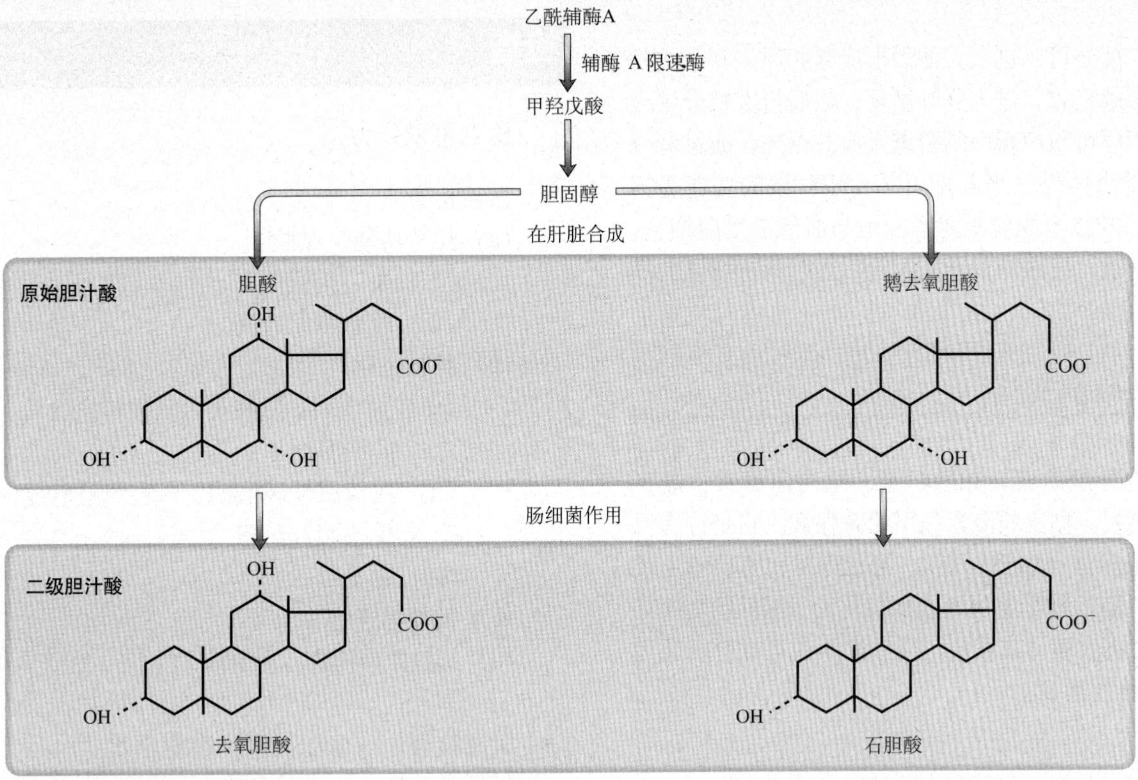

图 7.4 **胆固醇的合成及其转化为原始胆汁酸和二级胆汁酸的过程**。所有的胆汁酸均与甘氨酸或牛磺酸结合。

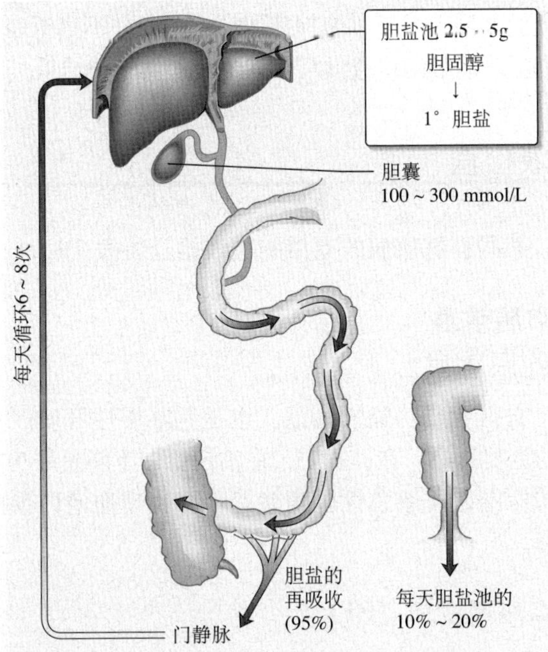

图 7.5 **胆汁酸的二次循环**。胆盐的贮存池非常小，而且会通过肝肠循环重复循环 6 ~ 8 次。每天胆盐分泌可多达 40g 进入胆汁中，并参与合成新的胆汁酸。

在中心。该微团与胆固醇和磷脂（主要是卵磷脂）结合后不断膨胀成为一个混合的微团。

胆红素的代谢

胆红素主要来源于肝脏的 Kupffer 细胞和网状内皮系统中分解的成熟红细胞。15% 的胆红素来源于含有血红素的蛋白质的分解代谢，如肌红蛋白、细胞色素和过氧化氢酶。

正常情况下，每天可以产生 250 ~ 300mg 胆红素。离子和球蛋白可以从血红素中分离并再利用。胆绿素也由血红素形成，并且可以进一步合成胆红素。胆红素形成的时候为非结合胆红素，呈非水溶性，与白蛋白结合后被转运到肝脏中。之后，胆红素与白蛋白分离，被肝细胞膜吸收，并通过胞浆内的转运蛋白进入内质网，在这里与葡萄糖醛酸结合并分泌入胆汁。微粒体酶、尿苷酸二磷酸葡萄糖醛酸转移酶可以催化其形成单葡萄糖醛酸胆红素，然后形成二葡萄糖醛酸胆红素。这种结合胆红素呈水溶性，因而可分泌入胆小管，进而随胆汁进入肠道（图 8.5）。它不会被小肠吸收，因为它的分子量比较大。在末端回肠，细菌酶可以使分子水解，释放游离的胆红素，后者随后被分解成尿胆原。还有一部分可以进入大便而形成粪胆原。其余的将会被回肠末端吸收，进入肝肠循环，然后再次被分泌入胆汁。尿胆原可与白蛋白结合进入血液循环，通过肾分泌入尿液排出体外。当肝排出结合胆红素的功能受损时，一部分的结合胆红素将紧密地与血清白蛋白结合，而不经肾排泄，导致胆汁淤积解除后短时间持续性的高胆红素血症。

激素和药物的灭活

肝可以分解激素，如胰岛素、胰高血糖素、雌二醇、生长激素、糖皮质激素和甲状旁腺素。它是许多激素的初始靶器官（如胰岛素），也是药物和酒精的主要代谢部位。脂溶性药物可以在肝转化为水溶性药物使其更容易排泄进入胆汁或尿液。维生素D_3也可在肝转化为25-羟基-维生素D_3。

免疫功能

肝脏的网状内皮系统含有很多免疫活性细胞，对于由胃肠道进入门脉系统的细菌和一些抗原来说，肝脏充当了滤网的角色。这些抗原会被肝吸附于内皮细胞上的巨噬细胞，即Kupffer细胞，从而被吞噬和分解。Kupffer细胞上含有针对配体的膜特异性受体，易受到许多因素的激活，如感染。可以分泌白介素、肿瘤坏死因子（TNF）、胶原酶和溶酶体水解酶。抗原在不产生抗体的情况下被降解，因为这里淋巴组织非常少。因此也阻止了抗原与其他抗体产生位点的接触，从而阻止了进一步的免疫不良反应。网状内皮系统在组织修复过程中也扮演了重要的角色，包括T和B淋巴细胞的相互作用，以及在疾病过程中细胞毒作用。例如，在内毒素的刺激下，Kupffer细胞释放IL-6、IL-8和TNF-α。这些细胞因子刺激肝血窦细胞、星状细胞和自然杀伤细胞释放炎性因子前体。受到刺激的肝细胞会表达粘附分子并释放IL-8，后者是有效的中性粒细胞化学引诱物。自身的黏膜淋巴细胞（肝肠循环）可以再次释放更多的细胞因子——均会使肝细胞功能受损，包括肝细胞胆汁形成，从而导致胆汁淤积。细胞因子也可以诱导肝细胞凋亡。

检查

检查可以分为：

- **血液检查：**
  - (a) 肝“功能”试验：
    - (Ⅰ) 血清白蛋白
    - (Ⅱ) 凝血酶原时间
  - (b) 肝脏生化：
    - (Ⅰ) 血清天冬氨酸及丙氨酸转氨酶——反映肝细胞受损
    - (Ⅱ) 血清碱性磷酸酶，γ-谷氨酰转肽酶——反映胆汁淤积
    - (Ⅲ) 总蛋白
  - (c) 病毒标志物
  - (d) 其他血液检查：血液病、生化、免疫学和遗传学
- **尿液检查**——尿胆红素和尿胆原
- **影像学检查**——大体形态
- **肝脏活检**——组织学。

大多数送往实验室的常规肝功能检查都通过自动多功能分析仪测定血清胆红素、转氨酶、碱性磷酸酶、γ-谷氨酰转肽酶（γ-GT）和总蛋白水平。这些常规的化验本质上是肝细胞损害的标志，而并不真正表示肝“功能”。后继的检查常常依赖于这些化验的结果。

血液检查

某些肝脏疾病的有用的血液检查见表7.1。

肝功能检查

血清白蛋白

它是合成功能的标记。也是判断慢性肝病严重程度的重要指标。在肝病中，血清白蛋白下降是肝功能变坏的标志，一般急性肝病初期不会出现血清白蛋白的下降。

凝血酶原时间（PT）

这也是合成功能的标记。由于它的半衰期很短，所

表 7.1 对特定的肝脏疾病有意义的血液检查

检查	疾病
抗线粒体抗体	原发胆汁性肝硬化
抗核抗体、抗平滑肌抗体、抗肝肾微粒体抗体	自身免疫性肝炎
血清免疫球蛋白升高	
IgG	自身免疫性肝炎
IgM	原发胆汁性肝硬化
病毒标志物	甲、乙、丙、丁及其他肝炎
甲胎蛋白	肝细胞癌
血清铁、转铁蛋白饱和度、血清铁蛋白	遗传性血色病
血清及尿铜、血清铜蓝蛋白	Wilson 病
α_1-抗胰蛋白酶	肝硬化（±肺气肿）
抗中性粒细胞胞浆抗体	原发性硬化性胆管炎
基因分析	如 *HFE* 基因（遗传性血色病）

以在急性和慢性肝病的诊断中是敏感指标。维生素 K 缺乏可能导致 PT 的延长。因此 PT 延长应除外维生素 K 缺乏，故应静脉注射 10mg 的维生素 K。维生素 K 缺乏常见于胆道梗阻，因为低位小肠中胆盐浓度较低时会导致维生素 K 吸收减少。

由于不同实验室检测过程中应用的促凝血酶原激酶的不同，凝血酶原时间的值也有所不同。国际标准化比值 INR 在许多国家中得到了广泛应用。

肝脏生化检查

胆红素

在血清中，胆红素几乎大部分是非结合胆红素。在肝脏疾病时，血清胆红素的升高通常伴随其他生化检验结果异常。仅在胆红素代谢先天性异常或排除溶血时才有必要鉴别升高的胆红素是结合胆红素还是非结合胆红素。

转氨酶

这些酶存在于肝细胞，当肝细胞受损时漏入血液中。通常测定两种酶：

- **天冬氨酸氨基转移酶**（AST）主要是一种线粒体酶（80%；20%存在于胞浆），在心脏、肌肉、肾和脑中也可产生。其水平升高见于肝坏死、心肌梗死、肌肉受损和充血性心力衰竭。
- **丙氨酸氨基转移酶**（ALT）是一种胞浆酶，对肝病具有特异性，升高仅发生于肝脏疾病时。

碱性磷酸酶（ALP）

存在于肝血窦和小管膜上，但是也有见于其他组织，如骨骼、肠道和胎盘。如果需要，可以通过电泳来分离同工酶或骨骼特异性单克隆抗体。但如果检查中还有其他的异常结果，如 γ-GT，则考虑 ALP 来源于肝脏。

血清 ALP 的升高可见于各种原因引起的胆汁淤积。无论是肝内还是肝外原因，都会使 ALP 合成增多而释放入血。在胆汁淤积性黄疸中，ALP 可以升高到正常值的4～6 倍。还可见于肝浸润性病变（如肿瘤转移）和肝硬化（>1000IU/L），通常不合并黄疸，血清 ALP 水平最高可见于肝转移癌和原发性胆汁性肝硬化。

γ-谷氨酰转肽酶

这是一种微粒体酶，存在于许多组织中。某些药物如苯妥英和酒精可以诱导其活化。如果ALP正常，则升高的 γ-GT是酒精摄入的良好标记，并可用于筛查试验（见第 22 章）。即使少量饮酒，也可以引起 γ -GT 的轻度升高，如果其他肝脏生化检查正常，这并不一定意味着肝脏疾病。在胆汁淤积时，由于有相同的排泄途径，γ-GT 升高的水平与 ALP 平行。这一点同样适用于 5-核苷酸酶，这是另一种在血中可以检测出的微粒体酶。

总蛋白

这一检查本身价值不高。上面已经讨论了血清白蛋白。球蛋白包括了许多种可以通过电泳分离的蛋白。在肝脏疾病中球蛋白比例增高，通常是由循环免疫球蛋白及其多克隆增加所致（见下文）。

病毒标志物

病毒是肝脏疾病的重要病因之一，病毒学检查在诊断中有重要意义。大多数常见的肝炎病毒都有其标志物。

其他血液检查

血液病学检查

通常需要行全血细胞计数，可能会发现贫血。红细胞通常是大细胞型，并且形态异常——靶形红细胞和镰刀形红细胞，这是由膜异常所致。维生素 B_{12} 水平通常是正常或较高。由于饮食中缺乏或吸收不良，叶酸水平常常较低。其他改变还有：

- 出血导致小细胞低色素贫血。
- 酒精导致巨红细胞症，有时合并白细胞和血小板减少。
- 脾功能亢进引起全血细胞减少。
- 胆汁淤积可能会导致细胞形态异常，并引起维生素 K 缺乏。
- 溶血伴发急性肝功能衰竭和黄疸。
- 2% 的急性病毒肝炎患者出现再生障碍性贫血。
- 遗传性血色病患者将出现血清铁蛋白和转铁蛋白饱和度（> 60%）升高。

生物化学

- **α_1 - 抗胰蛋白酶**：该酶的缺乏可导致肝硬化。
- **甲胎蛋白**：正常情况下产生于胎儿的肝脏，如果在成人中再次升高并呈高浓度，提示有肝细胞癌。妊娠期在血和羊水中浓度升高提示胎儿神经管畸形。在肝炎、慢性肝病由于肝组织再生以及在畸胎瘤患者中，甲胎蛋白也会轻度升高。
- 血和尿铜以及血清铜蓝蛋白升高用于诊断 Wilson 病。

免疫学检查

目前没有针对肝脏的特异性抗体可以进行常规检测。

血清免疫球蛋白

目前认为，γ- 球蛋白的增加是由于窦状隙和 Kupffer 细胞对肠道吸收的抗原吞噬作用的减弱所致。这些抗原刺激脾、淋巴结以及门脉系统的淋巴细胞和浆细胞产生抗体。在原发性胆汁性肝硬化中，血清中主要升高的免疫球蛋白是 IgM，而在自身免疫性肝炎中则是 IgG。

血清自身抗体

- 超过 95% 的原发性胆汁性肝硬化患者血清中可以找到**抗线粒体抗体**（AMA）。依据抗原特异性的不同，AMA分为很多亚型。可以通过免疫荧光方法检测 AMA，而其本身并不具有器官或种属特异性。偶尔也可在自身免疫性肝炎或其他自身免疫性疾病中发现 AMA 的某些亚型。
- 在自身免疫性肝炎患者血清中可以找到高滴度的**抗核抗体**、**抗平滑肌抗体或抗肝肾微粒体抗体**。这些抗体也见于其他自身免疫性疾病或肝脏疾病患者。
- **抗核胞浆抗体**（ANCA）见于原发性硬化性胆管炎。

遗传分析

这些检查常规用于血色病（*HFE* 基因）检查，也用于 Wilson 病检查。

溴磺酞林（BSP）清除试验

目前很少应用。血中的 BSP 通常经肝脏清除。在静脉注射 BSP 之后，测定血中的 BSP 水平可以敏感地反映肝细胞损害。在Dubin-Johnson综合征所致的先天性高胆红素血症中可出现第二个再循环峰。该试验可能引起过敏反应。

尿液检查

可以通过试纸检测尿胆红素和尿胆原。胆红素尿是由于存在结合胆红素（水溶性）所致，见于由肝胆疾病所致的黄疸患者。尿胆红素阴性提示黄疸是由于非结合胆红素升高所致。在实践中尿胆原阳性意义有限，但可提示溶血或任何原因所致的肝功能不全。

影像学技术

超声检查

是一种无创、安全和相对便宜的技术。其原理是分析置于腹部的探头所检测到的反射超声束。正常的肝脏表现为相对均质的结构。同时可以检测胆囊、胆总管、胰腺、门静脉和其他腹部结构。腹部超声用于：

- 黄疸患者
- 肝脾大
- 发现胆石（图 7.6）
- 大于 1cm 的局灶肝组织病变
- 弥漫性肝实质病变
- 评估门脉和肝静脉系统
- 淋巴结肿大。

也可以检测到其他腹部肿块，并可在超声引导下进行活检。彩色多普勒超声可以用于检测病变的血供

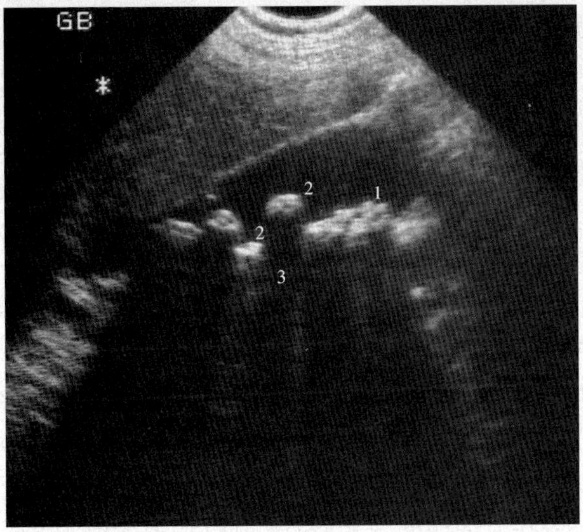

图7.6 胆囊超声检查发现的多发的胆石回声。1：胆囊；2：胆石；3：回声影。

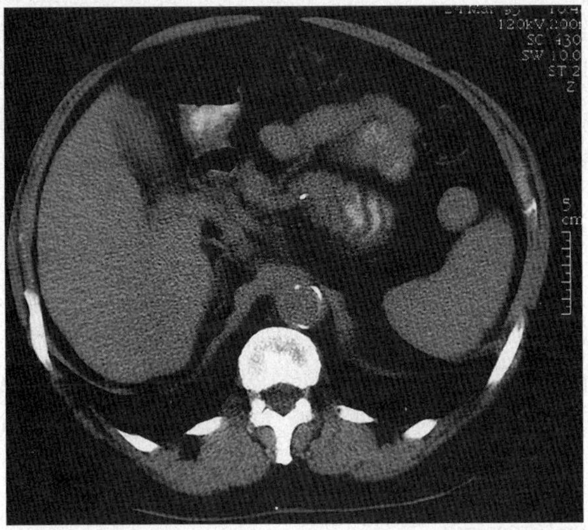

(a) 未增强 CT 扫描。

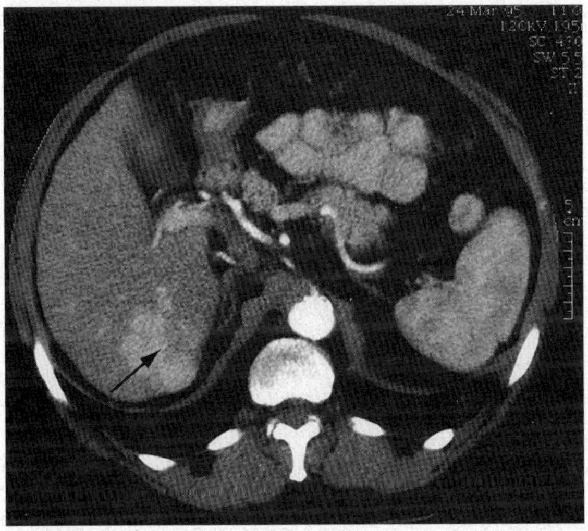

(b) 动脉前（注意主动脉的高密度影）。

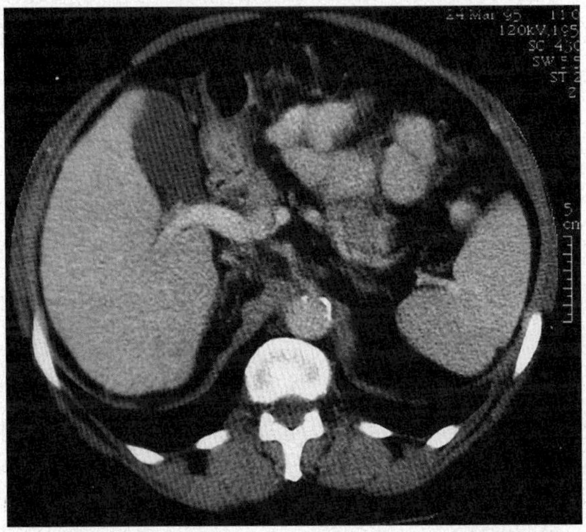

(c) 门脉期扫描肝右叶。

图 7.7 螺旋 CT 增强扫描。这是一个位于肝右叶后部的异常团块，仅于增强扫描的动脉期前期（b）可清楚地看到。

情况，以及门脉和肝静脉的血流方向。通过应用超声造影剂（绝大部分是基于在血流中产生微气泡）可以强化病灶中的血流，显示肝结节内异常血流，从而更特异地诊断肝细胞癌。

CT 检查

尽管超声是首选检查，但 CT 经常起到补充作用。CT 可以清楚地显示肝脏、胰腺、脾、淋巴结以及肝门部的病变。CT 可以评估肝脏的大小、形状和密度以及局灶病变的血供情况。与腹平片相比，CT 对钙化的敏感度更高。超声对胆道和胆囊病变更有价值，而 CT 则在肥胖患者中更有优势。

运用螺旋 CT 可以在静脉注射造影剂后快速地获得数据。因此可以观察到动脉相和门脉相的增强，从而更精确地显示病变及其血供特征（图 7.7）。通过对数据的回顾性分析可以在不增加放射剂量的前提下获得多张薄层图像。通过对动脉相的多平面和三维重建所得到的 CT 血管造影通常可以取代有创的血管造影。同时还可以在 CT 引导下行活检。对于＞ 2cm 的病变通常可以在超声引导下活检，与CT相比其性价比更高、更快捷。

核磁共振成像（MRI）（也见第 21 章）

MRI 可以获得体内任何一个平面的切面图像。弥漫性肝脏疾病会显示出不同的T1和T2相特征。而对局灶肝病变，MRI可能是目前最敏感的检查。其他脂肪抑制模式如 STIR，可以很好地区分血管瘤和其他病变。应用钆等静脉造影剂可以更好地显示病变的特征，同时也适用于对碘过敏的患者，并能获得内脏循环的动静脉影像。该技术目前已替代了直接血管造影术。

核磁共振胰胆管造影术（MRCP）

这一技术涉及对 MRI 所获得的大量信息的处理。通过一个强 T2 加权序列，可以强化“充盈”了液体的胆管和胰管，从而获得高质量的胰胆管解剖图像。这一无创技术已经取代了诊断性（而非治疗性）ERCP（见下文）。

腹部 X 线平片

很少需要，但可以显示：

- 胆结石——10% 钙化明显的结石可以在平片上看到
- 胆道内的气体，是由于近期的操作、手术或肠道胆囊瘘所致
- 胰腺钙化
- 偶可见胆囊钙化（陶瓷样胆囊）。

胆囊造影

目前这一技术已经基本上被超声所取代，很少应用，但作为判断胆囊功能的试验仍有其价值。口服的碘番酸是一种均匀的 X 线不能穿透的物质，经肠道吸收，在肝内结合，分泌入胆汁，并在胆囊内浓缩。通过给予脂肪餐使胆囊收缩。由于造影剂通过与胆红素相同的机制经肝排出，所以在黄疸和肝脏疾病的患者中胆囊不显影。

核素显像——闪烁扫描

在^{99m}Tc胶质扫描中，静脉注射的颗粒被肝和脾的网状内皮细胞摄取。在慢性肝脏疾病时，经肝摄取的颗粒很少，绝大部分颗粒被脾和骨髓摄取。这一技术目前已基本上被超声所取代。

在^{99m}Tc-碘扫描中，经锝标记的碘化 IDA 被肝细胞摄取，并迅速被排入胆道系统。这一技术主要用于诊断：

- 急性胆囊炎
- 由于新生儿胆道闭锁或肝炎导致的黄疸。

内镜检查

上消化道内镜用于诊断和治疗静脉曲张，以及用于发现门脉高压性胃病和消化性溃疡等相关病变。结肠镜可以用于发现门脉高压性结肠病。

超声内镜（EUS）

在这一技术中，将一个置于内镜顶端的小型高频超声探头在直视下放入十二指肠，从而获得邻近的胰腺和胆道的高质量超声图像。这一技术可以精确地对那些小的有切除可能的胰腺肿瘤进行分期，并提供了一种相对无创的胆道成像方法。对于发现小的胰腺神经内分泌肿瘤的准确率很高。并可以在 EUS 引导下对肿瘤行细针穿刺，从而获得细胞学和组织学证据，以明确良恶性。EUS 还用于放置透壁的导管，以引流胰腺和胰周积液。

内镜下逆行胰胆管造影术（ERCP）

这一技术通过将内镜置入十二指肠降部并将导管插入乳头内，将造影剂注入胰胆管系统，从而在放射线下显示胆管和胰管。1.5mg/ml 低碘浓度的造影剂用于显示胆总管，而不掩盖胆石，2.8mg/ml 高碘浓度的造影剂用于胰管成像。此外，还可以进行如下诊断和治疗性操作：

- 在括约肌切开后，可以取出胆总管结石。括约肌切开术所致的严重并发症的发生率约 3%～5%：最常见的是急性胰腺炎，严重的出血少见，总的死亡率约 0.5%～1%。
- 可以通过在梗阻处植入支架或放置鼻胆管来引流胆道系统。
- 也可以在 ERCP 下植入放射性粒子来对胆管癌进行近距离放射治疗。

诊断性 ERCP 并发症的发生率约 2%～3%。

经常可以见到血清淀粉酶的升高，而胰腺炎是最常见的并发症，胆管炎也可见到。在所有怀疑胆道梗阻或有胆管炎病史的患者中，应预防性应用广谱抗生素，如环丙沙星 500mg/d，用 2 天。

经皮肝穿刺胆道造影术（PTC）

在局麻下，将一个可弯曲的细针置入肝脏，缓慢地注射造影剂，直到胆道根部显影，然后继续注射造影剂

以显示胆道系统的全貌。在胆道扩张的患者中，该操作的成功率接近100%。ERCP仍是首选的检查，因为可以同时进行治疗（如取石）。

某些时候，在复杂的病例中需要联合使用两种技术。PTC显示梗阻上方的胆道解剖，而ERCP则显示较远端的胆道解剖。如果发现胆道梗阻，可以置入旁路支架行外引流，或行长期的内引流。该操作的禁忌证同肝脏活检（见下文）。主要的并发症是出血以及合并败血症的胆管炎，同ERCP一样需预防性应用抗生素。

血管造影术

通过选择性地插管可以对腹腔干和肝动脉造影，因此可以发现肝脏肿瘤的异常血管。但是在许多情况下，该检查已经被螺旋CT和磁共振血管成像（MRA）所取代。应用减影技术可以更清晰地显示门静脉，脾门静脉造影（通过直接脾穿刺）已很少应用。在数字血管成像（DVI）中，通过静脉或动脉给予造影剂并应用计算机减影分析可以显示门脉系统。肝静脉置管可以显示异常的肝静脉，从而诊断Budd-Chiari综合征，同时也可以间接测量门脉压。在酒精或病毒性肝硬化患者中，闭塞后的（通过球囊）肝静脉压与门静脉压之比为1∶1。门脉压的高低可用于判断预后。与基线值相比门脉压降低20%可预防再出血。在不能明确门静脉是否开放时，可以行逆行CO_2门静脉造影。该操作可以同经颈静脉活检及肝静脉压力测定一起进行。

肝脏活检（见操作Box 7.1）

肝组织学检查对于弥漫性或局灶的肝实质疾病有鉴别诊断价值。肝脏活检可以在门诊或住院进行。适应证及禁忌证见表7.2。在有经验的操作者操作下，其死亡率不足0.02%。

对于需要活检的特殊病变，可以在超声或CT引导下进行。在局麻下通过腹壁的小切口可以行腹腔镜引导下的肝脏活检（在某些中心采用全身麻醉）。在因凝血异常而不能行经皮肝脏活检的患者，如果组织学检查对进一步处理十分重要，可以经颈静脉进行活检。

大多数肝脏活检的并发症发生在24小时内（通常在头2小时内），经常并不严重，包括腹部或肩部疼痛，可以通过镇痛剂缓解。有时会出现少量的腹腔内出血，但可自行终止。少见的并发症包括腹腔内大量出血、血胸、胸膜炎、胆汁性腹膜炎、胆道出血及一过性败血症。胆道出血会在活检后3天内引起胆绞痛、黄疸和黑便。

操作Box 7.1　肝脏的针吸活检

只能由有经验的医师操作并需无菌术前准备，需要向患者解释以下程序，并获得知情同意。

- 应检查患者凝血功能（凝血酶原时间和血小板）。
- 应验患者血型，行交叉配血。
- 患者应仰卧在床边。
- 叩诊确定肝脏边界，也可用超声来明确肝脏边界和胆囊位置。
- 在腋中线叩诊浊音最明显的位置通过肋间隙，在呼气时注射局部麻醉剂（约5ml的1%的利多卡因），麻醉剂应注射于肝被膜下。
- 在皮肤上切一小口。
- 令患者呼气后屏住气，使用特殊的活检针（Menghini、Trucut或Surecut）进行活检。
- 将活检的组织置于滤纸上，然后放入10%的甲醛溶液中。如果需要进行培养，应放入无菌容器中。
- 至少6小时内应密切观察患者血压、脉搏。

表7.2　肝脏活检的适应证和禁忌证

适应证
肝脏疾病
无法解释的肝大
一些黄疸病例
持续的肝脏生化异常
偶尔急性肝炎
慢性肝炎
肝硬化
药物相关性肝病
浸润
肿瘤：原发或继发
感染（如结核）
贮存疾病（如糖原贮存）
不明原因的发热
针吸肝脏活检的常见禁忌证
不能合作的患者
凝血酶原时间延长（超过3秒）
血小板$< 80 \times 10^9$/L
腹水
肝外胆管炎

推荐读物

Bailie J et al(2003) Biliary imaging. *Gastroenterology* **124:** 1696-1699.

British Society of Gastroenterology(2004) Guildelines on the use of liver biopsy in clinical practice. bsg.org.uk/clinical-prac/guideline/ilver-biop.htm

Green RM, Flamm S(2002) AGA technical revew on the evaluation of liver chemistry tests.*Gastroenterology* **123:** 1367-1384.

肝脏疾病的症状

急性肝脏疾病

可以没有症状和黄疸。有症状的疾病通常是病毒所致，引起不适、食欲不振和发热等全身症状。随着病情的进展可能出现黄疸。

慢性肝脏疾病

患者可能没有症状或者存在非特异性症状，特别是乏力。特异性症状包括：

- 由于肝大所引起的右肋下疼痛
- 腹水所致的腹胀
- 体液潴留所致的踝部水肿
- 由消化道出血引起的呕血和黑便
- 胆汁淤积所致的瘙痒——这通常是原发性胆汁性肝硬化的早期症状
- 由于内分泌失调所致的乳房肿胀、性欲减退和闭经
- 神经精神并发症（门体分流性脑病）所致的意识模糊和昏睡。

肝脏疾病的体征

急性肝脏疾病

除了黄疸和肝大以外，可以没有其他体征。黄疸是指皮肤和黏膜的黄染，在结膜和巩膜处最明显。在疾病的胆汁淤积期可以出现白陶土样大便及茶色尿。蜘蛛痣和肝掌通常见于慢性肝病，但也可见于严重的急性肝病中。

慢性肝脏疾病

体征见图 7.8。然而，即使严重的慢性肝脏疾病患者也可以没有体征。

皮肤

在胸部及上肢可以见到蜘蛛痣。这是一种由中心小动脉及放射性分支组成的毛细血管扩张，位于上腔静脉引流区域（乳头线以上），也见于妊娠期。血色病患者的皮肤可呈石板灰色。

手部掌面发红是一种非特异性的改变，提示高动力循环状态，也见于妊娠、甲状腺毒症或类风湿性关节炎。偶尔可以见到杵状指，而 Dupuytren 掌挛缩常见于酒精性肝硬化。

在原发性胆汁性肝硬化患者的掌纹及眼睛上方可见到黄色瘤（胆固醇沉积）。

腹部

早期肿大的肝会随着肝硬化的产生而逐渐缩小。随着门脉高压的产生会出现脾大。

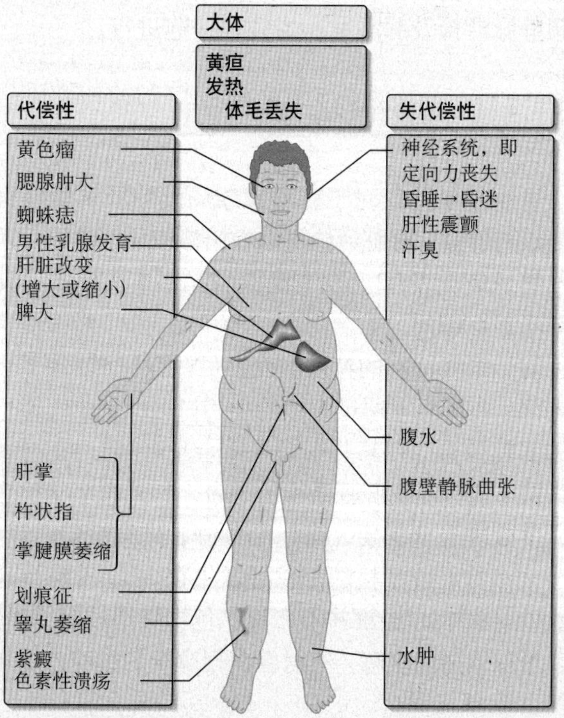

图 7.8 慢性肝病的体征。

内分泌系统

男性可以出现乳腺发育（偶尔是单侧的）及睾丸萎缩。男性乳腺发育的原因很复杂，但很可能与雌二醇的代谢异常及应用安体舒通（螺内酯）治疗有关。

在失代偿期肝硬化，可看到的其他体征见图 7.8。

黄疸

当血清胆红素水平＞50μmol/L（3mg/dl）时，临床才可以发现黄疸。通常将黄疸分为肝前性、肝细胞性和梗阻性，这是一种过分简化的做法。因为肝细胞性黄疸总是伴有胆汁淤积，所以临床要解决的问题是胆汁淤积是位于肝内还是肝外。因此，黄疸可以按以下方式分类：

- 溶血性黄疸——肝细胞的胆红素负荷增加
- 先天性高胆红素血症——胆红素结合缺陷
- 胆汁淤积性黄疸——包括肝细胞（肝实质）疾病及大胆管梗阻。

溶血性黄疸

红细胞破坏的增加导致胆红素产生的增多，由此产生的黄疸通常很轻微（血清胆红素在 68～102mmol/L 或 4～6mg/dl），这是因为功能正常的肝脏可以很容易地处理由于过量溶血所增加的胆红素。非结合胆红素不溶于水，因此不能进入尿液，从而又成为“无胆色素尿性黄疸”。尿胆原增加。

溶血性黄疸的病因也就是溶血性贫血的病因。临床表现取决于病因，可以见到贫血、黄疸、脾大、胆石及腿部溃疡。

检查提示溶血。非结合胆红素水平升高，但血清 ALP、转氨酶和白蛋白是正常的。血清结合球蛋白降低。需要同其他原因所致的黄疸鉴别。

先天性高胆红素血症（非溶血性）

非结合胆红素升高

Gilbert 综合征

这是最常见的家族性高胆红素血症，发病率为 2%～7%。Gilbert 综合征通常没有症状，往往在常规体检中偶然发现，表现为胆红素的轻度升高（17～102 μmol/L 或 1～6mg/dl），没有其他肝病的体征及肝脏生化检查异常。大约 5%～15% 的患者有黄疸家族史，这些患者肝葡萄苷酸化的能力是正常的 30%，这导致胆汁中胆红素单葡糖醛酸化物的比例增加。大多数患者 UDP-葡萄糖醛酸转移酶（UGT-1）的活性降低，此酶的作用是结合胆红素与葡萄糖醛酸。编码该酶的基因（*HUG-Br1*）发生突变，在 5′ 启动子上游出现两个多余碱基的重复序列，这种异常是本病所必需的，但其本身并不足以致病。

确立这一诊断的重要性在于，可以告知患者这不是一种严重的疾病，并避免不必要的检查。诊断依赖于空腹或轻微不适时出现非结合胆红素升高。网织红细胞计数正常，除非发生溶血，不需要进行治疗。

Crigler-Najjar 综合征

此病非常少见。只有那些UDP-葡萄糖醛酸转移酶减少（常染色体显性遗传）而不是缺失（Ⅰ型，常染色体隐性遗传）的Ⅱ型患者可以存活到成年。目前已证实编码 UDP- 葡萄糖醛酸转移酶的 *HUG-Br1* 基因突变位于编码区。肝组织学检查正常，肝移植是惟一有效的治疗办法。

结合胆红素

Dubin-Johnson 综合征（常染色体隐性遗传）和 Rotor（可能是常染色体显性遗传）综合征是由肝胆红素处理缺陷所致。二者的预后均很好。在 Dubin-Johnson 综合征中，*MRP2* 转运基因发生突变。

由于黑色素沉积，肝脏呈黑色。

复发性家族性肝内胆汁淤积（FIC1），良性复发性肝内胆汁淤积

此病罕见。表现为反复发作的急性胆汁淤积，但并不进展至慢性肝病。伴有黄疸、严重的瘙痒、脂肪泻和体重下降。血清 γ-GT 正常。基因定位于 FIC1，但导致胆汁淤积的具体机制尚不明确。

进行性家族性肝内胆汁淤积综合征

为常染色体隐性遗传。1 型发生于婴儿（也称 Byler病），γ-GT 正常。致病基因也定位于 FIC1，但位于编码 P 型 ATP 酶的序列。2 型定位于编码胆盐输出泵的基因（*BSEP*）。该蛋白位于肝细胞胞浆膜胆管

侧，经常表现为非特异性的巨细胞肝炎，进展至胆汁淤积。3 型是由 *PGY3* 基因突变所致，该突变引起胆管卵磷脂转运缺陷，最终胆汁毒性可造成肝脏受损。治愈的惟一手段是肝移植。

妊娠肝内胆汁淤积症

与进行性家族性肝内胆汁淤积综合征基因突变有关，详见本章相关部分。

推荐读物

Jansen PLM,Muller M(2000) The molecular genetics of familial intrahepatic cholestasis. *Gut* **47**:1-5.

胆汁淤积性黄疸（获得性）

可以分为肝外和肝内胆汁淤积，病因见图 7.9。

- 肝外胆汁淤积是由于胆管系统中胆小管远端任何部位的大胆管梗阻所致。
- 肝内胆汁淤积是由于胆汁分泌障碍所致。在动物模型中已经发现了胆汁淤积的很多细胞学机制，包括抑制基底侧膜 Na^{+}-K^{+}-ATP 酶、窦状隙膜流动性减低、由于胆小管张力所致的微丝破裂及紧密连接受损。此外，小管细胞周围的炎性改变也影响胆汁排出。

临床上这两种黄疸都会引起白陶土样大便和茶色尿，而且血清胆红素以结合胆红素为主。然而由于临床处理完全不同，务必要区分肝内和肝外胆汁淤积性黄疸。

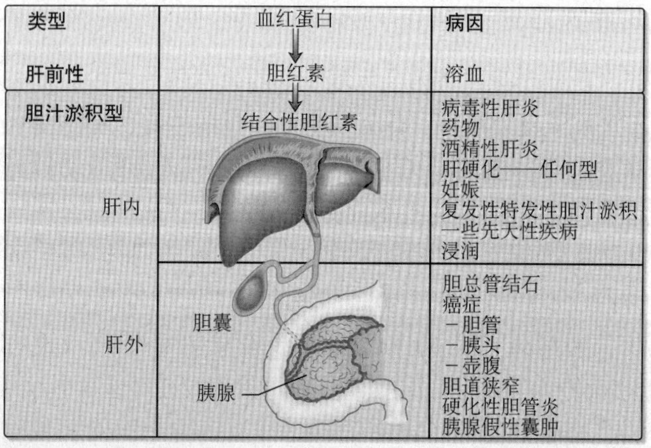

图 7.9　黄疸的病因。

黄疸的鉴别诊断

详细的病史有助于诊断。不同的人群常有特定的黄疸原因。例如，青年患者常由肝炎所致，因此应询问药物与饮酒史及性行为情况。而一个体重明显下降的老年患者则很可能是由癌症所致。所有患者均有非特异性不适。结石所致的胆道梗阻常引起腹痛，有时肝大所致的肝包膜扩张也引起疼痛。

问诊应针对具体情况，注意询问以下病史：

- **国籍**：在世界很多地方乙肝的发生率在增加。
- **病程**：老年患者黄疸伴长期体重下降，提示恶性肿瘤。急性病程，特别是伴有前驱的不适症状，提示肝炎。
- **近期黄疸的流行**：社区内黄疸的流行，提示甲型病毒性肝炎（HAV）。
- **近期食用海鲜**：提示甲肝感染。
- **静脉吸毒、近期注射或文身**：这些都会增加乙型肝炎（HBV）和丙型肝炎（HCV）感染的机会。
- **男性同性恋**：增加 HBV 感染的机会。
- **卖淫**：增加 HBV 感染的机会。
- **输血或输注血制品**：增加 HBV 及 HCV 感染的机会。在发达国家，所有的献血者均行 HBV 和 HCV 的筛查。
- **饮酒史**：应详细询问饮酒史，尽管许多患者隐瞒其真实饮酒量。
- **用药史**：特别是发病前 2～3 个月，很多药物引起黄疸。
- **旅行史**：某些地区是 HAV 和 HEV （妊娠期死亡率很高）感染的高发区。
- **近期麻醉史**：氟烷以及少数情况下其他麻醉药物如恩氟烷、异氟烷会导致黄疸，特别是那些已经对卤族麻醉剂过敏的患者。地氟烷引起黄疸的危险性较低。
- **家族史**：如 Gilbert 综合征患者可能会有家庭成员存在复发性黄疸。
- **近期胆道手术或肿瘤手术**。
- **环境**：在乡村从事娱乐行业的人或农民、下水道工人是钩端螺旋体病的高危人群。
- **发热或寒战**：提示胆管炎或肝脓肿。

临床特征

应注意急性或慢性肝病的体征。此外，下列特殊体征有助于诊断：

- **肝大**：光滑而有触痛的肝见于肝炎和肝外胆道梗阻，而结节不平的肝提示癌转移。肝大的病因见表 7.3。
- **脾大**：当患者合并有慢性肝病的体征时，提示门脉高压。在病毒性肝炎，偶可触及脾脏。
- **腹水**：见于肝硬化，但也见于癌症（特别是卵巢癌）及其他病因（见表 7.14）。

表 7.3　肝大的原因

显性原因	**血液系统疾病**
横膈降低	白血病
Reidel 叶	淋巴瘤
	骨髓增生性疾病
早期肝硬化	地中海贫血
炎症	**肿瘤：原发或继发性恶性肿瘤**
肝炎	
血吸虫病	**静脉淤血**
肝脓肿（细菌性或阿米巴性）	心力衰竭
	肝静脉闭塞
囊肿	
包虫囊	**胆道梗阻（特别是肝外性）**
多囊肝	
代谢性疾病	
脂肪肝	
淀粉样变	
糖原贮存疾病	

如果能触及胆囊，则提示由胰腺癌所致的胆道梗阻。全身淋巴结肿大提示淋巴瘤。

唇疱疹可能提示单纯疱疹病毒性肝炎。

检查

黄疸本身并不是诊断，应寻找其病因。两个最有用的检查是 HAV、HBV 和 HCV（在高危人群）病毒标志物以及超声检查。肝脏生化检查可以明确黄疸，并有助于诊断。

除非在青年患者中强烈怀疑甲肝，否则均应行超声检查以除外肝外胆道梗阻，并寻找慢性肝病的证据。

超声可以显示：

- 胆管直径：在肝外梗阻时的胆管扩张（图 7.10）；
- 梗阻的水平；
- 在几乎所有的肿瘤患者及大约 75% 的胆结石患者中可以明确病因。

对任何占位性病变均可通过细针穿刺行细胞学检查（敏感性约 60%），或通过注射器介导的针吸活组织检查（敏感性约 90%）来明确病理诊断。

黄疸患者检查的流程图见 7.11。

肝脏生化检查

在肝炎患者疾病的早期，血清 AST 或 ALT 明显升高，而 ALP 仅轻度升高。反之，在肝外胆道梗阻中，ALP 明显升高，而转氨酶仅轻度升高。对于具体的病例不能仅依赖这些检查做出诊断。慢性肝病患者常有

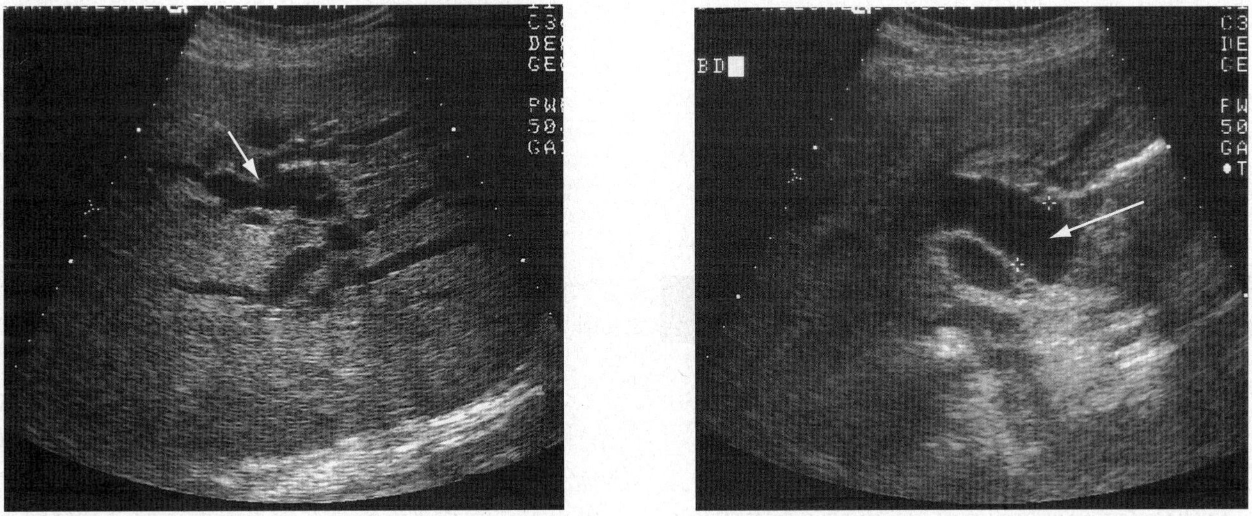

(a)　(b)

图 7.10　肝脏超声检查显示：（a）肝内胆管扩张（箭头所示）；（b）正常胆管（箭头所示）。正常胆管的直径为 6mm。

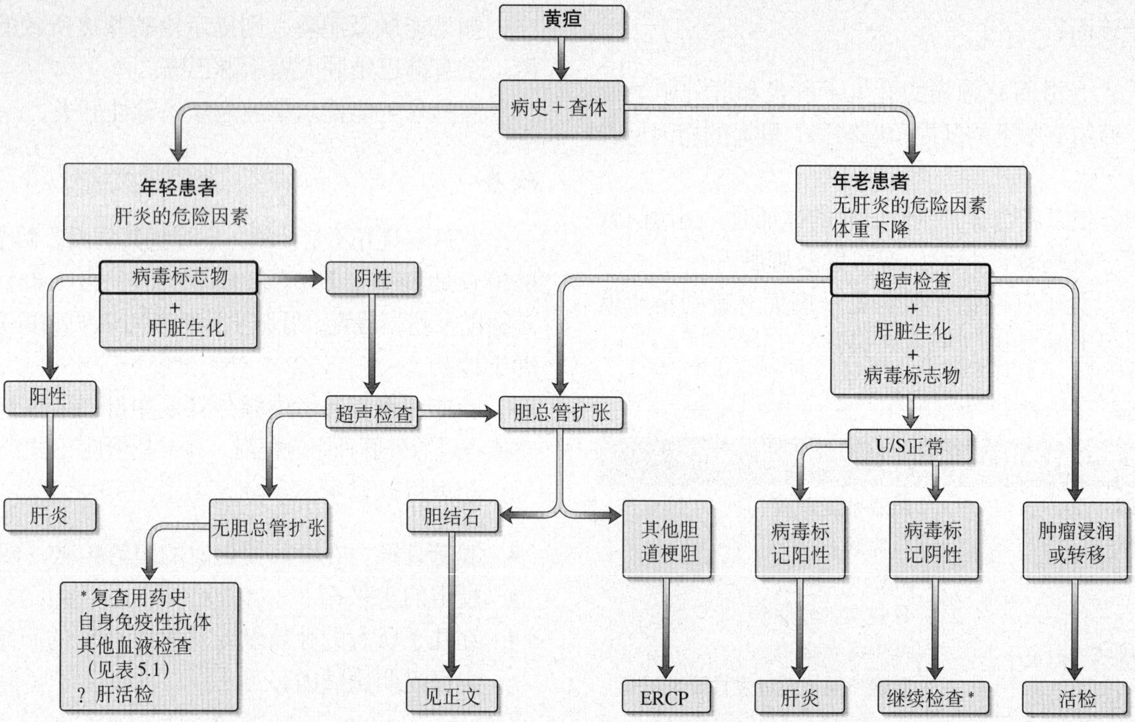

图 7.11 黄疸患者的诊治。ERCP：内镜逆行胰胆管造影术；MRCP：磁共振胰胆管造影术。

凝血酶原时间（PT）延长及血清白蛋白降低。

血液病学检查

在溶血性黄疸中胆红素升高而其他肝脏生化检查正常。白细胞升高可能提示感染（如胆管炎）；白细胞减少常见于病毒性肝炎，而异常单核细胞则提示传染性单核细胞增多症，应行单滴法试验。

其他血液化验

包括那些用于除外肝脏疾病少见病因（如巨细胞病毒抗体）和自身免疫抗体的试验，如用于诊断原发性胆汁性肝硬化的抗线粒体抗体（AMA），以及用于诊断肝细胞癌的甲胎蛋白。

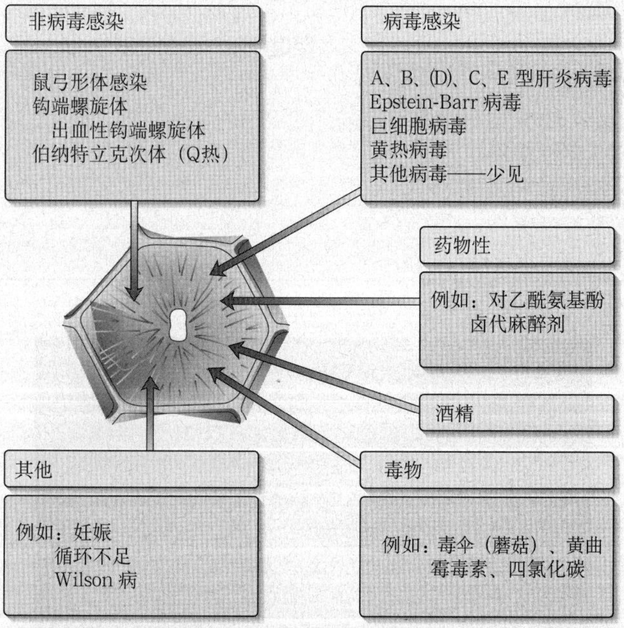

图 7.12 急性肝实质损害的原因。

急性肝炎

很多因素可造成急性肝实质损坏（图 7.12）。

病理学

尽管某些组织学特征可以提示病因，但无论何种原因，许多基本的病理学改变是相似的。肝细胞出现退行性改变（水肿、胞浆颗粒形成及空泡变性），坏死（萎缩和嗜酸性玻璃样小体），并迅速被清除。在不同的病因中上述病理学改变的分布也有所不同，但坏死几乎总是在 3 区最明显。同一病因引起的肝细胞坏死范围在不同个体间差异很大：可以仅有少量的肝细胞死亡（点状或灶状坏死），而多腺泡的坏死则可以累及大部分肝脏（广泛性肝坏死），从而导致暴发性肝功能衰竭。在这两个极端之间可以存在部分的融合性坏死，造成中央静脉间、中央静脉与门管区间，以及门管区之间网状结构连接在一起。炎症浸润的范围差异也很大，但门管区及肝小叶主要被淋巴细胞浸润。其他特征包括3区的胆汁淤积和脂肪变性，后者是酒精及某些药物所致肝炎的突出表现。

治疗

应根据不同的病因分别进行讨论。

病毒性肝炎

常见的病毒性肝炎的不同特征总结在表7.4。

甲型肝炎

甲型肝炎病毒（HAV）

HAV属于微小RNA病毒，其结构如图7.13所示。因为只有一个抗原决定簇具有免疫性，故只有一种血清型。HAV在肝脏内复制，经胆汁排泄，此后在感染者发病前2周以及后7天经粪便排出。在出现黄疸前甲肝感染性最强。通过电子显微镜可在粪便中检出HAV颗粒。

流行病学

甲型肝炎是世界范围内最常见的病毒性肝炎，经常暴发性流行。常见于秋季，主要感染儿童和青年。主要通过粪-口途径传播，可由于摄入污染的食物（如贝类）或水感染。拥挤及卫生不良的环境助长了病毒传播。此病没有携带状态。在英国该病属于需上报的。

表7.4 肝炎病毒的特征

	A	B	D	C	E
病毒	RNA 27nm Picoma	DNA 42nm Hepadna	RNA 36nm（有HBsAg包衣） 未分类	RNA 接近50nm Flavi	RNA 27nm Calici
传播途径					
粪-口	是	否	否	否	是
血液或血制品	罕见	是	是	是	否
垂直传播	否	是	罕见	偶尔	否
唾液传播	是	是	是	？否	?
性传播	罕见	是	是（罕见）	不常见	否
潜伏期	短（2~3周）	长（1~5月）	长	立即	短
发病年龄	年轻	任意	任意	任意	任意
携带者状态	无	是	是	?	无
慢性肝病	无	是	是	是	无
肝癌	无	是	罕见	是	无
死亡率（急性）	＜0.5%	＜1%		＜1%	1%~2%（妊娠期妇女10%~20%）
免疫：					
被动	正常免疫球蛋白肌肉注射（0.04~0.06ml/kg）	乙型肝炎免疫球蛋白（HBIg）	无	无	无
主动	疫苗	疫苗	HBV疫苗	无	无

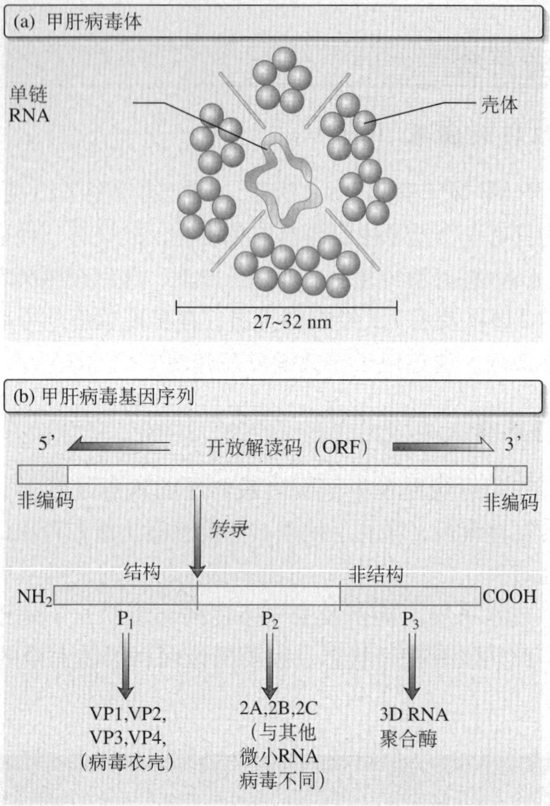

图 7.13 (a) 甲肝病毒（HAV）由四个多肽链（VP1 ~ VP4）构成，包括含有RNA的外壳：蛋白壳。其主要的抗原与VP1相关。(b) HAV 基因的排列。

临床特征

病毒血症期，患者出现恶心、食欲不振及厌油腻等非特异性症状。许多患者在这一期痊愈而不出现黄疸。

1 或 2 周后部分患者出现黄疸，并且症状减轻。随着黄疸加深，可出现由肝内胆汁淤积所致的茶色尿和白陶土样大便。肝脏中度增大，大约 10% 的患者可触及脾。偶可出现轻微的淋巴结病以及一过性红斑。此后黄疸消退，大多数患者在 3 ~ 6 周内痊愈。肝外并发症少见，包括关节炎、血管炎、心肌炎和肾衰竭。偶尔病程呈双相性，出现黄疸复发。极罕见的情况下病情可以非常严重，出现急性重型肝炎、肝昏迷和死亡。HAV 感染后典型病程见图 7.14。

检查

肝脏生化检查

在前驱期，血清胆红素通常正常，但此时尿胆红素和尿胆原可能增加。在黄疸发生之前可出现血清 ALT 或 AST 升高，有时升高非常明显。

在黄疸期，血清胆红素水平反映了黄疸的严重程

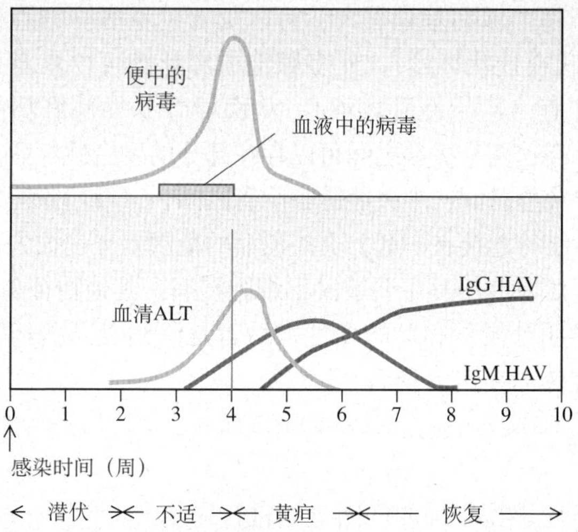

图 7.14 HAV 感染后的典型病程。

度。在出现黄疸后 1 ~ 2 天，血清 AST 达到最高峰，有时可超过 500 IU/L。血清 ALP 通常不超过 300 IU/L。

在黄疸消退后，转氨酶升高仍可持续数周，有时甚至超过 6 个月。

血液学检查

出现白细胞减少及相对淋巴细胞增多。偶尔出现 Coombs 试验阳性的溶血性贫血或相关的再生障碍性贫血，在严重的病例凝血酶原时间延长。血沉（ESR）增快。

病毒标志物：抗 HAV 抗体

在 50 岁以上的人群中 IgG 抗体很常见，但抗 HAV IgM 意味着急性感染。在疾病高发区，绝大多数儿童在 3 岁以前有过无症状感染，从而产生抗体。

其他检查

当 IgM 抗体阳性时不需要进一步的检查，但应监测肝脏生化指标直至正常水平。

鉴别诊断

在临床上应与其他原因所致的黄疸相鉴别，但主要应与其他病毒性及药物性肝炎相鉴别。

病程和预后

预后良好，大多数患者完全恢复。在年轻患者死亡率为 0.1%，但随着年龄增长死亡率增加。死因是暴发性肝坏死。在恢复期，5% ~ 15% 的患者出现肝炎复

发，但可以自发缓解。偶尔严重的胆汁淤积性黄疸可以持续 7~20 周，称为“淤胆性病毒性肝炎”。

除了发病的几周外没有必要戒酒。在症状和生化指标恢复后数月，患者仍可能感到乏力，这称之为肝炎后综合征，是一种功能性疾病，应给予安慰治疗。甲型肝炎从不进展为慢性肝病。

治疗

没有特异的治疗方法，休息及食疗无效。应用糖皮质激素无效。往往没有必要住院。

预 防

控制肝炎传播有赖于良好的卫生习惯。病毒耐受含氯消毒剂，但煮沸 10 分钟可杀死病毒。

主动免疫

对经常到疫区旅行的人，患有慢性肝病、血友病的患者及经常接触肝炎患者的工作者（如收容智障患者的福利机构）应接种甲醛灭活的HAV疫苗。通过接种疫苗可终止社区的暴发性流行。单次接种产生的抗体可持续1年以上，而免疫性超过10年。因此在健康人群中不需强化接种。建议在全球范围接种疫苗。

被动免疫

正常人免疫球蛋白（肌肉注射 0.04~0.06 ml/kg）可提供 3~4 个月的保护，但不作为常规应用。仅用于与甲肝患者有密切接触者。

乙型肝炎

乙型肝炎病毒 (HBV)

完整的病毒体是一个约 42nm 的微粒，由核壳体 (27nm) 及其周围的包膜即表面蛋白（HBsAg）构成。这个包膜可以通过感染的肝细胞过度增殖，并可以独立于病毒体以22nm的微粒体或小管存活于血清以及体液中。

HBsAg 包含了主要的“a”抗原，还包含了其他亚型：“d”、“y”、“w”和“r”。这些抗原联合就可以产生许多基因型（如 adr、adw、ayw 和 ayr）。通常可以用 A~G 来划分 HBV 的基因型，其中 35% 为 A 型，22% 为 B 型，31% 为 C 型，以及 10% 为 D 型。基因型和种族有很明显的关系。

核壳体的核心是由核心蛋白（HBcAg）构成，其中包含了不完全的双链 DNA 和 DNA 聚合酶 / 转录酶。其中一条链构成一个完整的环，其上重叠的基因可以编码结构蛋白［前-S，表面 (S)，核心 (C)］和复制蛋白（聚合酶和 X）。另一条链的长度为可变的（图 7.15）。

HBeAg 是一种经核心启动子 / 核心基因的特异的自裂生产的蛋白，由细胞独立分泌。

前 -S_1 和前 -S_2 片段与肝细胞上特异性的 HBV 受体相关。在进入细胞膜后，病毒的核心可以被转运到细胞核，在细胞核内 HBV 转录成为 mRNA 。

在内质网上进行 HBV 蛋白的翻译（表 7.5）及基因组的复制，之后二者合在一起并转出细胞。在复制的

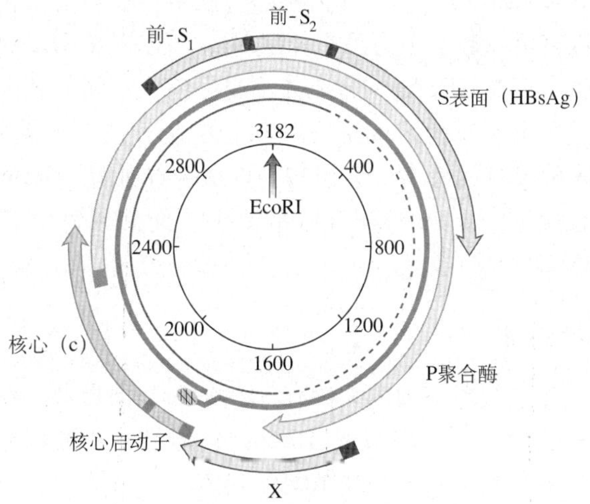

图 7.15　乙型肝炎病毒（HBV）基因组。病毒 DNA 是部分双链（红色不完整环和蓝色完整环）。长链（蓝色）从 4 个重叠的读码框中编码七种蛋白［S：表面（前 -S_1，前 -S_2）；C：核心（核心启动子，C）；P：多聚酶（P）和X基因（X）］。EcoRI 限制酶结合位点也作为一个参考点。

表 7.5　HBV 蛋白

HBV 蛋白	意义
核心	病毒颗粒的核心蛋白，具有酶活性（在复制中的作用？）
核心启动子(HBeAg)	核心启动子/核心裂解为HBeAg；是复制活跃的标志物，在诱导免疫耐受中也有作用
表面（HBsAg）	HBV 的包膜蛋白；目前疫苗的基础
前 - S_2 前 - S_1	HBV 结合 并进入肝细胞
聚合酶	病毒复制
X 蛋白	转录和反式作用子活性

过程中病毒的基因组可以整合入肝细胞的染色体DNA。

HBV并不直接导致细胞病变，肝损害是由宿主细胞免疫反应所致。T细胞无法识别HBV抗原，从而导致病毒持续感染。

HBV的变异

变异主要发生于HBV基因组各种不同的读码框（见图7.15），这些变异可见于慢性HBV携带者或通过感染获得。患者通常携带HBsAg和HBV DNA，而不是e抗原本身：HBe抗体几乎存在于所有的病例。e抗原的氨基酸序列在病毒复制时与核心抗原几乎相同。这两种抗原并不存在独立的信使RNA，但是HBeAg的启动在HBcAg上游。在前核心片段中鸟嘌呤核苷转变为腺苷可以产生终止因子（TAG），可以阻止HBeAg的产生，但是HBcAg的合成并不受影响。不同的基因突变还可见于干扰素或是拉米夫定的治疗中，或暴发型和重症肝炎的患者。它们的出现意味着血清学HBeAg的检测对于感染的筛查作用变小，而必须常常进行HBV DNA的检测。

流行病学

在全世界范围内大约有3亿的HBV携带者。在英国和美国的感染率很低（0.5%），但是在非洲部分地区、中东和远东则高达10%～15%。

病毒的传播可以通过静脉途径（如输注了感染的血液或血制品，或吸毒、(文身和针灸时共用污染的针头）或亲密接触（如在性交时，尤其是在男性同性恋患者）。在精液和唾液中可以找到病毒。分娩过程中或之后在母婴之间的垂直传播在全世界范围内也是常见原因。目前没有证据说明HBV病毒在昆虫载体中复制，但是在蚊子和臭虫体内可以检测出病毒。

临床特征

急性HBV感染后发生的一系列事件见图7.16。然而在许多病例中，感染是亚临床的。临床表现类似于HAV感染，尽管病情较之更重。此外，可能见到血清疾病样免疫综合征，包括皮疹（例如荨麻疹或斑丘疹），25%的患者前驱期可见到累及小关节的多关节炎。发热很常见，也可偶见一些肝外免疫复合物介导的损伤，如动脉炎或肾小球肾炎。

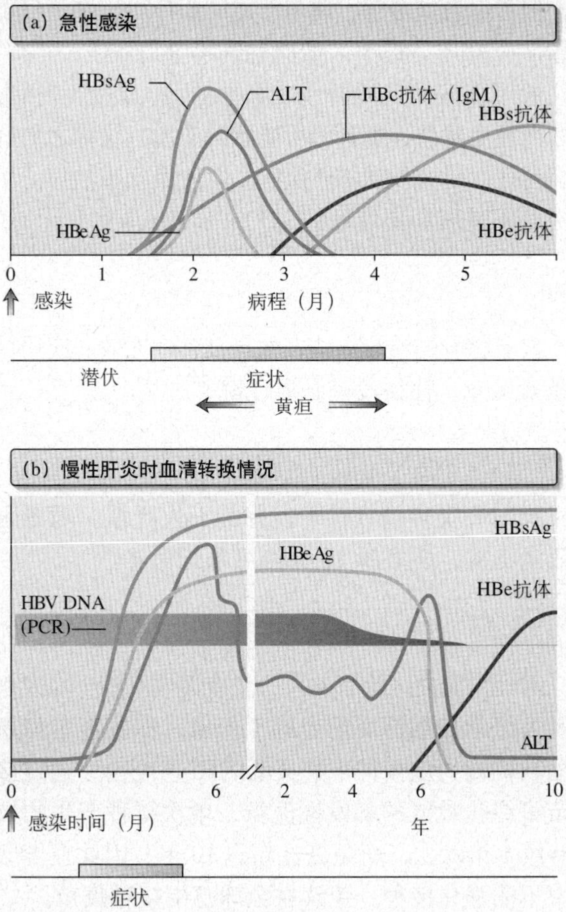

图7.16 HBV感染后的病程及血清学改变。
(a) 急性感染。

抗原

HBsAg 会在急性感染6周到3月后出现，然后消失。

HBeAg 早期会升高，然后迅速下降。

抗体

HBs 抗体晚期出现，通常提示具有免疫力。

HBc 抗体是最早出现的抗体，HBc抗体IgM高滴度提示急性感染和持续的病毒复制。它可以持续数月。HBc抗体IgM可能是当血清中HBsAg和HBs抗体均为阴性时惟一能够提示近期感染的血清标志物。

HBe 抗体在HBc抗体后出现，它的出现与感染性降低相关，即低危性。

(b) 慢性肝炎时血清转换情况。

HBsAg 持续存在提示慢性感染（或携带状态）。

HBeAg 持续存在提示病情及感染的严重性以及可能向慢性肝病发展。当HBe抗体出现而Ag消失时（血清转换），会出现ALT的升高。

HBV DNA 提示持续的病毒复制。

突变部分见正文。

检 查

与甲型肝炎的表现相似。

特殊检查

HBV 的标志物见表 7.6。可以在较早时发现 HBsAg，一旦发现，说明存在完整的病毒复制。在急性感染时 HBsAg 可以被迅速清除，此时可以借助HBc抗体 IgM诊断。HBV DNA 是病毒复制的最敏感的指标，可以在由于突变而e抗原呈阴性的患者中发现。甚至在e抗体出现时，也可通过 PCR 发现 HBV DNA 持续存在 。

病 程

大部分患者可以完全康复，1%可能发展为急性重型肝炎。一部分患者可能发展为慢性肝炎和肝细胞癌，或成为无症状病毒携带者（图7.17）。结局取决于多种因素，包括病毒毒力、免疫力、患者的年龄以及病毒的基因型等因素，而且甘露聚糖结合蛋白的异常也可以改变宿主对 HBV 的抵抗力。

治 疗

除了对症治疗外目前尚无特殊的治疗方法。

预防

预防主要是避免一些危险因素，如共用针头，多个性伴侣以及嫖娼。血液中含有e抗原和（或）HBV DNA 者其感染率很高，应该注意这部分患者的感染情况。在发展中国家，血液和血液制品依然很危险，实验室以及医院应该严格执行标准安全预防措施来避免意外的针刺感染和体液的接触感染。

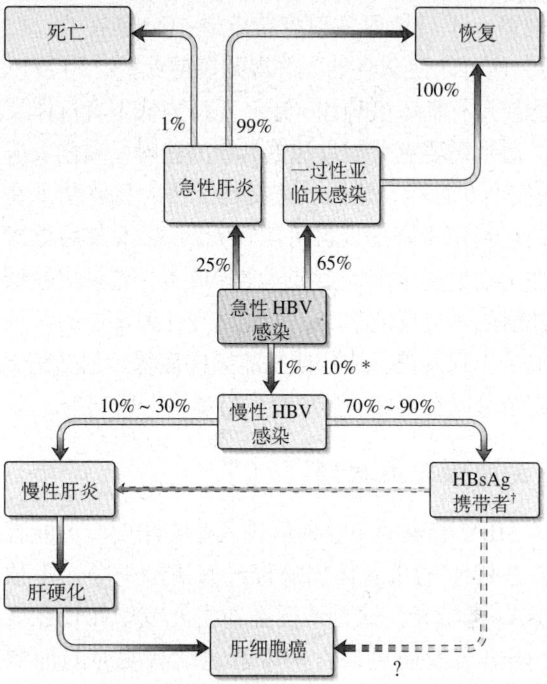

图 7.17　乙型肝炎感染的临床过程。*：世界范围内的百分比变化；†：有正常的肝脏生化——少数在出生时或儿童期有获得性感染者，HBeAg和HBV- DNA呈阳性。他们有可能进展为肝炎，因为他们的免疫系统可以识别感染的肝细胞。

表 7.6　乙型肝炎的病毒标志物的重要性

抗原	
HBsAg	急性或慢性感染
HBeAg	急性乙型肝炎
	持续存在提示：
	持续感染状态
	慢性发展过程
	病情加重
HBV DNA	提示病毒复制
	可在血清和肝中发现
抗体	
HBs 抗体	具有 HBV 免疫力；既往感染
HBe 抗体	血清转化
HBc 抗体	
IgM	急性乙型肝炎（高滴度）
	慢性乙型肝炎（低滴度）
IgG	既往感染乙型肝炎
	（HBsAg 阴性）

被动和主动免疫

在发达国家和一些高发地区，疫苗的应用很普遍。需要接种的高危人群包括：医务人员、急救人员、殡葬业者、高危地区的儿童、血友病患者、精神病患者、慢性肾功能不全及需要透析的患者、长期旅游的人、同性恋或双性恋的男性以及妓女、静脉吸毒者。

联合预防（即疫苗联合免疫球蛋白）应该用于：意外的针刺伤、HBsAg阳性的母亲分娩的新生儿、HBsAg阳性而 HBV 阴性者的长期性伴侣。

成人应用 500 IU 的乙型肝炎特异性免疫球蛋白 (HBIG) (新生儿用 200 IU)，而疫苗肌注在其他位置。

主动免疫

这是一种重组基因的干酵母疫苗，通过将含有 HBsAg 基因的质粒插入酵母后所得。

剂量：于三角肌注射疫苗 3 次（分别在 0、1、6 月时），这可以使 90%的人群得到短期保护。50 岁以上的人群或是有临床疾病和（或）免疫力低下者抗体反应不佳，通常需要更大剂量和更频繁的注射。高危人群首次注射 7~9 月后，均应检查抗体水平。抗体水平在注射疫苗后稳定下降的人群可以在大约 3~5 年后再次注射。在主动免疫之前检查抗体水平成本 - 效果比较低。疫苗注射的不良反应很小，可能出现注射部位的疼痛，但是很少出现发热、皮疹或是流感样症状。包括前-S成分的疫苗可以有更好的免疫性，目前正在研制中。

HBV 的慢性无症状期

在 HBV 感染的急性期后进入亚临床期，可能有大约 1%~10% 的患者体内病毒没有清除干净，多数成为HBsAg携带者。这种情况在新生儿或幼儿较在成年 HBV 感染者发展更快。携带者通常有明显的地域差别。在英国，无症状的携带者通常通过血液检查而发现，例如献血或输血前的常规检查，或是在进行生殖系统治疗，或产前检查时发现。无症状的携带者其血清中可发现HBsAg，但是HBeAg 为阴性，HBe 抗体阳性，在血清中无 HBV DNA。他们没有活动性肝病的证据，也不存在传染的高危性。大部分保持HBsAg阳性，但是不会发展为活动性肝病，每年可以有 1%~2% 的 HBsAg 自发清除率。

还有一部分无症状的患者血清中存在 e 抗原和 HBV DNA，他们可以多年保持正常的肝功能，而当免疫平衡被破坏时，即淋巴细胞识别出被感染的肝细胞时，即可引起肝炎，对于这一部分患者应该密切随访。

丁型肝炎

是由丁型肝炎病毒（HDV 或δ病毒）感染引起的。它是寄生在乙肝病毒表面抗原上的一种不完全RNA病毒颗粒。自身不能复制，但是可以通过 HBV 的存在而激活。这种肝炎大部分见于静脉吸毒者，但可以影响所有HBV感染者的高危人群。丁型肝炎病毒感染可以降低 HBV 的合成活性，从而患者通常 HBeAg 和 HBV DNA为阴性。丁型肝炎病毒既可以与HBV同时感染患者，也可发生于 HBsAg 阳性患者而造成二次感染。

HDV 和 HBV 同时感染很难在临床症状上与 HBV 感染区别，但是可以见到血清转氨酶升高的两个阶段。如果在血清中发现 HBc 抗体 IgM 存在时，HDV 抗体 IgM 阳性即可确诊。HDV 抗体 IgM 可以存在 1 周，当 5~6 周后（甚至是 12 周）出现 IgG HDV 抗体时 IgM 即可消失。这种感染一般是较短暂的，但其临床过程多变。

二次感染一般会导致先前处于休眠状态的慢性 HBV 感染急性再次发作，血清 ALT 或 AST 的一过性增高常为其惟一的表现。在血清中同时发现HDV抗体 IgM 和 HBc 抗体 IgG 即可诊断，而这些患者的 HBc 抗体 IgM 通常是阴性的。

急性重型肝炎在两者中均可发生，但是常见于同时感染者。可在血清和肝中检测 HDV RNA 水平，在急性和慢性 HDV 感染的患者中均可发现同时 HDV RNA 的存在。

丙型肝炎

丙肝病毒（HCV）

HCV 是单链 RNA 病毒，属黄病毒科，长约 10 Kb，可以编码多聚蛋白，包括结构蛋白（衣壳和包膜）和非结构蛋白（见图 7.18）。根据亚基因片段的不同，如E1、NS4 或 NS5，可以至少分为 6 个不同的基因型。基因的多样性主要依靠于不同基因型的非结构蛋白的核苷序列，只有 65%~70% 的是相似的。在美国和欧洲，70%~80% 的病例是由基因型 1a 或 1b 感染的。由于包膜蛋白的变异速度快，使得疫苗研制较为困难。从核壳体提取的抗原被用于发展酶联免疫吸附测定(ELISA)，现阶段的 ELISA-3 可以检测包括 NS3、NS4 和 NS5 片段的抗原。

流行病学

在健康献血者中，北欧丙肝的感染率约0.02%，在南欧大约为 1%~3%，可能与肌肉注射的疫苗或药物有关。感染率在非洲为6%，在埃及甚至达19%，这可能与静脉应用锑来治疗血吸虫病有关。病毒可以通过

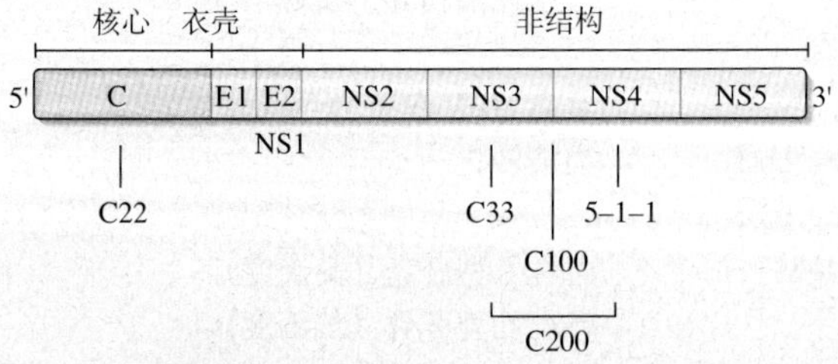

图 7.18　丙型肝炎病毒（HCV）。图中显示的为含有病毒蛋白的单链 RNA 病毒。C：核心；NS：非结构；E：衣壳。

血液或血制品传播，据推测在英国有80%的血友病患者由于输血而感染了丙肝。静脉吸毒者的感染率高达90%。另外在一些高危人群，例如同性恋者、妓女和性病患者，HCV的低感染率提示丙肝通过性传播的可能性不大。健康母亲通过垂直传播传染给婴儿非常罕见。其他的一些社区获得性感染途径，如亲密接触，可能性也不大。还有20%的病例感染方式尚不清楚。世界范围内，预计有2.4亿的丙肝病毒感染者。

临床特征

大部分患者在急性感染期并没有症状，仅有10%的患者可有轻微的流感样症状，伴有黄疸和血清转氨酶的升高。大部分患者可能直到多年以后体检时才会发现转氨酶异常，或出现了慢性肝病时才被诊断。另外还可有一些肝外症状，包括关节炎、冷球蛋白血症相关肾小球肾炎及迟发性皮肤卟啉症等。糖尿病、口腔扁平苔藓、干燥综合征以及非Hodgkin淋巴瘤等疾病的高发生率目前正在研究中。

诊 断

常常需在高危人群中排除了HAV、HBV和其他病毒，如果可能应排除药物性肝炎。通常在感染后1~2周可检测到HCV RNA，而抗HCV抗体在感染后6周才为阳性。

治 疗

在急性期应用干扰素阻止其向慢性发展。如果存在HCV病毒血症的证据，对针刺伤的患者则应进行随访和治疗。

病 程

至少85%的患者将发展为慢性肝病。15%~20%的患者会在10~30年内发展为肝硬化，并且其中7%~15%的患者将发展为肝细胞癌。酒精摄入对此过程起负面作用，故应阻止饮酒。男性患者和感染达40年以上的患者，以及感染的是基因型1或4的患者，更容易发展为肝纤维化。

戊型肝炎

戊型肝炎病毒（HEV）是一种RNA病毒（嵌杯样病毒）（图7.19），其导致的临床症状非常类似甲型肝炎。它通过污染的水源肠道传播，有30%是通过携带此病毒的30%的狗、猪和啮齿目动物。在许多发展中国家常见其流行。发生暴发性肝功能衰竭后死亡率为1%~2%，但对于怀孕妇女可上升至20%。本病没有携带状态，也不会发展为慢性肝病。尽管ELISA方法不经常可靠，但通过检测到抗HEV IgG和IgM可以诊断戊肝。在血清及大便中可以通过聚合酶链反应(PCR)发现HEV RNA病毒。本病的预防和控制主要依赖于有效的卫生防疫措施。疫苗很快即可投入应用。

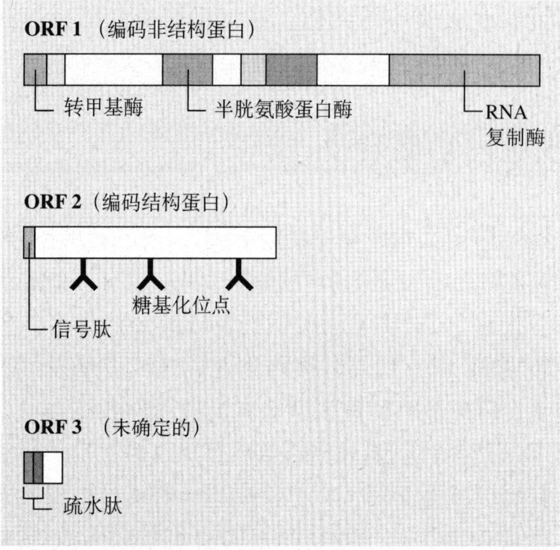

图7.19 戊型肝炎基因序列——显示一个单链RNA基因序列有三个开放解读码。

非定型肝炎

大约10%~15%的急性肝炎无法分型。GB病原（庚型肝炎病毒）和血液传播性肝炎（TTV）病毒病原

表7.7 暴发性肝功能衰竭的原因

病毒	**毒素**
A，B，(D)，E	伞形毒菌中毒
	卤烃类
其他病毒	
	其他
药物（举例）	Wilson病
镇痛药（如对乙酰氨基酚）	妊娠时急性脂肪肝
单胺氧化酶抑制剂	Reye综合征
卤代麻醉剂	Budd-Chiari综合征
抗结核药物（如异烟肼-利福平-吡嗪酰胺）	自身免疫性肝炎
抗癫痫药（如丙戊酸盐）	
"社会"药物（如"入迷"）	

尚未证实在人类中可致病。非定型肝炎是概括这一类病原不明肝炎的最好术语。

暴发性肝功能衰竭（FHF）

这一型定义为严重肝功能衰竭，一位肝功能正常的患者在2周之内发展为肝性脑病，偶尔也有一些患者之前有肝损害，如HDV二次感染及Wilson病患者。发展速度较慢的（2～12周）被称为亚急性或亚暴发性肝功能衰竭。FHF是一种很少见但常为致命性的综合征，其病因可以是各种原因导致的急性肝炎（表7.7）。世界范围内其病因因地而异，主要是病毒性肝炎，但是在英国50%的病例源于使用过量的对乙酰氨基酚。HCV感染通常不会引起FHF，但在日本也有过个案报道。

肝实质多腺泡坏死是其组织学表现，严重的脂肪变性可见于妊娠、Reye综合征或静脉应用四环素的患者。

临床特征

体检可以发现黄疸、肝缩小以及肝性脑病的体征。精神症状可以表现为轻度嗜睡、意识障碍和定向力丧失（Ⅰ级和Ⅱ级）直至伴有抽搐的深昏迷（Ⅳ级）。肝臭很常见，但是腹水和脾大不常见。也可见发热、呕吐、低血压和低白蛋白血症。神经系统查体可发现四肢强直，直至晚期可有脚掌屈曲。80%的FHF患者会出现脑水肿，但亚急性肝功能衰竭的患者则少见这种情况。颅内高压和脑疝是最常见的死因。其他并发症还有细菌及真菌感染、消化道出血、呼吸暂停、肾衰竭（肝肾综合征和急性肾小管坏死）和胰腺炎。

检查

可以出现高胆红素血症、血清转氨酶升高和凝血因子减少，包括凝血酶原和因子Ⅴ。转氨酶并不是评估病程发展的有效指标，因为随着肝损害的进展，转氨酶水平会随血清中白蛋白的水平降低而降低。脑电图对于脑病的分级有一定帮助。超声可以确定肝脏的大小，并且有助于获得原发肝病的证据。

治疗

没有特殊的治疗方法，但是患者应在监护病房中进行治疗。转移标准可见Box 7.1。有必要对肝性脑病患者行支持治疗。当发现颅内高压的相关体征时（有时可直接测定），应静脉应用20%甘露醇（1 g/kg体重），此剂量可以重复应用。地塞米松无效。可以应用10%葡萄糖，其中加入钾、钙、磷酸盐和镁来预防和及早纠正低血糖、低钾血症、低镁血症、低磷血症和低钙血症。可应用静脉维生素K，输入血小板、血或者新鲜冰冻血浆来改善凝血功能。出血是一个难题，可预防性应用H_2受体拮抗剂预防消化道出血。应常规预防细菌和真菌感染，如果怀疑感染应立即应用相应抗生素。必须治疗肾衰竭和呼吸衰竭。肝移植对于治疗FHF是一个进步，但是很难判断移植的适宜时间和必要性，但基于有效的预后生存指数，用已有的指南可以估计生存率（见下文）。

Box 7.1 急性肝损害患者转入监护病房的标准

- INR ＞ 3.0
- 存在肝性脑病
- 充足补液后仍有低血压
- 代谢性酸中毒
- 凝血酶原时间（秒）＞过量用药间隔（小时）[扑热息痛（对乙酰氨基酚）]

病程和预后

在轻度患者（Ⅰ级和Ⅱ级肝性脑病，仅有嗜睡和意识障碍），2/3的患者可以存活。严重病例（Ⅲ级和Ⅳ级的肝性脑病，伴有昏迷或深昏迷）其生存率与病因有关。在监护病房，70%的应用了过量的扑热息痛和Ⅳ级肝性脑病的患者以及30%～40%的HAV或HBV感染的肝炎患者可能存活。预后差并需要行肝移植的因素见Box7.2。

Box 7.2 暴发性肝功能衰竭预后差需行肝移植的因素

非药物过量者（扑热息痛）满足下列5项中3项

- 药物性或非A～E性肝炎
- 年龄＜10或＞40岁
- 由黄疸至肝性脑病的发展过程＞7天
- 血清胆红素＞300μmol/L
- 凝血酶原时间＞50s（或离析后＞100s）

服用扑热息痛

- 动脉血pH＜7.3（复苏后，用N-乙酰半胱氨酸的为7.25），或
- 血清肌酐＞300μmol/L，和
- PT＞100s，以及
- Ⅲ～Ⅳ级肝性脑病

其他病毒导致的急性肝炎

传染性单核细胞增多症

本病是由于Epstein-Barr（EB）病毒感染所致。常见轻微黄疸，伴有轻微的肝生化检查异常，但是有临床症状的肝炎很少见。肝脏的组织学变化发生在发病后5天之内，主要表现为在肝血窦和门管系统内可见大单核细胞浸润，而肝脏结构没有变化。Paul-Bunnell试验或传染性单核细胞增多症检测试验通常为阳性，而在外周血检查中可以发现异常淋巴细胞。治疗主要是对症处理。

巨细胞病毒（细胞巨化病毒）(CMV)

它可以引起急性肝炎，特别是见于免疫力低下的人群。可以从尿液中分离出这种病毒。肝脏活检可见到细胞核内包涵体和巨细胞。

黄热病毒

这种病毒是由埃及伊蚊携带的，可以引起急性肝坏死，且没有特殊的治疗方法。

单纯疱疹病毒

偶尔可引起全身急性感染，尤其见于免疫抑制的人群，也可偶发生于孕妇。转氨酶通常明显升高。肝脏活检可见大面积的肝坏死。阿昔洛韦用于治疗。

其他感染因素

许多急性感染均可见肝生化检查异常，这种异常通常是轻微的，没有临床意义。

弓形虫感染

临床表现类似于传染性单核细胞增多症，伴有肝生化检查异常，但是Paul-Bunnell试验阴性。

推荐读物

Craig AS,Schaffner W(2004)Prevention of hepatitis A with the hepatitis A vaccine.*New England Journal of Medicine* **350:** 476-481.

Ganem D, Prince AM(2004)Hepatitis B virus infection. *New England Journal of Medicine* **350:** 118-129.

Murphy N, Wendon J(2004)Fulminant hepatic failure: treatment. In: McDonald H,Burroughs AK, Feagan B(eds) *Evidence Based Gastroenterologu and Hepatology*, 2nd edn.London: BMJ Books.

Poland GA, Jacobson RM(2004) Clinical practice:prevention of hepatitis B with the hepatitis B vaccine. *New England Journal of Medcine* **351:** 2832-2838.

Skidmore SS(1999)Factors in spread of hepatitis E. *Lancet* **354:** 1049-1050.

慢性肝炎

临床上病程持续6个月或以上的任何肝炎均定义为慢性肝炎。根据病原分为以下几类（表7.8）：

表7.8　慢性肝炎的病因

病毒 乙型肝炎±丁型肝炎 丙型肝炎	**遗传性疾病** Wilson病
自身免疫性	**其他** 炎症性肠病——溃疡性结肠炎 酒精性（很少）
药物性 （如甲基多巴、异烟肼、酮康唑和呋喃妥因）	

- 病毒感染
- 自身免疫性疾病
- 药物性肝病
- 不明原因。

在全球范围内，慢性病毒性肝炎是慢性肝病、肝硬化和肝细胞癌的主要病因。

病理学

门管区有大量的慢性炎症细胞浸润，包括淋巴细胞、浆细胞，有时可有淋巴滤泡。炎症细胞的数量根据病情轻重不等，而且可能还存在以下情况：

- 在门管区及其周围局限性炎症没有特殊的定义——界面肝炎（损害主要是细胞凋亡，而不是细胞坏死）；
- 小叶改变，局灶细胞溶解坏死，细胞凋亡和局灶炎症；
- 融合坏死；

- 纤维化，包括轻微、桥接坏死（跨越门管区）或严重肝硬化。

应用不同的评分系统通过评估肝炎和炎症的程度（分级）以及纤维化或肝硬化的严重程度（分期）来对肝炎的总体严重程度进行整体评估。

诸如“慢性持续期”或“慢性活动期”之类的术语不应再继续使用。

源于病毒疾病的慢性肝炎

比较常见的两个主要病原是 HBV 和 HCV。尽管有些特征对某种病毒更具有提示意义，它们导致的慢性肝炎（CH）的临床特征、生化异常和组织学表现大致相同。

慢性乙型肝炎感染

常见于发展中国家，在这些国家中垂直传播还比较常见。在英国主要见于一些高危人群和一些发展中国家的移民。HBV 感染的结果可见图 7.17。

发病机制

细胞毒T细胞可以通过HLA Ⅰ型分子识别被感染肝细胞的病毒抗原。Th1 反应（白介素 -2、γ- 干扰素）与病毒的清除有关，而 Th2 反应（白介素 - 4、5、6、10、13）与慢性感染的发展和疾病的严重程度有关。病毒持续感染，但在患者体内细胞介导反应较差的话，则导致一种健康携带状态。然而，良好的细胞反应随着慢性肝炎的进展导致持续的肝细胞损害。

慢性 HBV 感染需经历复制和整合过程。在前者，肝炎病毒复制及肝炎症很活跃，患者的 HBeAg 和 HBV DNA 为阳性。在某一阶段病毒基因可以整合入宿主 DNA，并随宿主 DNA 进行转录。在这个时候，患者血清中的 HBV DNA 水平比较低，HBeAg 为阴性，但 HBe抗体为阳性。转氨酶正常或是轻微升高，而且肝脏的组织学变化仅有一些轻微的炎症表现，常常伴有肝硬化。肝细胞癌（HCC）可以发生于一些晚期患者，机制尚不清楚。病毒 DNA 与宿主的染色体 DNA 的整合在癌形成过程中起着重要作用。有证据表明 X 蛋白可导致 p53 诱导的细胞凋亡失活（表 7.5），进而使异常细胞聚集最终形成肿瘤。

临床特征和检查

慢性肝炎常见于男性，常常没有急性表现。患者常无症状，或是表现出轻微的、缓慢进展的肝炎；50% 发展为明显的慢性肝病。可复发，有时可在血清中发现 HBeAg 转为 HBe 抗体或相反。

实验室检查可见转氨酶中度升高，ALP 轻度升高，而血清胆红素常为正常。血清中可发现 HBsAg 和 HBV DNA。除非有病毒的变异，常伴有 HBe 抗原阳性。

组织学从仅有淋巴细胞浸润和界面肝炎到完全的肝硬化变化不等。在 HE 染色的细胞质中 HBsAg 呈毛玻璃样，这在地衣红染色的标本中可以得到证实。免疫组织化学则更具有特异性，通过恰当的免疫组织化学染色也可以显示肝细胞中的 HBcAg。

治疗

HBsAg、HBeAg 和 HBV DNA 阳性，血清转氨酶异常，肝脏活检提示为慢性肝炎的患者应该得到治疗。血清转氨酶正常，伴有失代偿性肝病的患者不应该用干扰素来治疗（见下文）。

治疗的主要目的是去除血清中的 HBeAg 和 HBV DNA，从而减少肝细胞的炎性坏死。在不治疗的情况下，这种血清转化每年发生 10% ~ 15%，不同的人群其转化率也不同。

在 HBeAg 转阴的患者中，HBeAg 的消失常常是终身的。这些患者仍保持 HBsAg 携带状态，尽管有些时候最终会变为 HBsAg 阴性。

抗病毒治疗

干扰素、拉米夫定和阿德福韦酯常有效。聚乙二醇化α-2b 干扰素(100μg 每周一次，皮下注射）治疗 6 个月的有效率是 25% ~ 45%（有效率与基因型有关，一般基因型 A 和 B 的反应比较好）。

治疗的并发症很多。第一次注射后 6 ~ 8 小时可出现流感样症状，这在以后的注射之后即可消失，但是不适、头痛和肌痛很常见，抑郁、腹泻、可逆性脱发和骨髓抑制、感染也可能发生。应监测血小板数。这些药物反应可见于 30% 的患者，一旦出现，应减少剂量，甚至有 10% 的患者不得不停止治疗。

整体来看，经过治疗后 HBeAg 消失的应答率为

表 7.9 影响慢性肝炎治疗效果的因素

	慢性乙肝	慢性丙肝
病程	短	短
肝生化	血清转氨酶浓度升高	
组织学	活动性肝病	没有肝硬化或有少量的肝纤维化
病毒水平	HBV DNA 水平低	HCV RNA 水平低 基因型 2 或 3
其他	无免疫抑制 女性 成人获得性 HDV 病毒阴性	肝铁储存少 年轻 非肥胖 低体重

25% ~ 40%，影响治疗成功率的因素见表 7.9。

对于HBeAg阴性的慢性肝炎患者（即HBV变异），干扰素一般效果，而HDV感染的患者仅对长疗程大剂量的干扰素有反应，合并 HIV 感染的患者对干扰素应答率差。伴有失代偿性肝病的患者常会有严重的不良反应，因此不应使用干扰素作为常规治疗，而应该用拉米夫定。

拉米夫定 100 mg/d ，口服，患者的耐受性好，比干扰素更有效，尤其是对在胎儿期或童年即有HBV DNA 阳性的个体。一般在 1 年内，50% ~ 70% 的患者血清ALT可以转为正常。30%的患者血清转换为15% ~ 20%，其HBeAg 消失。然而，还存在一种情况，通过病毒变异从而逃避治疗（YMDD 变异——酪氨酸、蛋氨酸和天冬氨酸），变异病毒本身可以自发导致肝炎（在治疗中每年发生率为15%），但是常较野生型所致肝炎为轻。这类变异型对阿德福韦酯 10mg/d 有效。后者对于 HBeAg 阳性和 HBeAg 阴性初治的患者也有效。针对阿德福韦酯的变异型目前比较少见。

目前治疗的疗程以及抗病毒制剂的选择仍不十分确定。现阶段，治疗应该用α- 干扰素（4个月），拉米夫定和阿德福韦酯（12 个月）。

预后

发展过程比较缓慢，也可以有治愈。但是肝硬化的形成预示预后较差。肝细胞癌是比较常见的并发症，也是在HBV流行地区，如远东，最常见的癌症种类。由于HBV疫苗的常规自幼接种使其发病率呈下降趋势。

慢性丙型肝炎

发病机制

与乙型肝炎相似，Th2 细胞的细胞因子促进纤维化，从而导致慢性感染的进展。CD4 Th2 强应答与少量的 CD8 γ- 干扰素弱应答可以导致快速纤维化。Th1 细胞因子是抗纤维化的，因此 CD4 Th1 的强应答和 CD8 的溶细胞应答较少引起纤维化。多变性与基因型的表型有关。持续HCV感染与 HLA-DRB1 * 0701 和 DRB4 * 0101有关。其他因素也可导致肝纤维化进展，尤其是脂肪肝和糖尿病。

临床特征

慢性丙肝患者常常无症状，疾病的发现通常是由于常规生化检查中转氨酶（通常是 ALT）的轻度升高（占50%）。ALT的升高通常是轻微的且波动的，而且一部分患者可能持续存在一个正常的 ALT（占 25%），此时疾病的诊断通常需要检测HCV抗体（如在献血者中）。

尽管如此，严重的慢性肝炎（25%），甚至是肝硬化，可以表现为仅有轻度转氨酶升高，但 ALT 持续正常的患者病情很少进展。炎症严重的患者会出现乏力，一部分患者会出现肝硬化的症状和体征。

诊断

通过第 3 代 ELISA-3 试验在血清中发现 HCV 抗体而确诊。可以通过定量 HCV-RNA PCR 检测 HCV RNA。病毒血症常常变化，少于 2×10^6 的基因当量 / 毫升可能对抗病毒治疗更为有效。

对于即将接受治疗的患者应该对其 HCV 基因型进行分型（见下文）。

肝脏活检可以指导治疗，但肝脏活检的结果多变。有时可以仅有少量的炎症浸润，但是大多数病例如前所述可见到慢性肝炎的表现。在门管区带常见到淋巴滤泡，脂肪变性也常见。

治疗（图 7.20）

血清中发现 HCV RNA ，血清转氨酶升高超过 6 个月并且肝组织学显示有慢性肝炎变化的患者，应该接受治疗。如果血清转氨酶持续正常，但是肝组织学异常的患者也应接受治疗。肝硬化不是禁忌证，但治疗效

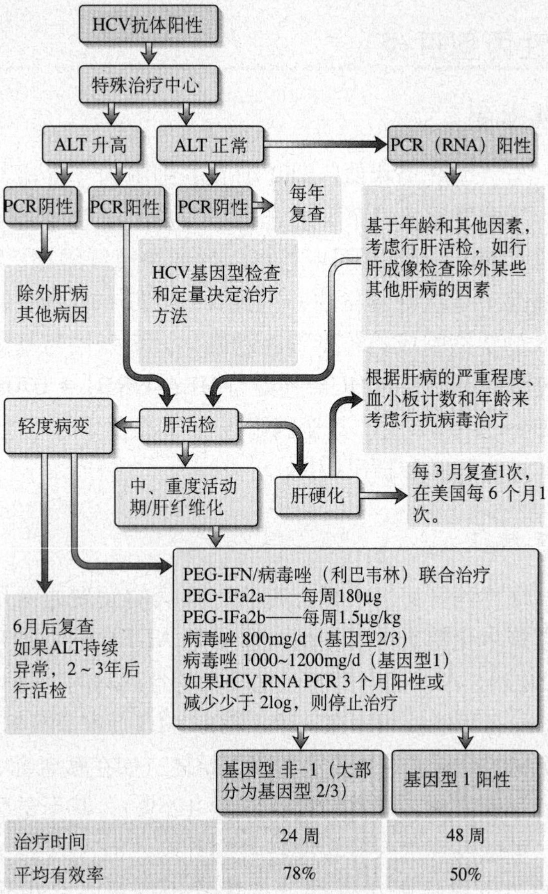

图 7.20　丙肝患者的处理。ALT：丙氨酸转氨酶。Adapted from Dhumeaux D et al. (2003) Treatment of hepatitis C.The 2002 French consensus. *Gut* **52**.

果较差。对于有失代偿性肝硬化的患者应该考虑肝移植。治疗的目的是消除血清中的 HCV RNA ，从而：

- 阻止活动性肝病的发展；
- 阻止肝细胞癌的发展。

抗病毒治疗

目前的治疗是联合应用聚乙二醇化干扰素，它含有聚乙二醇片段(α2a 每周 180μg 或 α2b 每周 1.5μg/kg)和病毒唑（基因型 1，1000 ~ 1200 mg/d，基因型 2 或 3，800 mg/d），对基因型 1 疗程是 12 个月，其他基因型为 6 个月。疗效也与病毒载量有关，如果HCV RNA $> 2 \times 10^6$ 基因当量，则应答较差。

由于应用剂量比较小，干扰素的不良反应轻于 HBV 治疗的不良反应。患者对病毒唑耐受性良好，并发症包括与剂量相关的溶血、瘙痒和鼻塞。因为有致畸作用，妊娠期妇女应该避免用药。

监测结果：对于治疗效果的监测是通过监测血清转氨酶的水平和 3 个月时中 PCR 方法检测 HCV RNA 而完成的。如果转氨酶持续异常，血清中 HCV RNA 水平较治疗前未能下降 2 个指数，则应停止治疗，因为对进一步治疗的应答效果也会很差。

40% ~ 50% 基因型 1 的患者和 80% 基因型 2 或 3 的患者治疗 12 个月对治疗有持续反应。对于有表 7.9 中的列举的预示因素的患者其治疗效果比较好。如果 PCR HCV RNA 持续 6 个月阴性，患者复发的可能性比较小，而且组织学进展也会被阻断。

慢性丁型肝炎

此型比较少见，且很少自发缓解。发展为肝硬化的速度更快，60% ~ 70%的患者更容易发展为肝硬化。与单独感染 HBV 的患者比较，大约 15% 的患者会在几年内迅速发展为肝硬化。在 HBsAg 阳性的慢性肝炎患者血清中发现抗 HDV 抗体即可诊断。如果通过逆转录 - 多聚酶反应在肝中发现 HDV 血清中发现 HDV RNA，即可进一步确诊。治疗应用 α - 干扰素，通常使用 10M 单位的大剂量，3 次 / 周，持续 12 个月，但是治疗效果不理想。拉米夫定和阿德福韦酯效果也较差。

自身免疫性肝炎

常见于女性。I 型（见下文）患者常并存其他自身免疫性疾病，如恶性贫血、甲状腺炎和Coombs 试验阳性的溶血性贫血。60% 的病例可能与 HLA、 DR3、 DR52a 基因座、 HLADRB3 ＊ 0101 和 HLADRB*0401 有关。在亚洲大部分病例与 HLADR4 有关。

发病机制

病因不明。可能与遗传易感性有关。一些环境因素可以触发自身免疫反应的发生，与肝自身抗原发生反应，从而导致进行性坏死炎症过程的产生，进而产生纤维化和肝硬化。体外观察发现存在 T 细胞的原发性或继发性的抑制（调节性）缺失。但是仍然没有发现明确的导致炎症的机制。

临床特征

发病存在两个高峰期。绝经前后的女性患者可能无症状或表现为乏力，通常是常规体检时发现了肝生化检查异常或慢性肝病的体征。在青少年或20岁以前的患者（常为Ⅱ型），常表现为急性肝炎，伴有黄疸和不随时间好转的转氨酶的明显升高。这型患者常常出现合并肝脾大的肝硬化的临床特征，皮纹、痤疮、多毛、瘀伤，有时有腹水。患者还可以有自身免疫病的表现，如发热、游走性多关节炎、肾小球肾炎、胸膜炎、肺部浸润或纤维性肺泡炎。

还可有与原发性胆汁性肝硬化和原发性硬化性胆管炎有重叠的综合征。

检查

肝脏生化检查

血清转氨酶升高，伴有 ALP 和胆红素轻度升高，血清的γ-球蛋白水平升高至正常值的 2 倍左右，尤其是 IgG 。三种类型的生化化验结果相同。

血液病学检查

可有轻度的正细胞正色素贫血，并伴有血小板减少和白细胞减少，甚至可以在门脉高压和脾大之前存在。凝血酶原时间常常延长。

自身抗体

自身免疫性肝炎可分为以下三类：

- I 型的抗体：
  (a) 抗核抗体；
  (b) 抗肌动蛋白抗体。
- Ⅱ型的抗体：肝/肾微粒体抗体（anti-LKM1）。主要的靶的是肝细胞胞膜上的细胞色素 P4502D6 (CYP2D6)。
- Ⅲ型伴有可溶性肝抗原（目前被定为 SLP/LP 抗体），但是临床类似于 I 型。

Ⅱ型主要发生于女孩和年轻女性，大约 13% 的患者缺乏上述自身抗体。

肝脏活检

将反映与上述其他慢性肝炎的不同之处。界面型肝炎的肝损害不定，在未经治疗的患者中损害更重。淋巴滤泡较丙肝时少见，而浆细胞浸润比较常见。大约 1/3 的患者表现为肝硬化。

治疗

泼尼松龙 30mg/d，持续应用 2 周，然后逐渐减量至维持量 10 ~ 15mg/d，并应加用硫唑嘌呤，每天 1 ~ 2mg/kg/d，用于替代类固醇类药物，而且在一部分患者可能作为惟一的长期维持治疗药物。麦考酚酸、环孢素和他克莫司可用于激素抵抗病例。

病程和预后

类固醇和硫唑嘌呤的治疗可以诱导 80% 病例缓解，绝大部分患者的治疗是终生的。那些最初就患肝硬化的患者很可能因为停药而复发，因此需要永久治疗。尽管复发率比较高，但是治疗失败后仍应行肝移植。

药物诱导性慢性肝炎

许多药物可以导致慢性肝炎，临床症状类似于自身免疫性肝炎（见表 7.8）。患者常为女性，伴有黄疸和肝大，血清转氨酶和球蛋白水平升高，可发现抗 LKM1抗体和 LE 细胞。停药可使症状改善，但重新使用则可使症状加重。异烟肼、胺碘酮和甲氨蝶呤可导致慢性组织学改变。有基础慢性肝病的患者更容易受到药物的损伤。

慢性酒精性肝病组织学表现有时更类似于慢性肝炎。

非酒精性脂肪肝 （NAFLD）

人们逐渐认识到 NAFLD 可以导致肝硬化（1%）和肝细胞癌。NAFLD 是隐源性肝硬化的主要原因，而肥胖是导致肝细胞癌的危险因素之一。组织学变化类似于酒精性肝损害，主要表现为从单纯脂肪样变到炎症（脂肪性肝炎）和纤维化。炎症可以导致纤维化，这可能是通过在脂肪浸润时氧化应激损伤导致脂肪过氧化，从而导致胰岛素抵抗，反过来胰岛素抵抗激活结缔组织生长因子从而导致纤维化。NAFLD 的危险因素包括肥胖、高血压、2 型糖尿病和高脂血症。大约 3% ~ 6% 的美国人口患有 NAFLD，其中大约 1% ~ 3% 的患者存在脂肪性肝炎 (NASH)。大部分患者无症状，可能存在肝大。在肝脏的生化检查中血清转氨酶的轻微升高可能是惟一表现。肝活检用于对疾病进行分级，但何时进行尚不清楚。如果 ALT 持续升至正常值 2 倍以上就应考虑行肝活检。目前，减肥、积极控制血压、血糖和血脂水平是早期仅有的治疗手段，但是病情仍有可能进展。晚期进行肝移植是治疗的方法之一，但该病仍有复发的可能。长期随访非常重要，尤其是对于脂肪性肝炎患者。

病因不明的慢性肝炎

随着越来越多的人进行常规血液检查，可以发现血清转氨酶轻微升高以及γ-GT的异常。这些患者常无症状和肝病的临床证据。所有已知的病因均应该排除（见上文），包括原发性胆汁性肝硬化、原发性硬化性胆管炎、Wilson 病、血色病和 α_1- 抗胰蛋白酶缺乏。应对 NAFLD 的危险因素进行评估。

如果转氨酶升高持续一年以上，尽管帮助不大也应考虑行肝活检，以确认慢性肝炎的存在。

推荐读物

Czaja AJ, Freese DK(2002)Diagnosis and treatment of autoimmune hepatitis.*Hepatplogy* **36:** 479-497.

Dhumeaux D,Marcellin P,Lerebous E(2003)Treatment of hepatitis C.The 2002 French consensus.*Gut* 52: 1784-1787.

Emerson SV,Purcell RH(2004)The ominpresence of hepatitis E. *New England Journal of Medicine* **351:** 2367-2368.

Ishak K,Baptista A,Bianchi L et al.(1995)Histological grading and staging of chronic hepatitis.*Journal of Hepatology* **22:** 696-699.

Kita H et al.(2001)The lymphoid liver:considerations on pathways to antoimmune injury.*Gastroenterology* **120**: 1485-1501.

Lai CL et al.(2003)Viral hepatitis B. *Lancet* **362**:2089-2094.

Malnick SDM et al.(2003)Non alcoholic fatty liver. *Quarterly Journal of Medicine* **96**: 699-709.

Neuschwander-Tetri BA,Caldwell SH(2003)Non-alcoholic steatohepatitis:summary of an AASLD Single Topic Conference.*Hepatology* **37**(5):1202-1219.

Poynard T et al.(2003)Viral hepatitis C.*Lancet* 362: 2095-2100.

肝硬化

肝硬化是由于肝纤维化和结节样变异导致的肝细胞坏死。肝结构的弥漫性异常影响了肝血流和肝功能。这种损害可以导致门脉高压和肝细胞功能损害的临床表现。

病因学

导致肝硬化的病因可以见表 7.10。在西方国家酒精是最常见病因，但是在全球范围内病毒感染仍是主要病因。随着HCV的发现，特发性（隐源性）肝硬化的诊断较前有所减少。如果是年轻患者发生肝硬化则应仔细检查以便及早发现病因，因为病因可能为可治愈的（如 Wilson 病）。

发病机制

炎症、坏死、最终是纤维化，是肝脏的慢性损害的结果（图 7.21）。星状细胞激活后启动了纤维化，肝Kupffer细胞在星状细胞激活中起一定作用，但肝细胞和其他细胞也可能参与其中。星状细胞被许多细胞因子及其受体、活性氧介质、其他旁分泌和自主分泌信号激活。

星状细胞激活早期会变肿胀，并且随着增殖和纤

表 7.10 肝硬化的原因

常见的	其他
酒精性	胆汁性肝硬化：
乙型肝炎 ± 丁型肝炎	原发性
丙型肝炎	继发性
？其他病毒	自身免疫性肝炎
	遗传性血色病
	肝静脉淤血
	Budd-Chiari 综合征
	Wilson 病
	药物性（如甲氨蝶呤）
	α_1 - 抗胰蛋白酶缺乏
	囊性纤维化
	非酒精性脂肪肝（NAFLD）
	半乳糖血症
	糖原贮积症
	静脉闭塞性疾病
	特发性（隐源性）

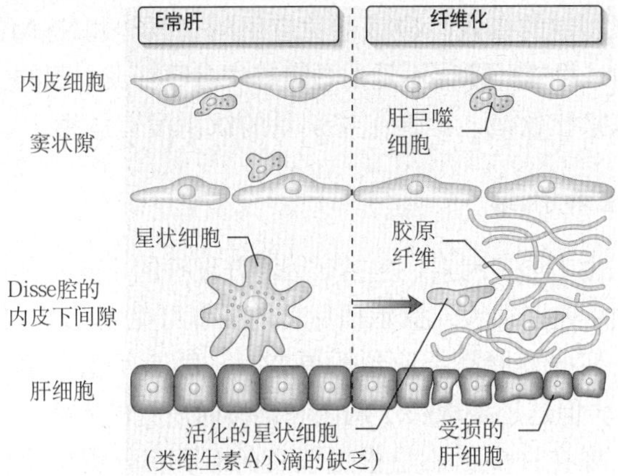

图7.21　**纤维化的发病机制**。星状细胞被激活，随后出现纤维母细胞增殖，胶原沉积。

维化因子的受体上调而使类维生素 A 丢失，如血小板起源的生长因子（PDGF）和转化生长因子 β_1（TGF-β_1）。目前 TGF-β_1 是纤维化最有可能的介导因素。

在 Disse 间隙，正常的基质被胶原（主要是 1 和 3 型）、纤连蛋白代替。内皮下纤维化导致内皮窗的减少，从而使肝功能受损。胶原酶（基质金属蛋白酶，MMP）可以降解胶原，但是这个过程受到金属蛋白酶组织抑制因子（TIMP）的抑制，后者在肝纤维化患者体内升高。现在有证据表明肝纤维化是可逆的。

病理学

肝硬化的特征性表现是有纤维条索分隔的大量再生结节的形成，结节内正常肝小叶结构被破坏（图 7.22a）。可以将肝硬化分为两型，并提示潜在的病因：

- **小结节性肝硬化**：再生结节直径一般小于 3mm，肝脏均匀受累。该型一般见于持续性酒精性肝损害或胆道疾病。
- **大结节性肝硬化**：结节大小不一，在大结节内可见到正常的腺泡。该型一般见于既往有肝炎的患者，例如 HBV 感染。

有时也可见到大结节和小结节共同存在。

症状和体征已在前面介绍过。

检查

用于评估肝病的严重程度和分型。

严重程度

- **肝功能**：血清胆红素和凝血酶原时间是评估肝功能的最佳指标。白蛋白低于 28g/L 提示预后较差。凝血酶原时间的延长与肝病的严重程度成正比（Box 7.3）。
- **肝生化**：此项检查可以是正常的，这取决于肝硬化的严重程度。在绝大多数病例中，可有血清 ALP 和转氨酶的轻度升高。失代偿性肝硬化患者其生化检查则明显异常。
- **血清电解质**：Na^+ 水平较低预示着由于自由水清除障碍或过度利尿所致的严重肝病。

另外，如果血清甲胎蛋白 > 400 ng/ml，则强烈提示存在肝细胞癌。

分型

可根据以下因素进行分型：

- 病毒标志物

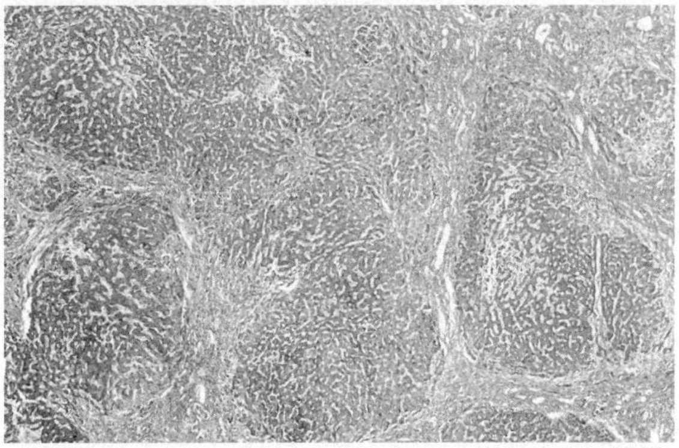

(a)

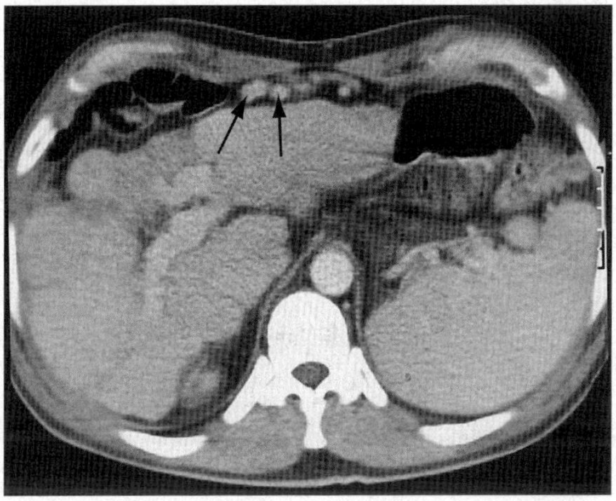

(b)

图 7.22　(a)［也见彩图 7.22 (a)］**肝硬化的病理学**。组织学显示为纤维化的肝组织形成大小不同的结节。
(b) **CT 扫描显示异常的肝叶**。门脉高压造成脾大、腹壁前血管扩张（箭头所示）。

- 血清自身抗体
- 血清免疫球蛋白
- 铁指示物和铁蛋白
- 铜、铜蓝蛋白
- α_1- 抗胰蛋白酶。

对肝硬化年轻患者应检查其血清铜和血清 α_1-抗胰蛋白酶。应检查总铁结合力（TIBC）和铁蛋白以排除遗传性血色病。基因标志物也可用于排除。

影像学表现

- **超声检查**：可以显示肝大小和形状的改变。脂肪样变和纤维化可致弥漫性回声增强。如果存在肝硬化，则表现为肝表面结节不平，并且伴有动脉血管结构的改变。可评估肝静脉和门静脉的明显改变。对于肝细胞癌的诊断也有帮助。
- **CT 扫描**：图 7.22（b）显示了慢性肝病的肝脾大和侧支血管扩张。动脉相增强扫描有助于发现肝细胞癌。
- **内镜**：可以用于发现并治疗静脉曲张及门脉高压性胃病。结肠镜偶尔可发现门脉高压性结肠病。
- **MRI 扫描**：对于诊断肝脏的良性肿瘤比较有效，如肝血管瘤。核磁血管成像有助于发现血管结构的改变，核磁胆管成像有助于发现胆道系统的病变。然而目前的核磁技术还不能发现肝内胆管系统的病变。

肝活检

这对于判断肝病的分型和严重程度是很重要的。大结节性肝硬化患者的肝中心部位常常破碎，很容易发生标本采集错误。需要特殊染色来了解铁和铜水平。免疫组织化学染色有助于确定病毒、胆道和血管结构。铁和铜的测量有助于确诊铁过多或是 Wilson 病。

处 理

主要是失代偿性肝硬化并发症的处理。患者应该每 6 个月行超声和血清甲胎蛋白检测以便尽早发现肝细胞癌，所有的治疗在肿瘤很小和单发时治疗效果最佳。

尽管纠正基础的病因（见下文）可能使病情暂停进展，但目前尚没有有效的治疗可以使肝硬化治愈或逆转。处于代偿期的患者可以维持正常生活，饮食方面仅是限制盐的摄入。应该避免应用阿司匹林和NSAID类药物。尽管肝硬化不是由酒精或病毒性肝炎引起的，也应该禁止饮酒，但偶尔小剂量的饮用没有危害。

病程和预后

由于许多因素，包括病因和并发症的不同，其病程和预后差别很大。提示预后差的因素可见表7.11。任何并发症的发展都会使预后更差。一般 5 年生存率约为 50%，但这还要取决于病因和确诊时所处的阶段。

现在许多预后是根据改良的 Child 分级来评估的（A、B和C；见Box7.3）。非出血性肝硬化行外科手术的死亡率是 30%。

表 7.11 导致肝硬化预后差的因素

血液检查
低白蛋白血症（< 28g/L）
低钠血症（< 125mmol/L）
凝血酶原时间延长 > 正常值 6 秒以上
肌酐升高 > 160μmol/L

临床症状
持续黄疸
治疗失败
腹水
静脉曲张出血，尤其是肝功差的患者
进行性肝功能衰竭并发神经精神系统并发症
肝小
持续低血压
病因（如酒精性肝硬化，如果患者持续饮酒）

Box 7.3 修订后的 Child-Pugh 分级

得分	1	2	3
腹水	无	轻度	中 / 重度
肝性脑病	无	轻度	显著的
胆红素（μmol/L）	< 34	34 ~ 50	> 50
白蛋白（g/L）	> 35	28 ~ 35	< 28
凝血酶原时间（超过正常时间的秒数）	4	4 ~ 6	> 6

将上面所得分数相加后得到生存时间

		存活率（%）	
分级（得分）	**1 年**	**5 年**	**10 年**
Child A（< 7）	82	45	25
Child B（7 ~ 9）	62	20	7
Child C（> 10）	42	20	0

肝移植

这是目前比较有效的肝病治疗方法，而供体的缺乏是所有发达国家的难题。在一些国家，像日本，亲属供体成为移植手术的主体，并仅有1例供体死亡。但在欧洲，死亡率为 0.4%～0.9%。

肝移植的适应证包括：

急性肝病：任何原因引起的暴发性肝功能衰竭，包括急性病毒性肝炎。

慢性肝病：移植的适应证和时机的选择通常是个难题。所有肝硬化晚期（Child 分级 C）的患者和有衰竭症状的患者均应该交给肝移植中心。

- **原发性胆汁性肝硬化**：当患者的血清胆红素持续＞100μmol/L或出现无法耐受的症状，如瘙痒时，则应该进行肝移植。
- **HBV DNA阴性的慢性乙肝患者**：尽管移植后使用了抗HBV的免疫球蛋白和拉米夫定，但仍然可以出现肝炎的复发，可能与病原的变异有关。
- **慢性丙型肝炎**：在晚期患者，尽管HCV感染还有可能复发，但是移植后5年的预后还是满意的。然而，还会有10%～20%的患者会在5年内再次发生肝硬化。抗病毒治疗可以延缓病情的进展，实验正在进行中。
- **自身免疫性肝炎**：药物治疗反应较差或使用类固醇类药物出现严重并发症的患者应考虑肝移植。但是有可能会复发。
- **酒精性肝病**：戒酒的依从性比较好，而且肝病没有进一步恶化的患者可以考虑进行移植。
- 原发性代谢异常：如Wilson病、遗传性血色病和α_1-抗胰蛋白酶缺乏。
- 其他，如硬化性胆管炎。

禁忌证

绝对禁忌证包括肝胆系统外的活动性败血症、肝外的恶性肿瘤、肝转移癌（除外神经内分泌瘤），还有未从心理上接受肝移植的患者。

相对禁忌证主要包括解剖上考虑手术会有难度的，如存在广泛的内脏栓塞。年龄在65岁以上的一般不考虑手术。因为术后复发率高，一般肝细胞癌不考虑肝移植，除非只有3个以下的直径小于3cm的结节或一个独立结节直径小于5cm。

手术程序

移植前的工作包括明确诊断、超声和断层扫描、肝动脉和胆道系统的影像学显示，还应该包括心肺功能和肾功能评估。另外，由于手术涉及伦理道德和经济问题，术前应该进行适当的心理指导，对于某些病例还需行心理咨询。

供者应该进行ABO血型配型。年龄应该小于50岁，没有败血症、恶性肿瘤以及感染HIV、HBV或HCV的证据。应该在冰中冷藏肝，保存时间可以达到20个小时。受者的手术一般在8小时左右，可能需要大量输血，但有时也不需要输血。

手术的死亡率较低。大多数术后死亡发生在术后3个月之内，败血症和出血是比较严重的并发症。对于免疫抑制的患者来说，机会感染仍然是个难题。需要应用大量免疫抑制剂，常用的是微乳化的环孢素、他克莫司联合应用硫唑嘌呤或麦考酚酯、类固醇和西罗莫司。移植前血清肌酐在160 μmol/L（2 mg/dL）以上强烈预示移植后死亡率较高。

排异

在术后5～10天常发生**急性或细胞排异**，可以无症状或发热。在组织学上的变化可以是门静脉系统发现大量多形嗜酸性粒细胞浸润、胆管和血管内皮损害。对于这种类型的排异，免疫抑制剂的治疗有效。

慢性管道排异可在术后6周到9个月发生，可发现胆管消失（胆管消失综合征，VBDS）和动脉狭窄或闭塞。早期的管道排斥用免疫抑制剂治疗很少能控制，常需要再次移植。

移植物抗宿主病非常少见。

预后

低危患者选择性肝移植后1年的生存率是90%，由于应用环孢素和他克莫司，5年生存率是70%～85%。患者需要终身服用免疫抑制剂，但是剂量可以根据临床表现而减少。

肝硬化的并发症及其影响

见表 7.12。

门脉高压

门静脉是由肠系膜上静脉和脾静脉汇合而成的，正常压力是 5 ~ 8 mmHg，与肝静脉之间有很小的压力差，之后通过下腔静脉回流入心脏。门脉高压可以根据梗阻的位置分为以下几型：

- **肝前性**——入肝之前的门静脉受阻
- **肝性**—— 由于肝结构的改变而导致，可以是窦前性的（如血吸虫病）或窦后性的（如肝硬化）
- **肝后性**——主要是由于出肝后的静脉受阻所致（比较少见）。

当门静脉压上升至 10 ~ 12mmHg 时，静脉系统会发生扩张，从而在门体静脉之间形成侧支循环。侧支循环的主要部位是胃食管交界处、直肠、左肾静脉、横膈、腹膜后和腹壁前的脐静脉曲张。

胃食管交界处侧支循环形成位置比较表浅，容易破裂。其他部位的门体静脉的吻合处很少会出现症状。通过仔细检查可以发现 30% 的直肠静脉曲张，须与痔相鉴别，后者常位于齿状线下方。

病理生理学

慢性肝病时门静脉压力升高。肝受损时，星状细胞被激活，转化为肌成纤维细胞。在这些细胞中特异性的平滑肌蛋白α-肌动蛋白被重新表达。在一些介质的影响下，如内皮素、氧化亚氮或前列腺素，这些激活的细胞聚集在一起导致异常的血流和血流阻力增加。而且，纤维形成和纤溶因素的平衡受到破坏，并向纤维形成方向发展。这种阻力升高导致肝硬化前和肝硬化患者门脉高压和门体静脉侧支循环形成。肝硬化的患者存在动力性高循环，这可能与一些介质的释放有关，包括氧化亚氮和胰高血糖素，这可以导致外周和内脏血管扩张。由于钠潴留，进而将导致血容量增加（见关于腹水的讨论），从而使门静脉压持续升高。

表 7.12　肝硬化的并发症和影响

门脉高压和消化道出血
腹水
肝性脑病
肾衰竭
肝细胞癌
菌血症、感染
营养不良

病因（表 7.13）

最常见病因是肝硬化，其他的病因如下。

肝前因素

肝外梗阻常见于门静脉的血栓形成。病因不明，但一部分病例是由于继发性的门静脉闭塞所致，可能继发于先天性的门静脉异常或新生儿脐静脉败血症。许多是由于遗传缺陷而导致血栓形成，如因子 5 Leiden 突变。患者通常表现为年轻时发生出血。肝功能正常，因此出血的预后比较好。门静脉梗阻的原因可以由超声或 多普勒 检查来确定。存在孤立性脾静脉血栓时才可行脾切除。治疗通常是内镜下治疗或是非选择性的β- 受体阻滞剂。

肝内因素

尽管肝硬化是门脉高压肝内因素的主要原因，但还包括其他病因：

- **非肝硬化性门脉高压**：患者通常有门脉高压和静脉曲张出血，但不伴有肝硬化。组织学上，显示肝有轻微的门管区纤维化。病因不明，但是砷、氯乙烯和其他有毒物质可能与其有关。类似疾病常见于印度。肝脏的损害不会进展，因此预后比较好。
- **血吸虫病**导致的广泛管道型纤维化是最常见的病

表 7.13　门脉高压的原因

肝前性	肝后性
门静脉血栓	Budd-Chiari 综合征
	静脉闭锁性疾病
肝内	右心衰竭（少见）
肝硬化	缩窄性心包炎
肝炎（酒精性）	
特发性非肝硬化性门脉高压	
血吸虫病	
局部结节转化	
先天性肝纤维化	
脊髓硬化（髓外造血）	
肉芽肿性疾病	

因，但仅见于流行地区，如埃及和巴西。然而也可以与肝脏疾病伴发，如 HCV 感染。

- **其他原因**：包括先天性肝纤维化、结节再生性增生和部分结节转化。后两种情况比较少见。它们共同的特点是肝细胞呈结节性增生，但是与肝硬化相反，其特点是不存在纤维化。楔形肝活检有助于诊断。病因或病程中没有激素参与。

肝后因素

患有长期严重的心衰，并伴有三尖瓣关闭不全和缩窄性心包炎的患者可能会存在门脉高压。Budd-Chiari 综合征在下文有描述。

临床特征

患者通常无症状，或仅有门脉高压的一种表现——脾大。通常存在慢性肝病的临床特征。临床特征包括：

- 由于胃食管静脉曲张破裂或是门脉高压性胃病所致的呕血或黑便
- 腹水
- 肝性脑病。

静脉曲张出血

大约 90% 患肝硬化长达 10 年以上的患者会出现胃食管静脉曲张，但仅 1/3 的患者会出现出血。出血好发于大曲张静脉的红色征（通过内镜诊断）以及严重肝病。

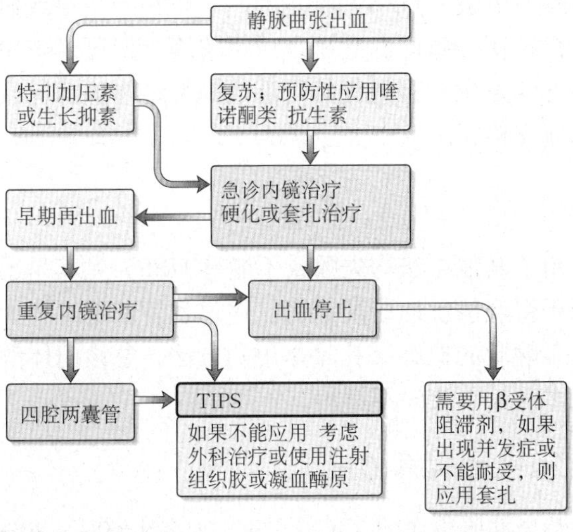

图7.23 由食管静脉曲张所致的消化道出血的处理。TIPS：经颈静脉肝内门体静脉分流术。

处 理

处理应该分为活动性出血、预防再出血和预防首次出血。尽管目前有各种治疗手段，但是预后取决于基础肝病的严重程度，在 Child C 级的患者静脉曲张出血死亡率可达 25% ~ 50%。

急性静脉曲张出血的初步处理

可参考之前讨论过的消化道出血的一般处理。

复 苏

- 评定患者的一般情况——脉搏和血压。
- 开放静脉、交叉配血、检测血色素、凝血功能 PT/INR 、尿素氮、电解质、肌酐、肝生化检查和血培养。
- 扩容剂扩容，如果可能的话，应输血。这在以后的休克治疗中会详细讨论到第 15 章。迅速纠正低血容量很重要，因为肝硬化患者的压力感受器反射消失。
- 腹水穿刺。
- 监测戒酒。给予维生素 B_1。

急诊内镜

应用内镜来确诊静脉曲张（图 7.24）并除外其他部位的出血（如胃溃疡）。门脉高压性（或充血性）胃

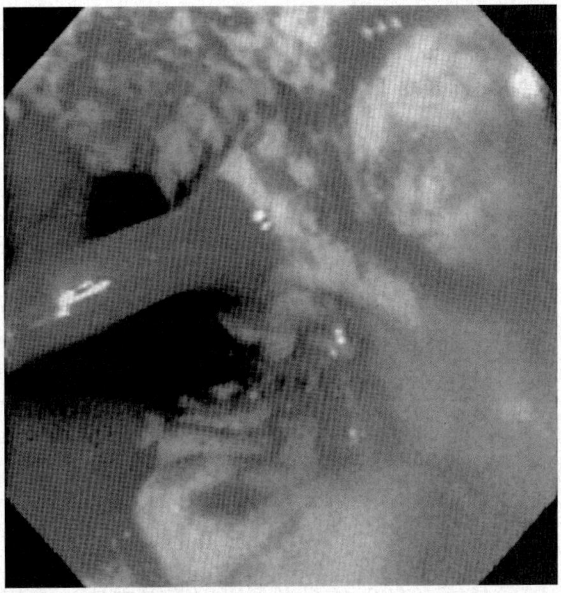

图7.24 （也见彩图7.24）食管静脉曲张的内镜照片，显示血液从一个曲张血管喷出。

病这一术语用于描述慢性胃充血、点状红斑及胃糜烂，是出血的原因之一。静脉曲张可有可无。心得安（普萘洛尔）是最好的治疗方法。

注射硬化剂或静脉套扎

注射硬化剂是通过使出血的静脉产生血栓从而达到止血的目的。注射针从内镜的活检道进入，然后将硬化剂注射至出血的曲张静脉。可选择的另一种方法是通过内镜的头端进行套扎，将曲张静脉吸入内镜的头端，然后应用特制的线进行捆绑。

急诊硬化和套扎治疗均是可供选择的方法。它们可以阻止 80% 的出血和减少早期再出血。15% ~ 20% 的出血来源于胃曲张静脉，此部位的内镜治疗效果比较差。

其他可采取的方法

血管收缩剂治疗

这主要用于在等候内镜治疗时急诊控制出血或与内镜联合治疗。主要的治疗目的是通过内脏动脉收缩从而限制门静脉血流。

- **特利加压素**：这是惟一一种即使在小规模实验中也可以减少死亡率的血管收缩素，使用剂量是每 6 小时2mg，如果还需要维持，48小时后则减为每 4 小时1mg。患有缺血性心脏病的患者禁用。由于广泛血管收缩的作用，患者可能会主诉腹部绞痛、排便和面色苍白。
- **生长抑素**：这种药物的并发症很小，剂量为每小时250 ~ 500μg时即可减少出血，但对死亡率没有影响。如果存在使用特利加压素的禁忌证，则应使用生长抑素，尽管其临床效果不如特利加压素。

球囊填塞

这种方法主要用于内镜或血管收缩素治疗失败或存在禁忌证的出血及难以控制的大出血。球囊应该留置12个小时，并在内镜检查前取出。一般应用的是三腔两囊管。将管子置入胃部并将胃囊充气回拉。球囊应定位在胃食管连接的部位，从而阻止静脉曲张头端的血液流向出血部位。食管囊只有在胃囊无法控制出血时才充气。

这种技术在 90% 的患者都可以获得成功，尤其在首次出血的早期更为有用。然而它可以引发严重的并发症，如吸入性肺炎、食管破裂和黏膜溃疡等，以上并发症可以导致 5%的死亡率。操作过程会引起患者严重不适。

急性期的其他处理

- **预防性应用抗生素**：可以减少感染，并降低死亡率。口服和静脉给予喹诺酮类抗生素即可，如环丙沙星 500mg，2 次 / 天。
- **预防脑病**：因为血液中含有蛋白，大量的出血可以引发门体循环性脑病（PSE），治疗方法在前面已经讲述过。
- **护理**：患者需要特别精心的特殊护理，需要持续禁食直至出血停止。
- **硫糖铝**：1g，4次/天可以减少内镜治疗后食管溃疡的形成。

急性再出血的处理

单纯内镜治疗后 5 天内 30% 的患者会发生再出血。再出血可能是由内镜造成的。有时也可能为硬化治疗导致的溃疡所致，一般这种情况很难治疗。重复内镜处理仅仅是为了控制出血，不建议用硬化治疗和套扎治疗。

经颈静脉肝内门体分流术 (TIPS)

TIPS 一般用于 5 天内经两次内镜治疗仍然出血的患者。将导丝经颈静脉放入肝脏，并将可膨胀的金属支架置于其上，在门体静脉之间形成一个通道。通过建立总分流减少肝血窦和门静脉的压力，但没有外科手术和麻醉的风险。TIPS 短期内有用，但由于狭窄或血栓形成会再次导致门脉高压。应用覆膜支架可以减少这种情况的发生，但是仍然可能选择性地将脾静脉或门静脉侧支栓塞。

急诊手术

用于其他方法均失败或不能行TIPS，尤其是出血来源于胃底静脉曲张的患者。通过食管断流术将供血的曲张静脉的血管结扎是常用的方法。急诊门体静脉分流术（见下文）不常用。

阻止曲张静脉再出血

静脉曲张出血的 2 年以上再出血率为 60% ~ 80%，每次出血的死亡率约为 20%。这就需要一些方法去预防。

长期处理方式

非选择性的β受体阻滞剂：口服心得安可以降低25%的静息心率，而且可以降低门脉压。通过以下两种机制减少门静脉血流：1. 降低心排出量（β_1受体）；2. 通过阻断脾动脉血管扩张受体β_2受体，从而起到血管收缩作用。这可以减少再出血率，与硬化治疗和套扎治疗同样有效，而且可预防门脉高压性胃病。这是治疗的首选方案，但是也有一部分患者存在禁忌证或是不能耐受。可以通过测量肝静脉压力来评估门静脉压降低的目标。

内镜治疗：间隔两周重复进行内镜下套扎治疗可以使曲张静脉消失。多数情况下在曲张静脉消失之前就可以明显减少再出血。每年有30%～40%的患者曲张静脉复发，因此需要行内镜下消融治疗。套扎治疗优于硬化治疗。

尽管可以明显减少出血，但对生存率的影响仍有争议，有可能影响很小。并发症包括食管溃疡、纵隔炎和狭窄，但后者很少发生。

经颈静脉门体静脉分流术：同内镜治疗相比可以降低再出血率，但对生存率无明显改善，并会增加肝性脑病的发生。这种方法可用于内镜治疗或药物治疗失败时，覆膜支架的疗效仍在评估中。

外科处理

外科的门体静脉分流术可降低再出血的风险，但肝血液的大量分流可以明显诱发肝性脑病。Child分级A的患者的手术死亡率较低（0%～5%），但仍会发生肝性脑病。Child分级C的患者预后很差。这种分流术通常是将门腔静脉的端侧吻合，或选择性远端脾肾静脉分流（Warren分流），这可以通过肠系膜上静脉维持肝血流。

血管断流术包括食管血管断流，不会诱发肝性脑病。当存在内脏静脉血栓时可以应用这种方法。

当肝功能非常差时，肝移植是最佳选择。

预防方法

有肝硬化及静脉曲张但无出血的患者，应该预防性应用非选择性的β受体阻滞剂（如心得安）。这样可以减少上消化道出血的几率，提高生存率。如果存在禁忌证或无法耐受，则应用静脉曲张的套扎治疗。

腹水

腹水是指液体积聚在腹膜腔内，是肝硬化常见的并发症之一。对于腹水的产生机制尚存在争议，但腹水可能继发于肾的水钠潴留。包括以下因素：

- **水钠潴留**是外周动脉血管扩张的结果，从而导致有效血容量的下降。尽管存在如动脉促尿钠排泄肽和前列腺素等物质，氧化亚氮仍被认为是血管扩张的主要原因，有效血容量的减少可以导致神经体液加压系统的激活，如交感神经系统和肾素-血管紧张素系统，从而促使水钠潴留（图12.3）。
- **门脉高压**使局部流体静力压升高，使得肝和内脏淋巴液生成增加而漏入腹膜腔。
- **低血清白蛋白**（肝合成功能低下的结果）可以进一步导致血浆胶体渗透压的下降。

对于腹水患者，24小时尿钠的排泄很少超过5mmol，肾外部位在24小时内失钠量大约为30mmol。正常情况下，一天钠的摄入应该在120～200mmol之间，从而24小时钠正平衡，大约为24小时内在90～170mmol（相当于600～1300ml的液体潴留）。

临床特征

腹部可以在几周甚至是几天内由于腹水而膨隆，加重因素包括高盐饮食、肝细胞癌进展以及内脏静脉的血栓形成。轻微的全腹痛和腹部不适很常见，但如果较严重，应考虑是否是发生自发性细菌性腹膜炎。腹壁张力增加还可伴发呼吸窘迫及进食困难。

若存在移动性浊音阳性即可确定存在腹水，大部分患者可以并存外周水肿。胸腔积液不常见（常在右侧），如果发生，考虑可能因为先天性膈缺损导致腹水漏入所致。

检查

诊断性穿刺抽液10～20ml，检查以下各项：

- **细胞计数**：中性粒细胞＞250/mm^{3}往往提示细菌性腹膜炎（经常为自发性）。
- **革兰染色和培养**：寻找细菌或抗酸杆菌。
- **蛋白质**：腹水蛋白水平是漏出液和渗出液的一个区分标准，其中以血清白蛋白作为参照。血清腹水白蛋白梯度＜11g/L提示为渗出液。腹水蛋白水平

表 7.14 根据腹水性质划分腹水病因

淡黄色	乳糜性
恶性腹水（最常见原因）	主淋巴管阻塞（如癌症）——存在乳糜微粒
肝硬化	肝硬化
感染	
结核	**血性**
腹腔内感染	恶性肿瘤
穿孔——可找到任何一种细菌（如大肠杆菌）	异位妊娠破裂
肝硬化自发性腹膜炎	腹部创伤
肝静脉阻塞（Budd-Chiari 综合征）	急性胰腺炎
腹水蛋白水平升高	
慢性胰腺炎	
充血性心力衰竭	
限制性心包炎	
Meigs 综合征（卵巢肿瘤）	
低蛋白血症（如肾病综合征）	

间接反映了调节能力，并可用于评估自发性细菌性腹膜炎的患病风险。当腹水蛋白水平< 10g/L时，自发性细菌性腹膜炎的患病风险最高。

- **细胞学**：寻找恶性肿瘤细胞。
- **淀粉酶**：除外胰源性腹水。

（唐　晓译　闫秀娥校）

处理

目的是减少钠的摄入和增加肾排钠，从而建立一个腹水重吸收入循环血容量的途径。腹水吸收速率最大可达到每天 500 ~ 700ml（见下文）。

- 每隔一天查一次血电解质和肌酐水平，测量体重和每天的尿量。
- 在一小部分人群中，单纯卧床能增加肾灌注，从而导致多尿，但是在实际中起不到帮助作用。
- 在饮食上要限制每日摄入钠在 40mmol 以下，并维持足够的蛋白和热量摄入。
- 药物：大部分药物中都有高于每天50mmol的钠含量，比如抗酸制剂、抗生素（尤其是青霉素和头孢类）、泡腾剂等，尽量避免服用增加钠潴留的药物（如非甾类药物和糖皮质激素）。
- 当血清钠含量小于128mmol/L（见下文），液体的摄入限制就不重要了。
- 利尿剂应首选醛固酮拮抗剂螺内酯，剂量为每天100mg，长期服用可有男性乳房发育，此时需要换用阿米洛利，每天 5 ~ 15mg。

利尿治疗的目的是确保每天能够有 700ml 的水排出（如存在外周水肿，体重下降 0.7 ~ 1.0kg）。尽管有60%的患者治疗有效，但利尿剂的效果常常很弱，此时螺内酯的剂量可增至500mg/d，前提是无高钾血症。若效果不佳，可加用袢利尿剂，如呋塞米，每天20 ~ 40mg或丁尿胺（布美他尼），每天1mg。这些利尿剂有一系列并发症，如低钾血症、低钠血症和容量失衡。

由于腹水的动员吸收晚于组织间液，所以在不伴有外周水肿的情况下，最好慎用利尿剂。

当血清肌酐水平升高时，意味着利尿过度和低血容量。治疗中出现低钠血症首先说明血液稀释，即自由水清除不够（往往是肾低灌注的标志）。当血钠浓度小于 128mmol/L 时，应停用利尿剂并限制水的摄入。出现高钾血症或前驱昏迷时应停用利尿剂。

穿刺术

用来缓解症状，常常作为腹水伴有水肿患者的快速治疗方法，因此可减少住院时间。该方法最主要的危险就是低血容量，因为腹水重新蓄积是以减少循环血量为代价的。肾功能正常且没有低钠血症的患者白蛋白的丢失很大（每升腹水丢失8克白蛋白）。在实际中，4 ~ 6 小时可以消除 20 升腹水，终末期肝硬化或肾衰竭患者的并发症将更多。

分流术

经颈静脉肝内门体分流术（TIPS）对难治性腹水有效，前提为非活动性肝硬化；并且肾功能损害极小。随着肾功能改善，利尿剂应用减少，钠的排泄增多，但是生存率没有改变。因为存在阻塞的风险，peritoneo-venous 分流术已被大部分医院弃用。

自发性细菌性腹膜炎（SBP）

SBP是腹水较严重的并发症之一，大约发生在 8%肝硬化腹水患者中。感染的器官可通过血液把脓肿转移到腹膜，最常感染的细菌有大肠杆菌、克雷白杆菌和肠球菌。当腹水患者有临床恶化的证据时应怀疑本症。往往不存在疼痛和发热。腹水患者应常规进行诊断性穿刺。腹水中中性粒细胞增高可以作为立即开始治疗的指征。基于药敏结果常常使用三代头孢菌素如头孢噻肟、头孢他啶。复发是很常见的（1 年复发率为 70%），口服喹诺酮类药物，如诺氟沙星400mg，每天 2 次，可以防止复发并提高生存率。

目前根据肝脏疾病严重性的不同，死亡率下降了 10%～15%，自发性细菌性腹膜炎是肝移植的适应证。

门体肝性脑病

门体肝性脑病（PSE）是指由慢性肝病引起的一种慢性神经精神疾病，常见于肝硬化。在暴发性肝功能衰竭时可发生急性肝性脑病。伴随门脉高压的门体肝性脑病原因为自发性“分流”，或者在门体分流术后发生，如 TIPS。肝性脑病有潜在的可逆性。

发病机制

目前不清，但发现与一些因素有关。肝硬化患者中，门脉血通过侧支循环绕过肝脏，代谢“毒物”直接进入脑而产生肝性脑病。

许多代谢毒物能作为发病因子，包括氨、游离脂肪酸、硫醇、积累的假性神经递质（如鳟胺）、有活性的 γ - 氨基丁酸（GABA）抑制神经递质系统、血芳香族氨基酸水平的升高（酪氨酸和苯丙氨酸）和支链氨基酸的减少（缬氨酸、亮氨酸及异亮氨酸）。然而氨起主要作用，氨引起的脑神经递质平衡的失调，尤其在星状细胞表面，是导致脑病的主要原因。氨是由肠道细菌降解蛋白质产生的，而且血氨在多数脑病患者中都有升高。可能引起 PSE 的因素见表 7.15。

表 7.15　肝性脑病的诱因
高蛋白饮食
消化道出血
便秘
感染，包括自发性细菌性腹膜炎
水电解质失衡，由于：
利尿剂治疗
穿刺术
药物（如中枢神经系统抑制药物）
门体分流术，TIPS
手术
进展性肝损害
肝细胞癌
TIPS：经颈静脉肝内门体分流术

临床特征

急性发作常有诱因（表 7.15）。患者逐渐出现昏睡、昏迷。

慢性病程患者出现个性、情绪、计算力的改变，睡眠节律昼夜颠倒。这些变化是波动性的，患者常常易激惹，慌乱，产生定向力障碍，说话缓慢，常见的特点包括恶心、呕吐和乏力，当脑病进展严重时会出现昏迷，常常出现反射亢进和肌张力升高。痉挛少见，若出现可能是其他原因引起的。

体征包括：

- 肝病性口臭（一种呼吸气味）。
- 扑翼样震颤：伸出手臂并使手腕背屈可引发一种特有的震颤。
- 构造障碍：患者不能书写或绘画，如画五角星。
- 抑郁等精神障碍，可由一系列精神测评问卷诊断（见第 22 章）。连线测验（主要通过在一定时间内连接数字和字母来评估大脑功能障碍，是一项标准的心理学测验）是一种很有帮助的、可在床边进行的评估肝性脑病的检查。

诊断：是临床诊断。肝活检只能做出肝脏疾病的诊断，而对肝性脑病没有帮助。

检查

- 脑电图：α 波频率降低（正常 8～13Hz），呈现为 δ 波频率（1.5～3Hz）。可在昏迷前即出现脑电图改变。
- 视觉障碍常常是脑病的亚临床表现（见第21章）。
- 血氨测定对探讨昏迷的病因和随访 PSE 的发展有用，但尚未推广使用。

处理

处理包括肠道排空和清洁。限制蛋白摄入是对有抵抗的患者的保守治疗。

紧急治疗

- 证实并去除可能的诱因，如抑制中枢药物、便秘或由于过度利尿导致的电解质紊乱。
- 通过灌肠和通便去除肠道内的含氮化合物。乳果糖（10～30ml，每天 3 次）为渗透性通便药，可以降低肠道 pH 值，抑制氨的吸收。拉克替醇（β-

半乳糖山梨醇 30g/d）被肠道细菌代谢，与乳果糖功效相当。但两种药物的价值已经被质疑。

- 保证足够的热量，维持营养。如果必要可以通过鼻胃管给予，限制蛋白摄入不能超过 48 小时。
- 给予抗生素。利福昔明不会被吸收，因此能长时间耐受。灭滴灵（甲硝唑）（200mg，每天 4 次）在急性期同样有效。不能使用新霉素。停止或减少利尿治疗。
- 如果需要，可以静脉补液（注意防止钠摄入过多）。
- 治疗感染。
- 当脑病改善时，增加蛋白质的摄入直到患者可耐受的上限。

病程和预后

急性脑病常见于FHF，由于FHF的死亡率高，因此预后差。肝硬化、慢性 PSE 的预后与基础肝病有关。有脑病体征的器质性综合征，或者舞蹈手足徐动症患者很少长期生存。肝性脊髓病由于脱髓鞘，导致痉挛性瘫痪。上述情况均与慢性门体分流有关。患者应进行肝移植。

肾衰竭（肝肾综合征）

该病多发生在进展期肝硬化有黄疸和腹水的患者。表现为排尿减少、尿钠浓度降低、尿浓缩功能正常（即小管功能完整）和肾组织学正常。肾衰竭为“功能性”的。过度的利尿治疗、腹泻或穿刺术可能导致该病，但是常无法发现诱发因素。进展期患者可能超过“功能性”阶段，进展为急性肾小管坏死。

发生机制与腹水产生机制类似。最初可能由于氧化亚氮使外周静脉过度扩张，导致有效血容量极度减少和低血压。进而内环境被激活，肾素、醛固酮、去甲肾上腺素和抗利尿激素生成增加，导致肾血管收缩，增加了肾小球前的血管阻力，从而引起经过肾皮质的血流减少。肾小球滤过率减少，血浆肾素持续高水平。肾小管重吸收钠增多，导致水钠潴留。

还有一些其他的因素参与发病，特别是类花生酸类物质。前列腺素合成抑制剂如非甾体类抗炎药可导致该综合征的发生。

应该停止利尿治疗并纠正低血容量。可以短期使用特利加压素以改善症状，但是总体预后很差。正在进行 TIPS 的研究。肝移植是最好的选择。

肝肺综合征

进展期肝病患者出现低氧血症。主要是由于肺血管扩张所致，没有原发肺疾病。患者有肝硬化特征如蜘蛛痣，以及发绀、杵状指。大多数患者没有呼吸系统症状，但是有站立时呼吸困难。经胸腔的ECHO可发现肺内分流，动脉血气分析证实血氧去饱和。肝移植后症状改善。

该病需与肺动脉高压（肝硬化患者中发生率 1%～2%）相鉴别，后者为肝移植的禁忌证。

原发性肝细胞癌

见本章相关部分。

推荐读物

Benyon RC, Iredale JP (2000) Is liver fibrosis reversible? *Gut* **46**: 443- 446.

Ginès P et al. (2004) Management of cirrhosis and ascites. *New England Journal of Medicine* **350**:1646-1654.

Ginès P et al (2003) Hepatorenal syndrome. Lancet **362**: 1819-1827.

Hoeper MM et al. (2004) Portopulmonary hypertension and hepatopulmonary syndrome. *Lancet* **363**: 1401-1468.

Keefe FB (2001) Liver transplantation. *Gastroenterology* **120**: 749-762.

Lewis M, Howdle PD (2003) The neurology of liver failure. *Quarterly Journal of Medicine* **96**: 623-633.

Moore KP et al. (2003) Management of ascites in cirrhosis. *Hepatology* **38**: 258-266.

Sharara AI, Rockey DC (2001) Gastro-oesophageal variceal haemorrhage. *New England Journal of Medicine* **345**: 669-681.

Shawcross DL, Jalan R (2005) Dispelling myths in the treatment of hepatic encephalopathy. *Lancet* **365**: 431- 433.

肝硬化的种类

酒精性肝硬化

参见酒精性肝病一节。

原发性胆汁性肝硬化

原发性胆汁性肝硬化（PBC）是一种慢性进行性胆管破坏性疾病，最终发展为肝硬化。90% 好发于 40 ~ 50岁的女性。PBC少见但患者现在常被诊断为轻微型PBC。发病率大约是 7.5/10 万，一级亲属发病率增加 1% ~ 6%。PBC 曾被称为“慢性非化脓性破坏性胆管炎”，但现在这一期多为早期病变，真正肝硬化仅发生在疾病的晚期。

病因学

本病的病因尚未阐明，但免疫机制起到了一定作用。大多数患者血清中可查到抗线粒体抗体（AMA），M2 亚型抗原有特异性。

五种 M2 特异性抗原已经被免疫技术证实，丙酮酸脱氢酶复合体（PDC）中的E2成分是主要的M2自身抗原。这五种抗原分别为 72 kDa E2 亚单位（PDC.E2）、52kDa 蛋白 X、50kDa 支链二氧酸脱氢酶复合体（BCOADC.E2）、48kDa2- 氧戊二酸脱氢酶复合体（OGDC.E2）和 41 kDa E1α 亚单位。

高滴度的AMA与临床或组织学表现无相关性，在发病机制中的作用尚不清楚。

目前倾向于环境因素对具有遗传易感性的宿主产生影响，大肠杆菌等肠道细菌、逆转录病毒可能触发感染机制。

尽管胆管损害是疾病的特征，但胆管抗体不具特异性。PBC 患者胆管上皮表达Ⅱ型 HLA，但还不清楚这种表达是炎性反应的原因还是结果。细胞介导的免疫机制也受损，提示致敏的 T 淋巴细胞参与损害机制。免疫调节可能有缺陷，或抑制性T细胞减少，导致细胞毒性T细胞破坏胆管。在组织破坏处，淋巴因子分泌，T细胞激活受损。IgM 转化为 IgG 合成障碍，导致 IgM 合成增加。没有发现Ⅱ型 MHC 与疾病有特异相关性，但DQA1 * 0102 单体型与疾病抵抗有关。

临床特征

无症状患者通常在常规检查中发现肝大、碱性磷酸酶升高，或发现自身抗体。

瘙痒是早期症状，可先于黄疸数年出现。瘙痒伴随乏力，特别在一些进展期的患者。黄疸出现时，通常可以发现肝大。在疾病后期，患者有黄疸及严重的瘙痒。眼睑可见黄色斑，或者在手的皱褶处可见胆固醇沉着物。

相关表现

PBC 与其他自身免疫性疾病（如干燥综合征、硬皮病及类风湿关节炎）等常伴随出现。70%患者可见到干燥性角膜结膜炎（干眼和口）。也常伴发肾小管酸中毒和膜性肾小球肾炎。

检查

- **线粒体抗体**——用ELISA方法检测。超过95%患者中可见线粒体抗体（滴度＞1：160）M2 亚型抗体具有特征性。其他如抗核抗体、抗平滑肌抗体等非特异性抗体也可呈阳性。
- **血清碱性磷酸酶升高**——肝生化检查中惟一异常指标。
- **血清胆固醇升高。**
- **血清** IgM 明显升高。
- **超声**：肝结构弥漫性改变。
- 肝活检：淋巴细胞和浆细胞在汇管区浸润。40%形成肉芽肿。早期改变多发生在 1 带，后期小胆管被破坏，数量减少，伴胆管增生。汇管区纤维化，最终形成肝硬化。

肝肉芽肿不具特异性，也可见于结节病、结核、血吸虫病、药物反应、布氏杆菌病、寄生虫感染（如类圆线虫病）等。

鉴别诊断

典型的临床表现如碱性磷酸酶升高、AMA 阳性比较容易诊断；肝活检可以确诊，但肝活检不是必要检查。有一组患者中有PBC组织学改变，但血清学表现为自身免疫性肝炎（抗核抗体和抗平滑肌抗体阳性，而 AMA 阴性），这种情况被称为自身免疫性胆管炎，对类固醇和硫唑嘌呤治疗有反应。

黄疸的患者需行超声除外肝外胆管梗阻。如果诊断可疑，可行 MRCP（或 ERCP）明确胆道病变情况。

治疗

熊去氧胆酸（10～15mg/kg）可以改善胆红素和转氨酶的水平。对预后有无改善目前不清。对症状没有改善。类固醇激素可以改善生化和组织学病变，但会导致骨质疏松和其他并发症，不建议使用。

脂溶性维生素（A、D、K）吸收不良的患者需要补充脂溶性维生素。对于黄疸患者需要预防性给予脂溶性维生素。二磷酸盐可治疗骨质疏松症。高脂血症同样需要治疗。

瘙痒通常比较难控制，考来烯胺 4g，每天 3 次可能有效，尽管该药味道较差。利福平、纳洛酮、纳曲酮（阿片类拮抗剂）可能有效。顽固性瘙痒可用分子吸附再循环系统治疗（MARS）。

由于缺乏有效的药物治疗，PBC 是原位肝移植的适应证。

并发症

同肝硬化的并发症。除此之外，可能发生骨质疏松症、骨软化症（少见）及多发性神经瘤。

病程和预后

不定。无症状及表现为瘙痒的患者可以存活超过 20 年。表现为黄疸的患者进展快，5 年内可由于肝功能衰竭或静脉曲张破裂出血而死亡。血清胆红素达到 100μmol/L 时需行肝移植，移植后 5 年生存率至少可达 80%。

继发性胆汁性肝硬化

长时间（几个月）大胆管阻塞可引起肝硬化。原因包括胆管狭窄、胆结石及硬化性胆管炎。超声、PTC 或 ERCP 可以检查胆管走形，并对以上病因加以治疗。

遗传性血色病

遗传性血色病（HH）是一种先天性疾病，其特征为大量铁离子沉着在各个器官，并最终导致纤维化和功能性器官衰竭。

发病率和病因学

HH是一种常染色体隐性遗传病。在白种人中，1/400 为纯合子（患者），1/10 为杂合子（携带者）。在白种人中是最常见的单基因病。HH与HLA-A3相关（72%：28% 普通人群）。除此之外，法国人群中 HLA-B14 表达增高，澳大利亚人群中HLA-B7表达增加。HH最常见的形式为 6 号染色体短臂 *HFE* 基因突变，但是临床表型在纯合子个体中有所不同。

85%～90% 的 HH 患者为 Cys 282 Tyr 纯合子，C282Y 突变。第二个突变基因（His 63 Asp；H63D）发生率为 25%，多发生在 Cys 282 Tyr 连锁不平衡时。第三个是血色病的不同形式，发生于欧洲南部，与 TfR2（一种转铁蛋白受体的异构体）有关。

饮食中铁的摄取和螯合介质（维生素 C）与该病有关。饮酒过量可引起铁超负荷。尽管 25% 患者有过量饮酒史，但酒精过量本身不会引起 HH。

损害机制：机制不清。*HFE* 基因蛋白与转铁蛋白受体1相互作用。转铁蛋白受体1是小肠吸收铁的媒介（见图8.8）。铁被黏液细胞不适当地摄取，超出了转铁蛋白的结合能力。HFE 患者肝表达 hepcidin 基因减少，从而加重了肝脏的铁负荷。肝脏和其他器官长期对铁的过量摄取可能加速了肝硬化。

病理学

有症状的患者身体总铁含量是 20～40g，而正常人为3～4g。肝脏及胰腺中铁含量可达正常值50～100倍，其他器官中铁含量也增加，如内分泌腺、心脏及皮肤等。

确诊的病例中大量的铁沉积在肝脏，有肝纤维化表现。疾病早期铁沉积在门静脉周围的肝细胞（小管周围的溶酶体），后期则广泛地分布在所有腺泡区、胆管上皮细胞、Kupffer 细胞和结缔组织。肝硬化是后期的特征表现。

临床特征

疾病的过程与参与因素有关，包括性别、食物中铁的摄入、相关肝毒素的存在（特别是酒精）和基因型。明显的临床表现大多发生在男性。可能由于生理性血容量的丢失和食物摄取铁较少的缘故，女性发病较少。发病年龄多在 40～49 岁。大量铁负荷的患者可表现为典型三联症：皮肤色素沉着（黑色素沉积）、肝大和糖尿病。

继发于垂体功能减退的性腺机能减退是最常见的内分泌表现。其他垂体激素也缺乏，但很少表现出内分泌不足的临床症状，如性欲减退。心脏病变，尤其是心力衰竭和心律失常比较常见，特别是在年轻患者。焦磷酸钙不均匀地沉积在大小关节（软骨钙质沉着症）可导致关节病变。但软骨钙质沉着症与铁负荷关系并不确定。

并发症

30% 的肝硬化患者会发展为原发性肝细胞性肝癌（HCC）。那些已经清除了体内过剩的铁而没有肝硬化的患者中，HCC 少见。早期诊断是至关重要的。

检查

纯合子

- **血清铁**：90%患者升高（>30μmol/L），60%或更多的患者的总铁结合力和转铁蛋白饱和度降低。
- **血清铁蛋白**：升高（> 500μg/L 或 240nmol/L）。
- **肝活检**：正常，即使已有明确的肝硬化。

杂合子

杂合子表现为生化检查正常或血清转铁蛋白饱和度（> 45%）或血清铁蛋白（> 400μg/L）轻度升高。

基因学检查

如果铁的实验室数据异常，应行基因学检查，但现在肝活检不是必需的。

肝活检

该项检查可以明确组织损伤，评估组织铁和肝脏铁浓度（>180μmol/g 肝脏组织干重提示血色病）。但是该检查不是诊断所必需。

酒精性肝硬化的患者可以有轻度的肝实质铁沉着，容易与纯合子的HH相混淆。很有可能前者为HH杂合子。

MRI

由于铁蛋白和含铁血黄素顺磁性的影响，MRI表现为肝和胰腺信号显著减低。长 T2 加权的梯度回波检查可以检测到所有临床相关的肝脏铁负荷（>60μmol/g肝组织）。在继发性铁超负荷（含铁血黄素沉着病），由于涉及了网状内皮细胞，而胰腺是不受累的，所以可以据此鉴别这两种疾病。

治疗和处理

静脉切开术

静脉切开术可以延长生命，逆转组织损伤。但如果肝硬化存在，则可能引起恶性肿瘤。所有的患者都应该尽快地清除机体中过量的铁贮量。通过静脉切开术每次放血 500ml，每周 2 次，持续 2 年；即 160 单位，每单位 250mg 铁，等于 40g 铁被清除。静脉切开术时，需要检测血清铁和铁蛋白以及平均红细胞容积（MCV）。只有现有的铁减少时，上述指标才会下降。每年 3 ~ 4 次静脉切开可以阻止铁重新蓄积。血清铁蛋白应该保持在正常水平。肝活检可以显示铁的清除以评估疾病的进展，但现在很少使用。

除了糖尿病、软骨钙质沉着病及睾丸萎缩外，其他临床表现可好转或消失。糖尿病患者需要减少胰岛素治疗。雄激素（睾酮）替代治疗是有帮助的。

螯合疗法

少数患者如果不能耐受静脉切开（由于严重的心脏疾病或贫血），利用去铁胺间断或持续输注可以成功地清除铁。

筛查

所有 HH 患者的一级亲属都必须经过筛查以检测早期和无症状患者。可以通过转铁蛋白饱和度和血清铁蛋白测定分析 HFE 突变。

一般人群中，血清铁和转铁蛋白饱和度是现有的最好最廉价的检测。

Wilson 病（肝豆状核变性）

食物中的铜通常在胃和小肠上段吸收。与白蛋白疏松结合后被肝脏摄取，并与铜蓝蛋白结合。铜蓝蛋白为一种在肝脏中合成的糖蛋白，然后被分泌到血液中。铜通常通过胆汁排泄。

Wilson 病是一种少见的先天铜代谢异常疾病，铜在各个组织沉积，包括肝脏、大脑基底节及角膜。该病是可治愈的，所有的患有肝病的年轻患者都应该进行筛查。

病因学

该病为常染色体隐性遗传病，为铜转运 ATP 酶分子缺陷，由13号染色体上基因*ATP7B*编码。已有超过60个突变被证实，最频繁出现的是His1069 Gly。在美国和欧洲，在50%患者中可查到该基因。该病为全世界范围发病，在近亲结婚较普遍的国家更加常见。存在铜的结合及胆汁排泄障碍。在肝脏，铜主要与铜蓝蛋白结合，由胆汁排泄。超过80%的患者铜蓝蛋白合成减少，但是确切的铜排泄机制障碍目前不清。

病理学

肝脏组织改变不一，可从慢性肝炎到巨结节性肝硬化 。铜染色在门静脉周围分布，但这并不可靠（见下文）。基底节区有损害，可见空泡形成，可见肾小管变性，以及骨质糜烂。

临床特征

儿童通常表现为肝脏病体征，年轻人更多表现为神经体征，比如震颤、构音障碍、不随意运动，最终表现为痴呆。肝脏疾病可以表现为急性肝炎，特别在儿童，可以突发肝功能衰竭，还可表现为慢性肝炎或肝硬化。

典型特征为慢性肝病体征，伴随基底节区受累的神经系统体征（第21章）。特异性表现为Kayser-Fleischer环，是由于铜沉积在角巩膜缘上而呈绿棕色，裂隙灯检查更为准确。在儿童可以无此表现。

检查

- **血清铜和铜蓝蛋白**通常减少，但也可以正常。
- 尿铜增加（24小时内为100～1000mg，正常水平为＜40mg)。
- **肝活检**：诊断依赖于肝内铜含量测定。但慢性胆汁淤积时肝内铜含量也可增高。测定^{64}Cu在肝脏的结合力通常有帮助。
- **溶血和贫血**可能存在。
- **基因分析**：由于ATP7B基因有超过200个突变已经被证实，所以该项检查局限性较大。

治疗

终身青霉胺治疗，1～1.5g/d，可以有效地螯合铜。如果在早期即开始治疗，临床和生化表现可以得到改善。需要检测尿铜水平，2～3年后需要下调药物剂量。10%的患者会发生严重的药物并发症，包括皮疹、白细胞减少及肾损害。患者的兄弟姐妹和子女都必须进行筛查，如果证实存在铜聚集，在无症状期就应该开始治疗。

预后

早期诊断和有效的治疗可以改善预后。神经系统损害是永久的。暴发性肝功能衰竭或失代偿性肝硬化患者应该行肝移植手术。

α_1-抗胰蛋白酶缺乏症（也见第14章）

α_1-抗胰蛋白酶（α_1AT）缺乏有时与肝脏疾病和肺气肿（特别是吸烟患者）有关。α_1AT是一种糖蛋白，为丝氨酸蛋白酶抑制剂家族中的一员。α_1 AT缺乏是一种常染色体显性遗传病，1/10的北欧人携带异常基因。

该蛋白是由394个氨基酸组成的分子量为52kDa的急性期蛋白，在肝内合成。血清α_1球蛋白90%由该蛋白组成。主要作用为抑制蛋白水解酶和中性粒细胞弹性酶。

α_1 AT编码基因定位于14号染色体。具有多样性，可根据在电泳中移动速度标记为中速（M)、慢速（S）和极慢速（Z)。正常的基因表型为蛋白酶抑制剂MM（PiMM)，Z纯合子为PiZZ，杂合子为PiMZ和PiSZ。S和Z的不同在于多肽的第264个和第342个氨基酸分别被一个谷氨酸替代，造成肝内该蛋白合成和分泌减少（蛋白-蛋白相互作用在一秒钟内可发生在单分子和β-折叠层的反应性中心环)。

α_1 AT缺乏如何引起肝病目前不清，据推断为异常蛋白分泌障碍，导致在肝内聚集，进而引起肝损害。

临床特征

大多数有临床症状的患者多为纯合子PiZZ表型。有些人童年即发病，有些患者需要肝移植。接近10%～15%成人患者会发展为肝硬化，大多数在50岁以后。75%会出现呼吸问题。约5%患者死于肝脏疾病。杂合子PiMZ或PiSZ也会发展为肝病，但危险性较小。

检查

- **血清α_1 AT水平低**，PiZZ基因型α_1 AT水平为正常的10%，S变异的基因型α_1 AT水平为正常的60%。

肝活检可见到PAS阳性的淀粉酶抵抗球状体出现在门静脉周围的肝细胞中。用特异性抗血清可显示α_1 AT。还可见到纤维化及肝硬化。

治疗

目前尚无有效的治疗方法，除了可以对并发的肝病进行治疗。肝病失代偿期患者应该考虑肝移植。患者应该戒烟（见第 14 章）。

推荐读物

Carrell RW, Lomas DA (2002) Alpha-1 antitrypsin deficiency. *New England Journal of Medicine* **346**: 45-53.

Pietrangelo A (2004) Hereditary hemochromatosis. *New England Journal of Medicine* **350**: 2383-2397.

Talwalkar JA, Lindor KD (2003) Primary biliary cirrhosis. *Lancet* **362**: 53-61.

酒精性肝病

该部分讲述了酒精性肝病的病理和临床表现，其他如引起肝损害的酒精剂量、酒精代谢和酒精的其他临床作用详见第 5 章。

乙醇在肝脏中有两条代谢途径（见第5章），导致NADH/NAD比率增加。氧化还原的改变使肝内脂肪酸合成增加，脂肪酸氧化减少，都导致脂肪酸在肝内聚集，最终酯化为甘油酯。

氧化还原的改变同样损害糖类和蛋白代谢，导致肝腺泡的中央小叶坏死，此为酒精损害的典型表现。

乙醇氧化为乙醛，乙醛作用于肝内蛋白质，引起肝损害。确切的酒精性肝炎和肝硬化机制不清，但只有10% ~ 20%大量饮酒的患者会发展为肝硬化，因此遗传易感性和免疫机制可能参与其中。

酒精会加重药物的肝毒性（如对乙酰氨基酚），其通过微粒体乙醇氧化系统诱导微粒体代谢（MEOS）。

病理学

酒精可引起广泛的肝脏疾病，从脂肪变性到肝炎，肝硬化。

脂肪变性

酒精在肝内代谢产生脂肪，主要在 3 带。这是最小量的酒精代谢，大量酒精则会引起细胞肿胀（脂肪变性），最终由 HE 染色表现为奶酪样。肥胖、糖尿病、饥饿和慢性病（偶见）中同样可以见到脂肪变性。脂肪变性没有肝细胞损害，停止饮酒脂肪即消失。

一些病例中可见到胶原围绕在肝中央静脉周围（静脉周纤维化），这样可以不经历肝炎过程而直接发展到肝硬化。酒精直接影响星状细胞，将其转化为生成胶原的肌纤维母细胞。胶原降解和生成不平衡会导致肝硬化。

酒精性肝炎

除了脂肪变性之外，多形核白细胞浸润和肝细胞坏死也主要发生在 3 带。肝细胞和巨大线粒体中可见到致密的细胞质包涵体（Mallory 小体）。由于在其他肝病中（如 Wilson 病和 PBC）也可见到 Mallory 小体，所以其仅有提示作用，不是特异性的。如果酒精摄入继续增多，酒精性肝炎可发展为肝硬化。

酒精性肝硬化

多表现为小结节性肝硬化，伴随脂肪变性可表现为混合性，有证据表明酒精性肝炎在此之前可能已存在。

临床特征

脂肪肝

通常没有症状或体征。由于酒精对胃肠道的作用，可有恶心、呕吐和腹泻等症状。肝大，有时为巨肝，可与其他慢性肝病症状同时出现。

酒精性肝炎

程度不同，临床表现不同：

- 患者状态良好，症状少，仅在肝活检时发现脂肪变性及肝炎表现。
- 轻到中度症状，偶尔表现为轻度黄疸。体征包括所有慢性肝病体征。肝生化检查异常，确诊需要肝活检。
- 重症患者，通常与酒精性肝硬化相重叠，患者有黄疸和腹水。通常会有腹痛。肝坏死时有高热表现。体检发现有重度黄疸、肝大、有时脾大及腹水伴踝部水肿。同样有慢性肝病体征。

酒精性肝硬化

酒精性肝病的终末期。尽管如此，患者可以状态良好，症状很少。查体可见慢性肝病体征，确诊需要肝活检。

通常患者会有肝硬化并发症表现。大多数病例有酒精依赖表现（见第22章），还有其他系统受累证据，比如多发性神经病。

检查

脂肪肝

MCV升高提示大量饮酒。肝生化检查可发现转氨酶轻度升高。γ-GT水平是检测患者有无饮酒的敏感性检查。由于大量脂肪浸润，所有肝生化指标均有改变。超声、CT检查或肝组织学检查可以明确脂肪浸润。

酒精性肝炎

白细胞升高，肝生化检查明显异常。

- 血清胆红素升高
- 血清AST和ALT升高
- 血清碱性磷酸酶升高
- PT时间延长。

血清白蛋白降低，高脂血症和溶血（Zieve综合征）少见。

必要时行肝活检，由于PT时间延长，需要选择颈静脉路径。

酒精性肝硬化

与肝硬化检查大致相同。

处理和预后

一般处理

应建议患者戒酒。震颤性谵妄状态（戒断症状）需要使用安定（地西泮）。经验性治疗需静脉使用硫胺以预防Wernicke-Korsakoff脑病。卧床休息，高蛋白饮食，补充维生素。为避免肝性脑病，需限制蛋白摄入。通过对酒精性肝病患者随访发现，除了高度诱导组，大多数患者继续饮酒。

脂肪肝

除了轻症患者，所有患者都应该戒酒。脂肪将会消失，肝生化检查也会降至正常。患者只要认识到酗酒的危害并控制饮酒量，可以少量饮酒。

酒精性肝炎

严重病例需卧床，治疗肝性脑病和腹水。患者需要通过鼻饲或静脉营养，维生素B和C需要注射给药。如果没有感染可以使用糖皮质激素，或者预防性应用抗生素。同样也需要预防性进行抗真菌治疗。

患者应该终身戒酒，这绝对是防止肝硬化的前提条件。即使戒酒，预后也是不同的，许多患者肝病仍有进展。相反，一些继续大量饮酒的患者并没有发展到肝硬化。

严重病例的死亡率至少为50%，如果PT为正常值的2倍、发生肝性脑病和肾功能不全，则死亡率接近90%。

酒精性肝硬化

肝硬化的治疗在本章前文已有描述。再次强调，所有的患者需要终身戒酒。戒酒对预后有改善，5年生存率可达到90%，但如果继续饮酒，5年生存率会降到60%。出现其他疾病（黄疸、腹水及呕血）时5年生存率降到35%，大多数死亡发生在第一年。肝移植在一些国家已经广泛应用，并有很好的生存率。

如果肝病能有所改善，则强制戒酒。如果患者持续恶化，则应接受肝移植。

肝细胞癌多发生于男性。

推荐读物

Lieber C (1995) Medical disorders of alcoholism. *New England Journal of Medicine* **133**: 1058–1065.

Tilg H, Diehl AM (2000) Cytokines in alcoholic steatohepatitis. *New England Journal of Medicine* **343**: 1467–1476.

Budd-Chiari 综合征

该病是由于肝静脉闭塞，引起肝静脉流出道阻塞。1/3患者病因不清，但是较特异的诱因包括高凝状态，如：红细胞增多症、口服避孕药及白细胞增多症。其他原因包括后腹壁肉瘤、肾或肾上腺肿瘤、肝细胞癌、肝感染（如棘球囊）、先天性静脉网、肝放射治疗或肝创伤造成的肝静脉闭塞。

急性表现为腹痛、恶心、呕吐、肝大并有触痛和腹水（特别在妊娠期妇女中可突发）。慢性表现为肝大（特别是尾状叶）、轻度黄疸、腹水、肝颈静脉回流阴性、脾大伴门静脉高压。

检查

腹水蛋白浓度增高，特征性的肝组织学表现为中央带区充血、出血、纤维化和肝硬化。超声、CT 或 MRI 检查显示肝静脉闭塞，增强扫描显示弥漫性实质异常。由于尾状叶有独立血供和静脉回流，所以不受累。显示有下腔静脉压迫。脉冲式多普勒超声或彩色多普勒超声检查对诊断有帮助，它可以直接显示肝静脉的血流异常。其他化验如血常规、凝血功能也要检查。

鉴别诊断

下腔静脉闭塞、右心衰或限制性心包炎可有类似临床表现，应完善相关检查。

治疗

急性期可选择溶栓治疗。腹水以及其他病因（如红细胞增多症）同样应该治疗。先天性静脉网应行放射治疗或手术切除。如果下腔静脉没有梗阻，可行门腔或脾肾侧-侧吻合术，可减少肝淤血，改善患者临床表现，但前提是腔静脉没有阻塞。经颈静脉肝内门体分流术（TIPS）可替代门腔分流术，因为下腔静脉压迫不会影响TIPS效果，故现在 TIPS 应用在增加。慢性 Budd-Chiari 综合征以及暴发性患者可选择肝移植，但需要终身抗凝。

预后

取决于病因，一些患者可存活多年。

推荐读物

Menom KVN et al. (2004) The Budd-Chiari syndrome. *New England Journal of Medicine* **350**: 578–585.

肝小静脉闭塞症

该病是由于肝静脉损伤所致，临床表现与 Budd-Chiari 综合征相似。该病最早起源于牙买加，蔷薇茶（由千里光、天芥菜属和猪屎豆类植物制成）中有毒性的吡咯双烷生物碱引起肝静脉损伤。在世界的其他地方也可见到。该病也可为同种异基因骨髓移植治疗前全身照射和化疗的并发症。移植后静脉闭塞有很高的死亡率。治疗为支持治疗，控制腹水和肝功能衰竭。去纤苷和 TIPS 已经应用在一些病例中。

纤维囊性病

这类疾病通常为遗传病，在肝、肾、偶尔在胰腺或其他器官，表现为囊性改变或纤维化。

多囊肝

多囊肝为常染色体显性遗传多囊肾的一部分，通常没有症状，偶尔表现为腹痛和腹胀。肝功能正常，并发症如食管静脉曲张少见。预后良好，通常取决于肾脏疾病。

孤立性肝囊肿

该病常在影像学检查中发现，通常无症状。

先天性肝纤维化

该病少见，肝结构正常，但从肝门部延伸出许多宽的胶原纤维。该病为常染色体隐性遗传病，可散发。通常患者在儿童期表现为肝脾大、门脉高压。晚年也可出现该病，易与肝硬化混淆。

确诊需要楔形肝活检。预后良好，但需与肝硬化鉴别。由于肝功能良好，出血患者通过内镜治疗或门腔吻合术预后良好。

先天性肝内胆管扩张症（Caroli 病）

该病少见，非家族性疾病。肝内肝外胆管均有囊状扩张。在各个年龄均可发病（通常儿童常见），临床表现为发热、腹痛、复发性胆管炎伴革兰阴性杆菌败血症。无黄疸和门脉高压表现。诊断依靠超声、PTC、ERCP 或 MRCP。

肝脓肿

化脓性肝脓肿

这种脓肿少见，可单发或多发。多是由于腹腔内败血症（阑尾炎或穿孔）迁移至门脉引起脓血症。多数病例病因不清。老年患者胆道败血症是常见的原因。其他原因包括创伤、菌血症、从肾周脓肿等直接蔓延。

病原体通常为大肠杆菌、米勒链球菌、厌氧菌如类杆菌。其他病原体包括粪肠球菌、普通变形杆菌及金黄色葡萄球菌等。多数感染为混合性的。由于抗生素的应用或者厌氧条件不够，可能导致培养失败。

临床特征

一些患者不是急性起病，可能有持续几天或几月的不适，其他表现为发热、寒战、厌食、呕吐、体重下降和腹痛。也可表现为革兰阴性杆菌败血症休克症状。体格检查很少有阳性发现。有些患者可表现为中毒症状、发热和黄疸，可有肝脏压痛及肝大表现，可发现右下胸部有胸腔积液或胸膜摩擦音。

检查

非急性起病的患者通常表现为“不明原因的发热”(PUO)，大多数常规检查正常。惟一线索是血清碱性磷酸酶升高。

- 25% 患者**血清胆红素**水平升高。
- **正细胞正色素性贫血**可发生，常伴有多形核白细胞增多。
- 血清碱性磷酸酶和 ESR 升高。
- **血清维生素 B_{12}** 明显增高，因为维生素 B_{12} 在肝中贮存并释放。
- 只有 30% 病例血培养阳性。

影像学检查

超声可发现脓肿，CT 检查可发现复杂和多发病变。胸片可提示右半膈升高，在严重病例可显示胸腔积液。根据年龄，结肠影像学检查可能是必要的，可以发现感染源。

处理

应尝试超声引导下脓肿穿刺术。抗生素应覆盖革兰阴性、阳性及厌氧菌，直到找到致病菌。

如果处理有困难或效果差，可以在超声引导下行大孔针引流或外科手术。同时需治疗基础病因。

预后

整体死亡率取决于病理性质。由于针吸术和抗生素的应用，死亡率已降低到 16%。右叶单房的脓肿预后相对好一些。多发脓肿播散有很高的死亡率，只有 1/5 的患者存活。

阿米巴肝脓肿（也见第 2 章）

该病在全世界均有发病，尤其是那些去过流行病区的患者。溶组织内阿米巴可以经门脉系统从肠道进入肝脏。多发小的脓肿引起肝门部的炎症，最终形成单发或多发的大脓肿。

临床表现为渐进过程，但也可突发。表现为发热、厌食、消瘦和不适。通常没有痢疾病史。体检发现患者精神不振，肝大并有触痛，右下胸部可有积液或实变体征。黄疸不常见。

检查

化脓的脓肿表现：

- 阿米巴血清学检查常阳性（如血细胞凝集、阿米巴补体结合试验和ELISA）。特别是有肠道症状的患者，临床治愈后也可呈阳性，故不能作为现症诊断依据。如果重复试验为阴性，则阿米巴脓肿的可能性不大。
- 诊断性穿刺液呈鱼酱色。

治疗

甲硝唑 800mg，每天 3 次，共 10 天。如果对药物治疗没有反应，则对于多发脓肿、较大脓肿、位于肝左叶或有破溃危险的脓肿都应选择抽吸术。

并发症

破溃、继发性感染和败血症。

肝脏的其他感染性疾病

血吸虫病（也见第 2 章）

曼氏裂体吸虫和日本裂体吸虫可以感染肝脏，但埃及裂体吸虫对肝影响较小。在它们的生活史中，虫卵通过静脉系统到达肝，可阻塞门静脉分支，形成肉芽肿、纤维化和炎症反应而不是肝硬化。

临床表现为肝脾大和门脉高压，特别是日本裂体吸虫感染。

实验室检查显示血清碱性磷酸酶升高，粪便、直肠和肝活检中可找到虫卵（离心沉淀）。皮肤检查及其他免疫学检查结果可能为假性，还可因既往感染而呈阳性。

治疗选用吡喹酮，但是治疗后仍会有纤维化，并有门脉高压的风险，特别是由于门脉纤维化引起窦状隙前的病变。

棘球蚴病（包虫病）（也见第 2 章）

细粒棘球绦虫形成的囊可为单发或多发。多位于右肝下叶。囊分为三层：外层来源于宿主，中间为一薄层，内层为幼芽层，从生发囊发芽，形成子囊。

临床上多没有症状或表现为钝痛，右侧季肋部肿胀。30% 患者外周血嗜酸性粒细胞增多，85% 患者棘球囊补体结合试验或血细胞凝集试验阳性。腹平片提示囊壁外层钙化。超声和 CT 可显示包囊，还可显示母囊里面的子囊（图 7.25）。

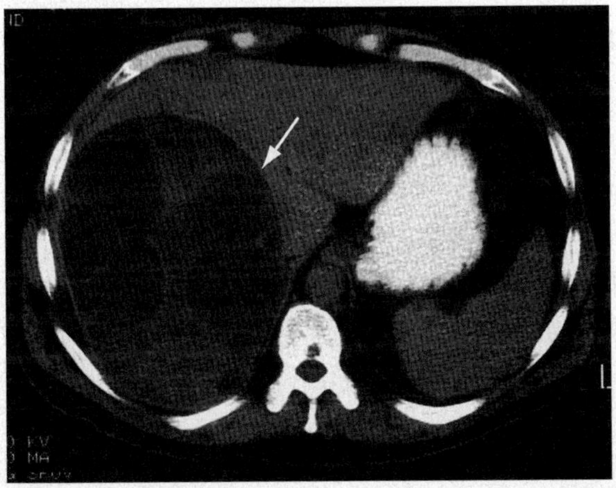

图7.25 肝CT扫描显示大的棘球囊（箭头所示），其内可见子囊。

药物治疗（阿苯达唑 10mg/kg，可以穿透大的囊）可以减小囊的体积。从 20 世纪 80 年代开始使用穿刺、抽吸、注射及反复抽吸技术（PAIR）。可在超声引导下行细针抽吸化疗术。用酒精、盐水或溴化十六烷基三甲铵消毒囊后，外科手术可以完整切除囊体。慢性钙化囊可留下。尚没有设计很好的临床试验模式。

并发症包括破入胆道系统、其他器官或腹腔内，导致感染播散。尽管有破溃危险，如果没有并发症则预后良好。预防方法包括除掉宠物身上的寄生虫、让宠物远离感染的动物的尸体，还包括兽医控制方案。

多房棘球绦虫可引起泡型包虫病，且只导致肝损害。如果不治疗，则死亡率极高。早期诊断可以根治性切除，继而进行化学抑制治疗。

获得性免疫缺陷综合征（也见第 2 章）

该病的患者肝脏经常受累，但发病率和死亡率低。HIV病毒可能不是引起肝功能异常的原因。可见下列情况：

- 原先即存在/同时合并病毒性肝炎——肝炎进展更加迅速（HBV、HCV 及 HDV）
- 肿瘤：Kaposi 肉瘤，非 Hodgkin 淋巴瘤
- 机会感染（如结核分枝杆菌、鸟-胞内分枝杆菌、隐球菌、白色念珠菌及弓形虫病）
- 药物性肝损害
- 硬化性胆管炎。

临床上 60% 患者表现为肝大。

妊娠期肝病

妊娠不影响肝功能。但任何肝病都可以在妊娠期发生。例如 40% 妊娠期黄疸患者患有病毒性肝炎。妊娠不会必然加重肝损害，但是合并进展期肝病的妇女怀孕的较少。

可发生以下改变：

- 妊娠时血浆和血容量增加，但肝血流量不变。
- 心脏到肝脏的排出量从 35% 减少到 29%；会影响药物代谢。
- 肝大小不变。

- 肝生化：来源于胎盘的碱性磷酸酶升高（升高至3～4倍），血容量增加导致总蛋白降低。
- 肝合成增加，三酰甘油和胆固醇水平升高，血浆铜蓝蛋白、转铁蛋白、α_1-抗胰蛋白酶和纤维蛋白原水平升高。
- 产后有高凝倾向，可发生急性Budd-Chiari综合征。

很多肝病使妊娠复杂化。

妊娠剧吐

妊娠期病理性呕吐可伴有肝功能失代偿和黄疸。呕吐缓解后肝功能可恢复。

妊娠期肝内胆汁淤积症

病因不清，多见于妊娠后期，临床上可仅表现为瘙痒。有家族遗传倾向，北欧、智利和玻利维亚为高发区。

肝生化检查提示胆汁淤积，血清碱性磷酸酶升高（升高至正常的4倍），转氨酶升高，偶尔可以明显升高。60%黄疸患者血清胆红素轻度升高。并不要求做肝活检，但肝活检可显示中心小叶胆汁淤积。

治疗：针对症状，熊去氧胆酸15mg/kg。预后：母亲预后良好，死胎发生率高，分娩后症状消失。再次妊娠或口服含雌二醇的避孕药，胆汁淤积可复发。

先兆子痫和子痫

先兆子痫表现为高血压、蛋白尿和水肿，发生于妊娠中后期。子痫可表现为惊厥和昏迷。肝脏并发症包括被膜下血肿和梗塞，偶尔可发生暴发性肝功能衰竭。严重先兆子痫患者可发生HELLP综合征——溶血、肝酶升高和血小板降低。HELLP综合征患者可表现为上腹痛、恶心和呕吐，5%患者有黄疸。分娩是治疗子痫的最好方法。

妊娠急性脂肪肝（AFLP）

该病少见，病情严重。病因不清。急性脂肪肝与长链3-羟基乙酰基辅酶脱氢酶（LCHAD）缺乏有关。机制不清，来源于纯合子或杂合子胎儿的异常脂肪酸代谢产物进入杂合子母亲的循环系统并克服母系的肝线粒体氧化系统。多发生于妊娠后期，表现为急性重型肝炎——黄疸、呕吐、腹痛，偶尔表现为呕血和昏迷。

实验室检查显示肝细胞损害、多尿、血小板减少，DIC少见。CT显示脂肪堆积使肝呈低密度。有时不易与HELLP综合征相鉴别，因为LCHAD缺乏同样可在HELLP综合征中见到。肝活检表现为肝细胞内脂肪滴（微粒体）伴极少量坏死，但这不是诊断所必需。

立即分娩可挽救母亲和胎儿。早期诊断和治疗可以减少20%死亡率。治疗主要是针对急性肝功能衰竭。

推荐读物

Koux TA, Olans LB (1996) Liver disease in pregnancy. *New England Journal of Medicine* **335**: 569–576.

肝脏肿瘤

最多见的肝肿瘤为继发性肿瘤（转移瘤）（图7.26），特别是来源于胃肠道、乳腺或支气管的肿瘤。临床表现不同，但通常会出现肝大。超声是首选检查，也可选择CT或MRI。MRI与CT诊断转移方面的价值相当。原发性肝肿瘤可表现为良性或恶性，大多数为恶性。

恶性肿瘤

肝细胞癌（HCC）

HCC是世界十大常见恶性肿瘤之一。

病因学

HBV和HCV病毒携带者是HCC的高危人群。在HBV流行区，90%的肝癌患者HBV阳性。超过80%的患者有肝硬化表现。HCC的发展与HBV DNA整合到宿主的肝细胞基因组以及病毒复制程度有关。HCV虽然没有病毒整合，但发展为HCC的危险性与HBV等同甚或高于HBV危险性。原发性肝癌与其他形式的肝硬化有关，如酒精性肝硬化和血色病。男性发病高于女性，这也可以说明在血色病中发病率高，而在PBC发病率低。其他可能病因为黄曲霉素（花生中真菌代谢产物）和雄激素类固醇，与避孕药的相关性弱。

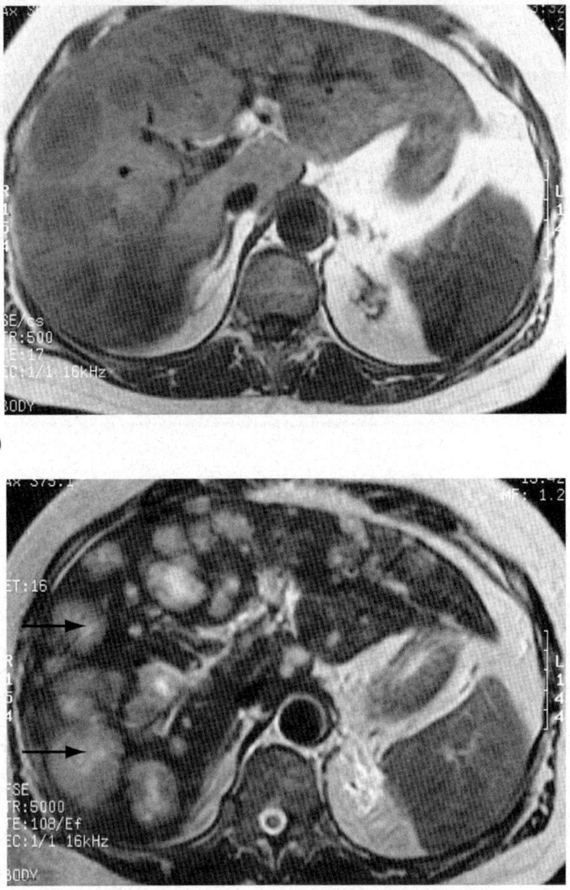

(a)

(b)

图 7.26 肝 MRI。(a) T1；(b) T2 加权序列显示肝多发性转移瘤。液体密度在 T2 上为高信号。注意肿瘤中心坏死 (b)（箭头所示）。

病理学

该病可表现为遍及肝脏的单发或多发结节。组织学上由类似肝细胞的细胞构成。可以通过肝静脉或门静脉转移至淋巴结、骨和肺。

临床特征

体重降低、厌食、发热、右侧季肋区疼痛和腹水。如肝硬化患者临床表现进展迅速，提示有 HCC 可能。查体显示肝大、有触痛、形态不规则。由于增加了监测力度，在无症状的肝硬化阶段即可发现 HCC。

检查

α- 甲胎蛋白可能升高，而在至少 1/3 患者可正常。90%患者超声检查可见到充盈缺损。肝活检，尤其在超声引导下肝活检对诊断有意义。但是由于影像学技术可以发现特征表现，而且癌细胞有沿穿刺道种植转移的可能，故该项技术现在正在减少使用。

治疗和预后

偶尔可行外科手术切除。肝硬化患者肿瘤较小，肝移植效果较好。放化疗没有太大帮助，但是化学栓塞和选择性栓塞预后较好。

预防

围生期后的持续 HBV 感染，是许多地区发生 HCC 的高危因素，比如在东南亚。抗 HBV 疫苗已经开始使用，在台湾可降低年发病率。

胆管癌

胆管癌可发生在肝内或肝外。原发性肿瘤的 10% 为肝内腺癌，起源于胆管。与肝硬化和 HBV无关。在远东可能与华支睾吸虫或麝猫后睾吸虫感染有关。临床表现与原发性 HCC 类似，但肝门部肿瘤患者黄疸多见，胆管炎更为多见。

外科手术切除可能性很小，患者通常在 6 个月内死亡。肝移植为禁忌。

良性肿瘤

最常见的良性肿瘤为血管瘤。通常较小、单发，但也可表现为巨大而多发。通常是超声、CT或MRI检查无意间发现，有其特征性表现。无需治疗。

肝细胞腺瘤与口服避孕药有关。可表现为腹痛或腹腔内出血。手术切除仅适用于有症状的患者，或那些停止口服避孕药后肿瘤体积不减小的患者。

推荐读物

Seef LB, Hoofnagle JH, McLaughlin A (2004) Hepatocellular carcinoma. *Gastroenterology* (Suppl.) **127**: S1-S323.

Wands JR (2004) Prevention of hepatocellular carcinoma.
New England Journal of Medicine **351**: 1567-1570.

其他肝脏疾病

肝线粒体损害综合征

该病机制为脂肪酸β-氧化作用抑制，可以表现为：

- **具有遗传性**：中链乙酰辅酶A脱氢酶缺乏，导致小泡性脂肪变。
- **毒素**导致肝功能衰竭，包括黄曲霉毒素和雨蛙肽（蜡样芽胞杆菌产生），可引起食物中毒。
- **药物**（如静脉使用四环素、丙戊酸和核苷酸逆转录酶抑制剂）可产生致命性小泡性脂肪变。
- **特发性**：最熟知的是妊娠期脂肪肝和Reye综合征。β-氧化作用抑制和线粒体氧化磷酸化解耦联导致儿童急性脑病和肝弥漫性微囊泡性脂肪浸润。服用阿司匹林和病毒感染是诱因。死亡率约50%，死因多为脑水肿。

特发性成人胆管缺乏

表现为瘙痒和胆汁淤积性黄疸。肝组织学表现为肝内胆管至少减少50%，还表现为胆管炎和明显纤维化或肝硬化。大多数情况下该病是缓慢进展的，惟一治疗方法是肝移植。

印度儿童肝硬化

该病见于印度儿童，病因不清。最终发展为小结节性肝硬化，并有过量铜沉积在肝脏。

肝卟啉病

见第19章。

囊性纤维化（也见第14章）

该病主要影响肺和胰腺，但是患者可发展为脂肪肝、胆汁淤积和肝硬化。肝受累的病因不清。

药物与肝脏

药物代谢

肝脏是药物代谢的主要场所。药物从脂溶性转化为水溶性物质，通过胆汁或尿液排泄。药物代谢由一组混合功能酶介导（第16章）。

药物肝毒性

多种药物可损害肝功能，见表7.16。当轻度肝功异常时，通常会想到药物影响。药物性肝损害可分为可预测性（剂量相关）和非预测性（与剂量无关）（见第16章）。这种分型不能严格地使用，因为至少有六种机制涉及损害机制：(1) 细胞内钙平衡失调；(2) 胆小管转运机制受损；(3) 形成非功能性内转运（酶-药物）；(4) 作为新的免疫原（T细胞攻击）表达在肝细胞表面；(5) 诱导凋亡；(6) 抑制线粒体功能，阻止脂肪酸代谢、乳酸和活性氧簇聚集。主要的机制或多种机制联合作用决定肝损害类型，如肝炎、胆汁淤积或免疫学表现[皮疹、发热和关节痛（血清病综合征）]。可检测到嗜酸性粒细胞、循环免疫复合物和抗体。

如果服用较少量的剂量依赖性肝毒性药物（如对乙酰氨基酚），药物与葡萄糖醛酸苷和硫酸盐结合比率提高，同时剩余部分被微粒体酶代谢产生毒性衍生物，后者通过与谷胱甘肽结合而去除毒性。如果服用剂量大，前者过饱和而毒性衍生物产生增加，一旦谷胱甘肽减少则大剂量毒性产物聚集产生肝损害（第16章）。

药物的“可预计性”损害可以在其服用前被代谢事件所影响，如慢性酒精滥用由于酒精酶诱导效应更易造成肝损害，生病或饥饿时由于肝谷胱甘肽产生减少，也更易造成肝损害。其他因素如环境或基因也可决定患者对某些药物的“易感性”。

肝损害

不同药物引起肝损害的类型见表7.16。诊断多为排除性。患者多在开始服药3个月内出现反应。长时间治疗患者需要监测肝功能，如抗结核治疗。如果怀疑

表 7.16　一些药物导致的肝损害类型

肝损害类型	药物	肝损害类型	药物
3 带坏死	四氯化碳	慢性肝炎	甲基多巴
	伞形毒菌类		呋喃妥英
	对乙酰氨基酚		非诺贝特
	水杨酸		异烟肼
	吡罗昔康	一般超敏性	硫胺类药剂，例如：
	可卡因		柳氮磺吡啶
1 带坏死	硫酸亚铁		复方新诺明
微囊泡性脂肪病	丙戊酸钠		防治疟
	四环素		青霉素，例如：
脂肪性肝炎	胺碘酮		氟氯西林
	合成雌激素		氨苄西林
	尼非地平		阿莫西林
纤维化	甲氨蝶呤		阿莫克拉
	其他细胞毒素药物		NSAID，例如：
	砷		水杨酸盐
	维生素 A		双氯芬酸
	类维生素 A		别嘌醇
血管性			抗甲状腺药物，例如：
窦状隙扩张	避孕药		丙硫氧嘧啶
	合成代谢类固醇		卡比马唑
	硫唑嘌呤		奎宁，例如：
紫癜样肝病	口服避孕药		奎尼丁
	合成代谢类固醇，例如：		地尔硫草
	达那唑		抗惊厥剂，例如：
	硫唑嘌呤		苯妥英
静脉阻塞	吡咯里西啶类生物碱	小胆管型胆汁淤积	性激素
	（蓄薇茶内的千里光）		环孢素 A
	细胞毒性药物——环磷酰胺	肝小胆管型胆汁淤积	氯丙嗪
急性肝炎	异烟肼		氟哌啶醇
	利福平		红霉素
	甲基多巴		西咪替丁 / 雷尼替丁
	阿替洛尔		呋喃妥英
	依那普利		丙米嗪
	异搏定（维拉帕米）		硫唑嘌呤
	酮康唑		口服降糖药
	细胞毒性药物		右丙氧芬
	氯硝西泮	胆道淤泥	头孢曲松
	双硫仑	硬化性胆管炎	5- 氟尿嘧啶肝动脉注射
	尼亚新（烟酸）		高激素浓度药物（腺瘤）
	挥发性麻醉液体，例如：	肝肿瘤	口服避孕药
	氟烷	肝细胞癌	达那唑

NAAID：非甾体类抗炎药。

该药引起肝损害应立即停药。肝活检对诊断意义不大，偶可见嗜酸性粒细胞和肉芽肿。在肝脏生化恢复正常后依然使用低于治疗量的剂量则有助于确认诊断。

个别药物

对乙酰氨基酚

大剂量对乙酰氨基酚引起肝细胞坏死。毒性代谢产物与肝细胞膜不可逆结合。过量给药将在第16章进行讨论。

氟烷和其他挥发性麻醉药

重复使用氟烷会导致肝炎。机制可能与高敏反应有关。在第二次或继续使用氟烷后10天左右出现不能解释的发热，伴随黄疸和典型肝炎表现。大多数患者可自行缓解，但在严重病例死亡率很高。没有慢性并发症。对于卤代麻醉药过敏的患者，恩氟烷和异氟烷可引起肝毒性，但风险比氟烷小。

类固醇复合物

胆汁淤积是由天然或合成的雌二醇和甲睾酮引起的。其影响小管胆汁流动，导致完全的胆汁淤积。由于使用剂量较小，胆汁淤积在口服避孕药患者中少见。但是口服避孕药患者胆囊结石、肝腺瘤（HCC 少见）、Budd-Chiari综合征和紫癜样肝病发病率增加。后者是由促蛋白合成性类固醇引起的，表现为肝窦状小管扩张充血。

酚塞嗪类

酚塞嗪类（如氯丙嗪）由于高敏反应可导致胆汁淤积。1% 患者可发生，通常发生在用药4周内。典型表现为发热和嗜酸性粒细胞增多。停药后即恢复。

抗结核化疗

10% ~ 20% 服用异烟肼的患者转氨酶升高。肝细胞坏死伴黄疸发生的比例小。异烟肼的肝毒性与乙酰化个体状态有关，因为是代谢产物导致损害。

利福平引起肝炎，通常发生在用药 3 周之内，特别是大剂量使用时。

吡嗪酰胺导致肝功能异常，但肝细胞坏死少见。

胺碘酮

导致组织学上的脂肪性肝炎，如果不及时停药可导致肝功能衰竭。

肝病患者的药物处方

严重肝病患者（有黄疸和腹水）药物代谢受损，多数药物代谢需要依靠肝血流和肝细胞的完整性。一般肝脏疾病或胆汁淤积患者药物代谢时间延长。这在门体分流者更加明显，因为药物第一通路的排出减少。低蛋白血症患者的药物结合蛋白减少，胆红素竞争结合血清白蛋白。对于门体肝性脑病患者，中枢抑制药须谨慎给予。

推荐读物

Lee WM (2003) Drug-induced hepatotoxicity. *New England Journal of Medicine* **349**: 474–485.

胆囊和胆道系统

胆汁的构成、形成和功能见本章开始部分。

胆结石

流行病学

胆石症在各个年龄均可发病，但30岁前少见。发病率与年龄和性别有关。随年龄增长，发病率增加，女性发病率比男性高 2 ~ 3 倍，而在 60 ~ 70 岁时差别并不显著。在此年龄胆石症发病率为 25% ~ 30%。有发病种族差异，北欧、南美和北美本土人发病率高。

胆结石的类型

胆结石主要分为两种类型。西方国家 80% 胆石含有胆固醇。第二位的为“色素结石”，主要成分为胆红素钙或者聚合物样复合体，包含钙、铜和一些胆固醇。

胆固醇结石

胆固醇结石是由胆汁中的胆固醇结晶形成。依靠以下三种因素：

- 胆汁中胆固醇超饱和
- 胆汁中结晶促进因子
- 胆囊动力。

胆固醇部分来源于食物，但部分在肝内合成。胆固醇合成限速酶为β-羟-β甲基戊二酸单酰辅酶A（HMG-CoA）还原酶，催化第一步，即醋酸盐转化为甲羟戊酸(见图7.4)。合成的胆固醇同磷脂一起分泌到胆小管。只有当胆汁过饱和时，胆固醇才能结晶成石，与胆汁盐和磷脂有关。过量的胆固醇分泌到胆汁中即会引起结石形成，在一些病例中主要是由于HMG-CoA还原酶激活增加。最近瘦素（来普汀）被证实可增加胆固醇分泌入胆汁。快速减轻体重时瘦素水平提高，可以解释胆固醇结石增多。过饱和的另一种机制为胆汁盐含量减少（如末段回肠Crohn病）。

胆汁盐池的**组成**可以影响胆固醇溶解能力。增加继发的疏水的胆汁酸（去氧胆酸）比例可以造成胆固醇结石的形成。这与原发性胆酸经过细菌的酶代谢产生去氧胆酸时结肠转运缓慢有关。去氧胆酸可被重吸收入胆汁盐池。(见图7.4)

胆汁胆固醇过饱和是形成胆固醇结石的必备条件，但一些个体有过饱和状态但从不发展成结石。胆固醇结晶和溶解因子之间的平衡决定了胆固醇是否可以从溶液中结晶出来。大量脂蛋白被推断为结晶因子。

胆囊动力是另一种影响胆固醇从过饱和胆汁中结晶的因素。这从动物模型中已经得到了证实。由于粘蛋白分泌过多，胆囊淤积导致胆固醇结晶。

胆囊动力异常在一些环境中，如妊娠、多胎产、糖尿病和奥曲肽相关胆囊结石等，可以作为一种因素。胆结石的危险因素见表7.17。

表7.17 胆固醇结石的危险因素

年龄增长	药物（如避孕药）
性别（女性多于男性）	回肠疾病或切除术
多胎产	糖尿病
肥胖	奥曲肽治疗的肢端肥大症
快速体重下降	肝硬化
饮食（如高动物脂肪饮食）	

胆色素结石

胆色素结石的病因与胆固醇结石完全不同。主要有两种类型：黑色和棕色。

黑色胆色素胆结石组成成分为胆红素钙以及黏液糖蛋白与碳酸钙和（或）磷酸钙形成的网状结构。结石的颜色从深黑到深棕，表面有玻璃样皲裂。黑色结石在40% ~ 60%溶血患者中可以见到，如镰状细胞病和遗传性球形红细胞增多症，主要是缓慢产生过量胆红素。但是色素结石的产生并不伴有溶血。黑色结石包含细菌，产生葡萄糖醛酸苷酶和磷脂酶，可促进胆石形成。有人推断胆管的亚临床细菌种植是胆色素结石的形成原因。

棕色结石多为泥土样颜色，从横截面观察则可发现有交替的棕色层和茶色层。主要组成成分为脂肪酸钙和胆色素钙盐。多见于胆汁淤积和（或）胆汁感染中。棕色结石常见于胆囊切除后胆道结石复发，在胆管疾病的肝内胆管中也可见到，如Caroli综合征和原发性硬化性胆管炎。远东地区肝内、肝外胆管均可见到棕色结石，可能与寄生虫感染有关。

胆结石的临床表现（图7.27）

大多数胆结石无症状，可保持终生无症状。多在腹部放射或超声检查中发现。超过10 ~ 15年时，20%的患者可出现症状，10%可出现严重并发症。胆结石一旦出现症状，就有产生反复并发症的倾向，严重性常会增加。胆结石并不引起厌食、脂肪不耐受、胃胀气或其他

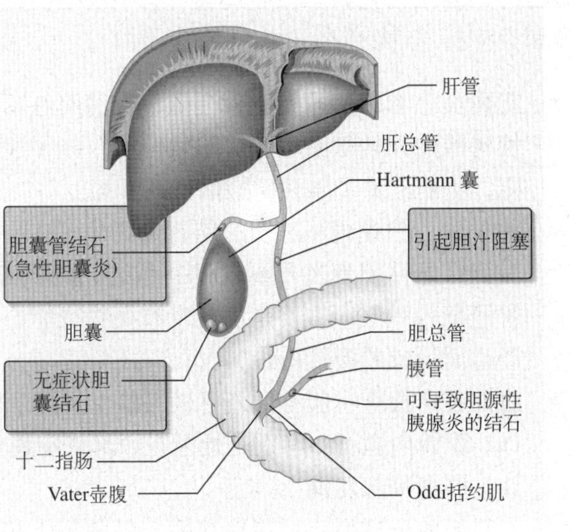

图7.27 胆结石的临床表现。

不明确的上腹部症状。肥胖的40岁女性与一般人群的胆结石发病几率相同。

胆绞痛

胆绞痛是指胆结石移动过程中暂时性阻塞胆囊或胆总管所引起的疼痛。“绞痛”是胆石导致的胆管梗阻的严重而持久的疼痛，并有渐强的趋势。许多患者症状出现与过度饮食，特别是高脂肪饮食有关。发病多在午夜，持续至早晨。疼痛初发部位多为上腹部，多包括右上腹，放射至右侧肩膀和右侧肩胛区。严重患者常出现恶心和呕吐。几个小时后或使用阿片类止痛药后症状可自行缓解。如果疼痛时间延长，特别是伴有发热、寒战，提示发生并发症如胆囊炎、胆管炎或胆源性胰腺炎。

急性胆囊炎

胆囊排空时梗阻造成急性胆囊炎。95% 的患者有胆囊结石。梗阻造成胆囊腺体分泌增加，胆囊进行性扩张，从而影响胆囊的供血。胆囊内残留的胆汁可导致继发性炎性反应。除血管和炎性表现外，可有感染表现。

胆囊炎发作的临床特征与胆绞痛相似。超过几个小时的局限性右上腹痛提示腹膜炎症可能。疼痛时体征为触痛和肌卫或肌紧张。胆囊化脓（积脓症）偶尔发生，很少情况下急性坏疽性胆囊炎会发展为穿孔伴弥漫性腹膜炎。

检查

胆囊颈或胆管的结石引起的胆绞痛可能没有明显异常的实验室检查。急性胆囊炎可有中度的白细胞增多和炎症标志物升高（如 C- 反应蛋白）。

- 胆囊炎患者即使没有胆管梗阻，**血清胆红素、碱性磷酸酶和转氨酶**水平可略微升高。如果胆管梗阻，则胆红素和碱性磷酸酶升高明显。
- **腹平片**：胆囊里不透明的结石或钙化可在平片中见到，急性胆囊炎严重病例中可见到胆囊腔内和胆囊壁内积气，主要是由产气有机物或胆石进入肠道而形成的瘘管所致。
- **腹部超声检查**：胆石症最有效的检查（图 7.28）
  (a) 胆囊内胆石：特别是梗阻在颈部或胆囊管
  (b) 胆囊局部压痛
  (c) **胆囊壁增厚**：低蛋白血症、门脉高压和急性病毒性肝炎患者也可见到。

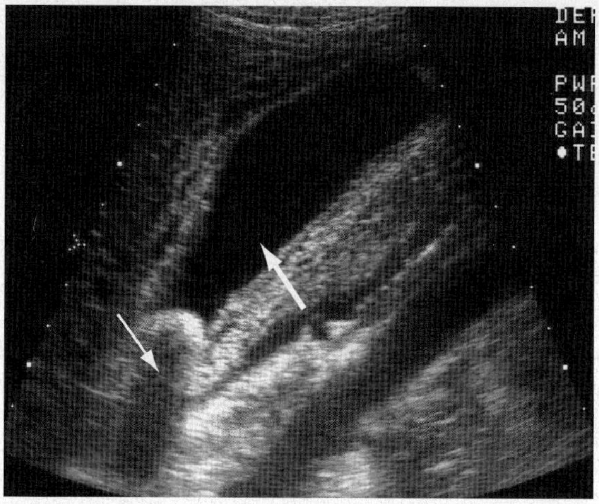

图7.28 **急性胆囊炎患者的超声影像。**可见一个结石（表现为声影——细箭头所示）阻塞胆囊颈部，胆囊扩张（粗箭头所示），胆囊壁增厚水肿。

胆结石在老年人中经常发生。由于缺乏特异症状，故所有有症状的患者均需考虑有无胆囊结石。

- **锝闪烁扫描**：同位素被肝细胞摄取并分泌入胆汁。该项检查可以用于观察肝外胆道系统。胆管和胆囊充盈缺乏提示急性胆囊炎，但必须与临床表现相结合。

鉴别诊断

典型的胆绞痛通过仔细的询问病史即可明确。鉴别诊断包括肠易激综合征（肝曲痉挛）、右半结肠癌、不典型消化性溃疡、肾绞痛和胰腺炎。

急性胆囊炎的鉴别诊断包括有严重右上腹痛和发热症状的疾病，如急性胰腺炎发作、消化性溃疡穿孔或肝内脓肿。右侧膈上疾病（如基部肺炎和心肌梗死）可有相似的临床表现。

胆结石的处理

胆囊切除

有症状的患者主要治疗为胆囊切除术。如果只是实验室检查发现结石而患者无典型临床症状，则不应选择手术切除。腹腔镜手术已在很大程度上取代了剖腹胆囊切除术。术后疼痛小，只有短期的肠梗阻，早期即可活动。腹腔镜下胆囊切除术需监护一日，但通常情况下需要监护48小时。花费超过开腹手术，目前禁忌证少，如果以前做过腹部广泛手术、合并胆管梗阻或门脉高压患者不适宜行腹腔镜手术。

有5%选择腹腔镜手术的患者中转开腹，主要问题是技术困难，特别是右上腹部粘连或胆囊解剖不清时。

急性胆囊炎：首选保守治疗，包括禁食、静脉输液、镇静和静脉抗生素（如头孢噻肟）。

症状控制几天后可选择胆囊切除，大多数情况下安全。

如果保守治疗失败，特别是在腹痛加剧、发热和积脓症或坏疽发生时，应行急诊超声检查和急诊手术。

胆囊切除后并发症包括从胆囊管或胆囊床发生的胆瘘。腹腔镜手术中胆囊管损伤发生率为0.5%，可有长期的后遗症如胆道败血症和继发性胆汁肝损害。总死亡率为0.2%。

结石溶解和震波碎石术

胆囊结石的**非手术治疗技术**使用不多，多用于那些不适合腹腔镜手术的患者。

溶解：纯的或近似纯的胆固醇结石可以通过增加胆汁中胆汁盐的成分而溶解。需使用鹅去氧胆酸和熊去氧胆酸。溶解必须保证胆囊有功能，而且结石应为纯的胆固醇结石，直径小于10mm。只有20%患者符合条件，在这样的条件下完成溶解还需要几个月的时间。停药后复发率高，因此限制了该方法的使用。使用HMG-CoA还原酶抑制剂（如辛伐他汀）作为补充可能有效。这些可减少胆汁胆固醇含量并增加胆汁盐浓度，但是使用有限。

体外震波碎石术：放射性或超声震波可直接作用于胆囊结石。该项技术成功率高，但有局限性。只有较少数量的结石可被打碎，通常直径超过10mm。结石钙含量越高，碎石成功率越低。需要胆囊功能完整，才能通过胆管清除破碎的结石。

胆囊切除术后综合征

该病多发生于胆囊切除后几个月，但也可延迟至几年后发生，表现为上腹部疼痛，多为最初手术部位疼痛。在大多数病例中，该综合征与功能性巨肠疾病伴肝曲部肠痉挛有关（肝曲综合征）。在一些患者中疼痛与胆总管结石有关。在少数患者中，Oddi括约肌高压是潜在病因。腹痛时（缺乏胆总管残留结石的证据）患者可有肝功能异常和胆总管扩张（超声检查）。通过Oddi括约肌压力测定可以确诊，内镜下括约肌切开术可成功地治疗该病（见下文）。

胆总管结石

胆总管（CBD）结石主要的临床表现为胆绞痛、发热和黄疸（急性胆管炎）。但是只有少数患者表现为该三联症。腹痛是常见症状，有特征性胆绞痛表现。黄疸是易变性的伴随症状，通常发生于腹痛后。胆总管结石患者表现为连续发作的疼痛，只有部分患者有黄疸。与恶性胆管梗阻相比，黄疸水平具有波动性。

少数患者表现为发热，提示胆汁脓毒症，有时与败血症有关。胆汁积脓时预后较差。

少数胆管结石在胆囊疾病的影像学检查时发现，15%患者在切除胆囊时，术中行胆管造影才发现胆管结石。

查体

不发病时查体可无异常发现。发病时可表现为黄疸、发热和心动过速。另有轻到重度不等的右上腹压痛。

从上腹部到左上腹广泛的压痛伴腹胀提示胆源性胰腺炎（见下文）。

检查

实验室检查

- 无并发症时**全血细胞计数**正常。
- 胆管炎时，**中性粒细胞计数**升高，炎症标志物（ESR和CRP）升高。
- **血清胆红素轻度升高**，多为暂时性。胆红素浓度很高（=200μmol/L）时提示胆管完全梗阻。
- **血清碱性磷酸酶和γ-GT**在高胆红素血症患者中升高。
- **转氨酶水平**轻度升高，但是在胆管完全梗阻时，升高至正常值的10～15倍。
- 胆道梗阻患者**血清淀粉酶**水平轻度升高，若明显升高提示胆源性胰腺炎。
- 胆管梗阻患者**PT**可能延长，提示维生素K吸收减少。

经腹超声检查

大多数情况下，首选该项影像学检查，而且大多数情况下，此为惟一需要的影像学检查。

胆管梗阻表现为肝内胆管扩张，超声检查很容易发现，但不能确定梗阻的原因。50%胆管远端结石会被漏诊。由于胆管梗阻，胆囊结石检测率低。无症状的胆囊结石在癌症年龄组（65岁及以上）多见（达15%）。相反，5%~10%胆管结石的患者其胆囊中见不到结石。

其他影像学技术

MRC（核磁共振胆管成像技术）可显示胆道内液体的流动，是腹部超声技术的补充（图7.29）。

螺旋CT扫描可显示胆管扩张。胆管内不透明的结石比可透过放射线的结石更易显示。CT可除外胆管梗阻的其他原因如胰头癌。

超声内镜检查（图7.30）对胆总管、胆囊和胰腺能高分辨成像，与前面提到的影像学检查不同，为有创性检查。超声内镜探头可检查到胆总管远端，从而能发现大多数远端结石。

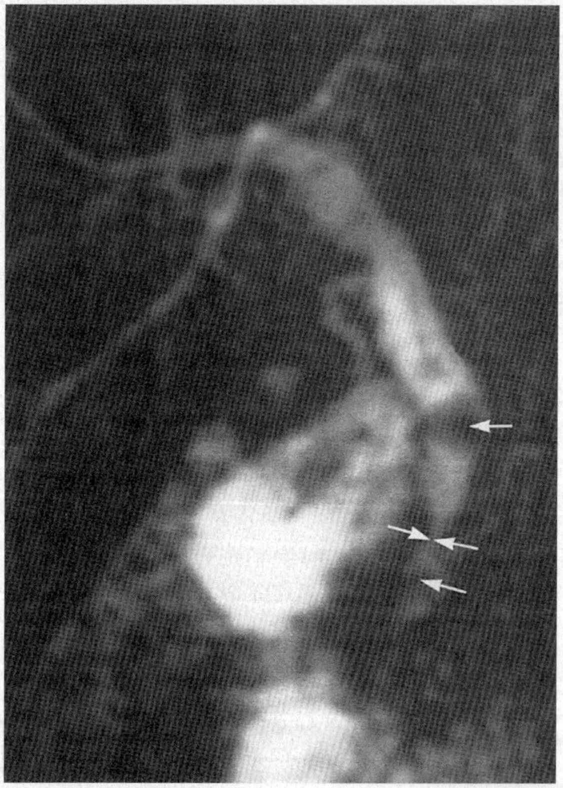

图7.29 腹痛和黄疸患者的胆管核磁显像。大的结石位于中段胆总管（最上的箭头所示），导致远端胆总管狭窄（箭头所示）。

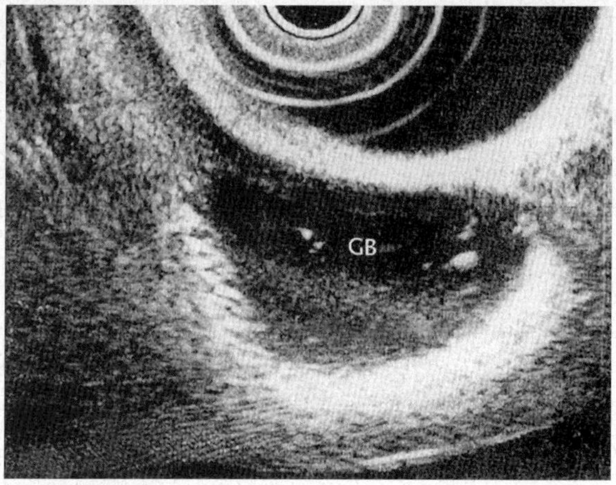

图7.30 探针引导下十二指肠超声内镜扫描（图的上部边缘）可以清晰显示含有多个小结石的胆囊。

该技术可发现小的钙化（微小钙化）。

内镜内逆行性胆管造影（ERC）

ERC能很好地显示胆总管。对于熟练的人员而言成功率可达98%，对胆管结石显示好（图7.31），但也会漏诊微小钙化。

ERC提供了括约肌切开和取出结石的治疗机会。

鉴别诊断

胆管炎可以独立于胆囊结石发生，如原发性硬化性胆管炎和Caroli综合征。有时胆管炎为恶性胆道梗阻的伴随症状。急性胆管炎（没有胆管结石）可表现为黄疸，主要是由于胆囊结石压迫胆总管（Mirizzi综合征）。胆总管结石产生疼痛而无黄疸表现，应与胆绞痛进行鉴别（见上）。

处理

急性胆管炎发病率和死亡率很高，特别在老年人。成功的治疗需静脉应用抗生素（头孢噻肟）以及急诊内镜逆行性胆道引流（图7.31）。可行括约肌切开，然后通过球囊或篮状导管取石。对于严重患者可在胆管内置入塑料支架进行引流，而不必移去结石，因此可缩短操作时间。残余的结石可在患者症状缓解后通过内镜取出。急性胆管炎外科引流有很高的死亡率，仅限于极少数不能通过内镜技术处理的病例。

内镜下胆管清理也是急性胆源性胰腺炎的治疗手段之一，同样对胆囊切除后胆总管残余结石患者有效。

胆总管结石合并胆囊结石患者有两种治疗途径：

- **腹腔镜下胆囊切除**：可以通过胆囊管探查 CBD 或者直接行胆总管切开术。运用该方法可除去胆总管内结石。但是在巨大结石或胆道脓毒症患者会延长病程。
- **内镜方法**：在胆囊切除前后进行，可去除 CBD 结石。该种方式在英国较受欢迎。

胆囊结石的并发症

- 急性胆囊炎和急性胆管炎。
- 胆源性胰腺炎。
- 胆石可以腐蚀胆囊壁从而进入肠道，引起胆肠瘘。胆石进入小肠可引起肠梗阻。
- 有证据表明胆石增加了患胆囊腺癌的风险。

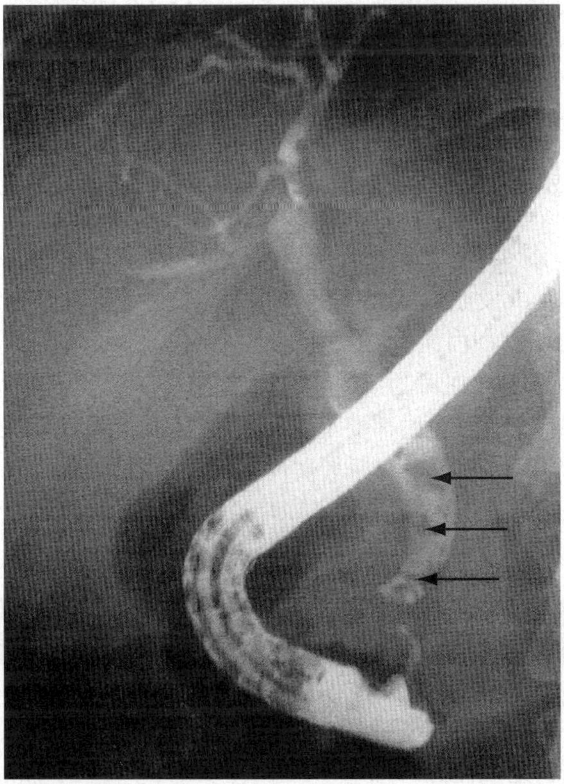

图 7.31 **腹痛、黄疸和发热患者的 ERCP**。扩张的胆总管内可见许多结石（箭头所示）。

胆道的其他疾病

胆囊

有一些非结石性胆囊疾病，可有临床症状。

非结石性胆囊炎

大约 10% 因胆道系统症状而切除的胆囊在囊壁有慢性炎症表现，而没有结石。这被称为非结石性胆囊炎。在一些病例中胆囊炎症有很小的或可疑的意义。少数非结石性胆囊炎可表现为与胆囊穿孔有关的严重炎症。这可见于老年及危急患者。

胰酶通过共同通道（Vater 壶腹）逆流入胆树，可引起胆囊的化学炎症。

胆囊的细菌性感染偶尔可作为慢性炎症的原因。

在没有确诊的胆囊结石患者若行胆囊切除术，应有特征性临床表现并应通过超声检查确定是否有胆囊壁疾病。

胆囊胆固醇沉着症

胆固醇沉着症时胆固醇和其他脂类沉积在胆囊固有层的巨噬细胞中。胆囊壁有弥漫的颗粒样表现或偶有不连续的息肉样表现（见下文）。胆囊胆固醇沉着症可与胆囊结石并存，但是为独立发病。老年人群尸体解剖时，25% 可发现该病。并不确定是否会引起症状。

胆囊腺肌瘤病

该病为胆囊黏膜增生、肌层增厚以及多发壁内憩室（亦称为 Rokitansky- Aschoff 窦）。

该病多在胆囊其他疾病检查时发现。可能继发于胆囊内压力增加，但是还未被证实。胆石经常共存发病，但是没有证据表明二者有直接的相关性。腺肌瘤病不是引起胆道系统症状的独立原因。

慢性胆囊炎

没有症状或体征可以确诊慢性胆囊炎，该病的症状表现不是特异的，如消化不良、上腹部不适或腹胀。胆囊组织学表现为慢性炎症。放射或超声检查可发现缩小的胆囊。但在无症状患者也可发现这些表现，所以不能作为临床诊断依据。大多数患者主诉的慢性右季肋部疼痛常是源于功能性肠病。

肝外胆道

原发性硬化性胆管炎（PSC）

PSC是一种慢性胆汁淤积性肝病，肝内和肝外胆道遭到纤维化炎性破坏。75%的PSC患者与炎症性肠病（通常是溃疡性结肠炎）相关，但PSC在炎症性肠病前发病并不少见。病因不清，PSC有遗传易感性，与HLA A1-B8-DR3单倍体有关。60%的患者可发现血清p-ANCA（抗中性粒细胞胞浆抗体）阳性。70%患者为男性，平均发病年龄约40岁。

由于炎症性肠病患者检查增加，PSC患者在无症状阶段即可发现有肝功能异常，通常为碱性磷酸酶升高。临床表现为波动性瘙痒、黄疸和胆管炎。典型的PSC胆道改变可被MRC证实。MRC不能发现较小的、但有临床意义的肝内胆管异常，这时需要行内镜逆行性胆管造影（ERC）。胆管造影可同时显示肝内和肝外胆管内径异常，尽管肝内和肝外胆管也可单独受累（图7.32）。

确诊需进行肝组织学检查，表现为肝内胆道炎症，伴有瘢痕组织如洋葱皮样改变。组织学改变从微小炎症浸润到肝硬化不等。肝硬化可用于判断预后好坏。

PSC是慢性进展性疾病（症状和生化检查有波动性），最终导致肝硬化和肝功能失代偿。胆管癌发生率为20%。

惟一被证实的治疗为肝移植。熊去氧胆酸广泛用于PSC的治疗，可暂时改善肝功能，但是未能证实长期有效。小部分患者肝外胆管有显著的损害。对这些损害应行内镜下治疗，包括球囊扩张和临时支架置入。

胆总管囊肿

胆道的先天性囊肿性疾病可发生在各个水平，但大多数位于肝外。扩张可为囊状、憩室状或梭状。大多数有症状的患者在儿童期出现胆管炎症状。在有症状的成人，胆总管囊肿需与胆管结石相鉴别。囊肿必须完整切除，以避免复发性胆道并发症和继发性胆管癌（约15%）的风险。

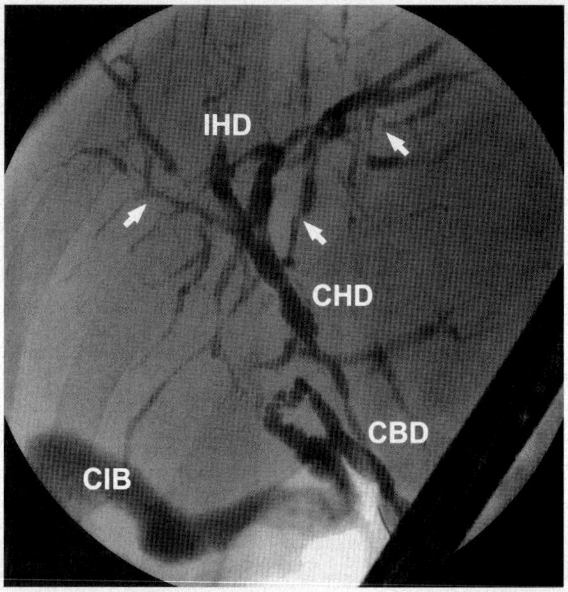

图7.32 原发性硬化性胆管炎。内镜下胆管造影显示典型原发性硬化性胆管炎特征。肝内胆管（IHD）内径不规则，在胆总管（CBD）和肝总管（CHD）会合处，肝外胆管有较小的缩窄。

胆道出血

该术语用于描述血液进入胆道。可为肝创伤或肝手术的并发症。肝活检是病因之一。最终的结果为肝动脉分支和肝内胆管之间出现瘘管。

胆道出血可为胃肠失血的原因之一。黑便伴随右上腹疼痛、黄疸时需要考虑该病。但是出血可没有明显的胆道系统症状。如果怀疑该病，需要通过放射技术栓塞出血动脉。部分患者需要外科手术控制出血。

胆道系统肿瘤

胆囊息肉

胆囊息肉常见，肝胆超声可发现4%患者有胆囊息肉。大多数息肉体积较小（小于5mm），非肿瘤性，源于炎症或由胆固醇沉积而成（见上文）。腺瘤是胆囊最常见的良性肿瘤。癌变潜能很小。确定风险的惟一可靠的方法为测量息肉大小。对于直径接近1cm或更大的息肉推荐行胆囊切除术。

原发性胆囊癌

胆囊腺癌占所有癌症的1%。平均发病年龄为60岁，男女比例1∶3。胆石为病因之一，但相关性尚未被证实。胆囊弥漫性钙化（瓷化胆囊）为慢性胆囊炎的终末阶段，与胆囊癌相关，是早期行胆囊切除术的指征。直径超过1cm的腺瘤样息肉被认为是癌前病变（见上文）。

胆囊癌多在因胆囊结石行胆囊切除时被检测出，此时切除早期病变是有效的。若早期淋巴转移到肝和邻近的胆道则不能行切除术。化疗药物对胆囊癌无效。少数患者对放疗敏感，但5年生存率小于5%。

胆管癌

胆管癌可发生于肝内或肝外，占所有癌症的1%。被证实的相关因素为胆总管囊肿（见上文）以及慢性胆道感染，如华支睾吸虫。此外与自身免疫疾病进展也有关，如原发性硬化性胆管炎。胆道恶性化表现为黄疸，可被影像学检查证实。首选超声，然后螺旋CT，特殊可选择MRCP。该病可通过局部淋巴结转移或局部播散蔓延。胆总管的胆管癌目前可被切除，但如果出现局部播散，则不宜行切除术。局限性疾病可行侵入性手术，包括部分肝切除。

胆道系统的继发性恶性疾病

胰头癌通常表现为胆总管梗阻和黄疸。从远端转移至胆道少见，黑素瘤是最常见的发生该种转移的肿瘤。

其他癌症也可引起胆道转移，以发生频率排序，依次为肺、乳腺、结肠及胰腺（相对于直接浸润而言为转移性的）。弥漫性淋巴瘤样疾病中，浸润胆管的并不少见。

恶性胆道梗阻的姑息治疗

与肝门部胆管癌相比，一小部分胆管远端的胆管癌可手术切除。所有患者都需要影像学检查。但是大多数患者的治疗是姑息治疗。这些肿瘤对化疗和放疗的反应都很差。缓解胆道梗阻可显著提高生活质量。姑息治疗的最主要的目的是控制疼痛。近年来，通过内镜技术可在胆道置入支架，重建胆汁通道。最初使用的塑料支架已经被可自身膨胀的金属支架代替，可以延长使用时间（图7.33）。一小部分患者不能行内镜下胆汁引流，而经皮途径提供了可选择的支架替代方法。有证据表明，对已行胆汁引流的患者行光动力治疗有效。该项技术通过内镜放置激光探针，利用卟啉衍生物致敏恶性肿瘤细胞。目的是破坏局部肿瘤，保持胆道开放。

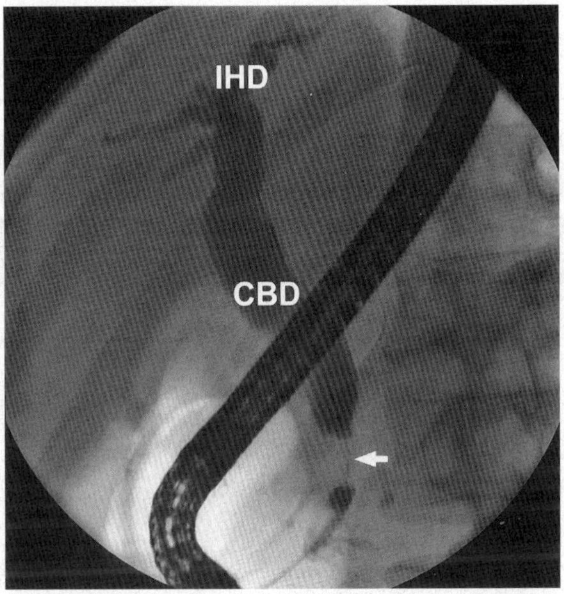

(a)

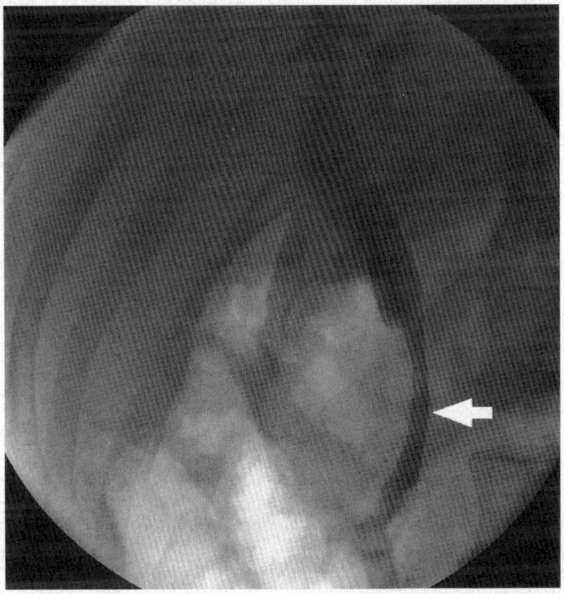

(b)

图7.33　支架。
(a) 内镜下胆管造影显示胆总管远端狭窄（箭头）。此为继发于胰头癌。胆总管和肝内胆管（IHD）扩张。导丝通过狭窄处。(b) 将自膨胀性金属支架（箭头所示）置入同一患者，重建胆道引流。

推荐读物

Bree RL, Ralls PW, Balfe DM (2000) Evaluation of patients with acute right upper quadrant pain. American College of Radiology. ACR Appropriateness Criteria. *Radiology* **215** (Suppl): 153-157.

Dowling RH (2000) Review: pathogenesis of gallstones. *Alimentary Pharmacology and Therapeutics* **14** (Suppl 2): 39 - 47.

Freeman ML, Nelson DB, Sherman S et al. (1995) Complications of endoscopic biliary sphincterotomy. *New England Journal of Medicine* **225**: 909-917.

Grant AJ et al. (2002) Homing of mucosal lymphocytes to the liver in the pathogenesis of hepatic complications of inflammatory bowel disease. *Lancet* **359**: 150-157.

胰腺

结构和功能

结构

胰腺为腹膜后器官，位于后腹壁，十二指肠降部到脾之间。胰头被十二指肠包绕，胰体为胰腺的主干，胰尾与脾脏相邻。人类胰腺的98% 由内分泌及外分泌细胞组成。

胰腺腺泡细胞组成小叶，构成胰腺导管系统，最终汇入主胰管。

主胰管有许多分支，逐渐变细延伸至胰尾。主胰管通常与胆总管在壶腹部形成短的共同通道，开口于十二指肠。

外分泌功能

胰腺腺泡细胞主要分泌消化酶，包括淀粉酶、脂肪酶、辅脂肪酶、磷脂酶和蛋白酶（胰蛋白酶原与糜蛋白酶原）。这些酶被贮存在腺泡细胞的分泌颗粒中，以细胞外分泌形式释放（图 7.34）。

完成消化后，胰腺外分泌功能被来自大脑、胃和小肠的刺激所调节。大脑相由中枢神经系统控制，来自对食物视觉及味觉的行为暗示刺激其释放。在食物消化过程中，胃相是最初环节，对胃的扩张做出反应。神经通路主要涉及中枢神经系统，刺激胰腺分泌。这些过程都受到迷走神经的控制。

最终小肠内的蛋白质、脂肪和胃酸通过激素及神经递质的释放增加胰腺分泌。最终负反馈调节结束胰腺分泌。

胆囊收缩素（CCK）是由小肠黏膜特殊的内分泌细胞（I 细胞）产生，由腔内食物刺激释放。动物体内 CCK通过与胰腺细胞上特定的G蛋白耦联受体结合而发挥作用。活化的 G 蛋白激活了磷脂酶。这个过程

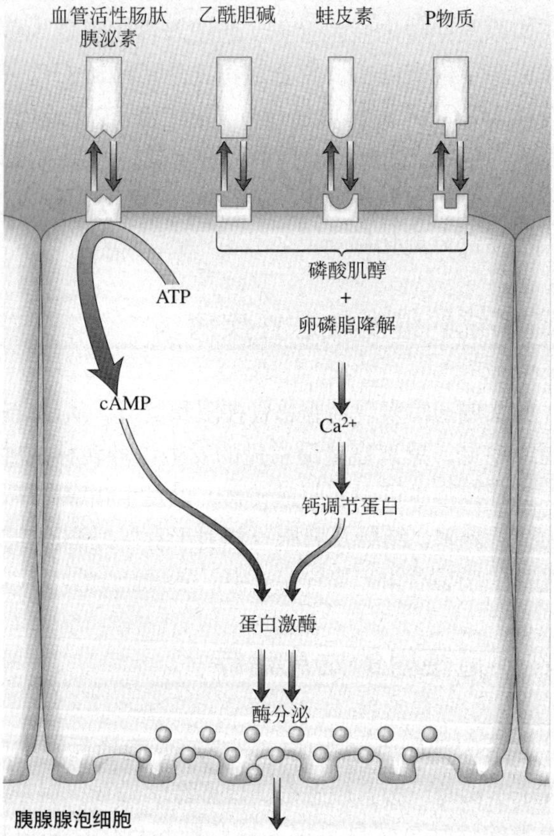

图 7.34　胰腺细胞蛋白分泌的刺激 - 分泌耦联。人类没有CCK受体，可能是通过神经纤维刺激。VIP：血管活性肠肽；CCK：胆囊收缩素；ACh：乙酰胆碱。

导致细胞内钙离子释放，从而使消化酶颗粒与顶端的质膜融合，从而酶被释放。人类胰腺细胞没有CCK受体，CCK作用于迷走神经传入纤维上的受体刺激胰腺分泌。腺泡细胞产生的消化酶中，蛋白酶与辅脂肪酶以无活性的前体形式分泌，由十二指肠的肠激酶激活。

胰泌素由特殊的小肠内分泌细胞产生，在进餐时分泌，尤其是在十二指肠酸化时释放。胰泌素直接作用于胰腺腺泡细胞及导管细胞。由迷走神经调节分泌反应。胰泌素的作用受G蛋白耦联受体及钙离子相关酶释放的调节。餐后分泌相的完成由神经与激素共同控制。

中枢神经系统通过多巴胺及生长抑素受体抑制胰腺分泌，由去甲肾上腺素能神经调节。用餐后，胰岛细胞激素胰多肽从胰腺释放，并通过局部作用及中枢受体抑制腺泡消化酶的释放。

生长抑素存在于胰腺、胃和中枢神经系统，由食物刺激释放。胰腺腺泡细胞的直接抑制及中枢神经系统共同调节生长抑素的作用。还有人描述了另外两种抑制机制。十二指肠腔内的蛋白酶对腺泡分泌起负反馈调节。其次，回肠内的营养物质通过局部激素（YY肽及糖原样多肽）释放作用于自身腺泡细胞及中枢而抑制胰腺分泌。

最近，越来越多的证据表明肠相关肽、瘦素、ghrelin以及影响食欲的行为，也对胰腺外分泌功能起调节作用。这些作用可能是由下丘脑调节的。

胰腺内分泌

胰腺内分泌包括胰岛内激素产生细胞（郎格汉斯岛）。产生的激素直接进入循环，而不通过胰腺导管系统。胰岛内有五种主要的细胞，其作用各不相同。β细胞是胰岛内最主要的细胞，分泌胰岛素。α细胞产生胰高血糖素。D细胞产生生长抑素。PP细胞产生胰多肽，肠嗜铬细胞产生5-羟色胺。

胰腺还可产生很多其他的内分泌激素，包括胃泌素释放肽、神经肽Y和促生长激素神经肽。这些被认为在神经-胃肠轴中具有神经递质活性。

胰腺的检查

外分泌功能的评估

外分泌功能丧失85%～90%时才会表现出明显的脂肪吸收不良。巨大的胰腺贮备功能意味着任何依靠测定胰酶或其降解产物的胰腺功能检查均是不敏感的，特别是轻到中度的疾病。

十二指肠液样本和胰腺功能检查

该检查依靠胰腺刺激后行十二指肠液引流来分析。

最初的检查包括摄入特殊的食物（Lundh meal）。通过静脉内注射胰泌素和胆囊收缩素刺激胰腺。引流液用于评估胰酶和碳酸氢盐的产生。

该检查耗时，需要仔细进行。与中到重度胰腺功能丧失有很好的相关性，但不能评估轻度损害。该项检查没有得到广泛的应用。

胰腺功能的非侵入性检查

血清生化检查：可以测定血清脂肪酶、胰蛋白酶-胰蛋白酶原和淀粉酶。血清胰蛋白酶检查最有用，尽管在胰腺功能不全而临床表现为明显吸收不良时只能检测到减少。主要用于急性胰腺炎的检测。

粪便检查：

- **粪便脂肪评估**。
- **粪便糜蛋白酶**：只有重度胰腺功能损害时才使用该项检查。
- **粪便弹性蛋白酶**：该胰酶在肠道内不被降解，大便中有很高的浓度。中到重度胰腺功能不足时水平可降低，比其他血清和粪便检测更敏感。

经口的胰腺功能检查：

- **PABA试验**：口服*N*-苯酰-L-酪氨酸-*p*-氨基苯酸被糜蛋白酶水解，释放*p*-氨基苯酸（PABA），然后PABA被吸收、结合，从尿中排出从而被检测到。该项检查耗时，但对胰腺功能不足有特异性，敏感性为65%～80%。
- **荧光素二月桂酸试验**：口服荧光素二月桂酸，被胰腺酯酶消化，释放荧光素被重吸收，从尿中排泄。该项检查相对便宜，在商业上被称为“胰月桂酸试验”。该项检查在严重胰腺功能不足时具有高度的敏感性和特异性，但对轻到中度患者敏感性仅为50%。

胰腺功能检测的临床应用

侵入性的十二指肠液引流检测对于评估胰腺功能有很高的敏感性和特异性，但除了专门的中心外很少应用。胰月桂酸试验和 PABA 试验作为非侵入性检查被广泛应用，但只对严重胰腺功能不足有很高的敏感性。粪便弹性蛋白酶检测有同样的敏感性和特异性，并可作为胰腺功能不足的筛查工具，但对轻度疾病筛查可能有问题。

胰腺的影像学检查

可以发现结构异常，特别是当功能性检测仍在正常水平时。

- **腹平片**：可显示胰腺钙化，特别当病因为酒精时。
- **胰腺超声**：可以发现炎症和肿瘤。但是肠道积气可影响成像。
- **螺旋** CT 和对比增强更有价值。
- MRI：与CT可二选一。MRCP可以清晰地显示胰管和胆管。胆管内胆石（包括微小钙化）同样可通过 MRI/MRCP 证实。
- **超声内镜**：对远端胆总管结石诊断非常有用，同样对于胆管或胆囊内微小钙化有诊断价值。超声内镜对于小的胰腺肿瘤，特别是神经内分泌起源的肿瘤诊断有较高的敏感性。对于确定胰腺腺癌的手术可行性，该检查的作用越来越明显。
- ERCP：为诊断胰腺疾病的金标准。但与 MRCP 和超声内镜相比，ERCP 仅限于治疗时使用。

总结：最初经腹超声以及螺旋 CT 对于大多数胰腺炎症和肿瘤可以提供足够的诊断信息。MRI和MRCP的应用现在也很广泛，可以对胰腺导管和胆道解剖提供额外的信息。

如果诊断信息不足，在专门的中心可使用超声内镜。

胰腺炎

分类

胰腺炎分为急性和慢性。急性胰腺炎发作前胰腺正常，治疗好转后胰腺可恢复正常。慢性胰腺炎表现为持续性炎症伴有不可逆性结构改变。

实际上，鉴别急性和慢性胰腺炎可能非常困难，特别是反复急性发作时，可能是真正的急性胰腺炎，也可能是慢性胰腺炎的急性表现。

急性胰腺炎

急性胰腺炎的病因见表 7.18。

在西方国家，胆石症和酒精是发作的主要原因。酒精也可引起慢性胰腺炎（见下文）。胰腺炎的严重性从轻度或自限性到极其严重不等，重症表现为广泛的胰腺和胰周坏死和出血。最严重的胰腺炎死亡率高达 40%～50%。

发病机制

胰腺坏死的发生机制仍是推断出来的。任何理论都需要考虑，为何不同的致病因素最终导致相同的结果。一些研究表明细胞内钙明显增加导致细胞内蛋白酶激活，此为最终的共同途径。激活的酶导致细胞坏死。

胆源性胰腺炎中，胆石在壶腹部阻塞了胰液的排出，导致胰腺导管高压。动物模型显示导管高压增加了细胞溶质中的游离离子钙。同样有证据证明在胰腺腺泡细胞中酒精可干扰钙的动态平衡。

表 7.18 胰腺炎病因

急性	慢性
胆囊结石	酒精
酒精	热带性（营养性）
感染（如腮腺炎、柯萨奇病毒 B）	遗传性
胰腺肿瘤	胰蛋白酶原和抑制蛋白缺乏
药物（如硫唑嘌呤、雌激素和糖皮质激素）	囊性纤维化
医源性（如手术后、ERCP）	特发性
高脂血症	创伤
其他原因	高钙血症
创伤	
蝎子叮咬	
心脏手术	
特发性	

临床特征

对于任何表现为上腹痛的患者均需与急性胰腺炎相鉴别。疼痛常始于上腹部，伴随恶心和呕吐。炎症播散到腹腔后疼痛更加剧烈。后腹膜受累常导致背痛。

患者可有既往类似发作史或胆石症。酗酒后即可发作。但是大多数患者没有明显的致病因素。

发病时体格检查：常仅表现为上腹部压痛，没有系统性异常。严重患者可有心动过速、低血压和少尿。腹部查体有广泛的压痛和肌紧张，肠鸣音减弱或消失。严重坏死性胰腺炎有特异的临床体征，包括 Cullen 征和 Grey Turner 征。胆源性胰腺炎可有胆管炎的临床特征。并发症见图 7.35。

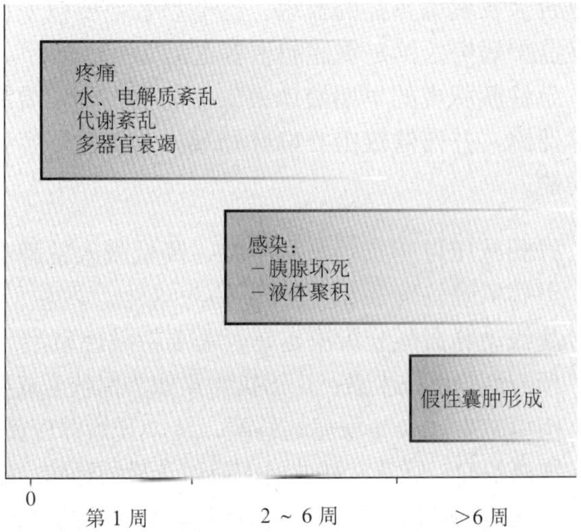

图 7.35　急性胰腺炎并发症与发病时间的相关性。

诊断

血液学检查

- **血清淀粉酶水平**是确定诊断的标准实验室检查。发病 24 小时内淀粉酶水平升高正常值上限的 3 倍以上对诊断有非常高的敏感性。其他原因也可引起淀粉酶升高（表 7.19）。淀粉酶水平在 3 ~ 5 天后逐渐回落至正常。疾病晚期血清淀粉酶检查可能提供假阴性结果。
- **尿淀粉酶水平**在很长时间内均持续升高，则可确诊。
- **血清脂肪酶水平**在急性胰腺炎时升高，比淀粉酶持续时间长。但脂肪酶检查的准确性与淀粉酶相似，而检测技术上更加困难。
- **其他基线检查**包括全血细胞计数、CRP、尿素、电解质、血糖、肝功能、血钙和动脉血气。这些在发病时检查，并在发病 24 小时及 48 小时复查以评估疾病的严重程度（见下文）。

表 7.19　与胰腺炎无关的血清淀粉酶升高的原因

上消化道内容物渗漏至腹膜
上消化道穿孔
胆汁性腹膜炎
肠梗死
淀粉酶遗传性异常
高淀粉酶血症

放射学检查

- 必须检查立位**胸片**以除外消化道穿孔，后者同样可使血清淀粉酶水平升高（表 7.19）。卧位腹平片可显示胆囊结石或胰腺钙化。
- **腹部超声**可证明是否由于胆道系统疾病（胆石）而引起胰腺炎。胆总管远端结石难以检测，但在胆道梗阻时可表现为肝内胆管扩张。仅有胆囊结石不足以诊断胆源性胰腺炎。超声可显示胰腺肿胀和坏死以及胰周积液。在重症胰腺炎由于肠内气体干扰使胰腺显示不清。
- **对比增强螺旋 CT 扫描**：大多数轻型胰腺炎患者必须行该项检查（图 7.36）。在发病 2 ~ 3 天内检查，可评估胰腺坏死的程度。CT 可提供有价值的预后信息。疾病后期重复 CT 扫描可发现其他并发症，包括积液、脓肿形成和假性囊肿。

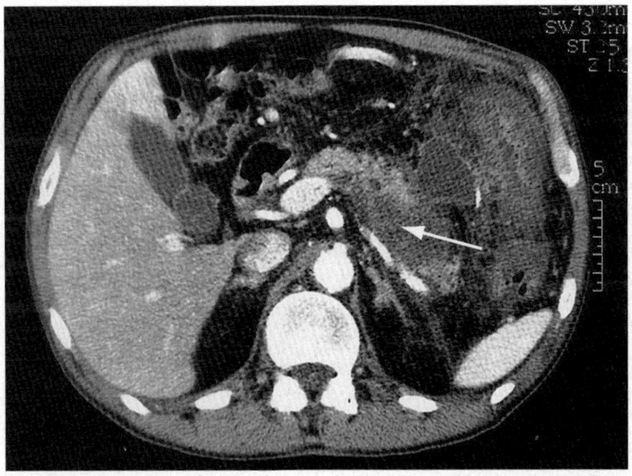

图7.36　急性胰腺炎患者的CT扫描，显示胰腺实质坏死（箭头所示）和胰腺周围液体聚积，结肠炎性增厚。

- MRI（MRCP）可评估胰腺损害的程度并证实胆道内的结石。MRI 对于积液和固体炎性包块的鉴别诊断很有帮助。
- 在胆源性胰腺炎中，ERCP 作为一种治疗方法可去除胆管内的结石（见下文）。

疾病严重性的评估

大多数急性胰腺炎为轻型，但接近25%的病例经历相当复杂的过程，导致血流动力学紊乱和多器官衰竭。适当地监测和加强监护可以预测重症发作。

对于重症发作，早期临床评估敏感性低。同样地，实验室检查价值有限。CRP 升高与重症发作有关，尽管特异性和敏感性仍未确定。为提高预测价值，可用多种因素建立评分系统（表7.20）。Ranson 和 Glasgow 评分系统就是基于以上参数制定的。尽管是在发病48小时评定，但对于重症的预测，敏感性为 80%。急性生理和慢性健康评估评分（APACHE）近来作为评估疾病严重性的一种方法被广泛应用。APACHE 评分系统基于生理的和实验室数据，根据年龄以及是否存在一些慢性疾病（表7.21）进行调整。该评分系统在症状出现的 24 小时内表现出很高的敏感性。

有证据表明肥胖可预示胰腺炎的预后，因为过多的脂肪组织是激活的酶的底物，可产生广泛的炎症反应。

甚至轻度肥胖（BMI在 25～30 之间）也有不良作用。在APACHE评分中是急性胰腺炎的不利因素，其他变量也被加入其中。

治疗

无论病因如何，急性胰腺炎的最初治疗相似。在发病后最初24小时内应使用多因素评分系统（为附加肥胖调整后的理想 APACHE Ⅱ），可证明 25% 患者会经历所预测的重症发作。48 小时后需要重新评估，以确定是否会发展为重症的亚组。这些患者需要被安排到重症监护病房。不是重症的患者也需支持性治疗。

表7.20　发病48小时内表明重症胰腺炎和预后差的因素（≥ 3 个因素提示严重发作）

年龄	＞ 55 岁
WBC	＞ 15 × 10^9/L
血糖	＞ 10mmol/L
血清尿素	＞ 16 mmol/L
血清白蛋白	＜ 30g/L
血清转氨酶	＞ 200U/L
血钙	＜ 2mmol/L
血清 LDH	＞ 600U/L
血氧分压	＜ 8.0kPa（60mmHg）

LDH：乳酸脱氢酶。

表 7.21　APACHE Ⅱ 评分系统参数

生理的	实验室检查
体温	血氧（P_aO_2）
心率	动脉 pH
呼吸	血清：
平均动脉压	钠、钾、肌酐
Glasgow 昏迷等级	红细胞压积
	白细胞计数

0～4 分（正常 - 异常）。
根据年龄和严重器官功能障碍调整。BMI 是附加的参数。

急性胰腺炎的早期液体丢失可能很多，需要维持静脉通路，并需通过中心静脉和导尿监测循环容量和肾功能。

- **胃肠减压**可防止腹胀和呕吐，降低吸入性肺炎的患病风险。
- **基线动脉血气分析**决定是否需要持续性氧治疗。
- **预防性应用抗生素**：广谱抗生素如头孢呋辛或氨曲南可减少感染并发症的危险，从一开始即应使用。
- **镇痛治疗**：哌替啶和曲马多是可选择的药物。应避免使用吗啡衍生物，因为可引起 Oddi 括约肌收缩。
- **饮食**：重症患者在几个星期内经口进食可能性不大，但全肠外营养有很高的感染风险，故已经被肠内营养所代替。通过鼻腔肠管给予，可被很好地耐受并维持足够的营养摄入。通过内镜放置鼻腔肠管解决了胃轻瘫的问题，很少引起胰腺刺激。

一小部分患者在胰腺广泛坏死后的一段时间内即发展为多器官功能衰竭。这些患者常需要正压通气和肾支持。该组的死亡率极高（超过 80%）。

胆源性胰腺炎

对于并发胆管炎患者，内镜下括约肌切开以及取石对该病有益，是可选择的治疗手段。如果没有胆管炎表现，括约肌切开以及取石仅对于预测会发展为重症的胰腺炎发作是有益的。对于亚重症患者介入治疗需等到完全康复后进行（大约需 6 周）。

急性胰腺炎的后期并发症

在发病的最初7天内发病率和死亡率反映系统的炎症反应，后者最终导致多器官衰竭。后期预后与胰腺坏死的程度密切相关。可通过对比增强CT准确地评估，第一周后所有重症患者均需行该项检查。广泛坏死（超过胰腺的50%）时出现并发症的风险很高，通常需外科手术治疗。

坏死性胰腺炎合并感染可很快地导致全身脓毒血症。预防性应用抗生素可防止感染，但并不可靠。如果中性粒细胞计数和CRP升高，提示有早期感染可能，需要行坏死胰腺穿刺和培养。大多数培养阳性的患者需要考虑外科切除坏死的胰腺。多数重症患者可能需多次手术以完整地切除坏死区域。

胰周积液在急性胰腺炎的早期很常见，大多可自行吸收。

一些积液可被肉芽组织包围，形成所谓的**假性囊肿**。发病6周后才能做出该诊断。较小的假性囊肿（直径小于6cm）可被自行吸收，其他假性囊肿则可长期存在，有感染和腹腔内出血的危险。超过6周的大的假性囊肿可经皮（或内镜下）引流或外科手术切除。

长期的结果

大多数轻到中度的急性胰腺炎患者可完全康复，没有后遗症。如果有长期胰腺导管的损伤，胰腺炎可反复发作。更严重的急性胰腺炎患者可有胰腺外分泌（吸收不良）和内分泌（糖尿病）功能障碍表现。

慢性胰腺炎

病因学

发达国家中慢性胰腺炎的主要病因为酒精，占60%～80%（表7.18）。

发展中国家中可能存在营养不良和饮食因素。小部分患者有遗传性，为常染色体显性遗传，并有不同的外显率。几乎所有的囊性纤维化患者有先天性慢性胰腺炎。慢性胰腺炎患者可有囊性纤维化基因突变，但没有其他囊性纤维化的表现。

胰管良性或恶性梗阻可导致慢性胰腺炎。胰管先天异常特别是胰腺分裂症也可引起慢性胰腺炎。

发病机制

胰腺损害的共同途径为胰酶在胰腺内不恰当地被激活。在一些遗传性胰腺炎中已经证实阳离子胰蛋白酶原基因异常，抑制蛋白不对抗胰腺本身的胰蛋白酶活性。慢性酒精摄入可以增加胰蛋白酶原相对于其抑制物的水平。人类胰蛋白酶原可以自身激活，因此抑制蛋白的任何损害或缺陷均会导致对酶的活性抑制不足，引起胰腺损害。

胰腺内胰酶被激活，导致蛋白以栓子形式沉积在胰管内。进而可形成钙化巢，胰管梗阻导致胰管高压，进一步损伤胰腺。细胞因子激活和氧化应激使该过程延续。

临床特征

疼痛是慢性胰腺炎的常见表现，通常为上腹部疼痛，常放射至后背。疼痛的方式为发作性，阵发加剧或为慢性持续性。尽管没有确定的相关性，酗酒会导致疼痛加剧。腹痛发作时厌食为常见症状，并可有严重的消瘦，特别是有慢性持续性症状的患者。

外分泌和内分泌功能不足可随时发生，没有腹痛时偶可表现为吸收不良或糖尿病。

由于胰头纤维组织形成，可有继发于胆总管梗阻的黄疸表现，并成为一小部分患者的特征表现。

检查

根据临床表现选择实验室检查。如果已知患者有酒精滥用和典型疼痛，几乎不需要确诊试验。

- 慢性胰腺炎患者**血清脂肪酶和淀粉酶**很少明显升高。
- 大多数中到重度胰腺疾病患者**粪便弹性蛋白酶**水平异常。
- **PABA和胰月桂酸盐试验**。
- **经腹超声检查**作为首选。
- **对比增强螺旋CT**可提供更详细的评估。存在胰腺钙化和胰管扩张时可诊断为慢性胰腺炎（图7.37）。缺少这些表现时则诊断较困难，特别对于不典型患者，如仅有脂肪泻。
- MRI和MRCP越来越多地被用于发现更细微的胰管异常，这可见于胰管不扩张的慢性胰腺炎。

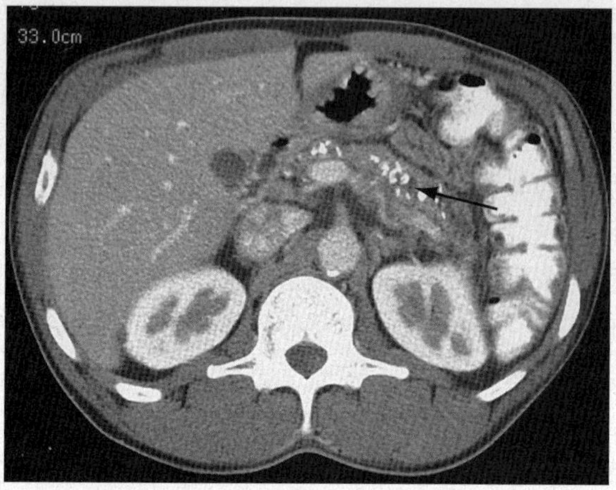

图 7.37　对比增强 CT 扫描清楚了显示慢性胰腺炎患者的沿主胰管的多发性钙化（箭头所示）。

- 超声内镜用于上述影像学检查后诊断仍困难的患者，或用于特异性地评估慢性胰腺炎的并发症，包括假性囊肿。
- 诊断性 ERCP 已经被 MRCP 取代。

鉴别诊断

主要与胰腺恶性肿瘤相鉴别。胰腺癌与慢性胰腺炎可有许多类似的临床症状和影像学异常。病史短和有局限于胰管异常的患者应考虑恶性肿瘤。与在慢性胰腺炎的基础上发展的恶性肿瘤鉴别起来比较困难（慢性胰腺炎为癌前病变）。

高质量影像学检查可确定局部肿物、局部侵袭性和淋巴结肿大等恶性特征。超声内镜提供的潜在肿瘤信息最为精确。

治疗

酒精性慢性胰腺炎患者长期戒酒可能有益，但是证明起来较困难。

腹痛：短期疼痛可使用非甾体类抗炎药和阿片类麻醉药（曲马多）对症治疗。但对于慢性持续性疼痛可能不足，并有阿片成瘾风险。

三环类抗抑郁药（如阿米替林）可用于慢性疼痛，并可减少阿片类药物的使用。口服胰酶补充剂可减少胰腺刺激（负反馈机制）和疼痛强度。抗氧化剂的作用有待有效的证明。腹腔神经轴阻滞可减少疼痛，但程度和作用时限不确切。

大多数患者的疼痛随时间可自行改善，6 ~ 10 年后 60% 患者的疼痛缓解。疼痛逐渐减轻的患者可行外科手术。可行胰管引流和局限切除，大约 80% 的患者疼痛可完全或部分缓解，但死亡率为 5%。

已报道，其他内镜技术可改善胰管引流并可处理胰管内结石。

脂肪泻：脂肪泻与胰腺功能不足有关，24 小时可丢失 30mmol 脂肪。补充胰酶和低脂肪饮食可改善症状。目前的制剂为微滴以减少胃内酸的降解。可使用酸抑制剂（H_2 受体拮抗剂或质子泵抑制剂）。尽管如此，部分患者仍有持续吸收不良，通常反映胰腺补充物与食物混合不足以及继发于胰腺碳酸氢盐不足而造成的十二指肠 pH 值降低。

胰腺内分泌功能不足可能会导致的糖尿病不易控制，从口服降糖药到需要胰岛素治疗进展快速。脆性控制是继发于因胰腺损害导致的高血糖素生成不足带来的常见问题。

并发症

慢性胰腺炎最常见的结构并发症是胰腺假性囊肿，肉芽组织包绕在积液周围。与胰腺内炎症反应增强有关，可有疼痛表现，但在稳定期也可静息发展。可发生腹腔内或腹膜后破裂、出血或囊内感染。较大的囊肿可阻塞临近结构，如十二指肠和胆管。直径小于6cm的囊肿可自行消退。超过6周的更大囊肿自行消退少见，长期并发症发生率约 30%。许多假性囊肿位于胃或十二指肠后壁，可通过超声内镜找到最适宜的穿刺点行内镜下穿刺引流。假性囊肿和胃或十二指肠间形成瘘管，通过放置塑料支架保持开放。这种方法的成功率为 75%。内镜治疗失败或假性囊肿的解剖位置不适宜行内镜治疗时可选择外科引流。

腹水和偶尔的胸腔积液可为慢性胰腺炎的直接后遗症，主要是由于主胰管破裂所致。腹水或胸腔积液中高浓度淀粉酶可证实病因。主胰管破裂需外科手术治疗。

囊性纤维化

该病为儿童时期最常见的胰腺疾病，为常染色体隐性遗传。70%表现为特异性基因突变$\triangle F_{508}$。该基因编码上皮细胞膜蛋白，调节氯化物转运（囊性纤维化跨膜调节子，CFTR）。氯化物通道转运缺陷导致胰腺水化物分泌障碍。分泌物黏度的增加导致胰管堵塞，并继发胰腺损害。90%囊性纤维化患者有胰腺功能障碍，多在围生期即出现。

近来认识到一小部分不明原因的慢性胰腺炎患者

为囊性纤维化基因纯合子，但是没有其他囊性纤维化的表现。

临床特征和诊断

临床特征和诊断见第14章，胰腺功能检查和影像学检查见上文。

治疗

大多数囊性纤维化患者的主要临床表现是肺部并发症。胰腺功能不足的治疗是保证生长和营养所必需。根据脂肪泻的程度调整胰腺补充物治疗。为了获得最优化的酶混合物，补充物完全由膳食提供。常以肠衣形式给予，以减少在胃内酸性环境中的降解。每日需要摄取 10 000 单位 / 公斤体重脂肪酶。可给予大剂量的肠衣制剂，但是囊性纤维化儿童患者可能发生右侧结肠狭窄。确切的发生机制尚不明确，但已不推荐将这些药品应用于儿童。

尽管补充了适量的酶，仍有 20% 的患者持续有脂肪吸收不良的症状。不少患者是由依从性差引起的。其他机制包括酸对酶制剂的降解，可给予 H_2 受体拮抗剂或质子泵抑制剂使之改善。应除外腹部疾病（在囊性纤维化患者中较普遍）导致的持续吸收不良。

有证据表明囊性纤维化患者有年龄相关的糖耐量异常。10%的患者将发展为临床糖尿病。早期发现以防止产生不良的营养结果极其重要。大部分病例依赖胰岛素治疗。限制饮食中脂肪摄入会减轻脂肪泻，但会造成营养不良。

胰腺癌

胰腺癌在西方的发病率约为9/10万，在过去的20年里并无增长。胰腺癌目前占西方癌症死亡率的第五位。随年龄增长其发病率增高，大多数患者年龄超过60岁。大约 60% 患者为男性。96% 的胰腺癌为腺癌，大多数起源于胰管。环境危险因素尚不明确，但吸烟可使发病率增加两倍。其他环境因素包括石油产品，萘胺。慢性胰腺炎被证实为潜在的癌前病变。越来越多的证据表明胰管腺癌是基因改变累积的结果。常见的基因改变有致癌基因的改变及抑癌基因的突变和缺失。认识最多的致癌基因是 K-*ras*，人类胰管腺癌的 90% 中均有该基因。其他致癌基因包括 β- 连环蛋白。抑癌基因包括 *p16*、*p53* 和 *DPC4*（或 SMAD4）。后者为生长调节过程中关键的转录因子，在超过 50% 的病例中失活。

临床特征

胰腺癌在临床上分为两类：胰头癌及胰体尾部癌。

症状

胰头癌或壶腹部癌可表现为胆管梗阻并引起黄疸（图 7.38）。这些局限性病变通常无疼痛，尽管随着肿瘤进展疼痛可为特征表现。

局限于胰体或尾部的癌多表现为腹痛及厌食、体重减轻等非特异性症状。疼痛多为钝痛，向背部放射。典型特征为前屈位时疼痛可部分缓解。晚期可见胆管梗阻及黄疸。

体征

胰头癌患者有黄疸，可见由胆汁淤积引起的特征性抓痕。部分患者胆囊可触及（Courvoisier 征）。腹正中可触及包块，存在肝转移者可触及肿大的肝。胰体尾部癌常无体征。

其他体征包括血栓栓子、多关节炎及皮肤结节。后者继发于局部脂肪坏死及相关的炎症。这些表现与肿瘤本身相距甚远，虽不能完全解释，但可于胰腺癌表现之前数月或数年出现。

检查

- **经腹超声**是初步检查，存在胆道梗阻时可发现肝

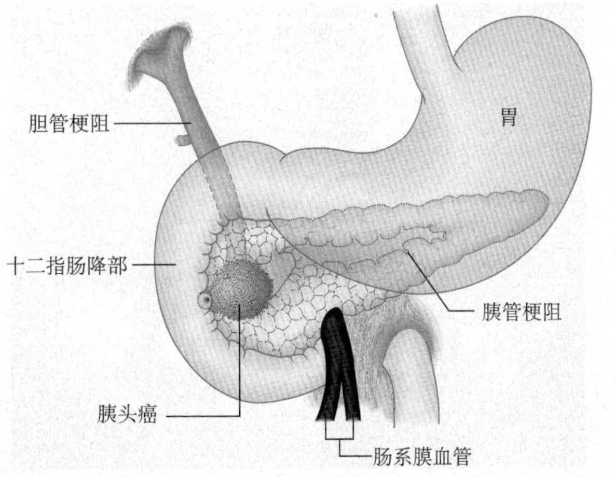

图7.38 **胰头癌**。该图显示胰头癌与周围组织结构的密切关系。

内胆管扩张及胰头肿物。由于肠内气体干扰，超声对发现胰体尾部癌欠佳，敏感性为60%。

- **对比增强螺旋CT扫描**可提示占位性病变的存在（图7.39）。可通过对比增强血管造影提示是否有肿瘤浸润、区域淋巴结肿大及远处转移，这对决定是否进行外科手术治疗是非常必要的。
- **腹腔镜**可用于术前评估。
- ERCP通常限于姑息治疗，但可提供细胞学资料以用来明确诊断。
- **经皮穿刺活检**可引起肿瘤腹膜转移，故不推荐用于有可能手术治疗的病例。如果考虑化疗，治疗前必须有组织学诊断依据。
- **MRI以及超声内镜**适用于少部分肿瘤边界不能完全确认的病例。
- **一些肿瘤标志物**已应用于胰腺癌的诊断及监测。CA19-9敏感性高（80%），但假阳性率亦高。这些肿瘤标志物对个体患者的价值不大，但进行性升高却有诊断意义，在这些情况下肿瘤标志物可用于监测治疗效果。

鉴别诊断

对于无痛性黄疸或上腹痛向后背放射、伴有进行性体重减轻者，诊断并不困难。

但很多患者症状不典型，表现为疼痛、排便习惯改变及体重减轻。对怀疑胰腺癌者应行腹部CT。胰腺癌很少表现为反复发作的典型急性胰腺炎。

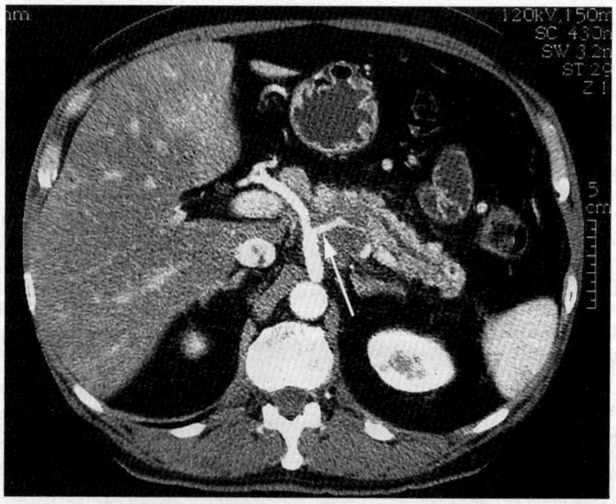

图7.39　对比增强CT扫描显示胰体癌。腹膜后肿瘤侵犯腹腔干分支（箭头所示）。

处理

胰腺癌的5年生存率约2%，外科手术是惟一获得长期生存的机会。约20%的患者肿瘤局限，可以切除，但中老年人常合并其他疾病而影响手术。多学科会诊可提高患者手术切除率。这亦有助于确定那些不能手术病例的治疗策略。大多数患者的治疗为姑息治疗。黄疸是并发症之一，常引起严重瘙痒及某些非特异性不适、嗜睡及厌食。内镜下支架置入可有效缓解症状，但与生存率及死亡率关联不大。

姑息性手术可用于十二指肠梗阻（10%病例可出现的并发症）的患者，对进展期患者将可膨胀性金属支架置于十二指肠梗阻处可取得满意的短期效果。

放疗效果欠佳，但是目前越来越多的证据表明化疗是有益的。5-氟尿嘧啶及吉西他滨可提高进展期患者生存率，并且有证据表明可作为胰腺切除术的有益的辅助治疗。

随着疾病进展，频繁并发的腹痛会给治疗带来极大困难。

由有经验的姑息治疗团队进行多学科姑息治疗是最佳治疗方案。胰腺内外分泌功能衰竭的发生和处理已于上文介绍过。

胰腺的囊性肿瘤

胰腺囊性病变并非罕见。其中75%是假性囊肿（见上文），其余的大多数为真性囊性肿瘤。这些肿瘤可分为浆液性及黏液性囊腺瘤。浆液性囊腺瘤由多个小囊腔组成，囊腔由立方形的富含糖原、缺乏粘蛋白的细胞组成。这些病变常见于老年人，并无症状。浆液性囊腺瘤的恶变率极低。黏液性囊腺瘤几乎仅见于40～59岁的女性，位于胰体及尾部。分隔多的囊由粘蛋白合成细胞构成。其中20%在出现症状时为恶性，大多数有恶变潜质。最终大多有临床症状。

胰腺囊性病变的重要性在于确定那些可手术切除的有高度恶变倾向的病变。假性囊肿通常可通过胰腺炎病史及特征性的影像学表现而确定。

即使应用多种影像技术，浆液性及黏液性囊腺瘤的鉴别仍很困难。超声内镜及细针穿刺越来越多地用于诊断。囊液CEA及CA19-9水平检测有助于确定恶性变。

胰腺的神经内分泌肿瘤

郎格汉斯岛（第16章）可合成多种激素，亦可合成胰腺中不常见的异位激素，如胃泌素、促肾上腺皮质激素、血管活性肠肽及生长激素。多种胰腺内分泌肿瘤为多激素肿瘤，其中一种肽占优势并引起临床症状。包括其他肽类激素的肿瘤在功能上无活性。

这些肿瘤很罕见，发病率低于1/10万。胰岛素瘤为最常见的一种，大约占全部病例的50%，胃泌素瘤占20%，其他少见的功能性肿瘤占5%。还有25%为无功能性肿瘤。约25%的胰岛细胞瘤与多内分泌综合征（I型）有关（见第18章）。大多数胰腺内分泌肿瘤行为上表现为恶性。

胰腺神经内分泌肿瘤的临床表现与异位激素分泌的作用密切相关。嗜铬粒蛋白A是一种作为肿瘤标志物的分泌性蛋白，它出现在80%的神经内分泌肿瘤中，但特异性不高。尽管应用了多种影像学技术，但原发与转移病灶的鉴别仍有困难。超声内镜是检测小肿瘤最敏感的方法。这些肿瘤中的大部分都有生长抑素受体，放射标记的生长抑素类似物（如奥曲肽）扫描可用于肿瘤定位。

胰腺神经内分泌肿瘤的治疗需要多学科途径，并与是否存在转移灶（常常为肝转移）密切相关。手术切除胰腺病变是惟一可能的治愈途径。对某些病例可行扩大手术切除，包括切除原发灶及肝转移灶。生长抑素类似物如奥曲肽及兰瑞肽已被用于控制激素分泌引起的症状。

一些证据表明，生长抑素类似物与α-干扰素联合应用可控制肿瘤增生。化疗用的链脲霉素、5-氟尿嘧啶及阿霉素可使大约40%的病例部分缓解。在肝内广泛转移的患者中，肝动脉栓塞所致的肝血流阻断可能会控制激素相关的症状。大多数病例肿瘤进展缓慢，有可能在多年内保证适当的生活质量。

临床综合征

胰岛素瘤的介绍见第19章。

胃泌素瘤大约占十二指肠溃疡病例的1/1000，由胰腺内分泌肿瘤（*Zollinger-Ellison*）异位分泌的胃泌素引起胃酸过度分泌所致。反复发作的严重十二指肠溃疡只对胃酸抑制有部分反应。由高胃泌素水平可确诊。大剂量质子泵抑制剂可用于减轻症状。

血管活性肠肽瘤是一种产生血管活性肠肽（VIP）的胰腺内分泌肿瘤。可刺激肠上皮细胞内腺苷酸环化酶，引起严重的分泌性腹泻（Verner-Morrison综合征）。该临床综合征表现为大量水泻、低钾血症及代谢性酸中毒。一般直径大于3cm的肿瘤可引起症状。糖皮质激素、长效奥曲肽或兰瑞肽可控制临床症状。

胰高血糖素瘤为罕见的α细胞肿瘤，表现为迁移性坏死溶解性皮炎、体重减轻、糖尿病、深静脉血栓形成、贫血及低蛋白血症。诊断依赖于测定血清胰高血糖素水平。转移较常见，但若肿瘤局限则通过胰腺切除术可治愈。

生长抑素瘤为罕见的恶性胰腺D细胞肿瘤，30%生长于十二指肠及小肠。这些肿瘤导致糖尿病、胆结石以及腹泻或脂肪泻。诊断依赖于血清高生长抑素水平、CT/核磁扫描或奥曲肽标记扫描。治疗为切除可能存在病变的部位以及奥曲肽治疗。

无功能性神经内分泌肿瘤常表现为局部包块，伴疼痛、体重减轻，偶见胆道梗阻。出现临床症状时，肿瘤体积常已较大并有远处转移。只有少部分可根治性切除。姑息手术用于缓解肿瘤相关的症状。

（郭　璇译　张　静校）

推荐读物

Brand R (2001) The diagnosis of pancreatic cancer. *Cancer Journal* **7**(4): 287–297.

Etemad B, Whitcomb DC (2001) Chronic pancreatitis: diagnosis, classification, and new genetic developments. *Gastroenterology* **120**: 682–707.

Lowenfels AB, Lankisch PG, Maisonneuve P (2000) What is the risk of biliary pancreatitis in patients with gallstones? *Gastroenterology* **119**(3): 879.

Sharma VK, Howden CW (1999) Metaanalysis of randomized controlled trials of endoscopic retrograde cholangiography and endoscopic sphincterotomy for the treatment of acute biliary pancreatitis. *American Journal of Gastroenterology* **94**: 3211–3214.

Tamm E, Charnsangavej C (2001) Pancreatic cancer: current concepts in imaging for diagnosis and staging. *Cancer Journal* **7**(4): 298–311.

UK Working Party on Acute Pancreatitis (2005) Guidelines for the management of acute pancreatitis. *Gut* **54**: Suppl. iii.

重要网址

http://www.gastrohep.com
Resources for gastroenterology, hepatology and endoscopy

http://www.micro.msb.le.ac.uk/335/Hepatitis.html
Viral hepatitis

http://www.emedicine.com/emerg/topic98.htm
Cholecystitis, cholelithiasis

血液系统疾病

8

引言和概况

血液由以下成分组成：

- 红细胞
- 白细胞
- 血小板
- 血浆，上述成分悬浮在血浆中。

血浆是血液的液体成分，包含可溶性纤维蛋白原。血清是纤维蛋白斑块形成后的残留物。

血细胞的形成（造血）

造血系统包括骨髓、肝、脾、淋巴结和胸腺。细胞的更新能力是强大的：红细胞的平均寿命为 120 天，血小板的寿命约为 7 天，但是粒细胞仅能存活 7 小时。在健康状态下，机体每天可以生成10^{13}个新的骨髓细胞（除淋巴细胞之外的所有血细胞），这一过程要求机体根据自身的需求进行严密的调控。

妊娠第三周，造血细胞岛在卵黄囊的形成，生成原始血细胞，向肝和脾迁移。在胚胎发育的 6 周至 7 个月内，肝和脾是主要的造血场所。妊娠 7 个月后，骨髓成为血细胞的主要来源地。在正常儿童及成年人中，骨髓是惟一的造血场所。

出生时，几乎机体的每一个骨骼的骨髓都有造血功能。随着儿童的发育，造血功能活跃的红髓逐渐被脂肪（黄髓）替代，至成人期时，造血主要局限于中心骨架与长骨的近端（小梁区）。只有当机体对血细胞的需求量增加且这种需求持续存在时，红髓区才出现扩展。一些干扰正常造血的病理过程可能会恢复肝和脾的造血活性，我们称之为**髓外造血**。

所有血细胞均来源于多能造血干细胞。基质细胞对多能造血干细胞起到支持作用（见下文），同时也影响血细胞的生成。造血干细胞具备两个特性：第一是自我更新能力，即生成更多的造血干细胞；第二是可以增殖分化成为定向造血祖细胞，最终发展成为一个特定的细胞系。

多能造血干细胞主要衍生出两个祖细胞系：淋巴细胞和髓系细胞（非淋巴细胞）（图 8.1）。前者分化为 T 和 B 细胞，后者可以形成粒细胞-红细胞-单核细胞-巨核细胞祖细胞集落形成单位（CFU-GEMM）。骨髓活检无法识别祖细胞（如 CFU-GEMM），而是根据固定于软凝胶基质上造血细胞形成集落的能力识别祖细胞。CFU-GEMM 进而可以形成 CFU-GM、CFU-Eo 和 CFU-Meg，在适当的生长条件下，他们中的每一个都能够形成一个特殊的细胞类型，例如中性粒细胞、嗜酸性粒细胞和血小板。造血过程是在生长因子和生长抑制剂的控制下进行的，并且骨髓微环境在造血过程的调节中也起一定的作用。

造血生长因子

造血生长因子是一种糖蛋白，可以调节造血祖细胞的增殖和分化，以及成熟血细胞的功能。在造血细胞发展的不同阶段，他们可以与表达于造血细胞表面的受体结合，从而维持造血祖细胞的生长，并在机体处于应激状态时，如失血和感染，刺激一个或多个细胞系的增生（图 8.1）。

大量造血生长因子，包括白介素 -3（IL-3）、IL-6、-7、-11、β- 连环蛋白和干细胞因子（SCF 或 C-kit 配体），都可以影响多能造血干细胞的增殖和分化。图 8.1 中提到的各种集落刺激因子（CSF），以及白介素和促红细胞生成素（EPO）均可以调节各系列的定向祖细胞。血小板生成素（TPO）（与促红细胞生成素类似，由肾和肝生成）与 IL-6 和 IL-11 一同控制血小板的生成。除了这些刺激造血的因子之外，其他因子可以抑制造血过程，包括肿瘤坏死因子（TNF）和转化生长因子-β（TGF-β）。许多生长因子都是由激活的 T 细胞、单核细胞和骨髓基质细胞（如纤维母细胞、内皮细胞和巨噬细胞）产生的，这些细胞也参与机体的炎症反应。

许多生长因子已经可以通过重组 DNA 技术进行合成，并已应用于临床实践中。例如，粒细胞集落刺激因子（G-CSF）已被用于化疗和造血干细胞移植后，促进造血恢复；EPO 被用于治疗慢性肾衰竭患者的贫血。目前正在进行应用血小板生成素治疗特发性血栓性血小板减少紫癜的临床试验。

外周血

自动化细胞计数仪用于测定血红蛋白的水平和红细胞、白细胞及血小板的数量及大小（表 8.1）。从这些数值中可以衍生出其他一些指标，其中平均红细胞体积（MCV）最有意义，可以用于贫血的分类（见下文）。

白细胞计数（WBC 或 WCC）是指循环中白细胞的总数。许多自动化细胞计数仪也可以检测出白细胞的分类计数。

正常情况下，网织红细胞计数小于红细胞总数的 2%。网织红细胞计数反映了骨髓中红系细胞的增殖能力。网织红细胞增多见于骨髓增殖能力提高，如失血或

表 8.1 外周血的正常值

	男性	女性
Hb (g/dL)	13.5 ~ 17.5	11.5 ~ 16
PCV (HCT；L/L)	0.4 ~ 0.54	0.37 ~ 0.47
RCC (10^{12}/L)	4.5 ~ 6.0	3.9 ~ 5.0
MCV (fL)		80 ~ 96
MCH (pg)		27 ~ 32
MCHC (g/dL)		32 ~ 36
WBC (10^9/L)		4.0 ~ 11.0
血小板 (10^9/L)		150 ~ 400
ESR (mm/h)		< 20
网织红细胞	0.5% ~ 2.5% (50 ~ 100 × 10^9/L)	

ESR：红细胞沉降率；Hb：血红蛋白；MCH：平均红细胞血红蛋白量；MCHC：平均红细胞血红蛋白浓度；MCV：平均红细胞体积；PCV：血细胞比容；HCT：血细胞比容；RCC：红细胞计数；WBC：白细胞计数。

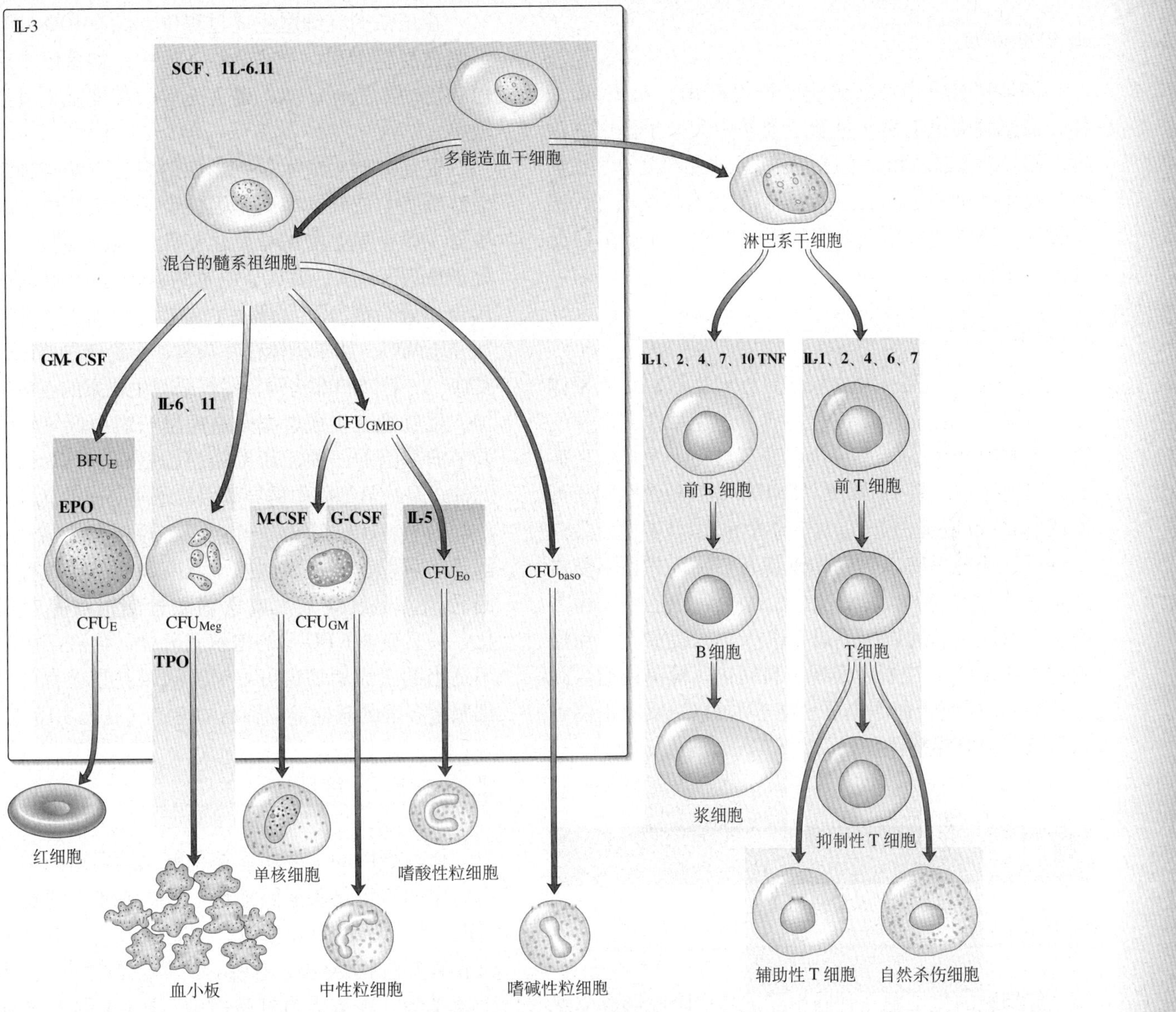

图 8.1　正常造血状态下造血生长因子的作用。一些作用于造血干细胞和早期造血祖细胞的造血生长因子如图所示。BFU：爆式集落形成单位；CFU：集落形成单位；CSF：集落刺激因子；E：红细胞；Eo：嗜酸性粒细胞；EPO：促红细胞生成素；G：粒细胞；GEMM：混合的粒细胞、红细胞、单核细胞和巨核细胞；GM：粒单核细胞；IL：白介素；M：单核细胞；Meg：巨核细胞；SCF：干细胞因子或 C-kit 配体；TNF：肿瘤坏死因子；TPO：血小板生成素。

溶血之后，以及机体对特异性补血药的治疗反应。贫血患者的网织红细胞减少提示骨髓代偿不良，可见于骨髓衰竭（无论何种原因）或造血原料缺乏。

外周血涂片检查分析仍然是必要的辅助检查，通过血涂片可以发现明显的血细胞异常。

红细胞沉降率

红细胞沉降率（ESR）是指血柱中红细胞的下降速度，是监测急性期反应的一个指标，这种病理过程可以是免疫性的、感染性的、缺血性的、恶性的或创伤性的。ESR 升高反映血浆中大分子蛋白浓度的升高，例如纤维蛋白原和免疫球蛋白。这些蛋白引起红细胞发生硬币串状改变，即红细胞聚集形成硬币样，因此在血柱内下降更迅速。ESR 随年龄增加而升高，女性的红细胞沉降率高于男性。真性红细胞增多症患者红细胞浓度过高，导致 ESR 降低；而严重贫血患者的 ESR 则升高。

血浆黏滞度

许多实验室用血浆黏滞度替代 ESR。与 ESR 一样，血浆黏滞度的水平依赖于血浆中大分子蛋白的浓度，如纤维蛋白原和免疫球蛋白。血浆黏滞度水平在男性与女性之间并无差异，在老年人中仅有轻度增加。血浆黏滞度不受血红蛋白水平的影响，并且可以在15分钟内获得结果。

C- 反应蛋白

C- 反应蛋白是一种在疾病急性期生成的正五聚体蛋白（见表 4.4），全部由肝合成，并在急性事件发生后 6 小时内升高。C- 反应蛋白升高可见于发热、炎症反应和创伤后，IL-1、IL-6、TNF-α 和其他细胞因子可能诱发 C- 反应蛋白升高。与 ESR 相比，C- 反应蛋白能够更迅速地反映患者的临床状态变化，并且不受血红蛋白水平的影响。然而在监测慢性炎症性疾病方面，C-反应蛋白的作用不如 ESR 及血浆黏滞度。免疫测定法测定C-反应蛋白实现了自动化，简单快速。高敏感的 C- 反应蛋白测定显示高水平的 C- 反应蛋白可以预测心血管疾病的发病。

红细胞

红细胞生成

红细胞的祖细胞在骨髓中经过几个阶段形成成熟的红细胞。形态学上可以识别的最早的红系祖细胞是原红细胞。体积更小的幼红细胞来源于细胞分裂，随着红系祖细胞的分化发育，其细胞胞浆中 RNA 含量逐渐减少，血红蛋白含量逐渐增多，细胞核变得更致密。最终晚幼红细胞中的细胞核消失，成为网织红细胞。

网织红细胞含有残留的核糖体 RNA，仍然能够合成血红蛋白。网织红细胞在骨髓中停留1～2 天后被释放到血液循环中，再经过1～2 天，网织红细胞中的核糖体 RNA 消失，成为成熟红细胞。成熟红细胞无细胞核，外观呈双凹圆盘状。

有核红细胞（幼红细胞）通常不存在于外周血中，但是当机体存在髓外造血和一些骨髓疾病（见成白红细胞性贫血）时，外周血中可以见到有核红细胞。

在正常的红细胞生成过程中，约有10%的有核红细胞在骨髓中死亡。在一些贫血中，如重度地中海贫血和巨幼细胞性贫血，这种无效的红细胞生成会明显增多。

促红细胞生成素是控制红细胞生成的一种激素。促红细胞生成素的编码基因位于 7 号染色体，编码产生含 165 个氨基酸的糖基化多肽。促红细胞生成素的分子量为30 400，其90%由肾的肾小管周围细胞合成，10% 由肝合成。促红细胞生成素的合成主要受组织的氧分压调节。如果机体存在缺氧，无论何种原因，例如贫血、心脏或肺部疾病，促红细胞生成素的合成即会增加。促红细胞生成素编码基因是一组由低氧感受通路调节的基因的一种，其 3' 端空白区存在一个低氧反应元件，是缺氧细胞中诱导基因转录所必需的元件。缺氧诱导因子（HIF-1）是一个与低氧反应元件结合的转录因子，可以作为主要调控子调控许多与缺氧有关的基因转录。促红细胞生成素刺激骨髓祖细胞向红系分化，并且刺激CFU-E的增殖和分化。促红细胞生成素不适当的合成增加也可见于肾病患者和患有可导致红细胞增多症的其他部位肿瘤的患者（见表 8.16）。

血红蛋白的合成

血红蛋白的主要功能是将氧气运至组织中，并将组织中的二氧化碳运回肺部。正常成年人的血红蛋白（Hb A）分子量为 68 000，由 2 条 α 珠蛋白肽链及 2 条 β 珠蛋白肽链构成（$\alpha_2\beta_2$），其分别含有 141 和 146 个氨基酸。在成人血红蛋白中，Hb A 约占 97%。另外两种类型为 Hb A_2（$\alpha_2\delta_2$）和 Hb F（$\alpha_2\gamma_2$），这两种血红蛋白在成人中含量很少，分别为 1.5%～3.2% 和小于 1%。

血红蛋白的合成发生在正在发育的红细胞的线粒体内（图 8.2）。甘氨酸和琥珀酸转化为δ- 氨基 -γ- 酮戊酸（ALA）的步骤是血红蛋白合成的限速环节，这一过程由 ALA 合成酶催化（也见图 19.22），维生素 B_6是 ALA 合成酶的辅酶。血红素可以抑制这一反应，而促红细胞生成素可以激活这一反应。两个分子的 δ-ALA 缩合成吡咯环（卟吩胆色素原），继而四个吡咯环聚集形成原卟啉。最后铁插入原卟啉内形成血红素，血红素嵌入珠蛋白链形成血红蛋白。血红蛋白的结构见图 8.3。

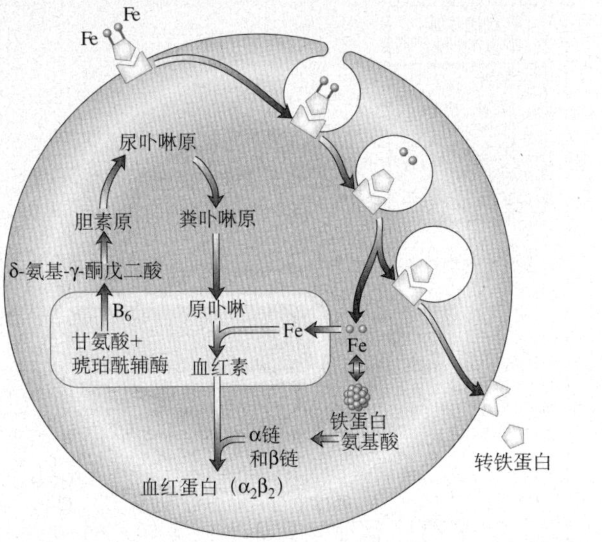

图 8.2　**血红蛋白的合成**。红细胞发育过程中，转铁蛋白与红细胞膜上的受体结合，铁被释放并转运到线粒体内，与原卟啉结合形成血红素。原卟啉由甘氨酸和琥珀酰 CoA 缩合而成。血红素与α链和β链（由核糖体合成）结合形成血红蛋白。

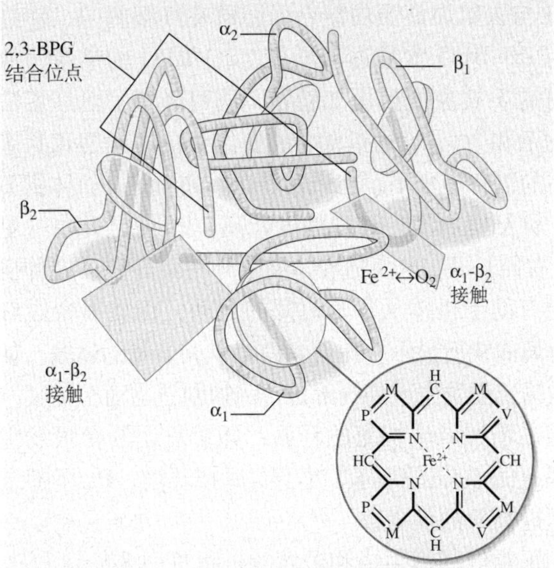

图 8.3　（也见彩图 8.3）**血红蛋白分子的模型，图中粉红色的为 α 链，蓝色的为 β 链**。2,3- 二磷酸甘油酸（2,3-BPG）在分子的中心区结合，通过与 β 链交联可稳定血红蛋白的还原状态（也见图 8.4）。M：甲基；P：丙酸；V：乙酰基。

血红蛋白的功能

红细胞双凹圆盘状的外形为摄入氧气和释放二氧化碳提供了较大的表面积。在肺部毛细血管中，氧分压较高，血红蛋白对氧有高亲和力，可以与氧结合达到饱和状态。在组织中，氧分压较低，血红蛋白与氧的亲和力下降，氧被释放至组织中。

在成人血红蛋白（Hb A）中，四个血红素集团分别与四个珠蛋白肽链结合形成血红蛋白，每个血红素集团含有一个原卟啉环和一个铁原子肽，铁原子可以可逆性的与氧分子结合。血红蛋白是一种变构蛋白，存在R型（松弛态）和T型（紧张态）两种构象。脱氧血红蛋白（T 型构象，紧张态）的各个珠蛋白单位之间通过静电力紧密结合在一起（图 8.4）。当氧与血红蛋白结合后，静电力被打破，使血红蛋白转变为 R 型构象（松弛态）。与 T 型构象相比，R 型构象中剩余的氧结合位点更加暴露，与氧的亲和力更高。氧与脱氧血红蛋白结合后，使剩余的氧结合位点与氧的亲和力增加，此特性称为“协同性”，这也是氧解离曲线为 S 型的原因。氧与血红蛋白的结合受次级效应器的影响，如氢离子、二氧化碳和红细胞 2,3-二磷酸甘油酸 (2,3-BPG；以前命名为2,3-DPG）。将氢离子和二氧化碳加入血液中，可以使血红蛋白与氧的结合位点亲和力下降（Bohr 效应）（图 15.5），而血红蛋白与氧的结合降低了血红蛋白与二氧化碳的亲和力（Haldane效应）。这些效应有助于组织中氧和二氧化碳的交换。

红细胞经过糖酵解代谢途径产生 2,3-BPG。2,3-

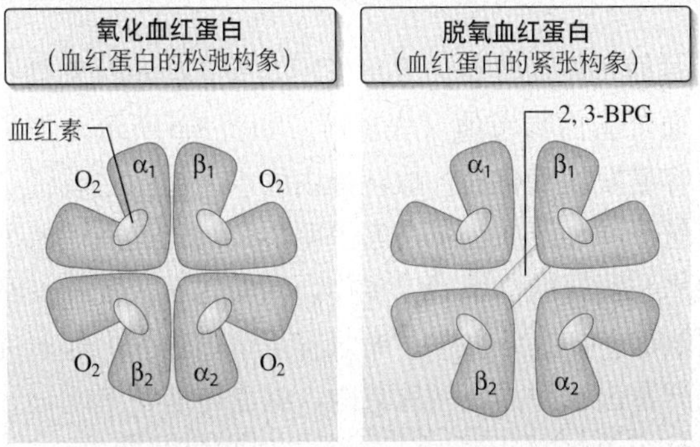

图 8.4　**氧合血红蛋白和脱氧血红蛋白分子**。血红蛋白分子主要是由 α-β 链间的静电力而不是 α-α 链或 β-β 链间的静电力来稳定。在氧摄入与释放的过程中，血红蛋白的分子结构发生改变。当氧被释放出来时，血红蛋白 β 链旋转，使 $\alpha_1\beta_2$ 和 $\alpha_2\beta_1$ 接触，以便2,3-BPG进入，使血红蛋白与氧的亲和力下降，从而增加向组织运输的氧。

BPG与去氧血红蛋白结合而隐藏在红细胞内，使红细胞内2,3-BPG含量逐渐增多。2,3-BPG的结合使血红蛋白的T构象变得更加稳定，同时降低了血红蛋白与氧的亲和力。P_{50}是指50%的血红蛋白达到饱和状态时机体的氧分压水平。在机体贫血或缺氧时，机体供氧减少，红细胞内2,3-BPG浓度升高，P_{50}随之升高（见图15.5右侧）。P_{50}也会随着体温的升高而升高，这种机制可能有助于机体从事长时间的运动。正如氧合血红蛋白解离曲线所显示，血红蛋白可以调节氧的运输。如果氧运输受限发生于外周部位，例如剧烈运动、贫血，P_{50}可随之增加以增加氧的释放；如果氧运输受限发生于肺部，例如肺部疾病、处于高海拔环境，P_{50}可随之下降以提高氧的储备。

正常红细胞生成和破坏的过程见图8.5。

推荐读物

Pepys MB, Berger A (2001) The renaissance of C reactive protein. *British Medical Journal* **322**: 4–5.

Prychal JT (2003) Delivery on demand – a new era of gene therapy. *New England Journal of Medicine* **348**: 1282–1283.

Rosenthal N (2003) Prometheus's vulture and the stemcell promise. *New England Journal of Medicine* **349**: 267–274.

Weatherall D, Provan D (2000) Red cells I: inherited anaemias. *Lancet* **355**: 1169–1175.

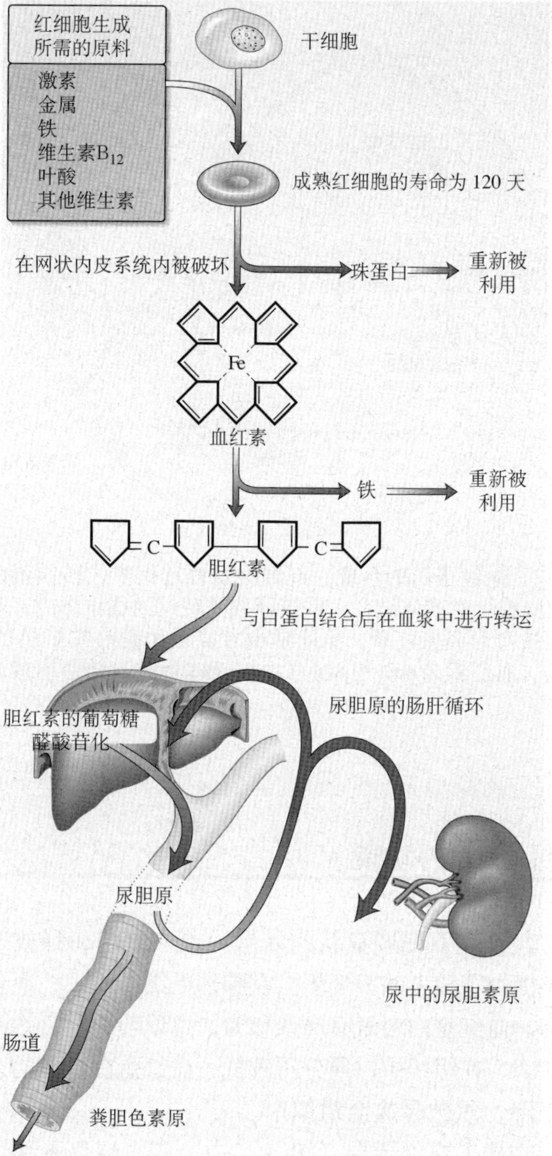

图8.5 红细胞的生成与衰老。

贫血

贫血是指血红蛋白水平低于某一年龄和性别的正常机体血红蛋白参考值（表8.1）。如图8.6所示，当机体血浆容量发生变化时，血红蛋白的水平也随之改变。血浆容量下降导致血红蛋白水平明显升高，这一现象可见于脱水和明显的红细胞增多症。即使伴随轻度的红细胞容量增加，如在妊娠中，血浆容量增多也会引起假性贫血。严重出血后的最初几天内，贫血可能并不明显，直至血浆容量恢复正常时，才会出现明显的贫血。

图8.7显示了不同类型的贫血。根据红细胞的指标，特别是平均红细胞体积，主要将贫血分为三类：

- 小细胞低色素贫血伴平均红细胞体积减低
- 正细胞正色素贫血伴平均红细胞体积正常
- 大细胞贫血伴平均红细胞体积升高。

临床特征

贫血患者可能没有症状表现。血红蛋白水平缓慢下降，使得机体能够进行血流动力学的代偿，提高血液携氧能力。2,3-BPG的升高使氧解离曲线右移，血红蛋白能够向组织释放更多的氧。如果失血过快，患者会出现严重的症状，尤其是老年患者。

症状（所有均为非特异性症状）

- 乏力
- 头痛

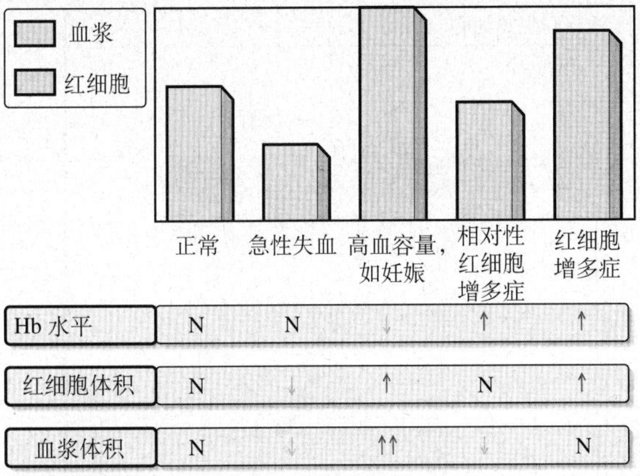

图8.6 （也见彩图8.6）与血浆容量相关的血红蛋白水平的变化。N：正常。

- 眩晕

（上述三个症状在普通人群中很常见。）

- 气喘
- 心绞痛
- 间歇性跛行
- 心悸。

体征

- 苍白
- 心动过速
- 收缩期杂音
- 心力衰竭
- 急性失血后偶尔可出现视神经盘水肿和视网膜出血（可伴有失明）。

不同类型贫血的特异性体征将在相应的章节中进行讨论。例如：

- 匙状甲——见于缺铁性贫血
- 黄疸——见于溶血性贫血
- 骨骼畸形——见于重度地中海贫血
- 腿部溃疡——见于镰状细胞病。

需要强调的是，贫血并不是一个诊断，一定要找出引起贫血的原因。

检查

外周血

血红蛋白水平下降时应进行下列相关检查：

- 白细胞计数（WBC）
- 血小板计数
- 网织红细胞计数（提示骨髓红系的增生能力）
- 血涂片，异常的红细胞形态（图8.8）对诊断病因可能有所提示。

如果血涂片检查呈现两种形态的红细胞，这种现象称为二态性，可见于同时存在两种物质缺乏的患者（如腹部疾病患者可存在铁与叶酸的联合缺乏，或贫血患者应用适当的补血药物治疗后）。

骨髓

进行骨髓检查以便进一步明确外周血检查所发现

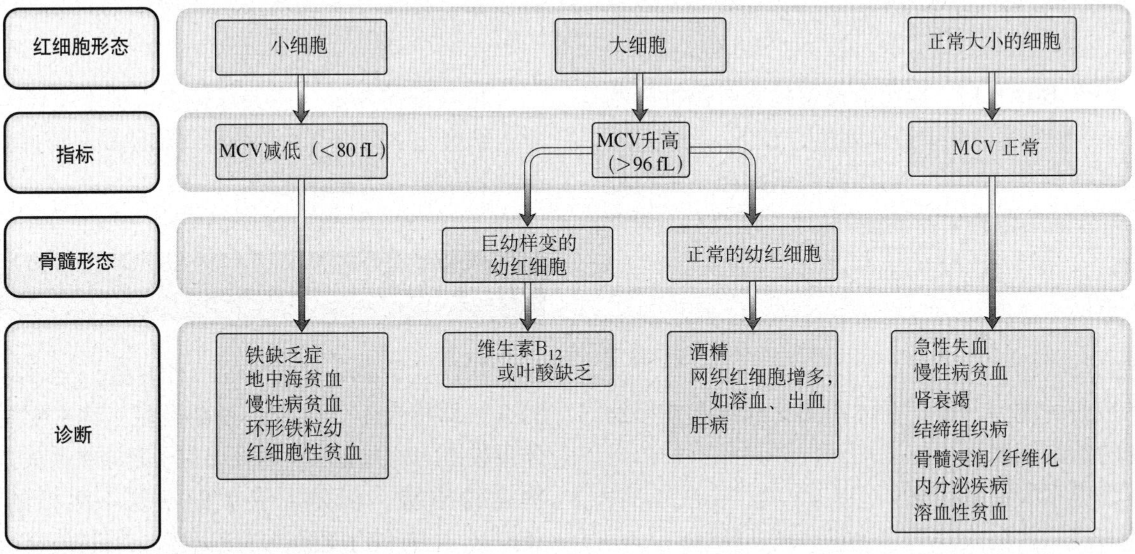

图 8.7 贫血的分类。MCV：平均红细胞体积。

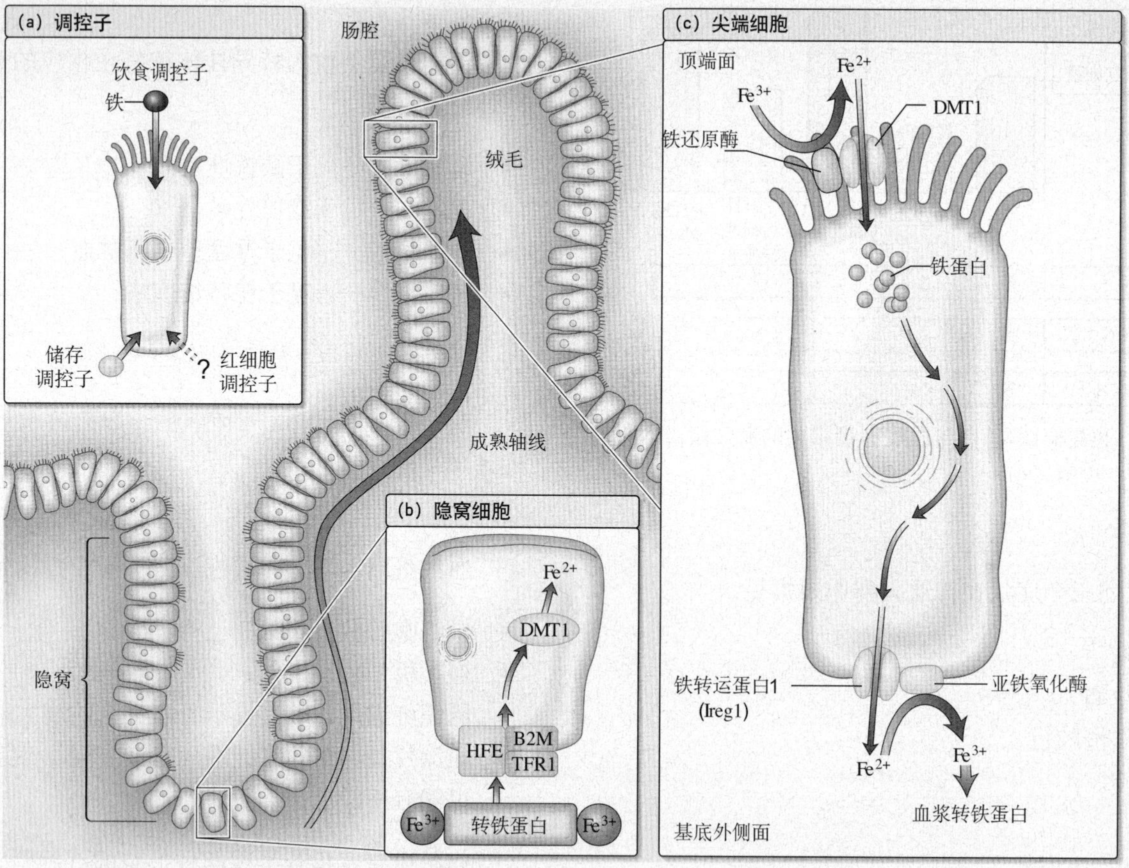

图8.8 (a) **肠道铁的吸收的调节**。十二指肠上皮的铁吸收细胞起源于小肠隐窝，并随着细胞分化逐渐向小肠绒毛顶端迁移（成熟轴线）。肠道铁的吸收至少由三个独立的机制调控。首先，铁吸收受到近期饮食中铁摄入的影响（即饮食调控子）。当大量食物团块进入消化道后，吸收细胞对铁的摄入产生暂时抵抗，这种抵抗可持续数天。其次，铁吸收很大程度上受机体铁储存状况的调控（即储存调控子）。第三，一种信号将骨髓红系造血状态与肠道联系起来（即红细胞调控子）。(b) **十二指肠隐窝细胞**通过转铁蛋白与HFE/B2 M/TFR1复合体的结合来感知机体铁的状态。细胞溶质酶可改变铁的氧化状态，将Fe^{3+}转化为Fe^{2+}。隐窝细胞中铁浓度下降可以上调二价金属运载体（DMT1）的表达。随着隐窝细胞逐渐迁移至小肠绒毛顶端，二价金属运载体的表达逐渐增多，随后隐窝细胞发育成为成熟的吸收细胞。(c) **尖端细胞**。小肠黏膜刷状缘的铁还原酶可将饮食中的三价铁转化为二价铁状态。二价金属运载体有助于肠腔内铁的吸收。输出蛋白，如膜铁转运蛋白（Ireg1）和亚铁氧化酶（hephaestin），可将铁从肠黏膜上皮细胞转运至血液循环中。HFE：遗传性血色病基因；B2M：β_2- 微球蛋白。

的异常（操作 Box 8.1）。应用显微镜检查骨髓抽吸物涂片，可以了解发育过程中造血细胞的形态。骨髓环钻活检提供了骨的核心部分，可以按照组织标本进行处理，以了解骨髓结构的全貌和细胞构成，以及有无异常细胞浸润。

应评估以下方面：

- 骨髓的细胞构成
- 红系造血的类型（如正常体积的幼红细胞或巨幼样变的幼红细胞）
- 不同细胞系的细胞构成
- 骨髓的浸润状况
- 铁的储存状况。

再根据需要做一些特殊检查：细胞遗传学、免疫学、细胞化学标志、生化分析（如脱氧尿苷抑制试验）、微生物培养等方面的检查。

小细胞性贫血

缺铁性贫血是最常见的一种贫血。全球约有 30% 的人，即相当于 5 亿人患铁缺乏症。其主要原因是机体吸收铁的能力有限，以及出血引起的铁丢失。虽然食物含铁丰富，但是大多数的铁是不溶性的三价铁（Fe^{3+}），生物利用度低；对比而言，二价铁（Fe^{2+}）更容易被吸收。游离铁是有毒的，与多种蛋白结合进行转运

操作 Box 8.1　获取骨髓的技术

应该向患者解释这项技术，并取得患者的同意

骨髓抽吸

部位——通常在髂嵴
给予局部麻醉
使用专门的骨髓穿刺针（如 Salah）
抽吸骨髓
用载玻片制作骨髓涂片
染色：
  Romanowsky 技术
  普鲁士蓝反应（亚铁氰化钾反应）以检查铁储存情况。

骨髓环钻活检

活检的指征包括：
  骨髓穿刺检查为“干抽”
  更好地评估骨髓的细胞构成（如再生障碍性贫血）
  更好地评估浸润或纤维化是否存在。

技术

部位——通常为髂后上棘
给予局部麻醉
使用专门的环钻活检针（如 Jamshidi ——比骨髓穿刺针更长更粗）
获取骨的核心部分
甲醛溶液固定；脱钙，此步骤需要花费几天时间
染色：
  苏木精伊红染色（HE 染色）
  网硬蛋白染色。

和储存。

其他小细胞低色素贫血包括慢性病贫血、环形铁粒幼红细胞贫血和地中海贫血。地中海贫血存在珠蛋白合成缺陷。与其他三种小细胞贫血不同，地中海贫血的缺陷是血红素的合成障碍。

铁

饮食摄入

英国人平均每日饮食包含 15 ~ 20mg 铁，通常情况下仅有 10% 能被机体吸收。在铁缺乏和妊娠时，铁的吸收可能会增加到 10% ~ 20%。

非血红素铁主要来源于谷类食物，构成了饮食中铁的主要部分，铁可以加强非血红素铁的吸收。血红素铁来源于红肉或内脏器官中的血红蛋白和肌红蛋白，比非血红素铁更易吸收。血红素铁的利用受饮食中其他成分的影响更大。

吸收 ［图 8.8 (a)和(b)］

表 8.2 列举了影响铁吸收的因素。一部分血红素铁可以被降解为非血红素铁，一部分血红素铁被肠黏膜细胞所摄取。

铁吸收主要在十二指肠内进行。非血红素铁在胃的低 pH 值环境中被溶解，小肠黏膜刷状缘的铁还原酶将食物中的三价铁转化为二价铁。十二指肠的隐窝细胞能够感受机体对铁的需求，并且当隐窝细胞分化成熟为绒毛顶端能够吸收铁的细胞时，细胞仍保留这一信息。二价金属运载体（DMT1）［以前称为二价阳离子运载体（DCT1）或自然抵抗相关巨噬细胞蛋白(NRAMP2)］能够转运铁（和其他金属）穿过小肠黏膜细胞的顶端（肠腔面）。血红素铁的吸收过程是独立的，特征较不明显。

在肠黏膜细胞内，铁可以穿过细胞被转运至血浆中，或以铁蛋白的形式存留于细胞内；隐窝细胞发育成为吸收细胞时的机体的铁状态是至关重要的决定因素。当肠黏膜细胞脱落时，以铁蛋白形式储存的铁从肠腔排出体外，这一过程调节了机体的铁平衡。铁穿过肠黏膜细胞基底外侧面的转运机制涉及铁转运蛋白(Ireg1)。这种转运蛋白需要起辅助作用的铜蓝蛋白(multicopper protein)——亚铁氧化酶（hephaestin）（见图 8.9c）。

机体的含铁量维持在很窄的范围内，铁的摄入和丢失处于精密的平衡中。铁的吸收与体内铁的总储存量密切相关；当铁缺乏时，每日铁的吸收可能增加3 ~ 4mg。铁一旦被吸收后，机体则不能将铁排泄出体外，因此对铁吸收的调控是至关重要的。机体可以通过多种途径调节铁的吸收，如饮食、铁储存和红细胞调控子(图 8.9)。肝肽（hepcidin）可能是储存调控子和（或）红细胞调控子。遗传性血色病基因（HFE）在铁吸收过程中起一定作用，尽管这一机制尚未完全了解。无论

表 8.2　影响铁吸收的因素

血红素铁比非血红素铁更易被吸收
二价铁比三价铁更易被吸收
胃酸有助于维持上消化道内二价铁状态和铁的可溶性
铁与肌醇六磷酸盐及磷酸盐形成不溶性复合体，降低铁的吸收
铁储存减少及红细胞生成增加（如出血、溶血及处于高海拔地区）时，铁吸收增多
铁负荷过大时铁吸收减少，但遗传性血色病患者铁吸收增加

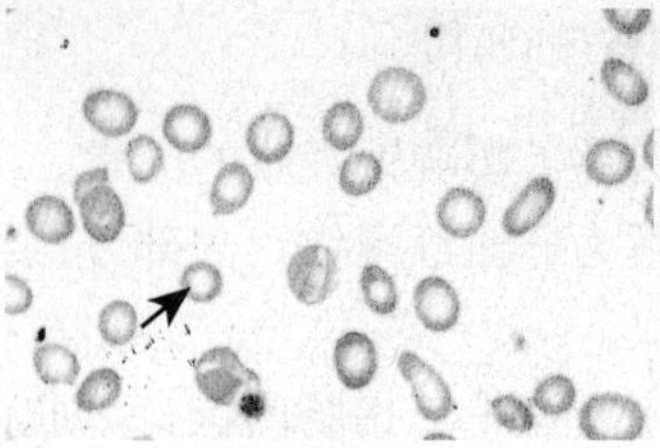

图 8.9 血涂片显示小细胞低色素性（箭头所示）。血涂片中可以见到异形红细胞和红细胞大小不等。

HFE 是缺乏还是发生突变，由于机体对铁的吸收也受铁储存状况和红细胞调控子的影响，因此遗传性血色病基因并不是最主要的调控子。

红系增生活跃的贫血不会引起铁吸收的同等增加。如与溶血性贫血相比（如遗传性球形细胞增多症和自身免疫性溶血性贫血，其红细胞破坏发生于外周），红细胞的无效性生成（如地中海贫血）可以刺激机体吸收更多的铁。

血中铁的运输

血清铁的正常水平约为13 ~ 32 μmol/L；血清铁的水平存在昼夜节律，清晨血清铁水平较高。在血浆中，铁与转铁蛋白结合进行转运。转铁蛋白是由肝合成的一种β- 球蛋白，每个转铁蛋白分子可以结合两个三价铁原子，并且通常有 1/3 的转铁蛋白达到饱和状态。大多数与转铁蛋白结合的铁来源于网状内皮系统的巨噬细胞，而不是来源于肠道所吸收的铁。转铁蛋白所结合的铁可以通过特异性受体与骨髓中的幼红细胞和网织红细胞结合，继而被转运至细胞内（见图 8.2）。

红细胞衰老后被网状内皮系统的巨噬细胞吞噬破坏，将铁释放回血浆。成年男性平均每日有 20mg 铁以这种途径与血红蛋白重新结合。

铁的储存

机体约 2/3 的铁在循环中以血红蛋白的形成存在（正常成年男性为 2.5 ~ 3g）。铁储存在网状内皮细胞、肝细胞和骨骼肌细胞内（500 ~ 1500mg）。正常个体的铁储存中，约 2/3 为铁蛋白，1/3 为含铁血黄素。血浆中也有少量的铁（与转铁蛋白结合的铁约有 4mg），另外肌红蛋白和酶中也含有少量铁。

铁蛋白是一种水溶性的铁与蛋白质的复合体。与含铁血黄素相比，铁蛋白更容易被动员形成血红蛋白。机体有少量铁蛋白存在于血浆中。

含铁血黄素是一种不溶性铁与蛋白质的复合体，存在于骨髓、肝和脾的巨噬细胞内。与铁蛋白不同，普鲁士蓝染色后，光学显微镜下可以观察到组织切片与骨髓涂片中的含铁血黄素颗粒。

铁的需求

每日有 0.5 ~ 1.0mg 的铁从粪便、尿液和汗液中丢失。月经期女性每月可以从血中排出 30 ~ 40mg 铁，平均每日为 0.5 ~ 0.7mg 铁。如果从月经中丢失的血液超过100ml，即使肠道中铁吸收增加也无法代偿铁的丢失，故通常会导致铁缺乏。在生长和妊娠过程中，铁的需要量也随之增加（生长期每日约 0.6mg；妊娠期每日约 1 ~ 2mg）。在正常成年男性中，机体的铁含量相对固定。机体铁含量增加（血色病）分为以下几种：

- 遗传性血色病：是由于遗传性血色病基因突变引起二价金属运载体上调及铁吸收增加。
- 继发性血色病（输血性肺含铁血黄素沉着症）：对于一些输血是惟一治疗方法的疾病，反复输血可以引起机体铁负荷过重。

铁缺乏症

当血红蛋白合成所需的铁不足时，机体会出现缺铁性贫血。储存铁缺乏后，血红蛋白仍可以在较长的一段时间内维持正常水平，在这段时期机体存在潜在的铁缺乏。

原因

- 失血
- 需要量增多，如在生长发育和妊娠期
- 吸收减少（如胃切除术后）
- 摄入不足。

失血是铁缺乏症的最常见原因，通常为子宫与胃肠道的失血。由于月经，月经期妇女处于铁平衡不稳定的状态。全球超过 1/4 的人群存在铁缺乏症，但是在发达国家单纯的营养性铁缺乏症很少见。在世界范围内，铁缺乏症的最常见原因是钩虫感染引起的胃肠道出血。在发展中国家，食物质量差，以蔬菜为主，也是导致铁缺乏症的主要原因。即使在发达国家，铁缺乏症在婴儿中也较为常见，其主要原因是相对于机体生长发育的需求来说铁的摄入相对不足，这在早产儿和延迟混合喂养的婴幼儿中更为常见。

临床特征

贫血的症状在前文已有所描述，其他临床特征是组织铁缺乏的结果，主要表现为细胞内铁缺乏引起的上皮改变。

- 指（趾）甲易折
- 勺状甲（反甲）
- 舌乳头萎缩
- 口角炎
- 头发易脱落
- 吞咽困难和舌炎综合征（Plummer-vinson 或 Paterson-Brown-Kelly 综合征）。

缺铁性贫血的诊断有赖于全面的临床病史，病史应包括饮食摄入情况、规律的非甾体类解热镇痛消炎药的自行药物治疗情况（可能导致胃肠道出血）和便血情况（可能是低位肠道肿瘤和痔疮的体征）。对于女性患者，应仔细的询问月经持续时间、有无血块和卫生棉的使用数量（正常情况下每日 3 ~ 5 个）。

检查

血常规与血涂片

图 8.9 列举了缺铁性贫血典型的血涂片表现。红细胞呈小细胞（MCV < 80 fL）低色素（MCH < 27 pg）性。血涂片中存在异形红细胞（红细胞形态的改变）和红细胞大小不等（红细胞大小的改变），可见靶形红细胞。

血清铁和铁结合力

与正常水平相比，缺铁性贫血患者血清铁下降，总铁结合力（TIBC）升高。当转铁蛋白饱和度（即血清铁除以总铁结合力）下降至 19% 以下时，机体存在固定的铁缺乏（表 8.3）。

血清铁蛋白

血清铁蛋白反映了机体储存铁的含量。男性血清铁蛋白的正常值为 30 ~ 300 μg/L（11.6 ~ 144 nmol/L），女性为 15 ~ 200 μg/L（5.8 ~ 96 nmol/L）。在单纯性铁缺乏症的患者中，血清铁蛋白水平下降可以证实缺铁性贫血的诊断。然而由于铁蛋白是一种急性期反应物，在机体存在炎症反应或恶性疾病时，铁蛋白水平会随之增加。在这些病例中，应对血清铁 / 总铁结合力、血清铁蛋白和可溶性转铁蛋白受体进行测定。

血清可溶性转铁蛋白受体

铁缺乏时转铁蛋白受体水平升高。评价机体的铁储存情况时，血清转铁蛋白受体的免疫测定法的检测结果与骨髓抽吸物的检测结果具有良好的可比性。

免疫测定法检测血清转铁蛋白受体有助于鉴别缺铁性贫血与慢性病贫血（见表 8.3），即使在复杂的病例中，也可能免除进行骨髓检查的必要。

骨髓

铁缺乏时骨髓涂片显示红系细胞增生明显活跃和边缘不整齐的幼红细胞。普鲁士蓝反应（亚铁氰化钾染色）后骨髓涂片显示骨髓小粒和幼红细胞内缺乏典型的可染铁颗粒。

骨髓检查对于诊断铁缺乏症并不是必需的，但是可能有助于发现贫血的合并症，如确定铁缺乏症患者是否伴有慢性病贫血。

其他检查

临床病史和体格检查可以提示是否需要其他检查。通常需要进行胃肠道检查以明确导致铁缺乏症的原因。

鉴别诊断

小细胞低色素性贫血不一定就是缺铁性贫血。其他常见原因包括地中海贫血、环形铁粒幼红细胞性贫血和慢性病贫血。在这些疾病中，患者的铁储存情况表现为正常或增加。表 8.3 显示了小细胞性贫血的鉴别诊断。

治疗

铁缺乏症不是最终的诊断。铁缺乏症的正确处理是寻找和治疗潜在的病因，同时补充铁剂以纠正贫血和替代储存铁。通过监测网织红细胞和血红蛋白水平，可以了解机体对铁剂的治疗反应，理想情况是血红蛋白每周升高 1g/dL。

大多数病例只需要进行口服铁剂的治疗。最常用的铁剂是硫酸亚铁（200 mg 每日 3 次，总量为 180 mg 二价铁），当患者禁食时，硫酸亚铁最易被吸收。如果患者存在恶心、腹泻或便秘的不良反应，则铁剂应该与食物同时服用，或是通过服用含铁量少的制剂，如葡萄糖苷铁（300 mg 每日 2 次，仅含有 70 mg 二价铁）来

表 8.3 小细胞性贫血的鉴别诊断

	铁缺乏症	慢性病的贫血	地中海贫血（α 或 β）	环形铁粒幼红细胞性贫血
MCV	下降	减低或正常	相对于贫血程度 MCV 非常低	遗传型减低；获得型经常升高
血清铁	下降	下降	正常	升高
血清 TIBC	升高	下降	正常	正常
血清铁蛋白	下降	正常或升高	正常	升高
血清可溶性转铁蛋白受体	增加	正常	正常或增加	正常或升高
骨髓中的铁	缺乏	存在	存在	存在
幼红细胞内的铁	缺乏	缺乏或减少	存在	铁颗粒呈环状

TIBC：总铁结合力。

减少二价铁的剂量，上述这些措施通常能够减轻胃肠道反应的症状。昂贵的铁复合物，特别是缓释铁制剂，其在铁的主要吸收部位之外缓慢释放二价铁，此类药物的应用是不必要的。

在发展中国家，口服补铁片是缓解铁缺乏的主要方式。然而补铁项目往往成效不大，其主要原因可能是患者顺从性差。

口服铁剂应给予足够长的时间，使血红蛋白恢复正常，重新补充机体的储存铁。通常铁剂的治疗疗程为 6 个月。口服铁剂治疗无效的最常见原因包括：

- 顺从性差
- 持续出血
- 诊断错误，如地中海贫血。

进行胃肠外铁剂治疗前，应该考虑到上述可能性。然而，胃肠外铁剂治疗仅适用于极少数患者，包括：对极小剂量的口服铁剂治疗也无法耐受的患者，严重的吸收不良及罹患慢性胃肠道疾病的患者，如溃疡性结肠炎或Crohn病。与口服铁剂相比，应用胃肠外铁剂治疗，机体储存铁恢复得更为迅速，但是血液学反应不会加快。胃肠外铁剂治疗的方式包括反复肌肉深部注射山梨醇铁（1.5毫克铁/千克体重），或是缓慢静脉输注蔗糖铁。

慢性病的贫血

慢性病贫血是最常见的一种贫血，尤其是在住院患者中，通常见于罹患慢性感染的患者，在发展中国家主要是感染性心内膜炎或结核病和骨髓炎。其他原因包括慢性炎症性疾病，如Crohn病、类风湿性关节炎、系统性红斑狼疮（SLE）、风湿性多肌痛和恶性疾病。慢性病贫血患者中，骨髓内的铁向发育中的幼红细胞内释放减少，红细胞生成不足，红细胞生存时间缩短。产生这些结果的确切机制仍不清楚，有可能是由炎症因子引起的，如 IL-1、肿瘤坏死因子和干扰素。

由于炎症过程，患者的血清铁和 TIBC 水平减低，血清铁蛋白水平正常或升高。血清可溶性转铁蛋白受体水平正常（表 8.3）。骨髓内存在可染铁，但发育中的幼红细胞内缺乏可染铁。如果患者对铁剂治疗无反应，通常的治疗方式是针对原发病进行治疗。重组体促红细胞生成素治疗被用于肾性贫血、炎症性疾病（类风湿性关节炎、炎症性肠病），对于其他疾病的治疗，如骨髓增生异常综合征，目前正在进行临床试验。

环形铁粒幼红细胞性贫血

环形铁粒幼红细胞性贫血是遗传性或获得性疾病，其主要特点是难治性贫血、外周血细胞呈低色素性、骨髓内铁增多并可见环形铁粒幼红细胞。出现环形铁粒幼红细胞是本病的诊断特征。由于血红素合成异常，引起幼红细胞线粒体的铁蓄积，从而在普鲁士蓝反应中可以见到幼红细胞核周的环形铁颗粒。血涂片中可见到两类红细胞，不正常的红细胞呈小细胞低色素性，这是由血红素的无效合成引起的。表8.4显示了环形铁粒幼红细胞性贫血的分类。δ-氨基-γ-酮戊酸（δ-ALA）合成酶和维生素 B_6 依赖酶是参与血红素合成过程第一步的酶，这些酶的结构缺陷已被确定为遗传性环形铁粒幼红细胞性贫血的一种类型。原发的获得性环形铁粒幼红细胞性贫血是骨髓增生异常综合征的一种。对铅中毒的描述请见第 16 章。

表 8.4　环形铁粒幼红细胞性贫血的分类
遗传性
X 连锁性疾病——由女性传递
获得性
骨髓增生异常综合征
骨髓增殖性疾病
髓性白血病
药物，如异烟肼
酒精滥用
铅中毒
其他疾病，如类风湿性关节炎、癌、巨幼细胞性贫血和溶血性贫血

治疗

如果药物或酒精是致病原因，则停用药物或酒精后，一些患者可恢复正常。少数病例对维生素 B_6 治疗有反应。如果伴有叶酸缺乏，可应用叶酸治疗。

推荐读物

Bomford A (2002) Genetics of haemochromatosis. *Lancet* **360**: 1673–1681.

Fleming RE, Bacon BR (2005) Orchestration of iron homeostasis. *New England Journal of Medicine* **352**: 1741–1744.

Provan D, Weatherall D (2000) Red cells II: acquired anaemias. *Lancet* **355**: 1260–1268.

Spivak JL (2000) The blood in systemic disorders. *Lancet* **355**: 1707–1712.

正细胞性贫血

正细胞正色素性贫血见于慢性病贫血、某些内分泌疾病（如垂体功能减低、甲状腺功能减低和肾上腺皮质功能减低）和某些血液系统疾病（如再生障碍性贫血和一些溶血性贫血）（见图8.7）。除此之外，此类贫血还可见于急性失血。

大细胞性贫血

根据骨髓检查，大细胞性贫血可以分为巨幼细胞性贫血和非巨幼细胞性贫血。

巨幼细胞性贫血

巨幼细胞性贫血的特点是 DNA 的合成缺陷，在骨髓内可以见到细胞核发育延迟的幼红细胞（巨幼细胞）。巨幼细胞体积大，有不成熟的大细胞核。与正常细胞相比，巨幼细胞核染色质更为细致，呈开放的斑点状（图 8.10）。白细胞的典型异常是巨大的晚幼粒细胞，这在巨幼细胞性贫血中很常见。这些细胞的体积约为正常细胞的两倍，并常有扭曲的细胞核。巨幼细胞样改变可发生于以下情况：

- 维生素 B_{12} 缺乏或维生素 B_{12} 代谢异常
- 叶酸缺乏或叶酸代谢异常
- DNA 合成的其他缺陷，如 DNA 合成过程中酶的先天性缺陷（如乳清酸尿症），或是由于药物治疗干扰了DNA的合成（如羟基脲、硫唑嘌呤、齐多夫定 -3’- 叠氮脱氧胸苷）
- 由于异常红系造血引起的骨髓增生异常综合征。

血液学指标

患者可能存在贫血表现。典型患者的 MCV ＞ 96 fL，除非同时存在引起小细胞性贫血的因素。若同时存在引起小细胞性贫血的因素，红细胞可以表现为两种形态，即正常红细胞/MCV 降低的红细胞。外周血涂片可见大细胞，伴有过多分叶（≥6个分叶）的多形核细胞（见图8.11）。严重患者可伴有白细胞和血小板减少。

巨幼细胞性贫血的生化基础

维生素 B_{12} 和叶酸缺乏常见的关键生化异常是甲基尿嘧啶核苷酸无法转化为胸腺嘧啶核苷酸，从而阻断了 DNA 的合成（图 8.12）。在尿嘧啶核苷酸向胸腺嘧啶核苷酸转化过程中，需要甲基集团参与，这些甲基集团由叶酸辅酶甲基四氢叶酸提供。

叶酸缺乏减少了叶酸辅酶的供应；维生素 B_{12} 缺乏

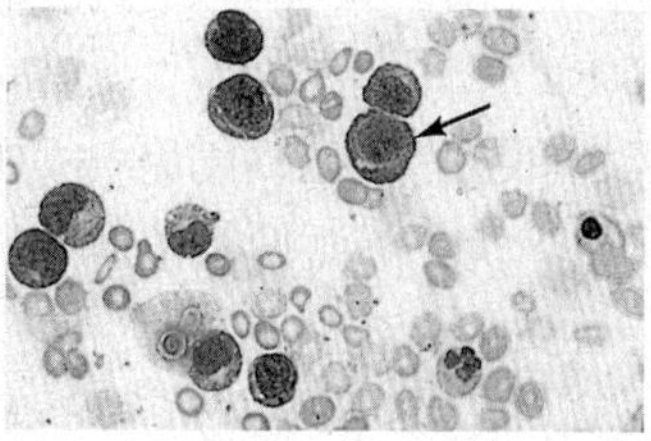

图 8.10　骨髓中的巨幼细胞（箭头所示）。

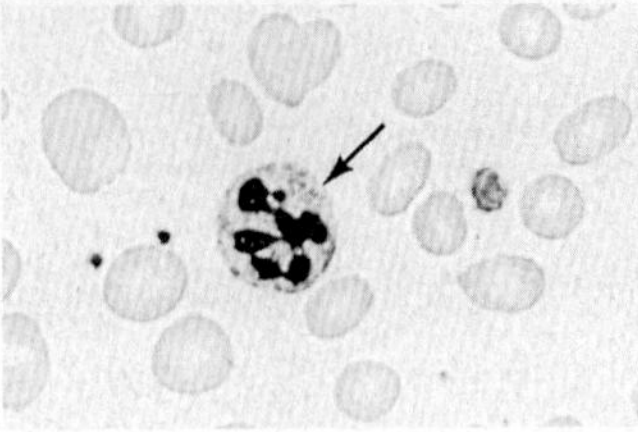

图8.11 外周血涂片上可见大细胞和过多分叶的中性粒细胞（箭头所示）。

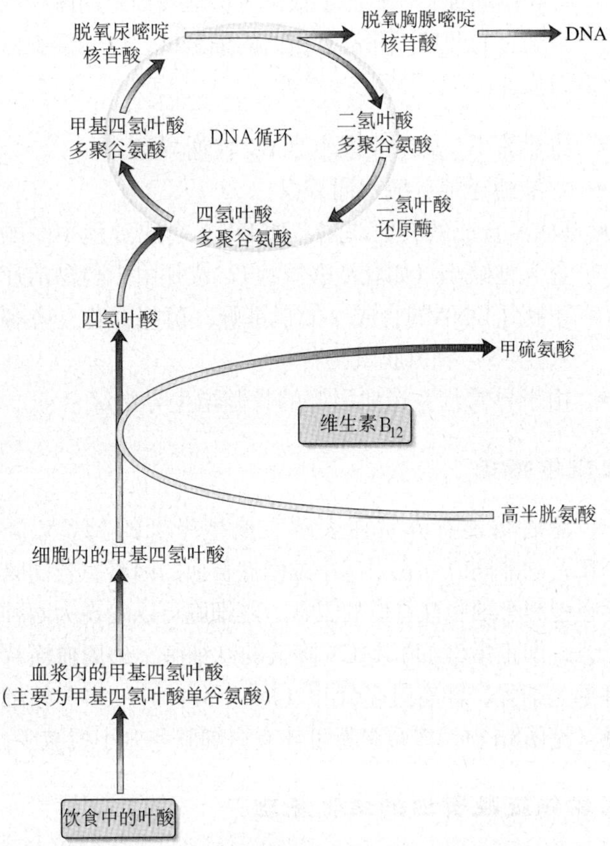

图 8.12 巨幼细胞性贫血的生化基础。维生素 B_{12} 与叶酸之间的代谢关系以及二者在 DNA 合成中的作用。THF：四氢叶酸。

时，由于甲基四氢叶酸（methyl-THF）脱甲基作用减慢，同时由于阻止细胞接受用以合成甲基四氢叶酸多聚谷氨酸的四氢叶酸，从而也减少了甲基集团的供应。

其他先天性和获得性巨幼细胞性贫血是由于嘌呤或嘧啶的合成被干扰，从而抑制了DNA合成。

脱氧尿嘧啶核苷抑制试验

对于严重的或复杂的巨幼细胞性贫血患者，脱氧尿嘧啶核苷抑制试验是一种快速确定维生素 B_{12} 或叶酸缺乏的性质和严重程度的方法。

在体外将氚标记的脱氧胸腺嘧啶核苷酸加入到患者的骨髓中。在正常的骨髓中，机体所需要的脱氧胸腺嘧啶核苷酸是来源于脱氧尿嘧啶核苷酸的甲基化，加入氚标记的脱氧胸腺嘧啶核苷酸可以抑制脱氧尿嘧啶核苷酸的甲基化（<5%）。然而在巨幼细胞性贫血患者的骨髓中，则需要更多的氚标记的脱氧胸腺嘧啶核苷酸（5%～50%）。如果加入维生素 B_{12} 可以纠正这种异常，则提示维生素 B_{12} 缺乏是引起巨幼细胞性贫血的原因。加入叶酸可以纠正叶酸和维生素 B_{12} 缺乏所引起的异常。

维生素 B_{12}

维生素 B_{12} 是由某些微生物合成的，而人类最终依赖来源于动物的维生素 B_{12}。维生素 B_{12} 存在于肉类、鱼类、蛋类和奶类中，不存在于植物中。维生素 B_{12} 通常不易被烹调破坏。每日食物中平均含有5～30 μg的维生素 B_{12}，而其中2～3 μg被机体吸收。成人平均储存2～3mg的维生素 B_{12}，主要储存在肝脏中。当机体出现吸收不良时，大约需要两年或更长的时间才会出现维生素 B_{12} 缺乏，这是因为每日维生素 B_{12} 的丢失量仅为1～2 μg。

结构和功能

钴胺素是由中心的钴原子（咕啉环）和核苷酸呈直角构成的平面二维结构。在动物细胞内，维生素 B_{12} 先结晶化形成氰钴胺素，但是主要的天然钴胺素包括三种：腺苷钴胺素、甲基钴胺素和羟钴胺素。

维生素 B_{12} 的主要功能是使高半胱氨酸甲基化为甲硫氨酸，同时使甲基四氢叶酸多聚谷氨酸去甲基转化为四氢叶酸。四氢叶酸是叶酸多聚谷氨酸合成的原料。

腺苷钴胺素是使甲基丙二酰辅酶A转化为琥珀酰辅酶A的辅酶。测定尿中的甲基丙二酸可以作为检查维生素 B_{12} 缺乏的试验，但不属于常规检查。

吸收和转运

胃蛋白酶可以分解食物中的蛋白复合体，将维生素 B_{12} 从食物中释放出来，与维生素 B_{12} 结合蛋白（R结合蛋白）结合。维生素 B_{12} 结合蛋白，即钴胺素传递蛋白Ⅰ（TCⅠ），是由唾液腺分泌的一种蛋白。胰酶可以分解维生素 B_{12}-R结合蛋白复合体，继而将维生素 B_{12}

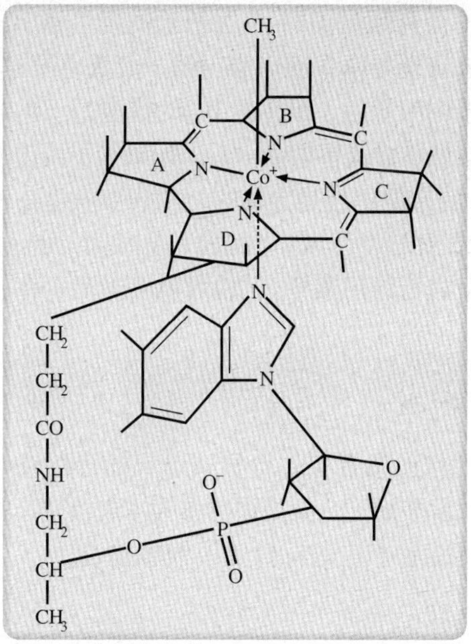

图8.13 **甲钴胺的结构**。这是血浆中维生素B_{12}的主要形式。

释放出来，与内因子结合。

内因子是一种分子量为 45 000 的糖蛋白，由胃壁细胞分泌，在其分泌过程中伴有氢离子（H^+）的分泌。内因子可以与维生素 B_{12} 结合，并携带维生素 B_{12} 与回肠黏膜表面的特异性受体结合。之后维生素 B_{12} 进入回肠细胞内，而内因子留在肠腔中。回肠细胞内的维生素 B_{12} 通过糖蛋白，即**钴胺素传递蛋白Ⅱ**（TC Ⅱ）被运输到骨髓和其他组织内。尽管钴胺素传递蛋白Ⅱ是维生素B_{12}转运过程中必需的蛋白质，但是钴胺素传递蛋白Ⅱ表面的维生素 B_{12}含量很低，可以被快速清除，并且能够转运钴胺素进入机体的所有细胞内。血浆中的维生素 B_{12} 主要与 TC I结合（70% ~ 90%），钴胺素传递蛋白 I 的功能尚不清楚。口服维生素 B_{12} 时，约 1% 的剂量被机体被动的吸收，这种吸收过程不需要内因子参与，主要在十二指肠和回肠中进行。

维生素 B_{12} 缺乏

许多原因可引起维生素 B_{12} 缺乏以及维生素 B_{12} 的异常代谢（表8.5）。成人中维生素B_{12}缺乏的最常见原因是恶性贫血。胰腺炎、腹腔疾病或二甲双胍治疗可以引起维生素 B_{12}的吸收不良，这些因素所引起的吸收不良是轻度的，通常不会导致明显的维生素 B_{12} 缺乏。

表 8.5 维生素 B_{12} 缺乏和维生素 B_{12} 的利用异常：进一步的原因（见正文）

饮食低摄入	**小肠疾病**
素食者	回肠疾病或切除术后
	细菌过度生长
胃部疾病吸收不良	热带性口炎性腹泻
恶性贫血	绦虫（裂头属）感染
胃切除术后	异常的利用
先天性内因子缺乏	先天性钴胺素传递蛋白Ⅱ缺乏
	氧化氮（使维生素 B_{12} 失活）

恶性贫血

恶性贫血是一种自身免疫性疾病，这类患者患有胃黏膜壁细胞缺乏的萎缩性胃炎，主要原因是内因子生成不足及维生素 B_{12} 吸收不良。

恶性贫血的发病机制

恶性贫血常见于老年人，在英国，年龄超过60岁的人群中恶性贫血的发病率为 1/8000。恶性贫血可见于各种人群，但在金发碧眼的人群中最为常见，并且在 A 型血型的人群中也较常见，患者男性多于女性。

恶性贫血与其他自身免疫性疾病有联系，尤其是甲状腺疾病、Addison 病和白癜风。约 1/2 的恶性贫血患者存在甲状腺抗体。与正常人群相比，恶性贫血患者胃癌的发病率更高（1% ~ 3%）。

90% 的恶性贫血患者及许多罹患萎缩性胃炎的老年患者的血清中存在壁细胞抗体。相反的，尽管内因子抗体仅存在于 50% 的恶性贫血患者中，但内因子抗体的存在对恶性贫血的诊断却具有特异性。恶性贫血患者存在两种内因子抗体：一是阻断性抗体，可以抑制内因子与维生素 B_{12} 的结合；二是参与性抗体，可以抑制维生素 B_{12}- 内因子复合体与回肠表面受体结合。

极少数儿童可以因为先天性内因子缺乏、内因子异常或早年发病的成人自身免疫性疾病而存在维生素 B_{12} 缺乏。

病理学

累及胃底的自身免疫性胃炎存在浆细胞和淋巴细胞的浸润。壁细胞和主细胞被黏液分泌细胞替代。自身免疫性胃炎患者存在胃酸缺乏和内因子分泌缺乏。皮质激素治疗可以使组织学异常得到改善，为这个疾病是免疫性疾病提供了支持。

临床特征

恶性贫血起病隐袭，贫血症状进行性增加。患者的皮肤有时呈柠檬黄色，其主要原因是血红蛋白过度破坏引起的轻度黄疸和苍白的面容同时存在。患者可伴有红色溃疡样舌（舌炎）及胃角炎。

如果长时间未接受治疗，患者的神经系统改变会转变为不可逆性改变。神经系统异常仅见于维生素 B_{12} 水平极度低下的患者（<60ng/L），少数也可以见于无临床贫血症状的患者。典型的神经系统表现是多发性神经病，病变逐渐累积外周神经和脊髓后支，并最终累及脊髓外侧束（即亚急性联合变性）。患者存在手指和足趾的对称性麻痹、震动觉和本体感觉的早期丧失、进行性的乏力和进行性的共济失调，最终可能导致截瘫。痴呆、精神病样症状，如抑郁、幻觉、妄想和视神经萎缩也可以见于维生素 B_{12} 缺乏者。

检查

- **血液学检查**：表现为巨幼细胞性贫血的特征。
- **骨髓检查**：巨幼细胞性红细胞生成的典型特征（图8.10），但是此项检查在患有明确的大细胞性贫血和血清维生素 B_{12} 水平低下的患者中不是经常进行。
- **血清胆红素**：由于无效的红细胞生成，血清胆红素升高。正常情况下，少量血清胆红素来源于骨髓中新形成红细胞的破坏。在许多巨幼细胞性贫血患者中，发育中的红细胞破坏增多，血清胆红素也随之增加。
- **血清维生素 B_{12}**：维生素 B_{12} 通常明显低于正常范围的低限（160 ng/L）。应用放射性同位素稀释法或免疫测定法可以检测血清维生素 B_{12} 水平。
- **血清叶酸**：血清叶酸水平正常或升高；因为正常的叶酸合成受抑制，红细胞内叶酸的水平正常或降低。

吸收试验

只有在维生素 B_{12} 缺乏的原因不明时，才需要进行维生素 B_{12} 吸收试验。因为英国没有放射性 B_{12} 的供应，所以在英国无法进行维生素 B_{12} 吸收试验，但是吸收试验的原理是有用的。

Schilling 试验：口服具有放射活性的 B_{12}，随后肌肉注射非放射活性的 B_{12}，使维生素 B_{12} 结合蛋白达到饱和状态，同时冲洗除去 ^{58}Co-B_{12}。收集24小时尿，正常人尿中会有超过 10% 口服剂量的维生素 B_{12} 排出体外。如果出现异常，应口服内因子胶囊重复进行试验。如果给予内因子后，维生素 B_{12} 的排泄是正常的，则可以诊断恶性贫血或胃切除术后。如果给予内因子后，维生素 B_{12} 的排泄仍然是异常的，则病变发生在末端回肠或存在细菌过度生长。给予一段时间的抗生素治疗后，重复进行维生素 B_{12} 试验可以明确是否存在细菌过度生长。

胃肠道检查

恶性贫血患者存在胃酸缺乏。插管检查可以确定是否存在胃酸缺乏，但是很少作为常规检查。如果患者存在胃部症状，应进行胃镜或钡餐检查。

鉴别诊断

维生素 B_{12} 缺乏必须与其他原因引起的巨幼细胞性贫血进行鉴别（其中主要是叶酸缺乏）。进行血清叶酸和维生素 B_{12} 水平的测定即可明确诊断。

恶性贫血应该与其他原因的维生素 B_{12} 缺乏进行鉴别（见表8.5）。任何涉及回肠末端或小肠内细菌过度生长的疾病都可以导致维生素 B_{12} 缺乏。胃切除术后可以引起长期的维生素 B_{12} 缺乏。素食者只摄入蔬菜，不食用任何肉类或动物制品。应该询问患者详细的饮食史。

治疗

见下文。

叶酸

在体内叶酸并不以单谷氨酸的形式存在，而是以多聚谷氨酸的形式存在（有额外的谷氨酸残留）。

食物中的叶酸聚合成为多聚谷氨酸的形式存在于食物中（图8.14），甲基（CH_3）、甲酰基（CHO）或亚甲基（CH_2）与还原型二氢叶酸或四氢叶酸（THF）分子的蝶啶部分连接。在上消化道，多聚谷氨酸被降解为单谷氨酸，同时在叶酸吸收的过程中，单谷氨酸被转化为甲基四氢叶酸单谷氨酸，这是叶酸在血清中存在的主要形式。甲基化的高半胱氨酸转化为甲硫氨酸，需要甲基钴胺素和甲基四氢叶酸作为辅酶。在高半胱氨酸转化为甲硫氨酸的过程中，甲基四氢叶酸从血浆中进入细胞内，并被转化为叶酸多聚谷氨酸储存在细胞内，这是甲基四氢叶酸进入细胞内的第一步。细胞内多

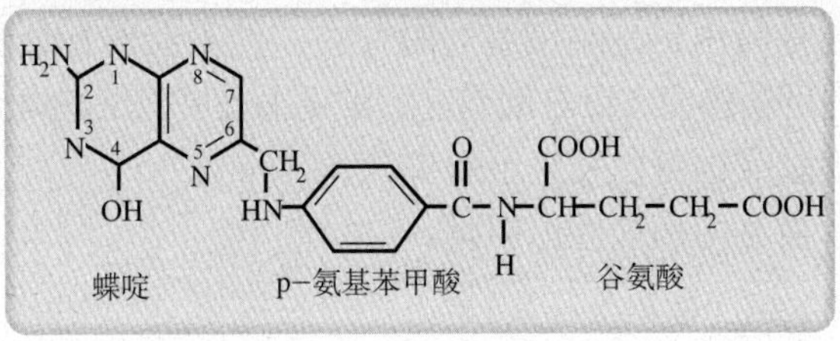

图 8.14　叶酸的结构。如图所示叶酸由三个部分构成。四氢叶酸在 5、6、7 和 8 号位上有多余的氢原子。

聚谷氨酸是叶酸的活性形式，并且作为辅酶参与氨基酸代谢过程中一碳单位的转化和 DNA 的合成。

饮食摄入

叶酸存在于绿色蔬菜中，如菠菜和绿花椰菜；也存在于动物内脏中，如肝和肾。烹调会造成 60% ~ 90% 的叶酸丢失。每日叶酸的最小需要量大约是 100 μg。

叶酸缺乏

表 8.6 列举了叶酸缺乏的原因。叶酸缺乏的主要原因是摄入不足，可以是单纯的摄入不足，也可以伴有叶酸过度利用或吸收不良。与维生素 B_{12} 不同，机体叶酸的储存量较少（约10mg）。如果饮食中缺乏叶酸，机体大约经过四个月就会出现叶酸缺乏。如果患者同时存在摄入不足和叶酸利用过度（例如患者入住重症监护病房），可能很快会发生叶酸缺乏。

母体的叶酸状态与胎儿畸形之间不存在简单的相关性，但是受孕时及妊娠最初的12周内叶酸的补充可以减少胎儿神经管畸形的发生。在孕育神经管畸形胎儿的母体体内，叶酸代谢过程中关键酶的部分缺陷有很高的发生率，如甲基四氢叶酸还原酶。存在甲基四氢叶酸还原酶缺陷的个体中，约有 5% 存在血清高半胱氨酸水平升高（图 8.12），这可能是胎儿罹患神经管畸形高发病率的发病机制。在一些孕育神经管畸形胎儿的母体体内，也已经发现叶酸受体的自身抗体。

临床特征

叶酸缺乏患者可能没有症状表现，也可能表现为贫血或原发疾病的症状。患者可能患有舌炎。与维生素 B_{12} 缺乏不同，叶酸缺乏患者不会出现神经病表现。

检查

血液学检查表现为巨幼细胞性贫血的特征。

表 8.6　引起叶酸缺乏的原因

营养因素（主要原因）	需要量增多
摄入不足	**生理原因**
老年人	妊娠
社会状况较差	哺乳
饥饿	早产儿
饮酒过量（也可引起叶酸利用障碍）	
	病理原因
因为厌食症引起摄入不足	伴有过多红细胞生成的血液系统疾病，如溶血
胃肠道疾病，如胃部分切除	伴有细胞更新多块的恶性疾病
腹腔疾病，Crohn 病	炎症性疾病
癌症	代谢性疾病，如高胱氨酸尿症
叶酸拮抗剂	血液透析或腹膜外透析
抗癫痫药物	
苯妥因	**吸收不良**
扑痫酮	小肠疾病，但比厌食症影响小
甲氨蝶呤	
乙胺嘧啶	
甲氧苄氨嘧啶	

血液检查

应用放射性同位素法或免疫学方法可以测定血清或红细胞内叶酸的水平。正常血清叶酸水平为4 ~ 18 μg/L（5 ~ 63nmol/L）。红细胞内叶酸含量是更好的组织内叶酸的测定指标，正常范围为 160 ~ 640 μg/ml。

进一步的检查

在许多叶酸缺乏的患者中，通过患者的临床表现及饮食史的询问并不能明确叶酸缺乏的原因。在这种情况下，应该怀疑患者存在隐匿的胃肠道疾病，同时进行适当的检查，如小肠活检。

巨幼细胞性贫血的治疗和预防

根据缺乏的类型决定治疗方法。慢性贫血不是输血的指征；事实上为老年患者输血是危险的，可能会出现心力衰竭。叶酸治疗可能会使维生素 B_{12} 缺乏患者出现血液学治疗反应，但是同时会加重维生素 B_{12} 缺乏患者的神经病症状。大剂量叶酸不应该单独用于治疗巨幼细胞性贫血，除非血清维生素 B_{12} 的水平是正常的。对于病情严重的患者，等待血清叶酸与维生素 B_{12} 的测定结果时，可能需要进行维生素 B_{12} 与叶酸的联合治疗。

维生素 B_{12} 缺乏的治疗

羟钴胺 1000μg 肌肉注射 3 周，直至总剂量达到 5～6mg；如果必要，终身应用羟钴胺治疗，剂量为每 3 个月肌肉注射 1000μg。目前推荐口服维生素 B_{12} 治疗（每日 2mg）。口服剂量中约有 1%～2% 的钴胺素通过扩散的方式被机体吸收，因此不需要内因子的参与。

患者每日口服维生素 B_{12} 的顺从性是个问题，尤其是对于老年患者。舌下含服维生素 B_{12} 金属块（每日 2×1000μg）已被证明是一种有效、更便利的治疗方法。

维生素 B_{12} 治疗 48 小时内临床症状出现改善，治疗 2～3 天后网织红细胞升高，5～7 天达到高峰。维生素 B_{12} 治疗后 6～12 个月，多发神经病也许会得到改善，但是长期的脊髓损害是不可逆的。治疗中可能出现低钾血症，如果严重，应该补充钾制剂。在治疗最初的几周内会出现铁缺乏。治疗中会出现高尿酸血症，但有临床症状的痛风发作并不常见。在进行全胃切除或回肠切除的患者中，应该监测维生素 B_{12} 水平，如果水平下降，应该预防性应用维生素 B_{12}。

叶酸缺乏的治疗

每日给予 5mg 叶酸可以纠正叶酸缺乏；叶酸治疗后出现血液学反应的时间与维生素 B_{12} 缺乏相同。治疗疗程应达到 4 个月，以替换机体的叶酸储存。积极治疗任何潜在的病因，如腹腔疾病。

预防性应用叶酸（每日 400μg）被推荐用于所有计划妊娠的妇女。许多权威学者也推荐在妊娠的全过程预防性的给予叶酸。是否应该给予富含叶酸的食物来预防性的补充叶酸，或是女性是否应该应用叶酸补充剂，目前仍处于争论中。美国食品药品监督管理局推荐增加富含叶酸的谷类食物的摄入，如面包、面粉和大米。

孕育神经管畸形胎儿的妇女应该在下一次妊娠前或妊娠期内每日补充叶酸 5mg。

预防性叶酸也被推荐用于罹患慢性血液系统疾病，且细胞更新较快的患者。每周补充 5mg 叶酸就足够了。

非巨幼细胞性巨红细胞症

外周血涂片检查提示大红细胞，伴 MCV 升高可以与骨髓内正常红细胞同时存在，但不会伴有骨髓细胞的巨幼样变。巨红细胞症的常见生理原因是妊娠。巨红细胞症也可以发生于新生儿。

常见的病理性原因是：

- 酗酒
- 肝病
- 网织红细胞增多症
- 甲状腺功能减退
- 一些血液系统疾病，如再生障碍性贫血、环形铁粒幼红细胞性贫血、纯红细胞再生障碍性贫血
- 药物，如细胞毒性药物硫唑嘌呤
- 假性巨红细胞症（红细胞计数时红细胞发生凝集）
- 与红细胞自身凝集有关的冷凝集素（当将血标本加热至 37℃时 MCV 可以降至正常）。

在所有这些情况下，血清维生素 B_{12} 和叶酸水平正常。每个病例的确切机制尚不清楚，但是在某些情况下，可见红细胞膜上脂质沉积增加。

因为网织红细胞体积较大，故网织红细胞数量增加可以导致 MCV 升高。

如果患者的其他方面正常，酒精也是 MCV 升高的常见原因。巨幼细胞性贫血也可见于酗酒者，主要原因是酒精对红细胞生成有毒性作用或是因为饮食中缺乏叶酸。

推荐读物

Chanarin I, Metz J (1997) Diagnosis of cobalamin deficiency: the old and the new. *British Journal of Haematology* **97**: 695–700.

Kuzminski AM et al. (1998) Effective treatment of cobalamin deficiency with oral cobalamin. Blood **92**: 1191-1198.

Mills JL (2000) Fortification of foods with folic acid. *New England Journal of Medicine* **342**: 1442–1445.

Toh BH, van Driel IR, Gleeson PA (1997) Pernicious anaemia. *New England Journal of Medicine* **337**: 1441–1448.

Wharton B, Booth I (2001) Fortification of flour with folic acid. *British Medical Journal* **323**: 1198–1199.

因骨髓造血功能衰竭所致的贫血（再生障碍性贫血）

再生障碍性贫血是指全血细胞减少伴随骨髓细胞增生减低；骨髓或外周血中没有白血病、肿瘤或其他异常细胞。再生障碍性贫血是一种少见但很严重的疾病，可以是遗传性的，但更常见的是获得性的再生障碍性贫血。

再生障碍性贫血的发病机制包括，多能造血干细胞数量减少（见图 8.1）、残留造血细胞的异常或机体对多能造血干细胞及残留细胞的免疫反应，上述这些机制导致造血干细胞无法重建造血。单一系列造血细胞的衰竭也可能发生，从而导致单一细胞系的缺乏，例如红细胞造血祖细胞的缺乏导致纯红细胞再生障碍性贫血。在一些患者中，再生障碍性贫血可以进展为骨髓增生异常综合征、阵发性睡眠性血红蛋白尿（PNH）或急性髓性白血病，这可能是由于异常克隆的造血干细胞的出现引起的。

病因

表 8.7 列举了再生障碍性贫血的病因。免疫机制可能是多数特发性获得性再生障碍性贫血的病因，并且对于许多继发性再生障碍性贫血的维持也起到部分作用。骨髓和外周血中激活的细胞毒性 T 细胞导致了骨髓衰竭。

许多药物可以引起骨髓增生不良，包括细胞毒性药物，如白消安和柔红霉素（多柔比星），这些药物可以引起一过性的骨髓增生不良。然而，一些患者因为对非细胞毒性药物较为敏感，应用这些药物时也会引起骨髓增生不良，如金制剂、氯霉素、氯丙嗪、卡比马唑、苯妥英、甲苯磺丁脲、非甾体类解热镇痛消炎药和许多其他被认为可以偶然引起骨髓增生不良的药物。

先天性再生障碍性贫血很少见。引起再生障碍性贫血的基因突变已经确定，如 RNA 端粒结构的异常见于 1/3 的再生障碍性贫血患者。Fanconi 贫血是一种遗传性疾病，表现为常染色体隐性遗传，常伴有骨骼畸形、肾和中枢神经系统异常，常见于5 ~ 10岁的患者。

表 8.7　再生障碍性贫血的病因

原发性
先天性，如 Fanconi 贫血
特发性获得性（占 67%）
继发性
化学物质，如苯
药物：
化疗药物
特异性反应
杀虫剂
电离辐射
感染：
病毒，如肝炎、EBV、HIV、微小病毒
其他，如结核病
阵发性睡眠性血红蛋白尿
复杂原因，如妊娠

临床特征

无论何种原因导致的骨髓衰竭，其临床表现均包括贫血、出血和感染。频繁出血是最初的主要临床表现，表现为轻微损伤后皮肤青紫或口腔血泡。体格检查包括皮肤瘀斑、牙龈出血和鼻出血。口腔感染较常见。淋巴结肿大和肝脾肿大较少见。

检查

- 全血细胞减少
- 网织红细胞明显缺乏
- 骨髓增生不良、造血细胞减少，伴脂肪组织增加（图 8.15）。

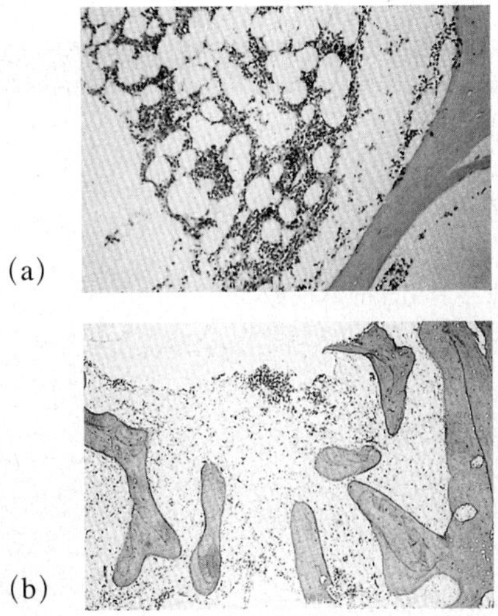

图 8.15　低倍镜下骨髓环钻活检的表现。(a) 正常细胞构成。(b) 再生障碍性贫血骨髓细胞增生低下。

鉴别诊断

应与其他原因引起的全血细胞减少进行鉴别（表8.8）。骨髓环钻活检是评价骨髓细胞构成的必需检查。

治疗和预后

在等待骨髓自身恢复和特异性的治疗促进骨髓恢复的过程中，再生障碍性贫血的治疗有赖于支持治疗。

患者的主要危险是感染，因此应该采取紧急措施避免感染。在严重的中性粒细胞缺乏的患者中，对任何可疑的感染都应给予胃肠外的广谱抗生素治疗。支持治疗包括必要时的红细胞和血小板输注。应尽可能去除诱发再生障碍性贫血的因素。

再生障碍性贫血的病程长短不一，从快速的自发的病情缓解至持续的逐渐加重的重型全血细胞减少都可出现。由于出血或感染，严重的全血细胞减少可以导致死亡。对于预后最可靠的决定因素是中性粒细胞、血小板的数量及骨髓细胞的构成。

不良的预后因素（即重型再生障碍性贫血）常有以下三项表现中的二项：

- 中性粒细胞计数＜ 0.5×10^9/L
- 血小板计数＜ 20×10^9/L
- 网织红细胞计数＜ 40×10^9/L。

对于重型再生障碍性贫血，如果不给予治疗其预后效果非常差。对于年龄小于 40 岁，有 HLA 相合同胞供者的患者，骨髓移植是治疗选择。骨髓移植可以使 75%～90% 的患者获得长期生存，并使患者血常规恢复正常。因为移植后，移植物抗宿主病的发生率较高，无论是否有 HLA 相合的供者，年龄超过 40 岁的患者均不适宜进行骨髓移植。免疫抑制剂治疗用于没有 HLA相合的同胞供者，以及年龄超过40岁的患者。联合应用抗淋巴细胞免疫球蛋白（ALG）和环孢菌素可使 60%～80% 的重型再生障碍性贫血患者得到缓解。

对于年龄小于 40 岁且对免疫抑制剂治疗无反应的患者，无关供者的骨髓移植也是治疗选择，但是因为移植物排斥、移植物抗宿主病和病毒感染的发生率较高，因此疗效不佳（5 年生存率仅为 30%）。

多数再生障碍性贫血患者造血生长因子的水平（图 8.1）是正常或升高的，对于再生障碍性贫血，造血生长因子的治疗是无效的。

雄激素（如康力龙）有时可以用于对免疫抑制剂治疗无反应的患者，也可用于非重型再生障碍性贫血患者。

在重型再生障碍性贫血中，皮质激素仅有很小的活性，但是可以用于处理由 ALG 引起的血清学反应。皮质激素也被用于治疗儿童先天性纯红细胞再生障碍性贫血（Diamond-Blackfan 综合征）。30% 的成人纯红细胞再生障碍性贫血伴有胸腺瘤，胸腺切除术可能会诱导缓解。成人纯红细胞再生障碍性贫血也可以伴有自身免疫性疾病或特发性的纯红细胞再生障碍性贫血，在这种情况下皮质激素和环孢菌素的治疗是有效的。

表 8.8　全血细胞减少的原因
再生障碍性贫血（见表 8.7）
药物
巨幼细胞性贫血
骨髓浸润或替代
Hodgkin 或非 Hodgkin 淋巴瘤
急性白血病
骨髓瘤
继发性癌症
骨髓纤维化
脾功能亢进
系统性红斑狼疮
播散性结核病
阵发性睡眠性血红蛋白尿
难治性败血症

推荐读物

British Committee for Standards in Haematology (2003) Guidelines for the diagnosis and management of acquired aplastic anaemia. *British Journal of Haematology* **123**: 782–801.

Brodsky RA, Jones RJ (2005) Aplastic anaemia. *Lancet* **365**: 1647–1656.

Young NS (2002) Acquired aplastic anaemia. *Annals of Internal Medicine* **136**: 534–546.

溶血性贫血：引言

溶血性贫血是由红细胞破坏增多引起的。正常情况下，红细胞的生存期约为 120 天，但是溶血性贫血患者的红细胞生存时间明显缩短。

正常红细胞的降解发生在骨髓、肝和脾的巨噬细胞内。

溶血的结果

红细胞生存时间缩短并不一定引起贫血，主要原因是骨髓存在代偿，使红细胞生成增多。如果红细胞的丢失在骨髓的代偿能力范围内，则机体存在溶血状态，但不合并贫血（代偿性溶血性贫血）。骨髓可以通过增加红系造血的比例（红系增生活跃）和扩展激活的骨髓容量而增加红细胞的生成，骨髓的这种增生能力是正常的6 ~ 8倍。除此之外，不成熟的红细胞（网织红细胞）在成熟前被释放入外周血。这些细胞的体积比正常红细胞的体积大，其外周血涂片显示细胞染色呈淡蓝色（在外周血涂片上，这种细胞形态被称为嗜多色性）。在外周血涂片中，应用体外对残留 RNA 的染色（如新的亚甲蓝染色）可以精确显示网织红细胞在所有红细胞中的百分比计数。

溶血的部位

血管外溶血

大多数的溶血的红细胞破坏发生在血管外。网状内皮系统中的巨噬细胞，尤其是脾，可以将红细胞从血管中移除。

血管内溶血

当红细胞在血液循环内被快速破坏，血红蛋白被释放出来（图 8.16），与血浆结合珠蛋白结合，但是结合珠蛋白很快达到饱和状态。

尽管有少量的游离血红蛋白储存于肾小管内，多系的血浆游离血红蛋白通过肾小球滤过进入尿中。在肾小管细胞内，血红蛋白被降解，以含铁血黄素的形式沉积在肾小管上皮细胞内。应用普鲁士蓝反应对尿沉渣进行检查可以检测到含铁血黄素颗粒。一些血浆游离血红蛋白被氧化为高铁血红蛋白，随后高铁血红蛋白被分解为高铁血红素和珠蛋白。血浆血红素蛋白与高铁血红素结合；如果血浆中的高铁血红素含量已经超过了血红素蛋白的结合能力，则高铁血红素与白蛋白结合形成高铁血红白蛋白。应用分光光度计对血浆标本进行检测时，血浆中的高铁血红白蛋白可以形成典型的条带，即为 Schumm 试验的基础。

肝可以清除与结合珠蛋白结合的血红蛋白、血红素蛋白和血浆中残留的游离血红蛋白。

溶血的证据

红细胞破坏增多导致：

- 血清胆红素水平升高（非结合胆红素）
- 尿胆原增多（来源于胆红素在肠道中的降解，图 8.5）
- 血浆结合珠蛋白减少
- 血清乳酸脱氢酶水平增多（LDH）。

红细胞生成增多导致：

- 网织红细胞增多
- 骨髓红细胞增生活跃。

一些溶血性贫血患者可能有异常红细胞的证据：

- 球形红细胞（见图 8.18）
- 镰状细胞（见图 8.23）

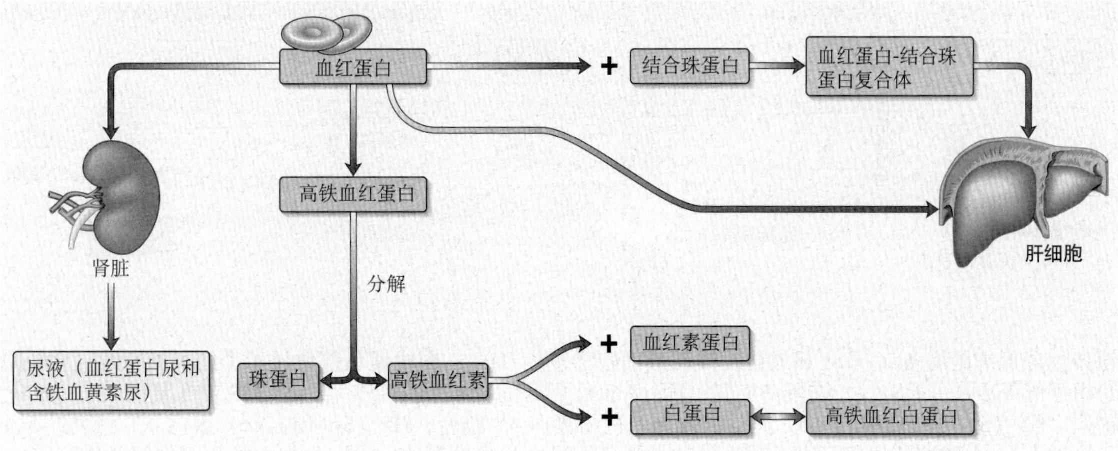

图 8.16　溶血后血浆中血红蛋白的代谢。

- 红细胞碎片。

红细胞寿命缩短的证据

静脉注射 ^{51}Cr 标记的红细胞可以测定红细胞生存时间，但是这种检查很少应用。

血管内溶血

血浆血红蛋白水平升高、含铁血黄素尿、结合珠蛋白水平下降或缺乏，以及高铁血红白蛋白存在（Schumm 试验阳性）提示血管内溶血。

许多实验室研究对于确定溶血性贫血的确切类型是必要的。表 8.9 显示了溶血性贫血的原因。

表 8.9 溶血性贫血的原因

遗传性	获得性
红细胞膜缺陷	**免疫性**
遗传性球形红细胞增多症	自身免疫性（见表 8.15）
遗传性椭圆形红细胞增多症	温抗体型
	冷抗体型
血红蛋白异常	异体免疫性
地中海贫血	溶血性输血反应
镰状细胞性贫血	新生儿溶血症
	异基因骨髓移植
代谢缺陷	或器官移植后
葡萄糖 -6- 磷酸脱氢酶缺乏	药物诱发的
丙酮酸激酶缺乏	
	非免疫性
其他异常	获得性红细胞膜缺陷
感染，如疟疾、支原体感染	阵发性睡眠性血红蛋白尿
梭状芽胞杆菌感染，	机械性
全身败血症	微血管病性溶血性贫血
药物和化学物质	人工瓣膜置换术后行军性血
可引起红细胞膜破坏	红蛋白尿
或氧化性溶血	继发于全身疾病
脾功能亢进	肾功能和肝功能衰竭
烧伤	

遗传性溶血性贫血

红细胞膜的缺陷

正常的红细胞膜由脂质双分子层和嵌于其中的蛋白质构成。嵌入双分子层的蛋白质与潜在的蛋白质网络（或细胞骨架）连接在一起，包括血影蛋白、肌动蛋白、锚蛋白和蛋白 4.1（图 8.17）。

遗传性球形细胞增多症（HS）

遗传性球形细胞增多症是北欧国家最常见的遗传性溶血性贫血，发生率为1/5000。此病为常染色体显性遗传，但是有25%的患者其双亲均未受影响，推测是由于自发的基因突变引起遗传性球形细胞增多症。遗传性球形细胞增多症是由于红细胞膜有缺陷，红细胞通过脾时失去部分细胞膜，其主要原因可能是细胞膜骨架蛋白不足以支撑脂质双分子层。红细胞膜最典型的缺陷是结构

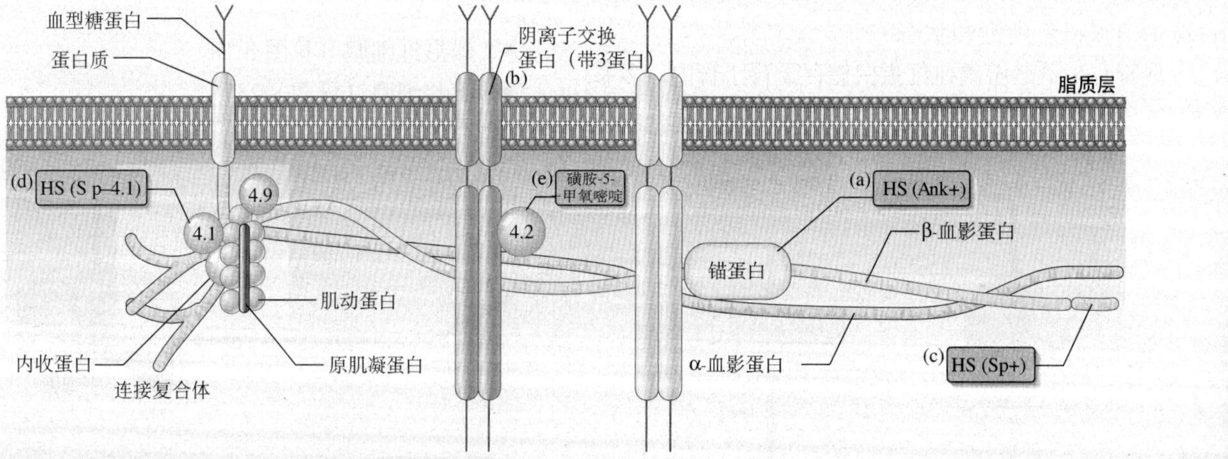

图 8.17 遗传性球形细胞增多症 (HS) 和遗传性椭圆形细胞增多症 (HE)：图中紫色部位显示了红细胞膜的主要缺陷部位。垂直方向上的相互作用导致了 HS：(a) 锚蛋白突变，HS (Ank+) 引起的缺陷（占 45%）；(b) HS 带 3 蛋白缺陷（20%）；(c) β-血影蛋白缺陷，HS（Sp+)(＜ 20%）；(d) 异常的血影蛋白与蛋白 4.1 结合，HS（Sp-4.1）；(e) 蛋白 4.2（磺胺 -5- 甲氧嘧啶）缺陷（见于日本人）。上述这些缺陷可以表现为各种常染色体显性和隐性遗传。水平方向上的相互作用导致了HE：α-血影蛋白缺陷（80%）、蛋白 4.1 缺陷（15%）和 β- 血影蛋白缺陷（5%）。

蛋白血影蛋白的缺乏，但也存在其他膜蛋白的数量缺陷，其中以锚蛋白的缺陷最为常见（图 8.17）。遗传性球形细胞增多症患者红细胞膜结构的异常导致红细胞膜对盐水渗透性增加，因此细胞需要提高对钠离子的主动转运速度，将钠离子从细胞内泵出，这种主动转运有赖于红细胞糖酵解产生的 ATP。由于细胞内钠离子堆积，细胞膜表面积与细胞体积的比值下降，细胞成为球形。与正常细胞相比，球形细胞更僵硬、变形性更差。它们无法穿过脾的微循环，最后细胞死亡。

临床特征

患者出生时即可表现为黄疸，然而黄疸的出现也可以延迟到许多年以后，一些患者也可能终身没有症状，只是在进行家族筛查时才被发现。患者可能会出现贫血、脾肿大和足部溃疡。如许多溶血性贫血一样，病程中可能出现再生障碍性溶血危象和巨幼细胞危象。再生障碍性贫血通常出现在感染后，尤其是微小病毒的感染，但是巨幼细胞危象是由叶酸缺乏导致骨髓高反应性引起的。慢性溶血可以引起色素性胆结石的形成（见第 7 章）。

检查

- **贫血**：通常是轻度的，有时也可以是重度的。
- **血涂片**：可见球形细胞（图 8.18）和网织红细胞。
- **明显的溶血证据**：如血清胆红素和尿胆原升高。
- **渗透脆性检查**：当红细胞被置于张力逐渐减低的溶液中时，红细胞充水、肿胀，最终溶解。与正常的双凹圆盘状红细胞相比，球形细胞不易耐受低张溶液。渗透脆性试验并不作为常规检查，但是对于血涂片可疑球形细胞增多症的患者，渗透脆性试验有助于明确诊断。
- **直接抗人体球蛋白（Coombs）试验**：球形细胞增多症患者直接 Coombs 试验阴性，直接 Coombs 试验主要是为了排除自身免疫性溶血性贫血，该病也可以表现为球形细胞增多。

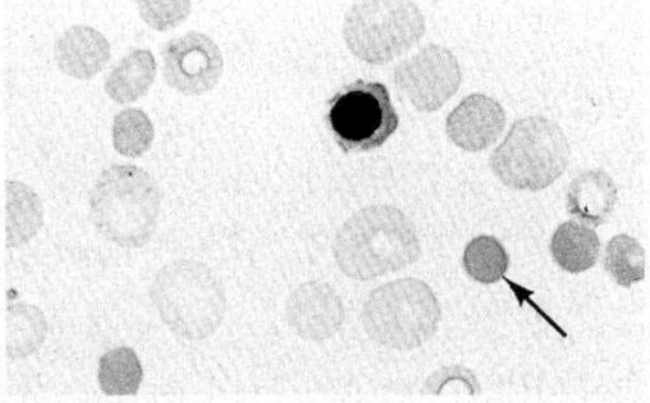

图 8.18 （也见彩图8.18）球形细胞（箭头所示）。血涂片可见网织红细胞、嗜多色性和有核红细胞。

治疗

脾是红细胞破坏的部位。除了轻度遗传性球形细胞增多症患者，所有患者均应接受脾切除手术。对于无症状的患者，做出脾切除术的决定很困难，但是如果胆红素水平升高，尤其是存在胆结石时，应该鼓励患者接受脾切除手术。

脾切除术最好延迟至儿童期以后进行，主要原因是儿童期时进行脾切除手术会发生突发的严重的致命感染，这种感染通常是由有荚膜的微生物，如肺炎球菌引起的。脾切除术手术前应该进行恰当的免疫接种，并给予终身的青霉素预防（见 Box 2.9）。

脾切除术后，球形细胞持续存在，但是由于红细胞不再被破坏，血红蛋白水平通常可以恢复到正常水平。

当慢性溶血患者出现细胞快速更新时，常常会出现叶酸缺乏。应该监测叶酸水平，或预防性补充叶酸。

遗传性椭圆形细胞增多症

这种红细胞膜的异常以常染色体显性的方式遗传，在白种人中的发生率为1/2500。蛋白4.1或血影蛋白 / 肌动蛋白 / 蛋白 4.1 复合体的缺陷，导致在水平方向上蛋白质相互作用减弱和红细胞膜的缺陷，使红细胞变成椭圆形（图 8.17）。其临床表现与遗传性球形细胞增多症相似，但程度更轻。仅有少数的患者表现为贫血，并且仅有极少数的患者需要接受脾切除手术。

极少数遗传性椭圆形细胞增多症和遗传性球形细胞增多症可以以纯合子的方式遗传，引起严重的溶血性贫血，有时必须在儿童期早期就接受脾切除手术。

遗传性口形红细胞增多症

口形红细胞是指红细胞苍白的中心区呈裂口状。大量口形红细胞可以见于遗传性溶血性贫血伴红细胞膜缺陷。过多的酒精摄入也是常见的原因。

血红蛋白异常

胚胎早期以血红蛋白 Gower 1、Gower 2 和 Portland 为主（图 8.19）。随后胎儿血红蛋白（Hb F）出现，由 2 条 α 链和 2 条 γ 链构成。从妊娠 13 周开始，β 链的合成逐渐增多，在足月时，80% 为 Hb F，20% 为 HbA。

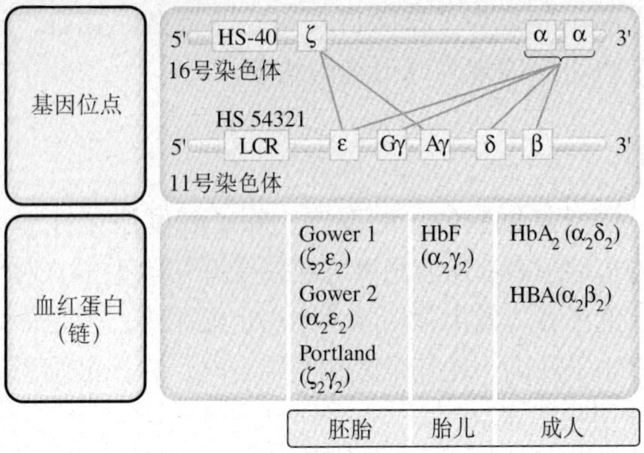

图 8.19　16 号和 11 号染色体上的基因位点，以及由各种珠蛋白链连接形成的不同的血红蛋白。HS-40（对于α基因来说）和基因座控制区（LCR）HS1-5（对于β基因来说）是基因调节控制元件。

因为合成γ链的基因被进一步抑制，β链的合成逐渐增多，因此出生后Hb F逐渐转变为Hb A，这种转换的确切机制尚不清楚。出生6个月以后，机体仅有少量的（通常＜1%）Hb F。δ链的合成仅见于出生前，在整个成人期，Hb A_2（$\alpha_2\delta_2$）维持在大约2%的水平（表8.10）。

珠蛋白链的合成方式与其他蛋白一样（见第3章）。α链的合成由四个珠蛋白链基因控制（图8.19）。每个单倍体基因组（来源于双亲中一方的基因）中含有 两个α链基因。这些基因紧密相连，定位于16号染色体上。控制 ε、γ、δ 和 β 链合成的基因紧密相连，定位于11号染色体上。珠蛋白基因以一定的顺序排列在11号和16号染色体上，按照一定的顺序表达，从而形成不同的血红蛋白。正常血红蛋白的合成见前文。

异常血红蛋白

异常包括：

- 珠蛋白链合成异常（如地中海贫血）
- 珠蛋白链结构异常（如镰状细胞病）
- 珠蛋白链合成和结构的联合缺陷，如镰状细胞β地中海贫血。

血红蛋白的遗传缺陷是所有遗传疾病中最常见的。

地中海贫血

地中海贫血（希腊语中地中海贫血即为海洋性贫血）影响了全球范围内的人类健康（图 8.20）。正常情况下，α 珠蛋白链与 β 珠蛋白链的合成处于平衡状态（1：1）。地中海贫血患者存在珠蛋白基因的合成缺陷，导致珠蛋白链的合成失衡，引起红系祖细胞内珠蛋白链的沉积，并导致无效性红细胞生成。珠蛋白链沉积于成熟的红细胞内可引起溶血。

β 地中海贫血

纯合型 β 地中海贫血表现为无法合成 β 珠蛋白链（β^0）或合成量极低（β^+），而 α 珠蛋白链合成过多，导

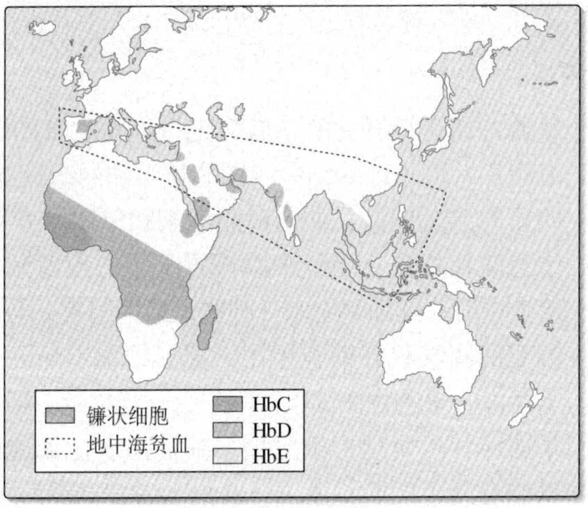

图8.20　（也见彩图8.20）主要的血红蛋白异常：地理分布。

表 8.10　血红蛋白的一些类型

	血红蛋白	结构	评价
正常	A	$\alpha_2\beta_2$	成人血红蛋白中占 97%
	A_2	$\alpha_2\delta_2$	成人血红蛋白中占 2%，β 地中海贫血时水平升高
	F	$\alpha_2\gamma_2$	是 3~9 个月胎儿体内正常的血红蛋白，β 地中海贫血时水平升高
肽链合成异常	H	β_4	见于 α 地中海贫血，无生物学作用
	Barts	γ_4	纯合型 α 地中海贫血中 100% 为血红蛋白 Barts，无生物学作用
肽链结构异常	S	$\alpha_2\beta_2^S$	β 珠蛋白链上第 6 位的谷氨酸被替换为缬氨酸
	C	$\alpha_2\beta_2^C$	β 珠蛋白链上第 6 位的谷氨酸被替换为赖氨酸

致珠蛋白链沉积于幼红细胞和成熟红细胞内，引起无效性红细胞生成和溶血。过多的α珠蛋白链与合成的β、δ和γ链结合导致Hb A_2和Hb F的含量增多，并有少量的Hb A。**杂合型**β地中海贫血通常没有症状，表现为伴有或不伴有贫血的小红细胞增多。表8.11列举了纯合型和杂合型β地中海贫血常见类型的表现。

分子遗传学

β地中海贫血的特点是与超过200种遗传缺陷有关的分子错误均可以导致β地中海贫血。与α地中海贫血不同，β地中海贫血的遗传缺陷主要是点突变，而不是基因缺失。基因突变导致了转录、RNA剪接和修正的缺陷，框架区和无义链的翻译合成了高度不稳定的β珠蛋白链，这种β珠蛋白链无法被机体利用。

临床症状

临床上，β地中海贫血可以被分为以下几种：

- 轻型地中海贫血（β地中海贫血特征），表现为无症状的杂合型β地中海贫血携带状态
- 中间型地中海贫血，表现为中度贫血，很少需要输血
- 重型地中海贫血，表现为重度的贫血，需要固定的输血。

轻型地中海贫血

常见轻型杂合型β地中海贫血的携带者通常无症状。临床上表现为轻度贫血，或没有贫血。红细胞呈小细胞低色素性，伴有MCV和MCH减低，有时会和缺铁性贫血混淆。但是这两者很容易区别，因为轻型地中海贫血患者血清铁蛋白和铁的储存是正常的（见表8.3）。通常血红蛋白电泳显示Hb A_2和Hb F增多（图8.21）。对于地中海贫血患者，不应给予铁剂治疗，除非患者同时存在铁缺乏症。

中间型地中海贫血

中间型地中海贫血是指有症状的中度贫血的患者（Hb 7～10 g/dL），且不需要固定输血。中间型地中海贫血患者的病情比轻型地中海贫血患者的病情更为严重，但比依赖输血的重型地中海贫血患者的病情轻。

轻型纯合型β^+地中海贫血与α地中海贫血可以联合引起中间型地中海贫血，表现为α珠蛋白链沉积减少、无效性红细胞生成减少和溶血。与未修正的重型β^+地中海贫血相比，纯合型β^+地中海贫血患者过多的α珠蛋白链可以被合成增多的γ珠蛋白链部分清除，因此Hb F遗传稳定性的遗传特性也导致患者的临床症状更为轻微。

患者表现为脾肿大和骨骼畸形。反复的足部溃疡、胆结石和感染也可出现。

重型地中海贫血（Cooley贫血）

多数纯合型β地中海贫血患儿在出生后1年内出现下述症状：

表8.11 β地中海贫血：常见表现

地中海贫血类型	纯合型	杂合型
β^+	重度地中海贫血	轻度地中海贫血
	Hb A ＋ F ＋ A_2	Hb A_2升高
β^0	重度地中海贫血	轻度地中海贫血
	Hb F ＋ A_2	Hb A_2升高
δβ	中度地中海贫血	轻度地中海贫血
	Hb F	Hb F 5%～15%
$\delta\beta^+$（Lepore）	中度或重度地中海贫血	轻度地中海贫血
	Hb F ＋ Lepore	Hb Lepore 5%～15%，Hb A_2正常

血红蛋白Lepore是δ和β珠蛋白基因交叉融合的产物。

Adapted with permission from Weatherall DJ (2003) Disorders of the synthesis of function of haemoglobin. In: Weatherall DJ, Warrell DA, Cox TM, Firth JD (eds) *Oxford Textbook of Medicine*, 4th edn. Oxford: Oxford University Press.

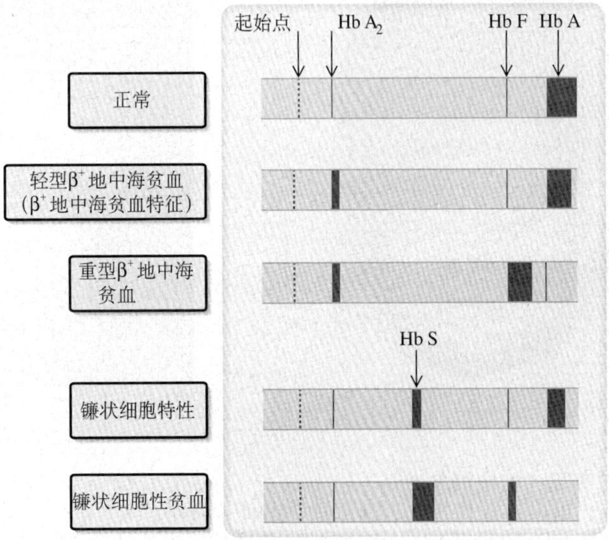

图8.21 血红蛋白的电泳模式。

- 生长发育不良及反复的细菌感染
- 胎儿发育3～6个月时，机体由合成γ珠蛋白链转化为合成β珠蛋白链，这时会出现严重的贫血
- 髓外造血可导致肝脾肿大和骨骼扩展，引起典型的地中海面容（图 8.22a）。

因为骨髓扩展至骨皮质区，颅骨 X 线检查显示骨小梁区典型的短发状改变（图 8.22b）。骨髓的扩展也可见于手部的 X 线检查（图 8.22c）。

未治疗的重型地中海贫血的典型特征仅见于未接受良好的输血支持治疗的患者。

处理

治疗的目的是抑制无效性红细胞生成，预防骨骼畸形，允许机体的正常活动和发育。患者需要长期补充叶酸，并接受输血治疗使血红蛋白维持在 10g/dL 左右。患者可能每 4～6 周就需要输血一次。

因为存在感染的风险，脾切除手术通常推迟到 6 岁之后，但是如果机体对输血的需求增多，应该考虑进行脾切除手术。对于接受脾切除手术的患者，应该给予预防性的抗感染治疗（见下文）。

反复的输血可以引起铁负荷过重（输血性含铁血黄素沉积病），当患者进入青春期后，引起患者内分泌腺、肝、胰腺和心肌的损害。铁螯合剂选用去铁胺，尽管需要经肠道外给药。口服铁螯合剂 ICL670 是安全有效的，但目前仍需要进行长期的研究。去铁胺在晚间皮下注射给药，每周5～7次。抗坏血酸可以增加尿液中铁的排泄，因此抗坏血酸每日200 mg联合去铁胺治疗可以加强去铁胺的疗效。

应用当前的治疗方式，患者能够进行正常的生长发育和性别发育，但是治疗的顺从性是一个问题，尤其是对于青少年患者。有报道认为应用去铁胺的强化治疗可以逆转严重的铁负荷过重患者心脏的损害，但是去铁胺剂量过大可能引起白内障、视网膜损害和神经性耳聋。铁负荷过重患者应用去铁胺治疗时，会出现结肠耶尔森氏菌感染。定期测定血清铁蛋白和肝铁储存情况可以评估机体的铁负荷。

骨髓移植用于治疗年轻的有 HLA 相合同胞供者的地中海贫血患者。在一些临床情况较好的患者中，骨髓移植已获得成功，3 年死亡率小于 5%，但是在临床情况不佳并伴有铁负荷过重和肝功能不全的患者中有较高的死亡率（> 50%）。

产前诊断和基因治疗见第 3 章。

α 地中海贫血

分子遗传学

与 β 地中海贫血不同，α 地中海贫血尽管也会发生基因突变，但通常是由基因缺失引起的。正常个体 2 条 16 号染色体上的 α 珠蛋白链基因，即四个 α 珠蛋白链基因均被复制。在α地中海贫血患者中可出现每条16

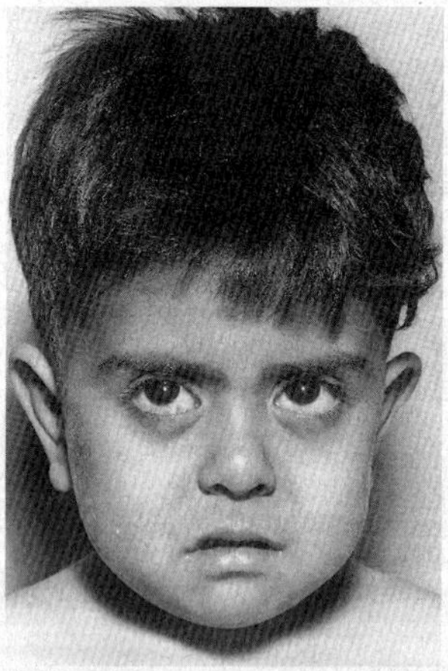

(a)

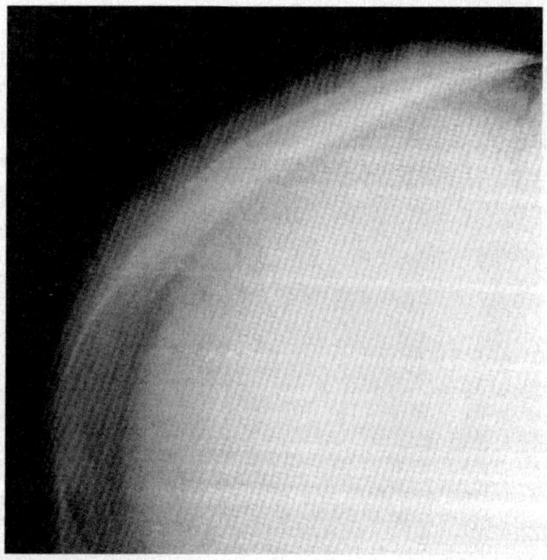

(b)

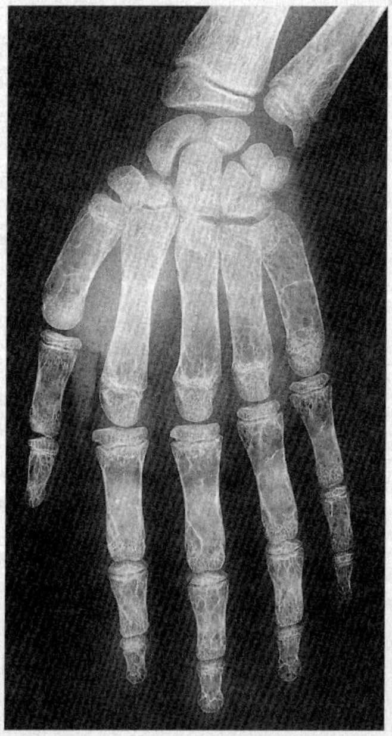

(c)

图 8.22　地中海贫血。
(a) 地中海贫血患儿，显示典型的面部特征。
(b) β 地中海贫血患儿颅骨 X 线检查显示短发状改变。
(c) 手部 X 线检查显示骨髓扩展及骨皮质变薄。

号染色体上其中一个 α 珠蛋白链基因缺失（α^+）或两个均缺失（α^0）的情况（表 8.12），其中以前者最常见。

- 四个基因缺失（两条染色体上的 α 珠蛋白链基因全部缺失）；机体无法合成 α 珠蛋白链，仅有 Hb Barts（γ_4）存在。Hb Barts不能携带氧，与机体不相容（表 8.10 和 8.12）。胎儿通常在妊娠 28 ~ 40 周死亡或在出生后早期死亡。临床表现为苍白、水肿和肝脾肿大，这种情况称为胎儿水肿。
- 三个基因缺失；患者表现为中度贫血（Hb 7 ~ 10 g/dL）和脾肿大（Hb H 病）。患者通常不依赖于输血。存在Hb A、Hb Barts 及Hb H（β_4），Hb A_2 水平通常正常或减低。
- 两个基因缺失（α 地中海贫血特征）；表现为小红细胞症，伴有或不伴有贫血。外周血涂片经煌焦油蓝染色可以见到 Hb H 包涵体。
- 一个基因缺失；血液检查通常正常。

为了明确 α 地中海贫血特征的诊断，检测珠蛋白链合成缺失的检查是必要的，检查可以反映 α 珠蛋白链与 β 珠蛋白链的比值。

极少数 α 地中海贫血可能来源于遗传缺陷而不是基因缺失，例如，终止密码子的基因突变导致合成的 α 珠蛋白链含有许多多余的氨基酸（Hb Constant Spring）（见第 3 章）。

镰状细胞综合征

镰状细胞血红蛋白（Hb S）来源于腺嘌呤突变为胸腺嘧啶的单个碱基突变，导致 β 珠蛋白链基因第 6 位密码子编码的谷氨酸转变为缬氨酸（$\alpha_2\beta_2^{6glu \rightarrow val}$）。在纯合子状态下（**镰状细胞性贫血**），两个基因均异常（Hb SS），但是在杂合子状态下（**镰状细胞特性**，Hb AS），仅有一个染色体携带突变基因。当 Hb F 合成正常时，患者通常无症状，胎儿发育 6 个月时 Hb F 合成减少至成人水平，才会出现症状。

该疾病主要发生于非洲（25%携带突变基因），同时也发生于印度、中东和南欧地区（见图 8.20）。

表 8.12　α 地中海贫血

基因缺失		血红蛋白类型	临床表现
四个基因	α^0 --/--	Hb Barts (γ^4)	胎儿水肿
三个基因	α^0--/- α	Hb H (β^4)	中度贫血 脾大
两个基因	α^0--/αα 或 -α/-α	一些 Hb H 包涵体 Hb A	轻度贫血 α 地中海贫血特征
一个基因	α^+ -α/α α	“正常”	α 地中海贫血特征

发病机制

脱氧Hb S分子是不溶性的，呈聚合状态。细胞的变形性下降，脆性增加，形成典型的镰状外观。此过程最初是可逆的，但是随着细胞反复镰状化，最终细胞膜将失去变形性，形成不可逆的镰状细胞。其主要原因是钙离子激活的钾离子通道，即 Gados 通道，使红细胞内钾离子残留过多，从而部分导致红细胞脱水。在氧化状态下，不可逆的镰状细胞脱水，变得致密，无法再恢复正常。镰状化可以引起：

- 红细胞生存时间缩短
- 细胞通过微循环时受阻，导致小血管阻塞及组织梗死。

感染、脱水、严寒、酸中毒或缺氧可诱使细胞镰状化沉积。在许多病例，细胞镰状化的原因不清，活化的内皮细胞表面的粘附蛋白可能起致病作用，尤其是发生血管梗阻时，僵硬的红细胞在血液循环内被捕获并进一步聚合。与正常血红蛋白相比，Hb S 更易释放氧进入组织内（见图15.5），因此尽管患者存在贫血，但患者的自我感觉仍然很好（除非存在合并症或处于危重情况）。

依据血红蛋白链结合的类型不同，可分为三种综合征：

- 纯合型 Hb SS 表现最为严重
- Hb S 和 Hb C 的联合杂合型（Hb SC）表现为中度症状
- 杂合型 Hb AS（镰状细胞特性）通常没有症状。

镰状细胞性贫血

临床特征

血管梗阻危象

在出生后最初的几年里，最早出现的症状是由小血管梗阻引起的手和足部的急性疼痛［指（趾）炎］。其他骨骼部位的严重疼痛，如股骨、肱骨、椎骨、肋骨、盆骨，见于年龄较大的儿童或成人。疼痛发作的频率从每日发作至每年发作一次不等。发热经常伴随疼痛出现。

贫血

慢性溶血患者的血红蛋白水平稳定，通常在6～8 g/dL之间。突发的血红蛋白水平下降可见于以下情况：

- 脾淤滞
- 骨髓增生不良
- 进一步的溶血。

脾淤滞

血管梗阻可引起脾急性肿大并伴有疼痛。脾血池内充满红细胞，血容量低，继而引起循环衰竭和死亡。此类情况通常发生于儿童期，在多发性脾梗塞前发生。后者最终引起脾纤维化，脾功能丧失。肝淤滞也可能发生。

骨髓增生不良

骨髓增生不良最常见于微小病毒 B_{19} 感染后，微小病毒 B_{19} 可以侵犯增生的红系祖细胞。因为骨髓红系造血衰竭，外周血的血红蛋白水平迅速下降，并且无网织红细胞出现。

由于药物、急性感染或伴发的 G6PD 缺乏所诱发的溶血也可能出现。叶酸缺乏也可以引起贫血。

长期的问题

由于得到较好的治疗，成年患者的生存时间较长，几乎其身体的每个器官最终均会受累。

生长和发育：年龄小的儿童身体矮小，但是成年后身高可以恢复，但是仍然低于正常的高度。患者通常性别成熟延迟，需要激素治疗。（脾切除可以逆转性别成熟延迟）。

骨骼：骨骼是常见的血管梗阻部位，常引起慢性梗死。患者表现为臀部及肩部骨骼的血管性坏死、椎骨的压缩以及手和足部骨骼的短缩畸形。其主要症状是疼痛。骨髓炎是镰状细胞病较常见的症状，常由沙门杆菌、金黄色葡萄球菌和肺炎链球菌引起。抗生素治疗是必要的。有些患者需要关节置换治疗。

感染：感染常见于易发生血管梗阻的组织，如骨骼、肺和肾。

呼吸系统：急性镰状细胞性胸部综合征的发生率为30%，肺动脉高压和慢性肺部疾病是引起成人镰状细胞病患者死亡最常见的原因。引起急性胸部综合征的病因包括感染、源于坏死骨髓的脂肪栓塞或由镰状红细胞淤滞引起的肺梗死。临床表现为气短、胸痛、缺氧和新发的胸部 X 线实变影。这些症状可以逐渐出现，或快速进展，在数小时内导致患者死亡。最初治疗采取疼痛缓解、吸氧、抗生素和血浆置换，将Hb S水平降至20%以下；少数情况下机械通气也是必要的。感染的原因可能是支原体、衣原体和肺炎链球菌。

足部溃疡：足部溃疡可以是自发的（血管梗阻发作），也可以发生在创伤之后，通常位于踝骨中间和外侧部位。足部溃疡常成为感染灶，往往对抗感染治疗产生耐药性。

心脏：常表现为心脏肿大、心律失常和铁负荷过重性心肌病。非粥样硬化导致的血栓引发心肌梗死。

神经症状：神经系统的合并症约占23%，表现为短暂脑缺血发作、脑梗死、脑出血和昏迷。缺血性脑卒中可见于儿童，经颅超声多普勒检查可以发现缺血性脑卒中病灶，因此应定期进行经颅超声多普勒检查。患者应接受输血治疗以避免脑损伤。

胆石症：慢性溶血患者可以形成色素性结石。

肝脏：镰状细胞的阻塞可以引起慢性肝肿大和肝功能不全。

肾脏：发生慢性肾小管间质性肾炎。

阴茎异常勃起：血管阻塞可以引起阴茎疼痛性勃起，可以反复发作，并可导致阳痿。应用 α 雄激素阻断剂、止痛剂和水化治疗。

眼：背景性视网膜病变、增殖性视网膜病变、玻璃体积血和视网膜脱离均可发生。每年应进行定期的眼部检查。

妊娠：胎盘血流不足可引起自发的流产、胎儿宫内发育迟缓、先兆子痫和胎儿死亡。母体出现疼痛发作、感染和严重的贫血。预防性输血无法改善胎儿的结果。口服小剂量雌激素避孕是安全的。

检查

- **血常规：**血红蛋白水平在 6～8 g/dL 之间，网织

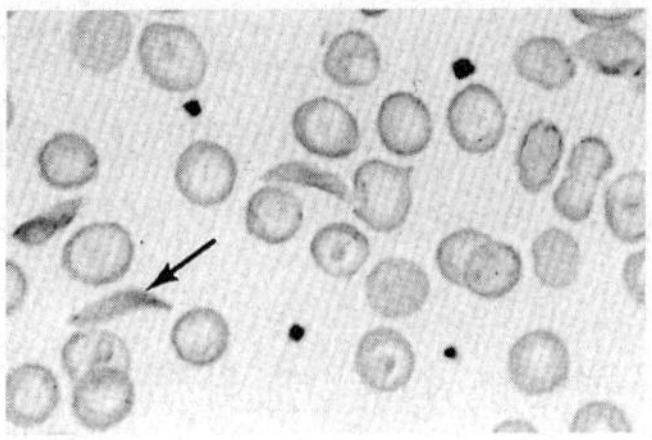

图 8.23 镰状细胞（箭头所示）和靶形细胞。

红细胞计数升高（10% ~ 20%）。

- **血涂片**：表现为脾功能减退的特征。
- **镰状红细胞**：亚硫酸钠可以诱使红细胞出现镰状变。
- **镰状细胞可溶性试验**：将 HbS 与还原性溶液混合，如连二亚硫酸钠溶液，可使 Hb S 发生沉积，使溶液变浑浊；但是将正常血红蛋白置于连二亚硫酸钠溶液中，溶液仍保持澄清。一些商用试剂盒，如 Sickledex 可以快速筛查 Hb S 的存在，这种试剂盒可用于急诊外科手术前或适宜族群的患者的手术前，用以筛查 Hb S。
- **血红蛋白电泳**（见图8.21）：血红蛋白电泳可用于明确诊断。血红蛋白电泳提示 80% ~ 95% 为 Hb SS，2% ~ 20% 为 Hb F，无 Hb A。
- 受累患儿的父母亲具备镰状细胞特性的临床表现。

处理

避免各种突发因素（见上述章节）或进行迅速治疗。需要住院治疗的合并症见表 8.13。

急性疼痛发作需要支持治疗，包括静脉输液、吸氧、抗生素和足够的止痛治疗。镰状细胞危象可以表现为极度疼痛，并且需要强效的止痛剂治疗，通常为麻醉剂，吗啡是可选择的治疗药物。有时可待因、对乙酰胺基酚和非甾体类抗炎药也可使轻度疼痛缓解。

表 8.13 需要住院治疗的合并症
不能用阿片类止痛剂控制的疼痛
关节疼痛肿胀
中枢神经系统缺陷
急性镰状细胞性胸部综合征或肺炎
肠系膜和肠道缺血
脾或肝淤滞
胆石症
肾乳头坏死导致肾绞痛和严重的血尿
眼前房积血和视网膜脱离
From Davies SC, Oni L (1997) Management of patients with sickle cell disease. *British Medical Journal* 315: 656-660.

每日给予 500mg 青霉素进行预防性治疗，或是应用多价的肺炎球菌和 B 型**流感嗜血杆菌疫苗**进行免疫接种。对于所有溶血患者给予叶酸治疗。

贫血

输血仅用于有明确指征的患者。对处于稳定状态的贫血患者，如果没有合并症，即使存在疼痛发作或需要接受小型外科手术，也不应给予输血治疗。对于存在心衰、短暂性脑缺血发作、卒中、急性胸部综合征、急性脾淤滞和骨髓增生不良危象的患者，应给予输血治疗。在择期手术前及妊娠期内，反复的输血可以将循环中 Hb S 的比例降至 20% 以下，以便防止细胞镰状化。对于严重或反复出现危象的患者以及急诊手术前的患者，有可能需要进行血浆置换。对于存在脾淤滞的年轻患者，输血和脾切除可能是挽救生命的治疗措施。输血前应进行全面的相容性筛查。

羟基脲是第一个被广泛用于治疗镰状细胞性贫血的药物，它可以提高Hb F的浓度，但是却降低了中性粒细胞的数量。在临床试验中，羟基脲能够减少疼痛和急性胸部综合征的发作，减少患者对输血的需求。

吸入氧化亚氮可以抑制血小板的功能，降低红细胞的血管粘附，舒张血管。此外氧化亚氮可以减少急性疼痛发作时患者对阿片类止痛剂的需求。

尽管应用例数少于地中海贫血，但骨髓移植已经被用于治疗镰状细胞性贫血。儿童及年龄小于16岁的青少年如果存在严重的合并症（卒中、反复的胸部综合征或难治性疼痛），并且有 HLA 相合的供者，则是进行骨髓移植治疗的最佳对象。

咨询

组织多学科的医疗队伍，进行固定的临床预约，以便建立良好的医患关系。青少年在社会心理问题、毒品和生育控制问题上需要耐心细致的咨询服务。

预后

一些 Hb SS 患者因为感染或淤滞发作，在出生后最初的几年内死亡。但是疾病的严重程度存在明显的个体差异，一些患者拥有相对正常的寿命，合并症较少。

镰状细胞特性

此类患者没有症状，除非是极端情况下引起缺氧，如在非压力舱的飞行器进行飞行或麻醉。镰状细胞特性可以对抗恶性疟疾（见第2章），因此镰状基因已被当作平衡多态现象的一个例子（杂合子患者对抗疟疾的优势可以被纯合子患者的死亡来平衡）。典型的镰状细胞特性患者的血红蛋白60%为Hb A，40%为Hb S。此类患者血常规与血涂片检查正常。血红蛋白电泳（见图8.21）或镰状细胞试验阳性可以提示镰状细胞特性的诊断。

其他血红蛋白链的结构缺陷

许多血红蛋白的变异体（如Hb C和Hb D）不伴有临床症状。

Hb C病（$\alpha_2\beta_2^{6Glu\rightarrow lys}$）可伴发Hb S病（Hb SC）。其临床病程与Hb SS病类似，但是血栓形成的可能性较高。在妊娠和视网膜病变中，血栓形成可能引起致命性发作。

珠蛋白链合成与结构的联合缺陷

血红蛋白结构的异常（如Hb S和Hb C）可以与地中海贫血同时发生。轻型β地中海贫血特性与镰状细胞特性并存称为镰状细胞性β地中海贫血，其临床表现类似于镰状细胞性贫血（Hb SS）。

Hb E（$\alpha_2\beta_2^{26Glu\rightarrow lys}$）是东南亚地区最常见的血红蛋白变异体，也是世界上第二常见的血红蛋白变异体。杂合型Hb E患者没有症状表现；血红蛋白水平正常，但是红细胞呈现小细胞性。纯合型Hb E患者表现为轻度小细胞性贫血，但是Hb E与β地中海贫血杂合存在可表现为不同程度的贫血，可以与重型β地中海贫血一样严重。

严重血红蛋白异常的产前筛查和诊断

如果双亲均罹患β地中海贫血或镰状细胞特性，则后代将各有25%的可能性罹患β地中海贫血或镰状细胞性贫血。明确双亲是否存在这种杂合状态，以及家族咨询可以为产前筛查和诊断提供基础。

预后

产前登记时应明确妊娠妇女是否罹患地中海贫血特性或镰状细胞特性。要么通过在种族基础上，对高危人群进行选择性筛查，要么对所有妊娠妇女进行普遍筛查。可以通过MCV和MCH水平下降对轻型β地中海贫血特性进行筛查，并通过血红蛋白电泳明确诊断。镰状细胞特性无法通过血常规进行筛查，需要特殊的实验室检查来筛选。

如果妊娠妇女被诊断为血红蛋白缺陷，她的配偶也应该接受筛查。如果双亲均受累，其后代有发生严重的胎儿血红蛋白缺陷的危险，尤其是重型β地中海贫血，此时应提供产前诊断。应用羊水、绒毛膜或胎儿血标本可以进行胎儿DNA分析。如果发现胎儿受累，应进行流产手术。绒毛膜活检可以在妊娠前3个月内进行，因此可以避免妊娠4～6个月时才进行流产，与其他检查相比有一定的优势。

对于严重的血红蛋白异常患者，基因治疗是最终的矫正治疗措施。在体外，正常血红蛋白基因被插入到患者的造血细胞内，在清除性的骨髓治疗后，这些细胞将被重新移植入患者体内。

红细胞的代谢性疾病

红细胞的代谢

成熟的红细胞没有细胞核、线粒体或核糖体，因此无法合成蛋白质。红细胞仅有有限的酶系统维持细胞的生存活力和功能，尤其是维持红细胞膜的变形性和允许红细胞穿过小血管的双凹圆盘状外形均需要以ATP为形式的能量供应，此外调节红细胞的钠离子和钾离子泵也需要能量供应，从而保持细胞渗透性的平衡。

红细胞内产生能量和还原能量的酶系统包括：

- 糖酵解（Embden-Meyerhof）途径，在此途径中，葡萄糖被代谢为丙酮酸和乳酸，同时产生ATP。
- 己糖单磷酸途径（戊糖磷酸循环）可以以NADPH的形式产生红细胞的还原能量。

大约90%的葡萄糖通过糖酵解途径代谢，仅有10%通过戊糖磷酸循环代谢。戊糖磷酸循环可以维持谷胱甘肽（GSH）的还原状态。谷胱甘肽对于防止红细胞发生氧化损伤是必不可少的，这种机制的缺陷会导致：

- 因为血影蛋白的交联作用使红细胞变僵硬，降低了红细胞膜的变形性（见图8.17），继而引起红细胞膜渗漏。
- 血红蛋白分子的氧化作用，引起高铁血红蛋白的形

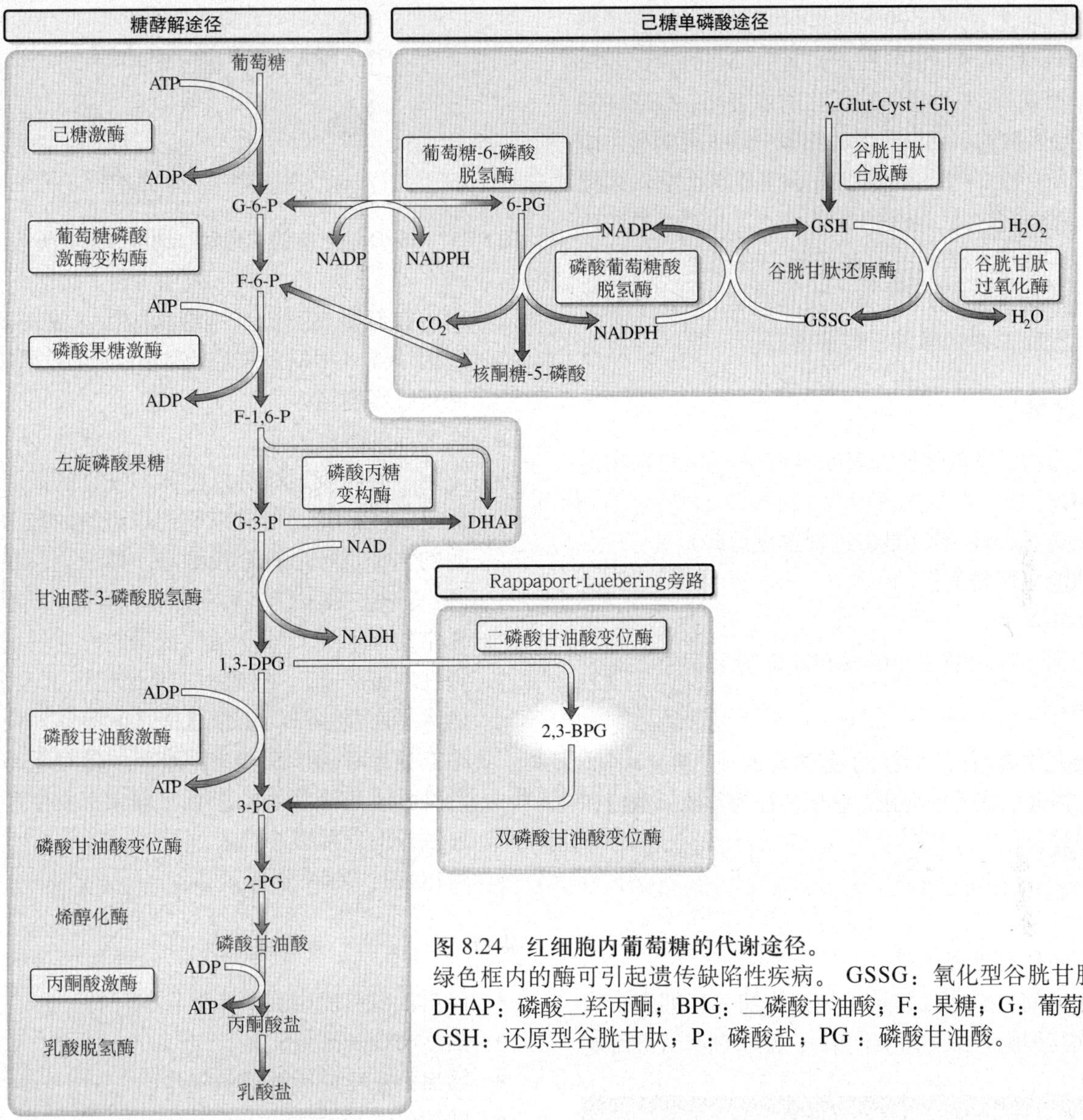

图 8.24　红细胞内葡萄糖的代谢途径。
绿色框内的酶可引起遗传缺陷性疾病。GSSG：氧化型谷胱甘肽；DHAP：磷酸二羟丙酮；BPG：二磷酸甘油酸；F：果糖；G：葡萄糖；GSH：还原型谷胱甘肽；P：磷酸盐；PG：磷酸甘油酸。

成，珠蛋白链沉积于红细胞膜内侧形成海因小体；脾可以将含有这些小体的红细胞从循环中清除。

- 2,3-二磷酸甘油酸是糖酵解旁路途径的产物（见图 8.24），它与血红蛋白四聚体的中心部位结合，使血红蛋白处于低亲和力状态（见图 8.4）。氧解离曲线向右侧偏移，血红蛋白与氧的亲和力下降，从而更多的氧进入组织内（见图 15.5）。

葡萄糖 -6- 磷酸脱氢酶缺乏症

G6PD 酶是戊糖磷酸循环中的关键酶（图 8.24），可将葡萄糖 -6- 磷酸氧化为 6- 磷酸甘油，同时催化 NADP 转化为 NADPH。这一反应是红细胞必需的，是红细胞内 NADPH 的惟一来源，而 NADPH 可以通过谷胱甘肽防止红细胞发生氧化损伤。G6PD 缺乏症是引起溶血最常见的情况，全球受累患者约百万人，尤其是非洲、地中海和中东地区（约占 20%），以及南亚地区（一些地区可达 40%）。

G6PD 缺乏症的基因定位于 Xq28，临近Ⅷ因子基因。患者男性多于女性。由于莱昂化作用（即随机的 X 染色体失活），女性杂合子也可以表现出临床症状。女性杂合子患者存在两个红细胞群，即正常红细胞群和 G6PD 缺乏的红细胞群。

G6PD 的结构类型超过 400 种，发生的基因突变通常是单个氨基酸的替换。最常见的具有正常活性的 G6PD 是 B^+ 型，存在于几乎全部的白种人和 70% 的非洲黑人中，而A⁺型见于20%的非洲黑人中。具有还原活性的G6PD变异体有很多种，但其中仅有两种比较常见。在非洲或A⁻型G6PD缺乏症的患者中，G6PD的缺失程度是轻微的，而在衰老的细胞中缺失较明显。由于骨髓中新产生的年幼红细胞酶活性基本正常，因此溶血呈自限性。然而，在地中海型中，无论是年幼的还是衰老的红细胞的酶活性都比较低。在机体接触氧化物后，血红蛋白水平骤然下降；除非明确了病情并给予紧急输血治疗，否则患者将很快死亡。

临床综合征

- 急性药物诱发的溶血（表8.14）——通常与药物剂量相关
- 蚕豆病（Favism）（是由进食蚕豆引起）
- 慢性溶血性贫血
- 新生儿黄疸
- 感染和急性疾病也会诱发G6PD缺乏症患者发生溶血。

樟脑丸中含有萘，也可引起溶血。

由于快速的血管内溶血，临床特征为贫血、黄疸和血红蛋白尿。

检查

- 发作间期**血常规**正常。
- **发作期间**，血涂片显示不规则收缩的红细胞、齿咬状红细胞（细胞膜有凹痕）、泡状细胞（红细胞内的血红蛋白部分从细胞膜脱出，见图8.25）、海因小体（甲基蓝染色的血涂片观察效果最好）和网织红细胞增多。
- 有明显的**溶血**表现。
- 应用一些筛查试验可以检测G6PD的缺乏，例如确定G6PD缺乏的红细胞还原染料的能力下降。酶的水平也可以被直接测定。诊断上存在两个问题：首先，在发作之后立即进行筛查，结果可能是正常的（因为G6PD活性最低的衰老红细胞被选择性地破坏了）；其次由于莱昂化作用，G6PD酶的水平在低水平与正常水平之间波动，使得杂合型女性患者的诊断较为困难。但是对于G6PD酶活性处于边缘状态的患者，临床上发生严重的溶血发作的危险很小。
- 可以进行DNA分析。

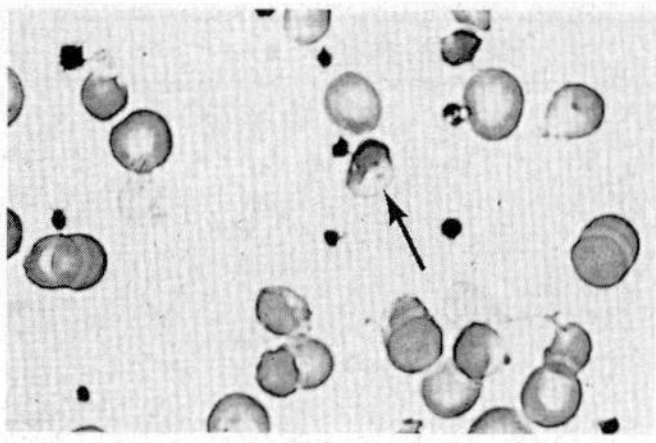

图8.25 G6PD缺乏症的“疱状”细胞（箭头所示）。

表8.14 葡萄糖-6-磷酸脱氢酶缺乏症患者药物诱发的溶血。

镇痛药，如	**抗细菌药物**，如
阿司匹林	大多数磺胺类药剂
非那西汀（英国已停用）	氨苯砜
	呋喃妥因
抗疟疾药，如	氯霉素
伯氨喹	喹诺酮
乙胺嘧啶	
奎宁	**其他类别的药物**，如
氯喹	维生素K
扑疟喹（帕马喹）	丙磺舒
	萘啶酸
	奎尼丁
	二硫基丙醇
	苯肼

治疗

- 停用任何可能引起溶血发作的药物。
- 治疗潜在的感染。
- 输血治疗也许能够挽救生命。
- 脾切除通常无效。

丙酮酸激酶缺乏症

丙酮酸激酶缺乏症是除G6PD缺乏症之外最常见的红细胞代谢缺陷，数千人受累（不是数百万人）。图8.24显示了丙酮酸激酶缺乏症的缺陷部位。此类患者ATP合成减少，继而引起红细胞僵硬。纯合型患者表现为溶血性贫血和脾肿大。本病以常染色体隐性方式遗传。

检查

- 可出现不同程度的**贫血**（Hb 5～10 g/dL）。由于红细胞内2,3-BPG增多，氧解离曲线向右偏移（图15.5），使贫血症状减轻。

- 血涂片可见扭曲的红细胞（棘形细胞）及网织红细胞增多。
- 丙酮酸激酶活性减低（受累的纯合型患者的酶活性为 5%～20%）。

治疗

输血治疗在感染与妊娠过程中可能是必要的。脾切除可能能够改善临床症状，并且通常用于需要经常输血的患者。

（闫晨华译　黄晓军校）

推荐读物

Platt OS (2000) The acute chest syndrome of sickle cell disease. *New England Journal of Medicine* **342**: 1904-1907.

Porter JB (2001) Practical management of iron overload. *British Journal of Haematology* **115**: 239-252.

Steinberg MH et al. (2003) Effect of hydroxyurea on mortality and morbidity in adult sickle cell anaemia; risks and benefits up to 9 years of treatment. *Journal of the American Medical Association* **289**: 1645-1651.

Stuart M, Nagel RL (2004) Sickle cell disease. *Lancet* **364**: 1343-1360.

Vichinsky E (2002) New therapies in sickle cell disease. *Lancet* **360**: 629-631.

Weatherall DJ, Clegg JB (eds) (2001) The thalassaemic syndromes, 4th edn. Oxford: Oxford Blackwell Science.

Weatherall DJ, Provan AB (2000) Red cells I: inherited anaemias. *Lancet* **355**: 1169-1175.

获得性溶血性贫血

获得性溶血性贫血可以分为免疫性、非免疫性和其他原因引起的溶血性贫血（见表 8.9）。

红细胞免疫破坏的病因

- 自身抗体
- 药物诱导性抗体
- 同种异体抗体。

红细胞的非免疫性破坏的病因

- 获得性红细胞膜缺陷（如阵发性睡眠性血红蛋白尿）。
- 机械因素（如人工心脏瓣膜或微血管病性溶血性贫血）。
- 继发于全身疾病（如肾和肝疾病）。

其他原因

- 各种有毒物质破坏红细胞膜引起溶血（如砷剂和魏氏梭状芽胞杆菌的产物）。
- 疟疾常通过缩短红细胞寿命和减少红细胞生成引起贫血。
- 脾功能亢进导致红细胞寿命缩短，这也是疟疾引起贫血的原因之一。
- 重度烧伤导致红细胞膜蛋白变性，缩短红细胞寿命。
- 一些药物（如柳氮磺胺吡啶、氨苯砜）可引起伴有海因小体形成的氧化性溶血。
- 摄入某些化学物质（如含有氯酸钠的除草剂）可引起严重的氧化性溶血，导致急性肾衰竭。

自身免疫性溶血性贫血

自身免疫性溶血性贫血（AIHA）是由于体内产生自身抗体导致细胞破坏加速并引起贫血的一种获得性疾病。其典型特点是直接抗人球蛋白试验（Coombs试验）阳性，此试验可检测患者红细胞表面的自身抗体（图 8.26）。

根据抗体作用于红细胞膜的最适温度不同，可将 AIHA 分为温抗体型和冷抗体型。表 8.15 列举了这两种类型 AIHA 的病因和主要表现。温抗体型是指抗体与红细胞结合的最适温度为 37℃，以 IgG 抗体为主，根据直接抗人球蛋白试验可分为单纯 IgG 型、IgG 和补体型或单纯补体型。冷抗体型是指抗体与红细胞结合的最适温度为37℃以下，通常为 IgM 抗体，较易从红细胞膜上洗脱，只保留了补体 C3d。

红细胞的免疫性破坏

红细胞膜表面的 IgM 和 IgG 抗体可以完全激活补体的级联反应，引起循环中的红细胞溶解（血管内溶血）。

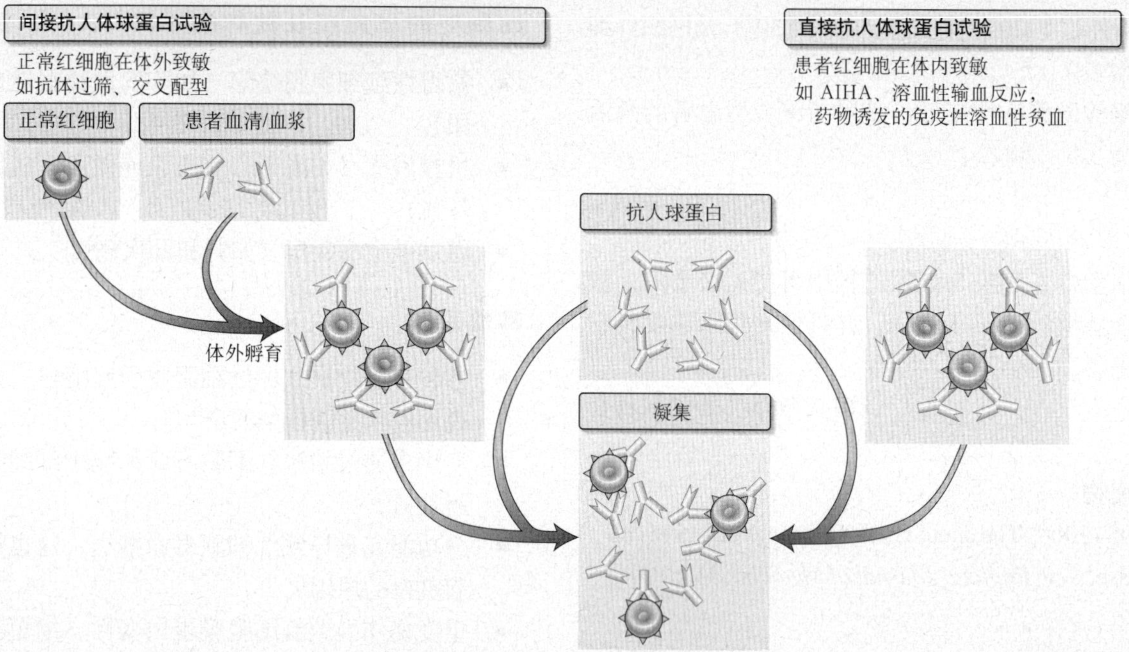

图 8.26 **抗球蛋白（Coombs）试验**。抗人球蛋白可使致敏红细胞凝集。直接试验可检测患者体内的致敏细胞。间接试验检测体外致敏的正常细胞。HDN：新生儿溶血病。

IgG 抗体通常不激活补体，吸附有 IgG 的红细胞发生血管外溶血（图8.27）。巨噬细胞膜表面具有F_c受体，吸附有 IgG 的红细胞一旦与巨噬细胞相遇，可能被吞噬破坏，也可能仅一部分膜被吞噬而转变成球形红细胞，最终在脾内被扣留破坏。某些IgG抗体可以部分激活补体，导致C3b在红细胞表面沉积。由于巨噬细胞表面也存在C3b的受体，C3b的沉积将提高巨噬细胞的吞噬作用。

非补体结合型 IgM 抗体很少见，对红细胞的生存没有影响或影响很小。特别是在肝内，此类 IgM 抗体部分激活而不是完全激活补体，引起红细胞与巨噬细胞表面的C3b受体粘附，但这不足以引起溶血。当C3b裂解为 C3d，大多数红细胞与巨噬细胞解离，并以携带有 C3d 的形式在体内循环。

"温"抗体型自身免疫性溶血性贫血

临床特征

温抗体型 AIHA 可发生于任何年龄，男女均可发病，但以中年女性常见。可表现为短期发作的贫血和黄疸，常缓解再复发，并可进展为慢性间断发作。脾肿大较常见。感染或叶酸缺乏可使血红蛋白大幅减少。

30 % 以上病例无明确病因，可能与淋巴系统恶性病或其他疾病（如类风湿性关节炎、系统性红斑狼疮）或药物有关（表 8.15）。

检查

- **有溶血性贫血**的证据。
- 红细胞破坏导致**球形细胞**增多。
- **直接 Coombs 试验**阳性，红细胞表面存在 IgG 型（67%）、IgG和补体型（20%）以及补体型（13%）。
- 具有针对 Rh 血型系统的特异性**自体抗体**（如抗 e 抗原）。
- 可有**自身免疫性血小板减少**和（或）中性粒细胞减少（Evans 综合征）。

治疗和预后

肾上腺皮质激素（如泼尼松每天 1mg/kg）有效，诱导缓解率达 80 %。皮质激素可减少红细胞自身抗体的生成，同时减少吸附自身抗体红细胞的破坏。如果激素治疗无效或减量不能维持缓解，则需要进行脾切除治疗。对皮质激素和脾切除治疗无效者，可给予免疫抑制剂，如硫唑嘌呤和环磷酰胺。

"冷"抗体型自身免疫性溶血性贫血

正常情况下，血浆中低效价的 IgM 冷凝集素在 4℃可发生凝集反应，但对人体无害。低温时冷抗体可粘附于红细胞表面并在体温较低的肢端发生凝集。当结合自身抗体的红细胞循环至体温较高的躯

表 8.15　自身免疫性溶血性贫血的病因和主要特征

	温抗体型	冷抗体型
抗体与红细胞结合的最适温度	37℃	37℃以下
抗体类型	IgG	IgM
直接 Coombs 试验	强阳性	阳性
原发病因	特发性	特发性
继发病因	自身免疫性疾病， 如系统性红斑狼疮（SLE） 慢性淋巴细胞白血病 Hodgkin 淋巴瘤 癌症 药物，如甲基多巴	感染，如传染性单核细胞增多症、 支原体肺炎、其他病毒性感染（罕见） 淋巴瘤 阵发性寒冷性血红蛋白尿（IgG）

干时，补体被激活并引起血管内溶血。

某些感染（如支原体、巨细胞病毒、EB 病毒）后，多克隆冷凝集素合成增加，可引起轻到中度的一过性溶血。

慢性冷血凝素病（CHAD）

常发生于老年人，以溶血性贫血缓慢起病，这种溶血是由于产生单克隆性 IgM 冷凝集素所致。在寒冷环境中，红细胞自身凝集，患者表现为手足发绀，与 Raynaud 病相似。

检查

- 低温或室温环境中**红细胞**凝聚。有时红细胞遇冷后可在试管中凝聚，但凝集现象在室温的外周血涂片上更常见，加热标本后凝集现象消失。红细胞的凝集可能会引起 MCV 的假性增高。
- **直接抗人球蛋白试验**阳性，呈补体型。
- **单克隆 IgM 抗体**主要针对 Ii 血型系统，主要是 I 抗原，i 抗原少见。

治疗

如果可能应积极治疗原发病，患者应注意保暖。激素、烷化剂及脾切除治疗通常无效。抗 CD20（利妥昔单抗）对部分患者有效。

阵发性寒冷性血红蛋白尿症（PCH）

PCH 比较罕见，以儿童患者为主，常继发于麻疹、腮腺炎和水痘。血管内溶血与多克隆 IgG 抗体结合补体有关。此类补体呈双相性，低温时与红细胞在外周循环结合，返回至中心循环时激活补体引发溶血。抗体对 P 红细胞抗原有特异性。患者红细胞和血清在 4℃ 孵育可形成红细胞 - 抗体 - 补体复合物，复温至 37℃时将导致溶血反应（Donath-Landsteiner 试验）。本综合征的溶血具有自限性，但必要时可给予输注预热红细胞的支持治疗。

药物诱导的免疫性溶血性贫血

药物和红细胞膜的相互作用产生一种抗原复合物（或新抗原），刺激机体产生以下两种抗体：

- **药物依赖性抗体**：与药物和细胞膜同时结合，不会与其中一个单独结合。临床上常出现严重的补体介导的血管内溶血，但停药后很快就恢复正常。
- **非药物依赖性抗体**：由红细胞膜的细微变化刺激产生，无法与真正的自体抗体区分。在体外不需药物即可与红细胞结合导致血管外溶血，病程较长。

这种分类方法同样用于药物诱导的血小板减少症和中性粒细胞减少症。

同种免疫性溶血性贫血

一个个体产生的抗体与异体红细胞结合会发生溶血。该种情况可见于新生儿溶血病、溶血性输血反应（见下文）以及异基因骨髓移植、肾移植、肝移植或心脏移植之后，当移植物中的淋巴细胞（“旁路淋巴细胞”）针对受者的红细胞产生抗体并导致溶血性贫血时。

新生儿溶血病（HDN）

HDN 是由于母婴之间红细胞抗原不合，母体的针

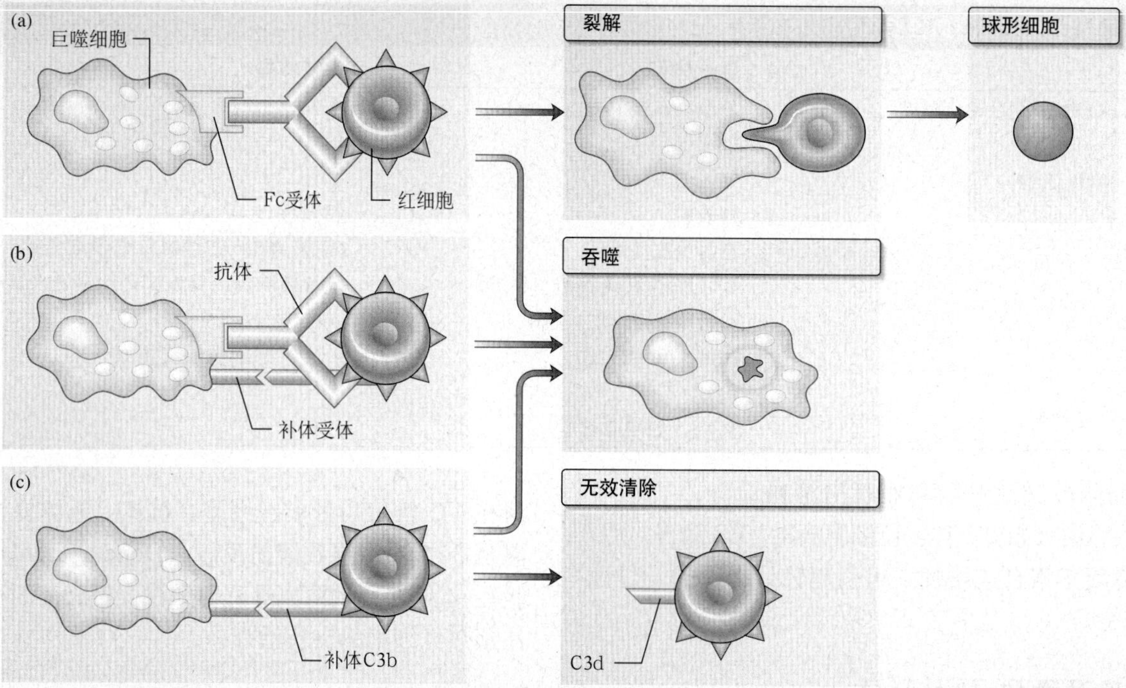

图8.27 由吸附抗体的细胞与主要在脾内的网状内皮系统的细胞相互作用导致的血管外溶血。(a) 不完全吞噬形成球形细胞。(b) 可发生完全吞噬，红细胞膜表面同时吸附抗体和补体时，这种吞噬加强。(c) 仅吸附补体的细胞被无效清除，并以携带有 C3b 或 C3d 的形式在体内循环。

对胎儿红细胞抗原的同种抗体通过胎盘进入胎儿体内，破坏胎儿的红细胞。只有 IgG 抗体能够通过胎盘从母体进入胎儿体内。

ABO 血型不合引起的 HDN 最常见，母体通常为 O 型，胎儿为 A 型。

由ABO不合引发的 HDN通常较轻微，很少需要换血治疗。在发达国家，由于抗D的预防，由RhD不合引发的 HDN 较少见。许多血型系统的抗原都可引发 HDN（如其他的 Rh 抗原：c、E、Kell、Duffy 和 Kidd；见下文）。

胎儿的红细胞进入母体血液循环后才会使母体致敏（最常发生于分娩时），因此初次妊娠极少发生 HDN。然而在其他情况下也可能致敏，如流产、异位妊娠、输血或由于妊娠期事件（如羊水穿刺、绒膜绒毛取样和先兆流产）导致的经胎盘出血。

临床特征

临床表现轻度时为新生儿轻度溶血性贫血，严重时可发生妊娠 18 周开始的、以胎儿水肿（肝脾肿大、水肿、心力衰竭）为特征的宫内死亡。

新生儿期严重的黄疸可发生核黄疸，非结合（脂溶性）胆红素超过 250 μmol/L，胆色素沉积在基底神经节导致永久性大脑损伤、舞蹈手足徐动症和痉挛。症状较轻的可表现为耳聋。

检查

产前常规血清学检查

孕妇都应在产前预约门诊确定其 ABO 和 RhD 血型，并检测血清非典型抗体。妊娠28周时应再重复检测红细胞抗体。

如果检测到抗体，应确定其血型特异性，并且至少每月重复检测一次。IgG 滴度升高或以往妊娠有 HDN 病史都提示需转到专科医院，确定是否需要羊膜穿刺(检测羊水中的胆红素)或采集脐血标本，评估HDN 的严重程度，并指导进一步的治疗。

超声波检查

可发现代偿性贫血导致的胎儿血流和心功能的改变，这些变化也可在水肿发生前在宫内检测到。胎儿 DNA可经羊膜穿刺、绒膜绒毛取样或脐血标本采集获得，也可用母体血浆中的可溶性胎儿 DNA 检查，从而避免侵入性产科操作。

患儿出生时

受累婴儿出生时采集脐血。具有以下特点：

- 贫血并伴有高网织红细胞计数
- 直接抗体检验阳性
- 血清胆红素升高。

治疗

婴儿的处理

光疗可使胆红素转变为水溶性胆绿素，由肾排泄出体外，从而降低核黄疸的发生率。此方法适用于病情较轻的患儿。

病情更严重的患儿可能需要换血治疗，置换婴儿的红细胞并去除胆红素。换血治疗的适应证包括：

- 脐血 Hb 在 12g/dL 以下者（正常脐血 Hb 为 13.6～19.6g/dL）
- 脐血胆红素在 60 μmol/L 以上者
- 近期血清胆红素在 300 μmol/L 以上者
- 血浆胆红素水平快速升高者。

如果需要，应持续换血治疗以清除非结合胆红素。

换血治疗应采用新鲜全血（采集后不超过5天），其ABO血型应与母婴相合，不含有与母体抗体直接结合的抗原，保证CMV血清学阴性以避免输入巨细胞病毒。

严重受累的胎儿可能需要在专科医院进行宫内换血。

父母为RhD杂合型的胎儿的RhD血型分子检测方法的发展，改进了RhD致敏孕妇的产前处理措施。此种方法可以鉴别胎儿的RhD血型，RhD阴性的胎儿将不会受累，但RhD阳性的胎儿可能会严重受累并需要密切监护。

母体 RhD 的免疫预防

如完全符合以下情况，分娩后应给予抗 D 抗体：

- 母体 RhD 阴性
- 胎儿 RhD 阳性
- 母体血清中未检查出抗 D 抗体，说明母体还未被免疫。

分娩后 48 小时内肌肉注射 500 单位的抗 D IgG。Kleihauer试验可估计母体血循环中胎儿细胞的数目。取孕妇血制成血涂片，用酸处理后，成人血红蛋白（Hb A）可洗脱掉，对胎儿血红蛋白（Hb F）无作用，伊红染色后可见胎儿红细胞。如母体血循环中存在大量的胎儿红细胞，需进行大剂量抗 D抗体治疗或补充抗D抗体。

RhD 阴性的孕妇有被致敏可能时也需要进行预防，如异位妊娠、先兆流产或羊膜穿刺。妊娠20周前抗 D 抗体剂量为 250 单位，20 周后为 500 单位。

未接受免疫预防的RhD阴性孕妇胎儿为RhD阳性者1 %～2 % 分娩时发生致敏。RhD 阴性的孕妇在孕28周和 34 周时注射 500 单位抗 D 抗体进行产前预防，可以降低致敏的发生率，这在英国已成为常规使用手段。多克隆抗 D 抗体可从妊娠期致敏的 RhD 阴性的女性获得，也可从经特意致敏的 RhD 阴性的男性获得。理论上单克隆抗 D 抗体可取代多克隆抗 D 抗体，但是离临床试验完成以及有充足的药品供应还有数年时间。

推荐读物

Joint Working Party of the British Blood Transfusion Society and the Royal College of Obstetricians and Gynaecologists (1999) Guidelines for the use of anti-D immunoglobulin for Rh prophylaxis. *Transfusion Medicine* **9**: 93-97.

Urbaniak SJ, Greiss MA (2000) RhD haemolytic disease of the newborn. *Blood Reviews* **14**: 44-61.

非免疫性溶血性贫血

阵发性睡眠性血红蛋白尿症（PNH）

PNH 是一类罕见的获得性红细胞缺陷病，该病的一个红细胞克隆对活化补体的破坏作用异常敏感，出现持续的血管内溶血。可累及血小板和粒细胞，因此可有血小板减少和中性粒细胞减少。

PNH 患者的细胞缺乏糖基磷脂酰肌醇（GPI），GPI 可使表面蛋白质如衰变加速因子（DAF；CD55）和反应性溶解膜抑制因子（MIRL；CD59）锚连在细胞膜上。CD55、CD59及其他蛋白质与补体降解有关（在C3和 C5 水平），其缺乏可导致持续性补体介导的溶血反应。现已发现PNH的分子基础是负责GPI合成的磷脂酰肌醇聚糖蛋白 A（*pig*-A）基因的突变。

临床特征

主要症状包括血管内溶血、静脉血栓和血红蛋白尿。感染、铁剂治疗或手术可能诱发溶血。典型特征是仅夜间或清晨醒后排出的尿液为黑色，其原因尚不清楚。严重时，任何时候尿液都是黑色的。铁从尿中丢失，可能会导致铁缺乏。

一部分患者起病隐匿，可有贫血和反复腹痛。

静脉血栓常发生于特别的部位，并且可能会很严重，如发生于肝静脉（Budd-Chiari 综合征）、肠系膜静脉或大脑静脉。血栓形成易感性上升的原因尚不清楚，可能是由于血小板缺乏CD55和CD59补体介导血小板活化所致。

检查

- 有血管内溶血的证据。
- 利用流式细胞术检测红细胞表面的抗 CD55 和抗 CD59，不用 Ham 试验。
- 尽管有溶血，但有时出现骨髓增生低下（甚至增生障碍）。

治疗和预后

PNH 是一种慢性疾病，需要输血等支持治疗，重度贫血患者尤为需要输血。为避免输血反应引起的补体激活和溶血加重，应使用去白细胞的血液。最近发现一种重组人源的单克隆抗体（eculizumab）可以阻止C5裂解，最终抑制膜攻击复合物的形成。已证实这种单克隆抗体可以减轻 PNH 患者血管内溶血和血红蛋白尿，并减少对输血的需求。

反复发生栓塞的患者可能需要长期服用抗凝剂。对骨髓衰竭的患者可应用抗淋巴细胞球蛋白、环孢素等免疫抑制剂或进行骨髓移植。骨髓移植已成功地应用于 50 岁以下且有 HLA 同胞相合供者的患者或不超过 25 岁有非血缘 HLA 相合供者的患者。

PNH 患者的病程不一，有的可能发展为再生障碍性贫血或急性白血病，有的也可能许多年病情稳定，甚至 PNH 克隆可能消失。如果考虑采取有风险的治疗措施如骨髓移植时，应权衡利弊。中位生存期为 10 ~ 15 年。

将来也可能对此病采取基因治疗。

机械性溶血性贫血

红细胞在循环过程中可能会由于物理创伤而受到损伤。直接的损伤可能导致红细胞即刻溶解，或胞膜再合成为变形红细胞或细胞碎片。在被网状内皮系统破坏前，这些受损红细胞可短期在血液中循环。

引起机械性溶血性贫血的原因包括：

- 创伤性人工心脏瓣膜
- 行军性血红蛋白尿，由于长时间行走或跑步引起脚部红细胞破坏
- 微血管病性溶血性贫血（MAHA）：红细胞碎片见于由恶性高血压、惊厥、溶血性尿毒症、血栓形成性血小板减少性紫癜、血管炎性或弥漫性血管内凝血等引起的异常微循环。

推荐读物

Rosse WF, Nishimura J (2003) Clinical manifestations of paroxysmal nocturnal haemoglobinuria. *International Journal of Haematology* **77**: 113-120.

Schwartz RS (2004) Paroxysmal nocturnal haemoglobinuria. *New England Journal of Medicine* **350**: 537-538.

骨髓增殖性疾病

这类疾病表现为骨髓中一种或多种细胞系（即红细胞系、髓细胞系及巨核细胞系）不受控制地克隆性增殖。骨髓增殖性疾病包括真性红细胞增多症（PV）、特发性血小板增多症（ET）、骨髓纤维化、慢性髓性白血病（CML）。这些疾病可归为一组疾病，因为它们可以互相转化，如 PV 可以转化为骨髓纤维化。它们也可以转变为急性髓性白血病。本部分将讨论非白血病性髓性增殖性疾病。慢性髓性白血病将在第 9 章描述。

红细胞增多症

红细胞增多症（或红细胞增多）定义为血红蛋白、血细胞比容和红细胞计数增多。血细胞比容是比血红蛋白更可靠的红细胞增多症的指标，因为铁缺乏时血红蛋白可能会不成比例降低。红细胞增多症可以分为绝对红细胞增多和相对红细胞增多。前者指红细胞容积真正增高，而后者指红细胞容积正常但血浆容积减少从而引起红细胞容积相对增高（见图 8.6）。

原发性红细胞增多症或继发性红细胞增多症都可引起绝对红细胞增多。继发性红细胞增多症是由于缺氧所

表 8.16 红细胞增多症的原因

原发性	
真性红细胞增多症	
继发性	
由于促红细胞生成素适当增多	**促红细胞生成素不适当的增多**
高海拔	先天性：Chuvasch 红细胞增多症
肺部疾病	肾疾病：肿瘤、囊肿
心血管疾病（右向左分流）	肝疾病：肝细胞瘤、肝硬化
大量吸烟	内分泌疾病：肾上腺肿瘤
突变性高氧亲和力的血红蛋白，如先天性红细胞增多症	肿瘤：小脑血管母细胞瘤、大的子宫纤维瘤、支气管癌
	药物：促红细胞生成素、雄激素
相对性	
“明显的”红细胞增多症	
脱水	
烧伤	

引起的红细胞适当增多，或肿瘤如肾癌所导致的红细胞不适当增多。红细胞增多症的原因可见表 8.16。

原发性红细胞增多症：真性红细胞增多症（PV）

PV是一种克隆性干细胞疾病，由多能干细胞的变化导致的红系、粒系和巨核细胞系祖细胞的过度增殖。该病的部分原因是 *Bcl-x* 基因（抗凋亡基因，第 2 章）的异常表达导致凋亡受抑，另外 JAK2 蛋白的突变刺激红细胞低度增生也为部分原因。

临床特征

常隐匿起病。60岁以上的患者常表现为乏力、抑郁、眩晕、耳鸣和视力障碍。需要注意的是这些症状在 60 岁以上的正常人中也较普遍，故 PV 很容易被忽略。上述症状伴高血压、心绞痛、间歇性跛行和出血倾向提示 PV。

热浴后或暖和时常有严重的瘙痒。细胞更新加速引发的痛风可为另一表现。一小部分患者可并发消化性溃疡。血栓形成和出血是 PV 主要的并发症。

常见多血质、重度发绀和结膜充血。70 % 的患者可触及脾脏，据此可与继发性红细胞增多症相鉴别。肝大见于 50 % 的患者。

检查

- **血红蛋白和血细胞比容**增加。约 70 % 患者白细胞增多，约 50 % 患者血小板计数升高。
- **骨髓**检查显示红系极度增生，伴有巨核细胞数目增多。
- 核素 ^{51}Cr 标记红细胞法测定的**红细胞容量**增加（男性＞ 36 ml/kg，女性＞ 32 ml/kg）。
- **血浆容量**正常或增加（正常范围是45 ± 5 ml/kg）。
- **血清尿酸**可能增高。
- **白细胞碱性磷酸酶**（LAP）积分常较高。
- **血清维生素 B_{12} 和 B_{12} 结合蛋白运钴胺蛋白 1**（TC Ⅰ）可能较高，但这些指标为非常规检测项目。

鉴别诊断

首先应确定红细胞容积增加。如伴有白细胞和血小板计数升高及脾肿大，PV的可能性就很大。询问病史和查体常可排除主要的继发性病因，肾脏超声波、动脉氧分压和碳氧血红蛋白水平也有助于鉴别诊断。

血清促红细胞生成素水平并不能作为诊断依据，但有助于鉴别 PV 和继发性红细胞增多症。PV 患者的血清促红细胞生成素水平较低或正常，而继发性红细胞增多症患者可能升高，也可能正常。

病程和处理

治疗的目的是维持正常血细胞数并预防并发症，尤其是预防血栓形成和出血。治疗目标是保持血细胞比容低于 0.45 L/L 和血小板计数低于 400 × 10^9/L。有三种具体的治疗手段：

- **静脉放血**：此种治疗手段可有效缓解 PV 的症状。铁缺乏可限制红细胞生成。放血疗法常常作为惟一的治疗方法，其他的治疗措施仅用于控制血小板增多。
- **化学疗法**：连续或间歇羟基脲治疗较常用，因为羟基脲容易控制血小板增多，而且与烷化剂相比通常比较安全。烷化剂如白消安会增加发生急性白血病的风险。对于老年人，小剂量间歇应用白消安可能更方便，但必须权衡发生潜在的长期并发症的风险。
- **放射性核素** ^{32}P：一次应用可以控制病情达 18 个月，但是增加了向急性白血病转化的风险。^{32}P 只用于超过 70 岁的患者。

一般治疗

应用别嘌醇可以阻断尿酸的产生。小剂量阿司匹林（每天100 mg）可以有效地防止血栓并发症。避免热水浴能减轻瘙痒。大量证据证明 H_1 受体拮抗剂不能减轻瘙痒，但有些 H_2 受体拮抗剂如西咪替丁有时有效。

未控制的 PV 患者手术风险较高，75 % 发生术后严重出血，其中30 % 死亡。因此术前应控制红细胞增多。急诊病人应采用静脉放血以减少血细胞比容，并采取适当的液体替代治疗。

预后

30 % 的患者发展为骨髓纤维化，5 % 的患者发展为急性髓性白血病。

继发性红细胞增多症

已发现许多高氧亲和力血红蛋白突变，这些突变导致血红蛋白的氧亲和力增加，但向组织运输氧减少，从而引起代偿性红细胞增多。先天性红细胞增多症（常染色体显性遗传病—— Chuvasch 红细胞增多症）是由于 von Hippel-Lindau（VHL）基因突变导致氧敏感的促红细胞生成素生成途径缺陷，使促红细胞生成素生成增加。

继发性红细胞增多症的病因可见表 8.16。

治疗措施主要是对原发病进行治疗；如切除肾或后窝肿瘤。大量吸烟产生大约 10% 的碳氧血红蛋白，携氧能力下降从而引起红细胞增多。继发性红细胞增多症的并发症与PV相似，可能出现血栓形成、出血和心力衰竭，但是并不会发生由于骨髓增殖性疾病引起的并发症，如进展为骨髓纤维化或急性白血病。静脉放血有助于减轻缺氧病人的症状，尤其当PCV高于0.55 L/L时。

“相对的”或“明显的”红细胞增多症（Gaisböck 综合征）

最初认为该病是由应激诱导的。红细胞容量正常，但血浆容量减少引起红细胞相对增多。相对红细胞增多症比 PV 更常见，多发生于中年男性，吸烟并伴有肥胖和高血压者更常见。该病可同时伴有心血管疾病，如心肌缺血或脑缺血。因此，该病可能更适于用静脉放血治疗，吸烟者应戒烟。

特发性血小板增多症（ET）

ET 与 PV 紧密相关。血小板计数常大于 $1000 \times 10^9/L$。表现为青紫、出血和脑血管症状。

最初可有脾肿大，但随着疾病进展，由于血小板增多，反复血栓形成，从而导致脾缩小、脾萎缩。

ET 应与继发性血小板增多相鉴别。出血、结缔组织病、恶性肿瘤、脾切除后和其他骨髓增殖性疾病都可发生继发性血小板增多。

治疗：羟基脲、阿那格雷或白消安都可将血小板控制在 $400 \times 10^9/L$ 以下。

α 干扰素也有效，但较昂贵，需皮下注射。ET 最终可转化为PV、骨髓纤维化或急性白血病，但也可能维持许多年不进展。

骨髓纤维化（骨髓硬化症）

骨髓纤维化和骨髓硬化症这两个术语可相互替换。本病是干细胞克隆性增殖性疾病，有肝、脾和其他器官的髓样化生。异常巨核细胞过度增生，分泌成纤维细胞刺激因子如血小板生长因子，引起骨髓纤维化增生。大约 25 % 患者有真性红细胞增多症病史。

临床特征

常表现为嗜睡、虚弱和体重减轻，隐匿起病。因脾肿大，患者常诉感到上腹部饱满。与呼吸相关的严重上腹部疼痛提示可能有脾梗死引发的脾周围炎。骨痛和痛风可使病情复杂化。因血小板减少或功能异常可出现青紫和出血。其他体征包括贫血、发热和巨脾（其他病因见下文）。

检查

- 幼红－幼粒贫血。可见异形红细胞和特征性的泪滴样红细胞。白细胞总数可大于 $100 \times 10^9/L$，分类与慢性髓性白血病（CML）相似；后期出现白细胞减少。
- **血小板计数：**可以很高，后期可出现血小板减少。
- **骨髓穿刺**常失败，提示本病。骨髓活检示纤维细胞显著增生。可见巨核细胞增多。
- Ph 染色体阴性，可与多数 CML 相鉴别。

- 白细胞碱性磷酸酶（LAP）积分正常或高于正常值。
- 血清尿酸水平较高。
- 造血增生活跃可引起叶酸水平降低。

鉴别诊断

本病主要与CML相鉴别，鉴别诊断较困难，因二者都可表现为巨脾、外周血中白细胞总数增多伴不成熟粒细胞，因此可通过骨髓象和有无 Ph 染色体来鉴别。

伴有幼红 - 幼粒贫血的骨髓纤维化也可继发于白血病、淋巴瘤、结核、转移癌的恶性浸润和辐射。

治疗

一般的支持治疗措施包括输血，以及叶酸、镇痛药和别嘌醇的应用等。降低代谢、减少白细胞和血小板数可应用羟基脲、白消安等药物，其中羟基脲应用最普遍。化学治疗和放射治疗可治疗脾肿大。巨脾且有疼痛，并需大量输血者，可行脾切除术。脾切除也可减轻严重血小板减少症。

预后

可生存 10 年或以上，中位生存期是 3 年。10% ~ 20% 的患者转化为急性髓性白血病后死亡。心血管疾病、感染和胃肠道出血是最常见的死亡原因。

骨髓增生异常综合征（MDS）

MDS 是由于造血干细胞缺陷引起的一组获得性骨髓疾病。以进行性骨髓衰竭伴三系（红细胞、粒/单核细胞和血小板）质和量的异常为特征。自然病史多样，由于可出现骨髓衰竭及30 %的患者转化为急性髓性白血病，发病率和死亡率都较高。分类可见表 8.17。

临床特征和检查

MDS主要见于老年人，临床表现为全血细胞减少引起的贫血、感染或出血症状。连续血细胞计数可发现进行性骨髓衰竭证据：贫血、粒细胞减少、单核细胞增多、血小板减少等，这些血细胞改变可单独或合并出现。而慢性粒、单核白血病（CMML）患者单核细胞大于 1 × 10^9/L，白细胞总数可大于 100 × 10^9/L。

尽管全血细胞减少，但骨髓通常增生活跃。可见异常红系造血，粒细胞的前体细胞和巨核细胞形态异常。可见各种环形铁幼粒细胞。RAEB 和 RAEB-t 的骨髓中原始细胞数目增多，预后较原始细胞数少（小于 5%）的类型差。

处理

必要时，对骨髓中原始细胞低于 5% 的患者常采取输注红细胞和血小板，应用抗生素治疗感染等保守治疗。造血生长因子（如促红细胞生成素、G-CSF）对部分患者有效。

原始细胞高于 5 % 的患者预后较差，可采取如下治疗措施：

- **支持治疗**：仅适用于伴有其他疾病的老年患者。
- **“温和”化学治疗**（低剂量或单一药物，如氮胞苷）：对白细胞较高者有效。
- **“强烈”化学治疗**：一般用于急性粒细胞白血病（见第9章），60 岁以下的患者可试用。缓解率较低，因造血干细胞缺陷导致造血再生低下，而使全血细胞减少的恢复延迟。
- **骨髓移植**：对于部分不超过50 岁、有同胞或非血缘HLA相合供者的患者，骨髓移植可治愈其疾病。

表 8.17　骨髓增生异常综合征的分类（依据 WHO 和 FAB 标准）

	分类	外周原始细胞（%）	骨髓（%）	中位生存期（月）
1a	难治性贫血（RA）	< 1	原始细胞 < 5 RS < 15	≈ 50
2a	难治性贫血和环形铁粒幼细胞增多（RARS）	< 1	原始细胞 < 5 RS > 15	≈ 50
3a	难治性贫血伴过多原始细胞（RAEB）Ⅰ	1 ~ 4	原始细胞 5 ~ 10	10
3b	（RAEB-t）Ⅱ	5 ~ 19	原始细胞 11 ~ 19	5

在所有分类中，外周血中单核细胞 < 1.0 × 10^9/L。

RS：环形铁幼粒细胞；RAEB-t （转化中）也包括 5q 综合征（去除 $5q^-$）——常发生于老年女性，预后较好。

推荐读物

Cazzola M, Malcovati L (2005) Myelodysplastic syndromes. *New England Journal of Medicine* **352**: 536-538.

Provan D, Weatherall D (2000) Red cells II: acquired anaemias. *Lancet* **355**: 1260-1268.

Schwartz RC (1998) Polycythaemia vera-chance, death and mutability. *New England Journal of Medicine* **338**: 613-615.

Spirak J (2004) Daily aspirin – only half the answer (in polycythaemia vera). *New England Journal of Medicine* **350**: 99-101.

脾

脾是人体最大的淋巴器官，位于左季肋部。包括两种解剖结构：

- 红髓：由内皮巨噬细胞连接的脾窦和脾索组成
- 白髓：其结构与淋巴滤泡相似。

血液通过脾动脉进入红髓和白髓。白细胞和血浆首先进入白髓，部分红细胞快速进入静脉系统，其他的被红髓阻留。

功能

扣留和吞噬作用：正常红细胞可变形，能毫无困难地通过红髓进入静脉系统。衰老细胞或异常细胞在红髓的脾窦中因缺氧、低糖和酸性环境被破坏，最终和循环外来物被吞噬细胞清除。Howell-Jolly 及 Heinz 小体和铁幼粒红细胞中的颗粒被“挖除”，随后进入循环。巨噬细胞可通过其表面的Fc受体清除结合IgG的红细胞。

髓外造血：当造血需求严重增加时，如溶血性贫血或严重型地中海贫血时，脾内出现多能干细胞并进行增殖。

免疫功能：体内约 25 % 的 T 细胞和 15 % 的 B 细胞存在于脾中。和其他淋巴组织一样能产生抗体。

储存血：多达1/3的血小板被脾扣留，可被快速动员。肿大的脾储存着大量的红细胞（多达 40 %）。

脾大

病因

临床上体检时可触及脾有多种病因。

- 感染：
  (a) 急性 ：如感染性休克、感染性心内膜炎、伤寒和传染性单核细胞增多症。
  (b) 慢性：如结核和布氏杆菌病。
  (c) 寄生虫 ：如疟疾、黑热病和血吸虫病。
- 炎症：类风湿性关节炎、结节病和系统性红斑狼疮。
- 血液病：溶血性贫血、血红蛋白病、白血病、淋巴瘤和骨髓增殖性疾病。
- 门静脉高压：肝疾病。
- 其他：贮积病、淀粉状蛋白、原发和继发肿瘤和热带性脾肿大。

巨脾可见于骨髓纤维化、慢性髓性白血病、慢性疟疾、黑热病及 Gaucher 病（罕见）。

脾功能亢进

可由各种原因引起的脾肿大造成。脾肿大多由血液疾病、门静脉高压、类风湿性关节炎（Felty 综合征）和淋巴瘤引起。脾功能亢进导致：

- 全血细胞减少
- 脾阻留和红细胞破坏引起的溶血
- 血浆容量增加。

治疗 ：根据原发病因选择治疗方法。严重的贫血或血小板减少有时需脾切除治疗。

脾切除

脾切除主要有如下适应证：

- 创伤
- 特发性血小板减少性紫癜
- 溶血性贫血
- 脾功能亢进。

Box 8.1 脾切除或脾功能障碍后感染的预防

择期脾切除前2~3周进行预防接种。

- 23价非结合肺炎球菌多聚糖疫苗每5年接种一次
- C型脑膜炎球菌结合疫苗
- 每年的流感疫苗
- b型流感嗜血杆菌疫苗
- 长期口服青霉素V，每12小时500mg（如果对青霉素过敏，用红霉素）
- 给去非洲/沙特阿拉伯的旅行者（如在朝圣期间）接种脑膜炎球菌多聚糖疫苗

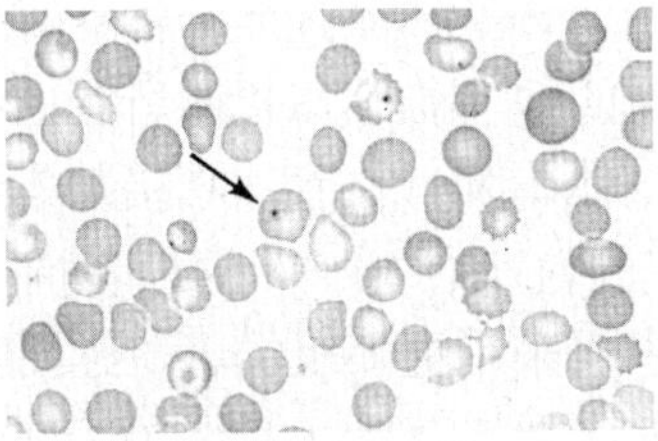

图8.28 脾切除后可见Howell-Jolly小体（箭头所示）、靶形红细胞和不规则皱缩红细胞。

脾切除后的问题

近期问题是血小板在2~3周内升高（通常达到600~1000×10^9/L），并可发生血栓形成。远期发生严重感染的风险增加，尤其是肺炎球菌感染的风险增加。

脾切除或脾功能障碍后感染的预防（Box 8.1）

应让所有患者了解相关的感染风险和早期发现、早期治疗的重要性。应给他们介绍相关信息，并让其携带卡片或手链，以提醒医疗人员这些人可能发生严重感染。

脾切除后的血象特征

- 大约30%的患者出现持续性**血小板增多**。
- 通常**白细胞总数**正常，淋巴细胞和单核细胞可有轻度增加。
- **红细胞形态异常**是最突出的表现。异常红细胞有Howell-Jolly小体、Pappenheimer小体（包括铁粒幼红细胞颗粒）、靶形红细胞和不规则的皱缩红细胞（图8.28）。可计数纹孔红细胞的数量。

脾萎缩

脾萎缩可见于镰状细胞病，该病可引起脾梗死而导致脾萎缩。也见于乳糜泄、疱疹样皮炎，偶见于溃疡性结肠炎和原发性血小板增多症。可见脾切除后血液学特征性改变。

推荐读物

Davies JM, Barnes R, Milligan D (2003) Update of guidelines for the prevention and treatment of infection in patients with an absent or dysfunctional spleen. *Clinical Medicine* **2**: 440-443.

输血

血液中的细胞和蛋白质表达由多态基因调控的抗原，也就是说一种特异的抗原仅存在于某些个体中。输血可使受者产生针对受者缺乏的供者抗原的免疫反应（同种免疫反应），反复输血将使发生同种免疫反应的危险性增加。孕期通过胎盘的胎儿血细胞可使母体产生针对来自父亲的胎儿抗原的同种免疫反应。由存在于食物和细菌中的环境抗原刺激产生的天然抗体，如ABO抗体，通常为IgM；与此相反，输血或妊娠刺激产生的抗体，如Rh抗体，被称为免疫抗体，通常为IgG。

血型

血型取决于红细胞表面的抗原，目前已发现400多种血型系统。ABO和Rh是两种主要的血型系统，但其他许多血型系统（如Kell、Duffy、Kidd）不合也可发生溶血性输血反应和（或）新生儿溶血病（HDN）。

ABO血型系统

ABO血型系统包括天然产生的IgM抗A、抗B抗体，这些抗体会引起不相容的红细胞产生快速而严重的血管内溶血。

ABO血型系统是由一对等位基因（H和h）和三个等位基因组成的等位基因（A、B和O）控制，由此产生的基因型和表现型见表8.18。组织中的A、B和H抗原结构极其相似。末端糖基的不同决定了它们的特异性。H基因编码的酶H将海藻糖连接到碱性糖蛋白骨架，从而形成A和B抗原的前体——H底物（图8.29）。

A、B基因调控特异性的酶将N-乙酰胺基半乳糖连接到H底物形成A型抗原，将D-半乳糖与H底物

表 8.18 ABO 系统：抗原和抗体				
表型	基因型	抗原	抗体	百分比（英国）(%)
O	OO	无	抗A和抗B	44
A	AA 或 AO	A	抗 B	45
B	BB 或 BO	B	抗 A	8
AB	AB	A 和 B	无	3

连接形成B型抗原。O基因不表达，也不转化H底物，因此O没有抗原性。大多数体细胞都存在A、B、H基因。在分泌型基因的人中，80%的人组织液（如唾液和胃液）中含有这些可溶性抗原分子。

Rh 血型系统

当 Rh 阴性的个体输入 Rh 阳性的红细胞后，机体很有可能产生IgG RhD抗体。这些抗体是导致 HDN 和溶血性输血反应的主要原因。

Rh 系统由等位基因 C 和 c、E 和 e、D 和非 D（用d表示）编码，呈三体遗传（如CDE/*cde*），分别来自所在染色体上的等位基因中的一个基因。目前尚未发现d抗原，RhD 阳性或阴性取决于红细胞上是否有D抗原。

输血流程

输血前和输血中的各个环节都需要谨慎小心，以保证输血的安全性。避免采集交叉配型的标本和输血时发生混淆患者和血样等简单错误，可以消除大多数严重的溶血性输血反应。几乎所有严重的溶血性输血反应都与 ABO 血型不合有关。

输血前相容性检验

输血前相容性检验包括以下步骤。

血型

鉴定患者的 ABO 和 Rh 血型。

抗体筛查

筛查患者血清或血浆中可引起输入的红细胞生存期显著缩短的非典型抗体。至少要用两组表达红细胞抗原差异较大的 O 型血，来检测患者血清或血浆中的红细胞同种抗体 IgM（试管法直接凝集试验）和 IgG（间接凝集试验）。大约 10% 的患者抗体筛查试验阳性，这些患者需采用更多组的定型红细胞以进一步检测同种抗体的血型特异性（大约 20% 抗体筛查阳性的患者可检测出具有重要临床意义的红细胞抗体）。

选择供者血和交叉配型

选择与患者的 ABO 和 RhD 血型相同的供者血。对于有重要临床意义的红细胞抗体的患者（见下文），以及可能需要多次输血而产生抗体风险很高的患者（如镰状细胞病），需要进行其他血型配型。许多中心为育龄妇女常规提供 C- 阴性和 Kell 阴性血，以减少同种免疫反应和随后的 HDN 发生的风险。

交叉配型的程序

没有非典型红细胞抗体的患者：完整的交叉配型

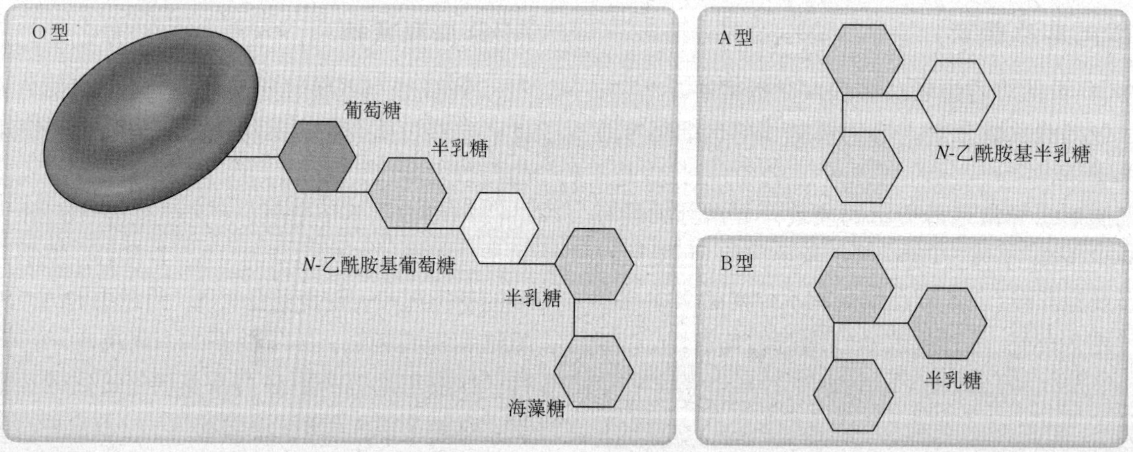

图 8.29　ABO 血型系统中的糖链。Reproduced from Fricker J (1996) Conversion of red blood cells to group O. *Lancet* 347:680,© The Lancet Ltd. 1996.

包括用试管法直接凝集试验和间接凝集试验检测患者血清/血浆中针对供者红细胞的抗体。某些医院已经省略了血清学交叉配型，因为抗体筛查阴性就意味着供受者不相容的可能性极小。更大的风险是输血失误，包括采集患者标本发生错误和实验室混淆标本。实验室可使用血库电脑核对患者和供者的记录，当符合以下标准（计算机或电子交叉配型）时，才可发放供者血：

- 系统自动检测 ABO 和 RhD 血型和抗体筛查，包括鉴定阳性标本和自动输出结果。
- 抗体筛查操作符合国家规范。
- 患者血清或血浆中不含具有显著临床意义的红细胞抗体。
- 实验室电脑软件应符合以下要求，以防止发放 ABO 不相容的血液：
  (a) 如患者只做过一次血型鉴定时，不能发放。
  (b) 如现在的血型与病史记录不相符，不能发放。
  (c) 禁止保留和发放与患者 ABO 不相容的血液。
- 通过国家血液服务机构的书面证明或实验室确认试验，实验室必须保证供者的 ABO 和 RhD 血型正确无误；英国的国家血液服务机构保证血型信息正确。

另一种方案是迅速进行交叉配型，将患者血清或血浆与供者红细胞简短的共同孵育后，进行离心操作，检查是否凝集；当已知患者抗体筛查阴性时，可用这种快速交叉配型排除 ABO 不相容性。

有非典型抗体的患者：应选择不含相关红细胞抗原以及与患者ABO和RhD血型相符的供者血。通常需要进行完整的交叉配型。

医院输血实验室还有其他可进行血型鉴定、抗体筛查和交叉配型的系统。这些系统不依靠悬浮红细胞的凝集判定结果，而是根据凝集和不凝集的红细胞通过右旋糖酐凝胶基质柱（如 DiaMed 和 Ortho Biovue 系统）方式的不同来鉴别，或是通过固定于微孔板的孔表面的红细胞捕获抗体来鉴别（如 Capture-R 固相系统）。

备血

择期手术

许多医院都有针对择期手术的备血指南（手术预测输血的最大备血表），目的是为了减少不必要的交叉配型和最终过期的血量。许多手术仅在意外大量失血时需要输血，这类手术可归为“鉴定血型并保存血样”，也就是说，当抗体筛查阴性时不必备血，但一旦需要，利用实验室保存的患者血浆 / 血清立即进行交叉配血并迅速供血；如有非典型抗体，则通常需要预备血型相容性血液。

急诊

急诊时可能没有充足的时间做完整的输血前检查。此种情况下有如下选择：

- 急需——输注 2 单位 O 型 RhD 阴性血（“急诊备血”），以便实验室有时间鉴定患者血型。
- 10 ~ 15 分钟内需要血——使用与患者 ABO 和 RhD 血型相同的血。
- 45 分钟内需要血——大多数实验室能在此时间内提供经完整交叉配型的血。

输血的并发症（表 8.19）

在美国，从1975年起输血相关的死亡病例必须向食品和药品管理局（FDA）报告，这些报告为提高输血的安全性提供了有用的数据。其他国家也建立起以“血液预警”为名的相似报告计划，包括输血的严重危险（Serious Hazards of Transfusion, SHOT）计划。SHOT

表 8.19 输血的并发症

免疫性	非免疫性
同种免疫和不相容性	**传播感染**
红细胞	病毒：
急性溶血性输血反应	HAV、HBV、HCV
	HIV
迟发性溶血性输血反应	CMV、EBV、HTLV-1、西尼罗病毒
白细胞和血小板	寄生虫：
非溶血性（发热）输血反应	疟疾
输血后紫癜	锥虫病
输入血小板和粒细胞生存期缩短	弓形体病
移植物抗宿主病	细菌
肺损伤（TRALI）	朊病毒——变型克雅病
血浆蛋白质	血容量过多引起的**循环衰竭**
风疹和过敏反应	反复输血引起的**铁过多**
	大量输入储存血可引起出血反应和电解液改变
	冷冻或加热引起的**物理损害**
	血栓性静脉炎
	空气栓塞

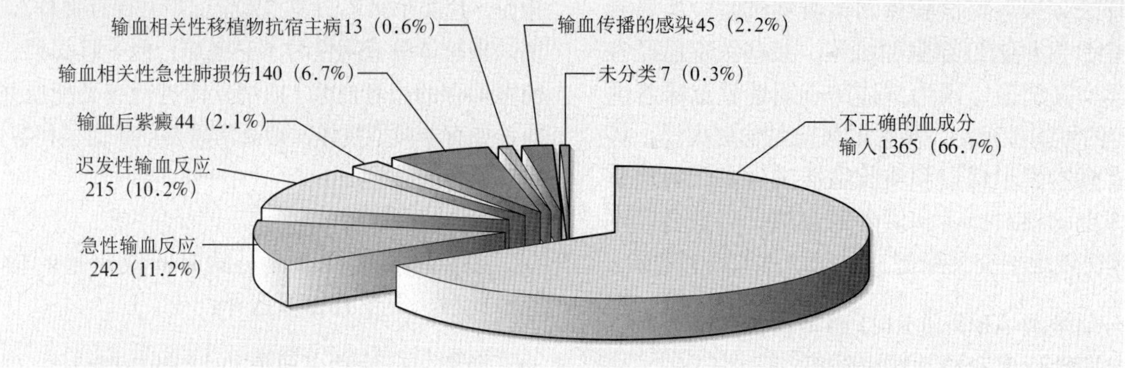

图8.30　1996－2003年间向输血的严重危险（SHOT）项目报告的2191个病例的总结。

计划于1997年在英国提出了第一份报告。图8.30列举了2002年和2003年向SHOT报告的各种输血并发症，从中可以看出“不当的血液成分输入”是严重事件中发生频率最高的一种。采集和管理血中的失误是最常见的失误，其次为在实验室发血或采集血标本做相容试验时发生的失误或错误。死亡或严重的发病率也可发生于其他的输血并发症，包括输血相关性肺损伤(TRALI)、输血相关性移植物抗宿主病（TA-GvHD）和血成分的细菌污染。

免疫性并发症

同种免疫反应和不相容性

输血可引起针对红细胞、白细胞、血小板和血浆蛋白表面上许多外来抗原的同种免疫反应。同种免疫反应也可以发生于孕期，针对遗传自父亲且与母体不同的胎儿抗原。

首次输血时同种免疫反应通常不会有临床问题，但以后输血则可能出现。还可能会发生迟发性同种免疫反应，如HDN和组织移植物排斥。

不相容性

不相容性可大大缩短输入的细胞，如红细胞和血小板的生存期；也可发生有害的抗原-抗体反应。

红细胞

溶血性输血反应

急性反应：这是输血最严重的并发症，常由于ABO血型不合引起。常发生由IgM抗体介导的抗原-抗体反应，进而激活补体，引起寒战、腰部疼痛、呼吸困难、低血压、血红蛋白尿和肾衰竭。输血后几分钟即可出现早期症状，也可发生凝血系统活化。出现弥散性血管内凝血导致的出血是预后较差的一种临床表现。急症处理需维持血压和肾功能正常。

诊断

有溶血证据（如血红蛋白尿）以及供受者血型不合就可诊断。需检查所有的资料是否包含如下错误：

- 取相容性试验的标本时未能确定标本的患者身份（如取错了患者的标本）
- 标错血标本的患者名字
- 实验室内贴错标签或操作错误
- 采血时发生错误，导致将错误的血发放到病房/手术室
- 输血前没有核对身份（如为错误的患者输血）。

这些失误导致的严重后果迫使我们在输血过程中的每一步都要仔细检查。

检查

为了确定是哪一步出错，应按如下步骤进行血型配型：

- 病人的原始标本（用于相容性试验）
- 溶血反应后采集的病人新标本
- 供者血。

一旦怀疑有任何严重的输血反应，均应停止输血。供者血与新采集的患者血应送回输血实验室重做检查，以排除溶血性输血反应。

迟发性反应：这可发生于由于先前输血或怀孕引

起同种免疫反应的患者。抗体水平太低不足以在输血前的相容性试验中检查出来，但可在输血后发生继发性免疫反应，破坏输入的细胞，常由 IgG 抗体介导。

IgG 抗体常引起血管外溶血，输血后大约一周患者可发生贫血和黄疸，但多数情况下并没有这些临床表现。血涂片显示球形红细胞增多和网织红细胞增多。直接抗人球蛋白试验阳性，常较容易检测出抗体。

白细胞和血小板

非溶血性（发热）输血反应

对于有输血史或怀孕史的患者，发热反应是一种很常见的并发症。常见的病因是发生过同种免疫反应的患者的白细胞抗体与供者浓缩红细胞中的白细胞发生反应，释放热原质；或是供者浓缩血小板中白细胞所分泌的细胞因子所致。其典型症状是脸部潮红、心动过速、发热（> 38℃）、寒战和僵直。阿司匹林可用于降温，但不适用于血小板减少症的病人。在英国，使用去白细胞的血降低了发热反应的发生率，也可降低输血引起变型克雅病（vCJD）传播的风险。

当多胎经产妇作为供者时，血浆中潜在的白细胞抗体常可导致的严重的肺部反应（称为输血相关的急性肺损伤，TRALI），以呼吸困难、发热、咳嗽、胸部 X 片显示下肺和周围肺野出现阴影为特征。

血浆蛋白

风疹和过敏反应

风疹常由血浆蛋白不相容引起，但对于大多数病例病因并不清楚。这种输血反应很常见，但严重病例较罕见；停止或减慢输注和静脉注射氯苯那敏 10 mg 通常有效。

偶尔发生过敏反应；IgA缺乏的患者体内产生的抗IgA抗体可与输入血中的IgA反应，出现严重的过敏反应。发生过敏反应时，应停止输血，立即快速肌肉注射肾上腺素0.5mg和静脉注射氯苯那敏10 mg；可能需要气管插管。曾发生过严重风疹或过敏反应的病人应输洗涤红细胞的血或自体血，IgA 缺乏的病人应输IgA 缺乏的供者血。

非免疫性并发症

传播感染

病毒感染：在英国，现在均需检查供者血 HBV、HCV、HIV-1 和 HTLV-1。CMV 血清阴性的血可用于容易感染 CMV 的免疫抑制病人。血液服务中心一直警惕着寻找新的感染源。供者调查表记录了供者最近的旅游情况，以排除感染西尼罗病毒（WNV）和重度急性呼吸综合征（SARS）病毒的可能危险。最近在美国发现，WNV 曾通过输血或移植传播引起脑膜脑炎。

自从检测捐献者血浆微型库（每库含48位捐献者的血）中的病毒 DNA，输血传播 HBV 的发生率为 1/90 万单位血，而 HCV 的发生率低于 1/300 万单位血。

在英国，输血传播HIV的发病率极低，小于 1/800万单位血。可采取高危人群中供者的自我排除和监测每一位供者的抗 -HIV 抗体等预防措施。

取自大量血浆的浓缩凝血因子仍有潜在的传播病毒的危险。已采取诸如溶解剂和消毒剂等措施灭活病毒。在发展中国家，通过输血传播病毒仍是一个主要问题。

血液成分被**细菌污染**比较罕见，但却是输血相关死亡最常见的原因之一。小肠结肠炎耶尔森氏杆菌等微生物可在储存于 4℃的浓缩红细胞中增殖，保存于 22℃的浓缩血小板中更容易发生。自动培养系统和细菌抗原检测系统可避免细菌污染，但是在英国没有一项作为常规方法。

在英国，输血传播的梅毒非常罕见。螺旋菌在4℃血中存活不超过 72 小时。每一位供者都需进行梅毒**螺旋体血凝试验**（TPHA）检查。人们一直关注着输血传播朊病毒导致vCJD的危险性：2003年曾出现输血可能传播朊病毒的报告。英国已采取许多措施，如完全去除血成分中的白细胞，这是因为人们认为朊病毒主要与淋巴细胞有关。不使用英国人的血浆制备血制品，代之以美国进口的血浆。由于 1996 年 1 月 1 日 前排除了由食物传播牛海绵状脑炎（BSE）的可能性，对于 1996 年 1 月 1 日后出生的英国儿童，新鲜冰冻血浆（FFP）来自美国无偿献血者的血浆。用于该人群的FFP要用亚甲基甲烷灭活病毒。献血者必须是自 1980 年后未输过血的人。

在英国，尽管采取严格的措施尽量减少输血传播感染的风险，但不能保证供者血绝对安全。目前保证血成分和血浆安全的措施是极其小心谨慎的，但是并不能绝对保证安全。临床医生应仔细考虑病人的输血要求，仅当有临床指征时才输血。

免疫抑制

自从观察到输血对肾移植后的病人的生存有积极

意义时，输血后的免疫调节的机制就一直是争论的焦点。人们认为输入异体白细胞可导致免疫抑制，其机制尚不清楚。已发现输血引起的免疫抑制可导致许多其他临床效应，如术后感染和肿瘤复发。

应尽量避免或减少输血。这也包括停止可能引起出血的药物治疗和术前的贫血治疗。

必须制定严格的血成分和血制品的使用标准。

人造血红蛋白和其他血替代品正在进行临床试验。这些产品血管外的半衰期较短，可能最早应用于创伤和手术。

自体输血

可用病人自己的血代替献血者的血。自体输血有三种类型：

- **预存自体血回输**：择期手术前大约每间隔一周抽出共 2～5 单位血备用。
- **血液稀释法自体回输**：马上手术前抽出一或两单位血，术中回输以替代术中失血。
- **失血回输**：采集术中或术后的失血并回输。有几种难易不一的技术可进行这种操作。手术部位必须无菌、不含肠内容物和肿瘤细胞。

在英国很少需要预存自体血回输，因为一般认为血是安全的。越来越多的手术需要自体血回输以避免使用供者血。在发展中国家，通常使用自体血和亲属的血液。

全血、成分血和血制品

来自供者的血液可以加工成如下：

- **成分血**：同一份供者血通过离心等简单的分离方法，即可获得浓缩红细胞和血小板、新鲜冰冻血浆（FFP）和冷沉淀物，不需进一步加工就可使用。
- **血制品**：如浓缩凝血因子、白蛋白和免疫球蛋白，由许多供者的血浆作为原材料通过复杂的加工获得（如前所述不使用英国供者的血浆）。

大多数情况下，仅输注成分血和血制品更好，而不是全血。成分输血是利用稀缺的供者血最有效的方法，这样也可降低输入非必需血成分而发生并发症的风险。

全血

平均每 470 ml 血含有 63 ml 的抗凝剂。储存 4℃的血有效期是 5 周，在该有效期内输注至少 70 % 的正常的红细胞。很少使用全血；即使是急性失血的治疗，浓缩红细胞或加入晶体或胶体溶液的浓缩红细胞都可作为全血替代品。

浓缩红细胞

去除所有的血浆，代之以约 100 ml 优化添加剂，如含有氯化钠、腺嘌呤、葡萄糖和甘露醇的 SAG-M。平均体积大约为 330 ml。血细胞比容大约为 0.57 L/L，但由于添加剂中没有血浆蛋白，黏滞度降低，这样就可以在必要时较快的输入。在英国，所有的血液成分（浓缩红细胞和血小板以及血浆）都要在采血后48小时内滤除白细胞。

洗涤红细胞

通过细胞分离器去除大部分的血浆蛋白，再将红细胞重悬于生理盐水中获得洗涤红细胞。用于严重反复性风疹和过敏反应的患者。

浓缩血小板

可通过离心全血或用细胞分离器分离单个供者的血获得。在 22℃最多储存 5 天。用于治疗重度血小板减少引起的出血，预防骨髓衰竭患者的出血。

浓缩粒细胞

用细胞分离器分离单个供者的血制备而来。用于治疗严重粒细胞减少伴明确的细菌感染的患者。给供者注射 G-CSF 和类固醇可增加粒细胞的数目。

新鲜冰冻血浆（FFP）

采血后 6 小时内分离一单位全血的血浆，并保存于 -30℃即为 FFP。FFP 的体积大约为 200ml。FFP 含新鲜血浆中所有的凝血因子，主要用于获得性凝血因子缺乏症替代治疗。用于儿童，参见前文。

冷沉淀物

单份冰冻血浆在 4～8℃解冻，去除上清液，取其沉淀物，即为冷沉淀物。冷沉淀物大约有 20ml，储存于零下 30℃。其中含Ⅷ因子、von Willebrand 因子（vWF）和纤维蛋白原，可用于 DIC 和其他纤维蛋白原水平极低的患者。与灭活病毒的浓缩凝血因子相比，冷沉淀物传播病毒的危险性较高，因此已不再用于治疗血友病甲和血管性血友病（vWD）。

Ⅷ因子和Ⅸ因子浓缩物

Ⅷ因子和Ⅸ因子浓缩物是从大量血浆中制备的特异性凝血因子冻干制品。在缺乏重组凝血因子浓缩物时，可用于治疗血友病和vWD患者。重组凝血因子浓缩物是遗传性凝血因子缺乏症的治疗选择。

白蛋白

白蛋白有两种制品：

- **4.5%人体白蛋白**：旧称血浆蛋白组分（PPF），含45 g/L白蛋白和160 mmol/L钠，有50 ml、100 ml、250 ml和500 ml规格。
- **20%人体白蛋白**：旧称"低盐"白蛋白，含大约200g/L白蛋白和130 mmol/L钠，有50 ml和100 ml两种规格。

一般认为人体白蛋白不适用于急性血容量减少或休克的治疗，因为白蛋白并不比人造胶体液更有效，如聚明胶（佳乐施）和羟乙基淀粉（海脉素）。但是，白蛋白可用于急性重度白蛋白减少症和血浆置换的替代液。20 %白蛋白溶液对伴有体液超负荷并且利尿剂无效的肾病综合征或肝病患者尤其有效。白蛋白不应用于治疗由于营养不良、慢性肾或肝病导致的低白蛋白血症。

正常免疫球蛋白

正常免疫球蛋白由正常血浆制备而成。用于低丙种球蛋白患者以预防感染，以及特发性血小板减少的患者。

特异性免疫球蛋白

特异性免疫球蛋白是由含高抗体滴度的供者获得。现有许多制备品如抗D抗体、抗HB抗体和抗水痘带状疱疹抗体。

推荐读物

Dodd RY (2003) Emerging infections, transfusion safety, and epidemiology. *New England Journal of Medicine* **349**: 1205-1206.

Goodnough LT, Shander A, Brecher ME (2003) Transfusion medicine: looking to the future. *Lancet* **361**: 161-169.

Klein HG (2000) The prospect for red cell substitutes. *New England Journal of Medicine* **342**: 1666-1668.

Murphy MF, Pamphilon D (eds) (2001) *Practical Transfusion Medicine*. Oxford: Blackwell Science.

Turner M (1999) The impact of new-variant Creutzfeldt-Jakob disease on blood transfusion practice. *British Journal of Haematology* **106**: 842-850.

白细胞（见第4章）

外周血中有五种类型的白细胞：中性粒细胞、嗜酸性粒细胞和嗜碱性粒细胞（这些细胞总称为粒细胞）以及淋巴细胞和单核细胞。这些细胞的发育过程见图8.1。

中性粒细胞

骨髓中形态上最早可辨认的粒细胞前体是原粒细胞，这类大细胞最多可占骨髓有核细胞的3.5%。原粒细胞体积大，核大，含2～5个核仁，胞浆极少，不含颗粒。早幼粒细胞与原粒细胞相似，但有一些初级胞浆颗粒，这些颗粒中含有酶（如髓过氧化酶）。中幼粒细胞较小，没有核仁，但胞浆更多，并含有初级和次级颗粒。核凹陷标志着中幼粒细胞分化为晚幼粒细胞。成熟粒细胞体积更小，核可有2～5个分叶，胞浆中以次级颗粒为主，这些颗粒含有溶菌酶、胶原酶和乳铁蛋白。

外周血中的中性粒细胞均匀分布于循环池和延伸的血管内皮的边缘池。与骨髓中中性粒细胞大约需10天的成熟时间相反，外周血中性粒细胞的半衰期极短，只有6～8个小时。应激时（如感染、糖皮质激素治疗）中性粒细胞可从边缘池和骨髓中释放入循环池。急性感染引起机体的急性反应（数小时内）使未成熟白细胞从骨髓进入外周血（血涂片显示"核左移"）。

功能

中性粒细胞的主要功能是吞噬和杀伤细菌、真菌和受损细胞。它通过趋化作用进入感染或炎症部位。由于中性粒细胞有Fc和C3b受体，外来或死亡物质表面的免疫球蛋白和补体可起辅助识别作用（调理作用）。这些物质被吞入空泡后被酶解，酶解过程可以是产生过氧化氢（髓过氧化酶）的氧依赖性的或非氧依赖性反应（产生溶酶体酶和乳铁蛋白）。白细胞碱性磷酸酶（LAP）是一种在白细胞中发现的酶。急性疾病引起中性粒细胞增多时，LAP 升高；红细胞增多症和骨髓纤维化时也可升高；CML 时降低。

中性粒细胞增多症

细菌感染或组织损伤后，循环中中性粒细胞数量可升高超过10×10^9/L。孕期、运动时及注射糖皮质激素后也可发生（表 8.20）。当组织坏死时，机体可释放各种可溶性因子，引起白细胞增多；同时释放白介素-1，引起发热。发热、白细胞增多伴心肌梗死是一个很好的例子，可能会被错误地归因为感染。

类白血病反应（白细胞过度增生，伴有许多不成熟细胞）可发生于严重感染、结核、恶性病骨髓浸润，偶见于出血或溶血后。

幼红-幼粒性贫血中，外周血可见有核红细胞和白细胞前体细胞。病因有转移癌骨髓浸润、骨髓纤维化、骨硬化症、骨髓瘤、淋巴瘤，偶见于严重的溶血性或巨幼红细胞性贫血。

中性粒细胞减少症和粒细胞缺乏

中性粒细胞减少症是指循环的中性粒细胞计数低于1.5×10^9/L。中性粒细胞真正缺乏称为粒细胞缺乏。病因可见表 8.21。需要注意的是黑人患者的中性粒细胞计数可能稍低。病毒引起的中性粒细胞减少可能是最常见的类型。化疗和放疗可引起中性粒细胞减少；许多其他药物也可引起特征性血细胞减少，因此常应考虑到药物因素。

表 8.20　中性粒细胞增多症
细菌感染
组织坏死，如心肌梗死、创伤
炎症，如痛风、类风湿性关节炎
药物，如糖皮质激素、锂
血液疾病：
骨髓增殖性疾病
类白血病反应
幼红幼白性贫血
生理性因素，如怀孕、运动
恶性疾病，如支气管、乳腺、胃
代谢疾病，如肾衰竭、酸中毒
先天性，如白细胞粘附缺陷、遗传性中性粒细胞增多症

表 8.21　中性粒细胞减少症的病因
获得性
病毒感染
严重的细菌感染，如伤寒
Felty 综合征
免疫性中性粒细胞减少症——自身免疫，新生儿自身免疫性中性粒细胞减少症
全血细胞减少，可见于任何病因，包括药物诱导性骨髓发育障碍
纯白细胞再生障碍
遗传性
种族（黑色人种常见）
Kostmann 综合征（重度幼儿粒细胞增多症）
循环（每 2～3 周中性粒细胞减少的遗传缺陷）
其他，如 Schwachman-Diamond 综合征、先天性角化不良症、Chédiak-Higashi 综合征

临床特征

感染较频繁，通常较严重，当中性粒细胞计数降低时更容易发生感染。中性粒细胞计数绝对值低于0.5×10^9/L被认为是严重的中性粒细胞减少症，可伴有致命的感染，如肺炎和败血症。口腔可发生特征性的玻璃样黏膜炎，并常有口腔溃疡。

检查

血涂片显示显著的中性粒细胞减少。骨髓象可提示是中性粒细胞生成受抑还是破坏增加导致的中性粒细胞减少。如果怀疑是免疫机制所致，可检查中性粒细胞抗体。

治疗

急性重度中性粒细胞减少症需应用抗生素治疗。

如果中性粒细胞减少可能是由某一药物引起的，应停止目前治疗所用的所有药物，大约 10 天后中性粒细胞计数常可恢复。G-CSF用于缩短化疗或造血移植后中性粒细胞减少期，也可有效治疗慢性粒细胞减少症。

激素和大剂量静脉内注射免疫球蛋白用于治疗重度自体免疫性中性粒细胞减少和反复感染，G-CSF 对某些患者有效。

嗜酸性粒细胞

嗜酸性粒细胞比中性粒细胞稍大，以两叶核和胞浆深红色的粗大颗粒为特征。嗜酸性粒细胞参与过敏反应和对寄生虫和原虫感染的防御。

外周血中嗜酸性粒细胞超过 $0.4 \times 10^9/L$ 称为嗜酸性粒细胞增多，病因可见表 8.22。

嗜碱性粒细胞

嗜碱性粒细胞的核与中性粒细胞相似，但胞浆充满大的黑色颗粒。颗粒中含组胺、肝素和酶（如髓过氧化酶）。嗜碱性粒细胞的生理作用尚不清楚。IgE 与之结合导致细胞脱颗粒，并释放组胺和其他与急性超敏反应有关的内容物。

嗜碱性粒细胞通常数量较少（$< 1 \times 10^9/L$）但在骨髓增殖性疾病显著增加。

单核细胞

单核细胞比中性粒细胞稍大。核形状不一，可呈圆形、锯齿形或分叶形。胞浆颗粒比中性粒细胞少。单核细胞是组织中巨噬细胞的前体，在血液中仅存在数小时，但可在组织中继续增殖多年。

单核细胞增多症（$> 0.8 \times 10^9/L$）可见于慢性细菌感染，如结核或感染性心内膜炎、慢性中性粒细胞减少症和骨髓增生异常综合征，尤其是慢性粒-单核细胞白血病。

表 8.22 嗜酸性粒细胞增多的病因

寄生虫感染，如	**肺部疾病**，如
蛔虫	支气管哮喘
钩虫	热带肺嗜酸细胞增多
类圆线虫	变应性支气管肺曲菌病
	Churg-Strauss 综合征
过敏性疾病，如	
花粉症（过敏性鼻炎）	**恶性疾病**，如
其他过敏性反应，	Hodgkin 淋巴瘤
包括药物反应	癌症
	嗜酸性白血病
皮肤病，如	
风疹	**其他**，如
天疱疮	高嗜酸性粒细胞综合征
湿疹	结节病
	肾上腺机能减退
	嗜酸性胃肠炎

淋巴细胞

淋巴细胞占循环白细胞的近 50%，起源于多能干细胞（见图 8.1）。循环的淋巴细胞比红细胞稍大，核深染，居中。主要由 T 和 B 淋巴细胞两种类型组成。

淋巴细胞增多症（淋巴细胞计数大于 $5 \times 10^9/L$）可见于病毒感染（尤其是EBV、CMV和HIV）和慢性感染（如结核和弓形体病）。也可见于慢性淋巴细胞白血病和某些淋巴瘤。

（王志东译　黄晓军校）

推荐读物

Stock W, Hoffman R (2000) White blood cells 1: non-malignant disorders. *Lancet* **355**: 1351-1356.

止血与血栓

循环的完整性是由血液流经完整的、有内皮细胞覆盖的血管所维持的，血管壁的损伤导致胶原暴露并导致组织的损伤，启动一系列活动导致止血反应。

止 血

止血是一个复杂的过程，依赖于血管壁、血小板之间的相互作用以及凝血、纤溶机制。止血性血栓的形成过程见图 8.31。

血管壁

血管壁由内皮细胞覆盖，正常情况下内皮细胞可以防止血小板粘附以及血栓的形成，这一特性部分是由于血管内皮细胞带负电，也与以下因素有关：

- 凝血酶调节蛋白以及肝素硫酸酯的表达
- 前列环素（PGI_2）以及氧化亚氮（NO）的合成，可引起血管扩张并抑制血小板的聚集
- 纤溶酶原激活剂的产生。

血管损伤可引起血管反射性收缩，同时内皮细胞受损使其丧失抗栓特性，从而活化血小板，使血小板发生聚集并抑制纤维蛋白溶解的形成（图 8.31）。

血小板

血小板的粘附（图 8.31a）：血小板粘附至胶原的过程依赖于血小板膜表面受体糖蛋白Ia（GPIa）以及糖蛋白Ib（GPIb），GPIa直接与胶原相连，GPIb与血浆中von willebrand因子（vWF）相连，然后vWF再粘附到胶原上。粘附之后，血小板形态发生改变，由圆盘状变为球形，沿内皮细胞下伸展并释放胞浆内颗粒，即致密颗粒（含ADP和血清素），α颗粒［含血小板衍生生长因子、肝素拮抗剂（血小板因子4）、β-血小板球蛋白、纤维蛋白原、vWF、纤维粘连蛋白、凝血酶敏感蛋白以及其他因子］。

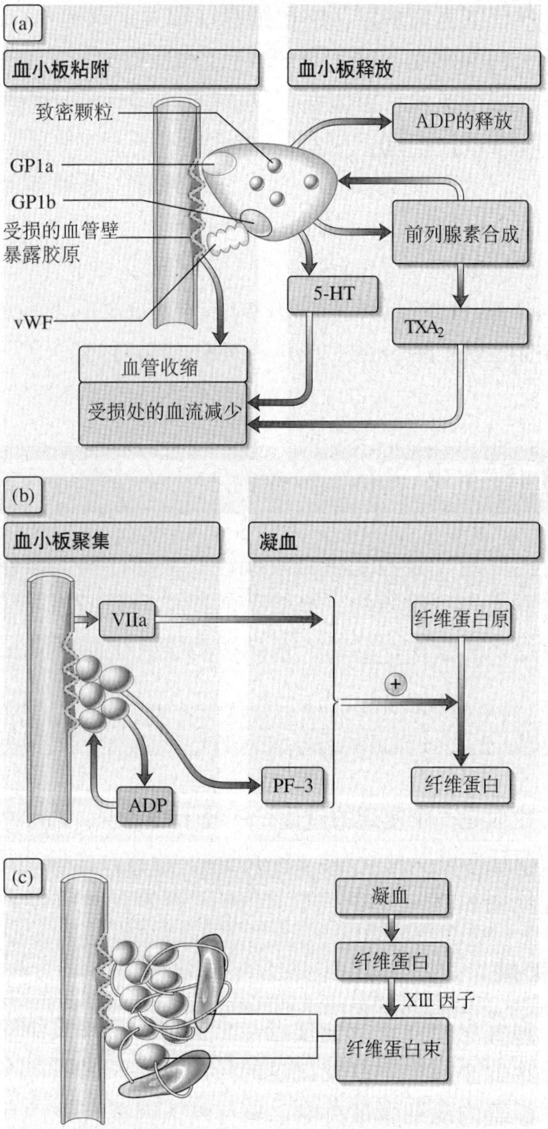

图 8.31　止血血栓的形成：依次为血管壁、血小板和凝血因子之间的相互作用。
(a) 血小板与胶原接触，通过血小板受体GPIb和血浆中vWF或直接通过GPIa，激活血小板前列腺素的合成，后者刺激致密颗粒释放ADP。血管发生反射性收缩，同时血小板释放的血清素以及血栓烷 A_2（TXA_2）也可引起血管的收缩。
(b) 血小板释放的ADP诱发血小板聚集并形成血小板血栓。凝血过程受刺激启动导致纤维蛋白形成。
(c) 纤维蛋白束在因子XIII的作用下交联，并通过结合血小板和红细胞形成稳定的止血性血栓。PF-3：即血小板第三因子（血小板磷脂）。

血小板的释放：ADP的释放导致纤维蛋白原受体构象发生改变，即粘附的血小板表面糖蛋白Ⅱb-Ⅲa复合物（GPⅡb-Ⅲa）发生改变，使其可与纤维蛋白原结合（图 8.39）。

血小板聚集（图8.31b）：纤维蛋白原将血小板结合到已活化的聚集物上（血小板聚集），然后血小板发生释放反应。这种循环持续往复并最终在损伤部位形成血小板血栓。

凝血：此后，血小板表面膜受体如P_2Y_{12}在聚集过程中进一步暴露，为凝血因子相互作用提供界面，血小板第三因子（PF3）具有这种血小板磷脂活性，凝血酶的出现进一步使血小板发生融合，同时纤维蛋白的形成增强了血小板血栓的稳定性。

血小板功能正常的核心是血小板前列腺素的合成，血小板活化后血小板内开始合成血栓烷 TXA_2（图 8.32），TXA_2是一种强有力的血管收缩剂，同时可降低cAMP水平，并启动血小板的释放反应。

前列环素（PGI_2）在血管内皮细胞中合成，其作用与TXA_2相反，使血管扩张、增加cAMP水平、阻止血小板聚集至正常的血管壁，并限制损伤后血小板血栓的继续延伸。

凝血与纤溶

凝血涉及一系列酶促反应，最后使可溶性血浆纤

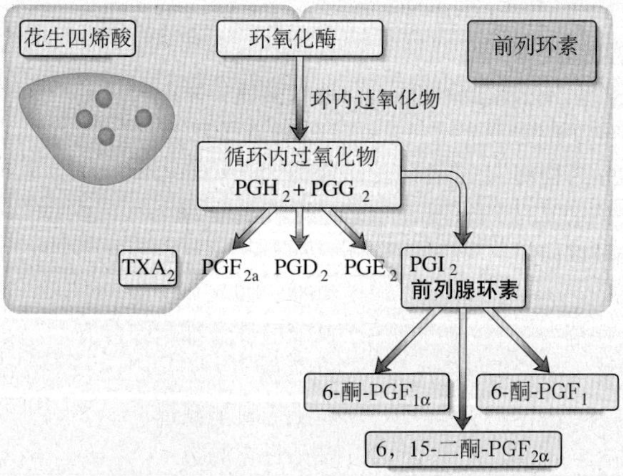

图 8.32　前列腺素合成。

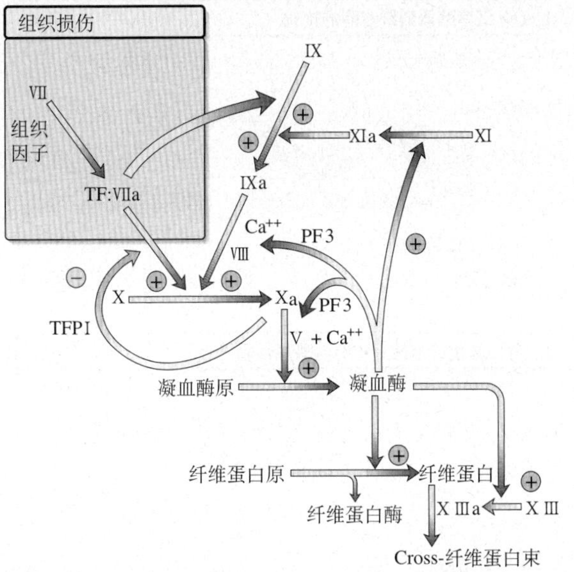

图 8.33 **凝血机制**。体内途径开始于Ⅶa激活因子Ⅸ，因子Ⅸ可被凝血酶激活。TFPI：组织因子途径抑制物。

维蛋白原转化成为纤维蛋白栓子（图 8.33）。大多数凝血因子以罗马数字命名，但因子 Ⅰ、Ⅱ分别是指纤维蛋白原、凝血酶原，Ⅲ、Ⅳ 和Ⅵ 含量非常丰富。活性形式记为“a”。

凝血因子是在肝内合成，以酶的前体（Ⅻ、Ⅺ、Ⅹ、Ⅸ及凝血酶）或辅因子（Ⅴ和 Ⅷ）的形式出现，但纤维蛋白原除外，其降解后形成纤维蛋白。

凝血途径

传统分法是将这种酶促瀑布反应分为“内源”及“外源”途径，这一概念用来解释临床实验室检查是非常有用的，但这种分法过于简单。凝血因子的启动始于血浆中活化的因子 Ⅶ（Ⅶa）与组织因子（TF）的结合，TF 是组织受损后表达于细胞表面的糖蛋白。Ⅶa 与 TF 形成的复合物（TF:Ⅶa）激活因子Ⅹ，此反应可被组织因子途径抑制物（TFPI）所拮抗，而在体内，TF:Ⅶa的主要作用是激活因子Ⅸ（图8.33）。活化的因子Ⅸ与因子Ⅷ共同作用启动关键步骤——因子Ⅹ的激活（正是这一反应使凝血酶的产生不断倍增，而如果此反应被阻断则产生血友病 A 或 B。在体内，因子 Ⅺ 可被凝血酶激活，因子 Ⅺ 在止血中作用相对较小，因此缺乏因子 Ⅺ 引起的临床出血症状较轻）。

活化的因子Ⅹ使凝血酶原转变为凝血酶，凝血酶水解纤维蛋白原肽键，释放纤维蛋白肽 A 和 B，使纤维蛋白原分子之间多聚体化，从而形成纤维蛋白。同时，凝血酶在钙离子存在情况下，激活因子ⅩⅢ，后者可通过使相邻的纤维蛋白分子交联而稳定纤维蛋白栓子。凝血酶的出现还可辅助激活因子Ⅺ、Ⅴ、Ⅷ和因子ⅩⅢ（以及蛋白 C，见下文凝血的控制及图 8.34）。

Ⅷ因子包括具有凝血活性的Ⅷ:C，后者与vWF相连，vWF 在此的功能是稳定Ⅷ:C 并促进血小板 - 内皮细胞之间相互作用。Ⅷ:C是单链蛋白，分子量约为 350 000。

vWF 是分子量约为 200 000 的糖蛋白，在循环中极易形成多聚体使分子量高达 20×10^6。vWF 由内皮细胞及巨核细胞合成，并储存于血小板和颗粒以及内皮细胞中。高分子量多聚体化的vWF是增强血小板功能的最有效形式（图 8.37）。

凝血的控制

抗凝血酶：抗凝血酶（AT）是丝氨酸蛋白酶抑制剂（serpine）超家族中的一员，是强有力的凝血抑制剂。通过与丝氨酸蛋白酶形成稳定的复合物灭活丝氨酸蛋白酶，肝素是其强有力的辅助激活剂。

活化蛋白C ：在凝血酶的作用下，从维生素K依赖的前体产生活化蛋白C；凝血酶调节蛋白是凝血酶在内皮细胞的受体，当凝血酶调节蛋白与凝血酶结合后，凝血酶的这种对蛋白C的活化作用会大大增强（图 8.34）。活化的蛋白 C 灭活因子 Ⅴ和因子 Ⅷ，同时减少凝血酶的进一步产生。

蛋白S：蛋白S是蛋白C的辅因子，通过增强活化蛋白 C 结合到磷脂表面而起辅助活化作用。在循环中与 C4b 结合蛋白结合形成复合物，约有 30%～40% 仍保持游离状态，具有抗凝活性（游离蛋白 S）。

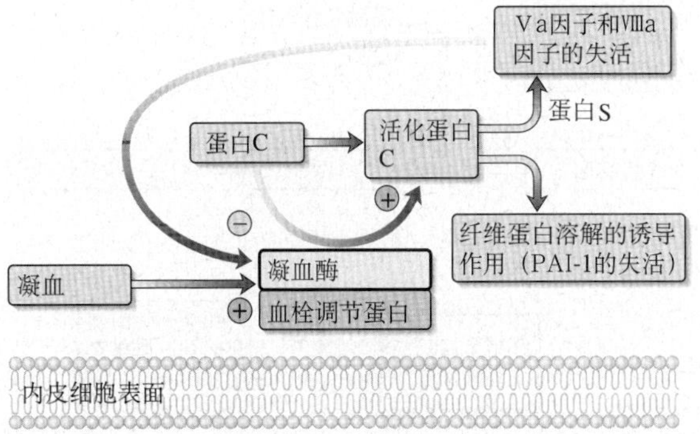

图8.34 **蛋白C的活化**。PAI-1：凝血酶原激活物抑制物1。

其他抑制剂：其他天然抗凝抑制剂包括 α_2- 巨球蛋白、α_1- 抗胰蛋白酶以及 α_2- 抗纤溶酶。

纤溶

纤溶使血管恢复正常的功能，也是血管损伤时的一种反应。在这一系统中（图 8.35），一种未活化的血浆蛋白——纤溶酶原——可在纤溶酶原激活剂的作用下转化为纤溶酶，纤溶酶原激活剂来源于血浆或血细胞（内源性激活）或来源于组织（外源性激活）。

纤溶酶是一种丝氨酸蛋白酶，可降解纤维蛋白原或纤维蛋白，使之成为纤维蛋白 X、Y、D 和 E 片段，所有这些被称为纤维蛋白（原）降解产物（FDP）。D-二聚体是在交联的纤维蛋白发生降解时产生。它们在血浆中的出现表明凝血被活化。纤溶酶还能降解凝血因子如因子 V 和因子 Ⅷ。

纤溶系统在纤维蛋白出现时被激活。纤溶酶原被特异性地吸附到纤维蛋白以及纤维蛋白原的赖氨酸结合位点上。在没有纤维蛋白时几乎没有纤溶酶原被激活，因为纤维蛋白上还有纤溶酶原激活剂的特异性结合位点，而这是纤维蛋白原所没有的（图 8.36）。

主要的纤溶酶原激活剂是组织型纤溶酶原激活剂（t-PA），血浆中的 t-PA 主要来源于血管内皮细胞。内皮细胞受一些物质（包括凝血酶）刺激后释放 t-PA。另一纤溶酶原激活剂是尿激酶，在肾中合成并排泌至泌尿道。内源性纤溶酶原激活剂如因子 Ⅻ 及激肽释放酶原也有较小的生理意义。

t-PA 被纤溶酶原激活剂抑制剂（PAI-1）灭活。活化蛋白 C 灭活 PAI-1，因而可诱导纤溶产生（图 8.34）。纤溶酶的灭活剂如 α_2-抗纤溶酶（图8.36）以及凝血酶激活的纤溶抑制剂（TAF Ⅰ）在纤溶调节中也起一定作用。

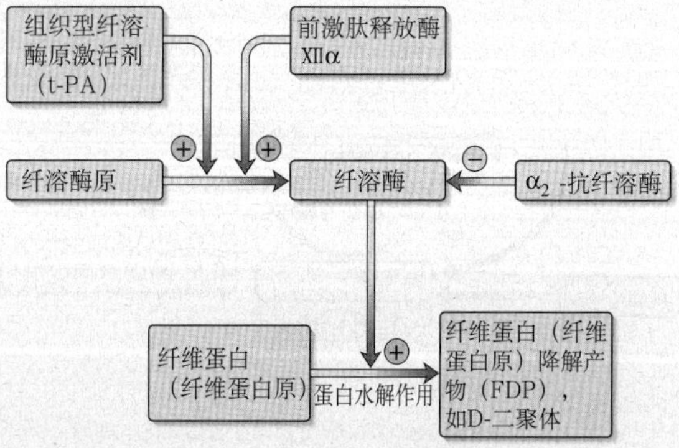

图 8.35 纤溶系统。

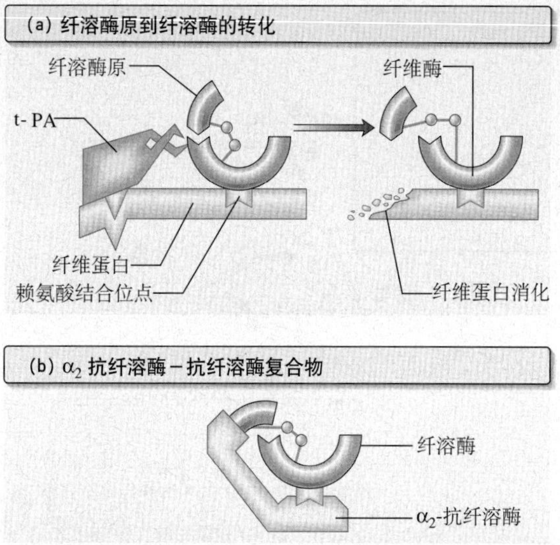

图 8.36 纤溶。
(a) 在纤溶酶原激活剂（t-PA）作用下，纤溶酶原转化为纤溶酶，这种转化在纤维蛋白表面效率最高，纤维蛋白上同时有纤溶酶原以及 t-PA 的结合位点。
(b) 血中游离的纤溶酶迅速被 α_2- 抗纤溶酶灭活，产生于纤维蛋白表面的纤溶酶可部分免于灭活。纤溶酶原上的赖氨酸结合位点对于纤溶酶（原）与纤维蛋白之间的相互作用以及纤溶酶与 α_2- 抗纤溶酶之间的相互作用是必需的。

出血性疾病的检查

尽管出血性疾病的精确诊断需要依靠实验室检查，但我们还是可以从患者的病史和物理诊断中获得许多信息：

- **是否有广泛的止血缺陷？**支持的证据包括：多部位的出血，自发性出血以及外伤后出血过多。
- **这种缺陷是遗传性的还是获得性的？**这需要进行出血性疾病家族史的调查。严重的先天性止血缺陷常在婴儿期即显现，而轻症患者则可能年龄较大以后才引起注意，如在手术后、分娩、拔牙或外伤后出血过多。还有一些是在手术前常规进行出凝血筛查时才发现。
- **出血提示的是血管／血小板缺陷还是凝血缺陷？**

血管／血小板性出血的特征是易发生瘀斑以及小血管的自发性出血，常表现为皮肤出血。“紫癜”这一词包括瘀点和瘀斑，瘀点是小的皮肤出血点，大小从针尖大小到直径几个毫米，而且加压后不扩张，瘀斑是大片的皮肤出血。出血也可发生在黏膜，尤其是鼻黏膜及口腔黏膜。

凝血异常以关节出血以及肌肉血肿、外伤或手术后出血为典型表现，在导致出血事件与明显的出血和血肿形成之间常有短暂延迟。

检查

- **外周血涂片和血细胞计数**：可以发现血小板的形态和数量及其他如白血病、淋巴瘤等血液异常。正常血小板计数为 150 ~ 400 × 10^9/L。
- **出血时间**：检测体内血小板血栓形成的时间。测定方法为将脉压带绑到前臂上，充气至 40 mmHg，用标准化的刀片在前臂做两个 1mm 深、1cm 长的切口。每隔 30 秒检查一次各个伤口并记录止血所需时间，正常值为 3 ~ 10 分钟。出血时间延长见于血小板功能缺陷，当血小板计数少于 80 × 10^9/L 时，随血小板数目下降出血时间进行性延长。血小板计数低的患者不应做此项检查。
- **凝血试验**：采血后放入含有枸橼酸（可中和钙离子，防止凝块形成）抗凝的管中。

血浆凝血酶原时间（PT）是测定在患者血浆中加入组织凝血活酶和钙后血浆凝固所需的时间。组织凝血活酶是动物的脑提取物或重组的同类物质（“外源”途径）。PT 正常值：16 ~ 18 秒，延长见于因子Ⅶ、Ⅹ、Ⅴ、Ⅱ或Ⅰ异常的患者、肝病患者或正在使用华法林的患者。

部分激活的凝血酶原时间（APTT）有时也称为高岭土激活的部分凝血活酶时间（KPTT），是在患者血浆中加入表面活化剂（如高岭土），磷脂（用于代替血小板）和钙后，血浆凝固（“内源”途径）所需的时间。APTT 正常值为 30 ~ 50 秒，随方法学不同而不同，其延长见于下面一种或多种因子的缺陷以及出现这些因子的抑制物：Ⅻ、Ⅺ、Ⅸ、Ⅷ、Ⅹ、Ⅴ、Ⅱ或Ⅰ（但不是因子Ⅶ）（图 8.33）。

凝血酶时间（TT）：是在患者血浆中加入凝血酶后血浆凝固所需时间。TT 正常值约 12 秒，TT 延长见于纤维蛋白原缺乏，异常纤维蛋白原血症（纤维蛋白原含量正常但功能异常）或出现如肝素、纤维蛋白降解产物等抑制物。

纠正试验用于鉴别不同凝血因子缺陷以及凝血抑制物引起的PT、APTT、TT 延长。由凝血因子缺陷引起的PT、APTT、TT 的延长，可在患者血浆中加入正常血浆之后得到纠正，如果加入正常血浆之后无法得到纠正，提示出现凝血抑制物。

因子分析用于确认凝血因子缺陷，尤其是怀疑有遗传性单一凝血因子缺陷时。

凝血的特殊检查常用于确认精确的止血缺陷。这类试验包括纤维蛋白原和 FDP 的评估、血小板功能的检查，如血小板聚集功能以及纤溶途径的检查，后者包括优球蛋白溶解时间（ELT）以及纤溶酶原、t-PA 和 PAI-1的检测。优球蛋白溶解时间使将血浆中优球蛋白组分酸化之后沉降，其中含有纤维蛋白原、纤溶酶原和纤溶酶原激活物，但不含 α_2-抗纤溶酶。当加入凝血酶之后，优球蛋白组分凝固成块，观察凝块完全溶解所需要的时间即是对纤溶活性的检测；正常值为 60 ~ 270 分钟。XⅢ因子可通过血凝块稳定性筛查试验来检测或直接进行检测。

血管异常引起的出血疾病

血管性疾病（表 8.23）以易发生青斑以及皮肤出血为特征，有时可见到黏膜出血，但严重出血少见。包括出血时间在内的实验室检查是正常的。血管性疾病包括以下几种：

遗传性出血性毛细血管扩张症是一种罕见的常染色体显性遗传的血管异常疾病。毛细血管以及小动脉的扩张形成特征性的皮肤和黏膜上的小红斑，压之退色，尤其多见于鼻及胃肠道黏膜。主要引起反复发作的鼻出血及慢性胃肠道出血，并可引起慢性缺铁性贫血。

易发青斑综合征是一种健康女性中常见的良性异常。其特征为手臂、腿、躯干轻微创伤后出现瘀斑，可能的原因是皮肤血管脆性增加。常被疑诊是严重出血性疾患。

表 8.23 血管性疾病

先天性	**过敏性**
遗传性出血性毛细血管扩张症（Osler-Weber-Rendu 病）	过敏性紫癜
结缔组织病（Ehlers-Danlos 综合征，骨发育不全，弹性假黄瘤，Marfan 综合征）	**药物**
	类固醇
	磺胺类
获得性	**其他**
严重感染：	老年性紫癜
败血症	易发青斑综合征
脑膜炎球菌感染	坏血病
麻疹	人为性紫癜
伤寒	

老年性紫癜和类固醇引起的紫癜是两种由于血管支持组织萎陷而造成的紫癜。

感染引起的紫癜主要是因为血管内皮细胞的损伤后引发。脑膜炎球菌败血症的皮疹非常典型。

过敏性紫癜主要在儿童中发生，是Ⅲ型超敏反应，之前常有上呼吸道感染，紫癜主要分布在下肢及臀部。还可有腹痛、关节炎、血尿以及肾小球肾炎。常可自行恢复，但某些患者可发展为肾衰竭。

不明原因的出血或瘀斑可能是由自虐或他人的虐待行为造成。这些不同形式的人为性紫癜常伴有严重的精神或心理紊乱。

血小板异常引起的出血病

由于血小板数量减少或功能异常引起的出血性疾病的特征是紫癜以及黏膜出血。在血小板计数大于 50×10^9/L 时出血不常见，在血小板计数大于 20×10^9/L 时严重自发性出血不常见（表 8.24）。

血小板减少

骨髓中血小板产生减少或外周破坏过多可导致血小板减少（表8.25）。通过病史及检查可能可以揭示引起血小板减少的原因，但通过检测骨髓可了解巨核细胞的数量变化情况，以及必要的巨核细胞形态方面的信息。特定的实验室检查可能有助于确定一些疾病的表现，如阵发性睡眠性血红蛋白尿（PNH）或系统性红斑狼疮（SLE）。

对于由于骨髓衰竭造成的血小板减少患者不需进行特殊治疗，但如有可能，应改善患者的一般状况及基础疾病。当血小板计数非常低或出血倾向高时可输注浓缩血小板。

表 8.24　不同血小板计数水平的临床表现

血小板计数（$\times 10^9$/L）	引起的临床异常
> 500	出血或血栓
500 ~ 100	无临床异常
100 ~ 50	外伤后中度出血
50 ~ 20	可发生紫癜 外伤后可导致出血 紫癜常见
< 20	黏膜自发出血 颅内出血（少见）

By permission of Colvin BT (2004) *Medicine* 32(5):27-33.

表 8.25　血小板减少原因

生成受损	破坏过多
骨髓衰竭	**免疫性**
巨幼细胞性贫血	ITP
白血病	继发免疫性（SLE、CLL 病毒、药物例如肝素）
骨髓瘤	异体免疫性新生儿血再生小板减少
骨髓纤维化	输血后紫癜
实体瘤浸润	**吞噬性**
再生障碍性贫血：药物、化学物、病毒	脾功能亢进
阵发性睡眠性血红蛋白尿	**稀释性**
	大量输液
	其他
	弥散性血管内凝血
	血栓性血小板减少性紫癜

特发性血小板减少性紫癜（ITP）

ITP 是由于血小板免疫破坏引起的血小板减少。被覆抗体的血小板通过与巨噬细胞上的Fc受体结合被清除。

儿童 ITP

常为急性、自限性，可在病毒感染或免疫接种之后发生。除非临床考虑必须进行治疗，否则不必常规进行骨髓检查。

成人 ITP

与儿童相比，发病较缓。特点为女性多见，常并发自身免疫性疾病，例如SLE、甲状腺疾病以及自身免疫性溶血性贫血（Evan综合征），还可见于慢性淋巴细胞性白血病，实体瘤患者以及病毒感染如HIV感染之后。约在60%～70%的患者中可以检测到血小板的抗体，在剩余患者中，尽管检测不到，认为也存在血小板抗体，抗体常常是针对血小板糖蛋白Ⅱb/Ⅲa和（或）Ⅰb。

临床特征

大出血少见，仅见于严重血小板减少患者。易发青斑，紫癜，鼻出血以及月经过多常见。体格检查除了出血之外没有明显的阳性体征，脾大少见。

检查

血细胞计数中惟一异常的是血小板减少（如行骨髓检查）。骨髓中巨核细胞数正常或增多。疾病的确诊主要依赖于排除其他引起血小板破坏增多的疾病，并不需要血小板自身抗体的检查。

治疗

儿童

儿童常不需治疗。如果临床考虑必须治疗，大剂量泼尼松龙是非常有效的，可短期冲击治疗。静脉注射免疫球蛋白（静脉注射 IgG）用于严重出血或急症外科手术时。慢性 ITP 少见，需要有经验的医师进行诊治，要避免使用细胞毒药物。

成人

除非需要进行外科操作，血小板计数大于 30 × 10^9/L 的患者不需治疗。

一线治疗包括口服糖皮质激素 1mg/kg，当需要快速提升血小板计数时，尤其是在手术前静脉注射IgG有效。大剂量糖皮质激素也可作为一线治疗。

二线治疗包括脾切除，脾切除对大多数患者均有效。对慢性ITP患者治疗方案较多，包括大剂量糖皮质激素、大剂量静脉注射IgG、静脉输注抗D抗体、长春碱类、丹那唑、免疫抑制剂如硫唑嘌呤、环孢素以及氨苯砜。还有特异的单克隆抗体如美罗华，重组的血小板生成素也有益处。

血小板输注只在有颅内出血或其他严重出血时使用，此时还可考虑急诊脾切除。

其他免疫性血小板减少

药物可引起免疫性血小板减少，机制类似于药物诱导的免疫性溶血性贫血。同一种药物可在不同患者中引起免疫性溶血性贫血、血小板减少或中性粒细胞减少。

肝素诱导的血小板减少见下文。

新生儿同种异体免疫性血小板减少是由于母-胎之间血小板特异抗原不相合，一般是 HPA-1a（人类血小板同种异体抗原），其过程类似于新生儿溶血性疾病（HDN）。HPA-1a阴性的母亲产生的抗体会破坏 HPA-1a 阳性胎儿的血小板。

血小板减少在分娩之后会自然痊愈，但在严重血小板减少时为防止或治疗出血需要输注血小板，当输注的血小板是从 HPA-1a 阴性的志愿者或从胎儿母亲获得时可能也需要重新输注血小板。严重出血，如颅内出血也可发生于宫内。对母亲进行产前治疗——即超声引导下脐静脉穿刺将血小板直接输注给胎儿——对于严重患者曾被证实为有效防止出血的方法。

输血后紫癜（PTP）非常少见，一般在血制品输注后 2 ~ 12 天后发生。PTP 与血小板特异性同种异体抗体有关，通常是在 HPA-1a 阴性患者体内产生了抗 HPA-1a抗体。PTP常发生于女性患者，既往接受过血制品或由于怀孕而被免疫。造成患者自身血小板破坏的原因不是十分清楚，可能是在针对 HPA-1a 免疫反应过程中作为"旁观者"被破坏。PTP具有自限性，但大剂量丙种球蛋白可缩短血小板减少时间。

血栓性血小板减少性紫癜（TTP）

TTP是一种少见、但非常严重的疾病，血小板破坏导致严重血小板减少。特征性的临床症状有以下几种：鲜红色紫癜、发热、多变的神经系统功能障碍、伴有红细胞碎片的溶血性贫血，且常伴有肾衰竭。凝血筛查通常是正常的，但乳酸脱氢酶（LDH）由于溶血通常显著升高。

TTP 的致病原因并未完全清楚，但可能与循环中出现极高分子量 vWF 多聚体导致内皮细胞的损伤有关，降解高分子量vWF的蛋白酶缺乏导致这种多聚体的形成。这种缺乏主要是由于蛋白酶的*ADAMTS 13*基因突变造成。在某些病例中的确可以发现这种蛋白酶的缺陷，但在有些病例中是免疫反应暂时减弱了蛋白酶的活性。TTP 与怀孕、口服避孕药、系统性红斑狼疮、感染以及药物（包括噻氯匹定、氯吡格雷）有关，但多数的病例没有明显的原因。

治疗：包括血浆置换、使用去除冷沉淀的新鲜冰冻血浆（冷上清物）或是可溶性去污剂处理的新鲜冰冻血浆，这两种均减少了高分子量 vWF多聚体的含量。此外，新鲜冰冻血浆被认为可提供 TTP 所缺乏的蛋白酶。多数患者还使用强的松每日 1mg/kg 以及每日低剂量阿司匹林 75mg，后者常用于血小板计数高于 50 × 10^9/L 时。通过监测 LDH 值以及血小板数来监测疾病状态。血小板输注为禁忌证。

无治疗的 TTP 死亡率高达 90%，但经过现代处理手段可降至10%。TTP复发常与vWF蛋白酶的持续缺乏有关。

血小板功能异常所致的出血病

血小板功能异常所致的出血病常表现为大片瘀斑和出血，而且其中一些获得性血小板功能异常患者还可伴有血栓。血小板计数正常或升高，出血时间延长。遗传性血小板功能缺陷性疾病少见，需要更为细致的检查，如血小板聚集试验，如果怀疑血管性血友病还要进行vWF因子、因子Ⅷ：C的测定。

遗传性血小板功能障碍

- **血小板无力症**——缺乏血小板膜糖蛋白Ⅱb/Ⅲa复合物，导致纤维蛋白原结合缺陷以及血小板聚集不能。
- **巨大血小板综合征**——缺乏血小板膜糖蛋白Ⅰb，这是vWF的结合位点。缺乏导致血小板粘附不能以及中度血小板减少。
- **储存池病**——缺乏血小板致密颗粒的储存池，导致血小板功能减弱。

获得性血小板功能障碍

- 骨髓增殖性疾患
- 肾及肝疾病
- 副球蛋白血症
- 药物诱导，如阿司匹林或其他抑制血小板药物。

如果患者有严重出血或准备进行手术，需要停用抗血小板药物并尽可能地纠正基础疾病状态。如果患者伴有肾衰竭，血细胞比容应该大于0.30，使用去氨加压素可能会有一定效果。如果上述措施无效或出血风险较高时可输注血小板。

血小板增多

血小板增多是指血小板计数大于400 × 10^9/L。以下原因可导致血小板增多：

- 脾切除术
- Hodgkin淋巴瘤以及其他恶性肿瘤
- 炎性疾病如类风湿性关节炎、溃疡性结肠炎以及Crohn病
- 大手术。

这些状况下的血小板升高是急性反应的一部分，但在脾切除之后发生的血小板升高是由于失去了血小板的主要破坏场所。

原发性血小板增多症是一种骨髓增殖性疾患，详见前文。其他骨髓增殖性疾患如慢性粒细胞性白血病以及真性红细胞增多症也可伴有血小板的升高。

持续的血小板升高可导致动脉或静脉栓塞。一般治疗针对引起血小板升高的潜在病因，有时可给予小剂量阿司匹林（75mg）。在骨髓增殖性疾患存在着矛盾，一方面血小板存在功能缺陷会导致出血，另一方面需要使用特殊治疗——一般是羟基脲——来降低血小板数目，这样血小板数目减少会使止血功能进一步减弱。

遗传性凝血因子缺陷所致出血病

凝血因子异常疾患可以是遗传性或获得性的。遗传性凝血因子异常疾患不常见，而且常只涉及单一凝血因子；获得性凝血因子异常更常见，而且常涉及多个凝血因子，将在下一节讨论。

在遗传性凝血因子异常中，所有凝血因子的缺乏都有被描述。但是除了甲型（因子Ⅷ缺乏）、乙型血友病（Ⅸ因子缺乏）以及血管性血友病（vWD），其他凝血因子缺乏导致异常出血较为少见。

甲型血友病

在甲型血友病，因子Ⅷ：C水平下降而vWF正常（图8.37）。甲型血友病的发病率约为1/5000，限于男性，是一种X连锁遗传性疾病。一个女性携带者的男性后代有50%几率患病，其女性后代有50%几率为携带者。所有男性患者的女性后代均为携带者，而男性后代正常。

人类Ⅷ因子的基因很大，约占X号染色体的0.1%，为含有186kb的DNA。现已发现存在不同的基因缺陷，包括缺失、复制、框架移位突变以及插入突变。大约有50%重症疾病家族其基因缺陷为插入突变。此病的基因突变率较高，约有1/3的病例为散发而没有明显的血友病家族史。

临床和检查特征

临床表现取决于Ⅷ：C水平。

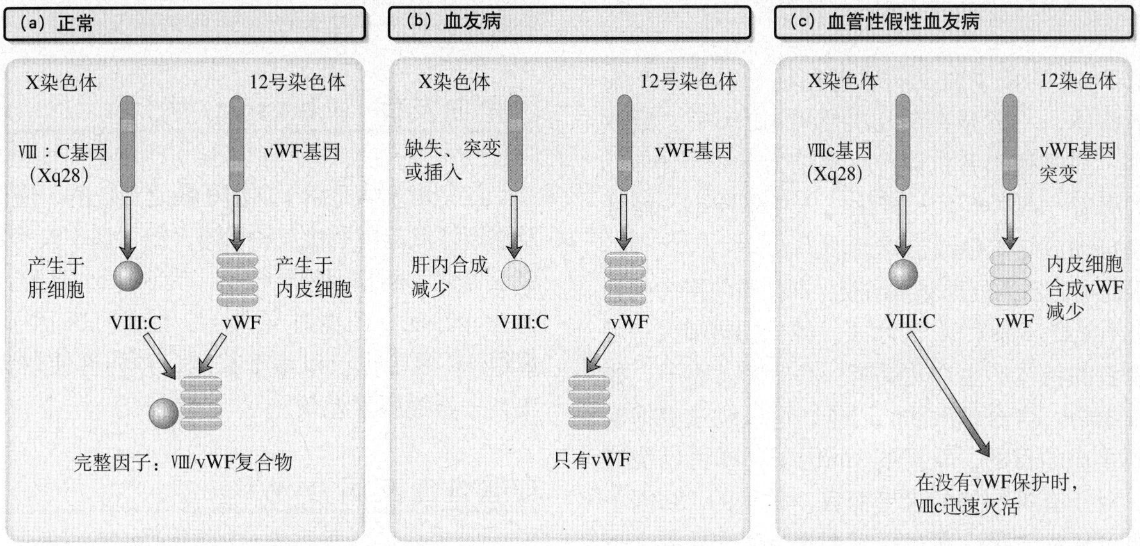

图 8.37 (a) 正常情况下Ⅷ因子的合成。(b) 甲型血友病显示 Ⅷ：C 有缺陷。(c) 血管性假性血友病显示 vWF 合成减少。

- **低于 1%**：在儿童期即频繁出现自发性出血。关节血肿常见可导致关节变形，如果没有恰当治疗，可导致畸形和跛行。肌肉内出血也很常见，应避免肌肉内注射。
- 1% ~ 5%：在外伤后严重出血，偶有自发出血。
- **大于 5%**：疾病表现较轻，通常是在外伤或手术后出血。需要注意的是，轻症血友病患者一旦止血措施失败，其出血可以很严重。此组患者经常是在成年之后才能得到诊断。

血友病患者最常见的死亡原因是肿瘤以及心脏病，与正常人群类似。脑出血也较常见，但近些年 HIV 感染以及肝病（主要是丙型肝炎）成为更常见的死因。

甲型血友病的主要实验室检查发现见表 8.26。包括 APTT 延长，Ⅷ：C 水平下降，PT 以及出血时间延长，vWF 水平正常。

治疗

出血的治疗方法是静脉输注因子Ⅷ浓缩物。

表 8.26 甲型血友病、血管性血友病以及维生素 K 缺乏的血液改变

	甲型血友病	血管性血友病	维生素 K 缺乏
出血时间	正常	↑	正常
PT	正常	正常	↑
APTT	↑ +	↑ ±	↑
Ⅷ：C	↓ ++	↓	正常
vWF	正常	↓	正常

- **少量出血**：Ⅷ：C 水平需提至 20% ~ 30%。
- **严重出血**：Ⅷ：C 水平需提至至少 50%。
- **大手术**：Ⅷ：C水平需提至100%并维持在50%以上，直至伤口愈合。

Ⅷ：C 的半衰期是 12 小时，因而必须至少一天两次给药以维持所需要的治疗水平，也可用持续输注覆盖整个手术过程。Ⅷ因子浓缩物是冻干物，需要储存在 4℃冰箱冷藏室内。这样可在出血开始之后迅速输注给患者，以减少出血有可能对关节造成的慢性损伤，满足住院患者的护理需求。

重组的Ⅷ因子浓缩物用于血友病患者的治疗已有较成熟的经验，但由于经济因素以及重组产物产量限制，许多患者，尤其是发展中国家的患者，仍在使用血浆中提取的浓缩物。

大多数重型患者自幼年时期即开始每周进行 3 次预防性治疗，以防止永久性关节损伤。

合成的去氨加压素（一种血管升压素的类似物）静脉注射、皮下或鼻内给药，可在原来Ⅷ因子水平上提高Ⅷ：C的比值。可避免血制品相关的并发症，在轻症血友病患者出血发作时也较有效，并可用于小手术之前的预防，但对于重型血友病患者无效。

血友病患者应该在综合治疗中心（CCC）登记，该中心负责患者的所有医疗问题，包括社会以及心理支持。每一位血友病患者均有一张卡片，上面记录着病情及其治疗的详细资料。

并发症

约有30%的重型血友病患者在其一生中会产生Ⅷ：C的抗体，一般是在前几次使用Ⅷ因子之后。而在英国，血友病患者抗体产生率仅为5%～10%，这是因为患者一般为轻症，产生抗体几率较小，而且抗体经常自动或随着继续治疗而消失。

对于此类患者的处理非常困难，即使是使用高剂量Ⅷ因子也不能提高血浆Ⅷ：C水平。纯化的猪Ⅷ因子可能不与患者的抗体产生交叉反应。其他凝血因子，如Ⅸ因子浓缩物，含有已激活的因子，可以绕过"抑制物"达到止血的目的。重组的Ⅶa因子同样可以绕过抑制物，对于有抑制物的患者而言，重组的Ⅶa因子显示了更可靠的效果。现在研究者对免疫诱导耐受越来越感兴趣，尤其是在新近产生抑制物的年轻患者的治疗过程中。类似的方法包括免疫抑制和免疫吸附，均有被使用。

在发达国家，传播病毒的危险已通过以下措施消除，包括排除高危献血者，检测所有献血者的HBSAg、HCV、HIV抗体，以及在制备血浆提取的浓缩物时所采取的病毒灭活步骤。

常规对所有血友病以及血管性血友病患者进行甲型肝炎以及乙型肝炎疫苗的接种。除了不会发生Kaposi肉瘤，血友病患者感染HIV的临床进程与其他HIV感染患者相同。一些丙型肝炎患者可进展为慢性肝病和肝硬化。

使用重组的Ⅷ因子可使通过输注血制品感染传染性疾病的风险降为零，不仅安全而且有效，但其产生Ⅷ因子抑制物的几率与血浆中提取的Ⅷ因子相差无几。

携带者检测以及产前诊断

确定女性携带者首先要明确其家族史，并进行凝血因子检查。通常女性携带者的Ⅷ因子水平是正常值的50%，但实际检测值波动范围较大，部分原因是X染色体失活。由于胚胎早期的这一反应（即随机灭活一条染色体），有些携带者的Ⅷ因子水平很低，有些携带者的Ⅷ因子水平是正常的。是否是携带者可通过Ⅷ：C/vWF的比值来判断，同时检测Ⅷ：C和vWF水平，如果Ⅷ：C/vWF等于或小于50%即可诊断。但这种方法常常无法提供一个明确的界值。携带者可通过分子生物学方法进行检测，直接检测Ⅷ基因内的突变位点或利用DNA多态性追踪其异常基因。

产前诊断可在受孕后11～12周后进行，活检取绒毛膜，通过分子生物学方法分析胎儿组织。

乙型血友病（Christmas病）

乙型血友病是由于Ⅸ因子缺乏造成的，遗传特点以及临床特点与甲型血友病相同，但发病率仅为1/30 000，限于男性。此基因相对较小，为34 kb，半衰期较长，为18个小时。乙型血友病治疗上给予Ⅸ因子浓缩物，重组Ⅸ因子也已可用于临床，预防性使用为一周两次。去氨加压素无效。

血管性血友病（vWD）

血管性血友病是血小板功能以及Ⅷ：C均有缺陷，这两种功能之所以受累均是因为vWF异常造成的（图8.37）。vWF的作用为稳定血浆中Ⅷ：C因子以及使血小板粘附至受损的内皮细胞下。

vWF基因位于12号染色体，现已发现此基因的众多突变。vWD可分为以下三型：

- 1型：vWF轻度减少，一般是常染色体显性遗传。
- 2型：由于一定比例的高分子量多聚体下降造成，一般也是常染色体显性遗传。
- 3型：隐性遗传，几乎检测不到患者的vWF（Ⅷ：C也少）。患者父母的表型基本正常。

该病的很多亚型已经得到描述，例如2B型vWF与血小板的亲和性增加，引起血小板轻度下降，2N型中vWF与Ⅷ：C结合位点异常。

临床特征：多变。1型和2型患者常常仅有轻微的临床表现。常发生轻微创伤或手术之后出血、鼻出血或月经过多，关节出血少见。3型患者出血更严重一些，但像甲型血友病的关节及肌肉出血少见。

典型的实验室发现见表8.26，出现包括瑞斯托霉素诱发的聚集试验缺陷。

治疗：取决于疾病的严重程度，与轻型血友病治疗类似，可使用去氨加压素。对于需要替代治疗的患者可使用中等纯度的Ⅷ因子以及vWF浓缩物，用于治疗出血并帮助渡过手术期，尤其是对于3型患者。应避免使用冷沉淀，因为冷沉淀不是病毒灭活的血制品，输血传播感染性疾病的风险较大。

获得性凝血因子异常所致出血病

维生素 K 缺乏（也见第 5 章）

维生素 K 对于凝血因子Ⅱ、Ⅶ、Ⅸ、Ⅹ以及蛋白 C、蛋白 S 的谷氨酸残基的γ-羧基化是必需的。如果缺乏维生素 K，这些因子不能与钙结合。

以下因素可导致维生素 K 缺乏：

- **储存不足**：新生儿溶血性疾病及重度营养不良（尤其是合并使用抗生素时）
- **维生素 K 吸收不良**：维生素 K 是一种脂溶性维生素，梗阻性黄疸时，肠腔内缺乏胆盐，可导致维生素 K 吸收不良
- **口服拮抗药物**：是指维生素 K 的拮抗剂。

PT 和 APTT 延长（表 8.26）可见于瘀斑、血尿、胃肠道出血或脑出血。少量出血时可静脉使用10 mg维生素 K_1 治疗。PT 常在 6 小时之内有所恢复，但完全恢复正常需要 2 天。

新生儿维生素K水平低，因而在生后一周之内有可能会引起少量出血。维生素K缺乏还可导致新生儿晚期出血性疾病，后者发生于出生后 2 ~ 26 周，可能会导致诸如脑出血之类的严重出血。具有此类病症的患者不应进行母乳喂养，上述两种状况可通过给所有新生儿肌肉注射 1mg 维生素K进行预防，此项措施是完全安全的。

肝脏疾病

肝脏疾病可引起以下止血缺陷：

- **维生素 K 缺乏**：由于肝内外胆管阻塞引起。
- **合成减少**：严重肝细胞损伤可引起凝血因子合成减少。使用维生素 K 并不能纠正异常的凝血试验结果，前提是排除出血的其他原因。
- **血小板减少**：这是由伴随门脉高压的脾增大之后的脾亢引起，或是由于叶酸缺乏引起。
- **功能异常**：在许多肝病患者中都发现血小板和纤维蛋白原的功能异常
- **弥散性血管内凝血**：DIC（见下文）可在急性肝病患者中发生。

弥散性血管内凝血（DIC）

DIC 是通过促凝物质释放、内皮细胞损伤或广泛血小板聚集导致凝血活化，使血管内广泛产生纤维蛋白。白细胞的活化，尤其是单核细胞活化后组织因子的表达以及细胞因子的释放，在 DIC 的发展中也起着重要的作用。

DIC 时有血小板和凝血因子的消耗，继发性纤溶亢进导致纤维蛋白降解产物（FDP）增加，后者可抑制纤维蛋白多聚体化从而进一步抑制凝血（图 8.38）。这些改变的结果是先形成血栓，随后由于凝血因子的消耗以及纤溶活化引起出血倾向。

弥散性血管内凝血的病因

弥散性血管内凝血的病因包括：

- 恶性肿瘤
- 败血症（如革兰阴性菌以及脑膜炎球菌）
- 输血后溶血反应
- 产科疾病（如胎盘早剥、羊水栓塞）
- 创伤、烧伤、手术
- 其他感染（如恶性疟疾）
- 肝脏疾病
- 蛇咬伤。

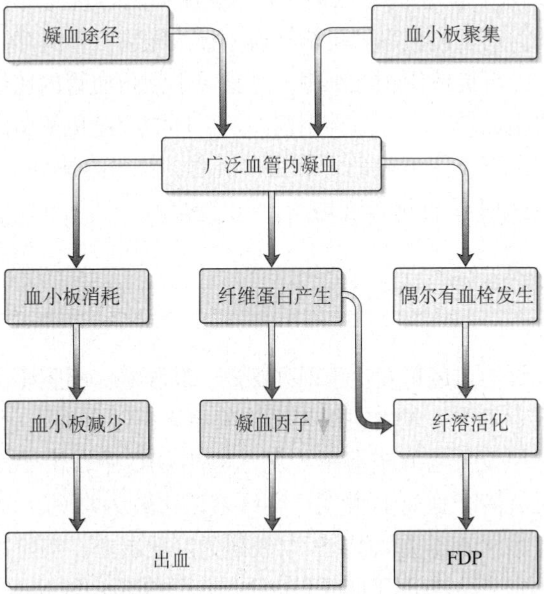

图 8.38 弥散性血管内凝血。FDP：纤维蛋白降解产物。

临床特征

常有十分明显的基础疾病。患者常呈急性病容或昏迷。DIC 的临床表现多变，可以没有任何症状，也可由于严重止血缺陷引起全身广泛出血。出血可发生于口腔、鼻和静脉穿刺部位，全身可有广泛瘀点。

由于纤维蛋白和血小板阻塞血管引起血栓事件。任一器官均可被累及，但皮肤、脑和肾是最常被累及的器官。

检查

患者的基础疾病常对 DIC 的诊断有提示作用。

严重出血者：

- PT、APTT及TT显著延长，纤维蛋白原明显下降。
- 高水平FDP，D-二聚体阳性（循环中出现纤维蛋白，从而刺激纤溶活性增强）。
- 严重的血小板减少。
- 外周血涂片可见红细胞碎片。

轻度出血者：

- 凝血因子和血小板合成增加
- PT、APTT 及 TT，血小板计数正常
- FDP 升高。

治疗

治疗基础疾病，尤其是对于无出血的患者，可能仅需要治疗基础疾病。维持组织灌注和血容量是非常必需的。对于出血患者可输注血小板浓缩物、新鲜冰冻血浆、冷沉淀或压积红细胞。肝素用于预防血管内血栓形成的指征较少。纤溶抑制剂如氨甲环酸应避免使用，因为有可能发生危险的纤维蛋白沉着。抗凝血酶和（或）活化蛋白 C 可选择性地用于某些病例。

纤溶过度

纤溶过度可发生于前列腺癌、乳腺癌、胰腺癌和子宫癌手术中，是由组织型纤溶酶原激活剂释放引起的。

原发纤溶亢进非常少见，但在 DIC 中，由于纤维蛋白沉着于血管而继发产生纤溶活化较为常见。

临床表现类似于DIC，表现为广泛出血。实验室检查也有 PT、APTT 和 TT 的延长，纤维蛋白原水平低，FDP升高，但没有红细胞碎片以及血小板减少，因为没有弥散性血栓形成。

如果诊断明确，可考虑使用纤溶抑制剂如6-氨基己酸或氨甲环酸。如不能排除 DIC，最好还是按 DIC 处理，这样更安全一些。

大量输液

血小板含量少、Ⅴ因子和 Ⅷ 因子水平下降：在储存血中发现血小板含量较少，尽管含有丰富的其他凝血因子，Ⅴ因子和Ⅷ因子水平是下降的。在大量输液过程中（定义为 24 小时内输入和患者自身血容量相同体积的血制品，例如在成人中输入10个单位血制品），应定期监测血小板计数以及 PT、APTT。如果持续失血与血小板减少或凝血缺陷有关，应输注血小板或新鲜冰冻血浆。其他大量输液带来的问题在第15章有纤细描述。

凝血抑制物

在重型甲型血友病之中有 5%～10% 的患者可产生Ⅷ：C 的同种异体抗体，除此之外，Ⅷ：C 自身抗体偶可见于一些自身免疫性疾病，如 SLE、老年患者，有时还可见于新生儿，患者可有严重出血。抗体有时可自然消失，除了因子浓缩物替代治疗之外（见上），可能还需要血浆置换、高剂量静脉免疫球蛋白以及免疫抑制剂。

狼疮抗凝物抗体是针对磷脂的自身抗体（抗磷脂抗体），可在大约 10% 的 SLE 患者中发现，也可见于健康人群。抗体的出现会导致磷脂依赖的凝血试验延长，尤其是 APTT 的延长，但不抑制凝血因子的活性。如果不合并发生严重免疫性血小板减少不会有出血。主要临床问题是血栓和习惯性流产。

推荐读物

Bolton-Maggs PHB, Pasi KJ (2003) Haemophilias A and B. *Lancet* **361**: 1801-1809.

Levi M, ten Cate H (1999) Disseminated intravascular coagulation. *New England Journal of Medicine* **341**: 586-592.

Moake JL (2002) Thrombotic microangiopathies. *New England Journal of Medicine* **347**: 589-600.

Schafer AI (2004) Thrombocytosis. *New England Journal of Medicine* **350**: 1211-1219.

血栓

血栓的定义为血液成分在循环中形成的固体块。血栓的碎片（栓子）可脱落并阻塞血管的血流。血栓病较异常出血更常见，约有近半数的英格兰与威尔士成人由于冠状动脉栓塞、脑动脉栓塞以及肺栓塞造成死亡。

血栓形成涉及凝血因子、血小板、红细胞以及血管壁的一系列复杂事件。

动脉血栓

常与动脉瘤伴发，易在有涡流处形成，例如动脉分支处。血小板粘附至受损的血管内皮细胞，并在ADP和TXA2的作用下发生聚集反应，最终形成“白色血栓”。血小板血栓的延展受PGI_2和NO的限制。斑块破裂导致斑块内组织因子暴露，凝血因子Ⅶa与之结合，启动凝血并导致血栓的形成。其结果是完全阻塞血管或梗阻于远端血管。动脉血栓形成的危险因素与动脉硬化形成有关。

动脉血栓也可在心脏内形成，如心梗后左室壁形成的血栓、二尖瓣疾病中左房形成的血栓和假体瓣膜表面形成的血栓。

静脉血栓

与动脉血栓不同，静脉血栓常常发生于正常血管中，其主要原因是血液流动性差以及高凝状态。大部分静脉血栓形成于下肢深静脉，沿瓣膜周围形成“红色血栓”，其主要成分为红细胞和纤维蛋白。血栓的延展是由纤维蛋白和血小板形成，易于形成栓塞。下肢深静脉血栓形成的慢性静脉阻塞常常引起下肢持久肿胀，并会导致溃疡（静脉后综合征）。

静脉血栓的高危因素见表8.27。静脉血栓也可见于血细胞成分有改变时，如红细胞增多症、血小板增多症以及凝血异常（易栓症，见下文）。

静脉血栓的临床表现以及诊断详见第13章。

易栓症

易栓症是指由于遗传性或获得性凝血缺陷引起的易于发生静脉或动脉血栓的疾病状态。易栓症易于发生在有下列情况的患者中：

表8.27　静脉血栓的高危因素

患者因素	疾病或外科操作
年龄	创伤或手术，尤其是骨盆、髋部或下肢手术
肥胖	恶性疾病
静脉曲张	心力衰竭
长途空中旅行	近期发生的心梗
不运动（卧床＞4天）	感染
妊娠或产褥	炎症性肠病
既往深静脉血栓或肺栓塞史	肾病综合征
易栓症	红细胞增多症
抗凝血酶缺陷	血小板增多症
蛋白C或蛋白S缺陷	阵发性睡眠性血红蛋白尿
活化蛋白C抵抗（由V因子Leiden缺乏造成）	镰状细胞性贫血
凝血酶原基因变异	
同型半胱氨酸血症	
抗磷脂抗体/狼疮抗凝物	
雌激素治疗（包括HRT，即激素替代治疗）	

- 反复发生的静脉血栓形成
- 40岁以下首次发生的静脉血栓形成
- 非常见部位的静脉血栓形成，如肠系膜或脑静脉血栓形成
- 无法解释的新生儿血栓形成
- 反复流产
- 无动脉疾病的动脉血栓形成。

凝血异常

因子V Leiden

因子V Leiden是因子V基因发生单核苷酸取代(506位的精氨酸被谷氨酰胺取代，称为因子V Leiden突变)。这种突变使因子V不易被活化蛋白C裂解，从而形成活化蛋白C抵抗。因子V是凝血酶生成过程中的辅助因子（见图8.33），活化蛋白C不能灭活因子V（见图8.34），导致易于形成血栓。在西方国家中，因子V Leiden见于3%～5%的健康人中，其中约有20%伴有静脉血栓。

在女性妊娠期或口服避孕药同时伴有因子V Leiden者，静脉血栓的发生率增高。在妊娠期以及在处方口服避孕药时筛查因子V Leiden是有价值的，但这有可能导致相当一部分患者拒服口服避孕药，从而使

妊娠率增高并因此会使血栓形成风险增高。除此之外，在妊娠期使用口服抗凝药存在母亲和胎儿出血的风险，这种风险导致的死亡率与产后血栓形成导致的死亡率相差无几，另外口服抗凝剂有胎儿致畸作用。

凝血酶原变异

现已发现凝血酶原基因3’非翻译区的突变（20210位核苷酸G变为A，简称G20210A）。这种变异使凝血酶原水平升高，血栓形成的风险增加2~3倍。混杂因素有因子Ⅴ Leiden以及口服避孕药、妊娠。凝血酶原变异的发生率在白种人中为2%，在未选择的静脉血栓人群中发生率为6%，而在无法解释的易栓症家族中发生率为18%。

抗凝血酶（AT）缺陷

这一缺陷可以以常染色体显性方式遗传。现已发现许多变异，这些变异可导致抗凝血酶蛋白的结构改变。这一缺陷还可在创伤后、大手术后以及口服避孕药后获得。在严重蛋白尿（如肾病综合征）患者中也可发现抗凝血酶的水平降低。遗传性变异的患者常常自年轻时就反复有血栓发生。患者常对肝素抵抗，因为在肝素抗凝这一作用中需要抗凝血酶的参与。目前已有商品化的抗凝血酶Ⅲ浓缩物。

蛋白C和蛋白S缺陷

这些常染色体显性遗传的缺陷会导致静脉血栓的风险增高，常发生于40岁以下。纯合子的蛋白C或蛋白S缺陷会引起新生儿暴发性紫癜，如不迅速进行替代治疗，将有生命危险。现已有商品化的蛋白C浓缩物或重组的活化蛋白C。

抗磷脂抗体

参见第10章。

检查

止血筛查试验

- 全血细胞计数，包括血小板计数
- 凝血筛查，包括纤维蛋白原水平。

这些试验可检查是否有红细胞增多症、血小板增多症以及异常纤维蛋白原血症和可能出现的狼疮抗凝物。

易栓症的特殊原因鉴定

- 天然抗凝物分析：如AT、蛋白C和蛋白S
- 活化蛋白C抵抗分析以及因子Ⅴ Leiden、凝血酶原变异的分子检测
- 凝血因子抑制物筛查，包括狼疮抗凝物（和抗心磷脂抗体）
- 纤溶途径检查。

动脉血栓的预防和治疗

预防和治疗动脉血栓的措施主要是减少动脉粥样硬化的危险因素。已形成的动脉血栓治疗方法包括使用抗血小板药物和溶栓治疗。

抗血小板药物

受损血管部位的血小板活化是形成动脉血栓的关键步骤，以下药物可改变这一步骤（表8.28）：

- **阿司匹林**：不可逆抑制环氧化酶（COX），导致血小板产生TXA_2减少（图8.32）。小剂量阿司匹林可用于预防或治疗心血管疾病，可选择性抑制血小板内异构体COX-1。阿司匹林的这种抑制是不可逆的，对循环中的血小板有效，有效时间大约为1周。
- **双嘧达莫**：抑制血小板磷酸二酯酶，使环磷酸腺苷升高、PGI_2下降。双嘧达莫被广泛用于抗栓治疗，但有效的证据较少。
- **氯吡格雷（玻立维）**：影响血小板膜糖蛋白Ⅱb/Ⅲa复

表8.28 用于血栓性疾病的药物

抗血小板药	抗凝药
阿司匹林	肝素：
双嘧达莫	全组分（或标准）
氯吡格雷	低分子量
糖蛋白Ⅱb/Ⅲa抑制剂，如阿昔单抗、埃替巴肽、替罗非班	水蛭素，如来匹卢定
	戊聚糖（Fondaparinux）
	华法林
依前列醇	希美加曲
溶栓药	
链激酶	
组织型纤溶酶原激活剂（t-PA或阿替普酶）	
瑞替普酶（r-PA）	
替奈普酶（组织血浆素原激活剂TNK-tPA）	

合物的活化，这种活化为ADP依赖性。其作用机制与噻氯匹定类似，但不良反应更少。试验表明可用于急性冠脉综合征，尤其是有阿司匹林禁忌时。

- **血小板膜糖蛋白Ⅱb/Ⅲa受体拮抗剂**：阻断血小板上纤维蛋白原与vW因子受体（图8.39）。分为三类：
  (a) 人-鼠嵌合性抗体（如阿昔单抗）
  (b) 合成肽（如依替巴肽）
  (c) 合成非肽（如替罗非班）
  这些药物用于冠脉介入治疗的辅助治疗以及冠心病的初始治疗。过度治疗引起的出血是该类药存在的问题。
- **依前列醇**：是一种前列环素，用于肾透析中抑制血小板聚集，可与肝素合用或单用，还可用于原发性肺动脉高压。

抗血小板药使用的适应证以及治疗效果将在相应章节中叙述。

溶栓治疗

链激酶

链激酶是从溶血性链球菌培养物中过滤得到的纯化组分。与纤溶酶原形成复合物，引起纤溶酶原构象改变使其形成纤溶酶。

链激酶具有抗原性，可产生链激酶抗体，因而应避免重复使用。这种纤溶酶原的活化是非选择性的，不仅溶解血栓内的纤维蛋白，同时溶解游离的纤维蛋白原，因而可导致纤维蛋白水平降低，使出血风险增加。

纤溶酶原激活剂（PA）

组织型纤溶酶原激活剂［阿替普酶（t-PA），替萘普酶（TNK-PA）］是通过重组技术产生的纤溶酶原激活剂。瑞替普酶（r-PA）也是一种重组的纤溶酶原激活剂。这些药物无抗原性，因而不会产生过敏反应。颅内出血的危险稍有增高。

适应证

在心肌梗死患者中进行溶栓治疗的适应证在第13章有所叙述。联合阿司匹林与溶栓治疗比单用溶栓治疗效果好。患者进行溶栓治疗的效果取决于开始对患者进行溶栓治疗的速度。溶栓治疗也可用于脑梗死，偶有用于大面积肺栓塞中。

溶栓治疗的主要风险为出血。对于最近有出血史、未控制的高血压、出血性中风或10天内进行过手术以及其他侵袭性操作的患者应避免使用溶栓治疗。

静脉血栓栓塞的预防和治疗

静脉血栓栓塞是外科手术后常见问题，尤其是对于高危患者，如老年、恶性疾病患者和既往有血栓史的患者（表8.29）。在由于创伤、心梗或其他疾病导致的长期卧床患者中发生率也较高。抗凝剂可用于预防及治疗静脉血栓形成。

抗凝剂

肝素（标准肝素或未分组肝素）

肝素不是单组分物，而是多糖混合体。目前可用的商品化标准肝素包含分子量从5000～35 000的混合物，

表8.29　住院患者发生深静脉血栓和肺栓塞的危险度分级

低危险性（近端血栓发生率0.4%；致命肺栓塞发生率<0.2%）
患者年龄<40岁，没有其他危险因素，进行大手术（>30分钟）
患者没有其他危险因素，进行小手术（<30分钟）
患者没有易栓症，出现小创伤或疾病，但既往有深静脉血栓或肺栓塞病史
中危险性（近端血栓发生率2%～4%；致命肺栓塞发生率0.2%～0.5%）
患者年龄>40岁，有一个或一个以上危险因素，进行全身、泌尿系统、生殖系统、心胸、血管或神经外科等大手术
严重急性病如心梗、心力衰竭、肺部感染、肿瘤或炎症性肠病
大创伤
患者既往有深静脉血栓、肺栓塞或易栓症病史，进行小手术，出现小创伤或疾病
患者轻微外伤，但进行下肢管形石膏制动
高危险性（近端血栓发生率为10%～20%；致命肺栓塞发生率为1%～5%）
骨盆、髋部或大腿骨折或大的骨科手术
骨盆大手术或腹部肿瘤手术
患者有既往深静脉血栓、肺栓塞或易栓症病史，进行大手术、出现大创伤或大病
下肢瘫痪
下肢关键部位缺血或大部截肢

Verstraete M (1997) Fortnightly review: prophylaxis of venous embolism. *BMJ* 314:124, with permission of the BMJ.

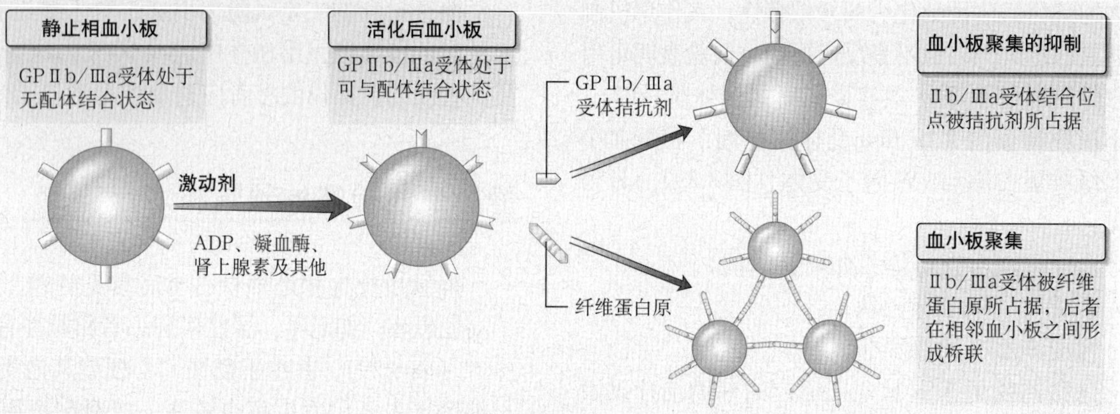

图8.39 **血小板糖蛋白Ⅱb/Ⅲa在血小板聚集中的作用，以及糖蛋白Ⅱb/Ⅲa受体抑制剂对血小板聚集的抑制。**Modified from Lefkovits J, Plow EF, Topol EJ (1995) *New England Journal of Medicine* 332: 1554, with permission.

平均分子量13 000。肝素最初是从肝中提取（因而命名为肝素），现在主要是从猪的胃黏膜中提取。

肝素作用于凝血系统非常迅速，主要是增强抗凝血酶与活化的丝氨酸蛋白酶凝血因子之间形成的不可逆结合，丝氨酸蛋白酶凝血因子主要有因子Ⅻa、Ⅺa、Ⅹa、Ⅸa和Ⅶa。

低分子量肝素（LMW肝素）

低分子量肝素是通过酶解或化学方法降解标准肝素获得，产生的相应组分分子量在2000～8000之间。肝素对凝血酶的抑制作用（抗Ⅱa活性）需要其分子量最少为5400，而抑制因子Xa只需要分子量较小的肝素，分子量1700即可达到这种作用。

低分子量肝素具有以下特性：

- 与标准肝素相比生物利用度更好。
- 抗Xa活性强于抗Ⅱa活性，提示其抗凝活性与标准肝素相当，而出血风险小。除此之外，低分子量肝素对血小板功能的抑制作用较小。
- 与标准肝素相比半衰期较长，因而可一天一次皮下注射给药，而不用8～12小时给药。
- 在推荐剂量用于预防时对凝血筛查试验如APTT影响较小，不会完全被鱼精蛋白中和。

低分子量肝素广泛用于预防性抗栓，如高危手术患者，还被用于治疗已形成的血栓。

肝素治疗的主要并发症是出血，处理方法是停用肝素。在极少数情况下需要用鱼精蛋白中和标准肝素。其他并发症包括长期应用后引起的骨质疏松以及血小板减少。

肝素诱发的血小板减少（HIT）：HIT是肝素治疗的少见副作用，常发生于首次肝素治疗后5～14天。产生的原因是肝素与血小板4因子形成复合物后，机体对此产生免疫反应。所有形式的肝素均存在此问题，但低分子量肝素发生相对较少。与使用肝素时间分离、轻度的血小板下降也有所报道。

在严重血栓形成患者中HIT的出现常使治疗非常棘手，一旦诊断HIT，需要停用所有形式的肝素，包括肝素冲洗。不幸的是做出HIT的诊断非常困难，因为使用肝素治疗的患者一般病情较重，血小板下降可能有多种其他原因。可使用生物分析或免疫分析方法诊断HIT，但这些方法的敏感性以及特异性均较差，而且常需在实验室结果出来之前就做出治疗决策。

在HIT患者中常需进行其他形式的抗凝治疗，治疗的选择包括类肝素物质达那肝素以及抗凝血酶药物水蛭素。可在上述口服抗凝药之后序贯华法林，如果单用华法林，可能会由于蛋白C水平下降，不仅抗凝无效还有可能加重血栓形成。

戊聚糖

这是一个新合成的五聚糖，抑制活化的因子X，与低分子量肝素的作用机制相同。在戊聚糖抗凝地位完全明确之前必须充分评估其利弊（预防和治疗血栓形成及出血）。

水蛭素

目前已有水蛭素的重组产品来匹卢定。来匹卢定可用于HIT患者的抗凝治疗。水蛭素直接作用于凝血酶，可通过APTT监测。该药通过肾排泄，故肾衰竭患者慎用。

口服抗凝药

这类药物主要是干扰维生素 K 代谢。有两类口服抗凝药，香豆素类以及茚二酮类。香豆素类的华法林因其出血之外的副作用较小，是最常使用的口服抗凝药。

药物的剂量通过 PT 试验来监测。用于 PT 试验的促凝血酶原激酶试剂来源广泛，同一份血浆可由于使用不同的凝血酶原激酶而有不同的 PT 结果。标准方法是用一种国际参考的制备方法比较每一种凝血酶原激酶，这样就可赋值为国际敏感性指数（ISI）。国际正常化比值（INR）是用国际参考的制备方法将患者的 PT 值与正常对照的 PT 值相比得到的值。不同状态下口服抗凝剂的 INR 治疗范围见 Box 8.2。

每一个实验室可用一个与 ISI 相匹配的图表，将患者PT值转换为相应的 INR。选择合适的对照血浆也可达到同样的目的。使用这一系统的意义在于同一份血浆尽管使用不同的促凝血酶原激酶得到的PT值会不同，但会得出相同的INR，这样在全世界不同医院的抗凝控制就具有可比性了。

禁忌证：使用口服抗凝药物的禁忌证很少是绝对的禁忌证，主要有以下几种：

- 严重且未控制的高血压
- 非血栓栓塞性中风
- 消化性溃疡（除非通过清除幽门螺杆菌已治愈）
- 严重肝肾疾病
- 既往存在凝血缺陷
- 依从性差。

口服抗凝剂应避免在妊娠妇女中应用，因其在妊娠的前三个月具有致畸性，而且在妊娠后期可引起胎儿出血。如果在妊娠期间必须使用抗凝药物，应该寻求专家建议。自行皮下注射给药的肝素可作为替代治疗，但在有心脏假体瓣膜的女性患者中可能有效性不高。

许多药物均与华法林有相互作用（见 16 章）。除了全面了解抗凝药物的临床特性之外，还需要随治疗变化更严密地监测 PT。

华法林抗凝作用增强：通常是由以下原因引起（急诊 Box8.1）：

- 引起华法林代谢减少的药物，包括三环类抗抑郁药、西咪替丁、磺胺 、吩噻嗪以及胺碘酮
- 可增加华法林肝受体敏感性的药物，如安妥明（氯贝丁酯）和奎尼丁
- 干扰维生素 K 吸收的药物可增强华法林的作用，如广谱抗生素以及考来烯胺
- 通过取代华法林与血清白蛋白结合位点使华法林作用增强，如磺胺（通常不是临床药物相互作用的主要原因）
- 抑制血小板功能的药物（如阿司匹林）可使出血加重
- 酗酒、心力衰竭、肝脏或肾脏疾病、甲状腺功能亢进以及发热性疾病可增强华法林的作用。

华法林抗凝作用减弱：通常是由使华法林清除增加的药物引起，这些药物诱导肝代谢华法林的酶使华法林清除加快，如利福平以及巴比妥类药物。

希美加曲

一种口服抗凝药，直接作用于凝血酶抑制其活性，

Box 8.2 口服抗凝药的指征以及目标INR（英国血液学会 1998 年）

目标 INR	
2.5	肺栓塞，近端或腓深静脉血栓形成，停用华法林治疗后静脉血栓栓塞复发，症状性遗传性易栓症，房颤，心脏复律，附壁血栓，心肌病。
3.5	华法林治疗中反复发生静脉血栓栓塞。抗磷脂综合征，机械假体心脏瓣膜，移植的冠状动脉血栓形成。

急诊Box 8.1 口服抗凝剂过量及出血的处理方法（修改自英国血液学会 1998 年）

INR ＞ 3.0 ＜ 6.0 （目标 INR2.5）	(1) 华法林减量或停用
INR ＞ 4.0 ＜ 6.0 （目标 INR3.5）	(2) 当INR＜5.0，重新使用华法林
INR ＞ 6.0 ＜ 8.0 无出血或轻微出血	(1) 华法林停用 (2) 当INR＜5.0，重新使用华法林
INR ＞ 8.0 无出血或轻微出血	(1) 华法林停用 (2) 当INR＜5.0，重新使用华法林 (3) 如有其他出血危险因素，给予 0.5～2.5mg 维生素 K，口服
大出血	(1) 华法林停用 (2) 给予凝血酶原复合物 50 单位/公斤或新鲜冰冻血浆 15ml/kg (3) 给予维生素 K 5mg，口服或静脉注射

如出现意外出血，要注意局部原因。

可作为华法林的替代治疗，现正在评价其在静脉血栓栓塞、房颤以及心肌梗死的疗效。该药作用迅速，可以固定剂量给药而无需监测。药物相互作用比华法林要少，但其清除主要是在肾，有引起肝功能异常的报道。

预防静脉血栓栓塞

防止手术患者形成静脉血栓的措施主要集中于如何防治血液凝滞，主要措施有早期活动、抬高患肢、弹力袜以及腓肠肌刺激，手术中被动腓肠肌锻炼，还有其他防止高凝的措施，一般是使用肝素。

低危患者（表 8.29）除了需进行早期活动不需其他特殊治疗。

中危患者应接受标准剂量低分子量肝素治疗，如依诺肝素皮下注射20mg/d (2000 国际单位)，直至患者可活动为止。

高危患者，如进行全髋置换的患者，应接受低分子量肝素治疗，如依诺肝素皮下注射40mg/d (4000 国际单位)，与标准的低剂量肝素相比能更有效地预防血栓形成。已有证据表明术后 1 个月给药比仅在手术时给药效果好。

在所有手术预防中，低分子量肝素已完全取代标准肝素，在内科预防中，低分子量肝素也在逐渐取代标准肝素。

治疗已形成的静脉血栓栓塞

抗凝治疗的目的在于在正常纤溶活性现有形成的血栓已消退时，防止进一步血栓形成以及肺栓塞的发生。抗凝治疗首先使用的是肝素，因为肝素的抗凝作用非常迅速。如果同时使用华法林，抗凝目标INR为 2.5，3 ~ 4 天后可停用肝素。

在快速治疗深静脉血栓形成以及肺栓塞中，低分子量肝素（如亭扎肝素每天 175 单位 / 公斤）的有效性以及安全性与未分组肝素相当。这为院外血栓栓塞患者提供了抗凝治疗的机会，但要求患者依从性好，且没有并存能引起出血的其他危险因素。

对于无持续危险因素的患者，首次血栓形成后进行抗凝治疗（华法林 3mg ~ 9mg/d，持续 6 周）即可。对于既往有血栓形成的患者如何进行长期抗凝治疗始终是热点之一。曾有观点认为低 INR 更安全而且同样有效，但目前观点认为在口服抗凝治疗时还是应维持 INR 在 2.0 ~ 3.0 之间。在无明显原因发生静脉血栓栓塞的患者中应进行二级预防，抗凝治疗疗程应在 6 ~ 12 个月。对于反复发作的患者以及危险因素持续存在的患者，应进行更长时间的抗凝治疗。门诊患者的抗凝治疗最好在抗凝门诊进行监测。可向患者提供国际标准化的小册子来记录 INR 以及抗凝药物剂量。

溶栓治疗在静脉血栓形成中的应用还不成熟，有用于大面积肺栓塞以及大面积深静脉血栓的患者。

溶栓治疗之后应继续进行肝素抗凝治疗数天，然后口服抗凝药物数月以防止血栓再次形成。

（路　瑾译　黄晓军校）

推荐读物

British Society for Haematology guidelines documents:
(1998) Guidelines on oral anticoagulation, 3rd edition. *British Journal of Haematology* **101**: 374-387
(2000) Guidelines on the investigation and management of the antiphospholipid syndrome. *British Journal of Haematology* **109**: 704-715
(2001) Investigation and management of heritable thrombophilia. *British Journal of Haematology* **114**: 512-528
(2003) Guideline on the diagnosis and management of the thrombotic microangiopathic haemolytic anaemias. *British Journal of Haematology* **120**: 556-573
(2003) Guidelines for the investigation and management of idiopathic thrombocytopenic purpura in adults, children and in pregnancy. *British Journal of Haematology* **120**: 574-596
(2004) The diagnosis for deep vein thrombosis in symptomatic outpatients and the potential for clinical assessment and D-dimer assays to reduce the need for diagnostic imaging. *British Journal of Haematology* **124**: 15-25.
Online. Available: http://www.bcshguidelines.com; http://www.bcsh.org.uk; http://www.transfusionguidelines-org.uk.
Buller, HR, Prins MH (2003) Secondary prophylaxis with warfarin for venous thromboembolism. *New England Journal of Medicine* **349**: 702-704.
Dahlback B (2000) Blood coagulation. *Lancet* **355**:

1627-1632.
George JN (2000) Platelets. *Lancet* **355**: 1531-1539.
Gerhardt A et al. (2000) Prothrombin and factor V mutations in women with a history of thrombosis during pregnancy and the puerperium. *New England Journal of Medicine* **342**: 374-380.
Lowe GDO, Sanderock PAG, Rosedaal FR (2003) Prevention of venous thromboembolism after major orthopaedic surgery: is fondaparinux an advance? *Lancet* **362**: 504-505.
Shapiro SS (2003) Treating thrombosis in the 21st century. *New England Journal of Medicine* **349**: 1762-1764.
Topol EJ, Byzova TV, Plow EF (1999) Platelet GP IIb-IIIa blockers. *Lancet* **353**: 227-231.

参考文献

Beutler E, Lichtman MA, Coller BS, Kipps TJ, Seligsohn U (2001) *Williams Hematology*, 6th edn. New York: McGraw-Hill.
Hoffbrand AV, Pettit J (2000). *Atlas of Clinical Haematology*, 3rd edn, Edinburgh: Churchill Livingstone.
Hoffbrand AV, Pettit J, Moss P (2001) *Essential Haematology*, 4th edn. Oxford: Blackwell Science.
Murphy MF, Pamphilon D (2001) *Practical Transfusion Medicine*. Oxford: Blackwell Science.
Provan D, Gribben J (2000) *Molecular Haematology*. Oxford: Blackwell Science.
Weatherall D, Clegg J (2001) *The Thalassaemia Syndromes*,4th edn. Oxford: Blackwell Science.

重要网址

http://www.bloodline.net
General website on haematology
http://www.transfusion.org
Journal of the American Association of Blood Banks
http://www.shotuk.org
Serious Hazards of Transfusion (SHOT) scheme, covering UK and Ireland NHS and private hospitals, affiliated to the Royal College of Pathologists (based Manchester Blood Transfusion Centre)
http://www.blood.co.uk
UK National Blood Service
http://www.doh.gov.uk/bbt2
UK CMO's Better Blood Transfusion Conference
http://www.bcshguidelines.com
British Society for Haematology guidelines
http://www.wfh.org
World Federation of Hemophilia
http://www.hemophilia.org
US National Hemophilia Foundation
http://www.med.unc.edu/isth/
International Society on Thrombosis and Haemostasis (ISTH)

9 恶性疾病

恶性疾病包括多种疾病，较为常见者有肺癌、乳腺癌和结肠直肠癌等（表 9.1），少见者有急性白血病等。恶性疾病在全世界的发病率都较高，在西方国家，几乎1/3的人一生中会发生恶性疾病。恶性疾病是人类死亡原因中仅次于心血管疾病的第二大病因。癌症的死亡率较高，但近年来癌症的治疗和分子生物学研究方面已取得较大进展。

治疗可以分为根治性和姑息性，取决于临床试验的证据。对许多人来讲，癌症意味着死亡，但事实并非如此。医师有责任将病情告诉患者，以同情和理解的方式使患者能够现实地面对疾病的预后，并使患者可以知情地参与治疗决策。

病因学和流行病学

多数癌症的病因不明，可能是多因素的，但有些环境因素被认为与癌症发生有关（表 9.2）。

烟草

近 25 年来，男性和女性肺癌的发病率显著增加。吸烟与肺癌的相关性已经明确，并且发病机制也得到证实：在英国，1/3的癌症死亡者有吸烟史。吸烟不仅导致肺癌，也与口腔、喉、食管和膀胱癌症有关。第14章将对吸烟问题进行讨论。

表 9.1　英格兰和威尔士地区不同起源部位癌症的流行病学

类型	占所有癌症的 %（1998）	占所有癌症死亡的 %	男：女
口腔 / 咽	1	1.2	2.3 : 1
食管	2.3	4.4	2 : 1
胃	3.7	4.7	2.4 : 1
结肠直肠	11.1	11.0	1.4 : 1
胰	2.3	4.3	1.5 : 1
肺	13.6	22.2	1.6 : 1
黑色素瘤	1.8	1.0	0.6 : 1
其他皮肤	14.1	0.3	1.5 : 1
乳腺	12.2	8.6	0.01 : 1
宫颈	1.2	1.1	
子宫	1.5	0.7	
卵巢	2.0	2.9	
前列腺	7.4	6.3	
膀胱	4.5	3.5	3.6 : 1
肾	1.8	2.0	2.1 : 1
脑	1.3	2.1	1.4 : 1
非 Hodgkin 淋巴瘤	2.8	2.9	1.5 : 1
骨髓瘤	1.1	1.6	1.5 : 1
白血病	2.1	2.6	1.5 : 1

不包括发生率小于 1% 的癌症。
Derived from Doll R, Peto R (2003) In: *Oxford Textbook of Medicine*. 4th edn. Oxford: Oxford University Press.

酒精

酒精与上呼吸道癌症和胃肠道癌症有关（表9.2），酒

表 9.2 与不同部位癌症形成相关的致病因素	
吸烟	口、咽、食管、喉、肺、膀胱、嘴唇
酒精	口、咽、喉、食管、结肠直肠
医源性：	
烷化剂	膀胱、骨髓
雌激素	子宫内膜、阴道、乳腺
雄激素	前列腺
放射治疗	如斗篷式放疗——乳腺癌和气管癌
饮食：	
高脂饮食	结肠直肠癌
环境 / 职业：	
氯乙烯	肝（血管肉瘤）
多环烃类	皮肤、肺、膀胱、髓性白血病
芳香族胺类	膀胱
石棉	肺、间皮
紫外线	皮肤、嘴唇
放射	白血病、甲状腺癌
黄曲霉毒素	肝
生物制剂：	
HBV	肝（肝细胞癌）
HCV	肝（肝细胞肝癌）
人 T 细胞白血病病毒	白血病 / 淋巴瘤
EB 病毒	Burkitt 淋巴瘤
	Hodgkin 淋巴瘤
日本血吸虫	膀胱
幽门螺旋杆菌	胃

精与烟草两者相互作用，共同构成这些癌症的病因。饮酒与乳腺癌发生风险增加有关。

饮食

饮食因素占癌症死亡原因的 1/3，但是与其他流行病学因素难以区分。比如，远东地区胃癌的发生率特别高，而在经济相对发达的西方国家乳腺癌和结肠癌较为常见。癌症的发病率与膳食纤维、红肉、饱和脂肪、咸鱼、维生素 E、维生素 A 和其他多种因素有关，但是尚无明确的致病机制。食物及其在胃肠道癌症发生中的作用在第 5 章进行讨论。

环境 / 职业

紫外线：已知可增加皮肤癌（基底细胞癌、鳞状细胞癌和黑色素瘤）的发生风险。澳大利亚、新西兰和南非的英国 - 凯尔特白种人中黑色素瘤的发生率特别高，这些人群受到紫外线照射且具有遗传易感性。

职业因素：1775 年 Percival Pott 描述了烟囱清洁工发生的阴囊上皮细胞瘤与烟灰中致癌性烃类化合物的相关性。

现在主要致癌物为石棉（肺癌和间皮癌）和燃料燃烧释放的多环烃类化合物（皮肤癌、肺癌、膀胱癌）。苯等有机物可以导致分子异常，与髓性白血病的发生有关。

传染性病原体

一种罕见肿瘤的地理分布可能提示其发生可能由传染源引起，或与传染源相关。比如，有一种特殊类型的 T 细胞白血病大多数发生在日本南部岛屿和西印度群岛，该病是由逆转录病毒——人类 T 细胞白血病病毒（HLTV-1）所致，HTLV-1在该地区呈地方性流行。

肝细胞癌发生于乙型和丙型肝炎病毒感染者，Burkitt 淋巴瘤和鼻咽癌与 EB 病毒感染有关。EB 病毒感染也与 Hodgkin 淋巴瘤的发生有一定关系。HIV 感染者或器官移植后服用免疫抑制剂的患者发生 EB 病毒相关性淋巴瘤和疱疹病毒 -8 相关性 Kaposi 肉瘤的几率增加。人乳头状瘤病毒感染的年轻女性宫颈癌的发生率增加，早期性活动和多个性伴侣都可增加宫颈癌的发病率。

幽门螺旋杆菌感染者易发生胃癌和胃淋巴瘤。日本血吸虫感染者易发生膀胱鳞状细胞癌。

医源性

药物：已发现雌激素与阴道癌、内膜癌和乳腺癌的发生有关。烷化剂和放射治疗Hodgkin淋巴瘤时，继发性急性髓性白血病、膀胱癌和肺癌的发生率增加。鬼臼毒素类药物如依托泊苷治疗时，可增加继发性急性髓性白血病的发生率。

辐射：日本广岛、长崎和切尔诺贝利的核暴露人群在 5 ~ 10 年后发生白血病的发生率增加。甲状腺癌和乳腺癌的发生率也有增加的报道。放射治疗，如强直性脊柱炎和Hodgkin淋巴瘤的放射治疗，可增加癌症的发生率。

地理分布

特殊肿瘤的发生随地理分布而变化，但原因不同。如英格兰、苏格兰和威尔士地区恶性疾病死亡率在全球最高，主要为吸烟导致的肺癌。印度的膀胱癌、口腔和下咽部癌症的发生率最高。亚洲国家乳腺癌、结肠癌和前列腺癌的发生率相对较低。肝癌在全世界均发生，但在欧洲和北美洲少见，这些地区 HBV 携带率低。胃癌在日本较为流行，被认为与饮食因素有关。

环境因素与癌症发生有关。比如，乳腺癌或结肠癌发生率低的国家的人移民到发生率高的国家后，其后代乳腺癌或结肠癌发生率上升，提示在这些特定癌症的发生中，环境因素比遗传因素更重要。

癌症生物学

多数人类肿瘤为单克隆起源，即为单个受累细胞的遗传性突变。但是随着后继异常的积累，突变细胞分裂的异质性增加。最常受累基因可分为控制细胞周期检查点、DNA 修复和 DNA 损伤识别、凋亡、分化、生长信号等基因。肿瘤细胞增殖而不能分化及同时不能凋亡可导致肿瘤形成，即异常细胞增多，光镜下表现为细胞大小、形态和细胞核形态的异常。

肿瘤细胞生长动力学表现为指数生长；但倍增时间因肿瘤而异。突变常发生于调控细胞内蛋白的基因，如细胞周期蛋白和细胞周期蛋白依赖性激酶（见第2章），以及癌基因产物，如调控增殖的 c-*myc* 和 *ras* 蛋白（见第3章癌症遗传学）。细胞异常增殖也可由端粒酶缺陷、与其他细胞接触、营养供应和细胞因子信号异常导致。端粒酶可以防止每次细胞分裂时引起衰老的 DNA 正常缩短。持续的端粒酶活性可以维持癌细胞的新生状态。

表皮生长因子（EGF）及其受体在许多人类上皮细胞肿瘤中过度表达，可驱动这些肿瘤细胞的持续失控性生长。转化生长因子β（TGF-β）是一种细胞因子，作用于细胞外基质蛋白、血管新生（见下文）和免疫效应细胞，同样常在肿瘤中过度表达，同时癌细胞中也常存在 TGF-β 信号转导通路缺陷。胞浆蛋白如 MADH4 可激活信号转导通路。肿瘤抑制基因的缺陷，如 *MADH4*（*SMAD4* 或 *DPC4*）和 *p53*（见第 3 章）的缺陷也对肿瘤（如多数胰腺癌）发生起主要作用。

凋亡和生长

肿瘤细胞死亡也可能失调。正常细胞的死亡过程受到凋亡或“程序化细胞死亡”的主动、严格调控（见第 3 章）。在许多生理或病理刺激（肿瘤坏死因子、Fas 配体和引起DNA损伤的细胞毒类药物）的作用下及在细胞内一系列蛋白酶介导下，细胞凋亡可发生。蛋白酶活性由细胞内抑制因子调控，如Bcl-2 蛋白家族和凋亡蛋白抑制子（IAP）。已经明确这些蛋白的正常平衡失调可导致肿瘤细胞比正常细胞更具有生长优势，比如滤泡型非 Hodgkin 淋巴瘤 bcl-2 蛋白表达上调。

肿瘤免疫学

肿瘤细胞通常不被免疫系统识别和杀伤。这有两个主要原因。第一，肿瘤细胞不表达HLA分子和共刺激B7分子。这两种分子对细胞毒或杀伤性T淋巴细胞的活化是必需的，而基因转染后表达这些共刺激分子可增强免疫应答。第二，肿瘤也可能积极分泌免疫抑制性细胞因子而导致全身性免疫抑制，导致与恶性肿瘤相关的潜伏性带状疱疹发生再活化。

血管新生

多数肿瘤其生长速度随着体积增大进行性下降，原因有多种，但最主要由血液供应相对不足引起。肿瘤需要建立新的血液供应。新生血管形成（血管发生）是由肿瘤细胞和宿主炎性细胞在缺氧情况下产生的多种肽引起，这些肽包括碱性成纤维细胞生长因子（bFGF）、血管生成素 2和血管内皮生长因子（VEGF）。抑制血管发生有望成为肿瘤治疗的一种新的方法，因为在肿瘤内及其周围形成的新生血管不仅可以给肿瘤细胞提供营养和氧气，也可以引起血液扩散或肿瘤转移。

侵袭和转移

癌扩散是由局部侵袭和血液或淋巴系统转移引起。外围组织浸润与细胞和细胞之间的粘附能力下降有关。粘附是由活化的同型淋巴细胞粘附分子（CAM）介导。钙黏蛋白分子是一种能够介导细胞粘附的跨膜糖蛋白。上皮钙黏蛋白在许多癌中表达，如胃癌（见第 6 章），上皮钙黏蛋白的表达缺乏与肿瘤侵袭增加有关。

肿瘤细胞侵袭部分是由蛋白水解的激活因素和抑制因素的平衡决定的。肿瘤细胞附近的纤维母细胞因不能产生组织抑制因子而分泌蛋白水解酶，如基质金属蛋白酶（特别是胶原酶）。基质金属蛋白酶（MMP）及其组织抑制因子（TIMP）表达与活化的平衡参与肿瘤的生长、侵袭、转移和血管发生。有些 TIMP 可以不依赖 MMP 活性而调控癌细胞的增殖和生存。

当肿瘤细胞进入血管和淋巴管后发生播散。这时肿瘤细胞必须逃避宿主的防御机制生存下来才能全身扩散。播散的癌细胞在远处定居，部分是随机的，也可能通过内皮细胞和肿瘤细胞上的特异性受体和配体之间相互作用而发生，如乳腺肿瘤容易转移到长骨（见下文）。

肿瘤细胞粘附到内皮细胞上部分是通过粘附分子发生作用。整合素是跨膜异二聚体糖蛋白，由α和β链非共价结合形成。正常情况下，整合素负责细胞和基质的粘附。肿瘤细胞整合素的表达模式复杂，不过在肿瘤进展中，有些特定的整合素在特定肿瘤中表达上调，如αv家族，这导致肿瘤细胞通过细胞外基质、跨过基底膜侵袭而转移，继而形成转移灶。整合素也是调控基因表达和凋亡的信号转导受体。

骨转移：骨转移发生于75%的进展期乳腺癌和前列腺癌，25%的其他实体瘤也可发生骨转移，如肺、胃肠道、甲状腺、膀胱、肾部位的肿瘤。

骨转移可以引起溶骨或成骨病变，有些患者二者兼有。

前列腺癌主要引起成骨性损害，而乳腺癌主要引起溶骨性损害。

多发性骨髓瘤只有溶骨性损害。

转移的常见部位为骨，其原因包括：

- 血流丰富
- 肿瘤细胞生成粘附素，可与骨髓基质细胞结合
- 骨内产生多种生长因子，包括TGFβ、胰岛素样生长因子（ILG）-1和-2、血小板衍生生长因子和纤维母细胞生长因子。

溶骨性转移灶（图9.1）：骨破坏主要由破骨细胞介导而非肿瘤细胞介导。肿瘤细胞产生甲状旁腺激素相关肽、IL-6、前列腺素E2、TNF和巨噬细胞集落刺激因子(M-GSF)，这些物质可增加核因子κB配体（RANKL）的受体活性，直接诱导破骨细胞的形成和骨吸收。骨破坏使血钙水平升高，可促进肿瘤生长并产生甲状旁腺激素相关肽，这是多数肿瘤骨溶骨性骨破坏的主要因素。在多发性骨髓瘤中还存在成骨细胞活性的抑制。

成骨性转移灶：其发生机制不甚清楚，据推测是破

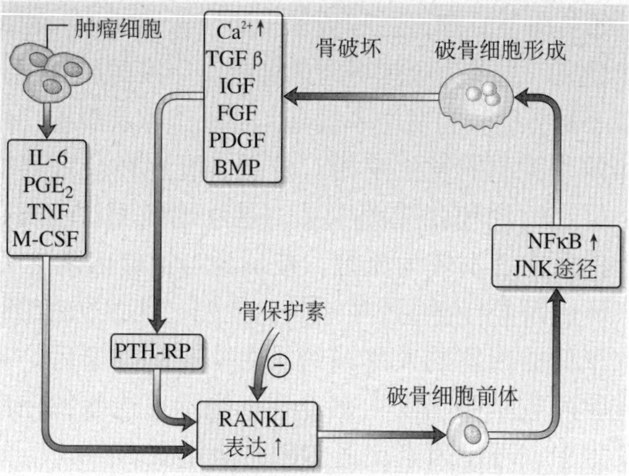

图 9.1 **溶骨性骨转移的发生机制**。肿瘤细胞分泌激素如图所示。这些激素可使许多因子增加，如RANKL，导致破骨细胞活性增加。骨破坏（再吸收）反过来产生刺激肿瘤生长的因子。骨保护素对RANKL有抑制效应。BMP：骨形态形成性蛋白；FGF：成纤维细胞生长因子；IGF：胰岛素样生长因子；IL-6：白介素6；JNK：jun 氨基端激酶；M-CSF：巨噬细胞集落刺激因子；NFκB：核因子κB；PDGF：血小板衍生生长因子；PGE_2：前列腺素E2；PTH-RP：甲状旁腺素相关肽；RANKL：NFκB配体的受体活化子。TGF：转化生长因子；TNF：肿瘤坏死因子。

骨活性早于成骨细胞活性和骨形成作用。也有可能存在一个恶性循环，肿瘤诱导成骨活性并释放细胞因子促进成骨细胞生成，后者又促进肿瘤的生长。已发现在前列腺癌和乳腺癌中，内皮素1刺激骨形成，并且它的水平也上升。

癌症遗传学

癌症的发生与细胞内的遗传学根本改变有关。有如下证据：

- 有些癌症显示家族素因。
- 多数已知的致癌物质通过诱导突变发挥作用。
- 对一些致癌物质的易感性依赖于将这些致癌物质转变为致突变形式的细胞酶。
- 对DNA修复起作用的关键酶发生遗传性缺陷，这可增加癌症的发生风险。
- 一些癌症与错配修复基因缺陷所导致的染色体不稳定有关。
- 许多恶性肿瘤是新生细胞的克隆性增殖。
- 许多肿瘤包含明确的细胞遗传学异常，导致细胞系转化活性即癌基因和抑癌基因突变或调控异常。

种系产生突变后体内每一个细胞都存在该突变，

致癌物质导致的体细胞突变则只有肿瘤细胞本身出现该突变。

突变的表达及其致癌作用依赖于基因的外显率（由表达水平及其他遗传事件的出现所致）以及突变体等位基因具有显性或隐性作用。已经发现，少数遗传性常染色体显性突变（如视网膜母细胞瘤中的*RB*基因）和少数隐性突变（表9.3）。携带隐性突变者如果第二个等位基因也发生突变，即可导致肿瘤内失去了杂合性，则发生癌症的风险增加，不过该多级过程很少可以致癌。

恶性转化可以因细胞原癌基因发生突变（如*ras*）、扩增（如*HER2*）或异位（如*BCR-ABL*）而获得新的功能。但是这些突变本身不足以导致恶性转化。正常抑制生长和分化的肿瘤抑制基因的功能丧失也可导致恶变。第三种机制为癌基因或抑癌基因的转录调控基因改变（见第3章）（表9.3和9.4）。

DNA 修复

常染色体隐性遗传

有些相对罕见的常染色体隐性遗传病伴有DNA修复机制异常，容易发生癌症（表9.3）。

- **着色性干皮病**：紫外线和一些化学物可引起无法修复的DNA损害，导致皮肤癌发生率增加。
- **毛细管扩张性运动失调**：突变导致机体对离子辐射敏感性增加，发生淋巴瘤的几率增加。
- **Bloom综合征和Fanconi贫血**：对淋巴系统恶性肿瘤的易感性增加。

目前尚不清楚为何这些染色体断裂综合征患者容易发生淋巴组织肿瘤。

常染色体显性遗传

常染色体显性遗传的癌症综合征见表9.3。

- **视网膜母细胞瘤**：发生于儿童的眼部肿瘤。40%为遗传性，60%为非遗传性。遗传性患者其13号染色体长臂发生种系突变导致容易发生视网膜母细胞瘤。另外，继承了*RB1*位点发生突变的儿童容易发生其他形式的肿瘤，特别是骨肉瘤。
- **乳腺癌和卵巢癌**：已经证实存在两种基因——*BRCA1*和*BRCA2*。在多数家族性乳腺癌和半数以上的卵巢癌病例中发现家族史与这些基因的种系突变强相关。BRCA1、BRCA2蛋白与DNA修复酶Rad51结合可使后者在修复DNA断裂方面起作用。*BRCA*基因突变将导致肿瘤抑制基因和重要的癌基因发生不可修复的突变积累。
- **神经母细胞瘤**：*NF1*基因失活可导致*ras*蛋白组成性活化。

表9.3 家族性癌症综合征

	基因	新生物
常染色体显性遗传		
视网膜母细胞瘤	*RB1*	眼
Wilms 肿瘤	*WT1*	肾
Li-Fraumeni	*p53*	肉瘤/脑/白血病
多发性神经纤维瘤1型	*NF1*	神经纤维瘤
家族性多发性腺癌（FAP）	*APC*	结肠
遗传性非息肉性结肠直肠癌	*MLH1* 和 *MSH2*	结肠、子宫内膜
乳腺卵巢家族	*BRCA1* 和 *BRCA2*	乳腺/卵巢
黑色素瘤	*p16*	皮肤
Von-Hippel-Lindau	*VHL*	肾细胞癌和成血管细胞瘤
多发性内分泌肿瘤1型	*MEN1*	垂体、胰腺、甲状旁腺
多发性内分泌肿瘤2型	*RET*	甲状腺、肾上腺髓质
常染色体隐性遗传		
着色性干皮病	*XP*	皮肤
共济失调毛细血管扩张症	*AT*	白血病、淋巴瘤
Fanconi 贫血	*FA*	白血病、淋巴瘤
Bloom 综合征	*BS*	白血病、淋巴瘤

表9.4 获得性/体细胞突变和原癌基因举例

点突变	
K-*ras*	胰腺癌
DNA扩增	
myc	神经母细胞瘤
HER2-neu	乳腺癌
染色体易位	
BCR-ABL	慢性髓性白血病、急性淋巴细胞白血病
PML-RAR	急性早幼粒细胞性白血病
Bcl-2/IgH	滤泡性淋巴瘤
c-myc 和 *Ig*	Burkitt 淋巴瘤

- 多发性内分泌腺瘤综合征（见第18章）：1型多发性内分泌腺瘤综合征与*MEN1*基因有关，而2型（MEN2）与位于10号染色体上的*RET*原癌基因突变有关，而其他综合征主要累及肿瘤抑制基因。

推荐读物

Murphy RM (2001) Chemokines and the molecular basis of cancer metastases. *New England Journal of Medicine* **345**: 833-835.

Pedersen-Bjergaard J (2001) Molecular cytogenetics in cancer. *Lancet* **357**: 491-492.

Roodman GD (2004) Mechanisms of bone metastases. *New England Journal of Medicine* **350**: 1655-1664.

Stewart AK, Schuh AC (2000) White cells 2: Impact of understanding the molecular basis of haematological malignant disorders on clinical practice. *Lancet* **355**: 1447-1453.

Wyllie AH, Bellamy CO, Bubb VJ et al. (1999) Apoptosis and carcinogenesis. *British Journal of Cancer* **80** (Suppl. 1): 34-37.

恶性肿瘤的诊断

多数常见癌症（血液系统肿瘤除外）起源于变异细胞的局部微小克隆，只有肿瘤大小累积并足以引起症状或体征时才可能诊断。为了能够早期诊断和提高治愈可能性，已经开展了许多筛查项目来检测无症状或侵袭前期的癌症。

筛查

对癌症高危人群进行遗传筛查可提高个体或群体的存活率。这种策略要求筛查方法具有足够的敏感度和特异性，在癌症扩散前能够检测到癌症，并且具有可行的根治疗法以维持患者正常的生活方式和生活质量。

在患者无症状时早期检测出癌症是每个医疗体系的目标。

筛查可以是对人群进行筛查，比如在英国进行乳腺癌和宫颈癌筛查，也可以是对个人的每年体检，或者是因其他原因就医时的机会性检查。

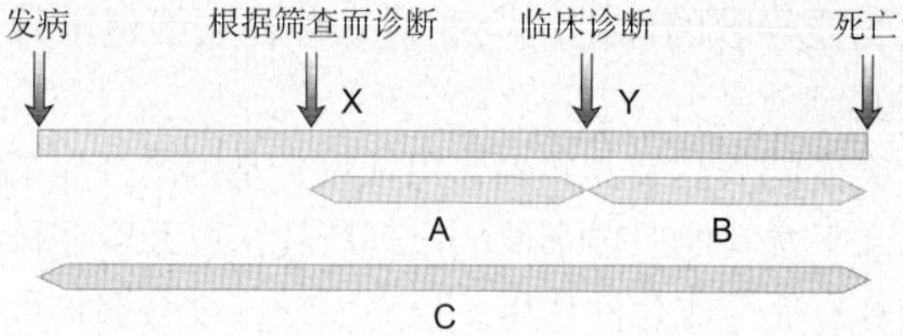

图 9.2　领先时间偏倚。X点表示在临床诊断之前应用筛查手段的早期诊断。Y点显示增加的生存时间A + B。而实际生存期（C）仍然保持不变。

然而，早期诊断并不一定能延长生存期。治疗时间提早似乎可延长导致生存期，但是从肿瘤产生到患者死亡的时间并未延长。这种现象如图9.2所示。因为这种计算偏差，更多的生长缓慢的肿瘤在无症状期筛查时被发现。

有效的筛查手段应当具备：

- 医疗体系可以支付得起该筛查方法
- 所有社会阶层都能够接受并参加筛查
- 对良性和恶性病变能够很好地区分
- 通过筛查能够降低癌症的死亡率。

宫颈癌

宫颈癌的筛查方法费用较低且安全，但是宫颈涂片需要有经验的细胞学家来鉴别早期病变［异形核和宫颈上皮内瘤（CIN）］。这项检查可减少宫颈癌的发生率和死亡率。

乳腺癌

英国国民健康保险体系的乳腺筛查（乳腺造影法）计划对50～64岁女性进行筛查，发现可减少乳腺癌的死亡率，其他国家的随机对照研究也显示可降低死亡率。多数女性容易接受该项筛查，结果75%的女性接受了筛查。

估计挽救每位患者的费用为25万～130万英镑，这些钱如果用于筛查，可以对患者进行更适当的治疗。

其他正在使用或正处于试验阶段的群体筛查方法有：

前列腺癌

血清前列腺特异性抗原（PSA）检测是一种简便、廉价且有效的筛查方法，得到广泛应用。问题在于前列腺癌尚无容易接受的治疗方法（见第11章），该病的自然病程尚不清楚（很多 70 岁以上的男性死后发现有前列腺癌的证据，但无症状）。通过筛查并未提高生存率。

结肠直肠癌（CRC）

大便潜血试验是一种简便价廉的方法，但假阳性率高，导致对许多病人进行不必要的结肠镜检查（见第 6 章）。应用可曲性乙状结肠镜的筛查在第 6 章进行讨论。尚未发现该筛查带来任何生存益处。

癌症的症状

患者出现肿瘤部位特异性症状和体征如疼痛和肿块时很容易明确肿瘤原发部位。而许多人只有在出现全身性或非特异性症状如体重减轻、乏力、厌食时才去就医。这时病情已经进展，除非在一些副肿瘤或异位内分泌综合征时并非如此（见下文）。另外一些患者在出现转移症状时才得以诊断，如前列腺癌出现转移性后背痛，或胃肠癌转移出现肝大。

肿瘤也可出现副肿瘤综合征等间接表现（Box 9.1），这些表现常与特定的癌症有关，并且经过治疗症状是可逆的。这些综合征对机体的影响和发生机制有所不同。如在 Lambert-Eaton 综合征（见第 21 章），肿瘤抗原和正常组织之间存在交叉反应性（神经肌肉连接处释放乙酰胆碱）。

癌症的凝血紊乱可以表现为血栓性静脉炎、深静脉血栓形成和肺栓子，尤其在胰腺癌、胃癌和乳腺癌时。

其他症状与肽 / 激素释放有关，如类癌和 Cushing 综合征。

晚期肿瘤发生恶病质是因为释放的趋化因子如肿瘤坏死因子（TNF）或食欲差所致。

肿瘤相关性免疫抑制可导致潜伏感染的再活化，如带状疱疹。

查体

应进行全身查体，包括：

- 主要症状部位如肿块和相关肿大淋巴结的部位和大小。

Box 9.1 副肿瘤综合征

综合征	肿瘤
神经系统	
Lambert-Eaton 综合征	肺（小细胞）
外周感觉神经病	肺（小细胞）、乳腺和卵巢
小脑变性	肺（特别是小细胞）
内分泌 / 代谢	
抗利尿激素分泌异常综合征	肺（小细胞）
异位性 ACTH（促肾上腺皮质激素）分泌	肺（小细胞）
高钙血症	肺、乳腺
肌肉和骨骼	
肥大性肺骨关节病	肺（非小细胞）
杵状变	肺
皮肤	
皮肌炎 / 多发性肌炎	肺和上消化道
黑棘皮病	主要是胃
色素沉着	肺（小细胞）
天疱疮	
造血系统	
红系增多症	肾细胞癌、肝细胞癌、小脑成血管细胞瘤
迁徙性血栓性静脉炎	胰腺腺癌
弥散性血管内凝血	腺瘤

- 前驱期损害如日光性角化症、异常发育的痣。
- 全身体征如黄疸、杵状指。
- 活动能力（见表 9.6）。

组织学

患者和医师可能对癌症诊断有所怀疑，但治疗建议通常只依据组织诊断。组织标本可以是外科手术活检组织或细胞学标本，如根据痰细胞学诊断肺癌，或根据宫颈涂片诊断宫颈癌。可从以下方面鉴别良性和恶性肿瘤，如细胞外形、核分裂像增加、核大小异常、染色质形状、核仁结构以及侵犯周围组织的证据。

肿瘤分化（或间变）的程度具有重要的预后意义，一般情况下分化好的肿瘤比分化差的肿瘤预后要好。利用针对肿瘤抗原的单克隆抗体进行的免疫组织化学对鉴别淋巴和上皮性肿瘤以及它们的不同亚型非常有用，如 T 细胞和 B 细胞淋巴瘤、生殖细胞瘤、前列腺肿瘤、神经内分泌瘤、黑色素瘤以及肉瘤。然而，许多腺瘤和鳞状细胞癌没有特异性免疫组化标志来明确它们的起源。

有些方法可以对组织切片进行遗传标记检查。如荧光原位杂交（FISH）可明确特征性染色体易位、缺失或重复（见上文癌症的遗传基础）。组织微点阵可明确基因组不平衡性，已经在乳腺细胞癌系和淋巴瘤中应用（见第 3 章）。

分期

在决定治疗前，不仅要明确肿瘤类型，还要明确肿瘤的程度和范围。有许多不同的分期方法。具有临床应用价值的分期系统必须能把患者分成具有不同预后的亚群，以指导治疗选择。

分期系统根据肿瘤的类型而异，可能与部位特异性（如Hodgkin淋巴瘤）或TNM分类（肿瘤、淋巴结、转移）有关，如表 9.5所示，TNM 分期可适用于多数常见肿瘤。

活动能力

在制定治疗计划时，除了要考虑解剖学分期外，还要考虑患者的一般健康状况（可称为体力状态），这对所有类型的肿瘤治疗具有重要的预后意义（表 9.6）。体力状态反应了癌症对机体活动能力的影响。可以应用 Karnowsky 体力状态分级系统。

肿瘤标志物（表 9.7）

肿瘤标志物是细胞内蛋白或释放到血液中的细胞表面糖蛋白，能用免疫学测定法检测。甲胎蛋白、β 人绒毛膜促性腺激素和前列腺特异性抗原对癌症诊断非常有用，表 9.7 所列的其他肿瘤标志物在应用中需要慎重，因为它们的特异性低。但是它们可以用于肿瘤治疗中的监测，因为它们对肿瘤负荷的变化很敏感。

癌症治疗

治疗目的

癌症治疗需要多学科综合小组的协作以保证患者得到恰当的治疗（外科、化疗、放疗和生物/内分泌治疗）、支持和对症治疗以及心理支持。尽管所有参加治疗的人员都把患者的护理作为主要关注点，但经常是

表 9.5　用于肺癌的 TMN 分类

T = 原发肿瘤的范围；N = 局部淋巴结受累的程度；M = 出现远处转移

Tx	仅有细胞学阳性
T1	直径小于 3cm
T2	直径大于3cm/累及肺门区/侵犯内脏胸膜/部分肺不张
T3	累及胸壁、横膈、心包、纵隔、胸膜、全部肺不张
T4	累及心脏、大血管、气管、食管、恶性渗出液
N1	累及支气管周围、同侧肺门淋巴结
N2	同侧纵隔受累
N3	对侧纵隔，斜角肌或锁骨上
M0	无远处转移
M1	出现转移

表 9.6　东部肿瘤合作组（ECOG）的活动能力分级标准

分级	说明
0	无症状，活动能力完全正常，与起病前活动能力无任何差别
1	有症状，行走正常，不能进行重体力活动，可以轻的室内工作，如家务或办公室工作
2	有症状，可自由行走，生活可以自理，不能进行任何工作。一天中 50% 以上时间是清醒的，其中卧床时间少于 50%
3	有症状，部分生活可自理，50% 以上清醒时间卧床或坐轮椅
4	生活完全不能自理，卧床不起

表 9.7 血清肿瘤标志物

α-甲胎蛋白	肝细胞肝癌，生殖腺的非精原细胞瘤
β-人绒毛膜促性腺激素	绒毛膜癌，生殖细胞肿瘤和肺癌
前列腺特异性抗原（PSA）	前列腺癌
癌胚抗原（CEA）	胃肠道癌
CA-125	卵巢癌
CA-19-9	胃肠道癌，特别是胰腺癌
CA-15-3	乳腺癌

肿瘤专业医师负责协调多位专业人员的关系。主要目的是通过教育使患者了解病情和治疗选择，以使患者参与到治疗中来。然后患者才能做出知情选择，即使最终仅仅是遵守专业人员做出的决策。与患者进行良好的沟通，通过移情和理解患者的处境使患者保持适度的希望，这体现了人文主义的思想。

根治肿瘤

对于多数实体肿瘤而言，局部控制是有可能的，但由于存在全身（显微镜下）疾病，难以根治，而血液系统癌症常常弥散。多数癌症的根治率有赖于早期检测和有效的全身治疗。全身性疾病治愈的可能性有赖于癌症类型、对化疗/激素的敏感性和肿瘤负荷（显微镜下可见或临床可检测）。少数癌症对化疗特别敏感，即使出现大量转移也可治愈，如白血病、淋巴瘤、性腺生殖细胞瘤和绒毛细胞癌。对于多数实体肿瘤，如乳腺癌和结肠直肠癌，大量转移（临床可见的转移）的患者难以治愈，而微转移患者通过外科手术及术后辅助化疗（见下文），有 10% ~ 20% 的患者可治愈。

姑息治疗

当肿瘤患者没有根治可能时，根据对化疗和放疗的敏感性可进行姑息治疗，即缓解肿瘤的症状和延长生命。通过治疗可以延长实体肿瘤患者中位预期寿命 2 ~ 18 个月，而对一些白血病和淋巴瘤等实体瘤可延长5 ~ 8年，对治疗反应越好者生存期越长。随着更有效的化疗药物和更好的支持治疗的应用，如止吐药物，化疗的不良反应大大减少，且姑息性治疗的费用/疗效比提高了。此外通过在治疗早期进行的评估，如果在开始治疗6 ~ 8周后仍未发现治疗益处的证据，可停止治疗，以使毒性暴露减至最小并避免失败的治疗。

测量疗效

治疗后评估肿瘤的定量指标变化是决定患者是否需要继续治疗的有用的早期指标。

治疗反应可以是主观的，也可以是客观的。主观反应为患者所感觉到的疼痛和呼吸困难减轻，或为食欲改善、体重增加或体力恢复。这些主观反应的改善是多数姑息性治疗的一个主要目的。对这些主观症状的定量测量是化疗反应的一部分，特别是在不可能治愈的情况下，此时的治疗目的在于延缓生命，同时保持良好的生活质量。在这种情况下，测定生活质量可以综合评价治疗的利弊。

治疗的客观反应包括完全缓解和部分缓解。前者是指所有可检测病灶（临床和放射学反应）完全消失。后者通常是指肿瘤大小减少 50% 以上。判断疗效的术语和标准见Box 9.2。缓解常与反应/应答意义相同。完全缓解是指不能检测到肿瘤，但并不一定代表治愈。

肿瘤急症

- **上腔静脉阻塞综合征**：该综合征由上纵隔肿块压迫引起，最常见于肺癌和淋巴瘤。患者表现为呼吸困难和（或）吞咽困难，伴有喘鸣、肿胀、颜面部水肿和静脉充盈。需要立即给予类固醇、血管支架、抗凝、纵隔放疗或化疗。一些肿瘤，如淋巴瘤和生殖细胞肿瘤，对化疗太敏感，在肿块大、侵犯范围广的情况下，放疗更为合适。根据患者的可能预后有必要采取早期措施，因为在治疗消除梗阻之前需要给予通气支持。
- **脊髓受压**：需要及时诊断和紧急处理以尽可能挽救其功能。早期神经系统临床特征可能不完整，主观症状多于客观表现并逐渐加重。需要进行 MRI 扫描。应当进行大剂量类固醇治疗，然后行外科手术减压和放疗，以有利于受损的脊髓得到最佳控

Box 9.2 疗效定义

完全缓解	所有可以检测的肿瘤细胞均消失
部分缓解	肿瘤直径缩小 50% 以上
疾病稳定	无变化，或缩小不足50%并且增大不到25%
疾病进展	任何部位肿瘤大小增加至少 25%

制和缓解。

- **粒细胞减少性败血症**见下文。
- **急性肿瘤溶解综合征**：治疗过程中肿瘤细胞大量分解导致血清中尿酸盐、钾和磷酸盐浓度增加，称为急性肿瘤溶解综合征。尿酸盐在肾小管中沉积可导致肾衰竭（高尿酸肾病），需要进行透析，在治疗开始前给予别嘌醇（夹氧杂蒽氧化酶抑制剂），偶尔也可以应用重组尿酸氧化酶拉布立酶以预防及治疗，但后者价格较贵。
- **急性高钙血症**：表现为呕吐、意识混乱、便秘和少尿。治疗多以输液复苏，直至建立盐水利尿，然后静脉应用氨羟二磷酸二钠（急诊 Box18.2）。
- **颅内压升高**：由颅内转移引起，典型表现为头痛、恶心和呕吐。然而多数患者表现为缓慢发生的非特异性症状，如嗜睡或思维迟钝。以大剂量类固醇治疗，进行MRI检查以明确是需要外科手术还是需要化疗或放疗。
- **高粘滞血症**：发生于血细胞比容高（大于50）、白细胞计数高（大于 $100 \times 10^9/L$）或血小板细胞计数高（$>1000 \times 10^9/L$）的未处理的急性白血病或红细胞增多症患者。治疗采取白细胞清除术和血浆置换，随后对潜在的恶性肿瘤进行化疗。

实体瘤的辅助治疗

实体瘤的辅助化疗的适应证为：在手术切除原发病灶后无肉眼可见的转移、有发生微转移后复发危险的病例。术前给予新辅助疗法，主要目的在于减少肿块大小以及尽快治疗微转移。

通过淋巴或血液系统发生的微转移扩散发生于原发肿瘤的早期，可应用分子生物学方法检测血液中的少量循环细胞（$1/10^6$）。原发肿瘤的组织学特征，如分化情况或早期血管或局部淋巴结转移侵犯，与预后有关，根据这些可以判断患者发生局部或远端微转移复发的危险度。

局部放疗、内分泌治疗、生物或化疗的临床研究已经明显提高了成人常见癌症患者的生存率，这些癌症包括乳腺癌、肠道癌、前列腺癌、头颈部癌、宫颈癌、绒毛膜细胞癌生殖细胞癌。这些研究的重点在于：根据界定的危险标准仔细选择患者并将治疗毒性降低至平衡的风险/益处比。目前肠癌、乳腺癌和前列腺癌患者的绝对生存率提高了5%～10%，相对风险减少了12%～25%（根据已经存在的风险），使更为敏感的生殖细胞肿瘤的绝对生存率提高了25%。

从总体上讲，这些治疗可以从公共卫生水平挽救许多常见疾病患者的生命，但是对于大多数患者而言，他们可能不能从上述治疗中获益，因为有些患者已经根治不再需要治疗，而有些患者对治疗耐受。今后更好的检测目的在于：明确哪些微转移患者确实需要治疗。从个体的角度出发，辅助化疗进行与否应同时考虑其他因素，如患者的预期寿命、伴发的其他疾病和生活方式的差异。

隐蔽部位的恶性肿瘤的治疗

隐蔽部位是指转移性疾病累及的传统药物治疗难以达到的部位。如儿童急性淋巴母细胞白血病出现的脑膜白细胞浸润。因为存在血脑屏障，长春新碱和泼尼松龙等药物难以进入蛛网膜下腔，药物浓度不足以杀伤白血病细胞，因此不能有效预防脑膜浸润的发生。处于危险中的患者需要鞘内注射化疗药物和（或）颅脑放疗，以杀伤这些细胞。

化疗原理

化疗是利用一些直接损伤细胞DNA（及RNA）的全身应用药物对肿瘤进行系统治疗的方法。它通过促进细胞凋亡和细胞坏死而杀伤细胞。因为化疗药物不具有癌症特异性（有些生物学制剂除外），同时癌症增殖并不比正常组织快很多（见第3章的肿瘤生长与凋亡故障），因此癌症有效治疗与正常组织毒性之间的窗口较窄。化疗剂量及其疗效受正常组织耐受性的限制，特别是增殖快的组织，如骨髓和胃肠道黏膜。所有组织都可受累，但依赖于药物的药代动力学和对特定组织的亲和力，如重金属化合物对肾和神经系统影响较大。

化疗药物通过利用变异细胞和正常细胞的差异而发挥作用。过去是从多种化合物中通过经验性筛选得到治疗的有效药物，烷化剂就是一个例子。目前正在研发针对特定遗传缺陷的分子靶向性药物（见下文，用酪氨酸激酶抑制剂治疗慢性髓细胞性白血病）。

可以通过提供生长因子如粒细胞集落刺激因子（G-CSF）或输注干细胞制剂来减轻化疗引起的骨髓毒性。应用促凋亡作用相对弱而细胞毒性一般的特异性生物制剂也可提高治疗比（见曲妥单抗和乳腺癌）。

如果仅给予单一药物，多数肿瘤会很快发生耐药。因此形成了间断性联合化疗的治疗原则。根据不同的作用机制和非重叠毒性而联合应用数种药物。这些药物是应用几天，然后休息几周，这样有利于正常组织再生。如果正常组织较癌细胞对DNA损伤有更强的修复能力，在化疗间歇期，正常组织就可恢复，同时排除肿瘤（图 9.3）。

许多肿瘤模型已证实，药物剂量与杀伤癌细胞数量之间存在对数线性关系，最大有效剂量接近剂量限制性毒性的最大耐受剂量。对化疗药物敏感的肿瘤，剂量轻度增加可明显提高对肿瘤细胞的杀伤作用。因此在有可能治愈的情况下，药物剂量的选择是关键，尽管有一定的毒性也要维持剂量。当无治愈可能而进行姑息治疗时，需要给予超过治疗阈值而不引起异常毒性的足够剂量，此时主要考虑的是患者的短期生活质量。

细胞毒药物分类（表 9.8）

DNA 损害

烷化剂

烷化剂通过共价结合烷基发挥作用，主要效应为 DNA 链交联、干扰 DNA 合成和导致 DNA 链的断裂。尽管烷化剂是最早生产的细胞毒药物，目前在癌症治疗中仍然起关键作用。美法仑用于治疗多发性骨髓瘤，为最初的氮芥之一。苯丁酸氮芥用于治疗Hodgkin淋巴瘤和慢性淋巴细胞性白血病。其他常见的烷化剂包括环磷酰胺和异环磷酰氨以及亚羟基脲、卡莫司汀（BCNU）、洛莫司汀（CCNU）和白消安，用于慢性髓性白血病的治疗。四嗪同样可以使DNA烷化，如达卡巴嗪用于治疗恶性黑色素瘤，替莫唑胺用于治疗恶性胶质瘤。

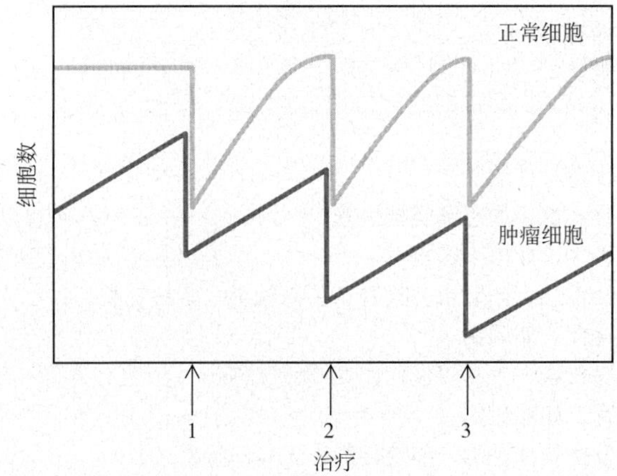

图 9.3　多疗程的细胞毒化疗的作用。

铂化合物

顺铂、卡铂和奥沙利铂可导致 DNA 双链交联，常被看做不典型烷化剂。铂类药物改变了睾丸癌的治疗，同时对其他多种肿瘤都有重要作用，如肺癌、卵巢癌和头颈部癌。与其他重金属制剂相似，毒性包括肾脏和外周神经损害。

抗代谢药

抗代谢药通常是自然代谢产物的结构类似物，可干扰核酸的正常合成，通过在代谢途径中错误地替代嘌呤和嘧啶发挥作用。抗代谢药可以分为以下几类：

- **叶酸拮抗剂**：如氨甲蝶呤。它的结构与叶酸非常类似，优先与二氢叶酸还原酶结合，二氢叶酸还原酶可促使叶酸向亚叶酸转变。氨甲蝶呤广泛用于实体瘤和血液系统恶性肿瘤的治疗。亚叶酸通常用于从氨甲蝶呤效应中解救正常组织。
- **嘧啶拮抗剂**：5- 氟尿嘧啶（5-FU）包括一个尿嘧啶分子和一个替代的氟原子。它通过阻断嘧啶合成的关键酶胸腺嘧啶核苷酸合酶而发挥作用。5-FU主要用于治疗实体瘤，特别是胃肠癌。卡培他滨可代谢产生 5-FU，用于结肠直肠癌的治疗。含有尿嘧啶的替加氟和亚叶酸钙用于治疗转移性结肠直肠癌。

表 9.8　化疗：一些细胞毒药物

DNA 损伤
自由基——烷化剂，如环磷酰胺
DNA 交联剂——铂，如顺铂、卡铂、奥沙利铂
抗代谢药
胸腺嘧啶合成，如 5- 氟尿嘧啶、甲氨蝶呤、阿糖胞苷和巯基嘌呤
DNA 修复抑制剂
拓扑异构酶抑制剂——鬼臼乙叉苷类，如足叶乙苷；喜树碱，如伊立替康
DNA 嵌入剂——蒽环类抗生素，如阿霉素
抗微管类
微管结合——生物碱，如长春新碱、长春瑞滨
紫杉烷类——如紫杉醇、多西紫杉醇

- **阿糖胞苷**：通过抑制DNA多聚酶而抑制DNA的合成。尽管它的类似物吉西他滨对许多实体瘤有效，如肺癌和卵巢癌，阿糖胞苷仅用于治疗急性髓性白血病，并且一直是骨干药物。氟达拉滨用于治疗B细胞慢性淋巴细胞性白血病，因为它具有免疫抑制作用，也用于减低预处理剂量的造血干细胞移植中。
- **嘌呤类似物**：如6-巯基嘌呤和6-硫鸟嘌呤，二者仅用于治疗急性白血病。

DNA修复抑制剂

鬼臼乙叉苷类

该类药物是从曼德拉植物中提取的鬼臼毒素的半合成衍生物。依托泊苷广泛用于癌症治疗，作用于拓扑异构酶Ⅱ而维持DNA断裂。已经证实拓扑异构酶Ⅰ抑制剂对多种实体瘤有效，如伊立替康和托泊替康。两种拓扑异构酶均可使超螺旋DNA的双链解链或解旋。

细胞毒抗生素

这类药物，如多柔比星和博来酶素，是通过插入到同一个DNA链相邻的核苷酸对中并抑制DNA修复发挥作用。它们对血液系统肿瘤和实体瘤均有较强的活性。阿霉素（多柔比星）是所有细胞毒抗生素中应用最广的药物之一，但对心肌有累积毒性，而博来霉素对肺脏有特殊毒性。脂质体阿霉素的心脏毒性减少，但有时发生输液反应，可作为晚期卵巢癌的二线治疗药物。

抗微管蛋白剂

长春花生物碱类

这类药物，如长春新碱、长春碱和长春瑞滨，是通过与微管蛋白结合而抑制微管形成（见第3章）。它们用于血液系统和非血液系统癌症的治疗。因具有抗微管效应，这类药物具有神经毒性，禁用于鞘内注射。

紫杉烷类

紫杉醇可从西部紫杉树的树皮中分离出。多西紫杉醇是一种半合成紫杉烷。它们可与微管蛋白二聚体结合并阻止形成微管。它们对多种癌症均具有活性，如卵巢癌、乳腺癌和肺癌。紫杉烷可引起神经毒性和过敏反应，在应用该类药物前可给予类固醇、H1和H2组胺拮抗剂进行预防。

化疗的不良反应

化疗有许多潜在的严重不良反应，只有经过专门训练的医师才能应用。四种最常见的不良反应为呕吐、脱发、疲倦和骨髓抑制（表9.9）。不良反应比抗癌作用更直接且与剂量相关，临床实践上给予接近最大耐受量的剂量，但有时并不一定需要达到最大抗癌作用。常见的联合化疗方案见表9.10。

恶心和呕吐

这类常见不良反应的严重程度随药物的细胞毒性不同而不同，应用现代止吐药物可使75%的患者避免该不良反应的发生。该不良反应在应用铂类和阿霉素时最明显。止吐药物的阶梯疗法，如胃复安（甲氧氯普胺）、多潘立酮或5-羟色胺拮抗剂（如昂丹司琼、格拉司琼），联合地塞米松应当能够对抗化疗药物引起的催吐作用。阿端匹坦是一种神经激肽受体拮抗剂，对含顺铂的化疗引起的急性和延迟恶心和呕吐具有较好的预防作用。它常与地塞米松和5-HT_3拮抗剂联合应用。

脱发

许多化疗药物都能引起脱发。头皮局部降温有时可以减轻脱发，但是一般情况下避免脱发的惟一方法

表9.9 化疗的不良反应
共同的
恶心和呕吐
脱发
骨髓抑制
黏膜炎
乏力
药物特异性的
心脏毒性，如蒽环类抗生素
肺毒性，如博来霉素
神经毒性，如顺铂、长春花生物碱类、紫杉烷类
肾毒性，如顺铂
足底皮肤——掌皮炎，如5-氟尿嘧啶
不育，如烷化剂
继发性恶性肿瘤，如烷化剂、表鬼臼毒素

表 9.10 一些化疗方案

Hodgkin 淋巴瘤	ABVD	阿霉素、博来霉素、长春碱、氮烯咪胺（达卡巴嗪）
	BEACOPP	博莱霉素、足叶乙甙、阿霉素、环磷酰胺、长春新碱、泼尼松龙
非 Hodgkin 淋巴瘤	CHOP	环磷酰胺、阿霉素、长春新碱、泼尼松龙
乳腺	CMF	环磷酰胺、氨甲蝶呤、5-氟尿嘧啶
	AC	阿霉素、环磷酰胺
	MM	米托蒽琨、甲氨蝶呤
肺	PE	顺铂、足叶乙甙
	MIC	丝裂霉素、异环磷酰胺、顺铂
胃	ECF	表柔比星、顺铂、5- 氟尿嘧啶

是在可能的情况下选择那些无脱发不良反应的药物。在化疗结束后头发可再生。

骨髓抑制和免疫抑制

多数细胞毒药物可抑制红细胞、白细胞和血小板的产生，与药物剂量相关。如果目的是根治，尽管存在致命感染和出血的罕见风险，也有可能应用具有严重骨髓抑制不良反应的化疗方案。贫血和血小板减少可通过促红细胞生成素或输注红细胞或血小板改善。

中性粒细胞减少患者极易发生细菌和真菌感染，后者常常源自肠道菌群。对于体温高于 37℃且中性粒细胞低于 0.5×10^9/L 的患者，应立即静脉应用广谱抗生素（Box 9.3）。应根据微生物培养结果对最初的经验性抗生素应用进行调整。造血生长因子和外周血干细胞可明显缩短中性粒细胞减少的时间，减少可能发生的感染并发症。

黏膜炎

化疗药物的此种常见不良反应反映了抗有丝分裂药物对黏膜的敏感性较高。黏膜炎引起剧烈疼痛和吞咽困难。应用含杀菌剂和抗假丝酵母的漱口液治疗。因为口腔是肠道微生物的入口，如果黏膜炎严重，则需要输液和抗生素治疗。最近一项研究显示，角质化细胞生长因子（palifermin）对黏膜炎有效。

心脏毒性

心脏毒性是化疗药物的罕见不良反应，主要见于蒽环类抗生素，如阿霉素。心脏毒性与药物剂量相关，通过限制累积剂量于安全范围（阿霉素累积剂量为体表面积 450mg/m^2）来预防。

Box9.3 发热性中性粒细胞减少的治疗

静脉输液恢复循环功能以复苏，如观察尿量，其后进行血、尿、痰和大便培养，经验性抗生素治疗

- 常用抗生素应包括针对假单胞菌的抗生素，如头孢他啶或替卡西林加庆大霉素
- 可能需要针对金葡菌的抗生素，如氟氯西林和万古霉素，特别在留置静脉针时。

如果患者病情加重，和（或）48 小时后体温仍升高，根据培养结果改变抗生素，或经验性增加对革兰阴性和阳性细菌的覆盖。

- 如果广谱抗生素治疗后体温不降，考虑增加对机会性感染的治疗，如用两性霉素 B、脂质体两性霉素 B 或伏立康唑（后二者价格较贵）或卡波芬静——抗真菌，大剂量复方新诺明治疗肺囊虫，克拉霉素治疗支原体

神经毒性

神经毒性主要出现于植物生物碱、长春碱类、紫杉烷类和铂类似物（卡铂除外）。神经毒性是剂量相关性和累积性的。在出现明显的多发性神经病之前常需停药，一旦出现严重的神经毒性，只能部分逆转。长春新碱禁忌鞘内注射，因其可引起进行性和致命性神经损伤。

肾毒性

顺铂（奥沙利铂或卡铂除外）、甲氨蝶呤和异环磷酰胺有潜在肾毒性。在应用过程中维持充分利尿通常可避免该不良反应。

不育

一些抗癌药物可导致不育，特别是烷化剂，并且可能是不可逆的。对于男性患者，给予根治性化疗前应当保留精液。对于女性患者，可收集卵母细胞进行体外受精并进行胚胎冻存。卵巢组织冻存后获得活的卵母细胞并进行受精的有关试验正在研究中。

继发性恶性肿瘤

抗肿瘤药物具有潜在的致突变作用，发生继发性恶性肿瘤主要是急性白血病并不常见，但是可在原发

恶性肿瘤治愈后很长时间内存在。烷化剂和表鬼臼毒素特别容易发生该并发症。

耐药性

耐药是化疗治愈肿瘤的主要障碍之一。有些肿瘤很少产生耐药，常常可治愈，包括性腺生殖细胞瘤、Hodgkin淋巴瘤和儿童急性白血病。实体瘤如小细胞肺癌最初对化疗敏感，多数患者对治疗有反应，但最终多数患者产生抵抗性。其他肿瘤如黑色素瘤开始治疗时就发生耐药。

多数耐药的发生是因为遗传突变，且随着肿瘤细胞的增多，耐药的发生率增加。研究发现，抗癌药物本身可增加耐药突变的发生率。对细胞毒药物的耐药者常常对多种药物都耐药，被称为多药耐药（MRD），如对阿霉素耐药的肿瘤对长春花生物碱和表鬼臼毒素也耐药。MRD 的机制为增加 P- 糖蛋白（170 kDa）的表达，而后者介导细胞内胞毒药物的外流。许多其他机制可能也参与对化疗的耐受，如上调抗凋亡蛋白Bcl-2和Bax 的表达。

大剂量治疗

多数抗癌药剂量 - 反应曲线呈 S 形，在达到一个特定的点之前，细胞毒类药物剂量增加可使反应增强。但是由于毒性，加大细胞毒药物剂量通常不大可能。对于多数化疗药物来说，剂量限制性毒性为骨髓衰竭，有必要输注干细胞以恢复淋巴造血系统。

造血干细胞移植

骨髓和移植的细胞可能为：

- 自体——自体或同卵双生体
- 同基因——同卵双生体
- 异基因——非全同基因供者（相合或不相合）
- 脐带血——在成人和儿童白血病中应用增多。

移植植入常需要 2 ~ 3 周，期间患者需要在过滤空气的隔离间进行支持护理。

自体造血干细胞移植的原理

自体干细胞用作清髓性化疗后的挽救性治疗。造血干细胞采自患者的骨髓，或者更为常见的 G-CSF（先于化疗）动员后的由白细胞单采术采得的外周血。温冻存造血干细胞可在患者接受强烈的清髓性化疗后回输。该法对复发的白血病、淋巴瘤和骨髓瘤特别有效。该法无移植排斥和移植物抗宿主病（GVHD）的危险，但是也无移植物抗肿瘤效应（见下文）。

异基因造血干细胞移植的原理

历史上供者造血干细胞移植常与清髓性化疗 ± 放疗联用。该方法具有双重效应，在治疗恶性肿瘤的同时可抑制免疫，保证移植物的植入。抗 T 细胞抗体常用来减少移植物抗宿主病和免疫相关性感染。目前认为供者免疫系统的移植物植入起到移植物抗肿瘤效应是该法效力增加的主要机制。理想的供者是与受者主要 HLA 抗原完全匹配者。同胞比非血缘供者具有更高的 HLA相合的几率。儿童受者可以耐受某种程度的 HLA 错配，但在成人中即成问题。异基因移植已成功用于治疗急性和慢性白血病以及骨髓瘤患者。

并发症：包括移植物抗宿主病（GVHD），其发生率为 30% ~ 50%，有时可致命。其发生机制为供者免疫活性细胞对受体正常器官的免疫反应。预处理和免疫抑制药物（环孢素或他克莫司）可导致免疫抑制，可以预防 GVHD，也可导致机会性感染的发生率上升。尽管应用了抗细菌、抗真菌和抗病毒药物，感染仍会发生。传统异基因造血干细胞移植的死亡率为 20% ~ 40%，与受者的年龄、身体状态及供者 HLA 相容性程度（见下文免疫疗法）有关。

非清髓性异基因造血干细胞移植

此手术也称为“降低预处理强度”的移植，预处理为非清髓性，不包含放疗，但是具有免疫抑制作用。其原理是在保存了干细胞移植物的抗癌效应的同时，避免了传统异基因造血干细胞移植的并发症。GVHD导致的死亡率较低，其应用范围越来越广，特别是对老年患者。

内分泌治疗原理

雌激素可刺激乳腺癌和子宫内膜癌的生长，雄性激素可刺激前列腺癌的生长。通过控制激素环境去除这些生长因素可能导致凋亡和退化。乳腺癌和前列腺癌发生微转移灶时，内分泌治疗可治愈部分患者，对晚期或转移性肿瘤进行内分泌治疗，可以起到姑息性治疗作用，并且毒性最小。在细胞上检测到该激素受体可使内分泌治疗有效的可能性显著增加。图 9.4显示了激素和受体结合的模式图。

雌激素和孕激素

乳腺癌（见表 9.21）

大约 1/3 的患者存在雌激素和孕激素受体。激素控制包括应用他莫西芬阻断雌激素受体，以及通过卵巢切除术或应用促性腺激素释放激素（GnRH）类似物如戈舍瑞林，以下调垂体功能达到减少内源性雌激素分泌。

他莫西芬用作手术的辅助治疗和晚期转移性乳腺疾病的治疗药物。

孕激素通过孕激素受体对乳腺癌细胞产生直接作用，同时对垂体/卵巢（绝经前）和肾上腺/垂体轴（绝经后）也有作用，与他莫西芬一样有效。

在绝经后妇女，雄激素在肾上腺合成，在皮下脂肪通过芳香酶转化为雌酮。芳香酶抑制剂（如阿那曲唑、来曲挫和依西美坦）可减少血液中的雌激素水平，并可减少肿瘤细胞合成的雌激素，在治疗转移性乳腺癌时比他莫西芬更有效，而在绝经后妇女的辅助治疗中与他莫西芬作用相似。

子宫内膜癌

子宫内膜癌同时存在雌激素和孕激素受体。应用合成的孕激素如安宫黄体酮（甲羟孕酮）治疗 20 个

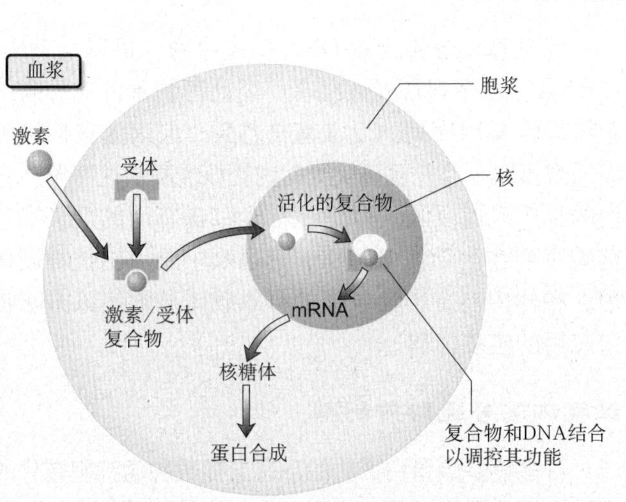

图 9.4　类固醇激素和受体之间相互作用的机制。二者相互作用可调空 DNA 活性，由此可调控细胞生长与复制。

月，大约 20% 的受体阳性患者的转移灶回缩，而他莫西芬几乎无效。到目前为止，孕激素辅助治疗并未能延长患者生存率。

雄激素

晚期前列腺癌患者接受去雄激素治疗中位时间 20 个月，可使70%的患者癌症退化。GnRH拮抗剂，如戈舍瑞林，与睾丸切除术同样有效。然而，雄激素受体阻断剂如氟他胺疗效较差。在GnRH拮抗剂治疗初期，戈舍瑞林和氟他胺联合应用可防止疾病突然恶化，但是长期应用并不比单用戈舍瑞林效果好。在前列腺放疗或手术情况下进行辅助治疗时，去雄激素可提高生存率。

生物治疗原理

生物治疗包括一系列蛋白分子，从小分子肽趋化因子、大细胞因子到通过基因工程产生的抗体。

干扰素

干扰素是介导细胞免疫的天然存在的细胞因子。如果宿主的效应机制存在且功能正常，干扰素可通过抗增殖和刺激体液和细胞介导的免疫应答机制发挥抗肿瘤效应。

α- 干扰素（IFN-α）可治疗黑色素瘤、肾细胞癌和慢性髓性白血病等各种恶性疾病。IFN-α 可使 50% 以上的慢性髓性白血病患者的 Ph 染色体阳性细胞减少，10% 的患者可以达到 Ph 染色体阳性细胞完全消失。但是目前伊马替尼已经取代 IFN-α，成为治疗慢性髓性白血病的一线药物。细胞毒药物化疗后患者处于微小残留病（如骨髓瘤）时，应用 IFN 可抑制残留的肿瘤细胞生长而使病人维持缓解状态。IFN-α 治疗肾细胞癌可以使 10% ~ 15% 的患者产生明显的抗癌效应并能延长生存期。

IFN治疗的不良反应见第7章，最常见的不良反应为流感样症状，可逐渐改善，而乏力症状常持续存在且为治疗限制性。IFN 为每天皮下注射，而聚乙二醇（PEG）结合的IFN可减少注射次数，且不良反应严重程度减轻。

白介素

最初发现白介素具有调节白细胞活性的作用，后

来发现这些细胞因子在许多器官中均有活性。白介素-2是一种重组蛋白，用于激活T细胞反应，在IFN激活的B细胞活化过程中具有协同作用。白介素对肾细胞癌和黑色素瘤具有抗肿瘤活性，患者应答率达10%～20%，偶尔可延长生存期。毒性较为常见，急性毒性表现为血管渗漏综合征，伴发低血压，随后可发生肺水肿、自体免疫性甲状腺炎和白癜风。

造血生长因子

促红细胞生成素可治疗贫血，粒细胞集落刺激因子（G-CSF）和粒细胞-巨细胞集落刺激因子（GM-CSF）可用于：

- 减少化疗后中性粒细胞减少时间
- 刺激骨髓造血祖细胞增殖，使之进入外周血并可以采集，在大剂量化疗后可用于给予支持治疗，特别是在骨髓瘤时。

单克隆抗体（表9.11）

单克隆抗体是针对肿瘤细胞表面抗原的人源化抗体，是经基因工程方法获得的嵌合抗体，包括人源性恒定区和含抗原结合位点的鼠源性重链和轻链，以减少患者人抗鼠抗体的形成。可应用在以下方面：

- 在体外，联合补体，在对白血病和淋巴瘤患者进行大剂量自体造血祖细胞支持治疗时，可净化骨髓中的肿瘤细胞。
- 在体外可利用免疫吸附柱从外周血祖细胞或自体骨髓细胞中选择CD34阳性细胞，以支持大剂量的造血系统或其他恶性肿瘤的治疗。
- 治疗B细胞非Hodgkin淋巴瘤（如利妥昔单抗抗CD20表面抗原）。通过补体和抗体依赖的细胞毒作用造成肿瘤细胞溶解。
- 作为携带毒素或放射性同位素并以肿瘤分子为靶子的载体分子，如抗CD20单抗结合放射性碘，可治疗非Hodgkin淋巴瘤。
- 作为抗生长因子制剂与化疗联合应用，如曲妥单抗针对Her2/Neu或c-erbB2抗原——一种上皮生长因子受体的家族成员，增强肿瘤细胞对细胞毒药物的凋亡反应，可提高转移性乳腺癌患者的生存期。贝伐单抗对结肠直肠癌也起到类似的治疗作用。

表9.11 生物治疗

药物	功能	恶性肿瘤
伊马替尼	酪氨酸激酶抑制剂	基质细胞瘤、慢性髓性白血病
Gefitinib	酪氨酸激酶抑制剂	非小细胞肺癌
西妥昔单抗	抗EGF受体	结肠直肠癌
贝伐单抗	抗VEGF	结肠直肠癌
利妥昔单抗	抗B细胞CD20	淋巴瘤
Dallizumab	抗CD25	白血病/淋巴瘤
阿仑单抗	抗CD52	慢性淋巴细胞性白血病
曲妥单抗	抗HER-2蛋白	乳腺癌
Bortezomib	蛋白体抑制剂	白血病、骨髓瘤

免疫治疗

应用BCG（卡介苗）激活免疫系统治疗膀胱癌或IL-2治疗肾细胞癌，有效率分别为60%和10%。有些肿瘤细胞特异性抗原，如针对B细胞淋巴瘤的肿瘤免疫球蛋白或黑色素瘤抗原，已经制成疫苗。基因工程改造的抗原递呈细胞（树突细胞）可产生抗原和细胞因子，如IL-2或GM-CSF，已显示出一定的临床反应。另外，也可应用基因工程改造的树突细胞表达所有的HLA和B7共刺激分子，但可进一步提高疫苗疗效。

应用非清髓性造血干细胞移植和供者淋巴细胞输注，虽然丢失了某种程度的特异性，但可使免疫治疗的效果达到最强，但是存在较大的毒性风险。

基因治疗

反义寡核苷酸为短DNA碱基序列，可以与DNA或RNA互补序列特异性结合。因此可制备针对肿瘤细胞特异性基因序列的反义寡核苷酸。但因为它们被肿瘤细胞摄取少，并且可被天然内切核酸酶快速降解，它们的临床应用受阻。但是针对*Bcl-2*癌基因的反义寡核苷酸序列在治疗非Hodgkin淋巴瘤中显示出抗肿瘤作用。在体内制备转染肿瘤的可靠载体是限制该方法临床应用的主要障碍。

细胞内信号通路抑制剂

许多癌基因蛋白产物的活性是多数肿瘤细胞转化的关键，因此研究人员寻找可以抑制癌基因蛋白或细胞内信号通路的肽或其他复合物。如酪氨酸激酶抑制剂伊马替尼可特异性抑制融合癌基因蛋白BCR-ABL，对慢性髓性白血病疗效显著。BCR-ABL是慢性髓性白血病特异性融合蛋白。其他细胞周期或细胞因子信号转导酶的抑制剂类似分子正处于临床前试验或早期临床试验中。如抑制ras蛋白的法尼基转移酶抑制剂、血小板衍生生长因子受体抑制剂和基质金属蛋白酶的抑制剂。

放射治疗原理

放射线照射可向组织递送能量，激发原子和分子电离和激发。这种生物学效应可导致DNA单链和双链断裂，诱导细胞凋亡，同时产生短期存在的自由基（特别是来自氧），对蛋白和膜造成损伤。

放疗最常用的是**外线束**或直线加速器的**远距离放射治疗**，它们可产生X线并可使其转变为光子。钴60发生器也可产生γ射线和高能光子。

近距离放射治疗是在组织近旁应用放射源，这样可在短的距离内对有限范围的组织提供强的照射。

全身性放射性核素，如碘131或放射性同位素标记的单抗和激素，可静脉或腔内注射，通过表面抗原或受体促进与特定靶组织的结合提供放射线而发挥作用。

放射剂量用Gy测量，1Gy = 1焦耳/公斤组织，1cGy = 1 rad。生物学效应与剂量率、照射时间、照射体积和组织敏感度有关。光子损伤敏感性在细胞周期G_2-M期最明显，并依赖于细胞的DNA修复能力。分次照射为至少间隔4～6小时给予增加的照射剂量，目的是利用正常细胞和恶性肿瘤细胞的DNA修复能力的差异。照射剂量有三个指标：

- 总剂量以cGy表示
- 分次照射次数
- 照射时间。

放射治疗时间通常为每周5天，每天1次，每次150～200 cGy。而对于肺癌，每天2次照射（超分割治疗）能延长生存期。

放射治疗的作用也依赖于放射源的强度，其测定标准为每单位路径的线性能量转换或电离事件的频率，因为随着距离增加，能量减少，所以放射源的强度与距离的平方成反比。

自由基的产生依赖靶组织的氧化/低氧程度。其可影响生物学效应，差别达3倍，应继续研究低氧细胞感光剂。

光子对生物组织的穿透程度取决于光束的能量。85 kV光源产生的低能光子适合对表面肿瘤进行治疗，而35MeV高能光源具有更深的穿透力，二者在皮肤（皮肤保护）和光束边缘散射比较少，骨吸收也少。也可以通过直线加速器发射的电子光束进行表面照射，直线加速器有靶电极可产生X线。

放疗计划的制订涉及详细的照射剂量物理学和癌症生物学的知识，同时也包括治疗肿瘤部位本身或可能的局部播散范围。正常组织的耐受性决定不良反应的严重程度，需要根据治愈或姑息性治疗的目的以及早期和晚期不良反应权衡利弊以做出决策。

当肿瘤局限于解剖位置时（表9.12），放射治疗目的主要为治愈肿瘤，有时放疗联合手术（辅助放疗）具有治愈潜能。姑息性治疗常常缓解症状并改善生活质量，但并不一定能延长生存期（Box 9.4）。

放疗不良反应

放疗早期不良反应可以在治疗几天到几周内出现并常具有自限性，同时伴有全身性紊乱（表9.13）。放疗不良反应取决于组织敏感性、剂量大小和放射治疗区，可应用支持措施处理直到正常组织修复发生。在其

表9.12　根治性放射治疗
原发治疗
视网膜
中枢神经系统
皮肤
口、咽喉
宫颈和阴道
前列腺
淋巴瘤
原发手术后辅助治疗
肺
乳腺
子宫
膀胱
直肠
睾丸-精原细胞瘤
肉瘤

Box 9.4 放疗的姑息性作用

- 缓解疼痛，如骨转移
- 减轻中枢神经系统转移所致颅内压增高引起的头痛和呕吐
- 减轻支气管、食管、输尿管和淋巴系统的梗阻
- 维持负重骨转移的骨骼完整性
- 逆转转移引起的脊髓或视神经受压的神经损伤

表 9.13 放疗不良反应

急性不良反应	
厌食、恶心、不舒适	
黏膜炎、食管炎、腹泻	
脱发	
骨髓抑制	
晚期不良反应	
皮肤	局部缺血、溃疡
骨	坏死、骨折、肉瘤
口腔	口腔干燥、涎腺炎、溃疡
肠	狭窄、瘘、腹泻
膀胱	膀胱炎
阴道	性交困难、狭窄
肺	纤维化
心脏	心包纤维化、心肌病
中枢神经系统	脊髓病
性腺	不育、更年期
继发性恶性肿瘤	如白血病、甲状腺癌

他放射增敏药物存在时毒性增强，这些药物包括博来霉素、放射菌素、蒽环类抗生素、顺铂和5-氟尿嘧啶。

晚期不良反应可在数月到数年内发生，其发生机制各异，所以与急性不良反应的严重程度无关。晚期不良反应反映了缓慢增殖细胞的丧失和局部动脉内膜炎产生的缺血和纤维增生。

骨骺尚未融合时放疗可导致生长停止，导致生命后期骨骼生长异常。

继发性肿瘤常发生在原发肿瘤放射治疗治愈后约10～20年。照射组织的造血系统肿瘤比实体瘤更容易发生。实体瘤的发生有赖于放疗时的组织状态，如青春期女性的乳腺比30岁女性的乳腺组织对恶性转化的敏感性高300倍。吸烟患者容易发生肺癌。只要能够重建正常骨髓造血或可切除整个受累组织（斗篷放疗后的甲状腺），继发性肿瘤也可成功治愈。

（主鸿鹄译　黄晓军校）

推荐读物

Gregor A (2000) How to improve effects of radiation and control its toxicity. *Annals of Oncology* **11** (Suppl. 3): 231–234.

血液学恶性肿瘤

白血病、淋巴瘤和多发性骨髓瘤是彼此相关的髓系和淋巴系统恶性肿瘤。它们不是常见疾病，但也并不罕见。在英国，淋巴瘤在常见癌症中占第7位。病因不清，一小部分病例可能与病毒、射线、细胞毒药物和免疫抑制有关。发病机制至少涉及一种分子异常，通常为多种，在一些白血病和淋巴瘤中存在非随机性的染色体异常。疾病分型变得日益复杂，普遍应用的WHO分型要求满足形态学和细胞遗传学标准，有时还需满足分子生物学标准。可供选择的治疗多种多样。患者在接受长期骨髓抑制和免疫抑制治疗中需要支持治疗。这些疾病可能致命，但也可治愈。这就需要训练有素的团队和专业技术人员，患者应该在具有这些条件的中心接受治疗。

大型多中心Ⅲ期临床试验已证实单中心的数据，并显示一些根治性治疗可在社区进行。

在这些疾病的处理过程中，正确评估患者的自然病程、治疗可能带来的潜在变化以及严重的患病率和死亡率所带来的风险，对患者至关重要。从治疗开始就应该明确：是根治治疗还是姑息治疗更为恰当，以及做出这样选择的原因。如果追求根治，则应评估患者取得成功的可能性有多大，以及其所需付出的潜在代价有多大。失败的可能性应在最初即告知患者，而不应等到最后一刻。

白血病

白血病是一类相对罕见的疾病，年发病率约为10例/10万人口。白血病可分为急性（自然病程短）或慢性（自然病程长）白血病，以及来源于髓系或淋巴系的白血病。半数以上的患者为急性白血病（ALL、AML），其余为慢性白血病（CLL、CML）。白血病类型与年龄有关；急性淋巴细胞白血病（ALL）主要见于儿童患者，而慢性淋巴细胞白血病（CLL）是一种老年性疾

病。骨髓增生异常综合征（MDS）被视为白血病前期，已在第8章讨论过。通过外周血和骨髓涂片染色检查可诊断白血病，免疫表型、细胞遗传学和分子遗传学对完善白血病的分型和预后非常重要。

一般分型

通过光镜检查、细胞酶表达以及表面抗原的表达，可以区分不同白血病细胞的特征并反映白血病克隆的系别特征和成熟程度。据此，根据疾病进展速度白血病可以分为急性和慢性，每种又可以根据所累及的细胞种类细分为髓系和淋巴系。

- 急性髓性白血病（AML）
- 急性淋巴细胞白血病（ALL）
- 慢性髓性白血病（CML）
- 慢性淋巴细胞白血病（CLL）。

病因学

病因不清，但与数种因素有关。

- **辐射**：可诱导造血前体细胞的基因损伤，在广岛和长崎的幸存者以及碘放射治疗的患者中，ALL、AML 和 CML 的发病率增加证实了这点。
- **化学毒物和药物**：工业中的苯暴露可导致骨髓损伤。烷化剂治疗后，如美法仑，也可发生 AML。
- **遗传**：在同卵双胞胎中和一些有体细胞染色体异常的综合征的患者中，如 Down 综合征（先天愚型）、Klinefelter 综合征（先天性睾丸发育不全），白血病的发病率升高。
- **病毒**：人类 T 淋巴细胞白血病病毒（HTLV-1）与白血病发病有关，此型主要见于日本和加勒比海地区。

白血病的遗传学异常

白血病细胞通常具有获得性体细胞遗传学异常，可能对诊断和预后均具有重要意义。

这些遗传学变化通过干扰正常的增殖调控、阻断细胞分化、保留细胞无限自我更新的能力以及促进对死亡信号的抵抗，即降低凋亡等途径，改变正常细胞的调控过程。

人类发现的第一个非随机性染色体异常——Ph染色体——可见于97%的 CML 患者。Ph 染色体也可见于ALL患者，其发生率随年龄而增长。染色体易位如图 9.5 所示。Ph 染色体为异常的 22 号染色体，是 22 号染色体长臂的部分与 9 号染色体发生相互易位的结果，其核型为 t(9; 22) (q34; q11)。这种染色体易位造成正常表达于 9 号染色体上的原癌基因 *c-ABL*（Abelson 原癌基因）部分转移至 22 号染色体上，与一个被称为“断裂点簇集区”(BCR）的区域并置。易位产生包括BCR基因 5’ 末端和 c-*ABL* 原癌基因在内的杂合转录单位。

在CML 患者的细胞中可发现这种新的“融合”基因 *BCR-ABL* 所表达的嵌合体 mRNA。其所编码翻译的新的融合蛋白较正常蛋白产物具有增强的酪氨酸激酶活性，可增强磷酸化反应，导致细胞生长、间质粘附和凋亡改变。CML 和 Ph 染色体阳性 ALL 患者之间的基因断裂点不同，导致产生分子量分别为210 kDa和190 kDa的两种不同酪氨酸激酶蛋白。*BCR-ABL* 的出现是否足以导致疾病发生，目前尚不清楚。近期发现正常受试者的血中可表达低水平的*BCR-ABL*融合基因，但不发病。

几乎所有急性早幼粒细胞性白血病（APML）——急性髓性白血病的一个亚型——患者均有 t(15；17) 相互易位，为 15 号染色体长臂 2 区 5 带与 17 号染色体长臂 2 区 2 带 （q22） 易位形成。使 17 号染色体上的编码视黄酸受体的基因与部分 *PML* 基因融合。在某种程度上这就可以解释 APML 患者为什么对全反式维甲酸（ATRA）治疗有效。其他基因和细胞遗传学异常常见于白血病细胞（见表 9.14）。

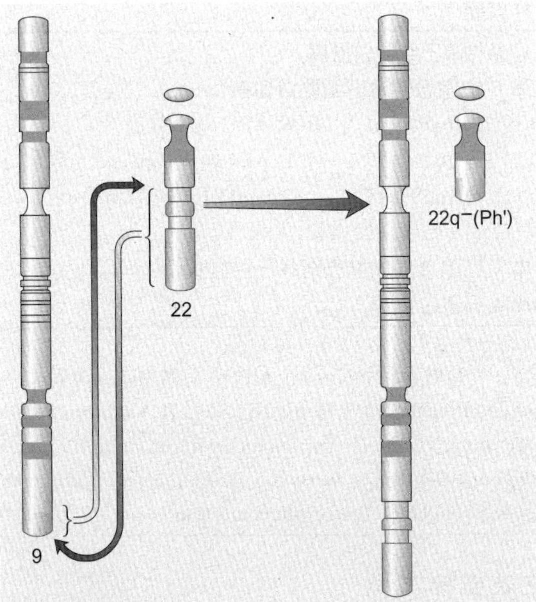

图 9.5　Ph 染色体。9 号染色体与 22 号染色体长臂（q）相互易位，造成 22q 缩短。

表 9.14 急性白血病的 WHO 分型

(a) **急性髓性白血病**

伴有再发性细胞遗传学异常的 AML

AML 伴有 t (8; 21) (q22; q22)，(AML 1/ETO)

AML 伴有异常骨髓嗜酸性粒细胞和 inv (16) (p13;q22) 或 t (16; 16) (p13; q22)，(CBFβ/MYH1 1)

APL（急性早幼粒细胞性白血病）伴有 t (15; 17) (q22; q12)、PML/RAR-α 及其变异型

AML 伴有 11q23 (MLL) 异常

AML 伴有多系增生异常

此前有 MDS 或 MDS/MPD

此前无 MDS 或 MDS/MPD，但两系或两系（髓系）以上细胞中至少 50% 增生异常

治疗相关性 AML 和 MDS

烷化剂 / 放疗相关性

Ⅱ型拓扑异构酶抑制剂相关性

其他

AML 不另做分类 *

AML，最低分化型

AML，未成熟型

AML，成熟型

急性粒单细胞白血病

急性原单核细胞白血病和急性单核细胞白血病

急性红白血病（红 / 髓和纯红血病变异体）

急性巨核细胞白血病

急性嗜碱性粒细胞白血病

急性全髓增殖症伴有骨髓纤维化

髓样肉瘤

(b) **急性淋巴细胞白血病**

前体 B 细胞急性淋巴细胞白血病

t (9;22) (q34; q11)； BCR/ABC 融合基因

t (4;11) (q21;q23)； MLL-AF4 融合基因

t (1;19) (q23; p13.3)； E2A/PBX1 融合基因

t (12;21) (p13; q22) TEL/AML I

前体 T 细胞急性成淋巴细胞性白血病

Burkitt 细胞白血病

* 此组分类基本沿用 FAB 分型标准。

MDS：骨髓增生异常综合征；MPD：骨髓增殖性疾病。

Modified from Jaffe ES, Harris NL, Stein H, Vardiman JW (eds) (2001) *World Health Organization Classification of Tumours. Pathology and Genetics of Tumours of Haematopoietic and Lymphoid Tissues*. Lyon: IARC Press, with permission

细胞表面标志物

这些可用于急性白血病的分型。不成熟的髓系细胞可表达如 CD13、CD14、CD33、CD34 等表面标志物，可通过单克隆抗体来识别。大部分 ALL 患者（约60%）可表达普通急性淋巴母细胞白血病抗原（CALLA），即 CD10。

急性白血病

急性白血病主要见于成人，发病率随年龄增长而增加。急性髓性白血病（AML）的中位发病年龄为 65 岁，可为原发性或继发于 MDS，病因不清，或与细胞毒化疗相关。急性淋巴细胞（淋巴母细胞）白血病（ALL）的中位发病年龄相对较低，是儿童期最常见的恶性肿瘤。WHO 分型见表 9.14。

临床特征

不论哪种亚型的急性白血病，大部分患者有如下症状：

- 贫血——劳力性气短，极度疲劳，虚弱
- 白细胞减少——反复感染
- 血小板减少——出血和瘀斑（尤其是急性早幼粒细胞白血病）
- 骨髓浸润——骨痛。

体检可无明显异常，但特征包括：

- 苍白
- 发热（因感染所致，而非疾病本身所致）
- 瘀点、紫癜、瘀斑、黏膜出血（尤其是急性早幼粒细胞白血病）
- 淋巴结肿大、肝脾大（淋巴细胞白血病更显著）
- 紫红色皮肤损害（急性粒单细胞白血病）
- 睾丸肿大（急性淋巴母细胞白血病）
- 偶尔可见颅神经瘫痪（急性淋巴母细胞白血病）。

检查

确定性诊断（图 9.6）

- **外周血计数**：Hb 降低，WBC 升高（有时可降低），血小板降低。
- **外周血涂片**：通常可见到原始细胞（图 9.6a），可通过细胞形态来辨别系别，确诊需检测免疫表型。
- **骨髓穿刺**：细胞增生，红系和巨核细胞减少，有时可有三系增生异常。原始细胞＞20%（常常接近 100%）（图 9.6b）。免疫表型（FISH）、细胞遗传

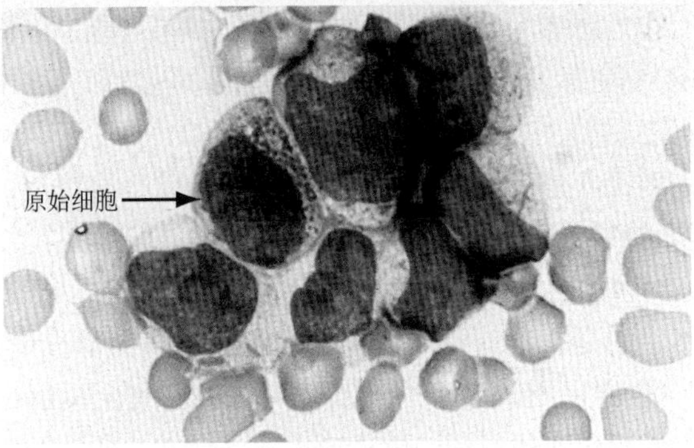

(a)

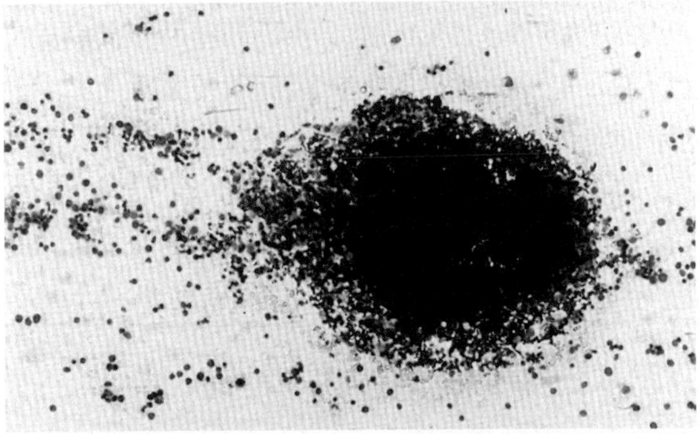

(b)

图 9.6 （也见彩图 9.6）(a) 外周血涂片显示典型的原始细胞。箭头所示为异常原始细胞。(b) 骨髓穿刺涂片显示细胞增多的颗粒。Courtesy of Dr Manzoor Mangi.

学和分子遗传学可确定细胞系别。

- 胸部X线片：纵隔增宽常见于T淋巴母细胞白血病。

有助于制订治疗计划的检查

- 血液生化、血清尿酸、肾功能和肝功能检查。
- 心脏功能：心电图或直接测定左室功能，如超声心动或放射性核素心脏扫描（见第 13 章）。

处理原则

未经治疗的急性白血病患者无一例外都会死亡，多数只能生存数月，而经过慎重的姑息治疗，患者生存时间有可能达到一年。以根治为目的的治疗有可能成功，也有可能因白血病细胞不能根除或患者不耐受而失败，如果不治疗，早期就会死亡。

根据最初的表现，急性白血病可以分为以下几种类型：很可能治愈（通常是预后好的儿童期淋巴母细胞白血病）、可能治愈（如原发的低危 AML）和难以治愈（如伴有预后差的细胞遗传学标志的老年AML、继发性 AML、复发急性白血病）。根治性治疗即使对低危的急性白血病患者也会有相当高的发病率和潜在死亡率，对高危患者更甚，因此，正确评估风险/效益比对医师和患者都显得至关重要。

在 AML 中，伴有t (15; 17)、t (8; 17) 、inv (16) 或其变异体 t (16; 16) 染色体异常的患者是低危患者，在他们第一次完全缓解期间，不能从异基因干细胞移植中获益，因为此时移植的风险高于移植的收益。而有预后不良标志的患者（高危患者）——(5/del5q)、-7、3q 异常、t (9; 22) 或复杂核型——适于行异基因移植，因为他们对传统化疗的反应差。其他预后不良因素包括发病年龄大于 60 岁，由 MDS 转化来的白血病，复发患者，继发白血病，以及髓外病变。

姑息治疗

患者应当清楚选择姑息治疗并不意味着“不治疗”或放弃，而是另外一种延长生命的方法，当然有一定限度。应尝试各种方法以保证患者尽可能在家，同时可以得到全方位的支持护理。姑息治疗除血制品支持外，还应包括化疗和放疗。当然不可低估“精神”上的支持。

根治治疗

选择根治治疗时，特别是获得成功时，常意味着患者及其家庭的正常生活至少有 6 个月会受到严重损害，而通常这一段时间高达 1 年，而且，不管最终成功与否，生活都不再能恢复原状。短期内，患者有可能需要转院，因为只有每年至少接治10 例急性白血病的医疗单位才能进行相应的治疗。最初，通常可能会住院 1 个月，之后，将每隔数日至数周定期入院接受治疗，这就需要考虑有关工作安排和教育事宜。

选择根治治疗意味着疾病有治愈的可能，并且治愈的机会可能大于治疗的风险。采取这种治疗方案并不意味着肯定能够治愈，甚至不能期望治愈。治疗失败率可能很高，如果治愈已变得不可实现，应当告知患者。采用以根治为目的的治疗时，患者可能会因需要接受心肺复苏很快转入重症监护病房，应提前向患者解释此点。

有效治疗

支持治疗

无论是根治治疗还是姑息治疗，支持治疗都是治疗的基础。

- 避免出现贫血症状（血色素>10g/dL），可反复输注沉积人红细胞（有时需要照射细胞）。
- 预防和控制出血（存在感染时，血小板计数> 20 × 10^9/L，在感染时则< 10 × 10^9/L）。
- 治疗感染：
  (a) **预防**：教育患者、家属和工作人员有关洗手和隔离设施的事项。选择应用抗生素及抗真菌药物。
  (b) **治疗**：根据相关的方案和规则联用抗生素及抗真菌药物处理发热。
- 控制高尿酸血症，可水化、预防性应用别嘌呤醇，偶尔应用拉布立酶。

特异疗法

最初的治疗是根据不同患者的白血病类型和个体危险因素选择"诱导化疗"，使患者的外周血象和骨髓恢复正常（即完全缓解）。由于化疗并不能特异性针对白血病细胞，对正常骨髓功能也有损伤，因此可导致致命性的感染，在短期内有增加早期死亡的风险。由于感染是主要问题，因此早期治疗阶段需要住院，并使患者住在带卫生间和洗浴设施的单间内（即某种程度的隔离）。

成功的诱导治疗往往需要后续治疗（即巩固治疗），应根据不同的白血病类型和患者的危险因素（以及患者对治疗的耐受性）来决定具体方案。如果不采用巩固治疗，复发则不可避免。这反映了对"完全缓解"缺乏敏感的界定，因为在不久之前还仅依赖形态学作为判断标准。对形态学不能发现的残留白血病细胞，细胞遗传学和分子基因学技术可以辨别，而且可以很好地预测复发。最近，修改有关缓解定义的建议也反映了这一事实。经过两个疗程的化疗不能达到形态学完全缓解也被视为预后不良的指标，与未经治疗的白血病的预后一样。如果患者经新的试验治疗方案能获得CR，通过造血干细胞移植治疗可能具有治愈的可能。

急性髓性白血病（AML，不包括 APL）

如果没有明显的同病，60岁以下的成人患者主要采用根治性治疗。失败与细胞遗传结构有关。低危患者接受中等强度的联合化疗，通常包括蒽环类抗生素，如柔红霉素和阿糖胞苷，巩固治疗至少为 4 个疗程，每 3～4 周 1 次。如果有 HLA 相合的造血干细胞移植同胞，高危患者可能只能选择根治性治疗。

中危患者组是一组异质性患者，如果可能，不管伴随的风险有多大，还是应该接受巩固化疗以诱导缓解，之后行同胞相合的异基因移植。

对老年患者的初始治疗存在很大争议。直观上，生物学年龄决定了每个个体患者的处理。随着年龄增大，高危 AML 更为普遍，而且只有异基因移植可以根治，但不幸的是，这一治疗的毒性也随年龄增大明显增高。

60 岁以下的患者中约有 3/4 可获得完全缓解，治疗失败与白血病耐药、感染或出血（偶发）所致的死亡有关。预计约有 50% 获得完全缓解的患者可以被治愈（总共大约为30%）（图9.7）。尽管患者可能获得第二次完全缓解，但总体预后很差，因此对复发患者的处理取决于不同个体。复发后如果不进行异基因移植，很少能长期生存。应考虑进行试验性治疗。

急性早幼粒细胞白血病（APML）

这一少见类型 AML 具有特征性的易位 t(15; 17)。几乎无一例外皆有凝血紊乱，是死亡的主要原因。全反式维A酸（ATRA）可诱导早幼粒细胞分化，迅速逆转出血倾向，这一经验性的发现是 APL 治疗的里程碑。目前常规采用 ATRA 联合化疗治疗 APML，并在诱导缓解后给予 ATRA 维持治疗。如果白血病在分子水平不能被根除，或复发后再次获得缓解时，可能有必要选择异基因移植。三氧化二砷可通过激活半胱天冬酶级联使细胞凋亡，也可有效治疗 APML。

年轻的 APML 患者中（这一类型在老年人中不常见）至少有 80% 可以获得完全缓解和分子缓解。至少

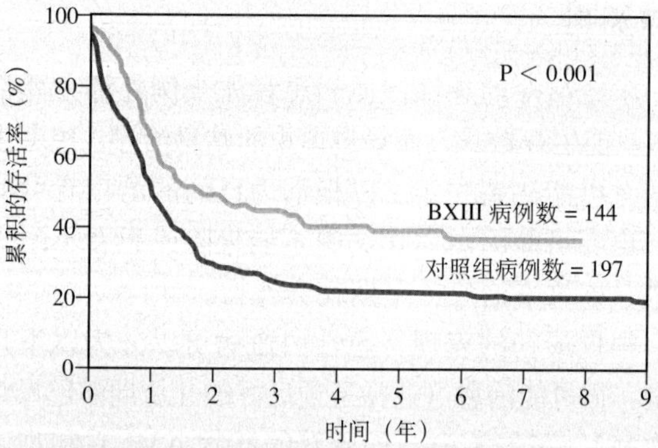

图9.7 急性髓性白血病：行与不行清髓性移植的总生存率。BXIII为治疗组。（From Rohatiner AZS et al. (2000) *Annals of Oncology* **11**: 1007-1015 with permission）

60%的患者可被治愈。与其他亚型的AML相比，复发患者仍有相当好的预后，尽管异基因移植是可选治疗，但即使不进行移植，继续应用 ATRA 和化疗也可获得较长的第二次缓解期。

急性淋巴细胞性白血病（ALL）

ALL 的总体治疗策略在细节上与 AML 不同（图 9.8）。缓解诱导联合化疗主要包括长春新碱、泼尼松龙、门冬酰胺酶和一种蒽环类抗生素，如阿霉素。一旦获得缓解，应根据对每个患者失败风险的评估确定具体的巩固治疗。

对高危患者，如 Ph 染色体 t(9;22) 阳性患者，因为传统化疗不能根治，异基因移植是惟一的建议。伊马替尼在这种情况中所扮演的角色仍不明了。某些亚型的患者需接受 2 年的维持治疗。

ALL治疗与AML治疗的另一主要差别为中枢神经系统定向治疗。当外周血中原始细胞被清除后，如果血小板计数允许，应尽早进行预防性鞘内注射化疗药物。根据风险不同，这一治疗可能持续2年，同时给予全身大剂量阿糖胞苷或甲氨蝶呤。过去对所有患者都进行头颅照射，现在仅对很高危的和有症状的患者进行头颅照射（图 9.8）。

预后

目前儿童ALL的预后很好，几乎所有患者都可获得完全缓解，5 年无复发生存率高达 80%。治疗失败主要出现于原始细胞计数高和 t (9; 22) 易位患者。

成年患者的情况很不成功，随年龄增大预后逐渐变差。治疗相关死亡率和t (9; 22) 易位频率随年龄增大而增多。总体完全缓解率为70% ~ 80%，治疗失败的原因与白血病耐药和支持治疗失败有关。一线治疗不能达到完全缓解提示预后很差。如果新的治疗方案可使患者获得完全缓解，应考虑行同胞供者移植，或者如果可能的话，无血缘关系供者移植，以巩固治疗，尽管移植物抗宿主病的发生率高。30% ~ 40%的患者可持续第一次完全缓解，最终约有 25% ~ 30% 的患者可治愈。

与 AML 相同，复发主要出现在开头 3 年内，且最终结果极差。尽管第二次缓解通常能获得，但并不持久，除非患者行异基因移植。然而孤立的髓外复发有可能被治愈。

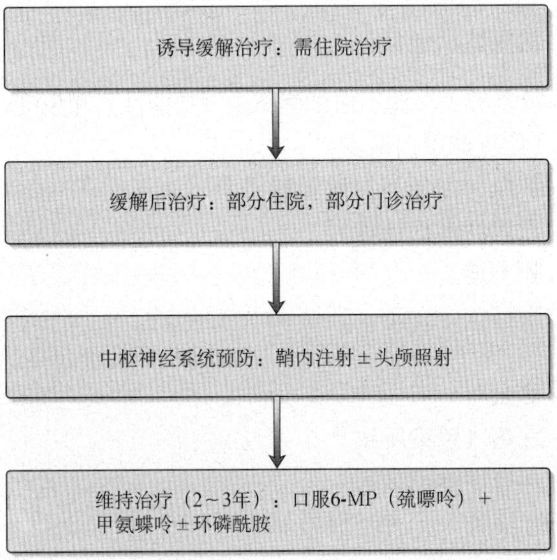

图 9.8　ALL 的治疗方案。

慢性白血病

慢性髓性白血病（CML）

慢性髓性白血病（CML）约占白血病的 14%，几乎均为成年患者，发病的高峰年龄为 40 ~ 60 岁，有特征性的Ph染色体（图 9.9）。与急性白血病迅速逆转或迅速死亡不同，CML 相对进展缓慢，如果最初没有治愈，最终会发展为原始细胞危象（白血病急性发作）(90%髓性变，20%淋巴样变）或出现骨髓纤维化，3 ~ 4 年后死亡。

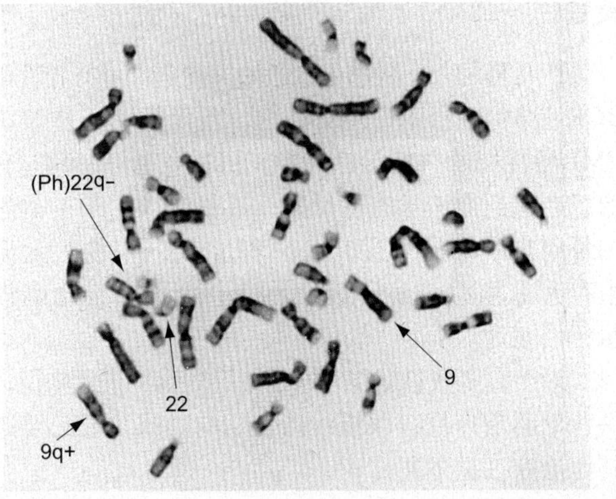

图 9.9　Ph 染色体。其由 22 号染色体长臂（q）部分易位至 9 号染色体形成。见于 90% ~ 95% 的 CML 患者。其核型描述为 46XX,t (9; 22) (q34; q11)。

临床特征

CML 通常处于慢性期，部分患者可无症状。症状包括：

- 贫血所致的气短
- 脾大引起的腹部不适
- 体重减轻
- 与感染无关的发热和出汗
- 头痛（偶见），由白细胞过多所致
- 擦伤、出血（不常见）。

体征

- 苍白
- 脾大，巨脾常见
- 淋巴结病，一般见于原始细胞危象
- 因白细胞淤滞引起的视网膜出血。

检查

- **外周血计数**：Hb 降低或正常，WBC 升高，血小板可降低、正常或升高。
- **外周血涂片**：白细胞增多，伴有各阶段髓系幼稚粒细胞增多，偶见原始细胞
- **骨髓穿刺**：细胞数增多，髓系幼稚细胞增多。细胞遗传学可见 t (9; 22) 易位（Ph 染色体）(图 9.9)。
- **荧光素原位杂交**（FISH）、**逆转录聚合酶链反应**（RT-PCR）或**微点阵表达分析**可用于识别细胞遗传学或分子异常
- **白细胞碱性磷酶**（LAP）：降低。

处理

伊马替尼，一种酪氨酸激酶抑制剂，可特异性阻断 BCR-ABL 融合蛋白的酶活性，已代替 α 干扰素成为 CML 慢性期的一线治疗药物。伊马替尼可使超过95%的患者达到血液学完全反应，其中 70% ~ 80% 的患者的外周血中检测不到BCR-ABL的转录产物。无事件生存和总生存均优于其他治疗。可不确定地继续使用伊马替尼。

对于大多数**急变期**（原始细胞转化）患者来说，伊马替尼的治疗反应仅能维持较短的时间，有必要进行其他治疗（见下文）。

伊马替尼的不良反应通常可耐受，包括恶心、头痛、皮疹和血细胞减少。现已发现对伊马替尼单药治疗耐药的现象，这还有待于进一步研究。

造血干细胞移植（SCT）

异基因造血干细胞移植（SCT）可使大约 70% 的慢性期CML患者得以根治，但存在发生并发症的风险以及因移植物抗宿主病（GVHD）和机会性感染所致的死亡。

并发症的出现与以下危险因素有关：

- 年龄增大
- 急变期行 SCT
- 供受者之间组织相容性的程度。

移植物抗白血病效应对提高 SCT 后的生存有一定作用，因此，更常采用降低强度的移植。

在伊马替尼时代，SCT 的确切作用尚不清晰，但对伊马替尼无应答的患者是移植适应证。移植后或伊马替尼治疗后患者的病情监测可采用 RT-PCR 方法测定 BCR-ABL 转录产物的表达。

慢性淋巴细胞性白血病（CLL）

CLL 是最为常见的白血病，主要发生于老年患者且随年龄增长，发病率增高。CLL 几乎无一例外来源于 B 淋巴细胞。许多患者无任何症状，为偶然发现，其余患者可有骨髓衰竭或免疫抑制的表现。患者的中位生存期可达10年，可能与各种表现特征相关（表9.15）。细胞遗传学和分子生物学异常对疾病预后的意义正逐渐被认识（见下文）。

临床特征

常见症状包括：

- 反复感染，源于白细胞减少（功能性）和免疫衰竭（免疫球蛋白减少）
- 贫血，由于溶血或骨髓浸润
- 无痛性淋巴结肿大
- 脾不适。

常见的体检发现包括：

- 贫血
- 发热（感染所致）
- 全身性淋巴结病
- 肝脾肿大，有时很显著。

但是，有时可能无任何症状。

表 9.15 慢性淋巴细胞白血病的 Rai 和 Binet 分期系统 *

系统和分期	危险性	表现	患者比例（%）	中位生存期（年）	治疗建议
Rai 分期系统					
0	低	淋巴细胞增多	31	> 10	观察、等待
I	中	淋巴结肿大	35	9	仅在疾病进展时治疗†
II	中	脾大、淋巴结肿大，或二者均有	26	7	仅在疾病进展时治疗†
III	高	贫血、器官巨大症	6	5	多数病例需要治疗
IV	高	有以下一种或多种：贫血、血小板减少和器官巨大症	2	5	多数病例需要治疗
Binet 分期系统					
A	低	淋巴细胞增多，< 3 个淋巴结区肿大‡	63§	> 10	观察、等待
B	中	≥ 3 个淋巴结区肿大‡	30	7	多数病例需要治疗
C	高	贫血、血小板减少，或二者均有	7	5	多数病例需要治疗

* 淋巴细胞增多见于该病的所有分期。

†判断疾病进展的指标包括：体重减轻、疲劳、发热、巨大器官肿大和淋巴细胞计数快速增加。

‡ 肿大的淋巴结区可包括：颈部、腋窝和腹股沟淋巴结；脾或肝可能肿大。

§ A 期包括 Rai 分期中的所有 0 期患者和 I 期的 2/3、II 期 1/3 的患者。

From Dighiero G, Binet JL (2000) *New England Journal of Medicine* **343**: 1800.

检查

- **外周血计数**：Hb 正常或降低；WBC 升高，可以很高；血小板正常或降低。
- **外周血涂片**：淋巴细胞增多 > 5 × 10^9/L。
- **骨髓穿刺**：与外周血表现类似，淋巴细胞浸润通常很严重。
- **免疫表型**：主要为 CD19/20 及 CD5$^+$ B 淋巴细胞。膜表面免疫球蛋白可能弱表达。
- **细胞遗传学**：可有助于对预后的判断。常见异常包括：12三体（40%），13q14缺失（60%），6、11、13长臂缺失和p53基因异常。患者可有IgVH（在B细胞上）突变，有助于判断预后。IgVH难以检测，一般实验室可通过流式细胞计量方法检测细胞内ZAP-70（相关蛋白）的表达，ZAP-70与IgVH突变密切相关。
- **Coombs 试验**：如果发生溶血，结果可能为阳性。
- **免疫球蛋白**：降低或正常。

处理

对于 CLL 患者。主要考虑的问题在于何时开始治疗。尽管细胞遗传学标志应用得越来越多，治疗仍取决于患者的疾病分期（表 9.15）。特别需要提及的是，低水平的 ZAP-70 是预后良好的指标，无需治疗。相反，无 IgVH 突变（即 ZAP-70 高表达）显示预后差。

疾病早期通常无需治疗，进展期则往往需要立即开始治疗，中间状态不定。治疗的绝对指征包括：

- 贫血（特别是溶血所致）
- 反复感染
- 脾不适
- 淋巴细胞计数倍增时间短于 6 个月，提示疾病进展。

一般治疗 / 支持治疗

发生溶血性**贫血**时可应用类固醇治疗。如果为难治性或反复发作，或脾不适，可行脾切除。如果为因骨髓浸润引起的贫血，应采用化疗，必要时应输血。应用促红细胞生成素（见第8章）可避免输血，尤其是在患者接受化疗期间。

应用抗生素治疗**感染**，化疗期间可预防性给予抗生素。免疫球蛋白置换可能有助于控制感染。

别嘌呤醇（别嘌醇）可预防高尿酸血症。

特异性治疗

适量的苯丁酸氮芥通常可降低血细胞计数，减轻淋巴结病和脾肿大，成功缓和病情。骨髓很少能恢复正常。一般仅需治疗数月，然后停药，直到疾病进展再治疗。

由于嘌呤类似物出现，氟达拉滨单药或联合环磷酰胺或米托蒽醌（可以加减类固醇）治疗，骨髓可有很大改善，可获得完全缓解或分子学完全缓解。近期，有报道利妥昔单抗联合治疗可明显改善治疗应答率，但单药多无效。清髓性化疗联合自体干细胞拯救，以及清髓性或非清髓性异基因干细胞移植，也开始用于临床试验。

转归

生存期与细胞遗传学改变与Rai分期或Binet分期密切密切相关。患者诊断后的中位生存期有很大差异，有些组的患者预期寿命正常，而其他则可能迅速进展。预后不良指标包括：Rai或Binet高分期；淋巴细胞倍增时间短（<12月）；弥漫性骨髓浸润；细胞遗传学异常，包括*p53*基因功能异常、*Il23*、12三体和CD38/ZAP-70阳性；男性；以及发病年龄大于60岁。治疗（存在上述指征时）可改善症状及血计数。这些指标对生存期的影响尚不明了。加强治疗，尤其是细胞毒化疗和抗体联合治疗，可获得更好的缓解质量，缓解期延长。如果给予良好的支持治疗改善生活质量，这些治疗进展可能使患者获得生存优势。

毛细胞性白血病（HCL）

HCL与CLL一样，是一种异常的B细胞克隆增生性疾病（T细胞极罕见），增生的B细胞积聚在骨髓和脾中。这是一种罕见疾病，中位发病年龄为52岁，男女发病比例为4∶1。这一奇怪的命名源于外周血涂片和骨髓涂片中的细胞形态，这些细胞有绒毛样的不规则胞浆突起。耐酒石酸的酸性磷酸酶呈强阳性。表达多种细胞分化标志物，包括CD19、CD20和CD103，但不表达CD21和CD5。

临床特征包括贫血、发热和体重减轻。脾大的发生率为80%，淋巴结病不常见。可见贫血、中性粒细胞减少、血小板减少和单核细胞计数降低。

治疗

嘌呤类似物、2-CDA（2-氯脱氧腺苷）（克拉屈滨）和喷司他汀对本症有特异活性，1个疗程可使约90%的患者达到完全缓解。有时缓解可持续数年，患者可接受反复治疗。利妥昔单抗可用于上述药物治疗无应答的患者。

幼淋巴细胞性白血病（PLL）

幼淋巴细胞性白血病是另一种少见疾病，常被误认为CLL。PLL可来源于B细胞或T细胞系。其以骨髓衰竭和脾大为特征，骨髓衰竭可导致贫血、中性粒细胞减少和血小板减少，脾大与毛细胞白血病相似。治疗一般包括苯丁酸氮芥，与CLL相似，但是也可采用脾切除或氟达拉宾治疗。

参考文献

Chiorazzi N, Rai KR, Ferrarini M (2005) Chronic lymphocytic leukaemia. *New England Journal of Medicine* **352**: 804-815.

Goldman JM, Melo JV (2003) Chronic myeloid leukaemia - advances in biology and new approaches to treatment. *New England Journal of Medicine* **349**: 1451-1464.

Hamblin TJ (2004) Predicting progression - ZAP-70 in CLL. *New England Journal of Medicine* **351**: 856-857.

Henderson ES, Lister TA, Greaves MF (eds) (2002) *Leukemia,* 7th edn. Philadelphia: Saunders.

Jaffe ES, Harris NL, Stein H, Vardiman JW (eds) (2001) *World Health Organization Classification of Tumours .Pathology and Genetics of Tumours of Haematopoietic and Lymphoid Tissues*. Lyon: IARC Press.

Lister A, Rohatiner A (guest eds) (2002) Non-Hodgkin's lymphoma. *Best Practice and Research, Clinical Haematology* **15**: 3

National Institute for Clinical Excellence (2003) *Guidance on Cancer Services: Improving Outcomes in Haematological Cancers. The Manual*. London: NICE.

Oscier D, Fegan C, Hillmen P et al.; Guidelines Working Group of the UK CLL Forum. British Committee for Standards in Haematology (2004) Guidelines on the diagnosis and management of chronic lymphocytic leukaemia. *British Journal of Haematology* **125**: 294-317.

Pui CH, Relling MV, Downing JR (2004) Mechanisms of disease: acute lymphoblastic leukemia. *New England Journal of Medicine* **350**: 1535-1548.

淋巴瘤

淋巴瘤较白血病常见，且发病率呈上升趋势，但原因不明。其发生是淋巴系统异常增生的结果，因此可累及淋巴组织所在任何部位。最常见的表现为单一或多部位淋巴结肿大，但是原发的结外病变在非Hodgkin淋巴瘤也可高达20%。预后取决于淋巴瘤的分型、疾病累及的解剖范围和肿块的大小，临床进程可从数月至数年不等。

处理原则与白血病大体类似。在确诊后，进行适当的进一步检查以制订处理方案，包括近期和远期计划，同时应向患者详细解释。

目前淋巴瘤根据组织学表现可分为：

- Hodgkin 淋巴瘤
- 非 Hodgkin 淋巴瘤。

一直以来，淋巴白血病和淋巴瘤之间的分界并不清楚。

Hodgkin 淋巴瘤（HL）

这是一种罕见的主要累及淋巴结的疾病。在英国的发病率约为 2.5/10 万，男女比例为 1.3：1。发病年龄高峰为 30 多岁。发病率稳定。

病因学

流行病学证据显示：HL 与传染性单核细胞增多症有关，高达 40% 的 HL 患者 EB 病毒抗体滴度在诊断时增高，且在临床发病前数年即可增高。HL 患者的组织中可检测到EB病毒DNA。这些资料提示，EB病毒在发病机制中起作用。未发现其他有关病毒。可能存在其他感染因素，与环境和职业暴露于致病原有关。

病理学

HL 的标志为 Reed-Sternberg 细胞（图 9.10），后者来源于生发中心 B 细胞，或偶尔为外周 T 细胞。大部分经典型 HL 病例一般表达 CD30 和 CD25。

HL的WHO分型如表 9.16所示，经典型HL可分为：

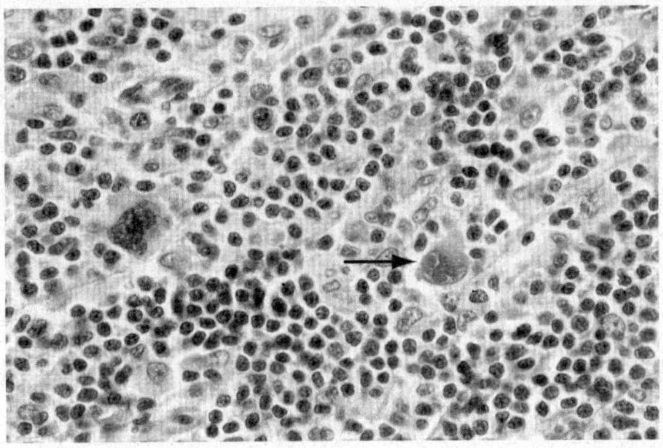

图 9.10　Hodgkin 淋巴瘤的组织学表现。在充满良性小淋巴细胞和组织细胞的背景中，可见散在的单核 Hodgkin 细胞，右侧中心可见一个典型的恶性双核Reed-Sternbeng细胞（箭头所示）。Courtesy of Dr AJ Norton.

表 9.16　Hodgkin 淋巴瘤的病理学分类

结节性淋巴细胞为主型 Hodgkin 淋巴瘤
经典型 Hodgkin 淋巴瘤
结节硬化型 HL
富淋巴细胞型 HL
混合细胞型 HL
淋巴细胞消减型 HL

From Harris NL et al. (1999) *Journal of Clinical Oncology* **17**: 3835-3849

- **结节硬化型** HL（占病例的 70%）：可见许多纤维索条。这种类型主要见于年轻女性，纵隔和颈部淋巴结特别容易受累。
- **富淋巴细胞型** HL：约占 5%，以大量小淋巴细胞和 Reed-Sternbeng 细胞浸润为特征。主要发生于外周淋巴结。通常表现为惰性疾病。
- **混合细胞型** HL：大约 25% 的患者可混有淋巴细胞、嗜酸性粒细胞、中性粒细胞和组织细胞。可见 Reed-Sternbeng细胞，但无纤维索条。更常见于男性患者，B 症状多见。
- **淋巴细胞消减型**HL：是一种罕见类型，细胞少伴有大量 Reed-Sternbeng 细胞浸润。见于 HIV 相关的 HL 患者。

除了经典型 HL，**结节性淋巴细胞为主型**占 5%，可见恶性 L&H 细胞［即淋巴细胞性和（或）组织细胞性Reed-Sternbeng细胞变异体］，也可称为“爆米花样”细胞，这种细胞表达 CD20、CD45、BCL6 和 CD79a，不表达 CD15 和 CD30。

发病机制

发病机制尚不清楚，但在经典型 HL 中，以下几点已得到证实。

B细胞： Hodgkin细胞和Reed-Sternbeng细胞缺少膜表面免疫球蛋白（或BCR）表达。这可能由于免疫球蛋白基因的破坏性突变或非功能性重排，和（或）存在免疫球蛋白特异的转录因子缺乏。

对抗凋亡： 恶性淋巴瘤细胞如果存在耐Fas表型，可防止在生发中心死亡。已在Fas基因中发现导致Fas通路失活的破坏性突变。

出现非调节性生长信号： 有证据显示，Reed-Sternbeng细胞的转化需要自我满足的生长信号，以及NFκB的非调节性、持久转录活性。现已有*I*κβα基因突变的报道。

环境因素： 儿童期普遍感染可能说明HL为常见病毒晚期感染。

遗传因素： 同卵双胞胎同时发生HL的几率增加100倍，而异卵双胞胎中未发现发病率增高。

现已明确有多条通路可导致HL发生，但B系淋巴细胞不表达免疫球蛋白而逃避凋亡，这是问题的核心。

表9.17　颈部淋巴结肿大的鉴别诊断

感染	**原发性淋巴结恶性肿瘤**
急性	原发性淋巴结恶性肿瘤
化脓性感染	Hodgkin 淋巴瘤
传染性单核细胞增多症	非 Hodgkin 淋巴瘤
弓形体病	慢性淋巴细胞性白血病
巨细胞病毒感染	急性淋巴细胞性白血病
感染性湿疹	
猫抓热	**继发性恶性肿瘤**
儿童期急性出疹性疾病	鼻咽癌
	甲状腺癌
慢性	喉癌
结核	肺癌
梅毒	乳腺
结节病	胃
HIV 感染	
结缔组织病	**其他**
类风湿关节炎	Kawasaki 综合征
药物反应	
苯妥英	

临床特征

- 淋巴结肿大，最常累及颈部淋巴结（其他病因如表9.17所示）；通常为无痛性，质地较韧，与周围组织粘连。
- 肝大或脾大。
- “B”症状：发热（25%），夜间盗汗，体重减轻>10%的体重（表9.18）。
- 其他全身症状如瘙痒、疲劳和厌食等，偶尔可见饮酒后肿大淋巴结疼痛。
- 其他器官的受累症状，如肺受累出现咳嗽和气促。

检查

- **血计数：** 可正常，或正细胞正色素性贫血。淋巴细胞减少，偶可见嗜酸性粒细胞增多。
- **血沉（ESR）：** 通常加快，这也是疾病活动的指标。
- **肝生物化学：** 不论是否累及肝，一般异常。
- **血清乳酸脱氢酶（LDH）：** 水平增高是预后不良的指标。
- **尿酸：** 正常或升高。
- **胸部X线：** 可见纵隔增宽，伴有或不伴有肺部病变。
- **CT扫描：** 70%的病例可见胸腔淋巴结受累。腹腔或盆腔淋巴结也可累及。尽管PET的应用越来越多，CT仍是确定疾病分期的首选检查。
- **骨髓穿刺和环钻活检：** 很少需要，但在疾病进展期可显示骨髓受累情况。在发病早期很少见到。
- **淋巴结活检：** 确诊需要依赖活检结果（图9.10）。

1例患者的典型胸片和CT结果如图9.11所示。

处理

多数情况下建议选择根治性治疗，且预期效果好（图9.12和9.13）。对某些淋巴细胞为主型的Hodgkin淋巴瘤患者采取观望也是合理的，但是这样做的理由应向患者解释清楚，并且需要早期密切监测。

选择何种特异性治疗取决于疾病的解剖分布、肿块大小、是否有“B”症状（表9.18分期）。

早期（不伴大肿块的Ⅰ^{A}、Ⅱ^{A}期）

首选治疗为短期化疗加受累部位放疗。过去应用扩大野、高能量的放疗，可使70%的患者获得治愈，在无效的患者中也有半数可通过联合化疗拯救。由于

表 9.18　Ann Arbor 分期的 Cotswolds 修改方案

分期	说明
Ⅰ期	累及 1 个淋巴结区或淋巴结构（如脾、胸腺、Waldeyer 咽淋巴环）或 1 个淋巴外组织受累
Ⅱ期	累及横膈同一侧的 2 个或更多淋巴结区（肝门淋巴结如果两侧受累，仍为Ⅱ期）；1 个结外器官或部位的局部以及横膈同侧的淋巴结受累为ⅡE。所累及的淋巴结区数以下标标注，如$Ⅱ_3$
Ⅲ期	累及横膈两侧的淋巴结区，为Ⅲ期，也可伴有脾受累（ⅢS），或 1 个结外器官部位受累（ⅢE），或二者均有（ⅢSE）
Ⅲ 1	有或无脾、肝门、腹腔或门静脉淋巴结累及
Ⅲ 2	累及主动脉旁、髂动脉和肠系膜淋巴结
Ⅳ期	1 个或多个结外器官或组织的弥漫或散播受累，有或无相关的淋巴结受累
对各期患者均适用的定义	
A	无症状
B	发热（体温＞ 38℃），夜间盗汗，无法解释的体重减轻，6 月内减轻超过 10%
X	大肿块（纵隔增宽超过 1/3，结节肿块最大直径超过 10cm）
E	已知的淋巴结区附近的 1 个结外部位受累

From Diehl V et al. (2004) Hodgkin's lymphoma – diagnosis and treatment. Reprinted with permission from Elsevier (*Lancet Oncology* **5**: 19–26).

可使年轻女性患者乳腺癌的发生率增高，在吸烟人群中肺癌发生率增高，以及在接受膈上型“边缘部位”照射的患者中导致心脏病发生，因此扩大野放疗受到质疑。适量强度的化疗 ABVD（表 9.10）2 ~ 4 个疗程后再照射受累部位20 ~ 30Gy，逐渐成为标准治疗（这种强度的化疗为非杀菌性，且继发癌症的风险也低）。近期，评估 PET 扫描作用的临床试验正在进行，目的是为了确定 PET 扫描阴性的患者是否可以不接受放疗。

疾病进展期

仍有相当一部分患者可以治愈，中位生存期超过5年。对所有患者均可选择循环结合化疗，加或不加巨大肿块部位的放疗。“金标准”治疗即ABVD方案（表 9.10），如果血计数允许，则给予每月 6 ~ 8 个疗程。存在纵隔大肿块的患者，不论 CT 扫描是否恢复正常，均接受放疗。也许将来 PET 扫描可以减少早期患者对放疗的需要。经过这样的治疗，大约 50% ~ 60% 的进展期患者可治愈，短期的主要潜在毒性为骨髓抑制，死亡率约为1%。远期风险主要是心脏和肺。不孕和继发性恶性肿瘤远较过去的金标准治疗 MOPP 或 MVPP 方案少见得多。这组患者的 15 年生存率可达 65%。

进展期 Hodgkin 淋巴瘤患者经最初的 ABVD 方案化疗后，约有 25% 治疗失败。通过增加药物种类、改变药物组合或杂合的强烈化疗，可降低耐药的比例。最近报道有两个方案可在短期内显著降低治疗失败率，一个方案是与多种药物循环使用，其中部分为大剂量，连续多个疗程，另一个方案为连续12周的化疗方案，这两个方案均加用了较大剂量的放疗。这一结果还有待于长期随访来证实。可以明确的是，尽管高危患者只占极少数，建立一个判断耐受患者预后的分级指标将是一大进展。为了其中少数患者的利益而对这部分患者全部采用过度治疗的策略，应当将改变为，为了对多数患者有利而对少数人治疗不足，再对其中失败者进行“挽救”治疗。对难治患者采用清髓性化疗加造血干细胞移植拯救的方法取得成功的报道有限。

常规剂量化疗后复发的Hodgkin淋巴瘤患者虽然十

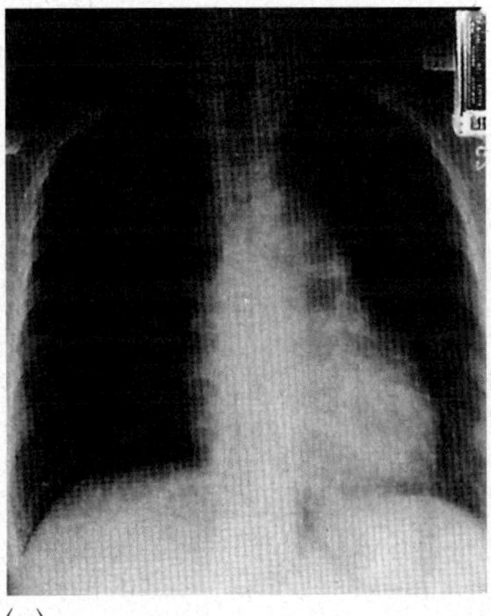
(a)

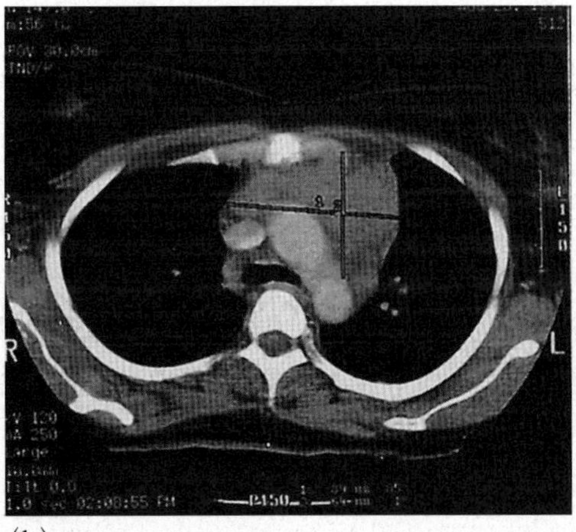

(b)

图9.11　1 例HL患者的典型胸片和CT结果。(a) 胸部X线显示Hodgkin淋巴瘤所引起的纵隔肿物。(b) 同一患者的CT结果。交叉线所示为肿物。

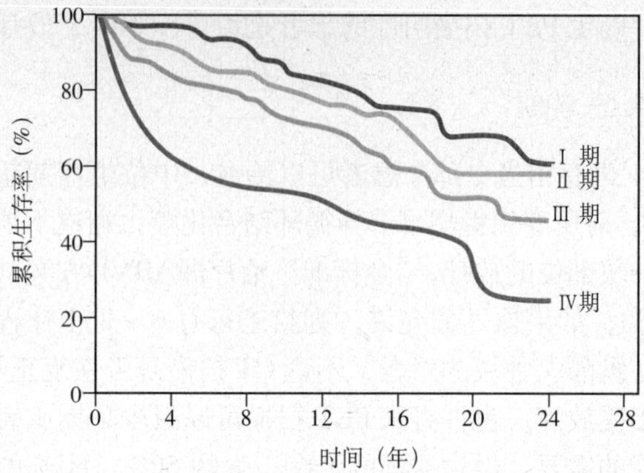

图 9.12　与 Ann Arbor 分期相关的 Hodgkin 淋巴瘤的生存期。

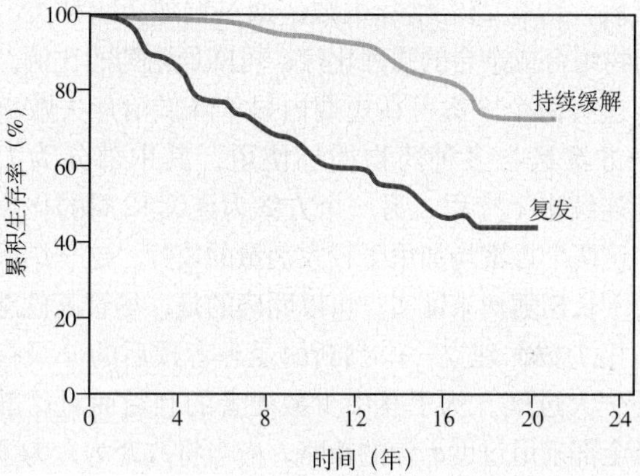

图 9.13　Hodgkin 淋巴瘤患者的生存期。From Oza AM et al. (1993) Patterns of survival in patients with Hodgkin's disease: long follow-up in a single centre. From Oza AM et al. (1993) *Annals of Oncology* **4**: 385-392, with permission.

分严重，但并不一定致命。首次复发后的中位生存时间可达到 10 年以上；但其受第一次缓解期长短的影响，如果复发是在高强度的初始化疗后，情况就不那么乐观了。如果给予恰当的再诱导化疗，经常能获得第二次或第三次缓解。如果可能，对这组患者常采用大剂量治疗和外周血祖细胞解救（PBPCR），以强化巩固。记录资料显示，这样可使高达 50% 的患者治愈，但随访未超过 15 年。

对复发和难治患者可采用试验治疗，包括新的细胞毒药物、单克隆抗体和减低预处理强度的异基因移植。

推荐读物

Diehl V et al. (2004) Hodgkin's lymphoma - diagnosis and treatment. *Lancet Oncology* **5**: 19-26.

Thomas RK et al. (2004) Hodgkin's lymphoma -molecular biology of Hodgkin and Reed-Sternberg cells. *Lancet Oncology* **5**: 11-18.

非 Hodgkin 淋巴瘤（NHL）

NHL 是一组有别于 Hodgkin 淋巴瘤的淋巴系统恶性肿瘤。大部分为 B 细胞来源，约占 70%，但是 T 细胞肿瘤也越来越多地得到认识。

在发达国家，年发病率约为 15/10 万，近 20 ~ 30 年来呈上升趋势。男性患者稍多。中位发病年龄 55 ~ 75 岁。

病因学

原因不清。存在显著的地域差别，提示可能与不同的环境因素有关。NHL的发病与病毒相关，如EB病毒（Burkitt 淋巴瘤），以及在日本、非洲、南美洲和加勒比海地区流行的人类T淋巴细胞病毒。疱疹病毒8型（HPV-8）与原发性渗出性淋巴瘤和 Castleman 病有关；另外，在艾滋病患者中淋巴瘤发病率增高。幽门螺杆菌是胃黏膜相关淋巴样组织（MALT）淋巴瘤的致病因素。

淋巴瘤也可见于先天性免疫缺陷症、移植后和常染色体家族性癌症综合征的患者（见表 9.3）。其他原因，如职业、饮食和化学品暴露等，被认为与发病率增高有关，但尚未得到证实。

发病机制

淋巴瘤是由各发育阶段的淋巴细胞的恶性克隆性扩张所致。通常，由不分化的成熟淋巴细胞所引起的新生物是惰性的，而由增殖性细胞（如淋巴母细胞、免疫母细胞）形成的则多是侵袭性的。这种恶性转化多由类别转换时基因重排或免疫球蛋白和 T 细胞受体基因重组发生错误所致。这样，免疫球蛋白和TCR（T细胞受体）位点出现错误。例如，异常的基因易位可导致免疫球蛋白重链启动子序列附近的原癌基因激活。

细胞遗传学特征（表 9.19）

Burkitt 淋巴瘤是第一个发现细胞遗传学改变显示特定基因易位的肿瘤。最常见的变化为 8 号染色体与 14 号染色体易位，使 8 号染色体上的 *myc* 癌基因易位至 14 号染色体免疫球蛋白重链恒定区附近，造成 *myc* 基因上调。累及轻链位点的类似重排也可见于 Burkitt 淋巴瘤变异型，即 8 号染色体与 2 号或 22 号染色体之间发生易位。其他与淋巴瘤有关的细胞遗传学异常还有滤泡性淋巴瘤的 t (14; 18)，包含 *Bcl-2* 基因表达上调，或 *Bcl-1* 基因表达上调（也称为细胞周期素 D1），结果 t（11;4）出现在外套细胞淋巴瘤中。

免疫表型

所有 B 细胞 NHL 均表达 CD20 和膜表面免疫球蛋白。不同类型的淋巴瘤具有不同的表达，如滤泡性淋巴瘤表达 CD10，外套细胞淋巴瘤表达 CD43，而弥漫性大 B 细胞淋巴瘤既表达 CD10 也表达 CD43。细胞免疫表型可用于淋巴瘤分型。T 细胞淋巴瘤不表达 CD20，但可不同程度表达 CD3、CD4、CD8 和 CD30。

分类

WHO 分类（2001）基于修订的欧美淋巴瘤分类系统（即 REAL 分类），如表 9.20 所示。以前的分类将淋巴瘤分为惰性（或低度恶性）和侵袭性（或高度恶性），而 WHO 分类已修改为包括了侵袭性或高度侵袭性淋巴瘤。

临床特征

- **周围淋巴结病变**：大多数患者有无痛性浅表淋巴结肿大。
- **全身症状**（B症状）：发热、出汗、厌食和体重减轻。
- **结外表现**：较 Hodgkin 淋巴瘤更为常见，可累及胃肠道、肺、脑、睾丸、前列腺和皮肤。腹部受累可有肝脾大。皮肤受累（T 细胞淋巴瘤）可表现为蕈样肉芽肿（见第23章）和Sezary综合征（见第23章）。
- **口咽部**：偶尔可累及口咽部。
- **HIV 感染**：易感 NHL。

检查

- **全血计数**：正细胞正色素性贫血，白细胞计数增高、中性粒细胞减少或血小板减少常提示骨髓浸润。
- **血沉**：可加快。
- **尿液和电解质**：由于腹腔或盆腔淋巴结肿大可造成输尿管梗阻，患者可有肾损害表现。
- **血清尿酸水平**：可升高。
- **肝生化**：如果累及肝，可有异常。
- **血清乳酸脱氢酶和 β_2 微球蛋白**：为预后指标。
- **血清免疫球蛋白**：病变蛋白血症发生时，其水平可降低。
- **胸部 X 线，胸部、腹部、盆腔 CT，PET，以及镓扫描**：有助于疾病分期。
- **骨髓穿刺和环钻活检**：通常还需要这些检查。
- **淋巴结活检**（或对于不能进行手术的淋巴结，在X线引导下进行Trucut针吸活检）：免疫表型、细胞遗传学 / 分子分析（或 DNA 微阵列分析）可区分不同类型淋巴瘤。

滤泡性淋巴瘤

这一类型占 B 细胞淋巴瘤的 20%。大部分滤泡性淋巴瘤患者感觉良好，但伴有无痛性淋巴结病。检查显示存在多部位病变，骨髓受累常见。这是一种进展缓慢

表 9.19　非 Hodgkin 淋巴瘤的染色体易位

类型	染色体易位	基因	功能
滤泡性	t (14; 18)	*Bcl-2 / IgH*	抑制凋亡
淋巴浆细胞样	t (9; 14)	*PAX5*	转录因子
套细胞	t (11; 14)	*Bcl-1*（细胞周期 D1）	细胞周期调节因子
弥漫大 B 细胞	t (3; 4)	*Bcl-6*	细胞周期调节因子
Burkitt	t (8; 14) t (2; 8)	*c-myc* 和 Ig	转录因子
间变性	t (2; 5)	*NPM1 / ALK*	酪氨酸激酶
MALT	t (11; 18)	*BIRC3/MALT1* 融合蛋白	抑制凋亡

MALT：黏膜相关淋巴样组织。

表 9.20 除 ALL 外的淋巴系统新生物的 WHO 分类修订版（2001）

B 细胞淋巴瘤	
前体 B 细胞淋巴瘤	前体 B 淋巴母细胞性淋巴瘤 / 白血病（高度侵袭性）
成熟 B 细胞淋巴瘤	慢性淋巴细胞性白血病 / 小淋巴细胞性淋巴瘤
	淋巴浆细胞样淋巴瘤
	脾边缘区淋巴瘤
	结外边缘区 B 细胞淋巴瘤：黏膜相关淋巴样组织（MALT）
	淋巴结边缘区 B 细胞淋巴瘤
	滤泡性淋巴瘤（侵袭性）
	外套细胞淋巴瘤
	弥漫性大 B 细胞淋巴瘤（侵袭性）
	纵隔（胸腺）大 B 细胞淋巴瘤
	血管内大 B 细胞淋巴瘤
	原发性渗出性淋巴瘤
	Burkitt 淋巴瘤/白血病（高度侵袭性）
T/NK 细胞淋巴瘤	
前体 T 细胞淋巴瘤	前体 T 细胞淋巴母细胞性淋巴瘤 / 白血病（高度侵袭性）
	原始 NK 细胞淋巴瘤
成熟 T 细胞淋巴瘤	成人 T 细胞淋巴瘤 / 白血病（中度侵袭性）
	结外 NK/T 细胞淋巴瘤，鼻型
	肠病型 T 细胞淋巴瘤
	肝脾 T 细胞淋巴瘤
	皮下脂膜炎样 T 细胞淋巴瘤
	蕈样肉芽肿病
	Sézary 综合征
	原发皮肤间变性大细胞淋巴瘤
	外周 T 细胞淋巴瘤，非特殊型（侵袭性）
	血管免疫母细胞性 T 细胞淋巴瘤
	间变性大细胞淋巴瘤（侵袭性）

NK：自然杀伤细胞。

Modified from Jaffe ES, Harris NL, Stein H, Vardiman JW (eds) (2001) *World Health Organization Classification of Tumours. Pathology and Genetics of Tumours of Haematopoietic and Lymphoid Tissues*. Lyon: IARC Press

的复发性疾病，保守治疗，临床上患者可中位生存 10 年（1 ~ 20 年），期间患者复发可达三次之多。死亡的主要原因为疾病耐药、进展为弥漫性大 B 细胞淋巴瘤（LBCL）或治疗的不良反应。

情况较好的患者在疾病进展之前可不予特殊治疗。期间应反复进行活检，以防在组织学上进展为 LBCL，而后者是特异性治疗的指征。

开始治疗的指征包括：

- **I 期表现**（10% ~ 15%）：主要为受累部位放疗，几乎均可获得完全缓解。疾病进展的中位时间为10 ~ 15年。部分患者可治愈。没有证据显示治疗可改变死亡率，但是治疗有很低的发病率和死亡率。
- **晚期**有以下表现：
  - 全身性 B 症状
  - “器官损害”，即骨髓衰竭
  - 大肿块，即淋巴结超过 10cm
  - 在观察期中出现疾病进展，如有必要，可间隔 3 个月行 2 次扫描检查以证实
  - 组织学转化。
- **患者和医师的意愿。**

滤泡性淋巴瘤国际预后指数（FLIPI）已制定出来，将患者分为低危、中危和高危组。这样可为决定开始治疗以及选择何种治疗提供更为客观的依据。

一项近期研究显示，对肿瘤组织采用DNA微阵列分析方法测定伴随出现的 T 细胞和树突细胞（非肿瘤细胞）的不同基因表达，具有生存预测意义。

治疗选择

在英国，标准的初始治疗为烷化剂，如苯丁酸氮芥，或包括烷化剂在内的联合化疗，如 COP（环磷酰胺、长春新碱和泼尼松龙），一般治疗 3 ~ 6 月。总反应率很高，约 80%，但完全缓解率低。初始治疗未获得缓解的患者有可能选择二次治疗。一般 2 ~ 3 年后均会出现疾病进展，没有证据证明本病可被治愈。如果没有出现组织学类型转变，可再次应用相同药物治疗或换用其他单剂或联合药物。患者可获得再次缓解（平均可达三次）。第三次缓解后缓解期明显缩短，很快死亡。在疾病变得难治之前，除了在治疗过程中（通常为在治疗过程中），患者的生活质量都能保持正常。

因此，就传统治疗方法而言，滤泡性淋巴瘤是一种“惰性”但不能治愈的恶性疾病。老年患者可接受这种治疗，而对年轻患者来说，这种治疗远不能解决问题。

其他治疗

- 强烈的联合化疗可获得较高的完全缓解率和分子

缓解。

- 大剂量化疗加PBPCR：开放的Ⅱ期临床试验经与历史对照和Ⅲ期试验比较结果显示，在第一次或第二次缓解期，这种治疗优于传统化疗，也可获得分子缓解。
- 抗体治疗：单克隆抗体利妥昔单抗可使30%～70%的患者获得缓解（部分缓解），而且几乎没有毒性。分子缓解可观察到。并发症主要包括细胞因子释放综合征，伴有发热、呕吐和过敏反应（血管水肿、支气管痉挛和呼吸困难）。
- 利妥昔单抗联合化疗：现已有报道认为，这种方法尽管对总生存没有改善，但可提高完全缓解率，并使全部患者骨髓中的 Bcl-2 阳性细胞消失，延长无疾病进展生存和无事件生存。这一方案可能成为 CD20 阳性淋巴瘤的标准治疗。
- 抗体靶向的放疗：通过抗 CD20 抗体将 ^{131}I 或 ^{90}Y 放射性元素带到靶目标，这种短期治疗可获得持久的完全缓解。

此外，还有两项重要的生物治疗值得关注：

- 疫苗疗法
- 减低剂量的异基因移植。

包含烷化剂的化疗可使滤泡性淋巴瘤的中位生存期由 5 年延长至 10 年。有理由相信上述这些新治疗方法可能会进一步改善这一结果，甚至可治愈疾病。除了给患者最佳的治疗建议外，我们所面临的挑战在于如何确定最初的治疗策略，使滤泡性淋巴瘤由一种可治疗的疾病变为可治愈的疾病。如果方案可带来较大的潜在毒性，就需要慎重比较治疗风险与患者的长期利益。同样的策略未必适用于所有患者。

淋巴浆细胞样淋巴瘤

这是一种不常见的 B 细胞淋巴瘤，常伴有严重的骨髓浸润，是惟一一种仅通过骨髓活检就可以诊断的淋巴瘤。一般会有脾大和贫血，部分患者出现异蛋白 IgM，并伴有免疫轻瘫（Waldenström 巨球蛋白血症，WM）发生。患者多为老年人，伴有骨髓衰竭或高粘滞综合征的表现。可能是偶然诊断。

可先观察不治疗，需要治疗的指征有：

- 有症状的贫血
- 反复感染
- 出现高粘滞的症状，如头痛、视觉障碍
- 疾病进展。

最初以支持治疗为主。输血和（或）应用促红细胞生成素可以改善贫血，特别是在化疗期间。血浆置换，不论在近期还是远期，都是控制病变蛋白血症的有效方法。

苯丁酸氮芥为常规治疗，WM 的疗效评估标准与其他淋巴瘤不同。短期内 50%～70% 的患者有效（异蛋白减少 50%即为有效）。通常都会出现疾病进展，但与滤泡性淋巴瘤一样，也可出现进一步反应。嘌呤类似物氟达拉滨治疗有效。

化疗对总生存率的影响有多大尚不清楚，有关生活质量的报道很少。中位生存时间可达数年。

对这种相对不常见但有特殊症状的淋巴瘤的认识的提高，与其他淋巴瘤治疗一样，引发了更多新的试验治疗。

外套细胞淋巴瘤

此病不常见，约占非Hodgkin淋巴瘤的6%，中位生存时间为 3～4 年。此病主要发生于老年患者，发病时病变广泛散播，伴有淋巴结病并常累及骨髓和胃肠道。治疗通常伴着同病。

如果可能，联合化疗是最常用的一线治疗，有效率可达 50% 以上，但完全缓解率低。加用利妥昔单抗可提高疗效。强烈化疗也可提高有效率，但复发不可避免。非常需要新的治疗方案。

大 B 细胞淋巴瘤（DLBCL）

这是最常见的淋巴瘤，如果不予治疗，患者通常会在数月内死亡，过去此病被分类为侵袭性或高度恶性淋巴瘤。现在，超过 50% 的年轻患者可被治愈。仅在并发症非常严重或患者要求的情况下，才能在初诊时选择姑息治疗。观察等待是不恰当的。患者常常表现出进展很快的淋巴结肿大以及进行性多器官浸润，如脊髓、胃肠道。

治疗

治疗的选择基于疾病分期，并根据国际预后指数

Box 9.5 非 Hodgkin 淋巴瘤的预后因素

预后不良因素
- 年龄＞ 60 岁
- Ⅲ期或Ⅳ期，即疾病进展期
- 血清 LDH（乳酸脱氢酶）增高
- 体力状态（ECOG2 级或以上）
- 结外累及多于 1 个部位

ECOG，东部肿瘤合作组

(IPI）决定（Box 9.5）。

如果没有严重的并发症，所有患者均应接受周期性联合化学免疫治疗，金标准方案为 R-CHOP 方案，包括环磷酰胺、阿霉素、长春新碱、泼尼松龙和利妥昔单抗。经过 6 个疗程或 3 个疗程加受累部位的局部放疗，60% ~ 70% 的早期患者（无大肿块的 I、II_A 期）可治愈。病变范围较广泛的患者通常接受6 ~ 8 个疗程的治疗。建议缩短化疗间歇期（可应用生长因子支持），可能可以提高疗效。但是也有相反的报道，认为对“高危”患者采用强烈的初始化疗并没有益处。对中枢神经系统进行预防的指征以及采取何种方式预防也存在着不同意见。

进展期患者的治愈率约为 30%，如果加用利妥昔单抗作为标准治疗，可再提高 15%。

治疗过程中疾病进展或最初治疗失败未能获得完全缓解的患者预后很差。可考虑二线治疗，如铂或吉西他滨，如果可能，获得进一步反应后可行大剂量化疗加 PBPCR。并不是所有患者都能采用这样的治疗方案，而且能获得长期缓解的患者也很少。可考虑给予姑息治疗或参加临床试验。相反，如果在无病生存一段时间后复发，还有治愈的可能。再次治疗的完全缓解率为 40% ~ 50%，一般需要通过大剂量化疗以巩固疗效，其中约有半数患者最终可被治愈（即在这些尝试根治治疗的所选年轻患者中约 25% 可得到“治愈”）。

Burkitt 淋巴瘤

本病在西方国家不常见，主要在非洲的“蚊子分布区”流行，与EBV 密切相关，具有高度增殖性，患者如果不给予治疗将很快死亡。

在全球，其常见的临床表现有淋巴结病、腹部包块和骨髓浸润（即“白血病”）。中枢神经系统也常受累，约 30% 的患者在发病时有脑膜炎的表现。在非洲，

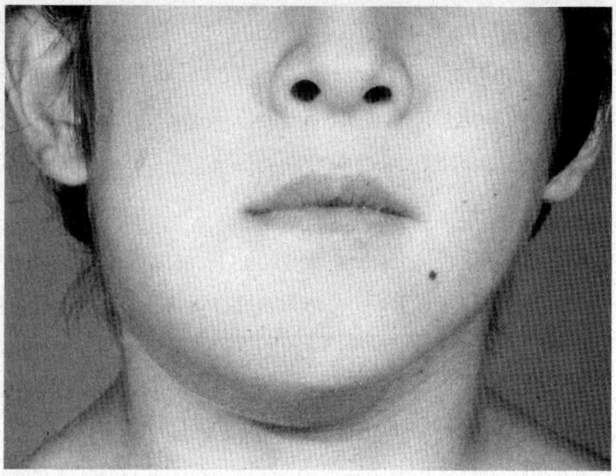

图 9.14 1 例 Burkitt 淋巴瘤患儿。

最为常见的两种表现为腹部包块和累及下颌的大块肿瘤（图 9.14），骨髓和中枢神经系统也常受累。

治疗

治疗毫无疑问会伴有毒性反应，存在一定发病率和死亡率，但远比肿瘤本身的危险小得多。大部分患者的症状可缓解，并有可能被治愈。

支持治疗包括水化，给予别嘌呤醇预防高尿酸血症及肿瘤溶解综合征。拉布立酶的出现为重大进展。

药物治疗

在欧洲，患者一旦诊断即开始治疗，但在非洲可能很难做到这点。

周期性联合化疗，至少包括大剂量的环磷酰胺和甲氨蝶呤以及长春新碱和阿霉素，然后根据发病时受累范围，给予大剂量阿糖胞苷。每月 1 个疗程，共 6 个疗程。尽管大剂量的甲氨蝶呤和阿糖胞苷可透过血脑屏障，并达到杀肿瘤细胞致死量，仍有许多患者接受鞘内注射化疗药物作为补充。头颅照射的作用不很明了。在非洲，由于条件有限，治疗可能很困难，但所遵循的治疗原则是一致的。

患者多较年轻，绝大多数可以很好耐受治疗。完全缓解率很高，与年龄有关，可达 70% ~ 90%（但 HIV 感染患者除外），1 年后的复发率也很低。因此 60% ~ 70%的患者可治愈。进一步提高疗效较为困难，利妥昔单抗可能有一定帮助。

如果在接受治疗的过程中疾病仍有进展，则较难处理，而且获得成功的可能性很小。可采用其他诱导缓解化疗方案，顺铂可能是首选。如果能够缓解，则需大剂量化疗巩固或行异基因移植。

T 细胞淋巴瘤

远较 B 细胞淋巴瘤少见。总体而言，治疗策略相同，但成功率很低。

原发性淋巴结外淋巴瘤

在 WHO 分类中，如果组织病理学相同，没有对发病时原发灶位于淋巴结或结外组织进一步区分。

原发性脑型淋巴瘤

这是一种高度侵袭性的类型，如不治疗，生存期多以月计。合并 HIV 感染时更危险。到目前为止，放疗联合糖皮质激素仍是首选治疗。能够治愈的患者很少，当给予大剂量化疗清除淋巴瘤时，可伴有严重的脑毒性，尤其是对老年患者。即使进行放疗，中位进展时间不到 1 年。随后进行姑息治疗。

近期的资料显示：一项包括大剂量甲氨蝶呤和阿糖胞苷在内的强烈化疗方案可能可以使患者避免放疗，并能使部分患者得以治愈。如果在这一方案之上加以放疗，可能可以使更多患者的淋巴瘤清除，但需考虑潜在的中枢神经系统毒性，多数患者不能接受。

原发性胃淋巴瘤

很大一部分淋巴瘤患者与幽门螺杆菌感染有关，尤其在意大利北部（见第6章）。胃损伤部位活检常显示为淋巴瘤（“低度恶性” B 细胞来源，结外边缘带型），并且可发现幽门螺杆菌。可给予 2 周抗生素和质子泵抑制剂治疗以清除幽门螺杆菌。通常症状很快缓解。如果除胃部疾病以外没有其他表现，可不进行进一步治疗，但需要定期行内镜检查，最初每 3 个月 1 次，然后每 6 个月 1 次。通常可获得完全缓解或部分缓解，但可能需要几个月的时间。疾病进展（多通过活检证实）时，最初可选多种抗生素治疗。放疗和烷化剂治疗均有效。也有利妥昔单抗治疗的相关研究。胃淋巴瘤一般不需手术治疗。

原发性皮肤淋巴瘤（见第 23 章）

这种类型远比想像中常见。需与伴有皮肤淋巴细胞浸润的淋巴结病变患者仔细鉴别。本型通常为 T 细胞来源（Sézary 综合征，蕈样肉芽肿病）。本病常有多处病灶，对局部治疗反应良好，甚至在组织类型出现进展时也如此。不做化疗也可存活很长时间，对许多患者而言，治疗可能仅意味着干扰正常的生活质量。

（王峰蓉译　黄晓军校）

参考文献

Dave SS, Wright G, Tan B et al. (2004) Prediction of survival in follicular lymphoma based on molecular features of tumour-infiltrating immune cells. *New England Journal of Medicine* **351**: 2159-2169.

Hennessy BT et al. (2004) Non-Hodgkin lymphoma: an update. *Lancet Oncology* **5**: 341-353.

Mauch PM, Armitage JO, Coiffier B et al. (2003) *Non-Hodgkin's Lymphomas*. Philadelphia: Lippincott Williams & Wilkins.

骨髓瘤

骨髓瘤是一种骨髓浆细胞的恶性疾病，约占所有恶性疾病的1%。本病有异常克隆扩增，浆细胞的增殖产生单克隆副球蛋白，主要为IgG型（55%）或IgA型（20%），IgD型很少见。副球蛋白血症可在尿中出现免疫球蛋白的轻链的排泌（即 Bence Jones 蛋白），为 κ 或 λ 型。大约有 20% 的患者没有副球蛋白血症，仅在尿中出现轻链。

临床病理学特征

骨髓瘤好发于老年患者，首诊中位年龄超过 60 岁。40 岁以下患者罕见。平均发病率为4/10万，多见于男性及非洲黑人，但在亚裔中较少见。本病有：

- **骨破坏**：常发生于长骨或椎骨（可引起椎骨塌陷并使脊髓受压），同时伴有高钙血症。
- **骨髓浆细胞浸润**：引起贫血、中性粒细胞减少、血小板减少，并产生副球蛋白，后者可引起高粘滞的相关症状（罕见）。
- **肾损害**（见第11章）：由以下因素联合作用引起：轻链在肾小管沉积、高钙血症、高尿酸血症、使用非甾体类抗炎药（NSAID）以及既往肾损害（罕见）、淀粉样物质的沉积。

此外，还伴有正常免疫球蛋白水平下降（免疫轻瘫），使骨髓瘤患者易患反复发作的感染，尤其是呼吸道的反复感染。

细胞遗传学

用老方法约有50%的患者可检出染色体异常。而使用荧光原位杂交以及微阵列技术在大多数患者可发现染色体异常。13号染色体异常以及亚二倍体提示生存较差，其他显示生存较差的有t(4; 14)、t(14; 16)及p53缺失。

骨转移

由于骨的再造过程紊乱，脊柱、颅骨出现典型的溶骨性骨损害。在骨髓瘤中骨的破骨细胞活性增高，但成骨细胞的活性却没有增强。二碳磷酸盐可抑制破骨细胞活性，因而在骨髓瘤中十分有用，但令人惊讶的是，此类药物并不引起骨的沉积增加（见下文）。

基质细胞粘附于骨髓瘤细胞可刺激RANKL、IL-6及VEGF（在血管发生中起重要作用）的产生。RANKL还可刺激破骨及溶骨性缺损（见图9.1）。骨髓瘤细胞还可产生dickkopf-1（DKK1），后者可抑制成骨细胞活性从而抑制新骨产生。这是因为DKK1可与Wnt复合受体结合，即与脂蛋白受体相关蛋白5（LRP5）结合，抑制Wnt信号传导及成骨细胞分化。

症状

- 骨痛——最多见的为背痛（60%），由脊柱受累引起
- 贫血相关症状
- 反复发作的感染
- 肾衰的症状（20%～30%）
- 高钙血症的症状
- 高粘滞引起的症状以及血小板减少引起的出血罕见。

患者可能无任何症状，只是在常规血液检查时发现异常才疑诊。危及生命的并发症如Box 9.6所示。

检查

- **全血细胞计数**：血红蛋白正常或降低。白细胞正常或降低。血小板计数正常或降低。
- **血沉**：通常加快。
- **C-反应蛋白**：通常升高。
- **外周血涂片**：可见钱币串状红细胞，由副球蛋白高造成。
- **尿与电解质分析**：（见下文）可能是肾衰竭的证据。
- **血清β_2微球蛋白＞2.5mg/L**：有利于评估预后。
- **血清乳酸脱氢酶（LDH）**：有利于评估预后。

Box9.6 骨髓瘤危及生命的并发症

- 肾损害——常由高钙血症引起——需要密切注意，患者有可能会需要长期腹膜透析或血液透析。
- 高钙血症：需进行水化并使用双磷酸盐药物，如帕米磷酸盐（氨羟二磷酸二钠）。
- 骨髓瘤引起的脊髓受压：给予地塞米松治疗，在MRI扫描出确切的受损部位后进行放疗。
- 高粘滞血症：由循环中副球蛋白水平较高引起，可行血浆置换纠正。

- **血清钙水平**：正常或升高。
- **血清碱性磷酸酶**：通常正常。
- **总蛋白**：正常或升高。
- **血清蛋白电泳或免疫固定电泳**：特征性显示单克隆条带。
- **尿酸水平**：正常或升高。
- **骨骼检查**：可显示特征性溶骨性骨破坏，在颅骨最易见到（图9.15）。CT、MRI和PET可在浆细胞瘤时使用（有骨破坏但血中没有浆细胞）。
- **DXA扫描**：在治疗随访中有价值。
- **24小时尿的免疫固定电泳**：用于评估轻链分泌。
- **骨髓穿刺**：或环钻可显示浆细胞的特征性浸润（图9.16）。淀粉样变也可见。

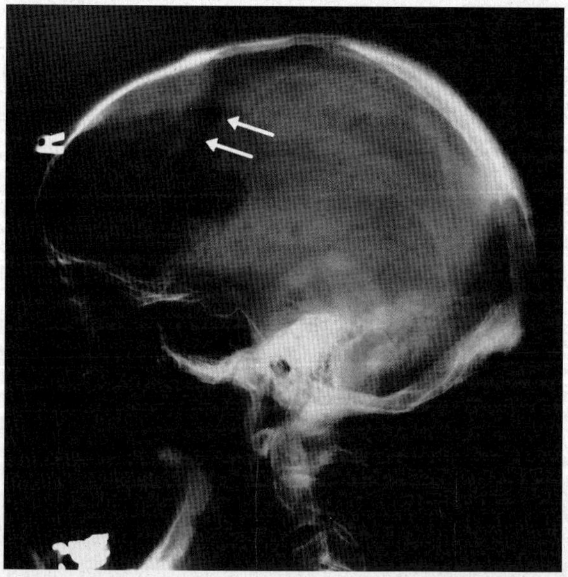

图9.15 骨髓瘤累及颅骨。注意由于骨髓瘤细胞浸润，颅骨产生圆形半透明的溶骨性损害。

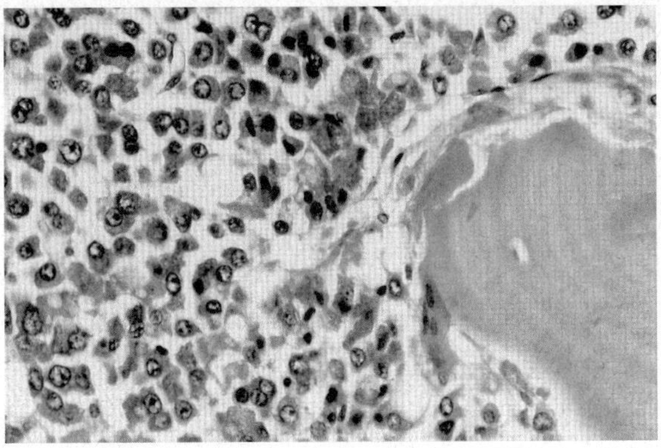

图9.16　**多发性骨髓瘤**。组织学显示骨髓腔已被异常的浆细胞占满，部分浆细胞有双核。残留的骨小梁位于右侧。

诊断

以下三条诊断性特征中需符合两条：

- 副球蛋白血症或 Bence Jones 蛋白
- 影像学证据显示溶骨性损害
- 骨髓中浆细胞升高。

对疾病的进展阶段分期有帮助的国际预后指数正是制定中；Durie-Salmon 标准已不再使用。

未定性单克隆丙种球蛋白血症（MGUS）：是指仅在血浆中发现升高的单克隆副蛋白，常发生于老年患者；20% ~ 30% 可进展为多发性骨髓瘤。

治疗

好的支持治疗加上化疗并联用自体造血干细胞移植或异基因造血干细胞移植，中位生存期可达 5 年，部分患者甚至可达 10 年。年轻患者接受更强化的治疗，生存期可更长。

支持治疗

- 应纠正贫血；可能需要输血。促红细胞生成素常有作用。
- 感染需迅速给予抗生素。每年进行流感疫苗接种。
- 放疗可迅速缓解骨痛。非甾体类消炎药也有效（注意会影响肾，在肾功受累患者慎用）。
- 病理性骨折：可迅速通过骨骼检查对溶骨部位行钢丝钉固定矫形复位手术（kyphoplasty 椎体后凸成形术）进行预防。

特异性治疗

传统治疗方法，包含一线支持治疗，包括长期使用二碳磷酸盐药物，如唑来磷酸钠或氯膦酸盐，可抑制破骨细胞活性，减少骨病进展。初始治疗可选择美法仑联合泼尼松龙的化疗方案，应答率约为 50%。但如无进一步治疗，患者无法达到完全缓解且所有患者均会复发。高剂量美法仑治疗联合外周血造血干细胞挽救（即自体移植）即使无法达到治愈，无疑也可延长年轻患者的缓解时间以及总生存率。降低预处理强度的异基因造血干细胞移植也在使用，与正常强度的异基因造血干细胞移植相比，其降低死亡率，但仍保留了移植物抗骨髓瘤效应。

以下**“新的”治疗手段**显示了令人鼓舞的前景，有望进一步改善骨髓瘤预后：

- **沙利度胺**：这是一种抗血管生成药物，在孕妇之外的人群应用，显示可显著降低预处理的重症骨髓瘤患者的副球蛋白血症。Ⅲ期与化疗联合的临床试验正在进行，已有新的类似物即将上市。
- **硼替佐米**：是一种蛋白体抑制剂，基于其单药治疗的临床资料，该药已被美国批准用于多发性骨髓瘤的治疗。与沙利度胺一样，与化疗联合的Ⅱ期临床试验结果令人鼓舞，Ⅲ期临床试验正在进行。

（路　瑾译　黄晓军校）

推荐读物

Bruno B (2004) New drugs for treatment of multiple myeloma. *Lancet Oncology* **5**: 430-442.

Sirohi B, Powles R (2004) Multiple myeloma. *Lancet* **363**: 875-887.

常见实体瘤的治疗

常见实体肿瘤的死亡率见表 9.1；过去 10 年间死亡率的改善与预防、诊断和治疗进展有关。常见癌症的表现、诊断和自然病程已在各相关器官系统章节中分别介绍。本章介绍常见癌症的系统治疗，另外生殖细胞肿瘤的治疗展现了当克服化疗耐药时可能达到的前景。是否治疗，以及选择姑息还是根治作为治疗的目的，这些决定的做出要求医生掌握疾病、预后因素、患者的体力状况及潜在疗效等多方面的知识。治疗通常需由肿瘤专家领导的多学科团队实施。

肺癌（见第 14 章）

预后因素

肺癌的临床表现、诊断和外科治疗见第14章的讨论。

肺癌在组织学上分为两大类型：小细胞（神经内分泌）肺癌（SCLC）和非小细胞肺癌（NSCLC）。此外，肿瘤分期和患者的一般状况也是选择治疗、估计疗效和判断预后的依据。尽管5年总生存率仍在15%左右，但是治疗可影响某些特定组的疗效，且多学科团队对选择恰当的患者接受治疗并避免无谓的损害有很大帮助。

非小细胞肺癌

预后因素

分期根据 TNM 系统（表 9.5）进行。本病分为局限期、局限进展期和进展期，5 年生存率分别为 55% ~ 67%、23% ~ 40% 和 1% ~ 3%。CT 和 PET 扫描可提高分期的精确性，有助于患者选择手术治疗和辅助治疗。

治疗

对可手术切除的肺癌，即 T1N0 至 T3N2（Ⅰ期至Ⅲa期），尽管国际肺癌辅助治疗试验显示，以顺铂为基础的联合化疗可使 5 年生存率从 40.4% 提高到 44.55%，即提高 4%，但辅助放疗和化疗是否能带来好处尚无确切定论。Ⅰ期腺癌在完全切除后，给予尿嘧啶和替加氟治疗 2 年可提高生存率。

对不能手术切除的肺癌：与单纯放疗相比，同时给予顺铂加放疗可提高手术切除的比例，3 年生存率从 11% 提高到 23%，但是食管毒性增加。

对进展期肺癌：顺铂或卡铂联合其他化疗药物，如紫杉醇或吉西他滨，治疗12周，可使40%的患者症状改善，中位生存时间从 6 个月延长至 10 个月，而最好的支持治疗也仅能使患者的 1 年生存率在 10% ~ 20%。

小细胞肺癌

预后因素

根据病变累及的范围是否局限于一个解剖区或一个放射治疗野，可将小细胞肺癌分为局限期和广泛期。

治疗

局限期疾病约占 30%，最佳治疗为同时给予化疗和放疗，化疗包括顺铂和依托泊苷或伊立替康，优于单纯放疗，可使 5 年生存率自 15% 提高至 25%。大剂量分次放疗也可取得类似的效果。为预防脑转移，采用预防性全脑照射，可减少有症状的中枢神经系统病变，总生存率也可提高 5%。

广泛期疾病可选择顺铂加依托泊苷或伊立替康的联合化疗以减轻症状，与最好的支持治疗相比，中位生存时间可由6个月延长至 9 ~ 13 个月，2 年生存率提高至 20%。

乳腺癌

乳腺癌是非吸烟妇女中最常见的肿瘤。在英国，对 50 ~ 64 岁的女性每 3 年进行一次乳房造影法的监测项目，以及多用药模式的发展，使总生存率和治愈率提高，同时，保留乳房的手术极大减轻了本病的性心理损害。

症状和体征

多数女性存在无痛性、进行性增大的肿块，可伴有乳头溢液、皮肤圈合和溃疡，炎性乳癌还有水肿和红斑。在发展中国家，80% 的患者为进展期。

检查

对任何有症状的乳房肿块，都应进行三方面的检查，包括触诊、影像学（乳房造影、超声和 MRI扫描）以及细针抽吸的细胞学检查，以区分乳腺癌和更为常见的乳房良性肿块，后者的发病率较前者高15倍。上述检查应该在一家专门的“一站式”诊所内完成，即在有能力提供恰当的支持与相应的治疗安排的诊所完成。分期根据外科手术中肿瘤的大小和腋窝淋巴结受累情况进行，另外，对进展期病变，还需要进行胸部 X 线、骨扫描和肝扫描检查以确定是否有常见部位的转移。目前，仅有 20% 的患者在诊断时没有显微镜下淋巴结转移。

预后因素

原发肿瘤的大小、组织学亚型（多数为浸润性导管癌）、组织学分级 / 分化程度、雌激素和孕激素受体的状态、患者的年龄和绝经状况均是疾病复发的显著独立危险因素。c-*erbB2* 的表达与上述因素有关，也是预测治疗反应的指标。

早期乳腺癌

预后（10 年生存率）可根据 Box 9.7 所示独立预后因素进行预测。生存率有很大差异，< 1cm 的无淋巴结累及的低度恶性肿瘤的生存率为 90%，而高度恶性、累及 3个以上腋窝淋巴结且没有辅助治疗的患者，其生存率仅为 20%。

局部治疗

根据肿块的位置、范围和患者的意愿选择保留乳房的局部广泛切除术，或乳房切除加或不加乳房再造术。如果临床上有淋巴结累及，可能需要清扫全部腋窝淋巴结，或根据“哨兵”淋巴结情况决定局部的处理并提供预后信息以指导辅助治疗。切除的腋窝淋巴结越多，越容易引起术后淋巴结水肿。保留乳房局部广泛切除后应给予放疗，以降低局部复发，如果乳房切除术后有危险因素，如肿块接近手术边界或有淋巴结转移，也应完成局部放疗。辅助性放疗可使局部复发的几率降低 25%，并使 10 年存活率提高 3%。近期的资料显示，大于 70 岁的女性患者，如果癌症达 2cm，且雌激素受体阳性，可在手术后单独给予他莫昔芬治疗，无需放疗，疗效也不差。

辅助性全身治疗

对雌激素和（或）孕激素受体阳性的患者，术后立即给予他莫昔芬辅助治疗，可以使女性 10 年内死于乳腺癌的相对危险降低25%，10年绝对死亡率降低12%。一项有关所有乳腺癌辅助治疗的随机试验荟萃分析显示，伴有腋窝淋巴结转移或其他高危特征（Box 9.7）的**绝经前女性**，给予CMF方案（环磷酰胺、5-氟尿嘧啶和甲氨蝶呤）辅助性化疗或其他更有效的方案，包括表柔比星或 ataxane（Epi-CMF 或 FEC）6 个月，可使 10 年绝对死亡率降低大约 10%，相对死亡风险降低 20%。卵巢切除的疗效与 CMF 化疗相当。他莫昔芬和化疗都有效，但序贯治疗而不是同时给药疗效最好。

对雌激素和（或）孕激素受体阳性的**绝经后患者**，他莫昔芬或芳香酶抑制剂辅助治疗 5 年，死于乳腺癌的风险可降低约 25%。芳香酶抑制剂可避免他莫昔芬引起的子宫不良反应和静脉血栓栓塞，但可增加骨质疏松的风险。绝经状态并不影响他莫昔芬或化疗的疗效，但是绝经后复发的风险降低，因此绝对存活率的提高有限。这一年龄组患者的毒性也可能增加，因此应该在医师和患者讨论后制定更加个体化的治疗方案。放疗、化疗以及他莫昔芬或芳香酶抑制剂的联合治疗可使适当选择的患者死于乳腺癌的风险降低一半。

Box 9.7 乳腺癌的不良预后因素

- 年轻
- 绝经前
- 大肿块
- 肿瘤分级高
- 雌激素和孕激素受体阴性
- 淋巴结受累

进展期乳腺癌

有肯定转移灶的患者可能需要内分泌治疗、化疗或放疗。这些治疗可能无法治愈患者，但可以极大地减轻病情并维持多年良好生活质量。同时给予内分泌治疗和化疗，并不能提高疗效，而化疗联合抗 HER2（抗体）可改善生存。因此，通常情况下，间断给予不同的激素和化疗的序贯治疗，似乎可以维持尽可能长时间的良好生活质量。

内分泌治疗

肿瘤的雌激素或孕激素受体水平高的女性患者对内分泌治疗的反应更佳。另外，某些临床特征可预示对激素治疗的反应可能性（Box 9.8）。

对于激素治疗可能有效或近期无生命危险的患者，可首选内分泌治疗。平均维持缓解 2 年，并保持很好的生活质量。复发后，选择其他药物可能再次达到缓解。可尝试一系列的激素治疗（表 9.21）。

化疗

化疗适用于对激素治疗不可能反应或激素治疗失败的患者，以及存在诸如肝或呼吸衰竭等风险、需要快速反应的患者。如果仔细选择，化疗可很好地减轻症状并延长生命。常用的化疗方案包括：

Box 9.8 提高对激素治疗反应可能性的转移疾病的临床特征

- 雌激素或孕激素受体阳性（与雌激素受体阴性相比，反应分别为 60% 与 10%）
- 手术至复发之间的时间间隔长（长于 2 年）

表 9.21　转移性乳腺癌的内分泌治疗

绝经前患者

1. 抑制卵巢功能：可行卵巢切除术、放疗诱发的卵巢切除或促性腺激素释放激素 GnRH 类似物，如戈舍瑞林
2. 雌激素受体拮抗剂：他莫昔芬，氟维司群
3. 孕激素

绝经后患者

1. 雌激素受体拮抗剂：他莫昔芬，氟维司群
2. 孕激素
3. 芳香酶抑制剂（如阿那曲唑、来曲唑和依西美坦）

- CMF（环磷酰胺、甲氨蝶呤和 5- 氟尿嘧啶）
- MM（米托蒽醌和甲氨蝶呤）
- 阿霉素和环磷酰胺
- 紫杉醇或多西紫杉醇单药治疗，或联合一种蒽环类抗生素或卡培他滨
- 长春瑞滨
- 卡培他滨。

对转移性疾病，上述各种方案之间疗效的差别有限，中位治疗 8 个月的反应率为 40% ~ 60%。最近，曲妥单抗联合细胞毒药物治疗已明显改善有 c-*erbB2*/*Her2* 癌基因过度表达患者的生存状况。卡培他滨加多西紫杉醇或曲妥单抗，也可改善转移性乳腺癌的生存。与MM方案相比，毒性明显降低，是毒性最小的方案之一。多种治疗方案可使患者可以进行多次间歇治疗、避免耐药，通常数年后仍能控制病情。

胃肠癌

胃肠癌临床表现、诊断和局部治疗已在第 6 章中讨论。

食管癌

其组织学类型、分期、年龄和体力状况是治疗决策的关键，治疗应由指定单位的多学科团队决定。预后对于大多数有症状的患者而言很差，半数患者在诊断时已有远端转移，其余患者多数有局部纵隔转移。

治疗

对有潜在切除可能的鳞癌，可给予新辅助治疗、顺铂、5- 氟尿嘧啶和同时放疗可使 20% ~ 40% 的患者完全缓解，25% ~ 35%的患者术后存活5年。但围术期死亡率有所上升。腺癌术后化疗不能改善总生存率。

如果有局部进展或转移，5- 氟尿嘧啶化疗可使 30% 左右的患者症状减轻，如果加用奥沙利铂或伊立替康 6 ~ 8 月，使这一比例可上升至 45% ~ 55%。

胃癌

其临床表现和诊断的讨论见第 6 章。

预后因素

组织学分级和TNM分期中累及浆膜层（T3）和淋巴结受累（N1 ~ 2）是主要的预后因素。绝大部分有淋巴结受累的患者，单独手术治疗，5 年存活率仅为 20%。

治疗

近期一项研究显示，与单纯手术治疗相比，包括顺铂和 5- 氟尿嘧啶的化、放疗联合方案的中位生存期显著延长，从 28 个月到 35 个月，3 年生存率从 41% 提高至50%。疗效的提高主要与局部控制的进展相关，但仅适用于体力状况好的患者。

化疗，如表阿霉素、顺铂和注射 5- 氟尿嘧啶，可使 40% ~ 50% 的进展期患者症状减轻，中位存活 8 ~ 10 个月，但也仅适用于年轻且状况好的患者。

结肠直肠癌

其临床表现和诊断的讨论见第 6 章。

病变的位置在盆腔腹膜反折线以上或以下，及 TNM 分期是主要的预后因素（见表 6.17）。

治疗

局部治疗的讨论见第 6 章。

对结肠和直肠腺癌采用 5- 氟尿嘧啶和亚叶酸的辅助化疗，可显著提高有淋巴结转移的Ⅲ期（Dukes分期 C 期）患者的 5 年生存率，从 40% 提高到 45%。近期的一项临床试验显示，加用奥沙利铂，疗效可进一步提高 6%，另外加用抗 EGF 受体的单克隆抗体（西妥昔单抗）或抗 VEGF （贝伐单抗）的单克隆抗体的疗效正在观察中。

5- 氟尿嘧啶和亚叶酸治疗毒性极低，对 30% 的进展期结肠直肠癌患者可很好控制症状，中位存活期 12

~14 个月。加用伊立替康或奥沙利铂可使这一比例上升至55%，但毒性增加。单克隆抗体可增加对化疗的反应，在一项临床试验中，中位生存期从14个月延长至21个月，西妥昔单抗可能也有类似的作用。

卵巢上皮癌

卵巢上皮癌占全部卵巢癌的 80%，其余为生殖细胞或基质细胞来源。

症状和体征

卵巢癌很少有特异性的症状，有时为可觉察的盆腔肿物，可伴有疼痛（锐痛），通常情况下仅有模糊的腹胀和上腹部不适。

检查

除盆腔检查外，还应包括经阴道B超和血清CA125。盆腔 MRI 也是确定盆腔病变的影像学检查手段。

预后因素

组织学类型、分级、分化程度和术后残留病变范围是有显著性差异的、独立生存预后因子。

治疗

手术在卵巢癌的治疗中占有重要地位，包括经腹全子宫切除术、双侧输卵管 - 卵巢切除术和网膜切除术。组织学分化好或中等、病变局限于卵巢的患者，80%~90%可手术治愈。而对分化差或进展期的、伴有腹膜腔播散的患者，手术对患者的分期仍然有重要作用，且如果手术可使残留肿瘤缩小到不足 1cm，仍可延长生存。先化疗再行手术也是一种选择，现正在观察研究中。

卵巢癌的化疗药物主要有顺铂及其类似物卡铂，不良反应少。约 2/3 的患者应答。在铂类药物基础上加用紫杉醇可使多数患者延长生存。

卡铂联合紫杉醇的辅助治疗可以使 I 期高危患者的5年生存率提高9%，由70%提高至79%。联合化疗对 75% 的进展期患者有效，中位生存期大约为 3 年。有转移性疾病的患者中高达 30% 可存活 5 年，但是，如果肿瘤不能手术切除或已播散到腹腔外，则这一比例下降至 5%~10%。

前列腺癌

早期前列腺癌

其临床表现和诊断的讨论见第 11 章。

预后因素

根据组织学表现分级、Gleason 分数、血清 PSA 的水平以及通过盆腔 MRI 和经直肠超声检查确定的局部病变范围，可以将患者分为预后不同的组。对预后好的患者，可合理选择定期监测，暂不给予积极治疗，大于 80 岁的前列腺癌患者中 75% 并非直接死于前列腺癌。

治疗

根治性手术（根治性前列腺切除术）加外线束放射治疗或近距离放疗，可取得相同的生存率，但不良反应不同，如尿失禁和性功能障碍。对于选择恰当的患者组，5 年生存率可达 85%。在开始治疗前，医生与患者之间的谈话至关重要。

辅助雄激素的去势治疗，如每月给予戈舍瑞林，并不能提高生存，但如果在放疗前或放疗期间用药，可提高 3 年总生存率，从 62% 上升至 78%。

进展期前列腺癌

治疗

对有转移灶的前列腺癌患者，不论是局部还是骨转移，雄激素去势治疗能使 70% 的患者迅速而有效地缓解症状。中位应答可维持约 2 年，出现激素耐药后，可根据 PSA 反应再次给予化疗，如米托蒽醌或多西紫杉醇及可能还有雌莫司汀，与最好的支持治疗相比，可延长数月的缓解期。放疗是控制骨转移痛的有效治疗，对多发转移的患者可静脉给予亲骨性的锶标记的二碳磷酸盐化合物放疗。

睾丸和卵巢的生殖细胞瘤

生殖细胞瘤是15~35 岁男性最为常见的肿瘤，但仅占所有肿瘤的 1%~2%。其在女性非常少见。生殖细胞瘤主要有两种组织学类型，即精原细胞瘤（女性为无性细胞瘤）和畸胎瘤。畸胎瘤有成熟型和不成熟型。

性腺外生殖细胞瘤罕见，可发生于身体的中线部位，如垂体、纵隔或腹膜后腔，但应给予相似的治疗。

症状和体征

多数男性患者有睾丸肿块，多伴有疼痛，一些有主动脉旁淋巴结转移的患者可表现为背痛。在女性，肿块多伴有模糊的盆腔症状，但较常见的卵巢上皮癌患者发病年龄低。

检查

需要做睾丸或卵巢超声扫描，测定血清肿瘤标志物、甲胎蛋白（AFP）、β-人绒毛膜促性腺激素（β-HCG）和乳酸脱氢酶（LDH），并应行CT和MRI检查寻找远端转移灶。男性患者的手术应选择经腹股沟切口，避免这种高度转移性的肿瘤溢出到阴囊。在女性，为了保留生育能力，并且由于肿瘤对化疗敏感，为诊断和分期的需要而行的手术应慎重。

治疗

精原细胞瘤

精原细胞瘤是这些肿瘤中最不常见的类型，对放疗和化疗非常敏感。其可有血清LDH升高，仅有少数有轻度的HCG升高，AFP不高。I期精原细胞瘤局限于性腺，单纯手术治疗的复发风险约为30%。化疗或放疗辅助治疗可使超过95%的早期患者治愈，但顺铂或卡铂单药化疗没有与放疗引起的长期继发肿瘤的风险。联合化疗（如顺铂、依托泊苷和博来霉素）可治愈90%的有转移性疾病的患者。

畸胎瘤

I期患者根据组织学分化程度和局部侵犯的范围不同，复发率为5%至40%不等。对中危到高危患者，给予辅助化疗，如顺铂、依托泊苷和博来霉素，治愈率可达95%。常见主动脉旁淋巴结和肺转移，有时播散很快，特别是存在滋养层细胞（可分泌HCG）时。HCG增高时可伴有男性乳房发育，对任何年轻男性患者都可通过尿妊娠反应来测定，以尽快开始治疗，挽救生命。大约80%的畸胎瘤表达HCG或AFP，几乎所有发生转移的患者都有血清LDH增高，但特异性低。转移灶小的畸胎瘤患者，通过化疗治愈率可达90%以上，而转移灶大且AFP > 10 000、β-HCG > 100 000 U/L的患者，治愈率仅为40%。

大约20%的男性患者在诊断时就有精子缺乏而不育，其余大部分患者在化疗后能保留生育能力，并生育正常后代。同样，大多数女性患者也可以保留生育能力，但是由于女性的生殖细胞肿瘤发病率很低，对诊断时伴有不育的情况知之甚少。

来源不明的癌症

有转移灶症状，但经检查临床上未发现原发肿瘤的情况是常见的临床问题之一，约占专科肿瘤中心患者的5%～10%。根据许多系统研究的结果，包括死亡后随访，下述指南有助于选择恰当的检查和治疗。

诊断

组织学是诊断的第一步，也是最重要的一步，据此可将患者区分为几个不同的组。

1. **鳞癌**：最常见于颈部淋巴结，80%与来源于头颈部的隐蔽原发肿瘤有关，其余为肺来源。腹股沟淋巴结常预示肿瘤原发于生殖道或肛管。给予放疗和化疗有治愈的可能。
2. **分化差或不典型的肿瘤**：这一组包括了可治愈肿瘤的绝大部分，如高度恶性淋巴瘤和生殖细胞瘤，可通过细胞免疫组织化学和肿瘤标志物来辨认。治疗和预后详见相应的原发肿瘤章节。
3. **腺癌**：占大部分。按照最有治疗价值的类型来安排相应的检查，但其中绝大部分来源于肺或胰，治疗前景差（Box 9.9）。因此，检查应包括胸部X线、腹部CT，对男性还应查血清PSA及经直肠超声以发现前列腺癌，对女性应行乳房造影检查以发现隐蔽的乳腺癌，以及行盆腔CT和MRI查找卵巢癌。其他实体癌的肿瘤标志物尽管高度敏感，但往往太缺乏特异性，因此在此种情况下，对诊断没有帮助。

Box 9.9 来源不明的腺癌：按可能获得最大治疗收益的原发部位治疗

- 乳腺，如孤立的腋窝淋巴结病
- 卵巢，如腹膜癌
- 前列腺，如盆腔淋巴结病

进一步可能需行 MRI 检查寻找乳腺和卵巢肿物，行 PET 扫描寻找头颈部、肺和其他可能的原发灶，以及行甲状腺和类癌肿瘤的放射性同位素扫描。

对预后好、想做姑息化疗的患者，内镜检查可发现肺、结肠和胃的原发病灶，并据此选择化疗方案。

预后

组织学类型、病变范围和患者的体力状况是关键的预后因素。大部分大宗病例报告总的中位生存期为 12 周，但某些特殊亚型可能好些。

孤立淋巴结转移的患者其预后明显好于大部分有内脏和（或）骨骼转移的患者，可能需要进行更多的检查。

治疗

在女性患者，孤立的腋窝淋巴结转移应按照有淋巴结转移的乳腺癌治疗。恶性腹水可按卵巢上皮癌进行试验性化疗。对试验性治疗有效的患者，其预后相当于已知原发部位的肿瘤。在男性患者，对因血清 PSA 升高偶然发现的隐性前列腺癌，可姑息治疗。胃肠癌化疗药物种类的增多可能改善肝转移患者的姑息治疗。如果经各种努力仍未发现原发灶，某些特殊类型的姑息化疗有效率为 20% ~ 40%，中位生存期为 9 ~ 10 个月，有 5% ~ 10% 可存活 5 年。

参考文献

Bosl GJ, Motzer RJ (1997) Testicular germ cell cancer. *New England Journal of Medicine* **337**: 242-253.

Cannistra SA (2004) Cancer of the ovary. *New England Journal of Medicine* **351**: 2519-2529.

Smith I (2003) Cancer of the breast - treatment. *New England Journal of Medicine* **348**: 2431-2438.

Veronesi U et al (2005) Breast cancer. *Lancet* **365**: 1727-1741.

姑息性药物治疗和症状控制

姑息治疗是指对根治性治疗不再反应的患者所采取的积极的、全面的关怀。其目的在于通过控制躯体症状、认识心理、社会和精神问题，使这些患者及其家庭获得尽可能好的生活质量。死亡被视为正常的过程，既不需要加快也不需要推迟它的来临，同时应认识到还需要给失去亲人的家庭提供全面的支持系统。

在疾病难以治愈的过程中，患者所经历的许多症状其病因是多方面的，有时社会心理因素可超过躯体原因。对这些患者，可能需要由专业的姑息治疗专家组成多学科治疗小组帮助他们缓解症状。有证据表明在疾病早期，将姑息治疗和抗肿瘤治疗相结合，可减少患者的长期情绪低落，更易控制症状。过去认为仅在生命的最终阶段给予患者姑息治疗的观点正在改变。

在面对这一复杂局面时，通常首先需要提供护理以控制躯体征。

疼痛

尽管只有2/3的患者会在疾病过程中遭受明显的疼痛，但是癌症患者最为恐惧的症状就是疼痛。引起疼痛的原因是多方面的，直接因癌症所致的疼痛约占70%。疼痛可能由某些肿瘤相关问题引起，如体重快速减轻或褥疮，也可能由其他与肿瘤无关的单发非恶性疾病引起，如关节炎。缓解疼痛应遵循以下原则：仔细评估、明确疼痛的原因，依据镇痛药分级及其疗效给予止痛药（图 9.17）。

止痛梯

WHO 将控制癌痛的药物分为三级：

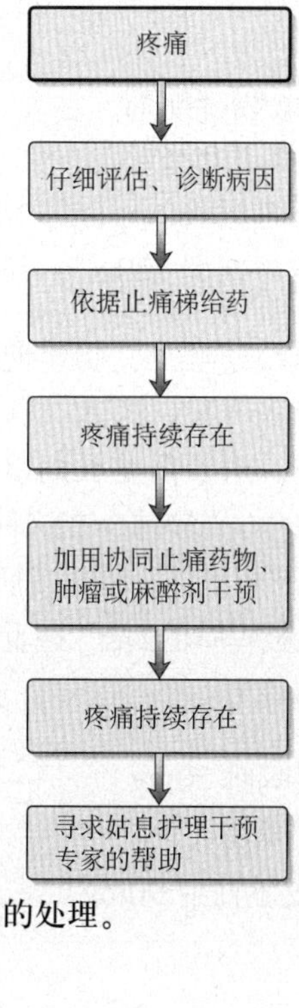

图 9.17　癌症疼痛的处理。

1. 非阿片类药物，如对乙酰氨基酚或阿司匹林及其他非甾体抗炎药（NSAID）
2. 弱阿片类药物，如可待因、右丙氧芬以及可待因和对乙酰氨基联用
3. 强阿片类药物，如吗啡和二醋吗啡。

止痛梯指出，如果为非阿片类药物，如对乙酰氨基酚理想应用 1000mg，每 6 小时 1 次，不能理想控制疼痛，则应给予高一级的镇痛药物，弱阿片类药物。如果可待因 60mg，每 4 小时 1 次，还不能很好减轻疼痛，则可给予患者强阿片类药物。每一级药物都可以加用辅助的协同止痛药。

强阿片类药物

通常选择吗啡，多数情况下规律口服。根据不同患者的需要决定药量，吗啡没有高限镇痛作用。其适当的起始剂量为 10mg，每 4 小时 1 次，如果是老年或衰弱患者，可从 5mg 开始。有肾功能损害的患者其吗啡的代谢产物排出减少，因此需要给予单次剂量后仔细观察疼痛再次出现的时间，以确定代谢产物的排出率。

如果 10mg 吗啡可缓解疼痛但作用不能持续 4 小时，则需要每次增加50%的剂量（即10、15、20、30、45、60、90、120、180mg），直至疼痛得到满意的控制为止。

当确定了 24 小时的吗啡用量后，可改为控释剂型。有12小时和24小时两种控释剂，剂量可通过简单换算确定，例如：

每 4 小时 20mg 吗啡配剂
= 全天吗啡用量 120mg
= 12 小时控释剂型 60mg，每 12 小时 1 次
或 24 小时控释剂型 120mg，每天 1 次

如果患者因恶心或呕吐、肠胃梗阻或不同程度的意识改变而不能口服药物，阿片类药物可采用直肠给药或注射方法给予。对于需要长期镇痛治疗的癌症患者，持续皮下注射的方式较佳。在这种情况下，常应用二乙酰吗啡，因其溶解度好。皮下或肌肉注射二乙酰吗啡的药效大约是口服吗啡的2倍。因此，其用量根据口服吗啡的剂量可换算为：

每 4 小时口服吗啡 30mg
= 每日 180mg 吗啡
= 每 24 小时皮下注射 90mg 二乙酰吗啡

不良反应：止痛药几乎都可引起**便秘**。从开始应用吗啡起，就应给予适当的刺激性泻剂，如每天晚上口服 1 ~ 3 粒丹蒽醌。对这种不良反应患者不会产生耐受，自服镇痛剂起就应自始至终应用缓泻剂。

30% ~ 60% 的患者在初次应用吗啡后出现**恶心、呕吐**。对按止痛梯逐渐升级给药的患者以及没有其他原因导致呕吐的患者，通常根据需要使用中枢性止吐剂就已足够。一般 4 ~ 5 天后，患者就会耐受。

少部分患者会在用药后出现**精神错乱、梦魇和幻觉**。对这种不良反应患者不会产生耐受，通常需要更换另一种阿片类药物。

对阿片类药物不反应的疼痛

阿片并不能消除所有癌症的疼痛。有时加用协同止痛剂可提高疼痛的缓解。越来越多的药物应用于这一领域。最常见的药物包括以下种类。

非甾体抗炎药（NSAID）可联合弱或强阿片类药物以控制骨痛。大部分文献大都应用萘普生500mg，每日2次，但没有明确的证据表明任何一种药物优于其他药物。需要进行临床试验比较各种NSAID的特应性不良反应。

神经损伤引起的疼痛被称为触物感痛或传入障碍性痛，通常强阿片类仅能轻度改善。对有持续烧灼样触物感痛的患者，三环类抗抑郁药有效。每晚阿米替林 10mg，逐渐增加至75 ~ 100mg一般就足够了（与改善情绪所需要的药物剂量相比），如果有反应，一般一周左右就可以发挥作用了。抗惊厥药对锐痛、神经痛有效。最常用卡马西平，起始量为100mg，每日2次，而丙戊酸钠300mg，每日2次，可能不良反应更少。加巴喷丁和普加巴林对某些神经痛有效。

除药物治疗外，还可以应用其他技术治疗特殊的疼痛，如放疗、麻醉和神经外科干预。

为获得最佳止痛效果，定期检查是必需的。疼痛是一种复杂的、因人而异的体验，受患者的心理和精神状态影响。如果疼痛被证实难以缓解，则有必要对其他显著因素加以充分的关注。

胃肠道症状

厌食、不适及虚弱是进展期癌症患者最常见的问题。内源性的细胞因子，如肿瘤坏死因子和干扰素，是厌食和恶病质的介质。目前尚无特异性治疗，治疗方法

依赖于恰当管理相关的症状。对因体形改变所引起的心理困扰应予以关爱，并注意营养，包括饮食建议和慎用激素。

癌症患者在生命的最后6周内，有2/3会出现恶心、呕吐。与疼痛的治疗要求相同，应该仔细检查、明确诊断。但诊断可能更为困难，而且常常需要经验性治疗。为了保证能够充分吸收止吐药，在前24～48小时肠外给药方式可能更好，通常选择皮下给药。

止吐药根据对神经递质受体部体的亲和力分类。多巴胺拮抗剂为胃动力药，如甲氧氯普安（胃复安）10mg，每6～8小时1次，可控制上胃肠道郁滞或肝转移引起的呕吐。但是由于可增加小肠蠕动，故在肠梗阻的患者应避免使用。对于因药物或代谢障碍引起的呕吐，可选择以下药物，如作用于中枢的止吐药酚噻嗪类，如丙氯拉嗪10mg，每8小时1次，赛克力嗪（盐酸苯甲嗪）50mg，每8小时1次，或多巴胺拮抗剂苯丙甲酮，氟哌啶醇1.5mg，每8小时1次。与镇痛剂的应用类似，规律给予止吐剂比按需给药的效果好。

肠梗阻

肠梗阻可突然出现也可缓慢发生，病因常为多因素。

少数患者可通过手术干预获益，但需要注意治疗所引起的死亡。多数患者不适合进行手术，可给予药物治疗。恶性肠梗阻的积极药物治疗包括：

- 应用解痉药缓解肠绞痛，如每日60～80mg丁溴东莨菪碱；有时洛派丁胺（氯苯哌酰胺）也有效。
- 给予足量的镇痛剂以减轻持续性的疼痛，如二醋吗啡。
- 如果恶心呕吐严重，给予中枢作用性止吐药，如每日150mg赛克力嗪，或5～10mg氟哌啶醇。

上述药物可能需要肠外途径给药，皮下给药最为合适。

有证据支持糖皮质激素或生长抑素类似物奥曲肽可缩短梗阻的时间。奥曲肽还可减少肠道的分泌液，因此可减少胃肠引流量或呕吐量。

患者可以饮水，并进食少渣饮食，这种饮食大部分可在近端胃肠道吸收。如果给予充分的口腔护理，一般可防止口渴，并不需要常规肠外补液。对少数因高位肠阻断引起顽固呕吐的患者，可行持续胃肠引流或胃造口引流。

呼吸系统症状

呼吸系统症状，特别是气促，会给患者和看护者带来巨大的痛苦。应明确诊断病因，并给予积极治疗以尽可能逆转这种局面。控制感染，引流胸腔积液和心包积液，对有症状的贫血患者输血。放疗、细胞毒药物、局部激光治疗或植入支架，对某些特定部位的支气管树梗阻可能有效。氧疗对气促的作用并不明确，但是有助于改善缺氧状态。

规律给予苯二氮䓬类（地西泮）可缓解气促及其带来的呼吸恐慌。短效阿片类药物5～20mg，每4小时1次也有效，可能与其局部和中枢作用有关。吸入吗啡溶液也可缓解部分患者的气促症状。

持续性干咳是一个非常棘手的症状。鸦片类、可待因、美沙酮或吗啡配剂都有镇咳作用。缓解大气道压迫可能需要抗肿瘤治疗。吸入麻醉剂也有助于防止咳嗽。

其他躯体症状

癌症患者可有多种躯体症状。可能是肿瘤的直接表现，如宫颈癌引起阴道出血，也可能为治疗所致，如乳腺癌术后和放疗引起的上肢淋巴水肿。对这些症状的处理可能需要其他专业人员参与。

有些症状可能是衰弱的表现，如褥疮、尿失禁、黄疸或复发感染。对这些症状的控制取决于患者及其家庭对治疗的总体期望和要求。面对这类有多种症状的衰弱患者，如何使他们保持尽可能好的生活质量，是临床医生所面临的巨大挑战，需要他们具有丰富的专业经验和高度创造力。

心理学症状

与患者和家属进行有效的沟通是临床实践中最基本的要求，尤其是在这种致死性疾病笼罩的压力情况下。基本的沟通技巧包括给患者时间倾诉，使用恰当的语言（即这种情形下适合的语言），耐心重复所给信息，以及认识到患者和家属可能会拒不接受或否认坏消息。请记住并不需要给每个问题一个答案或解决方案，充满同情的倾听就可能给患者带来巨大的支持。

给癌症患者安排护理，使之尽可能多地生活在家里。肿瘤中心、姑息护理小组和初级治疗小组的有效联系对保证整体治疗非常重要。任何对治疗和预后相关信息的误解都必须避免。

尽管不少患者会转到疗养院，但大约60%的癌症患者会死于普通的医院病房，在他们初诊时内科医师或手术大夫的护理之下。每位临床医师都应该具备处理这些症状的基本技能，并能识别患者何时需要更专业的帮助。对这类患者的治疗除了需要仔细观察躯体征状的减轻外，还要为患者和家属创造一个获取信息和接受支持的安全环境。

过去姑息治疗被限定于癌症患者，然而对许多其他疾病，如HIV感染、AIDS和一些快速致死的神经病变，姑息治疗同样适用。所有疾病的临床状况都是快速变化的，难以控制的症状也是如此。毫无疑问，许多非恶性病患者，如晚期肾衰竭、心功能衰竭患者，也可以从这种多学科治疗中获益。姑息治疗专科医师正在积极地向非恶性病领域拓展。在整个医学实践中，基于患者需求的姑息医疗始终适用。

（王峰蓉译　黄晓军校）

推荐读物

Hardy J (2000) Sedation in terminally ill patients. *Lancet* **356**: 1866-1867.

Morrison RS, Meier DE (2004) Palliative care. *New England Journal of Medicine* **350**: 2582-2590.

重要网址

http://www.cancerbacup. org. uk
UK patient organization

http://www.cancerresearchuk.org/
UK charity (formed from merged Imperial Cancer Research Fund and Cancer Research Campaign).

http://www.cancer.org
US cancer organisation

http://www.palliativemedjournal.com
Journal of Palliative Medicine

风湿性疾病和骨疾病

10

风湿性疾病和骨骼肌肉疾病

许多常见的运动系统疾病都是短期的、自限性的，或只需要简单的镇痛和（或）物理治疗就能解决，如理疗和按摩。然而，它们却占据了基层保健医生20%~30%的工作量。对痛性风湿病，早期、正确的诊治有助于降低慢性疼痛的发生率。对炎症性关节炎，及早发现、及早进行多学科专科医生的诊治有利于更好地控制症状和防止关节损伤与残疾。范围广泛的手册可以为患者提供有益的建议，应鼓励他们使用。虽然各种疾病在各地的患病率不同，但大部分肌肉骨骼疾病在世界范围内都可见到。

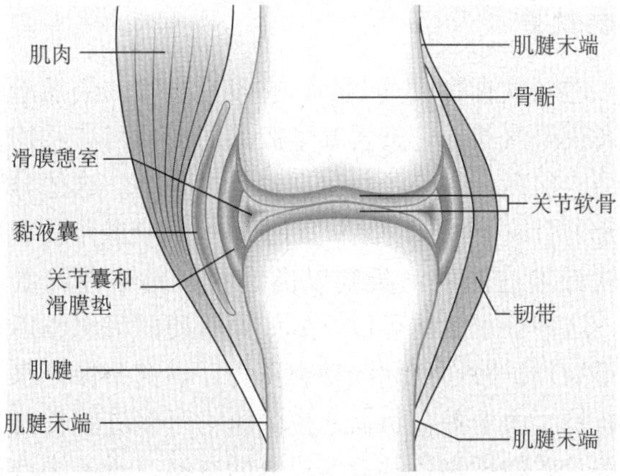

图 10.1　滑膜关节。

正常关节

关节分为滑膜关节和纤维软骨关节两种。

滑膜关节（图 10.1）

滑膜关节包括球窝关节（如髋关节）和绞索关节[如指（趾）节间关节]。

滑膜关节包含一个关节囊，这样相对的关节软骨面在相互活动时不会有疼痛感产生。关节活动具有一定的范围，活动时关节是稳定的。负荷分散在关节表面，这样可以防止负荷过重或失用导致关节损伤。

滑膜和滑液

正常的滑膜有几个细胞厚，具有血管。滑膜表面光滑，与其他组织不粘连，对蛋白和晶体通透。因为滑膜没有肉眼可见的缝隙，因此即使在承受压力时仍能容纳正常的关节液。表层含有巨噬细胞和纤维母细胞。纤维母细胞向关节腔中分泌透明质烷，这有助于保存关节内的液体。滑液是一种由滑膜细胞分泌的高黏稠液体，成分与血浆相似。关节软骨表面含有糖蛋白，这可以明显降低关节面间的摩擦系数。滑膜和腱鞘也由滑膜包裹。

纤维软骨联合

属于纤维软骨联合的关节有：椎间盘、骶髂关节、耻骨联合和肋软骨关节。

近关节骨

近关节骨（骺）在结构上和骨干骨（干骺端）不同，它富含血管，由一个沉积了矿物质的轻胶原支架及其外包被的一层坚硬皮质骨组成。这种结构能承受的压力较小，当正常关节内的透明软骨被破坏以后，骺就会塌陷、骨折，如骨关节炎（OA）时。表面软骨缺损还会导致骨生长异常和OA那样的骨重构。

透明软骨

透明软骨构成关节面，它没有血管，依靠滑液扩散来获得营养。它富含Ⅱ型胶原形成的网状结构，网状结构包裹着大分子的蛋白聚糖复合物。这些异质的大分子组成蛋白链（聚集蛋白聚糖），硫酸角质素和硫酸软骨素这两种糖类则以侧链的形式结合到蛋白链上。这些分子结构可以产生胶原基质的吸水作用和渗透压的外扩散作用间的动态压力，以此来保存水分。间断的、由于关节负荷产生的压力可促进软骨与滑液间水、矿物质和各种营养成分的交换，对于维持正常的软骨功能是必要的。软骨细胞包埋在软骨内，分泌胶原和蛋白聚糖，并且沿着它们产生的软骨基质向关节表面移动。

韧带和肌腱

韧带和肌腱有稳定关节的作用。韧带有弹性，有助于控制关节的活动度和稳定程度。肌腱没有弹性，可以把肌肉的力量传递到骨。肌腱和韧带相互结合形成关节囊。肌腱或韧带结合到骨的位置称为**结合点**，是炎症的易发部位。

细胞外基质的成分

所有的结缔组织都包含由大分子——胶原、弹性蛋白、非胶原糖蛋白、蛋白聚糖和细胞（如成纤维细胞）——组成的细胞外基质。有几种不同的细胞表面受体与细胞外基质蛋白结合，包括整合素、CD44和蛋白聚糖的受体，如共结合（蛋白）聚糖。

胶原

胶原是由三条肽链（α螺旋）相互缠绕组成的三螺旋结构。这些α螺旋包含重复的甘氨酸-x-y三联体结构，x和y经常是脯氨酰和羟脯氨酰残基。胶原纤维具有高度的异质性，它的编码基因位于至少12个染色体上。体内大部分的胶原是Ⅰ型胶原——骨、肌腱、韧带、皮肤、巩膜、角膜、血管和空腔脏器的主要成分。Ⅲ型、Ⅴ型和Ⅵ型也存在于大部分组织中，但是骨和软骨中没有Ⅲ型胶原。其他类型的胶原是组织特异的，如Ⅱ型、Ⅸ型、Ⅹ型和Ⅺ型存在于透明软骨中，Ⅳ型存在于基底膜中，Ⅶ型铆钉在上皮和间质的连接处。还有几种特殊胶原的功能是以自身结构为基础的，结构异常就会导致特殊的疾病。

弹性蛋白

弹性蛋白是一种可溶性蛋白多聚体，是弹力纤维的主要成分。它的前体是原弹性蛋白，由血管平滑肌细胞和皮肤的纤维母细胞合成。锁链素和异锁链素的交叉连接是弹性蛋白纤维特有的。

糖蛋白

纤维连接素是细胞外基质中主要的非胶原糖蛋白。其分子内含有许多与配体结合的功能域或细胞识别位点，参与细胞和细胞外基质的粘附过程。在其他细胞粘附蛋白（例如玻璃体结合蛋白、层粘连蛋白和Ⅵ型胶原）中也发现了纤维连接素。一个三肽序列（精氨酸-甘氨酸-天冬氨酸）可以模拟纤维连接素的一些功能，纤维连接素在组织重构中起主要作用。它的产生由γ-干扰素和转化生长因子β刺激，并由肿瘤坏死因子和白介素-1抑制。

蛋白聚糖

蛋白聚糖中含有氨基葡聚糖（GAG）侧链，且各种蛋白聚糖的结构和大小不同。在结缔组织的不同部位已经鉴别出许多蛋白聚糖，如聚集蛋白聚糖、二聚糖、纤维调节素、核心蛋白多糖（位于细胞外基质中）、共结合蛋白聚糖、CD44、纤维蛋白聚糖（位于细胞表面）、神经聚糖（位于脑组织中）和丝甘蛋白聚糖（位于基底膜）。它们的功能是将细胞外基质结合在一起，在基质中保存可溶性分子并辅助细胞间的结合。这些结构中任何一个出现异常都有可能导致关节旁或关节症状和（或）促进关节症状的进一步发展。

关节的感觉

韧带、骨外膜、滑膜组织和关节囊都有丰富的血管和神经分布。疼痛通常是由这些部位的炎症所致，因为相对来说，滑膜是没有感觉的。

临床诊治方法

询问病史

下面的这些问题有助于评估患者的病情并做出诊断。注意：病史通常可以引导我们做出诊断。鉴别疾病的类别是对风湿性疾病做出精确诊断的关键。

疼痛

- **哪里疼？是局部疼痛还是广泛性疼痛？**受累关节的类型可以为诊断提供有用的线索（如骨关节炎的远端指间关节疼痛）。
- **疼痛起自哪里，关节、肌肉、脊柱还是骨骼？**软组织损伤和关节炎症通常引起局部压痛。
- **是否牵涉其他部位？**关节疼痛为局部疼痛，但通常向远处放射——肩关节向上臂放射；髋关节向膝放射。
- **疼痛是持续的、间断的还是发作的？有多严重——疼痛还是剧烈疼痛？**如在非免疫缺陷的痛风或化脓性关节炎，患者疼痛非常剧烈。关节疼痛持续一天左右提示风湿病复发，持续长达几天则是典型的未治愈的痛风和假痛风的表现。长期疼痛，特别是夜间疼痛，可能由潜在的恶性肿瘤引起。
- **是否存在缓解或加重的因素？**例如，
  - 机械性损伤在活动时加重，休息后减轻。
  - 炎症性关节和棘突疾病则是休息后加重，活动时减轻。
  - 创伤是肌肉骨骼疾病的常见原因。
- **是否伴有其他神经学方面的特征？**麻木、针刺感和（或）肌力丧失提示神经痛。考虑腕管综合征，一种脊柱疾病，如椎间盘脱出或脊椎病，或神经疾病。神经根痛，如由椎间盘脱出引起，则疼痛部位与该神经根的解剖分布相符。

强直

- **是广泛的还是局部的？**脊柱和关节强直常见于创伤后。
- **是肢带型还是周围型？**
- **是否早晨较重及活动后减轻？**每天早晨关节强直15分钟以上通常是炎症性关节炎——考虑类风湿关节炎（RA）或其他炎症性关节炎。脊柱强直，早晨疼痛较重，特别是在11～30岁的患者，可能提示强直性脊柱炎。如果是一个55岁以上的患者早晨肩胛和骨盆肢带型强直较重，可能是风湿性多肌痛。

肿

- **是单关节肿还是多关节肿？**是对称还是非对称，是近端关节还是远端关节，这些都是诊断关节炎的有用线索。类风湿关节炎是典型的多关节受累。急性单关节炎可能是创伤、痛风（中年男性）或化脓感染（发热或免疫抑制）引起。
- **是持续性的还是发作性的？**
- **肿胀发作是短期的还是长期的？**
- **有没有其他炎症表现（红、热）？**

性别

痛风、反应性关节炎和强直性脊柱炎的男性患者较多。类风湿关节炎和其他自身免疫性结缔组织病的女性患者较多。

年龄

- **患者是年轻人、中年人还是老年人？**创伤常见于年轻人，但任何年龄均可发生。
- **首次出现症状时患者年龄有多大？**骨关节炎和风

湿性多肌痛很少发生在50岁以下的人群。类风湿关节炎首次发病常见于20～50岁女性。

健康状况

- **是否存在任何相关的健康不良或其他令人担忧的临床特征，例如，体重减轻或发热？**许多风湿性疾病都是全身性疾病。如果患者出现体重减轻和（或）发热症状，考虑风湿性疾病、化脓感染（关节感染是医疗急症，可能由败血症引起）或恶性疾病。
- **是否有其他相关的医疗状况？**银屑病关节炎或炎症性肠病相关的关节炎是非对称性的。Charcot关节见于糖尿病患者。

药物

是否由药物引起？利尿剂可与男性和老年女性患者的痛风有关。激素替代治疗或口服避孕药可能与系统性红斑狼疮（SLE）有关。类固醇类药物可以导致血管性坏死。一些药物可以引起狼疮样综合征。

种族

与疾病有关吗？镰状细胞贫血在年轻的非裔黑人可导致关节疼痛，但骨质疏松在老年黑人中少见。

既往史

患者以前是否有过类似的症状，这次是否是首次发作？是否可以从以前的医疗状况中获得线索？痛风是反复发作的，如果不治疗，每次发作持续10天左右。风湿性疾病的急性复发提示可能是类风湿关节炎。

家族史

患者家族中是否有人患有相同疾病或其他相关疾病？骨关节炎可能是家族性的。血清阴性脊柱关节病可见于有关节炎、银屑病、强直性脊柱炎、虹膜炎或炎症性肠病患者的家族中。自身免疫性疾病有家族聚集倾向。

职业史

患者是做什么工作的？这可能是导致软组织损伤和骨关节炎的一个因素（例如从事繁重体力劳动的人和舞蹈演员）。职业相关疾病越来越常见。

心理社会史

- **患者是否因悬而未决的案子而受到伤害？**
- **患者最近的工作和生活中是否存在着压力？这一点是否与症状有关？**压力很少引起风湿性疾病，但可能造成炎症性关节炎复发。压力也可以降低患者抵抗疼痛和功能缺损的能力。需要强调的是，慢性关节炎的诊断主要影响患者及其家人的生活方式。患者功能受损的程度也需注意。

功能受损的程度

世界卫生组织用以下几个词语来描述疾病对于个体的影响：

- **缺损**：任何心理或解剖结构或功能的缺失或异常。
- **残障**（活动受限）：任何导致患者不能按正常人的方式活动或从事正常范围内的活动的限制或能力丧失。
- **残废**（参与受限）：由缺损和残障发展而来的损害，使患者履行正常人的角色受限或无法履行。

在评估中还必须考虑患者的自身知觉受限，以及疾病对患者自身体格所造成的影响。客观和主观评估都要做。生活质量（QoL）应包括生理因素和心理因素。治疗的目的是减轻或治愈生理和（或）心理疾病，以降低任何缺损或残障对个体的影响。许多标准问卷都可以用来评估疼痛、疾病的影响和预后［例如，健康评估问卷（HAQ），关节炎影响指数量表（AIMS）］。

关节查体

应从患者走进诊室及就座开始观察患者，观察其功能受损情况。一般查体和神经科查体通常都是必要的。肢体和脊柱快速查体指导见操作Box10.1。

关节查体应包括望、触和动三个方面。

- **外观**：观察有无肿胀、皮疹、肌肉萎缩、变形，如膝内翻或膝外翻时股骨头远端的横向移位，屈曲位固定或伸展过度，活动度达不到正常范围，活动时不流畅及疼痛。
- **触诊**：有没有压痛、发热（提示炎症）和肿胀，后者可能由液体、软组织或骨骼造成。触诊的感觉通常描述成“波动感”（积液）、“软”或“硬”（滑

> **操作 Box10.1 肢体和脊柱的快速查体**
>
> **上肢快速查体**
> - 请患者将双臂举至耳旁（外展），用手够颈后部和背部。如果患者做这个动作困难，提示患者的肩部或肩部的回旋肌群有问题。
> - 请患者将双臂前伸，肘关节伸直，五指分开，手掌向上然后向下。肘部不能伸直提示肘部有问题。检查肘关节是否有肿胀、失用或变形。
> - 请患者双手合十，肘外展做祈祷动作。手指屈曲位的畸形可能是关节炎、屈肌腱鞘炎或皮肤疾病。腕部疼痛会限制患者外展肘部并把双手合十。
> - 请患者紧握拳。如果患者做这个动作困难，提示手指屈曲障碍或不能抓握。另外，有时我们也可以测量患者的握力。
>
> **下肢快速查体**
> - 请患者背向你和朝向你走一小段距离，观察他走路的姿势。
> - 请患者单腿站立，严重的髋部疾病会使骨盆向非承重侧下沉（Trendelenburg 试验阳性）。
> - 观察患者站和坐时的髋部和（或）膝部的问题。
> - 请患者伸直和屈曲膝关节。
> - 请患者轮流将一侧的脚放在另一侧的膝盖上而使其髋关节外旋，观察患者的髋部和膝部活动是否因疼痛受限。如有异常，必须请患者躺下进一步检查髋部和膝部。
> - 请患者站立时分别上下运动双侧踝部，检查患者的踝关节和韧带、内侧足弓和脚趾。
>
> **脊柱快速查体**
>
> 站在患者背后。
> - 请患者：(a) 向前弯曲，用手够自己的脚趾，膝关节保持伸直；(b) 向后伸展；(c) 侧弯；(d) 看向肩膀后方，再请患者屈曲、伸直、侧弯颈部。观察患者的脊柱弯曲是否存在异常——侧凸、后凸和前凸。颈椎、腰椎前凸和胸椎后凸是正常的。站立和弯腰时肌痉挛更糟。两腿不等长的患者会出现脊柱侧凸，患者躺下或坐下时侧凸就会减轻（下肢的长度是在患者躺下时测量的）。
> - 请患者仰卧。检查患者直腿高抬动作是否受限。
> - 请患者俯卧。拉扯试验时患者大腿前面疼痛（俯卧时屈膝），提示腰椎间盘有问题。
> - 按压患者的脊柱和臀部，检查是否有压痛。

膜肿胀）和“坚硬”（骨样）。

- **活动**：活动患者关节观察关节的被动活动度（如屈、伸、外展、内收和旋转）、稳定性、疼痛、及软骨损伤的捻发感（摩擦感）。关节的活动度存在个体差异，可以通过左右侧对比和询问患者是否有改变来评估活动范围是否正常。目前，已经制定了用于运动系统筛查的评估系统GALS（全球运动系统评估）。

关节 X 线检查也常是关节查体的一部分。

检查

对于普通的局部肌肉骨骼疾病和骨关节炎（OA），没有必要进行实验室检查；询问病史和查体就可以做出诊断。但是，试验有助于排除其他疾病，并让患者或他们的家庭医生放心。

有用的血液筛查

- **全血细胞计数**：

  血红蛋白：正常色素正常细胞性贫血可见于慢性炎症和自身免疫性疾病。低色素小细胞性贫血通常是由非甾体抗炎药引起胃肠道出血导致的。

  白细胞计数：中性粒细胞增多可见于细菌感染（如化脓性关节炎）和糖皮质激素治疗过程中。淋巴细胞减少可见于病毒引起的疾病或系统性红斑狼疮（SLE）的活动期。中性粒细胞减少提示药物导致的骨髓抑制。嗜酸性粒细胞增多症见于 Churg-Strauss 综合征。

  血小板：血小板增多可发生于慢性炎症时。血小板减少可见于药物引起的骨髓抑制。
- **红细胞沉降率（ESR）和C反应蛋白（CRP）**：二者增加提示炎症反应。炎症时血浆沉降率也增加，在一些实验室用其来代替红细胞沉降率。
- **骨和肝的生化**：血浆碱性磷酸酶升高提示存在骨骼和肝脏疾病。肝酶升高可能是药物毒性所致。有关骨骼的其他检查见本章下文。

其他血尿检查

- 血浆蛋白电泳和尿Bence Jones蛋白——排除骨髓瘤，ERP 增高的一种原因。
- 血尿酸——用于痛风的检查。
- 抗链“O”——用于风湿热的检查。

血浆抗体检查

类风湿因子（RF）

IgM 型类风湿因子可通过 IgG 包被的乳胶颗粒（Rose-Waaler 试验）或敏感的绵羊红细胞（羊细胞凝集试验，SCAT）凝集试验来检查。它们是针对 IgG Fc 段的抗体（通常是 IgM，有时也可以是 IgG 或 IgA），可见于 70% 的类风湿关节炎患者，但不是RA特有的。RA 早期的 RF 较高提示预后较差。RF 阳性有时比 RA 症状出现得早。患者的RF滴度可能具有波动性。RF在许多其他自身免疫性风湿病（如 SLE）、慢性感染和无症状的老年人中也能检测到（见表 10.1）。

表 10.1　血清类风湿因子阳性的疾病

自身免疫性风湿病	RF（IgM）%
类风湿关节炎	70
系统性红斑狼疮	25
干燥综合征	90
系统性硬化	30
多肌炎 / 皮肌炎	50
青少年特发性关节炎	不确定
病毒感染	**高球蛋白血症**
肝炎	慢性肝病
传染性单核细胞增多症	结节病
	冷球蛋白血症
慢性感染	**正常人群**
结核	老年人
麻风病	RA 患者的亲属
传染性心内膜炎	
梅毒	

抗环瓜氨酸肽（CCP）抗体

这些抗体采用 ELISA 方法检测，对 RA 有高特异性（90%的特异性，60%的敏感度）。它们有助于鉴别早期 RA 和一过性滑膜炎。

抗核抗体（ANA）

这些抗体通过采用间接免疫荧光法给鼠肝、猴肝或 Hep-2 细胞染色来检测。不同的类型反应了不同的抗原特异性和不同的疾病 [如抗 DNA 抗体/抗组蛋白抗体（表现为均质型）提示 SLE 活动；抗着丝点抗体提示系统性硬化]。许多自身免疫性疾病都可以检测到 ANA。ANA 可用于 SLE 的筛查，但是滴度低的 ANA 也可见于 RA 和慢性感染患者，以及正常人，特别是老年人（表 10.2）。Hep-2 细胞的染色类型提示可能的抗原特异性，有些类型如抗着丝点抗体代表多种抗原特异性。核仁型与系统性硬化活动性的几个标志有关（见下文）。

表 10.2　血清抗核抗体阳性的疾病（%）

系统性红斑狼疮	95
系统性硬化	70
干燥综合征	80
多肌炎和皮肌炎	40
类风湿关节炎	30
青少年特发性关节炎	不确定
其他疾病	
自身免疫性肝炎	100
药物性狼疮	＞95
多发性硬化	50
纤维化肺泡炎	30
糖尿病	25
传染性单核细胞增多症	5～10
正常人	8

抗双链 DNA 抗体

这些抗体通常采用沉淀法（Farr 试验）、ELISA法或短膜虫（体内含有双链 DNA）间接免疫荧光法检测。它们对系统性红斑狼疮有鉴别意义，但轻型患者和疾病的非活动期可能表现为阴性。高滴度的 IgG 型抗双链 -DNA 抗体是 SLE 特有的，而且提示预后不良。抗单链 DNA 抗体是非特异的。

抗可提取核抗原（ENA）抗体

这些抗体在ANA检查中表现为颗粒型荧光，它们可用 ELISA 方法检测。

- 抗 Ro（SS-A）抗体——见于 SLE 和干燥综合征
- 抗 La（SS-B）抗体——见于干燥综合征
- 抗 Sm 抗体——见于 SLE
- 抗 U1-RNP 抗体——可见于一组疾病，包括 SLE 和重叠综合征。

抗 Jo-1 抗体

这些抗体针对组氨酰 tRNA 合成酶，它们可以阻断氨基酰化作用，见于皮肌炎和多肌炎。

抗拓扑异构酶（ScL-70）抗体

这些抗体见于系统性硬化。

抗中性粒细胞胞浆抗体（ANCA）

这些抗体可通过固定的人中性粒细胞来检测。两种主要的 ANCA 类型是：

- 蛋白酶3（PR3-ANCA），以前称为胞浆型或cANCA
- 髓过氧化物酶（MPO-ANCA），以前称为核周型或pANCA。

90% 的 Wegener 肉芽肿患者血清中存在 PR3-ANCA。60% 的其他血管炎患者血清中存在 MPO-ANCA，如显微镜下血管炎和 Churg-Strauss 综合征。MPO-ANCA还可见于炎症性肠病和其他与血管炎无关的风湿性疾病中。

抗磷脂抗体

抗磷脂抗体可见于抗磷脂综合征和 SLE 患者。

这些抗体的主要自身抗原是 β_2 球蛋白 1（一种载脂蛋白）。抗心磷脂抗体和 β_2 球蛋白抗体是用 ELISA 法检测。狼疮抗凝物是针对 β_2 球蛋白 1 以及凝血酶原和膜联蛋白的抗体。狼疮抗凝物可采用凝集试验来检测，如活化部分凝血激酶时间（APTT），因为它们中有些抗体在体内干扰磷脂依赖的凝血系统。

抗 RNA 多聚酶抗体Ⅰ、Ⅱ和Ⅲ

Ⅰ和Ⅲ见于系统性硬化。

免疫复合物

免疫复合物不常检测，很大一部分原因是检测方法多种多样，试验结果难以解释。聚乙烯乙二醇法（PEG）或 C1q 结合法已有商用成品试剂盒出售。

补体

补体水平低提示有大量的补体消耗，暗示有 SLE 活动。

关节穿刺（操作 Box10.2）

关节（或关节囊）液检查主要用来诊断化脓性、反应性或晶体性关节炎。液体的性质提示炎症的程度。清亮的液体提示几乎没有关节内的炎症，半透明或不透明的液体提示细胞过多，有潜在的炎症。脓性液体见于化脓性关节炎，但是晶体性关节炎和反应性关节炎也会有大量细胞浸润。穿刺的同时还常向关节内注射糖皮质激素。穿刺本身对晶体性关节炎就有治疗作用。

操作 Box10.2 关节穿刺

关节穿刺要求无菌操作，应该在清洁的环境下进行

首先向患者讲述穿刺的过程，征得患者同意

1. 确定进针点并做好标记。
2. 仔细洗手并消毒患者局部皮肤；摘掉戒指和手表。手套不是必需的，但许多人都选择戴手套。
3. 注射器内吸入局麻药（需要注射糖皮质激素的，同时吸入），然后换一支新针。
4. 提示患者，插入穿刺针，边进针边注射局麻药，如果怀疑有关节溢液，边进针边抽吸。
5. 抽到关节液的时候，更换注射器，停止进针，完全抽吸。
6. 检查注射器内的液体并决定是否需要注射糖皮质激素。
7. 将穿刺部位包好，建议患者受影响的部位休息几日。告诉患者起初疼痛会增加，但如果几天后疼痛持续存在，如果红肿加重，或者患者开始发热，应立即报告复查，因为这可能提示关节感染。

影像学诊断

- X 线：一些情况下可以凭借 X 线表现做出诊断。但应注意以下几点：
  (a) 急性下背部疼痛时，X线只有在疼痛是持续、复发性的和与神经症状或体征相关时，或晚上加重时才能提示信息。如果疼痛的同时伴有发热或体重减轻，则预示可能存在更严重的疾病，此时也应该做 X 线检查。
  (b) 老年人的放射性改变很常见，并不能提示是骨关节炎或脊柱炎。

(c) X 线对早期炎症性关节炎没有诊断意义，但可以作为晚期改变的基线水平。

- **超声检查**：超声在检查关节旁结构、软组织肿胀和肌腱时效果很好。它越来越多地用于检查运动时的肩部和其他部位的结构。超声检查可使肩峰夹击症候群清晰可见。超声检查也可以用来指导原位注射。足跟部定量超声使得骨密度测量变得更简便易行。
- **核磁共振成像（MRI）**：MRI可以非常详细地显示骨骼的改变和关节内结构。在早期关节疾病的检查中它比 X 线更敏感。它可用于大部分脊柱疾病的检查，但不适合非复杂性机械性下腰痛的检查。注射钆可以增强炎症组织显像。MRI 也可以用于肌肉病变的检查，如肌炎。
- **计算机体层扫描（CT）**：CT 在检查钙化的结构时有效。
- **骨造影**：骨造影是应用核素，通常是 ^{99m}Tc，来检查异常的骨翻转和血循环，虽然不具特异性，但有助炎症、感染和恶性肿瘤的检查。骨造影检查最好与其他解剖成像仪器联合使用。
- **DXA 扫描**：DXA 扫描应用非常低剂量的 X 线测量骨密度，用于骨质疏松的筛查。
- **正电子发射体层扫描（PET）**：PET 应用随正电子发射而衰减的放射性核素。氟-18 标记的脱氧葡萄糖可以显示葡萄糖代谢增加的部位、定位肿瘤、显示大血管血管炎，如Takayasu动脉炎（见第13章）。PET 和 CT 结合可以更好地显示局部解剖细节。
- **关节镜检查**：关节镜可以使关节结构直接可视，尤其是膝关节和肩关节。应用关节镜可以获取病理标本，在特定条件下可以进行外科操作（例如修补和修剪半月板），还可以去除松懈的组织。

滑液检查

见 Box 10.1 。

推荐读物

Bellamy N (2003) Principles of outcome assessment. In:Hochberg MC, Silman AJ, Smolen JS et al. (eds) *Rheumatology,* 3rd edn. London: Mosby, Vol. 1, Section 1, Ch. 4.

Doherty M, Dacre J, Dieppe P, Snaith M (1992) The 'GALS' locomotor screen. *Annals of the Rheumatic Diseases* **51**: 1165–1169.

Isenberg D, Renton, P (2003) *Imaging in Rheumatology*. Oxford University Press.

Morrow J, Nelson L, Watts R, Isenberg D (1999) *Autoimmune Rheumatic Diseases*, 2nd edn. Oxford: Oxford Medical Publications.

Box10.1 滑液检查

清洁注射器或无菌容器内的滑液可以直接用于检查。滑液的性质呈现从清亮到脓性的趋势，这可以粗略地估计关节炎的类型。

颜色	**诊断**	**白细胞计数**（mm^3）
清亮、黄色、黏稠的液体	OA	< 3000
半透明的稀薄液体	RA	3000 ~ 40 000
非常混浊	血清阴性关节炎	
	Reiter 病	
	晶体性关节炎	
脓性	败血症	750 000

偏振光显微镜检查：用带有红光滤片的偏振光显微镜，需要由专业人士来操作：

- 痛风——双折射阴性的针样尿酸钠结晶
- 焦磷酸盐关节病（假痛风）——菱形的、双折射弱阳性的焦磷酸钙结晶。

革兰染色：如果怀疑是化脓性关节炎，则必须做革兰染色，可立即鉴别出致病菌。应做关节液培养和抗生素药敏试验。

RA：类风湿关节性；OA：骨关节炎。

常见的局部肌肉骨骼疾病（图 10.2）

应用麻醉药和抗炎药治疗肌肉骨骼疾病，见下文。

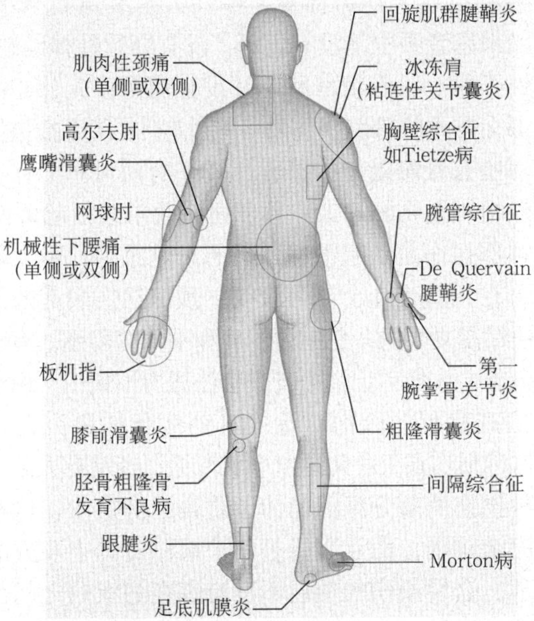

图 10.2 常见的局部肌肉骨骼疾病。

表 10.3 颈肩痛
创伤（如摔伤）
机械性或肌肉性颈痛
颈部扭伤
椎间盘脱出——神经根压迫（第 21 章）
强直性脊柱炎
肩部损伤：
回旋肌群腱鞘炎
钙化性腱鞘炎或滑囊炎
夹击症候群或回旋肌群撕裂
粘连性关节囊炎（真性“冰冻”肩）
炎症性关节炎或骨关节炎
风湿性多肌痛
纤维肌痛
慢性上肢疼痛综合征（工作相关的）
肿瘤

颈肩痛（表 10.3）

机械性或肌肉性颈痛（肩束带样痛）

单侧或双侧的肌肉性颈痛较常见，通常是自限性的。可见于创伤后、姿势不正确的睡眠后或长时间从事键盘工作的人。慢性颈部烧灼样痛是由于紧张和生气时肌肉紧张所致。

脊椎病变在40岁以上者的X线上可见增加（见第21章），但通常不是导致颈痛的原因。然而它可以导致脊椎关节强直并增加肌肉性颈痛的风险。肌肉震颤可触及，有压痛并可导致颈部位置异常（如斜颈）。肌肉性颈痛是非局限的，会影响到斜方肌、C7 的棘突和颈旁的肌肉系统（肩束带样疼痛）。疼痛通常向上放射到枕部，但很少向两侧放射到肩部末端。这种疼痛通常与单侧或双侧的紧张性头痛相关；疼痛好像一个紧张的带子一样放射到颞部和眼部。这些症状也见于纤维性肌痛。

治疗

对这些患者的治疗是短期的镇痛治疗并耐心地向患者解释病情。物理治疗师有助于缓解肌痉挛和疼痛，教导患者锻炼和放松的技术，并纠正患者错误的工作、休息姿势。专业的物理治疗师还可以从人体工程学方面为工作相关的患者提供有关工作场所的建议。

神经根压迫

神经根压迫是由急性颈椎间盘脱出或椎关节强直压迫神经管所致。

急性颈椎间盘脱出时会伴有单侧或双侧颈痛，向肩胛间和肩部放射。这是一种弥散性的硬膜疼痛，伴有神经根分布区的剧烈的、电波样下传的手臂疼痛、麻木不适、肌力减弱和反射消失（表 10.4）。

表 10.4 颈神经根压迫——症状和体征

神经根	感觉改变	反射消失	肌力减弱
C5	双侧手臂	肱二头肌	肩外展，肘屈曲
C6	前臂	肱二头肌	肘屈曲
	拇指和食指	旋后肌	腕伸直
C7	中指	肱三头肌	肘伸直
C8	前臂中部	无	手指屈曲
	小指和无名指		
T1	上臂中部	无	手指内收和外展

颈椎病发生在伴有脊柱后部骨突的老年人时会压迫神经根，并产生神经根痛（见图 21.42），通常在C5/C6 或 C6/C7；在颈部斜位片中可见。MRI 扫描可以清楚地显示出 OA 的关节面和任何与椎间盘脱出相关的表现。

治疗

佩戴颈托、休息、镇痛、镇静都是必需的。应告诉患者不要搬运较重的物体。通常 6 ~ 12 周后可以恢复。如果诊断不确定或考虑行外科治疗时，可以进行MRI检查（图 10.3）。当椎间盘恢复后，可以请有经验的疼痛治疗师进行颈神经阻滞以缓解疼痛。如果患者的疼痛持续或有肌力减退、麻木的神经体征严重或为双侧，有必要请神经外科医师会诊。双侧神经根疼痛是神经外科急症，因为颈椎间盘中心性脱出会压迫颈神经节。

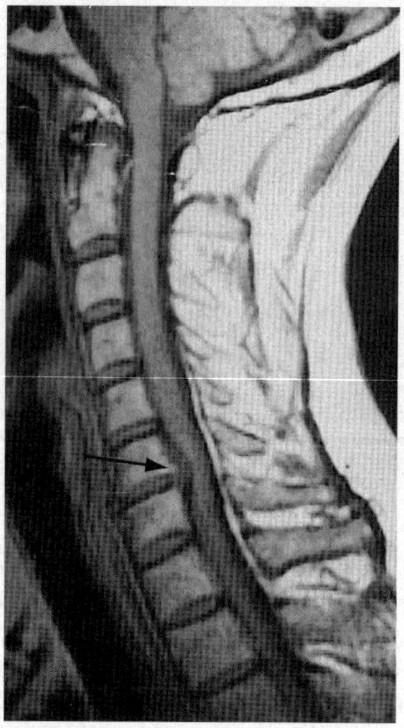

图 10.3 **颈椎核磁共振**。显示一个大的椎间盘中心性脱出，在 C6/7 水平压迫脊索（箭头所示）。

颈部扭伤

颈部扭伤是加速或减速作用于颈部的力导致的。通常是由于交通事故时，使用安全带的人受到来自后面的力的牵拉作用造成的。恢复的时间依受伤的严重程度而异。根据临床标准确定的简单处理计划，有助于医生鉴别哪些人伤势最重，哪些人需要进行 X 线检查。如果患者颈中部没有压痛，没有局灶性神经缺损，警觉性正常，没有沉醉状态且没有痛得让人分心的损伤，那么严重的骨骼损伤的可能性较小。CT 扫描用于检查那些有骨骼损伤的患者，MRI 有时可用于存在严重的软组织损伤的患者。颈部扭伤通常会引起诉讼。

颈部扭伤是引起慢性颈痛的常见原因，但大部分患者可在几周或几个月内康复。颈部扭伤引起的颈痛类型通常是复杂的，包括颈、肩和手臂的疼痛。有时还伴有头痛、头晕、记忆力丧失和注意力不集中。由于这些是主观症状，因而对造成这些症状的原因存在争议。这种损伤在工业化国家中更常见，经常有人暗示产生这种损伤的部分原因是为了获得经济赔偿。这种说法不完全正确，而且可能是出于索赔过程中双方的抵触心理。这种损伤的预后不良与潜在的索赔之间似乎存在着相关性——去除因为疼痛和痛苦而索赔的部分患者后，这种损伤的预后有所改善。

治疗：包括向患者耐心解释病情（因为患者可能非常焦虑）、镇痛、短期佩戴颈托和物理治疗。疼痛可能持续几个星期或几个月，应向患者交代清楚。

推荐读物

Malleson A (2002) *Whiplash and Other Useful Illnesses*. Montreal: McGill–Queens University Press.

Steill IG, Clement CM, McKnight RD et al. (2003). The Canadian C-spine Risk versus the NEXUS Low-Risk Criteria in patients with trauma. *New England Journal of Medicine* **349**: 2510–2518.

肩痛

肩关节是一个浅表关节，活动度很大。肱骨头由关节囊的回旋套固定。回旋套是由后面的冈下肌腱、上面的冈上肌以及前面的肩胛下肌组成。回旋套（尤其是冈上肌）在外展过程中阻止肱骨头抵抗肩峰。三角肌向上提和冈上肌向内拉的作用产生了旋转，这使得大粗隆可以在三角肌下滑动而免受创伤。

肩痛有时可能是由颈部疾病引起的。肩痛的鉴别诊断见 Box 10.2。虽然“冰冻肩”这个说法普遍适用于任何疼痛僵硬的肩关节，但真正的冰冻肩（粘连性关

> **Box10.2 肩痛的鉴别诊断**
> - 回旋套腱炎夜间疼痛加剧，放射至上臂。
> - 肩痛可继发颈肌痛。
> - 颈肌痛（又名肩带痛）不放射至上臂。
> - 颈神经根痛常伴有手臂的针刺样疼痛或神经征。

节囊炎）并不常见（见下文）。肩关节疼痛僵硬可见于回旋套病变，也可见于偏瘫、胸部及乳腺手术或心肌梗死。肩关节疼痛也可以是类风湿关节炎的首发症状，其次可见于血清阴性的脊柱关节病以及老年人风湿性多肌痛。

回旋套（冈上肌）腱炎

这是引起各年龄段肩关节疼痛受限的常见原因。30% 继发于创伤，5% 表现为双侧。疼痛向上臂放射，尤其是外展和抬举受限。外展到中间范围时疼痛加剧，完全外展时减轻，肌腱的疼痛区域绕三角肌近端旋转，这就是所谓的疼痛弧综合征。从后部检查，抬举时肩胛骨提前旋转。被动抬举时影响减少，疼痛减轻。剧烈的疼痛会使关节固定，但仍保持一些旋转（比较粘连性关节囊炎）。此外还可引起斜方肌痉挛。只有在冈上肌腱炎持续不愈或诊断不明确时才需要 X 线检查。

治疗

服用止痛药或NSAID即可，但疼痛剧烈时可注射糖皮质激素（图 10.4）。需告知患者，在注射 24 ~ 48 小时内疼痛可能会加剧。70% 的患者在 5 ~ 20 天后疼痛缓解，关节可自行活动。物理疗法对持续的僵硬有益，但可能需要进一步注射。

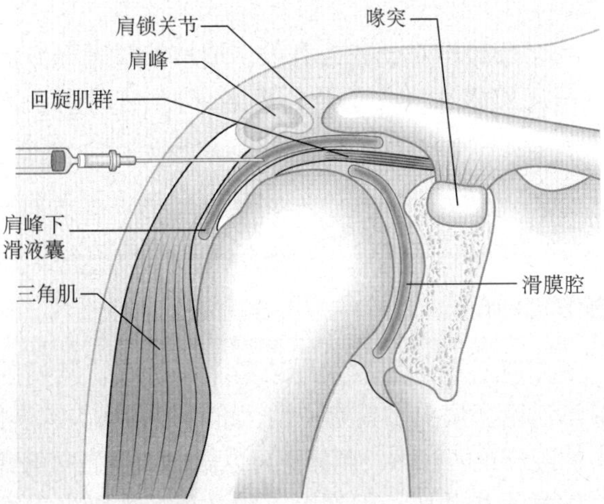

图 10.4 肩部，显示注射部位和肩峰下间隙。

钙化性肌腱炎和滑囊炎

X 线可显示焦磷酸钙沉积在肌腱，但通常无症状。发病机制不清楚，但肌腱受累可能与缺血有关。通常钙沉积在大粗隆近端，可导致急、慢性的反复肩痛和活动受限。局部注射糖皮质激素可以缓解疼痛。钙化可以持续或缓解。若疼痛持续，可在 X 线或 B 超引导下行病变抽吸术。有时可行关节镜下摘除。

结晶脱落掉入肩峰下囊可引起剧烈的疼痛和肩关节活动受限。肩关节肿胀发热，X线可见囊内弥漫性混浊。需要与钙化滑囊炎做鉴别诊断的是痛风、假性痛风和化脓性关节炎。

关节抽吸和注射糖皮质激素有效。

回旋套撕裂

一般见于年轻人创伤后，也可见于老年人及类风湿关节炎（RA）患者。手臂主动外展受限，病人开始学习用不受影响的手臂抬手。一旦抬起，手臂可以靠三角肌固定住。年轻人通过手术可以修复撕裂，但老年人和类风湿关节炎患者不适用。粗隆和肩胛或肩锁关节间反复创伤可导致骨赘和囊肿形成。

粘连性关节囊炎（真正的"冰冻肩"）

比较少见。剧烈的肩关节疼痛，导致包括旋转在内的所有肩部运动丧失。大剂量的NSAID和关节内注射糖皮质激素有效。一旦疼痛缓解，建议在麻醉下进行治疗。如果不治疗，将在 1 ~ 2 年内复发。

超声检查可准确地鉴别上述的肩部疾病，并指导糖皮质激素注射。

推荐读物

Smidt N, Green S (2003) Is the diagnosis important for the treatment of patients with shoulder pain? *Lancet* **362**: 1867–1868.

肘痛

肘痛可见于上髁炎、炎性关节炎和某些骨关节炎。

上髁炎

肌腱插入骨骼引起两个部位的炎症：一个是腕伸肌肌腱插入外上髁（“网球肘”），一个是腕屈肌肌腱插入内上髁（“高尔夫球肘”）。二者通常与体育运动无关。

局部有压痛。受累肌肉用力时放射至前臂，尤其是用网球肘拎重物或用高尔夫球肘拿托盘时。静息时疼痛也可发作。

治疗

物理治疗师建议休息，并安排复查。在疼痛的部位局部注射糖皮质激素是有效的（图10.5）。为高尔夫球肘注射时，应避免伤及尺神经。两种情况都可以自行缓解，但有时候可能会导致残疾。

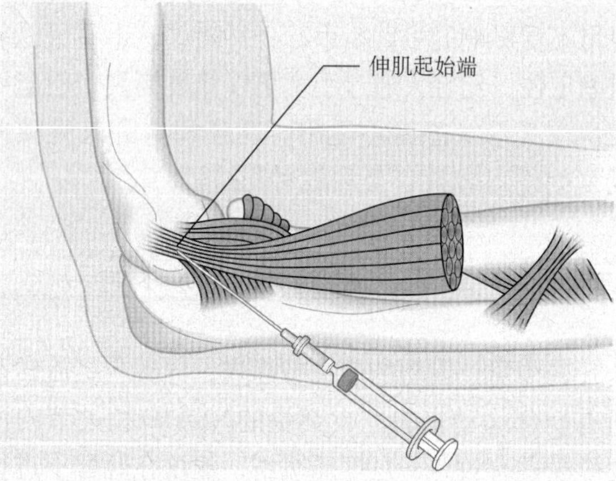

图 10.5　网球肘注射。

手痛和腕痛（表 10.5）

手痛通常是受伤或反复使用引起的。如果伴有针刺感或麻木感，提示腕、肘或颈部神经损伤。若疼痛和僵硬在清晨加重，提示有腱鞘炎或炎症性关节炎。手痛部位的分布通常可以明确诊断。

表 10.5　手痛和腕痛——病因

所有年龄	老年病人
创伤 / 骨折	结节性骨关节炎：
腱鞘炎：	远端指间关节（Heberden 结节）
屈肌伴有 / 不伴有触发	近端指间关节（Bouchard 结节）
背侧	第一腕掌关节
De Quervian	创伤——舟骨骨折
腕管综合征	假性痛风
腱鞘囊肿	痛风：
炎性关节炎	急性
Raynaud 综合征	痛风石
慢性局部疼痛	
1 型综合征	

腱鞘炎

指屈肌腱走行在一系列滑膜鞘内，由腕环固定。重复或不习惯的动作可引起炎症。炎性关节炎时若反复触及增厚的滑膜鞘，也容易引起炎症。

清晨时，紧握手指，由于手指僵硬，**屈肌腱鞘炎**可引起手指痛。紧握手指并保持屈曲状态，这时需要伸直时可导致扳机指。通常在手掌远端可触及肌腱结节。

背侧腱鞘炎在类风湿关节炎中常见，表现为手腕背部的肿胀。

De Quervain **腱鞘炎**由于拇长展肌被保护带固定，可引起桡骨茎状肌周围肿痛。局部压痛阳性，当拇指向掌面弯曲时疼痛加剧。

治疗

治疗性超声对一些人有效。通常沿肌腱下方低压注射糖皮质激素（并不是肌腱本身）。有时需手术治疗。

其他引起疼痛的疾病

腕管综合征

多由腕管内的肌腱增厚或滑膜炎所致，其病因在第21章讨论。病史多具典型性，诊断根据病人有晨僵、正中神经分布区麻木、刺痛感可以做出。疼痛向前臂放射，感觉手指肿胀，但通常不肿。拇短展肌失用可引起手掌和桡侧三个半手指感觉丧失。Tinel 征可阳性，即轻叩腕管神经有疼痛产生。

治疗：夜间用夹板将手腕固定在背屈位。这样可以缓解症状，帮助诊断。数周后可完全缓解。如效果不佳，可向腕管内注射糖皮质激素，70%的病例有效，但可能复发。症状持续或神经损伤者需进行传导检查并行外科腕管减压术。

炎症性关节炎

炎症性关节炎可伴有双手疼痛、肿胀及僵硬。在类风湿关节炎患者，双手近端指间关节及掌指关节对称受累。在痛风性关节炎及Reiter综合征患者，可能出现一个手指肿胀（指炎）或远端指间关节非对称性受累。

结节性骨关节炎

远端指间关节受累最多，其次是近端指间关节，最初表现为关节红肿。炎症和疼痛消除后，肿胀仍持续。通常有强家族史且50岁以前很少见。所需的就是心情平和以及局部治疗。

第一腕掌关节骨关节炎

这表现为握拳时拇指底部出现疼痛或无痛性僵硬。

舟骨骨折

表现为鼻烟窝疼痛。早期X线无异常。若不治疗可因连接失败导致疼痛。

腱鞘囊肿

腱鞘囊肿内充满胶状物，多为关节囊部分撕裂引起的无痛性肿胀。常发生在腕部。治疗并不重要，可自行缓解，或仅遗留一些小问题。注射通常无效果，外科切除是最好的办法。

Dupuytren 挛缩（掌挛缩病）

表现为无痛的、可触及的手掌腱膜纤维化，由成纤维细胞侵犯真皮所致。该病引起皮肤皱缩，受累手指逐渐屈曲，通常是无名指或小指。男性、白种人、糖尿病患者及酗酒者常见。常伴有阴茎海绵体炎——有痛觉的阴茎海绵体炎症，最终导致阴茎无痛性纤维化，勃起时成角度。对于手指严重畸形的患者，外科整形手术受限。

下背痛

下背痛是一种常见的症状。通常是创伤性的或与工作相关，提升器械和其他机械装置可用于预防该病。通常自限性疾病，病程通常较短。比起医生，患者更需要一个物理治疗师或骨科医师。在英国，14%的残疾都是慢性下背痛引起的。表10.6中列出了下背痛的原因。Box10.3总结了下背痛的处理方法。

检查

- 只有当疼痛伴有“红旗”症状或体征时，需要做脊柱X线检查，可提示潜在的更严重的疾病危险性：
  (a) 20岁前或50岁后起病
  (b) 疼痛持续，怀疑有严重疾病
  (c) 夜间或清晨加重，提示炎性关节炎（如强直性脊柱炎）、感染或脊柱肿瘤
  (d) 伴有全身性疾病、发热或体重下降

表10.6 后背（腰部）疼痛——病因
机械性
创伤
肌肉和韧带疼痛
纤维结节
体位性背痛（摇摆背）
腰椎强硬
小关节综合征
腰椎间盘脱出
椎管和神经根管狭窄
脊椎滑脱
弥漫性特发性骨肥厚（DISH）
纤维肌痛
炎症
脊柱感染损伤
强直性脊柱炎/骶髂关节炎
代谢
骨质疏松性脊柱骨折
骨质软化症
Paget病
肿瘤
转移瘤
多发性骨髓瘤
骨原发肿瘤
牵涉痛

Box10.3 下背痛的处理方法

- 对于大多数下背痛来说，初级护理医师不需要检查。
- 20 ~ 55 岁之间发生的下背痛多是机械性的，可行止痛、短暂休息及物理治疗。
- 患者在不疼痛的范围内应保持活动。
- 急性期及早治疗可减少远期并发症，避免发生慢性疼痛综合征。
- 简单的下背痛经过物理推拿短期内可以缓解并可得到很高的满意度。
- 心理和社会因素可能影响病程长短。
- 早期的适当治疗可减少远期残疾发生率。

(e) 伴有神经症状或体征

- 伴有神经症状和体征时，MRI 比 CT 检查更适合。
- **骨扫描**可反映感染性和恶性疾病，以及退行性病变。
- 当怀疑为恶性病、感染或代谢病时，**全血细胞计数、血沉和生化检查**是必需的。

机械性下背痛

机械性下背痛起病突然，可反复发作，休息后可缓解。机械性下背痛常由损伤引起，可以是单侧的，也可以是双侧的，病程一般较短。

查体

患者站立时，背部僵硬，脊柱侧凸。肌肉痉挛可以看见并触及，导致局部疼痛及压痛。坐位或卧位可减轻疼痛。X线提示脊椎病增加下背痛发生的风险，但年轻人不常见，老年人常同时发生。腹痛和物理治疗有效。为防止慢性疼痛复发，病人需要重新练习抬举动作。当患者因下背痛就诊时，虽然疼痛短期内是自限的，但远期发生下背痛的风险增加。下背痛复发的危险因素包括：女性、年龄增加、已经存在慢性播散性疼痛（纤维肌痛）以及精神社会因素，如精神痛苦、自我健康评分低以及工作不满意。慢性下背痛是导致误工及残疾的主要原因，早期的适当治疗可减少疼痛。

脊柱的运动主要由椎间盘和后面的小关节控制，而稳定性则取决于韧带和肌肉的一系列复杂机制。所有这些结构中的任何一个环节出现问题都可能导致疼痛。要做出精确的解剖学诊断是非常困难的，但一些典型的症状具有诊断意义（见下文）。常伴有影像学的脊柱关节强硬。

经常坐在设计不合理、稳定性差的椅子上容易患**体位性下背痛**。

纤维结节

纤维结节可引起单侧或双侧下背痛，放射至臀部及大腿后上侧。臀部及髂嵴可触及压痛结节，这些结节如果是触痛的且与疼痛相关，则是相关的。它们一般是创伤性的，局部注射糖皮质激素有效。

妊娠体位性背痛和摇摆背

下背痛在妊娠时很常见，反映了体位的变化和加重的韧带松弛。病人站立检查时通常可发现脊柱前凸过度。控制体重以及产前、产后体育锻炼是有效的方法，产后疼痛可自行缓解。在妊娠期和哺乳期禁用止痛剂和NSAID。生产时硬膜外麻醉并不会增加产后下背痛的风险。非妊娠期时，肥胖和肌肉无力者体位不当也可引起类似的症状。工作时坐姿不当是引起下背痛的常见原因。

腰椎病

腰椎病基本的病变部位是腰椎间盘、纤维关节的硬膜插入邻近椎骨的边缘。硬膜包括外层的纤维和内层的胶状物。椎间盘的作用是可以旋转和弯曲。

椎间盘的改变从十几岁或二十几岁时就开始了，并随着年龄的增长而增加。胶状物可变性、凝固、萎缩并失去其顺应性。周围的纤维组织出现放射状裂隙。大多数人在早期没有症状，但 MRI 可以显示水分减少。然后椎间盘变薄，顺应性下降，这些变化最终会导致周围椎间韧带膨出。

邻近的椎骨开始变化；骨质硬化，椎骨边缘形成骨赘（图 10.6）。腰椎病最常见的部位是L5/S1 和L4/L5，椎间盘从邻近椎骨的终板脱出，形成 X 线中的 Schmorl 结节，一般是无痛性的，但可以加速椎间盘退化。

脊椎病可能没有症状，但可导致：

- 节段性机械性脊柱疼痛
- 进行性脊柱强直
- 关节面疼痛
- 急性椎间盘脱出，伴有或不伴有神经根疼痛
- 脊柱狭窄
- 腰椎滑脱。

关节面综合征

腰椎病也可导致继性发关节面骨关节炎。当向后弯曲或从弯曲位伸直时，疼痛加重。疼痛位于腰椎，单倒或双侧，放射至臀部，MRI可清楚显示关节面，并可能显示骨关节炎、渗出或腱鞘囊肿。可局麻下行诊断性关节腔穿刺（X线引导下）后注射糖皮质激素。这种疗法的远期疗效并不确切，但对许多患者的疗效良好。理疗可减少脊柱过度前凸，减轻体重也有效。

机械性下背痛的治疗

适当的止痛和理疗对于维持正常的活动、避免卧床休息非常有效。理疗、背肌训练和推拿的疗效证据并不充分。对有些病人，推拿会加重疼痛。正确的处理可能会减少慢性疼痛的发展。为了保持舒适的睡姿，中等硬度（不是很硬）的床垫是必需的。

急性腰椎间盘脱出

椎间盘中央的胶状物会挤进周围的纤维区，引起急性疼痛和肌肉痉挛，导致站立时向前方或向侧方倾斜。这些症状通常是自限性的。当挤压超过纤维区的承受范围时，就会出现椎间盘脱出（图10.6）。最薄弱的区域位于后侧，在这里，椎间盘可能影响到神经椎管内膨出的脊神经根。

症状在抬举、扭腰或弯曲时突然发生，出现典型的下背痛和肌肉痉挛，以及剧烈的撕裂痛、感觉异常、麻木和一侧的神经体征（双侧少见）。背痛是弥漫的，通常为单侧，并放射至臀部。肌肉痉挛可继发脊柱侧弯。神经根痛多在起病初始时出现。疼痛的定位和其他症状取决于受累的神经根（表10.7）。中央高位腰椎间盘脱出可导致脊髓受压和长管征（例如上运动神经元）。在L2/L3以下会损伤下运动神经元。

查体时，常见标志性的脊柱侧弯和肌肉痉挛。平卧时，低位腰椎间盘脱出的患者直腿抬高试验阳性——腿伸直抬高超过30°时产生疼痛。后背轻微的疼痛导致运动受限并不是特异性的。抬高伸直健肢时，患肢出现疼痛提示较大的或中央椎间盘脱出。肛周感觉丧失，提示马尾损伤——一种神经外科急症。上腰椎间盘脱出表现为大腿伸拉试验阳性——当膝关节旋前位屈曲时，大腿前方疼痛。

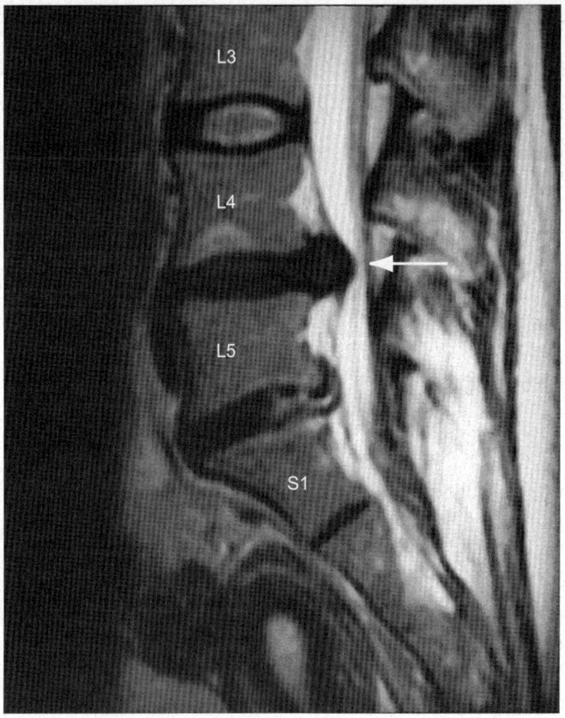

图10.6 腰椎MRI，可见L4/L5水平的椎间盘脱出（箭头所示）。来自L4/L5和L5/S1椎间盘的信号提示脱水作用，同时L3/L4的信号是正常的。

治疗

建议短时间卧床休息（2～3天），低位椎间盘脱出时采取平卧位，高位间盘脱出时采取半卧位。给予镇

表10.7 腰椎神经根受累——症状和体征

神经根	感觉异常	反射消失	无力	常见椎间盘脱出
L2	大腿前侧	无	髋屈曲或内收	L2/3
L3	大腿内侧和膝	膝	膝伸展	L2/3
L4	腓肠肌内侧	膝	膝伸展	L3/4
L5	腓肠肌外侧 足上方和内侧	无	足内翻 足趾背屈	L4/5
S1	腓肠肌后侧 足外侧	踝	足跖肌屈曲	L5/S1

痛药和肌肉松弛剂。一旦疼痛可以忍受，鼓励患者向理疗专家咨询锻炼和预防的建议。X线引导下硬膜外或神经根管注射可缓解疼痛，尽管目前加快缓解或避免手术的证据不明。马尾硬膜外注射不如腰椎注射有效。上述操作应准备好复苏器械。如果神经特征严重，或疼痛持续超过6~10周，或椎间盘脱出是中央型的，可行微创椎间盘切除术或半椎板切除术。若膀胱或肛门括约肌受累，则属神经外科急症。

椎管和根管狭窄

椎间盘高度进行性降低、关节面骨关节炎、后侧骨赘形成和黄韧带肥大都可导致根管狭窄。这可引起神经根痛或脊柱神经根跛行——行走时出现神经根痛和感觉异常，休息后逐渐缓解。病人休息时伴随的感觉症状逐渐缓解且足背动脉搏动正常，这一点可与主动脉跛行鉴别。

超过一个水平的椎管狭窄通常为椎管先天性狭窄。其可引起臀部和双下肢疼痛、感觉异常及行走麻木。休息时脊柱向前弯曲，可以打开椎管，缓解症状。专家建议必要时手术。

脊椎滑脱

本病见于青少年和年轻人，先天性双侧后跗节间缺损导致不稳定，脊椎滑动，之前可伴有或不伴有损伤。罕见的可发生马尾综合征，伴膀胱和肛门括约肌控制下降，马鞍区麻木。诊断主要靠放射学。青少年下背痛需仔细检查，脊椎滑脱患者需整形外科的评估。在生长突增期应仔细监测。

退行性脊椎滑脱也可见于腰椎病的老年患者。

弥漫性特发性骨肥厚（DISH）

DISH（Forrestier 病）累及脊柱和脊柱外组织，导致骨过度生长和韧带骨化，特征为脊椎前外侧的平坦钙化。脊柱强直，但并不一定疼痛，尽管X线有很大改变。骨盆周围的肌肉骨化表现为放射学上的触须征，类似的改变也可见于膝盖和足部。

治疗上给予镇痛药或NSAID止痛，体育锻炼保持运动和肌肉力量。

骨质疏松引起的脊柱压缩性骨折

骨质疏松通常没有症状，但会增加外周骨折的风险，特别是股骨颈和腕骨以及胸腰椎压缩性骨折。这类脊柱骨折与创伤无关，或发生在极小创伤后，或作为重大事故的一部分。它们可以是无痛性的或是局部疼痛放射至肋骨和腹部。复合骨折可导致胸椎后凸。确诊靠X线，可见前脊椎体的高度和楔入减少，椎体终板和蒂不足（见图10.37）。

治疗

建议患者卧床休息，剧烈的疼痛应用镇痛药直至数周后缓解，然后逐步活动。可能需住院治疗，并会残留一些疼痛。骨密度测量和预防骨质疏松非常重要。

强直性脊柱炎

年轻人出现臀部疼痛和下背僵硬提示强直性脊柱炎，特别是如果疼痛在夜间和晨起时加重。

推荐读物

McConnell J (2003) Mattresses for a pain in the back. *Lancet* **362**; 1594–1595.

髋部疼痛（表10.8）

表10.8 髋部疼痛——病因

髋部问题	疼痛的主要部位
髋部骨关节炎	腹股沟，臀部，大腿至膝盖的前面
转子滑囊炎	大腿至膝盖的侧面
感觉异常性骨痛	大腿至膝盖的前外侧
后背牵涉痛	臀部
关节面疼痛	臀部和大腿后侧
股骨颈骨折	腹股沟和臀部
炎性关节炎	腹股沟，臀部，大腿至膝盖的前面
骶髂关节炎（AS）	臀部
无血管性坏死	腰椎和臀部
风湿性多肌痛	腰椎、臀部和大腿

AS：强直性脊柱炎。

“髋部”指的是上臀部、转子与腹股沟之间的区域。询问患者疼痛的部位和放射范围是很有用的。从髋关节本身发出的疼痛主要位于腹股沟、下臀部和大腿前侧，可放射至膝盖。令人费解的是，偶尔髋关节炎只引起膝盖疼痛。

骨关节炎（OA）

骨关节炎是造成50岁以上人群髋关节痛的最常见的疾病，可导致站立及行走时出现臀部和腹股沟疼痛。髋部运动僵硬会引起穿袜困难及跛行。

转子滑囊炎和臀中肌肌腱病

本病可能由创伤或不正规的训练引起，有时原因不明。其也可见于炎症性关节炎患者。上楼和髋部外展时转子疼痛加剧，仰卧时转子有压痛。转子表面局部注射糖皮质激素有效。臀中肌肌腱撕裂插入转子可引起类似的症状，但注射治疗无效。MRI 扫描可显示这种新的综合征。最佳的治疗方法尚不清楚。

感觉异常性骨痛（也见第 21 章）

其主要症状为大腿前外侧的麻木和感觉迟钝（对轻触觉的敏感性增加），可由体重突然增加、受伤或盆腔手术引起。其通常是自限性的，夜间口服阿米替林 10mg 或加巴喷丁 300mg 有效。

股骨颈骨折

股骨颈骨折通常因为摔倒导致，很少是自发性的。表现为腹股沟和大腿疼痛，承重部位疼痛或不能承重，大腿短缩、外翻。有时发生骨折但无移位，所以始终未被发现。X线检查具有诊断意义。任何出现髋部骨折的人，尤其继发于极小的创伤，都应注意有无骨质疏松。

股骨头缺血性坏死（骨坏死）

本病不常见，但可发生于任何年龄，表现为髋部的剧烈疼痛。数周后 X 线检查可确诊，局部骨密度增高，边界清楚。股骨的分界线位于股骨头的上极。受累的骨头可能塌陷。早期X线正常，但骨闪烁显像或MRI可显示病变。危险因素包括糖皮质激素或肝素治疗，高气压暴露（潜水员和隧道工），酒精滥用，以及镰状细胞贫血。

炎性髋关节炎

本病可导致腹股沟区疼痛和僵硬，晨起症状加重。类风湿关节炎很少累及髋部，但严重的类风湿关节炎最终可累及髋部。在年轻人中，强直性脊柱炎和其他血清阴性脊柱关节病可导致炎性髋关节炎。

风湿性多肌痛

老年人出现双髋关节、臀部和大腿疼痛、僵硬，晨起症状加重，应考虑风湿性多肌痛的可能。

膝部疼痛（表 10.9）

膝部依靠韧带以及股四头肌保持稳定。膝部很容易受伤，尤其是在运动中。创伤或过度用膝可导致一系列关节周及关节内的病变。其中一些是自限性的，其他一些则需要理疗、局部注射糖皮质激素或外科手术治疗。

膝关节也是炎症性关节炎和骨关节炎的好发部位。对于年龄超过50岁的人，骨关节炎的一些微小改变很常见，疼痛的原因通常是关节周围的因素。只有除外其他原因，才能诊断为骨关节炎。症状明显的膝关节骨关节炎很少有严重的放射学改变。

表 10.9　膝痛
创伤和使用过度：
关节周围病变：
膝前痛和膝内痛
内部紊乱——半月板撕裂或十字交叉韧带撕裂
骨关节炎
炎性关节炎：
急性单关节炎：
痛风、假性痛风、Reiter 病或细菌性关节炎
少关节的（< 4 个关节）：
血清阴性脊柱关节病或非典型的类风湿关节炎
多关节的：
类风湿关节炎
腘窝囊肿（Baker 囊肿）或囊肿破裂
分离性骨软骨炎
高迁移率综合征
髋关节牵涉痛

常见的膝关节周围病变

膝关节内侧疼痛

膝关节内侧或外侧韧带劳损很常见，但内侧韧带更常受累。韧带插入胫骨上段内侧时出现疼痛，当站立或压迫受累韧带时疼痛加剧。

鹅状肌滑囊炎引起的疼痛和局部压痛位于胫骨上段后内侧关节线下 2 ~ 3cm 处滑囊的位置，多见于肥胖女性，以及蛙泳运动员，常伴有足外翻畸形。

治疗以理疗和局部注射糖皮质激素为主。

膝前痛

膝前痛在成人中很常见。许多病例都找不到明确的病因，被称为“膝前痛综合征”，可自行缓解。股四头肌等长训练以及避免穿高跟鞋可帮助缓解症状。髌骨活动异常是可能的病因，需要外科治疗。

髌骨前和髌骨内滑囊炎：是由不习惯的下跪引起。局部有疼痛、压痛及波动的肿胀。避免跪姿和局部注射糖皮质激素有效。可发生细菌性滑囊炎。

髌软骨软化症：可通过关节镜诊断。髌后软骨纤维化。大多数患者的疼痛终将得到缓解。若存在髌骨失调或青春期少女反复髌骨脱臼，需外科手术。

胫骨粗隆软骨病：可引起胫骨结节疼痛、肿胀。属于髌骨肌腱的牵引骨突炎，好发于年轻的运动爱好者。

关节**运动过度**可导致关节痛。

常见的膝关节内创伤性病变

半月板撕裂

半月板部分附着在纤维软骨上，使股骨髁在胫骨平面上保持稳定。年轻人的半月板具有弹性，但随着年龄的增长弹性减小。当遇到扭曲型损伤时，半月板可能撕裂，通常出现在包含扭转和弯曲的运动中。数小时内出现膝内侧或外侧疼痛，肿胀明显。受伤侧压痛阳性。如果撕裂范围很大，膝关节将保持屈曲状态。此时应迅速冷敷。MRI 可显示撕裂（图10.7）。在大多数情况下，尤其是在运动员，关节镜下撕裂半月板的早期的修复或修整很关键。手术干预可减少疼痛复发，但不能减少继发骨关节炎的风险。修复半月板撕裂的长期疗效尚不清楚。手术后股四头肌锻炼可帮助恢复运动。

十字交叉韧带撕裂

年轻人有将近70%的膝关节血肿是由十字交叉韧带撕裂引起的。常合并半月板撕裂。十字交叉韧带部分撕裂在临床上很难诊断。当膝关节屈曲成90度时，胫骨被撕裂的十字交叉韧带向前拉动置于股骨上方。MRI 可帮助诊断。这样的损伤应立即安排整形手术。继发骨关节炎的几率很高。

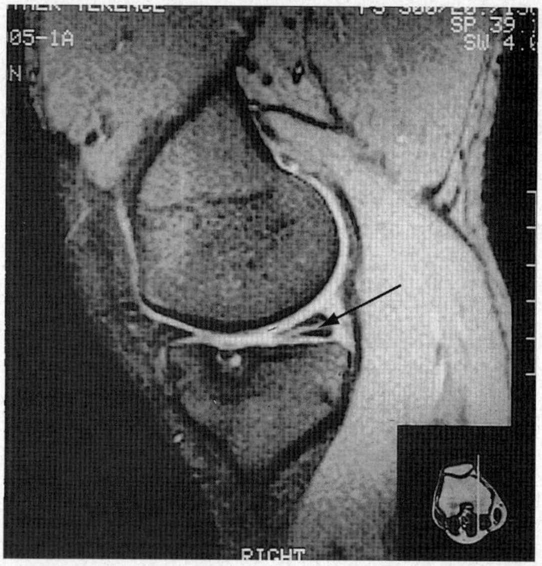

图 10.7　膝关节的 MRI，显示一个完全的半月板后角撕裂，延伸到下表面（箭头所示）。

分离性骨软骨炎

本病可造成青少年和年轻人膝关节疼痛、肿胀，多见于男性。病因可能是创伤，也可能有遗传易感因素。骨碎片和相连的软骨被剪断，多发生在内侧髁状突的外侧部分。

如果骨碎片出现松动、锁定或“破裂”，运动后就会出现剧痛。X 线显示隧道样病变，但 MRI 更敏感，尤其是骨碎片未移位时。对于未移位的病变，应休息治疗，然后进行股四头肌等长训练。松动的碎片可通过关节镜行固定或切除。类似的累及外侧股骨髁的病变多发生在老年人。

膝关节积液

膝关节积液可引起肿胀、僵硬和疼痛。当出现急性一过性渗出或炎症加重时，疼痛也加剧，因为含有疼痛受体的关节囊受到牵拉。完整的病史和检查必需包括既往史、家族史和药物史。

炎性关节炎可累及膝关节，引起发热、肿胀。急性炎性单关节炎是血清阴性脊柱关节病的常见症状，偶尔也是类风湿关节炎的首发症状。

膝关节单关节炎伴有剧烈疼痛和发红者需考虑细菌性关节炎、中年男性痛风及老年人痛风和假性痛风的可能。老年人的重度骨关节炎可出现清亮的黏性渗出。

查体

大量积液很容易在髌骨和髌上囊看见并感觉出来，可触及波动感。迅速有力地挤压髌骨，渗出液延缓髌骨对股骨的撞击（浮髌征）。当患者平卧，股四头肌放松时，小量渗出也可表现出“膨出征”。因此，需提供一个适当的扫描压力，首先在关节内侧，然后观察内侧沟，再至外侧。内侧沟轻度肿胀提示关节内有积液。

检查

包括血生化检查和关节腔积液抽吸检查。抽吸的基本技术在操作 Box10.2 中已有介绍。

如果存在屈曲畸形，可向外旋转大腿或托住膝关节。站在关节的对面，将针头扎入髌骨中点的近端及股骨髁内侧之间。将针头慢慢向后倾斜，一边注入少量局麻药，一边进入直到抽出液体。然后更换一个更大的注射器，尽可能抽出更多的液体。化验液体（见Box 10.1），决定是否需注射糖皮质激素或进行微生物学检查。

膝关节血肿

可能由下述疾病引起：

- 创伤——半月板、十字交叉韧带或滑膜套撕裂
- 凝血或出血性疾病，如血友病、镰状细胞病或von Willebrand 病。

腘窝囊肿（面包师囊肿）

大约 5% 的膝关节积液患者出现肿痛的腘窝囊肿。通常是由于滑液囊（一般是半膜肌滑囊）与膝关节存在瓣膜样连接，导致积液流入滑囊且不能回流。后关节囊偶尔出现滑液疝。患者站立时囊肿最容易看见，并能在腘窝内触及。

腘窝囊肿破裂

患者活动的时候，腘窝囊肿可能破裂，尤其是快速起立或爬楼梯时。踝部积液进入腘窝和上腓肠肌的软组织中，可导致剧烈的急性疼痛、肿胀和上腓肠肌压痛。伴随发生踝部水肿，膝关节积液急剧减少，也可能无法觉察。

既往膝关节病史和突发疼痛提示囊肿破裂的可能性大于深静脉血栓（DVT）。但是，常被漏诊，或错误地应用抗凝药。诊断性超声检查可以鉴别囊肿破裂与深静脉血栓。治疗包括止痛药或 NSAID、抬高下肢、关节腔抽液及腔内注射糖皮质激素。

足部及足跟疼痛（表 10.10）

足部因负重及穿鞋不合适导致压力过大，常引起疼痛。体育活动、长时间行走或站立，以及先天性平足或关节炎足时，穿一双宽松厚底的鞋很重要。

足部畸形有下列两种常见类型：

- 平足压迫踝部，导致足外翻——表现为强直、不能弯曲
- 高足弓压迫足外侧和跖球。

足部疾病可由多种炎性关节病诱发，除手关节外，足部关节是类风湿关节炎最易累及的部位。诊断需依靠仔细检查受累关节、其他关节以及寻找并发症做出。

踇外翻

踇趾向外侧移位。先天性踇外翻的患者，第一跖骨位于正中（第一跖骨内翻）。现代鞋形容易导致继发性踇外翻，这也是类风湿关节炎的常见并发症。

踇僵硬

如果排列正常或足外翻关节中的第一MTP关节发生骨关节炎，可导致踇趾僵硬——表现为趾僵硬、背屈及疼痛。对大多数患者来说，应选择合适的鞋子并就诊于足病医生，但有些需要外科手术治疗。

表 10.10 足部及足跟疼痛——病因

结构异常［平足（旋前）或高足弓（旋后）］	
踇外翻 /踇僵硬（伴有或不伴有骨关节炎）	
跖骨痛	
Morton 神经瘤	
压力性骨折	
炎性关节炎	
急性单关节——痛风	
慢性多关节——类风湿关节炎	
慢性少关节——血清阴性脊柱关节病	
跗骨管综合征	
足跟痛	
足底筋膜炎	足跟下
足跟刺	足跟下
Achilles 肌腱炎 / 滑囊炎	足跟后
Sever 病	足跟后
踝关节 / 距下关节	关节炎

跖骨痛

本病很常见，尤其见于穿高跟鞋的女性、创伤后或有锤状趾者。跖球疼痛，难以站立或行走。跖骨头下可继发硬结和压力诱导的滑囊炎。类风湿关节炎可导致跖骨排列紊乱及严重的跖骨痛。

治疗包括治疗足病和穿鞋合适，有时需要外科手术治疗，特别是类风湿足患者。

Morton **跖骨痛**继发于神经瘤，通常位于第三和第四趾之间，引起邻近的脚趾表面出现疼痛感、烧灼感及行走时麻木。穿宽松、带鞋垫的鞋是有效的。有时需要注射糖皮质激素。

压力性（行军性）骨折

跖骨远端骨折可引起剧烈的急性负重疼痛。通常是由不恰当的走路或穿新鞋引起。局部压痛、肿胀，但早期 X 线片是正常的，因此可能延误诊断。放射性同位素骨扫描可比 X 线更早显示骨折。短期内减少负重可以缓解。

跗骨管综合征

本病由胫后神经病变引起，导致足趾、足底和足弓的烧灼感、麻木感。踝部以下的神经压痛阳性，叩击时可导致休克样疼痛（Tinel征）。在踝骨和跟骨之间的系带下局部注射类固醇有效。

足跟痛

足底筋膜炎是肌腱插入跟骨引起的起止点炎。它可导致站立和行走时的局部疼痛以及正中线上的压痛。可单发，也可继发于血清阴性脊柱关节病。

足跟刺是老年人足底韧带插入引起的牵拉损伤，常无症状，创伤后可出现疼痛。

跟骨滑囊炎是一种压力诱导（偶发）的滑囊炎，足跟下产生弥漫性的疼痛和压痛。足两侧向足跟垫压迫引起疼痛，这一点可与足底筋膜炎相鉴别。无论任何病因，疼痛在晨起时加重，因为此时足跟开始负重。

以上所有病变的治疗包括使用足跟垫，减少行走；它们通常都是自限性的。夜间用夹板使足跟保持背曲状态可使足底筋膜伸展，效果优于局部注射糖皮质激素。如果需要注射糖皮质激素，最好用内侧法，而不是从足跟垫穿过，因为足跟垫位于胫骨神经节下。

足跟和小腿后疼痛

Sever 病是年轻人跟腱的一种牵引性骨突炎（比较 Osgood-Schlatter 病）。

跟腱炎是跟腱插入跟骨导致的**起止点炎**，多是创伤性的或继发于血清阴性脊柱关节病。抬高足跟可减轻疼痛。病变附近低压注射糖皮质激素有时有效。

跟腱炎可导致跟腱插入点上方数厘米的疼痛、肿胀，因此不建议赤脚走路和跳跃。治疗性超声有效。（注意：局部注射可能导致跟腱破裂）

跟腱滑囊炎位于跟腱前方，注射糖皮质激素是安全的。

间隔综合征

下肢的肌肉被筋膜间隔包绕，只有很少的空间可以伸展。间隔综合征急性起病症状严重，例如运动后。

前胫综合征患者的胫骨前疼痛剧烈，有时发生垂足，应立即行外科减压术以避免肌肉坏死。

慢性间隔综合征导致下肢疼痛，运动后加重，可能被误诊为血管或神经疾病。

胸痛

肌肉骨骼疾病有时也可引起胸痛。以 Tietze 病为例，疼痛来源于肋胸连接处。通常是单侧发生，累及一根、两根或三根肋骨。局部压痛阳性，有助于诊断。病程多为良性、自限性，对抗炎药物反应良好。其他可引起胸壁疼痛的疾病包括继发于创伤、骨质疏松或恶性占位的肋骨骨折。肋胸痛可见于强直性脊柱炎。

慢性疼痛综合征（也见第 22 章）

慢性疼痛综合征很难治疗。在诊断患者的疼痛时，心理因素同炎症、损伤一样重要。在处理问题时应该保证客观、不带主观色彩，在讨论生理、心理和社会因素时不能假定哪个是原发的。慢性疼痛综合征很难用科学来解释，所以医生很容易责备病人。一些慢性疼痛可能部分是由伤害诉讼所致。

任何慢性疼痛疾病都可以改变患者的应付方式。一些有慢性疾病或疼痛的患者能很好应付，而另一些采取的应付策略和行为方式会使情况变得更糟。他们变得焦虑、沮丧或与社会隔绝，生活质量下降。慢性疼痛综合征患者需要寻求帮助以使生活恢复正常，最好咨询专家，寻求多学科的疼痛服务。

心理疾病如抑郁症和焦虑症可导致躯体症状，当一个人疼痛时，常处于焦虑和抑郁状态。

纤维肌痛（纤维组织炎综合征）

“纤维肌痛”（第22章）是一个有帮助的除外诊断，尽管并不是在哪都被视为一个诊断。患者用此病名解释已经缓解的症状或将其简单地归咎于心理或社会问题。纤维肌痛的一个典型症状是触发点的压痛。压痛并不是“持续存在”的，这一点可与焦虑状态鉴别。患者通常是一个忙于工作或家务的中年女性，这种人通常很难相处，常发生家庭纠纷。许多患者存在睡眠障碍，所以常处于不清醒状态，注意力难以集中。它可发生于任何年龄，并且发现青少年的发病率不断增加。

本病疼痛范围广，持续不缓解。常合并其他疾病，如慢性疲劳综合征（见下文）、肠易激综合征、经前综合征、紧张性头痛、焦虑症和抑郁症。医生有时不恰当地把患者诊断为“情绪低落”。患者的困扰主要是大部分检查结果都正常，担心医生认为他们是“精神问题”。

治疗

治疗首选心理疗法，要让病人相信纤维肌痛可以缓解，不可能致残。超过3个月的不同程度的有氧运动养生法安全有效。如果存在抑郁，则需要治疗，但易成瘾的抗焦虑药最好不用。行为心理学家会建议患者把他们的生活变得更有意义，尽管患者通常抵制心理治疗。

药物

一些患者可能对止痛药或NSAID有反应，但最好间断使用。

小剂量的镇静抗抑郁药，如阿米替林或度硫平，睡前几个小时口服可能有效。它们的主要作用是提高中枢神经系统的5羟色胺水平。需要向患者解释，这些药物是止痛的，而不是抗抑郁的，要注意不良反应。

触发点局部注射麻醉药、糖皮质激素或针灸有时有效。

口服糖皮质激素无效。

慢性疲劳综合征

弥漫性肌痛和僵硬是该病的常见症状，讨论见第22章。

慢性（与工作相关的）上肢疼痛综合征

本病又名“重复劳损”（RSI）。主要症状是整个或部分手臂疼痛。一些特殊病变，如网球肘、腕管综合征或颈痛常首发，若诊治及时可避免转为慢性。一段时间后，疼痛会变得更加广泛，不再是简单的与工作相关，常常为剧烈疼痛。常见于键盘工作者和其他长时间不停地用键盘工作的人以及音乐家。如果因为工作发病，需要改变工作内容，减少不协调动作。中层管理人员发现其很难处理且与压力混合在一起。

该病在发达国家很普遍。在澳大利亚20世纪70年代和80年代，发病率达高峰。但后来随着工作方式改变、早期医学诊治进步、劳动者保护立法以及媒体对该病的讨论，现在已大大减少了。

治疗

如果条件允许，应停止工作一段时间，一旦疼痛缓解，可逐渐恢复活动量。谨慎使用镇痛药和NSAID，同时接受心理治疗，对早期避免恶性循环的发生有效。

作为管理者对患者治疗的支持，审核工作量、调整显示器、键盘和椅子的位置很重要。音乐家应在专家指导下弹奏乐器，间断减少弹奏次数，但不必完全停止。

颞下颌关节疼痛功能紊乱综合征

这是一种下颌关节疾病，伴有夜间磨牙或咬合异常，尤其见于焦虑人群，引起单侧或双侧下颌关节疼痛。矫正牙齿咬合对少数患者有效，但对没有牙齿疾病的人可以用小剂量的三环类抗抑郁药。许多患者接受了很多不必要的牙齿治疗。

Ⅰ型慢性区域性疼痛综合征（以前叫反射性交感神经萎缩或Sudek萎缩）

该症被定义为肢体创伤后出现的复杂疾病或一系列障碍，伴有或不伴有明显的神经损伤。它也可继发于中枢神经系统病变（如卒中），也可以没有任何原因。在越南战争中受伤的士兵中有1.5%患该病。临床表现为疼痛和感觉异常，包括异常敏感、自主血管收缩功能减退，导致血流异常、出汗以及运动异常，最终导致浅表及深部组织的结构改变（营养改变）。不是所有的症状都表现出来。感觉、运动和交感神经病变并不严格地按照单神经分布，疼痛的位置可能远离损伤区域。早期出现疼痛、肿胀、皮温升高等症状很难做出诊断，但是是可逆的。

数周或数月过后，疼痛仍然存在，进入萎缩期，表现为关节僵硬、皮肤发凉、萎缩，常伴有局部的骨质疏松。

后期有持续的疼痛、皮肤肌肉萎缩和肌挛缩，很可能致残。

早期诊断有赖于临床表现——当疼痛分布不寻常时应高度怀疑该症。三相骨扫描可显示三个时相受累肢体都呈现吸收弥漫性或不均匀增加：早期（数秒——动脉），中期（数分钟——软组织），晚期（数小时——矿质）。骨扫描异常出现的时间早，去矿化也比X线早出现。该症不存在关节间隙变窄，可以与炎性关节病引起的外周关节骨质疏松鉴别。

治疗

本病治疗困难，常致残。同许多罕见病一样，治疗所依据的证据不足。早期诊断、有效缓解疼痛和一般治疗非常重要。早期可应用 NSAID 和糖皮质激素，同时积极锻炼肢体。降钙素或静脉帕米磷酸二钠可能有效。如果早期治疗后，疼痛仍持续，可行酚妥拉明试验以证实有无交感神经受累（密切心电监测下静点至 40mg）。如果结果阳性，上肢可行星状神经节阻滞，下肢可行交感链阻滞，止血带下受累肢体注射胍乙啶（α 受体阻断剂）或利多卡因也有效。建议到疼痛治疗门诊就诊。

Ⅱ型慢性区域性疼痛综合征讨论见第 21 章。

推荐读物

Clauw DJ, Simon LS (2003) Chronic generalized musculoskeletal pain. *Clinical Rheumatology* **17**(4)

Jayson MIV (ed) (1993) *The Lumbar Spine and Back Pain*, 4th edn. London: Churchill Livingstone. Yassi A (1997) Repetitive strain injuries. *Lancet* **349**: 943–947.

肌肉骨骼疾病中镇痛药和抗炎药的应用

药物应用的关键是平衡风险和效益，特别是对于慢性病和老年患者，并应不断评估其适宜程度。Box 10.4 显示了主要的常用药。

单一和复合用药

单一用药如扑热息痛（对乙酰氨基酚）、阿司匹林或可待因复合物（或复合制剂），按需或常规应用，可缓解疼痛，改善功能。扑热息痛加右丙氧芬在临床上已经不能使用。睡眠也可能得到改善。不良反应较少，但可待因制剂可引起嗜睡和便秘，尤其是老年人。

更强的止痛药，如双氢可待因或吗啡衍生物，只能用于剧烈疼痛。

Box10.4 止痛药和 NSAID

止痛药（按效力排序）		
建议按需使用。最大量如下所示。		
扑热息痛	500 ~ 1000mg	6 小时
扑热息痛加可待因	1 ~ 2 片	6 小时
扑热息痛加双氢可待因	1 ~ 2 片	每 6 ~ 8 小时
双氢可待因	30 ~ 60mg	每 6 ~ 8 小时
非甾体抗炎药（NSAID）		
与食物同时服用。炎症状态或规律疼痛时应给予缓释剂型。例如：		
布洛芬	200 ~ 400mg	每 6 ~ 8 小时
缓释布洛芬	600 ~ 800mg	每 1 ~ 3 天
双氯芬酸	25 ~ 50mg	每 8 小时
缓释双氯芬酸	75 ~ 100mg	每日 1 ~ 2 次
塞来昔布 *	100 ~ 200mg	每日 2 次

*COX-2 特异性 NSAID。

非甾体抗炎药（NSAID）

NSAID具有抗炎和中枢止痛的效果。它可抑制环氧化酶（COX）的活性，而后者是合成前列腺素、前列环素和血栓素的一个关键酶（见图14.32）。COX有三种类型：COX-1，即构成体；COX-2，主要介导炎症反应；以及COX-3，储存在大脑。许多老的NSAID可同时阻断三种COX，但特异性不同，治疗作用主要取决于抑制COX-2，而不良反应来源于对COX-1的抑制。

COX-1是一种合成酶，存在于许多正常组织中。NSAID产生的不良反应是由于抑制COX-1造成的，如减少对胃黏膜的保护，减少肾血流量。

COX-2是由炎症前细胞因子诱导产生，大部分正常组织中没有。常合并水肿、疼痛和发热等炎症反应。COX-2在肾合成。目前常用的特异性COX-2抑制剂，见下文。

COX-3存在于大脑中，可引起疼痛和高热，可被扑热息痛及非特异性COX药物阻断。特异性COX-2抑制剂不能抑制COX-3，这可以用来解释该药止痛作用较弱的原因。

用途

- 短效NSAID：可用于治疗骨关节炎和强直性脊柱炎，尤其是存在轻微炎症的时候。一般用于骨骼肌肉疼痛，但更适合简单止痛。
- **对于晶体性滑膜炎**，NSAID有明确的抗炎作用。
- **对于慢性炎症性滑膜炎**，NSAID并不能改变慢性病程，也不能降低关节破坏的风险，但可以缓解疼痛和僵硬。
- 缓释剂型可以长期控制疼痛，对**炎性关节炎**有效。
- NSAID凝胶对慢性关节炎有一定的疗效

不良反应

环氧酶（COX）非特异性非甾体类抗炎药（NSAID）最常见的不良反应为消化道症状和皮疹。胃黏膜糜烂、胃溃疡合并出血及穿孔也时有发生。对于胃肠道事件高风险患者，可以给予质子泵抑制剂治疗。H_2受体阻断剂也可以起到一定的保护作用。由于前列腺素E_2同型物可能导致恶心及腹泻，目前较少使用。对于老年患者，NSAID可能无任何征兆地引起胃黏膜损伤及胃肠道出血，从而使病死率显著升高。NSAID也可能导致肾功能损伤，尤其是对于老年人，应与质子泵抑制剂联合使用。

环氧酶2（COX-2）特异性NSAID较少产生消化道不良反应（在一次临床试验中，该药的不良反应发生率为6%，而非特异性环氧酶抑制剂组为16%）。但存在肾功能损害及水钠潴留等不良反应。由于导致心血管事件的发生率升高，罗非昔布已经撤市，塞来昔布也被牵涉其中，说明这可能是特异性环氧酶2抑制剂普遍存在的现象。因此，环氧酶2（COX-2）特异性NSAID只能用于有胃肠道高风险而没有心血管疾病的患者。

（蔡莉萨　陈　适译　栗占国校）

推荐读物

Fitzgerald GA, Patrono C (2004) Coxibs and cardiovascular disease. *New England Journal of Medicine* **351**: 1709–1711.

Graham DY (2002) NSAIDs, *Helicobacter pylori* and Pandora's box. *New England Journal of Medicine* **347**: 2162–2163.

Schwab JM, Schluesener HJ, Lante S (2003). COX 3. *Lancet* **361**: 981–982.

骨关节炎（OA）

骨关节炎是以滑膜关节软骨丢失为特征，合并关节周围骨质增生的一种疾病。由于需要考虑病理变化、放射学特征及临床表现三方面的多重因素，骨关节炎缺乏简单的定义。病理学上，软骨结构发生改变，放射学上出现关节间隙狭窄及骨赘形成，而临床上表现为关节疼痛及关节功能丧失。

流行病学

骨关节炎是最常见的关节炎类型。患病率随年龄增长而增加。大多数60岁以上的人都存在一定的放射学表现。该病遍及全世界，但非洲黑人和中国人髋关节骨关节炎的患病率比白种人低。多数流行病学调查以放射学证据为依据，发病率比有症状的骨关节炎高。55岁以上的女性比同龄男性更易患该病。远端指间关节受累作为骨关节炎的标志（骨关节结节）和原发普通型骨关节炎一样具有一定的家族遗传倾向。骨关节炎受累关节有不同的分布特点（图10.8）。骨关节炎导致的残疾具有重大的社会经济影响，尤其在发达国家。

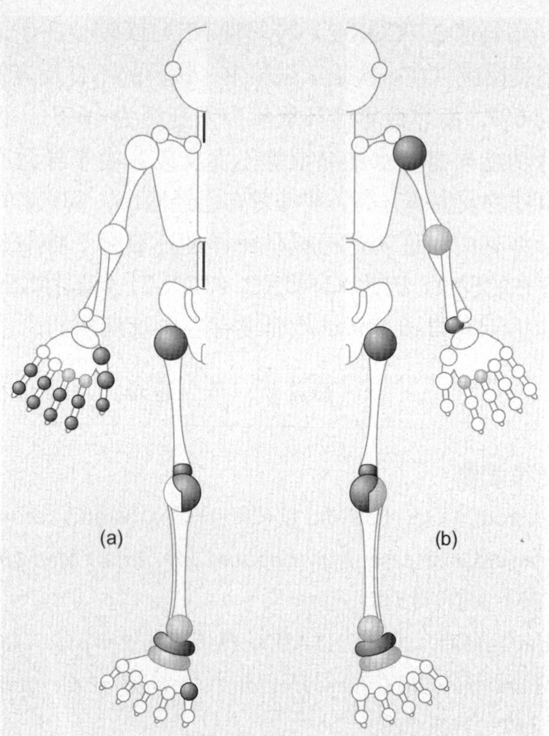

图10.8 （也见彩图10.8）受累关节的典型分布。(a) 原发普通型OA和 (b) 焦磷酸盐关节病（假性痛风）受累关节的典型分布。⬬：较常见的受累的关节；⬬：不常见的受累的关节。

病因学

编码Ⅱ型胶原的基因已经被认为是家族性骨关节炎的发病基因。骨关节炎是活动性的，有时是炎性的，但具有潜在的修复过程，而不是外伤及年龄老化导致的必然结果。通常病理学特征为关节软骨的局限性破坏。骨关节炎可为从软骨发生损伤而无软骨下骨质增生的退行性病变，到关节边缘大量骨质增生的增生性病变。

软骨由胶原纤维（主要是Ⅱ型胶原）组成，周围包绕着蛋白多糖与水的混合物。蛋白多糖主要表现为大分子的蛋白聚糖，蛋白聚糖由蛋白质核心及粘附其上的硫酸软骨素和硫酸角质素长链组成。人类蛋白多糖基因已经被克隆，并且发现老年人手部的骨关节炎与基因的多态性有关。

软骨表面光滑，并且有着惊人的吸收能力。在正常情况下，磨损导致的软骨退化与软骨细胞软骨生成之间存在动态平衡。在骨关节炎发病早期，尽管细胞外基质合成增加，但仍出现软骨水肿，并逐渐发展成局部软骨破坏。周围软骨虽然存在一定的修复能力，但由于局部软骨细胞死亡，动态平衡遭到破坏。最终细胞外基质合成减少，软骨表面纤维化，与周围软骨产生裂缝。由于软骨缺失，软骨下骨质暴露，可导致压力增加、局部微小骨折及骨质囊性变。骨质启动自身修复，产生坚硬的软骨下骨质，并在关节边缘过度生长，称为骨赘（图10.9）。

发病机制

多种机制被认为是骨关节炎的发病机制：

- 基质减少：由基质金属蛋白酶的作用导致，如胶原酶（间质金属蛋白酶-1，MMP-1）、明胶酶（MMP-2）和基质降解酶（MMP-3）。这些金属蛋白酶由软骨细胞在非活性状态下分泌。这些细胞外的变化导致胶原及蛋白多糖的降解。
- 金属蛋白酶的组织抑制因子（TIMP）对间质金属蛋白酶（MMP）具有调节作用。由于这种调节作用受到干扰，软骨的降解增加并发展成骨关节炎。

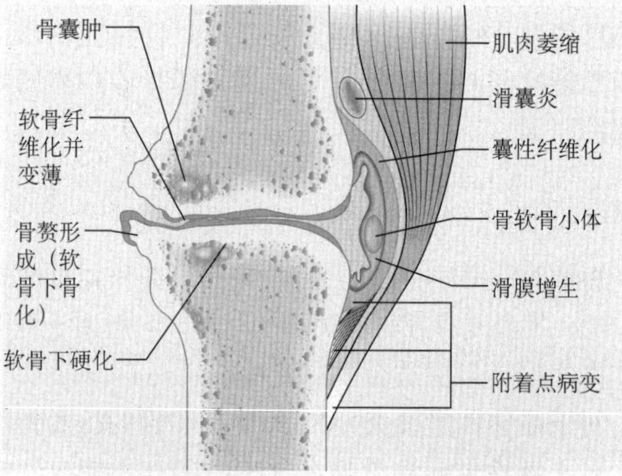

(a)

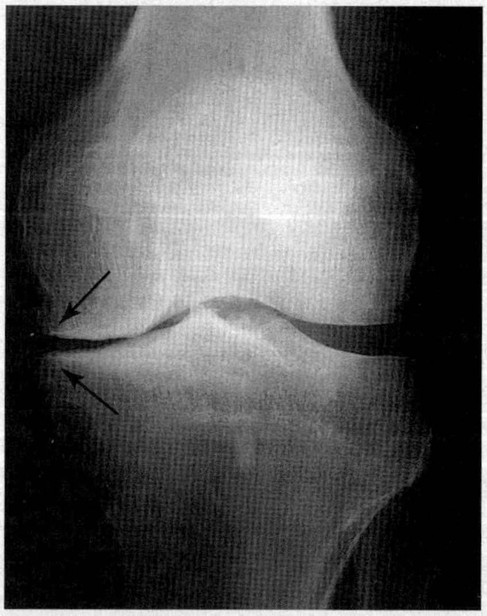

(b)

图10.9 膝关节炎示意图及X线照片。软骨变薄导致关节间隙狭窄，关节下硬化，关节边缘骨赘形成（箭头所示）。

- 骨关节炎有滑膜的炎症，分泌白细胞介素 -1（IL-1）和肿瘤坏死因子（TNF-α）。这些细胞因子可刺激金属蛋白酶生成，IL-1 可抑制Ⅱ型胶原的合成。
- 包括胰岛素样生长因子（IGF-1）和转换生长因子（TGF-β）在内的生长因子参与胶原的合成，这些生长因子缺乏可能会影响基质的修复。
- 巨噬细胞来源的血管内皮生长因子是潜在的血管生长调节因子，可能对骨关节炎的炎症及新生血管生成具有一定的作用。
- Ⅱ型胶原的基因突变与较早发生的多关节受累的骨关节炎有关。
- 对双胞胎的研究发现，骨关节炎存在较强的遗传因素，进一步的研究也许能发现该病的遗传学标志。遗传因子对骨关节炎发病的影响大概为 35%～65%。
- 对白种人的调查发现，骨关节炎和骨质疏松之间存在着负相关。
- 一个大样本研究表明，大量服用维生素 C 及其他抗氧化剂可减少发生骨关节炎的风险。缺乏抗氧化剂被认为可以导致许多衰退过程的发生。
- 对于女性而言，负重运动使髋关节及膝关节骨关节炎的发生风险增长 2～3 倍。
- 对于男性来说，髋关节骨关节炎与特定的职业有关，如耕种和体力劳动。
- 肥胖是发生骨关节炎的危险因素。

原发性骨关节炎一词有时用于描述不明原因的骨关节炎。

Box 10.5 列举了部分引发骨关节炎的可能因素，表 10.11 是引起继发性骨关节炎的其他疾病。

Box 10.5　OA 的易感因素

- 肥胖——人群研究发现，可以预示以后发生放射学及症状上的 OA。
- 遗传——骨关节结节及普通型骨关节炎具有家族遗传倾向。
- 性别——女性易发生多关节OA；绝经后患病率增高提示可能与性激素有关。
- 过度运动——关节活动范围增加及稳定性降低可导致 OA。
- 骨质疏松——减少 OA 发病风险。
- 其他疾病——见表 10.11。
- 外伤——穿过任何关节的骨折。半月板及交叉韧带撕裂可导致膝关节 OA。
- 先天性关节发育不良——关节生物力学改变，可导致 OA。轻度髋臼营养不良常见，可导致早发的髋关节OA。
- 关节脱位——先天性髋关节脱位或股骨骨骺滑脱或幼年椎骨骺骨软骨炎；儿童及青少年的股骨头坏死可导致早发的 OA。
- 职业——煤矿工人易患髋关节、膝关节及肩关节OA，采棉工人易患手关节 OA，农民则易患髋关节 OA。
- 运动——在某些运动中，反复使用及损伤导致下肢关节 OA 发病率增高。

表 10.11　OA 的病因

原发性 OA	不明原因
继发性 OA	已有关节损伤：
	类风湿关节炎
	痛风
	血清阴性脊柱关节病
	细菌性关节炎
	变形性骨炎
	缺血性坏死，如糖皮质激素治疗
	代谢疾病：
	软骨钙制沉着病
	血色病
	肢端肥大症
	系统性疾病：
	血友病——反复关节内出血
	血红蛋白病，如镰状细胞病
	神经病变

临床特征

骨关节炎可累及许多关节，具有不同的临床表现。髋关节和膝关节骨关节炎是主要的致残原因。除非合并关节积液，早期骨关节炎通常无症状。而且，放射学上以及病理学上有表现的骨关节炎不一定有关节症状。

炎症会导致关节疼痛加重，但ESR和CRP并不同时升高。局部滑膜炎症是由脱落的骨质或软骨碎片引起。放射学上有表现的骨关节炎通常是进展性的。这种进展可以是逐步或持续的。放射学上病变的改善较为少见，但仍有报道，说明软骨修复存在。这种修复将是未来有效药物治疗的基础。

症状

- 关节疼痛
- 关节僵直（固定后僵硬及疼痛）
- 关节不稳定

- 关节功能丧失。

体征

- 关节压痛
- 关节活动时有摩擦音
- 关节活动范围受限
- 关节不稳定
- 关节积液及不同程度的炎症
- 骨性隆起
- 肌肉萎缩。

临床亚型

局限性 OA

结节性 OA（表 10.12）

病程中手关节通常受累，远端指间关节（DIP）病变比近端指间关节（PIP）病变常见。发病时关节疼痛并伴有压痛、肿胀及关节功能减退。炎症多于妇女绝经前后发生。以近端指间关节受累为主的结节性OA与早期类风湿关节炎症状十分类似。即使类风湿因子为弱阳性，也难以鉴别二者。数月或数年后炎症消退，遗留无痛性骨性隆起—— Heberden 结节（远端指间关节）和Bouchard 结节（近端指间关节），并伴有关节僵直和畸形（图10.10）。虽然PIP受累的OA较DIP受累的OA更影响握拳，患者关节功能受损不明显。从X线来看，上述结节均为关节边缘骨赘生成，关节间隙狭窄。

拇指的腕掌关节及掌指关节OA与结节性OA可同时发生，并引起疼痛，关节僵直后疼痛明显减轻。OA患者腕掌关节骨性肿胀及拇指僵直可导致手呈方形。但手的功能很少受到严重损害。

多个手关节受累的OA患者发生其他部位OA的几率有所升高。

髋关节 OA

7% ~ 25% 的成年白种人患有髋关节 OA，但非洲黑人中该病的发生率明显较低。从放射学表现来看，髋关节OA可分为两个亚类。最常见的类型是**支撑点上的髋关节OA**。主要表现为承重面的股骨头和邻近髋臼之间的间隙狭窄。多见于男性，单侧病变，但随着病变的进展，双侧髋关节均可受累。早年发病的髋关节OA多由先天性髋臼发育不良所致。另一种较少见的类型为**软骨丢失**。女性中最常见，双侧发病，通常有手关节受累（特征性OA结节—— NGOA）。该髋关节OA致残更快。

表 10.12　结节性骨关节炎的特征
家族性
女性发生率高
双手多关节受累
中老年发病
关节功能长期预后良好
与膝关节、髋关节和脊柱关节 OA 同时发生

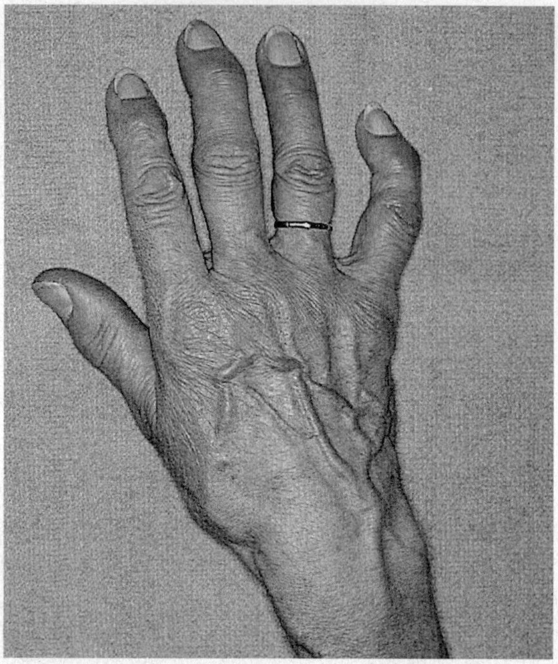

图 10.10　严重的结节性 OA。远端指间关节出现 Heberden 结节，中指的近端指间关节变形。拇指内收，第一腕掌关节骨性膨胀，呈现出“结节性 OA 的方形手”。

膝关节 OA

75 岁以上的人有 40% 患有膝关节 OA。女性比男性更常见。膝关节OA的发生与肥胖关系密切。膝关节OA多双侧发生，常发生于有多个手关节OA的老年女性。多出现内翻畸形（罗圈腿）。既往创伤史、半月板及交叉韧带损伤均为膝关节 OA 发生的危险因素。

原发普遍型 OA

这种类型比手关节结节性OA发生率低，但通常可同时发生。其也被称为“结节性普遍型 OA”（NGOA）。其他受累关节分别为膝关节、第一跖趾关节、髋关节及椎间关节（椎关节强直）。女性发病占绝大多数，并有较强的家族遗传倾向。NGOA 与免疫复合物的沉积有关，可能由自身免疫因素引起。常突然发病且病情较重。

侵蚀性 OA

这种类型的OA发生率很低。DIP和PIP均可受累。与结节性 OA 不同的是，侵蚀性 OA 关节功能预后不佳。从放射学上看，标志性的改变为软骨下囊肿形成。侵蚀性 OA可能发展成为类风湿关节炎，因此有人认为侵蚀性 OA 并非 OA 的一种亚型。

晶体相关性 OA

这种类型的OA常见软骨焦磷酸钙沉积（软骨钙质沉着病）。随着年龄增长，**软骨钙质沉着**的发病率升高，但多数患者没有症状。最常受累的关节为膝关节（透明软骨及纤维软骨）及腕关节（三角纤维软骨）。X 线上可见片状及线状钙化（图 10.11）。

患有严重软骨钙质沉着的老年女性逐渐出现慢性关节病（假性 OA）。X 线上可见骨赘及囊肿形成。晶体相关性 OA 关节受累情况与 NGOA 不同，前者主要累及膝关节，其次是腕关节和肩关节，也累及肘关节、踝关节及髋关节。软骨钙质沉着与假性痛风，一种晶体诱导的急性关节炎相关。

极少数老年女性患者出现迅速发展的毁损性关节炎，累及肩关节、髋关节及膝关节。这类患者的关节液为血性，关节液中可找到钙质结晶。这类关节炎预后差，需要尽早进行关节置换手术。

OA 的检查

- 血液检查：无特异性化验指标；血沉及 C 反应蛋白正常。类风湿因子和抗核抗体均阴性。
- 病变进展时可发现 X 线检查异常。
- 关节 MRI 可显示出早期软骨及软骨下骨质改变。
- 关节镜检查可发现早期软骨裂缝及软骨面侵蚀。

治疗

OA 的主要治疗原则是改善患者症状及关节功能障碍，而不是逆转放射学进展。对于膝关节 OA 而言，股四头肌肌力减退较放射学进展更容易改善。对患者进行有关疾病及其影响的教育，可以缓解疼痛、抑郁情绪及关节功能障碍，并且增加患者对治疗的依从性。社会及心理因素影响疾病的预后。

物理治疗

减肥、锻炼肌肉力量及加强关节稳定性对 OA 的治疗有效。水疗能改善下肢关节 OA。局部热疗、冷敷及按摩或局部应用 NSAID 凝胶均有效。

由于部分患者经过辅助性治疗有效，而且无明显不良反应，因此，虽然这些治疗方法缺乏科学依据，辅助性治疗通常被用于治疗 OA。

药物治疗

经过权衡利弊，目前认为病情严重的患者需要药物治疗。患者在服用 NSAID 之前，应先服用短期的单纯止痛药。NSAID 应间断使用。有人认为一些 NSAID 可能会加重软骨的损伤，而另一些NSAID 具有所谓的“软骨保护作用”，但是这些说法都没有得到证实。

当关节肿胀疼痛的时候，关节腔内注射糖皮质激

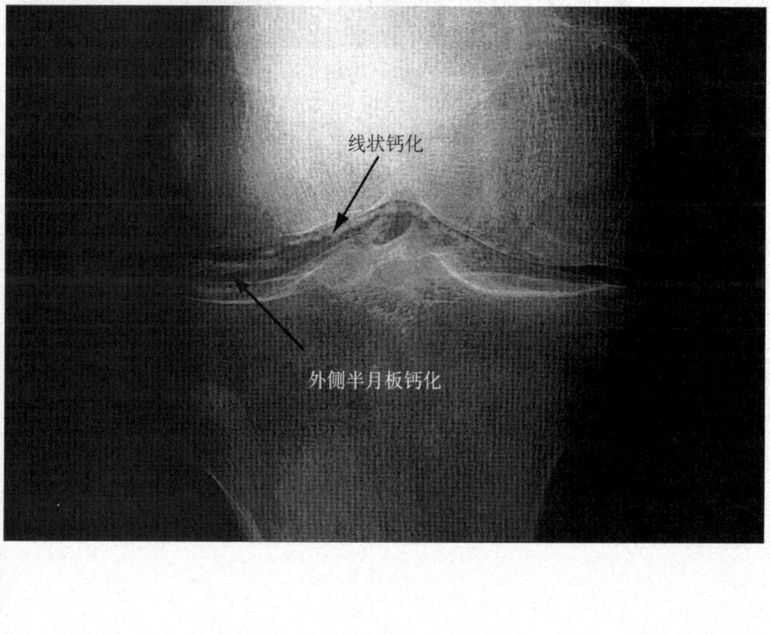

图 10.11　膝关节的软骨钙质沉着病。箭头所示为透明软骨线状钙化及外侧半月板钙化（伴有轻度继发性 OA）。

素能暂时缓解症状。但应尽量避免同一关节反复注射。

硫酸软骨素及氨基葡聚糖（作为食物添加剂出售）的作用尚在研究中，未得到证实。目前看来无明显不良反应且对一些患者有效。

手术治疗

关节置换术目前已用于治疗严重的OA。髋关节及膝关节置换术目前都较安全，并发症的发生率仅为1%。严重的并发症主要是关节松动及血源性感染。单膝关节置换术较少实施，但适合某些患者。手术虽然存在一些风险，但患者仍需要进行这些手术。对于大多数人来说，全髋关节或膝关节置换手术能减轻疼痛和关节僵直，明显改善关节功能。

其他外科手术包括膝关节或髋关节截骨重置术、第一跖趾关节及跗指根部关节整形和第一跖趾关节融合术。

推荐读物

Brandt KD, Doherty M, Lohmander LS (eds) (1998) *Osteoarthritis*. Oxford: Oxford University Press.

Cicuttini F, Spector TD (1998) Osteoarthritis. *Medicine* **26**(6): 68–71.

Doherty M (2001) Risk factors for progression of knee osteoarthritis. *Lancet* **358**: 775–776.

表 10.13 炎症性关节炎中关节受累的模式

表现为单关节炎病变的疾病
晶体性关节炎，如痛风、假性痛风
细菌性关节炎
反复性风湿症
外伤性，伴有或不伴有关节积血
关节周边骨肿瘤所致关节炎
银屑病关节炎、反应性关节炎及类风湿关节炎有时可能表现为单关节炎
表现为多关节炎病变的疾病
类风湿关节炎
反应性关节炎
血清阴性关节炎，与银屑病或强制性脊柱炎有关
病毒感染后关节炎
Lyme 病关节炎
肠病性关节炎
结节性红斑相关的关节炎

炎症性关节炎

炎症性关节炎包括一大类以滑膜炎为典型症状的关节疾病，包括病毒感染后关节炎、类风湿关节炎、血清阴性脊柱关节病、晶体性关节炎及Lyme病关节炎。关节受累的模式（表10.13）、有无其他关节疾病、既往史及家族史对明确诊断有重要意义。受累关节的分布（对称性或非对称性；大关节或小关节）及关节炎症的周期（单一急性发作、反复发作、慢性及进展性）也对诊断有所帮助。

当然，关节外疾病，如银屑病、虹膜炎、炎性肠病、非特异性尿道炎和近期痢疾病史，可能提示血清阴性脊柱关节病。近期的病史可能提供病毒感染（风疹、乙型肝炎及细小病毒）、风湿热或虫咬及皮疹（Lyme）的证据。直到病变进一步发展，关节炎早期很可能难以做出确定的诊断。

类风湿关节炎所引起的滑膜炎与血清阴性关节病所引起的滑膜炎在基因上有明显区分。类风湿关节炎（见下文）与主要组织相容性抗原Ⅱ的基因标志物有关，而血清阴性脊柱关节病具有主要组织相容性抗原Ⅰ B基因座的等位基因，通常为B27。

通常，炎症性关节炎的疼痛和僵直感在晨起及休息后加重，这种晨起加重可以持续数小时，而OA患者休息后的关节胶着感持续时间明显较短。在炎症性关节炎中，炎性指标（血沉及C反应蛋白）通常升高，并常伴有正细胞正色素性贫血。下面具体描述各种类型的关节炎。

类风湿关节炎（RA）

类风湿关节炎是一种原因不明的慢性对称性多关节炎。该病主要是以周围关节慢性滑膜炎为特征的全身多系统病变。类风湿关节炎的病程发展各不相同，并可引起多种关节外表现。

病因学和发病机制

- **地域性因素**：类风湿关节炎在全球广泛分布，人群总体患病率为0.5%～3%（根据定义而不同）。类风湿关节炎是引起残疾和死亡的主要原因，带来较高的社会经济消耗。
- **年龄**：类风湿关节炎从幼年到老年均可发病。常见的发病年龄为 30～50 岁。

- **性别：** 育龄期女性的发病率是男性的 3 倍，而绝经后女性与男性发病率相当。这说明类风湿关节炎的发病可能与性激素水平有关。口服避孕药可延迟类风湿关节炎的发病，但不能降低发病的风险。
- **家族遗传性：** 类风湿关节炎均有一定的家族遗传倾向，但仍呈散发。少数家庭中几代人均患病。类风湿关节炎 50% 的易感性是家族遗传性作用。
- **人类白细胞抗原（HLA）类型：** 类风湿关节炎的易感性与某些HLA单倍型有密切关系。HLA-DR4和HLA-DRβ1*0404/0401 在 50%～70% 的类风湿关节炎患者中为阳性，而且这些患者的预后多不佳。HLA-DRβ中第三高变异性等位基因区域中具有特异性五肽（QK/RAA），后者可增加类风湿关节炎的易感性。HLA-DRβ1*0404/0401阳性及类风湿因子（RF）阳性的患者，在疾病早期发生骨质破坏的几率增加 13 倍。
- **抗环瓜氨酸化多肽抗体**（抗CCP抗体）与蛋白质相互作用，此处瓜氨酸化已替代了精氨酸。抗CCP抗体可在临床症状出现前数年即存在，并且能帮助鉴别早期类风湿关节炎与其他关节炎。

免疫学

一方面，慢性滑膜炎的产生可能与不断活化的 T 细胞有关。另一方面，滑膜炎也可能是由局部产生的类风湿因子及 IgG Fc 受体介导的**巨噬细胞持续刺激**造成。对于滑膜炎的产生和滑膜内淋巴细胞的浸润，T 细胞仅分泌少量细胞因子（干扰素、白介素 2 和 4）。相反，巨噬细胞［巨噬细胞炎性蛋白（MIP）及单核细胞化学诱导蛋白（MCP）］和成纤维细胞（分泌白介素6）产生丰富的细胞因子（白介素1、白介素 8、肿瘤坏死因子、粒细胞 - 巨噬细胞克隆刺激因子）和趋化因子。活化的肥大细胞释放组胺和肿瘤坏死因子可能也是引起滑膜炎的原因之一。

当作为一种治疗手段时，CD4 **特异性抗体**产生一种特异性辅助 T 淋巴细胞，但不能显著改善病程，因此，目前认为 T 细胞在发病过程中居于次要地位。

暂时性 B 细胞去除术（一种用于治疗 B 细胞淋巴瘤的技术）可使关节炎症状减轻，更进一步说明类风湿因子的产生是导致 RA 持续性慢性滑膜炎的重要原因。

TNF-α 抗体、IL-1 抗体或特异性阻滞剂可在短时间里显著改善滑膜炎。说明上述细胞因子对慢性滑膜炎的产生起关键作用。同时，这些抗体或阻滞剂也能减轻活动性类风湿关节炎患者的不适症状。

滑膜成纤维细胞表达高水平的**粘附分子**，即血管细胞粘附分子 VCAM-1。这种分子可诱导 B 淋巴细胞活化和分化。滑膜成纤维细胞同时表达降解加速因子（DAF）。该分子可抑制补体诱导的细胞溶解。上述两种由成纤维细胞表达的分子可促进滑膜中异位淋巴样组织的产生。不像其他自身免疫性疾病，类风湿关节炎不产生高亲和力的自身抗体。

引起类风湿关节炎发病的**启动抗原**目前仍没有明确。由于免疫球蛋白糖基化后可能成为潜在的抗原，目前有人认为免疫球蛋白糖基化可能是类风湿关节炎发病中的异常之处。Ⅱ型胶原在动物模型中可诱导关节炎，但是极少有证据证明Ⅱ型胶原是类风湿关节炎的诱发抗原。

细菌或慢性病毒感染可能是病因之一，但并未得到证实。有人认为由于 B 细胞克隆增殖，导致 B 细胞对任何致病原都可能产生免疫反应生成自身抗体。在易感人群体内，可能存在这样的 B 细胞克隆。

病理学

类风湿关节炎以广泛持续存在的滑膜炎为特征（关节滑膜、肌腱和滑膜囊的炎症），病因不明，但滑膜中浆细胞产生的类风湿因子（RF，见下文）及局部生成的免疫复合物是滑膜炎的主要原因。类风湿关节炎患者的滑膜增厚，在关节和肌腱周围形成梭形肿胀。病理学上可见滑膜增生形成的皱褶，并有多种炎症细胞浸润，包括穿透组织进入关节液的多形核细胞、淋巴细胞和浆细胞。由于对外源性抗原产生反应，滑膜局部产生不规则的淋巴滤泡。滑膜表面原本排列稀疏的细胞增生导致滑膜增厚（图 10.12）。血管增生明显，血管和滑膜之间的通透性增加，导致关节积液出现。关节积液中有大量淋巴细胞和死亡的多形核细胞。

增生的滑膜由关节边缘蔓延生长到关节软骨表面，炎性滑膜的血管翳阻断了软骨的营养供应，同时由于细胞因子对软骨的直接作用，导致软骨的破坏。软骨变薄后软骨下骨质暴露。在活动性滑膜炎中，由于局部细胞因子的产生及关节失用，导致关节周围出现骨质疏松。

增生滑膜中的成纤维细胞也沿着滑膜与骨骺之间的血管生长，破坏骨质。关节炎发病后 3～6 个月时，X 线照片上出现具有诊断意义的骨质破坏（图 10.13）之前，关节 MRI 检查即可发现早期的骨质侵蚀。关节病变早期即可出现骨质侵蚀的事实，证明在关节炎发

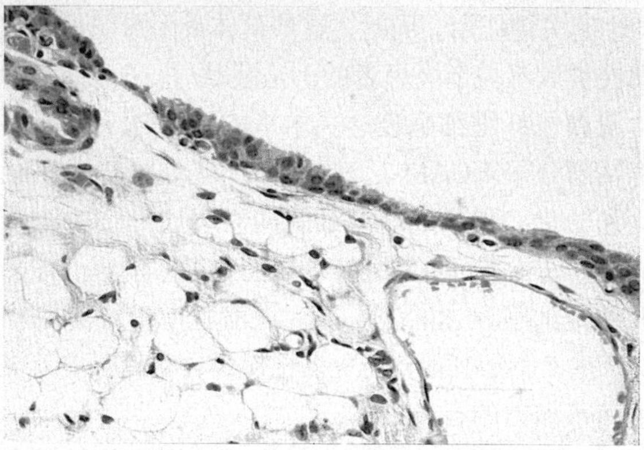

(a)

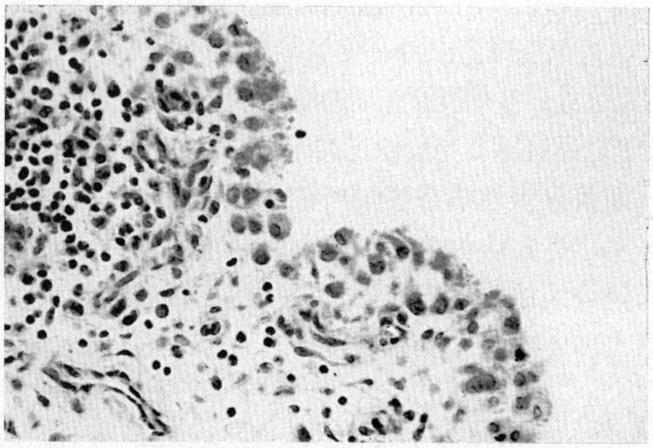

(b)

图10.12 RA滑膜的组织学表现。(a) 正常滑膜。(b) 确诊RA患者的滑膜，表现为明显的组织增生，伴淋巴细胞及浆细胞浸润。From Shipley M (1993) Colour Atlas of Rheumatology, 3rd edn. Wolfe Mosby,with permission.

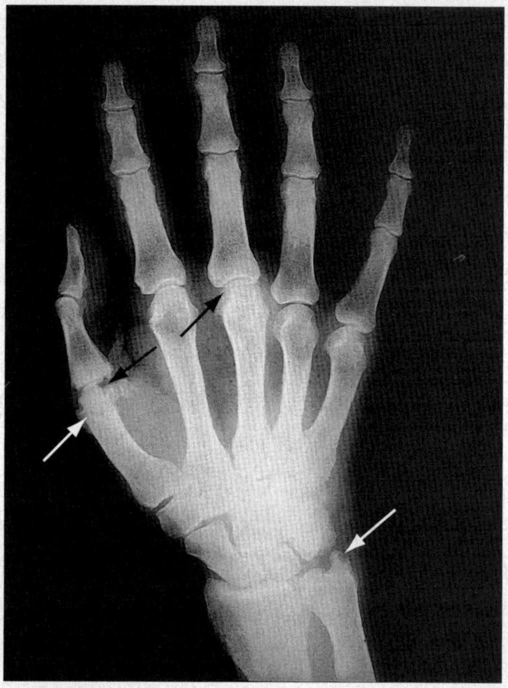

图 10.13 早期类风湿关节炎的 X 线表现，图中箭头所示为大拇指、中指的近端指间关节和尺骨茎的典型骨质侵蚀。

生的 3 ~ 6 个月内使用 DMARD（见下文）具有重要意义。小剂量的类固醇可延缓骨质破坏的进程，抗TNF-α制剂可阻止甚至可以逆转骨质侵蚀。骨质破坏导致一系列关节畸形，从而引起长期的关节功能障碍。

类风湿因子（RF）

类风湿因子是循环系统中的自身抗体，其抗原是具有 Fc 片段的 IgG 分子。这些天然存在的抗原与 RF 聚集形成免疫复合物，从而激活补体引起炎症反应，导致慢性滑膜炎的产生。类风湿因子悄然形成，是正常人体内清除免疫复合物的重要机制，但在类风湿关节炎患者体内，RF 具有更高的亲和力，不断地生成并出现于关节中。类风湿因子可能表现为各种类型的免疫球蛋白（IgM、IgG 或 IgA），但化验通常检测 IgM 型的 RF。同时，70% 的多关节受累的类风湿关节炎患者血清中存在 IgM 型 RF。

血清阴性的类风湿关节炎一词用于IgM型RF检测持续为阴性的 RA 患者。这些患者的滑膜炎一般较为局限。

IgM型RF不是诊断类风湿关节炎的充分条件，同时血清阴性也不能排除类风湿关节炎的诊断；但 IgM 型RF是一个有用的预后指标。疾病早期持续出现高滴度的RF预示滑膜炎症活跃，将出现严重的关节损害及关节功能障碍，提示要尽早使用 DMARD 进行治疗。

RF和CCP抗体联合检测对类风湿关节炎的诊断具有更高的特异性，CCP 抗体阳性常预示预后不佳。

RA 的临床特征

典型表现

RA 的典型症状（约 70% 的病例）为缓慢进展的、周围关节的对称性多关节炎，持续数周或数月。女性发病几率为男性的 3 倍。任何年龄均可发病，但 30 ~ 50 岁多见。少数患者（15%）在数日内突然发作（或一夜间暴发）伴有严重的对称性多关节受累，这些患者的预后通常良好。预后差的病例多为女性患者，数月内逐渐出现症状，IgM 型 RF 阳性，部分患者在发病的 3 个月内出现贫血。早期 RA 的鉴别诊断见 Box10.6。

> **Box10.6　早期类风湿关节炎的鉴别诊断**
> - 病毒感染后关节炎——风疹、乙型肝炎或细小病毒
> - 血清阴性脊柱关节病
> - 风湿性多肌痛
> - 急性结节性骨关节炎（PIP 和 DIP 均受累）

症状和体征

大多数患者主诉双手小关节（掌指关节，MCP）、近端和远端指间关节（PIP和DIP）及双足（跖趾关节，MTP）疼痛和发僵，腕关节、肘关节、肩关节、膝关节和踝关节也同样受累，绝大多数患者为多关节病变，但10%的患者表现为膝关节或肩关节单关节受累，或出现腕管综合征。在疾病早期极少出现髋关节病变。

患者自觉疲乏、不适，疼痛和僵硬，在晨起时明显加重，轻微活动后有所改善。受关节疼痛的影响，患者很少有充足的睡眠。

肿胀关节伴有局部发热及压痛，关节活动受限，肌肉失用性萎缩。随着病情进展逐渐出现关节畸形，并伴发关节外表现（见下文）。

其他表现

RA的临床表现和发展是多种多样的。临床表现见Box10.7。RA症状减轻或消失可以自行发生，也可出现在药物治疗后。部分患者的病情持续活动，导致关节的进行性破坏。极少数患者可出现病变中止（见于暴发性RA病例）。

有一类RA患者表现为**血清阴性、局限性滑膜炎**，起病初期容易累及腕关节，而不是手指，较少出现对称性关节受累，这类RA患者预后较好，但其中一些病例发展成严重的关节活动障碍。由于这种类型的RA与银屑病关节病受累关节病相似，二者在诊断上容易混淆。部分患者可有银屑病家族史或将来可发展成银屑病关节炎。

> **Box10.7　类风湿关节炎的典型表现**
> - **反复发作**——单关节受累，持续24～48小时，50%的患者发展成其他类型的RA。
> - **静止型**——自限性病变，持续不超过数月，不遗留永久性关节破坏。
> - **弛张型**——在数年时间里，关节病变时轻时重，遗留较小的关节破坏。
> - **慢性、持续性**——RA最典型的类型，IgM型RF可为阳性或阴性，疾病在许多年里重复着复发和缓解的过程。血清IgM型RF阳性的患者容易发展成严重的关节破坏及关节功能障碍。需要及早给予有效的药物治疗以改善病情。
> - **迅速进展型**——数年内病情迅速进展，导致关节严重破坏及功能障碍，通常血清RF阳性，发生全身并发症的几率增高，属于难治性RA。

反复性风湿症较少见（5%），表现为短暂的（24～72小时）急性单关节炎，受累关节出现急性疼痛、红肿，但可以完全缓解。同一关节或其他关节可再次发作。大约50%的患者在数月或数年后逐渐发展成典型的类风湿关节炎。其他患者自愈或继续出现急性短暂性关节炎。如果患者血清中检测出IgM型RF，那么患者可能转变为慢性毁损性的关节炎。

并发症（表10.14）

细菌性关节炎

细菌性关节炎是高发病率和死亡率的严重并发症，表现为关节局部皮温增高、体温升高以及血液中中性粒细胞增多。然而，多数病例并不出现上述典型体征，因此，任何关节积液，尤其是突然出现的积液需引起重视。绝大多数病原体为金黄色葡萄球菌，应给予全身抗生素及局部关节腔抽液治疗。

表10.14　类风湿关节炎的并发症
疾病本身引起的并发症
肌腱撕裂
关节内骨折（Baker囊肿）
关节感染
脊髓压迫（寰枢椎及以上颈椎）
淀粉样变（少见）
治疗的不良反应
见表10.15

淀粉样变（见第19章）

少数重症RA患者可发生淀粉样变。RA是导致继发性淀粉样变最常见的疾病。原发性淀粉样变患者亦可出现类似RA关节分布的多关节炎，并伴有腕管综合征和皮下结节。

RA的关节受累

手和腕关节

类风湿关节炎的患者通常出现较为严重的手关节

受累。疾病早期出现手指肿胀、疼痛和晨僵。屈肌腱腱鞘炎可能加重功能损伤，并引起腕管综合征。关节破坏引起一系列典型的关节畸形。最常见的畸形为掌指关节的尺侧偏移和掌侧关节半脱位（图 10.14）。这类畸形虽然外观不雅，但在控制关节疼痛后，如果患者学会适应，能较好的保持关节功能。近端指间关节会出现屈曲位固定（钮扣或钮扣花样畸形）或伸展过度（天鹅颈样畸形），可能影响手的功能。

尺骨茎的肿胀及背侧半脱位导致腕关节疼痛，可引起指伸肌腱的断裂，主要见于第 4、5 指指伸肌腱，表现为手指突然不能伸直，需要进行紧急外科修复手术。

肩关节

RA 常累及肩关节，疾病早期的症状类似于回旋肌腱群的肌腱炎，表现为疼痛弧综合征及夜间上肢痛。当关节进一步破坏时，出现关节整体僵直。疾病晚期，常出现肌腱撕裂，影响患者日常的起居生活。

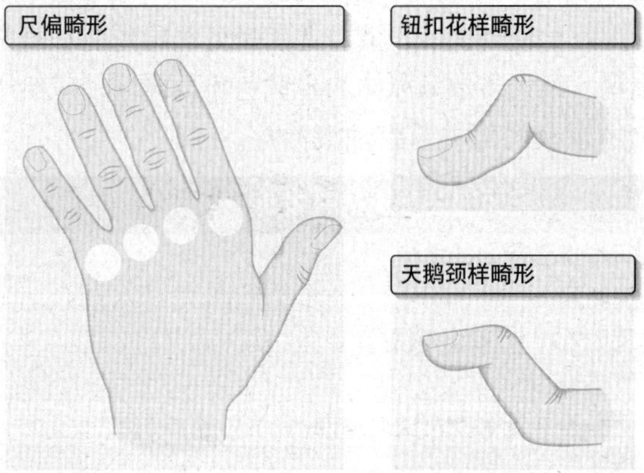

(a)

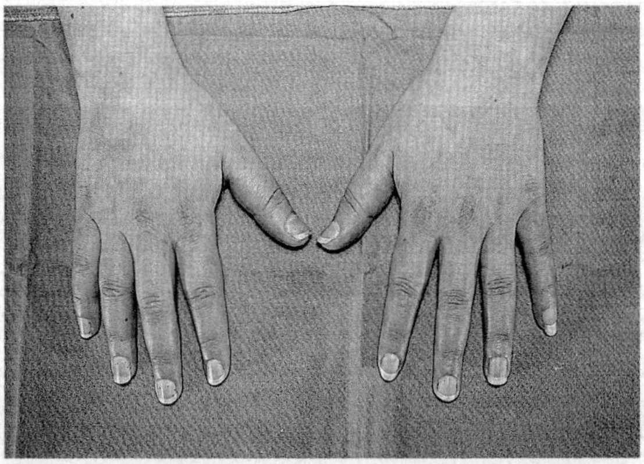

(b)

图 10.14 (a) RA 的特征性手关节畸形。(b) [也见彩图 10.14 (b)] 早期类风湿关节炎——右侧腕关节背部腱鞘炎及双手小关节梭形肿胀。

肘关节

肘关节滑膜炎导致关节肿胀和屈曲畸形。疾病晚期关节功能丧失，尤其伴有肩关节、手关节及腕关节畸形时，患者生活不能自理。

足

RA早期临床表现之一是跖趾关节的疼痛肿胀。足肿胀并出现槌状趾畸形。由于起保护作用的脂肪垫（图 10.15）向前移动，导致跖骨头受力而产生疼痛。在跖骨头周围及脚趾的背面可产生溃疡和硬结。中、后部的足RA 可导致平足并降低脚的灵活性。踝关节的畸形多为关节外翻畸形。由于走路时疼痛明显且活动受限，患者宜穿宽大的鞋子。足医学对这类病变有所帮助，部分病例需要外科手术治疗。

膝关节

膝关节常出现大面积的滑膜炎和关节积液，但关节抽液和关节腔内注射类固醇疗效较好。持续性关节积液增加了腘窝囊肿发生及破裂的几率。疾病晚期，由于软骨和骨质侵蚀，膝关节的关节间隙狭窄，膝关节中间和（或）侧面以及髌后间隙受损。由于关节受累的形式不同，膝关节可能发展成外翻或内翻畸形，并发生继发性骨关节炎。全膝关节置换是解决疼痛和功能障碍的惟一办法。

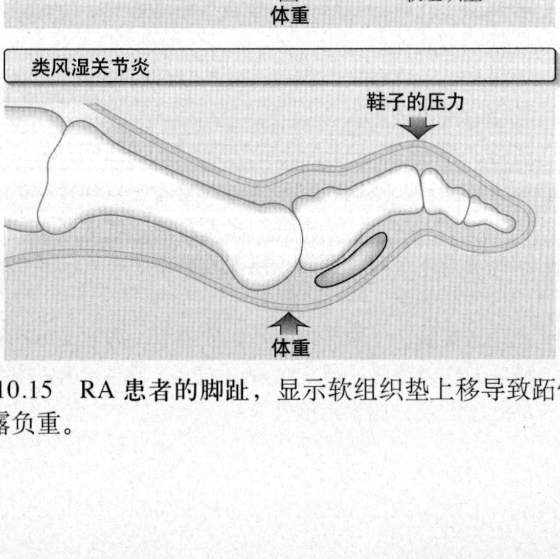

图 10.15 RA 患者的脚趾，显示软组织垫上移导致跖骨头暴露负重。

髋关节

早期RA极少侵犯髋关节。髋关节在RA疾病全程中比膝关节受累的几率低。关节疼痛和僵硬的出现多伴随放射学上的关节间隙狭窄和关节周围骨质疏松。后者使髋臼向中间移位。此后发展成为继发性骨关节炎。这种情况通常需要进行全髋关节置换。

颈椎

RA患者颈部疼痛和僵硬多为肌肉病变引起，但也可能是由于类风湿滑膜炎累及颈椎的滑膜关节和滑膜囊所致。滑膜炎可能导致骨质破坏、韧带损伤及颈椎不稳定。颈椎半脱位和滑膜肿胀可能损伤脊髓，出现锥体系统及感觉系统的症状。核磁共振是发现脊髓损伤的最好检查方法，而颈椎侧位及仰伸位的X线检查可发现颈椎的不稳定。晚期RA患者出现不能用关节病变解释的行走困难、双下肢乏力或大小便失禁，应考虑脊髓压迫的可能性，并进行紧急的神经外科手术治疗。在进行手术之前，应进行颈椎侧位及仰伸位的X线检查，或进行上消化道内镜检查，明确颈椎的不稳定，在插管时注意避免加重脊髓的损伤。

其他关节

颞颌关节、肩锁关节、胸锁关节、环杓关节及其他滑膜关节均可受累。

关节外表现（图10.16）

关节周围软组织

RA患者通常在关节受压部位出现坚硬的**皮下结节**，尤其是肘关节、手指关节及跟骨腱等受压部位。这些结节可能破溃并发生感染，但多数在疾病控制后消退。必要时可用外科手术或局部注射糖皮质激素来治疗类风湿结节，但可能再次出现。组织学上，类风湿结节表现为坏死中心周围包绕着大量活化的巨噬细胞，类似于滑膜炎的组织学表现。

尺骨鹰嘴及其他滑膜囊可能出现肿胀（**滑囊炎**）。

手指屈肌腱**腱鞘炎**可引起弹响指。腕关节背部伸肌腱腱鞘肿胀较为常见。

炎症关节的周围常出现**肌肉萎缩**，但肌酶均正常。极少发生合并肌炎的病例，但可能会发生糖皮质激素导致的肌病。

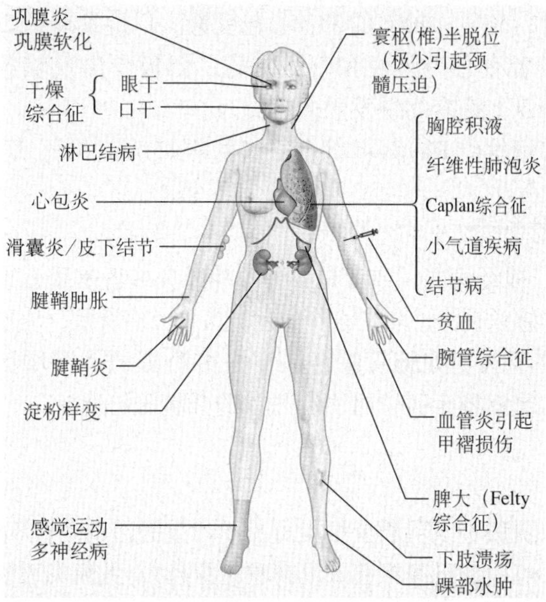

图10.16　**RA的关节外表现。**

肺（也见第14章）

RA患者常出现周围性的肺内结节，患者通常无症状，但可出现空洞。当RA合并尘肺（Caplan综合征）时，肺内结节可能会发生大的空洞。

其他症状包括：

- 浆膜炎，引起肺水肿
- 胸膜结节
- 纤维化肺泡炎
- 阻塞性细支气管炎。

血管炎

血管炎是由血管壁上免疫复合物沉积引起的，较为少见。吸烟是血管炎发生的危险因素，其他表现为：

- 皮肤血管炎导致指甲皱褶处损伤
- 广泛的皮肤血管炎伴皮肤坏死（见于病情活跃、血清抗体强阳性的患者）
- 多神经炎（第21章）
- 肠系膜坏死性血管炎引起小肠坏死（应与结节性多动脉炎相鉴别）。

心脏及周围血管

RA患者较少发生有**临床症状**的心包炎。然而，对伴有高滴度血清抗体的RA患者进行超声心动检查或尸检时，30%～40%的患者心包受累。尸检发现约20%的患者有心内膜炎和心肌疾病，但极少出现临床症状。以上病变均继发于血管炎。

可发生Raynaud综合征（见第13章）。

神经系统

神经病变，或者是各种单神经炎或者是手套或袜套样感觉丧失，均由滋养神经的血管炎症所致。压迫性的神经病变如腕管综合征，是由局部的滑膜增生引起。寰枢椎半脱位可引起严重的脊髓压迫症状。

眼

巩膜炎及巩膜外层炎可见于严重的血清阴性RA病例，可引起巩膜穿孔（巩膜软化穿孔）。巩膜炎表现为眼充血及疼痛，需要局部及全身应用糖皮质激素治疗。

干燥综合征可引起口干和眼干（见干燥综合征）。

肾脏

RA继发淀粉样变性可引起肾病综合征和肾衰竭。蛋白尿为首发临床表现。淀粉样变性的发生率较低，可继发于重症、长期未得到控制的RA。血清中存在高滴度的淀粉样A蛋白（SAP），沉积在多个器官的细胞内，导致淀粉样变性。SAP是一种急性期反应物，由肝脏产生。RA患者的蛋白尿更多是由服用NSAID引起。

脾、淋巴结及血液系统

RA患者出现脾大和白细胞减少称为Felty综合征，主要的并发症为腿部溃疡及菌血症。Felty综合征患者HLA-DR4的阳性率为95%，相比之下，RA患者的总体阳性率为50%～75%。

在受累关节的周围可触及肿大的浅表淋巴结。手臂和腿部可能出现周围性淋巴水肿。

贫血是RA的常见表现，多为正细胞、正色素性贫血。由于服用NSAID引起胃肠道出血或溶血（Coombs试验阳性），导致缺铁性贫血。Felty综合征患者血小板减少是由于脾功能亢进或使用DMARD的所致。在疾病活动期，血小板通常升高。

诊断和检查

类风湿关节炎主要依靠临床特征进行诊断，美国风湿病协会（ACR）对RA的诊断标准见Box10.8。该标准对于RA的流行病学及回顾性研究有所帮助，但不能用于早期类风湿关节炎的诊断。

首次检查包括：

- **血细胞计数**：可出现贫血。血沉和（或）C反应蛋白升高并可用于判断疾病的活动性，有助于指导治疗。

Box10.8　类风湿关节炎的诊断标准（美国风湿病协会，1987年修订）

- 晨僵大于1小时 } 持续至少6周
- 3个或以上的关节炎 } 持续至少6周
- 手关节和腕关节的关节炎
- 对称性关节炎
- 皮下结节
- 类风湿因子阳性
- 典型的放射学改变［骨侵蚀和（或）骨质疏松］

符合以上7项中的4项便可诊断RA。

- **血清学**：约70%的患者类风湿因子为阳性，30%的患者血清中存在低滴度的抗核抗体（ANA）。
- 受累关节的**X线检查**可提供关节的基本状况。疾病早期仅可发现软组织肿胀。MRI检查可显现早期骨侵蚀，但目前较少对RA开展该项检查。
- 有关节积液时可进行**关节腔穿刺**。关节液中有大量白细胞可导致关节液混浊。如果患者出现突发的关节积液，需要考虑细菌性关节炎的可能。

RA的治疗（Box10.9）

当患者被确诊为RA后，不可避免地会产生顾虑和恐惧心理，这就需要对他们进行较多的解释和健康教育。医生及治疗师应保持乐观的态度，告诉患者在药物的治疗下，他们将摆脱关节炎的症状，生活恢复正常，25%的患者能够痊愈。患者患病的前几年最为艰难，在这段时间里，患者应尽量有一份工作。由于不能确定疾病何时会减轻或加重，药物什么时候起效或是否起效以及是否会产生不良反应，因此难以制订治疗计划。患者要学习进行大的调整，但这需要时间和支持。治疗团队应包括医生、专业护士和理疗师，以帮助患者解决各种问题。健康宣传页及当地患者小组都可提供有益的建议。目前认为社会隔离状态和抽烟的患者预后多不佳。无论胆固醇水平如何，生长抑素可以减轻患者炎症

Box10.9 RA 的治疗

- 临床确诊。
- 用 NSAID 和止痛剂控制症状。
- 如果滑膜炎持续超过 6 个月，应肌肉注射甲基泼尼松龙 80～120mg 来阻止病变进展。
- 如果滑膜炎复发，应在风湿病专家的指导下开始柳氮磺吡啶和甲氨蝶呤（MTX）治疗，并给予小剂量甲基泼尼松龙肌肉注射。
- 进行一定的物理治疗。
- 治疗 6～12 周后，关节肿痛、晨僵无明显改善的患者，可给予 MTX 和柳氮磺吡啶联合治疗。
- 如果经上述治疗，症状仍无明显好转，应换用其他药物，如金制剂、青霉胺、来氟米特或 TNF 受体阻滞剂治疗。

和心血管并发症的风险，但这仍有待进一步证实。

药物治疗

目前还没有可以治愈 RA 的特效药物。可用止痛药和 NSAID 控制症状。近来较多的数据证明：早期使用改善病情的药物（DMARD）有利于阻止关节的不可逆破坏，TNF-α 阻滞剂的出现是 RA 治疗的革命性进步。

非甾体抗炎药（NSAID）

绝大多数类风湿关节炎患者需要服用非甾体抗炎药（NSAID）来缓解夜间的疼痛和晨僵。NSAID 并不能减少潜在的炎性病变。它们都作用于环氧化酶（COX）途径。个体对 NSAID 的反应不一。对于一个特定的患者，试用多种药物来找到疗效最好的药物是必要的。每种药物至少要服用 1 周时间。可以选用熟悉、价钱便宜且不良反应较少的NSAID作为起始治疗药物。如果服用NSAID 后胃肠道不良反应明显，或者患者大于65岁，应加用质子泵抑制剂治疗。缓释制剂（如缓释 diclofenac，75mg，晚饭后服用），或者睡眠时栓剂通常疗效较好，必要时可以作为白天治疗的补充。另外，患者需要时可用单纯止痛剂缓解症状（如对乙酰氨基酚或双氯芬酸与对乙酰氨基酚联用）。许多患者需要夜间镇静剂帮助改善睡眠。

改善病情的抗风湿药（表 10.15）

改善病情的抗风湿药（DMARD）主要通过抑制细胞因子起作用，可减轻炎症反应，表现为关节肿胀的减轻，血浆急性期反应物降低，关节侵蚀，以及不可逆破坏的发展速度减缓。DMARD 的作用效果不是立竿见影的（因而被称为“慢作用药物”），可能部分有效或暂时有效。许多 DMARD 药物的问题是其治疗效果通常只为部分有效，仅能达到美国风湿病学会（ACR）疾病缓解标准的 20%～50%。目前需要的是能够达到 70% 缓解率的药物，肿瘤坏死因子（TNF-α）抑制剂在20%的患者能达到70%缓解。有明显的证据显示，DMARD 可以控制关节炎的症状和体征，而且撤药会导致再发。甲氨蝶呤、柳氮磺吡啶、来氟米特、TNF-α抑制剂及环孢素均显示可减少疾病早期及晚期的进行性关节损害的几率。

通常 DMARD 用于症状出现后，但是对于 RF 及 CCP 阳性的患者，尤其是对于判断为预后不佳的患者，应在疾病早期或手足关节出现 X 线侵蚀性破坏之前给予 DMARD 治疗。在治疗 6～12 周时注射糖皮质激素可缓解疾病。早期RA的研究表明，在患病后 6 周到6个月之间给予DMARD干预，可以显著改善RA的预后。对于是否应该对早期 RA 应用 3～4 种药物的联合治疗（糖皮质激素、MTX、柳氮磺吡啶和羟氯喹），由于长期疗效有待证实，因此目前还存在争议。但联合治疗后关节炎症可得到有效的控制，且药物的毒性作用减少。对没有进行性关节破坏的患者不应过度治疗。早期 RA 患者是否会出现关节破坏和关节功能障碍，多数评价标准仅有 80% 的准确性。因此临床判断在 RA 治疗中占主导地位。

柳氮磺吡啶

柳氮磺吡啶是磺胺吡啶与 5- 氨基水杨酸的合剂。磺胺吡啶是药物的主要活性成分。柳氮磺吡啶的耐受性好，对多数患者而言是首选的改善病情药物，尤其对年轻患者。在治疗开始的 3～6 个月，约半数患者对药物有反应。严重的不良反应罕见，主要表现为白细胞或血小板减少。

甲氨蝶呤（MTX）

MTX 是多数患者的首选治疗药物，但不能用于妊娠妇女。在受孕前3个月内夫妻双方不应服用 MTX。起始服用剂量为每周口服2.5～7.5mg，逐渐加量至15～25mg。MTX 治疗的耐受性好，可用于早期RA患者。恶心或胃肠道吸收不良限制口服 MTX 的疗效。同时，MTX 可以由患者自己皮下注射。口服叶酸虽然可能轻微地影响

表 10.15　改善病情的抗风湿药物（DMARD）

药物	剂量	不良反应	监测频率
柳氮磺吡啶（肠溶片）	起始每天饭后 500mg，加量至每天 2 ~ 3 克	恶心	
		皮疹及口腔溃疡	起始，每 2 周 1 次，此后每 4 月 1 次
		白细胞减少和（或）血小板减少	起始，每周 1 次，此后每 4 月 1 次
		肝脏生化指标异常	
甲氨蝶呤	每周 2.5mg，逐渐加量至每周 25mg，口服或皮下注射	恶心、口腔溃疡、腹泻	
		肝脏生化指标异常	起始，每 2 周 1 次，此后每月 1 次
		白细胞减少和（或）血小板减少	起始，每周 1 次，此后每月 1 次
		肾功能损害	起始，每 2 周 1 次，此后每 3 ~ 6 个月 1 次
		肺间质纤维化（少见）	治疗前胸部 X 线检查
来氟米特	每天 100mg，治疗 1 ~ 3 天，此后每天 20（或 10）mg，或每天 10 ~ 20mg	腹泻	
		白细胞减少和（或）血小板减少	起始，每 2 周 1 次，6 个月后每月 1 次
		肝脏生化指标异常	起始，每 2 周 1 次，6 个月后每月 1 次
		脱发	
		高血压	
TNF-α 阻滞剂：依那西普、英夫利昔单抗和阿达木单抗（与甲氨蝶呤一起使用）	仅用于专业治疗中心	感染包括结核病、菌血症	见英国风湿病协会指南，如使用 3 个月无效，应停用
		过敏反应	
不常用药物			
金硫二丁钠	肌肉注射 10mg 作为皮试，此后每周注射 20 ~ 50mg	皮疹及口腔溃疡	
		白细胞减少和（或）血小板减少	起始及每次注射后
		肾功能损害	每周监测尿血 / 蛋白
	改善后每月注射 1 次		
羟氯喹	每天 200 ~ 400mg，减量至每周服用 5 天	皮疹	
		角膜沉淀	每半年检查一次视野，出现异常时做检眼镜检查
		视网膜损伤（治疗 6 年内少见）	
青霉胺	每天 125mg，逐渐加量至每天 500 ~ 1000mg，饭前服用	恶心或食欲缺乏	
		皮疹及口腔溃疡	
		白细胞减少和（或）血小板减少	起始，每周 1 次，此后每月 1 次
		肾功能受损	每周监测尿血 / 蛋白
		狼疮样症状	
硫唑嘌呤	起始每天 25mg，加量至每天 150mg，最大剂量为每天 2.5mg/kg 体重	恶心	
		白细胞减少和（或）血小板减少	起始，每周 1 次，此后每月 1 次
		肝脏生化指标异常	起始，此后每月 1 次
环孢素	每天 2.5mg//kg 体重，服用 6 周；	肾功能损伤	起始，每 2 周 1 次，此后每月 1 次
	此后每天 4mg/kg 体重，如果出现肌酐或血压升高，应减量	高血压	起始，每 2 周 1 次，此后每月 1 次
阿那白滞素	每天 100mg 皮下注射	头痛、感染、白细胞低	起始，此后每月 1 次

MTX 的疗效，但是出于避免不良反应的考虑应联合使用。治疗过程中，需要监测全血细胞计数及肝脏生化指标。MTX 在开始服用后 1 ~ 2 个月起效。多数患者在经过各种药物治疗后仍选择使用 MTX，表明该药疗效好且不良反应较少。

来氟米特

来氟米特通过抑制细胞内二氢乳酸脱氢酶的活性来阻碍淋巴细胞增殖过程中的嘧啶合成途径，从而起到免疫抑制作用。除 T 细胞以外，多数体细胞都可通过旁路途径而绕过这个阻碍作用。因此，来氟米特使T细胞由成熟像到分裂像的进行明显减缓，从而对T细胞的克隆增殖有特异性的抑制作用。口服来氟米特 80% 吸收入血，与进食无明显的相互作用。半衰期 4 ~ 28 天。起始剂量每天100mg，服用1 ~ 3天，此后每天服 20 mg（如果腹泻明显，可减量至每天10mg）。主要的不良反应为腹泻、恶心、脱发及皮疹。腹泻随着服用时间的延长而逐渐减缓。必须监测患者的血液学指标。服用来氟米特4 周起效，而 MTX 6 周起效。最初治疗的有效反应与柳氮磺吡啶相似，而且治疗改善的效果呈持续性。来氟米特对某些 MTX 治疗无效的患者具有一定的疗效，或者用来氟米特及 MTX 联合治疗以获得更好的疗效。来氟米特在妇女受孕前需要 2 年的“洗脱”期（男性需3个月）。因此，最好避免让育龄妇女服用该药物。

肿瘤坏死因子（TNF-α）、IL-1 阻滞剂及其他新的治疗措施

TNF-α 阻滞剂的出现显著地改善了传统 DMARD 的使用。通常在使用两种 DMARD（一般为柳氮磺吡啶和 MTX）无效后使用 TNF-α 阻滞剂（NICE 指南）。

- **依那西普**是完全人源化的p75 TNF-α受体IgG1融合蛋白，经皮下注射给药，约65% 的患者疗效明显，一些患者有注射局部反应。
- **英夫利昔单抗**是TNF-α 单克隆抗体，静脉注射，与 MTX联用可以减少抗体的产生，从而增强疗效。
- **阿达木单抗**是完全人源化的 TNF-α 单克隆抗体，可与 MTX 联用。

TNF-α 阻滞剂可以减慢或阻止 70% 的 RA 患者的关节侵蚀，对少数患者甚至可以治愈。患者在接受 TNF-α 治疗后，自觉倦怠和疲乏感明显减轻，这在其他 DMARD 治疗过程中非常罕见。TNF-α 阻滞剂可用于治疗幼年不明原因的关节炎。没有证据表明 TNF-α 阻滞剂治疗后肿瘤发生率增高。部分患者出现抗核抗体阳性并发展成类狼疮样综合征。陈旧性结核病灶可能复燃。TNF-α 阻滞剂价格昂贵，虽然使用该药可以降低远期致残率及住院率，但仍可给患者及社会带来较大的经济负担。因此，必须严格限制TNF-α的使用。患者在用药过程中必须长期严密随访，明确其有效性，同时监测潜在的严重不良反应。

阿那白滞素是人重组白介素 1 受体阻滞剂，与 MTX 联用，目前已被批准用于治疗 RA。

研究显示，**抗胍氨酸化肽**可以延缓 RA 关节侵蚀的速度。细胞毒性 T 淋巴细胞相关抗原 4（CTLA-4）在临床试验中，对 RA 有一定的疗效。

瑞妥昔布可以使 B 细胞崩解。目前已经证实，瑞妥昔布可在短期内显著改善RA患者的临床症状。瑞妥昔布可以单用，也可与环磷酰胺或 MTX 联用。

糖皮质激素

口服糖皮质激素存在一系列的问题（Box10.10）。这类药物可以强有力地控制 RA 症状，但由于糖皮质激素的不良反应是不可避免的，因此，不能长期使用。在一些研究中心，早期给予患者短期大剂量的糖皮质激素治疗。有些采用5 ~ 7.5mg 作为维持治疗。一些证据表明，患者服用糖皮质激素后，关节肿痛明显缓解，患者活动及运动增加，减少了骨质疏松发生的风险。同时，对于严重的关节外表现如血管炎，糖皮质激素治疗的地位是无可取代的。

关节腔内注射糖皮质激素，可以显著改善症状，但

Box 10.10　服用糖皮质激素的相关问题

- 由于糖皮质激素的不良反应渐渐受到公众的关注，患者逐渐对糖皮质激素的使用产生焦虑，必须与患者坦诚地讨论不用糖皮质激素治疗带来的风险，以及如何权衡利弊。
- 建议患者避免进食糖及饱和脂肪酸，注意节食，降低发胖的风险
- 皮肤变得菲薄且容易损伤
- 监测糖尿病及高血压
- 可能加速白内障的产生
- 每天服用 7.5mg 以上，超过 6 个月就会产生骨质疏松，必须监测骨密度，给予钙剂、维生素D及双磷酸盐治疗。

作用时间短暂。

肌肉注射糖皮质激素（甲基泼尼松龙40～120mg）能明显缓解严重病情，可作为节日或其他生活事件之前缓解症状之用，但应谨慎使用，不可过于频繁。

不常使用的 DMARD

金制剂（金硫丁二钠）应该深部肌肉注射。第一次应给予 10mg 作为试验用药。此后每周给予 50mg，肌肉注射直至起效。通常需要 3 个月才能起效。如果治疗总剂量达 1g 而没有明显疗效时，应该停用金制剂。如果出现疗效，应将注射间期延长至每 4 周注射 1 次，持续治疗 5 年。肌肉注射金制剂的患者中 1/3 出现不良反应。极少出现的不良反应包括肺纤维化、结肠炎、多神经病变及胆汁淤积性黄疸。患者可能发生金制剂导致的肾小球肾炎，特别是 HLA-DR3 阳性的患者，尿常规检查可发现尿蛋白阳性。

抗疟药中目前常用的是**羟氯喹**，患者对该药耐受性很好，病变轻的患者可单独使用或与另一种 DMARD 联合用药。视网膜病变是羟氯喹的最严重的不良反应，但在治疗中极少发生。由于视网膜病变是不可逆的，患者应每 6 个月检查一次黄斑功能。

青霉胺应在饭前服用，至少服用3个月才能起效。如果持续治疗 1 年无效应停用。当患者 24 小时尿蛋白定量大于 2g 时，也应该停用。患者很容易出现食欲缺乏，其他罕见的不良反应包括类狼疮样综合征和重症肌无力样综合征。

对于其他 DMARD 治疗无效的患者，可给予**硫唑嘌呤** 2.5mg/kg 体重（最大剂量）和**环磷酰胺** 1～2mg/kg 体重联合治疗。二者常用于合并严重关节外表现的患者，或经糖皮质激素治疗及用其他药物治疗出现严重不良反应患者。

常规药物无效的 RA 患者，可给予**环孢素**治疗。剂量为每天 2.5～4mg/kg 体重，不良反应主要是血肌酐水平升高和高血压。

物理治疗

RA患者需要理疗师和专业护士经常给予建议和支持，尤其当他们进行适应性训练的时候。关节炎活动时，关节的休息与锻炼应相结合，以保持关节的活动度和肌肉力量。目前十分流行在水疗池中进行训练，效果明显。有关患者处理日常起居活动的建议，以及对家庭或工作场所中装置、坐椅或结构进行改造的建议，都是有帮助的。

外科治疗

在长期的治疗过程中，外科手术是一个有效的治疗手段。其主要目的是预防性的，以阻止关节毁损、变性及重建关节结构，恢复关节功能。

对于单关节病变的患者，可以进行外科滑膜切除术，以除去大量炎性组织，阻止关节的进一步损伤。尺骨颈切除术可以减轻疼痛并减少伸肌腱损伤的风险。跖骨头切除亦可减轻跖骨疼痛并可缓解受压点的负担。外科手术治疗的重大突破是进行髋关节、膝关节、手指关节、肘关节及肩关节的全关节置换术，这类关节置换术存在一定的治疗风险，需要向患者说明。

推荐读物

Buckley CD (2003) Why does chronic inflammatory joint disease persist? *Clinical Medicine* **3**: 361–366.

Choi HK, Hernán MA, Saegar JD, Robins JM, Wolfe F (2002) Methotrexate and mortality in patients with RA. *Lancet* **359**: 1173–1177.

Lee DM, Weinblatt ME (2001) Rheumatoid arthritis. *Lancet* **358**: 903–911.

O'Dell JR (2004) Therapeutic strategies for rheumatoid arthritis. *New England Journal of Medicine* **350**: 2951–2602.

Olsen NJ, Stein CM (2004) New drugs for rheumatoid arthritis. *New England Journal of Medicine* **350**: 2167–2179.

血清阴性脊柱关节病

血清阴性脊柱关节病描述了一组累及脊柱和周围关节的病变，具有一定的家族聚集性，并与某些 I 类 HLA 抗原有关（表 10.16）。

与 RA 相比，血清阴性脊柱关节病受累关节较为局限，且分布不同。其关节外表现与特殊的基因特征有关。这类疾病有时幼年起病。

组织学上血清阴性脊柱关节病的滑膜炎与 RA 滑膜炎难以鉴别，但由于血清中没有类风湿因子，因此被

表 10.16　血清阴性脊柱关节病

强直性脊柱炎
银屑病关节炎
反应性关节炎
Reiter 综合征
痢疾后反应性关节炎
肠病性关节炎（溃疡性结肠炎 /Crohn 病）

称为“血清阴性”。肌腱附着点炎（韧带和肌腱与骨的连接点）与关节僵硬比 RA 常见。血清阴性脊柱关节病的上述表现均与骶髂关节炎及 HLA-B27 阳性出现频率增高有关。

病因学

目前认为，血清阴性脊柱关节病的发病与 HLA-B27 有关，尤其是强直性脊柱炎（AS）。AS 是最早发现的与 HLA 分型有关的疾病（在白种人中，B27 出现于 90% 以上的 AS 患者，而正常人仅为 8%）。研究显示，HLA-B27转基因鼠可自发出现关节炎，并有皮肤、胃肠道及泌尿生殖系统损害，这说明 I 类HLA抗原在发病中起重要作用。

有证据显示感染是病因之一，由于致病原的部分结构与HLA分子类型相似，激活了交叉免疫反应产生自身抗体，但尚未得到证实。在非洲撒哈拉周边地区，艾滋病发病率升高，同时反应性关节炎和脊柱炎的发病也呈上升趋势，多数患者HLA-B27为阴性。这种流行病学的变化目前仍无法解释。

感染后出现关节炎称为反应性关节炎。

消化道及泌尿生殖器黏膜的特异性免疫系统可能是病因之一，可能是由于局部黏膜损伤，外源性抗原进入体内激活免疫系统产生抗体。

强直性脊柱炎（AS）

强直性脊柱炎是一种脊柱的炎症病变，主要影响年轻人。在不同人群中，AS 的发病率与该人群 HLA-B27的阳性率平行；非洲人及日本人的HLA-B27 阳性率及 AS 的发病率均低，而北美印第安人则二者均高。HLA-B27至少有11个基因型（B*2701 ~ B*2711）。其中一些增加患病的风险，而另一些具有保护作用。对双胞胎的研究显示，HLA-B27 阳性的同卵双生子同时发病的几率明显增高。男女均可患病（男：女为2.5：1）。通常女性患者症状较轻，因此，男性更容易表现出疾病的各种症状（男：女为4：1）。病理上可见椎间及其他韧带（附着点）的淋巴细胞和浆细胞浸润，韧带附着点出现局限性骨质侵蚀，伴有新骨生成（韧带骨赘）。

临床特征

强直性脊柱炎的首发症状为间断发作的骶髂关节炎症，多发生于 20 岁左右的年轻人。出现单侧或双侧的臀部疼痛和腰背痛，伴有僵硬。上述症状在晨起时最为明显，活动后有所缓解。早期 AS 患者容易出现误诊，主要是因为患者在关节炎发作间期无症状，且放射学检查正常。早期的主要症状为弯腰时腰椎活动障碍，此后逐渐出现椎旁肌肉失用性萎缩。脊椎的僵直可通过Schoeber试验检查——髂嵴水平向上10cm做一个标记，向下 5cm 再做一个标记，患者向前弯腰时测量两个标记之间的距离，若增加少于 5cm，提示脊柱活动度减低。当患者髋关节功能尚可时，患者即使后背僵直，也仍能触及地面，但患者必须通过屈髋屈膝来完成触地动作。关节外表现（葡萄膜炎或肋软骨炎）也提示 AS 的诊断（Box 10.11）。肋软骨连接处的炎症可导致前胸痛。胸廓扩张度减少是由于肋椎关节受累所致。

外周关节炎呈非对称性分布，大关节受累为主。髋关节受累导致关节活动受限，屈曲挛缩，最终导致行走姿态异常。部分年轻患者仅表现为下肢单关节的关节炎。

AS 患者发生急性前葡萄膜炎与 HLA-B27 有密切关系。少数患者以葡萄膜炎为首发症状。如果患者出现剧烈的眼痛、畏光及视物模糊，则需要急诊处理（见第20章）。总而言之，临床上评估病情的活动性主要依靠患者关节的疼痛、压痛和晨僵，例如强直性脊柱炎的 Bath 评分标准。

检查

- 血液学检查：血沉及 C 反应蛋白通常升高。
- HLA检查：意义不大，因为人群中HLA-B27的阳

Box 10.11　血清阴性脊柱关节病的关节外表现

- 眼葡萄膜炎，各种类型
- 反应性关节炎的皮肤损伤（皮肤角化症），与脓疱性银屑病的组织学表现完全相同
- 指甲营养不良，见于反应性关节炎和银屑病关节炎
- 主动脉炎，有时可见于 AS 及反应性关节炎

性率较高。但对于复杂病例，其可作为诊断的支持依据。

- **X线检查：** 双侧骶髂关节由于骨质侵蚀，出现关节面模糊，关节间隙狭窄，最终出现骨性硬化（图10.17）。早期脊柱病变的X线表现为胸腰段椎体边缘模糊（腰椎侧位片最佳），主要是由椎间韧带附着点炎所致。上述病变最终累及脊柱的各个节段。持续性韧带附着点炎可导致骨刺形成（韧带骨赘）。韧带骨赘可引起骨性强直及脊柱的永久僵直。骶髂关节最终发生融合。肋椎关节的融合导致扩胸度降低。椎间韧带钙化和骨突关节融合最终导致通常所说的竹节样脊柱的出现（图10.18）。

治疗

AS治疗最为有效的环节是早期诊断，以便在韧带骨赘形成之前开始进行预防性锻炼。晨练要以保持脊柱关节的活动度、姿态及胸廓扩张度为目的。由于疼痛控制不佳，许多患者不能进行常规的脊柱关节及胸廓锻炼，导致不可逆的脊柱后凸出现及椎旁肌肉的失用性萎缩。患者如果出现上述症状且合并颈椎强直，可导致患者不能向前方看。

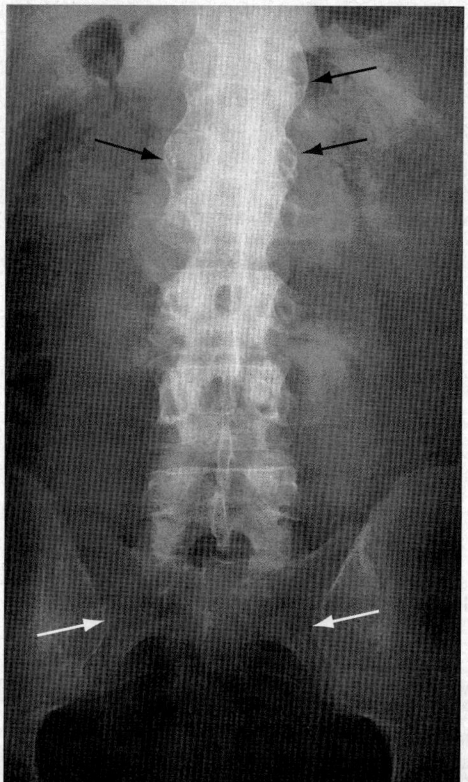

图10.17　**强直性脊柱炎的X线表现。**骶髂关节面侵蚀，边缘硬化（白色箭头）。胸腰椎连接处可见韧带骨赘形成（黑色箭头）。

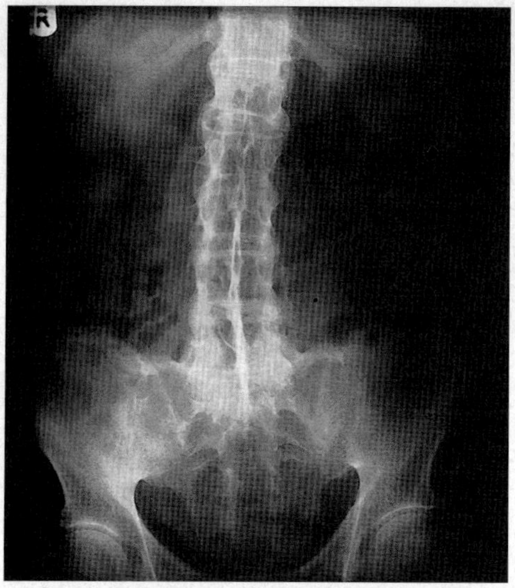

图10.18　**强直性脊柱炎中“竹节样脊柱”的X线表现。**随着病情进展，脊椎各节段出现脊间韧带钙化，骨突关节融合，伴有韧带骨赘形成。骶髂关节融合。

当炎症活动时，患者晨起关节疼痛及僵硬加重，不能进行有效的锻炼，可以夜间给予长效或缓释的NSAID或NSAID栓剂来改善患者的睡眠、控制疼痛、提高运动顺应性。外周关节炎及葡萄膜炎可用NSAID或局部注射类固醇来控制。柳氮磺吡啶或甲氨蝶呤对外周关节炎有效，但极少有证据证明它们能控制脊柱病变。

TNF-α阻滞剂对严重病变有效，可在短期内有效地控制脊柱和外周关节炎症，停药后可能复发。

预后

通过缓解疼痛和关节锻炼，AS的预后较好，且超过80%的患者可以全职工作。患者背部可能出现僵直，但如果髋关节不受累，一般极少引起关节功能障碍。

绝大多数强直性脊柱炎患者HCA-B27阳性，他们中有50%的人将此基因传递给后代。而HCA-27阳性的后代中有30%的几率发生强直性脊柱炎。

银屑病关节炎（见第23章）

“银屑病关节炎”一词用于描述一组不同类型的关节炎及葡萄膜炎病例，患者有银屑病史或银屑病家族史。5%～8%的银屑病患者出现不同症状的关节炎表现，而无血清学标志。活化的CD4$^+$T淋巴细胞可能是导致损伤的原因。不同亚群的活化淋巴细胞移行至皮肤及关节中，引起皮肤和关节的病变。有明确证据显示，由于银屑病的皮肤破损处有微生物感染（如A型链球菌），机体对微生物产生应答，导致T细胞活化。这些活化的T细胞释放细胞因子（如白介素、肿瘤坏死因子β及干扰素）。

临床特征

银屑病关节炎的受累关节分布较RA的分布局限且关节病变程度轻。皮肤病变可能轻微，甚至可以出现于关节炎之后。

银屑病关节炎最常累及的关节为远端指间关节。关节炎发病隐蔽，极少发生关节功能障碍，常伴有邻近指甲的营养不良。少关节病变的银屑病关节炎表现为皮肤病变、指间关节滑膜炎和腱鞘炎引起的腊肠样手指或脚趾（趾炎）（也见于反应性关节炎）。

亦可出现类似类风湿关节炎的血清阴性对称性多关节炎。

放射学上，银屑病关节炎具有关节侵蚀性，但侵蚀部位多为关节中部，而不是关节周围，表现为“笔帽样”征象（图10.19）。

5%的银屑病关节炎患者发生毁损性关节炎，出现标志性的关节周围骨赘形成，骨质溶解后出现骨变短（“望远镜样”手指）（图10.20）。尽管骨质变形，但由于关节肿痛不明显，患者能保持较好的关节功能。

银屑病患者可出现单侧或双侧骶髂关节炎，并可发展成为强直性脊柱炎，颈椎较早累及；这些患者中仅有50% HLA-B27阳性。

治疗和预后

NSDID和（或）止痛剂可以缓解疼痛，但可能会加重皮损。关节腔内注射糖皮质激素对缓解关节局部滑膜炎有效。

对于症状轻微的多关节炎患者，柳氮磺吡啶可以减缓关节损害的发展速度。

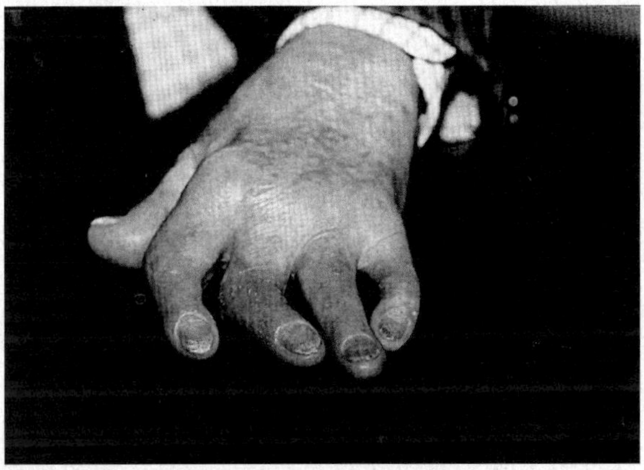

图10.20　银屑病关节炎手关节的损毁性病变。由于骨质溶解，全部手指变短，关节不稳定。

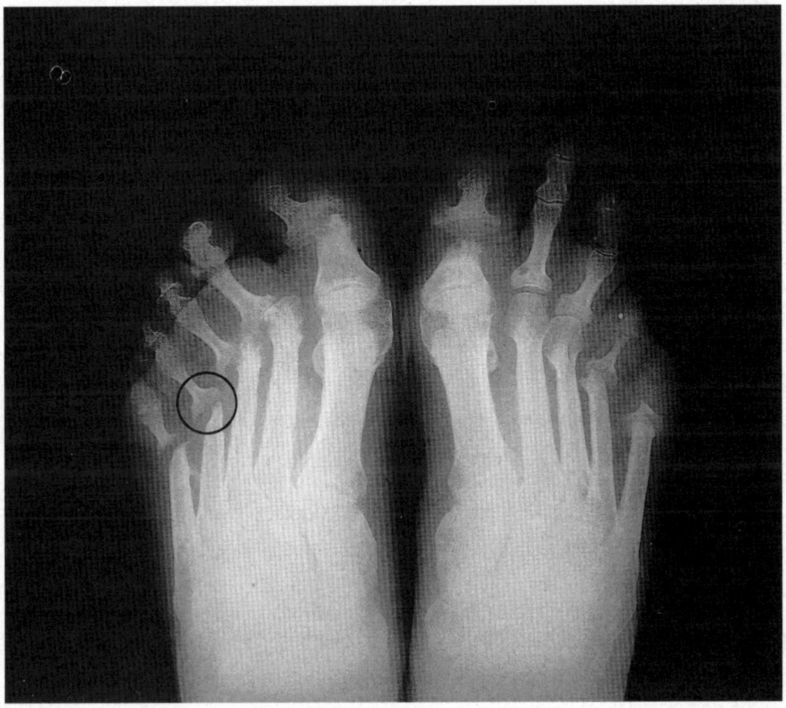

图10.19　银屑病关节炎的X线表现。在跖骨头上可见骨质溶解，近端趾间关节中心性侵蚀，产生“笔帽样”外观（圆圈）。所有的小脚趾均为半脱位。

对于重症患者，可给予甲氨蝶呤或环孢素同时控制皮肤病变和关节炎。抗TNF-α制剂，如依那西普疗，效显著，对严重的皮肤损害和关节病变均可使用。由于口服糖皮质激素可能使皮肤病变不稳定，应尽量避免使用。

银屑病关节炎的关节病变预后比RA的要好。

反应性关节炎

反应性关节炎是一种无菌性滑膜炎，发生于感染后（亦见链球菌感染后关节炎）。在感染急性菌痢或性病时——男性为非特异性尿道炎（NSU），女性为非特异性宫颈炎，1%～2%的患者发展成为血清阴性脊柱关节病。HLA-B27阳性的男性发病的相对风险为30%～50%，但HLA-B27不是发病的必然因素。女性较少发生反应性关节炎。

病因学

一些微生物感染可能是该病的起因，包括由沙门杆菌或志贺杆菌引起的细菌性痢疾。小肠结肠炎耶尔森菌可导致腹泻和反应性关节炎。而非特异性尿道炎的病原体为沙眼衣原体或尿分解尿素原体。

在受累关节的炎性滑膜中已发现细菌的抗原或DNA，提示是这些持续存在的抗原物质在操纵滑膜炎症过程。其他环境因素也是反应性关节炎的病因之一，可以解释为什么即使对于易感人群，反复感染并不一定发生反应性关节炎。HLA-B27增加了反应性关节炎的易感性，其机制如下：

- T细胞受体的成分选择性
- 分子的相似性导致交叉抗原产生，诱发机体对HLA-B27和（或）其他自身抗原产生自身免疫反应。
- 细菌源肽对T淋巴细胞的抗原递呈模式。

上述发病机制并非相互独立、相互排斥。

其他病原体亦可诱发反应性关节炎，但基因基础各不相同，如链球菌感染后关节炎、淋球菌关节炎和布氏杆菌病。上述病原体引起的反应性关节炎与细菌性关节炎的界限并不清晰，可以二者都是。

临床特征（图10.21）

反应性关节炎的典型症状为急性、非对称性下肢关节炎，发生于感染后数日至2周左右。当感染轻微或无症状时，关节炎可作为首发症状。最常见的前驱感染为肠炎，可引起足底筋膜炎或跟骨腱炎。70%的患者6个月后痊愈，但多数患者可能复发。

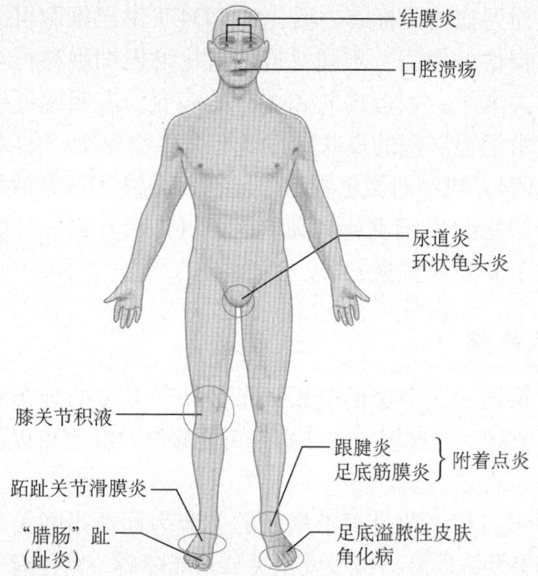

图10.21 反应性关节炎的临床特征。

易感人群患反应性关节炎时，可以发生骶髂关节炎及脊柱炎。急性前尿道炎可能合并更为严重的或复发性病变，但与关节炎的症状并不同步。

皮肤病变与银屑病的皮肤病变相似：

- 未进行包皮环切的男性患者出现**环状阴茎炎**，表现为阴茎头的无痛性浅表溃疡；而经过包皮环切的男性损伤发生率增高，阴茎头伴有发红和结痂。以上病变均可痊愈且不留瘢痕。
- **溢脓性皮肤角化病**——手和脚的皮肤出现无痛性、相互融合且高出皮面的红斑和疱疹。组织学上类似于脓疱性银屑病。
- 可能发生**指甲萎缩**。

其他特征

其他包括：

- 双侧结膜炎，发生率为30%
- 经典的反应性关节炎被称为Reiter综合征——尿道炎、关节炎和结膜炎。

治疗

有证据表明，一旦发生反应性关节炎，用抗生素治疗持续性感染将改变关节炎的病程。在抗感染治疗之前，应进行细菌培养。性伴侣应遵照专业医师的建议治疗性病。

NSAID及局部注射糖皮质激素可以较好地缓解关节疼痛。多数反应性关节炎患者仅发作一次，但少数病例可能发展成为导致关节功能障碍的反复性、持续性关节炎。对于复发的病例，可给予柳氮磺吡啶或甲氨蝶呤（见表10.15）治疗。TNF-α阻滞剂对严重病例可能有效，但尚未得到证实。

炎性肠病相关的肠病性关节炎

10%～15%的溃疡性结肠炎和Crohn病患者发生肠病性滑膜炎。肠病和关节炎症之间的联系至今尚不明确。目前认为，可能是由于黏膜破坏导致抗原暴露而诱发滑膜炎。

肠病性关节炎为非对称性，主要累及下肢关节。5%的炎性肠病患者发生与HLA-B27相关的骶髂关节炎或脊柱炎。关节炎的发生与炎性肠病的活动度无关，关节症状可发生于肠病之前。

溃疡性结肠炎病情好转或全结肠切除后，关节症状逐渐消失。但Crohn病即使病情得到控制，关节炎仍可持续。

治疗

应首先治疗炎性肠病。虽然NSAID可能加重腹泻症状，但是对于所有肠病性关节炎患者，应给予NSAID控制关节症状。单关节炎患者可给予关节腔内注射糖皮质激素。柳氮磺吡啶是最常用的药物，可以同时控制肠病和关节病变。TNF-α阻滞剂可缓解Crohn病引起的关节炎症，但是对溃疡性结肠炎引起的关节炎无效。

推荐读物

Lebwohl M (2003) Psoriasis. *Lancet* **361**: 1197–1204.
Nuki G (1998) Ankylosing spondylitis, HLA B27, and beyond. *Lancet* **351**: 767–769.

晶体性关节炎

病因学

引起晶体性关节炎的晶体主要有两种，分别为尿酸盐结晶和焦磷酸盐结晶。这两种结晶可以通过外形和偏光镜下的不同折光度来区分（图10.22）。碳酸钙和胆固醇结晶极少引起急性滑膜炎症。

中性粒细胞吞噬晶体，并通过吞噬小体向关节腔内释放促炎症反应酶。从而激活补体并趋化更多的中性粒细胞。晶体亦可见于无症状的关节腔内，目前尚不明确为何这些晶体不引起急性炎症反应。假性痛风是由于晶体从软骨表面脱落而引发关节炎的急性发作。

痛风和高尿酸血症

痛风是一种与高尿酸血症有关的关节炎。

流行病学

在欧洲和美国，高尿酸血症的发生率为5%，而痛风的发病率仅为0.2%。痛风的发病率近年来持续增

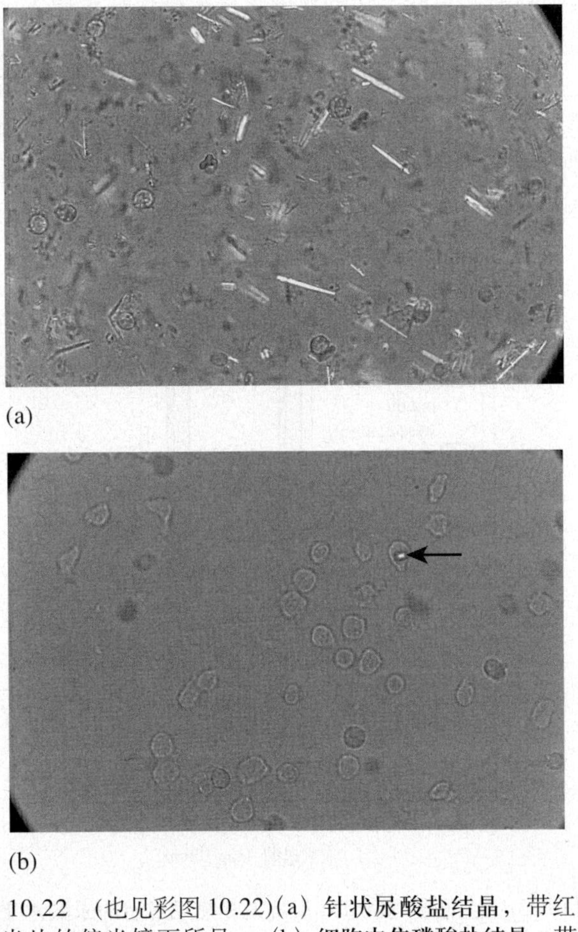

图10.22 （也见彩图10.22）(a) 针状尿酸盐结晶，带红色滤光片的偏光镜下所见。(b) 细胞内焦磷酸盐结晶，带红色滤光片的偏光镜下所见。

高，主要见于发达国家，男性多于女性（10∶1），年轻人极少发生痛风（如有发生，说明患者体内缺乏某种酶）。偶尔有育龄期女性患病。老年女性的发病率可随着使用利尿剂增多而升高。单纯的高尿酸血症常见于某些特定人种（如毛里斯人）。

尿酸水平于青春期后开始升高，女性在绝经期前通常比男性低。高尿酸血症的定义为血尿酸水平高于正常值（男性420mmol/L，女性 360mmol/L），接近尿酸盐的最大溶解度。

绝大多数高尿酸血症患者不伴有关节症状。痛风患者的尿酸水平高于正常人，但二者的尿酸水平分布曲线有重叠（图 10.23）。血尿酸水平随年龄增长而升高，肥胖、高蛋白质饮食、大量饮酒（尤其是啤酒）、高脂血症、糖尿病、缺血性心脏病和高血压均可使血尿酸水平升高。患者多有痛风家族史。

发病机制

高尿酸血症的病因见表10.17。多数痛风患者没有明确的引起急性发作的原因。高尿酸血症是痛风发病的主要决定因素。

血尿酸的水平取决于下列三者之间的平衡：嘌呤的合成，食物中嘌呤成分的吸收，以及肾脏和肠道对尿酸的排泄。人体内尿酸总量为1000mg，其中60%处于每天的代谢回收循环中。

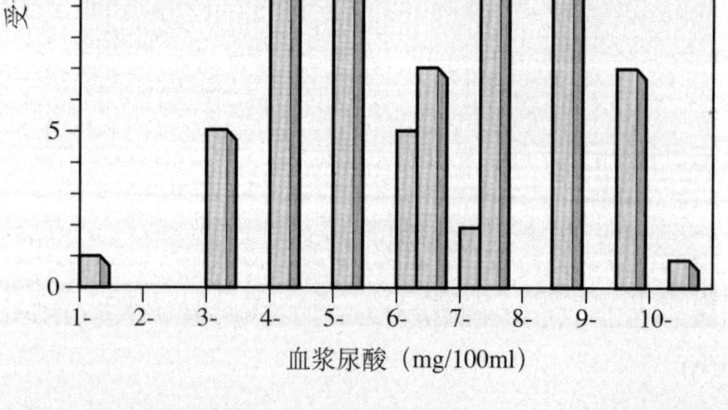

图10.23 （也见彩图10.23）正常人和痛风患者的尿酸水平比较。7.9 mg/dl 等于474μmol/ml，5.1 mg/dl 等于 306μmol/ml。From Snaith ML, Scott JT (1997) *Annals of Rheumatic Disease*, with permission.

尿酸的合成： 尿酸是嘌呤降解途经的终末产物，嘌呤降解过程的最后两步为：首先次黄嘌呤转化成黄嘌呤，然后黄嘌呤转化为尿酸。上述转化通过黄嘌呤氧化酶催化。人类缺乏尿酸氧化酶，不能分解尿酸。

尿酸的排泄（图10.24）：尿酸可完全通过肾小球滤过，98% ~ 100% 在近端小管重吸收， 5% 由远端小管分泌，分泌后还有一定的重吸收。小剂量阿司匹林阻断尿酸的分泌，而大剂量的阿司匹林也可阻碍尿酸的重吸收，使尿酸排泄增加。胰岛素抵抗增加尿酸的重吸收。90% 的痛风患者尿酸分泌功能受损，10% 的患者尿酸生成增加。低于1%的患者有先天性代谢异常，可导致嘌呤生成过度。1/3 的尿酸通过粪便排泄清除。

表 10.17　高尿酸血症的病因

尿酸分泌功能受损
慢性肾病（很少发生有临床症状的痛风）
药物治疗，如噻嗪类利尿剂、小剂量阿司匹林
高血压
铅中毒
原发性甲状旁腺功能亢进
甲状腺功能减退
由于饮酒、运动及饥饿导致乳酸生成增加
葡萄糖 -6- 磷酸酶功能障碍（影响肾脏尿酸分泌）
尿酸生成增加
嘌呤从头合成增加由于：
次黄嘌呤 - 鸟嘌呤磷酸核糖转移酶
HGPRT减少（X-连锁先天异常导致的 Lesch-Nyhan综合征）
磷酸核糖 - 焦磷酸盐合成过度
葡萄糖-6-磷酸酶功能缺陷伴 I 型糖原积累病（尿酸生成增多且分泌减少）
嘌呤补救合成增加由于：
骨髓增生异常疾病，如真性红细胞增多症
淋巴组织增生性疾病，如白血病
其他疾病，如肉瘤、重症银屑病

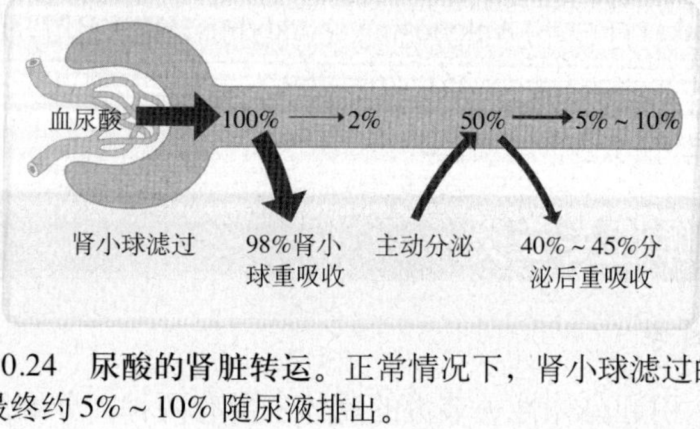

图 10.24　尿酸的肾脏转运。正常情况下，肾小球滤过的尿酸最终约 5% ~ 10% 随尿液排出。

临床特征

高尿酸血症导致四大临床综合征：

- 急性尿酸盐性滑膜炎——痛风
- 慢性痛风性关节炎
- 痛风石形成
- 尿酸性肾结石形成。

急性痛风：典型症状为中年男性的第一跖趾关节突然出现剧烈疼痛、红肿。可于任何时间发生，患者在发作之前可能曾暴饮暴食、出现脱水或服用利尿剂。急性发作如不进行任何治疗，大约持续 7 天。25% 的患者急性发作时累及第一跖趾关节外的其他关节。

对于病情严重的患者，出现晶体性蜂窝织炎，使痛风与细菌感染的蜂窝织炎难以鉴别。痛风家族史或既往痛风病史，以及血尿酸水平增高可提示诊断为痛风。但如有疑问，应进行血液学及细菌培养检查以明确诊断。

慢性痛风性关节炎：较少见，仅见于以下情况：长期服用利尿剂的老年患者，肾衰竭患者，在急性发作后立即服用别嘌呤醇治疗的少数患者。

慢性痛风石形成（见下文）。

检查

根据临床症状即可做出诊断，NSAID 可迅速缓解关节疼痛。

- **关节液偏光镜检查**：是最具特异性和诊断价值的检查，但存在一定的技术难度。
- **血尿酸**水平通常增高（> 600μmol/L），如果血尿酸水平正常，则应该在急性发作后数周复查，因为急性发作后血尿酸水平迅速下降。如果血尿酸水平低于正常值的一半，基本可排除痛风的诊断。
- **血清尿素氮及肌酐水平**：可用于监测肾功能。

治疗

使用大剂量 NSAID 可以迅速缓解疼痛和肿胀，吃饭时服用起始剂量为：

- 奈普生：750mg 立即服用，然后每 8 ~ 12 小时口服 500mg
- 双氯芬酸：75 ~ 100mg 立即服用，然后每 6 ~ 8 小时口服 50mg
- 吲哚美辛：75mg 立即服用，然后每 6 ~ 8 小时口服 50mg。

24 ~ 48 小时后，减量服用 1 周。注意：NSAID 可损伤肾功能，对于肾功能不全或既往有溃疡史的患者应调整治疗方案，改为：

- 秋水仙碱：1000mg 立即服用，然后每 6 ~ 12 小时口服 500mg，但容易引起腹泻
- 糖皮质激素：肌肉注射或关节腔内注射甲基强的松龙。

饮食建议

两次急性发作之间的间隔可能为数月或数年，应建议患者减少饮酒，尤其是不要饮用啤酒等高嘌呤酒类。同时建议患者减少摄入食物的总热量及胆固醇，避免食用动物内脏、某些鱼类、贝类及菠菜等含有高嘌呤的食物。通过控制饮食，可降低 15% 的血尿酸，并且可推迟用药物来降低血尿酸的时间。

降低血尿酸的药物治疗

当痛风频繁发作且症状严重时，或者当患者伴有肾损伤、痛风石或不能耐受NSAID及秋水仙碱时，除了控制饮食外，应给予别嘌呤醇治疗。在急性发作后1个月内不能服用别嘌呤醇，并且该药必须在使用NSAID 治疗一段时间后才能使用，或者在开始别嘌呤醇治疗前或治疗 4 周后服用秋水仙碱 2 ~ 4 周。

别嘌呤醇（300 ~ 600mg）可抑制黄嘌呤氧化酶，阻断黄嘌呤转换成尿酸（见图15.11）。别嘌呤醇可迅速降低尿酸水平，相对无毒性，但肾损害患者应使用小剂量（50 ~ 100mg）。最常见的不良反应为皮疹。骨髓抑制较少出现。此外，值得注意的是，第一次使用别嘌呤醇可以诱发急性痛风的发作。

促尿酸排除剂目前不常用。血管紧张素 I 受体拮抗剂，氯沙坦，可促进用利尿剂治疗的高血压患者排泄尿酸。

慢性痛风石的形成

高尿酸血症的患者具有不同的临床表现。慢性痛风性关节炎时，尿酸盐可在皮肤及关节周围形成白色沉淀（痛风石）。痛风石可能发生于耳廓、手指或跟腱。大的痛风石逐渐发展并伴有溃疡形成。患者表现为慢性关节痛及偶尔出现急性痛风发作。

周围关节的痛风石在X线上表现为不能透过放射线的晕以及边界清楚（“弹头样”）的骨性囊肿。

痛风石与慢性肾功能不全和（或）长期使用利尿剂有关，可能出现急性或慢性尿酸性肾病或形成肾结石。如果有可能，应建议患者停用利尿剂或换用较少影响尿酸排泄的利尿剂，如布美他尼。

推荐读物

Terkeltaub RA (2003) Gout. *New England Journal of Medicine* **349**: 1647–1655.

假性痛风（焦磷酸盐关节病）

焦磷酸钙沉积在关节的透明软骨和纤维软骨上，关节X线表现为软骨钙化。当焦磷酸盐晶体落入关节腔时，可引起急性滑膜炎，类似痛风的急性发作，但常见于老年女性，首发于膝关节或腕关节。急性发作时关节疼痛明显。在年轻患者，假性痛风可能与血色病、甲状旁腺功能亢进、肝豆状核变性或内源性褐黄病有关。

诊断

诊断主要依赖于在关节液中找到菱形的、有微弱折光性的晶体，或者在X线片上见到软骨表面钙化。如果关节液外观呈脓性表现，应除外细菌性关节炎的可能，应做关节液培养。

急性发作可能出现发热和血白细胞升高。

治疗

关节穿刺抽液可显著改善关节的疼痛症状，但患者通常需要服用NSAID或秋水仙碱来缓解疼痛。如果能除外感染，可以关节腔内注射糖皮质激素。

关节与骨的感染

关节感染的途径分为：关节开放性损伤，皮肤或其他部位的感染引起血源性播散。

慢性关节炎患者（如类风湿关节炎）比正常人更容易出现感染性关节炎。免疫抑制患者、艾滋病患者、使用免疫抑制剂的患者、老年人及酗酒者均为感染性关节炎的易感人群。人工关节是潜在的感染部位。

细菌性关节炎

引起细菌性关节炎最常见的病原体为金黄色葡萄球菌，其他病原体包括儿童体内的链球菌、其他种类的葡萄球菌、淋病奈瑟菌、流感嗜血杆菌以及老年人或RA患者体内的这些细菌和其他革兰阴性细菌。

临床特征

如果患者疑似细菌性关节炎，应急诊就医。年轻人和既往健康的人患细菌性关节炎时，常出现关节红肿，局部皮温升高，关节疼痛明显。由于肌肉痉挛，关节多不能活动。而老年人、免疫抑制患者或类风湿关节炎患者合并细菌性关节炎时，症状多不明显。由于该病可能严重损害关节，因此要提高警惕，避免误诊误治。20%的患者出现一个以上的关节受累。

检查

- **关节穿刺抽液**：将关节液行革兰染色及培养。关节液外观明显呈脓性，应进行包括淋球菌及厌氧菌在内的细菌培养。
- **血培养**通常为阳性。
- **白细胞**正常，除非患者有严重的免疫抑制。
- **关节X线检查**对诊断没有意义。
- **皮肤破损部位拭子培养、痰及咽拭子培养或尿培养**：可能为阳性，对感染的病原体有指导意义。

治疗

由于发病后数日内即可发生关节破坏，因此，诊断后应立即开始治疗。最初不能移动关节，抗感染治疗后应及早进行物理治疗，以避免关节强直及肌肉萎缩。通常给予两种对病原体敏感的抗生素联合治疗6周，此后再口服其中一种6周。治疗期间应监测临床症状、血沉以及C反应蛋白。

细菌性关节炎的经验治疗

在得到细菌培养结果之前应开始经验治疗。通常的治疗方案为：每6小时静脉滴注氟氯西林1～2g，每8小时联合服用夫西地酸500mg。如果患者对青霉素过敏，可用红霉素或克林霉素替代氟氯西林。红霉素的用法为每6小时静脉注射1克，克林霉素的用法为每

6 小时静脉注射 1～2g（用于革兰阴性菌）。如细菌对抗生素不敏感应及时换药。关节抽液及关节冲洗对缓解疼痛有效。

人工植入物感染的治疗

如出现慢性感染，应移除人工关节，在关节部位填充含有抗生素的间隔物，积极进行抗感染治疗，3～6 周后可植入新的人工关节。

预后

如出现关节破坏及骨髓炎，可进行外科切开引流。炎症减轻后患者可以开始负重。感染性关节炎数日或数周后可以痊愈。部分患者可能出现继发性骨关节炎。

细菌性关节炎的特殊类型

淋球菌关节炎

淋球菌是年轻人细菌性关节炎最常见的病原菌，常见于女性及男性同性恋者。

早期患者表现为发热及典型的肢端斑丘疹，伴有多关节炎和腱鞘炎，大约 40% 的患者出现淋球菌血症，但早期血培养多为阴性。后期可出现大关节的单关节炎或少关节炎。泌尿生殖系统分泌物的细菌培养多为阳性，而关节液细菌培养多为阴性。虽然淋球菌关节炎对抗生素反应迅速，但目前尚不明确该病仅仅是简单的细菌性关节炎，还是机体对细菌的脂多糖产生交叉免疫反应所致。

治疗：包括口服青霉素、环丙沙星或多西环素 2 周，关节需适当休息。

结核性关节炎

约 1% 的结核患者病情累及关节和（或）骨。儿童骨结核病为原发疾病。而在成年人，结核性关节炎多继发于肺或肾结核，由结核杆菌的血源性播散引起。结核性关节炎起病隐蔽，常延误诊断。

结核杆菌侵入关节滑膜或椎间盘。出现干酪样肉芽肿，软骨及骨质迅速破坏。一些患者出现反应性多关节炎（Poncet 病）。

髋关节或膝关节（30%）容易受累，但 50% 的患者出现脊柱结核。患者出现发热、盗汗、厌食和体重下降。危险因素与结核病相似，包括衰弱、酗酒或免疫抑制。特别是HIV阳性/艾滋病患者患结核性关节炎风险很高。

检查：应包括关节液的培养、滑膜培养及活检。结核杆菌是常见的致病原，但非典型分枝杆菌偶尔参与发病。应做胸部 X 线检查。早期关节或脊柱的放射学检查可能正常，但如果治疗不及时，将迅速发生关节间隙狭窄及骨质破坏。脊柱 MRI 检查可发现早期病变的征象。在MR引导下对受累椎间盘进行活检，获得病变组织，对诊断有重要意义。

治疗：结核性关节炎的治疗与结核病的治疗基本相同（见第14章），在急性期应让关节休息，脊柱应制动。

脑膜炎球菌性关节炎

脑膜炎球菌性关节炎可能伴有脑膜炎球菌血症及游走性多关节炎。病原菌极少能从关节液中培养出，而且目前认为绝大多数关节症状是由免疫复合物沉积引起。青霉素治疗有效。

感染性心内膜炎

感染性心内膜炎可出现关节痛、多肌痛、风湿样症状或感染性关节炎。见第 13 章讨论。

Lyme 病关节炎

Lgme病（见第2章）患者出现发热和头痛，伴有慢性游走性红斑。约 25% 的患者出现急性少关节炎，通常可自行缓解。但 20% 未经过治疗的病例发展为慢性关节炎。目前尚不明确这些关节的表现是由慢性感染导致还是由抗体引起。

诊断依赖于博氏疏螺旋体 IgM 型抗体的检测。

治疗：疾病早期给予抗生素（阿米卡星或多西环素）十分有效。但是如果发展成慢性关节炎，则需要用抗生素治疗数月。

布氏杆菌病

布氏杆菌病（见第 2 章）在全世界广泛分布，引起慢性布氏杆菌病及关节炎的最主要病原体为布氏杆菌。通常表现为外周关节的单关节或少关节炎，可能为细菌性或反应性。超过 6 个月的慢性布氏杆菌感染病例易出现关节炎症状。

梅毒性关节炎

先天性梅毒（见第 2 章）可以出现急性骨骺炎及骨软骨炎，并伴有关节周围肿胀。此后在8~16岁时，可发展成为膝关节无痛性关节积液（Clutton 关节）。

在获得性梅毒患者，关节病发生于梅毒 2 期，Charcot关节（神经源性关节病）常累及脊髓痨患者的膝关节。

放线菌感染

放线菌（见第 2 章）感染可以引起下颌骨或脊椎的病变。

病毒疾病相关的关节炎

在许多疾病发生前、发生过程中或治愈后，均有可能出现短暂的关节炎或关节痛，包括传染性单核细胞增多症、水痘、流行性腮腺炎、腺病毒、风疹、细小病毒B19、乙型肝炎、丙型肝炎、虫媒病毒及HIV感染。在以上绝大多数疾病，发生关节炎都是由于毒素的直接作用或免疫复合物沉积所致。

风疹患者的关节中偶尔可以分离出风疹病毒。约 50% 的年轻女性感染风疹后数日出现关节炎（男性为 6%）。临床上表现为对称性多关节炎，最常累及掌指关节及近端指间关节，同时其他关节亦可受累。症状类似类风湿关节炎。患者血清中可测出风疹 IgM 型抗体。绝大多数病例在数周内自行缓解。极少数人在注射风疹疫苗后 2~4 周发生轻度关节炎。

细小病毒 B19（第 2 章）可导致急性自限性关节炎，并与传染性红斑有关（“红脸病”）。

大约1/3**感染乙型肝炎病毒**（见第7章）的患者可出现突发的对称性双手小关节多关节炎，这些关节炎症多发生于病毒感染的前驱期，多数关节炎症在黄疸出现前缓解。**丙型肝炎病毒**引起Ⅱ型混合型冷球蛋白血症（见第 11 章）。

虫媒病毒感染（第2章）在全世界许多地区流行，使关节痛和（或）关节炎明显增多。例如，在澳大利亚和南太平洋地区，罗斯河病毒引起流行性多关节炎累及双手小关节，关节炎在2~4 周后缓解。其他引起流行性关节炎的病毒包括切昆贡亚热及奥尼翁尼翁病（O'nyong-nyong）。

人类免疫缺陷病毒（HIV）感染及获得性免疫缺陷综合征（AIDS）相关的肌肉与骨骼疾病

HIV 感染及艾滋病患者的肌肉与骨骼方面的临床特征多由机会感染和治疗药物引起，而与 HIV 本身没有直接的联系。这些免疫缺陷患者可发生感染性关节炎且很少伴有相应的临床症状。一些抗病毒药物可使关节内形成结晶而导致急性关节炎发生。

艾滋病患者常发生关节痛，临床上表现为血清阴性的下肢关节炎，类似于银屑病关节炎或 Reiter 综合征。部分患者出现脊柱炎，但与HLA-B27无关。个别患者发生骨缺血性坏死，可能与使用糖皮质激素或酗酒有关。

HIV 感染及艾滋病患者也可发生无关节受累的自身免疫疾病，如干燥综合征及狼疮样综合征、系统性坏死性血管炎、过敏性血管炎和肌炎。

真菌感染

关节真菌感染极少见，但可发生骨真菌性脓肿。酵母菌感染可导致关节破坏。球孢子菌病和组织胞浆菌病可合并多关节炎及结节红斑。关节液培养和皮肤真菌测试可以协助诊断。

骨感染

急性和慢性骨髓炎

骨髓炎可由菌血症血源播散（如来源于疖肿）或局部感染引起。营养不良、衰竭及免疫力低下可能在发病过程中起一定的作用。

90% 的急性骨髓炎的病原体为葡萄球菌，其他病原体包括流感嗜血杆菌及沙门杆菌；后者感染可能合并镰状细胞性贫血。典型的临床症状包括发热和疼痛，局部出现红斑。几天内及时诊断及治疗的预后良好。延误治疗可能导致慢性骨髓炎。慢性骨髓炎多有窦道形成。亚急性骨髓炎与慢性骨脓肿（Brodie脓肿，骨骺端脓肿）有关，临床症状为局限性疼痛。

治疗：骨髓炎的治疗主要是制动和给予抗生素。抗生素主要是氟氯西林及夫西地酸。外科手术引流及去除死骨有一定的治疗作用但常复发。

结核性骨髓炎

结核性骨髓炎多由肺结核或泌尿生殖系统结核复发引起的结核杆菌血源播散所致。首发于关节内骨质。脊柱最常受累（Pott病），相邻的两个椎体出现病变，导致椎骨塌陷，脊柱突发弯曲（驼背）。此后椎旁脓肿形成（冷脓肿）。脓液可在组织间隙穿行，并在远离被感染椎体的部位排出。结核性骨髓炎的临床症状表现为局部疼痛及肿胀，全身症状包括不适、发热和盗汗。

治疗：治疗方案与肺结核相同（见第 14 章），并注意局部制动。

推荐读物

Berendt T, Byren I (2004) Bone and joint infection. *Clinical Medicine* **4**: 510–518.

Espinoza LR (ed.) (2003) Infections and rheumatic diseases. *Rheumatic Diseases Clinics of North America* **29**(1).

Goldenberg DL (1998) Septic arthritis. *Lancet* **351**: 197–202.

自身免疫性疾病（结缔组织疾病）

自身免疫性疾病是免疫系统损伤特定器官或引起系统症状的疾病。器官特异性自身免疫病包括 Graves 病、慢性淋巴细胞性甲状腺炎、恶性贫血及胰岛素依赖性糖尿病。在绝大多数自身免疫性风湿病中，虽然有不同的外源性诱因，但自身抗体的产生是始动因素。这些疾病的临床表现不一，但都可以从血清及各种组织中检测出非器官特异性的自身抗体。类风湿关节炎（RA）是最常见的自身免疫性风湿病。

本节描述的一些疾病，如系统性红斑狼疮（SLE）、多肌炎及系统性硬化症，具有类似的发病机制。这些疾病有时称为结缔组织病。

系统性红斑狼疮（SLE）和狼疮样疾病

系统性红斑狼疮是一种炎性的多系统病变，最常见的临床症状为关节病和皮疹。重症患者可出现脑病和肾病。

流行病学

SLE在全世界范围内都有发生，但各国的发病率不同。发病率最高的人群为美国黑人女性，发病率为 1/250。其他人群的发病率从 1/1000 ~ 1/10000 不等。女性发病率是男性的 9 倍，发病高峰年龄为 20 ~ 40 岁。

病因学

发病原因目前尚不明确，以下是一些素因性因素：

- **遗传因素**：同卵双胞胎比异卵双胞胎的共病率高。SLE 患者的 20% 的一级亲属体内存在自身抗体，但患病率仅为 3%。
- **遗传学**：白种人 HLA-B8 及 DR3 的阳性率增高。日本狼疮患者与 HLA-DR2 有密切关系。
- **补体**：一些 SLE 患者有遗传性 C2 和 C4 功能缺陷（与HLA-DR2及DR3的连锁不平衡有关），C1q功能障碍也可能是病因之一。
- **性激素水平**：育龄女性发病率最高。另外，Klinefelter 综合征（XXY 综合征）的男性患者易发生 SLE（见第 17 章）。对新西兰小鼠的研究发现，可通过卵巢切除和雄激素治疗狼疮样症状。

免疫学因素

丧失“自身”免疫耐受导致的几个结果：

- **B 细胞活化**：产生多种（至少 2000 种）对抗自身抗原（细胞核、细胞质和胞浆膜）的抗体（主要为 IgG 型），如抗核抗体和抗双链 DNA 抗体。
- 由于循环中**免疫复合物**不能被清除，这些复合物沉积于组织中，引起血管炎及其他病变（如肾小球肾炎）。免疫复合物也可原位产生，这可能是导致肾小球肾炎、皮肤病变及脑病的原因。狼疮肾炎和脑病与高滴度的抗双链 DNA 抗体有关。
- **T 细胞免疫**调节功能受损。
- 产生**异常的细胞因子**（IL-1 及IL-2）。虽然确切的发病机制尚不明确，IL-6 及 IL-10 水平通常升高。
- **TNF-α 启动因子的多样性**与 SLE 有关。有证据显示，SLE 的发病与基因易感性无明显关系。

环境因素

肼屈嗪、甲基多巴、异烟肼、青霉胺及米诺环素等药物可诱发狼疮，与抗双链DNA抗体无关（见下文）。

避孕药及激素替代治疗（HRT）可诱发 SLE 的突然发作。紫外线是另一种诱因，可能由于紫外线导致细胞凋亡增多所致（见下文）。也有人提出病毒感染致病的理论。因此，目前认为环境因素导致了免疫活化，这可能是环境因素诱发 SLE 的统一机制。

发病机制

虽然很多人重点研究了与 SLE 相关的免疫学异常，但目前看来 SLE 的发病可能不是免疫过程中出现的“小错误”，而是机体不能有效地清除凋亡物质。细胞核组成成分，如DNA和组蛋白，从细胞中释放出来，由于不能被清除导致循环中这些成分大量存在，并可能转换成其他形式。这些核裂解释放物质被抗原递呈细胞呈递给 T 细胞，后者刺激 B 细胞生成抗核抗体，如 Ro、La。部分自身抗体的合成由蛋白酶造成，如凋亡过程中活化的粒酶B。不同类型的自身抗体引起不同的临床症状。

病理学

SLE 的病理特点为广泛的血管炎，累及毛细血管、小动脉和小静脉。在血管周围及组织纤维中可见纤维蛋白样物质（一种嗜酸性无定型物质）。关节滑膜出现肿胀，伴有纤维蛋白样物质的沉积，其中包含免疫复合物。炎性渗出物中可见苏木精小体（苏木精染色后呈蓝色的圆形同质沉积物），该小体被认为是由抗核抗体与细胞核相互作用而产生的。

其他器官损伤的病理学在相应章节描述。

临床特征

SLE 的临床表现各异，绝大多数临床症状是由血管炎引起。轻症患者仅表现为关节痛和疲乏，因而难以诊断（图 10.25）。

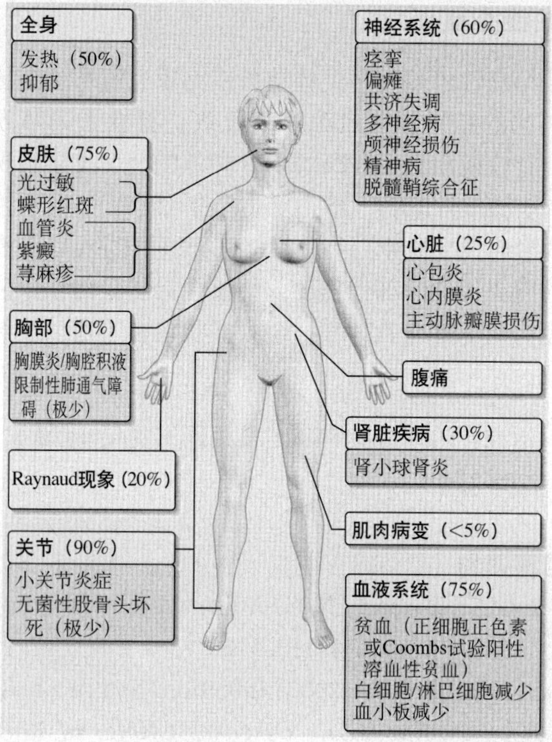

图 10.25　系统性红斑狼疮（SLE）的临床特征。

全身症状

在病情加重时，发热是最为常见的表现。大于50%的患者出现发热。患者主诉明显的食欲缺乏和疲劳，这些症状与疾病的活动性或器官受累的并发症的严重程度无关。

关节和肌肉

关节受累是最常见的临床特征（≥90%）。患者的关节症状与类风湿关节炎类似，表现为对称性小关节痛，但关节外形多正常，偶尔有关节周围的轻度的软组织肿胀。极少发生由关节囊和肌腱牵拉所致的关节畸形。极少数患者出现与类风湿关节炎类似的关节畸形（称为 Jaccoud 关节病）。极少出现无菌性髋关节及膝关节坏死。

50%的患者出现肌痛，仅5%的患者出现真正的肌炎。如肌炎明显，应诊断为重叠性结缔组织病。

皮肤（见第 23 章）

75% 的患者出现皮肤病变，特征性表现为面部双颊和鼻梁上的蝶形红斑（图 23.26）。指间及指甲皱褶处出现皮肤血管炎性损伤，并可出现紫癜及荨麻疹。1/3的患者有光过敏，长时间暴露于日光之下可导致病情加重。皮肤病变还表现为网状青斑、手掌和脚底皮疹、色素沉着及脱发。部分患者有 Paynaud 现象（第 13 章），而 Paynaud 现象可出现于关节痛及其他临床症状之前数年。

对于未暴露于日光下的“正常”皮肤进行活检（如臀部），对活检组织进行免疫荧光检查，光镜下可见真皮及表皮交界处免疫球蛋白及补体沉积（称为狼疮带试验阳性）。

盘状狼疮的描述见第 23 章。

肺（见第14章）

50%以上的患者在病程中某一时期出现肺部病变。最常见的表现为反复的胸膜炎和胸腔积液，多为双侧发生。可有肺炎和肺膨胀不全，最终发展为限制性肺通气障碍，伴有肺容量减少及纵隔侧偏。这种“肺缩小综合征”目前发病机制不明，但可能与神经肌肉病变有关。SLE患者极少发生肺纤维化，但重叠综合征患者多有肺间质病变。与血管炎相关的肺泡出血极为少见，但如果发生，可危及生命。

心血管系统

25%的患者有心脏受累，常见的病变为超声心动发现心包炎伴少量心包积液。患者可能发生轻微的心肌炎，使心律失常发生的几率增高。较少发生主动脉瓣的损伤和心肌病。无菌性心内膜炎累及二尖瓣(Libman-Sacks综合征）也很少见。患者可出现Raynaud现象、血管炎、动脉和静脉血栓，尤其是合并抗磷脂综合征时。SLE患者动脉粥样硬化的发生率增高，可能与使用糖皮质激素有关。但更有说服力的事实是，SLE本身即为大血管病变的危险因素，可引起内皮细胞的活化及炎性蛋白水平的持续升高，导致动脉粥样硬化形成。甘露聚糖结合凝集素的纯合性变异（第4章）与SLE动脉血栓形成有关。目前正在进行一些临床试验，以评估积极治疗SLE心血管危险因素的益处。而对于没有明显高胆固醇血症的患者，给予生长抑素治疗的有效性仍有待证明。

肾脏

WHO关于狼疮肾炎的病理分型见第11章。肾活检病理研究显示，SLE患者肾脏组织学病变很常见，但仅有约30%的患者出现肾脏受累的临床表现。所有SLE患者应常规监测血尿及尿蛋白，而且应进行尿蛋白定量检测。如果对有血尿的患者进行进一步检查，出现管型尿或尿红细胞碎片，提示发生肾小球肾炎。SLE患者出现肾病综合征或抗磷脂综合征时，易发生肾静脉血栓。

神经系统

60%的SLE患者有神经系统病变且症状常有波动。患者可出现轻度抑郁，但更为多见的是严重的精神异常。部分患者出现癫痫、偏头痛、大脑共济失调、无菌性脑膜炎、颅神经损伤、脑血管病或多神经病变。狼疮脑病的发病机制复杂，目前认为可能是由血管炎、免疫复合物沉积、血栓或非炎性微血管病变造成。核磁共振扫描中最常见的表现为脑白质的异常信号。狼疮脑病患者应除外中枢神经系统感染。在确诊狼疮脑病后，给予糖皮质激素及免疫抑制剂治疗。

眼睛

视网膜血管炎可导致视网膜梗死（类细胞体），表现为硬性渗出及出血。亦可出现巩膜外层炎、结膜炎及视神经炎，但极少导致患者失明。15%的患者继发干燥综合征。

消化系统

SLE引起的消化系统症状中，口腔溃疡最为常见，是SLE的特征性表现之一。口腔溃疡为无痛性，但当继发感染时会伴有疼痛。肠系膜血管炎引起小肠病变（梗死或穿孔）。虽然自身免疫性肝病可出现类狼疮的自身抗体，但SLE患者极少出现肝脏病变。胰腺炎亦少见。

狼疮的亚型

慢性盘状狼疮是狼疮中预后较好的一种亚型，皮肤病变是惟一的特征。随着时间推移亦可出现系统性损害。皮疹具有特征性，表现为面部边界清晰的红斑，并逐渐出现结痂和色素沉着。亚急性皮肤型狼疮是极为少见的一种类型，见第23章。

药物诱导的SLE通常表现为关节痛、轻度的全身症状、皮疹及心包炎，但极少发生肾病和脑病。药物因素去除以后，狼疮症状逐渐消失。肼屈嗪和普鲁卡因胺是最常引起SLE的药物，但其他药物偶尔也可以引起发病。这类SLE患者抗组蛋白抗体多为阴性。

重叠综合征的讨论见下文。

抗磷脂综合征（见下文）最初发现于SLE患者中，抗磷脂抗体导致血栓发生几率增高。

检查

- 血液检查：
  (a) **全血细胞计数**：常发现白细胞减少、淋巴细胞降低和（或）血小板减少。部分患者有自身免疫性溶血性贫血。血沉多增快，而且与疾病的活动性一致，而CRP正常。
  (b) 几乎所有患者**血清抗核抗体**阳性。抗双链

DNA 抗体为诊断 SLE 的特异性抗体，但仅有 50% 的患者为阳性，特别是病情较重的患者易出现抗双链 DNA 抗体阳性（如狼疮肾病）。抗核小体抗体的出现早于抗双链 DNA 抗体。血清中亦可出现抗 RNA（单链及双链）抗体、抗 Ro 及抗 La 抗体。

(c) 25% 的患者**类风湿因子**阳性。

(d) 病情活动时**血清补体水平**下降，单独的 C4 功能缺陷可能是由基因变异所致。

(e) **抗磷脂抗体**：
   (i) 35%～45% 患者出现**抗心磷脂抗体**。
   (ii) 可检测出**抗 β_2 糖蛋白 1 抗体**与致病性的抗磷脂抗体。
   (iii) 狼疮抗凝物检测多为阳性，与抗心磷脂抗体及其他磷脂抗体有关。

(f) **免疫球蛋白**多克隆升高（通常为 IgG 和 IgM 型）。

- **组织学**：肾脏和皮肤组织活检及免疫荧光检查均具有特异性改变。
- **诊断性影像检查**：部分患者头颅 CT 扫描可发现梗塞及出血灶。头颅核磁扫描可检测出CT不能发现的脑白质损伤。然而，要区分血管炎和小血栓仍十分困难。

治疗

本病及其处理应与患者进行讨论，这对预后会大有好处。建议患者避免过多的日晒，同时注意控制心血管疾病的危险因素。

对活动性病变，应给予药物治疗。而对非活动性病变，目前没有证据证明积极治疗可以改善病情进展。

- 常规剂量的 NSAID 治疗关节痛、关节炎、发热以及浆膜炎疗效明显。抗疟药（氯喹和羟氯喹）（见表10.15）对轻度皮肤病变及疲乏的患者有效，也可用于治疗 NSAID 疗效不佳的关节痛患者。抗疟药可减少 SLE 的复发频率，适用于所有 SLE 患者。应提醒患者警惕视力方面的不良反应。但对于羟氯喹来说，患者自我监测视力就足够了，除非出现其他眼病时才需要进一步的眼科检查。
- 口服或静脉注射糖皮质激素有很好的疗效，根据临床症状的严重程度来选择糖皮质激素的剂量。免疫抑制剂如硫唑嘌呤、环磷酰胺或吗替麦考酚酯，可用于治疗重症患者及症状难以控制的患者（肾小球肾炎、血管炎、狼疮脑病或恶病质）。
- 新的治疗，包括抗 CD20 单克隆抗体，目前仍在临床试验阶段，可以用于去除 B 淋巴细胞的某些亚群。

病程和预后

SLE 起病过程具有特征性，从症状突然发生到完全消除可能要持续很长时间。即使患者有器质性疾病，症状也可完全消除。SLE 多表现为长期慢性疾病。目前认为SLE 的10年生存率为90%，但重要器官受累的患者生存率明显降低。对于多数患者，疾病的全部症状在患病后10年内完全表现出来，如果在这段时间内没有严重的脏器病变，可能以后就不再发展。关节炎时有发作，且关节痛和不适的症状多持续存在。较少出现类似 RA 和 OA 的慢性进展性关节破坏性病变，但少数患者出现关节变形，如尺偏畸形。对于晚期SLE患者来说，大血管病变的发生率增高，对患者将产生重大影响。

妊娠与 SLE

除重症病例外，SLE 患者的生育能力正常，而且没有怀孕的明显禁忌。建议患者采用工具避孕，避免服用口服避孕药。反复发生流产可能与患者体内存在抗磷脂抗体有关。在妊娠过程中，可能出现病情加重或减轻，但产后患者病情多加重。怀孕期间应继续常规治疗，注意控制血压。对于严重肾病和高滴度抗磷脂抗体的患者，胎儿死亡率明显升高（> 25%）。

抗磷脂综合征

抗磷脂综合征的发生与抗磷脂抗体有关，少数患者合并系统性红斑狼疮。该病以流产及反复发作的动静脉血栓为特征。研究发现，抗磷脂综合征患者体内的高凝状态与自身抗体在体外表现的抗凝作用明显矛盾，这个问题目前尚无明确解释。无论如何，目前已经发现 β_2 糖蛋白（β_2GP1）（载脂蛋白 H）出现蛋白质结构的改变，抗原表位暴露，成为抗磷脂抗体和狼疮抗凝物的靶位点。这可能与抗磷脂抗体的致病性有关。

临床特征

动静脉血栓形成

在45 岁前发生的脑卒中，20% 的病例被认为是抗磷脂综合征所致。患者可发生各种类型的血栓形成，出现不同的临床表现，包括Budd-Chiari 综合征和Addison病。

流产

两次以上自发性流产的妇女中，27% 的患者有抗磷脂综合征。抗磷脂抗体降低膜蛋白 V 的水平，而后者是胎盘和血管内皮细胞中有效的抗凝剂。

其他临床特征

包括：

- 血小板减少
- 舞蹈病、偏头痛和癫痫
- 心脏瓣膜病变
- 皮肤病变（如网状青斑）
- Coombs 试验阳性。

抗磷脂综合征可能与迅速发展的动脉粥样斑块有关。

检查

抗心磷脂抗体（用 ELISA 方法检测）具有诊断意义。患者血液的凝血测定中可检测出狼疮抗凝物。血沉通常正常。抗核抗体多为阳性。

治疗

目前的治疗指南推荐，对有血栓形成的患者应积极进行抗凝治疗。即使患者没有血栓形成，如果患者体内存在高滴度的 IgG 型抗磷脂抗体，也应该进行积极治疗，尤其是对狼疮抗凝物或抗 β_2 糖蛋白抗体阳性的患者。阿司匹林是最常用的药物，氯吡格雷及华法林也用于部分患者。由于华法林对胎儿有毒性作用，而且高滴度的自身抗体可能对妊娠产生不良影响，因此，妊娠早期应给予肝素及阿司匹林进行抗凝治疗。

系统性硬化症（硬皮病）（见第 23 章）

系统性硬化症（SSc）是一种不明原因的多系统损害疾病。SSc 是硬皮病的一种，除皮肤局限性硬化之外，还伴有内脏器官受累及血管痉挛（Raynaud现象）。SSc在所有自身免疫性风湿病中死亡率最高。SSc 在全世界范围内分布，但不同人群之间的临床症状不同。例如，日本患者肾脏受累的几率较低。

SSc 的人群发病率为每年 10/ 百万，男女比例为 1∶3，发病率最高的年龄段为 30 ~ 50 岁，极少发生于儿童。

一些环境因素可以引起硬皮病样症状，包括接触氯乙烯、二氧化硅粉尘、掺入次品的菜籽油和三氯乙烯。药物亦可诱发硬皮样表现，如博来霉素。目前已有关于SSc家族性发病的报道，而且同卵双生子的共病率增高，说明基因对 SSc 的发病有一定的决定性。

病理学和发病机制

图 10.26 显示 SSc 致病因素之间的相互作用。

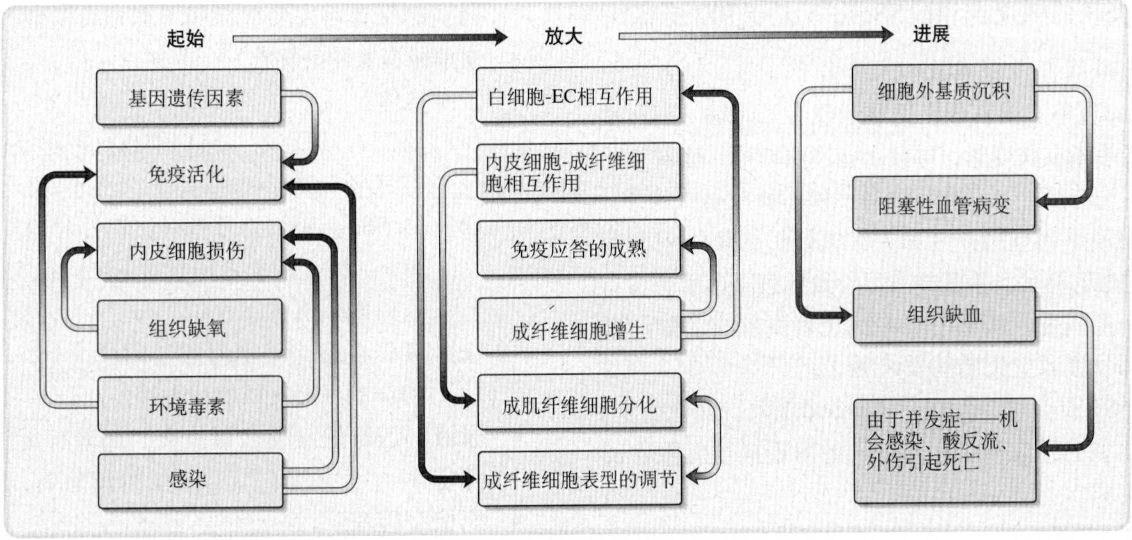

图 10.26 系统性硬化症的发病机制。EC：内皮细胞。

血管特征

疾病早期即出现广泛的血管损伤，累及小动脉、微动脉及毛细血管。最早为血管内皮细胞损伤，释放出包括白介素在内的细胞因子，导致血管收缩。随着血管损伤的进一步加重，血管通透性增加，使粘附分子（内皮细胞选择素、血管细胞粘附分子及细胞间粘附分子）（表4.2）活化，淋巴细胞渗出至细胞外间质，并分泌IL-2，表达表面抗原，如CD3、CD4和CD5（表4.7）。这些细胞因子可诱导成纤维细胞的其他介质（如IL-1、IL-4、IL-6、IL-8、TGF-β和PDGF）（表4.5）活化。

小血管的损伤也可以产生广泛的闭塞性动脉炎和慢性缺血。

纤维化表现

成纤维细胞合成大量的Ⅰ型和Ⅱ型胶原以及纤维连接蛋白和葡萄糖胺聚糖，导致皮肤和内脏器官的真皮层纤维化。

体液免疫

至少90%的抗核抗体阳性患者体内有体液免疫参与发病过程（见下文）。

临床特征

Raynaud现象

几乎所有患者都出现Raynaud现象，可发生于全身症状出现之前数年，尤其是在局限性皮肤病变出现之前（见下文）。

局限性皮肤型硬皮病（LcSSc）——见于70%的病例

在皮肤病变出现前数年（最多15年），患者常出现Raynaud现象。皮肤受累局限于双手、面部、脚和额头。患者手指皮肤变紧，导致手指屈曲畸形。面部皮肤受累表现为特征性“鸟嘴”样鼻子和小嘴（小口畸形）。患者可出现手指痛性溃疡和毛细血管扩张伴指甲两侧皱褶处的血管坏死。手指缺血可导致坏疽。这组患者常出现胃肠道病变。10%～15%的患者发展成为肺动脉高压，部分患者发生肺间质纤维化。

CREST综合征（钙化、Raynaud现象、食管病变、指端硬化和毛细血管扩张）一词曾用于描述局限性皮肤型硬皮病。

弥漫性皮肤型硬皮病（DcSSc）——见于30%的病例

患者最初表现为皮肤水肿，此后迅速发展成皮肤硬化。Raynaud现象可伴随水肿同时出现，或刚好在水肿发生前出现。手指弥漫性肿胀、僵硬，并很快出现广泛的纤维化。严重病例可累及全身皮肤并逐渐萎缩。其他脏器病变可在发病早期出现。全身的伴随症状包括昏睡、食欲下降和体重下降。

- 许多患者出现胃灼热、反酸和吞咽困难等症状，主要是由于食管受累所致，部分患者有大便失禁。小肠扩张和弛缓引起细菌过度繁殖，导致营养吸收不良较为常见。很少出现结肠扩张和弛缓。假性肠梗阻是最为常见的并发症。
- 肾脏病变可为急性或慢性。急性高血压性肾脏危象曾经是SSc最常见的死亡原因。ACE抑制剂的使用和透析，以及肾移植等新的治疗方法明显改善了这类患者的预后。
- 肺部病变，包括肺纤维化和肺动脉高压（PHT），是导致SSc患者死亡的重要原因。PHT可能与肺纤维化无关，亦可能继发于肺纤维化。PHT患者血清中内皮素-1水平较高。
- 心肌纤维化导致心律失常和心脏传导功能障碍，偶尔可见心包炎。

有时患者仅有系统症状而不伴有皮肤受累。合并其他自身免疫病如SLE、RA或炎性肌病时，应诊断为重叠综合征。

检查

- **全血细胞计数**：可有正细胞正色素性贫血，合并肾病的患者可发生显微镜下微血管溶血性贫血。
- **血清尿素氮和电解质**。
- **自身抗体**：
  (a) LcSSc：斑点型、核仁型或抗着丝点抗体可见于70%～80%的患者
  (b) DcSSc：30%的患者有抗拓扑异构酶1抗体，20%～25%的患者出现抗RNA聚合酶（Ⅰ、Ⅱ和Ⅲ）抗体。
  (c) 30%的患者**类风湿因子**阳性。
  (d) 70%的患者**抗核抗体**阳性。
- **尿液**：进行尿液显微镜检查。如果有蛋白尿，应测定24小时尿蛋白定量和肌酐清除率。
- **影像学检查**：
  (a) 胸部X线——用于排除其他疾病，监测心脏

大小和肺部病变。

(b) 双手——手指周围钙质沉着（重症病例可出现远端指骨侵蚀和骨吸收——称为指骨溶解）。

(c) 钡餐通常可以发现食管运动功能障碍。闪烁扫描、测压法和胃肠内镜也有价值。

(d) 高分辨CT——确定有无肺间质纤维化。早期双侧肺纤维化的CT表现类似肺水肿，应注意仔细鉴别。

- 对消化系统（如图6.4）、肺、肾和心脏的其他检查。

处理

治疗应以器官为基础以进一步控制疾病。目前不能治愈。

- 健康教育、咨询和家庭支持都是十分必要的。
- 经常锻炼及润滑皮肤可以减少皮肤的挛缩。
- 可以通过手部保暖、口服血管扩张剂（钙通道阻滞剂，ACE拮抗剂）及非口服血管扩张剂（前列腺素类似物和降钙素基因相关肽）来改善Raynaud现象。腰部交感神经切除术可以改善足部症状。放射性微动脉溶解（手指交感神经切除术）用于治疗严重的指端缺血。
- 食管症状可以通过质子泵抑制剂治疗，胃动力药物也同样有效。
- 营养吸收不良的患者应给予营养补充剂，同时还应服用抗生素来控制小肠细菌的过度繁殖。
- 有肾脏受累的患者需要严格控制血压，首选药物是ACE拮抗剂。要警惕高血压性硬皮病肾危象（SRC）的发生，尤其是对早期伴有迅速进展的皮肤和肌腱病变的DcSSc患者。高剂量的糖皮质激素（每天10mg以上的泼尼松龙）可能会增加SRC的危险性。
- 间断或短期持续静脉注射前列腺素对严重的Raynaud现象、手指溃疡及指端缺血可能有效。
- 肺动脉高压的治疗主要是口服血管扩张剂、吸氧、华法林抗凝。进展期患者应给予前列腺素治疗（吸入、皮下注射或静脉注射）或口服内皮细胞受体拮抗剂波生坦。治疗部分患者出现的右心功能衰竭，对于合适的患者，可以考虑进行移植手术（心-肺移植或肺移植）。
- 目前可用免疫抑制剂治疗肺间质纤维化，最常用的药物为环磷酰胺或硫唑嘌呤，并联合使用小剂量的口服用糖皮质激素。
- 尚未证明任何抗纤维化治疗有效。

预后

局限性皮肤硬化的患者病情常较轻，很少有重要的内脏器官受累，10年生存率为70%。肺动脉高压是死亡的主要原因，肺间质纤维化和严重的消化道受累也可使死亡率升高。弥漫性病变的患者早期即可出现内脏的严重受累，许多患者死于心脏或肺的并发症。总而言之，50%的硬皮病患者死于肺部病变（血管或间质）。

局限性硬皮病的病变皮肤呈片状（硬斑病，第23章）或线状。常见于儿童及青少年。虽然局限性硬皮病可出现抗核抗体阳性，但一般不发展为系统性病变。极少数患者局限性及系统性病变同时存在。

多肌炎（PM）和皮肌炎（DM）

多肌炎是一种原因不明的少见疾病。临床表现为骨骼肌的炎症，导致近端肌无力。当合并皮肤病变时，称为“皮肌炎”。这组疾病发病率低（人群发病率为每年2～10/百万），可发生于各人种及各年龄层。发病机制尚不明确。虽然病毒（如柯萨奇病毒、风疹、流感）可能与发病有关。HLA-B8/DR3阳性的患者表现出遗传易感性。

临床特征

临床亚型包括：

- 成人多肌炎
- 成人皮肌炎
- 成人多肌炎、皮肌炎合并恶性肿瘤
- 多肌炎/皮肌炎合并其他结缔组织病
- 儿童皮肌炎。

成人多肌炎

女性患病人数比男性多3倍。

起病可能隐袭，可持续数月，但也可急性发作。急性期可出现不适、体重下降和发热。

多肌炎的主要特征表现为进行性近端肌无力。肩部和骨盆带肌肉出现失用性萎缩。肌痛和肌肉压痛少见。咽喉和呼吸肌受累可导致吞咽困难、发音困难和呼吸衰竭。病变以惊人的速度发展，患者出现蹲坐、上楼、站起、举手和抬头困难。

病情严重的患者（尤其是在抗 Jo-1 抗体阳性患者）出现呼吸肌受累合并肺间质纤维化时，患者需要机械通气。50% 的患者由于食管肌肉受累而出现吞咽困难。25% 的患者有关节痛但症状轻微，一些患者伴有 Raynaud 现象。伴有抗 Jo-1 抗体和抗 t-RNA 合成酶抗体可能提示预后较差。手指掌面的皮肤变硬和龟裂（技工手）为典型的皮肤病变。

成人皮肌炎

此型亦多见于女性。

皮肤特征性病变包括眼睑紫色皮疹以及眶周水肿。在关节和手指的伸侧出现紫色高出皮面的结痂性片状血管炎（火棉胶样斑块）。25%的患者出现溃疡性血管炎和皮下组织钙化。肌无力常见。这组患者还可发生肌肉病变、多关节炎和Raynaud现象。远期病变包括肌肉纤维化和关节挛缩。

合并其他结缔组织病

合并其他自身免疫性风湿病（如 SLE、RA及SSc）时，在临床上表现出与之相关的症状，如变形性关节炎、面颊部的皮疹及皮肤硬化。

合并恶性肿瘤

炎性肌病合并恶性肿瘤的相对风险男性 为2.4，女性为 3.3，据报道所患肿瘤的类型多样。发病和临床表现与典型的 DM/PM 相同。而合并的恶性肿瘤在 2 ~ 3 年内可能无明显症状。因此，对于反复发作或难治性皮肌炎的患者，应监测潜在的恶性肿瘤的可能性。

一些恶性肿瘤（如肺、卵巢、乳腺、胃）可发生于肌炎之前，尤其是男性皮肌炎患者。

儿童皮肌炎

儿童皮肌炎的患病年龄多为 4 ~ 10 岁。出现典型的皮肌炎皮疹并伴有肌无力症状。部分患者出现广泛严重的肌肉萎缩，皮下组织钙化后出现挛缩。可出现溃疡性皮肤血管炎。血管炎引起反复腹痛是该病的特征之一。

检查

- **血清肌酸肌酶**（CK）、转氨酶和醛缩酶通常升高，上述酶是肌肉损伤的指标但不能反映疾病的活动性。
- 5% 的患者**血沉**增快。
- **血清自身抗体检测**：皮肌炎患者抗核抗体通常为阳性。高达50% 的患者类风湿因子阳性且目前已发现多种肌肉特异性抗体（MSA）及其亚型。抗 Jo-1 抗体（抗组氨酰 tRNA 合成酶抗体）极少出现于皮肌炎患者，但可以预测肺间质纤维化。
- **肌电图**（EMG）可显示出肌炎的典型病变：静息状态的自发肌纤维震颤电位、主动收缩时的多相或短时电位以及机械刺激后的反复电位。
- **MRI** 用于发现病变肌肉。
- **针吸肌肉活检**可见肌纤维坏死和再生，伴有炎性细胞浸润，淋巴细胞包绕在血管周围和肌纤维之间。切开皮肤取肌肉活检标本可以进行更全面的病理检查。
- 通常用相对无创的方法**监测恶性肿瘤**，如胸片、乳房 X 线照相术、盆腔超声检查、尿镜检及血清肿瘤标志物。

治疗

卧床休息通常有效，但必须联合肌肉锻炼。泼尼松龙是治疗的主要药物，待肌肉的临床症状和肌酶得到控制后，以每千克体重0.5 ~ 1mg 的剂量至少治疗 1 个月作为初始治疗。激素应缓慢减量，并应早期使用免疫抑制剂，如甲氨蝶呤、硫唑嘌呤、环孢素、环磷酰胺及吗替麦考酚酯。静脉注射免疫球蛋白治疗（IVIG）对一些难治病例有效。

干燥综合征和干性角膜结膜炎

出现眼干的症状（干性角膜结膜炎）而不伴有类风湿关节炎或其他自身免疫病者称为原发性干燥综合征。干燥综合征的发病与 HLA-B8/DR3 有关。其也可出现口干、皮肤或阴道干燥症状。常伴有唾液腺和腮腺肿大。

合并的系统症状包括：

- 关节痛及偶尔发生的非进展性多关节炎，与 SLE 关节病变类似（但较少见）
- 吞咽困难及食管运动功能异常，与 SSc 症状类似（也很少见）
- 合并其他特异器官的自身免疫病，包括甲状腺疾病、重症肌无力、原发性胆汁性肝硬化及自身免疫

性肝炎
- 肾小管功能障碍（少见）导致肾性糖尿病、尿崩症及肾小管酸中毒
- 多神经病变、精神病发作及抑郁
- 血管炎
- 非 Hodgkin B 细胞淋巴瘤发生率增高。

病理学和检查

唾液腺或唇腺黏膜活检显示灶性淋巴细胞和浆细胞浸润。

- **Schirmer 眼泪试验**：用标准滤纸条放入患者的下眼睑，5分钟内滤纸条浸湿＜10mm说明患者泪液分泌减少。
- **眼睛四氯四碘荧光素染色**：显示斑点状或线状角膜炎。
- **实验室异常**：免疫球蛋白水平、循环免疫复合物及许多自身抗体升高。类风湿因子通常呈阳性。60%～70% 的患者抗核抗体阳性，10% 的患者抗线粒体抗体阳性。抗Ro（SSA）抗体见于70%的患者，而RA及继发性干燥综合征的患者仅有10%为阳性。抗 SSA 抗体可通过胎盘，引起先天性心脏传导阻滞。

治疗主要以人工泪液和唾液替代品改善患者症状。

“重叠”综合征和未分化的结缔组织病

一些患者具有多种不同的临床表现和血清学特征，不仅仅局限于一种疾病的范围，而是可以满足一种以上疾病的诊断标准。具有结缔组织病的明确证据但临床表现符合两种以上疾病的分类诊断标准者，如SLE、PM、RA 或 SS，被称为重叠综合征，许多曾经被诊断为混合性结缔组织病（MCTD）的病例很可能是重叠结缔组织病。有些患者出现结缔组织病的临床特征，如Raynaud现象、关节痛、皮疹或包括抗核抗体阳性在内的血清学异常，但却不能满足任何一种结缔组织病的诊断标准，这些患者应该被诊断为未分化的结缔组织病（UCTD）。对这类患者应进行随访，其中一部分可能发展成某一确定的结缔组织病。

系统性血管炎

血管炎是血管壁的炎性病变。对血管炎的分类目前仍存在争议，但通常以受累血管的类型作为分类依据（图10.27及表10.18）。但是仍存在一些重叠病变且个别病例难以分类，部分原因是许多疾病在组织学上都有一些血管炎表现。表10.19列举了其他一些有血管炎表现的感染或非感染疾病。

血管炎以血管壁的炎症与坏死为特征，伴有或不伴有肉芽肿形成。组织学上分别表现为不同类型的坏死性血管炎、巨细胞动脉炎及肉芽肿性血管炎。临床表现多由缺血坏死引起，由于受累血管的类型不同而临床表现各异。血管炎是系统性病变，可累及皮肤、肌肉、肾和消化系统。皮肤损害通常为可触及的荨麻疹样皮疹。多种系统性非自身免疫性血管炎与抗中性粒细胞胞浆抗体（ANCA，见第 11 章）有关。

- **大血管**是指主动脉及其主要分支。
- **中等血管**是指中等动脉和小动脉及微动脉。

表 10.18　系统性血管炎的分类

非感染性		
大血管	巨细胞动脉炎	
	大动脉炎	
中等血管	结节性多动脉炎（PAN）	
	Kawasaki 病	
小血管	显微镜下多血管炎	ANCA 相关的
	Wegener 肉芽肿病	ANCA 相关的
	Churg-Strauss 综合征	ANCA 相关的
	变应性肉芽肿性血管炎	
	过敏性紫癜	
	皮肤白细胞破碎性血管炎	

表 10.19　继发性血管炎（也见表 10.18）

感染性	如亚急性感染性心内膜炎
非感染性	继发于类风湿关节炎
	SLE
	硬皮病
	多肌炎 / 皮肌炎
	药物诱发的 Behçet 病
	肺出血肾炎综合征
	低补体血症
	血清疾患
	类癌综合征
	炎性肠病

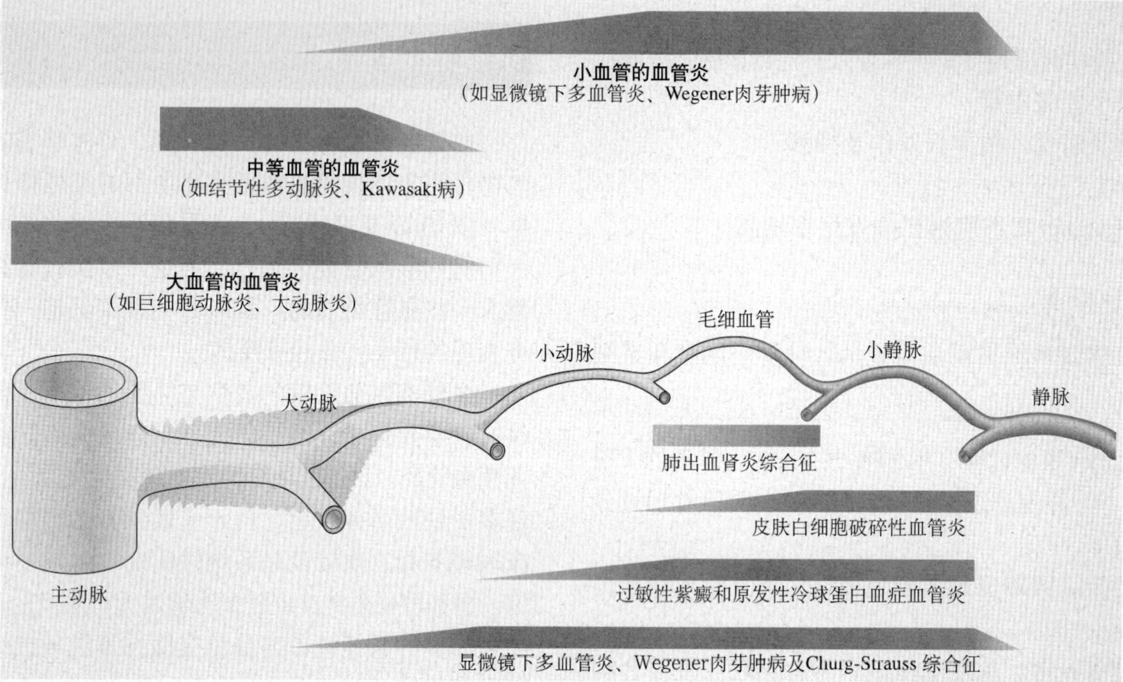

图 10.27 各种血管炎的血管受累部位。From Jeanette Jc and Falk RJ (1997) *New England Journal of Medicine* **337**: 1512-1523.

- 小血管指小动脉（ANCA相关病变）、微动脉、小静脉及毛细血管。

大血管的血管炎

风湿性多肌痛（PMR）及巨细胞动脉炎为老年人常见的系统性疾病。这两种疾病的相似点是均可在颞动脉活检中看到巨细胞动脉炎的表现。

风湿性多肌痛（PMR）

PMR 可引起突发的肩部和颈部的严重疼痛和僵硬，亦可累及髋部和下腰部。患者晨起时自觉僵硬及疼痛症状明显，持续 30分钟到数小时。该病的诊断完全依赖临床症状，患者多在 50 岁以上。

如果诊断及治疗延误，患者可出现疲乏、发热、体重下降、抑郁以及盗汗等全身症状，鉴别见 Box10.12。

Box10.12 一些肌肉病的症状

- 多肌炎——近端肌肉疼痛和乏力
- 风湿性多肌痛——近端肌肉晨僵和疼痛
- 肌病——乏力，但不伴有疼痛或晨僵

检查

- **血沉和（或）C 反应蛋白升高**是诊断该病的主要标志。如果患者血沉和 C 反应蛋白均正常，应怀疑诊断的正确性，在开始治疗前应复查这两项检查。
- **血清碱性磷酸酶和 γ- 谷氨酰转肽酶升高**。
- 常伴有**贫血**（轻度正细胞正色素性贫血）。
- 10%～30%的患者**颞动脉活检**显示巨细胞动脉炎，但该检查不经常进行。

巨细胞动脉炎（GCA）

GCA 是大血管炎性肉芽肿性动脉炎，其发生与 PMR 有关。患者可能有 PMR、近期 PMR 病史或正在治疗 PMR。极少见 50 岁以下的患者。GCA 可能表现为严重头痛、头皮（梳头可引起疼痛）或颞部压痛，进餐时出现间歇性咀嚼不能，一支或多支颞动脉或枕动脉压痛及肿胀，而且可引起突发的无痛性暂时或永久失明（见第21章）。全身症状包括严重的不适、疲乏和发热。

检查

- **正细胞正色素性贫血**。
- **血沉增快**（常在 50～120mm/h），CRP 显著升高。

- **肝脏生化指标**：与 PMR 相同，患者出现肝功能异常，人血白蛋白可能降低。
- 患侧的**颞动脉活检**是具有诊断意义的检查，应在大剂量糖皮质激素素治疗之前或治疗 7 日内进行。如患者病情严重、疼痛明显、失明或发生脑卒中，可在活检前先进行治疗。由于 GCA 的血管病变呈节段性分布，因此，对切取的活检标本（> 1cm）应全部进行病理学检查。

GCA 颞动脉活检的组织学特征：

- 血管内膜增生
- 血管内膜及内膜下炎症
- 血管壁弹力层破坏
- 弹力层巨细胞、淋巴细胞及浆细胞浸润。

PMR 或 GCA 的治疗

足量糖皮质激素治疗 24 ~ 48 小时后症状明显减轻。糖皮质激素治疗可以降低 PMR 发展成为 GCA 的风险。NSAID 疗效不明显，较少使用。对于 GCA 患者，由于糖皮质激素可以降低永久性失明及其他局限性缺血病变发生的风险，因此，必须使用糖皮质激素治疗。75% 的患者在治疗 12 ~ 36 个月后病情得到缓解，但 25% 的患者需要继续使用小剂量的糖皮质激素数年。泼尼松龙的起始治疗量为：

- PMR：10 ~ 15mg 晨起顿服
- GCA：60 ~ 120mg，常分次服用。

GCA患者最好以更大剂量的泼尼松龙作为起始剂量以获得更好的疗效。剂量应按周或按日逐渐减少。每日剂量大于20mg时，每次减量5mg。剂量在10 ~ 20mg之间时，每次减量 2.5mg。但每日剂量低于 10mg 时，减量速度应更慢，每次减量1mg。免疫抑制剂用于难治性病例。

激素剂量应根据患者的症状、血沉以及 C 反应蛋白进行调整。

服用类固醇时，钙剂、维生素 D 制剂以及双磷酸盐对于抑制骨质疏松是十分必要的。

大动脉炎

大动脉炎是主动脉及其主要分支的肉芽肿性炎症，见第 13 章。

中等血管的血管炎

结节性多动脉炎（PAN）

典型的PAN是一种少见的疾病。而且不同于其他血管炎性疾病，PAN 通常发生于中年男性。其通常伴有严重的全身症状，少数病例与乙肝病毒抗原血症有关，表明血管炎症可能由免疫复合物在血管壁沉积引起。PAN 在病理上表现为血管壁纤维素样坏死，伴有微动脉瘤生成、血栓形成及栓塞。

临床特征

本病临床特征包括发热、不适、体重下降和肌痛。这些为起始症状，此后出现由于内脏器官梗塞引发的严重症状。

- 神经系统——由于营养神经的动脉炎症导致多神经炎。
- 腹部——由于肠系脉动脉受累导致腹痛，类似于急性胆囊炎、胰腺炎或阑尾炎的症状。可能出现由于黏膜溃疡引起的胃肠道出血。
- 肾脏——出现血尿及蛋白尿，亦可发生高血压和急 / 慢性肾衰竭。
- 心脏——冠状动脉炎可导致心肌梗死和心衰。可发生心包炎。
- 皮肤——发生皮下出血和坏疽。慢性病例可出现持续性网状青斑。皮肤和皮下结节可触及，但较少见。
- 肺——肺极少受累。

检查和治疗

- **血细胞计数**：可出现贫血、白细胞增多和血沉增快。
- 受累器官组织**活检**（病变特征如上述）。
- **血管造影**：必要时进行血管造影，可见肝脏、小肠或肾血管微动脉瘤形成。
- **其他检查**：是否进行一些必要的检查（如心电图和腹部超声）有赖于患者的临床表现。PAN 患者极少出现 ANCA 阳性。

治疗：以糖皮质激素治疗为主，常联合使用免疫抑制剂，如硫唑嘌呤。

Kawasaki 病

此病（川崎病）是累及中等血管的急性系统性血管炎，多见于5岁以下的儿童。日本人的发病率较高，常有可疑感染作为诱因。在世界范围内分布，也可见于成年人。

临床特征和治疗

临床特征包括：

- 持续 5 天或以上的发热
- 发病 2 ~ 4 天后出现双侧结膜炎
- 发病 3 天后出现口唇的干燥发红
- 急性颈部淋巴结病伴发热
- 全身多形性皮疹
- 发病 2 ~ 5 天后手掌和脚底红肿。

出现上述六个特征中的五个，或符合上述六个特征中的四个并伴有通过超声心动图检查或血管造影证实的冠状动脉假性动脉瘤，即可做出诊断。

急性期心血管并发症包括全心炎和冠状动脉炎，导致微动脉瘤形成及扩张。其他临床表现包括腹泻、蛋白尿、无菌性脑膜炎和关节痛。绝大多数患者出现白细胞增多和C反应蛋白增高。常可检测出抗内皮细胞抗体。

治疗主要是给予患者大剂量的免疫球蛋白，可阻止冠状动脉病变。急性期后应每天口服阿司匹林 200 ~ 300mg。

小血管的血管炎

小血管的血管炎可根据 ANCA 阳性或阴性分成两类。

小血管血管炎的临床特征和诊断见表 10.20。

ANCA 阳性的血管炎

- Wegener 肉芽肿病
- 变应性肉芽肿性血管炎（Churg-Strauss 综合征）
- 显微镜下多血管炎。

ANCA 阴性的小血管炎

包括过敏性紫癜——见下文和第 11 章。

皮肤白细胞破碎性血管炎

以急性紫癜性损伤为主要临床特征，组织学上表现为皮肤毛细血管后小静脉的受累。仅有皮肤病变的病例应与系统性血管炎的类似情况相鉴别。紫癜可伴有关节痛及肾小球肾炎。患者常有丙型肝炎。目前认为

表 10.20　小血管的血管炎的临床特征和诊断

	Wegener 肉芽肿病	变应性肉芽肿性血管炎	显微镜下多血管炎	过敏性紫癜	冷球蛋白血症性血管炎
特征					
ANCA（血清）	90%	+	+	–	–
PR3					
MPO	–	60%	60%		
坏死性肉芽肿	+	+	–	–	–
冷球蛋白（血液及血管中）	–	–	–	–	–
IgA 沉积（主要）	–	–	–	+	–
哮喘及嗜酸细胞增多	–	–	+	–	–
受累器官					
皮肤	40	60	40	90	90
肾	80	45	90	50	55
肺	90	70	50	< 5	< 5
ENT	90	50	35	< 5	< 5
肌肉骨骼	60	50	60	75	70
神经病变	20	70	30	10	40
消化道	50	50	50	60	30

Modified from Jeanette JC, Falk RJ (1997) Small vessel vasculitis. *New England Journal of Medicine* **337**:1512-1523.

丙型肝炎感染可能是发病原因之一。药物亦可诱发该病，如磺胺类药和青霉素。

小血管炎的治疗

小血管炎可能是自限性的，很少需要治疗。重症患者需要给予糖皮质激素和免疫抑制剂治疗。

Behçet 病

Behçet 病是一种不明原因的炎性病变。本病的患病率有明显的地域差异，高发区为土耳其、伊朗和日本。其中日本人群的患病率为 10 ~ 15/10 万，土耳其人则为 80 ~ 300/ 百万。许多人认为 HLA-B51（B5 的亚型）与 Behçet 病有关；但是对美洲及欧洲发病人群的研究发现，这种关联并不存在。

临床特征

主要的临床特征为反复发作的口腔溃疡。Behçet 病的诊断包括口腔溃疡和以下任何两条：外生殖器溃疡、明确的眼部病变、皮肤病变或皮肤针刺试验阳性（见下文）。口腔溃疡可以是口疮或疱疹样。眼部病变包括前或后葡萄膜炎或视网膜血管损伤。皮肤病变包括结节红斑、假性毛囊炎和脓疱样丘疹。

其他临床特征包括：自限性周围单关节或少关节炎症，可累及膝关节、踝关节、腕关节和肘关节；腹泻腹痛及恶心等消化道症状；肺部及肾脏损伤；脑干损伤、神志不清及脑脊膜炎等神经系统病变。除眼病之外，其他所有常见的临床表现多为自限性的。血管炎反复发作可导致失明。

针刺反应是本病特异性较强的试验。试验方法是：用针刺伤皮肤后，24 ~ 48 小时内局部有丘疹或疱疹形成。也曾用肌肉注射尿酸结晶方法。

治疗

糖皮质激素、免疫抑制剂和环孢素 A 用于治疗慢性葡萄膜炎及神经系统并发症。秋水仙碱对结节红斑及关节痛有效。反应停对一些病例有效，但常出现困倦及周围神经病变等不良反应。并且，孕妇不能使用反应停，因为该药可能导致胎儿出现海豹肢畸形（肢体异样）。

（卢　靓　栗占国译　栗占国校）

推荐读物

Black CM (1997) Systemic sclerosis. In: Klippel JH, Dieppe PA (eds) *Management in Rheumatology*, 2nd edn. London: Mosby, Section 7, Ch. 11: 1–10.

Callen JP (2000) Dermatomyositis. *Lancet* **355**: 53–57.

CME Section (2001) Rheumatological and immunological disorders. *Clinical Medicine* **1**(1): 7–20.

Denton CP, Black CM (2000) Scleroderma and related disorders: therapeutic aspects. *Baillière's Clinical Rheumatology* **14**(1): 17–35.

Pickering MC, Haskard DP (2000) Behçet's syndrome. *Journal of the Royal College of Physicians London* **24**: 169–177.

Sakane T, Takeno M, Suzuki N, Inaba G (1999) Behçet's disease. *New England Journal of Medicine* **341**: 1284–1291.

Scott DGI, Watts RA (2000) Systemic vasculitis: epidemiology, classification and environmental factors. *Annals of Rheumatology* **59**: 161–163.

老年性风湿性疾病的鉴别诊断（图 10.28）

肌肉骨关节疾病

各年龄组均有此类疾病发生。在老年人，疼痛的产生为与年龄相关的病变和损伤共同导致。

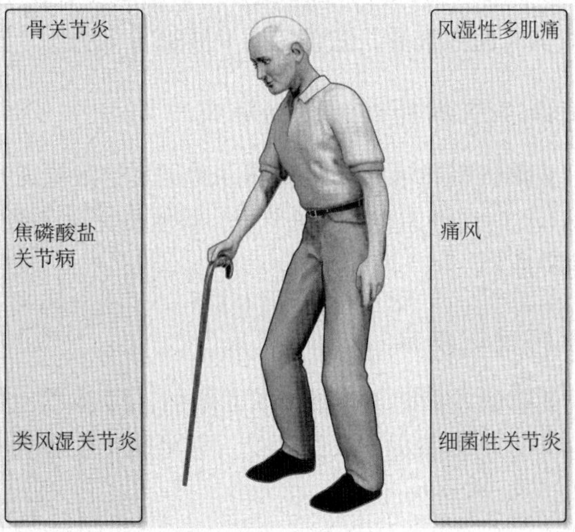

图 10.28 老年性关节炎的鉴别诊断。

背部和颈部疼痛

通常X线表现为脊柱强直。并发症包括椎管狭窄或神经根受压。对局限性疼痛可注射封闭治疗。这类腰背痛在晨起明显，尤其是脊柱严重病变及变形的患者。血沉和C反应蛋白一般正常，可与风湿性多肌痛相鉴别。老年女性极少出现既往未能诊断的强直性脊柱炎。

骨质疏松性骨折

脊柱骨质疏松性骨折可导致患者后背的急性疼痛或畸形，以及随后出现的体位性后背痛。急性疼痛时需要卧床休息一段时间。对这类问题，老年人的治疗方法与年轻人相同，但疗效较差。建议患者进行姿态及功能锻炼，并用药物辅助治疗以降低再次发生骨折的风险，但必须根据患者的整体健康状况进行调整。

有症状的骨关节炎

随着年龄增长，骨关节炎发生率增高。有必要寻找可能导致关节疼痛和功能障碍的病因，如关节周围损伤或关节积液。由于药物可能给老年人带来更多的不良反应，因此，应该谨慎使用药物。关节置换手术改变了许多老年骨关节炎患者的前景，疼痛得到控制，自主能力和活动能力增强。

类风湿关节炎

类风湿关节炎可以出现在老年人，表现为对称性多关节炎。对小剂量泼尼松龙和其他药物治疗反应好，且预后较好。在老年患者，类风湿关节炎可能与风湿性多肌痛混淆，当类固醇减少时，滑膜炎表现明显。为减少类固醇剂量，应该加用DMARD治疗。

风湿性多肌痛和巨细胞动脉炎

必须认识和治疗这些疾病。对足量的泼尼龙疗效反应不佳时应考虑类风湿关节炎、其他血管炎、感染和恶性肿瘤。

软骨钙质沉着病

此病的发病随着年龄增长而增加，80岁以上的老人有40%出现膝关节X线病变。它可能产生多种关节疾病。

假性痛风

此病导致老年患者腕关节和膝关节急性单关节炎。此病对吸引术和关节内类固醇注射或口服NSAID有效。

痛风

痛风导致老年患者急性单关节炎，但也可以表现为炎性多关节炎，特别是长期使用利尿剂的老年女性或有痛风石者。

化脓性关节炎

老年和体弱患者的化脓性关节炎的关节症状和体征可能不明显。患者常常有败血症，最好的方法是对有病的人和老年患者的关节炎予以鉴别。

治疗

所有患者的治疗是相似的，已在本章各部分给予描述。但应该特别小心，在可能的情况下应减少药物剂量，并且应考虑药物可能的不良反应或相互作用。

儿童关节炎

儿童关节和肢体疼痛很常见，但关节炎很少见。婴儿和幼儿可出现关节固定或跛行，但诊断极其困难。图10.29概括了鉴别诊断。

患慢性疾病的儿童及其家庭需要物理治疗师、职业治疗师、心理学家、教师、社会工作者以及骨外科医生的大力支持，这些最好在专门的儿童中心获得。

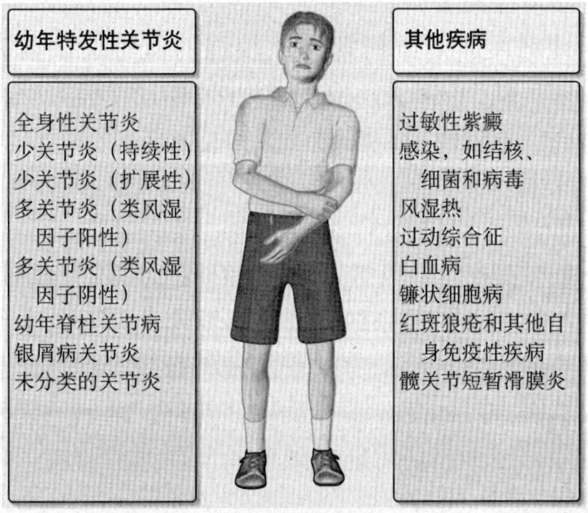

图10.29　儿童关节炎的鉴别诊断。

幼年特发性关节炎（JIA）

全身性关节炎

Still病（占JIA病例的10%）主要感染5岁左右的儿童，女孩更容易受累。成人突发Still病非常罕见。

临床特征包括急起高热、易消退的红色斑丘疹、关节痛、关节炎、肌痛和浅表淋巴结肿大。肝脾肿大、心包炎和胸膜炎也可发生。鉴别诊断包括恶性肿瘤，特别是白血病和神经母细胞瘤以及感染。实验室检查提示血沉、CRP升高，中性粒细胞升高和血小板增多。自身抗体阴性。

少关节炎（持续性）

这是JIA最常见的类型（占50%～60%），但仍然是相对少见的疾病。可累及四个以内的关节，特别是膝关节、踝关节和手关节，通常是非对称性的。主要累及女孩，平均患病年龄3岁。预后良好，大部分完全缓解。如发生葡萄膜炎（通常ANA阳性），应每3个月做1次裂隙灯检查，不及时治疗可能导致失明。一般预后良好，大部分可缓解。

少关节炎（扩展的）

25%的少关节炎患者病程超过6个月后可累及更多的关节，这类关节炎通常有很强的破坏性。

多关节炎

类风湿因子阳性型可见于年龄较大的女孩，通常超过8岁。这是一个全身性疾病，开始常累及手、腕、踝和足的小关节，最终影响大关节。这种关节炎通常破坏性强，需要强化治疗。

类风湿因子阴性型更多见。12岁以下的女孩容易患病，也可发生于任何年龄。ANA可呈阳性，存在慢性葡萄膜炎的风险。关节炎通常是非对称性的，同RF阳性型分布类似。也可累及脊柱、下颌关节和肘关节。

附着点炎相关的关节炎（幼年脊柱关节病）

此病主要影响十几岁和更年轻的男孩，导致非对称性下肢关节炎和附着点炎。常与HLA-B27相关，发生急性前葡萄膜炎的风险高。等同于成人强直性脊柱炎。但儿童脊柱受累少见。3个人中会有1个人发展成为脊柱疾病。

银屑病关节炎

此病可发生于儿童，类型与成人类似。关节炎破坏性强。关节炎治愈后，银屑病可能持续很长一段时间，但发现通常出现在一级亲属中。

JIA的治疗

治疗JIA应由专门的儿童风湿科医生制订治疗方案，目标是预防远期残疾的发生。风湿科需要有能力进行康复、教育和外科介入。NSAID可缓解疼痛和僵硬，而改善病情的药物如甲氨蝶呤用于控制中重度JIA。类固醇多用于治疗全身性疾病：静脉点滴甲基泼尼松龙，同时每周口服甲氨蝶呤（10～15mg/m^2）控制病情，预防生长抑制。如甲氨蝶呤无效，可选用抗TNF药物（见表10.15），对除全身突发疾病外所有类型的JIA均有效。柳氮磺吡啶只用于附着点炎相关的JIA。阿司匹林可能引起Reye综合征，不能用于年龄小于12岁的儿童。

预后

高达50%的儿童可发展为残疾，25%成年后仍有活动性关节炎。继发感染、全身疾病、合并心包炎及淀粉样变可导致死亡。

其他类型

过敏性紫癜

本病是儿童最常见的系统性血管炎。IgA免疫复合物沉积在小血管上，常继发于上呼吸道感染后。其他表现包括下肢紫癜、一过性游走性多关节炎以及腹痛。50%的患者由于合并肾小球肾炎会出现血尿、蛋白尿。本病的治疗见第11章。预后良好，只有1%的患者出现慢性肾损害。

风湿热

风湿热有时发生在发达国家，但更多的发生在发展中国家。

风湿热主要累及大关节，在关节间游走，一段时间内某个关节受累几天。这一点有别于Still病，各受累关节通常持续疼痛。持续发热，但体温不如Still病高（见上文），而且体温一直高于正常值。孩子并不主诉咽痛史，心脏炎可没有症状。14%～42%的患儿出现关节炎。本病很容易漏诊而诊断为急性儿童关节炎。

治疗：见第 2 章。

关节过动综合征

5%～10% 的儿童会有关节过动，一部分早期会出现骨骼肌肉问题，如走路推迟、平足或夜间腿痛，可能是由膝关节和踝关节运动时反复扭伤和牵拉过度所致。儿童期可能出现关节积液、关节半脱位、关节脱位和韧带损伤。青少年可能出现下背痛。早期有发展为骨关节炎的危险。严重的关节过动见于 Ehlers-Danlos综合征和 Marfan 综合征。

治疗：锻炼以提高肌肉强度和耐力。减少或改变运动和其他活动可能是必要的。

其他疾病

一些患儿的**特发性骨骼肌肉疼痛**可发展为慢性疼痛，治疗前需除外图10.29中提到的病因，不需要做不必要的实验室检查。夜间骨骼肌肉疼痛是阵发性的，常合并关节活动过度。可能被称作“成长的烦恼”。通常持续15～30分钟，患儿会疼醒，治疗需要物理治疗和止痛药，并需要向家长提供建议和支持。

下背痛的儿童可能不仅有明显的肌肉骨骼疾病，也可受到学校或家庭内的心理社会因素影响。

骨软骨炎会影响骨末端的骨化中心。典型疾病是胫骨结节骨骺炎（Osgood-Schlatter 病），表现为胫骨结节或髌腱嵌入点局部的肿胀、疼痛，常见于运动员，治疗需改变运动方式。Sever 病是跟腱插入跟骨引起的骨软骨炎。

Perthes 病是一种特发性的病因不明的近端股骨骺无血管坏死。表现为无痛性跛行，常见于 3～12 岁的男孩，有时双侧发生。严重者需进行外科整形手术。

髋关节一过性滑膜炎（易激惹的髋部）可引起疼痛，导致运动受限，通常累及一侧，常见于幼儿（男孩多见）上呼吸道感染后。几周内症状缓解（2%～3%发展为 Perthes 病），但须除外其他引起髋关节疼痛的病因。治疗主要是休息和止痛，直到疼痛缓解。

推荐读物

Cassidy JT, Petty RS (2001) *Textbook of Paediatric Rheumatology*, 4th edn. Philadelphia: Saunders.

Woo P, Wedderburn LR (1998) Juvenile chronic arthritis. *Lancet* **351**: 969–973.

其他疾病中的风湿问题

胃肠道和肝脏疾病

- 肠病性滑膜炎——见上文。
- 自身免疫性肝炎：可表现为关节疼痛，类似 SLE。关节痛对称分布，双手小关节受累明显。关节外形正常，有时有轻微的软组织肿胀，ANA常为阳性。
- 原发性胆汁性肝硬化的患者有时会合并对称性关节病变。
- 遗传性血色沉着症：50% 的病例合并关节炎，通常是本病的首发症状，软骨钙质沉着常见。
- Whipple病：（见第6章）可表现为发热和关节痛。

恶性疾病

恶性疾病出现肌肉骨骼症状并不常见。多发性骨髓瘤、淋巴瘤、原发骨肿瘤或继发骨转移均可发生骨痛。典型的疼痛持续不缓解，夜间加重，并可出现其他一些症状，如体重减轻，慢性髓系白血病可继发痛风。

骨的肿瘤性疾病

骨恶性肿瘤见表10.21，最常见的肿瘤转移来自支

表 10.21 骨的恶性肿瘤

转移癌（溶骨性）
支气管
乳腺
前列腺（也常引起骨硬化）
甲状腺
肾脏
多发性骨髓瘤
原发性骨肿瘤（少见，可见于年轻人）如
骨肉瘤
纤维肉瘤
软骨瘤
Ewing 肉瘤

气管、乳腺和前列腺，其次是肾脏和甲状腺。原发性骨肿瘤很少见，通常只见于儿童和年轻人。

症状通常取决于肿瘤的解剖位置，伴局部骨痛。可出现一些全身症状（如乏力、发热）和疼痛，有时与高钙血症相关（见第17章）。转移的诊断有赖于询问病史和体格检查，特别是原发肿瘤已诊断明确的。骨转移的症状有时是首发症状。

检查

在放射学改变出现之前，骨骼同位素扫描可显示转移部位呈“热”区域。

- X线显示转移部位骨质溶解、骨破坏。前列腺癌转移表现为特征性的骨硬化。
- **血清碱性磷酸酶**（来源于骨）通常升高。
- 10% ~ 20% 的病人合并**高钙血症**，主要是由癌转移引起，也与异位甲状旁腺激素或甲状旁腺激素相关蛋白的分泌有关。
- 前列腺转移癌中，**前列腺特异性抗体** PSA 和血清酸性磷酸酶可升高。

治疗

治疗通常使用止痛药和抗炎药。骨转移局部放疗可减轻疼痛并减少病理性骨折发生的危险。有些肿瘤对化疗敏感，有些属于激素依赖型，对激素治疗有效。偶尔发生病理性骨折时需内固定。

肺源性肥大性骨关节病

肺源性肥大性骨关节病常与支气管癌有关。这是一种非转移性并发症，可能是该病的首发症状。很少合并其他引起杵状指的疾病。常见于中年男性，伴有双髋、双踝关节肿痛。其他关节通常不受累。

根据出现的杵状指可做出诊断，通常肉眼可见，X线显示桡骨、尺骨、胫骨和腓骨远端骨膜新骨形成。胸片可显示病变。

治疗主要是切除原发灶。原发灶一切除，关节病变也可消失。NSAID 可缓解症状。

副肿瘤多关节炎

多见于乳腺癌的女性和肺癌的男性，也可见于肾细胞癌。起病时肿瘤隐匿，很难做出诊断。

皮肤病

银屑病关节炎

讨论见上文。

结节红斑（见第 23 章）

超过 50% 的患者会合并关节炎，特别是膝关节和踝关节出现明显的红肿、压痛。关节炎随皮肤病变在数月内逐渐缓解。治疗主要是NSAID，有时使用类固醇。

神经疾病

神经性关节病（Charcot 关节病）主要是由于保护性痛觉消失导致创伤引起的。最早是 Charcot 在脊髓痨中描述的。它们也见于脊髓空洞症、糖尿病和麻风病。神经性关节病的位置取决于痛觉减退的位置。

- 脊髓痨：膝关节和踝关节最常受累
- 糖尿病：踝关节最易受累
- 麻风病：肩关节易受累。

神经性关节病一般为无痛性的，但由于晶体沉积会有一段疼痛期。临床表现通常为肿胀，关节不稳定，最终导致严重畸形。

特征表现是关节肿胀，伴有无痛性的异常运动。基础疾病常与神经病变有关（如麻风病的分离性感觉丧失和糖尿病的多神经病变）。X 片表现具有特征性，表现为粗大的关节分离和骨弯曲。

治疗主要是对症治疗，严重时需手术。

血液病

由于关节积血引起的关节炎是血友病常见的临床表现。大部分患者幼年发病，容易复发。膝关节最易受累，有时也可累及肘关节和踝关节，最后导致骨质破坏和关节分裂。除补充 Ⅷ因子外，受损关节应早期接受整形治疗以保持运动，预防并矫正畸形。

镰状细胞危象引起的关节疼痛主要累及双手和双足，双侧对称分布。表面正常，有时肿胀。有时合并无血管坏死和骨髓炎。

急性白血病可出现关节炎，尤其是儿童期。膝关节最易受累，出现严重的红肿热痛。治疗主要针对白血病进行。慢性白血病也可出现关节炎，由白血病细胞沉积在关节内或关节周围造成。

严重的地中海贫血患者生存时间较长，出现腰背痛的主要原因包括：椎间盘过早的退行性病变、继发性脊柱炎以及骨质疏松引起的压缩性骨折，可出现明显的盘状钙化。

内分泌和代谢疾病

甲状腺功能低下的患者常主诉近端肌肉僵硬和疼痛，类似风湿性多肌痛，有时合并腕管综合征。比较少见的是：甲低可出现关节炎、关节腔积液，特别是膝关节、腕关节和手足小关节，对甲状腺素治疗反应良好。

甲状旁腺功能亢进可并发软骨钙质沉着和急性假性痛风。

50% 的肢端肥大症患者可发生关节痛，主要累及双手小关节和膝关节。有时合并腕管综合征。

Cushing 病中腰背痛很常见。

糖尿病引起的关节疾病见第 19 章。

家族性高胆固醇血症可合并少关节或多关节炎，常出现肌腱黄瘤。高脂血症也可合并关节炎。

其他关节病变

家族性地中海热（FMF）

FMF 是一种常染色体隐性遗传病，发生在特定的人种，特别是阿拉伯人、土耳其人、亚美尼亚人和西班牙犹太人。16 号染色体上存在基因 *MEFV*，可编码 pyrin 或 marenostrin，激活中性粒细胞趋化因子抑制剂的合成。趋化因子产生的减少导致 FMF。

临床表现为反复发热、关节炎和浆膜炎。腹膜炎或胸膜炎可继发腹痛或胸痛。关节炎通常是单发的，持续可达 1 周。有时会被误诊为复发性类风湿，但这通常不会引起发热。

诊断可以通过 PCR 检测，但通常基于临床表现，同时除外其他疾病。

治疗主要是规律给予秋水仙碱 1000 ~ 1500μg/d，可减少发作次数。本病通常是良性的，但有 25% 的病例会发生肾淀粉样变。

结节病（也见第 14 章）

最常合并的关节炎类型是结节红斑，见于 20% 的结节病患者。最有用的确诊方法是胸片，80%的病例可见肺门淋巴结肿大。

其他类型的关节炎多在本症发病后出现，包括一过性类风湿样多关节炎，以及易被误诊为痛风的急性单关节炎。

治疗是用NSAID，NSAID无效的病例使用类固醇通常有效。

骨软骨瘤病

病变集中在滑膜上，逐渐钙化甚至骨化（骨软骨瘤），导致关节内松弛小体增多。常发生在年轻成人的单个关节，X 线可以诊断。

治疗是摘除松弛物和滑膜切除术。

色素绒毛结节状滑膜炎

发生于关节或腱鞘滑膜的过度增生，表现为反复的关节积血，可导致骨进行性破坏，但恶性度不高。

治疗是滑膜切除术或放疗。腱鞘内结节过多时需要切除。

复发性多软骨炎

复发性多软骨炎是一种少见的关节软骨炎症。男女发病率相同，常见于老年人。表现为咽痛、炎症，最终软骨破坏，主要位于耳、鼻、喉或气管。可发生血清阴性关节炎、巩膜外层炎和血管炎（如肾小球肾炎）。诊断依靠临床症状以及急性炎症的实验室证据。

治疗包括糖皮质激素和免疫抑制剂。

骨疾病

骨骼是一种特殊的结缔组织，主要有以下三大功能：

- **机械功能**——提供运动所需的结构和肌肉附着。
- **代谢功能**——储存钙和磷酸盐。
- **保护功能**——包绕骨髓和重要器官。

结构与生理学

长骨（如股骨、胫骨、肱骨）和扁骨（如颅骨、肩胛骨、下颌骨）具有不同的胚板，所含骨皮质和骨小梁的比例不同（图 10.30）。

- **骨皮质（致密组织或薄层组织）**形成了长骨的骨干和扁骨的外壳。主要起机械和保护作用。
- **骨小梁（网状组织）**存在于长骨骨干的末端和扁骨皮质内，由一系列交织成网状的小梁板和杆组成。它是骨重构的主要部位，维持内环境稳定。
- **编织骨**减少了机化结构，由排列规则的胶原纤维组成。其在生命的早期形成，在骨折修复期和高转换性骨病中也可形成，例如 Paget 病。

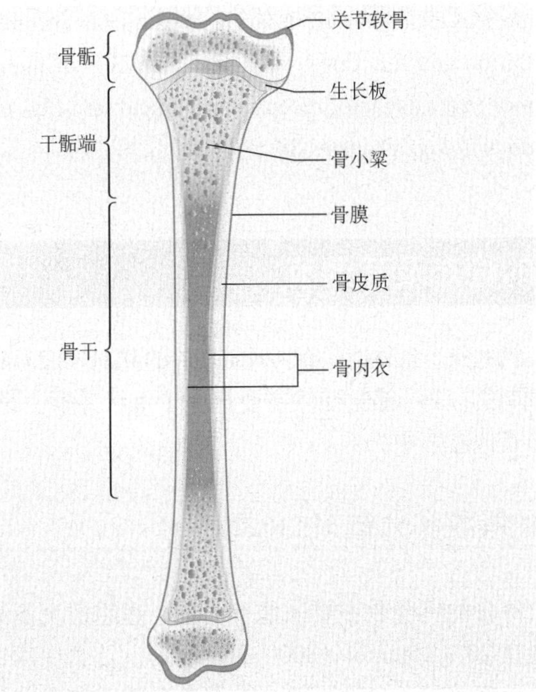

图 10.30　生长中的长骨纵切面示意图。

骨是由细胞、有机物（主要是蛋白）和无机物（矿物）组成。

基质成分

I 型胶原是骨质的主要成分，在高度机化结构中形成平行薄板。在骨皮质中，Havers 管的血管周围形成同心的薄板，通过 Volkmann 管相连接。非胶原蛋白包括成骨素、骨桥蛋白和纤维连接蛋白。骨矿物的主要成分是羟磷灰石，使骨可抵抗对其的压力。

骨细胞成分

骨细胞

这些小细胞包埋在骨内，主要起传导机械压力的作用。细胞质突出，在骨表面连接其他骨细胞和成骨细胞。

成骨细胞

成骨细胞是由局部间充质干细胞分化出来，主要存在于骨表面，合成骨基质（类骨质），调节矿化，此后绝大部分的成骨细胞发生凋亡。一些仍存在于骨表面，或作为骨细胞包埋在新矿化的骨内。成骨细胞通过产生刺激因子 RANK-L（核因子 κ-B 受体激动剂的配体）和骨保护素（OPG）抑制因子，对破骨细胞的增殖和功能也有重要的调节作用。碱性磷酸盐中富含成骨细胞，表达多种受体，包括糖皮质激素、甲状腺激素（PTH）、1,25 - $(OH)_2D_3$、雌激素、前列腺素、白介素、TNF-α 和 TGF-β。

破骨细胞

破骨细胞是由巨噬细胞/单核细胞的造血干细胞分化而来。破骨细胞表达 M-CSF、RANK-L 和降钙素受体，但并不表达 PTH。它们附着在骨头上形成一个皱板，产生一系列细胞外溶酶体间隔。氢离子进入这个空间，酸环境中晶体分解且基质暴露，此后在合适的 pH 值下被半胱氨酸蛋白酶（如组织蛋白酶 K）降解。

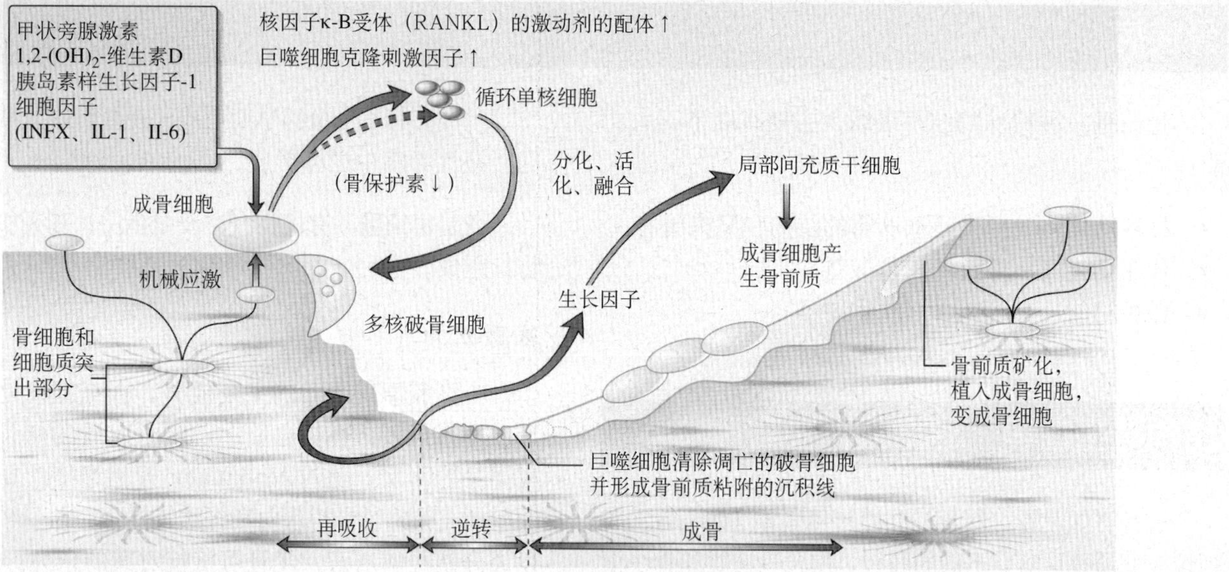

图10.31 **骨再生图示，显示在单个时间点上骨凹槽平坦处的横截面图。**（再吸收和形成实际上在骨凹槽或通道的不同点同时发生。）在左侧，在凹槽顶，多核破骨细胞因 RANK-L 和 M-CSF 增加（和减少骨保护素），被激素、细胞因子活化或在机械刺激下活化，从邻近的成骨细胞旁再吸收骨。巨噬细胞出现在破骨细胞觉醒时，清除凋亡细胞（逆转）和准备再吸收骨表面作为“沉积线”。骨释放生长因子刺激局部干细胞分化成成骨细胞来形成新骨，完成循环。TNF；肿瘤坏死因子；IL；白介素。

骨的生长和重构

纵行生长发生在骺板（骨骺和干骺端之间）。软骨由软骨细胞形成，18 ~ 21 岁骨骼成熟时被骨化，那时骨骺和干骺端已经融合。

成年人的骨重构发生在基本的多细胞单元（图10.31）。骨细胞通过细胞质透射将机械牵拉与骨表面的成骨细胞联系起来。成骨细胞对此或对其他信号[PTH、1,25-(OH) $_2$D$_3$、细胞因子和生长因子] 做出应答，通过增加 RANK-L 和 M-CSF 及减少 OPG 的生成来完成。这一过程促使破骨细胞从循环的单核细胞母体中形成，诱导破骨细胞进入指定区域被吸收。不明抑制信号（见第 9 章）会限制破骨细胞的生成和活性。巨噬细胞清除凋亡的破骨细胞，准备好吸收的表面（沉积线）。生长因子促进局部干细胞形成成骨细胞（吸收和形成），生成类骨质，矿化形成新骨。完成整个过程大约需要120天。只要骨量没有变化，如骨形成的数量和骨吸收的数量相同，骨重构保持平衡。

骨重构的控制是很复杂的，是机械压迫、全身激素和局部细胞因子、生长因子、前列腺素以及氧化亚氮等其他因子共同作用的结果。遗传因子可能也参与其中。雌二醇是男性和女性调控骨重构的主要因子，主要作用是抑制破骨细胞生成，促进破骨细胞凋亡。

推荐读物

Bland R (2000) Steroid hormone receptor expression and action in bone. *Clinical Science* **98**: 217–240.

Compston JE (2001) Sex steroids and bone. *Physiological Reviews* **81**: 419–447.

Suda T et al. (1999) Modulation of osteoclast differentiation and function by the new members of the tumor necrosis factor receptor and ligand families. *Endocrinology Reviews* **20**: 345–357.

钙的稳态及其调节

钙的稳态是靠消化道、肾脏和骨的 PTH、1,25-(OH)$_2$D$_3$ 调节的。钙 - 感觉受体主要存在于甲状旁腺、肾脏、脑和其他器官中。

钙的吸收和分布（图 10.32）

每日的钙吸收主要来源于食物，理想情况下应该控制在 20 ~ 25mmol（800 ~ 1000mg）。饮食中的钙缺乏是骨病的一个少见原因。维生素 D 缺乏和吸收不良时，小肠对钙的吸收减少。

维生素 D 的代谢（图 10.33）

人体维生素 D 的主要来源是 7- 去氢胆固醇经光活化（皮肤内）转化为胆钙化甾醇，然后在肝脏形成 25-$(OH)D_3$，进一步被肾脏 1α- 羟化酶转化为活化的代谢产物 1,25-$(OH)_2D_3$。（这个步骤可发生在淋巴瘤和结节病组织中，导致可伴发这些疾病的高钙血症。）如果维生素 D 供给合适，可产生另一个活化的代谢产物，24,25-$(OH)_2D_3$。这个酶的调控依靠 PTH 和磷酸盐，并受 1,25-$(OH)_2D_3$ 的反馈抑制。

甲状旁腺激素（PTH）

PTH是一种84-氨基酸激素，由甲状旁腺的主细胞分泌（正常情况下位于甲状腺的后方，有时位于颈部或纵隔内）。PTH促进肾脏分泌磷酸盐，增加血清钙，作用机制是通过：

- 促进破骨细胞重吸收（迅速发生）
- 促进小肠钙吸收（较慢应答）
- 促进 1,25-$(OH)_2D_3$ 合成
- 促进肾小管对钙离子的重吸收。

低血镁可抑制 PTH 对低钙血症的应答。

降钙素

降钙素是由甲状腺 C 细胞产生，可抑制破骨细胞的骨再吸收，促进肾脏分泌钙和磷酸盐。但是，甲状腺全切术（降钙素缺失）和甲状腺髓样癌（降钙素过量）都可导致明显的骨骼损害。

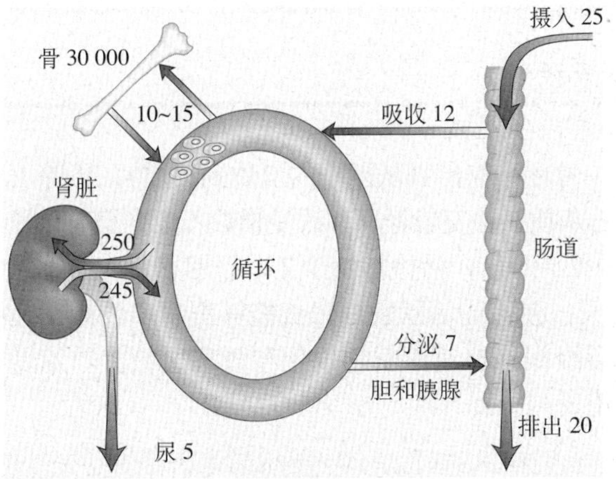

图 10.32 正常人的钙交换，数量是以每天 mmol 显示。

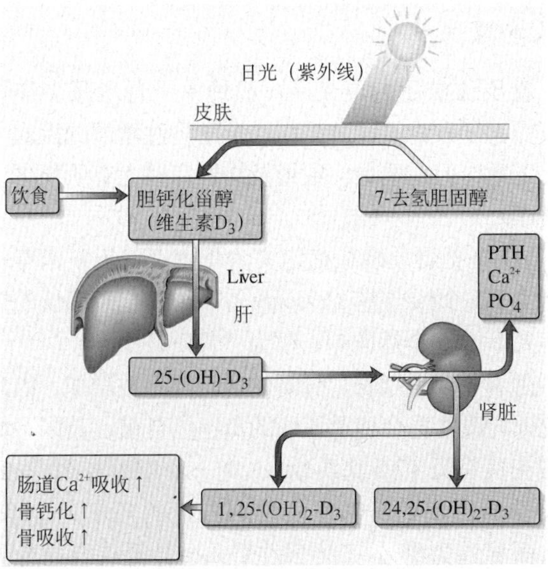

图 10.33 维生素 D 的代谢和作用。

骨骼和钙异常的研究（图 10.34）

总血清钙（参考范围为 2.2 ~ 2.6mmol/L）

40% 的血清钙以离子形式存在，具有生理活性；其余为复杂形式，或与蛋白结合，特别是白蛋白。钙离子很难测量，所以不做常规检查。如果白蛋白水平低于或高于40g/L，血清钙总量应做矫正，白蛋白每增加或减少 1g/L，血清钙增加或减少 0.02mmol/L。若严格测量，样本应尽快送检，不能使用止血带，否则局部血清蛋白的浓度会升高。

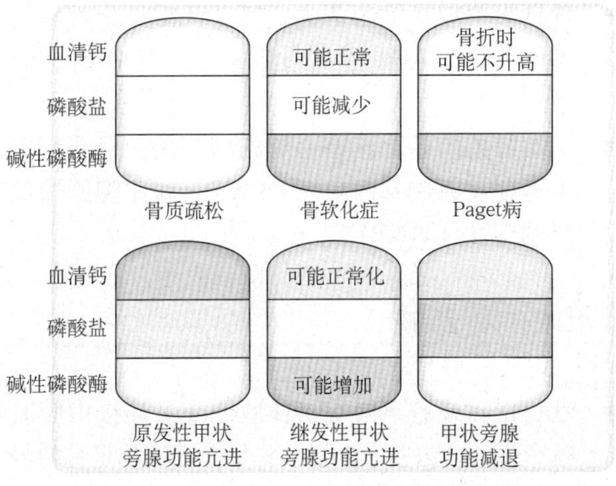

图 10.34 （也见彩图 10.34）主要骨异常中血清钙、磷酸盐和碱性磷酸酶的变化。红色表示增加，蓝色表示减少，白色表示正常水平。

血清磷酸盐（参考范围为 0.8～1.4mmol/L）

磷酸盐对大多数生物系统都很重要。原发性甲状旁腺功能亢进的患者合并血清磷酸盐水平降低。肾衰竭或甲状旁腺功能减低时，水平升高。

PTH 测量（参考范围为 10～65ng/L）

PTH 测定法测量完整的PTH分子。PTH升高见于原发性、继发性、第三级甲状腺功能亢进以及家族性低尿钙性高钙血症。锂中毒也可合并PTH升高。其他原因导致高钙血症时，PTH 水平降低。

25-OH 维生素 D［参考值取决于季节，一般≥20ng/ml（50nmol/L）］

血清 25-OHD 的水平可反映维生素 D 的状态。维生素 D 缺乏或不足常合并 PTH 升高。1,25-$(OH)_2D_3$ 的测量基本无临床意义。

尿钙（正常范围为 2.5～7.5mmol/24h）

当肾小管重吸收钙减少或高钙血症时，尿钙增多。后者有一个例外是家族性低尿钙性高钙血症：血钙升高的同时尿钙分泌降低。尿钙测量的主要用于肾结石检查。

骨形成的标志物

- **碱性磷酸酶**在肝脏、骨、胰腺、肾脏和胎盘中合成。骨特异性碱性磷酸酶由成骨细胞合成；儿童期和骨转换率增高时，血清碱性磷酸酶水平升高。
- **骨钙素**由成骨细胞产生，其升高常见于骨转换率高的骨病，应用糖皮质激素可降低骨钙素的水平。
- **Ⅰ型胶原前肽**是胶原合成的副产品。可测量血清Ⅰ型前胶原羧基端前肽（PICP）和Ⅰ型原胶原氨基端前肽（PINP）。

骨吸收的标志物

- **吡啶诺林或脱氧吡啶诺林胶原交叉连接**由胶原降解产生，并由尿液排出。脱氧吡啶诺林是骨特异性的，比尿羟脯氨酸更敏感。
- **N 末端的 C 末端交联端肽**也反映骨吸收并可在疾病和治疗时改变迅速。它们可以在尿液和血清中评估。

诊断性影像学

- **平片**：可鉴别骨折、肿瘤和感染。代谢性骨病可以看到特征性表现（见各部分）。
- **放射性核素扫描**：锝-99mm标记的亚甲基二碳磷酸盐化合物的摄取主要依赖血流和成骨细胞活性，可探测患者骨折、感染、转移灶或代谢性骨病的骨活动度，比 X 片更敏感。
- **磁共振影像学**：允许详细的软骨下和其他骨区的鉴定。方法变异［T1，T2，STIR（抑制骨髓的脂肪高信号）］可提供特殊诊断或预测信息，如可疑的无血管性坏死。

骨密度测定（见下文）

骨活检

骨环钻取出（从髂嵴的皮质到皮质），不除去标本的石灰质，检查骨循环和改变指数。荧光染料（通常为口服四环素），活检前给予 2 个周期，每次 2 天，间隔 10 天，使骨的活跃表面形成能够测量。临床实践中，骨活组织检查对诊断骨软化和肾病性骨营养不良非常有用。

骨质疏松症

定义和发生率

骨质疏松症的定义是：一种由于骨质减少和骨小梁破坏，导致骨脆性升高和骨折危险性增加的疾病。骨矿化正常，但在质量、数量及结构完整上有所损失（图 10.35）。

WHO 把骨质疏松症定义为骨密度低于正常年轻人平均值 2.5 个标准差（T-score＜－2.5）。如果低于正常成年人 1～2.5 个标准差，称为“骨质减少”。

随着年龄的增长，骨折的风险成指数增加，因此人口统计的改变将会加重该病的负担（目前，英国平均每年的花费将近 17.5 亿英镑）。对一个年龄在 50 岁的白人女性而言，其将来发生髋部骨折的几率为 15% 左右，而男性为5%，二者发生Colles骨折或脊柱骨折的几率均为11%～13%。对 80 岁的老年人来说，30% 的

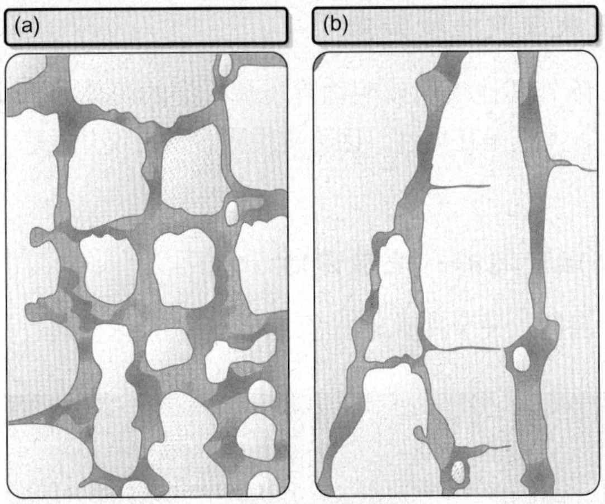

图 10.35　正常骨（a）和疏松骨（b）的微观结构。（b）中骨梁板变得薄而少。

女性和 15% 的男性会发生髋部骨折。白种人和亚洲人发生的几率尤其高。

发病机制

图10.36显示的是骨质改变与年龄的关系。骨质在 20 ~ 30 岁时达到最高峰，从 40 岁起，骨质开始随年龄增加而减少，并持续终生。在女性绝经期前后，骨丢失增加，并持续 5 ~ 10 年。

对于绝经后的骨质疏松症，雌激素下降是一个主要因素，同样在男性患者也是如此。而对于老年人，维生素 D 缺乏以及继发的甲状旁腺功能亢进则是主要的发病因素。

因此，骨质的多少取决于峰值以及晚年骨质的丢失率。遗传因素是影响骨质峰值的重要因素，许多基因参与其中，如 A 型胶原、维生素 D 受体以及雌激素受体的基因。营养因素、性激素水平及体育运动也会影响骨质峰值。

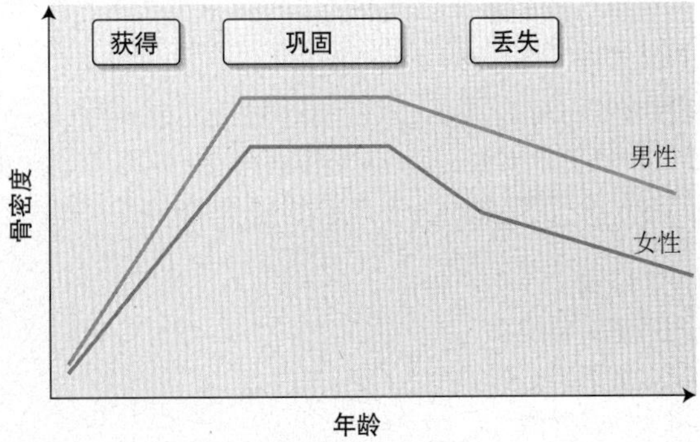

图 10.36　一生中骨密度变化的示意图。

与骨质丢失相关的危险因素分为内源性和外源性两类。

- 内源性因素包括：种族、女性、年龄增长、骨折家族史。
- 外源性因素包括性腺机能减退（男性或女性）、糖皮质激素治疗、低体重指数、既往骨折史、吸烟、制动以及酒精过量。维生素 D 缺乏在老年人尤其重要。

甲状旁腺功能亢进、甲状腺功能亢进、腹部疾病、炎性肠病或关节病、慢性肝脏或肾脏疾病均会增加患骨质疏松症的风险。老年人近期血清半胱氨酸水平升高预示着可能会发生髋部骨折。

摔倒会增加骨折的危险，尤其是老年人。环境因素（如光线差、地板不平）、神经肌肉疾病、心血管疾病及常用处方药（利尿剂、镇静剂、抗焦虑药）是通常被忽略的、导致老年人跌倒的因素。这些因素中，一些会影响骨矿物质密度（BMD），而另一些是独立的。

并不是所有的骨质疏松症因素都会影响骨重构和骨小梁。雌激素缺乏（可能是一过性的）的早期结果是破骨细胞的凋亡减少。基本多细胞单位的数量增加出现，伴骨吸收深度增加超过成骨细胞的合成能力，导致对骨折的抵抗力下降，并不全部受测量的 BMD 影响。甲状旁腺机能亢进和甲状腺功能亢进也会导致骨转化增多。对老年人来说，骨形成的减少比重吸收的增加更明显。糖皮质激素诱导的骨质疏松症早期表现为高转化状态，但是长期应用糖皮质激素可导致骨质形成减少，转化降低。

临床特征

骨质疏松症的惟一症状就是骨折。脊柱突然剧烈的疼痛，局限于受损水平，通常放射至前面，提示脊柱压缩性骨折。但只有大约 1/3 的脊柱骨折是有症状的。脊柱压缩性骨折导致机械紊乱、脊柱后凸、身高减少和腹部隆起产生疼痛。典型的 Colles 骨折常发生在伸展的手臂。股骨颈骨折通常见于老年人向一侧或向后跌倒。其他导致小创伤性骨折的疾病也不应忽视，包括代谢性疾病和骨髓瘤。

检查

若怀疑骨折

X 线平片通常可显示骨折以及既往无症状的脊柱

畸形（图10.37）。如果平片正常，骨闪烁显像可以发现骨折（特别是骨盆骨折）。

骨密度

- **普通平片**对检测骨质减少并不敏感。
- **双能X线吸收法**（DXA）通常可以测量腰椎和近端股骨的平均骨密度（平均表面积的矿物而不是整个体积的密度）。它具有精确、放射量少等优点，是诊断骨质疏松症的金标准（图10.38）。老年人的骨赘可导致脊柱畸形、椎体骨折，因此需注意监测脊柱。表 10.23 列出了 DXA 的适应证。
- **定量CT扫描**可以直接测定真实体积，鉴别皮质骨和髓质骨。但是花费较高，辐射强，临床应用少。
- 跟骨**定量超声法**没有电离辐射，价格便宜，主要用于骨折风险的预测。

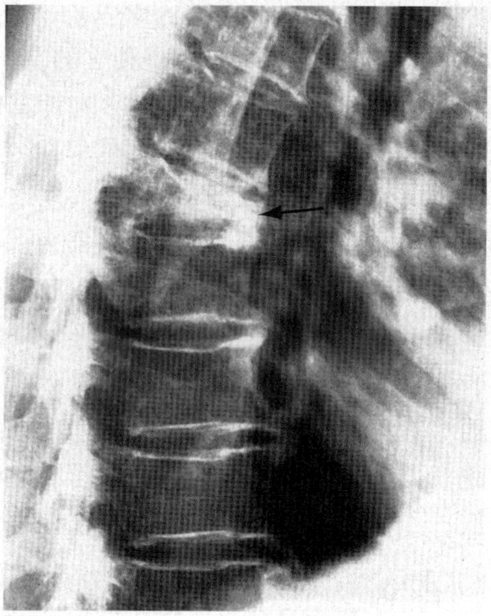

(a)

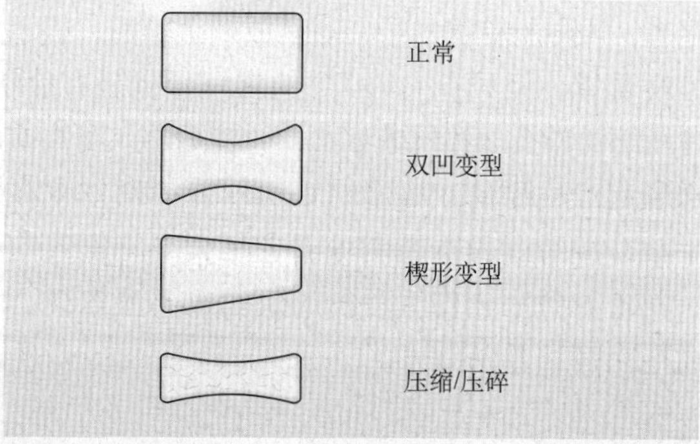

(b)

图 10.37 (a) 胸椎 X 线片可见压缩骨折（箭头所示）。(b) 骨质疏松症的脊柱畸形。

相关疾病及危险因素

除外其他疾病或明确骨质疏松症的相关因素非常重要，尤其是在男性，因为男性更容易出现并发症（表10.22）。

个体治疗选择：危险评估

目前，关于骨质疏松症的人口筛查尚未开展，只是

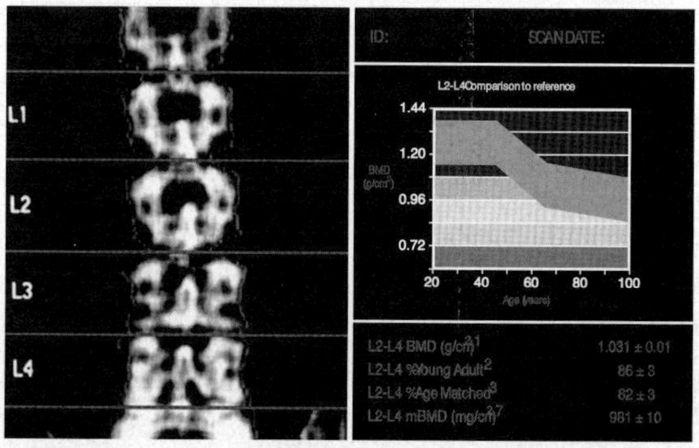

图 10.38 **腰椎双能 X 线吸收法**。左图和右图显示的是腰椎的图像、病人的评估结果和参考范围的关系。

表 10.22 骨质疏松症的危险因素

BMD 依赖	非 BMD 依赖
女性	年龄增加
白种人 / 亚洲人	既往粉碎性骨折
性腺功能减退	低体重指数
制动	吸烟
酒精滥用	糖皮质激素治疗
钙剂摄入过低	高骨转化
维生素 D 缺乏	摔跤的风险增加
药物：	
肝素	
环孢素	
止惊药	
内分泌疾病：	
Cushing 综合征	
甲状腺功能亢进	
甲状旁腺功能亢进	
其他疾病：	
慢性肾脏疾病	
慢性肝脏疾病	
吸收不良	
炎性肠病	
类风湿关节炎	
肥大细胞增生病	
多发性骨髓瘤	
骨发育不良	

对有危险因素的人进行骨密度测量。一般来说，将BMD T值低于－2.5作为干预的指标。但是，其他一些骨折的独立危险因素也应当考虑进去（见图10.39和表10.22)。用这种方法评估骨折的风险已经有5~10年了，可以提供更恰当的干预阈值。

预防和治疗（Box10.13）

新发的脊柱骨折需卧床休息1~2周，镇痛治疗(如美普他酚)、经皮电神经刺激或许有效。肌肉松弛药(如地西泮2mg，每日3次)、皮内注射降钙素（每日50~100U）或帕米膦酸盐60~90mg静脉注射对缓解疼痛有效，心理疗法可以帮助病人重建活动的信心。非脊柱骨折需要整形外科介入治疗。

应向患者指明生活中的易患因素，DXA可以发生发现明显的危险。

- **饮食**：需保证每天700~1000mg的钙摄入（绝经后每天1500mg)，不能充分暴露于阳光者每天应摄入400~800U的维生素D。
- **运动**：每周3次，每次30分钟的负重锻炼可以升高BMD，但这并没有在所有的研究中达成共识。老年人进行一些轻微的锻炼也可以减少摔倒的危险，并能对摔倒做出保护性反应。
- **戒烟**：吸烟会降低BMD，增加骨折风险。同时应该避免酒精滥用。
- **减少摔倒**：心理疗法和家庭安全评估是必要的。在家中为老年人提供髋部保护器可以减少骨折风险。

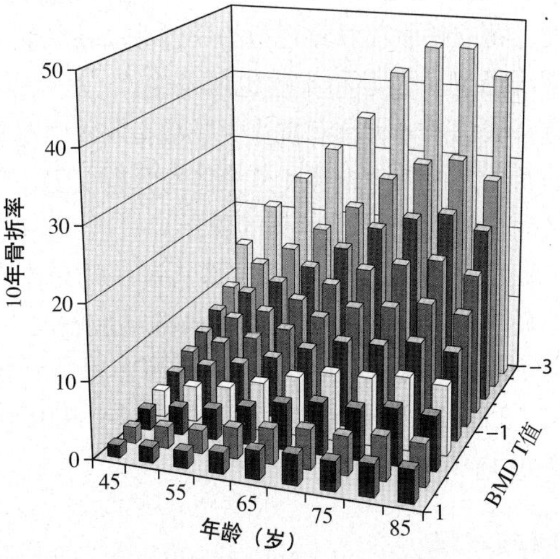

图10.39 （也见彩图10.39)显示在女性人群中，年龄（x轴）和骨质减少（表现为T值，z轴）与10年骨折率（y轴）的关系。骨质减少，T值在－1~－2.5之间。浅绿色表示的是骨质疏松的骨（T值小于－2.5)。骨质减少的老年女性发生骨折的风险比骨质疏松的年轻女性要大。Data from Kanis JA（2002）Diagnosis of osteoporosis and assessment of fracture risk.*Lancet* **359**:1929-1936.

Box10.13 骨质疏松症的处理

对所有人
- 评估危险因素
- 如存在危险因素，进行DXA（并不是对所有粉碎性骨折的患者都是必需的）
- 除外引起骨质疏松的继发原因

对于既往有过粉碎性骨折的患者以及年龄超过65岁、DXA测量T值≤－2.5的患者
- 建议改变生活方式（如运动、饮食、戒烟）
- 提供治疗：
  一线用药：阿仑膦酸和利塞膦酸
  同时——雷洛昔芬用于脊柱骨质疏松的女性
  ——特立帕肽用于严重的骨质疏松或不能耐受其他治疗女性
  适时补充钙剂和维生素D

对于BMD T值≤－2.5的年轻患者（DXA测量，髋±脊柱）
- 根据年龄和其他独立危险因素评估是否需要治疗
- 建议改变生活方式
- 建议适时给予上述治疗

对于年老体弱的人
- 建议改变生活方式
- 适时进行危险评估并提供建议
- 补充钙剂和维生素D
- 疗养所提供髋部保护装置

See also Royal College of Physicians' Guidelines (in list for further reading).

表10.23 DXA扫描的适应证

放射性骨质减少
身高下降或胸廓后凸
性腺机能减退
既往粉碎性骨折
糖皮质激素治疗
体重指数＜19kg/m^2
母亲髋部骨折的病史
与骨质疏松症相关的疾病（表10.22）

药物治疗

大多数药物主要抑制骨的重吸收，但是特立帕肽和锶盐主要刺激骨形成。临床试验中，所有的治疗都是以充足的钙剂和维生素 D 为基础的。因此，在临床应用中，如果有任何钙剂或维生素 D 缺乏的证据或危险因素，就应该进行补充治疗。

骨折治疗的有效性证据基础不同。随机对照试验中，以骨折为终点，采用阿仑膦酸盐、利塞膦酸盐、雷洛西芬、激素替代疗法、特立帕肽（重组人 PTH 肽 1-34）以及钙剂与维生素 D 联合用药（后者只用于衰弱的老年人）进行治疗。一些治疗可以减少椎体和非椎体的骨折，包括髋部，而另外一些治疗对所有位置均无效 (Box10.14)。一个部位发生骨折，其他任何部位发生骨折的风险增加，因此对大型骨折（尤其是脊柱和髋部）的治疗是非常必要的。二磷酸盐和锶盐是女性骨质疏松症的一线治疗药物。

- **二磷酸盐**，人工合成的骨焦磷酸类似物（图10.40）粘附在羟磷灰上，抑制破骨细胞。阿仑膦酸盐和利塞膦酸盐对已经发生脊柱骨折的女性可以增加髋部和脊柱的骨质，减少骨折的发生率。对于绝大部分患者，可以每日给药一次（分别为 10mg 和 5mg），也可以每周给药一次（分别为 70mg 和 35mg）。羟乙二磷酸可以循环给药，服药 2 周与补钙 76 天交替进行。研究表明，它不仅可以减少椎体骨折，也可以减少椎体外骨折的发生。目前，二磷酸盐疗法最佳的持续时间尚不清楚。延长抑制骨转化会产生不良反应，建议 5 ~ 10 年后重新调整治疗方案。含氮二磷酸盐（如阿仑膦酸盐和利塞膦酸盐）会出现上消化道不良反应，因此必须严格控制用药剂量。患者应该在站立或坐直的情况下，将片剂和大量水同时迅速服下，然后患者在不吃东西不喝水的状态下保持站立至少30分钟。对于肾功能不全的病人应慎用二磷酸盐。
- **雷洛昔芬**是一种选择性雌激素受体调节者 (SERM)。它对子宫内膜无刺激作用，但可以激活骨雌激素受体。它可预防绝经后妇女脊柱和髋部的 BMD 丢失。治疗达 4 年的妇女可以降低雌激素受体阳性的乳腺癌的发生率。可能发生小腿痉挛和面部潮红，也可出现血栓栓塞并发症，其发生率同 HRT。服药方法为每日口服 60mg。
- **特立帕肽**（重组人 PTH 肽 1 ~ 34）是一种刺激骨形成的合成代谢药。它可减少绝经后骨质疏松女性发生椎体和非椎体骨折的风险，但并不减少髋部骨折的发生。每日皮下注射20μg，只用于严重的骨质疏松患者以及其他疗法无效或耐受的女性。特立帕肽仅导致轻微的一过性高钙血症，无需常规监测。恶心和头痛也可发生。
- **雷奈酸锶**是一种具有抗重吸收和合成代谢双重机制的新药。可减少椎体和非椎体的骨折发生，包括绝经后骨质疏松女性髋部的骨折。每天 2g（夜间颗粒在水中被吸收）。恶心、腹泻和头痛是不常见的不良反应，静脉血栓栓塞疾病的风险轻度上升。
- **钙剂与维生素 D 联合治疗**可减少非椎体骨折的发生，包括髋部骨折。推荐剂量是每天800U维生素 D 和 1g 钙剂。

Box 10.14 减少骨折风险的药物

- 对椎体骨折、非椎体骨折和髋部骨折有效：
  二磷酸盐（阿仑膦酸盐，利塞膦酸盐）
  雷奈酸锶
- 对椎体骨折有效：
  雷洛昔芬
- 对非椎体骨折和髋部骨折有效：
  钙剂与维生素 D 联合治疗
- 对椎体骨折和非椎体骨折有效：
  特立帕肽
- 与有效性证据冲突：
  降钙素
  骨化三醇

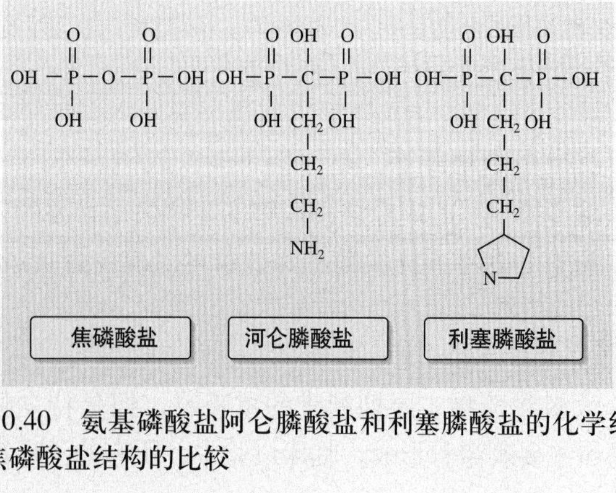

图 10.40 氨基磷酸盐阿仑膦酸盐和利塞膦酸盐的化学结构和焦磷酸盐结构的比较

较少用的方法

包括：

- **激素替代疗法**（HRT）可以预防骨质丢失，减少骨折发生。但是，由于发生乳腺癌和心血管疾病的危险增高，所以目前只用于围绝经期有绝经症状的骨质疏松的女性以及不能耐受其他疗法的女性。

- **联合治疗**，选择两种抗重吸收药物或一种抗重吸收药物和一种合成代谢药物，比单药治疗更易升高 BMD，但尚无研究表明可以减少大型骨折的发生。
- **骨化三醇** [1,25-$(OH)_2$-D_3] 可降低脊柱骨折的发生率，但数据前后不一致。可能发生高血钙和高尿钙，需监测血钙和尿钙。
- 降钙素：鼻腔或皮下可用降钙素；椎体骨折发生率可能会降低，虽然这种方法不是普遍有效。

糖皮质激素诱导的骨质疏松

接受口服糖皮质激素治疗超过3个月（任何剂量）应对共存危险因素（年龄、既往骨折史、激素水平）进行评估。对年龄超过65岁的患者或40岁以上但有过骨折史的患者应早期预防。其他病人可根据 DXA 结果选择治疗方法。二磷酸盐（依替膦酸盐、阿仑膦酸盐和利塞膦酸盐）是惟一的治疗药物。同时也应补充钙和维生素 D。

男性骨质疏松

对男性骨质疏松患者，阿仑膦酸盐（10mg/d）可以增加BMD，减少脊柱骨折发生。对有性腺功能减退的临床及生化证据的男性，可以选用雄激素替代疗法。

推荐读物

Beral V, Banks E, Reeves G (2002) Evidence from randomized trials on the long-term effects of hormone replacement therapy. *Lancet* **360**: 942–944.

Bone and Tooth Society, National Osteoporosis Society and Royal College of Physicians (2002) *Glucocorticoid-induced Osteoporosis. Guidelines for Prevention and Treatment*. Royal College of Physicians, London

Bone HG et al. (2004) Ten year's experience with alendronate for osteoporosis in post-menopausal women. *New England Journal of Medicine* **350**: 1189–1199.

Cummings SR, Melton LJ (2002) Epidemiology and outcomes of osteoporotic fractures. *Lancet* **359**: 1761–1767.

Delmas PD (2002) Treatment of postmenopausal osteoporosis. *Lancet* **359**: 2018–2026.

Kanis JA (2002) Diagnosis of osteoporosis and assessment of fracture risk. *Lancet* **359**: 1929–1936.

Riggs BL, Hartmann LC (2003) Selective estrogen receptor modulators – mechanisms of action and application to clinical practice. *New England Journal of Medicine* **348**: 618–629.

Royal College of Physicians (2000) *Osteoporosis: Clinical Guidelines for Prevention and Treatment. Update on Pharmacological Interventions and an Algorithm for Management*. London: Royal College of Physicians.

Seeman E (2002) Pathogenesis of bone fragility in women and men. *Lancet* **359**: 1841–1850.

Paget 病

畸形性骨炎或 Paget 病是一种局部骨重建疾病。疾病早期，邻近骨髓的血流增加，纤维组织增生，骨代偿性形成增加，引起重吸收过量。最终骨形成超过重吸收，但形成的新骨结构异常。

流行病学研究非常困难，因为大部分患者无临床症状。本病在欧洲最常见，尤其是在北英格兰，主要影响40岁以上的人群，男女比例是 2:3。年龄每增加 10 岁，发病率增加 1 倍，90 岁的发病率将近 10%。有记载，14% 的患者有家族史。

病因学和发病机制

目前已经发现一些基因与Paget病有关，包括分离体 p62、核因子 κB（NFκB）、骨保护素和 *bcl2*。病变在破骨细胞内表现为副黏液病毒核壳体（如犬热病毒、麻疹或呼吸道合孢病毒）。但是，在其他骨疾病中也可以见到类似物质，并且Paget病的病毒病因学理论尚存争议。*c-fos* 基因（致癌基因）的表达改变与病毒感染机制有关，引起破骨细胞增加，细胞核数目增多（多达 100）。破骨细胞重吸收增加，形成柔软的编织骨，容易导致畸形，并增加骨折的几率。未受影响的骨保持正常（Paget 病并不会蔓延，但可以出现症状）。

临床特征（图 10.41）

大多数（60% ~ 80%）经放射学确诊的 Paget 病患者都没有临床症状。许多患者通常是发现血清碱性磷

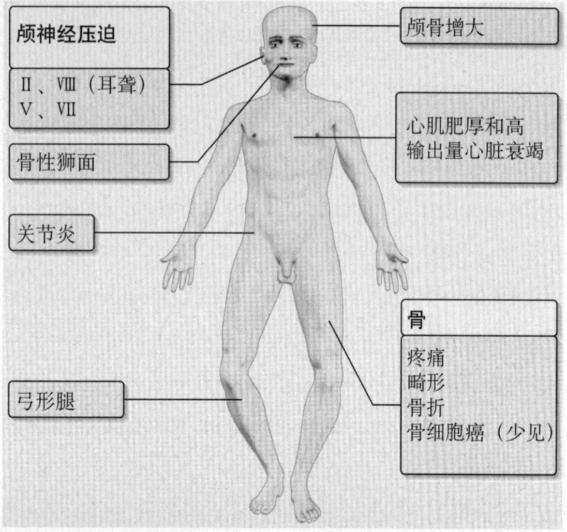

(a)

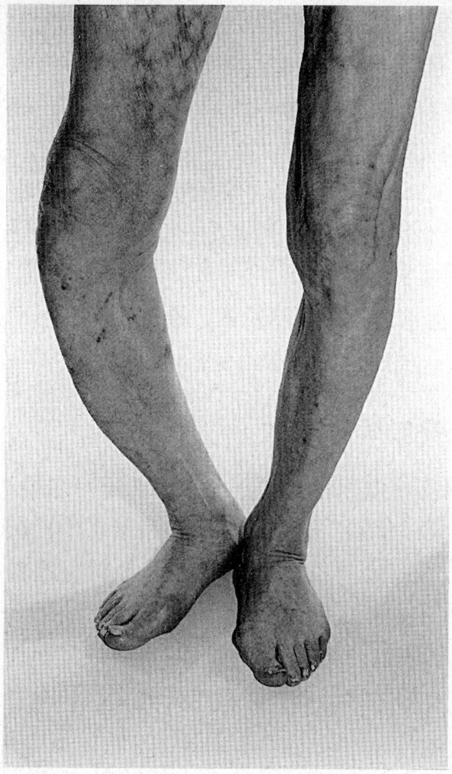

(b)

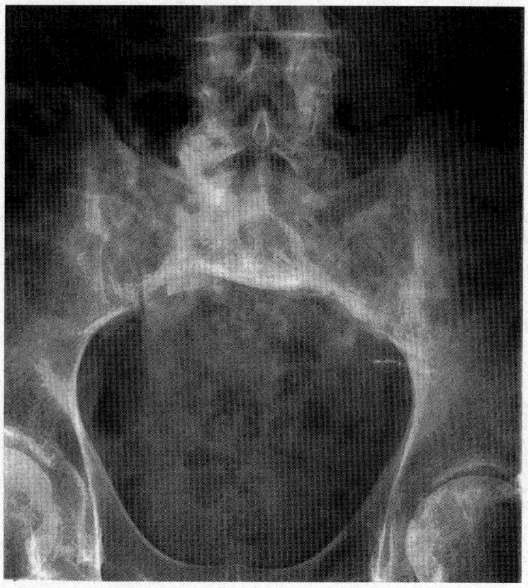

(c)

图 10.41 Paget 病。(a) 临床特征。(b)[也见彩图 10.41(b)] 图片显示由于骨生长过度导致的胫骨变成弓形。注意大腿中间的红斑。(c) 骨盆的 X 线表现为溶骨和骨硬化。

酸酶升高或 X 片检查见到其他征象才做出诊断的。本病可累及单个骨（占15%）或许多骨，发生率最高的部位是骨盆、腰椎、股骨、胸椎、骶骨、颅骨、胫骨。

症状包括：

- 骨痛，常发生在脊柱或骨盆
- 若病变邻近关节，可出现关节痛，导致关节软骨破坏和骨关节炎
- 畸形，特别累及胫骨和颅骨时
- 并发症：
  (a) 神经压迫症状（第Ⅷ对颅神经受累引起耳聋，第Ⅱ、Ⅴ、Ⅶ对颅神经也可受累，脊髓狭窄，脑积水）
  (b) 骨血流量增加（心肌肥厚，高输出量心脏衰竭）
  (c) 病理性骨折
- 畸形性骨炎发生成骨细胞癌（发生率小于1%，但发病风险比无骨炎的患者高 30 倍）。

检查

- X 片表现因部位不同而不同（颅骨骨质疏松具有特异性表现）：主要表现为骨膨胀的硬化相，骨小梁增厚，小梁和皮质间的间隙变窄（鉴别诊断）。
- **骨扫描**可以显示骨骼受累的范围，但无法鉴别 Paget 病和骨转移癌（尤其是乳腺癌和前列腺癌）。
- **血清碱性磷酸酶升高**，血钙、血磷正常，提示骨转化增加。局限性或单骨的 Paget 病可以在正常水平。治疗后指标下降，作为缓解的标志。只有病变广泛的制动患者血钙轻度升高。尿羟脯氨酸分泌

增多，同血清碱性磷酸酶一起可作为疾病活动的指标。

治疗

二磷酸盐是主要的治疗手段。治疗后形成的骨较薄，但不是编织骨（骨转化正常，对成骨细胞没有直接影响）。另外，除了要治疗有症状的患者（少数人），迄今为止的研究显示：对无症状的患者，如果存在引起严重并发症的危险，例如负重长骨或脊柱骨折，头颅受累引起的神经症状和耳聋，以及整形手术前，都需要进行合适的治疗（减少血管供应）。

静脉二磷酸盐

静脉用氨羟二磷酸二钠是非常有效的。6 周内分次共注射 360mg，如果需要的话，6 个月后重复治疗。应用氨羟二磷酸二钠后可以出现首过效应，表现为流感样症状，24 ~ 48 小时后出现一过性高热。

口服二磷酸盐

替鲁膦酸口服 400mg/d，共12周，可用于治疗 Paget 病，如果需要，6周后可以重复治疗。伊班膦酸盐30mg/d，共2个月，如果需要，至少2个月后可重复，也可用于治疗该病。利塞膦酸盐，30mg/d，共 2 个月，如果需要，至少 2 个月后重复。1- 二膦酸应用较少，因为其效价较低。

治疗时应监测血清碱性磷酸酶水平及尿羟脯氨酸分泌量。

外科手术

关节置换或骨切除可矫正畸形，缓解关节增生引起的疼痛或继发的疼痛。关节内注射利多卡因可鉴别关节和骨疾病。若损伤脊髓可行神经外科手术。骨肉瘤通常需要截肢，但远端广泛切除和肢体救援比较成功。

推荐读物

Lyles KW et al. (2001) A clinical approach to diagnosis and management of Paget's disease of bone. *Journal of Bone and Mineral Research* **16**: 1379–1387.

佝偻病和骨软化症

佝偻病（见于儿童）和骨软化症（见于成年人）是骨基质矿化不足的结果。通常是由于维生素 D 缺乏或代谢异常引起的。

病理学

儿童的生长板由于软骨细胞排列畸形而延长，钙化延迟，血管化作用受损。成人的骨软化症表现为类骨质增宽（> 15μm），骨矿化停滞时间延长。

双四环素标记显示类骨质接合处四环素吸收减少。除了低磷酸血性骨软化症，常出现继发性甲状旁腺机能亢进的表现。

病因学（表 10.24）

维生素 D 缺乏常常是由于光线暴露不足或饮食摄入不足（图10.33）所致。亚洲女性和老年人，特别是家庭妇女，属于高危人群。抗惊厥治疗（特别是本妥英和苯巴比妥）影响维生素 D 的代谢，导致维生素 D 缺乏。一些胃肠道疾病，尤其是腹部疾病和小肠 Crohn 病，可影响维生素 D 吸收。

表 10.24 佝偻病和骨软化症的病因

维生素 D 缺乏
皮肤合成不足
饮食摄入过低
吸收不良：
腹部疾病
小肠切除
慢性胆汁淤积，如原发性胆汁性肝硬化
肾脏疾病
慢性肾衰竭
透析导致的骨病
小管疾病，如肾小管酸中毒、Fanconi 综合征
其他
维生素 D 依赖性佝偻病 I 型和 II 型
Dent 病（X- 连锁低磷酸盐血症——维生素 D 抵抗佝偻病）
肿瘤诱导的低血磷酸盐佝偻病和骨软化症

慢性肾衰竭可导致 25-(OH) D_3 的 1α-羟基化减少。$P450_{c1}$ α基因（12号染色体）的突变导致1α-羟化酶缺乏，又称为 **I 型维生素 D 依赖性佝偻病**，是一种常染色体隐性遗传病（见第 12 章）。**Ⅱ型维生素 D 依赖性佝偻病**主要缺乏细胞内 1,25-$(OH)_2$-D_3 受体。X 连锁低磷酸盐血症佝偻病是由 *PHEX* 基因突变所致，最终可导致受累男性下肢畸形和生长发育障碍。Fanconi 综合征和肾小管酸中毒的患者也可出现骨软化症，主要是由持续的磷酸盐尿所致。

低磷酸盐血症骨软化症常合并间质肿瘤，产生包含促纤维细胞生长因子23（FGF23）的体液因子（"调磷因子s"），可增加磷酸盐分泌。肿瘤治疗的结果是再矿化。

临床特征

成人骨软化症可以引起骨骼或肌肉轻微的疼痛及压痛，也可以导致病理性骨折。有时，近端肌肉病变可以导致特异性的蹒跚步态。畸形并不常见。在日常生活中，对于存在高危因素的患者，尤其是有胃肠道疾病或曾接受手术治疗的患者，在出现临床症状之前可以通过生化检查发现。手足抽搐或低钙引起的骨折也时有发生。

新生儿佝偻病在出生时可以表现为颅骨软化（颅骨菲薄、异形）。最初腕关节骨骺增宽，肋骨与软骨连接处形成串珠样改变，造成"佝偻病性肋骨"和肋骨沟（Harrison沟）。下肢畸形见于年长儿童，也可发生肌肉病变。低钙血症造成的手足抽搐多见于一些严重病例。

检查

- **血清碱性磷酸酶升高**，提示成骨细胞活性升高，是最常见的畸形（碱性磷酸酶在骨骼生长时升高）。
- **血钙**通常正常，见于继发性甲状旁腺功能亢进和 PTH 升高时，但一些严重病例中也可降低。
- 由于尿磷升高，**血磷**通常降低，但这是可变的。
- **血清25-OH 维生素** D_3 通常降低（除非是维生素 D 抵抗型佝偻病）。
- **成人 X 线**通常正常，有时可见骨矿化不全，尤其是骨盆、长骨和肋骨，称为 Looser 区——巩膜区线性低密度区。
- 如果生化检查可疑，可行双四环素标记的髂骨嵴活检。

治疗

治疗原则是纠正病因，同时补充维生素 D 以及晒太阳。

多种维生素 D 制剂及其代谢产物都是可行的，如果维生素 D 缺乏是营养不良性的，可给予替代剂量的维生素D（每天400～800U）。对于胃切除术、吸收不良或肝病患者，需要更高的治疗剂量，甚至需要注射维生素D，但许多患者可能对更常规的剂量反应良好。对有慢性肾病、维生素 D 抵抗以及低血磷佝偻病、骨软化症的患者，由于存在1α-羟基化障碍，需要骨化三醇及 α-维生素 D 治疗。

推荐读物

Wharton B, Bishop N (2003) Rickets. *Lancet* **362**: 1389–1400.

骨骼发育不良

骨骼发育不良包括了一大组不同的骨骼及结缔组织疾病。

胶原缺乏

胶原存在于许多不同的组织，起着维持结构、张力及负重的作用。胶原的结构在本章开头讨论过。28 种分散的基因编码形成了 16 种以上不同的胶原亚型。

- 纤维胶原，如Ⅰ型、Ⅱ型、Ⅲ型、Ⅴ型、Ⅺ型胶原分别是由 *COL1A1-2*、*COL2A1*、*COL3*、*COL5*、*COL11* 编码的。这些基因发生突变会导致先天性成骨不全及 Ehlers-Danlos 综合征。
- 基底膜胶原，Ⅳ型胶原，是由 *CAL4A1-5* 编码的。若其突变则导致 Alport 病。
- 间断三螺旋纤维相关胶原（FACIT），如Ⅸ型、Ⅻ型、XIV型胶原，是由 *COL9*、*COL12* 编码的。
- 产丝胶原，Ⅵ型胶原，是由*COL6A1*、*2*、*3*编码的。
- 网构胶原，Ⅷ型和Ⅹ型胶原，是由 *COL8A1*、*COL10A1* 编码的。
- 锚纤维胶原，如Ⅶ型胶原，是由*COL7A1*编码的。若其突变可导致大疱表皮松解（见第 23 章）。

Ehlers-Danlos 综合征

这是一组胶原异质性疾病。根据皮肤脆性、皮肤过伸程度和关节过度灵活程度分为 10 种不同的类型。Ⅰ、Ⅱ、Ⅲ型都是常染色体显性遗传，其生化基础尚不清楚。目前尚未发现 *COL1A1*、*COL1A2* 及 *COL2A1* 基因异常。

Ⅳ型同样也是常染色体显性遗传，可累及动脉、肠管、子宫以及皮肤。*COL3A1* 基因发生突变，导致Ⅳ型胶原的合成和分泌异常。

Ⅵ型是一种隐性遗传病，由编码赖氨酸羟化酶的基因突变引起。

Ⅶ型是一种常染色体显性遗传病，由胶原前体向胶原转化发生障碍所致，*COL1A1* 和 *COL1A2* 基因突变删除了 *N*- 蛋白酶的分裂位点。

其他类型的 Ehlers-Danlos 综合征非常罕见，且尚不明确。临床特征见第 23 章。

先天性成骨不全（骨脆病、脆骨综合征）

这组疾病主要是常染色体显性遗传病。大多是由于形成Ⅰ型胶原的基因发生突变导致，如 *COL1A1*、*COL1A2*。它们可分为四种主要类型，临床表现各不相同，从新生儿期死亡（Ⅱ型）、严重骨畸形（Ⅲ型）、到寿命正常（Ⅰ型和Ⅳ型）。

主要的临床特征是骨骼脆性高、易碎，同时累及其他含胶原的组织，如肌腱、皮肤和眼。迟缓性成骨不全（Ⅰ型）主要表现为轻度骨畸形、蓝色巩膜、牙质缺损、早发耳聋、关节过度灵活以及心脏瓣膜病。严重病例可出现多发性骨折及畸形。治疗主要是二磷酸盐，增加骨皮质厚度，预后视病变严重程度而异。

骨软骨发育不良

骨软骨发育不良共包括 150 种亚型，其中一些是由于编码Ⅱ型胶原的 *COL2A1* 基因突变引起。许多亚型尚不明确。均表现为眼玻璃体异常以及关节软骨畸形，二者均含有丰富的Ⅱ型胶原。

其他缺陷

骨质疏松（大理石样骨病）

这类疾病既可以是常染色体显性遗传，也可以是常染色体隐性遗传。隐性遗传较严重，显性遗传通常较轻微。另外，还有一种隐性遗传伴有肾小管酸中毒，是碳脱水酶Ⅱ缺乏导致的。

病变严重时，骨密度升高，但容易骨折。骨髓受累可导致成白红细胞性贫血。此外还可导致精神发育迟缓，容易早死。

病变轻微时可能仅有 X 线改变，但也可发生骨折及感染。酸性磷酸盐水平升高。

Marfan 综合征

见第 23 章。

成纤维细胞生长因子受体缺乏

软骨发育不全症（“侏儒症”）通常在 1 岁前诊断。该病为常染色体显性遗传，由成纤维细胞生长因子受体 -3 基因缺乏引起。表现为躯干长度正常，但肢体非常短粗；颅骨顶部增大、脸小、鼻梁扁平。智力正常。

（蔡莉萨　陈　适译　栗占国校）

推荐读物

Rauch F, Glorieux FH (2004) Osteogenesis imperfecta. *Lancet* **363**: 1377–1385.

Tolar J, Teitelbaum SL, Orchard PJ (2004) Osteopetrosis. *New England Journal of Medicine* **351**: 2839–2849.

本章参考书目

Favus MJ (ed.) (2000) *Primer on the Metabolic Bone Diseases and Disorders of Mineral Metabolism*, 4th edn. Philadelphia: Lippincott Raven, American Society for Bone and Mineral Research.

Scriver CR, Beaudet AL, Sly WS, Valle D (2000) *The Metabolic Basis of Inherited Disease*, 8th edn. New York: McGraw-Hill.

重要网址

http://www.rheumatology.org
American College of Rheumatology

http://www.arc.org.uk
UK Arthritis Research Campaign

http://www.rheumatology.org.uk/
British Society of Rheumatology – useful, patient-oriented information

http://www.nos.org.uk/
UK National Osteoporosis Society – useful information and reviews of ongoing research

http://www.osteo.org/
US National Institute of Health's bone-diseases page, with useful links from there for osteoporosis, Paget's and osteomalacia

http://www.cbcu.cam.ac.uk/calreviews
Cambridge University site – links to quizzes, pathology images, etc.

http://www.rcplondon.ac.uk
Royal College of Physicians Guidelines

http://www.catchword.com
Clinical Medicine journal

11 肾脏疾病

功能解剖学

肾脏是成对器官，成年人的肾脏长11～14cm，宽5～6cm，厚3～4cm。肾脏位于第12胸椎至第3腰椎的脊柱两侧，为腹膜后器官。肾实质是由位于外侧的皮质和位于内侧的髓质构成。肾单位是肾脏的基本功能单位，每个肾约含100万个肾单位。**每个肾单位**是由肾小球、近端肾小管、髓袢、远端肾小管和集合管构成。肾被膜及输尿管的感觉神经来自T10～12及L1的神经根，其疼痛可牵涉相应神经支配的皮肤。

肾动脉起自腹主动脉，静脉血经肾静脉回流至下腔静脉。约25%的正常人的单侧或双侧肾脏有2条以上肾动脉。由于左肾静脉较右肾静脉长，在活体肾移植手术时，常切除左肾作为供体。

肾动脉：进入肾脏后逐渐分级（图11.1），包括：叶间动脉，进入皮髓质交界处；弓状动脉，走行于皮髓质交界处；小叶间动脉，进入肾皮质并到达肾表面。入球小动脉起源于小叶间动脉，为肾小球毛细血管供血，出球后成为出球小动脉。在皮质中，出球小动脉形成肾小管周围的毛细血管网，并逐渐增粗，成为肾静脉的分支。皮髓交界处的肾小球的出球小动脉形成直小血管进入髓质，再返回皮质。直小血管具有窗孔结构，有利于溶质的移动。集合管在内髓融合成乳头管（ducts of Bellini），经肾乳头的顶端进入肾盂。肾盂、输尿管和膀胱上均覆以移行上皮细胞。

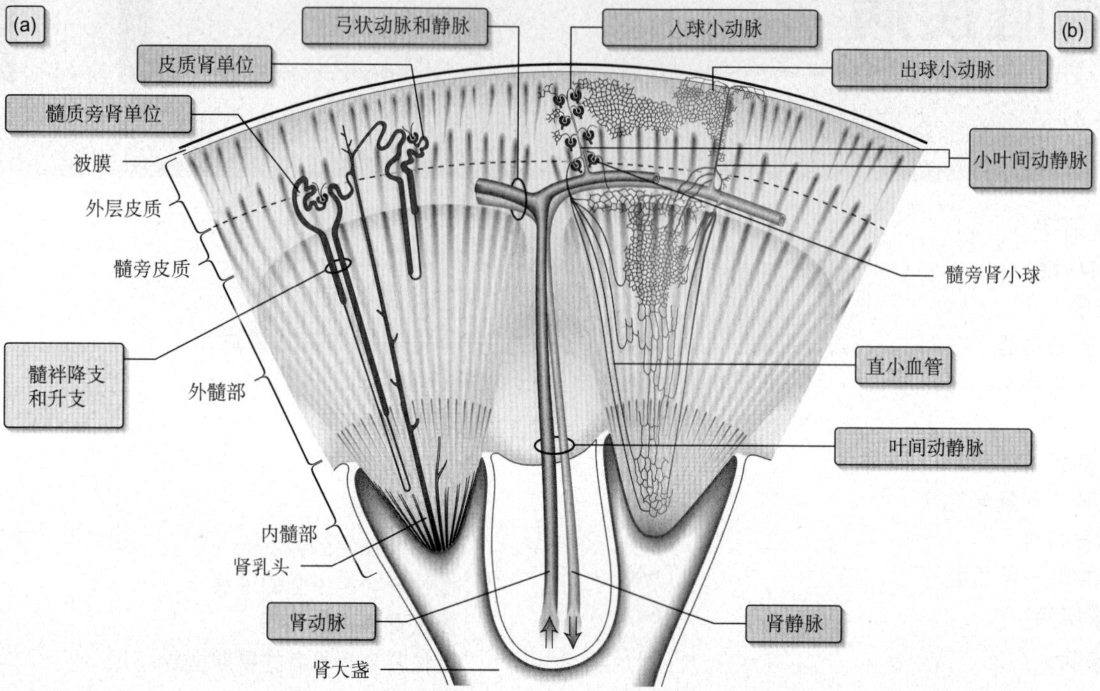

图11.1 肾脏的功能解剖学。(a) 肾单位。(b) 肾脏的动、静脉供应。After Williams PL (ed) (1995) *Gray's Anatomy*, 38th edn. Edinburgh: Churchill Livingstone, with permission from Elsevier.

肾小球：包括四种主要细胞类型：⑴ 内皮细胞：其上有直径500 ~ 600Å的窗孔；⑵ 脏层上皮细胞，即足细胞：其通过足突形成广泛的小梁网，从而支持肾小球基底膜结构；⑶ 壁层上皮细胞：覆盖在Bowman 囊表面；⑷ 系膜细胞（见图11.11)，与网状内皮系统的巨噬细胞有关，具有吞噬功能和收缩能力，可以通过对介质的应答调控肾小球毛细血管的血流量和滤过面积。另外，系膜细胞可以分泌系膜基质，为肾小球毛细血管提供骨架结构。肾小球毛细血管基底膜位于内皮细胞与足细胞之间，足细胞可以通过足突互相连接。内皮细胞、基底膜和上皮细胞共同组成滤过屏障，亦称为筛孔(sieve)。

肾小管：由上皮细胞覆盖，除在髓袢细段为扁平细胞外，其余均为立方细胞。近端小管上皮细胞具有刷状缘，是其区别于其他小管的标志。皮质部集合管包括两种功能不同的细胞：主细胞（明细胞）和嵌入细胞（暗细胞）。在肾皮质间质中的成纤维细胞样细胞在缺氧时可以生成促红细胞生成素。

肾小球旁器：包括致密斑、球外系膜区、入球小动脉的远端（其中包含生成肾素的颗粒细胞）和出球小动脉的近端。致密斑是位于髓袢升支粗段的一组有大细胞核、排列紧密的细胞，“致密斑”亦由此得名。这一解剖结构使肾小管可以通过改变其自身而影响相邻的肾小球的功能（即管 - 球反馈）。

肾脏的功能

生理学

肾脏的主要组成如图11.2a所示，其生理功能见图11.2b。

肾脏的基本特征是血流丰富——约为心排出量的25%，每分钟约 1300 毫升——通过 2 百万个肾小球。

使液体从肾小球毛细血管进入 Bowman 囊的静压力大约为 10mmHg（即 45mmHg 毛细血管内压减去 10mmHg Bowman 囊内压和 25mmHg 血浆胶体渗透压）。原尿内不含蛋白及脂肪（图 11.3)。

成年人的肾小球滤过率（GFR）随年龄和性别的差异各不相同，大约为每 1.73m^2 体表面积 120 ~ 130ml/min，即每日有 170 ~ 180 升水以及血中的小分子物质从肾小球滤过。如果这些水及溶质均成为尿液，则人体需要大量摄入水及电解质来维持体液平衡。所以，肾单位会选择性地重吸收水、离子及其他一些血浆成分，如葡萄糖和氨基酸。近端小管可以重吸收 60% ~ 80% 的水和钠，以及全部的钾、碳酸氢根、葡萄糖和

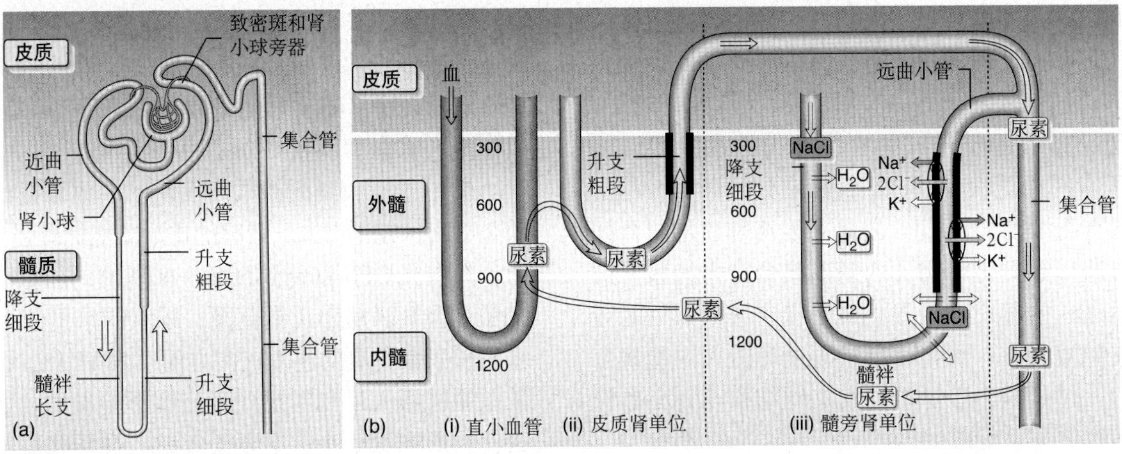

图 11.2 (a) **肾单位的主要组成**。远曲小管靠近自身的肾小球的部分称为肾小球旁器。其中包含致密斑。(b) **逆流系统的图解**。(i) 直小血管：这些血管从皮质降至髓质，再返回皮质。(ii) 皮质肾单位：这些短降支可延伸进入髓质。(iii) 髓旁肾单位：降支深入高渗的内髓中。数字指示大概的渗透压值。

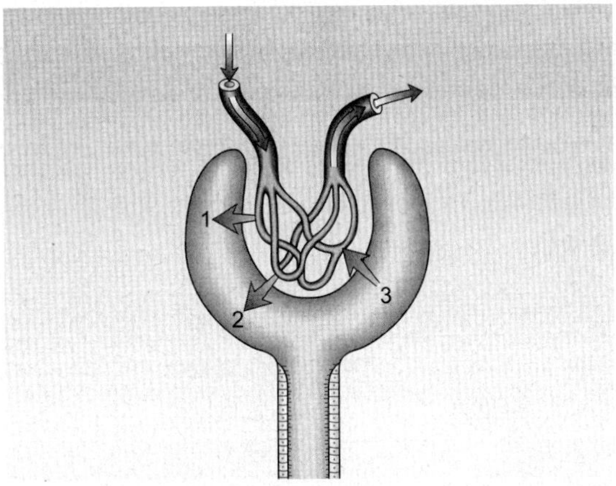

图 11.3 **肾小球滤过压的调控**。1：毛细血管静水压(45mmHg)；2：Bowman 囊内静水压（10mmHg）；3：血浆蛋白胶体渗透压（25mmHg）。箭头（1、2、3）分别指示压力梯度的方向。

氨基酸（图11.2b）。剩余的水和氯化钠在远端小管和集合管重吸收，受到醛固酮和抗利尿激素（ADH）的精密调节。每日的终尿量为1～2升。钙、磷和镁可以部分重吸收，从而维持人体正常的电解质平衡。

分泌功能更复杂。如钾在肾小球可以自由滤出，在近端小管几乎全部被重吸收，在远端小管和集合管又被分泌出来。临床上，该过程使钾离子的排出较少依赖GFR，而尿素和肌酐的清除却更多地依赖GFR。其他一些物质，包括尿酸和许多有机酸，以及一些药物的代谢产物，其滤过、重吸收和分泌可以在一定范围内进行调整。越依靠肾小管分泌功能的物质，其清除对GFR的依赖性越低，如青霉素和头孢拉定。

尿浓缩和逆流系统

尿液的浓缩是肾小管髓袢、肾间质、髓质血管（直小动脉）和集合管之间复杂的相互作用的结果。尿浓缩机制被称为“逆流机制”。这一假说是：在平行的肾小管的任意一点，相反流向的液体间的渗透浓度存在差异，这种差异可以被发夹样结构放大许多倍。在小管液从皮质经远端肾小管直部和髓袢降支细段流至髓质中的乳头顶部，这一过程只对水通透而对钠不通透；髓袢小管折返回皮质，在升支段内小管液的流向与浓度梯度相反，钠在这段小管内可以自由通过，水却不可以。这导致皮髓质交界区与乳头顶端的发夹样结构间存在巨大的摩尔渗透浓度差，即逆流倍增。这与热交换的原理类似。

等渗的原尿进入近端肾小管之后，在到达髓袢降支时进行第一次浓缩。髓袢降支有两种类型（图11.2b）：短支起于皮质表面和皮质中部的肾小球，止于髓质外侧；长支起自皮质深部和皮髓质交界处的肾小球，穿过外髓质到达乳头顶端。约15%的肾单位有长支，其余85%有短支。在髓质内、外的升支段和远端小管第一部分的升支段，水和尿素都是不通透的。在肾小管升支粗段上的$Na^+/K^+/2Cl^-$双通道可以有效地滤过氯化钠，而对水和尿素的通透性较低，从而间质的渗透压提高，小管液被稀释。远端小管的后部和位于皮质、髓质外部的集合管可以在ADH的作用下使水外渗，从而使低渗的小管液最终与间质的渗透压达到平衡。尿素的通透性很低，因而其浓度逐渐升高。而在内髓质的集合管中，在ADH

的作用下，尿素和水可以进入间质，而小管中尿素的浓度降低，保证了间质中具有很高的尿素浓度，因而具有高渗透压。

间质的高渗透压导致髓袢降支内的水外渗，而NaCl和尿素的通透性较低，小管液在到达髓袢折返部的时候含有高浓度的NaCl。尿素对维持髓质部位肾间质的高渗透压起关键作用。内髓部集合管内的尿素被重吸收后进入内髓质，经直小血管升支进入邻近的短支和长支髓袢降支，从而使尿素再循环进入内髓集合管中，这一过程是由于髓袢的发夹样结构与直小血管间的密切解剖关系促成的。

酸碱平衡

调节酸碱平衡也是肾小管的一项重要功能。被滤出的碳酸氢盐大部分又被重吸收，氢离子分泌后主要被磷酸盐缓冲。

肾小球滤过率（GFR）

由于肾脏本身的调节，正常人的GFR基本保持不变。在疾病状态下，由于肾脏内的血流量减少、肾小球的数目减少或被破坏、肾小管梗阻等原因，GFR下降，排出体内废物、调节体液平衡的能力下降。从而表现为血肌酐、尿素升高和GFR测量值下降。

Box11.1 肌酐清除率的计算：

Cockroft-Gault 公式

男性

肌酐清除率＝［1.23 ×（140 − 年龄）× 体重的公斤数］/ 血肌酐（μmol/L）

女性

在男性公式中将 1.23 替换为 1.04。

MDRD（肾脏疾病饮食调整研究）公式

$GFR = 170 \times [\text{血肌酐 (mg/dL)}]^{-0.999} \times (\text{年龄}^{-0.176}) \times [\text{血尿素 (mg/dL)}]^{-0.70} \times [\text{血白蛋白 (g/dL)}]^{+0.318}$

（如果是女性，× 0.762；如果是黑种人，× 1.180）

血肌酐 μmol/L 换算成 mg/dL 是乘以 0.0113。
血尿素 mmol/L 换算成 mg/dL 是乘以 2.8。

MDRD 的公式可见于 http://www.nephron.com

全国肾脏基金会——临床实用公式指南

$GFR = 186 \times (S_{Cr}/88)^{-1.154} \times \text{年龄}^{-0.203}$

S_{Cr} ＝血肌酐（μmol/L）

如果是女性，× 0.742。
如果是黑种人，× 1.212。

血中尿素和肌酐的浓度反映了生成和排出之间的动态平衡。在正常人，肾脏的排泄功能拥有强大的储备力，只有当GFR降低到50%～60%时，血尿素和肌酐水平才会升高超出正常范围。尿素的水平依赖于GFR水平和尿素生成的速率这两方面（表11.1），而后者受蛋白质的摄入量和组织代谢分解影响很大。血肌酐受饮食的影响比较小，主要受年龄、性别和肌肉量的影响。与尿素相比，血肌酐能更好地反映GFR的水平。因此监测血肌酐的变化可以较好地反映GFR的变化。必须强调的是，血尿素和血肌酐水平正常并不能说明GFR水平也是正常的。

表 11.1 影响血尿素水平的因素

生成	清除
增加	**增加**
高蛋白质饮食	GFR 升高，如妊娠
代谢增加	
手术	**降低**
感染	肾小球病
创伤	肾血流减少
糖皮质激素治疗	低血压
四环素类	脱水
消化道出血	尿路梗阻
	间质小管性肾炎
降低	
低蛋白饮食	
代谢降低	
如老年	
肝衰竭	

GFR：肾小球滤过率。

检测肾小球滤过率

为准确了解肾功能，计算GFR是非常必要的。

菊粉清除率：是测量GFR的金标准——但是在临床实践中并不易实施，且无必要。广泛应用的指标是肌酐清除率（图11.4）。

肌酐清除率：由于人体每日产生的肌酐（主要来自肌细胞）水平比较恒定，受蛋白质摄入量的影响比较小，因此每日血肌酐量和尿排出量变化很小。为减少收

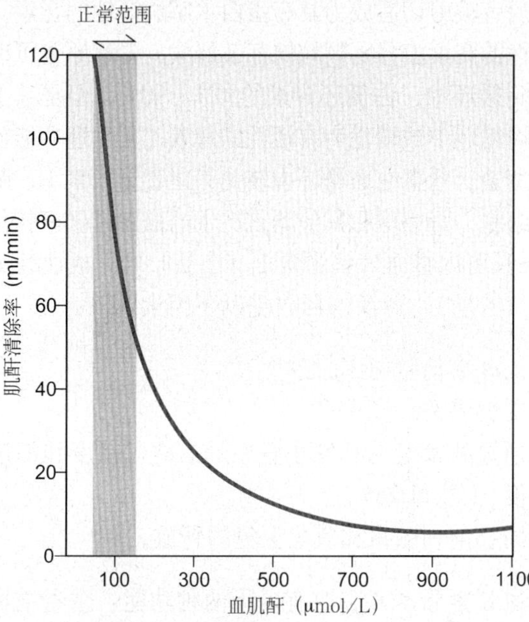

图 11.4　肌酐清除率与血肌酐。注意血肌酐仅在肾小球滤过率（肌酐清除率）下降 50% ~ 60% 时才会升高而超过正常范围。

集的误差，应收集 24 小时尿，并测量 24 小时中任意一点的血肌酐水平来计算肌酐清除率。

然而，肌酐的排泄包括肾小球和肾小管两方面，在血肌酐水平正常时，后者的作用很小。大部分实验室方法测量出的血肌酐水平轻度偏高，计算出的清除率恰好与菊粉清除率近似。

当肾功能进一步恶化时，肌酐清除率也许会高估GFR，但这在临床工作中并不明显。一些特殊药物——西咪替丁、甲氧苄啶、螺内酯和阿米洛利——可以降低肾小管分泌肌酐的能力而使血肌酐升高，从而测量的肌酐清除率降低。

综上所述，在大多数情况下，肾功能正常或接近正常时，肌酐清除率可以准确反映GFR的水平。收集24小时尿测量尿肌酐水平，在这个24小时内同时抽血测量血肌酐水平。用以下公式计算肌酐清除率：

$$U \times V/P$$

U＝尿肌酐浓度；V＝尿流率ml/min；P＝血肌酐浓度。正常范围：男性：90 ~ 140ml/min，女性 80 ~ 125ml/min。

当收集尿液存在困难或不准确时，可以用单次注射药物的方法测量GFR，这些药物仅通过肾小球滤过，包括［^{51}Cr］EDTA（乙二胺四醋酸）、［^{99m}Tc］DTPA（二乙烯三胺五乙酸）或［^{125}I］碘酞酸盐。静脉注射这些药物后，分别在 2、3、4 小时留取血样（若患者存在水肿或怀疑有肾功能不全，抽血间隔可以延长）。血中药物浓度的下降指数可以用来计算GFR。另外，碘海醇，一种低渗透压、非离子形式的造影剂，也被应用于部分患者。这种物质无放射性，而且可以准确地通过常规的高压液相色谱法进行测量。碘海醇与放射性同位素方法关联性较强，而且可以通过指血标本进行测定。

半胱氨酸蛋白酶抑制剂 C：是内源性半胱氨酸蛋白酶的抑制剂。它是一种小分子蛋白，产生速率恒定，可以从肾小球自由滤过。它不通过肾小管分泌，与GFR相关性好。其水平不受性别影响，无需通过体表面积校正。有研究表明，半胱氨酸蛋白酶抑制剂 C 的水平与放射性同位素测量的 GFR 比血肌酐水平的相关性更好，对血肌酐水平正常而肾功能轻度受损的患者更敏感。然而，目前仍缺乏前瞻性研究，而且其血中浓度受恶性肿瘤和激素治疗的影响。

计算GFR：真实GFR的测量非常费时和繁琐，且 24 小时尿量收集不准确时会影响 GFR 的准确性。因此，一些公式用血肌酐的水平来推测肌酐清除率或 GFR 公式。Cockroft-Gault 公式是最常应用的一个公式，计算包括患者的年龄、性别、体重和血肌酐水平（Box11.1）。最近，从慢性肾病患者的肾脏疾病饮食调整研究（MDRD）资料中发展出另外一个推测公式。后者包括患者的年龄、性别、血尿素、血肌酐和血白蛋白水平（Box 11.1）。另外，后者考虑了种族差异的背景，所以比Cockroft-Gault公式更加可靠。后一公式在大型流行病学调查中非常实用，因为这种情况下一般不易获得患者的体重。由全国肾脏基金会提供的临床实用指南公式也显示在 Box11.1 中。

肾小管的功能

肾小管的主要功能是选择性地重吸收和分泌水及各种阴、阳离子，以维持机体内血容量及电解质平衡，见第 12 章。

对肾小球滤过液中葡萄糖及氨基酸等物质的重吸收也在肾小管中进行。当其血浓度在正常范围时，这些物质在近端小管被全部重吸收。但是当其血浓度超过正常范围时，其滤过量（滤过负荷＝GFR × 血浆浓度）

将超过肾小管重吸收的最大能力，其溶质将“溢出”进入尿中。在糖尿病患者血糖升高时以及在苯丙酮尿症患者中高苯丙氨酸血症时亦如此。

相反，当肾小管功能有遗传性或获得性缺陷时，这些物质在滤过负荷正常情况下也不能重吸收，导致相应的物质出现在尿中（“肾阈值”降低）。这种情况见于肾性糖尿，一种肾小管重吸收葡萄糖障碍的遗传性缺陷疾病。诊断时需证实在血糖正常的情况下尿糖阳性。氨基酸、磷酸、钠、钾和钙的重吸收缺陷也可以发生，可以是遗传性或获得性的，可以单独出现也可以联合出现，如胱氨酸尿症和 Fanconi 综合征（见第 19 章和第12章）。肾小管对水重吸收的障碍可导致肾性尿崩症（见第21章）。在正常情况下，抗利尿激素与其受体接触后激活腺苷酸环化酶，从而可以增加水在集合管中的通透性。其机制为激活蛋白酶，使细胞浆内含有水通道的囊泡移动并嵌入小管细胞膜内，从而可以使水在渗透压的作用下进入小管细胞内。水通过小管细胞基底侧细胞膜进入血液循环。当ADH的作用逐渐减弱后，水通道会重新回到细胞浆内（图 12.5）。

肾小管功能的相关检查

理论上可以对肾小管的许多功能进行检查，但是在实际临床工作中，对肾小管功能检查的需求要少于对肾小球功能的检查。

24 小时尿钠排出：可以帮助判断患者是否存在低钠饮食或失盐性肾病。近端小管功能检查可以了解患者是否存在 Fanconi 综合征或单独的近端小管功能不全（如对尿酸的清除）。碳酸氢根、葡萄糖、磷酸和氨基酸全部在近端小管进行重吸收，若它们出现在尿中即为异常。虽然也可以进行正规的对远端小管的检查，但并不必要。视黄醛结合蛋白和 β_2-微球蛋白一般在近端小管重吸收，当近端小管功能异常时，它们会出现在尿中。

在临床中涉及远端小管功能的两项检查为：禁水试验（来观察尿浓缩功能）和尿酸化试验。这些试验在第 18 章和第 12 章介绍。

内分泌功能

肾素 - 血管紧张素系统（也见第 18 章）

位于肾小球入球小动脉壁上的特殊的血管平滑肌细胞组成了肾小球旁器的一部分。这些细胞可以合成肾素原，后者被剪切后成为具有蛋白水解酶活性的肾素。具有活性的肾素由分泌颗粒储存及释放。肾素原也可以被释放到循环中，占循环肾素的50%～90%，但是其不能在外周循环中被转化为有活性的肾素，其生理功能目前尚不清楚。肾素在血循环中转化为血管紧张素Ⅰ。肺泡内皮细胞、肾小球和其他器官产生的血管紧张素转化酶（ACE）可以将血管紧张素Ⅰ（十肽）转化成血管紧张素Ⅱ（八肽）。肾素的释放受以下因素调节：

- 入球小动脉内压力改变
- 交感兴奋
- 通过致密斑的远端小管中的氯离子浓度和渗透浓度（图 11.2a）
- 局部前列腺素和氧化亚氮的释放。

血管紧张素Ⅱ主要有以下两种功能：全身缩血管作用和水钠潴留作用。由于肾素的释放，血管紧张素Ⅱ的这两种作用均可以逆转低血容量和低血压的情况。血管紧张素Ⅱ可以直接刺激 Na^+在近端小管的重吸收，也可以通过刺激肾上腺分泌醛固酮，从而加强Na^+在集合管内的重吸收。由于影响了全身的血流动力学，血管紧张素Ⅱ可以调节 GFR，可以同时收缩入球小动脉和出球小动脉，但对出球小动脉的收缩作用是对入球小动脉的收缩作用的 3 倍，由此可以提高肾小球毛细血管内压，从而保持 GFR。另外，血管紧张素Ⅱ也可以收缩系膜细胞，减少滤过面积，使入球小动脉对管球反馈的收缩信号更加敏感。因此，血管紧张素Ⅱ在调节 GFR 时有着相反的作用：⑴ 增加肾小球内压，提高 GFR；⑵ 减少肾血流并使系膜细胞收缩，降低 GFR。在肾动脉狭窄导致灌注压降低时，血管紧张素Ⅱ可以维持 GFR；然而，当心力衰竭或高血压的时候，血管紧张素Ⅱ可以降低 GFR。

促红细胞生成素

促红细胞生成素的主要功能是促进红细胞生成。它主要由肾间质的成纤维细胞样细胞产生，是一种糖蛋白。在缺氧情况下，缺氧诱导因子1（HIF-1）的α和β两个亚基均增加，并通过与肝核因子 4（HNF -4）和 p300 的结合促进促红细胞生成素基因的转录。促红细胞生成素一旦生成，即与位于红系前体细胞上的受体相结合。在含氧量正常条件下，只有 HIF-1-β 亚基表达。在脯氨酰羟化酶的作用下，离子和氧存在时，α亚基的脯氨酸被羟基化。羟化的HIF-1-α亚基可以与von

Hippel-Lindau 蛋白结合，激活泛素蛋白连接酶复合物。这可导致泛素蛋白化及随后 HIF-1-α 亚基经蛋白体降解，以便促红细胞生成素不再转录。

当肾实质功能丧失导致促红细胞生成素减少时，可引起正细胞、正色素性贫血。相反，患有多囊肾、良性肾囊肿和肾细胞癌时，由于促红细胞生成素增多，可导致红细胞增多症。生物合成的重组人促红细胞生成素已用于临床，主要用于肾衰竭患者。

维生素 D 的代谢

在肝脏中，天然维生素D（维生素 D_3）需要在其25位氨基酸上进行羟基化，然后在1α-羟化酶（线粒体细胞色素p450）的作用下生成最终具有生物活性的1,25-二羟维生素 D_3［1,25-$(OH)_2$-D_3］。1α-羟化酶的生成主要位于肾远端小管折返部、皮质部和内髓部的集合小管以及肾乳头上皮细胞。当血甲状旁腺激素（PTH）水平升高、血磷降低和 1,25-$(OH)_2$-D_3 水平降低时，1α-羟化酶活性受刺激可以增加。在24-羟化酶的作用下，1,25-二羟维生素 D_3 和 25-羟化维生素 D_3 的第24位可以进行羟基化，从而被降解。PTH减少及1,25-$(OH)_2$-D_3 增加（使其自我灭活）时，此酶活性可以增加。

在肾脏疾病时，1α-羟化酶减少，1,25-$(OH)_2$-D_3 相对缺乏，从而导致胃肠道对钙和磷的重吸收减少，骨矿化受损。1,25-$(OH)_2$-D_3 与位于甲状旁腺上的受体结合后，可以降低释放PTH的调定点，使其释放增多以适应血中钙浓度的下降。肠道钙吸收不良时可导致低钙血症的发生以及 1,25-$(OH)_2$-D_3 相对缺乏，因此肾功能不全的患者通常合并中等程度的甲状旁腺功能亢进。

自分泌功能

内皮素

内皮素包括 ET-1、ET-2 和 ET-3，与血管活性肽相似，可影响内皮细胞增殖及上皮细胞溶液转运。它们只在局部发挥作用。肾脏的大部分细胞都可以产生内皮素。其对血管的作用有两种受体介导：ET_A（特异性针对 ET-1）介导血管收缩，ET_B（针对所有 ET）介导血管舒张。内皮素可以抑制位于近端小管的 Na^+/K^+-ATP酶和 Na^+/H^+ 反转运体的活性，同时可以拮抗 ADH 和醛固酮对集合管的作用，从而抑制水和钠的重吸收。肾小管的转运功能由 ET_B 介导。通过 ET_A 介导的缩血管作用和 ET_B 介导的水钠潴留作用，内皮素可以导致高血压。内皮素还可以改变细胞增殖和基质聚集，主要是通过 ET_A 受体的作用使组织中金属蛋白酶抑制剂、细胞因子、纤维连接蛋白和胶原增加。这些肽还可以刺激多种肾细胞的增殖。

前列腺素

前列腺素是不饱和氧化脂肪酸，由花生四烯酸经环氧化物酶-1（COX-1）或 COX-2 代谢产生（见图14.32）。集合管可以高度表达 COX-1，而 COX-2 只在致密斑形成。这两种 COX 亚型都可以将花生四烯酸转化为前列腺素 H_2（PGH_2）——一种具有生物活性但不稳定的类前列腺素前体。前列腺素 H_2 可以转化为：

- PGE_2（由集合管中的 PGE_2 合成酶合成，起排钠排水作用）
- PGD_2（由近端小管产生，作用尚不清楚）
- 前列环素（PGI_2）（主要在间质和血管壁内合成）
- 血栓素 A_2（主要在肾小球合成，起血管收缩作用）。

所有这些都作用在跨膜的 G-偶联受体上。

前列腺素可以维持肾血流量和肾小球滤过率，从而对抗由血管紧张素Ⅱ、儿茶酚胺、α-肾上腺素引起的血管收缩导致的血流量下降。当肾脏存在灌注不足时，使用非甾体类抗炎药可以抑制前列腺素的生成而进一步降低GFR，当存在严重灌注不足时可导致急性肾衰竭。肾脏前列环素对肾小管还有利钠作用，因此可以对抗ADH 的作用。正常情况下，前列腺素并不影响水和钠的分泌，但是在某些特定环境时，如慢性肾衰竭时，其舒血管作用可以维持肾脏的血流。所以，慢性肾衰竭患者在应用非甾体类抗炎药后更容易导致肾功能恶化，如有些合并血管疾病和（或）高龄老年人也容易因此导致肾功能恶化一样。另外，在诸如血容量不足的疾病中，肾素大量分泌（由前列腺素导致）时，前列腺素的合成受抑制，可导致低肾素低醛固酮血症（因为血管紧张素Ⅱ可以刺激醛固酮的产生），从而引起高钾血症。

尿扩张素：肾利钠肽

目前已在人类尿液中分离出一种类似心房利钠肽（ANP样肽）的含有32个氨基酸的多肽，推测是在远端小管与集合管的连接部和集合管中合成。在肾小管中，心房利钠肽可以通过刺激 cGMP 生成而产生利钠作用，其作用与心房利钠肽相似，甚至更强。因此可以推测，心房利钠肽通过它的血管作用主要是一种心血管系统的调节剂，而肾利钠肽参与钠和氯转运的肾内调节。

氧化亚氮与肾脏

氧化亚氮（图15.10）是一种气体分子，是在三种氧化亚氮合酶（NOS）亚基的作用下生成。这三种酶，包括神经元型（nNOS 或 NOS1）、诱导型（iNOS 或 NOS2）和内皮型（eNOS或NOS3），均是细胞色素酶 p450 类似蛋白，在其作用下，精氨酸上的胍氮与氧结合可产生氧化亚氮和水。一般 nNOS 和 eNOS 有活性，可以在细胞内钙离子升高时产生少量氧化亚氮。相反，iNOS的转录可在炎症因子诱导下显著增加，生成大量氧化亚氮。氧化亚氮的最为人们所熟知的细胞内作用靶点是可溶性鸟苷酸环化酶，此酶的激活可以使 GTP合成环化GMP增多。这三种亚型均可以在肾脏产生，eNOS 主要在血管壁，nNOS 主要在致密斑和内髓的集合管，iNOS在一些节段的肾小管。氧化亚氮在肾脏内可以介导以下生理学反应：

- 调节肾的血流
- 通过抑制Na^+/K^+-ATP酶和Na^+/H^+反转运体，拮抗醛固酮，起到利钠作用
- 调节球管反馈，使到达致密斑的小管液的电解质成分发生改变，从而影响其相邻肾小球的滤过率。

蛋白和多肽的代谢

肾脏可以分解代谢许多小分子蛋白和多肽，包括许多激素，如胰岛素、PTH 和降钙素，主要通过近端小管细胞刷状缘上的 megalin-cubilin 复合物进行胞吞作用而完成。在肾衰竭患者中，这些代谢过程减慢，因此这些物质的半衰期延长。如当一个糖尿病患者肾功能减退时，其胰岛素的需要量也会减少。

推荐读物

Breyer MD (2002) Beyond cyclooxygenase. *Kidney International* **62**: 1898–1889.

Hendry BM, James AF (1997) Endothelin antagonists in renal disease. *Lancet* **350**: 381–382.

Kone BC, Baylis C (1997). Biosynthesis and homeostatic roles of nitric oxide in the normal kidney. *American Journal of Physiology* **272**: F561–F566.

检查

尿液的相关检查

外观

除了血尿外，尿液的外观对于疾病的鉴别诊断帮助不大。明显的“血性”尿通常不会被漏诊，但应进行试纸法检查。极度浓缩的尿液可能表现为颜色深或混浊。其他导致尿色异常的原因包括梗阻性黄疸、血红蛋白尿、药物（如利福平、荧光素或亚甲蓝）以及食入甜菜根。另外一些引起尿色异常的原因包括卟啉病、尿黑酸尿以及使用左旋多巴。

尿量

在正常情况下，尿量主要由饮食和饮水量决定。在适中的气候下，一般 24 小时尿量为 800 ~ 2500ml。在保持体液平衡的情况下，血中溶质——主要是尿素和电解质——的分泌情况以及肾对水的最大浓缩能力决定了最小尿量。正常饮食时，每日可排出约 800 mOsm 的溶质。肾脏的最大浓缩能力约为 1200mOsm/kg，为了排出 800mOsm 的溶质，至少应有 650ml 的尿液。高糖、高脂肪、低蛋白和低盐饮食的患者，每日产生的溶质较少，尿量仅需要 300ml 即可。相反，高盐和高蛋白饮食时需要较大的尿量才可排出其产生的溶质，通过口渴中枢的调节可以摄入更多液体。每日合适的尿量必须与饮食、体重和液体摄入等因素相匹配。

在肾脏疾病时，如慢性肾衰竭和糖尿病时，肾浓缩功能受损，需要更大的尿量才能排出每日产生的溶质。当溶质生成增加时，如因糖尿或手术、感染等原因导致蛋白质分解代谢增加时，也需要更多的尿量。

最大尿量主要由肾脏的最大稀释能力决定。正常人每日可以饮水10升，甚至20升，但是此时肾脏的稀释功能要分别达到80mOsm/kg和40mOsm/kg（假设每日排出溶质量仍为 800mOsm）。当肾脏稀释功能受损时，如抗利尿激素分泌失调综合征时，排出过多摄入液体的功能也受损。

少尿

少尿的定义是每日尿量少于 300ml，在患者存在低血压和低血容量时也许是“生理性”现象，机体为了储

水发挥了最大的浓缩功能。但更多时候，少尿发生于肾实质疾病患者或梗阻性肾病患者。

在排除其他原因之后，无尿提示尿道梗阻，首先要考虑膀胱流出道梗阻。

多尿

多尿是持续的、显著的尿量增加，常与夜尿增多同时出现。多尿必须与尿频鉴别。尿频时每次排尿量少。多尿是摄入过多（如精神性多饮）、溶质性渗透性利尿（如高血糖和糖尿）、肾浓缩功能缺陷或ADH生成缺陷的结果。记录液体出入量是必要的。

比重和渗透压

尿比重测量的是尿中溶质的重量，而渗透压反映的是溶质的数量。通常这两项密切相关。但是也有特例，即当尿中出现一种数量相对少而质量相对大的分子时，如多发性骨髓瘤。只有在特定的情况下才需测定尿比重和尿渗透压，如少尿性肾衰竭的鉴别诊断，或鉴别多尿与抗利尿激素分泌失调时。慢性肾衰竭或急性肾小管坏死时，尿比重通常固定在1.010，当由肾前性因素导致急性肾衰竭时，尿比重通常＞1.025。

尿 pH 值

除诊断和治疗肾小管酸中毒外，多无需检查尿pH值。

生化检查（Stix 法）

对怀疑有肾病的患者应常规进行尿液检查，包括血细胞、蛋白质和糖。

血细胞

血尿可以是肉眼血尿，也可以是镜下血尿。目前应用的试纸法对血尿的诊断敏感性很高，显微镜下每高倍镜视野≥ 2 个红细胞时即可显示为阳性。事实上，此方法过于敏感，以至于正常人可呈假阳性结果。试纸法的另一个不足是不能区分红细胞和血红蛋白。试纸法阳性的患者必须进一步进行新鲜尿的显微镜检查，镜下见到红细胞，才能排除比较少见的血红蛋白尿和肌红蛋白尿。当女性患者出现试纸法阳性时，需要询问其是否处在月经期。血可以来自泌尿道的任何一个部位（图 11.5）：

- 来自尿道的肉眼血尿：通常表现为初始血尿，而后尿变清
- 全程血尿：提示血来自膀胱或其以上的部位
- 尿后出血：提示出血位于前列腺或膀胱三角区。

细致的显微镜检查是必需的，一旦发现红细胞管型则提示血尿来自肾脏，多数情况下为肾小球肾炎。未发现红细胞管型时需要进行进一步化验，如细胞检查、肾脏成像和细胞显微镜检查，以确定血尿的来源。必要时可行肾脏穿刺活检。

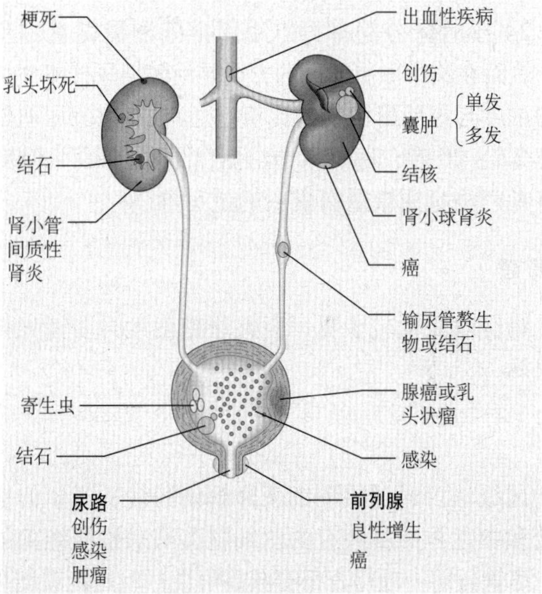

图 11.5 尿路出血的部位和原图。

蛋白质

蛋白尿是肾脏疾病最常见的表现之一。主要通过试纸法来检测，试纸法可以发现尿中大于 100 ~ 200mg/L 浓度以上的蛋白。试纸法主要与白蛋白反应，对球蛋白和本周蛋白相对不敏感。

一旦经试纸法确认了蛋白尿的存在，则应进行 24 小时尿蛋白定量检测。正常人每日最多可以分泌 30mg 白蛋白。发热、运动和直立均可以增加尿蛋白。虽然有时蛋白尿是良性的，但大部分情况需要进一步检查。在某些肾小球疾病时，如微小病变时，尿蛋白是选择性的。尿蛋白电泳可以明确丢失的蛋白成分，如IgA 或白蛋白。

直立性蛋白尿：这个术语是指尿蛋白试纸法呈阳性，平躺一段时间后复查为阴性。典型的是在晨起第一次尿检测时为阴性，而在其后的化验中为阳性。这种情况多无大碍。

微量蛋白尿

微量蛋白尿这个词是一个不好的词，因为其所指的白蛋白其分子大小和重量是正常的。正常人每分钟分泌的白蛋白少于20μg（24小时为30mg）。然而，试纸法只有在白蛋白含量大于200mg/L时才可检测到（在正常尿量情况下每日可有300mg白蛋白）。白蛋白分泌量增加介于这两个值之间时——即所谓微量白蛋白尿——现已作为糖尿病肾病的早期诊断指标，已被广泛用于预测糖尿病肾病的发展，也可以用于其他情况。

24小时尿分泌率可以用于准确测量微量白蛋白尿。然而在临床中更便捷的方法是用随机尿样本中白蛋白的浓度与尿肌酐浓度的比值。通常白蛋白/尿肌酐比值在2.5～20时，每日尿中白蛋白分别在30～300mg。也有专门测量尿微量白蛋白的试剂盒。

葡萄糖

肾性糖尿比较少见，因此尿糖阳性时多需先排除糖尿病。

菌尿

试纸法可通过检测细菌降解硝酸盐所产生的亚硝酸盐和中性粒细胞特有的白细胞酯酶来检测细菌的存在。尽管任何一项检查都有其局限性，但是两项结果同时阳性时对于尿路感染仍有较好的提示作用。

显微镜检查

对于所有怀疑肾脏疾病的患者均应进行尿的显微镜检查。注意必须留取清洁中段尿做化验。当尿中出现大量鳞状上皮细胞时，提示样本被污染，或提示收集不当，不能用于准确分析。

怀疑泌尿系感染时若无法获取理想的样本，可经耻骨联合上穿刺抽吸获取标本，尤其是在儿童。

白细胞

当新鲜的清洁中段尿样中白细胞数超过10个/立方毫米时，提示存在尿路感染。其大多是由泌尿系感染所致，但也可见于应用抗生素治疗泌尿系感染期间或治疗14天内的无菌性脓尿。在结石、肾小管间质性肾炎、肾乳头坏死、结核和间质性膀胱炎时也可以出现无菌性脓尿。

红细胞

新鲜尿液样本中红细胞数超过1个/立方毫米即为异常，试纸法阳性。红细胞的异常形态可用来区分红细胞是否为肾小球源性的，尤其是通过相差显微镜观察时，但是这种方法受观察者的经验影响，故未被广泛应用。

管型（见图11.6）

管型多为圆柱状，在远端肾小管形成，可以是透明的、颗粒性或细胞性的。透明管型和轻度颗粒管型是蛋白反复沉积的结果，正常尿中也可出现，尤其是在运动后。更加粗糙的颗粒管型多见于肾小球和肾小管疾病时

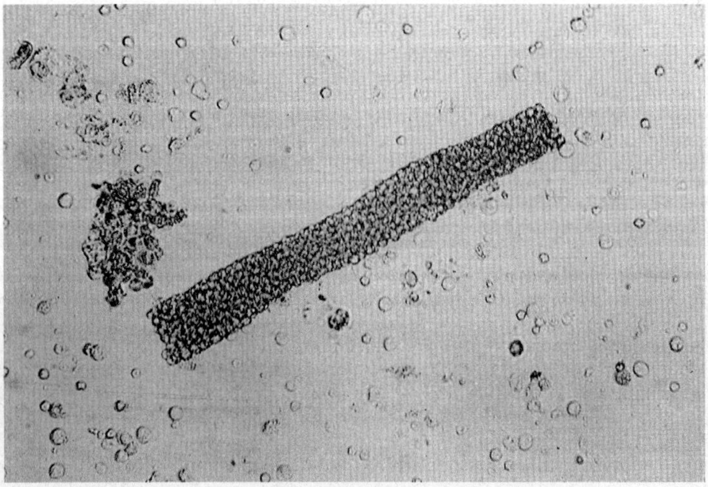

图11.6 红细胞管型。注意红细胞聚集形成与肾小管一样的管型。

的病理性蛋白尿中。红细胞管型，即使只有一个，也提示肾脏疾病。如果红细胞降解，可见铁锈色的“血红蛋白”管型。白细胞管型可见于急性肾盂肾炎。当急性肾小管坏死时出现肾小管细胞管型时，容易与之混淆。

细菌

清洁中段尿离心后将其沉渣进行革兰染色，可以将病原菌初步分类。虚弱或发热患者若合并脓尿，则支持泌尿系感染的诊断，可立即治疗。

定量的细菌培养必须是在抗生素治疗之前留取的尿液进行，以便准确判断细菌类型并进行针对细菌的药敏实验。

试纸法测定血细胞和蛋白对于诊断尿路感染并无帮助，在合并菌尿的患者中这两项均可为阴性。

血液学和定量测定

应用血清尿素、肌酐和GFR评估肾功能的方法已在上文中进行了讨论。肾功能受损后其他有关检查将在相关疾病中讨论。

影像学检查

X线平片

在泌尿系造影时通常首选腹平片，其主要价值是发现肾钙化或肾脏、肾盂、输尿管或膀胱内的结石（图11.7）。

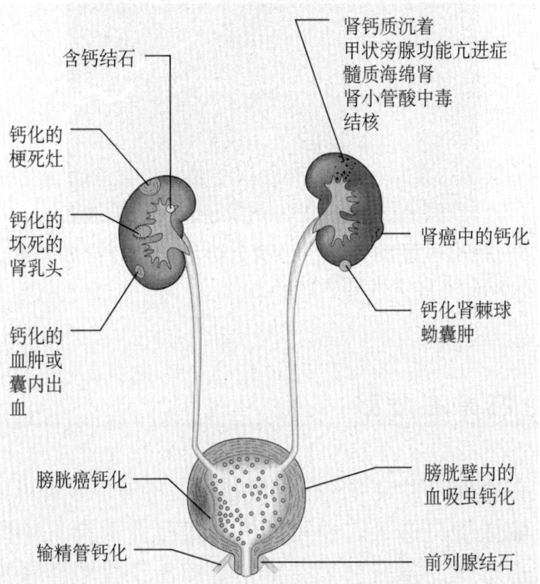

图 11.7　尿路钙化。结石可以发生在任何部位。

排泄性尿路造影术

排泄性尿路造影术，即通常所说的经静脉尿路造影（IVU）或经静脉肾盂造影（IVP），在诊断血尿和结石时仍有一定价值，但是在某种程度上已被超声和CT取代。经静脉注入有机碘造影剂，会使少部分患者产生“过敏反应”。使用低渗性造影剂时此风险相对降低（如仅有1%的患者出现支气管痉挛和荨麻疹；少于0.003%的患者出现更严重的并发症，如心律失常和抽搐；死亡率小于1/20万）。若患者既往出现过造影剂过敏、患有哮喘或有需要药物治疗的变应性疾病史，在使用造影剂之前需要预防性注射激素（如在用药前12小时和2小时各给予泼尼松龙30mg）。造影剂对血容量和肾功能正常者一般不造成肾损害，但是对肾功能不全的患者，尤其是对糖尿病肾病和多发性骨髓瘤的患者，易引起肾损害。一般IVU要观察肾脏的大小和位置（肾脏应跨过3个腰椎，左肾应比右肾稍高）。肾脏的光滑外形的任何扭曲、肾盏的扩张（由梗阻引起）、肾盂的充盈缺损（如结石和肿瘤）以及输尿管的梗阻和移位（如后腹膜纤维化）均应引起注意。对于储存尿和残余尿异常的患者，均应进行排尿前、后的膀胱检查。

超声检查

与X线相比，肾脏和膀胱的超声检查可以避免电离辐射和静脉使用造影剂。在以下肾脏疾病时可选择超声检查：

- 肾脏穿刺或其他介入治疗之前的肾脏评估
- 当怀疑慢性梗阻性疾病时，了解是否存在肾盂肾盏扩张；怀疑急性梗阻时，可行静脉肾盂造影或螺旋CT平扫
- 了解肾脏的肿物是囊性的还是实性的
- 诊断多囊肾
- 了解肾内和（或）肾周积液（如脓、血）
- 使用多普勒技术了解肾动脉粥样硬化或肾静脉血栓。

多普勒超声的原理是：当入射声波接触到移动的结构时，其反射的声波频率受反射物（如红细胞）速率的影响而改变，这种改变可以定量显示为多普勒频谱变化或以彩色显示（彩色多普勒）。

对膀胱排空延迟的超声检查用于测量膀胱壁的厚

度，判断是否为膀胱肿瘤或结石。排空扫描检查可评估膀胱的排空能力。

使用超声评估尿路的缺点是：

- 不能显示肾盂肾盏的具体解剖结构
- 不能显示成人输尿管的完整长度
- 可能会漏诊肾结石以及大部分输尿管结石，这时需进行 CT 检查（见下文）
- 对操作者技术的依赖性。

怀疑患者存在良性前列腺增生时，需要在排尿前后进行前列腺检查，同时检查肾盂肾盏的扩张程度；当怀疑为前列腺癌时，需要进行更加详尽的检查，包括经直肠的超声和经直肠的前列腺病理活检。

计算机体层摄影术(CT)

在泌尿道的影像学检查中 CT 主要为二线检查方法，但是在怀疑输尿管绞痛的患者中，CT逐渐成为一线检查。螺旋 CT 在图像分辨率和多层面重建技术方面均有进步。

CT 应用于：

- 了解超声检查不能确定的肾占位性病变的性质
- 肾肿瘤的分期
- 探查“透明”结石：CT可以观察到在腹平片上呈现阴性的低密度的透明结石（如尿酸结石）
- 明确输尿管梗阻的原因如腹膜后肿瘤，后腹膜纤维化（主动脉周炎）及其他原因
- 评估严重的肾损伤
- 使用螺旋 CT 观察肾动脉和肾静脉的情况。

除结石外，其他引起肾绞痛疾病的诊断中，螺旋 CT 平扫比尿路造影更便捷。

核磁共振（MRI）

MRI 应用于：

- 了解超声检查不能确定的肾占位性病变的性质
- 对肾、前列腺和膀胱的恶性肿瘤进行分期
- 核磁共振钆造影时可显示肾动脉情况。对于经验丰富者，其敏感性和特异性可接近肾动脉造影。

尿路核磁共振在以下疾病时优于尿路造影：慢性尿路结石，或输尿管内、外部肿瘤以及儿科尿路造影。其结果与尿路造影类似。另外，对肾脏毒性钆也比含碘的造影剂小。

顺行性肾盂造影（图 11.8）

顺行肾盂造影是经皮进入穿刺肾盂并注射造影剂，可显示肾盂肾盏系统以及梗阻部位以上的输尿管。主要应用于超声发现肾盂肾盏扩张并怀疑梗阻的患者。顺行肾盂造影可以为经皮留置引流管或在梗阻的肾盂肾盏相连的输尿管放置支架做准备。

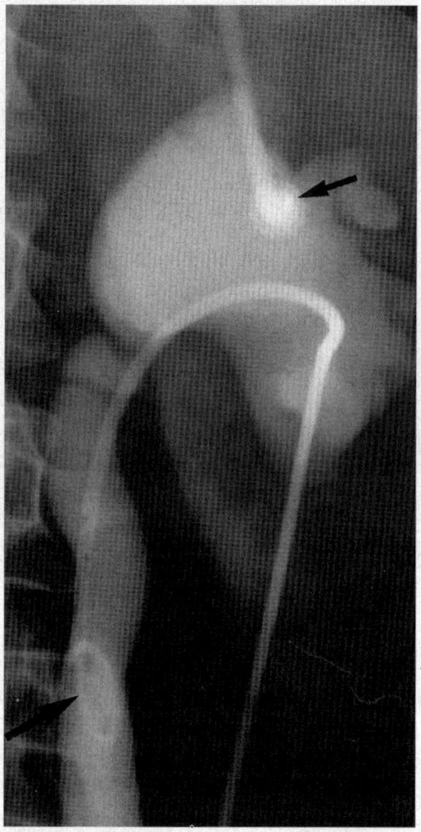

图11.8　梗阻时经皮置管（小箭头所示）顺行肾盂造影。经皮插入的引流管（大箭头所示）。

逆行性肾盂造影

在膀胱镜引导下进行，最好有监视屏，导管可以直接从输尿管口进入，也可以进入输尿管上行一小段后注射造影剂。逆行肾盂造影主要应用于排泄性尿路造影术或超声、顺行造影联合检查中发现的低位输尿管

梗阻。这项检查为有创检查，通常需要全身麻醉，并有可能诱发感染。

排尿尿道膀胱造影（MCU）

将导管插入膀胱并注射造影剂，然后将导管撤出。让患者在透视下排尿，观察膀胱输尿管反流以及膀胱和尿道的排空情况。主要用于检查儿童的复发性泌尿道感染。

MCU 不适用于成年人，因为幼儿时期的膀胱输尿管反流和尿路感染可造成肾脏的瘢痕形成和肾盏畸形，但成年时期的反流有自愈倾向。如果在一个肾脏解剖结构正常的成年人发现反流，这种反流会被认为不会导致肾脏损伤。在一个成年人未发现反流时并不能排除反流性肾病的可能。因此无论排尿尿道膀胱造影检查的发现为何，治疗均不变。

反流是否存在也可以用闪烁显像来检查（见下文）。

主动脉造影或肾动脉造影

可以使用常规的动脉造影或数字减影技术（DSA）。后者仅使用少量的造影剂，经静脉导管（静脉DSA）或经股动脉导管（动脉 DSA）进行。血管造影通常用来诊断肾脏的内、外动脉疾病。虽然核磁共振和螺旋 CT 血管造影已经更广泛使用，但是血管造影仍然是诊断肾动脉疾病的“金标准”（图11.9）。其并发症包括胆固醇结晶栓塞和造影剂肾脏损害。

静脉造影只在为排除肾静脉血栓等少数情况下使用。而在多数情况下，这一目的可以通过一些更无创的检查来完成，包括多普勒超声、CT 或 MRI 检查。

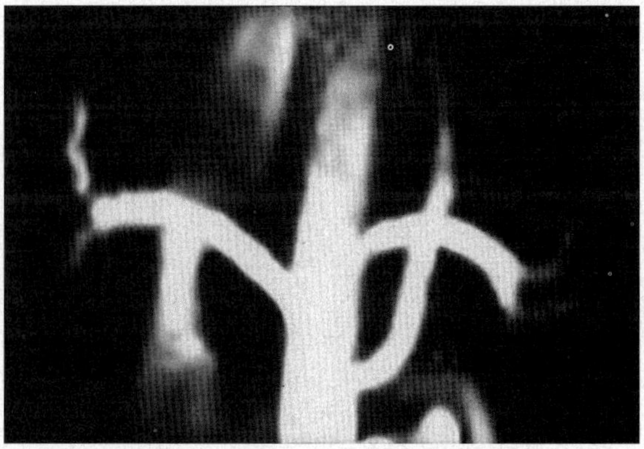

图 11.9 正常肾动脉的核磁共振图像。

肾脏闪烁显像

肾脏闪烁显像需要使用伽马相机，可以分为以下两种：

- 动态检查：测定某种可经肾小球滤过的放射性物质的排泌率，主要是测定其在一定时间内在血清中浓度下降的程度，从而了解肾功能
- 静态检查：如显示示踪剂在肾小管重吸收并保留的图像。

动态闪烁显像

[^{99m}Tc]DTPA 是经放射性药物标记的二乙烯三胺五乙酸，它可经肾小球滤过分泌。^{123}I 标记的邻碘马尿酸（西普兰）可经肾小球滤过和肾小管分泌，而锝（^{99m}Tc）标记的硫基乙酰三甘氨酸（MAG3）仅从肾小管分泌。一次性经静脉注射小剂量示踪剂之后，伽马相机将拍摄肾脏排泄的情况。这项检查可以观察肾血流灌注情况，示踪剂的摄取情况以了解肾小球滤过功能，示踪剂通过肾小球的滤出，以及尿中示踪剂含量以了解肾集合系统功能。

肾血流

动态检查可以用于疑有肾动脉狭窄所致高血压或严重少尿（如创伤后、主动脉手术后或肾移植术后）的患者，以确定肾血流灌注程度和范围。对于单侧肾动脉狭窄的患者，示踪剂的摄取会出现典型的峰值延迟现象。在应用 ACEI 前后行动态检查并对比两者，可以发现，在功能性肾动脉狭窄患者中，示踪剂的摄取峰值有所下降。在肾功能不全患者，可能出现假阳性或假阴性，但对于肾动脉主干狭窄的诊断，肾动脉造影仍然是金标准。在肾动脉完全栓塞的患者，不能观察到肾脏对示踪剂的摄取。

梗阻的检查

肾脏闪烁显像可以从功能上了解梗阻的情况。在注射（^{99m}Tc）MAG3之后，肾盂中尿液流出阻力增加，或示踪剂从肾实质转移至输尿管延迟，肾盂排空延迟也常见。在完整的肾脏探测图中，表现为时间强度曲线在初始峰之后未下降，或继续升高（图 11.10）。

当怀疑患者存在尿路梗阻时，可使用利尿剂并进行动态肾脏闪烁显像。静脉注射速尿（呋塞咪）（0.5mg/kg，

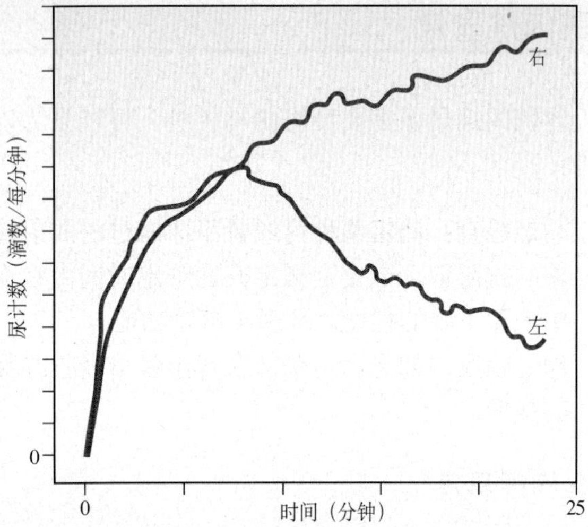

图 11.10 动态荧光闪烁。注意与正常的左肾相比，右肾曲线快速上升到达平台，这是由右侧尿路梗阻所致。

成人是40mg)，18～20分钟内注射完毕。在正常人，当呋塞米注射完毕之后，时间强度曲线可以立即显示下降，但是在有尿路梗阻的患者中，这种现象不明显。存在梗阻时，肾盂内的压力持续增高，在时间强度曲线上表现为曲线不下降，或者下降的速度较之前升高的速度慢。

对于各个肾脏的评估，肾脏探测图可以帮助决定单侧梗阻患者的手术方式——是施行保守手术还是行单侧肾切除。

膀胱排空

在动态闪烁显像结束时，可以观察膀胱的排空情况，计算残余尿量。虽然敏感性较低，但也可以观察到膀胱输尿管反流。若想提高敏感性，可以使用同位素膀胱镜，经导管向膀胱内直接注射稀释的同位素溶液。

肾小球滤过率

见上文讨论。

静态闪烁显像

通常使用（^{99m}Tc）DMSA（二巯基丁二酸）为示踪剂，后者可以被肾小管摄取，且与肾功能成正比。

相对肾功能

正常情况下两侧肾的功能分配范围在45%～55%。静态闪烁显像尤其适用于单侧肾脏疾病患者，可以分别计算两侧肾功能。

肾脏显像

正常肾脏显像表现为一个质地均匀、轮廓平滑的肾脏轮廓。存在瘢痕时表现为“虫蚀”样缺损。静态闪烁显像在异位肾和肾“假性肿瘤”（功能正常的肾组织在肾中的位置发生异常）的诊断中具有很高的价值。

局部感染

镓67标记的枸橼酸盐或同位素标记的白细胞可以与炎性组织结合，对肾脓肿或肾囊肿合并感染具有诊断意义。

经皮穿刺肾脏活检（Box 11.1）

肾脏活检需要在专业肾病中心进行，在超声引导下由经验丰富的医师进行。病理结果可以为临床治疗提供必要的信息。对于肾炎综合征、肾病综合征、急性或慢性肾衰竭、泌尿道操作后的血尿以及移植后肾功能不全等疾病的诊治，肾脏活检可以提供必要的帮助。肾脏活检标本需要进行常规组织化学染色检查、电子显微镜检查、免疫过氧化物酶法或免疫荧光法检查。在肾脏活检组织中也可以应用原位杂交和聚合酶链反应（PCR）等技术。

经皮穿刺肾脏活检的并发症见表11.2。

操作 Box 11.1 经皮穿刺肾脏活检

活检前

1. 凝血功能必须正常
2. 留取血样交叉配型
3. 患者充分了解该检查并签署知情同意书

活检中

1. 患者取腹卧位，腹下垫硬枕
2. 超声定位肾脏
3. 局部麻醉穿刺路径
4. 穿刺时患者需屏息

活检后

1. 穿刺部位局部加压包扎，患者卧床休息24小时
2. 大量饮水以排出凝血块
3. 定期检查患者血压、脉搏
4. 建议患者2周内避免重体力劳动或举重

表 11.2 经皮穿刺肾脏活检的并发症

肉眼血尿——约 20%
腰腹痛，有时放射至肩部
肾周血肿
动静脉瘘形成——约 20%，通常无明显临床表现
严重出血需要输血治疗——1% ~ 3%
严重出血需要经血管造影堵塞动脉或行肾切除术——约 1/400
继发感染
死亡率约为 0.1%

肾小球疾病

肾小球是由入球小动脉分支构成的毛细血管袢组成，其周围包有 Bowman 囊；肾小球与近段肾小管相连。毛细血管部分与系膜连接，系膜是小动脉壁的延续，由系膜细胞和基质组成。肾小球毛细血管襻的游离壁（滤过发生处）包括基底膜、带有足突的脏层上皮细胞和内皮细胞（图 11.11）。基底膜的正常厚度为 250 ~ 300nm。足突之间孔隙的直径为 20 ~ 60nm，称为滤过孔。一般认为滤过孔是滤过液到达 Bowman 囊的孔隙。基底膜腔的内皮细胞布满窗孔（直径 70 ~ 100nm）。基底膜由三层组成，分别是外疏松层、致密层和内疏松层，主要由 IV 型胶原蛋白和带负电荷蛋白多糖（硫酸类肝素）组成。

肾小球疾病包括肾小球肾炎（即肾小球的炎症）和肾小球病（即没有炎症证据）。这两者之间有重叠。

（曲 贞 刘 刚译 刘立军校）

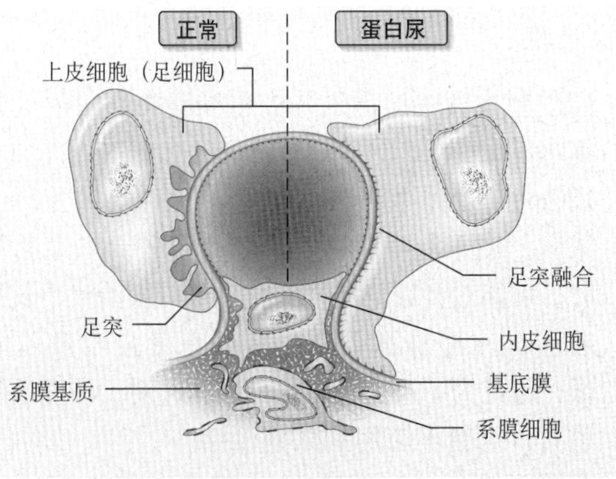

图11.11 左侧为正常肾小球，右侧为存在蛋白尿的肾小球。左侧为正常肾小球的毛细血管袢，其上皮细胞有足突结构。右侧有蛋白尿的肾小球中，足细胞足突融合，是许多疾病的表现。

肾小球病

在欧洲和美国，肾小球病是第三大导致终末期肾病的原因（仅次于糖尿病与高血压），约占10% ~ 15%。

肾小球病是一组疾病的统称，包括：

- 免疫介导的肾小球损伤，常伴有肾间质损伤
- 双侧肾脏对称受累
- 初始免疫损害后，继发肾小球损害机制产生作用，如纤维素沉积、血小板聚集、中性粒细胞浸润和自由基诱导的
- 肾脏损害可能是全身损害的一部分（如系统性红斑狼疮）。

发病机制

肾小球病是一种由细胞免疫（T 淋巴细胞、巨噬细胞/树突状细胞）、体液免疫（抗体、免疫复合物、补体）和其他炎性介质（包括细胞因子、趋化因子、凝血因子）介导的免疫反应异常疾病。免疫反应可能直接针对已知的靶抗原，特别是当肾小球病合并感染、肿瘤或药物作用时。但更多的时候，靶抗原是未知的。环境因素作用于遗传易感者时，便有可能发生原发性肾小球病。遗传易感性通常由主要组织相容性复合（HLA）基因（如HLA-A1、B8、DR2、DR3）决定。环境因素可以是药物（如肼屈嗪）、化学物品（如金、硅、碳氢化合物）或感染。下文将会对已知的诱发因素进行详述。免疫反应存在的客观证据是出现循环免疫复合物和（或）血清补体的异常以及抗体、免疫复合物、补体和纤维素在肾小球沉积。

肾小球疾病的病理学术语

最常用的术语包括：

- 局灶：部分肾小球有病变
- 弥漫（球性）：超过 75% 的肾小球有病变
- 节段：仅一部分肾小球受影响（大多数局灶损害也是节段性的，如局灶节段性肾小球硬化）
- 增生：一种或多种肾小球固有细胞增生，导致细胞数量增加，伴有或不伴有炎症
- 膜性病变：免疫复合物沉积或基底膜病变造成毛细血管壁增厚
- 新月体：Bowman 囊内上皮细胞增生伴单核细胞浸润。

肾小球病的分类

肾小球病的病理类型与临床表现之间并无完全对应关系。肾小球疾病的分类方式有多种。这里将它们分为四种综合征进行讨论：

- 肾病综合征：大量蛋白尿（＞3.5g/d）、低白蛋白血症、水肿、脂肪尿以及高脂血症。
- 急性肾小球肾炎（急性肾炎综合征）：突发肾小球源性血尿（红细胞管型或变形红细胞）、非肾病综合征范围的蛋白尿、水肿、高血压以及一过性肾损害。
- 急进性肾小球肾炎：急性肾炎的表现、局灶坏死，伴有或不伴有新月体，几周内出现急性肾衰竭。
- 无症状血尿和（或）蛋白尿。

某些特殊类型的肾小球病，特别是作为系统性疾病的一部分，可以表现出多种综合征，如狼疮性肾炎、冷球蛋白血症和过敏性紫癜，但是通常都会出现肾病综合征，下文中将进行详述。肾小球疾病的检查见表 11.3。

表 11.3　肾小球疾病的检查

检查	阳性发现
尿显微镜检查	红细胞，红细胞管型
尿蛋白	肾病或亚肾病范围
血清尿素	可能升高
血清肌酐	可能升高
培养（咽拭子、耳分泌物、皮肤感染处拭子）	致肾炎的微生物（并非都有此表现）
抗链 -O 滴定度	在链球菌感染后肾炎会升高
C3 与 C4 水平	也许降低
抗核抗体	在系统性红斑狼疮时滴度升高
ANCA	在血管炎时阳性
抗 - GBM	在 Goodpasture 病时阳性
冷球蛋白	冷球蛋白血症时会升高
肌酐清除率	正常或下降
X 线胸片	心脏扩大、肺水肿（并非都有此表现）
肾脏影像学	通常正常
肾活检	各种肾小球病变

肾病综合征

病理生理学

低蛋白血症：成人每日尿蛋白 3.5g 或以上时会引起低蛋白血症。在儿童，相对较少的蛋白尿就可以导致低蛋白血症。在英国，通常每日从饮食中摄入的蛋白量是 70g，而肝脏每天可以合成 10 ~ 12g 白蛋白。那么为什么每日丢失 3.5g 白蛋白就会造成低蛋白血症？这可能部分与肾病综合征时重吸收的白蛋白在近端肾小管的分解代谢增加相关，即使实际的白蛋白合成率增加。此外，饮食摄入的蛋白使白蛋白尿增加，因此高蛋白饮食时血清中的白蛋白浓度反而会降低。如果血管紧张素转换酶抑制剂（ACEI）能够防止这种现象，高蛋白饮食就可以增加血清中白蛋白的浓度。所以，要最大程度地提升肾病综合征中患者血清白蛋白的浓度，需应用 ACEI 类药物降低尿蛋白的排出。

蛋白尿：蛋白尿发生的机制较为复杂。部分原因是因为肾小球结构破坏导致肾小球基底膜上孔隙数量与孔径增加，使更多和更大的分子溢出。肾小球的通透性与电荷也有关。在肾小球的毛细血管壁上充斥着带负电荷的物质，因而排斥带有负电荷的蛋白分子。而这些固定电荷的减少是导致大量蛋白尿的关键因素。

高脂血症：典型的脂代谢紊乱是低密度脂蛋白（LDL）、极低密度脂蛋白（VLDL）和中等密度脂蛋白（IDL）增加，而高密度脂蛋白（HDL）无变化或降低，因而LDL/HDL增加。高脂血症是血清白蛋白浓度减低直接导致脂蛋白［如载脂蛋白B、C-III、Lp(a)脂蛋白］合成增加的结果。此外，白蛋白尿还会导致主要含三酰甘油的脂蛋白（乳糜微粒和 VLDL）清除下降。

低蛋白血症所致的水肿：见第 12 章。

处理

一般处理：

- 应限制饮食中盐摄入并应用噻嗪类利尿剂（如苄氟噻嗪）。效果不好的患者每日加用呋塞米（40 ~ 120mg）及阿米洛利（5mg），但应严密监测血钾浓度。由于肾病综合征患者会合并胃肠道黏膜水肿，可能对利尿剂吸收不良。对口服治疗不良的患者可以应用静脉药物。有些患者血容量可能偏低，因此为了避免直立性低血压，对于中度水肿的患者，可暂不应用利尿剂治疗。
- 高蛋白饮食（约每日 80 ~ 90g）会增加尿蛋白排出，不利于长期预后。推荐蛋白正常摄入。注射白蛋白仅有短期效果，通常只应用于利尿剂抵抗的患者，或肾小球无严重病变而有少尿或氮质血症的患者（如微小病变患者）。白蛋白输注要与利尿剂结合使用，而且，以后往往可单独使用利尿剂。

- 高凝状态易产生静脉血栓，这是由于尿中凝血因子丢失（如抗凝血酶）及肝脏合成纤维蛋白原增加所致。由于肾病综合征患者很容易出现静脉血栓，要避免长时间卧床休息。如无抗凝禁忌证，应预防性应用抗凝药。一旦肾静脉血栓形成，需长期进行抗凝治疗。
- 败血症是肾病综合征患者常见的另一个死因。尿中免疫球蛋白丢失增加导致感染易感性增加。肺炎球菌感染很常见，因此应给予肺炎球菌疫苗。早期发现及强力治疗感染比长期预防性应用抗生素更适宜。
- 在有蛋白尿的患者中，脂代谢紊乱是心肌梗死和周围血管病的重要原因。应使用HMG-CoA还原酶抑制剂进行降脂治疗，如必要，可加用贝特类药物。
- ACEI或血管紧张素Ⅱ受体拮抗剂（AIIRA）有减少尿蛋白的作用，已越来越广泛地应用于各种类型的肾小球病。这类药物是通过减低肾小球内的灌注压起效，故应监测血压和肾功能。

特殊处理

其目标是逆转异常的尿蛋白漏出。讨论见下文。

表 11.4　肾病综合征相关的肾小球疾病

肾病综合征不伴活动性尿沉渣改变
原发性肾小球疾病
肾小球轻微病变
先天性肾病综合征
局灶节段性肾小球硬化
膜性肾病
继发性肾小球疾病
淀粉样变性
糖尿病肾病
肾病综合征伴活动性尿沉渣改变（肾病＋肾炎）
原发性肾小球疾病
系膜毛细血管性肾小球肾炎
系膜增生性肾小球肾炎
继发性肾小球疾病
系统性红斑狼疮
冷球蛋白血症
过敏性紫癜
特发性纤维样肾小球病
免疫触须样肾小球病

表 1.14 列举出常见的导致肾病综合征的病变。这些病变分为伴有或不伴有红细胞管型（有或无活动性尿沉渣改变）两种。每种病变既可以是原发性疾病也可以是系统性疾病的组成部分。

肾病综合征不伴活动性尿沉渣改变

肾小球轻微病变（微小病变肾病）

此病光镜下肾小球无异常（图11.12），电镜下可以见到上皮细胞（足细胞）的足突融合（图11.11）。这种表现并不特异，在许多有蛋白尿的疾病均可出现。免疫荧光无免疫复合物和抗GBM抗体。但是，以下三点显示存在免疫反应：

- 激素及免疫抑制治疗有效
- Hodgkin淋巴瘤患者可出现，随着淋巴瘤治疗成功而缓解
- 患者及其亲属有高发哮喘及湿疹高发率；脱敏治疗或脱离变应原后肾病综合征症状可缓解。

蛋白尿成因的一种可能解释是 T 淋巴细胞参与导致肾小球对蛋白的通透性增加。

临床特征

微小病变肾病最常见于儿童，特别是男性儿童，占儿童肾病综合征的大多数（通常是高选择性蛋白尿）。水肿很常见，通常出现在面部。成人肾病综合征病例占本病病例的 20% ~ 25%。一般认为微小病变肾病不会导致慢性肾衰竭（参见局灶节段性肾小球硬化一节）。

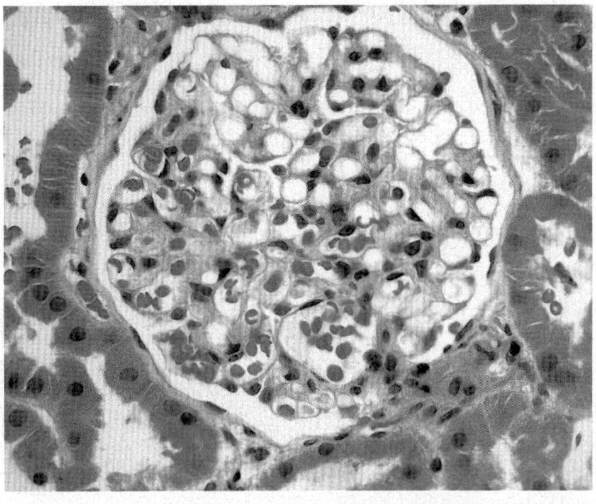

图 11.12　光镜下，微小病变的肾小球结构显示为正常。

处理

大剂量糖皮质激素治疗：泼尼松龙每日 60mg/m^2（最高可达到每日 80mg），最长 4～6 周，然后再隔日 40mg/m^2，持续用 4～6 周，可纠正 95% 的儿童尿蛋白。而在成人，有效率大大降低且需要数月（12 周每日激素治疗，再12周隔日维持）。有时会有自发缓解。通常如果尿蛋白降低、不足以导致低蛋白血症或水肿时则撤药。

1/3 的儿童患者不会复发，但对于其余患者，应延长糖皮质激素治疗时间。这些患者中，1/3 的患者在撤药时会复发，而在类固醇治疗后会再次缓解；此时应每日给予环磷酰胺 1.5～2.0mg/kg，持续 8～12 周，同时加用泼尼松龙 7.5～15mg。如此可以增加长期缓解的可能性。对类固醇无反应的患者也可能会对环磷酰胺有反应。环磷酰胺在儿童最多用两个疗程，因为有无精症这种不良反应的风险。

无论在儿童或在成年人，如果激素治疗 4 年后仍保持缓解，则复发可能性很小。

若不应用环磷酰胺治疗，可每日服用 3～5mg/kg 的环孢素，但需长期维持以防止复发。用药时须检测肾小管排泌功能及环孢素的血药浓度（推荐水平 80～150ng/mL）。对于激素依赖的儿童，隔日应用驱虫药左旋咪唑（自 2.5mg/kg 至最高 150mg）可以保持缓解，但机制不明。由于大多数对照试验是在儿童患者进行的，成人的治疗方案较难推荐。

遗传性肾病综合征

遗传性肾病综合征（芬兰型）是常染色体隐性遗传病，由编码跨膜蛋白——nephrin的基因突变所致。在芬兰活产婴儿中其发生率为1/8200。Nephrin 是第一个被确认的裂孔膜蛋白，其功能缺失可导致婴儿出生后不久即出现大量蛋白尿；这些患者通常有胎盘增大；该病可在产前诊断，特点为羊水中甲胎蛋白增高。肾脏的显微结构变化各不相同，一些肾小球较小且发育不全；另一些则增大、相对成熟并伴有弥漫系膜增生。由于大量蛋白尿，一些肾小管出现空泡变性和扩张。电镜下，脏层上皮细胞足突消失。本病特征是逐渐进展至终末期肾衰竭。其他遗传性肾病综合征是由于编码足细胞蛋白的其他基因突变导致，如podocin、α-肌动蛋白-4 和 Wilms 瘤抑制基因。

局灶节段性肾小球硬化症（FSGS）

本病病因不明。通常表现为大量蛋白尿（常为非选择性）、血尿、高血压和肾功能减退。出现肾病综合征表现的患者常对类固醇治疗抵抗。所有年龄均可发病。本病肾移植患者常复发，有时在肾移植后数天内即可复发，特别是原来有进展性肾病的患者。

病因学

通常认为是循环通透因子（具有丝氨酸蛋白酶活性）导致蛋白漏出，因为患者的血浆可增加单个肾小球的通透性。移植到鼠 FSGS 模型中的肾脏会发病，但把具有 FSGS 倾向的鼠的肾脏移植到正常鼠中却不发病。血浆置换去除循环通透因子可暂时改善蛋白尿。足细胞中 CD80 的上调在共刺激免疫调节途径中起主要作用。抗CD80抗体已用于肾移植，有望将来用于FSGS的治疗。

病理学

本病主要依据光镜诊断，可见节段性肾小球硬化，最终进展为球性硬化。皮髓交界处的肾小球最先受累，但在经皮肾活检中常被漏诊，而被误诊为微小病变。微小病变与 FSGS 在发病机制上可能存在一定关系，部分微小病变患者可能逐渐出现肾功能损害。免疫荧光显示：肾小球受累部分有C3和IgM沉积。其他肾小球通常增大但也可能大小正常。有些患者可有系膜细胞增生。所有患者均伴有局灶肾小管萎缩和间质纤维化。电镜反映光镜表现，由于玻璃样物质和脂质沉积，有毛细血管闭塞。其他肾小球可见足突广泛消失，有时也呈节段性消失。

FSGS 有两种组织学表现。在典型 FSGS（图11.13a）中，节段硬化可在受累肾小球的任何部位。顶端型FSGS 的特征是：在所有受累肾小球中，节段性硬化均位于肾小球血管极处（图11.13b）。毛细血管内有泡沫细胞，脏层上皮细胞肥大并与近端肾小管的近端粘连。这些患者对激素反应较好，呈良性病程。另一种类型为塌陷型 FSGS（图11.13c），其脏层上皮细胞通常肥大并有空泡变性，毛细血管壁皱缩、塌陷。这些特征提示损害严重，疾病过程相应进展。塌陷型 FSGS 常见于 HIV 感染的年轻黑种人，也被称为HIV相关肾病（HIVAN）（见第2章）。

相似的肾小球改变可继发于其他原因导致的肾单位减少（如肾切除、高血压、肥胖、缺血、镰状细胞性

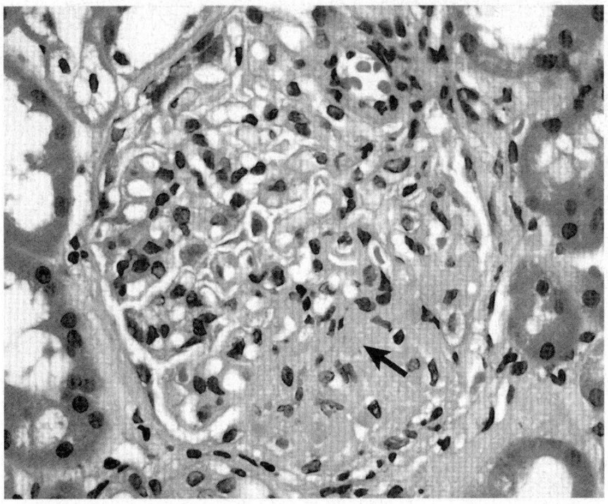

(a) 经典型 FSGS：可见肾小球节段性硬化（箭头所示）。

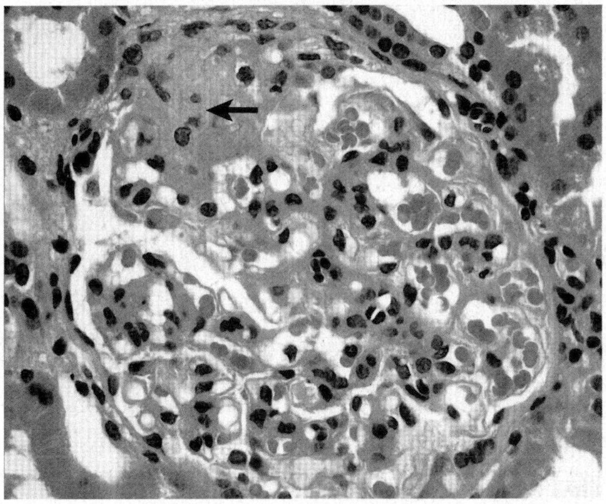

(b) 顶端型 FSGS：在肾小球血管极处（箭头所示）可见节段性硬化。

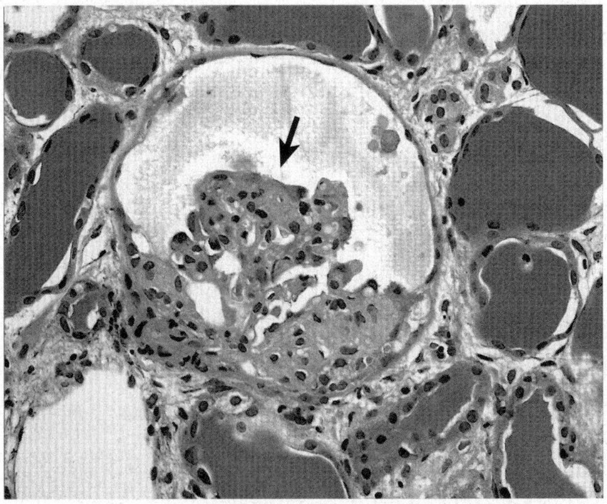

(c) 塌陷型 FSGS（箭头所示）。

图 11.13　局灶节段性肾小球硬化（FSGS）。

肾病、反流性肾病、海洛因成瘾、慢性移植肾病、IgA 肾病和血管炎后的肾瘢痕化）。有学说认为，FSGS 是由于剩余肾单位的过度负荷（肾小球高滤过）导致的。

治疗

常用方案为泼尼松龙每日 0.5 ~ 2mg/kg，维持 6 个月，若无效则认为激素抵抗。使用环孢素使其血药浓度维持在 150 ~ 300ng/ml，对减少或消除蛋白尿可能有效。环孢素减药或停药后复发很常见。需长期应用以维持缓解。环磷酰胺、苯丁酸氮芥或硫唑嘌呤为成人的二线用药。对于伴有系膜细胞增生或顶端型 FSGS，环磷酰胺每日 1 ~ 1.5mg/kg 联合泼尼松龙 60mg/d，维持 3 ~ 6 月，继以泼尼松龙加硫唑嘌呤维持治疗，已发现有效。约 50% 的患者 10 年内进展至终末期肾病，特别是对治疗抵抗的患者。

膜性肾病

本病成人多发，特别是男性。患者常表现为无症状蛋白尿或肾病综合征，可伴发镜下血尿、高血压和（或）肾功能减退。与其他肾病一样，高血压和肾功能损害的程度是预后不良指标。约50%的膜性肾病患者可自发缓解或治疗后缓解。但最终 40% 的患者发展为慢性肾衰竭，通常与蛋白尿持续在肾病综合征范围内有关。年轻、女性和无症状的中度蛋白尿患者预后相对较好。

病因和发病机制

原发性或特发性膜性肾病（占全部患者的75%）的肾小球组织学改变与继发于药物（如青霉胺、金制剂、非甾体类消炎药、丙磺舒、汞、卡托普利）、自身免疫疾病（如 SLE、甲状腺炎）、感染性疾病（如乙型肝炎、丙型肝炎、血吸虫、三日疟原虫）、肿瘤（如肺癌、直肠癌、胃癌、乳腺癌和淋巴瘤）和其他原因（如结节病、肾移植、镰状细胞病）的膜性肾病的改变相同。光镜和电镜表现相符，其形态学改变与病程相关。在疾病的所有阶段，免疫荧光均显示 IgG 和 C3 在毛细血管壁颗粒样沉积。在早期，光镜下沉积物细小，常被漏诊。电镜显示小的电子致密物沉积于毛细血管壁上皮下。在中期，沉积物被基底膜包围，银染表现为垂直于基底膜的钉突形成。在晚期，沉积物完全被基底膜包围、吸收，表现为光镜下毛细血管基底膜均匀增厚（图11.14 a、b和c）。

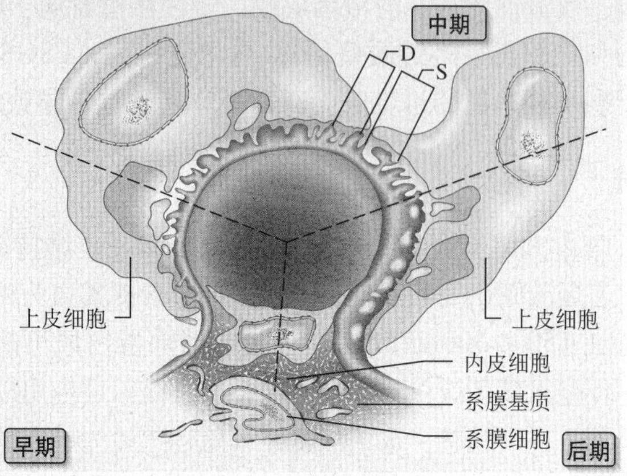

(a)

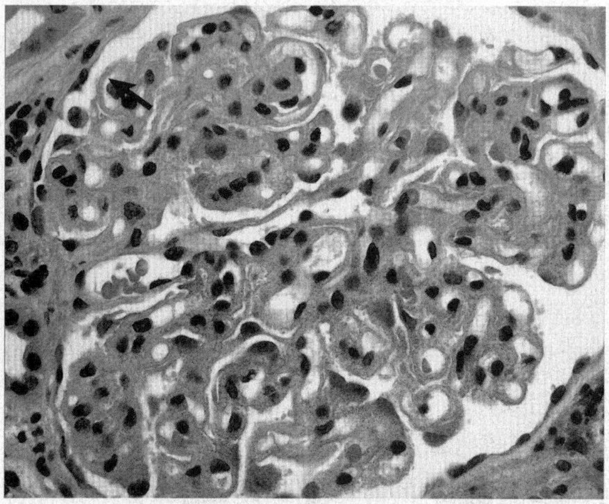
(b)

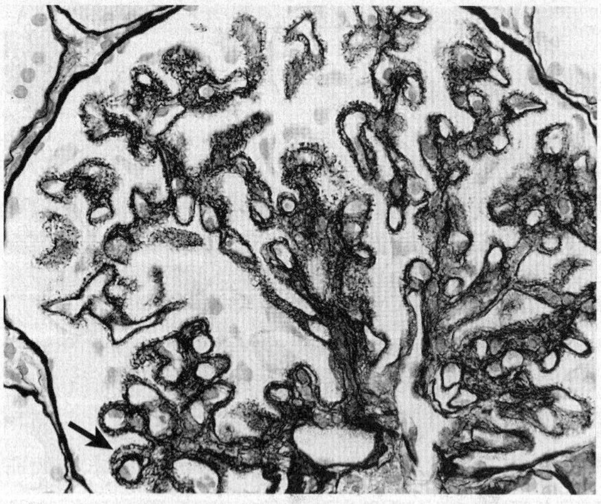
(c)

图 11.14　膜性肾病。(a) 图示膜性肾病早、中、晚三期表现：D：上皮下沉积；S：钉突。(After Marsh FP (1985) Postgraduate Nephrology. Butterworth Heinemann.) (b) 光镜下显示膜性肾病时基底膜增厚（箭头所示）；(c) 膜性肾病银染之后显示钉突结构（箭头所示）。

动物模型（Heymann 肾炎）形态学改变与人类的相似，易感鼠可被肾自身抗原［如近端小管细胞的刷状缘、megalin（gp330)］免疫。然而，人类致病的自身抗原目前尚不清楚，因为人足细胞上并不存在megalin。一些位于刷状缘和肾小球的中性内肽酶可能是自身抗原。抗原抗体免疫复合物在原位形成。

治疗

对于膜性肾病，口服大剂量糖皮质激素在肾病综合征维持缓解和保护肾功能方面均无效。硫唑嘌呤也无明显疗效。烷化剂——环磷酰胺和苯丁酸氮芥——对膜性肾病均有效。考虑到药物的长期毒性作用，这些药物应给予有临床表现的患者，如病情严重或病程迁延（即蛋白尿＞6g/d，持续 6 个月以上）、肾功能不全和高血压，这些提示有发展为终末期肾病的可能。苯丁酸氮芥（第2、4、6个月每日0.2mg/kg与第1、3、5个月每日泼尼松龙0.4mg/kg交替）和环磷酰胺（每日 1.5 ~ 2.5mg/kg，共 6 ~ 12 个月，联合隔日一次泼尼松龙每日1mg/kg，共2个月）同样有效。环孢素和吗替麦考酚酯联合口服类固醇也是治疗膜性肾病的可选方案。由于膜性肾病是由循环中的自身抗体所致，抗B淋巴细胞治疗可能比广谱免疫治疗更合理，后者对 T 淋巴细胞更有效。抗 CD20 抗体（抗 B 细胞的利夫妥昔单抗）可改善肾功能，减少蛋白尿和提高血浆白蛋白，且短期内无明显副作用。

淀粉样变性病

淀粉样变性病是一种获得性或遗传性蛋白沉积疾病，该病中正常可溶蛋白或其片段变成异常的不可溶纤维沉积在细胞外。

病理学

光镜下可见嗜曙红蛋白沉积在系膜区、毛细血管袢和小动脉壁。刚果红染色这些沉积染为粉红色，在偏振光下呈绿色折光（图 11.15）。免疫荧光对诊断无帮助，但电镜下可见特征性淀粉样纤维。40%的病例淀粉样物质为免疫球蛋白轻链（AL 型，免疫组织化学法），而几乎 100% 的继发性淀粉样变病例（淀粉样蛋白 A，AA 型）为免疫球蛋白轻链。

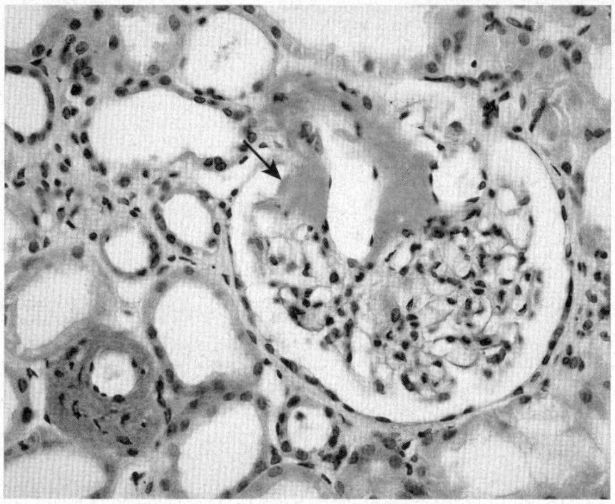

(a)

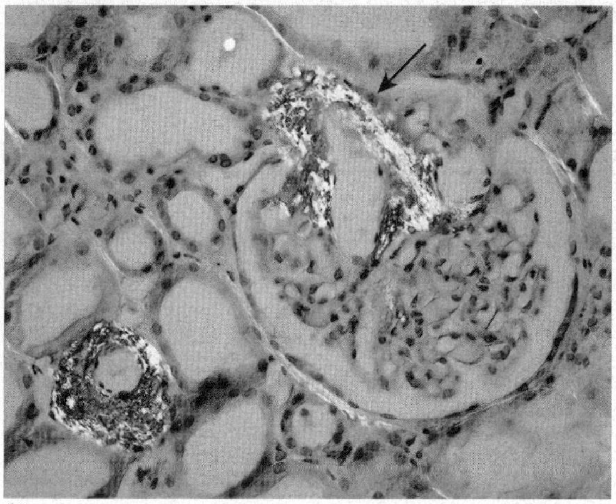

(b)

图 11.15 （也见彩图 11.5）**淀粉样变**。(a) 光镜下显示为嗜酸性淀粉样沉积（箭头所示）。(b) 在偏振光显微镜下，刚果红染色后表现为苹果绿双折光现象。

诊断和治疗

诊断常在其他部位有淀粉样变的临床表现的基础上做出。影像学上肾脏增大。同位素标记的血清淀粉样物质 P（SAP）———种体内定量检测淀粉样物质的方法——闪烁显影由于可在一段时间内测定淀粉样物质增加或减少的速度，是一种非常有前景的方法。对所有可疑肾脏受累的病例均应行肾脏活检。

治疗首先应针对原发病，肾脏保护措施也应实施。透析和肾移植的成功与否取决于淀粉样物质在肾外脏器沉积的程度，特别是在心脏。

糖尿病肾病

糖尿病肾病是西方国家终末期肾病的首要病因。1 型和 2 型糖尿病患者出现蛋白尿、氮质血症和终末期肾衰竭的几率相当。不同类型的糖尿病在肾功能恶化的速度和出现并发症的时间上亦相似。

病理学

最初肾脏增大，肾小球高滤过（GFR > 150ml/min）。主要的早期组织学变化为肾小球基底膜增厚和系膜增宽。后期为肾小球结节硬化（Kimmelstiel-Wilson 结节）和小动脉玻璃样物质沉积（图11.16）。这些晚期变化与大量蛋白尿相关。1型和2型糖尿病均可出现以上变化。病理生理学将在第 19 章讨论。

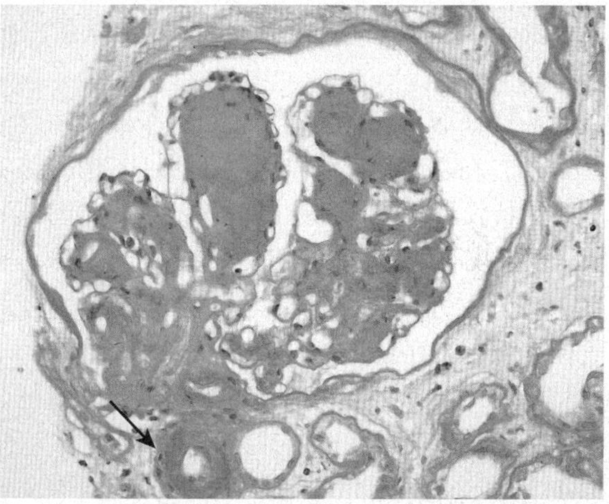

图 11.16 **糖尿病**。进展期糖尿病肾小球病和小动脉硬化（箭头所示）。

治疗

糖尿病中肾保护治疗的时机是目前研究的课题之一。生活方式调整（戒烟，增加运动）、高血压、代谢调节不良以及高脂血症的治疗对每个糖尿病患者均应进行。微量白蛋白尿是使用ACEI或血管紧张素 II 受体拮抗剂（AIIRA）治疗的指征，不论糖尿病的类型及是否存在高血压。与其他肾病一样，糖尿病肾损害的全过程都是隐匿的。在这一隐匿过程中药物干预具有肾保护作用（Box11.3），表现为延缓肾小球滤过率降低。即使严格控制代谢因素和进行降压治疗，部分糖尿病患者仍然走向终末期肾衰竭。

肾病综合征伴活动性尿沉渣改变（肾病+肾炎）

系膜毛细血管性（膜增殖性）肾小球肾炎（MCGN）

此类疾病不常见，主要分为三型，临床表现相似：肾病综合征、血尿、高血压和肾功能损害。虽然发病机制不同，但光镜表现相似。根据电镜表现将其分为：

- 1 型 MCGN：系膜细胞增生，内皮下免疫复合物沉积，毛细血管基底膜分层，假双轨征。由于通过经典途径激活补体系统，血浆C3持续降低，而C4正常。可以是特发性的或是由慢性感染引发（脓肿、感染性心内膜炎、感染性心室腹腔分流），或继发于丙型肝炎病毒感染导致的冷球蛋白血症（图 11.17a）。
- 2 型 MCGN：系膜细胞增生，电子致密物（常仅为C3）在基底膜呈线样沉积（图11.17b）。该类型可为特发性或与局部脂肪营养不良（如面部和躯干上部皮下脂肪缺失）相关。多发于年轻人，患者C3 降低，但这是由于激活了补体系统的旁路途径。患者也存在抗 C3 转化酶的自身抗体
- 3 型 MCGN：具有 1 型和 2 型 MCGN 的特征。补体系统的激活最终通过共同途径。

大多数 MCGN 患者在几年内发展为肾衰竭。2 型患者在肾移植后 100% 复发，而 1 型患者复发率仅为 25%。但是复发的移植肾可以长期保持功能。

处理

对于所有年龄组患者，若为特发性MCGN且肾功能正常、蛋白尿为非肾病水平，无需特殊治疗。推荐为 4 个月随访 1 次，特别注意血压的变化。

对于肾病综合征儿童患者，无论是否肾功能受损，均需试验性类固醇治疗（隔日泼尼松龙40mg/m^2，共6 ~ 12 个月）。若未见效，停止治疗。规律随访，严格控制血压，使用可降低蛋白尿的药物，治疗脂代谢紊乱。

对于肾病综合征成人患者，无论是否肾功能受损，应服用阿司匹林（325mg）或双嘧达莫（75 ~ 100mg），或两者联合，共 6 ~ 12 个月，无效停药。采用延缓肾衰竭的治疗方案。

系膜增生性肾小球肾炎（IgM 肾病、C1q 肾病）

除微小病变外，还有两类疾病常表现为大量蛋白尿而光镜下改变轻微。

IgM 肾病：以大多数肾小球系膜细胞增生、免疫复合物（IgM 和补体）颗粒样沉积在系膜区为特征。患者表现为发作性或持续血尿，伴有肾病综合征。与微小病变不同，其预后不好，类固醇治疗有反应的为 50%，而微小病变为 90%。10% ~ 30% 的患者发展为肾功能不全，重复肾脏活检可见继发性FSGS。有试验将环磷酰胺和泼尼松龙联合用于治疗持续肾病综合征患者，特别是血肌酐升高的患者。

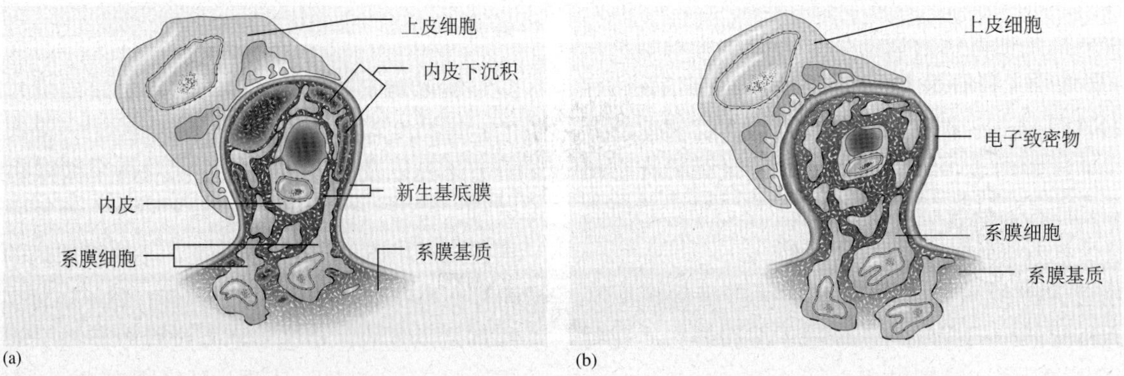

图 11.17 系膜毛细血管性肾小球肾炎（MCGN）。(a) Ⅰ型 MCGN，显示系膜基质和系膜细胞扩张，毛细血管壁增厚，内皮下大量沉积以及出现新生基底膜（双轨征）。(b) Ⅱ型 MCGN：肾小球表现各异，在 Bowman 囊、肾小管基底膜和部分毛细血管壁可见电子致密物沉积，并有部分系膜细胞增生。

C1q 肾病：与 IgM 肾病在临床和病理表现上非常相似，除了前者在系膜区有 CIq 沉积。有时被误诊为狼疮性肾炎，特别是血清学阴性时（称为血清学阴性狼疮）。最显著特征为C1q沉积和电镜下存在管网状包涵体（由于高浓度α-干扰素）。部分患者是类固醇依赖性的。预后与多数肾小球病一样，有大量蛋白尿和肾功能不全的患者易发展为肾衰竭。

系统性红斑狼疮（狼疮性肾炎）

至少 1/3 的 SLE 患者有显性肾病，25% 的患者 10 年内发展为终末期肾病。世界卫生组织按组织学将其分为（结合临床表现）：

- Ⅰ型——系膜免疫复合物沉积（光镜下肾小球正常），无症状。
- Ⅱ型——系膜免疫复合物沉积伴系膜细胞增生，系膜基质增宽。临床有轻度肾病。
- Ⅲ型——局灶增生性肾小球肾炎（累及< 50% 的肾脏穿刺的肾小球）伴活动或硬化性病变。几乎所有患者有血尿、蛋白尿。
- Ⅳ型——弥漫增生性肾小球肾炎（累及> 50% 的肾脏穿刺的肾小球），伴有节段（IV-S）或球性（IV-G）病变，可分为活动性或硬化性病变（图11.18）。临床表现同Ⅲ型，但肾病综合征、高血压和肾功能损害更常见。
- Ⅴ型——膜性肾小球肾炎。表现为大量蛋白尿、肾病综合征、血尿和高血压。

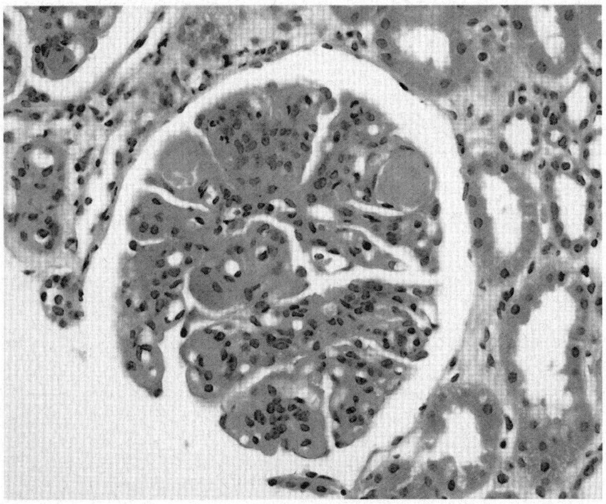

图 11.18　狼疮性肾炎Ⅳ期——弥漫增生性肾炎。可见内皮细胞和系膜细胞增生。

- Ⅵ型——严重硬化性病变（> 90% 的肾小球硬化）。可见进展性肾功能不全。

重复肾脏活检显示，约 25% 的患者组织学上从一种类型转化为另一种类型。Ⅰ型、Ⅱ型和Ⅴ型患者预后相对较好。肾小球免疫复合物沉积是其特征，免疫荧光显示，IgG、IgM、IgA 及补体 C3、C4 和 C1q 呈阳性。

病理生理学

系统性红斑狼疮是一种自身抗原驱动的、T 细胞依赖性和 B 细胞介导的自身免疫疾病。狼疮性肾炎通常有循环的自身抗体（特别是 dsDNA 抗体、Ro 抗体）和补体激活，后者导致 C3、C4 和 C1q 降低，特别是 C1q。C1q是补体系统经典激活途径的第一个补体，参与补体活化和凋亡过程中自身抗原的清除。抗 C1q 抗体可帮助区分肾性复发和非肾性复发。但是，并非所有的自身抗体对肾脏均有致病性。这些致肾炎性抗体有独特的生化特性，与肾损害的形式相关。DNA 曾被认为是自身抗原，但核小体（组成DNA和组蛋白的结构，从凋亡中产生）目前被认为是最可能的自身抗原。核小体特异性 T 细胞、抗核抗体和致肾炎性免疫复合物在发病时产生。核小体阳性电荷的组蛋白成分与阴性电荷的硫酸肝素（在肾小球基底膜上）结合，触发炎症反应，导致系膜细胞增生、系膜基质增多和白细胞浸润。其他致病机制包括肾小球节段坏死、血栓性微血管病、血管炎和肾小球硬化。

狼疮肾炎的肾小球外表现包括肾小管间质肾炎（75%患者）、肾静脉血栓和肾动脉狭窄。血栓与抗磷脂的自身抗体有关（抗心磷脂或狼疮抗凝物）。

处理

应控制高血压和水肿，初始治疗取决于临床表现。确切的组织学诊断是必需的。Ⅰ型不需治疗。Ⅱ型呈良性过程，但有些需给予类固醇治疗。

已有一些临床试验应用免疫抑制剂治疗Ⅲ型、Ⅵ型和Ⅴ型。目前，类固醇和环磷酰胺用于诱导缓解，硫唑嘌呤和吗替麦考酚酯用于维持缓解。

一些小型研究证实，抑制 B 细胞的利夫妥昔单抗（抗 CD20）有效。

预后

治疗后蛋白尿消失、血压正常和肾功能不全恢复提示预后良好。肾小球硬化（Ⅵ型）通常预示终末期肾衰。

冷球蛋白肾病

冷球蛋白是由免疫球蛋白和补体成分构成，遇冷沉淀，遇热溶解。分为三型：

Ⅰ型冷沉淀免疫球蛋白是一种单克隆冷球蛋白，也见于多发性骨髓瘤和淋巴细胞增殖性疾病。

Ⅱ型和Ⅲ型冷球蛋白血症为混合性冷球蛋白，均为多克隆 IgG 抗原与抗球蛋白抗体结合。Ⅱ型冷球蛋白血症抗球蛋白成分常为单克隆 IgM 或具有类风湿因子活性的单克隆IgA。而Ⅲ型冷球蛋白血症的抗球蛋白为多克隆的。Ⅱ型冷球蛋白血症病例占全部冷球蛋白血症病例的 40%～60%，Ⅲ型占 40%～50%。

肾小球疾病在Ⅱ型冷球蛋白血症中比Ⅲ型更常见。大约30%的“混合性”冷球蛋白为原发性冷球蛋白血症，即未发现原发病或相关疾病。已知病因包括病毒感染（如乙型肝炎病毒、丙型肝炎病毒、HIV、巨细胞病毒、EB 病毒）、真菌和螺旋体感染、疟疾和感染性心内膜炎以及自身免疫病（SLE、类风湿性关节炎和干燥综合征）。肾小球的病理改变类似膜增生性肾小球肾炎（图 11.17）。

本病多于31～50岁发病，女性比男性更常见。全身症状包括紫癜、关节痛、下肢溃疡、Raynaud 现象、系统性血管炎、多神经炎和肝损害。肾小球疾病的典型表现为无症状性蛋白尿、镜下血尿或两者均有。也可表现为急性肾炎综合征、肾病综合征（最常见表现）或肾功能不全。

血清学检查发现补体系统早期的成分降低，后期的成分增高。根据病因不同还可检出相应冷球蛋白、单克隆 γ 球蛋白、类风湿因子、自身抗体和病毒抗体或丙肝病毒的 mRNA。

大约1/3的患者可自发缓解，1/3的患者进展缓慢。糖皮质激素和（或）环磷酰胺免疫抑制治疗可能有效，但由于病因不同，且有自发缓解的可能，很难比较疗效。强化血浆置换或冷球蛋白滤过曾使用过。干扰素可治疗丙肝病毒血症，但对冷球蛋白血症无效。

过敏性紫癜

该临床综合征包括典型皮肤丘疹、腹痛、关节痛和肾小球肾炎。大约 30%～70% 的患者有血尿和（或）蛋白尿的肾病表现。肾受累通常较轻，但也可表现为肾病综合征或急性肾衰竭。病理上为局灶节段增生性肾小球肾炎，有时伴有系膜细胞增生。更严重的病例可出现新月体。免疫复合物主要为 IgA，沉积在系膜区，这与 IgA 肾病相似。尚无有效的治疗措施，支持治疗为主。对新月体肾炎，可强化免疫抑制治疗，但疗效个体差异大。

特发性纤维样肾小球病

本病罕见。电镜下，系膜区和肾小球毛细血管壁可见特征性微纤维结构，与淀粉样变明显不同。这些纤维样物质比淀粉样变纤维粗（20～30nm 与 10nm），刚果红染色呈阴性。本病中位发病年龄为45岁（10～80 岁）。患者表现为蛋白尿——多数为肾病水平（60%）、镜下血尿（70%）、高血压和进展较迅速的肾功能不全（50%）。40%～50% 的患者在 2～6 年内进展为终末期肾衰竭。

虽然有类固醇和免疫抑制治疗有效的个例报道，整体上仍没有有效的治疗手段。

免疫触须样肾小球病

电镜下，该病可见比特发性纤维样肾小球病的纤维更粗的微管（30～40nm）。大部分患者循环中有副蛋白，或免疫荧光可见肾小球内有单克隆免疫球蛋白沉积。淋巴增殖性疾病病因占所有病例的50%。该病的临床表现和临床经过与特发性纤维样肾小球病相似，虽然对淋巴增殖性疾病和（或）副蛋白血症的治疗可以有效。80% 以上的患者的肾病综合征通过各种化疗可完全或部分缓解。

急性肾小球肾炎（急性肾炎综合征）（表 11.5）

本病包括：

- 血尿（肉眼血尿或镜下血尿）——尿沉渣镜检可见典型红细胞管型
- 蛋白尿
- 高血压
- 水肿（眼睑、下肢或腰骶部）
- 短期少尿及无尿。

组织学特征为细胞增生（系膜细胞和内皮细胞）和

表 11.5　表现为急性肾炎综合征的疾病
链球菌感染后急性肾小球肾炎
非链球菌的感染后急性肾小球肾炎，如
葡萄球菌、肺炎链球菌、军团菌、梅毒、腮腺炎病毒、水痘病毒、丙肝病毒、乙肝病毒、埃可病毒、EB 病毒、弓形体、疟原虫、血吸虫、旋毛虫
感染性心内膜炎
分流性肾炎
内脏脓肿
系统性红斑狼疮
过敏性紫癜
冷球蛋白血症

炎性细胞浸润（中性粒细胞和巨噬细胞）。

链球菌感染后急性肾小球肾炎（PSGN）

儿童多发，出现急性肾炎综合征前 1～3 周有链球菌感染史，如链球菌导致的咽部感染、中耳炎和蜂窝织炎。感染原为致肾炎型 A 族β-溶血性链球菌。感染和发病的潜伏期反映免疫复合物形成、沉积和发生肾损害所需的时间。PSGN 在发达国家已少见。肾脏活检可见肾小球弥漫急性炎症（不伴有坏死，但有时有细胞性新月体）、中性粒细胞浸润、免疫复合物（IgG）和补体沉积（图11.19a，b）。电子致密物在毛细血管壁上皮下沉积为其超微结构的特征性表现，但并不局限于此。内皮细胞可见肿胀。类似的肾脏活检表现在非链球菌感染后的急性肾小球肾炎也可见到，如表 11.5 所示。

处理

急性期治疗包括降压、利尿、限盐，必要时透析。若恢复缓慢，糖皮质激素可能有帮助。儿童通常预后良好。小部分成人患者以后会发展成高血压和（或）肾功能损害。所以在年纪较大的患者中，即使在完全恢复后，也应每年监测血压和血肌酐。在发生肾炎后长期使用青霉素进行预防治疗缺乏证据。清除潜在感染后，非链球菌感染后急性肾小球肾炎的预后同样良好。

肾小球肾炎伴感染性心内膜炎

肾小球肾炎偶尔会发生在有感染性心内膜炎的患者（通常为静脉吸毒者）。其通常表现为急性肾炎综合征。相似的表现可出现在感染性心室腹腔分流术后（分流性肾炎）。光镜表现与感染后肾小球肾炎相似，但病变常为局灶和节段性。也有新月体肾炎合并急性肾衰竭的病例，特别是金黄色葡萄球菌感染的患者。病情凶险的病例给予合理的抗生素治疗或手术清除感染灶（肾梗死）通常可以使肾功能恢复正常。

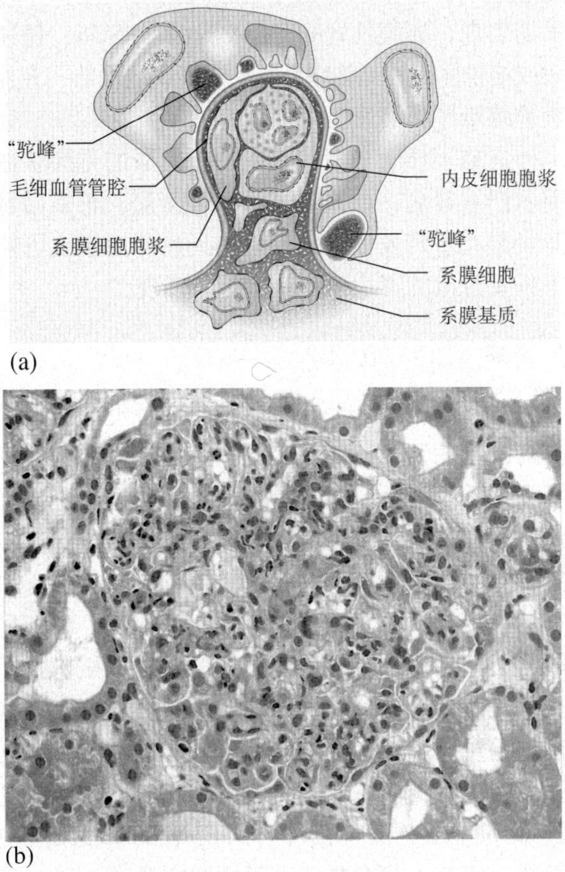

图 11.19　急性链球菌感染后肾小球肾炎。（a）毛细血管外可见大量免疫复合物（驼峰）沉积，系膜基质及系膜细胞增多。毛细血管管腔内可见内皮细胞、白细胞及系膜细胞堵塞。（b）光镜下可见中性粒细胞在肾小球内大量浸润。

肾小球肾炎伴内脏脓肿（主要为肺脓肿）

临床表现和光镜特征与感染后肾小球肾炎相似，但补体通常正常，肾活检无免疫复合物沉积。50%的患者经抗炎治疗和脓肿手术引流其肾功能可完全恢复。

无症状的尿检异常

肾脏病变可表现为单纯蛋白尿或血尿，或血尿合并蛋白尿。单纯蛋白尿在无症状的患者通常为意外发现。通常为低于肾病范围的蛋白尿，没有尿沉渣异常，肾功能正常。约 50% 的患者有直立性蛋白尿。绝大多数单纯蛋白尿（直立性或非直立性）的预后很好，蛋白尿量逐渐减少。单纯蛋白尿偶尔可能是严重肾小球病的早期表现，如膜性肾病、IgA 肾病、FSGS、糖尿病肾病或淀粉样变。无临床肾脏疾病表现的发热、充血性心衰或感染性疾病患者也可伴有轻度蛋白尿。

伴有或不伴有非肾病范围的蛋白尿的无症状血尿可提示严重肾病，如 SLE、过敏性紫癜、感染后肾小球肾炎或儿童特发性高尿钙症。无症状血尿也可能是以下将要讨论的肾小球疾病的首发表现。

IgA 肾病（图 11.20 a,b）

该病已取代链球菌感染后肾小球肾炎成为世界范围内最常见的肾小球病。表现为局灶节段增生性肾小球肾炎伴系膜区 IgA_1聚合物沉积。一些病例可伴 IgG、IgM 和 C3 在系膜区沉积。该病可能是骨髓和扁桃体 IgA_1 对病毒或其他抗原过度的免疫反应的结果，并与 O-连接的半乳糖糖基化异常相关。由于两个IgA_1受体功能异常（血中骨髓源细胞表达的 CD89 和系膜细胞的传递受体 CD71），IgA_1 数量和结构发生改变，这在发病中起重要作用。异常 IgA_1 可诱导可溶性 CD89 释放，后者决定循环 IgA 复合物的形成。然后这些复合物被CD71捕捉，后者在IgA肾病患者的系膜细胞中过度表达，使 IgA 复合物在系膜细胞中形成。高达 50% 的患者血清 IgA（多克隆）增高。新月体很常见，特别是在上呼吸道感染后肉眼血尿的患者。有一些疾病可能与IgA沉积有关，包括过敏性紫癜、慢性肝病、恶性肿瘤（特别是肺癌）、血清学阴性强直性脊柱炎、乳糜泻、真菌感染和银屑病。

临床特征

IgA肾病好发于儿童和年轻女性。表现为无症状镜下血尿或发作性肉眼血尿，有时出现在上呼吸道及胃肠道病毒感染后。可有蛋白尿，且5%为肾病水平的蛋白尿。预后常较好，特别是在血压、肾功能均正常且不伴有蛋白尿的患者。发作性肉眼血尿是预后好的指标，虽然这可能是由于“偏倚”，因为肉眼血尿的患者早期就开始就诊。尿蛋白大于 1g/d、血肌酐升高、高血压、ACE 基因多态性（DD 型）和肾间质纤维化的患者约 25% 进展至终末期肾衰竭。

处理

对蛋白尿为1～3g/d、肾小球结构仅轻度改变及肾功能的正常的患者应给予类固醇治疗。类固醇可降低蛋白尿和稳定肾功能。不应联合使用环磷酰胺、双嘧达莫和华法林，也不应使用环孢素。对疾病进展的患者（肌酐清除率＜70ml/min）可试用鱼油或泼尼松龙加环磷酰胺 3 个月，继以泼尼松龙加硫唑嘌呤维持治疗。对反复发作扁桃体炎的患者行扁桃体摘除术能减少蛋白尿和血尿。对所有患者，无论有无高血压和蛋白尿，应联合应用 ACEI 和血管紧张素受体拮抗剂，而不是单独使用，因为在血压控制相同的情况下，联合用药对减少尿蛋白和保护肾功能疗效更好。IgA肾病肾移植后系膜区 IgA 沉积常见，但移植肾的肾功能减退不多见。

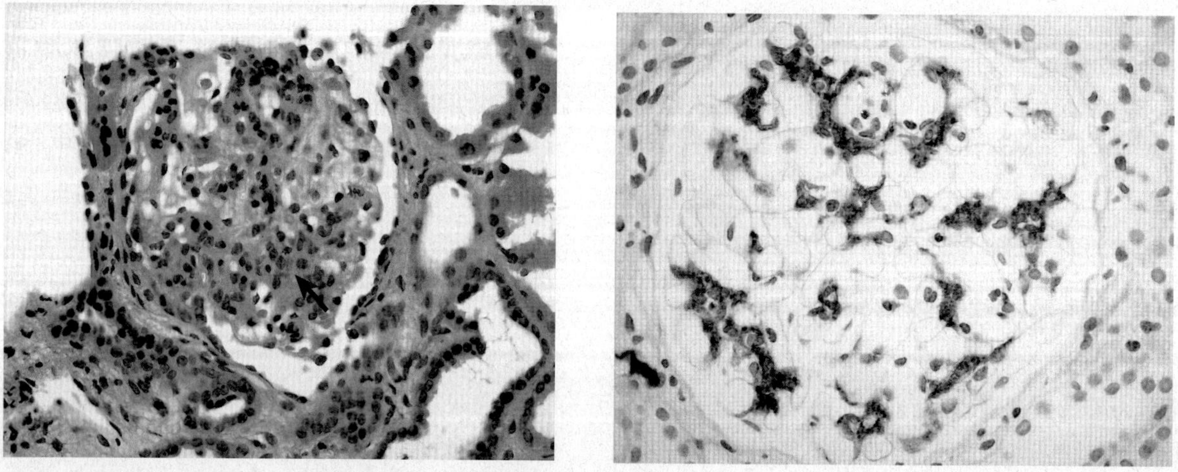

(a)　(b)

图 11.20　IgA 肾病。(a) 光镜。显示系膜细胞增生（箭头所示）及基质增宽。(b) 免疫过氧化物酶染色后显示 IgA 沉积。

Alport 综合征

Alport 综合征并不常见，以血尿、蛋白尿（小于1 ~ 2g/d）、进展性肾功能减退和高频耳聋为特征，是一种遗传性肾炎。约 15% 的病例伴有眼部异常，如双侧圆锥状晶状体、黄斑和黄斑周围视网膜斑。85%的患者为X连锁遗传，由编码4型COLIVα5胶原链的*COLIVα5*基因突变所致。女性携带者的外显率不同，由突变的类型和X染色体杂交后的嵌合程度决定。常染色体隐性或显性遗传的患者有 *COLIVα3* 或 *COLIVα4* 基因突变。间质细胞瘤的家系还有 *COLIVα6* 基因突变。

Alport 综合征的突变产生 α3、α4 和 α5 翻译后缺陷，导致染色单体错误组装和折叠；这些有缺陷的染色单体降解迅速。这些突变阻碍正常发育转换并导致肾小球基底膜胚胎化的α1、α1和α2网状结构持续存在。α1、α1 和 α2 网比 α3、α4 和 α5 网对内切蛋白酶和氧化应激更易感。随着时间的延长，Alport 综合征的患者可能对选择性基底膜蛋白水解更敏感，这可以解释为什么基底膜增厚不均匀、撕裂甚至破坏。

肾小球毛细血管的滤过屏障由基底膜和相邻足细胞间的裂孔隔膜组成。裂孔功能丧失可导致大量蛋白尿（遗传性肾病综合征），但单纯肾小球基底膜破坏仅导致轻度蛋白尿。Alport 综合征中蛋白尿主要是肾小球硬化而不是裂孔破坏的结果。在有肾衰竭家族史的家系中，疾病的进展是由于伴发的间质纤维化及继发于肾小管基底膜破坏和上皮细胞向成纤维细胞的分化而导致的巨噬细胞和淋巴细胞浸润。成纤维反应破坏了肾结构。特征性肾组织学变化为基底膜撕裂。一些Alport 综合征患者和携带者组织学上仅有见于良性家族性血尿的基底膜变薄改变。因此Alport综合征与良性家族性血尿之间的界限并不是很清楚。

处理

本病为进展性疾病，约占儿童或青少年终末期肾衰竭的 5%。在肾功能降低的初期可给予 ACEI 以减少蛋白尿并延缓疾病进展。抗GBM抗体与Alport综合征患者的基底膜无反应，但由抗GBM抗体所致的新月体肾炎这种并发症在移植肾可以见到。

薄基底膜肾病

本病为常染色体显性遗传，常表现为持续镜下肾小球源性血尿（红细胞管型或变形红细胞尿）。诊断依靠肾活检，电镜下可见肾小球毛细血管基底膜变薄。该病的诊断曾被低估，实际上比以前诊断的更常见。肾功能预后通常很好，但也有一些患者在多年后会发展成肾衰竭。肾衰竭的原因不明，可能继发于FSGS或伴发的 IgA 肾病。本病可被误诊为 Alport 综合征，因为两者组织学特征相似。该病无有效治疗方法。

急进性肾小球肾炎（RPGN）

急进性肾小球肾炎为一组由肾小球源性血尿（红细胞管型或变形红细胞尿）、数周或数月内急速进展的急性肾衰竭、肾活检示局灶肾小球坏死伴有或不伴有新月体形成构成的综合征（图11.21）。新月体是由巨噬

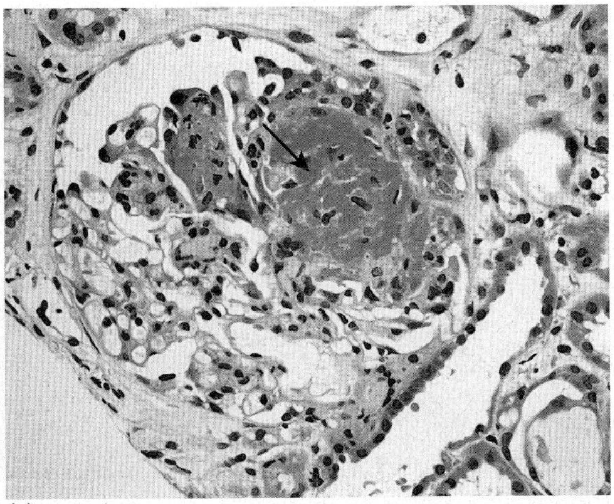

(a)

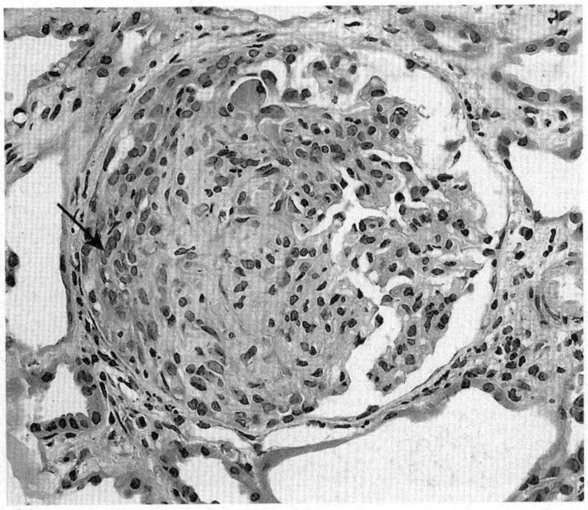

(b)

图 11.21　**急进性肾小球肾炎**（RPGN）。箭头显示的是大量巨噬细胞和上皮细胞聚集在 Bowman 囊内形成的“新月体”。(a) 节段坏死性肾小球肾炎。(b) 新月体型肾小球肾炎。

细胞和Bowman囊上皮细胞聚集形成（图11.21）。急进性肾小球肾炎可能有免疫复合物沉积引起（抗GBM或免疫复合物沉积型），也可无免疫复合物沉积（寡免疫复合物），也可由原发性肾小球病发展而来或与其他原发或继发肾病重叠。此处所用分类是基于肾脏活检的免疫荧光结果（表11.6）。

抗肾小球基底膜肾炎（图11.22a）

抗肾小球基底膜肾炎以IgG和C3沿毛细血管襻线样沉积和大量新月体形成为特征，占所有急进性肾小球肾炎患者的15%～20%，在所有肾小球肾炎患者中所占比例不足5%。该病罕见，在普通人群中的发病率约为1/2百万。约2/3的患者有Goodpasture综合征，伴有肺出血。其余的为局限于肾脏的抗GBM急进性肾小球肾炎，常见于50岁以上患者，男女发病几率相同。

抗GBM抗体（用ELISA法检测）存在于血清中，抗原位点为基底膜Ⅳ型胶原α3链的非胶原区（NCl）。靶抗原为选择性基底膜Ⅳ型胶原天然α3、α4、α5网的一部分。所以没有发现Alport综合征患者出现抗GBM急进性肾小球肾炎的病例。抗GBM急进性肾小球肾炎受主要组织同源复合物的限制。HLA-DRB1*1501和HLA-DRB1*1502等位基因可增加易感性，而HLA-DR7和HLA-DR1为保护位点。胸腺表达的α3链NCl多肽，可以清除自身反应性$CD4^+$Th细胞，但少数这类细胞可逃过清除，而被循环中调节细胞监控。这种外周耐受被打破（机制不清）可导致这些$CD4^+$细胞产生抗GBM抗体。这些抗体是非常特异的，因为抗α1、α1和α2的NCl区的抗体不产生RPGN。由于α3的NCl表位被α3、α4和α5启动子所隐藏，推测在一些环境因素的参与下，如暴露于碳氢化合物或吸烟，隐含的表位就会暴露于免疫系统。

肾损害的机制复杂。当抗基底膜抗体与基底膜结合时其激活补体和蛋白酶，导致滤过屏障和Bowman囊时其断裂，产生蛋白尿和形成新月体。残留及浸润的炎症细胞产生白介素-12和γ-干扰素，促使新月体形成。

表11.6 急进性肾小球肾炎（RPGN）的分类

免疫荧光呈线样沉积型（图11.22a）
特发性抗基底膜抗体介导的RPGN
Goodpasture综合征
免疫荧光呈颗粒样沉积型（免疫复合物介导的RPGN）（图11.22b）
特发性免疫复合物介导的RPGN
原发性肾小球肾炎相关RPGN
系膜毛细血管性肾小球肾炎（Ⅱ型＞Ⅰ型）
IgA肾病
膜性肾病
继发性肾小球肾炎相关RPGN
感染后肾小球肾炎
系统性红斑狼疮
过敏性紫癜
冷球蛋白血症
免疫荧光阴性型（寡免疫型）
ANCA相关系统性血管炎

处理

治疗针对致病因素进行。因此血浆置换可用于清除

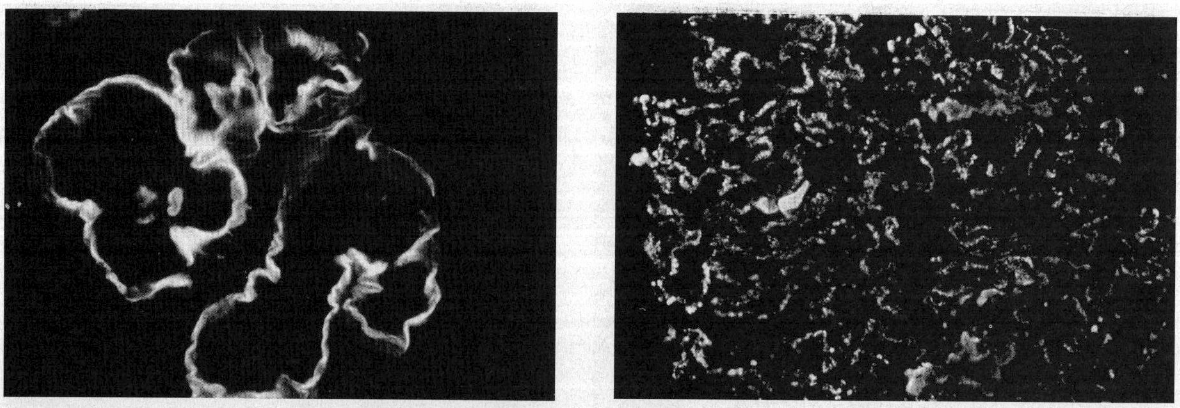

(a) (b)

图11.22 免疫荧光。(a) Goodpasture综合征患者可见典型的抗基底膜抗体（抗GBM抗体）线样沉积。(b) 可见免疫复合物在肾小球内弥漫颗粒样分布。

循环抗体，类固醇可抑制沉积在脏器上的抗体产生的炎症反应，环磷酰胺可抑制进一步的抗体合成。预后与开始治疗时肾小球的损害程度（新月体比例、血肌酐水平、是否需要透析）直接相关。出现少尿或血肌酐>600 ~ 700μmol/L，肾衰竭多不可恢复。一旦活动病变被控制，本病与其他疾病不同，不会经过缓解/复发的过程。而且若不治疗，自身抗体在3年内可自动消失，在恢复中的患者自身反应性T细胞不能再检出。这提示外周耐受重建，同时调节性$CD25^{+}$T细胞在外周血中重现。这些在抑制自身免疫反应中起重要作用。这些调节细胞的出现和持续存在为本病"单次发病"的基础。

ANCA阳性血管炎

血管壁坏死和炎症反应存在于许多原发性血管炎中。Wegener肉芽肿病、显微镜下多血管炎和变应性肉芽肿性血管炎被称为小血管炎，常与抗中性粒细胞胞浆抗体（ANCA）相关。这些疾病有相同的病理学表现，均有局灶坏死，可以影响多个血管和器官。肺毛细血管炎导致肺出血，肾小球的新月体肾炎和（或）局灶坏死性病变可能导致急性肾衰竭（图11.21a,b），皮肤可出现紫癜样丘疹（图11.23）或血管炎性溃疡。此外，Wegener肉芽肿和变应性肉芽肿性血管炎还有肉芽肿性病变形成。

直接抗正常人类粒细胞和单核细胞胞浆的自身抗体对理解以上疾病非常有用。存在两种形式抗中性粒细胞胞浆抗体（ANCA）；蛋白酶3 (PR3)-ANCA和髓过氧化物酶（MPO)-ANCA 。间接免疫荧光下，PR3-ANCA与中性粒细胞的结合呈颗粒样细胞浆着色——旧称胞浆型 (c)-ANCA。MPO-ANCA呈环绕细胞核的着色——旧称环核型 (p)-ANCA。如果ELISA和间接免疫荧光技术相结合，则诊断的特异性可达99%。

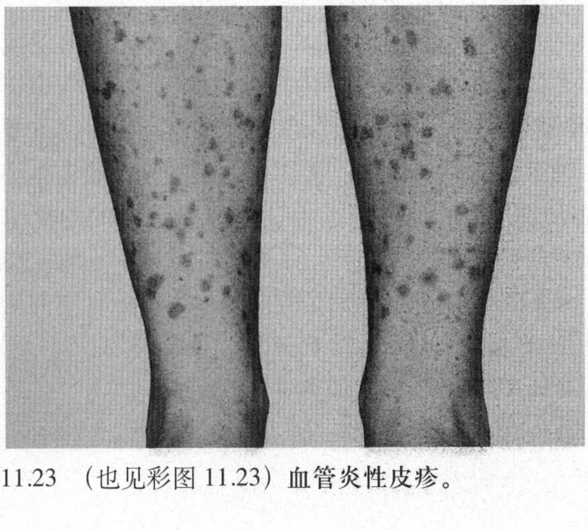

图11.23 （也见彩图11.23）血管炎性皮疹。

大多数活动的Wegener肉芽肿病患者和大于50%的显微镜下多血管炎患者PR3-ANCA阳性。在多数特发性新月体肾炎和一些显微镜下多血管炎患者MPO-ANCA阳性。变应性肉芽肿性血管炎，可为抗PR3阳性，也可为抗MPO阳性。抗中性粒细胞胞浆抗体的检测应适当与抗DNA抗体和肾小球基底膜抗体检测结合。ANCA和抗GBM抗体可同时阳性，这类患者的临床经过同Goodpasture病。ANCA滴度可用于评估疾病的活动度。一些药物（如米诺环素、丙硫氧嘧啶、肼屈嗪、青霉胺）可导致ANCA相关性血管炎。多数药物导致的ANCA相关性血管炎患者抗MPO呈阳性，且为高滴度。除了MPO，许多患者也存在弹性蛋白酶和乳铁蛋白抗体。少数患者PR3-ANCA阳性。许多药物导致的ANCA阳性血管炎患者有全身症状、关节痛/关节炎和皮肤血管炎。血管炎的所有临床表现可见到，包括新月体肾炎和肺出血。

ANCA自身抗体形成导致的自身免疫是如何形成的及其原因尚不清楚。但近来一个针对抗PR3阳性患者进行的研究提示，这些患者也有针对PR3反义DNA链（PR3互补链，cRP3）翻译的多肽或其类似物的自身抗体。这提示自身免疫可通过针对自身抗原的多肽启动，然后导致与自身抗原反应的抗独特型抗体产生。

一些证据提示，ANCA是致病的，而不仅仅是疾病的标志。例如，人类有药物诱导的ANCA产生及相应血管炎的损害。MPO基因敲除小鼠的研究进一步说明了ANCA的致病意义。

ANCA并非单独起作用。有多个因素参与ANCA自身免疫反应的启动和介导ANCA引起的损伤，如基因易感性（α_1-抗胰蛋白酶缺陷，Pi-Z等位点）和环境因素（如接触硅、病毒感染、金黄色葡萄球菌感染）都能产生局部或全身性前炎症细胞因子，如肿瘤坏死因子（TNF）。

治疗

治疗越早，肾功能恢复的几率越大。糖皮质激素和环磷酰胺治疗有效：大剂量口服泼尼松龙（最大量为80mg/d，3个月逐渐减量至15mg/d）和环磷酰胺（每日2mg/kg，根据年龄、肾功能和血白细胞数进行调整）。静脉冲击用药与每日口服环磷酰胺相比，治疗有效率相同，不良反应更小，但复发率较高。预后判断指标为肺出血和发病时的肾功能水平。病情凶险的患者需强化免疫抑制治疗辅以血浆置换（14 天内 7 次，每次 3 ~ 4 升），或静脉甲泼尼松龙冲击（1g/d，连续 3 天）。近期的一个针对重度肾衰竭（发病时血肌酐＞500μmol/L）的随机试验显示，血浆置换比静脉甲泼尼龙冲击疗效更好。

一旦缓解，应以硫唑嘌呤替代环磷酰胺。如果不耐受硫唑嘌呤和环磷酰胺，换用吗替麦考酚酯，也有效。上呼吸道金黄色葡萄球菌的定植可增加复发几率，但磺胺甲基异噁唑/甲氧苄啶可降低复发率。完全停用免疫抑制剂后复发相对更常见，所以需长期、小量使用免疫抑制剂。长期随访是必需的。静脉免疫球蛋白（ATG 直接针对激活的 T 淋巴细胞可导致淋巴细胞减少）和抗 TNF 治疗对严重和药物抵抗的病例有效。

其他肾小球病

HIV 相关性肾病（HIVAN）

有几种肾损害与 HIV 感染相关，包括不同病理类型的肾小球肾炎和溶血性尿毒综合征。最常见的病理改变（80% ~ 90%）为局灶肾小球硬化症（FGS）。

HIV 相关性局灶肾小球硬化症

特征性表现为肾小球塌陷，与其他原因导致的 FSGS 相同（见图 11.13 c）。HIVAN 中可见许多脏层上皮细胞（足细胞）肥大、空泡变性、包含蛋白吸收颗粒以及毛细血管壁不同程度皱缩和塌陷。本病与足细胞特异标志物丧失有关，如 Wilms 肿瘤因子和 synaptopodin。目前已有明确的证据表明，HIV-1 感染 HIVAN 患者的足细胞。90% 的 HIVAN 患者为黑种人。HIVAN 临床表现为肾病范围内蛋白尿、水肿和尿沉渣无活动性表现。高血压不常见。若不治疗，HIVAN 患者迅速进展为肾衰竭。

同 IgA 肾病一样，IgA 沉积为 HIV-1 感染的特征表现。HIV 抗原是肾小球沉积的免疫复合物和循环免疫复合物的一部分。

高效抗逆转录病毒治疗（HAART）可稳定肾功能，阻止其进展至终末期肾衰竭（有效率为25%），并可降低终末期肾衰竭患者 HIV 相关的死亡率。细胞周期蛋白依赖的激酶抑制剂 roscovitine 已成功用于实验性 HIVAN。

Fabry 病

这是一种α-半乳糖苷酶缺陷导致的鞘脂在细胞内聚集的疾病。在肾脏，鞘脂聚集主要累及足细胞，在光镜下表现为细胞增大及形成空泡。电镜下，包涵体形似斑马或髓样体，实为鞘脂聚集的表现。类似的表现也可以出现在内皮细胞、系膜细胞、动脉及小动脉平滑肌细胞。最常见的肾脏表现是蛋白尿和进行性肾衰竭。

治疗：见第 19 章。

镰状细胞性肾病

镰状细胞病或镰状细胞特性常出现肾乳头硬化或坏死、肾性糖尿和不完全性肾小管性酸中毒。肾小球病变很少见，有时可能与反复输血后感染乙型或丙型肝炎病毒有关。患者通常可出现没有先兆感染的蛋白尿或肾病综合征，伴进行性肾功能恶化。少见的肾小球病变包括膜性肾病或膜增生性肾小球肾炎伴 IgG 沉积。目前尚无有效治疗方法。

先兆子痫相关性肾病

先兆子痫的肾小球病变表现为内皮细胞明显肿胀和毛细血管腔闭塞。系膜区可出现纤维蛋白原-纤维蛋白沉积。30% 的患者肾脏病变持续 6 个月或以上，病变有可能不可逆。有先兆子痫病史的患者再次妊娠出现高血压的比例较高。患者在先兆子痫时可出现大量蛋白尿，并且可能出现肾病综合征的表现。一般分娩后蛋白尿消失。

在伴有肾皮质坏死的严重病例，可能会出现微血管病性溶血性贫血。血管内皮细胞生长因子（VEGF）和胎盘生长因子（PLGF）在胎盘生长过程中起重要作用。理论上，以上任何一种因子缺乏都会导致先兆子痫中出现的胎盘植入异常。在先兆子痫患者的胎盘中，PLGF 及 VEGF 的拮抗剂——可溶性的类 fms 酪氨酸激酶（sFlt1）受体表达上调。先兆子痫患者胎盘中大量自由基的产生与血管紧张素 II 受体拮抗剂抗体导致的 NADPH 氧化酶活性增加有关。

其他疾病中的肾损害

结节性多动脉炎（PAN）

经典的PAN表现为多器官受累。肾血管造影可以见到中等动脉呈动脉瘤样扩张。该病在男性和老年人中多见，典型病例ANCA呈阴性。可出现高血压、多发神经病变以及包括肾脏在内的不同脏器的缺血性梗死表现。PAN也可出现在药物滥用和乙型肝炎病毒感染者。这种多血管炎会出现进行性肾衰竭，通常伴有严重高血压。快速进展的肾衰竭少见。免疫抑制治疗不如显微镜下多血管炎有效。

溶血性尿毒症综合征（HUS）

HUS以小动脉和微动脉内血栓形成造成的血管内溶血、伴有红细胞破碎（微血管性溶血）、血小板减少和急性肾衰竭为特征（图11.24）。这些表现也可见于弥散性血管内溶血，但HUS患者的凝血指标正常。在出现综合征前，通常有发热性疾病，尤其是与大肠埃希杆菌（尤其O157株）相关的胃肠炎（称为腹泻相关性HUS——D＋HUS）。此种大肠埃希杆菌株会产生vero细胞毒素（志贺毒素），后者是由1个A亚单位和5个B亚单位构成。A亚单位通过抑制蛋白质合成和启动内皮损伤致病。B亚单位的作用是协助A亚单位与内皮细胞上的受体（Gb3）结合进入内皮细胞。毒素通过中性粒细胞由肠道进入内皮细胞。多数D＋HUS患者的肾功能能够恢复，但是需要包括维持水电解质平衡、降压药物、营养支持及透析的支持治疗。血浆置换通常无益，但在其他治疗均不显效时可试用。约5%的患者在疾病急性期死亡，5%发展为慢性肾衰竭，30%合并长期蛋白尿。针对腹泻的抗生素和抗运动药物会增加HUS及其并发症的风险。

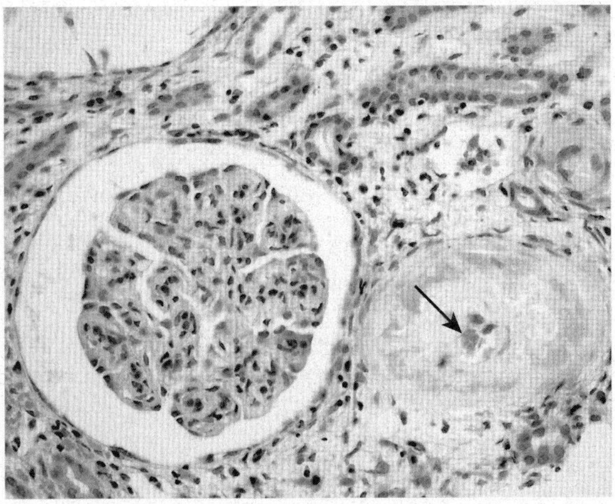

图11.24 典型的溶血尿毒综合征（HUS）肾损害——光镜。箭头所示为微血栓。

同一患者可能会反复出现HUS，并且可呈现家族性（显性和隐性遗传均可见）。推测非腹泻诱发的HUS（D-HUS）可能是一种补体H因子缺乏造成的疾病。H因子是一种肝脏产生的可溶性蛋白质，可以调节补体旁路活化途径；并且可以保护自身细胞免受补体介导的损伤。在一些D-HUS家族，已发现另一种补体调节蛋白——膜辅助因子蛋白（MCP）的突变。这种蛋白质在肾脏有大量表达，正常情况下可阻止肾小球的C3激活。若MCP功能突变后丧失，可导致补体持续激活及发生HUS。由于存在重度高血压和反复发生的可能性，治疗通常十分困难。疾病病程通常是隐匿渐进的。肾移植后复发较常见。尽管无证据，仍推荐血浆置换和输注血浆治疗。肝移植是惟一的治愈方法。

D-HUS的散发病例可能与妊娠、SLE、硬皮病、恶性高血压、转移癌、HIV感染和各种药物相关，后者包括口服避孕药、环孢素、他克莫司、化疗药（如顺铂、丝裂霉素C、博来霉素）及肝素。治疗方法是以去除致病药物或治疗基础疾病为主。对于散发病例，输注血浆或血浆置换无确切的疗效证据，其他治疗均不显效时可试用。

肺炎球菌相关性HUS：这种肺炎链球菌感染的少见并发症在早年死亡率高。肺炎链球菌能够产生一种酶（可能是神经氨酸酶），使红细胞、血小板和肾小球上的一种抗原（Thomsen抗原）暴露。Thomsen抗原与抗体结合会导致抗原-抗体反应，诱发HUS和贫血。该病的预后取决于对这种并发症的意识的增强、谨慎应用血液制品（洗涤红细胞）以及避免输注血浆或血浆置换。

血栓性血小板减少性紫癜（TTP）

TTP以微血管性溶血、肾衰竭和神经功能异常为特征。通常累及年轻人。

抗磷脂综合征（APS）

APS的主要表现是反复血栓形成（动静脉均有）、流产及抗磷脂抗体阳性。这些抗体可能是原发的，也可能继发于感染（HIV，乙型肝炎病毒）或自身免疫性疾病（SLE）。可以出现多种抗体，但是只有一种与β_2-糖蛋白结合的抗体能够改变内皮细胞特性，使之易于发生凝血和炎症反应。50%的患者出现以蛋白尿为表现的肾损害。血栓性微血管病是一种少见但认识充分的病变。在一些病例，能够见到狼疮性肾炎样改变（通常为膜性肾病）。惟一已证实的APS治疗为应用华法林将 INR 调整于 3 ~ 4。对于出现血栓性微血管病导致的致命性肾损害的APS患者，可考虑应用糖皮质激素或血浆置换。治疗效果相对较好，但成功率差别较大(30%~70%)。

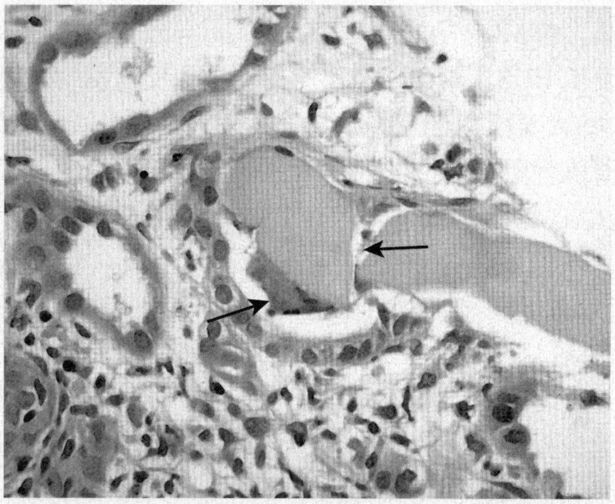

图 11.25　**多发性骨髓瘤管型肾病。**光镜下可见典型的管型和巨细胞反应（箭头所示）。

多发性骨髓瘤

多发性骨髓瘤患者急性肾衰竭较常见，在首诊时约为 20% ~ 30%，主要是由异常免疫球蛋白的肾毒性所致。骨髓瘤患者可出现以下肾病变：

1. 轻链管型肾病——肾小管内轻链沉积，主要是带有 Tamm-Horsfall 糖蛋白的 κ 链，在肾脏活检标本中表现为巨细胞反应、带有裂隙的管型（图 11.25）。
2. AL 淀粉样变——轻链淀粉样纤维沉积（刚果红阳性）。
3. 轻链沉积病——结节性肾小球硬化，伴有颗粒样物质沉积，通常是 λ 轻链沉积。
4. 浆细胞浸润——通常是活检的偶然发现。
5. Fanconi 综合征——由轻链的肾毒性造成。
6. 高钙肾病——骨吸收导致的高血钙。
7. 高尿酸肾病——肿瘤溶解导致肾小管内尿酸结晶形成。
8. 造影剂肾病——轻链和造影剂的共同作用。

管型肾病导致的急性肾衰竭通常是不可逆的，应治疗骨髓瘤。

（王　芳　张路霞译　刘立军校）

推荐读物

Cattran DC (guest editor) (1999) Management of glomerulonephritis. *Kidney International. Supplement* **70**: whole issue.

Cohen RA, Brown RS (2003) Microscopic haematuria. *New England Journal of Medicine* **348**: 2330–2338.

Davin JC, Ten Berge IK, Weening JJ (2001) What is the difference between IgA nephropathy and Henoch–Schonlein purpura nephritis? *Kidney International* **59**: 823–834.

Eddy AA, Symons JM (2003) Nephrotic syndrome in childhood. *Lancet* **362**: 629–639.

Flanc RS, Roberts MA, Stripoli GF et al. (2004) Treatment of diffuse proliferative lupus nephritis: A meta-analysis of randomized trials. *American Journal of Kidney Diseases* **43**: 197–208.

Hudson BG, Tryggvason K, Sundaramoorthy M, Neilson EG (2003) Alport's syndrome, Goodpasture's syndrome and type IV collagen. *New England Journal of Medicine* **348**: 2543–2556.

Luft FC (2003) Pieces of the preeclampsia puzzle. *Nephrology, Dialysis, Transplantation* **18**: 2209–2210.

Madaio SW (2003) Recent advances in the pathogenesis of lupus nephritis: autoantibodies and B cells. *Seminars in Nephrology* **23**: 564–568.

Pendergraft WF, Preston GA, Shah RR et al. (2004) Autoimmunity is triggered by cPR-3, a protein complementary to human auto-antigen proteinase-3. *Nature Medicine* **10**: 72–79.

Peniket AJ, Littlewood TJ, Winearls CG (2003) The radical treatment of paraprotein disorders affecting the kidney. *Nephrology, Dialysis, Transplantation* **18**: 431– 434.

Tarr PL, Gordon CA, Chandler WL (2005) Shiga-toxin producing E. coli and haemolytic uraemic syndrome. *Lancet* **365**: 1073–1086.

Tsai HM (2003) Advances in the pathogenesis, diagnosis and the treatment of thrombotic thrombocytopenic purpura. *Journal of the American Society of Nephrology* **14**: 1072–1081.

表 11.7 临床实践中获得性尿路感染的病原体

病原体	大约发生率（%）
大肠杆菌和其他的大肠杆菌类	68+
奇异变形杆菌	12
产气克雷白杆菌 *	4
肠球菌 *	6
葡萄球菌	10
腐生葡萄球菌	
表皮葡萄球菌 †	

* 在住院患者当中更多见。
†在年轻女性当中更多见（20% ~ 30%）。

尿路感染

尿路感染是女性的常见疾病，多数患者的尿路结构正常。而在男性和儿童当中，尿路感染并不多见，并且经常会发生在尿路结构不正常的情况下，因此需要进行仔细的检查。尿路感染的年发生率在 5 万 / 百万人口左右，占初级卫生保健患者的 1% ~ 2%。其中，复发的尿路感染占相当大的比例；如果有并发症，其可引起严重的肾脏疾病，包括终末期肾衰竭。尿路感染也是危及生命的革兰阴性细菌败血症的常见原因。

病因学和发病机制

尿路感染的病原体最常来源于患者自身肠道寄生的细菌（表11.7）。病原体可以通过血液循环、淋巴管传播或直接蔓延（如通过直肠阴道瘘）转移到尿路，而最多见的是经过尿路的逆行性感染（图 11.26）。

有症状的感染与致病病原体的致病力以及宿主防御能力有关。然而，炎症和损害程度取决于宿主的防御反应而不是细菌。

致病力：细菌粘附到尿路上皮表面的能力决定了其致病力大小。对大肠杆菌来说，这些因素包括鞭毛（运动能力）、铁嵌合蛋白（aerobactin，在缺铁的尿路环境当中摄取铁）、溶血素（在尿路上皮表面形成孔隙），而最重要的是在细菌菌毛和尿路上皮细胞表面有粘附素的存在。有两种类型的大肠杆菌：带有 1 型菌毛的（带有被称为 FimH 的粘附素）大肠杆菌，常与膀胱炎的发生有关；带有P型菌毛的（带有被称为PapG的粘附素）大肠杆菌，常与肾盂肾炎的发病有关。细菌表面的粘附素对于细菌在会阴和尿路黏膜表面的粘附是必不可缺的。粘附素包括几种分子结构，研究最多的是位于 P 鞭毛尖端的 PapG 粘附素。这种凝集素（P 血型抗原中的一种）结构能够识别黏膜表面由寡糖序列组成的结合位点。

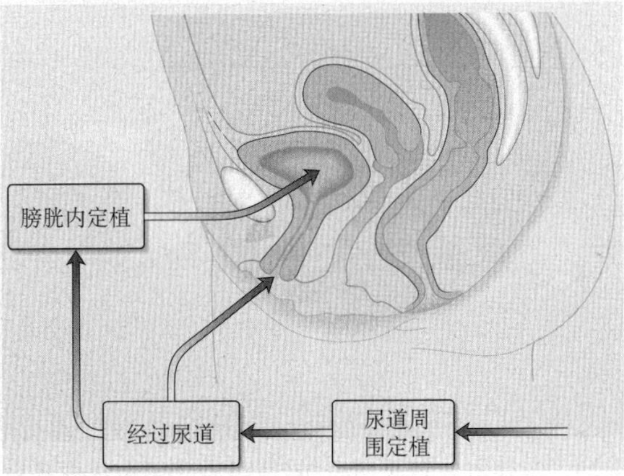

图 11.26 泌尿道上行性感染。

宿主的防御能力，下述防御机制对防止尿路感染是必需的：

- 中性粒细胞——粘附素活化黏膜表面受体，比如黏膜表面的 Toll-4 的活化促进了 IL-8 及其受体 CXCR1在中性粒细胞表面的合成。而活化的中性粒细胞对于细菌的清除具有重要作用。如果可检测到IL-8合成或CXCR1的表达下降，中性粒细胞的功能受损将发生，预示该患者易于发生严重的尿路感染。
- 尿渗透压和 pH 值——尿渗透压大于 800mOsm/kg 和尿 pH 值很高或很低均能减弱细菌生存的能力。
- 补体——尿路上皮细胞（获得性免疫）产生的 IgA 能激活补体，在尿路感染的防御方面具有重要作用。
- 共生病原体——如乳酸杆菌、棒状杆菌、链球菌和拟杆菌是宿主正常防御功能的一部分。由于使用杀精胶冻或某些抗生素，这些共生病原体被清除或干扰，导致大肠杆菌的过度繁殖。

- 尿液流动——尿液流动及正常的排泄可以将细菌从尿路上皮上冲刷下来排出体外。尿液淤积会促使尿路感染发生。
- 尿路上皮——甘露糖化的蛋白如Tamm-Horsfall蛋白（THP），存在于黏液和细胞被膜中并覆盖在尿路上皮的表面，具有抗菌的能力。这些蛋白能干扰细菌在上皮细胞表面的结合作用。由于创伤（如性生活或置入尿管）可导致尿路上皮结构破坏，可使尿路感染易于发生。酸果蔓汁（蓝莓汁）中含有大分子量的因子（花青素原），能够防止大肠杆菌结合到尿路上皮表面。
- 血型抗原——有非分泌型ABH血型抗原的妇女发生复发性尿路感染的几率是其他人的3～4倍。

自然病程

通常情况下发生的尿路感染是单次感染而不是复发感染（图11.27）。

有合并症与无合并症的尿路感染（图11.28）

我们有必要将尿路结构功能正常情况下发生的尿路感染与尿路结构异常时发生的尿路感染加以区别。

尿路结构功能正常（肾脏影像正常）：在这种情况下发生的持续性或复发性感染很少引起严重的肾脏损害（无并发症的尿路感染）。

尿路结构异常：合并尿路结石，或伴有某些相关疾病，如糖尿病，其本身即可引起肾脏损害，会加重感染（有并发症的尿路感染）。尤其是变形杆菌引起的感染，更易于形成结石。若感染和结石同时存在，则可能使病情严重化，有时还会造成急性的肾脏损害（梗阻性肾盂积脓），也是革兰阴性杆菌败血症的原因之一。

急性肾盂肾炎

发热、腰痛伴触痛和显著的菌血症通常预示肾脏实质发生了感染（急性肾盂肾炎）。在肾皮质内常存在小脓肿，在肾髓质内部有脓液所形成的条痕。组织学上能够观察到多形核白细胞在肾脏组织局部浸润，并聚集在肾小管腔内。

尽管经过抗生素治疗之后，显著和持久的肾脏损害在成人、尿路结构正常的情况下极少发生，但CT扫描仍然能够发现肾皮质炎症的楔形区域（图11.29）及由此造成的肾功能损害。

反流性肾病

此病又称为慢性肾盂肾炎或萎缩性肾盂肾炎，通常都存在：

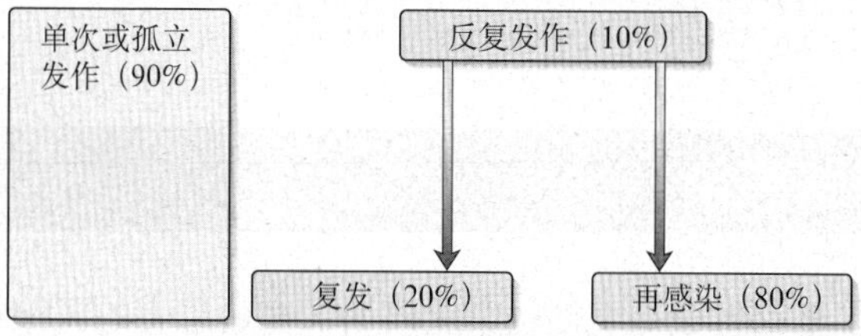

图11.27　泌尿系感染的自然史。

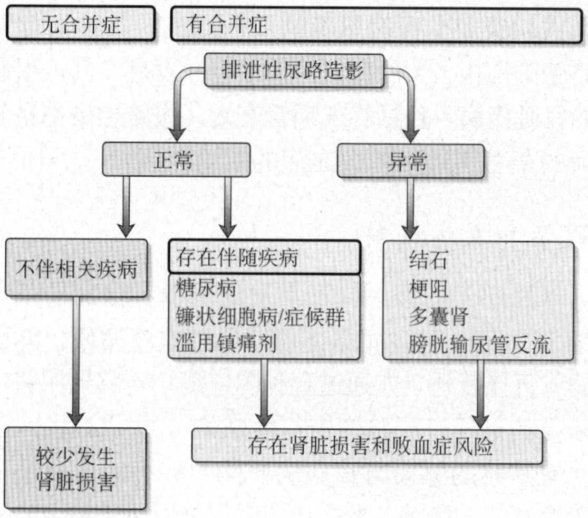

图11.28　无合并症与有合并症的泌尿道感染。

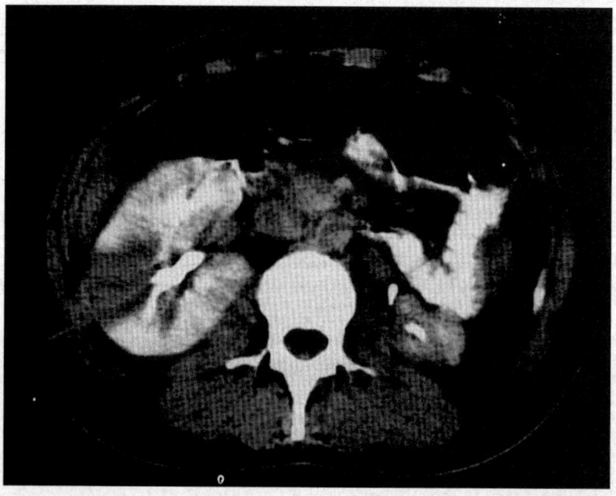

图11.29　急性肾盂肾炎后肾脏CT扫描，显示肾皮质楔形缺损影（箭头所示）。

- 输尿管膀胱反流
- 婴儿期或幼年发生的尿路感染。

在正常情况下，输尿管膀胱连接部位起到单向活瓣的作用（图11.30），尿液从上游流入膀胱，在膀胱收缩期间输尿管是关闭的，因此可阻止尿液反流。在一些婴儿和儿童——甚至可能在子宫内——这种单向活瓣的机制是不完善的，在膀胱排泄的同时有部分尿液会反流进入输尿管。由于在尿液排泄之后反流入输尿管的尿液又会返回膀胱，结果导致膀胱排空不完全。膀胱排光不完全易引发感染，并且感染的尿液向上反流还会导致肾脏的损害。

在典型的情况下还会发生肾乳头坏死、肾小管间质性肾炎和邻近棒状肾盂的皮质区域瘢痕形成。

诊断：反流性肾病的诊断依靠肾脏的 CT 检查，能够显示出肾脏外形不规则，棒状肾盂，以及肾脏的体积不同程度缩小。上述改变可以是单侧的也可以是双侧的，可局部或全部累及肾脏。

随着膀胱底的不断生长发育，通常到青春期尿液反流即会停止，但已经发生的损害还会持续存在。在严重病例，即使没有进一步的感染，仍然会发生进展性肾纤维化和肾功能损害。

反流性肾病在没有尿液反流的情况下不可能发生，因此也不会在成人期发病。由此说明伴有菌尿而尿路结构正常时的成年女性不会发生肾脏损害。

婴儿期发生的慢性反流性肾病患者以后易于发生高血压，如果严重，是造成儿童期或成人期终末期肾衰竭的相对常见原因。因此，无论是否行输尿管重新植入手术以构建功能完整的瓣膜，如果能对疾病进行准确的早期诊断并对感染进行控制，就能够防止进一步的肾脏硬化并使肾脏正常发育。然而，还没有证据表明，进行输尿管重新植入手术能够为疾病的预后带来长期的益处。

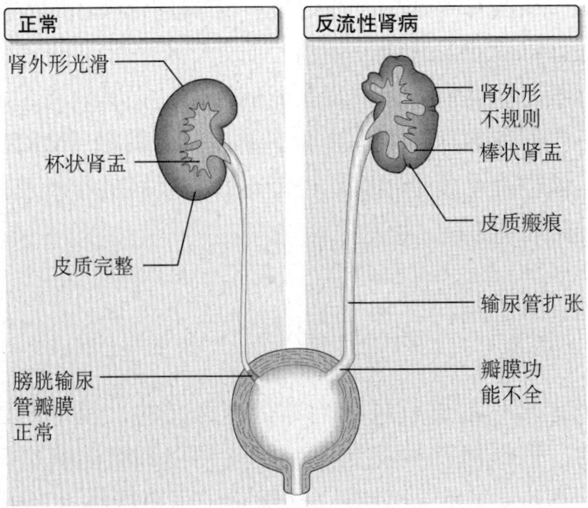

图 11.30　正常肾脏与反流性肾病的比较。

表 11.8　菌尿的诊断标准
年轻女性，有尿路刺激症状
≥ 10^2 大肠杆菌 / 每毫升尿液，伴有脓尿（> 10 个白细胞 /mm^3）
或者
任何病原体≥ 10^5 / 每毫升尿液
或者
在耻骨上膀胱穿刺取尿标本中发现的任何病原体生长
男性，有尿路刺激症状
≥ 10^3 病原体 / 每毫升尿液
无症状患者
≥ 10^5 病原体 / 每毫升尿液，2 次以上

再次感染与感染复发

如果反复发生尿路感染，那么有必要区分是再次感染还是感染复发。

感染复发是指抗微生物治疗后 7 天之内发生的同一种病原体的再次感染，这意味着根除病原的治疗失败（图 11.31），常发生在合并结石、瘢痕肾、多囊肾或细菌性前列腺炎时。

再次感染是指在抗微生物治疗清除病原体至少14天或更长时间以后发生的、由同一种或不同种病原体

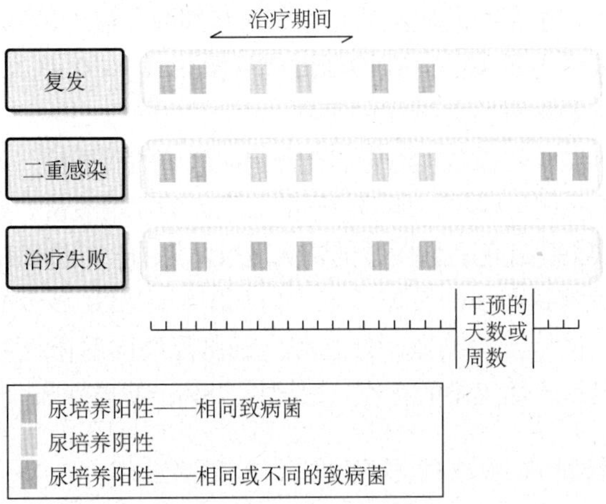

图 11.31　（也见彩图 11.31）泌尿系感染复发、二重感染和治疗失败之对比。

导致的感染。再次感染并不是由于病原清除失败造成的，而是新的病原体在易感的尿路再次入侵造成的。80% 的反复尿路感染是由于再次感染造成的。

尿路感染的症状和体征

最典型的尿路感染症状是：

- 排尿次数增加（尿频），无论在白天或夜间
- 尿痛或排尿困难
- 耻骨上部疼痛和压痛
- 血尿
- 尿有异味。

这些症状常见于膀胱和尿道炎症，通常称为“膀胱炎”，即意味着发生了下尿路感染。腰痛和局部触痛伴发热和全身不适时，常提示感染蔓延到了肾盂和肾实质，称为肾盂肾炎或肾盂肾炎。然而，仅仅通过症状来推测感染发生的部位是不可靠的。

尿路感染发生时也可以症状轻微或没有明显的症状，或出现一些不典型的腹痛、发热或血尿表现，不伴有尿频、排尿困难的症状。

由于幼儿往往不能叙述清楚是否存在排尿困难，因此发生尿路感染时症状不典型。在情绪烦躁、发热、生长发育迟缓原因不清的儿童，应考虑到发生尿路感染的可能。

诊断

尿路感染的诊断依靠清洁中段尿液培养的细菌数量及是否存在脓尿来判断。尿路感染的诊断依据，尤其是对于伴有尿路刺激症状的女性，如表 11.8 所示。对于伴有尿路刺激症状的女性，尿液细菌计数$\geqslant 10^5$/ml的标准是不正确的。在诊断低菌量菌尿（$\geqslant 10^2$ 病原体）时需要注意除外脓尿的存在。

试纸法尿液检测能够检测到尿液中的硝酸盐。大多数革兰阴性病原体能够将硝酸盐还原为亚硝酸盐，而使试纸呈现红色。假阴性的情况是很常见的。检测试纸能否检测到明显的脓尿依赖于白细胞释放出足够多的酯酶。试纸法检测亚硝酸盐和白细胞酯酶同时阳性时高度提示急性感染的存在（敏感性 75%，特异性 82%）。

无菌性尿频或排尿困难（尿道综合征）

引起真正的无菌性尿频或排尿困难的原因包括性生活后的膀胱损伤、阴道炎、萎缩性阴道炎或老年性尿道炎以及间质性膀胱炎（Hunner溃疡）。在伴有尿路刺激症状和无菌性脓尿的年轻女性，需要排除衣原体和结核杆菌的感染。

间质性膀胱炎虽然并不常见，但症状却令人非常痛苦，最常累及40岁以上的女性，表现为尿频、排尿困难及严重的耻骨上疼痛。尿液培养没有发现细菌。膀胱镜下可以见到典型的炎症改变，伴有膀胱壁的溃疡。间质性膀胱炎通常被认为是一种自身免疫性疾病。目前提倡的各种治疗措施效果各不相同。包括口服泼尼松龙治疗，色甘酸盐或二甲基亚砜膀胱灌注治疗，以及麻醉下的膀胱拉伸术。

显著的尿频和小容量膀胱（“易激惹膀胱”）是尿路感染或精神性因素所致的后果。这种情况需要与脓尿导致的尿频鉴别。对于无菌性尿频或排尿困难，进行反复的抗生素治疗是非常不恰当的，需要辨别问题的本质而采取相应的措施。

特殊检查

除了复发的尿路感染或男性和儿童发生的尿路感染，或在少数情况下发生的严重感染以外，对于没有并发症的尿路感染，通常不需要进行尿路的影像学检查。在合并糖尿病、免疫力低下等易患因素的情况下早期进行尿路影像学检查可能会更早获益。如果临床怀疑肾盂积脓，早期影像学检查和及时引流才是正确合理的方案。在这种情况下应当进行静脉肾盂造影和超声检查，明确是否存在结石、梗阻和排空功能不全，但上述检查仅适用于成人。对于有并发症的尿路感染来说，CT检查无论对诊断还是用于随访都是更加敏感的手段。造影剂增强CT检查能够观察到尿液排泄的不同时相，从而对疾病的严重程度、并发症或梗阻的发生进行很好的判断。核医学检查对成人尿路感染的评估能力有限，主要侧重于对肾功能的评估，尤其是在手术之前。含碘造影剂过敏的患者更常进行磁共振（MRI）检查，该检查无离子辐射，也能对肾脏疾病的诊断及手术状况进行评估。

治疗

单次感染

在治疗前进行尿液培养是有意义的，但并不是必须的。尿试纸法检测到亚硝酸盐和白细胞酯酶呈阳性对于初步诊断已经足够。常规给予阿莫西林（250mg，每日 3 次）、呋喃妥因（50mg，每日 3 次）、甲氧苄啶

(200mg，每日2次）或口服头孢菌素类抗生素3～5日。以后可以根据尿培养和药敏实验结果或经验治疗的临床疗效对治疗方案进行调整。对耐药细菌可以给予半合成青霉素或环丙沙星。

鼓励患者在治疗期间及治疗后的数周内大量饮水（每日摄入2升液体）。在治疗结束后5天需复查尿常规检查，尿沉渣显微镜检查和尿培养。对于既往无尿路感染史的伴有明显膀胱刺激症状且持续不超过36小时的患者，还可以考虑给予阿莫西林3g或磺胺甲基异噁唑1.92g的单次疗法。

如果患者起病急骤，伴有高热、腰痛和腰部触痛（急性肾盂肾炎），应当静脉输注广谱抗生素，如氨曲南、头孢呋辛、环丙沙星或庆大霉素（每日2～5mg/kg，分次），至症状改善以后改为口服抗生素继续治疗7天。可以静脉补液以保证每日有充足的尿量。

对于初次发病且伴有高热、腰痛和腰部触痛的患者，应该进行紧急的肾脏超声检查以排除梗阻性肾盂积脓。如若存在肾盂积脓，应尽快行经皮肾造瘘术。

复发感染

对于复发感染，在治疗前和治疗后必须进行尿液培养，以确定诊断和明确复发感染属于复发还是再次感染。

如果属于感染复发，则需要寻找导致复发的原因（如结石、瘢痕肾），并且尽可能去除这些导致复发的原因，如手术取石。须给予强抗生素治疗并延长抗感染治疗的疗程——静脉或肌肉注射氨基糖甙类抗生素7天或口服抗生素4～6周。

如果属于再次感染，则意味着患者对尿路周围定植的细菌易感，或膀胱的局部防御能力低下。可能需要考虑使用避孕药，而不建议使用阴道隔膜和杀精子胶冻。对于绝经后妇女，需明确是否患有需要治疗的萎缩性阴道炎（见下文）。所有患者均应采取预防性措施：

- 每日摄入2升液体
- 如果存在尿液反流的话，间隔2～3小时排尿2次
- 在睡前和性生活后排尿
- 避免使用杀精胶冻、泡泡浴及其他含有化学成分的浴液
- 避免便秘，因其可能会影响膀胱排空。

确定膀胱排空不全的证据需进行排泄性尿路造影或超声检查进行泌尿外科评估。如果尿路感染持续、反复发生的话，则需给予6～12个月的低剂量预防性治疗（给予甲氧苄氨100mg、复方新诺明480mg、夜间头孢氨苄125mg或粗粒结晶的呋喃妥因）；晚间尿量减少，所以应当在睡前服用上述药物。对于不经常发生的尿路感染的自我治疗，也可立即常规服用抗生素治疗3～5天。当尿路感染和性生活之间有明确关系时，在性生活后给予单次呋喃妥因口服可以减少预防性用药的机会。已证实阴道内局部雌激素治疗能够减少绝经后妇女尿路感染发作的几率。据报道酸果蔓汁能够减少12%～20%的尿路感染发生和再次感染，但有关的研究较少。

尿管置入后发生的尿路感染

尿管置入并保留数日之后常会发生尿路病原体在膀胱内的定植，部分原因是由于病原体形成了生物被膜。只要膀胱内的尿管还保留在原位，抗生素治疗就不容易生效，反而会促进耐药病原体产生。只有当患者出现感染的症状或证据时才需要给予抗生素治疗，同时需要更换尿管。在无菌操作下置入尿管并夹闭引流装置是最主要的预防方法。只有在必需的情况下才置入尿管。长期保留尿管还能引起膀胱结石以及更复杂的状况。

长时间保留尿管最常发生念珠菌属的感染。在发生侵袭性感染或处于免疫低下状态时，需要给予持续的抗生素治疗，必要时须去除或更换尿管，膀胱内灌注两性霉素B治疗。

妊娠菌尿

妊娠期的妇女应当进行尿液培养，因为其中2%～6%会发生无症状性菌尿。在非妊娠妇女当中无症状菌尿极少引起急性肾盂肾炎，通常无需治疗。而在妊娠妇女这种无症状菌尿则常会引起急性肾盂肾炎。如果治疗不得当，则会导致严重症状出现，可能引起早产。对以往患有肾脏疾病的患者，有无症状菌尿者易于发生妊高征、妊娠期贫血和胎儿体重过低或早产。因此，发生菌尿时必须进行治疗及清除细菌。对于感染复发者，需要给予预防性治疗。四环素、甲氧苄啶、磺胺类和第四代喹诺酮在妊娠妇女都是禁用的。阿莫西林和

氨苄西林、呋喃妥因以及口服头孢菌素类抗生素用于妊娠妇女是安全的。

细菌性前列腺炎

细菌性前列腺炎是一种复发性感染，治疗困难。临床表现为会阴部疼痛、反复的附睾-睾丸炎以及前列腺的触痛，前列腺分泌物中含有脓液。治疗须选择能够穿透进入前列腺的抗生素，治疗4～6周，如甲氧苄啶或环丙沙星。常需进行低剂量长程治疗。前列腺疼痛（非活动性感染时的前列腺疼痛）是细菌性前列腺炎后常见的持续存在的后遗症。阿米替林和卡马西平能够减轻上述症状。

肾痈

肾痈是由葡萄球菌血行感染在肾皮质形成的脓肿，通常来源于皮肤的疖或痈。临床表现为高热、腰痛以及腰部的触痛和肿胀。在脓肿和肾盂之间没有形成交通前尿液常规检查并无异常发现。更常见的情形是脓肿蔓延到肾脏以外的组织，引起葡萄球菌败血症。通过超声或CT检查即能够诊断。治疗包括应用氟氯西林抗细菌治疗以及外科手术引流脓液。

尿路结核

结核感染在全世界都呈现增加的趋势，部分由于HIV病毒感染者结核感染后遗留的感染病灶，以及抗结核药物耐药株的出现。尿路结核感染的临床表现为尿频、排尿困难或血尿。在英国，结核感染多在亚洲移民中发病。经过血液途径传播的感染最初阶段可在肾皮质形成多处病灶。这些病灶大多数可愈合，但在少数病灶中，感染可能持续并蔓延到肾乳头，形成窦道，并由此将结核杆菌排入尿液当中。随后常会发生输尿管和膀胱的继发感染，最终形成输尿管狭窄和膀胱的收缩。罕见情况下会形成腰部的寒性脓肿。在男性还会引起睾丸和附睾的不适以及增厚改变。

诊断： 尿路结核的诊断依赖于对该病的警惕性，尤其是对出现无菌性脓尿的患者。排泄性尿路造影能够发现肾乳头区域形成的窦道，常会伴有钙化。同时还可能发现输尿管梗阻后肾积水的表现。活动性结核感染的诊断需要留取晨尿标本进行分枝杆菌培养，获得阳性结果才能明确。当通过肾脏活检诊断急性弥漫性间质性肾脏结核感染时，尿路的X线平片常无异常发现。少数患者也可以表现为小的非梗阻性肾脏，非常容易漏诊。

治疗： 尿路结核的治疗方法与肺结核的相同。在开始治疗后每2～3个月需要进行一次肾脏超声或尿路造影检查，因为病灶愈合后会最先出现输尿管狭窄。

黄色肉芽肿性肾盂肾炎

这是一种少见的慢性炎症性间质肾病，最常见的病原菌是变形杆菌。临床表现为发热、消瘦、腰痛和可触及的肿胀的肾脏。常常是单侧肾脏受累，伴有鹿角状结石。CT能够发现肾内脓肿，表现为肾脏内部的透光病灶。抗细菌治疗几乎难以生效，只能选择切除肾脏彻底清除病灶。

软斑病

软斑病是一种少见疾病，是发生尿路感染时的异常炎症反应在尿路内部形成的斑块样病变。组织学改变常常具有特征性。目前认为本病是由于获得性的巨噬细胞杀死吞噬的细菌能力下降所致。毒蕈碱激动剂和抗坏血酸能够改善巨噬细胞功能；环丙沙星能够渗透巨噬细胞胞壁，因此是可选择的抗生素之一。通常需要延长抗感染治疗时间。

（苏　涛译　刘立军校）

推荐读物

Fihn SD (2003) Acute uncomplicated urinary tract infection in women. *New England Journal of Medicine* **349**: 259–266.

Urinary tract infection (symposium) (2001) *Journal of Infectious Diseases* **183** (Suppl. 1).

肾小管间质性肾病

肾脏疾病主要累及肾小球、肾血管或肾实质的其他部位，包括肾小管和肾间质。尽管肾小管和肾间质是功能上有所区别的实体，但它们却是密不可分的。

急性肾小管间质性肾病

大约70%的急性肾小管间质肾病是由于对药物过敏引起的（表11.9），大多数为常见药物，包括青霉素类和非甾体类抗炎药（NSAID）。15%的病例与感染相关，8%为特发性的，5%为肾小管间质性肾病伴眼葡萄膜炎（TINU）。

表 11.9 急性肾小管间质性肾病的常见病因

药物（占70%）	
青霉素类	异烟肼
磺胺类	利尿剂：
非甾体解热镇痛药	呋塞米
苯茚二酮	噻嗪类
别嘌醇	西咪替丁
头孢菌素类	苯妥英钠
感染（15%）	
病毒，如汉坦病毒属	
细菌，如链球菌属	
特发性（8%）	
肾小管间质性肾炎伴眼葡萄膜炎（TINU）5%	
系统性炎症性疾病，如系统性红斑狼疮（SLE）	

药物诱导的急性肾小管间质性肾病：患者临床表现为发热、关节痛、皮疹和少尿或非少尿性急性肾衰竭。多数情况下会出现嗜酸性粒细胞增多和嗜酸性粒细胞尿。组织学上可以观察到肾间质细胞浸润，通常包括嗜酸性粒细胞浸润，伴有不同程度的肾小管坏死。少数情况下，NSAID除能引起肾小管间质性肾病外，还能导致肾小球轻微病变，表现为肾病综合征。治疗包括停用可疑药物。通常建议给予高剂量的类固醇治疗（泼尼松龙60mg/d），但其疗效并未得到证实。有急性肾衰竭的患者可能会需要血液透析。大多数患者经过治疗后肾功能得到很好的恢复，但仍有部分患者可能会发生肾间质纤维化及持续的血肌酐升高。

感染引起的急性肾小管间质性肾病：急性肾盂肾炎可引起肾小管炎症，产生中性粒细胞浸润。肾小管间质肾病可使由于病毒（汉坦病毒、EB病毒、HIV病毒、麻疹病毒、腺病毒）、细菌（军团杆菌属、钩端螺旋体属、链球菌属、支原体、布氏杆菌、衣原体）及其他病原体（利什曼原虫属、弓形体属）引起的系统性感染更加复杂。汉坦病毒可引起出血热伴肾小管间质性肾病，严重者可以致命。在特发性肾小管间质性肾病的肾组织中能够分离出EB病毒的DNA，因此如果能够得到进一步的确认，EB病毒感染将成为急性肾小管间质性肾病相对常见的病因。在免疫低下的患者，如肾移植患者，巨细胞病毒、多瘤病毒和单纯疱疹病毒能够引起移植肾的急性肾小管间质性肾病。治疗包括给予抗生素或抗病毒药物治疗感染。

多系统炎症性疾病中伴发的急性肾小管间质性肾病：几种非感染性炎症性疾病，如干燥综合征、系统性红斑狼疮（SLE）和Wegener肉芽肿病，能引起急性或慢性肾小管间质性肾病而不是肾小球肾炎。干燥综合征还可以表现为肾小管酸中毒。结节病中约有20%的患者表现为肉芽肿性肾小管间质肾病。伴随出现的高钙血症还能导致急性肾衰竭。这些不同种类的肾小管间质性肾病给予类固醇治疗通常有效。

TINU综合征：TINU综合征时，眼葡萄膜炎通常与肾小管间质性肾病同时出现。本征多在儿童期发病，在成年人中也有报道。在成人中患者以女性居多，但发病原因不明。临床表现为消瘦、贫血和血沉增快。延长类固醇治疗时间对肾功能和眼葡萄膜炎均有益处。

慢性肾小管间质性肾病

引起慢性肾小管间质性肾病的主要病因见表11.10中。然而在很多病例中病因并不清楚。慢性肾小管间质性肾病改变随原发性肾小球疾病或血管性疾病的病情进展，与原发疾病部位相比，其严重程度对肾脏存活的预测是更强的预测因子。

患者常表现为多尿和夜尿增多，或伴有蛋白尿和尿毒症。蛋白尿程度通常轻微（小于1g/d）。肾乳头缺血性损害所致肾乳头坏死在一些肾小管间质性肾炎也可发生，如在镇痛剂滥用、糖尿病、镰状细胞病。肾乳头坏死可脱落进入尿液当中。显微镜下或肉眼血尿或无菌性脓尿也可见。少数情况下脱落的肾乳头可引起输尿管性绞痛，或可引起急性输尿管梗阻。影像学上需要与反流性肾病鉴别（图11.32）。

肾髓质的肾小管损害可导致尿液浓缩功能受损，多尿也可引起钠盐丢失。进展至肾皮质的纤维化病变最终可引起肾排泄功能减退及尿毒症。

表 11.10 慢性肾小管间质性肾病的病因	
常见	不常见
反流性肾病	Alport 综合征
非甾体解热镇痛药	Balkan 肾病和中草药肾病
糖尿病	放射性肾病
镰状细胞病或镰状细胞特性	干燥综合征
镉或铅中毒	高尿酸肾病

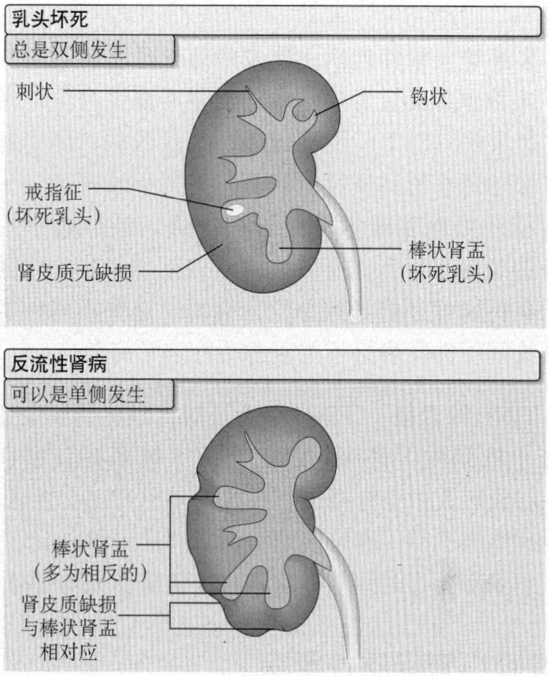

图 11.32 乳头坏死与反流性肾病在影像学方面的对比。

镇痛剂肾病

长期服用大剂量镇痛剂（尤其是含有非那西丁的-镇痛剂）和 NSAID 可导致慢性肾小管间质疾病和肾乳头坏死。无论在男性还是在女性，镇痛剂肾病都属于常见疾病，最常在中年发病。患者常常是性格抑郁或神经质的。临床表现包括贫血、慢性肾衰竭、尿路感染、血尿或尿路梗阻（多由于肾乳头坏死脱落所致）。水盐丢失性肾病也可发生。长期镇痛剂滥用使患者易于发生尿路上皮的肿瘤。

因此不应鼓励患者长期服用上述镇痛剂。如果是必需的，可以替换成双氢可待因或对乙酰氨基酚。这样有可能防止镇痛剂肾病发生，甚至使肾功能得到改善。但是尿路感染、高血压（如果有）和盐缺乏仍需进行适当的治疗。一旦出现腰腹部疼痛或原因不清的肾功能快速恶化，则需要尽快进行超声检查，以排除因肾乳头坏死脱落所致的尿路梗阻。

Balkan 肾病

这是一种在多瑙河流域发生的地方性慢性肾小管间质性肾病。居住在多瑙河下游平原的居民可受累，他们常常遭受洪水泛滥的危害，并且该地区的水源主要来源于浅井。而本病在山腰上的村庄不发病，因为那里是地表水供水。疾病的病因并不清楚。发病隐匿，伴有轻微的蛋白尿，在3个月到10年间进展为终末期肾病。尿路肿瘤也高发。目前没有治疗方法。

中草药肾病

在西方国家，中草药的应用日益增加，如用于减肥，已有引起肾病的报道。其病理组织学改变与巴尔干肾病相似，但临床病程更为迅速。致病的最主要物质是中草药中的马兜铃酸类物质。其特征是临床上迅速进展为终末期肾衰竭。尿路肿瘤也是高发。

其他类型的慢性肾小管间质性肾炎

其他类型的慢性肾小管间质性肾炎很少见（见表 11.10）。其诊断依赖于服药史或毒物接触史。如果患者临床表现为原因不明的肾功能不全而肾大小正常，需进行肾脏活检以排除可治的肾小管间质性肾炎，如由于肾结节病引起的肉芽肿性肾小管间质性肾病，其肾损害可能是结节病的首发表现。肾脏结节病通常对类固醇治疗非常敏感。

高尿酸肾病

急性高尿酸肾病是高尿酸血症患者发生急性肾衰竭的原因之一，常发生于淋巴系统或骨髓系统异常增生性疾病。本病可发生在治疗之前，但更常在开始治疗后，即出现恶性细胞快速溶解、大量核蛋白释放以及尿酸合成增加之后。肾衰竭是由于尿酸盐结晶在集合管、肾盂和输尿管沉积所致的肾内或肾外梗阻引起的。临床表现为无尿或少尿，伴有血尿素氮的升高。常有腰腹部疼痛或绞痛。血浆尿酸盐浓度超过0.75mmol/L，可高达 4.5mmol/L。急性高尿酸肾病的诊断依赖于存在高尿酸血症及其临床表现。超声检查可能发现由于结石引起的肾外梗阻，但是阴性检查结果并不能排除合并肾内梗阻存在。

别嘌醇100～200mg，每日3次的五日疗法应当始终贯穿在肿瘤的放疗、化疗之前和治疗当中。通过口服或胃肠外补充液体，保持每天具有一定的尿量，并且通过服用碳酸氢钠 600mg，每日 4 次，以及乙酰唑胺250mg，每日3次，使尿量保持碱性。偶尔用到拉布立酶。对于严重的无尿或少尿患者，需要进行血液透析治疗以降低血浆尿酸盐浓度。

目前还没有治疗慢性高尿酸肾病的有效方法。

推荐读物

Baker RJ, Pusey CD (2004) The changing profile of acute tubulointerstitial nephritis. *Nephrology, Dialysis, Transplantation* 19: 8–11.

Gobel U, Kettritz R, Schneider W et al. (2001) The protean face of renal sarcoidosis. *Journal of the American Society of Nephrology* **12**: 616–623.

高血压与肾脏

高血压与肾病互为因果。因此，仅从临床特征上区分两者通常比较困难。所有高血压患者的常规检查见第 13 章，并非所有的人都需要接受肾脏影像学检查。患者充分评估指南见第 18 章。

血压的调节机制以及原发性高血压的发病机制目前尚不清楚。一个基本的概念是：在正常血压下，肾脏可排出足够的钠以维持钠平衡、细胞外液容量及正常的血容量，这与血压的长期调节机制关系密切。有研究表明，肾脏参与原发性高血压的形成。交叉移植试验证明，高血压可随肾脏“传递”，将遗传易感高血压的肾脏移植至血压正常的受者可以使后者发生高血压。相反，有高血压导致的终末期肾病患者接受血压正常供者的肾移植后，只要移植成功，血压也随之正常。

众多参与高血压发生的肾脏因素之一是肾单位的总数。现在既有直接证据又有间接证据显示，肾功能正常的高血压患者其双侧肾脏都有肾单位减少，剩余的肾单位因为高滤过而呈现肥大。另外，有些更容易发生高血压的种族（如黑种人）有肾小球体积增大，这是肾单位数量减少的一个替代标志。

肾单位的减少是因为遗传还是环境因素目前尚不清楚。子宫内环境变化可能会导致出生前肾脏发育延缓、出生时体重偏低及成年后发生高血压。在人类，已证实出生时体重偏低与肾脏体积偏小（提示肾单位减少）相关。

原发性高血压

病理生理学

在良性高血压中，肾动脉粥样硬化以及肾内血管变化（肾小球硬化）的过程如下：

- 在小动脉中，内弹力层增生导致内膜增厚，血管壁可见玻璃样变
- 在大血管中，内弹力层和内皮细胞增生导致洋葱皮样改变
- 两侧肾脏体积可以减小，如果一侧肾动脉受到的影响更大，可以出现两侧肾脏体积不对称
- 校正年龄因素后，肾小球硬化的比率增加。

伴随以上变化，肾小管排泌功能下降，但在白种人很少发生严重的肾衰竭（1/ 万），而在非洲黑种人中，高血压导致的肾衰竭却很常见，黑种人发生终末期肾病的比例是白种人的 4 倍。种族之间的高血压性肾损害的差异也许与诊断水平、用药顺应性、盐敏感型高血压发生率以及肾单位数量有关。

在加速性或恶性高血压：

- 小动脉的纤维素样坏死也许是血浆通过内膜进入血管中层的结果。这种表现在入球小动脉尤为突出。
- 小血管纤维蛋白原沉积往往伴有血栓性血小板减少症，外周血涂片可见红细胞碎裂（微血管性溶血性贫血）。

可出现显微镜下血尿、中度蛋白尿（1～3g）以及进展性的氮质血症。如果不治疗，不足 10% 的患者生存期超过 2 年。

处理

良性原发性和恶性高血压的处理见第 13 章。

如果治疗开始于肾损害发生之前，肾功能预后良好。在恶性高血压患者，如果能够有效治疗肾内小动脉损害及缓解血栓性微血管病，肾功能可稳定或改善。必须对患者进行终身随访。对于合并高血压性肾小球硬

化及肾损害的黑种人，血压应控制在140/85mmHg以下。ACEI类药物似乎比β-受体阻断剂更为有效，尽量避免使用二氢吡啶（如氨氯地平）类药物。

肾性高血压

肾性高血压通常发生于累及两侧肾脏的疾病，如慢性肾小球肾炎、两侧的反流性肾病（幼年的慢性萎缩性肾盂肾炎）、多囊肾和镇痛剂肾病。两种主要发病机制如下：

- 肾素 - 血管紧张素 - 醛固酮系统的激活
- 排泌功能下降导致水钠潴留，导致血容量增加，血压由此升高。

第二个机制在肾功能受损时表现更加显著。

合并肾皮质疾病（如肾小球肾炎）的患者与合并肾间质疾病（如反流性肾病与镇痛剂所致肾病）的患者相比，可能更早出现高血压，且更易于发展为严重的高血压。

处理见第13章。为了防止高血压本身所致血管改变造成的肾损害，需要控制血压。现在已有充分的证据说明：与其他降压药物相比，ACEI类药物有独立于降压之外的肾脏保护作用。

肾血管疾病

肾动脉狭窄的常见病因包括纤维肌性发育不良和动脉粥样硬化性肾血管疾病（ARVD）。这两者的流行病学和自然病程相差很大。

高血压的发病机制

肾脏缺血可使入球小动脉压力下降，从而导致肾小球旁器产生与分泌肾素的能力增加，进而使一种强血管收缩物质——血管紧张素Ⅱ分泌增加。血管紧张素Ⅱ还能通过上调NAPDH氧化酶、产生大量的过氧化物酶使血压升高。过氧化物与氧化亚氮（一种有效的血管舒张剂）螯合后可使血管舒张减弱，也可导致高血压。

肾动脉狭窄的病理生理学改变

在肾动脉狭窄时，狭窄侧肾脏的灌注压降低，肾单位转运时间延长，水与盐的重吸收增加。因此，相对于对侧，狭窄侧肾脏产生的尿液更加浓缩且含钠量更低。菊粉、肌酐和对氨基马尿酸（PAH）在缺血侧清除率下降。

肾动脉的纤维肌性疾病

纤维肌性疾病占肾血管疾病的20%～40%，包括四种不同类型：(1) 中层纤维增生（65%～85%）；(2) 中层周围组织纤维增生（10%～15%）；(3) 内膜纤维增生（5%～10%）；(4) 中层增生（5%）。中层纤维增生通常是一个良性过程，很少在40岁以后呈进行性发展。另外两种纤维增生呈进展性，可发展至完全闭塞。中层增生是一种独特且少见的疾病，只占肾血管疾病的1%，其通常见于年轻女性，表现为血压升高而肾功能不受累。造影显示特征性的串珠样结构。球囊扩张术（偶尔应用支架）通常可以成功地改善甚至治愈高血压，总预后良好。

动脉粥样硬化性肾血管疾病（ARVD）

ARVD是高血压和慢性肾衰竭（缺血性肾病所致）的常见病因。其发病率随着年龄的增长而增高，从60岁以下的5%至60岁以上的16%。在大多数患者，动脉粥样硬化发生在肾动脉近端（肾动脉开口1cm以内），伴有其他部位的动脉粥样硬化性疾病。有外周血管疾病（39%）、冠心病（10%～29%）、充血性心力衰竭（34%）和动脉瘤（38%）的患者发生ARVD的风险较高。

许多患者并无症状，是在因其他原因就诊时偶然发现。在美国，腹主动脉造影显示，在无症状的患者中，11%有显著的单侧狭窄，4%有双侧病变。ARVD所致的肾损害是功能性的，如高血压（50%）、钠潴留（踝部水肿或突发性肺水肿）、蛋白尿（通常小于肾病范围）以及GFR下降。肾脏病理学改变包括血管硬化、肾小管萎缩、间质纤维化伴炎细胞浸润、肾小管闭塞的肾小球、胆固醇栓塞与继发性FSGS。肾实质损害程度与基础肾功能而非与狭窄程度相关，对于血管重建的反应（高血压与肾功能的改善）也如此。

肾血管疾病很容易漏诊，因此对合并高血压和（或）慢性肾衰竭的患者应警惕该疾病。其他的诊断线索包括：提示全身性血管疾病的腹部血管杂音或颈动脉血管杂音、超声显示两侧肾脏大小相差超过1.5cm、无心肺疾病却反复发作突发性肺水肿、伴有全身动脉粥样硬化证据的进行性慢性肾衰竭。

肾血管疾病的筛查

放射性核素检查：可以显示患侧肾灌注下降的情况。在单侧肾动脉狭窄的患者，服用卡托普利或阿司匹林后摄取率异常下降提示有单侧显著的狭窄。结果正常者该诊断可能性不大。

多普勒超声检查：该方法诊断敏感性高，但是高度依赖于操作者的水平且较费时。得到的肾内血管阻力指标可以对血管重建的成功与否做出判断。阻力指数大于 0.8 提示介入效果不佳。

磁共振显像：MRI 可以用来显示肾血管，与造影有着较好的相关性。

螺旋 CT 扫描：无创且比 MRI 价廉，但会使患者处于放射性离子照射下，使用的造影剂不如 MRI，并且结果不如 MRI 可靠。

肾动脉造影：见本章相关部分，依然是诊断肾动脉狭窄的金标准。

治疗

治疗的目标是纠正高血压、改善肾脏灌注与排泌功能。肾动脉狭窄可以发展至闭塞，特别是在造影显示狭窄超过75%的ARVD患者，提示血管重建的必要性。肾动脉狭窄的治疗方案包括：通过腔内血管成形术来扩张狭窄区域、在狭窄部位置入支架（有时因为狭窄靠近肾动脉与主动脉的开口处，血管成形术难以应用，而仅能应用内镜）、血管重建手术和肾切除。血管重建术适用于狭窄大于 75% 且有反复发作肺水肿、药物难以控制的高血压、ARVD 累及单个功能肾、患者因心血管疾病需要服用ACEI、不明原因的进行性肾衰竭和透析依赖的肾衰竭患者。如果患者选择适当，介入治疗后高血压控制或改善可以达到50%以上。有时会跟着发生肾功能的大大好转，但结果一般令人失望。所有的患者都应该给予阿司匹林、他汀类药物及合理控制血压的综合治疗，以预防动脉粥样硬化的进一步发展。

ARVD 患者的高死亡率与合并其他疾病有关，并且 ARVD 患者有全身内皮功能紊乱。ARVD 患者在出现终末期肾衰竭后的死亡率较其肾功能好时增加。因 ARVD 进入终末期肾衰的患者 5 年生存率仅为 18%。

系统性硬化

肾叶间动脉可出现内膜增厚，入球小动脉可出现类似恶性高血压的纤维素样改变。肾小球病变不是特异性的。病因不明，类固醇和免疫抑制剂治疗无效。血浆 ANCA阴性。ACEI 类药物治疗意义很大，可降低蛋白尿、阻止甚至逆转肾功能恶化。“硬皮病肾危象”是用来描述由于肾微血管病变导致肾功能迅速恶化的术语。早期 ACEI 治疗与持续静脉输注前列环素可能有效。

（隋　准　张路霞译　刘立军校）

推荐读物

Higashi Y, Sasaki S, Nakagama K et al. (2002) Endothelial function and oxidative stress in renovascular hypertension. *New England Journal of Medicine* **346**: 1954–1962.

Keller G, Zimmer G, Mall G et al. (2003) Nephron number in patients with primary hypertension. *New England Journal of Medicine* **348**: 101–108.

Radermacher J, Chavan A, Bleck J et al. (2001) Use of Doppler ultrasonography to predict the outcome of therapy for renal-artery stenosis. *New England Journal of Medicine* **344**: 410–417.

Safian RD, Textor SC (2001) Medical progress: renal artery stenosis. *New England Journal of Medicine* **343**: 431–442.

其他肾血管疾病

肾动脉闭塞

肾动脉闭塞可由肾动脉严重的动脉粥样硬化合并血栓形成造成，更为常见的情况是栓塞所致。这两者都可以导致肾梗死，导致基于受累血管的大小而出现的多种临床表现。小动脉闭塞一般无明显症状，但大血管闭塞可以出现肋部钝痛以及不同程度的肾衰竭。

栓子可以来源于心脏（如心房纤颤）。动脉内的溶栓治疗效果不一。

胆固醇栓塞

从溃疡斑块脱离的富含胆固醇的粥样物质能够从主动脉和（或）肾动脉播散到肾脏，尤其是在腹主动脉导管术或肾动脉血管成形术后。抗凝与溶栓的介质也参与胆固醇栓塞的形成。胆固醇栓塞所致的肾衰竭可以为急性或渐进性。临床表现包括发热、嗜酸性粒细胞增多、背部及腹部疼痛以及其他部位（如视网膜、手指或足趾）的栓塞。肾脏活检有助于明确诊断。尚无有效治疗方法。

肾静脉血栓

肾静脉血栓通常起病较为隐匿，多见于肾病综合征、肾细胞癌或其他原因所致的静脉血栓高危患者（如抗凝血酶失活或出现抗心磷脂抗体）。推荐给予抗凝治疗。

结石和肾脏钙质沉着症

肾结石和膀胱结石

在英国，大约2%的人发生尿路结石，而在中东地区，发病率更高。尿路结石大多发生在上尿路。在英国，膀胱结石的发病率有所下降，而在一些发展中国家，膀胱结石仍很常见。

大多数结石的主要成分是草酸钙和磷酸钙，多见于男性患者（表 11.11）。混合性感染性结石占 15%，常见于女性，男女比例为 1∶2。

结石很容易复发，超过50%的肾结石患者会在10年内复发。若患者体内存在代谢异常或其他使结石形成的异常情况，且未被及时纠正，则患者发生结石的危险性就会增加。

病因学

正常尿液中有结石生成抑制物存在，可防止结石形成，因为结石生成物质的浓度超过了它们在液体中的最大溶解度。虽然结石患者的新鲜尿液镜检可以发现比正常人多且大的草酸钙结晶，但许多患者却很难检测到有代谢异常。易导致结石形成的即属于所谓的“特发性结石体质”的因素包括：

- 尿液中有促结石晶体形成的化学成分
- 与在炎热的气候条件下生活或在高温环境中工作相关的体内脱水导致的尿液浓缩
- 正常尿液中抑制结石晶体形成的物质被破坏。这些抑制物包括有机物和无机物。无机物主要为镁、焦磷酸盐和柠檬酸盐。有机物为黏多糖和肾钙素（一种肾小管分泌的酸性蛋白）。Tamm-Horsfall 蛋白具有促进和抑制结石生成的双重作用。

已知的促进结石生成的病因列在表 11.12 中。

表 11.11　英国肾结石的种类和发生率

肾结石的种类	大约发生率（%）
草酸钙合并磷酸钙结石	65
磷酸钙结石	15
磷酸镁铵结石(鸟粪石)	10～15
尿酸结石	3～5
胱氨酸结合	1～2

表 11.12　尿路结石的病因

脱水	感染
高钙血症	胱氨酸尿
高钙尿	肾小管酸中毒
高草酸盐尿	原发性肾脏疾病（多囊肾、髓质海绵肾）
高尿酸血症和高尿酸尿	药物

高钙血症

若肾小球滤过率正常，高钙血症常可导致高尿钙。高钙血症可导致结石，其常见病因包括：

- 原发性甲状旁腺功能亢进
- 摄入维生素 D
- 结节病。

所有这些因素中，原发性甲状旁腺功能亢进是最常见的病因。

高尿钙

高尿钙是钙结石患者最常出现的代谢异常。

大约 8% 的正常男性 24 小时尿液可以排出大于 7.5 mmol 的钙。钙结石更常见于这组人群，但即使在这些男性中，大多数人并不发生结石。“病理性高尿钙”的定义是任意性的。一个合理的定义是在男性结石患者中，24 小时尿钙排出量大于 7.5mmol，在女性结石患者中，24小时尿钙排出量大于6.5 mmol。

肾脏是调节血钙的主要器官，大约90%的离子钙在肾小球滤过后可被肾小管重吸收。而肾小管对钙的重吸收主要由甲状旁腺激素调节。65%的尿钙被近端肾小管重吸收，20%的尿钙在髓袢升支粗段重吸收，15%的尿钙在远端肾小管及集合管重吸收。

高尿钙的原因包括：

- 高钙血症
- 摄入过量的钙
- 从骨骼中重吸收钙过多，如长期制动或处于失重状态
- 原发性高尿钙。

特发性高尿钙是结石生成的常见危险因素，不纠正高尿钙可导致结石发生。大多数特发性高尿钙患者从肠道中吸收的钙增多。而且研究表明，动物蛋白和食盐对钙的排泄有着很大的影响。

高草酸尿

草酸代谢异常可见于两种先天性疾病，为常染色体隐性遗传，可导致体内内源性草酸合成增多。两种疾病患者体内均易形成草酸钙结石。

患者肾脏中出现大量草酸钙结晶沉积，因此预后差。患者20岁左右就可以出现肾衰竭。肝移植可以治疗患者的代谢性缺陷。

轻度高草酸尿的常见原因包括：

- 摄入过多草酸含量高的食物，如菠菜、大黄和茶
- 限制钙的摄入，导致代偿性草酸吸收过多
- 胃肠道疾病（如Crohn病），常见于小肠切除术后，结肠吸收草酸钙增多
- 肠道失液过多导致脱水，也易生成结石。

高尿酸血症和高尿酸尿

在英国，尿酸结石占所有结石的3%～5%，但在以色列，这一比例可高达40%。尿酸是嘌呤代谢的终末产物。原发性痛风可直接引起高尿酸血症，一些细胞周期增加的疾病，如骨髓增生异常，也可导致继发性高尿酸血症。此时患者尿液中尿酸排泄增加，部分患者会发生结石。然而，另外一些结石患者虽然有高尿酸尿（低嘌呤饮食下，24小时尿液中尿酸排泄大于4mmol），但并不合并高尿酸血症。

单纯脱水的患者也可能会发生尿酸结石。回肠造瘘术的患者由于容易脱水及从胃肠道分泌液中丢失重碳酸盐，更易生成尿酸结石（尿酸在碱性液体中溶解度大于在酸性液体中的溶解度）。

一些有钙结石的患者同时伴有高尿酸血症和（或）高尿酸尿，在这些患者中，钙盐可能沉积在尿酸的晶核上。

尿路感染

混合性感染性结石含有磷酸镁铵及不等量的钙。这类鸟粪石样的结石通常体积较大，易在集合管中形成管状（鹿角形石）。这些结石通常是由于尿路感染微生物所致，如奇异变形杆菌，后者可以水解尿素，形成强碱氢氧化铵。尿液中的铵离子及其碱性可以促进结石生成。尿路感染后尿液中黏蛋白成分增多，可形成有机基质，并在此基础上形成结石。

胱氨酸尿

胱氨酸尿可导致胱氨酸结石，大约1%～2%的结石是胱氨酸结石。

原发性肾脏疾病

多囊肾患者中肾结石的发病率很高。

髓质海绵肾患者由于集合管中尿液淤滞和钙化，导致集合管扩张，易发生结石（图11.33）。大约20%的髓质海绵肾患者可出现高钙尿，20%的患者存在肾小管酸化功能缺陷。

先天性或获得性肾小管酸中毒的患者均可发生肾脏钙质沉着症及肾结石，其部分原因是由于患者持续出现碱性尿或尿液中柠檬酸排泄减少。

药物

一些药物可以促进钙结石的生成（如袢利尿剂、抗酸药、糖皮质激素、茶碱、维生素D、维生素C、乙酰唑胺）；一些药物可以促进尿酸结石的生成（如噻嗪类利尿剂、水杨酸盐）；还一些药物可以沉淀并形成结石（如茚地那韦、氨苯蝶啶）。

膀胱结石的病因学

膀胱结石在一些发展中国家很流行。其原因不

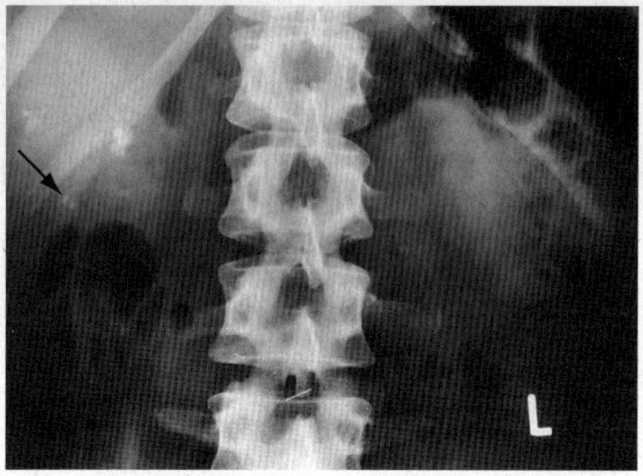

(a)

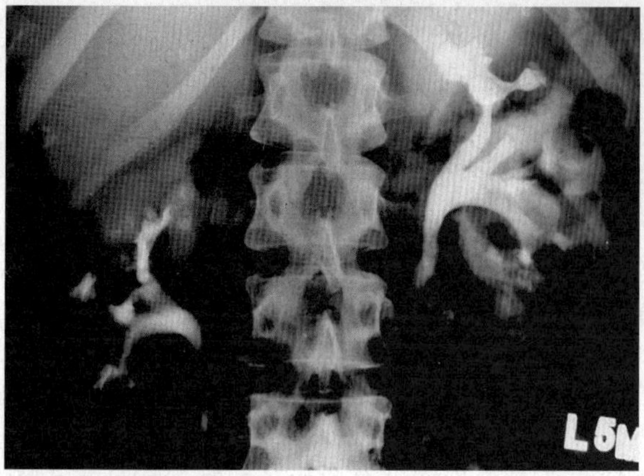

(b)

图 11.33 **髓质海绵肾。**(a) 腹平片可见肾区点状钙化（箭头所示)。(b) 注射造影剂后，乳头区可见小的钙化结石。

明，饮食因素可能起着非常重要的作用。膀胱结石的可能病因为：

- 膀胱流出道受阻（如尿路狭窄、神经源性膀胱、前列腺源性梗阻）
- 外源性物质介入（如导管、不可吸收的缝合线)。

膀胱结石患者很易并发细菌尿，一些上尿路的结石脱落可进入膀胱形成膀胱结石。

病理学

膀胱结石可以是单一的，也可以是混合性的，其体积大小不一，可以如沙粒样，也可以是鹿角形结石或巨大的结石。肾结石可位于肾实质或集合系统中。大的结石可压迫肾脏造成肾实质坏死、肾梗阻，最后导致肾盂积水。肾结石也可以造成集合系统和输尿管壁的溃烂。若梗阻合并感染，可加速对肾脏的损害。

临床特征

尿路结石的患者可以无症状，也可以常常出现疼痛，可以是锐痛或钝痛，也可以是持续或间断绞痛（表 11.13)。

表 11.13 尿路结石的临床特征
无症状
疼痛：肾绞痛
血尿
尿路感染
尿路梗阻

当患者出现尿路梗阻时，任何增加尿量的因素如大量饮水或利尿，包括饮酒，均可导致患者疼痛加剧。剧烈活动可导致结石移位，增加疼痛，有时可导致血尿发生。当结石进入输尿管后，若发生输尿管梗阻或痉挛，可导致非常剧烈的输尿管绞痛。这是所知的最剧烈疼痛之一。患者也可以常常出现第一腰神经根支配区域的放射性疼痛，这些部位包括侧腰、回肠窝、睾丸或阴唇。部分患者也可出现脸色苍白、大汗、呕吐、坐立不安及血尿。若不治疗，典型输尿管绞痛可持续数小时。

当患者出现输尿管梗阻合并感染时，可以出现急性肾盂肾炎或革兰阴性细菌败血症的典型症状。

膀胱结石若合并感染，患者可出现尿频、尿痛和血尿。若出现膀胱三角区的炎症，患者可出现严重的阴道口及会阴部疼痛。膀胱结石或尿路梗阻可导致膀胱流出道阻塞，最终导致无尿和膀胱胀痛。

应询问患者发生结石的可能因素，包括：

- 有无在炎热的易导致脱水的国家工作或居住史
- 维生素 D 摄入史
- 有无痛风病史。

肾乳头钙化可能与肾结石相似，应注意导致肾乳头坏死的病因，如止痛剂滥用。

查体中应注意寻找患者是否有角膜或结膜钙化、痛风石与关节炎及结节病。

检查

检查包括中段尿培养及检测血中尿素、电解质、肌酐及血钙水平。

虽然非增强螺旋CT是最佳的诊断手段，但腹X线平片及下行性尿路造影术也被广泛使用。超声检查可能会漏诊部分输尿管结石。

单纯尿酸结石可以透过射线。混合性感染性结石几乎不能透过射线。含钙的结石及胱氨酸结石不能透过射线。与骨骼部位重叠的结石不易发现（图11.34）。如果不进行尿路造影，单纯进行腹部平片检查，可能会漏诊鹿角形结石（图11.35）。注射造影剂后，尿酸结石可呈现出充盈缺损（图 11.36），而 CT 扫描可以清楚地显示尿酸结石（图 11.37）。

疼痛发作时，可进行下行性尿道造影术以确定疼痛是否由结石引起。图 11.38 所示为一急性左侧输尿管梗阻患者的尿路造影图。应用筛网过滤患者尿液，可将获取的结石进行化学成分分析。

治疗

治疗可给予适量的止痛剂，如非甾体类抗炎药双氯芬酸 75mg，静脉注射，疗效优于哌替啶，不引起恶心的症状。直径小于 0.5cm 的结石通常可以自行排出，而直径大于1cm的结石常需要进行干预治疗。体外冲击波碎石术可分解大多数结石，其碎片可随尿液排出体外。体积大的结石可用钇铝石榴石激光输尿管镜或经皮肾脏切开术取石。通常不需要开放性外科手术取石。

生成结石的病因检查

对于单个结石的老年患者，不需要进行大量的检查。而对于年轻患者及结石复发的患者，应进行详细的检查。

- 肾脏成像检查：分析患者是否存在易导致结石生成的原发性肾脏疾病。
- 明显的菌尿：可能提示患者存在混合性感染性结石，反复发作的菌尿则很可能是结石所致。
- 对结石进行化学分析很重要，诊断胱氨酸尿或尿酸结石时必须进行此项检查。
- 检测血钙浓度，并用血浆白蛋白进行校正。如果患者存在高钙血症，应做进一步的检查。
- 检测血尿酸盐浓度：尿酸结石患者血尿酸盐的浓度可能升高。
- 在随机的未酸化尿液标本中加入硝普钠可进行胱氨酸尿的筛查试验，紫色多提示为胱氨酸尿。尿液色谱层析法可进行更为精确的尿液检测。
- 连续两次收集患者 24 小时尿液，检测尿液中的钙、草酸盐及尿酸的含量。先从尿液标本中取出一部分检测尿酸浓度，然后酸化尿液防止钙盐沉积于集合系统壁导致的尿钙、尿草酸测定值假性降低
- 肾小管酸中毒时血浆重碳酸盐浓度下降，代谢性酸中毒时尿液 pH 值不低于 5.5 多提示此诊断。

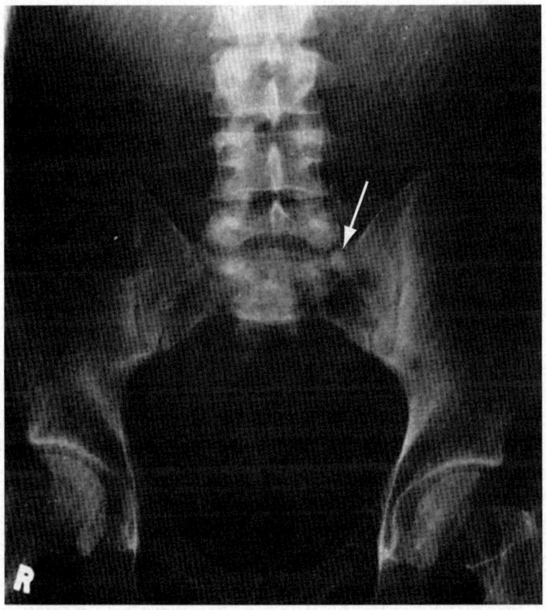

(a)

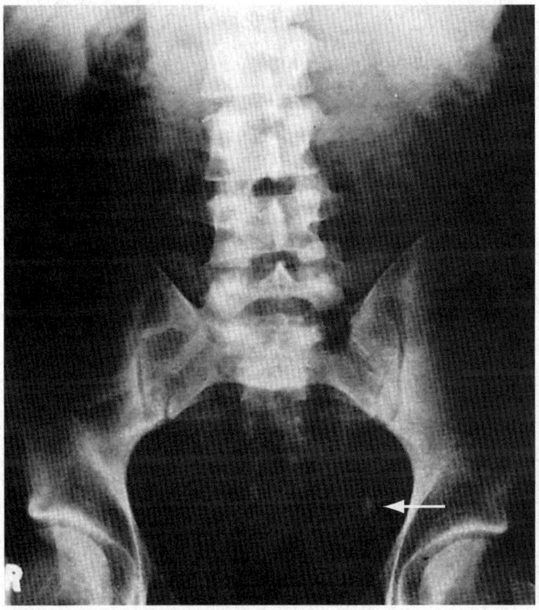

(b)

图 11.34 X 线显示的结石。(a) 结石（箭头所示）位于左侧与腰椎重叠（容易漏诊）。(b) 相同患者 1 周之后复查：结石已经下降至骨盆内（箭头所示）。

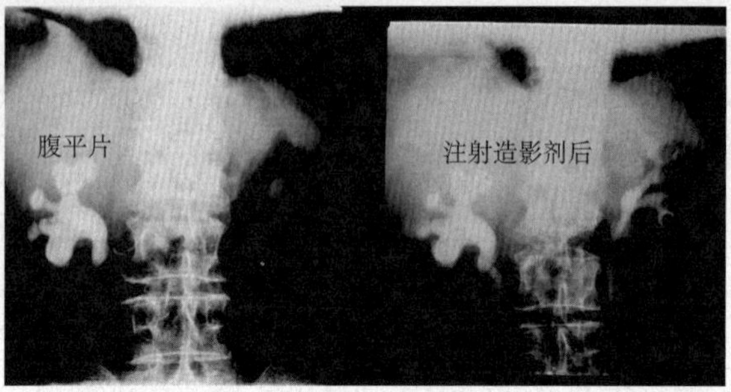

图 11.35 鹿角样结石。左侧为腹平片，右侧为造影增强后腹平片。可见在无功能的右肾内有一鹿角形结石。腹平片与注射造影剂后的片子易发生混淆。

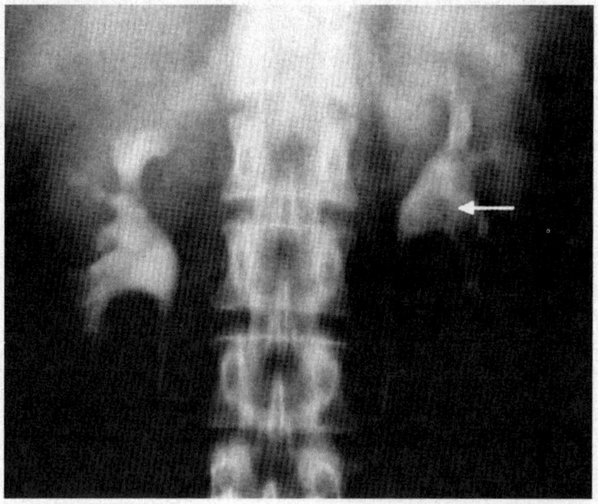

图 11.36 排泄性尿路造影，显示在左肾盂内有一半透明充盈缺损（尿酸性结石，箭头所示）。鉴别诊断时要除外乳头坏死和移行细胞肿瘤。

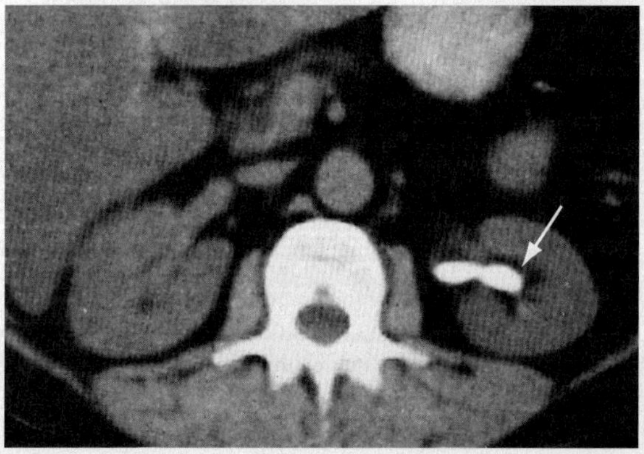

图11.37 CT扫描，显示尿酸结石：在左肾内表现为一个较明亮的病灶（箭头所示）。

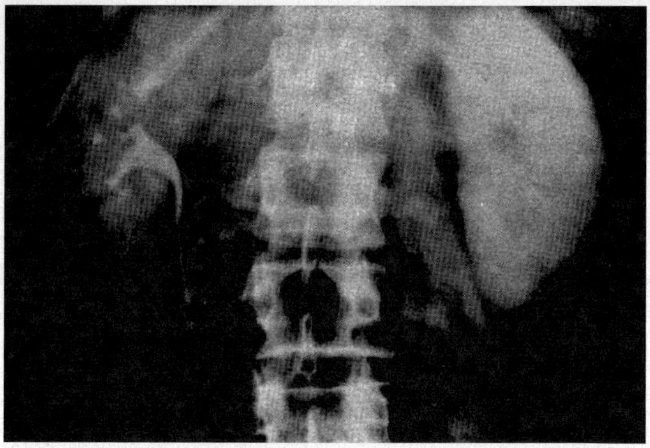

图 11.38 X 片，显示左输尿管急性梗阻。注意在注射造影剂15分钟之后，肾区密度增高但肾盂未显影。From Cox TM, Firth D, Benz J et al (eds) (2003)Oxford Textbook of Medicine,3rd edn, by permission of Oxford University Press.

预防

患者的年龄及病情的轻重决定患者是否需要进行预防及如何选择预防措施。

自发性结石

患者不合并代谢异常时，为防止结石生成，尤其是在炎热和高温环境中工作的患者，应该大量摄入液体，以保证每天尿量在 2 ~ 2.5 升。

原发性高尿钙

不应过多限制饮食中钙的摄入。应鼓励患者摄入正常钙饮食（30mmol/d）。限制患者饮食中钙的摄入可导致体内吸收草酸盐增多，此时应限制摄入草酸含量高的食物。对于自发性结石患者，建议大量摄入液体，居住在硬水质地区的患者建议饮用软化水。

若患者持续存在高尿钙并有结石生成，可使用噻嗪类利尿剂（如苄氟噻嗪，每天早上 2.5 或 5mg）。噻嗪类利尿剂直接作用于肾小管，可减少尿液中钙的排泄，但其可增加糖尿病或痛风的发病率并使高脂血症加重。一项随机对照研究显示：正常钙饮食，同时限制饮食中动物蛋白至 50g/d，以及食盐至 50mmol/d，比单纯限制饮食中的钙能更有效地预防结石的发生，尤其是草酸钙结石的发生。

混合性感染性结石

持续摄入大量液体并严格控制菌尿可预防结石的

复发。患者常常需要长期随访或长期预防性服用少量抗生素。

尿酸结石

饮食控制不易实施且效果欠佳。长期使用别嘌呤醇可使血浆及尿液尿酸浓度维持正常，从而有效预防结石的生成。患者应大量饮水，由于尿酸在碱性条件下溶解度增大，因此对于不能服用别嘌呤醇的患者，可长期摄入重碳酸盐以碱化尿液。但碱化尿液会导致尿液中草酸钙及磷酸钙沉积。

胱氨酸结石

大量饮水可预防结石生成并缓慢溶解已形成的胱氨酸结石。患者每日需饮水 5 升，其中至少 500 毫升患者必须夜间醒来饮用。许多患者不能耐受这一方案。替换方案是可长期服用螯合剂青霉胺。青霉胺可以与胱氨酸形成复合物，增加胱氨酸在水中的溶解度。但是不良反应有药物性皮疹、血液异常以及免疫复合物介导的肾小球肾炎。然而其对促进已经存在的胱氨酸结石的溶解特别有效。

轻度高草酸尿合并草酸钙结石

患者需要大量饮水，并限制饮食中草酸的摄入。对高尿钙的患者也应该限制饮食中的草酸含量。

肾钙质沉着症

肾钙质沉着症是指放射线检查可显现的广泛肾实质钙化。患者常伴疼痛、高血压与肾损害。肾钙质沉着症的常见病因见表 11.14。

肾皮质坏死可导致营养不良性钙化。高钙血症及

表 11.14 肾钙质沉着症的病因

主要在肾皮质沉积（少见）
肾皮质坏死（双轨样钙化）
主要在肾髓质沉积
高钙血症（原发性甲状旁腺功能亢进、维生素 D 过多症、结节病）
肾小管酸中毒（先天性和后天获得性）
原发性高草酸盐尿
髓质海绵肾
结核

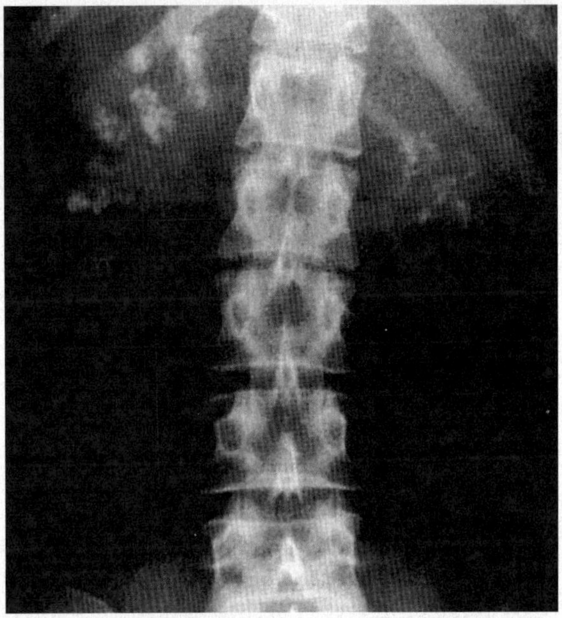

图 11.39 X 片示肾钙质沉着症。

高草酸尿的患者由于肾脏中钙及草酸浓度增高，可导致草酸钙在肾脏中沉积。

肾小管性酸中毒时，尿液酸化功能受损，草酸从尿液排出减少，同时尿液碱化，尿液中柠檬酸的钙螯合作用降低，这些可导致磷酸钙及草酸钙在肾脏中沉积。

预防及治疗肾钙质沉着症包括针对病因的治疗。

推荐读物

Bihl G, Meyers A (2001) Recurrent renal stone disease –advances in pathogenesis and management. *Lancet* **358**: 651–656.

Borghi L et al. (2002) Comparison of two diets for the prevention of recurrent stones in idiopathic hypercalciuria. *New England Journal of Medicine* **346**: 77–84.

Teichman JMH (2004) Acute renal colic from ureteral calculus. *New England Journal of Medicine* **350**: 684–693.

尿路梗阻

肾脏与尿道之间的任何部位均可发生梗阻。梗阻部位以上的尿路可出现扩张，发生在肾盂的扩张称为肾盂积水。

病因学

尿路管腔内、管壁及管腔外的病变均可导致尿路梗阻。尿路梗阻的主要原因见表 11.15。男女发病率相同。由于老年男性易发生膀胱流出道梗阻，因此尿路梗阻常见于老年男性患者。

病理生理学

尿路梗阻可导致：

- 尿道管腔内压力逐渐升高
- 梗阻部位近端扩张膨胀
- 肾实质受压、变薄，最终导致肾脏体积缩小，边缘菲薄。

急性梗阻可先引起暂时性肾动脉舒张，随后出现血管紧张素 Ⅱ 及血栓素 A_2 介导的血管收缩，最后导致氧自由基及炎症细胞因子介导的肾间质缺血性损伤。

临床特征

上尿路梗阻的症状

患者可出现间断或持续性腰部钝痛或锐痛。大量饮水或服用利尿剂，包括饮酒，可引起尿量增多、集合管扩张，使症状加剧。完全无尿强烈提示患者可能出现双侧尿路完全梗阻或单个肾脏的完全性梗阻。相反，部分患者由于肾小管浓缩功能受损而出现多尿。间断性无尿和多尿提示间断性完全性梗阻。若合并感染可导致患者出现不适、发热及败血症。

膀胱流出道梗阻的症状

患者症状可以很轻。可特征性出现排尿迟缓、尿线变细、排尿无力、尿滴沥及尿不净。如果患者残余尿量增多，可导致尿量很少的尿频。这种尿量很少的尿频不停时则称为“充盈性尿失禁”或“残余尿增多伴尿液溢出”。

患者常常合并感染，导致尿急、尿频、尿失禁、排尿困难和尿液混浊有异味。也可引起急性尿潴留。

体征

患者可有腰部触痛、肾积水及其导致的肾脏增大可被触及。叩诊或触诊可发现由于急性或慢性尿潴留而增大的膀胱。前列腺梗阻及骨盆恶性肿瘤是导致尿路梗阻的常见原因，因此应注意对外生殖器、直肠和阴道进行检查。前列腺的大小并不是诊断前列腺梗阻的指征。

表 11.15　尿路梗阻的病因

管腔内	**外部压力**
结石	肾盂输尿管压迫（粘连带；异常血管）
血块	肿瘤（如腹膜后肿瘤或腺体；结肠癌；肾盂内肿瘤，如颈部肿瘤）
肾乳头脱落（糖尿病、滥用镇痛剂、镰状细胞病或镰状细胞特性）	憩室炎
肾盂或输尿管肿瘤	主动脉瘤
膀胱肿瘤	腹膜后纤维化（主动脉周围炎）
	意外结扎输尿管
管壁内	腔静脉后输尿管（右侧梗阻）
肾盂输尿管神经肌肉功能失调（先天性，10% 为双侧）	前列腺梗阻
尿道狭窄（结核，尤其在治疗后；结石；手术后）	包茎
输尿管膀胱狭窄（先天性；输尿管囊肿；结石；血吸虫病）	
先天性巨输尿管	
先天性膀胱颈梗阻	
神经性膀胱	
尿道狭窄（结石；淋球菌；器械操作后）	
先天性尿道瓣膜	
针孔样尿道口	

检查

患者的常规血液及生化检查可出现异常，如血清尿酸、肌酐升高，出现高钾血症、慢性贫血及血尿等。但是，仅仅根据以上检查并不能诊断尿路梗阻，还必须行进一步的检查。

超声检查

超声检查可以发现上尿路的扩张，但是无法鉴别是梗阻性扩张还是非梗阻性扩张，因而可见假阳性结果。有经验的医师可通过超声检查进行诊断，但当肾脏出现纤维组织或恶性肿瘤组织包绕时，也不易诊断。

放射性核素检查

放射性核素检查不适于检查新发生的急性梗阻，但对于长期梗阻的患者，其可将梗阻性肾病与因肾盂肾盏松弛、压力降低而导致的造影剂潴留区分开来。

下行性尿路造影术

X 线平片对钙化病灶的诊断非常必要，但是对与骨骼部位重叠的结石则容易漏诊。

在新近发生的梗阻，梗阻一侧的肾脏的体积增大，轮廓仍清晰。由于 GFR 下降肾脏显影延迟。病变侧肾脏的肾盂和肾盏显影较正常侧肾脏迟缓。由于造影剂在病变侧肾单位穿过的时间延长，因此病变侧肾脏 X 线片密度显示高于正常侧肾脏的。随后可看到梗阻部位及其近端结构的扩张（图11.40）。患者排空膀胱后应行 X 线片检查，若膀胱被完全排空，提示患者不存在膀胱流出道梗阻或膀胱内压力足以克服梗阻部位的压力。若患者出现明显的膀胱流出道受阻现象，也可能是由于部分患者紧张、害羞，造影剂重新进入膀胱或膀胱松弛，而并非是真正的膀胱梗阻。膀胱输尿管反流也可以导致造影剂从上尿路反流入膀胱，使膀胱部分充盈。

螺旋 CT

该检查可以确定梗阻的具体病因。

经皮肾盂造影术和输尿管造影术

该检查可以确定梗阻的部位和病因。

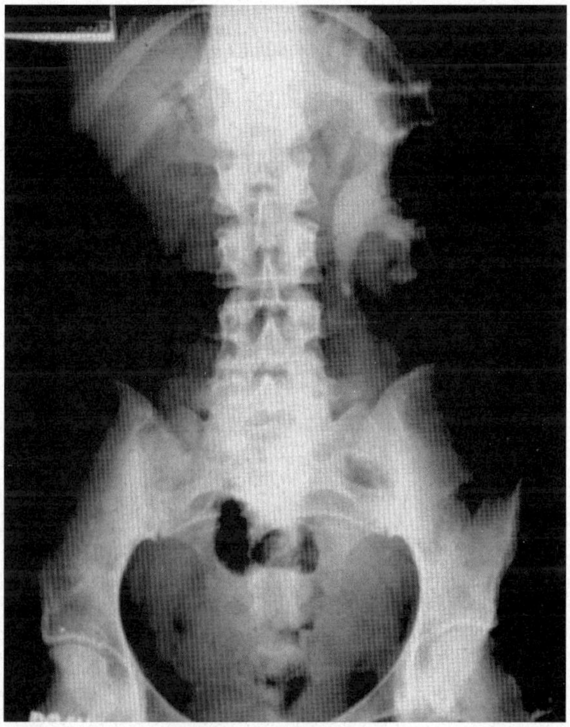

图 11.40　X 片：注射造影剂 24 小时之后，可见肾脏与肾盂延迟显影，左侧梗阻部位以上普遍扩张。而在正常的右侧，造影剂已消失而不显影。

逆行性输尿管造影术

该检查适用于不能进行上行性检查的患者，或逆行造影的同时可以解除梗阻的患者。但该检查可以增加感染的危险性。

由于肾盂输尿管连接处神经肌肉功能失调或腹膜后纤维化所致的梗阻，逆行性输尿管造影可以表现正常。

膀胱镜检查、尿道镜检查和尿道造影术

内镜检查可以直接观察膀胱及尿道部位的梗阻病变。

用导管或耻骨上膀胱穿刺将造影剂注入膀胱，排尿过程中拍摄 X 线片可以显示尿道梗阻的病变。尤其在尿道瓣膜或尿道狭窄的诊断中具有重要价值。

治疗

目的

治疗包括：

- 解除梗阻
- 治疗潜在的病因
- 预防与治疗感染。

治疗的最终目的是缓解症状，保护肾功能。

当梗阻的部位及性质不明确、梗阻的肾脏如何不清楚或患者不宜进行急诊手术时，为争取时间进行下一步检查，可以通过肾造口术将尿液引流，但手术对病变侧肾脏可能会产生不利的影响。

新近发生的完全性上尿路梗阻，尤其是合并感染时，应立即采取措施解除梗阻，保护肾功能。

相反，对部分尿路梗阻可以自发缓解的患者，如结石通过尿道时，则不需要紧急治疗。

手术治疗

手术治疗取决于梗阻的病因及当地的医疗技术水平。在对患者进行手术治疗前可以先进行透析治疗。

尿路梗阻解除后，患者通常出现利尿现象。双侧尿路梗阻解除后患者可以出现大量利尿现象。原因主要为梗阻造成的体内钠水潴留以及肾小管重吸收受损所致的渗透性利尿（如急性肾小管坏死恢复时出现的多尿期）。利尿现象还与血容量增加及心房利钠肽水平增高有关。由于单侧尿路梗阻解除后患者并不产生大量利尿现象，因此肾小管重吸收功能受损并不是产生大量利尿

的惟一因素。利尿现象一般具有自限性，但是少数患者可发生严重的失钠、失水及失钾，必须给予静脉补充治疗。对于较轻的患者，大量饮水及口服盐及钾即可。

梗阻的特殊病因

结石

有关内容见本章相关部分。

肾盂输尿管连接处梗阻（图 11.41）

梗阻的原因主要是由于集合管系统蠕动功能失调所致，而非实质性梗阻。对于复发性腰痛、尿道造影或 GFR 检测提示有进行性肾功能受损的患者，应进行开放式或经皮肾盂成形术解除梗阻。若梗阻长期存在且患者肾功能已经受损，可以行肾切除术以减少肾盂积脓和败血症的危险。

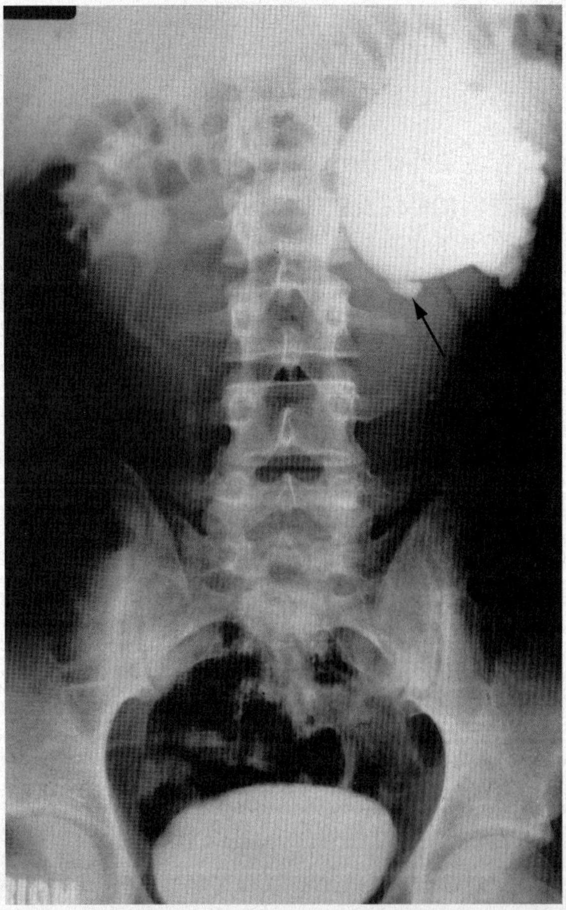

图 11.41　X 线片示左侧肾盂输尿管连接处梗阻（箭头所示）。

巨输尿管梗阻

这种疾病常为幼年起病，成年时可能才发病。由膀胱输尿管连接处近末端输尿管蠕动功能缺陷所致。本病好发于男性，常合并泌尿道感染、侧腹痛及血尿。逆行性尿道造影、逆行性输尿管造影有助于诊断。

无论儿童患者，还是成年患者，本病出现明显的肾功能进行性恶化、难控制的菌尿及复发性结石时，可以切除异常的输尿管，并将输尿管与膀胱重新吻合。

腹膜后纤维化（慢性主动脉周炎）

腹膜后纤维组织包埋输尿管可导致单侧或双侧输尿管梗阻。其范围可从第 2 腰椎水平至骨盆边缘。本病的发病率男性是女性的 3 倍。腹膜纤维化的原因可能与机体对漏入腹膜的物质（如来自主动脉粥样硬化斑块的蜡样色素）产生自体反应有关。还可能与腹部动脉瘤、长期服用二甲基麦角新碱类药物及麦角碱源性多巴胺受体拮抗剂（如卡麦角林和石棉）有关。鉴别诊断包括腹膜后淋巴瘤或其他恶性肿瘤。

患者可以出现不适感、背部疼痛、正色素性贫血和血沉增快的典型症状。下行性尿道造影可显示位于骨盆边缘水平处的双侧或单侧输尿管梗阻。CT 可显示主动脉周围团块状物（图 11.42）。

输尿管松解术可以解除梗阻。病理检查可以排除淋巴瘤或其他恶性肿瘤。糖皮质激素有助于治疗。对于双侧梗阻的身体虚弱的患者，最好先解除一侧梗阻，再给予类固醇治疗来缩小对侧纤维组织。对于部分患者，仅手术或类固醇治疗即可。但对于大多数患者，必须同时采用上述两种治疗方法。可用输尿管支架进行

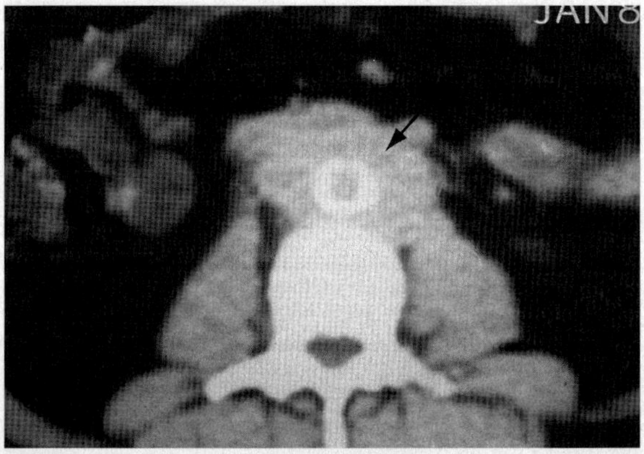

图 11.42　腹膜后纤维化（主动脉旁）。注意 CT 扫描可见在腹主动脉旁有一较大包块（箭头所示）。

替代治疗，同时应用糖皮质激素。但替代治疗的缺点是不利于获取病理标本，且如果动脉周围团块状物不回复，必须常规（通常每6个月1次）更换支架。

通过连续测定血沉、肾小球滤过率、同位素或影像技术（如CT扫描）可以判定治疗效果及病情。若类固醇停药后复发，应持续数年服用类固醇。吗替麦考酚酯或他莫西芬治疗有效。强烈建议对患者进行长期随访观察。

良性前列腺肥大

良性前列腺肥大是尿路梗阻的常见病因，见本章相关部分。

尿路梗阻的预后

预后取决于病因及能否及时解除梗阻。下述四种因素影响着肾脏损害程度以及梗阻解除后肾功能恢复的速度：

- 是完全性梗阻还是部分梗阻
- 梗阻的持续时间
- 是否合并感染
- 梗阻的部位。

完全性梗阻持续数周可导致肾脏不可逆或仅部分可逆的损害。若完全梗阻持续数月，将导致肾脏不可逆的损害。部分梗阻根据梗阻程度不同，有的可能预后稍好。若合并细菌感染则会加速肾脏损害。位于膀胱颈或以下部位的梗阻，可导致膀胱肥大、小梁形成，但并不增加上尿道的压力，此时肾功能将得到保护。

推荐读物

Yaqoob M, Junaid I (2003) Urinary tract obstruction. In: Warrell DA, Cox TM, Firth JD (eds) *Oxford Textbook of Medicine*. Oxford: Oxford University Press

药物与肾脏

药物导致的肾功能损害

肾前性

药物导致的肾脏灌注受损可引起：

- 血容量过低——例如：
  (a) 强效袢利尿剂如呋塞米，尤其是用于老年患者时
  (b) 经肾丢失水盐，如用维生素D治疗患者可引起高钙血症（高钙血症可抑制肾小管重吸收水盐）
- 心排出量降低，从而进一步影响肾灌注（如β-阻滞剂）
- 肾血流量下降（如使用血管紧张素转化酶抑制剂，尤其是在有肾血管性疾病的患者中使用时）。

肾性

多种机制单独或同时参与了药物导致的肾损害：

- 直接肾毒性导致肾小管坏死，包括长期、过量使用氨基糖甙类药物（如庆大霉素，链霉素）、两性霉素B、重金属或四氯化碳，尤其是氨基糖甙类药物与呋塞米合用时肾毒性更大。
- 伴有间质水肿及炎细胞浸润的急性肾小管间质性肾炎。许多药物包括青霉胺、磺胺类和非甾体类消炎药均可导致这种肾炎。
- 药物引起的慢性肾小管间质性肾炎。
- 免疫复合物介导的肾小球肾炎，如青霉胺。

肾后性

一些药物可导致腹膜后纤维化合并尿路梗阻。

肾功能受损患者的用药（Box 11.2）

对于肾功能受损的患者，用药时应做许多方面的调整。

吸收

由于患者常常出现恶心、呕吐，因此患者对于药物的吸收很难确定。

代谢

尿毒症时，肝脏对药物的氧化代谢会发生变化，但其临床意义不大。

肾脏的药物代谢率下降，主要有两个原因：

- 药物分解代谢下降：如部分胰岛素在肾脏分解代谢，肾脏疾病时，胰岛素代谢下降。因此，糖尿病

Box11.2 肾脏疾病中的安全用药

只有了解药物的临床药理学及其在正常人和尿毒症患者的代谢过程，才能安全用药。医师开药时应询问以下一些问题：

1. 治疗是否必须？如果不必须，则不用药。
2. 药物能否到达作用部位？如在肾衰患者中应用泌尿道抗生素呋喃妥英，作用甚微，因为此药在肾衰患者的尿液中不会达到抑菌浓度。
3. 在尿毒症时，药物的代谢是否会受到影响？
4. 药物或其代谢产物是否会蓄积？即使药物或其代谢产物通过肾排泄有造成蓄积的潜在危险，也不一定必须换药。药物负荷量的大小与患者的身高体重有关，而与肾功能无关。

   为避免药物在血液及组织中达到其中毒剂量，可延长药物使用间隔或减少用药剂量。
5. 药物是否有毒性？
6. 药物在组织中发挥作用的有效浓度是否与其中毒剂量接近？是否需要检测血药浓度？
7. 药物是否会加重尿毒症？如四环素类。
8. 药物是否含有钾或钠？尿毒症时，应用这些药物会有危险。

肾衰患者药物不良反应的发生率比正常人高两倍以上，尤其是老年患者，因为其肾功能受损比较普遍。注意以上各点及认真调整用药剂量将有助于减少危险事件的发生。

应该从以下方面调整药物剂量：

- 观察药物的临床疗效，如降压药
- 及早观察药物的毒性反应
- 监测血药浓度，如庆大霉素。

患者在肾功能受损时胰岛素用量应减少。

- 药物从前体转化为活性物质的能力下降：如25-(OH)-D_3转化为高活性的1,25-$(OH)_2$-D3需要肾脏的1α-羟化酶。肾脏疾病时，由于此酶减少，1,25-$(OH)_2$-D3生成减少。

蛋白结合

药物蛋白结合率下降可增加药物的活性及其毒副作用。只检测药物在血浆中的总浓度会导致错误的结果。例如，在正常人中苯妥英抗癫痫所需的血药浓度远远大于肾衰患者所需要的。因为在肾衰患者中，苯妥英在血液中大部分以游离状态存在。

一些肾脏疾病患者有低蛋白血症，可导致药物在血中与蛋白结合减少。但这并不是惟一的发生机制。如肾衰时，氢离子潴留，并与酸性药物如磺胺类、青霉素、水杨酸盐的受体结合，因此可促进药物的毒性作用。

分布容积

肾病患者可发生水盐的潴留或缺失，因此会影响药物的浓度。

终末器官的敏感性

肾脏疾病时，肾脏对药物治疗的反应性下降，如有轻度利尿作用的噻嗪类利尿剂对肾功能严重受损的患者利尿效果甚微。

肾清除

肾衰竭时，最大的问题是许多能通过肾脏排泄的药物从肾脏清除减少。水溶性药物，如庆大霉素，不易被肠道吸收，主要靠注射用药，不能被肝代谢，因此肾衰竭时应用水溶性药物会遇到一些问题。而脂溶性药物，如普萘洛尔，能被肝很好的吸收并主要在肝中代谢。但是脂溶性药物其代谢产物可能是水溶性的，因此肾衰竭时应用也可能产生毒性作用。

通过影响蛋白的合成与分解代谢导致尿毒症的药物

四环素类药物除多西环素外，具有分解代谢作用，可导致含氮废物的浓度增加。它们还可能会直接损害肾功能从而影响GFR。糖皮质激素类药物也有分解代谢作用，因而也可促进含氮废物的产生。因此中度肾功能受损的患者服用这两类药物可能会加重尿毒症症状。

一些药物和有毒物质会导致特异的肾小管综合征，包括汞、铅、镉和维生素 D。

其他患者

一些肾功能变化迅速的患者，如处于急性肾小管坏死恢复期的患者，会产生一些特殊的问题。另外，由于血液滤过和透析会清除一些药物，因此对进行这些治疗的患者需要调整用药剂量。

推荐读物

British Medical Association and Royal Pharmaceutical Society of Great Britain (2005) Renal impairment. In: British National Formulary, 50th edn. Bath: Bath Press.

急性肾衰竭

“肾衰竭”是指由于肾小球滤过率下降而导致的肾排泄功能下降，可伴有不同程度的促红细胞生成素产生减少、维生素 D 羟化作用下降、酸碱失衡、水盐失衡及血压调节失衡。

定义

急性肾衰竭是指肾功能急剧恶化，可持续数日或数周，通常肾功能可恢复。严重的肾功能恶化可以导致尿毒症的发生，患者常常出现少尿的特征性表现。急性肾衰竭是内科急症，可导致患者体内突然出现危及生命的生化异常。急性肾衰竭与慢性肾衰竭的区别在尿毒症患者中表现并不明显。有慢性肾功能受损的患者可以在慢性肾衰的基础上发生急性肾衰竭。

流行病学

由于研究的人群及急性肾衰竭的定义不同，急性肾衰竭的发病率和患者的预后也不同。从20世纪70年代至20世纪90年代，住院患者中急性肾衰竭的发病率已从4.9%上升到了7%。但是在社区患者中，因急性肾衰竭而住院的患者约为1%，其中一半是在慢性肾衰基础上发生的急性肾衰竭。严重急性肾衰竭（血肌酐＞500μmol/L）的发病率约为130～140人/百万人，血肌酐水平＞177 μmol/L 或血肌酐升高超过50%的患者发病率为每年200人/百万人。无合并症的急性肾衰竭通常不需要重症监护治疗，其死亡率小于5%。但是，伴有肾外器官衰竭的急性肾衰竭患者（重症监护治疗）其死亡率则持续数十年维持在50%～70%。而且败血症相关的急性肾衰竭与无败血症相比，预后更差。

分类

肾衰可导致体内含氮废物（最常检测的为尿素）清除减少。血清尿素浓度升高（尿毒症）可分为：肾前性、肾性或肾后性。单个患者可以存在一种以上的类型。其他可引起血尿素和血肌酐浓度变化的原因见表 11.16。

表11.16　引起血清尿素及肌酐浓度变化而不是肾功能变化的原因

	浓度降低	浓度升高
尿素	低蛋白摄入	糖皮质激素治疗
	肝衰竭	四环素治疗
	2- 丙戊酸钠治疗	胃肠道出血
肌酐	肌肉量小	肌肉量大
		摄入肉食
		肌肉损伤（横纹肌溶解）
		肾小管分泌减少（如甲西咪替丁、甲氧苄啶治疗）

肾前性尿毒症

肾前性尿毒症时肾血流灌注下降。其病因可能为低血容量、低血压、心脏泵血功能受损或血管性疾病限制了肾的血流量，也可以是多种因素共同参与。当肾灌注压与肾血流量发生较大的变化时，肾脏通常能通过“自身调节”来维持正常的肾小球滤过。但若肾灌注压持续下降，则可导致肾小球滤过下降并发展为肾前性尿毒症。一些药物，如血管紧张素转化酶抑制剂及非甾体类抗炎药，也可以影响肾脏的自身调节功能。所有引起肾前性尿毒症的病因均可导致肾实质损害，并进一步发展为急性肾衰竭。肾前性尿毒症患者的肾灌注一旦恢复正常，其肾脏的排泄功能将会得到改善。

肾前性尿毒症与肾性尿毒症之间的鉴别诊断依据有几条标准（表 11.17）：

- 肾浓缩功能的检测指标：尿比重和尿渗透压较易获得，但当患者出现糖尿或尿中含有其他渗透活性物质时，检测结果的可靠性会受影响。
- 若肾小管能进行有效的重吸收，则尿钠水平低，但利尿剂和多巴胺可以使尿钠排出增多。
- 钠排泄分数（FE_{Na}）、钠清除与肌酐清除的比率：在一些肾脏疾病，包括造影剂肾病和肌红蛋白尿，这些有可能保持在低水平。

实验室检查并不能代替临床观察。患者是否有失液、有引起血管扩张的败血症或心脏病病史，对诊断很

表 11.17　肾前性与肾性肾功能不全的鉴别标准

	肾前性	肾性
尿比重	＞ 1.020	＜ 1.010
尿渗透压（mOsm/kg）	＞ 500	＜ 350
尿钠（mmol/L）	＜ 20	＞ 40
$FE_{Na} = U_{Na}/P_{Na} \div U_{Cr}/P_{Cr} \times 100$	＜ 1%	＞ 1%

FE：钠排泄分数；P：血浆；U：尿液；Cr：肌酐；Na：钠。

有帮助。患者出现低血压（尤其是直立性低血压）、脉搏细速以及颈静脉压下降均提示肾前性尿毒症的诊断。对于不能明确诊断的患者，尤其是需要补液治疗的患者，检测中心静脉压具有非常重要的作用。

治疗

对于低血容量和低血压引起的肾前性尿毒症，立即补液对治疗疾病、预防缺血性肾损害和急性肾衰竭非常重要。由于肾前性与肾性尿毒症可同时存在，在后一种情况下进行补液治疗可能会导致患者出现容量负荷过多，引起肺水肿，此时对患者进行临床监护很重要。应定期测量血压，及时观察患者是否有颈静脉压升高及肺水肿的迹象。通常建议监测中心静脉压。对于由于心脏泵血功能下降或肾血管阻塞而引起的肾衰，需采取适当的措施进行治疗。

肾后性尿毒症

从肾盏到尿道口之间任何部位的梗阻均可导致尿毒症。尿路梗阻的病因及临床表现见上文。可用肾脏超声检查进行尿路梗阻的筛查。尿路梗阻可以急性发作（如结石导致单侧有功能的肾脏发生梗阻），但常常隐匿起病。

肾实质性疾病引起的急性尿毒症

病因

最常见的病因是急性肾小管坏死（表11.18）。其他病因包括影响肾内动脉、细动脉及肾小球毛细血管的疾病，如血管炎、恶性高血压、胆固醇栓塞、溶血尿毒综合征、血栓性血小板减少性紫癜、先兆子痫和新月体性肾小球肾炎。急性小管间质性肾炎也可导致急性肾衰竭。当晶体突然阻塞肾小管时，如当脱水的患者使用磺胺类药物（磺胺结晶尿），或某些恶性肿瘤化疗后肿瘤快速溶解（急性高尿酸肾病）时，亦可导致急性肾衰竭的发生。急性双侧化脓性肾盂肾炎或单侧肾的肾盂肾炎可引起急性尿毒症。

表 11.18　一些引起急性肾小管坏死的病因

出血	血红蛋白血症（溶血所致，如恶性疟、黑尿热）
烧伤	肝肾综合征
腹泻和呕吐	放射性检查中使用的造影剂
经瘘管失液	药物（如氨基糖苷、非甾体类消炎药、血管紧张素转化酶抑制剂、铂衍生物）
胰腺炎	胎盘剥离
利尿剂	先兆子痫和子痫
心肌梗死	
充血性心衰	
内毒素休克	
蛇咬伤	
肌红蛋白尿	

急性肾小管坏死

病因

急性肾小管坏死在住院患者中很常见，其原因通常为肾缺血，但也可直接由肾毒素引起。后者包括一些药物，如氨基糖甙类药、锂及铂衍生物。

当患者出现胆汁郁积时，肾脏更容易出现缺血性损害，可有一种以上缺血性因素参与。如弥散性血管内凝血合并革兰阴性细菌败血症和妊娠合并症（如胎盘剥离、先兆子痫及子痫），均可导致肾血管部分或完全阻塞，从而加重低血压造成的肾缺血性损害。

若创伤、挤压性坏死或服用海洛因合并肌肉损害（横纹肌溶解），可引起肌红蛋白尿和血红蛋白尿，易导致急性肾小管坏死，其原因可能部分是由于肌红蛋白和血红蛋白管型阻塞了肾小管。在肝衰竭的患者，发生急性肾衰竭的原因是肾血管出现了快速但可逆的舒缩功能异常。将肝硬化、肝衰竭伴少尿性肾衰患者的肾脏移植给正常人后，其功能可很快恢复正常。在有肾动脉病变的患者中使用血管紧张素转换酶抑制剂，可导致出球小动脉扩张，肾小球滤过压降低，可进一步引起急性肾功能恶化。若同时使用非甾体类抗炎药，则病情更加复杂，因为非甾体类抗炎药可以抑制前列腺素合成，而前列腺素可以拮抗血管紧张素转换酶抑制剂的扩血管作用。

发病机制

参与急性肾小管坏死发生的因素可能是：

- 肾内微血管收缩：
  (a) 内皮素、腺苷、血栓素 A_2、白三烯以及交感神经兴奋均可加重肾血管收缩。但是内皮素拮抗剂对治疗没有效果。
  (b) 以下因素可导致血管舒张反应下降：(i) 氧

化亚氮、前列腺素、乙酰胆碱和缓激肽；(ii)内皮及血管平滑肌结构破坏增多；(iii)白细胞 - 内皮细胞粘附增多、血管充血、管腔阻塞、白细胞活化及炎症反应增强。对急性肾衰竭动物模型的研究发现，使用抗细胞间粘附分子并未达到预期效果。

- 肾小管细胞受损：缺血损害可引起细胞内ATP酶贮存迅速减少，并可通过以下方式导致细胞坏死或凋亡：(i)钙进入细胞内，使胞浆钙离子浓度升高；(ii)低氧产生的诱导型氧化亚氮合成酶引起氧化亚氮生成增多，进而导致细胞死亡；(iii)细胞内蛋白酶合成增多，如钙蛋白酶，导致细胞骨架蛋白溶解，细胞壁塌陷；(iv)磷脂酶 A_2 激活伴游离脂肪酸生成增多，尤其是花生四烯酸，是由于其对细胞膜磷脂层的破坏作用；(v)缺血再灌注后引起的氧自由基增多导致细胞损伤；(vi)脱落的活细胞或坏死细胞及管型阻塞肾小管；(vii)细胞极性消失，即位于细胞基底侧的整合素移位至细胞顶部，并与其他脱落的细胞形成管型，伴有肾小管阻塞和小管液体的反漏。

肾小管细胞的修复：肾小管细胞能快速再生并修复受损的基底膜，因此发生急性肾小管坏死的患者其肾功能通常可以恢复。多种生长因子，包括胰岛素样生长因子 1、表皮生长因子和肝细胞生长因子以及它们的受体，在肾小管损害再生过程中均表达上调。然而临床上应用生长因子治疗急性肾衰竭的疗效还未得到证实。

急性肾小管坏死发生后，肾血流量显著减少，尤其是肾皮质的血流量下降更明显。缺血性肾小管损害可通过以下一些机制相互作用，引起肾小球滤过下降：

- 由于细胞极性消失，Na^+/K^+-ATP酶移位，细胞间紧密连接破坏，导致近端肾小管重吸收钠减少，流经致密斑的溶质增多。后者可引起反射性入球小动脉痉挛，使肾小球滤过面积下降。
- 肾小管功能受损，使滤过液返漏入近端肾小管。
- 肾小管缺血可引起肾小管细胞脱落，其碎片可阻塞肾小管。

病程

急性肾小管坏死导致急性肾衰竭的临床病程与肾损害程度和持续时间有关。早期多出现少尿，若肾损害不严重，也可以出现非少尿性肾衰。通常肾功能在 7 ~ 21 天后可恢复正常。在恢复期，尿量增多，每日可达数升，但肾小球滤过率仍降低，其原因是由于此时肾小管仍存在重吸收功能不全。患者临床病程不一，较短期肾损害引起的急性肾小管坏死也可持续至少 6 周。虽然也有例外（如肾皮质坏死——见下述），但通常肾功能最终会恢复正常。

然而，一旦发生肾小管坏死，所有治疗均不能缩短病程。对照研究并不支持静脉应用甘露醇、呋塞米或“肾剂量”的多巴胺，且所有这些药物对患者均有危险性。心房利钠肽的合成类似物阿那立肽，并不能缩短急性肾小管坏死的病程及降低患者的死亡率。但大规模的临床研究显示，出现少尿的患者对阿那立肽的治疗反应优于无少尿的患者。使用外源性的胰岛素样生长因子 1 治疗无效。

肾前性尿毒症患者是否是急性肾小管坏死的“初期”，以及使用甘露醇、呋塞米或多巴胺能否阻止急性肾小管坏死的发生，仍然不十分清楚。如果纠正肾前性因素后患者仍未出现利尿现象，一些肾病专家会使用上述一种或多种药物，但仍没有其治疗有效的证据。

临床和生化特征

快速进展的尿毒症表现及其病因所表现的症状构成了急性肾小管坏死的临床特征。患者血清尿素和血清肌酐水平上升的快慢取决于组织破坏的速度。创伤、败血症和手术可加速组织破坏。肌肉创伤和溶血后常可出现高钾血症。除非呕吐丢失氢离子或抽吸胃内容物，患者常可发生代谢性酸中毒。若在少尿状态下患者持续饮水或大量输入 5%的葡萄糖，可造成水负荷过多而引起低钠血症。水钠潴留，尤其是给患者输入生理盐水而未及时监测其血容量，可导致肺水肿发生。由于肾生成 1,25-$(OH)_2$-D_3 减少，可引起低钙血症，而磷潴留可导致高磷血症。

患者可出现尿毒症症状，如食欲减退、恶心、呕吐和痉挛，进一步可出现神志不清、嗜睡、痉挛、昏迷和出血。最常见的是鼻出血和胃肠道出血。如果患者的免疫防御功能受损或治疗不当，如对合并尿路感染及菌尿的患者进行不必要的膀胱插管，可发生严重感染并诱发急性肾衰竭或使病情复杂化。

尿毒症引起的急症的检查

目的是确定患者的尿毒症是急性还是慢性的，是肾前性、肾性或肾后性尿毒症，其病因是什么。

是急性还是慢性尿毒症？

急性与慢性尿毒症的区别部分在于病史、症状持续时间以及患者既往尿液检查或肾功能。

血尿素和血肌酐短期内变化迅速，提示为急性病变。正常色素正常细胞性贫血提示为慢性病变。但是，溶血、出血或促红细胞生成素减少导致的贫血也可与许多能导致肾衰的疾病同时发生。

超声探测肾回声及大小有助于鉴别诊断。若肾脏体积变小、回声增强提示为慢性病变。但是一些慢性肾衰患者的肾脏大小也可正常，如糖尿病及淀粉样变患者。

肾性骨营养不良（如甲状旁腺功能亢进性骨病引起的骨膜下侵蚀性病变）提示为慢性肾衰竭。应不定期检测氨甲酰血红蛋白（一种尿素和血红蛋白之间非酶促反应产物，参见糖化血红蛋白）。

是肾前性、肾性还是肾后性尿毒症？

尿道插管或冲洗已置入的插管后，若无大量尿液流出，可排除膀胱流出道梗阻的诊断。肾脏超声检查未发现尿路扩张，可基本除外尿路梗阻。

肾前性和肾性尿毒症的鉴别诊断有一定的难度。评估患者的容量负荷情况及测量中心静脉压对鉴别诊断很有帮助。如果患者容量负荷过低，应采取适当的措施来纠正。如果治疗后患者仍未出现利尿现象，提示患者存在肾实质性急性肾衰竭。应用低剂量的多巴胺、甘露醇及呋塞米对治疗没有帮助，因此不推荐使用。

其他检查

其他检查包括尿液分析、尿液镜检，尤其是在尿液中寻找红细胞和红细胞管型（提示肾小球肾炎）以及尿液培养。血液检查包括检测血尿素、电解质、肌酐、钙、磷、白蛋白、碱性磷酸酶和尿酸盐水平，必要时进行全血细胞计数和外周血涂片检查。另外还要进行凝血功能检查、血培养及肾毒性药物血药浓度检测。还可适时检测尿中游离血红蛋白和肌红蛋白。

治疗

治疗急性肾小管坏死的目的是稳定病情，等待肾功能的自动恢复。理论上，应通过治疗使患者能更好地接受血液透析，并清除体内过多的液体。建议对患者进行早期专业性指导，不适当的治疗以及延误对患者的指导，可使患者出现严重的尿毒症、酸中毒、高钾血症、过量补液引起的肺水肿、革兰阴性细菌败血症和不必要的膀胱插管。

一般措施

对患者进行精心护理及物理治疗很重要。常规口腔护理、胸部物理治疗、持续记录出入量、每日测量体重及观察体内液体平衡的变化均有助于治疗。只在必要时让患者卧床休息。

急症的处理

高钾血症

高钾血症可致心律失常，尤其是室颤，严重威胁患者的生命。高钾血症的治疗已列在 Box 12.1。静脉输入碳酸氢钠可纠正酸中毒，同时可降低血钾浓度，但是如果患者水盐负荷过重则不宜使用。对于低钙血症患者，快速纠正其酸中毒可使患者出现手足搐搦，原因是酸中毒时血中氢离子能代替钙离子与蛋白结合，增加了血中有活性的游离钙的浓度。离子交换树脂也可用于高钾血症的治疗。通过透析或血液滤过，大多数患者的高钾血症可以得到控制。

肺水肿

静脉应用呋塞米后，若患者不出现利尿现象，则需要进行血液透析或血液滤过。

败血症

发现感染时应立即治疗，避免使用肾毒性药物，合理掌握用药剂量并进行适当的监测（如庆大霉素、万古霉素）。不建议对所有患者进行隔离或预防性使用抗生素。

药物的使用

用药应特别谨慎。

液体与电解质的平衡

需要对患者进行每日两次的临床评估。总体上，若患者容量负荷正常，每日入量应等于尿量加上因引流或呕吐而丢失的液体量，以及每日 500 毫升的非显性失液量。发热患者需要额外增加入液量。应减少钾、钠的摄入，但如果患者出现异常的失液现象，如腹泻，应另外补充液体和电解质。若患者出现水盐负荷过重（外周水肿、背部捻发音、颈静脉压升高）或低血容量，应重新调整液体入量。若每日体重变化较大，也应立即重新调整入液量。

饮食

应限制饮食中钠、钾的摄入，是否应限制饮食中的蛋白质仍有争议。若患者不进行透析或血液滤过治疗，每日蛋白质的摄入量应限制在大约 40 克。但此时，虽然患者仍然持续摄入糖类和脂肪来减少内源性蛋白的分解代谢，还是有发生负氮平衡的危险。进行血液透析治疗的患者每日蛋白质摄入量为 70 克或更多。高分解状态的患者需要摄入更多的含氮物质以防发生负氮平衡。

摄入的最佳途径，依次是口、鼻胃管及胃肠外。后者仅适用于呕吐或肠道功能异常不能经肠道吸收的患者。

通常需要常规补充维生素，但并不常规使用维生素 D 类似物或药物剂量的促红细胞生成素。

透析和血液滤过

透析和血液滤过的指征为：

- 出现尿毒症症状
- 出现尿毒症并发症，如心包炎
- 无临床症状的严重生化异常（尤其是当少尿及高分解状态的患者出现生化紊乱加重的趋势时）
- 保守治疗不能控制的高钾血症
- 肺水肿
- 严重的酸中毒
- 需要清除引起急性肾衰的药物，如庆大霉素、锂、严重的阿司匹林过量。

常用的治疗包括腹膜透析、间断血液透析联合超滤，必要时可进行间断血液滤过、连续性动静脉或静脉血液滤过以及血液透析滤过。血液滤过的心血管病副作用发生率显著低于血液透析，但其原因尚不十分清楚。连续性治疗优于间断治疗。

连续性肾替代治疗（CRRT）

通过锁骨下或股静脉置管，将静脉血或直接将动脉血引入过滤器。

连续性动静脉或静静脉血液滤过：是指对患者进行连续的超滤，通常速度为1000ml/h，并同时输入液体进行替代治疗。如对一个容量超负荷的患者，以1000ml/h 的速度进行超滤，同时以 900ml/h 的速度进行液体替代治疗，则每小时可净清除体内 100 毫升的液体。

连续性血液透析滤过：是指联合使用血液滤过和血液透析，包括清除患者血液中的超滤液，以及用替代的液体和反向渗透的透析液（可能类似于替代液）进行替代治疗。所有的超滤液及使用后的透析液均被视为“废液”。

透析方式的比较

急性肾衰竭的治疗不常应用腹膜透析，且在过去的 5～10年中，其应用率逐渐下降。急性肾衰竭时应用腹膜透析的缺点有：(i)与连续性肾替代治疗或间断血液透析相比，腹膜透析对液体与溶质的清除效率低；(ii)急性肾衰竭伴腹腔内病变患者不适合腹膜透析；(iii)腹内压增加会影响肺功能；(iv)用高糖透析液透析会导致高血糖和其他代谢紊乱。有资料显示，在急性肾衰竭的治疗中，连续性肾替代治疗明显优于腹膜透析。当患者不能用其他方式进行透析时，可采用腹膜透析。

一项对 13 个研究进行的荟萃分析显示，急性肾衰竭应用连续性肾替代治疗或血液透析对患者的死亡率影响相同。因此，急性肾衰竭应首选血液透析还是连续性替代治疗仍缺乏充分的证据。但是目前公认的是，血流动力学不稳定的患者对连续性替代治疗的耐受性较好。

透析膜的生物相容性

生物相容性是指血液与透析液之间的相互作用，包括细胞（中性粒细胞、血小板）以及体液成分（补体系统、凝血级联系统）的激活。一般情况下，不可替换的纤维素膜（铜仿膜）生物相容性最差，而用第三氨基基团取代自由羟基的透析膜（血仿膜）、醋酸膜（醋酸纤维素膜、双醋酸纤维素膜、三醋酸纤维素膜）或合成膜（如聚砜膜、聚酰胺膜、polyacrilonitrile 膜和聚甲基丙烯酸甲酯膜）的生物相容性大大提高。

近期一项荟萃分析显示，使用合成膜与使用不可替换的纤维素膜（铜仿膜）相比，可提高患者的存活率，但其对肾功能的恢复没有影响。

重症监护室中发生的急性肾衰竭

在英国，在重症监护室接受治疗的急性肾衰竭患者日益增多。在这些患者中，许多人存在多器官衰竭和（或）败血症，并伴有心血管功能不稳定。持续对患者进行血液透析治疗并控制液体平衡，如静脉血液滤过，优于间断血液滤过或腹膜透析治疗。其优点包括：

- 心血管功能紊乱的发生率较低
- 可以提供更多的液体空间，便于患者根据需要调整入液量
- 可通过渗透性较强的透析膜，清除一些潜在的有害物质，如炎症因子。

合并多器官衰竭的患者，包括急性肾衰竭的患者，常伴发"呼吸窘迫综合征"，需要监护治疗。对这些患者进行脱水治疗减轻肺水肿的同时，一定要注意其他脏器的血流供应情况，包括肾脏的，因为肾功能的恢复需要充足的血流量。

恢复期的治疗

通常1～3周后，患者尿量增多，血液生化指标改善，提示肾功能逐渐恢复。此时患者可以停止透析或血液滤过。在恢复期，尤其是在多尿期，虽然患者的肾小球滤过功能恢复，但肾小管重吸收水钠的功能仍受损，因此应仔细观察患者的临床症状、水盐平衡及血液生化检查情况。有些患者尤其是多尿期持续数天的患者，需要静脉补液及补充氯化钠和钾。

急性肾皮质坏死

肾脏低灌注可导致肾皮质血流向髓质转移，使肾小球滤过率下降。由于肾小管细胞具有再生能力，因此肾髓质的缺血性损害大多可以逆转。但是，肾小球缺血性损害后不能再生，而是形成瘢痕组织——肾小球硬化。长时间的肾皮质缺血可导致肾功能不可逆性丧失，称之为"肾皮质坏死"。肾皮质坏死可以是灶状坏死，也可以是完全坏死。任何引起急性肾小管坏死的病因，如果程度足够重，作用时间足够长，均可导致肾皮质坏死。如果急性肾衰竭合并血管内皮损害或凝血功能紊乱，如溶血尿毒综合征及妊娠合并症，则更易导致肾皮质坏死。

造影剂肾病

在肾功能受损的患者使用碘化造影剂可能会对肾产生毒性作用，原因是其可以引起肾血管收缩并对肾小管具有直接的毒性作用。造影剂的肾毒性作用呈剂量依赖性，常发生于造影剂用量大的检查中，如血管造影伴或不伴血管成形术。造影剂对许多患者的肾脏损害轻微，呈一过性，可以完全恢复。但当患者存在低血容量状态和肾损害时，如糖尿病肾病，造影剂肾病的危险性和严重性均增加。

预防措施包括尽可能减少造影剂的用量，并应用低渗透压造影剂。静脉输入盐水进行水化治疗对预防有效。通常采取的措施是在造影剂使用前后12小时静脉各输入1升盐水。但应注意避免患者出现容量负荷过重的情况。

对有肾损害的患者，在接受放射性检查前48小时内给予N-乙酰半胱氨酸（NAC，一种强效抗氧化剂），可以有效预防静脉应用造影剂导致的肾损害加重，但其对患者的发病率及死亡率的影响还不明确。常规应用多巴胺、茶碱、腺苷拮抗剂以及预防性血液透析（从循环中清除造影剂）对此病的治疗没有帮助。对于进行性慢性肾衰竭行冠状动脉血管造影的患者，血液滤过可以有效预防造影剂对其肾功能的恶化作用，并改善患者住院期间及长期的预后。

当动脉注射造影剂（如冠状动脉血管造影）后发生肾功能恶化时，很难区分其肾损害是由造影剂引起的，还是由动脉粥样硬化斑块栓塞所致。后者预后差。

肝肾综合征（HRS）

肝肾综合征时发生肾衰竭的原因主要是由于肾血管收缩，而肾组织形态则正常。尽管肝肾综合征的许多特征与肾前性急性肾衰竭的特征相似，但肝肾综合征患者在补液治疗后肾功能不能改善，而在成功进行肝移植后，随着肝功能的恢复，肾功能也常常恢复。

（张军军　刘　刚译　刘立军校）

推荐读物

Bonventre JV, Weinberg JM (2003) Recent advances in the pathophysiology of ischaemic renal failure. *Journal of the American Society of Nephrology* **13**:

2199–2210.

Lameire N, Van Biesen W, Vanholder R (2005) Acute renal failure. *Lancet* **365**: 417–430.

Phu NH, Hein TT, Mai NT et al. (2002) Haemofiltration and peritoneal dialysis in infection associated acute renal failure in Vietnam. *New England Journal of Medicine* **347**: 97–104.

慢性肾衰竭（CRF）

慢性肾衰竭是指长期的进行性肾功能损害。许多情况下无法逆转原发病的进程。纠正尿路梗阻、免疫抑制剂治疗系统性血管炎和肺出血肾炎综合征(Goodpasture 综合征)、治疗急进性高血压、纠正导致肾功能损害的严重肾动脉狭窄属于例外。肾功能恶化的速度可以延缓。导致慢性肾衰竭的病因见表 11.19。

导致慢性肾衰竭的疾病的发病率存在着广泛的地域差异。在非洲撒哈拉以南地区，疟疾是导致肾小球肾炎最常见的疾病。在中东的部分地区，包括伊拉克南部，血吸虫病是尿路梗阻引起肾衰竭的常见病因。终末期肾衰竭的发病率及引起慢性肾衰竭的病因有种群差异。英国和美国的非洲裔黑种人中终末期肾衰竭的发病率是白种人的3～4倍，在这组人中，高血压肾病导致终末期肾衰竭的发病率也明显增高。在一些亚洲人群中，糖尿病及糖尿病肾病的患病率比白种人高。年龄与该病相关，肾动脉粥样硬化引起的慢性肾衰竭在老年人中比在年轻人中更常见。

表 11.19　慢性肾衰竭的病因

先天性和遗传性疾病
多囊肾（成人和幼儿型）
髓质囊性病
结节性硬化
草酸盐沉着症
胱氨酸病
先天性梗阻性尿路病变
肾小球疾病
原发性肾小球肾炎，包括局灶性肾小球硬化
继发性肾小球疾病（系统性狼疮、血管炎、淀粉样变、糖尿病肾小球硬化症、急进性高血压、溶血尿毒综合征、血栓性血小板减少性紫癜、系统性硬化症、镰状细胞病）
血管性疾病
高血压肾硬化症（在非洲黑种人中常见）
肾血管疾病
小和中等血管的血管炎
肾小管间质疾病
肾小管间质肾炎——特发性、药物引起（特别是肾毒性镇痛剂）、免疫介导的
反流性肾病
结核
血吸虫病
肾钙沉着症
多发性骨髓瘤（骨髓瘤肾病）
巴尔干肾病
肾乳头坏死（糖尿病、镰状细胞病、镇痛剂肾病）
中草药肾病
尿道梗阻
结石
前列腺疾病
肾盂肿瘤
腹膜后纤维化
血吸虫病

对慢性肾衰竭或其他形式的肾脏疾病的临床处理方法

病史

特别需要注意：

- 症状持续时间
- 服药情况，包括非甾体类抗炎药以及像中草药制剂类的非正统治疗
- 既往的药物和手术史，例如先前的化疗，有无系统性红斑狼疮这样的多系统疾病
- 既往检查，如初次就诊时做的尿液分析或尿素氮、肌酐值
- 肾脏疾病的家族史。

症状

尽管有大量的代谢产物堆积，早期的肾衰竭常常没有症状。因测量血清尿素氮和肌酐浓度的方法易行，在肾衰竭患者中测定血清尿素氮和肌酐的浓度可以发现它们与症状之间有一个粗略的关系。然而这些物质本身毒性并不是很大。产生尿毒症症状的代谢产物的性质并不清楚。这些代谢产物一定是蛋白质代谢产物（因为限制饮食中蛋白质的摄入可以缓解肾衰竭

相关的症状），它们应具有相对小的分子量（因为改善尿毒症症状的血液透析采用的膜只允许相对小分子量的物质通过）。

当血清尿素氮的浓度超过40mmol/L时，尿毒症症状常见，但许多患者低于此水平也出现症状。尿毒症症状包括：

- 身体不适、无力
- 食欲减退
- 失眠
- 因浓缩功能受损出现夜尿增多和多尿
- 瘙痒
- 恶心、呕吐和腹泻
- 因多发性神经病变导致的感觉异常
- “不宁腿”综合征（迫切地需要经常改变下肢的体位）
- 因代谢性骨病引起的骨痛
- 因低钙血症引起的感觉异常和手足搐搦
- 因水钠潴留引起的外周水肿或肺水肿
- 贫血的症状
- 女性闭经、男性阳痿。

在更晚期的尿毒症（血清尿素氮＞50～60mmol/L）患者中，上述症状更严重，中枢神经系统症状常见：

- 反应减慢、神志模糊和惊厥
- 肌阵挛抽搐。

肾小球滤过率严重下降可以导致少尿。这在急性肾衰竭或慢性肾衰竭终末期都可以出现。然而即使GFR进一步下降，如果肾小管重吸收功能丧失，尿量也可以不减少，因此这不是一个有效的指标。

查体

尿毒症本身的体征不多，包括：

- 身材矮小——见于儿童期有慢性肾衰竭者
- 苍白——贫血导致
- 感光性色素沉积——易使人误认为患者看起来健康
- 指甲褐变
- 因为尿毒症瘙痒引起的皮肤刮痕
- 体液超负荷的体征
- 心包摩擦音
- 心脏杂音——因为二尖瓣环状钙化引起的二尖瓣反流；因为容量负荷引起的主动脉和肺动脉的反流
- 手套和袜套样外周感觉丧失（少见）。

如果没有因为多囊肾、梗阻性或肿瘤性疾病引起的肾脏显著扩张，肾脏本身通常触摸不到。直肠和阴道检查可能提示肾衰竭的病因，特别是尿路梗阻，因而应该进行这两项检查。

除了这些发现，也有一些体征可能提示导致肾衰竭的疾病，例如：

- 系统性血管炎中的皮肤血管损伤
- 糖尿病视网膜病变
- 外周血管病变的证据
- 脊柱裂或其他导致神经源性膀胱的证据。

对中心静脉压、皮肤弹性、卧立位的血压和外周循环情况都应做出评估。慢性肾衰竭的主要症状和体征见图11.43。

检查

由于肾脏疾病的症状和体征是非特异的，下面的检查常用于所有肾脏疾病患者。后者包括肾小球或非肾小球疾病、系统性疾病中肾脏受累、急性肾衰竭和

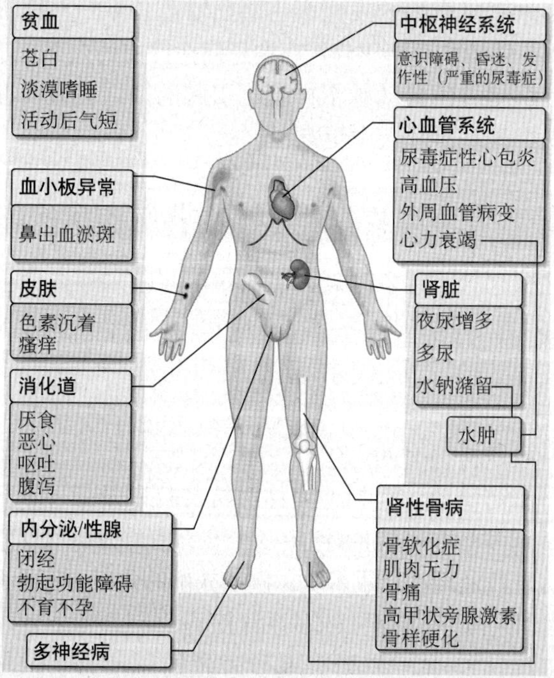

图11.43 **慢性肾衰竭的症状和体征**。水肿可以是由原发性肾水钠潴留和心力衰竭联合作用引起的。

慢性肾衰竭。

尿液分析

- 血尿可能提示肾小球肾炎，但必须除外其他来源的血尿。血尿无需假定是由导尿管存在导致的。
- 重度蛋白尿高度提示肾小球疾病。尿路感染也可导致蛋白尿。
- 慢性肾衰竭中正常血糖下的糖尿常见。

尿镜检

- 尿中白细胞通常提示尿路活动性细菌感染，这是肾衰竭的少见原因。无菌性脓尿提示肾乳头坏死或肾结核。
- 嗜酸性粒细胞尿高度提示过敏性肾小管间质性肾炎或胆固醇栓塞。
- 颗粒样管型由肾小管腔内的异常细胞形成，表明活动性肾脏疾病。
- 红细胞管型高度提示肾小球疾病。
- 尿中的红细胞可以来自从肾小球到尿道口的任何部位（图 11.5）。

尿液生化检查

- 24小时肌酐清除率是判断肾衰竭严重性的有效指标。
- 在慢性肾衰竭中测定尿电解质无价值。通过测定尿钠浓度来鉴别肾前性和肾实质性疾病见本章相关讨论。
- 尿渗透压用来评估肾脏浓缩能力。大量摄入液体后尿渗透压较低是正常的，但在低血容量或低血压时，肾脏本应浓缩尿液时出现尿渗透压降低，则提示肾脏疾病。
- 尿液电泳或免疫固定电泳测定轻链是必需的，可在血清中检测不出时存在。

血清生化检查

- 血清尿素氮和肌酐。
- 电泳和免疫固定电泳在检测多发性骨髓瘤时应采用。
- 肌酸肌酶的极度升高及与血清尿素氮相比血清肌酐和钾不成比例的升高，提示横纹肌溶解综合征。

血液学检查

- 嗜酸性粒细胞增多提示血管炎、过敏性肾小管间质性肾炎或胆固醇栓塞。
- 血粘度明显增加或血沉增快提示多发性骨髓瘤或血管炎。
- 出现破碎红细胞和（或）血小板减少提示因急进性高血压、溶血尿毒综合征或血栓性血小板减少性紫癜引起的血管内溶血。
- 当有相关证据时应做镰状细胞病的检查。

免疫学检查

- 在 SLE、系膜毛细血管性肾小球肾炎、链球菌感染后肾小球肾炎和冷球蛋白血症等活动性肾脏疾病中，补体成分会下降。
- 自身抗体筛查在检测SLE、硬皮病、Wegener肉芽肿病、显微镜下多血管炎和肺出血肾炎综合征时有价值。
- 原因不明的肾小球疾病，特别是系膜毛细血管性肾小球肾炎时应查找冷球蛋白。
- 尿培养应作为常规。
- 如果怀疑结核，应进行晨尿培养。
- 如果怀疑链球菌感染后肾小球肾炎，应查找针对链球菌抗原的抗体（ASOT，抗 DNase B）。
- 乙型肝炎病毒和丙型肝炎病毒抗体的存在提示多动脉炎或膜性肾病（乙型肝炎病毒）或冷球蛋白血症肾病（丙型肝炎病毒）。
- HIV 抗体阳性增加了 HIV 相关肾病的可能性。
- 疟疾是热带地区肾小球疾病的主要病因。

影像学检查

- 应常规进行超声检查（明确肾脏体积大小并排除肾积水）。行腹部 X 线片和 CT（无需造影剂）检查以排除低密度肾结石或肾钙质沉着，这些表现在超声中可能查不出。
- 静脉尿路造影在慢性肾脏疾病中很少应用。
- CT在诊断腹膜后纤维化和某些尿路梗阻的诊断中有价值，也可用来显示肾皮质瘢痕。
- MRI：在肾血管疾病中应用磁共振血管造影。

肾脏活检

对每一个原因不明的肾衰竭和肾体积正常的患者，除非有强禁忌证，都应进行肾脏活检。如果怀疑是急进性肾小球肾炎，则应尽可能在患者就诊的24小时内完成，以指导应用免疫抑制剂治疗。

慢性肾衰竭的并发症

贫血

涉及几个因素：

- 促红细胞生成素缺乏（最重要）
- 肾衰竭中骨髓质毒素蓄积
- 继发于甲状旁腺功能亢进的骨髓纤维化
- 造血原料缺乏：铁、维生素 B_{12}、叶酸
- 红细胞破坏增加
- 红细胞膜异常导致渗透脆性增加
- 失血增加——胃肠道潜血、采血、血液透析过程中失血或因血小板功能不良引起的失血
- ACE 抑制剂（在慢性肾衰竭中可导致贫血，很可能是该药物干扰了对内源性促红细胞生成素的释放）。

肾衰竭时，红细胞的生存率下降。血液透析时红细胞可因机械、氧化和热损害而破坏增加。

骨病：肾性骨病

“肾性骨病”包括在慢性肾衰竭中单独发生的或合并发生的各种骨病——甲状旁腺功能亢进性骨病、骨软化症、骨质疏松、骨硬化和无动力性骨病（图 11.44）。多数慢性肾衰竭患者组织学上发现有混合性骨病。中度肾功能不全患者和几乎所有的终末期肾衰竭患者可能患有肾性骨病。

骨病的发病机制

肾脏产生的 1α-羟化酶减少，导致 25-$(OH)_2$-D_3 转换成为更有代谢活性的 1,25-$(OH)_2$-D_3 减少。

- 甲状旁腺中维生素 D 受体活性下降导致甲状旁腺激素释放增加。
- 1,25- 双羟胆钙化醇缺乏也导致肠道钙吸收不良。
- 因肾脏排泄功能下降引起的磷蓄积可以通过降低离子钙间接地（或很可能通过一个客观的但尚未被认识的磷受体直接地）导致甲状旁腺激素合成和释放增加。
- 甲状旁腺激素通过促使骨骼中钙的重吸收和增加肾近曲小管对钙的重吸收来拮抗由于 1,25-$(OH)_2$-D_3 缺乏和磷蓄积导致的低钙血症倾向。这一“继发性”甲状旁腺功能亢进可导致破骨活性增加、囊形成和骨髓纤维化（纤维囊性骨炎）。

X 线检查可见手指的骨膜下侵蚀和“胡椒瓶样颅骨”。长期的继发性甲状旁腺功能亢进最终会导致腺体增生，产生自主性高钙血症或三发性甲状旁腺功能亢进。血清碱性磷酸酶的浓度在继发性和三发性甲状旁腺功能亢进中都有升高。长期的甲状旁腺激素水平超标也被认为可导致骨密度增加（骨硬化），特别是脊柱，交替硬化和疏松带形成了 X 线上特征性的“rugger jersey”征。

1,25-$(OH)_2$-D_3 缺乏和低钙血症导致类骨质矿化不良（骨软化）。这样的矿化不良也发生在成骨细胞受抑制的情况下，如作为肠道磷结合剂而给予的铝制剂或在血液透析中接触的含铝透析液可使铝在骨骼中蓄积。在这种情况下，血清碱性磷酸酶的浓度偏低或正常。

无动力性骨病是骨形成和骨吸收两方面都受抑制的结果（在没有铝性骨病或过量的维生素 D 的情况下亦可见）。发病机制不明，尚不清楚它是否能使发生骨折或其他并发症的危险性增加。患者可能存在高钙血症，血清碱性磷酸酶正常，PTH水平低。X线和双能X

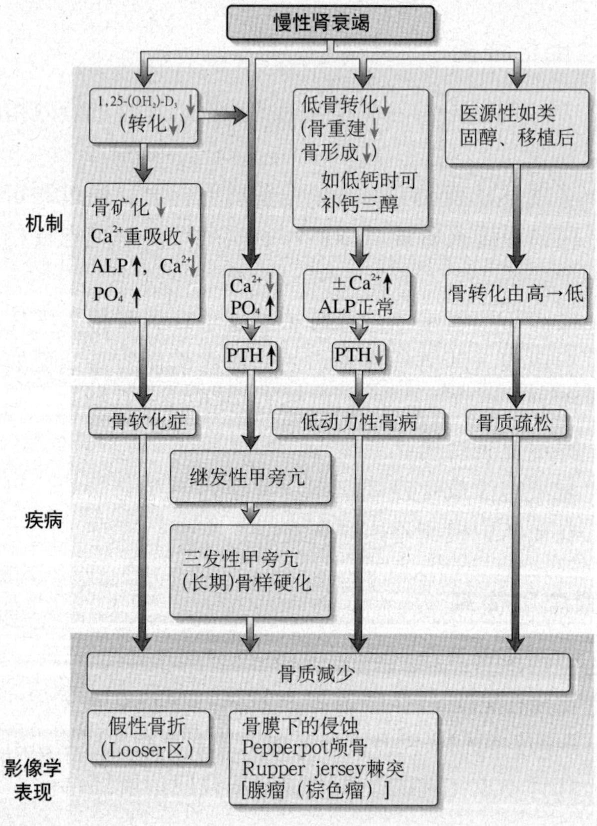

图11.44 **肾性骨病**：发病机制和影像学表现。ALP：碱性磷酸酶。

线吸收（DEXA）扫描显示骨质减少。目前尚缺乏有效的治疗方法。

骨质疏松在慢性肾衰竭中常见，经常发生在肾移植服用糖皮质激素之后。每年应进行 DEXA 扫描监测。

治疗在第 10 章讨论。

皮肤疾病

瘙痒（搔痒）在重度肾衰竭中常见，主要归因于蛋白质分解代谢中含氮废物潴留。血液透析后常有明显改善。其他导致瘙痒的原因包括：

- 高钙血症
- 高磷血症
- 钙磷乘积升高
- 甲状旁腺功能亢进（即使钙磷水平正常）
- 铁缺乏。

血透患者透析不充分可导致瘙痒。然而，很多透析充分的患者仍然有顽固性的瘙痒，还没找到确切的原因，也无有效的治疗方法。

对于许多皮肤干燥的肾衰竭患者，含水乳膏对改善症状有帮助。湿疹性皮损，特别是在动静脉瘘的区域，相对常见。慢性肾衰竭也可导致迟发性皮肤卟啉病（PCT），表现为发泡样光过敏皮疹。这是由于肝脏尿卟啉原脱羧酶降低以及尿中或透析中对卟啉的清除下降共同引起的。假性卟啉病类似于 PCT，但没有酶缺乏，在慢性肾衰竭中出现频率也增加。

胃肠道并发症

胃肠道并发症包括：

- 胃排空能力下降和反流性食道炎的危险性增加
- 消化性溃疡的危险性增加
- 急性胰腺炎的危险性增加
- 便秘——特别见于持续不卧床腹膜透析（CAPD）的患者。

在慢性肾衰竭患者中，血清淀粉酶的水平可以达到正常值的 3 倍而没有任何胰腺疾病的征象，这是由于正常情况下从尿中排泄的高分子量淀粉酶潴留所致。

代谢异常

痛风：慢性肾衰竭中尿酸潴留常见。临床在治疗痛风时，非甾体类抗炎药具有肾毒性作用。秋水仙碱在治疗急性发作时有效，之后应加用别嘌呤醇预防进一步的发作。肾功能不全时别嘌呤醇应减量。

胰岛素：胰岛素经肾降解并在一定程度上经肾排泄。因此，当肾衰竭进展时，糖尿病患者对胰岛素的需求下降。然而末梢器官对胰岛素抵抗是晚期肾功能不全患者的特征，当进行标准的糖耐量试验时，患者有中等程度的糖耐量异常。胰岛素抵抗可导致高血压和脂质异常。

脂代谢异常：这在肾衰竭中常见，包括：

- 富含三酰甘油的颗粒清除障碍
- 高胆固醇血症（特别见于晚期肾功能不全患者）。

这种情况进一步见于终末期肾病中，当血液透析规律使用肝素、CAPD 时，吸收过多的葡萄糖或肾移植时使用免疫抑制剂都可以导致脂质异常。尽管还没有前瞻性对照试验的确切证据，HMG-CoA还原酶抑制剂（他汀类）常被用来纠正肾衰竭患者的脂质异常。

内分泌异常

这包括：

- 高泌乳素血症，可伴有男性和女性的溢乳
- 两性中黄体素水平都会升高，黄体素的释放脉冲异常
- 血清睾酮水平下降，但很少低于正常水平；性能力下降和精子产生下降常见
- 女性性激素缺乏正常的周期性改变，导致月经量减少或闭经
- 生长激素量效异常导致的尿毒症儿童的生长障碍，应使用重组的生长激素和胰岛素样生长因子进行治疗
- 甲状腺激素水平异常，主要由于蛋白质结合力改变。

测量甲状腺刺激素（TSH）的水平是评估甲状腺功能的最好方法。肾衰竭患者中真性甲状腺功能减退的发生率增加。肾衰竭时神经垂体功能正常。

肌肉功能障碍

尿毒症可能干扰肌肉的能量代谢，但机制不明。躯体适应性下降（心血管功能失调）也与此有关。

神经系统

中枢神经系统

大脑功能受抑制伴癫痫的阈值下降较少见，见于严重的尿毒症患者。尿毒症患者中的惊厥常见于急进性高血压、血栓性血小板减少性紫癜、药物蓄积等其他原因。扑翼性震颤、震颤和肌阵挛也是严重尿毒症患者的特征。

经血液透析快速纠正严重的尿毒症可因大脑的渗透性水肿而导致“透析失衡”。可以通过短期多次血液透析或腹膜透析逐渐纠正尿毒症而避免。

“透析痴呆”是一个渐进性的智力衰退、言语紊乱、肌阵挛和痉挛，因铝中毒引起，可伴有铝性骨病和小细胞性贫血。接触低剂量的铝也可以导致大脑功能亚临床型的轻度减退。预防包括从制造透析液的水源中去除铝以及限制或避免使用含铝的肠道磷结合剂。治疗应用螯合剂去铁胺。

自主神经系统

自主神经系统功能不良在肾功能不全中常见。包括：

- 循环中儿茶酚胺水平升高伴 α- 受体下调
- 压力感受器敏感度受损
- 传出迷走神经功能受损。

交感神经系统在慢性肾衰竭中的过度活跃被认为在这类高血压中起部分作用。给予规律的血液透析和成功地进行肾移植之后，所有这些情况都有一定程度的改善。

外周神经系统

腕管正中神经受压通常是由β_2-微球蛋白相关的淀粉样变导致。“不宁腿综合征”在尿毒症中常见，难以治疗。如果存在铁缺乏应给予治疗。需注意透析的充分性。应用促红细胞生成素纠正贫血可改善症状。氯硝安定有时有效。肾移植后可自愈。多发性神经病变出现在透析不充分的患者。

心理问题常见。患者可有焦虑、抑郁、恐惧症和精神病。

心血管疾病

因为心血管疾病的发生率明显增加（16 倍），特别是心肌梗死、心力衰竭、心源性猝死和卒中，患者的寿命与正常人群相比明显缩短。

危险因素

高血压是肾衰竭的常见并发症。糖尿病是终末期肾衰竭最常见的病因。血脂紊乱在尿毒症患者中广泛存在。此外，像普通人群一样，吸烟可增加肾衰竭的发病率，慢性肾衰竭的男性患者尤为突出。心脏肥大、收缩和舒张功能异常常见。舒张功能异常主要归因于左室肥大，可导致血液透析清除液体时血压下降。收缩功能不良可归因于：

- 心肌纤维化
- 尿毒症引起的心肌细胞功能异常
- 钙负荷和甲状旁腺功能亢进
- 肉碱和硒的缺乏。

肾衰时，左心室肥大是早期死亡的危险因素。肾衰时收缩期异常也是早期死亡的一个指征。

冠状动脉钙化：传统的危险因素（如吸烟和糖尿病）只能部分解释在普通人群与慢性肾脏疾病患者人群之间的危险差异。冠状动脉钙化在终末期肾衰竭患者中比在普通人群更常见，很可能与心血管死亡率显著相关。肾衰竭中血管钙化见于各种大小的血管。除了动脉粥样硬化的经典危险因素外，钙磷乘积增加也可以导致中膜钙化。甲状旁腺功能亢进可因增加细胞内钙而引起钙化。现在认为，尿毒症的血管钙化是血管平滑肌细胞获得了成骨细胞样特征，很可能是对升高的血磷或钙磷乘积的反应。最近发现，炎症可通过抑制胎球蛋白（一种肝合成的糖蛋白，具有强大的抑制血管钙化的作用）而而促进血管钙化。血管钙化可降低血管的顺应性，表现为脉压和脉波速度增加，以及后负荷增加导致左心室肥大进一步加重。除了心肌异常，血管钙化及其相关生物机械性相应改变是慢性肾衰竭患者的所有心血管病发病率和死亡率的强指征。心肌的弥漫钙化也常见，原因相似。

其他心血管危险因素：包括高同型半胱氨酸血症、衣原体肺炎、氧化应激、内源性氧化亚氮合成酶抑制剂和非对称性二甲基精氨酸（ADMA）水平升高。尿毒症中高水平的ADMA部分是由氧化应激所致，可能可以解释尿毒症患者的死亡危险性增加 52% 和心血管事件的危险性增加 34%。

心包炎

心包炎常见，临床发生于两种情况：

- 尿毒症性心包炎是严重的临终前或未透析患者的特征。出血性心包渗出常伴有窦性心律失常，有心脏压塞的危险，必须小心使用抗凝剂。强化血液透析可以治愈心包炎。
- 接受充分血液透析的患者出现的透析相关性心包炎常发生于伴发疾病时或手术后。

恶性肿瘤

恶性肿瘤的发生率在慢性肾衰竭和透析患者中增加。多囊肾可发生恶变，也可出现淋巴瘤、原发性肝癌和甲状腺癌。

处理

成功的肾移植能够部分而不是完全改善慢性肾衰竭的并发症，因此需要仔细监测心电图、超声心动图、血管造影（需要时）和核素成像。CT（电子束断层扫描、螺旋CT）和（或）MRI对评估动脉钙化有用。控制危险因素与治疗高钙血症和甲状旁腺功能亢进并重。

慢性肾功能不全的进展

无论原发病是什么，慢性肾功能不全都会进展到终末期肾衰竭，其进展速度可能与原发病有关。慢性肾小球肾病患者比慢性肾小管间质肾病的患者的恶化倾向更快。高血压和大量蛋白尿是预后不良的指标。不同病因的肾脏疾病的共同通路——非特异性肾硬化决定了慢性化进展。

1982年，导致肾单位丧失的“肾小球高滤过”学说作为进展到肾衰竭的共同途径被提出：即肾小球内毛细血管压升高和适应性肾小球肥大是由于小动脉阻力下降和肾单位面积下降后肾小球血流量增加，导致肾小球硬化和蛋白尿形成。入球小动脉的张力下降超过了出球小动脉的张力，使肾小球内压和单个肾单位形成的滤过量增加。局部产生的血管紧张素Ⅱ调节肾小球内毛细血管压和肾小球滤过率（GFR）。血管紧张素Ⅱ主要导致球后小动脉收缩，因而增加了肾小球静水压和滤过分数（图 11.45）。另外，通过它对系膜细胞和足细胞的作用，增大了基底膜上的孔径，破坏了基底膜对大分子物质的孔径选择功能。血管紧张素Ⅱ通过上调强力的致纤维化的细胞因子 TGF-β，直接和间接调节细胞生长，增加胶原的合成，导致上皮细胞向能够产生过多基质的肌成纤维细胞分化。而且，血管紧张素Ⅱ通过上调纤溶酶原激活抑制因子-1（PAI-1），经纤溶酶抑制基质蛋白水解，导致肾小球和间质中过多的基质堆积和瘢痕形成。

肾间质纤维化也是导致肾功能不全进展的一个因素。与肾小球的形态改变相比，对慢性肾脏疾病肾功能的预测通过肾间质的组织学表现来判断更为准确。很多因素可引起进行性肾间质的损害和纤维化。除了血管紧张素Ⅱ的非血流动力学作用外，蛋白尿本身可通过使肾小管细胞与白蛋白、脂肪酸和细胞因子结合，促使前炎症介质释放，导致间质炎症细胞浸润，进一步加重纤维化并进展为肾衰竭。应用 ACEI 和血管紧张素受体拮抗剂可以抑制血管紧张素Ⅱ并减少蛋白尿的治疗措施，在延缓肾衰竭的进展方面，无论是对糖尿病肾

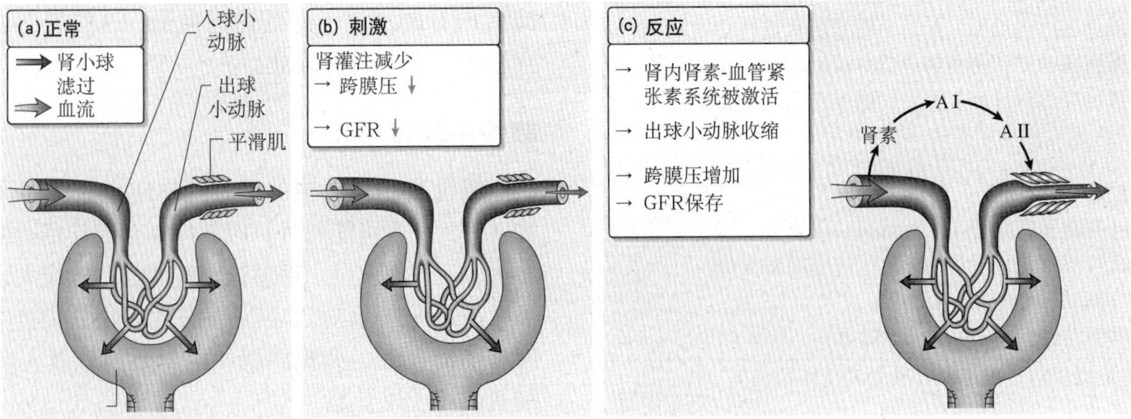

图11.45 **肾小球血流动力学**：肾素-血管紧张素系统的作用。AⅠ：血管紧张素Ⅰ；AⅡ：血管紧张素Ⅱ。

病患者还是非糖尿病肾病患者都有效。

慢性肾衰竭的处理

只要有可能，肾脏疾病的病因都应积极地治疗。

肾脏保护

针对慢性肾脏疾病的多种药物疗法已经形成一个国际化的方案（Box 11.3）。

纠正并发症

高钾血症

饮食限钾有效。应停用导致钾潴留的药物。有时需要给予离子交换树脂经胃肠道清除钾。严重高钾血症的急症治疗见第 12 章。

酸中毒

纠正酸中毒有助于纠正慢性肾衰竭的高钾血症并能减少肌肉的分解代谢。补充碳酸氢钠有效，但可因细胞外液增加而导致水肿和高血压。用作钙补充剂的碳酸钙和磷结合剂对酸中毒也有很好的疗效。

Box 11.3 肾脏保护

治疗目标

BP < 120/80mmHg

蛋白尿< 0.3g/24h

治疗

患者有慢性肾衰竭和蛋白尿> 1g/24h：

- ACE 抑制剂逐渐加至最大剂量
- 如果没有达到目标，加用血管紧张素受体拮抗剂 *
- 加用利尿剂以预防高钾血症并帮助控制血压
- 如果没有达到目标，加用钙通道阻滞剂，如维拉帕米（异搏定）和地尔硫䓬。

其他措施

- 他汀类降低胆固醇至 4.5mmol/L 以下
- 停止吸烟（慢性肾衰竭恶化的速率高出 3 倍）
- 治疗糖尿病（HbA_{1C} < 7%）
- 正常蛋白饮食（0.8～1g/kg 体重）

* 在 2 型糖尿病中首选血管紧张素受体拮抗剂。

钙磷控制和抑制甲状旁腺素

应积极治疗低钙血症和高磷血症，最好定期测量血清 PTH 水平以评估疗效。甲状旁腺素的水平被抑制到正常值上限的 2～3 倍之下将有发生无力性骨病的高度危险。

饮食中限磷很少能单独起效，因为很多食物含磷。口服碳酸钙或醋酸钙可减少饮食中磷的吸收，但在高钙血症或高钙尿症时禁用。含铝的肠道磷结合剂非常有效，但铝吸收会进展成铝性骨病和认知障碍。应规律监测血浆铝，有铝中毒的征象时给予去铁胺。多聚司维拉姆（sevelamar）也被用来作为肠道的磷结合剂。它可降低钙负荷、减轻血管钙化，还能使胆固醇水平下降 10%。碳酸镧是一种新型有效的无钙无铝的磷结合剂，有治疗前景。烟酰胺是一种替代性的磷结合剂，它可阻止肠道钠和无机磷（Na/Pi）的共转运，降低透析患者血磷和甲状旁腺激素水平，改善血脂。该方法可作为一个有效的替代方法抑制甲状旁腺功能亢进，降低血磷而不诱导高钙血症。在肾功能损伤的早期，用骨化三醇或维生素 D 的类似物阿法骨化醇治疗，如果能避免高血钙，则对肾功能无害。新的维生素D的代谢产物（22-奥沙骨化三醇、帕立骨化醇、度骨化醇）较少引起高钙血症。然而，除帕立骨化醇外〔19-nor-1,25-$(OH)_2$-D_2，可改善生存率〕，与传统的相对廉价的骨化三醇或阿法骨化醇相比，它们的有效性仍需验证。只有血清 PTH 的水平是正常上限的 3 倍或以上时，才应开始给予维生素 D 类似物治疗，这样可以减少无动力性骨病。维生素 D 的治疗不仅能升高血钙，也能增加磷的吸收，因此能够加剧高磷血症和包括小血管钙化在内的异位钙化。钙模拟制剂（如cinacalcet——钙敏感的受体激动剂）在已明确的继发性甲状旁腺功能亢进患者中可抑制 PTH 的水平，降低钙磷乘积。这些制剂长期的安全性和有效性仍需确立。

药物治疗

慢性肾功能不全的患者药物应减量。四环素类药物（多西环素可能除外）因其抑制合成作用可使尿毒症恶化，应避免使用。经肾排泄的药物，如庆大霉素，应慎用并监测血药浓度。应避免使用非甾体类抗炎药。保钾制剂都含钾，如螺内酯和阿米洛利以及人造盐替代制剂，应予以注意。

贫血

促红细胞生成素（EPO）缺乏引起的贫血可用合成的人EPO治疗（促红细胞生成素α或β，或长效的darbopoietin-α)。促红细胞生成素α在慢性肾功能不全患者中禁忌皮下给药（见下文)，而应采用静脉途径给药。初始剂量50U/kg，1～5分钟内给药，每周3次。每隔2周测血压、血红蛋白浓度和网织红细胞计数，剂量调整到将目标血红蛋白维持在10～12g/dL。

对每周300U/kg的剂量没有反应或疗效变差的患者，可能是由于缺铁、出血、恶性肿瘤、感染或形成抗EPO中和抗体所致。开始用EPO之后，骨髓对铁的需求量巨大，患者需要定期监测铁，当血清铁蛋白＜100μg/L，低色素性红细胞＞5%，转铁蛋白饱和度＜20%时被认为铁缺乏。静脉补铁能补足铁贮存，达到最佳的EPO治疗反应。

用EPO纠正贫血能够使透析患者的生活质量、体能、性功能和认知功能改善，使左心室肥大复原。避免输血也可以减少对HLA抗原致敏的机会，因其会影响肾移植的成功。

EPO治疗的缺点是价格昂贵，可导致30%的患者血压升高，特别是在最初的6个月内。因为缺氧性血管扩张和血液粘滞度增加，所有患者的外周血管阻力都增加。一种少见的并发症是发作性脑病，伴有痉挛、一过性皮质失明和高血压。最近有几篇关于皮下注射EPO（特别是EPO-α）的患者产生抗EPO抗体介导纯红再障的报道。确切原因不明，但通过改为静脉途径给药或更换种类可使发病率减少80%。应明确贫血的其他原因并给予适当治疗。

男性勃起功能障碍

应纠正睾酮的缺乏。口服磷酸二酯酶抑制剂，例如昔多芬（伟哥)、tadalafil和伐地那非，在终末期肾衰竭中有效，是首选治疗。硝酸酯类药禁用。其他治疗在第18章讨论。

慢性肾衰竭患者的早期指导

。

由于慢性肾功能不全患者适于肾替代治疗时，若晚才接受指导，则并发症发生率和死亡率高，因而，应早期将其转至肾脏疾病医师，以进行肾脏替代治疗。高龄患者同样可以获得合理的治疗方案。

患者需要时间以适应慢性肾功能不全的治疗。要保护好将用作动静脉内瘘的静脉，不应因置入导管而使其失用（图11.46)。

当患者选择规律的血液透析时，在非糖尿病患者血清肌酐在400～500μmol/L时，以及在糖尿病患者血管条件差时，可以在透析之前甚至更早做动静脉内瘘，因为瘘成熟需要几周。

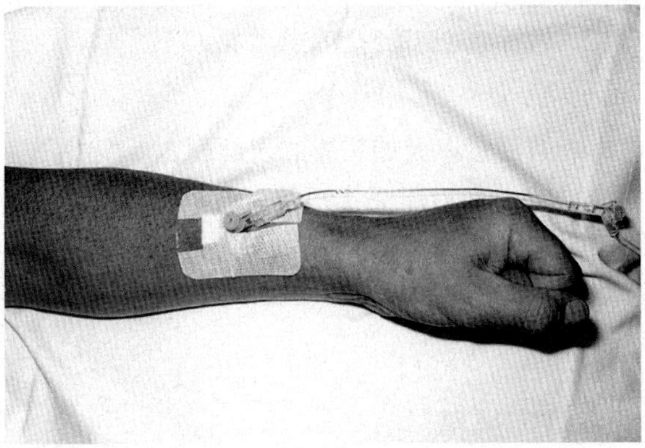

图11.46 （也见彩图11.46）**错误位置的静脉内插管**：对于慢性肾衰竭的患者，若其为右利手，则在左臂（非利手侧）行动静脉瘘的手术。

肾替代治疗

在英国，每年大约有100人/百万白种人开始肾替代治疗。相应的数据在英国的非洲裔黑种人和亚洲人中高出3～4倍，主要归因于糖尿病和高血压肾病。所有肾替代技术的主要目的是模拟肾脏的排泄功能，包括排泄含氮的废物、维持正常的电解质浓度以及维持正常的细胞外液容量。

血液透析

基本原则

血液透析中，患者的血液被泵出，通过一组半透膜（透析器，经常称为人工肾）使血液与反向流动的透析液密切接触。血浆生化成分沿着浓度梯度弥散至透析液而发生变化（图11.47)。

透析机由一系列装置构成，包括血泵、压力监测仪、气泡探测器、漏血监测器和一个水治疗装置。透析时血流量通常是200～300ml/min，透析液的流量通常是500ml/min。透析纠正生化异常的效力依赖于血液以

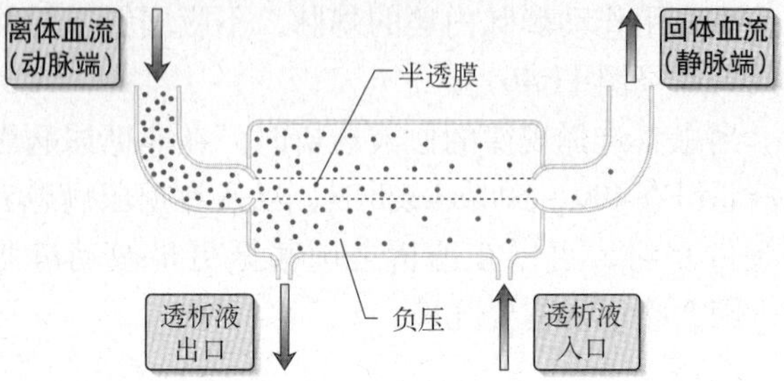

图 11.47 透析半透膜的跨膜交换情况。

及透析液的流量以及透析膜的表面积。

透析液由水治疗装置制备，它将特别纯化的水与浓缩液混合成具有表11.20 中所描述的成分的液体。高通透性的合成膜与纤维素膜相比，血液透析（高通量血液透析）的速度更快。

血液透析的通路

充分的血液透析需要至少 200ml/min 的血流量。最可靠的长期通路是动静脉内瘘（图11.48 a,b），建于桡动脉或肱动脉与头静脉之间。这易导致静脉扩张和静脉壁的增厚（动脉化），在 6 ~ 8 周之后，大孔的针头可以插入取血流入和流出透析机。在血管条件差或有动脉疾病的患者中（如糖尿病），动静脉间的聚四氟乙烯（PTFE）血管移植物可用来做通路。然而，这些移植物血栓发病率较高，2 年移植血管的通畅率只有 50% ~ 60%。双嘧达莫和鱼油可改善移植物的通畅性，华法林、阿司匹林和氯匹格雷则无效，而且并发症发生率高。

若需急诊血液透析，可用大孔径的双腔导管插入中心静脉，通常是锁骨下静脉、颈内静脉或股静脉。也可用半永久性的双腔静脉导管，通常经皮插入以减少感染的危险。然而局部感染和全身败血症的发生率仍较高，由此引发的并发症和病死率也较高。锁骨下静脉插管易导致狭窄，应首选颈内静脉。

表 11.20 常规血液透析液成分的浓度范围	
钠	130 ~ 145
钾	0.0 ~ 4.0
钙	1.0 ~ 1.6
镁	0.25~0.85
氯	99 ~ 108
碳酸氢盐	35 ~ 40
或	
醋酸盐	35 ~ 40
葡萄糖	0 ~ 10

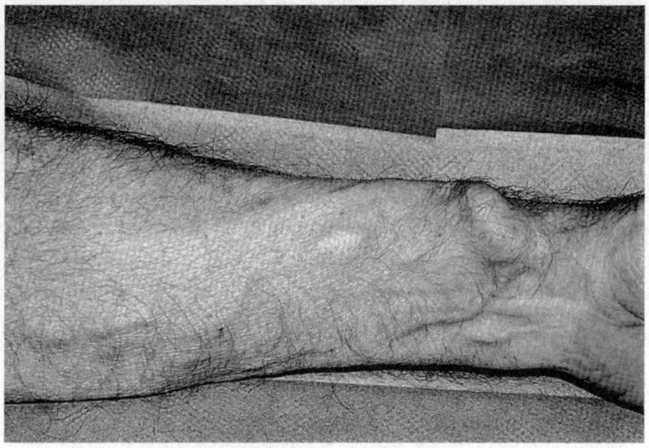

(a)

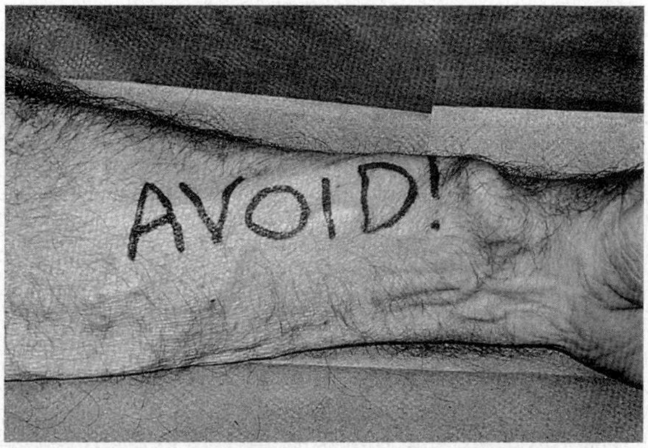

(b)

图 11.48 （也见彩图11.48）动静脉（肱动脉与头静脉）瘘。(a) 在左前臂。(b) 对于应用动静脉瘘的血液滤过病人在手术之前，要提醒麻醉师、护士及术者小心患者的瘘。尤其在术中要避免压迫，以免其内血栓形成。

透析处方

透析必须个体化以取得最佳效果。

干体重

干体重是患者的体液量适当时的体重。每次透析前患者均需称重以调节超滤量达到干体重。

透析缓冲液

缓冲液通常是醋酸盐或碳酸盐溶液。要仔细监测缓冲液中钠和钙的浓度。高钠会导致口渴和高血压，高钙透析液会导致高钙血症，而低钙透析液再加上患者不能很好地遵医嘱服用碳酸钙和维生素 D 会导致甲状旁腺功能亢进。

透析频率和透析时间

要调整血液透析的频率和时间以达到充分清除尿毒症代谢废物及避免透析间期体液超负荷。一个中等体格的成年人通常需要接受每周 3 次，每次 4 ~ 5 小时的透析治疗。每周 2 次透析只适于有残余肾功能的患者。

常被采用的生物相容性好的高通量膜短时透析的优点是：治疗时间缩短，患者更加方便。缺点是：所用的膜价格昂贵，患者高血压的发生率增加而需加用降压药。事实是正常肾一周工作7天，每天工作24小时，透析远不能替代人体的自然状态。

透析调整需要个体化，以达到充分的和最适的透析效果。当血液与异物表面接触时凝血系统激活，因而所有患者血透时都需要接受抗凝治疗（通常是肝素）。在英国，一小部分患者采用自我监控的家庭血液透析。

并发症

低血压是血透时的主要并发症。原因包括：过多地清除细胞外液、在清除液体的过程中血容量充盈不足、静脉张力异常、自主神经病变、醋酸盐不耐受（醋酸盐是血管扩张剂）和左心室肥大。

极少的患者会对用来灭菌透析器的环氧乙烷过敏。口服 ACEI 的患者如果用聚丙烯腈透析器有引起过敏的危险。其他潜在的少见并发症包括：硬水综合征（因为不能软化水导致在与透析浓缩液混合之前的水钙浓度过高）、溶血反应和空气栓塞。

透析的充分性

尿毒症毒素分子的大小、数量和性质不明，透析治疗往往靠经验。真正衡量其充分性指标的是患者的并发症率和死亡率。充足的营养和充分的透析对减少患者的并发症和死亡率是必需的。

透析不充分的症状非特异的，包括贫血不易纠正、失眠、瘙痒、疲倦、不宁腿综合征和周围感觉神经病变。透析的充分性可经计算尿素动力学来评估，需要测量残余肾脏的尿素清除率、透析间期尿素氮浓度升高的速率及透析时尿素氮浓度下降的速率。透析的剂量正常情况下由尿素氮下降比率（URR）或平衡的尿素清除率——eKt/V（K 是透析器的清除率，t 是用分钟表示的透析时间，V 是用总体水来估计的尿素氮分布容积）来定义。1.0 ~ 1.2 Kt/V 和（或）每个透析间期 65% 的 URR 对一个每周透析 3 次的营养良好的透析患者来说是最低限度。经过 5 年的随访，没有发现 eKt/V1.53 比标准的 1.16 有更多的益处，更高的 eKt/V意义更不明确。除了像尿素氮这些小分子的清除率以外，每次透析时间的长短本身也是一个影响预后的因素，透析效果最好的纪录见于常规长时间透析（每次 8 小时）的透析中心。

血液透析是快速改善血液生化最有效的方法，例如治疗急性肾衰竭或严重的高钾血症。但这个优点可被其缺点所抵消，如血流动力学的不稳定，特别是在多器官功能衰竭的危重患者，以及过快地纠正尿毒症导致的“透析失衡”。因血浆渗透压的快速改变可导致脑水肿而引起透析失衡，表现为恶心、呕吐、烦躁、头疼、高血压、肌阵挛、严重的惊厥和昏迷。

这些问题已导致在治疗急性肾衰竭中越来越多地采取温和持续的透析方法（见下文）。

血液滤过

血液滤过是指经高通量的半透膜通过对流的方式清除血浆中的溶质（如钾、钠、尿素氮和磷），并补充血生化成分的溶液（图11.49）。乳酸盐被用作置换液中的缓冲液，因为快速输注醋酸会导致血管扩张，碳酸会导致碳酸钙沉积。

急慢性肾衰竭都可应用血液滤过。为了充分清除小分子，需进行大容量的交换；对维持治疗的患者，每周 3 次，每次交换 22 升；对急性肾衰竭的患者每小时交换 1 升。一次性物品的花费高（如滤器和置换液），终末期肾衰竭患者中只有少数用此方法治疗。对重症监护病房的急性肾衰竭患者，血液滤过可由 ITU 的护

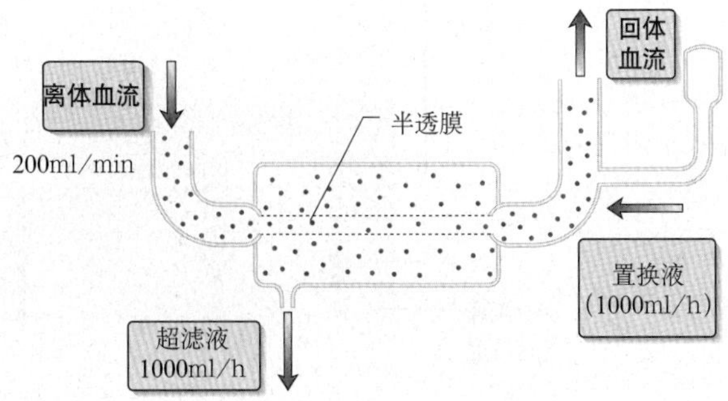

图 11.49　血液滤过的原理。

士而非肾脏病科的护士操作，护理花费会减少。

腹膜透析

腹膜透析利用腹膜作为半透膜，避免了血液的体外循环。与血液透析相比，其技术要求低且原理简单（图 11.50）。

- 腹透管通过前腹壁被置入腹腔。
- 透析液通常在重力的作用下进入腹腔。
- 在前腹壁进行腹腔内置管。
- 透析液经重力作用进入腹腔。
- 尿素氮、肌酐、磷和其他尿毒症毒素沿浓度梯度进入透析液。
- 水（和溶质）依靠透析液的渗透压被吸引入腹腔。这由透析液中的葡萄糖或多聚体（艾考糊精）的含量决定（表 11.21）。
- 定期换液重复这个过程。

慢性腹膜透析需要插入一条软管，头在盆腔，从腹中线引出，经皮下隧道出口固定在侧腹壁（图11.51）。

腹膜透析可分为几种形式：

- 持续不卧床腹膜透析（CAPD）：除换液外，透析液持续存在于腹腔中。腹透液一天交换 3 ~ 5 次，通过无菌操作，将 1.5 ~ 3 升的腹透液袋连接到腹透管上，每次换液需 20 ~ 40 分钟。这一技术最常用于终末期肾衰竭维持性腹膜透析的患者。
- 夜间间歇性腹膜透析（NIPD）：每晚在患者入睡后，自动装置会进行换液。有时候白天会特意将腹透液留在腹腔以增加生化物质交换的时间。
- 潮式透析：小剂量的腹透液持续循环地进出腹腔，腹腔中总有少量的腹透液。

表 11.21 血液滤过的原理

钠	130 ~ 134
钾	0
钙	1.0 ~ 1.75
镁	0.25 ~ 0.75
氯	95 ~ 104
乳酸盐	35 ~ 40
葡萄糖	77 ~ 236
总渗透压浓度	356 ~ 511 mOsm/kg

* 葡萄糖浓度经常用无水葡萄糖表示，单位为g/dl（如1.36% = 77mmol/L）。急性（间断）腹膜透析时可用更高渗透浓度的透析液（6.36%）。

用高渗透析液通过施加一个渗透性的“拉力”，可以清除血浆中的水分和溶质。在 CAPD 中取决于患者的液体入量和残余尿量，必须用一袋或更多袋的高渗透析液以达到液体平衡。CAPD 中的液体超负荷相对常见，是由腹膜转运功能失败引起的。

并发症

腹膜炎

细菌性腹膜炎是腹膜透析中最常见的严重并发症。临床表现包括不同程度的腹痛（肌防卫和反跳痛少见），以及腹膜流出液混浊——没有这一点则不能确诊。镜下中

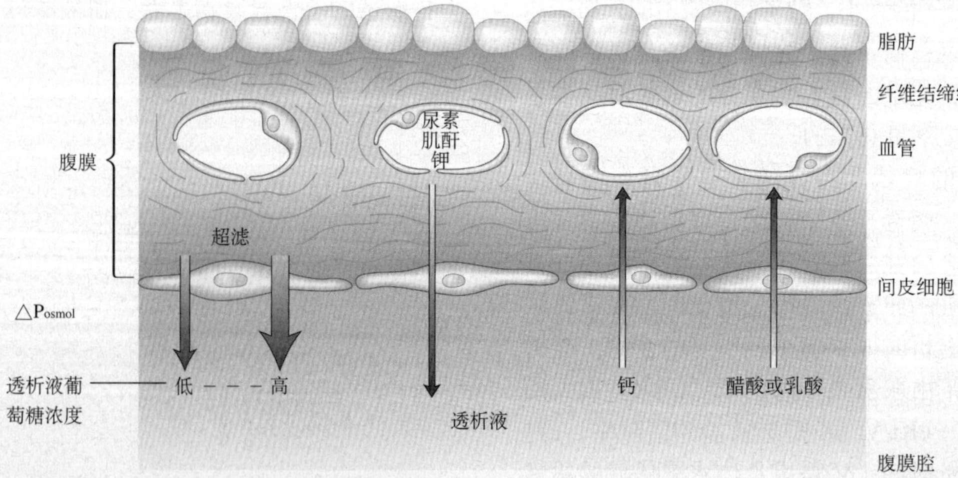

图 11.50 **腹膜透析的原理**。在透析液的渗透压的作用下，水被吸收进入腹腔内。

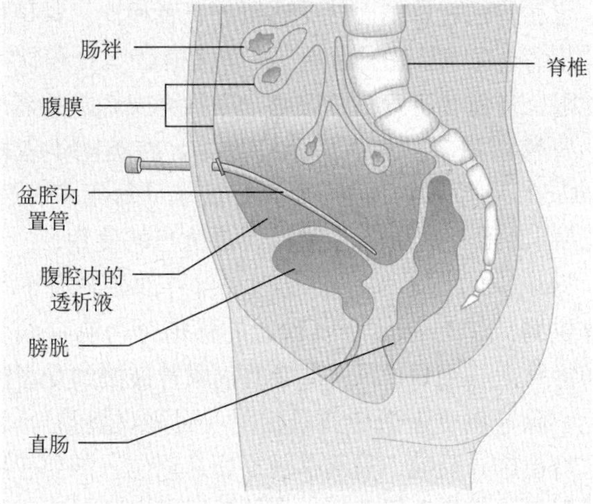

图 11.51　Tenckhoff 腹膜透析置管的位置。

性粒细胞计数超过100个/毫升。腹膜炎严重时可有恶心、呕吐、发热和麻痹性肠梗阻。优于早期方法的 Y 型分离系统的使用使腹透相关的腹膜炎的发生率大大下降。

CAPD 腹膜炎时必须做流出液培养。开始用能覆盖革兰阴性菌和阳性菌的广谱抗生素进行试验性治疗。抗生素可口服、静脉或腹腔内给药。多数腹透中心习惯腹腔给药。常见的病原菌见表 11.22。

金黄色葡萄球菌腹膜炎时应进一步探查鼻腔对该菌的携带，表皮葡萄球菌腹膜炎可提示患者（或协助者）的皮肤污染。每次发作都是相同致病菌相同药敏的复发性的表皮葡萄球菌腹膜炎提示细菌已定植在 Tenckhoff 管中，如果不在抗生素的应用下更换导管，通常难以清除。

因尿路或肠道感染引起的革兰阴性菌腹膜炎可并发败血症。混合生长的革兰阴性菌和厌氧菌高度提示肠道穿孔，是剖腹探查的指征。

真菌性腹膜炎常出现在应用抗生素治疗之后，但也可能直接发生，临床表现多变。如果不在抗真菌治疗的同时拔除腹透管，则很难治愈。腹腔内给予两性霉素会引起腹膜粘连。

表 11.22　CAPD 腹膜炎的一些病因*

	占病例的百分比 %
表皮葡萄球菌	40 ~ 50
大肠埃希菌、绿脓杆菌和其他革兰阴性菌	25
金黄色葡萄球菌	15
结核分枝杆菌	2
白色念珠菌和其他真菌	2

* 大约 20% 的患者，找不到细菌。

导管处感染

导管皮肤出口处的感染常见。应积极治疗（静脉或口服抗生素）以防感染扩散到皮下和腹膜。最常见的致病菌是葡萄球菌。

其他并发症

CAPD 常伴有便秘，后者可影响透析液进出盆腔。透析液偶尔会通过膈肌裂孔进入胸腔导致大量的胸腔积液。积液中的葡萄糖含量有诊断价值，或可通过向透析液中滴入亚甲蓝，胸穿液变为蓝色来诊断。透析液也可通过潜在的鞘状突流入阴囊。

腹膜功能丧失是长期 CAPD 治疗的可以预见的并发症，可导致生化成分交换下降，高渗透析液的超滤下降。若过多依赖高渗透析液超滤，将加速这个进程。

硬化性腹膜炎是 CAPD 的潜在的致死性并发症。病因不清，但多数都与反复发作的腹膜炎和腹膜暴露在非生理性的高糖浓度的腹透液有关。腹膜进行性增厚伴粘连和狭窄可使小肠纠缠成团块，导致反复发作的肠梗阻，迫使患者放弃 CAPD 治疗。肾移植或用泼尼松龙或硫唑嘌呤治疗可改善症状。

禁忌证

很少有绝对的禁忌证，除非患者不能或不愿学习腹透技术。

原有的腹膜炎使腹膜粘连可致无法腹透。在并不清楚粘连程度时，有必要尝试外科置管。

腹壁吻合口（结肠造口、回肠造口、回肠尿道导管）的存在时置管很可能不能成功。尽管憩室本身不是禁忌证，但憩室脓肿引起的腹腔内败血症则是腹透的绝对禁忌证。

腹疝在腹透中会因腹压增加而扩张，理想的情况是：应该在腹透前或腹透置管的同时将其修补好。

视力障碍可使腹透患者难以换液，但经过充分的培训，盲人也可以掌握这一技术。

严重的关节炎可使换液难度加大，但在大量的辅助机械下可行。加热或紫外线消毒连接处可降低发生腹膜炎的危险。

最近的研究表明，有冠心病或充血性心力衰竭的终末期肾衰竭的患者，与血液透析相比，CAPD治疗有显著增高的发病率和死亡率。而且老年人CAPD的效果比年轻人差。在这些患者中如果可能应首选血液透析。

腹膜透析的充分性

关于怎样评估腹膜透析的充分性和单位时间内对尿素氮和其他废物清除的最适程度尚无共识。或许可以像血透一样采取尿素动力学模型。根据已有的研究，推荐每周 Kt/V 达到 2.0，同时肌酐清除每周达到 60 升为宜。但是最近的随机前瞻性研究（ADEMEX）表明，标准的每日总换液量 8 升（每周 40 升的肌酐清除）与每周 60 升的肌酐清除相比，患者的生存率和技术上的生存率相似。当残余肾功能下降到零时，腹膜透析不充分常见。随着治疗时间延长，腹膜转运废物、水分和电解质的效力下降，腹透的充分性受损。

长期透析的并发症

心血管疾病和败血症是长期透析患者的首要死亡原因。致死性败血症的原因包括腹膜透析并发腹膜炎和血液透析中置管通路并发金黄色葡萄球菌感染（包括心内膜炎）。

透析相关的淀粉样变

这是由于不能清除分子量为 11.8kDa 的 β_2 微球蛋白而导致的淀粉样变。这种蛋白是 I 类 HLA 抗原的轻链，通常可自由地经肾小球滤过，但不能被血透中的纤维素膜清除。蛋白聚合，很可能是经过非酶糖基化的修饰而形成淀粉样物质沉积，可以导致腕管中正中神经受压或β_2微球蛋白相关的淀粉样蛋白在关节滑膜沉积，导致透析性关节病，表现为肩、髋、手、腕和膝关节的僵硬和疼痛。淀粉样物质沉积也可以导致病理性骨囊肿和骨折，因为淀粉样物质在黏膜下血管沉积可引起假瘤和胃肠道出血。淀粉样沉积的范围最好由核素成像来评估，或者通过应用［^{99m}Tc］DMSA，或更特异地应用放射性标记的血清淀粉样蛋白中的 P 成分来检测。

肾移植后症状的快速改善很可能是因为使用了类固醇，因为小剂量的泼尼松龙单独也可以改善症状。也有报道改用生物相容性好的合成透析膜有效，但机制不清。

肾移植

成功的肾移植可使终末期肾衰患者几乎完全康复。与在等候肾移植而接受透析的患者相比，肾移植患者的生存率有明显的提高。成功移植后饮食和饮水不再受限，贫血和不育症状改善，甲状旁腺切除的需求降低。肾移植是多数患者的治疗选择。在英国供者器官（每年 30 人 / 百万）远不能满足需求（每年 48 人 / 百万）。因而稀有的资源必须得到最恰当的使用。

移植中的技术问题涉及将来自外部的肾脏或来自尸体供肾或来自活体亲属供肾的移植肾，吻合到受者的髂静脉上（图11.52）。供者的输尿管被接到受者的膀胱上。除非供受者遗传背景相同（同卵双胞胎），否则为了防止排异反应，只要移植物还在原位，都要应用免疫抑制剂。优化选择患者、评价供受者之间的生物相容性、改进手术方法和开发更有效的免疫抑制剂等措施都增加了患者和移植物的生存率。据统计现在在最好的移植中心，80% 的移植肾可存活 5 ~ 10 年，50% 可存活 10~30 年。

影响移植成功的因素

供受者之间ABO血型应当相容。然而在一些移植中心，特别是在日本，尸体器官捐献程序不完善，ABO血型不相容的肾移植在增加。在经过免疫吸附脱敏清除抗体、脾切除、抗 CD20 抗体清除 B 淋巴细胞、静脉混合的免疫球蛋白或抗特异性抗体的免疫调节，在有经验的医师中，这样移植的结果还是可以接受的。

HLA 型的供受者匹配

HLA-DR 抗原的匹配对移植物的存活影响最大。

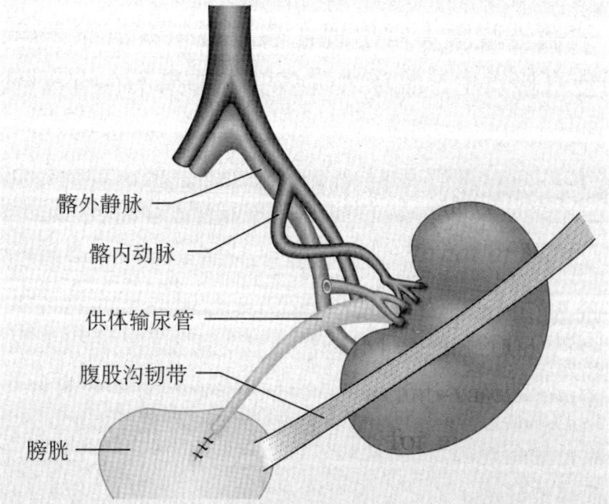

图 11.52　肾移植手术的解剖图释。

研究发现，HLA-B位点的匹配对结果影响很小。最好的结果是A、B和DR位点完全匹配，其次是仅有一个位点不匹配（例如抗原由供者而不是受者呈递）。严重的不匹配对首次移植中移植物的存活具有一定程度的影响。虽然有基于尸体供肾的国家配型方案，但是因为有更有效的免疫抑制剂，HLA配型只对总体移植肾存活率具有中等程度的影响。进行完全不匹配的肾移植，特别当供者是患者的配偶时，移植后的结果与匹配良好的尸体供肾是一样的。

充分的免疫抑制治疗

见下文。

供肾

尸体供肾

多数国家都允许从不可逆性脑损害（“脑干死亡”）的患者身上移走肾脏和其他器官，即使他们的心脏仍在跳动时。

活体供肾

近亲可作为候选的供者。同胞供者可以HLA相同、一条单倍体相同或不同。在英国，供者的年龄必须达到18岁。

候选供者必须接受严格的术前评估，包括临床查体、检测肾功能、检查是否是乙肝、丙肝、HIV和巨细胞病毒携带者以及肾脏解剖的详细成像信息，以确保移植在技术上可行。

如果没有不良动机（经济的或其他的），也可接受非亲属的活体供肾，在英国付钱给非亲属供者是违法的。

肾移植的免疫抑制治疗

除了同卵双生子的活体供肾以外，为防止排异反应，所有的患者都必须接受长期的免疫抑制药物治疗。在某种程度上确实会出现免疫耐受，但在移植后最初三个月内发生排斥反应的危险性最高。在最初几个月内，尸体肾受者不到30%会发生排斥反应，多数可逆。通常应联合应用免疫抑制剂。

肾上腺皮质激素：肾上腺皮质激素有非特异的抗炎作用（抑制磷脂酶A_2和花生四烯酸的级联反应）和免疫抑制作用（抑制γ干扰素依赖的粘附分子及树突细胞和T淋巴细胞的相互作用。）大剂量的甲泼尼龙是急性排斥反应时的常用药物。

硫唑嘌呤：硫唑嘌呤是通过阻断淋巴细胞嘌呤的合成和复制来预防细胞介导的排斥反应。最近的研究表明，硫唑嘌呤及其代谢产物6-巯基嘌呤通过形成6-巯-GTP，可以将促使树突状细胞和T淋巴细胞间相互作用的依赖CD28的共刺激Rac1信号（增生和分化）转化为凋亡反应。6-巯-GTP与GTP竞争Rac1，阻止其抗凋亡作用。不良反应包括抑制红细胞和血小板产生，感染发生率增加（特别是病毒感染）和肝毒性。它也与别嘌呤醇作用使硫唑嘌呤的活性代谢产物（6-巯基嘌呤）升高，导致药物中毒。

霉酚酸酯：代谢成霉酚酸，可阻止单磷酸次黄嘌呤脱氢酶（IMPD），后者是从头途径合成嘌呤的酶。其对淋巴细胞尤为特异，因为淋巴细胞缺乏其他细胞中存在的旁路补救合成嘌呤的途径。它比硫唑嘌呤作用更强，试验表明它可使排斥反应下降。其恶心、呕吐和腹泻等胃肠道症状比硫唑嘌呤重，可与别嘌呤醇合用。

环孢霉素（CSA）：一种钙调神经磷酸酶的抑制剂，能阻止对新抗原反应时淋巴细胞的激活，而使免疫系统其他部分的功能保持完整。CSA在细胞内与亲环素（异构酶）形成复合物，抑制钙调磷酸酶诱导的白细胞介素2和其他可能的T细胞激活基因的转录因子NF-AT的磷酸化。它的出现使器官移植发生了革命性的变化。其缺点包括费用高和肾毒性。尽管可以根据波谷浓度仔细调整剂量，但还是能损害肾功能。

他克莫司：也是一种钙调磷酸酶的抑制剂，可与亲免素FK结合蛋白-12（FKBP-12）形成复合物，其阻止T细胞激活的机制非常类似于环孢霉素。下游的作用与CSA相同。但其比CSA更强，因而既可作为治疗排斥反应的急症用药又可作为维持治疗用药。除了更易致糖尿病外，其他不良反应与CSA大致相同。

西罗莫司：与everolimus结构类似，是与CSA起协同作用的新免疫抑制剂，但无肾毒性。西罗莫司，类似于他克莫斯，结合到FKBP（特别是-25而不是-12对碘氧基苯甲醚），不是抑制钙调磷酸酶，而是作用在西罗莫司信号途径的靶点，阻止细胞进入细胞周期的G1期。它可致伤口愈合不良，延长肾移植时受损的近曲小管的恢复时间。主要不良反应是血小板减少和高脂血症。在肾移植中的作用仍需进一步阐明。

抗体：多克隆的抗胸腺细胞球蛋白（ATG）和抗淋巴细胞球蛋白（ALG）与单克隆抗体（OKT3）都是强大的免疫抑制剂。抗体可由小鼠、兔、马或人源化置备，直接作用于大量的淋巴细胞表面标志蛋白，中和它们或杀死有相应功能的淋巴细胞（如T细胞、活化的T细胞、表达粘附分子的细胞）。它们主要用于治疗类固醇抵抗的排斥反应或有高度免疫危险性患者的诱导治疗上（早期被循环中的抗HLA抗体致敏）。巴利昔单抗（嵌合型）和Dacluzimab（人型）的抗CD25的单克隆抗体只结合活化的T淋巴细胞上的白细胞介素2受体（因此不良反应少），抑制白细胞介素2引起的增殖反应。在移植的诱导方案中它们已广泛取代了ATG和ALG。

并发症

急性肾小管坏死（ATN）

ATN是尸体移植物功能丧失最常见的原因（达到40%～50%），特别是来自心搏停止者和冷缺血时间延长的供肾（＞24小时）。来自老年供者（＞55岁）和有高血压病史者的供肾易于进展为ATN。因ATN引起的移植物功能延迟预后差，更容易出现移植物排斥反应。对ATN高危的受者，抗体和50%初始剂量的钙调磷酸酶抑制剂是常用的诱导方案。

技术失败

可以出现动脉吻合处闭塞或狭窄、静脉吻合处闭塞、下尿路损害造成尿道渗漏、输尿管和膀胱的吻合缺陷。如果尿量下降，应考虑到这些情况。经多普勒超声、DTPA扫描和（或）肾动脉造影可确诊，需外科处理。

急性排斥反应（AR）

AR见于多达30%的肾移植受者，表现为最初3个月内肾功能下降。肾活检可以证实诊断并判断严重程度。出现细胞排斥反应时可用大剂量的类固醇冲击疗法；在急性血管排斥反应时，选用ATG、ALG或OKT3。移植后三个月内一次以上的排斥反应、迟发排斥反应和无法回到正常基线的血清肌酐提示长期预后差。

感染

在肾移植后的第一个月内，细菌是外科患者感染的常见来源。接受巨细胞病毒血清抗体阳性供者肾的阴性受者，或接受生物制剂（抗体）诱导和抗排斥治疗的患者，如果不提前应用缬更昔洛韦或伐昔洛韦预防，在移植后数周或数月内，70%会出现巨细胞病毒感染。常规要针对卡氏肺孢子虫（磺胺甲基异噁唑）和口腔念珠菌病（制霉菌素和两性霉素）进行预防治疗。多瘤病毒感染（BK肾病）可导致移植物功能不全并最终因肾小管间质肾炎而功能丧失。对此，除了逐渐减少免疫抑制剂外尚无特异性治疗。

移植后淋巴细胞增生异常

在接受生物制剂的患者和儿童中，EB病毒相关的淋巴瘤常见。逐渐减少环孢素或他克莫司的用量并监测细胞毒淋巴细胞的再现可改善预后。

慢性排斥性肾病（CAN）

CAN仍然是晚期移植肾衰竭最常见的原因。整个过程由免疫和非免疫因素介导，导致进行性的不可逆的移植物功能下降，同时有轻到中度的蛋白尿（＜3g/d）。遗憾的是目前尚无有效的治疗方法。

恶性肿瘤

免疫抑制治疗增加了皮肤肿瘤发病的危险性，包括基底细胞癌和鳞状细胞癌。在白种人受者中，应尽量避免紫外线照射并应使用防晒霜。其他常见的肿瘤是肾癌、子宫颈癌和阴道癌。女性受者应每年常规进行子宫颈涂片检查。

心血管疾病

心血管疾病占移植后死亡原因的50%，归因于高血压、肥胖、糖尿病和胰岛素抵抗脂质紊乱的发生率增加。应用他汀制剂（氟伐他汀）可使移植后心血管终点事件（心梗或血运重建）发生率下降。但在一项随机前瞻性研究中，总死亡率仍无改变。

移植后骨质疏松

因移植后使用类固醇，骨质疏松常见。最大量的骨丢失见于移植后的最初3个月。需定期进行双能量X射线吸收测定（DXA）。对照研究已证明：应用双磷酸盐化合物阿伦磷酸盐、palmidronate以及α25-羟胆骨化醇有效，可合用碳酸钙。

疾病复发

肾脏原发病复发较常见。原发的FSGS经常复发，导致移植物功能丧失。系膜毛细血管性肾小球肾炎、糖尿病肾病和IgA肾病也常复发，但很少导致移植肾功能不全。

（隋　准　张路霞译　刘立军校）

推荐读物

Amann K, Ritz C, Adamczak M, Ritz E (2003) Why is coronary heart disease of uraemic patients so frequent and so devastating? *Nephrology, Dialysis, Transplantation* **18**: 631–640.

Meguid EL, Nahas A, Bello AK (2005) Chronic kidney disease: the global challenge. *Lancet* **365**: 331–340.

Eknoyan G, Beck GJ, Cheung KA (2002) Effect of dialysis dose and membrane flux in maintenance haemodialysis. *New England Journal of Medicine* **347**: 2010–2019.

Halloran PF (2004) Immunosuppressive drugs for kidney transplantation. *New England Journal of Medicine* **351**: 2715–2729.

Liu Y (2004) Epithelial to mesenchymal transition in renal fibrogenesis: pathologic significance, molecular mechanism and therapeutic intervention. *Journal of the American Society of Nephrology* **15**: 1–14.

Murphy B (2003) Transplantation. *Nephrology Self-Assessment Program (NephSAP)* **2**(4): 121–198.

Schieppati A, Remuzzi G (2003) The future of renoprotection: frustration and promises. *Kidney International* **64**: 1947–1955.

囊性肾脏疾病

随着年龄的增长，发生单个或多个肾囊肿较常见，特别在50岁以上的人群中，50%具有一个或多个肾囊肿。除了需与肾肿瘤鉴别外，并无特殊意义。囊肿通常无症状，在因为其他原因行排泄性泌尿系造影或肾脏影像学检查时发现。偶尔，也会因为囊肿体积巨大导致疼痛和（或）血尿或囊内出血。囊性变（多个囊的结构随着时间增大）可以发生在接受透析或肾移植的终末期肾病患者中。相对于普通人群，这些患者中恶性肿瘤的形成更为常见。

常染色体显性遗传性多囊肾病

常染色体显性遗传性多囊肾病（ADPKD）是一种通常在成年发病的遗传性疾病。它以出现多发的肾囊肿为特征，可以伴有肾外异常表现（主要是肝脏及心血管）。ADPKD是最常见的肾脏遗传性疾病，发病率在白种人中自1：400至1：1000不等。在西方，它在规律透析人群中占3%～10%。

在大约85%的患者中，疾病基因（*PKD*1）被定位于16号染色体。在其余的患者中，另一个基因——*PKD*2，占大多数，后者被定位于4号染色体。这些遗传学上的差异与常染色体隐性遗传的囊性肾病（突变的*PKHD*1基因定位于6p21.1-p12）有明显区别，该病在幼年即可以致命。*PKD*1所表达的蛋白多孔素1是一种整合膜的糖蛋白，在细胞与细胞和（或）细胞与基质的相互作用及功能上起到机械感受器的作用。*PKD*2所表达的蛋白是一种钙离子通道，调节钙离子进入和（或）从细胞内的释放。蛋白多孔素1通过使集合管细胞纤毛共区域化的作用来调节PKD2通道的活动。多孔素的旁路分布造成了细胞液中钙离子的减少。它通过刺激钙抑制腺苷环化酶与抑制cAMP磷酸二酯酶使集合管上的主要细胞上的cAMP增加。

临床特征

11～20岁后即可出现临床表现。症状包括：

- 囊内出血、感染或泌尿系结石所致的急性腰痛或血尿
- 肾脏体积增大导致的腰部或腹部疼痛
- 颅内小动脉瘤破裂导致的蛛网膜下腔出血
- 高血压并发症
- 肝囊肿所致并发症
- 慢性肾功能不全导致的氮质血症和贫血所引起的症状。

真红细胞增多症是一种罕见的并发症，具有ADPKD的特征。

该病的自然病程是一种渐进性肾损害，有时因为急性腰疼和血尿等事件而加重，并通常伴有高血压。肾

功能损害的速度不一。病程的进展与遗传因素或非遗传因素都有一定的关系。在PKD2型中，肾囊肿发展的速度较慢且进入终末期肾衰竭的时间比PKD1型晚10～15年。性别对预后也有影响。ADPKD的男性患者比女性患者进入终末期肾衰竭的时间早5～6年。在家系中，即使在同卵双胞胎，进入终末期肾衰竭的时间也变化较大。

并发症和合并症

疼痛

因为囊肿较大产生的压力作用，一少部分患者会产生止痛剂无效的疼痛。手术减压大约对2/3的患者有效。腹腔镜囊切除是一种微创技术。

囊内感染

因为传统的抗生素对囊壁的渗透性较差，标准抗生素的治疗效果欠佳。对革兰阴性菌有效的脂溶性抗生素，如磺胺甲基异噁唑和氟喹诺酮，能更好地进入囊内。它们的使用改善了这一并发症的治疗情况。

肾结石

ADPKD患者中，10%～20%合并肾结石。肾结石通常由尿酸组成，因此X线片不显影。可以应用经皮取石术或体外碎石。

高血压

高血压是ADPKD常见且早发的症状。在年轻的患者中，虽不够高血压诊断标准，也可发现血压升高，并伴有左心室体积增大。ADPKD患者似乎左心室肥厚的程度较肾性高血压与原发性高血压的为高。肾脏的肾素-血管紧张素系统参与了发病的过程，因此ACEI应为一线用药。因为心血管合并症是ADPKD的重要死亡原因，所以应早期控制高血压。

进行性肾衰竭

这是ADPKD的最严重的并发症。当肾小球滤过率小于50ml/min时，GFR会以每年5ml/min的速度下降，其下降速度比其他原发性肾脏疾病都要快。30%的患者在70岁时仍不需要进行透析与肾移植。规律地进行血液透析的存活率和肾移植后的存活率与有其他原发性肾病的患者相似。

肝囊肿

约有30%的患者患有肝囊肿，少部分患者有体积逐渐增大的多发囊肿。患者可以有疼痛、囊内出血，少部分有胆管压迫，影响门静脉与肝静脉的回流。在极少数患者的疼痛性囊肿需经皮引流，或行内镜开窗术甚至部分肝切除。囊内感染需引流。

颅内动脉瘤形成

大约10%的ADPKD患者有无症状的颅内动脉瘤，这一比率是有动脉瘤或蛛网膜下腔出血家族史人群的2倍。出血患者中有20%～40%的患者在数小时至2周内有蛛网膜下腔出血前的先兆性头痛。在ADPKD患者中，如出现无特征性或严重的突发头痛，应迅速诊治。增强螺旋CT或核磁共振是诊断的最佳方式。对于有阳性家族史的18～40岁患者，应进行颅内动脉瘤的筛查。

二尖瓣脱垂

有20%的ADPKD患者可见二尖瓣脱垂。

诊断

查体常显示肾脏不规则增大或肝增大。确诊依赖于超声（图11.53）。但超声检查对20岁以下的患者不能确诊。

筛查

应对确诊为ADPKD的患者的子女与兄弟姐妹进行筛查。患者应接受规律的血压检查并行遗传咨询。20岁以前不需行超声检查，这是由于排除诊断较困难，且20岁前高血压较少见。即使到20岁，超声检查也可能出现假阴性。家系中可用基因连锁分析。

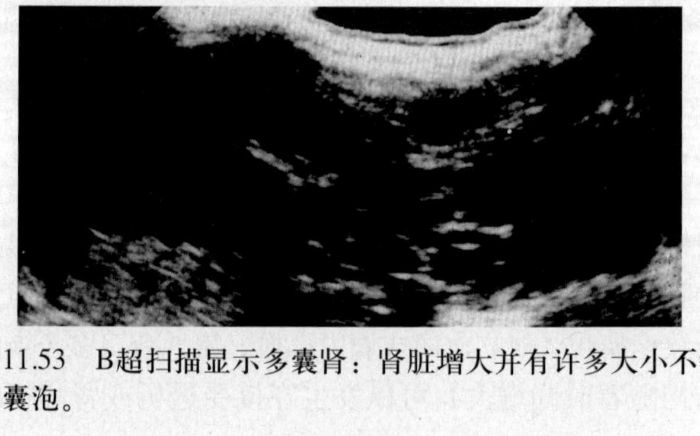

图11.53　B超扫描显示多囊肾：肾脏增大并有许多大小不等的囊泡。

治疗

目前尚无有效治疗。但在与人类 ADPKD 密切相关的动物多囊肾模型中，一些物质包括血管升压素受体抑制剂可能会使囊性进展停止甚至逆转。ADPKD可能对腺苷环化酶抑制剂或cAMP磷酸酶抑制剂较敏感。已发现治疗浓度的咖啡因可以增强去氨加压素对来自 ADPKD 囊的培养内皮细胞分泌氯化物的刺激作用。

髓质囊性疾病（“青少年肾痨”）

“青少年肾痨”在儿童期早年起病，是一种常染色体隐性遗传疾病。近期发现突变基因为 *NPHP1-4*。突变的蛋白—— nephrocystin 与 inversin 都存在于肾小管的纤毛上。另一种与此类似的髓质囊性疾病在儿童期晚些时候发病，是一种常染色体显性遗传疾病。两种疾病均有散发病例。尽管命名为“髓质囊性疾病”，最显著的组织学特征是肾间质炎症与肾小管萎缩，之后出现髓质囊肿。进行性肾小球功能衰竭是继发过程。

显著特征是多饮、多尿与发育迟缓。诊断需依据家族史与肾活检，而影像学上囊肿很少被发现。

髓质海绵肾

髓质海绵肾是一种较少见的疾病，通常表现为肾绞痛及血尿。虽然散发常见，但也有受累的家系。本病特征为肾乳头处集合管的扩张或囊性变。在严重的病例，髓质呈现海绵状。病变可以累及一侧或两侧肾脏，或一侧肾脏的部分结构。囊肿的形成往往与囊内小结石相伴。大约 20% 的患者有高钙血症或肾小管酸中毒。可见骨骼的偏侧肥大。

诊断依靠排泄性泌尿系造影，可显示肾乳头处小结石形成，并且因为囊肿与集合管充满造影剂，放射密度增加（见图 11.33）。

病史为因结石所致的周期性肾绞痛或血尿。肾功能通常保持良好且肾衰竭少见。但肾盂或输尿管结石所致的梗阻性肾病除外。

推荐读物

Gattone VH II, Wang W, Harris PC, Torres VE (2003) Inhibition of renal cystic disease development and progression by a vasopressin V2 receptor antagonist. *Nature Medicine* **9**: 1323–1326.

Joly D, Hummel A, Ruello A, Knebelmann B (2003) Ciliary function of polycystins: a new model for cystogenesis. *Nephrology, Dialysis, Transplantation* **18**: 1689–1692.

肾脏和泌尿生殖系统的肿瘤

恶性肾脏肿瘤

恶性肾脏肿瘤占全部恶性肿瘤的 1% ~ 2%，男女比为 2 : 1。

肾细胞癌

肾细胞癌（RCC）来源于近端肾小管上皮细胞，是成人最常见的肾脏肿瘤。平均发病年龄为55岁，很少出现在 40 岁以前。

在被称作 von Hippel-Lindau 病的常染色体显性遗传病中，双侧RCC 常见，还可有血管母细胞瘤、嗜铬细胞瘤和肾囊肿。基因研究表明：是位于 3 号染色体短臂的同一个肿瘤抑制基因的突变导致了 von Hippel-Lindau 病和RCC。在散发RCC的瘤体中也常见到3号染色体短臂的缺失。显微镜下RCC大多由胞浆透亮的大细胞组成，瘤体内血管丰富。

临床特征

患者表现为血尿、腰痛和腰部肿块。还可伴有乏力、食欲缺乏和体重下降（30%），5%的患者出现红细胞增多症。30%的患者有高血压及贫血，是由于肿瘤产生肾素并抑制促红细胞生成素。20%的患者发热。25%的患者发现时已有转移，偶尔可见肿瘤侵犯左肾静脉，阻塞左睾丸静脉回流，导致左侧精索静脉曲张。

诊断

排泄性尿路造影术可以显示肾脏的占位性病变，10%可见钙化。超声检查不但可以发现肿块，还可以了解深静脉及下腔静脉是否通畅。但这两项检查可能漏诊小的 RCC（直径 < 3cm）。CT 扫描也可以检查肾脏占位性病变以及肾静脉或下腔静脉的受累情况。MRI 对于肿瘤分期比 CT好。肾动脉造影可以显示肿瘤的血

液循环，但近来已少用。尿细胞学检查对查找瘤细胞对本病的诊断没有价值。血沉常升高。肝酶可以异常，肿瘤切除后恢复正常。

治疗

治疗通常行肾切除术，但若为双侧肾癌或对侧肾功能很差，可以采取部分肾切除术。如果肿瘤已转移，也应行肾切除术，因为已有报道在去除原发灶后转移灶可以消退。醋酸甲羟孕酮对于转移病灶的治疗有一定效果。白介素-2和β-干扰素治疗可以使20%的患者缓解。骨髓非清除性异基因（同胞）外周造血干细胞移植对于转移病灶的显著疗效也已有报道。由于基因突变发生在肿瘤抑制基因*VHL*上，因此，RCC患者血管内皮生长因子（VEGF）分泌增多。目前已有在转移的患者中使用抗VEGF抗体（bevacizumab）的临床试验，结果是转移灶的进展速度减慢但患者的整体生存率并没有改变。近来，皮下注射肾癌疫苗被用于无转移的RCC 根治术后患者，5 年生存率为 77%，而对照组为 68%。这些新的研究有助于改善 RCC 患者的预后。

预后

预后主要取决于肿瘤的分化程度以及是否转移。5 年生存率分别为：肾脏局部肿瘤为 60% ~ 70%，淋巴结受累为 15% ~ 35%，远处转移者仅为 5%。

肾母细胞瘤（Wilms 瘤）

肾母细胞瘤发病年龄主要在 3 岁以内，可以累及双侧。通过排泄性尿路造影术及动脉造影术可以诊断。肾切除术、放疗和化疗的联合治疗可以大大提高患儿的生存率（即使已转移）。在英国，1971 ~ 1985 年间，其 5 年生存率为 79%。

尿路上皮肿瘤

移行上皮细胞覆盖在肾盏、肾盂、输尿管、膀胱和尿道管腔表面。移行细胞癌患者占所有因恶性肿瘤死亡患者的 3%。40 岁以前少见，男女比为 4 : 1。膀胱癌发病率是输尿管癌或肾盂癌的 50 倍。

易感因素有：

- 吸烟
- 接触工业致癌物（化工、电缆和橡胶工业中的萘胺和对二氨基联苯）或摄入马兜铃酸（中药减肥制剂）
- 接触药物（如非那西丁、环磷酰胺）
- 慢性炎症（如血吸虫，通常与鳞癌有关）。

临床表现

膀胱癌患者中无痛性血尿最常见，偶尔可因血块堵塞尿道而疼痛。有时尿痛也可由于局部神经受到侵犯引起。患者还可表现为尿路感染症状，但尿培养阴性。患者的症状也可由局部转移引起。

肾脏和输尿管的移行细胞癌可表现为血尿。若堵塞尿路可以出现腰痛。

检查

应常规进行尿细胞学检查以查找瘤细胞，并应进行肾脏显像检查（超声和CT）。除非已明确上尿路肿瘤，都应行膀胱镜检查。男性 20岁以下、女性30岁以下的血尿伴菌尿患者，若抗感染有效且尿细胞学检查及肾脏成像正常，则无需行膀胱镜检查。对原因未明的血尿患者应定期检查，有时逆行肾盂造影也可提供帮助。

治疗

肾盂和输尿管癌的治疗：采用肾输尿管切除术，化疗和放疗效果不好。由于约一半的患者会发展为膀胱癌，因此，应定期行膀胱镜检查。

膀胱癌的治疗：治疗取决于分期（尤其是是否已穿透膀胱肌）及分化程度。

浅表膀胱癌可采用经尿道切除或局部电切，以后定期进行膀胱镜和尿细胞学检查。复发者可膀胱内注射阿霉素、丝裂霉素和卡介苗。

70 岁以下的浸润型膀胱癌患者应采用根治性的膀胱切除术，70 岁以上者可采用根治性放疗，若复发，则应行补救性膀胱切除术。膀胱切除后需要用空肠代替膀胱，如果可能与尿道连接或行空肠造瘘。

预后

未累及肌层的原位癌患者的 5 年存活率为 80% ~ 90%，转移患者为 5%。

睾丸癌见第 9 章。

前列腺疾病

良性前列腺增生

良性前列腺增生多见于60岁以上者。这类增生在亚洲人相对少见。睾丸切除者的发病情况不详。病因不清。显微镜下可见腺体及结缔组织增生。增生的前列腺牵拉、扭曲尿道，可阻塞膀胱排空。

临床特征

常见的早期表现是尿频、夜尿增多。排尿费力或延迟伴尿线无力、排尿后滴淋也很常见。还可表现为急性尿潴留或伴有溢出性尿失禁的尿潴留。偶尔患者可由于前列腺静脉破裂或结石或感染导致严重血尿。重度急性肾衰竭偶尔可见。

腹部检查和直肠指诊可以发现充盈的膀胱。良性增大的前列腺直肠指诊可以触及质软的前列腺，但不能准确确定大小。

治疗和预后

有轻至中度症状的患者应观察随访，因为有时手术后症状反而会加重。

有中度症状的患者可以采用药物治疗，包括α阻断剂坦索罗辛，5α还原酶抑制剂非那雄胺。后者可以抑制睾酮转化为刺激前列腺肥大的双氢睾酮。上尿路扩张的肾功能恶化患者需要手术治疗。

急性尿潴留或溢出性尿潴留治疗的首要目标是缓解痛苦和建立尿道导管引流。若不能导尿，应行耻骨上导管引流。进一步的治疗为立即行前列腺切除，术后一段时间放置导尿管，或永久留置耻骨上导管或尿道导管。

前列腺癌

前列腺癌占英格兰和威尔士男性所有肿瘤的7%，以及男性恶性肿瘤死亡最常见原因的第4位。随着老龄化，前列腺的恶变比较常见。80岁以上者，80%的男性腺体内存在恶性病灶，但大多数处于休眠状态。组织学上前列腺癌属于腺癌。激素因素在发病中起重要作用。

临床特征

临床表现可为下尿路梗阻或转移灶（特别是骨转移）症状。诊断可由直肠指诊触及前列腺质硬不规则而做出，或由之前认为是良性前列腺肥大而行前列腺切除术后组织检查意外发现癌灶而做出。近年来，发达国家很多患者是通过常规体检筛查前列腺特异抗原（PSA）而被发现的。但目前资料表明，全面普查不一定有益。对有尿失禁和性功能障碍高发病率人群的治疗并不能使存活时间延长。筛查高危人群可能更有益处。

检查

检查包括经直肠前列腺超声检查和前列腺活检。治疗前的组织学检查必不可少。Gleason评分系统是建立在病理改变基础上的。若已存在转移，血清PSA常会显著增高（> 16μg/L），但其在直肠指诊后也会升高。

超声检查和经直肠超声检查对于判断腺体大小和肿瘤分期很有价值。超声检查还可以判断上尿路是否扩张。X线和同位素骨扫描可以显示骨转移（骨硬化的病灶）。

治疗

预防性非那雄胺治疗可阻止或延缓55岁以上人群的前列腺癌的发生，但要面临付出性功能障碍的副作用以及高级别前列腺癌的危险。局限于腺体内的癌应行根治性前列腺切除或放疗。一项早期前列腺癌的前瞻性随机治疗研究比较了对早期前列腺癌行根治性前列腺切除与密切观察及等待的效果，发现前者可以显著降低前列腺癌相关的死亡率，但两者之间的总死亡率并没有显著差异。局部浸润性癌变可单独采用放疗或联合去雄激素治疗。转移性癌应行睾丸切除术，但很多患者拒绝。黄体酮激素释放激素（LHRH）类似物，如布舍瑞林或戈舍瑞林，具有同样疗效。非激素化疗药通常无效。患者的生存时间与年龄、肿瘤分化程度及肿瘤累及范围有关。

老年肾病

肾血管疾病或尿路梗阻在老年人比在年轻人更易造成肾衰竭。在男性梗阻常由于良、恶性前列腺肥大引起，在女性梗阻常由盆腔肿瘤引起。

随着老化，肾小球逐步硬化，同时伴随着粥样硬化性肾血管病，GFR会逐步减退。80多岁的人若GFR为50 ~ 60ml/min（相当于年轻人的一半），可以认为是正常的。随着老化，常可见肌肉量减少，这可能会掩盖肾功能恶化。在老年患者，其 GFR ≤ 50ml/min 时，其血肌酐可能低于0.12mmol/L。若在老年患者中使用血肌酐来判断肾功能，则必须考虑这一因素。在老年人中使用部分或全部经肾排泄的药物时，更应考虑这一因素。

尿路感染

老年人尿路感染比较常见，在男性主要见于前列腺疾病所致的膀胱排空障碍，在女性主要见于神经性膀胱。症状可以不典型，主诉包括尿失禁、夜尿增多、尿液气味加重或排尿不适感。证实菌尿合并上述症状时需要治疗。

尿失禁

尿失禁定义为尿液不自主流出并影响正常生活。见于 25% 的老年女性和 15% 的老男男性。

- 急迫性尿失禁：通常是由于膀胱逼尿肌活性过度使患者感到膀胱充盈而引起的尿失禁。它常见于老年人，主要继发于局部因素，如膀胱炎或结石，或中枢因素，如卒中、老年痴呆和 Parkinson 病。
- 压力性尿失禁：是由于腹压增高引起的尿失禁，在咳嗽或打喷嚏时尿道括约肌松弛所致，常见于产后妇女。
- 溢出性尿失禁：是指从充盈的膀胱溢出尿液，见于有前列腺梗阻的男性、脊髓损伤后、或有膀胱憩室或妇科手术后的妇女。
- 功能性尿失禁：是指由于残疾不能正常如厕时的尿失禁，见于卒中、创伤或老年痴呆。

治疗

- 查体应注意局部病变，如男性的前列腺肥大、女性的妇科疾病，以及中枢神经系统问题，如神经系统病变或痴呆。
- 尿检查：如糖尿、尿培养。
- 治疗病因：如便秘、药物、其他伴随疾病。
- 急迫性尿失禁：膀胱训练，抗肌张力药物，如奥昔布宁和托特罗定。
- 压力性尿失禁：盆腔底部锻炼。
- 溢出性尿失禁：解除尿道梗阻。
- 功能性尿失禁：提高功能、定期排尿、使用尿垫。

处理

对于对治疗没有反应且可能是可治愈问题的患者，应进一步评估尿动力学。对有压力性尿失禁的老年患者，专家的建议和治疗与护理和医疗技巧相结合意义重大。家访对指导患者如厕很重要。对于已经建立的尿失禁，导尿也许是必要的，但如有可能，应尽可能避免。尿失禁及其治疗是主要问题，并不仅限于老年人。

（刘 刚译 刘立军校）

推荐读物

Joachim D, Richter A, Hoffman L et al. (2004) Adjuvant autologous renal tumour cell vaccine and risk of tumour progression in patients with renal cell carcinoma after radical nephrectomy: phase III randomized controlled trial. *Lancet* **363**: 594–599.

Motzer RJ, Bander NH, Nanus DM (1996) Medical progress: renal cell carcinoma. *New England Journal of Medicine* **335**: 865–875.

Nelson WG, de Marzo A, Isaacs WB (2003) Prostate cancer. *New England Journal of Medicine* **349**: 366–381.

Prostate cancer series (2003) *Lancet* **361**: 859–864; 955–964; 1045–1053; 1122–1128.

Slavin S (2000) Cancer immunotherapy with alloreactive lymphocytes. *New England Journal of Medicine* **343**: 802–803.

Thompson IM, Goodman PJ, Tangen CM et al. (2003) The influence of finasteride on the development of prostate cancer. *New England Journal of Medicine* **349**: 215–224.

Yang JC, Howarth L, Sherry RM et al. (2003) A randomized trial of bevacizumab as anti-vascular endothelial growth factor antibody, for metastatic renal cancer. *New England Journal of Medicine* **349**: 427–434.

本章参考文献

Cameron JS, Davison AM, Grunfeld JP et al. (eds) (2004) *Oxford Textbook of Clinical Nephrology*. Oxford: Oxford University Press.

Parsons M, Cardozo L (2004) *Female Urinary Incontinence in Practice*. London: Royal Society of Medicine.

Schrier RW (ed) (1997) *Renal Electrolyte Disorders,* 5th edn. Philadelphia: Lippincott Raven.

Current Opinion in Nephrology and Hypertension is a monthly journal with review articles, each issue devoted to one or two topics.

Journal of the American Society of Nephrology is the highest impact journal in nephrology with bimonthly self-assessment programme (SAP) supplements.

Kidney International is the major journal associated with the International Society of Nephrology – monthly with original and review articles.

Nephrology, Dialysis, Transplantation is the major European journal devoted to the subject, with review articles, editorial comments and original papers.

重要网址

http://www.tinkershop.net/nephro.htm

Nephrology calculator

http://www.nephronline.org

For healthcare professionals involved in the management of patients with kidney disease

http://www.renalnet.org

Kidney information clearing house database

http://www.kidney.org.uk/

UK charity run by and for patients

水、电解质和酸碱平衡 12

人体在健康状态时，细胞外和细胞内的体液和生化组成保持非常稳定的状态。在疾病状态时，细胞外液量或电解质组成会发生改变，了解这些异常状态对治疗各种临床疾病非常重要。

人体内水分的构成和分布

在正常人体内，水分占男性体重的 50% ~ 60%，占女性体重的45% ~ 50%。一个体重为70千克的健康男性，体内水分总共约有42升。这些水分主要分布在三部分：

- 细胞内液（28升，约占干体重的35%）
- 细胞间液（9.4升，约占干体重的12%）
- 血浆（4.6升，约占干体重的4% ~ 5%）。

另外，还有少量水分存在于骨骼、致密结缔组织和分泌液中，如消化液和脑脊液。

细胞膜将细胞内液和细胞间液分隔开，毛细血管壁将血浆和细胞间液分隔开（图12.1）。在无溶质的情况下，水分子可以自由的移动，从半透膜两侧通过的水分子数量相等。但是在膜的一侧加入溶质后，分子间的粘合性会降低水分子的活动力，结果，由于水分子向无溶质侧跨膜自由扩散减少，水分子倾向于留在溶质侧。渗透压是用溶剂中的溶质微粒对水分子的吸引力来衡量的。

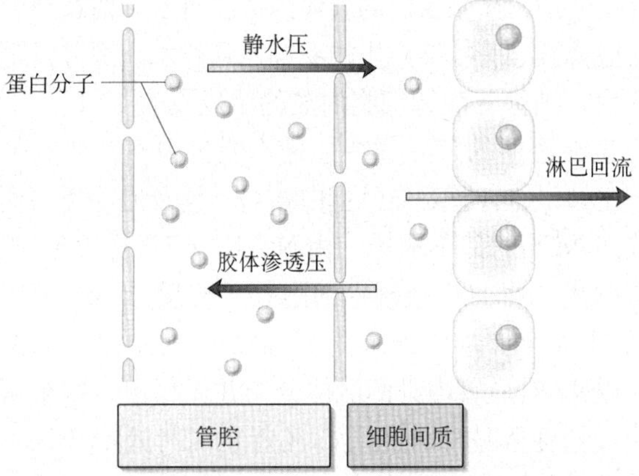

图12.1 **水在血管内、外（间隙内）的分布情况**。这主要取决于静水压和胶体渗透压之间的平衡。前者使液体进入间隙内，而后者使液体留在血管内。部分间隙组织液可经淋巴系统回流入血。腹腔和胸腔内液也有类似的平衡机制。

渗透压

渗透压是水分在细胞内液、细胞间液和血浆分布的主要决定因素。在这些液体中溶质的分布各不相同，每种液体中都有一种电解质占优势，从而决定这种

表 12.1 细胞内液和细胞外液的电解质组成

	血浆 (mmol/L)	细胞间液 (mmol/L)	细胞内液 (mmol/L)
Na^+	142	144	10
K^+	4	4	160
Ca^{2+}	2.5	2.5	1.5
Mg^{2+}	1.0	0.5	13
Cl^-	102	114	2
HCO_3^-	26	30	8
PO_4^{2-}	1.0	1.0	57
SO_4^{2-}	0.5	0.5	10
有机酸	3	4	3
蛋白质	16	0	55

液体的渗透压：K^+ 主要分布在细胞内液，细胞内液的 Mg^{2+} 是结合状态的，对渗透压不产生影响，Na^+ 主要存在于细胞间液，蛋白主要存在于血浆。血浆容量的调节机制有些复杂，血浆蛋白的胶体渗透压将水分留在血管内的功能会被心脏收缩产生的毛细血管静水压部分抵消（图 12.1）。细胞外液和细胞内液的组成见表 12.1。

产生渗透压的溶质的特征是不能自由离开所在的位置，比如，血管壁对血浆蛋白相对不具有通透性，而细胞膜对 Na^+ 和 K^+ 不通透，由 Na^+/K^+-ATP 泵将 K^+ 限制在细胞内，将 Na^+ 限制在细胞外。相反，Na^+ 可以自由透过血管壁，使细胞间液和血浆达到相同的浓度，所以 Na^+ 对血管内外的液体分布并无作用。尿素可以自由通过血管壁和细胞膜，在肾衰竭时尿素升高不会对总的液体分布产生影响。

总之，体内的 Na^+ 储备是细胞外液的主要决定因素。通过对 Na^+ 排泌的调节可以维持细胞外液的稳定。例如，如果 Na^+ 的摄入增加，细胞外液的 Na^+ 增加，细胞外液的渗透压增加致细胞内的水分外移，细胞外液容量扩张。人体通过增加尿 Na^+ 排泌来恢复平衡。

不同种类补液的分布

图 12.2 显示了单独补充 1 升的水、生理盐水和胶体液产生的不同效应。静脉输入 1 升水和输入 5% 的葡萄糖一样，均匀地分布到细胞内、细胞间和血管内。而输入等量的 0.9% 的生理盐水则只分布在细胞外液，所以可以纠正细胞外液脱水——钠可以使水留在细胞外液。输入 1 升的胶体液产生的胶体渗透压可以将水留在血管内，从而纠正低血容量。

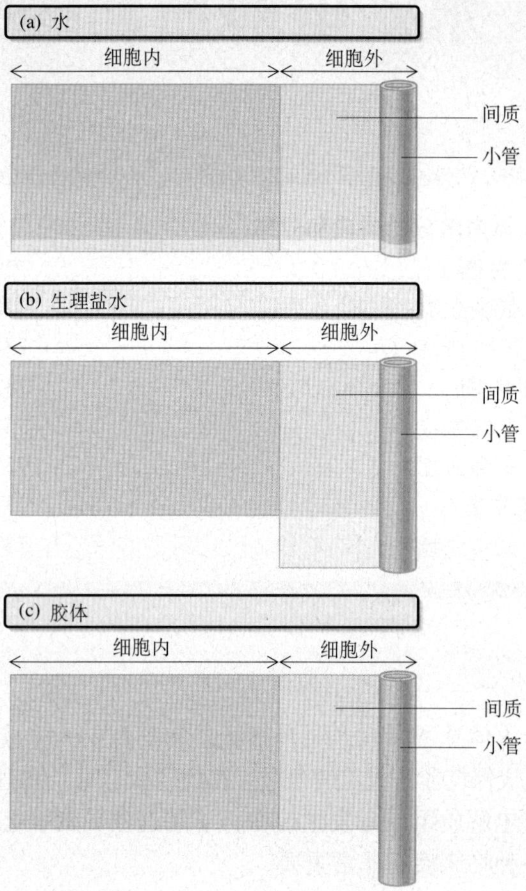

图 12.2 输入 1 升（a）水、（b）生理盐水和（c）胶体溶液后的相对效应。

细胞外液的调节（图 12.3）

细胞外液量主要取决于细胞外液钠浓度，而细胞外液的调节主要通过肾对钠的密切调控实现，肾脏对钠的排泌量随循环血量的变化而变化。一个体重为 70 千克的男性，血浆量占细胞外液总量的 1/3（4.6 升），其中 85%（3.9 升）在静脉循环，只有 15%（0.7 升）在动脉循环。Schrier 提出动脉的充盈——或有效动脉血容量（EABV）——是肾脏进行水钠排泌的首要决定因素。为了保持人体内液体的动态平衡，有效的动脉血容量组成有效循环血量。动脉的充盈依赖于心排出量和外周动脉阻力维持正常的比率。所以，有效动脉血容量的减少是由于心排出量减少或外周动脉的阻力下降（动脉血管树的储血能力增加）。有效动脉血容量增加时，Na^+ 排泌增加可超过 100mmol/L；相反，有效动脉血容量下降且肾功能正常时，尿液中的 Na^+ 可以全部重吸收。

这种 Na^+ 排泌的变化不仅取决于滤过量的变化——主要是肾小球滤过率（GFR）的变化，还取决于肾小管

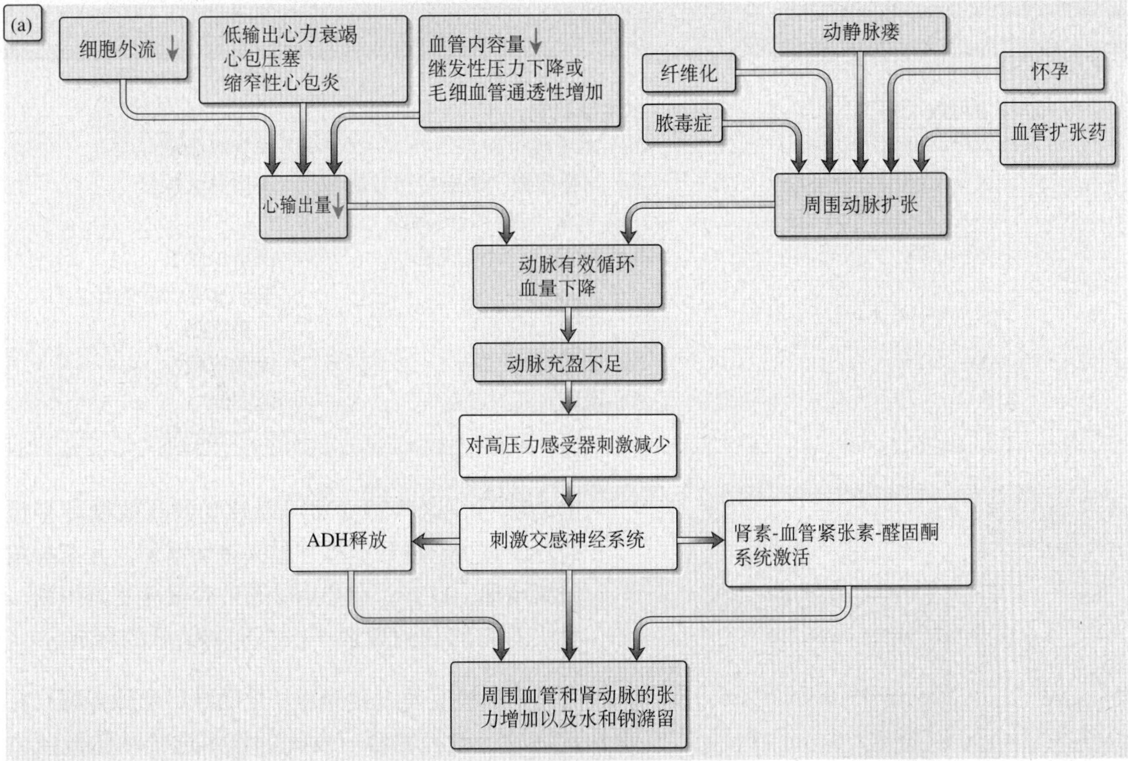

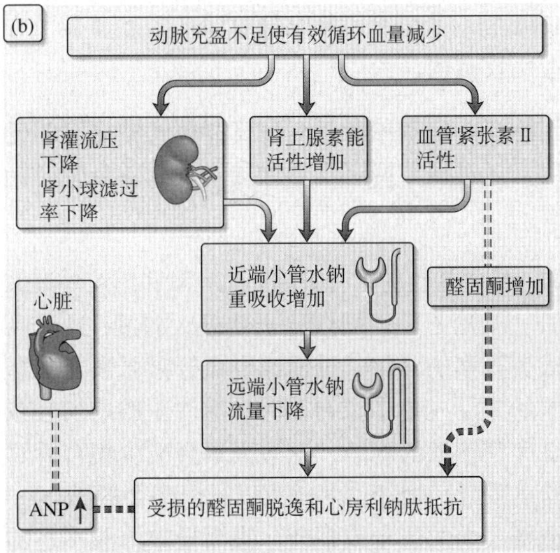

图12.3 (a) 由心排出量下降或外周血管扩张导致的水钠潴留的过程图。
(b) 受损的醛固酮逃逸和心房利钠肽（ANP）的机制。
Modified from Schrier RW (1997) *Renal and Electrolyte Disorders*, 5th edn.

的重吸收，而后者受多种因素影响。一般来说，肾小管重吸收Na^+受有效循环血量影响是主要的适应机制。表12.2 和图 12.4 显示了分段 Na^+ 重吸收的部位和决定因素。虽然髓袢和远端小管对 Na^+ 的调节起主要作用，但这些节段重吸收 Na^+ 的量随着流经这些部位的总钠量变化，即重吸收Na^+是流量依赖性的。与之相比，Na^+重吸收的神经体液调节主要依据身体需要，发生在近端肾小管和集合管。

表 12.2 钠离子在不同的肾单位节段转运的机制

肾小管节段	滤过的 Na^+ 重吸收（%）	Na^+ 进入小管的主要机制	调节转运的主要因子
近曲小管	60 ~ 70	Na^+-H^+ 交换 Na^+ 与葡萄糖、磷酸盐和其他有机溶质进行同向转运	血管紧张素 II 去甲肾上腺素
髓袢	20 ~ 25	Na^+-K^+-$2Cl^-$ 同向转运	流量依赖性 氧化亚氮介导的压力性钠排泌
远曲小管	5	Na^+-Cl^- 同向转运	流量依赖性
集合管	4	Na^+ 通道	醛固酮 心房利钠肽

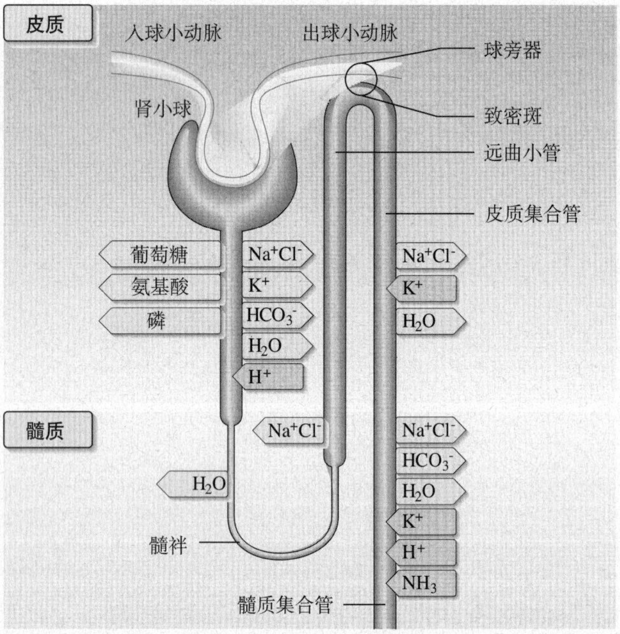

图12.4 肾单位——在不同部位肾小管液进行离子交换的情况。

细胞外液的神经体液调节

神经体液对细胞外液的调节主要由容量感受器介导，容量感受器主要感受有效动脉血容量的变化而不是钠浓度的变化。这些感受器分布在心脏和肾组织。

- **肾内感受器**：在入球小动脉壁上的感受器通过球旁器对肾小球的灌注起反应，控制肾素-血管紧张素-醛固酮系统活性。另外，远端小管的钠浓度和交感神经的活性影响球旁器的肾素释放。血管紧张素 II 刺激肾脏产生前列腺素 I_2 和 E_2，维持肾小球滤过率和水、钠排泌，调节血管紧张素 II 的保钠作用
- **肾外感受器**：位于左心房、胸主静脉、颈动脉窦和主动脉弓，这些感受器可以感受到有效循环容量的轻度减少，导致交感神经兴奋性增加，儿茶酚胺分泌增加。此外，在心房分布的容量感受器控制一种强有力的利钠激素——心房利钠肽的释放。

高压动脉感受器（颈动脉、主动脉弓和球旁器）在哺乳动物的容量控制中所发挥的作用远较动脉低压力容量感受器重要。低压力容量感受器分布在胸腔组织（心房、右心室、胸静脉、肺血管），它们在容量调节方面的作用比较微弱。

醛固酮及心房利钠肽：对每日肾脏的钠排泌的变化起作用，通过调节两者含量增加或减少集合管对钠的重吸收。

- 例如，给予**盐负荷**，有效循环血容量和组织外液量增加，肾灌注压和动脉灌注压升高。肾灌注压升高会减少肾素的分泌，进而减少血管紧张素 II 和醛固酮的分泌（图 18.27）。动脉灌注压的增加会减少心房利钠肽的释放。这些因素会减少集合管对钠的重吸收，增加钠的排泌以排出多余的钠。
- 对**钠摄入少**的患者或呕吐、腹泻导致体液不足的患者，有效循环血量的减少会增加肾素-血管紧张素-醛固酮系统的活性，减少心房利钠肽的分泌，这样会增加钠在集合管的重吸收，减少钠的排泌，以增加细胞外液量至正常。

较显著的血容量减少，GFR 下降，近端小管和髓袢升支细段对钠的重吸收增加，这是因为交感活性增强直接作用于肾和间接地刺激肾素、血管紧张素分泌和抗利尿激素释放（见图 12.3b）。压力利钠现象是防止有效循环血量改变的最后机制。显著持续的血容量

不足导致系统低血压，增加近端小管和髓袢升支对水钠的重吸收。这个过程可能由髓质静水压和局部前列腺素、氧化亚氮的变化介导。

水肿情况下的液体调节

在心衰、肝硬化和低蛋白血症导致水肿的情况下，尽管细胞外液量增加，但水钠潴留依然发生。水钠潴留发生的主要原因是由于心力衰竭或外周血管阻力不足所致的动脉充盈不足，后者进而可导致动脉压力或张力下降（对动脉容量感受器刺激减少），使交感神经活性增强，肾素-血管紧张素-醛固酮系统活性增强，抗利尿激素释放增多。这些神经体液机制会在细胞外液增加时促进水钠潴留。在疾病和健康状态下，血管的充盈程度和细胞外液的神经体液调节机制构成了Schrier 的容量动态平衡假说的基础（图 12.3a）。

醛固酮逃逸和心房利钠肽抵抗

在心衰、肝硬化和低蛋白血症导致水肿的情况下，不仅肾素 - 血管紧张素 - 醛固酮系统的活性增强，而且醛固酮的活性也较正常人和醛固酮分泌增加的Conn综合征患者更为持久。在正常人中，大剂量的盐皮质激素最初可以增加肾脏的保钠作用，使细胞外液增加1.5 ~ 2升左右。之后，肾脏的保钠作用停止，重新建立钠平衡，所以没有可见的水肿发生。对盐皮质激素介导的保钠作用的逃逸可以解释为什么水肿不是原发性醛固酮增多症（Conn 综合征）的特征。这种逃逸现象是建立在受醛固酮影响的集合管部位处钠流量增加的基础之上。细胞外液增多致血管过度充盈导致远端小管钠流量增加，从而抑制交感神经活性和血管紧张素Ⅱ的产生，使心脏心房利钠肽释放增加。这些综合作用使近端小管对钠的重吸收减少，抵消醛固酮的保钠作用。

在心力衰竭、肝硬化和低蛋白血症导致水肿的患者中，由于醛固酮逃逸不会发生，所以在醛固酮的作用下水钠潴留持续存在，给予螺内酯后，由于可以阻断盐皮质激素受体，尿钠排出增加。α- 肾上腺素刺激和血管紧张素Ⅱ增加使更多的钠流至近端肾小管，肾灌注减少和GFR下降使流经肾小管的水钠减少，钠的重吸收增加，流至远端小管和集合管的钠量减少。与此相似，心房利钠肽释放增加只有在集合管钠浓度适当的基础上才能发挥利钠作用。流至远端小管的钠减少是对持续的醛固酮保钠作用、无醛固酮逃逸以及利钠肽抵抗最可能的解释（图 12.3b）。

水排泄的调节

人体内水的动态平衡依靠渴感和肾的浓缩稀释功能调节。这些功能依次受控于细胞内的渗透压感受器，主要是视丘下部、靠近心脏的容量血管上的容量感受器和肾素-血管紧张素系统在一定程度上起作用。其中，主要的也是了解最为清楚的是渗透压感受器。血浆中钠浓度和渗透压的改变可由渗透压感受器察觉，引起渴感，同时室上核和室旁核释放ADH（也叫血管升压素）。

通常对水无通透性的肾皮质和髓质的集合管，在ADH 作用下对水的通透性增高，这在尿液浓缩方面起着中心作用。而 ADH 对尿液渗透压的调节间接地与髓袢升支只重吸收 NaCl、不吸收水有关。这是逆流倍增机制的最初步骤，有两个作用：使小管液稀释和髓质间液浓缩。没有 ADH 的作用，集合管几乎不能对水进行重吸收，排出的尿液呈稀释状态。相反，在 ADH 存在的情况下，肾髓质间液较小管液的渗透压高，沿着渗透压梯度，ADH 促使集合管对水分的重吸收。结果，尿液的渗透压增高，尿量减少。

在肾皮质的集合管有功能完全不同的两种细胞：

- **主细胞**（约 65%）：在细胞膜顶有钠通道和钾通道，像所有可以重吸收钠的细胞一样，在基底侧的细胞膜上有 Na^+/K^+-ATP 泵。
- **嵌入细胞**：不转运 NaCl（因为 Na^+/K^+-ATP 泵活性低），其作用是处理氢和碳酸氢根以及在机体缺钾时对钾重吸收。

ADH 增加集合管对水通透性的作用主要发生在主细胞。ADH 作用在主细胞基底侧的 V2（血管升压素）受体，激活腺嘌呤环化酶，使蛋白激酶活化，含有水通道的细胞质囊泡移至小管腔侧细胞膜并插入其中，水通道横跨小管侧细胞膜，顺着渗透压梯度使水移至细胞内（图 12.5）。这些水迅速通过基底侧细胞膜回到血液循环。ADH 作用完毕后水通道在网格蛋白小窝融合，通过内吞作用从小管侧细胞膜返回细胞浆。这个过程中任何部分有缺陷，如 ADH 与其感受器连接障碍或水通道功能障碍，都可能造成 ADH 抵抗，尿量增多。这种疾病称为**肾性尿崩症**。

血浆渗透压

除了影响水的排出，ADH在渗透压调节方面起着

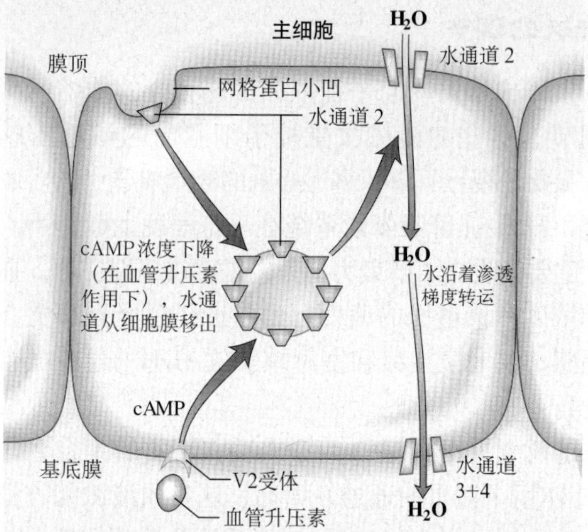

图12.5 **肾集合管中由水通道介导的水分转运。**血管紧张素Ⅱ受体受到刺激会引起由 cAMP 介导的水通道插入细胞膜顶端，使水能够顺着渗透梯度转运。Adapted from Connolly DL, Shanahan CM, Weissberg PL (1996) *Lancet* 347：211.

中心作用，因为它的释放直接影响到血浆渗透压。当血浆渗透压小于 275mOsm/kg 时，血浆的钠浓度常低于 135 ~ 137mmol/L，循环中基本没有ADH，但是当血浆渗透压超过阈值时，ADH 的分泌迅速增加。

下面的两个例子将说明基本的渗透压调节机制，这种机制非常有效地使血浆的钠浓度保持在基值上下 1% ~ 2% 的范围内。

水负荷首先引起血浆渗透压下降，ADH 释放减少，使集合管对水的重吸收减少，多余的水分随着稀释的尿液排出。

出汗过多造成**缺水**后，血浆渗透压增高，ADH释放增加，水分重吸收增加，适度地排出少量的浓缩尿。ADH 在肾的作用可以最大限度地减少进一步失水，但是不能弥补已经出现的水分缺乏，所以理想的渗透压调节需要同时发生的渴感刺激水分的摄入。对缺乏 ADH 的中枢性尿崩症患者的研究证实了渴感的重要性，这些患者常主诉明显多尿，这是由于集合管对水分重吸收障碍。但是这些患者并没有明显的高钠血症，因为尿液的水分丧失是由口渴机制引起的饮水弥补。

渗透压调节和容量调节

一个普遍的错误观点认为，血浆钠浓度的调节与尿钠排出的调节密切相关。但是它更多地与容量调节相关，容量调节的感受器和效应器与水平衡和渗透压调节的感受器和效应器完全不同。评估患者的情况时，这两种途径应该分开考虑。

- **水负荷**后 ADH 释放减少，水分在 4 ~ 6 小时内很快排出。这个过程非常有效，不对容量调节产生影响，ANP 的释放没有变化，肾素 - 血管紧张素 - 醛固酮系统活性没有变化。这样，稀释尿液排出，对钠的排出几乎没有影响
- 相反，**等渗盐水**的输入，会造成容量的增加，但是不改变血浆渗透压。这种情况下，ANP 的分泌增加，醛固酮分泌减少，ADH分泌没有变化。综合效应是相对等渗的尿液中尿钠排出增多。

有些情况下，容量和渗透压均改变，两个调节途径均被激活。比如，一个肾功能正常的人，吃咸薯片和花生没有喝水，多摄入的盐会增加血浆渗透压，导致水分从细胞内移出，增加细胞外液量。渗透压的增高会刺激 ADH 释放和产生渴感（这是一些饭店和酒吧免费供应盐渍食物的原因），增加的容量会使ANP分泌增加，并抑制醛固酮的活性。综合作用是钠的排泌增加而水的排泌不增加。

这种将容量和渗透压调节分开的原则在抗利尿激素分泌异常综合征（SIADH）患者中很明显。SIADH 患者排水异常、低钠血症，是由于持续作用的 ADH 所致。但是 ANP 和醛固酮的释放并没有变化，对钠的处理能力正常。治疗原则是纠正低钠血症，并限制水的摄入。

ADH 的分泌还受一些非渗透性因素的影响，如血压（手术、创伤）、有效循环血量显著减少（心衰、肝硬化）、精神失常、恶心，在这些情况下，ADH 的分泌不受渗透压影响。这是由于交感神经过度兴奋室上核和室旁核。除了保水作用，在这些情况下 ADH 还通过激活血管上的 V1（血管升压素）受体起到促进血管收缩的作用。

细胞容量的调节

在细胞外液和细胞内液渗透压改变时，如何维持一定体积是每个细胞均面临的重要问题。绝大多数细胞通过激活特定的代谢或膜转运机制膨胀或缩小体积，以便恢复至静息状态下的体积。在暴露于低渗溶液数分钟后，细胞膨胀，许多细胞的共同特征是增加细胞膜对钾和氯的通透性。虽然细胞内的钾外移可以减少细胞容量，但是氯离子的外移对于细胞内液减少的作用有限，因为细胞内的氯含量相对较少。事实上其他细胞内的渗透物质，如牛磺酸和其他氨基酸，从细胞内移出，可以使细胞体积减小。相反在细胞处于高渗环境

中，这些机制反过来可以维持细胞体积正常。以肾髓质为例，位于肾乳头顶部的小管细胞总是暴露在高渗环境中，这些细胞有赖于吸收小分子物质，如甜菜碱、牛磺酸和肌醇，并合成更多的山梨酯和糖化磷酸胆碱来维持细胞容量。

细胞外液增加

细胞外液增加可以发生在许多疾病状态下，临床症状取决于多余液体的分布位置，以及液体的增加是局部的还是全身的。依据 Starling 原则，多余液体的分布取决于：

- 静脉容量决定静脉可以容纳多少血液和静水压
- 毛细血管通透性
- 胶体渗透压——主要取决于血浆白蛋白浓度
- 淋巴管引流情况。

在这些因素的作用下，液体的积聚可能导致间质水分增多和（或）血容量增多。

临床特征

外周水肿是由细胞外液至少增加2升（15%）所致，脚踝通常是最早出现水肿的部位，但在硬皮病患者较少出现（因为皮肤紧致，难以伸展）。水肿可能出现在脸部，尤其在早晨。患者卧床时，水肿会出现在骶骨部位。间质液体增加也会导致肺水肿、胸膜渗液、腹水。血管内容量增加可能造成颈静脉压力增高、心脏扩大、心脏附加音、肺底部捻发音，以及大动脉压增加。

病因

细胞外液增加主要由于氯化钠潴留，盐的摄入量增加并不总能引起细胞外液的增加，因为保持内环境稳定的机制会增加钠的排出。但是，快速大量的生理盐水静脉输入会引起容量增加。因此细胞外液增加大多与肾脏的氯化钠潴留有关。

心力衰竭

心脏排出量的减少使有效循环血量减少和动脉充盈减少，使肾素-血管紧张素-醛固酮系统激活，ADH释放增加，通过容量感受器和压力感受器使肾脏交感神经激活（图 12.3a）。交感神经的过度激活间接增加ADH和肾素-血管紧张素-醛固酮的活性。这些作用积累的效果是外周和肾小动脉阻力增加和水钠潴留、细胞外液增加、静脉压增加、水肿形成。

肝硬化

机制较复杂，包括外周血管舒张（也许是由于氧化亚氮产生增加）使有效动脉血量（EABV）减少、动脉充盈减少。这导致和心衰及其他病症伴随的外周血管显著扩张（图12.3a和 b）相同的一连串反应，综合的效果是外周和肾小动脉阻力增加、水钠潴留、水肿形成。

肾病综合证

间质水肿是低蛋白血症和肾病综合征的普遍临床表现，间质液体的增加继发于钠在细胞外液的积累。这是由于盐的摄入和肾排出的不平衡，及通过毛细血管壁水分转运的不同。肾内的钠潴留发生在皮质的集合管（CCD），其基底侧细胞膜Na^+/K^+-ATP泵的表达和活性增加了三倍。而且，CCD上皮细胞的对阿米洛利敏感的钠通道活性增加。正常情况下，在 ANP 影响下髓质肾小管对钠的排泌增加，肾的钠潴留作用可能被抵消。由于肾病综合征患者cGMP（ANP的第二信使）的分解增强，磷酸二酯酶活性增强，使 ANP 调节机制减弱。

经典的理论认为水肿的产生是由于细胞胶体渗透压减少，而跨毛细血管胶体渗透压梯度增加。但是，胶体渗透压和跨血管胶体渗透压梯度没有变化，跨毛细血管的静水压梯度没有变化。相反的，毛细血管对水的传导性（衡量通透性的标准）增加，这取决于组成紧密连接（由 occludins、claudins 和 ZO 蛋白组成）和固有连接（由钙黏蛋白、链蛋白和肌动蛋白细胞骨架组成）的内皮细胞中大分子复合物。在肾病综合征患者TNF-α水平增高，活化蛋白激酶 C 使occludin磷酸化，毛细血管通透性增加。另外，循环中增加的ANP通过改变细胞间连接复合物的通透性增加毛细血管对水的通透性。然后，有效血容量减少，进而心脏排出量减少，血管充盈减少，可以导致一系列如心衰、肝硬化时发生的反应（见上文和图12.3）。这些因素导致细胞外液增加，水肿形成。

钠潴留

GFR 下降使肾排钠能力下降。这可能是急性的，如急性的肾病综合征，或作为慢性肾衰竭表现的一部分。在肾衰竭终末期，细胞外液盐的摄入与透析排出保持平衡。

多种药物均可导致水钠潴留，尤其是肾功能受损的患者更易发生。

- **雌二醇**有微弱的类醛固酮作用，可致轻度的钠潴留，导致月经前期体重增加
- **盐皮质激素和甘草类药物**（后者加重氢化可的松的钠潴留作用）有类醛固酮作用
- 非甾体抗炎药在由心衰、肝硬化、肾动脉狭窄等情况激活肾素 - 血管紧张素 - 醛固酮系统的条件下，导致钠潴留。

一定数量的水在体内不引起明显的临床水肿或静脉压升高。数升液体可以积聚在胸膜腔或腹膜腔内。这些腔被称为第三间隙，骨骼是水和钠的储存池。

其他原因造成的水肿

- 刚开始胰岛素治疗的 1 型糖尿病患者和重新进食的营养不良者都可能会出现一过性的水肿，机制很复杂
- 由于毛细血管前动脉松弛而造成的毛细血管压升高可以导致水肿。最好的例子是二氢吡啶类钙通道阻滞剂硝苯地平造成的外周水肿
- 毛细血管对蛋白的通透性增加，使组织间的胶体渗透压增高，可以导致水肿。可以发生在补体缺陷综合征、肿瘤化疗患者使用白介素-2、卵巢的高刺激综合征。

女性的特发性水肿

定义为在无心衰、低蛋白血症、肾脏和内分泌疾病的女性发生的水肿。水肿呈周期性发作，月经期前较严重，月经期后缓解。患者主诉脸、手、胸部、大腿水肿，感觉发胀。其特征为在白天钠潴留，夜间钠排泌增加。站立时毛细血管对蛋白的通透性增加，血容量异常减少可能是水肿的原因。水肿对利尿剂有反应，但是停用后又恢复水肿。另一种相似的利尿剂依赖的钠潴留是由滥用利尿剂所致，比如想减肥而应用利尿剂。并不是所有的特发性水肿患者都需要使用利尿剂。

局部水肿

局部水肿不反映细胞外液的失衡，但是会造成临床困惑。如由于静脉受损或手术致血栓形成造成的踝部水肿、固定不动造成的踝部或腿部水肿、锁骨下静脉血栓造成的手臂水肿、上腔静脉的阻塞造成的面部水肿。毛细血管对蛋白的通透性增加，造成局部胶体渗透压下降，由组胺和白介素等炎症因子介导。局部淋巴管引流不畅可致淋巴管性水肿。

处理

治疗潜在疾病，如纠正心衰、停用可使水肿加重的药物，如 NSAID。

对盐的摄入进行限制只能起到部分作用，但对利尿剂抵抗的患者有效。将盐的摄入量减少到每天 100mmol 比较容易，但是想在不影响口感的情况下再减少摄入量比较困难。

刺激静脉回流，增加心排出量，增加 ANP 的释放，会增加钠和水的排泌。对于充血性心力衰竭的患者应当严格卧床休息。浸入水中可使血液重新分布到中心静脉，但是没有实用价值。使用静脉弹力长筒袜或绷带，在心衰的患者中可以减轻水肿。

利尿治疗的主要原理是增加水、钠、氯从肾排泄（表12.3）。利尿剂影响多种细胞膜上的离子泵，这些离子泵具有肾脏特异性，向近端小管分泌离子，导致小管液中各离子的浓度远高于身体其他部位。

临床对利尿剂的应用

袢利尿剂（见图 12.6）

此类强效利尿剂用于各种原因造成的细胞外液增加。它们通过阻断髓袢升支粗段钠、钾、氯通道导致氯化钠和水排出。还可以通过扩张静脉容积，先于利尿作用达到迅速改善左心室衰竭的作用。不良反应如下：

- 尿酸潴留，导致痛风
- 低钾血症
- 降低糖耐量
- 过敏性肾小管间质肾炎、其他过敏性反应
- 肌痛——尤其是布美他尼
- 耳毒性（对内耳的钠泵活性影响）——尤其是呋塞米
- 影响锂的分泌——毒性作用。

在多数情况下，这类药物可选择性很小。布美他尼口服的生物利用度优于呋塞米，特别是对于多处外周水肿的患者。在增加静脉容积治疗左心衰上，布美他尼优于呋塞米。大剂量应用袢利尿剂会导致肌肉痉挛。

表 12.3 利尿剂的种类和临床应用

种类	主要作用	举例	临床应用	利尿强度
袢利尿剂	使髓袢的升支粗段 Na^+-K^+-Cl^- 共同转运减少	呋塞米 布美他尼 托拉塞米	容量超负荷（充血性心衰，肾病综合征，慢肾衰） ？急性肾衰 抗利尿激素分泌异常综合征	+++
噻嗪类利尿剂	在早期使远曲小管 Na^+-Cl^- 共同转运减少	苄氟噻嗪 氯噻酮 美托拉宗 吲达帕胺	高血压 容量超负荷（心衰） 高尿钙症	++
保钾利尿剂	集合管（主细胞）对 Na^+ 重吸收减少（通过与钾进行交换）	醛固酮拮抗剂如螺内酯、乙哌立松	高醛固酮血症（原发性和继发性） Bartter 综合征 心衰 肝纤维化伴液体超负荷	+
		其他：阿米洛利 氨苯蝶啶	防止钾缺乏，与噻嗪类或袢利尿剂同时应用	
碳酸酐酶抑制剂	近端集合管 Na^+- HCO_3^- 重吸收减少 房水形成↓	乙酰唑胺	代谢性酸中毒 青光眼	+

噻嗪类利尿剂（见图 12.7）

较袢利尿剂作用弱，通过阻断远曲小管的钠、氯通道来发挥作用。其造成的尿酸潴留、糖耐量下降和低钾血症较袢利尿剂更明显。此类利尿剂干扰水的排泌、造成低钠血症，特别是与阿米洛利和氨苯蝶啶联用时。这个临床效应对治疗尿崩症有效。噻嗪类利尿剂具有扩张外周血管的作用，机制不完全清楚，不依赖其利尿作用，广泛地被作为高血压的基本用药，还广泛用于治疗轻度和中度的心力衰竭。噻嗪类药物减少钙离子排泌，可以用来治疗特发性高尿钙症，但是会引起高钙血症。

有许多药物可供选择，它们半衰期不同。甲苯喹唑酮具有肾损害作用，不推荐使用。

保钾利尿剂（见图 12.8）

这类利尿剂的作用最弱，常与噻嗪类和袢利尿剂合用，以防止低钾血症。主要分两类：

- **醛固酮拮抗剂**：在集合管中与醛固酮竞争，减少钠的重吸收。如螺内酯和依普利酮（半衰期更短）。螺内酯用于心衰的患者，因为它能显著拮抗由醛固酮造成的心肌重构，减少致死率。依普利酮没有抗雄激素和抗黄体酮的副作用，是未来一线的醛固酮拮抗剂
- **阿米洛利和氨苯蝶啶**：通过阻滞集合管上皮细胞的钠通道来抑制钠的重吸收，通过减少跨膜管腔侧负电压来减少钾的分泌。

碳酸酐酶抑制剂

是弱效利尿剂，除了治疗青光眼，临床上已很少用。可能会造成代谢性酸中毒和低钾血症。

水利尿剂（血管升压素或 ADH 受体阻滞剂）

血管升压素 V2 受体拮抗剂在治疗血管升压素升高而导致的水肿中可能有效，如心衰、肝硬化、SIADH。非肽类的V2受体拮抗剂在形成水利尿方面非常有效。对于心衰患者和肝硬化患者的研究显示，使用这种药物可以不必过于严格限水即可使血浆渗透压恢复正常。研究显示血管升压素 V1 和 V2 受体拮抗剂联合应用对心衰有利，但尚未经过临床试验证实。如果要安全地使用这种药物需要确认患者服药前无低血容量，要注意纠正稀释性低钠血症，后者常见于心衰和肝硬化。

利尿剂抵抗

利尿剂抵抗可能原因：

- 生物利用度低
- GFR 下降，可能是由于循环血量下降，尽管同时存在水肿（如肾病综合征、局部原因造成的水肿）或肾实质疾病
- 潴钠机制被激活，特别是通过醛固酮。

处理：静脉应用利尿剂可能有效，在GFR下降的患者中需应用大剂量的袢利尿剂以使肾小管液中达到有效药物浓度，但是成人呋塞米的用量一天最多不能超过 2 克，因为本药有耳毒性。静脉输入清蛋白溶液可暂时恢复肾病综合征患者的血浆胶体渗透压，但是使袢利尿剂的利钠作用失效。

对于顽固性水肿的患者，联合应用多种利尿剂会有所帮助。一种袢利尿剂加上噻嗪类利尿剂，可以将两个部位对钠的重吸收阻断，如果再加上一种保钾利尿药，则这种效应会增强。甲苯喹唑酮联合袢利尿剂对顽固性充血性心力衰竭有效，因为它们起作用较少依赖肾小球滤过率。但是这两种强力的利尿剂联合应用可以造成严重的电解质失衡。氨茶碱和多巴胺对治疗顽固性的心源性钠潴留有帮助。此外，胆茶碱可以抑制髓质集合管磷酸激酶的活性，使cGMP反应延迟（ANP的第二信使）。

肾功能的作用

所有的利尿剂都会使血尿素升高，这是由于在髓质尿素的重吸收增加。噻嗪类药物还可以促进蛋白质分解。有时应用利尿剂会降低 GFR：

- 过度应用利尿剂可导致容量不足和肾前性肾衰竭
- 利尿剂可能会造成肾小管间质病
- 噻嗪类可以直接导致GFR下降，机制复杂且尚未完全明确。

细胞外液减少

水钠的减少会使间质液和血容量减少，还会影响器官功能。

临床特征

临床表现多样。口渴、肌肉痉挛、恶心和呕吐、体位性眩晕都可能出现。严重的循环血量减少会造成低血压，损伤脑灌注，造成意识障碍，以致昏迷。

症状可以依据是间质液失水还是循环失水分为两大类：

- **间质液丢失**导致皮肤失去弹性——皮肤受压后是否可以迅速恢复正常。皮肤随着年龄增长，弹性会逐渐变差，尤其是外周皮肤。颈部的前方三角区和额头是判断皮肤弹性的较好部位
- **循环血量丢失**导致静脉压力下降，如果严重会导致动脉血压下降。成年人丢失 1 升细胞外液，可以由静脉血管收缩来弥补。但如果丢失更多会造成以下症状。

直立性低血压

正常情况下，人站起后血压升高，这是由于站起后静脉收缩，静脉回流增加（保证脑血流灌注）。丧失细胞外液使这一调节被阻止，出现血压下降，这是最早也是最可靠的发现液体不足的征象，需排除其他引起直立性低血压的原因（表 12.4）。

颈静脉低压

在容量不足时，患者的颈静脉搏动只有在患者完全躺平，甚至头向下才能看到，因为左房压低于 5cmH$_2$O。

外周静脉收缩

静脉血量减少、血管塌陷、皮肤温度下降，以致在患者需要补液进行静脉插管都非常困难。脓毒症时也可以出现这种征象，表现为外周血管扩张，血容量减少。

心动过速

这不总是一个可靠的征象。β-受体阻滞剂和抗心律失常药可能防止心动过速，低血容量也可以兴奋迷走神经，引起心动过缓。

表 12.4 直立性低血压：从卧位到立位血压下降的原因

循环血量减少（低血容量）	**药物导致的外周血管收缩的影响**
自发下降	硝酸盐
糖尿病	钙通道阻滞剂
淀粉样变	α- 肾上腺受体阻滞药
Shy-Drager 综合征	
药物导致的自主功能影响	**长期卧床（心血管失去调节能力）**
神经节阻滞药	
三环类抗抑郁药	

病因

盐和水从肾脏、胃肠道和皮肤丢失可见表12.5。

另外，尽管有时机体总的水钠量正常或增多，但可以有血容量不足的征象。

- 败血症导致动脉和静脉扩张，血管容积明显增大。此外，毛细血管血浆蛋白通透性增加，导致水分从血管内移至细胞间质。
- 对于心衰和肾病综合征的利尿治疗，可能会导致血浆容量迅速减少。水肿的消除可能需要较长时间。
- 为消除水肿进行的不适当的利尿治疗（如当水肿是局部而不是整体时）。

表12.5　细胞外液缺乏的原因

失血	**肾脏丢失**
外部的	应用利尿药
隐藏的，如动脉瘤破裂	肾小管保钠功能受损
	反流性肾病
烧伤	肾乳头坏死
	镇痛剂肾病
胃肠道丢失	糖尿病
呕吐	镰状细胞病
腹泻	
回肠造口术	
肠梗阻	

检查

一般来说，血液检查对于评价细胞外液量没有帮助。由于尿素重吸收增加，以及后来的肾前性肾衰竭影响，血浆尿素增高（肌酐也升高），但是这不具有特异性。在肾功能正常时，尿钠很低，但是如果容量减少有肾脏方面的原因（如应用利尿剂、肾实质疾病）则不是这样。在容量减少时，尿渗透压很高（由于水分的重吸收增加），但也常导致误导。

治疗

最重要的一个原则就是丢失多少液体，补充多少液体。

出血

对于急性失血的合理处理是同时输注红细胞和血浆代用品，或者(如果没有上述血制品)可输注全血（慢性贫血主要造成水、钠潴留而不是血管扩张造成的容量减少）。

丢失血浆

血浆的丢失主要发生在严重烧伤或腹膜炎的患者，应该补充人血浆或血浆代用品。

丢失水和电解质

水和电解质的丢失发生在呕吐、腹泻，或肾的额外丢失，应该补充丢失的成分。如果可能，应该口服补充水和钠盐。缓释钠（600mg，每片约含钠和氯各10mmol），通常的剂量是每天口服6～12片，与2～3升水同服。经常用于轻度或慢性水钠缺乏，如肾源性钠丢失。

碳酸氢钠（500mg，每片约含钠和碳酸氢根各6mmol）每天口服6～12片，与2～3升水同服。用来纠正慢性钠缺乏伴酸中毒（如慢性肾衰竭、肾后梗阻性肾衰竭、肾小管酸中毒）。碳酸氢钠在导致钠的正平衡方面的作用较氯化钠弱。

口服补液的溶液在Box2.9进行描述。有时需要静脉输液（表12.6）。如果血压低或出现器官灌注损伤（如少尿、意识障碍）需要快速输液（如每小时1000ml或更多）；血浆代用品（胶体）通常用于急救时补充足够的循环血量。对于这样的患者反复进行临床评估非常重要，经常测量中心静脉压可以作为临床评估的补充（见第15章，休克的处理）。严重的低血容量导致静脉收缩，以维持静脉回流；过快纠正缺水状态可能会引起反作用，出现循环负荷过重（如肺水肿），即使全身的细胞外液缺乏依然存在。在一些严重性稍低的细胞外液缺水的情况下（如直立性低血压的患者伴急性肾小管坏死）应该每4～6小时补充液体1000ml，然后再次进行临床评估。如果要避免手术中液体缺乏，应24小时内输液1～2升，由于手术应激可以刺激水和钠潴留，因此过度补液和补液不足是同样危险的。必须定期监测液体平衡、体重和血浆电解质。

单独失水

只有非常严重的病例才会导致细胞外液缺乏，因为失水平均分布在身体的各个部位。单独缺水的情况很少见，如尿崩症，或无法进水的患者（如手术后），纠正的方法是补充水分。

如果需要静脉输液，给予5%的葡萄糖，因为输入纯水会导致红细胞渗透性溶解。

Box 12.1 对容量状况的评估

最好是自己观察临床表现。检查：

- 颈静脉压
- 基础的和补液后的中心静脉压
- 连续监测体重
- 监测血压的体位改变
- X 线检查

（刘　莉　刘　刚译　许　戎校）

推荐读物

Allison S (2004) Fluid, electrolytes and nutritition. *Clinical Medicine* **4**(6).

Lee CR, Watkins MI, Patterson JH et al. (2003) Vasopressin: a new target for the treatment of heart failure. *American Heart Journal* **146**(1): 9-18.

Marples D (2000) Water channels: who needs them? Editorial. *Lancet* **355**: 1571-1572.

Mortimer PS, Levick JR (2004) Chronic peripheral oedema. *Clinical Medicine* **4**: 448-453.

Plant L (2003) Clinical use of diuretics. *Clinical Medicine* **3**: 517-520.

Schrier RW (1992) A unifying hypothesis of body fluid regulation. *Journal of the Royal College of Physicians, London* **26**: 295-299.

Sterns RH (2003) Fluid, electrolyte, and acid base disturbances. *Nephrology Self-Assessment Program* **2**(1): 1-40.

钠失衡

就像前面讨论的那样，钠的浓度是受容量受体调节的，在健康人，通过水的调节来维持正常的渗透压（在不输入其他影响渗透压的液体时）和钠浓度。钠失衡是由水调节异常引起的。

低钠血症

低钠血症（Na＜135mmol/L）是临床上最常见的电解质紊乱之一，可能与正常的细胞外液容量和体内总钠浓度（表 12.7）有关。

假性低钠血症很少见，是由于高脂血症（高胆固醇血症或高三酰甘油血症）或者高蛋白血症，造成钠浓度的检测值假性偏低。因为钠只能溶解于水中，因此全部血浆中钠的含量并不低。这种状态下，血浆渗透压是正常的，并不需要纠正所谓的“低钠血症”。注意：应当排除由于从输入低钠液体的肢体静脉采血而引起的“低钠血症”！

缺钠性低钠血症

这是由于盐丢失大于水分的丢失，原因见表 12.8。这种状态下，通过下丘脑渗透压感受器抑制了 ADH 的分泌；但是随着水分的进一步丢失，容量感受器发挥作用，刺激渴感以及 ADH 的释放，从而使机体维持正常的血液循环。

表 12.6 在纠正水电解质紊乱时静脉补液的一般应用

	Na^+ (mmol/L)	K^+ (mmol/L)	HCO_3^- (mmol/L)	Cl^- (mmol/L)	适应证（见脚注）
正常的血浆值	142	4.5	26	03	
0.9% 盐水	150	–	–	150	1
0.18% 盐水 + 4% 的葡萄糖	30	–	–	30	2
5% 的葡萄糖 + 0.3% 的氯化钾	–	40	–	40	3
1.26% 的碳酸氢钠	150	–	150	–	4

1. 给低血容量的患者扩容，如果钠丢失较多则较难维持液体的平衡。补液的钠浓度（150mmol/L）超过血浆浓度会造成高钠血症，通常会加入 20 ~ 40 mmol/L 的钾。
2. 在容量和钠浓度均正常的患者维持液体平衡。
3. 为补充水分，可给予含或不含氯化钾的液体，也可以将 0.9% 的生理盐水作为（2）的替换。
4. 为低血容量的患者补液，有酸中毒的患者可替换（1）。在盐排泄、酸中毒的患者中偶尔联合（2）维持液体平衡。

表 12.7 伴有正常细胞外液的低钠血症的原因	
ADH 异常分泌	**ADH 敏感性增加**
迷走神经病变	氯磺丙脲
（不能抑制 ADH 释放）	甲苯磺丁脲
促肾上腺皮质激素（ACTH）	
或糖皮质激素缺乏	**ADH 类似物**
（Addison 病）	催产素
甲状腺功能减退	去氨加压素
严重的钾缺乏症	
	不可检测的渗透压活性
抗利尿激素分泌失调综合征	**物质刺激 AHD 释放**
（见表 18.36）	葡萄糖
	慢性长期饮酒
精神疾病	甘露醇
“精神性烦渴”	Sick-cell 综合征（细胞
非渗透性 ADH 释放？	内离子流失）
抗抑郁治疗	

表 12.8 伴有细胞外液减少的低钠血症

肠道	肾脏
呕吐	渗透性利尿（如高血糖、严重的尿毒症）
腹泻	大量使用利尿剂
出血	肾上腺皮质功能不全
	肾小管间质病
	单侧肾动脉狭窄
	急性肾小管坏死恢复期

肾功能正常时，肾外钠的丢失、容量的减少会引起尿钠排泄减少，水分排泄也会减少，尿钠浓度小于10mmol/L。然而，肾性失钠的患者，肾功能失去代偿，解决口渴的惟一生理性保护方法是补水。

临床特征

随着钠的丢失，临床上主要表现为失水。在有明显的肠道丢失、糖尿病或使用利尿剂时，很容易确诊。

表 12.9 列出了潜在的每日肠道丢失的水分和电解质。肾性失钠或肾上腺皮质病变可能不太容易明确诊断，但可以从尿钠中得到提示，例如尿钠浓度大于20mmol/L，就有明显的临床失水表现。

治疗

针对原发病因治疗。

对于健康人：

- 口服电解质 - 葡萄糖混合物
- 增加盐的摄入量，慢补钠 60 ～ 80mmol/d。

对于呕吐的患者或严重失水的患者：

- 静脉补充 0.9% 的生理盐水及钾
- 酸碱失衡通常不必纠正。

水过多导致的低钠血症（稀释性低钠血症）

这是由于水的摄入量明显多于肾的排泄能力所致。当肾功能正常时，即使患者每小时喝1升水，也不容易出现稀释性低钠血症。通常是由于医源性因素引起的，如给术后的患者过量输入5%葡萄糖，而且这种情况还可能因为应激状态时 ADH 分泌增加而加重。术后低钠血症是常见的临床情况（大约 1% 的患者会发生），其中 20% 的患者会有临床表现。马拉松参赛者大量饮水，和“运动大量饮水者”可能发生低钠血症。绝经前的女性最容易发生术后低钠性脑病，因为年轻女性术后 ADH 水平比年轻男性高 40 倍。为了预防低钠血症，临床没有禁忌证的情况下，术后应使用等张生理盐水，而避免使用低张液体。对持续静脉补液的任何患者，均应每日监测血钠浓度。

低钠血症在急性少尿性肾衰竭患者中较常见，在慢性肾衰竭患者中多是由于不恰当的“灌注”液体所致。由于水过多导致的低钠血症见于心衰、肝硬化或肾病综

表 12.9 肠道每日丢失的水和电解质的平均浓度

	Na^+（mmol/L）	K^+（mmol/L）	Cl_3^-（mmol/L）	容量（ml/24 h）
胃	50	10	110	2500
小肠				
新近的回肠造口术	120	5	110	1500
改良性回肠造口术	50	4	25	500
胆汁	140	5	105	500
胰液	140	5	60	2000
腹泻	130	10 ~ 30	95	1000 ~ 2000+

合征患者（表12.10）。在所有这些情况下，常常会有肾小球滤过率的下降，以及近端肾小管钠和氯重吸收功能的增强。这会导致到达髓袢升支的氯交换下降，产生“自由水”的能力下降，导致不能完成尿液稀释。常见于使用了可以同时阻断氯重吸收并干扰髓袢（袢利尿剂）或远端小管（噻嗪类利尿剂）稀释功能的利尿剂。

临床特征

稀释性低钠血症：急性低钠血症时临床症状较明显。当血钠高于 120mmol/L 时常没有明显的临床表现，当血钠低于 110mmol/L 或者更低时，常会出现症状。主要是由于细胞外液渗透压下降，水从细胞外液转移到细胞内，引起脑细胞水肿，从而导致一系列的中枢神经系统症状及体征。

低钠性脑病：症状和体征常常不特异，包括头痛、意识混乱和由于坐立不安导致困倦、肌阵挛、惊厥到最终昏迷。可能同时有其他原发病的表现，如充血性心力衰竭或肝病。

低钠血症的危险因素：大脑对于低钠血症的调节源于血液和脑脊液的平衡，包括钠、钾和有机渗透溶液，以降低脑内的渗透压。不同的因素都可能干扰正常的调节。这些因素比血钠的变化更能预测低钠性脑病的发生。年龄在 16 岁以下的孩子，由于他们的大脑 / 颅腔容量比大于成人，更容易发生低钠性脑病。绝经前女性由于性激素的抑制作用和抗利尿激素对于大脑循环的作用导致血管收缩和脑灌注下降，因此比绝经后女性以及男性更容易发生低钠性脑病。低氧血症是低钠性脑病的主要危险因素。低钠血症的患者可能由于非心源性肺水肿或者高碳酸血症性呼吸衰竭导致低氧血症。有症状的低钠血症可能会突然发生呼吸衰竭。最近的研究表明，低氧血症对于有症状的低钠血症患者的死亡有很强的预测作用。

检查

临床可以诊断的与细胞外液量增多有关的低钠血症通常不需要进一步检查。如果细胞外液量正常，低钠血症很少见，应当仔细进行以下检查：

- 排除 Addison 病
- 排除甲状腺功能减退症
- 应当考虑 ADH 分泌失调综合征和药物诱导的水潴留。

注意，钾和镁的丢失可以刺激ADH的释放，从而导致利尿剂相关的低钠血症。ADH分泌失调综合征常被过度诊断。有些是与刺激 ADH 分泌的阈值下调有关，而非自发的 ADH 分泌，例如长期大量饮酒。

表 12.10　伴有细胞外液增加的低钠血症的原因

心脏衰竭
肝衰竭
少尿性肾衰竭
低白蛋白血症

治疗

可能的情况下，要纠正原发病因。大多数病例仅仅需要限水治疗（每天饮水 500 ~ 1000毫升），并且谨慎使用利尿剂。应纠正低镁、低钾血症。轻度低钠血症，缓慢静滴0.9%生理盐水就足够了。急性水潴留、有严重的神经系统症状时，如癫痫发作或昏迷，应当使用3%（513mmol/L）的高张氯化钠溶液。静滴时要非常缓慢（每小时不超过 70mmol），前 4 个小时的目标是提高血清钠 8 ~ 10mmol/L，48 小时内不应当超过 15 ~ 20mmol/L。通常情况下，纠正血浆钠不要超过 125 ~ 130mmol/L。假设体内水的总量占体重的50%，1ml/kg 的3%的氯化钠溶液可以将血浆钠提高 1mmol/L。某些情况下，可以使用呋塞米预防肺水肿并增加低钠血症的纠正速度。禁止给已经存在水潴留的患者静滴高张氯化钠溶液，因为可能诱发急性心衰，在这种情况下，可以使用 20% 的甘露醇 100 毫升增加水的排泄（详见后）。

在大多数慢性低钠血症患者中，大脑可以通过调节降低细胞内液的渗透压。急性细胞外液渗透压的升高，尤其是血钠和血浆渗透压升高“过头”，可能导致脑细胞严重缩水，发生“脑桥中央髓鞘溶解”综合征，直接导致死亡。然而，最近有证据表明，低钠血症状态时，髓鞘溶解损伤的发生与钠的纠正速率无关，而是与前期存在的低氧血症、肝病和中枢神经系统受辐射有关。最新治疗低钠血症性脑病的方法是使用血管升压素 V2 受体的拮抗剂，可以增加自由水的清除。目前 V2 拮抗剂仅用于实验室研究。

抗利尿激素分泌异常综合征

将在第 18 章描述。

高钠血症

较低钠血症少见，常提示失水。可能由于（表12.11）：

- 口渴感觉受损或意识不清
- 垂体性尿崩症（下丘脑不能分泌 ADH）
- 肾性尿崩症（对 ADH 没有反应）
- 渗透性利尿，如糖尿病酮症
- 水经过皮肤或肺失去过多。

额外使用了高张氯化钠溶液也可能导致高钠血症，例如：

- 过多使用 0.9%（150mmol/L）生理盐水补液
- 使用含钠过多的药物（如哌拉西林）
- 心脏猝死时使用 8.4% 碳酸氢钠溶液。

高钠血症常会提高血浆渗透压，刺激口渴感觉。如果口渴感觉正常，并且不限制水的摄入，以上各种情况均不会导致高钠血症。例如，尿崩症患者，如果增加饮水量，可以维持正常的血清钠浓度，除非并发了其他疾病。老年人通常会丧失口渴感觉，因此容易出现失水。高钠血症可以发生于细胞外液量正常、下降和增多时，并不表示总体钠含量的增加。

临床特征

高钠血症的临床表现通常无特异性，可以有恶心、呕吐、发热和意识障碍。长期的多尿、多饮和烦渴提示尿崩症，提示垂体病变。既往的用药史可能提示曾使用肾毒性药物。对于细胞外液容量的评价可以指导复苏。还应当评价精神状态，严重高钠血症可能会发生惊厥。

表 12.11　高钠血症的原因

ADH 缺乏	两性霉素 B
尿崩症	急性肾小管坏死
医源性	**渗透性利尿**
给予高张性含钠液体	全胃肠道外营养
	高渗性糖尿病昏迷
ADH 不敏感（肾性尿崩症）	
锂	**其他**
四环素	水摄入不足

检查

应同时检测血浆、尿液的渗透压和钠浓度。高钠血症时，血浆渗透压升高。如果尿液的渗透压低于血浆渗透压，提示尿崩症。在垂体性尿崩症时，使用去氨加压素可以提高尿液的渗透压；血管升压素的类似物对于肾性尿崩没有作用。尿渗透压高提示可能为某种溶质（如肠道外营养）导致的渗透性利尿，或者是肾外失水过多（如热休克）。

治疗

治疗为对因治疗，如：

- ADH缺乏，血管升压素替代治疗，不会增高血压
- 注意停用导致肾性失水的药物，并且口服和静脉补充水。

严重（>170mmol/L）高钠血症，开始时应当使用 0.9%（150mmol/L）的生理盐水。避免过快降低血钠浓度；目标是48小时纠正高钠血症即可，纠正过快容易导致脑水肿。

中度（如>150mmol/L）高钠血症，应当使用5%的葡萄糖溶液或 0.45% 的氯化钠溶液；后者在高渗性糖尿病性昏迷中更推荐使用。此时需要很大量液体的输注——每天 5 升或者更多。

如果临床有失水的证据，往往提示同时存在失钠和失水。有关此治疗的讨论见第 12 章。

推荐读物

Adrogue HJ, Madias NE (2000) Hypernatremia. *NewEngland Journal of Medicine* **342**: 1493-1499.

Adrogue HJ, Madias NE (2000) Hyponatremia. *New England Journal of Medicine* **342**: 1581-1589.

Cadnapaphornchai MA, Schrier RW (2000)Pathogenesis and management of hyponatremia.*American Journal of Medicine* **109**: 688-692.

Moritz ML, Carlos Ayus J (2003). The pathophysiolgy and treatment of hyponatraemic encephalopathy: an update. *Nephrology, Dialysis, Transplantation* **18**: 2486–2491.

钾失衡

血清钾浓度的调节

每日钾的摄入量因饮食而异，通常在80～150mmol。大多数人体内的钾（成年男性为3500mmol）存在于细胞内。血清钾的水平由以下因素调控：

- 细胞摄取钾
- 肾排泄
- 肾外丢失（如胃肠道）。

细胞对钾的摄取受细胞膜上的Na^+/K^+-ATP酶和血钾浓度调节。

以下因素可以增加细胞对钾的摄取：

- 胰岛素
- β-肾上腺素能药物
- 茶碱。

以下因素可以降低细胞对钾的摄取：

- α-肾上腺素能药物
- 酸中毒时通过细胞膜表面的K^+/H^+交换
- 细胞损伤或死亡时大量的钾释放。

醛固酮刺激集合管的K^+/H^+分泌，以交换Na^+，导致肾排钾增加（见图12.8）。因为H^+和K^+在交换机制中互相影响，酸中毒降低钾的排泄，碱中毒增加钾的排泄。高钾血症可以刺激醛固酮的分泌，血管紧张素Ⅱ的水平增加，和某些药物一样，这些可以保护机体对抗高钾血症和细胞外液的丢失。机体对于饮食中钾含量低的调节机制是减少醛固酮的分泌。然而，醛固酮也受容量状态的影响，而且明显的低钾可能源于长期的摄入不足，血钾的维持相对困难。

很多药物通过影响醛固酮的释放（如肝素、非甾体类抗炎药），或者通过影响钾的排泄（如利尿剂）来影响钾的平衡。

正常状态时，每天摄入的钾仅有10%由胃肠道分泌。呕吐物含钾5～10mmol/L，长期慢性呕吐可能会导致低钾血症，还有钠的丢失，刺激醛固酮的分泌，进而增加肾排钾增加。钾由结肠分泌，腹泻的排泄物含钾10～30mmol/L；大量的腹泻可以导致明显的低钾血症。结肠直肠绒毛腺瘤很少导致大量的腹泻和钾的丢失。

低钾血症

原因

慢性低钾血症最常见的原因是利尿治疗（尤其是噻嗪类利尿剂）和高醛固酮血症。急性低钾血症常发生于静脉点滴不含钾的液体以及钾的再分布。常见原因见表12.12。

表12.12 低钾血症的原因

增加肾脏排钾	Bartter综合征
利尿剂：	Liddle综合征
噻嗪类	Gitelman综合征
袢利尿剂	
	摄入减少
醛固酮分泌增加	静脉输注不含钾的液体
肝衰竭	饮食摄入不够
心衰	
肾病综合征	**细胞内钾的再分布**
Cushing病	β-肾上腺素能激活
Conn综合征	急性心肌梗死
分泌ACTH瘤	β-受体激动剂：如非诺特罗、沙丁胺醇
外源性肾上腺皮质激素	胰岛素治疗，如糖尿病酮症
糖皮质激素	
甘珀酸	巨细胞性贫血的纠正，如维生素B_{12}缺乏
甘草（对肾脏的作用类似皮质醇）	
	碱中毒
肾脏疾病	低钾血症性周期性麻痹
1型和2型肾小管酸中毒	
肾小管损伤（利尿状态）	**胃肠道丢失**
急性白血病	呕吐
细胞毒药物治疗	严重腹泻
肾毒性	长期使用泻药
两性霉素	绒毛状腺瘤
氨基糖苷类	回肠造口术或输尿管乙状结肠造口术
尿道梗阻	
	瘘
	肠梗阻或小肠梗阻

少见原因

Bartter综合征

包括代谢性低钾血症、碱中毒、高尿钙症、血压正常、血浆肾素和醛固酮增加。这一疾病最初表现为髓袢升支粗段钠和氯的重吸收障碍（图12.6）。钠-钾-二氯协同转运蛋白（NKCC2）、ATP调节的肾外髓层的钾

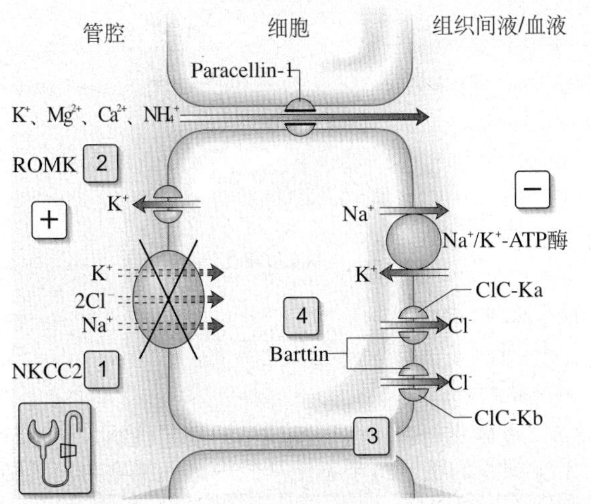

图12.6　**髓袢升支粗段的转运机制。**钠和氯在升支粗段通过布美他尼敏感的钠-钾-二氯共同转运体（NKCC2）重吸收。细胞内低钠和低氯状态通过Na^+/K^+-ATP酶和肾脏特异-细胞基底膜侧的氯通道（ClC-Kb）产生，并由此激活电中性的转运子。腔内钾浓度的恢复会影响NKCC2，通过ATP调节的钾通道（ROMK：鼠髓质外侧的钾通道）保证了NKCC2的功能有效和制造了腔内经上皮的阳性电位。

基因研究已经证实了功能丧失性突变发生在编码NKCC2 [1]、ROMK [2]、ClC-Kb [3] 和 barttin [4] 的基因，导致了不同的亚型的Bartter综合征。与正常情况不同，NKCC2 [1] 功能的丧失影响钠和钾的重吸收。基底膜侧ClC-Kb [3] 和 Barttin [4] 减少了氯的跨膜重吸收。这些功能的丧失将减少上皮细胞的跨膜电位，引起促进细胞旁阳离子（钾、镁、钙和钠）的重吸收减少。Paracellin-1在细胞旁钙和镁的转运中是必需的。在大多数Bartter综合征患者中，尿钙分泌是增加的。高钙血症或钙敏感受体活性的增加可灭活ROMK，引起Bartter综合征。Ka和Kb是肾脏特异性的基底膜外侧的氯通道。ROMK是肾髓质外侧的钾通道。

通道（ROMK）或肾脏特异的基底外侧的氯通道（ClC-Kb）的基因突变分别见于Bartter综合征Ⅰ型、Ⅱ型和Ⅲ型。这些通道功能的丧失，导致钠和氯的重吸收受影响。由于钠和水的减少，肾内前列腺素E_2的产生增加，进一步导致低钾血症和神经体液反应。前列腺素E_2有血管扩张作用，这可能是血压正常的原因。

最近的分子学研究发现了一个被称作barttin的蛋白。它是ClC-Ka和ClC-Kb氯通道的一个β亚单位。Barttin是伴有中枢神经性耳聋的Bartter综合征（BSND）的编码蛋白；其基因突变会导致伴有中枢神经性耳聋和肾衰竭的Ⅳ型Bartter综合征。它是肾小管和内耳上皮细胞基底膜侧氯通道的一个亚单位。它调节氯在髓袢升支粗段（TAL）的排出，以及氯在内耳分泌钾的边缘细胞中的再循环。Ⅳ型是非常少见的一种变异，这种疾病同时存在两个氯通道（ClC-Ka和ClC-Kb）的损害，产生了同样的表型缺陷。

在Bartter综合征中人们还认识到，获得性钙敏感受体（CaSR）的功能突变可导致常染色体显性遗传的低钙血症。在肾脏，CaSR主要表达在肾皮质的TAL的基底膜侧。高钙、高镁或者获得性的功能突变可以激活CaSR，触发细胞内的信号传导，包括释放花生四烯酸、抑制腺苷酸环化酶，均会导致ROMK的活性受抑，使细胞内阳性电荷减少，钙内流增加。CaSR的作用可以解释为什么这个受体的突变可以引起低钙血症、高尿钙症和肾排泄氯化钠，导致类似Bartter综合征的发生。

总之，氯化钠转运障碍引起了一系列改变，类似于长期使用袢利尿剂的情况。最初盐的丢失导致轻度失水，激活了肾素-血管紧张素-醛固酮系统。高醛固酮血症和远端钠的流动增加（源于重吸收的缺陷）增加了钾和氢在集合管的分泌，导致低钾血症和代谢性碱中毒。

诊断要点包括高尿钾、高尿氯、低血钾和低血氯，以及血浆肾素水平增加（原发性醛固酮增多症、低血浆肾素水平）。肾活检可以见到肾小球旁器增生（注意需仔细除外滥用利尿剂）。高钙尿症很常见，但是少见的高镁尿症也可能发生。

治疗包括补钾、使用阿米洛利和吲哚美辛。

Gitelman 综合征

Gitelman综合征是Bartter综合征的表型变异，以低钾血症、代谢性碱中毒、高钙尿症、低镁血症、血压正常、血浆肾素水平以及醛固酮水平增高为特征。Gitelman综合征和长期服用噻嗪类利尿剂导致的生化检查异常相似。噻嗪类利尿剂主要作用于远曲小管，抑制顶端钠-氯协同转运蛋白（NCCT）（图12.7）。通过对于编码NCCT基因的分析已经明确了导致功能丧失的Gitelman综合征的突变。

就像Bartter综合征一样，NCCT的功能缺陷导致了到达集合管的溶质增加，伴随溶质清除增加，体内血容量减少，醛固酮介导的钾和氢的分泌增加。与Bartter综合征不同的是，血容量的减少和低钾血症不足以刺激前列腺素E_2的产生。根据推断，NCCT功能受损引起低钙尿症，类似噻嗪类利尿剂的作用。通过细胞膜顶端钠的重吸收减少和连续的细胞内氯流出的减少，导致细胞极化。这反过来又刺激钙通过顶端电压-感应的钙通道重吸收增加。细胞内钠的减少也通过细胞基底膜

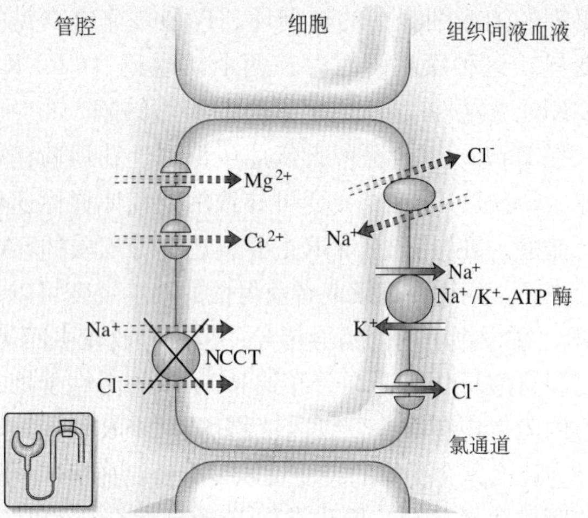

图12.7 **远曲小管的转运机制**。正常状态下，钠和氯通过远曲小管顶端的噻嗪类利尿剂敏感的钠 - 氯协同转运蛋白（NCCT）被重吸收。细胞内低钠和低氯状态通过 Na^+/K^+ - ATP酶和至今还没有明确的细胞基底膜侧的氯通道产生，并由此激活电中性的转运子。在这个肾单位节段中，顶端有一个钙通道，基底膜侧有一个二钠交换体。生理学证据表明，镁的转运机制和钙的转运机制相同。

在 Gitelman 综合征，钠 - 氯协同转运蛋白［*NCCT*(X)］功能丧失性突变导致了钠氯重吸收的减少和钙重吸收的增加。NCCT的功能过度活跃通过一个新的机制导致了Gordon综合征（详见正文）。

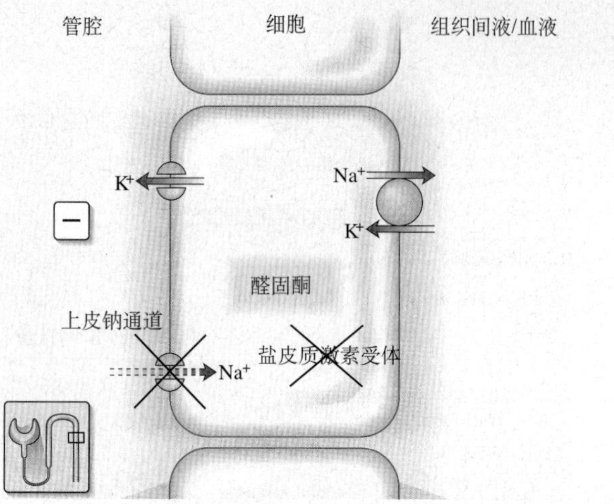

图 12.8 **皮质集合管中醛固酮调节的转运机制**。正常状态下，上皮细胞的钠通道限制钠从腔内进入细胞内。其结果是，腔内产生负电荷，驱使钾从主细胞分泌和质子从α - 间质细胞的分泌（见图 12.12）。

在 Liddle 综合征，编码上皮细胞钠通道的基因发生突变，导致钠发生永久性不可调控的重吸收障碍和钾分泌的增加（未显示）。

在 1 **型假性醛固酮缺乏症常染色体隐性遗传**中，这一基因的功能发生丧失性突变（X)，导致通道的灭活。

常染色体显性遗传变异是编码调节上皮细胞钠通道活性的肾上腺皮质激素的基因发生突变。或者是某些降低上皮细胞钠通道活性的机制导致了钠的丢失、钾和质子分泌的减少。

侧的钠钙交换，进而辅助钙的外流。尿镁增加的机制尚不清楚。治疗包括钾和镁的补充（氯化镁），以及不排钾的利尿剂。因为患者没有脱水，通常不必补充液体。因为没有前列腺素 E_2 的增高，因此不必使用 NSAID。

Liddle 综合征

以失钾、低钾血症和碱中毒为特征，但是同时有肾素和醛固酮产生减少和高血压。这一突变位于编码远端小管和集合管的阿米洛利敏感的上皮细胞钠通道的基因。这会导致上皮细胞钠通道持续活化，促进钠的重吸收以及钾和氢的分泌增加。集合管钠的重吸收不能被调控，引起容量扩张，抑制了肾素、血管紧张素的分泌，导致了低肾素性高血压（图 12.8）。

治疗包括限钠、服用阿米洛利和氨苯蝶啶，既不排钾，又能直接关闭钠通道。由于钠通道活性的增加并不是由醛固酮介导的，因此盐皮质激素拮抗剂螺内酯无效。

低钾性周期性麻痹

摄入糖类可以引发此病，提示胰岛素介导的钾内流可能发挥了作用。此外，这一综合征还见于患有甲状腺功能亢进的中国患者。

临床特征

低钾血症常没有症状。但是严重的低钾血症（＜ 2.5mmol/L）可以引起肌无力。失钾还可以引起症状性低钠血症。

低钾血症可能增加心房和心室的异位起搏心律。其间可能没有直接关系，而是由于肾上腺素能活性增加（如心肌梗死后）引起低钾血症和心脏的兴奋性增加。没有心脏病的低钾血症患者不易出现严重的心律失常。

严重的低钾血症可以增加地高辛和心肌细胞的结合，增强后者的作用并减少其清除，从而增加地高辛中毒的危险。

慢性低钾血症可能与间质性肾病有关，但是其病因还不完全清楚。

治疗

以下可能的原因应予明确，并在可能的情况下给予治疗。见表 12.13 举例。

急性低钾血症可以自发缓解。在很多病例中，停用利尿剂或泻药，同时口服含钾缓释片或泡腾片，都是必

表 12.13 低钾血症的治疗

原因	治疗
饮食摄入不足	多吃新鲜水果/蔬菜或口服补钾剂（每天 20 ～ 40mmol）（含钾药物的补充可能引起胃肠道应激）
高醛固酮血症	螺内酯
如肝硬化，	
使用噻嗪类药物	同时使用不排钾的利尿剂
静脉输液	监测血钾的情况下，谨慎加入20mmol/L的钾离子

要的。静脉补钾仅用于心律失常、肌无力或者严重的糖尿病酮症患者。肾功能不全时的静脉补钾治疗，补充速度不能超过每小时20mmol，并且每个小时监测血钾和ECG改变。氟奋乃静癸酸酯只能混合在0.9%的生理盐水中静滴；不能使用葡萄糖溶液，以防加重低钾血症。

肾上腺疾病将在后面描述（见第 18 章）。

低钾血症不易纠正可能由于同时存在低镁血症。所以应当监测血镁，并及时纠正低镁。

高钾血症

原因

急性自限性高钾血症常在大量运动后发生，没有病理意义。其他情况下的高钾血症可能是由于钾自细胞释放增加或者是肾排泄减少所致（表12.14）。最常见的原因是肾功能不全以及干扰钾排泄的药物引起。联合使用ACE 抑制剂和保钾利尿剂或 NSAID 尤其危险。

表 12.14 高钾血症的原因

排泄减少	外源性补充增加
肾衰竭 *	氯化钾
药物 *：对钾处理的直接效应	盐的替代物
阿米洛利	输注库存血 *
氨苯蝶啶	
螺内酯	**假象**
醛固酮缺乏	体外异常细胞释放增加
低肾素血症性醛固酮缺乏（RIA4 型）	白血病
	感染性单核细胞增多症
Addison 病	血小板增多症
ACE 抑制剂 *	家族性
NSAID	假性高钾血症
环孢素	溶血
肝素	肌肉释放增加
酸中毒 *	静脉采血时使劲握拳
Gordon 综合征	
细胞内释放增加	
（Na^+/K^+-ATP 酶活性降低）	
酸中毒	
糖尿病酮症	
横纹肌溶解 / 组织损伤	
肿瘤溶解	
琥珀酰胆碱（增加了肌肉的去神经支配）	
地高辛中毒	
剧烈的锻炼（α - 肾上腺素能；短暂的）	

* 常见原因。

少见原因

低肾素性醛固酮缺乏症

这也被称之为 4 型肾小管酸中毒。由于酸中毒和醛固酮缺乏症导致高钾血症发生。

1型假性醛固酮缺乏症（常染色体隐性和显性型）

该病发生于婴儿，是由于醛固酮抵抗所致。它以高钾血症和钠排泄增加（低钠血症、细胞外液减少）为特征。常染色体隐性遗传见于有关上皮细胞钠通道活性的基因突变（与 Liddle 综合征相反）而导致的功能丧失。这一改变常常导致多器官和多系统的病变，尤其在新生儿时期很明显。通过大量补充钠和控制高血钾，这些患儿可能存活，而且其表现可能随着年龄的增长而变轻。常染色体显性遗传是由于突变影响了肾上腺盐皮质激素的受体（图12.8）。这些患儿表现为盐的丢失和高钾血症，但是并不累及其他器官和系统。

高钾血症性周期性麻痹（见第 21 章）

可能由运动诱发，源于常染色体显性遗传骨骼肌的钠通道基因突变。

Gordon 综合征（家族性高钾血症性高血压，2 型假性醛固酮减少症）

这一疾病正好与 Gitelman 综合征相反，原发的肾钠潴留引起高血压、容量扩张、低肾素/醛固酮、高钾血症和代谢性酸中毒。而且对于噻嗪类利尿剂导致的钠重吸收的敏感性增加，提示噻嗪类敏感的钠-氯协同转运蛋白（NCCT）受到干扰。然而，基因分析并没有发现 NCCT 存在异常。其中，发现了 1 号和 12 号染色体的两个位点的改变和进一步的基因遗传异质性。这些基因没有相应的离子转运异常，但是发现了意想不到的蛋白质，WNK（无赖氨酸激酶）1 和 WNK4，这是新的丝氨酸和苏氨酸激酶家族的两个关系密切的成员。正常情况下，WNK 4 通过阻止 NCCT 自胞浆转移到细胞膜而抑制其作用。WNK 4 突变导致功能丧失，引起对 NCCT 的抑制消失，在患者表型中可以见到其过度活化。WNK 1 是 WNK 4 的抑制因子，而且在某些Gordon综合征患者中，WNK 1突变致功能丧失导致 WNK4 功能缺陷和 NCCT 过度活化。

氯化琥珀酰胆碱和其他去极化肌松剂

这些药物可以导致钾自细胞内释放。通常情况下，麻醉诱导的肌肉麻痹可能导致血浆钾水平上升 1mmol/L。除非之前存在高钾血症，一般不会发生严重问题。

临床特征

血清钾超过 7.0mmol/L 属于临床急症，常伴有 ECG 改变（图 12.7）。严重的高钾血症可以没有症状，但容易发生由于心搏骤停导致的猝死。有时候，肌无力可能是惟一的症状，除非（这是常见的情况）高钾血症与代谢性酸中毒有关，可引起Kussmaul呼吸。高钾血症导致细胞膜去极化，引起心肌兴奋性降低、低血压、心动过缓和最终心搏骤停。

治疗

严重的高钾血症需要紧急处理来挽救生命，维持性治疗以保证血钾下降，参见急诊Box12.1的总结。应当寻找高钾血症的原因并针对性治疗。

高钾有心脏毒性，它可以灭活钠通道。二价阳离子如钙，可以恢复通道电压活性。

钙离子是通过拮抗高钾血症的作用，而不是改变钾浓度来保护细胞膜。超生理状态**胰岛素**（20 单位）可以促使钾转移至细胞内，每小时降低血钾 1mmol/L，但是必须同时使用葡萄糖以避免低血糖。在胰岛素使用至少 6 小时内，常规测量血糖并准备葡萄糖应急。在非糖尿病患者，可以单独使用葡萄糖，以刺激内源性胰岛素释放，这样不会出现高胰岛素血症，因此不必要额外使用胰岛素。

经静脉或喷鼻使用沙丁胺醇（10 ~ 20mg），并没有得到广泛的认可，同时此剂量还可能导致肌颤。

由于高渗碳酸氢钠（84%）会导致容量增加，因此

! 急诊 Box 12.1
严重高钾血症的纠正

紧急

心电监护和开放静脉

保护心肌

10% 的葡萄糖酸钙 10ml，缓慢静推，大于 5 分钟

效果是短暂的，但可以在 15 分钟后重复

促进钾离子进入细胞内

胰岛素 10 单位 + 50% 的葡萄糖 50ml 缓慢静推，大于 10 ~ 15 分钟，之后常规监测血钾和血糖

必要时重复

和（或）纠正严重的酸中毒（pH值<6.9），输注碳酸氢钠（1.26%）

和（或）0.5mg沙丁胺醇加入5%的葡萄糖100ml缓慢静推，大于 15 分钟（很少使用）

随后

促进钾排出（在第二个 24 小时进行以降低血浆钾）

磺化聚苯乙烯树脂：

口服 15 克，一天 3 次，与缓泻药一起应用

3 ~ 6 小时后，使用 30 克与灌肠剂一起灌肠

如果以上方法无效，采用血液透析或腹膜透析治疗

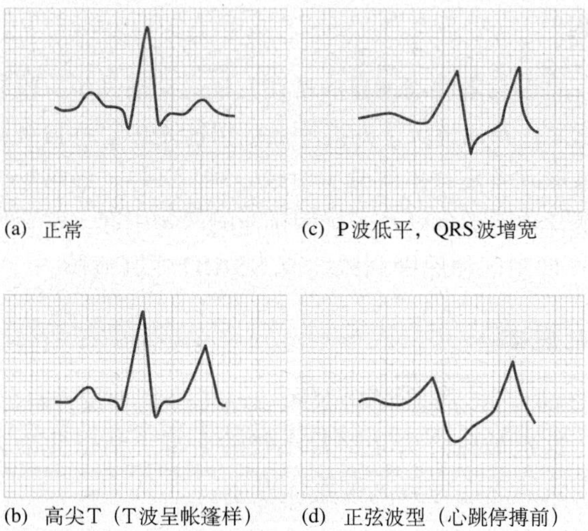

图 12.9 高钾血症的心电图演变。

不宜使用。当出现严重的酸中毒（pH值<6.9）时，可应用 1.26% 的碳酸氢钠进行治疗。胃抽吸术虽然可降低钾，但也可导致碱中毒。

离子交换树脂（磺化聚苯乙烯树脂）可以用于紧急降钾治疗。它利用离子交换，使钾通过肠道排出体外，而且是仅有的一个使钾排出体外的方法。它可能引起容量

负荷过重（树脂通常含钠）或者高钙血症（含钙树脂）。最近的研究表明，与渗透性或有分泌作用的导泻剂所致的腹泻相比，树脂并不具有更强的促进钾分泌的作用。

总之，所有这些措施都很简便，包括纠正潜在的紊乱或通过透析清除钾，这是最终的高钾血症的治疗。

推荐读物

Amerlate I, Dawson KP (2000) Bartter's syndrome; an overview. *Quarterly Journal of Medicine* **93**: 207-215.

Halperin ML, Kamel KS (1998) Electrolyte quintet. Potassium. *Lancet* **352**: 135-140.

Yang CL, Angell J, Mitchell R, Ellison DH (2003) WNK kinases regulate thiazide sensitive Na-Cl cotransport. *Journal of Clinical Investigation* **111**: 1039-1045.

Watanabe S, Fukumoto S, Chang H (2002) Association between activating mutation of CaSR and Bartter's syndome. *Lancet* **360**: 692-694.

镁失衡

正常血镁维持于0.7 ~ 1.1mmol/L，摄入与排出间保持平衡。日均摄入镁15mmol，其中有1/3被重吸收，吸收部位主要在小肠。健康成人不从骨中获镁或失镁，因此多余的镁经尿排出以维持平衡。

原发性镁平衡紊乱少见，低或高镁血症常发生于更明显的水电解质失衡的背景下。当患者出现异常神经系统症状或体征时，应怀疑镁平衡紊乱与其他水电解质失衡有关。

肾对镁的处理

镁转运与其他离子不同，近端小管不是主要的重吸收部位，滤过的镁仅有15% ~ 25%经近端肾小管重吸收，5% ~ 10% 经远端肾小管重吸收。其主要转运部位是髓袢的皮质升支粗段（cTAL），60% ~ 70%在这里重吸收（图12.6）。在此段特征性的管腔正向电化学梯度驱动下，镁离子被动经细胞旁转运。相反，镁离子在远曲小管（DCT）的重吸收是主动跨细胞进行（图12.7），DCT 重吸收率（5% ~ 15%）远低于 cTAL，但决定了最终的尿镁排出量，因为在集合管没有明显的镁重吸收。滤过的镁有 3% ~ 5% 最终经尿排出，TAL 对镁的重吸收随血镁浓度发生变化，是对尿镁排出进行生理调节的主要部位。高镁血症抑制镁的袢转运（机制未明），低镁血症刺激镁的转运。

影响镁的袢转运的另一因素是氯化钠重吸收率，其对健康人的影响不大，但袢利尿剂可使镁重吸收减少及丢失增多（图 12.6）。

低镁血症

最常见于摄入不足、胃肠道吸收障碍、经肠道或尿过量排出（表12.15）。也可见于急性胰腺炎，原因可能是脂肪坏死部位镁皂化形成。血镁低于0.7mmol/L时常发生钙缺乏。

特发性显性低镁血症（IDH）

IDH 为常染色体显性遗传病，表现为低镁血症和低钙尿，与 Gitelman 综合征类似但没有低钾血症和代谢性碱中毒。编码 Na^+/K^+- ATP 酶（主要在 TAL 和 DCT 表达）γ 亚单位的 *FXYD2* 基因发生变异，导致 Na^+/K^+-ATP 酶活

表 12.15 低镁血症的病因

镁吸收减少	**经肠道丢失**
吸收不良（重度）	长期放置鼻胃管
营养不良	缓泻剂过量
酒精过量	胃肠道 / 胆道瘘
	严重腹泻
肾排出增加	
药物：	**其他**
袢利尿剂	急性胰腺炎
噻嗪类利尿剂	遗传性肾小管失镁
地高辛	特发性显性低镁血症
糖尿病酮症酸中毒	家族性低镁血症、高钙尿症及肾脏钙化
Gitelman 综合征	
高醛固酮血症	
SIADH	
酒精过量	
高钙尿	
1,25-(OH)- 维生素 D_3 缺乏	
药物中毒：	
两性霉素 B	
氨基糖苷类抗生素	
顺铂	
环孢霉素	

性受抑制，钾进入细胞减少。细胞顶端的钾敏感镁通道的关闭使 IDH 患者镁吸收减少并发生低镁血症。

家族性低镁血症、高钙尿及肾钙化（FHHNC）

此病的特点是肾脏过度丢失镁和钙，此外，受累患者发生双侧肾钙化和进展性肾衰竭。在GFR下降前患者的PTH水平即升高。多数患者有不完全性远端肾小管酸中毒、低柠檬酸尿和高尿酸尿。肾外受累如近视、眼球震颤、脉络视网膜炎也有报道。临床观察和对清除率的研究表明，镁和钙的重吸收障碍主要在cTAL。已发现一个异常基因（*CLND*16）有 10 种变异，这一异常基因编码paracellin-1（claudin16），后者是 claudin 紧密连接蛋白家族的成员之一。

临床特征

症状和体征包括易激惹、震颤、共济失调、手足搐搦及癫痫样惊厥。心电图可表现为 QT 间期延长、广泛 T 波低平、偶有 ST 段缩短。

治疗

包括停用易于引起沉淀的药物如利尿剂和缓泻剂，并给予 50ml 氯化镁溶于 1 升 5% 葡萄糖或其他等渗液体在 12~24 小时内经胃肠外输入，每日重复直至血镁正常。

高镁血症

主要发生于急或慢性肾衰竭患者服用含镁缓泻剂或抗酸剂时，也可由使用含镁灌肠剂诱发。肾上腺功能不全患者可发生轻度的高镁血症。病因列于表 12.16。

临床特征

症状体征主要表现为神经系统和心血管功能受抑制，包括乏力伴反射减退，可导致昏迷、呼吸肌麻痹及心脏传导障碍。症状通常在血镁超过 2mmol/L 时出现。

表 12.16 高镁血症病因

肾排出减少
慢性肾衰竭
急性肾衰竭
镁摄入增加
缓泻剂，如硫酸镁
抗酸剂，如三硅酸镁
高镁透析液透析

治疗

停用所有含镁药物，10% 葡萄糖酸钙 10 毫升（含钙 2.25mmol）经静脉注射以对抗高镁血症，同时给予葡萄糖和胰岛素降低血镁水平（类似于高钾血症的治疗）。严重肾衰竭患者需透析。

磷失衡

磷由核酸降解而来，是大多数生化系统的重要组成部分。体内 80% 的磷存在于骨骼中，其正常值为 0.8~1.4mmol/L。甲状旁腺激素（PTH）通过依赖于 cAMP 的机制抑制肾对磷的重吸收（85% 从近端肾小管重吸收）；因此甲状旁腺功能亢进可导致低血磷。其他控制近端肾小管重吸收磷的因素有 1,25-$(OH)_2$-D_3、近端肾小管的钠转运、血钙水平、碳酸氢盐、CO_2 分压、血糖、丙氨酸、5-羟色胺、多巴胺以及交感神经活性。血磷的调节与血钙水平紧密相关。

低磷血症

导致显著低磷（<0.4mmol/L）的原因有：磷由于重分布而进入细胞、经肾丢失、摄入减少（表 12.17）。显著低磷可导致：

表 12.17 低磷血症的原因

重分布	**摄入 / 吸收减少**
呼吸性碱中毒	节食
糖尿病酮症酸中毒	营养吸收障碍
治疗过程中（胰岛素导致磷进入细胞）	呕吐
禁食后开始进食糖类	肠道磷结合剂，如氢氧化铝
甲状旁腺切除术后（骨病）	维生素 D 缺乏
	戒酒
肾丢失	
甲状旁腺功能亢进	
肾小管功能缺陷	
Dent 病	
肿瘤导致的骨软化病	
X 连锁或常染色体显性遗传低磷血症佝偻病	
利尿剂	

- 肌无力，例如膈肌无力、心脏收缩能力下降、横纹肌溶解
- 氧离曲线左移［2,3-二磷酸甘油酸（2,3-BPG）降低］，偶尔可致溶血
- 精神错乱、幻觉和惊厥。

轻度低磷多无需治疗，但急性低磷可导致严重的膈肌无力而使呼吸机辅助通气的患者脱机困难。而慢性低磷患者（见于X连锁低磷血症）肌力正常。

与血磷水平变化相关的疾病

磷重吸收减少见于肿瘤导致的骨软化病（TIO）、X连锁显性遗传低磷血症佝偻病（XLR）、常染色体显性遗传低磷佝偻病（ADHR）。这些综合征具有相似的生化和骨的表现。骨软化或佝偻病患者肾小管重吸收磷减少，血磷低、血钙水平低或正常、PTH及PTH相关蛋白的水平正常、1,25-$(OH)_2$-维生素D_3水平正常。一般尿cAMP水平在正常范围。

TIO患者的磷调素产物过度，例如成纤维细胞生长因子23（FGF-23）、细胞外基质磷糖蛋白（MEPG）及卷曲相关蛋白4（FRP-4）。这些产物不能被正常水平的PHEX（与X染色体肽链内切酶同源的磷调节基因）降解，导致近端肾小管钠-磷协同转运蛋白抑制物过多及高磷酸盐尿。

ADHR患者FGF-23发生变异，对抗PHEX蛋白质水解。XLR患者PHEX发生变异，阻止FGF-23与FRP-4结合，导致磷调素相对过剩。

低磷时，1,25-$(OH)_2$-维生素D_3的合成反应性增加这种现象在TIO、ADHR及XLR患者不会发生，加重了高磷酸盐尿的发生（图12.10）。

Dent病是目前一组遗传性肾小管疾病的通称，这组疾病包括伴肾衰竭的X连锁隐性遗传肾石症、X连锁隐性遗传低磷佝偻病及非特异性低分子蛋白尿。Dent病的特点是低分子蛋白尿、高钙尿、高磷酸盐尿、肾钙质沉着症、肾结石及终末期肾衰竭，有些患者有进展性佝偻病或骨软化病。Dent病是由于变异导致近端肾小管内涵体氯通道（CIC5）功能丧失，而氯通道和质子泵对于近端肾小管内涵体的酸化很重要，此酸化过程与所吸收的蛋白、维生素和激素的正常的细胞吞饮、降解、再循环有关。内涵体酸化缺陷导致其吞饮的激素如PTH的降解和再循环功能受损。PTH水平增高激活顶端受体，增加钠-磷协同转运蛋白的内吞，导致

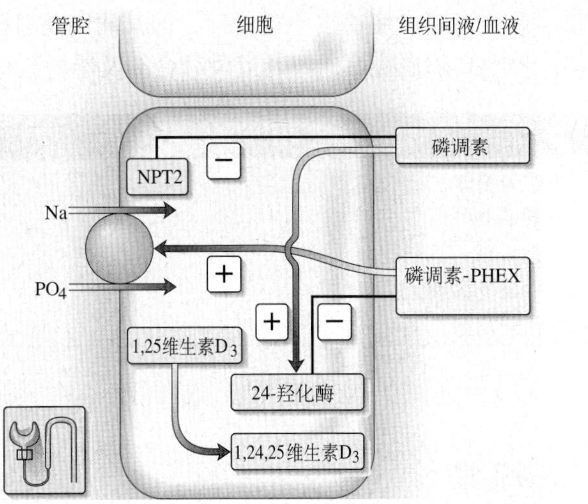

图12.10　近端肾小管PHEX对磷转运和维生素D代谢的调节。 磷调素是钠-磷协同转运蛋白（NPT2）的抑制物，与PHEX（X染色体肽链内切酶同源的磷调节基因）结合后失去生物学活性，它被认为是通过钠-磷协同转运蛋白（NPT2）促进磷转运，并通过下调24-羟化酶活性减慢1,25-$(OH)_2$-维生素D_3的降解。肿瘤所致骨软化时，磷调素产生过多，在常染色体显性遗传低磷酸盐佝偻病时获得功能突变，X连锁低磷酸盐血症时，PHEX的变异使其失去功能。这导致肾脏丢失磷以及1,25-$(OH)_2$-维生素D_3降解增加。Modified from Rowe PSN（1998）.

高磷酸盐尿增加，同时导致1α-羟化酶活性增加，1,25-$(OH)_2$-维生素D_3产生增加，高钙尿、肾结石及肾钙质沉着症。此外，Dent病患者的近端肾小管重吸收低分子蛋白和白蛋白的受体减少，这是由于内涵体酸化缺陷所致，可以导致低分子蛋白以及细胞因子、激素和趋化因子从尿中排出增多。这些尿异常与进行性肾纤维化和肾功能加速恶化有关。

治疗包括补充磷和给予骨化三醇［1,25-$(OH)_2$-维生素D_3］的联合治疗。

治疗急性低磷血症，必要时可给予静脉内补充磷，最大速度为每12小时补充9mmol，复查钙磷水平，因为过快补充磷可以导致严重低钙，特别是存在代谢性碱中毒时。慢性低磷血症必要时可通过口服磷酸钠泡腾剂治疗。

高磷血症

高磷血症在慢性肾衰竭的患者常见（表12.18）。高磷血症通常没有症状，但可导致钙磷沉积，特别是钙水平正常/增高或代谢性碱中毒时。尿毒症瘙痒可能就是钙磷乘积升高所致。长期的高磷血症导致甲状旁腺功能亢进及关节周围和血管钙化。

急性高磷血症通常不需治疗，因其病因是自限性的。慢性高磷血症可通过肠道磷结合剂及透析治疗。

表 12.18 高磷血症病因

慢性肾衰竭
含磷灌肠剂
肿瘤溶解
骨髓瘤异常磷结合蛋白
横纹肌溶解

（许 戎 刘 刚译 许 戎校）

推荐读物

Calverie Martin F, Gonzalez Acosta H, Flores C et al. (2003) De novo insertion of an Alu sequence in the coding region of the CLCN5 gene results in Dent's disease. *Human Genetics* **113**(6): 480-485.

Konrad M, Weber S (2003) Recent advances in molecular genetics of hereditary magnesium losing disorders. *Journal of the American Society of Nephrology* **14**: 249-260.

Schiavi SC, Kumar R (2004) The phosphatonin pathway: new insights in phosphate homeostasis. *Kidney International* **65**: 1-14.

Weiseinger JR, Bellorin-Fort E (1998) Electrolyte quintet. Magnesium and phosphate. *Lancet* **352**:391-396.

酸碱失衡

细胞外和细胞内的氢离子浓度受到极为严格的控制，极微小的改变可导致严重的细胞功能紊乱。血pH值被严格调节并保持在 7.38 ～ 7.42。血 pH 值偏离这个范围提示氢离子浓度发生变化，因为血 pH 值是氢离子浓度 $[H^+]$ 的负对数（表 12.19）。生理性血 pH 值为7.40 时，$[H^+]$ 是40nmol/L。$[H^+]$ 升高（pH值下降）称为酸血症。$[H^+]$ 降低（pH值升高）称为碱血症。导致血 pH 值变化的异常情况分别称为代谢性酸中毒与代谢性碱中毒。

正常酸碱生理学

正常成人每日饮食包含 70 ~ 100mmol 的酸。人体内的缓冲物质使摄入氢离子所导致的血 pH 值变化降到最低。这些缓冲物质包括细胞内蛋白（如血红蛋白）和组织成分（如碳酸钙和骨骼中的钙磷）以及二氧化碳氢化产生的重碳酸盐 - 碳酸缓冲对。重碳酸盐 - 碳酸缓冲对在临床上最重要，部分原因是其作用是可测量的，也因为其变化反映了所有其他缓冲系统的变化。重碳酸离子和碳酸保持平衡，在碳酸酐酶作用下碳酸解离为二氧化碳和水，表达为以下公式：

表 12.19 $[H^+]$ 与 pH 值的关系

pH 值	$[H^+]$ (nmol/L)
6.9	126
7.0	100
7.1	79
7.2	63
7.3	50
7.4	40
7.5	32
7.6	25

$$[H^+] + HCO_3^- \rightleftharpoons H_2CO_3 \overset{\text{碳酸酐酶}}{\rightleftharpoons} CO_2 + H_2O$$

增加氢离子使反应趋向于右侧，使血碳酸氢盐 $[HCO_3^-]$ 浓度降低，动脉血 P_aCO_2 增高。如下面 Henderson-Hasselbalch 等式所示，血 $[HCO_3^-]$ 下降使 $[H^+]$ 增加及血 pH 值降低：

$$[H^+] = 181 \times P_aCO_2 [HCO_3^-]$$

$[H^+]$ 单位是 nmol/L，P_aCO_2 的单位是千帕，$[HCO_3^-]$ 单位是 mmol/L，181 是碳酸的解离系数。该公式还可以表达为：

$$\text{pH 值} = pK + \log [HCO_3^-]/[H_2CO_3]$$

这里 pK ＝6.1。因此，缓冲过程中使用的重碳酸盐必须被再生以维持正常的酸碱平衡。

酸血症刺激呼吸增加，以减缓 pH 值的变化，但呼吸增加不能使缓冲过程中使用的重碳酸盐再生。因此，肾脏必须排出氢离子以使血 $[HCO_3^-]$ 恢复正常。使血 $[HCO_3^-]$ 维持在正常的生理水平不仅依赖于每天重碳酸盐的再生，而且还依赖于所有经肾小球毛细血管滤过的重碳酸盐的重吸收。

肾脏对重碳酸盐的重吸收

血 [HCO_3^-] 维持于25mmol/L的正常范围。肾小球滤过率正常（120ml/min）的人每天滤过4500mmol的重碳酸盐，如果这些滤过的重碳酸盐不被重吸收，血 [HCO_3^-] 及血pH值将下降。因此，保持血 [HCO_3^-] 正常就要求肾小球滤过的重碳酸盐基本上全部被重吸收（图12.11）。

滤过的重碳酸盐85% ~ 90% 在近曲小管被回吸收，远端肾单位回吸收的很少。这种差异是由于近端肾小管比远端肾单位管腔的碳酸酐酶多，导致近端小管没有重吸收的重碳酸盐经尿排出。

近端小管重碳酸盐的重吸收由位于细胞膜基底侧的 Na^+/K^+- ATP 酶所驱动，通过细胞内钠离子与小管周围钾离子的交换，Na^+/K^+- ATP 酶使细胞内钠离子保持低浓度，从而使钠离子顺着管腔与细胞内钠离子的浓度梯度进入细胞，同时氢离子沿相反方向转运（在钠-氢交换转运体的作用下）以维持电中性。在重碳酸盐进入近端小管之前，先与分泌的氢离子结合形成碳酸，在管腔内碳酸酐酶（CA-IV）作用下，碳酸迅速解离为 CO_2 和 H_2O 并迅速进入近端小管细胞。细胞内碳酸酐酶（CA-II）使 CO_2在细胞内水化，最终形成重碳酸盐，在电梯度作用下由细胞内跨膜转运到肾间质及血液。在这个过程中，每个分泌进入近端小管的氢离子都被重吸收和重分泌，没有氢离子的净减少和重碳酸盐离子的净增加。

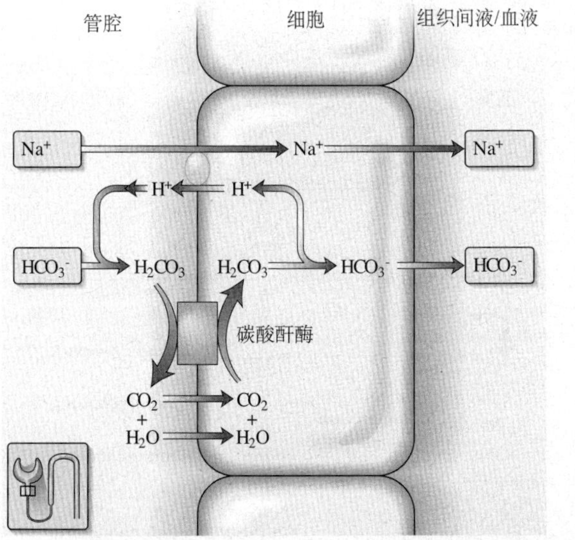

图12.11　肾小管的碳酸钠重吸收（主要在近端肾小管）。碳酸氢盐重吸收过程是 H^+分泌进入小管交换 Na^+。H^+ 与碳酸氢盐结合，形成H_2CO_3，然后降解为CO_2。CO_2被重吸收重新生成 H_2CO_3，后者解离为 H^+和 HCO_3^-。最终结果是 Na^+ 和 HCO_3^-的重吸收。此过程由细胞内和小管细胞管腔侧的碳酸酐酶催化。

肾脏对 [H^+] 的排出（图12.12）

分泌进入近端小管的酸（每天达4500nmol 氢离子）比进入其他部位的酸多，但进入近端小管的氢几乎全部与重碳酸盐一起被重吸收，因此，近端小管氢离子排泌对于机体清除氢离子不重要。每日酸负荷的排泌依赖于更远端肾部分的氢离子排泌。

大多数饮食中的氢离子来自含硫氨基酸，后者代谢为硫酸（H_2SO_4）后与碳酸氢钠发生反应：

$$H_2SO_4 + 2NaHCO_3 \rightarrow Na_2SO_4 + 2CO_2 + 2H_2O$$

过剩的硫经尿排出，过剩的氢被重碳酸盐缓冲，使血 [HCO_3^-] 降低。血 [HCO_3^-] 降低使血pH值轻度下降，虽然与没有缓冲物质可用时所发生的血pH值下降

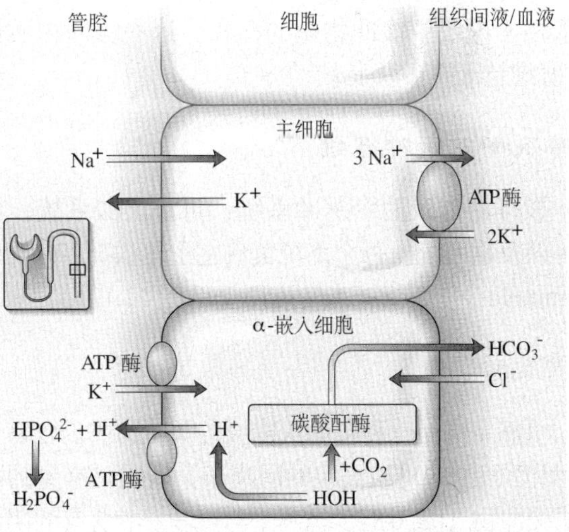

图12.12　肾脏对H^+的分泌。皮质集合管对H^+的分泌与Na^+的重吸收间接相关。细胞内钾与主细胞内的钠进行交换。醛固酮进入主细胞，打开管腔膜的Na^+通道并提高Na^+/K^+-ATP酶活性，刺激H^+的分泌。Na^+进入主细胞后可使小管内形成负电荷。K^+顺着电化学梯度进入管腔。

醛固酮也明显增加嵌入细胞内的H^+-ATP酶活性，进一步促进H^+分泌。当尿pH值降至4.0 ~ 4.5时，α-嵌入细胞的H^+分泌停止。滤过的可滴定酸（如磷酸）可使管腔内pH值提高并使H^+分泌过程得以继续。分泌的H^+与可滴定酸的结合离子（这种情况下是HPO_4^{2-}）结合并由尿排出。分泌的H^+是H_2O与CO_2再结合后在碳酸酐酶的作用下产生的，因此每经尿排出一个H^+，就可再生一个HCO_3^-。

比起来只是小幅度的下降。此后的氢离子的排泌主要发生在集合管，尿中每排出1mmol氢可再生1mmol重碳酸盐。

集合管有两种类型的细胞：

- **主细胞**：具有醛固酮敏感的钠吸收位点，这类细胞在醛固酮的影响下重吸收钠和水，分泌钾。
- **α-嵌入细胞**：在质子泵作用下通过重吸收钾主动分泌氢，醛固酮可以增加氢离子分泌。

皮质集合管氢离子的分泌与钠的重吸收间接相关。醛固酮对于促进氢的分泌有多种作用，打开主细胞管腔膜的钠通道，增加Na^+/K^+-ATP酶活性。钠作为阳离子进入主细胞可使小管腔内产生一个负电荷，来自主细胞的钾和来自α-嵌入细胞的氢沿着电化学梯度从细胞进入管腔。醛固酮还直接刺激α-嵌入细胞的H^+-ATP酶进一步促进氢离子分泌。

当氢离子分泌进入集合管管腔，一小部分过剩的氢保留在尿液中，数量很少，但其生理意义很重要，它们使尿［H^+］增加，尿pH值降至4.0以下。然而，pH值水平低于4.0对质子分泌泵（如H^+-ATP酶）的抑制使肾分泌更多的氢离子受到很大限制。因此，氢离子分泌依赖于尿液中缓冲物质的存在，这些缓冲物质使尿pH值维持于4.0以上。

酸排泌中的缓冲系统

酸排泌涉及两个缓冲系统：可滴定酸系统，如磷酸，以及氨系统。每个系统负责在生理状况下每日50～100mmol的酸负荷一半的排泌量（图12.12）。

可滴定酸

可滴定酸是一种被滤入尿液的缓冲物质，含有在生理pH值范围内可被滴定的阴离子。磷酸是常见的可滴定尿缓冲物（pK_a 6.8）。氢离子与可滴定酸含有的阴离子相结合，排泌入尿中。经此形式每排泌一个氢离子，细胞内就再生一个重碳酸盐离子并返回入血（图12.12）。

铵（NH_4^+）

可滴定酸在代谢性酸中毒时不能明显增加，因为可获得的可滴定酸受血浆缓冲物质的浓度和GFR的限制。而氨缓冲系统在必要时可增高数百倍。因此，肾脏的氢离子排泌能力受损往往与氨排泌缺陷有关（图12.13）。

集合管中所有用来缓冲氢离子的氨在近曲小管合成。谷氨酸盐是氨的主要来源，它在谷氨酸酶的催化作用下脱氨，产生α-酮戊二酸（见图12.13）和氨。氨一旦形成就扩散进入近端小管腔并被酸化形成铵。后者立刻沿着小管流入髓袢升支粗段，在这里被转运出小管进入髓质间质，然后铵解离为氨，导致间质氨的高浓度状态。氨顺着浓度梯度扩散进入集合管管腔，在这里与集合管细胞分泌的氢发生反应形成铵，由于铵（NH_4^+）不是脂溶性的，被保留在管腔内以氯化铵的形式经尿排出。两种情况可以明显促进近端小管细胞的氨合成：全身的代谢性酸中毒和低钾血症。

肝内谷氨酸代谢和尿素合成是否在酸碱动态平衡中具有重要作用仍存争议。人类肝合成尿素每日消耗重碳酸盐达1000mmol，其关系如下式所示：$2NH_4^+$ $2HCO_3^-$ = 尿素 + CO_2 + H_2O。有人认为肝随着血浆酸度变化通过控制尿素生成的速度也就是重碳酸盐的消耗调节酸碱平衡。近来对人类志愿者的研究表明代谢性酸中毒增加尿素合成，而且由于消耗了更多的重碳酸盐使代谢性酸中毒变得更严重。同理，代谢性碱中毒降低尿素合成，而且由于重碳酸盐消耗减少，使在代谢性碱中的情况下碱负荷增加。根据这些新的人类研究数据可认为尿素合成对于酸碱平衡是一个不良的适应过程，而没有明显的保持动态平衡的效果。

酸碱失衡的原因

酸碱失衡可能由以下原因导致：

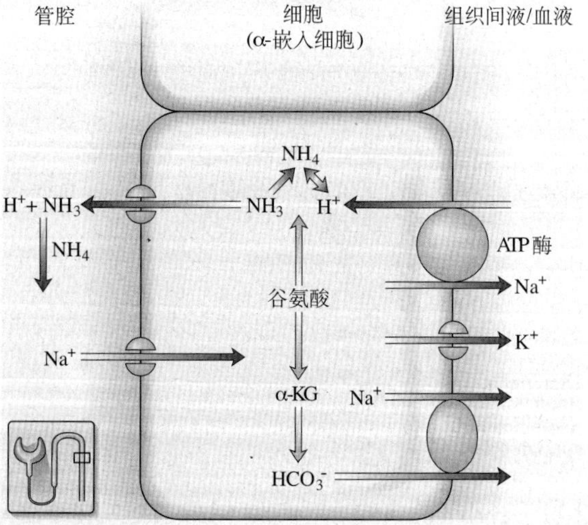

图12.13 **肾脏的氨缓冲系统。**集合管用来缓冲氢离子的所有氨均在近曲小管合成，谷氨酸是氨的主要来源。谷氨酸代谢时产生α-酮戊二酸盐，后者最终降解为碳酸氢盐并经Na^+-HCO_3^-协同转运蛋白分泌进入肾间质液体。

- 肺对二氧化碳的排出异常（呼吸性酸中毒和碱中毒）
- 血中重碳酸盐和其他缓冲物质的调节异常（代谢性酸中毒和碱中毒）。

两种情况可能而且经常共存。例如，代谢性酸中毒导致过度通气（通过脊髓化学感受器，见第14章），导致肺内二氧化碳排出增多而使酸中毒得到部分代偿。相反，呼吸性酸中毒导致肾保留重碳酸盐，而在原发性代谢性碱中毒这是不应发生的。如果一名患者同时有呼吸性疾病和代谢紊乱情况会更复杂。

诊断

临床病史和检查通常有助于正确诊断。表 12.20 列出了典型的改变，但在复杂患者，此酸碱平衡图（图 12.14）是没有用的。氢离子浓度、P_aCO_2及重碳酸盐是由动脉血测得，如一名患者的这些值落在图中的某一个条带上，可能只有一个值是异常的。如果氢离子浓度高（pH 值低）但 P_aCO_2 正常，两条带之间出现交叉点，提示患者有呼吸功能障碍影响二氧化碳排出，但可通过代谢性酸中毒刺激呼吸和二氧化碳排出部分代偿（这是实际工作中最常见的混合异常）。

呼吸性酸中毒和碱中毒

呼吸性酸中毒

由二氧化碳潴留所致。P_aCO_2 和氢离子浓度升高，肾通过保留重碳酸盐可以部分代偿从而使氢离子浓度恢复正常。

呼吸性碱中毒

过度通气导致二氧化碳排出增多，因此P_aCO_2和氢离子浓度下降（见第 14 章）。

代谢性酸中毒

除碳酸以外的任何酸的蓄积和血［HCO_3^-］的原发下降可导致代谢性酸中毒。许多异常情况可导致代谢性酸中毒：酸性药物、酸产生增多（如休克或心脏骤停期间导致的乳酸酸中毒）、肾排酸功能受损、经胃肠道或肾丢失重碳酸盐。从诊断的角度来看，计算血浆阴离子间隙对于缩小鉴别诊断范围非常有用。

表 12.20　动脉血气变化

	pH 值	P_aCO_2	HCO_3^-
呼吸性酸中毒	正常或↓	↑↑	↑（代偿后）
呼吸性碱中毒	正常或↑	↓↓	↓（轻度）
代谢性酸中毒	正常或↓	↓	↓↓
代谢性碱中毒	正常或↑	↑（轻度）	↑↑

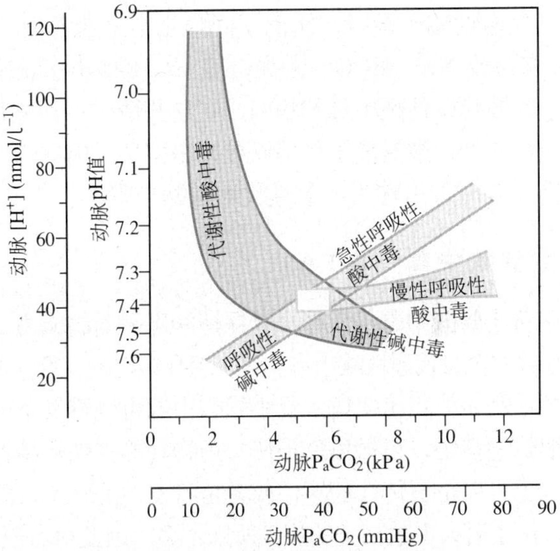

图 12.14　Flenley 酸碱平衡图。此图来自于对“纯”呼吸或代谢酸碱失衡患者的大量观察。图中的带表示酸碱失衡的个体变化的95% 的可信区间。中央的白色箱体代表pH 值和动脉 P_aCO_2 的正常范围。

阴离子间隙

第一步是确认酸中毒是否由于H^+、Cl^-或其他酸的潴留所致。可通过计算阴离子间隙来判断。进行计算的原则是简单易懂的：

- 血浆中的正常阳离子是 Na^+、K^+、Ca^{2+}、Mg^{2+}
- 血浆中的正常阴离子是CL^-、HCO_3^-、清蛋白、磷酸、硫酸、乳酸和其他有机酸携带负电荷。
- 正负电荷总数是相等的。
- 检测血浆［Na^+］、［K^+］、［Cl^-］、［HCO_3^-］通常很容易。

$$\text{阴离子间隙（AG）} = \{[Na^+] + [K^+]\} - \{[HCO_3^-] + [Cl^-]\}$$

虽然用更敏感的方法计算阴离子间隙为 6 ~ 12mmol/L，但由于除阳离子以外还有很多未测出的离子，所以正常阴离子间隙为10 ~ 18mmol/L。正常情况下，清蛋白是这些未测得的离子的最大组成部分，由于每 1g/L 清蛋白带有 0.2 ~ 0.28mmol/L 负电荷，因此血浆清蛋白水平从 40g/L 降至 20g/L 可导致阴离子间隙降低 6mmol/L 之多。

阴离子间隙正常的代谢性酸中毒

代谢性酸中毒时，阴离子间隙正常意味着 H^+、Cl^-被潴留或 Na^+、HCO_3^-丢失。表 12.21 列出了正常阴离子间隙代谢性酸中毒的病因，在这些情况下，血浆重碳酸盐降低，被氯离子代替以维持电中性，因此这些异常情况有时被总称为高氯性代谢性酸中毒。

表 12.21 有正常阴离子间隙的代谢性酸中毒的病因

胃肠道丢失碳酸氢盐增加	**肾脏氢离子排出减少**
腹泻	远端（1 型）肾小管酸中毒
回肠造口术	4型肾小管酸中毒（醛固酮缺乏）
输尿管造口术	
	HCl 产生增加
	摄入氯化铵
肾碳酸氢盐丢失增加	赖氨酸、精氨酸分解代谢增加
乙酰唑胺	
近端（2 型）肾小管酸中毒	
甲状旁腺功能亢进	
肾小管损伤，如药物、重金属、异常蛋白	

肾小管酸中毒（RTA）

肾小管酸中毒是指肾小管保持酸碱平衡的能力受损所导致的全身代谢性酸中毒。这一组异常现象少见，偶尔可导致明显的临床疾病。肾小管酸中毒可以继发于肾小管细胞的损伤，包括免疫损伤、药物介导损伤或结构损伤，也可以是遗传性疾病，或者是特发性的肾小管酸中毒。由于对大多数相关的疾病所知不多，因此命名混乱。

4 型肾小管酸中毒

也称为“低肾素低醛固酮症”，可能是这些疾病中最常见的一种。主要表现是轻度慢性肾功能不全的患者出现高血钾和酸中毒，通常由肾小管间质疾病（如反流性肾病）或糖尿病（Gordon综合征有同样的生化异常，区别是后者GFR正常且有高血压）所致。血浆肾素和醛固酮水平低，甚至使用在正常情况下可以刺激二者分泌的措施后水平仍低（表 12.22）。长期服用 NSAID 可使肾素和醛固酮分泌受损而导致同样的综合征。存在酸中毒的情况下尿 pH 值是低的。治疗可给予氟氢可的松、碳酸氢钠、利尿剂或离子交换树脂以降低钾，这些措施可联合使用。饮食限钾是无效的。

3 型肾小管酸中毒（RTA）

这种情况很少见，综合了 1 型和 2 型肾小管酸中毒的表现。遗传性 3 型肾小管酸中毒是由于变异导致碳酸酐酶Ⅱ型缺乏，表现为骨骼硬化症、混合型肾小管酸中毒、大脑钙化及精神迟钝，出现骨骼硬化症的典型影像学表现，髂嵴的组织病理学检查发现不可再吸收的原发海绵状钙化。

2 型（近端）肾小管酸中毒

成人少见（表 12.23）。病因是近端肾小管重吸收碳酸氢钠障碍。主要表现是酸中毒、低血钾，在全身酸中毒情况下尿 pH 值不能降至 5.5 以下，并且即使血碳酸氢盐水平低，尿中仍出现碳酸氢盐。通常此病是肾小管功能广泛低下的一部分，与其他表现如糖尿、氨基酸尿共同出现。特发性 2 型肾小管酸中毒的遗传形式是常染色体显性和隐性遗传，推测其变异发生在近端肾小管细胞膜顶端的Na^+-H^+反向转运体及膜基底侧的 Na^+-HCO_3^- 协同转运蛋白（图 12.11）。治疗可能需给予大剂量碳酸氢钠以弥补肾脏的丢失。

1 型（远端）肾小管酸中毒

远端肾小管氢离子分泌障碍所致（表 12.24）。包括：

- 酸中毒
- 低钾血症
- 全身酸中毒的情况下尿 pH 值不能降至 5.3 以下
- 尿铵低。

这些表现只有在酸性产物增加的情况下才出现，因此诊断时需要酸负荷试验（见操作 Box12.1）。其他表现包括：

- 尿柠檬酸水平低（由于近端肾小管重吸收柠檬酸增加，在这里被转换为碳酸氢盐）
- 高钙尿。

这些异常情况导致骨软化、肾结石形成及反复尿

表 12.22 低肾素低醛固酮症的诊断（4 型 RTA）
高钾血症（未服用可导致高钾血症的药物）
血浆碳酸氢盐降低和高氯血症
ACTH 激发试验正常
基础 24 小时尿醛固酮水平低
血浆肾素和醛固酮对刺激的反应低于正常 仰卧 2 小时后服用 40mg 呋塞米后（如血肌酐＞ 120μmol/L 则服用 80mg）及直立 4 小时后分别取血
每日服用 0.1mg 氟氢可的松可纠正高钾血症

表 12.23 近端肾小管酸中毒的病因（2 型 RTA）	
胱氨酸病	**毒物与药物**
酪氨酸血症	碳酸酐酶抑制物
Wilson 病	铅
肝糖原累积症	镉
丙酮酸羧化酶缺陷	汞
多发性骨髓瘤	铀
维生素 D 缺乏	铜
甲状旁腺功能亢进	服用过期四环素

路感染。骨软化是由于骨中的铅离子被用来缓冲氢离子，导致骨钙的缺乏。肾结石形成是由于高钙尿、低柠檬酸尿（柠檬酸抑制磷酸钙的沉积）及碱性尿（使磷酸钙易于沉积）。反复尿路感染可由于肾结石所致。原发远端肾小管酸中毒既可以是常染色体显性遗传也可是常染色体隐性遗传。东南亚的显性遗传型患者表现较轻，可伴有卵圆形红细胞增多症，此型患者的嵌入细胞基底侧表面的 Cl^--HCO_3^-交换子发生变异。但在常染色体隐性遗传的远端肾小管酸中毒，大部分患者有感觉神经性耳聋，与嵌入细胞顶端面的 H^+-ATP 酶变异所致功能丧失有关。

治疗给予碳酸氢钠、补钾及柠檬酸。噻嗪类利尿药可通过降低血容量和增加近端小管碳酸氢钠重吸收起效。

尿阴离子间隙

通过正常阴离子间隙评价代谢性酸中毒的另一个有用的工具是尿阴离子间隙：

尿阴离子间隙= {尿 $[Na^+]$ +尿 $[K^+]$}－尿 $[Cl^-]$

此计算公式可用来鉴别正常阴离子间隙酸中毒是腹泻（或其他胃肠道失碱）导致的还是远端肾小管酸中毒导致的。二者均有血钾低的特点。肾小管酸中毒的患者，尿 pH 值常超过 5.3。

虽然腹泻患者通过尿氢离子排泄可以使尿酸化，但低钾血症促使近端肾小管加强氨合成，导致患者尽管存在酸血症，但由于尿缓冲物质过多使尿 pH 值增高超过 5.3。

尿酸性物质总是以氯化铵的形式排泄，尿氯排泄增加使尿阴离子间隙降低。因此腹泻患者无论尿pH值如何，其尿阴离子间隙应该是负的。相反，虽然远端肾小管酸中毒时低钾血症导致近端肾小管氨合成增加，但由于此病缺乏分泌氢进入集合管的能力而使氯化铵的形成和排泌受阻，因此远端肾小管酸中毒患者的尿阴离子间隙是正的。

表 12.24 远端肾小管酸中毒的病因（1 型 RTA）	
原发	**药物与毒物**
特发性	两性霉素 B
	碳酸锂
基因	NSIAD
家族性	铅
Marfan 综合征	
Ehlers-Danlos 综合征	**自身免疫性疾病**
镰状细胞性贫血	干燥综合征 *
	甲状腺炎
肾钙质沉着症	自身免疫性肝炎
慢性高钙血症	原发性胆汁性肝硬化
髓质海绵肾	系统性红斑狼疮
高 γ 球蛋白血症	**肾移植排异** *
淀粉样变 *	
冷球蛋白血症	
慢性肝病	

* 也可导致近端肾小管酸中毒。

操作 Box 12.1 肾小管酸中毒的诊断标准

- 血浆 HCO_3^-＜ 21mmol/L，尿 pH 值＞ 5.3 为肾小管酸中毒为鉴别近端（罕见）和远端（少见），需行二氧化碳弥散试验
- 血浆 HCO_3^-＞ 21mmol/L 但怀疑部分性肾小管酸中毒时（如肾钙质沉着相关疾病）：进行**酸负荷试验**，操作如下：
- 口服 100mg/kg 氯化铵
- 每小时查尿 pH 值及每 3 小时查血 HCO_3^-，除非患者合并呕吐（这种情况下应使用止吐剂），血 HCO_3^-应下降小于 21mmol/L
- 若在血 HCO_3^-＜ 21mmol/L 时，尿 pH 值＞ 5.3，则此诊断可明确

高阴离子间隙的代谢性酸中毒

如果阴离子间隙增加，我们可以认为某个未测的阳离子数量增加，此离子既可能是某种在正常情况下虽未检测但少量存在的酸，如乳酸，也可能是某种外源性的酸。高阴离子间隙的代谢性酸中毒的病因列于表 12.25。

乳酸酸中毒

细胞呼吸异常时乳酸产生增加，原因是组织缺氧（A 型）或代谢异常，如药物所致（B 型）（表 12.25）。临床最常见的是 A 型乳酸酸中毒，见于败血症或心源性休克。由于内脏或外周血管收缩，即使血压和 P_aCO_2 常也可发生明显的酸中毒。酸中毒使心功能恶化，血管收缩加剧，导致恶性循环和乳酸大量产生。

糖尿病酮症酸中毒（见第 19 章）

这是一种高阴离子间隙酸中毒，由于有机酸、乙酰乙酸、羟基丁酸的产生增加及一定程度的外周利用减少造成三者堆积所致。

表 12.25　高阴离子间隙的代谢性酸中毒的原因

肾衰竭（硫酸盐、磷酸盐）
有机酸累积
乳酸酸中毒
L- 乳酸
A 型——组织的无氧代谢
低血压 / 心搏骤停
败血症
中毒——如乙二醇酯，甲醇
B 型——肝脏乳酸代谢减少
胰岛素缺乏（丙酮酸脱氢酶活性降低）
二甲双胍蓄积（慢性肾衰竭）
血液系统恶性肿瘤
少见的遗传性酶缺陷
D- 乳酸（肠道菌丛异常伴有小肠解剖异常，导致肠内葡萄糖发酵，如盲袢综合征）
酮症酸中毒
胰岛素缺乏
酒精过量
饥饿
外源性酸
水杨酸盐

尿毒症酸中毒

肾疾病可从多个途径导致酸中毒。功能肾单位减少降低了经尿排出氨和氢离子的能力。此外肾小管疾病导致重碳酸盐丢失。酸中毒是反流性肾病或慢性梗阻性肾病这一类特别影响肾小管的慢性肾衰竭的特殊表现。

慢性酸中毒常由慢性肾衰竭所致，因其排泄固定酸障碍，每日氢离子累积可达 40mmol。这些氢离子通过与骨钙交换进行缓冲。因此慢性酸中毒是肾性骨营养不良和高钙尿的主要危险因素。

慢性酸中毒也被认为是肾衰竭患者肌肉消耗的危险因素，也可能与某些类型肾脏疾病的进展有关。

因为慢性酸中毒对生长、肌肉更新和骨骼有影响，因此尿毒症酸中毒应被纠正。每日口服碳酸氢钠 2 ~ 3mmol/kg 通常足以使血碳酸氢盐浓度维持在 20mmol/L以上，但可能导致钠负荷过重。碳酸钙可改善酸中毒，也可作为磷结合剂及补钙，可常规使用。终末期肾脏疾病的酸中毒可经充分透析纠正。

混合代谢性酸中毒

两种类型的酸中毒可共存。例如霍乱由于胃肠道大量丢失碳酸氢盐可导致正常阴离子间隙酸中毒，但由于肾衰竭和低血容量导致的乳酸酸中毒可使阴离子间隙增加。

临床特征

最显著的临床表现是对呼吸的刺激，导致“嗜空气”的临床症状或 Kussmaul 呼吸。需注意的是表现有深大呼吸的患者可以没有呼吸困难的主诉，而没有深大呼吸的患者可以有此主诉。

酸中毒通过使氧离曲线右移促进氧进入组织，但也可使 2,3-BPG 生成受抑制，后者又可使氧离曲线趋于正常（见第 15 章）。酸中毒患者常有心血管功能障碍，但很难把其他可能的原因对心血管功能的影响与酸中毒对心血管功能的影响区分开来。毫无疑问酸中毒有负性肌力作用。严重的酸中毒可导致血管收缩，血液重分布，血液由外周集中到中央循环，使全身静脉压增加，从而使心肌抑制导致的肺水肿加剧。动脉血管扩张也可出现，进而导致低血压。

可有中枢功能障碍。精神错乱和癫痫常与严重酸中毒有关，但也可有许多其他的可能的病因。

如前所述，酸中毒可使细胞失钾，如肾功能正常可导致钾缺乏，如果肾排钾功能受损可导致高钾血症。

酸中毒的常规治疗

治疗应着眼于纠正病因。组织灌注不良所致的A型乳酸酸中毒，应通过保护呼吸道、改善通气和循环给组织充分的氧供，常需给予影响肌力的药物、机械通气和有创性的监测。B型乳酸酸中毒，要治疗其基础病，例如：

- 糖尿病酮症酸中毒的胰岛素治疗
- 使用乙醇治疗甲醇和乙烯乙二醇中毒
- 透析清除水杨酸盐。

治疗严重酸中毒是否应给予碳酸氢盐争论很大。严重酸中毒（$[H^+]$ ＞100nmol/L，pH值＜7.0）死亡率很高，使得很多医师倾向于积极纠正。由于酸中毒影响心脏功能，似乎在重症患者使用碳酸氢盐纠正酸中毒是明智之选，然而：

- 快速纠正酸中毒使离子钙迅速降低可导致手足抽搐和痉挛
- 碳酸氢钠（8.4%）提供了1mmol/ml的钠，可导致细胞外容量扩张，加重肺水肿。
- 碳酸氢盐治疗使二氧化碳产生增多，因此仅在能通过增加通气排出增加的二氧化碳负荷时才可纠正酸中毒。
- 二氧化碳产生量增加使其比碳酸氢盐更易于扩散进入细胞，加重了细胞内酸中毒。

在心脏骤停时应常规给予碳酸氢钠（50mmol，即静脉输注8.4%碳酸氢钠50ml），在心律失常纠正以前也常给予碳酸氢钠。使用碳酸氢盐纠正酸中毒对与酸中毒相关的高钾的纠正也无疑是有益的。没有证据表明在其他情况下纠正酸中毒可改善预后，但在 $[H^+]$ ＞126nmol/L（pH值＜6.9）时静脉给予1.26%（150 mmol/L）碳酸氢盐是标准治疗。禁止静脉输注乳酸钠。

代谢性碱中毒

代谢性碱中毒很常见，占住院患者所有酸碱失衡的一半。无需惊讶于这种观察结果，因为呕吐、利尿剂和鼻饲管的使用在住院患者很常见。与代谢性碱中毒相关的死亡率很高，动脉血pH值为7.55者死亡率达45%，pH值为7.65者死亡率达80%。虽然这种因果关系不是必然的，但严重的碱中毒应受到关注。

分类和定义

代谢性碱中毒以病生理改变为基础进行分类（表12.26）。

最常见的一类是氯丢失，可经无钾补充液纠正。另一主要类别是钾丢失，常由于盐皮质激素过量引起。同时有钾和氯丢失导致的代谢性碱中毒也可发生。

氯可经肠道、肾或皮肤丢失。生产胃酸过程中产生的碳酸氢盐返回血循环，因此富含酸的胃液丢失可导致代谢性碱中毒。Zollinger-Ellison综合征或胃排空受阻可以有大量的胃液丢失。虽然经胃液丢失的钠和钾是不固定的，但代谢性碱中毒时发生的碳酸氢盐尿可加重这些离子经尿液的丢失。

排氯性利尿剂可直接造成经尿丢失氯、钠和水，反过来又可经多种机制促进代谢性碱中毒：

- 利尿导致钠进入远端肾单位增加，促进钾和氢离子的排泌
- 细胞外容量减少可刺激肾素和醛固酮分泌，可减少钠的丢失，但加速了钾和氢的分泌
- 钾的丢失增加了近端肾小管对碳酸氢盐的重吸收
- 刺激氨生成，反过来又使尿酸性物质净排出增加。

即使没有钾丢失，也可因尿氯丢失超过尿钠丢失导致碱中毒。去除碱中毒的病因并不总伴有碱中毒的消失。广为接受的假说认为，氯丢失甚于容量丢失，使碱中毒持续存在。虽然近端肾小管功能正常对于重碳酸氢盐的吸收很重要，但在代谢性碱中毒的维持和恢复中集合管似乎是改变电解质和质子转运的主要肾单位。在代谢性碱中毒的维持中，皮质集合管的α-嵌入细胞不分泌碳酸氢盐，因为没有充足的氯用来进行碳酸氢盐交换。通过补氯，腔内和细胞内氯浓度增加，碳酸氢盐迅速排出，才可使碱中毒纠正。

低钾血症时的代谢性碱中毒主要是由于氢离子进入细胞增加导致细胞内酸中毒。钾丢失也导致氨产生增加，酸的净排出增加。通过补钾可纠正碱中毒，不伴有酸经肾净排出受抑制，这种现象支持细胞内酸中毒的作用。也有推测认为，钾进入细胞而氢移出细胞中和了细胞外液的碳酸氢盐，使碱中毒得以纠正。

牛奶-碱综合征（摄入碳酸氢盐和钙）由于呕吐、

表 12.26 代谢性碱中毒的原因

氯丢失
胃：呕吐、机械引流、贪食症
排氯利尿剂：如布美他尼、呋塞米、氢氯噻嗪、美托拉宗
腹泻：绒毛状腺瘤、先天性排氯性腹泻
囊肿性纤维化（汗液含氯高）
钾缺乏 / 盐皮质激素过量
原发性醛固酮增多症
继发性醛固酮增多症
明显的盐皮质激素过量
原发去氧皮质酮过量：11α- 和 17α- 羟化酶缺陷
药物：以甘草（甘草酸）为糖膏剂或调味料，生胃酮
Liddle 综合征
Bartter 和 Gitelman 综合征及其变化型
滥用缓泻剂、食用粘土
高钙
恶性肿瘤的高钙血症
急性或慢性牛奶 - 碱综合征
其他
氨苄西林、青霉素治疗
摄入碳酸氢盐：大量摄入或伴有肾功能不全
饥饿恢复期
低白蛋白血症

钙介导的碳酸氢盐吸收和GFR下降导致碱中毒。大剂量的阳离子抗生素可通过经尿强制性丢失碳酸氢盐导致代谢性碱中毒。

临床特征

代谢性碱中毒本身的症状很难从氯、容量和钾缺乏的症状中分离出来。严重碱中毒常见手足抽搐（见第18章）、淡漠、精神错乱、嗜睡、心律失常及神经肌肉应激性增高、氧离曲线右移、呼吸受抑制。

治疗

对氯有反应的代谢性碱中毒： 虽然补充氯对于氯缺乏很重要，但应通过评估细胞外液容量状态、是否伴有钾缺乏及GFR下降的程度和可逆性，选择与补氯药物中的氯结合的阳离子——钠、钾或氢。如果肾功能正常，碳酸氢盐和碱等价物将与钠或钾一起排出，通过获得氯而使代谢性碱中毒迅速纠正。

如果氯和细胞外低容量共存，给予等渗盐溶液是恰当的。

对于水负荷过重的情况，盐溶液治疗是不恰当的，可静脉给予氯化氢或氯化铵。如果GFR足够好，也可使用乙酰唑胺，可通过抑制碳酸酐酶导致碳酸氢盐经尿排出。当肾对补氯反应不良时，应透析治疗。

对氯抵抗的代谢性碱中毒： 钾缺乏导致的代谢性碱中毒可通过纠正基本病因（见低钾血症）来治疗。轻至中度碱中毒需口服氯化钾治疗。但心律失常和全身乏力需静脉补钾。

（隋　准　刘　刚译　许　戎校）

推荐读物

Adrogue HJ, Madias NE (1998) Management of lifethreatening acid-base disorders. *New England Journal of Medicine* **338**: 26-34 and 107-111.

Borthwick KJ, Karet F (2002) Inherited disorders of the H^+-ATPase. *Current Opinion in Nephrology and Hypertension* **11**(5): 563-568.

Karet F (2002) Inherited distal renal tubular acidosis. *Journal of the American Society of Nephrology* **13**: 2178-2184.

Schrier RW (eds) (1997) In: *Renal and Electrolyte Disorders*. New York: Lippincott–Raven, pp. 1-240.

病例讨论

病例 12.1

一位已确诊患有慢性乙型肝炎的44岁患者出现劳累后呼吸困难，体检显示：血压130/80mmHg，颈静脉压升高8 cm，并有双侧胸腔积液、腹水及双侧足部可凹性水肿。化验检查显示：血钠136mmol/L，钾3.6mmol/L，二氧化碳32mmol/L，氯96mmol/L；尿钠小于10mmol/d，尿钾60mmol/d。

问题

(a) 如何解释在面部的钠潴留及水负荷过重？

答案

(a) 在肝硬化时，因为氧化亚氮的过度激活导致动脉扩张，因而引起动脉充盈不足。这些改变被压力和容量感受器所探知，并被认为是体内低血容量状态，因此导致交感神经激活，非渗透性的释放ADH与激活肾素-血管紧张素-醛固酮系统。这些机制导致水钠潴留。

病例 12.2

一位32岁患者因顽固性高血压就诊。他的血压在联合服用β-受体阻断剂、钙离子拮抗剂与ACEI的情况下为210/110mmHg，并伴有高血压3级视网膜病变。其他体检均正常。化验检查显示，钠148mmol/L，钾3.0mmol/L，碳酸氢钠32mmol/L，尿素氮4mmol/L，糖4mmol/L，尿试纸条示蛋白阴性。

问题

(a) 最可能的诊断？
(b) 为什么该患者无水肿？

答案

(a) Conn 综合征。
(b) 是因为醛固酮逃逸所致。这种逃逸取决于肾小管部醛固酮对于钠的转运。这种钠转运的升高是通过动脉过度充盈导致高细胞外液引起的。这将导致交感神经活性下降与血管紧张素II产生减少，并导致心脏分泌ANP以及肾小球内压升高及GFR升高。这个过程会导致远端肾小管重吸收钠的减少，并增加钠的转运，从而抑制了醛固酮的储钠作用。

病例 12.3

一位62岁的老年女性被发现倒在自己家中的地板上，检查发现心动过速并有外周血管搏动消失。ECG发现窦性心动过速并伴有前壁心肌梗死的表现。急诊生化示：钠136mmol/L，钾4mmol/L，碳酸氢根10mmol/L，氯102mmol/L，尿素氮7.5mmol/L。

问题

(a) 评价生化结果并证明你的诊断。

答案

(a) 生化结果示高阴离子间隙代谢性酸中毒。在心肌梗死与低血压时，最大的可能性为乳酸酸中毒。血浆乳酸含量的测定将会确证我们的猜想（通常小于2mmol/L）。纠正原发病可以使酸中毒缓解。

病例 12.4

一位腰部疼痛的患者生化检查如下：钠138mmol/L，钾2.5mmol/L，尿素氮3.8mmol/L，氯114mmol/L，二氧化碳14.5mmol/L，尿pH值为6.5。

问题

(a) 代谢紊乱的原因？
(b) 腰痛的原因？

答案

(a) 远端肾小管酸中毒。
(b) 肾钙质沉着与肾绞痛往往与肾小管酸中毒后导致的结石相关。

病例 12.5

一位18岁的男性患者因为慢性疲劳综合征就诊。其母亲诉患者在运动后容易劳累且在学校表现欠佳。患者血压正常，化验检查示钠145mmol/L，钾2.8mmol/L，尿素氮5mmol/L，氯80mmol/L，二氧化碳35mmol/L，镁0.6mmol/L（正常大于0.8mmol/L），血糖5.2mmol/L，尿钠排量60mmol，尿钾排量60mmol/d。

问题

最可能的诊断是什么？

答案

该患者为经典性 Gitelman 综合征，该病与 Bartter 综合征相类似，但多表现有低镁血症。

病例 12.6

一位既往有消化性溃疡的36岁女性患者近三天出现呕吐。她呈现病容，化验示：Hb16.3mmol/L，血钠 138mmol/L，钾 2.8mmol/L，尿素氮 14.3mmol/L，pH 值 7.52，碳酸氢根 36mmol/L，氯 75mmol/L。

问题

(a) 代谢异常最有可能是什么？
(b) 最可能的诊断？
(c) 患者的尿 pH 值会是什么样？

答案

(a) 低氯性代谢性碱中毒。
(b) 幽门狭窄。
(c) 尽管为碱中毒，但患者尿呈酸性。

病例 12.7

一位 72 岁老年男性近三周感到不适，食欲缺乏及腹泻。体检示明显脱水及酸中毒式呼吸。血压为90/70mmHg，卧位血压为60/30mmHg，余检查正常。生化示：钠121mmol/L，钾1.9mmol/L，尿素氮90mmol/L，氯83mmol/L，二氧化碳4mmol/L，血肌酐 960μmol/L，pH 值 7.1，$P_aO_2$15.7kpa，$PCO_2$2.2kpa，血浆渗透压 334mOsm，尿渗透压 404mOsm，尿钠2mmol/L，钾28mmol/L。尿量波动于 50 ~ 80ml/h。

问题

(a) 如何鉴别代谢性酸中毒？
(b) 可能的病因？
(c) 为何患者在脱水的状况下依然多尿？

答案

(a) 患者为低容量综合征，表现为脱水、低钾和低氯性代谢性酸中毒，伴有高阴离子间隙。他有肾前性急性肾衰竭，尿量正常并有稀释尿。
(b) 惟一的解释为分泌性绒毛腺癌。
(c) 他在失水的情况下出现多尿是因为继发于低钾的肾性尿崩。低钾下调水通道Ⅱ，水通道Ⅱ对于集合管部 ADH 依赖的水吸收十分重要。

（隋　准译校）

13 心血管疾病

心脏的基础解剖学、生理学和胚胎学

引言

心肌细胞占心脏重量的 75%，但心肌细胞数目只占心脏细胞数目的 25%。它们的任务是完成两种基本功能：电冲动的产生与传导以及收缩功能。尽管多数心肌细胞能够行使这两种功能，但绝大多数心肌细胞主要是收缩细胞（心肌细胞），只有一小部分分化成电细胞。后者统称为心脏传导系统，但它们不是神经组织，只是一些变异的缺乏肌丝成分的心肌细胞。它们具有发放电冲动的能力，这些电冲动随后传导到心肌细胞，通过兴奋-收缩耦联过程引起收缩。电冲动的发放频率和心肌收缩力受多种因素影响，包括自主神经的传入冲动和张力变化。

心外膜三支冠状动脉向心肌供血，而一套更复杂的静脉网络负责回心血的运输。面对持续的动脉压波动，血管尤其是脑循环血管通过一种称为自身调节的过程保持恒定的组织灌注。然而血管的控制是复杂的，包括其他局部和中枢机制。

心脏的传导系统

窦房结

窦房结是一个复杂的纺锤状结构，位于上腔静脉和右心房连接区的外侧心外膜面（图 13.1）。从生理学角度讲，它通过膜的自动去极化而自动发放冲动，其频率快于其他任何一种心肌细胞，因此它是心脏的自然起搏点。

许多因素参与窦房结细胞膜电位（起搏电位）的自动衰减，其中最重要的是钠的小幅内流。这种钠电流有两个成分：背景内向电流（I_b）和“特种”电流（亦称起搏电流）I_f（图 13.2）。“特种”（funny）电流一词是指通过通道的离子流在超极化的细胞中激活（－60mV 或更高），不像其他时间和电压依赖性通道是被去极化激活。窦房结膜电位的去极化速率受自主神经张力（即交感神经和副交感神经传入）、压力、温度、低氧、血液 pH 值以及其他激素的影响（如三碘甲状腺原氨酸和 5 - 羟色胺）。

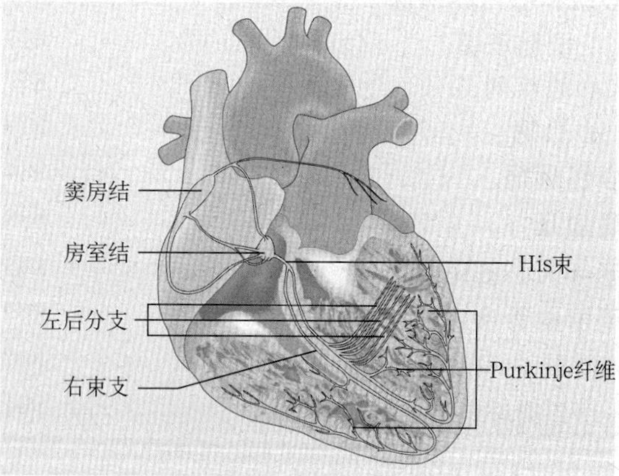

图 13.1　心脏的传导系统。

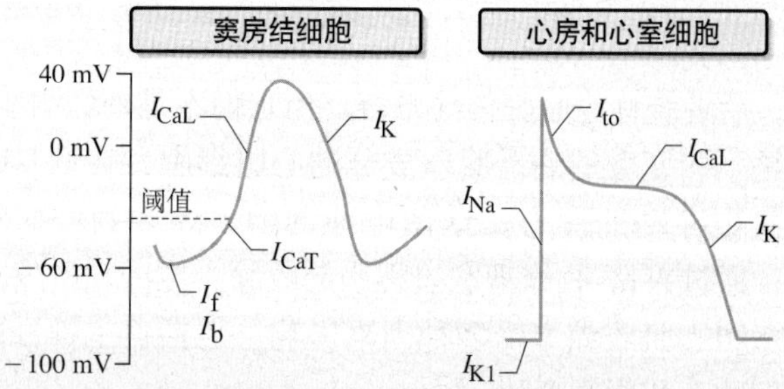

图 13.2　心肌的动作电位。I_b：背景内向钠电流；I_f：“特种”电流；I_{CaT}：瞬时（或 T 型）钙通道；I_{CaL}：持续（或 L 型）钙通道；I_{Na}：内向钠电流；I_{to}：瞬间外向钾电流；I_{K1}：内向整流钾电流；I_K：延迟整流钾电流。

心房和心室肌细胞动作电位

窦房结的动作电位触发心房及随后心室心肌细胞的去极化，这些细胞具有不同于窦房结的动作电位。它们的静息膜电位是小量钾离子通过开放的“内向整流”通道流入细胞的结果；在这个相期，钠和钙离子通道已关闭。邻近动作电位的到来触发了电压门控、快钠通道的自动失活，引起一次尖峰去极化。由于“瞬间外向”钾电流激活，这个过程伴随着膜的部分复极化。紧随其后的平台期是心肌细胞特有的，它由一个小而持续的内向钙电流通过 L 型钙通道引起，持续 200 ～ 400ms。这种钙内流由细胞通透性增加引起，尤其是肌纤维膜对钙离子通透性的增加（图13.3）。心肌细胞动作电位的这个平台期（也称不应期）可以防止心肌细胞过早再次激活，并直接决定了收缩的强度。钙离子通道的逐步失活激活了能使膜复极化的延迟整流钾通道。心房组织的激活就像是一场“森林大火”，但当激动到达房室之间的隔离层（房室瓣环纤维）时，激动就逐渐减弱了。关于来自窦房（SA）结的冲动是通过特殊传导“途径”还是通过普通心房肌传导，目前还存在争议。

房室（AV）结、His 束和 Purkinje 纤维

去极化波通过房室（AV）结继续向前缓慢传导。房室结是一个很小的豆状结构，位于右心房心内膜下房间隔下部。AV 结向前延伸成为 His 束，穿过房室瓣环纤维后将心脏的冲动快速传向心室。His 束到达室间隔顶部后分成右束支和左束支主干。右束支沿室间隔的右侧向心尖部延伸，从心尖部呈辐射状分化形成 Purkinje纤维网，向右心室的内膜下表面扩布。左束支主干很短，它在室间隔的左侧呈扇形分出许多小分支。这些小分支可分为两组，前上分支（前半支）和后下分支（后半支）。前半支向左室前表面和上表面形成内膜下 Purkinje 纤维网，而后半支分布至下壁和后壁的表面。电脉冲通过 AV 结的传导很慢，因为它是由跨膜慢钙电流所产生的动作电位决定的。在心房、心室和 His-Purkinje 系统传导很快，因为它通过由跨膜快钠电流启动的动作电位传导。

心肌收缩－兴奋收缩耦联的细胞机制

每个心肌细胞约长 100μm，与邻近细胞整合在一

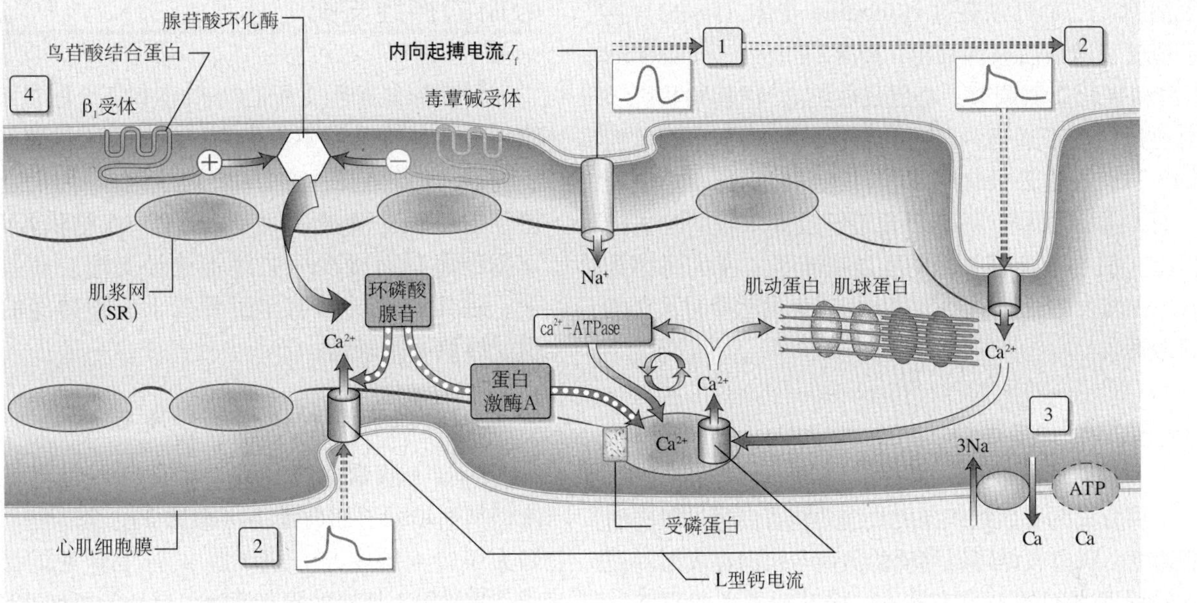

图 13.3 “完整”的心脏细胞模式图。

1. 钠离子通过 I_f 通道产生起搏电位使窦房结自动去极化。
2. 这种起搏电位激活了心房和心室肌细胞，触发动作电位并激活了位于细胞膜表面和横管膜上的 L 型钙离子通道（在图的上部和下部）。
3. 钙离子内流作用于肌浆网（SR）上的钙诱导钙释放通道（RyR2），导致贮存钙释放，同时作用在肌动蛋白和肌球蛋白纤维上，引起肌细胞收缩。钙的重摄取泵位于肌浆网上，它受受磷蛋白的调节来重新补充钙离子贮存；各种交换泵也可将钙离子排出细胞外。
4. 自主神经传入既有正性的变时 / 变力效应（β_1 受体），也有负性的变时 / 变力效应（毒蕈碱受体）。

起。闰盘结构连接允许电传导到邻近细胞。心肌细胞包含成束的平行排列的肌丝，后者由一系列肌小节组成(图13.4)。一个肌小节（收缩的基本单位）由两个横向的 Z 线连接而成，每个 Z 线都连接着与其垂直的肌动蛋白纤维。从 Z 带发出的肌动蛋白纤维与更粗的肌球蛋白平行重叠。肌动蛋白与肌球蛋白通过横桥相互连接，横桥含有 ATP 酶，从而分解三磷酸腺苷（ATP）来为肌肉收缩提供能量。

肌动蛋白分子的两条链形成一个螺旋结构，该结构中的另一种分子是原肌球蛋白，位于肌动蛋白的螺旋沟中，并且每七个肌动蛋白分子就连接一个肌钙蛋白。在心肌收缩时，肌动蛋白与肌球蛋白单根纤维的长度未变。相反，当ATP酶分解ATP高能磷酸键时，肌动蛋白纤维在肌球蛋白纤维之间滑行。为了提供ATP，心肌细胞（从不休息）的线粒体密度非常高（占细胞容积的35%）。当钙离子与肌钙蛋白C亚单位结合时，肌钙蛋白 I 亚单位的活性受到抑制，从而诱导原肌球蛋白的构象改变，这就暴露了肌动蛋白与肌球蛋白间的活性部位，使收缩得以进行。

钙离子的来源一是在动作电位的平台期，钙离子

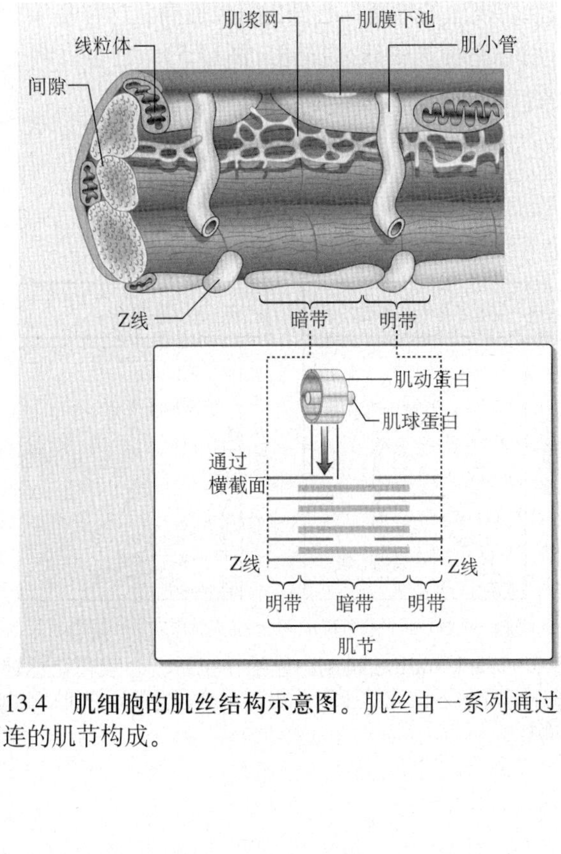

图13.4 肌细胞的肌丝结构示意图。肌丝由一系列通过Z线相连的肌节构成。

进入细胞；二是可以通过 ryanodine 受体（RyR2）钙离子释放通道从肌浆网移出。RyR2 的活性受 calstabin 2 蛋白和氧化亚氮调节。心肌的收缩力（“收缩状态”）是由通过钙离子通道内流进入细胞的钙离子来调节的（图 13.3）。心肌去极化时 T 型（瞬时）钙离子通道开放，而 L 型（长程）钙离子通道开放要求较低的去极化程度。肌小节能够缩短的程度决定了心室的每搏排出量。在强大的正性肌力药物作用或大运动量时，它能缩到最短。

心脏的 Starling 定律

一块分离的心肌组织条的收缩功能可以通过肌肉的收缩速度、肌肉收缩可以移动的负荷与肌肉在收缩前被牵张的程度之间的关系来描述。像其他类型的肌肉一样，心肌细胞收缩的速度随着阻碍它收缩的负荷增大而降低。不过，在非衰竭的心脏，心肌细胞的预牵张会改善心肌收缩力和收缩速度之间的关系（图 13.5）。

这种现象在完好心脏中可以表述为，随着舒张末容积（前负荷）的增大，心室每搏排出量（心室做功）会增大，称作“心脏的Starling定律”或者“Frank-starling关系”。它已被演绎成一些与临床联系更密切的指标。这样，每搏功（主动脉压×每搏排出量）随着心室舒张末期容积的扩大而增高。另外，在一定范围内，随着肺毛细血管楔压的增高，心排出量也提高。这种临床关系可以用心室功能曲线来描述（图13.5），它也表明了交感神经的兴奋效应。

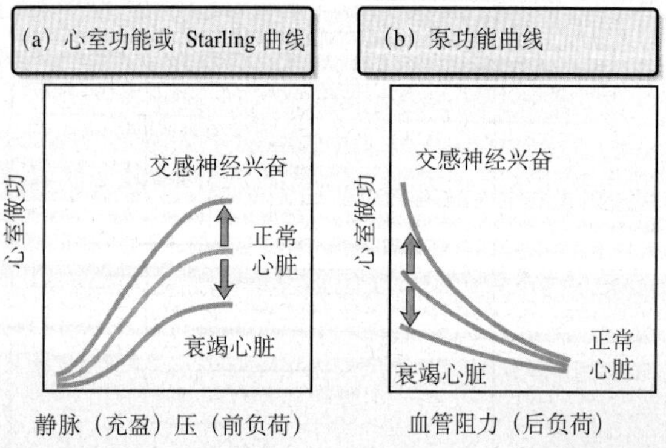

图13.5 Frank-starling机制，显示在正常、心衰和交感神经兴奋心室情况下，充盈压和流出道阻力改变对心室收缩功能的影响。

心肌的神经支配

肾上腺能神经支配心房和心室肌纤维以及传导系统。β_1 受体在心脏中占优势，包括肾上腺素和去甲肾上腺素，它们有正性变力和正性变时作用。迷走胆碱能神经主要通过 M_2 毒蕈碱受体支配 SA 结和 AV 结。心室肌细胞只有极少一些迷走神经支配。在基础状态下，迷走神经的抑制作用要强于交感神经的兴奋作用，导致心率较慢。

肾上腺素能兴奋和细胞信号传导

β_1 肾上腺素能神经兴奋能增强肌细胞钙离子内流，从而增强心肌收缩力（图13.3）。儿茶酚胺类物质如去甲肾上腺素与心肌细胞 β_1 肾上腺素能受体结合后，激活膜上连接的腺苷激酶。这种酶可增加环磷酸腺苷（cAMP）的产生，而cAMP又可以激活细胞内的蛋白激酶，后者可使包括细胞膜 L 型钙离子通道在内的蛋白磷酸化。心肌细胞 β_1 肾上腺素能兴奋还能增强心肌细胞的松弛。

钙离子从胞浆回到肌浆网（SR）的过程，受受磷蛋白（PL）的调节，它是 SR 膜上的一种低分子量蛋白。在其去磷酸化状态时，PL 通过 SR 上的 ATP 酶泵抑制钙离子的摄取（图13.3）。然而，β_1 肾上腺素能神经的激活使蛋白激酶磷酸化 PL，钝化了它的抑制效应。随后，更多的钙离子加速从胞浆进入SR，从而促进了心肌细胞松弛。

cAMP 活性的增高也会导致肌钙蛋白 I 亚单位的磷酸化，从而抑制肌动蛋白与肌球蛋白的相互作用，进一步增强心肌细胞松弛。

心动周期

心动周期（图 13.6）包括精确的节律性电事件和机械事件，推动血液进入体循环和肺循环。心动周期的第一个步骤是心房去极化（体表心电图上的 P 波），紧接着是右心房和左心房收缩。在一个短暂间隔（PR 间期）后，心室开始激动（心电图上的 QRS 波群）。左心室收缩后很短时间内右心室就开始收缩。当心室压增高超过心房压时，首先二尖瓣关闭，然后是三尖瓣关闭。

在主动脉瓣和肺动脉瓣开放之前，心室收缩但容积不变（等容收缩期）。当心室压升高超过主动脉压和

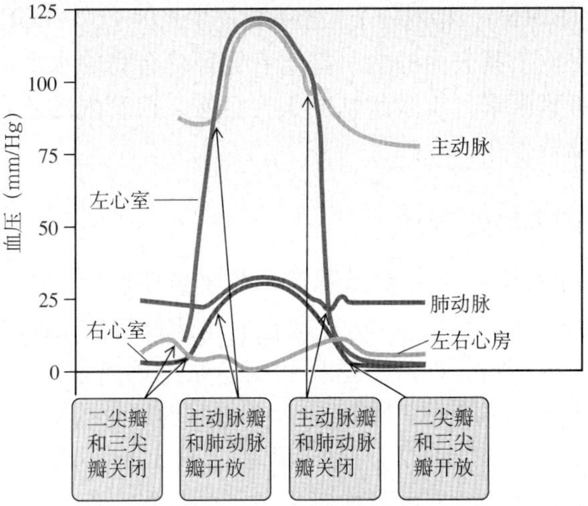

图 13.6　（也见彩图 13.6）心动周期。

肺动脉压时，肺动脉瓣先开放，随之主动脉瓣开放，心室开始射血。当心室开始松弛时，它的压力降至低于主动脉压和肺动脉压时，主动脉瓣先关闭，随之肺动脉瓣关闭，等容舒张期开始。在心室压低于右心房压和左心房压时，三尖瓣和二尖瓣开放。心动周期可以用图表表示为心室压力和容积的关系，如图 13.7 所示。它也表示了收缩力增强时和运动时相应的压力 - 容积关系。

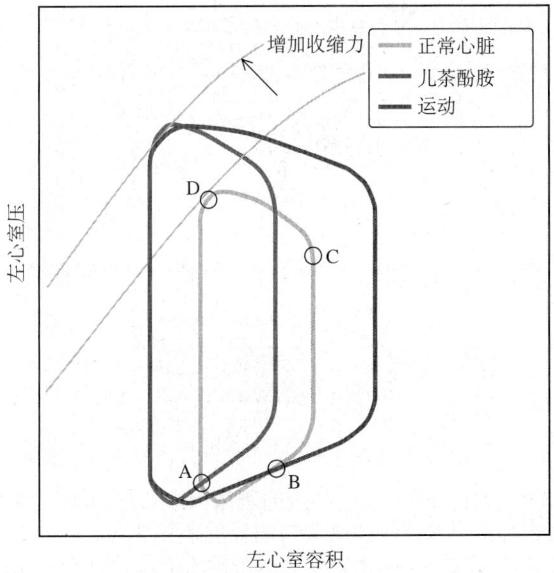

图13.7　（也见彩图13.7）压力 - 容积环。AB：舒张期——心室充盈；BC：收缩期——心室等容收缩；CD：收缩期——心室排空；DA:舒张期心室等容舒张。

冠脉循环

冠状动脉系统（图13.8）包括右冠状动脉和左冠状

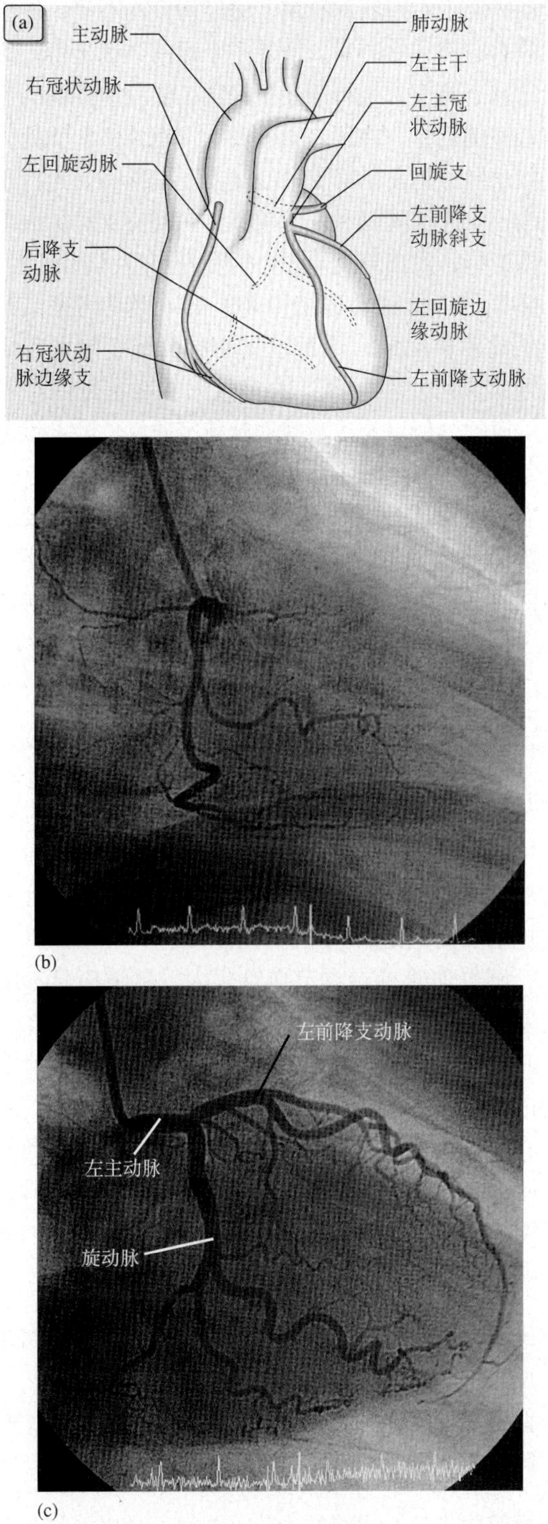

图13.8　(a)正常冠状动脉解剖示意图。(b)非优势右冠状动脉血管造影。(c)同一患者的优势左冠状动脉系统血管造影。右前斜位投影。

动脉。这些动脉由主动脉分支而出，在主动脉瓣的两个瓣尖上方分出。这些动脉的独特性在于它不被瓣尖阻塞，也不被心肌收缩压瘪，从而在舒张期得以充盈。右冠状动脉源于右冠状动脉窦，途经房室沟右侧，发出分支供应右心房和右心室。血管主干通常继续走行，称为冠状动脉后降支，走行于后室间沟，供应室间隔的后部和左心室的后壁。在距左冠状动脉窦起点 2.5cm 处，左主冠状动脉分为左前降支和回旋支。左前降支走行于前室间沟，供应前间隔和左室前壁。左回旋支动脉沿着左房室沟走行，发出分支至左心房和左心室（边缘支）。

60% 的人群其窦房结和 90% 的人群其房室结是由右冠状动脉供血的，因而这支动脉的病变能引起窦性心动过缓和房室结阻滞。大多数人左心室是由左冠状动脉供血的，所以左主冠状动脉狭窄非常危险；该血管若全部堵塞时很少能存活。

有些从心室壁的毛细血管床来的血液可直接通过微小静脉排入心腔，但是大部分是通过与动脉伴行的静脉回流，通过冠状窦注入右心房。广泛分布的淋巴系统排入与冠状血管平行的淋巴管，然后注入胸导管。

血管的调控和血管内皮功能

从功能上讲，血管内皮的内膜以及包含平滑肌细胞的中膜是血管的主要组成部分。这两种结构通过多种机制紧密联系在一起来调节血管的张力。血管的中枢调控主要是通过神经-内分泌系统。交感缩血管神经和副交感舒血管神经调节血管张力，以适应日常活动的需要。当神经调控受损时，或者在各种病理状态下，如出血时，通过肾上腺素、血管紧张素、血管升压素介导的内分泌血管调控开始发挥作用。

在局部水平，通过局部合成和（或）释放的各种因子，使组织灌注自动维持。当动脉压波动时，血管会不依赖于神经支配而在血压下降时收缩，反之亦然。这种自身调节是以下反应的结果：

- Bayliss **肌原性**反应——血管在伸展时进行收缩的反应能力。
- **血管扩张消除**效应——组织代谢产物的浓度下降，触发血管收缩。

血管内皮是心血管的内分泌器官，是血液和其他组织的重要沟通者。它产生各种化合物［如氧化亚氮(NO)、前列腺素（PGI_2)、内皮素、内皮源性超极化因子（EDHF)、粘附分子、血管内皮生长因子（VEGF)］，还有位于其表面的酶，控制着循环化合物的水平，如血管紧张素、缓激肽以及 5-羟色胺。血管内皮还有许多调节作用。

血管活动的调控

NO 是一种可弥散气体，其半衰期很短，由内皮细胞产生，它由 L- 精氨酸在氧化亚氮合酶（NOS）的作用下转化而来，这种酶由胞浆中钙离子 / 钙调蛋白调控（图13.9)。NO的产生是对各种刺激的反应（表 13.1)，通过激活鸟苷酸环化酶引起 3, 5- 环磷酸鸟苷胞内水平升高来触发血管平滑肌的舒张。而它的心血管效应可预防动脉硬化、高血压、心衰和血栓形成。NO 也是中枢和周围神经系统中各种“氮源性”神经的神经递质，可能在血管张力的中枢调节中发挥作用。用于治疗勃起功能障碍的新型药物即磷酸二酯酶抑制剂（PDE_5）的机制就是阻止 cGMP 的分解，促进血管扩张。

PGI_2 和 NO 有协同作用，并且也在血管张力的局部调节上发挥作用。**内皮素**是一个 21 个氨基酸的多肽，它能拮抗NO的作用。它的产生可被血管剪切力所抑制，

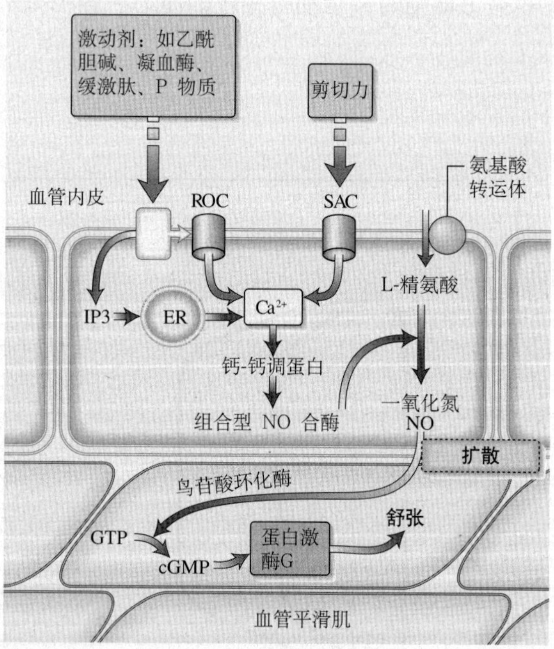

图 13.9 氧化亚氮：NO 产生的刺激因素及其功能。 各种刺激因素导致钙离子 / 钙调蛋白途径的氧化亚氮产生。NO 通过激活鸟苷酸环化酶来触发血管平滑肌舒张。ROC：受体介导的钙离子通道；SAC：牵张激活的钙离子通道；IP3：三磷酸肌醇；ER：内质网；GTP：三磷酸鸟苷；cGMP：环磷酸鸟苷。

表 13.1　血管内皮的一些产物和功能

内皮产物	功能	刺激因素
氧化亚氮（NO）	血管扩张 抑制血小板聚集 抑制粘附分子转录 抑制血管平滑肌增殖	剪切力，如运动诱导 激动剂：凝血酶、乙酰胆碱、内皮素、缓激肽、5- 羟色胺、P 物质、感染、内毒素性休克
前列腺素（PGI_2）	血管扩张 抑制血小板聚集	激动剂：凝血酶 感染
前列腺素类	血管收缩	低氧
内皮素	血管收缩	凝血酶、血管紧张素Ⅱ、血管升压素 低氧 注意：被剪切力所抑制
内皮源性超极化因子	血管舒张	激动剂：缓激肽、乙酰胆碱
血管紧张素转化酶	血管收缩	自然表达
von Willebrand 因子	促进血小板聚集、稳定Ⅷ因子	激动剂：凝血酶、肾上腺素
粘附分子		
P、L、E选择素	白细胞附壁	炎性介质：组织胺、凝血酶、TNF、IL-6
ICAM、VCAM、PECAM	白细胞结合和渗出到血管壁	
血管内皮生长因子（VEGF）	血管形成 血管扩张 血管通透性增加	妊娠 低氧 感染：类风湿性关节炎、创伤、肿瘤

ICAM：细胞内粘附分子；VCAM：血管内皮粘附分子；PECAM：血小板 / 内皮细胞粘附分子；TNF：肿瘤坏死因子；IL：白介素。

即流动血液作用于血管壁的压力，它会引起强烈的血管收缩和血管平滑肌肥大。内皮素被认为在高血压和动脉瘤的发生中起作用。位于内皮细胞膜上的**血管紧张素转化酶**可将循环中的血管紧张素Ⅰ（由血管紧张素原在肾素作用下合成）转化为血管紧张素Ⅱ，它有缩血管作用，还能促进醛固酮的释放（图 18.27）。醛固酮能促进肾对钠的吸收，与血管紧张素诱导的血管收缩共同维持血流动力学的稳定。其他影响血管运动张力的因素包括组织胺（由肥大细胞分泌）、缓激肽（在凝血因子Ⅻa的作用下由激肽原转化而来）及血小板释放的 5- 羟色胺。

抗凝和促凝机制

PGI_2是由花生四烯酸转化而来，后者是在内皮细胞膜上经环氧化酶作用转化的（见图 14.32）。PGI_2能抑制血小板聚集。低剂量阿司匹林能阻止血小板环氧化酶途径激活，但所达到的程度并不影响 PGI_2 的合成，除非是使用高剂量。其他的抗凝剂如氯吡格雷（ADP 受体拮抗剂）以及糖蛋白Ⅱb/Ⅲa拮抗剂，可通过直接作用于血小板受体而发挥作用。PGI_2 的抗凝效应是借助 NO完成的，它通过激活鸟苷酸环化酶影响血小板。内皮细胞膜也可产生其他抗凝分子，如凝血调节蛋白、硫酸肝素以及各种纤溶因子。临床上应用的快速起效的肝素与其天然分子相同；而慢速起效的华法林可抑制维生素K在肝内生成各种凝血因子；ximelagatran 则是直接的凝血酶抑制剂。

内皮细胞除了抗凝外，还有促进血栓形成的作用。内皮细胞可通过一种特殊的细胞器 Weibal-Palade 小体生成 von Willebrand 因子，此因子不仅作为因子Ⅷ的载体，也可以通过连接暴露的胶原促进血小板粘附。

调节免疫反应

对各种炎性介质，血管内皮细胞可表达各种粘附分子来促进白细胞趋化、粘附、浸润入血管壁。

血管细胞生长的调节

内皮细胞同时还具有在胎盘部位产生新生血管（“血管生成”）、伤口愈合、组织修复和肿瘤生长作用。血管内皮生长因子（VEGF）可促进这－过程。

胎儿循环

在子宫内，胎儿肺循环大致上是不必要的，因为胎儿的血液是通过胎盘血流来氧合的，后者是体循环中的一个组成部分。在胎儿体内，体循环静脉血返回至右心房，部分通过卵圆孔流入左心房。流经右心室的血流，经过动脉导管由肺动脉流入主动脉。这样，体循环静脉回流是一种氧合和去氧的混合血液，大部分回流到体循环动脉系统。

出生时，吸气扩张了肺小动脉，引起肺血管阻力显著下降，因而血液能流过肺循环。氧张力增高以及前列腺素水平降低会触发动脉导管关闭，而右房压降低和左房压升高会使卵圆孔闭合。因此，循环系统就被分成两个独立的序贯连接的闭合环路。

胎儿的左右心都能推动血液从体静脉流向体动脉；因此，严重的心脏畸形可能不会妨碍胎儿血流。

（李翠兰译　郭丹杰校）

推荐读物

Chong AY, Blann AD, Lip GY (2003) Assessment of endothelial damage and dysfunction: observations in relation to heart failure. *Quarterly Journal of Medicine* 96(4): 253–267.

Hambrecht R et al. (2000) Effect of exercise on coronary endothelial function in patients with coronary artery disease. *New England Journal of Medicine* 342: 454–460.

Levick(2003)*An Introduction* to *Cardiouasulae Physiogy*,4th edn.London:Arnold.

Nabel EG(2003)cardiovascular disese. *New England Journal of Medicine* **349**:60-72.

RichS, McLaughlin VV (2003) Endothelin receptor blockers in cardiovascular disease. *Circulation* 108: 2184–2190.

心脏病的症状

详细询问病史对诊断和治疗心脏病是非常重要的。心血管病症状和其他病理变化引起的症状有时是重叠的。心脏病可表现如下症状：

- 胸痛
- 呼吸困难
- 心悸
- 晕厥
- 乏力
- 周围水肿。

可根据纽约心脏病协会的“心脏状况”（分级）对心绞痛、呼吸困难、心悸或乏力的严重程度分级（表 13.2）。

表13.2　纽约心脏病协会的“心脏状况”分级（修订版）

1 级	不受限（无呼吸困难）
2 级	轻度受限（严重劳累时呼吸困难）
3 级	中度受限（轻度劳累时呼吸困难）
4 级	严重受限（静息时呼吸困难）

胸 痛

胸痛是心脏病最常见的症状。

心绞痛和心肌梗死的疼痛是由心脏缺氧引起。典型疼痛是胸部胸骨后压榨性、紧缩性疼痛或剧痛，放射到颈部、肩部或下颌，少见情况下可放射到牙齿、背部或腹部。也可引起单侧（通常是左上肢）或双上肢疼痛、感觉异常或沉重感。典型心绞痛可由运动触发，休息或含服短效硝酸酯类药物立即缓解。平卧位出现的心绞痛称为卧位型心绞痛。需要描述诱发心绞痛的劳累水平——如平地步行 200 码（1 码 = 0.9144 米）后。

心绞痛发作频繁、无规律或静息时发作，称为不稳定型心绞痛，属于“急性冠脉综合征”的一部分。有时可能严重的心肌缺血 / 心肌梗死无胸痛，而只是呼吸困难、恶心和出汗。这是心脏痛觉神经纤维缺失引起的“无痛性”心肌缺血，在糖尿病和老年患者中更常见。心肌缺血也可表现为不典型（如消化不良症状）疼痛。

胸中部疼痛**放射**到背部可能是心肌缺血引起，但胸主动脉夹层动脉瘤或动脉瘤增大也可产生相似疼

表 13.3 胸痛的鉴别诊断

中部	侧面 / 周围
心脏病	**肺疾病**
缺血性心脏病（梗死或心绞痛）	肺梗死
冠状动脉痉挛	肺炎
心包炎 / 心肌炎	气胸
二尖瓣脱垂	肺癌
主动脉瘤 / 夹层	胸膜间皮瘤
	非肺病
非心脏病	Bornholm 病（流行性肌痛）
肺栓塞	带状疱疹
食管疾病	创伤（肋骨 / 肌肉）
纵隔炎	
肋软骨炎（Tietze 病）	
创伤（软组织，肋骨）	
功能性	

痛，有时伴心电图改变。

心包炎疼痛可出现在胸中部。但其特点与胸膜疼痛相似，即锐痛，运动、呼吸和咳嗽时加重。但与胸膜疼痛不同的是，坐位前倾可能得到部分缓解。

左乳旁针刺样疼痛，又称为“心前区捕捉”，虽然心脏异常（如二尖瓣脱垂）可能产生相似症状，但通常与焦虑有关（称为疲劳综合征或 Da Costa 综合征）。食管疾病可能也引起胸中部（胸骨后）疼痛，难于与心脏疼痛鉴别（见 Box 6.4）。胸痛的鉴别诊断见表 13.3。

呼吸困难

呼吸困难是一种气短的异常感觉。尤其是胸部和腹部疼痛可能也引起呼吸困难。但是心脏病和肺病是引起气短的主要原因；心血管系统中最常见的原因是左室功能衰竭（LVF）。

左室功能衰竭引起呼吸困难的原因是肺间质和肺泡水肿，从而导致肺僵硬（顺应性差），所以需要用力呼吸保证肺通气。通常还可由于刺激肺牵张感受器出现呼吸急促。

临床上按照胸痛分级方式对呼吸困难分级是有价值的（见上文），根据诱发呼吸困难的劳累水平及患者的心功能状态（表 13.2）能提示病情严重程度。当 LVF 恶化时，就会出现其他形式的呼吸困难，如端坐呼吸和夜间阵发性呼吸困难。

端坐呼吸是指患者平卧时呼吸困难，因平卧时下肢血液重新分布至躯干引起体循环和肺循环容量增加，使肺水肿加重。而且，卧位时腹部脏器使横膈上移，限制呼吸运动。患者通常通过增加枕头数量来克服端坐呼吸。所需枕头的数量也能提示严重程度。

当患者因呼吸困难醒来时为**夜间阵发性呼吸困难**（PND），这是一种严重的症状。患者被迫坐起、站立或开窗通风。PND 本质上是端坐呼吸的一种形式，因其发病机制相同。但是由于睡眠时感受器敏感性下降，患者清醒前肺水肿可相当严重。

LVF 的一些症状可能与**呼吸系统疾病**相似，使诊断变得困难。支气管黏膜水肿可引起“心源性哮喘”，从而导致气道疾病误诊。肺水肿也可引起咳嗽、咳粉红色泡沫痰。相反，PND 样发作伴咳嗽可能也见于哮喘，但是通常夜间阵发性呼吸困难专指心脏问题引起的症状。

在严重心力衰竭时可能出现过度通气和呼吸暂停交替发作（**Cheyne-Stokes 呼吸**）。如果是呼吸浅慢而不是呼吸暂停，则这一现象称为“周期性呼吸”，但这两种都被称为**中枢性睡眠呼吸暂停综合征**（CSAS）。这是因心脏输出量降低同时伴脑血管疾病引起的大脑呼吸中枢功能障碍。

CSAS 的症状，如日间思睡和乏力，与阻塞性睡眠呼吸暂停综合征（OSAS，第14章）的症状相似，并与心力衰竭症状重叠。CSAS引起心肌肥厚和纤维化、心功能恶化和复杂的心律失常包括非持续性室性心动过速、高血压和脑卒中。在心力衰竭患者中进行的研究显示，与有相似症状而无 CSAS 的患者相比，CSAS 患者预后差。

心悸

心悸表现为对正常心跳敏感性增加，或感知到缓慢、快速或不规则的心跳节律。

患者可能因焦虑、兴奋、劳累或左侧卧位感知到**正常心跳**。所以，仔细询问病史可能有助于排除心悸的病理因素。心悸的最常见心律失常是期前异位收缩和阵发性心动过速。最实用的方法是让患者自己敲击心跳的速率和节律，因为不同的心律失常有不同的特征。

患者对**期前收缩**的感觉是在间歇后一次强有力的收缩。这是因为在下一次正常心跳前有一个间歇。由于期前收缩后心脏有一个更长的舒张期，所以在下一次心搏前心室充盈了更多血液，下一个心跳便更有力。这些期前收缩可能成串出现，并可能引起患者更多的焦虑，尽管这些期前收缩通常是良性的。

阵发性心动过速突然开始，患者可能感到突然的剧烈心跳。发作可能突然终止，但是通常先速度减慢，所以患者的心悸感觉逐渐消失。阵发性心房颤动节律不规则，而其他室上性或室性心动过速则是规律的。阵发性心动过速特别是发作时间较长时，可能产生其他症状，如晕厥、先兆晕厥、呼吸困难或胸痛。室上性心律失常，尤其是心房颤动和房室结折返，常在心悸发作后由于心房利钠肽（ANP）释放使钠和水从肾排出而引起多尿。

有些患者有站起时心动过速的经历，同时有血压轻度下降，并伴有眩晕或接近晕厥的症状。这是自主神经功能紊乱的一种类型，被称为体位性心动过速综合征（POTS），原因是窦性心动过速。

心动过缓的感觉可能是缓慢、规则、沉重或强有力的心跳。但通常大多数是感觉不到的。心悸也可以根据 NYHA 分级标准进行分级（表 13.2）。

晕厥

晕厥是不同原因引起大脑血流不足时出现的短暂意识丧失。心源性晕厥可分为几种：血管性、梗阻性或心律失常性，见表 13.4。

血管性：晕厥最常见的原因是血管迷走神经性发作，也称为神经心源性或情境性晕厥（situational syncope），而且更常见的仅仅是昏倒。可能因长时间站立（直立）或强烈情感刺激诱发。其机制是周围血管扩张，静脉血淤滞导致回心血量减少。近似排空的心脏剧烈收缩，反过来刺激位于左室下后壁的机械性刺激感受器（牵张感受器），通过中枢神经系统触发反射，减少心室伸展（即进一步血管扩张，有时严重心动过缓），从而引起血压下降，就会发生晕厥。这些发作通常有前驱症状：眩晕、恶心、出汗、耳鸣、哈欠和下沉感。通常在数秒内恢复，尤其当患者平卧后。

从坐位或卧位变为立位，收缩压下降 20mmHg 或更多时被称为**直立性低血压**。血液因重力作用淤滞于下肢时就会发生。通常，血管收缩反射阻止血压下降，但是如果反射缺失或患者体液不足，都可发生直立性低血压。在老年人中这种现象更常见，因为存在年龄相关性自主神经功能紊乱，但也可能与使用**血管扩张剂**或**利尿剂**有关。

餐后低血压通常定义为开始进餐后 2 小时内收缩压下降 20mmHg 或更多。也可为开始进餐后 2 小时内收缩压从超过100mmHg下降到低于 90mmHg。这种现象甚至比直立性低血压更常见，尤其是在老年人和高血压人群中。其机制并未确定，但是被认为与血液集中于内脏血管有关。对于正常个体，通过激活压力感受器和交感神经系统、周围血管收缩和心排出量增加来保持血压稳定。这些机制出现异常被认为会引起餐后低血压。

排尿性晕厥是指排尿时意识丧失。一些病例发生的原因是直立性低血压。膀胱排空可能引起副交感神经过度兴奋，导致心动过缓和血管舒张。

颈动脉窦晕厥是指当迷走神经对颈动脉窦刺激产生过度反应时出现的晕厥，同样也引起心动过缓和血管舒张。该情况可能非常严重，以致于穿紧衣领服装、向上看或转动头部时都可能诱发晕厥。

梗阻性：表 13.4 列举了因心脏到外周循环或心脏不同腔室间血流受限引起晕厥的所有梗阻性心脏原因。

表 13.4　晕厥的心血管原因

血管性
神经心源性（血管迷走神经性）
直立性低血压
餐后低血压
排尿性晕厥
颈动脉窦晕厥
梗阻性
主动脉瓣狭窄
肥厚型梗阻性心肌病
肺动脉瓣狭窄
Fallot 四联症
肺动脉高压 / 肺栓塞
心房黏液瘤 / 血栓
人工瓣故障
心律失常
快速性心动过速
严重心动过缓（Stokes-Adams）
明显的间歇（心律）
人工起搏器失灵

心律失常：Stokes-Adams 综合征的定义为与体位无关的突然意识丧失。通常是由于间歇性高度房室传导阻滞、严重心动过缓或心室停搏引起。患者常没有预兆倒地、面色苍白和深度意识丧失。脉搏通常非常缓慢或停顿。数秒后当脉搏增快后，患者面色开始红润并恢

复意识。通常没有后遗症，但患者可能在跌倒时受伤。

偶尔如果脑缺氧时间过长则可出现全身性惊厥，易误诊为癫痫。

疲劳

疲劳可能是心力衰竭时体循环灌注不足的一个症状。但是还有可能存在其他原因：

- 夜间阵发性呼吸困难、端坐呼吸、卧位性心绞痛、夜尿（利尿治疗引起）或噩梦（胺碘酮治疗）造成的睡眠差
- 药物的直接不良反应，尤其是β阻滞剂
- 利尿治疗引起的电解质紊乱
- 感染的全身表现，如心内膜炎。

周围水肿

心力衰竭引起的水钠潴留是因肾灌注不足和继发激活肾素－血管紧张素－醛固酮系统所致，表现为周围可凹性水肿。

心血管系统的查体

一般查体

应留意患者的一般情况，如是否有结膜苍白、肥胖、黄疸和恶病质。

杵状指

引起杵状指最常见的心脏原因是先天性发绀型心脏病，特别是 Fallot 四联症。10% 的亚急性感染性心内膜炎患者也可见到杵状指。杵状指需要数月的发展，所以在急性心内膜炎、新生儿或者婴儿发绀型心脏病患者中无法见到。肺源性心脏病中出现的杵状指是由于潜在的肺部疾病引起的（例如支气管炎或纤维性肺泡炎）。

线状出血

这些小的、指（趾）甲下线状出血通常由于创伤引起，但是在感染性心内膜炎中也可见到。

发绀

当毛细血管氧饱和度低于 85% 时可以见到这种不同于正常皮肤或者黏膜颜色的暗灰蓝色（特别是在肢端）。

中心性发绀见于舌和嘴唇，是由于中心动脉血稀释造成的。发生在低氧饱和度的静脉血分流入体循环的心脏和呼吸疾病，如心脏右向左分流。

周围性发绀见于较冷的手足部。有中心性发绀的患者也有周围性发绀，而单独的周围性发绀发生在因周围血管收缩和肢端血流淤滞造成周围氧耗量增加的情况下。这些情况包括充血性心力衰竭、循环休克、暴露于冷环境下以及周围循环异常。

动脉搏动

搏动通过将动脉压于骨上而感知。检查中首先选用的是右侧桡动脉。计时左侧桡动脉和股动脉搏动，然后和右侧桡动脉相比较。延时的股动脉搏动可由近端血管狭窄导致，特别是主动脉（收缩）狭窄。

脉率

成年患者安静平卧于床上时脉率应该在 60 ~ 80 次/分。儿童可以稍快，运动员和老年人可以较慢。确切的脉率通常不如观察心率变化（见脉搏图）的价值大。当脉搏不规律时，不是所有的心室收缩均能通过触诊桡动脉搏动而感觉到。这种缺陷可以通过计数桡动脉搏动的同时用听诊器听诊心率来弥补，常见于心房颤动和室性期前收缩时。

节律

脉搏除了在吸气早期时轻微加快、呼气时轻微减慢（窦性心律不齐）以外，通常情况下都是规律的。不规则的节律通常由期前收缩、间歇心脏阻滞或心房颤动所致。

期前收缩通常偶然发生或者在规律心律出现反复不规律时发生。同样的，间歇性心脏阻滞表现为正常节律中偶然缺漏一次搏动。节律更加不规则的情况见于房颤。当搏动由于运动反应而加快时，这种不规律的情

况会持续存在，不同于异位搏动所造成的搏动不规则，后者通常在运动时会消失。但是，这种方法不是区分异位搏动和其他搏动不规律病因的可靠方式。

（陈江天译　郭丹杰校）

颈动脉搏动

颈部视诊时颈动脉搏动通常是不明显的，但在高排量状态（如甲状腺功能亢进、贫血或发热）和主动脉反流引起高容量脉搏的情况下，颈动脉搏动是可见的（Corrigan征）。当颈动脉发生动脉瘤或扭结时，也可见到颈动脉搏动。通常通过触诊右颈动脉来检查颈动脉脉搏的波幅和波形。轻柔的触诊用以检查震颤。

如果存在心动过缓，高容量脉搏可能与必要的高冲击容量相关。**陷落脉**或**水冲脉**是一种高容量脉搏，其特征是短期内脉搏骤起骤落。最好的检查方法是将患者前

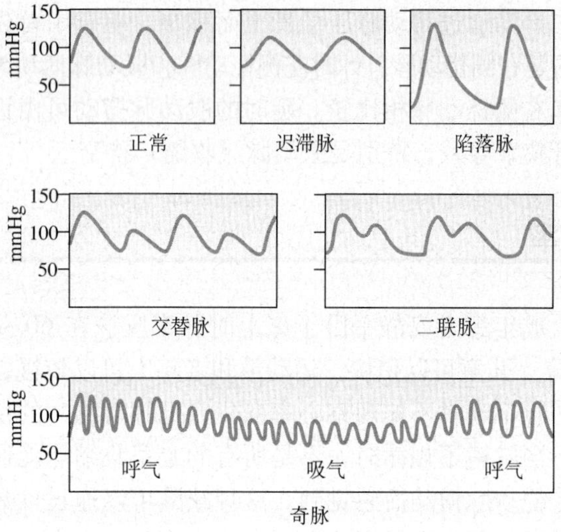

图 13.10　动脉波形。

臂抬高超过心脏水平，检查者用四个手指掌面触诊患者桡动脉。陷落脉是主动脉瓣反流或动脉导管未闭的特征。

低容量脉搏见于心力衰竭、休克和梗阻性瓣膜病或血管疾病。当心动过速时也可能存在。主动脉瓣狭窄的脉搏不但是低容量，而且升高到峰值时缓慢（**平脉**），并且经常伴有升支的切迹（升线 - 波脉）或收缩期抖动或震颤（图 13.10）。

奇脉

奇脉是使用不当的名称，因为它其实是正常波形的增大（图 13.10）。在正常情况下，吸气时收缩压和脉压（收缩压和舒张压之差）下降。收缩压的正常下降小于 10mmHg，通常血压计能测量这一变化。它是由于吸气时肺循环血容量增加引起。在几种严重的气流受限情况下（特别是严重的哮喘），吸气时胸腔内负压增加，因而增加血压的正常下降。在心脏压塞的患者，心包内的液体增加心包腔内压力，因而阻碍心脏舒张期充盈。由于心包腔内的心包积液限制了双侧心室，吸气时回流至右室的血量正常，而左心回流量则明显减少。缩窄性心包炎患者通过相似的机制也可出现奇脉，但并不常见。

交替脉

交替脉是指节律正常而强弱交替出现的脉搏。它是严重心肌衰竭的重要体征，是由于损伤心肌恢复时间延长所致；交替脉提示预后很差。测量血压时容易注意到交替脉，因为不同搏动之间的收缩压差值可高达 50mmHg。快速异常的心动过速也可出现交替脉。在这种情况下，交替脉是作为一种代偿机制，并不表示预后差。交替脉应该与二联脉相鉴别（见下文）。

二联脉

二联脉是由于每一次窦性搏动后出现一次期前异位搏动。二联脉的节律不齐（图 13.10），因为每次弱的搏动都是期前收缩。

重搏脉

重搏脉见于肥厚性梗阻型心肌病和联合性主动脉瓣疾病（反流伴狭窄）。第一个收缩波是“叩击波”，是收缩早期左室压力传导产生的。第二个波峰是“潮汐波”，是血管床回缩产生的。潮汐波正常时在舒张期出现（重搏波），但是，当左室排空缓慢或排空完全梗阻时，潮汐波出现在收缩晚期。结果是可以触及双重脉搏。

血压

峰动脉血压是由左室收缩压传导产生的。血管张力和完整的主动脉瓣维持舒张压。在本章相关部分讨

> **操作 Box 13.1　测量血压**
>
> 1. 在上肢（一般为右上肢）测量血压，患者应放松和舒适。
> 2. 将血压计的袖带缠绕于上臂，充气囊对准肱动脉。
> 3. 向袖带内充气直至压力超过动脉压——此时桡动脉搏动不能再触及。
> 4. 将听诊器胸件放置于袖带下的肱动脉上。
> 5. 缓慢降低袖带内压力直至能听到声音（Korotkoff 音）（第 1 期）。这是收缩压。
> 6. 继续缓慢降低袖带内压力直至 Korotkoff 音突然变小而低沉（第 4 期）。
> 7. 继续缓慢降低袖带内压力直至声音消失（第 5 期）。
>
> 通常采用第 5 期作为舒张压，因为这一期更容易重复并且更接近于血管舒张压。在收缩压和舒张压之间Korotkoff音可以消失（第 2 期）和再现（第 3 期）。不要误将第 2 期作为舒张压或将第 3 期作为收缩压。

论正常血压。操作 Box 13.1 说明了如何测量血压。

血压变动

右上肢和左上肢的收缩压可以相差 10mmHg。站立时通常导致收缩压轻度下降（<20mmHg），而舒张压轻度升高（<10mmHg）。在体位性（直立性）低血压中，收缩压和舒张压的显著体位性下降与头晕相关。当心律不齐如存在心房颤动时，血压是可变的。因为血压在正常情况下就易于变化，在确定血压升高之前须在多个情况下进行测量。

颈静脉压

颈内静脉和右心房之间没有瓣膜。因此，观察颈内静脉系统的血柱是测量右房压的一个好方法。颈外静脉有瓣膜，并且颈外静脉可能被它所通过的筋膜和肌肉层压迫，因而不能依靠颈外静脉测量右房压；只有见到典型的静脉搏动，表明血流没有受阻时，才能采用颈外静脉。

测量颈静脉压（操作 Box 13.2）

> **操作 Box 13.2　测量颈静脉压**
>
> 将患者置于与水平线约成 45°角（30°~ 60°之间），在好的光线下能见到颈静脉搏动顶点。
>
> 测量胸骨柄胸骨角和静脉柱顶点的垂直距离，作为颈静脉压。
>
> 正常颈静脉压通常小于 3cmH_2O，它相当于用胸前和胸后平面中线作为参照时测量的右房压 8cmH_2O。通常不能触及静脉搏动（三尖瓣反流伴有明显静脉怒张时除外）。

按压腹部引起中心静脉继而颈静脉压力一过性增高时可见到肝颈回流征。这是证实颈部静脉搏动的一个简单方法。

临床上不能测量异常低的颈静脉压。病因包括出血和其他形式的低容量血症。

颈静脉压升高出现在心力衰竭中。也可能由以下情况产生：

- 缩窄性心包炎
- 心脏压塞
- 肾疾病伴盐和水潴留
- 输血过快或输液过多
- 上腔静脉梗阻（但在这种情况下不能见到颈静脉搏动）。

在缩窄性心包炎或心脏压塞时，吸气时心室的充盈是减少的，因为心包内液体或非顺应性心包挤压心室，而随着膈肌的降低更加重。因此，在吸气时静脉压增高（Kussmaul 征）。其他导致颈静脉压增高的病因也使压力波形变形，下面将进行讨论。

颈静脉压力波形

颈静脉压力波形由三个峰和两个谷组成（图 13.11）。三个峰被称为 a 波、c 波和 v 波，而二个谷被称为 x 下降支和 y 下降支：

- a 波由心房收缩产生。
- x 下降支在心房收缩完成时出现。
- 随着压力下降，有一短暂的压力小幅增高而产生一个正向的偏移，被称为c 波。c 波是由三尖瓣关闭前迅速增高的右心室压力传导产生。
- 在继续进行的心室收缩期，随着静脉回流充盈右心房而产生 v 波。
- 当三尖瓣开放时，继 v 波之后出现 y 下降支。

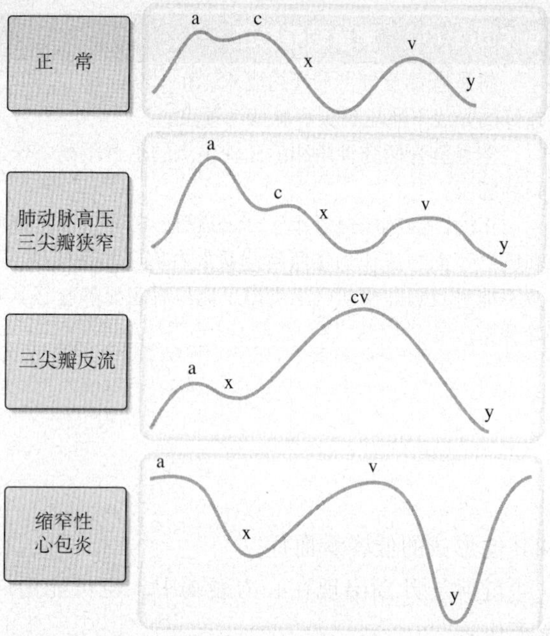

图 13.11 颈静脉波形。

触诊颈动脉时，观察颈静脉搏动可以鉴别 a 波和 v 波。a 波在颈动脉搏动前即刻出现，而 v 波与颈动脉搏动同时发生。

颈静脉压力波形的主要异常是 a 波和 v 波抬高以及 y 降支陡降（图 13.11）。

大 a 波

大 a 波是由于心室充盈阻力升高引起的，见于肺动脉高压或肺动脉狭窄造成右心室肥厚时。大 a 波也可由三尖瓣狭窄引起，但并不常见，因为三尖瓣狭窄通常伴有心房颤动，因而没有 a 波。

当心房收缩正面对关闭着的三尖瓣时产生巨大 a 波；它被称为“大炮波”（cannon wave）。大炮波不规律地出现在完全性心脏阻滞和室性心动过速中。在这两种情况下发生房室分离，偶然出现心房和心室同时收缩。在交界性心律时，心房和心室通常同时收缩，因而出现快速规律的大炮波。

大 v 波

三尖瓣反流产生巨大 v 波（收缩波），因为右心室压力直接传导到右心房和大静脉。

陡峭的 y 下降支

增高静脉压的舒张期萎陷可出现在右心室衰竭，但在缩窄性心包炎和三尖瓣反流时更明显。在心室收缩期末，当三尖瓣开放时，增高的心房压突然下降。然而，由于心室僵硬而不能被扩张，因此，静脉压又迅速升高。颈静脉搏动的迅速下降和升高被称为 Friedreich 征。

心前区查体

视 诊

观察有无漏斗胸和脊柱后侧凸等畸形，这些畸形由于压迫大血管可能引起喷射性收缩期杂音。将患者置于 45° 的半卧位，检查者视线与心前区呈切线位，观察有无心脏增大造成的心前区隆起。注意观察心尖搏动和其他心脏搏动的位置；左室室壁瘤可在心尖搏动外产生离心性搏动，而右心室肥厚或左房增大可在左胸骨旁区见到隆起。

触 诊

触诊可以确定心尖搏动的位置，它是心脏搏动的最外下点。它能分为几种异常情况：

- **叩击性**心尖是可以触及的第一心音，感觉似突然而短促的心脏搏动。典型者出现在二尖瓣狭窄早期（当瓣叶仍然柔韧时），但在心动过速时也能感觉到，如运动后，特别在胸壁薄的患者。
- **心尖搏动有力**见于容量负荷过重的情况，如二尖瓣或主动脉瓣反流，或由于左心室肥厚导致的压力负荷持续增加的情况下，如主动脉狭窄、体循环高血压和肥厚性心肌病。
- 在肺气肿、肥胖和心包炎或胸腔积液的患者**触摸不到**心尖搏动。
- **双搏动**——一次心跳有两个心尖搏动——在肥厚性心肌病患者中可以感觉到，第一个搏动起源于心房收缩。室壁瘤患者收缩晚期心肌外向运动也能产生双搏动。

右心室肥厚或左心房增大的患者可以感觉到**持续的左胸骨旁搏动或鼓起**。左心房搏动与右心室肥厚所致搏动的鉴别点是左心房搏动正好出现在心尖搏动或颈动脉搏动之前。

严重的肺动脉高压患者其左侧第二肋间可以触及扩张的肺动脉的搏动，类似第二心音可被触及。同样地，在体循环高血压患者可以触及第二心音的主动脉成分。

震颤是触诊感觉到的杂音，它提示有明确的异常，如主动脉瓣狭窄或二尖瓣反流时的收缩期震颤和二尖瓣狭窄时的舒张期震颤。

听诊

用听诊器的钟形胸件听低调的声音，如心音和二尖瓣狭窄的舒张中期杂音。高调的收缩期杂音，舒张早期杂音，喷射性喀喇音和开瓣音最适合用听诊器的膜面胸件。

分别分析每个心音和杂音，用颈动脉搏动判断其时期。按常规依次检查二尖瓣、三尖瓣、肺动脉瓣和主动脉瓣区。

心音的特征（图 13.12）

第一心音（S1）：S1 最好的听诊部位是心尖。S1通常是单一的心音或有窄的分裂。

响亮的S1见于胸壁薄的患者和高动力循环者（运动、发热、贫血和甲状腺功能亢进）。也见于心室收缩开始而瓣叶仍处在宽的开放状态时，如心动过速，轻度或中度二尖瓣狭窄和短 PR 间期（Wolff-Parkinson-White 综合征）的情况。

柔和的S1见于肥胖、肺气肿、心包积液、严重钙化的二尖瓣狭窄（瓣叶不能活动）、二尖瓣或三尖瓣反流、心力衰竭和心源性休克。也见于心室收缩开始前由于舒张期充盈延长导致瓣叶已部分关闭时，如心动过缓和 PR 间期延长（I 度心脏阻滞）的情况。

当心房和心室收缩的关系不恒定时（如室性心动过速、完全性心脏阻滞），听到的S1的强度是可变的。

第二心音（S2）：S2 的肺动脉瓣成分（P2）紧随主动脉瓣成分（A2）之后，因为右心排空通常在强力的左心排空后完成。在儿童或年轻人吸气时常听到正常或生理性的分裂 S2（图 13.13）。

额外心音见图 13.12 和图 3.13。

心脏杂音（图 13.14）

杂音是由湍流引起的，湍流发生的原因是高速血流通过一个正常的瓣口或正常血流通过一个异常的瓣口（或进入一个扩张的心腔）。杂音的强度或响度依赖于血流量，血流速度和杂音起源与听诊器的距离。因此，根据杂音的响度，收缩期杂音分为 1 ～ 6 级，舒张期杂音分为 1 ～ 4 级，响度逐级递增。

高速血流产生的杂音，如二尖瓣或主动脉瓣反流，常被描述为“吹风样”或高调性质，最好用听诊器的膜型胸件听诊。

低速杂音，如二尖瓣狭窄，是“隆隆样”和低调性质，最好用听诊器的钟型胸件听诊。右侧杂音在吸气时更响，因为吸气增加外周静脉回流至右心的静脉血量。良性或血流杂音的音质是柔和的，见于收缩早期，为短暂且非传导性。最好用膜型胸件靠近胸骨左缘和左室或右室流出道的起源处听诊。血流杂音源自正常心脏，在儿童和年轻人中常能听到。运动并增加心排出量的生理性方法能增强血流杂音，在其他高心排出量状态，如发热、慢性焦虑、贫血、甲状腺功能亢进、脚气病和妊娠，也存在血流杂音。骨骼畸形如脊柱后侧凸或漏斗胸也产生类似的杂音。

应该通过仔细系统的听诊来评估杂音。检查时，必须注意杂音的时限、呼吸时杂音的变化情况、听诊杂音最好的部位和患者体位、选择性传播（传导）的方向和杂音的特点。应该通过超声心动图证实是否存在任何瓣膜性或结构性心脏异常。

心外杂音

连续性杂音是起源于外周动脉包括远端主动脉狭窄的高调吹风样杂音。

心包摩擦音是由发炎的心包运动产生的高调搔抓样杂音。收缩期在胸骨左下缘听诊最清晰，但也可能在舒张早期听到或与心房收缩同时出现。

（卢明俞译　郭丹杰校）

心脏检查

胸部 X 线检查

胸部X线检查的理想体位是后前位,在最大吸气状态下摄片，使心脏靠近 X 线感光片以减小胸廓放大率。如果后前位 X 线片发现异常，需加拍侧位片以获取更多的诊断信息。心脏结构和大血管形态可在这些胸部 X 线片上显示（图 13.15）。前后位 X 线片仅用于急诊患者。

心脏大小

心脏大小仅通过后前位胸部 X 线片就能做出可靠

心音	时期	机制
正常	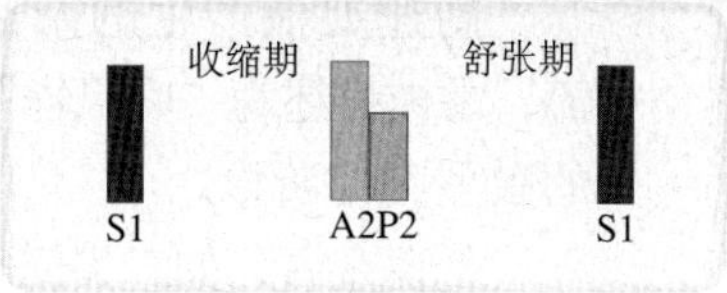	S1——二尖瓣和三尖瓣关闭 A2——主动脉瓣关闭 } S2 P2——肺动脉瓣关闭
S3 三音律	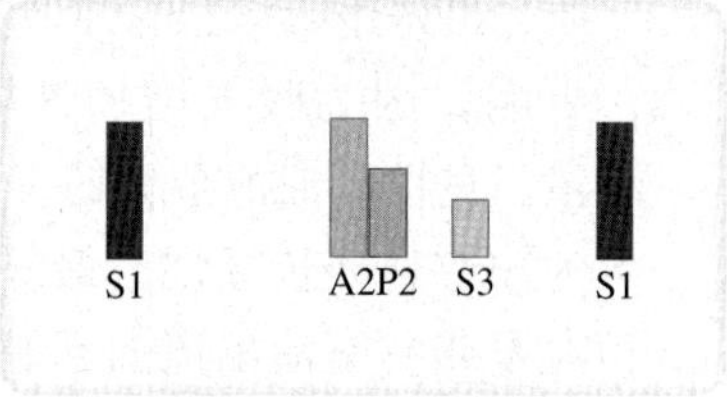	S2之后出现的舒张早期低调、重浊低钝心音，心尖部听诊最清晰，与心室快速充盈期同时出现 正常可在儿童和年轻人中听到。如果年龄>40岁仍可听到则为病理性，如心力衰竭、二尖瓣或瓣三尖反流（容量负荷过重）
S4 三音律	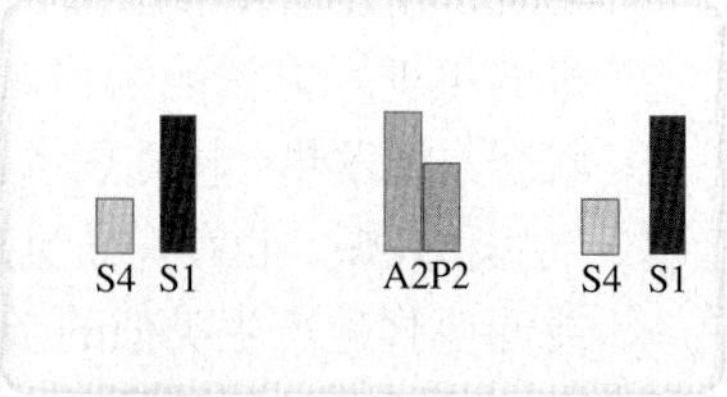	S2 之前出现的舒张晚期低调心音是心房收缩期心室充盈突然增加所致 老年人正常情况下可出现S4。但年轻人出现S4，提示室壁僵硬度增加，如高血压或主动脉瓣狭窄引起的心室肥厚、急性心肌梗死 在心动过速状态，S3和S4都产生"奔马律"心音
喷射性喀喇音	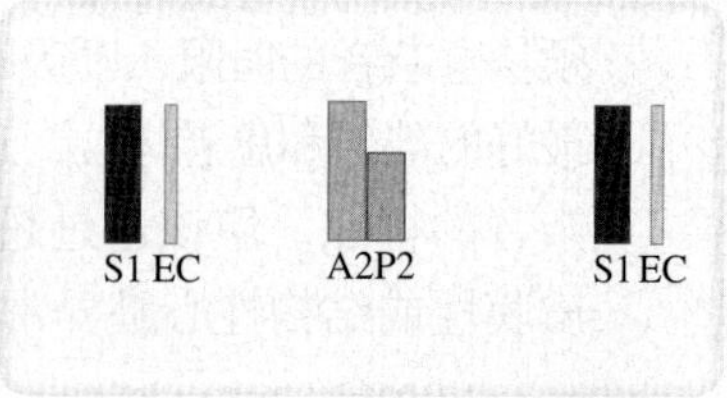	收缩早期S1之后即刻听到的高调心音是变形但活动性较好的主动脉瓣或肺动脉瓣突然开放所致，如主动脉瓣二瓣化、狭窄的肺动脉瓣（呼气时听诊最清晰） 在没有瓣膜异常但肺动脉或降主动脉扩张的患者也可听到
收缩中期喀喇音	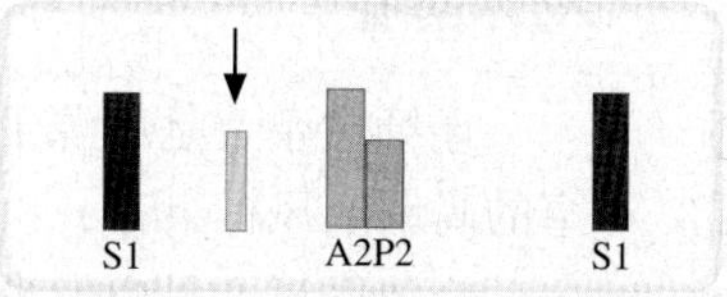	与二尖瓣脱垂有关 由牵拉这些瓣膜的过长腱索突然张开所致。可伴有或不伴有收缩晚期杂音
开瓣音（OS）	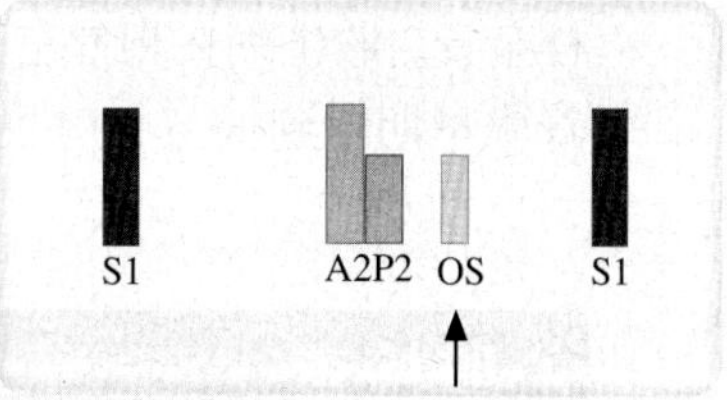	S2 后很快听到的舒张期低调心音，是由异常的狭窄二尖瓣叶（三尖瓣少见）开放所致。在胸骨左下缘附近听诊最清晰。要求瓣叶活动性好，因而，在严重的二尖瓣狭窄中可能消失。鉴别诊断：S2宽分裂 ；S3左房黏液瘤的肿瘤扑落音
人工瓣膜音	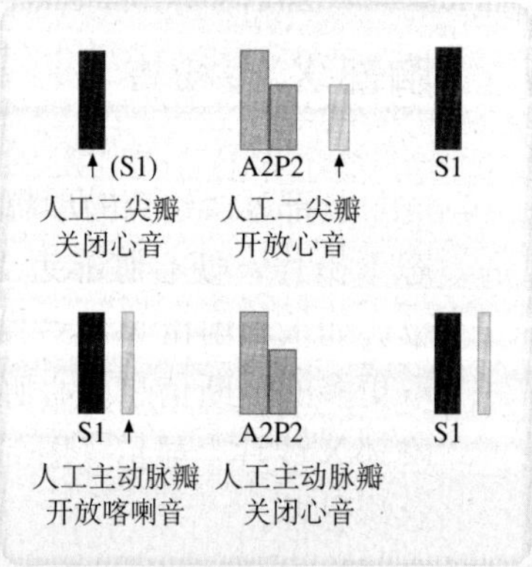	机械人工瓣膜在开放和关闭时都产生响亮的喀喇音 比较人工瓣膜开放心音和喷射性喀喇音时期，以及自体瓣膜的开瓣音 如果血栓或赘生物妨碍瓣膜活动，机械性声音可减弱或消失

图13.12　正常和额外心音。S1：第一心音；S2：第二心音；A2：第二心音的主动脉瓣成分；P2：第二心音的肺动脉瓣成分；EC：收缩期喷射性喀喇音；OS：开瓣音；S3：第三心音；S4：第四心音。

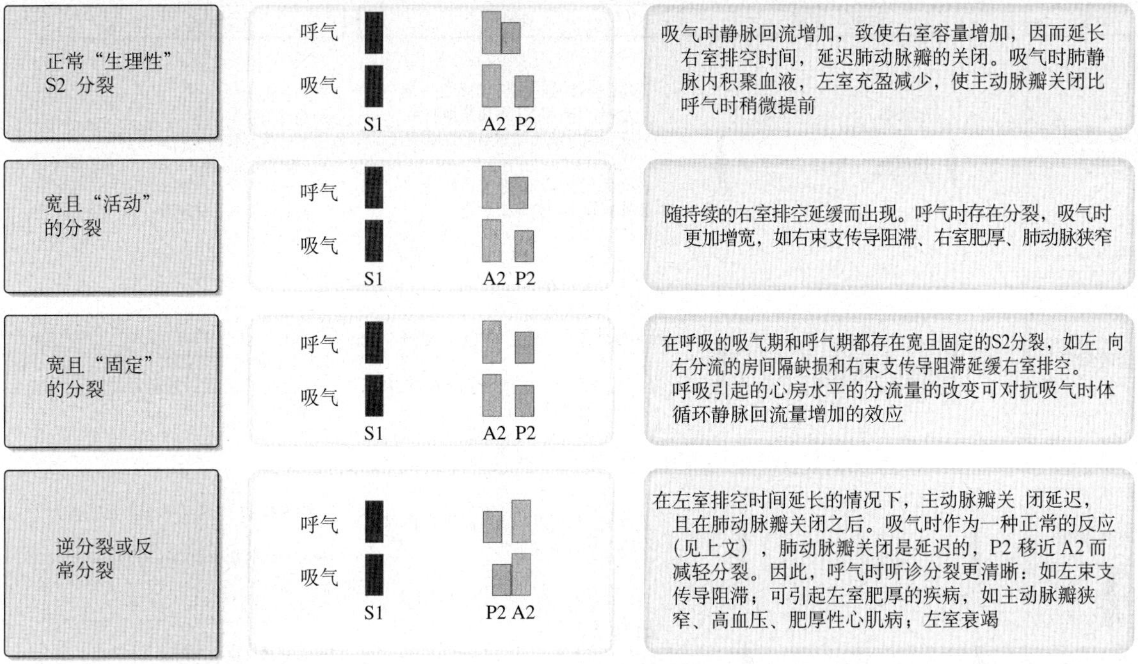

图 13.13　第二心音的变化。 S1：第一心音；A2：第二心音的主动脉瓣成分；P2：第二心音的肺动脉瓣成分；ASD：房间隔缺损；RBBB：右束支传导阻滞；LBBB：左束支传导阻滞；RVH：右心室肥厚；LVH：左心室肥厚。

估计。心脏的最大横径与胸廓的最大横径之比，即心胸比例，其中胸廓横径要求测量肋骨内缘径线。

心胸比例（CTR）通常小于 50%，但新生儿、婴儿、运动员及骨骼畸形（如脊柱侧凸、漏斗胸）的患者除外。心脏的横径超过 15.5cm 属于异常。心包积液或心脏扩大时心胸比例增大。

心包积液时心影呈球性，边缘锐利（图 13.113）这种心影扩大可能发生很快，与心力衰竭不同，肺血管无相应改变。对于心包积液的诊断来说，超声心动图比胸部 X 线片更有特异性，部分原因是心包积液量至少达到 250ml 时才会出现 X 线改变。

各个房室扩大时的胸部 X 线征象如下：

左房扩大：左房扩大时引起左心耳扩张，使心脏左上缘变直或凸出，在胸骨右侧显示双心房影，以及因左房扩大抬高左主支气管使气管隆突夹角增大（图 13.16）。在侧位胸部 X 线片上，左房扩大向后膨出并压迫食管。

左室增大：左室增大使 CTR 增加，左心缘平滑拉长且明显凸起。左室室壁瘤可以使左心缘明显凸起或变形（图 13.17）。

心肌梗死后多年形成的室壁瘤使左心缘膨出。沿着该膨出边缘可见到薄层钙化影。

右房增大：心脏右缘突入右下肺野。

右室增大：右室增大可见于先天性心脏病。心胸比例增加，心尖向上移位，因为右室增大推动左室先向左上最后向后转位。仅根据左心缘形状鉴别，左、右室增大可能有困难，但侧位胸部 X 线片能显示右室向前扩大而左室为向后扩大。

升主动脉扩张或增宽：在右房和上腔静脉之间，主动脉影向纵隔右侧凸出。

升主动脉夹层：胸部 X 线片上显示纵隔增宽，在前后位胸部 X 线片上常很难评估。当升主动脉瘤破裂渗出时，可引起左侧胸腔积液或肺尖周围血肿（“帽”状）。

肺动脉扩张：在肺动脉高压、肺动脉狭窄及左向右分流时，肺动脉扩张引起纵隔在主动脉结下方向左膨出。

杂音	时期和期间	特征	疾病
收缩期喷射性	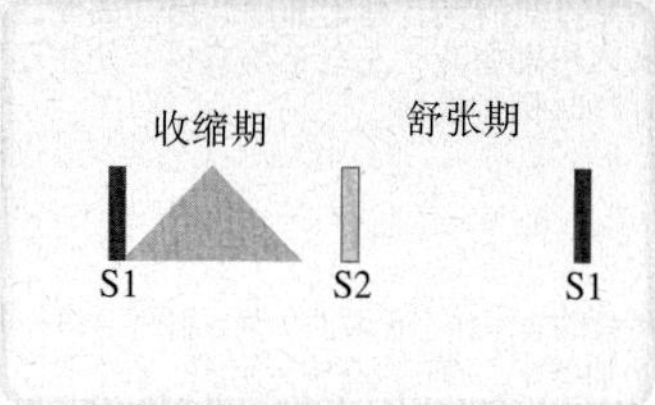	递增-递减的强度型，在收缩中期最响，S1 和 S2 可清楚地听到 可在主动脉或肺动脉喷射性喀喇音之后 在胸骨左缘和底部听诊最清晰 传导到颈部和胸骨上切迹	主动脉瓣狭窄 肺动脉瓣狭窄 主动脉瓣或肺动脉瓣血流杂音（如房间隔缺损） 左（如肥厚性心肌病）或右（Fallot 四联症）流出道梗阻
全收缩期	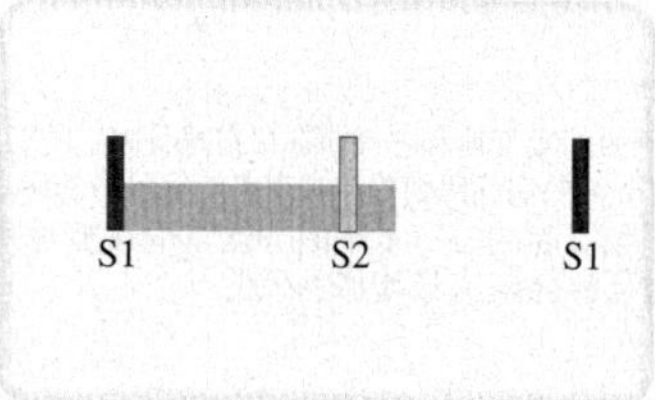	响亮且“吹风样”性质 保持一恒定的强度 从S1延伸至全收缩期，到达且越过S2 在心尖部（MR）或胸骨左下缘（TR；VSD）听诊最清晰 传导至腋部（MR））心底部（TR；MR）或整个心前区（VSD）	二尖瓣反流（MR） 三尖瓣反流（TR） 室间隔缺损（VSD）（粗糙的杂音并且通常可触及震颤）
收缩晚期	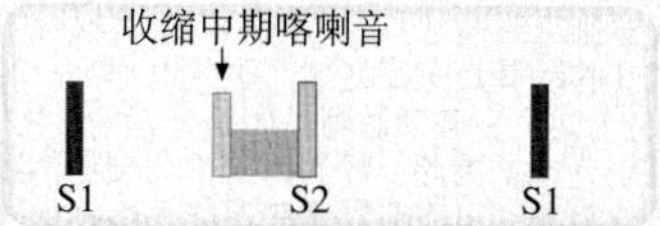	不常见，当瓣叶脱垂造成收缩中-晚期关闭不完全时出现	二尖瓣脱垂（可伴有收缩中期喀喇音） 肥厚性心肌病伴动力性流出道梗阻
舒张早期	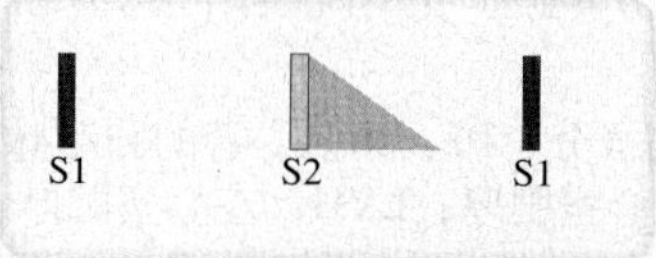	高调杂音 递减型 患者前倾坐位，呼气后屏住呼吸，在胸骨上缘和左中缘用膜型胸件听诊最清楚	主动脉瓣反流（AR） 肺动脉瓣反流继发于二尖瓣狭窄的严重肺动脉高压所致的Graham steell 杂音）
舒张中期	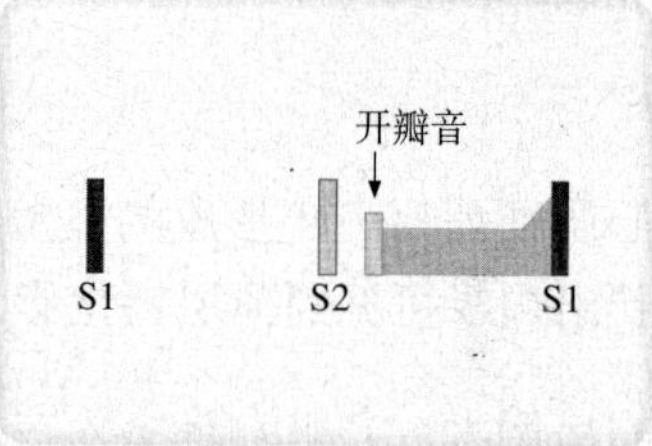	低调的隆隆样杂音 由流经二尖瓣或三尖瓣的血流开瓣音增加或呈湍流所致 患者左侧卧位时在心尖部（二尖瓣狭窄）或胸骨左下（三尖瓣狭窄）用听诊器的钟型胸件听诊最清楚	二尖瓣狭窄（MS） Austin Flint杂音（在严重AR中，反流血液冲击二尖瓣前叶导致二尖瓣部分梗阻） 三尖瓣狭窄（TS） 在严重的 MR和TR中，流经二尖瓣或三尖瓣的血流增加；左向右分流，如大的房间隔缺损
连续性杂音	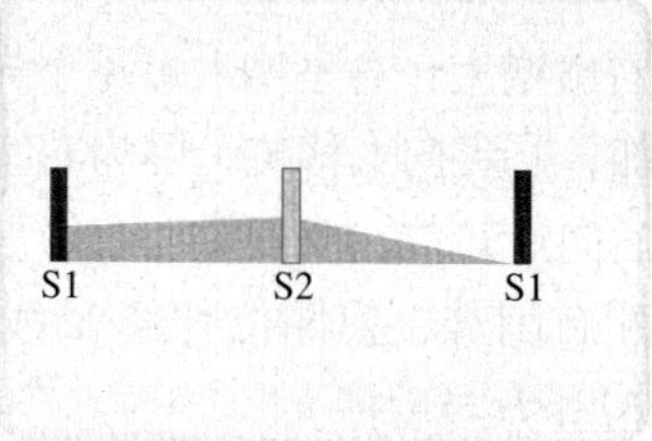	由于动脉系统和静脉系统之间的沟通造成收缩期和舒张期血流结合，或由于静脉血液流速增快（如增加相关的疾病，如主动脉缩窄）	动脉导管未闭 动静脉瘘（先天性医源性和与侧支循环静脉哼鸣）而产生 由于妊娠或哺乳期乳房血流速度增快形成的“乳房杂音” 幼儿或严重贫血患者由于静脉血流增快引起的颈部静脉哼鸣

图 13.14　**心脏杂音的类型。**MR：二尖瓣反流；TR：三尖瓣反流；ASD：房间隔缺损；VSD：室间隔缺损。

钙化

由于组织的退行性变心血管系统出现钙化。在侧位及后前位胸部 X 线片上，可以显示钙化灶，但最好是做X线透视或CT扫描检查。可发生各种形式的钙化。

心包钙化：心脏表面可看到斑块样不透光影，但主要是在房室沟。心包钙化常见于结核性心包炎，并可能伴心包缩窄（图 13.114）。

瓣膜钙化：瓣膜钙化常见于长期风湿性瓣膜病或主动脉二叶瓣。从前面观，在左肺门至右心膈角连线上，主动脉瓣钙化清晰可见（图13.15）。从侧面观，在气管隆突至胸骨横膈角连线上可见到主动脉瓣钙化影，而在这条线下后方可观察到二尖瓣钙化影。

心肌钙化：心肌梗死后可发生心肌钙化，特别是在左室室壁瘤时（图 13.17）。

主动脉钙化：主动脉钙化是 40 岁以上成人最常见的征象，可在主动脉结周围见到曲线形不透光斑块。升主动脉钙化通常提示梅毒性主动脉炎，而降主动脉钙化见于动脉硬化，如果是年轻人，可能是非特异性动脉炎。

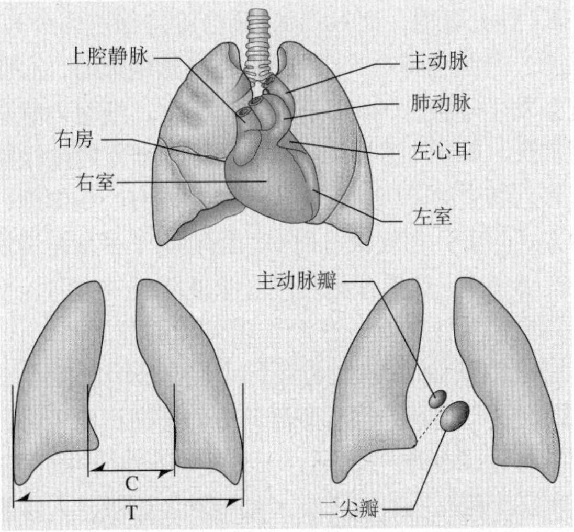

图 13.15　该模式图显示胸部 X 线片上的心脏外形。图示心胸比例（CTR）的测量方法和心脏各瓣膜的位置。虚线是从左肺门引至右心膈角的连线：主动脉瓣钙化可在该线上方显示。（CTR）＝（C/T）× 100%；正常 CTR 小于 50%。

冠状动脉钙化：冠状动脉钙化，特别是左冠状动脉近端钙化，常常与冠状动脉粥样硬化有关，但不一定反映最狭窄的部位。电子束 CT 检查技术现在常用来确定冠状动脉的钙化程度。评分高时提示冠状动脉粥样硬化（经年龄和性别校正后）。

肺野

肺血增多 见于左向右分流（例如房间隔缺损或室间隔缺损）。肺野血管床普遍增加，肺门血管影增大（如右下叶肺动脉影），正常情况下其直径不应超过 16mm。

肺血减少是指肺血管影稀疏及肺动脉直径减小。当肺血流减少时就会出现肺血减少，例如肺栓塞、重度肺动脉瓣狭窄及 Fallot 四联症。

肺动脉高压可见于肺栓塞、慢性肺疾病或慢性左心疾病，例如室间隔缺损的分流和二尖瓣狭窄。除了胸部 X 线的这些特征外，邻近肺门处肺动脉膨出，而周围肺野血管影减少。这种表现通常在两侧肺野是对称的。

肺静脉高压是由左心室衰竭或二尖瓣疾病引起的。正常肺静脉压在静息状态下为 5 ~ 14mmHg。轻度肺静脉高压（15 ~ 20mmHg）只引起上肺野血管扩张。当肺静脉压达到 21 ~ 30mmHg 时，就会出现肺间质水肿。这种表现是因为液体聚积在叶间裂 / 叶间隔（Kerley B 线）和胸膜腔，引起肺门区界线不清和肺野模糊。如果肺静脉压超过 30mmHg，就会发生肺泡水肿，看上去就像肺野实变和斑片状改变（图 13.18），且出现胸腔积液。肺静脉压长期升高的患者会出现反

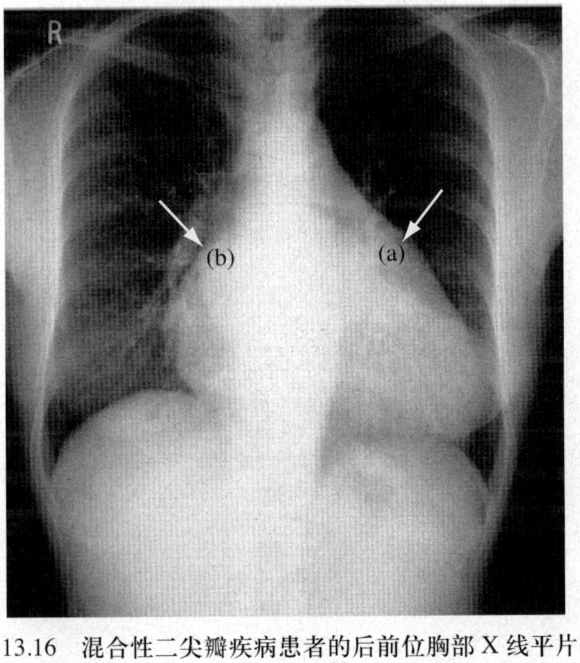

图 13.16　混合性二尖瓣疾病患者的后前位胸部 X 线平片。左房明显扩大（a）。左心缘明显膨出（左心房），心脏右侧呈“双影”（左、右心房缘）（b）。由于二尖瓣反流引起心脏（左心室）扩大。

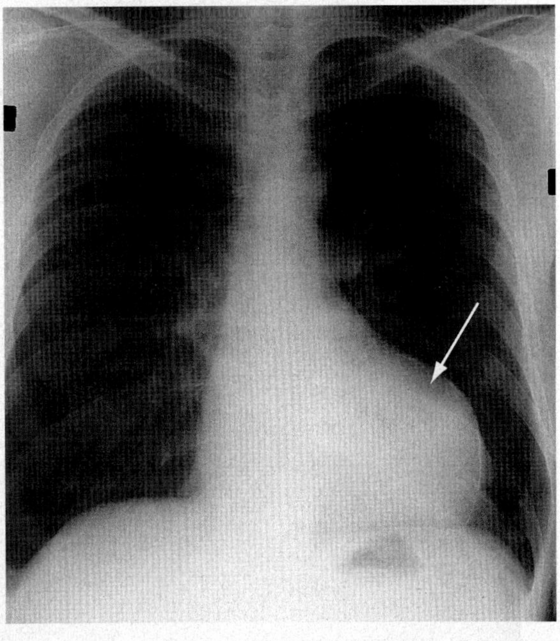

图 13.17　左室室壁瘤：清晰的后前位胸部 X 线片显示心脏外形在左侧缘有“膨出”（箭头所示）。这个膨出是由于心肌梗死后多年形成的室壁瘤造成。沿着该膨出边缘可见薄层钙化影。

应性肺小动脉内膜增厚，能使肺泡不发生水肿。因此，对这部分肺静脉高压的患者，在严重肺水肿形成前肺静脉压可超过 30mmHg。

X 线透视检查

X 线透视检查是 X 线检查方法之一，用于观察人体深部结构的形态和运动状态。这种检查方法已经有被超声心动图取代的趋势。但是，该项检查技术对插入心导管和起搏电极的操作来说还是很重要的，有时用来评估机械瓣的功能。

心电图

心电图是用来记录心脏电激动的，反映全部心肌细胞除极和复极电位的综合向量（图13.2）。体表上产生的这些电位差约为 1mV，而且这些电位的波动形成常见的 P-QRS-T 波型。静息状态下，心肌细胞内电压相对于细胞外间隙为 − 90mV。由于细胞内 K^+ 浓度高于细胞外，所以就形成这种舒张期电位差。尽管细胞膜允许 K^+ 自由通透，但 Na^+- K^+ 泵会维持细胞内外 K^+ 浓度梯度。当细胞膜对 Na^+的通透性突然增加时，心肌细胞就会发生除极。Na^+快速进入细胞内，细胞内静息负电压消失（0 相，图 13.39）。单个心肌细胞的除极能引起其邻近细胞的除极，在健康心脏，所有心肌细胞以协同的方式除极。在复极过程中，细胞离子平衡缓慢恢复（1、2、3 相）。然后开始缓慢舒张期除极（4相），直至达到阈电位为止，另一次动作电位随后开始。

心电图从体表两个或两个以上皮肤接触位点（电极）同时进行记录。当心脏激动方向指向正电极时，心电图就可记录到向上波形。三维空间向量的校正图像需要在三个相互垂直（正交）的电轴上记录。人体躯干的形态使得这种正交电轴记录不易进行，所以实际上心电图记录 12 个向量投影图，称为“导联”（图 13.19 和操作 Box13.3）。

12 个导联中有 6 个是记录肢体电压的（Ⅰ、Ⅱ、Ⅲ、AVR、AVL、AVF）。其余 6 个导联是记录胸部表面电极之间的电位及 3 个肢体导联的均值：RA、LA 和 LL）。这 6 个胸导联被命名为 V_1 ~ V_6，其目的是分别记录右室（V_1 ~ V_2）、室间隔（V_3 ~ V_4）和左室（V_5

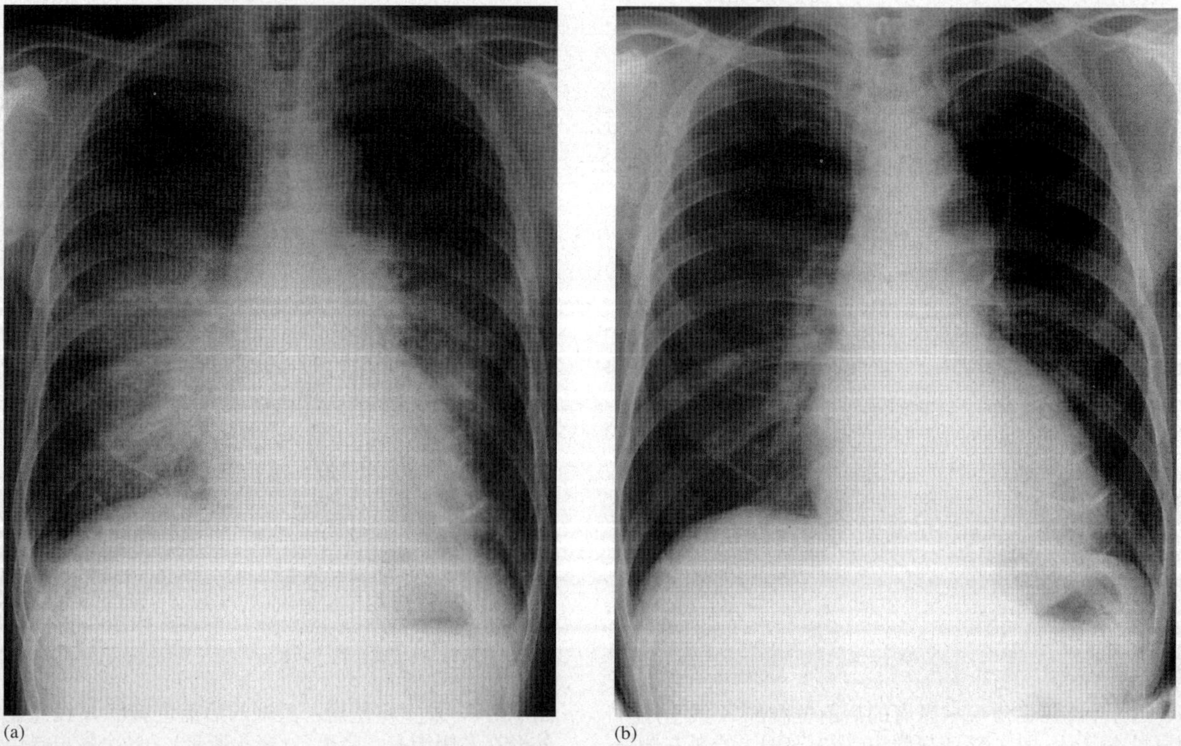

图 13.18　**急性肺水肿**。这两张胸部X线片是同一位患者的，分别摄于肺水肿治疗前（a）和肺水肿治疗后（b）。肺水肿时的 X 线片显示肺门模糊、Kerley B 线、上叶静脉充血及右水平叶间裂积液。经有效治疗后重新摄片，这些异常表现完全消失。

操作 Box13.3 心电图导联

标准导联（双极）：

I 导联 右臂（负极）与左臂（正极）

II 导联 右臂（负极）与左腿（正极）

III 导联 左臂（负极）与左腿（正极）

加压导联（加压双极）：

AVR 导联。右臂（正极）与左臂和左腿（负极）

AVL 导联。左臂（正极）与左腿和右臂（负极）

AVF 导联。左腿（正极）与左臂和右臂（负极）

胸导联（单极）相对三个肢体导联连接胸导联——探查电极的位置如下：

V_1 胸骨右缘第 4 肋间隙

V_2 胸骨左缘第 4 肋间隙

V_3 V_2 和 V_4 导联的中点

V_4 左锁骨中线第 5 肋间隙

V_5 腋前线，与 V_4 导联在同一水平线上

V_6 腋中线，与 V_4 导联在同一水平线上

~ V_6）的电激动。注意AVR和V_1导联的方向是指向心腔，Ⅱ、Ⅲ和 AVF 导联指向下壁，Ⅰ、AVL 和 V_6 导联指向左室侧壁。右侧胸部 V_4 导联（V_4R）有时也有用（如诊断右室梗死时）。

绝大多数心电图机可同时记录三通道心电图，输出端可为连续记录图或自动通道转换图。而且许多心电图机也可分析心电图并在输出图上打印分析结果。心电图机的分析结果通常是正确的，但是许多心律失常仍然不能由自动分析发现。

心电图波形

正常心电图波形都有相似之处（图 13.20），无论各波的方向如何。第一个波是心房除极波，为缓慢低振幅波，称为 P 波。QRS 波群反映心室的激动或除极过程，其波形与P波相比较尖且振幅较大。其初始向下的波称为 Q 波，初始向上的波称为 R 波，S 波为心室激动的最后部分。T波是另一个缓慢的低振幅波，反映心室的复极过程。

PR 间期是指从 P 波起点至 QRS 波群起点的时间。是指激动从窦房结开始，通过心房、房室结和 His-Purkinje 系统传向心室的时间。

QT 间期是指从 QRS 波群起点至 T 波终点的时间，代表心室肌除极和复极的总时间。QT 间期随心率快慢不同可有很大差别，而且通常在一定心率情况下要用校正QT间期（QTc）来表示。有许多公式能计算 QTc，但是最广泛被接受的公式是 Bazett 公式和 Fridericia 校正公式（表 13.5）。

QTc 异常延长能够诱发危险的室性心律失常。QT 间期延长可能是先天性的，或见于多种获得性疾病（表 13.14）。

ST 段是指QRS波群终点至T波起点的时间。在正常心脏中，所有的心肌细胞都是在心电图上该时

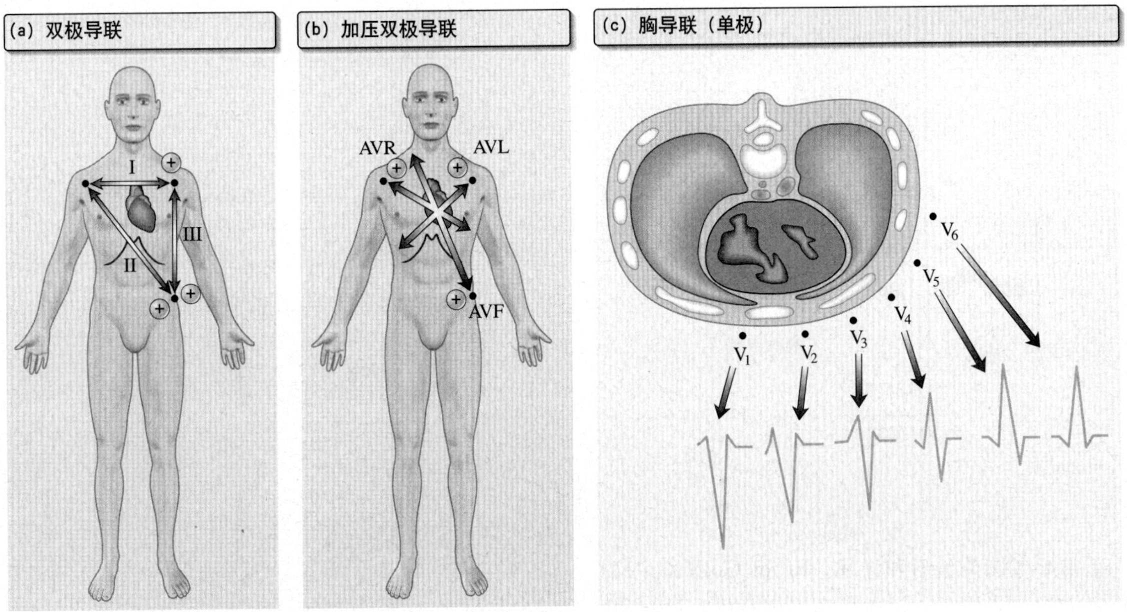

图 13.19 组成 12 导联心电图的电极连接方式及方向。

表 13.5 正常心电图间期	
P 波时限	≤ 0.12s
PR 间期	0.12 ~ 0.22s
QRS 波群时限	≤ 0.10s
校正 QT 间期（QTc）	≤ 0.44s（男性）
	≤ 0.46s（女性）
QT_{cB} = QT/（RR）$^{1/2}$	Bazett 平方根公式
QT_{cF} = QT/（RR）$^{1/3}$	Fridericia 立方根公式

间段复极的，即 ST 段代表心室复极。

正常心电图如图13.21所示，心电图间期的正常值见表 13.5。面向左室侧壁的导联能记录到明显的正向波，而指向室腔的导联通常为负向波。心电图上各波段的详细形态与心脏的大小、形态、节律及躯干特征有关。

心向量

在心肌除极和复极过程中的任何时间点，电位向不同方向扩散。这些电位中的绝大多数相互抵消，只有净向量可以记录到。额面上这个净向量被称为心向量。

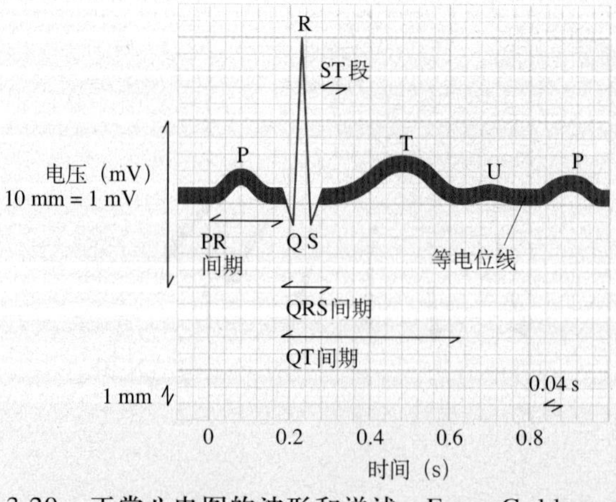

图 13.20 正常心电图的波形和详述。From Goldman MJ (1976) *Principles of Clinical Electrocardiography*, 9th edn. Los Altos:lange.

平均 QRS 向量可以根据 6 个标准导联来计算（图 13.22）：

- 电轴正常：－30° ~ + 90°
- 电轴左偏：－30° ~ － 90°
- 电轴右偏：+ 90° ~ + 150°。

QRS 向量的计算对诊断某些心脏疾病是有用的。

运动负荷心电图

运动负荷心电图是用于评估心脏对运动反应的一项技术。当患者在一个跑步机上行走或跑步时记录心电图。这项检查的原理是，运动能增加心肌对冠脉供血的需求，患者在运动情况下可能出现冠脉供血不足，在运动达到极量时就能引起心肌相对缺血。绝大多数的运动负荷心电图试验是依据标准方案进行的，例如 Bruce 方案。运动后记录心电图不是一种合适的应激试验方式。在正常情况下，运动过程中 T 波或 ST 段仅有极小变化。

患者的运动耐力（运动达到的总时间）受许多因素影响；但如果患者运动的时间小于 6 分钟，则提

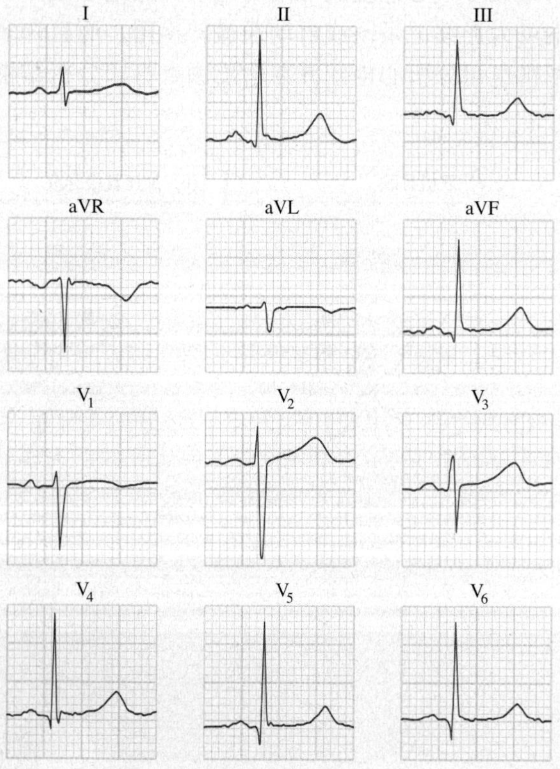

图 13.21 正常的 12 导联心电图。

示预后不良。

运动诱发的心肌缺血可引起面向受累区域的导联上 ST 段压低（> 1mm）。由心肌缺血引起 ST 段压低的特征为：水平型或下斜型压低（图13.23）。而上斜型压低是非特异性表现。ST段压低的程度与心肌缺血的程度正相关。

运动负荷试验中 ST 段抬高远不如 ST 段压低常见。当出现 ST 段抬高时，表明有因冠脉痉挛或急性狭窄引起的透壁性心肌缺血。

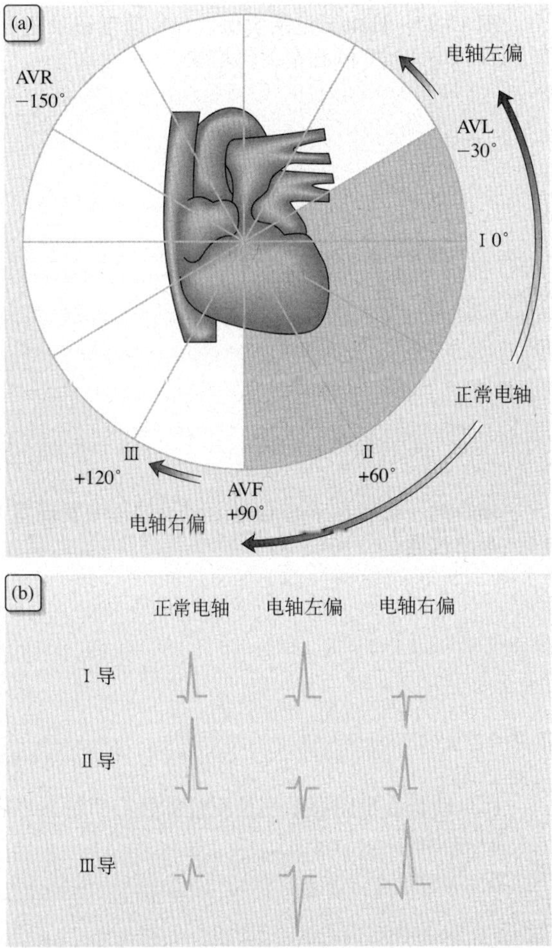

图13.22 **心向量。**（a）**六轴参考系统**，显示额面6个导联，如Ⅰ导联0°、Ⅱ导联+60°、Ⅲ导联+120°。（b）**计算心向量的方向**。在第1列，Ⅲ导联的QRS波群为零振幅（即当正向波与负向波相等时）。因此平均QRS波群向量与Ⅲ导联呈垂直方向，即 -150° 或 +30°。Ⅰ导联为正向，所以电轴必然是+30°，属正常情况。在电轴左偏时（第2列），Ⅰ导联的主波呈正向（R 波），Ⅲ导联为负向（S 波）。当电轴右偏时（第3列），Ⅰ导联的主波呈负向（S波），Ⅲ导联的主波呈正向（R 波）。只有Ⅰ导联和Ⅱ导联的 QRS 波群呈明显正向波时，额面 QRS 电轴才是正常的。

虽然绝大多数心电图异常是在V_5导联（前壁和侧壁缺血）或AVF导联（下壁缺血）记录到的，但最好是记录12导联心电图。在运动试验中，也应评估血压和心率对运动的反应。正常情况下，运动能引起心率加快和血压升高。如果血压持续降低，通常提示有严重冠脉疾病。心率缓慢恢复至基础水平也是死亡的预测因素之一。

运动试验中如出现频发室性期前除极，提示因心血管疾病引起的远期死亡率增加，对这些患者需要做进一步检查。心绞痛时运动试验的应用将在本章相应部分讨论。

24 小时动态磁带记录心电图

24 小时动态磁带记录心电图是记录心电图短暂变化的一项技术，如短暂的阵发作心动过速、偶发的心脏停搏或间歇性 ST 段改变（图 13.24）。常规 12 导联心电图的记录时间不足 1 分钟，通常记录的 QRS 波群少于20个。但在24小时的心电图记录过程中至少能记录100 000个QRS波群。如此大量的心电图信息必须要通过自动或半自动方法进行分析。这项技术以它的发明者命名，称为"Holter"心电图。

事件记录是另一项技术，能记录发作不频繁的心律失常。患者携带超小型设备来记录和存储短段心电图。患者携带该设备数天或数周，直至记录到心律失常为止。绝大多数此类仪器还能进行遥控心电图传输，以便内科医师决定是需要治疗还是继续监测。

有一种体积非常小的事件记录仪，称为埋藏式环形记录器（ILR），可以植入皮下，能被事件或磁铁触发，并可由内科医师提取记录信息。

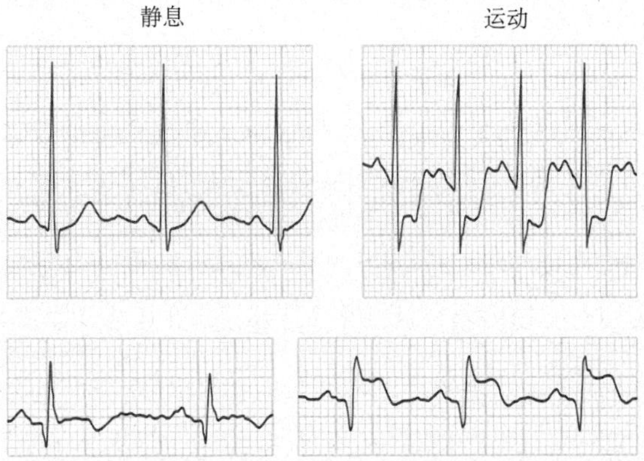

图 13.23 **运动负荷试验中的心电图改变**。上图：运动试验中 ST 段呈明显水平型压低。下图：运动试验中 ST 段抬高。

其他检查

无创检查可应用数字化 Holter 记录仪来明确室性心律失常风险增加的因素，包括对心率变异性、信号平均心电图和 T 波电交替的评估。

心率变异性（HRV）：可以通过 24 小时动态心电图来评估。某些心肌梗死患者其心率变异性降低，表明自主神经张力或心脏反应能力异常。HRV降低是心肌梗死患者在出院后发生猝死和室性心律失常的主要危险因素。

信号平均心电图（SAEGG）：是用来对异常低振幅信号加以放大和平均化的一项技术，这种信号出现在QRS波群终点之后并延伸进入ST段。因此这些信号被称为晚电位，并且因为信号太小而不能用体表心电图检测到。它们发生在心肌的缓慢传导区，如在梗死灶的边缘区，该处可发生折返性室性心律失常。

T 波电交替（TWA）：是一项十分有价值的技术，是用于预测室性心律失常和心脏性猝死的易感性的无创检查。TWA 能检测出每隔一个心搏所出现的微伏水

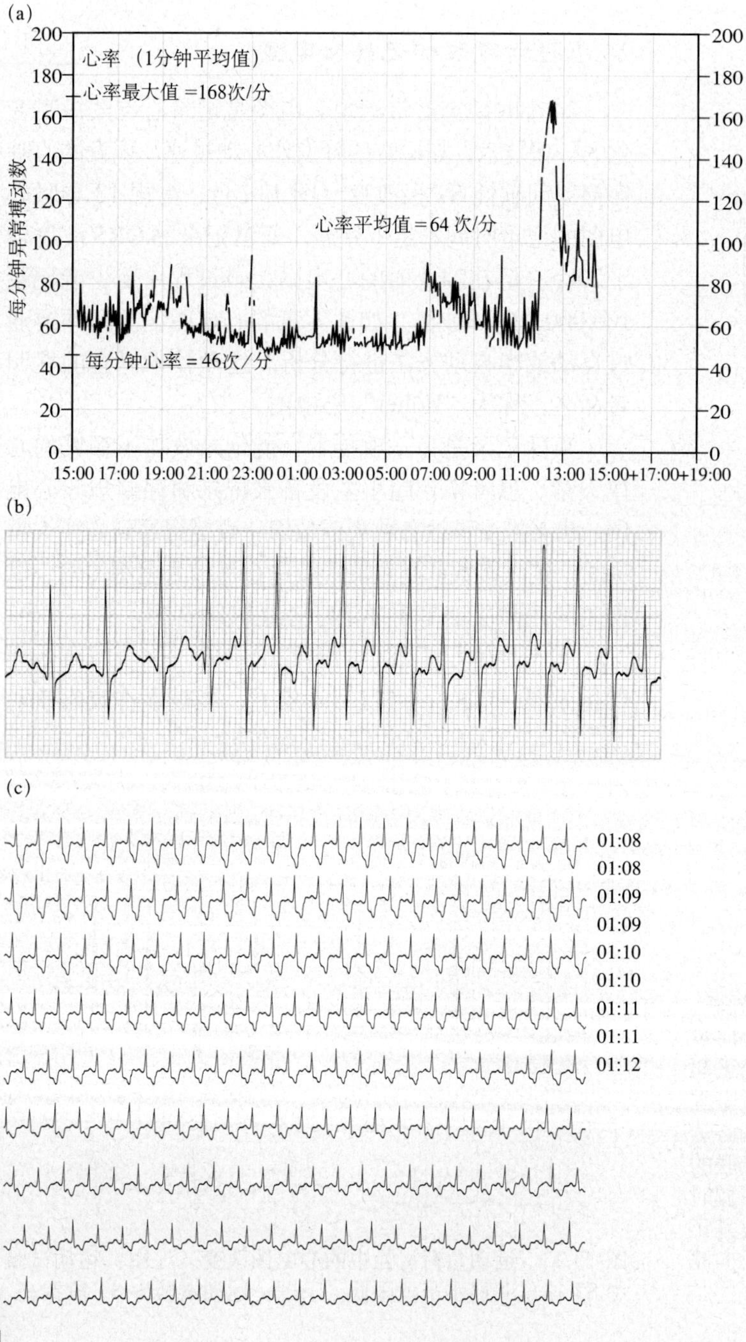

图 13.24 Holter 记录实例。(a) 速度记录图显示 11:00 ~ 13:00 间心率突然增快。

(b) 同一患者在动态心电图记录过程中发现室上性心动过速。

(c) 动态心电图显示一位无症状性心肌缺血患者的 ST 段压低。

平的 T 波形态变化，并且在急性心肌缺血时可应用放大技术来检测 T 波电交替。在普通的体表心电图上，可见的 T 波电交替现象十分稀少，除非患者有长 QT 间期综合征，特别是在情绪激动或运动锻炼时。

倾斜试验

对于疑有神经心源性（血管迷走神经性）晕厥的患者，应该做直立倾斜试验检查。将患者固定于检查台上，然后倾斜检查台 60 ~ 90°，持续 45 分钟或以上。检查全程监测心电图和血压。如果检查中既无症状也无体征出现，可用异丙肾上腺素缓慢输注或硝酸甘油吸入，然后重复倾斜试验。直立倾斜试验阳性结果为低血压，有时有心动过缓（图13.25）和先兆晕厥/晕厥，上述结果可支持神经心源性晕厥的诊断。如果检查中出现症状和体征，让患者采取平卧位能迅速缓解。药物治疗效果的好坏也可通过重复直立倾斜试验来评价，但试验结果不一定总是能重复。

颈动脉窦按压

颈动脉窦按压（见操作 Box13.4）可能引起心脏停搏（>3s）和（或）血压下降（>50mmHg）。这种颈动脉窦高敏反应可以发生在许多正常人群（特别是老年人）中，但在一些颈动脉窦综合征的患者，颈动脉窦按压也可能引起意识丧失。有三分之一的患者仅在站立时颈动脉窦按压才可出现阳性结果。动脉粥样硬化可以引起颈动脉变窄和狭窄。因此颈动脉窦按压应避免用于有颈动脉杂音的患者。

（刘元生译　郭丹杰校）

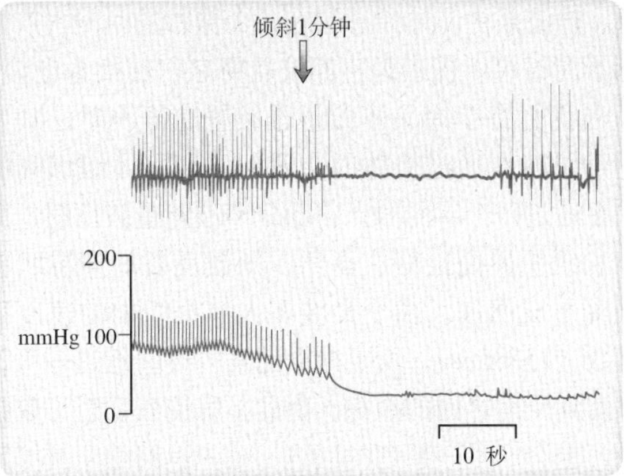

图 13.25　**倾斜试验**。倾斜试验中记录的心电图（上图）及动脉血压。倾斜 1 分钟后，出现低血压、心动过缓和晕厥。

推荐读物

Benditt DG et al. (1996) Tilt table testing for assessing syncope. American College of Cardiology. *Journal of the American College of Cardiology* **28**(1): 263–275.

Gibbons RJ et al. (2002) ACC/AHA 2002 guideline update for exercise testing. A report of the American College of Cardiology/American Heart Association Task Force on Practice Guidelines. *Journal of the American College of Cardiology* **40**(8): 1531–1540.

Gold MR et al. (2000) A comparison of T-wave alternans, signal averaged ECG and programmed ventricular stimulation for arrhythmia risk stratification. *Journal of the American College of Cardiology* **36**(7): 2247–2253.

Kadish, AH et al. (2001) ACC/AHA clinical competence statement on electrocardiography and ambulatory electrocardiograph: a report of the ACC/AHA/ACP-ASIM task force on clinical competence (ACC/AHA Committee to develop a clinical competence statement on electrocardiography and ambulatory electrocardiography) endorsed by the International Society for Holter and noninvasive electrocardiology. *Circulation* 104(25): 3169–3178.

Malik M (ed) (2001) *Risk of Arrhythmia and Sudden Death*. London: BMJ Books.

超声心动图

超声心动图是一项广泛应用于临床心脏科的无创性诊断技术。它通过超声（既可单独使用也可配合造影剂）来评估心脏的结构和功能。

物理学

超声心动图所采用的超声波长≤1mm，其频率约为 2MHz（每秒2百万周期）或更大。在如此高的频率下，超声波可以聚焦成一个“声束”，对心脏的特定部位进行成像。声波是由晶体传感器在几个微秒的时间内产生，传感器同时可以探查超声回波且将它们转换为电信号。

当我们将手握晶体传感器放置在体表时，其发射的超声脉冲在通过机体时会遇到不同机体组织间的界面。在通过每个界面时，一部分声波能量被反射，如果声束和组织界面恰好成直角，则被反射的声波回到传感器即形成回波。由于声波在人体组织中的速度接近于常数（1550m/s），所以根据回波的时间延迟即可估测传感器到反射界面的距离。因此，即使只发射一束超声脉冲，也会产生一系列的回波，最先返回的回波提示其距离传感器最近。

超声心动图类型

M 型

M 型超声心动图是一项检测沿声束方向上心脏随时间变化的结构运动情况的技术。因此，可以评估和量化室间隔在心动周期中的运动（朝向或背离放置于胸壁的传感器）。静止的图像显示水平方向的直线，从屏幕顶端到该线的距离即表示其深度和运动，例如心脏瓣膜呈 Z 形线（图 13.26c）。

二维超声心动图

二维超声心动图可以获得一组不同部位心脏结构的二维图像（切面二维超声心动图）（图13.26 a、b、d）。此种方法有助于我们勾画心脏的解剖结构和量化心腔的容量。通常情况下，根据不同平面的图像创建标准的二维图像。目前已有仪器可以实现实时三维动态心脏成像。三维超声心动图的临床应用正在发展之中，可能能够更好地对瓣膜形态进行评估。

多普勒超声心动图

超声心动图的成像是利用了从组织界面反射的回波。如果利用高振幅声波，将可以探查到由小目标所散射的微弱的回波，包括来自于红细胞的散射回波。血液在心腔中的流速（> 1m/s）明显快于心肌组织运动的速度。如果血液流动的方向与超声声束的方向一致，那么依据多普勒现象回波的频率将发生改变。多普勒的频移与血流速度成正比例关系。血流速度方面的信息可以通过以下几种方式获得和显示。

脉冲波多普勒：它提取自脉冲回波的速度信息常用于创建二维图像和提供有价值的定性方面的信息。PW 回波可以根据部位不同给出特异性的信息,即图像上显示取样容积的部位。左室流出道（LVOT）和右室流出道的信息可以提供每搏流速，用于评估心排出量（CO）和对心内分流进行定量。

心排出量可以应用公式得出：CO = 每搏排出量 × 心率。每搏排出量是由每搏流速乘以左室流出道的面积得出，也可经超声心动图测得。通过二尖瓣的血流以及通过肺静脉进入到左房的血流的脉冲波多普勒可以用于评估左室充盈压。

彩色血流多普勒：多普勒彩色血流成像对朝向传感器的血流采用一种颜色标记，而背离的血流采用另一种颜色标记。此项技术可以测定血流的方向、速度和时间，同时评估心脏的结构和功能。彩色血流多普勒可以帮助我们评估瓣膜反流（图13.27），也许还有助于评价冠状动脉血流情况。

连续波多普勒：连续波多普勒可以采集声束传播路径上所有的速度信息，分析后以频谱显示。它不同于脉冲波多普勒，因为脉冲波多普勒提供的仅是沿声束方向上取样容积所在位置的信息。因此，连续波多普勒不能提供任何有关深度方面的信息。

频谱显示图像的轮廓可以用于评估整个心动周期中的峰值速度。连续被多普勒常用于评估引起速度增加的瓣膜梗阻。例如，通过正常主动脉瓣的正常速度是1m/s，但是如果存在严重的梗阻性病变，如主动脉瓣重度狭窄，速度可以达到4m/s或更高（图13.28 a,b）。这种速度是由病变两侧的压力梯度所致。

根据 Bernoulli 公式，心腔间的压力差等于心腔间连续波多普勒速度的平方再乘以 4。因此通过主动脉瓣的速度是 5m/s，表示升主动脉和左室间的峰值梯度等于 4 × 5 × 5 = 100mmHg。此公式在许多临床情况下均适用，包括瓣膜狭窄、室间隔缺损和心室内梗阻（见于肥厚型心肌病）。因此，在临床上不必去求助于心导管这种有创性检查即可进行心脏内压力梯度的测量。

同样，肺动脉（PA）收缩压和右室舒张压也可以应用 Bernoulli 公式求得。采用连续波多普勒追踪三尖瓣反流来估测右房室间的压力梯度。在上面的数值上再加上估测的右房压即可得到 PA 收缩压。

组织多普勒：组织多普勒与脉冲波多普勒相似。它测量的是图像中特定取样容积内心肌的速度。此速度

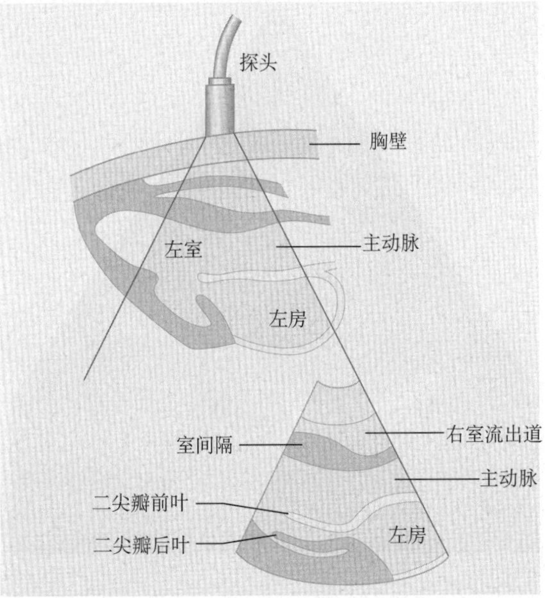

(a)

图 13.26　超声心动图。
(a) 示意图显示了扫描区域内的解剖结构和超声心动图的图示标志。

(b)~(e) 正常人的超声心动图：
(b) 二维长轴切面。
(c) M 型超声声束直接通过左心室，恰在二尖瓣下。
(d) 乳头肌顶端水平二维短轴图像。
(e) 心尖四腔切面。常规显示探头位于图像上端（扇面的顶端)，使得在上述切面中心脏呈“倒置”位。AMVC：二尖瓣前叶；Ao：主动脉；IVS：室间隔；LA：左心房；LV：左心室；LV (d) 和LV (s)：左室舒张末径和左室收缩末径；MV：二尖瓣；PM：乳头肌；PMVC：二尖瓣后叶；PVW：心室后壁；RA：右心房；RV：右心室；RVOT：右室流出道。

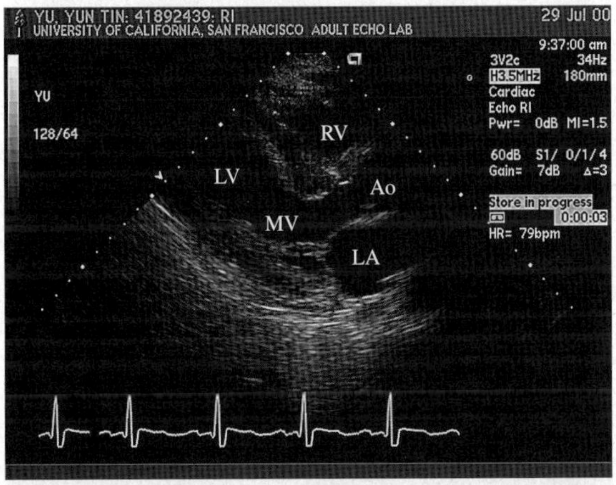

(b)

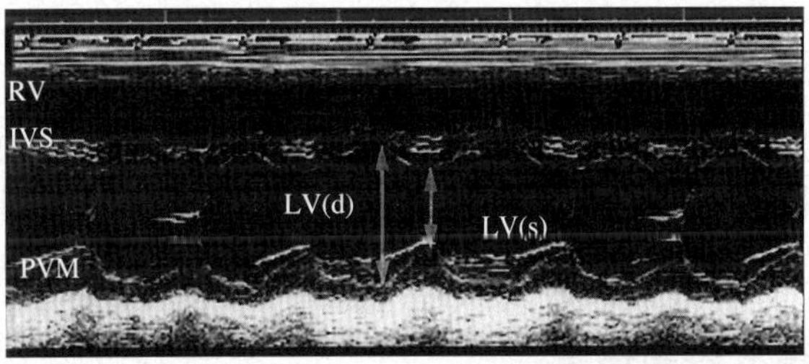

(c)

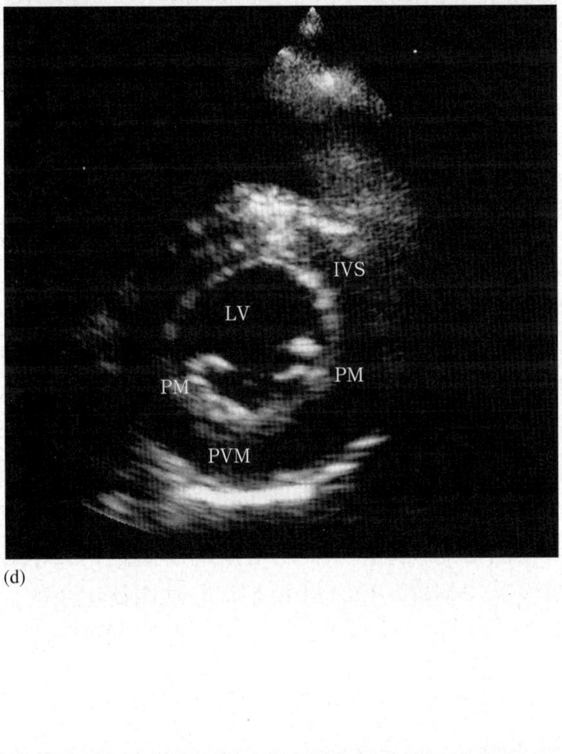

(d)

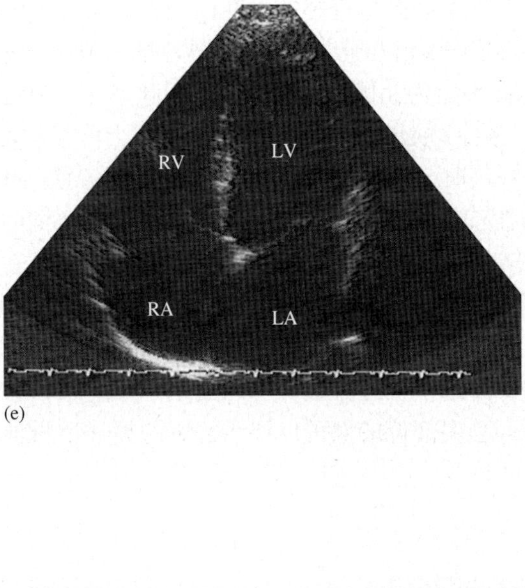

(e)

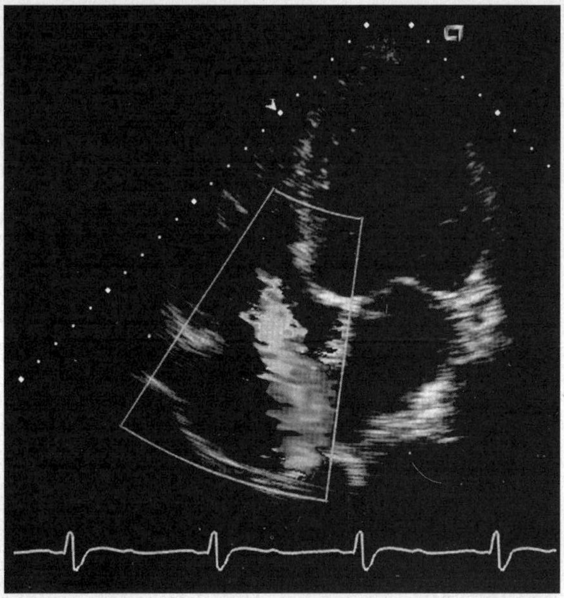

图13.27 （也见彩图13.27）彩色多普勒显示背离超声探头的血流为蓝色信号，而朝向超声探头的血流为红色信号。在三尖瓣反流的患者，在心脏的收缩期可以探查到血液由右室漏向右房。

小于1cm/s。目前，二尖瓣环的组织多普勒用于评估左室充盈压。

其他超声检查：谐波能量多普勒、脉冲反转多普勒和超谐波成像用于探查和放大微球特异性的信号，作为超声心动评估心肌灌注的一种方法。

超声心动图检查

经胸超声心动图是一项“无创”的方法，而且不会让患者感到不适，也不造成伤害。医师或技师只需要花费15～45分钟即可完成全面检查。超声检查仪器既可通过车轮自由移动，也可以手提携带。

超声心动图检查的技术性问题是成年人的肺和肋骨妨碍超声穿过心脏。常可找到狭小的“声窗”进行检查,这些声窗为左侧第三和第四肋间隙（定义为胸骨左缘）；胸骨剑突的正下方（肋下）；以及当检查者取左侧位和呼气时，心脏搏动被触及的位置（心尖）。将超声传感器定位在这些位置上，再通过扫描平面不同的角度和旋转变化，即可获取一系列标准切面的图像。在儿童和某些成年人中，主动脉弓可以在胸骨上窝进行探查。

有关二维超声心动图像的标准命名见图13.26 a。在胸骨旁的位置进行成像可以显示心脏的长轴和短轴切面。心尖部位成像可以展示心脏的另一个长轴切面

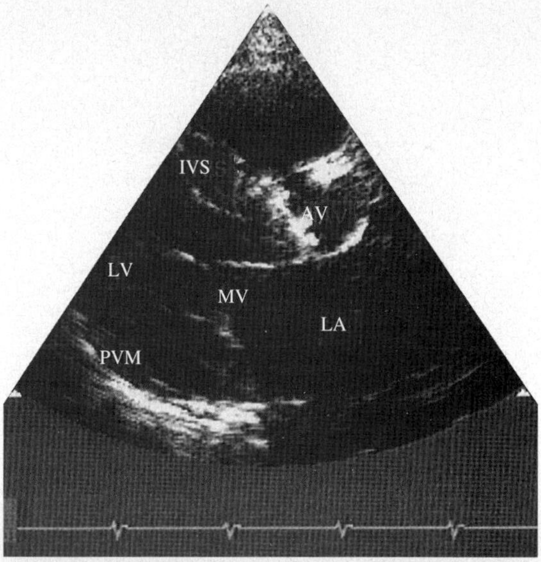

(a)

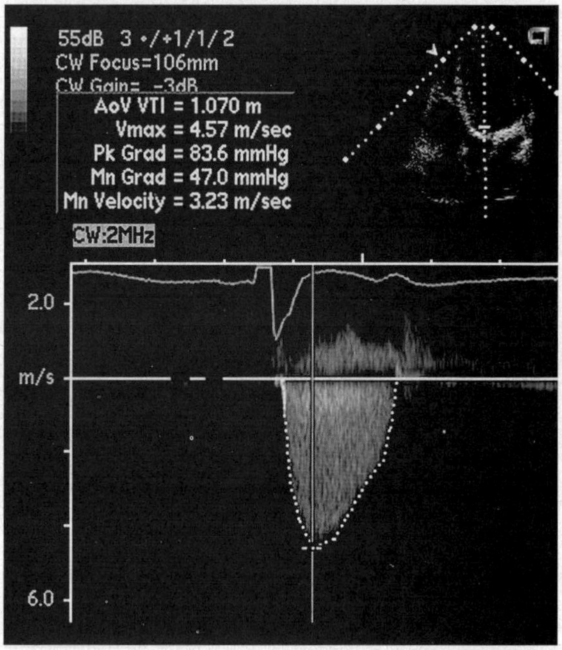

(b)

图13.28 （a）钙化性主动脉瓣狭窄患者的二维超声心动图（长轴切面）。瓣膜钙化导致异常密集的回波。图示还伴有左室肥厚。
（b）连续波多普勒信号源于胸骨右上缘，通过狭窄瓣膜的高速喷射血流朝向探头。AV：主动脉瓣；LA：左房；MV：二尖瓣；LV：左室；IVS：室间隔；PVW：心室后壁。

的图像，但此时心尖显示最佳，而且可以探查到心脏的四腔图像（图13.26 e）。有时也可得到心尖三腔切面的图像。在绝大多数成人心脏中心，传统做法都是将探头放置在图像的顶端，从而与心脏的解剖结构相比心尖的图像为“倒置”位。M型超声心动图所记录的信息

来源于胸骨旁位置，可以显现主动脉、主动脉瓣、左心房、二尖瓣、左心室和右心室的运动形式（图13.26 c）。

超声心动图的定量分析

定量化的测量可以帮助我们弥补由于主观评价心腔大小和心脏功能而造成的相对不准确。M型超声心动图用于在某个切面中进行长度测量。M型超声心动图以1cm为标尺刻度，可以对心动周期中任一位置心脏的径线进行测量，可以精确到±2～3mm。M型超声心动图还可以通过比较舒张末期和收缩末期大小的变化对左室收缩功能进行评估。例如，左室腔大小减少的百分比〔"缩短分数"（SF）〕可以通过以下的公式求得：

$$SF = \frac{LVDD - LVSD}{LVDD} \times 100\%$$

公式中LVDD代表左室舒张期直径，LVSD代表左室收缩期直径，均在心底水平测得。正常范围为30%～45%。

此种方法操作简便，但是由于并未考虑到心肌梗死等原因导致的中段或心尖局部心肌功能降低的影响，因此对于左室射血分数（EF）的测量并不准确。基于此种原因，更为精确的EF计算方法为，采用左室面积测量法计算至少两个平面中左室收缩期至舒张期的容量变化，再根据这些数值来求EF。正常情况下，EF＞55%。此种方法可以帮助我们评估心力衰竭患者对治疗的反应。而且还可以估测左室的重量。

经食管超声心动图

经食管超声心动图（TOE）需要将一根带有超声传感器的软管放入食管内。操作时通常采用局部麻醉，有时还需要静脉镇静。由于在食管内传感器与心脏非常接近，并且与经胸超声心动图相比其采用的超声频率更高，因此检查者可以获取高分辨率的图像。

TOE最常用于评价心脏瓣膜的结构和功能（评价二尖瓣脱垂的可修复性）、探查感染性心内膜炎的特征和并发症、评估主动脉夹层时主动脉的情况，以及追查血栓的心脏来源。

室壁运动负荷超声心动图

在临床实践中，超声心动图可以检出患者是否存在心肌瘢痕和可逆转的心肌缺血。由于超声不能直接探查到毛细血管中的红细胞，因此常以心脏室壁运动的情况来代表心肌的灌注状态。从静息到负荷状态下心肌节段出现功能的改变（定义为增厚的改变或降低），可以推测心外膜动脉或移植物发生血流受限性狭窄。

负荷超声心动图需应用正性肌力负荷诱发心肌缺血。生理性负荷包括平板运动，它很难在患者运动结束而心率未降回至亚极量水平时获得可靠的超声图像。另一种方法是应用多巴酚丁胺在分级剂量时的药物负荷诱发出心肌缺血。此种方法相对安全，但是有产生室性心律失常等并发症的报道。

此项技术也可以评估心肌的存活能力、冬眠心肌或顿抑心肌。

心肌灌注超声心动图

为了应用超声心动图进行心肌灌注的评价，就要使用与红细胞大小相仿的微球作为经静脉注射的造影剂。微球特异性的显像模式如谐波能量多普勒可以用于探查。MPE需要静脉注入造影剂充填心肌。超声脉冲破坏毛细血管内（而非左心室内）的微球后，其再次充填毛细血管所需的时间即可以反映心肌的血流情况。负荷时再填充所用的时间应明显短于静息状态时。

超声心动图的临床应用

在特殊病变情况下，超声心动图的特征性表现详见相关的章节，以下仅做一个简要的概述。

瓣膜狭窄

在心脏的收缩期，主动脉瓣或肺动脉瓣的先天性异常呈特征性的"圆顶"形，主要是由于瓣尖不能充分分开而呈现两瓣异常形态。瓣膜钙化可产生密集的回波，从而在M型超声心动图上产生多条平行线。连续波多普勒可以从心尖切面测量通过病变瓣膜的射血流速，进而计算压力梯度（图13.28 b）。

二尖瓣狭窄

M型超声心动图可以显示二尖瓣后叶的运动受限和反向运动（图13.29c）。

短轴切面可以显示舒张期二尖瓣瓣口的形状，而且可以直接在图中进行瓣口面积的测量。通过连续波多普勒可以获得压力峰值、均值和舒张末期的压力梯度。其他切面的图像可以测量左房的大小，并可显示左房血栓的存在。

瓣膜反流

多普勒用于探查瓣膜反流极其敏感，因此一定要警惕不要高估了反流的严重程度。只要运算方法得当，经胸超声心动图用于瓣膜反流评价时与动脉造影同样精确。超声心动图还可以确定瓣膜反流的原因，例如风湿性疾病或二尖瓣脱垂。

主动脉瘤和夹层

主动脉根部扩张可以精确测量，主动脉腔内反射回声结构的存在强烈提示有伴主动脉夹层的内膜瓣。经食管超声心动图尤其适用于探查升主动脉和降主动脉的病变。在某些医院，尽管MRI的应用逐渐增加，但是超声心动图在可疑主动脉夹层患者中仍然是首选的检查手段。

人工心脏瓣膜

各种类型的机械瓣膜在超声心动图上都有特征性表现。超声心动图可以发现其运动的异常或受限。超声心动图也可以探查生物瓣膜。通过彩色血流和连续波多普勒可以探查人工瓣膜的狭窄或反流。在经胸超声心动图上，人工瓣膜会在其后方产生声影，从而使其后方的组织不能清晰成像。因此经食管超声心动图常用于检查人工二尖瓣置换的患者是否存在心内膜炎或血栓形成。

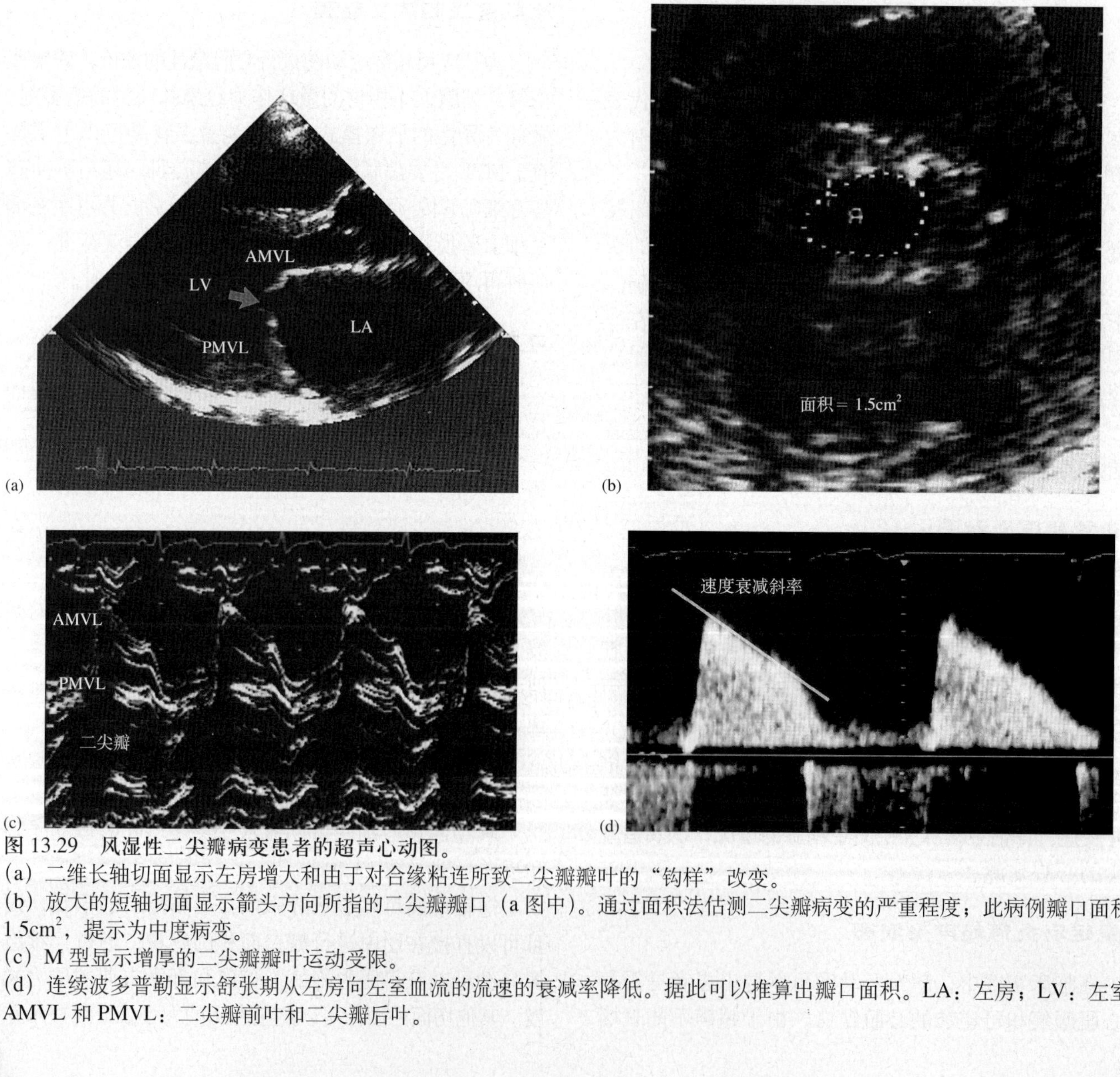

图 13.29 风湿性二尖瓣病变患者的超声心动图。
(a) 二维长轴切面显示左房增大和由于对合缘粘连所致二尖瓣瓣叶的“钩样”改变。
(b) 放大的短轴切面显示箭头方向所指的二尖瓣瓣口（a 图中）。通过面积法估测二尖瓣病变的严重程度；此病例瓣口面积为 $1.5cm^2$，提示为中度病变。
(c) M 型显示增厚的二尖瓣瓣叶运动受限。
(d) 连续波多普勒显示舒张期从左房向左室血流的流速的衰减率降低。据此可以推算出瓣口面积。LA：左房；LV：左室；AMVL 和 PMVL：二尖瓣前叶和二尖瓣后叶。

感染性心内膜炎

超声心动图可以探查大于2mm的赘生物（图13.87a）。超声心动图还可以证实内膜炎的并发症，如瓣膜反流和脓肿。

心力衰竭

对于已知或疑有心力衰竭的所有患者，要对其左室功能及其对治疗的反应进行迅速评价。也应测量左心室和右心室的输出量和充盈压。

心肌病

扩张性心肌病以心腔扩大、球形心、左室室壁变薄伴功能减退以及瓣膜运动减低所致心脏搏出量减少为特征（见图 13.107）。

肥厚性心肌病（见图13.109）特征性表现为左室室腔变小和心肌肥厚，伴有增厚的室间隔（非对称性室间隔肥厚。还有一个特点是二尖瓣瓣叶在收缩期朝向室间隔移位〔收缩期前向运动（SAM）〕。一部分患者还伴有流出道或其他左室部位的梗阻，而另一部分患者有其他节段心肌的局部肥厚。

限制性心肌病表现一些典型的病变例如淀粉样变性，可进行左室舒张功能的评估。

心包积液

心包腔的液体在超声心动图上表现为在心肌和高回声壁层心外膜之间的无回声区（图13.30）。心包积液

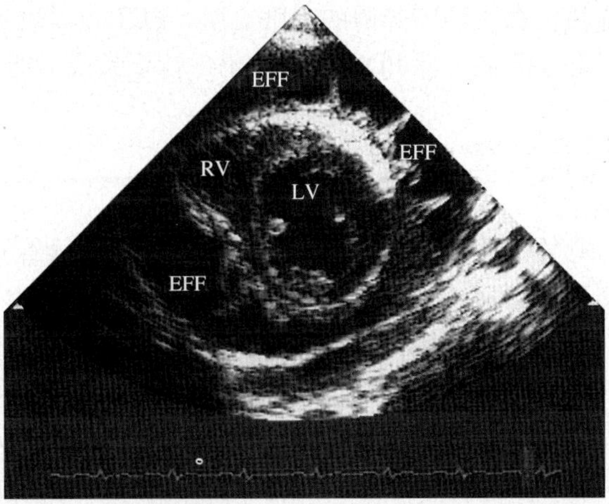

图 13.30　大量心包积液伴肺结核患者的二维超声心动图（短轴切面）。脏层和壁层心包间可见渗出液，在胸部 X 片上易误认为心脏扩大。在心包积液中可以看到多条纤维束，提示其正在凝结，将很可能导致心功能受限。LV：左室；RV：右室；EFF：积液。

最严重的并发症是心脏压塞，它是一个临床诊断而非超声心动图诊断。单纯靠心包积液的多少不能提示心脏压塞的存在。影响血流动力学的积液在超声心动图上的特征表现为：多普勒显示存在三尖瓣、主动脉瓣或二尖瓣显著（>25%）的呼吸变异。如果出现下腔静脉随呼吸变窄和塌陷，则可以排除心脏压塞。

心脏内肿物

超声心动图可以敏感地探查到心脏内的肿物（见图13.103）及其对血流动力学的影响。

缺血性疾病

采用超声的方法并不足以使冠状动脉显影，但是可以实现对心肌梗死相关并发症的有效诊断，例如二尖瓣乳头肌断裂、心脏压塞或室间隔穿孔。如前所述，负荷超声心动图可以用于明确慢性冠状动脉病变。

在心肌梗死后，超声心动图和多普勒还可以诊断左室室壁瘤、左室血栓形成、二尖瓣反流和心包积液，以及进行左室功能的评价（射血分数）。

先天性心脏病

在先天性心脏病的诊断方面，超声心动图已大大取代了心导管和血管造影检查。其检查的目的首先是要明确血流通过心脏时的顺序，确定解剖结构的异常以及评价先天性心脏病患者术后的状况。

左室造影超声心动图

静脉注入造影剂的方法可行，可以使左心室显影并实现心内膜边界的确定。随着谐波显像技术的发展，此种方法的临床应用已大大减少，因为谐波显像技术可以改善以前图像差的患者的成像质量。若灌注成像被认可，超声心动图中造影剂的应用有可能会有所增加。

血管（冠脉）内超声检查

血管（冠脉）内的超声探头在经皮冠状动脉内成形术（PTCA）中可以使近端冠状动脉显影，例如评估冠脉内支架的展开是否充分。

核素成像

根据所使用的放射药物和显像技术，核素显像可

以用于探查心肌梗死或测量心功能、灌注或心肌存活能力。当联合应用时这些信息更有价值。

成像类型

γ照相机可以进行平面成像，与标准的放射线照相术一样会产生结构的重叠。单光子发射计算机断层成像（SPECT）可以将同样的原始数据重建为断层图像，如同CT图像是源于X线图像的重建一样。它具备更佳的解剖分辨率，但是技术要求更高。这些方法可以选用任何放射性药物。

心肌的灌注和存活

铊（Tl）-201可以被心肌快速摄取，所以在注射后即刻成像可以反映血流在心肌的分布情况。缺血或梗死的心肌区域所摄取的^{201}Tl较少，因此呈现黑色。在注射后2小时至24小时之间，^{201}Tl再分布，因而心肌细胞都含有等量的浓度。在此时成像显示为黑色的区域提示此处为梗死心肌，但是在缺血心肌内仍可呈现正常浓度。早期和晚期成像的比较可以预测缺血心肌是否含有足够量存活组织使患者能够从冠脉旁路手术或动脉成形术获益。

锝（Tc）-99标记的替曲膦（图13.31）也可以快速地被心肌细胞摄取，但是不能进行再分布。在运动过程中注射此种物质，即使在运动后几小时进行成像，它在心肌细胞中的分布反映的也是运动中的血流分布情况。这是一种探查存活心肌的敏感方法。在运动过程中注射^{99m}锝（Tc）-替曲膦后获得的图像与静息状态的图像进行比较可以明确可逆性心肌缺血的范围。对于无法完成运动的患者，可以采用药物完成负荷检查，如潘生丁（双嘧达莫）或多巴酚丁胺。

梗死成像

应用^{201}Tl标记的化合物或^{99m}Tc-司他比进行灌注成像时，梗死心肌表现为灌注缺损或“冷点”。这些方法可以敏感地对梗死心肌进行探查和定位，但是不能提供有关时间方面的信息。^{99m}Tc焦磷酸盐可以优先被近几天发生梗死的心肌所摄取。考虑到同位素也可以在骨和软骨组织聚集，所以有时对图像难以进行分析。

放射性核素血管造影术

两种常用于血池显影的方法是：

- MUGA（多门控成像）或平衡成像可以通过静脉注射^{99m}Tc来进行，其在体内与患者自身红细胞粘附，因而可以保留在血管间隙中。对超过200个心动周期成像，通过对比心电图明确心动周期中的收缩期和舒张期。
- 首过成像是将当同位素首次通过循环时对心脏显像。这些技术相辅相成，但是通过收缩期和舒张期中心循环的同位素成像都可以描记心腔的轮廓，尤其是左心室的轮廓。在每个收缩期左心室容量射出的百分比（射血分数）可以被精确计算，左室室壁任何区域的收缩异常（室壁运动缺损）也可被发现（图13.32）。

正电子发射断层扫描（PET）

该技术的基础是探查由不稳定同位素释放的正电子被歼灭时所产生的高能量发射。PET具有很多超于其他技术的优势，例如空间分辨率较好、定量测量准确、应用碳、氮和氧等生物性同位素。但是，PET较为昂贵，而且需要一个回旋加速器来产生短半衰期的示踪剂。PET在适宜血管再通的患者探查存活心肌方面十分有价值。

与SPECT相比，采用^{13}N-氨或氧-15明确心肌灌注和缺血的敏感性更高。应用^{18}F-氟脱氧葡萄糖（FDG）可以探查心肌代谢和存活，因为当氧供和血流降低时，心肌细胞利用FDG来产生能量。梗死或纤维化的心肌不仅灌注降低，而且FDG的摄取也减少。在虽存活但存在功能障碍的冬眠心肌，PET可以表现为心肌灌注降低，但FDG的摄取仍保持正常或增加。

心导管检查

心导管检查是将一根不透X线的细管（导管）置入循环中。通过外周静脉（通常是右股静脉或颈内静脉）将导管送入右心系统，从右房和右室最终进入肺动脉。右心腔内的压力和肺动脉压可以直接测得。还可以通过将一根管子“楔”入远端肺动脉而间接测量左房压力。在此位置上，右室的压力被导管阻塞，只能记录到肺静脉和左房的压力。

左心导管常需通过右股动脉操作，有时在重度外周血管病变的患者也可采用臂动脉和桡动脉。猪尾导

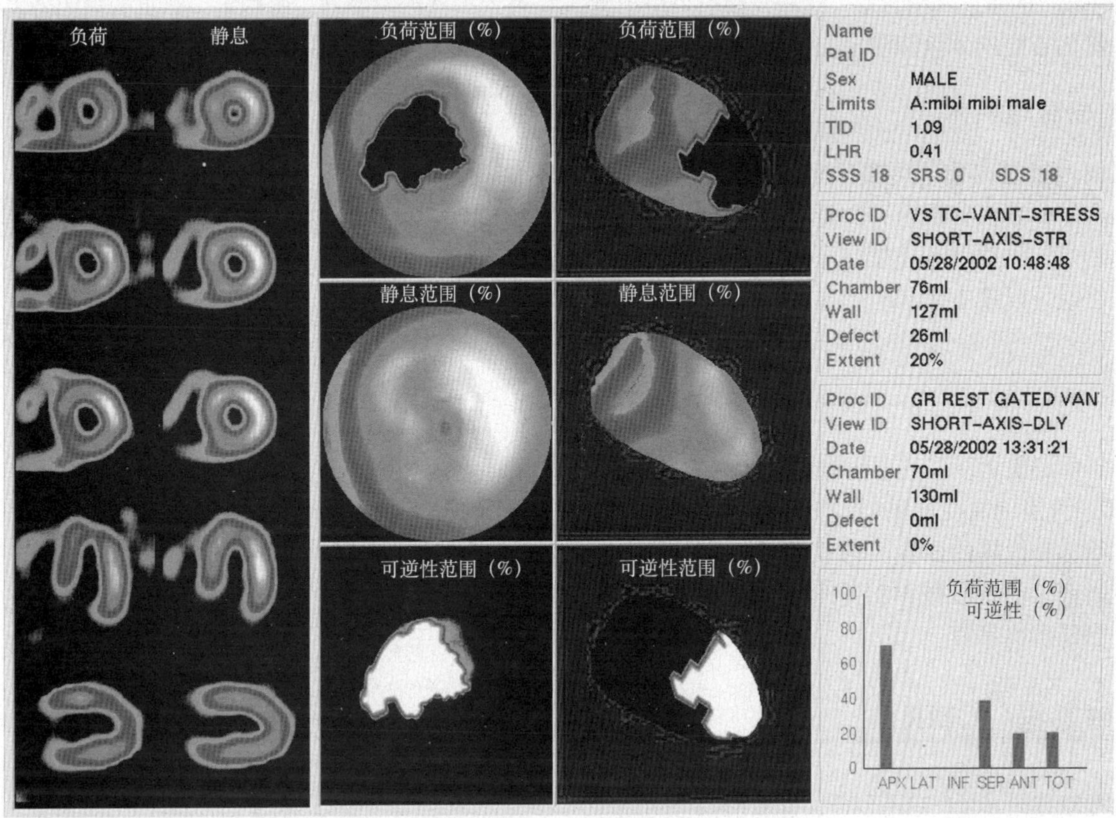

图 13.31 （也见彩图 13.31）应用 ^{99}Tc- 替曲膦示踪剂进行心肌的 SPECT 检查。左侧图：三个短轴切面，负荷和静息再注射示踪剂后水平和垂直平面的左室图像。静息的图像显示示踪剂在整个左室的摄取正常（橘色信号）。负荷的图像显示由于左前降支严重狭窄导致前壁和室间隔示踪剂的摄取减低（紫-蓝色信号）。中间图：全心肌的极点图可以对缺血心肌区域进行定位。右侧图：定量分析有助于明确心肌缺血的程度和可逆性。

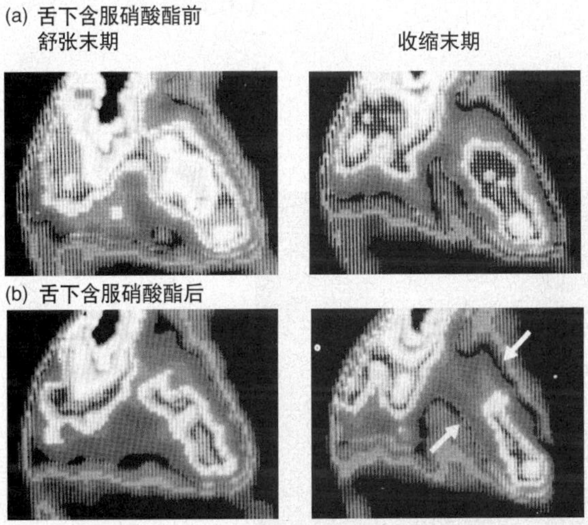

图 13.32 （也见彩图 13.32）左室室壁瘤患者的 MUGA 扫描。舌下含服硝酸甘油之前记录到的收缩末期和舒张末期显像（a）以及服药之后的显像（b）。心尖部室壁瘤没有因为服用硝酸甘油而改变，尽管左室剩余部分表现为收缩末期面积减小（箭头所示）。

管从主动脉通过主动脉瓣进入左室，获得右室压力的数据。在左室功能不全患者，其舒张末期压均会升高。放射造影剂被高压注入，用于左心室显影（左室造影），借此可以评价左室收缩功能。图 13.33 显示一个左室功能正常的正常动脉造影图像。然后导管回撤通过主动脉瓣进入主动脉，测量通过主动脉瓣时主动脉与左室的压力梯度。

主动脉造影术（将造影剂高压注射入主动脉根部）可以评价主动脉根部情况以及主动脉反流的存在和严重程度。

特殊设计的导管可以选择性用于左右冠状动脉的显影，为确定冠脉循环情况及明确冠状动脉病变的存在和严重程度可采用血管造影片。有关冠状动脉造影详见本章相关部分。

在心导管检查中，可以抽取血样本检测缺血代谢产物（如乳酸）的浓度和氧含量。这些判断也可用于测量缺血、量化心腔内分流和测定心排出量。

数字减影动脉造影术

这项技术通过在心导管检查过程中注射少量放射造影剂，产生计算机分析的高质量动脉图像。

不幸的是，外周注入造影剂不足以使冠状动脉充分显影，但是可以使主动脉病变显影。

CT 扫描

为了排除心脏运动，获取图像的时间大约在 50ms 以内，CT的应用因而受到限制。传统CT和螺旋CT均用于胸主动脉和纵隔的显像。CT使用放射线，需要静脉注射造影剂，已大多被 MRI 取代。电子束 CT 能快速成像，但是价格昂贵。

心血管磁共振（CMR）

心血管磁共振（是一项无创性、无放射损害的成像技术）在心血管领域中发展迅速。CMR 扫描采用心脏和呼吸门控技术，可以有效阻断心脏 - 呼吸运动的影响。不同 CMR 序列的使用可以提供黑 - 血液或白 - 血液图像；静止或动态图像，以及解剖和功能信息。同步心电图监测可以获得心脏在收缩期和舒张期的图像（图 13.34）。静脉注射钆可以进行心肌灌注检查、造影增强动脉造影或梗死心肌成像。主要的禁忌证是永久性起搏器或除颤器、脑内夹、严重的幽闭恐惧症。冠脉内支架和人工瓣膜的患者可以安全进行此项检查。CMR 目前的适应证见表 13.6。

表 13.6 心血管磁共振（CMR）

适应证

1. 先天性心脏病：（CHD）
   - 超声心动图检查后进行解剖学评估，尤其对于复杂 CHD 或外科干预后的患者
   - 随访 / 监视检查
   - 肺静脉或体静脉畸形引流
   - 评价右室或左室功能 / 扩张
2. 心肌病 / 心脏浸润 / 心包疾病
3. 主动脉疾病，包括主动脉夹层、动脉瘤、缩窄
4. 瓣膜性心脏病：
   - 狭窄和反流的定量
   - 心室大小 / 功能的精确测量
   - 瓣膜狭窄的面积测量
5. 冠状动脉疾病：
   - 左室和右室功能
   - 多巴酚丁胺负荷中室壁运动的评估
   - 腺苷负荷中的心肌灌注
   - 冠状动脉和冠状动脉旁路移植成像
   - 心肌梗死成像和在多巴酚丁胺 CWR 或延迟增强中对存活心肌的评估
6. 肺血管

（朱天刚译　郭丹杰校）

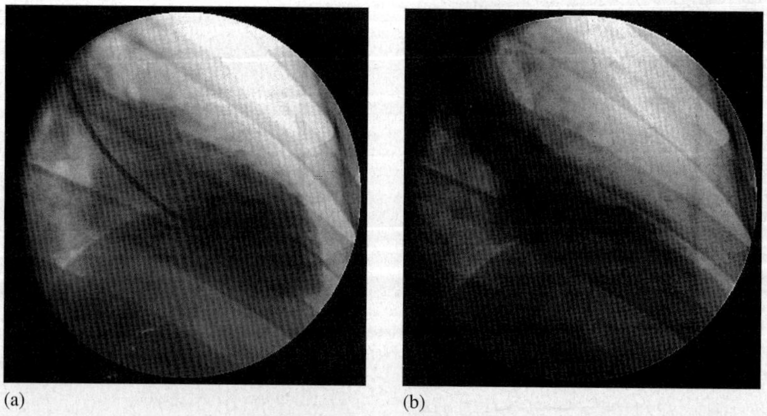

(a)　(b)

图13.33　正常血管造影图像。X 线造影剂注入左室后舒张期（左）和收缩期（右）的图像（左室造影）。显示左室功能正常。

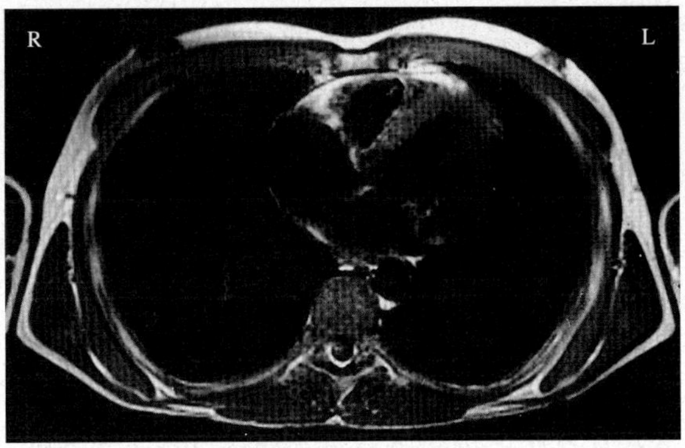

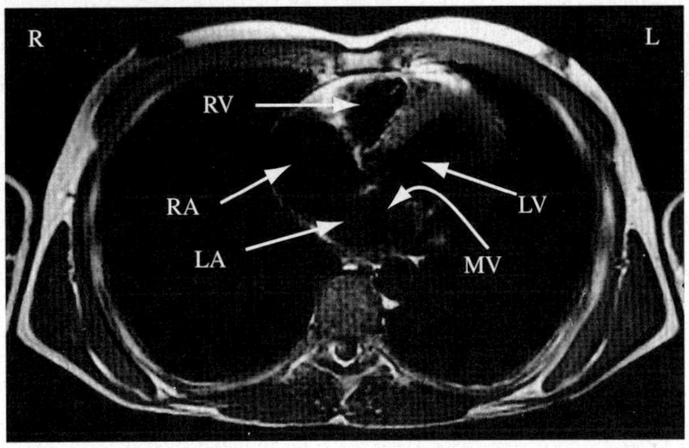

图13.34　磁共振成像（MRI），显示从中胸部二尖瓣水平的两幅轴位图像。(a) 收缩末期。(b) 舒张末期。心房与心室可以被清楚区分。此为正常图像。LA：左房；LV：左室；MV：二尖瓣；RA：右房；RV；右室。

推荐读物

Ashley EA, Myers J, Froelicher U (2000) Exercise testing in clinical medicine. *Lancet* **356**: 1592–1597.

Cheitlin MD et al. (2003) ACC/AHA/ASE 2003 Guidline update for the clinical application of echocardiography: summary article. A report of the American College of Cardiology/American Heart Association Task Force on Practice Guidelines (ACC/AHA/ASE Committee to Update the 1997 Guidelines for the Clinical Application of Echocardiography). *Journal of the American Society of Echocardiography* **16**(10): 1091–1100.

Constantine G (2004) Role of MRI in clinical cardiology. *Lancet* **363**: 2162–2171.

Orro CM (2002) *The Practice of Clinical Echocardiography*. Philadelphia: WB Saunders

Pennell DJ, Prvulovich E (1995) *Nuclear Cardiology*. London: BPC Wheatons, British Nuclear Society.

Peterson KL, Nicol P (1996) *Cardiac Catheterization. Methods, Diagnosis and Therapy*. Philadelphia: WB Saunders.

治疗程序

心脏复苏

心脏骤停一旦发生，基础生命支持必须立即开始。呼吸和循环停止的时间越长，恢复健康的几率就越低。心脏骤停 3 分钟以后，就会发生不可逆性的缺氧性脑损伤。

每一位医护人员都应当熟悉这些基本程序。救护组织和团队工作是成功急救的基础。在医院内，应首先确定需要复苏的患者，针对这些患者进行复苏救治。医疗急诊和急救小组在预防心脏骤停中的作用日趋重要。

基础生命支持（BLS）

第一步首先是要确保被救助者和救助者的安全，其后通过摇晃患者和对准患者的耳朵进行呼叫以判断患者有无反应。如果没有反应，在进行基础生命支持前应立即寻求帮助。若可能是由于呼吸困难造成意识障碍（如外伤、溺水、窒息、药物或酒精中毒，或被救助者是婴儿或儿童时），救助者在寻求帮助前应当立即对患者进行复苏治疗大约 1 分钟。基础生命支持方法简单易记，包括 A（开放气道）、B（人工呼吸）和 C（循环支持）三个步骤（急诊 Box13.1 ）。

开放气道

首先应清理口腔和咽部内的异物（如血液或黏液），取下松动或不合适的义齿。气道开放动作应轻柔，使患者颈部伸展，头部向后仰（如同“早晨呼吸新鲜空气”的姿势）。如果怀疑颈椎受损，应当避免采用该方法。对口腔深部或上呼吸道阻塞，要求对患者采用腹部或胸部快速冲击法（Heimlich 法）。

人工呼吸

当呼吸道异物被清理干净后，应通过“看、听、触”的方法评估患者的呼吸情况。可以把自己的脸颊贴近患者的口部，感受和听患者的呼吸音，也可以观察患者的胸部和腹部的起伏。如果没有呼吸，应立即实施人工呼吸。

让患者的头部后仰，将下颌托起或推下颚并捏住患者的鼻孔，救助者深吸气后对准患者的口部向内吹气，每 2 秒给予两次有效的人工呼吸。人工呼吸是保证患者呼吸惟一有效的方法。如果感觉到人工呼吸有阻力，应调整患者的头部姿势和（或）矫正侧头和托下颌的程度。

如果救助者担心口对口呼吸可能不安全（如患者口腔内的血液或呕吐物等可能引起感染的物质），可以单纯采用胸部按压进行抢救。

循环支持

心脏骤停后会随之出现循环障碍。此时应由受过培训的人员触诊颈动脉搏动以确定搏动消失，触诊至少十秒钟，如果颈动脉搏动消失可以证实存在循环障碍。但由于颈动脉位于甲状软骨侧后方、胸锁乳突肌内缘两侧，因此有时触诊较困难。

如果确定颈动脉搏动已消失，那么重新恢复血循环最好的办法是胸外按压。操作方法是：将一手的手掌根部置于患者胸骨的下段，另一只手重叠放于这只手的手背上，双手手指相互交叉固定。上肢与地面保持垂直，有节律地按压胸骨，下压深度在 2 ~ 5cm 之间，按压频率均 100 次 / 分。胸部按压并不是通过直接按压心脏来发挥作用的，它是通过胸腔起伏达到泵血的作用，使心脏作为一个单向瓣膜系统来保证患者的前向血流。呼吸和循环支持通过每 15 次胸外按压配合 2 次有效的人工呼吸（单人或双人均为 15 : 2）来进行。

最好能够给予患者持续不间断的胸外按压，这样

急诊 Box 13.1
基础生命支持

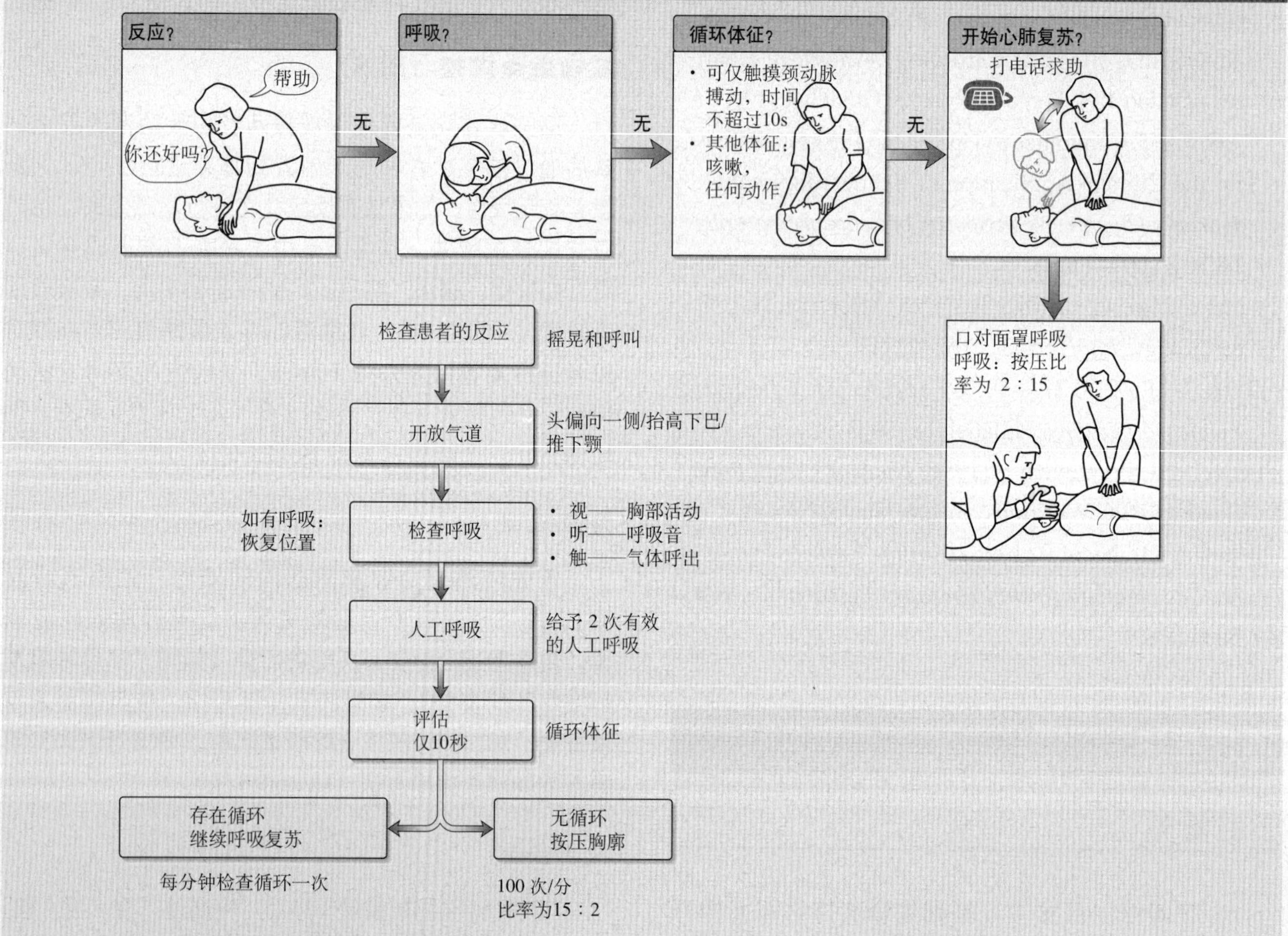

按照指南要求，尽快寻求帮助。使用手机！

可以维持患者脑动脉及冠脉的正常灌注压。有证据表明，在胸外按压人员疲倦时，患者的复苏质量也下降。

高级生命支持

在有效的生命支持建立后，辅助器械等准备就绪，高级生命支持应该马上进行。具体包括：心电图监测、气管插管和在外周大静脉或中央静脉处建立静脉通路。紧急治疗包括除颤、吸氧和强心药物的应用。但治疗的具体程序不可能相同，取决于医务人员和器械的到位顺序以及心脏骤停的性质。

心律应尽早恢复，首先通过除颤仪电极板监测患者心电图，稍后可建立ECG监测。如果心电图显示室颤或出现不能确定的心律（如低振幅的室颤图形与心脏停搏有时较难区分），此时进行除颤已刻不容缓。这样即使第一次除颤失败，也能够有时间进行气管插管及建立静脉通道，同时继续胸外按压支持循环。

如果气管插管不顺利，患者的通气应通过氧气管道、简易气囊和吸氧等方法解决。静注肾上腺素后可以引起血管收缩，并增加脑供血的心排出量百分比。

突发性心脏骤停病因

在英国，每年就有将近十万人由于心源性症状加重而在24小时内突然死亡。这些死亡人群中几乎有一半是即刻猝死的。此种猝死有几个原因（表13.7）。

绝大多数死亡病例都是由室颤或快速性室性心动过速所引起，只有一小部分是由于严重的缓慢性心律失常所致。在西方人群中心脏性猝死约80%是由冠心病引起。一过性心肌缺血被认为是心脏性猝死的主要触发因素；但是，存活者中只有一小部分有急性心肌梗死的临床证据。

目前针对突发性心脏骤停的发病机制存在两种不同的解释：

- 室颤或无脉搏室速（VF/VT）
- 非室颤或室速（心室停搏和无脉性电活动也称电机械分离）。

对于这两种心律失常的治疗，最大的不同就是：室颤或室速的患者需要积极进行电除颤（图13.35）。

四分之三的心脏骤停是由室颤或快室率室速引起的。只有一少部分是由于无脉电活动所致。存活者为无收缩所致。濒临死亡患者心电图特征是出现缓慢而宽大的QRS波群，并伴有血压下降和心排出量降低。这种类型的心律失常是非常难逆转的，并且不应试图治疗，因为它是死亡的结果而不是死亡的原因。

心脏骤停的救治有下列几种方法：

表13.7　突发性心脏骤停的原因

心律失常（如心室颤动）
突发性泵功能衰竭（如急性心肌梗死）
急性循环梗阻（如肺栓塞）
心血管破裂（如主动脉夹层、心肌破裂）
血管运动障碍（如在肺动脉高压中）

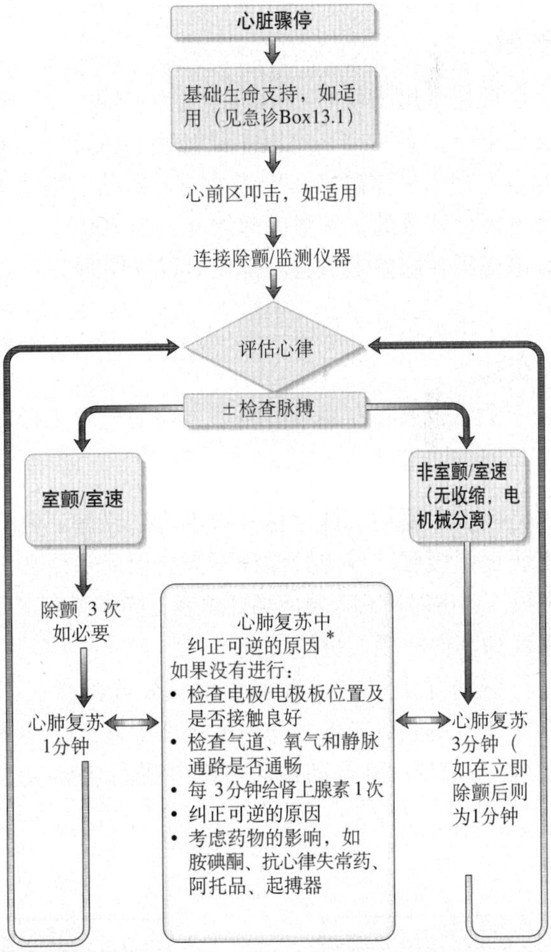

图13.35　常用的高级生命支持流程。欧洲复苏委员会和Laerdal医疗有限公司制定。CPR：心肺复苏；EMD：电机械分离；VF/VT：室颤/室速。

- 对心室颤动和无脉搏室速应当立即行除颤、心肺复苏和药物治疗。静脉胺碘酮是难以控制的室颤和无脉搏室速一线药物。
- 除非心脏对阿托品或肾上腺素敏感，否则心脏停搏更难处理。最近，血管升压素的应用显示出良好的治疗效果。如果有缓慢心脏电机械活动的征象（如脉搏微弱的心动过缓），应当考虑紧急心脏起搏。
- 无脉搏电活动：一些潜在的可逆性病因列在通用复苏程序中。这种情况预后很差，有效的治疗包括寻找基础病因。

图13.35 显示了欧洲复苏委员会和英国复苏委员会推荐的复苏抢救流程。

电除颤

该项技术用来使心室颤动转复为窦性心律。当除颤仪放电时，有一个高电压能量场使心肌除极而使机体的自主心律显露出来。电能是通过紧贴在胸壁上的两个电极板发放的，除颤的起始能量为 200 J。

电极板在胸壁上放置的部位有以下两种：

- 一个电极板放在胸骨上段的右侧，另一个放在心尖部。
- 一个电极放在左肩胛骨角下方，另一个电极放在左前胸壁上。

电极板上要均匀地涂抹好导电胶，以保证电极板与皮肤良好接触。导电胶涂抹不当会引起短路和击穿电极板。放电时所有人员应离开患者，除颤者有责任确保患者和其他在场人员的安全。

传统的除颤仪是一种阻尼单相波除颤仪，双相波除颤仪所用能量较低，使用率正在上升。自动体外除颤仪（AED）可自动诊断室颤并进行电转复。这种设备在一些公共场所可以购得。所有医护人员的职责是要熟悉他们工作场所中有可能使用的各个除颤仪的应用。

直流电复律（DCC）

对于药物治疗无反应或存在血流动力障碍（如低血压、恶化心衰）的快速性心律失常患者可采用经胸电复律以恢复窦性心律。通常采用短效的全身麻醉，不应用肌松剂。

当心律失常有明确的 QRS 波群时，应准确地在 QRS 波的降支上进行放电（同步化）（图 13.36）。如果按下适当的按钮，仪器可自动进行同步放电转复。本质上讲，电除颤和电复律是不同的：非同步下的放电被用于电除颤。对不需要除颤的患者误行除颤时也有引起室颤的可能。

直流电复律的典型适应证包括：

- 心房颤动
- 心房扑动
- 持续性室速
- 交界性心动过速。

如果房颤或房扑已经持续几天，需在行电复律之前进行四周以上的抗凝治疗，以减少血栓栓塞的风险性。房颤成功转复后的抗凝时限是一个复杂的问题，需依据多少因素来决定：转复后应至少抗凝 6 周以上，也可以延长时间。

地高辛中毒可导致室性心律失常或转复后心脏骤停。治疗剂量的洋地黄并不增加电复律的风险，但是转复前几天常规停用地高辛以确保不出现中毒。

电复律后心肌酶水平可能升高。

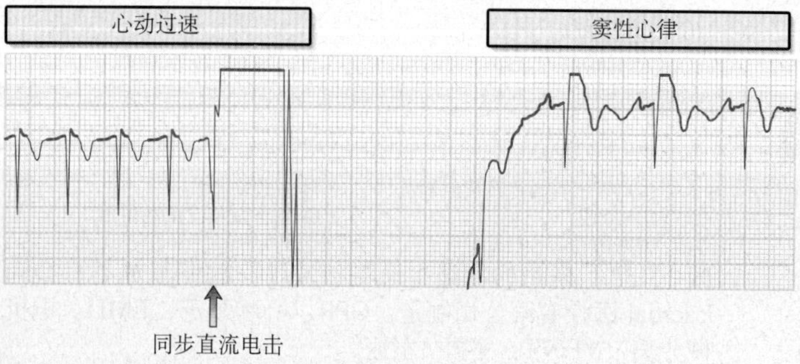

图 13.36 室上性心动过速经直流电复律后恢复窦性心律。根据 QRS 波群同步发放直流电击。

临时起搏

心脏起搏治疗适用于因心动过缓而出现持续症状或血流动力学障碍的患者。心动过缓可能是由于自主心率减慢（如窦房结功能障碍），也可能是由于房室阻滞。预防性心脏起搏用于那些没有症状的心动过缓或传导异常患者，这些患者可能有进一步发生症状性心动过缓的危险，因而支持心脏起搏的使用。

经静脉心脏起搏适用于症状性心动过缓的患者。总之，经静脉临时起搏是通过颈内静脉、股静脉或锁骨下静脉，在X线透视指导下将细的（5～6F）双极起搏电极导线置入右心室心尖部进行起搏。需要的起搏电压需通过测试起搏阈值来决定，即逐渐降低起搏电压直至不能有效夺获。为避免起搏器失夺获，起搏器设置的电压应为起搏阈值的3倍。如果阈值超过5伏，应当重新植入起搏电极导线。临时起搏器（图13.37a）几乎均为“按需型”起搏器，当自主心律不出现时才发放脉冲。临时起搏的频率通常为60～80次/分。

经皮起搏可选择性用于无症状性心动过缓或传导异常的患者，对于心动过缓引起心脏骤停的患者可以挽救生命。这种起搏方式是通过粘附在前胸和后背的两个大电极片发放电流使心脏除极，对于清醒的患者是非常痛苦的。但在经静脉临时起搏器植入前，患者通常可以耐受。

永久起搏

永久起搏器是埋置于体内的起搏装置，通过1～2根电极导线与心脏相连(图13.37b)。起搏器的能源来自固态锂电池，通常使用寿命为5～10年。可以使用传递特殊电磁信号的编程器进行体外程控来改变起搏参数（如起搏频率等)。起搏电极导线是经静脉送入右侧心腔的。

起搏器不仅可以起搏和感知心室或心房，也可以同时实现心房和心室的起搏和感知。一个心室单腔起搏器经常被称为“VVI”起搏器，因为其起搏的心腔为心室（以V表示)，感知的心腔为心室（以V表示)，当有自主心室激动时起搏刺激被抑制（以I表示)。偶有单腔心房起搏器（AAI）植入的情况（如有症状的窦性心动过缓患者)。既有右心房电极又有心室电极的起搏器为“双腔”起搏器，能模拟正常的心脏激动，维持正常的房室顺序。由于其既起搏心房又起搏心室（以D表示)，感知两个心腔且具有两种反应方式（以D表示)——即感知到同一心腔自主信号后起搏功能被抑制，而且心房自主活动被感知后触发心室起搏——此种起搏器被称为DDD起搏器。

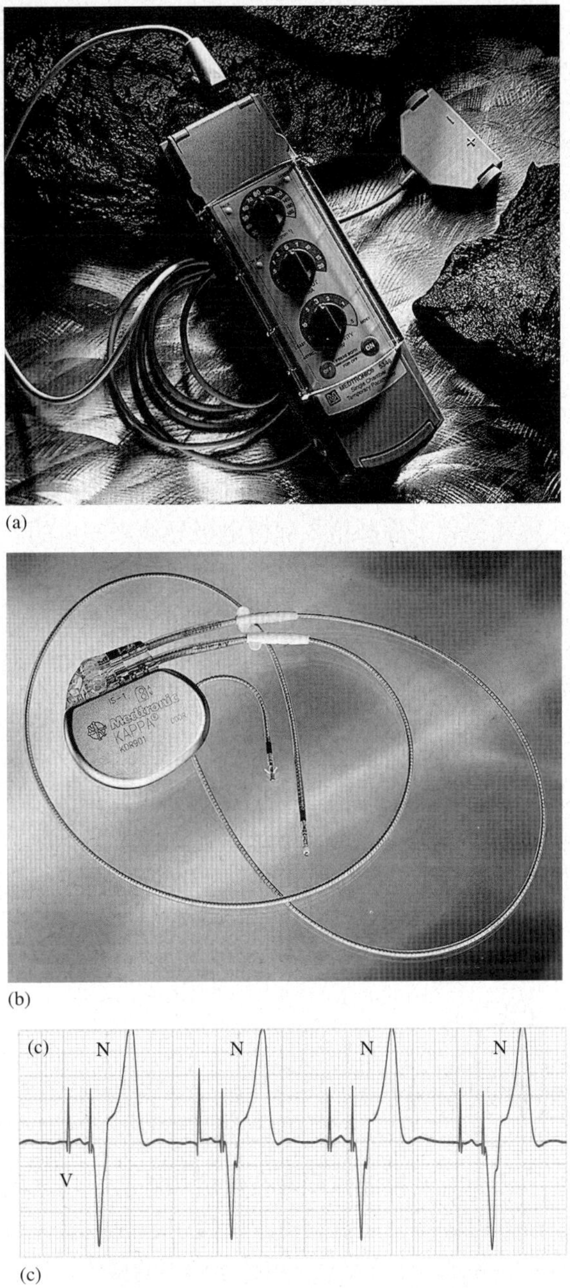

图13.37　**起搏器**。(a) 临时起搏器。(b) 永久起搏器及其所配置的心房电极（放置在右心房，通常在右心房高侧壁）和心室电极（放置在右室心尖部)。(c)心电图显示了心室起搏（心房和心室）由不正常的心室激动和右室电极造成的宽QRS复合波。

另外，起搏器也可具有“频率适应”（R）功能。频率适应起搏器通过监测运动（如震动或加速运动）、呼吸或 QT 间期的变化，同时应用一个或一个以上的生物传感器来改变起搏频率，以便更好地适应患者的活动强度。

起搏器的选择主要根据患者的异常心律情况和患者的总体状况。如窦性心律合并完全性心脏阻滞的患者应选择双腔起搏器来维持房室的同步性。而对于不活动或体弱的患者，精密的起搏器可能不能使他们获益。专门的双心室起搏器已被用于治疗严重心力衰竭。

永久起搏器的植入是局麻后在 X 线透视指导下经头静脉或锁骨下静脉植入起搏电极导线来完成的。术前常规预防性应用抗生素。起搏器通常被放置在胸大肌前的皮下。手术过程需要 60～90 分钟，术后需平卧 6～12小时后方可出院。植入术后一周内，患者应避免驾车，并应告之驾驶执照部门及汽车承保公司。

起搏器植入的并发症很少见，但一旦出现可能很棘手，这些患者应前往起搏器门诊。其并发症包括：

- 感染
- 腐蚀
- 囊袋血肿
- 电极移位
- 电磁干扰。

心包穿刺引流

心包积液是指液体积聚在壁层和脏层心包之间。抽出液体可缓解因血流动力学障碍引起的症状，或为诊断提供帮助。这可能是一项技术较难的操作，特别是在紧急情况下。紧急情况下可以在床旁实施操作。

心包抽吸或穿刺引流常规是在超声指导下经剑突下将穿刺针刺入心包腔内。某些积液，尤其是心脏后壁的积液，可能需要在全麻下行外科引流。大量心包积液的引流需使用大号穿刺针和鞘管引流。穿刺针可以被拔除，而保留鞘管以引流心包内的液体。引流的液体送化学检验、显微镜镜检，包括细胞学检查、革兰染色和细菌培养等。如果液体可能反复积聚，可以保留引流鞘管数天或通过外科行心包壁层开窗，或切除大部分心包。

床旁右心导管检查（图 15.19）

应用肺动脉球囊漂浮导管（Swann-Ganz 导管）可行床旁肺动脉导管检查，适用于下列患者：

- 心力衰竭患者
- 心源性休克患者
- 怀疑血容量异常的患者。

主动脉内球囊反搏

该技术主要对左心室衰竭提供临时的帮助。导管顶端是一个类似香肠样的球囊，经皮穿刺股动脉后，在 X 线指导下将球囊送入到降主动脉内，使球囊恰好位于主动脉弓的下方。有规律地向球囊内充入和抽吸二氧化碳气体。根据心电图和主动脉内压力变化，当左心室舒张时充盈球囊，以增加主动脉内的舒张压，从而改善冠状动脉和脑部的血流灌注。当左室收缩时，球囊被抽空，以减轻左室排空的阻力。主动脉内球囊反搏常用于下列紧急情况下的循环支持：

- 心源性休克。球囊反搏用于改善心排出量，见于一过性或可逆的左心室功能下降，如严重二尖瓣反流、正等待二尖瓣外科置换术的患者或因室间隔梗死导致室间隔缺损的患者。也可用于等待心脏移植的患者的支持治疗。
- 不稳定型心绞痛。球囊反搏用于不稳定型心绞痛的患者，其作用是改善冠脉血流，通过减轻“后负荷”来降低心肌耗氧量。该技术可能对药物治疗无效的病例有作用。随后尽早行血管造影检查确定合理的治疗手段，如外科手术或冠脉血管成形术。

球囊反搏不应当用于心功能减退无可医治病因的患者，也不适用于存在严重主动脉瓣反流、主动脉夹层以及严重外周血管疾病的患者。

主动脉球囊反搏的并发症发生率约 20% 左右，其中包括主动脉夹层、下肢缺血、球囊栓塞和球囊破裂等。血栓栓塞可通过肝素抗凝来减少。

（李学斌译　郭丹杰校）

推荐读物

British Medical Association, Resuscitation Council (UK) and Royal College of Nursing (2001) *Decisions Relating to Cardiopulmonary Resuscitation*. A joint statement from the British Medical Association, Resuscitation Council (UK) and the Royal College of Nursing. London: BMA.

De Latorre F et al. (2001) European Resuscitation Council Guidelines. *Resuscitation* **48**: 211–221.

Eisenberg MS, Mengert TJ (2001) Cardiac resuscitation. *New England Journal of Medicine* **344**: 1304–1313.

Lockey AS, Nolan JP (2001) Cardiopulmonary resuscitation in adults. *British Medical Journal* **323**: 819–820.

Resuscitation Council (UK) (2001) *Resuscitation Guidelines 2000*. London: Resuscitation Council(UK).

Email: enquiries[commat]resus.org.uk (website:www.resus.org.uk).

心律失常

心脏节律的异常称为心律失常。心律失常可以引起猝死、晕厥、心力衰竭、眩晕、心悸，也可不引起任何症状。心律失常主要分为两大类：

- 心动过缓：心率慢（< 60 次 / 分）
- 心动过速：心率快（> 100 次 / 分）。

快速而持续的心动过速更易出现临床症状。心动过速可进一步细分为起源于心房或房室交界的室上性心动过速，以及起源于心室的室性心动过速。

有些心律失常可发生于心脏正常的患者，其他则起源于由潜在器质性心脏病所产生的瘢痕组织。当心功能较差时，心律失常更易引起临床症状，并可能危及生命。

窦房结的功能

正常的心脏起搏点为窦房结，并且像大多数心脏组织一样，窦房结可以自发除极。

窦房结发放的频率受自主神经系统调节。正常情况下，迷走神经系统占主导地位，将自发放电的频率由约 100 次 / 分降至 70 次 / 分。迷走神经张力减弱或交感神经刺激增强均可导致心动过速；相反，迷走神经张力增高和交感神经张力减弱可以引起心动过缓。女性窦房结频率略快于男性。正常窦性心律的特点是在心电图Ⅰ、Ⅱ导联 P 波直立（见图 13.21），而在 AVR 导联和 V_1 导联 P 波倒置（图 13.38a）。

窦性心律失常

自主神经张力的波动导致窦房结发放频率的时相性改变。在吸气时，迷走神经张力减弱，心率变快，在呼气时心率减慢。这种变化是正常的，尤其是在儿童和青年人中。典型的窦性心律失常导致有规律性的脉律不齐。

窦性心动过缓

窦性频率白天小于 60 次 / 分或夜间小于 50 次 / 分称为窦性心动过缓。

除非心率过于缓慢，窦性心动过缓通常是无症状的。在运动员中属正常现象，主要是由于迷走神经张力增高所致。其他病因可以分为全身性或心源性，将在心动过缓和心脏传导阻滞中讨论。

窦性心动过速

窦性频率增快至大于 100 次 / 分称为窦性心动过速。同样，其病因也可以分为全身性和心源性，将在室上性心动过速中讨论。

心律失常产生的机制

自律性异常可由单个细胞引起，而传导性异常由细胞间相互作用异常引起，两者均可导致心动过缓和心动过速。窦房结自律性异常降低可以导致窦性心动过缓，而房室结或房室传导系统远端的传导异常所致的房室阻滞也可导致心动过缓。产生心动过速的机制如图 13.39 所示。

自律性增高（图 13.39a）

正常情况下，心脏自主节律的产生是始于舒张期跨膜电位缓慢除极直至达到阈电位，起搏细胞产生动作电位。这一机制可以因舒张期除极频率加快或阈电位改变而加速。例如交感神经刺激释放肾上腺素，可使自律性增高。异常的自律性可以出现在几乎所有心脏

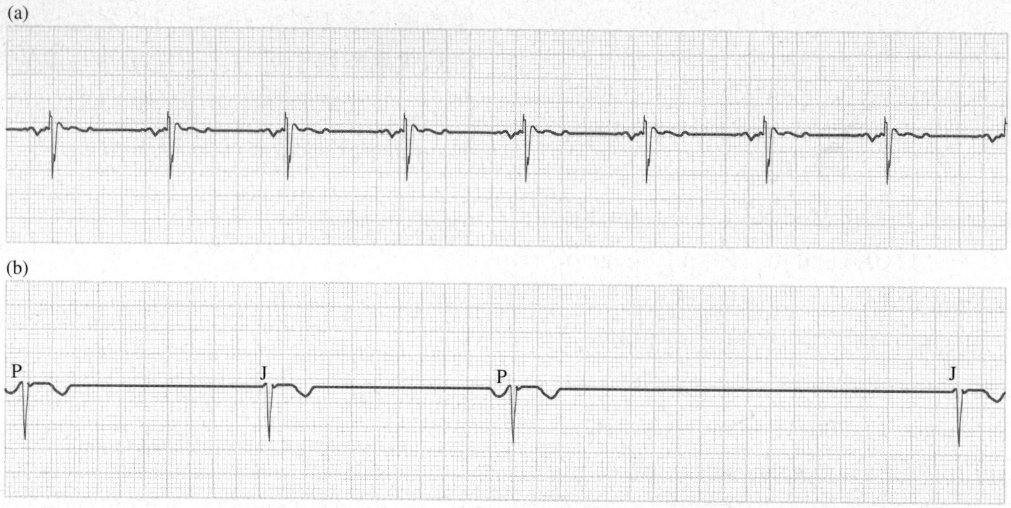

图 13.38 （a）**正常窦性心律心电图**（PR 间期＜0.20 秒）。P 波出现于每个 QRS 波群之前。（b）**病态窦房结综合征患者心电图**。可见窦性停搏（偶见窦性 P 波）和交界性逸搏（J）。胸前导联 P 波倒置。

组织并引发心律失常，包括窦性心动过速、逸搏心律和加速性房室结（交界区）心律。

触发活动（图 13.39b）

心肌损害可引起动作电位后跨膜电位的震荡。这些震荡称为“后除极”，可能达到阈电位并产生心律失常。如果它们发生在跨膜电位达到阈电位（动作电位 3 相末）之前，称为“早期后除极”（EAD）（图 13.39b 中的 E）。如发生于跨膜电位完成之后，称为“延缓后除极”（DAD）（图 13.39b 中的 D）。

这种异常震荡可因起搏、儿茶酚胺、电解质紊乱和某些药物而加剧，继而触发心律失常。由洋地黄中毒引起的房性心动过速就是由触发活动所致。长 QT 综合征中的室性心律失常可能也是由这一机制引发。

折返（或环形运动）（图 13.39c）

围绕一个不可激动核心（如心肌瘢痕区域）的心脏组织“环”是折返产生的解剖学机制。当一个异位激动遭遇一条通路（α）的不应期时，产生单向阻滞，而另一条通路（β）还可以激动，就可引发心动过速。若通过这条可激动通路（β）的传导足够缓慢，则另一条通路（α）可恢复兴奋性并允许激动逆传完成折返环。如果环绕这一折返环的传导时间长于环内组织的恢复时间（不应期），环形运动将得以维持，产生连续的心动过速。大多数规则的阵发性心动过速是由折返机制产生。

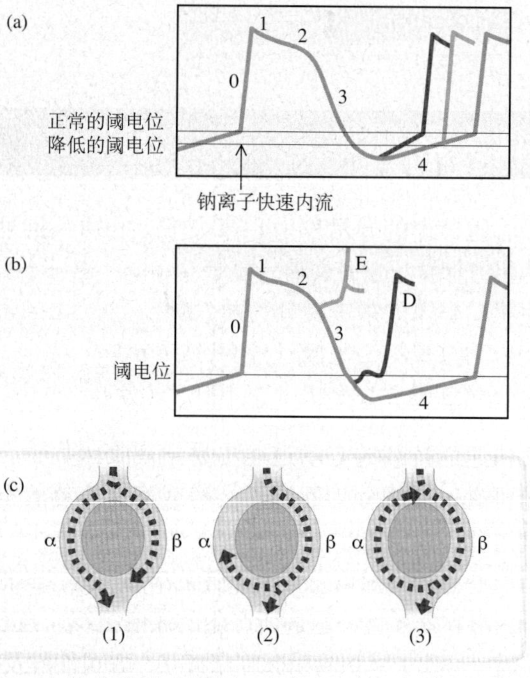

图13.39 **心律失常形成机制**。(a) 和 (b) 刺激后心室肌动作电位（即细胞内液和细胞外液间的电位差）。
(a) **自律性增高（加速性）**：由于阈电位降低或 4 相除极坡度增加。
(b) **触发活动**：由于早期（EAD）或延缓（DAD）“后除极”达到阈电位。
(c) **环形运动或折返的机制**。
示意图（1）：冲动沿心动过速环路的两条通路下传。
示意图（2）：冲动在一条通路（a）被阻滞，但在通路β继续缓慢下传，沿通路 α 回传至处于不应期的组织。
示意图（3）：冲动沿通路β传导足够缓慢，可以通过通路α回传完成折返环路，产生折返性心动过速。

心动过缓和心脏阻滞

心动过缓可由冲动形成障碍（窦性心动过缓）或心房心室传导障碍（房室传导阻滞）引起。

心动过缓

窦性心动过缓

窦性心动过缓是由外界因素影响相对正常的窦房结，或由窦房结本身的病变所引起。这一机制可以是急性和可逆的，也可以是慢性和退行性的。窦性心动过缓的常见原因包括：

外在原因

- 低体温、甲状腺功能低下、胆汁淤积性黄疸和颅内压升高。
- 应用β阻滞剂、洋地黄和其他抗心律失常药物治疗。
- 神经介导性综合征（见下文）。

内在原因

- 窦房结急性缺血和梗死（急性心肌梗死的并发症）。
- 慢性退行性变，如心房和窦房结纤维化（病态窦房结综合征）。

病态窦房结综合征或窦房疾病常由窦房结特发性纤维化所引起。其他可引起纤维化的疾病，如缺血性心脏病、心肌病或心肌炎，也可引起病态窦房结综合征。患者出现窦性心动过缓或窦性停搏发作（图 13.38b），常因心房疾病扩散而发生阵发性房性快速性心律失常（快 - 慢综合征）。

神经介导性综合征

神经介导性综合征可由导致心动过缓（窦性心动过缓、窦性停搏和房室阻滞）及反射性外周血管扩张的 Bezold-Jarisch 反射引起。神经介导性综合征患者常表现为晕厥或先兆晕厥（眩晕）。

颈动脉窦综合征见于老年人，主要导致心动过缓。发生晕厥。

神经心源性（血管迷走性）晕厥（综合征）通常发生于年轻人，但也可首发于老年患者。它由多种可影响自主神经系统（身体和情绪）的刺激所产生。其表现形式可是心动过缓为主型、外周血管扩张为主型或混合型三种。

直立性心动过速综合征（POTS）是由于站立导致突发性心率显著增快，伴有血压正常或轻微下降。其基本机制是外周血管在直立压力下反应性收缩不良，以心率过度增快为代偿。

很多药物治疗，如抗高血压药物、三环类抗抑郁药和神经安慰剂也可能是晕厥发生的原因，尤其是在老年人中。谨慎的剂量选择和避免联合使用两种可能导致晕厥的药物有助于减少医源性晕厥的发生。

治疗

窦性心动过缓的治疗措施首先是确定和去除所有可能的外在因素。临时起搏可用于病因可逆的患者，直至正常窦性频率恢复；也用于慢性退行性变患者甚至植入永久性心脏起搏器。

有症状的慢性病态窦房结综合征患者需要植入永久性心脏起搏器（AAI），以及辅以抗心律失常药物（或射频消融）来控制各种心动过速的因素。在快-慢综合征的患者中，血栓栓塞很常见，除有禁忌证者，均应给予抗凝治疗。

颈动脉窦高敏综合征患者（心脏停搏>3s），尤其是颈动脉窦按摩试验诱发症状者，如排除其他引起晕厥的危及生命的原因，可植入起搏器治疗。

在可供选择的神经心源性综合征治疗措施中，包括避免使某位患者处于已知可引起晕厥的情境。增加盐的摄入、穿弹力长筒袜以及服用药物，如β受体阻滞剂、α受体兴奋剂或心肌负性肌力药物（如丙吡胺），可能有所帮助。遴选出的“恶性”神经心源性晕厥（晕厥伴受伤）患者可从永久性起搏器治疗中获益。这些患者可获益于具有“频率骤降反应”特性的双腔起搏器，这项功能一旦被激活，将快速起搏一段时间以防止晕厥发作。

心脏阻滞

心脏阻滞或传导阻滞可以发生在传导系统的任何水平。房室结或 His 束的阻滞均可导致房室（AV）阻滞，在传导系统的更低水平的阻滞可导致束支阻滞。

房室阻滞

房室阻滞分为三种类型：

一度房室阻滞

一度房室阻滞表现为单纯的PR间期延长大于0.22秒。每个心房除极均传导至心室，但有延迟（图13.40）。

二度房室阻滞

二度房室阻滞表现为部分P波下传而部分不下传，有几种形式（图13.41）：

- **Mobitz Ⅰ型（Wenckebach阻滞现象）**：PR间期逐渐延长直至一个P波未下传。被阻滞P波前的PR间期比被阻滞P波后的PR间期长很多。
- **Mobitz Ⅱ型阻滞**：在一个脱落的QRS波群前无PR间期逐渐延长现象。
- **2∶1或3∶1（重度）阻滞**：每2个或每3个P波下传一次至心室。这种二度阻滞形式既不属于Mobitz Ⅰ型也不属于Mobitz Ⅱ型。

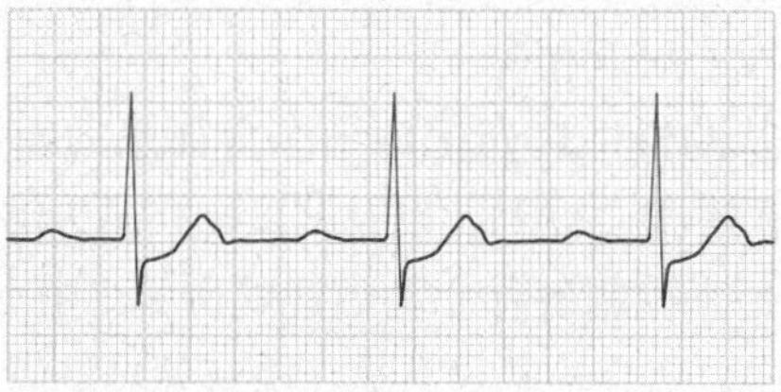

图13.40 1例一度房室阻滞患者的心电图，显示PR间期延长。此例还可见ST段压低。

Wenckebach房室阻滞的阻滞部位多在房室结，而Mobitz Ⅱ型阻滞则常发生在结下水平，如His束。Mobitz Ⅱ型阻滞进一步发展为完全性心脏阻滞的危险性相对较大，且阻滞后逸搏心律的安全性也相对较低。所以，Mobitz Ⅱ型阻滞通常提示起搏治疗，而Wenckebach房室阻滞患者通常需随访观察。

急性心肌梗死可致二度房室阻滞。在下壁心肌梗死时，只需要密切监测和使用经皮临时起搏。而在前壁心肌梗死时，二度房室阻滞具有进展为完全性心脏阻滞的高度危险性，通常建议临时起搏后植入永久性起搏器。2∶1心脏阻滞的部位既可在房室结也可能在结下水平。处理措施依据临床情况而定。

三度（完全性）房室阻滞

完全性房室阻滞发生时，所有心房激动均不能下传至心室（图13.42）。对于完全性房室阻滞患者，需要确定病因（表13.8）。在这种情况下，患者生命由自主逸搏心律维持。

窄QRS波群逸搏心律（<0.125s）提示起源于His

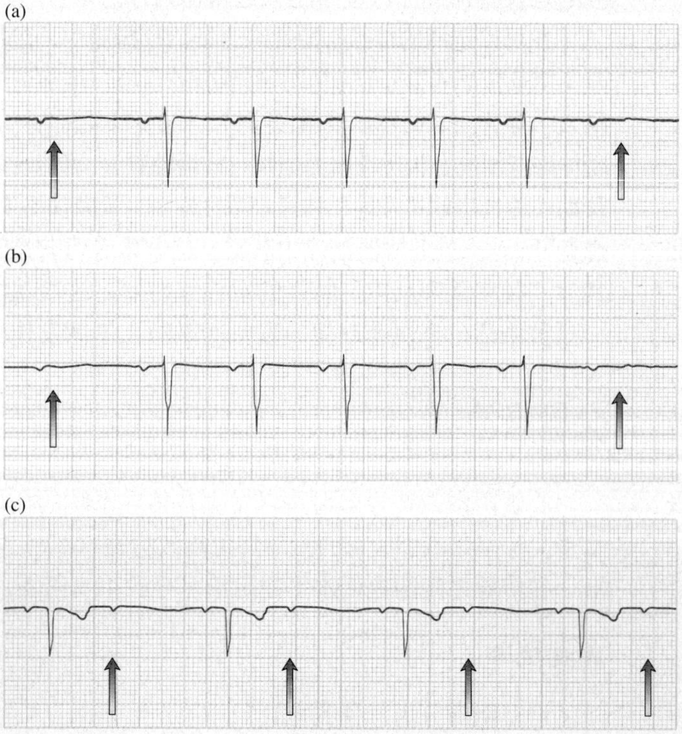

图13.41 二度房室阻滞的三种不同形式。
（a）Wenckebach（Mobitz Ⅰ型）房室阻滞。PR间期逐渐延长，直至P波未下传至心室（箭头所示）。
（b）Mobitz Ⅱ型房室阻滞。P波未下传至心室（箭头所示），之前无PR间期逐渐延长。
（c）每个QRS波群前有2个P波。脱落P波前的PR间期是相同的。这种房室阻滞类型不能分为Mobitz Ⅰ型或Ⅱ型阻滞，因此这是第三种不同的二度房室阻滞（箭头示P波）。

束因而阻滞区域更靠近房室结。逸搏心律以适当频率（50～60次/分）出现，相对安全。

治疗措施依据病因。由于一过性原因引起的新近发生的窄QRS波群房室阻滞患者，静脉注射阿托品可能有效，但是临时起搏装置亦应备好。慢性窄QRS波群房室阻滞如果有症状或伴有心脏疾病，则需要永久性起搏治疗（双腔）。单独的、先天性房室阻滞即使无症状也建议进行起搏治疗。

宽QRS波群逸搏心律（> 0.125s）提示逸搏起源于His束以下，因而阻滞部位在His-Purkinje系统更远端。

所产生的逸搏心律缓慢（15～40次/分），并且相对不安全。眩晕和黑朦（Stokes - Adams发作）经常发生。在老年人中，经常是由于传导系统远端退行性纤维化和钙化所产生（Lev病）。而在年轻人中，是一种由炎性过程导致的进行性心脏传导系统近端疾病，被称作Lenegre病。最近证实，这两种疾病均存在钠通道异常。宽QRS波群房室阻滞也可由缺血性心脏病、心肌炎或心肌病引起。推荐临时起搏继以永久性起搏器植入，因为起搏治疗可显著降低死亡率。鉴于室性心律失常并不少见，有可能需应用埋藏式心脏复律除颤器（ICD）。

束支阻滞

His束分支为左、右束支。左束支再分支为左前分支和左后分支。可发生各种传导障碍。

束支传导延迟：可使QRS波群轻度增宽（可达0.11s），称为不完全性束支阻滞。

表13.8 完全性房室阻滞的病因

先天性
自身免疫（如母亲患SLE）
器质性心脏病（如大血管转位）

特发性纤维化
Lev病（老年患者中His - Purkinje系统远端进行性纤维化）
Lenegre病 （年轻患者中His - Purkinje系统近端纤维化）

缺血性心脏病
急性心肌梗死
缺血性心肌病

非缺血性心脏病
钙化性主动脉瓣狭窄
特发性扩张型心肌病
浸润（如淀粉样变、结节病、肿瘤）

心脏手术
如主动脉瓣置换术后、CABS、VSD修补术

医源性
射频消融AV结和起搏器植入

药物诱导
如地高辛、胺碘酮

感染
心内膜炎
Lyme病
Chagas病

结缔组织病
如SLE、类风湿性关节炎

神经肌肉疾病
如Duchenne肌营养不良

SLE：系统性红斑狼疮；CABS：冠状动脉搭桥；VSD：室间隔缺损；AV：房室。

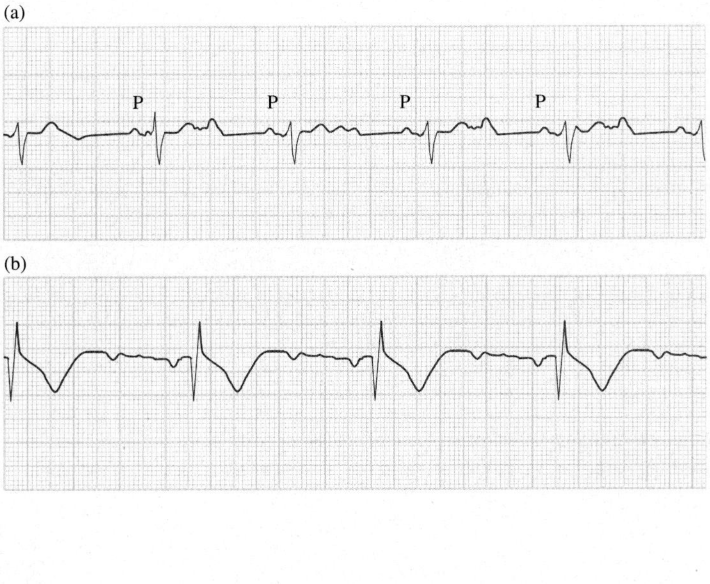

图13.42 2例完全性房室阻滞。
(a) **先天性**完全性心脏阻滞。窄QRS波群（0.08s）且QRS波群频率相对较快（52次/分）。
(b) **获得性**完全性心脏阻滞。宽ORS波群（0.13s）且QRS波群频率相对较慢（36次/分）。

完全性束支阻滞：QRS波群更宽（≥0.12s）。QRS波形取决于是右侧还是左侧束支阻滞。

右束支阻滞（图 13.43a）使得右心室激动延迟。I导联和 V_6 导联可见深 S 波，V_1 导联 R 波后半部高耸（延迟激动接近右侧而偏离左侧导联）。

左束支阻滞（图 13.44）正好相反，在 V_1 导联出现深 S 波，I 导联和 V_6 导联 R 波后半部高耸。因为在正常传导情况下，左束支负责最初的心室激动，所以左束支阻滞也可产生异常的 Q 波。

分支阻滞：左束支分支传导延迟或阻滞导致心脏除极方向（心电轴）偏移。当前半部分阻滞时（左前分支阻滞），左室自下而上激动，导致电轴向上向左偏移（电轴左偏）。而左后分支传导延迟或阻滞可使 QRS电轴向下向右偏移（电轴右偏）。

双分支阻滞（图13.43b）：这是右束支、左前分支和左后分支三者中任意两支的联合阻滞。余下的分支一旦阻滞则会导致完全性房室阻滞。

临床特征

束支阻滞通常没有症状。右束支阻滞可使生理性第二心音分裂变宽。左束支阻滞可引起第二心音逆分裂。室内传导障碍的患者可能以晕厥为主诉，这是由于间歇性完全性心脏阻滞或室性快速性心律失常所致。对这些患者需要进行心电监测和电生理检查以确定晕厥的原因。

病因

右束支阻滞可以是孤立的先天性异常，也可伴发于心或肺疾病（表13.9）。单纯的右束支阻滞并不能改变心电轴。如有电轴偏移则提示存在右心室肥厚（右心室负荷过重）或合并分支阻滞。原发孔型房间隔缺损可表现为右束支阻滞伴电轴左偏。完全性左束支阻滞常与广泛的左心室疾病相关。最常见的病因列于表13.10中，与完全性心脏阻滞的病因相似。

表 13.9 右束支阻滞的病因

在正常年轻人和正常老年人中发生率分别为 1% 和 5%。

先天性心脏病	**肺疾病**
房间隔缺损	肺源性心脏病
Fallot 四联症	复发性肺栓塞
肺动脉瓣狭窄	急性肺栓塞（一过性）
室间隔缺损	
心肌疾病	
急性心肌梗死	
心肌病	
传导系统纤维化	

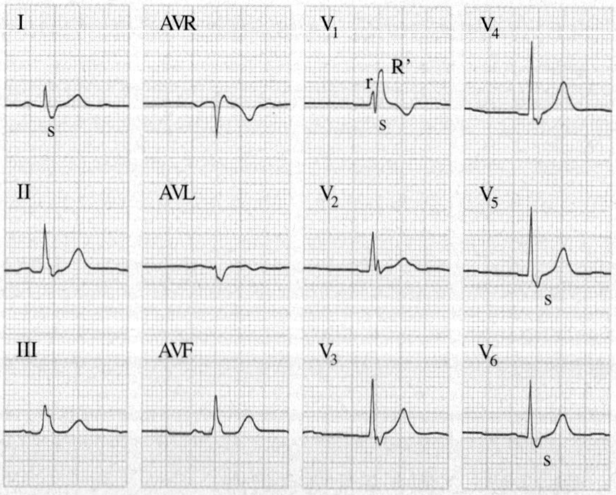

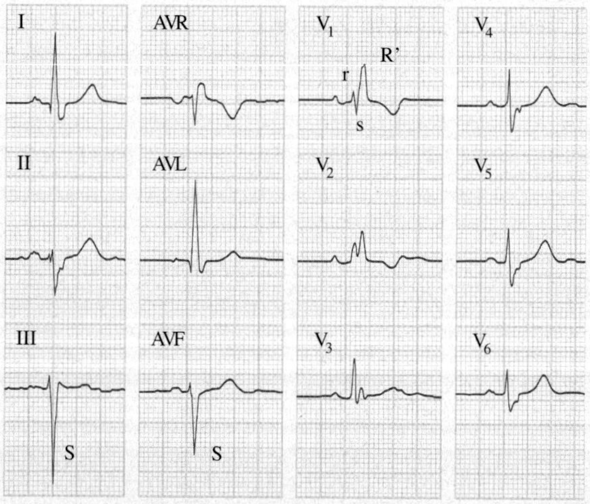

图 13.43 右束支阻滞与双分支阻滞。
(a) 12 导联心电图示右束支阻滞。注意 $V_1 \sim V_2$ 导联呈 rsR 型，R 波高耸，I 导联和 $V_5 \sim V_6$ 导联的 S 波增宽。
(b) 双分支阻滞心电图。除右束支阻滞外，注意电轴左偏和在 III 导联和 AVF 导联的深 S 波，呈典型的左前分支阻滞波形。

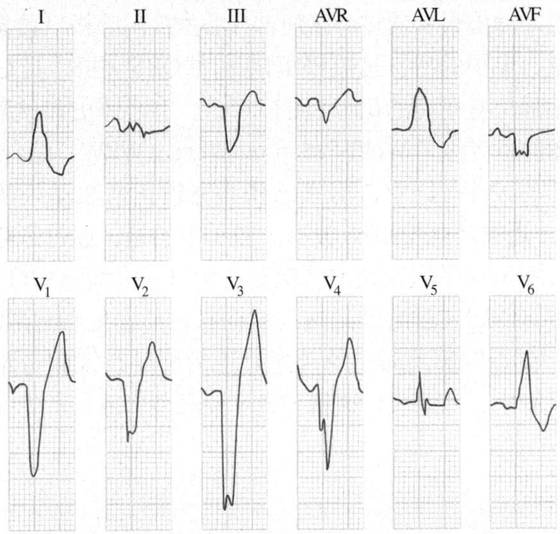

图 13.44 左束支阻滞的 12 导联心电图。QRS 波群增宽，大于 0.12s。注意在 I、AVL 和 V_6 导联的宽大且有切迹的 R 波，伴 ST 段压低，V_1 ~ V_3 导联呈现宽 QS 波群。

表 13.10 左束支阻滞病因	
左室流出道梗阻	**冠状动脉疾病**
主动脉瓣狭窄	急性心肌梗死
高血压	严重冠状动脉疾病（2 ~ 3 条血管受累）

室上性心动过速

室上性心动过速（SVT）起源于心房或房室交界区。由于传导经过 His - Purkinje 系统，故心动过速时的 QRS 波形常与基础心律时相似。室上性心动过速的分类列于表 13.11。部分将在下文详述。

不适当的窦性心动过速

不适当的窦性心动过速表现为与体力活动或情绪压力无关或不成比例的静息心率持续性增快。它主要好发于女性，且在卫生相关职业中并不少见。与窦房结本身异常有关的窦性心动过速极为少见，如自律性增高、或由于交感传入增加和迷走传入减少所致的心脏异常自主神经调节等产生的窦性心动过速。

一般而言，窦性心动过速是一种继发现象，其潜在病因需要积极查找。根据临床情况，急性原因包括运动、激动、疼痛、发热、感染、急性心力衰竭、急性肺栓塞和低容量血症。慢性原因包括妊娠、贫血、甲状腺功能亢进和儿茶酚胺过多。需要积极找出并治疗这些潜在病因，而不是单纯去治疗代偿性生理反应。必要时可应用β受体阻滞剂以减慢窦性频率，如甲状腺功能亢进患者（第 18 章）。

房室交界性心动过速

房室结折返和房室折返性心动过速常被统称为阵发性室上性心动过速，常发生于无或轻微器质性心脏病的年轻患者，少数可见伴先天性心脏异常（如 Ebstein 畸形、房间隔缺损，Fallot 四联症）。房室交界

表 13.11 室上性心动过速的病因

心动过速	心电图特征	注释
窦性心动过速	P 波形态与窦性心律相似	需要确定潜在病因
房室结折返性心动过速（AVNRT）	无明显 P 波，或紧邻 QRS 波群前或后的倒置 P 波	心脏正常患者最主要的心悸原因
房室反复性心动过速（AVRT）	P 波可见，位于 QRS 波群和 T 波之间	由旁路引起。如果旁路传导为双向性，窦性心律时心电图可表现为预激图形
心房颤动	无规律不规则 RR 间期和无序的心房激动	65 岁以上患者最常见的心动过速
心房扑动	可见 300 次 / 分扑动波（锯齿状），通常伴有 2 : 1 房室传导	任何 150 次 / 分的规整的 SVT 均应怀疑房扑
房性心动过速	有序的心房激动，P 波形态与窦性心律不同	常发生于器质性心脏病患者
多源性房性心动过速	多种 P 波形态（≥ 3 种）且 RR 间期不规则	少见的心律失常，最常伴发于严重慢性肺疾病
加速性交界区性心动过速	心电图与 AVNRT 相似	成人中罕见

性心动过速常在12～30岁发病，患病率约为2.5‰。

在这些心动过速中，房室结是折返环中的必需成分。

房室结折返性心动过速（AVNRT）

这种心动过速的女性发病率约为男性的两倍。临床上，房室结折返性心动过速常无明显诱发而突然发生，但是用力、咖啡、茶和酒精可以加重或诱发这种心律失常。这种心动过速可以自行终止或者无限期的继续下去直至进行药物干预。

在AVNRT中，房室结存在两条功能上和解剖上不同的通路：一条通路有效不应期短且传导缓慢，另一条通路有效不应期长且传导较快。窦性心律时，心房冲动通常经快通路下传除极心室。如果心房冲动发生较早（如房性期前收缩），快通路仍处于不应期，则由慢通路将心房冲动缓慢传导至心室。这一冲动再经由已恢复兴奋性的快通路返回，从而启动最常见的“慢快型”或典型的房室结折返性心动过速。

心电图常表现为频率为140～240次/分的规整的正常QRS波群（图13.45a）。有时QRS波群也可表现典型的束支阻滞。P波不可见或者紧邻在QRS波群前或后，因为心房和心室几乎同时激动。较少见的（5%～10%）是心房冲动经快通路前传，而通过慢通路逆传导致的心动过速，产生一个长RP间期（“快慢型”或长RP心动过速）。

房室折返性心动过速（AVRT）

房室折返性心动过速的大折返环路包括房室结、His束、心室和房室间的异常连接。这种异常连接由跨越房室沟的心肌纤维所组成，称为附加通路或旁路。旁路是由于在胚胎发育期心房和心室不完全分离所致。

与AVNRT不同的是，这种心动过速是由大折返环引起，环路的各部分顺序激动导致心动过速。因此，心房激动发生在心室激动之后，P波常位于QRS波群和T波间且清晰可辨（图13.45b）。

左侧旁路居多，也可见于房室沟附近的任何部位。最多见的是Kent束，位于游离壁或间隔。约10%的病例有多条旁路。Mahaim纤维是房束纤维或结束纤维在右束支区域内插入心室肌。窦性心律时在体表心电图上不能显现仅从心室逆传至心房的旁路，故称为“隐匿性”旁路。双向传导的旁路可在体表心电图上显现出来。如在窦性心律时心房冲动沿旁路下传至心室，则这一电冲动能很快通过旁路使部分心室提前除极（预激）。预激心电图的特征是短PR间期和宽QRS波群，且QRS起始部位有粗钝的δ波（图13.45c）。有心悸史和预激心电图的患者称为Wolff-Parkinson-White（WPW）综合征。

在AVRT中，房室结和心室被正常激动（顺向型），通常产生窄QRS波群。较少见的是，通过旁路激动心室再通过房室结逆传激动心房（逆向型AVRT），产生宽QRS波群心动过速。这些患者易发生心房颤动。

在心房颤动时，冲动通过正常传导系统和旁路均可前传使心室除极，这就导致了预激型房颤，产生一种

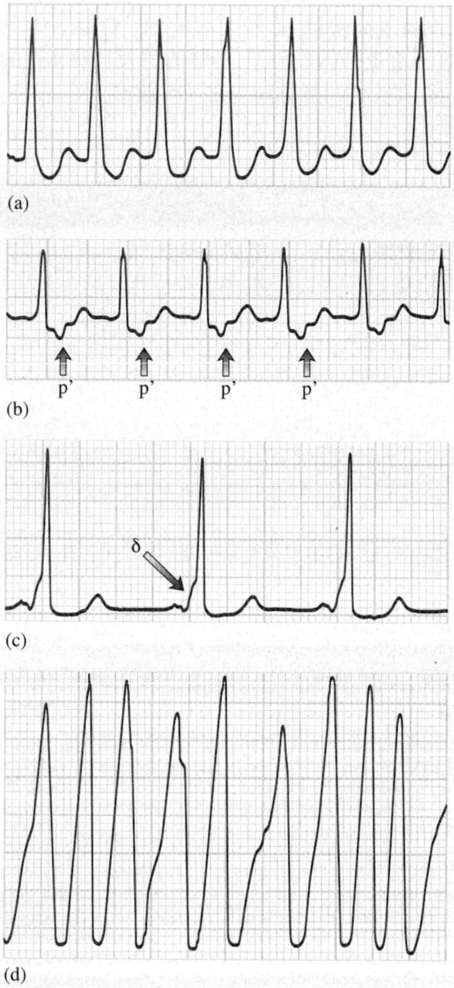

图13.45 房室交界性心动过速。
(a) 房室结折返性心动过速。窄QRS波群，且看不到P波。
(b) 房室折返性心动过速（Wolff-Parkinson-White综合征）。在窄QRS波群后可以清楚看到P波。
(c) Wolff-Parkinson-White综合征患者的窦性心律心电图。注意短PR间期和δ波（箭头所示）。
(d) Wolff-Parkinson-White综合征伴心房颤动。注意呈快而不规则心室率的宽QRS波群心动过速。

无规律的不规则宽 QRS 波群心动过速（图13.45d）。如果旁路的有效不应期很短（< 250ms），心房冲动可以极快频率下传心室，可能引起心室颤动。猝死的发生率约为每人年 0.15% ~ 0.39%，且可能为年轻预激综合征患者的首发表现。维拉帕米和地高辛可以加快异常通路传导，从而触发心室颤动。因此，维拉帕米和地高辛禁用于治疗伴发于 WPW 综合征的心房颤动。

症状

大多数室上性心动过速，尤其是房室结折返性心动过速和房室折返性心动过速，其最主要的症状是突发的快速而规整的心悸，可以自发出现或由简单运动突然诱发。共同特征是可以被 Valsalva 动作终止。在没有器质性心脏病的年轻人中，心率增快可以是最主要的病理表现。

不规律的心悸可能是由于房性期前收缩、心房扑动伴不同程度的房室传导阻滞、心房颤动或多源性房性心动过速所致。在心室功能障碍的患者中，未控制的心房颤动可使心排出量减少，引发低血压以及充血性心力衰竭。

其他症状可能包括：焦虑、眩晕、呼吸困难、颈部搏动、中胸部疼痛和乏力。由于在心动过速时心房压升高致反应性心房利钠肽释放增加，可以出现多尿。在 AVNRT 或 AVRT 中，可以看到心房为对抗已关闭的房室瓣膜进行收缩而产生的明显颈静脉搏动。

据报道，晕厥可见于 10% ~ 15% 的患者，通常发生在心律失常刚刚开始之后，或与心律失常终止后的一段较长的停搏有关。但在伴发有心脏疾病的老年患者中，例如主动脉瓣狭窄、肥厚型心肌病和脑血管疾病，明显低血压和晕厥可由仅稍有加快的心室率引起。

操作 Box 13.4　颈动脉窦按摩

- 确保患者无明显的颈动脉疾病（颈动脉杂音）。
- 予以持续心电监测。
- 患者处于仰卧位，头部稍微后仰。
- 先开始按摩右侧颈动脉窦。
- 在第三颈椎水平予以颈动脉窦持续的旋转性压力 5 秒。
- 或者以固定的压力按摩。如果没有反应，再按摩左侧颈动脉窦。
- 一般来说，右侧颈动脉窦按摩能降低窦房结发放冲动，而左侧颈动脉窦按摩能减慢房室结传导。
- 不要同时按摩双侧颈动脉窦。
- 单次颈动脉窦按摩可终止约 20% ~ 30% 的阵发性室上性心动过速；多次按摩可终止约 50% 患者的发作。
- 心脏停搏可能发生，但这是一种少见的并发症。

操作 Box 13.5　Valsalva 动作

- Valsalva 动作是用力突然自发增加胸腔内和腹腔内压力的动作。
- 予以持续心电监测。
- 患者仰卧位。
- 患者在用力前不能深吸气。
- 理想情况下，患者以 30 ~ 40mmHg压力用力吹压力计的吹气口，持续 15 秒钟。
- 或者患者屏住气用力 15 秒钟。
- 用力时通常会由于交感神经过度兴奋，发生一过性心动过速加速。
- 身体松弛后，由于代偿性迷走神经张力增加（压力感受器反射），心动过速频率减慢，在大约 50% 的患者中会终止。
- 心动过速终止后，可能会继以心脏停搏和一过性室性期前收缩。

紧急处理

在急诊室，区分 AVNRT 和 AVRT 可能比较困难，但这种区分通常并不是必需的，因为同一种治疗对这两种心动过速都有效。对于血流动力学不稳定（如低血压、肺水肿）的室上性心动过速患者，需要紧急心脏复律。如果患者血流动力学稳定，可应用迷走神经刺激使心动过速终止，包括右侧颈动脉按摩（操作Box 13.4），Valsalva动作（操作 Box 13.5）和脸部浸入冷水中。

在这些方法中，Valsalva 动作是最佳的且对于患者来说是最容易成功实施的方法。必须在患者仰卧位休息状态下实施（从而避免升高交感神经张力的基础水平）。压力释放后数秒，继发的迷走神经增强作用可以终止 AVNRT 或 AVRT，或者可以产生充分的房室阻滞以暴露出潜在的房性快速性心律失常。

如果物理方法未能成功，应尝试静脉注射腺苷（最多0.25mg/kg）。这是一种非常短效的（半衰期＜10秒）

天然嘌呤核苷酸，静脉注射后可引起时间不超过 1 秒的完全性心脏阻滞，以终止房室结折返性心动过速和房室折返性心动过速或显露出潜在的房性激动。腺苷很少影响室性心动过速。腺苷的不良反应非常短暂，包括：

- 支气管痉挛
- 面部潮红
- 胸痛
- 肢体沉重感。

其禁用于有哮喘史的患者。在少部分患者，腺苷可引发心房颤动。

此外，可应用维拉帕米5 ~ 10mg静脉注射，时间为 5 ~ 10 分钟，或静脉注射地尔硫䓬或 β 受体阻滞剂（艾司洛尔、普萘洛尔、美托洛尔）。对于宽 QRS 波群（> 0.12s）心动过速的患者，不能用维拉帕米（或地尔硫䓬），在应用 β 受体阻滞剂后也不能再应用维拉帕米（或地尔硫䓬）。

长期处理

疑诊心律失常的患者应由心脏科医师进行电生理评估及长期处理，如药物和非药物治疗，包括射频消融旁路。维拉帕米、地尔硫䓬和β受体阻滞剂，已证实在60% ~ 80% 的患者中有效。钠通道阻滞剂（氟卡尼和普罗帕酮）、钾复极电流阻滞剂（索他洛尔、多非利特、阿齐利特）和多通道阻滞剂胺碘酮也可以防止心动过速的发生。

不断改进的导管射频消融技术已治愈很多房室交界性心动过速患者。射频消融慢通路治疗 AVNRT 的成功率约为 96%，但发生房室阻滞的风险约为 1%。对于AVRT，导管消融的靶点是旁路。单旁路的消融成功率约为 95%，约 5% 的患者可因复发而需再次消融。

（张海澄译　郭丹杰校）

房性快速性心律失常

房性快速性心律失常包括起源于心房的心房肌颤动、心房扑动、房性心动过速及心房异位搏动，其发生都有相同的病因学基础，见表 13.12。

心房颤动

心房颤动（房颤）是一种常见的心律失常，在 65 岁以上的人群中发生率为5% ~ 10%。年轻人也可发生，多表现为阵发性。任何引起心房压力增加、心房肌重量增加、心房纤维化或炎症和心房浸润的情况都能引起心房颤动。还有许多全身性疾病也能引起心房颤动（表13.12）。

高血压及心力衰竭是非风湿性心房颤动的主要病因。甲状腺功能亢进可以诱发心房颤动，有时房颤可能是甲亢的惟一表现，因而有必要对任何不明原因房颤的患者进行甲状腺功能检查。冠脉搭桥术后有 1/3 的患者发生房颤，心瓣膜手术后有超过一半的患者发生房颤。房颤通常发生在术后最初4 天内，可导致卒中和循环衰竭，增加术后患病率和死亡率，使住院时间延长。

表 13.12　房性快速性心律失常的原因

心源性	非心源性
高血压	甲状腺功能亢进
充血性心力衰竭	嗜铬细胞瘤
冠状动脉疾病及心肌梗死	急性和慢性肺疾病（肺炎、慢性阻塞性肺病）
心脏瓣膜病	肺血管疾病（肺栓塞）
心肌病：扩张型，肥厚梗阻型	电解质紊乱（低钾血症）
心肌炎及心包炎	交感神经张力增加（运动，肾上腺素能神经介导的心律失常）
Wolff-Parkinson-White 综合征	
病态窦房结综合征	
心脏肿瘤	迷走神经张力增加（迷走神经诱发及餐后心律失常）
心脏手术	
家族性快速性心律失常（如孤立性心房颤动）	酒精滥用（“节假日心脏”及长期应用）
	咖啡因，吸烟，消遣性药物的使用

有些患者不能找到明确的病因，被归为“孤立性”房颤。“孤立性”或“特发性”房颤的病因不明，但已经有人提出孤立性房颤与遗传相关，甚至提出了与房颤相关的致病基因。最近，在三个加泰罗尼亚房颤家系中，确认了位于染色体 10q22 - q24 的基因缺陷，这些家系中一半的成员在相当年轻时就出现了心房颤动。与房颤有关的突变基因在其他染色体上也有发现，但还没有得到证实。

心房颤动是通过多个折返环微波对心房进行连续快速（300 ~ 600 次 / 分）激动来维持的，通常由局部自动快速除极来驱动。在这个频率下，心房有电反应，但协同的机械收缩消失，而仅有部分激动能够传导至心室。心室的反应取决于心房激动的频率及规律性，尤其是在进入房室结时房室结本身的不应期，以及交感神经与副交感神经张力之间的平衡。

症状和体征

心房颤动引起的症状多种多样。在一些患者（大约30%）中是偶然发现的，而另外一些患者由于房颤发作急诊入院。绝大多数患者感到运动能力下降或健康恶化，但可能仅当窦性心律恢复时才会意识到。由风湿性二尖瓣狭窄导致的房颤发作能导致心衰明显恶化。

房颤患者的脉搏极不规则，与偶发的不规则搏动如期外收缩或反复的不规则激动（Wenckebach 阻滞）不同。房颤时脉搏不规则的特性在运动时不变。

心电图表现为基线的细小震荡（称为房颤波或 f 波），而且没有清晰的 P 波。QRS 波群节律快而不规则。若不治疗，心室率通常在 120 ~ 180 次 / 分之间，治疗后可减慢。

心房颤动的临床类型分为初发性（first detected）、阵发性、持续性及永久性，这种分类对决定选择心律转复还是心率控制是必要的。例如，房颤可能无症状，因此“初次发作”不应被视为首次发病。

处理

若房颤是由急性诱发事件引起的，例如酒精中毒、肺部感染或甲状腺功能亢进，应针对诱因治疗。房颤的紧急处理策略是控制心室率或电复律（± 抗凝）。可通过使用阻滞房室结的药物来控制心室率（见下文），也可以用直流电击或药物来进行复律，药物包括静脉注射Ⅰc类或Ⅲ类抗心律失常药物，或口服经医院试验可以安全用于特定患者的药物（“随身携带药物”）。

治疗策略的选择取决于：

- 患者是否能够耐受心律失常（是否需要紧急复律？）
- 在考虑选择电复律之前是否需要抗凝
- 是否有可能自行复律（之前的病史？有无可逆因素？）。

电复律可选用 200 J 能量直流电复律，继之以 2 × 360 J 的能量复律，这可使 80% 的患者恢复窦性心律。双相波除颤效果优于传统的（单相波）除颤，目前双相波除颤正逐步被广泛应用。某些情况下，在传统的经胸壁复律失败时，体内经静脉低能量电复律（4 J）能够恢复窦性心律。复律前使用华法林抗凝 4 周。抗凝治疗可减少与复律相关的血栓栓塞风险，除非房颤发作病程小于 1 ~ 2 天。经食管超声心动图可用来确定是否存在心房血栓，以作为长期抗凝治疗的指导。

房颤长期处理有两个策略：

- “心律控制”（抗心律失常药物加直流电复律**加华法林**）
- “心率控制”（减慢房室结传导的药物**加华法林**）。

具体选择哪个策略要根据每个患者的具体情况而定。考虑的因素包括维持窦性心律的可能性及特定患者对抗心律失常药物的安全性及耐受性。反复发作的阵发性房颤可以口服药物预防。总的来说，Ⅰc 类抗心律失常药物用于没有明确心脏病的患者，而伴有显著器质性心脏病的患者多选用Ⅲ类抗心律失常药物。

对下列患者，心率控制应作为最主要的策略：

- 与轻度症状有关的永久性心律失常，在减慢心率后症状可以进一步改善
- 年龄大于 65 岁，有反复发作的房性快速性心律失常（“公认的”原发性房颤）
- 持续性快速性心律失常，复律失败，一系列预防性抗心律失常药物治疗失败，应用特殊抗心律失常药物的风险 / 获益比有风险增加的倾向。
- 恢复窦性心律后仍然不能改善的心力衰竭或左室功能障碍。

心率控制通常是通过联合应用**地高辛**、**β 受体阻滞剂或钙通道阻滞剂**（**维拉帕米或地尔硫䓬**）来实现的。静息心率在 60~ 80 次 / 分，中度体力活动心率在 90 ~ 115 次 / 分时，就认为心室率得到了有效控制。为了评价心率控制是否足够，在老年人中只需进行心电图检查，而对年轻患者需要行 24 小时动态心电图检查及运动试验（踏车试验）。在最佳药物治疗之后，心率控制仍不理想的患者应考虑房室结消融及植入起搏器（“消融及起搏”策略）。这类患者术后症状明显改善，但由于血栓栓塞的风险持续存在，需要终生抗凝治疗。

抗凝治疗（目标值 INR 2.0 ~ 3.0）

抗凝治疗适用于伴有下列一个主要危险因素或两个次要危险因素的房颤患者。

主要危险因素

- 人工心脏瓣膜
- 风湿性二尖瓣疾病
- 有 CVA/TIA 病史
- 年龄大于 75 岁

- 高血压
- 冠状动脉疾病伴左室功能减退。

中度危险因素

- 年龄在65～75岁之间
- 冠状动脉疾病而左室功能正常
- 糖尿病。

此外，如有左房增大、任何原因引起的左室功能障碍、左房血栓或左心耳排空速率减慢的证据等其他因素，也建议进行华法林抗凝治疗。

其他大多数患者应用阿司匹林抗凝治疗即可。年轻患者（年龄小于65岁）不伴心脏病（孤立性房颤）通常不需要预防血栓栓塞事件，但应该给予每日300mg阿司匹林治疗。一种新型的口服抗凝药物ximelagatran，能有效而更方便地使用，目前正在进行临床试验。

对孤立性阵发性房颤的年轻患者应进行详细的评估，以排除单个心房异位兴奋灶触发的房颤。这些局部病灶通常位于肺静脉。心导管消融能够有效地治疗这种类型的房颤（**肺静脉隔离术**）。

心房扑动

心房扑动往往与心房颤动有关，常有相同的临床表现，需要相似的初始治疗方法。心房扑动时心房有规律节律，典型的心房率在250～350次/分之间。典型的峡部依赖性心房扑动有围绕三尖瓣环的右房大折返环。最常见的形式是折返环前向波沿右心房侧壁下行，通过三尖瓣环和下腔静脉之间的Eustachian嵴（欧氏嵴），沿房间隔上行，也就是逆时针房扑。折返也可以沿相反的方向进行（顺时针或反向房扑）。

心电图表现为QRS波群之间有规则的锯齿样房扑波（F波）（图13.46c）。在典型的逆时针房扑，F波在下壁导联是负向波，在V_1和V_2导联为直立波。而顺时针房扑的F波方向正好相反。如果F波显示不清，可以通过按摩颈动脉窦或使用房室结阻滞药物减慢房室传导，使F波更加突出，减慢房室结传导的药物有腺苷或维拉帕米。

临床症状在很大程度上与房室阻滞的程度有关。最常见的房扑以2∶1比例传导，心室率通常150次/分。房扑波偶尔1∶1下传，心率达到300次/分。较常见的情况下，尤其是在接受治疗的患者，房室传导阻滞可将心率降至75次/分左右。

处理

有症状的急性阵发性发作的治疗首选电**复律**。房扑发作已超过1～2天的患者复律之前须进行4周的抗凝治疗，治疗方法与房颤类似。

反复发作者可口服药物预防。总的来说，Ic类抗心律失常药物用于没有明显心脏病的患者，而伴有明确器质性心脏病的患者多选用Ⅲ类抗心律失常药物。如持续心律失常，**阻滞房室结传导的药物**可以用来控制心室率。尽管如此，复发性房扑的治疗首选导管射频**消融术**。该技术为典型房扑的患者提供了一个比较确定的治愈机会。

房性心动过速

这是一种不常见的心律失常。在心律失常患者中发病率不超过1%。常有器质性心脏病，但也有许多特发的例子。大折返性心动过速经常发生在先天性心脏病外科手术治疗之后。而伴有传导阻滞的房速通常是由地高辛中毒引起的。

房性心动过速的发生机制包括自律性增加、触发激动、或心房内折返。房性折返性心动过速频率通常相对较慢（125～150次/分），能够被房性期前收缩诱发和终止。P'P'间期是有规律的。PR间期取决于心动过速的频率，而且较相同心率下窦性心律时有所延长。

自律性房性心动过速的频率通常较快（125～250次/分），其特征是心动过速发作时心房率逐渐增加（"温醒"现象），心动过速终止前心房率逐渐减慢（"冷却"现象）。典型的房性心动过速常常由局灶引起，通常位于右心房界嵴、左房肺静脉附近或心耳周围。自律性房性心动过速可持续发作而引起心动过速诱导性心肌病。

图13.46b显示房性心动过速，心房率为150次/分。P波形态异常，在QRS波群之前。颈动脉窦按摩增加房室传导阻滞，有助于诊断，但不能终止心律失常发作。治疗方法包括复律、抗心律失常药物维持窦性心律或减慢房室结传导的药物控制心率。经选择的病例可以行导管射频消融术。

心房异位搏动

心房异位搏动有可能让患者感觉到心跳不规则或沉重，但通常不引起临床症状。心电图上表现为提早出

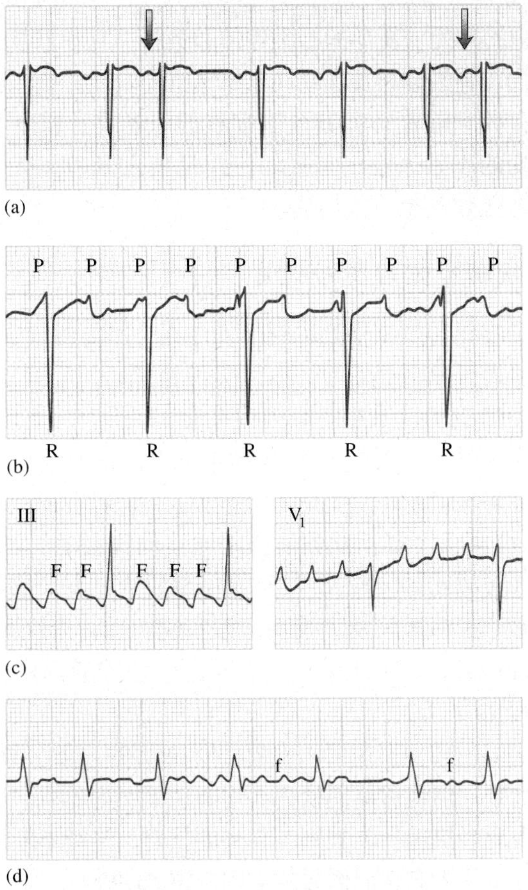

图 13.46 各种房性心律失常的心电图表现。
(a) **房性期前收缩（箭头所示）**。提前出现的 P 波与窦性 P 波不同，传导至心室，伴随轻度 PR 间期延长。
(b) **房性心动过速伴二度房室传导阻滞**。注意 150 次 / 分的快速心房率（P 波）及较慢的 75 次 / 分的心室率（R 波）。
(c) **心房扑动**。用 F 标记了一部分 F 波。此例房扑的频率为 240次/分。房扑波以4∶1的比例下传，因而心室率为60次/分。
(d) **心房颤动**。心律绝对不齐，基线不稳（f 波）。

现的异常 P 波，之后常跟随正常的 QRS 波群，但也可能跟随异常的 QRS 波群（图 13.46a）。通常不需治疗，除非异位搏动诱发了更严重的心律失常，此时 β 受体阻滞剂可能有效。

室性快速性心律失常

室性快速性心律失常主要包括以下类型：

- 致命性室性快速性心律失常
- 尖端扭转型
- 正常心脏的室性心动过速
- 非持续性室性心动过速
- 室性期前收缩。

致命性室性快速性心律失常

致命性室性快速性心律失常是指持续性室性心动过速和心室颤动伴血流动力学不稳定（如晕厥、低血压）。

持续性室性心动过速

持续性室性心动过速（＞30s）经常引起**先兆晕厥**（眩晕）、**晕厥**、**低血压**及**心脏停搏**，尽管一些患者也可以很好地耐受。体检脉搏一般在 120 ~ 220 次 / 分之间。临床上常见房室分离的体征（如颈部间歇性大炮a波，以及第一心音强弱不等）。

心电图表现为快速的室性节律，伴有宽大畸形的 QRS 波群（常为 0.14s 或更多）。房室分离可以导致间断的 P 波、夺获波（经 AV 结和传导系统的正常心室激动产生的窄QRS波群）及融合波（介于室速波形及夺获波之间）。

室上性心动过速伴束支阻滞的心电图表现与室性心动过速类似。尽管如此，若室上性心动过速伴右或左束支阻滞而出现宽QRS波群时，其QRS波群的形态类似典型的右束支阻滞或左束支阻滞（图13.43 和13.44）。室速和室上速的其他心电图鉴别标准见表 13.13。有 80% 的宽 QRS 波群心动过速是由室性心动过速引起，在结构性心脏病患者中此比例更高。因此对所有可疑病例都应考虑室性心动过速的诊断。

紧急治疗是否需要取决于血流动力学状态。如果患者血流动力学不稳定（如低血压或肺水肿），需要紧急直流电复律。另一方面，若血压及心排出量能够很好地维持，常使用 I 类药物或胺碘酮静脉治疗。一线药物治疗为利多卡因（50 ~ 100mg 静推 5 分钟），随后利多卡因静脉输液（静推每分钟 2 ~ 4mg）。若药物治疗不成功，则需要直流电复律。

表13.13 室上性心动过速伴束支阻滞与室性心动过速的心电图鉴别

出现下列情况时更支持室性心动过速而非室上速伴束支阻滞：

- QRS 波群时限大于 0.14s
- 房室分离
- V_1 导联 QRS 波群直立，有切迹，第 1 峰较高
- V_6 导联深大 S 波
- 胸导联（V_1 ~ V_6）QRS 波群同向性

心室颤动

心室颤动为快速且不规则的心室激动，不伴随机械做功。患者无脉、很快丧失意识、呼吸停止（心脏停搏）。心电图表现为波形不规则的快速振荡，且各个波群之间没有关联（图 13.47）。通常由心室异位搏动诱发。心室颤动很少能够自行转复。惟一有效的治疗方法是电除颤。并且需要初级及高级生命支持。

如果在急性心肌梗死的第 1 天或第 2 天内发生心室颤动，可能不需要预防性用药。如果心室颤动与急性心肌梗死无关，则远期发生心脏停搏及猝死的风险较高。

这些室性快速性心律失常的生存者，由于没有明确的可逆因素（如急性心肌梗死，严重代谢紊乱），有较高的猝死风险。对这类患者的一线治疗是植入 ICD。

Brugada 综合征

Brugada 综合征为遗传性疾病，是一组特发性心室颤动患者的病因，其患者没有结构性心脏病的证据。此征常见于东南亚年轻成年男性。确诊依据典型的心电图改变：$V_1 \sim V_3$导联呈右束支传导阻滞，伴穹窿形抬高的 ST 段（图 13.48）。这种心电图可以是自发表现，或是通过使用 I 类抗心律失常药物诱发（氟卡尼或阿义马林）。

其中 20% 的患者为单基因遗传性疾病，与心脏钠离子通道（SCN5A）基因突变有关。可以表现为睡眠过程中的猝死、复苏的心脏停搏和晕厥，或者患者无自觉症状，偶然诊断发现或在家系调查中发现。该综合征患者猝死风险高，尤其是有症状的患者或有自发心电图改变的患者。惟一有效的治疗是植入 ICD。β 受体阻滞剂无效甚至可能有害。

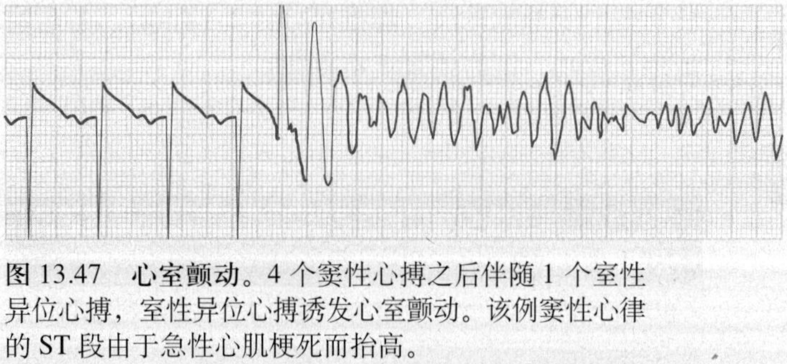

图 13.47 **心室颤动**。4 个窦性心搏之后伴随 1 个室性异位心搏，室性异位心搏诱发心室颤动。该例窦性心律的 ST 段由于急性心肌梗死而抬高。

尖端扭转型室性心动过速

尖端扭转型室性心动过速发生在心室复极（QT 间期）显著延长的情况下（长 QT 综合征）。长 QT 综合征及尖端扭转型室速的原因列在表 13.14 中。

先天性长 QT 综合征伴有或不伴有先天性耳聋，前者称Jervell-Lange-Nielsen综合征，后者称Romano-Ward 综合征。肾上腺素能兴奋（运动或激动）、突然唤醒（例如闹钟唤醒）、甚至在深睡的情况下，都能够诱发 QT 间期延长及尖端扭转型室速。在获得性长QT综合征中，QT 间期延长及尖端扭转型室速通常由心动过缓诱发。

尖端扭转型室速可以引起心悸和晕厥，但通常可以自发终止。但也可能退变为心室颤动而引起猝死。心电图上表现为快速、不规则、高尖的波群，连续不断地从一个直立的方向转向倒置的方向（图 13.49a）。

在心动过速交替或心动过速发作之前，心电图可见QT间期延长；校正的QT间期（见表13.5）等于或大于0.44s。图13.49b显示了三种形式的QT间期延长。紧急处理如下：

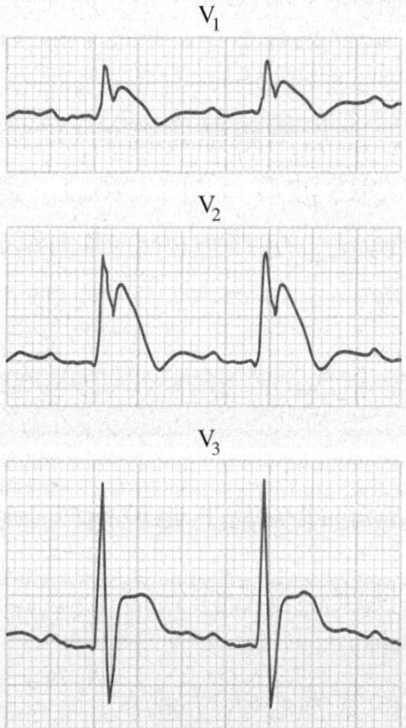

图 13.48 Brugada 综合征的心电图。$V_1 \sim V_3$ 导联 ST 段抬高伴右束支阻滞图形。

表 13.14 长 QT 综合征及尖端扭转型心动过速的病因

先天性综合征

Jervell-Lange-Nielsen 综合征（常染色体隐性遗传）

Romano-Ward 综合征（常染色体显性遗传）

电解质紊乱

低钾血症

低镁血症

低钙血症

药物

奎尼丁、丙吡胺

索他洛尔、胺碘酮

阿米替林（及其他三环类抗抑郁药）

氯丙嗪（及其他吩噻嗪类药物）

红霉素、其他大环内酯类药物及氟喹诺酮类药物

毒物

有机磷杀虫剂

其他因素

心动过缓

二尖瓣脱垂

急性心肌梗死

长时间饥饿及液态蛋白质饮食（长期）

中枢神经系统疾病，如营养不良性肌强直

- 纠正电解质紊乱。
- 停用诱发药物。
- 使用心房或心室起搏维持心率。
- 获得性长 QT 可以用硫酸镁 8mmol（Mg^{2+}）10～15 分钟。
- 静脉使用异丙肾上腺素对获得性 QT 间期延长可能有效（异丙肾上腺素禁用于先天性长 QT 综合征）。

获得性长 QT 综合征的长期处理包括避免使用所有已知能够延长 QT 间期的药物。先天性长 QT 综合征通常用 β 受体阻滞剂、左心去交感神经及起搏治疗。传统治疗之后仍有明显症状和有强猝死家族史的患者需要植入 ICD 治疗。

先天性长 QT 综合征的分子生物学基础各异，通常为单基因病，与编码心肌细胞钾通道及钠通道的基因突变有关（表13.15）。不同的基因与不同的表型相关（图 13.49b），有不同的外显率，携带者甚至可以表现为完全正常的心电图。确定突变基因很可能不仅能够改善先天性长 QT 综合征诊断的准确性，而且能够指导其未来治疗。

表 13.15 与先天性长 QT 综合征有关的单基因突变

亚型	染色体	产物	离子通道
LQT1	11	KCNQ1	I_{ks} α 亚单位
LQT2	7	HERG	I_{kr} α 亚单位
LQT3	3	SCN5A	I_{Na} α 亚单位
LQT4	4	Ankyrin B	未明
LQT5	21	KCNE1	I_{ks} β 亚单位
LQT6	21	KCNE2	I_{kr} β 亚单位

正常心脏的室性心动过速

不伴有结构性心脏病的单形性室性心动过速（特发性室性心动过速）通常为一种良性疾病，远期预后好。偶尔心动过速连续发作（称为 Galavardin 心动过速），如不治疗可能导致心肌病。

正常心脏的室性心动过速来源于右室流出道或左室间隔部的病灶。对症治疗主要是 β 受体阻滞剂。有一种特殊类型的维拉帕米敏感性室速，对非二氢吡啶类钙离子拮抗剂反应良好。导管射频消融术对有症状的患者高度有效，90% 以上的病例能够得到治愈。

非持续性室性心动过速

非持续性室性心动过速是指 ≥ 5 个连续心搏而持续时间小于 30s 的室性心动过速（NSVT）（图 13.50d）。有 6% 心脏结构正常的患者可以发生非持续性室速，通常不需要治疗。有心脏疾病的患者中接近 60%～80% 可以记录到 NSVT。关于预后目前没有充分的证据，但是已经证实 ICD 能够通过预防心律失常性猝死而改善患者的生存率，尤其是对于左室功能差的患者（射血分数 30% 或更低）。通常不建议用抗心律失常药物抑制 NVST，但 β 受体阻滞剂在症状明显的个体可能能够改善生活质量。

室性期前收缩

室性期前收缩可能引起不适，尤其在发作频繁时。患者的主诉为额外心跳、漏跳或心搏增强感，这可能是因为期前收缩本身、期前收缩后的暂停或随后的正常窦性心搏被患者感觉到。由于心搏提前出现，脉搏不规则。一些过早的搏动在桡动脉可能触不到。期前收缩规律出现时，在每个正常心搏之后时会产生“二联律”。

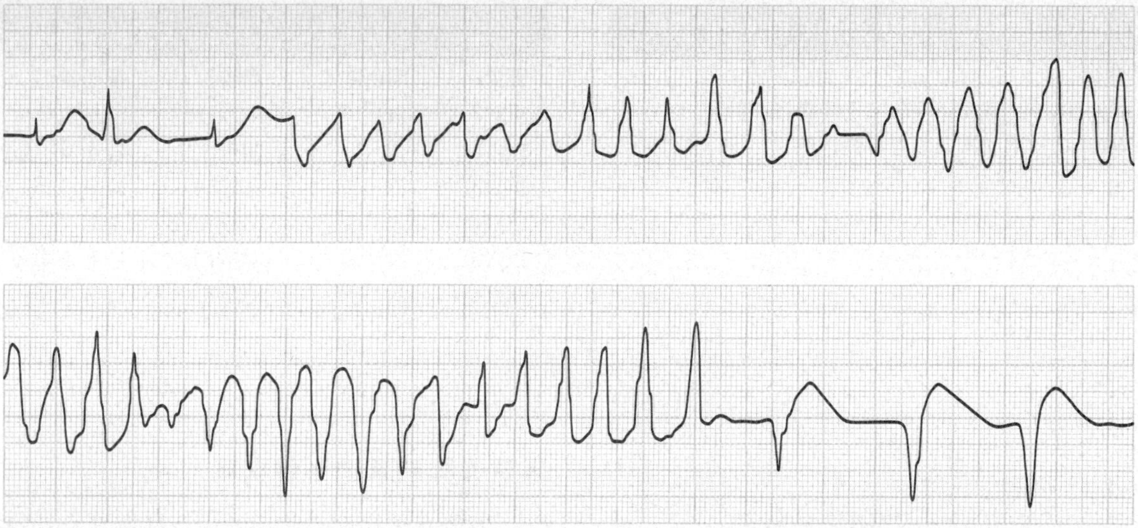
(a)

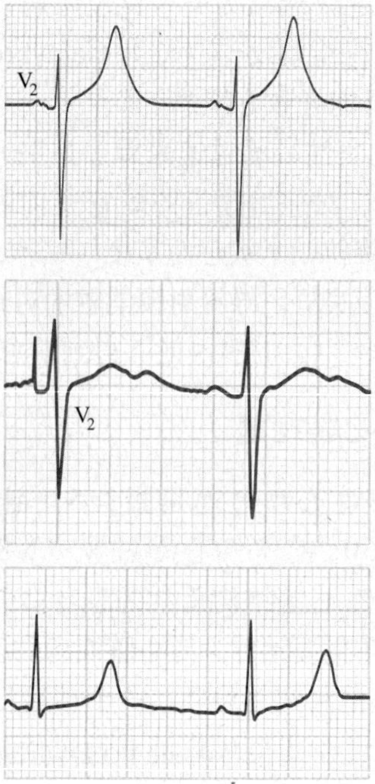

(b)

图 13.49　QT 间期延长。
(a) 心电图显示室上性心律伴有长 QT 间期，并引起不典型的室性心动过速（尖端扭转型室速）。心动过速持续时间短暂，随后是短暂的心室自主心律。
(b) 长 QT 综合征的 QT 间期延长的三种不同类型。

这些期前收缩（图13.50a～c）由于来源于心室肌的异位兴奋灶而表现为宽大畸形的QRS波群（时限大于0.12s）。期前收缩之后通常伴随完全性代偿间期，这是由于下一个窦性脉冲落在房室结或心室的不应期。“R-on-T”室性期前收缩（与前一个心搏的T波升支或高峰同时）在心脏病患者能够诱发心室颤动，尤其是心肌梗死后的患者。

室性期前收缩只有在出现症状时才治疗。通常简单的治疗如心理安慰及β受体阻滞剂就足够了。

快速性心律失常的长期处理

快速性心律失常的长期处理选项包括：

- 抗心律失常药物治疗
- 消融治疗
- 植入设备治疗。

要决定一个患者的理想治疗策略必须明确下列问题：

- 治疗的基本目标是缓解症状还是预防猝死？
- 治疗的目标是维持窦性心律还是控制心室率？

各种类型快速性心律失常的治疗策略的一般选择在表 13.16 中列出。

抗心律失常药物

能够改变心脏的节律及传导性的药物被用来治疗心律失常。抗心律失常药物可能使心律失常恶化或导致心律失常（致心律失常作用），也可能抑制心室收缩能力，因此应用抗心律失常药物必须慎重。现将这些药物根据它们对动作电位的作用进行分类（Vaughan

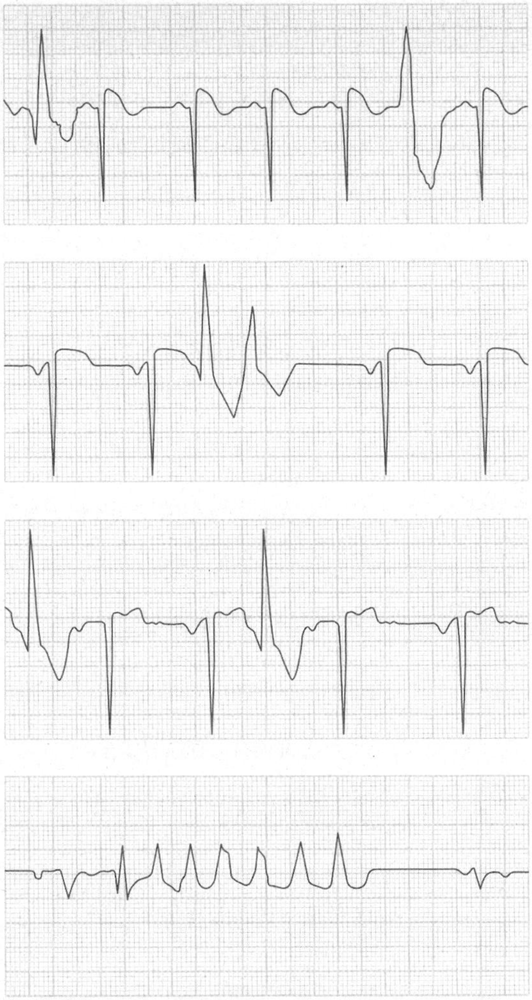

图 13.50　**各种室性异位搏动。**
(a) **2 个不同形态的室性异位搏动**（多形性）。
(b) **2 个接连发生的室性期前收缩**（一组或一对室性期前收缩）。
(c) **频繁而反复的室性异位搏动**，形态单一。
(d) **短暂的室性心动过速**（异位搏动后的非持续性室性心动过速）。

Williams 分类；表 13.17 及图 13.51）。

Ⅰ类抗心律失常药物

Ⅰ类抗心律失常药物为细胞膜抑制药物，可以减慢钠内流的速率（钠通道阻滞剂）。从而可以减慢传导、延缓心肌细胞恢复或降低心肌细胞自发放电速率。Ⅰa 类药物（例如丙吡胺）能延长动作电位，Ⅰb 类药物（如利多卡因）能缩短动作电位，Ⅰc 类药物（如氟卡因、普鲁卡因）不影响动作电位时程。与安慰剂相比，Ⅰ类药物被证实增加了心肌梗死后伴有心室异位搏动患者的死亡率［心律失常抑制试验 (CAST) 试验——Ⅰc类药物]，也增加了房颤患者死亡率（Ⅰa类药物，奎尼丁）。因此，Ⅰc 类药物如氟卡因及其他所有Ⅰ类药物只应用于没有明显的冠状动脉性疾病、左室功能障碍或其他形式的明显结构性心脏病的患者。

Ⅱ类抗心律失常药物（见表 13.49）

这类抗交感药物能够阻断儿茶酚胺对动作电位的影响。大多数为 β 肾上腺素能受体拮抗剂。心脏选择性的 β 受体阻滞剂（β_1）包括美托洛尔、阿替洛尔和醋丁洛尔。β 受体阻滞剂能抑制房室结传导，因此能够有效预防交界性心动过速，或用于其他形式的室上性心动过速阵发时控制心室率（如心房颤动）。一般而言，β 受体阻滞剂能够抗缺血、抗肾上腺素能，而且已经证实对心肌梗死后患者（通过预防心室颤动）及充血性心力衰竭患者有益处。因此，推荐将β受体阻滞剂用于症状明显的快速性心律失常患者，可单独应用或与其他抗心律失常药物联合应用，尤其对冠状动脉疾病患者适用。

Ⅲ类抗心律失常药物

这类药物延长动作电位时程而不影响钠离子的跨膜转运。该类药物包括胺碘酮及索他洛尔。索他洛尔同时也是 β 受体阻滞剂。

一些药物，比如伊布利特和多非利特，仅在某些国家可以获得。索他洛尔可能引起获得性长 QT 综合征和尖端扭转型室速。低钾血症的患者发生尖端扭转型室速的风险增加，因此对服用利尿剂的患者应该特别注意。胺碘酮治疗与其他抗心律失常药物不同，在显著结构性心脏病的患者中致心律失常的风险低。但是由于其毒性作用及潜在的严重副作用，在使用胺碘酮之前需要与患者仔细商议，并在规律的长期随访中小心监测。多非利特已经用来治疗伴有新近心肌梗死且左室功能差的患者的心房颤动及心房扑动。

Ⅳ类抗心律失常药物（见表 13.28）

非二氢吡啶类钙离子拮抗剂能缩短动作电位平台期，因此能够有效减慢结区组织的传导。这类药物包括维拉帕米及地尔硫䓬。可以预防交界性心动过速（房室结折返性心动过速及房室折返性心动过速），也可以用于其他形式的室上性心动过速阵发性发作时控制心室率（如心房颤动）。

表 13.16 快速性心律失常的长期处理

心动过速类型	处理目标	处理策略
房室结折返性心动过速（AVNRT）	缓解症状	房室结阻滞药物 Ⅰc 类或Ⅲ类抗心律失常药物 导管消融
房室折返性心动过速（AVRT）	缓解症状	房室结阻滞药物 Ⅰc 类或Ⅲ类抗心律失常药物 导管消融
Wolff-Parkinson-White 综合征（WPW）	缓解症状 预防猝死（尤其是记录到预激伴房颤的情况）	Ⅰc 类或Ⅲ类抗心律失常药物 导管消融
心房颤动	缓解症状 预防心率控制差而加重心力衰竭 预防血栓栓塞并发症	维持窦性心律： Ⅰc 类或Ⅲ类抗心律失常药物±复律 导管消融异位局灶 心率控制： 减慢房室结传导药物 房室结消融加起搏器 抗凝
心房扑动	缓解症状 预防心率控制差而加重心力衰竭 预防血栓栓塞并发症	Ⅰc 类或Ⅲ类抗心律失常药物 导管消融 房室结阻滞药物 抗凝
房性心动过速	缓解症状 预防心率控制差而加重心力衰竭 预防血栓栓塞并发症	Ⅰc 类或Ⅲ类抗心律失常药物 导管消融 房室结阻滞药物 抗凝
致命性室性快速性心律失常	预防猝死	埋藏式心脏复律除颤器（ICD） β 受体阻滞剂
先天性长 QT 综合征	预防猝死	β 受体阻滞剂±起搏器 ICD 纠正心动过缓 纠正电解质紊乱
获得性长 QT 综合征	预防猝死	避免应用所有延长 QT 间期的药物
正常心脏的室性心动过速	缓解症状	β 受体阻滞剂，钙通道阻滞剂 导管消融
非持续性室性心动过速（NSVT）	缓解症状 特定情况下预防猝死	β 受体阻滞剂 Ⅰc类或Ⅲ类抗心律失常药物 在确定的亚型中植入 ICD

药物治疗：通常用于不伴致命性心律失常的患者来缓解症状。患者的安全性是决定选择抗心律失常药物治疗的主要因素，在开始治疗之前需要仔细评估药物的致心律失常的风险。一般而言，Ⅰc类抗心律失常药物用于心脏结构正常的患者，Ⅲ 类抗心律失常药物用于伴有结构性心脏病的患者。

表 13.17 Vaughan Williams 的抗心律失常药物分类	
Ⅰ类	膜抑制药物（钠通道阻滞剂）
Ⅰa	丙吡胺、普鲁卡因胺、奎尼丁
Ⅰb	利多卡因、美西律
Ⅰc	氟卡尼、普罗帕酮
Ⅱ类	β 肾上腺能受体阻滞剂，如阿替洛尔、普萘洛尔、艾司洛尔
Ⅲ类	延长动作电位，如胺碘酮、索他洛尔
Ⅳ类	钙通道阻滞剂，如维拉帕米、地尔硫草
(其他	腺苷、地高辛)

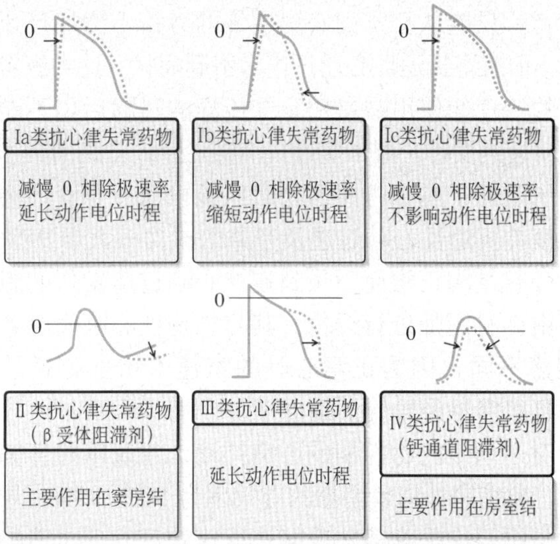

图13.51 Vaughan Williams的抗心律失常药物分类是按照药物对动作电位的影响分类。0：0mV。虚线代表药物的作用。

为了尽可能安全地应用抗心律失常药物，熟悉各种药物的致心律失常机制及主要诱发因素很有帮助（表 13.18）。

对于心脏结构正常、QT 间期正常、或植入除颤器的患者，发生抗心律失常药物所致心律失常或其他任何致命性心律失常的风险都很低，因此这些患者可以坚持药物治疗直到确定一种有效并且能够很好耐受的药物。

导管消融

导管射频消融经常用于治疗有症状的快速性心律失常。消融是通过将 3 个或 4 个电极导管置入心腔，用于从各个部位记录和起搏。起搏心房或心室来触发心动过速或研究心动过速的机制。成功的消融取决于确定局灶性心动过速的起源部位及大折返性心动过速的主要组成部分。下列快速性心律失常能够很容易地消融：

- 房室结折返性心动过速（AVNRT）
- 房室折返性心动过速（AVRT）伴有旁路，包括 WPW 综合征
- 正常心脏的室性心动过速
- 心房扑动
- 房性心动过速。

对旁路传导（WPW 综合征）引起症状且心电图上有预激表现的患者，建议将导管消融作为一线治疗，因为这种情况与猝死风险有关。特别是对预激伴有房颤

表 13.18 致心律失常作用机制及诱发因素

致心律失常机制	药物	诱发因素
尖端扭转型室速	Ⅰa类（丙吡胺，普鲁卡因胺，奎尼丁） 索他洛尔 “纯”Ⅲ类抗心律失常药物（伊布利特）	基线 QT 间期延长 女性 低钾血症 / 利尿治疗 临床心衰 晚期结构性心脏病 房颤复律
房扑 1∶1 传导伴宽 QRS 波群	Ⅰa类（丙吡胺、奎尼丁） Ⅰc类（氟卡尼、普罗帕酮）	加用减慢房室结传导的药物后降低了危险性
“迟发”猝死（心律失常机制不明）	Ⅰc类（氟卡尼） 奎尼丁	心肌缺血

的患者。只能从心室到心房逆传的旁路不增加猝死的风险，但房室折返性心动过速常引起症状。这类患者经简单的治疗如使用减慢房室结传导的药物后仍不能控制心动过速发作，通常需进行消融治疗。旁路消融术的主要风险在于左侧旁路消融后血栓栓塞。导管消融治疗房室结折返性心动过速及旁路的成功率大于95%。

心脏结构正常而记录到室性心动过速发作的患者应该由专科医师进行评价。其与结构性心脏病患者伴发室速不同，因为正常心脏的室速不增加猝死的风险，且很容易经导管消融治疗。

对不易用药物控制的心房扑动，建议用导管消融治疗。典型房扑患者消融的有效率为90%~95%。导管消融与抗心律失常药物直接进行比较后发现，消融治疗后的复发率显著降低。房性心动过速，尤其是心脏结构正常的患者，也可以通过导管消融治愈。对于心房颤动，合理的药物治疗有时仍然不能很好地控制心室率，这些患者在房室结消融及植入起搏器后症状显著改善。不同于其他类型的消融治疗，房颤消融并不治愈心律失常；房颤持续存在，消融后仍然需要抗凝治疗。

年轻的心脏结构正常的患者，心房异位搏动通常起源于肺静脉的局部兴奋灶，可能触发房颤。导管消融此异位兴奋灶包括在肺静脉内或周围应用射频能量消融，阻断引起心律失常的心房肌肌袖的联系，这些肌袖围绕肺静脉或由心房其余部位延伸至肺静脉（肺静脉电隔离术）。房颤的触发灶消除后，心律失常不会再复发。手术的并发症包括肺静脉狭窄、血栓形成及卒中。但并发症的发生率低，在阵发性心房颤动患者中，消融成功率为60%～80%，在持续性心律失常患者中，消融成功率为20%～40%。

埋藏式心脏复律除颤器（ICD）

致命性室性心律失常（室颤或伴有低血压的快速室速）在诊断后1年内的死亡率接近40%。大规模多中心的前瞻性试验——如抗心律失常药物（胺碘酮）与埋藏式除颤器进行比较的试验（AVID）——已经证实，对于有过致命性室性快速性心律失常发作病史的患者，埋藏式除颤器能改善总体生存率（图13.52）。

ICD可以识别室速或室颤并自动发放起搏脉冲或对心脏进行电击治疗，使之转复为窦性心律。现代ICD装置仅比起搏器稍大，可植入胸部（图13.53）。该装置的电极能够感知和起搏右心房和右心室，锂电池能

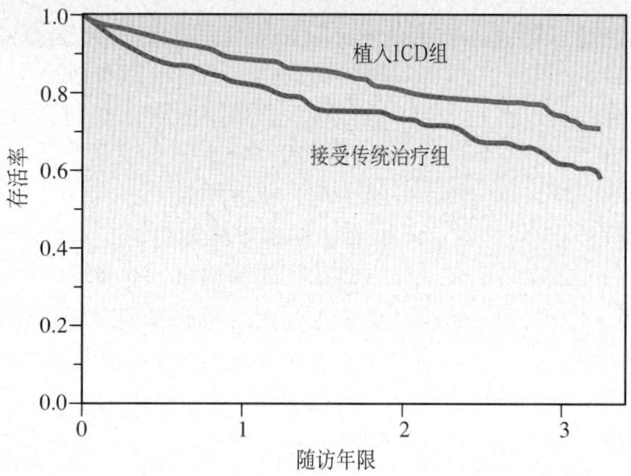

图13.52　心肌梗死后患者的多中心自动除颤器植入试验（MADIT）的生存曲线。左室射血分数≤0.35、记录到无症状性非持续性室速及可诱发室性心动过速的患者随机分为植入ICD组或传统治疗组。

够为超过100次电击（每次30 J）提供能量。ICD放电可使清醒状态的患者感觉到疼痛。但在多数情况下室性心动过速能够通过超速起搏心脏来终止发作，而且无痛。ICD在预防心脏性猝死方面优于所有其他治疗方法。ICD能使有严重室性心律失常病史患者的猝死率下降至每年约2%。尽管如此，大多数此类患者同时有显著的结构性心脏病，由进行性心力衰竭引起的总心源性死亡率仍然很高。因此，ICD现在是作为猝死二级预防的一线治疗。

ICD同样可以用于心脏性猝死的一级预防。院外发作的心脏事件的生存机会仅有10%。因此建议那些从未经历过自发性致命性室速发作但是被认为有高猝死风险的患者植入ICD。在两个大规模ICD一级预防试验中包括多中心自动除颤器植入试验（MADIT Ⅱ）及心衰患者心脏性猝死试验（SCD-HeFT），ICD治疗在传统治疗的基础上减少了23%～31%的死亡率。传统治疗方法包括血管重建、β受体阻滞剂和血管紧张素转换酶抑制剂。

下列患者可能需要预防性植入ICD：

- 冠状动脉疾病患者；显著左室功能受损（左室射血分数≤35%～40%），自发性非持续性室速患者，在电生理检查时起搏心脏能够诱发出持续性室速
- 心梗后左室功能极差的患者（左室射血分数≤30%）；但最新的研究表明总死亡率并未降低
- 扩张型心肌病尤其是肥厚型心肌病的患者，有强

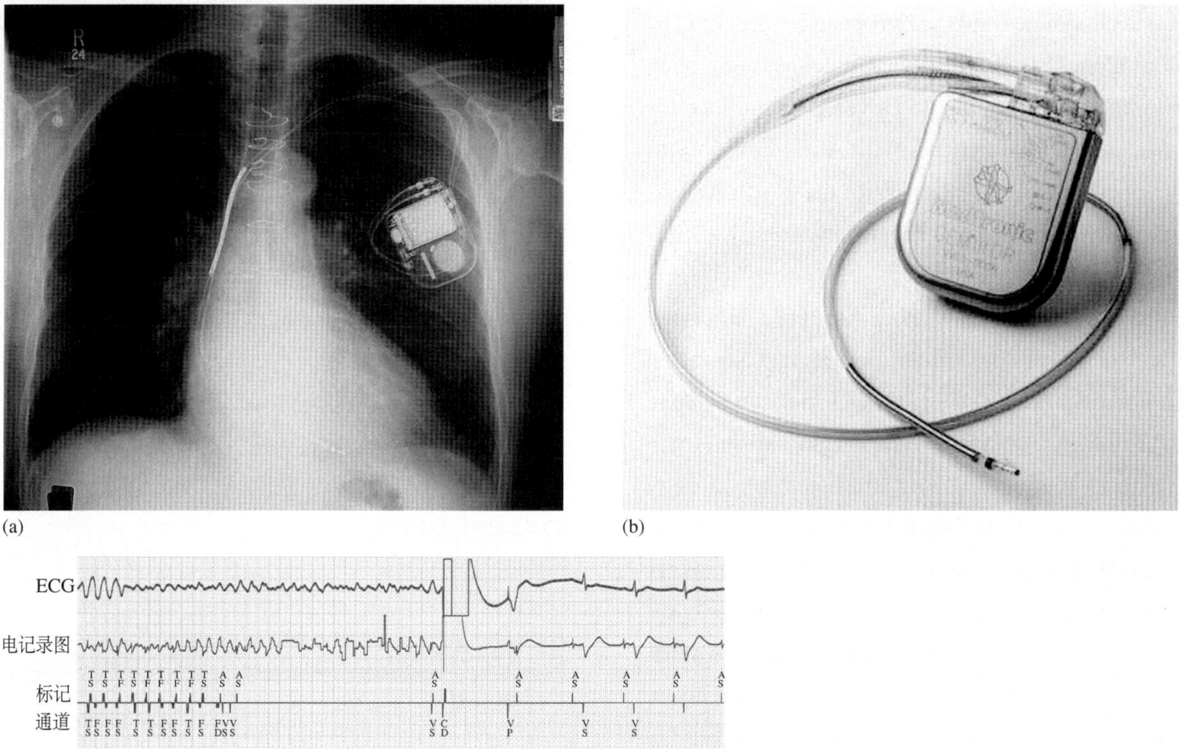

(a) (b) (c)

图 13.53 埋藏式心脏复律除颤器。(a)“双腔”ICD 的 X 线所见，位置在左胸壁，同时可以看到心房及心室电极。(b) 埋藏式双腔心脏复律除颤器（GEM Ⅲ DR）。(c) 20J 直流电击终止室颤。心电图记录到的 ICD 心室导联显示心室活动与心室颤动。这可以被心电图所证实（V2导联）。标记的通道准确观察到了心室颤动（FS，颤动波，低线条），随后发出了近似冲动（CD）来终止心律失常并释放正常的窦性心律（VS，心室波，低线条）。显然，在冲动之前也观察到了房颤（上方的标记通道线）。

阳性心脏性猝死家族史的长QT综合征及Brugada综合征的患者。

（张　萍译　郭丹杰校）

推荐读物

Albers GW, Dalen JE, Laupacis A et al. (2001) Antithrombotic therapy in atrial fibrillation. *Chest* **119** (1 Suppl.): 194S–206S.

Blomstrom-Lundqvist C et al.; European Society of Cardiology Committee, NASPE–Heart Rhythm Society (2003) ACC/AHA/ESC guidelines for the management of patients with supraventricular arrhythmias – executive summary. A report of the American College Of Cardiology/American Heart Association task force on practice guidelines and the European Society of Cardiology committee for practice guidelines (writing committee to develop guidelines for the management of patients with supraventricular arrhythmias) developed in collaboration with NASPE–Heart Rhythm Society. *Journal of the American College of Cardiology* 2003 **42**(8): 1493–1531.

Fuster V et al.; American College of Cardiology/American Heart Association Task Force on Practice Guidelines; European Society of Cardiology Committee for Practice Guidelines and Policy Conferences (Committee to Develop Guidelines for the Management of Patients With Atrial Fibrillation); North American Society of Pacing and Electrophysiology (2001) ACC/AHA/ESC Guidelines for the Management of Patients With Atrial Fibrillation: Executive Summary A Report of the American College of Cardiology/American Heart Association Task Force on

Practice Guidelines and the European Society of Cardiology Committee for Practice Guidelines and Policy Conferences (Committee to Develop Guidelines for the Management of Patients With Atrial Fibrillation) Developed in Collaboration With the North American Society of Pacing and Electrophysiology. *Circulation* **104**(17): 2118–2150.

Gregoratos G, Abrams J, Epstein AE et al.; American College of Cardiology/American Heart Association Task Force on Practice Guidelines American College of Cardiology/American Heart Association/North American Society for Pacing and Electrophysiology Committee (2002) ACC/AHA/NASPE 2002 guideline update for implantation of cardiac pacemakers and antiarrhythmia devices: summary article. A report of the American College of Cardiology/American Heart Association Task Force on Practice Guidelines (ACC/AHA/NASPE Committee to Update the 1998 Pacemaker Guidelines). *Journal of Cardiovascular Electrophysiology* **13**(11): 1183–1199.

心力衰竭

心力衰竭是一个复杂的综合征，可由各种心脏结构或功能异常而引起，损害心脏泵血功能，使其不能满足生理循环的需要。

心力衰竭的发生率随着年龄增长而升高。35 ~ 64 岁的成年人中平均年发生率为 2% ~ 4%，而 65 岁以上的老年人发生率为 10%。在过去的十年里，心力衰竭的预后有所改善，但心力衰竭患者的 5 年死亡率仍然很高，约为 50%。医院内科病房的收住患者中，心力衰竭患者占 5%。英国每年用于治疗心力衰竭的费用超过10亿英镑。在西方国家，冠状动脉疾病是心力衰竭的最常见病因。

引起心力衰竭的病因见表 13.19。

加重或诱发心力衰竭的因素

任何增加心肌做功的因素都可能加重已有的心力衰竭或者诱发心力衰竭。最常见的因素有：心律失常、贫血、甲状腺功能亢进、妊娠、肥胖、感染性心内膜炎、肺部感染以及心力衰竭治疗的改变如顺应性差。心力衰竭患者出院后 3 ~ 6 个月内再入院率为 29% ~ 47%。

病理生理学

当心功能出现障碍时，心力衰竭引起的血流动力学变化导致心脏和外周血管系统的多种改变（表 13.20）。这些生理改变是代偿性的，用以维持心排出量和外周灌注。但是随着心力衰竭的进展，这些机制将失代偿并成为病理生理性改变。心力衰竭时，因肾素-血管紧张素 - 醛固酮系统激活而引起病理性外周血管收缩和钠潴留，使有益的代偿机制丧失并出现心脏失代偿。相关的病理生理因素包括静脉回流、外周阻力、心肌收缩性以及水钠潴留。

表 13.19　心力衰竭的病因

主要病因
缺血性心脏病（35% ~ 40%）
心肌病（扩张型）（30% ~ 34%）
高血压（15% ~ 20%）
其他病因
心肌病（非扩张型）：肥厚型/梗阻性，限制型（淀粉样变、结节病）
心脏瓣膜病（二尖瓣、主动脉瓣、三尖瓣）
先天性心脏病（房间隔缺损、室间隔缺损）
酒精和药物（化疗）
高动力循环（贫血、甲状腺功能亢进、血色病、Paget 病）
右心心力衰竭［右室梗死、肺动脉高压、肺栓塞、肺源性心脏病（COPD）］
三尖瓣关闭不全
心律失常［心房颤动、心动过缓（完全性心脏传导阻滞，病态窦房结综合征）］
心包疾病（缩窄性心包炎、心包积液）

表 13.20　心力衰竭的病理生理学改变

心室扩张
心肌细胞肥大
胶原合成增多
肌球蛋白基因表达改变肌浆 Ca^{2+} -ATP 酶密度改变
心房利钠肽（ANP）分泌增加
水钠潴留
交感神经兴奋
外周血管收缩

静脉回流（前负荷）

对于完好的心脏来讲，心力衰竭会导致心脏每搏射血量减少和收缩期后心腔剩余血量增加。这种舒张期容量的增加使得心肌纤维被动拉长，正如心脏Starling定律所示，心肌收缩力得以恢复。然而，衰竭的心肌导致心室功能曲线下降（以心排出量为纵坐标、心室舒张容量为横坐标的曲线）（图13.5）。

轻度的心肌功能障碍不伴有心排出量减少，因为可通过升高静脉压来维持心排出量（静脉压升高同时也使得心室舒张容量得以维持）。不过，每搏射血比例（射血分数）在心力衰竭早期即减低。窦性心动过速时也通过提高心率来补偿减少的每搏排出量；心排出量（每搏排出量×心率）因此得以维持。

当心功能不全更严重时，心排出量只能通过大幅度升高静脉压和（或）显著的窦性心动过速来维持。但静脉压升高使液体在肺间质和肺泡积聚，导致呼吸困难，而且体循环静脉压力增高还可导致肿大、腹水和水肿。在静息时心排出量不一定显著下降，但心肌贮备和血流动力学贮备已经非常低，所以在运动时心排出量不能正常地增加。

在严重心力衰竭时，尽管静脉压很高，静息时心排出量也下降。心排出量不足使得外周血液再分配，以减少对皮肤和肌肉的供血为代价来保证心、脑、肾等重要脏器的灌注。

外周阻力（后负荷）（见图15.3和15.4）

后负荷是指心室收缩时所遇到的负荷或者阻力。由以下几部分组成：

- 肺循环和体循环阻力
- 血管壁的物理特性
- 射血容量。

后负荷增加使得心排出量下降，进而导致舒张末期容量进一步增加和心室扩张，后负荷进一步增加。根据Laplace定律：心肌的张力（T）与心室内压力（P）和心室腔半径（R）的乘积成正比：即 $T \propto PR$。

心肌收缩性（肌力状态）

心肌状态也会影响心脏做功。心力衰竭时通过压力感受器激活交感神经系统来提供正性肌力支持并维持心排出量，这是一种早期代偿机制。然而长期的交感激活会进一步激活神经体液系统，增加心肌细胞的凋亡，因而产生负性作用。这种负面效应可以通过β受体下调来代偿。根据Frank-Starling机制，交感激活可以引起心肌收缩力增加（正性变力）（图13.5）。相反，心肌抑制（如缺氧）则会降低心肌收缩力（负性变力）。

神经体液和交感系统的激活：钠水潴留

当心室功能不全导致水钠潴留并在组织间隙积聚时，静脉压会相应升高，产生许多心力衰竭的体征。心排出量的减少还导致肾血流灌注减少，从而激活肾素-血管紧张素系统，进一步加重水钠潴留（图12.3），后者进而使静脉压进一步升高（图13.54）。钠潴留可部分通过循环心房利钠肽与抗利尿激素来调节代偿（见下文）。

血流动力学因素和神经体液因素在心力衰竭进展中的相互作用尚不明确。心室壁张力的增高促进了心室扩张，进一步恶化心肌的收缩功能。此外，持续激活的交感神经和肾素-血管紧张素-醛固酮系统对于心肌细胞又有直接毒性作用。

心力衰竭时的心肌重塑

左心室重塑是一个心室大小、形状和功能都发生进行性改变的过程，是由心肌梗死、心肌病、高血压和

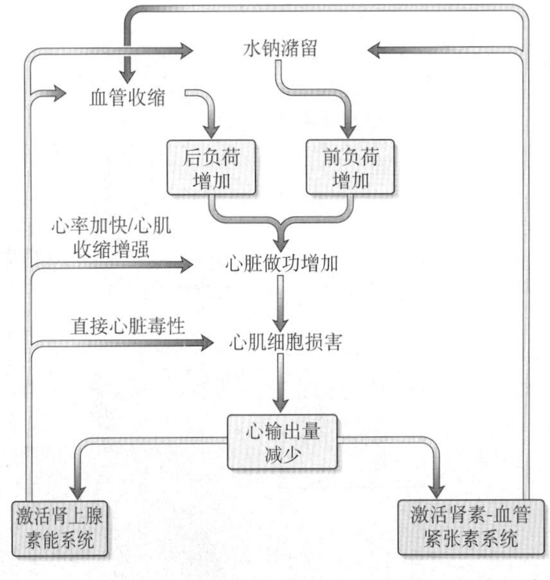

图13.54 心力衰竭的生理代偿反应。肾素-血管紧张素和肾上腺素能系统的持续激活导致心肌损害的“恶性循环”，心肌损害进一步加重这种生理反应。

心脏瓣膜病等临床疾病中的机械、神经体液因素或者遗传因素引起。心室重塑的标志包括心肌细胞肥大、丢失以及间质纤维化增加。心肌重塑开始后会持续数月，心脏形态最终的改变会使心脏整体泵血功能严重受损（图 13.55a）。而心肌病时的进行性心室扩张或肥大并不伴有缺血性心肌损伤或者心肌梗死（图 13.55b）。

心肌基因表达的变化

心室血流动力超负荷刺激心脏收缩蛋白基因表达的变化。总的作用是蛋白合成增加，但是许多蛋白转化为胚胎或者新生儿同工型。人类肌球蛋白是由一对重链和两对轻链组成。肌球蛋白重链（MHC）存在两种同工型，α 和 β，两者的收缩特性和 ATP 酶活性不相同。心房多表达αα-MHC，而心室则多表达ββ-MHC。在动物模型中，压力超负荷导致心房中的αα-MHC 转化为 ββ-MHC，同时心房的大小发生变化。其结果是心房的收缩性下降，而且能量需求也降低了。这种转化在人类的心室不明显，因为ββ-MHC的同工型在心室已经优势表达。心力衰竭影响的其他基因还包括编码 Na^{+}/K^{+}-ATP 酶、Ca^{2+}-ATP 酶和 β_1- 肾上腺素能受体的基因。

钙稳态失衡

心肌细胞内钙离子流在心肌收缩功能的调节中具有非常重要的作用。心肌细胞膜兴奋时引起钙通道开放，使细胞外钙离子迅速内流，继而触发肌浆网释放细胞内钙离子，引起心肌收缩（见图13.3）。肌浆网将钙摄取和储存后，心肌舒张（见图13.9），这一过程受氧化亚氮浓度变化的调控。心力衰竭的患者其心肌细胞内钙离子流时间延长，因此心肌的收缩和舒张时间都延长。

凋亡

在多种动物模型的心脏中都证实存在细胞凋亡（或称“程序性细胞死亡”），如缺血再灌注、快速心室起搏、机械拉伸以及压力超负荷模型。凋亡可引起不可逆性充血性心力衰竭和心室收缩功能障碍不断加剧，后者是心力衰竭的一个特征，其机制是细胞因子、自由基和其他触发因子所启动的细胞凋亡。

利钠肽（心房利钠肽、脑利钠肽和C型利钠肽）

心房肌细胞在牵张刺激下释放心房利钠肽（ANP）。ANP 的作用有利尿、利钠、扩张血管以及抑制肾素-血管紧张素系统。充血性心力衰竭时循环 ANP 的浓度升高，并且其浓度与心功能分级、预后、血流动力学状态相关。心力衰竭时肾对于 ANP 的反应减弱，可能原因是肾灌注减少，ANP 受体下调、降解增多，肾交感神经激活，肾素 - 血管紧张素活性过强。**脑利钠肽**（BNP）因最初在脑发现而得名，主要由心室分

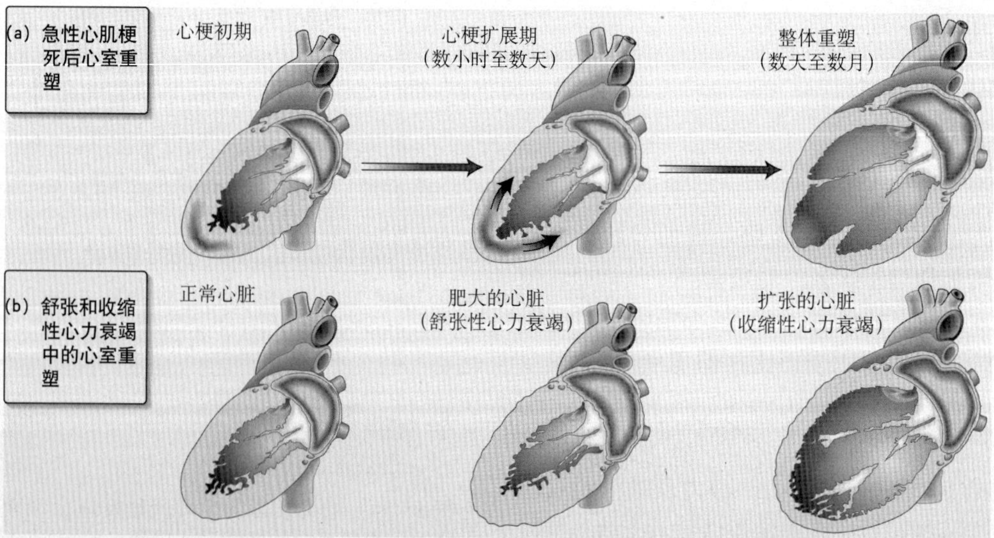

图13.55 心室重塑：(a) 缺血性心力衰竭（心肌梗死）和 (b) 非缺血性心力衰竭，如心肌病。From Jessop M, Brozana S (2003) *New England Journal of Medicine* 348:2011,with permission. Copyright@ 2003 Massachusetts Medical Society. All rights reserved.

泌，其生理作用与ANP相似，但是对于诊断和预后的价值更大。C型利钠肽（CNP）只在血管内皮和中枢神经系统产生，具有与ANP和BNP相似的生理作用。有学者通过给予ANP以及抑制肽链内切酶［中性肽链内切酶（NEP）］来研究利钠肽的治疗作用。

心力衰竭时的内皮功能

内皮在调节血管张力方面发挥关键作用。对于心力衰竭患者，外周血管的内皮依赖性血管舒张功能受损，这可能是患者运动受限的机制之一。异常的内皮反应与NO和缩血管物质［如内皮素（ET）］的异常释放有关。心力衰竭时，强血管扩张因子NO的活性受到抑制。缺氧、儿茶酚胺和血管紧张素Ⅱ等许多因素都可以刺激多种组织分泌ET。心力衰竭患者其血浆ET浓度升高，并且其浓度水平与血流动力学紊乱程度相关。心力衰竭时循环ET的主要来源是肺血管床。

ET对于心力衰竭的病理生理进程有很多潜在的作用：收缩血管、激活交感神经、激活肾素-血管紧张素系统及引起左室肥大。给予充血性心力衰竭患者急性静脉注射内皮素拮抗剂能改善患者的血流动力学异常，而口服的内皮素拮抗剂正在研发中。心力衰竭患者的血浆中一些细胞因子浓度升高，尤其是肿瘤坏死因子。

抗利尿激素（血管升压素）

重症慢性心力衰竭患者，尤其是使用利尿剂治疗的患者，其抗利尿激素（ADH）水平升高。而高浓度的ADH可以导致低钠血症，后者是心力衰竭预后不良的一个指征。

心力衰竭的临床综合征

临床上对于“心力衰竭”采用了不同的术语，但并未遵循心力衰竭的定义或诊断标准。

“双心室”或“充血性”心力衰竭用于不同的情况，但最好限于那些先有左心衰竭继而导致右心衰竭的病例。

双心室衰竭是心力衰竭最常见的临床类型。临床上可将心力衰竭划分为左心衰竭和右心衰竭综合征，这对于临床工作是有帮助的，而心脏的某一部分单独衰竭却非常罕见。

慢性心力衰竭可分为“代偿性”或“失代偿性”。代偿性心力衰竭症状较稳定，且没有明显体液潴留的特征。失代偿性心力衰竭则是指心力衰竭急性或者持续性恶化。处理时应当明确和去除引起心力衰竭恶化的因素，如心肌缺血、心律失常、感染和电解质紊乱等。中度心力衰竭患者的自然病史中包括因症状恶化导致的住院频率增加。

左心衰竭

病因包括：

- 缺血性心脏病（最常见的原因）
- 体循环高血压（慢性或者“恶性”）
- 二尖瓣和主动脉瓣疾病
- 心肌病。

二尖瓣狭窄导致左房压增高并引起左心衰竭的体征，但其本身并不引起左心室衰竭。

临床特征

临床症状主要有乏力、劳力性呼吸困难、端坐呼吸和阵发性夜间呼吸困难。

体征一般较少，除非心力衰竭到了晚期或者发生了急性左心室衰竭，其体征才会明显。当心尖搏动移位和抬举时表明心脏扩大。心脏听诊可闻及左心室第三或第四心音，心动过速时将其描述为奔马律。二尖瓣环扩张可引起功能性二尖瓣反流。两肺底可闻及捻发音。严重左心力衰竭的患者还会出现肺水肿。

右心衰竭

这一综合征与下述因素相关：

- 左心衰竭
- 慢性肺部疾病（肺源性心脏病）
- 肺栓塞或者肺动脉高压
- 三尖瓣疾病
- 肺动脉瓣疾病
- 左向右分流（如房间隔或室间隔缺损）
- 孤立性右室心肌病
- 二尖瓣疾病伴肺动脉高压。

临床特征

症状（乏力、呼吸困难、食欲不振以及恶心）与体静脉引流区域的静脉扩张及体液潴留有关。体征通常比症状更明显，包括：

- 颈静脉怒张（± 三尖瓣反流引起的 v 波）
- 肝大压痛，表面光滑
- 可凹性水肿
- 出现腹腔游离液体（腹水）
- 胸腔渗出液（右侧多见）。

右心室扩张引起心脏肥大，并可导致功能性三尖瓣反流。心动过速和右心室第三心音也常见。

单凭症状和体征不能诊断右心衰竭。需要有心功能不全的客观证据，如超声心动图。

收缩性和舒张性心力衰竭

收缩性和舒张性功能障碍通常是并存的。

收缩性心功能不全最常见的病因是冠状动脉疾病，通常继发于心肌梗死。左心室常扩张，不能正常收缩。

舒张性心功能不全是由心肌松弛受损所致，心室壁硬度增加和左心室顺应性降低引起心室舒张期充盈减少，导致心排出量减少。尽管浸润性疾病（如淀粉样变性）可能引起单纯舒张性心功能不全，舒张性心功能不全的常见病因是冠状动脉疾病、高血压和肥厚型心肌病。舒张性心力衰竭的发病率目前还未明确，但是有 30% 的心力衰竭患者其收缩功能可能是正常的。舒张性心力衰竭的处理与收缩性心力衰竭类似，但钙通道阻滞剂应用更多。舒张性心功能不全预后相对较好。

高输出量性心力衰竭

在贫血、甲状腺功能亢进、脚气病和革兰阴性菌败血症等疾病情况下，心排出量可能不能满足机体需要。该型心力衰竭的临床表现在很多方面和低输出量性心力衰竭类似，但是存在心动过速和奔马律。患者通常身体温暖，伴有浅表静脉扩张。而且与低输出量性心力衰竭不同的是，由于大量动脉血流至非代谢组织，所以体循环静脉的血氧含量很高。

急性心力衰竭

“急性心力衰竭”通常特指以肺部淤血为特征的急性（心源性）呼吸困难。更恰当的定义应当是“急性肺水肿”，也可以用“心源性休克”。

急性心力衰竭最常见于有大面积心室肌梗死的急性心肌梗死。室间隔破裂引起的室间隔缺损，或者急性瓣膜反流也可以导致急性心力衰竭。瓣膜反流常见的有乳头肌或腱索断裂引起的二尖瓣反流，或感染性心内膜炎时突然出现的主动脉瓣反流。急性心力衰竭的其他原因包括急性肺栓塞和心脏压塞引起的循环阻塞。在这种情况下，重度心力衰竭可发生在大小相对正常的心脏。

慢性心力衰竭

慢性心力衰竭常常会急性加重心功能障碍以至于不能维持机体的生理循环。迄今尚无对心力衰竭简单而客观的定义，主要原因是对于心脏或心室的血流、压力、大小和容量方面的变化或功能障碍，目前尚无可以用来确定心力衰竭患者的可信切点值（cut-off value）。

心源性恶病质

心源性恶病质是指发生在一些中度或重度心力衰竭患者中的去脂肪体重下降（非水肿组织）。大多数心源性恶病质患者的年龄超过 40 岁，心力衰竭病史在 5 年以上，NYHA 心功能分级 3～4 级。恶病质的发生增加患病率和死亡率。

目前认为心力衰竭恶病质发生的相关机制包括：吸收不良、消化道水肿和药物引起的食欲下降以及消化道和泌尿道丢失营养。心力衰竭患者由于交感张力增加，导致代谢率增高，同时合成代谢减少。心源性恶病质患者的肿瘤坏死因子α（TNF-α）水平升高，与恶病质的发生有关。刺激 TNF-α释放的可能机制有：外周血流减少、心肌衰竭以及前列腺素释放。除此之外，心脏恶病质患者的 C 型利钠肽水平亦升高。

心力衰竭的诊断

心力衰竭的诊断不应基于病史和临床发现；诊断要求有左心室结构和功能的客观检查（通常是超声心动图）来证实存在心功能障碍。同样，所有患者应有引起心力衰竭的病因（表 13.21 和图 13.56）。

表 13.21　心力衰竭的诊断（欧洲心脏病学会指南）
必要特征（标准 1 和标准 2）
1. 心力衰竭的症状和体征（如呼吸困难、乏力、踝部水肿）
2. 心功能障碍的客观依据（静息状态下）
非必要特征
3. 对心力衰竭治疗的反应（针对尚不能确诊的病例）

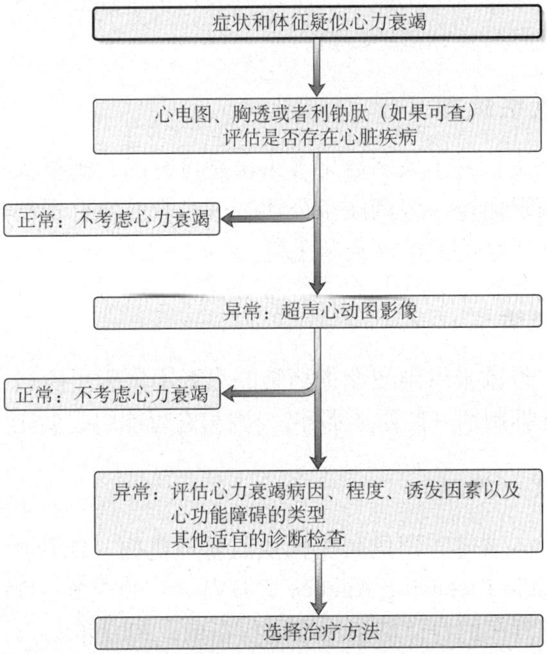

图 13.56　**心力衰竭的诊断流程**。基于近期欧洲心脏病学会（ESC）和 NICE 指南。

检查

诊断性

- **血液检查**：全血细胞计数、肝生化、尿素和电解质，急性心力衰竭时检查心肌酶以诊断有无心肌梗死，以及甲状腺功能检查。
- **胸部 X 线检查**：提示心影大小和肺淤血的证据，早期表现为上肺纹理增多，继之出现肺叶间裂积液和 Keyley B 线（肺静脉压＞ 20mmHg），再出现明显的肺水肿（肺静脉压＞ 25mmHg）。
- **心电图检查**：诊断缺血、高血压或者心律失常的依据。
- **利钠肽**［脑利钠肽（BNP）或N末端BNP］：血浆 BNP 水平正常可除外心力衰竭的诊断，对于呼吸困难的患者是一个有用的筛查指标。
- **超声心动图**：二维和多普勒超声心动图可以确定左心室或者右心室是否存在收缩和（或）舒张功能障碍；还可以提示心力衰竭的病因（如瓣膜病、缺血性心脏病的节段性室壁运动异常、心肌病、淀粉样变等）以及检查心内血栓。一般来说，射血分数＜ 0.45 是心脏收缩功能障碍的依据。
- **负荷超声心动图**：运动或药物负荷超声心动图无辐射危害，用于发现导致顽固而可逆的心功能障碍的心肌缺血以及确认心力衰竭患者的无运动心肌是否存活时，是一项可靠的检查手段。当存在顿抑心肌或非透壁梗死时，若血流储备适量，可观察到多巴酚丁胺负荷引起的心肌收缩力持续改善。
- **心脏核医学**：放射性核素心血管造影术（RNA）可以精确测量左心室射血分数，其次是右心室射血分数，并可测量心腔容量和节段性室壁运动。这一技术还可分析左心室充盈动力学（舒张功能）。这些测量数值在房颤时并不可靠。单光子发射计算机断层扫描（SPECT）可在静息或负荷状态下进行，如注射多巴酚丁胺，并且可以用不同放射性核素标记，如铊-201或锝-99m，来检测有无缺血存在以及缺血的范围。
- **心脏 MRI**：目前，心脏 MRI 只推荐用于心力衰竭且其他检查不能提供满意诊断的患者。MRI 图像具有高分辨率，所以可以准确测量心腔容量、心室壁厚度和左心室重量。MRI 还可以准确检测增厚的心包以及定量检测心肌的坏死、灌注和功能。还可以获得定量的生化信息和代谢功能指标。
- **正电子发射断层扫描**（PET）：当其他检查（如负荷超声心动图，SPECT）不能提供满意检查结果时，可以使用 PET 技术，尤其可以用来识别那些处于冬眠状态但是仍可能存活的心肌。识别这种病理改变的重要性在于选择正确的治疗（手术或者药物）以恢复心功能。此外，这项技术还可以非常精确地测定心肌血流和细胞代谢。

- 心导管检查。
- 心肌活检：用于浸润性疾病，如淀粉样变性。

功能检查/预后

- 心肺运动试验：最大耗氧量（VO_2）是心力衰竭患者入院和死亡的一个强独立预测因子，但是目前并未广泛应用。可以用6分钟步行运动试验来代替。
- 动态（24～48小时）心电图监测：怀疑患者有心律失常时进行该项检查。
- 静息和负荷放射性核素心血管造影（MUGA）：可以用来评估射血分数和节段性室壁运动异常。

心力衰竭的治疗

心力衰竭治疗的目的在于缓解症状、预防并控制导致心功能障碍和心力衰竭的疾病、延缓疾病的进展、提高患者的生活质量和延长生命。

预防心力衰竭的措施包括：戒烟、戒酒和停用违禁药物，有效治疗高血压、糖尿病和高脂血症，以及心梗后的药物治疗。

心力衰竭的处理要求是，对任何加重心力衰竭的因素都要加以识别和治疗。同样，必须明确心力衰竭的病因，并且尽可能予以纠正。社区的一些护理项目，包括提高患者服药依从性和早期检测病情恶化情况，可起到预防急诊入院的作用。

日常生活方式的建议

教育

对患者及家属进行有效告诫，强调体重监测和利尿剂剂量调整，可以预防入院。

体重控制

维持目标体重和体重指数。

调整膳食

避免饱餐，必要时开始减肥。需限制钠盐摄入，不吃含盐高的食物，同时减少烹调用盐。低盐食物不刺激食欲，其作用还不很肯定。对于严重心力衰竭的患者，必须限制液体入量。酒精具有负性肌力效应，所以心力衰竭患者也应限制用量。

吸烟

必须戒烟，如果需要可以寻求戒烟诊所的帮助。

体力活动、运动训练和机能恢复

对于充血性心力衰竭病情恶化的患者，卧床休息可以降低心脏负荷，几日内有效。液体从间隙中移出，促进了利尿作用，也减缓了心力衰竭。但长期卧床易发生深静脉血栓；这种情况可以通过每日活动双腿、小剂量皮下注射肝素以及穿弹力长筒袜来避免。鼓励处于代偿期心力衰竭的患者进行低强度的耐力活动（如每周步行3～5次，每次20～30分钟；或者每周骑脚踏车5次，每次20分钟，达到最大心率的70%～80%），这样可以逆转外周肌肉代谢的“去适应状态”。但是应该避免剧烈的等长运动。

疫苗接种

尽管缺乏前瞻性的临床试验，仍推荐心力衰竭患者接种肺炎和流感疫苗。

坐飞机旅行

飞行对于大多数患者来说是可行的，需要依据临床情况而定。咨询航空公司——多数航空公司都有指南注明哪些人可以乘坐飞机。

性生活

告诫服用硝酸酯类药物的患者不要服用磷酸二酯酶5抑制剂（如西地那非），因为它可能引起低血压。

驾驶（英国）

应该遵守司机和车辆执照管理机构（Driver and Vehicle Licensing Agency，DVLA）的规章（DVLA适宜驾车的身体健康标准现行指南，2003年8月）。只要没有出现会分散司机注意力的症状，就可以继续驾驶机动车和摩托车。不需要通知DVLA。症状性心力衰竭患者不能驾驶大卡车和公交车。只要左心室射血分数尚好（即LVEF＞0.4），并且运动试验能达标以及没有其他不合格的情况，一般可以颁发（或再次颁发）驾照。

心力衰竭患者的监测

心力衰竭患者的临床情况可能出现波动，常反复入院。因此，监测临床情况很有必要，这项责任应该由主要的和协助的医护人员共同承担。

重要的监测包括以下项目的评估：

- 功能耐力（如最大耗氧量V_{O_2}、运动耐力试验、超声心动图）
- 液体状态（体重、尿素和电解质水平、临床情况）
- 心律（ECG，24小时动态监测）。

多学科协作

心力衰竭的护理工作应该由一个多学科协作的工作小组负责，并有一套完整系统的方案。这个多学科协作的工作小组应该包括专科医师：心力衰竭的专科护士、营养师、药剂师、职业治疗师、理疗师以及姑息疗法顾问。

了解患者及护理人员的信息需求非常重要。要取得最好的临床治疗效果，良好的沟通至关重要，这种沟通包括给予对于焦虑、抑郁和“生命终结”之类问题的意见。

（杨松娜译　郭丹杰校）

药物治疗（表13.23）

心力衰竭药物治疗建议的依据是欧洲心脏病学会和NICE（英国）一致通过的指南（图13.57和13.58），治疗总结在下文列出。

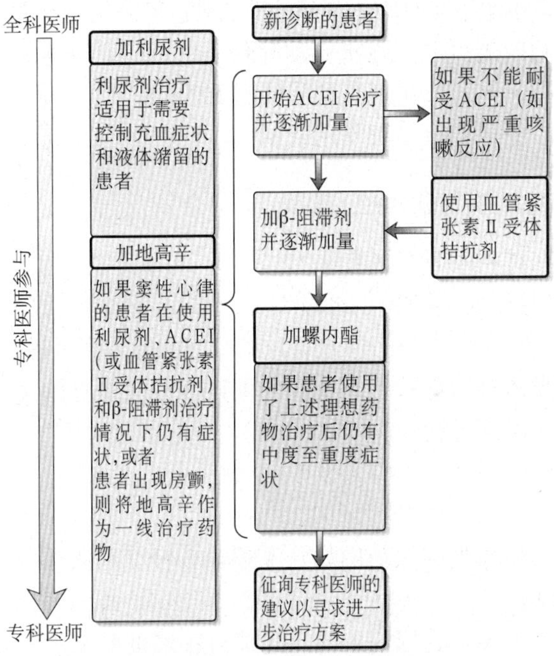

图13.57　**心力衰竭治疗指南。**（NICE (2003) Chronic heart failure. Clinical Guideline No. 5. Available from www.nice.org.uk）

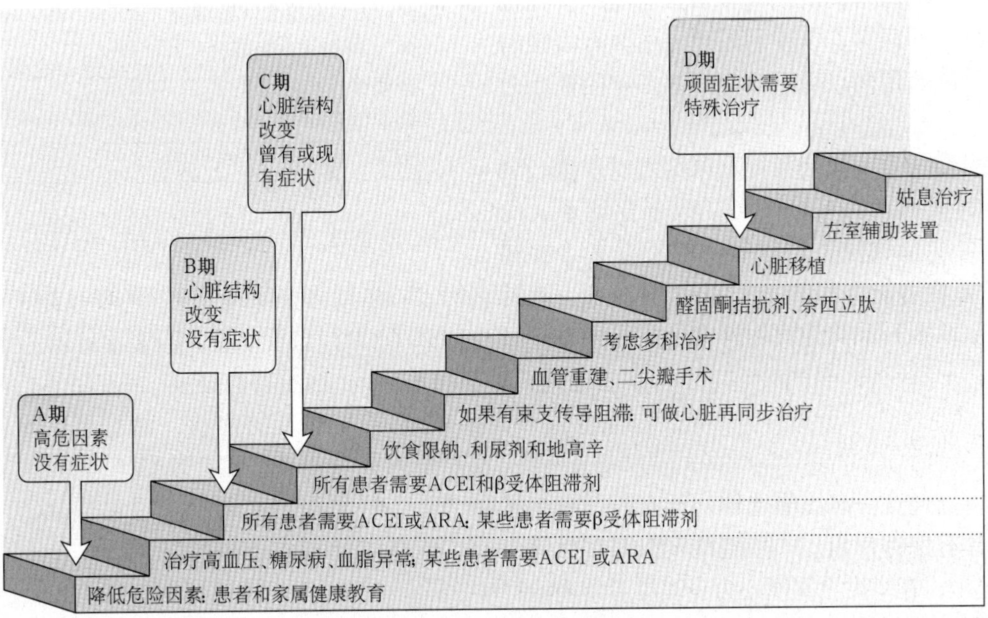

图13.58　**心力衰竭的分期以及对收缩性心力衰竭的治疗选择。**ARA：血管紧张素Ⅱ受体拮抗剂；ACE：血管紧张素转换酶；VAD：左室辅助装置。
From Jessop M, Brozana S (2003) *New England Journal of Medicine* **348**: 2013, with permission.

利尿剂

这类药物通过阻断肾小管对钠和氯的重吸收而促进肾排钠排水。液体丢失的结果是心室充盈压（前负荷）降低，产生血流动力学作用并改善心力衰竭患者症状，迅速减轻呼吸困难和外周水肿。静脉给予呋塞米等袢利尿剂可以通过扩张动脉降低后负荷而迅速缓解肺水肿，这一作用与其利尿效应无关。

利尿剂有多种作用机制。

袢利尿剂（见第 12 章）

袢利尿剂例如速尿（呋塞米）和布美他尼起效迅速（静脉注射 5 分钟；口服 1～2 小时）而作用时间短暂（4～6 小时），通过降低肾浓缩尿液的能力而发挥作用。这类药物可导致明显失钾并促进高尿酸血症的发生，应当监测肾功能。

噻嗪类利尿剂（见第 12 章）

噻嗪类利尿剂例如苄氟噻嗪有轻度利尿作用。促进排钾。

噻嗪类利尿剂对肾小球滤过率降低的患者作用很弱。对于一些严重充血性心力衰竭患者，即使使用大剂量袢利尿剂仍然不能消除水肿。联合使用噻嗪类利尿剂与袢利尿剂有协同作用，能起到更强的利尿作用。因可能会增加代谢异常，所以需要加强监测。美托拉宗是强效噻嗪类利尿剂，与袢利尿剂合用具有很强的利尿作用。该联合用药仅用于治疗严重及顽固性心力衰竭。

尽管应用噻嗪类利尿剂和袢利尿剂可以改善心衰症状，但袢利尿剂没有被证实可以改善存活率。而且，其使用可能造成过度利尿和电解质丢失（钾和镁），这种并发症可能诱发致命性室性心律失常、高钾血症（保钾利尿剂）和其他代谢异常（高尿酸血症和血脂异常）。

保钾利尿剂（见表 12.3）

螺内酯特异性竞争醛固酮受体，具有很弱的利尿作用，但是具有保钾作用。一项随机安慰剂对照研究（RALES）显示，在中度至重度心力衰竭患者常规治疗基础上增加螺内酯（增加剂量至 25 mg）可以降低全死因死亡率达 30%。这些结果已被另一种醛固酮拮抗剂依普利酮进一步证实，该药的激素副作用更少。该研究中高钾血症的风险很低。发生高钾的原因包括使用螺内酯剂量 > 50 mg/d、大剂量 ACEI 和肾功能损害。使用螺内酯 5 天后应当监测血钾直至稳定，随后每 1～3 月检测一次，不应当增加螺内酯剂量（见第 16 章）。

阿米洛利和氨苯蝶啶作用于远端肾小管，通过与钠交换而防止钾分泌。这类药物利尿作用弱，但可与作用较强的袢利尿剂联合使用。肾衰竭和使用 ACEI 的患者应当避免使用，除非持续出现低钾血症。没有证据证实这两种保钾利尿剂能改善预后。

血管扩张剂治疗（表 13.22）

利尿剂和限盐可以激活肾素-血管紧张素系统，促进血管紧张素（强缩血管剂）生成，并增加后负荷。其他神经和体液变化也可增加前负荷和后负荷。这些代偿机制在心力衰竭初期对维持血压和血流重新分布有益，但在心力衰竭后期则有害并降低心排出量。心力衰竭患者升高的静脉压也可激活交感神经系统并产生循环血管收缩剂，使得 Starling 曲线右移。

表 13.22　血管扩张剂在心力衰竭中的作用

	降低前负荷	降低后负荷
硝普钠	+	+++
硝酸甘油	+++	+
二 / 单硝酸异山梨醇酯	+++	+
β 肾上腺素能受体阻滞剂	+	++
ACE 抑制剂 / 拮抗剂	++	++
肼屈嗪	0	+++
钙通道阻滞剂	+	++

ACE：血管紧张素转化酶。

血管紧张素转换酶抑制剂 ACEI（见图 18.27）

多项大型临床对照研究（如 CONSENSUS 和 SOLVD）已证实，ACEI 治疗心力衰竭有作用（图 13.59）。这些研究证实，ACEI不仅可以改善有症状心力衰竭患者的症状，而且可以显著改善心力衰竭预后并减缓其进展。SAVE 研究证实，心肌梗死后无症状的心力衰竭患者也可从 ACEI 治疗获益，降低有症状心力衰竭的发生率。

ACEI 降低体循环血管阻力和静脉压力，并降低循环儿茶酚胺水平，因此改善心肌做功。这些药物对血流动力学的益处与对 ACE的抑制无关，因为当血浆肾素水平正常时它们也具有相同疗效。

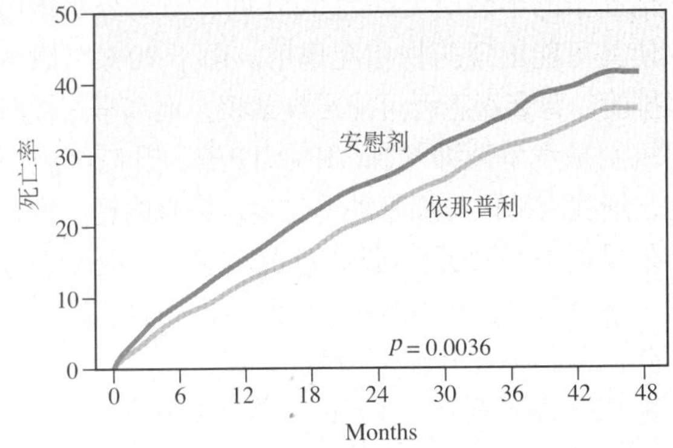

图 13.59 **有症状的心力衰竭患者使用安慰剂和依那普利的存活率**（SOLVD 试验）。Adapted with permission from *New England Journal of Medicine* (1991) 325: 293-02.© 1991 Massachusetts Medical Society, all rights reserved.

这些药物治疗心力衰竭在开始给药时应当小心，因为可能造成首剂低血压。特别是在患者使用大剂量利尿剂并伴有低钠血症时 （<130 mmol/L）。此时应使用 ACEI 试验剂量并暂停利尿剂。这类药物中有些是前体药物（如依那普利），需要由肝酶转换为活性代谢产物（依那普利拉）；起效时间延迟，首剂低血压可能在几小时内不发生。前体药物最好不用于肝功能已被明显改变的心力衰竭患者。严重低血压可能造成急性肾衰竭。应当停用保钾利尿剂，因为 ACEI 可能加剧钾潴留。使用ACE抑制药物可能使肌酐水平升高约10% ~ 15%。ACEI 禁用于双侧肾动脉狭窄的患者。大约10% ~ 15%的患者出现咳嗽，是由于缓激肽代谢受到抑制的结果。一项前瞻性研究（ATLAS 研究）观察了 ACEI 的剂量和存活率的关系，结果死亡率没有差异，但是大剂量治疗可以显著降低全死因死亡率和住院率。

血管紧张素受体拮抗剂

血管紧张素Ⅱ受体拮抗剂（ARA）（如氯沙坦、依贝沙坦、坎地沙坦和缬沙坦）对血流动力学的影响与ACEI相似，但是对缓激肽代谢没有影响，不会引起咳嗽。一项临床研究比较了氯沙坦和ACEI依那普利治疗心力衰竭的作用（ELITE 2 研究），结果显示AⅡ受体拮抗剂与 ACEI 没有差异。

联合使用ACEI和AⅡ受体拮抗剂与单独使用ACEI治疗相比可能疗效更大。使用缬沙坦和卡托普利联合治疗心力衰竭的Val HeFT研究结果显示，加用缬沙坦可以显著降低住院率，但对死亡率没有影响。然而，在一小部分患者（7%）中单独使用缬沙坦使死亡率显著降低。CHARM 研究结果显示，使用坎地沙坦可以降低心力衰竭死亡率和住院率联合终点达 12%。

动脉扩张剂（图 13.60）

α肾上腺素能阻滞剂（如哌唑嗪）和直接平滑肌松弛剂（如肼屈嗪）具有强扩张动脉作用，但是治疗心力衰竭没有显著疗效。钙通道阻滞剂也可降低后负荷，但是第一代钙拮抗剂（地尔硫䓬、硝苯地平）可能对心力衰竭患者的左室功能产生不良作用。PRAISE 2 试验证实第二代钙拮抗剂氨氯地平不能改善心力衰竭患者的预后。

静脉扩张剂（图 13.60）

短效和长效硝酸酯（如硝酸甘油和单硝酸异山梨酯）可以降低前负荷和静脉压，改善肺水肿及身体水肿。充盈压的降低并不能显著增加心排出量，因为心脏处于心室充盈曲线的平台期。长期使用，容易产生耐药性而降低疗效并使心力衰竭恶化。目前只有联合使用硝酸酯和肼屈嗪（VHeFT 试验）被证实可以降低死亡率和提高运动耐量，在不能使用 ACEI 时可能有帮助。血管扩张剂疗效不如 ACEI 显著（VHeFT 2）。

β 受体阻滞剂

已经有充分证据证实使用 β 受体阻滞剂治疗慢性稳定性心力衰竭的疗效。 MERIT和CIBIS 2研究分别使

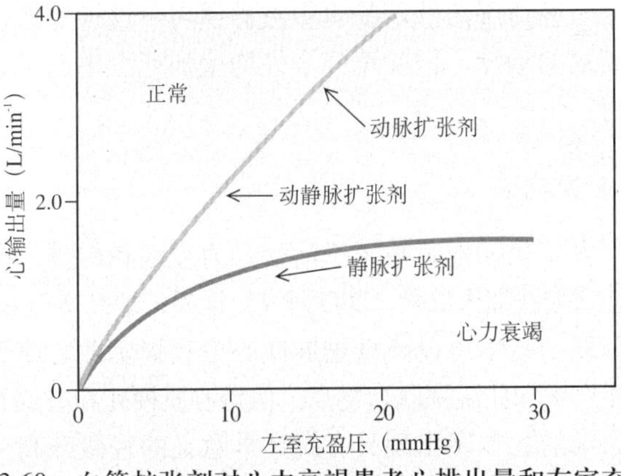

图 13.60 **血管扩张剂对心力衰竭患者心排出量和左室充盈压的影响**。扩张动脉和扩张动静脉的药物降低后负荷并增加心排出量。静脉扩张药物降低左室充盈压（和肺水肿）但不增加心排出量。

用β受体阻滞剂美托洛尔和比索洛尔，显示可以改善所有病因导致的心力衰竭的症状分级、运动耐量、左室功能和死亡率。US 卡维地洛研究使用卡维地洛，一种具有血管扩张作用和抗氧化作用的非选择性 β 受体阻滞剂，也证实该药可以显著降低死亡率。当前指南推荐β受体阻滞剂（比索洛尔、卡维地洛）应在使用利尿剂和ACEI 的基础上用于已确诊左室收缩功能障碍的心力衰竭患者，不论有无症状。使用β受体阻滞剂后，射血分数可能下降，但一个月后常常恢复到基线，三个月后会增加。因此，初始剂量应当较低，例如卡维地洛 3.125 mg 每日两次，并在数月而不是数天内逐渐增加剂量。

因冠心病或高血压等疾病已经使用 β 受体阻滞剂的心力衰竭患者应当继续使用原 β 受体阻滞剂。

正性肌力药物

静脉正性肌力药物常用于急性左室衰竭患者心脏手术后支持心脏功能。

肾上腺素、多巴酚丁胺、多培沙明和多巴胺是静脉肾上腺素能激动剂。**多巴酚丁胺**主要作用于 β_1 肾上腺素能受体，增加细胞内cAMP从而增加心肌钙离子浓度。多巴酚丁胺也可产生外周血管扩张作用，其机制是阻断α肾上腺素能受体。**多培沙明**是选择性 β_2 受体激动剂，并可作用于外周多巴胺受体，理论上可以改善肾灌注。**多巴胺**是一种选择性较低的正性肌力药物，常小剂量使用以改善肾灌注（通过多巴胺受体），尽管该作用已受到质疑。

β受体激动剂用于急性左室功能衰竭以及终末期心力衰竭患者，作为心脏移植前的过渡治疗。间断静脉输注多巴酚丁胺可以持续改善症状和运动耐量，但可能增加死亡率。

一些口服活性药物也曾被尝试用于慢性充血性心力衰竭的治疗，但除地高辛外均增加死亡率而一般不使用。

毛地黄糖苷

多年来洋地黄被用于治疗心力衰竭和房颤。一项大型前瞻性临床试验（DIG 研究）证实，地高辛与ACEI和利尿剂合用可以降低进展性心力衰竭窦性心律患者的死亡率和住院率联合终点。但是心肌梗死和（或）心律失常的死亡率出现具有统计学意义的轻微升高，因此总死亡率没有变化。所以，住院患者或严重心力衰竭患者不论是否使用血管扩张剂、β 受体阻滞剂、利尿剂（以及快速房颤患者），都应当加入地高辛治疗。

地高辛的半衰期大约为 36 小时，一部分与蛋白结合，使其可能出现药物相互作用。由于 90% 以原型通过尿排泄，肾衰竭患者可能出现蓄积。地高辛正性肌力作用机制是竞争性抑制Na^+/K^+-ATP酶，升高细胞内钠浓度，细胞内钠再与细胞外钙交换。细胞内钙浓度升高的结果是增加肌动蛋白-肌球蛋白作用，从而增强心肌收缩（图 13.3）。地高辛还能改善压力感受器的反应性，降低交感神经和循环肾素活性。

地高辛口服给药（1 mg 负荷剂量和每日 0.125 ~ 0.25 mg，根据体重和肾功能调整）。应当监测血清药物浓度（1.3 ~ 2.6 nmol/L）并避免低钾血症。老年人和甲状腺功能亢进患者更易出现地高辛中毒。肾功能不稳定的患者建议使用通过肝代谢的洋地黄毒苷。

剂型的改进降低了地高辛中毒的发生率。地高辛中毒最常见的表现是：

- 厌食、恶心和视觉变化
- 心律失常（如室性期前收缩，特别是二联律、室性心动过速和房室传导阻滞）
- 地高辛浓度 > 2.5 nmol/L。

地高辛中毒的治疗是停药、纠正低钾血症和治疗心律失常。地高辛抗体（FAB 片段）是一种特殊的解毒剂，用于致命性中毒。

β 肾上腺素能激动剂

由于有证据显示衰竭心肌正性肌力作用受损，心肌对肾上腺素刺激反应下降，因此尝试使用一些肾上腺素能激动剂治疗心力衰竭。这些药物长期使用均一致显示增加死亡率，因而被限制使用。

抗凝药物

心力衰竭患者发生中风的风险增加 4 倍。建议在下列患者中使用口服抗凝药物：房颤、窦性心律但有血栓栓塞病史的、心内血栓或左室室壁瘤。心力衰竭使用抗血栓药物治疗的大规模前瞻性随机对照试验正在进行。

抗心律失常药物

应当治疗诱发因素，特别是电解质紊乱。心力衰竭常伴发房颤而导致症状恶化。可以尝试通过电复律或药物治疗恢复窦性心律，但是在器质性心脏病和失代偿心力衰竭中的成功率较低。因此常常推荐使用地高辛控制心率。

心力衰竭常常出现心律失常并导致猝死。尽管治疗复杂室性心律失常有望改善存活率，但实际结果却不一致。这可能是由于心力衰竭患者死亡机制不同，死亡常由于缓慢性心律失常所致，特别是在非缺血性心力衰竭的患者中。反复出现室性心动过速的患者应当采用经验性治疗，通常安置埋藏式心脏复律除颤器（ICD）。

ICD 可能改善没有严重室性心律失常患者的存活率，并在 SCD-HeFT和MADIT Ⅱ 研究中得到评估。然而，人们已经清楚当致命性心律失常发生时，ICD 是预防室性心律失常致死的最佳治疗方法。

β 受体阻滞剂、ACEI、某些他汀类和螺内酯可以降低冠心病和心力衰竭患者的心脏性猝死率。应当注意 ACEI 很可能是通过降低循环中升高的去甲基肾上腺素并改善心脏功能而间接起到抗心律失常作用。

治疗小结（表 13.23）

所有具有临床表现的心力衰竭患者均应接受利尿剂和一种 ACEI 的治疗，并随后使用 β 受体阻滞剂治疗。严重心力衰竭患者应当加用螺内酯。房颤患者应当洋地黄化，但是窦性心律患者也可通过增加地高辛或 β 受体阻滞剂改善症状。无症状左室功能不全有进行性恶化的可能，应当使用 ACEI 预防治疗。缺血性心力衰竭仍然存在心肌缺血的患者，以及不能耐受 ACEI或具有禁忌证（低血压、肾功能不全或高钾血症）的患者，可能从硝酸酯 / 肼屈嗪治疗中获益。

CHARM 研究的结果显示，心衰患者可以从坎地沙坦（血管紧张素Ⅱ受体拮抗剂）治疗中获益。对收缩性或舒张性心功能不全的患者，当使用 ACEI 无效或不能耐受时，该药可以作为ACEI的替代药物治疗心力衰竭。心力衰竭治疗药物必须采用剂量滴定的方法逐渐增加至最大剂量以达到最佳疗效，特别是 ACEI 和 β 受体阻滞剂。在预后方面，舒张性心力衰竭患者与收缩性心力衰竭患者相似，应当采用相似的治疗方法。

心力衰竭的非药物治疗

血管重建

虽然冠心病是心力衰竭的最常见病因，但心力衰竭患者血管重建的意义尚不清楚。有心绞痛和左室功能不全的患者手术治疗死亡率较高（10 %~ 20%），但是多数可以改善症状和预后。推荐手术前必须考虑年龄、症状和是否为可逆性心肌缺血。

心肌冬眠和心肌顿抑

心肌“冬眠”是指慢性冠状动脉疾病存在对正性肌力刺激有反应的左室功能障碍，提示有存活心肌，可以通过血管重建治疗复活。这是由于心肌灌注减少但足以维持心肌存活而发生。反复心肌顿抑可以造成心肌冬眠，如冠心病患者反复运动。

心肌顿抑是一种可逆的心室功能不全，发生于缺血发作又恢复正常的情况下，即血流和功能不匹配。

冠心病患者心肌冬眠的发生率可以根据血管重建治疗后局部室壁运动障碍恢复情况估计，大约为 33%。检测心肌冬眠的技术包括负荷超声心动图、核素成像技术和正电子发射断层扫描。

心肌冬眠和心肌顿抑的临床意义是：心肌坏死和瘢痕所致的心室功能不全是不可逆的，而心肌冬眠和心肌顿抑在冠状动脉血管重建后是可逆的。

双心室起搏器或埋藏式心脏复律除颤器（图13.61）

起搏器可用于病态窦房结和房室阻滞的患者。起搏器也可用于没有房室传导阻滞但是 PR 间期延长、左束支传导阻滞和严重二尖瓣反流的患者。对于心力衰竭伴左束支阻滞和 NYHA3 级心力衰竭患者（MUSTIC 研究），双心室起搏优于传统的右室起搏。双心室起搏结果显示可以改善症状和运动耐量。正在进行的 CAREHF 试验将评价其对预后的影响。

双心室起搏器还应用于对治疗没有反应的下列患者：

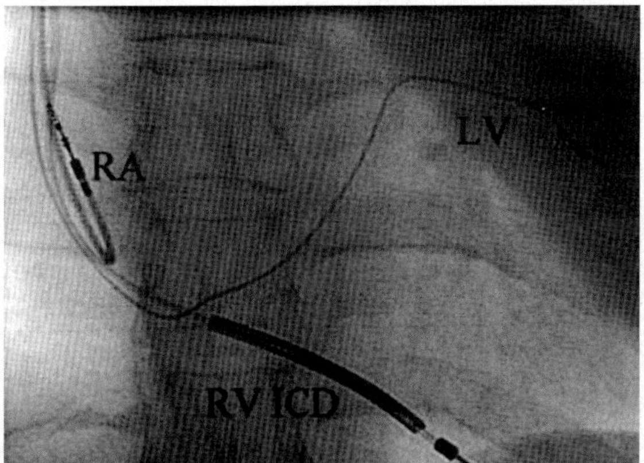

图 13.61 植入 ICD 进行双心室起搏。

表 13.23 心力衰竭的药物治疗总结

药物	症状	死亡率	猝死	住院率
ACEI	↓↓	↓↓	?（↓）	↓↓
AIIRA	↓↓	←→	←→	?（↓）
β 受体阻滞剂	↓↓	↓↓↓	↓↓↓	↓↓
苷类	↓	←→	←→	↓
利尿剂	↓↓↓	←→	←→	?
螺内酯	↓	↓↓↓	↓↓↓	↓↓

ACEI：血管紧张素转换酶抑制剂；AIIRA：血管紧张素 II 受体拮抗剂；↓：降低；←→：无变化。

- 收缩性心力衰竭
- 病因不可逆
- 症状严重（NYHA 3/4 级）
- 最佳药物治疗
- 心室同步不良：左束支阻滞 QRS ＞ 120 ms
- 窦性心律，也可以是房颤
- 明显二尖瓣反流。

新的指南推荐在经过选择的心力衰竭患者中使用更好的起搏器进行心脏再同步化治疗（CRT）。心房-双心室起搏在心力衰竭伴左室功能不良和左束支阻滞患者中已经被证实可以改善症状并减少住院率。使用兼有除颤器和心脏复律起搏器功能的 ICD 治疗心力衰竭的情况可能会增加。一项大型临床试验（COMPANION）结果显示双心室起搏降低总死亡率和总住院率达 21%。与安慰剂和胺碘酮相比，ICD治疗NYHA（1和 2 级，见表 13.2）心力衰竭患者可以降低死亡率。

心脏移植

心脏移植已成为顽固性心力衰竭且预计寿命小于 6 个月的年轻患者的首选治疗。经过仔细筛选，心脏移植后 1 年存活率为 90%，5 年存活率为 75%。除了提高存活率，大多数患者的生活质量也有显著提高。但心脏移植的应用受到限制。

移植心脏不能正常工作。心脏去神经的结果是在休息状态也有很快的心率，血压失去昼夜变化以及肾素-血管紧张素-醛固酮系统调节失常。某些患者出现“僵硬心”综合征，起因是排异、去神经以及器官获取和移植时缺血所致。移植的供体心脏过小也可导致右心和左心压力增加。

表 13.24 列出了心脏移植的并发症，其中许多（感染、恶性肿瘤、高血压和高脂血症）与免疫抑制有关。移植心脏冠状动脉粥样硬化是导致移植长期预后不良的主要原因，5 年发生率为 30 % ~ 50%，原因是“血管”排异以及高血压和高脂血症。

心脏移植有一些禁忌证（表13.25）；尤其是肺动脉高血管阻力，是绝对禁忌证。心脏移植的替代方法有心肌成形术（用背阔肌包裹心室而增加左室收缩力）以及

表 13.24 心脏移植的并发症

移植心脏排异	**移植心脏血管疾病**
“体液”	
“血管”	**高血压**
“细胞介导”	
	高胆固醇血症
感染	
早期：医院内	**恶性肿瘤**
微生物——葡萄球菌	
革兰阴性菌	
晚期（2 ~ 6 个月）：	
条件致病（弓形虫病、巨细胞病毒、真菌、肺孢子虫）	

表 13.25 心脏移植的禁忌证

- 年龄大于 60 岁（不同医院有所差别）
- 酒精 / 药物滥用
- 控制不良的精神病
- 未控制的感染
- 严重肾衰竭 / 肝功能衰竭
- 肺血管阻力升高
- 系统疾病累及多器官
- 肿瘤治疗后存活，但随访期少于 5 年
- 近期血栓栓塞
- 其他预后不良的疾病

Batista 手术（心室缩小手术和左室几何重塑手术）。这两种手术均有较高死亡率，而中期获益的证据有限。

左室辅助装置（LVAD）和人工心脏

人工心脏和左室辅助装置是作为心脏移植或矫形手术前的过渡治疗。机械装置也可用于可以自行恢复的情况；例如急性心肌炎。

可以使用的心室辅助装置包括体外膜氧合、单心室和双心室体外非搏动装置、体外和体内搏动装置和完全人工心脏。近期对全人工心脏的研究证实，完全人工心脏可以提高不可逆性双心室衰竭患者等待心脏移植期间的存活率和心脏移植后存活率。尽管这些装置大多数需要患者与庞大的体外系统连接，控制系统和供电系统小型化已使得左室辅助装置随身携带成为可能。

肺水肿

肺水肿是一种可怕的致命性急症，特征为极度呼吸困难。最初的呼吸困难可以由于肺淤血而在夜间以阵发性呼吸困难的形式出现。原因是平卧后外周水肿消退后液体重吸收，以及呼吸中枢在夜间相对不敏感而加重肺部淤血。

病理生理学

压力超过 20 mmHg 可以增加毛细血管滤过进入组织间隙（间质性水肿）。液体进一步潴留，突破细胞间膜导致肺泡积液（肺泡水肿）。毛细血管压超过总渗透压（大约 25 mmHg）时可以发生肺泡水肿。

临床特征

肺泡水肿患者会发生急性呼吸困难、喘鸣、烦躁不安以及大汗。另外咳大量带血丝的泡沫样（粉红色）痰。患者呼吸急促，外周循环障碍。患者常常出现心动过速、静脉压力升高以及心脏奔马律。整个肺部可以听到湿性 音。动脉氧分压降低，而且在开始时过度通气使二氧化碳分压也降低。然而，随后气体交换受损使二氧化碳分压升高。胸部X线检查显示肺泡水肿所致的弥漫性模糊影，以及间质水肿所致的 Kerley B 线（见图 13.18）。这些异常变化可以是单侧的，类似肿瘤显影，但治疗后消失（假肿瘤影）。

治疗

患者必须保持坐位。给予高浓度吸氧（60% 面罩吸氧）。严重患者可能需要通气治疗（开始为无创通气）。

给予静脉利尿剂呋噻米或布美他尼，这些利尿剂产生快速扩张血管作用而降低前负荷，与随后产生的利尿作用一起缓解肺淤血。

吗啡（根据患者体重给予 10 ~ 20 mg 静脉注射）与止吐药物如甲氧氯普胺（10 mg 静脉注射）合用。吗啡可以使患者镇静并扩张全身血管；血压低于90 mmHg 时应当避免使用吗啡。大剂量吗啡可以抑制呼吸。

静脉血管扩张剂如硝酸甘油，可通过降低前负荷而迅速缓解症状。扩张动脉可以增加心排出量，如使用肼屈嗪（表 13.22 和图 13.60）。

氨茶碱（250 ~ 500 mg 或 5 mg/kg 静脉注射）静注 10 分钟。氨茶碱是磷酸二酯酶抑制剂，可以扩张气管和血管并增加心脏收缩力。该药必须缓慢给药，以避免导致室性心律失常。常常用于有气管痉挛的情况。

静脉切开以及机械方法降低静脉回流（例如将血压计袖带充气至低于舒张压 10mmHg 并围绕大腿放置）疗效不好而很少使用。

严重病例在控制急性状态后可以插入肺动脉球囊导管进行监测和治疗。应当纠正任何加重心力衰竭的因素，如心律失常或肺部感染。应及时诊断和治疗基础心脏病。

心源性休克

休克是一种严重的组织灌注衰竭，表现为低血压、低心排出量和低组织灌注体征，例如少尿、肢端发凉和脑功能障碍。心源性休克（泵衰竭）主要由心肌梗死所致（占心肌梗死的 10%）。其他病因有急性大面积肺栓塞、心包压塞和突发瓣膜反流。

诊断

心源性休克的诊断依据是在肺毛细血管楔压正常或升高而且没有机械性循环阻塞时出现严重组织灌注损伤。该诊断的基本要点是测量肺毛细血管楔压值（见第 15章）。当血管扩张或循环血容量不足时，肺毛细血管楔压降低。心源性休克时肺毛细血管楔压正常或升高。

心源性休克的死亡率很高，估计为 90%，因为出现了恶性循环，泵衰竭导致的低血压引起冠状动脉血流下降，进一步损害泵功能，如此不断加重。

治疗

患者需要重症监护，见第15章。一般措施非常重要，包括充分休息、持续给予60%氧气吸入、缓解疼痛和焦虑。

肺毛细血管楔压低于18mmHg时应当补液，因为该值可能是衰竭心脏理想的“灌注压”。

如果肺毛细血管楔压高于25mmHg，应当点滴短效静脉扩张剂如硝酸甘油或硝普钠。

正性肌力药物如肾上腺素、多巴酚丁胺和多巴胺可用以提高主动脉舒张压（冠状动脉灌注压）。与药物治疗相比，急诊重建闭塞动脉治疗心源性休克疗效更好（包括主动脉内球囊反搏和溶栓治疗）。

这些治疗可以获得短暂疗效；长期预后没有改善，除非外科纠正病因，如室间隔破裂或急性二尖瓣反流。

（吴　彦译　郭丹杰校）

推荐读物

Aurigemma SP, Gaasch WH (2004) Diastolic heart failure. *New England Journal of Medicine* **351**:1097–1105.

Hunt SA, Baker DW, Chin MH et al. (2001) ACC/AHA guidelines for the evaluation and management of chronic heart failure in the adult: executive summary. A report of the American College of Cardiology/American Heart Association Task Force on Practice Guidelines. *Circulation* **104**: 2996–3007.

Jessup M, Brozena S (2003) Heart failure. *New England Journal of Medicine* **348**: 2007–2018.

McMurray JJV, Pfeffer MA (2005) Heart failure. *Lancet:* **365**: 1877–1889.

National Institute for Clinical Excellence (2003) *Chronic Heart Failure – Management of Chronic Sensitivity Failure in Adults in Primary and Secondary Care*. Clinical Guidelines 5. London: NICE.

Task Force for the Diagnosis and Treatment of Chronic Heart Failure, European Society of Cardiology (2001) Guidelines for the diagnosis and treatment of chronic heart failure. *European Heart Journal* **22**: 1527–1560.

缺血性心脏病

心肌缺血发生在心肌组织氧（和其他基本营养物质）的供应与需求失去平衡时。病因包括以下情况：

由于机械性阻塞，心肌某区域冠状动脉血流减少。引起阻塞的原因包括：

- 动脉粥样硬化
- 血栓形成
- 痉挛
- 栓塞
- 冠状动脉开口狭窄
- 冠状动脉炎（如系统性红斑狼疮）。

供应心肌的携氧血液减少，原因包括：

- 贫血
- 碳氧血红蛋白血症
- 低血压引起冠状动脉灌注压下降。

当心脏输出量增加（如甲状腺毒症）或心肌肥大（如主动脉瓣狭窄或高血压）时，对氧的需求可能增加。

心肌缺血最常发生在以冠状动脉粥样硬化为表现形式的阻塞性冠状动脉疾病。除了这些固定的阻塞，冠状动脉管壁平滑肌张力的变化可引起动态或可变性阻塞。

在英国以及世界许多国家和地区，冠心病都排在单病种死亡原因的首位。但在英国，过去的10年中，本病的死亡率已大幅度下降了。每年每10万人中有约60人死于本病（标准死亡率约为200/10万）。心脏性猝死是冠心病的一个显著特点。每6例冠心病发作中就有1例以猝死为首发、最终且惟一的症状。

冠状动脉粥样硬化的进程

冠状动脉粥样硬化是一个复杂的炎性过程，其特点是脂质、巨噬细胞和平滑肌细胞在较大和中等的心外膜的冠状动脉内膜斑块内聚集。血管内皮在维持血管完整性和稳态方面具有十分重要的作用。机械性剪切力（如来自病理性高血压）、生化异常（如增高或修饰的低密度脂蛋白、糖尿病、升高的血浆同型半胱氨酸水平）、免疫因素（如吸烟引起的自由基）、炎症（如肺炎衣原体和幽门螺杆菌感染）以及基因的变化都可能在内皮“损伤”或功能不全的初期发挥作用，而内皮“损伤”或功能不全可触发粥样硬化形成。随着内皮细胞功能不全和粥样硬化的发展，对氧化脂蛋白通透性增加，氧化脂蛋白在局部内皮下沉积并被巨噬细胞吞噬，形成富含脂质的泡沫细胞。肉眼观，这种病变为动脉内膜面的扁平黄色斑点或条纹，被称为“**脂质条纹**”。“脂质条纹”继续进展，内皮下出现胞外脂质（“**过渡性斑块**”）。单核细胞、巨噬细胞或受损的内皮细胞释放细胞因子，如血小板源性生长因子和转化生长因子β（TGF-β），促使巨噬细胞进一步聚集，平滑肌细胞迁入并增殖。平滑肌细胞增殖形成覆盖胞外脂质的一层细胞，并与内皮增厚的平滑肌分离。平滑肌细胞产生越来越多的胶原，最终形成“**进展或增长性纤维脂质斑块**”。这种“进展性斑块”可能缓慢生长并凸出占据管腔或变得不稳定，形成血栓造成阻塞（“**复合斑块**”）。

斑块上的血栓形成有两种机制（图 13.62）。**第一种过程**是内皮表面损伤，覆盖在斑块表面的内皮剥脱。内膜下结缔组织基质暴露，由于与胶原的反应而发生血小板粘附。血栓粘附在斑块表面。**第二种过程**是深层内皮裂开，发生在含脂质核心的进展性斑块。斑块帽撕裂（溃疡、裂隙或破裂），管腔内的血液得以进入斑块内部。具有薄层脂质表面的核心以及由巨噬细胞和暴露的胶原产生的组织因子（启动血小板粘附和活化）是高度致栓物质。血栓在斑块内形成，使其体积扩大，形状改变。血栓也可延展进入管腔。

管腔直径减少 50%（管腔横截面积约减少 70%）可引起显著的血流动力学狭窄。这时心肌内更小的远端动脉和微动脉扩张至最大（冠状动脉血流储备接近零），任何心肌氧需求的增加都可导致心肌缺血发作。

冠心病（CAD）的临床表现多种多样，从相对的稳定性心绞痛到不稳定心绞痛、心肌梗死等急性冠脉综合征（图 13.63）。图 13.64 显示 1 例急性斑块破裂病例。

冠状动脉疾病的危险因素——一级预防和二级预防

冠心病是一种多因素导致的动脉粥样硬化性疾病，从而引出了危险因素这一概念。特定的生活方式可促使具有遗传易感性的个体发生动脉粥样硬化。许多“危险”因素已知使个体更倾向于患病（表 13.26）。这些因素包括：不能改变的因素，如年龄、性别、种族和

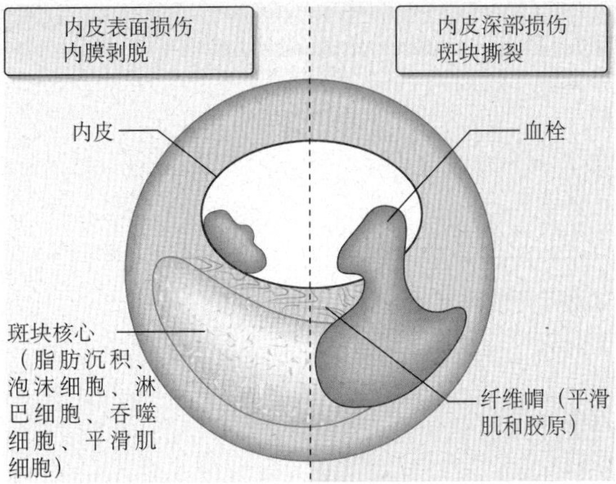

图 13.62　**斑块上血栓形成的机制。**

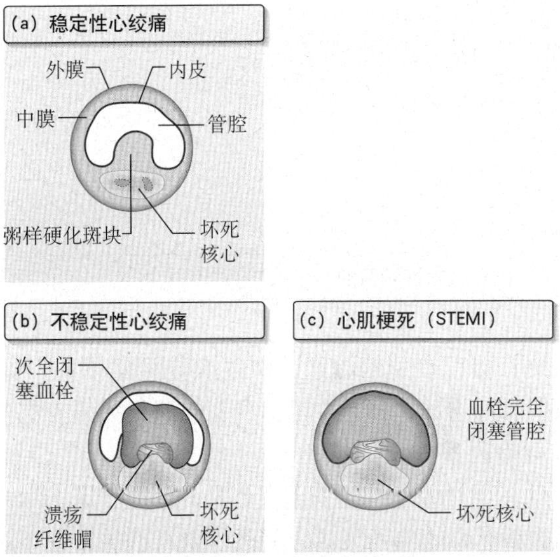

图 13.63　**斑块上血栓形成发展的机制。临床表现与冠状动脉血管壁状态之间的关系。**(a) 稳定性心绞痛；(b) 和 (c) 为急性冠脉综合征。

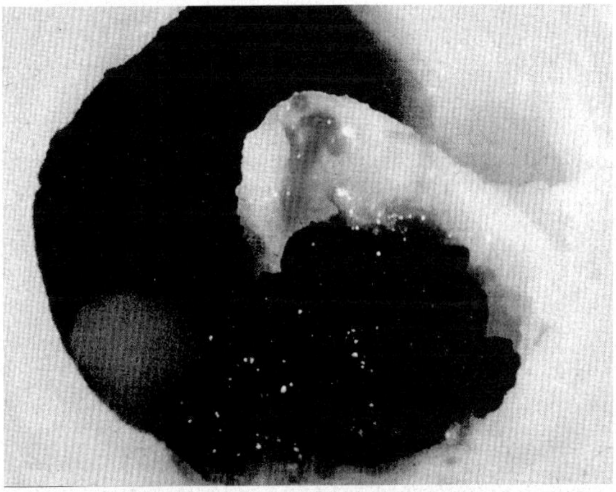

图13.64　（**也见彩图13.64**）**急性冠脉血栓。**心外膜冠状动脉横截面（30 倍），显示斑块侧翼破裂，管腔内形成血栓。

表 13.26 冠状动脉疾病的危险因素

不可变的
年龄
男性
阳性家族史
ACE 基因多态性缺失（DD）
通过治疗可能改变的
高脂血症
吸烟
高血压
糖尿病
缺乏锻炼
凝血因子——高纤维蛋白原、因子Ⅶ
C 反应蛋白
高同型半胱氨酸血症
个性
肥胖
痛风
软水
避孕药
酗酒

ACE：血管紧张素转换酶。

家族史；可以改变的因素，如血清胆固醇水平、吸烟、糖尿病和高血压。但是，不是所有心肌梗死患者都具有这些危险因素。

动脉粥样硬化性疾病出现在某一处血管床，常常在其他血管区域也有所发展。间歇性跛行的患者发生冠心病、卒中和心力衰竭的风险是一般人群的 2～4 倍。初次心肌梗死（MI）后发生心力衰竭和卒中的风险增加 3～6 倍。卒中后心力衰竭和心肌梗死的风险也增加 2 倍。

许多最严重类型的冠心病可以是无症状的，约 1/3 的心肌梗死病例在发生心梗前未被诊断。30%～40% 的急性冠脉综合征患者没有任何先兆症状提示存在该病。

预防冠心病现在已有一些切实可行的方法。因为，流行病学调查已经发现了许多可以改变的生活方式和个人特质因素，当这些因素得到纠正时，临床上发生粥样硬化性心血管病的可能性就会降低。粥样硬化性疾病始于生命的早期阶段，但那些冠心病高危人群并不能在年轻时就被确诊，因此应在所有人群中进行冠心病预防。

一级预防指的是预防动脉粥样硬化性疾病的发生；而**二级预防**是治疗动脉粥样硬化性疾病的进展（即治疗疾病或其并发症）。预防的目标为减少冠心病、缺血性卒中和周围动脉疾病引起的初发或复发的临床事件。

传统危险因素

年龄

随着年龄的增长，冠心病的患病率也增加。除非有家族性高脂血症，否则动脉粥样硬化罕见于儿童期，但在 20～30岁的年轻男性中常可被检测到。在西方，老年人几乎都存在粥样硬化。这些老年人的粥样硬化病变往往同时合并钙化（图 13.65）。

性别

与绝经前女性相比，男性的冠脉疾病发病率较高。而绝经后，女性的患病率接近男性。这种性别差异的原因还不完全清楚，但可能与失去了雌激素的保护作用有关。

家族史

同一家族中经常有数个成员罹患冠心病。但是，因为本病的高流行性，且其他许多危险因素也具有家族性，所以家族史本身是否为独立的危险因素尚无定论。一般认为阳性家族史是指一级亲属中有人在50岁之前发生缺血性心脏病。

吸烟

在男性中，发生冠心病的危险性与吸烟的数量呈

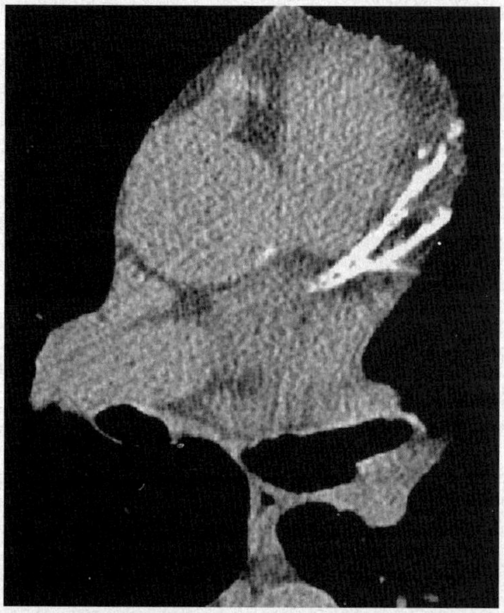

图 13.65 电子束 CT 扫描显示左前降支和对角支广泛钙化。
Courtesy of Dr M Rubens, Royal Brompton Hospital, London.

正相关。据估计，约20%的男性冠心病死亡和17%的女性冠心病死亡归因于吸烟。证据显示，无论男性或女性，停止吸烟可使个体患病的风险减少25%。停止吸烟后约10年，风险几乎下降到不吸烟时的水平。

饮食和肥胖

饮食中脂肪摄入多与缺血性心脏病相关，同样的，摄入抗氧化剂（即水果和蔬菜）少也与冠心病有关。但是一些随机对照临床试验显示，补充抗氧化剂对预防冠心病没有帮助（见第5章）。

据估计，不健康的饮食所致冠心病死亡多达30%。可减少冠心病患病率的饮食结构的改变包括：减少脂肪，特别是饱和脂肪的摄取；减少盐的摄取；以及增加糖类的摄取。水果和蔬菜的入量应增加50%，达到约每日400g，相当于至少5天的量（见Box 5.2）。

无论在一级预防还是在二级预防，有大量的临床试验证据显示，饮食结构的改变对降低冠心病风险有十分重要的作用。

超重和肥胖的患者患冠心病的风险增加。据估计，大约5%的男性冠心病死亡和6%的女性冠心病死亡归因于肥胖（指体重指数大于30kg/m^2）。

当脂肪主要堆积在腹部时，体重的不利影响更加明显。我们称这种现象为中心性肥胖（内脏脂肪堆积），其特点是腰臀比增高。

通过饮食和锻炼减少体重，不仅能使心血管疾病的发病率降低，同时也使糖尿病/胰岛素抵抗的发病率下降。据估计，约36%的男性冠心病死亡和38%的女性冠心病死亡是由于缺乏体力活动。有规律的有氧运动对预防本病的益处最大。有氧运动包括上臂、下肢和背部的大肌群规律而有节奏的活动，活动中呼吸频率和心率都显著增加。

我们推荐，成年人每周应参加至少5次不少于30分钟的中等强度的运动（如快步走、骑车或爬楼梯）。

高血压

无论是收缩性高血压还是舒张性高血压，都与冠心病风险的增加有关。药物治疗和生活方式的改变——特别是减轻体重、增加体力活动、减少盐和酒精的摄入——都可有效地降低血压。

据估计，约14%的男性冠心病死亡和12%的女性冠心病死亡是由于血压水平增高（定义为收缩压大于等于140mmHg，或舒张压大于等于90mmHg）。在英国，如果高血压人群减少50%，则6%的冠心病死亡可以避免。

高脂血症

血清胆固醇水平增高，特别是同时合并有高密度脂蛋白（HDL）水平降低时，与冠状动脉粥样硬化强相关。血清三酰甘油（TG）水平增高与冠脉粥样硬化独立相关的证据也愈来愈多。

家族性高胆固醇血症伴高三酰甘油血症以及其他高脂血症都与冠状动脉粥样硬化的风险增高有关。

所有患者都应该测量空腹血脂水平（总胆固醇、低密度脂蛋白、高密度脂蛋白和三酰甘油）。

冠心病的风险直接与血清胆固醇水平相关。降低血清胆固醇水平的方法包括药物、体力活动和饮食结构改变，特别是减少饱和脂肪酸的摄入。据估计，约45%的男性冠心病死亡和47%的女性冠心病死亡是由于胆固醇水平过高（指大于5.2mmol/L）。在英国，如果所有人胆固醇水平都小于6.5mmol/L，则10%的冠心病死亡可以避免。

不同的指南在治疗高胆固醇（高脂血症）上略有不同。英国国家冠心病服务框架中包括了临床实践中预防冠心病的指南，并提出，无论一级或二级预防，胆固醇的目标值都小于5.0mmol/L。

高密度脂蛋白胆固醇是组成胆固醇的一部分，它可以从血中移除胆固醇（经肝）。低水平的高密度脂蛋白胆固醇与冠心病风险增加和心脏事件后的不良预后相关。一般指南推荐的治疗起始点是高密度脂蛋白胆固醇小于1.0mmol/L。升高HDL的方法包括锻炼、中度饮酒、戒烟和降低三酰甘油水平。

胆固醇水平每下降1%，冠心病风险下降2%～3%。高脂血症的治疗方法包括：

- 他汀类药物：给予一般剂量他汀（普伐他汀或辛伐他汀），在一级和二级预防中都可使死亡率下降24%～30%。如果适当加大他汀（阿托伐他汀）剂量，以使低密度脂蛋白（LDL）达到2.6mmol/L以下，那么死亡率下降可达50%。
- 贝特类药物：在糖尿病和高TG、低HDL人群中，贝特类可显著降低冠心病事件的发生。
- 饮食：心肌梗死后患者进行所谓地中海饮食（第5章）可使冠心病事件下降75%。

血管造影研究已经证实，血清胆固醇降低可以延缓冠状动脉粥样硬化的进程，并且使疾病逆转。大型临床试验已显示，通常使用他汀降低血脂，可降低总死亡率、新发冠脉事件发生率和血管重建需求。高胆固醇血症的处理方法详见第 19 章。

糖尿病

糖尿病是葡萄糖耐量异常或空腹血糖升高，它与心血管疾病呈强相关。

糖尿病显著增加冠心病的风险。2 型糖尿病男性每年患冠心病的风险增加 2 ~ 4 倍，而女性增加更多（3 ~ 5 倍）。

糖尿病不仅增加冠心病的风险，还可以使冠心病其他危险因素如高胆固醇、高血压、吸烟和肥胖的致病危险进一步增加。

新发现的危险因素

虽然以上所提及的这些确定心血管危险因素已经得到了广泛的认同，但是，流行病学研究仍在继续寻找或评价其他与动脉粥样硬化性心血管疾病发病有关的危险因素，并试图将它们的作用进一步澄清。

静坐生活方式

同高血压、高脂血症以及吸烟一样，缺乏运动是冠心病的独立危险因素。规律的运动很可能可以阻止疾病进展（见上文）。

心理社会健康

已显示四种不同的心理社会因素与冠心病风险增加相关，包括：工作压力大、缺乏社会支持、抑郁（包括焦虑）以及人格（特别是敌对人格）。

饮酒

中度饮酒（每天1 ~ 2杯）可以减少患冠心病的风险。但是，大量摄入酒精，特别是酗酒，又会使患冠心病的风险增加。现在一般认为“规律的饮酒，不分年龄，男性每天 3 ~ 4 个单位”以及“女性每天 2 ~ 3 个单位，不会带来任何明显的健康危险”。

遗传因素

已发现大量与冠心病相关的遗传因素。血管紧张素转化酶基因存在一种插入/缺失（I/D）多态性。DD 基因型与冠心病和心肌梗死的易患性相关。

脂蛋白（a）

血浆脂蛋白（a）Lp（a）水平的增加与冠心病相关，尽管很可能不是一个独立危险因素，但其增加可能提高其他传统危险因素相关的冠心病风险。

凝血因子

血清纤维蛋白原与冠心病的风险强烈独立相关。其病理生理机制与纤维蛋白原对凝血级联反应、血小板聚集、内皮功能以及平滑肌细胞增殖和迁移的作用有关。

凝血因子 Ⅶ 水平的增高也是一种危险因素。凝血因子Ⅶ 的基因多态性可能会增加心肌梗死的风险。

同型半胱氨酸是一种由维生素 B_{12}、B_6和叶酸调节的氨基酸，是另一个与冠心病和动脉粥样硬化有关的危险因素。高同型半胱氨酸血症在冠心病发病机制中是主要危险因素之一，并且是死亡的强预示因子。血浆同型半胱氨酸水平受许多遗传和非遗传因素影响。同型半胱氨酸因其对血管内皮的不良作用而导致粥样硬化。小剂量叶酸可能改善这一过程。

C - 反应蛋白（CRP）

CRP 独立于传统危险因素，与冠脉事件的后续风险相关。但是，对于 CRP 作为亚临床粥样硬化和心血管疾病风险的标志物的作用，目前已有争议。

非甾体抗炎药

特异性抑制环氧化酶 -2（COX-2）的 NSAID 已被证实可以增加心血管病的风险和死亡率。罗非昔布已因此被取消上市资格。

预防策略

临床实践中，应该进行心血管疾病预防的患者包括：

- 已明确诊断冠心病、周围血管病和脑血管粥样硬化性疾病的患者。
- 虽无症状但具有发展为粥样硬化疾病高风险的个体，因为具备多项危险因素，而目前（或推测到60岁时）10 年内发生致死性事件的风险大于5%，即某项危险因素显著升高的个体：
  - 胆固醇＞ 8mmol/L
  - LDL 胆固醇＞ 6mmol/L
  - 血压＞ 180/110mmHg。

- 所有糖尿病患者。
- 以下患者的近亲：
  - 早发粥样硬化性心血管疾病
  - 虽无症状但特别高危的个体。
- 其他在常规临床实践中遇到的个体。

怎样评估无症状者冠的心血管病风险，并以此指导制订预防策略

已被确诊冠心血管病的患者被认为未来发生血管事件的总风险极高。因此，他们需要最严格的生活方式干预，以及合适的药物治疗。

然而，大多数无症状看似健康的个人，他们的预防措施应该依据其总的心血管病风险水平决定。实际上，不应该仅根据单个中度升高的危险因素而决定危险因素处理方案。

为了有效而便捷地评估某个体主要心血管事件的风险，多元危险因素已被公式化。这样，寻找高危个体进行预防治疗就容易了许多。

不列颠协会联合会、欧洲心脏病学会和美国心脏协会最近强调了这些危险背景评价对鼓励和安抚患者以及帮助选择治疗的重要性。他们总结说，这种评价可指导保健人员从患者整体角度出发，识别危险因素的本质(图13.66)。但是，并非所有的临床医师都认同这种方法。

国家服务框架（NSF）

英国卫生部已经公布了一项计划，希望通过一系列标准的执行，在 2010 年前将 75 岁以下人群的冠心病相关死亡降低 40%。NSF包括一项由护士领导的审查方法，主要目的是通过降低饱和脂肪摄入、增加运动和减少或戒除吸烟（最为相关）来减少冠心病发生。有冠心病危险或已确诊冠心病的人群，高血压治疗目标是140/85mmHg，糖尿病患者的血压目标是 130/80mmHg。胆固醇控制目标是：总胆固醇 <5.0mmol/L（LDL胆固醇 < 3mmol/L），或较原来下降 30%（取最高值）。

女性冠心病

65 岁前，女性冠心病的患病率远远低于男性，但是在 60 ~70 岁之间，女性心肌梗死的发病率急剧上升，与男性持平。相对于男性而言，女性在排除了年龄和其他危险因素后，心肌梗死后的存活率更差，院内死亡率增高 2% ~ 3%。

心绞痛

心绞痛的诊断很大程度依赖于临床病史。心绞痛的胸部疼痛一般被描述为“沉重的”、“紧绷的”或“紧缩的”。典型的疼痛位于胸骨中段或后方，可以向下颌和（或）上臂放射。心绞痛可以是轻微的疼痛，也可以是非常剧烈的疼痛，足以引起出汗和恐惧感。同时可伴有呼吸困难。CVD 是常见的致命疾病，同时也是可以预防的。在英国，心绞痛患者超过140万。冠心病住院占所有原因住院的约 3%。心绞痛患病率接近 2%，也就是每 1000 人中每年新发 1 人。

典型或劳力性心绞痛：由体力活动引起，特别是餐后在寒冷多风的天气中，往往因生气或激动而加重。休息后疼痛可很快（一般数分钟）缓解。偶尔疼痛可在持续活动中消失。一些患者总是在相同劳力水平引起疼痛，这时疼痛是可以预知的；而在大多数患者，这种疼痛的阈值是不断变化的。

卧位心绞痛：是指发生在卧位时的心绞痛。它的发生通常与左室功能受损有关，是严重冠心病发展的结果。

夜间心绞痛：发生在晚上，可能使患者从睡梦中觉醒。它可以由逼真的梦境引起。多发生在有严重冠状动脉疾病的患者，也可能是血管痉挛的结果。

变异性（Prinzmetal）心绞痛：指一类无诱因、常发生在静息时的心绞痛，是冠状动脉痉挛的结果。它更多发于女性。其特点是疼痛发作时心电图显示 ST 段抬高。明确诊断需要专业人员实施诱发试验（如过度通气、冷加压试验或麦角新碱负荷试验）。缺血发作时可出现心律失常，包括室性快速性心律失常和心脏传导阻滞。

心脏X综合征：指的是有些患者具有典型心绞痛病史、运动试验阳性结果但冠状动脉血管造影正常。这些患者构成了一组异质群体，其中女性多于男性。虽然这种患者的预后都比较好，但他们的症状总是较重且难以治疗。本综合征女性的心肌在应激时显示一种异常的代谢反应，进一步提示，这种心肌缺血是由于冠状动脉微血管对应激的不正常扩张反应所致。该亚型预后及治疗并发症不明。

不稳定心绞痛：指近期（1 个月内）发生心绞痛、

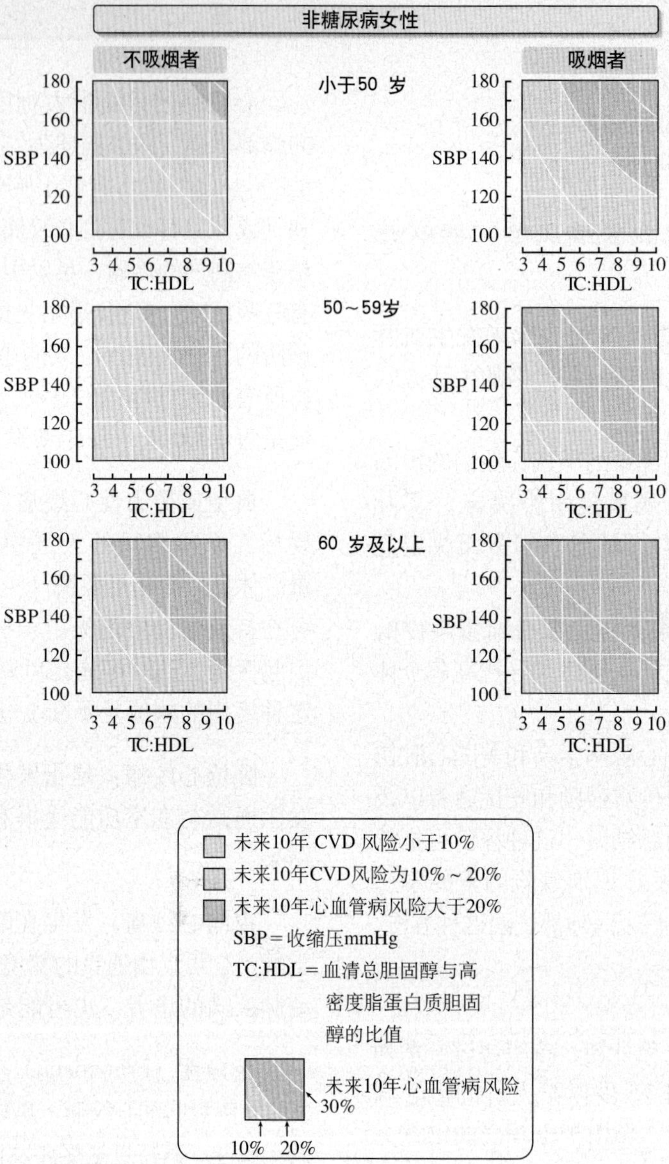

图 13.66 (a)［也见彩图 13.66 (a)］女性心血管病风险预测。CVD：心血管疾病。Reproduced with permission from The University of Manchester.

心绞痛加重或出现静息时心绞痛，在本章急性冠脉综合征中详述。

查体和诊断

心绞痛患者虽然偶尔可以听到第四心音，多数在体格检查时没有异常发现。应注意寻找贫血、甲状腺毒症或高脂血症（如脂质环、黄斑瘤和肌腱黄色瘤）的体征。同时，体检时注意除外主动脉瓣狭窄（即颈动脉波动上升缓慢、收缩期喷射性杂音向颈部传导）引起的心绞痛。应当测量血压以确定是否合并高血压。

心绞痛的检查

静态心电图

静态心电图在发作间期通常正常。可能会发现陈旧心肌梗死（如病理性 Q 波）、左室肥厚或左束支阻滞的证据。发作时可能会出现短暂的ST段压低、T波倒置或 T 波其他形式的改变。

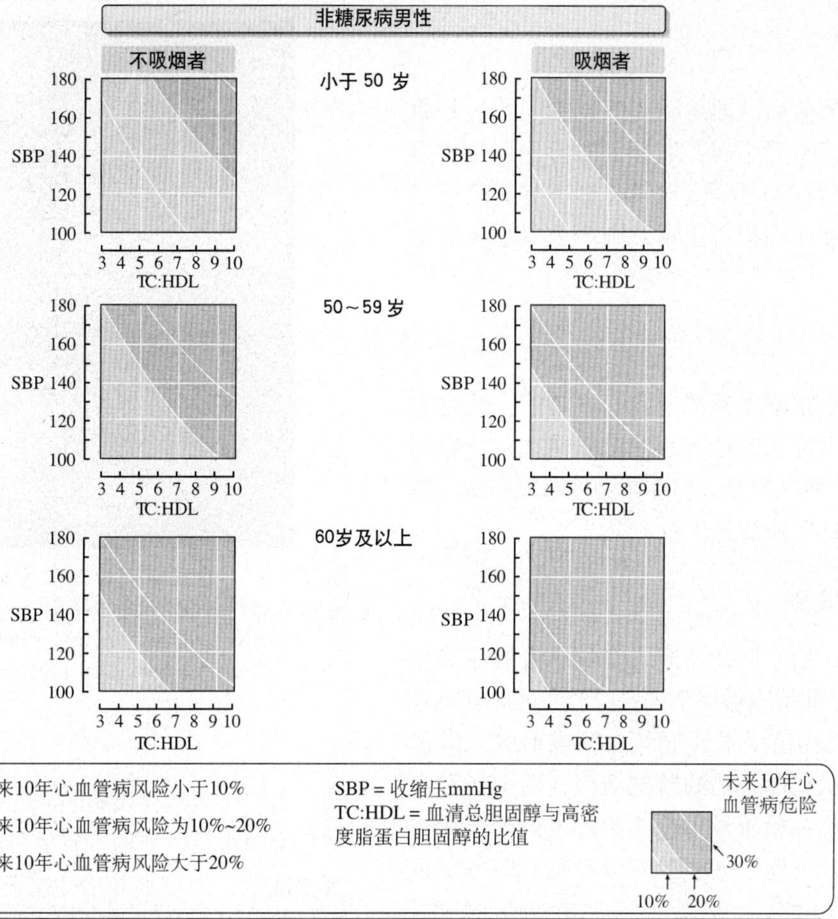

- 确定个人10年心血管病绝对危险时，先依据性别、吸烟与否和年龄选择对应面板。其收缩压和血清总胆固醇与高密度脂蛋白胆固醇的比值的坐标交点即是其危险性水平。如果高密度脂蛋白胆固醇结果未知，那么假设为1.0mmol/1,以血清总胆固醇为血脂坐标。
- 高危人群（红色区域）指10年心血管病危险超过20%，相当于10年冠心病危险大于15%（1998年表中所指）。至少，那些危险性大于30%（红色区域的画线部分）的人群应该立即作为治疗目标。当条件允许时，危险性大于20%的人群也应逐步纳入治疗范围。
- 此表也可帮助识别10年心血管病中度危险——10%~20%（橙色区域）和危险低于10%（绿色区域）的人群。
- 吸烟与否指生命中暴露于烟草的时间。

若需进一步了解，见
http://www.bhf.org.uk/professionals/uploaded/aug_2004%20v2.pdf

图 13.66 （b）［也见彩图 13.66（b）］ 男性心血管病风险预测。Reproduced with permission from The University of Manchester.

运动心电图

无论在帮助确立诊断还是评估冠心病严重程度方面，运动心电图都十分有用。ST 段压低≥1mm 提示心肌缺血，特别是同时出现典型的胸痛症状时（图 13.23）。

此检查对冠心病的特异性为 80%，敏感性约为 70%。强阳性结果（Bruce 方案开始的 6 分钟内）提示预后不佳（见下文外科处理），并可帮助筛选应行冠状动脉造影的患者。但是，运动试验也可产生误导：

- 正常结果不能除外冠心病（所谓假阴性结果），但这组患者往往预后较好。
- 阳性结果中有近 20% 的患者在进一步检查中无冠心病证据（所谓假阳性结果）。

心脏闪烁扫描

静息状态和负荷后（即运动或多巴酚丁胺）心肌灌注扫描有助于诊断冠心病。造影剂的再分布是缺血的敏感指标，特别有助于确定血管造影所见的狭窄是否可引起缺血。灌注扫描若正常，则严重冠心病的可能性很小。

超声心动图

可用于评价心室壁受累情况和心室功能。静息态局部室壁运动异常提示既往有心室壁损伤。负荷超声心动虽然在技术上较为复杂，但在帮助诊断冠心病，特别是女性冠心病时有独特的作用。

冠状动脉血管造影

少数情况下，用于胸痛诊断不清的患者的明确诊断。更多的时候，此检查被用于那些已经考虑血管重建（即冠状动脉旁路移植手术或冠脉血管成形术）的患者，以描绘出冠状动脉确切的解剖结构（图 13.67）。冠状动脉血管造影在检查及可能的治疗价值超过操作过程中的轻微危险（死亡率小于 1/1000 例）时方可进行。适应证见表 13.27。

病变形态复杂（不规则边缘、悬垂边界、血栓或溃疡）往往确定狭窄亚型，提示疾病进展且临床预后差。

（陈　红译　郭丹杰校）

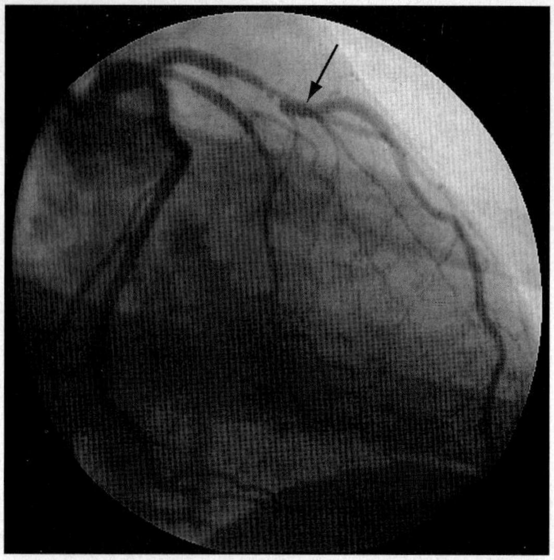

图13.67　（也见彩图13.67）左冠状动脉血管造影。于左主冠状动脉口注射 X 线造影剂。本例显示左主干分为三支血管：左前降支（上）、对角支和回旋支（下）。左前降支近段可见一由粥样硬化性斑块引起的严重狭窄（箭头所示）。

心绞痛的治疗

一般处理

应该使患者了解自身疾病，并告知患者本病预后良好（年死亡率小于 2 %）。如果存在潜在加重病情的因素，如贫血或甲状腺功能亢进，应给予治疗。糖尿病、高血压等共存疾病的治疗也应该尽量优化。应对各种危险因素给予评估，并尽可能使它们得到纠正。如一定要戒烟；应识别并治疗高胆固醇血症（见下文）；减轻体重，鼓励适当规律的运动。

选择药物治疗还是血管重建（冠状动脉旁路移植手术和血管成形术）的确是困难的，要根据症状、血管造影所示解剖结构以及患者 / 医师的倾向等多方面因素考虑。各种治疗选择之间并不矛盾，而是应该互为补充。

表 13.27　冠状动脉血管造影适应证
药物治疗难以控制的心绞痛
运动试验强阳性
不稳定心绞痛
心肌梗死后心绞痛
50 岁以下患者出现心绞痛或心肌梗死
心绞痛诊断不能明确
心肌梗死后严重左心功能不全
非 Q 波心肌梗死

药物治疗

可改善预后的治疗

阿司匹林可以减少冠心病患者发生冠脉事件的风险。因此，除非有禁忌证，所有心绞痛患者都应服用阿司匹林（每天 75mg 很可能就合适）。

全胆固醇水平高于 4.8mmol/L（特别是 LDL 高于 3.3mmol/L 和 HDL 低于 1.0mmol/L）的患者应接受降脂治疗，同时实行低脂饮食。当三酰甘油在 3.5mmol/L 以下时，应从他汀类（HMG-CoA 还原酶抑制剂）中选取一种；当三酰甘油在 3.5mmol/L 以上时，使用贝特类更为合适。如果简单的治疗不足以使 LDL 下降，则应该把患者转至血脂专家处继续就诊。降脂治疗可以使每 1000 患者 - 年的死亡或心肌梗死减少 20 ~ 30。

激素替代疗法对于预防冠心病没有意义。

缓解症状的治疗

硝酸甘油（glyceryl trinitrate, GTN）无论是片剂还是喷雾，舌下使用都迅速起效（4～8分钟达峰值，持续 20～30 分钟）。患者在进行会诱发心绞痛的活动前，可预防性使用本药。硝酸甘油皮肤贴可持续释放 24 小时。

除了极轻症患者，几乎所有患者都需要使用常规预防性药物。可选择的药物包括 β 受体阻滞剂、硝酸盐类和钙通道阻滞剂。但选择用药没有一定的法则，应依据患者个体情况而定。有些患者需要联合治疗，但加用第 3 种药物有益的证据极少。药物治疗不能满意控制症状时要考虑血管重建（见下文）。

β 受体阻滞剂可以降低心率（负性变时效应）和心肌收缩力（负性变力效应），两者都可减少心肌氧耗，特别是在运动时。同时，β 受体阻滞剂已被证明在二级预防中可使患者获益，因此是心肌梗死后患者的首选药。最常见的处方是阿替洛尔每天 50～100mg。当肾功能受损时，常用美托洛尔 25～50mg，每天 2 次。

但是，β 受体阻滞剂可能加重冠状动脉痉挛。

长效硝酸盐类（例如单硝酸异山梨酯）对那些症状容易被舌下硝酸甘油缓解的患者特别有效。本类药物可减少静脉回流，进而降低心内舒张期压力，降低左室排空时的阻力，并同时使冠状动脉扩张。临床上可用一天一次的缓释剂型，其药代动力学曲线平缓又能有效避免耐受问题。给患者硝酸盐类药物要特别留意是否同时使用降压药物。使用本类药物的患者不能同时使用西地那非（或其他 PDE_5 抑制剂）。

钙通道阻滞剂：可以阻断钙离子内流以及胞内钙离子的利用（表13.28）。它使冠状动脉扩张、外周血管扩张、左心室收缩力减弱，由此减少心肌的氧耗。非二氢吡啶类钙离子拮抗剂（如地尔硫䓬、维拉帕米）也可以减慢心率，对缓解心绞痛特别有效。但是与 β 受体阻滞剂同时使用时应特别小心。短效二氢吡啶类（如硝苯地平）单独使用时可引起反射性心动过速。病例对照研究提示，大剂量硝苯地平可能与不良预后相关。缓释剂型和第 3 代二氢吡啶类钙离子拮抗剂（如氨氯地平）药效平缓，可每日服用一次，且对心率没有明显影响，也没有明显负性肌力作用。

尼可地尔是一种具有硝酸盐成分的钾通道激活剂；它同时具有动脉和静脉扩张作用。本药虽非心绞痛的一线用药，但当上述药物存在禁忌证和出现难治性不稳定心绞痛时，可以使用本药。

冠状动脉血管成形术

经皮腔内冠状动脉成形术（PTCA）指的是通过在冠状动脉狭窄处使一个球囊膨胀而扩张冠状动脉粥样硬化斑块狭窄的一种技术（图13.68）。球囊被安置在一根非常细的导管的顶端，在X线透视下将球囊送至冠状动脉狭窄处，再用经过稀释的造影剂充盈球囊。用几个大气压的压力多次扩张球囊后通常可以减轻狭窄程度。有几个不同的假设机制对此进行解释，包括斑块的破碎和挤压，以及血管的扩张。内皮细胞

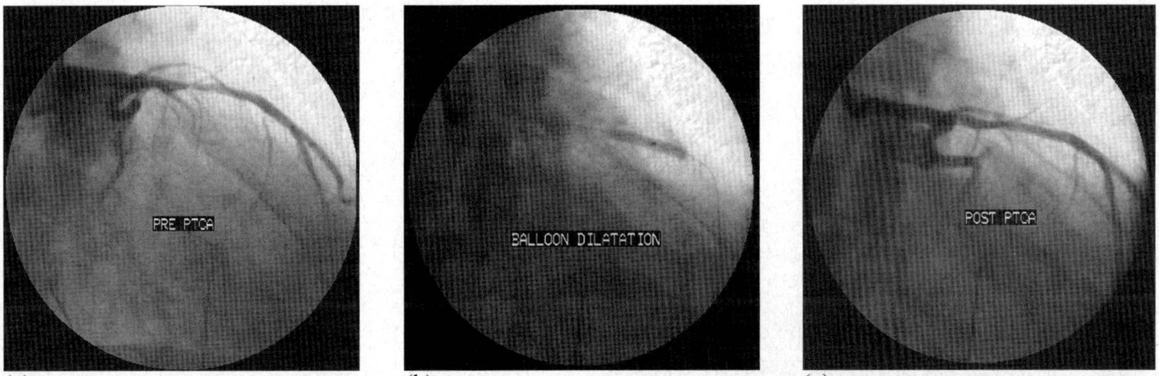

(a) (b) (c)

图 13.68　经皮腔内冠状动脉成形术（PTCA）。
(a)　冠状动脉造影显示左前降支近段一处严重狭窄。
(b)　在 PTCA 过程中，一根柔软的指引导丝通过狭窄段，然后将一个球囊膨胀起来以扩张狭窄处。
(c)　PTCA 后。

表 13.28 钙通道阻滞剂

	1 级（非二氢吡啶类）（如维拉帕米、地尔硫䓬）	2 级（二氢吡啶类）（如硝苯地平、尼卡地平、氨氯地平、非洛地平、尼索地平）
效应		
窦房结抑制	+++	+
房屋结抑制	+++	+
心肌抑制	++	++
小动脉抑制	+	+++
不良反应		
脸红、踝关节水肿、心悸	+	++
心动过缓、房室传导损害	++	+
心力衰竭加重	++	+
与 β 阻滞剂联用	无	有

剥脱、局部撕裂和远端栓塞也有发生，可能是一些手术并发症的原因。PTCA 最理想的适应证为单个、独立的狭窄，若有多处病变，可以重复扩张的过程来完成治疗。

少部分病例（2% ~ 4%）会发生急性冠脉闭塞，冠脉局部撕裂也经常见到。PTCA 改善了心绞痛的症状，但是远期预后没有明显的改善。通常对 PTCA 相关风险的估计相对保守，这其中包括死亡（1%）、急性心肌梗死（2%）以及需要急诊冠状动脉旁路移植（CABG）（2%）。

有许多试验比较了 PTCA 和药物对稳定心绞痛的治疗效果。PTCA 对于心绞痛的缓解更完全，但是却有更高的心梗发生率或外科搭桥手术率（作为此手术的结果）。

冠状动脉内支架

越来越多的支架（图13.69）用于冠脉撕裂后的挽救性治疗，或者大血管（> 3mm；如大的左前降支和优势型右冠状动脉的近段病变）和冠状静脉桥血管狭窄的初步治疗，以及 PTCA 后再狭窄的治疗。

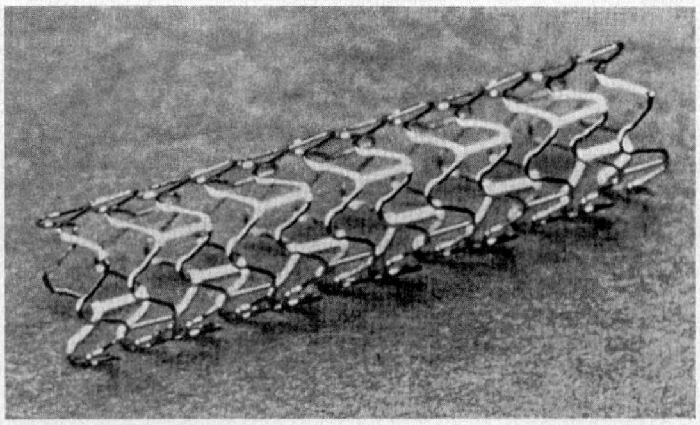

图 13.69 一个冠脉内支架。

直接支架置入或 PTCA 加支架置入比单独 PTCA 更能有效减少心血管事件的发生以及再次介入治疗的需要（BENESTENT）。支架置入的再狭窄率较低，而 PTCA 的再狭窄率达 30%（通常发生在手术后的 6 个月内），但是支架置入的花费更大。

支架置入后要常规使用阿司匹林加氯吡格雷或噻氯匹定。选择性地在高危患者中使用血小板糖蛋白Ⅱb/Ⅲa受体（血小板聚集的最后共同通路）的单克隆抗体，可以减少围术期并发症的发生以及再次介入治疗的需要。

正在进行一些试验以研究新的药物洗脱支架（支架表面包被有药物，如西罗莫司、紫杉醇，可以减少支架内再狭窄）和理想的抗血栓治疗。冠脉内放疗（在支架上）已经用于预防和治疗冠脉再狭窄。

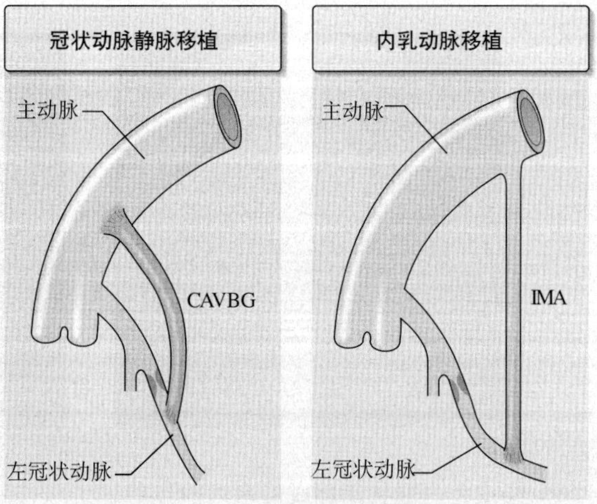

图 13.70 通过外科手术减轻冠状动脉阻塞： 冠状动脉静脉旁路移植（CAVBG）或内乳动脉（IMA）移植。在这 2 个例子中，移植血管跨过左冠状动脉（LCA）的阻塞处。

外科处理（图 13.70）

有两个基本的冠状动脉旁路移植（CABG）适应证：

- 尽管进行了充分的药物治疗，但是仍有症状的患者，若这些患者的病变不适于进行 PTCA，CABG 可以用于控制症状。在大约 90% 的患者中，外科治疗可以显著地缓解心绞痛。
- 用于改善严重的三支病变的冠心病（三支主要冠脉血管的近段明显狭窄）患者的生存率，尤其是那些左室功能减退，以及那些左主干病变的患者。不考虑是否存在症状，这些患者都可以从 CABG 中获得预后改善。

如果可能，左内乳动脉（LIMA）可用于左前降支近段狭窄的旁路移植。类似的，右内乳动脉正越来越多地用于右冠状动脉狭窄的旁路移植。除动脉移植物外，大隐静脉仍常规使用，但是长期通畅率不尽如人意，大概每年有 10% 的病例会因为粥样病变而闭塞。左室功能正常患者的手术死亡率低于1%。围术期卒中发生率约 2%，较轻微的神经系统功能障碍常见。

非体外循环冠状动脉手术现已开展；结果显示同体外循环手术一样安全，而且心肌损害较少，但是移植血管通畅率较低。

微创旁路移植手术（MIDCAB）目前正在发展，包括腰腔镜技术，也许可以用于某些亚组患者（例如以前曾做过 CABG 以及那些具有可能增加“完全”CABG 手术风险的并存疾病的患者）。

大幅降低 LDL（至 2.5mmol/L 以下）已经显示出对于曾行冠脉旁路移植手术患者的益处。

PTCA 与旁路手术比较

有几个研究比较了 PTCA 和旁路手术。两种手段都能有效地减轻症状，并且主要缺血性并发症的发生率类似。PTCA 的主要短期益处是可以避免大的开胸手术（并且住院时间较短）。然而，有50%的患者在 2 年内将会再次需要进行血管重建手术。有证据表明，在糖尿病患者中，外科旁路手术的5年生存率要高于PTCA。

有顽固性心绞痛的患者

有些患者在药物治疗后仍有症状，而且这些患者不适于（进一步）血管重建。激光心肌血管重建（TMR）是用激光在心肌上打出通道，使得心肌可以直接从心室内的血液得到灌注，这种方法在一些中心应用，但在对照试验中并未证实其益处。

脊髓刺激（SCS）是通过在中胸节段的硬膜外腔中使用一个有弹性的电极而实现的。通过一个类似起搏器的发生器发放刺激，以减少心绞痛的发生，已经表明可以减少缺血指数。与之相类似的，在经过选择的患者中使用经皮神经电刺激也可以减少心绞痛并增加活动耐力。

急性冠脉综合征

急性冠脉综合征（ACS）包括 ST 段抬高心肌梗死（STEMI）、非 ST 段抬高心肌梗死（NSTEMI），以及不稳定性心绞痛。当心肌缺血导致心肌细胞坏死时即发生心肌梗死，可以通过适当的临床病史、12导联心电图和生化标志物——肌钙蛋白 I 和肌钙蛋白 T、肌酸激酶 -MB（CK-MB）的升高来确诊。STEML 将在下一节中讨论。

病理生理学

所有ACS的共同发病机制是冠状动脉斑块纤维帽破裂或破损。这将导致血小板聚集和粘附、局部血栓形成、血管收缩和远端血栓栓塞。斑块的脂质池丰富而纤维帽薄，则斑块的破裂风险高。由于血小板释放血清素和血栓素 A2，导致血栓形成和血管收缩，这会使得冠脉血流量减少而导致心肌缺血。

诊断

临床表现

患有ACS的患者通常主诉为新发生的胸痛、静息胸痛或以往的心绞痛恶化。但是一些患者的表现不典型，包括消化不良、胸膜性胸痛或呼吸困难。体检有助于进行鉴别诊断，如主动脉夹层破裂、肺动脉栓塞或消化性溃疡，也有助于发现不利的临床体征，如低血压、肺底湿 音、第四心音和心脏杂音。

心电图

尽管 ACS 患者的 12 导联心电图可能是正常的，但是 ST 段压低和 T 波倒置仍高度提示 ACS，特别是在有心绞痛性胸痛的患者。如果患者有胸痛应该复查心电图，并且建议连续监测 ST 段的变化。发生 STEMI 时，冠脉完全阻塞将出现持续的 ST 段抬高或左束支阻滞的图形，然而一过性ST段抬高被看做是冠脉痉挛所致（Prinzmetal 心绞痛）。

生化标志物

直到最近，CK-MB 水平测定都被作为心肌细胞死亡的标准标志物而用于ACS。但是，低水平的CK-MB也可以出现在正常人和严重骨骼肌损伤患者的血清中，这限制了它的精确性。当 CK-MB 的水平在 36 ~ 72 小时后降至正常，可以用于再梗的诊断。

心脏**肌钙蛋白**复合物由三种不同的蛋白组成（I、T和C），这些蛋白和原肌球蛋白一起位于细肌动蛋白丝上，构成心脏肌丝的骨架。**肌钙蛋白** T 将复合物连接到原肌球蛋白上，肌钙蛋白 C 在兴奋 - 收缩耦联中结合钙离子，肌钙蛋白 I 抑制肌动蛋白上的肌球蛋白结合位点。

心脏肌钙蛋白在正常人中检测不到，因此心脏特异性肌钙蛋白 I 和心脏特异性肌钙蛋白 T 的单克隆抗体检测对心肌细胞坏死具有高度的敏感性。如果第一次检测肌钙蛋白为阴性，应该在入院 9 ~ 12 小时后复查。肌钙蛋白试验具有预后判断价值，可以评估 ACS 的死亡风险，帮助筛选那些可以从药物治疗和早期冠脉血管重建中获益的患者（图 13.71）。

肌红蛋白对于快速诊断 ACS 可能有用，因为它在心梗的过程中很早就升高了，但是由于肌红蛋白也存在于骨骼肌中，所以对 ACS 的特异性较差。新的标志物正在发掘中，例如髓过氧化酶和谷胱甘肽过氧化酶 1。

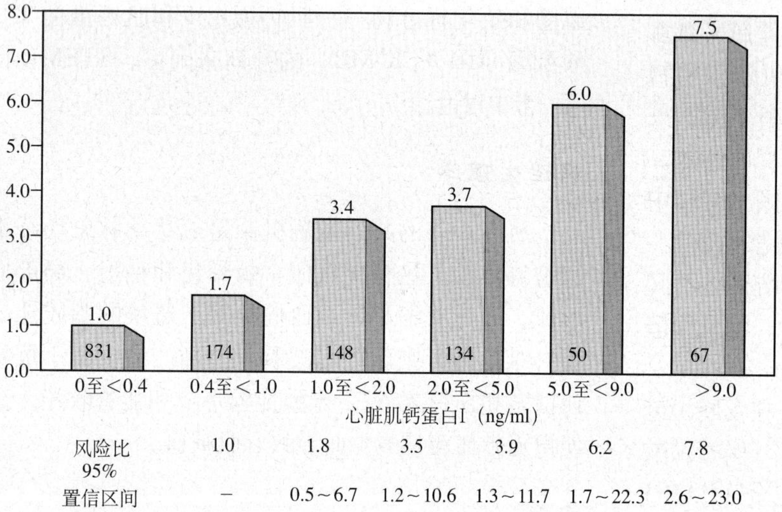

图 13.71　心脏肌钙蛋白 I 水平与 ACS 患者的死亡风险之间的关系。 From Antman EM (1996) *New England Journal of Medicine* 335: 1342-1349.

表 13.29　ACS 患者的 TIMI 风险评分

危险因素	评分
年龄＞ 65	1
多于三个冠心病危险因素——高血压、高脂血症、家族史、糖尿病、吸烟	1
已知的冠心病（冠脉造影狭窄＞ 50%）	1
在最近 7 天内服用过阿司匹林	1
严重的心绞痛（24 小时内有多于 2 次的静息胸痛）	1
心电图 ST 段改变（水平型 ST 段压低或一过性 ST 段抬高＞ 1mm）	1
心脏标志物升高（CK-MB 或肌钙蛋白）	1

总分	14 天内的死亡 / 心梗率	死亡 / 心梗 / 急诊血管重建率
0 ~ 1	3%	4.75%
2	3%	8.3%
3	5%	13.2%
4	7%	19.9%
5	12%	26.2%
6 ~ 7	19%	40.9%

风险分层

ACS最初的风险取决于急性血栓的并发症。这可能会导致复发性心肌缺血、明显的ST段压低、动态ST段改变、肌钙蛋白水平升高，可以通过冠状动脉造影证实。长期风险可以用临床危险因素推测：年龄、既往心梗或搭桥手术史、糖尿病或心衰。生物学指标如C反应蛋白、纤维蛋白原、脑利钠肽、修饰的白蛋白和血清肌酐也可以用于进一步确定患者的风险分层。左室功能不全和左主干病变或三支病变，会明显增加未来心血管事件的风险。TIMI评分可以用于ACS患者的风险评估（表13.29）。

检查和治疗（表13.30）

急诊冠状动脉造影用于诊断和治疗有高度进展为心肌梗死或死亡风险的患者。

低危患者（在观察期间无复发性胸痛，心电图正常或仅有轻微T波改变，初次以及入院后6～12小时查肌钙蛋白正常）可以用口服阿司匹林和（或）氯吡格雷、β受体阻滞剂和硝酸酯类治疗。应该做运动试验—若结果为阴性则预后较好，早期阳性结果应建议患者采取有创治疗策略。如果患者不能进行有效的运动或者基础心电图异常（如左室肥厚或左束支传导阻滞），建议做多巴酚丁胺负荷超声心动或者心肌灌注扫描。

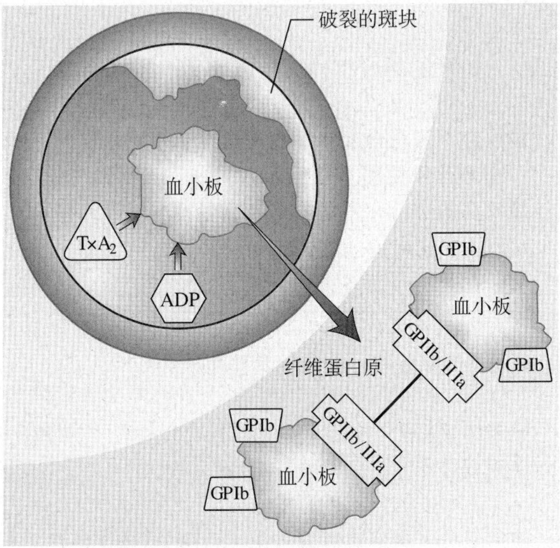

图13.72　血小板的聚集。粥样斑块破裂释放出二磷酸腺苷（ADP）和血栓素A_2（TXA_2），活化血小板，引起血小板表面糖蛋白（GP）Ⅱb/Ⅲa受体的表达。这些受体连接纤维蛋白原，引起血小板聚集。

抗血小板药物

血小板是ACS血栓形成级联中的一个关键部分。粥样斑块破裂使得循环中的血小板暴露于ADP（二磷酸腺苷）、血栓素A_2（TXA_2）、肾上腺素、凝血酶原和胶原组织因子（图13.72）。这导致血小板活化，而凝血酶原是这个活化过程中一个特别强有力的刺激。血小板的活化增加血小板表面糖蛋白（GP）Ⅱb/Ⅲa受体的表达。这些受体将邻近的血小板和纤维蛋白原连接起来，导致血小板聚集。

阿司匹林阻断血栓素A_2的形成，由此预防血小板聚集。在ACS患者中，75～150mg阿司匹林可以使死亡或心梗的相对风险减少约35%～50%，除非有禁忌证，否则应该在所有患者中使用该药。

噻氯匹定和**氯吡格雷**是噻吩并吡啶类，抑制ADP依赖的GPⅡb/Ⅲa复合物活化，而这一活化过程导致血小板聚集。尽管噻氯匹定和氯吡格雷都可以用于阿司匹林过敏的患者，但噻氯匹定会导致更多的全身不良反应，包括中性粒细胞减少和血小板减少。ACS患者加用75mg氯吡格雷可以明显减少心血管死亡、心梗和卒中的风险，但增加出血的风险，但是这不影响其益处。

血小板表面活化的GPⅡb/Ⅲa受体连接纤维蛋白原，启动血小板聚集（图13.72）。已经开发出受体拮抗剂，可以有效地抑制血小板聚集。**阿昔单抗**是一种单克隆抗体，可以紧密结合，半衰期长。**依替巴肽**是一种环状肽，可以选择性抑制GPⅡb/Ⅲa受体，但是半衰期短，2～4小时内清除。**替罗非班**是小的非肽类物质，可以迅速阻断GPⅡb/Ⅲa受体，4～6小时内可以逆转。

在ACS患者中，替罗非班可以将30天死亡或心肌梗死率从7.1%（安慰剂）降至5.8%。

有糖尿病的肌钙蛋白阳性患者若计划做冠状动脉介入治疗，从GPⅡb/Ⅲa受体拮抗剂中受益最多。

（刘　健译　郭丹杰译）

抗凝血酶

ACS患者除了使用阿司匹林外，每天2次**低分子量肝素**皮下注射已经取代了普通肝素。应用低分子量肝素后，与安慰剂相比降低了难治性心绞痛/心肌梗死的发生率和死亡率。而与阿司匹林合用可使心肌梗死的死亡率由10.3%降至7.9%。

表 13.30 急性冠脉综合征的药物治疗

药物	剂量	注释
一般心肌氧化治疗		
吸氧	35 % ~ 50%	严重的 COPD 患者应查 ABG
抗血小板		
阿司匹林	150 ~ 300mg 嚼服或可溶性阿司匹林，之后每天口服 75 ~ 150mg	有消化不良病史者给予 PPI
氯吡格雷	口服 300mg 负荷量，之后每天口服 75mg	注意——增加出血风险，如果计划 CABG 则应避免
止痛		
二醋吗啡	2.5 ~ 5.0mg 静脉注射	同时予止吐剂甲氧氯普胺 10mg 静脉注射
心肌能量消耗		
β 受体阻滞剂	如阿替洛尔 5mg 静脉注射，15 分钟后重复，之后每天口服 25 ~ 50mg	禁用于哮喘、心衰、低血压、缓慢性心律失常
	或美托洛尔 5mg 静脉注射，可重复，最大量 15mg，之后 25 ~ 50mg 口服，每天 2 次	禁用于哮喘、心衰、低血压、缓慢性心律失常
冠脉扩张剂		
硝酸甘油	2 ~ 10mg/h 静脉注射 / 口腔 / 或舌下	维持收缩压在 90mmHg 以上
稳定斑块 / 心室重塑		
HMG-CoA 还原酶抑制剂（他汀类）	如辛伐他汀每天口服 20 ~ 40mg 普伐他汀每天口服 20 ~ 40mg 阿托伐他汀每天口服 80mg	联合饮食建议和调整
ACE 抑制剂	如雷米普利每天口服 2.5 ~ 10mg 赖诺普利每天口服 5 ~ 10mg	监测肾功能
若为非 ST 段抬高心梗（NSTEMI），则加用		
抗栓治疗		
低分子量肝素	依诺肝素 1mg/kg 皮下注射，每天 2 次	
GPⅡB/ⅢA 受体拮抗剂		
阿昔单抗	0.25mg/kg 快速静脉注射，之后每分钟 0.125mg/kg 至每分钟 10mg 静脉滴注 12 小时	如果在 24 小时内可能进行冠脉介入治疗
依替巴肽	180mg/kg 快速静脉注射，之后每分钟 2mg/kg 静脉滴注 72 小时	建议在不进行介入治疗的高危患者中使用或在 PCI 中使用
替罗非班	每分钟 0.4mg/kg 静脉滴注 30 分钟，之后每分钟 0.1mg/kg 滴注 48 ~ 108 小时	建议在不进行介入治疗的高危患者中使用或在 PCI 中使用
若为 ST 段抬高心梗（STEMI），则加用		
溶栓剂		
链激酶	150 万单位静脉滴注 60 分钟以上	4 天后产生抗体，会减弱其作用
或		
阿替普酶（rt-PA）	15mg 快速静脉注射，之后 50mg 静脉滴注超过 30 分钟和 35mg 静脉滴注超过 60 分钟	患者体重若低于 65kg 或心梗后 6 ~ 12 小时，应调整剂量 使用低分子量肝素静脉注射 48 小时
或		
替奈普酶（TNK 酶）	根据体重 30 ~ 50mg 静脉快速注射	使用低分子量肝素静脉注射 48 小时或依诺肝素 1mg/kg，每天 2 次
或		
瑞替普酶	10 单位静脉快速注射，30 分钟后重复	使用低分子量肝素静脉注射 48 小时

ABG：动脉血气；CABG：冠状动脉旁路移植；COPD：慢性阻塞性肺疾病；PCI：经皮冠状动脉介入治疗；PPI：质子泵抑制剂。

抗缺血制剂

对没有禁忌证（哮喘、房室传导阻滞、急性肺水肿）的患者，应口服或静脉应用β-受体阻滞剂，通过阻断循环中的儿茶酚胺，降低心率和血压，减少心肌耗氧量，减轻心肌缺血。调整该药剂量，使静息心率为50～60次/分。

在心绞痛发作时，应舌下、口腔含服或静脉内给予硝酸酯制剂，能有效减轻心脏前负荷，扩张冠状动脉。但耐药性是一个问题，如果患者症状缓解，应该逐渐停止静脉给药。

斑块的稳定性/重塑

急性冠脉综合征（ACS）的患者常规应用HMG-CoA还原酶抑制剂（他汀类）和ACE抑制剂。这些药物能够稳定斑块，改善血管和心肌重塑，减少未来心血管事件的发生。住院时就开始以上药物治疗会增加患者接受第二阶段药物治疗的可能性。

冠状动脉介入治疗

对于高危ACS患者，推荐行冠状动脉血管重建治疗。与单纯的PTCA治疗相比，冠状动脉内植入支架可以稳定破裂的斑块并减少血管造影下的再狭窄率。

介入治疗前就开始使用氯吡格雷和治疗前后应用GP Ⅱb/Ⅲa受体拮抗剂能够显著减少冠状动脉介入治疗的并发症。

目前ACS行CABG手术治疗的几率较低（5.4%）。高危患者，特别是近期发生心肌梗死的患者，CABG的死亡率较高。

对单支血管病变的患者，除非解剖位置不好，通常选用经皮冠状动脉介入治疗（PCI）。但对左主干病变或三支血管病变伴有左心功能受损的患者，外科治疗是最好的选择。

比较ACS保守治疗（仅对严重的心绞痛和复发的心绞痛行冠脉介入治疗）和介入治疗（早期即行冠状动脉造影及介入治疗）的效果发现，介入治疗能够显著降低死亡率，减少心肌梗死的发生率、心绞痛的复发率及住院率。其中血肌钙蛋白水平升高的患者获益最大。

ACS的后期处理

ACS早期处理（诊断、治疗、辅助检查、血管重建治疗）后，纠正危险因素是减少未来心血管事件发生的必要措施。

- 鼓励患者戒烟，推荐他们去戒烟门诊就诊。
- 保持理想体重，每日锻炼30分钟，健康饮食。
- 高血压患者的血压应控制在130/80mmHg以下。
- 严格控制糖尿病患者的血糖水平（糖化血红蛋白小于7%，第19章）。
- 应用HMG-CoA还原酶抑制剂加低脂饮食，以降低低密度脂蛋白胆固醇水平。

出院后的药物治疗包括阿司匹林（氯吡格雷）、他汀类、β-受体阻滞剂和ACEI，心绞痛发作时使用硝酸甘油喷雾剂缓解症状。

ST段抬高心肌梗死（STEMI）

长时间心肌细胞缺血可引起心肌细胞坏死，导致心肌梗死。根据患者的典型临床病史、重复12导联心电图的动态变化以及升高的生化标志物——肌钙蛋白I、肌钙蛋白T及CK-MB的水平可以诊断心肌梗死。

表13.31　STEMI的TIMI风险评分

危险因素	评分
年龄＞65	2
年龄＞75	3
心绞痛史	1
高血压史	1
糖尿病史	1
收缩压＜100	3
心率＞100	2
Killip Ⅱ～Ⅳ	2
体重＞67kg	1
前壁心肌梗死或LBBB	1
治疗延误＞4小时	1
总分	**30天的死亡风险**
0	0.8%
1	1.6%
2	2.2%
3	4.4%
4	7.3%
5	12.4%
6	16.1%
7	23.4%
8	26.8%
9～16	35.9%

病理生理学

冠状动脉不稳定斑块的破裂或侵蚀能引起冠状动脉闭塞，闭塞15～30分钟可导致心肌坏死。首先受影响的是心内膜下心肌，持续心肌缺血使得梗死范围逐渐延伸到心外膜下心肌，演变为透壁性Q波心肌梗死。早期再灌注可以挽救部分心肌，减少未来的死亡率及患病率。

心肌梗死患者1月内的死亡率高达50%，其中50%发生在心肌梗死的最初2小时内。在溶栓时代以前，心肌梗死院内死亡率接近20%，但是现代治疗使心肌梗死1月内死亡率下降至6%～7%。有些危险因素可以预测心肌梗死30天内的死亡率（TIMI STEMI评分——表13.31）。

诊断

症状和体征

持续20分钟以上的严重胸痛患者可能发生心肌梗死，这种疼痛不能被舌下含服硝酸甘油缓解，可能需要阿片类止痛药。疼痛可放散到左臂、颈或下颌。但有些患者，特别是年龄大或糖尿病患者，其心肌梗死的症状可能不典型，包括呼吸困难、疲乏、先兆晕厥或晕厥。患者常有自主神经症状，体检发现患者苍白、湿冷、大汗。此外，还有脉搏细弱，伴有明显的低血压、心动过缓或心动过速。

表13.32　STEMI的典型心电图改变

梗死部位	ST段变化的导联
前壁：	
小面积	V_3～V_4
大面积	V_2～V_5
前间隔	V_1～V_3
前侧壁	V_4～V_6、I、AVL
侧壁	I、AVL
下壁	Ⅱ、Ⅲ、AVF
后壁	V_1、V_2（对应导联）
心内膜下	任何导联
右心室	VR_4

心电图

胸痛患者到急诊科后应该做心电图检查。基础心电图很少是完全正常的，如ECG正常但患者胸痛持续

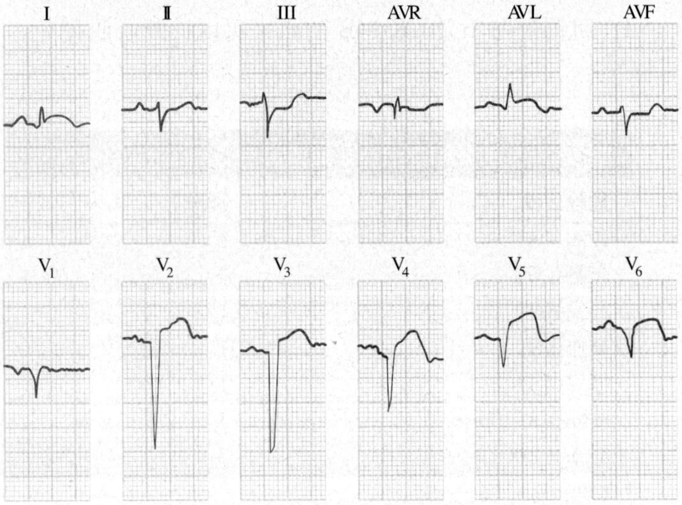

图13.73　急性前侧壁心肌梗死的12导联心电图表现。I、AVL和V_2～V_6导联ST段抬高。I、AVL和V_3～V_6导联T波倒置。V_2～V_6导联出现病理性Q波。

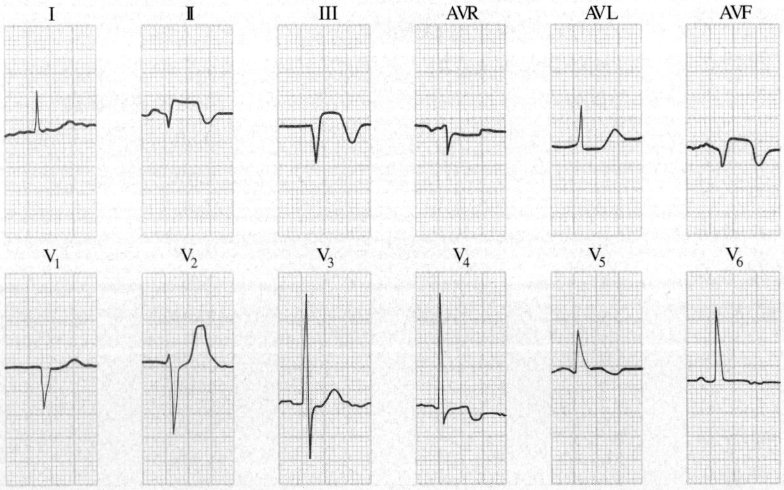

图13.74　急性下壁心肌梗死的12导联心电图表现。下壁导联（Ⅱ、Ⅲ、AVF）出现ST段抬高和病理性Q波。V_4～V_5导联T波倒置提示前壁很可能缺血。

不缓解，应该每隔15分钟重复检查一次心电图。由于发生严重心律失常的几率较高，故要求持续心电监测。心电图的变化（表13.32）通常限于面向梗死的导联。V_1～V_3导联出现新的ST段（J点）抬高≥0.2mV，其他导联≥0.1mV，提示前壁心肌梗死（图13.73）。Ⅱ、Ⅲ、AVF导联ST段抬高诊断为下壁心肌梗死（图13.74）。而侧壁心肌梗死时在心电图Ⅰ、AVL、V_5/V_6导联发生变化。后壁心肌梗死时V_1～V_3导联ST段可能压低，同时QRS主波向上（R波为主），而且V_5/V_6导联的ST段抬高。新出现的左束支阻滞（LBBB）提示有冠状动脉闭塞，需要紧急再灌注治疗。STEMI过程中的心电图改变如图13.75所示。

检查

根据医院自身的检查流程，抽取血样检查心肌钙蛋白Ⅰ、心肌钙蛋白T或CK-MB，但不应该因等待结果而延误治疗。同时检查全血细胞计数、电解质、血糖和血脂。在STEMI的早期，经胸超声心动图检查室壁运动异常可能对心肌梗死的诊断有帮助。而且

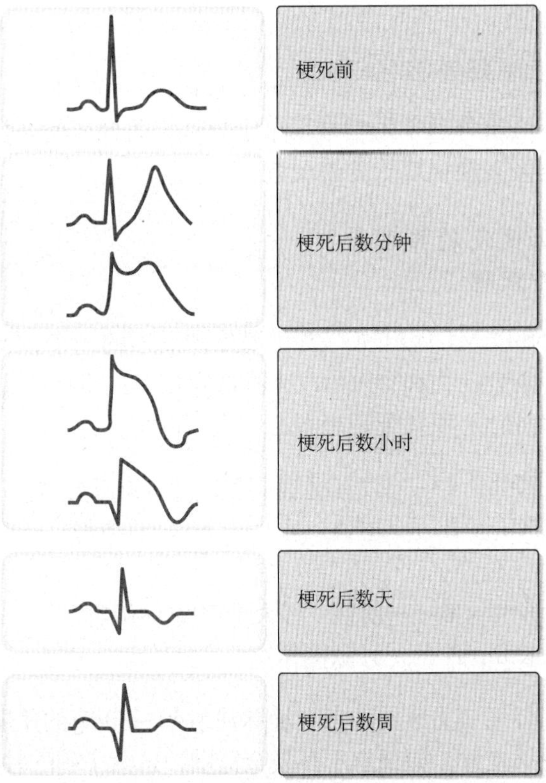

图13.75 STEMI的心电图演变。心肌梗死最初几分钟后T波高尖，随后出现ST段抬高。数小时后T波倒置，R波振幅降低，Q波形成。数天后ST段恢复正常。数周或数月后，T波可能恢复直立，但Q波不消失。

经胸超声心动图有助于鉴别主动脉夹层、心包炎或肺栓塞。

早期药物处理（表13.30）：

急诊急救

迅速缓解胸痛（时间就是心肌）：

- 阿司匹林150～300mg嚼服
- 舌下含服硝酸甘油0.3～1mg。可以重复
- 经鼻吸氧2～4L/min（表15.22）
- 简要病史、危险因素及体格检查
- 静脉通道，采血检查标志物（加FBC、生化、血脂及血糖）
- 12导联心电图
- 静脉内使用吗啡等，如二酯吗啡2.5～5mg；止吐药，如甲氧氯普胺10mg
- β-受体阻滞剂（如果没有禁忌证）用于胸痛发作、高血压、心动过速的患者
- 如果能够做直接PCI，应给予GPⅡb/Ⅲa受体阻滞剂，或给予溶栓治疗（见下文）。

院前处理，包括溶栓治疗，可在治疗指南的严格指导下由接受过培训的专业医师完成。

纤溶治疗

纤溶剂通过激活纤溶酶原转变为纤溶酶来促进血栓溶解。最早在临床试验中使用的溶栓剂是链激酶，该制剂来源于细菌，由于能够形成中和抗体，所以不能重复使用。在急性心肌梗死ISIS 2研究中，患者随机分为链激酶治疗组（给予150万单位链激酶，在1小时内点滴完毕）、肠溶阿司匹林治疗组（160mg/日，共治疗1个月）、链激酶和肠溶阿司匹林联合治疗组及安慰剂组。链激酶治疗组及阿司匹林治疗组的治疗效果显著优于安慰剂组，5周的血管死亡率明显下降（分别为9.2%比12.0%和9.4%比11.8%）。链激酶和肠溶阿司匹林联合治疗组的治疗效果优于任何一个单独治疗组。

在GISSI 2和ISIS 3研究中，链激酶、组织纤溶酶原激活物（r-pA）或复合纤溶酶链激酶的溶栓效果无明显差别。另外，给予和不给予普通肝素皮下注射对死亡率没有影响。

在GUSTO研究中，虽然t-PA治疗组与链激酶治疗组和皮下注射普通肝素组相比，发生卒中的例数要多，但加速t-PA 90分钟联合静脉内肝素治疗与链激

酶治疗组相比可以减少 10/1000 的死亡率。

纤溶治疗（FTT）的荟萃分析结果显示，如果溶栓能够在6小时内实施，STEMI或LBBB MI患者的死亡率减少30/1000。如在7～12小时内溶栓，死亡率减少20/1000。但 12 小时之后再溶栓，获益有限，而且有证据表明，年龄较大的患者获益更少，可能是因为增加了卒中的风险。

快速再灌注治疗（就诊到给药时间在半小时内）能够减少心肌梗死的死亡率。双倍快速注射 r-PA（瑞替普酶）和单倍快速注射 TNK-t-PA（替奈普酶）溶栓，便于快速溶栓，而且可以用做院前溶栓。通过心电图上抬高的 ST 段回落是否达到 50% 判断是否有再灌注。对60～90 分钟未能再灌注的患者，推荐再次溶栓治疗或行补救性冠状动脉成形术。

对于STEMI或新发LBBB的患者，在纤溶治疗时应该给予阿司匹林，但是联合使用氯吡格雷或阿昔单抗的额外获益很小。用 r-PA 或 TNK-t-PA 溶栓的患者推荐使用肝素，但是链激酶溶栓的患者不推荐使用肝素。接受 TNK-t-PA 溶栓治疗的患者同时使用依诺肝素（小分子量肝素）优于静脉注射普通肝素，而且较少发生再闭塞，远期血管开放率较高（ASSENT 3）。

表 13.33 为溶栓的禁忌证。

经皮冠状动脉介入治疗（PCI）

在心脏病介入中心，由专科医师在 90 分钟内完成急诊 PCI 治疗是一种较理想的再灌注治疗方法。在心肌梗死直接血管成形（Primary Angioplasty in Myocardial Infarction, PAMI）临床试验中，12 小时内发作的 STEMI 患者随机分为直接 PTCA 治疗组和组织型纤溶酶原激活物（t-PA）溶栓治疗组，溶栓组在溶栓后继续保守治疗。经过 2 年的随访，直接 PTCA 治疗组与溶栓治疗组相比缺血复发较少，再次介入治疗率及住院率较低。而且直接PTCA治疗组患者的死亡及再梗死的联合终点为 14.9%，而 t-PA 溶栓治疗组为 23%。

DANAMI 2 研究表明，如果能迅速将 STEMI 患者送至介入治疗中心行直接血管成形术，其治疗效果优于溶栓。高危的STEMI（抬高>4mm）患者在心肌梗死发生 12 小时内接受预先负荷量 t-PA 溶栓治疗，或在当地治疗中心接受直接血管成形术，或转运至介入治疗中心行直接 PCI 治疗。无论是在当地或转运行直接 PCI 治疗的患者，其死亡率均比溶栓治疗组明显减少（8.0% 与 13.7%）。直接 PCI 的主要获益是减少心肌梗死的复发率。

直接 PCI 治疗时，冠状动脉内支架植入能减少靶血管再重建的需求，但是不能降低死亡率。

在STEMI患者行直接血管成形术的过程中，使用阿普单抗可以减少即刻死亡率、心肌梗死、紧急血管重建的治疗，但是这种获益在 6 个月时减少到最小。

不提倡溶栓后 PCI 治疗，但是最近的临床试验显示，溶栓后 PCI 治疗是安全的，而且可以改善 1 年的临床转归。

冠状动脉旁路移植

心脏外科手术常常仅用于急性心肌梗死的并发症如室间隔缺损或二尖瓣反流。

心肌梗死的并发症

心力衰竭

STEMI 后出现心力衰竭是预后差的一个预测因素，需要药物和介入治疗来降低死亡率。Killip分级常用来评估心肌梗死后患者心力衰竭的程度：

- Killip Ⅰ——没有湿性 音，没有第三心音
- Killip Ⅱ——湿性 音小于 50% 的肺野，或有第三心音
- Killip Ⅲ——湿性 音大于 50% 的肺野
- Killip Ⅳ——心源性休克。

轻度心力衰竭的患者静脉注射40～80mg的速尿可能效果良好，如果血压在安全范围，可给予硝酸甘油。在氧气监测仪的监测下吸氧。在血压允许的情况下，在心肌梗死后 24～48 小时内给予 ACEI。对有严重心力衰竭的患者，可能要用Swan-Ganz导管来确定肺动脉楔

表 13.33 溶栓禁忌证

绝对禁忌证	相对禁忌证
出血性卒中或任何时间原因不明的卒中	6 个月内发生过短暂性脑缺血发作
6 个月内发生过缺血性卒中	口服抗凝治疗
中枢神经系统受损或有肿瘤	妊娠或产后 1 周
近期有大的创伤 / 外科手术 / 头颅外伤（3 周内）	不能压迫的穿刺操作
1 个月内胃肠出血	创伤后复苏
已知的出血性疾病	顽固性高血压（收缩压> 180mmHg）
主动脉夹层	进展性肝疾病
	感染性心内膜炎

压。静脉给予影响心肌收缩力的药物，如多巴胺或多巴酚丁胺，可用于严重心力衰竭的患者。对于心源性休克的患者，应该行血管重建±主动脉内球囊反搏（IABP）。

心脏破裂和室壁瘤扩张

左室游离壁破裂通常发生较早，是灾难性而且是致命性的事件。患者会出现血流动力学衰竭，随后是心脏电机械停搏。亚急性心脏破裂时，可能有时间实施心包穿刺术，之后可以行外科修补术。梗死后室壁瘤扩张（图13.76和13.17）是心肌梗死的后期并发症，需要外科治疗。

室间隔缺损

STEMI 患者室间隔缺损的发生率为 1%～2%，可能与延误治疗或溶栓治疗失败有关。但死亡率非常高，非手术患者12个月内的死亡率为92%。这些患者在外科手术治疗前用 IABP 同时行血管造影术是最佳的选择。

二尖瓣反流

STEMI 早期可以发生严重的二尖瓣反流。引起二尖瓣反流有三种机制，可能需行经食管超声检查来明确原因：

- 严重的左室功能障碍和扩张，引起二尖瓣环扩张，随后发生反流
- 下壁心肌梗死发生乳头肌功能失调，通过冠状动脉介入治疗可以得到改善
- 乳头肌急性心肌梗死，产生突发的严重肺水肿和心源性休克（IABP、冠状动脉造影和早期外科治疗可能改善患者的预后）。

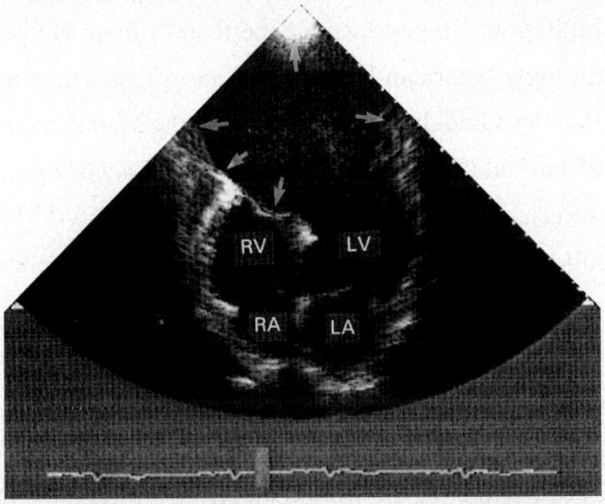

图13.76　二维超声心动图（心尖四腔图）显示较大的左室心尖室壁瘤（箭头所示）。在室壁瘤内相对静止的血流产生漩涡状的“烟雾”效应。外科成功地切除了这个室壁瘤。LV：左室；LA：左房；RV：右室；RA：右房。

心律失常

STEMI 患者常发生室性心动过速和室颤，特别是在再灌注时。心脏停搏时应立即除颤。室性心动过速时应静脉给予β-受体阻滞剂（美托洛尔 5mg，艾司洛尔每分钟 25～200μg/kg）、利多卡因 50～100mg 或胺碘酮每 24 小时 900～1200mg。如果患者血压低，应行同步心脏电复律。应确保血钾在 4.5 mmol/ L 以上。顽固性室性心动过速或室颤，给予镁剂 8mmol/L，15 分钟内静脉注射完毕，可能有效。

心房颤动（房颤）是心肌梗死患者常见的心律失常，可用β-受体阻滞剂和地高辛治疗。也可以电复律治疗，但是常常会复发。

缓慢性心律失常可以首先静脉给予阿托品 0.5mg，4 小时内重复至多 6 次。有症状的心脏阻滞可能需行经皮或经静脉临时起搏器植入。

传导障碍

心肌梗死后常发生传导阻滞。房室阻滞可以在急性心肌梗死期出现，特别是下壁心肌梗死时（右冠状动脉供血窦房结和房室结）。当心脏阻滞伴血流动力学改变时，需要阿托品或临时起搏器治疗。这种传导阻滞可能仅持续几分钟，但是多数会持续数天。如果传导阻滞持续超过 2 周，可能需要植入永久起搏器。

心肌梗死后心包炎和 Dressler 综合征

参见心包疾病。

心肌梗死后的药物治疗

大量临床试验证明，经过几年的随访观察发现，心肌梗死的患者服用以下药物能降低死亡率。因而多数心肌梗死后的患者应该服用以下药物：

- 阿司匹林 75～100mg/d
- 服用β-受体阻滞剂，将心率控制在60次/分以下，如美托洛尔 50mg，2 次 / 天
- 如果有心绞痛发作，口服硝酸酯类药物，如单硝酸异山梨醇酯 20mg，2 次 / 天
- ACEI 类，如雷米普利 2.5mg，2 次 / 天
- 他汀类，如辛伐他汀 20～80mg，2 次 / 天。

STEMI后的评估及危险因素的纠正

心肌梗死后，多数患者需要改变生活方式来减少未来心脏事件的发生，正如ACS中推荐的那样。

对于未做过直接冠状动脉成形术的患者，有必要判定是否有残留的缺血和存活心肌，从而决定是否需要做冠状动脉造影。住院期间无心绞痛及并发症的患者，应该在出院前做低运动量的运动试验。6周后随访时再做规范的运动试验。试验阳性提示需行诊断性/治疗性冠状动脉造影或支架。或者在急性心肌梗死5天时做核素扫描或多巴酚丁胺负荷超声心动试验来确定存活的心肌数量和心肌缺血的范围。超声心动图应用于指导治疗，确定基础射血分数的水平。对于射血分数小于30%的患者，Holter提示有室性心动过速时建议植入ICD。

心脏性猝死（也见表13.7）

心脏性猝死通常定义为症状发生6小时内因心脏原因引起的死亡。心脏性猝死的原因能够反映特定人群的危险因素、流行病学及主要心脏死亡原因。在发达国家，心脏性猝死的主要原因（80%）是冠状动脉疾病，其余10%～15%是心肌病，5%是心脏瓣膜性疾病。尸体解剖的研究显示，80%～90%的病例有冠状动脉粥样硬化。冠状动脉粥样硬化引起死亡的患者中，有40%是猝死。因冠状动脉粥样硬化发生猝死的患者中有高达50%的患者在发病前无冠心病病史。大多数因动脉粥样硬化猝死的患者是死于致命性的室性心律失常，有时心律失常是因心肌缺血而触发。其他少见的心脏性猝死的原因列在表13.34中。患者出现心脏骤停时应立即按照表13.35中的方法实施心肺复苏。心肺复苏成功的患者，多数情况下应植入埋藏式心脏复律-除颤器，以防止心脏停搏再次出现。抗心律失常药物如胺碘酮可以选用，但比埋藏式心脏复律-除颤器的效果差。

（白穆荣译　郭丹杰校）

表13.34　心脏性猝死的原因
冠状动脉疾病
急性心肌梗死——STEMI
慢性缺血性心脏病
冠状动脉旁路移植术后
心脏骤停心肺复苏成功后
先天性冠状动脉畸形
冠状动脉栓塞
冠状动脉炎
非冠状动脉疾病
肥厚型心肌病
扩张型心肌病（缺血性或特发性）
致心律失常性右室心肌病
先天性长QT综合征
Brugada综合征
心脏瓣膜病（主动脉瓣狭窄、二尖瓣脱垂）合并或不合并感　染性心内膜炎
发绀型心脏病（Fallot四联症，大动脉转位）
非发绀型心脏病（室间隔缺损，动脉导管未闭）

推荐读物

Backer GD et al. (2003) Third Joint Task Force of European and other Societies on CVD Prevention in Clinical Practice. *European Heart Journal* **24**: 1601–1610.

Bertrand ME et al. (2002) Task Force on the Management of Acute Coronary Syndromes of the European Society of Cardiology. Management of acute coronary syndromes in patients presenting without persistent ST-segment elevation. *European Heart Journal* **23**(23): 1809–1840.

Braunwald E et al. (2002) ACC/AHA 2002 guideline update for the management of patients with unstable angina and non–ST-segment elevation myocardial infarction: a report of the American College of Cardiology/American Heart Association Task Force on Practice Guidelines (Committee on the Management of Patients With Unstable Angina). *Journal of the American College of Cardiology* **40**(7): 1366–1374.

Gibbons RJ et al. (2003) ACC/AHA 2002 guideline update for the management of patients with chronic stable angina – summary article: a report of the American College of Cardiology/American Heart Association Task Force on Practice Guidelines (Committee on the Management of Patients With Chronic Stable Angina). *Circulation* **107**(1): 149–158.

Hansson SK (2005) Inflammation, atherosclerosis and

coronary artery disease. *New England Journal of Medicine* **352**: 1685–1695.
National Service Framework for Coronary Heart Disease (2000) Department of Health. Online. Available: http://www.doh.gov.uk/nsf/CAD.htm.

心脏瓣膜病

二尖瓣狭窄

几乎所有的二尖瓣狭窄都是由风湿性心脏病引起的。

至少50%的患者有风湿热或舞蹈病病史。风湿热引起的一种最常见的瓣膜病是单纯二尖瓣狭窄（50%）（表13.35）。90%以上的风湿性心脏瓣膜病患者有二尖瓣受累。风湿性二尖瓣狭窄在妇女更常见。病理过程在数年后导致瓣膜增厚、瓣尖融合、钙沉积、瓣口变小（狭窄）及进行性瓣尖固定。

其他原因包括：

- Lutembacher综合征，特征是获得性二尖瓣狭窄合并房间隔缺损。
- 先天性二尖瓣狭窄，十分罕见。
- 老年人中与二尖瓣狭窄相似的综合征，即由瓣膜、瓣环和瓣下装置（腱索）钙化与纤维化所致的二尖瓣狭窄。
- 恶性肿瘤转移至肺，或原发性的支气管肺癌。

病理生理学

当瓣膜口面积由正常的5cm^{2}降低到大约1cm^{2}时，就出现了严重的二尖瓣狭窄。为了维持充分的心排出量，左心房压力增加，左心房肥厚并扩张。最终，肺静脉、肺动脉和右心压力也增加。肺毛细血管压力增加引起肺水肿。这一过程可部分被肺泡与毛细血管壁增厚以及肺动脉收缩（反应性肺动脉高压）所阻断。肺动脉高压可导致右心室肥厚、扩张和衰竭。右心室扩张可导致三尖瓣反流。二尖瓣狭窄通常有并发症（表13.36）。

表 13.35　风湿性瓣膜病

受累瓣膜	患者的百分比
单纯二尖瓣	50
二尖瓣和主动脉瓣	40
二尖瓣、主动脉瓣和三尖瓣	5
单纯主动脉瓣	2
所有其他组合	3

表 13.36　二尖瓣狭窄的并发症

心房颤动
体循环栓塞
肺动脉高压
肺梗死
胸腔感染
感染性心内膜炎（罕见）
三尖瓣反流
右室衰竭

症状

通常在二尖瓣口中度狭窄（如瓣口面积为2 cm^2）时才出现症状。在欧洲，患者通常在第一次风湿热后数十年才出现症状，但是10～20岁的亚洲或远东儿童可能有严重钙化性二尖瓣狭窄。

由于肺静脉高压和反复的支气管炎，可出现严重进行性呼吸困难。常见咳出大量的粉红色泡沫痰，偶尔可出现明显咯血。肺动脉高压进展最终导致右心衰竭，及虚弱、乏力和腹部或下肢水肿的症状。

左心房扩大易引发心房颤动，引起心悸等症状。心房颤动可引起体循环栓塞，最常栓塞到脑血管导致神经系统后遗症，但也可见到肠系膜动脉、肾动脉和外周动脉栓塞。临床上由二尖瓣狭窄引起心房颤动所致的肺动脉栓塞较少见，但是亚临床的肺动脉栓塞有可能发生。

体征（见图13.77）

面容

严重二尖瓣狭窄伴有肺动脉高压的患者可出现二尖瓣面容或颧骨发红。这种双侧上颊部青紫或暗红色变色是由动静脉吻合和血液淤积所致。

脉搏

二尖瓣狭窄可能引起脉搏细弱，通常在疾病的早期出现，且绝大多数患者常为窦性心律。但随着疾病进展，许多患者发生心房颤动，从而导致不规则的脉搏。这些患者的病情常因心房颤动的发生而明显恶化。

颈静脉

如果存在右心衰竭，则有明显的颈静脉充盈。如果存在肺动脉高压或三尖瓣狭窄但无心房颤动时，a 波就会很明显。

触诊

在左胸骨旁可扪及抬举样搏动。这是由于右心室扩大导致左心室后移和第一心音增强所致。还可能触到由右心室肥厚引起的持续性胸骨旁搏动。

听诊

如果二尖瓣柔软，可闻及第一心音增强（图13.77），但在二尖瓣狭窄钙化时就不会出现。当瓣膜受增加的左心房压力冲击突然开放时，将听到“开瓣音”，伴随有低调舒张中期隆隆样杂音，在患者左侧卧位并用钟型听诊器轻轻放在心尖部位时听得最清楚。如果是窦性心律，则杂音在舒张末期增强，这是心房收缩的结果（收缩期间增强）。

二尖瓣狭窄严重程度在临床上基于以下几个标准进行判断：

- 肺动脉高压的存在提示二尖瓣严重狭窄。肺动脉高压的表现有右心室抬举、第二心音肺动脉瓣成分增强，最后出现右心衰竭的体征，如水肿、肝大。肺动脉高压引起肺动脉瓣反流时，肺动脉区可闻及舒张早期杂音，称为 Graham Steell 杂音。
- 开瓣音距第二心音的时间与二尖瓣狭窄的严重程度成比例。
- 舒张中期杂音的长度与二尖瓣狭窄的严重程度成比例。
- 当瓣尖不能运动时，增强的第一心音减弱，开瓣音消失。当发生肺动脉高压时，因心排出量减少而引起第二心音肺动脉瓣成分亢进和二尖瓣舒张期杂音减弱。

检查

胸部 X 线

胸部X线通常显示小心脏伴左心房增大（图13.16）。肺静脉高压也常同时存在。在疾病的晚期，在正位或侧位 X 片上可能见到二尖瓣钙化。当病变严重时，肺水肿或肺动脉高压的征象也可能较明显。

心电图

窦性心律心电图显示双峰 P 波，是由延迟的左心房激动引起（图 13.78）。但常存在心房颤动。随着疾病进展，右心室肥大的心电图特征（电轴右偏和 V_1 导联高 R 波）可能出现（图 13.79）。

超声心动图（图 13.29）

二维超声心动图可以对二尖瓣进行评价并计算二尖瓣口面积，从而提供一个有价值的指导，判定在药

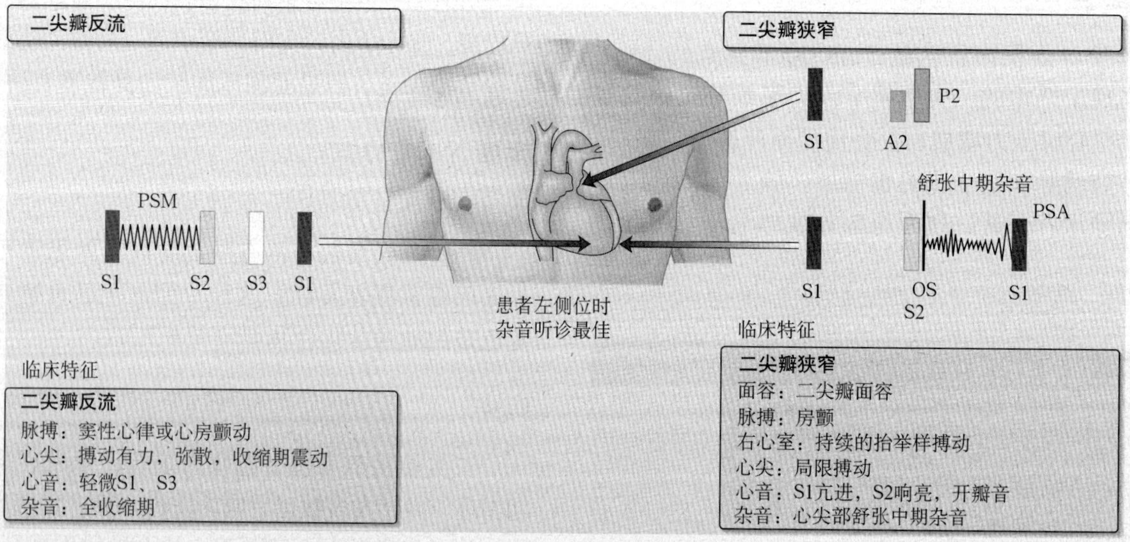

图 13.77 二尖瓣反流和二尖瓣狭窄的相关体征。A2：第二心音主动脉瓣成分；MDM：舒张中期杂音；OS：开瓣音；P2：第二心音肺动脉瓣成分；PSA：收缩期前增强；PSM：全收缩期杂音；S1：第一心音；S2：第二心音；S3：第三心音。

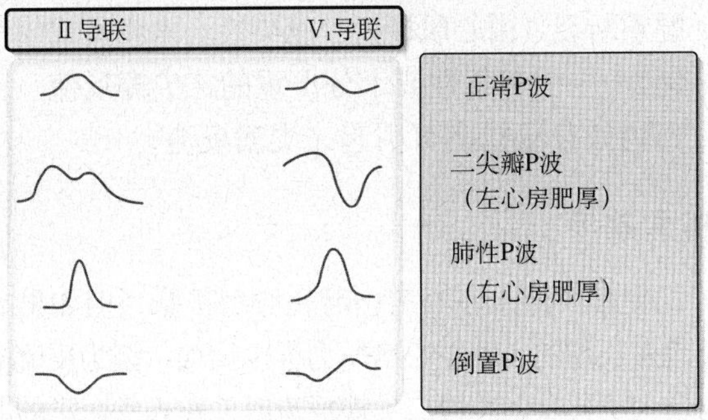

图13.78 二尖瓣狭窄时心电图上所见的双峰P波（二尖瓣P波）。此处也显示了其他异常P波作为对照。

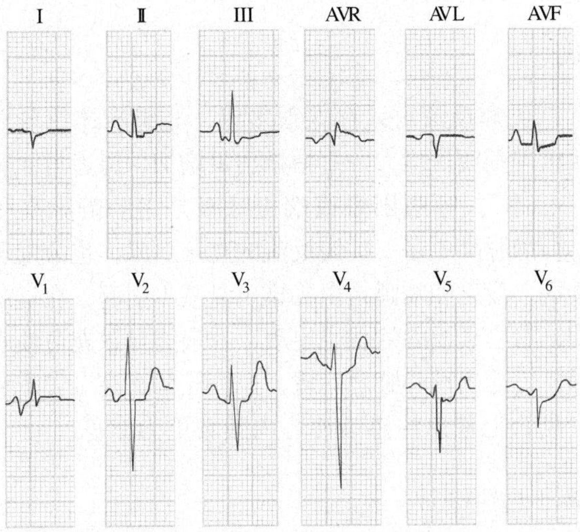

图13.79 12导联心电图显示的严重的二尖瓣狭窄表现。电轴右偏（额面轴=+120°），左心房传导异常（V_1导联大的P波终末负相组分），右心室肥大（V_1导联大R波和电轴右偏）。

物治疗下仍有症状的患者应选择球囊成形术还是二尖瓣置换术。二维超声心动图也可判断左心房和右心室的大小和功能。连续多普勒还可用于测量二尖瓣口面积，并通过测定三尖瓣反流的程度评估肺动脉压力。在绝大多数患者中，单凭超声心动图就足以判断二尖瓣狭窄的严重程度，从而决定是否需要手术治疗。

心导管检查

只适宜在不能做超声心动图（经胸或经食管）或怀疑有并存的心脏疾病（如二尖瓣反流或冠状动脉疾病）时采用。二尖瓣狭窄的典型表现是左心房的舒张压高于左心室（图13.80）。这种压力梯度通常与狭窄的程度成正比。

治疗

轻度二尖瓣狭窄可能不需要治疗，只治疗支气管炎的急性发作。尽管感染性心内膜炎在单纯二尖瓣狭窄中不常见，但仍建议使用抗生素预防（见第2章）。二尖瓣狭窄的早期症状如轻微的呼吸困难可用小剂量利尿剂治疗。心房颤动发生时需要地高辛合并抗凝治疗，以预防心房血栓和体循环栓塞。如果存在肺动脉高压，或经药物治疗而肺淤血症状持续存在，建议行外科手术以解除二尖瓣狭窄。有四种手术方法。

穿间隔球囊瓣膜成形术

通过股静脉把导管放置到右心房，然后用导管穿刺房间隔进入左心房并跨过二尖瓣。球囊通过导管放置在横跨二尖瓣位置，再将球囊扩张来分裂二尖瓣结合处。该项操作可在心导管室在局部麻醉下进行。正如其他的瓣膜成形技术，该手术可能导致明显的反流，需要进行瓣膜置换手术（见下文）。这种手术对那些瓣膜柔软而瓣膜下结构很少受累及仅有少量反流的患者是理想的选择。如果有严重的瓣膜钙化或中重度二尖瓣反流，则不能进行该手术。左心房血栓是球囊瓣膜成形术的禁忌证之一；因此，为了排除左心房血栓，行该操作前必须经食管做超声心动检查。

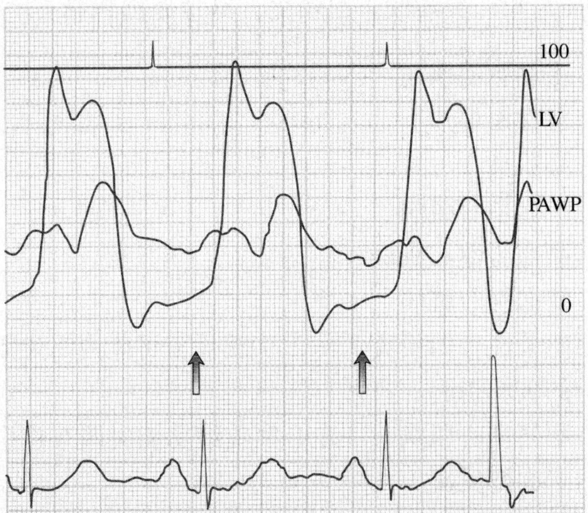

图13.80 同步记录心电图、左心室压和肺动脉楔压（PAWP）。PAWP几乎和左心房压力相同。因此在舒张末期（QRS波起始部），PAWP显著高于左心室压（箭头所示）。此压力梯度由二尖瓣狭窄引起。PAWP也被称为PAOP（阻塞压力）。

闭式瓣膜成形术

这种手术建议用于那些可活动、无钙化、无反流的二尖瓣狭窄。外科医师可用手指通过左心耳引导扩张器，从左心室心尖部到达融合部位进行瓣尖分离。这种手术不需要体外循环。闭式瓣膜成形术的良好效果可能维持10年或更久。瓣膜尖部常再融合且可能最终需要再次手术。

开胸瓣膜成形术

这种手术常常比闭式瓣膜成形术更常用。瓣膜尖可在直视下小心地分离，但需要体外循环。直视分离降低了造成创伤性二尖瓣反流的可能性。

二尖瓣置换术

有以下情况时需行二尖瓣置换术：

- 同时存在二尖瓣反流
- 二尖瓣病变严重或严重钙化性狭窄，分离瓣膜时必然会引起明显反流
- 中重度二尖瓣狭窄，虽经抗凝仍存在左心房血栓。

人工瓣膜可正常工作超过20年。通常需要抗凝药物以预防有可能阻塞瓣膜或引起栓塞的血栓形成。

二尖瓣反流

在众多引起二尖瓣反流的病因中，风湿性心脏病（50%）和二尖瓣脱垂最常见。其他原因包括：

- 主动脉瓣疾病
- 急性风湿热
- 心肌炎
- 扩张型心肌病
- 高血压性心脏病
- 缺血性心脏病
- 感染性心内膜炎—— 二尖瓣反流可能由二尖瓣叶的破坏引起
- 肥厚型心肌病——左心室收缩功能失调并常引起二尖瓣反流
- 结缔组织病——系统性红斑狼疮可能导致二尖瓣反流
- 胶原纤维异常——Marfan 综合征和Ehlers-Danlos综合征引起二尖瓣反流
- 瓣膜尖老化或二尖瓣环钙化——导致二尖瓣反流
- 腱索断裂（由心肌梗死、感染性心内膜炎或创伤引起）——引起急性或十分严重的二尖瓣反流
- 药物如芬氟拉明可引起二尖瓣反流。

病理生理学

二尖瓣反流入左心房引起左心房扩张，但如果二尖瓣反流是长期的，则左心房压力很少增加，因为反流被左心房增大所代偿。急性二尖瓣反流时，左心房正常的顺应性不允许有较大的扩张，左心房压力就会增加。因此在急性二尖瓣反流时，左心v波明显增大，肺静脉压力增高产生肺水肿。由于每搏排出量中有一部分反流，所以每搏排出量增加以维持前向的心排出量，最终导致左心室增大。

症状

二尖瓣反流可以存在很多年，心脏的体积可以在症状出现前明显增大。每搏排出量增加，患者可能感觉为“心悸”。**呼吸困难或端坐呼吸**是由肺静脉高压引起，肺静脉高压是二尖瓣反流的直接后果，也继发于左心衰竭。疲乏和嗜睡是由心排出量减少引起。在疾病的晚期，右心衰竭的症状也出现，并最终导致**充血性心力衰竭**。可能出现**心脏恶病质**。血栓栓塞比在二尖瓣狭窄中少见，但**亚急性感染性心内膜炎**更为常见。

体征（见图 13.77）

无并发症的二尖瓣反流的体征有：

- 心尖搏动弥散、向左移位（有力）及收缩期震颤（如果严重）
- 第一心音减弱，因为瓣膜尖关闭不全及左心室收缩开始时瓣膜仅部分关闭
- 全收缩期杂音，因为反流贯穿整个收缩期，在心尖部最响但可放射到整个前胸并至腋部
- 明显的第三心音，由于在舒张早期血流突然反流到扩张的左心室而引起（有时可能在第三心音后出现一个短的舒张中期杂音）。

心房颤动、肺动脉高压和左、右心衰相关的体征发生在疾病的后期。同二尖瓣狭窄相比，心房颤动引起的症状较轻。

检查

胸部 X 线

胸部 X 线可能见到左心房和左心室扩大。心胸比

例（CTR）增加，并可见到瓣膜钙化。

心电图

心电图显示左心房延迟激动（双峰P波）和右心室肥大（图13.81），表现为左侧导联（如I导联和V_6导联）明显的高R波和右胸导联（如V_1导联和V_2导联）深S波。（注意SV_1+RV_5或$RV_6>35$ mm提示左心室肥大。）约50%的二尖瓣反流患者发生左心室肥大。还可出现心房颤动。

超声心动图

超声心动图显示左心房和左心室增大。可能有腱索或乳头肌断裂的特异性表现。连续波**多普勒**可判定二尖瓣反流束的速度。

超声心动图在判定二尖瓣反流方面不如二尖瓣狭窄那样确切。不过，可通过观察心室功能的动态变化间接获得关于反流严重程度的有价值信息。经食管超声心动图（TOE）有助于在外科手术前发现瓣膜结构异常。术中TOE也能够帮助评估瓣膜修复的效果。

心导管检查

可发现显著的左心房收缩期压力增高波形，并且在把造影剂注射入左心室时，可发现造影剂在收缩期反流进入增大的左心房。

治疗

对无症状的轻度二尖瓣反流患者可保守治疗，但需通过一系列超声心动图进行随访。需要用药预防心内膜炎（见第2章）。任何进展性心脏增大的证据通常提示需早期外科手术干预，进行二尖瓣修复或置换。外科干预的益处在较晚期的患者中会减少。对外科手术不适宜的患者或一段时间后再考虑手术的患者，治疗通常选用ACEI、利尿剂并可能使用抗凝剂。对于突发的剧烈二尖瓣反流，如腱索断裂、乳头肌断裂或感染性心内膜炎时所见，需要紧急二尖瓣置换。

二尖瓣脱垂

二尖瓣脱垂也被称为Barlow综合征或二尖瓣下垂，是由于二尖瓣叶过大、二尖瓣环扩大、腱索异常延长或乳头肌收缩不协调引起。组织学可发现二尖瓣叶黏液瘤样退行性变。年轻女性比男性和老年女性常见，且有家族倾向。病因不明，但与Marfan综合征、甲状腺功能亢进、风湿性或缺血性心脏病相关。也可发生在房间隔缺损的病例，并可能作为肥厚型心肌病的一部分。轻度二尖瓣脱垂很常见，应视为正常变异。

病理生理学

在心室收缩期，有一个二尖瓣叶（后叶最常见）脱入左心房。这可能导致心室收缩异常、乳头肌拉伤和部分二尖瓣反流。通常这种综合征对血流动力学影响不严重。可发生血栓栓塞。

症状

不典型胸痛是最常见的症状。通常疼痛部位在左乳下，为针刺样疼痛。有时在胸骨后，疼痛严重。但罕

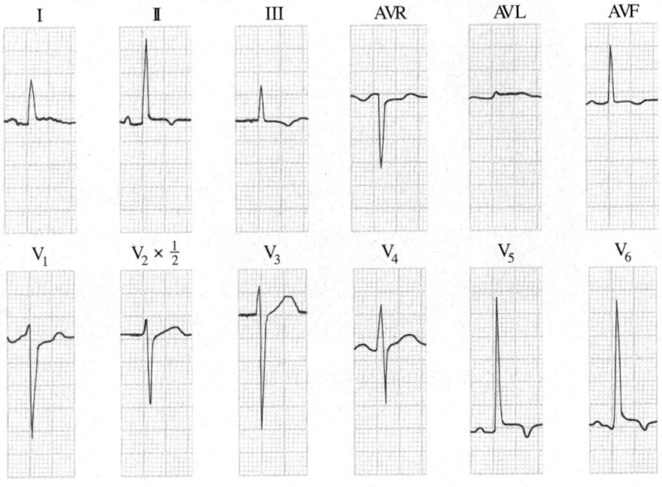

图13.81　左室肥大的12导联心电图表现。注意：V_1导联S波振幅为21 mm；V_1导联的S波+V_6导联的R波≥35 mm。

见与典型心绞痛相似的疼痛。患者可感到**心悸**，因为心室收缩功能异常或二尖瓣脱垂引起的房性和室性心律失常。致死性**室性心律失常**引起的心脏性猝死极为罕见，但这是公认的并发症。

体征

最常见的体征是收缩中期喀喇音，是由收缩期瓣膜突然脱垂和腱索突然紧张产生的。常继之以二尖瓣反流引起的收缩晚期杂音。随着二尖瓣反流的增加，杂音发展至全收缩期。

检查

胸部X线

胸部X线通常是正常的，除非存在严重的二尖瓣反流。

心电图

15%～30%的患者心电图显示非特异性ST/T波改变，但没有证据证明这种改变比在普通人群中多见。

超声心动图

二维超声心动图可确诊，典型表现是在收缩期一个或两个二尖瓣瓣叶向后脱入左心房。

心导管检查

心导管检查时，心脏造影提示收缩期二尖瓣叶脱入左心房，若有二尖瓣瓣反流也可发现。这种检查通常不需要。

治疗

通常β受体阻滞剂对不典型胸痛和心悸是有效的。有时需要更特异的抗心律失常药物治疗。当二尖瓣脱垂引起明显二尖瓣反流和心房颤动时，建议使用抗凝药物预防血栓栓塞。伴严重二尖瓣反流的二尖瓣脱垂有心脏性猝死的危险。建议对所有这些患者行二尖瓣修复术。极为少见的是，当两个瓣叶有严重脱垂时，应选择二尖瓣置换术而不是二尖瓣修复来治疗严重反流。如果存在明显二尖瓣反流，建议进行预防性抗心内膜炎的治疗（见第2章）。

（李帮清译）

主动脉瓣狭窄

先天性主动脉瓣狭窄时，因流经先天性异常瓣膜（通常为二叶瓣）的血流呈湍流，因而引起瓣膜损伤进行性发展。先天性主动脉瓣异常多发于男性，并在以后的病程中发生钙化。

风湿热可使原本正常的三叶主动脉瓣发生进行性融合、增厚和钙化。约40%的风湿性心脏病患者主动脉瓣受累，其中大多伴有二尖瓣损害。

钙化性瓣膜病是主动脉瓣狭窄的最常见原因，多见于老年人。它是一个炎症过程，开始时瓣膜内膜下增厚及邻近组织纤维化，并有巨噬细胞和T淋巴细胞浸润。随后瓣膜病变处的脂蛋白发生钙化，使瓣叶僵硬，收缩期开放受限。

主动脉瓣狭窄应与其他导致左心室排空障碍的原因相鉴别（图13.82），包括：

- 主动脉瓣上梗阻——由主动脉瓣上方的先天性纤维隔膜造成，常伴有智力发育迟滞和高钙血症（William综合征）
- 肥厚型心肌病——室间隔肥厚导致左心室流出道梗阻
- 主动脉瓣下狭窄——紧邻主动脉瓣下的先天性纤维嵴或隔膜造成狭窄。

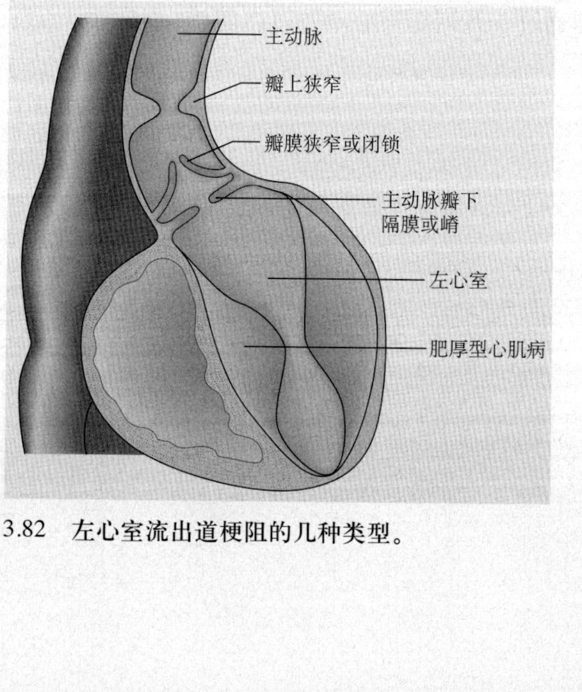

图13.82 左心室流出道梗阻的几种类型。

病理生理学

左心室排空障碍导致左心室压力升高及代偿性左心室肥厚，继而致使左室心肌相对缺血，最终发生心绞痛、心律失常以及左心室功能衰竭。运动时左室排空障碍相对更为严重。正常情况下，运动时心排出量成倍增加，但主动脉瓣口严重狭窄时心排出量就很难提高，从而导致血压下降、冠状动脉缺血加重并出现心力衰竭和心律失常。与主动脉瓣反流相比，主动脉瓣狭窄对左心室收缩功能的影响较小。

症状

中重度主动脉瓣狭窄（瓣口缩小到正常面积的三分之一）时临床上才出现症状。此时可出现**劳力性晕厥**、**心绞痛**和**呼吸困难**。症状一旦出现，其预后会较差——如不行外科干预，平均在 2～3 年内死亡。

体征（见图 13.83）

脉搏

颈动脉搏动减弱、上升缓慢或呈平台状。

心前区触诊

心肌肥厚不会造成心脏明显扩大（不同于扩张），所以心尖搏动通常无移位。但搏动持续且明显。由于第四心音或心房收缩（反冲），有时可触及双重搏动。在主动脉瓣区可能触及收缩期震颤。

听诊

最明显体征是闻及“菱形”（呈渐强 - 渐弱特征）收缩期喷射性杂音。病情严重时心脏射血时间延长导致杂音延长。该杂音粗糙，在主动脉听诊区最响，并向颈部和心前区传导。由于心排出量降低会使杂音减弱，所以杂音强度与疾病严重程度不成比例。病情严重时杂音可能消失。

其他体征包括：

- 如瓣膜无僵硬及钙化，可闻及收缩期喷射性喀喇音
- 如瓣膜僵硬，主动脉瓣第二心音减弱或消失
- 第二心音逆分裂（呼气时分裂）
- 如无二尖瓣狭窄，可闻及明显的第四心音。

检查

胸部 X 线检查

狭窄的主动脉瓣上方的血液湍流造成“狭窄后扩张”，所以通常可见突出、扩张的升主动脉及相对较小的心脏。有时可见主动脉瓣钙化。心力衰竭时心胸比例增大。

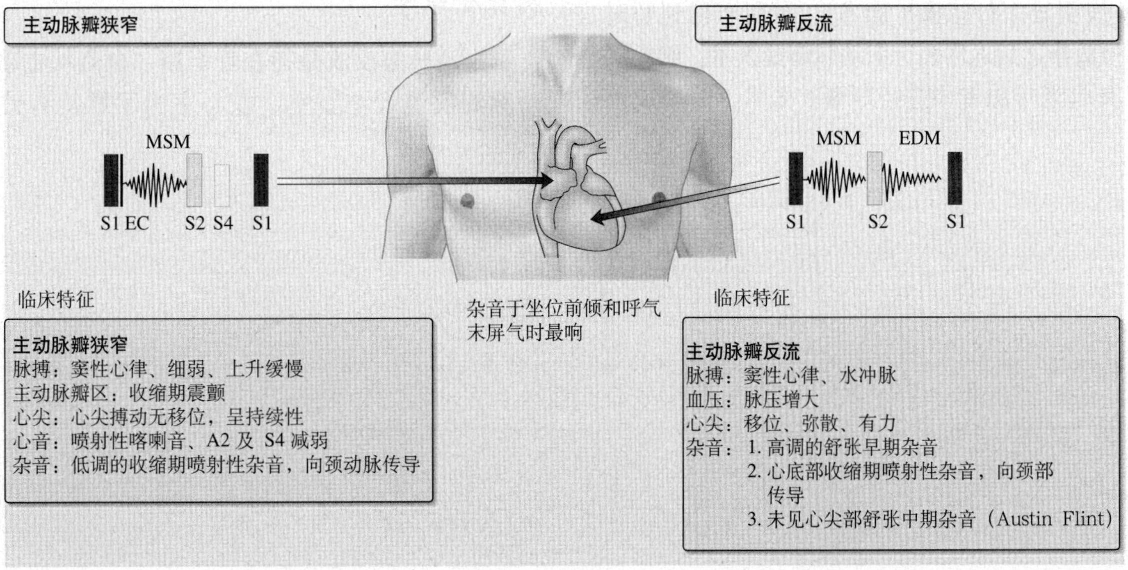

图13.83 主动脉瓣狭窄和主动脉瓣反流的特征。EC：喷射性喀喇音；EDM：舒张早期杂音；MSM：收缩中期杂音；S1：第一心音。

心电图

左心室肥厚，左心室传导时限延长。狭窄严重时，压力负荷过重导致左心室“劳损”改变（I、AVL、V_5、V_6 等朝向左心室的导联 ST 段压低及 T 波倒置）。常为窦性心律，但有时可发生室性心律失常。

超声心动图

主动脉瓣叶增厚、钙化、僵硬。有时可见左心室肥厚。如左心室功能尚可，则应用连续波**多普勒**可以计算出跨膜压力梯度（图 13.28）。

心导管检查

心导管可测量主动脉与左心室间收缩期压力梯度（图13.84），并评估左心室功能。临床上因可以采用非侵入性超声心动图获取这些信息，所以采用心导管检查的情况很少。但推荐手术治疗前行冠状动脉造影检查。

治疗

主动脉瓣狭窄患者的症状与其严重程度相关，对于所有有症状的患者应行主动脉瓣置换术。无症状患者应定期复查，对症状及超声心动图结果进行评估。抗生素预防感染性心内膜炎是必要的治疗措施（见第 2 章）。

青少年期严重的主动脉瓣狭窄，如无严重畸形或钙化，可以应用瓣膜成形术来进行治疗（外科直视手术或者在 X 线引导下行球囊扩张术）。梗阻可得到暂时性缓解，但数年之后通常需行主动脉瓣置换术。曾尝试在成年尤其是老年患者中进行球囊扩张术（瓣膜成形术）替代外科手术，但治疗效果不理想，因此仅作为不适于外科治疗的患者的治疗手段或手术前过渡措施（因为球囊扩张术后收缩功能常可以改善）。

表 13.37　主动脉瓣反流的原因

急性主动脉瓣反流	慢性主动脉瓣反流
急性风湿热	风湿性心脏病
感染性心内膜炎	梅毒
主动脉夹层	关节炎：
主动脉窦瘤破裂	Reiter 综合征
人工心脏瓣膜失去功能	强直性脊柱炎
	类风湿性关节炎
	高血压（严重）
	二叶主动脉瓣
	主动脉瓣心内膜炎
	Marfan 综合征
	成骨不全症

主动脉瓣反流

主动脉瓣反流最常见病因是风湿热和既往瓣膜损伤基础上合并感染性心内膜炎。主动脉瓣反流既可以是先天畸形（如二叶瓣），也可以是风湿性瓣膜病。此外，还有许多其他原因可引起主动脉瓣反流（表 13.37）。大多数主动脉瓣反流患者为男性（75%），但风湿性主动脉瓣反流多见于女性。

病理生理学

主动脉瓣反流是指在舒张期，血流从主动脉经主动脉瓣反流入左心室。左心室为了维持有效心排出

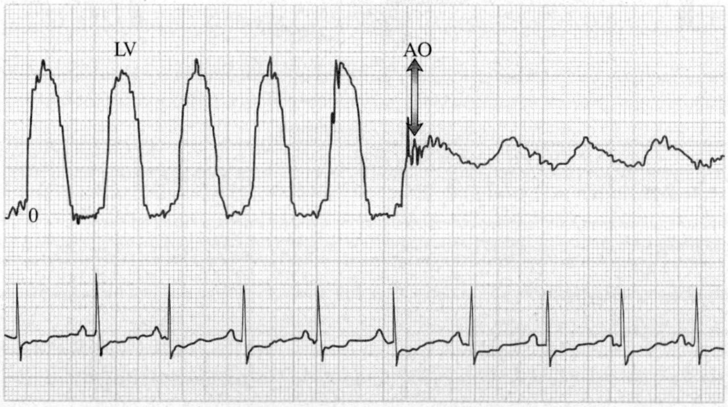

图13.84　**心导管从左心室撤回至主动脉时的心电图和压力曲线。**注意收缩压力峰值由250mmHg降至130mmHg（箭头所示），120mmHg 的收缩期峰值梯度提示严重的主动脉瓣狭窄。

量，心脏泵入主动脉的总血量增加，结果导致左心室增大。因舒张期主动脉血流急剧减少，导致舒张压下降和冠状动脉灌注降低。另外，增大的左心室机械效率降低，引起氧需求升高及心肌缺血。

症状

主动脉瓣反流的患者症状出现较晚，仅当**左心室衰竭**时才出现。与二尖瓣反流相似，最常见症状是由于左心室增大及收缩力加强导致的**心悸**。除此以外，**心绞痛**常见。**呼吸困难**的程度取决于左心室扩张及功能不全的严重程度。**心律失常**相对少见。

体征（图 13.83）

主动脉瓣反流的体征较多，主要为高动力循环、血液反流至左心室以及左心室增大的表现。

脉搏呈水冲脉。以下体征较为少见，但也表明高动力循环特征：

- 毛细血管搏动征（Quincke 征）——甲床毛细血管搏动
- 点头征（De Musset 征）——头部随心脏搏动而上下运动
- 股动脉收缩期和舒张期双重杂音（Duroziez 征）——轻压股动脉远端时听诊可闻及，表示主动脉瓣反流较为严重
- 股动脉枪击音——在股动脉上听诊可闻及与心跳一致的短促如射枪的声音。

心尖搏动向左下移位，且搏动有力。胸骨左缘第四肋间可闻及高调舒张早期杂音，坐位前倾和呼气末屏气时最明显。

容量负荷过重常造成收缩期喷射性杂音。另外，反流可冲击二尖瓣前叶，产生舒张中期杂音（Austin Flint 杂音）。

检查

胸部 X 线检查

左心室明显增大，升主动脉可能扩张。梅毒性主动脉炎患者，升主动脉壁可有钙化，如瓣膜病导致反流也可发生钙化。

心电图

容量负荷过重导致左心室肥大，左胸导联 R 波高尖、T 波倒置加深，右胸导联 S 波加深。通常为窦性心律。

超声心动图

心脏收缩增强，左心室扩张。主动脉根部可能扩大。严重者可见舒张期二尖瓣叶或间隔振动（形成 Austin Flint 杂音）。连续多普勒可检测到反流。

心导管检查

主动脉造影可显示主动脉瓣畸形并评估反流的程度。

治疗

基础病因（如梅毒性主动脉炎或感染性心内膜炎）需要特异性治疗。通常需行瓣膜置换术，但手术时机的选择非常关键。

心肌衰竭时才出现症状，加之手术后心肌功能不能完全恢复，所以手术应于出现明显症状前进行。手术时机应根据血流动力学、超声心动图或血管造影标准来决定。

机械瓣和生物瓣均可使用。老年患者以及不能使用抗凝剂患者倾向于使用生物瓣；但由于生物瓣易于钙化和退化，儿童和年轻人禁止使用。即使使用的是人工瓣膜，置换术后也应使用抗生素预防感染性心内膜炎（见第 2 章）。

三尖瓣狭窄

三尖瓣狭窄较为少见，女性多于男性，大多由风湿性心脏病引起，通常伴二尖瓣和（或）主动脉瓣疾病。也见于类癌综合征。

病理生理学

三尖瓣狭窄使心排出量减少，但右心房压力升高时可恢复正常。由此造成的体循环静脉淤血可引起肝

肿大、腹水和水肿。

症状

患者的症状通常由左侧风湿性瓣膜损害所致。三尖瓣狭窄的患者，相对于**呼吸困难**而言，**腹痛**（肝大引起）、腹胀（腹水引起）以及**外周水肿**更加严重。

体征

窦性心律时（通常不能维持）出现明显的颈静脉a波。肝区也可扪及此收缩期前搏动。胸骨左下缘可闻及低调的舒张中期隆隆样杂音，吸气时增强。当伴发二尖瓣狭窄时，由于二尖瓣杂音的存在，此杂音可能难以闻及。偶尔可闻及三尖瓣开瓣音。

可有肝大、腹水和水肿。

检查

胸部X线检查

右心房可明显增大。

心电图

右心房增大，可表现为Ⅱ导联P波高尖（>3mm）。

超声心动图

三尖瓣叶增厚、僵硬，但不如二尖瓣病变清晰。

心导管检查

可测定右心房和右心室间舒张期压力梯度。造影可显示右心房增大。

治疗

药物处理包括应用利尿剂和限制钠盐摄入。有时可以应用三尖瓣成形术治疗，但通常需进行三尖瓣置换术。由于三尖瓣狭窄极少单独存在，故通常需对其他瓣膜同时进行置换。

三尖瓣反流

功能性三尖瓣反流可发生于任何导致右心室扩张的情况，如肺源性心脏病、心肌梗死或肺动脉高压。

器质性三尖瓣反流可发生于风湿性心脏病、感染性心内膜炎、类癌综合征、Ebstein 畸形（先天性三尖瓣下移畸形）以及其他先天性房室瓣畸形。

症状和体征

三尖瓣反流使右心房和体循环静脉压力增高。患者可主诉**右心功能衰竭**的症状。

颈静脉大c、v波，可扪及收缩期肝搏动。胸骨左缘可触及右心室搏动，可闻及全收缩期吹风样杂音，该杂音吸气时在胸骨左下缘最明显。心房颤动常见。

治疗

功能性三尖瓣反流通过内科治疗可以消失。严重的器质性三尖瓣反流需行手术修复（瓣环成形术或折叠术）。个别情况下需行三尖瓣置换术。对于三尖瓣发生感染性心内膜炎的吸毒者，推荐行瓣膜切除以消除感染。切除后短期内耐受性较好。人工瓣膜植入的情况见本章相关部分。

肺动脉瓣狭窄

肺动脉瓣狭窄的最常见病因是先天性畸形，极少数由风湿热或类癌综合征引起。肺动脉瓣狭窄者室间隔可完好或伴发室间隔缺损（Fallot 四联症）。

肺动脉瓣狭窄可分为瓣膜、瓣上和瓣下狭窄。多发性先天性肺动脉狭窄通常由孕期风疹感染引起。

症状和体征

右心室排空受阻导致**右心室肥厚**，进而导致右心房肥大。严重的**肺动脉瓣梗阻**可能危及生命，但轻度梗阻患者表现出疲劳、晕厥和**右心功能衰竭**的症状。而轻度肺动脉瓣狭窄患者可无症状。

体征主要包括胸骨左缘第二肋间可闻及粗糙的收缩中期喷射性杂音，吸气时明显，常可同时触及震颤。肺动脉瓣关闭音常延迟、减弱。如果瓣膜梗阻，可闻及肺动脉瓣喷射音。中等程度的狭窄可出现右心室第四心音和增大的颈静脉a波。可触及右心室抬举性（持续性）搏动。

检查

胸部X线检查

X线显示狭窄后扩张导致的肺动脉突出。

心电图

右心房及右心室肥大，有时虽然病情非常严重，心电图也可正常。

超声心动图

首选多普勒超声心动检查。

心导管检查

导管通过右心，可通过测量收缩期压力梯度来评估狭窄的水平和程度。

治疗

严重的肺动脉瓣狭窄需行肺动脉瓣成形术（球囊分离或直视外科手术）。

肺动脉瓣反流

肺动脉瓣反流是肺动脉瓣最常见的获得性病变。病因是继发于肺动脉高压的肺动脉瓣环扩大。其特征是递减型舒张期杂音，始于第二心音肺动脉瓣成分，但该杂音很难与主动脉瓣反流的杂音鉴别。肺动脉瓣反流的患者通常无症状，很少需要治疗。

人工心脏瓣膜

目前尚无理想的替代物可完全替代自体功能正常的心脏瓣膜。人工瓣膜有两种：人工机械瓣膜和人工生物瓣膜（图13.85）。人工心脏瓣膜包括两种基本功能：开放时使血流通过，并可通过阻塞机制来调节血流。机械瓣膜包括Starr-Edwards球罩型瓣膜、Bjork-Shiley倾斜圆盘瓣膜和St Jude双叶瓣膜等。生物瓣膜包括人源瓣膜（同种移植）、猪或牛源瓣膜（异种移植）。而以患者自身瓣膜进行置换（即肺动脉瓣替代主动脉瓣）称为自体移植。

机械瓣膜与生物瓣膜

机械瓣膜为人工材料制成，较之生物瓣膜更加持久耐用，10年后才开始退化。人工合成材料更易于形成血栓。所以机械瓣膜需要在换瓣后行正规的终身抗凝治疗，而生物瓣膜只需在术后的一段时间内进行抗凝治疗，加之缝合线内皮化，在没有其他血栓栓塞危险因素（如房颤）情况下可以停止抗凝治疗。人工瓣膜的选择依据瓣膜的使用时间以及患者对长时间抗凝的耐

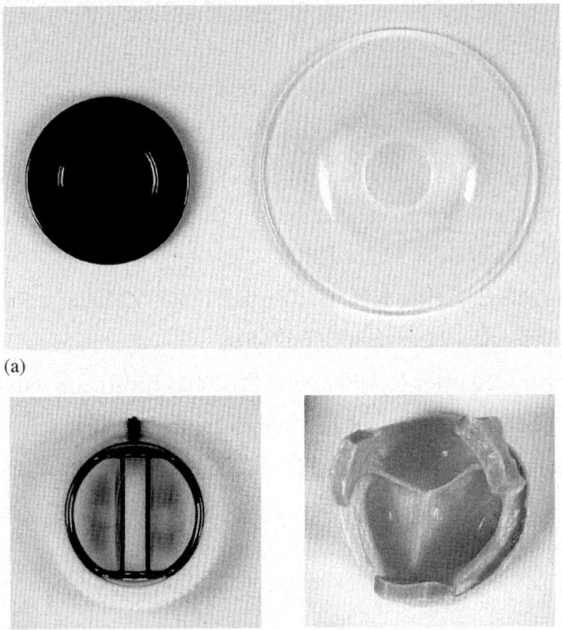

(a) (b) (c)

图 13.85 人工心脏瓣膜。
(a) Bjork-Shiley 人工机械瓣膜。
(b) St Jude 双叶瓣膜。
(c) 生物主动脉瓣膜（主动脉观）。

受程度而定。生物瓣膜听诊与自体瓣膜相似，而机械瓣膜的心音较大，开瓣及关瓣音都可闻及。

并发症

所有的人工瓣膜都有感染的危险。人工瓣膜心内膜炎的发病率和致死率较高，应以预防为主。对患者进行抗生素预防的教育非常重要，并应在临床随访中进一步加强宣教。任何破坏躯体固有防御体系的操作（如口腔手术操作、导管置入）都会增加人工瓣膜暴露于菌血症的危险。处理人工心脏瓣膜患者时必须牢记这一问题并采取措施尽量减少感染的危险。人工瓣膜如出现赘生物、血栓、钙化，可导致狭窄或反流。人工瓣膜可与瓣环分离，导致瓣周漏。听诊可以探查到人工瓣膜结构异常，超声心动图是首选检查手段。经胸超声心动图是非侵入性检查，但机械瓣对超声的散射使检查难以奏效。经食管超声心动图可以提供不同的视野和高清晰度的图像，在怀疑人工心脏瓣膜心内膜炎时为首选检查。

（刘文玲译　郭丹杰校）

推荐读物

Enrique-Sarano M, Tajik AJ (2004) Aortic regurgitation. *New England Journal of Medicine* **351**: 1539–1546.

Goldsmith I, Turpie AGG, Lip GYH (2002) Valvar heart disease and prosthetic heart valves. *British Medical Journal* **325**: 1228–1231.

Hayek E, Gring KN, Griffin BP (2005) Mitral valve prolapse. *Lancet* **365**: 507–518.

Piper C, Korfer R, Horstkotte D (2001) Prosthetic valve endocarditis. *Heart* **85**: 590–593.

Reimold SC, Rutherford JD (2003) Valvular heart disease in pregnancy. *New England Journal of Medicine* **349**(1): 52–59.

感染性心内膜炎

感染性心内膜炎是一种心内膜表面的感染。本病可表现为急性暴发起病，但更常见的是隐匿病程，即亚急性细菌性心内膜炎（SBE）。之所以使用“感染性心内膜炎”这个名词，是因为并不是所有的感染病原体都是细菌，真菌也可以致病。在英国，感染性心内膜炎的年发病率为 6 ~ 7/10 万，在发展中国家发病率更高。如不治疗，死亡率接近 100%，甚至即使给予治疗，发病率和死亡率仍相当高。

病因学

内膜炎通常是两个因素作用的结果：循环中病原体的存在，以及异常的心内膜，使病原体能够粘附和生长 。

引起菌血症的原因

任何导致机体固有屏障破坏的因素都能够引起菌血症。在一些病例中，菌血症的病因不明，更常见的是存在一个可以导致细菌入血的明显原因。这可以是患者原因造成，如牙齿卫生不良、静脉滥用药物、软组织感染等；也可以是医源性的，如治疗牙病、血管内导管（尤其是中心静脉置管）、心脏手术或永久起搏器植入等。

心脏局部因素

损伤的血管内皮将启动血小板和纤维蛋白沉积。病原体可在这种小的血栓上粘附和生长。随着病原体增加，更多的纤维蛋白和血小板沉积，逐渐形成特征性感染赘生物。血管内膜异常可以是瓣膜病变的结果，使得局部血流不再是层流，或者由于室间隔缺损或动脉导管未闭产生喷射性内膜损害。感染性心内膜炎很少在无明显血流动力学紊乱时发生（即低压系统）。因此，室间隔缺损要比房间隔缺损更易并发感染性心内膜炎，罕见于不伴有明显反流的二尖瓣脱垂。主动脉瓣和二尖瓣是最易受影响的瓣膜。右心内膜炎通常与静脉滥用药物相关，虽然其确切的病理机制还未完全清楚。有可能是注射的携带药物的微粒物质损伤右心瓣膜。右心系统的操作（如中心静脉导管和临时起搏器植入）同样也是右侧心内膜炎的常见原因。

金黄色葡萄球菌和肺炎链球菌等致病性强的病原体可粘附在正常瓣膜上并增殖。

病原体

常见病原体及感染源见图 13.86。

少见原因

少见原因包括HACEK组微生物［嗜血杆菌种（包括副流感嗜血杆菌、嗜沫嗜血杆菌和副嗜沫嗜血杆菌，但不包括流感嗜血杆菌）、伴放线杆菌、人类心杆菌、侵蚀艾肯菌和金氏杆菌］，其病程更倾向于隐袭性。

培养阴性的心内膜炎

5% ~ 10%的心内膜炎培养阴性。一般是由于培养前使用了抗生素治疗（仔细询问病史非常重要），但有一些苛养性微生物在普通血培养中难以生长。这包括立克次体（Q 热的原因）、衣原体 SPP、 巴尔通体 SPP（引起战壕热和猫抓病的微生物）和军团菌。

临床特征

患者急性起病，典型特征是新出现心脏杂音或心脏杂音发生改变以及发热，也可以表现为亚急性隐袭性发病。因此需要高度考虑内膜炎的可能性；否则，很容易延误诊断而导致潜在的灾难性后果。

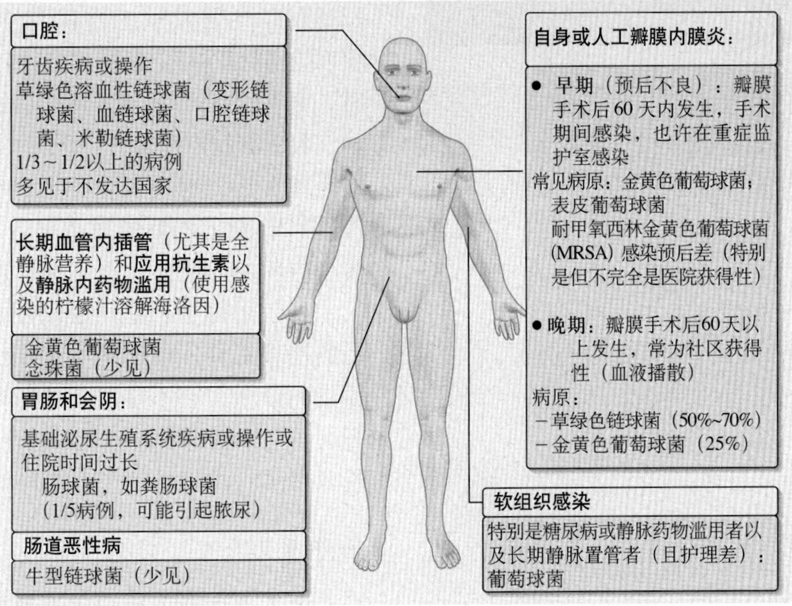

图 13.86　感染性心内膜炎的病原学及感染源。

临床体征通常是下列病理过程的表现：全身感染征象；心脏病变；栓塞和免疫复合物沉积（表 13.38）。

远端栓塞可导致远端器官梗死和（或）感染播散。体征和症状根据受累器官不同而异。例如，脑脓肿表现为癫痫发作、意识丧失或局灶神经系统体征。10% 的患者出现杵状指（趾）。

诊断标准

感染性心内膜炎的诊断标准已建立。此后经过修正，目前被称为 Duke 标准（Box 13.1）。

检查

辅助检查的目的有三个：首先是确立感染性心内膜炎的诊断；其次确认致病微生物以给予有针对性的治疗；第三是监测患者对治疗的反应。

微生物学

血培养是感染性心内膜炎关键的诊断性检查。至少要取 3 次样本（6 瓶），并应该联系微生物实验室。关于患者的信息越多，试验结果提供的信心也越多。当诊断可疑而血培养阴性时需要进行血清学检查，这有助于诊断标准血培养不能生长的微生物感染。

其他实验室检查

尽管是非特异检查，但这些检查有助于证实败血症的存在和监测治疗反应。

- **全血细胞计数**：常见正细胞正色素性贫血和多形核白细胞增多，也可见到血小板减少或血小板增多（症）。
- **尿素氮和电解质**：肾功能不全是败血症的并发症。所有患者的电解质紊乱都应该首先发现并予以纠正，以避免心律失常的发生。
- **肝功能的生化指标**常轻度改变：尤其是血清碱性磷酸酶升高。
- **炎性标志物**：C反应蛋白和血沉是炎症反应的非特异性标志物，在任何感染中都会增高。与血沉相比，C 反应蛋白升高更敏感。
- **免疫球蛋白和补体**：血清免疫球蛋白升高，但总补体和C3补体由于免疫复合物形成而降低。70% 以上的病例可以检出循环免疫复合物，但不常规测定。
- **尿样**：可出现蛋白尿，而显微镜下血尿几乎总存在。
- **聚合酶链反应**（PCR）：用于在血、尿或外科切除标本中复制出特异的DNA或RNA。这是一种特异性扩增技术，用于当潜在病原体生长缓慢或用常规方法不能培养时，以及当不同标本培养分离出两种甚至更多的微生物需要鉴别表型时。后者最常见于取样时皮肤共生菌污染或注射药物滥用导致多种微生物感染。

表 13.38 感染性心内膜炎的临床特征

	大约 %
全身表现	
不适	95
杵状指（趾）	10
心脏	
杂音	90
心力衰竭	50
关节痛	25
发热	90
皮肤病变	
Osler 结节	15
碎裂出血	10
Janeway 病变	5
瘀斑	50
眼睛	
Roth 点	5
结膜碎裂出血	少见
脾大	40
神经系统	
脑栓塞	20
感染性动脉瘤	10
肾	
血尿	70

PCR 及其他新的诊断技术，如特异免疫荧光标记抗体染色和电子显微镜检查，应该在培养阴性而考虑感染性心内膜炎诊断的患者中考虑应用。

心电图

心电图可以提供心肌梗死（栓塞）或传导阻滞的证据。新发的房室传导阻滞提示脓肿形成。因此，怀疑感染性心内膜炎的患者应该在就诊时进行心电图检查，并根据其临床表现做常规复查。

胸部 X 线

胸片可以提供心力衰竭的证据，或多发肺栓塞和（或）肺脓肿等右侧心内膜炎的证据。败血症伴胸片肺部浸润性病变警示临床医师考虑存在右侧心内膜炎的可能性。

超声心动图

经胸超声心动图（TTE）是一项快速、非侵入性检查，是观察赘生物的高度特异性检查手段（图 13.87），尽管其敏感性仅有 60%～75%。在诊断瓣膜功能异常和主动脉根部脓肿等其他局部并发症时，超声心动图检查同样有效。

经食管超声心动图（TOE）由于探头与主动脉根部的距离更近，对发现脓肿形成有更高的敏感性和特异性。TOE 对人工瓣膜显示更清楚，因此对可疑人工瓣膜心内膜炎的所有病例均推荐进行 TOE 检查。

如使用得当，超声心动图是诊断心内膜炎非常有用的检查工具。但超声心动图结果阴性不能排除心内膜炎的诊断，它不是对发热或单纯血培养阳性等心内膜炎早期检查概率低的患者的合适筛查手段。但是，对所有可疑心内膜炎的患者都应该进行此项检查。

治疗原则

由于致病微生物定居在赘生物内，因此心内膜炎

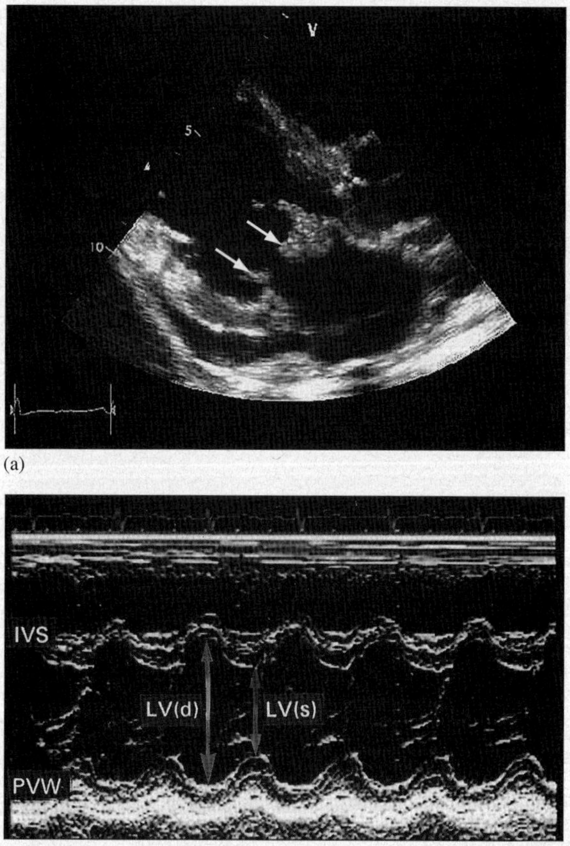

(a)

(b)

图13.87 (a) 二维超声心动图（长轴相）显示感染性心内膜炎患者的赘生物（箭头所示）附着于二尖瓣的前瓣和后瓣。(b) 左室 M 型超声心动图，显示感染性心内膜炎患者与严重二尖瓣关闭不全造成的容量负荷相关的心肌过度收缩。IVS：室间隔；LV（d）和LV（s）：舒张和收缩期左室半径；PVW：心室后壁。

的治疗比较困难。成功的治疗需要长疗程静脉内高浓度抗生素。如果可能，可以联合应用抗生素，以获得最大限度的杀菌作用。因为感染性心内膜炎有相当高的患病率和死亡率，因而快速的诊断和早期恰当的抗生素治疗非常重要。这就需要包括临床医师、心脏病学家、心胸外科医师以及微生物学家等各学科不同治疗方法的结合。

药物治疗

培养样本获得后就开始经验性抗生素治疗，然后再根据培养结果调整治疗方案，但除外那些在近期已经接受了抗生素治疗的患者。延迟48～72小时治疗以等待培养结果可以防止由于抗生素治疗干扰培养结果，从而提高了确定致病微生物的可能性。这种延迟治疗只对血流动力学稳定的患者适用。治疗应持续4～6周，虽然有研究显示，对于无并发症的青霉素敏感的草绿色链球菌心内膜炎，2周的短程治疗也是很有效的。典型的治疗方案见表13.39。可以从英国抗微生物化学治疗学会获得英国心内膜炎工作组制定的指南。

庆大霉素和万古霉素的血清水平需要监测。青霉素过敏的患者可以使用糖肽类抗生素、万古霉素或替考拉宁的一种。然而，青霉素是细菌性心内膜炎的基本治疗，因此过敏会严重影响抗菌药物的选择。证实患者确实过敏非常重要，以保证不会无谓地耽误适当的治疗。在考虑抗生素的选择时更多的是要关注其过敏反应，而不仅仅是胃肠道功能的紊乱。

Box13.1 感染性心内膜炎的 Duke 诊断标准

同时有二个主要标准、一个主要标准和三个次要标准或五个次要标准，即可诊断感染性心内膜炎。

主要标准

感染性心内膜炎的血培养阳性

- 两次血培养为预期微生物：草绿色链球菌*，HACEK 组†，牛链球菌，或社区获得性金黄色葡萄球菌或肠球菌，无已知原发病灶，或
- 持续阳性血培养，确定为与感染性心内膜炎相符的微生物菌株和菌株生长。标本来源于：
  - 血培养间隔超过 12 小时，或
  - 3/3 或 3/4 或更多的独立血培养，初次和末次血培养的间隔不少于 60 分钟

支持感染性心内膜炎诊断的心内膜受累的证据

- 超声心动图所见
  (a) 存在可摆动的心内团块：
    - 在瓣膜或支持组织上，或
    - 在血流反流的通道上，或
    - 在移植物上，缺乏其他解剖学解释，或
  (b) 脓肿，或
  (c) 新证实的人工瓣膜部分断裂，或
- 新出现的瓣膜反流（已存在的杂音增强或改变不能作为诊断标准）

次要标准

- 发热：= 或 > 38℃（100.4°F）
- 易患 IE 的情况：心脏存在 IE 易患条件或静脉药物滥用（IVDA）
- 超声心动图：发现可能 IE，但未符合上述主要标准
- 免疫现象：Roth 点，Osler 结节，肾小球肾炎，实验室检查发现类风湿因子（+）
- IE 的微生物证据：血培养阳性但不符合上述主要标准‡，或血清学结果支持感染并与 IE 的诊断一致
- 存在血管现象：大动脉栓塞，感染性动脉瘤，脓毒肺梗死，结膜出血，颅内出血，Janeway 病变

* 包括营养变异株。
† HACEK：嗜沫嗜血杆菌、副嗜沫嗜血杆菌、副流感嗜血杆菌、放线杆菌、人类心杆菌、侵蚀艾肯菌和金氏杆菌。
‡ 除外凝血酶阴性链球菌和不能引起心内膜炎的微生物单次培养阳性。

持续发热

大多数感染性心内膜炎的患者在适当抗生素治疗开始后48小时内就应该有反应，表现为退热、血清炎症标志物降低（C反应蛋白是最敏感的），以及全身感染症状缓解。如果无上述反应，应该认真考虑可能原因，内容如下：

- 感染在瓣膜周围扩展，可能有脓肿形成
- 药物反应（在停药后迅速退热）
- 院内感染（即静脉通道部位；UTI）
- 肺栓塞（右侧心内膜炎造成或长时间住院的结果）。

此时，应该在所有可能的部位取培养标本并寻找可能的证据。除非有阳性的培养结果或可疑药物反应，否则要避免改变抗生素的剂量或用药方案。细菌抵抗并不常见。推荐紧密结合微生物检查结果，并寻求心胸外科手术意见。

外科手术

下列情况要考虑外科干预：

- 瓣膜广泛损害
- 人工瓣心内膜炎（通常需要瓣膜置换术）
- 治疗中持续感染
- 大赘生物
- 严重的栓塞
- 心肌脓肿
- 真菌性心内膜炎（通常表现为抗微生物治疗难以控制）
- 进展性心力衰竭。

要早期与心胸外科医师联系。在任何外科干预之前，要根除活动性感染，但是如果抗生素治疗失败，出现进展性心力衰竭、不能控制的败血症或严重的栓塞，则不可能等待。一般来说应尽早手术。

抗生素预防治疗（见表2.9）

在风湿热高发的地区，控制和预防将防止风湿性心脏病以及相关的心内膜炎的发生。在发达国家，重点在于抗生素预防。对于具有心内膜炎中度到高度风险的有瓣膜病变的患者，推荐在进行可能导致菌血症的操作前预防性应用抗生素，例如牙科治疗、内镜检查或使用外科仪器。还没有临床试验证实这种预防性应用抗生素的有效性，因此其价值已受到质疑。争论在于：由于益处不确定，广泛应用青霉素使过敏反应的风险增加。仔细保持口腔和皮肤卫生可能对预防心内膜炎有意义。血管内导管介入和操作时更好的护理可以避免许多医院获得性心内膜炎，若发生感染应立即撤除导管。不过，有足够的证据支持和推荐选择性应用抗生素来预防心内膜炎的发生，如人工瓣膜的患者进行某些已知会导致菌血症的操作会明显增高心内膜炎的风险。

（王洪懿译　郭丹杰校）

推荐读物

Moreillon P, Que Y-A (2004) Infective endocarditis. *Lancet* **363**: 139–149.

Ramsdale DR, Turner-Stokes L (2004) Prophylaxis and treatment of infective endocarditis in adults. *Clinical Medicine* **4**: 545–550.

先天性心脏病

出生活婴中约1%有先天性心脏畸形。总的来说以男性多见，但有些先天性心脏畸形（如房间隔缺损、动脉导管未闭）在女性中更常见。因为内科和外科治疗的发展，很多先天性心脏病的患儿可以存活到青年期和成年期。由此带来的疑难问题需要全科医师及心脏科医师进一步提高认识。

病因学

先天性心脏病的病因学不确切，但以下是已达成的共识：

- 母亲产前感染风疹（动脉导管未闭、肺动脉瓣和肺动脉狭窄）
- 母亲酗酒（间隔缺损）
- 母亲接受药物和放射治疗
- 遗传缺陷（如家族性房间隔缺损和先天性心脏传导阻滞）
- 染色体异常［如与Down综合征（21三体）相关的间隔缺损和二尖瓣、三尖瓣缺损及与Turner综合征（45, XO）相关的主动脉缩窄]。

分类（见表 13.40）

症状和体征

先天性心脏病应尽早发现，因为开始治疗的时间越早，对治疗的反应也越好。在先天性心脏病中，某些症状、体征和临床问题都是相似的：

- **中心性发绀**：由于血液右向左分流或体循环与肺循环血完全混合所致。后者如 Fallot 四联症，也称为发绀型先天性心脏病。
- **肺动脉高压**：由于大量左向右分流所致。肺血流持续增加，使肺动脉血管阻力增加，最终导致肺动脉高压，称为 Eisenmenger 反应（或 Eisenmenger 综合征，尤指由室间隔缺损引起的）。肺动脉高压的进展影响预后。
- **杵状指**：在先天性心脏病时出现，与长期发绀相关。
- **反常血栓栓塞**：左右心之间有交通时，体循环静脉系统的血栓流至动脉系统引起栓塞。从而使发生脑血管意外及脓肿（类似心内膜炎）的风险增加。
- **红细胞增多症**：继发于慢性低氧血症，引起高粘滞综合征，使血栓形成的风险增加，如卒中。
- **发育迟缓**：发绀型心脏病患儿中多见。
- **晕厥**：有严重的左室或右室流出道梗阻时常见。在 Fallot 四联症中可见劳力性晕厥伴中心性发绀加重。因运动使肺血流阻力增加，而体循环血管阻力降低，使得右向左分流量增加且脑供氧降低。
- **蹲踞**：是 Fallot 四联症患儿常采用的体位。该体位可使不饱和静脉血回流受阻，而周围体循环血管阻力增加，从而使右向左分流减少，增加脑供氧。

临床表现

患先天性心脏病的青年及成年患者，由于长期结构异常及采用外科治疗，可以出现某些共同的临床表现：

- 心内膜炎（常见于相对良性的疾病如小室间隔缺损或主动脉二叶瓣，终身风险为 10%）
- 进行性瓣膜病变（先天性畸形瓣膜的钙化和狭窄，如主动脉二叶瓣发生钙化和狭窄）
- 房性或室性心律失常（通常治疗困难）
- 心源性猝死
- 右心衰竭（尤其见于采用外科姑息性治疗使右室提供体循环血供时）
- 终末期心力衰竭（很少能通过心脏移植或心肺移植进行治疗）。

遗传咨询

需要对这些疾病的成年患者积极随访。一般情况下，妊娠是安全的，但若有肺动脉高压或瓣膜疾病，则母亲和胎儿的预后都很差。

表 13.41 列举了最常见的先天性心脏病及其在一级亲属的发病率。

对所有先天性心脏病患者都应考虑遗传因素。例如，Fallot 四联症患儿的父母，其另一个孩子有 4% 的几率患此病，故其母亲在孕期对胎儿行超声筛查是必需的。而且有先天性心脏病的父母也比较容易影响子女，其中父亲有 2% 的风险，而母亲的风险更高（5% 左右）。个别家庭可能有更高的复发风险。

表 13.40 先天性心脏病的分类

无发绀型	发绀型
有分流	**有分流**
房间隔缺损	Fallot 四联症
室间隔缺损	大血管转位
动脉导管未闭	Epstein 畸形
部分肺静脉畸形引流	
	无分流
无分流	重度肺动脉瓣狭窄
主动脉缩窄	三尖瓣闭锁
先天性主动脉瓣狭窄	肺动脉瓣闭锁
	左心发育不全

表 13.41 常见的先天性心脏病

	先天性心脏病的百分比	一级亲属的发病率（%）
室间隔缺损	39	4
房间隔缺损	10	2
动脉导管未闭	10	4
肺动脉瓣狭窄	7	
主动脉缩窄	7	2
主动脉瓣狭窄	6	4
Fallot 四联症	6	4
其他	15	

室间隔缺损

室间隔缺损是最常见的先天性心脏畸形（每500个出生活婴中有1例）。可以单独存在或与其他畸形合并存在。左室压力高于右室，所以产生左向右分流，使肺血流量增加。当肺血流量很大时，肺血管系统进行性闭塞，最终导致肺动脉压等于体循环压（Eisenmenger综合征）。继而分流量减少或出现反分流（开始有右向左分流），就会出现中心性发绀。

临床特征（图13.88）

小室间隔缺损（也称Roger病）可无症状，常可自行闭合，90%在10岁时不再明显。但即使自行闭合后，将来也有发生主动脉瓣反流或心内膜炎的风险。**中等大小的室间隔缺损**可以有乏力、呼吸困难、心脏扩大和心尖搏动增强。在胸骨左缘下段常可触及收缩期震颤，此处同时可闻及响亮的全收缩期“撕裂样”杂音。而**大室间隔缺损**最终导致肺动脉高压。

检查

小室间隔缺损在X线或心电图上无异常发现。

缺损大者由于肺血流增加，X线可显示肺动脉段凸出。Eisenmenger综合征可见肺动脉高压的放射学特征性表现（即“残根状”肺动脉）。而中等或大的室间隔缺损可见心脏肥大，心电图显示左右心室肥大的特征。

二维超声心动图和连续多普勒（图13.89）可评估

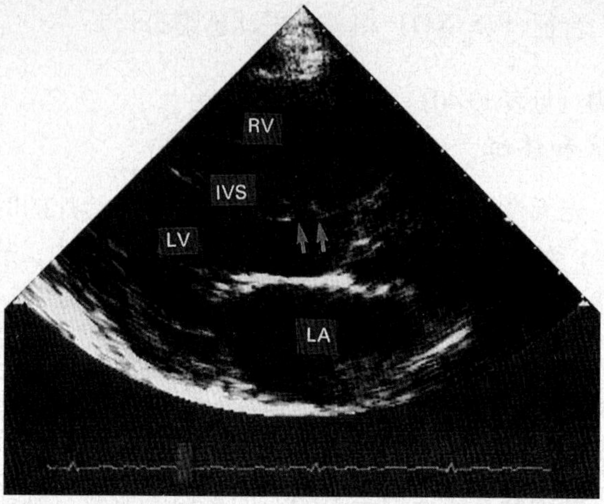

图13.89　二维超声心动图（长轴切面）显示室间隔缺损（箭头）。彩色多普勒显示左向右分流图像。RV：右室；IVS：室间隔；LV：左室；LA：左房。

室间隔缺损的大小和部位以及血流动力学改变。

治疗

在严重的肺动脉高压形成前，就应对中等及大的室间隔缺损进行外科修补。对所有患者都要建议感染性心内膜炎预防治疗（第2章）。

房间隔缺损（ASD）

临床特征

房间隔缺损多在成年时首诊，占所有成人先天性心脏病的1/3。女性发病率是男性的2～3倍。主要有

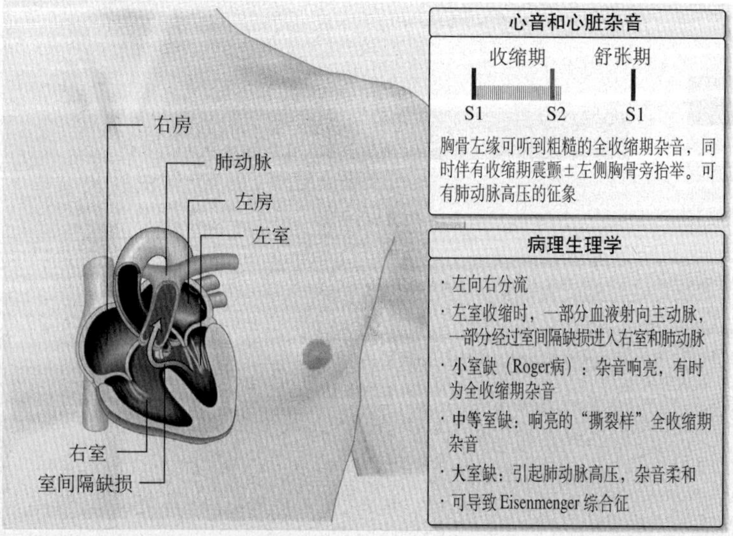

图13.88　室间隔缺损：病理生理学和听诊发现。

两种类型：**继发孔型**和**原发孔型**。继发孔型常见，为房间隔中部的卵圆窝处缺损。不应与**卵圆孔未闭**（PFO）相混淆，因卵圆孔未闭是正常变异，而非真正的房间隔缺损。卵圆孔未闭通常没有症状，但可引起反常栓塞，使栓塞性卒中发病率增加。心房水平的交通可引起左向右分流，且由于肺血管阻力低而右室极易扩张（即顺应性高），使右心排出量显著增加。在30岁以后可能出现肺血管阻力增加，引起**肺动脉高压**。此时多见房性心律失常，尤其是心房颤动。

大部分ASD患儿没有症状，但易发**肺部感染**。有些患儿主诉**呼吸困难**、**乏力**。房性心律失常引起的心悸并不少见。成年患者的最初表现可能是右心衰竭和房颤。

体征主要是右室容量负荷过重的表现（图13.90）。常可触及右室抬举性搏动。

检查

- **胸部X线**：肺动脉段凸出，肺野充血，可有右室显著增大。
- 心电图：通常有不同程度的右束支传导阻滞（右室扩张所致），电轴右偏。如房间隔缺损是室间隔、二尖瓣和三尖瓣发育异常的一部分，则心电图表现为电轴左偏。
- 超声心动图：若缺损明显，常有异常表现。间接征象包括右室肥大、肺动脉扩张和室间隔运动异常。肋下切面可显示房间隔缺损（图13.91），彩色多普勒可评估血流异常。

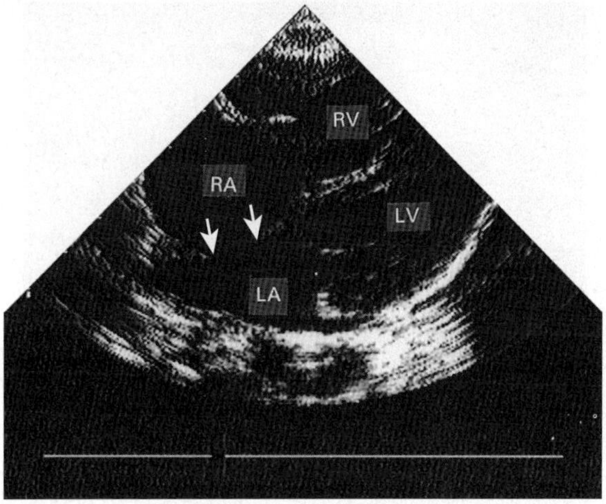

图13.91 **二维超声心动图肋下四腔心切面**：一位年轻女性的继发孔型房间隔缺损（箭头所示）（与图13.89相似，但做了顺时针转动）。彩色多普勒显示左向右分流。LA：左房；RA：右房； LV：左室； RV：右室。

治疗

显著的房间隔缺损（即肺血流与体循环血流相比增加超过50%）应在10岁前行手术修补，如在成年期首诊患者也应尽早修补。对成年期首诊而无严重分流者是否行闭合术，意见不一。如有证据提示分流可能进展，可行低危闭合术。

对无肺动脉高压形成者，手术效果好。目前可经导管放置金属伞闭合，风险更小（图13.92）。对无其他原因血栓栓塞性卒中患者，如查出卵圆孔未闭，可用此方法闭合以预防反常血栓栓塞。在深海潜水员等高危

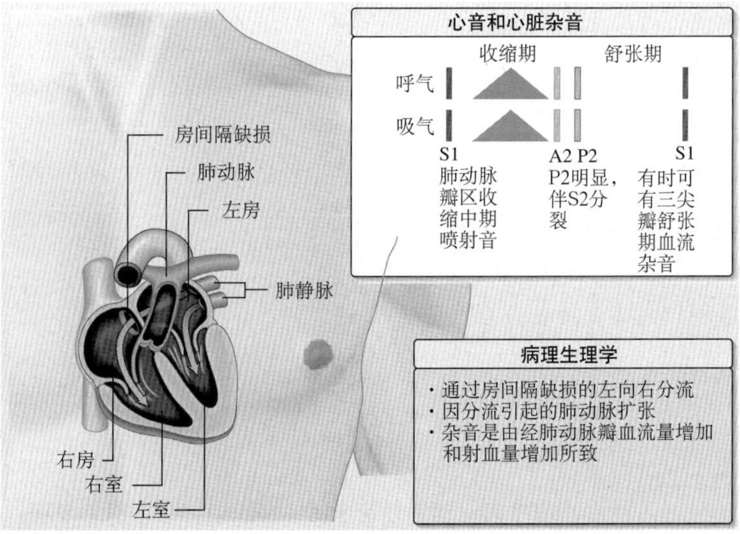

图13.90 **房间隔缺损：病理生理学和听诊发现。**

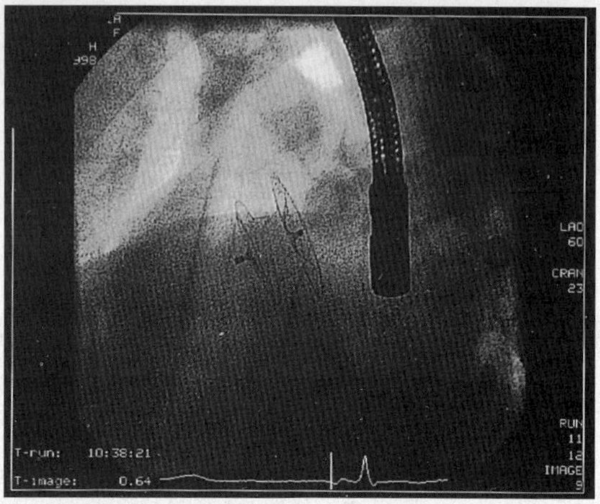

图 13.92 血管造影显示完全展开的房间隔缺损封堵装置。装置架在房间隔缺损上，两面分别对向左、右房，阻隔血流通过。图中金属物为经食管超声心动图探头的远端。Courtesy of Dr D Ward.

人群中，即使既往无症状也应行此类闭合术。对未纠正的房间隔缺损患者，不需常规使用抗生素预防心内膜炎。但若伴有瓣膜损伤，则需要预防治疗。

动脉导管未闭（PDA）

动脉导管恰好在锁骨下动脉的远端连接肺动脉分叉处与降主动脉。在胎儿期，动脉导管把血液从处于闭塞状态、高阻力的肺循环输送到体循环，在经过胎盘时，血液再氧合。出生时，肺氧浓度增加，肺血管阻力降低，促使导管闭塞。如果动脉导管畸形（即未含有足量的弹性组织），则导管不闭塞。动脉导管未闭多见于女性，有时与母亲患风疹有关。早产儿出生时常有动脉导管未闭，其解剖结构正常，但因未完全发育而缺乏闭合的机制。其他相关因素还包括产前持续的低氧血症和高原环境。

整个心动周期中，主动脉压均高于肺动脉压，所以在动脉导管处产生持续的主动脉向肺动脉分流，使肺静脉回流至左心的血液增多，左室容量负荷加重。如果分流量大，可导致严重的左心衰竭和肺动脉高压。未修补动脉导管未闭的患者在 40 岁前有 1/3 死于心衰、肺动脉高压或心内膜炎，到 60 岁之前则高达 2/3。

临床特征

通常无症状，晚期出现心衰或感染性心内膜炎时才有症状。

最突出的体征是连续性“机器样”杂音（图 13.93）。由于左心血流增加，主动脉血流入肺动脉后压力降低，出现周围脉搏压差增大（“水冲脉”）的体征。

检查

胸部 X 线中主动脉和肺动脉系统影像都很明显，但动脉导管小者可无异常表现。心电图有左房异常和左室肥大。若发展至 Eisenmenger 反应，可有右室肥大。超声心动图表现为左房和左室扩大，在疾病晚期，右心变化显著。

治疗

早产儿有动脉导管未闭者，可用吲哚美辛药物治疗，以抑制前列腺素产生，刺激导管关闭。其他情况可

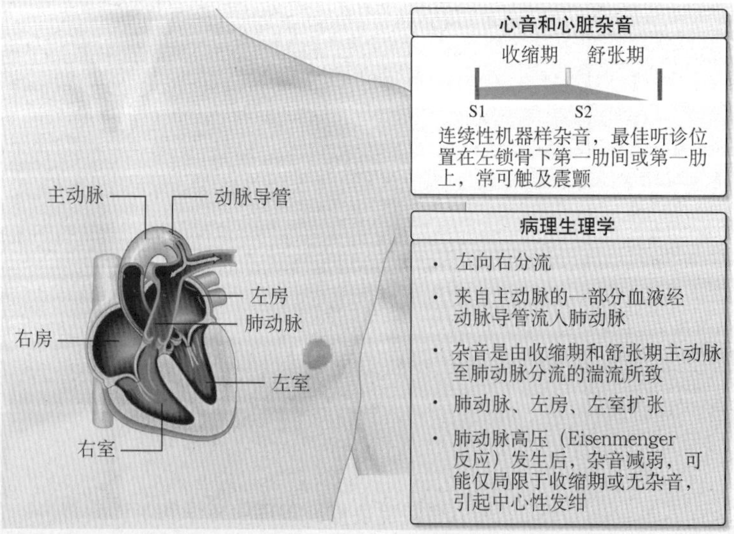

图13.93 动脉导管未闭：病理生理学和听诊发现。

行外科结扎术或风险小的心导管手术。外科手术应尽早施行，最晚不要超过 5 岁。如有重度肺动脉高压，则不宜行闭合术。

连续性“机器样”杂音，最佳听诊位置在左锁骨下第一肋间或第一肋上。常可触及震颤。

主动脉缩窄

主动脉缩窄是指主动脉发生狭窄，其狭窄部位位于动脉导管开口处，或恰好位于远端，即左锁骨下动脉远端（图 13.94）。少数患者可发生在左锁骨下动脉的近端。通常男性发病率是女性的 2倍，可伴有Turner综合征（第18章）。有80%的患者合并有二叶主动脉瓣（可能有狭窄或心内膜炎）。还可伴有动脉导管未闭、室间隔缺损、二尖瓣狭窄或反流和 Willis 环动脉瘤。

严重的主动脉缩窄可促使肩胛部分支和肋间动脉形成侧支循环。肾灌注减少可导致全身性高血压，甚至外科手术纠正后高血压仍可持续存在。

临床特征

主动脉缩窄患者常多年没有症状。可能有高血压引起的**头痛**和**鼻出血**，以及下肢血供不足引起的**跛行**、**冷感**。

体检发现上肢血压升高，下肢搏动减弱和延迟（桡动脉股动脉延迟）。

主动脉缩窄的心音和杂音见图 13.94。

在心前区或背部可闻及收缩中晚期杂音。可能也有侧支循环的血管杂音。

检查

胸部 X 线可见扩张的主动脉缩窄部位有切迹，其形状似数字“3”（见于右上纵隔）。在成年患者，可见迂曲、扩张的肋间动脉侧支侵蚀肋骨下缘（称“肋骨切迹”）（图 13.95）。

心电图可见左室肥大。超声心动图有时可显示缩窄部位和其他相关异常。主动脉造影可发现缺损，数字血管成像可通过静脉注射造影剂显示缩窄部位。CT 和 MRI（图 13.96）扫描可精确显示出缩窄部位并定量血流。

治疗

缩窄部位压力梯度超过 30mmHg 则需治疗。其治疗包括缩窄部位切除术和动脉末端吻合术。若缩窄段较长，可能需行人工血管移植，儿童早期进行手术，高血压可以完全消失。但在青少年或成年期手术时，因先前肾损害，有 70% 的患者高血压仍继续存在，动脉粥样硬化形成和脑卒中发生的风险也增加。对原发性主动脉缩窄或术后复发也可施行球囊扩张术，尽管动脉瘤形成和扩张后复发的发生率较高。

在儿童期行外科纠正术，25 年存活率高达 83%，如手术延迟至成年期（20～40 岁），则 25 年存活率降至75%。若缩窄未纠正，仅有25%的患者可存活至50岁，且在 40 岁以上存活患者中有 2/3 出现心衰。

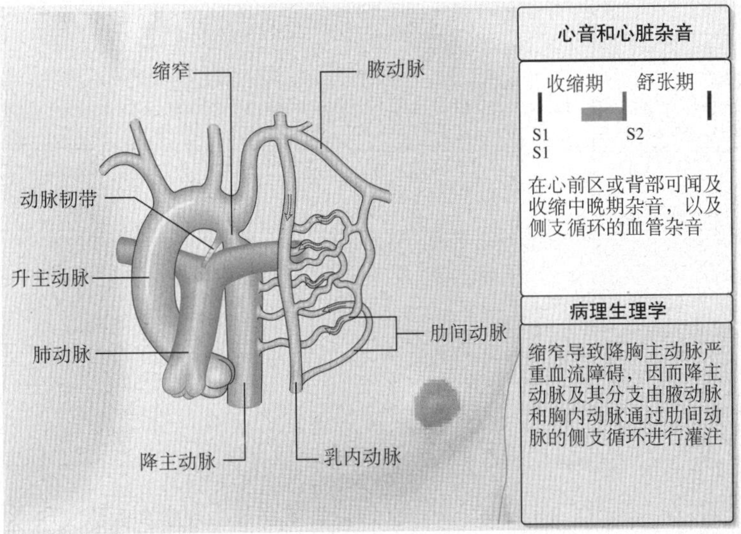

图 13.94　主动脉缩窄：病理生理学和听诊发现。

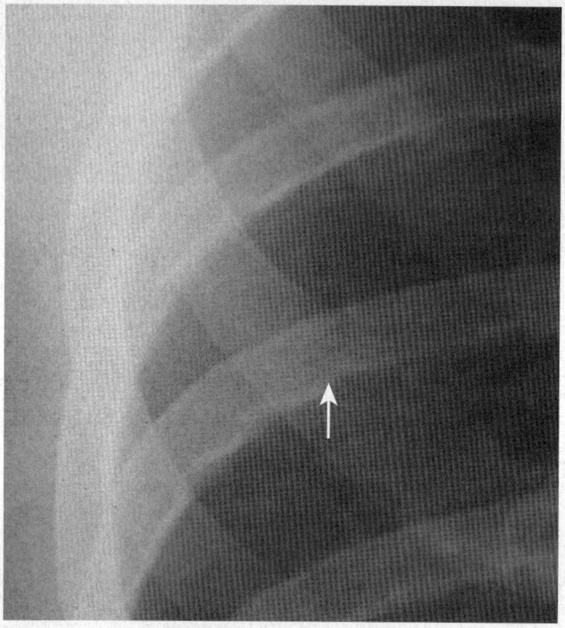

图13.95 胸部X线的右后位肋骨近观示肋骨切迹（箭头所示）。

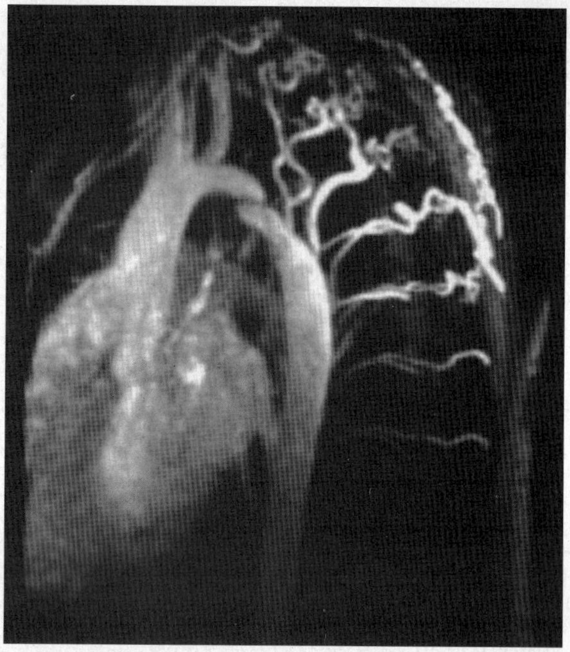

图 13.96 磁共振血管造影显示成年人严重主动脉缩窄。

发绀型先天性心脏病：Fallot 四联症

绝大部分发绀型先天性心脏病患儿不能存活过新生儿期。而 Fallot 四联症是能够存活下来的最常见的发绀型畸形，即使在成年人中该型也最多见。大血管转位更常见于新生儿期，通常是致命的。其他类型发绀型先心病见表 13.40。

Fallot 四联症由四部分组成，见图 13.97。

右室流出道梗阻水平可位于瓣下、瓣膜或瓣上。最常见梗阻部位为瓣下，可单独存在（50%），或与瓣膜狭窄（25%）合并存在。

这些联合病变可致右室压增高，经室间隔缺损处产生右向左分流。因此患者出现中心性发绀。

临床特征

患儿有**呼吸困难、乏力或劳累后低氧发作**（Fallot 发作）——**发绀加重和晕厥发作**。甚至有癫痫发作、脑血管意外或猝死。常取**蹲踞位**。

成人患者不再有Fallot发作，但劳累后易感乏力，呼吸困难。常见继发于慢性低氧血症的红细胞增多症

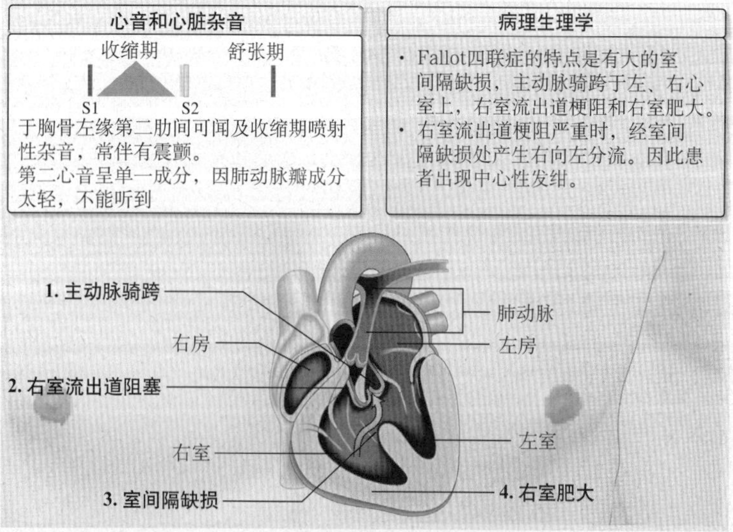

图 13.97 Fallot 四联症的病理生理学和听诊发现。

（红细胞增多），可导致血栓栓塞性卒中。常合并心内膜炎。

胸骨旁可有明显隆起。通常出生后即有中心性发绀，12 个月后就有明显的**杵状指和红细胞增多**。常有发育迟缓。

检查

- **胸部 X 线**可见右室扩大，肺动脉细小（通常描述为“靴形”）。
- **心电图**显示右室肥大，超声心动图可见主动脉和室间隔前壁间连续性中断。
- **心导管检查**可评估右室流出道梗阻的大小和程度。

治疗

婴儿期即可进行完全性外科矫正手术。但在成年患者，既往矫正手术后的创伤可致右室衰竭及室性心律失常风险增加。近期开始使用低创伤手术方法，但远期效果仍不清楚。

姑息性手术——锁骨下动脉和肺动脉间吻合术（Blalock 分流术）——偶可在较小的婴儿或早产儿身上施行，以增加肺血流量。如不干预，66%的患儿可存活至 1 岁，仅 11% 可存活至 20 岁。

对 Fallot 发作，需用 β 受体阻滞剂治疗，严重时可用二醋吗啡减轻右室流出道梗阻。需用抗生素预防心内膜炎。

推荐读物

Deanfield J et al. (2003) Management of grown up congenital heart disease. Task Force on the Management of Grown Up Congenital Heart Disease, European Society of Cardiology; ESC Committee for Practice Guidelines. *European Heart Journal* **24**(11): 1035–1084.

Hunter S (2000) Congenital heart disease in adolescence. *Journal of the Royal College of Physicians of London* **34**(2): 150–152.

Nevil Thomas Adult Congenital Heart Library: http://www.achd-library.com/

Proceedings of the 32nd Bethesda Conference (2001) Care of the adult with congenital heart disease, October 2–3, 2000. *Journal of the American College of Cardiology*; **37**(5): 1161–1198.

Therrien J, Webb G (2003) Clinical update on adults with congenital heart disease. *Lancet* **362**: 1305–1313.

Marfan 综合征

临床特征

Marfan 综合征（MFS）是最常见的常染色体显性遗传性结缔组织病之一，常累及心脏（主动脉瘤和夹层、二尖瓣脱垂）、眼睛（晶状体脱位、视网膜脱离）和骨骼（身体细高，四肢、手指细长；脊柱侧凸和胸部畸形）（图 13.98a）。

临床上，以上三个主要系统中必须有两个受累方可诊断，以避免过度诊断。可通过研究家系与致病基因的关联，或证实位于染色体 15q21 上编码微纤维的 Marfan 综合征基因（MFS1）突变确定诊断。

Marfan综合征在世界范围人群发病率接近1∶5000。25% 的患者是由新的基因突变引起，其中包括许多重度患者，其发生心血管病的风险高，其他已知的主动脉瘤和主动脉夹层引起的过早死亡相关的情况是：早发心血管病家族史；主动脉夹层家族史，其主动脉根部直径 < 5cm；男性；特别的身体特征，包括显著过高的身材和大范围的皮肤皱纹。主动脉组织学检查显示广泛的中膜退行性变，称为“囊性中层坏死”。

心脏检查

- **胸部 X 线**常正常，也可显示主动脉瘤征象或纵隔增宽。11% 有气胸，70% 有脊柱侧凸。
- **心电图**：急性夹层时，ECG 正常可致误诊。通常情况下，合并二尖瓣脱垂患者有 40% 发生心律失常，如室性期前收缩和房性心律失常。
- **超声心动图**：可显示二尖瓣脱垂，大部分患者可有二尖瓣反流。在 Valsalva 窦部用高清晰度超声心动图与血流方向成 90° 测量主动脉根部直径，其测量结果是内、外科治疗的基础（图 13.99b）。

处理

β 受体阻滞剂治疗可延缓主动脉根部扩张。对于

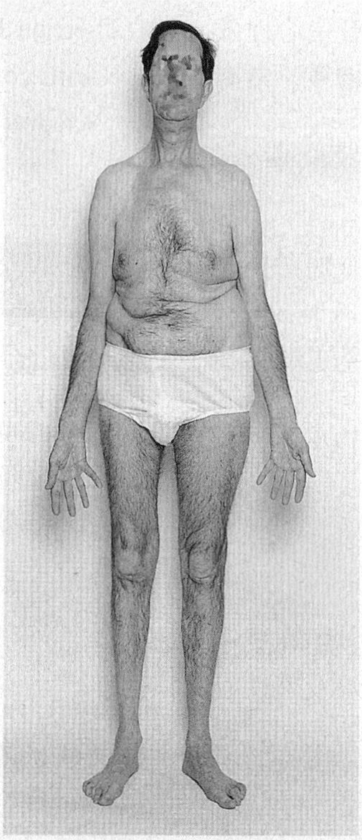

(a)

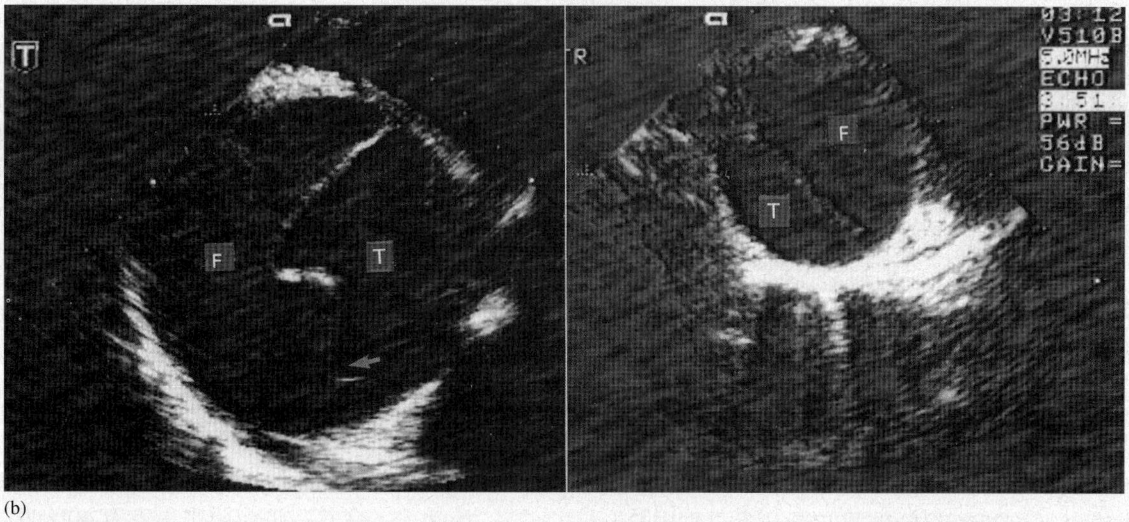

(b)

图13.98 Marfan综合征。(a) 63岁男性患者的照片。(b) Marfan综合征患者经食管二维超声心动图检查可见主动脉夹层。而且经食管位置的探头可以朝向前面，显示显著扩张的升主动脉（左），或朝向背部显示胸主动脉下段（右）。两图在主动脉腔内均可见夹层内膜。箭头处可见升主动脉内破入假腔的主要入口，位于主动脉瓣上。T：真腔；F：假腔。

眼、心或骨骼的病变，应指导患者改变生活方式，包括体育运动和就业选择。应避免像越野赛跑这类需在最大心排出量情况下长时间用力的运动。因患者易疲劳，关节过度活动致疼痛，最好从事静坐型工作。

动态监测超声心动图，主动脉根部直径达 4.5cm 时一年一次，直径为 4.5 ~ 5cm 时半年检查一次，以后应指导患者就诊于做过 Marfan 综合征主动脉根部置换手术的外科医师，行择期手术治疗。

如不合并严重的心脏疾患，可耐受妊娠，但若主动脉根部直径超过 4cm，且有主动脉瓣反流，最好应避免妊娠。在整个孕期及产后最初 6 个月内，每 6 ~ 8 周应行一次超声心动图检查。还要常规监测血压，积极治疗高血压。应采用压力最小的方法进行分娩，最好是经阴道分娩。不应常规采用剖宫产术。但如果主动脉根部直径超过 4.5cm，应考虑在 39 周时引产或行剖宫产分娩。β 受体阻滞剂治疗是安全的，可持续整个孕期使用，以预防主动脉夹层形成。

内、外科治疗已提高总体生存率。与 Marfan 综合征自然病程相比，外科治疗后的患者其生存期平均年龄可延长 13 年。

遗传咨询

Marfan 综合征为常染色体显性遗传，一方父母患病的孩子有 50：50 的几率遗传此病，男女几率相等。在所有患者中，有 25% 是由于父母的精子或卵子自发突变所致。有 80% 证实有微纤维基因突变，从而有助于确诊及评估预后。该基因突变还可用于筛查高危家庭成员，包括产前或产后的子女。

（周慧清译　郭丹杰校）

推荐读物

Gott VL, Cameron DE, Alejo DE et al. (2002) Aortic root replacement in 271 Marfan patients: a 24-year experience. *Annals of Thoracic Surgery* **73**: 438–443.

Pyeritz RE, Dietz HC (2002) Marfan syndrome and other microfibrillar disorders. In: Royce PM, Steinmann B (eds) *Connective Tissue and its Heritable Disorders: Molecular, Genetic and Medical Aspects*, pp. 585–626. New York: Wiley-Liss.

肺心病

引言

平均肺动脉压（mPAP）、平均肺毛细血管楔压（mPCWP）和心排出量（CO）的正常值分别为 12mmHg ± 2mmHg，6mmHg ± 2mmHg 和 5L/min。肺循环压力下降值被称为跨肺动脉压力梯度，反映了平均肺动脉压与平均肺毛细血管楔压之间的差值。跨肺动脉压力梯度正常值是 6mmHg ± 2mmHg。

肺血管阻力（PVR）的计算公式如下：

$$\frac{\text{平均肺动脉压}-\text{平均肺毛细血管楔压}}{\text{心排出量}}$$

肺血管阻力(PVR)的正常值约为 1.5mmHg/（L · min）（1.5 Wood 单位）。人体将近 60% 的内皮表面分布在肺组织，肺循环血流阻力通常较低。这是因为与体循环相比，肺循环毛细血管前动脉壁薄，肌肉成分较少。由于肺循环阻力低，因此可以解释为什么在某些类型的先天性心脏病中，血流优先通过肺循环，最终导致肺循环血管重构和肺动脉高压。

肺动脉高压

定义

肺动脉高压的定义是静息状态下 mPAP 大于 25mmHg 或运动过程中大于 30mmHg。它可以是自发性的，不存在明确的潜在相关疾病（称为原发性肺动脉高压，PPH）；也可以在其他一些疾病的病程中发生，如表 13.42 所列。

肺动脉高压的病因

引起肺动脉高压最常见的原因是慢性阻塞性肺疾病（COPD）。一般来说，引起肺动脉高压的原因（表 13.42）可以依据病因是影响毛细血管前、毛细血管还是毛细血管后进行划分。

毛细血管前性（即肺动脉和肺小动脉）：最严重的肺动脉压升高和肺血管阻力升高发生在这种情况下。例如，原发性肺动脉高压、出现 Eisenmenger 反应的

表 13.42 肺动脉高压的病因

肺血管病变	**呼吸控制异常**
急性肺血栓栓塞（少见肿瘤栓子）	阻塞性睡眠呼吸暂停
原发性肺动脉高压	病态肥胖（Pickwickian 综合征）
多发性肺动脉狭窄	脑血管病变
肺静脉阻塞性疾病	
慢性肺血栓栓塞	**心脏病变**
寄生虫感染如血吸虫病	二尖瓣狭窄
	左心室衰竭
肺和肺实质病变	左房黏液瘤
COPD	先天性心脏病合并
其他慢性肺部疾病（第 14 章）	Eisenmenger 反应
	其他原因
肌肉骨骼病变（引起慢性肺通气不足）	降低食欲药物，如芬氟拉明
脊柱侧凸畸形	1 型糖原储积病
骨髓灰质炎	脂质贮积病，如 Gaucher病
重症肌无力	结缔组织病，如系统性红斑狼疮（SLE）
	肝硬化
	镰状细胞病

先天性心脏病以及多发性肺动脉栓塞。原发性肺动脉高压时，肺毛细血管楔压通常是正常的。

毛细血管病变：引起肺泡毛细血管改变，也可引起肺动脉高压，但通常被肺实质病变所掩盖，例如肺气肿和肺纤维化。肺动脉低氧血症是引起血管收缩导致肺动脉高压的一个强有力的因素。任何引起肺动脉氧含量降低的疾病都可以使肺动脉压升高。

毛细血管后性（被动性）：包括肺毛细血管床远端结构的病变。病变通过使静脉压升高引起肺动脉高压。如肺静脉阻塞性疾病、慢性左心室衰竭和二尖瓣疾病。

还有许多其他疾病可引起肺动脉高压，包括摄入抑制食欲的药物和糖原贮积病、脂质贮积病等。

肺血管阻力进行性升高最终导致右室扩张、右室衰竭和死亡。当肺动脉高压合并其他情况如肺部疾病或慢性左室衰竭时，基础病因可能对死亡有主要影响，而肺动脉高压的继发作用是促进死亡的。

肺动脉高压的机制

引起肺动脉高压的机制取决于不同的病因和低氧血症导致的血管收缩，如COPD，肺血管床表面积减少；如肺纤维化，右室容积或压力增大；如先天性心脏病。

随着肺动脉压升高，肺血管内皮细胞的损伤会导致内皮源性血管收缩因子如内皮素（ET）过度释放，从而引起肺血管阻力升高。血小板和白细胞粘附力增强，血清素水平升高，纤溶酶原激活物抑制因子 1（PAI-1）和纤维蛋白肽 A 增多可以产生血管内血栓。ET、血管紧张素Ⅱ和血栓素 A_2 具有生长因子的作用，最终导致血管收缩、细胞增殖、纤维化和平滑肌细胞肥大。这样的血管重构可以使肺血管阻力升高。

肺动脉高压的症状、体征和检查方法见下文。

处理

由于肺动脉高压可以由各种不同种类的疾病引起，其治疗应针对主要病因进行，例如对囊性纤维化和支气管扩张的患者给予胸部物理疗法、良好的营养支持和早期抗生素治疗感染。

应用外科或内科治疗来改善心脏和肺功能，氧疗和抗凝治疗应和较新的调节肺血管张力的特异性治疗一起应用。

体力活动显著受限或者静息状态下也有症状的患者，其平均生存率较差（分别为32个月和6个月）。提示预后不良的因素包括右室功能不全和 6 分钟步行试验距离缩短。

原发性肺动脉高压

原发性肺动脉高压病因不明，临床、放射学和心电图显示肺动脉高压，肺动脉压力和肺血管阻力升高，而肺毛细血管楔压正常的一种情况。据估计，每年每100万人中有1～2人诊断为原发性肺动脉高压，而诊断为继发于结缔组织病的肺动脉高压的为5～6人。患者中女性占绝大多数（女性：男性约为3：1），其原因不明，女性主要在30多岁发病，而男性主要在40多岁发病。约有6%～12%的病例具有家族遗传性，呈常染色体显性遗传。

一些家族性原发性肺动脉高压的患者其二号染色体上 2q33 编码骨骼形态发生蛋白受体 2（BMPR 2）的基因发生了突变。这个基因还编码转化生长因子 β

(TGF-β)，而 TGF-β 具有抑制细胞生长和增殖的作用。除此以外，还存在其他基因的突变。

原发性肺动脉高压还与一些**药物**有关：阿米雷司富马酸，一种安非他明样的食欲抑制剂；滑石粉，常常与可卡因一起吸入；芬氟拉明和芬特明联合应用（一种减肥处方药物）。

丛状肺动脉病与原发性肺动脉高压的表现相似，在结缔组织病患者中也可见到（局限性硬皮病，第 10 章）。在这些情况下，肺动脉高压常伴随迅速进展的致死性疾病。

系统性红斑狼疮的患者也可以发生肺动脉高压，它是继发于血管重构的，与原发性肺动脉高压患者有相同的组织病理学特点。**肝硬化**和 Eisenmenger **反应**的患者也具有与原发性肺动脉高压患者一样的病理学特点。

临床表现

肺动脉高压发病隐匿，常常到疾病晚期或出现右室衰竭的症状时才引起临床医师的注意。体格检查可能会发现与肺动脉高压和右室负荷过重一致的表现（表 13.43）。可出现右心功能不全的体征。

胸部 X 线检查可发现肺动脉及其主要分支扩张，外周血管纹理纤细。肺野常透亮，还可能出现右房右室扩张。**心电图**也可显示右室肥厚和右房扩大（肺型 P 波）。超声心动图显示右室内径扩大。**肺功能检查**通常正常。

CT 肺血管造影可以确诊。

原发性肺动脉高压的鉴别诊断包括除外继发性肺动脉高压（见表 13.42）。特别是要注意除外二尖瓣狭窄、出现 Eisenmenger 反应的先天性心脏病、结缔组织病和镰状细胞病。

表 13.43　肺动脉高压的临床体征

颈静脉波形中的大“a”波
右心室（胸骨旁）隆起
肺喷射音和血流杂音
S2 中的肺成分大
右心室 S4
右心室衰竭（肝大、腹水、周围水肿）
颈静脉波形中显著的“v”波
右心宽 S3
三尖瓣和肺动脉瓣反流杂音

治疗

传统治疗方法的初始治疗包括华法林、氧疗，随后给予口服钙通道阻滞剂。但是，不是每个患者都对这种治疗方法有持续有效的反应（大约不到 10% 的患者），高级治疗包括口服内皮素受体拮抗剂（波生坦）、前列腺素类似物（吸入 illoprost、treprostinil、贝前列素）或静脉用依前列醇。

预后

有一些研究报道，原发性肺动脉高压的患者确诊后的平均生存期为 2 ~ 3 年。死亡原因常常是右室衰竭或猝死。右房压力升高至 15mmHg 以上、心脏指数在 2L /(min · m^2) 以下是预后不良的血流动力学预测因素。可进行心肺移植。

慢性肺源性心脏病

肺心病是由于胸廓、肺和肺循环的病变导致后负荷增加，引起右室扩张；右室衰竭不是诊断肺心病的必要条件。

病理生理学

肺心病发生的具体机制依据病因的不同而不同，但此处讨论的慢性阻塞性肺疾病（COPD）是引起肺心病的典型病因。COPD 时，由于低氧血症、酸中毒引起肺血管收缩，加上肺血管组织丧失，导致肺血管阻力升高。肺血管阻力升高引起肺动脉高压，起初仅在急性呼吸道感染时出现，最终发展为持续性肺动脉高压，而且进行性加重。由于动脉肌层肥厚和血栓形成，肺血管床逐渐闭塞减少。由于压力负荷增加，右室功能进行性下降。低氧血症进一步损害右室功能，随着它的加重，左室功能也受到抑制。

临床特征

胸痛、劳力性呼吸困难、晕厥和**乏力**是常见的症状，也可发生猝死。其他症状与引起肺动脉高压的原因有关。

体检（见表 13.43）时，颈静脉搏动可以看到明显的“a”波，右室（胸骨旁）抬举性搏动，第二心音肺动脉瓣成分亢进。此外，还可以发现右室第四心音，肺动脉收缩期喷射性喀喇音，收缩中期杂音，肺动脉瓣反流引起的舒张早期杂音（Graham Steel 杂音）。如果出现三尖瓣反流，可出现全收缩期杂音和大的颈静脉 cv 波。

检查

- **胸部X线**：可见右室扩大和右房扩张。肺动脉段突出，近端肺动脉迅速变纤细。外周肺野血量减少。
- **心电图**：显示右室肥大（电轴右偏，V_1 导联 R 波明显，右胸导联 T 波倒置）和右房异常（Ⅱ导联 P 波高尖）（图 13.99）。
- **超声心动图**：通常可发现右室扩张和（或）肥厚。还有可能通过多普勒超声间接测量肺动脉压峰值。超声心动图还可能显示引起肺动脉高压的病因，如心内分流。

还可能需要**其他检查**来评价肺动脉高压的原因，寻找可治疗的情况，例如，左向右分流、二尖瓣狭窄或左房肿瘤。不明原因的严重肺动脉高压的患者，需通过**心脏导管检查**直接测量肺动脉压和肺毛细血管楔压。对疑有多发性肺栓塞的患者可进行肺血管造影，但是风险较大。

如果没有找到任何病因，可做出原发性肺动脉高压的诊断。

治疗

肺心病的治疗取决于肺动脉高压的潜在情况。右室衰竭时应用利尿剂治疗，但应小心，避免过度液体丢失导致右室输出量下降。必要时应用氧疗来安全改善低氧血症。对 COPD 和一些其他病因的患者，长期氧疗能改善症状和预后。与左心功能不全时血管紧张素转化酶抑制剂（ACEI）的重要价值相比，ACEI 对肺心病的患者很少有用，甚至可能会起到不利作用。

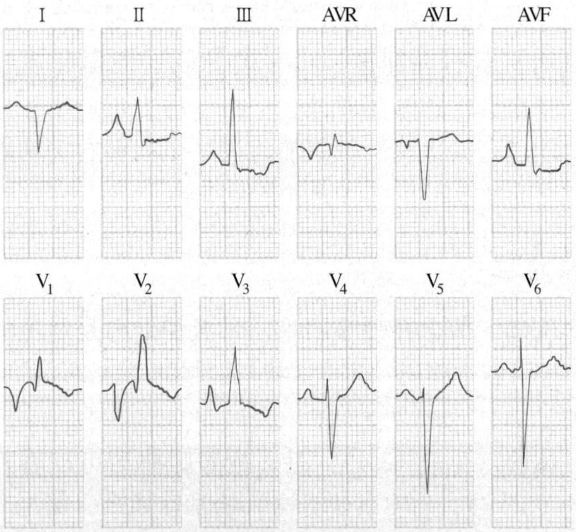

图 13.99　12 导联心电图显示肺动脉高压的表现。电轴右偏（+ 120°），右室肥厚［V_1 导联第二 R 波（R'）为主］，左房和右房传导异常。

肺栓塞

肺栓塞的栓子常来源于体循环静脉，少数发生于右心（不到 10%），栓子脱落栓塞到肺动脉系统。尸检显示，肺栓塞是很常见的现象（60%以上的尸检可发现微栓子），但是生前很少被诊断。有10%的临床肺栓塞是致命性的。

大多数引起临床肺栓塞的血栓实际上来源于盆腔和腹腔静脉，但是股深静脉的血栓，甚至是少见的腋静脉血栓都可以成为肺栓塞血栓的来源。栓子是由血流缓慢、局部损伤或静脉受到压迫以及高凝状态等因素共同参与形成的。栓子也可由肿瘤、脂肪（长骨骨折）、羊水和静脉药物滥用时所带来的外源性异物产生。表 8.27 显示的是危险因素，相关讨论见第 8 章。

肺栓塞发生后，肺组织仍然可以通气，但是无血流灌注，从而形成肺内无效腔，引起气体交换功能异常。数小时以后，无灌注肺组织不再产生表面活性物质。肺泡塌陷，低氧血症加重。肺栓塞导致的主要血流动力学改变是肺动脉床血管网横截面积减少，导致肺动脉压升高，心排出量下降。无肺动脉灌注的区域，肺组织可能梗死，但是出现这种情况者很少，因为支气管循环和气道可以继续供氧。

临床特征

突然发生**无法解释的呼吸困难**是肺栓塞最常见的症状，也常常是惟一症状。**胸膜性胸痛和咯血**仅在肺梗死时出现。许多肺栓塞是无症状的，但可有三种典型的临床表现。尽管有一半以上的病例经过对下肢和盆腔静脉的详细检查可以发现血栓形成，但临床深静脉血栓形成并不常见。

小 / 中等面积肺栓塞

这种情况下，栓子进入末端肺血管。可出现胸膜性胸痛和呼吸困难的症状。30%的患者可发生咯血，常常发生在发病后 3 天或更多天后。检查可发现患者呼吸急促，局部可闻及胸膜摩擦音，受累区域常有粗糙的湿性啰音。可出现渗出性胸腔积液（偶尔为血性）。患者可有发热，心血管检查正常。

大面积肺栓塞

大面积肺栓塞较少见，由于右室流出道急性阻塞，患者突然虚脱。患者可出现严重的中心性胸痛（由于冠状动脉血流缺乏引起心脏缺血）、休克、苍白和出汗。如果心排出量一过性急剧减少可出现晕厥，可能死亡。检查可发现患者呼吸急促、心动过速、低血压和外周循环衰竭。颈静脉压升高，“a”波明显。右室抬举性搏动、奔马律和第二心音宽分裂。胸部常无异常体征。

多发性复发性肺栓塞

多发性复发性肺栓塞可在数周或数月内引起呼吸困难加重，伴随劳力时虚弱、晕厥，偶尔伴心绞痛。体征与多发性肺血管阻塞导致的肺动脉高压有关。检查可见右室负荷过重的体征，右室抬举性搏动和肺动脉瓣区第二心音亢进。

诊断

小面积和中等面积肺栓塞的症状和体征常常很轻微，无特异性，因此容易延误诊断甚至完全被忽视。如果患者出现无法解释的咳嗽、胸痛、咯血、新发房颤（或其他心动过速），或者出现无其他原因的肺动脉高压体征，就应考虑肺栓塞。

检查

小 / 中等面积肺栓塞

- **胸部 X 线**常表现正常，但是线性肺不张或肋膈角变钝（由小量胸腔积液所致）并不少见。这些特征仅在一段时间后才出现。部分患者出现一侧横膈升高的表现。较少见的是楔形肺梗死、肺动脉突然中断或远端低灌注区域的半透明表现。陈旧的肺梗死可显示为不透明的线性瘢痕。
- **心电图**常正常，但可出现窦性心动过速、房颤或其他心动过速。可能有右室张力增高的表现。
- **血液检查**：肺梗死可引起多形核白细胞增多、血沉增快、血清乳酸脱氢酶水平升高。应在抗凝治疗前进行血栓形成的筛查。
- **血浆D-dimer**（第8章）：如果未检测到，可除外肺栓塞的诊断。
- **放射性核素**：通气/灌注扫描（V/Q扫描）是一项较好的广泛应用的诊断性检查。

肺 ^{99m}Tc 闪烁扫描证明有低灌注区（图 13.100a），如果放射性核素氙气吸入闪烁扫描（第14章）未发现通气缺损，则高度提示肺栓塞。不过，该项试验有一定的局限性。例如，肺栓塞时也可能因梗死或肺大泡而出现匹配的缺损。因此这项检查通常提示肺栓塞的可能性（低、中或高度），应当结合患者病史、体检和其他检查结果进行分析。

- **超声波检查**：可用来发现患者盆腔或髂股静脉的血栓。
- **螺旋 CT 扫描**：静脉注入造影剂（CT 肺血管造

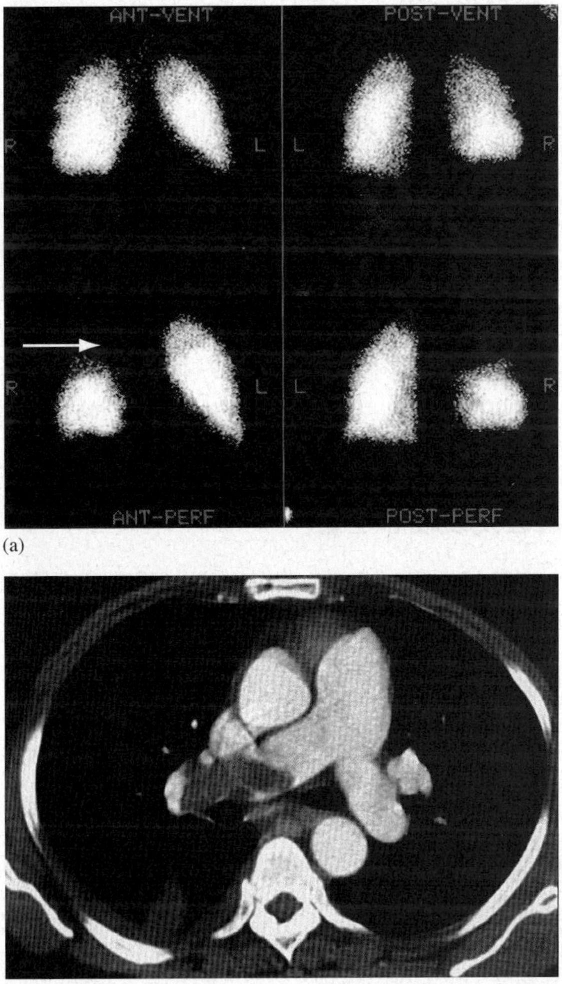

(a)

(b)

图 13.100 (a) 肺通气（上）和灌注（下）扫描。显示右上肺叶无灌注，但是通气正常，即肺栓塞的可能性很大。(b) **螺旋 CT 肺血管造影。**右肺动脉主干和左肺动脉主干水平显示右肺动脉内大血栓。

影）进行螺旋 CT 扫描对中等面积肺栓塞具有良好的敏感性和特异性（图 13.100b）。但不能除外肺小动脉的栓塞。新型多层 CT 仪甚至对非常小的栓子也有较高的敏感性。

- **MR 成像**：可提供与 CT 相似的结果，如果有 CT 血管造影禁忌证时可应用 MR 成像。

大面积肺栓塞

- 胸部 X 线可能显示肺血减少，有时可见肺门处肺动脉扩张。但更多的是无变化。
- **心电图**显示右房扩张伴有Ⅱ导联 P 波高尖。右室张力增高和扩张引起电轴右偏，不同程度右束支阻滞，右胸导联 T波倒置（图13.101）。典型的心电图表现是Ⅰ导联出现 S 波，Ⅲ导出现 Q 波和 T 波倒置（S_1、Q_3、T_3），但是这种表现很少见。
- **血气分析**：显示动脉低氧血症伴低 CO_2 血症，即1型呼吸衰竭模式。
- **超声心动图**：显示左室收缩有力，偶尔可见右室扩张和右室流出道的血栓。
- **肺血管造影**：如果急性大面积肺栓塞考虑进行外科治疗时，可进行肺血管造影检查。检查时将导管插入到肺动脉主干，然后注入造影剂。可看见充盈缺损或血管阻塞（图 13.102）。血管造影有风险，但如果将造影剂分别注入各个肺动脉，风险就会下降。尽管外科去除血栓对患者是一种选择，但是尚未证实有超过溶栓的额外获益，因此较少应用。

多发性复发性肺栓塞

- **X 线检查**可以正常。肺小动脉扩张伴肺野血量减少预示着疾病进展。
- **心电图**检查可正常，也可出现肺动脉高压的征象（图 13.99）。
- **双下肢超声成像**和**静脉造影**可能显示血栓。
- **通气 / 灌注**扫描可发现肺梗死的表现。

常需要进一步检查有否运动诱发的低氧血症，并行导管检查评估肺动脉压。

治疗

紧急处理

如无明显慢性肺部疾病，所有患者均应给予高流量氧疗（60%～100%）。肺梗死的患者应卧床休息并止痛治疗。严重病例有时需给予静脉输液甚至影响肌力的药物以改善右心泵血。危重患者应在重症监护室治疗（见第 15 章）。

再次栓塞的预防

低分子量肝素（LMWH）与普通肝素疗效的比较显示两者无显著差异。由于LMWH使用方便（第8章），即使价格较高，但是只要可以获得，几乎全部应使用 LMWH。**口服抗凝剂**应立即开始服用，口服抗凝剂起效时，逐渐停用肝素。根据静脉血栓形成或栓塞复发的可能性，继续口服抗凝剂 6 周到 6 个月。某些情况下，例如已发生复发性栓塞，则应终生抗凝治疗。

偶尔可应用物理疗法预防再次栓塞，通常在已应用足量的抗凝剂仍出现复发性栓塞的情况下使用。此外，高危患者如有应用抗凝剂的禁忌，也是应用物理疗法的指征。在这些情况下，治疗肺栓塞最常用的物理方法是通过股静脉在肾静脉水平以上的**下腔静脉中**

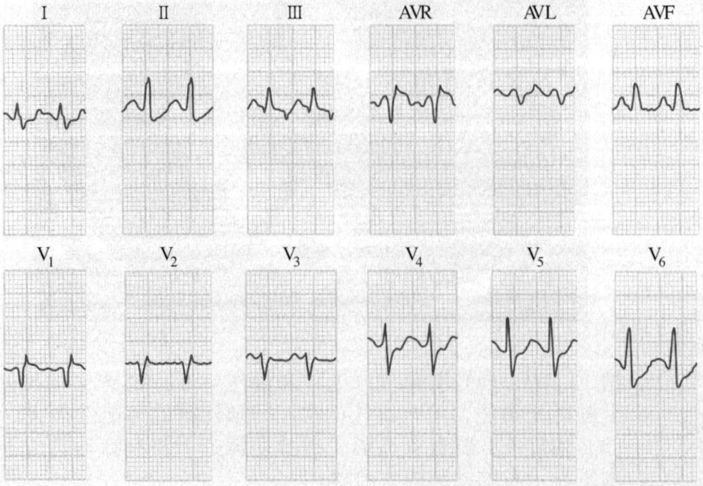

图13.101　12导联心电图显示急性肺栓塞。Ⅰ导联可见 S 波，Ⅲ导联可见 Q 波及 T 波倒置（S_1、Q_3、T_3 模式）。有窦性心动过速（160次/分）和不完全右束支传导阻滞的征象（AVR 和 V_1 导联 R 波，V_6 导联 S 波）。

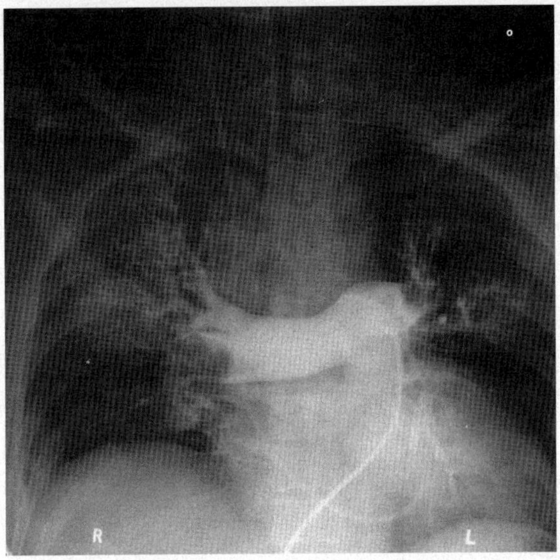

图 13.102 肺血管造影（将造影剂直接注入肺动脉主干）显示右肺动脉下叶段巨大充盈缺损，左肺动脉近端广泛阻塞。

置入滤网。

溶栓治疗

纤溶治疗，如应用链激酶（根据药品使用说明，25万单位静脉注入30分钟，继以链激酶10万单位/小时静脉滴注维持12～72小时），经对照试验显示可更迅速溶解肺动脉栓塞，对大面积肺栓塞患者的生存有益。在今后的治疗中应更多应用。

外科手术

很少需要外科**取栓术**进行治疗，但是发生严重血流动力学障碍时可能是惟一的选择。

（郭丹杰译）

推荐读物

Fedullo PF et al. (2001) Chronic thromboembolic pulmonary hypertension. *New England Journal of Medicine* **345**: 1465–1472.

Loscalzo J (2001) Genetic clues to the cause of primary pulmonary hypertension. *New England Journal of Medicine* **345**: 367–371.

心肌和心内膜疾病

心房黏液瘤

心房黏液瘤是最常见的原发性心脏肿瘤。可以发生在任何年龄，没有性别差异。虽然多数黏液瘤是散发的，但有些也有家族性或者是多系统综合征的一部分。组织学上心房黏液瘤为良性。绝大多数黏液瘤为单发，常见于左心房，呈息肉样胶状结构，通过蒂连接于房间隔。黏液瘤可能会阻塞二尖瓣或者在该部位形成血栓导致栓塞。可以出现一系列伴随症状：呼吸困难、晕厥或轻度发热。体征有响亮的第一心音、肿瘤扑落音（摆动的肿瘤突然停止造成的响亮的第三心音）、舒张中期杂音和栓塞导致的征象。通常血沉会增快。

通过超声心动图很容易做出诊断，因为肿瘤表现为致密的占位性病变（图13.103）。手术切除肿瘤通常可以完全治愈。

黏液瘤也可能发生在右心房或右心室。其他原发性心脏肿瘤包括横纹肌瘤和肉瘤。

心肌疾病

不是由缺血、心脏瓣膜或高血压性心脏病或已知的浸润性、代谢性/中毒或神经肌肉疾病造成的心肌疾病，其可能的原因包括：

- 急性或慢性炎症病变（心肌炎）
- 特发性心肌疾病（心肌病）。

心肌炎

心肌的急性炎症有很多原因（表 13.44）。临床上通过分离病毒或细菌明确病因学很困难。

在西方，感染性心肌炎最常见的原因是柯萨奇病毒或腺病毒感染。尸检发现与HIV感染相关的心肌炎所占比例高达20%，但只有不到10%的患者有临床症状。由克氏锥虫感染引起的Chagas病是南美的地方病，是全球范围内心肌炎最常见的原因之一。其他毒素

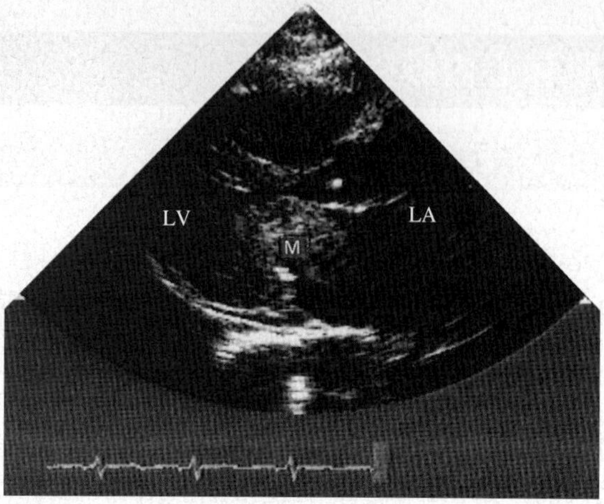

图 13.103　二维超声心动图显示的心房黏液瘤（长轴切面）。黏液瘤为超声致密团块，阻塞二尖瓣口。经手术切除。LV：左心室；LA：左心房；M：团块。

表 13.44　心肌炎的病因

特发性
感染性
病毒：柯萨奇病毒、腺病毒、CMV、埃可病毒、流感病毒、脊髓灰质炎、肝炎、HIV
寄生虫：克氏锥虫，鼠弓形体（新生儿或免疫受损患者心肌炎的病因）
细菌：链球菌（最常见风湿性心脏炎）、白喉（常见毒素介导的心脏阻滞）
螺旋体：Lyme 病（心脏阻滞常见），钩端螺旋体病
真菌
立克次体
中毒性
药物引起高敏反应，例如甲基多巴、青霉素、磺胺类药物、抗结核药物
放射可能导致心肌炎，但心包炎更常见
自身免疫可能出现自身激活的 T 细胞和器官特异性抗体的自身免疫

（包括前面提到的药物）、生理因素、高敏反应和自身免疫疾病也能导致心肌炎症。

病理学

在心肌炎急性期，心脏因局部出血而肌肉松弛；慢性心肌炎时心脏扩大且肥厚。组织学上可出现炎性浸润——病毒性感染的病例以淋巴细胞为主；细菌性感染的病例以多形核白细胞为主；过敏性和高敏反应性病例以嗜酸性细胞为主（图 13.104）。

临床特征

心肌炎可能是急性或慢性过程；其临床表现可从限局性炎症的无症状到广泛心肌受累引起**疲乏**、**心悸**、**胸痛**、**呼吸困难**和**暴发性充血性心力衰竭**等症状。病毒性心肌炎的发生可能未被发现或被遗忘，但很可能最终发展到“特发性”扩张型心肌病。体格检查发现包括心音减弱、第三心音响亮，通常还有心动过速。还可能闻及心包摩擦音。

检查

- **胸部 X 线**显示心脏一定程度的扩大，取决于疾病的阶段和严重性。
- **心电图**显示 ST 段和 T 波异常以及心律失常。白喉心肌炎、Lyme 病和 Chagas 病可出现心脏阻滞。
- **心肌酶**升高。
- **病毒抗体滴度**可能增加。但是，由于一般人群中肠道病毒感染很常见，诊断依赖于急性期滴度升高。
- **心内膜活检**可能显示有急性炎症，但是根据传统标准，假阴性很常见。除专科外，活检的意义不大。
- 通过聚合酶链反应（PCR）测定活检组织中的**病毒** RNA。特异性诊断需要证实心肌组织中有活跃的病毒复制。

治疗

必须要明确、治疗、去除或避免基础病因。急性期建议卧床休息，而且 6 个月内避免进行体育活动。按照常规进行心力衰竭的治疗，使用利尿剂、ACE 抑制剂/血管紧张素Ⅱ受体拮抗剂、β受体阻滞剂、螺内酯

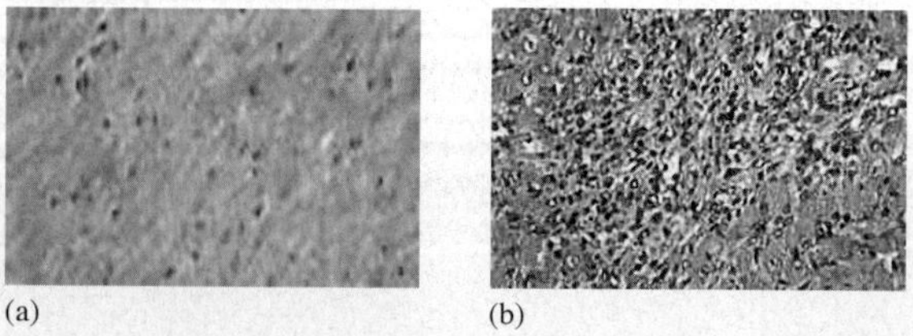

图13.104　活检显示（a）正常的心肌和（b）心肌炎，有间质炎性细胞增加。

和地高辛。适当的时候应立即给予**抗生素**治疗。急性期禁忌应用NSAIDS，但是可以在后期应用。是否使用**糖皮质激素**还存在争议，尚无研究证实这些治疗能改善左心室射血分数和存活率。另一方面，静脉注射大剂量**免疫球蛋白**似乎能更快地缓解左心室功能异常并改善生存率。新的有效抗病毒药物、免疫抑制剂（如γ干扰素）和**免疫调节剂**（如IL-10）目前还在进行动物试验，未来有可能作为治疗病毒性心肌炎的药物。

巨细胞心肌炎

这是一类严重的心肌炎，其特点是心肌中存在多核巨细胞。病因未知，但可能与肉瘤样变、胸腺瘤和自身免疫性疾病有关。病情进展迅速，预后差。推荐应用免疫抑制剂。

Chagas 病

Chagas 病是由原生动物克氏锥虫引起的，是南美的地方病，有多达2000万人感染。急性期心肌炎的主要特征是发热和充血性心力衰竭。慢性期进展为扩张型心肌病并有发生心脏阻滞和室性心律失常的倾向。治疗见本章相关部分。胺碘酮有助于控制室性心律失常；常规方法治疗心力衰竭。

心肌病

心肌病是心肌疾病的通称。根据主要的临床表现可分为：

- 扩张型心肌病——心室扩张
- 肥厚型心肌病——心肌肥厚
- 限制型心肌病——心室充盈受限
- 致心律失常性右室心肌病——显著的右心室受累伴高发室性心律失常
- 其他少见的心肌病。

扩张型心肌病（DCM）

DCM 的特征是在没有异常负荷（如高血压、瓣膜病）和冠心病状态下，出现左心室和（或）右心室扩张和收缩功能受损。大多数患者的病因学不清楚，而且绝大多数患者没有病因（“特发性”）。

有很多种心脏和全身性疾病能够引起心脏扩张和收缩功能受损（表 13.45）。其他可能的 DCM 病因包括持续性病毒感染和自身免疫性疾病。后者的证据包括DCM与特异性HLA亚型的相关性，并且经常在DCM中发现循环心脏特异性自身抗体。

表 13.45　扩张型心肌病的病因

遗传性	如常染色体显性 DCM X 连锁心肌病
炎症性	感染后、自体免疫、结缔组织病（系统性红斑狼疮、系统性硬化症）
代谢性	如糖原贮积病
营养性	维生素 B_1、硒缺乏
内分泌性	肢端肥大症、甲状腺功能亢进、黏液水肿、糖尿病
神经肌肉源性	如肌营养不良、Friedreich 共济失调症、线粒体肌病
毒性	酒精、可卡因、多柔比星、环磷酰胺、钴
血液学因素	镰状细胞性贫血、血栓性血小板减少性紫癜

至少有 25% 的“特发性”心肌病患者是家族性的（图 13.105）。大多数家族性病例是常染色体显性遗传，但是也有 X 连锁和隐性遗传病例。很少有患者能够发现致病基因。其中许多基因编码细胞骨架或相关的心肌细胞蛋白（X 连锁心肌病中的抗肌萎缩蛋白；常染色体显性DCM中的肌动蛋白、肌丝蛋白、肌钙蛋白T、β肌球蛋白重链、肌胶质、纽蛋白、核膜蛋白 a/c）（图 13.106）。这些基因很多有显著相关的特征，例如骨骼肌肌病或传导系统疾病，因此与大多数的 DCM 病例不同。绝大多数病例的病因不明。

临床特征

扩张型心肌病的临床表现通常为充血性心力衰竭，所以主要的症状和体征为左心和（或）右**心衰竭**的症状和体征。此外，可由于室性心律失常、传导疾病或伴有肺循环或体循环**栓塞**而发生**晕厥**。偶尔有心源性**猝死**为首发表现。通过对患者亲属进行评估，可在出现并发症前对早期无症状病例进行诊治。临床评估应包括详细家族史及家系谱。

检查

- 胸部 X 线检查显示心脏扩大。

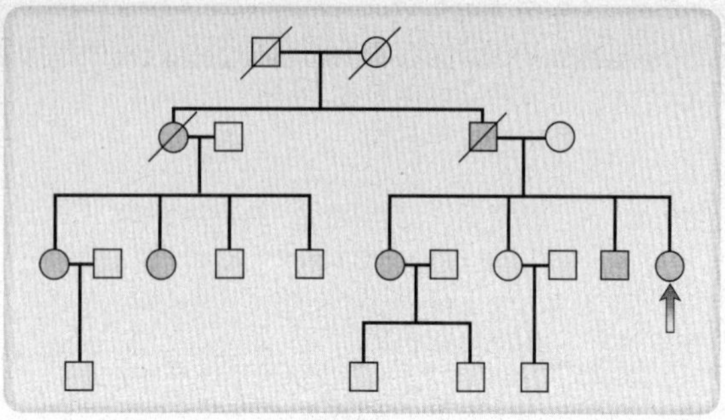

图 13.105　一个扩张型心肌病的家系。深色表示患病家系成员。箭头表示先证者。

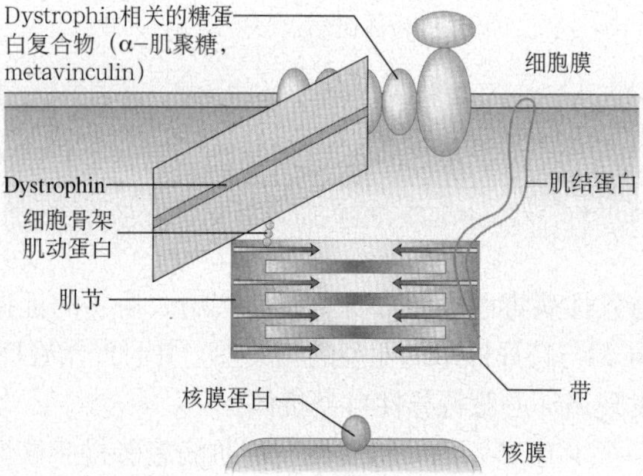

图 13.106　扩张型心肌病相关的心肌细胞蛋白图示。也可参见图 13.4。

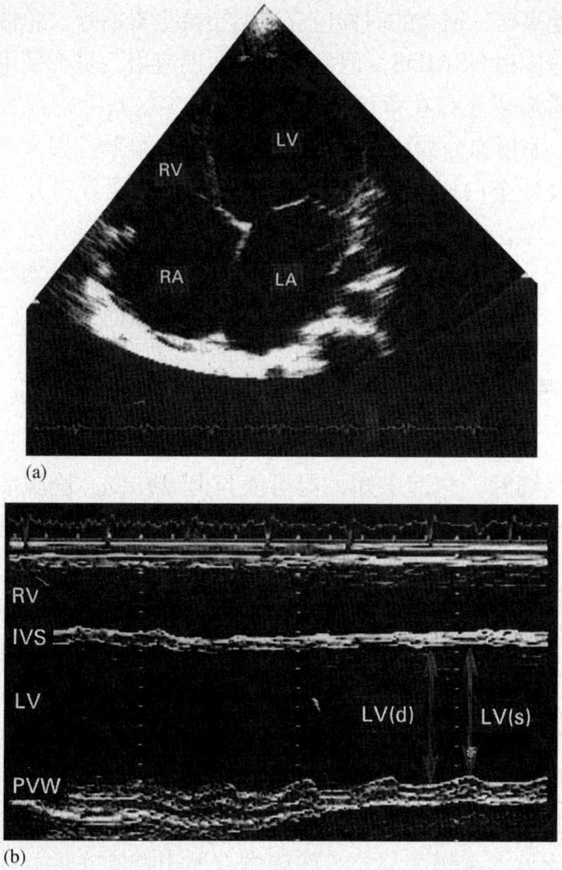

图 13.107　扩张型心肌病二维超声（心尖四腔切面）及M型超声检查。四心腔扩张，心脏呈“球形”。M 型超声可检测到左心室功能显著受损，参见图13.26及图13.29，比较收缩期缩短分数。LA：左心房；RA：右心房；LV：左心室；LV (d)：舒张期左心室大小；LV (s)：收缩期左心室大小；IVS：室间隔；PVW：左室后壁。

- **心电图**：非特异性ST段和T波改变。也可见窦性心动过速、传导异常及其他心律失常（房颤、室性期前收缩或室速）。
- **超声心动图**：左室和（或）右室扩张，收缩功能下降（图 13.107）。
- **血管造影**：应针对所有具有冠状动脉疾病风险的患者（＞40 岁或＜40 岁但有症状或有危险因素）进行此项检查，以排除冠状动脉疾病。
- **活检**：除专家操作外，通常不进行此项检查。

治疗

治疗目标是缓解症状、延缓疾病进展及预防并发症。对心衰应进行常规治疗。利尿剂对于缓解症状非常有效，但由于利尿剂能加重神经激素的激活从而使病程进展，所以不应单独应用。肾素-血管紧张素-醛固酮系统（RAAS）拮抗药物如血管紧张素转换酶抑制剂（ACEI）、血管紧张素 II 受体拮抗剂和螺内酯可以延缓病程进展，而作用于交感神经系统的 β 受体阻滞剂也可起到类似作用。大多数病例应进行上述治疗。另外，β受体阻滞剂还有助于预防心律失常。一些病例可能需要心脏永久起搏、抗心律失常治疗或 ICD 植入治疗。对于严重心室扩张和功能不全、明确的房颤或栓塞史需进行抗凝治疗。疾病晚期用药物治疗无效时，心脏移植仍是主要治疗手段。心脏移植术的替代手段在心衰章节进行了讨论。目前，尽管已对生长激素治疗、免疫吸附和抗细胞因子治疗进行了初步研究，但针对特发性扩张型心肌病仍无特异性治疗手段。

肥厚型心肌病（HCM）

肥厚型心肌病是以心肌肥厚（最常见为室间隔肥厚）、心肌细胞及肌纤维排列紊乱为特征的心肌病（图 13.108）。25%的患者由于心肌肥厚、二尖瓣前叶收缩

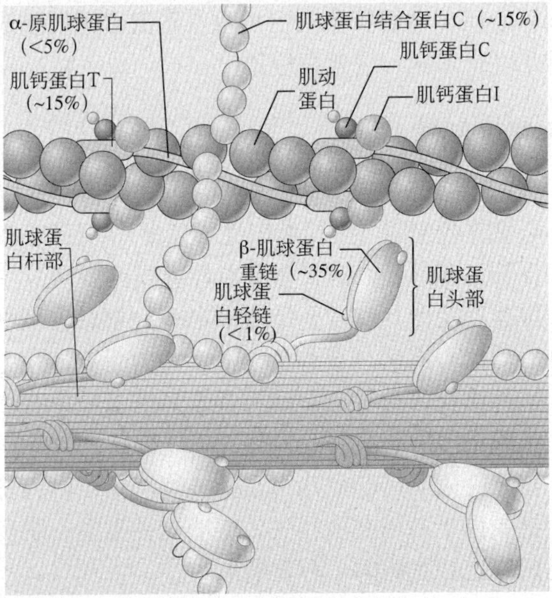

图 13.108　**肥厚型心肌病相关的肌节蛋白。**

Reproduced with permission from Spirito P et al. (1997) The management of hypertrophic cardiomyopathy. New England Journal of Medicine **336**: 775-785. ©Massachusetts Medical Society, all rights reserved.

期前向运动（SAM）及心室快速射血共同导致左心室流出道梗阻。

大多数病例呈家族性、常染色体显性遗传特征，是由肌节蛋白编码基因突变引起。

肥厚型心肌病的主要临床、形态学特征随致病基因突变类型不同而有差异。例如，β 肌球蛋白重链基因突变可导致明显肥厚，而肌钙蛋白 T 基因突变只导致轻度肥厚，但猝死的风险较高。其他遗传因素也可影响肥厚型心肌病的表型，包括影响心肌细胞生长的 RAAS 中各种成分的多态性。

由于肥厚在青少年停止生长前可能不会显现出来，导致儿童肥厚型心肌病的诊断较为困难。心肌肌球蛋白结合蛋白 C 基因突变导致的肥厚型心肌病的临床特征可能到 60 岁甚至年龄更大时才显现出来。有散发病例，病因不明。此外，肥厚型心肌病还可能与 Noonan 综合征、Friedreich 共济失调症、糖原贮积病、线粒体肌病有关。

临床特征

肥厚型心肌病患者可表现为**胸痛**、**呼吸困难**、**晕厥**或**晕厥**前期、**心律失常**和**猝死**。猝死可发生于任何年龄，但青少年或年轻成人的发生率最高（每年高达 6%）。猝死的危险因素在下文讨论。呼吸困难常见，是由心肌舒张功能受损导致。约 1/3 病例发生左心室充盈障碍继而导致左心室排空障碍，并伴有流出道梗阻。进展性心室扩张到病程较晚阶段时才发生，此前心室收缩功能正常。房颤（随病程延长，发生率增加）与心室充盈减少及卒中风险增加相关，所以可加重症状。

典型体征有：

- 心尖双搏动（心房的强力收缩产生第四心音）
- 收缩期快速射血及左心室流出道突然梗阻导致急速颈动脉搏动
- 收缩晚期左心室流出道梗阻产生收缩期喷射样杂音——可以通过降低后负荷使杂音响度增加，如站立或 Valsava 动作；而增加后负荷和静脉回流可以使杂音减弱，如蹲踞位时
- 二尖瓣反流产生的全收缩期杂音（继发于 SAM）
- 第四心音（如无房颤）。

检查

- **胸部** X 线检查通常无明显改变。
- **心电图**：左心室肥大（图 13.81），ST 段及 T 波改变。还可见病理性 Q 波，大多见于 25% ~ 50% 患者的下侧壁导联。
- **超声心动图**：对本病的诊断有意义，大多典型病例显示左心室非对称性肥厚（间隔厚度大于后壁），二尖瓣在收缩期前向运动，心室收缩增强（图 13.109）。但可能检测到各种类型的肥厚，如向心性肥厚和心尖部肥厚。包括肌钙蛋白基因在内的某些基因突变与轻度肥厚甚至无肥厚相关。
- **家系分析**：通常可检测出常染色体显性遗传特征，并可为相关的诊断提供信息（如猝死史）。遗传分析可确定诊断，提供信息判断预后，并有助于对患者亲属进行评估。
- 运动试验和动态心电图也有助于诊断。

治疗

肥厚型心肌病的首要治疗是预防猝死。目前已确定若干猝死危险因素。严重的左心室肥厚（> 30mm）是其中之一，但大多数猝死发生在心室肥厚不严重的患者，所以应将其他危险因素考虑在内，包括基因型、心脏性猝死家族史、运动中血压异常、Holter检测到的非持续性室性心动过速以及复发性晕厥。具有两个或

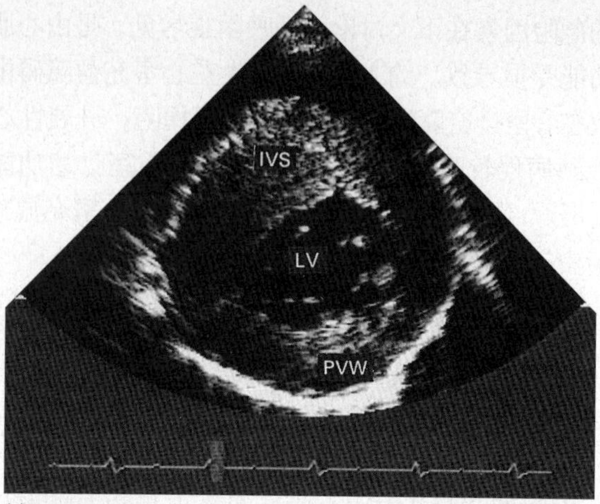

(a)

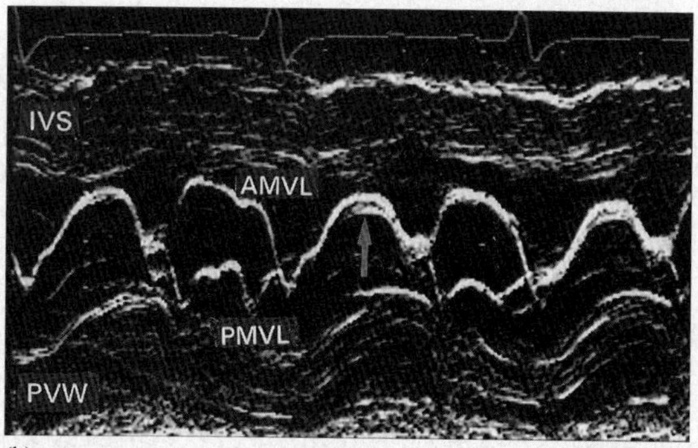

(b)

图 13.109 肥厚型心肌病超声检查。显示：
(a) 二维超声心动图（短轴切面）。
(b) M型超声。显示室间隔明显肥厚，心室腔变小。箭头所指为异常的二尖瓣收缩期前向运动。IVS：室间隔；LV：左心室；PVW：心室后壁；AMVL：二尖瓣前叶；PMVL：二尖瓣后叶。

两个以上危险因素时猝死风险高。埋藏式除颤器能有效预防高危患者猝死。对于危险程度稍低的患者，胺碘酮治疗是一个恰当的选择。近来研究表明，PET 扫描检测到的微血管功能紊乱可能是猝死的独立危险因素，但需进一步证实。

胸痛和呼吸困难可以应用 β 受体阻滞剂和维拉帕米治疗，二者可单独使用或合用。如果效果不佳，丙吡胺（disopyramide）对于梗阻患者是一个有用的二线治疗药物。对于仅严重左室流出道梗阻且症状顽固的患者（如老年患者），可以考虑以双腔起搏器进行治疗。对室间隔心肌酒精（非外科）消融术已进行了一系列研究，该治疗手段对于减轻流出道梗阻和提高运动耐力显示出较好效果，但具有显著危险性，如可导致完全性心脏阻滞和大面积心梗。有时，还可考虑外科手术切除室间隔心肌。血管扩张剂可加重左室流出道梗阻或引起难治性低血压，应避免应用。

限制型心肌病

限制型心肌病没有心肌肥厚或心室扩张。主要表现为心室充盈受限（类似缩窄性心包炎），导致心衰症状和体征。此外，心房扩张和血栓形成也多见。

淀粉样变性（最常见）、肉瘤样病、嗜酸性细胞增多性心内膜心肌病（或称 Loeffler 心内膜炎）和心内膜心肌纤维化与这种心肌病有关；后二者呈伴有嗜酸性粒细胞增多的心肌和心内膜纤维化特征。

特发性限制型心肌病可呈家族性特征，研究发现与肌钙蛋白 I 基因突变相关，表明这种类型心肌病可能是肥厚型心肌病的一种表现形式。

临床特征

有**呼吸困难**、**乏力**和**栓塞症状**。心室（尤其是右心室）充盈受限引起静脉压持续升高，导致肝大、腹水和水肿。

体征与缩窄性心包炎类似——颈静脉压升高，舒张期可见塌陷（Friedreich 征），吸气时颈静脉压升高（Kussmaul 征）。发病早期常可闻及第四心音，随着病情的进展，可出现心脏扩大和第三心音。但特发性扩张型心肌病的心脏大小可保持正常。

检查

- **胸部 X 线检查**：肺静脉充血；心影可正常，或表现为心脏增大和（或）心房扩大。
- **心电图**通常表现为低电压和 ST 段、T 波异常。
- **超声心动图**显示心肌均匀变厚，射血分数通常正常，但心室充盈受限。
- **心导管检查**：该检查连同血流动力学分析有助于同缩窄性心包炎进行鉴别。
- **心内膜活检**：与其他心肌病不同，对于限制型心肌病，心内膜活检有助于诊断，可以做出包括淀粉样变性在内的特异性诊断。

治疗

无特异性治疗。心衰和栓塞应加以治疗。一些严重病例可以考虑心脏移植，尤其是在特发病例。对于原发性淀粉样变性，美法仑和泼尼松龙联用或不联用秋水仙碱可能可提高生存率。但心脏淀粉样变性较其他几种病理改变导致的限制型心肌病的预后差，并且移植后经常复发。肝移植对于家族性淀粉样变性（前白蛋白突变导致）可能有效，并有可能逆转心脏病变。

致心律失常型右室心肌病

致心律失常型右室心肌病（ARVC）的特点是右室心肌进行性被纤维脂肪组织所取代（图13.110），导致在早期出现右室心律失常和猝死的风险，晚期出现右室或双室衰竭。至少50%的患者是家族性的，通常大多数为常染色体显性遗传。与皮肤疾病相关的一种罕见ARVC类型（Naxos病）是由编码心肌细胞结构蛋白（斑珠蛋白，plakoglobin）的基因突变所引起的，这种心肌细胞结构蛋白在细胞桥粒及缝隙连接中可以发现。至少还有6个其他致ARVC的位点，已经发现了其中两个发生基因突变：

- **人类ryanodine受体2**（hRyR2），是一种与肌细胞肌浆网内钙动态平衡有关的离子通道蛋白
- **桥粒斑蛋白**（desmoplakin），一种与斑珠蛋白相互作用的细胞骨架蛋白。

临床特征

临床表现中最常见的为有症状的**室性心律失常**或**晕厥**，有时表现为右心衰竭。然而，**心衰**较多见于疾病的晚期，在这个阶段可能会发生左室扩张，严重的心律失常反而会消失。ARVC通常无症状，而且首发表现可能为**猝死**，或者在常规医学检查或者家族筛查时被诊断出来。

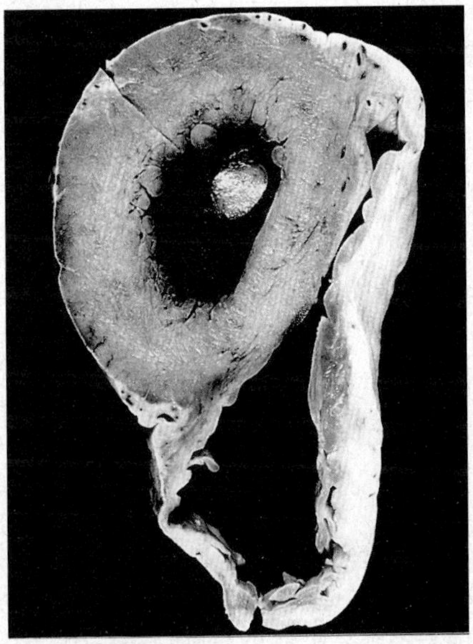

图13.110　大体病理标本显示右室游离壁心肌变薄并被纤维脂肪组织取代。From Basso et al. (1996) *Circulation* **94**: 983-91, with permission.

检查

- **胸部X线**：除非疾病晚期，一般无特殊表现。
- **心电图**：通常在右室相关的胸前导联（$V_1 \sim V_3$）出现T波倒置。可能在QRS波群末端出现小振幅电位，即epsilon波（图13.111）。可见不完全或完全性右束支阻滞。
- **信号平均心电图**可显示有晚电位的出现，是单个心肌细胞延迟除极的表现。
- **超声心动图**在早期通常是正常的，进一步发展会出现右室扩大和动脉瘤形成，在一些病例中合并左室扩大。
- **MRI**显示右室形态异常，并且可显示脂肪浸润。
- **右室血管造影**显示右室扩大和右室心肌运动异常。
- **右室活检**可能会发现纤维脂肪组织取代，但是常存在假阴性。
- **Holter监测**常显示频发的右室源性的期外收缩和非持续性或持续性室性心动过速。
- **基因检测**：尽管目前仍不成熟，但却是重要的诊断方法，尤其是对于外显率各异的疾病。

治疗

β受体阻滞剂是非致命性心律失常患者的首选治疗。胺碘酮或索他洛尔可用于症状明显的心律失常，对于难治性或致命性心律失常，可能需要植入ICD。有时顽固性心律失常或心衰的患者需行心脏移植。

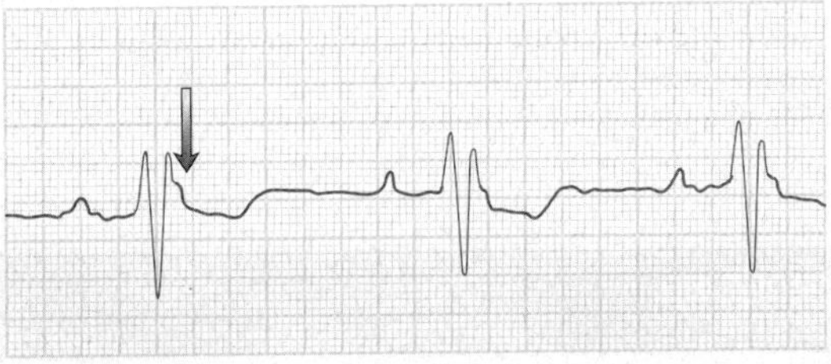

图13.111　**成人致心律失常型右室心肌病**（ARVC）的心电图表现为：右束支阻滞（RBBB），心前区导联上T波插入epslion波，在QRS波末端可见（箭头所示）。

其他心肌病

Anderson-Fabry 病（AFD）

典型的 Anderson-Fabry 病常累及心脏。如果无该病的其他典型表现，某些男性到中年时残留酶仍保留活性。AFD 心脏异常包括左室肥大、瓣膜功能不全、短 PR 间期、房室传导异常和心房颤动。这些患者可能会出现心脏收缩功能障碍和节段性室壁运动异常。

左室非致密化

这种心肌病是一种常染色体显性遗传性疾病，预后差。该病的特点是心室扩张和显著的室囊形成，超声心动图或核磁共振成像上最易观察。左室非致密化心肌病的表现有呼吸困难、心律失常或猝死。致病基因尚未被确定。

炎性心肌病

心肌炎相关或有明确的慢性心肌炎病史伴有左心功能不全（心室扩张和运动减少）称为炎性心肌病。其预后取决于疾病的进展速度和左室功能状态。

使用蒽环类药物的肿瘤化疗也可引起心肌病。在应用这类药物多年后出现，特别是那些儿童时期患肿瘤接受化疗的患者。

（孙艺红译　郭丹杰校）

推荐读物

Corrado D, Basso C, Thiene G (2000) Arrhythmogenic right ventricular cardiomyopathy: diagnosis, prognosis and treatment. *Heart* **83**: 588–585.

Maron BJ, et al. (2003) Consensus document on hypertrophic cardiomyopathy. A report of the American College of Cardiology Foundation Task Force on Clinical Expert Consensus Documents and the European Society of Cardiology Committee for Practice Guidelines. *European Heart Journal* **24**(21):1965–1991.

心包疾病

心包对心脏有保护作用，它由两个独立层组成，分别为内侧脏层心包和外侧壁层心包。脏层心包在大血管根部向上反折与壁层心包延续，因此形成一个囊。尽管心包腔是一个液体积聚的潜在空间，正常心脏的心包腔最多含有 50ml 的心包液。心包的作用是润滑心脏表面，防止心脏变形和移位，并作为防止感染扩散的屏障。

心包疾病的临床表现包括：

- 急性心包炎
- 心包渗出和心脏压塞
- 缩窄性心包炎。

急性心包炎

急性心包炎是指心包的炎症。典型的急性心包炎是纤维蛋白物质沉积到心包腔，并且经常发生心包渗出。急性心包炎有许多病因（表 13.46）。在英国最常见的病因是病毒感染和心肌梗死，尽管大多数患者病因不明。

病毒性心包炎：最常见的病因是柯萨奇 B 病毒和埃可病毒。病毒性心包炎通常会有疼痛但短暂，极少有长期影响。HIV 病毒也逐渐地成为心包炎的病因，可以直接作用并通过免疫抑制使机体易被感染。

心肌梗死后心包炎：约 20% 的心肌梗死患者在心肌梗死后最初几天内发生心包炎。多见于前壁心肌梗死和ST段抬高心肌梗死，血清心肌酶较高，但是溶栓后发生率会降至 5% ~ 6%。心包炎引起的疼痛发生在早期（心肌梗死后 1 ~ 2 天），很难与复发性心绞痛相区分，但是仔细询问病史和系列心电图监测有助于鉴别。心包炎也可能发生较晚，在心肌梗死后恢复期。这是Dressler综合征的一个特点，其机制是心肌梗死后2 ~ 10 周对心肌损害的自身免疫反应。对心肌损害的自身免疫反应是主要病因，通常能找到抗心肌抗体。该病常易复发。鉴别诊断还包括新发的心肌梗死或不稳定性心绞痛。

尿毒症性心包炎：是由于积聚的毒素刺激心包所致。如果没有及时透析，约 6% ~ 10% 的晚期肾衰患者可以出现心包炎。临床上是紧急透析的适应证，否则心包炎继续加重，显著增加患病率和死亡率。

表 13.46　心包炎的病因

Ⅰ.	**感染性心包炎** 病毒性（柯萨奇病毒、埃可病毒、腮腺炎、疱疹、HIV） 细菌性（葡萄球菌、链球菌、肺炎球菌、脑膜炎球菌、流感嗜血杆菌、支原体、螺旋体、衣原体） 结核性 真菌性（组织胞浆菌、球孢子菌、念珠菌）
Ⅱ.	**心肌梗死后心包炎** 急性心肌梗死（早期） Dressler 综合征（晚期）
Ⅲ.	**肿瘤性心包炎** 心脏原发肿瘤（间皮瘤） 转移性心包炎（胸部和肺部癌症、淋巴瘤、白血病、黑色素瘤）
Ⅳ.	**尿毒症性心包炎**
Ⅴ.	**黏液水肿性心包炎**
Ⅵ.	**乳糜性心包炎**
Ⅶ.	**自身免疫性心包炎** 胶原血管性（风湿性关节炎、风湿热、系统性红斑狼疮、硬皮病） 药物介导性（普鲁卡因胺、肼屈嗪、异烟肼、多柔比星、环磷酰胺类）
Ⅷ.	**放射后心包炎**
Ⅸ.	**手术后心包炎** 心包切开术后综合征
Ⅹ	**创伤后心包炎**
Ⅺ.	**家族性和特发性心包炎**

细菌性心包炎：很少与败血症或肺炎同时发生，可发生于胸部手术后的早期感染或创伤，可能合并心内膜炎。

在 HIV 患者中，金黄色葡萄球菌是引起化脓性心包炎的常见原因。这种类型的心包炎，特别是葡萄球菌性的，常呈暴发性，而且通常是致命的。

其他地方性感染性心包炎包括支原体和 Lyme 心包炎，常常是渗出性的，需要心包引流。临床诊断需要对心包积液做血清学检查，及对心包或心肌活检标本进行病原微生物鉴定。

结核性心包炎：通常表现为长期低热，尤其是午后，伴急性心包炎的特征，还有呼吸困难、不适、盗汗和体重减轻。常需要做心包抽吸检查以明确诊断，最终常演变成缩窄性心包炎。

真菌性心包炎：是地方性真菌感染的常见并发症，如组织胞浆菌病和球孢子菌病，但也可能是由白色念珠菌引起，特别发生于免疫抑制、药物成瘾或心脏手术后的患者。

肿瘤性心包炎：支气管癌、乳腺癌和 Hodgkin 淋巴瘤是引起肿瘤性心包炎最常见的原因。白血病和恶性黑色素瘤也可引起心包炎。心包渗出非常典型，这是由于来自心脏的淋巴回流受阻。渗出液通常是血性的。胸部肿瘤的放疗可能会引起心包放射性损伤，导致浆液性或血性心包渗液及心包纤维化。在这种情况下，心包积液中没有找到肿瘤细胞通常有助于诊断。

临床特征

心包炎会产生尖锐的中胸痛，并在运动、呼吸和卧位时加剧。典型者在坐位前倾时疼痛减轻。胸痛可能会放射到颈部或肩部。主要的鉴别诊断是心绞痛和胸膜炎。

典型的临床体征是，在心房收缩期、心室收缩期和心室舒张期可闻及心包摩擦音。还可能会听到收缩和舒张的双相摩擦音。在患者前倾位吸气末时，将听诊器膜件放于胸骨左缘下部时最易听到摩擦音。若心包炎的病因是病毒或细菌感染、风湿热、心肌梗死，通常会有**发热**、**白细胞增多或淋巴细胞增多**。**心包渗液**的特征见下文。大量的心包积液可压迫邻近的支气管和肺组织，引起呼吸困难。

检查

心电图有诊断意义，特征呈弓背向下型（鞍状）ST 段抬高（图13.112）。这些改变会随时间而演变，最后 ST 段回到基线，T 波低平或倒置，最终 T 波正常。早期的心电图改变必须与心肌梗死的 ST 段抬高相鉴别。

窦性心动过速可能是由于发热或血流动力学障碍所致。如果心包炎累及心肌，可能会出现心律和传导异常。应该化验心肌酶，因为合并心肌炎时**心肌酶**可能会升高。

胸部 X 线、超声心动图和放射性核素扫描对无并发症的急性心包炎诊断意义不大。

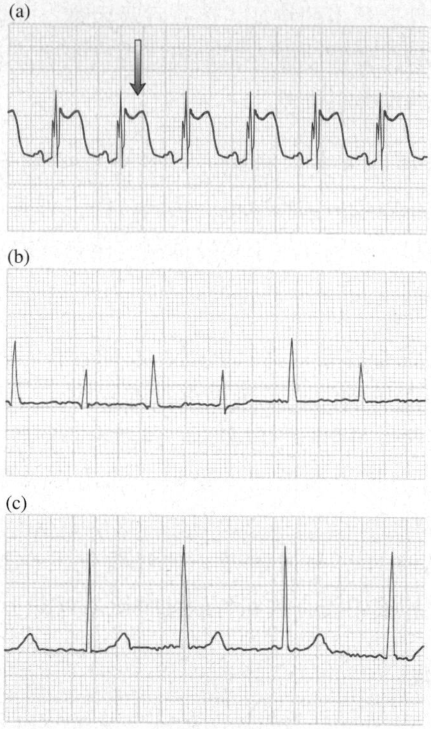

图 13.112　**心包炎相关的心电图表现。**
(a) **急性心包炎**。可以看到抬高的 ST 段，弓背向下抬高（箭头所示）。(b) **心包炎的慢性期合并心包渗出**。心电图上 T 波低平和倒置，QRS 波群振幅交替（QRS 电交替）。(c) 同样一个患者在心包积液引出后，可以看到 QRS 波群电压上升，T 波恢复正常。

治疗

如果能找到病因，应该对病因进行治疗。卧床休息和口服 NSAIDS 药物（大剂量阿司匹林，吲哚美辛或布洛芬）对于大多数患者是有效的。在心肌梗死后几天内，NSAIDS 引起心脏破裂的几率增加，所以这些药物不应该使用。如果心包炎未能快速消退，就应该使用糖皮质激素，但要注意其副作用。约 20% 的急性心包炎患者会发展成特发的复发性心包炎。一线治疗是再次口服 NSAIDS 类药物。对于难治的患者，为了减轻症状可再次口服糖皮质激素。然而，在减量或撤药过程中，症状会再次出现，而且长期使用激素会出现不良反应。多种其他治疗包括硫唑嘌呤、秋水仙碱、静脉应用糖皮质激素和心包切除。最近的证据倾向于使用秋水仙碱来防止心包炎复发。

如果心包炎在急性期过后持续 6 ~ 12 个月，则考虑为慢性。如果出现心包增厚和心室充盈受限，则认为形成了缩窄性心包炎。

心包积液和心脏压塞

心包积液是在潜在的心包浆膜腔中的液体积聚（图 13.113），通常伴有急性心包炎发作。当心包腔内有大量液体积聚时，心室充盈受限，从而产生循环障碍。称为心脏压塞。

临床特征

心包积液的症状通常反映基础的心包炎症。查体发现：

- 心音弱而遥远
- 心尖搏动通常不明显
- 心包炎早期可能会出现心包摩擦音，但是当积液增多将两层心包分开时，摩擦音会消失
- 较为少见的是，心包积液会压迫左肺底，引起左肩胛骨下角以下部位叩诊呈浊音（Ewart 征）
- 当积液增多时，心脏压塞的体征可能会变得明显：
  - 颈静脉压升高，急速上升和 y 型下降（Friedreich 征）
  - Kussmaul 征（吸气时颈静脉压升高 / 颈静脉扩张更明显）
  - 奇脉
  - 心排出量减少。

检查

- **心电图**显示 QRS 波群低电压。
- **胸部 X 线**（图 13.113）示心界明显增大，呈大的球形或梨形心。典型者肺静脉不扩张。
- **超声心动图**（见图13.30）是证实积液最有效的技术手段，而且可以寻找压塞的证据。
- **如果怀疑是血性心包积液**（心包腔内有血）或局限性心包积液，就应该考虑 MRI。
- **心包穿刺排液**是在超声引导下进行的去除心包积液的无菌技术。当怀疑是结核性、肿瘤性或化脓性渗液时，需行心包穿刺。
- 当怀疑是结核性心包积液且心包穿刺不能诊断时，需要做**心包活检**。

其他的检查包括寻找潜在病因，例如血培养和自身抗体筛查。

治疗

应寻找潜在的病因，有可能的话需对因治疗。大多数心包积液可以自行消失。然而，当积液迅速积聚时，就会产生压塞。此时需要心包穿刺缓解压力——临时放置引流管能大量减少液体。

心包积液可能会再积聚，大多见于肿瘤性心包炎（在英国）。可能需要心包开窗，即在心包上建立一个窗口使液体慢慢流入周围组织，这种方法可在局麻下经皮操作，也可采用传统的手术方式。

缩窄性心包炎

一些原因引起的心包炎，如结核性、血性、细菌感染和风湿性心脏病引起的心包炎，能导致心包增厚、纤维化和钙化。也可能在心内直视手术后发生。在很多患者中，这些心包病变不引起任何症状。但是，如果心包失去弹性以至于影响心脏舒张期充盈时，就认为已形成了缩窄性心包炎。因为这些改变是慢性的，所以有足够的时间来代偿，这种情况不像心脏压塞那样有即刻的生命危险，因为在心脏压塞时循环急剧恶化。

缩窄性心包炎应与限制型心肌病鉴别。两者在表现上非常相似，但是缩窄性心包炎都是可治疗的，而大多数限制型心肌病却不能治愈。在缩窄性心包炎后期，心外膜下心肌层可能发生纤维化、萎缩和钙化。

临床特征

缩窄性心包炎的症状和体征的发生是由于：

- 心室充盈减少（类似于心脏压塞，即Kussmaul征、Friedreich 征、奇脉）
- 体循环静脉淤血（腹水、水肿、肝肿大和颈静脉压力升高）
- 肺静脉充血少见（呼吸困难、咳嗽、端坐呼吸、阵发性夜间呼吸困难）
- 心排出量减少（乏力、低血压、反射性心动过速）
- 心室急剧充盈（在胸骨左下缘可闻及舒张早期“心包叩击音”）
- 心房扩张（30% 的患者有心房颤动）。

检查

- **胸部 X 线**（图 13.114）：相对于心衰的症状而言，心脏较小。约 50% 出现心包钙化。胸部侧位片有助于发现钙化，因为正位片上钙化易被忽视。然而，心包钙化不一定就是心包缩窄。
- **心电图**显示 QRS 波群低电压，伴有广泛导联的 T 波低平或倒置。
- **超声心动图**显示增厚钙化的心包，心室腔变小而室壁厚度正常。多普勒超声可能会有帮助。
- CT 和 MRI 用来估测心包解剖结构和厚度（3mm 或更厚）。
- **心内膜活检**：在疑难病例中，心内膜活检可能会有助于鉴别缩窄性心包炎与限制型心肌病。
- **心脏导管检查**：由于心包缩窄，左室和右室舒张末期的压力在心脏导管检查过程中通常是相等的。

限制型心肌病与缩窄性心包炎非常相似，所以即

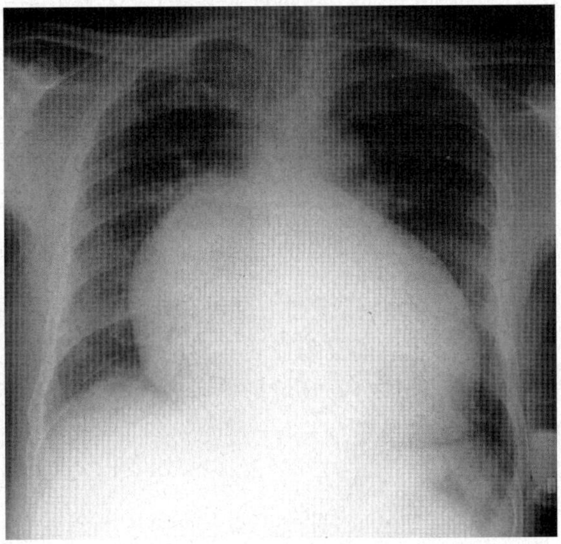

图 13.113　胸部 X 线显示心包积液；心脏呈球形。

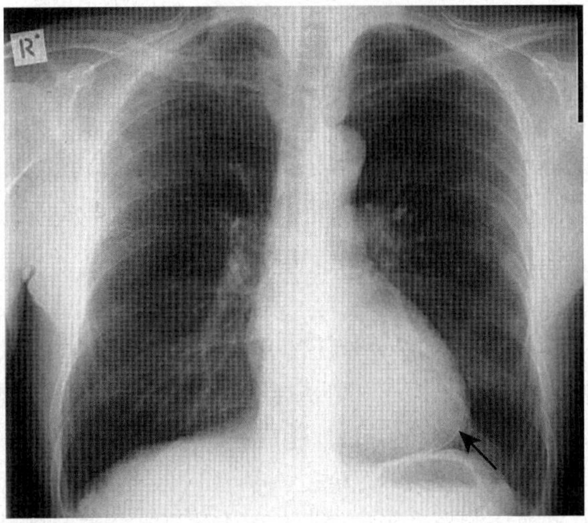

图 13.114　胸部 X 线显示心包钙化（箭头所示）。

使做了所有上述检查也可能无法鉴别。

治疗

对于慢性缩窄性心包炎的治疗是完全切除心包。但由于许多患者在手术中发现有心肌萎缩，所以心包切除是一个有很高并发症风险的操作。因此，对于非结核性心包炎的患者，建议在发生严重狭窄和心肌萎缩前尽早行心包切除。

对于结核性缩窄性心包炎患者，心包钙化的出现暗示其已发展为慢性心包炎。最近的研究倾向于在应用抗结核药物的同时尽早行心包切除。如果没有钙化，首先应尝试一个疗程的抗结核治疗。如果患者的血流动力学保持稳定或在抗结核治疗 4 ~ 6 周后恶化，建议行心包切除。

（许俊堂译　郭丹杰校）

推荐读物

Cairns JA, Camm AJ, Fallen EL, Gersh BJ (2003) Pericardial disease. *Evidence-Based Cardiology* Ⅲ: 407–422.

高血压

高血压的定义

动脉血压高是引起脑血管事件、缺血性心脏病、周围血管疾病等血管疾病的主要原因之一。血压就像身高和体重一样是每个人的特征之一，存在很大的个体差异，在人群中呈正态（钟形）分布。血压水平取决于被研究人群的年龄及种族背景等特点。血压在工业化国家随着年龄的增加而升高，直到 70 岁，这种变化在收缩压及男性中更明显。高血压在发达国家很常见。根据诊断标准，成年人高血压的发病率为 20% ~ 30%。非洲黑人高血压的发病率更高（成年人为 40% ~ 45%）。

血压异常的定义如表 13.47 所示。

表 13.47　英国高血压协会的血压水平的分类

分类	收缩期血压 (mmHg)	舒张期血压 (mmHg)
血压		
理想	＜ 120	＜ 80
正常	＜ 130	＜ 85
正常高值	130 ~ 139	85 ~ 89
高血压		
1 级（轻度）	140 ~ 149	90 ~ 99
2 级（中度）	160 ~ 179	100 ~ 109
3 级（重度）	⩾ 180	⩾ 100
单纯收缩期高血压		
1 级	140 ~ 149	＜ 90
2 级	⩾ 160	＜ 90

此分类与欧洲高血压协会（ESH）和世界卫生组织–国际高血压联盟（WHO-ISH）的分类一致，是基于临床血压而非动态血压而制定的。对于家庭 / 自测的血压，高血压诊断的标准是⩾ 135/85mmHg。对于 24 小时动态血压监测，诊断标准是⩾125/80mmHg。当收缩压和舒张压分属于不同分级时，以较高的级别作为分类标准。

随着收缩压和舒张压的升高，死亡或发病的风险也相应增加。收缩压和舒张压有独立的预后价值，例如单纯收缩期高血压使心脏死亡的风险增加 2 ~ 3 倍。

所有的成年人在 80 岁之前，都应该至少 5 年进行一次常规血压测量。坐位血压只要求休息 5 分钟后测量即可，但站位血压的测量只用于糖尿病患者及老年患者，以除外直立性低血压。袖带应该以 2mm/s 的速度放气，则血压测量的误差不超过 2mmHg。当所测血压值一致时，至少测两次以确定血压值；当所测血压存在波动时，需多次测量以确定血压值。在评估心血管风险时，多次就诊血压均值的准确性要高于一次就诊所测量的值。

病因

大部分高血压患者（80% ~ 90%）为原发性血压升高（即病因不明——原发性高血压），这类患者只能通过终身药物治疗来改善症状。

原发性高血压

原发性高血压的病因为多因素。

遗传因素

高血压具有家族聚集性，父母有高血压，子女的血压一般高于同年龄而父母血压正常的个体。高血压的家族聚集性可能部分是环境影响所致，但主要还是与未知的遗传因素相关。

胎儿因素

低出生体重与日后的高血压相关，这可能与胎儿在子宫内营养不良所导致的长期血管结构改变或主要激素系统功能的改变有关。

环境因素

在所有可能与高血压相关的环境因素中，以下几种因素的作用可能更加显著：

肥胖：肥胖患者的血压高于体瘦的人群。应注意，如果用偏小的袖带测量血压，则所测血压可能偏高。应根据臂围调节袖带大小。肥胖所引起的睡眠呼吸紊乱（见第15章）也可能是引起高血压的危险因素之一。

饮酒：大部分研究都指出酒精的摄入与血压水平存在密切的相关性。然而，少量饮酒患者的血压水平却低于不饮酒者。

钠的摄入：世界上不同地区人群之间及人群内血压水平的差异主要与钠的摄入量不同有关。钠摄入量较高的人群平均血压高于钠摄入量较低的人群。从农村迁入城市后血压的升高也与膳食中盐量增加有关。有研究表明限制饮食中盐的摄入可以降低高血压者的血压水平。另一方面，高钾饮食可以抵抗高钠饮食所带来的负面影响。

应激：虽然急性疼痛或应激能够升高血压水平，但慢性应激与血压水平之间的关系尚不明确。

体液机制

自主神经系统、肾素-血管紧张素、利钠肽和激肽释放酶－激肽在血压的短期调节及原发性高血压的发病机制中起重要作用。已讨论过低肾素、盐敏感的原发性高血压患者有水钠潴留。然而，还没有确切的证据说明以上激素系统直接参与高血压的维持。

胰岛素抵抗

人们早就发现糖尿病与高血压之间存在相关关系，并且高胰岛素血症、糖耐量减低、低高密度脂蛋白胆固醇血症、高三酰甘油血症和中心性肥胖等与胰岛素抵抗有关的疾病，可以与高血压共同形成一种综合征，即代谢综合征，是心血管疾病的主要危险因素之一。

继发性高血压

继发性高血压是指由某些特异性和潜在的可治疗原因引起的血压升高。具体的病因主要包括以下几方面：

肾疾病

肾疾病引起的高血压约占继发性高血压的 80%，其中较常见的有糖尿病肾病、慢性肾小球肾炎、成年多发性肾囊肿、慢性小管间质性肾炎和肾血管疾病。高血压本身也可以引起或加剧肾疾病。肾疾病引起血压升高的机制主要是水钠潴留，虽然可能存在肾素水平异常升高。

内分泌因素

内分泌因素包括：

- Conn 综合征
- 肾上腺增生
- 嗜铬细胞瘤
- Cushing 综合征
- 肢端肥大症。

先天性心血管疾病

主要病因是主动脉缩窄。

药物

有许多药物可以引起或加重高血压，或干扰降压药物的疗效，这些药物包括：非甾体类抗炎药、口服避孕药、激素、甘珀酸、甘草、拟交感神经药物和血管升压素。

服用单胺氧化酶抑制剂的患者，如果再服用含有酪胺的食物，也可能发展为阵发的严重高血压。

妊娠

妊娠时心排出量增加，但由于外周循环阻力有相对较大的下降，因此孕妇的血压常常低于非孕妇女。约 8%～10% 的孕妇出现高血压。怀孕前半期出现的高血压或持续到产后的高血压常常是既往的原发性高血压；而在怀孕后期出现的高血压或者“妊娠所致的高血压”经常在产后能治愈。当血压高于160/110mmHg时，降压治疗对保护母亲非常必要。先兆子痫是一种包括妊娠高血压和蛋白尿的综合征。其主要病理机制尚不明确，但似乎与子宫胎盘循环紊乱和胎儿子宫内生长受限有关。妊娠高血压和肺栓塞是导致产妇死亡最常见的原因，发病率是 1/10 万。子痫的危急情况与严重高血压有关，并可能最终引起抽搐、脑水肿、肺水肿、黄疸、凝血障碍和胎儿死亡。

病理生理学

原发性高血压的发病机制尚不明确。在一些年轻的高血压患者中，心排出量早期增高，同时伴有心率和循环儿茶酚胺升高，从而造成压力感受器的敏感性改变，使其能在较高血压水平时发挥作用。

慢性高血压患者心排出量正常，而外周血管阻力增加是维持高血压的主要原因。高血压患者阻力血管（小动脉）的结构会出现改变，血管壁厚度增加，血管内腔直径减小。也有证据证实这些动脉的血管壁变得疏松（密度降低）。以上机制能引起外周血管阻力普遍增加。

高血压同样能引起大动脉结构改变，胶原增加和继发性钙沉积会导致动脉中膜增厚，继而引起动脉顺应性降低，最终造成动脉压力波改变。上述机械压力和低生长因子之间的相互作用会促进动脉粥样硬化的形成。另外，伴有氧化亚氮和内皮素等因子改变的内皮功能紊乱同样参与高血压的病理过程。

外周血管阻力升高和左室负荷增加所引起的**左室肥厚**，是远期心血管事件的重要预后指标。

肾血管的变化最终导致肾灌注减少、肾小球滤过率下降和钠水潴留。肾灌注减少可能会激活肾素-血管紧张素系统（肾素将血管紧张素原转化为血管紧张素Ⅰ，后者再由血管紧张素转化酶转化为血管紧张素Ⅱ），醛固酮分泌增加，并进一步导致钠水潴留。

并发症

尽管高血压患者也易出现肾衰竭和外周血管疾病，但脑血管疾病和冠心病仍是高血压患者死亡的主要原因。

高血压患者卒中（出血和动脉血栓）的发病率增加6倍；心脏死亡（冠心病或心力衰竭）的发生率增加3倍；另外，外周动脉疾病的发生率增加2倍。

恶性高血压

当血压迅速升高时，出现恶性或急进型高血压，属严重高血压（舒张压＞120mmHg）（见下文）。组织学特征是血管壁纤维素样坏死，如果不治疗，可能会因为进展性肾衰竭、心功能衰竭、主动脉夹层或卒中而死亡。肾循环改变导致肾功能迅速衰竭、蛋白尿和血尿等症状迅速进展；这类患者发生脑水肿和脑出血伴脑病的几率也非常高；视网膜会出现火焰状出血、棉絮状斑点、硬性渗出和视乳头水肿（图13.115）。如果不采取有效治疗，1年生存率低于20%。

评估

高血压的处理包括三方面：疾病评估、非药物治疗和药物治疗。在评估阶段，应该排除高血压的各种继发因素，评定高血压的靶器官损害，同时还需要明确其他能增加心血管负荷的伴随疾病（如，血脂紊乱、糖尿病等）。

病史

轻度高血压的患者一般没有症状。嗜铬细胞瘤可以表现为出汗、头痛和心悸等症状。血压水平较高的患者会出现头痛、鼻出血或夜尿等症状。左心室肥厚或心衰的高血压患者会有呼吸困难的症状，心绞痛或外周动脉疾病的症状往往提示可能同时有动脉粥样硬化肾动脉狭窄。常为广泛动脉粥样硬化的局部表现，好发于同时伴有血管性疾病的老年人（图13.116）。肾动脉纤维肌性疾病是指纤维或肌肉增生引起形态学单一或复杂的肾动脉狭窄，好发于年轻人。恶性高血压的患者可能会出现严重头痛、视物模糊、癫痫发作、短暂意识障碍或心力衰竭的症状。

查体

血压升高经常是高血压患者的惟一异常体征。要特别注意潜在病因方面的异常表现，例如肾血管性高血压时的肾动脉杂音，或主动脉缩窄时有桡动脉股动脉延迟。心脏检查可能会发现左心室肥厚的一些体征及主动脉听诊区第二心音亢进。如果出现心力衰竭，可能还会出现窦性心动过速和第三心音。

检眼镜检查是高血压患者非常必要的辅助检查之一（图13.115），检查结果按照Keith-Wagener分类进行分级：

- 1级　视网膜动脉迂曲，反光增加（银线）
- 2级　1级加上视网膜动静脉交叉处当增厚的视网膜动脉越过静脉时有压迫现象
- 3级　2级加上小梗死灶所致火焰样出血及软性渗出（棉絮状渗出）
- 4级　3级加上视乳头水肿（视盘边缘模糊）。

出现3级和4级时诊断为恶性高血压。

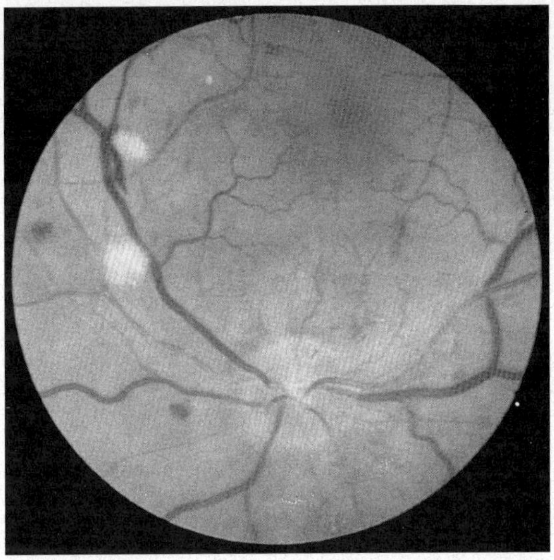

图13.115 （也见彩图13.115）高血压眼底表现：视网膜病变4级，视乳头水肿、出血和渗出。

动态血压监测

通过带在患者身上的仪器可以间接自动监测24小时的动态血压。这种仪器的临床作用还不确定，但它有利于“白大衣高血压”的确诊，即患者只在就诊时血压升高，其余时间血压均正常（图13.117a）。这些患者没有任何靶器官损害的证据，可以避免一些不必要的治疗。动态血压监测还可以用来监测患者对药物治疗的反应，尤其是判断一天一次服用药物对24小时血压控制的效果（图13.117b, c）。

动态血压记录与诊室测量相比，似乎对心血管的风险更有预测价值。昼夜血压波动分析提示夜间低谷消失（非勺形曲线）的预后比勺形曲线差。

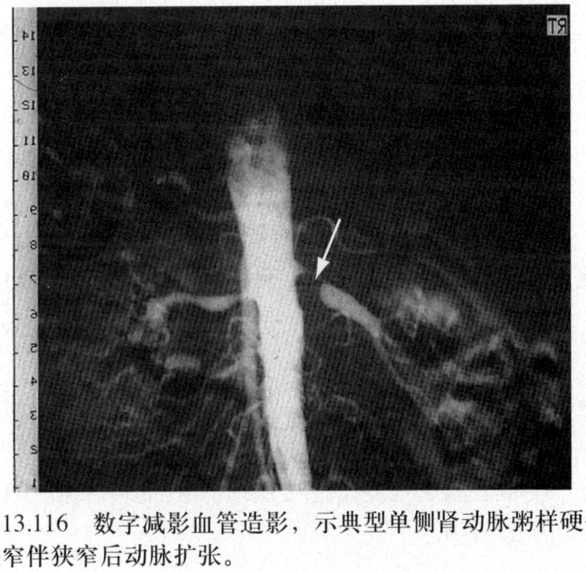

图13.116 数字减影血管造影，示典型单侧肾动脉粥样硬化狭窄伴狭窄后动脉扩张。

检查

高血压患者的常规检查应该包括：

- 心电图
- 尿蛋白和尿红细胞检查
- 空腹血脂（总胆固醇、高密度脂蛋白胆固醇）和血糖检查
- 血清尿素、肌酐和电解质检查。

如果尿素或肌酐升高，还应该做一些更具特异性的肾检查，包括：肌酐清除率、肾超声（怀疑多囊肾或实质性肾动脉疾病时）和肾同位素扫描或肾血管造影检查（怀疑肾血管疾病时）。低血钾可能提示内分泌紊乱（原发性醛固酮增多症或皮质醇增多症），随后必须进行醛固酮、皮质醇和肾素测定，最好在药物治疗前检查。临床怀疑嗜铬细胞瘤的患者应进一步测定尿肾上腺素及血或尿儿茶酚胺。

如果心电图提示存在冠状动脉疾病，应该对冠状动脉的状况进行评估。如果怀疑左室肥大，应该检查超声心动图（或磁共振）。如果有可能存在心脏受累或主动脉缩窄的情况，需行胸部X线检查。

治疗

在药物治疗之前，应该先反复测量血压，同时给予患者忠告以及其他非药物治疗的方法，除非患者患有严重或恶性高血压。英国高血压协会指南（BHS）建议：

对所有高血压和临界高血压患者采用的非药物治疗为：

- 减肥：体重指数应小于25kg/m²
- 低脂和饱和脂肪饮食
- 低盐饮食：每天小于6克氯化钠
- 控制饮酒：男性酒精消耗量≤21单位/周，女性酒精消耗量≤14单位/周
- 体育锻炼：每天至少快步走30分钟
- 多吃水果蔬菜
- 戒烟、多吃鱼，降低心血管疾病风险。

药物治疗应注意以下几点：

- 对收缩压持续大于160mmHg或舒张压持续大于100mmHg的患者可开始药物降压治疗。

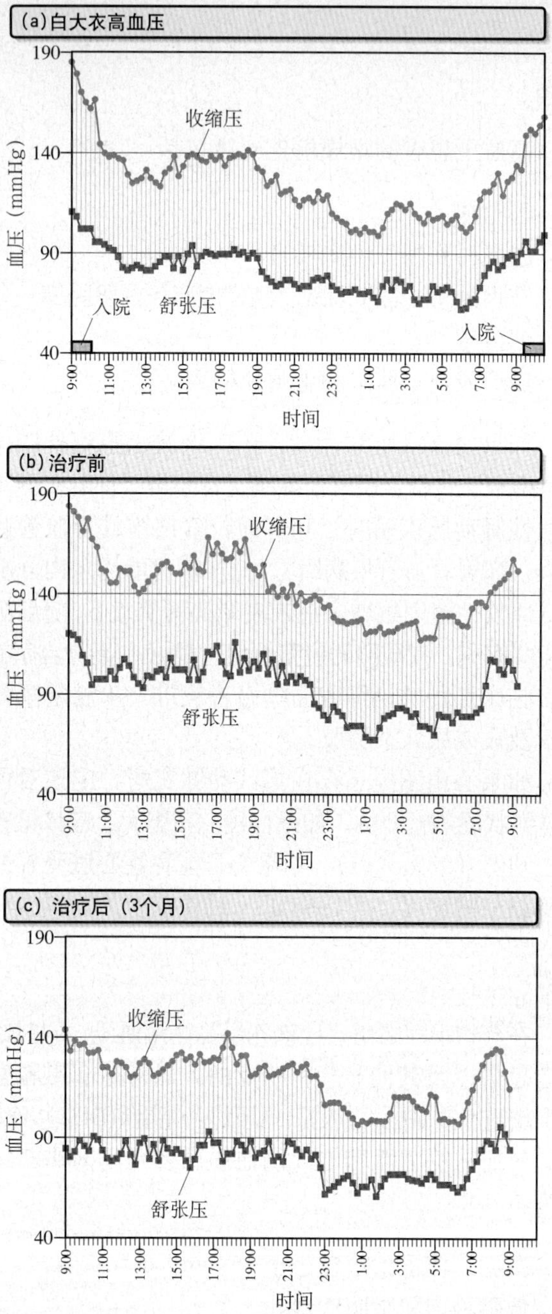

图 13.117 24 小时动态血压监测。
(a) 白大衣高血压；
(b) 治疗前；
(c) 治疗 3 个月后。

- 对于持续收缩压在140～159mmHg或舒张压在90～99mmHg 的患者，应根据是否存在靶器官损害或 10 年内心血管疾病风险是否大于 20% 来决定治疗。
- 对于有糖尿病的患者，收缩压持续大于 140mmHg 或舒张压持续大于 90mmHg，开始药物降压治疗。
- 对于非糖尿病患者，治疗的目标是血压低于 140/85mmHg。对于一些高血压患者来说，这个目标可能难以达到。
- 评估治疗效果的决定因素是血压下降的水平，而不是在使用哪种药物后血压降低。
- 大部分高血压患者需要联合使用降压药物以便能够达到推荐的血压目标。
- 大部分高血压患者使用他汀类药物和阿司匹林治疗以减少心血管疾病风险。糖尿病患者糖化血红蛋白应控制在理想水平（HbA_{1c} ＜ 7%）。

药物治疗（表 13.48）

何时开始药物治疗

开始药物治疗之前，应该仔细评估 6 个月，并要反复测量血压。药物治疗的目标是降低高血压并发症的风险，这一点应向患者讲明。治疗方案（药物剂量、药物调整、药物组合）应得到患者的同意。所有治疗高血压的药物都有不良反应，由于获益不是立竿见影，所以患者的依从性非常重要。

有很多种治疗高血压的药物。常用药包括：（a）血管紧张素转化酶抑制剂（ACEI）或血管紧张素受体拮抗剂；（b）β阻滞剂；（c）钙通道阻滞剂；（d）利尿剂。推荐根据图 13.118 的流程选择药物。

- 第一步的原因是年轻白人更可能患有高肾素型高血压，而老年人及黑人通常为低肾素型高血压。如果药物中的一种不能耐受，就应该使用其他备选药物（例如如果ACEI不能耐受，就可以用ARB或β阻滞剂）。如果某个药物无效，就应该从其他类中选出一种药物。所以如果钙通道阻滞剂无效，就应该尝试 ACEI、ARB 或者 β 阻滞剂。几乎所有患者都需要一种以上药物来有效降低血压。
- 第二步包括每组使用一种药物联合用药。不建议联合应用利尿剂和 β 受体阻滞剂，因为两者都可以加重糖尿病。
- 第三步ACEI（或ARB）应该与钙通道阻滞剂和利尿剂联合应用。如果以上三步治疗仍不能将血压控制至满意程度，还可使用 α 阻滞剂、螺内酯或其他药物。

表 13.48 治疗与不同疾病相关的高血压药物的优缺点

	利尿剂	β 阻滞剂	ACEI/ ARB	钙通道阻滞剂	α 阻滞剂
糖尿病	慎用 *	慎用 *	用	用	用
痛风	不用	用	用	用	用
血脂紊乱	慎用†	慎用†	用	用	用
缺血性心脏病	用	用	用	用	用
心力衰竭	用	用	用	慎用‡	用
哮喘	用	不用	用	用	用
外周血管疾病	用	慎用	慎用§	用	用
肾动脉狭窄	用	慎用	不用	用	用
妊娠	慎用	妊娠晚期不用	不用	不用	慎用

* 利尿剂可能会加重糖尿病；β 阻滞剂可使糖耐量恶化并掩盖低血糖症状。

† 利尿剂和 β 阻滞剂会干扰血脂的表现。

‡ 维拉帕米和地尔硫䓬可能会使心衰恶化，尽管氨氯地平表现为安全。

§ 周围血管疾病的患者可能会有肾动脉狭窄，因此 ACEI 应用时应慎重。

利尿剂

噻嗪类利尿剂，如苄氟噻嗪（每天 2 ~ 2.5mg）和环戊噻嗪（每天0.25 ~ 0.5mg）能有效降低高血压患者卒中的风险。低剂量的降压效果与高剂量相当，并且多数在 24 小时内持续有效。主要不良反应是代谢紊乱，尤其可以引起血胆固醇升高、糖耐量减低、高尿酸血症（可能引起痛风）和低血钾。这些不良反应主要出现在大剂量噻嗪类利尿剂治疗时。

袢利尿剂，如速尿（每天 40mg）有降低血压的作用，但并不用于原发性高血压的常规治疗。保钾利尿剂，如阿米洛利（每天 5 ~ 10mg）或螺内酯（每天 50 ~ 200mg）单独应用降压时并不是有效的降压药物，但螺内酯在用于治疗原发性醛固酮增多症的高血压及低血钾时有效。

β 肾上腺受体阻滞剂

β 阻滞剂能改善高血压的预后，其机制是通过抑制交感神经和肾素 - 血管紧张素系统的作用而实现。能够降低心肌的收缩力以及静息心率和运动引起的心率增加。但不同的 β 阻滞剂的降压作用也有差异（表 13.49）：

- **心脏选择性**：有些药物对 $β_2$（非心脏）受体的作

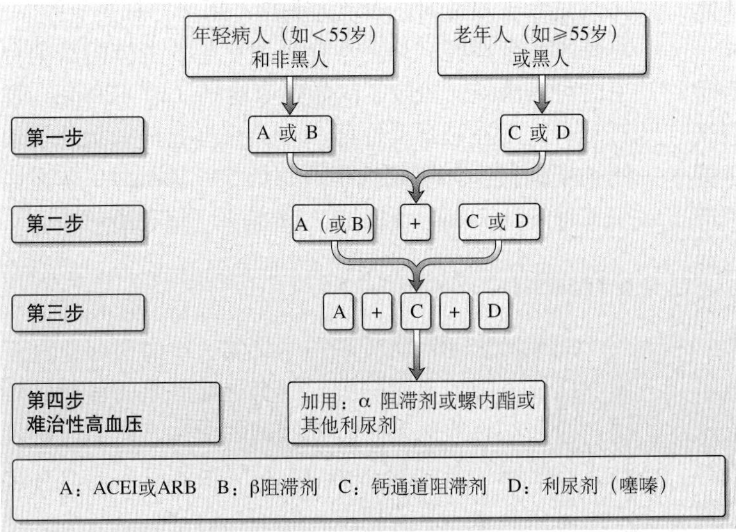

图13.118 英国高血压协会推荐联合降压药。Adapted from Better blood pressure control: how to combine drugs. *Journal of Human Hypertension* (2003) **17**: 81-86.

表 13.49 常用于降压治疗的β受体阻滞剂的主要性质

	心脏选择性	内在拟交感活性	脂溶性	血浆半衰期（小时）	常用剂量
醋丁洛尔	+	+	0	5	400mg，每日 1 次或 2 次
阿替洛尔	+	0	0	6	50mg，每日 1 次
比索洛尔	++	0	0	10 ~ 12	200mg，每日 1 次
塞利洛尔	0	+	0	5	20 ~ 80mg，每日 3 次
氧烯洛尔	0	++	+	1.5	100 ~ 200mg，每日
美托洛尔	+	0	+	3 ~ 10	80 ~ 160mg，每日 2 次
普萘洛尔	0	0	+++	5	80 ~ 160mg，每日 2 次
噻吗洛尔	0	0	+	5	5 ~ 20mg，每日 2 次

用较弱，因此被称作心脏选择性β阻滞剂，包括阿替洛尔和比索洛尔。

- **内在拟交感活性**：一些药物具有部分激动作用，减慢心率的作用较弱，包括氧烯洛尔和吲哚洛尔。
- **脂溶性**：一些药物的脂溶性较低，因此对中枢神经系统的不良反应较小，包括阿替洛尔。

β阻滞剂的主要不良反应是心动过缓、支气管痉挛、四肢发冷、乏力、噩梦和幻觉。这类药尤其适用于高血压伴有心绞痛的患者。

血管紧张素转化酶抑制剂

ACEI类药物阻断血管紧张素Ⅰ向血管紧张素Ⅱ的转化，血管紧张素Ⅱ具有强血管收缩作用。ACEI还可以阻断缓激肽的降解，而缓激肽是一种强的血管扩张剂。有证据表明，对非洲黑人，ACEI 只有与利尿剂合用时才有较好的效果。ACEI 对于糖尿病合并肾病的患者尤其有效，能够延缓疾病的进展，并且ACEI 能提高无症状或有症状的左心功能不全患者的生存率。

ACEI 类药物的主要潜在不良反应是首剂用药后低血压，这种不良反应常见于盐耗竭或应用大剂量利尿剂治疗的患者。ACEI 类药物的另外一个不良反应是能使双肾血管严重狭窄患者的肾功能恶化（这类患者产生的血管紧张素Ⅱ通过收缩肾小球出球小动脉而对肾的灌注起重要作用）。ACEI 类药物因为作用于缓激肽而引起部分患者轻度干咳，特别是在大剂量用药时。

有许多种ACEI 类药物可以使用，它们在降压效果上没有明显差异，但半衰期却不尽相同，因此为了实现 24 小时血压控制，用药次数也不同。作用时间最长的药物可能一天只需用一次，长期依从性较好。这类药物包括：卡托普利（每天50 ~ 100mg，分次给药）、雷米普利（每天2.5 ~ 10mg）、依那普利或赖诺普利（每天 10 ~ 20mg）和群多普利（每天 1 ~ 4mg）。

血管紧张素Ⅱ受体拮抗剂

这类药物选择性阻断血管紧张素Ⅱ受体，许多作用与 ACEI 类药物相同，但因为不作用于缓激肽，所以不产生咳嗽的不良反应。此类药物现应用于因为持续咳嗽而对 ACEI 不耐受的患者。血管神经性水肿和肾功能不全等不良反应也较ACEI少。这类药物包括：氯沙坦（每天 50 ~ 100mg）、坎地沙坦（每天 16mg）、缬沙坦（每天80 ~ 160mg）、厄贝沙坦（每天75 ~ 300mg）和替米沙坦（每天 20 ~ 80mg）。

钙通道阻滞剂

此类药物通过扩张血管能有效地降低血压，部分药物还可以降低心脏的收缩力。同β阻滞剂一样，尤其对伴有缺血性心脏病的高血压有效。主要不良反应尤其见于短效制剂，表现为头痛、出汗、踝关节肿大、心悸和面部潮红。许多不良反应在与β受体阻滞剂合用时可以消减。短效制剂如硝苯地平（10 ~ 20mg，每日3次），正在被耐受性好、一天只需服药一次的长效制剂所取代，如氨氯地平（每天 5 ~ 10mg）、非洛地平（每天5 ~ 20mg）和长效硝苯地平（每天20 ~ 90mg）。

α阻滞剂

此类药物能阻断突触后α_1受体，从而引起血管扩张和血压下降。早期的短效制剂引起严重的首剂低血压，而新的长效制剂则有较好的耐受性。此类药物包括多沙唑嗪（每天 1 ~ 4mg）。拉贝洛尔同时具有α受体阻滞和β受体阻滞作用，但这种药物并不常用，只在妊娠高血压时应用较多。

其他血管扩张剂

包括肼屈嗪（每天最大量100mg）和米诺地尔（每天最大量 50mg）。这两种药具有非常强的血管扩张作用，仅用于其他药物无效的患者。肼屈嗪可以引起心动过速、体液潴留和系统性红斑狼疮样综合征。米诺地尔能造成严重水肿、毛发过长及面部特征粗糙。需要用这些药物时，常与 β 受体阻滞剂联合应用。

中枢作用药物

小剂量利舍平（每天 0.05mg）与大剂量应用相比，能发挥其全部降压作用，而不良反应更少，起效较慢（以周计）。甲基多巴尽管有中枢、肝及血液系统，但仍广泛使用，此药作用于中枢α_2受体，通常不减慢心率。可乐定和莫索尼定具有甲基多巴的所有正面作用，而没有其罕见（但严重）的自身免疫反应。

严重或恶性高血压的处理

严重高血压（舒张压＞140mmHg）、恶性高血压（3 级或 4 级视网膜病变）、高血压脑病或严重高血压并发症（如心力衰竭）患者需要紧急入院进行治疗。然而，降压速度不宜太快，否则会引起脑、肾、视网膜或心肌梗死，并且降压治疗时必须密切监测血压，最好安置在独立病房。大部分情况下，降压目标是在 24～48 小时内将舒张压降至100～110mmHg。通常口服降压药治疗可达此目标，如阿替洛尔或氨氯地平。在随后的 2～3 天内可将血压降至正常。

当需要快速控制血压时（如主动脉夹层），首选药物治疗是静脉滴注硝普钠。另外，也可以用拉贝洛尔静脉滴注。剂量应该根据血压的情况进行调整。非诺多泮是选择性外周多巴胺受体激动剂，和硝普钠一样有效。

妊娠高血压的处理

妊娠时禁用许多降压药。轻度高血压可以用甲基多巴或拉贝洛尔治疗，前者已被证实妊娠时使用是安全的。先兆子痫高血压可以用上述药物或硝苯地平治疗，但逆转先兆子痫的惟一方法是分娩以终止妊娠。更加严重的高血压或子痫需要静脉使用肼屈嗪，甚至终止妊娠。

预后

高血压的预后取决于许多因素：

- 血压水平
- 靶器官病变（肾、视网膜、心脏或血管）
- 伴随心血管疾病危险因素，如高脂血症、糖尿病、吸烟、肥胖和男性
- 发病年龄。

许多研究表明，高血压（即使是轻度高血压）的治疗不仅能降低卒中的风险，还可以降低冠心病的风险。

（赵慧颖译　郭丹杰校）

推荐读物

Brown MJ et al. (2003) Better blood pressure control: how to combine drugs. Review. *Journal of Human Hypertension* **17**(2): 81–86.

Caulfield M et al. (2003) Genome-wide mapping of human loci for essential hypertension. *Lancet* **361** (9375): 2118–2123.

Vasan RS et al. (2001) Impact of high-normal blood pressure on the risk of cardiovascular disease. *New England Journal of Medicine* **345**: 1291–1297.

Williams B et al.; British Hypertension Society (2004) Guidelines for management of hypertension: report of the fourth working party of the British Hypertension Society, 2004-BHS IV. *Journal of Human Hypertension* **18**(3): 139–185.

老年人心脏病

随着人口平均年龄增长及心脏病患者生存期延长，老年心脏病患者的数量剧增，且在未来几年中可能继续增长。老年人易患高血压、冠状动脉疾病、心力衰竭、心律失常和退行性疾病。

正常所见

老年人轻型心脏疾病的诊断困难。随着年龄的增长及器官老化，某些在年轻人中被视为异常的体征可能出现在正常老年人。例如，在正常老年人体格检查中可闻及第四心音和主动脉瓣区收缩期喷射性杂音。肺底湿啰音在老年人中也很常见，并不一定提示左心衰竭。ECG 检查常表现为轻度 PR 间期延长（达到 0.22s）、电轴左偏和 T 波低平。胸部 X 线检查有一定程度的组织钙化影。这种钙化可见于瓣环、主动脉弓、冠状动脉和肺动脉系统，尽管胸壁的变形可能会干

扰正常的解剖位置，但心脏的外形轮廓通常正常。超声心动图可能可见轻度的心肌肥厚和室间隔变形等类似肥厚型心肌病的表现。

对老年人的高血压有时很难做出诊断和定义。由于动脉壁硬化，袖带血压的测量常常高估了血管内血压的真实水平（假性高血压）。一般情况下，至少在年龄达到70岁前血压水平会随年龄逐渐升高，且老年人血压容易波动。

疾病表现

心脏疾病在老年人中的表现通常不典型。显著的心动过缓可以表现为因短暂心脏停搏而跌倒导致髋关节骨折，这种情况并不少见。左心衰竭可表现为因脑血流灌注不足而出现的急性意识障碍，而非典型的气促症状，并常常伴有肺炎。约20%的患者发生心肌梗死时并无胸痛症状（“静息性”心肌梗死），仅表现为乏力、腹痛、意识障碍或健康状况受损。感染性心内膜炎可造成更多误诊，尤其是老年人可能无发热症状而表现为全身多器官系统症状。心力衰竭（舒张性心力衰竭）老年患者的X线检查可显示心脏大小正常，超声心动图检查也可显示收缩功能良好。

治疗

年龄不是心脏疾病治疗的限制因素，老年心脏病患者的治疗原则通常与年轻患者相同。老年人群的药代动力学发生变化：药物吸收减少，肾和肝的清除延迟，体脂增加而无脂肪体重降低。老年患者还常合并其他疾病，所以相应的治疗药物可能与心脏治疗药物及心脏疾病相互作用。例如，治疗关节炎的非甾体类抗炎药可能造成体液潴留而加重心力衰竭。老年患者还可能漏服药物或混淆药物的剂量和服药时间。

总之，老年患者的治疗（在其有限的生存时间内）更着重于有效缓解症状而非延长寿命。然而，收缩期高血压可明显增加心脏和脑血管并发症，因而充分的降压治疗可有效地降低这种风险。由于心外科手术对于老年人有更大的风险（约增加2～5倍），所以不能承受心脏手术的患者可选择冠状动脉血管成形术、二尖瓣成形术和较少见的主动脉瓣成形术。对于相对年轻的患者，心脏手术的绝对风险与其心肌状态、心脏疾病严重程度和其他器官系统的功能相关。

老年人的特殊心脏问题

有些心脏问题仅在老年人群中广泛出现。

主动脉硬化症

相对正常的三叶主动脉瓣在其主动脉侧出现纤维化和钙化可导致主动脉硬化症。左心室流出道受阻通常较轻；但是，当血流受阻严重时可能发生真性主动脉瓣狭窄，需行主动脉瓣置换术。

二尖瓣环钙化

二尖瓣环钙化主要见于老年女性。在胸部X线检查时诊断，患者通常无任何症状。

心内膜炎

老年人可能发生非细菌性栓塞性心内膜炎（消耗性心内膜炎）。有时与恶性肿瘤相关，表现为恶病质、血栓形成和栓塞。可能需进行抗凝治疗。

Lev 病

由纤维化和钙化所致的His-Purkinje纤维传导阻滞最常见于老年人，称为Lev病。该病可表现为Stokes-Adams综合征，需植入起搏器治疗。年龄并非是植入起搏器的禁忌证，甚至在植入最复杂的生理起搏器时也没有年龄限制。老年人和青年人的起搏器植入标准相似。

颈动脉窦高敏综合征

颈动脉窦高敏常可导致老年人晕厥，而且是跌倒、骨折和眩晕等住院治疗的常见病因。该综合征常未被诊断，被认为与颈动脉压力感受器敏感性异常所致的心率降低、血压下降或两者同时发生有关。通过颈动脉窦按摩进行诊断（需听诊排除颈动脉狭窄）。起搏器治疗可显著改善某些患者的症状。

心房颤动

心房颤动多见于老年人，并且是导致该人群卒中的常见病因。患者常耐受良好并不需积极治疗控制心率。常推荐抗凝治疗，患者除非年龄过高易发生跌倒及治疗依从性较差。

推荐读物

Martin A, Camm AJ (1994) *Heart Disease in the Elderly*. Chichester: John Wiley.

周围血管疾病

周围动脉疾病

周围血管疾病（PVD）通常由动脉粥样硬化导致，常累及腹主髂动脉或腹股沟下动脉。在中年男性和中年女性中的发病率分别为7% 和 4.5%，但这些患者的死因更常见为心肌梗死或脑卒中，而不是下肢功能丧失。

肢体缺血可分为慢性和急性两大类。

慢性下肢缺血

症状

患者主诉在行走时出现**严重的疼痛**，通常发生在小腿腓肠肌部位，停止行走可缓解。疼痛出现后可能迫使患者停步，症状在上坡时加重，但休息时不会发作。这种症状被称之为间歇性跛行。类似疼痛还可发生于臀部或大腿，并伴有阳痿，称为 Leriche 综合征。双下肢均可出现**跛行**，但通常一侧更严重。

静息痛定义为足部出现严重的持续性疼痛，以至影响患者睡眠。下垂患肢或站立于冰冷的地板上可使疼痛部分缓解。严重PVD或下肢缺血的患者可能伴有组织溃疡或坏死（坏疽）。

体征

下肢冰冷伴有皮肤干燥、汗毛脱落。脉搏可减弱或消失。皮肤色素沉着或坏疽的足趾可出现溃疡。

危险因素

常见的危险因素包括：

- 吸烟
- 糖尿病
- 高胆固醇血症
- 高血压。

年龄小于45岁的患者出现早期动脉粥样硬化可能与易栓倾向和高同型半胱氨酸血症相关。

鉴别诊断

症状可能与以下疾病混淆：

- 椎管性跛行（脉搏正常）
- 髋或膝关节骨关节炎（通常在静息时出现膝关节疼痛）
- 周围神经病（伴有肢体麻木和刺痛）
- 动脉压迫（青年患者，脉搏可能正常）
- 静脉性跛行（行走时突发疼痛伴有深静脉血栓病史）
- 纤维肌性发育不良
- Buerger 病（青年男性，吸烟量大）。

检查

检查脉搏可以大致评估病变的解剖水平。**测量踝/肱压力指数**（ABPI）可了解病变的严重程度。即在多普勒超声可见血流处用袖带测量的踝压（胫后或胫前动脉压力）与同侧肱动脉压之比。ABPI 为 0.4～0.9 提示间歇性跛行，小于 0.4 疑为严重的下肢缺血。运动后测量 ABPI 的降低程度可提高检查的敏感性。如果动脉严重钙化且不可压缩，即肾疾病或糖尿病患者，ABPI会迅速升高。在这些患者中，测量足趾压力更为敏感。

由于**多普勒检查和双重成像**可以做出精确的解剖学评估以了解病变的水平和严重程度，因此**诊断性血管造影**目前应用相对较少。经皮动脉导管进行血管造影的同时还可进行治疗性干预（图 13.119）。

磁共振和 CT **血管成像**不作为常规检查。

处理

内科治疗

对于所有周围血管疾病患者均需强化**危险因素管理**。鼓励患者戒烟并给予相关建议。糖尿病患者需常规手足护理并控制血糖。治疗高胆固醇血症可延缓疾病进展。心脏保护研究（Heart Protection Study，HPS）显示，即便在正常范围内，进一步降低胆固醇水平仍然可以减少心血管疾病的死亡率。小剂量阿司匹林可以降低周围血管疾病患者心肌梗死和卒中的风险。目前尚无口服药物被证实对跛行患者有益。督导锻炼计划可以显著改善行走距离和生活质量。

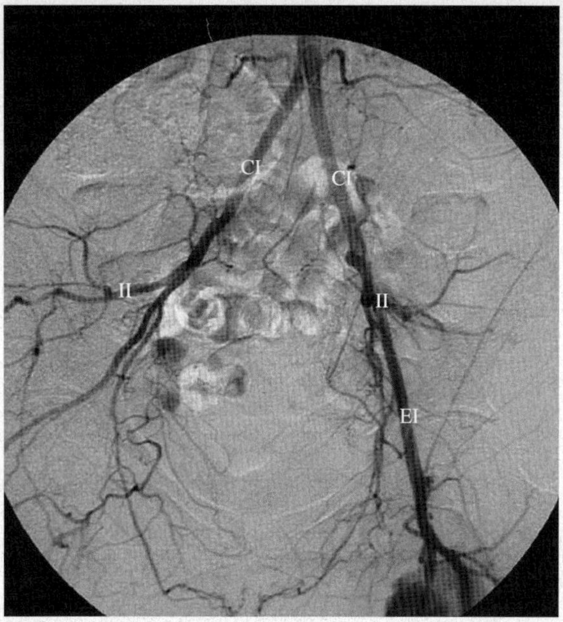

图 13.119 血管造影显示右髂外动脉闭塞。CI：髂总；II：髂内；EI：髂外。

手术 / 放射治疗

只有危险因素已得到纠正和症状明显影响生活质量时才考虑手术和放射治疗。例如，一名患者同时患有严重的呼吸系统疾病，在出现跛行前仅可行走 50 码，可能不需要进行下肢手术干预。

经皮腔内血管成形术经股动脉插入导管治疗，可作为首选的方法。远端血管成形术的长期通畅率降低。血管成形术的远期疗效与持续锻炼相似。髂动脉疾病复发者可开展动脉支架植入术，药物洗脱支架远期通畅率的评估正在进行中。

搭桥手术可采用达克龙、聚四氟乙烯（polytetrafluroethylene，PTFE）或自体静脉。远端血管搭桥的远期通畅率较差。人工血管的通畅率与膝上搭桥相似，但低于膝下静脉搭桥。

如果缺血严重且因动脉疾病不能进行血管重建时，需行**截肢术**。截肢可导致独立生活能力丧失，仅 70% 的膝以下截肢者和 30% 的膝以上截肢者可保持完全活动能力。

急性下肢缺血

症状

患者症状可用 5P 表示，主诉包括疼痛（pain）、患肢苍白（pallor）、感觉异常（paraesthesia）、瘫痪（paralysis），并且极端（perishingly）寒冷。疼痛不可耐受，常需阿片类药物缓解。

体征

下肢冰冷，皮肤呈花斑样或大理石样改变。脉搏减弱或消失。严重缺血时下肢感觉和运动障碍。患者可出现筋膜室综合征，表现为腓肠肌压痛。

病因

急性肢体缺血（ALI）可由**栓塞**或**血栓**性疾病导致。栓塞常发生于心源性血栓或心律失常。目前风湿热已成为少见的病因，且心脏性栓塞性急性肢体缺血的发病率也呈下降趋势。栓子还可来源于动脉瘤血栓或动脉粥样硬化斑块血栓。左房黏液瘤栓子罕见。

目前，急性肢体缺血主要由血栓性疾病导致。既往有跛行症状的患者其急性血栓可出现在慢性动脉粥样硬化病变狭窄处。血管正常的患者也可发生血栓，见于因恶性疾病或易栓倾向而有高凝状态的患者。人工或静脉移植物也可形成血栓，或继发于移植血管或自体血管处的血管狭窄。腘动脉瘤可形成血栓或造成远端栓塞。急性上肢缺血的发病过程相似，也可继发于颈肋 / 绷带的外部压迫。

检查和处理

检查方法与慢性下肢疾病相似。

内科治疗

根据缺血程度进行处理。肝素治疗及病因治疗可用于症状改善的患者。栓子来源于心肌梗死或心房颤动的患者需长期华法林抗凝治疗。

手术 / 放射治疗

移植血管闭塞所致轻至中度缺血症状的患者需进行溶栓治疗。动脉内溶栓治疗可暴露出移植物或自体血管的基础狭窄病变，可行血管成形术治疗。通过外科手段消除栓子（栓子切除术）可使栓塞患者获益。腘动脉瘤闭塞或慢性下肢动脉疾病急性闭塞需考虑搭桥。当缺血肢体进行血管重建时，突然的血流改善可能造成再灌注损伤，导致毒性代谢产物进入血液循环。随后肌肉间隔出现水肿导致“筋膜室综合征”，需进行筋膜切开术（切开筋膜以避免肌肉坏死）。不能进行血管重建或缺血严重时应考虑截肢术。其他疾病造成患者死亡时，可能出现急性肢体缺血，此时可能不适宜进行治疗干预。

动脉瘤

动脉瘤可分为真性和假性。当动脉出现永久性扩张并达到正常直径的两倍时称为动脉瘤。真性动脉瘤的管壁即为动脉壁。最常受累的动脉依次为腹主动脉、髂动脉、腘动脉、股动脉和胸主动脉。

假性动脉瘤的管壁由周围组织形成。股动脉穿刺可导致假性动脉瘤产生。穿刺部位压迫不充分导致持续出血，在软组织内形成血肿，周围被压迫的组织包裹血肿形成瘤壁。

腹主动脉瘤

腹主动脉瘤（AAA）最常见于肾动脉下方。发病率随年龄增长，在 60 岁以上人群中为 5%。男性发病率比女性多 5 倍，而受累个体的男性后代的发病几率为 1/4。动脉瘤可继发于动脉粥样硬化、感染（梅毒、大肠杆菌、沙门杆菌）和外伤，也可由遗传因素导致（如 Marfan 综合征、Ehlers-Danlos 综合征）。

症状

大多数动脉瘤没有症状，仅在常规腹部体检、腹平片或泌尿系检查时发现。腹主动脉瘤迅速膨胀或破裂可导致**剧烈疼痛**（上腹疼痛向背部放射）。腹主动脉瘤破裂还可导致**低血压**、**心动过速**、**重度贫血**和**猝死**。破裂的症状可类似肾绞痛、憩室炎、严重下腹痛或睾丸痛。椎体逐渐侵蚀可引起非特异性背部疼痛。动脉瘤可发生远端栓塞。炎性动脉瘤还可造成相邻器官梗阻，如累及输尿管、十二指肠和腔静脉。动脉瘤患者出现继发于主动脉十二指肠瘘的严重呕血十分罕见。

体征

腹主动脉位于腹膜后，在超重的患者中可能没有明显的体征。若触诊到搏动性腹部肿块应考虑动脉瘤的可能。腹主动脉瘤的存在提示临床医师还应考虑腘动脉瘤的可能性。患者可表现有“污秽足（trash feet）”，特征是趾端色素沉着，由腹主动脉血栓脱落的栓子所致。

检查

腹主动脉瘤的诊断首选**超声检查**。

CT 扫描更为精确，并可了解腹主动脉瘤与肾和内脏血管的解剖关系。

处理

与其他手术一样，对于无症状性动脉瘤的治疗应权衡手术和保守治疗的风险。英国小动脉瘤试验显示，肾下腹主动脉瘤患者符合以下条件时，手术治疗为最佳选择：

- 瘤体直径≥ 5.5cm
- 瘤体直径每年增加＞ 1cm
- 出现症状。

内科治疗

动脉瘤患者需严格控制高血压、戒烟并进行降脂治疗。对腹主动脉瘤 ＜ 5.5cm 者应进行随访，定期超声监测。

手术 / 放射治疗

远期预后的资料表明，腹主动脉瘤修补是合理的治疗方法，而血管内动脉瘤修补（EVAR）的评估试验仍在进行中。动脉瘤破裂时应立即行急诊手术，但死亡率高达 50%。择期腹主动脉瘤修补的风险相对低很多（死亡率约为 5%），但这些患者往往伴有心肺疾病和肾疾病，需进行详细的术前风险评估。

预后

进行修补术后，腹主动脉瘤患者应可在数月内恢复正常活动。

胸腹主动脉瘤（TAA）

升主动脉、主动脉弓或降主动脉均可发生动脉瘤。升胸腹主动脉瘤最常见于 Marfan 综合征或高血压患者。降 TAA 或主动脉弓 TAA 常继发于动脉粥样硬化，现很少见于梅毒。

症状

大多数主动脉瘤无症状，在常规胸部 X 线检查或心脏检查时发现（图13.120）。动脉瘤快速膨胀可导致剧烈疼痛（胸痛放射至后背上部），瘤体破裂可导致低血压、心动过速和死亡。主动脉瘤膨胀所致的胸部症状包括喘鸣（压迫支气管树）、咯血（主动脉支气管瘘）和声嘶（压迫喉返神经）。主动脉食管瘘所致的呕血少见。

检查

- CT 扫描用于评估胸腹主动脉瘤。
- **主动脉造影**可用于评估主动脉瘤与主要血管分支的相对位置。
- **经食管超声心动图**有助于主动脉夹层的诊断。

处理

如果动脉瘤直径＞6cm 则应行手术修补或支架植入术，但技术复杂并伴有很高的死亡和截瘫风险。血管内动脉瘤修补术目前被作为孤立性降胸主动脉瘤的首选治疗，但远期疗效尚未确定。

主动脉夹层

主动脉夹层通常始于内膜撕裂。血液穿透病变的动脉中层使其与内膜分开形成夹层。胸主动脉夹层的分类有：

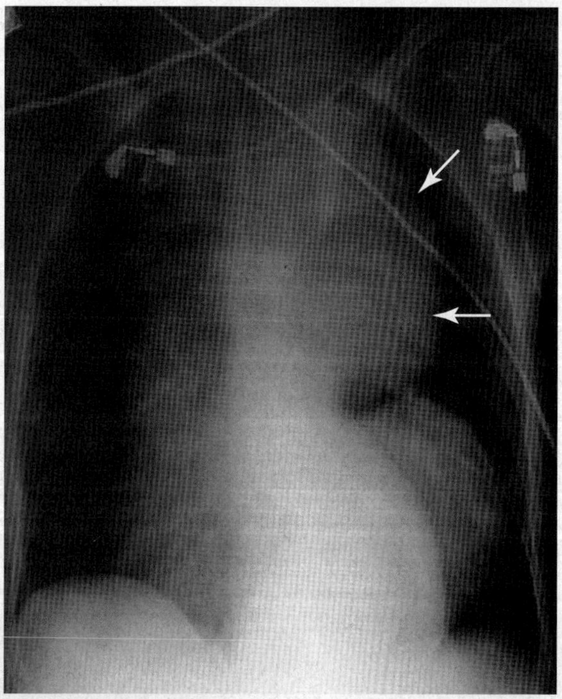

图13.120　胸部后前位X线平片显示因主动脉弓动脉瘤（箭头所示）所致的纵隔明显增宽。

- A 型：累及左锁骨下动脉起始部近端的主动脉弓和主动脉瓣
- B型：累及左锁骨下动脉起始部远端的降主动脉。

症状

剧烈中**胸痛**放射至背部和上肢，与心肌梗死的疼痛相似。

体征

患者可出现休克和继发于脊髓血液供应减少的神经症状。可出现肾衰竭、急性下肢缺血或内脏缺血。周围脉搏可能消失。

检查

胸部 X 线可见纵隔增宽，**CT 扫描**或**经食管超声心动图**可明确诊断（图 13.98b）。

处理

至少 50% 的患者伴有高血压，需紧急降压治疗。A 型夹层如情况允许应进行手术治疗（主动脉弓置换），因为药物治疗的死亡率高。B 型夹层除有并发症外均应药物治疗。

Raynaud 现象或 Raynaud 病

Raynaud 现象是由指动脉痉挛所致，通常因寒冷诱发，温暖后缓解。若无基础疾病，则称为Raynaud病。人群中发病率为 5%，多见于女性。常为双侧病变，手指受累较足趾多见。

症状

血管收缩引起**皮肤苍白**，继而血流缓慢而出现**发绀**，后因充血而变红。发作时间不等，有时可持续数小时。手指受热时可出现麻木、烧灼感和**剧烈疼痛**。慢性严重病例可出现组织**坏死**和**手指缺失**。

诊断

原发性 Raynaud 病需与继发的可治疗病因引起的 Raynaud 现象相鉴别。Raynaud现象可继发于结缔组织病如系统性硬化症（见第10章）。动脉粥样硬化或长期应用震动工具的职业可能引起 Raynaud 现象。含麦角类的药物、β 受体阻滞剂和吸烟可加重症状。

处理

患者应通过戴手套和穿衣保暖避免寒冷刺激，并戒烟。还可采用血管扩张药物治疗，但常因脑血管扩张导致严重头痛而不能耐受。病情严重者可行交感神经切除术或前列环素治疗。

Takayasu 病

该罕见病好发于日本，又称为无脉症或主动脉弓综合征。病因未明，仅见于女性。血管炎累及主动脉弓和其他主要动脉。临床上可有全身症状，并在受累动脉表面出现疼痛和压痛。常表现为外周脉搏消失和高血压。糖皮质激素可缓解症状。最终发生心力衰竭和卒中，但大多数患者可至少存活 5 年。可能需通过手术搭桥改善受累区域血流灌注。

血栓闭塞性脉管炎（Buerger 病）

该病累及下肢小血管，多发生于青年男性吸烟者。有人认为该病难与动脉粥样化疾病进行鉴别。不过病理学上该病炎症累及动脉，有时累及静脉，提示它是一种独立疾病。临床上表现为严重的跛行和静息痛，可出现坏疽。有时可出现血栓性静脉炎。治疗与周围血管病相同，但患者必须戒烟。

梅毒性心血管病

梅毒性心血管病引起：

- 单纯性主动脉炎
- 主动脉瘤，主要发生在升主动脉
- 主动脉瓣膜炎伴反流
- 冠状动脉口狭窄。

确诊需血清学检查。治疗主要采用青霉素。动脉瘤和瓣膜病可考虑常规治疗。

周围静脉疾病

静脉曲张

静脉曲张是一种常见疾病，有时可发生疼痛。治疗可采用注射药物或手术方法。

静脉血栓形成

静脉血栓可出现于任何静脉，但下肢和盆腔静脉为好发部位。

血栓性浅静脉炎

血栓性浅静脉炎通常累及大隐静脉并伴有静脉曲张。有时腋静脉也可受累，常由损伤导致。静脉壁局部发生浅表炎症，继之形成血栓。

临床表现为疼痛、压痛、索条样改变伴充血和肿胀。

通常采取对症治疗，包括休息、抬高下肢和使用止痛药（如非甾体类抗炎药）。由于血栓性浅静脉炎不发生栓塞，因此不需要采用抗凝治疗。

深静脉血栓形成

深静脉内血栓形成，并继发静脉壁炎症。

血栓常发生于制动后，但也可发生在无明显原因的正常个体。诱发因素见第 8 章。

前列腺切除术（未进行预防性肝素治疗）或脑血管事件后有 50% 的患者发生下肢深静脉血栓。此外，有 10% 的心肌梗死患者临床上可检测到深静脉血栓形成。

血栓可发生于下肢的任何静脉，但好发于腓肠肌静脉丛。通常不能被检测到；尸检报道显示其可发生在 60%以上的住院患者中。偶尔出现腋静脉血栓形成，有时与创伤有关，但通常无明显诱因。

临床特征

患者可以无症状，或表现为肺栓塞的临床症状。

患者主要表现为腓肠肌疼痛，常伴有肿胀、压痛和浅静脉充盈。受累的腓肠肌皮温增高，可出现踝关节水肿。常伴有 Homan 征（足背屈时腓肠肌疼痛），但不具有诊断意义，可见于任何腓肠肌病变。

股髂区静脉血栓形成可出现剧烈疼痛，但除大腿肿胀和（或）踝关节水肿外常几乎无其他体征。

周围静脉特别是大静脉的完全闭塞可导致肢体发绀和严重水肿，罕见导致静脉性坏疽。

肺栓塞可来源于深静脉血栓，但更常见于股髂静脉血栓，而来源于膝以下的血栓罕见。20% ~ 30% 的患者可出现血栓向近端延伸，无临床证据，因此需仔细进行下肢检查，通常使用超声。

检查

临床诊断并不可靠，但结合D-二聚体水平后敏感性可达到 80%。股髂静脉血栓可通过 **B 型静脉加压、超声成像**或**多普勒超声**确诊，其敏感性和特异性超过 90%。

静脉造影可准确地检测膝关节以下的血栓，而超声、纤维蛋白原扫描和阻抗体积描记法等非侵入性检查的敏感性仅为 70%。经足部静脉注射对比造影剂进行静脉造影可检测到几乎所有已形成的血栓。

治疗

静脉血栓治疗的主要目的是预防肺栓塞，所有膝以上的血栓均需抗凝治疗。因有 30% 的膝以下血栓可向下肢近端延伸，目前推荐6周的抗凝治疗。患者在接受充分的抗凝治疗前建议卧床休息。开始活动后应穿弹力袜逐渐对下肢加压。

由于**低分子量肝素**更为有效，治疗过程中无需监测，且出血风险小，因此已逐渐替代普通肝素。目前深静脉血栓患者可在家中接受低分子量肝素治疗。当INR水平达到治疗目标时，应停用肝素并立即开始应用华法林。**华法林**的疗程尚存在争议——通常推荐 3 个月的治疗，若危险因素明确（如卧床），则治疗 4 周即可。复发的深静脉血栓需终身抗凝治疗。INR 的目标值为 2.5。抗凝治疗不能溶解那些已经形成的血栓。普通肝素仅应用于没有条件进行低分子量肝素治疗的情况。

股髂动脉大范围血栓形成的患者偶尔采取溶栓治疗。

预后

深静脉瓣膜功能障碍可导致临床疼痛，肢体肿胀且站立后加重，并常伴有水肿，偶有静脉湿疹。约半数出现临床症状的深静脉血栓患者可出现上述症状，需终身穿弹力袜对下肢加压。

预防

心衰、心肌梗死或下肢或盆腔手术的患者需皮下注射低分子量肝素。由于大多数血栓形成于术后72小时内，因此这些患者应尽早下床活动。应鼓励患者进行下肢锻炼，避免坐在椅子内下肢制动。高危患者应穿弹力袜（如有血栓病史或肥胖者）。

（任景怡译　郭丹杰校）

推荐读物

Anderson FA Jr, Spencer FA (2003) Risk factors for venous thromboembolism. *Circulation* **107**: 1–9.

Bates SM, Ginsberg JS (2004) Treatment of deep vein thrombosis. *New England Journal of Medicine* **351**: 268–277.

Block JA, Sequeira W (2001) Raynaud's phenomenon. *Lancet* **357**: 2042–2048.

Burns P, Lima E, Bradbury AW (2002) What constitutes best medical therapy for peripheral arterial disease? *European Journal of Vascular Surgery* **24**: 6–12.

Hiatt WR (2001) Medical management of peripheral arterial disease and claudication. *New England Journal of Medicine* **344**: 1608–1621.

Johnston SL, Lock RJ, Gompels MM (2002) Takayasu arteritis: a review. *Journal of Clinical Pathology* **55**: 481–486.

Kyrle PA, Eichinger S (2005) Deep venous thrombosis. *Lancet* **365:** 1163–1174.

Sakalihasan N et al. (2005) Abdominal aortic aneurysm. *Lancet* **365:** 1577–1589.

重要网址

http://www.doh.gov.uk/nsf/coronarych4.htm *UK National Service Framework for Coronary Heart Disease (2000)*

http://www.americanheart.org/ *American Heart Association*

http://www.erc.edu/ *European Resuscitation Council*

http://www.resus.org.uk *UK Resuscitation Council*

http://homepages.enterprise.net/djenkins/ ecghome.html *ECG tracings library*

呼吸系统疾病

14

呼吸系统的主要作用是从外部环境中摄取氧及排出废气，后者主要是二氧化碳。这需要肺像一个高效的风箱那样工作，驱出用过的气体，把新鲜空气带入并与留在肺内的气体进行充分混合。肺需要提供一个大的气体交换面积且肺泡壁需要对气体的弥散产生最小的阻力。为了取得最大效率，通气必须与流经肺血管床的血流精确匹配。综合而言，这意味着肺必须提供一个面对环境的大面积，而这可能使其被灰尘、气体和感染性物质所伤害。因此宿主免疫是肺的关键保护因素，需要通过结构防御和免疫防御的共同作用来实现。

呼吸系统的结构

鼻、咽和喉

见第 20 章。

气管、支气管和细支气管

气管长 10 ~ 12 cm。它位于中线稍微偏右并在隆突分为左、右主支气管。隆突位于胸骨柄和右第二肋软骨交界处的后面。右主支气管比左主支气管更竖直，因此吸入的物质更可能停留在右肺。

右主支气管分成上叶支气管和中间段支气管，后者再进一步分为中叶和下叶支气管。左侧主支气管仅分成上叶和下叶支气管。每叶支气管再进一步分成段和亚段支气管。在气管和肺泡之间共约有 25 级分支。

前七级分支是支气管，它们有：

- 壁含软骨和平滑肌
- 上皮衬有纤毛和杯状细胞
- 黏膜下分泌黏液的腺体
- 内分泌细胞——Kulchitsky或APUD（胺前体和摄

取脱羧）包括 5 - 羟色胺。

随后的 16 ~ 18 级分支是细支气管，它们为：

- 没有软骨和平滑肌层，并越来越细
- 有单层纤毛细胞，但极少为杯状细胞
- 有含颗粒的 Clara细胞，产生表面活性物质样物质。

纤毛上皮是主要的防御机制。每个细胞约有 200根纤毛，它们收缩形成有序的波，以1000次/分钟的速度摆动。每根纤毛含9对外周组件及在胞浆基质中的2个内部纵行纤维丝（图 14.1）。连接素链环将 9 对外周对子连接起来。动力蛋白臂含有 ATP 酶蛋白伸向相邻的对子。纤毛的弯曲由相邻的纤维丝之间的滑动引起，能量由动力蛋白臂产生的ATP依赖的剪切力提供。动力蛋白臂缺失会导致纤毛不能运动。含有巨噬细胞、细胞碎片、吸入的颗粒和细菌的黏液被纤毛以1.5 cm/min的速度运向喉部（“黏液纤毛滚梯”，见下文）。

细支气管最后在腺泡内分为更小的呼吸性细支气管，其上有肺泡从表面伸出（图14.2）。每个呼吸性细支气管通过肺泡管供应约 200 个肺泡。“小气道”是指小于2 mm的细支气管，在普通的肺中就有 30 000 个。

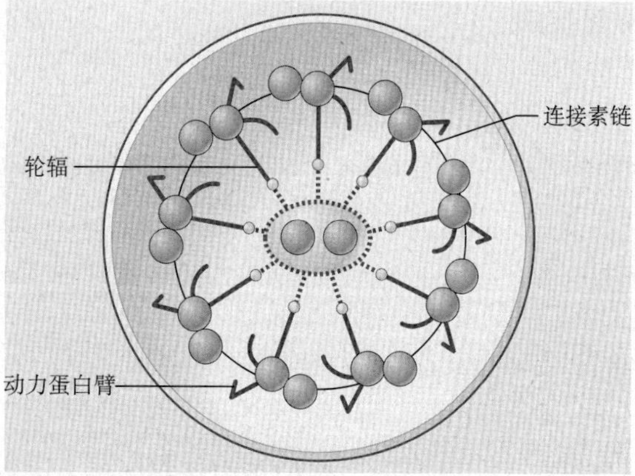

图 14.1 **纤毛的横断面**。轮辐、连接素链及动力蛋白将9对外微管和 2 个中央的、单个的微管连接起来。

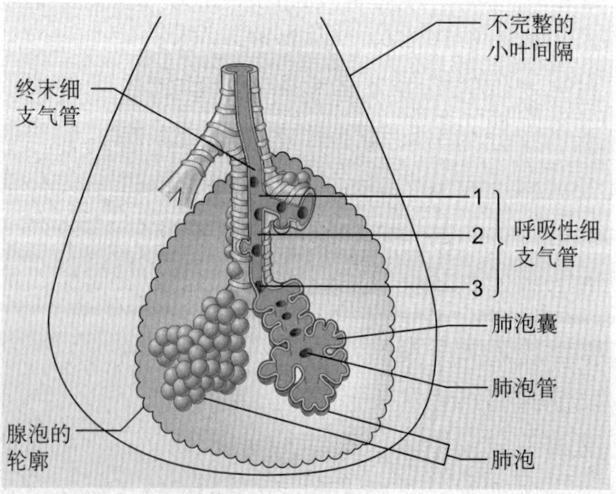

图 14.2 终止于肺泡囊的终末细支气管分支。

肺泡

每侧肺大约有 3 亿个肺泡。它们总的表面积为 40 ~ 80 m^2。上皮衬里主要含 I 型肺泡细胞（图14.3）。这些细胞有极薄的胞浆，因此仅为气体交换提供了薄薄的一层屏障。它们来源于 II 型肺泡细胞。I 型肺泡细胞通过紧密连接彼此相连，于是限制了液体进出肺泡的运动。II 型肺泡细胞数量上稍多于 I 型肺泡细胞，但其覆盖上皮衬里的面积较小。它们通常处在肺泡的边缘且含有颇具特点的板层小泡，那是表面活性物质的来源。巨噬细胞也存在于肺泡中并参与肺的防御机制。

Kohn孔是肺泡壁上的孔，使相邻小叶的肺泡之间可以相通。

肺

肺通常是由胸膜的不完全的内折分成叶。右肺有三个叶，而左肺只有两个叶。图 14.4 显示的是右肺斜裂及右水平裂的位置。上叶大部分位于下叶的前面，因此右侧胸部前面的体征是由于上叶或中叶的病变形成的。由于健康肺和有病变的肺在密度上不同，X线平片可以对病变的范围进行准确的定位，尤其是在同时有后前位和侧位胸片的情况下（图 14.5）。

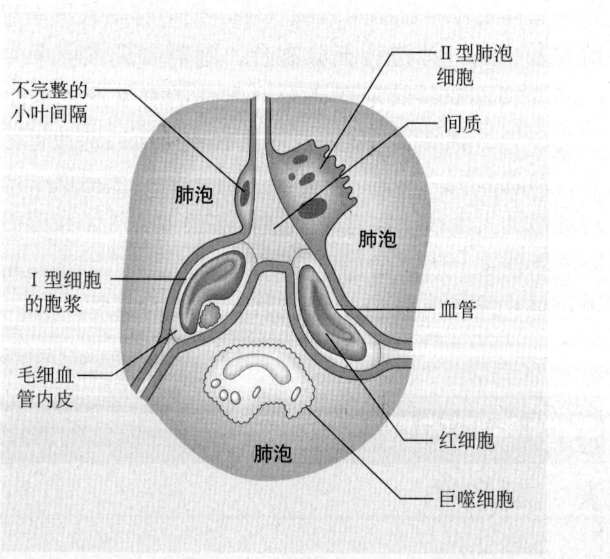

图 14.3 肺泡的结构，显示肺泡细胞和毛细血管。

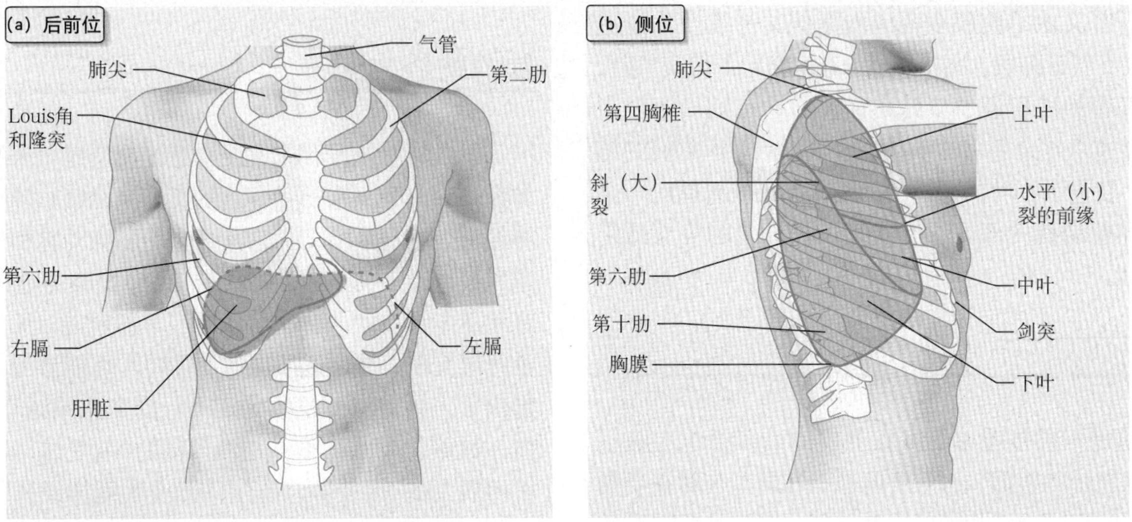

图 14.4　**胸部表面的解剖。**（a）后前位。（b）侧位。

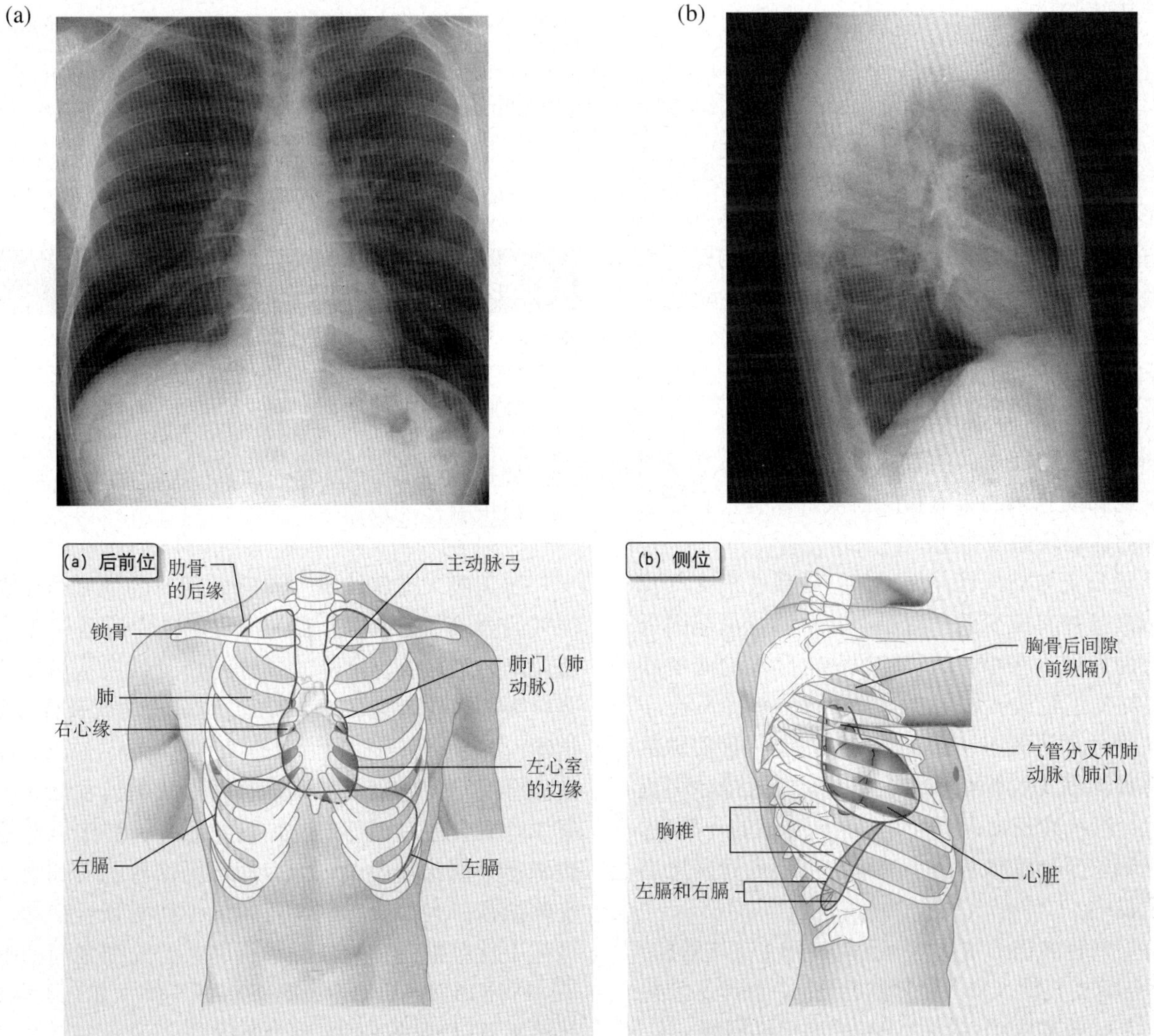

图 14.5　**胸部 X 线。**（a）后前位。（b）侧位。

每一叶又由沿胸膜表面向内延伸的纤维性分隔进一步分成支气管肺段。每个肺段分布有自己的段支气管。

支气管肺段再进一步分成直径约1 cm的一个个小叶，小叶通常是金字塔的形状，尖端指向供应它们的细支气管。在每个小叶内部，一个终末细支气管供应一个腺泡，在此结构内部，细支气管的进一步的分支最终形成肺泡。

胸膜

胸膜是一层被覆单层鳞状上皮的结缔组织。脏层胸膜覆盖在肺的表面，衬在叶间裂，在肺门与衬在半侧胸廓内部的壁层胸膜相连续。在肺门，脏层胸膜继续延支气管树的分支前行一段距离，而后反折回来与壁层胸膜汇合。在健康人体，除了少量润滑液外，两层胸膜几乎是贴在一起的。

膈

膈由上方的壁层胸膜和下方的腹膜覆盖。其肌纤维从靠下的肋骨发出并插入中心腱。运动和感觉神经纤维通过膈神经分别进入每一侧膈肌。50% 的肌纤维是水解糖能力较低的慢颤动纤维，它们比较抗疲劳。

肺血管床和淋巴管

肺的特殊之处在于其具有双重血液供应。它接受从右心室经肺动脉来的去氧和的血液，并有一套经支气管循环的体循环血液供应。

肺动脉分支与支气管伴行。伴行呼吸性细支气管的小动脉壁薄并有极少的平滑肌。肺小静脉从侧面引流到小叶的周围，在小叶间和肺段间的间隔内向中心穿行，最终交汇形成 4 根主要的肺静脉。

支气管循环从降主动脉发出。这些支气管动脉供应直到呼吸性细支气管水平的组织。支气管静脉引流入肺静脉，形成在正常人中可见的生理分流的一部分。

淋巴管位于肺泡壁和肺小动脉的毛细血管内皮之间的间质腔内。

气管支气管淋巴结主要分为五组：肺、支气管肺、隆突下、气管支气管上和气管旁淋巴结。在临床上它们形成了一个从肺实质到气管的连续的淋巴结网络。

肺的神经支配

肺的神经支配仍未完全清楚。副交感（来源于迷走神经）和交感（来源于邻近的交感神经链）神经成分在神经根处缠绕成一个丛，其分支伴随肺动脉和气道。气道平滑肌受迷走传入神经、节后毒蕈碱的迷走传出神经和迷走衍生的非肾上腺素能、非胆碱能（NANC）神经纤维支配。神经递质（肽和嘌呤）可能参与。已经鉴定出了三种蕈毒碱受体的亚类：副交感神经节的 M_1 受体，数量较少的毒蕈碱神经末端的 M_2 受体，以及气道平滑肌上的 M_3 受体。壁层胸膜受肋间神经和膈神经支配，但脏层胸膜没有神经分布。

推荐读物

Gibson J, Geddes D, Costabel U et al. (2002) *Respiratory Medicine*, 3rd edn, Vols 1 and 2. London: WB Saunders.

呼吸系统的生理学

鼻

鼻呼吸的主要功能是：

- 加热并加湿空气
- 移去颗粒性物质。

每天吸入空气约 10 000 升。相对的低流速和吸入空气的湍流很适合于颗粒的沉积，极少超过10微米的颗粒能通过鼻腔。沉降的颗粒在15分钟内从鼻黏膜移去，而肺泡清除需 60 ~ 120 天。鼻分泌物含有许多 IgA 抗体、溶菌酶和干扰素形式的保护性蛋白。并且，鼻上皮的纤毛可使黏液胶层迅速移回到咽而被吞咽。细菌很少有机会在鼻腔落户。黏膜纤毛的保护作用对抵抗病毒感染则比较困难，因为病毒可以与上皮细胞上的受体结合。大部分鼻病毒可与一种粘附分子结合，即可与中性粒细胞和嗜酸性粒细胞共有的细胞间粘附分子 -1（ICAM-1）结合。许多有毒气体，如二氧化硫，几乎都可以通过鼻呼吸完全清除。

呼吸

肺通气可以分成两部分：

- 吸气和呼气的机械过程
- 符合代谢需求的呼吸调控。

机械过程

吸气是一个主动的过程，由膈肌的下降运动和肋间肌作用下的肋骨向上、向外的运动来完成。健康的个体在静息状态下，吸气几乎全由膈肌的收缩来完成。呼吸肌与其他骨骼肌是相似的，但不容易疲劳。但是，在有严重的慢性气流受限的患者，呼吸肌疲劳可以造成呼吸衰竭。肌肉无力还能由原发的神经和肌肉病变引起。

呼气是由于肋间肌的缓慢舒张导致的被动呼气，可使肺在自身的弹性回缩力的作用下塌陷。

吸气时阻力增加可能需要使用辅助呼吸肌，如胸锁乳突肌和斜角肌。用力呼气也需要辅助呼吸肌的帮助，主要是腹壁的肌肉，帮助膈肌上抬。

肺有内在的弹性，这使其倾向于离开胸壁而萎陷，产生一个胸膜腔的负压，这种回缩的力量与肺的容量相关，因此，肺容量越大，肺被牵拉得越多，产生的胸膜腔内负压也越大。

肺的顺应性就是测定这种回缩力与肺容积之间的关系。它定义为单位跨肺（跨胸膜）压变化引起的肺容积改变，以升/千帕（L/kPa）为单位。在平静呼气末，肺的弹性回缩力被胸壁向外扩张的趋势所平衡。此时，呼吸肌处于休息状态，此时的肺内容量被称作**功能残气量**（FRC）。

影响到胸壁和膈肌运动的疾病都能对通气造成很大影响。这些疾病包括胸椎的疾病（如强直性脊柱炎和脊柱后侧凸）、神经病（如Guillain-Barré综合征）、膈神经的损伤和重症肌无力。

呼吸的控制

协同的呼吸运动是由脑干网状物质中的一组解剖上定义模糊的相互连接的神经元——即呼吸中枢——有节律地发放冲动来完成的。来自呼吸中枢的运动信号沿膈神经和肋间神经传导到呼吸肌。

动脉血中的氧和二氧化碳的分压是被严密控制的。一个典型的正常成人在休息时：

- 5 L/min 的肺血流将 11 mmol/min（250 ml/min）的氧从肺运送到组织。
- 6 L/min 的通气量将 9 mmol/min（200 ml/min）的二氧化碳排出体外。
- 动脉血中正常的氧分压（P_aO_2）为 11 ~ 13 kPa（83 ~ 98 mmHg）。
- 动脉血中正常的二氧化碳分压（P_aCO_2）为 4.8 ~ 6.0 kPa（36 ~ 45 mmHg）。

通气受神经和化学因素的共同控制（图 14.6）。

运动时呼吸困难是正常的，不被认为是一个症状，除非是在运动水平非常轻微时，如慢走时。近来对健康的西方人的普查显示，这个人群中超过 20% 的人称他们在相对轻微的活动中有气短。尽管呼吸困难是一个非常常见的症状，潜在的感觉和神经机制仍没有搞清楚。呼吸困难的感受至少来源于三个途径：

- **肺容积的变化**：由胸壁肌肉上能感受其长度变化信号的受体感受。
- **收缩的肌肉产生的张力**：由 Golgi 腱器感受。
- **中枢对努力的感觉的感受**。

肺的气道

从气管到外周，气道的内径变小（尽管数量变大）。由于气道的总数量增加，可供气流通过的截面积也随之增加。在气管，气体的流动是最快的，越向外周流动越慢（因为流量与截面积的比值决定气流的速度）。在终末气道，气体的流动仅靠弥散。气流的阻力非常低（在正常的气管支气管，仅为0.1 ~ 0.2 kPa/L），从小气道到大气道持续增加。

气道随肺容量的增加而扩张，其直径在充分吸气（肺总量，TLC）时比在充分呼气（残气量，RV）时大 30% ~ 40%。在慢性阻塞性肺病（COPD），小气道变窄，而这可部分被较高的肺容量呼吸所代偿。

气道张力的控制

支气管平滑肌的张力靠迷走传出神经维持，而阿托品或 β- 肾上腺素能受体激动剂可使之降低，即使是在正常个体。循环中的儿茶酚胺可作用于支气管平滑肌表面的肾上腺素能受体，而支气管平滑肌没有直接

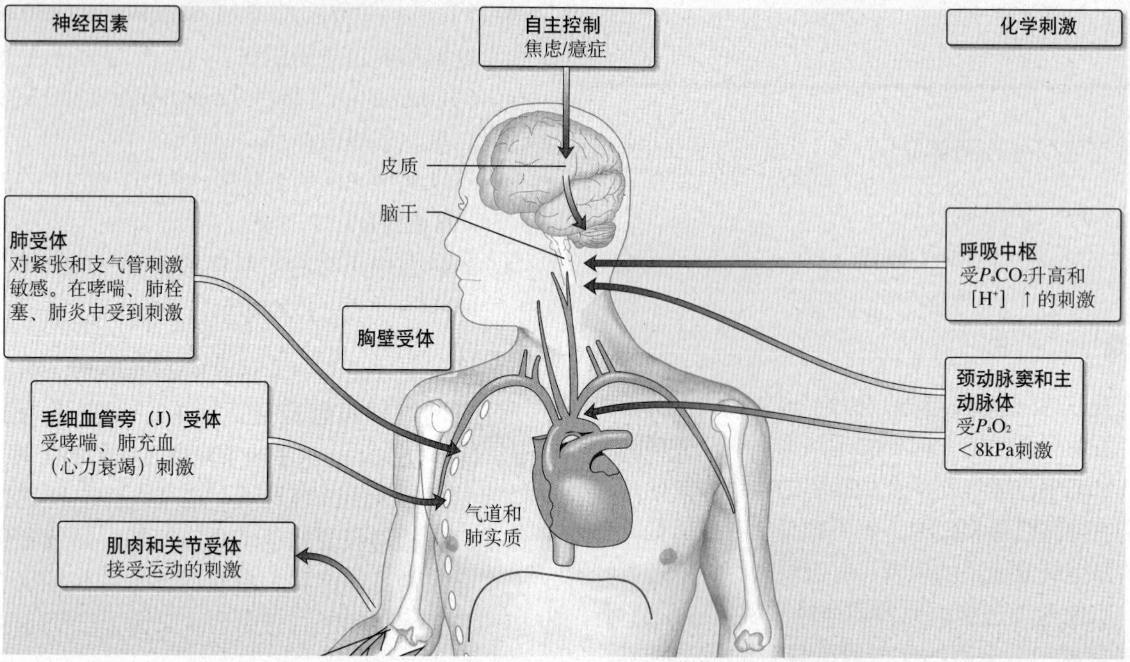

图14.6　通气控制中的化学和神经因素。通气的最强的刺激是P_aCO_2上升，后者可引起脑脊液［H^+］增加。这种敏感性在COPD中可能丧失。在这些患者中，低氧血症是呼吸驱动的主要刺激，因此氧疗可能会降低呼吸驱动并导致P_aCO_2进一步上升。由于代谢性酸中毒如糖尿病酮症酸中毒引起的［H^+］上升会使通气增加和P_aCO_2降低，可导致深叹气（Kussmaul）呼吸。严重的低氧血症和镇静剂（如鸦片）可抑制呼吸中枢，而多沙普仑、大剂量的阿司匹林和发热可刺激呼吸中枢。COPD：慢性阻塞性肺病。Derived from Manning HL, Schwartzstein RM (1995) *New England Journal of Medicine* **333**: 1547-1553.

的交感神经支配。气道张力显示有昼夜节律，在凌晨4点最高，而在午后3点最低。气道张力短暂增高可以通过吸入作用在气道上皮神经末梢的刺激物，即通过迷走神经引发支气管收缩反射。这些刺激物包括香烟、有机溶剂、惰性灰尘和冷空气，在呼吸道感染后，气道对这些物质的反应增强，即使是在健康人。哮喘患者的气道非常易激惹，因其也有同样的昼夜节律，所以哮喘的症状通常在凌晨最重。

气流

气体在气道中的流动是由肺泡内的压力与大气压之间的压差形成的。肺泡压在呼气时是正压，在吸气时是负压。在平静呼吸时，胸膜腔的压力在整个呼吸周期都是低于大气压的。在强烈的呼气运动下（如咳嗽），中央气道被正的超过10 kPa的胸膜腔压力所挤压，但由于驱动呼气气流的压力（肺泡压）也增加，气道并不完全关闭。

肺泡压（P_{ALV}）等于胸膜腔压（P_{PL}）加肺的弹性回缩压（P_{EL}）。

当没有气流时（即在呼吸间歇），肺萎陷的趋势（正的回缩压）正好被数值相等的胸膜腔的负压所平衡。

当空气从肺泡向口腔流动时，由于气道阻力，压力逐渐丧失（图14.7a）。

如上所述，在用力呼气时，驱动压同时提升肺泡压和胸膜腔内压。在肺泡和口腔之间存在一个点（图14.7b中的C），在这个点气道压等于胸膜腔内压，于是气道塌陷。但是，这种塌陷是暂时的，因为气道的一过性阻塞可导致其后气道（即上游）的压力增加，这可使气道内压增加，于是气道开放，气流恢复。因此气道倾向于在这一“动态陷闭”点颤动。

肺的弹性回缩压随肺容积减少而下降且“陷闭点”向上游（即向更小的气道——见图14.7c）移动。当存在病理性回缩压丧失时（如在COPD），“陷闭点”甚至开始于更上游的气道，导致呼气流速受限。测定第一秒用力呼气的容积（FEV_1）是这个现象的一项有用的指标。作为代偿，这些患者为了增加气道压通常“缩唇”，以使他们的外周气道不陷闭。在吸气时，胸膜腔内压总是小于胸腔内气道内的腔内压，因此随努力增加不会出现气流受限。吸气气流仅受吸气肌力量的限制。

流速 - 容量环

最大流速容量（MFV）环显示的是呼气和吸气时最大流速之间的关系。图14.8a显示的是正常个体的最大流速容量环。

在肺部健康的个体，流速受限的效应不明显，因为即使在剧烈运动时其也很少达到最大流速。但是在严重 COPD 患者，即使在静息潮气呼吸时也会发生呼气流速受限（图14.8b）。为了增加通气，这些患者不得不在较高的肺容量上呼吸并需要有更多的时间呼气，这二者均有减少气道塌陷的趋势。为了代偿，他们在流速受限相对较少的吸气过程增加流速。

测定的 1 秒内从残气位用力吸入的容量（FIV_1）总是高于 1 秒内从肺总量（TLC）用力呼出的容量（FEV_1）。因此，FEV_1/FIV_1小于1。惟一的例外发生在胸腔外的气道有显著阻塞时，如当气管的上段有一个肿瘤团块时。在这种情况下，气道的阻力（类似于缩唇的情形）防止了呼气时气道狭窄，且呼气气流变得更加依赖于用力的程度。用力吸气时，同样的气道阻力可导致气道腔内的负压，以致于气管被周围的大气压所挤压。因此吸气流速变得较少依赖于用力的程度，于是FEV_1/FIV_1变得大于1。这一现象以及特征性的流速-容量环可用于诊断胸腔外气道阻塞（图 14.8c）。

当阻塞发生在胸腔内的大气道（气管的下段和主支气管）时，呼气流速比吸气流速降低得更多，可见到一个特征性的呼气流速的平台（图 14.8d）。

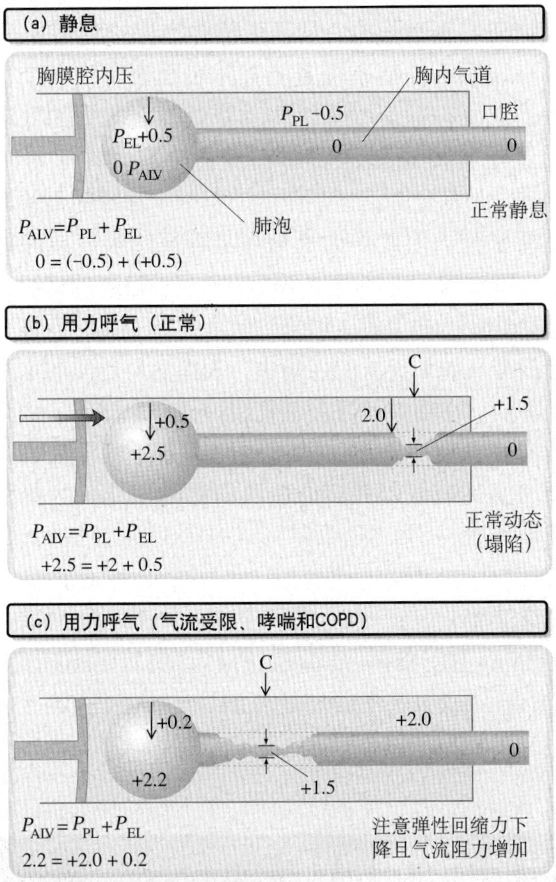

图14.7　图示通气力。(a) 静息时功能残气位。(b) 正常个体用力呼气时。(c) COPD患者用力呼气时。呼吸系统可用一个活塞表示，具有单个肺泡和活塞内可陷闭的气道（见正文）。C：陷闭点；P_{ALV}：肺泡压；P_{EL}：弹性回缩压；P_{PL}：胸腔内压。

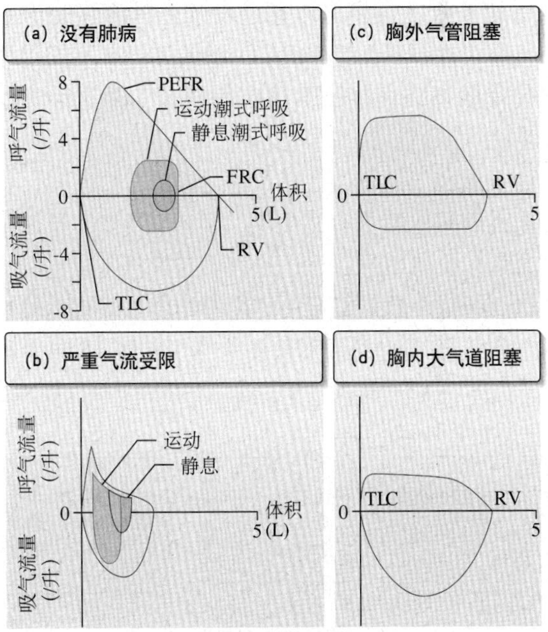

图14.8　(a和b) 最大流速-容量环，显示呼气和吸气时最大流速之间的关系。 (a) 在一个正常个体。(b) 在一个存在气流严重受限的患者。显示在静息潮气呼吸时［从功能残气位（FRC）开始］及在运动中的流速-容量环。当从肺总容量位（TLC）开始用力呼气时，获得的最高流速称为呼气峰流速（PEFR）。当气体从肺呼出时，流速开始降低直到再也没有气体可以呼出，这一点叫做残气容积（RV）。因为吸气流速只依赖于用力的程度，所以最大吸气流速-容量环的形状与最大呼气流速-容量环不一样，且在整个过程中吸气流速始终保持在高流速状态。**(c 和 d) 大气道（气管）阻塞患者的流速容量环，显示了最大呼气流速的平台。**
(c) 胸腔外气管阻塞伴最大吸气（相对于呼气）流速的成比例的更大的降低。(d) 胸腔内大气道阻塞时，呼气平台更加明显且吸气流速的下降少于 (c)。存在严重气流受限时，运动时的通气需求不能满足（比较 a和b），这在很大程度上降低了运动耐力。

通气和灌注的关系

为了有效交换气体，肺泡的通气（$\dot{V}_A$）必须与其灌注（$\dot{Q}$）匹配。无论是在正常肺还是在病变肺，$\dot{V}_A/\dot{Q}$均存在有很大的变异。在正常肺，肺泡通气和灌注之间的极限关系为：

- 通气伴灌注减少（生理无效腔）
- 灌注伴通气减少（生理分流）。

上述内容及“理想”的匹配如图 14.9 所示。正常肺中肺尖通气有超过灌注的趋势，肺底则有相反的趋势。

生理分流的增加将导致动脉低氧血症。生理无效腔的增加其效应通常可以通过增加正常灌注肺泡的通气来克服。在导致肺泡和P_aCO_2增加且伴有不能用增加通气代偿的低氧血症的严重疾病情况下，这种代偿不会发生。

由于氧和二氧化碳在血中的运输的方式不同，低氧血症比高碳酸血症更容易发生。可以认为CO_2是简单地直接溶解在血浆中的，运送的容积与其分压成比例。氧则以与红细胞中的血红蛋白的化学结合方式来运输，运送的容积与分压的关系不是线性的（见图 15.5）。肺泡高通气降低肺泡P_aCO_2，而其弥散导致血中二氧化碳含量等比例下降。但是，当血红蛋白已经达到氧饱和时，通过高通气增加肺泡 P_aO_2 不会导致血中氧含量的显著增加。因此即使是小量的生理分流引起的低氧血症也不能通过高通气来代偿。

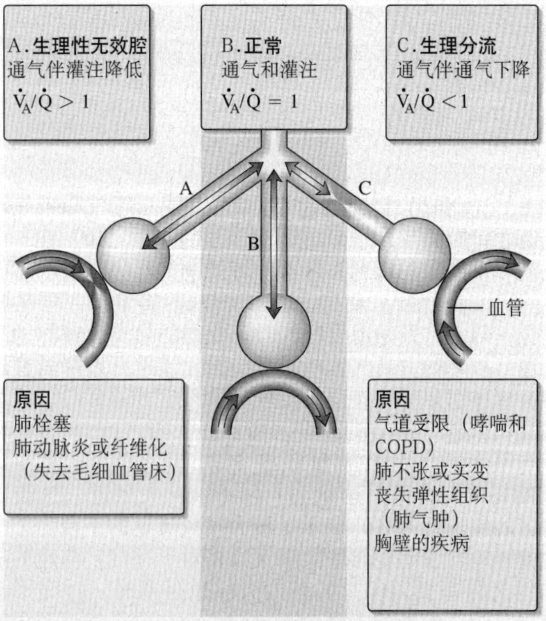

图 14.9 通气和灌注的关系：示意图显示肺泡 - 毛细血管的界面。中央（B）显示正常的通气和灌注。左侧（A）显示灌注受阻（生理无效腔），右侧（C）显示通气下降（生理分流）。

在有引起 $\dot{V}_A/\dot{Q}$ 不匹配的轻度肺病的个体，P_aO_2和P_aCO_2可能仍然是正常的。由于运动增加，对气体交换的需求将加重 $\dot{V}_A/\dot{Q}$ 不匹配，P_aO_2 将下降。$\dot{V}_A/\dot{Q}$ 不匹配是目前最常见的动脉低氧血症的原因。

肺泡的稳定性

肺泡实质上是空的球体。作用在球体内表面的表面张力趋于使球体变小。如果没有表面活性物质，肺泡内的表面张力会使肺极难扩张。肺泡内的Ⅱ型细胞分泌一种不溶性的脂蛋白，主要含二棕榈酰卵磷脂，在气-液交界面形成一层薄的单分子层。表面活性物质可降低肺泡的表面张力，从而可使肺泡保持稳定。

有表面活性物质覆盖的液体表面表现出一个称作滞后的现象，即表面活性物质降低表面张力的效应可以通过短暂提高肺泡表面积得到改善。在平静呼吸时，有一小部分肺泡是陷闭的，但一个深呼吸可使其迅速重新张开；因此作为正常呼吸特征的叹气或深呼吸是十分重要的。可能发生不能实现这一机制的情况，如在有肋骨骨折的患者，可导致肺底片状不张。在许多引起肺损害（如肺炎）的疾病中，表面活性物质的水平都可能降低。在新生儿呼吸窘迫综合征中，缺乏表面活性物质起最主要的作用。肺灌注严重下降可导致表面活性物质活性减低，并可能造成与肺栓塞相关的典型的区域性不张。

推荐读物

Manning HL, Schwartzstein RM (1995) Pathology of dyspnoea. *New England Journal of Medicine* 333: 1547–1553.

呼吸道的防御机制

肺部疾病通常是由于肺的防御机制被破坏而引起的，而在健康个体，这些防御机制通常都能对肺起到保护作用（图14.10）。这些防御机制可以分为物理和生理

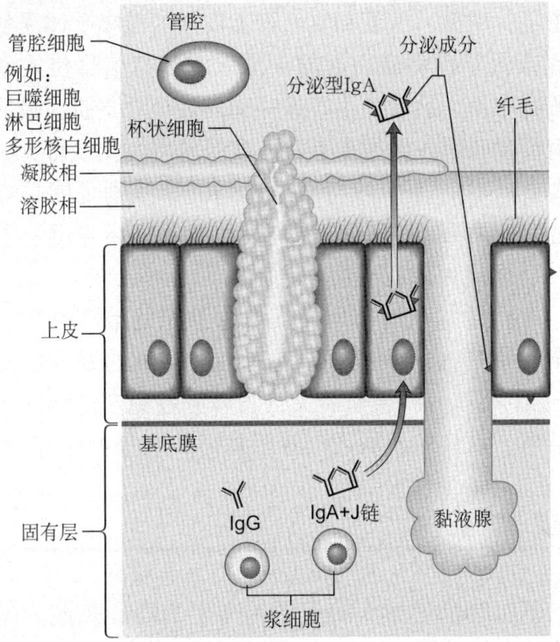

图 14.10　上皮的防御机制。

机制及体液和细胞机制。

物理和生理机制

湿化

湿化能防止上皮细胞脱水。

颗粒的清除

超过 90% 的直径超过 10μm 的颗粒是从鼻孔或鼻咽清除的。这包括大多数花粉颗粒，它们的直径通常大于 20μm。直径在 5～10μm 的颗粒沉降在隆突。直径小于 1μm 的颗粒趋向于随空气传播，因此能够到达肺深部的颗粒其直径均为 1～5μm。

颗粒排出

通过咳嗽、打喷嚏或呕出（gagged）来实现。

呼吸道分泌物

呼吸道的黏液是一种胶状物质，主要含酸和中性多糖。黏液含有一层相对不透水的厚厚的凝胶。它漂浮在上皮细胞的纤毛周围的液体或溶胶（sol）层之上。这层凝胶由杯状细胞和黏液腺分泌，成为一个个小球，而后在中央气道逐渐融合形成一个几乎是连续的黏液毯。在正常情况下，纤毛的顶端与凝胶相的底层表面接触并协调它们的运动，将黏液毯向上推移。尽管黏液毯从大的支气管清除可能仅需要 30～60 分钟，但是要达到从呼吸性细支气管清除它们可能需要数日。吸烟主要的长期效应之一是：黏液纤毛转运能力降低。这可导致反复的感染和大气道与致癌物接触时间延长。空气中的污染物质、局部和全身的麻醉药以及细菌和病毒感染也会降低纤毛的清除能力。

可以存在黏液纤毛转运的先天缺陷。在“纤毛不动”综合征中，纤毛本身的动力蛋白臂缺如，在囊性纤维化中，纤毛的运动障碍导致黏液的异常。这两种疾病均表现为反复感染和最终发展为支气管扩张。

体液和细胞机制

非特异性可溶性因子

- **α_1- 抗胰蛋白酶**（α_1- 抗蛋白酶）存在于来源于血浆的肺的分泌物中。它能够抑制糜蛋白酶和胰蛋白酶（trypsin）并能中和蛋白酶和弹性蛋白酶。
- **抗氧化因子**包括在上皮衬液中的酶，如超氧化物歧化酶和小分子量的抗氧化分子（抗坏血酸盐和尿酸盐）。此外，肺的细胞还受多种细胞内防御机制的保护，尤其是谷胱甘肽 -S 转移酶（GST）超家族。
- **溶酶体**是一种存在于粒细胞的具有杀菌活性的酶。
- **乳铁蛋白**由上皮细胞和中性粒细胞合成，具有杀菌特性。
- **干扰素**由多数细胞针对病毒感染产生，是一种强大的淋巴细胞功能调节剂。它还能够使其他细胞抵抗各种病毒引起的感染。
- **补体**存在于分泌物中，来源于血浆的弥散，与抗体协同起主要的细胞毒作用。
- **表面活性蛋白A**（SP_A）是四种表面活性物质之一，可使细菌或颗粒物更易受调理素的作用，提高巨噬细胞的吞噬作用。
- **防御素**是存在于中性粒细胞的嗜苯胺蓝颗粒中的杀菌肽。

肺的肺泡巨噬细胞

它们来源于骨髓的前体（细胞），通过血流迁移到肺。它们吞噬颗粒，包括细菌，并由黏液纤毛传送带、淋巴系统及血流清除。在肺泡水平的气道中，它们是主流细胞，在支气管肺泡灌洗获得的所有细胞中占 90%。

肺泡巨噬细胞主要起清道夫的作用，在向免疫系统呈递抗原方面并不十分出色。在气道中主要的抗原呈递细胞是树突状细胞，它们在整个气道中形成一个网络。

淋巴组织

肺含有大量的散在分布于整个气道的淋巴细胞。在动物体内，支气管相关的淋巴组织（BALT）的聚集物可以分辨出来。但在人类，正常情况下这些是看不到的。致敏的淋巴细胞通过分化为分泌 IgA 的浆细胞形成局部免疫。在气道分泌物中可以发现由局部和全身共同产生的低浓度的 IgG 和 IgE。

除这些居住（resident）细胞外，肺还具有一系列非特异的急性炎性反应，能迅速动员中性粒细胞对抗损害或感染，并在炎症性疾患（如哮喘）中起主要作用。

推荐读物

Kelly FJ (2003) Oxidative stress: its role in air pollution and adverse health effects. *Occupational and Environmental Medicine* 60: 612–616.

症状

流涕、鼻塞和喷嚏

鼻部的症状非常常见。可能很难区分"流鼻水"（流涕）、鼻塞和喷嚏是由普通感冒还是由过敏性鼻炎引起。过敏性鼻炎的症状可以是季节性的，在接触花粉后发生，也可以是常年性的，这时屋里的尘螨可能是过敏原。感冒常发生于冬季，但如果上述症状持续数周以上，那么患者更可能是患有常年性过敏性鼻炎，而不是病毒的持续感染。

鼻炎时鼻腔分泌物通常是稀薄的，而普通感冒时鼻腔分泌物较稠且是黄绿色的。鼻出血或鼻涕带血也是常见的症状，但并不像咯血那么严重。但如果鼻涕带血和鼻塞与疼痛相关，则可能是鼻部肿瘤的表现。鼻腔完全堵塞且嗅觉丧失常常是鼻息肉的表现。

咳嗽

咳嗽是下呼吸道疾病的最常见症状。这一症状是由咽部、喉部、气管和支气管上皮内的咳嗽受体受到机械性或化学性刺激引起的。传入受体将信号传入延髓的咳嗽中枢，后者产生咳嗽冲动并传至呼气肌。吸烟者常有清晨咳嗽，但很少有痰。咳痰是慢性支气管炎的最重要的症状，而干咳特别是夜间的干咳则可能是哮喘的症状。哮喘患者轻微活动或用力呼气后也可发生咳嗽。咳嗽也可由心理因素引起。

进行性加重的咳嗽是支气管肺癌的最常见症状。当声带麻痹时，咳嗽就不具有一般咳嗽的暴发性特点了，"牛咳"——通常是支气管肺癌侵犯左侧喉返神经的结果。百日咳及喉或气管阻塞时，咳嗽可伴有喘鸣。

咳痰

不吸烟的健康人每天大约产生 100ml 黏液。这些黏液以规律的速度沿气道向上通过喉排出，然后被咽下。过多的黏液就形成痰咳出。黏液产生过多最常见的原因就是吸烟。

黏液性的痰是白色清澈的，但可能因为含有吸入的碳而带有黑色的斑点。黄色或绿色的痰是因为含有细胞成分，包括支气管上皮细胞或中性粒细胞或嗜酸性粒细胞。黄痰并不一定是感染引起的，比如在哮喘时，嗜酸性粒细胞也能使痰变成黄色。大量的黄色或绿色的痰是支气管扩张症的特征性表现。

咯血（痰中带血）中出血量的差别可以很大，可以是痰中带血丝，也可以是大量出血。

- 咯血最常见的原因是急性感染，特别是慢性阻塞性肺疾病（COPD）的急性加重，但应先做检查再确定是否是这个原因。
- 其他常见的咯血原因有肺梗死、支气管肺癌和结核。
- 大叶性肺炎有出血时，痰是铁锈色的。
- 粉红色泡沫痰可见于肺水肿。
- 支气管扩张症时，血常常与脓性痰混在一起。
- 大量咯血（24 小时咯血量大于 200ml）通常是由支气管扩张症或肺结核引起的。
- 咯血的少见原因包括特发性含铁血黄素沉着症、肺出血 - 肾炎综合征、显微镜下多动脉炎、创伤、血液系统疾病和良性肿瘤。

任何时候咯血都应该找出病因。胸部 X 线片常能明确诊断，但 X 线片正常并不能除外疾病。

过敏性支气管肺曲菌病急性加重时，患者可能咯出坚硬的痰栓。有时候这种痰可能呈硬细丝状，就像炎症部位支气管的铸型。

喘憋

喘憋的评估要结合患者的生活方式考虑。比如，如果患者需要爬很多层楼梯才能到家，那么中度的喘憋就可能使完全无法上楼。

呼吸困难是一种呼吸越来越费力的感觉，患者会觉得这种感觉很不舒服，很不正常。患者自己几乎很少使用这一术语。患者可能会主诉胸口透不过气来；这时需要与心绞痛鉴别。

端坐呼吸即躺下时发生喘憋，这种症状的部分原因是：躺下时腹内容物会将膈压向胸腔。这样的患者弯腰时可能也会感到喘憋。

呼吸急促和深大呼吸分别指呼吸频率加快和通气水平增加，但这种增加可能是与当时的机体状态相适应的（如运动过程中）。

通气过度是指不适当的过度通气。这种过度通气可以发生在休息或运动中，并可导致肺泡和 P_aCO_2 下降。

夜间阵发性呼吸困难的描述见第 13 章。

喘息

喘息是一种常见的主诉，这种症状可以由任何原因所致的气流受限引起。有喘息的症状并不一定就能诊断哮喘，因为哮喘早期可以缺乏这种症状，而且这种症状也可发生于细支气管炎或慢性阻塞性肺疾病患者。

胸痛

呼吸性疾病最常见的胸痛是一种局限性锐痛，常称为胸膜性胸痛。这种疼痛会因深呼吸或咳嗽而加重，而且患者可以清楚地定位。胸前部的胸痛可能伴有肋软骨的压痛，这种压痛是肋软骨炎的症状。肩顶部的疼痛提示膈胸膜的刺激，而放射至颈部和胳膊的胸部中间的胸痛是心源性疼痛的典型症状。胸骨后疼痛可能发生于气管炎患者，而持续的严重的钝痛可能是癌症侵犯胸壁的结果。

推荐读物

Irwin RS, Madison JM (2000) The diagnosis and treatment of cough. *New England Journal of Medicine* **343**: 1715-1721.

Pasterkamp H, Kraman SS, Wodicka GR (1997) Respiratory sounds. Advances beyond the stethoscope. *American Journal of Respiratory and Critical Care Medicine* **156**: 974-987.

呼吸系统的查体

鼻（见第 20 章）

胸部（表 14.1）

胸部的查体

望诊

观查患者的精神状态，是否有发绀、休息时喘憋、辅助呼吸肌运动、胸廓畸形和瘢痕及双侧呼吸运动。伸臂粗震颤或扑翼样震颤提示肺性脑病。胸壁静脉突出可能提示上腔静脉阻塞。

发绀是因为血中不饱和血红蛋白的含量超过 5g/L 而使皮肤和黏膜呈青紫色。中心因素引起的发绀可见于舌（特别是舌的背面）和口唇，提示 P_aO_2 低于 6kPa。中心型发绀的患者也可见到外周发绀。不合并中心型发绀的外周型发绀是由周围循环血容量减少形成的，常见于指甲和四肢的皮肤，并伴有皮肤发凉。

当正常的指甲基底和指甲皱襞间的角度改变时即为杵状指。杵状指是指甲基底部因为血管床增生而弯曲不平，指甲的曲度在各个方向上都增大，且伴有指端膨大。杵状指的部分原因如表 14.2 所示。杵状指并不是单纯性 COPD 的一个特征。

触诊和叩诊

检查气管和心尖搏动的位置。检查锁骨上淋巴结是否增大。严重气流受限的患者胸骨上窝到环状软骨之间的距离（呼气末三到四横指宽）缩短。检查胸廓的扩张情况。如果需要，如在强直性脊柱炎患者，可用卷尺进行精确测量。胸肋关节局部不适可能提示肋软骨炎。胸廓侧面和前后的局部压痛提示肋骨骨折。叩诊时肝浊音界通常可在前面第 6 肋水平查到。肺过度充气时，心脏和肝脏的浊音界可能不能叩出。其他

表 14.1　呼吸系统疾病的体征

病理学	胸壁运动（减弱）	纵隔移位	叩诊	呼吸音	语颤	附加音
肺实变（即大叶性肺炎）	患侧	无	浊音	支气管呼吸音	增强	细湿啰音
肺萎陷						
大支气管	患侧	移向患侧	浊音	减弱或消失	减弱或消失	无
周围支气管	患侧	移向患侧	浊音	支气管呼吸音	增强	细湿啰音
纤维化						
局限性	患侧	移向患侧	浊音	支气管呼吸音	增强	粗湿啰音
弥漫性（如隐源性致纤维化性肺泡炎）	双侧	无	正常	肺泡呼吸音	增强	细湿啰音
胸腔积液（> 500 ml）	患侧	移向健侧（大量胸腔积液时）	实音	肺泡呼吸音减弱或消失	减弱或消失	无
大量气胸	患侧	移向健侧	正常或过清音	减弱或消失	减弱或消失	无
哮喘	双侧	无	正常	肺泡呼吸音呼气相延长	正常	呼气相哮鸣音
慢性阻塞性肺疾病	双侧	无	正常	肺泡呼吸音呼气相延长	正常	呼气相哮鸣音及粗湿啰音

的表现见表 14.1。

听诊

要求患者用口进行深呼吸。吸气相较呼气相长。正常肺可过滤掉大部分呼吸音中的高频成分，它们主要由气体在喉部形成的湍流产生。正常呼吸音在前上肺（特别是右侧）较粗糙，为肺泡呼吸音。

支气管呼吸音在实变或不张的肺区，有时在局限性纤维化或支气管扩张的区域听得最清晰。这些区域能很好地传导呼吸音中的高频成分。这种呼吸音的特征是吸气相和呼气相一样长，但在吸气相和呼气相之间有一个短暂的停顿。支气管呼吸音总是伴随着胸壁耳语音（通过听诊器听到的高调的耳语音）。

附加音

哮鸣音：哮鸣音通常在呼气相听到，是由于气流受限造成的气道塌陷部分产生的震动引起。哮鸣音见于哮喘和慢性阻塞性肺疾病患者，但并不是这些患者一定都能听到哮鸣音。哮喘患者严重时可能没有哮鸣音，因为气流太少以致不能产生声音。哮鸣音可以是单音调的（单个大气道阻塞），也可以是多音调的（多个小气道狭窄）。吸气末（而不是呼气末）"吱吱声"（短而尖的声音）可见于闭塞性细支气管炎。

表 14.2　杵状指的部分原因

肺源性	心源性
支气管肺癌，特别是上皮（鳞状上皮）癌（主要原因）	发绀性心脏病
慢性化脓性肺疾病：	亚急性感染性心内膜炎
支气管扩张症	心房黏液瘤
肺脓肿	**混合性**
脓胸	先天性——非疾病状态
肺纤维化（如隐源性致纤维化性肺泡炎）	肝硬化
胸膜和纵隔肿瘤（如间皮瘤）	炎症性肠病
隐源性机化性肺炎	

湿啰音：这些短暂的爆裂样声音可能是由于之前关闭的细支气管再度开放产生的，其时相对鉴别诊断非常重要——吸气相早期的爆裂音与弥漫性气流受限有关，而吸气末的爆裂则是肺水肿、肺纤维化和支气管扩张症的特征。

胸膜摩擦音：这种吱吱的或呻吟样的摩擦音通常是很局限的。听到这种声音提示胸膜存在炎症或粗糙，因为正常情况下两层胸膜之间的滑动是不产生声音的。

语音共振：健康的肺在传导说话声音时会减弱高频成分，只留下低频成分。在实变的肺则相反，会传导高频成分，因此听到的说话声就会像羊鸣音。在正常肺很难听到耳语样说话（即高调的）声音，而在肺实变时则能听到。让患者大声说“Ninety-nine”，正常的肺可很好地传导，并在胸壁上产生可以感觉到的震动。肺实变时这种低频声音的传导较差，而胸腔积液会显著减弱甚至完全阻断这种震动。触觉语颤是用触觉来感知这种震动，一般是把手掌缘放在胸壁上去感觉。这种检查的目的与语音共振是相同的，现在已经不再作为胸部的常规检查了。

心血管系统查体（见第 13 章）介绍了有关肺的其他信息。

其他检查

因为很多呼吸系统疾病患者都存在气流受限，所以应常规使用峰流速仪或肺量计测定气流流速。直接测定气流流速比任何查体都能更准确地评估气流受限。

呼吸系统疾病的检查

血液学和生化检查

以下检查对诊断有所帮助：

- 血红蛋白，检查是否存在贫血或红细胞增多症
- 血细胞比容（慢性缺氧导致的继发性红细胞增多症）
- 常规血生化检查（癌症或感染时常有改变）
- B 型钠利尿肽有助于区分心源性和非心源性呼吸困难。目前可进行床旁快速检查，但不是常规检查
- D-二聚体测定可以检查是否存在血管内凝血。如果 D- 二聚体呈阴性，则肺栓塞的可能性很小。

此外有时可能需要进行的血液检查包括：α_1-抗胰蛋白酶水平、曲霉菌抗体、病毒和支原体血清学检查、自身抗体和特异性 IgE 测定。

痰

应检查痰的颜色：

- 黄绿色痰提示炎症（感染性或过敏性）
- 痰中带血提示新生物或肺梗死（见咯血）。

痰的微生物学检查（革兰染色和培养）对上呼吸道感染或急、慢性支气管炎的诊断帮助不大，但对下列疾病的诊断有价值：

- 肺炎
- 结核的诊断（Ziehl-Neelsen 或槐黄 - 苯酚染色）
- 临床少见病
- 肺曲菌病。

痰细胞学

痰细胞学检查对支气管肺癌的诊断极为重要。其优点包括：

- 出结果快
- 费用低
- 无创。

但痰细胞学检查的价值取决于是否有痰和是否有可靠的细胞学检验师。痰可以通过吸入雾化的高张盐水（5%）诱导。这种方法有一定痛苦，最好在做支气管镜和支气管冲洗或环甲膜穿刺气管吸引（有时）之前进行。

经气管吸引术

这一技术是将穿刺针经环甲膜刺入，并沿穿刺针插入一根导管，使导管的前端刚好放置在隆突之上。这种方法可以诱发咳嗽，由此可以通过直接吸引或滴入无菌盐水后吸引收集痰标本。这种方法虽然不常需要，但是因为其可避免口腔和咽部细菌的污染，所以是一种非常好的评估下呼吸道感染的方法。

影像学

放射学是一种最基本的胸部检查方法。像肺结核或肺癌这样的疾病在临床查体中可能无法发现，但在胸部 X 线检查时却很容易发现。反之，哮喘或慢性支气管炎时肺部查体虽然异常，但胸部 X 线检查却可以是正常的。在进行胸部 X 线检查时，一定要设法对比以前的胸片。

胸部 X 线检查

阅片时一定要注意以下问题：

- 片子位置是否正。两侧的锁骨头到脊柱的距离应该是相等的。
- 透光度（片子不能太黑）。
- 拍片时的位置。常规胸片是后前位（PA）的，也就是底片放在患者的前面，X 线源从患者后面投照。前后位（AP）片只是在患者病情很重无法站立或无法到放射科去的时候才用，此时胸片中的心脏的影像会放大且肩胛骨也无法闪开。侧位胸片有助于病变的定位。

检查：

- 胸壁的形态和骨性结构
- 气管是否居中
- 膈是否抬高或变平
- 心脏的形态、大小和位置
- 肺门阴影的形态和大小
- 任何肺内异常影像和血管阴影的形态和大小。

X 线异常

肺不张和实变

一侧全肺不张的胸片见图 14.11，病因见表 14.3。

表 14.3　肺不张的原因

恶性肿瘤或结核引起的气管支气管淋巴结肿大	支气管铸型或栓子（如过敏性支气管肺曲菌病）
儿童吸入异物（如花生），通常在右主支气管	分泌物潴留——手术后和衰弱的患者

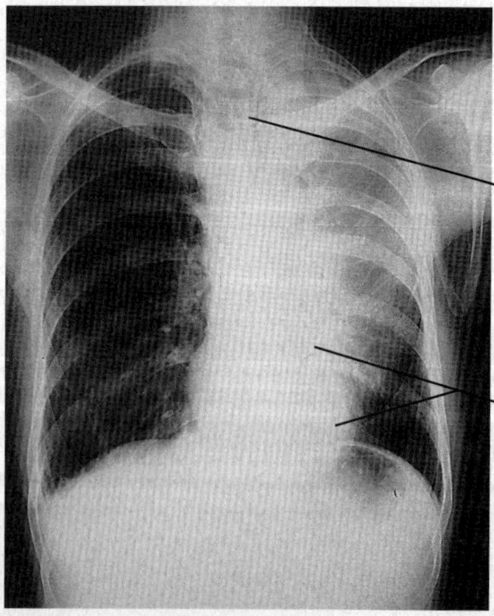

图 14.11　左侧肺不全。胸片 X 线显示左上肺区模糊阴影伴左膈上抬。右肺存在代谢性肺气肿。

一侧胸廓容积变小提示同侧肺叶不张的可能性。肺叶不张呈特征性的方向性。下叶向下向纵隔侧萎陷，左上叶向前萎陷靠向前胸壁，右上叶全叶向上向外萎陷，在正常肺上形成一个弧形。右中叶向前向内萎陷，使右心缘模糊。如果一侧全肺不张，纵隔向患侧移位。肺叶实变时肺叶的体积不变，单纯的肺实变不会引起纵隔移位或肺容积变小。

胸腔积液（见图 14.45）

胸腔积液量少于500ml时只会造成肋膈角变钝。胸腔积液量大于500ml时在直立位胸片上可形成特征性的弧形上缘指向腋窝的阴影。如果胸腔积液量很大，整个一侧胸腔可以是不透光的阴影，且纵隔向对侧移位。

纤维化

局限的纤维化形成条索状阴影，而纵隔结构因相应的肺容积减少向同侧移位。更广泛的肺纤维化则形成蜂窝状改变，表现为弥漫的多发的直径数毫米的半透明圆形阴影。

球形阴影

肺癌是大的球形阴影最常见的原因，但其他原因也可以表现为球形阴影（表 14.4）。

粟粒状结节影

粟粒状结节是指大量直径为 1 ~ 3mm 的小阴影，

表 14.4　肺内球形（大于 3cm）阴影的原因

肺癌	曲霉真菌球
转移性肿瘤（常为多发阴影）	类风湿结节 结核瘤（病变内可有钙化）
肺脓肿（常有液平面）	
包裹性叶间积液（常在水平裂位置）	罕见病因： 支气管类癌 圆柱瘤
包囊虫（罕见，常有液平面）	软骨瘤 脂肪瘤
动静脉畸形（常在血管影附近）	其他与纵隔相关的阴影： 心包、食管、脊柱 } 见侧位 X 线片

许多病变都可以形成。最常见的原因是粟粒性肺结核、尘肺、结节病、致纤维化肺泡炎（特发性肺纤维化）以及肺水肿（见图13.18），但后者的结节常在肺门周围并伴有较大的模糊阴影。另一种少见但明显的粟粒状结节影的病因是肺微石症。

计算机断层扫描（CT）

现代 CT 机可以提供非常好的肺和纵隔结构的影像。显示肺实质和中心结构需要不同的窗位（图14.12）。为了更清晰地显示纵隔结构，需要静脉注射造影剂以增强血管结构的影像。

快速的容积测定或“螺旋”扫描的出现意味着：扫描可以在造影剂注射的同时快速（数秒内）地进行。这种技术对直接显示肺血管内的栓塞很有用。传统CT对显示纵隔、胸膜或胸壁的侵犯以确定支气管肺癌的分期以及决定手术的可能性很有价值。CT引导下的针吸活检对取得外周肿块的标本是一种很好的方法。

纵隔淋巴结肿大（＞1cm）可能是恶性的也可能是反应性的，可能需要活检。扫描应该包括评估移转癌的可能转的部位，如肝、肾上腺和脑。

高分辨率的CT扫描（HRCT）（每隔10 ~ 20mm扫描一层，肺实质扫描的层厚为1 ~ 2mm）可以用于评估弥漫性肺实质病变的过程，特别是间质疾病。HRCT对以下情况很有价值：

- 在各种类型的间质性肺疾病，包括结节病、隐源性和外源性过敏性肺泡炎、职业性肺病以及所有其他类型的肺间质纤维化，用以明确弥漫性的肺间质侵犯。
- 支气管扩张症的诊断。HRCT诊断支气管扩张症的敏感性和特异性超过90%。在小气道疾病时，吸气相和呼气相扫描还可以显示气体滞留。这一技术已经取代了支气管造影术。
- 在其他肺功能指标正常时，鉴别气体交换能力下降的原因是肺气肿、间质性肺疾病还是肺血管疾病。
- 诊断癌性淋巴管炎。

磁共振成像（MRI）

由于呼吸和心脏的运动伪影的影响，MRI对肺实质疾病的诊断价值不如CT。但当用于纵隔时，心电图

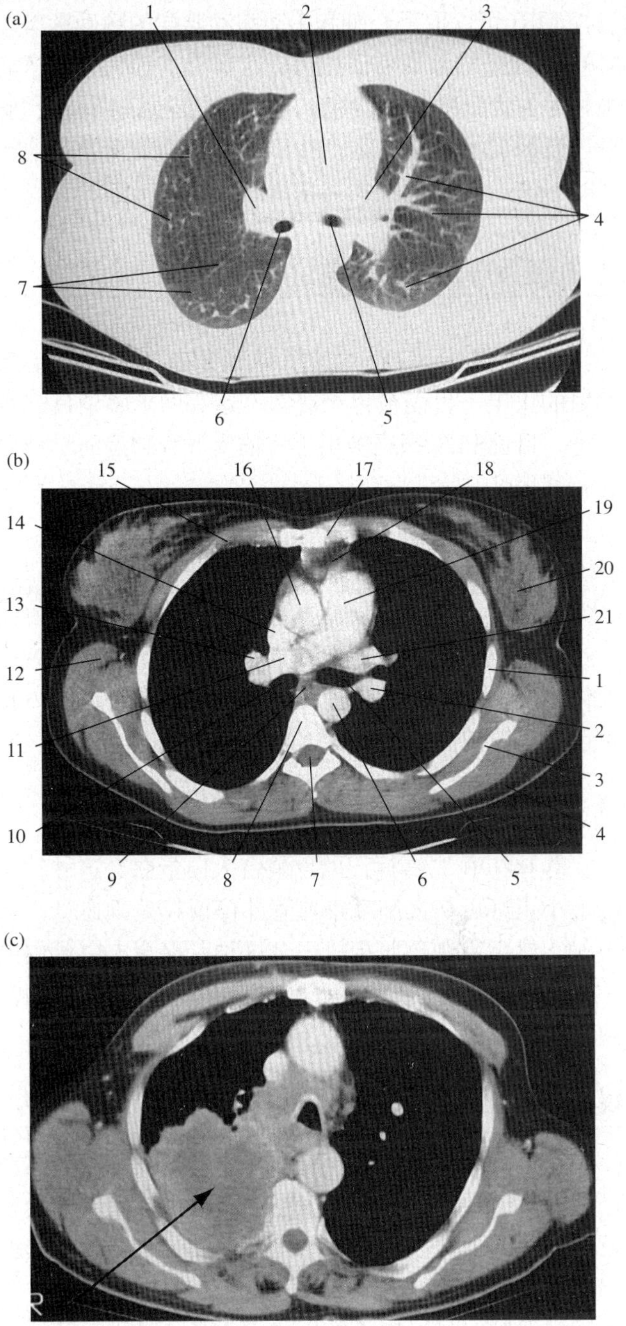

图 14.12 肺的CT扫描。
(a) **肺窗**——显示正常肺内标志。1：右肺门；2：纵隔；3：左肺门；4：肺血管；5：左主支气管；6：右主支气管；7：斜裂的位置；8：周围肺血管。
(b) **纵隔（软组织）窗**——显示注射造影剂后的正常纵隔结构。1：肋骨；2：左下肺动脉；3：肩胛骨；4：皮下脂肪；5：左主支气管；6：降主动脉；7：脊柱；8：椎体；9：食管；10：右主支气管；11：右肺动脉；12：肌肉；13：右上肺静脉；14：上腔静脉；15：肋软骨；16：升主动脉；17：胸骨；18：胸腺残迹；19：肺动脉干；20：乳腺组织；21：左上肺静脉。
(c) **增强后扫描**——显示右上肺大块肺癌（箭头所示）伴纵隔内气管周围淋巴结肿大。

门控 MRI 可以取得心脏和主动脉动脉瘤的精确影像。MRI 在肺癌的分期方面也有一定作用，因为它能产生很好的矢状面和冠状面图像，可以评估肿瘤对纵隔、胸壁以及肺尖的侵犯情况。由于 MRI 的血管流空效应，MRI 检查时血管的结构可以清晰地分辨出来。

正电子发射断层扫描（PET）

肿瘤摄取示踪剂，如氟去氧葡萄糖（FDG），后者发射的正电子可以被记录成像，这有助于鉴别良恶性肿瘤。目前 PET 扫描被用于评估支气管肺癌的淋巴结和转移病灶。

核素显像

这一技术广泛应用于肺栓塞的诊断，但由于D-二聚体测定广泛应用于血栓栓塞性疾病的筛查，这一技术已经比以前应用得少了。

灌注扫描

静脉注射^{99m}锝标记的巨聚合人白蛋白。这种粒子的大小正好可挤入肺毛细血管并停留在毛细血管内数小时。然后用伽玛照相机记录这种巨聚合人白蛋白的位置，所得的图像就显示了肺血流分布的情况；在血流缺损的区域（比如肺栓塞区）就出现冷区。

通气 - 灌注扫描

在进行灌注扫描的同时，让患者吸入^{133}氙气体并记录其放射性的分布情况。在这两种扫描上，肺栓塞可以形成与通气扫描显著不匹配的灌注减低少。其他肺疾病（如哮喘或肺炎）时肺的通气和灌注同时减少。但遗憾的是，由于肺栓塞常引起肺实质的其他严重改变（如肺不张），所以肺栓塞时并不总能有这种明确的表现。但无论如何，通气 - 灌注扫描还是优于单用灌注扫描。

呼吸功能测定（表 14.5）

在临床上，可以用相对简单而样本重复性好的方法检测气流受限的程度。在解释测定结果时，需要有正常值，因为这些测定结果不仅与性别、年龄和身高有关，而且在相同性别、年龄和身高的个体间也存在相当大的差异。因此一组个体平均值的标准差就很高；比如，峰流速的标准差大约是 50L/min，而 FEV_1 的标准差大约是0.4升。对某一患者来说，反复测定肺功能有助于评估疾病的进展情况。

通气功能测定

这些检查主要用于评估呼气过程中气流受限的程度。

峰流速（PEFR）

这是一种非常简单和便宜的检查方法。测定时要求患者平握峰流速仪，尽力吸气至肺总量位，然后对着峰流速仪尽力呼气（图14.13）。在此过程中嘴唇要包紧峰流速仪的口器。记录三次测定中的最佳值。

虽然具有可重复性，但 PEFR 并不是一个测定气流受限的理想方法，因为 PEFR 只测定呼气的前 2 毫秒的呼气流速，所以高估了中度气流受限患者的肺功能。PEFR 最好用于监测疾病的进展情况和治疗效果。在晨起、下午及睡前规律地测定峰流速可以显示哮喘患者气流受限程度的昼夜变异，这是哮喘的特征性表现，可作为治疗效果评价的客观指标（图 14.14）。

肺活量

肺量计测定FEV_1和用力肺活量（FVC）。FEV_1和FVC都与身高、年龄以及性别相关。测定时要求患者做最大吸气，然后用力向肺量计呼气（呼尽量长的时间）。这个动作可触发记录图移动并记录容量随时间的变化曲线。记录图一共记录 5 秒钟，但呼气动作应继续到肺内所有气体都呼出为止，因为严重气流受限的患者呼气时间可能明显延长。见图 14.15 所示的记录图。

FEV_1 占 FVC 的百分比是一种非常好的反映气流受限的指标。在正常人这一百分比为 75% 左右。随着气流受限的加重，FEV_1 下降的比例比 FVC 大，所以 FEV_1/FVC 下降。而限制性肺疾病时，FEV_1 和 FVC 等比例地下降，所以FEV_1/FVC 保持正常或甚至可能因为肺泡弹性回缩力增大而升高。

慢性气流受限（特别是肺气肿和哮喘）时，肺总量（TLC）通常增高，但 FVC 却几乎总有一定程度的下降。这是小气道病变造成的在达到正常残气量之前气流阻塞的结果。这种肺内气体的滞留（造成残气量增加）是这些疾病的特征表现。

表 14.5　呼吸功能测定和运动试验

测定	用途	优点	缺点
PEFR	监测哮喘患者气流受限的变化	便携 可床旁测定	需用力配合 对慢性气流受限效果差
FEV_1、FVC、FEV_1/FVC	测定气流受限 最好的测定方法	可重复性 对用力的要求相对低	设备庞大，但也有便携机
流速 - 容积曲线	测定较低肺容量时的流速 检测胸内和胸外大气道（如气管狭窄、肿瘤）的阻塞	不同疾病有不同类型的流速 - 容积曲线	完整测定需要复杂的设备，但目前可用便携的肺量计测定呼气环
气道阻力	测定气流受限	敏感	操作技术困难
肺容积	鉴别阻塞性和限制性肺疾病	不需用力，是 FEV_1 的补充	需要复杂的设备
气体交换	判断和监测肺间质疾病和肺气肿的严重程度	无创（与肺活检或反复胸部 X 线和 CT 检查接受的放射线相比）	需要复杂的设备
血气	评估呼吸衰竭	运动时测定可发现早期肺疾病	有创
血氧	手术后、睡眠检查以及监测呼吸衰竭	连续监测 无创	只能测定血氧饱和度
运动试验（6 分钟步行）	测定失能程度和治疗效果的实用方法	不需设备	费时 学习效应 至少需要步行两次
心肺功能测定	早期诊断肺 / 心脏疾病 健康评价	鉴别肺或心脏疾病引起的呼吸困难	需要昂贵复杂的设备

其他检查

用身体体积描记器测定气道阻力是更敏感的方法，但设备昂贵，而且需要配合的动作对于许多慢性气流受限的患者来说过于费力。

流速 - 容积曲线

如果能测定流速与容量的关系（流速 - 容积曲线，见图 14.8），就可以更好地分析肺内气流阻塞的部位。在从肺总量开始呼气时，阻力最大的部位是大气道，曲线最初 25% 的流速下降是由这一阻力引起的。随着肺容积的进一步缩小，肺内保持小气道开放的弹性压力减小，肺实质或小气道自身的疾病就变得明显了。比如，慢性阻塞性肺疾病（COPD）这样的疾病最先侵犯小气道，因此 50% 或 25% 的肺活量时，呼气流速与更大肺容量时的呼气流速相比可能不成比例地明显下降。

肺容积

肺容积的组成部分见图14.16。潮气容积和肺活量可以用简单的肺量计测定，但肺总量和残气容积则需要用其他设备测定。肺总量测定是将肺与一个装有已知量的易测定浓度的不可吸收气体（氦）的贮气装置相连，如果在测定开始时贮气装置内气体的浓度已知，测定贮气装置与肺内气体达到平衡时（患者对贮气装置呼吸）的浓度，通过气体稀释的情况就可计算出肺总量。这种方法叫做氦稀释法。将肺总量减去肺活量就可

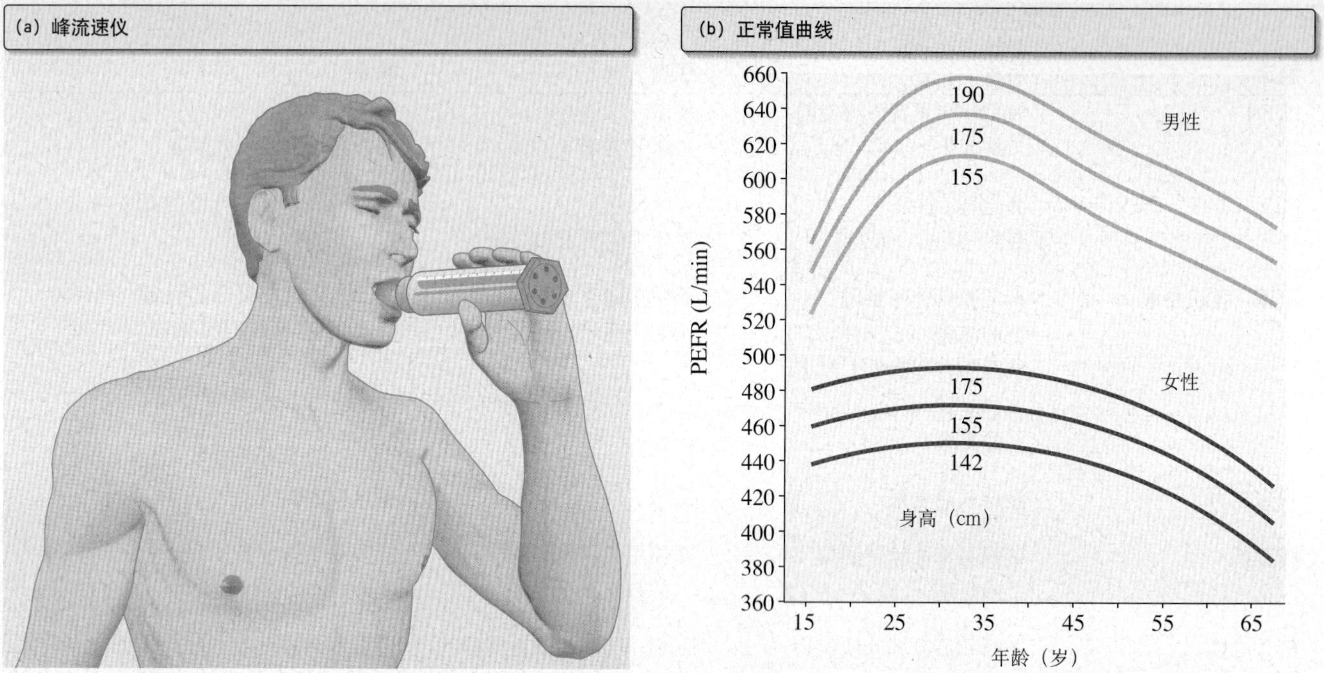

图 14.13　**峰流速测定**。(a) 峰流速仪：嘴唇应紧紧包住口器。(b) 男性和女性的正常值曲线。

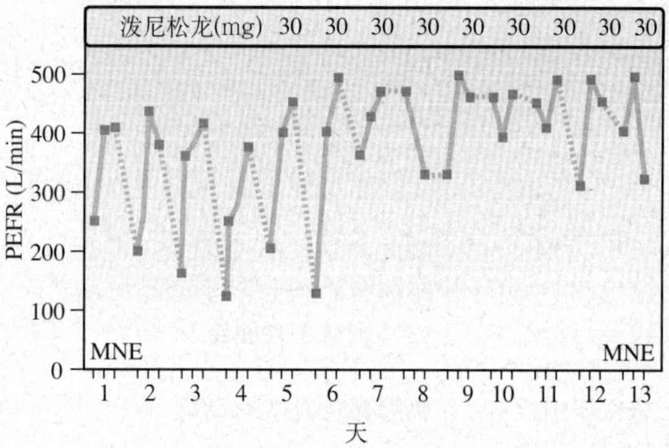

图 14.14　**哮喘患者的 PERR 的日间变异，显示类固醇的近效**。M：上午；N：下午；E：晚上。

计算出残气容积。

肺内存在大的囊性空间时用这种方法测定，肺总量不准确，因为氦气不能扩散到这些囊性结构中。在这种情况下，用身体体积描记器能更准确地测定胸内气体容积。这两种方法测定的差异可用于判定肺内不可交换的气体容积的大小。

转移因子

这种方法测定透过肺泡 - 毛细血管膜的气体交换，反映红细胞从肺泡摄取氧的情况。让患者吸入低浓度的一氧化碳，后者很快就会被循环血红蛋白以一种线性的方式摄取，因此在做这一测定时一定要预先知道血红蛋白的浓度。在正常肺，转移因子是肺对氧弥散量的真实反映，取决于肺泡-毛细血管膜的厚度。而在肺疾病时，弥散量（*D*CO）还取决于通气/血流比及肺泡膜的面积和厚度。为去除肺容积差异的影响，将一氧化碳摄取量与肺容积相比得出弥散常数（*K*CO）。

严重肺气肿和肺纤维化患者肺转移因子常减少。总气体交换可以被认为是肺功能的一项相对不特异的检查，但却可以特别用于早期发现和评估影响肺实质疾病（如隐源性肺纤维化、结节病、石棉肺）。

血气测定

这一技术在第 15 章描述。

在处理呼吸衰竭和严重哮喘病例时必须测定动脉血中的氧和二氧化碳分压，反复测定常常对治疗最具指导意义。

动脉血氧饱和度（S_aO_2）可以采用通过耳或手指探头的血氧仪进行连续监测。血氧仪测定氧合与去氧合血红蛋白各自的吸光度并计算出饱和度，后者与血气分析的值误差在 5% 之内。

运动试验

呼吸系统疾病的最主要症状为呼吸困难。呼吸困难导致的残疾的程度可以通过治疗前后让患者在一个已知长度的走廊步行 6 分钟进行评价。只要患者事先

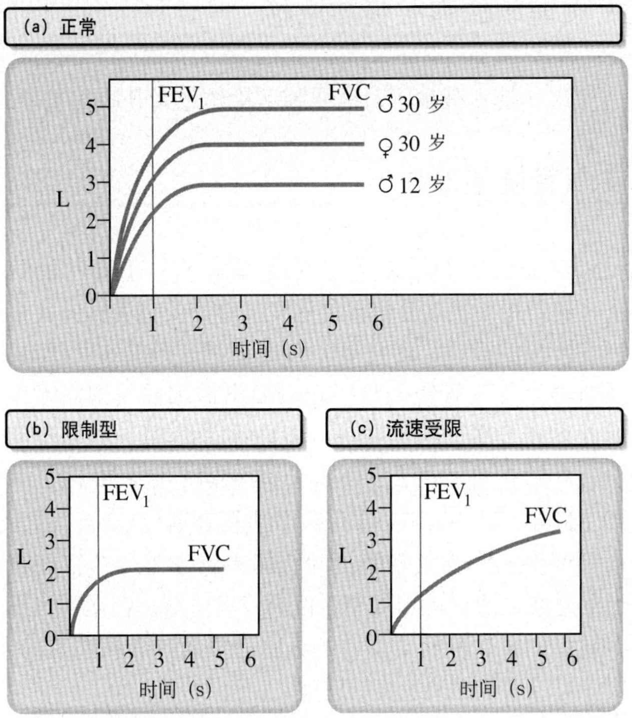

图 14.15　肺量测定。容量 - 时间曲线显示：(a) 相对于年龄和性别的正常图形；(b) 限制型（FEV_1 和 FVC 下降）；(c) 气流受限（仅 FEV_1 下降）。

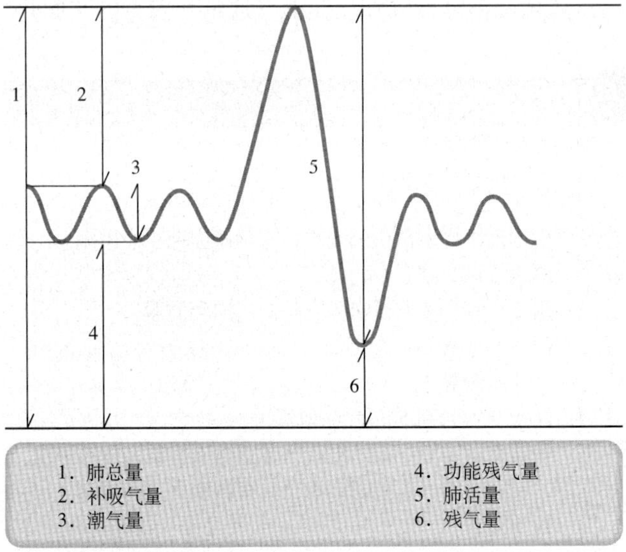

图 14.16　肺容量的组分。

进行基本的步行训练以去除学习效应，这是一项重复性好并很有用的测定。

融合了肺和心脏功能评估的运动试验在明确呼吸困难病因中尤其具有价值。这些试验需要使用复杂的仪器来测定氧的摄取（$\dot{V}O_2$）、做功、心率和血压以及连续心电图。这些参数的相互关系可：

- 早期发现肺部疾病
- 发现心肌缺血
- 区分肺与心脏疾病
- 健康（fitness）评估。

胸腔穿刺

诊断性胸穿对除了非常小量之外的所有胸水都是必要的。用一个接 20 mL 注射器的针头通过浊音区的一个肋间隙穿刺进入。抽出液体并注意其中是否混有血液。样本送检蛋白质、细胞学和微生物检验，包括培养和结核的 Ziehl-Neelsen 染色。大量的液体可以通过一个粗针头吸出以缓解极度的呼吸困难。由于存在将感染带入胸膜腔而后发生脓胸的危险，这一技术必须保证充分的无菌。

目前经常采用在超声定位胸水的情况下进行胸腔穿刺及引流的方法。

胸膜活检

胸膜活检盲检（图14.17）如果由有经验的操作者来进行，是一项有用的技术，只要是多次活检，高达

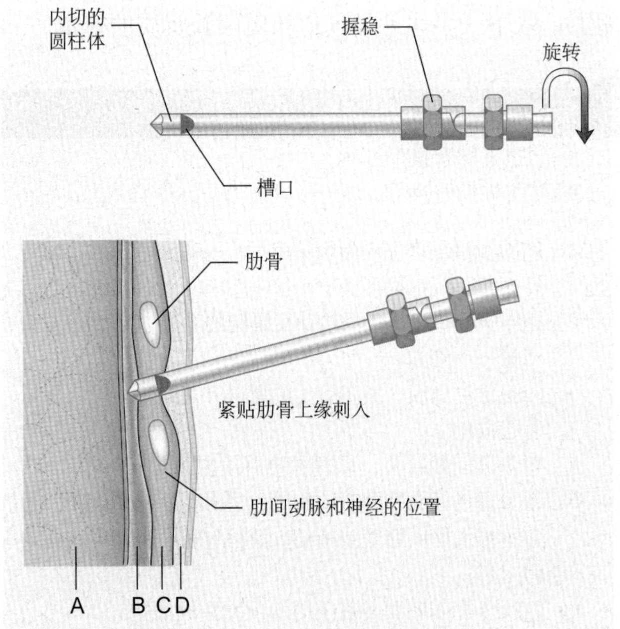

图14.17　胸膜活检术。显示活检针穿透胸壁。A：肺实质；B：胸膜腔；C：肌肉；D：皮肤和皮下组织。

80% 的结核和 60% 的肿瘤病例可呈阳性结果（操作 Box14.2）。用胸腔镜在直视下活检可以提高阳性率。

肋间引流

当大量胸水产生严重呼吸困难或需要引流脓胸时，进行肋间引流（见操作 Box14.2）。反复/恶性胸水则做胸膜剥脱术。

纵隔镜和斜角肌淋巴结活检

这一技术可以用于处理支气管肿瘤。它包括用纵隔镜从锁骨近端向下钝分离插入来观察纵隔的结构。随后的组织活检可以显示 CT 发现的肿大的淋巴结有无恶性细胞，从而对疾病进行准确的分期。

纤维支气管镜（操作 Box14.3）

中心性支气管病变可以直接进行活检。

可以从包含更多周围病变的小叶冲洗液中进行肿瘤的细胞学检查及适当的染色和培养，如对伊氏肺孢子菌、分枝杆菌。

弥漫性肺实质疾病可以通过经支气管壁肺活检进行检查。活检钳尽可能向远端推进到达肺的外周，嘱患者吸气同时张开钳子，随后患者呼气，同时将钳子的爪闭上，取下一小块外周气道和周围肺实质的标本。

操作 Box14.1 胸膜活检

- 向患者解释整个过程。
- 签署知情同意书。

1. 胸膜活检最好在诊断性穿刺后、引流大量胸水之前进行。
2. 由于 Abrams 胸膜活检针头是钝的，所以需要在皮肤上做一小切口。
3. 一旦穿过胸膜，旋转针头的尾部开启槽口，一直保持直指向前。
4. 用侧压回抽针头，以便将槽口顶在胸膜上。
5. 用力握住针头并顺时针旋转六边形把手切割胸膜。为避免损伤肋间血管或神经，活检过程中永远不应将槽口上翘。
6. 应反复穿刺胸膜并在不同角度取数块活检。
7. 样本应放在无菌盐水中，送结核培养，并可放入10%的甲醛盐水中送组织学检查。

视频辅助的胸腔镜肺活检

这一技术减少了对需要肺活检的患者开胸的需要。

支气管肺泡灌洗

这一技术既可以用于病变局限于一个肺叶的病变，也可用于更为弥漫性的病变。纤维支气管镜的尖端嵌在肺段的开口，用注有0.9%的无菌生理盐水的20mL注射器沿支气管镜的吸引端口喷出盐水并立即回吸。如此重复 5 次，回收40% ~ 60%的总容量。液体经两层外科纱布过滤并记录容量。然后离心细胞并以 1×10^7 细胞/毫升的浓度重新悬浮细胞来进行分类。因为在不同疾病中支气管肺泡冲洗样本的细胞分布存在相当的重叠，所以这项技术对诊断没有价值。但是因为细胞数目的减少及趋于正常的细胞分类意味着病情改善，所以可以用于监测疾病的进展。

皮肤点刺试验

过敏原溶液涂抹在皮肤上（通常在前臂的掌面），

操作 Box14.2 肋间引流

- 向患者解释全部过程。
- 签署知情同意书。

1. 仔细消毒穿刺部位的皮肤，必须戴无菌手套、帽子、隔离衣和口罩。
2. 用 2% 的利多卡因麻醉皮肤、肌肉和胸膜。
3. 做一个小切口，然后将 28 French gauge Argyle 导管推入胸膜腔。
4. 连接三通管和 50 mL 注射器。
5. 抽液可达 1000 ml。如果患者感觉不舒服，停止抽液——如果用太短的时间抽出太多的液体，患者可能出现休克。
6. 可以在 X 线/超声引导下插入一个硅胶导管并接引流管和引流袋慢慢引流。为了引流渗液，采用 Seldinger 技术插入一个8-12号导管，即当中用于进入胸膜腔的针头内穿有一根导丝，针头沿导丝拔出后导管沿导丝进入。一个 14-16 号导管用来引流脓胸。

胸膜剥脱术

无菌滑石粉（2 ~ 5 克）、四环素 500 mg 或博莱霉素 15 单位加入0.9%的氯化钠溶液30 ~ 50 ml中，注入胸膜腔，以对复发性/恶性胸水行胸膜剥脱术。

操作 Box14.3 纤维支气管镜

在局麻下纤维支气管镜可以直接看到远至亚段支气管的支气管树。在解释整个过程后应当获取知情同意书。

适应证

- 在胸部 X 线上看到的病变需要活检。
- 咯血。
- 喘鸣。
- 痰细胞学肿瘤细胞呈阳性，但胸部X线没有见到异常。
- 收集支气管分泌物进行细菌学检查，尤其是结核。
- 反复、不明原因的喉神经麻痹。
- 浸润性肺疾病（以便做经支气管壁肺活检）。
- 寻找肺叶或段不张的原因并将痰栓吸出。

操作

- 患者整夜空腹。
- 术前 30 分钟肌注阿托品 0.6 mg。
- 在鼻、鼻咽和咽部局麻（2% 的利多卡因凝胶）。
- 给予静脉镇静（如安定10 mg或咪达唑仑2.5 ~ 10 mg）。
- 在直视下将支气管镜经鼻、鼻咽和咽部插入以使损伤最小。
- 利多卡因（4%，2ml）通过器械滴在声门上。
- 支气管镜通过声门进入气管。
- 应当看到所有段和亚段的开口。
- 活检和刷检应当在肉眼有异常的部位获取，偶尔在影像学引导下盲取外周的病变部位。

缺点

- 所有患者均需要镇静以耐受此过程。
- 在气管镜通过声门时，约40%的患者发生轻的或一过性的心律失常。
- 在 P_aO_2 < 8kPa 的患者需要提供氧气。
- 在非常重的患者，做纤维支气管镜检查时要格外小心，在机械通气的患者，由于存在气胸的危险，要避免做经支气管壁肺活检。
- 不慎取到血管病变或类癌时，可能出现大出血。可能需要硬质支气管镜以便有足够的孔径到达出血部位止血。

然后用 1 mm 带尖的小刀刺破表皮。每种过敏原应使用单独的小刀。如果患者对过敏原过敏，会出现风团，应在10分钟后测定硬结的直径。只要阴性对照是真正的阴性，直径大于或等于 3 mm 则被判定为阳性。结果应根据病史进行解释。皮肤试验不受支气管舒张剂或类固醇的影响，但抗组胺药应当在测试前至少停用48 小时。

推荐读物

Armstrong P, Wilson AG, Dee P et al. (2000) *Imaging of Diseases of the Chest*, 3rd edn. Chicago: Mosby Year Book.

Mueller C, Scholer A, Laule-Kilian K et al. (2004) Use of B-type natriuretic peptide in the evaluation and management of acute dyspnoea. *New England Journal of Medicine* **350**: 647–654.

Murray SJ, Barrett A, Magee JG, Freeman R (2003) Optimisation of acid fast smears for the direct detection of mycobacteria in clinical samples. *Journal of Clinical Pathology* **56**: 613–615.

Ost D et al. (2003) Clinical practice. The solitary pulmonary nodule. *New England Journal of Medicine* **348**: 2535–2542.

吸烟和空气污染

吸烟

流行病学

在 20 世纪 90 年代初期对英国家庭的总的调查显示，吸烟率在下降。最新的数据表明，这种下降已经停止且英国的吸烟者正在增加。目前，28%的16岁以上的男性和女性在吸烟。吸烟最常见于 16 ~ 34 岁（两性均为 40%）人群，也正是在这组患者出现了吸烟率的增加。年龄在15岁的吸烟女孩（33%）比吸烟男孩（13%）多。吸烟的比例手工劳动者比职业工作者高。在美国，只有 26% 的男性和 22% 的女性吸烟。但是在中欧、东欧和许多发展中国家，包括中国，烟草的销量正在上升。

毒性效应

香烟含多环芳香碳氢化合物和亚硝胺，对动物都是强的致癌物和致突变物质。香烟可引起中性粒细胞和巨噬细胞释放，能够破坏弹力蛋白酶并导致肺损害。即使在没有症状的吸烟者，吸烟者的肺的上皮通透性增加，并与血中碳氧血红蛋白的浓度相关。这种改变的通透性可能会使致癌物更容易进入人体。

危险性

吸烟是成瘾性的。人们通常是从青春期开始由于心理社会原因开始吸烟的，一旦成为一种规律的习惯，尼古丁的药理学特性可为吸烟者提供一些心情上的愉悦，在吸烟者对吸烟的坚持中起主要作用。极少的吸烟者（不足 2%）能控制他们自己只偶尔或间断吸烟。吸烟的危险性列在表 14.6 中。

每天吸 0 ~ 40 支香烟与肺癌的死亡率之间存在显著的量效关系（表14.7）。咳痰和气流受限随每日吸烟量的增加而增加，且活动耐力随之下降，部分是由于支气管炎患者的碳氧血红蛋白水平升高。吸烟与暴露于石棉环境下支气管肺癌的发生起协同作用，吸烟的石棉工人比接触石棉但不吸烟者的危险增加 5 ~ 8 倍。

改成其他类型的烟草的吸香烟者危险性可能降低，即使继续吸入，变为吸雪茄或烟斗会更好。但是所有吸烟斗和雪茄的人还是比终身不吸烟或已戒烟的人患肺癌的危险性大。

环境中的香烟（"被动吸烟"）已经显示能在儿童中引起更频繁和更严重的哮喘发作，且可能增加哮喘的病例数。它还造成小幅但确切的肺癌发病率的增加。

戒烟

如果能劝说全体人群停止吸烟，那么对医疗资源的使用的影响将是巨大的。全国性的运动、禁止做香烟广告及大幅增加香烟的价格是在人群水平获取此目标的最佳途径。同时，对个人积极鼓励戒烟仍是有用的方法。有愿望戒烟的吸烟者应当能进入戒烟门诊以得到行为上的支持。尼古丁替代治疗（NRT）和盐酸安非他酮对吸烟超过每天 10 支者的戒烟能提供有效的帮助。二者均应仅用于决心在某一个目标时间戒烟的吸烟者，且最初的处方应覆盖超过目标日期 2 周。NRT 是优先选择。没有证据说明两者联合有任何优越性。如果没有获得成功，应当在 3 个月后更改治疗方案。

空气污染

两个多世纪以来，为了获取能量和热量，燃烧煤炭造成的大气空气污染一直是发达国家城市生活的一个特征。煤炭燃烧时产生黑烟和二氧化硫（SO_2）。这种类型的空气污染在 20 世纪 50 年代的英国达到高峰，直到立法限制煤炭燃烧。这种污染在新近工业化的国家（印度、中国）和东欧国家及苏联还在继续增加。机动车燃烧汽油和柴油已经导致新的空气污染，后者含有原发污染物，如氮的氧化物（NO 和 NO_2）、柴油微粒、多芳香碳氢化合物和大气中光化学反应产生的继发污染物臭氧（O_3）。NO_2的浓度在通风不良的燃烧煤气做饭和烧火的厨房和居室中较高。在欧洲城市，空气中70%的微粒是由柴油燃料燃烧造成的。非常小的颗粒（小于2.5μm，颗粒物质$PM_{2.5}$）可在空气中悬浮很长时间，并可转移到农村地区。在英国，在阳光明媚的农村地区，臭氧的浓度是最高的。

表 14.6　吸烟的危害

总体	被动吸烟
肺癌	吸烟父母的婴儿患哮喘、肺炎和支气管炎的危险性增加
COPD	增加吸烟者和不吸烟者的 COPD 及哮喘患者的咳嗽和呼吸困难
食管癌	增加癌症的危险
缺血性心脏病	
周围血管病	
膀胱癌	
异常精子的增加	
记忆问题	
母亲吸烟	
降低婴儿的出生体重	
增加胎儿和新生儿的死亡率	
增加哮喘的发病率	

表 14.7　吸烟对肺的影响

大气道	小气道
黏膜下腺体容量增加	增加杯状细胞的数量和分布
杯状细胞数量增加	气道炎症和纤维化
慢性炎症	上皮化生 / 发育异常
表面上皮化生和发育异常	肿瘤
	肺实质
	近端腺泡瘢痕
	肺泡巨噬细胞增加
	肺气肿（小叶中央型、全小叶型）

流行病学

20世纪50年代的经典研究显示，冬季严重空气污染的产物（烟雾）与呼吸系统疾病的大量的死亡有关，尤其是当气温变暖使黑烟和 SO_2 在城市地区上空逗留时。这种类型的空气污染将继续导致老年人由于呼吸系统疾病和心血管系统疾病的过多的死亡，以及儿童支气管炎症状的出现。主要由机动车造成的污染已经显示能引起：

- 在老年人，呼吸和心血管方面的原因导致的死亡增加——颗粒的直径小于 10 μm（PM_{10}）。
- 儿童和年轻人呼吸道症状和住院率增加，肺功能下降——SO_2、NO_2、O_3、PM_{10}。通常在空气污染高峰和疾病效应之间有 1 ~ 2 天的滞后。
- 肺癌发病率增加——多芳香碳氢化合物。

在各个不同时期，空气污染都被认为是哮喘和其他过敏性疾病显著增加的原因（表14.8）。目前没有证据证实这是对的，但 NO_2 和臭氧已经显示出能增强过敏性疾病患者的鼻和肺内气道对吸入过敏原的反应。但是，空气污染已显示出对青少年的肺的发育有不良影响。

治疗

建议哮喘患者在空气质量差的时候避免进行室外活动并增加抗炎药（如吸入糖皮质激素）的使用。

减少空气污染，尤其是柴油微粒（据预测将随着更多柴油发动机的使用而增加），需要短期和长期措施。这些措施包括提高电动发动机的效率，催化式排气净化系统，柴油机微粒捕集，呼吸减少对小汽车和卡车的依赖。

推荐读物

Brunekreef B, Holgate ST (2002) Air pollution and health. *Lancet* **360**: 1233–1242.

Koenig JQ (1999) Air pollution and asthma. *Journal of Allergy and Clinical Immunology* **104**: 717–722.

Kunzil N et al. (2000) Public health impact of outdoor and traffic-related air pollution: a European assessment. *Lancet* **356**: 795–801.

Ware JH (2000) Particulate air pollution and mortality. *New England Journal of Medicine* **343**: 1798–1799.

上呼吸道疾病

普通感冒（急性鼻炎）

普通感冒具有高度传染性，可有显著的鼻部症状，而全身症状轻微。病原为鼻病毒，多数属于（微）小核糖核酸病毒，并至少存在 100 种不同的抗原株。感染早期，人与人之间的密切接触（粘在手上的鼻黏液）或飞沫具有很强的传染性，过度拥挤和通风不良可加速其传播。每人每年平均患 2 ~ 3 次感冒；但是随着年龄的增长，发病率逐渐减少，可能是对致病病毒株的免疫力累加的结果。潜伏期为 12 小时到 5 天。

临床表现为乏力、低热、全身不适及鼻、咽痛。开始为大量的水样鼻涕，最终变为黏稠的黏液脓性鼻涕，此症状可持续达1周。早期可有喷嚏。少数人可继发细菌感染。

表 14.8　空气污染物及其健康效应

	平均浓度	空气污染程度	敏感个体	健康效应的机制
二氧化硫（SO_2）	5 ~ 15 ppb	＞125 ppb	哮喘患者	通过神经机制引起 支气管收缩
臭氧（O_3）	10 ~ 30 ppb	＞90 ppb	影响所有人，尤其是运动时	限制性通气障碍 气道炎症 对过敏原的反应增强
二氧化氮（NO_2）	25 ~ 30 ppb	＞100 ppb	过敏的个体	气道炎症 对过敏原的反应增强
颗粒物质（PM_{10}）	25 ~ 30 μg/m³	＞70 μg/m³	老年人 过敏的个体	气道和肺泡炎症 过敏抗体（IgE）选择性生成增加

ppb：10 亿分之一。

鼻窦炎（见第 20 章）

鼻炎

如果打喷嚏、流涕或鼻塞等症状在以下的多数时候每天超过一小时，即可诊断为鼻炎：

- 一年中的某段时间（季节性鼻炎）
- 全年（常年性鼻炎）。

季节性鼻炎

通常称为“花粉症”，是最常见的过敏性疾病。称作“季节性过敏性鼻炎”可能更为恰当。世界范围内的患病率从 2% ~ 20% 不等。11 ~ 20 岁之间患病率最高，多达 30% 的英国年轻人在 6 月到 7 月间出现症状。

最常见的症状为鼻部刺激、喷嚏和水样鼻涕，许多人还有眼睛和软腭痒，有时甚至有耳痒，是由于咽黏膜和耳有着共同的神经支配。此外，近 20% 的患者有季节性哮喘。表14.18 为常见的季节性过敏原。由于高花粉产量植物的授粉时间在各个国家存在差异，因此季节性鼻炎和相伴随的结膜炎和哮喘可能发生在每年中不同的时间。

常年性鼻炎

常年性鼻炎患者很少有眼睛和咽喉部症状。半数以喷嚏和水样鼻涕为主要表现，而另一半则多表现为鼻塞。患者可能丧失嗅觉和味觉。肿胀的鼻黏膜可以阻塞鼻窦引流，使半数患者发生鼻窦炎。常年性鼻炎最常见于11 ~ 30岁的患者，发病率随年龄增长而递减，主要分为四类。

常年性过敏性鼻炎

最常见的病因是对屋尘螨的粪便颗粒过敏；这些颗粒的直径约为20μm（图 14.19），与花粉颗粒大小相似。屋尘螨大小不足 0.5 mm，肉眼不能看到（图 14.19），存在于房屋各处的灰尘中，尤其是在年久、潮湿的房屋中。屋尘螨靠人脱落的皮屑为生，在被褥中数量巨大（每克表面灰尘中有 4000 个螨虫）。

第二位常见的过敏原来自家中的宠物（尤其是猫），包括皮肤蛋白及涂布在动物体表的尿液或唾液中的蛋白。小哺乳动物的尿液蛋白是实验室工作人员的一个主要过敏原。

工业粉尘、挥发性蒸气及烟雾所导致的职业相关性常年性鼻炎超过它们所引起的哮喘病例的数量。

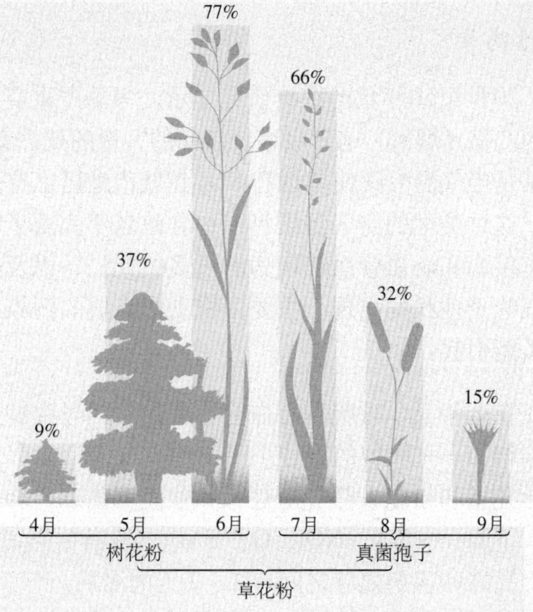

图 14.18 **季节性过敏性鼻炎。**柱状图显示不同月份中最重的患者的比例。还显示出过敏物质。

常年性鼻炎的存在使得患者的鼻子对非特异性刺激更为敏感，如对香烟、洗涤用干粉、家用洗衣粉、浓烈的香水和汽车尾气更为敏感。尽管患者常常以为他们对这些刺激过敏，事实上这只是刺激反应，并没有免疫反应参与。

常年非过敏性鼻炎伴嗜酸性粒细胞增多

无论是病史还是皮肤试验，这些患者都没有发现外源性过敏的原因；但是，像常年性过敏性鼻炎一样，患者的鼻分泌物中存在嗜酸性粒细胞。阿司匹林和NSAID 不耐受可见于该组患者。

血管运动性鼻炎

这组患者没有明显的过敏或鼻分泌物中嗜酸性粒细胞增加。冷空气、烟、香水能够刺激患者出现水样分泌物和鼻塞，可能是由于鼻黏膜中支配勃起组织（窦状隙）的自主神经失衡造成的。

鼻息肉

这些圆形、光滑、柔软、半透明、苍白或黄色的发亮的结构通过一个相对较细的茎或蒂附着在鼻窦黏膜上，可见于过敏性鼻炎或血管运动性鼻炎患者。鼻息肉中含有大量的肥大细胞、嗜酸性粒细胞和单核细胞，可

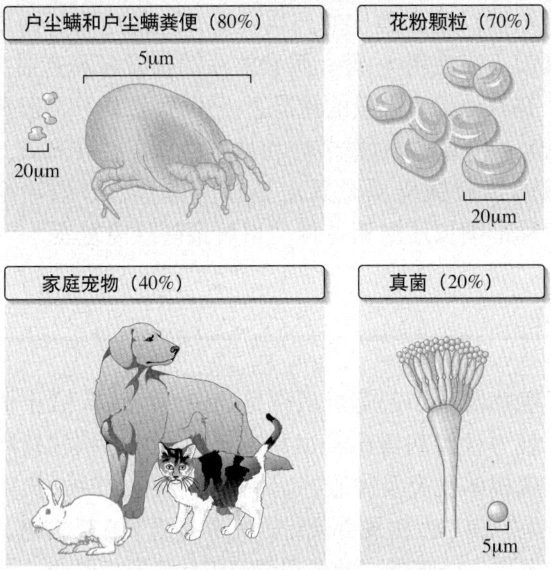

图 14.19　**引起过敏性鼻炎和哮喘的常见过敏原。**户尘螨、户尘螨的粪便、花粉颗粒、家庭宠物和真菌。百分比是过敏性鼻炎患者对这些过敏原皮肤点刺试验的阳性率。

以引起鼻塞、嗅觉和味觉丧失以及张口呼吸，但很少出现喷嚏，因为鼻息肉的黏膜上基本没有神经。鼻息肉的形成机制尚不清楚。

发病机制

喷嚏、分泌物增多和黏膜血流变化受传出神经纤维和介质的释放的介导。黏液产生在很大程度上是由于副交感系统的刺激，而血管则是在交感和副交感系统的双重控制之下。交感神经纤维维持血管的张力性收缩，保持鼻窦状隙部分收缩使鼻腔通畅。刺激副交感系统可以使这些血管扩张。这种刺激呈自主性的周期性变化，因此气体的进出在数小时内缓慢地由一侧鼻腔换到另一侧鼻腔。勃起的海绵状鼻窦状隙受情绪的影响，反过来又可影响鼻的通畅性。

过敏性鼻炎是吸入的过敏原和邻近 IgE 抗体分子相互作用的结果，IgE 存在于鼻分泌物中和鼻上皮内数量增加的肥大细胞的表面。预先形成的介质释放，尤其是组胺，可引起上皮通透性增加，使得抗原到达固有层并接触到其中表达 IgE 的肥大细胞。喷嚏主要是由传入神经末端受刺激产生的组胺引起的，在过敏原进入鼻腔后数分钟即开始。紧接着鼻渗出和分泌物增加，出现鼻塞，症状在接触过敏原 15～20 分钟后达到高峰。肥大细胞、中性粒细胞和巨噬细胞释放的半胱氨酰白三烯和血管扩张性前列腺素（PGD_2、PGE_2和PGI_2）有强大的致鼻塞作用。

尽管肥大细胞含有或能够产生许多其他强大的血管运动因子和趋化因子（见图14.34），但是，每一种因子的确切作用尚不清楚。组胺在过敏性鼻炎中所起的作用可能比在哮喘中更为显著，因为抗组胺药物只在过敏性鼻炎的治疗中有效，而在哮喘的日常治疗中几乎没有价值。随着花粉季节的继续，鼻部反应逐渐加重，其中部分原因可以用定植在黏膜上的肥大细胞数量的增加来解释。这种情况下肥大细胞募集的机制可能包括上皮细胞释放的干细胞因子（c-kit）和白介素-3以及 T 细胞释放的白介素 -3、4 和 9。

检查和诊断

引起鼻炎的过敏因素通常可以从病史中获得。

皮肤点刺试验提示导致过敏性鼻炎（或哮喘）的机制同样存在于人类的皮肤中。阳性试验并不一定意味着引起皮肤反应的某种过敏原可以引起呼吸系统疾病。但是，如果临床上有这种过敏原的阳性病史，则可能存在因果关系。针对某种特殊抗原的特异性血清 IgE 抗体（RAST 试验）与皮肤点刺试验提供的信息相同。血液测试费用昂贵，应当用于某些原因（如皮肤划痕征阳性、活动性湿疹或使用了抗组胺药物但皮肤试验前3天不能停药者）不能进行皮肤试验的患者。

治疗

避免接触过敏原

送走家中的宠物或彻底关闭释放致敏物质的操作过程可以使鼻炎和哮喘得到治愈。

花粉是难以避免的。戴太阳镜、开车时关闭车窗、不在乡间漫步（尤其是在地面花粉颗粒数最多的傍晚）以及夜间关闭卧室窗户有可能减少对花粉的接触。这些措施本身很少能完全控制症状。海边的花粉暴露通常较低，因为海风往往使花粉颗粒停留在内陆。

屋尘螨可寄生在房屋的大部分区域内，尤其是卧室。螨虫的数量在医院中极少，因为没有地毯，地板被频繁地打扫，床垫和枕头用可以擦拭的塑料单罩着。在被褥上可以使用专门设计的防止螨虫过敏原通过而透水蒸气的织物套，以减少对螨虫的接触。这样既舒适又可减轻症状。杀螨剂效果较差因此不推荐使用。增加室内通风并减少软性装饰，如地毯、窗帘和毛绒玩具，都有助于减少螨虫的负荷。

抗组胺药物

抗组胺药是治疗鼻炎的最常用的措施，在英国，大多数抗组胺药可以直接在柜台购买。这类药对喷嚏特别有效，但对流涕效果较差，且对鼻塞没有作用。第一代抗组胺药有镇静的作用。第二代抗组胺药如西替利嗪（10mg，每日1次）、氯雷他定（10mg，每日1次）、地氯雷他定（每日5mg）和非索非那定（每日120mg），对H_1受体选择性很好，且不能透过血脑屏障，因此没有镇静作用。据报道，特酚伪麻片和阿斯米唑可引起致命性心律失常（尖端扭转性室速），因此应当用不影响心电图QT间期的药物来替代。抗组胺药也用于治疗眼和腭的痒感。

减充血剂

具有拟交感活性的药物（α-肾上腺素能药物）广泛用于治疗鼻塞。可口服或更常见的作为滴鼻剂或鼻喷剂（如麻黄碱滴鼻剂）使用。赛洛唑啉和羟甲唑啉由于作用持久且不产生快速减敏，得到应用广泛。使用减充血剂后数小时，由于反跳作用可以出现继发性鼻充血，如果患者继续增加局部减充血剂的使用治疗这种鼻塞，将发生药物性鼻炎。尽管局部减充血剂是治疗血管运动性鼻炎的有效方法，但必须告知患者有关反跳性鼻塞的情况，并嘱其小心使用。通常，这些药物应短期使用促进鼻腔通畅，以利于进行其他的治疗，特别是局部糖皮质激素的使用。

抗炎症药物

色甘酸钠和尼多酸钠可以从多个方面影响炎症，包括肥大细胞和嗜酸性粒细胞的活化以及神经功能。它们通过阻断细胞内的氯通道防止细胞的活化。尽管色甘酸钠与尼多酸钠联用对治疗过敏性结膜炎非常有效，但局部使用色甘酸钠气雾剂或粉末在治疗过敏性鼻炎时作用有限。

糖皮质激素

鼻炎最有效的治疗是局部使用小剂量糖皮质激素（如二丙酸倍氯米松气雾剂，每日2次，或氟替卡松气雾剂，每日1次）。所用剂量不足以引起全身效应，主要是起抗炎作用。激素应当在季节性症状来临之前开始使用。局部糖皮质激素和非镇静性抗组胺药联合规律使用非常有效。应特别注意教给患者如何使用喷雾剂或定量吸纳器以达到最佳的药物沉积。在使用局部糖皮质激素前，应使用α-肾上腺素能激动剂减轻鼻充血。

在其他治疗失败的情况下，短程（2周）口服泼尼松龙5～10 mg/d对季节性和常年性鼻炎往往有效。该剂量的口服糖皮质激素对鼻息肉也有很好的治疗作用，局部糖皮质激素持续使用可预防息肉复发。

咽炎

腺病毒是引起咽炎最常见的病毒，约有32个血清型。地方性腺病毒感染常常引起咽痛、口咽和软腭充血、扁桃体发炎及肿胀。扁桃体淋巴结在1～2天内开始肿大。偶尔发生局部流行，尤其是夏天在学校里，表现为发热、结膜炎、咽炎和颈部腺体的淋巴结炎，其病原为血清型为8的腺病毒。这些疾病呈自限性，只需对症治疗即可。

过去，约1/3的咽痛是由细菌感染引起的，如溶血性链球菌，但这个比例在下降。持续而严重的扁桃体炎需要抗生素治疗。可使用青霉素V（500 mg，每日4次）或头孢克洛（250 mg，每日3次）治疗。如果有传染性单核细胞增多症的可能，则应避免使用阿莫西林和氨苄西林。

急性喉气管支气管炎

急性喉炎是不常见但非常严重的上呼吸道感染的并发症，尤其是由副流感病毒或麻疹病毒引起。炎性水肿延伸至声带及会厌可引起气道严重狭窄；此外，可并发气管炎和气管支气管炎。3岁以下儿童病情最为严重，表现为声音嘶哑、犬吠样咳嗽（哮吼），且可以听到喉鸣。可能出现进行性气道阻塞，颈部和腹部的软组织在吸气时凹陷，严重病例可出现中心性发绀。吸入蒸气可能有所帮助，严重的病例可能需要气管插管。应给予吸氧和补液。很少需要气管切开。

急性会厌炎

b型流感嗜血杆菌（Hib）可以引起致命性会厌感染，5岁以上患儿罕见。幼儿病情极其严重，表现为高热，可迅速出现严重的气流阻塞。这种危及生命的急症需要紧急气管插管和静脉注射头孢他啶（儿童25～150 mg/kg），也可使用氯霉素（儿童50～100 mg/kg）。除非有器械保持气道开放，否则不应当检查红肿的会厌。

Hib感染还可表现为脑膜炎、化脓性关节炎和骨髓炎。可用从Hib荚膜纯化的多聚核糖磷酸盐与没有毒性的百日咳毒素PRP-T连接来增强免疫原性，接种后患者可获得免疫力。在婴儿2、3、4个月时和计划免疫接种白百破疫苗时接种十分有效，可以使流感嗜血杆菌感染的病死率下降为零。

在Hib疫苗出现后，英格兰和威尔士报告的病例数下降了88%，但最近感染率有所增加，原因尚不清楚。

流行性感冒

流感病毒属于正黏病毒属，包括A和B两种类型。流感病毒B可引起局部暴发的轻型流感，而流感病毒A则可引起世界范围的大流行。流感病毒A能不定期地发生新的抗原变异。人类可以对病毒表面的血凝素（H）抗原和神经氨酸苷酶（N）抗原产生免疫。流感病毒A组的抗原转变是发生大流行的必要条件，而小的抗原漂移可产生较小的流行，因为人群存在部分免疫力。

最为严重的流感大流行发生在1918年，全世界死亡人数超过2000万人。1957年，病毒的抗原转变导致A2流感病毒H2N2型出现，引起了世界范围的大流行。另一次大流行出现于1968年，是由于香港出现了流感H3N2型，此后小的抗原漂移也曾引起几次世界范围的暴发。1997年，A型流感病毒的禽H5N1株在人类中发现，说明病毒表面抗原发生了重要的改变。在东南亚，此病毒已经从家禽传播到人（禽流感）。

临床特征

流感的潜伏期通常为1～3天。急骤起病，表现为发热、寒战和四肢酸痛，可伴有剧烈的头痛、咽喉痛以及持续长达数周的干咳。流感病毒能引起相当长时间的乏力和消沉，可能需要数周或数月才消失，这被称为病毒后综合征。

并发症

流感病毒感染后常常继发细菌感染，尤其是肺炎链球菌和流感嗜血杆菌感染。金黄色葡萄球菌引起的肺炎虽然少见，但更为严重，死亡率可达20%。流感病毒感染后很少出现感染后脑脊髓炎。

诊断和治疗

通常不需要实验室诊断，但确诊需要补体结合抗体或血凝素抗体在1～2周后出现4倍的上升，或在咽部或鼻分泌物中分离出病毒。

治疗包括卧床休息、使用扑热息痛，对有慢性气管炎、心脏病和肾病患者应给予抗生素治疗。

近来神经氨酸苷酶抑制剂被证明有助于缩短流感患者症状的时间。尽管奥塞米韦、扎那米伟的性价比还有待于证实，但目前英国已将这些药物推荐给年龄在65岁以上、怀疑有流感以及有“感染危险”的患者，作为当流感在社区流行时减少住院率的一项举措。

预防

注射流感疫苗最多可对70%的人群有效，且持续时间短，通常只有一年。流感疫苗禁用于对卵蛋白过敏的患者，因为部分疫苗是从鸡胚中生产的。新疫苗的制备需要覆盖病毒抗原变异的每一个改变，因此在每次流行开始时供应是有限的。尽管如此，建议给予65岁以上的患者及较年轻但有慢性心脏病、慢性肺疾病（包括哮喘）、慢性肾脏疾病、糖尿病及免疫功能受抑制的患者常规接种流感疫苗。大流行时，主要医院和卫生机构的医务人员都应当进行预防接种。

异物吸入

儿童比成人更常发生异物吸入，如吸入花生。成人常常是在过量饮酒或全身麻醉（松动的牙齿或义齿）后出现误吸。

大的异物可以阻塞气管。患者可发生窒息，然后便没有声息；除非迅速取出异物（见急诊Box14.1），否

! 急诊 Box 14.1

异物吸入的治疗（Heimlch操作法）

急症

Heimlch操作法用于排除阻塞的异物：

1. 站在患者身后。
2. 将手臂环绕在上腹部，刚好位于肋骨下缘。
3. 猛地用力挤压，迫使膈肌迅速突入胸腔。这样可以驱使足够的肺中气体将异物冲出气管。

非急症

可采用硬质支气管镜。

则患者将死亡。

阻塞通常发生在右主支气管，并出现：

- 窒息
- 持续单音调的喘鸣
- 后期出现持续存在的化脓性肺炎
- 肺脓肿（常见）。

推荐读物

Couch RB (2000) Drug therapy: prevention and treatment of influenza. *New England Journal of Medicine* **343**: 1778–1787.

Gubareva LV, Hayden FG (2000) Influenza neuraminidase inhibitors. *Lancet* **355**: 827–835.

Heikkinen T, Jarvinen A (2003) The common cold. *Lancet* **361**: 51–59.

Nichol KL et al. (2003) Influenza vaccination and reduction in hospitalisation rates for cardiac disease and stroke among the elderly. *New England Journal of Medicine* **348**: 1322–1332.

Rijkers GT et al. (2003) Return of *Haemophilus influenzae* type b infection. *Lancet* **361**: 1563–1564.

下呼吸道疾病

下呼吸道感染在世界范围内约占患病和死亡负担的 10%。尽管主要是由病毒引起，但这些疾病消耗了 75% 的抗生素。

急性支气管炎

原本健康的人的急性支气管炎常常是由病毒引起的。细菌感染如肺炎链球菌和流感嗜血杆菌感染常继发于病毒感染，且更易发生在吸烟者和有慢性阻塞性肺疾病（COPD）的患者。

开始为刺激性干咳，通常伴有胸骨后不适，可以有胸闷、喘息和气短；然后出现咳痰，痰为黄色或绿色。可有低热和中性粒细胞增多；听诊时可闻及哮鸣音，偶尔有湿啰音。健康成人在 4 ~ 8 天内病情自行改善而不加重。

治疗常常使用抗生素（阿莫西林 250 mg，每日 3 次），但是否能加速健康患者的痊愈尚不清楚。

慢性阻塞性肺疾病（COPD）

阻塞性肺疾病的全球动议（GOLD）预测：到2020年，COPD在全世界范围内将成为第三常见的引起死亡的原因和第五常见的致残原因。

使用“慢性阻塞性肺疾病”这个名词的目的是把各种与肺组织破坏和气流阻塞有关的综合征统一起来。在世界上不同的地方，“慢性阻塞性气道疾病”（COAD）与“慢性阻塞性肺疾病”（COLD）是作为同义词来使用。1979 年以前，对患有这些疾病的患者常常根据症状（慢性支气管炎、慢性哮喘）、病理改变（肺气肿）或相关的生理（红喘型、紫肿型）来进行分类。在认识到这些情况可以相互重叠并常常并存时，就使用了这个新名词 COPD。

COPD 的定义

“COPD是一种疾病状态，其特征表现为不完全可逆的气流受限。气流受限与肺对有害气体或颗粒的异常炎症反应有关，且常呈进行性加重”（GOLD）。

流行病学和病因学

COPD 是由于长期接触有害颗粒和气体引起的。在发达国家，90%以上是由吸烟所致。在发展中国家，病因包括吸烟以及在通风不佳的地方采暖和做饭时吸入使用的生物燃料产生的烟雾。但是，只有 10% ~ 20% 的大量吸烟者发展成 COPD，提示存在个体易感性。COPD 病情的发展还与每天吸烟量有关，每天吸 30 支香烟者死于COPD 的危险是不吸烟者的 20 倍。与男性医生吸烟量相关的支气管炎死亡率见图14.20。尸检研究也显示，50% 的年龄超过 60 岁的英国吸烟者的肺中有大量腺泡中心性肺气肿囊腔，与生前是否有明确诊断的呼吸性疾病无关。

气候和空气污染不十分重要，但在大气污染严重的时期，COPD的死亡率会有大幅增加。城市化效应、社会阶层和职业也在发病中起作用，但是这些效应很难同吸烟效应分开来。一些动物实验提示，饮食可能是 COPD 的一个危险因素，但在人类尚未被证实。

COPD 造成的社会经济负担相当大。在英国，COPD 导致每年缺勤在男性约为 1800 万个工作日，在女性为210万个工作日，占所有病假缺勤天数的7%左

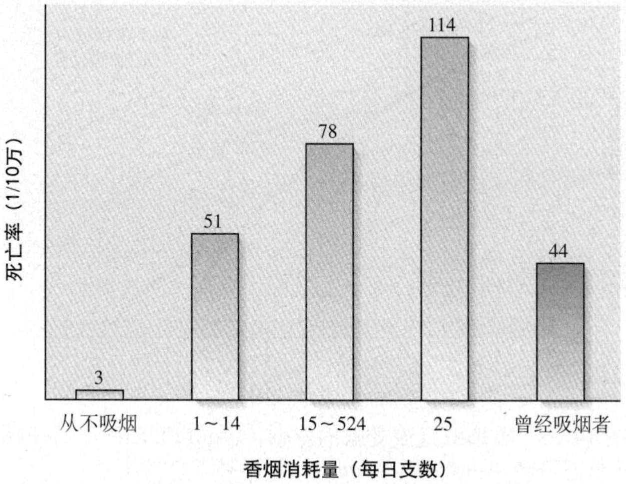

图14.20　根据吸烟习惯每10万名英国男性医师支气管炎的死亡率。From Doll R. Peto R (1976) *British Medical Journal* **2**: 1525.

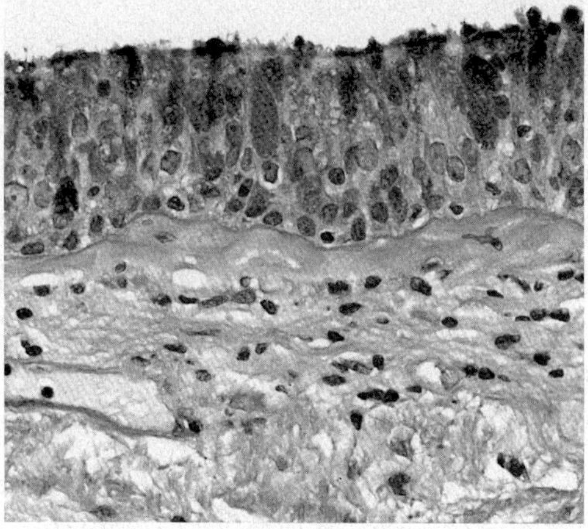

图 14.21　COPD。支气管黏膜的切面。PAS 染色黏液腺显示分泌黏液的杯状细胞增加。(courtery of Dr J Wilson and Dr S Wilson, University of Southampton).

右。但是，在英国本病出院患者数量一直在持续下降，死亡率也从过去 25 年的 200 /10 万降到 70/10 万。

病理生理学

COPD 最一致的病理表现是支气管树内分泌黏液的杯状细胞肥大和数量增加，杯状细胞均匀分布于肺内，但主要见于较大的支气管（图14.21）。晚期，支气管本身有明显的炎症，而且管腔内可见到脓液。显微镜下可见支气管及细支气管壁有急慢性炎症细胞浸润，重症病例可见到淋巴滤泡。与哮喘相比，浸润的淋巴细胞主要为$CD8^+$细胞。表皮层可出现溃疡，当溃疡愈合后，鳞状上皮将取代柱状细胞。炎症出现的瘢痕和重塑过程会使管壁增厚并导致小气道狭窄（图 14.22）。

小气道在疾病早期即受到明显的影响，但开始并不出现明显的呼吸困难。小气道最初的炎症是可逆的，如果早期戒烟，气道功能可改善。晚期即使停止吸烟，炎症也将持续存在。

病变进一步发展则出现鳞状细胞进行性化生及支气管壁纤维化。这些病变将导致气流阻塞出现。如果气道狭窄与肺气肿（造成肺弹性回缩力丧失伴吸气时小气道陷闭）合并存在，则气流受限将更加严重。

肺气肿在病理学上定义为终末细支气管远端肺组织的扩张和破坏。根据损害的部位分为：

- **小叶中央型肺气肿**：肺组织的牵拉和破坏集中在呼吸性细支气管，更远端的肺泡管和肺泡常保存完好。该类型的肺气肿相当常见；当其病变范围中

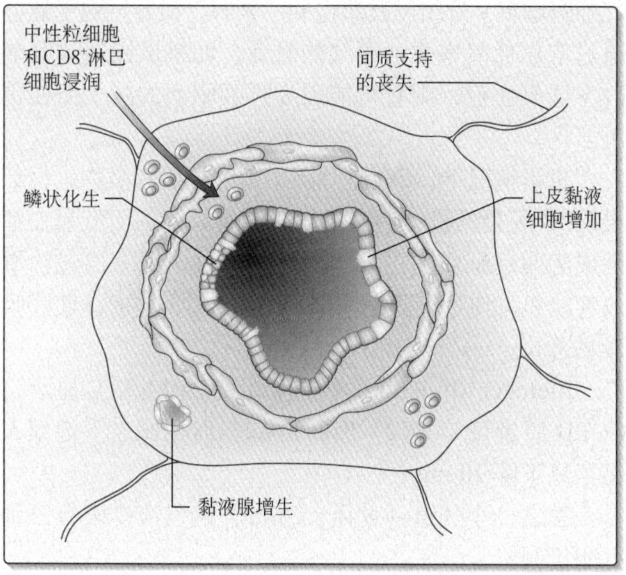

图 14.22　慢性支气管炎和肺气肿中的气道的病理改变。

等时，并不一定出现活动耐力受损。严重的小叶中央型肺气肿可出现明显的气流受限。

- **全小叶型肺气肿**：较少见。扩张和破坏涉及整个腺泡，在极端的情况下，肺组织几乎都变成肺大泡。此时，出现严重的气流受限和 $\dot{V}_A/\dot{Q}$ 比例失衡。该类型的肺气肿见于 α_1- 抗胰蛋白酶缺乏。
- **不规则型肺气肿**：瘢痕与肺实质的损害呈散在分

布，不破坏腺泡结构。

肺气肿引起呼气气流受限和气体滞留。肺的弹性回缩力丧失引起肺总量（TLC）增加，肺气肿时，肺泡丧失引起气体弥散量下降。

$\dot{V}_A/\dot{Q}$不匹配的原因，部分是由于慢性炎症导致的小气道损害和黏液栓塞，部分是由于肺气肿导致弹性回缩力丧失，使小气道在呼气时迅速关闭。结果造成P_aO_2下降和呼吸功增加。

CO_2排出并不受同等程度的影响，而许多患者P_aCO_2甚至低于正常。这些“红喘型”患者可通过用力呼吸保持血气的正常。其他患者则不能保持一直用力呼吸，结果CO_2水平升高。CO_2的短期上升会刺激呼吸，但如果长期升高，患者将对CO_2升高的刺激变得不敏感，转而依赖低氧的刺激驱动呼吸。这些患者看上去呼吸困难并不严重，但因为P_aO_2低会发生水潴留并刺激红细胞产生（红细胞增多），结果患者出现水肿、红细胞增多、发绀以及典型的“紫肿”面容。对于这些通过依靠低氧来驱动通气的患者，如果试图通过吸氧改善低氧血症，则有可能因为呼吸驱动的减少而使情况恶化。

正常情况下，CO_2是呼吸中枢的主要刺激物。但如果P_aCO_2长期升高，刺激的敏感性将减弱，而低氧血症则成为驱动呼吸的主要因素。在这种情况下通过给氧改善缺氧将使呼吸驱动减弱，造成P_aCO_2增加，使呼吸衰竭恶化。

Fletcher 和 Peto 的经典研究（图 14.23）显示，COPD 患者每年 FEV_1 下降 50 ml，而相比之下健康人每年只下降 20 ml。

总之，小气道（直径<2 mm）的气流受限有三种可能机制：

- 由于肺气肿造成的气道弹性降低和肺泡数量减少，使得弹性回缩力降低，气道在呼气时陷闭。
- 炎症和瘢痕引起小气道狭窄。
- 黏液分泌阻塞气道。

这些均可引起小气道狭窄和气体滞留，导致肺过度充气和呼吸困难。

发病机制

吸烟

支气管肺泡冲洗液已经显示，吸烟者的支气管腔内存在中性粒细胞，而不吸烟者则没有。此外，吸烟者的小气道中有粒细胞浸润。这些细胞能释放弹力酶和蛋白酶，这些酶可促进肺气肿的产生。有人认为，蛋白酶与抗蛋白酶活性的失衡有可能导致损伤的发生。α_1-抗胰蛋白酶是血清中主要的抗蛋白酶，能被香烟的烟雾所灭活（见下文）。

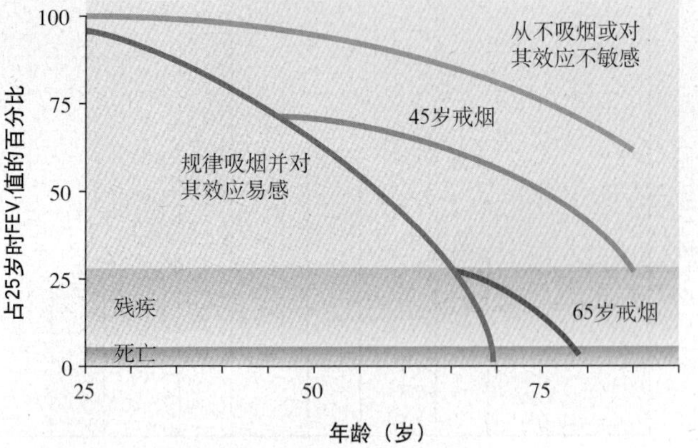

图 14.23　吸烟对气流受限的影响。From Fletcher CM, Peto R (1977) *British Medical Journal* **1**: 1645.

较大气道的黏液腺肥大被认为是对吸入香烟烟雾所造成的持续刺激的直接反应。烟雾可损害表面活性物质，使肺过度膨胀。

感染

COPD患者对呼吸系统感染的抵抗力很差，而感染常常是促使疾病急性加重的原因。但是，感染对进行性气流受限的影响还远没有清楚。应当及时使用抗生素并常规接种流感疫苗。

α_1-抗胰蛋白酶缺乏

α_1-抗胰蛋白酶抑制剂是由肝产生并入血、然后到达肺部的抗蛋白酶抑制剂。它行使抗蛋白酶的作用，即抑制中性粒细胞弹力酶——一个能破坏肺泡壁结缔组织的蛋白水解酶。

已经发现，α_1-抗胰蛋白酶抑制剂有75个以上的等位基因。三个主要的表型是MM（正常型）、MZ（杂合缺陷型）和ZZ（纯合缺陷型）。英国大约每5000个新生儿中有 1 个出生时有纯合缺陷型等位基因，但并不是所有这样的儿童都出现肺部疾病。40 岁以前就发生呼吸困难的患者影像学上有肺底部肺气肿的表现，而且通常为吸烟者，虽然不都是。约2%的肺气肿患者为遗传性α_1-抗胰蛋白酶抑制剂缺乏患者。少数患者有肝疾病。

临床特征

症状

COPD的特征性症状是咳嗽、咳痰和喘息以及在吸烟者多年咳嗽后出现呼吸困难。感冒常常波及下呼吸道，发生感染性的急性加重，出现脓痰。症状可因天气寒冷、多雾或空气污染而恶化。在进展期患者，甚至在轻微活动如穿衣时即出现呼吸困难。

体征

轻症患者除了在肺部可听到哮鸣音外，没有其他体征。重症患者可出现呼吸频数、呼气相延长。辅助呼吸肌参与呼吸，吸气时出现肋间隙凹陷，呼气时缩唇。肺过度充气，呼吸动度下降，心脏和肝浊音界缩小。

对P_aCO_2升高敏感的患者常常有呼吸困难，很少发绀。除终末期外，很少出现心力衰竭和水肿。对P_aCO_2升高不敏感的患者常有水肿、发绀，但不一定有呼吸困难。有高碳酸血症的患者常常有外周血管扩张、脉搏洪大，当患者P_aCO_2超过10KPa时，平伸双手可出现粗大的扑翼样震颤。严重的高碳酸血症可引起意识模糊和嗜睡。在这个阶段常常出现视乳头水肿，但是该体征对诊断而言既不敏感也不特异。

并发症

呼吸衰竭

COPD的晚期特征为发展成呼吸衰竭。为方便起见，将呼吸衰竭定义为P_aO_2小于8 kPa（60 mmHg）或P_aCO_2超过7 kPa（55 mmHg）（见第15章）。

持续性肺泡低氧和高二氧化碳可导致肺小动脉收缩，并出现肺动脉高压。心排出量正常或增加，但是由于肾缺氧可出现水钠潴留。

肺心病

严重的COPD患者可发生肺心病，后者定义为继发于肺部疾病的心脏病。其表现为肺动脉高压、右心室肥厚，最终出现右心衰竭。体检时，患者表现为中心性发绀（由于肺部疾病所致），心衰出现时，患者呼吸困难进一步加重，并出现踝部水肿。早期，由于右心室肥厚，可以在胸骨旁触及明显的抬举样搏动，并可听到肺动脉第二心音亢进。肺动脉高压非常严重时，可发生肺动脉瓣关闭不全。右心衰竭时，也可出现三尖瓣关闭不全、颈静脉压（JVP）明显升高、腹水和由于肝大引起的上腹部不适。

诊断

通常为临床诊断（GOLD标准，表14.9）。终身吸烟者有呼吸困难和咳痰的病史。如果没有吸烟史，除非有肺病的家族史提示α_1-抗胰蛋白酶抑制剂缺乏，通常应考虑哮喘的诊断。

患者可能有肺过度充气体征和典型的缩唇呼吸。没有哪个临床特征有诊断意义。根据肺过度充气的征象（如叩诊时肝浊音界消失）诊断肺气肿常常是不恰当的，因其在其他疾病如哮喘时也可以出现。而且中心型肺气肿可以没有过度充气的征象。有些老年男性（没有肺气肿）存在桶状胸，是由于脊柱骨质疏松和因此出现的身高降低造成的。

检查

- **肺功能测定**：可发现气流受限（见图14.8和14.15）。FEV_1/FVC下降，PEFR降低。在许多患者呈现为一定程度的可逆性气流受限（通常FEV_1的变化＜15%），使得哮喘和COPD的鉴别变得困难。肺容量可正常或增加，有明显肺气肿时，一氧化碳气体弥散常数降低。
- **胸部X线**：通常正常，甚至是在病情严重的患者。典型的表现为肺大泡、严重的肺过度充气伴膈低平，侧位片上胸骨后间隙增大。与近端相对容易辨认的血管相比，肺野外周血管稀疏。
- **血红蛋白水平和PCV**因为低氧血症（继发性红细胞增多持续存在可能升高。
- **血气**：通常正常。严重的病例可有低氧血症和高碳酸血症。
- **痰检**：一般无须进行，因为肺炎链球菌或流感嗜血杆菌是引起急性加重的最常见病原。卡他莫拉菌

表14.9 COPD——阻塞性肺病的诊断标准（GOLD）

COPD分级		FEV_1（%）	症状
0	危险	≥80	无
Ⅰ	轻度	≥80	±变化
Ⅱ	中度	50～79	+轻到中度
Ⅲ	重度	30～49	++运动受限
Ⅳ	非常严重	＜30	+++日常活动受限

After Fabbri M，Hurd SS（2003 updete）Global strategy for the diagnosis, management and prevention of COPD. *European Respiratory Journal* 22:1-2.

偶尔可引起感染性加重。

- **心电图**：肺心病晚期可出现P波增高（肺性P波）并可能有右束支传导阻滞（RSR′复合波）及右心室肥厚的表现。
- **超声心动图**：用于评估价心功能。
- **α_1-抗胰蛋白酶水平**：正常范围是2～4 g/L。

治疗（图14.24）

戒烟

关键是劝说患者停止吸烟。即使在疾病晚期，戒烟仍可能减慢病情恶化的速度并推后致残时间、延长生命（图14.23）。

药物治疗

适用于急性加重的短期治疗和症状的长期控制。多数病例药物治疗与哮喘类似。

支气管扩张剂

多数患者吸入了β-肾上腺素能激动剂如沙丁胺醇（200 μg每4～6小时）后感觉呼吸困难减轻。抗胆碱能药物：塞托溴胺（每天18 μg）、异丙托品（40 μg，每日4次）或氧托溴胺（200 μg，每日2次）能产生更持久、更强大的支气管舒张作用。患者感觉气雾装置难以操作，而储雾罐则能改善药物的传送。峰流速或FEV_1改善的客观证据可能不明显，是否继续使用应当根据患者的主观症状决定。茶碱的长效制剂疗效甚微。

糖皮质激素

对有症状的COPD患者，常常考虑试用糖皮质激素，因为相当一部分患者存在很大的、未被认识到的可逆因素，且气道功能可能得到明显改善。应当每天使用泼尼松龙30 mg，共2周，并在治疗前后分别测定肺功能。如果有气流受限显著改善（FEV_1增加>15%）的客观证据，应当停用泼尼松龙，代之以吸入糖皮质激素（开始可给予倍氯米松400 μg，每日2次，然后根据反应调整剂量）。尚未证实所有COPD患者规律吸入糖皮质激素的长期治疗价值。

抗生素

急性加重期应尽快使用抗生素，这样可能可以缩短病程、减少住院，并防止进一步的肺损害。患者可在家中准备一些抗生素，一旦痰变黄或变绿即开始使用。尽管耐阿莫西林的流感嗜血杆菌有所增加（占痰

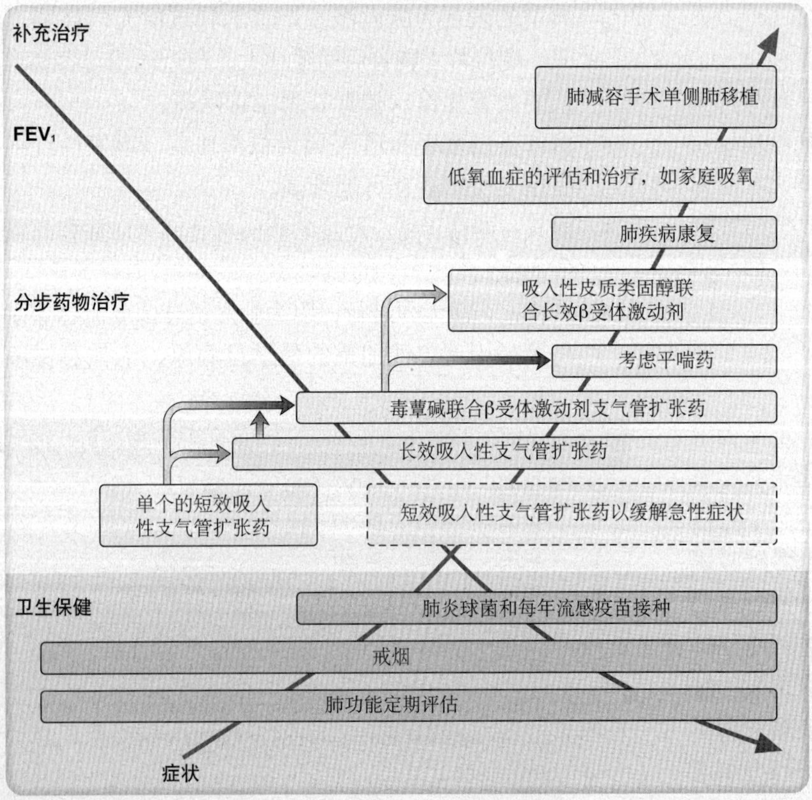

图14.24　COPD的治疗法则。随着FEV_1的下降和症状加剧，给予不同的治疗手段。After Sutherland ER, Chernlack RM (2004) Management of chronic obstructive pulmonary disease. *New England Journal of Medicine* **350**: 2689-2697. Coqyright © 2004 Massachusetts Medical Society. All rights reserved.

中分离菌株的10%～20%），但临床上并不严重。对头孢克罗（500 mg，8小时1次）或头孢克肟（400 mg，每日1次）耐药更为少见；阿莫西林＋棒酸可作为替代选择。

长期抗生素治疗仍有争议。这曾经被认为毫无价值，但根除感染并保持下呼吸道无菌可能有助于防止肺功能的恶化。

利尿剂治疗（见第11章）

利尿剂是对所有水肿患者的必要治疗措施。急性加重患者住院期间，每天应记录体重。

α_1-抗胰蛋白酶替代治疗

对于血清浓度水平低于310 mg/L及肺功能异常的患者，建议每周或每月输注α_1-抗胰蛋白酶。能否改善疾病的长期预后还有待观察。

疫苗

COPD患者应每年接种流感疫苗。还应当接种多价肺炎球菌多糖疫苗（单次接种可能产生终生免疫）。

其他措施

- 治疗心衰（见第13章）。
- 继发性红细胞增多——如果PCV＞55%，建议行放血治疗。
- 空中旅行。商用飞机客舱内压等同于2750米高度的压力。在该水平，P_aO_2将从13.5kPa降至10 kPa，氧饱和度则下降3%。这对健康旅行者没有影响，但对中度COPD患者，P_aO_2可能下降至低于6.5kPa而必须吸氧。建议准备旅行的中重度COPD患者（表14.9）咨询医生并与航空公司取得联系。

呼吸衰竭的治疗

呼吸衰竭的病因很多（图14.25），COPD最为常见。呼吸衰竭治疗的基本目的是通过持续氧疗改善P_aO_2。Ⅰ型呼吸衰竭（低P_aO_2、P_aCO_2正常）时，按需给氧使P_aO_2恢复正常是安全的。而在Ⅱ型呼吸衰竭时，由于P_aCO_2升高，氧疗几乎总会引起P_aCO_2升高。P_aCO_2的小幅增加可以耐受，但如果pH值显著下降则不然。不应使pH值降至7.25以下；在这种情况下，必须通过使用呼吸兴奋剂或采用机械通气来增加通气量。

图14.26为氧浓度可调节的吸入面罩（Venturi面罩）给氧，这种类型的面罩可用于低浓度吸氧。其与吸入氧浓度不确定的面罩不同（见图15.22）。

开始时可给予24%的氧气，仅比空气中的氧浓度略高一点。但是由于氧离曲线的形状（见图15.5），小量增加的氧也是有价值的。如果P_aCO_2的增加可以接受，则吸入氧浓度可逐渐增加。

其他措施

- 去除潴留的分泌物：鼓励患者咳嗽清除分泌物。可使用物理治疗。如果失败，可能需要支气管镜和（或）经气管插管吸引。很少需要气管切开。
- 呼吸支持：无创通气技术可减少气管插管的应用。当前最好的方法是使用紧扣的面罩给予双水平气道正压通气支持（BiPAP）。有时对诱因明确且总的预后尚好的COPD的严重呼吸衰竭患者采用气管插管辅助通气。在急性情况下评估病情的相对可逆性是一个困难的伦理问题。
- 呼吸兴奋剂：近些年呼吸兴奋剂的使用有所减少，很大程度上是因为呼吸支持技术比以前更容易实现了。多沙普仑1.5～4.0 mg/min静脉缓慢输注，可在短时间内使患者苏醒并刺激其咳嗽，清除一些分泌物。
- 糖皮质激素、抗生素和支气管扩张剂：急性期应使用，病情恢复后再重新评估（见下文）。

家庭中的进一步治疗

氧气

两项对照研究（主要在男性）显示，通过鼻导管持续给予2 L/min的氧气可使氧饱和度在白天和夜间的大部分时间超过90%，可以延长生命。这两项研究的生存曲线见图14.27。

没有接受长期氧疗的患者中只有30%存活超过5年。每天给氧15小时可以使肺动脉压下降，但只有每天给氧19小时死亡率才会明显下降。这些结果提示，长期持续家庭氧疗会给以下患者带来益处：

- 呼吸空气时P_aO_2＜7.3 kPa（55 mmHg）。在使用恰当的支气管扩张剂治疗后，至少间隔三周以上分别测定2次（Box 14.1）。
- P_aO_2为7.3～8 kPa伴继发性红细胞增多症、夜间低氧血症、周围性水肿或有肺动脉高压的证据。
- 碳氧血红蛋白＜3%（已戒烟的患者）。

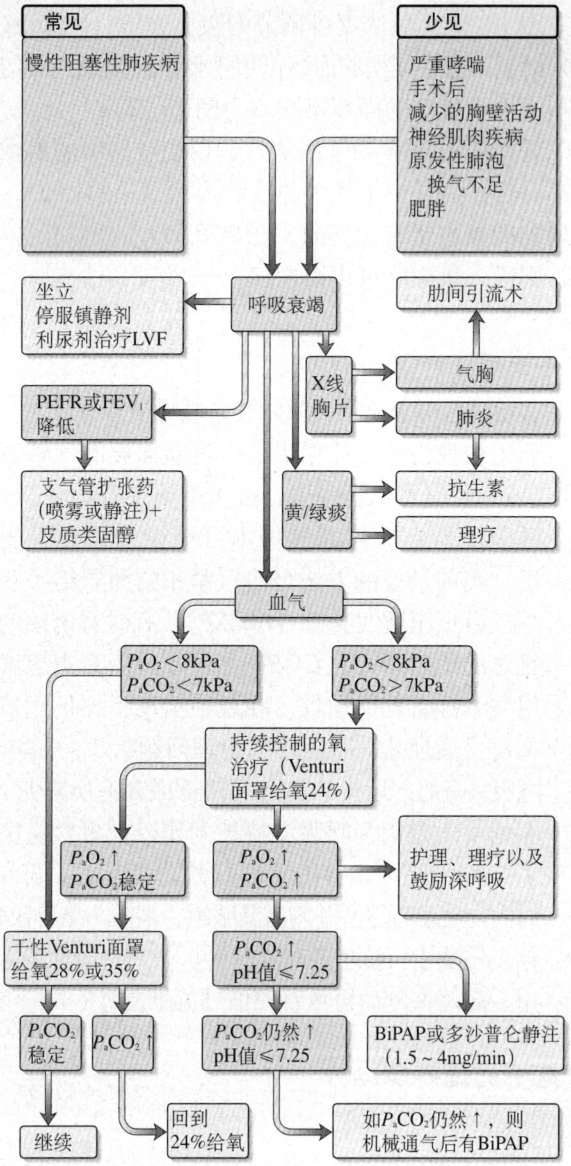

图14.25　呼吸衰竭的治疗流程。LVF：左心衰；CPAP：持续气道正压；BiPAP：双水平气道正压。

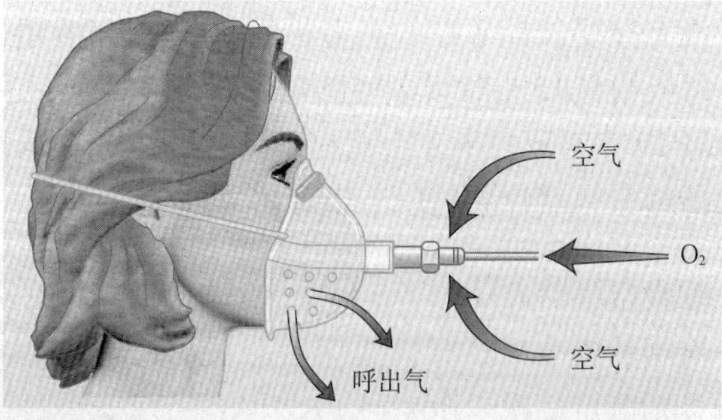

图14.26　对于自主呼吸的患者采用“固定性能”的装置给氧（Venturi 面罩）。氧气经给定流量的 Venturi 面罩的喷射口给予。由于截留的空气量是固定的，因此吸入的氧浓度可以精确预测。面罩的氧气含量可为 24%、28% 和 35%。

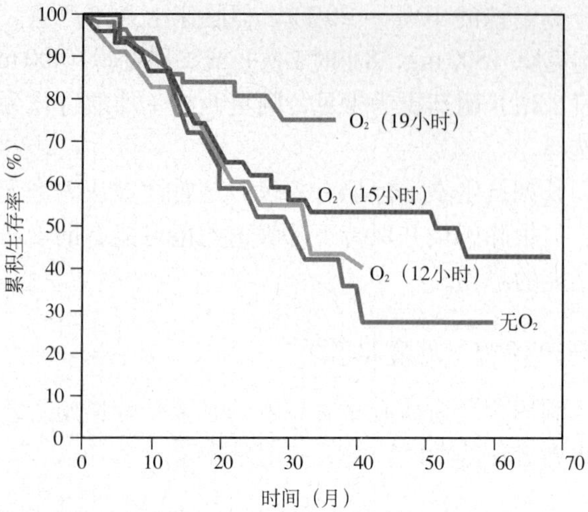

图 14.27　吸氧患者的累积生存率。吸氧量以每天几小时计算。

每天19个小时面罩吸入28%、流速为1～3 L/min的氧气的最佳办法是使用制氧机。如果使用氧气瓶，则每周需要20个标准气瓶，十分昂贵。(英国国民健康保险制度为满足上述标准的患者提供氧气瓶。)

药物

肺动脉高压可以通过口服β-肾上腺素能激动剂如沙丁胺醇（4 mg，每日 3 次）部分缓解，长期疗效尚不确定。

气短的感觉可以通过口服异丙嗪每天125 mg或二氢可待因 1 mg/kg 改善。还可在使用二氢可待因治疗的同时，用手提氧气瓶提供的氧气来减轻呼吸困难，增加活动耐力。尽管阿片类药物是治疗顽固性呼吸困难最的有效方法，但是它们抑制通气功能，有增加呼吸衰竭的危险。

手术

有大的气肿样大疱（使肺容积下降）的部分患者可以通过大疱切除使邻近区域的肺组织重新张开及恢复功能。此外，对于仔细挑选的严重 COPD（FEV_1 < 1 L）患者，可施行肺减容手术。该手术可增加肺的弹性回缩力，减少气道在呼气时的塌陷和呼气气流受限。手术还可使膈肌在一个更为有利的位置做功。最初的研究显示，手术后通气改善，且患者感觉气短减轻，但死亡率没有变化。但是近来对严重肺气肿的一项对照研究显示，该手术使死亡率增加，而且患者的状况没有得到改善。

> **Box 14.1 家庭氧疗指南（Royal College of Physi-cians, 1999）**
>
> - 慢性阻塞性肺病，稳定期吸空气时 $P_aO_2 < 7.3$ kPa时。
> - 慢性阻塞性肺病，存在继发性红细胞增多、夜间低氧血症、周围性水肿或肺动脉高压的证据时，P_aO_2 在 7.3 ~ 8 kPa之间时。
> - 弥漫性肺病，$P_aO_2 < 8$ kPa时，以及在有活动性呼吸困难时 $P_aO_2 > 8$ kPa的患者。
> - 囊性纤维化，$P_aO_2 < 7.3$ kPa时，或有继发性红细胞增多、夜间低氧血症、肺动脉高压或周围性水肿时P_aO_2在7.3 ~ 8 kPa。
> - 肺动脉高压但没有肺实质受累时，$P_aO_2 < 8$ kPa。
> - 神经肌肉或骨骼病变，专家评估后实施。
> - 经过持续气道正压治疗后仍然有阻塞性睡眠呼吸暂停者，专家评估后实施。
> - 肺肿瘤或其他终末疾病伴活动性呼吸困难时。
> - 心力衰竭，日间$P_aO_2 <7.3$ kPa（吸空气）或有夜间低氧血症时。

单肺移植适用于终末期肺气肿患者，3年存活率为75%。主要作用在于改善生活质量，生存率在统计学上没有改变。

肺康复

运动训练可以使活动能力有中等程度的提高，并可使呼吸困难的感觉减轻和整体健康状况改善。可在家中进行规律训练；爬楼梯或行走固定的距离可与规律的旨在鼓励患者的门诊访视结合起来。呼吸锻炼的价值不大。尽管不能延长寿命或使肺功能下降的速度减慢，但多种干预措施，包括理疗、运动和教育，可以改善患者的生活质量。

预后

一般来讲，50%的严重呼吸困难患者在5年内死亡（图14.27）。但即使病情严重的患者，戒烟仍能改善预后。

夜间低氧

有严重动脉低氧血症的COPD患者夜间会有更为显著的低氧，P_aO_2 可低至2.5 kPa（19 mmHg），尤其是在睡眠中的快速眼动期（REM）。

由于COPD患者已有低氧，P_aO_2 下降将使血氧饱和度进一步大幅下降（由于氧离曲线的陡直），还原血红蛋白可高达50%。其发生机制是以下情况导致的肺泡低通气：

- REM睡眠中肋间肌和辅助呼吸肌受抑制
- REM睡眠中的浅快呼吸可使通气下降，尤其是在重症COPD
- 由于肌肉张力下降，上气道阻力增加。

夜间低氧血症的发作可以造成血管收缩，使肺动脉压进一步增高，大部分COPD患者是在夜间死亡，可能是发生了心律失常。这些患者可有严重的继发性红细胞增多，部分原因是严重的夜间低氧血症。

低氧的发作通常由于睡眠中觉醒而终止，因此正常睡眠减少，患者白天感觉困倦。

治疗

有低氧血症的患者不应当使用安眠药，因其能进一步抑制呼吸驱动。应采取夜间给氧和通气支持疗法。

可以通过密封的鼻罩给予正压通气，双水平气道正压在吸气时提供辅助支持，呼气时防止肺泡萎陷，两个压力水平均可独立调节。尽管这些设备可以保证慢性胸壁疾病（如脊柱后侧凸）或神经肌肉病（如以前的脊髓灰质炎）患者在睡眠中保持适当的通气，并使呼吸肌在夜间得到休息，但它们不会改善COPD患者的呼吸功能、呼吸肌力、运动耐力和呼吸困难。

阻塞性睡眠呼吸暂停

这种疾病常见于超重的中年男性，发病率为1% ~ 2%。本病也可发生于儿童，尤其是扁桃体肥大者。主要的症状和其发生频率见表14.10。睡眠时，呼吸肌的活动减少，特别是REM睡眠中，膈肌几乎是惟一活动的呼吸肌。睡眠时，当咽后部的气道因负压吸引而关闭时，可发生呼吸暂停。清醒时，由于上气道开放肌——

表14.10 阻塞性睡眠呼吸暂停的症状

大声打鼾（95%）	晨起头痛（30%）
白天嗜睡（90%）	睡中哽塞（30%）
一阵阵的睡眠（40%）	性欲减退（20%）
不安定的睡眠（40%）	晨起醉酒样（5%）
	踝关节肿胀（5%）

颏舌肌和腭肌的作用，这种气道关闭的趋势被克服，而上气道开放肌在睡眠时张力是降低的（图14.28）。气道部分狭窄可引起打鼾、在呼吸暂停时气道关闭以及呼吸浅慢时气道严重狭窄。呼吸暂停可导致缺氧和越来越强的用力呼吸，直到呼吸的阻力被克服。用力呼吸及低氧对中枢的刺激使患者从睡眠中醒来。这些觉醒十分短暂，以至于患者全然不知，但患者可能每夜会醒上百次，导致睡眠剥夺，特别是导致REM睡眠减少，并由此产生日间困倦和智力水平下降。肥胖、咽腔狭小及并发COPD均是睡眠呼吸暂停的易患因素。

约1/3的病例存在可纠正的因素，它们包括：

- 咽部病变—— 肥胖、肢端肥大症、扁桃体肥大
- 鼻塞——鼻畸形、鼻炎、鼻息肉、腺样体
- 呼吸抑制药物——酒精、镇静剂、强镇痛剂。

诊断

许多病例可以通过患者家属提供的打鼾-寂静-打鼾周期性发作的典型病史做出诊断。Epworth嗜睡评分（见表20.5）有助于鉴别单纯打鼾和呼吸暂停。在家中进行无创的耳或手指血氧监测可为诊断提供依据。其典型表现为：动脉血氧饱和度呈周期性的显著下降。如果脉氧仪检测为阴性或结果不确定，则有必要住院检查。睡眠检查最好在专门的睡眠研究室内进行，而不是在普通病房里的一间靠边的房间内进行。脉氧仪应与视频录像结合使用。全套多导睡眠监测对研究有用，但诊断时很少使用。它们包括脉氧仪、对胸腹运动的直接监测来评估呼吸运动以及睡眠和觉醒时的脑电图记录。有些中心还测定口鼻气流。

如果睡眠中任意一小时内有超过15次的呼吸暂停或低通气，则可以做出睡眠呼吸暂停/低通气的诊断。但是，其与中枢性呼吸暂停存在交叉。

治疗

治疗包括纠正可治的因素（见上文），以及必要的话，在睡眠时通过鼻面罩给予持续气道正压（CPAP）。此系统可使喉的压力提高约1kPa，使气道壁分开。CPAP可改善症状、生活质量、日间醒觉及生存率。但是高达50%的患者不能耐受CPAP。莫达非尼（中枢兴奋剂）对短期治疗有效。

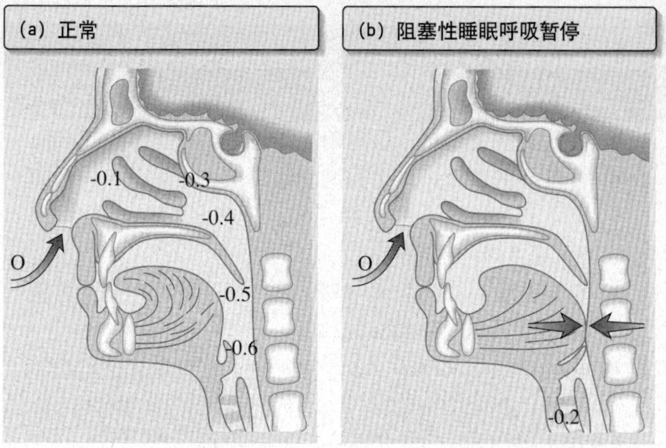

图14.28 经头颅的切面，显示在(a)正常情况和(b)阻塞性睡眠呼吸暂停中压力的变化（kPa）。吸气时当空气经鼻甲吸入时压力下降。在睡眠呼吸暂停的患者，这足以使咽塌陷，阻断吸气。

支气管扩张

“支气管扩张”这个术语用于描述异常而持久的气道扩张。支气管壁呈炎症、增厚和不可逆的损害。黏液纤毛转运机制受损并随之出现频繁的细菌感染。临床上表现为咳嗽、大量咳痰，胸部CT平扫可见支气管扩张及管壁增厚。

病因学

表14.11为支气管扩张的病因。囊性纤维化是发达国家最常见的病因。

临床特征

轻度支气管扩张患者仅在感染后咳黄痰或绿痰。肺局部受累，痰的产生将随体位变化。病情加重时，患者表现为持续性口臭，反复发热伴全身不适，肺炎反复发作。可见杵状指，在感染的部位可听到粗湿啰音，通常在肺底部。当病情严重时，可持续咳有腐臭气味、黏稠的黄褐色痰。咯血可由痰中带血丝到大咯血。气流受限时可出现呼吸困难。

检查

- **胸部X线**：可为正常或显示扩张的支气管伴支气管壁增厚，有时有多发的含液囊腔。
- **高分辨CT**：显示支气管扩张和管壁增厚（图14.29），敏感度为97%。

- **痰**：培养和微生物药敏实验对选择恰当的治疗至关重要。主要的病原为金黄色葡萄球菌、铜绿假单胞菌、流感嗜血杆菌和厌氧菌。其他病原包括肺炎链球菌和肺炎克雷白杆菌。10% 的囊性纤维化患者的痰标本中可分离到烟曲菌，但其作用尚不确定。
- **鼻窦 X 线**：30% 伴发有化脓性鼻炎。
- **血清免疫球蛋白**：10% 的成人患者有免疫缺陷。
- **汗液电解质**——必要时检查。
- **黏液纤毛清除**（糖精的鼻清除）：将 $1mm^3$ 的糖精放在下鼻甲，测定能尝到的时间（正常小于30分钟）。

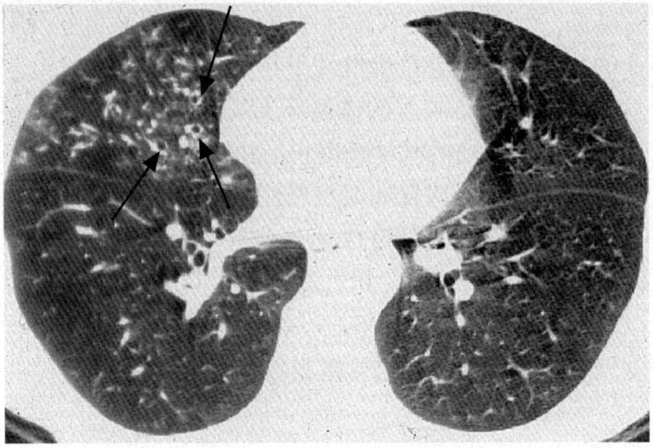

图14.29　CT扫描显示右中叶支气管扩张。注意扩张的支气管壁增厚，加上邻近的动脉便构成了印戒征。

治疗

体位引流

体位引流十分重要，患者应该由理疗师训练，将身体摆放至使需要引流的肺叶在最高位的位置，每天至少 3 次，每次 10 ~ 20 分钟。大多数患者最有效的体位是躺在床边把头和胸部放低。

表 14.11　支气管扩张的病因

先天性	**免疫反应过强**
支气管壁结构缺陷	过敏性支气管肺曲菌病
肺隔离症	肺移植术后
支气管机械性阻塞	**免疫缺陷**
内源性	**原发性**
异物	全丙球蛋白降低血症
浓痰	选择性免疫球蛋白缺陷（IgA 和 IgG_2）
结核后狭窄	
肿瘤	
	继发性
外源性	HIV 和肿瘤
淋巴结	
肿瘤	**黏液纤毛清除障碍**
	遗传性
感染后支气管损害	原发性纤毛运动障碍（Kartagener 综合征伴右位心和内脏转位）
细菌和病毒性肺炎，包括百日咳、麻疹和吸入性肺炎	囊性纤维化
肉芽肿和纤维化	**获得性**
结核、结节病和致纤维化性肺泡炎	Young 综合征——精子缺乏、鼻窦炎

抗生素

囊性纤维化治疗的经验提示，要想阻止疾病的进展，就必须根除支气管肺的感染。轻症病例，使用头孢克洛 500 mg，每日 3 次，或环丙沙星 500 mg，每日 2 次间歇化疗，可能是惟一需要的治疗。如果分离到金黄色葡萄球菌，最佳治疗是采用氟氯西林 500 mg，每 6 小时 1 次。

如果规律理疗和间歇化疗后痰仍为黄绿色，或尽管使用支气管扩张剂治疗，肺功能仍然恶化，则可能存在铜绿假单胞菌感染。需要每隔三个月规律地静脉或雾化治疗。头孢他啶静脉使用，2g 每 8 小时 1 次或吸入（1 g 每日 2 次）有效。口服环丙沙星 750 mg，每日 2 次，短期治疗同样有效，但可能迅速出现耐药。有些抗生素通过吸入给药可在痰中达到较高的浓度，如妥布霉素。

支气管扩张剂

支气管扩张剂对确有气流受限的患者有效。

抗炎药物

吸入或口服类固醇能减慢病情进展的速度。

手术

遗憾的是支气管扩张很少非常局限而便于手术切除。有时需要肺移植或心 - 肺移植。

并发症

随着抗生素的应用，并发症的发生率已经下降。可有肺炎、气胸、脓胸和转移性脑脓肿。亦可发生危及生命的大咯血，尤其是囊性纤维化患者。

大咯血源自高压的体循环支气管动脉，死亡率可达25%。大咯血的其他病因包括肺结核（最常见）、曲菌球、肺脓肿、原发和继发恶性肿瘤。

咯血的治疗包括卧床休息和抗生素，多数出血可停止。必要时可输血。偶尔需要紧急纤维支气管镜检查以明确出血部位。如果咯血没能迅速控制，则需要进行支气管动脉栓塞。如果栓塞失败，可能需要手术切除。

预后

有效的抗生素治疗极大地改善了预后。最终，多数严重支气管扩张患者由于肺组织的慢性破坏，将发生呼吸衰竭。肺心病也是常见的并发症。

囊性纤维化

囊性纤维化（CF）患者其上皮表面产生黏液的黏性和韧性有所改变。典型的症状包括支气管肺感染和胰腺功能不全，伴汗液高钠高氯。CF 为常染色体隐性遗传疾病，白种人的携带率为 1/22（见第 3 章）。7 号染色体的长臂存在基因突变（7q21.3→7q22.1）。氨基酸序列 508 位的特异性缺失［ΔF_{508}］最为常见，可导致跨膜传导调节蛋白的功能缺陷。囊性纤维化跨膜传导调节因子（CFTR）是重要的氯离子通道（图 14.30）。基因突变改变了蛋白的次级和三级结构，导致上皮细胞内cAMP增加时氯离子通道不能开启。结果造成排泌入气道腔内的氯离子减少和重吸收回上皮细胞内的钠增加。伴随着盐分泌的减少，水的排泌也相应减少，于是气道内分泌物的黏性和韧性增加。汗液中盐含量高的可能原因为：汗腺存在 CFTR 依赖的氯分泌机制，使汗腺管远端的氯化钠重吸收受损。基因突变的位点较多。CF 患者中［ΔF_{508}］的发生率在美国和英国为70%，在南欧为50%，而在德国犹太人家族为 30%。

临床特征

呼吸系统影响

尽管 CF 婴儿出生时肺正常，但很快会出现频繁的呼吸道感染。CF是目前儿童时期支气管肺反复感染的最常见病因，在年轻人也是主要病因之一。普遍存在鼻窦炎，并常有鼻息肉。晚期出现气流受限和支气管扩张时会发生呼吸困难和咯血。可有自发性气胸。最终发生呼吸衰竭和肺心病。

胃肠道影响

约 85% 的患者由于胰腺功能不全而存在有症状的脂肪痢。CF儿童出生时由于胎粪黏稠可出现胎粪性肠梗阻，晚期可出现等同于胎粪性肠梗阻的综合征，即一种仅见于 CF 的小肠梗阻。胆固醇性胆囊结石的发生

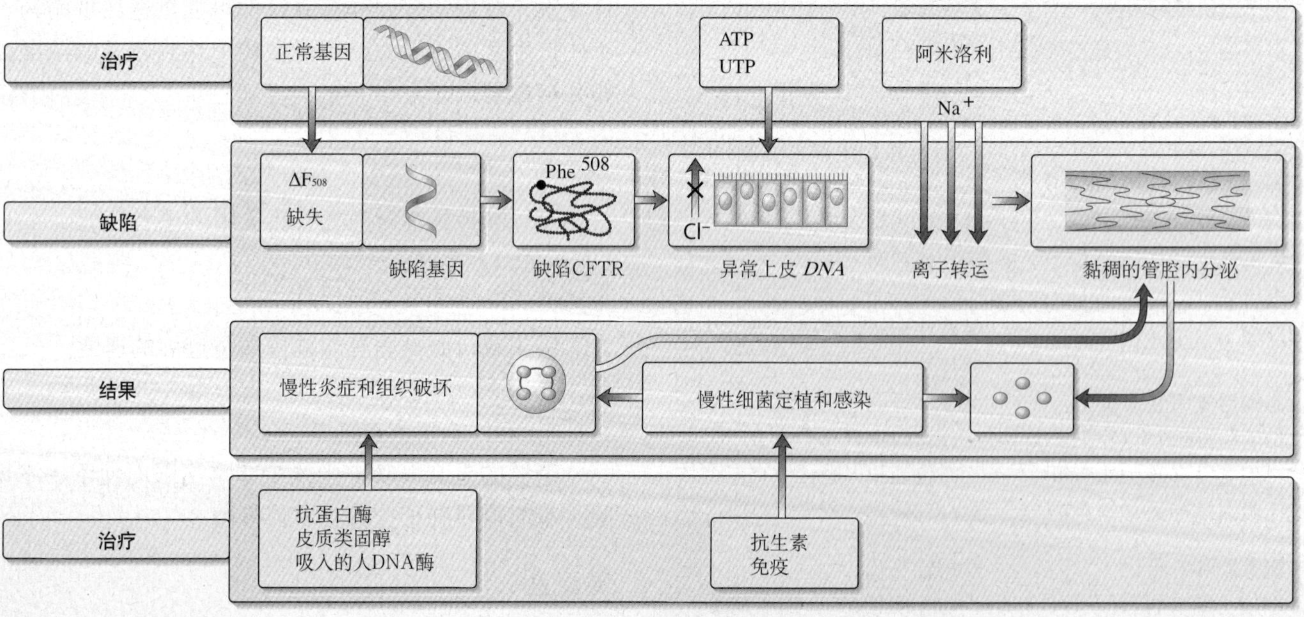

图 14.30　**囊性纤维化**。异常及治疗进展（见正文）。CFTR：囊性纤维化跨膜传导调节因子。

频率增加。约5%的年纪较大的患者发生肝硬化，而且消化性溃疡和胃肠道恶性肿瘤发生率增加。

营养影响

许多患者有由于吸收不良和消化不良的共同作用导致的营养不良。而营养不良使肺脓毒症的发生率增加。

其他特征

多数 CF 患者青春期和骨骼成熟延迟。男性通常可因输精管、附睾未发育而导致不育。女性能够受孕但通常随着病程进展发生继发性闭经。也可有关节病和糖尿病（11% 的成人 CF）。

诊断

年龄稍长的儿童和成人 CF 的诊断依靠临床病史，以及：

- 本病的家族史
- 汗液钠浓度增加，超过 60 mmol/L（有必要进行实验室汗液常规仔细检查，但该试验在成人往往难以解释）
- 基因缺陷的血液 DNA 分析
- 影像学检查显示支气管扩张的特征
- 输精管和附睾缺如
- 血免疫反应性胰蛋白酶水平——对诊断没有帮助，但用于筛查可能获益。

治疗

应按需吸氧（Box14.1）。上文在支气管扩张中描述了呼吸衰竭的抗生素治疗；胰腺功能不全和营养不良的治疗见第 7 章。70% 的 CF 成人痰中有铜绿假单胞菌。荟萃分析显示，这些患者通过雾化吸入抗铜绿假单胞菌的抗生素可以改善肺功能，并可以减少急性加重的危险和住院日。长期的疗效有待进一步研究。

对 CF 发病机制的深入了解给治疗带来了巨大的变化。改善分泌物水化的治疗，包括阿米洛利阻断钠的重吸收，用三磷酸腺苷或三磷酸鸟苷（ATP 或 UTP）可通过一个非cAMP-依赖通路刺激氯的分泌。来自死亡炎症细胞的DNA是造成痰液黏稠的主要原因。吸入重组人 DNA 酶（用射流雾化器）可以使部分患者的 FEV_1 提高20%。吸入抗生素和糖皮质激素能减轻炎症并改善肺功能。在已经进行的人体试验研究中，已使用一个复制缺陷腺病毒做载体，将包含对上皮细胞有营养作用的正常人 CFTR 互补 DNA 转移给患者，以使其上皮 CFTR 基因正常。庆大霉素能抑制密码子的提前终止，且经鼻给药可以纠正生理异常。这些研究还处于早期阶段。目前的困难在于如何建立有效的载体。疾病晚期可能需要肺移植或心肺移植。

预后和筛查

几乎所有的 CF 患者都会发生进行性呼吸衰竭，但预后已经在不断改善。90% 的儿童现在可以活到 10 岁以上，1990 年以后出生的 CF 患者的中位生存年龄估计为 40 岁。一个重要的问题是洋葱博克霍尔德菌（原来分类属于假单胞菌）感染。洋葱博克霍尔德菌是一个植物病原体，曾被认为是无害的共生微生物。该菌感染后可以使病情进展并迅速死亡。它们通常对多种抗生素耐药，可发生人与人之间的传播。限制传播的措施包括严格隔离，无论是住院患者还是门诊患者，建议CF患者不要在一起活动。令人难过的是，为相互支持和教育而组成的小组已经被解散，这使许多患者非常悲伤。

基因扫描适用于四种最常见的基因突变，并可检出 85% ~ 95% 的携带者。有 CF 家族史的个人或夫妇携带者应行基因扫描，并同时应予以劝告。

慢性咳嗽

有两种机制导致病理性咳嗽：

- 分泌物、异物、香烟的烟雾和肿瘤刺激上皮的感觉神经
- 在咳嗽受体的敏感性异常增高的个体，咳嗽反射敏感，可以通过吸入辣椒素或低张含氯的溶液表现出来。

咳嗽反射的敏感性在临床上表现为：由于气温的改变、气溶胶喷雾剂、香水和香烟的烟雾，引发持续的咽痒伴阵发性咳嗽。它与以下因素相关：病毒感染、食管反流、鼻后滴流、咳嗽变异性哮喘及特发性咳嗽，且可见于 15% 的服用血管紧张素转换酶（ACE）抑制剂的患者。与ACE抑制剂的关系提示神经肽、前列腺素 E_2 和 $F_{2\alpha}$ 及缓激肽是咳嗽的病因。如果胸片没有发现异常，可能需要做以下检查：

- 耳鼻喉检查及鼻窦 CT 以发现鼻后滴流
- 肺功能测定和组织胺支气管激发试验以证实咳嗽变异性哮喘
- 动态食管 pH 值监测以发现食管反流
- 胸部 CT 扫描以发现间质性肺病
- $\dot{V}_A/\dot{Q}$ 扫描以除外复发性肺栓塞
- 用纤维支气管镜发现吸入的异物或肿瘤
- 心电图、心脏超声和运动试验以发现心源性病因
- 高通气试验和心理鉴定。

如果不存在上述病因，无法解释的咳嗽将难以治疗。吗啡虽能抑制敏感的咳嗽反射，但其副作用限制了其长期使用。双氢可待因糖浆可能会使部分患者获益。润药制剂和咳嗽糖浆仅有短暂的缓解症状的作用。服用ACE抑制剂的患者应当换用血管紧张素Ⅱ受体拮抗剂，如氯沙坦，后者不阻断缓激肽。

肺和心 - 肺移植

适应证和供体选择

采用移植治疗的主要疾病为：

- 肺纤维化
- 原发性肺动脉高压
- 囊性纤维化
- 支气管扩张
- 肺气肿——尤其是 α_1- 抗胰蛋白酶抑制剂缺乏
- Eisenmenger 综合征。

这种治疗的适应证是 60 岁以下且预计寿命不足18个月，没有原发肿瘤和没有严重的全身疾病。

供体的选择包括年龄小于40岁、心肺功能良好且胸腔的大小稍微小于受者。必须进行ABO血型的配型，但不必进行Rh配型。因为供者的资源有限，单肺移植要优于双肺移植或心肺移植，并已在肺纤维化、肺动脉高压和肺气肿患者中成功施行。在有感染的情况下，需要进行双侧肺移植以防细菌从患肺溢流入移植的单肺。Eisenmenger 综合征需要心肺移植。

并发症及其治疗

- **早期**——移植后肺水肿需要利尿剂及（机械）通气呼吸支持。
- **感染**，尤其在最初 3 个月：
  细菌性肺炎——抗生素
  巨细胞病毒——更昔洛韦
  单纯疱疹病毒——阿昔洛韦
- **伊氏肺孢子菌**——磺胺甲基异噁唑预防。
- **免疫抑制**用环孢菌素或他克莫司、硫唑嘌呤或麦考酚酸吗乙酯和泼尼松龙。
- **排异**：
  早期（最初几周）——高剂量静脉糖皮质激素
  晚期（3 个月之后）——在闭塞性细支气管炎，有时大剂量的静脉糖皮质激素是有效的。移植后淋巴增生性疾病美罗华可能有效，一种可以导致 B 淋巴细胞溶解的单克隆抗体。

预后：2 年生存率为75%，5 年存活率大约为50%。

推荐读物

Barnes PJ (2004) Small airways in COPD. *New England Journal of Medicine* **350**: 2635–2637.

British Thoracic Society (1998) Smoking cessation guidelines and their cost-effectiveness. *Thorax* **53** (Suppl 5): S1–S38.

Calverley PMA, Walker P (2003) Chronic obstructive pulmonary disease. *Lancet* **362**: 1053–1061.

Drazen JM, Epstein AM (2003) Guidance concerning surgery for emphysema. *New England Journal of Medicine* **348**: 2134–2136.

Flemons WW (2002) Obstructive sleep apnoea. *New England Journal of Medicine* **347**: 498–505.

Plant PK et al. (2000) Early use of non-invasive ventilation for acute exacerbations of COPD. *Lancet* **355**: 1931–1935.

Ratjen F, Doring G (2003) Cystic fibrosis. *Lancet* **361**: 681–689.

Rowe SM et al. (2005) Cystic fibrosis. *New England Journal of Medicine* **252**: 1992–2001.

Ryan G et al. (2000) Nebulised anti-pseudomonal antibiotics for CF (Cochrane Review). Cochrane Library, Issue 4. Oxford: Update Software.

[Various authors] (2004) Chronic obstructive pulmonary disease. *Lancet* **364**: 613, 709, 883, 896, 985.

哮喘

哮喘是一种常见的气道慢性炎症性疾病，其病因尚未完全明确。症状包括咳嗽、喘息、胸闷和气短，常以夜间为重。它有三个特点：

- 气流受限：常可自行缓解或经治疗后缓解
- 气道高反应性：对多种刺激有高反应性（见下文）
- 支气管炎症：表现为嗜酸性粒细胞、T 淋巴细胞和肥大细胞浸润，伴有浆液渗出、水肿、平滑肌显著增生、黏液栓和上皮受损。

在慢性哮喘中，炎症可能伴有不可逆的气流受限。

学龄前儿童的病理基础可能是不同的，他们可能没有明显的气道高反应性。还没有证据能够表明慢性炎症是病毒感染后发作性喘息的基础。

患病率

在很多国家，哮喘的患病率在增加，特别是在 11 ~ 20 岁的人群中，患病率可达到 10% ~ 15%。但也存在地域差异，哮喘在更为发达的国家中常见，新西兰、澳大利亚和英国的患病率都很高。在远东国家，如中国、马来西亚，以及在非洲、中欧和东欧，患病率则低得多。在发展中国家进行的长期随访表明，随着个体的“西化”，哮喘可能越发常见。对职业性哮喘的研究提示，劳动大军的相当一部分，可能高达 20% 的个体，如果接触强致敏剂即可引发哮喘。

分类

哮喘可以分为：

- 外源性：存在肯定的外在诱因
- 内源性或隐源性：没有明确的诱发因素。

外源性哮喘最常见于特应性个体，这种人对常见的吸入性过敏原的皮肤点刺反应呈阳性。在持续性哮喘患者中，90% 的儿童和 50% 的成人对吸入性过敏原的皮肤点刺反应呈阳性。儿童期的哮喘常伴有湿疹。成人晚发哮喘的一个被忽视的原因是：对工作场所中的化学制品或生物制品过敏。

内源性哮喘常于中年发病（“晚发”）。然而很多成人期发病的哮喘患者皮肤试验也呈阳性，而且如果仔细询问，常能问出这些患者曾经有符合儿童期哮喘的呼吸道症状。

非特应性个体可能因外源性诱因在中年期患哮喘，如对职业性因素过敏或对阿司匹林不耐受，或因高血压或心绞痛服用 β-肾上腺素能受体阻断剂。所有哮喘患者都必须要考虑到是否存在外源性诱因，如果有，应尽可能避免。

病因学和发病机制

在哮喘发生中有两个主要因素，且有其他很多刺激原可以诱发哮喘发作（图 14.31）。

特异性和变态反应

20 世纪初，临床医生开始使用“特应性”来描述一组疾病，包括哮喘和花粉症，特点是：

- 有家族史
- 对环境中的常见过敏原有风团特征性皮肤反应
- 这些患者的血清中存在循环抗体，这些抗体可以被转移到非致敏个体的皮肤。

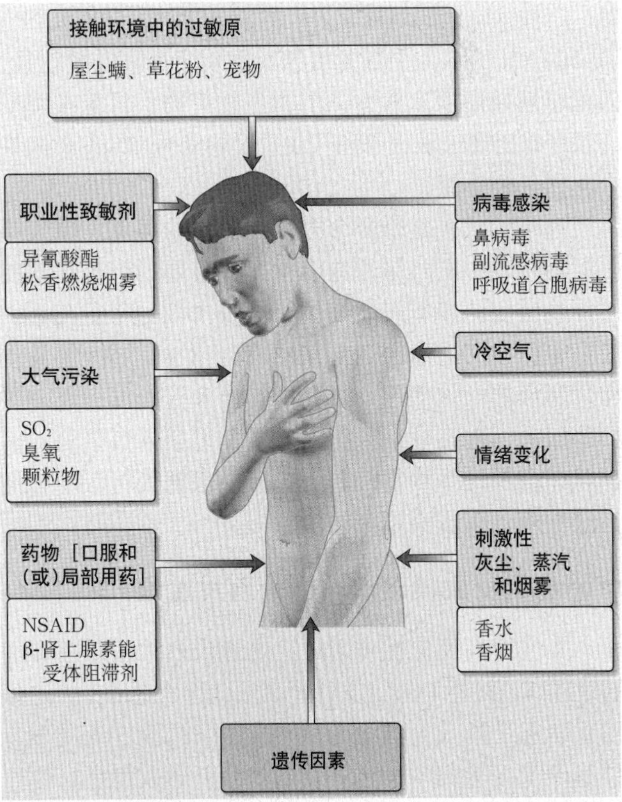

图14.31 哮喘的病因和诱发因素。RSV：呼吸道合胞病毒；NSAID：非甾体类抗炎药。

特应性这一概念主要指能立即对环境中常见的物质产生 IgE 抗体的个体。30% ~ 40% 的英国人具有这些抗体，血清 IgE 抗体水平与哮喘及气道高反应性的患病率相关。遗传和环境因素均可影响血清 IgE 抗体水平。应用DNA微卫星标志物扫描基因组发现，22号染色体相关区域包含致病基因。其中某些基因可能与环境因素一起在哮喘的发生中起关键作用。基因调控 IL-3、IL-4、IL-5、IL-9、IL-13 和 GM-CSF 的产生，反过来这些细胞因子影响肥大细胞和嗜酸性粒细胞的生成和寿命及 IgE 产生——这些基因成组地位于染色体 5q31-33（IL-4基因组）。2 号染色体上的 *PHF11* 基因能够调控 IgE 的合成，与特应性密切相关。20 号染色体上的 *ADAM33* 基因与气道高反应性和组织重构高度相关。

儿童早期接触过敏原和母亲吸烟对 IgE 的产生有重要影响。目前令人感兴趣的是：肠道细菌和儿童期感染对早年免疫系统形成的影响。有人提出，在相对"干净"的环境中成长的个体易对过敏原产生 IgE（卫生假说）。相反，在"比较脏"的环境中成长可使免疫系统避免产生过敏反应。细菌（如脂多糖内毒素和免疫刺激 CpG DNA 序列）、病毒（DS RNA）以及真菌（如石鳖，一种细胞壁的组成成分）的成分能够刺激免疫细胞表面的 toll 受体，引导免疫和炎症反应远离过敏途径。因此早期接触吸入和食入的微生物产物，可能在降低儿童将来出现过敏现象和（或）发展成为哮喘的危险性中起到关键作用。

哮喘的相关过敏原与过敏性鼻炎的类似。屋尘螨排泄物颗粒中的过敏原是全世界最重要的引起哮喘的外源性诱因。蟑螂过敏症见于美国内城的哮喘儿童。带毛宠物中的过敏原也越来越成为哮喘、过敏性鼻炎和荨麻疹的常见病因。烟曲霉的真菌孢子可引起多种肺部疾病，包括哮喘。很多过敏原包括来自曲菌的，都存在内源性生物特性，例如蛋白水解酶可帮助它们通过气道上皮从而增加致敏能力。

肺的气道反应性增高（气道高反应性）

支气管高反应性可通过让患者吸入浓度逐渐增加的组胺或乙酰甲胆碱（支气管激发试验）来证实。这将引起易感个体（人群中约 20%）的一过性气流受限，引起FEV_1下降20%的激发物的剂量（激发剂量）称作 PD_{20} FEV_1（或 PC_{20} FEV_1）。有临床症状的哮喘患者对很低剂量的乙酰甲胆碱就有反应，即他们的PD_{20} FEV_1值很低（＜11μmol）。一般来说，高反应性程度越重，症状就越顽固，就越需要治疗。

有些患者也对乙酰甲胆碱有反应，但需要较高剂量，包括以下情况：

- 仅在极量运动时才发作哮喘
- 病毒感染后出现喘息或长时间的咳嗽
- 咳嗽变异性哮喘
- 在花粉季节出现的季节性喘息
- 过敏性鼻炎，如果不特别询问不会主诉任何下呼吸道症状
- 某些患者没有呼吸道症状。

虽然高反应性的程度本身可以受变态反应机制的影响（见下文和图14.34），但它的发病机制和遗传方式可能由气道炎症和组织重构共同参与。

促发因素

职业性致敏剂

工作场所中超过 200 种物质可以引起职业性哮喘。英国将这些诱因列入职业病。在有保险的企业，如果患者在离开工作岗位10年之内出现哮喘，都可以得到合法的赔偿（表14.12）。面粉、有机粉尘和其他大分子蛋白质引发的哮喘有特异性 IgE 抗体参与。相反，化学活性物质，如异氰酸酯和酸酐，可作为半抗原与上

表 14.12　英国的职业性哮喘

原因	来源
非 IgE 介导的	
异氰酸酯	聚氨酯清漆
	工业涂料
	喷漆
松香燃烧的烟雾	软焊 / 焊接工
	电子工业
IgE 介导的	
来自动物、昆虫和抗生素的过敏原	实验室
来自面粉和谷物的过敏原	农民
	磨坊工人 / 面包工人
橡胶	卫生工作者
蛋白水解酶	制造（而不是使用）"生物"清洗粉
铂的复合盐	金属加工
酸酐和多胺固化剂	工业涂料

皮细胞结合，继而被 T 细胞识别。吸烟者患某些职业性哮喘的危险因素增高。

工作人员患职业性哮喘的比例主要取决于所接触的过敏原的量。正确地封闭工业加工场地和适当地通风可显著降低发病的危险性。特应性个体接触了可刺激机体产生特异性 IgE 抗体的物质后会更快发展成为职业性哮喘。而非特应性个体也可出现职业性哮喘，但会在接触过敏原很长一段时间后才发病。

非特异性因素

哮喘支气管高反应性的特点是，不仅对特异性抗原起反应，对大量的非特异性抗原的直接或间接刺激也会起反应。

冷空气和运动

很多哮喘患者长时间运动后会喘息。典型的发作不是在运动时，而是在运动后出现。吸入干冷空气也会诱发哮喘发作。支气管上皮衬液由于在运动时被干燥和冷却变成高渗的液体，于是肥大细胞释放组胺和白三烯，引起运动性喘息。这种现象可见于运动、冷空气和高张（盐水或甘露醇）激发试验。

大气污染和刺激的灰尘、蒸汽及烟雾

很多哮喘患者在接触香烟烟雾、汽车尾气、浓烈的香水或空气中高浓度的灰尘时症状加重。历史记载，主要的哮喘流行是因为大量过敏原释放到空气中，例如发生于巴塞罗那的黄豆引起的大流行。夏季和冬季由于气温骤变引起大气污染加重，可导致哮喘急性加重增多。当夏季高浓度的臭氧、颗粒物和 NO_2 以及冬季的颗粒物、NO_2 和 SO_2 存在时也会出现哮喘的大流行。

饮食

多食新鲜水果和蔬菜有一定的保护作用，可能因为它们含有较多的抗氧化剂。抗氧化剂酶的先天变异与更为严重的哮喘相关。

情绪

众所周知，情绪因素会影响哮喘。但没有证据表明，哮喘患者比没有哮喘的人有更多的心理障碍。

药物

非甾体类抗炎药（NSAID）： 尤其是阿司匹林和丙酸类衍生物如吲哚美辛，在约5%的哮喘患者的发生和诱发发作中起主要作用。这种情况多见于同时有鼻息肉和哮喘的患者。有人认为这类药可引起花生四烯酸代谢的失衡。NSAID通过环氧化酶（COX）途径抑制花生四烯酸的代谢，阻止前列腺素的合成。在这种情况下，前列腺素 E_2 产生减少，这在一部分具有遗传易感性的人群中可导致嗜酸性粒细胞、肥大细胞和巨噬细胞产生大量的半胱氨酰白三烯。有证据表明，这些患者具有遗传多态性，涉及LTC_4合成酶基因的启动区，可调控白三烯产生途径中这一终末酶的活性水平（图14.32）。有趣的是，COX-2抑制剂不会引起阿司匹林不耐受的患者哮喘发作，提示是由于 COX-1 的阻断导致 PGE_2 产生减少。

β受体阻滞剂： 副交感神经直接分布于气道，引起支气管收缩。支气管平滑肌不受交感神经直接支配，完全依赖循环中的肾上腺素通过作用于平滑肌细胞表面的 β_2 受体来拮抗副交感神经引起的支气管收缩。β 肾上腺素能受体阻断药物，如普萘洛尔，可抑制这种作用，引起支气管收缩和气流受限，但这只在哮喘患者中出现。所谓的选择性 β_1 肾上腺能受体阻滞剂，如阿替洛尔，仍可引起哮喘发作，最好避免在哮喘患者中用这类药物治疗高血压或心绞痛。

过敏原引起的哮喘

特应性的哮喘患者试验性地吸入过敏原可引起不同类型的过敏反应，见图 14.33。

速发型哮喘（早期反应）

接触过敏原后数分钟即出现气流受限，15 ~ 20 分钟达到高峰，1 小时后逐渐缓解。

双相和迟发反应

在速发反应后，很多哮喘患者气流受限持续很长时间，而且对支气管扩张剂如沙丁胺醇效果欠佳。吸入某些职业性致敏剂如异氰酸酯可引起孤立的迟发相反应，即没有先前的速发反应。

复发性哮喘反应

哮喘迟发相反应的发生与原有气道高反应性程度的加重有关，患者因此表现为在随后的几天持续发作哮喘。

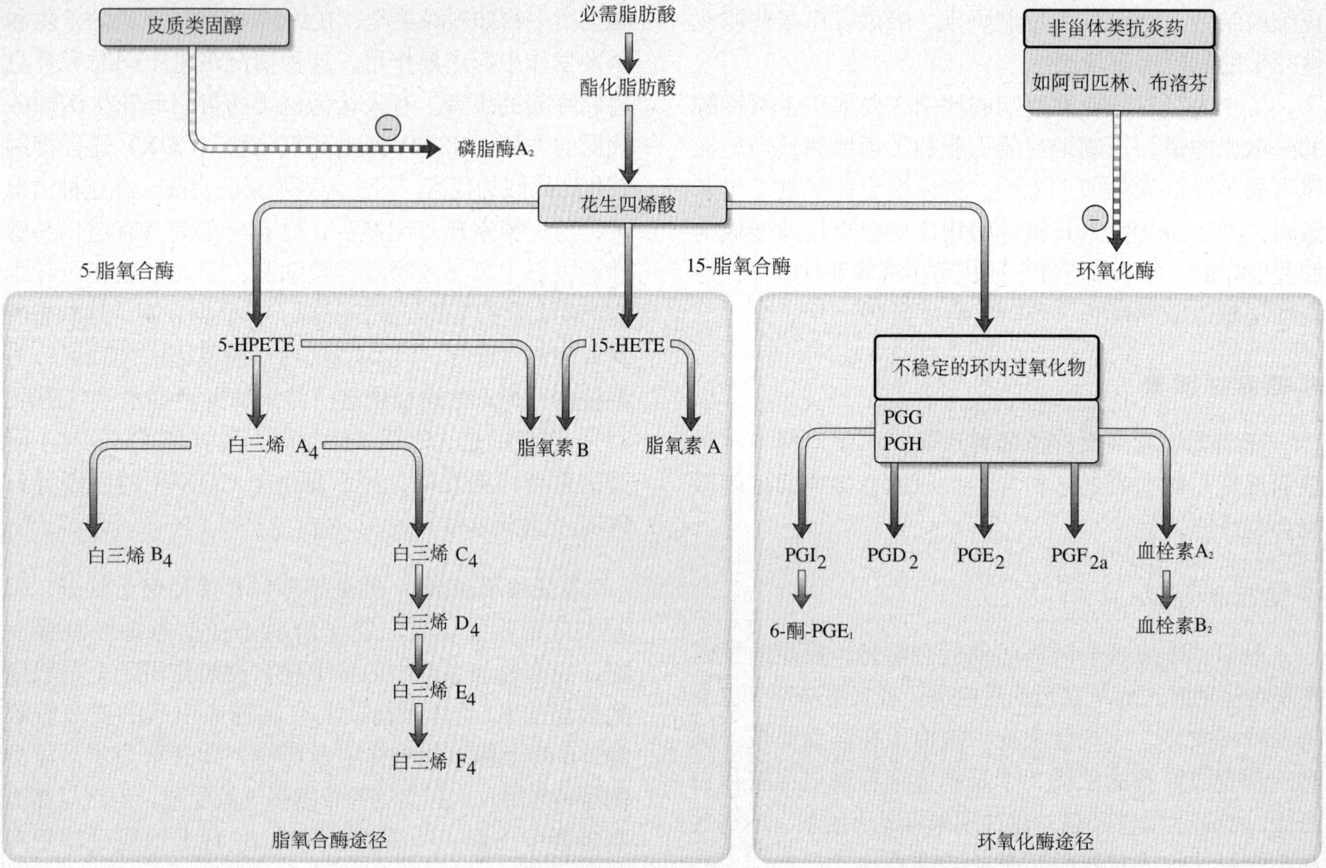

图 14.32 **花生四烯酸的代谢和药物作用**。环氧化酶存在三种同工酶：COX-1（组成型）、COX-2（诱导型）和 COX-3（在大脑中）。PG：前列腺素；HPETE：过氧羟基二十四碳四烯酸；HETE：羟基廿碳四烯酸。

发病机制

哮喘的发病机制很复杂，目前尚未完全研究清楚。很多细胞、炎性介质、神经和血管渗出液参与其中，它们被几种不同的机制激活，其中与过敏原接触是最主要的机制（图14.34）。哮喘的严重程度和病程的差异取决于气道炎症与气道壁重塑之间的相互作用。哮喘的炎症是由 Th2 型 T 淋巴细胞驱动，这种 T 淋巴细胞通过 IL-4 促进 IgE 合成，通过 IL-5 促进嗜酸性粒细胞性炎症（图 14.34）。

炎症

一些主要的细胞参与所有类型哮喘的炎症反应。

肥大细胞：哮喘患者的上皮和分泌物中肥大细胞均增多。肥大细胞可以产生和释放功能强大的炎症介质，如组胺、类胰蛋白酶、前列腺素D_2（PGD_2）和白三烯 C_4（LTC_4），这些炎症介质作用于平滑肌和小血管，可以引起速发型哮喘反应。由于β_2-肾上腺素能受体激动剂如沙丁胺醇除可抑制肥大细胞释放炎症介质外，对气道炎症或高反应性几乎没有作用，因此更为严重的迟发和复发性哮喘反应发病还有许多其他因素参与导致。

嗜酸性粒细胞：哮喘患者支气管壁和分泌物中有大量嗜酸性粒细胞。它们受促嗜酸性粒细胞生成的细胞因子 IL-3、IL-5 和 GM-CSF 的作用，以及作用于 3 型 C-C 趋化因子受体（CCR-3）（即嗜酸性粒细胞趋化因子、RANTES、MCP-1、MCP-3 和 MCP-4）的趋化因子的吸引，趋化至气道。这些炎症介质还可刺激嗜酸性粒细胞产生更多的炎症介质。嗜酸性粒细胞被激活后，可释放 LTC_4 和碱性蛋白，如主要碱性蛋白（MBP）、嗜酸性粒细胞阳离子蛋白（ECP）和对上皮细胞有毒性作用的过氧化物酶（EPX）。糖皮质激素可快速降低嗜酸性粒细胞的数量和活性。

巨噬细胞（树突状细胞）和淋巴细胞：气道黏膜和肺泡中存在丰富的巨噬细胞和淋巴细胞。树突状细胞在最初摄取和向淋巴细胞呈递抗原的过程中起作用。它们可释放前列腺素、血栓素、LTC_4、LTB_4和血小板活化

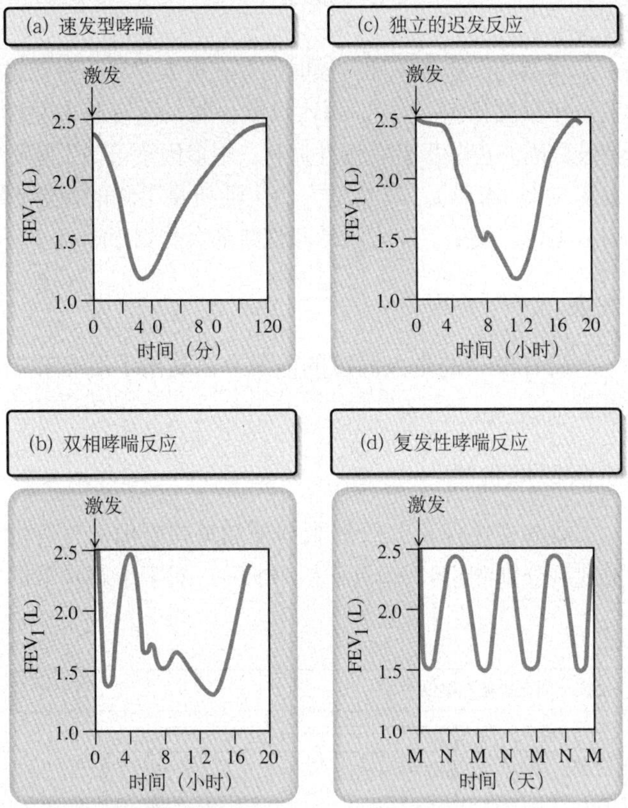

图 14.33　过敏原激发后不同类型的哮喘反应。（a）速发型哮喘。（b）双相哮喘反应。（c）孤立的迟发反应。（d）复发性哮喘反应。M：午夜；N：中午。

因子（PAF）。T辅助淋巴细胞（CD_4）显示活化（图14.34），并且其释放的细胞因子在肥大细胞（IL-3、IL-4、IL-9）和嗜酸性粒细胞（IL-3、IL-5、GM-CSF）的迁移和活化中起关键作用。另外，IL-4的产生导致变态反应性（Th2）T细胞表型持续存在，有利于B淋巴细胞转而产生IgE抗体。在哮喘中，存在选择性上调Th2细胞以及Th1细胞表型（产生γ-干扰素和IL-2）减少的情况。这两种不同的作用是由树突状细胞介导，包括抗原呈递、共刺激和接触极化细胞因子。巨噬细胞和淋巴细胞的活性都受糖皮质激素影响，而不是受β_2-肾上腺素能受体激动剂影响。

重塑

慢性哮喘的一个主要特点是气道构成成分结构和功能改变。结构的改变与炎症细胞和炎性介质的相互作用一起构成了哮喘的主要特点。基质蛋白的沉积、水肿和细胞浸润可导致上皮下的黏膜下层增厚，故若有一定程度的平滑肌收缩，气道即过度变窄。平滑肌层外的水肿可使周围肺泡产生的回缩力分散在更大的表面积上，因此气道更容易陷闭。有几种因素参与这种改变。

上皮：哮喘患者的传导气道上皮应激并受损，纤毛柱状上皮缺失。非典型增生导致分泌黏液的杯状细胞的数量和活性增加。上皮是产生炎性介质、细胞因子和生长因子的主要来源，而这些因子可增强炎症和促进组织重构。上皮受损和被激活使得它易受到常见呼吸道病毒如鼻病毒、冠状病毒的感染，而且也容易受空气污染的影响。

上皮基底膜：哮喘的特征性表现是修复胶原（Ⅰ、Ⅲ和Ⅴ型胶原）在基底膜下的网状板中沉积。修复胶原与其他基质蛋白（如层粘连蛋白、黏蛋白和纤维结合素）的沉积，一起形成了光镜下可见到的哮喘中基底膜增厚。胶原的沉积反映了其下成纤维细胞鞘活化后转变为可收缩的肌成纤维细胞，这种成肌纤维细胞还有较强的分泌基质的能力。上皮细胞和其下的肌成纤维细胞之间的异常信号传导被认为是气道壁重塑的主要原因，因为上皮细胞能够大量产生多种组织生长因子，如表皮生长因子（EGF）、转移生长因子（TGF-β）、结缔组织衍生生长因子、血小板衍生生长因子（PDGF）、内皮素（ET）、胰岛素样生长因子（IGF）、神经生长因子和血管内皮生长因子（图14.34）。上皮和间质组织之间类似的相互作用在胎儿肺发育中分支形态的形成上起了关键作用。有人提出，这些机制在哮喘中被重新激活，但不是引起气道生长和分支，而是导致气道壁增厚（重塑）。胶原沉积的增加、蛋白多糖和基质蛋白产生了一个有利于炎症的微环境，因为这些复杂的分子还拥有细胞-信号传输功能，这种功能可延长炎症细胞的寿命，促进它们分泌炎症介质。

平滑肌：哮喘的一个显著特点是气道平滑肌的螺旋束增生。平滑肌细胞除了数量增加，其功能也有所改变，变得更易收缩，而且因为肌动蛋白-肌凝蛋白交联循环的改变，平滑肌持续收缩。这些改变使哮喘患者的气道在微小的刺激时就过度收缩。哮喘患者的平滑肌细胞还能分泌很多细胞因子和生长因子，从而维持慢性炎症反应。*ADAM33*——一种新发现的哮喘相关基因——可能通过增加生长因子的产生参与促使平滑肌的增生和气道重塑的其他方面。

神经：中枢和外周神经反射对哮喘患者气道易激惹性起了一定的作用。中枢神经反射包括：上皮和黏膜下层的神经末梢受到刺激产生神经冲动，神经冲动通过脊髓束、大脑传导到气道，气道神经末梢释放乙酰胆碱刺激平滑肌上的M_2受体，从而引起平滑肌收缩。局部的神经反射包括逆向的神经传导和释放多种神经肽。后者有些是平滑肌收缩剂（P物质，神经因子A），有些是血管收缩剂（如降钙素基因相关肽，CGRP），还有一些血管扩张剂（如神经肽Y，血管活性肠多肽）。组织和血清蛋白水解酶（包括肥大细胞类胰蛋白酶）产生的缓激肽也是局部神经反射的一种强大刺激物，这种反射有（无髓鞘）神经纤维参与。

临床特征

哮喘的主要症状是发作性喘息和气短。症状常于夜间加重。咳嗽是一种常见的症状，有时是主要的症状，常因此被误诊为支气管炎。夜间咳嗽可以是哮喘的首发症状。

哮喘的发作频率和持续时间存在很大差异。有些患者每年只发作1～2次，每次仅数小时，而有些人发作持续数周。有些患者有慢性症状。很多因素可诱发哮喘发作（图14.31）。哮喘是人们生活质量下降的重要原因，工作、娱乐、体力活动和情绪都会受到影响。

检查

没有单一的令人满意的检测方法适用于所有哮喘患者。

呼吸功能检测

晨起在应用支气管舒张剂前和睡前应用支气管舒张剂后分别测定呼气峰流速（PEF），对于了解哮喘的

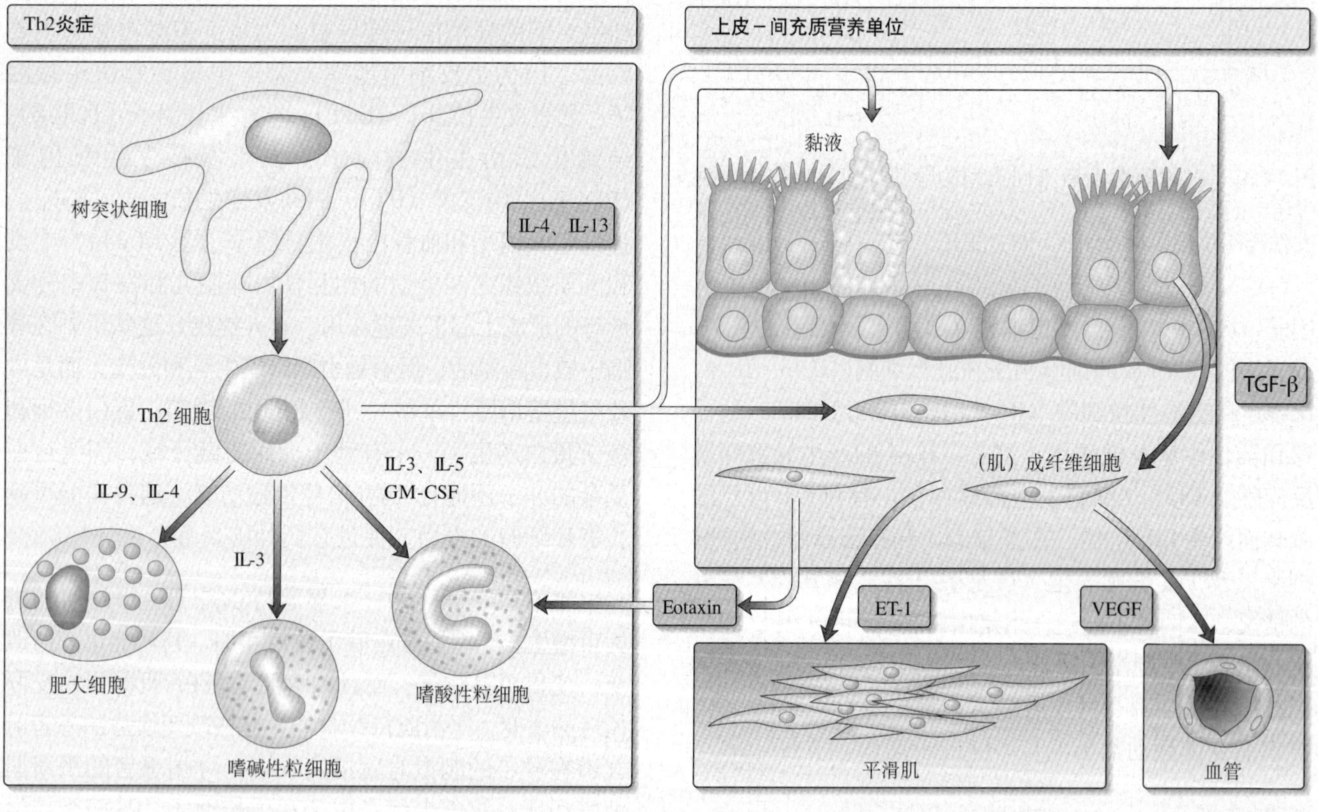

图14.34 **哮喘的发生机制**。抗原呈递细胞（树突状细胞）激活Th2细胞产生细胞因子，这些细胞因子能够吸引肥大细胞和嗜酸性粒细胞。IL-9和IL-4刺激肥大细胞释放LTC_4、PDG_2和组胺，这些因子作用于平滑肌和血管。IL-3、IL-5和GM-CSF吸引嗜酸性粒细胞；作用于3型C-C型受体的化学因子（CCR-3，如嗜酸性粒细胞趋化蛋白、RANTES、MCP-1、MCP-3和MCP-4）也可吸引嗜酸性粒细胞。活化的嗜酸性粒细胞释放对上皮细胞具有毒性作用的LTC_4、MBP、ECP和过氧化物酶(EPX)。
活化的T细胞产生IL-4和IL-13，可维持变态反应，并可引起黏液分泌和平滑肌收缩。IL：白介素；GM-CSF：粒细胞-巨噬细胞集落-刺激因子；RANTES：活化时调节，正常T细胞表达和分泌；MBP：主要碱性蛋白；ECP：嗜酸性粒细胞阳离子蛋白；LTC_4：白介素C4；MCP：单核细胞趋化蛋白；PDGF：血小板-衍生生长因子；PGD_2：前列腺素D_2；TGF-β：转移生长因子-β；VEGF：血管内皮生长因子；ET-1：内皮素-1；Eotaxin：嗜酸细胞活化趋化因子。

特征性可变气流受限很有帮助。图14.14列举了一个范例。PEF日间变异率是监测哮喘活动的很好指标，而且有利于长期评估患者的病情和对治疗的反应。对于可疑职业性哮喘，需要在上班期间和休假期间各监测至少 2 周。

肺量计用处很大，尤其在评估气道可逆性方面。吸入支气管舒张剂后，FEV_1 或 PEF 改善超过 15% 可诊断为支气管哮喘。但是，如果哮喘患者处于缓解期或重症慢性哮喘（气道几乎没有什么可逆性），或患者已在应用长效支气管舒张剂，改善程度则可能达不到上述标准。

哮喘患者一氧化碳弥散试验是正常的。

运动试验

这项检查广泛应用于儿童哮喘的诊断。理想的情况是让患儿在功率足以使心率达到 160 次 / 分的跑步机上跑 6 分钟。其他方法包括冷空气刺激，等 CO_2 高通气（用力过度呼吸并人为保持CO_2稳定）或用高张溶液的气溶胶做激发试验。但阴性结果不能完全除外哮喘。

组胺或乙酰甲胆碱支气管激发试验

这项检查可反映是否存在多数哮喘患者所具有的气道高反应性，这项检查尤其对以咳嗽为主要症状的患者有帮助。肺功能差（FEV_1 < 1.5升）或有“脆性”哮喘历史的患者不宜做此项检查。

糖皮质激素试验

所有表现为严重气流受限的患者都应进行正规的糖皮质激素试验。口服泼尼松龙 30mg/d，连续 2 周，服药前及停止服药后立即行肺功能检查。FEV_1显著改善（>15%），证实患者具有可逆因素并提示吸入类固醇可使患者获益。如果试验时间为 2 周或不到 2 周，口服类固醇可以撤掉而无需逐渐减量，对类固醇有反应并认为会受益的患者应给予吸入糖皮质激素替代。

血液和痰检测

哮喘患者外周血嗜酸性粒细胞可增高（$> 0.4 \times 10^9$/L）。痰中发现大量嗜酸性粒细胞更为有助于诊断哮喘。

胸部 X 线检查

哮喘患者胸部 X 线片没有特殊改变，但哮喘急性发作期或慢性重症哮喘常可见到过度充气。胸部 X 线检查有助于除外气胸这一哮喘的并发症，或有助于发现过敏性支气管肺曲菌病的肺部阴影。

皮肤试验

所有哮喘患者均应进行皮肤点刺以试验帮助确认过敏原。

过敏原激发试验

哮喘患者不需要进行过敏原免疫试验，除非怀疑职业性哮喘。另一个有争议的例外是食物过敏引起的哮喘。虽然很多患者关注是否存在这种可能性，但确诊是很困难的。如果哮喘患者没有其他系统的表现，则食物过敏很可能不是哮喘发作的原因。开放性的食物激发试验结果不可靠，为慎重做出诊断，应采用盲法将食物装入不透明的胶囊中，以确定或排除食物与哮喘的因果关系。

治疗

哮喘极为常见，可以引起很高的患病率。治疗的目标是：

- 消除症状
- 恢复正常或最大潜力的肺功能
- 减少严重发作的危险性
- 使患儿正常发育
- 使缺课和误工降到最低。

这包括：

- 患者及其家庭的有关哮喘知识的学习
- 患者及其家庭共同参与治疗
- 尽可能避免已知的诱发因素
- 使用方便的最低有效剂量的药物，降低短期和长期的药物不良反应。

很多哮喘患者参加了自助团体，其目的是让患者进一步了解这一疾病、培养自信和保持健康。

控制外源性因素

必须采取措施避免接触致病的过敏原，例如尘螨、宠物、霉菌和某些食物（见过敏性鼻炎），特别是在儿童期。

应用舒适的床上用品以及适当改变生活方式有可能避免接触尘螨。应避免主动和被动吸烟，还应避免使用 β- 受体阻滞剂片剂或滴眼液。

阿司匹林不耐受者应避免应用水杨酸和 NSAID。其他物质（例如保鲜剂和颜料如酒石黄）如为诱因，也应避免。对职业性因素过敏的患者如远离工作岗位，有 50% 的患者可治愈，其余 50% 仍会有症状，而且可能同他们在工作中暴露于过敏原时的症状一样重，特别是症状持续了很长时间才得以确诊的患者。

这里强调：

- 迅速明确哮喘的外源性病因及只要可能即远离这些因素（如职业性因素、家庭宠物）的重要性
- 一旦外源性哮喘开始发病，有可能通过非免疫机制而自发进展。

药物治疗

哮喘治疗的主要方法是将药物以气雾剂或干粉剂的形式直接送入肺部（操作Box 14.4）。这种给药方式的优点是药物直接进入肺部，避免了肝的首过效应；因此需要的剂量减小，进而减少了药物的全身不良反应。

国内和国际的哮喘阶梯治疗指南（Box14.2）均遵循三个原则：

- 哮喘的自我管理包括利用峰流速仪进行规律的哮喘监测、医生与每位患者讨论后制订个人治疗计划并予以记录。
- 因为哮喘是一种炎症性疾病，因此即使轻症患者也应开始抗感染治疗。
- 吸入短效支气管扩张剂（例如沙丁胺醇和特布他林）仅能缓解症状。因症状加重而导致支气管扩张剂使用的增加是病情恶化的信号。

Box14.3 列举了治疗哮喘的常用药物。

操作 Box14.4 吸入治疗

应用定量吸纳器

1. 晃动药罐。
2. 患者呼气至功能残气位（不是残气位），例如正常呼气时。
3. 将气雾剂的喷嘴置入口中。
4. 患者快速吸气的同时按动喷雾装置。
5. 完成吸气动作。
6. 尽可能屏气 10 秒钟。

即使操作技术很好，也只能吸入15%的药物，其余85%的药物沉积在口咽壁，最终被咽下。

注意：氯氟氢（CFC）助推剂已被氟烷（HFA）助推剂所替代。新的气溶胶可能会有不一样的口感，患者需要再次得到肯定有效的保证。

储雾罐

这是一种塑料的圆锥球形装置，安置在患者口腔和气雾器之间。设计的目的是减慢药物颗粒的速度，进而减少药物在口咽部的沉积。使用储雾罐不需要患者同步进行吸气和按动气雾器的动作。其适用于儿童和老年人，并且可减少口腔念珠菌感染的危险性。

β_2-肾上腺素能受体激动剂

β_2-肾上腺素能受体激动剂是应用最广泛的支气管扩张剂，它们选择性地作用于呼吸道而不刺激心肌的 β_1-肾上腺素能受体。它们能使支气管平滑肌舒张，因此是强效的支气管扩张剂。这类药物对缓解症状很有效，但对疾病的本质——炎症基本无效。只有偶尔发作的最轻的哮喘患者才可只用支气管扩张剂治疗。吸入剂如沙丁胺醇（100μg）或特布他林（250 μg）剂量应为“必要时 2 喷”。有些患者在家自己应用雾化

Box14.2 哮喘的阶梯治疗

阶梯	峰流速	治疗
1. 偶然有症状，少于每日 1 次	100% 预计值	按需使用支气管扩张剂 如果每日超过 1 次，升至第 2 阶梯
2. 每日都有症状	≤ 80% 预计值	抗炎药物 色甘酸钠或吸入低剂量糖皮质激素（不超过 800μg/d），如果未控制，升至第 3 阶梯
3. 严重症状	50% ~ 80% 预计值	吸入大剂量糖皮质激素（不超过 2000μg/d）
4. 吸入大剂量糖皮质激素仍有不能控制的严重症状	50% ~ 80% 预计值	规律加用长效 β_2 受体激动剂（如沙美特罗）
5. 继续恶化的严重症状	≤ 50% 预计值	加用泼尼松龙 40mg/d
6. 应用泼尼松龙仍不能控制的严重症状	≤ 30% 预计值	住院治疗

器自行吸入沙丁胺醇或特布他林。虽然这种治疗有效，但是当病情恶化时不应该只依赖在家反复雾化吸入β_2-肾上腺素能受体激动剂，如果症状不改善，应鼓励患者及时就医。β_2-激动剂的滥用已经导致了20世纪60年代和80年代的两个哮喘死亡率高峰。

沙美特罗和福莫特罗是高选择性的、强有力的长效β_2-肾上腺素能受体激动剂，吸入后药效持续长达12小时，因此每日仅需给药1～2次。对于常规吸入糖皮质激素病情控制不佳的患者，长效β_2-肾上腺素能受体激动剂能改善其症状、肺功能以及减少急性发作。这类药物永远不要单独应用，而应与吸入糖皮质激素联合应用。

口服β_2-肾上腺素能受体激动剂效果较吸入剂型差，适用于不能协调吸气和喷雾动作的患者，已经研制出一些单靠吸气触发的装置或干粉装置。

抗毒蕈碱支气管扩张剂

呼吸道上存在毒蕈碱受体；大气道上主要为M_3受体，外周肺组织包含M_3和M_1受体。对于哮喘患者，特别是急性加重期，可在应用β_2-肾上腺素能受体激动剂的基础上，再吸入非选择性毒蕈碱受体拮抗剂的气雾剂——溴化异丙托品（每次20～40μg，每日3～4次）或溴化氧托品（每次200μg，每日2次）。

抗炎药物

色甘酸钠和奈多罗米钠可预防许多炎症细胞的活化，尤其是肥大细胞、嗜酸性粒细胞和上皮细胞，但不抑制淋巴细胞，其机制是通过阻滞一种特殊的氯离子通道，反过来阻止钙离子的内流。这些药物仅对轻症哮喘有效。色甘酸钠可通过含有20mg的胶囊形式或从每囊含5mg的定量吸纳器以气雾剂的形式规律给药。应用气雾剂需每次2喷，每日4次，或每次1个胶囊，每日3～4次。奈多罗米钠若以气溶胶的方式吸入则每次4mg（2喷），每日2～4次。近期的哮喘指南认为吸入糖皮质激素比色甘酸钠更有效，但后者不良反应较少，因此可能对儿童有一些优势。

吸入糖皮质激素

有持续症状的所有哮喘患者均需规律吸入糖皮质激素进行治疗，激素的剂量应按阶梯方式给予，或先给高剂量，继而减至维持量。二丙酸倍氯米松是应用最广泛的吸入激素，每喷剂量分别为50μg、100μg、200μg和250μg。其他吸入糖皮质激素包括布地奈德、氟替卡松、莫美他松和曲安奈德。

吸入的药物多数都不能到达肺部，而是被咽下或呼出。肺部沉积率随吸入技术和吸入装置的机械特性不同介于10%～25%之间，沉积在气道的药物通过支气管循环直接进入体循环，而咽下的药物在到达体循环之前先要经过肝脏。相同剂量下，氟替卡松和莫美他松的作用比倍氯米松的作用强，且由于它们对肝代谢较敏感使得全身生物利用度明显降低。新出现的以氟烷（HFA）作为助推剂的倍氯米松气溶胶较先前的以氯氟氢（CFC）作为助推剂的气溶胶能提供更高比例的可利用药物。HFA-倍氯米松的等效剂量与HFA-氟替卡松的相同，先前这两种激素的等效剂量之比为2∶1。倍氯米松和布地奈德剂量不超过800μg/d时，吸收的药量不会产生很大的全身不良反应，当患者对常规剂量效果不佳而需要加大剂量时，最好使用氟替卡松或莫美他松，因为它们的全身生物利用度较低。当每日吸入超过800μg倍氯米松或等量的其他激素时，吸入糖皮质激素的量效曲线变平，因此对每天吸入此剂量激素的中度哮喘患者加用沙美特罗或福莫特罗，比加倍吸入激素的剂量更有效。

吸入糖皮质激素的不良反应是口腔念珠菌感染（5%的患者）和因激素作用于喉部肌肉而引起的声音嘶哑。囊下白内障少见，但可见于老年人。当吸入高剂量糖皮质激素时（倍氯米松或布地奈德>800μg/d）可出现骨代谢异常。儿童吸入糖皮质激素每日超过400μg时，可出现短期的生长缓慢。一旦哮喘控制良好，应逐渐减少糖皮质激素的用量。应用储雾罐、用药后漱口和刷牙可减少念珠菌感染和胃肠道药物的吸收。

口服糖皮质激素

口服糖皮质激素可用于吸入激素不能控制的患者。剂量应尽可能低以减少不良反应。短期应用泼尼松龙30mg/d的治疗效果见图14.14。有些患者需要持续口服激素治疗。一些研究证实，在某些患者中，应用低剂量的氨甲蝶呤（15mg/w）可显著减少控制疾病所需泼尼松龙用量，而且对于某些激素依赖的哮喘患者，环孢菌素可改善肺功能。其他非激素的治疗方法包括应用氨甲蝶呤和免疫球蛋白，虽然已做过尝试，但疗效各异。

半胱氨酰白三烯受体拮抗剂（LTRA）

这类抗哮喘药物是通过抑制半胱氨酰LT_1受体，

Box14.3 治疗哮喘的药物

吸入口服类固醇

短效解救药（沙丁胺醇、特布他林）

长效解救药 / 疾病控制药
长效 β_2- 受体激动剂——沙美特罗、福莫特罗
色甘酸钠
白三烯调节剂——孟鲁司特、扎鲁司特、普仑司特、齐留通

其他具有支气管舒张活性的药物
抗毒蕈碱制剂（异丙托品、氧托品）
茶碱制剂

类固醇激素助减剂
氨甲蝶呤
环孢菌素
金制剂
静脉免疫球蛋白
抗 IgE 单克隆抗体——奥马珠单抗

以哮喘的主要炎症介质之一为靶点。近期又在炎症细胞上发现了第二种受体（半胱氨酰 LT_2）。口服孟鲁斯特、普仑司特（仅在东南亚有售）和扎鲁司特对部分哮喘患者是有效的。然而无法预测哪些患者会受益：在决定是否继续应用还是停用之前，建议进行为期 4 周的 LTRA试验治疗。对应用低或中等剂量的吸入激素控制不佳的患者均可考虑试用 LTRA。LTRA 尤其适合于阿司匹林不耐受的哮喘患者和需要吸入高剂量激素或口服激素的患者。

单克隆抗体

调节 IgE 相关的炎症的新型制剂正在开发之中。其中最有希望的是奥马珠单抗（omalizumab），一种人重组单克隆抗体，可结合游离的IgE，从而阻断其与肥大细胞和嗜碱性粒细胞的结合。在儿童和成人除糖皮质激素对重症哮喘的患者疗效好以外，临床试验显示，皮下注射奥马珠单抗每周 2 ~ 4 次可获得良好疗效。

抗生素

虽然喘息常见于 COPD 感染性急性加重，但是没有证据显示：抗生素对哮喘患者的治疗有帮助。哮喘急性加重时可咳出带有嗜酸性粒细胞和支气管上皮细胞的黄或绿色痰。这通常是因为病毒而非细菌感染，因此不需要抗生素治疗。支原体和衣原体感染偶尔可引起慢性复发性哮喘。只有当培养或血清学证实有细菌感染时，适当应用抗生素才是值得的。

哮喘加重的处理（急诊 Box14.2）

“哮喘持续状态”是指经过 24 小时的治疗，哮喘仍未缓解。虽然这一名词仍偶尔被提及，但已逐渐被废弃，代之以“急性重症哮喘”这一术语，是指用药不能控制的重症哮喘。

哮喘发作

如果 PEF 值大于 150L/min，患者经过雾化治疗，症状可能会戏剧性改善，可能不需要住院治疗。但他们

急诊 Box 14.2 重症哮喘的治疗

在家中

1. 对患者进行评估。心动过速、呼吸急促和不能完整地说一句话均提示为严重发作。
2. 如果 PEFR 不足 150L/min（成人），应叫救护车。（所有医生均应随身携带峰流速仪）。
3. 雾化吸入 5mg 沙丁胺醇或 10mg 特布他林。
4. 静脉给予氢化可的松琥珀酸钠 200mg。
5. 如果有条件，应吸入浓度为 40% ~ 60% 的氧气。
6. 口服 60mg 泼尼松龙。

在医院

1. 再评估患者。
2. 给予 40% ~ 60% 的氧气。
3. 利用低读数的峰流速仪测量PEFR，因为普通峰流速仪只能测量 60L/min 以上的流速。
   用脉氧仪测定氧饱和度。
4. 重复雾化吸入 5mg 沙丁胺醇或 10mg 特布他林，每 4 小时 1 次。
5. 在雾化沙丁胺醇 / 特布他林的基础上，加用雾化吸入 0.5mg 溴化异丙托品。
6. 24 小时内，每 4 小时静点 1 次氢化可的松 200mg。
7. 继以口服泼尼松龙 60mg/d，持续 2 周。
8. 测量动脉血气；如果 P_aCO_2 高于 7kPa，应考虑给予机械通气治疗。
9. 拍摄胸片以除外气胸。
10. 如果上述治疗效果不佳，可给予下列一种药物静脉滴注：
    沙丁胺醇 3 ~ 20 μg/min，或
    特布他林 1.5 ~ 5.0 μg/min，或
    硫酸镁 1.2 ~ 2g，滴注时间大于 20 分钟。

的常规治疗需要升级，应先口服 2 周泼尼松龙，起始 30mg/d，然后逐渐减量，再改用吸入糖皮质激素。

急性重症哮喘患者具有以下特征：

- 不能一口气说完一句话
- 呼吸频率≥ 25 次 / 分
- 心率≥110次/分（奇脉，用处不大，因为仅见于 45% 的患者）
- PEF 小于正常预计值或最佳状态下的 50%。

危及生命的发作的特点：

- 寂静肺、发绀或呼吸无力
- 乏力、意识障碍或昏迷
- 心动过缓或低血压
- PEF 小于正常预计值或最佳状态下的 30%（成人约为 150 L/min）。

需要住院的哮喘患者都应检测动脉血气。住院期间可用脉氧仪来监测血氧饱和度以避免反复动脉穿刺。下列指标提示病情非常严重、危及生命：

- P_aCO_2 升高＞ 6kPa
- 氧疗的情况下仍存在严重低氧血症 P_aO_2 ＜ 8kPa
- 低及较前下降的动脉血 pH 值。

治疗：建议利用氧气驱动雾化吸入5mg沙丁胺醇或 10mg 特布他林，雾化抗毒蕈碱制剂（例如溴化异丙托品）也有帮助。胸部X线检查用于除外气胸。如果雾化治疗没有改善，应静脉滴注β-受体激动剂（沙丁胺醇或特布他林250μg，大于10分钟）和（或）硫酸镁（1.2 ~ 2g，大于 20 分钟）。现已不再给予静脉氨茶碱，因为临床试验显示没有益处。最初 24 小时内可静脉点滴氢化可的松 200mg，每 4 小时 1 次，口服泼尼松龙应每天60mg。如果上述治疗仍无效，常需要机械通气。

患者最好住院至少 5 天，因为猝死多发生于住院后 2 ~ 5 天之内。这期间应该用脉氧仪监测血氧饱和度。一旦病情好转，应将口服泼尼松龙由 60mg 减至 30mg。然后应该在门诊逐渐减量至适当的维持量，或用吸入糖皮质激素气雾剂替代。

灾难性突发重症（脆性）哮喘的治疗

这是一种少见的哮喘类型，尽管发作间期病情控制得很好，但患者仍有猝死的危险。在数小时甚至数分钟内就可出现危及生命的严重发作。这种患者需要由呼吸科医生、基层保健医生和患者共同制订治疗计划，还需要：

- 在家中、汽车内和工作场所备好急救药品
- 家中和工作场所应有氧气和复苏设备
- 家中和工作场所应可雾化 β_2- 受体激动剂
- 可自己注射的肾上腺素：家中和工作场所各备两支 0.3mg的肾上腺素笔（Epipen），且任何时间患者需随身携带
- 泼尼松龙 60mg
- 佩戴医疗警示手镯。

一旦出现喘息，应立即到最近的医院就医。可能需要直接收住监护室。

哮喘的预后

虽然儿童哮喘到了10多岁时病情通常好转，但现在发现，在 20、30 或 40 多岁时，病情可能常反复。过去的资料显示，由于青春期时哮喘发作的次数自然降低，导致儿童期哮喘被当作发作性疾病来治疗。然而，气道炎症从早期就持续存在，尽管症状缓解了，炎症也常继续存在。而且，气道重塑加速了肺功能随着时间的延长而下降。这导致需要重新评估哮喘的治疗策略，要求从哮喘确诊的时候起就应用控制药物和采取避免环境因素的措施。

推荐读物

Barnes PJ (2000) New directions in allergic diseases: mechanism-based anti-inflammatory therapies. *Journal of Allergy and Clinical Immunology* **106**: 5–16.

Bousquet J et al. (2000) Asthma: from bronchoconstriction to airways inflammation and remodelling. *American Journal of Respiratory and Critical Care Medicine* **161**: 1720–1745.

British Thoracic Society (2000) Aspirin intolerance and related syndromes. *Thorax* **55** (Suppl 2): S1–S90.

British Thoracic Society (2003) British guideline on the management of asthma. *Thorax* **58** (Suppl 1): i1–i94.

Christiansen SC (2000) Day care siblings and asthma – please sneeze on my child. *New England Journal of Medicine* **343**: 574–575.

Chung KF, Godard P (2000) Difficult therapy-resistant asthma. *European Respiratory Reviews* **10**(69).
Holgate ST (2004) Lessons learnt from the epidemic of asthma. *Quarterly Journal of Medicine* **91**: 247.
Tattersfield AE et al. (2002). Asthma. *Lancet* **360**: 1313–1322.
Venables KM, Chan-Yeung M (1997) Occupational asthma. *Lancet* **349**: 1465–1469.

肺炎

肺炎是指肺实质的炎症，通常由细菌引起。临床为急性病程，大部分表现为咳嗽、咯脓痰及发热，同时出现肺实变的体征及影像学改变。尽管抗生素的出现显著降低了肺炎在年轻患者中的死亡率，但作为一种危险的疾病，肺炎仍为 70 岁以上患者的主要死因。与一般人群相比，细菌性肺炎在HIV感染者中更为常见，尤其是有滥用静脉毒品的HIV感染者。病原体与非 HIV 感染的社区获得性肺炎相同。

分类

可根据解剖结构或病因对肺炎进行分类。

按部位分类

肺炎可呈局限（累及一个叶的全部或多个肺叶）或弥漫性，后者通常同时出现肺小叶、支气管和细支气管的炎症，这时常称为“支气管肺炎”。

按病因学分类

约75%的肺炎可明确病因。“非典型肺炎”曾指由支原体、军团菌、衣原体及伯纳特立克次体引起的肺炎，它们的临床表现彼此重叠，与肺炎球菌所致肺炎有所区别，但由于这类肺炎几乎占所有肺炎（表 14.13）的 1/5，“非典型”一词已不再采用。肺炎还可由以下原因引起：

- 化学刺激，如呕吐物误吸
- 放射治疗
- 过敏。

结核分枝杆菌也可引起肺炎，但由于其临床表现及治疗与其他病原体所致肺炎明显不同，故单独讨论。

促发因素

- 肺炎链球菌——常发生于流感或副流感病毒感染后。
- 住院患者——常感染革兰染色阴性病原体。
- 吸烟（是侵袭性肺炎球菌感染最强的独立危险因素）。
- 过量饮酒。
- 支气管扩张（如囊性纤维化）。
- 支气管阻塞（如癌）——偶尔为“非致病性”微生物感染。
- 免疫抑制状态（如AIDS或应用细胞毒性药物）——病原体包括卡氏肺囊虫、鸟胞内分枝杆菌和巨细胞病毒。
- 滥用静脉毒品——常为金黄色葡萄球菌感染。
- 食管阻塞所致误吸——常为厌氧菌感染。

临床特征

临床表现随患者的免疫状态及病原体不同而有所差别。最常见的肺炎类型——由肺炎链球菌所致——常有前期病毒感染史。

肺炎链球菌肺炎患者常急性起病，表现为高热（高达39.5℃）、胸膜性胸痛和干咳。1或2天后，咳铁锈色痰，同时唇部出现单纯疱疹。患者呼吸浅快，患侧胸部活动减弱，查体可发现实变及胸膜摩擦音。严重社区获得性肺炎见 Box14.4。

检查

胸部X线检查可明确实变范围（图14.35），但影像学改变滞后于临床表现，因此病程初期胸片表现可能很轻微。相反症状消失后，胸片肺实变改变仍可能持续数周。除非合并严重气流阻塞，胸片多在 6 周内恢复正常，若胸片改变持续存在超出这一时限，提示存在支气管异常，通常为肺癌合并持续的继发性肺炎。在疾病急性期，最多每周复查胸片，出院 6 周后再复查。

在肺炎链球菌所致肺炎，白细胞常高于 15×10^9/L（中性粒细胞占90%），红细胞沉降率（ESR）大于100mm/h。

表 14.13 英国肺炎病原

病原体	占肺炎病因的比例（%）	临床表现
肺炎链球菌	50	社区获得性肺炎，通常既往健康
肺炎支原体	6	同上
流感病毒 A（通常合并一种细菌）	5	同上
流感嗜血杆菌	5	有基础肺病：COPD
肺炎衣原体	5	社区获得性肺炎
鹦鹉热衣原体	3	接触鸟类（并非必然）
金黄色葡萄球菌	2	儿童、滥用静脉毒品、与流感病毒感染相关
军团菌	2	公共场所暴发（医院和宾馆）、散发、地方流行
伯纳特立克次体	1	屠宰场和皮革工人
铜绿假单胞菌	< 1	囊性纤维化
卡氏肺囊虫 依氏放线菌 星形诺卡菌 巨细胞病毒 烟曲霉	< 1	AIDS、淋巴瘤、白血病、使用细胞毒药及糖皮质激素
厌氧菌	< 1	吸入性肺炎、酗酒、手术后
未分离到致病原	20	-

肺炎类型

下面将讲述不同肺炎各自的特点。肺炎的全部检查及治疗见图 14.36，在下文讨论。

支原体肺炎

支原体肺炎并不少见，每3～4年流行一次。多见于10多发及20多岁的患者，尤其是住校的学生。常在出现肺部症状1～5 天前表现出头痛、不适。病初可无明显咳嗽及肺部异常体征。

胸片常仅有一叶受累，但有时双肺可出现明显的阴影。胸片表现通常与患者临床症状不平行。

白细胞总数不升高。一半患者冷凝集试验呈阳性。抗体滴度增高可明确诊断。治疗采用大环内酯类抗生素，如红霉素 500mg，每日 4 次，疗程 7～10 天。四环素亦有效。

尽管大多数患者在10～14天左右病情好转，咳嗽及胸片异常可持续数周，并可能反复。肺脓肿及胸腔积液少见。

尽管少见，病程中仍随时可能出现肺外并发症，并可能是临床主要表现，它们包括：

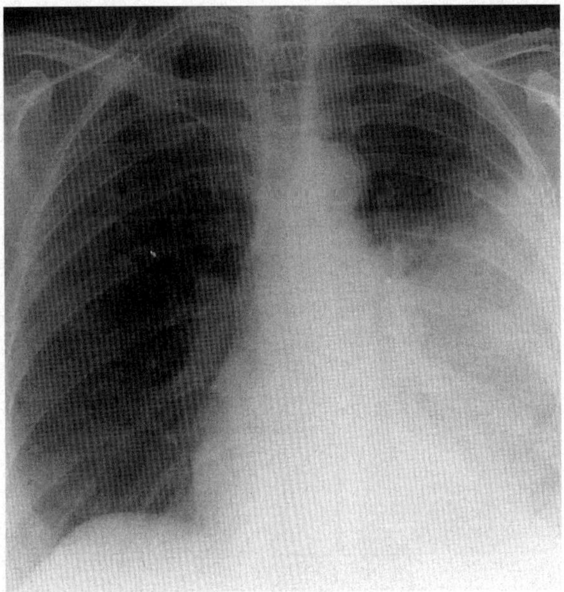

图 14.35 胸部 X 线示大叶性肺炎。

- 心肌炎和心包炎
- 皮疹和多形性红斑
- 溶血性贫血和血小板减少
- 肌痛和关节痛
- 脑膜脑炎和其他神经系统异常
- 胃肠道症状（如呕吐、腹泻）。

病毒性肺炎

原发性病毒性肺炎在成人中并不常见，多由甲型流感病毒或腺病毒引起。由于病毒感染可破坏呼吸道上皮，患者常继发细菌性肺炎。

甲型流感病毒（HSNI）：通常不会感染人类，但最近有从禽类跨越物种屏障感染人类（禽流感）的报道。患者表现为发热、呼吸困难、咳嗽（表现与香港 1997 年暴发的 H5N1 感染类似）和腹泻。检查可见淋巴细胞及血小板减少，胸部 X 线检查见肺部浸润影。该病死亡率高。亚洲活禽市场是病毒繁殖的场所，1997年、1999 年及 2004 年曾大规模屠宰鸡和其他家禽。

严重急性呼吸综合征（SARS）：是由一种新型冠状病毒所引起。潜伏期约5天，主要在人群中经飞沫传播。2003 年的暴发流行中曾有许多医务人员受到感染。以发热、不适、头痛和寒战起病，第二周出现咳嗽、呼吸困难及腹泻。检查可发现淋巴细胞及血小板减少，肺部浸润（主要累及下叶）。到第二周末，20%的患者病情恶化，进展为 ARDS，死亡率高。

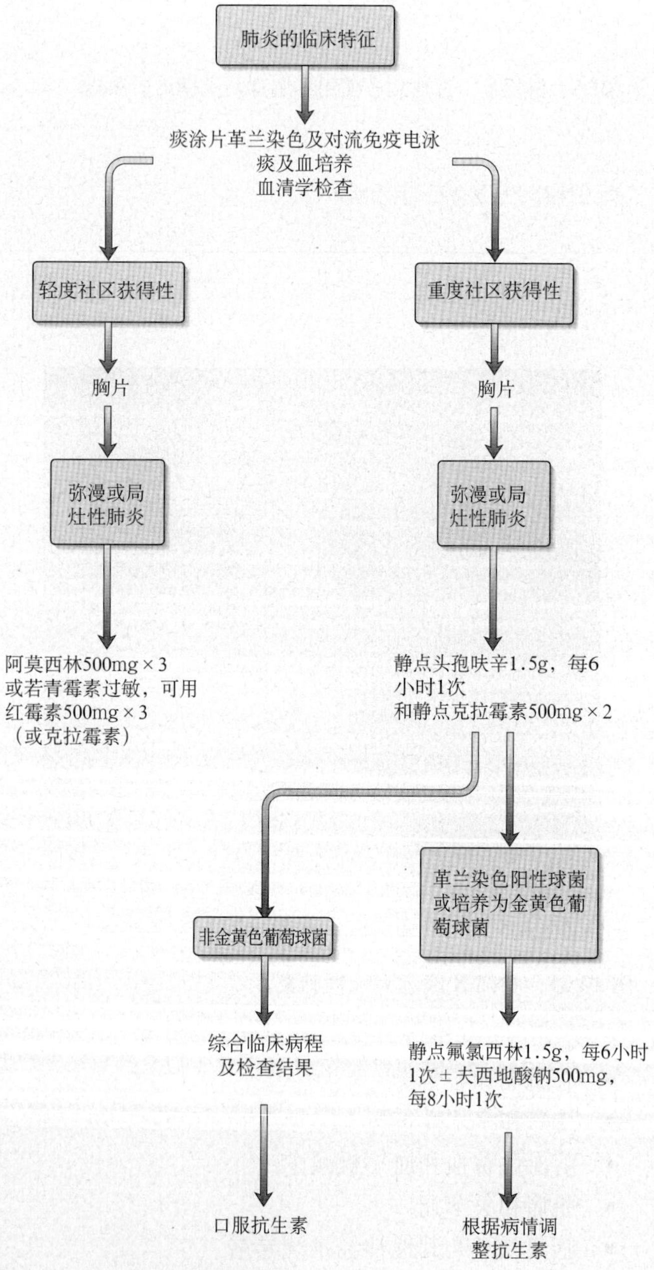

图 14.36　肺炎治疗流程图。

其他肺炎

流感嗜血杆菌

流感嗜血杆菌是引起慢性支气管炎加重及 COPD 患者肺炎的常见病原体。所致肺炎可弥漫或局限于一个肺叶。与其他细菌性肺炎表现类似。口服阿莫西林 500mg，每日 4 次治疗有效。

鹦鹉热衣原体

患者多有与感染的鸟类（特别是鹦鹉）的接触史，但无接触史也可发病。潜伏期为 1 ~ 2 周，并且可能数月内表现轻微。症状包括不适、高热、咳嗽和肌痛。有时肝和脾增大，腹部可能见到少量“玫瑰疹”。胸部 X 线为节段性或弥漫性肺炎。偶尔表现为弛张热和严重的虚脱及畏光、颈强直，易与脑膜炎混淆。补体结合抗体滴度增高具有诊断意义。治疗选择大环内酯类抗生素及四环素。

肺炎衣原体肺炎

肺炎衣原体肺炎常在聚居场所及家庭中暴发流行，属于人与人之间的传播，无禽类或动物等贮存宿主。对因社区获得性肺炎入院的患者进行的血清学检测提示，5% ~ 10%的患者可能为肺炎支原体感染。总体上病情较轻，肺炎衣原体感染患者 50% 表现为肺炎，28%为急性支气管炎，10%为流感样症状，12%为上呼吸道症状。需要型特异显微免疫荧光检查来区分肺炎衣原体、鹦鹉热衣原体和沙眼衣原体。治疗选用大环内酯类或四环素。

金黄色葡萄球菌

除继发于流感病毒感染后，金黄色葡萄球菌很少引起肺炎。感染是由支气管开始，逐渐累及一个或多个肺叶形成片状实变，组织坏死形成脓肿，胸片可见囊腔。

常合并气胸、胸腔积液及脓胸。出现败血症者，其他器官可见转移性脓肿。所有金黄色葡萄球菌肺炎患者的病情危重，需立即给予静脉抗生素治疗，然而并非全部有效。暴发性葡萄球菌肺炎可在数小时内导致患者死亡。

葡萄球菌败血症也可引起肺炎（感染性梗死）。常见于滥用静脉毒品的患者和经中心静脉导管行静脉营养者，葡萄球菌源自穿刺部位感染。肺部症状通常很少，但可出现呼吸困难和咳嗽，胸部 X 线可见实变，常伴脓肿形成。

诊断及治疗见图 14.36。

伯纳特立克次体（Q 热）

患者出现发热、不适及头痛等全身症状，胸部 X 线可见多发病灶。疾病可呈慢性病程，偶尔合并心内膜炎。诊断依靠补体结合抗体滴度增高。治疗选择大环内酯类或四环素。病情严重时可能需用利福平。

嗜肺军团杆菌

目前已知嗜肺军团杆菌以三种方式传播：

- 在旅馆、公共场所或医院中被微生物污染的淋浴设施或空调系统中存在，造成在其内原本健康的个体中暴发。
- 感染源不清的散发病例；多为吸烟的中老年男性，也可见于儿童
- 在免疫功能受损的患者中暴发，如应用糖皮质激素治疗的患者。

嗜肺军团菌可在高达 40℃的水中生长良好，几乎均是经空气传播。控制供水系统的温度并用氯适当消毒可阻止疾病传播。

潜伏期为 2～10 天，男女患病比例为 2∶1。表现可轻微，典型表现为不适、肌痛、头痛、寒战和发热（可高达 40℃）。一半患者出现恶心、呕吐、腹泻和腹痛的胃肠道症状。患者急性起病伴神志不清及其他神经系统体征。可出现血尿，偶尔合并肾衰竭。

患者呼吸急促，初起为干咳，以后可咳痰并为脓性。胸部 X 线常显示小叶浸润影，进而可发展至多小叶的浸润影，有时合并少量胸腔积液。空洞少见。

当患者出现以下四种表现中的三种时，强烈提示嗜肺军团菌感染：

- 前驱病毒样症状
- 干咳、意识障碍或腹泻
- 淋巴细胞减少，无显著白细胞增加
- 低钠血症。

本病常见低白蛋白血症和血清中肝转氨酶增高。

诊断：根据胸腔积液、痰或支气管冲洗液的病原体直接免疫荧光证实。革兰染色涂片上看不到嗜肺军团菌。嗜肺军团菌可经特殊培养获得，但为期 3 周。尿抗原检测市场上有售并高度特异。血抗体滴度增高 4 倍可作为回顾性诊断依据。

治疗：常采用大环内酯类的一种，目前选用克拉霉素。环丙沙星治疗也有效，利福平可在病重患者中联合应用。老年患者死亡率高达 30%，大多数患者可完全恢复。

革兰阴性细菌

革兰阴性细菌是造成大多数医院获得性肺炎的病原体，偶尔也可引起社区获得性肺炎。

肺炎克雷白杆菌

克雷白杆菌所致肺炎多见于合并有心肺疾病、糖尿病、嗜酒或患癌症的老年人。常突然起病，全身症状严重，咳脓性胶冻状痰或血丝痰。上叶更常受累，大片肺实变。受累肺叶肿胀，因此侧位胸片可见叶间裂膨隆。痰或血中可找到病原体。

治疗根据病原体的敏感性进行选择，常应用头孢菌素。该病死亡率高，部分原因是由于多数患者合并有基础病。

铜绿假单胞菌

铜绿假单胞菌所致肺炎对囊性纤维化患者相当重要，因为它与临床状况的恶化及死亡率相关。也可见于细胞毒药物化疗后中性粒细胞缺乏的患者。由于铜绿假单胞菌在细菌培养基中生长旺盛，故当痰中分离到铜绿假单胞菌时，需谨慎下结论，因为它可能仅提示来自上呼吸道的污染。

治疗：第 4 代喹诺酮抗生素环丙沙星（200～400mg

静点 30～60 分钟，每日 2 次）或头孢他啶（2g 静推，每 8 小时 1 次）治疗铜绿假单胞菌及其他革兰阴性细菌感染效果良好。替卡西林（静脉滴注15～20g/d），和哌拉西林也对这些杆菌有效，这些青霉素类抗生素通常与氨基糖苷类抗生素（如庆大霉素或奈替米星）联合应用以达到最佳疗效。

治疗方案需根据药敏实验结果调整。氨基糖苷类抗生素具有肾及耳毒性，故需监测血药浓度。

卡他莫拉菌

已发现该病原体与 COPD 加重有关，偶尔可引起致命性肺炎。一些菌株可产生 β-内酰胺酶降解阿莫西林。该病原体对支气管肺感染的确切作用仍有待进一步研究。

厌氧菌

合并有糖尿病等基础疾病的患者，易发生厌氧菌感染，常与误吸有关。拟杆菌族是其中最常见的病原体，它们对甲硝唑敏感。预后主要与诱发因素有关。

机会性感染所致肺炎

除常见病原体外，对健康人无致病性的病原体也可引起免疫缺陷患者的肺炎。然而，开始应用 HAART 疗法后，艾滋病患者的机会性感染的发生率已显著下降。

卡氏肺囊虫

最常见的机会性感染是卡氏肺囊虫，在艾滋病患者，特别是在 CD_4 淋巴细胞计数≤200/mm^3 的肺炎病例中占到50%，机会性感染也见于接受免疫抑制治疗的患者中。在发展中国家，营养不良的儿童并不常发生卡氏肺囊虫肺炎（PCP）。卡氏肺囊虫存在于空气中，肺炎主要是由再感染所致，而并非儿童时期潜伏于体内病原体的重新激活。临床表现为高热、呼吸困难和干咳。艾滋病患者的临床表现见第 2 章。PCP的典型影像学表现为：双侧弥漫性肺泡和间质阴影，从肺门周围开始向外延伸为蝴蝶影。还可见局部浸润影、结节、空洞或气胸。对于没有 HAART 疗法的国家，接受预防性喷他脒吸入的患者，病变多局限于上肺。对于重症高危患者，需进行 PCP 经验性治疗，但同时应尽可能通过高渗盐水诱导痰或通过纤维支气管镜进行支气管肺泡灌洗明确诊断。痰单克隆抗体间接免疫荧光染色可诊断 90% 的患者。

其他造成艾滋病患者胸片阴影的原因包括：

- 巨细胞病毒
- 鸟型胞内结核分枝杆菌
- 结核分枝杆菌
- 嗜肺军团菌
- 隐球菌
- 化脓性细菌
- Kaposi 肉瘤
- 淋巴样间质性肺炎
- 非特异性间质性肺炎。

治疗 PCP 应采用大剂量复方新诺明。

以色列放线菌

临床表现为重症肺炎、肺脓肿或脓胸。必要时行外科引流，静脉应用大剂量青霉素治疗，疗程 4～6 周。

星形诺卡菌

与放线菌肺类临床表现相似，但更为严重。胸部 X 线常见单侧或双侧不规则阴影，尤以中肺野明显。治疗选用磺胺嘧啶，每日剂量可达 9g。

巨细胞病毒

巨细胞病毒可导致支气管炎及肺炎，但多为全身病变的一个次要部分。

烟曲霉

烟曲霉常造成免疫功能低下患者的肺组织广泛浸润，是可迅速威胁生命的严重肺部感染。治疗选用两性霉素 B 和氟胞嘧啶。

鸟型胞内结核分枝杆菌（MAI）

MAI 常在艾滋病患者 CD_4 淋巴细胞计数≤ 100/mm^3 时引起肺部病变。而作为全身播散性病变的一部分，肺部病变并不如肺外受累显著。治疗选择利福布汀或利福平、乙胺丁醇、氯法齐明和克拉霉素联合治疗。也可选用阿奇霉素、环丙沙星、联合利福布汀和乙胺丁醇治疗。

隐球菌

这种真菌常为播散性感染，肺部受累包括胸腔内淋巴结肿大和胸腔积液。

Kaposi 肉瘤（见第 2 章及第 23 章）

自从开始应用 HAART 疗法后，HIV 感染的同性恋男性中这种恶性病变已很罕见。胸腔内病变常出现于皮肤受累后，包括结节或肺部浸润伴肺部淋巴结肿大和支气管内病变。症状为进行性呼吸困难和咳嗽。胸部 X 线无特异性表现。支气管镜下可见红色或紫色扁平病灶，由于易出血，挤压的碎片难以进行病理性诊断，故并不行支气管镜下活检。治疗应用长春新碱 2mg 和博来霉素 10mg/m^2 化疗，每 3 周 1 次。

淋巴样间质性肺炎

儿童较成人常见，表现为淋巴细胞、浆细胞和免疫母细胞浸润。淋巴样间质性肺炎被认为是一种病毒性肺炎，可引起胸部 X 线上弥漫性网状结节影。糖皮质激素或齐多夫定治疗可能有效。

少见的肺炎病因

肺炎可能表现为以下疾病的一个次要表现，如百日咳、伤寒和副伤寒杆菌、布氏杆菌病、钩端螺旋体病以及麻疹、水痘和腺热病毒感染，这些在第 2 章中介绍。

吸入性肺炎

急性误吸胃内容物后，由于胃酸具有强大的破坏力，常导致严重甚至致命的疾病。这些曾被命名为 Mendelson综合征，可并发感觉减退，特别是在妊娠期间。

在没有气管 - 食管瘘时，误吸仅发生于意识不清（如睡眠期间）、伴食管狭窄的反流性食管炎或延髓性麻痹时。根据支气管解剖特点，最常发生误吸的部位为右下叶的尖段和后段。厌氧菌常可导致肺炎迁延不愈，并可能进展为肺脓肿或支气管扩张。只有发现潜在的疾病，才能恰当地治疗、肺部病变才能得以消退。

治疗在下文讨论。

隐源性机化性肺炎（COP）

COP 也称为闭塞性细支气管炎伴机化性肺炎（BOOP），是一种原因不明的机化性肺炎，致病原尚无报道。患者典型表现为一次或反复发作的咳嗽、呼吸困难和发热。有时可伴有胸膜性胸痛，但很少见杵状指。X 线胸片可见双肺融合的实质病变。肺功能检查提示限制性通气功能障碍。血白细胞计数在正常范围内，ESR 可能增高。开胸肺活检可于呼吸性细支气管和肺泡管内发现典型的结缔组织芽。该特征具有诊断价值，但常常基于病史及 X 线胸片表现做出诊断。糖皮质激素起效迅速且疗效好，但有可能复发（尤其是老年女性）。

弥漫性肺炎（支气管肺炎）

弥漫性肺炎很常见，可根据支气管呼吸音体征或胸部 X 线斑片状影，与严重的支气管炎相鉴别。由于因其他疾病（如癌症）而临终的患者无力咳出潴留的分泌物，造成感染在肺内扩散，使弥漫性肺炎成为常见的终末结果。根据不同的临床状况，治疗选择有所不同，然而积极的抗菌治疗很少奏效。

肺炎的一般处理

参考图 14.36 提供的流程图。所有患者均应送痰检及血培养，但不应因此延误抗生素的使用。重症患者需收住院并拍胸片。其他检查如血气分析，有助于发现呼吸衰竭，并能提供比较的基准，以便判断病情是否恶化。

诊断特定肺炎类型可能需要的进一步检查：

- 肺炎球菌抗原——痰、尿液及血清的对流免疫电泳（CIE）（敏感性比痰或血培养高 3～4 倍）
- 支原体抗体（IgM 和 IgG）——急性及恢复期患者 50% 冷凝集素呈阳性
- 军团菌和衣原体抗体——免疫荧光检测
- 军团菌抗原——尿液检测。

抗生素的选择不可避免地依赖于经验用药，特别是对在社区中治疗的患者。经验性治疗主要针对肺炎链球菌感染。除支原体外，其他病原体只占感染的一小部分。呼吸道常见致病性细菌的耐药性产生已受到人们重视，但在英国仍然少见且很少造成治疗失败。目前尚无令人信服的证据说明：新型抗生素与原有的相比有显著优势。对于治疗轻度社区获得性肺炎而言，仍首选口服阿莫西林，但剂量至少为 500mg，每 8 小时 1 次。对青霉素过敏的患者，口服红霉素（或耐受性更好的克拉霉素）可作为一种选择。对于更为严重的住院患者，推荐联合应用阿莫西林和大环内酯类（红霉素或克拉霉素）。不能口服用药时，可经静脉给予氨苄西林或青霉素G，同时合用克拉霉素。当怀疑或培养证实为金黄色葡萄球菌感染时，应静脉应用氟氯青霉素 ± 夫西地酸钠。氟喹诺酮适用于不能耐受青霉素或大环内酯类的患者。对于重症患者，应采用静脉联合应用对内酰胺酶稳定的广谱β-内酰胺类抗生素（羟氨青霉素G/克拉维酸或头孢呋新）及克拉霉素。只要口服用药没有禁忌，体温恢复正常 24 小时即可将抗生素从静脉改为口服。在获得病原学检查结果后，即应缩窄抗生素选择的范围，同时注意有多达 10% 的肺炎可能为混合感染。

现在收住院的社区获得性肺炎患者的死亡率为5%，而金黄色葡萄球菌所致肺炎的死亡率为25%。死于肺炎的患者通常在住院前或住院后早期未能得到恰当、足量的抗生素治疗。

Box14.4 为提示预后不良的重度社区获得性肺炎的表现。尽管这些患者在重症监护病房接受积极治疗，仍有 50% 的死亡率。

一般性治疗

一般性治疗包括口腔和皮肤护理。应补充液体以防止脱水。患者的护理一般采用坐位或最舒适的体位。通常应鼓励患者咳嗽，如果无痰或引起气急，可给予可待因糖浆镇咳。物理治疗可帮助和促使患者咳嗽。当患者合并有胸膜性胸痛时，需给予镇痛剂，但需慎用强效镇痛剂（阿片类），因为有可能造成呼吸抑制。严重缺氧时应给予氧疗。然而，由于缺氧常因生理性分流所致，吸氧很难纠正低氧血症。

Box14.4　重度社区获得性肺炎诊断标准

临床特征

- 呼吸频率≥ 30 次 / 分钟
- 舒张压≤ 60mmHg
- 神志不清
- 65 岁以上患者死亡率增高
- 合并其他疾病

检查

- 胸部 X 线—— 一个以上肺叶受累
- P_aO_2 < 8 kPa
- 低白蛋白（< 35g/L）
- 白细胞计数（< 10^9/L 或> 20 x 10^9/L）
- 血清尿素增加（> 7mmol/L）
- 血培养阳性

医院获得性肺炎

应仔细检查轻型医院获得性肺炎患者，寻找有无导致病情恶化的因素（如心力衰竭、肺栓塞）。尽管复方阿莫西林 500mg 每日 3 次即可有效治疗非常轻度的医院获得性肺炎，大多数患者合并有其他可使病情恶化的疾病，需给予更积极的抗生素治疗。与严重的社区获得性肺炎相同，根据样本培养及药敏实验结果选择药物。常见革兰阴性细菌感染，治疗多选用第三代头孢菌素（如头孢呋辛）和氨基糖苷（如庆大霉素）。有慢性胸部感染以及怀疑真菌感染者，应用静脉环丙沙星或头孢他啶治疗。免疫抑制者可能需要大剂量广谱抗生素以及抗真菌、抗病毒治疗。医院内较常见吸入性肺炎，通常为包括厌氧菌在内的多种细菌感染，不宜口服治疗，推荐联合应用甲硝唑（静脉或经直肠给药）及复方阿莫西林或头孢呋辛静点。

肺炎的并发症

肺脓肿

肺脓肿用于描述非结核所致的、肺局部严重的化脓性感染，胸片上可见空洞形成，常伴有液平面。

造成肺脓肿的原因很多，其中最常见的原因是误吸，特别是嗜酒者的吸入性肺炎。支气管内吸入异物常常导致肺脓肿，支气管癌造成支气管堵塞偶尔也可发生肺脓肿。肺炎治疗不恰当可造成慢性或亚急性肺脓肿。

一些特定病原体引起的肺炎也可形成脓肿，特别是金黄色葡萄球菌或肺炎克雷白杆菌。感染性栓子，如葡萄球菌，常造成多发肺脓肿。肺梗死的部位偶尔会形成空洞，很少感染。阿米巴肝脓肿偶尔经横膈播散，造成右下肺叶阿米巴脓肿。

临床特征为肺炎持续并加重，大量咳痰，常因厌氧菌感染而有恶臭。患者表现为弛张热、不适和体重下降。胸部体征较少，病情不能迅速纠正时，常出现杵状指。患者常发生贫血和 ESR 增快。

脓胸

脓胸即指胸腔内有脓液存在，常由重症肺炎细菌播散或肺脓肿破入胸腔所致。典型情况下脓胸为厌氧菌感染，多病情危重，表现为高热和中性粒细胞增多。

检查

肺脓肿和脓胸细菌学检查的样本最好经气管吸引，在支气管镜或超声、CT 引导下经皮胸腔穿刺获得。支气管镜有助于除外肿瘤和异物。

治疗

尽管在70%的肺脓肿和脓胸中可找到厌氧菌，患者通常为合并需氧菌感染的混合感染，特别是米氏链球菌。最常见的厌氧菌有厌氧球菌、产黑色素拟杆菌和梭杆菌。

脓胸需迅速进行胸管引流治疗，或切除肋骨后，在超声引导下引流脓腔中的脓液。抗生素治疗持续 6 周，并应同时覆盖需氧菌及厌氧菌。最初进行治疗时，首选头孢呋辛 1g，静点每 6 小时 1 次，以及甲硝唑 500mg 静点，每 8 小时 1 次，持续 5 天，随后根据细菌敏感性结果，口服应用头孢克罗和甲硝唑并维持相当长的一段时间。脓肿偶尔需要外科治疗。

推荐读物

British Thoracic Society (2001) BTS guidelines for the management of community acquired pneumonia in adults. *Thorax* **56** (Suppl 4): iv1–iv64.

British Thoracic Society (2002) BTS guidelines for the management of community acquired pneumonia in childhood. *Thorax* **57** (Suppl 1): i1–i24.

File TM (2003) Community acquired pneumonia. *Lancet* **362**: 1991–2001.

Lim WS (2004) Community acquired pneumonia. *Clinical Medicine* **4**(3): 224–228.

Low DE (2003) SARS – one year later. *New England Journal of Medicine* **349**: 2381–2382.

Weinstein RA (2004) Planning for epidemics – the lessons of SARS. *New England Journal of Medicine* **350**: 2332–2334.

结核病（见第 2 章）

在发达国家，结核病的发病率在经历了几十年的下降之后目前又开始上升，这是由艾滋病、削弱宿主防御机制的免疫抑制剂的使用、社会经济状况的恶化以及来自高发病率地区移民的增加导致。在发展中国家，发病率要高 20 ~ 50 倍。2000 年全世界有 9 百万新发病例，这主要是由于撒哈拉以南的非洲地区和俄罗斯的病例迅速增长所致。

流行病学

在全世界范围内，结核是由单一感染性疾病导致死亡的首要原因。在 2000 年，2 百万人死于结核（不包括艾滋病感染）。这是由于：

- 不完善的疾病控制计划且治疗监督不利
- 多药耐药（MDR）
- 合并 HIV 感染
- 全世界范围内年轻人口迅速增加——这个年龄组是结核死亡率最高的年龄组
- 过度拥挤和营养不良。

在英国，结核是需要上报的疾病；结核的发病例数是稳定的，在2001年共报告了6669例。在来自亚洲次大陆和西印度群岛的移民中，结核的发病率分别是本土白人的40倍和4倍。这造成了在英国不同地区患病率的巨大差异。

病理学

初次感染结核分枝杆菌称为原发性结核。病变经常位于胸膜下，常常在中上肺野（Ghon 病灶）。在进入肺后一个小时之内，结核杆菌到达引流的肺门淋巴结，并有少部分进入血液。

最初的反应包括渗出和中性粒细胞浸润，这很快被吞噬结核杆菌的巨噬细胞所代替。巨噬细胞与 T 淋巴细胞相互作用，在最初感染后3 ~ 8周建立起细胞免疫，这可以通过皮下注射结核杆菌的蛋白（结核菌素/PPD）产生阳性反应所证实。迟发超敏反应可造成组织坏死，在这一期可看到结核病的典型病理学特征。肉芽肿样病变由中心的干酪样坏死物质和周围的类上皮细胞及朗汉多核巨细胞组成，这两种细胞都起源于巨噬细胞。同时有淋巴细胞浸润及不同程度的纤维化。此后，坏死区域完全愈合，并有相当一部分钙化。现在已知道，至少 20% 的钙化原发病灶中含有结核杆菌，最初处于休眠期，但在机体免疫系统受抑时，可再度活化。再活化可导致典型的原发感染后肺结核，位于肺尖和上肺，伴有空洞。原发感染后结核病是指发生在初次感染后数周、对结核菌的免疫已经建立起来后发生的结核病。

临床特征和检查

对于大多数人，原发结核病是没有症状的。偶尔会有模糊的症状，有时伴有咳嗽和喘息。有时会出现少量的一过性胸腔积液或结节性红斑，这些都是对感染过程的超敏反应。

肿大的淋巴结压迫支气管可能会造成段或叶不张。除了咳嗽和单音性喘鸣，患者一般情况相当好，肺不张会随着原发性综合征的痊愈而消失。偶尔，持续的肺不张会造成继发性支气管扩张，经常位于中叶（Brock 综合征，肺中叶综合征）。

原发和原发后结核病的表现如图14.37所示，图中还显示了它们通常发生的时间。肺外结核的表现详见第 2 章。粟粒性肺结核可以在感染后一年内出现，或偶尔作为复燃的表现在更晚的时候出现，极少是由结核杆菌再感染引起。

肺和其他肺外病灶的复燃可以在免疫力下降后出现，经常见于老年人或慢性疾病患者，其表现见图 14.37。

粟粒性结核

粟粒性结核是由结核杆菌急性血源性播散所致。诊断可能很困难，特别是在老年人，因为起病相当隐匿。如果不经治疗，播散性结核病几乎总是致命的。

粟粒性结核的表现可以完全没有特异性，包括逐渐出现的不适、体重下降，随后出现发热，偶尔可以表现为结核性脑膜炎。尽管晚期会出现肝脾大，但早期经常没有异常的体征。肉眼可看到一个或多个脉络膜结节，这是一种淡黄色微微发亮并隆起的病灶，直径大约是视盘的 1/4，晚期中心可变为白色。

直到出现遍布全肺的、直径为2mm的均一的边缘清晰（hard outline）的粟粒样阴影之前，胸部 X 线可以完全正常。病灶可以增大至 5 ~ 10mm。结节病、葡萄球菌或支原体肺炎的胸部 X 线表现可以类似于粟粒性结核。CT 扫描可以早期发现肺实质病变。

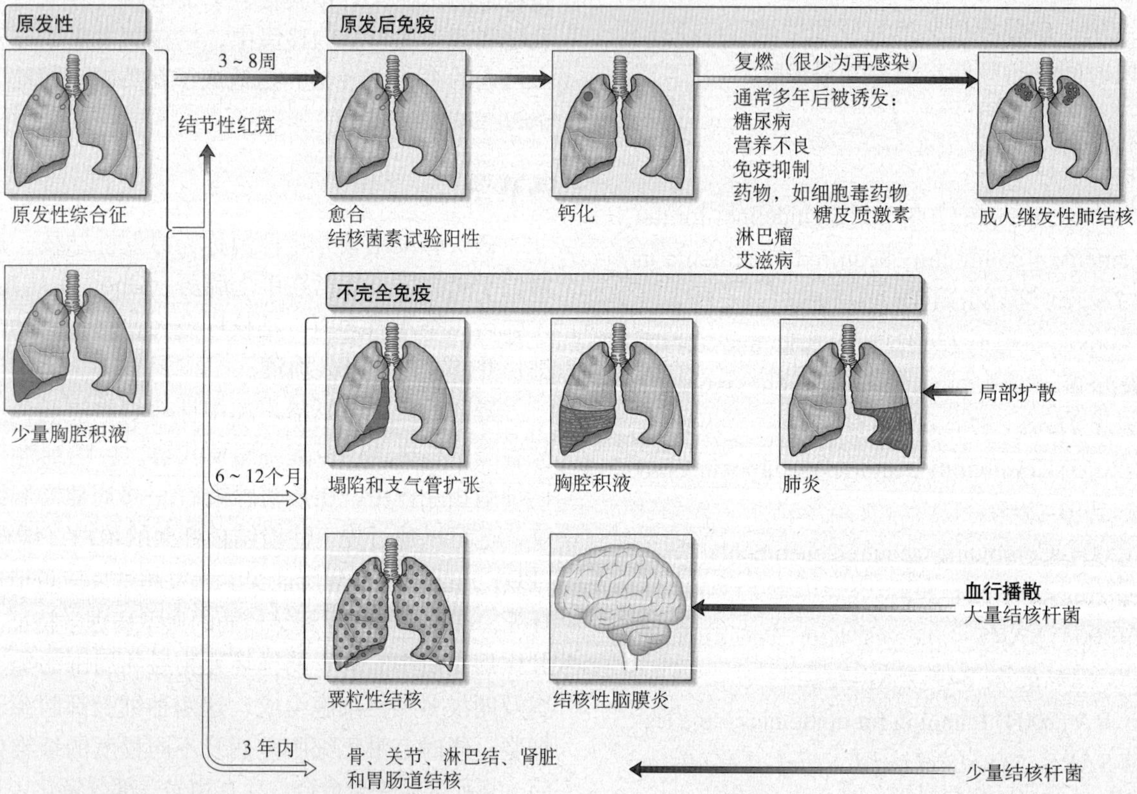

图 14.37 原发性和原发后结核病的表现。

结核菌素试验往往是阳性的，但在 30% ~ 50% 的非常严重的患者中可以呈阴性。在胸片上可以发现任何异常之前，透壁肺活检往往可以有阳性发现。

对于以不明原因发热为表现的患者，经常需要做肝和骨髓活检及培养。这些患者可以给予试验性抗结核治疗，如果发热是由结核病引起的，那么在治疗开始后 2 周内体温应该开始下降。对于是可疑且经过其他方法无法确诊的患者，可以采取这种策略。

成人继发性肺结核

通常症状在数月或数周内逐渐出现，主要表现为乏力、不适、食欲缺乏、体重减轻伴发热和咳嗽。浑身湿透的盗汗并不常见，而且经常是由于焦虑造成。痰可以是黏液性、脓性或痰中带血。许多患者有胸部钝痛，常见于自诉反复感冒的患者。结核也可有以胸腔积液或肺炎为首发表现的。

查体很少有阳性发现。只有在疾病进展并伴有大量脓痰时才会出现杵状指。尽管偶尔可以听到持续性啰音，但通常即使在影像学改变非常明显时，胸部查体也往往没有异常体征。可以有胸腔积液、肺炎或纤维化的相关体征。

胸部 X 线

异常的 X 线表现常常可以在没有症状时出现，反之则极为罕见——所以在没有任何 X 线异常时，肺结核的可能性很低。

典型的胸部X线（图14.38）表现为上肺斑片或结节状阴影，肺容量减少和纤维化，伴有或不伴有空洞，可能会出现钙化。仅凭 X 线表现即可以强烈提示结核，但应尽一切努力获得微生物学证据。单凭一次X线片无法判断疾病的活动性。组织胞浆菌病和隐球菌病、球孢子菌病，酵母菌或曲霉等其他真菌感染，以及支气管肺癌和伴有空洞的肺梗死的 X 线表现可以非常类似于肺结核。

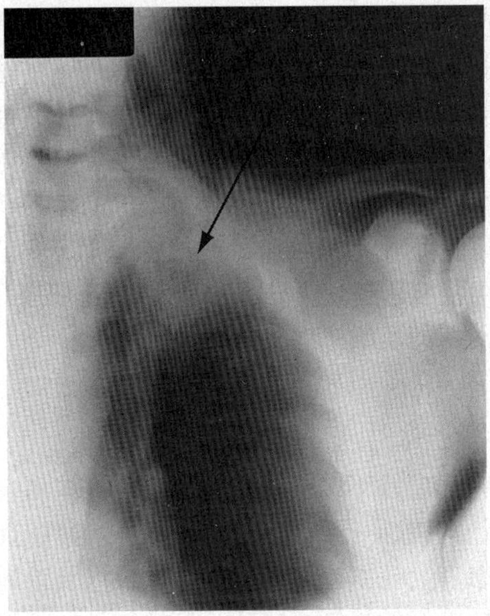

图 14.38　胸片显示左上叶空洞性结核。

结核病的淋巴结表现

患者表现为触痛或波动的肿块，经常位于锁骨上或颈前三角。

这一型的结核在第 2 章讨论。

HIV 感染患者的结核病（也见第 2 章）

HIV 感染患者出现结核病意味着其已进入艾滋病期。可以表现为迅速进展的原发感染、复燃或再感染。临床表现在第 2 章讨论。治疗采用传统方法，但倾向于应用四种而不是三种药物，并应加强监督（直接督导短程治疗，DOTS）。药物不良反应很常见，而且预后可能很差，特别是在未予督导的患者。大约 6% 的HIV阳性的结核病患者出现多药耐药。

诊断

结核病的诊断依赖于以下检查：

- **影像学**：胸部 X 线（见上文），必要时 CT 扫描。
- **染色**：痰标本行苯酚复红（ZN）染色以寻找耐酸和酒精的杆菌（AAFB），或行金胺酚荧光检测。
- **培养**：痰标本在 Ogana 或 Lowenstein-Jensen 培养基中培养4 ~ 8周。液体培养基［Bactec（Becton-Dickinson)］培养时间短，已用于很多实验室。通过培养获得结核杆菌的药敏结果需 3 ~ 4 周。
- **纤维支气管镜**：如果不能获取痰标本，那么在受累的肺叶进行冲洗有助于诊断。这已经取代了诸如洗胃等老式方法。也可以行透壁肺活检，进行组织学和微生物学检查。
- 可能需要对胸膜、淋巴结和肺内实性病变（结核瘤）行活检，以明确诊断。

由于结核分枝杆菌生长缓慢，因而难以通过培养迅速得出明确的诊断。通过放射性标记的、对各种分枝杆菌特异的DNA和RNA探针，可以识别培养物中的病原。通过PCR技术扩增靶DNA，可以增加这种方法的敏感性。这使得我们可以直接检测痰或其他体液并在48小时内得出明确的实验室诊断。并且有可能迅速判断是否存在利福平耐药。这一方法尚不完全可靠，因而不能借此得出最终诊断，特别是在疑难病例（而这些病例最可能应用这些方法）。ELISA方法有很高的特异性，但遗憾的是敏感性不高。

治疗

卧床休息并不改变疾病的预后。有些患者需要短期住院；这包括一般状况差的患者、涂片阳性、高传染性的患者（特别是多药耐药结核）以及诊断不明确或依从性不好的患者。成功治疗结核最关键的因素是能够坚持自觉服药6个月。有5%的患者治疗反应不好，主要是因为缺乏依从性。在英国，体外试验中对一种或多种抗结核药物耐药的发生率曾经不足1%，但这一比率在逐渐增加（4%～6%对异烟肼耐药，1%多药耐药）。

直接督导短程治疗（DOTS）

为了改善依从性，某些诊所习惯于直接督导治疗，给予物质激励（免费的食物，现金报酬）可能会有帮助。但是DOTS也并不是在所有国家均有效，依从性仍然是一个问题。长时间住院治疗只用于持续不能配合的患者，他们中的很多人是无家可归或酗酒者。

6个月的治疗方案

目前对于肺和淋巴结核的标准治疗方案是：利福平600mg和异烟肼300mg，每日1次，疗程为6个月（对体重不足55kg的患者，利福平减至450mg/d）。因为利福平的吸收受食物的影响，这两种药物作为复合片剂应在早餐前30分钟服用。在治疗的最初2个月，加用吡嗪酰胺1.5g/d（体重小于50kg）或2g/d。对于治疗巨噬细胞内的分枝杆菌，吡嗪酰胺有特别的疗效，因此对于预防复发非常有价值。同时给予维生素B_6每日10mg，以减少异烟肼所致神经病变的发生。根据目前的建议，对耐药风险较高的患者加用乙胺丁醇（1g/d）。

长疗程方案

骨结核的治疗应达到9个月，而对结核性脑膜炎应为1年。所用药物与肺结核相同。吡嗪酰胺只用于开始的2个月及耐药病例。

耐药结核菌

最初对药物敏感而后出现耐药的情况（继发耐药）见于对治疗依从性不好的患者。原发耐药见于英国外来的移民，以及接触过耐药病原体感染者的患者。多药耐药是治疗的主要问题，有很高的死亡率，主要发生于HIV感染患者。多药耐药结核在院内传播会造成医务工作者和其他患者感染，这已经成为一个重要的公共卫生问题。对于怀疑耐药的HIV阳性患者及阴性患者的治疗如下：

- 对于多药耐药，至少应用三种敏感的药物
- 对四种主要药物中的一种药物耐药，则应用其他三种。

治疗应持续达2年。HIV阳性患者在培养阴性后，至少持续12个月。现有的用于治疗耐药结核杆菌的二线药物有：卷曲霉素、环丝氨酸、克拉霉素、阿奇霉素、环丙沙星、氧氟沙星、乙硫异烟胺、卡那霉素、阿米卡星、莫西沙星和利福布汀。

药物治疗的不良反应

利福平可诱导肝酶，因此许多患者的血清转氨酶一过性升高，只有当胆红素升高或转氨酶升高3倍以上时才考虑停药，而这种情况并不常见。也有报道利福平引起血小板减少。利福平会将机体的分泌物染成粉红色，因此应告知患者，他们的尿液、泪液（隐形眼镜）和汗液的颜色可能改变。诱导肝酶的作用使得许多合用的药物效果减低。口服避孕药可能会失效，因此应采取其他的计划生育措施。利福布汀是一种新型的利福霉素，与利福平类似，用于预防CD_4计数小于200mm^{3}的HIV患者的胞内鸟型分枝杆菌引起的复杂感染。

异烟肼很少有不良反应，在大剂量时可能引起多神经病，但是在200～300mg/d的常规剂量，这种不良反应极为罕见。不过，一般常规给予10mg的维生素B_6以预防这一不良反应。偶尔异烟肼可引起过敏反应，表现为皮肤红斑和发热，肝炎的发生率不足1%。然而如果不停药，后一种不良反应可能是致命的。

吡嗪酰胺可能引起肝毒性。然而按目前的治疗方案，这一不良反应发生率很低。吡嗪酰胺可减少肾对尿

酸的排泄，可能会诱发高尿酸血症和痛风发作。

乙胺丁醇可能会导致剂量相关的球后视神经炎，表现为绿色盲、视力下降和中央视野缺损（常见于剂量在25mg/kg体重时）。当症状出现时停药往往可以逆转。因此，应当警告患者这一不良反应。所有的患者在给药前应该请眼科医生进行检查，并采用15mg/kg体重的剂量。

链霉素可以导致不可逆的前庭神经损害，这多发生于老年以及肾功能不的患者。过敏反应比利福平、异烟肼和吡嗪酰胺更常见。只有对重症多药耐药的结核患者以及对治疗反应不好的患者才应用这一药物。

随访

在治疗期间应定期随访患者，并直至治疗结束后3个月。因为复发尽管很少见，但仍经常发生在这一时期。多药耐药结核患者在治疗结束后至少应随访1年。

预防性治疗

对胸片提示既往有结核感染并将接受长期能引起免疫抑制的治疗的患者，如透析或糖皮质激素治疗患者，应预防性应用异烟肼300～450mg/d。

预防

接种卡介苗

英国自1954年以来，对所有学龄儿童接种卡介苗(BCG)。BCG是减毒活疫苗，是从实验室培养多次传代后已丧失毒性的牛结核分枝杆菌（结核分枝杆菌牛株）中分离的。早期的试验结果显示，接种BCG可将发生结核病患病风险减少70%。随着英国大部分地区结核发病率逐步降低，接种BCG的效价比有所下降，因此英国许多地区已停止接种BCG。然而，在英国一些移民占人口比例高的地区，则在出生时而不是在通常的13岁时接种BCG。这是为了预防幼儿患结核，因为他们一旦感染结核，病变进展极为迅速，以至于任何对诊断的延误都可能是致命的。BCG可有效防止粟粒性结核和结核性脑膜炎的发生，一项荟萃分析结果显示其保护效力近似50%。然而，在世界范围内接种BCG的有效性从0～94%不等，似乎与纬度有关，挪威、瑞典及丹麦（80%～94%）最有效，美国南部各州及印度效果最差（0～20%）。有效性低可能与一些局部因素有关，包括环境中分枝杆菌（如偶发分枝杆菌、堪萨斯分枝杆菌）感染的频率，这种感染可诱导与BCG类似的保护反应，而不会被BCG增强。

只有结核菌素试验阴性者才需接种BCG，结果阳性者需进行胸片筛查。儿童和成人皮内接种BCG的剂量为0.1ml，新生儿经皮接种剂量为0.05ml。

接触追踪

结核病是经人传播，有效追踪其密切接触者有助于控制疾病传播，并可在疾病早期识别患者。筛查程序包括筛查所有亲密接触的家庭成员或与之共用厨房及浴室的个人。工作或学校中密切接触者也需筛查。患者的接触者需充分检查有无结核病；无病状态接触者需拍胸片及进行结核菌素试验（操作Box 14.5）。

操作 Box 14.5

结核菌素试验

主要用于：

- 接触追踪
- BCG免疫计划。

其对结核病诊断价值很低。

患者应用：

- 结核杆菌纯化蛋白衍生物（PPD）。

试验是基于细胞介导的免疫反应，注射部位可产生硬结和炎症，这主要是由于T淋巴细胞浸润造成。在艾滋病患者中，试验可能假阴性，这是因为他们的迟发超敏反应受损。

Mantoux 试验

主要用于个别患者。

1. 皮内注射0.1ml的1∶1000浓度的PPD（等于10个单位结核菌素）。
2. 72小时后测量硬结（而不是红斑），如果硬结直径大于10mm，则试验为阳性。

Heaf 试验：

这是一种简单的试验，用于大规模筛查。

1. 少量的PPD（10万U/ml）被涂于左前臂屈侧表面。
2. 6个针尖的一次性枪经溶液刺入（皮肤）。
3. Heaf反应通过硬结的大小分为0～4级，3～10天后呈0～1级（只在穿刺部位出现个别硬结）为阴性。

对于成人，即使结核菌素试验结果呈阳性，若胸片无异常发现，也无需行进一步检查。对于近期结核菌素试验结果由阴性变为阳性，移民筛查中发现 Heaf 3 ~ 4 级并未接种过 BCG 的年轻人（16 ~ 34 岁），需进行药物预防。未接种过BCG的HIV感染者，应用异烟肼进行化学预防，在结核病高发区发生活动性结核的相对危险度可下降 40%。

在儿童，结核菌素试验阳性常视为感染，应给予治疗。儿童及年轻人（< 35岁）结核菌素试验结果阴性时，6周后应再重复检查一次，若结果仍为阴性，则接种BCG。家中有结核病患者的 1 岁以下儿童，每日给予异烟肼5 ~ 10mg/kg 进行化学预防，疗程6个月，同时接种一株耐异烟肼的 BCG。

总体而言，英国的重点放在接触者追踪筛查、高发病率的年龄小于 35 岁人群以及一些移民群体（非洲、亚洲和东欧）的检测。

其他分枝杆菌

堪萨斯分枝杆菌存在于水和乳类中，土壤中不存在。这种分枝杆菌引起的病变主要来自欧洲和美国的报道。在少见的情况下，它引起一种少见的相对良性肺部疾病，常见于 HIV 阳性的中年男性。在粉尘环境中工作的人（如矿工）及COPD患者，更容易患病。鸟-胞内（胞内鸟）分枝杆菌可引起艾滋病患者肺部感染（见第 2 章）。

推荐读物

British Thoracic Society (2000) Management of opportunist mycobacterial infections. *Thorax* **55**: 210-218.

British Thoracic Society (2000) Control and prevention of tuberculosis in the UK. *Thorax* **55**: 887-901.

Elzinga G et al. (2003) Meeting targets in global tuberculosis control. *Lancet* **363**: 814-819.

Frieden TR et al. (2003) Tuberculosis. *Lancet* **362**: 887-899.

Small PM, Fujiwara PI (2001) Management of tuberculosis in the United States. *New England Journal of Medicine* **345**：189-200.

弥漫性肺实质病变

弥漫性肺实质病变（DPLD，也指间质性疾病）是临床表现复杂的症候群，占呼吸科就诊病务的 15%。典型的病理改变包括肺泡壁炎症、肺泡腔内液体渗出，导致双侧肺实质进行性破坏。

肉芽肿性肺病

肉芽肿是一种由单核吞噬系统（巨噬细胞/组织细胞）对一种缓慢的可溶性抗原或刺激物产生的反应性慢性炎症组织肿块或结节。如果外源性物质是惰性的（如吸入的粉尘），吞噬细胞缓慢转化；如果外源性物质有毒性或是可以繁殖的，细胞增殖也较快，产生肉芽肿。肉芽肿的特点为上皮样多核巨细胞，如结核中所见。肉芽肿还可见于其他感染，包括真菌和蠕虫，见于结节病和外源性过敏性肺泡炎，也可由于异物（如滑石粉）导致。伴有肺血管炎的肉芽肿将在下文讨论。

结节病

结节病是一个多系统的肉芽肿性疾病，常常累及年轻人，多表现为双侧肺门淋巴结肿大、肺浸润和皮肤或眼部病变。铍中毒的临床和组织学表现可以与结节病相同，目前与该物质的接触已被严格控制。

流行病学和病因学

结节病是常见的病因不明的疾病，常常在常规胸片检查时发现。结节病在地域分布上有很大的差别。英国的患病率约为 19/ 10 万。美国常见，日本则少见。美国黑人的病情要比白人严重得多。结节病与组织相容性抗原无关，有时某些家族中可有多个结节病病例，提示病因可能为环境因素。其他可能的病因包括非典型分枝杆菌、真菌、Epstein-Barr 病毒、职业、遗传、社会或其他环境因素（农村人口比城市人口发病率高）。但这些均未确定。

免疫病理学

- 典型的结节病肉芽肿包含上皮样细胞、巨噬细胞和淋巴细胞，主要是 T 淋巴细胞的局灶性聚集。
- 对结核菌素及其他抗原如白色念珠菌的细胞免疫反应受抑制。
- 淋巴细胞整体减少：循环 T 淋巴细胞数量下降，B 细胞轻度增加。
- 支气管肺泡灌洗检查显示细胞数量明显增加；淋巴细胞增加（尤其是 CD4 辅助细胞）尤为明显。
- 肺泡巨噬细胞的数量增加，但是在支气管肺泡灌洗液细胞中所占的百分比降低。
- 透支气管壁活检显示肺泡壁和间质腔中有白细胞浸润，主要是 T 细胞，可先于肉芽肿出现。

循环中 T 细胞减少和过敏反应延迟可能与淋巴细胞在肺内扣押有关。没有证据显示结节病患者细胞免疫有整体缺陷，因为真菌、病毒和细菌感染的发生率并没有增加，也没有依据说明恶性肿瘤的发生危险增加。

临床特征

发病高峰在21～40岁之间，女性多见。结节病可影响许多不同的器官。最常见的表现为呼吸道症状和胸片异常。5% 出现乏力或体重下降，5% 周围淋巴结肿大，4%发热。多达20%的无呼吸道症状的患者胸片可阴性，尽管病变可能在晚些时候发现。

双侧肺门淋巴结肿大

它是结节病的特征性表现。常无症状，只是在常规胸片检查时发现。偶尔，双侧肺门淋巴结肿大可以造成胸部钝痛、全身不适和低热。

尽管胸片可能没有任何肺野浸润的证据，但是CT扫描（图14.39）、透支气管壁肺活检和支气管肺泡灌洗检查提示肺实质几乎总是受累的。

双侧肺门淋巴结肿大的鉴别诊断包括：

- 淋巴瘤——仅仅累及肺门淋巴结的淋巴瘤少见
- 肺结核——双侧肺门淋巴结对称性肿大少见
- 支气管肺癌伴对侧肺门淋巴结转移——出现典型对称性淋巴结肿大影像的情况同样少见。

疾病早期，通过胸片鉴别肿大的淋巴结和肺动脉有一定的困难，而且肿大的淋巴结并不总是对称的。正因为如此，在没有结节性红斑（见下文）的情况下，需要进行进一步检查。

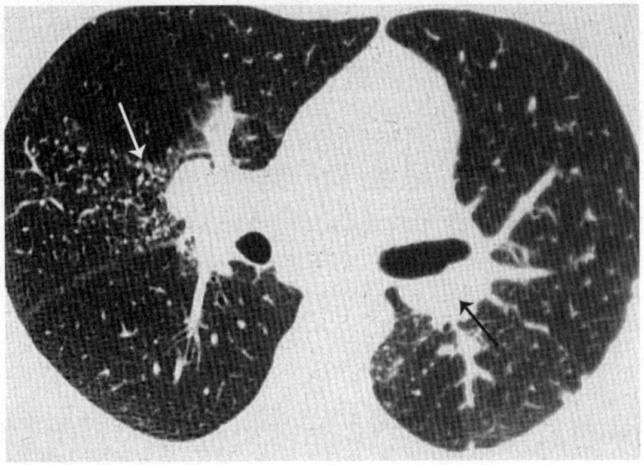

图 14.39　**结节病的 CT 扫描。**注意肺门肿大的淋巴结（黑箭头所示）和肺内结节影，尤其是右中叶（白箭头所示）。

肺部浸润

该类型的结节病可呈进行性发展，劳力性呼吸困难逐渐加重，最终发生肺心病和死亡。开始在胸片中部出现的斑点状阴影会逐渐进展为弥漫性的细小结节影。最终出现广泛的网状阴影，说明发生了肺纤维化。偶尔可有蜂窝肺。肺功能检查显示典型的限制性通气功能障碍（见下文）。

肺部浸润的同时肺功能正常，高度提示结节病。主要的鉴别诊断包括结核、尘肺、隐源性致纤维化性肺泡炎和肺泡癌。但是，这些疾病都有各自的 X 线表现，且通常都有症状，也常常有肺功能异常。

肺外表现

皮肤和眼结节病是最常见的肺外表现。

皮肤病变：可见于 10% 的病例。结节病是结节性红斑最常见的原因（见第 23 章）。双侧肺门淋巴结对称性肿大伴结节性红斑仅见于结节病。还可见到冻疮样病变称作狼疮样冻疮及皮肤结节。

眼及相关病变：前葡萄膜炎常见，可表现为视物模糊、疼痛和红眼。在眼科就诊的葡萄膜炎患者中只有5%是眼结节病，但高达 25%的结节病患者可有无症状性葡萄膜炎。可有结膜炎或视网膜病变。葡萄层腮腺炎是双侧葡萄膜炎、腮腺肿大、偶尔出现面神经瘫痪的综合征，有时见于结节病。

干燥角结膜炎：还可出现泪腺肥大。

代谢异常：尽管10%确诊结节病的患者有高钙血症，但因钙代谢异常而就诊者少见。高血钙和高尿钙可引起肾结石和肾钙质沉着。高钙血症的原因为血中1,25-二羟维生素D_3增加，除肾脏之外，肺肉芽肿中的巨噬细胞中也可发生1-α羟化。

中枢神经系统：中枢神经系统受累少见（2%），但可以导致严重的神经疾病。

骨和关节受累：5%的病例有关节痛，但没有结节性红斑。可见到骨囊肿，尤其是指尖，伴有肿胀。如果没有肿胀，无需进行常规手部X线检查。

肝脾大：尽管很少产生临床后果，但结节病是肝脾大的原因之一。疑诊结节病时可行肝活检，病理可见肉芽肿。

心脏受累：少有心脏受累（3%）。可以见到室性心律失常、传导阻滞和导致充血性心力衰竭的心肌病。

检查

- **影像**：胸片（见上文）。CT可用于评估弥漫性肺受累。
- **全血细胞计数**：可有轻度的正细胞正色素性贫血伴血沉增快。
- **血清生化**：血清钙常升高，可有高球蛋白血症。
- **透支气管壁活检**：是最有价值的检查。90%有或无肺部受累X线证据的肺结节病病例可有阳性结果。约半数有肺外结节病而胸片正常的患者可发现非干酪样肉芽肿。
- **血清血管紧张素转换酶**（ACE）：75%以上未经治疗的结节病患者其血清水平超过正常平均值的两个标准差。淋巴瘤、肺结核、石棉肺和矽肺的血ACE水平也可升高（但幅度较小），使得该项检查的诊断价值受到限制。但是，该项检查可用于评估疾病的活动性，并可用于指导类固醇的治疗。但是类固醇治疗过程中血清ACE的下降并不反映疾病的缓解。
- **肺功能测定**：有肺部浸润的患者可表现为限制性通气障碍。TLC下降，FEV_1和FVC均下降，弥散功能减退。
- **结核菌素皮肤试验**：80%的结节病患者为阴性；这一现象虽然很有意思，但没有诊断价值。

治疗

在许多方面，无论是对是否需要治疗，还是对类固醇治疗的价值都有争议。对单纯肺门淋巴结肿大而胸片没有肺部受累或肺功能无下降者无需治疗。如果不使用类固醇治疗，则胸片持续浸润或肺功能异常者的病情都不可能改善。如果疾病在诊断后6个月内没有自行改善，应当开始使用泼尼松龙30 mg，治疗6周，6～12个月后减到隔日15 mg。尽管没有临床对照试验证明此种治疗方法的疗效，但在肺功能持续恶化时很难停用类固醇。有眼部受累或持续高钙血症的患者应当使用全身激素。

如果结节性红斑很严重或持续存在，则每日5～15 mg的泼尼松龙治疗2周，病情可迅速好转，葡萄层腮腺炎同样如此。心肌结节病和有神经系统表现时也应采用泼尼松龙治疗。

预后

在一些种族，尤其是在美国黑人，结节病的病情更为严重，报道的死亡率可达10%。英国致死性病例不足5%，最常死于呼吸衰竭和肺心病，也有极少数死于心肌结节病和肾损害。胸片对预后有指导意义。仅有肺门淋巴结肿大的患者有2/3以上在2年内缓解，而伴有胸片肺浸润的肺门淋巴结肿大患者只有约半数缓解，而胸片有肺浸润，但无淋巴结肿大的患者只有1/3会在2年内缓解。肺功能检查是监测疾病进展最有用的方法。

郎格汉斯组织细胞增生症（LCH）

LCH为少见病（患病率为1/5万），其组织学特征为LCH细胞增生。这种细胞在电镜下可见Birbeck颗粒或细胞表面有CD_{1a}抗原。临床表现多种多样，从较大儿童的单一骨病变（可自发消退），到幼儿更为弥散的病变（死亡率高）。胸片显示为多发的小囊状阴影（蜂窝肺）、纤维化或广泛的结节阴影。进展期疾病应当使用依托泊苷治疗。

肺血管炎和肉芽肿病

肺血管炎和肉芽肿性疾病的分类并不令人满意。广义上可将其分为两大组：系统性结缔组织病的呼吸系统表现，以及与抗中性粒细胞胞浆抗体（ANCA）相关性疾病。

结缔组织病所致肺血管炎

类风湿疾病（也见第 10 章）

类风湿疾病的肺部受累特点见图 14.40。

最常见的病变为胸膜粘连、肥厚和积液。胸水常为单侧，趋向于慢性。胸水中葡萄糖含量低，但这种表现可见于任何慢性胸水。类风湿关节炎患者可有不同类型的肺实质病变，包括致纤维化性肺泡炎、类风湿结节、隐源性机化性肺炎和淋巴细胞性间质性肺炎。而且，部分患者由于针对关节炎使用了改善病情的药物，如泼尼松龙或甲氨蝶呤，肺部表现可以不典型。

类风湿性关节炎患者所发生的致纤维化性肺泡炎被认为是隐源性纤维化肺泡炎的一个特例（见下文）。临床特点和大体病理表现相同，但病程更长。胸片上的类风湿结节可以单发或多发，大小从数毫米到数厘米。结节常常有空洞，通常无症状但能引起气胸或胸水。

闭塞性细支气管病变少见。表现为进行性呼吸困难和不可逆的气流受限。糖皮质激素可能可以预防病情进展。环杓关节受累可引起呼吸困难、喘鸣、声嘶，偶尔可出现严重阻塞需要气管切开。Caplan 综合征是由于粉尘吸入和类风湿关节炎免疫紊乱共同作用形成的。特别好发于煤矿工人尘肺，也可发生于接触其他粉尘的时候，如硅和石棉。典型表现为圆形结节，直径在 0.5 ~ 5.0 cm，有时可混在大面积纤维化中，影像学上不能与进行性大块肺纤维化鉴别。在结节形成前是否存在单纯的尘肺目前证据不多。这些病变可先于关节炎发生。类风湿因子检查常阳性。

系统性红斑狼疮（也见第 10 章）

胸膜炎是本病最常见的呼吸系统表现，发生率可达 2/3，伴有或不伴有胸水。胸水通常为小量、双侧。常见肺底肺炎，可能与膈肌运动不良或胸痛导致的胸壁运动受限有关。在感染或疾病进展时可发生肺炎。与类风湿关节炎相反，弥漫性肺纤维化少见。

系统性硬化（见第 10 章和第 23 章）

尸检研究显示，几乎所有病例都存在或多或少的肺泡壁弥漫性纤维化及毛细血管和肺泡腔闭塞。严重时胸片可见结节影，然后是线状阴影，紧接着是囊性变，最终发展为蜂窝肺。肺功能检查显示为限制性通气障碍和弥散功能减退。食管扩张引起误吸，可发生肺炎。由于皮肤和躯干增厚和收缩导致胸壁活动受限，可以加重呼吸困难。

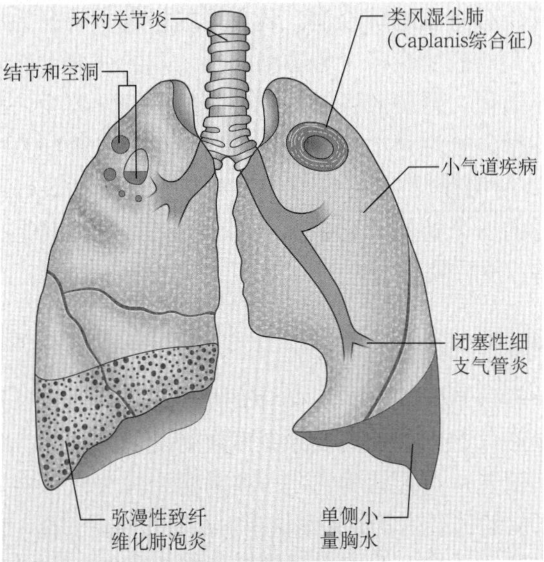

图 14.40 类风湿疾病的呼吸系统表现。

肉芽肿性血管炎

抗中性粒细胞胞浆抗体（也见第 10 章和第 11 章）

抗中性粒细胞胞浆抗体（ANCA）出现在血管炎的急性期，尤其是 Wegener 肉芽肿、Churg-Strauss 综合征和显微镜下多血管炎（多动脉炎），与血管壁中的中性粒细胞浸润相关。

有两种主要的ANCA反应：蛋白酶3（PR3）ANCA 和髓过氧化物酶（MPO）ANCA。

所有血管炎患者中约10%为ANCA阴性，在局限于上呼吸道的 Wegener 肉芽肿中更为常见。约 10% ~ 15% 的进行性肾小球肾炎伴抗肾小球基底膜（GBM）抗体阳性病例为 MPO 阳性，而且这些患者最易出现肺泡出血。

Wegener 肉芽肿病

这种病因不名的肉芽肿性疾病是原发性系统性血管炎之一，主要累及小动脉（其他还有 Churg-Strauss 综合征，见下文）。病变累及上呼吸道、肺和肾。疾病开始常常表现为严重的流涕，然后出现鼻黏膜溃疡，接着出现咳嗽、咯血和胸膜性胸痛。偶尔有皮肤和中枢神经系统受累。胸部常表现为单个或多个结节样团块或伴有空洞的肺浸润。最典型的影像学特征为游走性，大的病变在一个地方消失后，新的病变会在其他地方出现。肾脏最容易发现典型的组织学改变，即坏死性微血管性肾小球肾炎。该病对环磷酰胺150～200 mg/d 的治疗反应良好。“中线肉芽肿”是 Wegener 肉芽肿的一个特例，它累及鼻和鼻旁窦，且尤其是毁损性的；预后很差。

Churg-Strauss 综合征

本病常发生于 31～40 岁的男性，有鼻窦炎、哮喘和嗜酸性粒细胞增高及系统性血管炎的三联征。病因尚不清楚，有人认为它是一些易感个体过敏性疾病非同寻常的进展。其他人则认为它是原发性血管炎，由于累及嗜酸性粒细胞而出现类似哮喘的表现。

病理主要表现为嗜酸性粒细胞浸润伴特征性的血嗜酸性粒细胞增多、小动脉和静脉的血管炎及血管外肉芽肿。常累及肺、周围神经和皮肤，肾脏少有受累。可出现一过性的片状肺炎样的阴影，有时也可以是大片和双侧阴影。皮肤病变包括有压痛的皮下结节及出血点或紫癜样的病变。ANCA 常阳性。本病对激素治疗反应好。偶尔有正在治疗的哮喘患者撤口服激素时出现本病。其他抗哮喘药物和本病的发生无关。

显微镜下血管炎（多血管炎）

其可累及肾脏和肺，可反复咯血。ANCA 常呈阳性。在较早的文献中本病、Churg-Strauss 综合征和结节性多动脉炎有所混淆。但后者为 ANCA 阴性，且肺受累罕见。

伴有嗜酸性粒细胞增高的肺浸润

常见类型和疾病特点见表14.14。从非常轻微的单纯型肺嗜酸性粒细胞增高到致命性的高嗜酸性粒细胞综合征。

单纯型和迁延型肺嗜酸性粒细胞增多症

单纯型肺嗜酸性粒细胞增多症病情相对轻微，仅有低热和咳嗽，通常持续不足 2 周。偶尔，疾病可迁延，伴高热持续超过1个月，血中嗜酸性粒细胞通常增高。这种情况叫做迁延型肺嗜酸性粒细胞增多症。在这两种情况下，胸片都有局限或弥漫的阴影。单纯型可能是由于肺泡中的一过性过敏反应。许多过敏原与此有关，包括蛔虫、钩虫、鞭虫、锥虫、包虫、圆线虫等寄生虫。药物如阿司匹林、青霉素、呋喃妥因和磺胺类药物也与此有关。本病为自限性疾病，除病因治疗外无需其他治疗。在迁延时间较长的病例，适当时应停用所有非必需的治疗，治疗寄生虫。有适应证时考虑糖皮质激素治疗，病变可在数周内消散。

喘息型支气管肺嗜酸性粒细胞增多

表现为哮喘、胸片上一过性游走性的阴影和血或痰中嗜酸性粒细胞增多。到目前为止，世界范围内最常见的病因是对烟曲霉的过敏（见下文），小部分患者可能对白色念珠菌和其他真菌过敏。多数时候找不到过敏原。至于病因是内源性或尚未明确的外源性因素尚不清楚。

烟曲霉所致疾病

烟曲霉所致的肺部疾病见图 14.41。

烟曲霉的孢子（直径5mm）易于吸入，常年存在于大气中，秋末浓度最高。高达 15% 的慢性肺病患者痰中可有烟曲菌生长但不致病。烟曲菌是特应性患者外源性哮喘的病因之一。

表 14.14　嗜酸性粒细胞肺浸润的常见类型和特点

疾病	症状	血嗜酸性粒细胞（%）	多系统受累	病程	转归
单纯型肺嗜酸性粒细胞增多	轻	10	无	＜1 月	好
迁延型肺嗜酸性粒细胞增多	轻 / 中度	＞20	无	＞1 月	好
喘息型支气管肺嗜酸性粒细胞增多	中 / 重	5～20	无	成年	可
热带性肺嗜酸性粒细胞增多	中 / 重	＞20	无	成年	好
嗜酸性粒细胞增多综合征	重	＞20	永远是	成月 / 年	不好

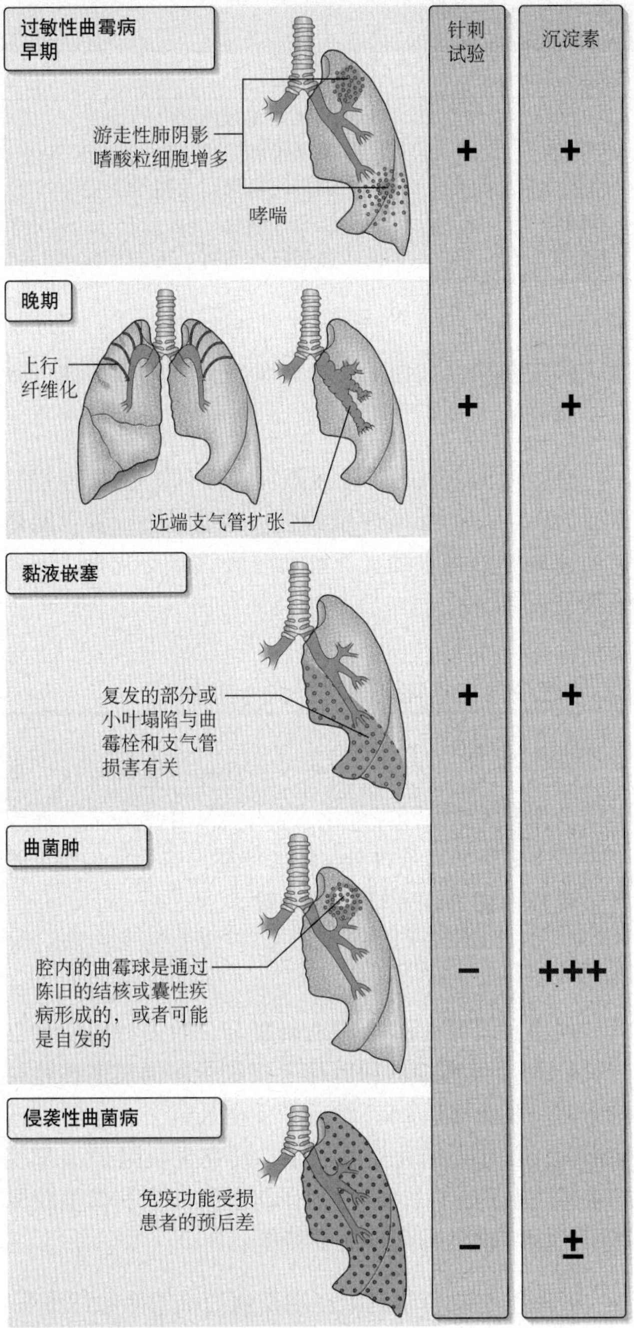

图 14.41 烟曲霉引起的疾病。

过敏性支气管肺曲菌病

本病少见，实际上曲菌是在支气管壁中生长并最终出现近端支气管扩张。常年有嗜酸性粒细胞性肺炎发作，尤其在晚秋和冬季。发作时表现为喘息、咳嗽、发热和全身不适。在咳出黏稠的含有真菌菌丝的痰栓后，胸片上的肺浸润影可消失。偶尔有大的痰栓阻塞支气管，引起肺不张。

若不治疗，反复发生的嗜酸性粒细胞性肺炎可导致进行性肺纤维化，常影响上肺，并在胸片上造成类似结核的表现。

外周血嗜酸性粒细胞计数、总 IgE 水平（无论是特异性还是非特异性）常升高。皮肤点刺试验对烟曲霉蛋白抗原可产生即刻阳性反应。痰中可发现嗜酸性粒细胞和菌丝，血清常发现沉淀抗体，但并不总为阳性。

病程较长的病例肺功能测定可发现肺容量降低和弥散功能减退，所有嗜酸性粒细胞性肺炎病例均有可逆性气流受限的证据。

治疗：泼尼松龙每日30 mg，可使肺部浸润迅速消失。长期口服泼尼松龙（通常每日 10 ~ 15 mg）可预防频繁发作。过去试用过的几种抗真菌药均无效，但目前有些证据表明伊曲康唑可能有效。尽管吸入糖皮质激素对肺部浸润没有影响，但可用于哮喘的控制。

曲菌球及侵袭性曲菌病

曲菌球是烟曲菌在原先受损的肺组织中生长，在肺部空洞中形成一个菌丝球。典型胸片表现为圆形病变，其上方有气体“晕”。持续的抗原刺激可使血清产生大量的沉淀抗体。曲菌球本身并不严重，尽管偶尔可能发生大咯血，需要切除含有曲菌球的受损的肺组织。抗真菌药如两性霉素 B 对曲菌球几乎没有效果。侵袭性曲菌病是公认的免疫抑制患者的并发症，需要积极抗真菌治疗，通常使用静脉两性霉素 B（每日250 μg/kg）。如果两性霉素 B 无效，可选用伊曲康唑或伏立康唑，卡泊芬净也可能有效。

热带性肺嗜酸性粒细胞增多

该名词专指对班氏丝虫微丝蚴的过敏反应。该病见于亚洲次大陆，表现为咳嗽、喘息伴发热、乏力和体重下降。胸片的典型表现为双侧模糊的斑片影，常均匀分布于双肺。单个阴影可大至 5 mm 或更为融合，形成肺炎样表现。

本病的特征为外周血嗜酸性粒细胞计数极度升高。尽管很少发现微丝蚴，但丝虫补体结合试验几乎在所有病例均呈阳性。治疗可采用乙胺嗪（见第 2 章）。

嗜酸性粒细胞增多综合征

本病的特征为嗜酸性粒细胞在不同器官浸润，有时与嗜酸性粒细胞性动脉炎有关。心肌容易受累，但只有约 40% 的病例有肺部受累，表现为胸腔积液或间质性肺病。典型表现为发热、消瘦、反复腹痛发作、持续干咳和充血性心力衰竭。部分病例糖皮质激素治疗有效。

Goodpasture 综合征和特发性肺含铁血黄素沉着症

Goodpasture 综合征（也见第 11 章）

本病通常从上呼吸道感染开始，随后出现咳嗽、间断咯血、乏力并最终出现贫血，可出现大咯血。胸片表现为一过性斑点状阴影，是由肺出血所致。这些症状通常出现在肾小球肾炎发生前数周或数月。病程不一：部分患者可自发好转，而其他患者则进展为肾衰竭。

发病年龄常在16岁以上。发病机制为抗肾和肺基底膜抗体介导的Ⅱ型细胞毒反应，推测可能具有共同抗原。ANCA可阳性。有报道认为与流感A_2病毒有关。

治疗：使用糖皮质激素，部分病例在进行血浆置换去除自身抗体后病情获显著改善。

特发性肺含铁血黄素沉着症

其临床表现与Goodpasture综合征相似，但没有抗基底膜抗体，且肾脏较少受累。多数病例发生在 7 岁以下儿童。表现为慢性咳嗽和贫血，胸片可见肺出血造成的弥漫阴影，最终呈粟粒样结节。痰中找到有含铁血黄素的巨噬细胞为其特征。由于与牛奶过敏有关，因此应合理膳食。

预后通常不佳，常需糖皮质激素或硫唑嘌呤治疗。

肺纤维化和蜂窝肺

肺纤维化是许多呼吸道疾病的最终结局。可有：

- 限局性（如肺炎机化）
- 双侧（如结核）
- 弥漫性（如隐源性致纤维化性肺泡炎、工业性肺病或药物，如白消安、博莱霉素和环磷酰胺所致肺病）。

表 14.15　蜂窝肺的主要病因

局限型	弥漫型
系统性硬化	隐源性致纤维化性肺泡炎
结节病	类风湿肺
结核	郎格汉斯组织细胞增生症
石棉肺	结节性硬化
铍肺	神经纤维瘤病

有时可见典型的“蜂窝肺”，说明双肺有弥漫性的直径为0.5 ~ 2.0 cm的厚壁囊腔。这些囊性气腔可能是扩张和增厚的终末细支气管和呼吸性细支气管。主要病因见表 14.15。

隐源性致纤维化性肺泡炎（CFA）

CFA 相对少见，美国称之为特发性肺纤维化，可出现全肺野的弥漫性纤维化，常发生于中老年人。病因不明，许多患者显示自身免疫的特征，而少数病例可能为金属或木屑的职业性暴露所致。

发病机制

损害和纤维化的发病机制复杂，有多种因素参与（图14.42）。巨噬细胞和肺泡上皮细胞可通过多种途径被激活（见第 13 章），然后产生生长因子，如纤维连接蛋白、血小板衍化生长因子、转化生长因子-β和胰岛素样生长因子 -1。这些因子可刺激Ⅰ型和Ⅲ型胶原沉积。组织学上有两种主要特征：

- T 淋巴细胞和浆细胞浸润及肺泡壁增厚和纤维化
- 肺泡炎——肺泡腔内细胞增加（主要为巨噬细胞和从肺泡壁脱落的Ⅱ性肺泡上皮细胞）。

临床特征

主要特征为进行性呼吸困难和发绀，最终导致呼吸衰竭、肺动脉高压和肺心病。2/3 的患者可见到杵状指，听诊双侧可闻及吸气末细湿啰音。一小部分患者可表现为急性型，称为Hamman-Rich综合征。胸片最初为磨玻璃影，可进展为明显的小结节阴影伴线样纤维化，最终发展为蜂窝肺。这种情况常伴随多种自身免疫

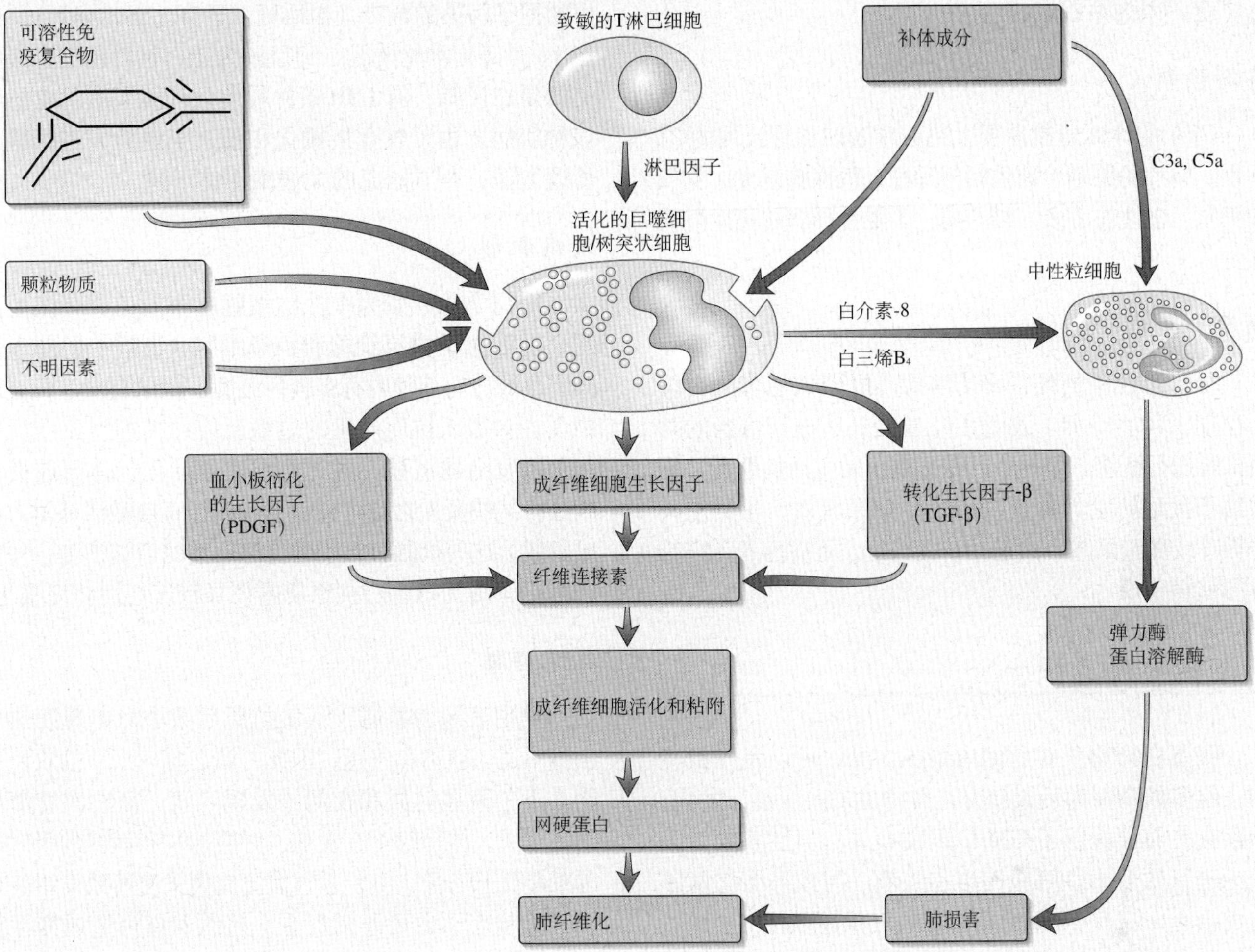

图 14.42 **肺纤维化的发病机制**。巨噬细胞可被几种因素活化，如可溶性免疫复合物和致敏的 T 淋巴细胞，导致各种导致纤维化的细胞因子释放。

性疾病。如 5%～10% 的病例有自身免疫性肝炎。类似的情况还见于类风湿关节炎、系统性红斑狼疮、皮肌炎、系统性硬化和干燥综合征，常常伴有 Raynaud 现象。另外，有报道认为，CFA 与腹部疾病、溃疡性结肠炎和肾小管酸中毒有关。

检查

- **胸片**：可见不规则的网结状阴影，下肺常最明显。
- **高分辨CT扫描（HRCT）**：可见特征性的靠外周分布的网状阴影和磨玻璃影，肺底最明显，但可延伸到全肺（图 14.43）。
- **呼吸功能测定**：表现为限制性通气功能障碍——肺容量下降，FEV_1/FVC 正常或增高（FEV_1和FVC均下降），CO 弥散量下降。峰流速可正常。
- **血气**：表现为肺泡-毛细血管气体交换障碍以及通气血流不匹配所造成的动脉低氧血症，伴高通气所致的 P_aCO_2 正常或降低。

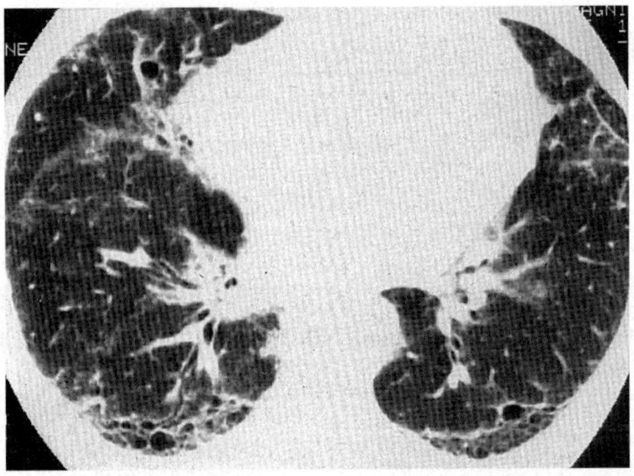

图 14.43 **隐源性致纤维化性肺泡炎的 CT 扫描**。

- **血液检查**：1/3 的患者抗核抗体和类风湿因子阳性。血沉和免疫球蛋白轻度升高。
- **支气管肺泡灌洗**：细胞数增加，尤其是中性粒细胞和巨噬细胞。
- **组织学确诊**：在部分患者是必需的。经支气管壁肺活检很少有诊断意义，但能除外结节病或癌性淋巴管炎。组织学确诊常常需要进行可视胸腔镜检查，因为活检取材较大。

鉴别诊断

CFA 的诊断通常需要上述临床表现和特征性的CT所见。胸片的鉴别诊断包括外源性过敏性肺泡炎、支气管扩张、慢性左心衰、结节病、工业性肺病和癌性淋巴管炎。

预后和治疗

尽管急性型的死亡率非常高，但CFA患者的中位生存期大约为 5 年。虽然治疗益处还需进行恰当的对照试验进行证实，但对于严重影响正常生活的患者，通常给予泼尼松龙（每日 30 mg）。如果无效，可加用硫唑嘌呤或环磷酰胺。可进行家庭氧疗。重症患者可进行单肺移植。

肺泡蛋白质沉积症

脂蛋白样物质在肺泡内聚集少见。可以是先天性的，但多数病例为后天获得，自身免疫反应参与发病，即存在针对细胞因子 GM-CSF 的抗体。男性多见，表现为进行性劳力性呼吸困难和咳嗽。与致纤维化性肺泡炎不同，只有 50% 的患者有吸气相湿啰音。可通过支气管肺泡灌洗进行诊断，灌洗液外观呈牛奶样，镜下可见多量泡沫样巨噬细胞，而其他炎性细胞少见。

外源性过敏性肺泡炎

无论在小气道还是在肺泡都有广泛而弥漫的炎性反应。病因为吸入多种不同种类的抗原，最常见的是微生物孢子污染的植物（如稻草、干草、蘑菇堆肥）。表 14.16 为部分常见情况。到目前为止，世界范围内最常见的是农民肺，有 1/10 条件较差且环境潮湿的农村有该种疾病。由于农业机械化和引入了更为先进的牲畜管理方法，西方国家的发病率正在下降。

发病机制

组织学上开始为中性粒细胞在小气道和肺泡壁浸润，以后为 T 淋巴细胞和巨噬细胞，形成小的非干酪样肉芽肿。肉芽肿内有多核巨细胞，偶尔有吸入的抗原物质。对吸入抗原产生的过敏反应包括细胞免疫反应和免疫复合物沉积，通过经典途径活化补体形成炎症病灶。某些吸入物质可通过替代途径直接激活补体，形成炎症。这些机制可吸引肺泡和间质的巨噬细胞，并使之活化，因此持续的抗原暴露将导致进行性肺纤维化。

临床特征

典型表现为暴露于致敏抗原后数小时出现发热、全身不适、咳嗽和气短。因此，清晨翻动干草的农民可能在下午晚些时候和夜间才发现症状，而在次日清晨前又消失。体检时可有发热、呼吸加快和满肺的吸气末湿啰音及干鸣音。由于通气血流比例失衡所致发绀甚至在静息状态下也可非常严重。持续暴露可造成慢性疾病，在发生致纤维化性肺泡炎的同时，出现明显的体重下降、活动后气短和咳嗽。

检查

- **胸片**：表现为浅淡的结节状阴影，随后出现线状阴影，尤其是在上肺。非常严重的病例可发生蜂窝肺。
- **肺功能测定**：表现为限制性通气障碍伴CO弥散量

表 14.16　外源性过敏性（细支气管）肺泡炎——部分病因

疾病	条件	抗原
农民肺	翻动霉变干草或任何其他霉变的植物原料	嗜热放线菌，如干草小多孢菌 真菌，如曲霉菌（umbrasus）
养鸟者肺	饲养鸽子，清洁鸽笼或鹦鹉笼	羽毛“绒毛”或排泄物中的蛋白
麦芽工人肺	翻动发酵的大麦	棒曲菌
加湿器肺	工厂的空调或加湿器的加湿系统污染（尤其是印刷车间）	可能是不同的细菌或阿米巴（如 Naegleria gruberi） 高温放线菌
蘑菇工人肺	翻动蘑菇堆肥	青霉素 casei
洗奶酪者肺	发霉的奶酪	嗜热放线菌 棒曲菌
酿酒者肺	葡萄霉变	葡萄孢属

下降。

- **多形核白细胞计数**：急性病例可升高。嗜酸性粒细胞通常不增加。
- **沉淀抗体**：存在于血清中。1/4 的鸽子饲养者血清中有抗鸽子蛋白和滴下物的 IgG 导致沉淀的抗体，但只有小部分有肺病。沉淀抗体是接触抗原，而非疾病诊断的证据。
- **支气管肺泡灌洗**：可见 T 淋巴细胞和粒细胞增加。

鉴别诊断

尽管吸入干草小多孢菌孢子所引起的外源性过敏性肺泡炎在农民中常见，但这些人罹患与吸入多种储存谷物和其他植物材料中螨虫抗原相关的哮喘则更为常见。这些包括家食鳞螨、害嗜鳞螨和粗足粉螨。由于吸入这些过敏原所引发的哮喘常常被误认为是农民肺。肺功能测定能有效区分这部分疾病。养鸽者肺很常见，但由于饲养相思鹦鹉、鹦鹉和长尾小鹦鹉引起的肺泡炎则罕见。

治疗

目的在于预防。可以通过改变工作习惯、使用储藏饲料作为动物饲料，并将干草和谷物干燥储存。养鸽者肺控制困难的原因在于患者仍热衷于此。起始量较大的泼尼松龙（每日 30 ~ 60 mg）可能使疾病在早期得以缓解。已经形成的纤维化不会消散，而且部分患者尽管积极治疗，仍会进展为呼吸衰竭。

湿化器热（表 14.16）

湿化器热是建筑物相关疾病之一（见第17章），可表现为典型的外源性过敏性肺泡炎，但没有任何影像学改变。这种疾病曾在英国的工厂中暴发，尤其是印刷车间。在北美更常见于空调系统受污染的办公区。湿化器热可以通过对大的加湿器工厂使用的循环水进行灭菌处理来有效预防。

药物所致的呼吸系统反应（表 14.17）

药物可引起多种呼吸道疾病。发病机制多样，包括直接毒性（如博莱霉素）、免疫复合物性动脉炎、过敏（包括 T 细胞和 IgE 机制）及自身免疫。

多种治疗肿瘤的细胞毒药物可引起肺浸润伴纤维化，其中以博莱霉素最常见。肺损害呈剂量相关性，在总剂量超过 450 mg 时发生，但停药后部分患者可缓解。CO 弥散量下降是最敏感的检查，因此在使用该药物治疗期间应重复检查进行监测。糖皮质激素可有助于病变消散。影响呼吸系统的药物及其反应类型见表 14.17。许多药物可以引起伴随气道痉挛的过敏反应。表中并没有列出全部情况；如已知有超过20种的不同药物能产生系统性红斑狼疮样综合征，有时可并发肺浸润和纤维化。吸入百草枯（见第 16 章）可

表 14-17　一些药物引起的呼吸系统反应

疾病	药物
支气管痉挛	青霉素类，头孢菌素 磺胺类 阿司匹林 / 非甾体抗炎药 单克隆抗体，如英夫利昔单抗 含碘造影剂 β- 肾上腺素能受体阻断剂（如普萘洛尔） 非去极化肌肉松弛剂 静脉维生素 B_1 腺苷
弥漫性实质损害和（或）纤维化	胺碘酮 阿那白滞素（IL-1 受体拮抗剂） 呋喃妥因 百草枯 持续吸氧 细胞毒药物（很多，尤其是白消安、环己亚硝脲、博莱霉素、甲氨蝶呤）
肺嗜酸性粒细胞增多	抗生素： 青霉素 四环素 磺胺类，如柳氮磺吡啶 非甾体抗炎药 细胞毒药物
急性肺损害	百草枯
肺动脉高压	芬氟拉明
SLE 样综合征包括肺浸润、胸水和纤维化	肼苯达嗪 普鲁卡因胺 异烟肼 苯妥英钠 ACEI 单克隆抗体

导致严重的肺水肿和死亡，且许多存活下来的患者发生肺纤维化。

放射损害

在放射治疗中对肺进行照射能引起放射性肺炎。患者可出现气短和干咳。放射性肺炎可引起限制性通气障碍。急性期应给予糖皮质激素。

推荐读物

Baughmann RP et al. (2003) Sarcoidosis. *Lancet* **361**: 1111–1118.

British Thoracic Society (1999) The diagnosis, assessment and treatment of diffuse parenchymal lung disease in adults. *Thorax* **54** (Suppl. 1): S1–S30.

Gross TJ, Hunninghake GW (2001) Idiopathic pulmonary fibrosis. *New England Journal of Medicine* **345**: 517–525.

Noth I et al. (2003) Churg–Strauss syndrome. *Lancet* **361**: 587–594.

Porter N et al. (2003) Endocrine and reproductive manifestations of sarcoidosis. *Quarterly Journal of Medicine* **96**: 553–561.

Vassallo R et al. (2000) Pulmonary Langerhans'-cell histiocytosis. *New England Journal of Medicine* **342**: 1969–1978.

职业性肺病

工作中接触粉尘、气体、蒸汽和烟雾能够导致几种不同类型的肺病：

- 刺激物如二氧化硫、氯气、氨或氮的氧化物可造成急性支气管炎，甚至肺水肿
- 金属粉尘可造成肺纤维化
- 职业性哮喘（见表 14.12）——是目前发达国家最常见的工业性肺病
- 外源性过敏性肺泡炎（见表 14.16）
- 工业的物质所致的支气管肺癌（如石棉、稠环烃矿中的氡）。

吸入矿物粉尘后发生纤维化的程度各异。铁（铁尘肺）、钡（钡尘肺）和锡（锡尘肺）的胸片上可见非常密集的结节影，但对肺功能影响很小，且少有症状。相反，暴露于硅或石棉可引起广泛的纤维化和功能障碍。煤尘具有中等度的致纤维化作用。名词“尘肺”意味着肺内粉尘的堆积以及组织对其的反应。该术语内涵有限，不能包含所有的职业性肺病，通常只用在煤尘，并且对肺有影响的疾病。

煤矿工人尘肺

随着工作条件的改善及英国煤矿业的逐渐紧缩，尘肺病例的数量大幅下降。煤矿工人尘肺是由残留在小气道和肺泡中的直径约为 2 ~ 5μm 的粉尘颗粒造成的。发病率与总的粉尘暴露量有关，在采矿面最高，尤其是通风和降尘条件很差时。吸入煤尘可产生两种截然不同的综合征。

单纯型尘肺

单纯是指煤尘在肺中沉积。胸片上可见微结节影，是迄今为止尘肺最常见的类型。根据国际劳工组织（the International Labour Office，见下文）制定的标准分类可对胸片的表现进行分级。单纯型尘肺对肺功能和症状的影响尚存很大争议。许多病例的症状是由与吸烟有关的 COPD 造成的，但也不尽然。

单纯型尘肺的分类如下：

1 期： 肯定存在小圆结节，但数量很少
2 期： 存在大量小圆结节，但仍可见正常肺纹理
3 期： 小圆结节数量特别巨大，且正常肺纹理被部分或全部掩盖。

单纯型尘肺可以引起进行性大块纤维化（PMF）（见下文）。事实上，1 期单纯型尘肺从不发生 PMF，2 期尘肺中 PMF 的发生率为 7%，3 期尘肺中 PMF 的发生率为 30%。

进行性大块纤维化（PMF）

PMF 患者可出现直径为数厘米的圆形纤维性团块，几乎无一例外地位于上叶，有时中心出现坏死性空洞。尽管在某些患病个体存在一些促纤维化的因素，但PMF的发病机制尚不清楚。一度曾认为是结核分枝杆菌所致，但更可能的病因是免疫复合物，与有类风湿关节炎的煤矿工人的大纤维性结节（Caplan 综

合征）相同。有PMF的石棉肺或矽肺患者的血清类风湿因子和抗核抗体常阳性。病理上有肺尖毁损和肺组织的破坏，引起肺气肿和气道损害。肺功能显示为混合性通气障碍、肺容量丧失、不可逆的气流受限及弥散功能下降。

PMF 患者有严重的劳力性呼吸困难，通常有咳嗽。痰可为黑色。疾病停止接触煤尘后可以继续发展，甚至进展，并可导致呼吸衰竭。

矽肺

本病少见，可发生于石匠、扬沙工人、陶瓷工人及参与捣打炉底（在沙子充填的金属模具中除去沙子）的铸造厂工人。矽肺是由于吸入二氧化硅引起的。该粉尘具有高度致纤维化性。例如，一个煤矿工人在其肺内有 30 克煤尘的情况下可保持健康，但 3 克的二氧化硅就足以致命。二氧化硅似乎对肺泡巨噬细胞具有特别的毒性，并可迅速出现纤维化（见图14.42）。矽肺的胸片表现和临床特征与 PMF 的类似，但可在肺门淋巴结附近见到明显的细线样钙化（“蛋壳样”钙化）。

石棉肺

石棉是铁、镁、镍、镉和铝的硅酸盐的混合物。其特征是在自然界以纤维形式存在。石棉非常耐热、耐酸碱，并因此广泛用于房屋铺顶、绝缘和防火。石棉的主要产地在南非、加拿大、澳大利亚和东欧。石棉有几种不同的类型：约 90% 的石棉是温石棉，6%是青石棉，4%为铁石棉。温石棉或白石棉是最软的石棉纤维。每根纤维通常长 2 cm，但宽度只有几 μm。其致纤维化性通常比青石棉低。青石棉是长 50 μm、宽 1 ~ 2μm 的直纤维，对化学破坏的耐受力强。青石棉是最可能导致石棉肺和间皮瘤的石棉类型，可能是由于它易在肺中滞留。细长的形状意味着它能被吸入，随后在小气道中沿着长轴旋转，尤其是在呼气的湍流中，结果发生纤维嵌塞。青石棉还对巨噬细胞和中性粒细胞酶的破坏具有特别的抵抗力。

造船厂和电站特别容易发生石棉暴露，但其使用广泛意味着低水平的暴露也很普遍。多达 50% 的城市居民在尸检时肺内可发现石棉小体（石棉纤维被蛋白分泌物包被）。英国法令禁止青石棉的使用，并严格限制温石棉的使用。强制采用详细的粉尘控制措施，最终应该可以消除这一问题。在拆除（建筑物）或更换绝缘材料时，工人们还在继续接触青石棉。应当牢记的是，在暴露与发病之间有一个相当长的延迟，尤其是间皮瘤（20 ~ 40 年）。

在支气管肺癌的发生中，石棉肺与吸烟有协同作用，通常是腺癌；其危险性是吸烟造成危险的 5 倍。不吸烟者肺癌的危险也增加，特别是那些有实质石棉肺的人，没有石棉肺但有胸膜石棉斑的人同样如此。

表14.18总结了石棉引起的疾病。在英国，双侧弥漫性胸膜增厚、石棉肺、间皮瘤及石棉相关的支气管肿瘤可享受工业伤害赔偿；但也仅占到煤矿工人尘肺病患的 1/4。

石棉肺的定义为：由石棉粉尘引起的肺纤维化，可能导致或不导致壁层或脏层胸膜的纤维化。石棉肺呈进行性发展，表现为呼吸困难，可有杵状指和双侧肺底的吸气末湿啰音。CT 可发现胸片上没有显示的纤维化。虽然常常使用激素治疗，但目前没有治疗能改变疾病的进展。

间皮瘤

自20世纪80年代以来，间皮瘤的病例数呈进行性增加，目前每年已超过1000例。间皮瘤最常见的表现为胸水，通常伴有持续性胸痛，即使最初的胸水化验或活检没有诊断意义，也应提高警惕。通常需要行可视性胸腔镜引导的肺活检，以得到足够的组织进行诊断。胸膜活检诊断阳性时，应给予局部放疗，以预防间皮瘤细胞在针刺通道内播种。目前没有可以影响普遍致死性结局的治疗。

棉尘肺

世界各地均可见到，但在棉厂工人减少的地区发病率下降很快。在英国，本病曾见于Lanscashire（英格兰西北部之州）和北爱尔兰，但现在已成为历史。休假后返回工作的第一天（星期一疾病）开始出现症状，随着时间的推移，一周内症状逐渐改善。胸闷、咳嗽和呼吸困难等症状在暴露于棉厂内棉尘区域 1 小时内出现，特别是在原棉清洁、纤维拉直的吹打和梳理车间。

对该病的本质和病因仍有争议。两个重要的特征是：纯棉并不致病；棉尘暴露对任何人都会造成一定程度的气流受限。哮喘患者对棉尘暴露尤为敏感。最可能的病因是：存在于原棉中的细菌产生的内毒素引起了

表 14.18 石棉对肺的效应

	暴露	胸片	肺功能	症状	预后
石棉小体	小量	正常	正常	无	仅有石棉接触的证据
胸膜斑	小量	胸膜增厚（壁层胸膜）和钙化（也发生在膈胸膜）	轻度的限制性通气障碍	少见，偶尔有轻度的活动后气短	没有其他后遗症
胸水	接触后的20年内	胸水	限制	胸膜性疼痛，呼吸困难	通常反复发生
双侧弥漫性胸膜增厚	小量 / 中度	双侧弥漫性增厚（壁层和脏层胸膜），厚度超过 5 mm 并延伸超过胸壁的四分之一	限制性通气障碍	活动后呼吸困难	在没有进一步接触的情况下可以进展
间皮瘤	小量（从接触到发病间隔20～40年）	胸水，通常为单侧	限制性通气障碍	胸膜性疼痛，呼吸困难加重	中位生存期 2 年
石棉肺	大量（从接触到发病间隔5～10年）	弥漫性双侧线样阴影，蜂窝肺	严重限制性通气障碍和弥散功能减退	进行性呼吸困难	差，部分病例在停止接触后仍进展
石棉相关性支气管肿瘤	石棉肺、双侧弥漫性胸膜增厚或双侧胸膜斑合并支气管肿瘤				致死性

气道收缩。胸片没有变化，而有些患者出现的进行性气流受限究竟是由于棉尘所致，还是其他因素所致，如吸烟或合并哮喘等，仍存在很大的争议。

铍中毒

铍-铜合金有很好的延展性，耐金属疲劳、高温和腐蚀，应用于航空工业、核反应堆和一些电子设备。

吸入铍可引起全身性疾病，与结节病的临床表现相似。主要的慢性症状为伴有肺纤维化的进行性呼吸困难。但是通过严格控制工作场所空气中铍的浓度，本病已非常罕见。

推荐读物

Beckett WS (2000) Occupational respiratory disorders. *New England Journal of Medicine* **342**: 406–413.

Parker C, Neville E (2003) Management of malignant mesothelioma. *Thorax* **58**: 809–813.

肺囊肿

肺囊肿包括先天性支气管源性囊肿或来源于隔离的肺段。包虫病可引起液性囊肿。薄壁囊肿由肺脓肿所致，尤其容易出现在葡萄球菌肺炎、结核空洞、感染性肺梗死、原发性支气管肺癌、有空洞的转移性肿瘤或卫氏并殖吸虫引起的肺吸虫病。

呼吸道肿瘤

支气管肺癌占所有肺部原发肿瘤的 95%，肺泡癌占 2%，其余 3% 为其他少见恶性肿瘤或良性肿瘤。

恶性肿瘤

支气管肺癌

支气管肺癌是西方最常见的恶性肿瘤，在英国是仅次于心脏病和肺炎之后第三位常见的死亡原因。在世界范围内，苏格兰的病死率最高，英格兰和威尔士紧随其后。英国每年有 32 000 人死于支气管肺癌，男女比例为 3∶1。尽管本病的男性病死率已经趋于稳定，但在女性却持续上升，目前已成为女性中引起死亡的最常见恶性疾病。

吸烟是支气管肺癌最重要的致病因素（表 14.19），但是即使考虑到吸烟的影响，城市的支气管肺癌发病率仍高于农村。被动吸烟（非吸烟者经常吸入其他人的吸烟烟雾）者支气管肺癌的危险增加1.5倍。职业因素包括石棉暴露，以及接触砷、铬、氧化铁、石油产品和油、煤焦油、煤燃烧产物和放射线。与职业因素相关的肿瘤多数为腺癌，而且与吸烟关系不大。

细胞类型

根据疾病的特点和对治疗的反应，支气管肺癌可以分为小细胞肺癌和非小细胞肺癌。对肿瘤倍增时间的研究显示，从开始的恶性变到出现临床症状，腺癌需要 15 年，鳞癌需要 8 年，小细胞肺癌需要 3 年。

非小细胞肺癌

鳞状细胞癌或上皮样癌是最常见的类型，大约占所有肺癌的 40%。多数患者表现为因支气管阻塞性病变引起的感染。偶尔在发现时即有空洞形成（10%）。肿瘤细胞常常分化较好，但有时有退行性变。局部播散常见，广泛转移相对较晚。

腺癌起源于支气管上皮中的黏液细胞，常常侵犯胸膜和纵隔淋巴结，还可转移至脑和骨。腺癌大约占支气管肺癌的 10%，是最常见的石棉相关性支气管肺癌，在不吸烟人群、女性、老年人和远东人群中更常见一些。

大细胞肺癌是分化差的鳞状细胞癌和腺癌，约占所有肺癌的 25%，早期转移。

支气管肺泡细胞癌（也称作细支气管肺癌）仅占肺癌的 1% ~ 2%，可以表现为外周的孤立性结节，也可以表现为多中心起源的弥漫性结节。有时患者可有大量黏液痰。

小细胞肺癌

小细胞肺癌又称燕麦细胞癌，占所有肺癌的20% ~ 30%，起源于内分泌细胞（Kulchitsky细胞）。这些细胞属于 APUD 系，这可以解释为什么这些肿瘤能分泌一些多肽类激素。这些多肽激素中的一部分表现为自分泌方式：它们反过来作用于细胞，促进细胞生长。小细胞肺癌转移很早，就诊时几乎都不能手术。肿瘤生长迅速且恶性度高，化疗有效但预后仍差。

临床特征

肺癌在发现时的常见表现及发生频率见表 14.20。胸痛和不适常常被描述为胸部胀满和压迫感。有时由于侵犯胸膜和肋骨可能引起胸膜性胸痛。

常常没有异常体征。可以出现锁骨上淋巴结肿大、胸腔积液或肺不张的体征；肺炎无吸收或相关基础疾病（如石棉肺所致的弥漫性肺纤维化）的体征。

直接扩散

肿瘤可直接侵犯胸膜和肋骨，肺尖部的肺癌可以侵蚀肋骨并累及臂丛神经（C 8、T1 和 T2）下段，引起严重的肩痛并向下放射至手臂的内侧面（Pancoast 肿瘤）；可侵及交感神经节，引起 Horner 综合征；肺门肿瘤可侵犯喉返神经，引起单侧声带麻痹，伴有嘶哑和

表 14.19 不同吸烟习惯的英国男性医生每 10 万人的肺癌死亡率（年龄标准化）

吸烟习惯	死亡率	每日吸烟数	死亡率
非吸烟者	10	1 ~ 14	78
戒烟者	43	15~24	127
继续吸烟者		25 或更多	251
各种烟草	104		
烟斗 / 雪茄	58		
香烟	140		

表 14.20 支气管肺癌的常见就诊症状的发生率

症状	发生率（%）
咳嗽	41
胸痛	22
咳嗽和疼痛	15
咯血	7
肺部感染	< 5
不适	< 5
体重减轻	< 5
气短	< 5
声音嘶哑	< 5
远处转移	< 5
无症状	< 5

粗重的咳嗽。

支气管肺癌还可以直接侵犯膈神经，引起同侧膈肌麻痹；侵犯食管可引起进行性吞咽困难；侵犯心包引起心包积液和恶性心律失常；引起上腔静脉阻塞综合征可导致清晨头痛、面部以及上肢充血和水肿，颈静脉和胸壁静脉扩张，后者可与腹部静脉形成侧支循环。

转移

常见骨转移，引起严重疼痛和病理性骨折。常常累及肝脏。继发脑转移可表现为人格改变、癫痫或局灶性神经病变。脊髓压迫并不少见，需要紧急治疗（见第9章）。尸检常见肾上腺转移，但通常没有症状。

非转移性肺外表现

尽管大约10%的小细胞肺癌在病程的某些阶段会产生异位激素，但除杵状指外，其他的肺外表现相对少见（表14.21）。

肥大性肺骨关节病（HPOA）（见第10章）的发生率在所有支气管肺癌中占3%，常见于鳞状细胞癌和腺癌。症状包括腕关节和踝关节的僵硬和剧痛，有时伴有男性乳房发育。X线表现为特征性的长骨远端增生性骨膜炎，呈洋葱皮样外观。HPOA均有杵状指。在肺癌切除或开胸迷走神经切断后可能恢复。

表14.21 支气管肺癌的非转移性肺外表现（占所有病例的百分比）

代谢性（在一些阶段普遍存在）	**血管和血液学**（少见）
体重减轻	游走性血栓性静脉炎
疲乏	非细菌性血栓性心内膜炎
食欲减退	小细胞或正细胞性贫血
	弥散性血管内凝血
内分泌（10%）（常见于小细胞肺癌）	血栓性血小板减少性紫癜
异位促肾上腺皮质激素综合征	溶血性贫血
	骨骼
抗利尿激素异常分泌综合征（SIADH）	杵状指（30%）
高钙血症（常见于鳞癌）	肥大性骨关节病（±男性乳房发育）（3%）
较少见：低血糖、甲状腺功能亢进症、男性乳房发育	
神经系统（2%～16%）	**皮肤**（少见）
脑病——包括亚急性小脑变性	皮肌炎
肌病——运动神经元病	黑色棘皮病
神经病变——外周感觉运动神经元病	带状疱疹
肌病——多发肌病，肌萎缩综合征（Eaton-Lambert综合征）	

检查

胸部X线

当肺癌出现症状时，胸部X线几乎都会有异常发现。胸片可能发现直径大于1cm的无症状肿瘤。侧位片有助于发现肺门和心脏后肿物。CT扫描可以发现更小的肿物，目前正在对其的筛查价值进行评价。少数局限于中心气道和纵隔的肿瘤，胸片上可无明显变化，但是在支气管镜检查或CT扫描时很容易发现。尽管单纯咯血而胸片正常的患者检查结果常常阴性，但不能因为胸片正常而不做进一步检查，特别是对于40岁以上的吸烟者。大约70%的原发性肺癌，包括所有小细胞肺癌和大多数鳞癌，都表现为肿块。与其他细胞类型相比腺癌更常见于肺外野。

肿瘤可引起支气管部分阻塞，干扰黏液纤毛传送，使细菌滞留于受累的肺叶内，从而引起继发性肺炎，胸片上常常有表现。

支气管肺癌在胸片上可表现为圆形阴影。肿瘤边缘的典型表现为模糊影或有毛刺，但有时也可以完全光滑并伴有空洞。

肿瘤侧的肺门淋巴结常常受累。支气管肺癌还是大量胸腔积液的常见原因。肿瘤可以通过淋巴管传播，引起癌性淋巴管炎；在支气管肺癌这常常为单侧，并可引起显著的呼吸困难。胸片显示遍布全肺的线状阴影。双侧癌性淋巴管炎常常由转移瘤播散引起，原发肿瘤往往来源于膈下（胃和结肠）或乳腺。

CT扫描

CT有助于识别纵隔内病变，如肿大的淋巴结（见图14.12）或肿瘤局部扩散，还可以通过发现胸片无法发现的小肿物，识别肿瘤向对侧的播散。CT很难鉴别肿大的淋巴结是否为肿瘤转移，但术前CT扫描正常可以不必进行纵隔镜和淋巴结活检。应当对肝、肾上腺和脑进行CT扫描，这些都是肺癌的常见转移部位。

其他影像学检查

MRI无助于原发性肿瘤的诊断。目前PET扫描可

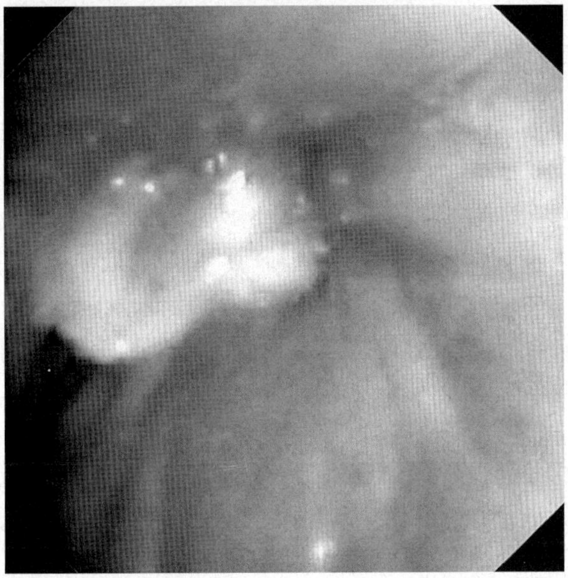

图 14.44 （也见彩图 14.44）支气管镜中见到的支气管肿瘤堵塞的大支气管。

用于纵隔的检查和评估。

纤维支气管镜（又见图 14.44）

用于观察支气管的解剖结构并获取活检和细胞学标本。如果肿瘤侵及任一侧主支气管近端2cm的区域，因为没有足够的边缘实施肺切除术，所以无法对肿瘤进行手术切除。隆突增宽或角度增加提示纵隔淋巴结肿大，可以是恶性或反应性的，可以用针透过支气管壁进行活检。左侧声带麻痹提示喉返神经受累，不能手术。

经皮针吸和活检

纤维支气管镜不能发现肺外周的病变，此时可在X线或CT引导下经胸壁直接进行针吸或活检。不能透支气管壁取得活检的周围性病变中，75% 可以通过细针吸引获得标本。气胸是常见的并发症（25% 的患者），有时需要引流。5%的患者出现少量咯血。不会发生肿瘤种植转移。阳性结果有助于诊断，而阴性细针针吸结果的意义不大。使用 Trucut 针进行活检常常可明确诊断。

其他检查

全血细胞计数以了解有无贫血；生化检查了解有无肝脏受累、高钙血症和低钠血症。

治疗（又见第 9 章）

肺癌有几种不同的治疗方式，最好由多个科室共同制订治疗计划。治疗决定需要考虑总体生存率很差：确诊后，1年生存率为20%，5年生存率只有6% ~ 8%（而乳腺癌或宫颈癌可达 50%）。非小细胞肺癌使用TNM分期系统进行分期，小细胞肺癌则分为限局期或广泛期进行治疗。

手术

非小细胞肺癌（T1、N0、M0）可以通过手术根治，但所有病例中只有 5% ~ 10% 适于切除，这些人的 5 年存活率达 70%。65 岁以上的患者很少适合手术，因为手术死亡率超过了 5 年生存率。临床试验显示，对于就诊时不能手术的肿瘤，新的辅助化疗可使肿瘤的分期降低，从而可以进行手术切除，并能提高在诊断时就可以手术治疗患者的 5 年生存率。最近的临床试验表明，腺癌切除后，使用uracil-tegafir（氟尿嘧啶前体药物）进行辅助化疗可以改善生存率。

术前评估包括利用上述血液和影像学检查除外转移灶。肺功能测试，包括步行氧合试验，用于预测术后肺功能储备。如果弥散功能降至 50% 以下，则肺切除术后活动耐力很差。

根治性放疗

身体状况良好和鳞癌生长缓慢的患者，大剂量放射治疗（65Gy或6500 rad）可以获得良好的治疗效果。不能手术时，放疗是治疗的选择之一。肺功能差是放疗的相对禁忌证。放射性肺炎（准确局限于放射野的急性浸润，放疗后 3 月内发生）的发生率为 10% ~ 15%。放射性纤维化往往发生于放疗后一年内，并不严格地局限于放射野，见于所有患者，程度不同。这些并发症通常不会对患者造成影响。

对症性放疗

放射治疗可以在短期内对骨痛、咯血和上腔静脉阻塞产生良好的作用。

化疗在第 9 章讨论。使用放疗联合辅助化疗可以提高非小细胞肺癌的治疗有效率，并延长中位生存期。

激光治疗、支气管内放疗和气管支气管支架

对于某些不能进行手术切除的肺癌患者，这些技术可用于缓解下述症状：腔内肿瘤或肿瘤外压所致气管支气管狭窄引起的呼吸困难和活动受限、顽固性咳嗽及其他并发症，包括感染、咯血和呼吸衰竭。

对于无法切除的气管或主支气管腔内较短的蕈样生长的肿瘤，可以通过纤维支气管镜使用Nd-Yag激光对肿瘤进行气化。同样，良性肿瘤、狭窄和血管病变也可以获得有效地治疗，使症状立即缓解。

支气管内放射治疗（近距离放射治疗）用于治疗腔内肿瘤或恶性肿瘤的外源性压迫。在支气管镜的引导下将放射源以后装方式放入导管，放置在肿瘤附近。由于放射剂量随离开放射源距离的增加而迅速下降，因此对周围正常组织的破坏最小化。内镜检查发现，70%～95%的肿瘤减小。

气管支气管支架 硅胶或可扩张的金属弹簧支架可植入到肿瘤或外源性压迫所致的狭窄部位，或气管支气管管壁薄弱和塌陷的部位。

姑息性治疗（见第9章）

要对垂危的肺癌患者的整体健康状况予以关注。绝对不能因为这些患者无法治愈而忽视姑息性治疗。可以做许多事情帮助患者没有症状地度过剩余的时间，并尽可能地积极生活。与其他部位的致命性肿瘤患者相比，肺癌患者往往可以保持相对独立的、无痛的生活，但在终末期，死亡会更快地降临。

每日服用泼尼松龙（可达每日15mg）可以改善食欲。可规律使用吗啡或海洛因控制疼痛，可以选择硫酸吗啡控释片每日两次或规律使用酏剂或注射剂。许多患者可以使用泵持续皮下注射阿片类药物止痛。口腔念珠菌和其他感染常见，应注意观察并进行治疗。使用阿片类药物的患者经常便秘，可规律使用缓泻剂。短期姑息性放疗有助于缓解骨痛、严重咳嗽或咯血。

对患者和亲属咨询的问题，需要普通护士、专科护士、社会工作者、牧师和医生等一起分担，他们共同组成姑息治疗的团队。

气管肿瘤

气管的原发肿瘤少见——发生率与喉癌和支气管肿瘤的比例分别为1：75和1：180。大多数为恶性，可引起严重且快速进展的呼吸困难和喘鸣。流速-容量曲线呈典型的吸气流速明显下降（胸腔外气管肿瘤）。支气管镜检查可确诊。用激光可快速有效地破坏肿瘤，使症状暂时缓解。常采用放射治疗，有时可以手术切除，但预后很差。

转移瘤

肿瘤肺部转移很常见，常常表现为圆形阴影（直径1.5～3.0cm）。它们可在已确诊肿瘤患者的胸片检查时发现。原发肿瘤常见部位包括肾、前列腺、乳腺、骨、胃肠道、宫颈或卵巢。

转移几乎都发生于肺实质，即使胸片显示已有广泛转移，患者也常常没有症状。支气管转移少见，可表现为咯血。

癌，尤其是胃癌、胰腺癌和乳腺癌，可累及纵隔淋巴结并沿双侧肺淋巴管转移（癌性淋巴管炎），导致严重的进行性呼吸困难。胸片上可见双侧淋巴结肿大伴肺底网状阴影，而后扩散到双侧肺野。

有时，无症状患者可通过胸片上出现的孤立圆形阴影而发现肺转移，这种表现最常见的原发肿瘤是肾细胞癌。

鉴别诊断包括：

- 原发性支气管肺癌
- 结核瘤
- 肺良性肿瘤
- 包虫病。

单个肺转移灶可以通过手术切除，但是，CT常常可以发现胸片不能发现的小转移灶，因此很少能进行手术切除。

肺癌筛查

已经尝试在高危人群中实施筛查计划（每年进行胸部X线检查，每4个月进行痰细胞学检查），但成功率不高，因此预防非常重要。关于CT在筛查中的作用正在评价中。

良性肿瘤

肺错构瘤

肺错构瘤是肺部最常见的良性肿瘤，胸片常显示为边缘非常清楚的直径1～2cm的圆形阴影，位于肺外周。生长十分缓慢，但肿瘤直径可达到数十厘米。偶有起源于主支气管者，可引起阻塞。

支气管类癌

这种少见的肺部肿瘤与肠道类癌相似，可局部侵犯，甚至扩散到纵隔淋巴结，最后转移至远隔器官。肿瘤内血管丰富，突出到主支气管管腔，可引起反复咯血。生长缓慢，最终阻塞支气管，导致肺叶不张。支气管类癌起源于前肠，可产生 ACTH，但和中肠和后肠起源的类癌不同，多数不产生 5- 羟色胺。

腺样囊性癌（圆柱瘤）、软骨瘤和脂肪瘤

这些都是非常少见的肿瘤，可以生长在气管或支气管中，引起阻塞。

气管肿瘤

良性肿瘤包括鳞状乳突状瘤、平滑肌瘤、血管瘤和神经源性肿瘤。

推荐读物

Hoffman RS (2000) Lung cancer: clinical/pathological features, staging and treatment. *Lancet* **355:** 479–485.

Mulshine JL (2000) Prospects for lung cancer screening. *Lancet* **355**: 592–593.

Seijo LM, Sternman DH (2001) Interventional pulmonology. *New England Journal of Medicine* **344**: 740–749.

Spira A, Ettinger DS (2004) Multidisciplinary management of lung cancer. *New England Journal of Medicine* **350**: 379–392.

胸壁和胸膜疾病

创伤

胸壁创伤可引起贯通伤，导致气胸或血胸。

肋骨骨折

肋骨骨折的常见原因为创伤或咳嗽（特别是老年人），还可发生于骨质疏松患者。肋骨的病理性骨折常常由支气管、乳腺、肾、前列腺或甲状腺癌转移所致。间皮瘤也可侵及肋骨。有些肋骨骨折不能在后前位胸片上显示，需要拍侧位或斜位胸片。

疼痛会妨碍胸部充分扩张和咳嗽，可以引起肺炎。治疗：应使用足量的口服镇痛药、局部浸润麻醉或肋间神经阻滞。

同一肋骨两处骨折可以引起连枷胸，伴胸部反常运动，即吸气时部分胸壁向内运动塌陷。可引起无效通气，可能需要间歇正压通气，特别是数根肋骨同时存在相似的损伤时。

气管或主支气管破裂

气管甚至主支气管可以在减速损伤时发生破裂，导致气胸、皮下气肿、纵隔气肿和咯血。皮下气肿是由气体进入皮下结缔组织所致，也可以在放置肋间引流管后出现。当气体由肺部进入壁层胸膜并沿支气管壁扩散时，可发生纵隔气肿。

食管破裂（也见第 6 章）

食管破裂可导致纵隔炎，常伴有混合性细菌感染。食管破裂是外源性损伤、内镜操作、探条扩张术或肿瘤坏死的严重并发症，需要强有力的抗生素治疗。

肺挫伤

肺内出血在胸片上表现为弥漫性绒毛状阴影，可以引起急性呼吸窘迫综合征（见第 15 章）。

脊柱后侧凸

脊柱后侧凸可以是先天性的，也可以继发于脊柱疾病，如结核或骨软化，或继发于神经肌肉疾病，如 Friedreich 共济失调或多发性肌炎。严重的脊柱后侧凸对呼吸系统的影响要比想像的严重得多，常常在四五十岁时死于呼吸衰竭。有可能的话，应早期矫正此畸形。利用紧密贴和的鼻面罩进行气道内正压通气是治疗呼吸衰竭的一种手段（第 15 章）。

强直性脊柱炎（又见第 10 章）

膈肌运动常常可以充分代偿胸壁运动受限，因此该病对呼吸系统的危害相对较轻。偶尔会发生上叶纤维化。

漏斗胸和鸡胸

漏斗胸除了胸壁上的纵行深沟使人感到难堪外，几乎不引起其他问题，而且畸形可通过手术矫正。胸片

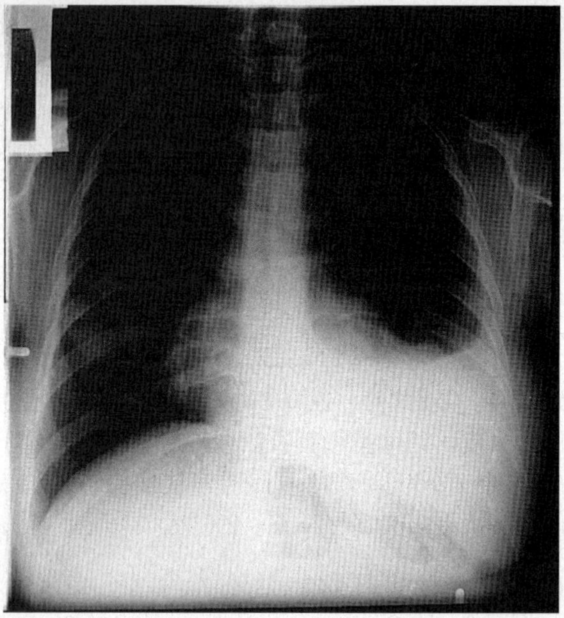
(a)

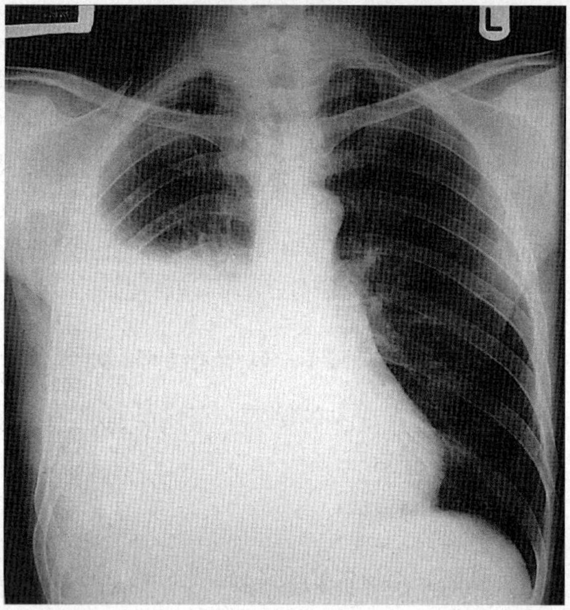
(b)

图 14.45 胸片显示 (a) 小量和 (b) 大量胸腔积液。

上心脏明显左偏。鸡胸（鸽子胸）常常由佝偻病引起，西方少见，无需治疗。

胸膜炎

该名词（pleurisy）用于描述任何胸膜疾病引起的疼痛。局限性炎症可产生局限性锐痛，深吸气、咳嗽、偶尔在转身或弯腰时加重。胸膜炎可伴发于肺炎、肺梗死和肺癌，罕见的病因包括类风湿关节炎和系统性红斑狼疮。

流行性肌痛（Bornholm 病）是由柯萨奇病毒 B 组感染所致。常见于年轻成人，夏末和秋季发病，表现为上呼吸道症状，继之出现胸部或上腹部胸膜性胸痛，伴肌肉压痛。胸片正常，症状在 1 周内消失。

间皮瘤（见上文）

胸腔积液

胸腔积液是指过多的液体在胸膜腔中聚积。当积液量大于 300ml 时，可通过 X 线检查发现；当积液量大于 500ml 时，可出现临床体征。胸部 X 线表现（图 14.45）从肋膈角消失到部分或全部胸腔的均质性高密度阴影。肺下部积液（肺底积液）看上去像膈肌抬高。叶间裂积液的表现可近似于肺内肿物。体征见表 14.1。

诊断

通过胸腔穿刺抽液诊断。积液可以是渗出液或漏出液。

漏出液

漏出性胸腔积液可为双侧，但右侧积液量常常更多，蛋白含量小于 30g/L，乳酸脱氢酶小于 200U/L，原因包括：

- 心力衰竭
- 低蛋白血症（如肾病综合征）
- 缩窄性心包炎
- 甲状腺功能减退症
- 产生右侧大量胸腔积液的卵巢肿瘤—— Meigs 综合征。

渗出液

渗出液的蛋白含量大于 30g/L，乳酸脱氢酶大于 200U/L，原因包括：

- 细菌性肺炎（常见）
- 支气管肺癌和肺梗死时，积液可呈血性（常见）
- 结核
- 结缔组织病
- 梗死后综合征（少见）

- 急性胰腺炎（淀粉酶含量增加）（少见）
- 间皮瘤（少见）
- 结节病（非常少见）
- 黄指甲综合征（积液是由淋巴水肿所致）（非常少见）
- 家族性地中海热（少见）。

如果单纯抽液不能明确诊断，则需要进行胸膜活检。

治疗：除脓胸必须进行引流外，治疗主要针对原发病。

恶性胸腔积液的治疗

有症状的反复出现的恶性胸腔积液可以在引流干净后注入硬化剂，如四环素或博莱霉素。积液应该慢慢引流，因为纵隔快速移动会引起严重的疼痛，有时会导致休克。这些治疗只能暂时缓解症状。

乳糜胸

乳糜胸是由淋巴液在胸膜腔中聚集所致，常常由创伤或肿瘤浸润导致胸导管损伤引起渗漏所致。

脓胸

胸腔内有积脓，可以是肺炎的一个并发症。

气胸

“气胸”是指气体进入到胸膜腔，可以是自发性，或是由于胸部创伤所致。自发性气胸最常见于年轻男性，男女比例为6∶1。它由胸膜下大泡破裂所致，大泡常常位于肺尖，通常认为是肺泡壁结缔组织的先天性缺陷。双肺均可受累，发生率相似。这些患者通常为瘦高体型。40 岁以上患者的常见病因是 COPD。较少见的病因包括支气管哮喘、肺癌、肺脓肿破溃所致的支气管胸膜瘘、严重肺纤维化伴气囊形成。

如果脏层胸膜与壁层胸膜已经有粘连，气胸可以是局限性的。如果没有胸膜粘连，气胸则为弥漫性的。正常情况下胸膜腔内为负压，但与大气相通时，负压消失；此时肺的弹性回缩力引起肺部分萎陷。如果气道和胸膜腔之间的通道持续开放，可形成支气管胸膜瘘。一旦肺和胸膜腔间的通道关闭，则空气将以每天胸片上1.25% 半侧胸腔容量的速度吸收，因此一旦破口关闭，50% 的气胸将在 40 天左右完全吸收。

人们推测可能存在一个活瓣机制，吸气时气体进入胸腔，但呼气时却不能排出。整个呼吸周期中胸膜腔内保持正压，肺进一步塌陷，纵隔移位，静脉回心血量减少，使呼吸和心脏的功能障碍加重。这种情况称作张力性气胸。除非在进行正压通气，这种情况十分少见。

临床常见表现包括突发的单侧胸膜性疼痛或进行性加重的呼吸困难。如果气胸造成的肺萎陷加重，则呼吸困难加重，可出现苍白和心动过速。如果气胸量少，则几乎没有体征。

临床特点和治疗见图14.46，主要目的是使患者尽快恢复正常生活。

单纯性穿刺程序见操作 Box14.6。

推荐读物

British Thoracic Society (2003) BTS guidelines for the management of pleural effusions. *Thorax* 58 (Suppl 2): ii8-ii38.

British Thoracic Society (2003) BTS guidelines for the management of pleural disease. *Thorax* 58 (Suppl 2): ii39-ii52.

膈肌疾病

膈肌疲劳

如果吸气时膈肌收缩力超过其最大静态收缩力的40%，膈肌就会出现疲劳。如果为 COPD 或囊性标准化急性加重期或四肢瘫痪患者突发膈肌疲劳，就需要使用正压通气治疗。随后的康复需要每天进行30分钟的阻力对抗锻炼，以增加膈肌的收缩力和耐力。

单侧膈肌麻痹

常见且无症状。受累膈肌常升高，在吸气时出现反

操作 Box14.6　单纯穿刺抽气

1. 解释操作过程
2. 于锁骨中线第二肋间以2%的利多卡因浸润麻醉至胸膜
3. 16 号 French 带套管的穿刺针进针 3~4cm 进入胸膜腔
4. 将套管连接三通和 50mL 注射器
5. 最多抽取2.5升气体，如果感到抽气有阻力或患者剧烈咳嗽，停止穿刺
6. 复查胸片（呼气相）

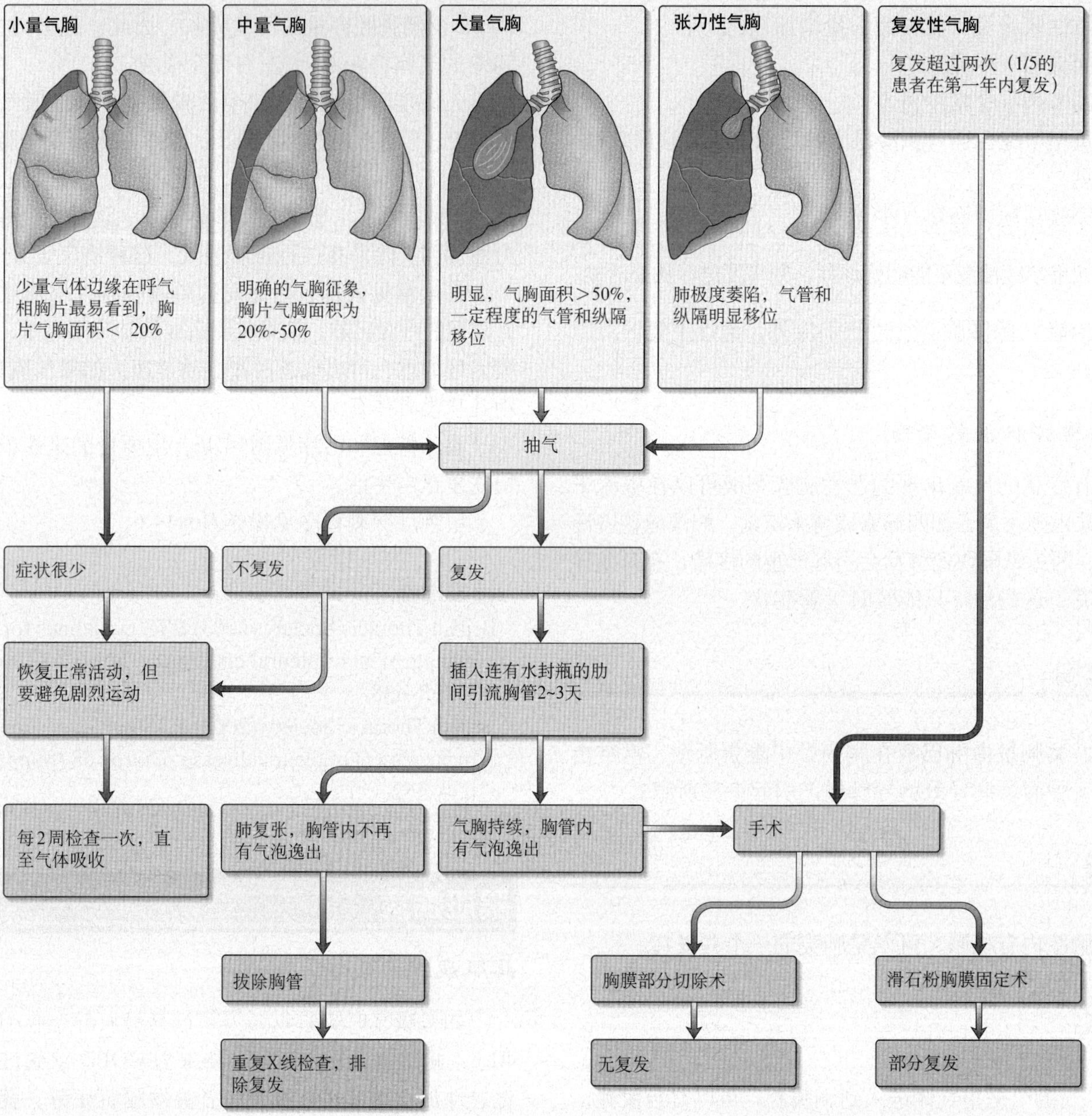

图 14.46　气胸：治疗流程。

常运动。用鼻吸气时，麻痹的膈肌上升，正常侧膈肌下降，可就此做出诊断。病因包括：

- 手术
- 支气管肺癌累及膈神经
- 神经系统疾病，包括脊髓灰质炎、带状疱疹
- 颈髓损伤、产伤、锁骨下静脉穿刺
- 感染：结核、梅毒、肺炎。

双侧膈肌无力或麻痹

可引起卧位呼吸困难，并且是睡眠呼吸暂停的原因之一，可引起白天头痛和嗜睡。患者潮气量降低，呼吸频率增加，卧位时肺活量显著减少，经鼻吸气可引起腹壁向内的反常运动，平卧位最明显。病因包括病毒感染、多发性硬化、运动神经元病、脊髓灰质炎、Guillain-Barré 综合征、创伤后四肢瘫痪以及少见的肌病。治疗包括膈肌起搏或夜间辅助通气。

完全性膈膨出

是一种先天性疾病（总是在左侧），此时肌肉被纤维组织替代。表现为左膈的明显升高，有时伴有胃肠道症状。部分性膨出常常发生在右侧，X线可见横膈隆起阴影（常位于前部）。

膈疝

最常见是通过食管裂孔。但有时也通过 Morgagni 孔发生于前部；后侧部通过 Bochdalek 孔，或者发生于创伤撕裂的任何部位。

呃逆

呃逆的产生是由于膈肌不自主的收缩伴声门关闭所致，非常常见。有时患者表现为持续性呃逆，可能是由于膈肌持续受到刺激（如膈下脓肿）或代谢性原因（如尿毒症）所致。治疗持续性呃逆可以应用氯丙嗪 50mg，每日 3 次，或安定 5mg，每日 3 次。如果病因已知应治疗病因。

纵隔疾病

纵隔定义为位于两侧胸膜腔之间的部分，可以进一步以图 14.47 的方式进行分区。肿瘤很少累及纵隔，纵隔肿物可以在 CT 或核磁上清晰显示（图 14.48）。

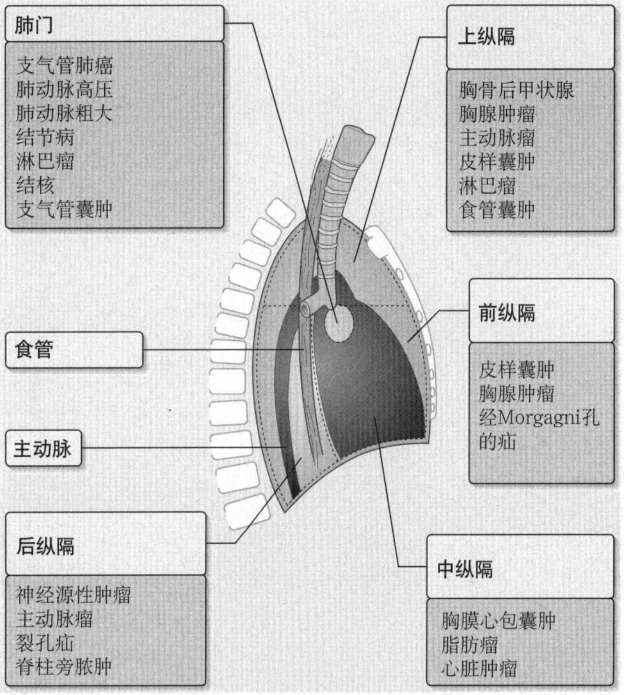

图 14.47　纵隔分区和肿物病变。

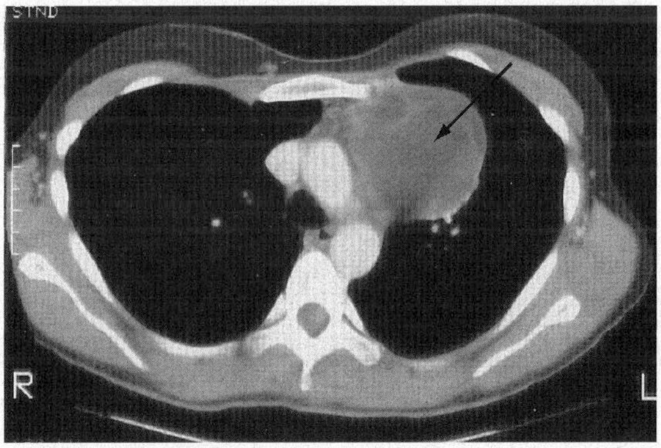

图 14.48　纵隔皮样囊肿的 CT 扫描。

胸骨后或胸腔内甲状腺

最常见的纵隔肿物就是胸骨后或胸腔内甲状腺，它们几乎全是颈部甲状腺的延续。由于胶质性甲状腺肿、恶性疾病，或较少见由于甲状腺毒症引起甲状腺肿大，可以引起气管和食管向对侧移位。在引起呼吸困难这个主要临床表现之前，压迫的症状逐渐出现。少见情况下胸腔内甲状腺可引起吞咽困难，更少见的是由于胸腔内甲状腺牵拉喉返神经，引起声音嘶哑和声带麻痹。治疗采用外科切除。

胸腺瘤

儿童期胸腺较大，占据前上纵隔，随年龄增长退化，但也可以因为囊肿或肿瘤而增大，囊肿很少引起症状；肿瘤可以引起重症肌无力，或导致气管受压，或少见情况下引起食管受压。治疗可选择手术。大约半数的胸腺瘤患者有重症肌无力。

胸膜心包囊肿

囊肿直径可达10cm，含有清亮的液体，70%的病例位于右侧心膈角的前方，感染很少见，不会恶变。常常通过针吸确立诊断。不需治疗但应随访患者，如果囊增大，则提示为其他疾病，此时建议手术治疗。

重要网址

http://www.brit-thoracic.org.uk

British Thoracic Society

http://www.thoracic.org

American Thoracic Society

http://www.asthma.org.uk

UK National Asthma Campaign

http://www.quitsmoking.uk.com

Good site for those waiting to quit or to help patients to quit.

重症监护医学 15

重症监护医学或危重病医学主要涉及特殊医疗单位中危及患者生命的急性疾病（“危重病”）的处理。除急症患者外，这些医疗单位还有选择地收治大手术后的高危患者（表15.1）。重症监护医学还涵盖院内其他医疗单位（如心脏监护病房、急诊留观病房、术后恢复室或急诊室）和社区中突发急病或创伤患者的复苏和转运。重症患者的处理涉及全院，包括那些已经转到病房中的重症患者。团队合作和多学科合作是重症监护的关键，专科医师的指导和协调可以使工作更为有效。Box 15.1列举了需要重症监护团队参与的急症患者处理指南。

重症监护室（ICU）通常收治已经发生或可能发生器官功能衰竭的患者，必须提供诊断、预防和治疗多器官衰竭的设施。因此需配备完善的监护和技术设备，包括邻近的实验室（或患者床旁检测设备），可以快速检测血气和简单的生化指标，如血钾、血糖和血乳酸水平。患者能够得到连续的专业护理和经过恰当训练的医务人员的持续监护。高度依赖病房（HDU）的医疗水平介于普通病房和ICU之间，可以为急性（或慢性基础上急性加重）的单器官衰竭或可能发展为器官衰竭的患者提供监护和支持，设备包括短期通气支持和即用复苏设备，还可以为重症监护室转出的患者提供“降级”的设施。这些病房还可以为稍轻的重症患者提供更舒适的环境，这些患者常常神志清楚，处于警觉状态。这种中等监护病房不应收治需要多器官功能支持和长期复杂机械通气的患者。

人员配备和技术支持水平必须与每个患者的需要相匹配，把医疗资源集中在一个重症监护室比分散在不同地方并隶属于不同管理部门的病房更为有效。

在英国，仅有大约2.6%的医院床位设计为重症监护病床，但是在其他发达国家，这个比例常常要高得多。

表 15.1　一些常见的收住重症监护室的指征

外科急症	**内科急症**
急腹症	呼吸衰竭
腹主动脉瘤破裂 / 出血	慢性阻塞性肺病（COPD）加重
内脏穿孔，特别是粪便污染腹膜腔（常伴有感染性休克）	急性重症哮喘
创伤（常伴有低血容量休克，晚期出现感染性休克）	重症肺炎（可伴有感染性休克）
多发损伤	脑膜炎双球菌感染
大量失血	癫痫持续状态
严重头部损伤	严重糖尿病酮症酸中毒
	昏迷
产科急症	**特定的术后患者**
严重先兆子痫 / 子痫	大范围 / 长时间手术（如胃食管切除术）
出血	心胸手术
羊水栓塞	头颈部大手术
	合并心血管或呼吸系统疾病

Box15.1 需要急诊或“危重患者”小组参与救治指南

正在积极治疗的患者出现下列情况时，应启动本系统：

- 心率< 40 次 / 分
- 心率> 120 次 / 分
- 收缩压> 200mmHg
- 收缩压< 80mmHg
- 连续 2 小时每小时尿量< 0.5ml/kg
- 呼吸频率> 30 次 / 分
- 呼吸频率< 8 次 / 分
- 吸氧时氧饱和度< 90%
- Glasgow 昏迷评分< 8
- 肛温> 39℃
- 肛温< 35℃

Modified from Lee A et al. (1995) The medical emergency team. Anaesthesia and Intensive Care 23: 183-186.

推荐读物

Lyons RA, Wareham K, Hutchings HA et al. (2000) Population requirement for adult critical care beds: a prospective quantitative and qualitative study. *Lancet* **355**: 595-598.

McQuillan P, Pilkington S, Allan A et al. (1998) Confidential inquiry into quality of care before admission to intensive care. *British Journal of Medicine* **316**: 1853-1858.

Vincent JL, Burchardi H (1999) Do we need intermediate care units? *Intensive Care Medicine* **25**: 1345-1349.

重症监护概论

危重患者的处理涉及多个学科，包括：

- 周到而熟练的护理（在英国，护士与患者比例常为 1 : 1）。
- 规律理疗。
- 按需使用镇痛剂和镇静剂，认真处理疼痛和紧张。
- 持续安慰和支持（危重患者容易感到无所适从和出现心理波动）。
- 营养支持（如果可能，应当采用肠内营养）。以往研究显示多种营养素有正性免疫调节作用（免疫营养），包括谷氨酰胺、多价不饱和脂肪酸和核苷酸，但还有待随机试验验证。禁用生长激素。
- 通过输注胰岛素（按需，可用高剂量）将血糖控制在正常范围，可以改善危重患者的预后。
- 对有些病例可使用 H_2- 受体拮抗剂预防应激性溃疡的发生。
- TED 长袜和肝素皮下注射可预防静脉血栓。
- 口腔护理，预防便秘和褥疮。

很多危重患者最初主要诊断并不明确，此时对所有病例的治疗首要目标是：抢救生命，预防、逆转重要的脏器损害，或使重要脏器（如脑、肝、肾）的损害程度降到最低。这个过程包括对生理功能紊乱的快速评价，随之迅速采用对心血管和呼吸功能的支持措施，以重建重要脏器的灌注、改善组织氧供、促进二氧化碳和其他代谢产物的排出。整个过程应严密监测患者病情和对治疗的反应。当检查结果回报、获得更为详细的病史及完成更全面的体格检查后，才能建立疾病的主要诊断。

正常情况下，应当提前计划患者从重症监护室的转出，最好选择正常工作时间。有计划的转出应包括一个在“降级”的中等护理区内的阶段。过早或无计划的转出，特别是在夜间，可能造成住院死亡率的增高。病历中应包含“对重要问题系统介绍”的摘要，并向接收团队详细交班（医疗和护理）。患者在转出的病房中可能出现病情恶化，所以重症监护团队应对患者进行连续回访，并随时提供继续治疗的建议（如气管切开的护理、营养支持）。这样可以避免患者病情恶化、再入重症监护室（预后很差）甚至呼吸心搏骤停。

本章重点介绍心血管和呼吸系统问题。许多患者同时伴有其他器官的衰竭，包括肾和肝等，其治疗将在相应章节中详细阐述。

推荐读物

Goldfrad C, Rowan K (2000) Consequences of discharges from intensive care at night. *Lancet* **335**: 1138-1142.

Griffiths RD (2003) Specialized nutrition support in critically ill patients. *Current Opinion in Critical Care* **9**: 249-259.

实用心肺生理学

氧的运输和消耗（图 15.1）

氧运输（氧分配）是指单位时间内运输到组织的氧的总量，取决于每分钟流经微循环的血流量（即总的心排出量，$\dot{Q}_t$）和血中的氧含量（即动脉血氧含量，C_aO_2）。氧可以通过与血红蛋白结合或溶解于血浆中的两种方式进行运输。与血红蛋白结合的量取决于血红蛋白的携氧能力（通常情况下，每克血红蛋白携带1.34毫升的氧）和氧饱和度（S_aO_2），而血浆中的溶解量取决于氧分压（P_aO_2）。除非使用高压氧，其余情况下血浆中所溶解的氧量可以忽略不计。

但在临床上，氧分配这个广泛使用的概念受到限制，因为它不能反映微循环所调节的每个器官的相对血流变化以及血流分布（也就是与不同组织或细胞代谢需求相匹配的氧的运输效率）。而且有些器官（如心脏）有相对于其血流更高的氧需求量，因此即使在总体氧运输明显充足的情况下，仍可能出现缺氧。

心排出量

心排出量是心率和每搏排出量的乘积，其中任一因素的改变都将影响心排出量（图 15.2）。

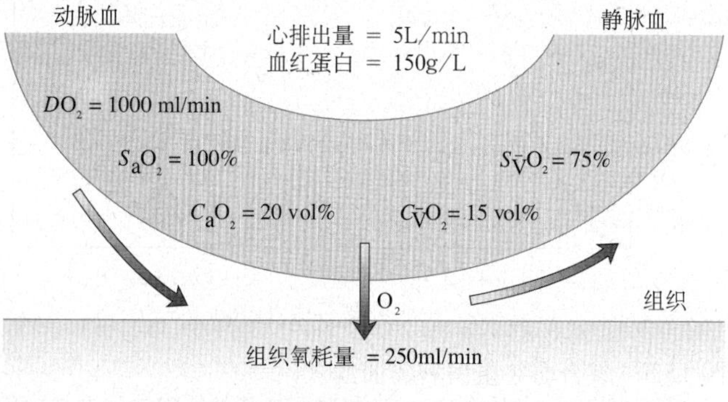

图 15.1　组织的氧运输和消耗。
氧运输（DO_2）= 心排出量 ×［血红蛋白浓度 × 血氧饱和度（S_aO_2）× 1.34］。正常成年人约为 1000ml/min，其中 250ml 被组织消耗。因此混合静脉血的氧饱和度为75%。$C_{\bar{v}}O_2$：混合静脉血氧含量；$S_{\bar{v}}O_2$：混合静脉血氧饱和度。From Singer M, Grant I (eds)(1999) *ABC of Intensive Care*. London: BMJ Books，with permission.

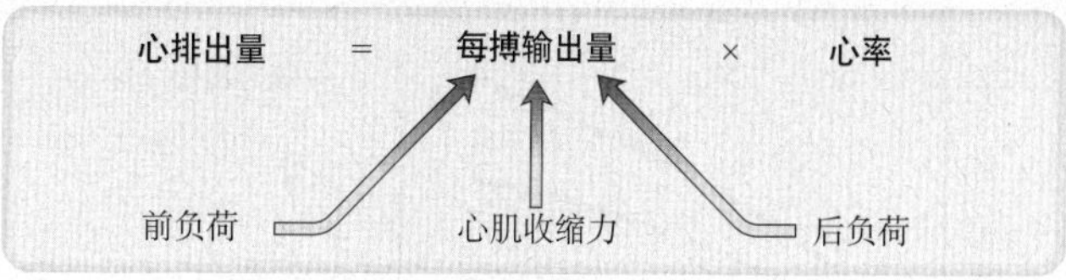

图 15.2　心排出量的决定因素。

心率

当心率逐渐加快时，收缩期的时间基本保持不变，但舒张期的时间受到影响，心室充盈时间逐渐缩短，最终导致每搏排出量降低。正常心脏的这种变化发生于心率大于每分钟 160 次时，但对于病变心脏，尤其是当心室充盈（如二尖瓣狭窄）受限时，每搏排出量在心率较低的时候就可能已经开始降低了。而且心动过速会显著提高心肌耗氧量（$\dot{V}_mO_2$），导致冠脉灌注不足区域中的心肌发生缺血。当心率降低至每搏排出量的增加无法代偿时，心排出量也同样会降低。

心率变化通常由节律紊乱（如心房纤颤、完全房室传导阻滞）引起，此时心室的充盈量无法通过心房的收缩得到增加，因此每搏排出量降低。

每搏排出量

心室每次收缩所射出的血量，也就是心室舒张末容量（VEDV）和收缩末容量（VESV）之间的差值（即每搏排出量 = VEDV − VESV）。射血分数是每搏排出量相对于VEDV的百分数［即射血分数 =（VEDV-VESV）/ VEDV × 100%］，是反映心肌功能的指标。

三个互相依赖的因素影响每搏排出量：前负荷、心肌收缩力和后负荷。

前负荷

前负荷定义为心肌纤维在舒张末期，也即心室收缩启动前的张力。因此与心肌纤维牵拉的程度有关。心肌纤维的张力随着心室舒张末容量的增加而增加，每搏排出量也增加（图 15.3）。随着前负荷的增加，$\dot{V}_mO_2$ 仅会轻微升高，因此这是提高心排出量最有效的途径。

心肌收缩力

是心脏做功的能力，与前负荷、后负荷的变化无关。心肌收缩状态决定了心室对前、后负荷变化的反应。由于存在基础的心肌损害（如缺血性心脏病）或急

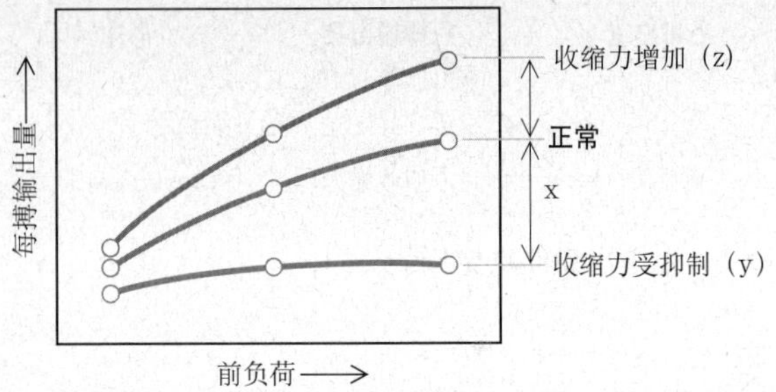

图 15.3 心室功能曲线（Starling 曲线）。
前负荷增加时，每搏排出量增加。如果心室过度牵张，每搏排出量将下降（x）。心力衰竭时，曲线压低变平（y）；心肌收缩力增强时，曲线向上向左移位（z）。

性疾病过程对心肌造成的损害（如败血症），重症监护患者的心肌收缩力常常降低。心肌收缩力的变化引起Starling曲线斜率和位置的改变，心室做功能力衰退表现为曲线压低、变平（图 15.3）。

后负荷

定义为心脏收缩射血时的室壁张力。左室后负荷的主要决定因素为主动脉瓣产生的阻力、周围血管阻力和大血管的弹性。心室扩张、心室内压增高或室壁变薄也会导致室壁张力升高。

在前负荷不变的情况下后负荷降低可以使每搏排出量增加（图15.4），同时$\dot{V}_mO_2$减少。室壁张力减低可以使冠脉血流增加，心肌氧供与需求比得以改善。后负荷过度减低可引起低血压。

另一方面，后负荷增加可导致每搏排出量减少，并且是$\dot{V}_mO_2$升高的重要原因。由于肺循环阻力非常低，右室后负荷在正常情况下可以忽略不计。

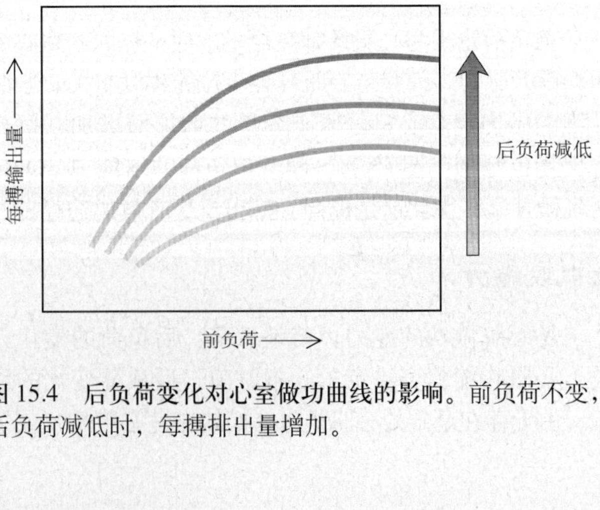

图 15.4 后负荷变化对心室做功曲线的影响。前负荷不变，后负荷减低时，每搏排出量增加。

血液的氧合

氧合血红蛋白解离曲线

血液中的氧分压（P_aO_2）决定着血红蛋白的氧饱和度。氧合血红蛋白解离曲线（图15.5）反映了二者之间的关系。曲线的S形具有重要的临床意义，原因如下：

- 血氧饱和度大于90%时，可以耐受动脉血氧分压（P_aO_2）的轻度下降（因为氧含量相对未受影响）
- P_aO_2增加超过正常水平时，对氧含量的影响很小，除非使用高压氧（此时溶解于血浆的氧显著增加）
- 一旦处于曲线的陡直部分（氧饱和度低于90%），P_aO_2轻度下降就能使氧含量明显下降。同时P_aO_2轻度增高，如给予慢性阻塞性肺病（COPD）患者28%的氧气，就能有效地提高氧饱和度和氧含量。

P_aO_2反过来受肺泡氧分压（P_AO_2）、肺气体交换能力和混合静脉血氧分压（$P_{\bar{v}}O_2$）的影响。

肺泡氧分压（P_AO_2）

吸入气体的各部分分压标于图15.6。吸入气体达到

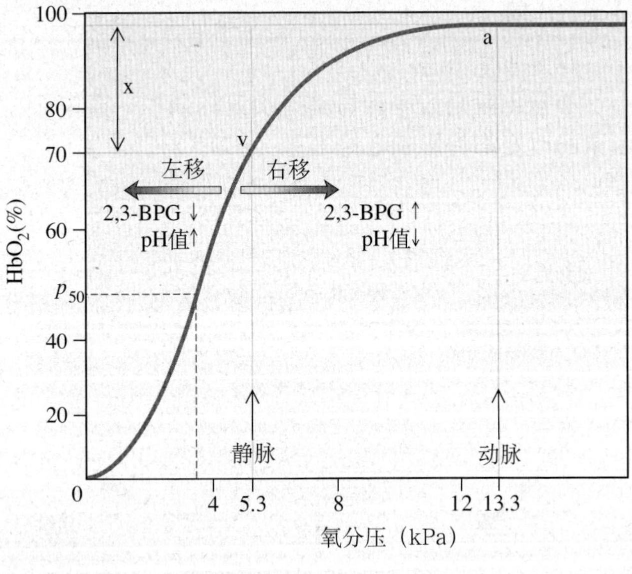

图 15.5 氧合血红蛋白解离曲线。
a：动脉点；v：静脉点；x：动静脉氧含量差。HbO_2（%）：氧合血红蛋白百分数。发生酸中毒（代谢性或呼吸性）、发热或红细胞中2,3-BPG浓度增加时，曲线右移。如果动静脉氧含量差不变，则混合静脉血PO_2增加。而如果混合静脉血PO_2不变，动静脉氧含量差增加，则更多的氧会释放到组织中。P_{50}（氧合血红蛋白占50%时的PO_2）是了解曲线移动的有用指标——P_{50}越高（也就是曲线右移），血红蛋白对氧的亲和力越低。

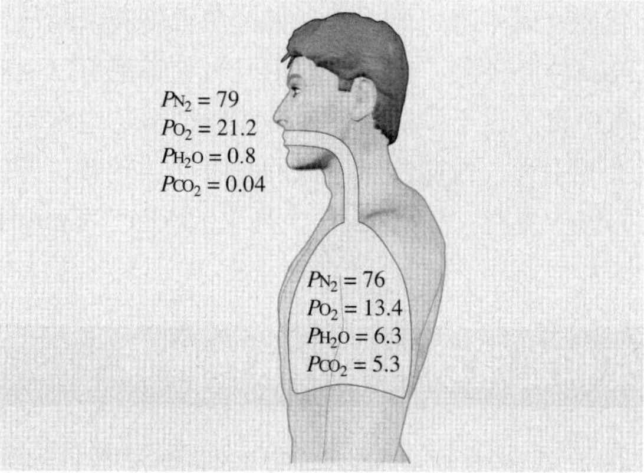

图 15.6 **吸入气体和肺泡气体分压。**数值单位 kPa。

肺泡时，已被37℃的水蒸气饱和，水蒸气分压为6.3kPa（47mmHg），CO_2分压约为5.3kPa（40mmHg），P_AO_2因此减少到大约13.4 kPa（100mmHg）。

临床医师可以通过给氧或提高气体压力改变P_AO_2。由于肺泡内氧分压和二氧化碳分压的变化相反，可以通过降低P_ACO_2（如使用机械通气）使P_aO_2轻度升高。

肺气体交换

正常人肺泡-动脉氧分压差（$P_{A-a}O_2$）较小，原因在于：

- 肺泡膜的跨膜压力梯度小（0.133kPa，1mmHg）
- 少量血液（心排出量的2%）通过支气管和心最小静脉分流，不经过肺
- 通气与血流比不匹配的程度很低。

病理状态下有三个可能的原因导致$P_{A-a}O_2$差增加，包括：

弥散障碍

即使在发生致纤维化性肺泡炎、肺泡-毛细血管膜明显增厚的情况下，这也不是低氧血症的主要原因，二氧化碳比氧的溶解度高，因此不受影响。

右向左分流

某些先天性心脏病，如 Fallot 四联症，以及当整个肺段完全没有通气时，大量血液未经肺交换，引起动脉低氧血症。这种低氧血症无法通过吸氧提高P_AO_2来纠正，因为离开正常肺泡的血液已经完全氧合，进一步增加P_aO_2不能对氧含量造成明显的影响。相反，由于二氧化碳解离曲线的形状（图15.7），分流血中的高二氧化碳分压可以通过开放肺泡的过度通气代偿，因此流出肺血液中的二氧化碳含量降低。实际上，许多急性右向左分流的患者，由于缺氧或肺内机械感受器受到刺激，常出现过度通气，因此P_aCO_2正常或降低。

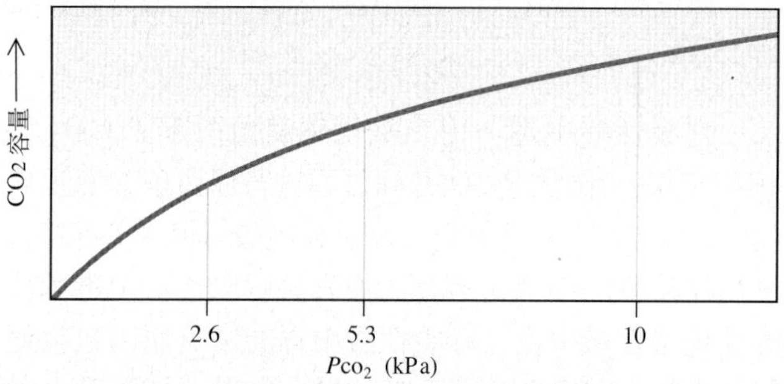

图15.7 **二氧化碳解离曲线。**注意在生理范围内，曲线主要是线性的。

通气/血流比失调（见第14章）

肺实质疾病引起$\dot{V}/\dot{Q}$失调，导致肺泡无效腔增加和低氧血症。无效腔增加可以通过提高总的通气量得以补偿。与真正右向左分流引起的低氧血症相比，由部分区域$\dot{V}/\dot{Q}$降低引起的低氧血症可以通过给氧，提高包括通气不良区域在内的肺组织中的P_AO_2而得到部分纠正。

混合静脉血氧分压（$P_{\bar{v}}O_2$）和饱和度（$S_{\bar{v}}O_2$）

$P_{\bar{v}}O_2$是指流经心脏时充分混合的肺动脉血中的氧分压。假定P_aO_2保持不变，血液到达组织时，如果单位体积血中被摄取的氧增加，$P_{\bar{v}}O_2$和$S_{\bar{v}}O_2$会降低。因此$P_{\bar{v}}O_2$降低提示要么氧运输减少，要么组织氧需求增加而心排出量没有代偿性增加。肺内分流程度相同的情况下，$P_{\bar{v}}O_2$降低会对动脉氧合造成更为明显的影响。因此动脉低氧血症的加重并不一定提示肺功能恶化，也可能是心排出量降低和（或）氧耗量增加。

相反，$P_{\bar{v}}O_2$和$S_{\bar{v}}O_2$的增加可反映组织氧摄取障碍（由于微循环功能障碍）和（或）在严重脓毒症时（见下文）氧摄取利用减少（如线粒体功能障碍）。

监测中心静脉的氧饱和度较肺动脉血的创伤小，可以有效指导危重患者的复苏。

酸碱失衡

酸碱调节生理机制的讨论见第12章。酸碱失衡可以

通过图12.14说明，显示了P_aCO_2与动脉［H^+］间的关系。

机体可以出现酸中毒和碱中毒，酸中毒和碱中毒又分为代谢性（主要影响身体中碳酸氢盐的含量）或呼吸性（主要影响P_aCO_2）。代偿性改变可以非常明显。临床工作中，动脉［H^+］超出18～126nmol/L（pH值为6.79～7.7）的情况十分罕见。

血气和酸碱值（正常范围）见表15.2。血气分析见第15章。

呼吸性酸中毒：由二氧化碳潴留引起P_aCO_2和［H^+］升高。慢性P_aCO_2升高可通过肾保留碳酸氢根来代偿，使［H^+］趋于正常。动脉血碳酸氢根水平维持稳定往往需要2～5天，表现为原发性呼吸性酸中毒和代偿性代谢性碱中毒。呼吸性酸中毒的常见原因包括通气衰竭和COPD（Ⅱ型呼吸衰竭，出现P_aCO_2升高和P_aO_2降低——见第14章）。

呼吸性碱中毒：与上述情况相反，P_aCO_2和［H^+］降低，常伴有碳酸氢根浓度的轻度降低。如果低碳酸血症持续存在，会出现一定程度的肾代偿，产生代谢性酸中毒，但这种情况临床少见。进行机械通气时，常常会有意或无意地发生呼吸性碱中毒；还见于Ⅰ型呼吸衰竭（见第14章）、自发性高通气和居住在高原的人群。

代谢性酸中毒：由酸产生过多引起，最常见的是乳酸H^+（乳酸酸中毒），通常在发生休克或心搏骤停后无氧代谢增加而产生。代谢性酸中毒还见于慢性肾衰竭或糖尿病酮症酸中毒。也可继发于碳酸氢根的丢失，如肠道丢失或肾小管酸中毒时从肾丢失。由于血-脑脊液屏障阻碍呼吸中枢感知血中［H^+］的升高，代谢性酸中毒的呼吸代偿通常有轻微的延迟。但在很短的间隔后，患者就会出现过度通气，呼出二氧化碳，发生代偿性呼吸性碱中毒。呼吸代偿的能力有限，因为P_aCO_2水平实际上不会低于1.4 kPa（11mmHg）。应当注意，在控制性机械通气或呼吸中枢受抑制时，如药物作用或头部损伤，不能自发地产生呼吸代偿。

表15.2 动脉血气和酸碱值（正常范围）

H^+	34～45 nmol/L	pH值7.35～7.45
PO_2	10～13.3 kPa	（75～100mmHg）
PCO_2	4.8～6.1 kPa	（36～46mmHg）
碱剩余	±2.5	
血浆HCO_3^-	22～26 mmol/L	
氧饱和度	95%～100%	

代谢性碱中毒：酸丢失，如经鼻胃管吸引时从胃丢失，或高位肠梗阻，或过量应用可吸收碱都可以引起代谢性碱中毒。过于积极地使用静脉碳酸氢盐也常常引起代谢性碱中毒。代谢性碱中毒的呼吸代偿轻微，即使是严重的碱中毒时，P_aCO_2也很少高于6.5 kPa（50mmHg）。

休克和血流动力学的急性障碍

休克很难定义，该名词常用于描述急性循环衰竭，伴有组织灌注不足或分布失当，引起广泛的细胞缺氧。

休克的原因

组织灌注异常的原因包括：

- 心脏泵功能衰竭
- 前向血流的机械性梗阻
- 循环血容量丢失
- 周围循环障碍。

休克原因见表15.3。休克常由几种因素共同参与（如脓毒症时，个别休克可因低血容量和心肌衰弱而复杂化）。

病理生理学

休克的交感-肾上腺反应（图15.8）

低血压刺激压力感受器，并对化学感受器产生轻度刺激，引起交感神经活性增强，分泌去甲肾上腺素入循环，随后肾上腺髓质释放儿茶酚胺（主要是肾上腺

表15.3 休克的原因

低血容量性	分布性
外源性丢失（如出血、烧伤）	（如脓毒症、过敏）
内源性丢失	血管扩张
	血液扣留
心源性	动静脉分流
（如缺血性心脏损害）	血流分布异常
	心肌受抑
阻塞性	
流出道阻塞（如肺栓塞）	
心脏充盈受限（如心脏压塞、张力性气胸）	

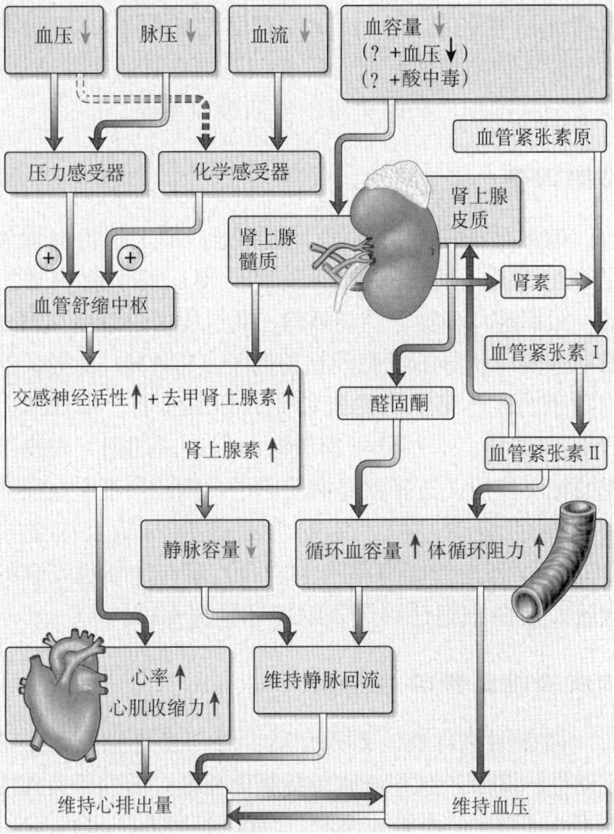

图 15.8 休克的交感肾上腺反应。

素）将该反应放大，结果产生血管收缩，伴有心肌收缩力增强、心率增快，有助于血压和心排出量的恢复。肾皮质灌注减少刺激球旁器释放肾素。肾素将血管紧张素原转化为血管紧张素Ⅰ，后者在肺中被血管内皮转化为强大的血管收缩剂——血管紧张素Ⅱ，血管紧张素Ⅱ再刺激肾皮质释放醛固酮，引起水钠潴留，帮助恢复循环容量。

神经内分泌反应

- 释放垂体激素，如促肾上腺皮质激素（ACTH）、血管升压素（抗利尿激素，ADH）和内源性阿片肽。
- 释放皮质醇，引起液体潴留、对抗胰岛素作用。
- 释放胰高血糖素，使血糖水平升高。

尽管绝对肾上腺皮质功能不全（如由双侧肾上腺出血或坏死引起）少见，但有证据表明，感染性休克患者对外源性 ACTH 的反应减弱（也就是所谓“相对”或“隐匿”性肾上腺皮质功能不全），可能导致对去甲肾上腺素的升压反应差和预后不良。

促炎和抗炎介质的释放（也见第 4 章）

严重感染（常伴有菌血症或内毒素血症）、大面积组织破坏（如创伤或大手术后）或长时间/反复低灌注发作均可触发过度炎症反应，伴有全身白细胞的激活和各种有潜在破坏性“介质”的释放。尽管这种反应有助于对抗局部感染或坏死组织，但“内在免疫”反应的扩散会导致休克和广泛组织损伤。通常情况下，在过度炎症反应的开始阶段之后往往有一个免疫抑制期，而且在某些情况下免疫抑制会相当严重，此时继发感染的危险增加。

微生物及其毒性产物

脓毒症/感染性休克时，血中的微生物、微生物细胞壁成分（如内毒素）和（或）外毒素（细菌如葡萄球菌、链球菌和假单胞菌产生的抗原蛋白），激活炎症级联反应。内毒素是一种脂多糖（LPS），来源于革兰阴性杆菌的细胞壁，是一种强有力的炎症反应启动因子。LPS 的脂质 A 部分可与存在于正常人血浆中的脂多糖结合蛋白（LBP）相结合。LBP/LPS复合物粘附在细胞表面标志 CD14上，与分泌蛋白相结合，然后该复合物与一个 toll 样受体家族成员结合（可能是 TLR4），将激活信号传入细胞。此复合物区域的另一个机制涉及TREM-1（激活骨髓细胞中受体的表达），随后特异性激酶使 IκB 磷酸化，释放核转录因子 NFκB 进入核中，与DNA结合，促使大量炎症介质合成。一些革兰阳性细菌的细胞壁组分与 LPS 结构相似（如脂膜酸），同样可以通过相似但不同的途径，引起全身炎症反应（见图 15.9）。

补体的顺序激活（也见第 4 章）

补体系统的功能之一就是趋化和激活白细胞，白细胞随之粘附在血管内皮的边缘，释放炎症介质，如蛋白酶、毒性氧自由基、其他活性氧和活性氮（见下文）。

细胞因子（也见第 4 章）

促炎症因子，如白介素（IL）和肿瘤坏死因子（TNF）也是全身炎症反应的介质。例如，TNF-α的释放部分通过诱导环氧化物酶、血小板活化因子（PAF）和氧化亚氮合成酶的产生（见下文）启动多项针对内毒素的反应，并与 IL-1 协同作用。细胞因子网络极其复

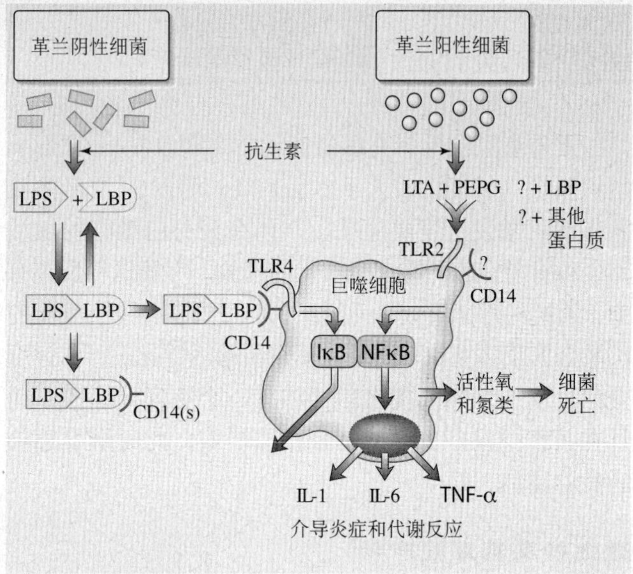

图15.9 细菌细胞壁成分激活细胞因子的合成、自由基和氧化亚氮的产生。
LPS：脂多糖；LBP：脂多糖结合蛋白；LTA：脂膜酸；NFκB：核因子κ B；IκB：抑制因子κ B；PEPG：肽聚糖G；TLR：toll 样受体。

杂，有多种内源性自我调节机制，如天然存在的可溶性TNF 受体在炎症反应时可从细胞表面脱落，与 TNF 相结合，从而减弱其生物活性。还可以检测到能够与IL-1 受体竞争性结合，形成复合物的内源性抑制蛋白。

除了像 TNF 这样的促炎症因子外，抗炎细胞因子，如IL-10 也会释放。严重脓毒症和感染性休克时，IL-10 与 TNF 的比值、TNF 与 TNF 受体的比值都与死亡率相关。反应过度的代偿性抗炎反应综合征（CARS）可能会造成免疫反应低下。

血小板激活因子（PAF）

休克时，这种有血管活性的脂质可由不同的细胞产生，如白细胞和巨噬细胞。可以通过直接作用或释放其他炎症介质，产生血压下降、血管通透性增高和血小板聚集等作用。

花生四烯酸代谢产物（见图 14.32）

花生四烯酸来源于细胞膜磷脂的降解，经代谢产生前列腺素和白三烯，是主要的炎性介质。

溶酶体酶

可以引起心肌抑制和冠脉收缩。而且溶酶体酶可以将无活性的激肽原转化为有活性的激肽，如缓激肽。这些物质可引起血管扩张、毛细血管通透性增加，以及心肌抑制，同时也可以激活凝血系统。

粘附因子

被激活的白细胞粘附于血管壁，随之移出血管外是产生此后一系列事件的关键步骤，可引起内皮损伤、组织破坏和器官功能障碍。此过程由白细胞和内皮细胞表面可诱导的细胞间粘附因子（ICAM）介导。这些因子的表达可由内毒素和促炎细胞因子，如 IL-1、TNF-α 诱导。一些分子家族参与促进白细胞 - 内皮细胞的相互作用。选择素是捕获因子，启动白细胞在血管内皮上的滚动过程，同时免疫球蛋白超家族成员（ICAM-1 和血管细胞粘附因子 -1）参与建立更安全的连接，使白细胞迁移进入组织（见图 4.1）。

内皮源性血管活 性介质

内皮细胞合成一系列介质，参与血管张力和血液流动性的调节；这些介质包括氧化亚氮、前列环素和内皮素-1（强大的血管收缩剂）。氧化亚氮是在NOS（NO合成酶）的作用下，L- 精氨酸末端胍基上氮原子与氧结合产生。NO 抑制血小板聚集和粘附，并通过激活血管平滑肌的鸟苷酸环化酶，由三磷酸鸟苷（GTP）形成环磷酸鸟苷（cGMP），引起血管舒张（图15.10）。NOS 有以下几种类型：

- 存在于内皮细胞中的结构型或内皮型 NOS（cNOS

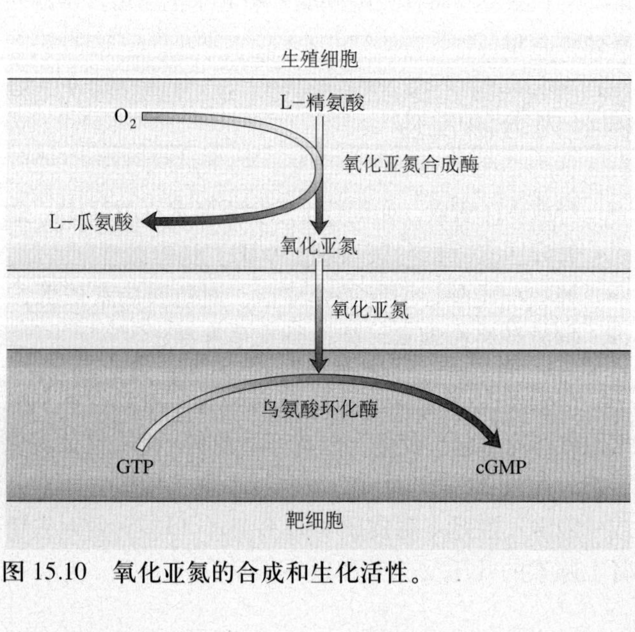

图 15.10 氧化亚氮的合成和生化活性。

或 eNOS)。引起 NO 的基础释放，并参与血管张力、血压和组织灌注的生理调节。

- 神经型 NOS（nNOS)。含有 nNOS 神经的作用尚不确定，可能提供神经源性血管扩张张力。在中枢神经系统中 nNOS 可能是局部脑血流的调节因子，同时完成其他多种生理功能，如神经原发放冲动行为的急性调节。
- 诱导型 NOS（iNOS)：可由血管内皮平滑肌细胞和单核细胞在某些细胞因子（如 TNF-α 和内毒素）刺激后 4 ~ 18 小时内产生，导致 NO 合成长时间的增加，被认为是造成持续性血管扩张、低血压和对肾上腺素激动剂反应减低（“血管麻痹”）这些感染性休克特征的主要原因。这种机制可能还参与了严重而持续的出血性/创伤性休克。巨噬细胞产生的 NO 可帮助其行使对细胞内和细胞外病原体的高效杀菌作用，部分是因为其能结合于细胞色素氧化酶并抑制电子传递的结果，同时也可以通过产生高活性自由基的途径。

氧化还原失衡

健康个体中，氧化和还原反应通过抗氧化剂的调节达到平衡。抗氧化剂可预防自由基的形成（如与铁离子结合的转铁蛋白和乳铁蛋白，是自由基形成的催化剂)，还可以清除 / 灭活活性氧和活性氮（如酶类中的超氧化物歧化酶、维生素 C 和 E 及谷胱甘肽等巯基供给者)，还存在去除和修复氧化损伤分子的机制，特别是保护DNA的完整性。严重全身炎症反应时，氧自由基和活性氮，如过氧化物（$O_2 \bullet^-$)、羟自由基（OH•)、过氧化氢（H_2O_2）和过氧化亚硝酸盐（$ONOO^-$）无节制地生成，特别是在激活的中性粒细胞中产生，破坏了保护性机制并引起：

- 脂质和蛋白质过氧化
- 细胞膜损伤
- 毛细血管通透性增加
- 线粒体呼吸功能障碍
- DNA 链破坏
- 凋亡。

血流动力学和微循环改变

感染性休克的主要血流动力学特征是周围血管衰竭，表现为：

- 血管扩张
- 局部血流分布异常
- 微循环异常
  - 动静脉短路
  - “血流停止”毛细血管（血流间断）
  - “无血流”毛细血管（毛细血管阻塞）
  - 毛细血管不能募集
  - 毛细血管通透性增加伴间质性水肿。

上述血管和微血管异常可以部分解释感染性休克时常见的氧摄取减少。此外，还存在线粒体功能异常（见上文)，导致原发性细胞氧利用障碍。开始阶段，在没有出现血容量下降时，或经治疗性补充足够的循环容量后，心排出量常增高，而周围循环阻力不高。这些变化可能与氧利用障碍、动静脉氧含量梯度差减低、$S_{\bar{v}}O_2$ 增加和乳酸酸中毒（也就是所谓“组织氧合不良”）有关。过敏性休克也可出现血管扩张和通透性增加。

其他种类休克的开始阶段，或当感染性休克和过敏性休克伴有低血容量和心肌抑制时，心排出量降低、交感活性增强，同时引起毛细血管前小动脉和毛细血管后小静脉收缩，动脉的收缩作用强于静脉，因此有助于维持体循环血压。而且毛细血管内静水压减低，液体可由血管外间隙动员入血管内。

凝血系统的激活

毛细血管内皮细胞产生 PGI_2 的功能可能出现障碍，细胞破坏（如血管内皮细胞）引起组织因子的释放，激活凝血系统。病情严重时，除这些反应外还伴有 I 型纤溶酶原激活抑制因子水平的升高，导致纤溶过程障碍，同时伴有抗凝生理抑制剂的缺乏（包括抗凝血酶、蛋白 C 和 S 及组织因子途径抑制剂)。抗凝血酶和蛋白 C 有多种抗炎活性，而凝血酶是前炎症因子。

最终，凝血系统级联激活的失控可演变为弥散性血管内凝血（DIC)，以广泛的微血管血栓、组织灌注不足和器官衰竭为特征。

休克、组织损伤和感染的炎症反应常常和系统性凝血反应的激活有关，可导致血小板聚集和广泛血栓形成，纤溶酶原转化为纤维蛋白溶酶，降解血栓，释放纤维蛋白 / 纤维蛋白原降解产物（FDP)。因此循环中 FDP 水平增加，凝血酶时间、PTT和PT延长，血小板、纤维蛋白原水平下降。凝血反应的激活可以通过检测血浆中D-二聚体水平的增高得到证实。DIC常常是多器官衰竭的前兆，由于DIC消耗了凝血因子和血小板，使它们无法在其他部位发挥止血作用，进而产生凝血功能障碍——因此DIC又称为“消耗性凝血病”。某些病例会发生微血管病性溶血性贫血。感染性休克特别容易引起DIC，尤其是脑膜炎双球菌感染。原发病的治疗非常重要，支持治疗包括输注新鲜冰冻血浆和血小板，有时需要补充浓缩Ⅷ因子。

再灌注损害

原来缺氧的组织在恢复血流后会产生大量活性氧，并激活多形核白细胞（见上文）(图15.11)，加重细胞破坏。胃肠道黏膜特别容易受到“缺血-再灌注损害”。

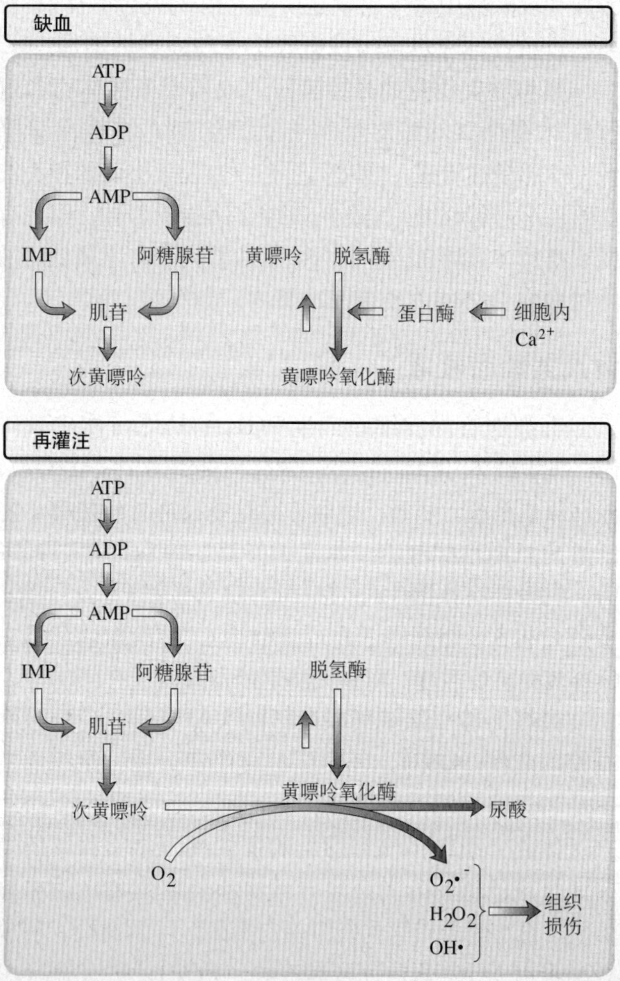

图 15.11 缺血和再灌注后活性氧的产生。

损伤、大手术和严重感染的代谢反应（也见第5章）

由神经内分泌系统发动和控制，各种细胞因子（如IL-6）协同作用，以能量消耗增加（“高代谢”）为特征。通过增加胰高血糖素和儿茶酚胺水平刺激糖异生，同时肝动员糖原转化为葡萄糖增加，儿茶酚胺抑制胰岛素释放并减少外周葡萄糖摄取，加上循环中其他胰岛素拮抗剂增加，如皮质醇水平增加。这些变化使大多数患者的血糖升高（“胰岛素抵抗”）。晚期，糖原储备耗尽，糖异生受抑，会导致低血糖。此时游离脂肪酸合成增加，发生高三酰甘油血症。

蛋白质开始分解，产生氨基酸以提供能量。肝蛋白合成最先增加，产生“急性相反应物”。肌肉中的谷氨酰胺被动员（在这些情况下是必须的），作为快速分裂细胞，如白细胞和肠上皮细胞的代谢原料。肝产生自由基清除剂——谷胱甘肽也需要谷氨酰胺。如果病情重、时间长，这种代谢反应会导致严重的体重下降。蛋白质分解可造成骨骼肌和呼吸肌消耗和无力，使机械通气时间延长，活动延迟，同时还将影响组织修复、伤口愈合和免疫功能。

休克的临床特征

尽管不同类型的休克有多种相同的临床表现，但某些方面仍有差别（Box15.2）。

低血容量休克

- 组织灌注不足：
  (a) 皮肤——冷、苍白、发绀、毛细血管再充盈减慢、潮湿
  (b) 肾——少尿、无尿
  (c) 脑——嗜睡、谵妄、易激惹
- 交感神经张力增高：
  (a) 心动过速、脉压减小、脉搏细弱
  (b) 出汗
  (c) 血压——开始尚可维持（如果患者年轻且健壮，循环血容量减少达25%尚可维持），但晚期发生低血压
- 代谢性酸中毒——代偿性呼吸加快。

极度低血容量可导致心动过缓。

Box15.2 休克的血流动力学改变

低血容量休克
中心静脉压（CVP）和肺动脉楔压（PAOP）降低
心排出量降低
全身血管阻力增加

心源性休克
心肌衰竭征象
全身血管阻力增高
CVP、PAOP（低血容量除外）增加

心脏压塞
CVP、PAOP 平行增高
心排出量降低
全身血管阻力增加

肺栓塞
低心排出量
CVP 增加，肺动脉压增高，但 PAOP 降低
全身血管阻力增高

过敏性休克
全身血管阻力降低
CVP、PAOP 降低
心排出量增加

感染性休克
全身血管阻力降低
CVP、PAOP 降低
心排出量常增加
心肌抑制——射血分数降低
通过心室扩张保持每搏排出量
心动过速使心排出量不变或增加

其他临床表现可以发生于以下类型的休克。

心源性休克

心力衰竭体征，如颈静脉压（JVP）升高、交替脉、奔马律、双下肺湿啰音和肺水肿。

阻塞性休克

- JVP 升高
- 心脏压塞时出现奇脉和心音遥远
- 肺栓塞体征。

过敏性休克

- 明显的血管扩张体征：
  (a) 末梢温暖
  (b) 低血压
  (c) 心动过速
- 红斑、风疹、血管性水肿、苍白、发绀
- 支气管痉挛、鼻炎
- 面、咽和喉水肿
- 肺水肿
- 毛细血管渗漏导致血容量降低
- 恶心、呕吐、腹部绞痛、腹泻。

脓毒症、严重脓毒症和感染性休克

- 发热、寒战，或低体温（不常见）
- 恶心、呕吐
- 血管扩张、肢端暖
- 洪脉
- 毛细血管充盈加快
- 低血压（感染性休克）
- 有时有皮肤血管收缩体征
- 其他体征：
  (a) 黄疸
  (b) 昏迷（少见）
  (c) 凝血障碍性出血（如穿刺部位血管、胃肠道和手术切口出血）
  (d) 皮疹和脑膜炎
  (c) 高血糖，更严重时出现低血糖。

脓毒症常常被漏诊，尤其是老年人，可能并不出现典型的体征。轻度的神志障碍、心动过速和呼吸增快可能是仅有的线索，有时存在无法解释的低血压、尿量减少、血浆肌酐增高和糖耐量异常。

脓毒症的临床体征并不总与菌血症相关，也可以发生于非感染疾病，如胰腺炎或严重创伤。“全身炎症反应综合征”（SIRS）这个名词建议用于描述全身性炎症，可能伴有不同程度的器官功能障碍（Box 15.3），但是这个名词的使用已经受到质疑。

危重患者的监护

监护除了能即刻识别患者的状况改变外，还可用于建立或证实诊断、评价疾病的严重性、追踪疾病进展、评价治疗反应。更严重的患者或对初始治疗无效的患者常常需要进行有创性监测，但是使用这些技术会发生一些虽然小但危重的并发症，因此只有在潜在

Box15.3 全身性炎症和脓毒症中应用的名词

感染
宿主正常的无菌组织被微生物入侵

菌血症
血液中有细菌生长

全身炎症反应综合征（SIRS）
对各种严重临床损害的全身性炎症反应，这种反应的临床表现包括以下两种或更多的表现：

- 体温＞38℃或＜36℃
- 心率＞90 次 / 分
- 呼吸频率＞20 次 / 分或 P_aCO_2＜4.3kPa
- 白细胞计数＞12 × 10^9/L，＜4 × 10^9/L 或未成熟细胞＞10%。

代偿性抗炎反应综合征（CARS）
释放抗炎介质，使炎症反应下调。如果过度，会导致不适当的免疫反应过低

脓毒症
SIRS 由已证实的感染引起

严重脓毒症
脓毒症伴器官功能障碍、低灌注或低血压。可包括低灌注和不正常灌注，但不仅限于乳酸酸中毒、少尿或神志状态的急性改变

感染性休克
伴有低血压（收缩压＜90mmHg，或较基础水平下降＞40mmHg）的严重脓毒症，除外其他原因引起的低血压，并保证有足够的液体复苏（当患者使用正性肌力药或血管收缩剂时，即使已存在灌注异常，也可能没有低血压）

难治性休克
常规治疗（静脉输液并使用正性肌力药 / 血管活性药）1 小时无效的休克

的益处大于风险时才能使用。同样，有创装置应尽早撤除。

组织灌注的评估

- 苍白、皮肤冷、毛细血管充盈延迟、手脚看不到静脉都提示灌注差（外周皮温测定有助于临床评估，因为血管收缩是一种早期的代偿反应）。
- 尿量是肾灌注和血流动力学性能的敏感指标。
- 代谢性酸中毒伴乳酸浓度增高提示组织灌流已严重不足，导致细胞缺氧和无氧酵解。长时间严重的乳酸酸中毒者预后差。但是在一些危重患者，特别是有脓毒症的患者，乳酸酸中毒也可以由代谢障碍产生，而与组织缺氧无关，可能由于肝或肾功能障碍致清除减少有关。
- 胃张力测定法（图15.12）。是对低血容量或低心排出量最早的代偿反应，复苏后最后缓解的是内脏血管收缩。脓毒症时，微循环血流障碍加上氧耗增加，胃肠道黏膜必然出现缺血，因此黏膜酸中毒是休克的早期表现，黏膜内 pH 值和 PCO_2 的变化可用于检测复苏的充分性，但是对此技术的临床价值仍有争论。

血压

血压改变常被认为可以反映心排出量的变化，但是如果使用血管收缩剂，周围阻力增加，尽管心排出量减少，血压仍可能保持正常。相反，应用血管扩张剂的患者尽管心排出量很高，仍可能出现低血压。

低血压可能影响重要脏器的灌注，每个患者的血压是否适当应当通过与其发病前血压值的比较进行判定。血压的测定传统上使用血压计，如果会出现血压快速波动，则应当使用动脉内导管连续监测（操作 Box 15.1，图 15.13）。

中心静脉压（CVP）

CVP 测定是一种简单有效的方法，可用于评估患

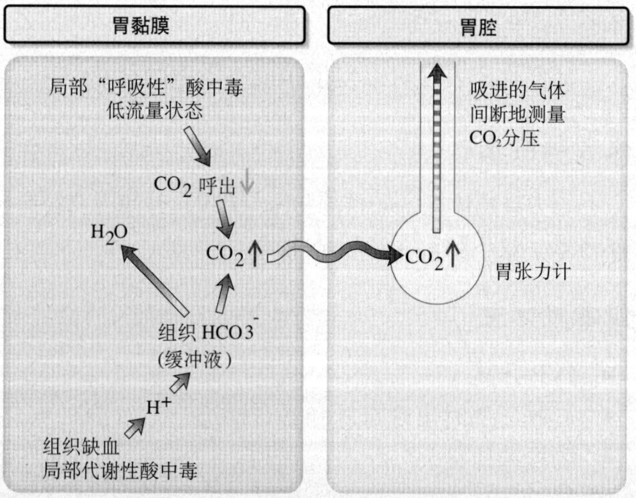

图 15.12 胃张力测定法。硅胶气囊放入胃，留置 30 分钟，使黏膜和球囊间二氧化碳分压平衡，低灌注状态和组织缺血导致二氧化碳分压增加。From Singer M, Grant I(eds)(1999) *ABC of Intensive* Care. London: BMJ Books with permission.

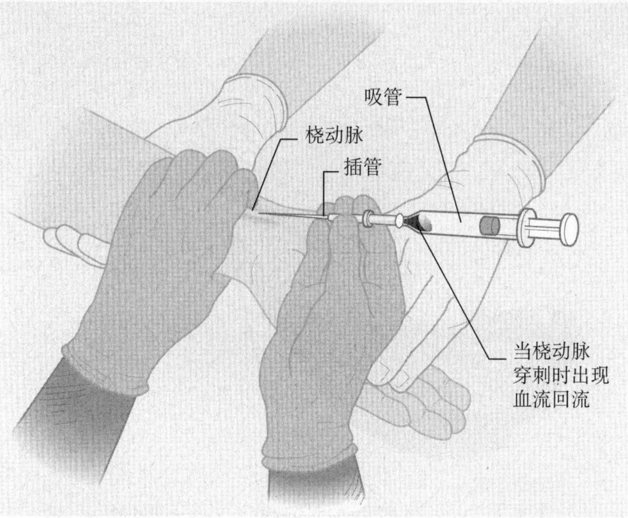

图 15.13　桡动脉插管。

者循环血容量是否充足以及心肌的收缩状态。CVP 对液体负荷（几分钟内输注 100 ~ 200mL 液体）的反应较其绝对值更有价值（图15.14）。低血容量患者在输注的开始阶段CVP没有或仅有微小的变化，伴有心血管功能的改善（心率减低，血压升高，肢端温度升高），当接近正常血容量时，CVP 轻度升高并保持稳定，其他心血管指标正常。在此阶段，容量的补充速度应当减慢甚至停止，防止输液过多（表现为CVP突然持续升高，并伴随患者部分情况恶化）。心衰时静脉压常升高，补液治疗不能使病情改善，有时反而可引起 CVP 明显升高。

中心静脉导管常通过经皮穿刺锁骨下静脉或颈内静脉放置（操作Box 15.2，图15.15）。应用导丝技术常常比用针的装置更安全、可靠，还可与静脉扩张器共同用于插入肺动脉导管、多腔导管和用于血滤的双腔导管。

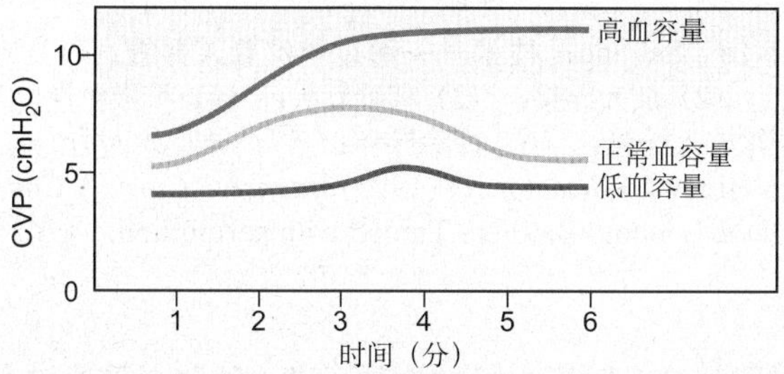

图 15.14　快速给予液体负荷对中心静脉压正常患者的影响。From Sykes MK(1963)Venous pressure as a clinical indication of adequacy of transfusion. *Annals of the Royal College of Surgeons of England* 33:185-197.

操作 Box 15.1　桡动脉插管

技术

1. 向患者解释操作过程，如果可能，签署知情同意书。
2. 支撑手臂，助手将腕关节伸直。
3. 氯己定消毒皮肤。
4. 在桡动脉呈拱形绕过桡骨头的部位触诊其搏动。
5. 神志清楚的患者，需在动脉上方进行局部麻醉，形成皮丘，注意避免不要穿刺到血管或使搏动触及不清。
6. 在穿刺点皮肤上切开小口。
7. 使用小的平行直边导管（成人 20 号，儿童 22 号）保证血流连续通过导管。
8. 导管由搏动最强点刺入，大约 30 度沿血管方向前行。
9. 导管内见到回流血液提示刺入桡动脉。
10. 为保证导管侧翼进入血管，放平针和导管，在血管中再前进数毫米。
11. 把针从导管上旋下，撤出针，导管进入血管。
12. 导管与灌满肝素盐水的无顺应压力测定线连接，然后通过传感器和连续冲洗设备与监视器相连，用于记录动脉血压。

并发症

- 栓塞
- 动脉搏动消失
- 远端缺血，如远端坏死（少见）
- 药物意外注射——可以导致血管闭塞
- 连接脱开——快速失血。

CVP可通过压力测定系统间断读出（图15.17）或应用传感器和床旁监视器连续监测。最重要的是压力的测定一定要根据右心房的高度水平。可以应用多种体表标志（如患者平卧时的胸骨切迹、45°角卧位时的胸骨角或腋中线），只要在同一患者使用同一种方法，选择哪种标志并不十分重要。压力测定应在呼气末进行。

以下为中心静脉压解读中常见的错误：

导管阻塞。导致读数持续高，波幅小或消失，且与临床情况不相符。

压力测定计或传感器位置不正确。测定系统的水平不正确是读数错误的常见原因。

导管尖端位于右室。如果导管进入过深，会记录到无法解释的高压和大波动，显示这种波形很容易识别。

操作 Box 15.2 颈内静脉插管

技术

1. 向患者解释操作过程，如果可能，签署知情同意书。
2. 使患者处于头低位，将中心静脉拉直（这种姿势有利于插管、减少空气栓塞的危险，但可能加重呼吸窘迫，而且对颅压增高的患者有危险）。
3. 皮肤以消毒液，如氯己定清洁，整个过程要保持无菌。
4. 在胸锁乳突肌两头和锁骨为基底形成的三角的顶点用1% 利多卡因皮内注射，形成皮丘。
5. 在局麻皮丘上切开小口。
6. 导管或导丝由小切口进入，随后朝向乳头方向沿外侧，向下向后方向进针，直至穿刺入位于皮下的静脉，并深至胸锁乳突肌的侧头。建议使用超声引导下穿刺，至少对于疑难病例可减少并发症的发生。
7. 检查回血通畅。
8. 导管顺导丝置入静脉并与之脱离。
9. 连接 CVP 测压线。
10. 拍胸部X线片，证实导管尖端位于上腔静脉内并排除气胸。

可能的并发症

- 出血
- 意外穿刺到动脉（颈动脉或锁骨下动脉）
- 气胸
- 左侧穿刺可能损伤胸导管
- 气体栓塞
- 血栓栓塞
- 导管相关脓毒症。

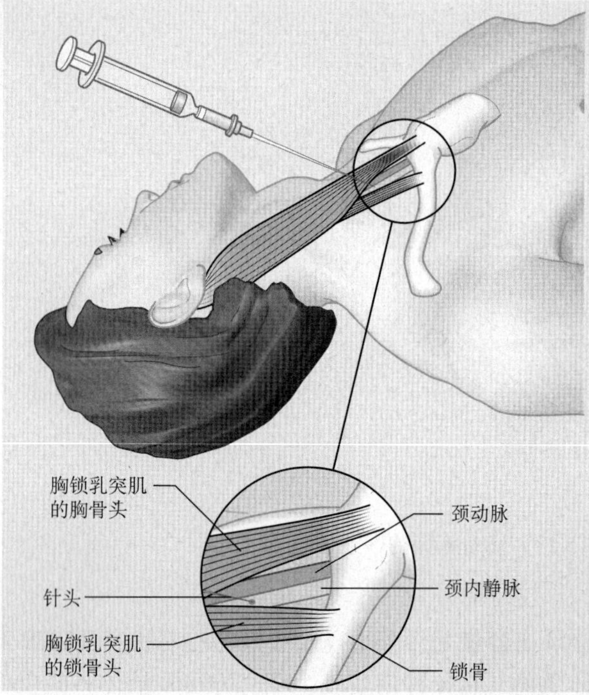

图 15.15 由注射器装置引导导管进行右颈内静脉插管。

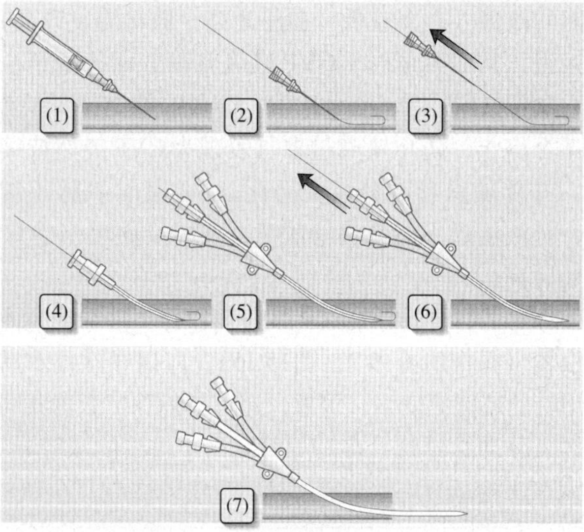

图 15.16 Seldinger 技术——通过导丝置入导管。(1) 穿刺血管；(2) 放入导丝；(3) 移除针头；(4) 扩张血管；(5) 顺导丝放入导管；(6) 移除导丝；(7) 导管放入适当位置。From Hinds CJ,Watson JD (1995) *Intensive Care: A Concise Textbook*.London: Baillière Tindall,with permission.

左房压

对于没有并发症的患者，仔细解释CVP可以为了解两侧心室的充盈压提供合理的指导。但是在一些危重患者，情况有所不同，两侧心室的功能会存在差异。通常来说左室功能最差，所以左室做功曲线向下向右移位（图15.18）。右室充盈压增加而左房压正常或降低的情况较少见，可出现于右心衰竭和肺血管阻力（也就是右室后负荷）增加时，如急性呼吸衰竭和肺栓塞。

如果心脏手术后心室功能存在差异，可以在左房直接置入导管。但如果不开胸，就需要使用其他的方法测量左室充盈压。

肺动脉压

气囊漂浮导管可以迅速可靠地插入肺动脉。“Swan-Ganz”导管（见图15.16）可以通过中心静脉插入，或经过股静脉、肘正中静脉放置。进入的路径是通过大静脉、穿过心脏、进入肺动脉、然后到达嵌顿部位。该过程可通过其远端管腔记录到的压力波形变化引导并监测（图 15.19，操作 Box 15.3）。需要行胸部 X 线检查了解导管的最终位置。疑难病例可能需要使用造影剂。

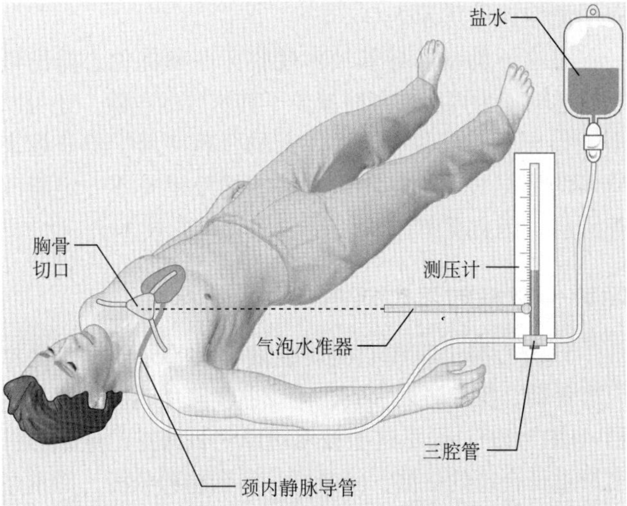

图 15.17　**应用压力测定系统测量中心静脉压。**读数必须以右心房高度水平（以腋窝皱襞为标志，如果患者是仰卧位，则以胸骨切迹为标志）为参考，使用水平仪。

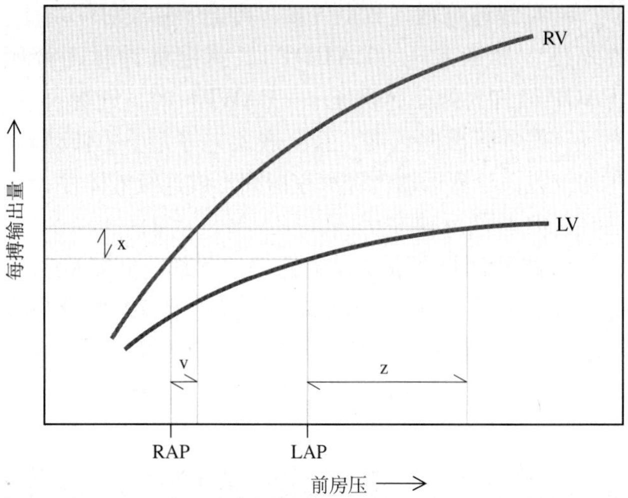

图 15.18 **左室功能异常患者的左室（LV）和右室（RV）功能曲线。**由于双侧心室的每搏排出量必须一致（在循环调节期间，可能有几次心跳例外），左房压（LAP）一定高于右房压（RAP）。而且，由于循环血容量增加引起的每搏排出量（x）增加，会导致RAP（v）的轻度升高和LAP（z）的明显升高。

操作 Box 15.3　肺动脉球囊漂浮导管经过心脏各腔进入嵌顿部位的过程

1. 球囊导管经股静脉或肘正中静脉插入。
2. 一旦进入胸腔，会看到明显的呼吸波幅。导管继续进入，接近下、上腔静脉 / 右心房时，振动波幅更加明显。此时将气囊充气，导管继续前行。
3. 当导管进入右室，重脉切迹消失，舒张压接近零。在导管继续插入前，患者应当恢复平卧位或将头部轻度抬高。
4. 导管到达肺动脉，重脉切迹出现，舒张压升高，导管由充气气囊引导继续前行。
5. 静脉波形的重新出现提示导管已经嵌入。将球囊放气，测定肺动脉压。气囊间断充气，测定肺毛细血管闭塞压（也叫肺动脉楔压或肺毛细血管楔压）。

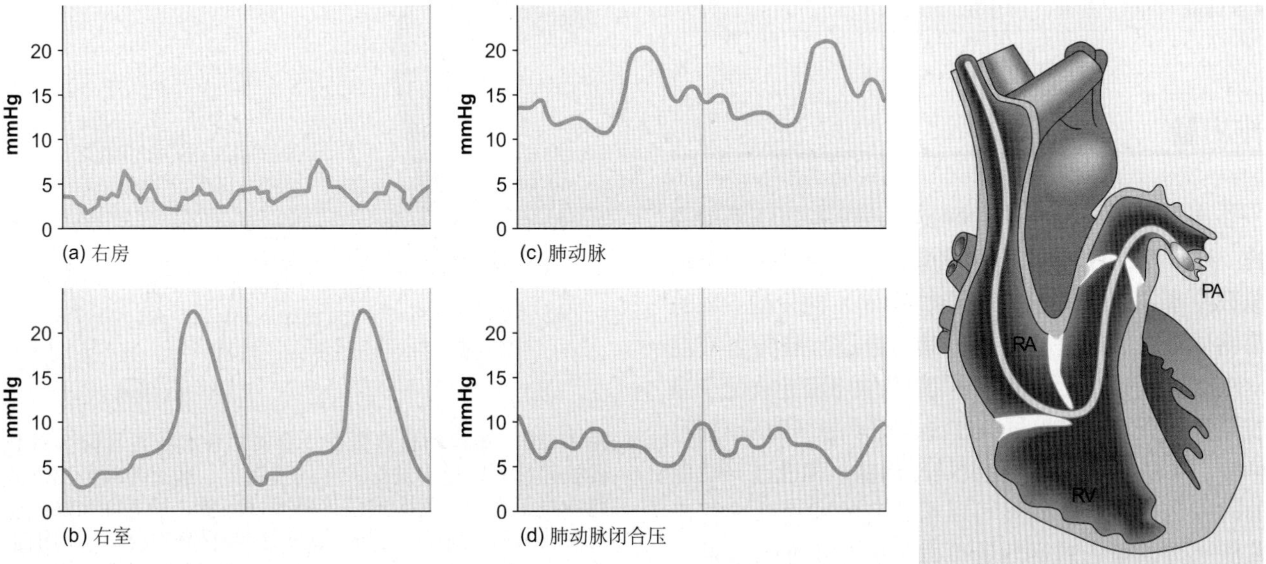

图 15.19　肺动脉球囊漂浮导管经过心脏各腔进入嵌顿部位，测定肺动脉闭塞压的过程。见操作 Box15.3。

一旦到达位置，放空气囊，可记录肺动脉平均压、收缩压、舒张末压（PAEDP），测定肺动脉闭塞压（PAOP或称为肺动脉楔压——PAWP）时，气囊再次充气，将导管推向远端，直至嵌入中等大小的肺动脉，在此位置，导管远端内腔和左房间形成连续液体柱，所以PAOP通常反映左房压。

该技术总的来说是安全的——大部分并发症与使用者经验不足有关。肺动脉导管最好在72小时内拔除，因为并发症的发生率，尤其是感染的发生率，会随时间的增加逐渐增加（表15.4）。

表15.4 气囊漂浮肺动脉导管：与中心静脉导管相关的一些额外并发症

并发症	注释
心律失常	导管通过右室时发生 常为良性经过 常可应用利多卡因预防
脓毒症	发生于穿刺部位 可发展成菌血症或心内膜炎
打结	导管盘在右室，回撤时发生
瓣膜损伤	发生于导管在气囊充气状态下回撤的过程中，以及三尖瓣和肺动脉瓣在导管上反复张开和闭合
血栓形成 / 栓塞	
肺梗死	导管停留于嵌顿部位时
肺动脉破裂	常常致命 发生于导管已经嵌顿，仍进行球囊充气时
球囊破裂 / 漏气 / 栓塞	罕见

心排出量

临床上最常用的是热稀释技术。过去曾经采用改良的、有一腔在右房开口的肺动脉导管，其热敏电阻距顶端数厘米。用已知容量（通常10ml）的冷的5%的葡萄糖以弹丸方式注入右房，其与通过心脏的血液混合，使血液温度减低，肺动脉内的热敏电阻连续记录温度的短暂下降。心排出量通过注入指示剂（即冷溶液）的总量，除以平均浓度（也就是冷却量）和通过热敏电阻的时间进行计算。现在可以用改良的肺动脉导管连续监测心排出量，这种导管可以传输低热度的能量至周围血，并构建“热稀释曲线”。这种导管还可以通过光学测定连续显示 $S_{\bar{v}}O_2$。

总之，肺动脉导管技术使临床医师优化心排出量和氧运输成为可能，同时减少了肺水肿的危险。还可以用于指导强心药和血管活性药的合理使用。但是越来越多的证据显示，这种监测装置的应用并不一定能改善预后，因此更趋向于使用创伤较少的技术。

评价心功能的无创技术

评价心排出量和心肌功能最有效的无创技术是超声多普勒。探头进入食管，连续监测降主动脉的速率波形（图15.20）。虽然这些技术可以对每搏排出量和心排出量进行合理的估测，但最好是用于趋势分析，而不是绝对值的测定。对围术期的循环容量和心功能进行优化特别重要。

如果临床表现和监测指标相矛盾，应首先假设监测仪可能出错，直到检查和排除了所有可能产生错误的环节。监测值的变化和趋势比单次读数能提供更多的有用信息。

休克的处理（见图15.21）

延误诊断、开始治疗拖延以及不恰当的复苏，都会

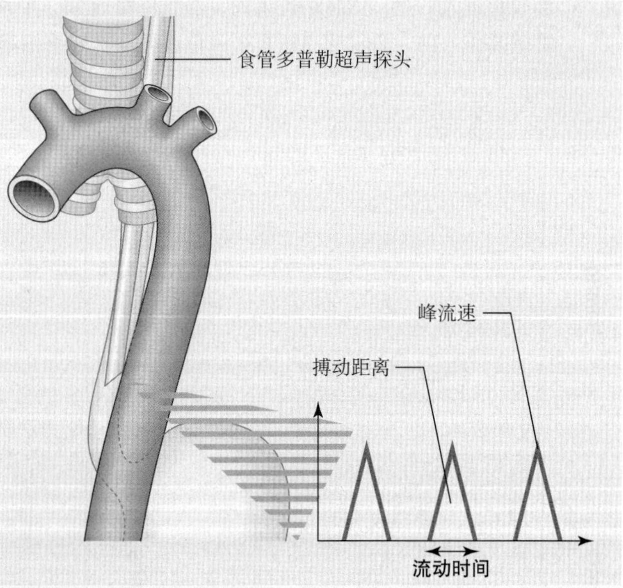

图15.20 多普勒超声检查。食管多普勒探头在降主动脉胸段处连续测定速度波形。在列线图上，通过搏动距离（波幅的曲线下面积）可大致估计每搏排出量。加速度和峰流速度可反映心肌收缩力，同时流动时间与循环血容量、周围阻力相关。From Singer M, Grant I (eds) (1999) *ABC of Intensive Care*.London:BMJ Books, with permission.

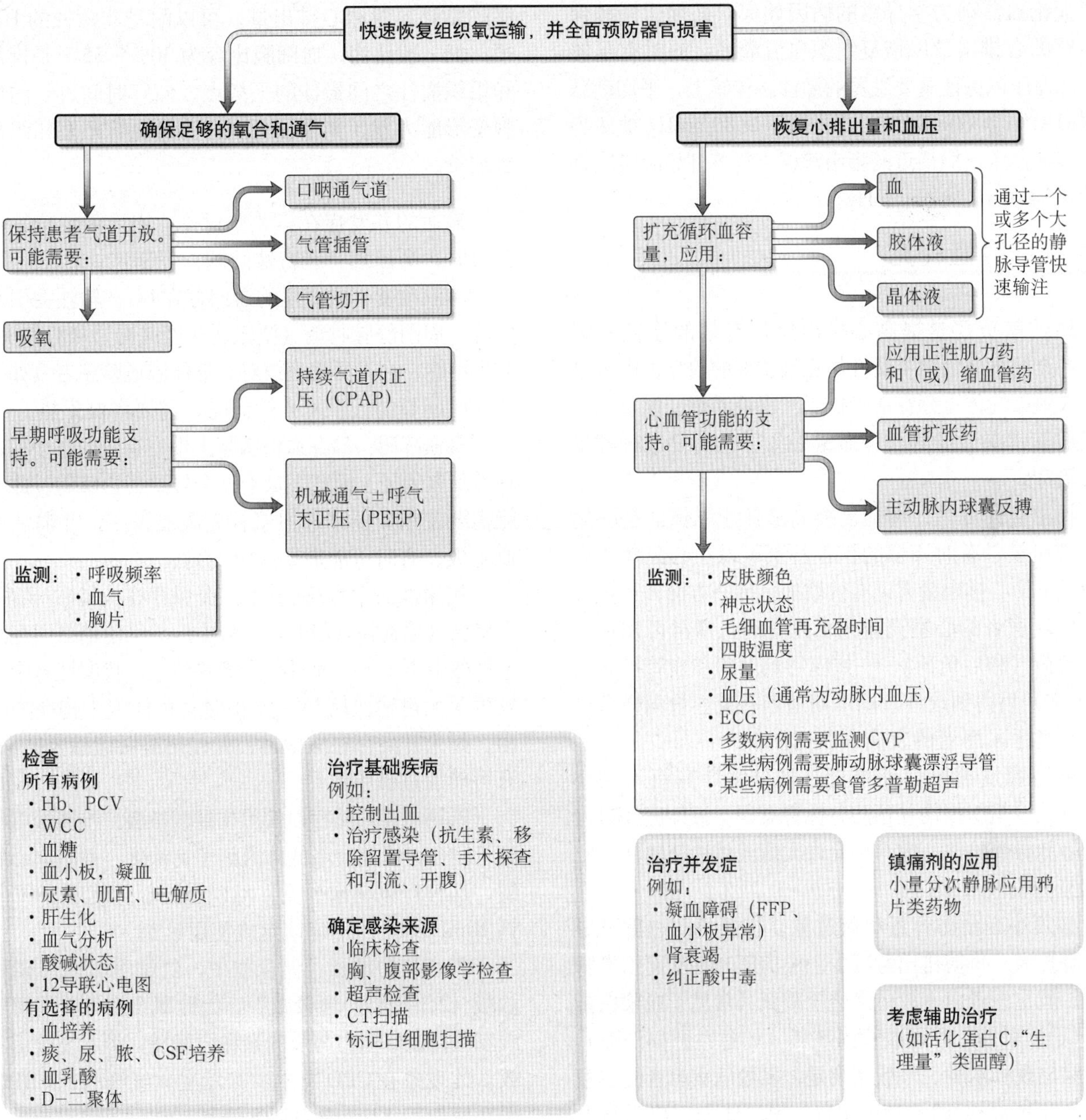

图 15.21 **休克的处理**。患者需要严密护理。

导致多器官衰竭（MOF），必须加以避免。

患者必须保持气道开放和给氧。必要时使用口咽通气道或气管插管。后者的优势在于可预防胃内容物的误吸。很少有急诊气管切开的指征（见下文）。一些患者可能需要使用机械通气。

应治疗引起休克的原发疾病——如控制出血或根除感染。感染性休克患者必须采取各种方法明确感染部位并分离致病菌。在进行全面病史回顾和临床检查的同时，可能需要进行X线检查、超声检查、CT扫描或标记白细胞扫描以定位感染发生的部位。将合适的样本（尿、痰、脑脊液、脓肿部位引流的脓液）送实验室进行显微镜检查、培养和药敏实验。血培养应进行多次，并在脓毒症确诊1小时内进行经验性广谱抗生素治疗（第2章）。如果随后分离出病原微生物，则应适当调整治疗方案。抗生素应依据感染的可能来源、既往的抗生素使用、已知当地的耐药分布，以及是医院获得性还是社区获得性感染进行选择。脓肿必须引流，感染的留置导管要拔除。

无论血流动力学异常的病因如何，必须达到和保持足够的心排出量以恢复组织血流灌注，同时有足够的动脉血压以保证重要脏器的灌注。传统上，平均动脉压（MAP）≥ 60mmHg，或收缩压≥ 80mmHg 被认为是足够的血压，但最近的指南建议，复苏开始阶段应将目标定为 MAP ≥ 65mmHg。

前负荷和容量补充

最适前负荷是提高心排出量最有效的途径，因此，补充容量是低血容量性休克最主要的治疗，由于过敏性或感染性休克存在血管扩张、血液滞留，以及由于毛细血管渗漏造成的循环血量丢失，也需要进行容量替代治疗。

梗阻性休克时，可能需要高灌注压以保证足够的每搏排出量。有时谨慎的扩容甚至可以在心源性休克的情况下使心排出量得以有效增加。另一方面，严重心源性休克患者的心室充盈压明显升高，常常可以在减轻前负荷（和后负荷）——如应用利尿剂和血管扩张剂（见下文）后得到改善。围术期适当补充容量同样可以减少高危手术患者的发病率和死亡率。

循环容量需要快速补充（以分钟计算而不是小时）以减少组织损伤并预防急性肾衰竭。液体应经过大口径静脉导管输注，因其可允许大量液体快速输注。应持续监测输液效果。

必须小心预防容量负荷过重。容量负荷过重可导致心脏扩大、每搏排出量减少、左房压升高从而引发肺水肿。危重患者由于胶体渗透压减低（常见于血浆白蛋白降低）、肺泡 - 毛细血管膜破坏（如急性肺损伤时）更容易出现肺水肿。一般原则是，多数危重患者的左室充盈压不能超过 15 ~ 18mmHg。但总体上，更常见的问题是患者输液不足，而不是输液过多。

补充容量的液体选择

血

通常用于失血性休克，尽可能及时输血。特别紧急的情况下，交叉配血可以在30分钟左右完成，与标准程序同样安全。

尽管输注红细胞可以提高携氧能力，因此提高全身的氧运输，但组织氧合还依赖于微循环的血流量。微循环受血液黏度的影响，因此要注意血细胞比容。尽管大家都认识到，既往健康的失血性休克患者如果有足够的循环容量和心排出量，可以耐受非常低的 Hb 水平，但一般认为，血细胞比容为 30% ~ 35% 是携氧量和组织灌注之间最佳的平衡点。储存时间过长的红细胞变形能力差，其输注可能导致微血管阻塞和组织缺氧加重。

输血的**并发症**在第 8 章讨论。当大量快速输注储存血时，会出现一些特殊问题，包括：

体温改变：血库里的血储存在4℃，输注会引起低体温、周围静脉收缩（使输注速度减慢）和心律失常。如果可能，在大量输血或对有低体温危险患者（如打开体腔时间长的大手术）输血时，需要将血预热。

凝血障碍：储存血中实际上没有有效的血小板，并缺乏凝血因子。因此大量输注会导致凝血障碍。此时可能需要使用新鲜冰冻血浆补充凝血因子，并输注浓缩血小板。有时可能需要冷沉淀物。

代谢性酸中毒/碱中毒：血保存在枸橼酸/磷酸盐/右旋糖（葡萄糖）(CPD) 溶液中。单纯由输血引起的代谢性酸中毒少见，而且很少需要纠正。代谢性碱中毒常发生于大量输血后24 ~ 48小时，可能因为枸橼酸的代谢。如果开始存在酸中毒，并使用静脉碳酸氢钠纠正，有可能加重碱中毒。

低钙血症：储存血使用枸橼酸抗凝，枸橼酸可与钙离子结合，因此会降低体内离子钙浓度，并引起心肌抑制。这种现象临床少见，可以通过静脉使用 10% 氯化钙 10mL 纠正。不建议常规使用钙剂。

氧亲和力增加：储存血中，红细胞 2,3- 二磷酸甘油酸（2,3-BPG）含量减少，因此氧合血红蛋白解离曲线左移，血红蛋白与氧的亲和力增加，氧不能被正常释放。此现象在CPD 血中少有发生。红细胞 2,3-BPG 水平在输血后 12 小时内基本恢复。

高钾血症：在储存过程中，血浆钾浓度逐渐增高，但是很少出现高钾，因为血液温度升高时红细胞代谢增加——钠泵激活，钾浓度因此下降。

微血栓：储存血中的凝集物可以被肺毛细血管过滤掉，一些学者认为此过程参与了急性肺损伤（ALI）的发生。

浓缩红细胞

添加了营养溶液——盐水、腺嘌呤、葡萄糖和甘露醇（SAGM）——可用于无血浆状态下的红细胞储存。

考虑到血液的供应、花费和安全性，包括传播疾病和抑制免疫的危险，对输血需要更为谨慎。一些证据显示，对血容量正常的危重患者，限制红细胞输注（Hb 控制在 7.0～9.0g/dL）至少与自由输血（Hb 保持在 10～12g/dL）疗效相同，甚至更安全。但是某些特殊患者（如老年人或有明显心肺疾病者）可能需要保持 Hb 在较高的水平。

血液替代品

目前为止，可以有效并安全携带氧的血液替代品的研制还没有成功。

晶体液和胶体液

长期以来，关于补液时静脉输液的选择以及晶体液和胶体液哪种更优越的争论从来都没有停止过。晶体液，如盐水，便宜、方便、没有不良反应。但是盐水会快速从循环中丢失，进入血管外间隙。一般认为，晶体液量应数倍于胶体液量才可能达到同等的血流动力学反应。胶体可以产生更明显而持久的增加循环血容量，并改善心血管功能和氧运输。

然而，最近的大规模前瞻性随机对照实验研究显示，在病种和病情不同的一组危重患者中，应用生理盐水或4%的白蛋白进行复苏补液所产生的效果相同，而且，应用的白蛋白和生理盐水的比例仅为 1∶4。

聚合明胶的平均分子量为 35 000，和血浆等张，价格低廉，不影响交叉配型，由于很少引起有临床意义的凝血障碍且不影响肾功能，可以大量应用。但是，由于它们很容易被肾小球基底膜滤过，其循环中的半衰期只有大约 4 小时，而且可引起渗透性利尿。有可能发生过敏反应。此类液体在液体复苏的急性期特别有用，特别是当容量继续丢失时，但是随后常需要应用半衰期较长的胶体液以维持血流动力学的稳定。

羟乙基淀粉的平均分子量约为 45 000，半衰期大约12小时。扩充的容量等于或稍高于输注量。过敏反应的发生率约0.1%，酯化淀粉比凝胶贵，但扩容作用更好。

右旋糖为多分子多聚糖，有强大的渗透作用，可干扰交叉配型。过敏反应发生率低（0.1%～1%），但可能是致命性的。由于存在肾功能损害的危险，右旋糖常规使用剂量不超过 1.5g/kg 体重（如右旋糖 70）。实际上，在英国因为有其他药物可用，右旋糖很少使用。

人血白蛋白溶液是自然的胶体，在休克、烧伤时用于容量补充，也用于治疗低蛋白血症。因为来源有限，而且有其他同样有效且便宜的液体可以使用，不推荐使用HAS进行常规的容量补充。通过对文献的复习发现了一个有争议的结论，即对低血容量、烧伤及低蛋白血症患者应用人血白蛋白有可能增加死亡率。但是，最近的证据（见上文）显示，对这类患者进行液体复苏时，应用 4% 的白蛋白是安全的。

心肌收缩力和强心药

很多因素，如低氧血症和低钙血症，以及一些药物（如 β- 受体阻滞剂、抗心律失常药、血管紧张素转换酶抑制剂和镇静剂）都会降低心肌收缩力。

严重乳酸酸中毒可以抑制心肌收缩力并限制其对强心药物的反应。但是，如果使用静脉碳酸氢钠纠正酸中毒，则会产生更多的二氧化碳，通过细胞膜的弥散，导致或加重细胞内酸中毒。其他碳酸氢盐应用的副作用包括：钠负荷过重及氧合血红蛋白解离曲线左移。可能出现的离子钙水平降低，加上细胞内pH值下降，可损害心肌收缩力。因此治疗乳酸酸中毒时应以病因治疗为重点。碳酸氢钠只用于纠正持续存在的非常严重的代谢性酸中毒。

如果经过足够的容量补充后，休克的征象仍持续，并且危及重要脏器的灌注，则应当应用缩血管药物改善心排出量和血压。当发生致命性低血压时，即使容量补充尚不充分，也需要缩血管治疗。所有正性肌力药（强心药）都会增加心肌氧耗量，尤其在心动过速时，这样可能导致心脏氧的供需不平衡，使心肌出现缺血或原有的缺血范围扩大。因此，正性肌力药（强心药）的应用需谨慎，特别是心梗后出现心源性休克和已知有缺血性心脏病的患者。

一些特别危重的患者对缩血管药的反应会越来越差，有观察认为这是由于肾上腺受体下调和 NO 诱导的血管麻痹。

所有正性肌力药（强心药）都要经过大的中心静脉给药，并监测其效果。下面介绍一些常用的正性肌力药（强心药）（也见第 16 章和表 15.5）。

肾上腺素

同时作用于α、β肾上腺素受体的激动剂。低剂量时，以β- 受体作用为主，可以提高心率、心脏指数并减少循环阻力。高剂量时，产生α- 受体介导的血管收缩。如果能有效的使灌注压升高、尿量增加，则可以避

表 15.5 拟交感药物和多巴胺能药物的受体作用

	β_1	β_2	α_1	α_2	D_1	D_2	剂量依赖性
肾上腺素							++++
低剂量	++	+	+	±	–	–	
中等剂量	++	+	++	+	–	–	
高剂量	++ (+)	+ (+)	++++	+++	–	–	
去甲肾上腺素	++	0	+++	+++	–	–	+++
异丙肾上腺素	+++	+++	0	0	–	–	
多巴胺							++++
低剂量	±	0	±	+	++	+	
中等剂量	++	+	++	+	++ (+)	+	
高剂量	+++	++	+++	+	++ (+)	+	
多培沙明	+	+++	0	0	++	+	++
多巴酚丁胺	++	+	±	?	0	0	++

受体	活性
β_1- 突触后	正性肌力和正性变时（频率）
	肾素释放
β_2- 突触前	刺激去甲肾上腺素释放
β_2- 突触后	正性肌力和正性变时（频率）
	血管舒张
	松弛支气管平滑肌
α_1- 突触后	周围血管、肾血管和冠脉血管平滑肌收缩
	正性肌力
	抗利尿作用
α_2- 突触前	抑制去甲肾上腺素释放，血管舒张
α_2- 突触后	冠状动脉收缩
	促进盐和水的排泄
D_1- 突触后	扩张肾、肠系膜和冠脉血管
	肾小管作用（尿钠排泄、利尿）
D_2- 突触前	抑制肾上腺素释放

免发生肾衰竭。但是，肾上腺素会引起过度的血管收缩，伴有内脏血流显著减少，特别是在高剂量时。心排出量可能下降，长期大量使用可引起肢体坏疽，代谢性酸中毒常见。因此，应尽量在短时间内应用最小的有效剂量。

去甲肾上腺素

主要是α- 肾上腺素受体的激动剂，对于严重低血压合并体循环血管阻力降低，如感染性休克患者，特别有用。存在产生过度血管收缩引起器官灌注障碍、后负荷增加的危险。因此常规使用去甲肾上腺素时，应尽可能全面地监测血流动力学变化，包括对心排出量进行有创或无创的监测，并计算周围阻力。

多巴胺

多巴胺是肾上腺素的自然前体，作用于β- 受体和α- 受体，以及多巴胺能 D_1 和 D_2 受体。

低剂量（如每分钟 1 ~ 3μg/kg），可激活位于肾、肠系膜、脑和冠脉的多巴胺能血管扩张受体。D_1 受体位于突触后膜，介导血管舒张；而 D_2 受体位于突触前，并通过抑制肾上腺素的释放加强这种扩血管作用。肾和肝的血流增加，尿量于是增加。但是，多巴胺的肾血管舒张作用已经受到质疑，认为尿量的增加主要归功于心排出量的增加，以及刺激D_1受体介导的醛固酮水平下降、肾小管钠的重吸收受抑制。

中等剂量（如每分钟 3～10μg/kg），可增加心率、心肌收缩力和心排出量。一些患者应用多巴胺的剂量受其 β- 受体效应的限制，如心动过速和心律失常等。

高剂量（如每分钟> 10μg/kg），去甲肾上腺素的产生增加可导致血管收缩，从而增加后负荷和心室充盈压。

多培沙明

多培沙明是一种多巴胺类似物，可激活 β_2 受体，以及多巴胺能 D_1 和 D_2 受体。多培沙明是非常弱的正性肌力药，但对内脏血管有显著的扩张作用，可减轻前负荷并改善重要器官的灌注，包括肾。感染性休克时，多培沙明可使心脏指数和心率增加，但加重周围血管阻力的下降。对于心排出量减少伴有周围血管收缩的患者最有用，并已作为高危患者围术期治疗的辅助用药（见下文）。

多巴酚丁胺

多巴酚丁胺与多巴胺密切相关，主要有 β_1 活性。多巴酚丁胺对肾血管无特异性作用，但常常可通过增加心排出量改善血压使尿量增加。减低体循环阻力，同时改善心肌收缩力，进而减轻后负荷和心室充盈压。因此多巴酚丁胺对心源性休克和心力衰竭患者有效。感染性休克时，多巴酚丁胺可增加心排出量和氧运输。

磷酸二酯酶抑制剂（如米力农、依诺昔酮）

这些药物既有正性肌力又有血管扩张作用。由于磷酸二酯酶Ⅲ型抑制剂不作用于β- 肾上腺素受体，所以不引起心动过速，因此与β- 受体激动剂相比较少引起心律失常。可用于受体下调、使用 β- 受体阻滞剂、心肺分流术后和心衰的患者。但是对于有血管扩张的感染患者，可能引起或加重低血压。

血管升压素

感染性休克患者循环中的血管升压素水平低，对外源性血管升压素的升压作用敏感性高。低剂量血管升压素可作用于对儿茶酚胺耐药的血管扩张的感染性休克患者，提高血压并增加体循环（全身）血管阻力。固定的低剂量血管升压素可用于严重的难治性感染性休克，但最终效果还需要随机对照临床试验的验证。

正性肌力药和缩血管药的使用指南

虽然有些人偏向使用多培沙明提高心排出量和器官灌流，但多数人仍然将低到中剂量的多巴胺作为恢复血压的一线用药。最好避免使用大剂量多巴胺。对于一些多巴胺引起血管收缩可能导致危险的患者（即心脏病患者、伴有液体负荷过重和心力衰竭的感染患者），多巴酚丁胺非常合适。多巴酚丁胺和去甲肾上腺素的联合使用常用于伴有低体循环阻力性休克（如感染性休克）患者的治疗，使用多巴酚丁胺达到最适心排出量，同时使用去甲肾上腺素减轻血管扩张，维持适当的血压。对于一些心排出量高且伴血管扩张的感染性患者，可单用去甲肾上腺素。

由于肾上腺素的效能，即使副作用常见，仍是治疗难治性低血压患者的有效药物。去甲肾上腺素仍被部分人认为是廉价且有效的治疗感染性休克的药物，尤其是在没有血流动力学监测的情况下。

针对“超正常”水平的氧运输（DO_2）和氧消耗（VO_2）

尽管复苏的目的通常在于恢复正常的血流动力学，因为许多危重患者的存活与心排出量、DO_2和VO_2的增加有关。但是在收住重症监护室后将DO_2、VO_2提高至超正常水平并没有益处，而且可能有害。相反，急诊室进行的早期目标治疗，即尽一切可能保持中心静脉氧饱和度高于 70%，却可以明显改善严重脓毒症和感染性休克患者的预后。

高危手术者 (Box 15.4)

这些患者可从围术期的严密监测和循环支持治疗中获益，特别是保持足够循环血容量和术后进入 ICU/HDU。这些患者应在食管超声的指导下进行容量补充和使用正性肌力药或血管活性药，部分特殊的患者还

Box 15.4　下列围术期患者有多器官衰竭的危险

- 心肺功能差者
- 两个体腔创伤需要大量输血者
- 接受广泛组织切除手术者，如食管切除术、胰腺切除术及主动脉瘤手术
- 因灾祸所致的腹腔或胸腔病变而需行急诊手术者，如粪便性腹膜炎、食管穿孔

Modified form Shoemaker WC et al. (1988) *Chest* **94**: 1176-1178.

需要利用肺动脉导管指导使用。

关于是否需要术前进入ICU/HDU使DO_2最佳化，使患者生存的DO_2和VO_2达到目标值；是否需要常规应用正性肌力药如多培沙明，仍不明确。

结论，早期复苏的主要目标在于维持足够的循环血容量，并结合使用正性肌力药和（或）血管活性药以维持血压和心排出量。

血管扩张剂治疗（也见第13章）

在有些病例，可以采用降低后负荷的方法提高每搏排出量，并通过减低收缩期心室壁张力，减少心肌氧耗。血管扩张剂还可以减小心脏体积和舒张期室壁张力，使冠脉血流增加。前后负荷下降的相对幅度取决于已有的血流动力学紊乱状况、同时进行的容量补充程度和所选择的药物（见下文）。

血管扩张治疗对于心室功能曲线平坦的心衰患者特别有效（见图15.3），这些患者前负荷的下降仅对每搏排出量产生有限的影响。

血管扩张剂常和正性肌力药物联合使用，因此可能对心源性休克和因为心排出量减少导致的肺水肿患者有帮助。血管扩张剂也用于血压已经恢复，但仍然存在血管收缩、少尿的休克患者。

危重患者最常用的血管扩张药物是直接作用于血管壁的药物。

硝酸甘油（NTG）和二硝基异山梨醇酯（ISDN）都是主要的血管扩张剂，对于心力衰竭患者很有治疗价值。对这些患者，减低前负荷可降低室壁张力、增加冠脉血流而不影响心肌收缩力。而且，这些药可以通过提高冠脉血流并使冠脉血流重新分布，逆转心肌缺血。因此，对于心衰和（或）心肌缺血的患者更倾向于使用这些药物而不是硝普钠（见下文）。NTG和ISDN均可降低肺血管阻力，因此有时可用于肺动脉高压导致心排出量降低的患者。

肼屈嗪主要作用于阻力动脉血管，因此可降低后负荷和血压，同时心排出量和心率常增加。肼屈嗪可以静脉推注，以控制血压的急性升高。

硝普钠（SNP）可以扩张小动脉和静脉等容量血管，并可通过产生氧化亚氮扩张肺血管。因此SNP可减轻双侧心室的前负荷和后负荷，并改善心排出量和心肌氧供/求比。另一方面，有人提出，SNP可能通过在冠脉循环中产生“心肌窃血”现象而加重心肌缺血。SNP起效快，停止注射几分钟内作用自行消失。SNP严重过量可以导致氰化物中毒，通过抑制呼吸链中的终点酶——细胞色素氧化酶导致细胞内缺氧，表现为代谢性酸中毒和动静脉氧含量差减小。

心肌机械支持

主动脉内气囊反搏术（IABCP）是应用最为广泛的衰竭心肌的机械支持技术，已在第13章讨论。

脓毒症和多器官衰竭（MOF）（也称多器官功能障碍综合征，MODS）

脓毒症的诊断越来越常见，是目前成人非冠脉重症监护病房中最常见的死因。住院患者严重脓毒症的发病率保守地估计也在2%，其住院时间比没有发生脓毒症的患者长，死亡率也高（20%～70%），并且与衰竭器官的数量和器官功能障碍持续的时间密切相关。患者多死于持续或反复发生的脓毒症，表现为发热、难治性低血压和数个器官的衰竭。

重要器官在数周内相继衰竭，器官功能障碍的表现各异。多数患者最先影响到肺（急性肺损伤——ALI；急性呼吸窘迫综合征——ARDS；见下文），伴有心血管系统的不稳定和肾功能恶化。由于内脏血流减少，继之出现再灌注，导致消化道黏膜表层破坏，使胃肠道内细菌或其细胞壁组分进入血液循环。而肝的防御功能常常因为灌注差而受到损伤，使肺和其他器官暴露于细菌毒素和肝巨噬细胞释放的炎症介质中。因此有人把胃肠道叫做多器官衰竭的原动力。继发性肺部感染，合并ALI/ARDS常常会刺激进一步的炎症反应。随后发生肾衰竭和肝功能障碍（见下文）。胃肠道衰竭患者常出现无法耐受胃肠道进食和麻痹性肠梗阻，还可以发生缺血性结肠炎、无结石胆囊炎、胰腺炎和胃肠道出血。中枢神经系统功能障碍的表现包括神志障碍、定向力障碍和昏迷等。特征性的表现为，这些患者最初是由于代谢率增加导致高动力循环伴血管扩张和心排出量增加，但最终出现心血管系统衰竭，是最常见的终末事件。

辅助治疗

最初，降低脓毒症所造成的高死亡率着重于心血管和呼吸系统的支持治疗，延长生存期的效果，直至手术、抗生素和患者自己的防御系统使感染得以清除、损伤的组织得以修复。尽管取得了一些成功，但死亡率仍居高不下。到目前为止，试图通过调节炎症反应（包括大剂量激素）、中和内毒素（表15.6）及抑制氧化亚氮合成（如应用N-单甲基-L-精氨酸）来改善预后的治疗效果也不令人满意，甚至对某些病例还可能有害。

但是，最近应用重组人活化蛋白C（rhAPC）——一种具有抗炎活性的内源性抗凝物质，治疗脓毒症所致器官功能障碍的患者，已显示可以提高其生存率。同样，对依赖缩血管药的感染性休克患者使用相对低的“应激”剂量的糖皮质激素也可以改善预后。谨慎使用胰岛素将血糖水平控制在正常范围（“严格血糖控制”）同样可以降低危重患者的死亡率。

表15.6　一些针对人脓毒症治疗措施的随机对照 II 期或 III 期试验

高剂量类固醇
内毒素抗体
杀菌通透性增高蛋白
TNF 抗体
可溶性 TNF 受体
白介素 -1 受体拮抗剂
血小板活化因子拮抗剂
N- 乙酰半胱氨酸
氧化亚氮合成酶抑制剂
抗血栓素
活化蛋白 C

推荐读物

Angus DC, Linde-Zurilke WT, Lidicker J, et al. (2001) Epidemiology of severe sepsis in the United States: analysis of incidence, outcome and associated costs of care. *Critical Care Medicine* **29**: 1303-1310.

Annane D, Bellissant E, Cavaillon J-M (2005) Septic shock. *Lancet* **365**: 63-78.

Dellinger RP et al. for the Surviving Sepsis Campaign Management Guidelines Committee (2004) Surviving sepsis campaign guidelines for management of severe sepsis and septic shock. *Critical Care Medicine* **32**: 858-873.

Hébert PC, Wells G, Blajchman MA et al. (1999) A multicenter, randomised, controlled clinical trial of transfusion requirements in critical care. *New England Journal of Medicine* **340**: 409-417.

Hotchkiss RS, Karl IE (2003) The pathophysiology and treatment of shock. *New England Journal of Medicine* **348**: 138-150.

Landry DW, Oliver JA (2001) The pathogenesis of vasodilatory shock. *New England Journal of Medicine* **345**: 588-595.

SAFE Study Investigators (2004) A comparison of albumin and saline for fluid resuscitation in the intensive care unit. *New England Journal of Medicine* **350**: 2247-2256.

肾衰竭

急性肾衰竭是危重疾病常见且严重的并发症，往往导致预后不良。快速而有效地复苏、避免使用肾毒性药物（特别是NSAID）、控制感染对肾衰竭的预防非常重要。休克和脓毒症是危重患者发生急性肾衰竭的最常见原因，但是急性肾衰竭的病因诊断需要排除可逆性病理状况，尤其是阻塞（见第11章）。

少尿常常是肾衰竭的最早表现，应当立即采取措施，特别是通过扩张循环血容量和维持血压，使心血管功能达到最佳状态。尿量恢复是复苏成功的良好指标。目前的证据显示，多巴胺不是预防或逆转肾衰竭的有效方式，不应在脓毒症时用于肾保护。如果这些治疗不能逆转少尿，则可能需要使用利尿剂，如呋塞米或甘露醇（较少使用）。目前最常用的是呋塞米静脉输注（见11章），但是横纹肌溶解是甘露醇的特异适应证。如果少尿持续，需要减少液体入量并调整药物剂量。

间断血透对危重患者有许多不利影响。低血压常见，并因此难以清除过量的液体。这些患者腹膜透析的效果也常常不理想，而且不能用于腹部手术患者。因此更倾向于联合使用连续静脉－静脉血液滤过和透析（CVVHD）（见第11章），适应证包括液体过多、电解质紊乱（特别是高钾血症）和严重酸中毒，少数时候可用于尿毒症。

如果解决了原发病，肾功能几乎均可在几天到几周后恢复。

推荐读物

Australian and New Zealand Intensive Care Society (ANZICS) Clinical Trials Group (2000) Low-dose dopamine in patients with early renal dysfunction: a placebo-controlled randomised trial. *Lancet* **356**: 2139-2143.

Schrier RW, Wang W (2004) Acute renal failure and sepsis. *New England Journal of Medicine* **351**: 159-169.

呼吸衰竭

类型和病因

呼吸系统包括一个气体交换器官（肺）和一个通气泵（呼吸肌/胸廓），其中任何一个出现功能障碍或两个同时出现功能障碍，都可引起呼吸衰竭。当肺气体交换功能严重受损引起低氧血症且伴有或不伴有高碳酸血症时，即发生呼吸衰竭。更实用的定义是：当 P_aO_2 ＜8kPa（60mmHg），或P_aCO_2＞7kPa（55mmHg）时，即存在呼吸衰竭。可分为：

- Ⅰ型呼吸衰竭：P_aO_2 减低，P_aCO_2 正常或减低
- Ⅱ型呼吸衰竭：P_aO_2 减低，P_aCO_2 升高。

Ⅰ型或“急性低氧性”呼吸衰竭发生于肺组织受损伤的疾病。低氧是由右向左分流或 $\dot{V}/\dot{Q}$ 比失调所致。常见原因包括肺水肿、肺炎、急性肺损伤以及致纤维化性肺泡炎等慢性疾病。

Ⅱ型或“通气衰竭性”呼吸衰竭发生于肺泡通气不足，以排出组织代谢所产生的二氧化碳时。肺泡通气量不足的原因有通气力量减弱、不能克服的高通气阻力、不能代偿的无效腔量增加和（或）二氧化碳产生，或这些因素的综合作用。最常见的病因是慢性阻塞性肺疾病（COPD），其他原因包括胸壁畸形、呼吸肌无力（如Guillain-Barre综合征）和呼吸中枢受抑制（如药物过量）。

肺和（或）胸壁机械特性的恶化可以增加呼吸功和呼吸肌的氧耗量/二氧化碳的产生。关于呼吸肌疲劳（无论急性或慢性）是呼吸衰竭发病机制中主要因素的说法尚有争议。

呼吸衰竭的监测

呼吸窘迫的临床评价应当依据以下标准（以下用星号标记的可能提示呼吸肌疲劳）：

- 辅助肌参与呼吸
- 肋间隙凹陷
- 呼吸过快*
- 心动过速
- 出汗
- 奇脉（少见）
- 不能说话，不愿平躺
- 激动、不安、意识水平下降
- 呼吸不同步（胸、腹部呼吸运动的周期不同步）*
- 矛盾呼吸（胸腹部呈反向运动）*
- 交替呼吸（肋间肌/辅助呼吸肌和膈肌对每次呼吸的相对贡献不同）*。

需要进行血气分析指导氧疗，并且提供评价呼吸衰竭严重度的客观指标。呼吸困难加重的最敏感临床指标是呼吸频率增加，潮气量的测定是不太敏感的指标。

肺活量是反映疾病恶化的较好指标，特别是神经肌肉疾病，如Guillain-Barre综合征引起的呼吸功能不全，在此情况下肺活量随肌肉无力的加重而减低。

脉氧监测

轻便的脉氧监测仪可以放置在耳垂或手指上，可以测量光线经过搏动的动脉血产生的变化，从而提供一种连续、无创的 S_aO_2 测定方法。这些设备应用简单、可靠、不需要定标。但应注意，脉氧测定并不是监测氧合变化非常敏感的指标。接受氧疗的患者 S_aO_2 在正常范围内并不能除外低通气的可能。周围灌注差的患者读数可能不准确。

血气分析

可能由于分析仪故障或动脉血采样不正确造成的错误结果：

- 样本应立即分析，否则注射器应立即放入冰水中

（应当首先用针帽封闭针尖），防止白细胞继续代谢引起 P_aO_2 减低和 P_aCO_2 升高。

- 样本必须充分抗凝，防止在分析仪中形成凝块。但如果血样本被过量的酸性肝素稀释，pH 值会明显减低。肝素（1000U/ml）应当只充满注射器的无效腔，大约 0.1ml，即足以将 2ml 的样本抗凝。
- 总是无法避免气体进入样本。气泡中的气体张力将和血中的相平衡，因此可使样本中的 PCO_2 降低，PO_2 通常增加。但是，只要将注射器倒过来，将气泡推至样本的顶端，并立即排出的话，其影响可以忽略不计。

一次性预肝素化的注射器可用于血气分析。

血气分析的参考值见表 15.2。血气分析结果的解释分为以下两个独立的部分：

- 酸碱平衡紊乱
- 氧合改变。

对血气结果的正确解释需要根据病史、患者的年龄、吸氧浓度及任何其他相关治疗（如碳酸氢钠的应用，以及机械通气患者呼吸机的设定）。动脉血氧含量取决于氧合血红蛋白的百分比。饱和度和 P_aO_2 间的关系取决于氧合血红蛋白解离曲线（图 15.5）。

二氧化碳仪

连续测定每次呼吸的呼出气体中二氧化碳浓度，可用于：

- 证实气管插管位置
- 连续监测呼气末 PCO_2，正常人接近 P_aCO_2（可能对转运危重患者有帮助）
- 检测设备故障
- 发现肺功能改变。

呼吸衰竭的处理

呼吸衰竭患者的标准处理包括：

- 氧疗
- 治疗气道阻塞
- 限制肺水肿的措施
- 控制分泌物
- 治疗肺部感染。

应当改善肺的力学性质以减轻呼吸肌的负荷。同样需要矫正导致呼吸肌无力的异常情况，如低磷血症和营养不良。

氧疗

给氧方法

开始阶段可以通过面罩吸氧。对于大部分患者（除 COPD 和慢性 P_aCO_2 升高者以外），吸氧浓度并不重要。氧可以通过各种功能不同的装置给予，如单纯面罩或鼻导管（图 15.22）。

应用这些装置可提供吸氧的浓度范围约为 35% ~ 55%，氧流速在 6 ~ 10L/min。常常选择鼻导管，因为较少产生幽闭恐惧症，不干扰吃饭或说话，但会引起鼻部或咽部黏膜溃疡。更高浓度的氧则需要应用带有储气袋的面罩给予（图 15.22c）。图 15.22 中的面罩与图 14.26 中显示的面罩不同，后者可以控制氧浓度，适用于 COPD和慢性Ⅱ型呼吸衰竭患者，虽然氧驱动减弱的危

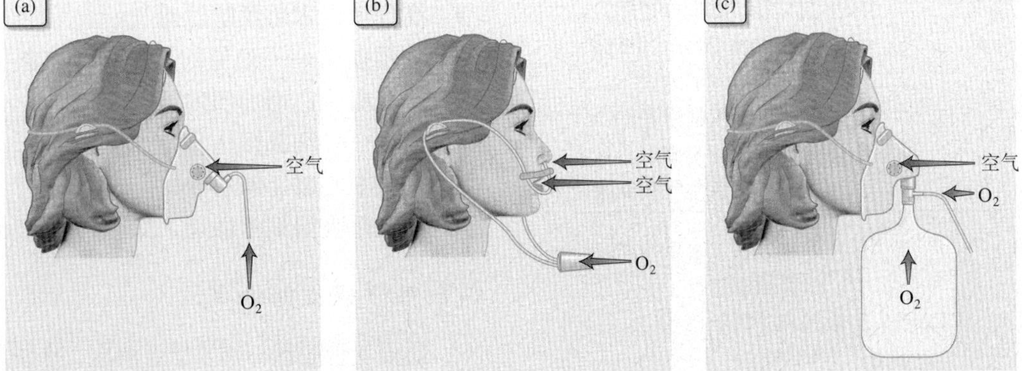

图 15.22 非插管患者的吸氧方法。(a) 普通面罩。(b) 鼻导管。(c) 储气面罩。

险被过分夸大了——低氧比高碳酸血症更加危险。

氧中毒

实验显示，哺乳动物的肺持续暴露于高浓度氧会受到损害，但氧对人体的毒性尚未证实。不过，有理由推测，高浓度氧可能破坏肺组织，应当使用能保持适当动脉氧饱和的最低吸入氧浓度。不能因为肺部氧毒性而允许危险的低氧血症存在。

呼吸支持

如果经过上述处理，患者的情况没有改善或持续恶化，则需要采用呼吸支持（表15.7）。无创性支持见下文。

间歇正压通气（IPPV）是由呼吸机通过气管内插管或气管切开提供正压，间歇使肺膨胀的通气方式。近些年对 IPPV 进行了一些优化和改进（表 15.7）。应用控制性机械通气（CMV）以及不能进行自主呼吸的患者，很快会导致呼吸肌萎缩，因此通过由患者自己吸气做功触发的辅助呼吸模式更受青睐。

机械通气的合理应用有赖于对可能产生的益处和危险性的透彻理解。

表 15.7 呼吸支持技术

技术	建议
有创呼吸支持	
间断正压通气（IPPV）	可以和呼气末正压（PEEP）同时使用
持续气道内正压（CPAP）	通过气管插管给予
同步间歇指令通气（SIMV）（容量或压力控制）	可以和压力支持或 CPAP 同时使用
压力支持通气（PSV）	常以 CPAP 形式给予
"肺保护性"通气策略，减少通气相关性肺损伤	小潮气量、降低气道压。可以采用 SIMV、PEEP、和延长吸气的方式
高频喷射通气	可用于肺漏气的患者（如支气管胸膜瘘）
体外技术	可用于严重急性呼吸衰竭
无创呼吸支持	均通过紧密、合用的鼻或口鼻面罩进行
持续气道内正压（CPAP）	吸气和呼气压相同
无创正压支持通气	± CPAP
双水平气道内正压（BiPAP）	分别设定吸气压和呼气压

机械通气的益处

- 增加二氧化碳排出。通过提高机械通气时的潮气量，可以控制 P_aCO_2
- 缓解呼吸肌疲劳。机械通气可减少呼吸功，使呼吸肌得到"休息"，预防呼吸衰竭患者可能出现的呼吸肌极度疲劳。在某些病例，如果不使用机械通气，疲劳到极点会导致呼吸停止。

氧合的效果：应用正压通气可以预防或逆转肺不张。严重肺实质疾病时，肺可能变得很僵硬，因此呼吸功大大增加。此时，建立呼吸支持可以明显减少全身的氧消耗，随之$P_{\bar{v}}O_2$改善，P_aO_2因而增加。由于机械通气患者连接于密闭的管路，因此可以使用高浓度氧（高达100%），并应用呼气末正压（PEEP）。在一些病例中，后者可以减少分流，提高 P_aO_2（见下文）。

机械通气的指征

急性呼吸衰竭，尽管在治疗方面已经尽了最大的努力，但患者仍存在持续严重的呼吸窘迫（如呼吸频率>40次/分、不能说话和筋疲力尽）表现。其他指征包括意识模糊、躁动不安、激动、意识水平减低及P_aCO_2升高（>8 kPa），虽然经过氧疗仍存在严重的低氧血症（<8 kPa）。

一些原因，如重症肌无力、Guillain-Barre 综合征引起的急性通气衰竭，当肺活量减低到等于或小于10mL/kg时，常常需要应用机械通气，这样可以避免肺不张、感染等并发症，并预防呼吸骤停。在以上疾病导致呼吸衰竭时，潮气量和呼吸频率是相对不敏感的指标，在疾病病程的后期才会出现变化。高P_aCO_2（特别是持续上升时）是进行紧急机械通气的指征。

其他指征包括：

- 高危患者术后预防性通气
- 头颅损伤——避免低氧和高碳酸血症，因其可增加脑血流，增加颅内压
- 创伤——胸部损伤和肺挫伤
- 严重左心衰伴肺水肿
- 伴有呼吸困难的昏迷，如药物过量所致。

有创性呼吸支持的建立

需要气管插管。如果患者清醒，在诱导麻醉前，必须向患者做详细的解释。气管插管的并发症见表 15.8。

表 15.8 气管内插管的并发症

并发症	注释
即刻	
插管位于一侧支气管（常为右侧）	通过检查双侧肺是否均充气可避免，即有双侧胸部运动，听诊双侧呼吸音存在。 X 光片检查插管位置，除外肺萎陷
插管位于食管	缺氧加重，腹部膨隆 用二氧化碳仪检测
早期	
插管从气管中脱出	
管周漏气	
管道扭曲或分泌物阻塞插管	危险的并发症 患者出现呼吸窘迫、发绀、胸部扩张不良 立刻采取以下措施： ■ 用 100% 氧，手动通气 ■ 经气管内插管吸引 ■ 检查插管位置 ■ 抽空气囊 ■ 检察管道是否“扭曲” 如果没有好转，拔除插管，通过面罩通气，插入新气管插管
晚期	
鼻窦炎	
黏膜水肿和溃疡	
喉损伤	
气管狭窄和纤维化	
气管软化	

对严重呼吸衰竭的患者进行插管是非常危险的操作，只能由有经验的医护人员完成。在特别紧急的情况下，可先使用口咽通气道、面罩、连接氧气的自动充气气囊，手动帮助患者通气，直至有经验的医师到来。

患者常常存在低氧和高碳酸血症，交感活性增加，喉镜刺激和插管可能引起危险的心律失常发生，甚至心搏骤停。因此，除非特别紧急，否则应当监测心电图和氧饱和度，插管前先用100%的氧预先氧合。床旁配备复苏药品。如果时间允许，应先将循环容量最佳化。如果需要，在插管前使用强心药。在部分病例中，开始机械通气前应当建立动脉内血压或中心静脉压的监测，但是许多患者不能耐受平卧或头低位。对一些深昏迷的患者，不需要镇静剂，大多数患者需要应用短效的静脉麻醉剂，随后使用肌松剂。

气管切开

气管切开主要用于大量支气管分泌物的长期控制，特别是意识水平下降者，和（或）因咽和喉反射障碍而需要开放气道并保护肺的患者。为了患者舒适以及有利于机械通气的撤离，需要延长插管时间时，也可使用气管切开。

气管切开可以在 ICU 床旁完成。经皮扩张技术快速、经济，适合于危重患者，也可用于急诊切开。另外，也可以在手术室进行皮肤横切口，从第 2、3、4 气管软骨环打开气管。

无法通过气管内插管解决的危及生命的上呼吸道梗阻可以通过环甲膜切开缓解。环甲膜穿刺较正规的气管切开更安全、更快捷、更容易完成。

气管切开有一定的死亡率，虽然死亡率很低。并发症列于表 15.9。任何类型的气管切开都应当精心护理，保证管腔不被分泌物阻塞。

微小气管切开是应用导丝，将一直径较小的无套囊插管经皮通过环甲膜插入气管。可以在局麻下完成。这一技术能够为不能咳嗽的患者清除大量的分泌物，但是由于这种插管没有套囊，要求患者必须有能力保护自己的气道。

表 15.9 气管切开并发症
同气管插管（表 15.8），还包括：
早期
死亡
气胸
血胸
低氧
低血压
心律失常
插管错误放于气管前皮下组织
皮下气肿
中期
黏膜溃疡
气管软骨糜烂（可引起气管食管瘘）
无名动脉坏死（可造成致死性出血）
切口感染
肺炎
晚期
切口不愈合
气管肉芽肿
切口、套囊或管尖水平气管狭窄
切开水平气管环塌陷
影响外观

机械通气的风险

气道并发症：可能出现气管插管的并发症以及气管切开的局部并发症（见上文）（表 15.8 和 15.9）。

管路脱开、气源或电源故障、机械故障：不常见但很危险。因此手动通气装置，如自充气气囊、氧气必须在床旁随时备用。

心血管并发症：对肺和胸壁施加正压会阻碍静脉回流并扩张肺泡壁，因此，牵拉肺毛细血管，引起肺血管阻力增加。这两种机制均可引起心排出量下降。

呼吸并发症：由于 $\dot{V}/\dot{Q}$ 失调、周围肺泡塌陷，可能使气体交换恶化而使机械通气变得复杂。以往常使用高潮气量（10 ~ 12ml/kg）以预防肺泡塌陷，但是高充气压可使顺应性好的肺泡过度扩张，从而破坏肺泡毛细血管膜，并且因远端气道的反复开放和关闭而加重。微血管壁通透性增加，释放炎症介质，导致“呼吸机相关性肺损伤”。机械通气时使用大潮气量和PEEP，使肺组织极端膨胀，可以使肺泡破裂，引起气体沿血管周围鞘向中心蔓延。这种“气压伤”可以并发纵隔气肿、皮下气肿、气胸和腹腔积气。肺破坏性疾病（如坏死性肺炎和肺气肿）、哮喘及肋骨骨折患者发生气胸的危险性增加。

张力性气胸：可导致机械通气患者的迅速死亡，具有提示性的征象包括出现低氧血症或加重、高碳酸血症、呼吸窘迫、无法解释的气道压增加，以及低血压和心动过速，有时伴有CVP增加。体检可见胸壁起伏不对称、纵隔移位（气管偏移、心尖搏动移位）和一侧胸部叩诊为过清音。通常气胸部位的呼吸音减弱，但此征象在机械通气患者非常容易误导诊断。如果时间允许，可通过胸部 X 线证实诊断。

呼吸机相关性肺炎：高达 1/3 的机械通气患者可发生院内获得性肺炎，并且与死亡率增加明显相关，其诊断困难。主要原因为口咽部感染性分泌物通过气管插管的气囊漏入气道。有定植菌的胃液反流可以促进口咽部细菌的定植，因此患者取半卧位可较平卧位减少院内获得性肺炎的发生。

胃肠道并发症：开始进行机械通气时，一些患者会因为肠梗阻出现腹胀，原因不明，部分和应用阿片类药物有关。

盐和水潴留：机械通气，特别是合并应用 PEEP 时，可引起 ADH 分泌增加，循环中的心房利钠肽减少；合并心排出量下降和肾血流减少，均可导致盐和水潴留。

呼气末正压

通过在呼吸机管路的呼气管道上加用阈值阻力阀，可使整个呼气相保持设定水平的气道内压。PEEP 可使低通气的肺单位重新扩张，使肺水从肺泡重新分布到血管周围的间质空隙，因此减少分流，增加P_aO_2。但遗憾的是，应用 PEEP 会不可避免地导致胸内平均压升高，进一步阻碍静脉回流，增加肺血管阻力，因此降低心排出量。当肺顺应性下降时，这种影响可能变得很小。虽然一些患者可能需要正性肌力药的支持，但心排出量的降低常可通过循环容量扩张而减轻。因此虽然使用 PEEP 通常可以改善动脉氧合，但同时出现的心排出量下降则可能导致总体氧运输的减少。

如果证实难达到动脉血的充分氧合（血氧饱和度 > 90%），则应当考虑使用 PEEP，而不要将吸入氧浓度提高到可能有危险的水平（通常是 50%）。一些医师为了保持肺容量，对大多数机械通气患者均使用低水平 PEEP（5 ~ 7cmH_2O）。

其他呼吸支持技术

持续气道正压

对于有自主呼吸的患者应用 CPAP 达到的效果相当于 PEEP 对机械通气患者的作用。氧和空气在一定压力下经过气管插管、气管切开管或紧密合体的面罩（无创通气）送达患者。这样不仅能够改善氧合，使肺顺应性增加，而且减少呼吸功。

压力支持通气

由患者自主呼吸触发，通过预先设定的正压水平（通常介于 5 ~ 20cmH_2O 之间）使自主呼吸得到强化。可用于设定的吸气时间比，或吸气气流降至一定水平以下。潮气量受设定的压力、患者呼吸程度和肺力学特性的影响。当患者情况改善后，可逐渐降低压力支持水平。

间歇强制通气

此技术使患者可以在呼吸机“强制”给予的潮气量间期自主呼吸。这些强制呼吸与患者自己的呼吸同步（同步 IMV，或 SIMV）。SIMV 可以单独使用或与 CPAP 同时使用，自主呼吸可以用压力支持辅助。

“肺保护”性通气策略

设计此呼吸模式是希望防止肺泡过度膨胀、使气道压最小化、预防远端气道的反复开闭，避免肺损伤加重或持续存在。使用 PEEP，有时通过延长吸气时间保持肺泡容量，同时潮气量限定于 6ml/kg 预计体重，使平台压力保持在小于或等于30 cmH_2O。气道峰压不应超过35 ~ 40 cmH_2O。另一种选择是在预定的时间内持续提供预设的吸气压，在气道压较低的情况下产生低潮气量（“压力限制”通气）。可以增加呼吸频率促进 CO_2 的排出并避免出现严重的酸中毒（pH 值< 7.2）。虽然常常出现高碳酸血症，但应当是可接受的（“容许性高碳酸血症”）。这两种技术都可以用在SIMV上。小潮气量通气可以改善急性肺损伤（ALI）或急性呼吸窘迫综合征（ARDS）患者的预后。

体外气体交换

对于严重难治性呼吸衰竭患者，可采用经过膜肺的静脉 - 静脉短路（体外膜氧合—— ECMO，或体外二氧化碳清除设备——$ECCO_2R$）减少对通气的需求，因此进一步减少通气引起的肺损伤并促进肺损伤的修复。尽管随机对照实验显示这种技术不能改善成人的预后，但一些权威人士仍然坚信，在专门的中心由有经验的医护人员使用体外气体交换可以明显降低严重 ARDS 造成的高死亡率。

无创通气

NIV 可以作为试验性的治疗手段，如果失败可进行气管插管。NIV 还可以作为尚未达到气管插管指征患者的最佳治疗方法。只适用于清醒、合作并能保护气道的患者，患者还必须能咳痰。NIV应用密闭合体的全面罩或鼻面罩对气道施加正压，从而避免气管插管。NIV 技术包括 CPAP，和（或）双水平气道正压（BiPAP）。后者可以单独设定吸气压、呼气压和时间，在整个呼吸循环中，允许无限制的自主呼吸。BiPAP也可以是患者呼吸触发的。NIV 保持了气道防御机制的完整性，可以说话、吞咽，使患者可以达到更好的营养状态，因此可以减少呼吸机相关肺炎的发生，并改善患者的舒适性。不影响主动咳嗽和排痰，允许进行良好的物理治疗，无须镇静。无创呼吸支持技术，使呼吸肌得到休息，减轻呼吸性酸中毒和呼吸困难，改善分泌物的清除，使塌陷的肺段重新张开，降低插管率，缩短 ICU 入住时间和住院时间，对某些类型的患者可以降低死亡率。只要患者不是非常严重的低氧，NIV 对于 COPD 患者出现的急性高碳酸血症性呼吸衰竭特别有效。NIV 还可能是伴有急性呼吸衰竭的免疫抑制患者避免气管插管的一个有效途径。Box 15.5 列举了一些标准药物治疗失败时应用 NIV 的指征。谨记：当有创通气显然更为适合时，不应用 NIV 取而代之。

撤机

呼吸肌无力和消耗是危重患者分解代谢反应不可避免的后果，并可能由于机械通气时呼吸功的减低而加重。气体交换和肺力学特性的异常往往持续存在。因此，许多患者重新开始自主呼吸时很容易出现困难。长

Box 15.5 应用无创通气（NIV）的部分适应证

- COPD 急性加重（pH 值＜7.35）
- 心源性肺水肿
- 胸壁畸形 / 神经肌肉病（高二氧化碳性呼吸衰竭）
- 阻塞性睡眠呼吸暂停
- 严重肺炎（见 Box 14.4）
- 哮喘（偶尔）
- 有创通气的撤机。

禁忌证包括面部或上气道手术、上胃肠道手术、不能保护气道。

Modified from BTS guidelines after 1997.http://www.british thoracic society.co.uk

时间呼吸支持的患者中有相当一部分人的情况由于出现神经病变、肌肉病变或两者同时存在而变得更为复杂。

危重患者的多神经病和肌病

多神经病常发生在持续性脓毒症和多器官衰竭患者中（见下文）。特征表现为原发轴突神经病变，主要累及运动神经，也影响感觉神经。开始的临床表现常常是撤机困难。存在肌肉萎缩、肢体软弱无力、深部腱反射减弱或消失。颅神经相对正常。神经传导检查证实有轴突破坏。脑脊液（CSF）蛋白浓度正常或轻度增高。这些表现可以将危重患者的神经病变与 Guillain-Barre 综合征相鉴别，后者神经传导检查显示有脱髓鞘，CSF 蛋白含量常常增加。

危重疾病患者发生多神经病变的原因不明，而且没有特异性治疗，撤机和康复时间可能延长。随着基础危重疾病的好转，可以在1～6月后恢复，但肌肉的软弱和疲劳常常持续存在。

同样可以出现肌病，对有急性严重哮喘的机械通气患者使用激素和肌松剂尤其容易导致严重的四肢瘫痪性肌病。

最严重的患者常常同时存在神经病变和肌病。

撤除机械通气的标准

临床评价是决定患者能否撤离呼吸机的最好方法。需要全面考虑患者的意识水平、心理状态、代谢功能、药物的影响和心血管功能。由有经验的临床医师客观评价患者对短时间自主呼吸的反应（自主呼吸试验）是撤机成功与否的最可靠的预测指标。客观标准为肺的气体交换（血气分析）、肺力学特性和肌肉力量的评价。

撤机技术

接受机械通气少于24小时的患者——如某些择期大手术后——常常可以立刻恢复自主呼吸，不需要逐渐撤机过程。已经机械通气较长时间，但可耐受自主呼吸试验并充分满足撤机客观条件的患者也不需要逐渐撤机。撤机的方法包括：

- 传统方法是允许患者短时间内完全自主呼吸，随之重新开始呼吸支持。逐渐增加自主呼吸时间，减少呼吸支持时间。开始阶段常常建议患者晚间进行机械通气。尽管在其他方法失败时此方法有时仍然能够成功，但此方法对患者和医护人员都显得既紧张又费力。
- 使用 SIMV 作为逐渐、有控制的撤机方法。
- 许多人认为最好的技术是逐渐减少压力支持水平，没有强制呼吸。
- CPAP可以预防患者开始自主呼吸时发生的肺泡萎陷、低氧血症和顺应性下降，因此常用于SIMV/压力支持撤机过程或用于拔管前自主呼吸的患者。
- 通过严密合适的面罩或鼻罩进行无创通气（BiPAP、CPAP）。
- 气管切开常用于危重患者，以利于撤除机械通气（见上文）。

拔管

直到患者可以咳嗽、吞咽、保护自己的气道并且足够清醒可以合作时，才可考虑拔管。只要患者的呼吸功能已经改善，可进行长期自主呼吸，并且满足上述标准时就可以拔管。

推荐读物

Plant PK, Owen JL, Elliott MW (2000) Early use of non-invasive ventilation for acute exacerbations of chronic obstructive pulmonary disease on general respiratory wards: a multicentre randomised controlled trial. *Lancet* **355**: 1931-1935.

Tobin MJ (2001) Advances in mechanical ventilation. *New England Journal of Medicine* **344**: 1968-1996.

Truwit JD, Bernard GR (2004) Noninvasive ventilation. *New England Journal of Medicine* **350**: 2512-2515.

Vincent JL (2003) Nosocomial infections in adult intensive care units. *Lancet* **361**: 2068-2077.

急性肺损害 / 急性呼吸窘迫综合征

定义和病因（见表 15.10）

急性肺损害（ALI）和急性呼吸窘迫综合征（ARDS）的诊断依据为在一项或几项已知的危险因素存在的情况下出现了相应的临床表现。ALI/ARDS可以定义如下：

- 呼吸窘迫
- 肺僵硬（肺顺应性降低，导致高充气压）
- 胸部影像学：新出现的双侧、弥漫性、斑片或均匀的肺部浸润
- 心脏：没有明显心脏原因的肺水肿（如果进行测定，则肺动脉闭合压＜18mmHg，或没有左房压增高的临床证据）
- 气体交换异常：ALI——动脉氧分压与吸入氧浓度之比（P_aO_2/F_iO_2）＜40kPa（300mmHg）；ARDS P_aO_2 与 F_iO_2 之比＜26.6kPa（＜200mmHg）（以上两种情况都不考虑 P_aCO_2 是否正常以及呼气末正压的水平）。P_aO_2/F_iO_2 的标准是人为规定的，鉴别 ALI 和 ARDS 的标准尚有争议。

ALI/ARDS 的发生是肺对多种直接肺部损伤或间接的非肺部损伤的非特异反应。到目前为止，最常见的危险因素是脓毒症，20% ~ 40% 的严重脓毒症患者将发生 ALI/ARDS（表 15.10）。

表 15.10　与急性肺损伤/急性呼吸窘迫综合征相关的疾病

间接（非肺源性）
脓毒症 / 感染性休克
全身炎症反应（如胰腺炎、体外循环、严重的非胸部创伤和严重烧伤）
血液系统：
大量输血
输血相关性肺损伤
弥散性血管内凝血
产科：
惊厥（子痫）
药物过量：
海洛因
巴比妥盐
其他：
高海拔
直接（肺源性）
肺炎
误吸：
胃内容物
溺水
吸入损伤：
烟雾
腐蚀性气体
肺挫伤
冲击伤
脂肪栓塞
羊水栓塞

ALI/ARDS 的发病机制和病理生理学

急性肺损伤可以认为是全身炎症反应伴有内皮功能障碍的最早表现，因此常常会发展成 MODS。

非心源性肺水肿

为 ALI 最主要的特征，是全身血管通透性增高引起的最早出现和最明显的临床表现。由先前所述的微循环改变和炎症介质释放造成的全身血管通透性增高，激活的中性粒细胞在其中起重要作用。早期还有肺上皮的损伤，表面活性物质产生减少，肺泡渗出的阈值减低。

肺动脉高压

为常见表现。开始阶段，间质水肿导致血管受压，同时在局部激活一系列凝血反应，导致血栓形成和肺微血管系统阻塞，引起肺循环机械性阻塞。晚期，自主神经张力增高以及一些循环中的物质，如儿茶酚胺、5-羟色胺、血栓素和补体引起肺血管收缩。供应氧分压低的肺泡的血管收缩（“低氧血管收缩反应”），使肺血流转入氧合较好的肺区域，因此限制了分流的程度。

肺泡内血性物质渗出

渗出物富含血小板、纤维素、纤维蛋白原和凝血因子，可以灭活表面活性物质、激活炎症反应，还可以促使透明膜形成，使成纤维细胞移入肺泡腔。

纤维化

肺损伤出现的几天内，新上皮开始形成，激活的成纤维细胞聚集在间质腔内。随后逐渐出现间质纤维化、弹性组织减少、肺血管闭塞、伴肺结构破坏和肺气

肿形成。在康复的患者中，肺组织发生显著重塑。

生理学改变

分流和无效腔增加，顺应性降低，并伴有气流受限。尽管ALI和ARDS的肺组织弥漫受损，但根据CT扫描的密度改变发现损伤主要位于下垂部位，这种现象可以用重力对血管外肺水分布和肺塌陷区域分布的影响来解释。

ALI/ARDS 的临床特征

ALI/ARDS 最早出现的临床表现常常是无法解释的呼吸过快，随后出现逐渐加重的低氧血症，伴中心性发绀和呼吸困难。双肺可以听到弥漫分布的细湿啰音。后期胸片显示双侧弥漫性的阴影，首先出现在间质，随后出现在肺泡，伴支气管充气征，逐渐进展为完全的“白肺”（图 15.23）。鉴别诊断包括心衰和肺炎。

ALI/ARDS 的处理

以原发疾病的治疗（如根除脓毒症）为基础；避免并发症，如呼吸机相关肺炎；给予支持治疗。

机械通气

应当采取使呼吸机相关性肺损伤减至最少，并促进肺恢复的策略。

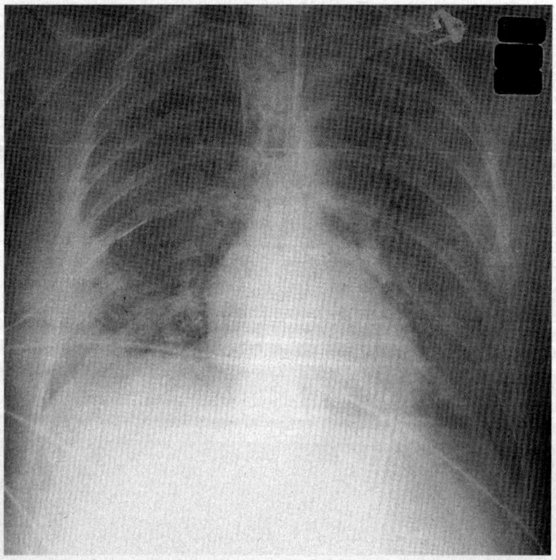

图 15.23 **急性呼吸窘迫综合征的胸片表现。**双侧弥漫性肺泡阴影，伴支气管充气征，心脏不大。

减轻肺水肿：可以通过降低左室充盈压减轻肺水肿。降低充盈压可以通过限制液体入量、利尿实现，如果这些方法无效，还可使用血滤，防止液体负荷过重。目标是达到持续性液体负平衡。有些人建议使用胶体液维持血浆渗透压以扩充血管内容量，但是ALI/ARDS的患者胶体未必能保留在血管腔内，一旦胶体进入间质腔，跨血管渗透压梯度消失，间质水肿形成的决定因素就变成了微血管的静水压和淋巴引流。因此对可能发生或已经存在 ALI/ARDS 的患者进行容量补充时，使用胶体液或晶体液哪个相对更有优势，还存在争议。同样需要循环支持和减少氧耗。

俯卧位：当患者由仰卧位变为俯卧位时，下垂部位的肺密度重新分布，分流百分比下降，胸膜压力梯度降低，肺泡通气更均一，膈向腹部运动，血流重新分布以及塌陷的肺泡复张都有利于气体交换的改善。尽管有很多留置的血管通路，体位改变仍然可以完成，并且并发症很少。仰卧和俯卧位的反复体位改变可以减低气道压和吸入氧浓度。但是对俯卧位通气的反应差异很大，而且这种方法可能不会改变总体预后。在进一步临床试验结果出现以前，应只用于严重低氧血症患者。

吸入氧化亚氮：是一种血管扩张剂，吸入后可通过提高具有通气功能肺组织的灌注改善 $\dot{V}/\dot{Q}$ 的匹配，同时减轻肺动脉高压。对氧化亚氮治疗有反应的 ALI/ARDS 患者，可以改善氧合，但到目前为止，并没有显示可提高生存率。因为其和氧产生的化合物中存在有毒的二氧化氮，因此应用时需要专业的监控设备。

雾化吸入前列环素：与吸入 NO 效果相似，而且更容易监控和给药。和吸入 NO 一样，对吸入前列环素的反应不一，虽然显示其可以改善氧合，但对预后的影响还在观察中。

雾化吸入表面活性物质：表面活性物质的替代治疗减少了新生儿呼吸窘迫综合征的发病率和死亡率，在动物实验中也显示对 ALI/ARDS 有效，但是对成人的 ARDS，应用表面活性物质的价值还不肯定。

大剂量类固醇：对已经存在 ALI/ARDS 的患者使用大剂量激素并不能改善预后，现有证据显示，对有发生ALI/ARDS危险的患者应用无效。但是，有一些证据显示，处在疾病纤维增生阶段（如发病 10～14 天后）的患者，如果没有感染的证据，使用皮质激素可能降低死亡率。

预后

近十年来，ALI/ARDS 的死亡率已由 60% 左右降至 30% ~ 40%，可能归功于整体护理的改进、更多地采用规范治疗、关注感染控制和营养、引入创新性治疗以及呼吸支持方面使用保护性肺通气策略等。但是预后仍然与病因密切相关。当 ARDS 发生与腹腔内脓毒症有关时，死亡率仍然很高。而“原发性”ARDS（肺炎、误吸及肺挫伤）的患者死亡率要低得多。死亡率随年龄和衰竭器官数的增加而上升。ARDS 的患者多数是死于 MODS或血流动力学不稳定，而不是因为气体交换障碍。

推荐读物

Acute Respiratory Distress Syndrome Network (2000) Ventilation with lower tidal volumes as compared with traditional tidal volumes for acute lung injury and the acute respiratory distress syndrome. *New England Journal of Medicine* **342**: 1301-1308.

Ware LB, Matthay MA (2000) The acute respiratory distress syndrome. *New England Journal of Medicine* **342**: 1334-1349.

Wyncoll DLA, Evans TW (1999) Acute respiratory distress syndrome. *Lancet* **354**: 497-501.

患者的选择——停止或撤除治疗

对于许多危重患者而言，重症监护无疑可以挽救生命，他们有希望重新开始正常生活。但是对于非常严重的危重患者，近期死亡率很高，有相当部分的患者在转出监护室后不久死亡，而且一些存活下来的人生活质量可能很差。另一方面重症监护很昂贵，特别是对预后很差的患者，况且医疗资源是有限的。

不适当地应用重症监护设施还有其他的弊端。患者可能经历不必要的痛苦，丧失尊严，同时亲属也要承受相当大的情感压力。在一些病例中，治疗只是简单地延长死亡的过程或维持没有生活质量的生命，在另一些患者中，治疗的危险性可能大于潜在的获益。

为了人道地治疗危重患者并保证有限的资源得到合理的应用，一定要避免收治不能从重症监护中受益的患者，并在明确预后没有希望时进一步限制积极的治疗。做出这种决定非常困难，对每个病例都要进行个体化评估，考虑患者既往的健康状况和生活质量、主要诊断、基础疾病的中期和长期预后（包括存活和生活质量方面）以及急性疾病存活的可能性，不能单独考虑年龄。有疑问时，应当继续积极地治疗，但要根据对治疗的反应以及可以得到的更多信息做定期回顾。限制治疗、在呼吸心脏停搏时不复苏或撤除治疗的决定应当由监护室医疗团队、原来的内科医师或外科医师、护士，如果可能，包括患者本人共同决定，一般需要与患者家属商量。撤除或限制积极治疗不应当负面地认为是所有医疗和护理的停止，相反，需要采取正面的方法，保证患者有尊严地死去，没有疼痛和痛苦，家属和朋友得到支持和安慰。

评分系统

已经出现了多种评分系统用于评价患者疾病的严重性，一些还包括对患者既往健康状态和急性生理功能紊乱的评估（急性生理学、年龄、慢性健康评分——APACHE 和简化的急性生理学评分—— SAPS）。其他评分系统用于特殊种类的患者（如创伤患者的损伤严重度评分）。

APACHE 和 SAPS 评分已被广泛应用，并已被充分地验证，可以准确地对疾病的严重程度量化并预测大部分重症患者的总体死亡率。因此可以通过对“不同疾病”患者的划分，并且就治疗结果进行国内和国际比较，对临床单位的工作进行评价，是临床研究中描述不同组患者的一种方法。尽管 APACHE 和 SAPS 在方法学上都可以用于预测死亡的危险，但是还没有出现可以肯定预测特定患者预后的评分系统，因此绝对不能作为限制或停止治疗的标准。

治疗干预评分系统（TISS）可以对入院后每天的治疗和护理工作评分，这些信息可以评估资源的消耗和护理依赖的指数，这个评分不仅与预后有关，还可以用来评估花费。目前英国重症监护室的每日费用大约为 800 ~ 1600 英镑。高度依赖病房和普通病房的花费大约占重症监护费用的 50% 和 20%。

推荐读物

Carlet J, Thys LG, Anteneli M et al. (2004) Challenges in end-of-life care in the ICU. Statement of the 5th International Consensus Conference in Critical Care. *Intensive Care Medicine* **30**: 770-784.

Knaus WA, Wagner DP, Draper EA et al. (1991) The APACHE III prognostic system: risk prediction of hospital mortality for critically ill hospitalized adults. *Chest* **100**: 1619-1636.

脑死亡

脑死亡意味着“意识能力的不可逆丧失伴呼吸功能的不可逆丧失”。这两项都是脑干的基本功能。从这种角度看，死亡可以由颅外（如呼吸和心搏骤停）或颅内疾病所致。随着人工通气的使用，有可能使这种已经死亡的人得到暂时支持，但是所有患者最终将发生心血管系统的衰竭，进展为心脏停搏。

在考虑脑死亡的诊断之前，一定要满足某些前提和排除诊断。

前提

- 患者必须处于无呼吸的昏迷状态（也就是说没有反应、机械通气及没有自主呼吸）。
- 必须确诊患者是由于患有可以引起脑干死亡的疾病导致不可挽回的脑结构破坏（如脑损伤、颅内出血）。

排除诊断

- 必须除外无反应的呼吸停止是由于中毒、镇静药或神经肌肉阻滞剂引起的可能性。
- 必须除外低体温所致昏迷，中心体温应高于35℃。
- 必须没有明显的可以导致或加重昏迷或引起昏迷持续存在的代谢或内分泌紊乱。
- 没有血浆电解质、酸碱平衡或血糖水平的明显异常。

证实脑死亡的诊断试验

脑死亡时所有脑干反射消失。

测试

下列测试不应在癫痫发作或在不正常的体位下进行：

- 眼头反射消失：当头从一侧转向另一侧，眼睛和头一起运动，因此保持相对于眼眶的位置固定。昏迷的患者如果脑干完好无损，眼球会有相对于眼眶的运动（也就是还存在洋娃娃样眼动）。
- 瞳孔固定，对强光无反应。直接和间接对光反射均消失。瞳孔的大小不是问题，尽管多数情况下散大。
- 角膜反射消失。
- caloric 试验时前庭 - 眼反射不存在
- 颅神经对中枢或周围的疼痛刺激无运动反应。可能存在脊柱反射运动。
- 对咽、喉或气管的刺激无呕吐和咳嗽反射。
- 没有自主呼吸。可以使用含有5%的CO_2的95%的O_2气体通气10分钟，然后暂时脱离呼吸机，通过气管插管放置导管给予100%的氧气保持氧合，观察患者的任何自主呼吸征象。在此期间应当留取血气样本，确保P_aCO_2足以刺激自主呼吸［$>$6.7 kPa（50mmHg）］。

完成上述检查，并由两名有经验医师重复。

在英国，不需要进行确证试验，如ECG和颈动脉血管造影。

确立脑死亡诊断的主要目的是明确继续机械通气和其他生命支持技术已经没有意义。

对适当病例，经亲属同意（如果患者携带器官捐献卡则更为简单），已经确立脑死亡的诊断后，器官可以用作移植。在英国，每个地区都有移植协调人，他们为此过程提供帮助，同样提供信息、训练并对器官移植提出建议。应当将所有可能的捐献者通知他们。在英国，所有病例都要有验尸官的同意书。

（张　红译　阙呈立校）

推荐读物

Pallis C, Harley DH (1996) *ABC of Brain Stem Death*, 2nd edn. London: BMJ Publishing Group.

Wijdicks EF (2001) The diagnosis of brain death. *New England Journal of Medicine* **344**: 1215-1221.

一般推荐读物

Hinds CJ, Watson JD (1996) *Intensive Care: A Concise Textbook*. London: Baillière Tindall.

Society of Critical Care Medicine: www.sccm.org/professional_resources/guidelines table-of-contents/index.asp.

重要网址

http://www.ics.ac.uk
UK Intensive Care Society

http://www.esicm.org
European Society of Intensive Care Medicine

http://www.survivingsepsis.org
Surviving Sepsis Campaign

http://www.sccm.org/professional_resources/guidelines
Society of Critical Care Medicine

16 药物治疗和中毒

药物治疗

引言

本章主要介绍合理治疗的原则，1984 年的"内罗毕宣言"中概括了这些原则的主要特点，主要强调了开具处方时以下几点的重要性：

- 正确的患者
- 正确的药物
- 正确的剂量
- 可承受的花费。

患者

任何形式的治疗干预，其先决条件是可靠的诊断，或者至少是对临床需要的评估。一个准确无误的诊断，可以使患者免于不必要的治疗干预所带来的损害或花费。但是在某些情况下，仍然需要在缺少明确的诊断时进行治疗。例如：

- 严重疼痛的对症治疗
- 抗菌的初始"盲目"治疗，因为治疗延误可能会使患者情况恶化或感到痛苦（如对怀疑患流行性脑脊髓膜炎的社区患者进行的注射抗菌药物治疗；对怀疑下尿道感染的患者进行的抗菌治疗）。

在某些情况下，某特定的药物仅对一小部分患有特定疾病的人有效。例如，曲妥单抗仅对那些恶性细胞表达 HER2 表皮生长因子受体的进展期乳腺癌女性患者有效。现在被视为单独整体的很多疾病，将来可能会被进一步区分，对药物作用的靶点会有更精确的定位。

健康人群也服用药物，这种情况下必须能确保其利大于弊，例如：

- 针对一些严重感染进行的免疫（如流感疫苗）
- 减少一些常见病的危险因素（如降压药或调脂药的使用）
- 一些妇女为避免怀孕而使用的口服避孕药。

合并的疾病也在很大程度上影响着病情处理的方式，特别是对老年人来说，如表 16.1所示的一些例子。

新生儿和婴幼儿的处方

新生儿及婴幼儿处方有其特殊性，因为剂量是从治疗成人的经验外推得出的（比如仅根据身体指数来

表 16.1　有合并疾病的患者应该避免使用的药物举例

合并疾病	避免	影响
Parkinson 病	抗精神分裂药	恶化 Parkinson 病
高血压	非甾体类抗炎药	钠潴留
哮喘	β- 受体阻滞剂、腺苷	支气管痉挛
呼吸衰竭	吗啡、二醋吗啡	呼吸抑制
房室传导阻滞	地高辛、洋地黄毒苷 β- 受体阻滞剂	心脏阻滞
肾血管疾病	ACE 抑制剂 / 拮抗剂	减少肾小球滤过
癫痫	三环类抗抑郁药	降低惊厥的阈值

调整剂量）。这种方法是不明智甚至不恰当的，因为：

- 婴儿会将味道不好的糖浆吐出来，所以用量很难计算，常常不能做到精确给药。
- 早产儿对于局部用药和消毒药物的经皮吸收是增加的（如类固醇、碘酒，或者局部应用的氨基糖苷类抗生素）。
- 早产儿体重中脂肪约占 1%（而成人约为 20%），如果按成人外推的剂量给药，即使已根据体重差异作出调整也会导致脂溶性药物在幼儿体内的血药浓度明显升高。
- 新生儿及婴儿对药物的肝代谢和肾排泄都是降低的，根据成人的剂量外推，且仅根据体重进行调整，常会导致血药浓度过高（甚至会有潜在的毒性）。

老年人的处方

老年人用药常存在一些问题，因为：

- 对治疗方案的顺应性差，尤其是在认知障碍的情况下。如果处方中不同的药物数量增加，则这种情况就更糟了。
- 多种合并症和不可避免的多重用药趋势，导致药物相互作用的机会大大增加。
- 由于体重和身体组成变化而引起的药物分布的变化，可能会使血药浓度上升（尤其是在静脉给药的情况下）。
- 老年人常常伴随着心排出量分布的变化，特别是对于大脑供血量的比例相对增加，这至少可以在一定程度上解释，为什么老年人对于中枢神经系统药物的作用比较敏感。

作用于心血管系统和胃肠道系统的药物用于老年患者时，常见其药效增强。

老年人用药可能出现的一些常见问题如表 16.2 所示。

妊娠期用药

临床医生对于孕妇用药应该非常谨慎，只有在必要的情况下才给予治疗。如果在妊娠期间需要使用一种已知有致畸作用的药物（如抗惊厥药或锂剂），在给药之前必须要和患者及其配偶对于潜在的不良反应进行充分讨论。如果他们决定继续妊娠，则需定期进行超声检查来评估药物是否对胎儿产生了致命的损伤。表 16.3 列出了部分已知对人类胚胎有致畸作用的药物。

哺乳

虽然大多数药物都可以在乳汁中检测出来，但量通常都非常少。这是因为对于大多数药物来说，在乳汁

表 16.2　老年人用药常见不良反应

药物	影响
β- 受体阻滞剂 地高辛	心动过缓
硝酸酯类 α- 受体阻滞剂 利尿剂	直立性低血压
利尿剂（噻嗪类）	糖耐量异常 痛风
M 受体阻滞剂 三环类抗抑郁药 安定剂 弱安定剂 抗惊厥药 催眠药 阿片类药物	混淆，认知障碍
二磷酸盐（主要是阿仑磷酸）	食管溃疡和狭窄形成
非甾体抗炎药	胃溃疡 上消化道出血 消化性溃疡穿孔 肾损害

表 16.3 部分对人类胎儿的致畸剂

药物	影响
ACE 抑制剂 / 拮抗剂	羊水过少
维生素 A 如 阿齐特林	多种异常
胺碘酮	新生儿甲状腺肿
卡比马唑	新生儿甲状腺功能低下
华法林	畸形
	骨骼异常
抗癫痫药	
卡马西平	腭裂
苯妥英	
丙戊酸盐	神经管缺陷
非甾体抗炎药	囟门关闭延迟
细胞毒性药物	大多数被认为有致畸作用
锂剂	Ebstein 畸形

注意：所有药物在妊娠期都应该避免应用，除非获益明显地高于风险。

中的浓度与在体液中的浓度（即非蛋白结合部分）处于平衡状态。但是，有一些药物（如阿司匹林、卡比马唑）如果通过乳汁被摄取可能会对胎儿有危害。为哺乳期的女性患者开具处方时应该参考相关药物的文献。

药物

正确药物的选择涉及三个因素：

- 所选药物的临床疗效
- 药物疗效和安全性之间的平衡
- 患者的意向。

证明药物疗效的金标准是随机对照试验（RCT），此外还有其他提供证明的方法。仅仅证明其疗效（与安慰剂相比）是不够的。对于同一个适应证有不止一个治疗方案，对各方案之间应进行比较，包括它们的获益程度，各自的不良反应情况，以及治疗成本等内容。对比随机对照试验在这些方面是很有用的。

在可能的情况下，也应考虑到患者自己的选择意向。这种讨论能让患者在做决定的过程中处于一种与医师对等的关系，来决定他们是否愿意，以及愿意接受何种方案治疗。患者对治疗方案的选择，将获得的益处，可能发生的不良反应有充分的了解，这已经被无数次证明可以很好地改善治疗的顺应性。

剂量

在药物最初的研发阶段，通过所谓的药物“剂量范围”研究结果，通常就确定了药物的合适剂量。这些研究通常是覆盖一组剂量的 RCT。药物的剂量和用法可能是固定的，也可能需要调整。

固定的用量

如果在处方中某药物固定用量对于所有患者（就成人而言）都是合适的，则该药物一般都具有共同的特点。其疗效对于所有人来说都是最佳的，并且剂量相关的不良反应（A型）一般较低。而且这些药物都有很高的“治疗比率”（即毒性剂量和治疗剂量的比值）。表 16.4 列出了一些在处方中剂量固定的药物。

需调整用量的药物

很多药物的个体反应差异很大。因此，一个特定的剂量可能对某人没有任何治疗效果，但是对于另一个人会引起严重的毒性反应。造成这种差异的原因，部分是由于药代动力学因素（药物吸收、分布、代谢的速率不同），还有部分是由于药效动力学因素（靶器官的敏感性差异）。

药代动力学

一种药物在静脉注射之后的作用强度主要取决于其分布容积，后者又很大程度上与身体的组成和局部血流有关。因此根据体重或者体表面积进行剂量调整是普遍做法，比如在肿瘤化疗过程中为优化治疗而进行的剂量调整。

对于多次给药，其血药浓度（及其作用强度）主要

表 16.4 处方中剂量固定的药物举例

药物	适应证
阿司匹林	心梗的二级预防
苄氟噻嗪	高血压
阿莫西林	下尿道感染；上呼吸道和下呼吸道感染
硫酸亚铁	缺铁性贫血
口服避孕药	口服避孕

的决定因素是吸收之后的肝脏代谢首过效应程度(Box16.1)以及系统清除率(肝脏代谢或肾脏排泄)。

肝脏的药物代谢通过两相反应进行:

- Ⅰ相反应:是通过氧化、还原或水解反应对药物的修饰过程。其中氧化反应为最常见的途径,主要在一组称为细胞色素P450的同工酶作用下进行。对细胞色素P450的同工酶的抑制或诱导是药物相互作用的主要原因(如表16.5所示)。
- Ⅱ相反应:主要涉及与葡萄糖醛酸、硫酸盐、乙酸酯或其他物质的结合反应,主要是提高药物溶解性,使其更容易从尿中排出。

药代动力学改变的遗传原因

首过效应和肝脏系统清除率在健康个体间可能会有显著的差异,主要是由控制药物代谢酶表达的基因导致的(表16.6)。

在改变药物代谢的遗传因素中,最著名的应该是乙酰化表现型。部分药物通过在肝脏中乙酰化来代谢,个体可以分为慢乙酰化型和快乙酰化型两种。多数人的乙酰化水平呈明显的双峰(如图16.1所示),这个也许可以归结为单基因变异的作用。慢乙酰化者对于所给剂量可能会有更高的血药浓度,因此也更容易发生不良反应。抗结核药异烟肼在慢乙酰化患者中更容易导致多发性神经病;使用异烟肼的慢乙酰化患者同时合并使用抗惊厥药苯妥英,更容易出现其对后者药物代谢的抑制作用。相反,快乙酰化者可能出现异烟肼血药浓度不够的情况,因而更容易复发。慢乙酰化者使用普鲁卡因胺和肼屈嗪比较容易出现SLE。

异喹胍羟基化作用缺陷在某些人群中也是显著的(在英国约占人群的8%),这种缺陷主要是常染色体显性遗传。异喹胍现已很少用于高血压的治疗,因为1/10的患者会因为对药物的代谢缺陷导致对肾上腺阻滞作用过强而引起严重的低血压。同一种羟化酶还与多种β受体阻滞剂和抗抑郁药去甲替林的代谢有关,但是通过羟化酶水平是否能预测这些药物的不良反应,还不完全清楚。

罕见的氯琥珀胆碱代谢缺陷将导致长时间的肌肉松弛,这主要是由于产生血浆假性胆碱酯酶的基因缺陷引起的。这是一种常染色体隐性遗传,其发生几率约为1/2500。

Box16.1 有显著肝脏代谢首过效应的药物

- 氯美噻唑
- 硝酸甘油*
- 硝酸异山梨酯
- 利多卡因*
- 吗啡
- 派替啶
- 普萘洛尔
- 维拉帕米

*因为这些药物几乎完全经肝首过效应代谢,因此口服给药是无效的。舌下给药(如硝酸甘油)可以避免首过效应。

表16.5 部分细胞色素P450的诱导剂和抑制剂

诱导剂	巴比妥盐(尤其是苯巴比妥)
	卡马西平
	苯妥英
	利福平
	灰黄霉素
	非核苷逆转录酶抑制剂(NNRT)
	别嘌呤醇
	异烟肼
	蛋白酶抑制剂
抑制剂	西咪替丁
	喹诺酮类
	红霉素
	咪唑类
	磺胺类
	别嘌呤醇
	西柚汁

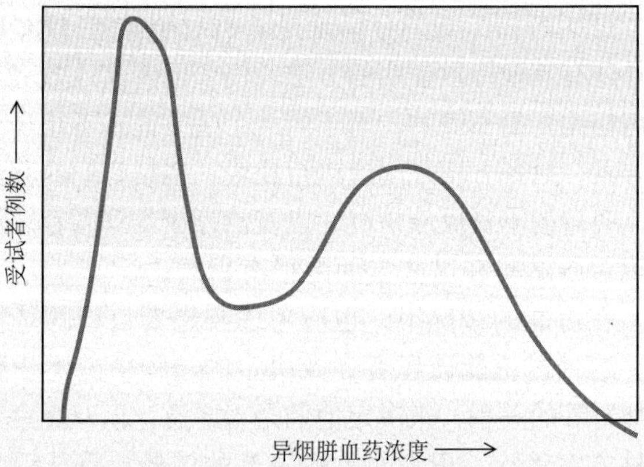

图16.1 乙酰化的双峰分布情况。
异烟肼血药浓度显示为两个明显不同的组。Modified from Evans DAP et al. (1960) *British Medical Journal* 2: 485.

药代动力学改变的其他因素

肝清除率会受到环境的影响而发生变化，如饮食、酒精摄入以及合并使用一些对药物代谢有诱导或者抑制作用的药物（表16.6）。肝脏的药物清除率也会随着年龄增长而衰退。相反，肾脏的药物清除率虽然随着年龄降低且在有肾内性肾病的人群中会减退，但对于健康人群来说不会有显著变化。

药效动力学

药效动力学中药物作用强度的变化一部分是由药物受体的基因多态性引起的（表 16.7）。

表 16.6　药物代谢的基因多态性

酶	药物
P450	
细胞色素 CYP1A2	阿米替林
	氯氮平
细胞色素 CYP3A4	奎尼丁
	环孢素
	利多卡因
	维拉帕米
	他汀类
	蛋白酶抑制剂
细胞色素 CYP2C9	华法林
	特布他林
	苯妥英
	格列吡嗪
	氯沙坦
细胞色素 CYP2D6	阿米替林
	文拉法新
	SSRI
	可待因
	β- 受体阻滞剂
	氟卡尼
细胞色素 CYP2C19	地西泮
	奥美拉唑 / 兰索拉唑
血浆假性胆碱酯酶	氯琥珀胆碱
	米库氯铵
硫嘌呤甲基转移酶	巯嘌呤
	巯唑嘌呤
UDP- 葡萄糖醛酸转移酶	依立替康
N- 乙酰转移酶	普鲁卡因胺
	异烟肼
	肼屈嗪

表 16.7　部分药效动力学基因多态性

	药物	药物影响
ACE	ACE 抑制剂，如雷米普利	降低血压
缓激肽 B_2 受体	ACE 抑制剂	咳嗽
β_2- 肾上腺素受体	沙丁胺醇	支气管扩张
多巴胺受体	氟哌啶醇	抗精神病药反应
(D_2、D_3、D_4)	地西泮	迟发性运动障碍
	利培酮	静坐不能
5 - 羟色胺载体	氟西汀	抗抑郁药反应
	帕罗西汀	
雌激素受体 -α	雌激素	骨密度

治疗效果的监测

药代动力学和药效动力学造成的变化使得对治疗效果的密切监测成为必要。监测途径主要有三种。

治疗前的剂量选择

对于已知或者怀疑有肾功能损害的患者，通常可以通过测血肌酐浓度来预测他们的给药剂量。如果在获知血肌酐浓度之前必须立即开始治疗，或患者肾损害严重，或患者的肾功能处于波动状态，则以常规剂量开始治疗，但要准备在24小时内进行调整。可能需要进行多次肾功能评估，同时对血药浓度进行监测。

监测血药浓度

对于某些药物，可以参考它们的血药浓度来监控用药剂量（表16.8）。但这种技术必须达到以下两个标准才有实用性：

- 有一种可靠且可用的药物检测方法。
- 血药浓度与药物的治疗效果和毒性有很好的相关性。

监测药物疗效

对于很多药物，给药剂量随患者反应情况而调整。剂量调整可以根据治疗终点或毒性反应进行。一些客观的检查（比如通过测血压来监测降压疗法，或通过连续白细胞计数监测细胞毒疗法的作用等）非常有效，但在很多情况下主观的指标也是有必要的（比如在

表 16.8 治疗监测的药物

药物	治疗浓度范围	毒性水平	最适给药后取血时间（小时）
卡马西平	20 ~ 50μmol/L	＞ 50 μmol/L	＞ 8
地高辛	1.3 ~ 2.6 nmol/L	＞ 2.6 nmol/L	＞ 8
庆大霉素	谷＜ 2 mg/L	＞ 14 mg/L*	给药前
	峰 5 ~ 10 mg/L	＞ 12 mg/L	＞ 1
锂盐	0.6 ~ 1.0 mmol/L	＞ 1.5 mmol/L	＞ 10
苯妥英	40 ~ 80 μmol/L	＞ 80 μmol/L	＞ 10
茶碱	55 ~ 110μmol/L	＞ 110 μmol/L	＞ 4
环孢素	50 ~ 200 μg/L	＞ 200 μg/L	给药前

精神分裂症患者接受抗精神病治疗时）。

将来，基于对个人药物遗传学（包括药物代谢和药物受体多态性两方面）以及相关的人口统计学和临床数据的认识，药物选择和剂量用法会变得更容易预测。目前常规进行的药物遗传学检查仅有两个：

- 进展期乳腺癌患者在使用曲妥单抗治疗之前对HER2 表达的检测。
- 儿童急性淋巴细胞白血病患者和 Crohn 病患者在接受巯嘌呤和（或）硫唑嘌呤治疗之前进行硫嘌呤甲基转移酶活性检测。

经济承受能力

世界各地对治疗费用的承受能力是有很大差别的，甚至在发达国家之间也有显著差别（图16.2）。所有的卫生系统都试图在他们所能支配的资源范围内，提供给他们的人群最高水平的医疗服务。其中小部分人占用的巨大医疗开支，可能剥夺很多有成本效益的治疗，这就是一种叫做“机会成本”的现象。

因此在所有国家都不可避免地要鼓励成本限制措施（或者强制执行）。比如，为了降低成本，开处方时应该用药物的通用名，而不是商品名，因为一旦超过专利期，药物就变得很便宜。尽管偶尔有一些主张与此相悖，但仍要求通用名药品与商品名药品一样通过严格的管理程序。

药物不良反应

药物不良反应（ADR）定义为“药物在常规使用中出现的不必要的作用”，这是引起疾病和死亡的一个重要因素。大约有 5% 的紧急医疗急救是由药物不良反应引起的，大约有 10% ~ 20% 的患者在住院期间发

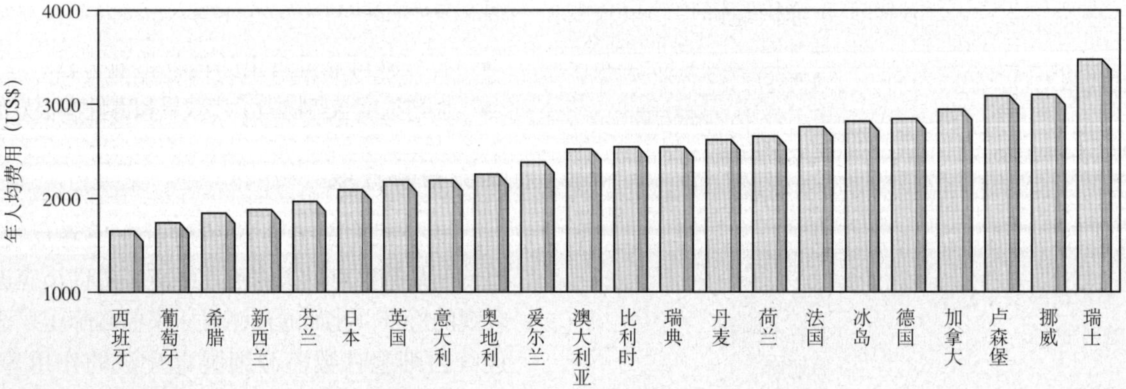

图 16.2 部分发达国家年人均医疗费用，以美元计。

生过药物不良反应。老年人的药物不良反应发生率大约比年轻人高 5 ~ 6 倍。药物不良反应的风险随着药物数量的增加而显著上升。

分类

ADR 分为两类。

A 型（广义）反应是（表 16.9）：

- 一种化合物药理学或毒理学性质的表现，性质正常但数量异常
- 可以通过该化合物已知的药理或毒理作用进行预测
- 常常是剂量依赖性的
- 很常见
- 严重不良反应少见。

尽管有些不良反应在单次服药后就可能发生，例如 ACEI 引起的低血压，但其他不良反应却需要数月（如胺碘酮引起的肺纤维化）或数年（细胞毒性药物引起的继发性肿瘤）才能表现出来。

B 型（异质性）反应（表 16.9）和药物已知的药理性质或毒理性质没有相关性，这些反应是：

- 药物的异质性反应
- 无法通过药物已知的药理或毒理作用来预测
- 常与剂量无关
- 通常少见
- 常是严重的反应。

表 16.9 药物不良反应举例

药物	不良反应
A 型	
抗凝剂	出血
胰岛素	低血糖
血管紧张素转化酶抑制剂 / 拮抗剂	低血压
抗精神病药物	急性肌张力障碍和运动障碍
	Parkinson 病
	迟发性运动障碍
三环类抗抑郁药	口干
胺碘酮	甲状腺功能亢进
	甲状腺功能减退
	肺纤维化
细胞毒性药物	骨髓恶病质
	癌症
糖皮质激素	骨质疏松
B 型	
青霉素 G	过敏
造影剂	
阿莫西林	斑丘疹
金盐	骨髓恶病质
磺胺类药	中毒性表皮坏死松解症
拉莫三嗪	
氟烷加氯琥珀胆碱	恶性体温过高
双氯芬酸	肝毒性
氟烷	肝毒性
异烟肼	肝毒性
利福平	肝毒性
苯妥英	肝毒性

诊断

所有的药物不良反应与自然病程都很相似，而治疗所致疾病和与用药无关的疾病之间往往很难区分。虽然有一些疾病明显是医源性的（如注射青霉素之后几分钟出现的急性过敏），但很多并不是这样明显。以下这六个特点有助于区分药物不良反应和其他原因引起的事件：

- **合适的时间间隔**：某药的给药时间和发生可疑不良反应发生的间隔时间应该是符合规律的。急性过敏反应常常是发生在给药之后的几分钟内，而再生障碍性贫血在给药几周以后才能表现出来（与红细胞的寿命有关）。药物导致的肿瘤一般要几年之后才能表现出来。
- **反应的性质**：某些情况（如斑丘疹、血管性水肿、固定型药疹、中毒性表皮坏死松解症）具有很典型的医源性，因此很可能是药物不良反应。
- **合理性**：如果一个反应表现出药物的已知药理性质，则可以认为是该种药物的 A 型不良反应（例如，抗高血压药物引起的低血压，或者降糖药引起的低血糖等）。除非曾经有文献报道，一般 B 型反应是很难判断的。例如，最初几例由异三十烷引起的抑郁症就很难判断为药物所致不良反应，虽然现在对其因果关系已经确认。
- **排除其他原因**：在某些情况下，尤其是疑有肝毒性时，只有当其他原因都被排除，才可以诊断为医源性反应。
- **实验室检查结果**：在少数情况下，药物不良反应

的判断可以参考血药浓度（表 16.8）。某些情况下，药物不良反应会产生一些诊断病理学变化。如累及皮肤和肝脏的假定反应。

- **药物停用和重新使用的结果**：如果撤药后（即停用）不良反应并没有得到改善，那么就很可能不是药物不良反应。当然，靠停用药物做出的判断并不是绝对的：如果药物不良反应已经导致了不可逆的器官损伤（如恶性肿瘤），那么停用药物将会导致假阴性结果。重新用药，也就是再次使用可疑药物，看是否可再次引起不良反应的发生，这一般被认为是绝对的诊断性测试。这种方法在很多情况下都是正确的，但是有两点需要说明：第一，伦理上不允许使患者处于更危险的境地；第二，某些药物的不良反应因特定的一些情况而发生，这些情况在重复用药后不一定能重现（例如，降糖药引起的低血糖）。

处理

通常情况下，A 型反应可以通过降低剂量来处理，而发生 B 型反应就必须停药（并且以后不能再次使用）。

有时对一些药物不良反应需要采取相应的治疗措施，例如，华法林引起的出血（维生素 K），急性肌张力障碍（苯二氮䓬），或急性过敏（急诊 Box16.1 ）。

推荐读物

Evans WE, McLoed HL (2003) Pharmacogenetics – drug disposition, drug targets and side effects. *New England Journal of Medicine* **348**: 538–549.

Meyer A (2000) Pharmacogenetics and adverse drug reactions. *Lancet* **356**: 1667–1671.

Weinshilourn R (2003) Inheritance and drug response. *New England Journal of Medicine* **348**: 529–537.

Wilkinson GR (2005) Drug metabolism and variability among patients in drug response. *New England Journal of Medicine* **352**: 2211–2221.

Wynne HA (2003) Sensible prescribing for older people. *Clinical Medicine* 3(5): 409–412.

急诊 Box16.1 急性过敏的治疗

急性过敏反应可以由昆虫叮咬、食用坚果以及服用药物引起。

临床特征

- 支气管痉挛
- 面部和喉头水肿
- 低血压
- 恶心、呕吐和腹泻

处理

- 使患者足部抬高躺下。
- 保持呼吸道畅通。
- 吸氧。
- 监测血压。
- 建立静脉通道。
- 肌肉注射肾上腺素 0.5mg，如果休克状态仍然持续，则每 5 分钟重复给药一次。
- 慢速静脉注射抗组胺药（如 10 ~ 20mg 氯苯那敏）。
- 静脉注射氢化可的松 100mg。

如果持续低血压，静脉补液 1 ~ 2 L 。

如果缺氧严重，可能需要辅助呼吸。

循证医学

现在的共识是临床实践应该尽可能基于有关患者获益的科学证据，而不是一些理论假设或者声明。

循证医学很重要的一个作用就是指导治疗。基于循证医学的一个公理是，只有经正规的临床实验证实有效的方法，才应该引入和应用于临床治疗。所用的试验方法有三种：

- 随机对照试验
- 对照观察试验
- 非对照观察研究。

随机对照试验

平行组设计：在这种研究中，选择具有某特定情况的患者，前瞻性地给予两种（或多种）治疗中的一种。所给予的治疗方案一般是随机的（“随机”对照试验）。为了减少患者偏倚，患者一般情况下也不知道他们接受何种治疗（“单盲”试验）；为了减少医生所带来的偏倚，治疗方案分配对于研究者来说也是保密的（“双盲”试验）。为了能入选足够数量的患者，并且在不同的地点研究治疗疗效，常常需要在多个地方开展试验（“多中心”试验）。因此衡量治疗方案效果的“金标准”就是前瞻性、随机、双盲和多中心对照试验。

前瞻性随机对照实验的设计是为了证实一种治疗优于另一种治疗（“优等性”临床试验），或者一种治疗与另一种治疗效果相似（“对等性”临床试验）。在优等性临床试验中，研究治疗常常给予安慰剂，不予治疗，或的目前的标准治疗来进行比较。对于药物来说，对照物可能包括不同剂量的研究药物（“活性”药物），以此来确定最优的给药方案。在对等性临床试验中，常常是在相同情况下将一种治疗与另一种来进行比较。

虽然随机对照试验原本是用来调查药物的疗效，但这种方法对于手术过程，医疗器械的研究同样适用。

交叉设计：在一些情况下，患者可以按照随机的顺序，接受参比药物和待测药物两种治疗，以他们自身作为对照。交叉设计的优点在于，患者以自身作为对照，只需要较少受试者就可以证明疗效。但是这种设计通常只适用于治疗慢性疾病的药物，如催眠药、支气管舒张药和抗高血压药等。

随机对照试验的评估

为了评价一个RCT的相关性和可信度，主要需要考虑以下几点：

- **是否获得伦理审批**？所有的临床试验在开始研究之前，都要经过合理组建的伦理委员会的审批。特别是在患者参加研究之前，要获得其知情同意。
- **随机**：在所有的随机对照试验中，随机方法必须控制好。尤其是研究者不能知道参加试验的患者将接受何种治疗方案，以避免选择偏倚。
- **保持单盲或双盲**：虽然RCT最理想的情况是患者和研究者直到研究结束都不知道治疗方案的分配情况，但在某些情况下不可能遵守这个原则。例如，当出现药物不良反应时，明显就可以看出患者所接受的是哪种治疗方案。尽管如此，要避免产生偏倚，在得到主观结果的试验中（如疼痛、抑郁的缓解），需要尽量保持单盲或双盲。
- **治疗组和对照组是否具有可比性**？治疗组和对照组是否具有相似的“基线”特征？如他们是否有相似的年龄、病情严重程度和病程？如果不是，这些会不会带来结果的偏倚？或者是否使用统计分析（如协方差分析，Cox风险比例模型）来校正这些差异？表16.10列出了一个具有可比基线特征的RCT。
- **结果**：有两种方法来看待RCT结果。一种是仅包括完成研究的患者（“完成治疗分析”），另一种是包括随机加入的所有患者（“意向治疗分析”）。理想情况下，两种方法的结果应该是没有差别的，但事实上完成治疗分析得出的结果常常优于意向治疗分析。原因是后者将试验过程中由于对药物不耐受或者发生药物不良反应而退出试验的患者也包括在内，因此这是一种更可靠的方法。表16.10列出了惊厥发作治疗中对硫酸镁和安定两种药物完成治疗分析比较的一个RCT的结果，以及患者的基线特征。硫酸镁在此研究中显示的优势使之在临床中得到广泛应用。
- **结果是可推广的吗**？参与研究的患者是否代表在常规临床工作中可能治疗的人群（即所谓的实用试验）？或者入选的患者是否排除了一些重要的患者群体（例如老年人）？如果是后者，就需要谨慎看待试验结果。
- **优等性临床试验的分析**：优等性临床试验的目的是确定一种治疗（或者剂量）是否比另一种更好（或更有效）。常常是估计两种治疗“没有差异”的概率，如果概率小于1/20（$P < 0.05$），则认为有统计学意义。有两点需要注意。首先，一些偶然因素会造成差异，所以最好等两个独立研究结果出来之后再考虑是否采用一种新的治疗方案。第二，一项研究结果为“没有差异”时，有可能事实上是存在差异的，但因为入选的患者太少才表现不出差异。研究的“效力”（为发现预计差异所需要的各治疗组的患者数）在研究开始时必需明示出来，否则对于结果的理解就要非常谨慎。
- **效应大小**：在一项优等性临床试验中，有统计学意义的疗效差异（即所谓的“效应大小”），对临床可能有（或可能无）意义。例如，对于一个治疗轻度疼痛的新止痛药，试验显示新药治疗可以缓解94%的患者的疼痛，而旧的治疗药物为92%。即使这2%的差异有统计学意义，也不太会引起临床医生的注意。但与之相反，给予链激酶可以使急性心梗后30天死亡率从8%下降到6%，即使效应

表 16.10 在惊厥发作治疗中对静脉用硫酸镁和安定的随机比较试验

	基线特征		
	$MgSO_4$ (n=453)	安定 (n = 452)	
平均年龄（岁）	22.1	22.3	
初次分娩	293	302	
双胞胎 / 三胞胎	14	16	
癫痫病史	9	8	
治疗前血压			
舒张压＞110	238	228	
收缩压＞170	161	166	
孕龄（周）			
＜34	119	103	
34 ~ 37	110	107	
＞37	168	180	
未知	56	62	
	结果		
	$MgSO_4$ (n=453)	安定 (n = 452)	相对风险 (95% 置信区间)
复发	60	126	0.48 (0.36 ~ 0.63)
死亡	17	23	0.74 (0.40 ~ 1.36)
呼吸抑制	35	33	
肺炎	9	14	
肾衰	28	29	
中风	13	17	

Collaborative Eclampsia Trialists(1995) Which anticonvulsant for women with eclampsia? Reprinted with permission from Elsevier .*Lancet* **345**: 1455-1462 .

大小同样只有 2%，也具有非常大的临床意义。

- **对等性临床试验的分析**：这种研究是为了确定两种（或者更多种）治疗是否产生相似的效应。在试验设计中，有必要决定哪些差异是不重要的，然后计算需要入选的患者例数，以确保有 80% ~ 90% 的机会可以显示这种差异。在对等性临床试验中，所需的患者样本量必定大于优等性临床实验。对等性临床试验的结果一般用风险比（研究治疗反应与参比治疗反应的比值）及其 95% 置信区间来表示。风险比约为1（且置信区间包含1，例如 0.9 ~ 1.1）说明了两个治疗方案效果确有可能相同。风险比为 0.5（置信区间 0.3 ~ 0.7）则说明两者不对等，研究治疗具有优等性。相反，如果风险比为 2.0（置信区间 1.7 ~ 2.3）则说明新的治疗方案效果较差。在对等性临床试验中，对照物显然必须已经在临床上证实为有效。
- **荟萃分析**：这是对某一个领域所有的对照试验集中进行的分析，可以减少对治疗效果评估中的随机误差。因为相对于任何一个独立试验，荟萃分析都包括了更多的患者例数和治疗方案。由于各研究存在异质性，荟萃分析的进行（和理解）都必须慎而为之。

对照观察试验

有三种观察研究方法用于检测治疗干预的临床效果——历史性对照试验、病例对照研究和前后研究。

历史性对照试验：尽管前瞻性随机对照实验具有明显的优势，但是很多治疗此前并没有经过这样的研究，它们的疗效却是肯定的。例如治疗糖尿病酮症酸中毒所使用的胰岛素，治疗甲状腺功能减退的甲状腺素，治疗恶性贫血的维生素 B_{12}，以及室颤时的除颤治疗。

在历史性对照试验中，将患者使用研究药物后的结果，与过去患有同种疾病但没有接受治疗的患者的结果相比较。若一个基于历史性对照试验的治疗方案经比较后，可以被临床接受并纳入常规使用范围，则此情况常符合以下条件：

- 对于治疗有效的原因，有一个合理的生物学解释。基于对疾病本质的了解，以及治疗的一些特点，能够推断治疗可能带来的益处。
- 没有其他有效的治疗方法，如果有的话，则研究治疗方案必须与可供选择的治疗方案在一个前瞻性随机对照试验中进行对比。
- 该疾病如果不予治疗，可以会致死或者永久性致残。
- 该疾病的自然病史已知并有可预测性。

一种新的治疗能符合上述所有标准并不常见，历史性对照试验常用于（尽管不太适当）评估新的抗癌治疗。大多数情况下，前瞻性比较随机对照试验能提供更多的信息。

病例对照研究：这种类型的研究是比较患有特定疾病的患者（“病例”）与不患有这种疾病的患者（“对照”）。这种方法主要是用来确定某些特定疾病的“风险因素”，例如吸烟与肺癌，长时间平躺与婴儿猝死综合征，口服避孕药与深静脉血栓。这种研究可以估计比值比：

	病例	对照
有风险因素	a	c
无风险因素	b	d

比值比（OR）＝a ÷ b/c ÷ d。

明显大于1的OR值表示有统计学关联，并且可能为因果关联。使用口服避孕药与深静脉血栓的OR值为2～4（与制剂有关）：这表示使用口服避孕药发生深静脉血栓的危险是背景人群的2～4倍。

在一些观察研究中，也出现OR值明显小于1的情况，这说明所研究的因素起到的是“保护”作用。一些研究显示，妇女使用激素替代疗法对于心梗有保护作用，但是后来这个结论被证实是由偏倚产生。另外，病例对照研究不断证明阿司匹林和非甾体抗炎药可以降低结肠癌的风险。其中似乎存在因果关联。

试验药物疗效的病例对照研究需谨慎对待：偏倚和混淆的可能性很大，如研究激素替代疗法与心梗的关系等的试验。用一个或者多个RCT来进一步验证通常是必要的。

前后研究：有的时候认为，通过观察患者在使用药物前后的一些变化，其病情改善可以证明研究治疗的疗效。但这种方法常会遇到很多困难：同时发生的安慰剂效应，或趋中回归，都可能否定前后研究的结果。尽管如此，当用这种实验设计可以观察到某一特殊的效果时仍可采用，白内障手术和髋关节置换术都是很好的例子。这些情况可以看成是采用隐含历史对照的特例。

非对照观察研究

非对照观察试验不能提供治疗效果的原始证据，除非它们是在与历史性对照试验相同的条件下开展的。在这种情况下使用非对照观察研究来证明临床疗效时，其效度取决于隐含历史对照的使用。有一些实验在证明RCT结果具有普遍性时有一定价值。

危险

药物试验是在严格的监督下，挑选符合特定条件的患者加入进行的研究。试验结果，尤其是那些有显著性的结果，常是在那些严格标准之外使用的。螺内酯在治疗心衰时产生的显著效果（全死因死亡率减少30%）在临床实践中并没有重现，这是因为所治疗的患者与加入试验的患者情况不一致，且使用的剂量过高，结果导致了高钾血症和死亡。

新药评估

新药在批准上市之前，要经过大量的临床前和临床试验（表16.11），并且在上市之后也要继续监测其安全性。推荐医师在怀疑药物出现了不良反应后，将其记录在黄色卡片上。

推荐读物

Benson K, Hartz AJ (2000) A comparison of observational studies and randomised trials. *New England Journal of Medicine* **342**: 1878–1886.

Collins R, MacMahon S (2001) Reliable assessment of the effects of treatment on mortality and major morbidity. I Clinical trials, II Observational studies. *Lancet* **357**: 373–380, 455–462.

Concato J, Shah N, Horwitz RI (2000) Randomised controlled trials, observational studies and the hierarchy of research designs. *New England Journal of Medicine* **342**: 1887–1892.

Treating individuals (a series of articles starting in January 2005). *Lancet* **365**: 826.

表 16.11　新药评估

Ⅰ期
健康志愿者（常为男性）
首先用于男性
评价安全性和毒性
药代动力学评估
有时进行药效动力学评估
大约 100 名志愿者
Ⅱ期
首次在患者中进行评估
评价安全性和毒性
确定剂量范围
药代动力学和药效动力学监测
大约 500 名患者参与
Ⅲ期
用于更大的患者群
主要研究疗效
仍然密切监测安全性和毒性
常常是多中心试验
大约 2000 名患者参与
Ⅳ期
上市后监督
监测使用药物的所有患者的情况
疗效、安全性和毒性测量
不常见药物不良反应的定量
不良反应上报和不合理处方监督
常常观察大量患者

统计分析

统计分析不仅与研究者相关，也与临床工作中想了解研究与临床实践相关性的人有关。

平均数

在临床研究中，可能需要对取自特定人群的样本中的一些变量（例如身高，体重，血压，血红蛋白等）进行定量描述。这个“平均值”（或者在统计术语中叫“集中趋势”）可以根据情况不同表示为平均数，中位数或众数：

- 平均数是指对称分布于集中趋势两侧的样本的均值。
- 中位数是指样本中在中间位置的数值，它用于数值不对称分布在集中趋势两侧的情况。
- 众数是一个区间在一个数值分布范围中包含了比其他区间更多的数。

在一个对称分布中，平均数、中位数和众数是相同的。

一个样本的平均值，就其本身来说只有一定的适用性。具有同等（或更大）关联性的是样本平均数与反映其来源人群平均数的程度。这个我们一般叫做置信区间，用来表示样本的平均值可能在人群平均值两侧一定的范围内。例如，如果 100 个大学生的平均收缩血压是 124 mmHg，95% 置信区间为 ± 15 mmHg，那么我们可以肯定，如果我们重复 100 次测量，有 95 次收缩压平均值在 109 ~ 139 mmHg 范围内。可以很直观地看出，样本数量越大，置信区间范围就越小。

相关性

在临床试验中，对样本人群中的同一个体，需要测量一个或多个变量（如体重和血压）。通过计算这两个变量的相关系数（常常简写为“r”），可以得到其相关度。相关系数范围从 1 ~ −1，可以衡量两个变量的相关程度。如果 $r=1$，则这两个变量完全直接相关；如果 $r=-1$，则说明两个变量完全负相关；当 $r=0$，则两个变量不相关。

统计表能够提醒研究者 r 值具有一定的偶然性。在统计的其他领域内，如果概率 P 值小于 0.05，则根据惯例和实践认为有“统计学意义”。但是需要注意两点：第一，P 值小于 0.05 是一种惯例，并不排除因为偶然导致的假性相关；第二，两个变量相关并不意味着有因果关系。血压和体重相关，其相关系数$r = 0.75$且$P<0.05$，但这并不说明体重对血压有直接影响（反之亦然）。

相关性分析有复杂的情况。最简单的一种（最小二乘回归分析）就是假设两个变量之间是直线的关系。若变量之间是非线性关系，分布偏离了正态，一个或两个变量为区间或秩，或需要分析三个或更多个变量间的相关性，就可以用更复杂的方法来估计 r 值。

假设检验

很多统计都关系到假设检验。最基本的假设叫做“虚无假设”，即假设在一个（或多个）组中的两个变量没有差异。使用这个术语是因为统计方法是用来评估由偶然因素（例如抽样“误差”）造成零差别的程度。在对一个RCT进行的分析中，虚无假设为安慰剂治疗组与积极治疗组的结果没有差异。统计检验用来确定观察到的差异是否为偶然造成。当$P<0.05$，则认为该差异是有统计学意义的。同样的，0.05 这个规则也是有随意性的，但是是被广泛认同的惯例。

选择检验虚无假设的统计方法是一件复杂的工作，这主要取决于所收集的数据的类型（无论是序数、基数还是范围），及其是符合正态分布（参数）还是非正态分布（非参数）。最常用的方法包括 t 检验（参数），卡方检验，方差分析和其他一些非参数数据的检验方法。在某些情况下，可以用两组（或多组）的平均值的置信区间检验虚无假设。

当统计检验显示可以拒绝虚无假设，则说明由于偶然造成结果差异的可能性小于 0.05，意即 100 次中有 95 次我们是正确的，但有 5 次我们可能会错。统计学上把错误拒绝虚无假设叫做1型错误。这种情况下，虚无假设实际上是正确的，但是我们认为它是错误的。当两者之间的确有差异时，错误接受虚无假设称为2型错误。提高显著性水平（例如$P<0.01$或$P<0.005$）可以减少 1 型错误的发生，但是不可能完全排除。2型错误主要是由于参与者数量不够造成的，可以通过在研究前计算特定检验水平所需的样本量来避免。这种估计被称为“效力计算”。

其他统计方法

为了处理生物医学中的大量问题，统计学家已经设计出了一系列精细的统计方法。对于复杂数据的分析最好去寻求专业意见，除非研究者非常确信（通常是不明智地确信）。更为明智的做法是在实验设计阶段即咨询统计专业人员，而非获得数据之后。

推荐读物

Armitage P, Berry G, Matthews JNS (2002) *Statistical Methods in Medical Research*. Oxford: Blackwell Science.

Bland M (2000) *An Introduction to Medical Statistics*, 3rd edn. Oxford: Oxford University Press.

Daly LE, Bourke GJ (2000) *Interpretation and Use of Medical Statistics*. Oxford: Blackwell Science.

Schulz KF, Grimes DA (2005) Epidemiology I. *Lancet* **365**: 1348-1353.

信息

药物治疗学发展得非常迅速，任何人都不可能紧跟目前的进展。下面是目前开具处方的一些建议：

- 产品特点摘要（SmPCs），由厂家编写，英国药物管理机构（药物与保健产品监管局）审核。
- 英国国家处方集（BNF），由英国医学协会和皇家药物学会联合编写。
- 技术评价指南系列，出自英国国家临床卓越研究所（NICE）。

关于个别情况的处理，可以由以下网站得到一些临床指南参考（这些系统的论述帮助从业者及患者决定在特定临床情况下采取适当的治疗保健措施）：

- the National Institute for Clinical Excellence（NICE）: http://www.nice-org.uk
- the Scottish Intercollegiate Guidelines Network（SIGN）: http://www.sigh.ac.uk/
- the National Guidelines Clearing House in the USA: http://www.guideline.gov.

中毒

问题的性质

在全世界很多医院，急性中毒是最常见的入院原因之一。中毒的原因通常是自主服用处方药和非处方药，或者违禁药品。小于 6 个月的幼儿中毒主要是医源性的，其中包括治疗中药物过量，如扑热息痛（对乙酰氨基酚）。8个月到5岁的儿童有时也会因为误服毒性物质引起中毒。有时也故意给儿童服药以造成对身体的损害，如 Münchausen 综合征，或是为了得到经济上或性欲上的利益。职业性中毒是因为皮肤或呼吸道暴露在某些化学物质中造成的，这在发展中国家是一种常见现象，在发达国家也仍有发生。有时候，医师开具的错误处方也会导致中毒事件发生，如地高辛中毒。

在成人中，自体中毒多是一种求助的方式。所涉及的人群主要是 35 岁以下，身体健康的女性，她们在容易被发现的地方或有其他人在场时服用过多剂量的药物。大于 55 岁的中毒人群则主要以男性为主，他们服用过量药物主要是因为抑郁情绪或者健康状况很差。

第三种自体中毒的情况是因为他们并不知道药物中的物质有毒性作用；大部分人服用家中现有药物（Box 16.2）。对这种情况涉及的药物的研究得出以下结论：

- 急性服药过量常常不止服用一种药物。
- 在混合的自体中毒中，酒精是最常见的二级物质—— 60% 的男性和 45% 的女性在服药时饮酒。
- 用药史和中毒分析结果往往没有很好的相关性。因此，有时不能依赖患者关于用药种类和服用剂量的陈述。

在英国威尔士，每年约有 10 万人因自体中毒入院。导致中毒最常见的药物是扑热息痛、苯二氮䓬类、抗抑郁药和非甾体抗炎药。在其他发达国家也存在类似情况。相反，在发展中国家，杀虫剂中毒更加常见。每年大约有1百万意外杀虫剂中毒的病例，2百万故意服杀虫剂中毒而住院的病例。此外，吞服燃料（如石油分馏物）、抗疟药、抗结核药和中草药引起的中毒也常有报道。

大部分的自体中毒并不需要特别的医疗处理，但是所有患者都需要细心的照料，接受心理评估和社会评估，有时还需要心理治疗。但是，大部分患者摄入的是相对无毒的物质，只需要良好的支持治疗，在适当的情况下给予解毒药物，如扑热息痛中毒可用乙酰半胱氨酸来治疗。在大多数发达国家，院里中毒死亡率目前 ≤0.5%，因中毒而致的死亡大部分发生在医院外（在英国 4500 例中有 80% 如此）。最常见的致死物质是一氧化碳、三环类抗抑郁药、扑热息痛及含有扑热息痛和某种阿片类物质的止痛药。

Box16.2 预防自体中毒

患者常常自己服用家中现有药物。

- 应仅备有少量必需药物。
- 锡箔包装的药不太容易被误服。
- 把药物放在安全的地方。
- 将药物及液体药物装在原来的容器中。
- 应该使用儿童不能打开的容器。
- 医生无论开具何种药物的处方都应持谨慎态度。
- 为一些可疑的患者（如抑郁患者）开药之后要注意密切监测。
- 家用药物应该贴好标签，放在儿童不能拿到的安全地方。

自体中毒可致死

所有的人都要意识到药物和化学物质的危险性。家庭和工作场所的化学物质的安全贮藏和安全使用教育需要持续进行。

Box16.3 急性中毒的诊断过程

- 尽可能从患者或其亲属/朋友/护理人员处得到相关的中毒过程。
- 是否有药物过量的间接证据？
- 患者被发现的环境是否可以提示药物过量？
- 是否留下自杀遗书？
- 其症状是否提示药物过量？
- 其体征是否提示药物过量？（表 16.12）
- 如可能的话，在药房与中毒信息中心的帮助下确认引起中毒的药物。在英国，TICTAC 是为经授权的使用者服务的计算机辅助药片和胶囊鉴定系统。通过因特网，注册用户可以使用TOX BASE（http://www.spib.axl.co.uk）。

患者初处理

病史

约80%的成人患者在入院时是清醒的，所以可以根据中毒过程做出自体中毒的诊断（Box16.3）。要强调的是，对于意识清醒程度不同的所有患者，在鉴别诊断中都要考虑到药物过量的可能。

检查

患者到医院后要立即到创伤急诊室进行以下检查：

- 气道
- 呼吸
- 循环。

然后检查：

- 意识清醒程度——应使用 Glasgow 昏迷评分进行评估。
- 通气——用脉搏血氧监测仪测量血氧饱和度。当饱和度小于70%，外周血液灌注差，并且出现碳氧血红蛋白和高铁血红蛋白时，显示数据可能不准确。用动脉血气分析法来测二氧化碳和氧化程度也是很常用的方法。
- 血压和脉率。
- 瞳孔大小和对光反射。
- 静脉注射毒品的证据。
- 头部外伤会使中毒的情况更复杂。

如果患者昏迷，那么还应该做下列检查：

- 咳嗽反射和咽反射——有或无
- 体温——使用低读数直肠体温计。

某些体征有助于判断引起中毒的药物，如表16.12所示。

表 16.12　中毒时的部分体征

特征	可能的中毒物质
瞳孔收缩	阿片类
	有机磷杀虫剂
	神经毒剂
瞳孔放大	三环类抗抑郁药
	苯丙胺类
	可卡因
	抗毒蕈碱药物
惊厥	三环类抗抑郁药
	茶碱
	阿片类
	甲芬那酸
	异烟肼
	苯丙胺类
肌张力异常反应	甲氧氯普胺
	吩噻嗪类
谵妄和幻觉	抗毒蕈碱药物
	苯丙胺类
	大麻
	三环类抗抑郁药过量后恢复中
视力丧失	甲醇
	奎宁
外斜视	三环类抗抑郁药
视乳头水肿	一氧化碳
	甲醇
眼球震颤	苯妥英
	卡马西平
肌张力亢进和反射亢进	三环类抗抑郁药
	抗毒蕈碱药物
耳鸣和耳聋	水杨酸盐
	奎宁
过度通气	水杨酸盐
	含苯氧基的除草剂
	茶碱
过热	MDMA（摇头丸）
水泡	常出现于昏迷患者

处理原则（Box16.4）

大部分的自体中毒患者只需要一般治疗及支持生命系统，然而对于少数药物导致的中毒需要加以相应的治疗。

毒理学检查

如果服用了表16.13所列的药物，在入院后或用药过量后应该定时取血样。确定这些药物的血药浓度对于患者处理很有价值，有时在法医学案例中也是有用的。对于昏迷原因未明的严重中毒患者，有时需对其血液及尿液进行药物筛查。毒性物质信息服务中心会提供建议。

Box 16.4 急性中毒的处理策略

- 提供支持治疗。
- 减少毒性物质的吸收？
- 取血以测量血药浓度（表 16.13）。
- 其他检查是否有帮助？（表 16.14）
- 是否有必要使用尿碱化、多剂量活性炭或血液透析来增加药物清除？
- 使用解毒剂是否有帮助？（表 16.16）

表 16.13 急需测定血药浓度的药物

阿司匹林（水杨酸盐）
地高辛
乙醇（在乙二醇和甲醇中毒监测治疗中）
乙二醇
铁
锂（注意：不要使用肝素锂采血管！）
甲醇
扑热息痛
茶碱

非毒理学检查（表 16.14）

一些常规检查有助于昏迷的鉴别诊断或发现中毒导致的低血钾、高血钾、低血糖、高血糖、肝肾衰竭或酸碱平衡紊乱（表16.15）。监测碳氧血红蛋白、高铁血红蛋白、红细胞乙酰胆碱酶活性分别有助于对下列物质中毒做出诊断和处理：一氧化碳，高铁血红蛋白诱导剂如亚硝酸盐，以及有机磷杀虫剂和神经毒剂。

昏迷患者的治疗

所有患者在护理时，都应侧卧，下面的腿伸直，上面的腿弯曲；这样可以减少抽液或抽气的危险性。要清除堵塞物、呕吐物或义齿，并且向后压下颚，保证气道的通畅。应该对口腔及有压力的地方进行护理。对于昏迷患者无需立即行膀胱插管，因为轻轻在耻骨上缘加压就可以使膀胱排空。一般需要静脉置管，但不必进行静脉补液，除非患者已经昏迷 12 小时以上或者出现低血压。

呼吸支持

如果出现了呼吸抑制，不管是用脉搏血氧仪还是动脉血气分析得出的结果，都应该进行气管内插管，并且给予吸氧。仅用脉搏血氧仪可能不能测出高碳酸血症。咳嗽反射或咽反射消失提示需要插管。可以通过使患者侧卧，插管使其呕吐来检查咽反射。对于一些中毒严重的患者，上述反射受到了深度抑制，可以在不使用镇静剂或肌松剂的情况下插管。气管插管的并发症见第 15 章。

如果插管后仍通气不足，表现出低氧血症和高碳酸血症时，应该进行间隙正压通气。

表 16.14 相关的非毒理学检查

血钠浓度（如MDMA*中毒时出现低血钠）和血钾浓度（如茶碱中毒时出现低血钾，地高辛中毒时出现高血钾）
血肌酐浓度（如乙二醇中毒引起肾衰）
酸碱平衡紊乱，包括代谢性酸中毒（表 16.15）
血糖浓度（如胰岛素引起低血糖，水杨酸盐中毒引起高血糖等）
血钙浓度（如乙二醇中毒引起低血钙）
肝功能（如扑热息痛中毒）
血磷酸盐（如扑热息痛诱导的肾小管损害引起的低磷酸盐血症）
血清肌酸激酶（横纹肌溶解）
碳氧血红蛋白浓度（一氧化碳中毒）
高铁血红蛋白血症（如亚硝酸盐中毒）
红细胞乙酰胆碱酶活性（如有机磷杀虫剂和神经毒剂中毒）
心电图（如三环类抗抑郁药中毒时 QRS 波增宽）
吞入或注射了射线透不过的物质时行 X 线检查

* MDMA：3,4 - 亚甲基二氧甲基苯丙胺（摇头丸）。

表 16.15 部分导致代谢性酸中毒的毒性物质

一氧化碳
可卡因
氰化物
乙醇
乙二醇
铁
甲醇
扑热息痛
水杨酸盐
三环类抗抑郁药

心血管支持

低血压（收缩压小于 80 mmHg）为急性中毒的公认表现，而休克的典型表现——心动过速，皮肤苍白发冷——并不常见。对低血压明显的患者，应使用生理盐水、凝胶或醚化淀粉（如羟乙基淀粉）来扩充血容量，并通过监测中心静脉压指导补液。尿量（目标为 35 ~ 50 ml/h）也是反映循环血量的一个有用指标。

如果上述措施无效，则需要进一步加强治疗。

某些中毒患者有时会出现心律失常，比如在服用了三环类抗抑郁药或茶碱之后。所有此类患者以及休克患者都需要进行心电图监测。缺氧、酸中毒和低钾血症等引起心律失常的因素要予以纠正。

其他问题

体温

体温过低：即直肠温度低于 35℃，是中毒的一种并发症，尤其是对于老年人和昏迷患者。这种患者需要盖上太空毯，必要时给予接近正常体温的静脉补液和灌胃，吸入的氧气也应该加温到 37℃。

体温过高：可能是摄入中枢神经系统兴奋剂所致。可以除去衣物，用浸过温水的海绵擦拭患者身体，通过促进蒸发来降温。

横纹肌溶解

横纹肌溶解可能会在药物诱导的昏迷中因压迫性坏死而出现，或者在未出现昏迷的病例中使病情更复杂，例如滥用 MDMA（摇头丸）。横纹肌溶解患者首先面临的危险就是肌红蛋白血症引起的肾衰竭，尤其在伴有低血容量和酸中毒的情况下。其次可能因筋膜室综合征而出现腕下垂或踝下垂。

惊厥

因服用三环类抗抑郁药、甲芬那酸或阿片类等引起的中毒可能会出现惊厥。一般情况下为短时发作，如果时间较长，则应静脉注射安定 10 ~ 20 mg。持续发作必须尽快控制，以避免发生严重缺氧、脑损伤和喉部损伤。

如果重复注射安定不能有效控制，则需要静脉注射一个负荷剂量的苯妥英（15mg/kg），速度不大于 50 mg/min，同时进行血压和心电图监测。

应激性溃疡和出血

对于意识丧失且需要重症监护的患者，在入院时就应该开始给予药物防止应激性胃溃疡。应静脉注射一种 H_2 受体阻滞剂或质子泵抑制剂。

特殊处理

解毒剂

只有少数毒性物质有相应的解毒剂（表 16.16）。解毒剂可能通过以下机制发挥作用：

- 与毒性物质形成络合物［例如去铁胺、依地酸二钴、二巯丙醇、二巯基丁二酸（MDSA）、二巯基丙磺酸钠（DMPS）、地高辛抗体片段、羟钴胺素、碘解磷定、鱼精蛋白、普鲁士蓝、依地酸钙钠］

表 16.16　有效的解毒剂

致毒物质	解毒剂
铝	去铁胺
抗凝血药（口服）	维生素 K_1
砷	二巯丙醇（BAL）
苯二氮䓬类	氟马西尼
β- 受体阻滞剂	阿托品
	胰高血糖素
一氧化碳	氧气
铜	青霉胺
	乙酰半胱氨酸
	二巯基丙磺酸钠（DMPS）
氰化物	氧气
	依地酸二钴
	羟钴胺素
	亚硝酸钠
地高辛	地高辛抗体片段
乙二醇	乙醇
	甲吡唑
铁盐	去铁胺
铅（无机）	依地酸钙钠
	二巯基丁二酸（DMSA）
高铁血红蛋白血症	亚甲蓝
甲醇	乙醇
	甲吡唑
水银（无机）	二巯基丙磺酸钠（DMPS）
阿片类	纳洛酮
有机磷化合物	阿托品
	碘解磷定
扑热息痛	乙酰半胱氨酸
铊	普鲁士蓝

DMSA：二巯基丁二酸；DMPS：二巯基丙磺酸钠。

- 加快毒性物质的解毒过程（例如乙酰半胱氨酸，硫代硫酸钠）
- 降低毒性物质向毒性更大的化合物转变的速度（如乙醇，甲吡唑）
- 与毒性物质竞争结合重要受体位点（如氧气，纳洛酮，维生素 K_1）
- 阻滞介导毒性反应的受体（如阿托品）
- 避开毒性作用（如氧气）。

减少毒性物质吸收

吸入

为了减少肺部对毒物的吸收，保证抢救人员安全，需要尽快将中毒者从现场转移。

皮肤

如果衣物上沾有毒性物质，应该除去衣物以减少皮肤吸收。此外，沾有毒性物质的皮肤应该用肥皂和水彻底冲洗。

胃肠道去污染

目前从胃肠道中清除未吸收的毒性物质的方法，其效果还未得到证实。两个主要的国际临床毒理学会，美国临床毒理学会及欧洲中毒中心和临床毒理协会，已经发表了针对各种方法的立场申明。

洗胃

洗胃时需将一个大口径的口胃管插入胃中，灌入少量（成年人约 200 ~ 300 ml）温热（38℃）液体（水或 0.9% 生理盐水），然后再抽吸出来。持续洗胃直到吸出的溶液清亮干净为止。

洗胃不应作为中毒患者的常规处理方法。洗胃时清除的毒物的量变化很大，并且随着时间推移减少。现在没有确切的证据证明洗胃能改善临床治疗结果，并且这种方法可能造成严重疾病。因此，洗胃只能在患者服下了危及生命的剂量的毒物，并且服药未超过一个小时的情况下进行。洗胃的禁忌证是：气道保护反射消失（除非患者已经进行了插管），患者吞服很可能被吸入的碳氢化合物，或者服入的是腐蚀性物质。

吐根糖浆

吐根糖浆含有依米丁和吐根酚碱两种生物碱，它们主要通过作用于中枢和局部作用（依米丁）来诱导呕吐。

这种糖浆不能用于中毒患者。研究显示，清除的毒物的量变化很大，并且随时间而减少。现在没有证据证明这种方法能够改善临床结果。所以即使对儿童也不允许使用吐根糖浆。

单剂量活性炭

活性炭是一种有丰富内在孔隙结构的物质，它能够吸附多种化合物和药物，例如阿司匹林、卡马西平、氨茶碱、地高辛、巴比妥盐、苯妥英、扑热息痛等。它不能吸收的物质包括强酸和碱金属、乙醇、乙二醇、铁、锂、汞和甲醇。

单剂量活性炭不能作为中毒患者的常规处理。在志愿者参与的研究中发现，活性炭的作用随着时间而减弱，在摄入毒性物质一个小时内使用最有效。使用活性炭的情况仅限于患者（气道完整无损或被保护）摄入中毒剂量的毒性物质（已知该物质可以被活性炭吸附）不超过一个小时。目前没有证据证明活性炭能改善临床结果。

多剂量活性炭的使用见下文。

泻药

在中毒处理中，单独使用泻药没有效果，也不推荐作为胃肠道去污染的方法。关于泻药与活性炭联合使用的实验数据也存在矛盾。发表的临床研究中尚无一例研究表明，泻药能够降低药物的生物利用度或改善中毒患者结果的作用，无论其是否与活性炭联合使用。根据目前的数据，不推荐常规使用泻药合并活性炭的方法。

全肠道冲洗

全肠道冲洗（WBI）需要插一根鼻胃管到胃里，灌入聚乙二醇电解质溶液，成人约 1500 ~ 2000ml/h。WBI 持续到直肠流出液清亮为止。

WBI 不应作为中毒患者的常规处理方法。虽然一些志愿者研究显示，这种方法能在一定程度上减少摄入药物的生物利用度，但没有进行临床对照试验，也没有决定性的证据证实 WBI 对中毒患者的临床治疗结果有改善作用。根据志愿者研究结果，WBI 应当用于服用了有潜在中毒可能的控释或肠溶药物的患者。对于吞入铁、铅、锌或整包毒品中毒的情况，目前没有充分的数据来支持或否定 WBI。理论上这种方法仍然是处理上述物质中毒时的一种选择。对于便秘、穿孔、肠梗阻、血流动力学不稳定或气道受损未保护的患者，不能使用 WBI。对于身体虚弱的患者，或现有疾病可能因 WBI 而恶化的患者，要慎用全肠道冲洗。

推荐读物

Bateman N (ed) (2003) Poisons. *Clinical Medicine* **3** (2): 107–130

Bateman DN, Barceloux D, McGuigan M, et al (2004) Position paper: cathartics. *Journal of Toxicology – Clinical Toxicology* **42**: 243–253.

Krenzelok EP, Vale JA, Chyka PA, et al (2005) Position paper: single-dose activated charcoal. *Journal of Toxicology – Clinical Toxicology* **43**: 61–87.

Kulig K, Vale JA (2004) Position paper: gastric lavage. *Journal of Toxicology – Clinical Toxicology* **42**: 933–943.

Lheureux P, Tenenbein M (2004) Position paper: whole bowel irrigation. *Journal of Toxicology – Clinical Toxicology* **42**: 843–854.

Manoguerra AS, Krenzelok EP, McGuigan M, et al (2004) Position paper: Ipecac syrup. *Journal of Toxicology – Clinical Toxicology* **42**: 133–143

增加毒性物质清除

加速毒性物质清除的处理方法包括尿碱化、多剂量活性炭、透析和血液灌流。

尿碱化

在实际工作中，尿碱化仅用于水杨酸和氯代苯氧型除草剂中毒（其应用方法见阿司匹林中毒）。关于尿碱化增加毒性物质清除的机制目前仍存在争议。大部分药物，尤其是非离子型脂溶性分子，主要是通过肾小管重吸收。通过碱化作用，这些药物充分离子化，从而减少重吸收，增加清除。通过静脉注射碳酸氢钠，使尿液 pH 值升至 7.5，就达到了尿碱化的目的。

多剂量活性炭

多剂量活性炭通过阻断药物的肠肝循环，并且吸附扩散到肠液中的药物，来达到增加药物清除的目的。活性炭的吸附能力很强，腔隙液中游离药物的浓度几乎为零时，扩散梯度仍然很高。这一过程被称为“肠透析”，因为胃肠道的黏膜实际上起到半透膜的作用。

虽然有很多研究表明，多剂量活性炭可以显著增加药物清除，但未发现这种方法有降低患病率和死亡率的作用。只有在患者摄入了致死量的卡马西平、氨苯砜、苯巴比妥、奎宁或茶碱时才能使用多剂量活性炭。在所有上述病例中，都有数据证实药物清除增加，但没有临床对照实验证明其临床受益。成人接受活性炭治疗首剂为 50 ~ 100 mg，然后每 4 小时给予 50 mg 或者每 2 小时 25 mg，直到患者排泄物中出现活性炭或出现恢复迹象。

血液透析

急性中毒处理中的血液透析最常用于肾衰竭患者的治疗，加快毒性物质清除时并不常用。血液透析主要用于临床症状严重及血液中有高浓度乙醇、乙二醇、异丙醇、锂盐、甲醇或水杨酸盐的患者。当患者摄入的毒性物质分布容积很大时，如摄入三环类抗抑郁药，因为血浆中仅含有体内总药量的一小部分，血液透析收效甚微。

腹膜透析能增加如乙二醇，甲醇等毒性物质的清除，但是远不如血液透析有效。

推荐读物

Proudfoot AT, Krenzelok EP, Vale JA (2004) Position paper on urine alkalinization. *Journal of Toxicology–Clinical Toxicology* **42**: 1–26.

Vale JA, Krenzelok EP, Barceloux GD (1999) Position Statement and Practice Guidelines on the use of multi-dose activated charcoal in the treatment of acute poisoning. *Journal of Toxicology–Clinical Toxicology* **37**: 731–751.

特殊中毒

药物和化学品

本节仅讨论特殊解救方法，这些方法按字母进行了排序。自体中毒处理的基本原则仍然需要遵守。以下所有药物均为成人剂量。

磷化铝和磷化锌

磷化铝和磷化锌在印度和东南亚主要用于灭鼠。它们与空气和胃肠道中的水蒸气相作用会产生磷化氢，一种有大蒜气味的气体。

临床特征

摄入这类物质会导致呕吐、上腹疼痛、微循环衰竭、严重代谢性酸中毒、肾衰竭以及由磷化氢引起的症状。在磷化氢中暴露会导致流泪、流涕、排痰性咳嗽、气喘、胸闷、眩晕、头痛、恶心和困倦。在一些比较严重的病例中，还出现了急性肺水肿、高血压、心律失常、惊厥和黄疸。在检查中可能会发现共济失调、意向性震颤和复视。

治疗

对症支持处理。应该避免洗胃，因为洗胃可能会加速吞入物质分解而增加毒性。活性炭也禁止使用，因为它不能吸附金属磷化物。使用类固醇预防肺部损伤（可能为迟发性）的效果没有得到证实。尽管有支持治疗，但死亡率仍然很高。

苯丙胺类

苯丙胺类是中枢神经系统和心血管系统兴奋剂。这些作用是通过增加突触肾上腺素和多巴胺的浓度来实现的。苯丙胺中毒常常是人们使用它来获取愉悦感所致。

临床特征

这类药物能导致欣快感、过激行为、失去饮食或睡眠的欲望、震颤、瞳孔扩大、心动过速和高血压。较严重者会出现易激惹、偏执妄想、幻觉和暴力行为。严重中毒可能会出现惊厥、横纹肌溶解、极热和心律失常。极少见致命的脑内和蛛网膜下腔出血。有资料显示少量使用甲基苯丙胺会导致长期性神经元损害。

治疗

静脉注射安定 10 ~ 20 mg，或肌内注射氯丙嗪 50 ~ 100 mg可以控制易激惹的症状。苯丙胺的外周拟交感作用可以用 β 受体阻滞剂来拮抗。

推荐读物

Ernst T, Chang L, Leonido-Yee M, Speck O (2000) Evidence for long-term neurotoxicity associated with methamphetamine abuse. *Neurology* **54**: 1344–1349.

抗糖尿病药物

在胰岛素和磺脲类药物中毒的所有病例中，要避免低血糖神经症状导致的死亡或脑损伤，快速诊断和治疗是至关重要的。二甲双胍很少导致低血糖，因为它的作用机制是增加葡萄糖利用，但是乳酸酸中毒是其可能导致的严重并发症。

临床特征

包括困倦、昏迷、抽搐、惊厥、肢体反射抑制、脚趾部伸张反应、呼吸深快、肺水肿、心动过速和循环衰竭。当然还有低血糖，此外低钾血症，脑水肿和代谢性酸中毒也可能出现。可能出现的长期并发症包括神经性尿崩症和持续性植物状态。氯磺丙脲中毒后期并发症可能会出现胆汁淤积性黄疸。

治疗

应该立即测全血或血浆的葡萄糖浓度，并予静脉葡萄糖输液。胰高血糖素可能不足以解决问题。如果血糖水平正常，并且患者摄入中毒物质的口服制剂不超过1小时，则应该考虑是否进行洗胃。低血糖复发是很可能的。对于严重胰岛素中毒的患者，需要持续静脉输注葡萄糖，同时提供高糖类食物，尽量维持正常血糖水平。对于磺脲中毒，给予葡萄糖（尽管不能避免其应用）会增加血中高浓度的胰岛素。推荐的方法是静脉输注二氮嗪1.25mg/kg一小时，必要时 6 小时后再重复一次，因为二氮嗪能在阻止胰岛素释放的同时，增加血中葡萄糖的浓度和血循环中儿茶酚胺浓度。

阿司匹林

阿司匹林由体内很多组织，尤其是肝脏中所含的水解酶代谢成水杨酸（水杨酸盐），随后代谢成水杨尿酸和水杨基酚葡萄糖醛酸苷（图 16.3）。当药物过量时，这两条通路达到饱和，会出现以下情况：

- 血浆水杨酸盐的浓度以高于药物剂量增加的幅度

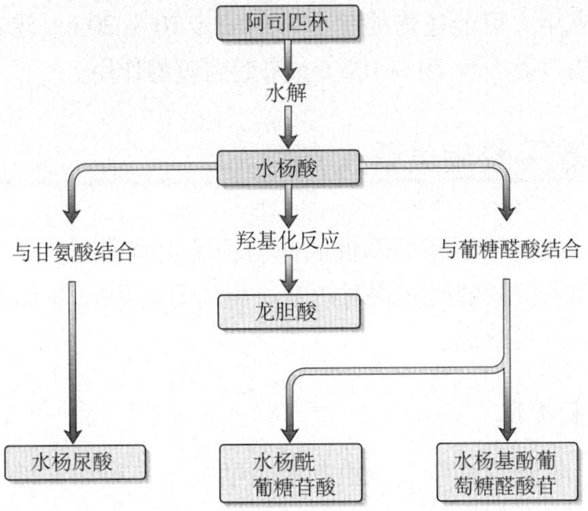

图 16.3 阿司匹林的代谢。

而增长。

- 消除药物剂量给定比例部分所需要的时间，随着药物剂量的增加而增加。
- 药物过量时，肾脏对药物的排泄也随着增加。这一排泄途径对尿液pH值变化很敏感，例如使尿的pH值由 7 增加至 8（尿碱化），水杨酸的肾排泄速率增加约 10 倍。

水杨酸盐能刺激呼吸中枢，增加呼吸的深度和频率，引起呼吸性碱中毒。代偿机制包括肾排出碳酸氢盐和钾增加，由此可能导致代谢性酸中毒。同时水杨酸盐还能影响糖类、脂肪和蛋白质的代谢，阻断氧化磷酸化过程，使乳酸、丙酮酸和酮体的产生增加，这些都可能导致酸中毒。

临床特征

阿司匹林过量的症状包括过度通气、大汗、恶心、呕吐、上腹疼痛、耳鸣甚至耳聋。呼吸性碱中毒和代谢性酸中毒随后发生，混合酸碱平衡紊乱也很常见。在比较严重的情况下，极少数患者还会出现非心源性肺水肿、肾衰竭、手足抽搐、昏迷和继而出现的惊厥。

处理

对于所有的情况（必须对患者进行院内评估）：

- 血浆水杨酸盐浓度。虽然临床症状对于评估也有一定的指导作用，水杨酸中毒的严重程度只能通过测定水杨酸盐浓度和酸碱状态来精确评估。首次测定之后 2 小时应该再次测定其浓度。
- 动脉血气分析。
- 血清尿素和电解质。
- 静脉补液及电解质，以纠正脱水或电解质紊乱的情况。
- 如果患者服用了大量的阿司匹林不超过一小时，可以用洗胃和活性炭（50 ~ 100 g）的方法，虽然目前没有证据证明洗胃和使用活性炭对临床结果有改善作用。

中等程度中毒——即血浆水杨酸盐的浓度在500 ~ 700mg/L（3.62 ~ 5.07 mmol/L），应该进行尿碱化：静脉输入 8.4%（1mmol/ml）碳酸氢钠溶液 225ml，用时不少于 1 小时，确保尿液 pH 值（用窄范围试纸或 pH 计测试）大于 7.5；可增加静脉注射来维持碱化。

尿碱化是一个调整代谢的过程，它需要密切的生化监测、专业的治疗和护理。给予碳酸氢钠可能会使之前存在的低钾血症进一步恶化，所以在开始碱化尿液之前，应该要先纠正低钾血症。

严重中毒——血浆水杨酸盐的浓度大于 700 mg/L (5.07 mmol/L)——需要进行血液透析，特别是出现了昏迷和代谢性酸中毒的情况。

β- 受体阻滞剂

临床特征

轻度中毒时，窦性心动过缓是惟一的表现。但是使用的量过大会出现昏迷、惊厥和低血压。少数情况下还会出现谵妄、幻觉和继发的心脏骤停。

治疗

可以静脉注射 0.6 ~ 1.2mg 阿托品，但相比之下，注射胰高血糖素 50 ~ 150μg/kg（一般成人为 5 ~ 10 mg），之后再以 1 ~ 5 mg/h 静脉输液更有效。胰高血糖素避开被阻滞的 β 受体来活化腺苷酸环化酶，促进 ATP 向 cAMP 转化，而 cAMP 有直接刺激心脏 β 受体的作用。

推荐读物

Lip GYH, Ferner RE (1995) Poisoning with antihypertensive drugs: beta-adrenoreceptor blocker drugs. *Journal of Human Hypertension* **9**: 213–221.

电池（纽扣式）

儿童有时会误吞纽扣电池，少数情况下还可能是大一些的电池。过去人们担心电池会渗漏并释放出氧化汞，但是欧洲的法规已经禁止了电池中使用这种金属。大部分纽扣电池会在2～3天通过胃肠道排出体外。如果它们卡在食管内，则需要借助内窥镜来取出。

苯二氮䓬类

苯二氮䓬类过量很常见，但是引起严重中毒的情况比较少见，除非是用于老年人或有慢性呼吸系统疾病的人。

临床特征

苯二氮䓬类过量会引起困倦、共济失调和构音困难。在严重中毒的情况下还会出现昏迷和呼吸抑制。

治疗

如果出现了呼吸抑制，则给予成人患者 0.5mg 氟马西尼静脉注射。必要时可以使用该剂量重复注射。

大麻制品

大麻的摄入途径一般为吸入，也可以“饼”的方法服用，加入到茶水中或静脉注射。它是发达国家滥用情况最广的毒品（除酒精外）。其主要精神活性成分是δ-四氢大麻酚（THC）。THC能够结合苯二氮䓬、阿片和大麻受体发挥活性作用。

临床特征

摄入初始，在困倦之前会有欣快感，常常出现心动过速。大剂量（及长期使用）可能会导致精神症状。静脉注射会导致水样腹泻、心动过速、低血压和关节疼痛。虽然有越来越多的证据证明慢性大麻滥用会导致脑损伤，但这一观点现在仍然存在争议。大剂量使用大麻者可能会变得淡漠，并且出现记忆力和注意力的损伤。使用大麻会使患精神分裂症的风险增加两倍。吸食大麻可以致癌。

治疗

一般情况下治疗所需要的就是劝说使之安心。一些成年人可能还需要静脉注射安定10～20 mg或者肌肉注射氯丙嗪 50～100 mg 来起到镇静作用。

氨基甲酸酯类杀虫剂

氨基甲酸酯类杀虫剂抑制乙酰胆碱酯酶，但是这种作用持续的时间相对短暂。因为氨基甲酸酯-酶复合物会自发解离。

临床特征

氨基甲酸酯类杀虫剂中毒的临床表现与有机磷酸酯杀虫剂相似。

治疗

偶尔需要静脉注射阿托品 0.6～2 mg，但在 24 小时内患者都能恢复。

一氧化碳

一氧化碳最常见的来源是使用不当且通风不良的供热系统。此外，吸入二氯甲烷（存在于脱漆剂中）也会导致一氧化碳中毒，因为二氯甲烷在体内经代谢转化为一氧化碳。一氧化碳与血红蛋白的亲和力比氧气与血红蛋白的亲和力强240倍。一氧化碳与血红蛋白结合形成碳氧血红蛋白，因此降低了血液携氧能力，并增强了剩余的血红素结合氧气的能力，导致了组织缺氧。此外，一氧化碳还抑制细胞色素氧化酶 a_3 活性。

临床特征

轻度到中度的一氧化碳中毒，其症状常常被误认为病毒性疾病。碳氧血红蛋白（COHb）浓度峰值小于10% 通常不会出现症状。当 COHb 的浓度峰值在 10%～30%之间时，仅会出现头疼和轻度呼吸困难。COHb浓度更高时将会出现昏迷、惊厥和心跳呼吸骤停。一氧化碳中毒恢复后可能会出现神经精神症状。

治疗

除了将中毒者从一氧化碳暴露环境中移开，还应经面罩给予高流量吸氧。对于昏迷患者可能还需要气管插管和机械通气。最近的一次研究表明，高压氧疗法会带来长期受益。如果患者昏迷，血碳氧血红蛋白浓度大于 40%，或患者为孕妇且 COHb 大于 20%，就应该考虑用高压氧疗法。

推荐读物

Piantadosi CA (2002) Carbon monoxide poisoning. *New England Journal of Medicine* **347**:1054–1055.

Weaver et al. (2002). Hyperbaric oxygen for acute carbon monoxide poisoning. *New England Journal of Medicine* **347**: 1057–1067.

氯喹

氯喹中毒在非洲、远东和西太平洋地区比较常见。

临床特征

低血压常为中毒后的首发临床表现，它可能进展为心源性休克、肺水肿和心脏骤停。随后可能会出现易激惹、急性精神症状、惊厥和昏迷。低血钾也很常见，这是由氯喹诱导的钾通道阻滞所引起的。

治疗

严重低钾血症至少应该部分纠正（有报道在恢复期出现严重的高血钾）。严重低血压可使用肾上腺素。对于大剂量安定的使用，目前仍存在争议，但这种方法可能会降低患病率和死亡率。多剂量活性炭可能会增加氯喹清除。

可卡因

可卡因滥用可能通过吸烟、服用、注射或经鼻吸入这些途径。可卡因阻断生物胺的再摄取。对多巴胺再摄取的抑制会导致精神运动性躁动，这种现象常常在可卡因使用过程中出现。对去甲肾上腺素再摄取的抑制会导致心动过速，对5-羟色胺再摄取的抑制会导致幻觉。可卡因还可以通过增强兴奋性氨基酸的作用来提高中枢神经系统的兴奋性。

临床特征

首先会出现欣快感，继而出现易激惹、心动过速、高血压、大汗、幻觉、惊厥、代谢性酸中毒、过热、横纹肌溶解和室性心律失常。此外还可能出现主动脉夹层、心肌炎、心梗、扩张型心肌病、蛛网膜下腔出血和脑出血。

治疗

静脉注射安定 10 ~ 20mg 以控制易激惹和惊厥。过热应积极进行体外降温。β 受体阻滞剂禁用于该情况下的高血压和严重心动过速，因为普萘洛尔能特发地引起逆反性高血压。

铜

铜常用于管道、屋顶材料、合金及颜料中。硫酸铜用作杀真菌剂、除海藻药和肥料成分。摄入体内的铜盐大约有三分之一被吸收，血液中 80% 的铜与铜蓝蛋白结合。大部分吸收的铜离子经肝脏的处理，主要通过胆汁清除。

临床特征

急性铜中毒常常是由于食用了被污染的食物，或者由于意外或故意食用了铜盐引起的。在印度的部分地区，硫酸铜是引起中毒的常见原因。摄入大量铜盐会引起大量呕吐伴腹痛、腹泻、头痛、眩晕和口中金属味。继而可能会出现胃肠道出血、溶血和肝肾衰竭，也曾有死亡的病例。身体分泌物可能会出现绿色或蓝色的变色现象。

职业原因暴露在铜的烟雾（在精炼或焊接过程中）或者是含铜的粉尘中，会导致“金属烟热”，出现上呼吸道症状、头痛、发热和肌痛。慢性职业性接触铜会引起全身不适、厌食、恶心、呕吐和肝大。此外，也可见接触性皮炎、肺肉芽肿和肺纤维化。

治疗

虽然摄入多种铜盐均会出现呕吐，但若能及早就医洗胃，仍然能够减少铜的吸收。血中铜离子的浓度与中毒的严重程度有很大的相关性。浓度小于 3mg/L 属于轻至中度中毒，当浓度超过 8 mg/L 时为严重中毒。青霉胺、乙酰半胱氨酸和二巯丙磺钠（DMPS）可以增加铜的清除。

推荐读物

Barceloux DG (1999) Copper. *Journal of Toxicology–Clinical Toxicology* **37**: 217–230.

氰化物

氰化物及其衍生物被广泛地应用于工业中。在聚氨酯泡沫热分解过程中也会释放出氰化氢气体。氰化物可逆地抑制细胞色素酶 a_3，导致细胞呼吸链停止。

临床特征

吸入氰化氢气体几秒钟之内就会出现症状，几分钟内就可致死。相反的，如果是食入了氰化物盐类，可能在 1 个小时之后才出现症状。接触毒物之后最初出现的症状并无特异性，包括感到胸口发紧和呼吸困难。之后可能出现昏迷、惊厥和代谢性酸中毒。

治疗

应该给予吸氧，有条件的话静脉注射 300 mg 依地酸二钴，在中毒严重的情况下可以重复以该剂量给药。另一个可供选择的解毒药是羟钴胺素，静脉注射 5g（可能不是所有的国家都有条件使用这个剂量，并且药价很昂贵），必要时可重复给药。如果没有这两种首选解毒药，则应静脉注射 300 mg 亚硝酸钠和 12.5 g 硫代硫酸钠。

依地酸二钴（以及制剂中所含的游离钴）可以结合游离氰化物。羟钴胺素和硫代硫酸钠可以增强内源性的氰化物解毒机制。亚硝酸钠能引起高铁血红蛋白血症，然后高铁血红蛋白与氰化物结合生成氰化正铁血红蛋白。

地高辛

地高辛急性中毒比较少见，普遍为长期用药的慢性中毒。

临床特征

包括恶心、呕吐、眩晕、厌食和困倦。少数情况下可见意识混乱、视力障碍和幻觉。常会出现明显的窦性心动过缓，可能随即出现室上性心律失常，伴或不伴房室传导阻滞、室性期前收缩和室性心动过速。因为抑制了 Na^+/K^+-ATP 泵还会出现高钾血症。

治疗

静脉注射 0.6 ~ 2.4 mg 阿托品可以减轻或消除窦性心动过缓、房室传导阻滞和窦房停搏。如果心排出量受到了影响，则应该按 6 ~ 8 mg/kg 的剂量给予地高辛特异性抗体片段。

摇头丸（3,4- 亚甲基二氧基甲苯丙胺，MDMA）

使用摇头丸的场所常为一些喧杂的歌舞厅，其药理作用（与苯丙胺类药物相似）由于身体运动、脱水或过度饮水而强化。

临床特征

轻度滥用主要表现为躁动不安、心动过速、高血压、瞳孔扩大、牙关紧闭和大汗。在部分严重病例中，主要出现过热、弥散性血管内凝血、横纹肌溶解、急性肾衰竭和低钠血症（继发于抗利尿激素分泌紊乱）。

治疗

仅要求进行安慰和补充水分。在必要时，对于严重的躁动不安或惊厥，应静脉注射安定 5 ~ 10 mg。如果出现过热，应该按 1 mg/kg 体重静脉注射丹曲林。体温过高，肝肾衰竭可导致死亡。自体导致的水中毒也可能出现。

乙醇

乙醇的摄入通常是通过饮料，和故意与其他过量物质同时摄入。在很多化妆品和消毒剂中也含有乙醇。乙醇吸收后会氧化成乙醛，进一步成为乙酸（Box 5.5）。

临床特征

乙醇是一种中枢抑制剂，其中毒表现通常与它在血中的浓度相关，在表22.15中列出了中毒症状。特别在儿童中，酒精中毒可能伴有严重低血糖，因为其对糖异生有抑制作用。低血糖也会出现在营养不良或24小时未进食的成人中。在严重中毒的情况下，常出现昏迷和体温过低，曾有过乳酸酸中毒、酮症酸中毒和急性肾衰竭的报道。

治疗

乙醇中毒所导致的低血糖对胰高血糖素不敏感，应该静脉输注 25 g 葡萄糖（50% 葡萄糖液 50ml）。若血液中乙醇浓度超过 5000 mg/L（32.5 mmol/L），尤其是在

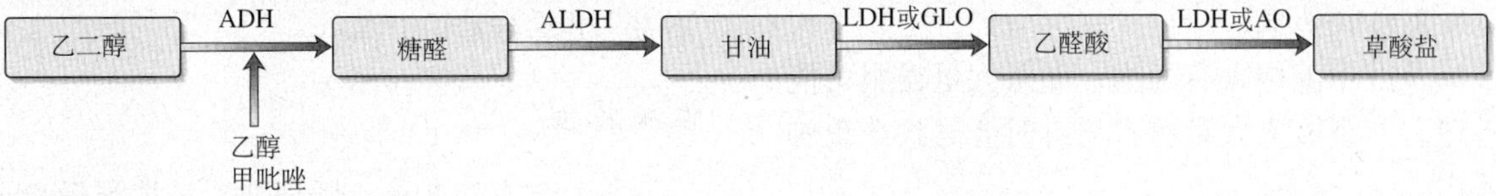

图 16.4　乙二醇的代谢。ADH：醇脱氢酶；ALDH：醛脱氢酶；LDH：乳酸脱氢酶；GLO：乙二醛酶；AO：醛氧化酶。

严重的代谢性酸中毒出现时，应该考虑进行血液透析。

乙二醇

乙二醇是汽车水箱防冻液的常见成分。乙二醇本身没有毒性，但是它可以代谢生成毒性产物（图 16.4）。

临床特征

乙二醇中毒最初的表现和乙醇中毒相似（但是呼出的气体中没有酒精）。随后会出现昏迷和惊厥，以及一组神经异常症状，包括眼球震颤和眼肌麻痹等。明确的并发症有严重代谢性酸中毒、低钙血症及出现草酸钙结晶。

治疗

应该建立起应对休克，低钙血症和代谢性酸中毒的支持治疗。应给予乙醇脱氢酶抑制剂（乙醇或甲吡唑）来阻止乙二醇代谢（图16.4），然后用血液透析的方法来清除体内的乙二醇及其醛代谢物和乙醇酸。首先给予负荷剂量的乙醇50g（可以用较方便的方法，即喝下 125 ml 杜松子酒、威士忌或伏特加），然后再以 10 ~ 12 g/h 静脉输入乙醇以使血液中乙醇的浓度达到 500 ~ 1000 mg/L（11 ~ 22 mmol/L），直到血中测不到乙二醇时停止输液。如果进行血液透析，则乙醇需要增加到 17 ~ 22 g/h，因为乙醇能够被透析出去。或者可以按 15 mg/kg 剂量给予甲吡唑，用时不少于 30 分钟，此后按 10 mg/kg 给药，每 12 小时一次，共 4 次，直至乙二醇浓度小于 200 mg/L。同样的，如果还进行血液透析，则甲吡唑的给药频率在透析期间应该相应增加为每 4 小时一次，因为甲吡唑也可经透析清除。

推荐读物

Barceloux DG, Krenzelok EP, Olson K, Watson W (1999) American Academy of Clinical Toxicology practice guidelines on the treatment of ethylene glycol poisoning. *Journal of Toxicology–Clinical Toxicology* **37**: 537–560.

γ- 羟基丁酸（GHB）

γ- 羟基丁酸是哺乳类动物大脑中含有的一种短链脂肪酸，它是大脑中主要的抑制性神经递质 γ- 氨基丁酸（GABA）的代谢产物。在过去的十多年中，GHB 作为一种兴奋剂，用于增加体力、减肥和产生愉悦感。它还有很多别名，如cherry meth、liquid X等，被溶于水中制成无色液体服用。近几年来，世界范围内GHB中毒致死的报道已有好几百例。

临床特征

GHB中毒主要表现为攻击行为、共济失调、健忘、呕吐、困倦、心动过缓、呼吸抑制、呼吸暂停、惊厥和昏迷。

处理

对于有自主呼吸的 GHB 中毒患者主要为支持治疗，包括给予氧气，以及必要时给予阿托品来对抗持续心动过缓。对于中毒严重的患者，则需要进行机械通气，尽管一般 6 到 8 小时后患者即完全恢复。

居家日常用品

最常涉及的物品包括漂白剂、化妆品、洗漱用品、清洁剂、消毒剂以及石油馏分，如石蜡和石油溶剂油等。误服这些物品常常是因为一些意外的情况，尤其常见于 5 岁以下的儿童。误服这些物品一般不会出现中毒症状，石油馏分除外，因其具有很低的表面张力，会对呼吸造成明显影响。

误服洗衣粉、消毒片、义齿清洁片和工业漂白剂（其中含有高浓度的次氯酸钠）对口咽有腐蚀作用。对危及生命的咽部或喉头水肿，需行气管插管或气管切开术。胃抽吸术及洗胃，稀释或中和这些碱性物质都是被禁止的，因为这可能会造成进一步损伤，并有再次误吸的危险。需要用上消化道内镜检查来估计受损的程度。可能发生食管狭窄。

指甲油及洗甲液中含有丙酮，如果大量误服可能会导致昏迷。儿童吸入大量滑石粉有时会导致严重肺水肿和死亡。

铁

除非摄入了大于 60mg/kg 剂量的铁元素（每片硫酸亚铁含有 60 mg 铁），一般情况下不会出现中毒症状。因此，铁中毒通常不严重，但仍有致死病例。铁盐对上消化道有直接腐蚀作用。

临床特征

首发症状包括恶心、呕吐（呕吐物可能为灰色或黑色）、腹痛和腹泻。大部分患者仅出现轻微的胃肠道反应。严重中毒的患者早期阶段会出现咯血，低血压、昏迷及休克。少数人在误服 12 ~ 48 小时后恶化，出现休克、代谢性酸中毒、急性肾小管坏死及肝细胞坏死。在极少数情况中，中毒 6 周以后会出现因腐蚀而导致的胃肠道狭窄。

治疗

中毒约 4 小时之后，应测量血清中铁的含量。仅当铁浓度超过铁结合力（> 5 mg/L，90μmol/L）时，才需要使用解毒药去铁敏。如果患者出现了昏迷或休克，应该积极给予去铁敏每小时 15 mg/kg 静脉输液（24 小时输液总量不超过 80 mg/kg）。如果超过了建议的给药速率，或治疗持续数天，曾有过肺水肿的不良反应报道。

推荐读物

Tenenbein M (1996) Benefits of parenteral deferoxamine for acute iron poisoning. *Journal of Toxicology–Clinical Toxicology* **34**:485–489.

铅

一般是因职业原因而暴露于铅中。目前很多国家建议对于大于 18 岁的工人，当血铅含量大于 600μg/L (2.9 μmol/L)，或有生育能力的女性大于 300μg/L（1.45μmol/L），而对于小于 18 岁的工人大于 500μg/L（2.4μmol/L）时，就应该停止与铅有接触的工作。儿童在家中误咬了含铅的物品（异食癖）会导致中毒。使用含铅化妆品或“药品”也会导致铅中毒。

临床特征

小于 5 岁的儿童，即使血铅浓度很低也要引起注意。在一生中血铅含量平均每增加 100μg/L，IQ 相应下降 4.6 分。轻度的铅中毒可能仅导致昏睡，偶有腹部不适，较严重者可能会出现腹痛、呕吐、便秘以及脑病（惊厥，谵妄，昏迷）。儿童出现脑病比成人更多见，但在发达国家已经很少发生了。对肾的影响包括可逆性肾小管功能障碍和不可逆的肾功能不全性高血压。铅中毒的典型表现有因周围运动神经病变引起的足下垂，但不常见。有时可以观察到因硫化铅沉积导致的牙龈边缘出现蓝色线斑。

血液学改变包括以下特征：

- 铁幼粒红细胞性贫血，主要是因为铅在血红素合成过程中对一些酶有抑制作用，包括 ALA 合成酶。
- 溶血，常为轻度，因红细胞膜破坏导致。
- 点状嗜碱细胞（或碱性点彩红细胞，血涂片可见红细胞中有很小的圆形蓝色粒状物），因为铅对人红细胞嘧啶-5-核苷酸酶的抑制作用，使得 RNA 在红细胞中聚集。人红细胞嘧啶 -5- 核苷酸酶在正常情况下能够分解红细胞中 RNA 残基，形成血涂片中可见的网织红细胞中的散在蓝色斑点（多色性）。

治疗

无论儿童还是成人，在经过治疗后，都不能再次回到原来的环境中（暴露于铅中）。

是否利用螯合疗法不但取决于血铅浓度，还与症状有关。虽然以每天 75mg/kg 剂量使用乙二胺四乙酸盐连续 5 天，比起口服 30mg/kg 剂量的二巯丁二酸（DMSA）5 天，前者对于加快铅清除更有效，但它必须静脉给药，并且可能导致大脑对铅的再摄取增加和对锌的损耗。因此口服 DMSA 在有条件的情况下为首选用药。但是，DMSA 对于血铅浓度小于 450μg/L 的铅中毒儿童，不能改善其认知、行为和神经心理测试的得分。

推荐读物

Canfield RL et al. (2003) Intellectual impairment in children with blood lead concentrations below 10μg per deciliter. *New England Journal of Medicine* **348**: 1517–1526.

锂

锂中毒常常是由于治疗药物过量导致（慢性中毒），而非有意的自体中毒（急性中毒）。

锂慢性中毒时，血清中的锂浓度通常大于 1.5 mmol/L（10.4 mg/L），而急性大剂量时可以达到 5 mmol/L（34.7 mg/L）而不出现中毒症状。

治疗

用0.9%生理盐水进行强力利尿，对于增加锂清除是有效的。但是血液透析效果更好，在出现神经症状、肾功能损害、慢性中毒或慢性中毒急性发作等情况时应使用。

水银

金属水银很容易挥发，不小心溅出时有很大的表面积，因此在密闭空间内容易产生很高的气体浓度，尤其在环境温度很高的情况下。因此在体温计或血压计摔坏时，清理溅出的水银要非常小心。如果不小心误食，水银通常是通过直肠排出，少量也可以在阑尾中发现。由于汞盐属有机金属化合物，消化后很容易被吸收。在该化合物中，汞以共价键与碳原子结合。

临床特征

吸入汞蒸气会引起头疼、恶心、呕吐、咳嗽、胸痛、呼吸困难和化学性肺炎，少见蛋白尿和肾病综合征。此外还会出现轻微震颤和神经行为损害，还可见周围神经受累。吞入无机或有机汞化合物会引起刺激性胃肠炎伴腐蚀性溃疡、血性腹泻和腹部绞痛，可能导致循环衰竭和休克。

亚汞化合物比汞盐的腐蚀性和毒性小。

治疗

DMPS（二巯基丙磺酸钠）为可选择的解毒剂，按每天 30mg/kg 体重的剂量口服给药，通常要求至少给予 5 天的治疗。

推荐读物

Clarkson TW, Magos L, Myers GJ (2003) The toxicology of mercury – current exposures and clinical manifestations. *New England Journal of Medicine* **349**: 1731–1737.

甲醇

甲醇被广泛地用作溶剂，也是防冻剂中的一种成分。甲醇代谢成甲醛和甲酸盐（图16.5）。甲酸盐的浓度明显升高且伴随着氢离子的累积，从而造成代谢性酸中毒。

临床特征

甲醇能产生醉和困倦的感觉，经过一段潜伏期后出现昏迷。还会出现视物模糊和视力敏感性下降。当出现瞳孔扩大，并且对光线没有反应，则提示可能出现了永久性失明。另外可能会出现严重的代谢性酸中毒，伴高血糖和血清淀粉酶活性升高。当血中甲醇浓度达到500 mg/L（15.63 mmol/L）时为严重中毒。中毒的严重程度和代谢性酸中毒持续的时候与死亡率有强相关性。幸存者可能会留下永久的神经后遗症，如 Parkinson 样体征及失明。

治疗

治疗包括纠正代谢性酸中毒，给予乙醇或甲吡唑来抑制甲醇代谢，以及用血液透析以清除血中的甲醇和甲醛并纠正严重的代谢异常。这些处理方法可以参照乙二醇中毒一节，直至血中测不到甲醇为止。

每 6 小时静脉注射亚叶酸 30 mg，可以通过加速甲醛代谢来对抗眼睛毒性。

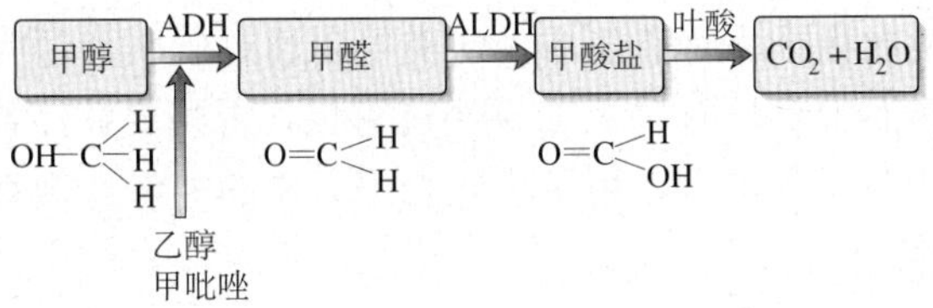

图 16.5 甲醇的代谢。ADH：醇脱氢酶；FDH：甲醛脱氢酶。

推荐读物

Barceloux DG et al. (2002) American Academy of Clinical Toxicology practice guidelines on the treatment of methanol poisoning. *Journal of Toxicology–Clinical Toxicology* **40**: 415–446.

单胺氧化酶抑制剂

这类药物因其与食物和药物之间相互作用的危险

性，现在已很少用于抑郁症的治疗。吗氯贝胺是可逆的A型单胺氧化酶抑制剂（即RIMA），药物过量时毒性相对较小。

临床特征

药物过量的表现可能会在服药12～24小时之后延迟出现，包括兴奋、不安、体温过高、反射亢进、惊厥、角弓反张、横纹肌溶解和昏迷。还可见窦性心动过速，高（或低）血压。

治疗

治疗为控制惊厥和明显兴奋的支持治疗，必要时对成人患者予安定 10 ～ 20 mg 静脉注射，并重复给药。如果出现过高热，应按 1mg/kg 静脉注射丹曲林。低血压时进行扩容处理，对高血压给予 β 受体阻滞剂如氯丙嗪治疗。

神经毒剂

神经毒剂的化学成分与有机磷杀虫剂相似，其毒性机制亦相似，但更易引起哺乳类动物急性中毒，尤其是经过皮肤吸收途径。神经毒剂分为两类：G类（据称G 代表的是最早合成这类物质的德国）和 V 类（V 代表有毒的）。G 类包括塔崩、沙林、索曼和环沙林。V 类开始使用的时间稍晚，如VX，伊拉克曾用该类毒剂镇压国内库尔德人。沙林也曾在日本于1994年和1995年两次用于恐怖袭击中。G 类可以通过皮肤和呼吸道吸收而中毒，而 V 类必须经过雾化，否则要在接触之后才会导致中毒。用于生化恐怖袭击的神经毒剂在第17 章介绍。

临床特征

在吸入、摄入或皮肤暴露于毒剂之后可能出现全身中毒，尽管经皮肤吸收的毒性发作会相对较迟。

全身表现包括流涎、流涕；瞳孔缩小和眼痛；腹痛、恶心、呕吐和腹泻；大小便失禁；肌无力和肌束震颤，震颤、不安、共济失调及惊厥。还可能会出现心动过缓、心动过速和低血压，取决于是蕈毒碱还是烟碱作用占优势。呼吸衰竭出现后几分钟内就可死亡，但是轻度或中度中毒一般可以痊愈。有报道在日本暴露于沙林毒气情况严重的人有 ECG 异常的症状。

治疗

对于在平民中释放的神经毒剂需要应用相应措施及专业队伍援救中毒人员，并快速给予阿托品和肟类物质，如氯解磷定。对于出现流涕和支气管漏的患者静脉给予阿托品可以挽救患者生命。此外也可以静脉滴注氯解磷定。静脉注射安定（成人 10 ～ 20 mg；儿童 1 ～ 5 mg）可有效控制恐惧、躁动不安、肌束颤动和惊厥，必要时可重复给药。

非甾体抗炎药（NSAID）

随着 NSAID 逐渐普及，该类药物导致的自体中毒也随之增加。

临床特征

在很多情况下，轻微胃肠道紊乱是惟一表现。在较严重中毒的情况下，会出现昏迷、惊厥、代谢性酸中毒和肾衰竭。甲芬那酸中毒常出现惊厥，但通常为短暂出现的症状。

治疗

通常采取的是对症支持治疗。

阿片类制剂和阿片

临床特征

阿片类制剂中毒最主要的表现是针尖样瞳孔、呼吸频率减慢和昏迷。中毒严重时偶尔可以观察到体温过低、低血糖和惊厥。在严重海洛因过量的情况下，曾有过非心源性肺水肿（ARDS）的报道。

治疗

成人给予0.8 ～ 1.2 mg纳洛酮静脉注射（儿童按 5 ～ 10μg/kg给药）可在一定程度上缓解严重的呼吸抑制和昏迷。中毒严重时，需要加大初始剂量或重复给药，因为纳洛酮作用的持续时间常常比过量药物的作用时间短，如美沙酮，其半衰期较长，因此需要静脉滴注纳洛酮。对于非心源性肺水肿需要进行机械通气治疗。

“体内携毒”的处理

“体内携毒”是将走私毒品装入一些小袋中（常见

的有避孕套，锡箔和玻璃纸），将其吞入之后再通过呕吐或排泄来回收，或者是将其置入阴道或直肠。这可能会导致急性肠梗阻，如果小袋破裂的话还会有药物过量的危险。

对可疑人员应该进行腹部影像学检查（最好是腹部CT）和尿中药物筛查。为明确诊断，筛查应该每天重复进行，或者在患者出现中毒症状时立即进行，以防小袋渗漏。

在胃里的小袋不能用内窥镜或催吐的方法取出，因为这有潜在的危险性。在阴道内的小袋可以用手取出。对于在小肠中的小袋（如果没有临床、分析或影像学证据证明其有渗漏），可以用山梨醇或乳果糖来加快其在肠道中的传送。此外，为了更快地解决问题，可以用聚乙二醇电解质溶液进行全肠道冲洗。不能使用液体石蜡，因为它能老化橡胶，导致小袋破裂。禁用活性炭，因其在大量使用时会导致便秘。在结肠或直肠的小袋是最好处理的，使用山梨醇或乳果糖可以使它自然排出，破裂的危险性最小。

需要立即进行手术的情况有急性肠梗阻，或者通过影像学看到小袋，并且有影像学、临床或分析证据提示小袋有渗漏的情况，特别是当袋中药物为中枢神经系统兴奋剂（如可卡因）时。

有机磷杀虫剂

有机磷（OP）杀虫剂在全世界广泛应用，也是发展中国家一个重要的导致死亡的原因，如在孟加拉国的农村地区。有机磷杀虫剂抑制乙酰胆碱酯酶，导致乙酰胆碱在中枢及外周胆碱能神经末端，包括神经肌肉接合点的累积。

临床特征

中毒出现在摄入、吸入或经皮肤吸收之后，因为很多有机磷杀虫剂需要经过生物转化才能成为活性形式，所以中毒症状往往是延迟的。中毒主要表现为焦虑、不安、疲倦、头痛和毒蕈碱样作用如恶心、呕吐、腹部绞痛、腹泻、里急后重、大汗、流涕、支气管漏和胸闷。可能还会出现瞳孔缩小。烟碱样作用主要包括肌束震颤、肢体和呼吸麻痹，偶见眼外肌麻痹。在严重的情况下会出现呼吸衰竭，且因支气管漏和肺水肿进一步恶化。昏迷和惊厥在严重中毒时也会出现。通过测定红细胞胆碱酯酶的活性可以明确诊断；血浆胆碱酯酶活性的特异性稍差，但是也可能被抑制。

治疗

轻度中毒不需要特殊的治疗，只要脱去被污染的衣物，用肥皂和水清洗污染的皮肤以防止进一步吸收。对于出现全身症状的患者，需要静脉注射阿托品0.6 ~ 2 mg以缓解支气管漏和流涕，同时合用肟类化合物如氯解磷定，它能使磷酰化的胆碱酯酶恢复活性。氯解磷定可以每4 ~ 6小时按30 mg/kg缓慢静脉注射,也可以每小时8 ~ 10 mg/kg静脉滴注。

扑热息痛（对乙酰氨基酚）

扑热息痛中毒在英国是最常见的一种中毒情况（在药物过量中占48%，在美国为7%）。

中毒机制

治疗剂量的扑热息痛与葡萄糖醛酸和硫酸盐结合。一小部分扑热息痛由混合功能氧化酶系代谢成为一种高度活泼的化合物（正乙酰对苯醌亚胺，NAPQI），这种物质很快与谷胱甘肽结合，然后以半胱氨酸和硫醚氨酸结合物的形式排泄出来。过量的时候，大量的扑热息痛因为硫酸盐结合通路饱和而经氧化代谢，肝脏中谷胱甘肽储备被耗竭，以致肝脏不能灭活毒性代谢产物NAPQI。扑热息痛导致肾损害的机制和导致肝脏损害相似。

扑热息痛中毒的严重程度与剂量相关。不过对于个体而言，对扑热息痛所致肝脏损害的易感性存在差异。那些有肝脏疾病史、大量饮酒且营养不良、正在服用肝药酶诱导药物、有神经性厌食或其他饮食失调的患者以及HIV感染者发生肝脏损害的风险较高，对于这些人群，在治疗中扑热息痛的血药浓度应该低一些（见图16.6）。

临床特征

在扑热息痛过量后，患者往往在前24小时内无症状，最多会出现厌食、恶心和呕吐。至少在服用药物18小时后，才能通过常规肝功能检查测出肝功受损。肝损害常常在服药72 ~ 96小时之后达到一个峰值，可以通过转氨酶（AST/ALT）活性和凝血酶原时间测定（INR）来评价。若不予治疗，少数患者会发展为暴发性肝衰竭。严重肝损害的患者中约25%会因急性肾小

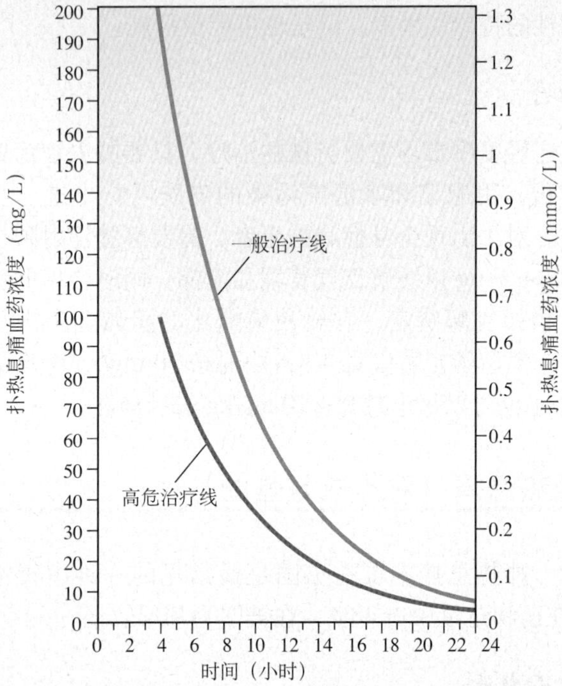

图 16.6　**扑热息痛计算图表**。From *BritishNational Formulary* (1998) with permission. For definition of ‘High-risk patients’, see text.

管坏死而致肾衰竭，也有少数无明显肝功能异常的患者出现肾衰竭。

治疗

N-乙酰半胱氨酸（NAC）是一种很有效的保护性药物，在服药过量之后 8 ~ 10 小时给予该药。它可以补充细胞内的谷胱甘肽，修复 NAPQI 引起的氧化损伤。因为口服 NAC会引起呕吐（与服用扑热息痛所致相似），所以首选静脉给药的方式。国际上的主要给药方案如 Box 16.5 所示。静脉给 NAC 的患者中约 5% 会出现皮疹、血管性水肿、低血压和气管痉挛。这些不良反应主要与首次注射有关，一般不严重，只需停止输液即可。在比较严重的情况下，成人给予静脉注射 10 ~ 20mg 扑尔敏（氯苯那敏）。

完整的治疗策略如下：

- 患者入院。
- 尽快在患者服用扑热息痛之后 4 小时内或更长一点的时间内采血，检测扑热息痛的血药浓度，检查 INR 值、血肌酐和 ALT。
- 评估患者是否有肝损害的高危因素。
- 必要时采取治疗措施（见下文）（图 16.6）。

治疗方案取决于患者入院距离服药过量的时间。

服药 8 小时之内

- 如果扑热息痛过量 8 小时内无法测量其血药浓度，或患者服用的量为 10 ~ 15 g 或大于 150 mg/kg，则应该立刻采取治疗措施，若之后所测的扑热息痛血药浓度结果提示不需要治疗再停止。
- 治疗完成及患者出院之前，应该要检查 INR 值、血浆肌酐和 ALT。

服药后 8 ~ 15 小时

- 需要采取紧急措施，因为服药过量超过8小时，治疗的效果会逐渐减弱。如果服用的扑热息痛剂量大于 150 mg/kg，需要立刻进行治疗。
- 如果患者已经开始了治疗，仅当扑热息痛的血药浓度低于相应的治疗线（参见图 16.6），INR、血浆肌酐或ALT值没有异常，并且患者没有临床症状时方可停止治疗。如果对药物过量的时间有任何疑问都不要停止治疗。
- 在治疗末期，监测 INR、血浆肌酐和 ALT，如果这些指标有异常或患者仍存在临床症状，则需要进一步监测并寻求专家意见。
- 若患者的 INR、血浆肌酐和 ALT 值都正常，并且没有临床症状即可以出院。

Box16.5　扑热息痛中毒的解救给药方案

N- 乙酰半胱氨酸（溶于 5% 的葡萄糖液中静脉注射）

首先按 150 mg/kg 溶于 200 ml 的 5% 的葡萄糖液中，15 分钟输完。然后 4 小时内按 50 mg/kg 溶于 500 ml 滴注，再于 16 小时内以 100 mg/kg 溶于 1000 ml 滴注。

总剂量：在 20.15 小时内为 300mg/kg

注意：美国部分医疗中心使用48 小时给药方案：患者首先接受 140 mg/kg 的负荷剂量，然后每隔 4 小时按 70 mg/kg 给药一次，共 12 次，每次给药在 1 小时内输完。

N- 乙酰半胱氨酸（口服）

首剂为 140 mg/kg，然后每隔 4 小时按 60 mg/kg 给药一次，共 17 次。

总剂量：72 小时内 1330 mg/kg。

甲硫氨酸

如果不能用N-乙酰半胱氨酸，可口服甲硫氨酸2.5 g，之后每隔 4 小时再以相同剂量给药一次，共 3 次。

服药后 15～24 小时

- 需要立刻采取措施，因为在服药过量 15 小时后，治疗的效果很有限，如果服用的剂量大于 150 mg/kg，需要立刻进行治疗。
- 服药15小时之后“200 mg/L线”的预后准确度已经不确定，但是血药浓度超过治疗延长线应被视为有很高的严重肝损害风险。
- 在治疗末期，监测 INR、血浆肌酐和 ALT，如果这些指标有异常或患者仍存在临床症状，则需要进一步监测并寻求专家意见。
- 如果出现了肝衰竭或肾衰竭，应该采取常规的处理方法，尽管有证据证明NAC持续滴注（持续16小时输液直到患者恢复）可以减少患病率和死亡率。对扑热息痛导致的暴发性肝衰竭患者已有成功进行肝移植的例子。

推荐读物

Vale JA, Proudfoot AT (1995) Paracetamol (acetaminophen) poisoning. *Lancet* **346**: 547–552.

百草枯

百草枯中毒在英国很少见，但在发展中国家是常见的致死或致病原因。

临床特征

在误食百草枯之后会出现口腔和食管溃疡，同时伴有由百草枯及制剂中其他物质诱发的呕吐、腹泻。在中毒严重时会出现多器官功能衰竭。可以通过测定血浆中百草枯的浓度来决定预后情况。

治疗

采取支持治疗。

吩噻嗪类

吩噻嗪类具有强度各异的抗蕈毒碱、锥体外系和镇静作用。

临床特征

药物过量时会出现意识障碍、低血压和呼吸抑制。这些反应很少见于那些为治疗而服用该药的患者。

治疗

有时需要给予成人静脉注射苯扎托品 2mg，用于治疗运动障碍和眼动危象。

奎宁

在一些国家奎宁用作治疗腿部抽筋的药物，因此在这些国家奎宁中毒相对常见。在一些发展中国家，它用作抗疟药，药物过量的情况也时有发生。

临床特征

除发生耳鸣和耳聋之外，治疗患者还会出现眼毒性如失明，这种失明可能为不可逆的。严重时会出现室性心律失常、惊厥和昏迷。

治疗

采取支持性治疗。有证据表明多剂量活性炭能增加奎宁清除。

选择性 5- 羟色胺再摄取抑制剂（SSRI）

西酞普兰、氟西汀、氟伏沙明、帕罗西汀和舍曲林为抑制 5- 羟色胺再摄取的抗抑郁药。万拉法新还能抑制去甲肾上腺素的再摄取。它们没有三环类抗抑郁药的抗蕈毒碱作用。

临床特征

即使是较大剂量的药物过量也是相对安全的，除非是在乙醇作用下增加了药效，但是有一些证据证明万拉法新比其他 SSRI 类药物的毒性大。大部分患者没有中毒症状，但有困倦、恶心、腹泻和窦性心动过速的报道。极少数情况下，会出现房室交界性心动过缓、惊厥和高血压，还可能会有流感样症状。

治疗

仅需采取支持性治疗。

茶碱

茶碱中毒可能使治疗用药的情况变得复杂，也可能是有意的自体中毒行为。如果使用的是缓释制剂，过量用药 6 ~ 12 小时后才能达到血药浓度峰值，毒性发作的症状也相应延迟了。

临床特征

茶碱中毒可能会出现恶心、呕吐、过度通气、咯血、腹痛、腹泻、窦性心动过速、室上性和室性心律失常、低血压、不安、躁动、头痛、反射亢进、震颤和惊厥。低钾血症可能是由 Na^+/K^+-ATP酶活化导致的。常见混合酸碱平衡紊乱。大部分有症状的患者其茶碱的血药浓度超过了 25 mg/L（430μmol/L）。当浓度大于 50 mg/L（860μmol/L）时常出现惊厥。血钾浓度小于2.6 mmol/L、酸血症、低血压、惊厥和心律失常提示严重中毒。

治疗

已经有很好的证据证明，多剂量活性炭能增加茶碱在体内的清除。但是茶碱导致的长时间呕吐可能会减弱这种治疗的效果，除非对成人用 8 mg 静脉注射昂丹司琼来镇吐。纠正低钾血症来预防或治疗快速性心律失常非常重要。非选择性的 β 受体阻滞剂如普萘洛尔，在治疗继发于低钾血症的心律失常时是很有效的，但是适用的患者必须排除呼吸系统病史。对成人给予静脉注射安定 10 ~ 20mg 能有效控制惊厥。

推荐读物

Shannon M (1999) Life-threatening events after theophylline overdose – a 10-year prospective analysis. *Archives of Internal Medicine* **159**: 989–994.

三环类抗抑郁药

三环类抗抑郁药阻止了外周和大脑内神经元对去甲肾上腺素的再摄取，因此增加了这些区域的单胺浓度。这类药物同时还有抗毒蕈碱作用和 I 类抗心律失常（奎尼丁样作用）活性。

临床特征

一般在服用药物1小时后就会出现中毒症状。最常见的轻度中毒症状包括困倦、窦性心动过速、口干、瞳孔扩大、尿潴留、反射增强和跖部伸张反应。严重中毒会导致昏迷，常常伴有外斜视和惊厥。足底、头眼反射和眼前庭反射可能会暂时消失。ECG 常常会出现宽 QRS 波，并且其宽度与中毒的严重程度相关。此外在严重中毒病例还可能观察到代谢性酸中毒和心跳呼吸抑制。

治疗

绝大部分的患者依靠支持治疗就可恢复，有极少数患者需要机械通气 24 到 48 小时。出现室上性心动过速和室性心动过速时，即使没有出现酸中毒，也需要在 20 分钟内静脉输注碳酸氢钠（8.4%）50 mmol（50 ml）。此外还要进行充分吸氧，控制惊厥并纠正酸中毒。如果室性心动过速影响了心排出量，则应静脉注射 50 ~ 100 mg 利多卡因。

推荐读物

Kerr GW, McGuffie AC, Wilkie S (2001) Tricyclic antidepressant overdose: a review. *Emergency Medicine Journal* **18**: 236–241.

挥发性物质滥用

挥发性物质可以是“袋装的”（喷入一个塑料袋中，然后使人吸入直至其昏倒）或“喷吸的”(喷在布片上然后捂住嘴巴)。通过这种方式使用的挥发性物质包括有机溶剂、碳氢混合物，如石油，以及气溶胶喷射剂。胶水（含有甲苯）常由塑料袋内吸入，反复这一过程可能会导致口鼻周围出现红斑（即“glue sniffer 疹”）。

临床特征

挥发性物质中毒的临床表现与酒精中毒相似，首先出现中枢刺激症状，继而转为中枢抑制。因此常见欣快、视物模糊、耳鸣、言语不清、共济失调、感觉全能、判断力损伤、躁动和兴奋等表现。有时会出现短暂的惊厥和昏迷。部分慢性中毒者会出现精神症状、冷漠和厌食。含甲苯的胶水导致的慢性中毒会引起肌无力、胃肠道不适（腹痛和咯血）和神经精神障碍（心理状态改变、小脑异常、多发性神经病）。此外还有低钾血症、低磷酸盐血症和高氯血症的报道。在此类患者中极少数还出现了横纹肌溶解。

海洋动物

西加鱼毒素中毒

据报道有400多种鱼类有西加鱼毒素（西加为西班牙语，指一种有毒的蜗牛），常涉及的几类有梭鱼、红鲷鱼、琥珀鱼和石斑鱼。西加鱼毒素包括西加毒素、刺尾鱼毒素和鹦嘴鱼毒素。这些脂溶性且热稳定性好的化合物是由食入的双鞭毛藻（如岗比毒甲藻）衍生而来的。人类中毒的机制不仅限于体外实验所示的对乙酰胆碱酯酶的抑制作用。

临床特征

食用毒性鱼类后可以在几分钟到30个小时之内中毒发作。中毒症状一般出现在1到6个小时内，包括腹部绞痛、恶心、呕吐和水样腹泻。在部分病例中，可能会出现嘴唇、舌头及喉咙的麻木和感觉异常。其他症状还有感觉不适、口干、口中金属味、肌痛、关节痛、视物模糊、畏光和暂时性失明。在较严重的病例中有低血压、脑神经麻痹和呼吸麻痹。严重中毒病例的死亡率高达12%。轻度中毒一般在48小时到1周的时间内可以恢复，而严重中毒则需要1周至几周。

治疗

对症治疗，尽管阿托品有时可以缓解心血管和胃肠道症状。加巴喷丁对于持续的感觉异常有缓解作用。

水母

在北欧沿岸水域的水母大部分都是无毒的，因为它们的刺不能穿透人的皮肤。有一个值得注意的例外，即僧帽水母，它的刺中有一种肽类毒性物质、磷脂酶A和一种组胺释放因子。

临床特征

主要为局部疼痛，之后会出现肌痛、恶心、腹部绞痛、呼吸困难甚至死亡。

治疗

使用黏性胶带除去还附着在人身体上的毒刺，局部使用止痛药和抗组胺药膏来缓解症状。

麻痹性贝毒

这种情况不多见，多是由于贝类软体动物被神经毒素污染所致，包括石房蛤毒素，这些毒素是由毒性双鞭毛藻、链状膝沟藻和塔玛藻产生的。

临床特征

在食用有毒贝类30分钟内出现症状。症状的主要特点就是出现口唇、面部和四肢感觉异常，常伴有恶心、呕吐和腹泻。中毒较严重时还可能出现发音障碍、吞咽困难、肌无力、瘫痪、共济失调和呼吸抑制等。

治疗

对症和支持治疗。

Scrombrotoxic鱼中毒

这主要是由于一些鱼类（如吞拿鱼、鲭鱼、金枪鱼和鲔鱼）的贮存温度不够低，在摩氏变形杆菌和肺炎克雷白杆菌等细菌的作用下产生毒性。这些腐败的鱼可能含有极高浓度的组胺（肌肉中的组氨酸在细菌的作用下分解成组胺），但组胺在临床症状的发生机制中的确切作用还不确定。

临床特征

平均潜伏期为30分钟。主要表现为面部潮红、头痛、大汗、眩晕、口腔和咽部灼痛、腹部绞痛、恶心、呕吐和腹泻，通常持续时间较短，症状持续的平均时间为4小时。

治疗

对症和支持治疗。抗组胺药可以缓解症状。

海洋生物蜇伤

有些鱼类的鱼鳍上存在有毒性的刺，比如weaver鱼、短刺杜父鱼、棘角鲨和黄貂鱼。泳者和渔夫可能在踩到或触摸到这些动物的时候被蜇伤。

临床特征

被刺到后会立即出现剧烈的局部疼痛、肿胀、瘀伤、起泡和坏死，如果毒刺没有被清除，可能会引发慢性败血症（但并不常见）。有时会出现全身症状如呕吐、腹泻、低血压和心动过速等。

治疗

将受伤部位浸入热水中可以缓解局部症状，因为这样可以使不耐热的毒素变性。

推荐读物

Currie BJ (2003) Marine antivenoms. *Journal of Toxicology–Clinical Toxicology* **41**: 301–308.

White J et al. (2003) Clinical toxicology – where are we now? *Journal of Toxicology–Clinical Toxicology* **41**: 263–276.

有毒动物

昆虫蜇咬

临床特征

被黄蜂和蜜蜂蜇伤，或被蚂蚁咬过之后会在受伤部位出现疼痛和肿胀。对被蜇咬的患者应观察 2 小时，留意是否出现以下这些症状如风疹、瘙痒、支气管痉挛或喉头水肿。

治疗

如果出现过敏反应需要立即采取治疗措施（见本章相关部分）。预防性的免疫治疗被证明是有益的。

蝎子

在北非、中东和美洲，蝎子蜇伤是一个很严重的问题。蝎毒能刺激乙酰胆碱和儿茶酚胺的释放，由此引起胆碱能和肾上腺素能症状。

临床特征

蜇伤部位会立即出现剧烈的疼痛，然后肿胀。全身症状的出现可能延迟 24 小时，包括呕吐、大汗、毛发直立、腹部绞痛和腹泻。在某些病例中，根据不同的蝎子种类，可能会出现休克、呼吸抑制和肺水肿。

治疗

局部浸润麻醉或环式封闭可以缓解局部疼痛，有时可能会需要全身应用止痛药。如果有抗蛇毒血清应该尽快给患者使用。

蜘蛛

在北非和热带地区，偶尔在地中海地区，可以发现黑寡妇毒蛛（美洲毒蜘蛛）。

临床特征

咬伤部位很快出现疼痛，然后可能会出现广泛的肌痛、大汗、头痛和休克。

治疗

除了某些出现严重全身毒性的病例，一般不需要全身治疗，这时如果有抗蛇毒血清应该尽快给患者使用。

推荐读物

Brown SGA et al. (2003) Ant venom immunotherapy: a double-blind, placebo-controlled, crossover trial. *Lancet* **361**: 1001–1006.

毒蛇

在世界范围内分布的 3000 种蛇中，大约有 15%被认为是对人类有危险的。蛇咬伤在一些热带国家比较常见。如在斯里兰卡，每 10万人中就有6例蛇咬伤病例，每年有 900 人死于蛇毒。在尼日利亚，每 10 万人中有 500 例蛇咬伤病例，死亡率为 12%。在缅甸，每 10 万人中就有 15 人死于蛇咬伤。在美国（人口为 2.5 亿）每年约有 45 000 例蛇咬伤事件（其中 8000 例为毒蛇咬伤），约有 6 人死亡。在英国（人口 5000 万），每年大约有 100 人因此入院，但从 1970 年起没有因此而导致的死亡发生。在澳大利亚每，年大约有 2～3 例死亡。

毒蛇主要有三类，包括约 200 种蛇，在它们的上腭有一对比较大的牙（毒牙），能向猎物的组织中注射毒液。这三类毒蛇分别是蝰科（包括两个亚科：蝰亚科——欧洲蝰蛇和拉塞尔蝰蛇；蝮亚科——美洲响尾蛇、噬鱼蛇、lanceheaded 毒蛇、亚洲蕲蛇）、眼镜蛇科（眼镜蛇、金环蛇、树眼镜蛇、银环蛇、澳大利亚毒蛇）

和海蛇科（海蛇）。此外，游蛇科的某些种类也有轻微的毒性（mongoose snake）。

临床特征

蝰蛇

在印度、巴基斯坦和缅甸，拉塞尔毒蛇致死在所有蛇咬伤致死中所占比例最高。在咬伤的部位出现肿胀（图16.7），肿胀范围随后可能会变大。局部组织可能会出现坏死，尤其是眼镜蛇咬伤。30分钟内出现全身症状，包括呕吐、休克和低血压。血液低凝导致的溶血是致命的。

眼镜蛇

除了亚洲眼镜蛇和非洲黑颈眼镜蛇，通常在咬伤部位不会出现肿胀，只有疼痛和随后出现的局部组织坏死。呕吐最先出现，随后是休克，然后出现神经症状和肌无力，在严重的病例中还会出现呼吸肌麻痹。心肌也可能会受到影响。

海蛇

全身症状主要涉及肌肉，有肌痛和肌红蛋白尿，后者可能会导致急性肾衰竭。可能会出现呼吸和心脏麻痹。

处理

作为急救的方法，首先应该在咬伤部位及麻木的肢体上方扎上牢固的绷带。这可以延缓毒液的传播。不能用动脉止血带，也不能切开或切除咬伤部位。局部的伤口通常不需要进行处理，如果出现了坏死，则需要使用抗生素。之后可能需要进行皮肤移植。还应该进行破伤风的预防，并尽可能地鉴别出蛇的种类。

大约有50%的病例中，患者并没有被注射入毒液。但应该对患者仔细观察12到24小时，以防出现全身症状（蛇毒素作用）。必要情况下应给予支持治疗。包括对于低血压给予静脉补液扩容，对于焦虑躁动给予安定等。必要时对于急性呼吸衰竭、心力衰竭和肾衰竭给予治疗。

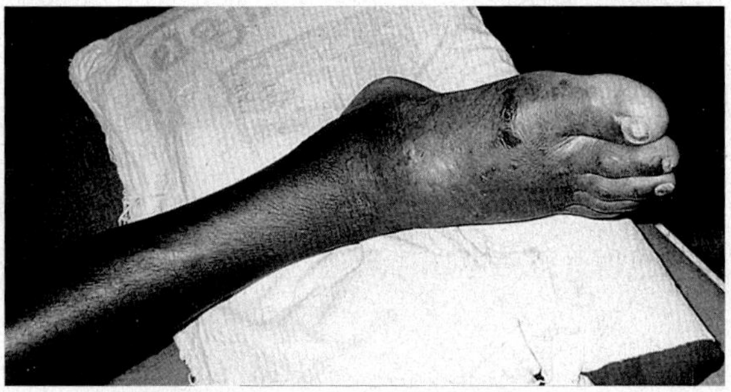

图 16.7 （也见彩图 16.7）蛇咬伤：显示咬伤部位的水肿。

除非患者出现了蛇毒素作用，治疗不一定要使用抗蛇毒血清，因为这可以导致一些严重过敏反应。抗蛇毒血清能够很快地中和毒液，但所给的量必须远远超过毒液的量。可能需要大量的抗蛇毒血清。因为抗蛇毒血清不能逆转毒液的作用，因此要尽早给予以减少局部反应，并可能阻止咬伤部位坏死。抗蛇毒血清应慢速静脉输注给药，儿童和成人的剂量相同。

过敏反应很常见，应该使用肾上腺素（1:1 000稀释）治疗。对于严重中毒的病例，即使出现过敏反应仍应继续静脉滴注抗蛇毒血清，必要时皮下注射肾上腺素。

对于部分神经毒性，例如由棘蛇导致的毒性，使用新斯的明和阿托品的抗乙酰胆碱酯酶治疗有效。

推荐读物

Gold BS, Dart RC, Barish RA (2002) Bites of venomous snakes. *New England Journal of Medicine* **347**: 347–356.

Theakston RDG, Warrell DA (1991) Antivenoms: a list of hyperimmune sera currently available for the treatment of envenoming by bites and stings. *Toxicon* **29**: 1419–1470.

Warrell DA (ed.) (1999) WHO/SEARO Guidelines for the clinical management of snake bites in the South-East Asian Region. *South East Asian Journal of Tropical Medicine and Public Health* **30** (Suppl. 1): 1–86.

植物

很多植物已经被认识到是有毒的，但实际工作中由植物引起的严重中毒并不多见。但是在世界上某些地区，植物中毒也引起了相当高的患病率和死亡率。无意中接触白笕菜（bird-lime 或 blue thistle）和爱贵果树（阿开木）等植物引起的中毒可导致死亡，但世界范围内大部分为故意使用有毒植物自体中毒并导致死亡，如使用黄花夹竹桃。

毒芹属

毒芹属（水毒芹）和相关的另一个水芹属含有毒芹

素，这是一种很强的中枢神经系统兴奋剂，可以产生很强的惊厥作用。毒芹素对中枢神经系统的作用与印防己毒素相似，后者是一种已知的GABA抑制物质。在惊厥发作之前可能会出现严重的胃肠道症状、发汗、流涎和骨骼肌刺激征。

毒参属

毒参属（毒人参）含有一系列挥发性吡啶生物碱，包括毒芹碱、N-甲毒芹碱和γ-去氢毒芹碱。去氢毒芹碱的毒性比毒芹碱的更强，被认为是毒芹碱的前体物质。这一系列生物碱的毒性作用与烟碱相似。大剂量时能产生非去极化神经肌肉阻滞，由此可致呼吸抑制甚至死亡。

曼陀罗

曼陀罗和其他曼陀罗属植物含有托品碱、L-天仙子胺和东莨菪碱。这些生物碱对于胆碱能受体有很强的乙酰胆碱拮抗作用，因此会产生抗胆碱能症状。尽管它致病的几率很高，但死亡比较少见，并且常是由体温过高、惊厥和（或）心律失常引起的。

颠茄

颠茄含有莨菪碱，产生抗毒蕈碱作用——口干、恶心和呕吐——导致视物模糊、幻觉、混乱和体温过高。

洋地黄、夹竹桃、黄花夹竹桃

食入洋地黄、夹竹桃或黄花夹竹桃会产生与地高辛中毒类似的症状。一项随机对照试验已经证明，地高辛抗体片段可以迅速并安全地逆转黄花夹竹桃所导致的心律失常，恢复窦性心律，迅速逆转心动过缓和高钾血症。

推荐读物

Eddleston M et al. (2000) Anti-digoxin Fab fragments in cardiotoxicity induced by ingestion of yellow oleander: a randomised controlled trial. *Lancet* **355**: 967–971.

蘑菇

大部分蘑菇和食用菌都是无毒的，但在食用了某些种类的蘑菇后可能会出现短暂的恶心、呕吐和腹泻。有一些种类的蘑菇是有毒的。

毒蝇菌和斑豹毒菌

毒蝇菌和斑豹毒菌含有异噁唑（γ-氨基丁酸拮抗剂），能导致酒醉样症状、视觉障碍、幻觉、肌抽搐、肌束震颤、惊厥和昏迷。

毒鹅膏菌

毒鹅膏菌（死亡菌）含有毒鹅膏蕈毒素，它通过阻断细胞核中的RNA聚合酶Ⅱ，抑制从DNA向mRNA的转录过程，从而导致了蛋白合成障碍和细胞死亡。毒鹅膏蕈毒素不能在烹制过程中被灭活，在食用这种蘑菇72小时后会出现肝细胞坏死，某些菌还会导致肾衰竭。治疗主要是胃抽吸和一般性的支持治疗，有时可能需要进行血液透析和肝（肾）移植手术。水飞蓟宾和N-乙酰半胱氨酸的治疗作用还没有得到证实。

墨汁鬼伞

墨汁鬼伞含有鬼伞菌素——一种能乙醛脱氢酶抑制剂，可产生类似双硫仑样反应，能导致面部潮红和皮疹。

毒丝膜菌和细鳞丝膜菌

毒丝膜菌和细鳞丝膜菌含有orellanin——一种很强的肾毒性物质。

“魔幻”蘑菇

“魔幻”蘑菇包括裸盖伞菌属、花褶伞属、锥盖伞属、裸伞属、球盖菇属、斑褶菇属等，含有致幻剂西洛西宾。

（路　敏译　周　颖校）

推荐读物

Danel VC, Saviuc PF, Garon D (2001) Main features of *Cortinarius* spp. poisoning: a literature review. *Toxicon* **39**: 1053–1060.

Jaeger A et al. (1993) Kinetics of amatoxins in human poisoning: therapeutic implications. *Journal of Toxicology–Clinical Toxicology* **31**: 63–80.

中毒中心号码

澳大利亚	(61) 131 126
加拿大（温哥华）	(1) 604 682 5050
埃及（开罗）	(20) 26840902
法国（巴黎）	(33) 1 40 054848
印度（新德里）	(91) 11 66 1123
马来西亚（槟城）	(60) 800 8099
爱尔兰共和国（都柏林）	(353) 1837 9964
巴基斯坦（卡拉奇）	(92) 21 9201 345
英国	0870 600 6266
美国	(1) 800 222 1222

重要网址

http://www.toxnet.nlm.nih.gov

National Library of Medicine's Toxnet

http://www.spib.axl.co.uk

Toxbase – Database of UK National Poisons Information Service

http://www.who/int/ipcs

Contact details of all poisons centres worldwide

环境医学

17

热

健康人体内核心温度在下丘脑温度控制中枢的调解下一般维持在37℃。

热是通过细胞代谢产生的，通过血管舒张、流汗经皮肤散失以及呼气经肺散失。外周体温高于32.5℃或者运动时会发生大量流汗。机体最为重要的降温机制就是汗液的蒸发。

热环境适应

对炎热天气的适应需要数周时间。其间汗液量会增加，而且汗液的含盐量会下降。蒸发的增加会使体温降低。

热痉挛

适应性良好的年轻人在炎热天气下运动时经常发生痛性肌肉痉挛（通常是腿部肌肉）。痉挛很可能是由于在长时间流汗中仅补充水分而缺乏盐分导致的细胞外低钠引起的。它们可以通过增加饮食中的盐和用合成盐替代水补充来避免。

热疾病（热衰竭）

在高温环境中，尤其是在伴有高湿度、着衣情况下由于阻碍了热量的散失，剧烈运动可能引发体内温度的突然提高。虚弱/虚脱、眩晕和晕厥，合并体温高于37℃可以确诊热疾病（运动后劳力性热衰竭）。体温升高比水钠丢失更为重要。热疾病可能发展为热损伤，而这是一种严重的医学急症。

处理

把患者从任何热源中转移开。可以用浸过冷水的海绵揩拭和风扇为患者降温。通过氧气面罩给予患者氧疗。此外，应当考虑温度过高的其他原因，比如疟疾。

在头一个24小时内，经口补水和盐（每5升水含25克氯化钠），此后也应进行足量补液。在严重的热病中，需要静脉补液。依据血钠浓度，通常给予等渗盐水，并需要严密监控。必须纠正继发性的钾丢失。

热损伤（中暑）

热损伤是一种急性的危及生命的情况，表现为高热（直肠温度高于41℃）。可能发生头痛、恶心、呕吐和虚脱。皮肤发烫，但常常无汗。当然，即使是严重的热损伤，这些症状不是一成不变的。大脑受累会引发意识错乱、谵妄和昏迷。

不能适应气候的人在湿热无风的天气下，即使不活动，也会发生热损伤。痱子可能会限制发汗。穿着不当时过量运动，如穿着湿式潜水服在陆地运动，可能引发在温带气候下的热损伤。老年人、糖尿病、药物（如乙醇、抗毒蕈碱药、利尿剂、酚噻嗪类药物）都是可能的促进因素。热损伤的发病机制为心排出量减少、乳酸酸中毒和血管内凝血。诊断根据临床表现。

处理

- 立即把患者从炎热的地方移开。
- 用浸过冷水的海绵揩拭和冰袋降温。
- 入住重症监护病房（监测生化、凝血和肌酶）。
- 慎重补液：低血容量症通常很少发生。

立即治疗很重要，可使患者快速完全康复。延误治疗也许是致命的。通过环境适应、补液与常识可预防。

并发症

常有低血容量症（休克）、血管内凝血、脑水肿、横纹肌溶解症和肝肾衰竭。这些并发症的处理方法会在相应的章节叙述。

恶性高热（见第 2 章）

推荐读物

Simon H (1993) Hyperthermia. *New England Journal of Medicine* 329: 483-487.

冷

体温（即直肠温度）低于 35℃界定为低体温。当体温下降到 32℃以下时，常常是致命的。

当组织受冻后，冻疮是局部冻伤。

体温过低

体温过低在许多环境中都会发生。

在家里

当供暖较差、衣着单薄以及营养不良时，低温可发生在寒冷的环境。镇静剂（如安眠药）、乙醇、甲状腺功能减退症和并发疾病都有促进作用。体温过低常见于穷人和老年人身上。后者对于冷的感觉减退，并且用于保温的脂肪丢失。因为婴儿和新生儿的表面积相对较大并且缺乏皮下脂肪，在室温中会很快变成体温过低。

暴露在极端温度下

低温是登山者、滑雪者、极点穿越者以及战时的主要死亡原因。潮湿、寒冷的环境，伴随刺骨寒风、体能耗竭、外伤以及衣着单薄，都是促进因素。

浸在冷水之后

浸泡在 15～20℃的水中 1 小时后，可发生危险的体温过低。四肢在低于 12℃时会迅速失去知觉和麻痹。在救助后，恢复需要花费数小时。

临床特征

轻微的体温过低（温度 32～35℃）引发颤抖和早期的强烈寒冷。尽管有所警觉，患者可能不会恰当地行动以恢复体温（如蜷缩、添加衣服或者运动）。随着体温度下降到32℃以下，严重的体温过低引起判断能力受损（包括冷意识）、瞌睡和昏迷。心室纤颤通常引发死亡。

诊断

如果有，可用的体温计（低温体温计），可直接诊断。如果没有，快速的临床评估是可信的。一个人在触摸时感觉冰冷——腹部、腹股沟和腋窝——可以确诊为体温过低。当身体感觉湿冷、不配合、困倦或昏迷且体内温度几乎确定低于 32℃时，这是一个医学急症。

结局

心率和血容量下降；呼吸浅而慢。肌肉变硬，腱反射迟钝。体循环血压下降。昏迷发生时，瞳孔和其他脑干反射消失（瞳孔固定，在严重低温时瞳孔可能会散大）。

代谢改变是各种各样的，可发展为代谢性酸中毒或者代谢性碱中毒。动脉氧分压也许表现正常，因为其测量是在室温下进行的。但是测量值可能不是真的够高，因为随着温度下降，每降低1℃动脉氧分压就下降7%。

心室心律不齐（心动过速/心室纤颤）或心搏暂停是常见的死因。“J”波——在复合的 QRS 段后立即高于等电位的圆形波——是低温的特征性表现。也会显示 PR 间期、QRS 波群和 QT 间期延长。

处理原则

- 逐渐复温。
- 纠正代谢异常。
- 预测并治疗心律不齐。
- 甲状腺功能减退症检查（见第 18 章）。

如果患者清醒，体温高于 32℃，把他们放置在温暖的房间内，用太空毯覆盖并且给予口服温热液体。户外的患者应添加干燥的衣服，蜷缩到一起，并使用温暖的睡袋。体温恢复会花费数小时。避免乙醇：它会加重意识不清，增加假性置信度，引起外周血管舒张（和进一步热量散失），或者突发的低血糖。

重度体温过低

重度体温过低的患者表现为僵死样面容。在诊断脑死亡前，应除外体温过低（第15章）。对患者应逐渐复温，体温复温速度为1℃/h，给患者覆盖太空毯并安置在温暖的房间内。电热毯的直接表面热量也是有帮助的。快速治疗基本症状，如败血症。监测所有生命功能。纠正心律不齐。药物筛选是非常重要的。

缓慢地静脉给予温热液体。纠正代谢异常。如果出现甲状腺功能减退，应当每 8 小时静脉给予三碘甲状腺素 10μg。人为复温有许多方法——吸入湿化气体，胃或腹膜灌洗和血液透析。这些都极少使用。

预防

对于老年人来说，预防体温过低尤其必要。改善居室取暖和隔温系统，卧室集中供热和电热毯很有帮助。这通常需要资金。在春寒期应进行监督；必须提供热食和额外的毯子。

冻 伤

当组织温度下降到零下3℃时，皮肤和表层组织会形成冰晶：这时环境温度通常肯定低于零下 6℃。

识别

冻伤组织苍白或灰白，早期触感柔软，触如面团。过一段时间，它就会冻硬，这时它看起来和摸起来都像是从低温冷冻箱中取出的肉。低温下劳动或运动都会很容易发生冻伤。通常，它是在患者意识不到的情况下发生的。手足在低于零下5℃时会丧失感觉，这有很大的危险患上冻伤。

处理

有可能的话，在治疗开始前，把冻伤患者转移到一个安全地点（或者步行，甚至用已经冻伤的脚步行）。用同伴的躯体或者浸在 39 ~ 42℃ 水中（手感觉热）温暖患者，保持这些操作直到开始显著的融化。这也许有些痛。在接下来的数日内会长出水泡，水泡的程度取决于冻伤的程度。随着水泡吸收消退或破裂，发展为黑痂或黑壳。干燥、不粘身的衣服和严格的无菌操作至关重要。冻伤组织感觉缺失，并且很容易感染或进一步创伤。恢复需要数周。可能需要手术，但应避免在早期进行。

推荐读物

Lazar HL (1997) Editorial: The treatment of hypothermia. *New England Journal of Medicine* **337**: 1545-1547.

高海拔

环境氧压力（以及肺泡和动脉）下降与纬度近似呈线性关系（图 17.1）。

海拔低于 3000 米，很少发生临床效应。民用飞机在 2750 米以下可以保持飞机舱内近于正常气压。低氧血症可以引发那些患有严重心脏和呼吸系统疾病的人呼吸急促。长时坐飞机的旅行者发生血栓栓塞的危险略高于在海平面上的相似人群。海拔高于 3000 ~ 3500 米时，低氧血症可引起一系列相关临床症状，这将影响到高海拔的地方去旅行的人，主要是攀登者、步行者、滑雪者和军队（表 17.1），这些大多发生在对环境的适应过程中。要使人类能够在高达 5600 米的地方生活（如果需要永久地），对环境的适应需要花费数周。在更高的海拔，尽管人们可以存活数天或数周，慢性低氧血症不可避免地会引起身体情况恶化。

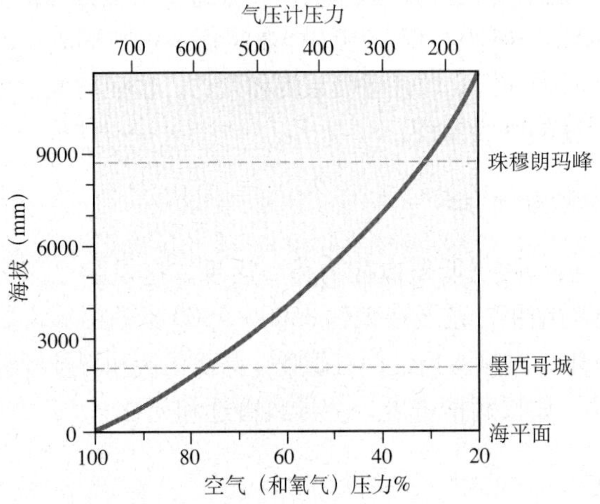

图 17.1　氧气下降和随海拔升高的气压计压力。

表 17.1 持续低氧血症引发的疾病

情况	发生率（%）	通常的海拔（米）
急性高原病	70	3500～4000
急性肺水肿	2	4000
急性脑水肿	1	4500
视网膜出血	50	5000
恶化	100	6000
慢性高原病	罕见	4500

不使用补充的氧气是有可能攀登世界最高的山峰的。在珠穆朗玛峰峰顶（将近9000 m），气压计压力是34 kPa（253 mmHg）。一个对环境已适应的登山者的肺泡P_{O2}为4.0～4.7 kPa（30～35 mmHg）——接近人体的绝对生理极限。

急性高原病（AMS）

这是描述通常在海拔高于3500 米生活数天后发生身体不适所出现的恶心、头痛和疲劳的常见症状。在到达这个纬度之后，在症状发作之前通常有一段潜在的时间间隔（6～36小时）。治疗在于休息，如果有必要，可以服用一些镇痛药。恢复常为自发性。

预防治疗应用乙酰唑胺，一种碳酸酐酶抑制剂，以及呼吸刺激，这些对于预防 AMS 具有一定价值。环境适应，即逐渐向上攀登是最好的预防措施。

在少数人中，高海拔引发的肺水肿和脑水肿会发展为更为严重的后果。

高海拔肺水肿

易感因素包括年轻、登山速度过快、重劳顿感和重度 AMS。呼吸急促、泡沫样血痰提示水肿形成。治疗不及时将导致心源性呼吸衰竭和死亡。轻症常见，表现为轻度的呼吸急促。

高海拔脑水肿

脑水肿是低氧血症的另一后果。这是脑血流突然增加的结果，甚至在大约 3500～4000 米的中等海拔都会发生。常见头痛，伴有瞌睡、共济失调和视神经乳头水肿。如果病情进展，会导致昏迷和死亡。

治疗

除了轻症，任何 AMS 都需要紧急治疗。如果可以，应给予氧疗，并尽可能快地将患者送到低纬度处。硝苯地平可以减轻肺部高压，常用于肺水肿的治疗。地塞米松在减轻脑水肿方面有效。对被嵌入患者便携式压力包可以有效增加大气压；上述方法已被广泛使用。

视网膜出血

在海拔高于5000米的高度时，视网膜神经纤维层的少量炎性出血极为常见。视网膜出血常常无症状。极少数情况会覆盖黄斑，引起无痛性中央视野缺失。通常可康复。

恶 化

在海拔 6000～7000 米驻扎过长时间，会导致在数周之后体重减轻、厌食和倦息。海拔高于7500 米，恶化发展更快，尽管在海拔高于 8000 米可能存活 1 周或更长。

慢性高原病

这种少见的综合征发生在长期（几十年）定居高海拔地区者。这在安第斯人和中亚人已有报道。

患者会发生红细胞增多症、困倦、发绀、杵状指、面部和耳垂充血、右心室扩大。病情进行性加重。

相比之下，冠状动脉疾病和高血压在高海拔土著居民中极少发生。

推荐读物

Clarke C (2001) High altitude and mountaineering expeditions. In: Warrell D, Anderson S (eds) *Expedition Medicine*. London: Royal Geographical Society.

Hackett PH, Roach RC (2001) High-altitude illness. *New England Journal of Medicine* **345**: 107-114.

Information: Wilderness Medical Society, PO Box 2463, Indianapolis, Indiana 462206, USA. Website: http://www.wms.org.

UIAA Mountain Medicine Data Centre leaflets, available from British Mountaineering Council, 177-179 Burton Road, Manchester M20 2BB. Tel: 0161 445 4747; Fax: 0161 445 4500. Website: http://www.thebmc.co.uk.

潜水

在不同深度下环境压力值详见表 17.2

现在有各种各样的方法用来为潜水者提供空气。最简单的是通气管，其限制因素在于低于 0.5米时将空气吸进肺内需要呼吸努力。在更深的水位，这种被迫负压通气可引起肺毛细血管损伤和出血性水肿。配戴自携式水下呼吸器的潜泳者——通常潜到 50 米以下的运动——携带罐装压缩空气。

为了商业目的或者探险，潜水者常在很深的水位工作，他们呼吸从水面上用软管输送的氦-氧气或氮-氧气混合气体。

复杂问题可影响位于任何水位的潜水者。

气压性损伤（即下降）

中耳气压伤（“挤压伤”）很常见，是由咽鼓管阻塞导致中耳不能均衡压力引起的。可发生耳聋和最终的鼓膜破裂，伴有急性眩晕。

气压性鼻窦损伤（“挤压伤”）是由鼻腔和鼻旁窦出口阻塞引起，伴有局部剧烈疼痛。

治疗常应用减少充血药物治疗。呼吸系统发生感染时应避免潜水。

氮气麻醉

在 30 米以下呼吸压缩空气时，氮气的麻醉作用会损伤脑功能。情绪和行为的改变往往是危险的。这些在快速向上游泳时是相反的。

氮气麻醉可以通过将空气替代为氦氧混合气体来避免，这使潜泳到 700 米深处水位成为可能。

在这些极深的地方，压力对神经元的直接作用可以引发震颤、轻度偏瘫和认知能力损伤。

表 17.2 海水深度与压力的关系

海水深度（米）	大气压力	（大气压）mmHg
0	1	760
10	2	1520
50	6	4560
90	10	7600

氧气麻醉

纯氧不能用于潜水，因为氧气是有毒性的。当肺泡氧分压超过 1.5 个大气压（5 米水柱压）时，会发生肺损伤（肺不张、内皮细胞损伤和肺水肿）。在水下大约 10米处，神经系统会受影响。焦虑不安 、恶心和流汗常紧随肌肉抽搐和广泛化的惊厥而发现，并伴有可能的水下死亡。

减压症（即上升）

屏气（浅水）潜水

浅水的游泳者和自由潜水者在潜水之前故意过度呼吸以呼出 CO_2——减少了对呼吸的刺激。之后屏气的结果导致 CO_2 分压升高和 O_2 分压的下降。然而，在表面，减压加剧了 O_2 分压的下降。这往往引起晕厥。

减压病

减压症（弯曲症）发生在那些回到水面的潜水者身上，原因是惰性气体（氮气或氦气）气泡的释放。只有上升的速度过快时，气泡才会形成。减压表显示了从给定深度安全返回所需的时间。

弯曲症可以很轻微（1 型非神经性弯曲症），仅仅是皮肤刺激、长斑纹或者关节疼痛。2型（神经性）弯曲症会更严重一些——皮质盲、轻度偏瘫、感觉障碍或脊髓损伤。如果氮气气泡在肺血管内形成，潜泳者会感到胸骨后不适、呼吸困难和咳嗽（窒息）。这些会在潜水的数分钟或数小时内出现。

治疗：给予氧气。除了中度减压症（即只有皮肤斑纹）以外，所有的减压症均需在压力舱加压。

长远的问题是由氮气引起的骨营养动脉梗死所致的无菌性坏死（如臀部）。也可有持续性的神经损伤。

肺破裂、气胸和外科性气肿

这些急症主要发生于在潜泳者失去气体供应后紧急向上游泳时的屏气呼吸。这时会发生重度呼吸困难、咳嗽和咯血。纯氧常会引发气胸和肺气肿。空气栓塞也会发生，并应当给予再压缩与高压氧治疗。

推荐读物

Bennett P, Elliot D (2002) *The Physiology and Medicine of Diving*, 5th edn. London: WB Saunders.

Melamed Y, Shupak A, Bitterman H (1992) Medical problems associated with underwater diving. *New England Journal of Medicine* **326**: 30-36.

潜水信息

Institute of Naval Medicine, Undersea Medicine Division, Alverstoke, Gosport, Hampshire PO12 2DL. http://www.rnreference. mod.uk/09/ inm/ undersea.htm

UK Diving emergencies only: Ministry of Defence, Duty Diving Medical Officer. Tel: 07831 151523.

表 17.3 放射效应

急性效应	迟发效应
造血综合征	不育症
胃肠道综合征	畸胎发生
中枢神经系统综合征	白内障
放射性皮炎	肿瘤形成
	急性髓性白血病
	甲状腺
	唾液腺
	皮肤
	其他

电离辐射

电离辐射分为可穿透（X 射线，γ 射线或超热中子）和不可穿透（α 粒子或者 β 粒子）两类。可穿透射线影响整个人体，而不可穿射线仅影响皮肤。但是，所有射线的效应取决于射线的种类、剂量分布和剂量率。

射线的剂量是用焦耳 / 千克（J/kg）来测量的。1 J/kg 等于 1 格雷（1Gy），也等于 100 拉德。放射性强度的单位是贝可(勒尔)(Bq)。1 Bq 等于每秒钟放射性物质一次衰变的量。1 居里（Ci）相当于 3.7×10^{10}Bq。

射线因其电离密度而各不相同。因此，使用一个剂量当量，即西韦特单位。这是衡量射线损伤效应的吸收量单位。年背景辐射量约为 2.5mSv。一个胸片约为 0.02 mSv，而一个 CT 腹部 / 骨盆扫描为 10 mSv。

过多的暴露于电离辐射常发生在医院、工业、核电站的意外事故和战略性核弹爆炸。

轻度急性放射病

受到 1Gy 左右的电离辐射照射后可有恶心、呕吐和不适。数天后会发生淋巴细胞减少症，2 ~ 3 周后会发生所有白细胞减和血小板减少。还有以后患白血病和实体瘤的危险。

重度急性放射病

许多系统都会受影响。受损程度取决于辐射量。表 17.3 对辐射效应做了总结。

造血综合征

当吸收剂量在2 ~ 10 Gy之间时，一些人会出现早期一过性呕吐，然后是相对较健康的一段时期。淋巴细胞对放射性损伤尤其敏感，在数天后发展为重度淋巴细胞减少症。由于损伤的骨髓不能生成新的细胞，粒性白细胞和血小板会在2 ~ 3周后下降。血小板减少症会伴发出血和频繁的暴发性感染，而这些会导致非常高的死亡率。

胃肠综合征

当吸收剂量大于 6 Gy时，在暴露在射线下数小时后，就会引起呕吐。呕吐随后便会停止，然而在大概4天后会重新出现，并伴有严重腹泻。由于射线对细胞分裂的抑制作用，肠道绒毛内层逐渐剥落。顽固性的血性腹泻随后发生，并伴发脱水、继发性感染和死亡。

中枢神经系统综合征

暴露于30 Gy 以上的射线很快会出现恶心、呕吐、定向障碍和昏迷。因严重的脑水肿导致的死亡会在 36 小时内发生。

放射性皮炎

皮肤会出现红斑、紫癜、水泡和继发性感染。体毛的全部脱落是一个不好的预兆，这通常在至少5 Gy 以上的射线暴露后发生。

射线暴露的迟发效应

广岛和长崎原子弹爆炸的幸存者为辐射的长期效应提供了信息。发展为急性髓性白血病或癌症，尤其是皮肤癌、甲状腺癌和唾液腺癌的风险增高。不育和畸胎形成以及白内障也是射线暴露的远期后遗症。

治疗

急性放射病是一个医学急症。医院应当立即了解射线的类型和波长以便做出适当安排接收患者。早期的辐射吸收量可以通过移开被放射性物质污染的衣物减少。

放射病的治疗主要是支持性的，包括预防和治疗感染、出血和体液丢失。如果可行，应当考虑储备患者的白细胞和血小板以备日后使用。

食入或暴露于用于骨探查的放射性同位素（如锶-90和铯-137）应当给予螯合剂（如EDTA）并口服大量的钙剂治疗。放射性碘污染应当立即以碘化钾（KI）治疗，剂量为每日133 mg。如果在暴露前立即给药，会阻断90%的甲状腺对放射性碘的吸收。

电击

电击可以通过若干途径产生临床效应：

- **疼痛和心理后遗症**：普通的电击通常是痛而无害的刺激，却是一次不舒服而且恐怖的经历。不会引起持久性的神经损伤和皮肤损伤。
- **心脏、神经和肌肉损伤**：一次较大的电击会引发室颤、肌肉挛缩和脊髓损伤。这些发生在闪电之后，因为闪电的电压和电流都非常高。
- **电灼伤**：通常只累及皮肤（闪电常导致齿状不规则灼伤），当然也可以发生皮下或深度损伤。

烟雾

空气污染将在第14章讨论。

烟雾包括热空气和烟气中的碳颗粒。这些粒子由有机酸和醛以及合成材料包裹。通过燃烧，其他毒素如一氧化碳、二氧化硫、硫酸和盐酸都释放到空气中。聚氯乙烯已不再用于家用物品。

呼吸系统症状可速发或迟发。患者呼吸困难且急促。喉喘鸣可能需要插管。低氧血症和肺水肿可致命。

患者应当通过抽吸器或湿毛巾呼吸。把患者从烟雾处移开。给予氧气和ITU支持。家庭应使用烟雾警报器。

噪音

声音强度（声强）等于声压的平方。贝（耳）是一个比率单位，相当于声强增加了10倍；1分贝（dB）等于1/10贝。声音由一系列频率在30 ~ 20 kHz之间的声波组成，大多为1 ~ 4 kHz。测量声音时，必须考虑到不同的频率。在实际操作中，声级分贝dB(A)是指通过加权A声音测得的声级分贝值。一个有害的声源被定义为总声压高于90 dB(A)。

重复的长期暴露在噪音中，尤其是频率在2 ~ 6 kHz之间的噪音中，会先引起暂时的听力丧失，然后是永久性听力丧失，这是因为Corti器的毛细胞发生物理性损伤，最终导致听神经元损伤。这是一种常见的职业病，不仅见于工业和军队，而且也见于家中（电钻和散沙机）、运动中(摩托车赛)和休闲活动中（流行歌星、DJ和他们的听众）。

噪音导致的严重的听力丧失几乎都可以通过个人自我保护（耳罩、耳塞）加以避免。一旦发展到耳聋，则无济于事。

噪音的其他效应

毫无疑问，噪音是刺激性的，并可增加或产生焦虑。据报道，过量的噪音可影响儿童的生长发育和阅读能力。

生物恐怖活动 / 生物战

在1991年伊拉克战争时，尤其是伴随纽约世贸双塔的爆炸（与此同时，预期会有其他恐怖分子袭击），对生物恐怖活动和生物战的关注变得多起来。细菌作为武器的潜能通过如下事实可证明，即几公斤炭疽芽孢的杀伤力同广岛原子弹一样。

潜在病原体

美国佐治亚州的亚特兰大疾控中心已经将可能用

作武器的潜在生物制剂作了一个分类（表 17.4）。其中最可能被使用的是天花、炭疽、肉毒杆菌和鼠疫。

天花

天花是一种传染性疾病，因为没有得到证实的治疗方法，其死亡率至少为 30%。现在有一种有效的疫苗。然而全球天花疫苗接种在20世纪70年代早期就已经停止了，全球绝大部分人口对该病毒都没有免疫。所以，生物恐怖分子使用天花的行动可能会带来全球范围内的流行病。一个模拟的事故描述了在北美一所大学的研究机构发生的一次天花暴发，该学校有大约1000 名学生。结果导致一次国际性的暴发感染和全球天花疫苗供应耗竭。

天花的潜伏期约为12天，这可以使一次生物恐怖袭击直至出现皮疹后才被察觉（图17.2），这与水痘很相似，在第二或第三天才发病。感染通过空气传播，患者在皮疹出现之前12～24小时内就有传染性。这使感染者在未被查出染病的情况下传染别人。如果在接触的 3 天内给予疫苗可以预防感染。天花病毒现在被保存在全球两个实验室中——一个在俄罗斯，另一个在美国。

表 17.4　重要生物制剂（CDC）

A 级病原体
非常易感染和（或）易散播的生物体
有高死亡率，并且对于公共卫生具有巨大影响，可引发公众恐慌（天花、炭疽、肉毒杆菌、鼠疫）

B 级病原体
中度易散播的生物体，有中度的死亡率和发病率［Q 热、布氏杆菌、（马）鼻疽、食物/水源传播的病原体、流感病毒］

C 级病原体
该类别包括出现并可能影响遗传的病原体（病毒性出血热、脑炎病毒、耐药性结核杆菌）

From Khan AS, Morse S, Lillibridge S (2000) Reprinted with permission from Elsevier. *Lancet* 356：1179 - 1182

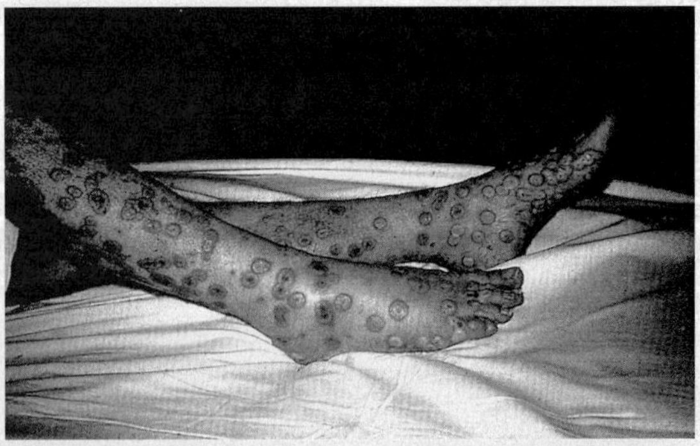

图 17.2　天花皮疹。

炭疽

炭疽在第2章已有描述。在2001下半年，炭疽病原体通过邮件传遍了美国，并感染了 22 个人；11 人感染了肺炭疽，其中5人死亡；11人患有皮肤炭疽，其中5人死亡。一个主要的邮件分类办事处也被炭疽孢子污染。

一个模拟的炭疽武器袭击假设：一辆卡车携带的炭疽粉末释放并通过一个可容纳 74 000 位观众的大型足球场，这时会有 16 000 人感染，其中 4000 人死亡。在一次俄罗斯的生物武器工厂的炭疽意外泄漏中，住在工厂附近尤其是顺风居住的居民，死亡率为 75%。

肉毒杆菌

肉毒中毒在第 2 章已有描述。梭状芽胞杆菌 肉毒杆菌产生的肉毒毒素是一种已知对人类最危险的毒素。曾有报道说伊拉克一度储备了 19 000 升肉毒毒素，这足以杀死地球上全部人类三次以上了。

作为一种生物武器，这种毒素可以通过食物和空气传播，比如撒种飞机。它可以通过家用水源中的氯灭活。现在尚无有效的疫苗。在一次恐怖袭击之后，会需要成千上万的重症监护病床和通风机。

鼠疫

鼠疫（第2章）作为生物武器可以通过空气传播（引发肺炎），或通过感染后的老鼠传播。现在尚无有效的疫苗。

生物武器的传播途径

病原微生物作为武器可以通过一系列途径传播，比如通过空气传播，通过撒种飞机传播，通过邮件、食物或饮料传播，通过炸弹或者火箭传播，或者通过感染有机体的患者传播。

“理想的”武器

一种理想的生物武器应当具有以下一些或全部的特征：

- 具有很高的发病率/死亡率（如天花）。
- 可以雾化或制成武器（如炭疽、鼠疫、天花）。
- 制作相对容易（如炭疽）。
- 可用于对付未免疫人群（如天花）。
- 可以耐受抗生素和（或）遗传修饰以增加致病性（如鼠疫、天花）。

生物恐怖袭击的临床表现

生物恐怖袭击引发的感染表现在很多方面，如腹泻和呕吐（沙门杆菌感染）、呼吸系统疾病（炭疽、鼠疫）、皮疹（天花、病毒性出血热）、神经表现（肉毒杆菌）或是一种无法解释的热性疾病（Q热、流感、结核病）。一次袭击的第一提示可为一大群人出现相同的症状。

急诊规划

大部分西方国家都有处理生物恐怖袭击的规划，包括培训健康护理人员、救护车人员和警察。这些规划都强调了对袭击的可能性和准备性的重要性。储备疫苗、抗生素和防护衣都是必不可少的。

推荐读物

Buchler JW, Berkelman RL, Hartley DM (2003) Syndromic surveillance and bioterrorism-related epidemics. *Emerging Infections Diseases* **10**: 1197-1204.

Khan AS, Morse S, Lillibridge S (2000) Public-health preparedness for biological terrorism in the USA. *Lancet* **356**: 1179-1182.

溺死和近乎溺死

溺死是英国意外死亡的第三大原因；在2000年全球有50万多人死于溺水。约40%的溺死发生在不到5岁的儿童身上。人们通常是在水中癫痫发作后或是心肌梗死后而发生淹溺的。身体虚弱、乙醇、药物和低温都可导致淹溺。

"干性"溺水

约10%～15%的溺死并不伴有肺吸入水。喉部痉挛发生、呼吸暂停缺氧和心脏骤停。

"湿性"溺水

吸入淡水会影响肺的表面活性剂，同时肺泡塌陷、换气/灌注失衡和低氧血症。吸入高渗性海水（5%氯化钠）会使额外的液体进入肺并带来进一步的换气/灌注失衡。然而，实际上海水淹溺和淡水淹溺并没有很大的差别。吸入水后，两者都会快速发生重症低氧血症。大部分幸存者会发展为严重的代谢性酸中毒。

近乎溺水的急诊治疗

患者在水下可以存活30分钟而不发生脑组织损伤——如果水温接近0℃，存活时间会更长。这很可能与潜水反射的保护作用有关——浸没在水中可以使脉搏减缓以及血管收缩。另外，低温使耗氧量下降。应立即进行心肺复苏（CPR）。

应该尝试让患者复苏，尽管在患者脉搏消失、双侧瞳孔固定散大时。患者通常会有戏剧般的恢复。之后，所有患者都应当安排住院给予重症监护。幸存者有可能发生急性肺损伤。

预后

如果患者很快地恢复意识，预后一般良好；但是，如果患者在复苏术后持续昏迷30分钟，那预后会较差。

推荐读物

Modell JH (1993) Drowning. *New England Journal of Medicine* **328**: 253-256.

旅行

晕动病

这是一个常见问题，尤其是在儿童中，由内耳迷路的反复刺激所引发。它通常发生在海上或汽车上，但也可能发生在马背上或者极少使用的运输形式中，如骆驼或大象。这也是太空旅行的主要问题。恶心、流汗、头晕、眩晕和大量呕吐发生的同时，会伴有停止移动的不可抗拒的愿望。

预防性抗组胺药或前庭神经镇静剂（东莨菪碱或

桂利嗪）是有一定作用的。

时差综合征

时差综合征或生理节律异常是一个众所周知的现象，在多时区转换，尤其是从西到东之后发生。疲劳、严重的失眠、头痛、易激惹、注意力不集中和食欲不振都是常见的表现。症状会持续数天。

机制仍不清楚，但与体内下丘脑的位于视交叉上核的生物钟有关。生物钟受各种时标因子（"定时因素"）调节，如光和褪黑激素。

时差综合征的处理包括接受它引发的虚弱表现并等待3～5天康复。各种安眠药可以帮助失眠，但是这些药物的作用有争议。口服褪黑激素被广泛用于缓解时差综合征。它会增加睡眠并促进对生物钟的复位。褪黑激素不能凭处方获得。

推荐读物

Waterhouse J, Reilly T, Atkinson G (1997) Jet-lag. *Lancet* **350**: 1611-1616.

建筑相关疾病

现代写字楼通过自动供暖、通风设备和空调系统来控制环境，通常没有室外空气。在发达国家，多于50%的人在办公室内工作。

非特异性建筑相关疾病

头痛、疲劳和注意力不集中，有时表现为流行病特征，都是办公室人员的常见主诉。心理因素可能起作用。温度、湿度、粉尘、有机化合物的挥发物（如油漆、溶剂）都是相关因素。推荐保持室内与外界持续通风。然而通风设备的更换有时不能改善问题。

特异性建筑相关疾病

军团病（见14章）常常由空调系统的污染导致。湿化器热（见第14章）也是由于真菌、细菌和原生动物污染了系统所致。许多常见病毒可以在密闭环境中轻易传播（如常见感冒、流感和罕见的肺结核）。变应性紊乱（如鼻炎、哮喘和皮炎）也常发生，原因是接触了室内的变应原，如尘螨和植物。办公室的设备（如复印机的烟雾）也是可能的因素。被动吸烟也是一个问题。

（杜偲倩译　周　颖校）

推荐读物

Menzies J, Bourbeau T (1997) Building-related illnesses. *New England Journal of Medicine* **337**: 1524-1531.

重要网址

http://www.who.int/phe/en/

WHO *guidelines and information on various environmental topics*

http://www.hypothermia.org/

Hypothermia

http://www.high-altitude-medicine.com/

Altitude sickness

内分泌系统疾病

18

激素活性

激素是由多种特殊分泌细胞产生的化学信使，可通过血液运送到远处的作用位点（经典的“内分泌”作用）或者直接作用于邻近的细胞（“旁分泌”活性）。在下丘脑、大脑的其他部位和胃肠道有很多细胞分泌激素。有些激素具有真正的内分泌或旁分泌活性，而其他激素的作用更类似于神经递质或神经调节因子。在分子水平，细胞的活性受到多种调节，这些调节方式之间基本没有不同，例如经典的神经递质通过突触间隙的调节作用，细胞间通过缝隙连接起作用的因子调节，经典的内分泌和旁分泌作用，以及其他许多化学信使，例如细胞因子、生长因子和白细胞介素的细胞调节；基础细胞生物学的发展揭示了支持细胞功能各个方面的信使、受体和细胞内受体后机制的生化共性。

激素的合成、储存和释放

激素可以有多种化学结构：多肽、糖蛋白、甾体或胺。激素的释放是细胞内一长串级联事件的最终结果。例如，多肽类激素、神经或内分泌对细胞的刺激可导致 DNA 向特异性 mRNA 的转录增加，然后 mRNA 被翻译成肽产物。这种过程通常产生本身没有生物活性的前体分子。这种“前激素”可被进一步处理，之后在高尔基体被包装到颗粒内。这些颗粒在释放前被运输到质膜，受一系列复杂的细胞内调节因子的调节。激素的释放可能是分泌颗粒受到突然的刺激导致的简单喷射，通常由细胞内钙离子依赖的过程所引发，也可能是“构成性的”释放（即刻分泌和持续性分泌）。

血浆转运

大多数经典的激素都分泌到系统循环中，并由此运输到身体的其他部位产生作用。相反，下丘脑释放的激素释放到垂体门脉系统，因此释放激素到达垂体的浓度比系统循环中的浓度更高。

很多激素在循环中与蛋白质结合。在大多数情况下，只有游离（未结合）的激素能够到达组织并具有生物活性。激素和蛋白质的结合可以缓冲血浆中激素水平的极快速变化，而且一些结合蛋白的相互作用也会参与激素活性的调节。很多内分泌功能检测试验通常是检测总体激素水平而不是游离激素的水平，因为在疾病状态下结合蛋白通常会发生变化。结合蛋白包括高亲和性的特异性蛋白，例如甲状腺结合球蛋白（TBG），以及其他低亲和力的低特异性结合蛋白，例如前白蛋白和白蛋白。表 18.1 列出了临床相关的结合蛋白。

激素作用与受体

激素通过与靶细胞表面和（或）靶细胞内的特异性受体结合起作用。大多数激素的受体是具有复杂三维结构的蛋白质，其中部分结构与激素的三维结构互补，使受体与激素之间发生高亲和力的作用，而受体的其他部分负责激活的受体在细胞内的作用。很多激素与细胞表面特异性受体结合而触发内部的信使，而其他激素与细胞核受体结合直接作用于DNA。细胞表面的受体通常含有疏水部分，后者横跨富含脂质的细胞膜，而核受体含有特征性的氨基酸序列，以与核DNA结合（例如所谓的“锌指”），如糖皮质激素受体。

为了起到它们在细胞内的作用，激素受体与细胞膜内、胞浆中或细胞核内的很多其他调节因子相互作用。无论哪种情况，激素与受体的结合都会导致受体结构的构象改变，由此可产生图3.4所列举的一系列可能的结果：

- 激活或者修饰性结合细胞膜或细胞浆中的其他调节因子（例如跨膜受体与细胞膜 G 蛋白结合，由此激活 G 蛋白对细胞内其他调节子的刺激或抑制作用）。

表 18.1　血浆激素及其结合蛋白

激素	结合蛋白
甲状腺素（T_4）	甲状腺结合球蛋白（TBG） 甲状腺结合前白蛋白（TBPA） 白蛋白
三碘甲腺原氨酸（T_3）（比 T_4 结合少）	甲状腺结合球蛋白（TBG） 白蛋白
皮质醇	皮质醇结合球蛋白（CBG）
睾酮，雌二醇	性激素结合球蛋白（SHBG）
胰岛素样生长因子 1（IGF -1）	IGF 结合蛋白（主要是 IGF-BP3）

- 激活受体或其调节因子的酶活性（例如受体腺苷酸环化酶，其他蛋白激酶，磷脂酶 C），以产生多种细胞内“第二信使”（例如 cAMP、cGMP、磷脂酰肌醇代谢产物和钙调节蛋白），后者通常形成复杂的、相互关联相互作用的细胞内酶活化和抑制和（或）细胞内储存离子（主要是钙离子）动员的级联反应。
- 改变受体与DNA或与核转录因子的结合，以便刺激或抑制一个或多个基因的转录。
- 改变细胞膜通道或转运子的活性（例如葡萄糖、钾或其他离子的转运）。
- 使受体形成二聚体或使一些细胞表面受体内化。

这些激素结合的即刻作用可以导致细胞膜离子转运或细胞内钙离子浓度的快速变化，或可减慢 DNA、RNA 和蛋白质合成等反应。

无论哪种情况，激素与其受体的结合是一系列复杂的相互关联的细胞内级联反应的第一步，最终将产生激素对细胞功能的总体作用。

这些级联反应常涉及的“第二信使”包括：环AMP［促肾上腺皮质激素（ACTH）、促黄体激素（LH）、促卵泡激素（FSH）和甲状旁腺激素（PTH）］、钙 - 磷脂系统［促甲状腺激素释放激素（TRH）、抗利尿激素和血管紧张素 Ⅱ］、酪氨酸激酶和其他细胞内激酶［胰岛素和胰岛素样生长因子（IGF-1）］以及细胞膜结合磷酸肌醇途径。

表 18.2 列举了一些不同激素系统的一般特点。

在长时间暴露于高浓度激素时，激素的敏感性和（或）受体的数量通常会降低，因此受体变得不敏感（“下调”，例如血管紧张素 Ⅱ 受体，β 肾上腺素能受体）。相反也是一样，当缺乏刺激或刺激较弱时，受体的数量或敏感性增加（“上调”）。

受体异常偶见，虽然少见但会引起内分泌疾病。由于分子内分泌学的发展，这些疾病已被越来越多地识别出来且其特点也逐渐被了解。

控制和反馈

大多数激素系统是由某种形式的反馈调节，例如下丘脑 - 垂体 - 甲状腺轴（图 18.1）。

- TRH（促甲状腺激素释放激素）由下丘脑分泌，通过门脉系统到达垂体，刺激促甲状腺细胞产生促

表 18.2　一些不同的激素系统的特点

	肽和儿茶酚胺	甾体和甲状腺激素
蛋白结合	有时候对生长激素和胰岛素样生长因子	是
血浆浓度改变	迅速改变	波动慢
血浆半衰期	短（几秒 ~ 几分）	长（几分 ~ 几天）
受体类型	细胞膜	细胞内
机制	激活酶	刺激蛋白合成
分泌	分泌颗粒	迅速直接通路
	构成性的 + 即刻分泌	与分泌速度相关
作用速度	迅速（几秒 ~ 几分）	慢（几小时 ~ 几天）

甲状腺激素（TSH）。

- TSH 分泌进入系统循环，刺激甲状腺摄碘增加及甲状腺激素（T_4）和三碘甲腺原氨酸（T_3）的合成和释放。
- 因此血清 T_3 和 T_4 的水平可被 TSH 升高；另外，TSH 刺激外周组织中 T_4 向 T_3（更具活性的激素）的转化。
- 然后T_3和T_4进入细胞，与核受体结合，促进代谢增加和细胞的活性。
- T_3 的水平（从血液和局部 T_4 转化而来）由垂体的受体和可能的下丘脑的受体感知。如果 T_3水平高于正常，TRH 和 TSH 生成受抑制，导致 T_3 和 T_4 分泌减少。
- 外周 T_3 和 T_4 的水平因此恢复正常。
- 然而，如果T_3和T_4水平低（例如在甲状腺切除术后），TRH 量增加，则 TSH 分泌增加，刺激剩余的甲状腺组织产生更多的T_3和T_4；虽然代价是增加了TSH的分泌，表现为TSH水平升高，但血T_3和 T_4 水平可以恢复正常（“代偿性甲状腺功能正常”）。相反，在甲状腺毒症时，当TSH之外的其他因子使T_3和T_4水平升高时，同一机制导致TSH分泌。

这被称为“负反馈”系统，是指T_3和T_4对垂体和下丘脑的作用，代表了最普遍的循环激素水平的调节机制。也存在“正反馈”系统，经典的见于正常月经周期的调节。

分泌方式

激素的分泌是持续性或间断性的。前者见于甲状腺激素，T_4 的半衰期是 7 ~ 10 天，T_3 的半衰期大约为 6 ~ 10 小时。每日、每月和每年的激素水平波动很小。

相反，促性腺激素、LH 和 FSH 的分泌通常是脉冲分泌，主要脉冲根据月经周期每 1 ~ 2 小时释放一次。持续输注 LH 使其达到一个稳定水平并不能产生像脉冲分泌一样的结果（例如女性排卵），而且肯定会产生降调节作用。因此长效超高活性的促性腺激素释放激素（GnRH）类似物，例如布舍瑞林，可使 GnRH 受体下调而大大降低雄激素或雌二醇水平，临床上用于男性前列腺癌和不孕女性诱导排卵治疗。然而，GnRH 脉冲给药可以使下丘脑性闭经但垂体 LH 和 FSH储存正常的女性形成正常的月经周期、正常排卵和生育。

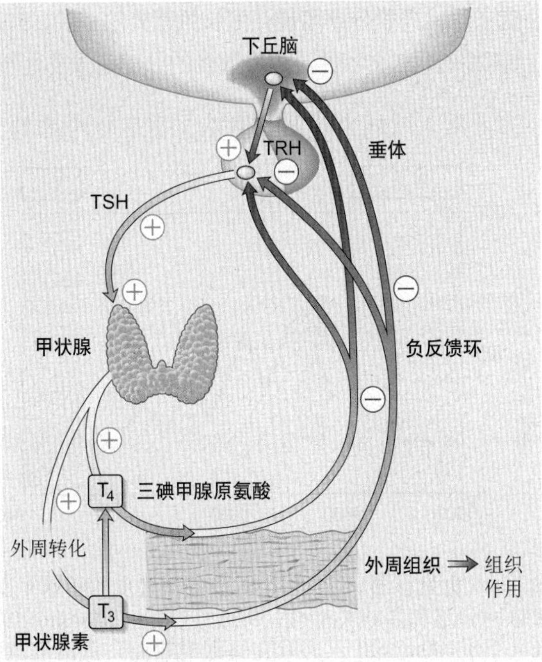

图 18.1　下丘脑 - 垂体 - 甲状腺轴。绿线表示下丘脑和垂体水平的正反馈。

生物节律

昼夜节律即24小时中日-夜变化周期，可由垂体-肾上腺轴来显示。图18.2显示24小时检测的血浆皮质醇水平：早晨水平最高，午夜最低。另外，皮质醇的释放是脉冲式的，随着垂体ACTH的节律变化。因此，“正常”的皮质醇水平在一天之内变化很大，在间隔30分钟的样本就可以看到很大的变化（图18.2）。昼夜（明-暗）节律在松果体激素——褪黑素——表现相反，其在夜间水平高。褪黑素可能参与其他激素节律和当前明-暗周期系统的产生，虽然其合成制剂已经广泛用于“时差综合征”，但是目前没有已知的临床综合征与此种激素异常相关。

月经周期是一个生物节律较长且较复杂（28天）的最好例子。

其他调节因素

- **压力**：生理“压力”和急性疾病可使ACTH、皮质醇、生长激素（GH）、泌乳素、儿茶酚胺（肾上腺素）和去甲肾上腺素迅速增加。这可能在几秒钟或几分钟内发生。
- **睡眠**：生长激素和泌乳素的分泌在睡眠时，尤其是在快动眼（REM）时相增加。
- **进食和空腹**：很多激素调节机体的能量摄入和消耗，因此在很大程度上受到进食和空腹的影响。在进食之后胰岛素分泌增加，生长激素分泌减少，并且在长时间食物缺乏时，很多激素的分泌都发生了变化。

为正常人或病人检测激素水平时应该考虑到上述

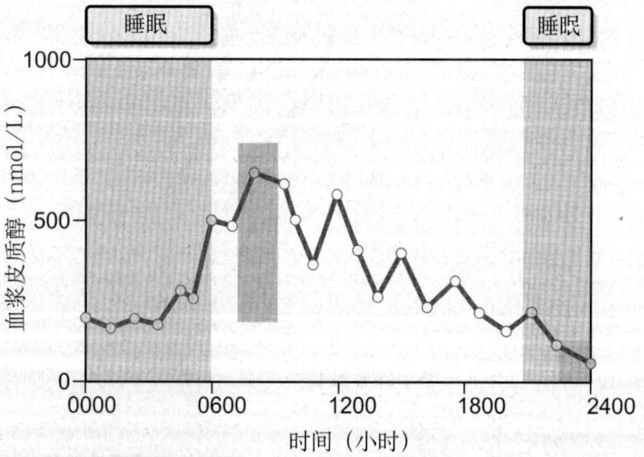

图18.2 （也见彩图18.2）24小时中的血浆皮质醇水平变化。注意脉冲分泌和基线的变化。9点（180 ~ 700nmol/L）和24点（小于100nmol/L；必须在睡眠时取血）正常值范围用橙色表示，紫色阴影显示为睡眠状态。

所有因素。例如，在患有严重疾病而高度应激的患者中，皮质醇的水平通常增高并不受标准试验的抑制；日间餐后生长激素通常较低。

内分泌系统功能检测

理想情况下应该在细胞水平测定激素活性，但这通常是不可能的。通常检测的是激素在体液中的水平，尽管这种方法近似性很好，但并不是总能反应相关激素当时的组织作用。最常用的方法是检测激素在血液中（或者更确切地说，在血浆或血清中）的水平。除非另外说明，本章中所涉及的激素水平都是指血液/血浆水平。

基础血液激素水平

所有临床相关的激素都有办法检测。很明显，检测的日期、时间和条件可以使激素水平产生很大差别，因此，取样的方法和时间有赖于内分泌系统的特点。激素的检测也会由于性别、发育和年龄产生差别。

激素的基础水平对于半衰期长的系统（例如T_4和T_3）尤其有用。它们在短期内变化很小，因此随机取血就可以了。

其他激素的检测如果考虑到检测时间/日期、饮食或体位等因素，也可以获得满意的较好检测结果。例如FSH、雌二醇和孕酮（随周期中的时间变化）和肾素/醛固酮（随着盐摄入、体位和年龄而变化）。对于这些激素，应该记录所有相关的细节，否则结果将不能解释。

应激相关的激素

应激相关的激素（例如儿茶酚胺、泌乳素、GH、ACTH和皮质醇）要求使用留置针取得血样，在静脉穿刺之后等一段时间再取血；否则，可能人为造成激素水平升高。

尿标本留取

留取24小时尿标本的优点是能够提供一天分泌的“整体的均数”，但在实际操作中却经常会遇到留取不完全或留取时间错误。尿样本留取也随性别、体重或年龄而变化。应该给患者提供书面的指导，保证样本留取准确。

唾液

有时候应用唾液估计甾体激素水平，尤其是儿童的甾体激素水平。

刺激和抑制试验

当激素基础水平提供的信息模棱两可时，应用刺激或抑制试验。总的来说，刺激试验用于确定可疑的激素缺乏，抑制试验用于确定可疑的激素分泌过量。这两种试验在很多情况下是颇有价值的。

例如，当腺体的分泌功能受损时，促激素的最大刺激作用会减弱。因此，二十四肽促皮质素（SYNthetic-ACTH-en）试验检测肾上腺储备功能［图 18.3(a)和Box18.1］时，健康人表现为正常的反应，而原发性肾上腺皮质功能减退（Addison 病）患者显示皮质醇对ACTH 的反应受损。

产激素肿瘤患者通常没有正常的负反馈。与正常人相较，Cushing 病患者（垂体分泌ACTH过量）应用合成甾体激素后不能抑制 ACTH 和皮质醇的产生。图18.3(b)显示正常人对午夜给予 1mg 地塞米松的反应；在次日清晨皮质醇受抑制。在 Cushing 病患者，此抑制作用不完全。

每个试验都必须严格遵循详细的操作方法，因为即便微小的技术变化也会使结果产生变化。

激素浓度的测量

大多数激素的循环水平非常低（$10^{-9}\sim10^{-12}$mol/L），不能应用简单的化学技术测量。因此，经常用高特异性（多克隆或单克隆，后者更常用）抗体依赖的免疫分析方法测量激素水平。后者在孵育过程中可与待测激素特异性结合。这种激素-抗体的相互作用可通过应用标记激素将结合部分与游离部分分离而进行测量（图18.4）。

免疫分析方法很敏感但有其局限性。尤其是当激素用于制作抗体时，其免疫活性与生物活性可能会不相对应。其他检测方法还包括高压液相色谱法（HPLC）。

Box18.1 短时间二十四肽促皮质素试验

适应证

诊断 Addison 病

ACTH 缺乏的筛查试验

程序

静脉插管取血样

任何时间均可，但 9 点最佳，无需空腹

静脉注射或肌肉注射二十四肽促皮质素 250μg，时间记为 0点

在 0 点和 0 点 30 分钟时检测血清皮质醇水平

正常反应

30 分钟皮质醇 ＞ 600 nmol/L*

400 ~ 600nmol/L 为边界，说明可能存在缺乏

*在不同实验室，应用不同分析方法得到的精确的皮质醇的正常范围可能不同，需要应用相应的参考值。

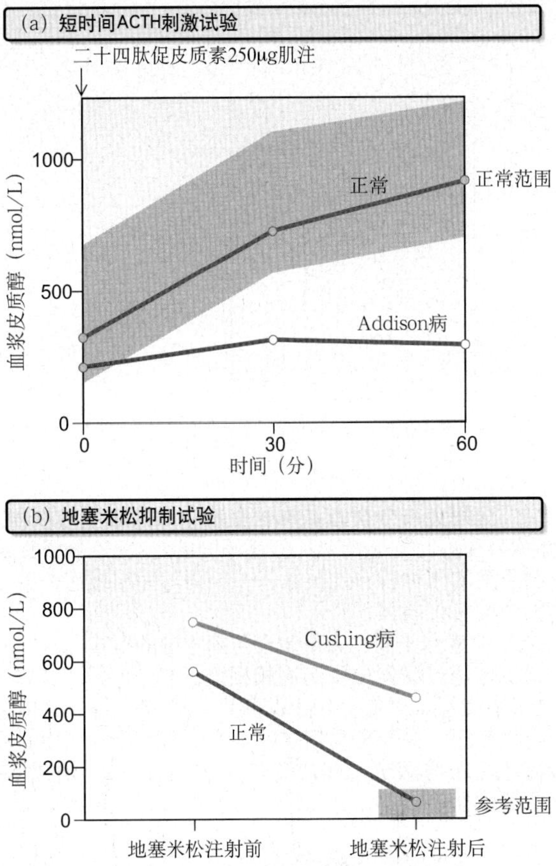

图 18.3 二十四肽促皮质素和地塞米松试验。
(a) 短时间 ACTH 刺激试验显示健康人反应正常，Addison 病患者反应减退。
(b) 正常个体与 Cushing 病患者的地塞米松抑制试验，显示 Cushing 病患者抑制不完全。

内分泌系统疾病：引言

见图 18.5。

流行病学

除糖尿病（见第 19章）外，最常见的内分泌疾病如下：

- 甲状腺疾病：每个家庭医生每年会发现 4 ~ 8 个新

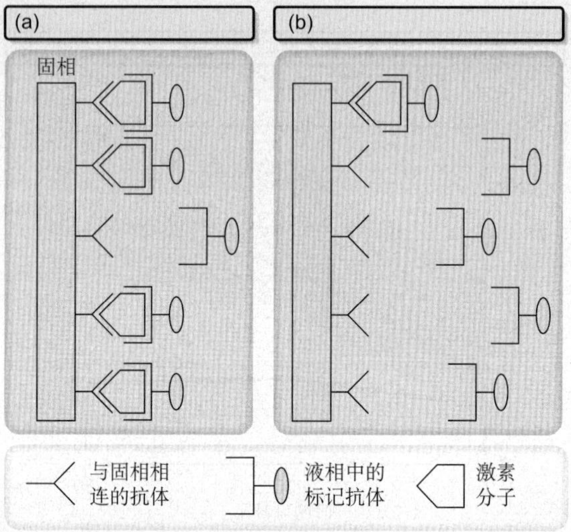

图 18.4 应用免疫分析方法测量血浆中激素水平的原理。(具体细节在不同的方法或厂家是不同的)。免疫分析方法应用待测激素的两种特异性抗体——一种与固相相连，另一种为液相中的标记抗体。
(a) 血浆中激素水平高：大量激素与固相中的抗体结合——大量标记抗体通过激素分子与固相相连。
(b) 血浆中激素水平低：较少的激素，因此有较少的标记抗体与固相相连。在分离两相之后可以检测固相或液相的标记（放射活性、化学发光、酶或荧光）；标记的水平与样本中激素的含量成比例。

病例（最常见的问题是甲状腺毒症、原发性甲状腺功能减退症和甲状腺肿）。

- 低生育能力：5% ~ 10%的夫妻受累，通常存在内分泌问题。
- 年轻女性的月经问题和毛发生长过多：最常见的是多囊卵巢综合征（PCOS）。
- 骨质疏松：绝经后女性尤其常见，主要原因是性腺激素缺乏。
- 原发性甲状旁腺功能亢进：人群中患病率约为0.1%。
- 生长或青春期疾患。

大多数其他内分泌疾病很少见，通常患者为年轻人，通过适当的治疗大都可以治愈或得到完全控制。

激素治疗

激素也广泛地用于治疗：

- 大约 20% ~ 30% 的 18 ~ 35 岁的女性选择口服避孕药进行避孕。
- 激素替代治疗（HRT；雌二醇 ± 孕激素）在绝经后妇女可以用于控制绝经期症状。
- 糖皮质激素治疗广泛应用于非内分泌疾病，例如哮喘。

症状

激素对机体作用广泛，激素缺乏或过量时症状广

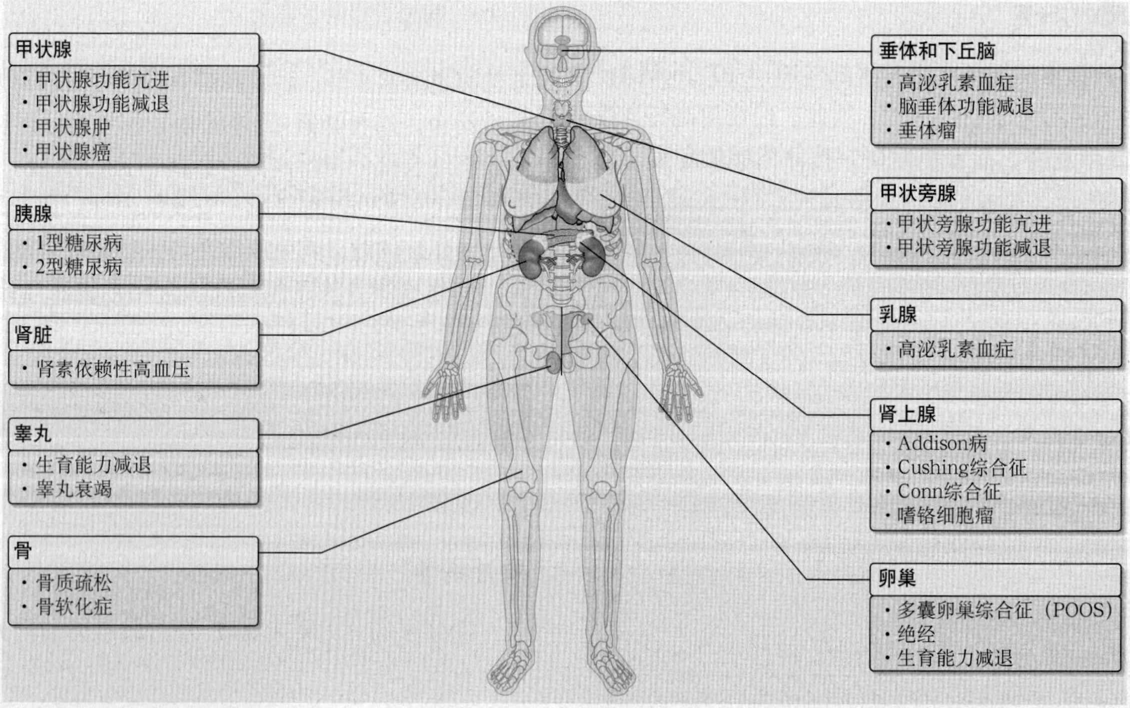

图 18.5 主要的内分泌器官和常见的内分泌问题。

泛存在，不只局限于腺体的解剖位置。很多内分泌症状弥散而模糊，通常需要广泛的鉴别诊断。内分泌疾病常见症状包括疲惫、虚弱无力或无欲，以及食欲和渴感改变，其他典型的"激素"症状包括体重和体形改变，性欲和性能力问题，月经周期或性发育问题，皮肤变化（干燥、油腻、痤疮、瘀斑、皮肤变薄、皮肤增厚）以及毛发变化（脱落或过多）。当患者存在这些主述时应考虑到内分泌疾病。

病史和体格检查

详细询问病史，包括既往史、家族史和社会史，对确定诊断和制定诊疗计划很重要，也有助于解释激素血液检查临界值结果。既往史应该包括内分泌腺体手术史或放射史、月经史、妊娠史和儿童期发育情况。必须询问完整的用药史，因为内分泌问题多为医源性的（表18.3）。自身免疫性疾病、内分泌疾病包括肿瘤、糖尿病和心血管疾病的家族史通常是相关的了解患者家族成员的身高、体重、体质、毛发生长和性发育年龄有助于解释患者本身的症状。

体征在相关系统中列出 。

内分泌疾病的病因学

许多内分泌疾病的常见病因机制如下：

自身免疫性疾病

器官特异性的自身免疫性疾病可影响每个主要内分泌器官（表 18.4）。其特点为血清中存在特异性抗体，常在临床症状出现前几年就存在。女性患者较常见，有强烈的遗传倾向，同卵双胞胎一致率为 50%，与HLA相关（见各个疾病）。现已发现多种自身抗原。

内分泌肿瘤

所有内分泌器官都会发生激素分泌肿瘤，最常见于垂体、甲状腺和甲状旁腺。所幸的是，这种肿瘤更多为良性。虽然常认为其是"自主性"的，即不依赖于生理调节机制，但很多肿瘤确实显示出发生在高于正常的"调定点"上反馈调节的证据（例如垂体嗜碱腺瘤分泌ACTH)。

有时部分内分泌肿瘤的分子基础是单个基因的特异突变，例如 MEN 2 中 *Ret* 原癌基因的突变，但肿瘤抑制子基因、生长因子受体和其他细胞内调节因子的多种广泛不同的病变更普遍且已被确认。

表 18.3 药物与内分泌疾病

药物*	作用
导致内分泌疾病的药物	
氯丙嗪 甲氧氯普胺（和所有多巴胺拮抗剂） 雌二醇	增加泌乳素水平，导致泌乳
碘 胺碘酮	甲状腺功能亢进
锂 胺碘酮	甲状腺功能减退
氯磺丙脲	ADH 分泌不适当
酮康唑 甲双吡丙酮，氨基导眠能（氨鲁米特）	肾上腺功能减退
化学治疗	卵巢和睾丸功能衰竭
刺激内分泌疾病的药物	
拟交感神经药 苯丙胺	模拟甲状腺毒症或嗜铬细胞瘤
甘草 甘珀酸	增加盐皮质激素活性；模拟醛固酮增多症
泻药	低钾血症
利尿药	继发性醛固酮增多症
ACE 抑制剂	醛固酮减少症
影响激素结合蛋白的药物	
抗惊厥药	与 TBG 结合——降低总 T_4
雌二醇	升高 TBG 和 CBG ——增加总 T_4/ 皮质醇
外源性激素或刺激物	
在以下情况下病人或医生应用、滥用或误用：	
类固醇激素	Cushing 综合征 糖尿病
甲状腺激素	人为甲状腺毒症
维生素 D 制剂 牛奶和碱制剂	高钙血症
胰岛素 磺脲类药物	低血糖

* 药物导致的男性乳房发育列于表 18.15。
胺碘酮可以导致甲状腺功能减退和甲状腺功能亢进。

酶缺陷

大多数激素的生物合成涉及多个步骤。酶缺乏或异常可导致激素不分泌或分泌减少。一般来说，严重

表 18.4 影响内分泌器官的自身免疫性疾病类型

器官和已知发病率	抗体	已知抗原	临床综合征
刺激性			
甲状腺（1/100）	甲状腺刺激免疫球蛋白（TSI，TSAb）	TSH 受体	Graves 病，新生儿甲状腺毒症
损毁性			
甲状腺（1/100）	甲状腺微粒体 甲状腺球蛋白	甲状腺过氧化物酶（TPO）	原发性甲状腺功能减退（黏液水肿）
肾上腺（1/20 000）	肾上腺皮质	21- 羟化酶	原发性肾上腺功能减退（Addison 病）
胰腺（1/500）	胰岛细胞	GAD	1 型（胰岛素依赖性）糖尿病
胃	胃壁细胞 内因子	胃壁细胞 内因子	恶性贫血
皮肤	黑色素细胞	黑色素细胞	白癜风
卵巢（1/500）	卵巢		原发性卵巢功能衰竭
睾丸	睾丸		原发性睾丸功能衰竭
甲状旁腺	甲状旁腺主细胞	甲状旁腺主细胞	原发性甲状旁腺功能减退
垂体	垂体特异细胞		选择性垂体功能减退（例如 GH 缺乏，尿崩症）

发病率是在北欧人群中的估计。

GAD：谷氨酸脱氢酶。

注：其他相关疾病包括重症肌无力和自身免疫性肝病。

的酶缺乏出现在生命早期，且有明显体征；部分酶缺乏通常出现较晚，体征轻微或仅在应激时才显现。一个酶缺乏的例子是先天性肾上腺增生（CAH）。同样其分子基础通常也为酶的相应编码基因的突变或缺失。

受体异常

激素通过激活细胞受体起作用。有少量受体缺陷但激素分泌和调控正常的疾病；因此，如果雄激素受体缺陷，雄激素水平正常则不会产生男性化（例如睾丸女性化）。受体异常也会造成一些罕见的糖尿病和胰岛素抵抗综合征；其他例子包括肾性尿崩症、甲状腺激素抵抗和假性甲状旁腺功能减退。

内分泌功能的中枢控制

解剖学

许多外周激素系统受下丘脑和垂体控制。下丘脑位于大脑底部、第三脑室附近、垂体柄上方，后者与垂体相连，提供下丘脑 - 垂体门脉血液供应。

下丘脑和垂体的解剖关系（图18.6）包括位于垂体窝上方的视交叉；因此垂体或下丘脑的任何扩张性病变均可通过压迫视交叉导致视野缺损。这种腺体通过鞍膈向上的扩张称为“蝶鞍上扩张”。垂体病变向侧面扩张可以累及海绵窦血管和神经结构，但很少达到大脑颞叶。垂体本身被周围的骨质所包围；任何向侧、前或后的扩张必然导致骨浸润。

从胚胎学上讲，腺垂体来源于颅颊囊（外胚层），而神经垂体来源于第三脑室底部的外翻。

生理学

下丘脑

下丘脑含有控制食欲、渴感、体温调节和睡眠/觉醒等功能的多种生命中枢。它作为一个调节者接收大量神经和内分泌输入信号，整合之后调节垂体激素释放因子的释放。它对昼夜节律、月经周期以及对应激、锻炼和情绪的反应起着重要的作用。

下丘脑神经元分泌垂体激素释放因子和抑制因子及激素进入门脉系统，通过垂体柄到达垂体。除了表18.5 描述的经典激素外，下丘脑也含有大量其他神经肽和神经递质，如神经肽Y、血管活性肠肽（VIP）和氧化亚氮，其中一氧化亚氮也可以改变垂体激素的释

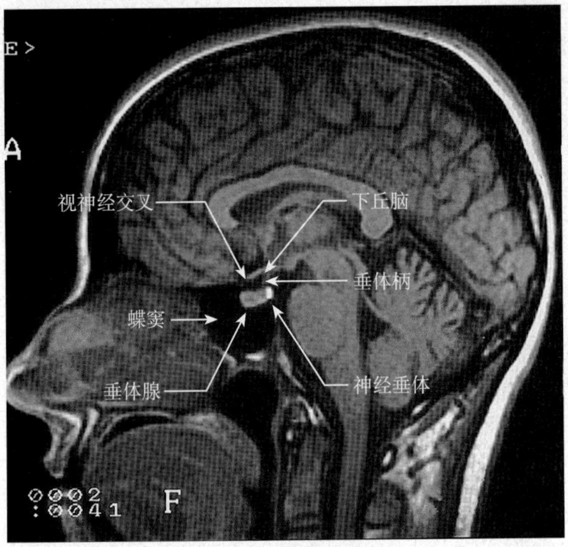

图 18.6 大脑矢状面的核磁影像，显示垂体窝和相邻结构。(By kind permission of Dr. Martin Jeffree.)

放，但其具体作用不清。

合成的下丘脑激素及其拮抗剂可用于多种内分泌功能的检测，也可用于治疗。

腺垂体

激素分泌受下丘脑释放激素或抑制激素的调控（表 18.5 和图 18.7）。很多激素受到下丘脑刺激因子和抑制因子的双重调控，例如：

- 生长激素的释放受到生长激素释放激素（GnRH）的刺激，但受生长抑素（生长激素释放抑制激素 GHRIH）的抑制。
- TSH的释放受TRH的刺激，但部分受生长抑素的抑制。

部分激素有双重的刺激调控。例如，促肾上腺皮质激素释放激素（CRH）和抗利尿激素均为ACTH释放的内源性刺激因子。特殊的是，泌乳素主要受多巴胺能的抑制调控，同时部分受 TRH 刺激调控。

神经垂体

与腺垂体不同，神经垂体仅作为一个储存器官。抗利尿激素（ADH，血管升压素）和催产素都是九肽激素，在下丘脑前叶的视上核和室旁核合成。然后它们经过轴突运送并储存到神经垂体。这意味着对垂体柄或垂体的单独损伤不会抑制 ADH 和催产素的合成和释放。ADH的相关讨论见下文；催产素可以产生泌乳及子宫肌肉收缩。

下丘脑和垂体疾病的表现

垂体的疾病可以导致每个受垂体调控的下丘脑－垂体-靶器官轴活性降低或升高。与垂体功能变化相关的综合征的临床特征可以是垂体疾病的表现症状，将以后相关激素轴的部分讨论。我们首先考虑所有激素轴中普遍存在的垂体疾病的临床特征。

表 18.5 下丘脑、垂体和外周激素的命名和生化

下丘脑激素	垂体激素	外周激素
促性腺激素释放激素（GnRH、LHRH）（十肽激素）	黄体激素（LH） 卵泡刺激激素（FSH）（双链 α，β 肽）	雌激素 / 雄激素（甾体环）
多巴胺（泌乳素抑制因子，PIF）（胺）	泌乳素（PRL）（单链肽）	—
生长激素释放激素（GHRH）（肽） 生长抑素（GHRIH）（环状肽）	生长激素（GH）（肽）	胰岛素样生长因子 -1（IGF-1）（肽）
促甲状腺激素释放激素（TRH）（三肽）	促甲状腺激素刺激激素（TSH）（双链，α，β 肽）	甲状腺素（T_4），三碘甲腺原氨酸（T_3）（甲腺原氨酸）
促肾上腺皮质激素释放激素（CRH）（单链肽）	促肾上腺皮质激素（ACTH）（单链肽）	皮质激素（甾体环）
血管升压素（抗利尿激素；ADH）（九肽）	—	—
催产素（九肽）	—	—

注：LH、FSH 和 TSH 的 α 链是相同的。
GHRIH：生长激素释放抑制激素。

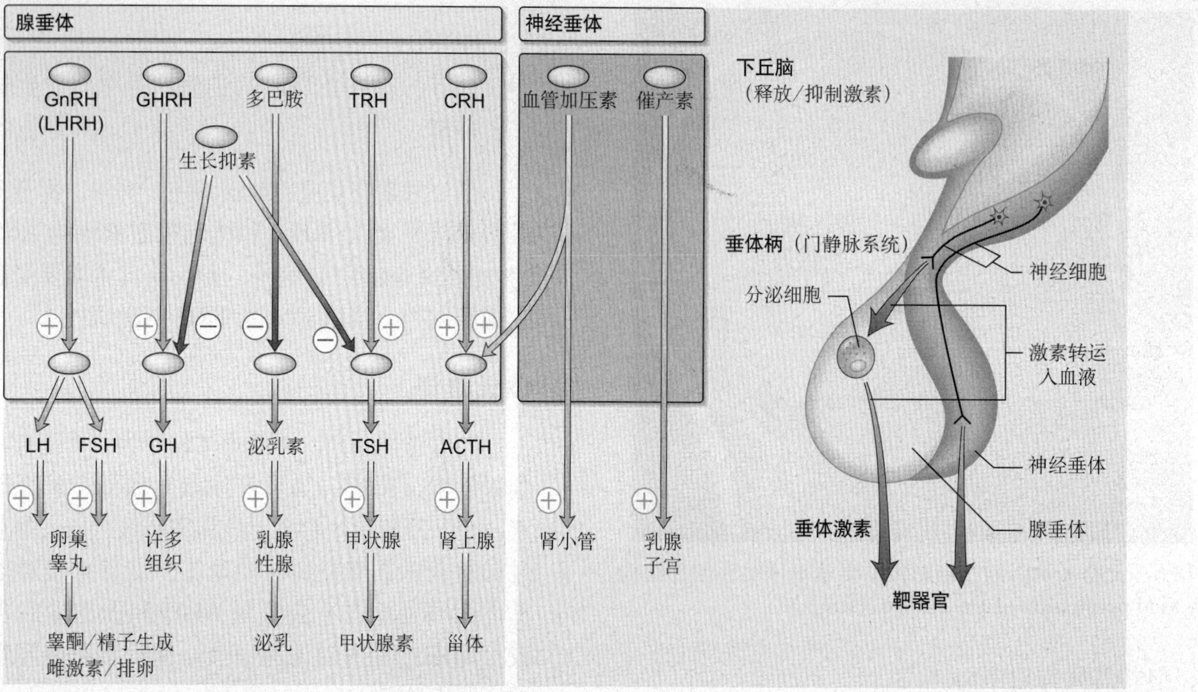

图 18.7　下丘脑释放激素和垂体促激素。缩略语和解释见正文。

垂体占位病变和垂体肿瘤

垂体肿瘤（表 18.6）是最常见的垂体疾病的原因，其中绝大多数都是良性垂体腺瘤，通常是单克隆来源。过量激素分泌、肿瘤局部作用或剩余正常垂体的激素分泌不足，即垂体功能低下可导致一些问题。

检查

肿瘤的确诊检查要依照以下三条线索。

是否存在肿瘤?

如果存在肿瘤，它有多大？它产生了何种局部解剖作用？垂体和下丘脑的占位病变，不管有无分泌激素的活性，均可通过外压或浸润以下结构产生症状：

- 视通路：导致视野缺损和失明
- 海绵窦：更罕见，导致第Ⅲ、Ⅳ和Ⅵ颅神经的病变
- 骨结构和环绕垂体隐窝的脑脊膜，导致头痛
- 下丘脑中枢：导致食欲改变、肥胖、口渴、嗜睡/失眠或青春期早熟
- 脑室：导致脑脊液（CSF）流动受阻而发生脑积水
- 蝶窦：导致 CSF 鼻溢。

检查：

- **头颅 X线侧位片**：可以显示垂体隐窝的扩张。虽然

表 18.6　常见垂体肿瘤及相关肿瘤的特征

肿瘤或疾病	常见大小	最常见的临床表现
泌乳素瘤	大多数＜ 10 mm（小泌乳素瘤） 部分＞ 10 mm（大泌乳素瘤）	泌乳，闭经，性腺功能低下，勃起功能障碍 上述症状加头痛、视野缺损和垂体功能低下
肢端肥大症	几毫米到几厘米	外观改变、视野缺损和垂体功能低下
Cushing 病	大多数小——几毫米（一些病例为增生）	中心性肥胖，类 Cushing 表现（局部症状罕见）
Nelson 综合征	常很大——＞ 10 mm	肾上腺切除术后，色素沉着，有时有局部症状
无功能肿瘤	通常很大——＞ 10 mm	视野缺损；垂体功能低下 （微腺瘤可能是偶然发现的）
颅咽管瘤	常为囊性、非常大 （头颅 X 线异常＞ 50%；常见钙化）	头痛、视野缺损、生长不足 （50% 在 20 岁以下发病；约 15% 起源于蝶鞍）

X 线很少用于确诊检查，但却仍常能偶然发现肿瘤。

- **视野**：正常情况下应使用自动计算机视野检查法或 Goldmann视野检查法进行视野检查，但是通过用一个小红钉作为靶目标的对诊法进行临床评价也是敏感和有价值的。常见缺陷见于颞侧上四分之一象限盲和双颞侧偏盲。视觉诱发电位（VEP）延迟或减弱可显示微小缺陷。
- **垂体 MRI**：MRI 优于 CT 扫描（图 18.8），容易显示明显的垂体肿物。然而，MRI 也常能显示垂体隐窝内的小病变与垂体微腺瘤，一些研究报告在正常人群中的发现率高达 10%。这些小病变有时是因为其他原因进行头部 MRI 扫描而发现的——所谓的“垂体意外瘤”。

是否存在激素过多？

垂体腺瘤分泌激素通常会导致三种主要疾病，这些垂体腺瘤显示相应激素的免疫组化阳性：

- 泌乳素过多（泌乳素瘤或高泌乳素血症）——组织学上，泌乳素瘤是“嫌色性”的腺瘤（这是对其经典组织学染色所显示外观的描述）
- 生长激素过多，导致肢端肥大或巨人症——生长激素细胞腺瘤，通常为“嗜酸性”，有时是由于特异的 G 蛋白突变引起
- Cushing 病和 Nelson 综合征（ACTH 分泌过量）——促皮质激素细胞腺瘤，通常为“嗜碱性”。

很多肿瘤能够合成多种垂体激素，临床上偶尔有一种以上的激素明显分泌过量（例如生长激素和泌乳素同时分泌过量）。

肢端肥大症、Cushing 病或高泌乳素血症通常（但不总是）有明显的临床特征，我们将在第 1068、1085 和1062 页讨论。高泌乳素血症在临床上可能是“寂静的”。产生 LH、FSH 和 TSH 的肿瘤很少见但已有详细的描述。

临床上一些垂体肿瘤不会导致明显的激素过量，被称为“无功能”肿瘤，它们常见且通常为“嫌色性”腺瘤。免疫细胞化学等实验室研究显示，这些肿瘤常会产生 LH 和 FSH 或 LH、FSH 和 TSH 的 α 亚单位（见表 18.5），偶尔产生 ACTH。

是否存在激素缺乏？

临床检查可提供线索；因此，儿童身材矮小伴有垂体肿瘤提示可能是 GH 缺乏。成人行动缓慢、嗜睡伴有皮肤苍白可能有 TSH 和（或）ACTH 缺乏。轻度激素缺乏其症状可能不明显，需要进行具体检查（见表 18.9）。

治疗

治疗需根据肿瘤的类型和大小进行（表18.7），在相关章节将进行详细讨论（肢端肥大症见本章相关部分；泌乳素瘤见本章相关部分）。总的来说，治疗有以下三个目的：

切除 / 控制肿瘤

经蝶入路的外科手术是通常的治疗选择。有时很大的肿瘤需要经开放性额入路进行手术切除。

放射治疗——应用外源性三束技术，向异性治疗或偶尔通过钇针植入治疗——常在不能进行外科手术

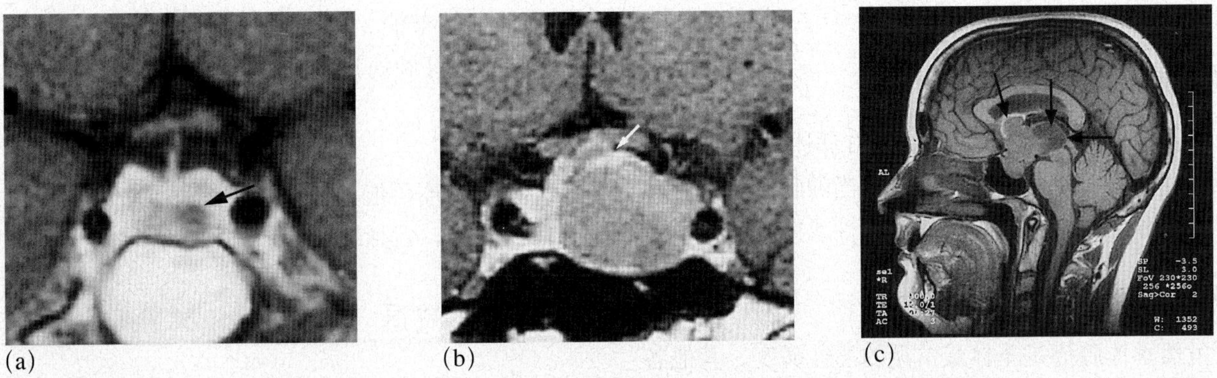

图 18.8 (a) **垂体冠状位 MRI 影像**，显示左侧蝶鞍内半透明的微腺瘤（箭头所示）。垂体柄轻度右偏。(b) **垂体冠状位 MRI 影像**，显示大腺瘤伴有中度蝶鞍上扩张，向侧扩张压迫左侧海绵窦。腺瘤的顶部压迫视交叉（箭头所示）。(c) **头颅矢状位 MRI 影像**，显示垂体大腺瘤伴有巨大的蝶鞍上扩张（箭头所示）。

表 18.7 垂体肿瘤的主要治疗方法比较

治疗方法	优点	缺点
外科治疗		
经蝶骨的腺瘤切除术或垂体切除术	手术相对较小 可能治愈微腺瘤或较小的大腺瘤	不能达到蝶鞍外扩展的病变 存在 CSF 漏和脑膜炎的危险
经额手术	较好地达到蝶鞍上区域	手术大；存在大脑前叶损伤的危险 发生继发性垂体功能低下的风险大
放射治疗		
外源性（40 ~ 50Gy）	非侵入性 降低术后复发率	作用慢，常需多年治疗 可能无效，存在后期诱发肿瘤的风险
向异性	病变部位精确大量给药	缺乏长期随访资料
钇植入	局部大量给药	仅曾在几个中心应用
药物治疗		
多巴胺激动剂治疗（例如溴隐亭）	非侵入性，可逆	常不能治愈 在少部分人中有明显的不良反应
生长抑素类似物治疗（奥曲肽，兰乐肽）	非侵入性，可逆	常不能治愈；昂贵；不良反应
生长激素受体拮抗剂（培维索孟）	高选择性	常不能治愈

或手术不完全时应用，因其能够控制肿瘤但不能完全消除。标准的治疗方案是剂量大约为45Gy，经三个区域分 20 ~ 25 部分给予。

奥曲肽或多巴胺激动剂有时可以使特殊类型的肿瘤收缩。

减少激素的过量分泌

常用外科手术切除来降低激素过量分泌，有时也可用药物治疗。泌乳素瘤可以应用多巴胺激动剂来有效控制，肢端肥大症可以应用生长抑素类似物治疗，但是药物治疗通常不能控制 ACTH 的分泌。生长激素拮抗剂对肢端肥大症有效。

激素缺乏的替代治疗

激素缺乏的替代治疗在表 18.10 详述。

小肿瘤没有明显症状，通过适当的临床、视野、影像和内分泌评估可发现肿瘤外压性或内分泌作用。

垂体或下丘脑肿块的鉴别诊断

虽然垂体腺瘤是垂体最常见的瘤性病变，其他各种疾病也可表现为垂体或下丘脑肿块，因此需要进行鉴别诊断。

其他肿瘤

颅咽管瘤，通常为下丘脑囊性肿瘤，常见钙化，起源于颅颊囊，常可模拟内源性垂体病变。它是儿童最常见的垂体肿瘤，但可出现于任何年龄。

不常见的肿瘤包括脑膜瘤、神经胶质瘤、软骨瘤、生殖细胞瘤和松果体瘤。转移肿瘤偶尔会有明显的垂体肿瘤表现，典型表现为头痛和尿崩症。

垂体炎和其他炎性肿物

垂体或下丘脑可以出现各种炎性肿物，包括罕见的垂体特异性疾病（例如产后垂体炎、淋巴细胞性垂体炎、巨细胞性垂体炎），以及较为常见的疾病过程的垂体表现（结节病，郎格汉斯细胞组织细胞增多症，Wegener 肉芽肿病）。

其他病变

颈动脉瘤可能类似于垂体瘤。囊性病变也可表现为垂体肿物，包括蛛网膜囊肿和 Rathke 裂囊肿。

垂体功能减退

病理生理学

下丘脑释放激素缺乏或垂体促激素缺乏可为选择

性的或多样性的。例如，存在罕见的单一 LH/FSH 和 ACTH 缺乏，其中部分可能是先天性、自身免疫性或特发性的。

多种激素缺乏通常是由肿瘤生长或其他损毁性病变所致。一般会出现进行性的腺垂体功能丧失，出现的顺序如表 18.7 显示从左向右。GH 和促性腺激素通常最早受累。由于丧失了多巴胺的强效抑制作用，高泌乳素血症而非泌乳素缺乏出现得相对较早。TSH和ACTH 通常是最晚受累的。全垂体功能减退是指所有腺垂体激素缺乏；其最常见的原因是垂体肿瘤、外科手术及放射治疗。多种激素缺乏也可由先天性缺陷引起，但少见，如垂体特异性转录因子“Pit-1”的基因突变可导致 GH、泌乳素和 TSH 缺乏。

血管升压素和催产素的分泌仅在下丘脑受累时才会明显受影响，原因是下丘脑肿瘤或垂体病变造成的严重蝶鞍上扩张。在普通的垂体腺瘤中，神经垂体功能缺陷很少见。

原因

造成垂体功能减退的疾病列于表 18.8。垂体和下丘脑的肿瘤及外科或放射治疗是最常见的原因。

临床特征

症状和体征依赖于下丘脑和（或）垂体缺陷的程度，轻度缺陷患者可能无任何主述。一般来说，垂体刺激激素缺乏的症状与原发性外周内分泌腺体缺陷的症状表现相同（例如，由于都缺乏甲状腺激素分泌，TSH 缺乏与原发性甲状腺功能减退的症状相似）。因此，继发性甲状腺功能减退和肾上腺衰竭都可导致疲惫和抑郁；甲状腺功能减退可以导致思维和动作减慢、皮肤干燥和怕冷，而肾上腺功能减退可以导致轻度低血压、低钠血症和在并发严重应激疾病时最终导致心血管系统功能衰竭。促性腺激素缺乏及性腺缺陷的症状包括性欲丧失、第二性征毛发脱落、闭经和性无能，而高泌乳素血症可导致泌乳和性腺功能减退。除在儿童发生外，GH 缺乏临床上可相对无症状，但是在一些成人可导致明显的健康受损。体重可增加（由于甲状腺功能减退）或在严重的多种激素缺乏时降低（垂体恶病质）。长期的全垂体功能减退的经典表现是苍白无毛发（“雪花石膏状皮肤”）。

与垂体功能减退相关的综合征如下：

表 18.8 垂体功能减退的原因

先天性	**创伤性**
单一性垂体激素缺乏	颅底骨折
（例如 Kallmann 综合征）	手术，尤其是经额手术
Pit-1 缺乏	围生期创伤
感染性	**浸润性**
基底部脑膜炎（如结核）	结节病
大脑炎	郎格汉斯细胞组织细胞增多症
梅毒	遗传性血色病
	垂体炎
血管性	产后
垂体卒中	淋巴细胞性
Sheehan 综合征（产后坏死）	巨细胞性
颈动脉瘤	
	其他
免疫性	放射性损害
垂体抗体	纤维化
	化学治疗
肿瘤性	空泡蝶鞍综合征
垂体或下丘脑肿瘤	
颅咽管瘤	**“功能性”**
脑膜瘤	神经性厌食
神经胶质瘤	饥饿
松果体瘤	情感剥夺
继发转移，尤其是乳腺癌转移	
淋巴瘤	

Kallmann 综合征

此综合征是单一性促性腺激素（GnRH）缺乏。

Sheehan 综合征

这种情况现在较少见，是产后出血导致的垂体梗死。

垂体卒中

垂体肿瘤有时由于梗死或出血而迅速扩张。这可能导致严重的头痛和突发严重的视力丧失，有时伴有威胁生命的急性垂体功能减退。

“空泡蝶鞍”综合征

有时在垂体影像片上会报告“空泡蝶鞍”。这有时是由隔膜的缺陷和蛛网膜下腔的扩张（蛛网膜池疝）引起，或在肿瘤自发梗死之后出现。所有或绝大部分的蝶较缺乏明显的垂体组织，但尽管如此，垂体功能通常是正常的，垂体处于离心位，被垂体窝底或窝顶压平。

检查

下丘脑 - 垂体系统的每个轴都需要进行单独的检查。然而，如果性腺功能正常（排卵/月经或性欲/勃起功能）则提示不存在多发腺垂体功能缺陷。

检查包括从简单的基础激素水平检测（例如甲状腺轴游离 T_4 检测），到垂体刺激试验和下丘脑反馈试验（表 18.9）。对下丘脑 - 垂体 - 肾上腺轴的评价很重要但仍有争议：9 点基础皮质醇水平大于 400 nmol/L 常提示皮质储备功能正常，而水平低于 100 nmol/L 预示着应激反应不足。在很多情况下基础激素水平不确定，故动态的检测很重要：胰岛素耐受试验（Box18.2）被广泛认为是“金标准”，但是二十四肽促皮质素检测（见Box18.1）虽然是间接的方法，也常用于检测下丘脑-垂体-肾上腺的状态。总的来说，肾上腺储备功能的评价最好由内分泌科医生来进行。

治疗

甾体和甲状腺激素对生命至关重要。在原发性甲状腺和肾上腺缺陷时都给予口服药物替代治疗，使患者恢复正常临床和生化指标（表 18.10）；应行常规激素分析监测激素水平。雄激素和雌激素可替代性激素生成，两者均可控制症状并预防长期激素缺乏引起的问题（例如骨质疏松）。当期望生育时，可以应用人绒毛膜促性腺激素（HCG，主要作用类似于 LH）、纯化或生物合成的促性腺激素直接刺激，或用脉冲促性腺激素释放激素（GnRH——或称黄体激素释放激素 LHRH）间接刺激；这些治疗都很昂贵耗时，应仅限于专业科室应用。

GH 治疗要在儿科内分泌医师的监护下给予成长期儿童。在GH缺乏的成人，进行GH治疗也可改善机体构成、工作能力和心理健康状态，而且可以逆转与心血管疾病高风险相关的血脂异常，这可使部分患者明显受益。虽然可以改善很多患者的症状，而且目前已在很多国家注册应用，但是在成人进行长期 GH 治疗的安全性和有效性还没有得到充分的证实，而且每年治疗花费是 2500 ~ 6000 英镑。

应该注意以下两点：

- 必须待糖皮质激素功能恢复正常或开始甾体替代

表 18.9 下丘脑 - 垂体（HP）功能检测

- 除非特别说明，所有的激素水平都是血浆水平。
- **黑体字**所示的试验为常规早九点的单一血样检测试验，作为评价垂体功能的起始基础值。

轴	基础检查：垂体激素	基础检查：靶器官产物 / 功能	常用动态试验	其他试验
腺垂体				
HP- 卵巢	**LH**	**雌二醇**		卵巢超声
	FSH	孕激素（周期 21 天）		LHRH 试验 *
HP- 睾丸	**LH**	**睾酮**		精子计数
	FSH			LHRH 试验 *
生长	GH	IGF-1	胰岛素耐受试验	GH 对睡眠、运动或精氨酸输注的反应
		IGF-BP3		GHRH 试验 *
泌乳素	**泌乳素**	**泌乳素**	—	—
HP- 甲状腺	**TSH**	**游离 T_4、T_3**		TRH 试验 *
HP- 肾上腺	ACTH	**皮质醇**	胰岛素耐受试验	胰高糖素试验
			短时间二十四肽促皮质素试验	CRH 试验 *
				甲双吡丙酮试验
神经垂体				
渴感和渗透压调节		**血浆 / 尿渗透压**	水剥夺试验	高渗盐水灌注

* 释放激素试验是传统的垂体功能检测的一部分，但是已经在很大程度上被更为可信的基础激素水平检测所取代。它们仅用来检测在垂体功能减退时垂体激素的“释放池”和其正常反应。

Box18.2 胰岛素耐受试验

适应证

诊断或排除 ACTH 和生长激素缺乏

步骤

只能在有经验的专业单位进行

排除心血管疾病（心电图）、癫痫或不能解释的意识丧失；排除未治疗的严重垂体功能减退（基础皮质醇必须＞100 nmol/L；游离 T_4 正常）

备有急救应用的静脉氢化可的松和葡萄糖

空腹过夜，早 8 点～9 点开始

在 0 点静脉给予可溶胰岛素 0.15 U/kg

在 0、30、45、60、90、120 分钟检测葡萄糖、皮质醇和 GH

正常反应

皮质醇上升到 550 nmol/L 以上 *

GH上升到20 mU/L以上［严重缺乏≤9 mU/L（3 ng/L）］

为达到足够的应激反应，血糖必须＜2.2mmol/L

* 在不同实验室，应用不同分析方法的精确的皮质醇正常范围可能不同，需要应用相应的参考值。

治疗之后再开始甲状腺替代治疗，否则会出现肾上腺“危象”。

- 糖皮质激素缺乏可掩盖尿浓缩功能受损，只有在甾体替代治疗之后尿崩症才变得明显。

（童　玉译　郭晓蕙校）

推荐读物

Brook AM, Monson JP (2003) Adult growth hormone deficiency. *Clinical Medicine,* **3:** 15-19.

Lamberts SWJ, de Herder WW, van der Lely AJ (1998) Pituitary insufficiency. *Lancet* **352**: 127-134.

National Institute for Clinical Excellence (2003) Human growth hormone (somatotropin) in adults with growth hormone deficiency: Technology appraisal 64. Online. Available: http://www.nice.org.uk/pdf/TA64_HGHadults_ fullguidance.pdf.

性和生殖

首先要了解男性和女性生殖系统的正常生理学，

表 18.10 垂体功能减退的替代治疗

轴	常规替代治疗
肾上腺	氢化可的松每天 15～40 mg［起始剂量 10 mg，逐渐加量（5 mg 餐时 /5 mg 晚间）］（正常情况下不需要盐皮质激素替代）
甲状腺	甲状腺激素每天 100～150 μg
性腺	
男性	睾酮肌肉注射、口服、经皮给药或植入
女性	周期性应用雌激素 / 孕激素，口服或贴片
生育	HCG 加 FSH（纯化或重组）或脉冲 GnRH 以促进睾丸发育、精子形成或排卵
生长	儿童常规应用重组人 GH 以达到正常发育 在成人也建议应用替代治疗，GH 对肌肉和健康有益
渴感	去氨加压素鼻喷每日 10～20 μg1～3 次，或口服 100～200 μg 每日 3 次 轻度尿崩症偶尔应用卡马西平和噻嗪类药物
乳腺（泌乳素抑制）	多巴胺激动剂（例如卡麦角林，每周 500 μg）

然后了解其常见异常。一些相关的名词见 Box18.3。

胚胎学

直至妊娠 8 周两性发育还无区别，此时原始生殖道包含 Wolff 管和 Müller 管。原始会阴和原始性腺也有发生。

Y 染色体存在时，睾丸发育，同时卵巢退化。

Box18.3 生殖医学相关定义

月经初潮	首次月经的年龄
原发性闭经	至 16 岁无自发性月经
继发性闭经	先前有月经周期的妇女连续3个月无月经
月经稀发	不规律长周期，常指周期在 32 天以上
性交困难	女性性交时疼痛或不适
性欲	性乐趣或愿望；常难以评价，受应激、疲倦和心理因素影响
月经	女性自发性（通常规律）子宫出血
阳痿（勃起功能障碍）	男性不能达到或保持阴茎勃起状态以完成满意性交
精子缺乏	射精时无精子
少精症	射精时精子量减少；正常值存在争论
男性化	女性出现男性第二性征

无 Y 染色体时，卵巢发育，相关的管道形成子宫和阴道上部。

早期“睾丸”产生的 Müller 抑制因子，使 Müller 管萎缩，而在睾酮和双氢睾酮的作用下，Wolff 管分化成附睾、输精管、精囊和前列腺。雄激素会促进会阴发育成阴茎、尿道和包含睾丸的阴囊。睾丸受雄激素刺激而下降，出生时睾丸体积为 0.5 ~ 1 毫升。

生理学

男性

下丘脑 - 垂体 - 睾丸轴如图 18.9 所示

1. 下丘脑脉冲式释放GnRH（LHRH），刺激垂体分泌LH 和FSH。
2. LH 刺激睾丸 Leydig 细胞合成睾酮。
3. 睾酮作用于全身时，产生男性第二性征、促进合成代谢及维持性欲。睾酮局部作用于睾丸时辅助生精。睾酮循环中主要与性激素结合球蛋白结合。睾酮反馈作用于下丘脑 / 垂体轴抑制 GnRH 分泌。
4. FSH 刺激生精小管内的 Sertoli 细胞产生成熟精子和抑制素 A 和 B。
5. 抑制素反馈性降低垂体 FSH 分泌。

睾酮对男性第二性征中的阴毛、腋毛和胡须生长、外生殖器增大、嗓音低沉、油脂分泌、肌肉生长和额部发际后移是必需的。

女性

女性的生理学要复杂得多（图 18.9 和 18.10）。

1. 在成年女性，高级脑中枢通过调节下丘脑的 GnRH 活动实现 28 天的月经周期。
2. GnRH 以大约 2 小时的间隔脉冲式分泌，刺激垂体分泌 LH 和 FSH。
3. LH 刺激卵泡膜细胞生成卵巢雄激素。
4. FSH刺激卵泡发育并激发卵巢颗粒细胞内的芳香酶活性（一种卵巢雄激素向雌激素转化所必需的酶）。FSH 还刺激卵巢间质细胞释放抑制素，抑制 FSH 释放。
5. 尽管在早期卵泡生成时许多卵泡都被“动员”，但在第 8 ~ 10 天时只有一个“主”（或“优势”）卵泡被选择发育为成熟的 Graaf 卵泡。
6. 雌激素显示有一种对垂体的双重反馈作用（图 18.9），最初抑制促性腺激素释放（负反馈），但后期高水平雌激素接触导致增加的 GnRH 分泌及 LH 对 GnRH 敏感性增加（正反馈），造成中期 LH 高峰，诱导主卵泡排卵（图 18.10）。
7. 卵泡随之分化为黄体，在月经后半期（黄体期）分泌孕激素和雌二醇。

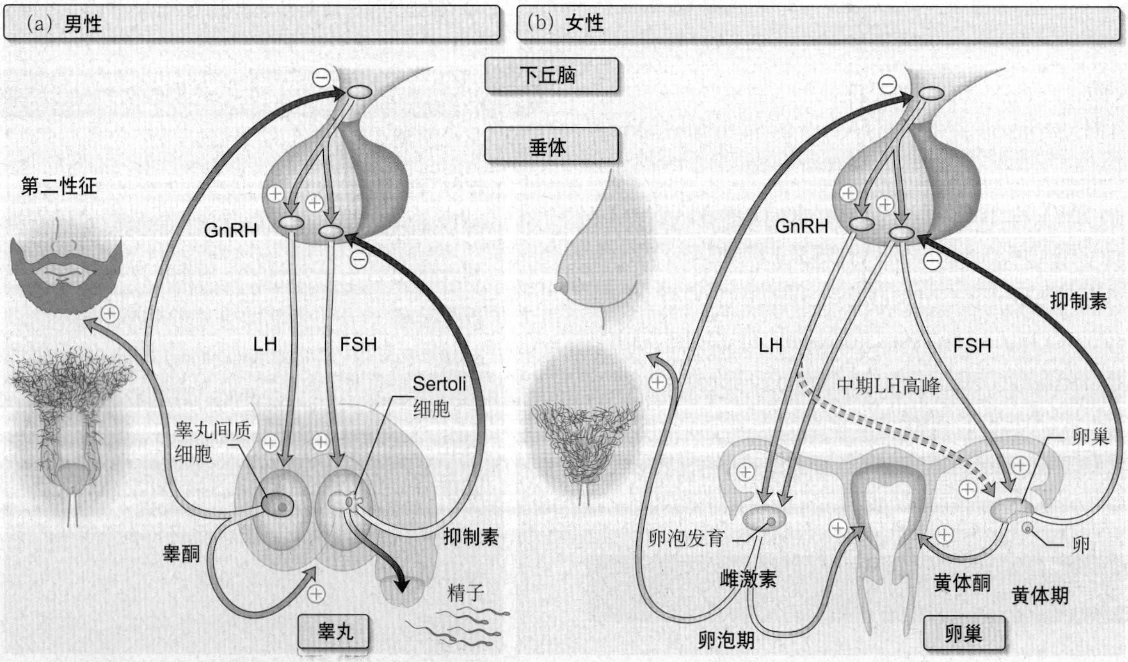

图 18.9 男性和女性的下丘脑 - 垂体 - 性腺轴。注意图中的闭合线。图中的正号和负号表示反馈。

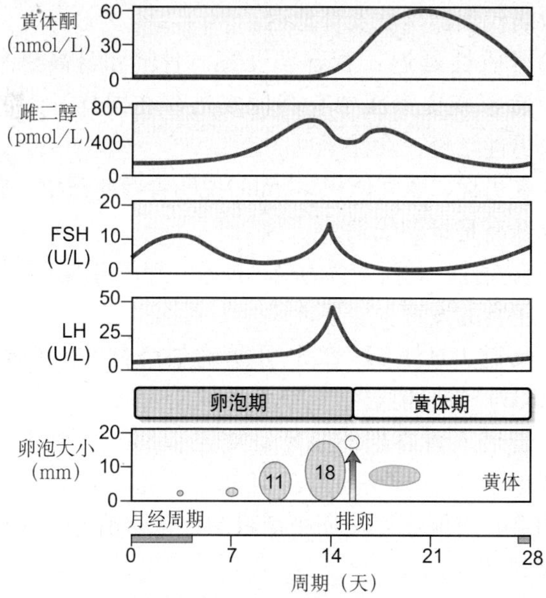

图 18.10　**正体月经周期中激素和卵泡变化。**

8. 最初的雌激素和随后的孕激素促使子宫内膜增殖为可能的着床做准备；如果未发生着床，则黄体萎缩，孕激素和抑制素水平下降，子宫内膜剥落（月经），GnRH 和 FSH 分泌增加。
9. 如果发生着床和妊娠，滋养层细胞生成人绒毛膜促性腺激素（HCG）维持黄体功能直至妊娠 10～12 周，此时胎盘能够分泌足够的雌激素和孕激素支持自身。

雌激素也诱导产生第二性征，特别是乳房和乳头、阴道和外阴的发育以及阴毛生长。雌激素也诱导子宫和输卵管的发育和成熟。雌激素循环中主要与 SHBG 结合。

泌乳素分泌的生理学

下丘脑 - 垂体控制泌乳素的分泌如图 18.11 所示。

泌乳素受多巴胺抑制，而其他增加泌乳素分泌的因子（如 TRH）的作用可能相对次要。泌乳素促进乳汁分泌，减弱性腺活动。泌乳素在下丘脑水平减少 GnRH的脉冲，并在较小程度上阻断LH对卵巢或睾丸的作用，即使在垂体和性腺轴本身完整的情况下也可造成性腺功能低下。

青春期

青春期开始的机制还不十分清楚，一般认为是由中枢抑制 GnRH 的作用消失而引起。环境和生理因素与青春期的开始有关（包括体脂改变、体育运动等），而遗传因素（如 G 蛋白偶联受体基因，*GPR 54*）为青春期成熟所必需。

青春期前儿童的 LH 和 FSH 水平较低。在青春期早期，FSH首先开始在夜间脉冲升高；继而LH、睾酮或雌激素水平升高。两性青春期的标志见图 18.12。

在男性，青春期改变始于 10～14 岁，结束于 15～17 岁。青春期改变包括生殖器发育、睾丸增大和阴毛增多。12～17 岁，即睾丸发育第Ⅳ期，身高增速达到高峰。完全的精子生成相对较晚。

在女性，青春期改变较男性提前 1 年。9～13 岁乳蕾开始增大并持续至 12～18 岁。9～14 岁阴毛开始生长，至12～16岁完成。月经初潮相对较晚（11～15 岁），而身高增速达高峰相对早些（10～13 岁），发育完成较男性更早些。

青春期提前

第二性征发育或女性月经初潮在 9岁或9岁前称性早熟。所有病例均需儿科内分泌专家进行专业评价。

特发性（真性）性早熟：最常见于女性，男性非常罕见。此为排除性诊断。若无明确的造成乳房或阴毛发育和生长提前的原因，则其可为正常或为家族性

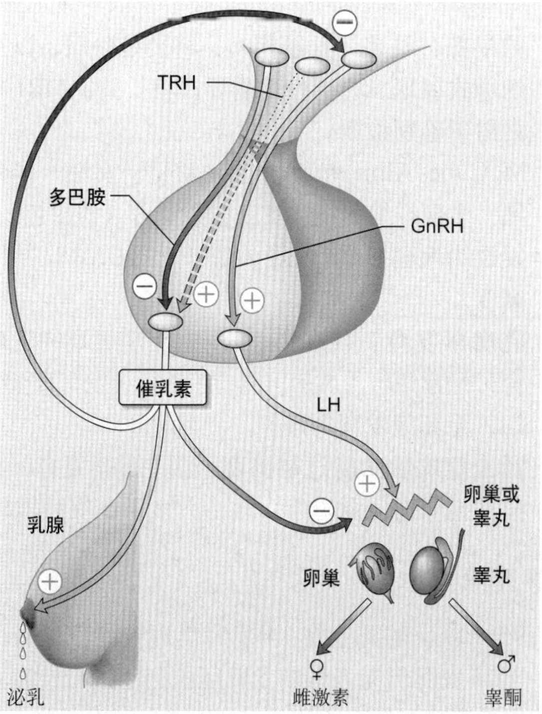

图 18.11　**泌乳分泌的控制。**

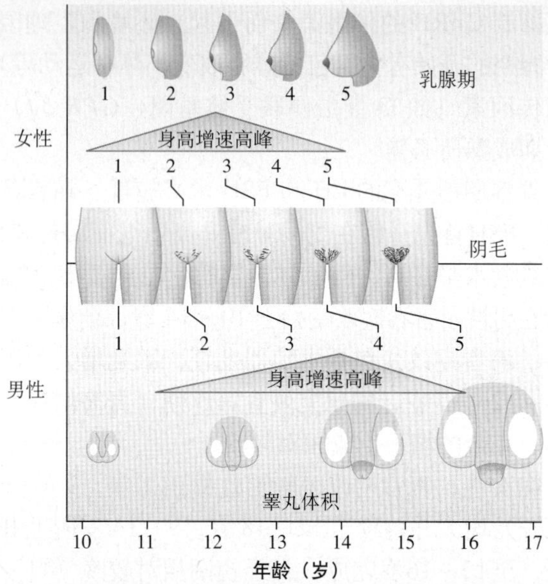

图 18.12 **青春期发育的年龄特征**。阶段和睾丸大小均以平均年龄显示，且不同个体间变化很大。身高增速高峰同样如此。2～5 指发育阶段（见正文）。

的。以长效 GnRH 类似物治疗（鼻喷、皮下注射或埋入）通过下调受体可导致促性腺激素释放抑制，由此可减少性激素的生成，此疗效中等；也可使用有孕激素活性的抗雄激素药——醋酸环丙氯地孕酮。

其他早熟形式如下：

- **脑早熟**：许多下丘脑疾病，特别是肿瘤，以早熟的形式表现。在男性这需要严格排查。MRI 扫描常用于鉴别诊断。
- **McCune-Albright综合征**：常见于女性，伴性早熟、多骨纤维萎缩和皮肤色素沉着（浅褐色），已发现为编码 Gs 蛋白质 α 亚单位的 *GNAS1* 基因的突变。
- **乳房早发育**：仅在 2～4 岁时出现过早的乳房发育，通常短暂。乳房可能萎缩或持续发育直至青春期。无卵泡发育的迹象。
- **肾上腺皮质功能过早出现**：阴毛过早发育，无明显其他异常，常见于女性，大多于 5 岁后出现。

青春期延迟

95% 以上的儿童在 14 岁时出现青春期发育的征象。至15岁时仍无青春期发育征象则需进行检查。这与造成性腺功能低下的病因（见下文）明确相关，但大多数病代表器质性发育延迟。

器质性延迟：青春期发育、骨龄和身高是平行的。有家族史家族中有其他成员存在同样延迟的情况，男性常见，女性罕见。

在男性，睾丸体积＞5ml时说明青春期开始，血清睾酮升高是早期线索。

在女性，乳蕾发育为最早征象。超声可准确评价卵巢和子宫的发育。

基础 LH/FSH 水平可明确缺陷部位，GnRH（LHRH）试验能显示早期青春期的阶段。

若进入青春期的临床证据已很明显，则无需进一步的检查。若明显延迟且问题严重（如在校内受到嘲笑）可能需要短期小剂量的性激素治疗。建议由专家评估。

绝经

绝经或月经周期完全停止，自然发生于45～55岁左右。近50岁时，最初是FSH浓度开始升高，随后是LH浓度开始升高，可能是由于卵泡供应的减少。雌激素水平下降，月经周期变得不规律。尽管有些会突然发生闭经或月经过多，但大多数女性为不规律稀少月经周期到月经混乱。最终，进入低雌激素水平和极高LH/FSH水平（通常分别为＞50和＞25 U/L）的绝经改变。绝经也可能由于卵巢手术或放射治疗或卵巢疾病（如过早停经）引起。

临床特征和治疗

雌激素缺乏的表现是热潮红（大多数妇女出现且可能是无力的）、阴道干燥和乳房萎缩。也可有不明确的性欲丧失、自尊丧失、不特异的疼痛、易激、抑郁、注意力不集中和体重增加症状。

绝经后 10 年女性迅速出现骨密度降低（骨质疏松）并迅速丧失停经前对缺血性心脏病的保护。

通常有症状的患者需治疗，但先前广泛应用的雌激素替代疗法（HRT）在最近多个大规模前瞻性研究中受到质疑。虽然并无定论，全面的获益和风险评估总结如下［百分比来自 16 600 名女性的健康行动（WHI）的研究］：

- **缓解大多数绝经症状**：雌激素缺乏的症状对雌激替代反应良好，较模糊的症状一般反应较差。阴道症状对局部雌激素治疗有反应。

- **对继发于骨质疏松的手腕、脊椎和髋部骨折的保护**（见第10章）：主要由于对小梁骨的保护使继发性骨质疏松的风险降低（– 24%～33%）
- **显著降低大肠癌的发生风险**（– 33%）。
- **显著增加乳腺癌的发生风险**（+ 26%），但并不改变乳癌的死亡率，有些研究显示，HRT 的乳癌治疗更加有效。对该风险增加存在争议。
- **显著增加子宫内膜癌的发生风险**：特别是给有子宫的妇女使用非对抗雌激素时。
- **显著增加缺血性心脏病（+ 29%）和卒中（+ 41%）的发生风险。**
- 停药后出血引起的不便，除非行子宫切除或持续应用雌激素和孕激素替代方法。
- 其他争论包括可能减少 Alzheimer 病的患病率和增加整体健康。

个体的绝对风险和益处很清楚依赖于自身的疾病的背景风险，目前还没有不同激素制剂或给药模式（口服、皮下或植入）的相对风险的证据。总的来说，WHI 研究估计，治疗 5 年以上，每 100 名女性中有 1 人会出现其不使用HRT不会出现的某一种疾患。但是否采用HRT很大程度上是个人决定，取决于个体绝经症状的严重性，其因 HRT 可减少或增加的疾病个人风险，以及最终患者本人的选择。比如，一位不吸烟的有严重绝经症状和骨质疏松家族史的50岁女性，与一位60岁有高血压的吸烟症状轻微且有乳腺癌家族史的患者，她们的治疗选择是完全不同的。在无绝经症状的患者，已不再推荐 HRT用于单纯的预防绝经后骨质疏松。如果为缓解症状，建议使用最小有效剂量，通常是短期治疗而非长期治疗。但其在治疗中的确切地位还不清楚。

选择性雌激素受体调节剂：SERM（如雷洛昔酚），可促进雌激素对骨和心血管系统的作用，而对子宫和乳腺雌激素受体无作用，并有可能降低乳腺癌的发病率，但还需要长期预后的研究。

过早停经

过早停经（40岁以前）主要是由于卵巢功能衰竭，也可能由于自身免疫或未知原因。双侧卵巢切除术可造成同样的雌激素缺乏状态。大多数需要 HRT，因为雌激素缺乏造成的骨质疏松和其他疾病的风险大多超过了 HRT对该年龄的风险。对于相对较早的正常绝经也主张进行 HRT（如 50 岁以前）。

老年男性

在男性无突然的“生理改变”，但出现晨间勃起和性交频率减少的进行性性功能减退。

开始的年龄变异性较大，但睾丸总体积减少，性激素结合球蛋白（SHBG）和促性腺激素水平逐渐上升。如存在任何原因的过早性腺功能减退，应采用睾酮替代治疗以预防骨质疏松。更广泛的老年男性雄激素替代治疗正在评估当中，目前主要在美国进行的研究早期结果令人鼓舞，但还需要长期的随访研究。

相反，对前列腺增生和前列腺癌的治疗需要降低雄激素水平。非那雄胺，一种5a还原酶抑制剂，被用于良性前列腺增生的治疗。它可阻断睾酮向造成前列腺增生的双氢睾酮转化，有效但起效慢。对于前列腺癌，GnRH 类似物可降低睾酮水平而使疾病缓解。

推荐读物

Million Women Study Collaborators (2003) Breast cancer and HRT in the Million Women Study. *Lancet* **362**: 419-427.

Riggs BL, Hartmann LC (2003) Selectiveestrogenreceptor modulators. *New England Journal of Medicine* **348**: 618-629.

Solomon CG, Dluhy RG (2003) Rethinking postmenopausal hormone therapy. *New England Journal of Medicine* **348**: 579-580.

性和生殖异常的临床特征

需要详细病史和对所有系统进行详细的检查（Box18.4）。如果病史情况属实（与伴侣核对），一个有满意规律性生活的男性或一个月经周期规律的女性不大会存在严重的内分泌疾病。

性腺功能检测

测定基础促性腺激素、雌激素 / 睾酮和泌乳素：

- **低睾酮或雌二醇伴高促性腺激素水平**：提示原发性性腺疾病。

Box 18.4 性和月经异常

病史

月经——月经经期和周期
与周期相关的症状
乳房（压痛 / 溢乳）
多毛和痤疮
性欲和性交能力
性交时的问题
生育史和计划

体征

系统性疾病的证据
第二性征
毛发分布和程度
生殖器大小（睾丸、卵巢、子宫）
阴蒂增大
乳房发育，假两性畸形
溢乳

- **低 LH/FSH 和睾酮 / 雌二醇水平**：提示下丘脑 - 垂体疾病。
- ［通过测定黄体期血清孕酮水平和（或）卵泡期卵巢超声］证明排卵或有正常精子计数（20 ~ 200 × 10^6/ml，Ⅰ级活动度＞ 60%，异常＜ 20%）：说明男性或女性的生殖内分泌功能正常，但这些检查并不总必需。
- 能够妊娠说明男性和女性生殖功能正常。
- 直接测定泌乳素可确定或排除**高泌乳素血症**。但应激时泌乳素水平可以升高，理论上应在取血前 30 分钟置管。

具体试验见表 18.11。

表 18.11 性腺功能的检测

检查	提示
男性	
基础睾酮	水平正常排除腺功能减退
精子计数	计数正常排除精子缺乏 需记录精子运动和异常形式
女性	
基础雌二醇	水平正常排除性腺功能减退
黄体期孕酮水平（周期的 18 ~ 24 天）	如果＞ 30 nmol/L，提示排卵 可确认排卵
卵巢超声	
两性	
基础 LH/FSH	提示激素生成（LH）反馈状态和生殖细胞生成（FSH）
HCG 试验（测定睾酮或雌二醇）	提示卵巢或睾丸的反应性；无反应提示原发性腺疾病
Clomifene 试验（测定 LH 和 FSH）	试验下丘脑负反馈系统；Clomifene 为雌激素拮抗剂，可使 LH/FSH 升高
LHRH 试验（很少应用）	显示垂体LH和FSH的储备功能

男性异常

性腺功能减退

临床特征

男性性腺功能减退多属主诉或意外发现，如检查不育时。患者的睾丸小而软。除了不育，症状多为雄激素不足症状，主要是性欲低下、勃起功能障碍和阴毛脱落（表18.12），而不是精液减少。精液中精子的含量很少。

造成男性性腺功能减退的原因如表 18.13 所示。

检查

睾丸疾病可能很快发现，但需测定基础睾酮、LH 和FSH。这样可以鉴别原发性性腺（睾丸）衰竭与下丘脑-垂体疾病。依据不同病因，需进行精液分析和染色体分析（如为了除外Klinefelter 综合征）以及骨龄测定。

在明确的促性腺激素缺乏的情况下，需要进行垂

表 18.12 男性雄激素的作用和雄激素不足的表现

生理作用	不足的表现
一般	
性欲的维持	性欲丧失
嗓音的低沉	高调嗓音（如果青春期前）
额颞部发际后移	无发际后退
面部、腋下及肢体毛发	体毛减少
勃起和射精功能的维持	勃起或射精的丧失
阴毛	
男性型的维持	阴毛脱落和稀少
睾丸和阴囊	
维持睾丸大小 / 连续性（同时需要促性腺激素）	小且软的睾丸
阴囊皱褶	阴茎 / 阴囊发育差
刺激精子生成	不育
肌肉骨骼	
骨骺闭合	类无睾症（如果青春期前）
维持肌肉的量和力量	肌肉减少
维持骨密度	骨质疏松

表 18.13 男性性腺功能减退的病因
促性腺激素减少（下丘脑-垂体疾病）
腺垂体功能减退
选择性促性腺激素缺乏（Kallmann 综合征）
严重系统性疾病
严重消瘦
高泌乳素血症
原发性腺疾病（先天性）
无睾畸形/无 Leydig 细胞
隐睾（睾丸下降不全）
染色体异常（如 Klinefelter 综合征）
酶缺陷：5α-还原酶缺乏
原发性性腺疾病（获得性）
睾丸扭转
睾丸切除
局部睾丸疾病
化疗/放疗毒性
睾丸炎（如麻疹）
肾衰
肝硬化/酒精
镰形细胞病
雄激素受体缺乏/异常

体MRI扫描、催乳素水平和其他垂体功能检测。但通常检测结果中疑有血清睾酮水平下降（7～10 nmol/L）而无促性腺激素升高，并且通常是男性性欲减退或勃起功能障碍的原因。这类检查适用于轻微的促性腺激素缺乏，也可见于任何原因急性疾病引起的疾病，通常睾酮水平位于正常低限，或下午或晚上取血时位于正常节律的水平。睾酮替代治疗经常被调整，而且为许多患者检查的一部分；除外其他垂体病时需要进行全垂体评估。“合成的”类固醇（即雄激素）滥用可造成相似的生化学改变，如果患者有男性化表现，需要除外。

治疗

病因的治疗很难。替代治疗可以进行（表18.14）。原发性性腺衰竭需用雄激素治疗，而下丘脑垂体病大多常规进行雄激素替代治疗，也可以给予LH和FSH（纯化或合成），或有生育要求时给予脉冲式 GnRH。

特殊的低雄激素血症

隐睾症

5岁时两侧睾丸进入阴囊。5岁后，生精上皮细胞的风险增大，青春期睾丸未沉降可能造成亚不育。可以采取手术探查和睾丸固定术，但短期应用HCG有时可促进沉降：HCG试验72小时后出现睾酮反应可以除外睾丸消失。腹内试验有增加恶变风险；如症状出现于青春期后，建议行睾丸切除术。

Klinefelter's 综合征

Klinefelter 综合征（生精管发育不良）是一种染色体异常（47XXY）疾病，可见于1/1000的男性，为缺少睾丸间质细胞和生精管发育不良所致。患者通常表现为性腺发育不良，小或未沉降的睾丸，乳腺发育或不育。患者大多心智低下。临床查体发现睾丸小而硬，乳腺通常发育且是雄激素缺乏的常见体征。经染色体分析可确诊。除非睾酮水平正常，大多数患者需给予雄激素替代治疗。对异常的生精管和不育没有治疗的可能。

Kallmann 综合征

此征为孤立的 GnRH 缺乏。其常伴有嗅觉减弱或丧失，有时也可伴有骨骼（腭裂）、肾脏和大脑异常（如色盲）。本征常 为家族性 X 染色体连锁，由编码 anosmin1 的 *KAL1* 基因突变所致（产生嗅觉缺失）；一种 X 染色体连锁型是由于细胞粘附于分子异常所致。继续性性腺功能减退需给予治疗。可能不育。

表 18.14 激素替代治疗

制剂	剂量	给药途径	评注
睾酮混合脂			维持治疗的一线用药
庚酸睾酮	每3周250 mg	肌注	注射可能有疼痛
丙酸睾酮	每2～3周50～100 mg	肌注	因半衰期短需多次注射，起始治疗好
十一酸睾酮	每日80～240 mg，个体化剂量	口服	多种剂量，吸收不规律
睾酮植入剂	每4～5月600 mg	植入	需植入手术
经皮睾酮	每日2.5～7.5 mg	经皮	贴或凝胶剂

寡精症或无精症

这些可能继发于雄激素缺乏，可通过雄激素替代治疗给予纠正。它们更多是由原发性睾丸疾病所致，在这种情况下很难治愈。

睾丸大小正常和低FSH水平的无精症提示有输精管阻塞，有时可以给予手术纠正。

性欲缺乏和勃起功能障碍

性欲缺乏是指丧失性交的愿望而导致勃起不能(ED)。ED可能是心理性、神经性、血管性、内分泌或药物性的，通常存在多种原因。ED是低雄激素血症的常见表现，但大多数ED患者的激素水平正常且无明确的器质性病变。内分泌的原因是低雄激素血症的原因(见上文)，睾酮、促性腺激素和泌乳素水平正常可排除内分泌原因，并且如果存在遗精和晨间勃起，内分性ED的可能性很小。血管性疾病是常见病因，特别是在吸烟者，常伴有其他 血管异常问题。自主神经病常见于糖尿病患者，多为局部的，需明确病因。许多药物可导致ED（见表 22.8)。必须详细了解病史、相关症状、应激与心理因素、药物和酗酒史。

阴茎血管和功能的复杂检查可在一些中心进行，但常需除外心理性 ED。

可疑药物应停用。5 型磷酸二酯酶抑制剂（西地那非、他达拉非和代地那非）可能增加阴茎血流，常作为一线用药。其他治疗包括阿普吗啡，海绵体内注射前列地尔、罂粟碱或酚妥拉明，直空扩展装置，以及阴茎移植。

如无器质性病变，或如存在明显的心理因素，夫妻需要同时接受心理性辅导。

男性乳腺发育

男性出现乳腺组织发育其病因见表 18.15。

青春期男性乳腺发育可发生于大约50%的正常男孩，通常不对称。其通常在6～8个月自行缓解，如超过此段时间，因为纤维组织存留可能需手术切除。其病因可能是雌激素相对过多，雌激素拮抗剂他莫昔酚常有效。

在老年男性，男性乳腺发育则需全面评估以除外严重的潜在疾病，如支气管肺癌睾丸肿瘤（如睾丸间质细胞瘤)。药物不良反应所致男性乳腺发育常见（特别是地高辛和安体舒通)。一旦除外上述可能和严重肝脏疾病，大多数患者无明确病因，需手术切除。

表 18.15 男性乳腺发育的原因

生理性	**药物性**
新生儿	雌激素源性
青春期	雌激素
老年人	地高辛
甲状腺功能亢进	大麻
	二醋吗啡
肝脏疾病	抗雄激素药物
生成雌激素的肿瘤（睾丸、肾上腺）	螺内酯
	西咪替丁
	环丙孕酮
生成 HCG 的肿瘤（睾丸、肺）	其他
	促性腺激素
	细胞毒药物
饥饿 / 再摄食	
乳腺癌	

女性异常

低性激素血症

卵巢功能受损，无论原发性笥或继发性，均可造成雌激素缺乏和月经周期紊乱。月经紊乱表现为周期中断、周期内无排卵和月经不规律。症状取决于发病年龄。青春期前表现为原发性闭经，可能伴有青春期延迟；如为青春期后，则为继发闭经和低性激素血症。

雌激素缺乏

雌激素的生理效应缺乏时的症状和体征见表18.16。

闭经

女性性腺疾病最常见的表现是无月经周期或月经周期明显紊乱。临床评估见Box18.5，常见原因见表18.17。

多囊卵巢综合征

此征临床上常表现为寡经和停经，在月经周期紊乱时也需要考虑此征。

体重相关闭经

维持正常月经需要一最低体重。精神性厌食是一个特例，这种疾病常见且体重通常在“正常”范围。生

表 18.16 雌激素的作用和雌激素缺乏的后果	
生理作用	**缺乏的后果**
乳腺	
结缔组织和导管发育	乳房小、萎缩
乳头增大和乳晕色素沉着	
阴毛	
维持女性第二性征	阴毛稀疏和脱落
外阴和阴道	
外阴生长	外阴萎缩
阴道腺体和上皮增生	阴道萎缩
阴道润滑	阴道干燥和性交困难
子宫和输卵管	
子宫肌层和输卵管肥大	子宫和输卵管小且萎缩
子宫内膜的增生	闭经
骨骼	
干骺端融合	类无睾症（如果在青春期前）
骨量维持	骨质疏松

化检查很难鉴别促性腺激素缺乏和其他轻微的内分泌疾病（如多囊卵巢综合征）。体重保持在相对于身高的50百分位数以上时可以有效维持月经，但在很多病例这通常很难实现而需要雌激素替代治疗。相似的问题可见于运动员和舞蹈家的高强度训练。

下丘脑性闭经

当无垂体性疾病、体重减低或过度体育锻炼时，低雌激素和促性腺激素的闭经被称作下丘脑性闭经。其可能与“应激”、先前的体重下降或停用避孕药有关，但有些患者存在无明确原因的月经维持缺陷。最近，在瘦素相对缺乏的这类女性给予瘦素显示是有益的。

Box 18.5 闭经的临床评估	
病史	**查体**
？妊娠	一般健康状况
发病日期	体型和骨骼异常
初潮年龄，如有	体重和身高
突然或急性起病	多毛症和痤疮
一般健康状况	男性化的证据
体重，绝对值和最近变化	女性第二性征成熟程度
应激（工作、生活方式、考试和人际关系）	溢乳
过度体育锻炼	阴道、宫颈和子宫正常度
药物	
多毛症、痤疮、男性化	
头痛 / 眼症状	
嗅觉	
孕史	
妇科手术史	

甲状腺功能减退

寡经和闭经常见于严重甲状腺功能减退的年轻女性。

其他

妊娠是必须考虑的一个可能原因。还有先天性泌尿生殖道异常的可能性，如处女膜闭锁，特别是在原发性闭经时也应考虑。严重疾病，即使无明显的体重下降，也可以造成闭经。

检查

基础水平的FSH、LH、雌激素和泌乳素可用于原发性性腺与下丘脑 - 垂体疾病的鉴别（表 18.17）。卵巢活检有时可用于确认原发性卵巢功能衰竭的诊断，尽管升高到停经水平的 LH 和 FSH 通常已经足够。其他检查如表 18.17 所示。

治疗

治疗应尽可能针对病因（如甲状腺功能减退、低体重应激和过度锻炼）。

原发性卵巢疾病很难治疗，但罕见的卵巢“抵抗”除外，大剂量的促性腺激素有时可以促使卵泡形成。高泌乳素血症应得到纠正（见下文）。多囊卵巢综合征（PCOS）在后面详细讨论。在所有其他病例中，雌激素替代通常用于预防长期雌激素缺乏造成的后果。

多毛症和多囊卵巢综合征

病理生理学

正常的毛发生长因个体、家族和种族而不同，在地中海和一些亚洲次大陆人中最为浓密。这些体毛的正常变异和患者主诉的“多毛症”，是一个从难以看见到广泛浓密分布的连续谱。因此在女性面部及身体的“正常”和“异常”毛发分布之间很难划出一条绝对的分界线来。毳毛正常可分布在整个身体，其分布在面部和其他部位均为“正常”且其是非性激素依赖的。下巴、唇、乳房、胸部、腋下、腹中线、阴部和大腿的毛发是

表 18.17 闭经的鉴别诊断和检查

诊断	LH	FSH	E2	PRL	T	进一步的检查
多囊卵巢综合征 *	N ↑	N	N ↓	N ↑	N ↑	雄烯二酮，DHEAS SHBG 卵巢超声
卵巢衰竭						孕酮刺激试验
卵巢发育不全 *	↑ ↑	↑ ↑	↓	N	N	重复 FSH
卵巢功能早衰 *	↑ ↑	↑ ↑	↓	N	N	核型
类固醇合成障碍 *	↑ ↑	↑ ↑	↓	N	N	卵巢 / 子宫超声检查
（卵巢切除术）	↑ ↑	↑ ↑	↓	N	N	卵巢腹腔镜 / 活组织检查
（化疗）	↑ ↑	↑ ↑	↓	N	N	HCG 刺激试验
卵巢抵抗综合征	↑ ↑	↑ ↓	↓	N	N	
促性腺激素缺乏（也见下文下丘脑因素）						
下丘脑 - 垂体疾病 *	N ↓	N ↓	↓	N ↓	N	若诊断不明确行垂体 MRI 检查
Kallmann 综合征 *	N ↓	N ↓	↓	N	N	Clomifene 试验
贫血 *	N ↓	N ↓	↓	N	N	可进行 LHRH 试验
体重下降 *	N ↓	N ↓	↓	N	N	血清游离 T_4
躯体疾病 *	N ↓	N ↓	↓	N	N	考虑整体评价垂体功能
下丘脑的可能原因						
下丘脑性闭经 *	N ↓	N ↓	N ↓	N	N	血清游离 T_4
体重相关闭经 *	N ↓	N ↓	N ↓	N	N	血清睾酮，SHBG
运动诱导的闭经	N ↓	N ↓	N ↓	N	N	
服用避孕药丸后闭经	N ↓	N ↓	N ↓	N	N	除非诊断明确，否则行垂体 MRI 检查
高泌乳素血症						
泌乳素瘤 *	N ↓	N ↓	N ↓	↑ / ↑ ↑	N	见高泌乳素血症
特发性高泌乳素血症 *	N ↓	N ↓	N ↓	↑	N	
甲状腺功能减退 *	N ↓	N ↓	N ↓	↑	N	血清游离 T_4/TSH
多囊卵巢疾病 *	N ↑	N ↓	N ↓	↑	N ↑	垂体 MRI 检查
其他内分泌疾病						
甲状腺功能减退	N	N	N ↓	N ↑	N	血清游离 T_4/TSH
Cushing 综合征	N ↓	N ↓	N ↓	N ↑	N ↑	见 Cushing 综合征
雄激素过多						
性腺或肾上腺肿瘤	N ↓	N ↓	N ↓	N	↑ ↑	卵巢 / 肾上腺影像检查
先天性肾上腺增生 *	N ↓	N ↓	N ↓	N	↑	17α- 羟孕酮
子宫 / 阴道异常						
处女膜闭锁 *	N	N	N	N	N	麻醉后检查
无子宫 *	N	N	N	N	N	盆腔超声检查
缺乏子宫内膜	N	N	N	N	N	孕酮刺激试验
生理性						
妊娠	N	N	↑ ↑	↑	N	妊娠试验
哺乳	N ↓	N ↓	N ↓	↑	N	

* 这些疾病可表现为原发性闭经。

LH：促黄体激素；FSH：促卵泡激素；E2：雌二醇；PRL：泌乳素；T：睾酮；DHEAS：硫酸脱氢表雄酮；SHBG：性激素结合球蛋白；HCG：人绒毛膜促性腺激素；LHRH：促黄体(生成)激素 - 释放激素。

N：正常；↓：降低；↑：增高；↑ ↑：明显增高；N ↑：正常或升高；N ↓：正常或下降。

性激素依赖的。这些特定区域的体毛过度通常是卵巢或肾上腺雄激素过多的标志，多见于多囊卵巢综合征（PCOS），但也可见于其他少见疾病。

无血清雄激素水平升高和其他临床表现的多毛症患者，有时被称为“特发性多毛症”。但是研究发现，更仔细的检查后有些“特发性多毛症”患者有 PCOS 的一些影像和生化学特征，而且的确有研究已证明，高达 20% 的正常女性存在轻微的PCOS的证据 。因此在日常临床工作中，大多数有雄激素依赖性多毛体征患者有 PCOS，检查主要需要除外其他更少见的和男性化的更严重病因。

对于 PCOS，最初只熟悉其严重形式—— Stein-Leventhal **综合征**，其特征是卵巢内有大量小囊肿和卵巢合成过多雄激素而肾上腺合成相对较少的雄激素，尽管不知道基础缺陷是在卵巢、肾上腺垂体还是有更广泛的代谢缺陷。血中精确的雄激素水平因人而异。此外雄激素在脂肪组织可正常转化成雌激素，但芳香化酶的水平降低（部分是由于 FSH 水平减低），因此雄激素（主要雄烯二酮）不是转化为雌激素，而是分泌雄烯二酮并在外周转化为睾酮。同时 SHBG 水平常减低（由于胰岛素水平升高），因此游离睾酮水平增高。即使在临床和生化特征相似的个体，毛发滤泡对循环中雄激素的反应也存在差异，这种在终末靶器官反应的差异的原因仍不清楚。

卵巢“囊肿”反映卵泡的生长停滞。研究发现，PCOS 与排卵、高胰岛素血症和胰岛素抵抗有关，与高血压、高脂血症和心血管疾病（代谢综合征）也可能有关。多囊卵巢、高雄激素血症、排卵和胰岛抵抗之间的病因关联的确切机制还需明确。

家族性或特发性多毛症确实存在，但其毛发生长和分布改变并不是雄激素造成的。药物性多毛症可出现于雄激素或较雄激素稍弱的孕酮或丹那唑治疗后。非雄激素依赖性毛发生长（多毛症）还可见于苯妥因、二氮嗪、米诺地尔和环孢菌素治疗后。

罕见且更严重的多毛症和男性化内分泌病因包括先天性肾上腺增生（CAH）、Cushing 综合征和卵巢和肾上腺的男性化肿瘤。所有多毛症患者都需考虑这些疾病，因为多毛可能是惟一主诉。

临床特征

PCOS 通常表现为停经或寡经、多毛和痤疮（单独或联合），大多发生于初潮之后。PCOS的临床、生化和影像学特征与正常人群的难以区分。多毛的进展常在年轻女性造成严重的心理压力，可能导致回避正常的社交活动。

多毛症的范围和严重程度

应当使用评分系统客观记录、讨论问题的严重性和监测治疗。也应记录物理性去毛的方法（如刮和拔）和频率。大多数以多毛症为主诉的患者检查时确实存在多毛，但有时很难发现（因此需要合理问诊）。

发病年龄和进展速度

与 PCOS相关的多毛通常开始于初潮前后，在13~19 岁和 20 ~ 29 岁时缓慢而平稳增加。进展迅速和青春期前后出现提示可能存在更严重的疾病。

伴随男性化

由于 PCOS 的多毛可能比较严重，面部和躯体所有雄激依赖区域都可能受累。但是反映雄激素明显增多的更加严重的男性化（阴囊增大，迅速出现的凸顶，男性表型），大多为严重的罕见疾病而非 PCOS。一部分无 PCOS 的女性可出现男性型头发稀疏，通常有家族倾向，两性都有的雄激素相关的过早脱发。

月经

大多数多毛症患者存在一定程度的月经失调，尽管有不规律的经血，但大多表现为停经或寡经。

体重

许多多毛症患者是超重或肥胖的。这会加重潜在的雄激素过多和胰岛素抵抗，可抑制对治疗的反应，需要给予合理的饮食和运动指导。严重的胰岛素抵抗患者可见颈部和腋部的黑棘皮病表现（见图 23.24）。

检查

许多检查都有助于多毛症的诊断：

- **血清睾酮**在 PCOS 可能升高，而在男性化肿瘤则明显升高（>5nmol/L）。睾酮水平正常的多毛症患者大多 SHBG 水平减低而导致游离睾酮水平升高。
- **其他雄激素**：雄烯二酮和硫酸脱氢表雄酮在 PCOS常升高，在CAH和男性化肿瘤时升高更多。
- **17α-羟孕酮**在典型的CAH升高，但在晚发的CAH

只有在刺激后才明显。

- **促性腺激素水平**：LH 高分泌是 PCOS 的典型特征，但LH的脉冲式分泌模式意味着："经典"的 LH/FSH 比值升高在随机样本中并不总能观察到。
- **雌激素水平**：PCOS 时雌二醇大多正常，但雌激素水平（通常不测）由于外周转换增多而升高。其他病因时雌激素水平各异。
- **卵巢超声检查**是有用的检查（图 18.13），但必须由有经验的操作者进行。典型改变是患者囊壁增厚，多发的 3 ~ 5 mm 囊肿伴强回声间质。任何原因的长期高雄激素水平都可能导致卵巢囊改变。尽管比较小，超声检查还是可以发现男性化卵巢肿瘤的。
- **血泌乳素**：轻微的高泌乳素血症在 PCOS 常见但很少超过 1500 MU/L。

如果检查后考虑男性化肿瘤，还需要包括地塞米松抑制试验、肾上腺 CT 或 MRI 和分段取血等检查。

鉴别诊断

大多数有多毛和月经异常表现的患者显示有 PCOS，但少见的鉴别诊断应予以排除，如成年后的 CAH、Cushing 综合征和卵巢或肾上腺的男性化肿瘤（严重男性化和血睾酮水平明显升高）。

治疗

在少见的情况下潜在病因必须去除（如药物、肾上腺或卵巢肿瘤）。CAH和Cushing 综合征的治疗见本章相关部分。其他治疗取决于目标，或旨在减少多毛、使月经周期规律或旨在生育。

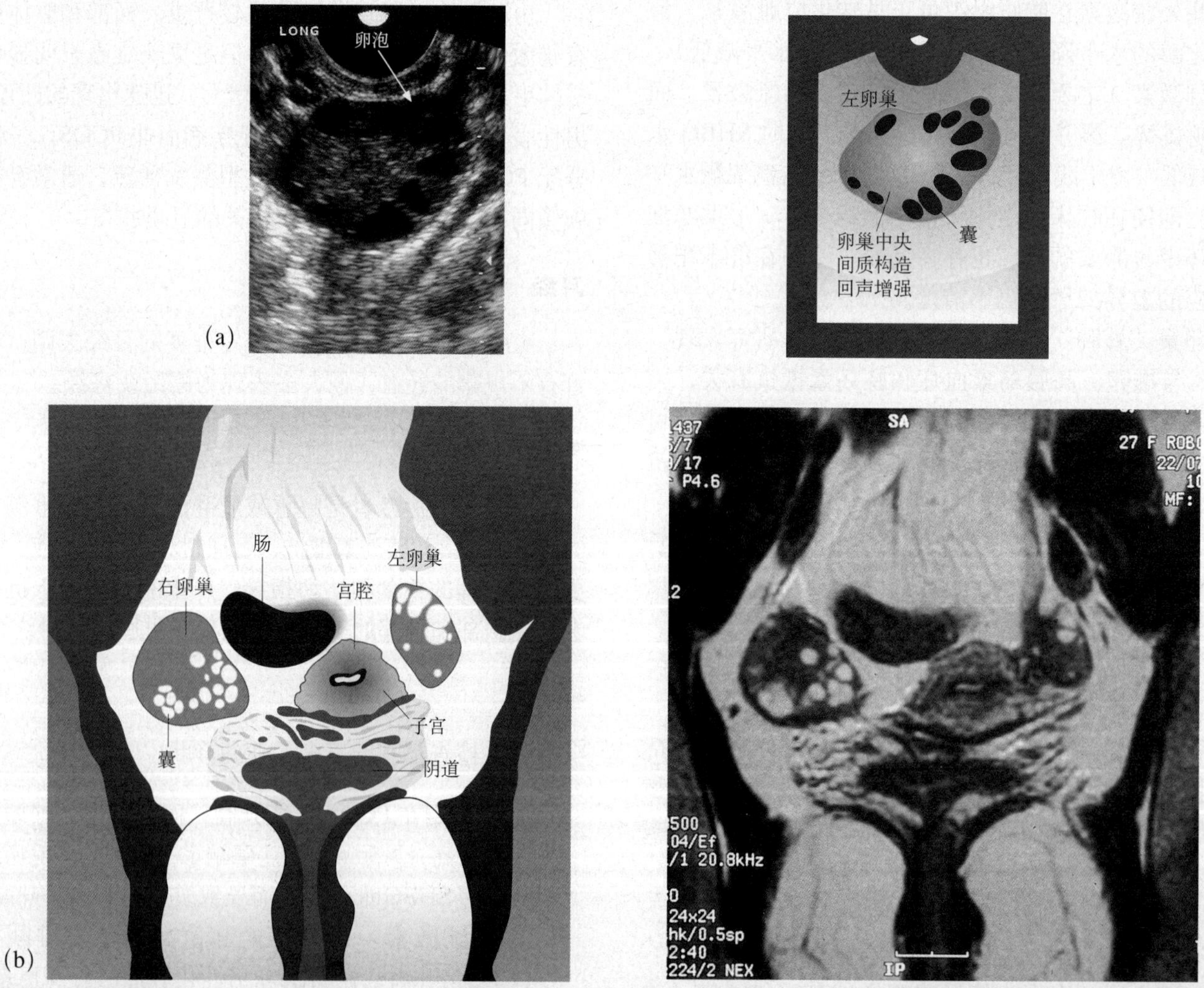

图18.13　多囊性卵巢综合征。(a) 经阴道的卵巢纵向超声检查，显示有多囊，卵巢中央间质构造回声增强。(b) 多囊卵巢的 MR 影像（冠状），也显示骨盆的解剖结构。(Reproduced by kind permission of Barbara Hochstein and Geoffrey Cox, Auckland Radiology Group.)

多毛症的局部治疗

体貌外观可通过常规的拔除及剃除毛发、使用脱色剂和脱毛膏以及上蜡消除毛发来改善。这些去除毛发的方法既不加重也不改善多毛症的严重程度。更"永久性"的解决方法包括电解治疗和一系列的"激光"毛发去除方法——均有疗效，但尚无长期研究证实，并且这些治疗费用昂贵，且通常需要长期的重复治疗。

多毛症的系统治疗

要取得最佳疗效通常需要治疗 1 年或更长时间，由于治疗停止后疾病有复发倾向，常常需要长期治疗。因此患者必须积极参与决定使用系统治疗，患者既要了解获益情况，也要了解存在的罕见的治疗风险。

- **雌激素**（例如口服的避孕药）可抑制卵巢雄激素的生成，并且可通过增加 SHBG 的水平而减少游离雄激素的水平。复合制剂包含一种不产生雄性性状的孕激素（例如 co-cyprindiol），与以前的复合制剂相比更有优势，在多数患者多毛症有缓慢的改善，除非有禁忌证，此类药物应作为一线治疗药物。对使用避孕"药丸"者的长期随访研究已再次证实了其长期治疗的安全性。绝经后给予含有甲羟孕酮的HRT制剂（而不是产生雄性性状的孕激素）可能会有帮助。
- **环丙孕酮**（每日 50 ~ 100 mg）具有抗雄激素作用，但也有孕激素、致畸和微弱的糖皮质激素样作用。连续给予该药可导致闭经，所以正规用法是在月经周期的第 1 ~ 14 天给予。生育年龄的妇女避孕也很必要。
- **螺内酯**（每日200 mg）也有抗雄激素作用，对多毛症患者有选择地使用可改善症状。
- 非那雄胺（每日 5 mg）是一种 5-α 还原酶的抑制剂，可预防双氢睾酮在皮肤生成，已经显出疗效但仍需长期实践。

应当注意，这些药物没有一种在英国已得到对治疗多毛症的许可；但是螺内酯和环丙孕酮已广泛应用，两者均是药物安全委员会（CSM）警告的药品。另一种抗雄激素的药物氟他胺由于肝不良反应发生率高而未被使用。

对月经异常的治疗

雌激素/孕激素序贯治疗可以调整月经周期并消除月经稀发或闭经症状。这常是多毛症治疗的额外收益，但在仅有月经异常症状时也可使用。

改善伴有 PCOS 和肥胖的高胰岛素血症的药物的使用正在增加（应患者要求）。短期研究中，二甲双胍（500 mg，每日 3 次）可改善月经周期和排卵，也有一些患者报告其多毛症改善、体重减轻，但由于有胃肠道不良反应限制了其使用。格列酮（glitazone）也有效，但目前的研究很少。

提高生育能力的治疗

- 单用二甲双胍可促进排卵及受孕。
- 在月经周期的 2 ~ 6 天可每日给予 50 ~ 100 mg 的氯米酚。该药有时可导致**卵巢过度刺激综合征**，为一种促排卵治疗的医源性并发症，可导致卵巢增大、水肿、低血容量、肾衰竭，甚至引起休克；专家指导是必需的。推荐的氯米酚正规使用不应超过 6 个周期（使用时间超过推荐时间时，卵巢癌的危险可能增加）。
- **改善周期和节律**：泼尼松龙（清晨2.5 mg，睡前5mg）可抑制垂体的 ACTH 生成，而肾上腺的雄激素部分依赖于 ACTH。规律的排卵周期通常随之出现。必须提供类固醇指导手册和卡片。

在专科医生协助下可使用更强的刺激排卵手段，包括小剂量的**促性腺激素治疗**，以及卵巢高刺激伴体外受精等。

卵巢的楔形切除术是传统的治疗，多不需要，但腹腔镜卵巢电热疗法可能有用。

口服避孕药

雌激素-孕激素的复合丸剂已广泛应用于避孕，其失败率低（< 1 例/100 妇女 - 年）。该药丸含有 20 ~ 40 μg 的雌二醇，通常为炔雌醇，同时包含几种剂量不一的孕激素。作用机制是双重的：

- 雌二醇激素抑制促性腺激素，阻止卵泡发育、排卵和黄体化。
- 孕激素作用于宫颈黏膜，使其不利于精子通过，其对输卵管的运动能力及子宫内膜也有作用。

这些制剂的不良反应如 Box18.6所示。多数严重不良反应罕见，在有代表性的现代的20 ~ 30μg雌激素的制剂更少见，虽然有证据指出在含有地索高诺酮（去氧孕烯）和孕二烯酮的第三代丸剂（大约为30/100 000妇女-年，而服用旧制剂者为15/100 000妇女-年，未治疗者为5/100 000妇女-年）和在co-cyprindiol，血栓栓塞稍微常见。当某些问题出现时需要立即中止丸剂治疗，但对一些较轻的不良反应，则必须与不适当避孕情况下发生的妊娠的风险相权衡，特别是在其他避孕方法不能采用或不被接受的情况下。

复合制剂的使用风险在吸烟、肥胖或合并其他心血管疾病高危因素（例如高血压、高血脂、糖尿病）时增加，特别是在35岁以上的妇女（50岁以上应当避免使用）。"迷你丸剂"（仅含孕激素，通常是炔诺酮）疗效较弱，但在存在雌激素禁忌证时（见Box18.6），通常是适宜的治疗选择。在孕9周之前使用孕酮拮抗剂米非司酮联合前列腺素类似物可终止妊娠。其可预防孕酮对子宫收缩的抑制。

Box18.6 口服避孕药（雌孕激素联合制剂）的不良反应和药物相互作用

一般情况
体重增加
性欲减退
色素沉着（黄褐斑）
乳腺触痛
一些恶性肿瘤的生长速度增快

心血管系统
血压升高*
深静脉血栓*
心肌梗死
中风

胃肠道
恶心呕吐
肝生化异常*
胆囊结石增加
肝肿瘤

神经系统
头痛
偏头痛*
抑郁*

恶性疾病
增加乳腺癌的危险（但减少卵巢和子宫内膜癌的危险）

妇科
闭经
"斑点"
宫颈糜烂

血液系统
高凝倾向

内分泌/代谢
糖耐量轻度受损
脂谱恶化，虽然多样

药物的相互作用
（由于酶的诱导，避孕作用下降）
抗生素
巴比妥类
苯妥英
卡马西平
异福酰胺片
St John 麦芽汁

*是停用口服避孕药的常见原因。

高泌乳素血症

高泌乳素血症的病因很多。常见的病理原因包括泌乳素瘤、肢端肥大症时伴随泌乳素的分泌、垂体腺瘤和其他垂体肿块占位导致的垂体柄受压、多囊卵巢综合征、甲状腺功能减退以及特发性高泌乳素血症；相对罕见的病因包括使用雌激素（例如"丸剂"）、肾衰竭、肝衰竭、发作后及胸壁损伤。多巴胺拮抗剂（甲氧氯普胺、多潘立酮、酚噻嗪系）及其他很多的止吐药（塞克利嗪除外）和阿片类是常见的医源性因素。在妊娠、哺乳以及严重应激情况下，以及在睡眠和性交期间，也会出现生理性高泌乳素血症。常见原因的高泌乳素血症患者的血清泌乳素的范围如图18.14所示。泌乳素样轻度增高（400～600 mU/L）可能是生理性的且无症状，但更高水平则需诊断。泌乳素水平超过5000 mU/L通常提示有泌乳素分泌的垂体肿瘤。

临床特征

高泌乳素血症可刺激乳腺的乳汁生成，本身还抑制GnRH和促性腺激素的分泌。通常表现为：

- 乳溢，自发或触发（60%的患者）
- 月经稀发或闭经
- 两性患者均有性欲减退
- 男性体力下降

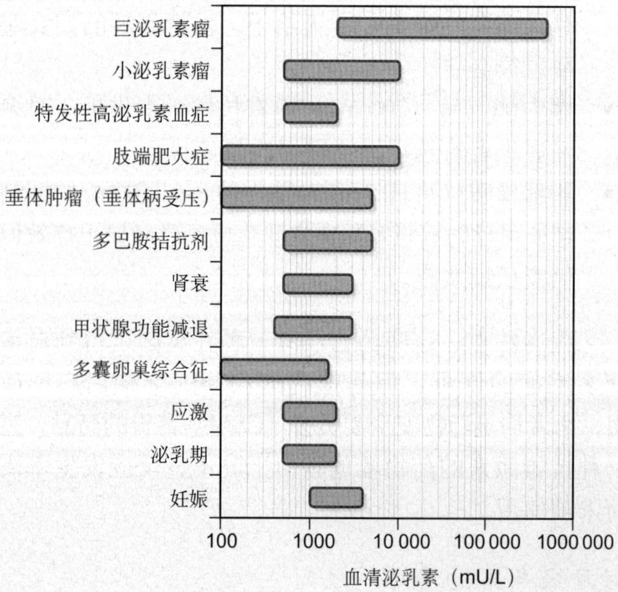

图18.14 见于常见原因的高泌乳素血症的血清泌乳素范围。

- 低生育力
- 雌激素或雄激素缺乏的症状或体征——长时间可导致骨质疏松，特别是在女性
- 在围青春期的患者出现青春期延迟或终止。

此外，如果有垂体肿瘤（在男性更常见），可能出现头疼和（或）视野受损。并非所有乳溢的患者均有高泌乳素血症，但对其他病因了解得很少——“泌乳素正常的乳溢”和导管膨胀。

检查

高泌乳素血症应当重复检测来确定。在生理性和药物性因素排除后，可采取进一步的检查；

- 应当进行**视野**的检查。
- **甲状腺功能减退**是高泌乳素血症的原因之一，必须除外。
- 如果有任何垂体功能低下的临床证据或垂体肿瘤的影像学证据，则应当评价**腺垂体的功能**（表18.9；Box18.1； Box18.2）。
- 如果任何提示垂体肿瘤的临床征象，**垂体的MRI检查**是必需的，在所有的泌乳素水平明显增高的患者（超过1000 mU/L）均需行此检查。

MRI影像上有垂体肿块时，泌乳素的水平有助于判断肿块是泌乳素瘤还是非功能性垂体肿瘤——垂体柄中断而导致高泌乳素血症：存在大腺瘤时泌乳素水平超过5000 mU/L ，或者存在微腺瘤（或无影像学异常）时，泌乳素水平超过2000 mU/L，强力提示泌乳素瘤。巨泌乳素瘤是指直径超过10mm的肿瘤，小泌乳素瘤是指较小的肿瘤。

治疗

高泌乳素血症应当治疗，以避免长时间雌激素缺乏（即使患者希望月经少来）或男性雄激素缺乏造成的影响。例外的情况包括泌乳素水平轻度升高（400 ~ 1000 mU/L ），能维持正常规律的月经周期（或男性正常的睾酮水平），以及小泌乳素瘤患者，后者是不打算进行雌激素替代治疗的绝经后妇女。高泌乳素血症可以通过多巴胺受体激动剂来控制。卡麦角林（500μg 每周1次或2次，根据临床反应以及血泌乳素水平来决定）是耐受性最好、作用时间最长的药物。溴隐亭是最早确定的治疗方法，如果计划妊娠，则推荐使用：应当从小剂量起始（例如1mg），与食物同服，剂量逐渐增加到2.5 mg，每日2 ~ 3次。不良反应包括恶心、呕吐、头晕、晕厥、便秘以及末梢发凉，可能使少数病例因此不能得到有效治疗。喹高利特（75 ~ 150 μg每日1次）是另一个可供选择的治疗方法。这些多巴胺受体激动剂可伴有肺部、腹膜后以及心包膜的纤维化，应当密切监测。

最终的治疗方案取决于肿瘤的大小、患者的意愿(包括生育要求）和当地的专业技术与设施条件。在多数病例，多巴胺激动剂是首选及惟一的治疗。使用多巴胺激动剂治疗，泌乳素瘤的体积通常缩小；巨瘤的一些垂体占位效应常消退，在多数患者持续有效的多巴胺激动剂长期治疗就已足够。垂体部位的肿块手术之前均应测定泌乳素水平。经过数年的多巴胺激动剂治疗后，在很少一部分患者，小泌乳素瘤可能不再复发，但如果治疗终止，多数高泌乳素血症会复发。

经蝶骨手术可以使小泌乳素瘤患者的泌乳素水平恢复正常，但巨瘤患者手术很难完全成功并有损害垂体正常功能的风险。因此大多数患者和医生选择持续药物治疗而非手术治疗。一些术者认为，长时间的溴隐汀治疗可以增加肿瘤的硬度，使得切除更加困难，但另一些人对此有异议。

放射治疗常可控制腺瘤的生长以缓慢降低泌乳素水平，但可引起进行性垂体功能减退。主张在药物治疗垂体缩小后或较大的肿瘤手术治疗后使用放射治疗，特别是不想再生孩子的家庭。但许多人只主张对有反应的患者给予持续的多巴胺激动剂治疗。

妊娠中肿瘤的体积增加导致头疼、视力损害的情况非常罕见。妊娠时常规终止的多巴胺激动剂治疗此时应当从新开始。

生育能力减退

生育能力减退或不育被定义为配偶在不采取避孕措施1年以上仍不能受孕。诊疗需要结合妇科专家和内分泌专家的技能，理想情况下还应有男性学家。配偶双方均应参于与，生理学各个方面均应详细检查。

病因（图18.15)

相当一部分配偶男女双方的因素均有。

性交不当、宫颈黏膜对精子不利和阴道的因素不常见（5%）。15%的病例是特发性的，并且随着年龄增

加，自然生育能力下降。

男性因素

大约 30% ~ 40% 的配偶有主要的可识别的男性方面的因素。有证据提示很多人精子数量下降。未治疗的任何因素所致的男性性腺功能减退均可能伴有生育力低下。

女性因素

女性生殖道的问题可占病因的 20%，卵巢问题所占的比例与此类似。任何原因所致的月经稀发或者闭经（见表 18.17）均可能伴有排卵不佳或不排卵。

临床评估

配偶双方均应就诊，以进行以下因素检查：

- **男性**：回顾以往睾丸损伤史（睾丸炎，损伤），有无睾丸未下降、尿道症状和性交的问题，局部手术史，以及酒精和药物使用史。检查早期就应进行精子分析。
- **女性**：回顾以往盆腔感染史，月经周期的规律性，既往手术史，酒精摄入和吸烟史，以及体重是否恰当。
- **双方**：性交的频率以及有效性，以及润滑油的使用情况。

检查

图 18.15 示适当检查可发现的异常。

治疗

对配偶双方的辅导是必要的。可能的话应治疗所有异常。如果简单方法失败，排卵通常可通过雌激素进行诱导，尽管目前体外受精（IVF）以及类似的技术已广泛使用，特别是在输卵管阻塞、少精症或特发性生育能力下降者。胞浆内精子注射（ICSI），在严重的无精症和精子功能极差的情况下特别有效。

性分化异常

性分化异常罕见，但可能影响染色体、性腺、内分泌和表型的发育（表 18.18）。这样的病例通常需要广泛、多学科的临床干预。个体的性别可以通过几种

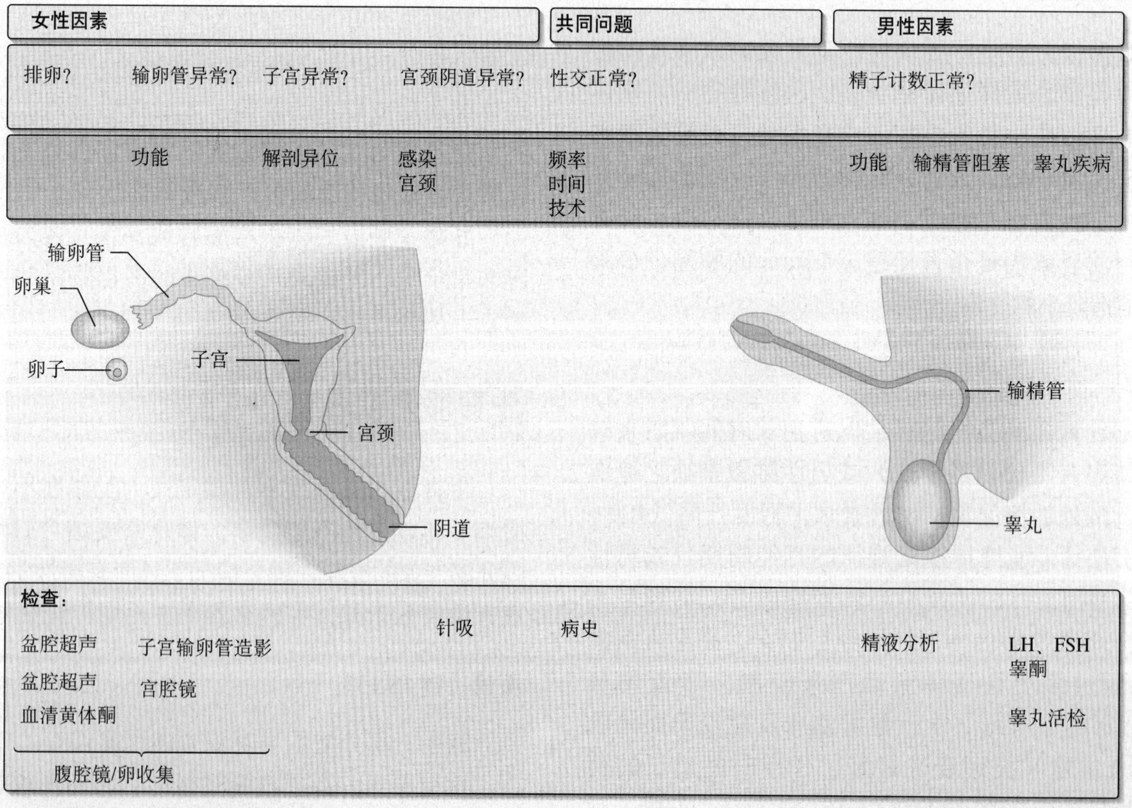

图 18.15 **生育能力减退的主要原因及其检查。**

表 18.18 性分化的异常

疾病	染色体	性腺	表型	标志
Turner 综合征	45X(50%) 46,X,i(Xq)(5% ~ 10%) 45,X,镶嵌性（其余）	条索状	女性	常为形态学的表现（如矮小、颈璞、主动脉狭窄）
性腺发育异常	46XY	条索锁状或小睾丸 *	不成熟女性	
先天性肾上腺增生	46XX	卵巢	女性伴多种男性化表现	明显的雄激素过量
男性化肿瘤	46XX	卵巢	女性伴多种男性化表现	明显的雄激素过量
真两性畸形	46XX/XY 或镶嵌性	睾丸和卵巢	男性或不确定	
Klinefelter 综合征	47XXY	小睾丸	男性，常伴有乳腺发育	多有性腺功能减退
睾丸女性化	46XY	睾丸 *	不确定或者幼稚女性	雄激素受体缺陷
睾丸合成缺陷	46XY	睾丸 *	隐睾或不确定	
5α- 还原酶缺陷	46XY	睾丸	隐睾或不确定	睾酮转化双氢睾酮缺陷
无睾症	46XY	无	不成熟女性	

* 由于高度恶性的危险，建议性腺切除；i：等臂染色体。

途径来确定：

- **染色体性别**：正常女性是46XX，正常男性是46XY。Y染色体为男性的标志；如果不存在Y染色体，发育按照女性途径。
- **性腺性别**：很明显主要由染色体性别来决定，但是需要正常的胚胎发育。
- **表型性别**：描述了男性和女性体型的正常的体貌和特征，为性腺性别和性激素引起的表现。
- **社会性别**：主要取决于表型性别和出生时对外生殖器外形的认定。
- **性取向**——异性恋、同性恋或双性恋。

（袁戈恒　董爱梅译　郭晓蕙校）

推荐读物

Baird DT (1997) Amenorrhoea. *Lancet* **350**: 275-279.

Ehrmann DA (2005) Polycystic ovary syndrome. *New England Journal of Medicine* **352**: 1223-1236.

Greendale GA, Lee NP, Arriola ER (1999) The menopause. *Lancet* **353**: 571-580.

Gruber CJ et al. (2002) Production and actions of estrogens. *New England Journal of Medicine* **346**: 340-352.

Kyel-Mensah AA, Jacobs HS (1995) The investigation of female infertility. *Clinical Endocrinology* **43**: 251 256.

MacLaughlin DT, Donahoe PK (2004) Sex determination and differentiation. *New England Journal of Medicine* **350**: 367-378.

Petitti DB (2003) Combination estrogen-progestin oral contraceptives. *New England Journal of Medicine* **349**: 1443-1450.

Rhoden EL, Morgentaler A (2004) Risks of testosterone replacement therapy. *New England Journal of Medicine* **350**: 482-492.

生长发育轴

生长激素的生理学和调控（图 18.16）

生长激素（GH）是人体垂体分泌的促进人体生长发育的因子。它的分泌受下丘脑释放到门静脉系统的GHRH的刺激，同时也受生长激素释放抑制因子的抑制。一个独立的 GH 刺激系统含有一种独特的受体（GH 促分泌受体），可与 ghrelin 相互作用。目前还不知道这两个系统如何相互作用。GH 通过一个单个的跨膜受体起作用，之后是Janus激酶的饱和作用。GH通过与主要位于肝的特殊受体（单个跨膜受体）结合而起作用。这一结合诱导了细胞内一系列磷酸化作用，包括 JAK/STAT（转录过程中的信号转换激活子）旁路，从而导致肝脏的胰岛素样生长因子-1（IGF-1）的合成和分泌，IGF-1 可促进生长发育。然而血浆 IGF-1水平不能很好反映其局部生长活性，部分是由于存在多种IGF结合蛋白（IGF-BP）——主要是IGF-BP3。这个系统的全身代谢作用包括：

- 增加胶原和蛋白质合成
- 促进钙、磷和氮的底物的保留，是合成代谢必需的
- 拮抗胰岛素的作用。

GH 释放是间断的，主要在夜间，特别是在 REM 睡眠中。GH 脉冲的频率和强度在青春期生长突增期间增加并在其后下降。急性应激和运动均可刺激GH的释放，但在正常个体，高血糖可抑制 GH 的释放。

另外，IGF-1 在保持肿瘤生长中可能起着重要作用。目前已观察到绝经前妇女乳腺癌、男性前列腺癌与循环 IGF-1 浓度之间存在某种联系。

正常生长

人类身高的增长除 GH 外还受很多因素影响：

- **遗传因素**：父母身高都较矮的孩子身高很可能也较矮，反之亦然。
- **营养因素**：充足的营养是必须的。生长障碍可能源于不充足的饮食摄入或小肠疾病（如腹腔疾病）。
- **一般健康**：儿童时期任何严重的全身疾病都可能减慢生长（如肾衰竭）。
- **宫内发育迟缓**：这些婴儿常常在很长一段时间内都生长缓慢，而单纯早产的婴儿通常很快能够跟上。有一些证据表明低出生体重儿在后来的成年生活中，易患高血压、糖尿病和其他一些健康问题。
- **情感剥夺和心理因素**：这些因素可能通过复杂且尚未明确的机制影响生长，可能包括短暂减少的 GH 分泌。

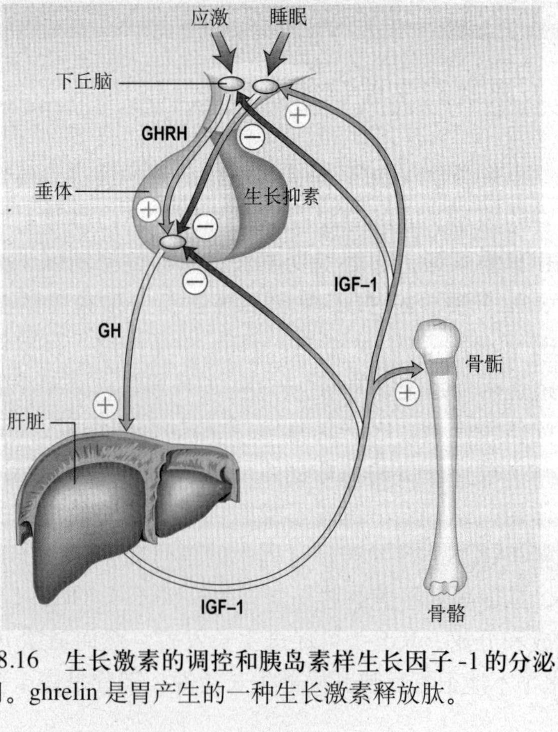

图 18.16　生长激素的调控和胰岛素样生长因子 -1 的分泌和作用。ghrelin 是胃产生的一种生长激素释放肽。

这些问题评估过程中相关的病史和体格检查如 Box18.7 所示。

生长发育的评估

正常英国儿童的身高和体重范围如图 18.17 所示，其他国家的数据也可获得。身高的测量应非常仔细，理想的测量应由同一观察者在一天的同一时间使用同一工具进行。

一般来说，生长发育有三个重叠的阶段：婴儿期（0～2岁），主要依赖于营养物（食物）；儿童期（2岁至青春期），主要依赖于GH水平；青春期“生长突增”，主要依赖于 GH 和性激素。

增高的速率比当前高度更有意义。这需要在数月内至少进行两次测量，多次顺序测量更为理想。增高的速率反映当前生长的速度（厘米 / 每年），而已经获得的高度主要依赖于以前的生长。

以相对年龄 - 性别标准的偏差程度为基础的标准偏差积分（SDS）已广泛被专家采用，在生长发育的评估中，SDS和增高速率远比简单的图表来得敏感。计算机程序也可计算出许多这样的指数。

Box18.7　生长发育问题的评估

病史

妊娠记录
生长速率（家庭 / 学校记录，如在厨房门上记录的高度）
与学校同龄人或同胞比较
外貌的变化（老照片）
鞋 / 手套 / 帽子尺寸的变化或长大频率的变化
阴毛、乳腺、初潮出现的年龄

体征

系统疾病的证据
体型、身高、相对重量，面积（相对高度衡量）
皮肤厚度，齿间距
面部特征
铲形手 / 足
第二性征的等级

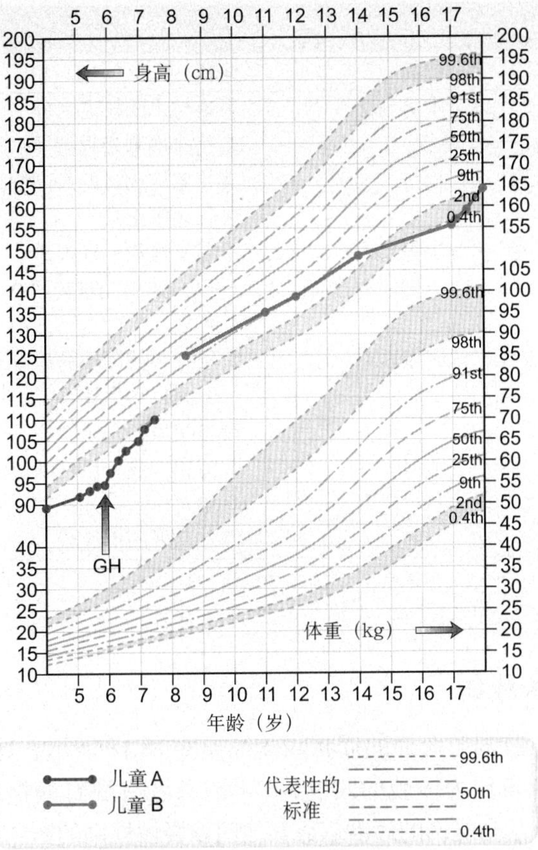

图 18.17 （也见彩图 18.7）男孩的身高图。儿童 A 显示垂体功能低下的儿童的生长过程，开始用氢化可的松和甲状腺素治疗，但所显示的只是生长激素治疗后的情况。儿童B显示的是一个未经治疗的体质性生长延迟的儿童的生长过程。(Chart © the Child Growth Foundation.)

一个儿童未来的大概身高（“父母亲中位身高”）可以简单地从父母的身高进行预测：

男孩为：

[(母亲身高 + 14 cm + 父亲身高)/2]

女孩为：

[(父亲身高 − 14 cm + 母亲身高)/2]。

因此如果父亲为180 cm，母亲为154 cm，那么预测儿子身高为 174 cm，女儿身高为 160 cm。

生长停滞：身材矮小

如果孩子或其父母主诉身材矮小，那么应特别注意以下几方面：

- 宫内发育迟缓、出生体重和孕期情况
- 可能的系统疾病——任何系统，但特别是小肠疾病
- 骨骼、染色体或其他先天性畸形的证据
- 内分泌状况——特别是甲状腺
- 饮食摄入和药物的应用，特别是治疗哮喘应用的类固醇
- 情绪、心理、家庭和学校问题。

需获得学校、全科医生、门诊和家庭测量的身高和体重记录，以便能应计算生长速率。如无法获得，这些数值必须在将来获得。

生长速率正常的儿童不大可能有明显的内分泌疾病。然而，对没有明显系统病因的低生长速率儿童需进一步检查。生长发育突然停止提示有主要躯体疾病，如果没有胃肠道、呼吸道、肾或骨骼系统的异常，那么最有可能的是脑部肿瘤或甲状腺功能减退。

生长较慢的儿童需全面评估内分泌系统。表18.19列出了生长停滞较常见的病因特点。

青春期前后，生长发育延迟在身材上会明显表现出来，此时出现的症状需要干预，在 3 ~ 6个月内给予极低剂量的性甾体常能诱导生长加速。

检查

系统疾病除外后，应进行下列检查：

- **甲状腺功能检查**——血清 TSH 和游离 T_4 以排除甲状腺功能减退。
- **GH水平**：尽管有证据表明尿GH测定可能在筛查中有一定意义，但基础GH水平意义不大。动力试验包括GH对胰岛素（金标准，Box18.4）、精氨酸、运动、可乐定和Bovril的反应。这些试验只能由对其应用和解释都很有经验的中心进行。正常反应依试验和所用 GH 测定方法的不同而不同。
- **骨龄评估**：非优势手和腕的X光片与标准图表比较可用来评估骨龄。

治疗

系统疾病应治疗，原发性甲状腺功能减退用甲状腺激素替代治疗。

对GH不足者，可给予重组GH（生长激素）夜间注射，剂量每周 0.17 ~ 0.35 mg/kg。治疗比较昂贵，应在专业中心指导下进行。人 GH（从垂体收集而来）过去也使用过，但由于有Creutzfeldt-Jakob病的报道而被撤用。

表 18.19 常见病因的身材矮小的临床特征

病因	家族史	生长类型、临床特征和青春期	骨龄	注释
体质性延迟	常见	从出生起就缓慢，发育不完全但青春期适当晚，可自发出现	中等延迟	很难与 GH 缺乏区分 生长速率测量很重要
家族性身材矮小	阳性	从出生就缓慢，临床表现正常，青春期正常	正常	需要家族成员的身高数据 生长速率正常
GH 缺乏	少见	生长缓慢，发育不完全常超重，青春期延迟	中等延迟，随时间增加	早期发现和治疗很重要，如果儿童较圆胖，应怀疑
原发性甲状腺功能减退	少见	生长缓慢，发育不完全青春期延迟	明显延迟	在所有身材矮小的患者测量 TSH，T_4 水平 没有明显的临床特征
小肠疾病	有时	生长缓慢，发育不完全，相对于身高而言常较瘦，青春期延迟	延迟	腹泻和（或）巨红细胞症/贫血 偶尔无胃肠道症状

对“正常低值”的儿童应用 GH 治疗还没有显示出最终身高有任何有价值的增加。在 Turner 综合征中，大剂量 GH 可有效增加最终身高，特别是与适当的极低剂量雌激素替代治疗联合应用时。对家族性GH抵抗病例已有很好的描述，其病因为 GH 受体异常（Laron型侏儒）。该病非常罕见但可能对合成的IGF-1治疗有反应。

身材高大

最常见的原因是遗传性（父母均高）、特发性（体质性）或过早发育，偶尔由于甲状腺功能亢进。其他病因包括染色体异常（例如 Klinefelter综合征，Marfan 综合征）或代谢异常。GH 过多非常罕见且通常临床表现明显。

生长激素过多：巨人症和肢端肥大症

GH 可刺激骨骼和软组织生长。因此生长激素过多在儿童可造成巨人症（在骨骺融合前），在成人可造成肢端肥大症。

肢端肥大症

在绝大多数病例中是由于垂体肿瘤。由于 GHRH 过多导致的垂体增生是非常罕见的。总体发病率每年约为每百万人口 3 ~ 4，患病率为每百万人口 50 ~ 80。

临床特征

肢端肥大症的症状和体征如图 18.18 所示。1/3 的患者表现为体貌的改变，1/4 的患者有视野缺损或头疼，其余病例的诊断依靠其他门诊警惕性高的医生，如全科医生、糖尿病、高血压、牙科、皮肤科医生。

检查

- 如果 **GH 水平**无法测得，则可排除肢端肥大症，但如果可以测出，则对诊断没有意义。除在应激或“GH 脉冲”时，白天的大多数时间成人正常值＜1mU/L。
- **葡萄糖耐量试验**为诊断性试验。肢端肥大症者 GH 不能被抑制在 1mU/L 以下，部分表现为反常升高，约 25% 的肢端肥大症者有糖耐量异常。
- **IGF-1 水平**：在肢端肥大者中几乎总是升高的——单一血浆 IGF-1 水平可以反应 24 小时 GH 平均水平，可用于诊断。
- **视野缺损**常见。
- **垂体 MRE 扫描**——几乎总能发现垂体腺瘤。
- **垂体功能**——通常腺垂体功能部分或完全低下。
- **泌乳素**——30% 的患者可出现轻至中度的高泌乳素血症（图18.14）。在有些病例腺瘤同时分泌 GH 和泌乳素。

处理和治疗

肢端肥大症未经治疗则明显降低生存率，绝大多数死于心功能衰竭、冠状动脉疾病以及高血压相关疾病。另外，由于肿瘤特别是大肠肿瘤造成的死亡有所增加。因此除老年人或异常微小的患者，其他所有患者都应治疗。目前一致认为治疗的目标应达到生长激素平均水平在5 mU/L以下，这样可降低死亡率至正常水平。

即使可能，完全治愈也常是缓慢的。可选择经蝶手术、垂体放射治疗、生长抑素类似物、生长激素拮抗剂和多巴胺激动剂。治疗进程可通过监测GH和IGF-1水平来评估。有关手术、放射治疗和药物治疗的优缺点在第 1045 页讨论。

当出现垂体功能减退时应予以纠正。同时出现的糖尿病和（或）高血压应按常规治疗。两者通常可随肢端肥大症的治疗而得到改善。

手术

经蝶手术通常被认为是合适的首选治疗。它可使大多数垂体微腺瘤病例（60% ~ 90%）达到临床缓解，但在大腺瘤病例，仅为50%可达到临床缓解。手术成功率不定，很大程度上依赖于经验，应由专业的垂体外科医生实施手术。除巨大的大腺瘤外，很少需要经额手术。

垂体放射治疗

外放射疗法通常用于垂体手术治疗后、GH水平仍未达正常水平时，并不作为首选治疗。由于对放射治疗的生化反应较慢，可能要进行10年或以上，因此常以生长抑素类似物或多巴胺激动剂作为中期治疗与放射疗法联用。在一些医疗中心也应用定向放射疗法。

生长抑素类似物

奥曲肽和兰瑞肽是合成生长抑素类似物对其他方法治疗效果不佳者可选择，或当其他疗法有效时作为短期治疗。它们可使大多数患者的 GH 和 IGF 水平降低。这两种药都是每月注射一次，通常耐受性良好，但与胆石发生率增加有一定关系且费用昂贵。

多巴胺激动剂

多巴胺激动剂是最早治疗肢端肥大症的药物，现在在一些病例仍然有效。它们可在最终治疗前应用可使肿瘤缩小，或用来控制症状并抑制 GH 分泌。它们对产生生长激素（生长激素细胞）和产生泌乳素（泌乳素细胞）的混合腺瘤可能是最有效的。剂量为溴隐亭 10 ~ 60 mg/d 或卡麦角林 0.5 mg/d（较泌乳素瘤更高些），但应从小剂量开始逐渐增加。尽管单独使用时只能使少数病例 GH 水平降至“安全”水平，但对小的残余肿瘤或在与生长抑素类似物的联合治疗中还是有用的。

症状

体貌改变
手足变大
头痛
多汗
视力缺损
乏力
体重增加
闭经
　女性月经稀发
溢乳
阳痿，如性欲低下
声音低沉
甲状腺肿
憋气
双手疼痛/麻刺感
多尿/多饮
肌肉无力
关节疼痛

老照片通常很有用
垂体功能减退的症状
　也可能出现

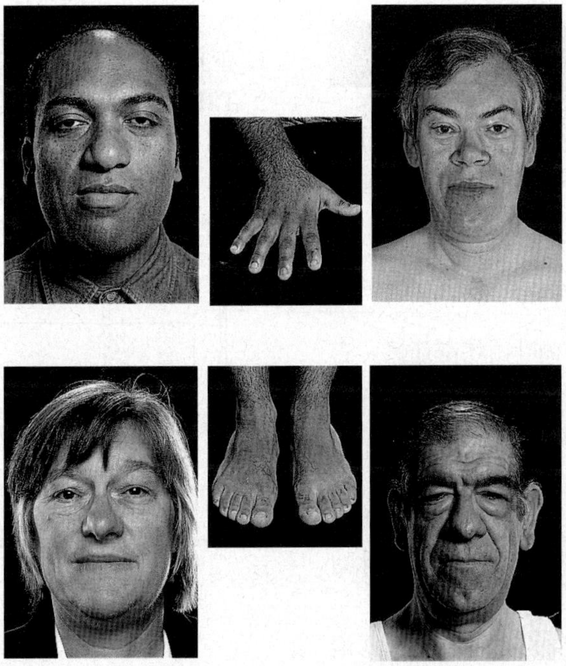

体征

眉弓突出
下颌前凸
齿间分离
舌体肥大
多毛
皮肤多油增厚
铲样手足
腕管综合征
视野缺损
溢乳
高血压
水肿
心力衰竭
关节病
近端肌病
糖尿
　（加上可能的垂体功能减退的症状）

图 18.18　（也见彩图 18.18）肢端肥大症——症状和体征。黑体字所示体征鉴别诊断意义更大。

生长激素拮抗剂

培维索孟（一种基因修饰的GH类似物）是GH受体激动剂，它通过与GH受体结合而阻止GH受体的二聚作用。已表明它可使90%的患者IGF-1水平正常。目前它主要的角色是治疗那些经单独应用生长抑素类似物、手术或放射治疗后GH和IGF-1不能达安全水平的患者。

（姚　军译　郭晓蕙校）

推荐读物

Colao A, Lombardi G (1998) Growth-hormone and prolactin excess. *Lancet* **352**: 1455-1461.

Dattani M, Preece M (2004) Growth hormone deficiency and related disorders. *Lancet* **363**: 1977-1987.

Drake WM, Howell SJ, Monson JP, Shalet SM (2001) Optimising GH therapy in adults and children. *Endocrine Reviews* **22**: 425-450.

Orme SM et al. for the UK Acromegaly Study Group (1998) Mortality and cancer incidence in acromegaly: a retrospective cohort study. *Journal of Clinical Endocrinology and Metabolism* **83**: 2730-2734.

Utiger RD (2000) Treatment of acromegaly. *New England Journal of Medicine* **342**: 1210-1211.

甲状腺轴

甲状腺激素控制许多组织的代谢率，甲状腺过度活跃或不够活跃是所有内分泌疾病中最常见的问题。

解剖学

甲状腺由两个侧叶组成，两个侧叶由峡部连接。它紧紧附着在甲状软骨和气管的上缘上，因此随吞咽上下移动。在正常女性中常常可触及甲状腺。

胚胎学上，甲状腺起源于舌底并下降至颈中部。甲状腺组织的残余有时可在舌底（舌状甲状腺）和甲状腺下降的路线中发现。该腺体有来自甲状腺上、下动脉的丰富血供。

甲状腺由立方型上皮细胞围绕的滤泡组成。滤泡内为胶质，是一种碘化的糖蛋白，即甲状腺球蛋白，由滤泡细胞合成。每个滤泡都由基底膜环绕，滤泡间是滤泡旁细胞，包含分泌降钙素的C细胞。

生物化学

甲状腺激素，T_4和T_3，在甲状腺内合成（图18.19）。T_4的生成多于T_3，但T_4在一些外周组织（肝、肾和肌肉）经5'-单脱碘反应转化成更具活性的T_3；而另一种3'单脱碘反应生成无活性的反T_3（rT_3）。尤其在严重的非甲状腺疾病中（见下文），发生后一种途径。

在血浆中，超过99%的T_4和T_3与激素结合蛋白（甲状腺素结合球蛋白TBG；甲状腺结合前白蛋白，TBPA；白蛋白）结合。仅游离的激素具有组织活性，T_3在细胞内与特异的核受体结合。影响TBG的因素如表18.20所示；所有均可能影响血中的总T_4水平，因此大多数实验室现在检测游离T_4的水平。

碘缺乏

全球范围内，饮食中的碘缺乏是甲状腺疾病的一个主要原因，因为碘是甲状腺激素合成的基本需要。推荐的每日摄碘量应至少为140 μg，在盐和面包中补充碘已减少了“地方性甲状腺肿”发生的地区数量但仍有发生（见下文）。

下丘脑-垂体-甲状腺轴的生理学（见图18.1）

1. 下丘脑释放TRH并刺激垂体释放TSH。
2. TSH刺激甲状腺的TSH受体增加T_4和T_3的合成，也

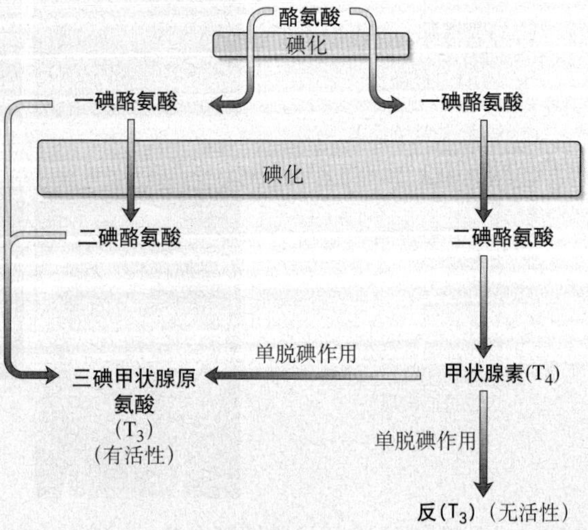

图18.19　甲状腺素的合成和代谢。

表18.20 影响甲状腺素结合球蛋白（TBG）水平的因素

TBG 增加
遗传
妊娠
雌激素治疗
口服避孕药
甲状腺功能减退
酚噻嗪
急性病毒性肝炎
TBG 下降
遗传
雄激素
糖皮质激素过多
甲状腺毒症
肾病综合征
重大疾病
营养不良
慢性肝脏疾病
药物引起的结合的改变
非甾体抗炎药
苯妥英

增加储存激素的释放，使 T_4 和 T_3 的血浆水平增加。

3. T_3反馈抑制垂体，可能也抑制下丘脑以减少TRH和TSH 的分泌。

甲状腺功能检查

游离 T_4、T_3 和 TSH 的免疫测定已被广泛应用。它们仅有轻微的昼夜节律，因此可以在任何时间测定。表18.21总结了测试的特殊应用和在常见疾病中的典型表现。

TSH 测定

TSH 水平可以区分甲状腺功能亢进、甲状腺功能减退和甲状腺功能正常。然而，它是有缺陷的。这些缺陷主要发生在垂体功能低下、“病态甲状腺（sick euthyroid）”综合征和甲状腺功能障碍性眼病中，这些疾病均可出现提示甲状腺功能亢进的TSH“假性”（即误导的、不正确的）减低结果。作为一项单一的甲状腺功能检查，TSH 测试在大多数情况下是最敏感的，但是准确的诊断至少需要两个检查——例如，当怀疑甲状腺功能亢进时加上游离 T_4 或游离 T_3 检测，当怀疑为甲状腺功能减退时，加上血清游离 T_4 检测。

“游离”T_4 的检测

该检查的目的是测定未结合的有活性的激素。虽然不理想，但是在大多数实验室中常规应用于临床。TBG 也可直接测定。

TRH 检测

除研究下丘脑 - 垂体功能障碍以外，该检查几乎均已被现代敏感的 TSH 方法所取代。

甲状腺功能检查中的问题解释

有三个主要方面的困难。

严重的急性或慢性疾病

甲状腺功能在几个方面受影响：(a) 结合蛋白浓度和亲和力下降；(b) 外周 T_4 向 T_3 转化减少，而 rT_3 增多；(c) 下丘脑 - 垂体 TSH 生成减少。因此系统疾病患者的总的和游离的T_4和T_3有明显的降低，而TSH在正常范围或低于基础值（“病态甲状腺”综合征）。TSH水平常常仅轻度低于正常，这被认为是由IL-1和IL-6白介素介导的；潜在疾病缓解后应该重复检查。

妊娠和口服避孕药

这些可导致TBG水平显著增加，因此可导致总T_4升高或正常偏高。游离T_4常常正常。游离T_4和TSH的正常范围在妊娠期随正常的生理改变而变化，在前3个月 TSH 常常轻度受抑，但是这很少引起临床问题。

表 18.21 常见甲状腺疾病的甲状腺功能测定的特征（在每种情况下临床上最能提供信息的试验用黑体表示）

	TSH （0.3 ~ 3.5 mU/L）	游离 T_4（20 ~ 25 pmol/L）	游离 T_3（3.5 ~ 7.5 pmol/L）
甲状腺毒症	**受抑（< 0.05 mU/L）**	**增加**	**增加**
原发性甲状腺功能减退	**增加（> 10 mU/L）**	减低 / 正常低限	正常或减低
TSH 缺乏	正常低限或低于正常	**减低 / 正常低限**	正常或减低
T_3 毒症	受抑（< 0.05 mU/L）	正常	**增加**
代偿性甲状腺机能正常	**轻度增加（5 ~ 10 mU/L）**	**正常**	正常

药物

很多药物可通过干扰蛋白结合、影响甲状腺功能检查。表18.20列出了最常见的药物。应检测基础TSH值。

抗甲状腺抗体

甲状腺的血清抗体很常见，可能是损毁性的或刺激性的；偶尔在同一患者中同时存在。

损毁性抗体可能针对的是微粒体或甲状腺球蛋白；甲状腺微粒体抗体的抗原是甲状腺过氧化物酶(TPO)。TPO抗体在多达20%的正常人群中可以检测到，特别是在老年妇女中，但是其中仅有10%～20%发生明显的临床甲状腺功能减退。

典型的TSH受体的IgG抗体（TRAb）为刺激性的，但是偶尔为阻断性的；可用两种方法测定：

- 通过抑制TSH与其受体的结合（TSH结合抑制免疫球蛋白，TBII）
- 通过显示其刺激环磷酸腺苷（cAMP）[甲状腺刺激性免疫球蛋白(TSI)/TSI抗体，TSAb] 的释放。

甲状腺功能减退

病理生理学

甲状腺不活跃常常是原发的，源于甲状腺疾病，但是也可能继发于下丘脑-垂体疾病（TSH的产生减少）(表18.22)。它是最常见的内分泌疾病之一，在英国，总的患病率在女性超过1%，但男性低于0.1%；个体的终身患病率更高——女性可能高达9%，男性达1%，诊断时的平均年龄为60岁左右。

原发性甲状腺功能减退的原因

萎缩性（自身免疫性）甲状腺功能减退

这是甲状腺功能减退的最常见的病因，与导致甲状腺淋巴细胞浸润和甲状腺最终萎缩和纤维化的抗甲状腺自身抗体相关。女性是男性的6倍，它的发病率随年龄而升高。这种疾病与其他自身免疫性疾病如恶性贫血、白癜风和其他内分泌缺陷相关。在某些情况下，可发生间歇的甲状腺功能减退并可恢复；阻断TSH受体的抗体有时可能也是病因。

Hashimoto 甲状腺炎

这种形式的自身免疫性甲状腺炎同样在女性中更常见且最常见于中年后期，可产生伴随再生的萎缩性变化，导致甲状腺肿的形成。甲状腺常常是硬而韧的，但可以从柔软到坚硬。TPO抗体阳性，通常滴度非常高(＞1000 IU/L)。患者的甲状腺功能可能减退或正常，虽然他们可能经历了一个初始甲状腺毒症的阶段即桥本甲亢（“Hashi-toxicity”）。甲状腺素的治疗可缩小甲状腺肿，甚至在患者未发生甲状腺功能减退时。

产后甲状腺炎

这常常是在妊娠后观察到的暂时现象，可能涉及甲状腺功能亢进、甲状腺功能减退或二者相继出现。它是由妊娠期免疫系统的必要改变引起的，组织学上是一种淋巴细胞性甲状腺炎。该过程正常情况下是自限性的，但是当检测到常规的抗体时，进展成为永久性甲状腺功能减退的几率较高。

碘缺乏

在山区（阿尔卑斯山、喜马拉雅山脉、南美、中非）仍然存在饮食中碘缺乏的情况，在某些地区为“地方性甲状腺肿”，在那里，甲状腺肿、偶尔为巨大肿块患者

表18.22 甲状腺功能减退的原因

原发性	**手术后**
先天性	**辐射后**
发育不全	放射性碘治疗
异位甲状腺残余	颈部外照射
激素合成缺陷	**浸润**
碘缺乏	肿瘤
激素生成功能障碍	
抗甲状腺药物	**继发性**
其他药物	**垂体功能低下**
（例如锂、胺碘酮、干扰素）	单纯TSH缺乏
自身免疫	**甲状腺激素的周围抵抗**
萎缩性甲状腺炎	
Hashimoto 甲状腺炎	
产后甲状腺炎	
感染	
亚急性甲状腺炎之后	

很常见。依碘缺乏的严重性，患者可能为甲状腺功能正常或甲状腺功能减退。该病的机制被认为是在持续碘缺乏的情况下，临界的甲状腺功能减退导致刺激 TSH 和甲状腺肿大。

激素生成功能障碍

这种少见的疾病是由于甲状腺激素合成的遗传缺陷。患者发生伴随甲状腺肿的甲状腺功能减退。一个特殊的家系类型与感觉神经性耳聋相关（Pendred 综合征）。

临床特征（图 18.20）

甲状腺功能减退可能产生很多症状。甲状腺功能减退的另一个名词“黏液性水肿”是指黏多糖在皮下组织中积聚。缓慢、头发干枯、皮肤厚、声音低的患者经典画面，伴随体重增加、怕冷、心动过缓和便秘，使诊断很容易。然而更轻的症状更常见，并且难以与其他非特异性疲乏区分开。很多病例是在生化筛查中发现的。

某些环境可能增加了诊断的特殊困难：

- **儿童甲状腺功能减退**可能不表现典型的特征，但常有生长速度减慢，在校表现差和有时青春期发育停止。
- **甲状腺功能减退的年轻女性**可能无显著的体征。所有月经稀少/停经、月经过多、不育或高泌乳素血症的患者均应除外甲状腺功能减退。
- **甲状腺功能减退的老年人**可表现出很多与正常衰老难以鉴别的临床特征。

原发性甲状腺功能减退的检查

血清 TSH 是首选的检查；高 TSH 水平可证实原发性甲状腺功能减退。低的游离 T_4 水平可证实甲状腺功能减退的状态（如果强烈怀疑临床甲状腺功能减退而 TSH正常或降低，为排除TSH缺乏，这也是必不可少的）。

可能检测到甲状腺和其他器官特异性的自身抗体。其他异常包括以下方面：

- **贫血**：常常是正色素和正细胞类型，但也可能是大细胞性的（有时是由相关的恶性贫血引起的）或小细胞性的（在女性由于月经过多）
- 源于肌肉和（或）肝的**血清天冬氨酸转移酶水平的增高**
- **血清肌酸激酶水平增高**，与肌肉病相关
- **高胆固醇血症**
- 由于 ADH 增加和自由水清除受损的**低钠血症**。

治疗

应用左旋甲状腺素（甲状腺素，也就是T_4）终身替代治疗。起始剂量依赖于缺乏的严重程度以及患者的年龄和适应性，特别是心脏功能。在年轻和适应的患者中，每天 100 μg 是合适的，而每天 50 μg（2～4

症状
乏力/不适
体重增加
厌食
怕冷
记忆力减退
容貌改变
抑郁
性欲下降
甲状腺肿
眼睛浮肿
干、脆、难处理的头发
干燥、粗糙的皮肤
关节痛
肌肉痛
肌肉无力/僵硬
便秘
女性月经过多或月经稀少
精神病
昏迷
耳聋

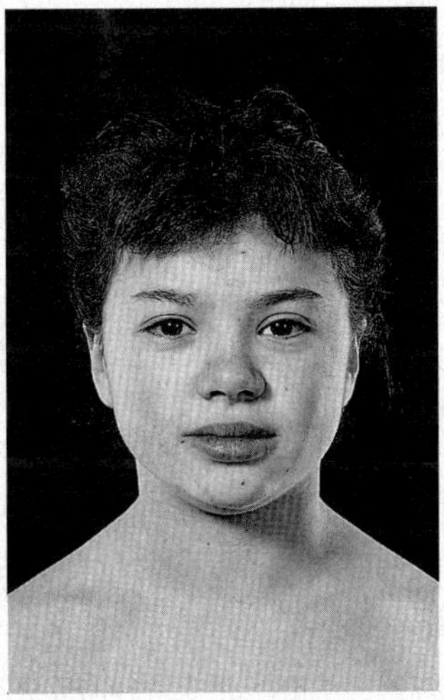

体征
反应减慢
共济失调
缺乏活动
耳聋
精神病/痴呆（少见）
眶周水肿
声音低
甲状腺肿
白皙红润的肤色
干燥的细头发
缺少眉毛
皮肤干燥
超重/肥胖
高血压
低体温
心力衰竭
心动过缓
心包积液
肌强直
肌肉张力高
近端肌肉病
松弛反射减慢
贫血
末梢凉
腕管综合征
水肿

图 18.20 （也见彩图 18.20）**甲状腺功能减退——症状和体征**。黑体提示有重要区别价值的体征。从亲属中常可获得病史。可出现其他自身免疫性疾病的症状。

周后增加至 100 μg）更适于体格小、年老或虚弱的患者。患有缺血性心脏病的患者需要甚至更低的起始剂量，特别是如果甲状腺功能减退是严重和长期的。大部分内科医师从每天 25 μg 开始并进行连续的 ECG 检查，如果心绞痛未出现或未加重且ECG未恶化，在每隔 3 ~ 4 周间隔时增加剂量。

在稳定剂量至少6周后应从临床上和通过甲状腺功能检测评价替代治疗的充分性；目标是将 T_4 和 TSH_4 恢复至正常范围。如果血清TSH仍然很高，T_4的剂量应该增加 25 ~ 50 μg，并在 6 周后重复检测。应该持续这种阶梯式的过程直到TSH正常，即使一些内科医师相信当T_4在正常高限而TSH轻度受抑时，一些患者才能完全恢复健康。通常的维持量是每天一次给药 100 ~ 150 μg；过量替代可能增加年龄超过 60 岁的患者的心房纤颤危险性。推荐每年检测甲状腺功能——它常常在基层医疗单位中进行，常常由社区“甲状腺登记”协助和推动。

T_4 对于临床的改善可能在 2 周或更长时间中仍未开始，症状的完全缓解可能需要 6个月。必须强调终身治疗的重要性，应该考虑到其他自身免疫性内分泌疾病发生的可能性，特别是Addison病或恶性贫血。在妊娠期间，常常需要增加大约 25 ~ 50μg 的 T_4 剂量以维持正常的 TSH 水平，妊娠期母亲 TSH 升高的孩子认知功能下降的证据说明：在妊娠期间最佳替代的必要性。

临界的甲状腺功能减退或“代偿性甲状腺功能正常”

患者常可见血清T_4水平正常偏低，而TSH 水平轻度升高。当有时该现象发生在手术或放射性碘治疗后时被看做是合理的“代偿”。当 TSH 持续高于 10 mU/L时，或当出现可能的症状、高滴度的甲状腺抗体或脂代谢紊乱时，通常推荐应用甲状腺素治疗。当 TSH 仅升高到边缘，应在3 ~ 6月以后重复检测。在男性中或当 TPO 抗体出现时，转为临床甲状腺功能减退者更常见。在实践中，在 TSH 边缘性升高（低于 10 mU/L）的患者，其含糊的症状很少对治疗有反应，但是可能需要替代的“治疗性试验”以证实症状与甲状腺无关。

黏液水肿性昏迷

严重的甲状腺功能减退，特别是在老年人，可能表现为意识错乱，甚至昏迷。黏液水肿性昏迷非常少见：常常表现为低体温，患者可能有严重的心力衰竭、低通气、低血糖和低钠血症。死亡率以前至少是 50%，患者需要全面的重症监护。最佳的治疗是有争议的而且缺乏资料；大部分内科医师推荐每 8小时应用2.5 ~ 5μg 的 T_3，口服或静脉，然后如上方所述增加剂量。不应大剂量静脉给药。此外的治疗，虽然未证实，应包括：

- 氧气（如果需要可经通气给予）
- 监测心排出量和血压
- 逐渐复温
- 氢化可的松静脉每 8 小时 100mg
- 葡萄糖输注防止低血糖症。

“黏液水肿性精神障碍”

在甲状腺功能减退患者中抑郁常见，但是在严重的甲状腺功能减退的老年患者中抑郁很少见，患者可能变得完全痴呆或为精神病样，有时有显著的幻觉。这可能在开始 T_4 替代后的短期内发生。

甲状腺功能减退的筛查

先天性甲状腺功能减退的发病率大约是 1/3500 新生儿。未治疗的严重的甲状腺功能减退会导致永久性神经和智力的损伤（“克汀病”，cretinism）。如在Guthrie试验中一样，用一滴血常规筛查新生儿以检测作为原发性甲状腺功能减退标志的高水平的 TSH，是有效率的和成本效益高的；如果在出生后的前几个月中开始应用 T_4，克汀病是可以防止的。

在老年患者中进行甲状腺功能异常的筛查阳性率低，筛查是有争议的，现在不推荐。然而，进行甲状腺手术或接受放射性碘治疗的患者应该定期检测甲状腺功能，接受锂或胺碘酮治疗的患者也应如此。

甲状腺功能亢进

甲状腺功能亢进（甲状腺过度活跃，甲状腺毒症）常见，在某一阶段中所有女性中大约 2% ~ 5% 受累，性别比为 5：1，大部分常常发生在 20 ~ 40 岁之间。几乎所有病例（> 99%）都是由内在的甲状腺疾病引起；垂体的原因是很少见的（表 18.23）。

表 18.23 甲状腺功能亢进的病因

常见的病因
Graves 病（自身免疫）
毒性结节性甲状腺肿
毒性孤立性结节 / 腺瘤

不常见的病因
急性甲状腺炎
　病毒性的（如de Quervain甲状腺炎，即亚急性甲状腺炎）
　自身免疫
　辐射后的
　产后的
妊娠甲状腺毒症（HCG 刺激的）
新生儿甲状腺毒症（母亲甲状腺自身抗体）
外源性碘
药物——胺碘酮
人为的甲状腺毒症（隐秘的 T_4 消耗）

少见病因
分泌 TSH 的垂体瘤
转移性分化的甲状腺癌
产生 HCG 的肿瘤
高功能的卵巢畸胎瘤（卵巢甲状腺肿样瘤）

Graves 病

Graves 病是甲状腺功能亢进的最常见病因，由自身免疫过程引起。血清 IgG 抗体与甲状腺 TSH 受体结合刺激甲状腺激素的生成，如 TSH 所为。这些 TSH 受体抗体在血清中能检测到。它与 HLA-B8、DR3 和 DR2 相关，并且在单卵双生子中有 50% 的一致性，在双卵双生子中有 5% 的一致性。

耶尔森菌属、大肠埃希菌和其他革兰阴性病原体都包含TSH结合位点。这增加了发病机制中启动事件可能性，即在遗传易感个体中发生“分子模拟”的感染的可能性，但在大多数病例中，精确的启动机制仍未证实。

在很多病例中甲状腺眼病伴有甲状腺功能亢进（见下文），但是其他Graves病的成分，例如Graves 皮肤病变是很少见的。偶尔淋巴结病和脾大会发生。Graves 病也与其他自身免疫性疾病相关，例如恶性贫血、白斑病和重症肌无力。

自然病史为一种起伏表现，很多患者表现为一种复发和缓解交替的类型；大概仅有 40% 的患者为单一发作。很多患者最终变为甲状腺功能减退。

甲状腺功能亢进 / 甲状腺毒症的其他原因

毒性孤立性腺瘤 / 结节（Plummer 病）

这在甲状腺功能亢进的病因中占大约 5%。在一个疗程的抗甲状腺药物治疗后通常不能缓解。

毒性结节性甲状腺肿

这常常发生在老年女性。抗甲状腺药物也很少能成功诱导缓解——虽然能控制甲亢。

de Quervain 甲状腺炎

该病是急性炎症过程中的暂时性甲亢，可能开始时是病毒性的。除了甲状腺毒症以外，常常有发热、不适和颈部疼痛，伴有心动过速和局部甲状腺触痛。甲状腺功能检查显示开始时为甲亢、红细胞沉降率（ESR）和血浆粘度增加，甲状腺摄取扫描显示在急性期摄取受抑。甲状腺功能减退，常常是暂时的，可能在随后几周出现。急性期的治疗是应用阿司匹林，在症状严重的病例中可短期应用泼尼松龙。

产后甲状腺炎

在本章相关部分介绍。

甲状腺功能亢进的临床特征

甲状腺功能亢进的症状和体征影响到身体的多个系统（图 18.21）。

甲状腺功能亢进的症状和体征随年龄和潜在病因的变化而变化。

- **眼部体征、胫前黏液性水肿和甲状腺杵状指**仅在 Graves 病中出现。胫前黏液性水肿是一种胫前浸润，基本上仅在眼病患者中出现（见下文）。甲状腺杵状指很少见，由手指杵状变、肿胀和骨膜新骨形成组成。
- **老年患者**常见的表现是心房纤颤、其他类型的心动过速和（或）心力衰竭，其他体征很少。任何发生心房纤颤的患者均应接受甲状腺功能检查。
- **儿童**常常表现为身材过高或生长速度过快，或有行为问题，如过度活跃。他们可能显示为体重增加而不是体重减轻。
- 在某些老年患者中的所谓的“**淡漠型甲亢**”，其

症状

体重减轻
食欲增加
易激惹/行为异常
不安
抑郁
僵硬
肌肉无力
颤抖
舞蹈徐动症
气促
心悸
怕热
瘙痒
口渴
呕吐
腹泻
眼部不适*
甲状腺肿
月经稀发
性欲丧失
男性乳房发育
指甲剥离
高身材（儿童）
出汗

*仅在Graves病中出现

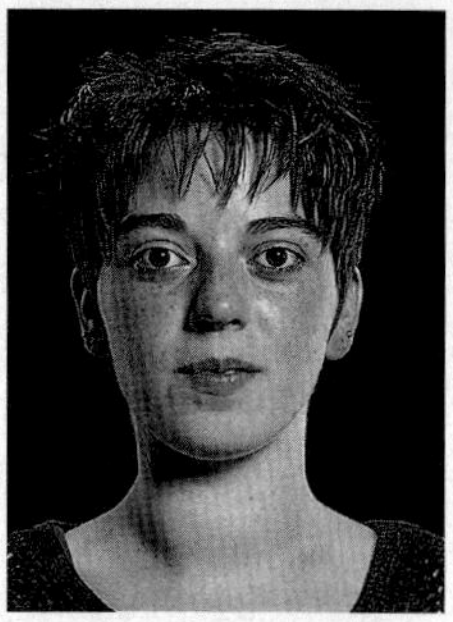

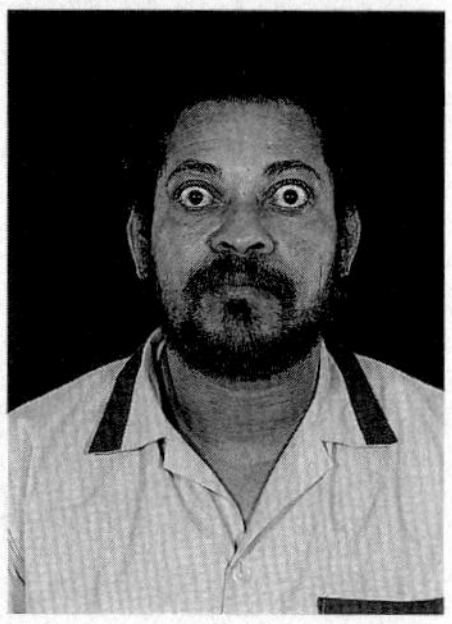

体征

颤抖
运动过度
易激惹
精神病

心动过速或心房纤颤
洪脉
外周温暖扩张
收缩型高血压
心力衰竭

眼病*
眼睑迟滞和“瞪眼”
结膜水肿
眼肌麻痹
眶周水肿
甲状腺肿，杂音
体重减轻

近端肌肉病
近端肌肉无力
指甲剥离
掌红斑

Graves皮肤病*
甲状腺杵状指
胫前黏液性水肿

*仅在Graves病中出现

图 18.21　（也见彩图 18.21）**甲状腺功能亢进——症状和体征**。黑体字的体征有重要的区分价值。

临床表现更像甲状腺功能减退。体征可能很少，临床高度怀疑是必不可少的。

鉴别诊断

甲状腺功能亢进的临床表现往往很明显，但是不能在缺少生化确认的前提下开始治疗。

轻度甲状腺功能亢进与焦虑状态较难鉴别；有助于鉴别诊断的阳性临床标志包括眼部体征、弥漫性甲状腺肿、近端肌肉病和肌群无力。甲亢中外周温暖的高动力循环可与焦虑状态时的冷湿手相鉴别。

检查

除了非常少见的TSH分泌过多以外，血清 TSH 在甲亢中是受抑制的（< 0.05 mU/L）。游离 T_4 或游离 T_3 升高可确诊甲状腺功能亢进；T_4 几乎一直是升高的，但是 T_3更敏感，偶尔会出现孤立的“T_3 型甲状腺毒症”。大部分 Graves 病患者出现 TPO 抗体和甲状腺球蛋白抗体。

TSH受体抗体检测并不是常规检查，但是其常常存在；甲状腺刺激性免疫球蛋白（TSI）80%阳性，TSH 结合抑制免疫球蛋白（TBII）出现在 60% ~ 90% 的 Graves 病例中。

治疗

有三种方案可供选择：抗甲状腺药物、放射性碘和手术。不同国家的医疗实践和信仰相差很大。

抗甲状腺药物

在英国常常应用卡比马唑，也应用丙基硫氧嘧啶。在美国用他巴唑（甲巯咪唑），为卡比马唑的活性代谢产物。这些药物可抑制甲状腺激素的形成，同时也具有其他次要作用；卡比马唑/他巴唑也是一种免疫抑制药物。药物的初始剂量和不良反应详见表 18.24。

虽然甲状腺激素合成下降的很快，但是 T_4 的长半衰期（7 天）意味着临床获益在 10 ~ 20 天内不显著。因为很多甲亢的表现是由交感神经系统介导的，所以可应用 β 阻滞剂快速控制部分症状，它们还可降低外周 T_4 向 T_3 的转化。优先选择的药物是无内在拟交感活性的药物，例如普萘洛尔（表18.24）。它们不能单独应用治疗甲亢，除非是自限性的疾病，如在亚急性甲状腺炎中一样。

后继的治疗或者是逐渐减量或者是“阻断和替代”治疗。没有一种治疗显示出明确的优势。

逐渐减量

1. 4 ~ 6 周后进行复诊，根据临床状况和 T_4/T_3 水平减少卡比马唑的剂量。TSH水平可能在几个月内仍然受到抑制，在此阶段起不到帮助作用。

2. 当临床和生化上甲状腺功能正常时，停止使用β阻滞剂。
3. 2～3月后复查，如果病情得到控制，减少卡比马唑的剂量。
4. 如果甲亢得到稳定的控制，在6～24个月的时间内逐渐减少剂量直至每天5 mg。
5. 当患者每天应用 5 mg 卡比马唑且甲状腺功能保持正常时，停止使用卡比马唑。

丙基硫氧嘧啶按照同样的方式应用（表18.24）。

"阻断和替代"疗法

按照此方案，给予抗甲状腺药物的全量，通常是每天应用卡比马唑 40 mg，以完全抑制甲状腺功能，同时每天应用 100 μg 的甲状腺素替代甲状腺活性，直到甲状腺功能恢复正常。此治疗方案通常持续 18 个月，据称其优势是能够避免过度治疗或治疗不足，并且能更好地应用卡比马唑的免疫抑制作用。孕妇禁用此方案，因为 T_4 通过胎盘的能力不如卡比马唑。

复发

大约 50% 的患者在完成一个疗程的卡比马唑或丙基硫氧嘧啶治疗后复发，大多是在随后的 2 年内，有时也可能在更长的时间后复发。此后需要长期应用抗甲状腺治疗，或考虑手术或放射性治疗（见下文）。大部分患者（90%）有弥漫性甲状腺肿，但有单个大结节或多结节性甲状腺肿的患者在一个疗程的抗甲状腺药物治疗后不太可能缓解。严重生化异常的甲亢在缓解期也很少能维持。

毒性

主要的不良反应是粒细胞缺乏，大约每1000例患者中发生 1 例，通常发生在治疗的 3 个月内。必须提醒所有患者，如果发生不明原因的发热或咽痛，应立即就诊——书面的提示是必不可少的。皮疹很常见，常常需要更换另一种药物。如果应用卡比马唑后发生毒性反应，可以改用丙基硫氧嘧啶，反之亦然；不良反应很少在应用另一种药物时重复出现。

放射性碘

放射性碘（RAI）可应用于任何年龄的患者，但孕妇和哺乳期妇女禁用。RAI 是美国最常用的治疗方法，而在欧洲更倾向于应用抗甲状腺药物。碘-131 经验性剂量，（通常是 200～500 MBq）可在甲状腺积聚并通过局部放射损坏腺体——虽然需要几个月才能完全起效。英国采用严格的放射安全条例，这可能对某些患者造成不便或令人不安。患者必须在接受放射性碘治疗前使甲状腺功能恢复正常，并且在放射性碘治疗前至少 4 天停用抗甲状腺药物，直到放射性碘治疗 3 天后重新开始。（很多患者的病情在 RAI 之前已经得到很好的控制，根本不需要重新开始。）

患者有时出现颈部的早期不适和甲亢的迅速恶化；如果发生恶化，患者应该接受普萘洛尔（表18.24）治疗；如果需要，可重新开始应用卡比马唑。甲状腺功能通常在2～3月内恢复正常。与应用抗甲状腺药物的患者相比，有甲状腺功能障碍的眼病患者在放射性碘治疗后，其眼部问题有可能更加重；这代表了 RAI 的部分禁忌，尽管通常可应用类固醇阻止恶化。

除了以上提到的紧迫问题之外，主要的并发症是永久性甲减发生率逐年递增，并将在随后的20年内影

表 18.24　治疗甲状腺功能亢进的药物

药物	常用起始剂量	不良反应	注释
抗甲状腺药物			
卡比马唑	每天 20～40 mg，每 8 小时一次或一次给药	皮疹、恶心、呕吐、关节痛、粒细胞缺乏（0.1%）、黄疸	活性代谢产物是他巴唑（甲巯咪唑） 轻度的免疫抑制活性
丙基硫氧嘧啶	100～200 mg 每 8 小时一次	皮疹、恶心、呕吐、粒细胞缺乏	额外阻断外周 T_4 向 T_3 转化
β 阻滞剂控制症状			
因为代谢率增加，甲亢时需要的剂量比正常情况下更高			
普萘洛尔	40～80 mg 每 6～8 小时一次	避免哮喘 在心力衰竭时谨慎应用	因为受体高度敏感，应用无内在拟交感活性的药物

响到大多数当事者。虽然75%的患者甲状腺功能在短期内恢复正常，但是小部分患者仍然为甲亢；增加放射性碘的剂量可改善反应的速度和反应率，但是增加了甲减发生的几率。必须长期监测甲状腺功能，应在治疗后的第一年内经常检测，以后每年至少检测一次。

放射性碘致癌的危险性长期处于争论之中，但是目前可以明确，总体癌症的发生率和死亡率在放射性碘治疗后并未增加（事实上在某些研究中是显著下降的），但是发生甲状腺癌的危险显著增加，尽管发生的概率在绝对值上仍然很低。

手术：甲状腺次全切除术

甲状腺次全切除术仅在术前达到甲状腺功能正常的患者中进行。传统的经验是手术前停用抗甲状腺药物10～14天，给予碘化钾（60 mg，每天3次），减少甲状腺的血管分布。

手术应由经验丰富的外科医生进行，以减少并发症的几率。

- 早期手术后出血可引起气管受压和窒息，属于罕见的急症，需要立即去除所有的夹子/缝线以去除血/血肿。
- 喉神经麻痹的发生率为1%。手术前应检查声带的活动。轻度的声嘶很常见，职业歌唱家最好避免甲状腺切除术！
- 多达10%的患者可发生暂时的低钙血症，不足1%的患者可发生永久性甲状旁腺功能减退。
- 甲亢一年复发率为1%～3%，以后每年复发率为1%。
- 大约10%的患者在一年内发生甲减，此百分比逐年增高。如果TPO抗体呈阳性，甲减发生的概率非常高。某些地区应用自动计算机甲状腺登记系统每年筛查TSH，数据显示很大一部分比例的甲亢患者在长期会转变为甲减。

治疗方案的选择

手术或放射性碘治疗的适应证：

- 患者自愿选择
- 持续的药物不良反应
- 药物治疗依从性差
- 药物治疗后甲亢复发。

手术特殊的适应证包括：

- 巨大甲状腺肿，抗甲状腺药物治疗后不能缓解。

甲状腺功能亢进的特殊状态

甲状腺危象或“甲状腺风暴”

甲状腺危象罕见，致死率达10%，为甲状腺功能亢进的迅速恶化，表现为高热、严重的心动过速和极度烦躁。应激、感染、给未经准备的患者进行手术以及放射性碘治疗常常促使其发生。细心处理后应该不再发生，大多数“危象”病例仅仅只是严重的甲状腺毒症但无并发症。

治疗急迫：危象开始后马上应用足量普萘洛尔，同时应用碘化钾、抗甲状腺药物、糖皮质激素（抑制多种甲亢表现），并进行全面的支持治疗。

妊娠甲亢和新生儿甲亢

怀孕期间甲亢发生少见，常为轻度。虽然TSH检测一般可靠，甲状腺功能检测可能误导诊断而使诊断困难。发病机制几乎都是Graves病。甲状腺刺激免疫球蛋白（TSI）穿过胎盘后刺激胎儿甲状腺。卡比马唑也能穿过胎盘，但是T_4却很难穿过胎盘，故禁用“阻断和替代”治疗。应用卡比马唑，给予所需最小剂量，同时必须监测胎儿（见下文）。因卡比马唑过度治疗能引起胎儿甲状腺肿，故应告知儿科医生相关信息，并在婴儿出生后立即对其进行检查。当应用常规剂量的卡比马唑或丙基硫氧嘧啶时，哺乳应该是安全的。

如果需要（需要大剂量、患者依从性差或药物不良反应），可进行手术，最好在妊娠第4个月到第6个月进行。应完全禁忌放射性碘治疗。

孕妇和胎儿的Graves病

有Graves病病史的孕妇可能携带有循环TSI。即使已经治疗（例如经过手术治疗），免疫球蛋白可能仍然存在并刺激胎儿甲状腺，使胎儿甲状腺功能亢进，而孕妇甲状腺功能仍能正常。

任何有Graves病史孕妇均应在妊娠期间进行监测。胎儿心率为胎儿甲状腺状态提供了直接的生物鉴定，故至少应该每月对其进行监测。胎儿心率大于160次/分时强烈提示胎儿甲状腺功能亢进，可对孕妇应用卡比马唑和（或）普萘洛尔进行治疗。为防止孕妇甲状腺功能减退，可给予T_4，因为T_4不容易通过胎盘而影响胎儿。用以预防早产的拟交感神经药禁忌使用，因其可以促使胎儿发生心动过速。

新生儿阶段也可发生甲状腺功能亢进，因为 TSI 的半衰期大约是 3 周。在新生儿表现为易激惹、不健壮、持续体重减轻、腹泻和眼征。甲状腺功能检测结果很难解释，因为新生儿的检测指标正常范围随年龄变化而变化。

儿童期后期的功能亢进可能与新生儿甲亢未治疗相关。

甲状腺激素抵抗

甲状腺激素抵抗为遗传疾病，由甲状腺激素受体异常引起。受体突变，则需要更高水平的甲状腺而导致激素以达到相同的细胞内作用。结果，正常反馈调节机制（见图 18.1）为保持正常甲状腺功能状态导致血中甲状腺素高水平而TSH水平正常。这样就造成两个结果：

- 第一，甲状腺功能检测异常，即使当患者甲状腺功能正常且无需治疗时；因为检测了游离T_4和TSH水平，故该问题无需特别注意。
- 第二，不同组织含有不同的甲状腺激素受体，在某些家系，特定组织的受体可能有正常活性。在这种情况下，用以保持在垂体和下丘脑水平（控制TSH的分泌）甲状腺功能正常的甲状腺激素水平可能高于在其他组织，如心脏和骨骼所所需要的甲状腺激素水平。这样，尽管血清TSH正常，这些组织也可能表现为“甲状腺毒症”。这种部分的甲状腺激素抵抗很难有效地治疗。

甲亢的长期效应

甲亢的长期随访研究显示其总体死亡率有轻度升高，并影响所有年龄群体；该现象尚未得到完全解释，且死亡易于诊断后的第一年发生。这样，看起来长期充分治疗甲亢的唯一风险只是增加了骨质疏松的风险。

甲状腺眼病

甲状腺眼病又称甲状腺功能异常眼病或 Graves 眼病。

病理生理学

Graves 眼病是因特异性自身免疫反应引起的球后组织炎症。眼外肌增粗和水肿导致眼球活动受限和眼球突出，多为双侧，也可为单侧。最终，由于压迫视神经可导致视神经萎缩。组织学表现为病灶水肿、糖胺聚糖聚积及纤维化。引起自身免疫反应的抗原尚不清楚，有证据表明在眶后组织中存在与TSH受体相似的免疫原性。

眼病是 Graves 病的一种表现，可发生在甲状腺功能亢进、甲状腺功能正常或甲状腺功能减退的患者。患者血清中几乎总是存在TSH受体抗体，但其作用机制尚不清楚。眼病在吸烟者中比较常见。

临床特征

甲状腺眼病临床表现具有特异性（图18.21），但其严重程度存在很大差异。多数 Graves 病患者自觉轻微疼痛，流泪疼痛或眼球突出及眼睑回缩引起凝视的情况也较为常见；少数病例发生比较严重的突眼；眼球活动受限，患者感觉不适及视神经受压引起视力受损非常少见。突眼和眼睑回缩可以影响眼睑闭合功能，导致角膜损伤，还可有眶周水肿、结膜水肿和炎症。

眼部表现与甲状腺毒症的生化指标不成比例，也不与抗甲状腺治疗与否成比例，但放射性碘治疗后常发生眼病恶化（为 15%，抗甲状腺药物治疗为 3%）。仅有5%～10%的患者会影响视力，感觉不适和容貌缺陷引起大多数患者的忧虑。

检查

如果甲状腺眼病症状典型且为双侧，不需要更多的检查，需测定 TSH、T_3 及 FT_4。

甲状腺眼病的分级有多种，但没有一种为大家公认。查体时应详细记录眼球运动、水肿和炎症的程度，测量突眼度以监测疾病进展情况。如果两眼外观或测量结果明显不同，应该考虑其他眶后占位性病变：眶部MRI检查可以排除其他病因，眼病的MRI表现为眼肌增粗和水肿。

治疗

患者存在甲状腺毒症时应该进行治疗，但治疗不会直接改善眼病，治疗过程中应避免出现甲状腺功能减退，后者可以加重眼病。建议吸烟者戒烟。眼病的治疗包括局部治疗和全身治疗，需要内分泌专家和眼科专家紧密协作。

- 给予**甲基纤维素或羟丙甲纤维素滴眼液**：起润滑作用，有助于改善不适感。
- **睡眠时采取头高卧位使部分患者得到缓解**，用绷带包扎以确保睡眠时眼睑闭合。
- 如果症状比较严重，**全身给予类固醇治疗**（泼尼松龙 30～120mg/d）常能减轻炎症反应；对于严重情况，甲泼尼龙静脉冲击疗法效果更迅速。
- **球后放射治疗**（20Gy，分次照射）用于严重病例，有助于改善炎症反应和眼球运动，但对眼球突出疗效不明显。
- 如果眼睑不能闭合，用**眼睑缝合术**以保护角膜。
- 有些情况需做**眶减压术**。
- **眼外肌矫正手术**可以改善因肌肉变化引起的复视，但这种手术应该在病情稳定 6 个月后进行。眼周的整形手术也有意义。

（高　莹译　高燕明校）

甲状腺肿（甲状腺增大）

甲状腺肿女性比男性常见，可分为生理性肿大和病理性肿大。

临床特征

体检发现的甲状腺肿高达人群的9%。最常见的甲状腺肿是由于颈部外观改变而被患者、朋友或亲属发现。大多数为无痛性，但疼痛或不适可见于急性情况。甲状腺肿大明显者可以出现吞咽和呼吸困难，表明食管或气管受压。

较小的甲状腺肿在吞咽时比触诊更容易被发现。临床查体应该记录腺体的大小、形状、质地和活动性以及其下缘是否清楚（鉴别有无胸骨后甲状腺肿）。可有血管杂音。还应检查相应的淋巴结，如有可能应测量气管位置。需评价患者的临床甲状腺功能状态。

应该询问患者的药物治疗史和放射线照射史，尤其是含碘制剂的应用。

应该特别注意下列几点：

- 青春期和妊娠期可发生甲状腺弥漫性增大。
- 疼痛性甲状腺肿可由甲状腺炎、囊肿出血或极罕见的甲状腺肿瘤引起。
- 卡比马唑或丙基硫氧嘧啶过量可引起甲状腺肿。
- 碘缺乏和内分泌机能障碍（见前述）也可引起甲状腺肿。

评估

任何甲状腺肿均应从两个主要方面进行评估：病理性质和患者甲状腺功能状态。

病理性质常可从临床上判断；甲状腺肿通常分为弥漫性肿大和结节性肿大，其原因不同（表 18.25）。

弥漫性甲状腺肿

单纯性甲状腺肿

单纯性甲状腺肿的原因不清，甲状腺通常光滑柔软，可能与甲状腺生长刺激抗体有关。

自身免疫性甲状腺疾病

Hashimoto桥本，甲状腺炎和甲状腺毒症均可表现为不同程度的弥漫性甲状腺肿大。甲状腺毒症常有血管杂音。

甲状腺炎

甲状腺弥漫性肿大可有急性触痛，有时是剧烈疼痛，提示急性病毒性甲状腺炎（de Quervain 甲状腺炎）。这常与全身性病毒感染有关，有一过性的临床甲状腺功能亢进，伴血清 T_4 升高。

表 18.25　甲状腺肿的病因和分类

弥漫性	结节性
单纯性甲状腺肿	多结节性甲状腺肿
生理性（青春期、妊娠期）	单结节性甲状腺肿
自身免疫性	纤维化性（Reidel甲状腺炎）
Graves 病	囊性
Hashimoto 病	**肿瘤**
甲状腺炎	腺瘤
急性（de Quervain 甲状腺炎）	癌症
碘缺乏（地方性甲状腺肿）	淋巴瘤
内分泌机能障碍	
致甲状腺肿物质（如磺酰脲）	**其他**
	结节病
	结核病

结节性甲状腺肿

多结节性甲状腺肿

多结节性甲状腺肿最常见，尤其是在老年人。患者甲状腺功能多正常，但有时表现为甲状腺功能亢进，或临界伴TSH水平降低而T_3、T_4正常。多结节性甲状腺肿是气管和（或）食管受压最常见的原因，可引起喉神经麻痹。肿大可以延伸至胸骨后。典型的多结节性甲状腺肿在临床上很容易发现，但应该注意的是，由于现代、高分辨力超声检查的应用在临床上弥漫性增大的甲状腺和自身免疫性疾病相关的甲状腺内常发现多个小结节。这些结节在正常人群中也被发现高达40%。

单结节性甲状腺肿

单结节性甲状腺肿的诊断存在一定困难。任何单发结节应该考虑恶性的可能——但绝大多数单发结节为囊性或良性病变，可能仅仅是多结节性甲状腺肿中的最大结节。诊断的难点是鉴别占少数的恶性结节，因为后者需要手术治疗，而大多数良性结节不需要手术。疼痛、迅速增大或伴淋巴结肿大病史提示甲状腺癌的可能，但检查为首要的。恶性结节的风险因素包括：既往放射线照射史、长期碘缺乏和家族史。

单发毒性结节（Plummer综合征）极罕见，可能与T_3毒症有关。

纤维化性甲状腺肿

纤维化性甲状腺肿（Riedel甲状腺炎）非常罕见，其甲状腺多为木样，与其他部位纤维化有关。甲状腺肿大不规则、质地坚硬，与甲状腺癌鉴别困难。

恶性病变

除了甲状腺癌（见下文），甲状腺转移癌或原发淋巴瘤极少见。

检查

根据临床表现进行适当的检查：

- **甲状腺功能检查**——TSH、FT_4或T_3（见表18.21）。
- **超声检查**：高分辨率超声检查是描述结节的敏感方法，能区别结节是囊性的还是实性的，此外多结节性甲状腺肿在临床触诊发现单发结节时可以确定。但不幸的是，囊性结节也可能是恶性的，多结节性甲状腺肿也可发生肿瘤；因此，常需要进行甲状腺细针抽吸检查（见下文），且常在超声引导下进行穿刺。
- **胸部和胸廓入口处X线检查**：在巨大甲状腺肿或有临床症状的患者，可以发现气管受压情况和胸骨后甲状腺肿。
- **甲状腺细针抽吸**（FNA）**细胞学检查**：有单发结节或在多结节甲状腺肿中有一个较大结节的患者有5%可能为恶性，故而应进行FNA。此项检查在门诊即可进行。细胞学家通常可以鉴别可疑或确定的恶性结节。

  FNA的应用减少了同位素扫描的使用，同时减少了不必要的手术。然而，FNA检查有5%的假阴性率，必须引起注意（并向患者说明情况）。当单发甲状腺结节被推断为良性而未切除时，需要继续观察。
- **甲状腺扫描**：在诊断甲状腺结节时，FNA很大程度上取代了同位素扫描。甲状腺扫描（^{125}I或^{131}I）可以区分功能性（热结节）和非功能性（冷结节）甲状腺结节。热结节极少为恶性病变，而10%的冷结节为恶性病变。

治疗

多数甲状腺肿较小而无症状，可以观察治疗（包括患者长期自我检测）。尤其是青春期和妊娠期甲状腺肿，甲状腺功能正常极少需要干预，患者的甲状腺肿可能会自发消失。如果患者甲状腺功能异常，应该调整甲状腺功能至正常。手术治疗的指征如下：

- **恶性可能**：生长迅速、疼痛、颈淋巴结肿大、声音改变或颈部照射史应考虑有恶性可能。阳性或可疑FNA结果更需要手术治疗；即使FNA结果阴性，如果存在可疑，手术也是必要的（尤其是当患者担心假阴性结果时）。
- **气管或食管压迫症状**：应除外胸骨后甲状腺肿。
- **美容要求**：尽管功能和解剖学上为良性，但巨大甲状腺肿常引起患者忧虑。

甲状腺癌

甲状腺癌的类型、特点和治疗列于表18.26。甲状腺肿瘤虽然不常见，但英国每年有400例死于甲状腺

表 18.26 甲状腺恶性肿瘤的分类

细胞类型	百分比	特点	转移	预后
乳头状	70%	发生于年轻患者	局部，有时肺部或骨骼转移	好，尤其是年轻患者
滤泡状	20%	女性比较常见	转移到肺部或骨骼	如果能切除预后好
未分化	< 5%	浸润性	局部浸润	很差
淋巴瘤	2%	不定		有时对放射治疗敏感
髓样细胞	5%	常有家族史	局部和远处转移	差，但生长缓慢

癌的患者。甲状腺癌患者中90%存在甲状腺结节（见上述），偶尔以颈部淋巴结病（约5%）、肺、脑、肝或骨转移症状发病。

来源于甲状腺上皮的癌可以是乳头状或滤泡状（分化型）或未分化癌，而髓样癌（约占所有甲状腺癌的5%）来源于分泌降钙素的C细胞。淋巴瘤来自甲状腺内。甲状腺上皮细胞癌的发病机制尚不清楚，但一些患者有乳头状腺癌的家族史，且与头颈部照射史或摄入放射性碘有关（如Chernobyl放射事故后）。这些肿瘤组织很少产生激素，故甲状腺功能亢进罕见；而90%以上的肿瘤组织分泌甲状腺球蛋白，因此，甲状腺球蛋白可作为一种肿瘤标志物。

乳头状和滤泡状甲状腺癌

治疗主要是外科手术，对于局限性病变进行甲状腺全切或次全切除术。对于较广泛的病变，切除范围需扩大，包括颈部转移淋巴结或局部受累组织。

大多数肿瘤摄取碘。如果病变广泛（或“高度危险”）或如果在随访中甲状腺球蛋白水平升高，用放射性碘治疗（高剂量：5.5 ~ 7.5GBq），可被残存的甲状腺组织或转移组织摄取。这种方式除去正常甲状腺后，放射性碘扫描可以用来定位残余的病变组织（用低剂量）或给予治疗（用高剂量）。局部浸润和淋巴结浸润最常见，肺部和骨骼是最常见的远位转移部位。

在组织学上手术完全切除和（或）放射性碘治疗和扫描完成后，给予患者抑制剂量的甲状腺素（足以抑制TSH水平在正常范围以下）。病情进展情况用临床和生化检查监测，血清甲状腺球蛋白作为肿瘤标志物；甲状腺素治疗时其水平低，有甲状腺肿瘤组织残留时水平高。甲状腺球蛋白的测定可以在停用甲状腺素治疗后（甲状腺素明显升高期），也可以更简单地用重组TSH（TSHα，rhTSH）进行。

局限于甲状腺内的肿瘤手术切除后，预后极好，即使诊断时已经发生转移，应用特殊治疗预后也相对较好。40岁以下的乳头状癌患者比40岁以上的滤泡状癌患者预后好。

未分化癌和淋巴瘤

这些肿瘤对放射性碘无反应，外照射治疗仅能短期延缓病情。

髓样癌

髓样癌常与多发性内分泌瘤（MEN 2）相关，治疗常采用甲状腺全切。局部浸润或远处转移常见，尽管肿瘤生长缓慢但对治疗反应差。应对患者家人进行筛查，以发现该肿瘤和其他内分泌肿瘤。

（卢桂芝译　高燕明校）

推荐读物

Cooper DS (2003) Hyperthyroidism. *Lancet* **362**: 459-468.

Hegedus L (2004) The thyroid nodule. *New England Journal of Medicine* **351**: 1764-1771.

Pearce EN et al. (2003) Thyroiditis. *New England Journal of Medicine* **348**: 2648-2655.

Roberts GGP (2004) Hypothyroidism. *Lancet* **36**: 793-798. Sherman SI (2003) Thyroid carcinoma. *Lancet* **361**: 501-511.

Weetman AP (2000) Medical progress: Graves' disease. *New England Journal of Medicine* **343**: 1236-1248.

糖皮质激素轴

肾上腺的解剖和功能

人类肾上腺包括皮质和髓质两部分，双侧共重8 ~ 10 g，外部皮质分三个带（网状带、束状带和球状带），合成类固醇；内部髓质合成、储存和分泌儿茶酚胺（见肾上腺髓质）。

肾上腺类固醇根据主要生理作用分成三大类。

糖皮质激素

糖皮质激素因作用于糖类代谢而得名。表18.27列出其主要作用。

表 18.28 列出常见类固醇的相对作用。

盐皮质激素

它们主要作用于肾远端肾小管，维持细胞外钠钾平衡。醛固酮只在球状带生成，是人类主要的盐皮质激素（大约 50%）；皮质酮发挥一小部分作用。皮质醇的盐皮质激素作用较弱，但量相当大。然而，肾脏的盐皮质激素受体很大程度受其过量的保护，通过 11β- 羟类固醇脱氢酶，皮质醇在肾内转变（“穿梭机制”，shuttle）为无活性的可的松。

雄激素

尽管雄激素分泌量相当大，但在外周代谢为睾酮或双氢睾酮前，大多只具有相对较弱的内在雄激素活性。

生物化学

所有类固醇的基本结构相同［图 18.22(b)］，它们之间的化学差异很小。它们的主要生物合成途径如图 18.22（a）所示。

生理学

肾上腺生成的**糖皮质激素**受下丘脑 - 垂体调控（图 18.23）。

促肾上腺皮质释放激素（CRH）由下丘脑分泌，基于下丘脑昼夜节律性、对应激和其他刺激的反应。CRH 沿门脉系统下行刺激腺垂体释放 ACTH 。ACTH 来源于激素原阿片-促黑素细胞皮质素原，在垂体内经复杂的处理过程生成 ACTH 和大量包括 β 促脂素和 β 内啡肽在内的其他肽类。许多肽包括 ACTH 在内，含

表 18.27　糖皮质激素的主要作用

升高或受刺激	降低或被抑制
糖异生	蛋白合成
糖原储存	宿主对感染的反应
蛋白分解	淋巴细胞转化作用
脂肪储存	迟发型超敏反应
钠潴留	循环淋巴细胞
钾丢失	循环嗜酸性粒细胞
自由水清除	
尿酸生成	
循环中性粒细胞	

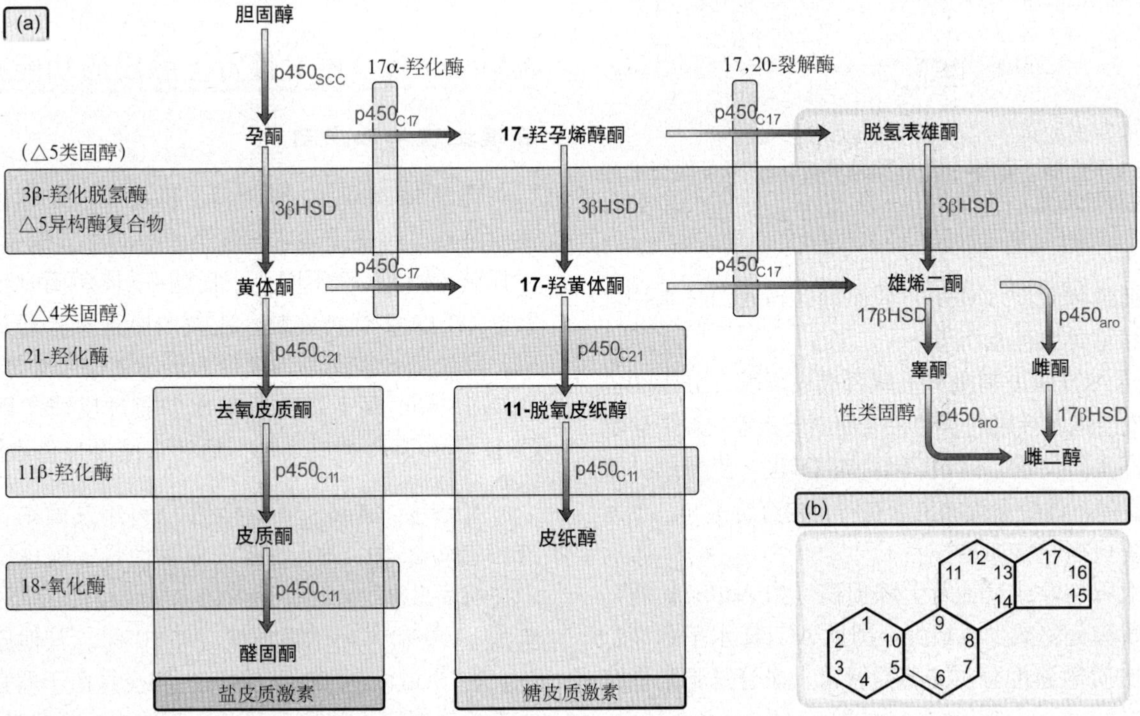

图 18.22 （也见彩图 18.22)(a) **主要类固醇的生物合成途径**。红色示酶催化反应：p450 酶位于线粒体内，一种酶催化几个反应步骤；3βHSD（羟化类固醇脱氢酶）位于胞浆，与内质网结合；已发现 17βHSD 和 $p450_{aro}$ 主要在性腺。(b) **类固醇分子**。

表18.28 等量的常见天然和合成类固醇的相对糖皮质激素和盐皮质激素作用		
类固醇	糖皮质激素作用	盐皮质激素作用
皮质醇（氢化可的松）*	1	1
泼尼松龙	4	0.7
地塞米松	40	2
醛固酮	0.1	400
氟氢可的松	10	400

* 皮质醇被简单定义为1。

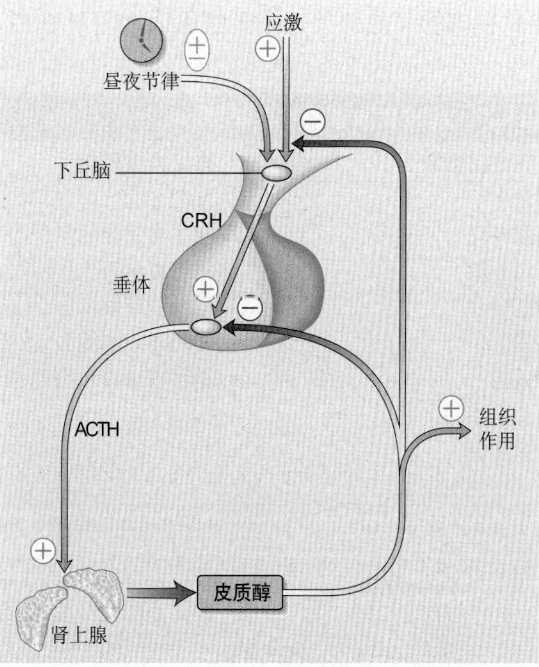

图 18.23 下丘脑 - 垂体 - 肾上腺轴调控。CRH：促肾上腺皮质激素释放激素。

有黑素细胞刺激素（MSH）样序列，当ACTH水平显著升高时可导致色素沉着。

循环ACTH可刺激肾上腺合成皮质醇。分泌的皮质醇（或给患者应用的其他合成糖皮质激素）对下丘脑和垂体产生负反馈，抑制CRH/ACTH进一步释放。根据昼夜节律，调控系统的定点在一天内有所不同，严重应激系统负担通常加重。

肾上腺切除或其他肾上腺损伤（如Addison病）后，皮质醇分泌减少或缺失；因此ACTH水平升高。

盐皮质激素的分泌主要受肾素－血管紧张素系统调控。

糖皮质激素异常的检查

基础水平

ACTH和皮质醇是脉冲式释放，和应激反应性释放。因此，取血样时必须注意以下几点：

- 应精确记录取血时间。常规基础水平在接近昼夜节律变化峰值的早8点到9点之间获得。
- 将应激降到最低水平。
- 应用合适的参考范围（针对时间和分析方法）。

抑制和刺激试验被分别用于怀疑皮质醇生成过度和缺乏时。

地塞米松抑制试验

正常个体应用合成糖皮质激素会立即产生对CRH和ACTH的反馈抑制作用，因此抑制内源性皮质醇的分泌（大多数皮质醇分析方法不能测定地塞米松）。现有三种试验可应用于Cushing综合征的诊断和鉴别诊断（表18.29）。

ACTH刺激试验

给予合成ACTH（替可克肽，由人类ACTH的前24个氨基酸组成）可刺激肾上腺产生皮质醇。详见表18.29和Box18.1。

Addison病：原发性肾上腺皮质功能减退

病理生理学和病因

在Addison病，整个肾上腺皮质被破坏。因此糖皮质激素、盐皮质激素和性类固醇的生成减少。（这与下丘脑-垂体疾病不同，下丘脑-垂体疾病时盐皮质激素分泌功能多保持完整，主要由血管紧张素Ⅱ刺激生成。肾上腺性类固醇生成也大多不依赖于垂体作用。）在Addison病，低皮质醇水平通过反馈作用可导致CRH和ACTH合成增加，后者直接参与色素沉着。

发病率：Addison病罕见，每年发病率3～4/百万，患病率40～60/百万。原发性肾上腺皮质功能减退症明显多见于女性，最常由自身免疫性疾病引起（在英国＞90%），而不是结核（＜10%）。其他原因很少见（表18.30）。自身免疫性肾上腺炎是由于器官特异的自身抗体对肾上腺皮质的破坏而造成，常见抗原为21-

表 18.29 Cushing 综合征和 Addison 病诊断中应用的地塞米松抑制试验和 ACTH（二十四肽促皮质素）试验

试验和方案	测定	正常试验结果或阳性抑制	应用和解释
地塞米松（对 Cushing 综合征）			
前晚			
晚上 11 点上床前服 1mg	第 2 天早 9 点测血浆皮质醇	血浆皮质醇＜ 100 nmol/L	门诊筛查试验 有一些"假阳性"
小剂量			
0.5 mg 每 6 小时 1 次 从 0 天早 9 点起，共服 8 次	0 天和 2 天早 9 点 测血浆皮质醇	第二个标本血浆 皮质醇＜ 50 nmol/L	用于 Cushing 综合征的诊断
鉴别诊断中应用的大剂量			
2mg 每 6 小时 1 次 从 0 天早 9 点起，共服 8 次	0 天和 2 天早 9 点 测血浆皮质醇	2 天血浆皮质醇水平 小于 0 天水平的 50%， 提示垂体依赖性疾病	Cushing 综合征的鉴别诊断 大约 90% 的垂体依赖性疾病病例呈抑制
ACTH（二十四肽促皮质素） （针对 Addison 病）			
短程			
替可克肽 250 μg 静脉注射 或肌肉注射	用药前和用药后 30 分钟 测血浆皮质醇	用药后 30min 皮质醇＞ 600 nmol/L	排除原发肾上腺衰竭
长程			
长效替可克肽 1mg 肌肉注射	用药前和用药后 1、2、3、4、5、8 和 24 小时分别测血浆皮质醇	最大值＞ 1000 nmol/L 升高＞ 550 nmol/L	证明或排除肾上腺抑制 （而非原发肾上腺衰竭）

血浆皮质醇数值依赖于应用的测定方法——必须参考当地实验室的参考范围。

表 18.30 原发性肾上腺皮质功能减退的病因

自身免疫性疾病 （在英国近 90%）	浸润 恶性破坏
结核（在英国＜ 10%）	淀粉样沉积
外科切除	Schilder 病 （肾上腺脑白质病）
出血 / 坏死 脑膜炎球菌败血症 静脉造影术	

羟化酶。在多腺体自身免疫综合征I型和II型（如1型糖尿病、恶性贫血、甲状腺炎、甲状旁腺功能减退、卵巢早衰）存在与其他自身免疫性疾病的相关性。

临床特征

临床特征如图 18.24 所示。Addison 病的症状学常不明显且不特异。这些症状可能为Addison危象的前奏后者伴随由并发疾病、意外或手术造成的严重低血压和脱水。

90%以上的病例以色素沉着（钝、石板色、灰-褐色）为主要体征。

80% ~ 90% 的病例存在由于低血容量和钠丢失导致的体位性收缩期低血压，即使卧位血压可能正常。盐皮质激素缺乏是低血压的原因。

检查

一旦怀疑Addison病，急需做相关检查。如果患者病得很严重或有低血压，静脉注射生理盐水的同时需要肌肉注射氢化可的松100mg。在为测定血浆皮质醇水平采取血样之后，立即进行上述治疗较为理想。也可以立即行ACTH刺激试验。全面的检查应等到紧急处理（见下文）后患者情况有所改善之后。试验如下：

- **单次皮质醇测定**：价值很小，尽管一天中随机皮质醇水平低于 100 nmol/L 有高度提示意义，随机皮质醇＞ 550 nmol/L，则诊断的可能性很小（但不是不可能）。
- 应行**短程 ACTH 刺激试验**（见表 18.29）。可见皮质醇反应缺失或受损，若有必要，可行长程ACTH刺激试验来排除由于类固醇或 ACTH 缺乏引起的

症状

体重下降
厌食
不适
乏力
发热
抑郁
阳痿/停经
恶心/呕吐
腹泻
意识模糊
体位性低血压晕厥
腹痛
便秘
肌痛
关节或背痛

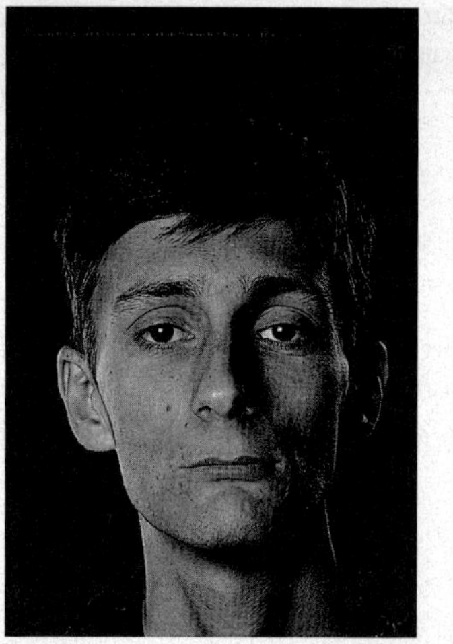

体征

色素沉着，尤其是新瘢痕和掌皱褶处
口腔色素沉着
体位性低血压
体重下降
全身乏力
脱水
脱发
(白斑)

图18.24 （也见彩图18.24）**原发性肾上腺皮质功能减退（Addison病）——症状和体征**。黑体字示鉴别诊断价值较大的体征。

肾上腺抑制。

- **早9点血浆ACTH水平**：属水平升高（> 80 ng/L），同时皮质醇水平低或为正常低限可确定原发性肾上腺皮质减退。
- **电解质和尿素**典型可显示低钠血症、高钾血症和高尿素水平，但是也可正常。
- **血糖**可能低，伴有症状性低血糖。
- **肾上腺抗体**可存在于许多自身免疫性肾上腺炎患者。
- **胸部和腹部X线**可能有结核和（或）肾上腺钙化的证据。
- **血清醛固酮**水平降低，而血浆肾素活性高。
- 有时可见**高钙血症和贫血**（补水治疗后）。治疗后恢复，但有时是诊断的第一线索。

治疗

急性肾上腺皮质功能减退需要紧急处理（急诊Box18.1）。

长期进行糖皮质激素和盐皮质激素替代治疗；如果有或怀疑结核，必须进行抗结核治疗。替代剂量详见表18.31。也建议脱氢表雄酮（DHEA）替代治疗，尽管有待于长期研究，但研究表明（DHEA）替代治疗可改善症状。

糖皮质激素剂量是否合适根据以下判定：

- 临床表现健康，体重恢复正常但不超重
- 氢化可的松替代治疗时一天中皮质醇水平正常（皮质醇水平不能用于评估合成类固醇）。

氟氢可的松替代量估计依据：

急诊 Box18.1 急性肾上腺皮质功能减退的处理

- 临床表现：低血压、低钠血症、高钾血症、低血糖症、脱水、色素沉着，易发生感染、心肌梗死、创伤或手术。主要缺乏钠盐、类固醇和葡萄糖。
- 假设心血管功能正常，需要以下处理：
- 应在30 ~ 60分钟内给生理盐水1000 ml，同时静脉小壶给氢化可的松100 mg。
- 接着在24小时内给生理盐水数千毫升（必要时用中心静脉压估计），加氢化可的松100 mg肌肉注射，每6小时1次，直到患者临床体征稳定。
- 如果有低血糖，应输注葡萄糖。
- 除非患者不能口服，否则应开始口服替代治疗，起始氢化可的松剂量为20mg，每8小时1次，几天后减为20 ~30 mg，分次服（表18.31）。
- 不必急着给予氟氢可的松，因为大量皮质醇可提供足够的盐皮质激素活性，可过后给予。

- 血清电解质恢复到正常
- 血压对体位的反应（直立2分钟后收缩压下降不应> 10 mmHg）
- 血浆肾素活性被抑制到正常。

建议患者

所有需要类固醇替代治疗的患者应该：

- 懂得如何因并发疾病而加大类固醇剂量
- 携带一张“类固醇卡片”
- 佩带医疗警戒手链（或类似物），上面详细介绍他们的病情，以便一旦发现他们有神志不清表现能紧急给予替代治疗

表18.31 原发性肾上腺皮质功能减退症成年患者类固醇替代治疗的平均剂量

药物	剂量
糖皮质激素	
氢化可的松	20 ~ 30 mg/d 如睡醒时 10mg，中午 12 点时 5mg，下午 6 点时 5mg
或	
泼尼松龙	7.5mg/d 睡醒时5mg，下午6点时2. 5mg
偶尔	
地塞米松	0.75mg/d 睡醒时0.5mg，下午6点时0.25mg
盐皮质激素	
氟氢可的松	50 ~ 300μg/d

- 家里备有一安瓿（最新的）氢化可的松，以备万一不能口服时，可由自己、家人或全科医生注射。

继发性肾上腺皮质功能减退

本病可能由于下丘脑 - 垂体疾病（ACTH 生成不当）或长期类固醇治疗抑制下丘脑-垂体-肾上腺轴造成。

大多数下丘脑-垂体疾病患者表现为全垂体功能减退，不仅需要皮质醇而且需要 T_4 替代治疗；这种情况下，在 T_4 治疗前必须先行氢化可的松治疗。

继发性肾上腺皮质功能减退的最常见原因是由于对非内分泌疾病进行的长期糖皮质激素治疗。下丘脑-垂体轴和肾上腺二者均可受抑，而患者感觉不适的症状较隐匿。长程 ACTH 刺激试验应表现为皮质醇反应延迟。撤掉类固醇常常是长期而艰巨的过程。

Cushing 综合征

Cushing 综合征是用以描述高循环游离糖皮质激素的临床状态的术语。其最常发生在合成类固醇或ACTH治疗后（见下文）。很少见自发性 Cushing 综合征。

病理生理学和病因

自发性Cushing综合征罕见，发病率小于每年5/百万人口。

通常 Cushing 综合征的病因被分为两组（表 18.32）：

表 18.32 Cushing 综合征的病因

ACTH 依赖性疾病
垂体依赖性（Cushing 病）
产生 ACTH 异位肿瘤
应用 ACTH
非 ACTH 依赖性疾病
肾上腺腺瘤
肾上腺癌
应用糖皮质激素
其他
酒精诱导的假性 Cushing 综合征

- 循环 ACTH 水平升高，源自垂体（占 65% 病例）称为 Cushing 病，或源自非垂体性 ACTH 生成的异位肿瘤（10%），可发生于机体任何部位，导致糖皮质激素过量。
- 内源性皮质醇分泌过量（占自发病例的25%），见于肾上腺肿瘤或结节样增生，对 ACTH 产生抑制作用（生理性）。罕见病例是由于肾上腺皮质细胞上其他激素［如葡萄糖依赖性促胰岛素分泌肽(GIP)、LH 或儿茶酚胺］的受体表达异常。

临床特征

Cushing 综合征的主要临床特征是糖皮质激素过量的临床表现，如图 18.25 所示。

- **色素沉着**只发生在 ACTH 依赖性病例。
- **Cushing 样外表**可见于酗酒者（假性 Cushing 综合征），对其病生理学的了解还很少。
- 常见**糖耐量受损**（IGT）或**糖尿病**，尤其见于异位 ACTH 综合征。
- **低钾血症**：常见于异位 ACTH 分泌，是由于皮质醇的盐皮质激素活性。

诊断

检查分两个阶段：

1. 确定 Cushing 综合征存在与否
2. 病因的鉴别诊断（如垂体性、肾上腺性或异位性）。

确定诊断

大多数肥胖、多毛和高血压患者并没有 Cushing 综

症状

体重增加（向心性）
外表改变
抑郁
失眠
停经/月经稀发
性欲低
皮肤薄/易青肿
毛多/痤疮
肌乏力
儿童生长停滞
背痛
多尿/烦渴
精神病

旧照片可能有帮助

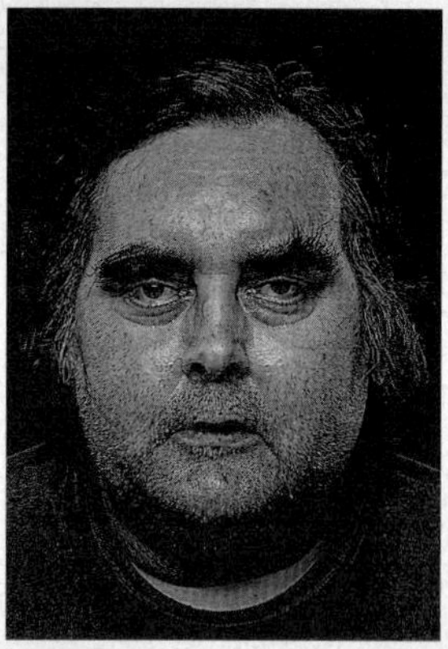

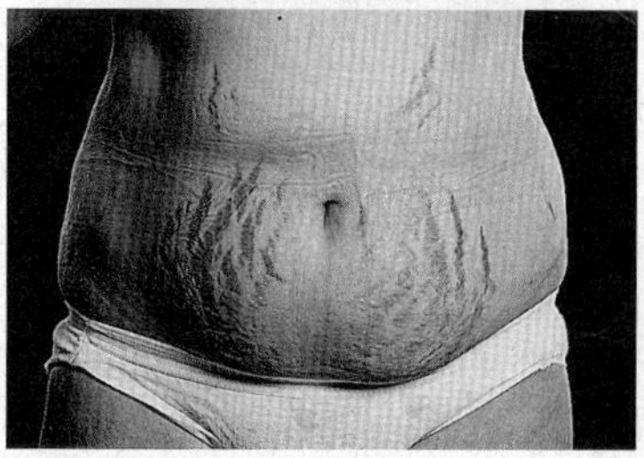

体征

满月脸
多血症
抑郁/精神病
痤疮
多毛症
前额变秃（女性）
皮肤薄
瘀斑
伤口不易愈合
色素沉着
皮肤感染
高血压
骨质疏松
病理性骨折
（尤其椎骨和肋骨）
脊柱后弯
水牛背（背部脂肪垫）
向心性肥胖
皮肤紫纹（紫或红）
肋骨骨折
水肿
近端肌病
近端肌肉易疲劳
糖尿

图 18.25 （也见彩图 18.25）Cushing 综合征——症状和体征。黑体字示在 Cushing 综合征与单纯性肥胖和多毛症鉴别中最有价值的体征。

合征，而一些真正 Cushing 综合征患者的临床体征相对较不明显。确证试验可证实皮质醇分泌不适当，并且不受外源糖皮质激素的抑制：肥胖和抑郁症对判断可造成困难，因为肥胖和抑郁症时皮质醇的动力学异常。随机测定皮质醇毫无价值。偶尔可见所谓的周期性 Cushing，出现和消失的患者。

确定诊断的检查包括：

- **48 小时小剂量地塞米松试验**（见表 18.29）。在正常个体，血浆皮质醇被抑制至浓度< 50 nmol/L。在Cushing 综合征患者，血浆皮质醇水平不能完全被抑制（尽管在少数病例，皮质醇水平降得很低）。这个试验高度敏感（>97%）。晚上的地塞米松试验简单些，但假阳性率较高。
- **24 小时尿游离皮质醇测定**：这是一种简单的方法，但可靠性差。结果多次正常（体重校正后）提示诊断可能性很小，但是有些 Cushing 综合征患者的一些尿标本结果正常（近 10%）。
- **昼夜节律**：住院48小时后，在早上9点和午夜12点（不要事先告诉患者）分别取血测皮质醇。正常个体血皮质醇具有明显昼夜变化（见图18.2）；尽管 Cushing 综合征早上 9 点血皮质醇水平可能正常，但是午夜皮质醇水平高（> 100 nmol/L）。
- **其他试验**：Cushing 综合征患者常有对诊断试验不反应的特例。如果初步试验后临床上仍疑为Cushing 综合征，则需要专科检查，可能包括胰岛素应激试验、去氨加压素刺激试验和 CRH 试验。

病因的鉴别诊断

因为所有原因可导致临床表现相同的Cushing综合征，故鉴别诊断非常困难。典型的异位 ACTH 综合征的鉴别点包括病史短、色素沉着、体重下降、无诱因低血钾、临床或化学糖尿病和血浆 ACTH > 200 ng/L，但是许多异位肿瘤为良性肿瘤，临床和生化表现与垂体疾病非常相似。严重多毛或男性化提示肾上腺肿瘤。

诊断用生化和放射学检查包括：

- **肾上腺 CT 或 MRI 扫描**：导致 Cushing 综合征的肾上腺腺瘤和癌相对较大，CT常可检测到。肾上腺癌表现体积大、轮廓不规则且有浸润或转移征象，有助于鉴别。双侧肾上腺增生可见于ACTH依赖性或非 ACTH 依赖性结节样增生。
- **垂体 MRI**：可见垂体腺瘤，但有相当多病例瘤体常常较小并不可见。
- **血钾水平**：低钾血症常见于异位 ACTH 分泌（必须停止使用任何利尿药）。
- **大剂量地塞米松试验**（表18.29）：血浆皮质醇不被显著抑制提示异位 ACTH 分泌或肾上腺肿瘤。

- **血浆 ACTH 水平**：2 次或 2 次以上测得 ACTH 水平低或检测不到（<10 ng/L），明确提示非 ACTH 依赖性疾病。
- **CRH 试验**：对外源性 CRH 呈过度 ACTH 和皮质醇反应提示垂体依赖性 Cushing 病，而异位者极少有反应。
- **胸部 X 线**：是用以寻找支气管癌或支气管类癌必做的检查。类癌病灶可能很小，因此，如果怀疑异位ACTH，就应该对整个肺部和纵隔进行CT扫描。

进一步检查可能包括为明确垂体病变选择性在岩下窦放置导管测定 ACTH 水平，或为寻找异位肿瘤进行全身血样采集。有时需要行支气管镜、细胞学和局部动脉造影检查。放射标记的奥曲肽（^{111}In 奥曲肽）有时有助于异位 ACTH 病变的定位诊断。

治疗

未经治疗的Cushing综合征预后很差，死因包括高血压、心梗、感染和心衰。无论病因如何，在手术或放射治疗前，应控制皮质醇过多分泌。然而，高发病率和死亡率与患者术前准备不足有关，尤其是需要行腹部手术时。常用药物甲双吡丙酮是 11β- 羟化酶阻断剂，每天 750mg ~ 4g，分3 ~ 4次给药。也可用酮康唑（200 mg，每日3次），与甲双吡丙酮有协同作用。应监测血浆皮质醇水平，目的是将平均皮质醇水平降到 150 ~ 300 nmol/L，相当于正常生成速度。有时可应用鲁米特和曲洛司坦（可逆性抑制3β-羟化类固醇脱氢酶 /δ-5,4 异构体）。

进一步治疗选择取决于病因。

Cushing 病（垂体依赖性肾上腺皮质功能亢进）

- 经蝶骨肿瘤切除是一种治疗选择。选择性腺瘤切除术几乎总是使患者术后即刻出现 ACTH 缺乏，这是一项好的预后指征。总的来说，垂体手术的缓解率为 75% ~ 85%，但是结果变化相当大，因此必须要由有经验的外科医生做手术。
- 单纯垂体外照射作用慢，甚至在长期随访后有效率只有 50% ~ 60%，主要用于垂体手术失败的病例。然而，儿童对放射治疗的反应好得多，治愈率为 80%。
- 降低 ACTH 的药物治疗（如溴隐亭和赛庚啶）作用极小。
- 如果其他办法不能控制疾病，双侧肾上腺切除是最后的有效手段。可经腹腔镜进行。

其他病因

甲双吡丙酮或酮康唑治疗临床症状缓解后应行**肾上腺腺瘤**切除术。对侧肾上腺抑制可持续数年。

肾上腺癌侵袭性强，预后差。一般来说，如果没有广泛转移，应行外科手术缩小肿瘤体积。抗肾上腺素作用的药物米托坦可能可以抑制肿瘤生长而延长生存时间，但该药可引起恶心和共济失调。对一些患者，手术后应对肿瘤床进行放射治疗。

如果可能，应切除**异位 ACTH 分泌肿瘤**。另外，是否应用化学治疗或放射治疗取决于肿瘤。甲双吡丙酮或酮康唑对控制Cushing综合征的症状有益，如果肿瘤本身预后较好，双侧肾上腺切除可能完全控制 Cushing 综合征。

如果 ACTH 的来源不清，在诊断明确之前，应该用药物控制皮质醇分泌。

Nelson 综合证

Nelson 综合征是与垂体肿瘤增大相关的色素沉着加重（因ACTH高水平），发生在大约 20% 的 Cushing 病患者双侧肾上腺切除后。本综合征目前很少见，因肾上腺切除并不是常用的首选治疗。肾上腺切除后不久进行垂体放射治疗可减少它的发生率。Nelson 腺瘤可行垂体手术和（或）放射治疗（除非以前用过）。

意外肾上腺肿瘤（意外瘤）

腹部CT、MRI和高分辨率超声扫描应用后，清晰的肾上腺肿块发现率为扫描者的 1%。这些明显包括上述肾上腺肿瘤，但也可见囊肿、髓脂瘤和转移瘤。应进行排除分泌活动的功能试验（腺瘤常低水平分泌皮质醇）；如果没有功能，大多数权威推荐切除大（> 4 ~ 5 cm)肿瘤和功能性肿瘤，但要观察无激素分泌功能的较小病变。

先天性肾上腺增生（CAH）

病理生理学

先天性肾上腺增生是由于皮质醇合成通路中一种酶的常染色体隐性遗传缺陷。分六大类，但最常见的是 21- 羟化酶缺乏，发病率为15000 新出生儿，是由影响一种细胞色素 p450 酶（$p450_{c21}$）的 6 号染色体上靠近

HLA 区的遗传缺陷引起。

结果，皮质醇分泌减少，反馈导致 ACTH 分泌增加以维持适量皮质醇分泌，引起肾上腺发育不全。出现合成雄激素类固醇途径的各种类固醇前体［见图18.22(a)］。因此，17-羟孕酮、雄甾烯二酮和睾酮水平升高，导致男性化。醛固酮合成受损，导致盐耗损。

其他类型影响 11β- 羟化酶、17α- 羟化酶、3β- 羟类固醇脱氢酶和胆固醇侧链裂解酶（$p450_{scc}$）［见图 18.22(a)］。

临床特征

严重病例出生时伴有性别难辨或肾上腺衰竭（虚脱、低血压、低血糖），有时伴有盐丢失情况（低血压、低钠血症）。在女性，常见阴蒂肥大、泌尿生殖器异常和阴唇阴囊融合，但是在男性，症状不易识别。

后期表现多毛症和青春期早熟，而成人中罕见且病情较轻，通常伴有原发性闭经。青春期前发生多毛症提示 CAH。

检查

需要专家的建议来明确 21- 羟化酶缺乏的诊断和鉴别诊断，若生殖器难辨，在性别取舍之前必须征求专家的意见。

- 17- 羟孕酮水平升高。
- 尿孕三醇排泌增加。
- 基础 ACTH 水平升高。

治疗

如治疗原发性肾上腺皮质功能减退一样（见上文），如果糖皮质激素和盐皮质激素缺乏，可给予替代治疗。在儿童，常难以确定正确的剂量，但是应确保 17-羟孕酮水平正常，以保证正常生长；过量替代可导致生长迟缓。

治疗用类固醇的应用和在治疗中的问题

合成糖皮质激素除了用于内分泌缺乏时替代治疗，还广泛用于许多非内分泌疾病（Box18.8）。短期应用（如用于急性哮喘）除了同时抑制免疫反应发生外，严重不良反应的风险小。危险在于不良反应持续存在，常常由于治疗疏忽或患者不在意。一般来说，治疗3 周或 3 周以下，或者泼尼松龙剂量＜ 10 mg/d，不会对正常肾上腺轴引起明显的长期抑制。

Box 18.8 糖皮质激素的常见治疗应用

呼吸系统疾病
哮喘
慢性阻塞性肺部疾病
结节病
花粉症（通常热带）
ARDS 的预防和治疗

心脏病
心梗后综合征

肾病
一些肾病综合征
一些肾小球肾炎

胃肠疾病
溃疡性结肠炎
Crohn 病
自身免疫性肝炎

风湿性疾病
系统性红斑狼疮
风湿性多肌病
脑动脉炎
青少年特发性关节炎
血管炎
类风湿性关节炎

神经系统疾病
脑水肿

皮肤病
天疱疮
湿疹

肿瘤
Hodgkin 淋巴瘤
其他淋巴瘤

移植
免疫抑制

合成或天然类固醇的长期治疗在大多数方面表现类似内源性 Cushing 综合征。不同的是多毛症、痤疮、高血压和严重钠潴留相对少见，因为常用的合成类固醇具有低雄激素和盐皮质激素活性。

当应用强效皮肤类固醇制剂时，过量也可经皮肤吸收，但吸入类固醇尽管常引起肾上腺抑制，但很少引起 Cushing 综合征。

Box 18.9 详细列出主要危害。长期治疗中会出现许多严重情况，应不断地、认真地评估是否有必要临床大剂量应用类固醇。应该考虑应用不含类固醇的药物（如硫唑嘌呤），应筛查和预防性治疗类固醇治疗引起的骨质疏松。

类固醇治疗的监测

所有接受类固醇治疗的患者应携带“类固醇卡片”。应让他们明白下列几点。

- 长期类固醇治疗任何时候都不能突然停止。
- 应非常缓慢地减少剂量，在要停药时早晨给大部

Box18.9 糖皮质激素治疗的主要不良反应

生理性
肾上腺和（或）垂体抑制
生长延缓
闭经

病理生理性

心血管
血压升高

胃肠道
胃溃疡恶化
胰腺炎

肾
多尿
夜尿

中枢神经
抑郁
欣快症
精神病
失眠

内分泌
体重增加
糖尿/高血糖/糖尿病

骨骼和肌肉
骨质疏松
近端肌病和乏力
股骨头无菌性坏死
病理性骨折

皮肤
变薄
易出瘀斑

眼睛
白内障（包括吸入性药物）

对感染的高易感性
（发热和体征常常被掩盖）
败血病
真菌感染
结核复发
皮肤（如真菌性）

分药量——以最低程度地抑制肾上腺。许多权威人士相信隔日治疗（alternate-day therapy）对肾上腺的抑制作用较小。

- 在伴发严重疾病（定义为出现发热）、意外和应激时剂量要加倍。
- 必须告诉其他内科医生、麻醉师和牙医有关的类固醇治疗。
- 应该告诉患者类固醇治疗的可能不良反应，并且将这些信息记录在临床病历上。
- 规律监测包括如双能 X 射线吸收测定（DXA）。

类固醇和外科手术

任何正在进行类固醇治疗或最近接受治疗（12 个月内）且仍可能有肾上腺抑制的患者，在围术期应密切控制类固醇治疗。详见表 18.33。

推荐读物

Arlt W, Allolio B (2003) Adrenal insufficiency. *Lancet* **361**: 1881-1893.

Boscard M et al. (2001) Cushing's syndrome. *Lancet* **357**: 783-791.

Howlett TA (1997) An assessment of optimal hydrocortisone replacement therapy. *Clinical Endocrinology* **46**: 263-268.

Oelkers W (1999) Dehydroepiandrosterone for adrenal insufficiency. *New England Journal of Medicine* **341**: 1073-1074.

Speiser PW and White PC (2003) Congenital adrenal hyperplasia. *New England Journal of Medicine* **349**: 776-788.

表 18.33 手术操作期的类固醇应用

操作	术前用药	术中和术后	恢复正常维持量
简单操作（如胃镜、简单拔牙）	氢化可的松 100mg，肌肉注射	—	如果没有并发症并能正常进食，立即恢复
小手术（如腹腔镜手术、静脉、疝）	氢化可的松 100mg，肌肉注射	氢化可的松 20mg 口服，每 6 小时 1 次，或若不能进食，50 mg 肌肉注射，每 6 小时 1 次，共 24 小时	如果没有并发症，24 小时后
大手术（如股骨头置换、血管外科）	氢化可的松 100mg，肌肉注射	氢化可的松 50 ~ 100 mg 肌肉注射，每 6 小时 1 次，共 72 小时	如果进展正常且无并发症，72 小时后 2 ~ 3 天后可能需剂量加倍
胃肠道手术或大的胸科手术（不能进食或辅助呼吸）	氢化可的松 100mg，肌肉注射	氢化可的松 100mg，肌肉注射，每 6 小时 1 次，共 72 小时，如情况仍然不好可更长	当患者再次正常进食时 否则，可能需要较大剂量（~ 50mg，每 6 小时 1 次）

渴感轴

渴感和水调节主要受血管升压素调节，也称为抗利尿激素（ADH），在下丘脑合成，然后在神经分泌颗粒中沿轴突运行到神经垂体。因此单纯垂体疾病而无下丘脑受累时并不导致ADH缺乏，因为ADH仍能从完整轴突的受损一端漏出。

正常浓度下，肾脏是血管升压素的主要作用部位。血管升压素刺激V2受体，使集合管对水通透，因而导致腔内低张液重吸收。因此，血管升压素降低利尿而导致水潴留。高浓度血管升压素也通过血管组织中的V1受体引起血管收缩。

位于下丘脑前叶的渗透压受体感知血浆渗透压的变化。当渗透压水平低于280 mOsm/kg，抑制血管升压素分泌，因而水利尿程度最大。高于280 mOsm/kg，血浆血管升压素直接与血浆渗透压成正比地升高。在正常高限（295 mOsm/kg），具有最大抗利尿作用，大约在298 mOsm/kg时，感觉口渴（图18.26）。

其他影响血管升压素释放的因素如表18.34所示。

血管升压素分泌或活性紊乱包括：

- 下丘脑疾病导致的缺乏（“中枢性”尿崩症）
- 不适当激素分泌过量
- “肾性”尿崩症：一种罕见的疾病，肾小管对血管升压素不敏感，例如受体异常。

尽管所有这些都不常见，它们需要与“原发性烦渴”和因电解质异常如低钾血症或高钙血症导致的肾小管功能受损相鉴别。

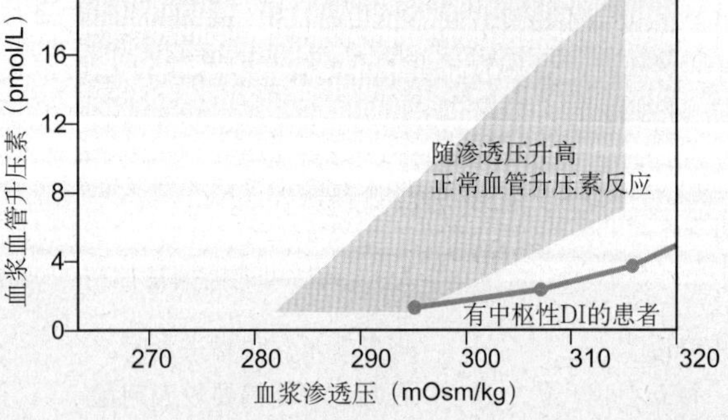

图18.26　正常个体和DI患者血浆血管升压素随渗透压升高的反应。

表18.34　影响血管升压素释放的因素

升高因素	降低因素
渗透压升高	渗透压降低
低血容量	高血容量
低血压	高血压
恶心	乙醇
甲状腺功能减退	α-肾上腺素能刺激
血管紧张素II	
肾上腺素	
皮质醇	
尼古丁	
抗抑郁药	

尿崩症（DI）

临床特征

血管升压素缺乏或对血管升压素作用不敏感可导致多尿、夜尿和代偿性多饮。每天尿量可能达10～15升，导致脱水，如果渴感机制受损或意识障碍或患者被剥夺饮水，脱水可能非常严重。

表18.35列出了DI的病因。最常见病因是下丘脑垂体手术，术后常见暂时性DI，几天或几星期后常可缓解。原发性过多饮水（多饮）是常见的鉴别诊断。

DI可能被同时伴有的皮质醇缺乏所掩盖，因皮质醇替代有水利尿作用，可使DI变得明显。

DIDMOAD（Wolfram）综合征是一种罕见的常染色体隐性遗传疾病，包括尿崩症、糖尿病、视神经萎缩和耳聋。MRI扫描可能显示神经垂体缺如或发育不良。

生物化学

- 血浆渗透压高或正常高限伴低尿渗透压（在原发性多饮，血浆渗透压趋于低水平）
- 结果血浆钠水平高或正常高限
- 24小时尿量多（低于2升不需进一步检查）
- 液体剥夺后尿不能浓缩
- 给予血管升压素或类似物后尿浓缩作用恢复。

后两点可经正式水剥夺试验进行研究（Box18.10）。在正常个体，血浆渗透压维持正常而尿渗透压升高达600 mOsm/kg。在DI，血浆渗透压升高而尿浓度持续较低，只在给予外源血管升压素后尿浓缩（在中枢性DI），或如果是肾性DI，给予血管升压素后尿仍不能浓缩。试验结果可能提示可疑，试验中测定血管升压素将有帮助。

表 18.35 尿崩症的病因

中枢性尿崩症	肾性尿崩症
家族性（例如 DIDMOAD）	家族性（如血管升压素受体基因、水通道蛋白 2 基因缺陷）
特发性（常为自身免疫性）	特发性
肿瘤	肾病（如肾小管酸中毒）
颅咽管瘤	低钾血症
下丘脑肿瘤，如神经胶质瘤	高钙血症
转移灶，尤其是乳腺	药物（如锂盐、脱甲金霉素、格列本脲）
淋巴瘤 / 白血病	镰状细胞病
垂体肿瘤伴蝶鞍上延伸（罕见）	
感染	
结核	
脑膜炎	
脑脓肿	
浸润	
结节病	
郎格汉斯细胞组织细胞增多病	
术后	
经额手术	
经蝶骨手术	
放疗后（颅脑）	
血管	
出血 / 血栓	
Sheehan 综合征	
动脉瘤	
创伤（如脑外伤）	

轻型暂时性肾性 DI 可以发生在任何原因引起的长期多尿，包括中枢性 DI 和原发多饮之后。

Box 18.10 水剥夺试验

适应证

尿崩症的诊断或排除

步骤

- 空腹和从早晨 7.30 点起禁水（如果怀疑只是轻度 DI，且多尿程度轻，可过夜）。
- 监测血清和尿渗透压、尿量和体重，每小时1次，共8小时
- 如果体重下降 > 3%，停止禁水
- 如果血清渗透压 > 300mOsm/kg 和（或）尿渗透压 > 600mOsm/kg，在试验结束时，给予去氨加压素2mg 肌肉注射。允许2～4小时内自由饮水，并测定尿渗透压。

正常个体反应

血清渗透压维持在正常范围内（275 ～295 mOsm/kg）尿渗透压升高达 600 mOsm/kg 以上

尿崩症

血清渗透压升高到正常以上，不伴尿渗透压适当的适当浓缩对去氨升压素有反应提示为中枢性（垂体）DI，而不是肾性 DI

治疗

对轻型DI，可供选择的药物包括噻嗪类利尿药、卡马西平（200～400mg/d）或氯磺丙脲（200～350 mg/d），可能通过增加肾小管对内源性血管升压素的敏感性而起作用。

肾性尿崩症

在这种疾病中，肾小管对正常或高水平血管升压素抵抗。这可能是罕见的性连锁隐性遗传，有血管升压素 -2 受体异常，或者是常染色体上对 ADH 敏感的水通道、水通道蛋白-2 的后受体缺陷。较常见病因是肾病、镰状细胞病、药物吸收（如锂）、高钙血症或低钾血症。只要有可能，就要逆转病因。

多尿和多饮的其他原因

应排除糖尿病、低钾血症和高钙血症。糖尿病是继发于糖尿的一种渗透性利尿，导致脱水和因细胞外液高张而渴感增加。

原发性或精神性多饮

这是口渴和多尿相对较常见的原因。它是一种精神障碍，特点是摄入过量的水。结果血浆钠和渗透压降低，生成的尿被适当地稀释。血管升压素水平基本测不出。长期原发性多饮可能导致肾髓质洗脱现象，肾浓缩功能下降。

特异性诊断由水剥夺试验做出。试验开始时通常血渗透压低，但因为可刺激血管升压素分泌和作用，患者尿开始浓缩（虽然可能最大浓缩能力受损）；随着水剥夺，开始较低的尿渗透压逐渐升高。

抗利尿激素分泌异常综合征（SIADH）

临床特征

ADH的不适当分泌可导致水潴留和低钠血症。通常表现隐匿，有意识模糊、恶心、易激惹、后期发作和昏迷。无水肿。血钠 < 125 mmol/L 时通常症状轻，临床表现严重时血钠可能 < 115mmol/L。老年人血钠有较轻微的异常就可能有临床症状。

此综合征需要与因过量输注葡萄糖/水溶液或利尿

治疗（噻嗪类或阿米洛利）引起的类似稀释性低钠血症的原因鉴别。

诊断

常见特征是：

- 由于过量水潴留导致稀释性低钠血症
- 低血浆渗透压，伴有高于血浆渗透压的异常尿渗透压
- 持续尿钠排泌＞ 30 mmol/L
- 无低钾血症（或低血压）
- 肾、肾上腺和甲状腺功能正常。

表 18.36 列出病因。

治疗

如可能应纠正已知的病因。通过下列步骤可以缓解症状：

- 限制液体摄入 500 ~ 1000 ml/d。如果能耐受且依从，几乎每个病例的生化异常都可得到纠正。
- 应经常测定血浆渗透压、血钠和体重。
- 如果限水难以耐受或无效，可给予脱甲金霉素（600 ~ 1200mg/d），这样可抑制血管升压素对肾的作用，导致可逆型肾性尿崩症。但其常引起光敏皮疹。
- 当症状非常严重时，给予极少使用的高张盐水（300 mmol/L 缓慢静脉注射），并且可用呋塞米。这些治疗有潜在风险，应极度小心使用。

表 18.36　抗利尿激素分泌异常综合征的常见原因

肿瘤	**代谢原因**
小细胞肺癌	酒精戒断
前列腺	卟啉病
胸腺	
胰腺	**药物**
淋巴瘤	氯磺丙脲
	卡马西平
肺部病变	环磷酰胺
肺炎	长春新碱
结核	吩噻嗪类
肺脓肿	
CNS 病因	
脑膜炎	
肿瘤	
头部外伤	
硬膜下血肿	
脑脓肿	
SLE 血管炎	

钙代谢紊乱

血清钙水平主要受甲状旁腺激素（PTH）和维生素D调控。高钙血症比低钙血症要常见得多，常常是由多通道生化分析偶然测出。轻型无症状高钙血症大约占这组人群的1‰，发病率为25 ~ 30/10万。主要发生在老年女性，常常由原发性甲状旁腺功能亢进（原发HPT）引起。

甲状旁腺激素

正常有四个甲状旁腺，位于甲状腺后，但偶尔有额外的甲状旁腺，或可在颈部或纵隔部位异位。PTH是一个 84 个氨基酸激素，来自一个有 115 个氨基酸残基的前激素原，由四个甲状旁腺的主细胞分泌。PTH水平随血清离子钙水平下降而升高。离子钙可被位于甲状旁腺细胞浆膜上的特异钙敏感受体所识别。PTH主要具有以下几种作用，均服务于升高血浆钙水平，包括：

- 增加骨骼的破骨再吸收（发生迅速）
- 提高肠道对钙的吸收（慢反应）
- 增加 1,25-$(OH)_2$D3 的合成
- 促进肾小管对钙的重吸收
- 增加磷的排泌。

PTH 作用是由靶细胞上特异的膜受体介导，导致腺苷环化酶信使活性增高。

PTH 测定

PTH 测定采用双位免疫测定法，只测定完整的PTH分子；同时还需测定钙浓度以鉴别引起高钙和低钙血症的多数病因。尿单环磷酸腺苷（cAMP）水平是反映 PTH 生物活性的一个指标。有关维生素 D 代谢讨论见第 10 章。

高钙血症

病理生理学和病因

高钙血症的主要病因列于表18.37；原发甲状旁腺功能亢进（简称甲旁亢）和恶性病目前是最常见病因（> 90% 的病例）。甲旁亢可以是原发、继发或三发。原发性甲旁亢可以由单个（>80%）甲状旁腺腺瘤或所有腺体的弥漫增生（15%～20%）引起；多发甲状旁腺腺瘤罕见。多个甲状旁腺受累可能是家族综合征［如多发内分泌腺瘤（MEN）综合征 1 或 2a 型］的一部分。虽然甲状旁腺腺癌通常产生严重且难以纠正的高钙血症，但发病率极低（< 1%）。

原发性甲旁亢的病因不明，尽管似乎腺瘤表现为单克隆。增生也可能是单克隆。甲状旁腺激素基因 5’调节区的染色体重排已被证实，也可能涉及位于许多遗传部位的一些肿瘤抑制基因的失活。

继发性甲旁亢是因低钙血症而引起的所有甲状旁腺生理代偿性肥大，如见于肾衰竭或维生素 D 缺乏。PTH 水平升高，钙水平低或正常，如有可能纠正低钙血症病因，则 PTH 会降至正常水平。

三发甲旁亢是由长期的继发性甲旁亢后明显的甲状旁腺自主增生发展而来，大多常见于肾衰竭。血浆钙和磷均升高，磷升高常常明显。这时必须切除甲状旁腺。

表 18.37　高钙血症的原因

过量甲状旁腺激素（PTH）分泌	**摄入过量钙**
原发性甲旁亢（目前最常见），腺瘤（常见），增生或癌（少见）	“奶 - 碱”综合征
	其他内分泌疾病（只有轻型高钙血症）
三发甲旁亢	甲状腺毒症
异位 PTH 分泌（实际很少见）	Addison 病
恶性疾病（第二常见原因）	**药物**
骨髓瘤	噻嗪类利尿药
继发骨转移	维生素 D 类似物
肿瘤生成破骨因子	锂盐应用（长期）
PTH 相关蛋白分泌	维生素 A
维生素 D 的过度作用	**其他因素**
医源性或自身过量应用	长期制动
肉芽肿性疾病，如结节病、结核	家族性低尿钙高钙血症
淋巴瘤	

症状和体征

轻型高钙血症（如校正钙<3 mmol/L）常无症状，但较严重的高钙血症可有许多症状：

- **一般特征**：可能有劳累、不舒服、脱水和抑郁。
- **肾脏表现**：可有肾结石、多尿或夜尿、血尿和高血压。多尿是由于高钙血症作用于肾小管，降低浓缩功能而导致，为一种轻型肾病尿崩症。肾结石患者中约 5% 是原发性甲旁亢。
- **骨骼**：可能有骨痛。甲旁亢主要影响皮质骨，骨囊肿和局灶破坏性褐色肿瘤，但只发生在已进展的疾病。检查时，只有 5% ~ 10% 病例有确定的骨损害。
- **腹部**：可能有腹痛。
- 软骨钙质沉着和异位钙化。这些偶尔是特征表现。
- 角膜钙化。这是长期无症状高钙血症的一个标志。

症状也可由以下原因引起。恶性疾病出现高钙血症时通常提示病情进展，典型者伴骨转移。原发肿瘤常见于支气管、乳腺、骨髓瘤、食管、甲状腺、前列腺、淋巴瘤和肾细胞癌。真正肿瘤异位 PTH 分泌非常罕见，大多数病例与 PTH 相关蛋白水平升高有关。PTH 相关蛋白是一个有144个氨基酸的多肽，其原始序列与 PTH 的生物活性部分具有同源性，后者是胎儿发育所必需的，但在成人中的作用不明确。局部骨重吸收细胞因子和前列腺素可能在转移性骨骼病灶局部发挥作用，导致骨溶解钙局部迁移，因而产生高钙血症。

严重高钙血症（> 3 mmol/L）通常与恶性疾病、甲旁亢、肾衰或维生素 D 治疗有关。

检查和鉴别诊断

生物化学

- 需要多次测空腹血钙和磷。
- 血清 PTH：原发甲旁亢的标志是高钙血症和低磷血症，高钙血症期间伴有可检测出的或水平升高的完整 PTH。如果这些出现在无症状患者中，通常不需进一步检查。
- 常常有轻度高氯性酸中毒。

- **肾功能**通常正常，但需测定作为基线。

当PTH测不出或意义不清时，其他一些试验可以帮助诊断。

- **蛋白电泳**：排除骨髓瘤
- **血清TSH**：排除甲状腺功能亢进
- **上午9点皮质醇和（或）促皮质素试验**：排除Addison病
- **血清ACE**：有助于结节病的诊断
- **氢化可的松抑制试验**：氢化可的松40 mg，每日3次，连续10天可抑制结节病、维生素D介导的高钙血症和一些恶性病中血浆钙。

影像学

腹部X线可显示肾结石或肾钙质沉着。高清晰度手部X线可显示中指或小指骨膜下骨侵蚀。DXA骨密度扫描有助于检测无症状并计划保守治疗的HPT患者的骨影响。

甲状旁腺影像学检查适用于曾行甲状旁腺手术的患者，因为总敏感性只有60%～70%，假阳性率高，远不及专业外科手术的成功率（至少90%）。方法包括：

- 超声：尽管对小肿瘤不敏感，但简单而安全
- 高分辨率CT扫描或MRI（最敏感的技术）
- 放射同位素减影扫描——^{201}Th（被甲状腺和甲状旁腺摄取）和^{99m}Tc（只被甲状腺摄取）之间的摄取差形成的甲状旁腺组织图片。

高钙血症的治疗

严重高钙血症的急诊治疗详见急诊Box18.2。治疗是针对基础疾病进行治疗。

原发甲旁亢的治疗

药物治疗

目前对原发甲旁亢没有有效的药物治疗，但应维持大量液体摄入，避免高钙或维生素D摄入，鼓励运动。作用于肾钙敏感受体的新的治疗药物可能将来会有医学价值。

外科

对于原发性甲旁亢的外科手术适应证，还有争议。一致同意的外科适应证包括：

- 肾结石或肾功能受损患者
- 骨骼受累或皮质骨密度明显下降
- 明显高钙血症(＞3.0 mmol/L)
- 不常见的年轻患者，年龄＜50岁
- 既往有严重急性高钙血症者。

对血钙轻度升高（2.65～3.00 mmol/L）的争议较大。大多数权威人士认为，年轻患者和与骨形成相关的骨皮质骨密度降低或高钙血症显著的患者需行手术治疗。

在没有以上问题的年长患者或不适合或不愿手术者，适应保守治疗。需要规律测定血钙和肾功能。应每3～5年估计骨皮质骨密度。

手术技术和并发症

甲状旁腺手术只应由经验丰富的外科医生来做，因为小腺体难以确定，腺瘤和正常甲状旁腺难以区分。在专科中心，90%的以上手术是成功的，包括腺瘤摘除或所有四个增生的甲状旁腺切除。

除术后低钙血症（见下文），其他少见并发症是甲状腺手术的并发症，包括出血和复发喉神经麻痹（＜1%）。术前应检查声带功能。

如果初始探查不成功，有必要进行整套检查，包括静脉插管和扫描，记住甲状旁腺有可能异位。

! 急诊 Box18.2 急性高钙血症的治疗

急性高钙血症常常表现脱水、恶心和呕吐、夜尿和多尿、头晕和意识障碍。血清Ca^{2+}＞3 mmol/L，有时高达5mmol/L。如果患者病情严重或血钙＞3.5 mmol/L，在寻找原因的同时，必须立刻给予治疗。建议专家协助。

- 适当水化是必需的—— 通常第1天给予4～6L生理盐水，之后几天给予3～4L。可能需要监测中心静脉压（CVP）来控制补水速度。
- 静脉二磷酸盐是恶性高钙血症或病因不清的高钙血症的治疗选择。氨羟二磷酸二钠较好（15～60 mg于生理盐水或葡萄糖内静脉输注2～8小时，或如果不很急，可经2～4天输入）。
- 降钙素（200单位 静脉注射，每6小时1次）短效，很少应用。
- 泼尼松龙（30～60 mg/d）在一些情况有效（如骨髓瘤、结节病和维生素D过量），但大多数情况下无效。
- 口服磷酸盐（磷酸纤维素钠5 g每日3次），可有腹泻。静脉磷酸盐可迅速降低血Ca^{2+}，但危险，不应使用。

术后护理

手术后主要的风险是低钙血症，在有明显骨病——"饿骨"综合征的患者中较常见。一些权威提倡事先治疗这些患者，每天给予α-骨化醇2μg，从术前2天开始持续10～14天。对所有患者要常检查Chvostek和Trousseau征。每天测定血浆钙，至少2～5天（如果血浆钙水平低，应更频繁测定）—— 轻度暂时性甲状旁腺功能减退（简称甲旁减）常持续1～2周。应临时补钙，根据甲旁减的严重程度决定口服或静脉，只有少数患者（< 1%）发展成永久外科性甲旁减。

家族性低尿钙高钙血症

家族性低尿钙高钙血症是不常见的常染色体显性遗传疾病，通常无症状，尽管表现高钙血症，但肾对钙的重吸收增加。PTH水平正常或轻度升高，而尿钙低。位于3号染色体长臂上编码肾和甲状旁腺上钙离子敏感G蛋白偶联受体的基因发生突变。家族成员常受累，遗传分析可检测出异常。因病程呈良性，不适于行甲状旁腺手术。

低钙血症和甲状旁腺功能减退

病理生理学

低钙血症可能由于缺乏钙稳态调节机制，继发于高磷水平或其他引起低钙血症的原因（表18.38）。除手术一过性影响外，所有类型的甲旁减都不常见。

病因

- **肾衰**是低钙血症的最常见原因。
- **甲状腺或甲状旁腺术后低钙血症**常见，但通常为暂时性的，甲状腺术后遗留永久损伤<1%（见上文）。
- **特发性甲状旁腺功能减退症**是极罕见自身免疫性疾病之一，常伴有眩晕、皮肤念珠菌病和其他自身免疫性疾病。

DiGeorge综合征是一种家族性疾病，有甲旁减伴智力障碍、白内障和基底核钙化，偶尔伴有特异性自身免疫性疾病。

假性甲旁减是一种与PTH受体偶联的$G_{S\alpha}$蛋白突变，导致靶器官抵抗PTH综合征。它常伴随身材矮小、短掌、皮下钙质沉着和有时有智力受损。也可见不同抵抗程度，可涉及其他G蛋白关联激素受体（TSH、LH和FSH）。

假假性甲旁减具有缺损表型，但无钙代谢异常。这些个体可能拥有与假性甲旁减相同的基因缺陷，可发生在同一家族。

表18.38 低钙血症的原因

磷水平升高	**PTH抵抗**
慢性肾衰（常见）	假性甲旁减
磷酸盐治疗	
	药物
甲旁减	降钙素
外科——颈部探查后（甲状腺切除、甲状旁腺切除——常见）	二磷酸盐
先天缺陷（DiGeorge综合征）	**其他**
特发性甲旁减（罕见）	急性胰腺炎（很常见）
严重低镁血症	输大量含枸橼酸盐血液（不少见）
	低血浆白蛋白，如营养不良、慢性肝病
维生素D缺乏	吸收不良，如腹部疾病
骨软化症/佝偻病	
维生素D抵抗	

临床特征

甲旁减表现为神经肌肉兴奋性增强和神经精神症状。感觉异常、口周麻木、痉挛、焦虑和手足搐搦（Box18.11），随后表现惊厥、喉喘鸣、张力障碍和精神异常。低钙血症的两个体征是Chvostek征（轻敲面神经引起同侧面部肌肉颤搐）和Trousseau征，即血压计袖带膨胀在收缩压之上，持续3分钟，诱导手指和腕部强直性痉挛。严重低钙血症可能引起乳头水肿，并常见ECG上QT间期延长。

检查

临床病史和表现通常具有诊断意义，并且由低血

Box 18.11 手足搐搦的原因

存在碱中毒
- 高通气
- 过度抗酸治疗
- 持续呕吐
- 低氯性碱中毒，如原发醛固酮增多症

存在低钙血症（见表18.38）

钙水平（所有白蛋白异常经校正后）可确定诊断。其他试验包括：

- 血清和尿肌酐：检测肾病
- 血清PTH水平：在甲旁减，PTH水平检测不出或不适当地低，其他原因低钙血症时PTH高
- 甲状旁腺抗体（存在于特发性甲旁减）
- 血清25-羟维生素D水平（维生素D缺乏时低）
- 掌骨X线：假性甲旁减时可见第Ⅳ掌骨短小。

治疗

治疗时优先选择维生素D的α-羟化衍生物，因其半衰期较短，尤其是在肾病时，而其他需肾脏的羟化作用。通常α-骨化醇（1α-OH-D_3）维持剂量为0.25～2 μg/d。治疗期间，必须经常监测血浆钙以发现高钙血症。

（马晓伟译　郭晓蕙校）

推荐读物

Bilezikian JP, Silverberg SJ (2004) Asymptomatic primary hyperparathyroidism. *New England Journal of Medicine* **350**: 1746-1751.

Pearce SHS (1998) Calcium homeostasis and disorders of the calcium-sensing receptor. *Journal of the Royal College of Physicians of London* **32**: 10-14.

Strewler GJ (2000) The physiology of parathyroid hormone-related protein. *New England Journal of Medicine* **342**: 177-185.

Thakker RV (2001) Genetic development in hypoparathyroidism. *Lancet* **357**: 974-976.

血压调节的内分泌学

血压（BP）的调节是综合作用的结果，包括神经、心脏、激素和很多其他机制。

BP依赖于心排出量和外周阻力。尽管内分泌疾病（如甲状腺功能亢进）时心排出量会增加，但是激素调节血压主要通过对外周阻力和循环血容量的调节起作用。口服避孕药是常见的轻度高血压的内分泌原因。

何时进行继发性高血压检查

内分泌性高血压在所有高血压中的比例低于5%（表18.39）。对所有高血压患者进行继发性原因筛查并无必要，也不实际。以下情况最可能需要筛查：

- 35岁以下，尤其是没有高血压家族史者
- 加速性（恶性）高血压患者
- 有肾病迹象（如蛋白尿、双肾不等大）的患者
- 利尿治疗前就有低钾血症的患者
- 对常规抗高血压药物治疗抵抗（如超过三种药物）的患者
- 有异常症状（如阵发出汗或无力）的患者。

肾素-血管紧张素-醛固酮轴：生化和作用

肾素-血管紧张素-醛固酮系统如图18.27所示。

血管紧张素原是肝脏产生的一种α_2球蛋白，存在于循环血浆中。肾素是肾脏分泌的一种酶，在肾灌注压下降或血流减少时产生，它可将血管紧张素原裂解成十肽的**血管紧张素Ⅰ**。血管紧张素Ⅰ没有活性，但是可以进一步被存在于肺和血管内皮上的血管紧张素转换酶（ACE）裂解成活性肽**血管紧张素Ⅱ**。血管紧张素Ⅱ分别由两种受体类型（AT_1和AT_2）介导产生两个主要作用。AT_1亚型存在于心脏、血管、肾、肾上腺皮质、肺和大脑，介导缩血管作用。AT_2可能与血管生长有关，血管紧张素Ⅱ可：

表18.39　高血压的内分泌性原因

肾素增多，导致血管紧张素Ⅱ增多	**其他盐皮质激素增多**
肾动脉狭窄	Cushing综合征（皮质醇大量增多，盐皮质激素少）
其他局部肾病	先天性肾上腺增生（某些病例）
肾素分泌肿瘤	产生其他盐皮质激素的肿瘤，如皮质酮
儿茶酚胺增多	
嗜铬细胞瘤	
生长激素增多	**外源性“盐皮质激素”或酶抑制剂**
肢端肥大症	甘草类摄入（抑制11β-羟化酶）
醛固酮增多	盐皮质激素制剂滥用
肾上腺腺瘤（Conn综合征）	
特发性肾上腺增生	
地塞米松可抑制的醛固酮增多症	

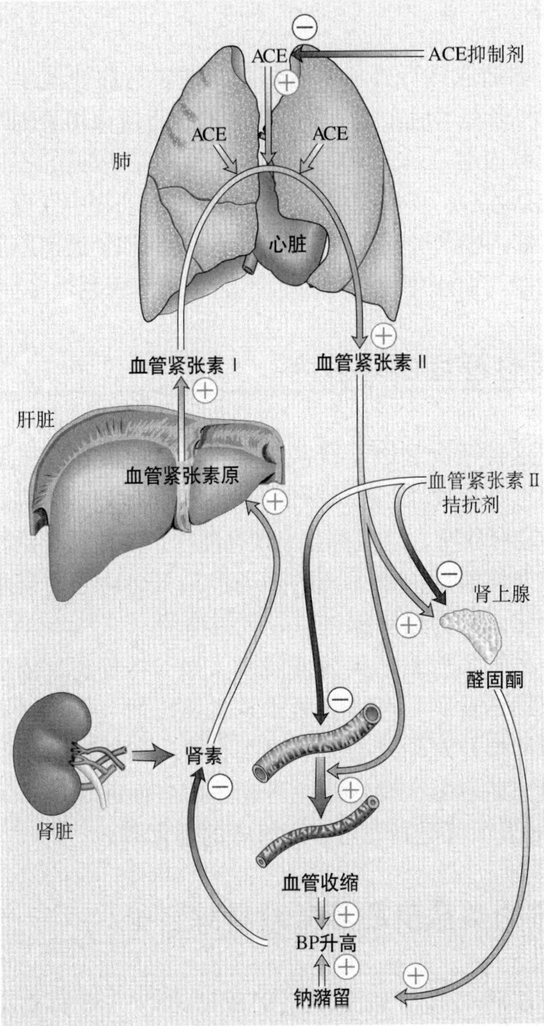

图18.27 肾素-血管紧张素-醛固酮系统。ACE，血管紧张素转换酶。

- 引起快速、有力的血管收缩
- 刺激肾上腺球状带使醛固酮的产生增加（持续数小时或者数天）。

当BP升高和钠潴留后，对肾素分泌的刺激就减弱。饮食钠过量也会抑制肾素分泌，而钠摄入剥夺或尿钠排出则会增加肾素分泌。

肾素抑制剂、血管紧张素酶抑制剂（ACEI）和血管紧张素Ⅱ受体拮抗剂（A-ⅡRA）可以在几个点上阻断肾素-血管紧张素系统。后两者可以用于治疗高血压和心力衰竭，但作用却不同：ACEI不仅阻断血管紧张素Ⅱ受体，同时也阻断激肽产生，而A-ⅡRA只是特异地阻断血管紧张素Ⅱ受体。

心房利钠因子/肽和脑利钠因子/肽

心房利钠肽（ANP）是有不同长度肽的一个家族。心房牵张时反应性从心房颗粒分泌，对肾产生显著的作用，促进水钠排泄，增加肾小球滤过率，降低血压，降低肾素活性和血浆醛固酮。

脑利钠肽（BNP）不仅存在于大脑，也存在于心室，与ANP有中度的序列同源性；正常情况下在循环中BNP水平要比ANP低得多，而当充血性心力衰竭时可能超过ANP。

虽然ANP和BNP在心血管和液体平衡中充当重要角色，但还没有因其原发分泌缺陷导致疾病的证据。BNP可以精确反映心力衰竭的出现和严重度，显然有助于判断预后以及是否需要进行治疗上的调整。

已发现既抑制分解ANP的内肽酶又抑制ACE（相关受体相似）的药物，但还需要长期的临床研究结果。

肾素（和血管紧张素）依赖性高血压

许多单侧和双侧肾疾病与高血压相关。经典的例子是肾动脉狭窄：此病和其他情况（如肾素分泌瘤）的高血压作用都直接或间接源于血管紧张素Ⅱ。

血管紧张素Ⅱ受体拮抗剂（如氯沙坦、缬沙坦、坎地沙坦和依贝沙坦）与ACEI相似，都可有效治疗高血压和充血性心力衰竭。二者产生极其相似的临床效果，虽然前者的不良反应较少（如不出现咳嗽，高钾血症少）。

肾动脉狭窄

此部分讨论见11章。

醛固酮分泌异常

原发性醛固酮增多症

病理生理学

该病罕见（小于所有高血压病例的1%），由过量醛固酮导致，产生钠潴留、钾丢失以及高血压低血钾合并存在。

病因（见表 18.39）

肾上腺腺瘤（Conn 综合征）占所有病例的 60%，30% 源于病因不明的双侧肾上腺增生。

临床特征

此病通常表现为高血压和低钾血症（< 3.5mmol/L），尽管 20% ~ 40% 的患者开始时血钾水平为 3.5 ~ 4.2mmol/L。少数的症状是非特异的症状；偶尔可见肌无力、夜尿和手足搐搦。高血压可以很严重，并伴有肾脏、心脏和视网膜损害。

腺瘤常常很小，年轻女性多见；而双侧增生很少发生在 40 岁以前且男性更常见。

检查

有以下特点：

- **低钾血症**：试验前给予高钠饮食数天且必须停用利尿剂 3 周；血样应该迅速分离。
- **尿钾丢失**：在低钾血症时，尿钾水平 > 30mmol/d 属于肾不恰当丢钾。
- **血浆醛固酮与肾素的比值升高**：是个很有意义的筛查试验。
- **血浆醛固酮水平升高**：且不受静脉输注0.9%的生理盐水（4小时内300mmol）或服用氟氢可的松抑制。
- **血浆肾素活性受抑制**：β 受体阻滞剂或其他药物可干扰肾素活性。

一旦确诊为醛固酮增多症，应该区分腺瘤与增生，应用行肾上腺 CT 或 MRI 检查（因为肿瘤可能非常小，故不是绝对可靠），综合生化检查，包括血浆醛固酮水平在利尿或体位改变后的变化（在上午 9 点卧位和下午 1 点立位分别取血，腺瘤趋向于升高，而增生则下降），检测 18- 羟皮质醇水平（腺瘤时升高）。还应行肾上腺核素扫描，以及双侧肾上腺静脉插管分段取血检测醛固酮水平。

一种罕见的原因是糖皮质激素（或地塞米松）- 可抑制的醛固酮增多症，源于 8 号染色体的嵌合基因。融合基因是源于减数分裂时编码醛固酮合成酶和肾上腺 11β- 羟化酶的基因出现异常交换，其可产生醛固酮，后者受 ACTH 调节。糖皮质激素可治疗此病。

治疗

腺瘤应该行外科手术切除，通常行腹腔镜手术；70%的患者术后血压下降。增生的患者应该用醛固酮拮抗剂螺内酯（每天 100 ~ 400mg）治疗；常见的不良反应包括恶心、皮疹和男性乳腺发育。在动物中发现长期应用螺内酯与肿瘤发展有关。阿米洛利和钙通道阻滞剂对控制高血压中度有效，但不能纠正醛固酮增多症。

继发性醛固酮增多症

这种情况起因于肾素过量（然后使血管紧张素Ⅱ过量）而刺激肾上腺球状带。常见的原因是恶性高血压和肾动脉狭窄，这些都会出现高血压。与血压正常相关的继发性醛固酮增多症的病因包括充血性心力衰竭和肝硬化，因为醛固酮过量导致钠潴留。

血管紧张素转换酶抑制剂（如卡托普利、依那普利或赖诺普利）和血管紧张素Ⅱ拮抗剂（如氯沙坦、坎地沙坦）对治疗心力衰竭都有效，包括减轻症状和增加预期寿命。螺内酯也可在这两方面起作用，每天 25mg 显示可提高心力衰竭患者的生存率。

明显的类盐皮质激素过量综合征

该病引起与原发性醛固酮增多症一样的临床表现，但肾素和醛固酮水平低下。2 型 11β- 羟类固醇脱氢酶（11β-HSD2）活性下降，抑制了肾皮质醇（与盐皮质激素受体结合后有活性）到可的松（没有活性）的正常转换，因此皮质醇在血中浓度虽然正常，但是同醛固酮相比，与肾脏盐皮质激素受体结合过量了。这一遗传性综合征极少见，类似临床表现也可以发生在甘草摄入过量——可以抑制 11β-HSD2。

醛固酮减少症

除了作为肾上腺功能减退症的一部分（Addison 病），醛固酮减少症少见。病因包括低肾素低醛固酮血症、醛固酮合成缺陷和药物（如 ACEI，肝素）因素。

肾上腺髓质

虽然大部分去甲肾上腺素来源于交感神经的释

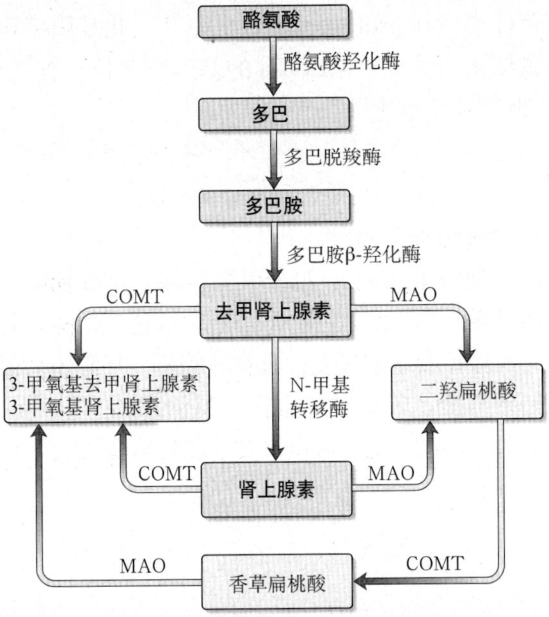

图 18.28 **儿茶酚胺的合成和代谢。**MAO：单氨氧化酶；COMT：儿茶酚 -O- 甲基转移酶。

放，但主要的儿茶酚胺、去甲肾上腺素和肾上腺素产自肾上腺髓质（图 18.28）。肾上腺素和去甲肾上腺素在静脉输注时无疑会导致高血压，但是它们在正常人的血压调节中作用不大。

嗜铬细胞瘤

嗜铬细胞瘤是交感神经系统肿瘤，极少见（在每1000个高血压病例中少于1）。90%发生在肾上腺，10%发生在交感神经链的其余部位。一些与 MEN 2 综合征（见下文）和 von Hippel-Lindau 综合征相关。大部分肿瘤释放去甲肾上腺素和肾上腺素，但是大体积肿瘤和肾上腺外的肿瘤产生的几乎全部是去甲肾上腺素。

病理学

细胞呈椭圆形簇状发生，可以被嗜铬粒蛋白染色。25% 的肿瘤为多发，10% 为恶性，恶性肿瘤更常见于肾上腺外的肿瘤。单凭组织学检查不能确定恶性与否。

临床特征

临床特征为儿茶酚胺过量释放所引起的表现，频繁地（但不是必然的）间断发作（表18.40）。当有心血管不稳定表现和重度妊娠高血压时，尤其应该考虑嗜铬细胞瘤的诊断。

表 18.40 嗜铬细胞瘤的症状和体征

症状	体征
焦虑或惊恐发作	高血压——阵发或持续
心悸	心动过速加心律失常
震颤	心动过缓
出汗	直立性低血压
头疼	面色苍白或潮红
面部潮红	糖尿
恶心和（或）呕吐	发热
体重下降	（高血压损害的体征）
便秘或腹泻	
Raynaud 现象	
胸痛	
多尿或夜尿	

诊断

特异性试验包括：

- **测量尿儿茶酚胺和代谢产物**［测定3-甲氧基肾上腺素优于香草扁桃酸（VMA）——图 18.28］是有效的筛查试验；3 次 24 小时尿 3- 甲氧基肾上腺素正常基本可以排除此诊断。许多药物和食物中的香草会干扰这些试验。
- **静息时血浆儿茶酚胺**升高。
- **血浆嗜铬粒蛋白**（一种储存颗粒蛋白）升高。
- **可乐定抑制试验和胰高血糖素刺激**试验是适当的方法，但只能在专科中心进行。
- **CT扫描**，先从腹部开始，有助于肿瘤的定位，特别是对大的肿瘤。
- **MRI** 通常可以清楚地显示病变。
- **^{131}I 间碘苄胍（mIBG）扫描**可以在交感活性的部位产生特异的摄取，有 90% 的成功率。尤其适用于肾上腺外的肿瘤。

治疗

肿瘤应该尽可能手术切除；如果不是恶性肿瘤，5 年生存率大约为 95%。术前和术后的治疗都非常重要，包括非选择的 α 受体阻滞剂和 β 受体阻滞剂配合使用酚苄明（20 ~ 80mg/d，开始时分次用），然后用普萘洛尔（120 ~ 240mg/d），加上输全血以重新扩充已经收缩的血浆容积。α 受体阻滞剂必须比 β 受体阻滞剂先应用，否则会导致高血压恶化。Labetolol 不推荐使用。没有术前准备而进行手术，患者有高血压和低血压的危险；麻醉专家和有经验的外科医生两者都非常重要，同时应该准备硝普钠以防突然发生严重高血压。

如果不能做手术，可长期联合应用 α 受体阻滞剂和 β 受体阻滞剂。已经尝试过用 mIBG 进行放射性核素治疗，但治疗成功有限。

患者进行肿瘤切除后仍有超过 10% 的复发或出现远处肿瘤，所以应该进行临床和生化检查随访。至少每年进行一次有关儿茶酚胺分泌量检查。

（顾建芬译　袁振芳校）

推荐读物

Bouloux PM, Fakeeh M (1995) Investigation of phaeochromocytoma. *Clinical Endocrinology* **43**: 657-664.

Burnie M, Brunner HR (2000) Angiotensin II receptor antagonists. *Lancet* **355**: 637-645.

Stewart PM (1999) Mineralocorticoid hypertension. *Lancet* **353**: 1341-1347.

Taupenot L (2003) The chromogranin-secretogranin family. *New England Journal of Medicine* **348**: 1134-1149.

其他内分泌异常

多种腺体疾病

多发腺体衰竭（多腺体自身免疫综合征）

此为自身免疫性疾病所致，详见表18.4。最常见的是原发性甲状腺功能减退和 1 型糖尿病共存，以及其中之一伴 Addison 病或恶性贫血。

多发内分泌肿瘤

多发内分泌肿瘤是指多种内分泌腺体同时或平时发生肿瘤（表 18.41）。它们呈常染色体显性遗传，因隐性的原癌基因突变而触发，大多数这类基因已被分离出来。受累人群可通过生殖细胞将这种突变传递给他们的孩子，但必须有体细胞突变，如一条正常同源染色体缺失时才会发病。MEN 1是由于位于11号染色体长臂的新型基因（*menin*）缺陷，此基因编码一种有 610 个氨基酸的蛋白。MEN 2a 和 MEN2b 是由于 10 号染色体上 *Ret*-proto-oncogene 突变，此基因编码一种跨膜糖蛋白受体。MEN 2a 的基因突变位于细胞外，MEN 2b 则位于细胞内。

处理

治疗应为外科治疗。

对 1 型患者来说，四个甲状旁腺应全部切除（通常全都受累），继以维生素（1,25-二氢钙化甾醇）替代治疗。胰腺肿瘤通常多发，且在胰腺部分切除术后易复发。如果需要，其他肿瘤也应外科治疗。

2 型患者的肿瘤也可能复发或出现双侧病变，应密切随访。

筛查

首先应详细询问家族史。如果在某一家族里检测出明确的基因突变，那么这个家族中存在发病危险的成员

表 18.41　多发内分泌肿瘤（MEN）综合征

器官	发生率	肿瘤 / 表现
1 型		
甲状旁腺	95%	腺瘤 / 增生
垂体	70%	腺瘤——泌乳素瘤 ACTH 或生长激素分泌（肢端肥大症）
胰腺	50%	胰岛细胞瘤（分泌胰岛素、胰高血糖素、生长抑素、VIP、胰原性多肽、生长激素释放因子） zollinger-Ellison 综合征（促胃液素瘤）；无功能性肿瘤
肾上腺	40%	无功能腺瘤
甲状腺	20%	腺瘤——多发或单发
2a 型		
肾上腺	大多数	嗜铬细胞瘤（70% 双侧） Cushing 综合征
甲状腺	大多数	髓样癌（产生降钙素）
甲状旁腺	60%	增生
2b 型		

2b型常有Marfan综合征样表现型及小肠和内脏的神经节细胞瘤，但无甲状旁腺功能亢进

神经瘤也可出现在口唇和舌头周围

就可以直接的筛查这个突变。对已经受累的个体，应进行生化方面的筛查。如果最初的生化筛查呈阴性，并不排除之后发病的可能，需要定期的重复检查，一般一年检查一次；如果出现症状，检查应更加细致。

1 型的筛查

甲状旁腺功能亢进通常是最初的表现，未检测出突变基因的家族，血清钙是最简单的筛查方法。已经确诊的病历（或基因阳性的家族成员），还应行其他血液筛查，包括泌乳素、GH/IGF和胃肠道激素。很少需要影像学的重复检查。

2 型的筛查

血清钙水平可非常容易发现甲状旁腺功能亢进。

- 甲状腺髓样癌（MCT）：已知基因缺陷的儿童应行全甲状腺切除。降钙素是一个很有用的肿瘤标志，但需要刺激试验（五肽促胃酸激素或钙输注试验）以恢复增生的“C”细胞，降钙素的变化通常先于肿瘤发生。降钙素升高者建议行全甲状腺切除。
- 嗜铬细胞瘤：应检测 3- 甲氧基肾上腺素或儿茶酚胺。

异源激素分泌

异源激素分泌是指非内分泌肿瘤细胞合成、分泌激素，多见于与特定内分泌细胞有一定程度胚胎源性相似的肿瘤。临床表现为相应激素过多的表现，可有或无恶性肿瘤的系统表现。其中最常见的如下：

- 恶性高钙血症，多见于肺或乳腺鳞状细胞癌，常伴有骨转移。没有发生转移的患者，大多数病例是由于 PTH 相关蛋白（PTHrP）分泌介导的，其序列与 PTH 有相当的同源性；还有其他一些因素可能也参与其中，但很少是 PTH 本身。关于治疗的讨论见上文。
- SIADH，这也是源于原发肺癌的最常见的异源激素分泌综合征。
- 异源 ACTH 综合征。最常见的病因是小细胞肺癌、类癌和甲状腺髓样癌，其他肿瘤也可引起，但少见。
- 有活性的胰岛素样产物，可引起低血糖。

其他恶性肿瘤的内分泌治疗

恶性肿瘤的内分泌治疗由来已久；比如乳腺癌患者行卵巢切除术，前列腺癌患者行睾丸切除术。更易接受的治疗包括用抗雌激素制剂他莫昔芬治疗乳腺癌及用 GnRH 类似物，布舍瑞林和戈舍瑞林治疗前列腺癌。

（吴红花译　郭晓蕙校）

推荐读物

Mulligan LM, Ponder BA (1995) Genetic basis of endocrine disease: MEN type 2. *Journal of Clinical Endocrinology and Metabolism* **80**: 1989–1995.

Trump D et al. (1996) Clinical studies of MEN type 1. *Quarterly Journal of Medicine* **89**: 653–659.

参考书目

Brook CGD, Hindmarsh PC (2001) *Clinical Paediatric Endocrinology*, 4th edn. Oxford: Blackwell Science.

DeGroot L, Jameson JL (2001) *Endocrinology*. Philadelphia: WB Saunders

Wass JAH, Shalet SM (eds) (2002) *Oxford Textbook of Endocrinology and Diabetes*. Oxford: Oxford University Press

重要网址

http://www.endocrinology.org
UK Society of Endocrinology

http://www.endo-society.org
Endocrine Society

http://www.niddk.nih.gov/health/endo/endo.htm
US National Institutes of Health, National Institute of Diabetes & Digestive & Kidney Diseases

http://www.endocrineweb.com
Endocrine web resources

http://www.pituitary.org.uk
The Pituitary Foundation (UK charity)

http://www.tss.org.uk
UK Turner Syndrome Support Society

http://www.medicalert.org.uk
Emergency identification system for people with hidden medical conditions

糖尿病和其他代谢障碍

19

高血糖症、胰岛素及其作用

引言

糖尿病（DM）是一种由于胰岛素相对缺乏、胰岛素抵抗或二者共同作用所致的慢性高血糖综合征。全球有超过1亿2千万的患者，估计到2020年这一数字将增加到2亿2千万。即使患者采取合理规范的生活方式，糖尿病往往也不可逆，其晚期并发症会缩短预期寿命，增加重大健康支出。慢性并发症包括大血管病变，导致冠心病、周围血管病和中风的发生率增加；以及微血管病变，导致糖尿病视网膜病变和糖尿病肾病。神经病变是另一种主要并发症。

胰岛素的结构和分泌

胰岛素是调节从食物中获取的化学能量在体内储存和有控制的释放的关键激素。其由11号染色体编码，在胰岛的β细胞内合成。β细胞合成、细胞内加工与释放胰岛素的过程是一种典型的机体生成和调控许多肽类激素的途径。β细胞加工和释放胰岛素的过程如图19.1显示。图19.2所示了触发胰岛素颗粒释放的细胞性活动。胰岛素分泌后进入门脉循环并进入肝脏，即主要的靶器官。大约50%的胰岛素在肝被提取和降解，其残基由肾排出。只有部分C肽由肝提取（因此是反映胰岛素分泌率的一个有用指标），但主要在肾降解。

葡萄糖代谢概述

在健康人，血糖调节是非常严格的，无论摄入食物多少，是否空腹和运动，血糖水平很少超出3.5～8.0mmol/L（3～144mg/dL）这个范围。维持葡萄糖内稳态的主要器官是肝脏，肝脏吸收和储存吸收后状态的葡萄糖（即肝糖），并根据周围组织相应的葡萄糖利用率在餐间将葡萄糖释放入血循环。肝脏也通过糖原异生过程结合脂肪降解的3-碳分子（甘油）、肌糖原（乳酸）和蛋白质（如丙氨酸）合成6-碳葡萄糖分子。

葡萄糖生成

每天大约生成和利用200克葡萄糖。90%以上来源于肝糖原和肝糖异生，其余来源于肾糖异生。

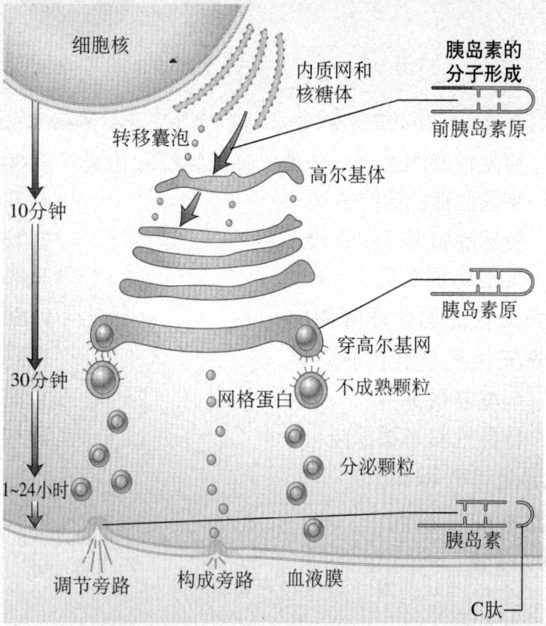

图 19.1 β细胞的一部分。胰岛素 mRNA 在核糖体合成前胰岛素原。前胰岛素原不亲水的"前"部分使其可转运至高尔基体，接着被酶化并释放出来。胰岛素原进入高尔基体的分泌颗粒中，并向细胞膜方向移动，在那里储存直至释放。胰岛素原分子向后折叠，依赖双硫键稳定分子结构。分泌过程中无生化活性的C肽从胰岛素原释放出来，使胰岛素成为两条相连接的肽链的复合物。等摩尔的胰岛素和C肽释放进入循环。很少量的胰岛素由β细胞经"构成旁路"绕过分泌颗粒而直接分泌。

葡萄糖利用

大脑是消耗葡萄糖的主要器官。其每分钟所需葡萄糖为1mg/kg体重，或者说一个70kg体重的男子每天消耗100克葡萄糖。大脑摄取葡萄糖的过程是强制性的且不依赖胰岛素，葡萄糖被利用后氧化代谢为二氧化碳和水。其他组织如肌肉和脂肪是兼性葡萄糖消耗组织。与进食相关的胰岛素分泌高峰可降低葡萄糖进入细胞的阈值；其他时间的能量供应主要依赖脂肪酸氧化。肌肉摄取葡萄糖是以糖原的形式储存或将其降解为乳酸。乳酸可再次进入血液循环并成为肝糖异生的主要底物。脂肪组织利用葡萄糖是作为能源及合成三酰甘油的底物；脂肪分解释放脂肪酸和甘油，是肝糖异生的另一底物。

激素调节

胰岛素是中间代谢的主要调节者，虽然其作用受其他激素的多方面调节。空腹和进食后胰岛素的作用不同（图19.3）。禁食状态下胰岛素的主要作用是调控肝脏释放葡萄糖，进食后还调节肌肉和脂肪对葡萄糖的摄取。反向调节激素（胰高血糖素、肾上腺素、皮质醇和生长激素）的作用是在一定胰岛素水平下使肝脏产生更多的葡萄糖并使脂肪和肌肉对葡萄糖的利用减少。

葡萄糖的转运

细胞膜不能自然通透葡萄糖。特定的家族-葡萄糖

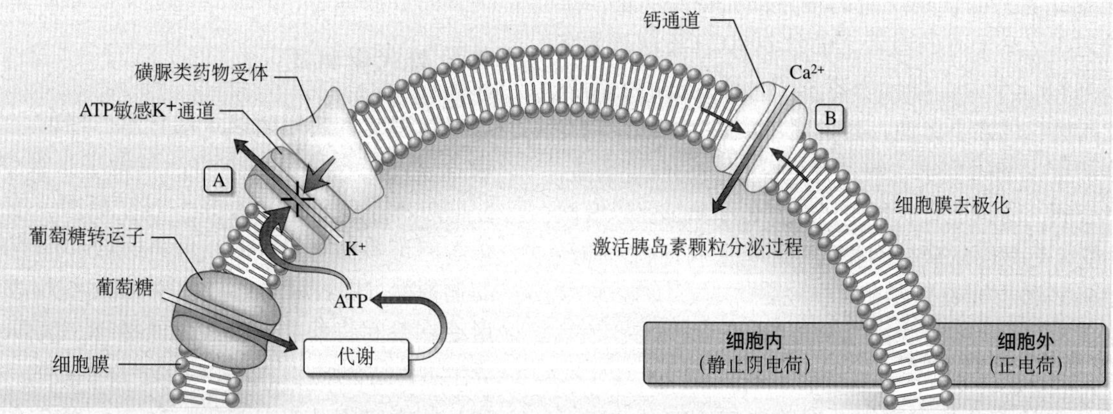

图 19.2 β细胞分泌胰岛素的局部调节。葡萄糖经GLUT-2转运蛋白进入β细胞，GLUT-2与糖酵解酶葡萄糖激酶密切相关。葡萄糖在β细胞内代谢产生ATP。ATP关闭细胞膜的钾通道（A）。如果磺脲类药物与其受体结合，也关闭钾通道。钾通道的关闭引起细胞膜去极化，使钙离子通过细胞膜的钙通道进入细胞（B）。细胞内钙的升高触发钙 - 依赖的磷脂蛋白激酶活化，并通过中间的磷酸化步骤，使含有胰岛素的颗粒及细胞膜融合，富含胰岛素的颗粒以胞吐形式分泌。相似的机制也见于许多其他内分泌细胞激素颗粒的分泌。

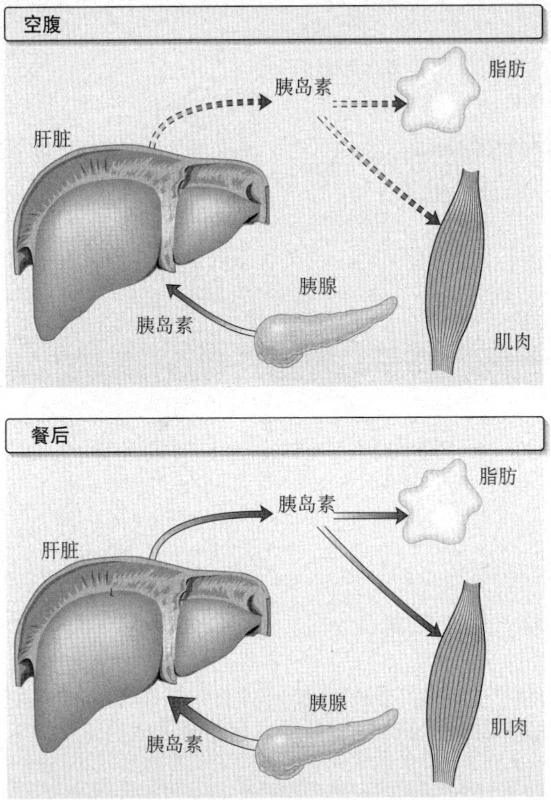

图 19.3 空腹和餐后的胰岛素效应。禁食状态下，胰岛素浓度低并主要以肝脏激素的形式起作用，调节肝脏产生葡萄糖（通过肝糖原分解和糖原异生作用）。胰岛素水平下降时肝葡萄糖生成增加。餐后状态下，胰岛素浓度增加，从而抑制肝葡萄糖生成并促进葡萄糖进入周围组织（增加葡萄糖的利用）。

转运（GLUT）蛋白装载葡萄糖通过细胞膜并进入细胞。

- GLUT-1 ——能使基底的非胰岛素刺激的葡萄糖进入许多细胞（见图 6.21）。
- GLUT-2 ——转运葡萄糖进入 β 细胞：是感知葡萄糖的先决条件。
- GLUT-3 ——能转运非胰岛素介导的葡萄糖进入大脑神经元和胎盘。
- GLUT-4 ——行使胰岛素在外周组织大多数作用。它是肌肉和脂肪组织细胞摄取葡萄糖的途径，并紧接着刺激胰岛素受体（图 19.4）。

胰岛素受体

胰岛素受体是一种糖蛋白（400 kDa），由 19 号染色体短臂编码，骑跨在许多细胞的细胞膜上（图19.4）。其包含一个有2个α亚单位的二聚体——包括胰岛素结合位点及2个横跨细胞膜的β亚单位。当胰岛素结合α亚单位时，其可引起 β 亚单位的构象改变，导致酪氨酸激酶活化并触发一系列其他细胞内底物级联反应。其结果之一是GLUT-4葡萄糖转运子移至细胞表面并增加了运至细胞内的葡萄糖数量。接着胰岛素受体复合物被细胞纳入，胰岛素被降解，其受体再次回到细胞表面。

推荐读物

Shepherd PR, Kahn BB (1999) Glucose transporters and insulin action. *New England Journal of Medicine* **341**: 248-258.

糖尿病的分型

糖尿病可为原发性的或继发性的（表19.1）。虽然继发性糖尿病大约只占新发糖尿病病例的 1% ~ 2%，但其不容忽视，因为其病因有可能治疗。从流行病学角度看，1型糖尿病（胰岛素依赖性糖尿病）和2型糖尿病（非胰岛素依赖性糖尿病）是两种不同的疾病，但临床上有时很难鉴别。临床上这两种疾病应被视为一段两端不同而中间却有些交叉的图谱（表19.2）。这两型糖尿病都可能有不同程度的胰岛素分泌缺陷。例如，有些免疫介导的糖尿病患者一开始不需要胰岛素治疗，但许多 2 型糖尿病患者最终都会需要。

1 型糖尿病

流行病学

1 型糖尿病存在胰岛素缺乏。在西方国家，几乎所

表 19.1 继发性糖尿病的原因

胰腺疾病	**药物诱发的疾病**
囊性纤维化	噻嗪类利尿剂
慢性胰腺炎	糖皮质激素治疗
营养不良相关的胰腺疾病	非典型精神病药
胰腺切除	抗逆转录病毒蛋白酶抑制剂
遗传性血色病	
胰腺癌	**胰岛素受体异常**
	先天性脂质营养不良
内分泌疾病	黑棘皮症
Cushing 综合征	
肢端肥大症	**遗传性综合征**
甲状腺毒症	Friedreich 共济失调
嗜铬细胞瘤	肌强直性营养不良
胰高血糖素瘤	

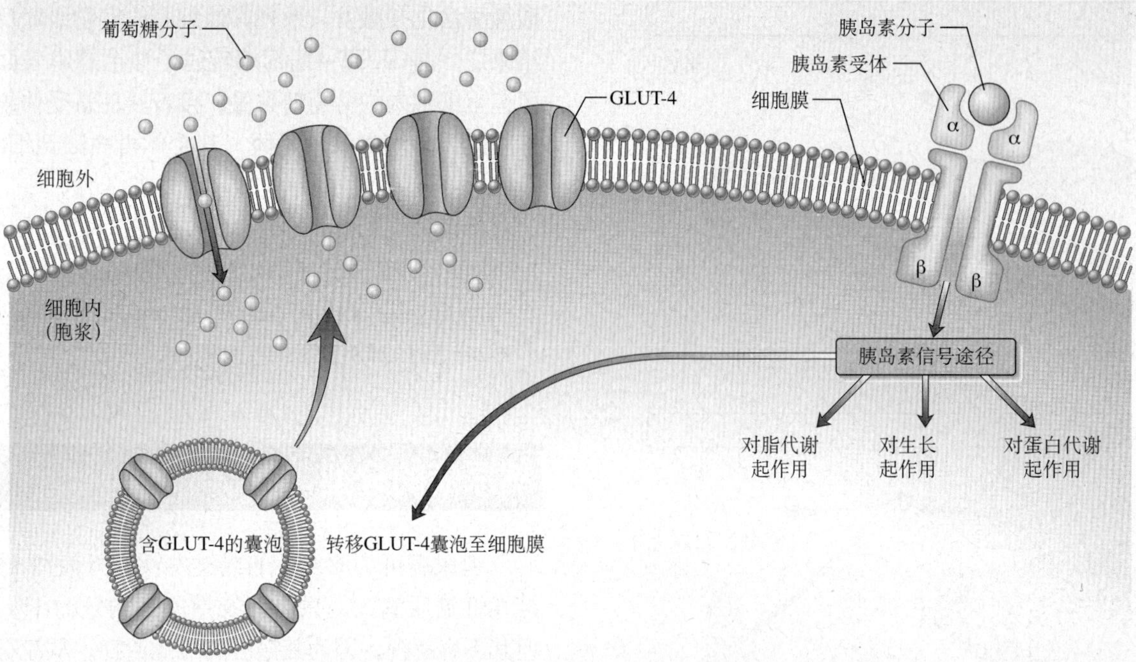

图 19.4 **周围细胞中胰岛素信号的转导**。胰岛素受体含有 α 和 β 亚单位，二者由二硫桥连接（右上）。β 亚单位骑跨在细胞膜上。转运蛋白 GLUT-4 储存在细胞内的囊泡中。胰岛素与其受体的结合引发许多细胞内活动，包括将这些携带 GLUT-4 的囊泡转移至细胞膜。

表 19.2 糖尿病谱：1 型糖尿病和 2 型糖尿病的比较

	1 型（胰岛素依赖）	2 型（非胰岛素依赖）
流行病学	较年轻（通常< 30 岁） 一般较瘦 北欧裔人群发病增多 季节性发病	年龄较大（通常> 30 岁） 体重常超重 所有种族。亚裔、非裔、波利尼西亚裔和美洲印第安人发病增多
遗传学	> 90% 的人表达 HLA-DR3 或 DR4 30% ~ 50% 的同卵双生子同时发病	无 HLA 联系 大约 50% 的同卵双生子同时发病
发病机制	自身免疫病： 胰岛细胞自身抗体 胰岛炎 与其他自身免疫疾病相关 诊断后免疫抑制治疗可延缓 β 细胞破坏	无免疫紊乱 胰岛素抵抗
临床	胰岛素缺乏 可发生酮症酸中毒 始终需要胰岛素	部分胰岛素缺乏 可能发生高渗状态 病程长而 β 细胞衰竭后许多人需要胰岛素
生化	C 肽最终消失	C 肽持续存在

有的患者都有免疫介导疾病型（1A 型）。任何年龄均可发生 1 型糖尿病，但儿童好发，青春期前后发病率达到高峰。以后缓慢进展的胰岛素缺乏型称为成人晚发的自身免疫性糖尿病（LADA）。后者有时很难与 2 型糖尿病鉴别。临床线索包括：显著的体重下降，饮食控制和口服药物治疗不能纠正的高血糖，诊断时严重或持续酮尿，以及自身抗体检测提示自身免疫病。世界上 1 型糖尿病发生率最高的国家有芬兰和其他北欧国

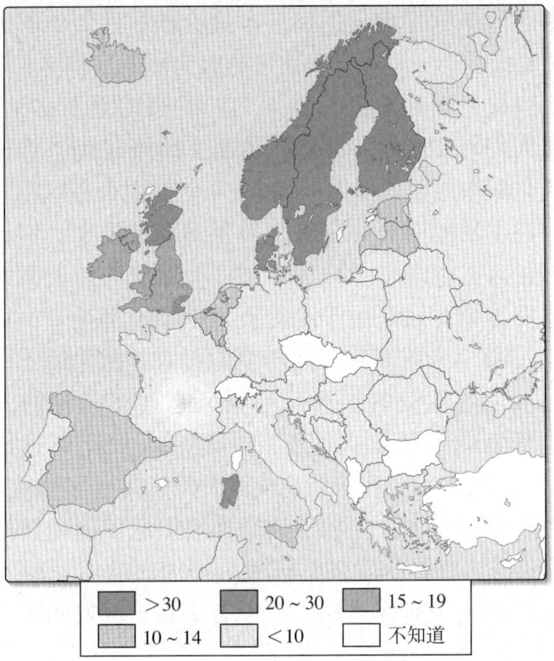

图 19.5 （也见彩图 19.5）年龄标准化后欧洲 1 型糖尿病的发病率（0 ~ 14 岁起病），每 100 000 人每年。From Green A, Gale EAM et al. (1992) *Lancet* **339**:905–909.

家，撒丁岛是个例外（原因不明），其发生率位居全球第二（图 19.5）。1 型糖尿病发病率在大多数人群呈上升趋势。欧洲每年增加 3% ~ 4%，其中 5 岁以下的儿童最为明显。近年来日本发现 1 型糖尿病亚型（1B 型），其发病迅速，诊断时无自身免疫病，血清胰酶浓度升高。此型在其他人群尚未见报道。WHO（1995）估计，目前有 1940 万 1 型糖尿病患者，2025 年前这一数字将增加至 5720 万。

病因

1 型糖尿病属于 HLA 相关的免疫介导的器官特异性疾病。多基因易感，与 HLA 区域最为密切。直接攻击胰岛成分的自身抗体在出生后几年就出现在血循环中。自身抗体在老年 LADA 患者中也可出现，并预示将进展为需要应用胰岛素治疗。

基因易感性

1 型糖尿病不是一种有预先确定基因的疾病，但疾病易感性可能遗传。

遗传

同卵双胞胎中一人患病，另一人有 30% ~ 50% 的机会发病。由于具有相同基因的双胞胎可能永远不患病，因此必须考虑非基因因素的参与。1 型糖尿病患者的子女患病几率增加。有趣的是，20 岁时患糖尿病的风险，来自糖尿病父亲的可能（3% ~ 7%）高于来自母亲的可能（2% ~ 3%）。如果一个家庭里有一个孩子患 1 型糖尿病，其兄弟姐妹大约有 6% 的危险在 20 岁时也发病。如果兄弟姐妹的 HLA 同源（HLA 类型同患儿相同），风险增加至 20% 左右。然而长期随访发现，一级亲属一生中患病的风险远大于此。

HLA 系统：位于 6 号染色体的 HLA 基因形态多样，调控人体免疫防御系统。与 35% 的背景人群相比，90% 以上的 1 型糖尿病患者携带 HLA-DR3-DQ2、HLA-DR4-DQ8 或二者均携带。所有的 57 位残基为天门冬氨酸的 DQB1 等位基因具有中性或保护效应，其中效应最强的是 DQB1*0602（DQ6），而相同位点为丙氨酸的 DQB1 等位基因（即 DQ2 和 DQ8）则具有很强的遗传易感性。基因型组合对患病风险性有很大影响。如 HLA-DR3-DQ2/ HLA-DR4-DQ8 杂合子具有相当强的患病风险。特定 1 类 HLA 等位基因的存在或缺失可从根本上修饰具有患病风险的 2 类易患基因。

其他基因基团：基因组研究已发现了 10 ~ 20 个对 1 型糖尿病易感或具有保护作用的基因组区。定义为 *IDDM1*（HLA 位点）、*IDDM2* 等。已经明确这些基因的单独遗传易感性远小于 HLA 区域。对这些基因及其产物的进一步研究仍在进行中。

11 号染色体上距离胰岛素基因较近的 DNA 区域被定义为 *IDDM2*，已有报道短的、中间的和长的插入。短等位基因的纯合子（1 类）见于 80% 的 1 型糖尿病患者，而对照组则为 40%。

基因 *CTLA-4* 也可预示 1 型糖尿病，可能是许多 HLA 相关自身免疫疾病的共同因素。

自身免疫性和胰岛素依赖性糖尿病

多种证据提示，1 型糖尿病是一种免疫介导的疾病。包括上述的 HLA 相关性及其他器官特异性的自身免疫病（包括自身免疫性甲状腺病、Addison 病和恶性贫血）。对诊断后迅速死亡的患者进行的尸体解剖发现：胰岛单核细胞浸润。这种表现称为胰岛炎，类似于其他自身免疫病，如甲状腺炎。针对胰岛成分的自身抗体见于 90% 的新发病患者。多种胰岛抗原已被分离，

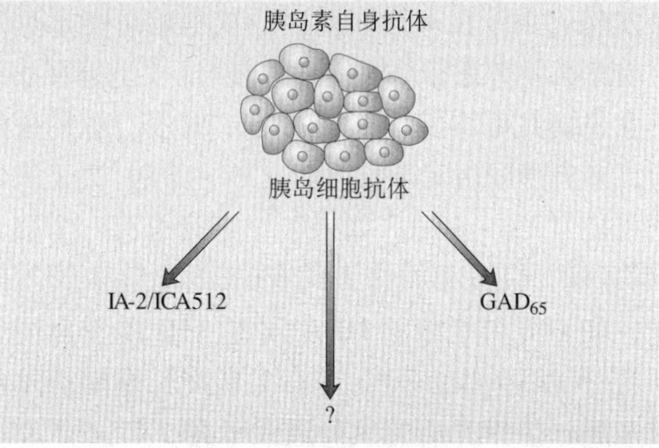

图19.6 **胰岛自身抗体**。应用荧光抗体技术检测胰岛细胞抗体发现其为结合于胰岛细胞的自身抗体。大多数这样的着色反应是由于针对谷氨酸脱羧酶（GAD）和蛋白酪氨酸磷酸酶-IA-2（也称为ICA512）的特异性抗体。不是所有ICA着色都是由于这两种自身抗体，因此推测还有其他的胰岛自身抗体参与其中。循环中也存在胰岛素抗体，但不参与 ICA 反应。

包括胰岛素本身、谷氨酸脱羧酶（GAD）及来自酪氨酸磷酸酶家族的两种胰岛多肽（图19.6）。确认疾病的自身免疫特性，可通过观察诊断后应用免疫抑制剂如环孢素治疗后 β 细胞生存率延长与否来证明。

环境因素

儿童 1 型糖尿病发病率稳定上升，提示环境因素参与发病。早期暴露于肠道病毒如柯萨奇 B4 常被怀疑，但病毒感染在病因中的作用尚待明确。也有人认为，儿童时期环境过于干净可导致对其免疫系统的刺激减少，可能增加 1 型糖尿病的易感性，如增加特应性过敏性疾病（卫生假说）。

1 型糖尿病前期和 1 型糖尿病预防

对糖尿病儿童的一级亲属的前瞻性研究发现，胰岛自身抗体在出生后前几年就已出现在血循环中，说明发生糖尿病的过程很早就开始了，即诊断前好多年就开始了。而且还可预测疾病的进展，尤其是联合出现的时候。这给疾病的预防提供了可能的途径，但应用注射或口服胰岛素或烟酰胺进行的试验都失败了。

2 型糖尿病

流行病学

生活比较富裕的人中 2 型糖尿病相对常见。起主要作用的四个因素是老年、肥胖、种族和家族史。发病率存在很大差异。在较穷的国家主要是富人患病，但在较富的国家则是穷人患病。本病诊断前好多年都可能以亚临床的形式存在。本病可能因为妊娠、药物或间发的疾病状态应激而加速发病。应用 WHO 的标准估计，英国大约有 2% 的人患病，英国 2 型糖尿病患者比南亚、非洲和加勒比海人要高 3 ~ 4 倍。中东和以西方生活方式生活的西班牙裔美国人发病率也较高。不幸的是，在西方化国家，22 ~ 55 岁之间的成人每天平均增加 1 克体重。这是由于能量摄入稍多于消耗——每天多摄入 90 千卡或多吃一块巧克力包衣的消化饼干——这是减少了运动的结果而非摄入了过多的食物。另外，静坐的生活方式使肥胖年轻成人的比例迅速增加，肥胖的多发将在未来造成巨大的公共卫生问题。肥胖 2 型糖尿病青少年数量的增加已引起美国和其他国家的关注。糖尿病发病率随年龄增加而增加，70 岁的北欧人 10% 患有糖尿病。对于有家族史或发病率高的人群，这一比例增加至 30%。

2 型糖尿病的胰岛素抵抗可与其他一些疾病共同作用而增加心血管事件的风险。这些疾病包括：高血压、肥胖、高三酰甘油血症、HDL 胆固醇降低及皮肤黑棘皮症。胰岛素水平升高为特征性表现。这被称为胰岛素抵抗综合征、X 综合征或代谢综合征。这一方面是运动、生活方式和体重间关系这个连续体的一个结果，另一方面与个体遗传背景有关，共同导致临床上不良结果的发生。大约1/3的成年人具有此综合征的特征，但不一定发生糖尿病。

2 型糖尿病的原因

遗传学

人群研究发现，同卵双胞胎患 2 型糖尿病的几率超过 50%；而异卵双胞胎或兄弟姐妹间这一比率是 25%。这证实了遗传对疾病发生起作用。2 型糖尿病是一种多基因疾病，但在大多数病例对有关基因尚待确定。这一状况有望改善，并且如果基因方面的原因搞清了，2 型糖尿病患者间表现型的不同就有可能解释了。

2 型糖尿病的一些罕见类型的基因原因如表 19.3 所示。

2 型糖尿病的一个罕见类型是“年轻发病的成年型糖尿病”(MODY)。其大多为遗传病，已有五个亚型。不同基因型的MODY临床上有不同的表现型（表19.4）。可以认为年轻人的MODY 具有典型的家族史（父母之一及家族中 50% 的人患糖尿病），由于糖尿病发生早，因此易于控制。

环境因素：早和晚

已注意到出生时和12个月时低体重以及其后对葡萄糖不耐受，尤其是成年后体重增加较多的人易患糖尿病。这是因为早期营养不良破坏了β细胞的发育和功能，可诱发日后的糖尿病。低出生体重显示日后也可诱发心脏病和高血压。

表 19.3　2 型糖尿病罕见的遗传原因

紊乱	特征
胰岛素受体变异	肥胖、明显的胰岛素抵抗、女性高雄激素血症、黑棘皮症（皮肤色素沉着过度）
母系遗传的糖尿病和耳聋（MIDD）	线粒体 DNA 突变。 40 岁之前糖尿病发病。 不同程度的耳聋， 神经肌肉及心脏问题，色素性视网膜病
Wolfram 综合征（DIDMOAD——糖尿病尿崩症、糖尿病、视神经萎缩及耳聋）	隐性遗传。跨膜基因 *WFS1* 突变。 需要胰岛素治疗的糖尿病和 10 岁以内视神经萎缩。 尿崩症和11～20岁感觉神经性耳聋，逐渐进展为多发神经问题。 生存很少超过中年
严重肥胖和糖尿病	Alström、Bardet-Biedl 及 Prader-Willi 综合征。色素性视网膜炎、精神机能不全和神经障碍
细胞内胰岛素信号异常。均伴有严重的胰岛素抵抗	矮怪病 Rabson-Mendenhall 综合征 假性肢端肥大症 部分脂肪代谢障碍：核纤层蛋白 A/C 基因突变

免疫和炎症

没有证据说明免疫因素参与了 2 型糖尿病的发生，但正如前文所述，一部分发病较晚的患者诊断时携带直接针对GAD胰岛自身抗体，而且易进展为胰岛素治疗。这些病例可能是 1 型糖尿病但以类似于 2 型糖尿病的方式出现。

最近的进展之一是认识到：亚临床的炎症改变是2型糖尿病和肥胖的共同特点。糖尿病患者的超敏反应蛋白（CRP）升高与纤维蛋白原及纤溶酶原激活物抑制剂-1（PAI-1）升高有关，可增加心血管病的风险。糖尿病和肥胖时循环中致炎细胞因子 TNFα 和 IL-6 水平均升高。应用抗炎症制剂可能降低这两种情况下心血管病发生的危险性。

胰岛素分泌及作用异常

胰岛素分泌不足和胰岛素抵抗在 2 型糖尿病发病中的相对作用一直存在争议，但二者均参与发病。虽然 2 型糖尿病胰岛素可与细胞表面的受体正常结合，但未知的异常使胰岛素在细胞内的信号传导减弱，产生“胰岛素抵抗”。2 型糖尿病患者肌肉和肝细胞内过多的三酰甘油积聚与抵抗有关。当胰岛不能分泌足够的胰岛素来对抗这种抵抗时将发生 2 型糖尿病。因此β细胞数量的缺失是一种高输出衰竭的状态。这可导致肝葡

表 19.4　青年发病的成年型糖尿病（MODY）

	HNF-4α（MODY 1）	葡萄糖激酶（MODY 2）	HNF-1α（MODY 3）	IPF-1（MODY 4）	HNF-1β（MODY 5）
染色体位置	20q	7p	12q	13q	17q
占所有 MODY 病例的百分比	5%	15%	70%	＜1%（MODY）	2%
发病	青少年期至 30 多岁	出生就可发病	青少年期 / 20 多岁	青少年期至 30 多岁	青少年期 / 20 多岁
进展	进行性高血糖	随着年龄极少恶化	进行性高血糖	进展不清楚	进展不清楚
微小血管并发症	多见	很少见	多见	数据极少	多见
其他特征	无	低出生体重	磺脲类敏感	纯合子胰腺发育不全	肾囊肿 蛋白尿 肾衰竭

胰腺β细胞内的葡萄糖激酶基因密切参与葡萄糖感应机制。肝细胞核因子（HNF）基因和胰岛素启动子因子-1（IPF-1）基因控制β细胞内的核转录并调节其发育和功能。核转录基因异常可导致胰腺发育不良或更多精细的进行性的胰腺损伤。

葡糖生成增加（由于没有足够的胰岛素抑制）和外周组织对葡萄糖的摄取不足。

2型糖尿病患者诊断时已丧失了50%的β细胞。另外，尸解时几乎均可见到胰岛淀粉样物质沉积，这是一种与胰岛素共同分泌的称为胰淀素或胰岛淀粉样多肽（IAPP）的物质。尚不知道这是β细胞分泌衰竭的原因还是结果。2型糖尿病病程的早期就可见到胰岛素分泌不足。正常人对静脉葡萄糖表现双相胰岛素反应，但高血糖时第一相反应消失，口服葡萄糖时胰岛素分泌高峰延迟且增强。大多数患者表现相对于葡萄糖水平的胰岛素分泌下降，许多患者表现进行性β细胞丧失，不过程度不如1型糖尿病那样严重。尚不知道这是由于存活的β细胞的"耗竭"，还是由于其他独立的破坏过程。

概述和预防

是否患2型糖尿病主要取决于遗传因素。什么时候发生糖尿病则与生活方式更为相关。40～59岁间诊断为糖尿病的男性预期寿命可能缩短5～10年。相反，70岁以后诊断为2型糖尿病的男性预期寿命无明显影响。临床试验显示饮食控制、运动和药物治疗，如二甲双胍治疗，对延缓2型糖尿病的发生有非常显著的效果。

（吴红花译　郭晓蕙校）

推荐读物

EURODIAB ACE Study Group (2000) Variation and trends in incidence of childhood diabetes in Europe. *Lancet* **355**: 873-876.

Gale EAM (2002) The rise of childhood type 2 diabetes in the 20th century. *Diabetes* **51**: 3353-3361.

Gerich JE (1998) The genetic basis of type 2 diabetes mellitus: impaired insulin secretion versus impaired insulin sensitivity. *Endocrine Reviews* **19**: 491-503.

Haffner SM (2003) Insulin resistance, inflammation and the prediabetic state. *American Journal of Cardiology* **92** (Suppl); 18J-26J.

Hoppener JWM, Ahren B, Lips CJM (2000) Islet amyloid and type 2 diabetes mellitus. *New England Journal of Medicine* **343**: 411-419.

Taylor R (2004) Causation of type 2 diabetes. *New England Journal of Medicine* **350**: 639-641.

Tooke JE, Pearson ER, Hattersley AT (2000) Unravelling the heterogeneity of non-insulin dependent diabetes. *Journal of the Royal College of Physicians* **34**: 332-335.

糖尿病的临床表现

急性和亚急性表现常常重叠。

急性表现

年轻人常有2～6周病史并报告典型三联征症状：

- 多尿——是由于血葡萄糖水平超过肾糖阈导致的渗透性利尿。
- 口渴——是由于液体和电解质的丢失。
- 体重下降——是由于液体丢失和继发于胰岛素缺乏导致的不断的脂肪和肌肉分解。

如果这些症状早期未被识别和治疗，年轻患者可能出现酮尿甚至酮症酸中毒。

亚临床表现

发病过程可能历时数月甚至数年，尤其是老年患者。可能存在多尿、口渴或体重减轻，但患者可能主诉乏力、视物模糊（缘于葡萄糖诱发的折光反射变化）或由于念珠菌感染引起的外阴瘙痒或龟头炎。

并发症作为表现特征

糖尿病的并发症包括：

- 皮肤葡萄球菌感染
- 配镜时发现的视网膜病变
- 多神经病变导致双足针刺感或麻木
- 勃起障碍
- 动脉病变，引起心肌梗死或周围性坏疽。

无症状糖尿病

无症状的患者其糖尿或血糖水平升高可能在常规体检时发现（如为了上保险）。糖尿不能用来诊断糖尿病但能提示需要进一步检查。大约1%的人有肾性糖尿，这是一种遗传性低肾糖阈疾病，以Mendelian显性或隐性方式遗传。

诊断时的体格检查

可能存在体重减轻和脱水的证据，呼吸可有酮味。老年患者可能表现明确的并发症，而特征性的视网膜病变可用来诊断糖尿病。有些患者可有引起继发性糖尿病的疾病的体征（表 19.1）。

糖尿病的诊断和检查

具有明显症状时糖尿病诊断很容易，多数情况下葡萄糖耐量试验并非必不可少。然而，由于发生大血管和微血管疾病的葡萄糖阈值不同，口服葡萄糖耐量试验能提供更详细的流行病学描述，这与Box 19.1中WHO制定的葡萄糖耐量降低和糖尿病的诊断标准相一致。

流行病学调查显示，对于每一位糖尿病患者来说，人群中还存在另一位未被明确诊断的患者。还有更多患者处于葡萄糖耐量降低的过渡类型。

葡萄糖耐量降低

葡萄糖耐量（IGT）减低不是一个临床诊断，但它是将来发生糖尿病和心血管疾病的危险因素。肥胖和缺乏规律的体育运动会使发展为糖尿病的可能性增加。由于口服葡萄糖耐量试验结果重复性较差，基于该试验结果的疾病分类因而变得复杂。不同组群间存在异质性，有些患者肥胖，有些患者有肝脏疾病，有些患者正在使用损害葡萄糖耐量的药物。IGT患者与确诊的糖尿病患者具有同样的心血管疾病危险，但不会发生特异的微血管并发症。

空腹血糖受损

这一诊断类型（空腹血浆葡萄糖介于6.1～6.9mmol/L之间）源于美国糖尿病协会（ADA），其实用性优点是不需要做糖耐量试验。它不是一个临床诊断，但可以预测将来发生糖尿病和心血管疾病的危险。这一类型与IGT在一定程度上存在有限交叉，因此，发生心血管疾病和糖尿病的相关危险并无直接可比性。最近，ADA还推荐血糖低限为5.6mmol/L，这必然会大大增加受累人群。WHO也在考虑这一建议。

其他检查

诊断糖尿病不需要进一步的实验室检查。其他常规检查包括尿蛋白筛查、全血细胞计数、尿素和电解质、肝生化和随机血脂。后者可以除外相关的高脂血症。如果血脂升高，应该在糖尿病完全控制后空腹复查。糖尿病也可能继发于其他情况（见表19.1），糖尿病可能被其他潜在疾病所掩盖，可能与自身免疫性疾病或高脂血症有关。大约50%的2型糖尿病患者合并高血压，这样的患者在非洲和加勒比地区更多见。

糖尿病的治疗

患者教育和社区护理的作用

糖尿病的护理要依靠患者的自身管理，而患者需

Box 19.1　WHO 诊断标准—— 1999

WHO 诊断标准为：

- 空腹血浆葡萄糖＞ 7.0mmol/L（126mg/dl）
- 随机血浆葡萄糖＞ 11.1mmol/L（200mg/dl）
- 有症状的患者可将一次实验室检查异常结果作为诊断标准；无症状患者需要两次异常实验室检查结果。

葡萄糖耐量试验仅用于血糖处于临界值的病例及妊娠糖尿病的诊断。

葡萄糖耐量试验—— WHO 标准

	正常	葡萄糖耐量降低	糖尿病
空腹血糖	低于 7.0mmol/L	低于 7.0mmol/L	高于 7.0mmol/L
餐后 2 小时血糖	低于 7.8mmol/L	7.8～11.0mmol/L 之间	高于或等于 11.0mmol/L

- 成年人：75 克葡萄糖溶于 300 毫升水中。
- 儿童：1.75 克葡萄糖 / 每公斤体重。
- 仅需要空腹和 120 分钟两份样本。
- 采用静脉血浆结果——全血结果会偏低。

提示：不存在轻度糖尿病这一概念。所有符合糖尿病诊断标准的患者都可能发生长期并发症。

要有具有专业知识的人的帮助和引导。改善血糖控制的探索过程使我们明白，不论应用何种专业技术，血糖控制结果仍然依赖于患者配合的意愿，而这又依赖于患者对糖尿病危险性和血糖控制的潜在益处以及其他措施的理解，如保持正常体重、戒烟和足部护理等。如果不能给患者提供准确的信息，那么来自亲友或其他患者的错误信息就会传播开来。因此，患者教育的最佳时机应在糖尿病确诊之后立即进行。有组织的教育活动应包括所有卫生保健工作者，如专业护士、营养师和足科医生。

饮食控制

糖尿病患者的饮食与健康人没有不同。表19.5列出了当前推荐的理想饮食结构。为达到这一结果，糖尿病患者的饮食应该：

- 低糖（并不是无糖）
- 高淀粉糖类（尤其是糖指数低的食物）
- 高纤维
- 低脂（尤其是饱和脂肪）。

应当鼓励超重或肥胖患者通过改变食物摄入和体育锻炼的综合方法减轻体重。

糖类

吸收缓慢的糖类（糖指数低）可控制循环中葡萄糖的迅速波动，如服用意大利面后血糖峰值的波动明显比服用含等量糖类的土豆扁平。

饮食医嘱

多数患者觉得改变饮食习惯非常困难，因此要改变他们的饮食习惯需要反复的建议和鼓励。应了解患者既往的饮食习惯，使饮食医嘱给患者的生活习惯带来的影响最小。营养师的建议似乎比医生的建议更能带来中期的效果。使用胰岛素或口服药物的患者一般建议每天在大致相同的时间服用大致相同数量的食物(尤其是糖类)，使治疗与食物摄入和运动平衡。具有一定知识和动机的1型糖尿病患者通过定期血糖监测的反馈，可以学会调整他们的运动方式和治疗，因此其糖类的消耗量和用餐次数可以不同。这是DAFNE（为正常饮食所做的剂量调整）方案的基础。

表19.5 为糖尿病患者推荐的饮食结构及如何达到要求的建议

饮食成分	建议
蛋白质	每公斤理想体重1克（大约）
总脂肪	＜总能量摄入的35%。限制食物：烹饪中的脂肪/油、油炸食物、加工肉类（汉堡包、腊肠、香肠）、高脂点心（炸土豆片、蛋糕、坚果、巧克力、饼干、面饼）。鼓励食用：低脂奶制品（脱脂牛奶、低脂奶酪、低脂酸奶）、瘦肉
饱和和反式-不饱和脂肪	＜总能量摄入的10%
n-6多聚不饱和脂肪	＜总能量摄入的10%
n-3多聚不饱和脂肪	无绝对推荐量。每周食用1～2次鱼，尤其是含油的鱼。不推荐服用鱼油补充剂
顺式单不饱和脂肪	总能量摄入的10%～20%（橄榄油、鳄梨）
总糖类	总能量摄入的40%～60%。鼓励食用：人造（浓）甜味剂代替糖（无糖苏打饮料、南瓜类食物和甜酒）；限制食用：果汁、糕饼、蛋糕、饼干
蔗糖	达到总能量摄入的10%假定这来自健康的饮食（如：富含纤维的早餐谷类、烤豆）
纤维素	无绝对推荐量。可溶纤维对糖代谢和脂代谢有益。不溶性纤维对糖代谢没有直接作用，但对产生饱食感和胃肠道健康有益
维生素和抗氧化剂	最好通过混合饮食中的水果和蔬菜摄取（每日5份）。没有服用补充剂的证据
酒精	不被禁止。应计算酒精所含热卡，因为应用胰岛素治疗的患者服用酒精后有发生延迟低血糖的趋势
盐	每日少于6克（高血压患者应该更低）

2型糖尿病患者的药物治疗

饮食控制和生活方式改变是2型糖尿病患者治疗成功的关键。如果采取这些措施数周后，糖尿病仍没有得到很好的控制（见下述控制评估），需要加用口服药物。只有当患者了解了改善饮食习惯和生活方式的益处后才能给患者引入口服药——这将使患者建立控制糖尿病不仅仅依靠口服药的概念。

磺脲类药物（表 19.6）

磺脲类药物的主要作用机制是促进葡萄糖和其他促泌素刺激后的胰岛素分泌。

磺脲类药物可关闭 β 细胞膜上 ATP 敏感的钾通道，使细胞膜去极化，促进钙离子内流，这是胰岛素释放的信号（见图 19.2）。磺脲类药物对 β 细胞功能丧失的患者无效，所以应该避免用于年轻的酮症患者，后者需要早期胰岛素治疗。妊娠时应该避免使用该类药物。

磺脲类药物应慎用于肝病患者，只有主要经肝排泄的药物才能应用于肾功能缺陷的患者。所有磺脲类药物均可引起体重增加，因此不作为肥胖患者的首选药物。甲苯磺丁脲对于高龄患者十分安全，因为其作用时间短。

表 19.6　常用磺脲类药物的特点

药物	特点
甲苯磺丁脲	最大药效比其他磺脲类药物低 半衰期短——适用于老年人 大部分经肝代谢——可用于肾功能受损患者
格列本脲、格列吡嗪和格列美脲	生物半衰期长 代谢产物有活性 肾排泄——避免用于肾功能受损患者
格列齐特	生物半衰期相对较长 大部分经肝代谢——可用于肾功能受损患者 价格较贵
氯磺丙脲	生物半衰期很长 肾排泄——避免用于肾功能受损患者 1%～2% 的患者出现 ADH 样症状 与酒精合用后可出现面部潮红症状 非常便宜——主要用于发展中国家

药物相互作用及不良反应：所有磺脲类药物与循环中的白蛋白结合，并可以被其他药物替换，比如磺酰胺可与其结合位点竞争。磺脲类药物与华法林有相互作用。

低血糖是最常见和最危险的不良反应。由于很多磺脲类药物作用时间长达 24 小时以上，因此易于出现复发或延迟性低血糖，出现低血糖后建议住院治疗。少见皮疹和其他过敏反应。

氯茴苯酸类药物

瑞格列奈和那格列奈是氯茴苯酸类胰岛素促泌素。氯茴苯酸类药物是格列苯脲的非磺脲类部分。与磺脲类药物相似，该类药物通过关闭胰岛 β 细胞的 ATP 依赖钾通道发挥作用（图19.2），但它们与受体结合的特征不同。氯茴苯酸类药物作用时间短，促进餐后胰岛素分泌，因而可减少餐间低血糖的发生。此类药物比常用的磺脲类药物昂贵，但是否优于现有的短效磺脲类药物如甲苯磺丁脲类，还没有得到临床试验的证实。

双胍类药物

二甲双胍是目前对 2 型糖尿病最有效的初级处理药物。它的作用机制尚不清楚，但可以减少糖原异生，抑制肝葡萄糖的输出并增加胰岛素敏感性。与磺脲类药物不同，它在正常受试者中不会产生低血糖。因为它不增加体重，所以对超重患者非常有益。双胍类药物可与磺脲类药物或噻唑烷二酮类药物联合应用。

双胍类药物的不良反应包括食欲减退、上腹部不适和腹泻。结肠镜检查应在停用二甲双胍、确认不是受其影响后才能进行！严重的肝肾疾病患者可能会发生乳酸性酸中毒，应禁用双胍类药物。

回顾性研究表明，常规临床应用很少出现乳酸性酸中毒。大多数糖尿病专家在患者血清肌酐浓度超过 150μmol/L 时停用双胍类药物。

噻唑烷二酮类药物

噻唑烷二酮类药物（简称为格列酮类药物）通过与过氧化物酶体增生物激活受体 γ（PPAR-γ）的相互作用减少胰岛素抵抗，该受体是调节参与脂类代谢和胰岛素作用基因的核受体。但是，葡萄糖代谢应该对一种与主要存在于脂肪细胞上的核受体结合的药物反应的悖论还不完全清楚。一种观点认为，该类药物通过葡萄糖-脂肪酸循环间接作用，降低游离脂肪酸水平，从而促进肌肉对葡萄糖的利用。

格列酮类药物降低循环中相对于血浆葡萄糖水平的胰岛素水平，但并不能使葡萄糖水平恢复正常。可单独应用或与其他药物联合应用。格列酮类药物可减少肝葡萄糖产生，与二甲双胍有协同效应，而且可以增加外周葡萄糖的摄取。因此它们可以增强内源性胰岛素的作用。

曲格列酮，即格列酮类中最早的一种药物，由于其肝毒性作用已经停止使用。罗格列酮和吡格列酮是英国和美国当前批准应用的药物，应用时需要监测肝生化指标。格列酮类药物可用于不能耐受双胍类和磺脲类药物的患者（NICE指南）。此类药物可引起体重增加和一定程度的水钠潴留。贫血也是一种偶尔可见的不良反应。此类药物的地位尚不十分清楚，有待于平行对照临床试验的结果。

肠酶抑制剂

α-糖苷酶抑制剂：此类药物使超重的2型糖尿病患者有了可选择的治疗方法，它们可以抑制肠道内消化糖类的酶。阿卡波糖是一种假糖，可竞争性地抑制位于小肠刷状缘的α-糖苷酶，使饮食中的糖类吸收减少，从而减少餐后血糖的升高。未消化的淀粉会进入大肠被发酵分解，可导致腹部不适、胃肠胀气和腹泻，为避免这些不良反应，需要仔细调整剂量。此类药物主要在肠道失活，因此很少进入血液循环，但大剂量应用时偶尔可导致肝功能异常。

脂肪酶抑制剂：奥利司他通过降低肠道脂肪酶活性导致脂肪吸收不良，因而减少食物中脂肪的吸收。它可减轻已经严格控制饮食患者的体重，这可能由于脂肪酶抑制剂可导致令人不愉快的脂肪痢，因此患者减少其脂肪摄入并减轻体重。此类药物在糖尿病管理中的地位尚不清楚。

胰岛素治疗

胰岛素存在于所有脊椎动物中，胰岛素分子的主要部分物种差异性很小。氨基酸序列的微小差异可以改变分子的抗原性，正常受试者的葡萄糖和胰岛素谱形如图 19.7 所示。

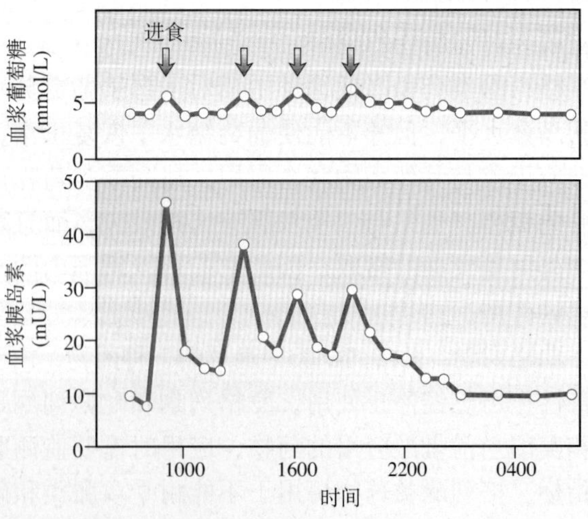

图 19.7　正常人血糖和胰岛素谱形。

短效胰岛素

在发展中国家，动物胰岛素仍然广泛应用，但在多数西方国家已经大量被生物合成人胰岛素所替代。生物合成人胰岛素是通过向培养的酵母菌或细菌细胞加入编码胰岛素或前胰岛素的DNA序列。前胰岛素随后通过酶的作用裂解转化为胰岛素。

短效胰岛素为常规胰岛素，用于多种剂量方案以及分娩和内科急诊时持续静脉给药。可溶性人或动物胰岛素的组成有很多限制。短效胰岛素制剂进入循环的速度慢，注射后60～90分钟达到峰值，餐后作用持续时间过长，可诱发低血糖。这种吸收延迟主要由可溶性胰岛素形成六聚体造成，即六个胰岛素分子在锌核周围。这种六聚体因过大而不易被皮下组织吸收，注射后分离较为缓慢。

短效胰岛素类似物具有胰岛素分子的基本结构，可通过一定修饰改变其药代动力学而不改变生物学效应。胰岛素类似物如赖脯人胰岛素和门冬胰岛素是将B链的一小部分氨基酸进行修饰，使胰岛素可以很快从六聚体解离，因此进入血液循环和从循环中代谢的速度均快于可溶性胰岛素（图 19.8）。

长效胰岛素

鱼精蛋白或锌可以加入人或动物胰岛素中形成胰岛素结晶。晶体溶解缓慢；用这种方法制成的胰岛素外观混浊。

- 鱼精蛋白或NPH（中性精蛋白锌胰岛素）胰岛素：也被称为中效胰岛素制剂，可以与可溶性胰岛素预混形成稳定的混合物。目前有各种比例的混合物，但 30% 的可溶性胰岛素与 70% 的 NPH 的混合物应用最为广泛。
- 锌胰岛素是由加入过量的锌使胰岛素结晶沉淀制成。胰岛素作用的持续时间与结晶的大小成比例。由于药瓶有过量的锌，因此这种胰岛素不能与可溶性胰岛素预混，但是锌胰岛素可以与可溶性胰岛素在注射前于注射器内混合。
- 长效类似物的结构有改变（图19.8）。甘精胰岛素在生理 pH 值下可溶性降低，因此延长了作用时间。它以弱酸性（pH 为 4）的可溶性溶液注射，然后在组织中沉淀。沉淀物自注射部位缓慢溶解，比传统长效胰岛素作用时间更长，而且血液中峰浓度较低。地特胰岛素与血浆白蛋白结合，结合状态分离缓慢延长了作用时间。

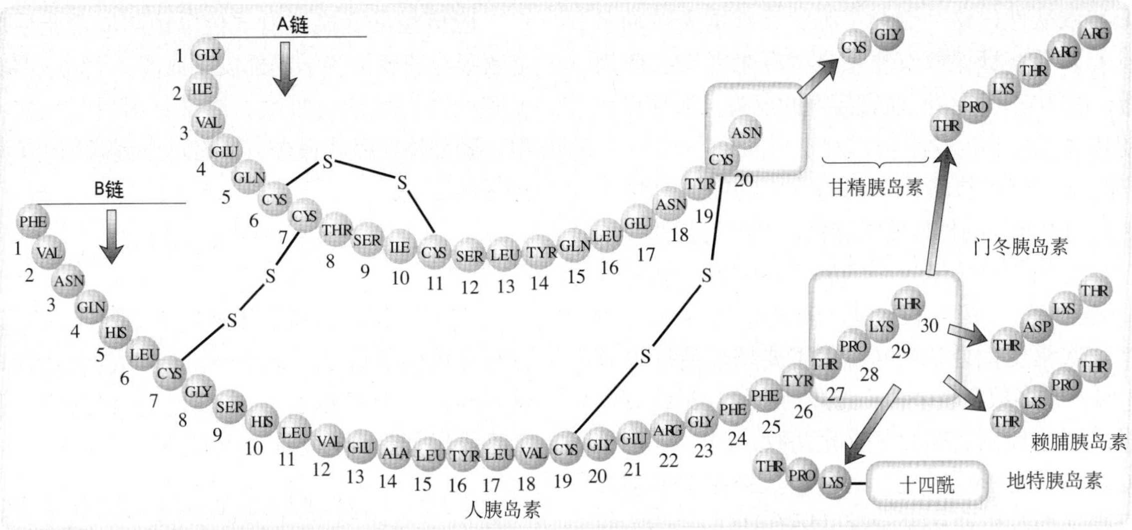

图 19.8 （也见彩图 19.8）人胰岛素的氨基酸结构。赖脯人胰岛素是通过颠倒 B 链第 28 和 29 位脯氨酸和赖氨酸的顺序而合成的快速起效的胰岛素类似物。门冬胰岛素是相似的胰岛素类似物，将B链第28位的脯氨酸替换为门冬氨酸。甘精胰岛素是将 A 链第 21 位的天冬氨酸替换为甘氨酸残基，并在 B 链末端加上两个精氨酸而合成的长效胰岛素。他特胰岛素解离了 B 链第 30 位的苏氨酸并在 B 链 29 位赖氨酸上加入脂肪酰基链。

吸入胰岛素很快将上市，临床试验显示这是一种维持治疗的可行方法。只有短效胰岛素可以采用这种给药方式，长效胰岛素仍然需要注射给药。关键是将胰岛素弥散成非常细小的颗粒并到达肺泡。主要局限是大约仅有吸入剂量的 10% 进入血液循环，而且会有费用问题。吸收的变异性依然是关心的焦点，而且这种给药方式似乎很难与注射胰岛素的精确性相比。

糖尿病患者的实践处理

所有糖尿病患者均需要饮食疗法。如果忽略了饮食控制，仅用口服药物或胰岛素治疗很难达到良好的血糖控制，尤其是超重患者。

规律的运动可以帮助患者控制体重并减少心血管疾病的危险性。应鼓励以走路代替乘车、定期整理花园、耕种土地或遛狗。服用 ACE 抑制剂或 AIIR 拮抗剂控制血压非常重要；事实上所有患者均需要使用他汀类降脂药。

2 型糖尿病

大多数 40 岁以上发病的患者罹患 2 型糖尿病，但也不能遗漏偶尔晚发的 1 型糖尿病病例。2 型糖尿病的处理流程如图 19.9 所示。第一步应该先进行饮食控制，在进行下一步治疗之前，需要仔细评价患者的饮食

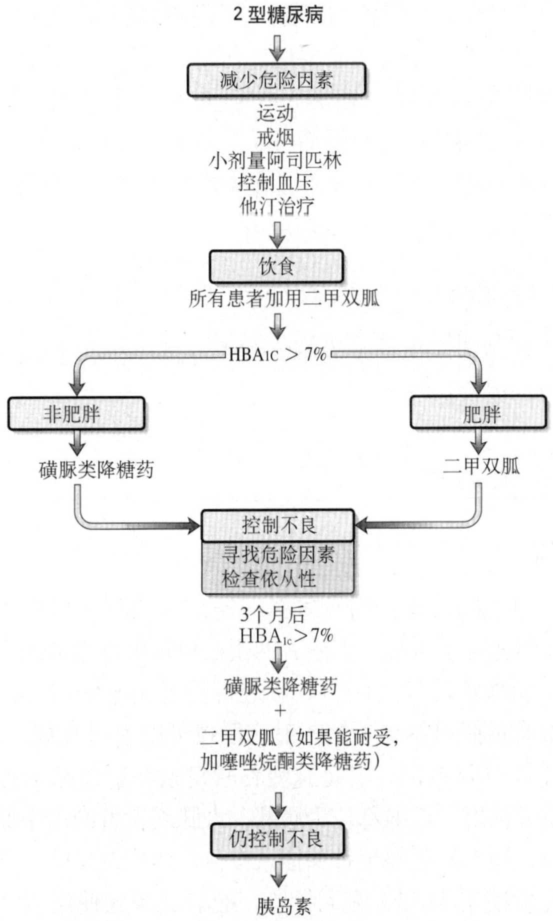

图 19.9 2 型糖尿病的治疗流程。

控制知识和依从性，这一点对于肥胖且减重失败的患者尤为重要。有些糖尿病专家主张所有患者均应服用二甲双胍，因为它可减少心血管疾病的危险。治疗目标见上文的描述。

2型糖尿病患者胰岛β细胞的分泌功能进行性下降，糖尿病随着时间的推移缓慢恶化，一些起初饮食或者饮食结合药物治疗可以控制的患者，随着时间的推移即使仍坚持良好的饮食控制，仍需要逐渐加强治疗。每年一次常规检查是判断是否需要增加治疗的方便手段。对于大多数患者来说，口服药物治疗最终难以达到满意的代谢控制而需要胰岛素治疗。这一阶段最常见的处理错误是延误时机，对口服药物控制不满意的患者应当立即改用胰岛素治疗（所有HbA_{1c}＞9%的2型糖尿病患者以及大多数HbA_{1c}＞7.5%的患者均应考虑胰岛素治疗）。

2型糖尿病患者的胰岛素治疗始终存在分歧，但是对控制血糖水平，晚上应用中效胰岛素而白天口服二甲双胍与每日多次胰岛素治疗具有相同的疗效，而且很少导致体重增加。对于能够耐受的患者，二甲双胍是胰岛素治疗的有效辅加药物。为了控制餐后高血糖，早晨注射胰岛素是非常必要的。每日2次注射预混短效和中效胰岛素制剂（如混合注射液或人体单组分胰岛素）的方法被广泛应用而且十分有效（图19.10 a）。更积极的治疗，比如多次注射或胰岛素泵治疗，被更多地应用于年轻的1型糖尿病患者。

1型糖尿病

胰岛素应用指征为酮症酸中毒患者和40岁以下发病的糖尿病患者。

胰岛素治疗的原则

注射

用于胰岛素注射的针头非常细且锋利，虽然大多数注射实际上不痛，但患者的担心也是可以理解的，因此在胰岛素治疗前应对患者进行注射技术的培训。胰岛素通常使用胰岛素笔注射，但也可以用印有刻度（1毫升含100单位）的特殊塑料胰岛素注射器从药瓶中抽取后注射。注射部位为腹部、大腿或上臂的皮下脂肪组织，通常需将整个针头插入皮下。体形偏瘦的成年人或儿童使用31号6毫米针头，肥胖成年人使用30号8毫米针头。一次性和可重复使用的注射笔均已上市。

应该经常变换注射部位以预防局部脂质增生。胰岛素吸收速度依赖于局部皮下血流、运动、局部按摩或温暖的环境可加速吸收。腹部注射后吸收快于上臂注射，腿部注射吸收最慢，所有这些因素均可影响胰岛素谱形的变化。

胰岛素给药

正常人餐后胰岛素迅速升高，这是在基础胰岛素持续分泌的基础上（见图19.7）。胰岛素治疗试图模拟这种模式，但是由于下列四种原因注射胰岛素治疗通常不太可能达到理想的血糖控制：

- 正常人分泌的胰岛素直接进入门脉系统，以较高浓度到达肝脏；胰腺分泌的胰岛素约50%经肝清除。相反，皮下注射的胰岛素在到达肝脏之前先进入体循环。因此，接受胰岛素治疗的患者与正常生理状态相比，门脉系统胰岛素水平较低，而体循环胰岛素水平较高。
- 皮下注射的短效胰岛素60～90分钟才能达到血浆峰浓度，因此起效时间和失效时间过于缓慢。
- 皮下注射胰岛素吸收进入体循环的量有差异。
- 正常人基础胰岛素分泌水平是不变的，但糖尿病患者注射胰岛素后其到达峰值时间和下降时间不同，因此导致代谢控制的波动。

白天应用短效胰岛素而夜晚应用长效胰岛素的多次注射疗法适用于多数年轻患者（图19.10b）。多次注射疗法的益处在于：胰岛素注射和进餐大致同时进行，因此进餐次数和进餐量可以调整，不会对代谢控制带来很大影响。多次注射疗法的灵活性对工作繁忙、需要换班及经常出差的患者更有价值。1型糖尿病患者在治疗开始后几个月中内源性胰岛素分泌可部分恢复(蜜月期)，因此胰岛素用量可能需要减少，甚至停用一段时间。以后需要再次应用胰岛素。从1型糖尿病确诊开始即严格控制葡萄糖水平可延长β细胞的功能，从而带来更好的血糖控制和较低的低血糖发生率。一些1型糖尿病患者采用每日2次的混合胰岛素注射（图19.10 a），这需要严格的生活方式（使用每日2次的疗法，进餐数量及进餐时间需要严格固定）。血糖控制目标应在正常范围，即餐前4～7mmol/L，餐后4～10mmol/L。

所有注射胰岛素的糖尿病患者均需严格的生活方式管理培训，这种培训最好在院外进行，如果已为门诊病人准备了充足的教育设备。胰岛素剂量调整见表 19.7。

何时应用胰岛素类似物

餐间尤其是晚间低血糖是很多接受多次胰岛素注射患者的主要限制因素。相对昂贵的速效胰岛素类似物（表 19.10 c）对于某些患者来说是可溶性胰岛素的有效替代品。胰岛素类似物可减少日间降糖作用的遗留效应，因而可降低夜间低血糖的发生率。由于可以在餐前较短时间内注射，使用非常方便。由于注射传统的胰岛素可达到相同的血糖控制，这一点似乎不合逻辑。早餐前高血糖或血糖波动可以证明约1/4的采用常规多次注射疗法的患者存在血糖控制问题，这可能由中效胰岛素夜间缺乏或吸收程度不同造成。长效胰岛素类似物甘精胰岛素和他特胰岛素可以帮助克服这些问题，并减少夜间低血糖的发生。

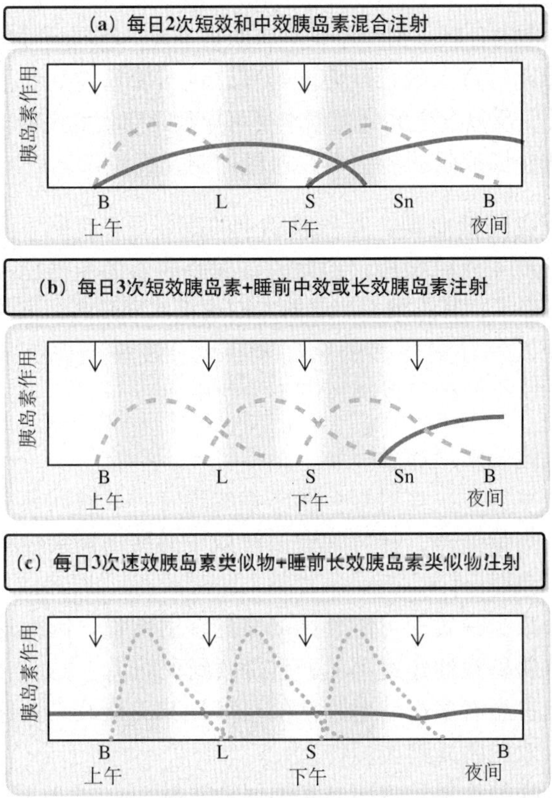

图 19.10 （也见彩图 19.10）胰岛素治疗方案。短效胰岛素的特征如虚线所示，中效或长效胰岛素如实线所示（紫色），快速起效胰岛素如点线所示（蓝色）。箭头所示为胰岛素注射时间。B：早餐；L：午餐；S：晚餐；Sn：点心（睡前）。

胰岛素泵

CSII（持续皮下胰岛素注射）用固定环绕于腰间的小泵经过埋于皮下组织的针头持续注入胰岛素。患者进餐时可以按动胰岛素泵一侧的按钮注射餐时胰岛素剂量。

胰岛素泵尤其适用于夜间使用，因为它可以按程序调节夜间基础胰岛素注射量以满足每位患者的需要。胰岛素泵的缺点是需要佩戴器械的烦恼、皮肤感染和如果胰岛素输注中断可能发生酮症酸中毒（由于这些患者没有保护性的长效胰岛素储存）以及费用问题。胰岛素泵应只能由提供全天24小时专业服务的医疗中心使用。胰岛素泵使一些患者的生活质量发生了革命性的改变。

胰岛素治疗的并发症

注射部位

注射过浅会导致胰岛素进入真皮内并引起疼痛、皮肤发红甚至形成瘢痕。注射部位可能发生脓肿，但极少见。

开始注射胰岛素早期有时会发生局部过敏反应，但一般情况下可自愈。全身过敏反应极为罕见。任何类型的胰岛素同一部位过度注射均可导致脂肪肿块，即脂质增生。

胰岛素抵抗

肥胖是轻度胰岛素抵抗的最常见原因。有些不稳

表 19.7　根据血糖检查结果调整胰岛素剂量的指南

	血糖持续太高	血糖持续太低
早餐前	增加夜间长效胰岛素	减少夜间长效胰岛素
午餐前	增加上午短效胰岛素	减少上午短效胰岛素或上午加餐
晚餐前	增加上午长效胰岛素或午餐前短效胰岛素	减少上午长效胰岛素或午餐前短效胰岛素或下午加餐
睡前	增加晚间短效胰岛素	减少晚间短效胰岛素

定的患者有时需要很大剂量的胰岛素，胰岛素的剂量波动很大，这与患者的生活方式改变有关。文献报道黑棘皮病患者可产生直接拮抗胰岛素受体的抗体相关性胰岛素抵抗（见表 19.3）。

体重增加

很多接受胰岛素治疗的患者出现体重增加，尤其在胰岛素剂量增加不当时——胰岛素使患者感觉饥饿！严格饮食控制对胰岛素治疗患者非常重要。开始胰岛素治疗时饮食控制不佳的患者通常体重增加明显。

全胰腺和胰岛移植

全胰腺移植已经进行了20余年，通常用于肾移植术后需要免疫抑制治疗的糖尿病患者。有经验的医生可以使移植物功能保留较长时间，但移植手术可加重肾移植手术危险，并且其长期预后问题仍没有改善。

胰岛移植是将从尸体获得的胰岛（通常需要2～3个胰腺）注入肝门静脉并种植于肝脏。这种治疗方式已尝试了许多年，但收效甚微。最近加拿大埃德蒙顿的研究获得了进一步的成功，虽然仍处于试验治疗阶段，但已经逐渐积累了改善操作流程的经验。主要缺点是需要强大的免疫抑制治疗，以及相关费用和并发症问题。

胰岛素治疗期间的低血糖

这是胰岛素治疗最常见的并发症，也是胰岛素治疗达标的障碍所在，是引起患者和家属担心的主要原因。当患者的血浆葡萄糖水平持续低于 3mmol/L 时，多数患者数分钟内会出现“交感神经兴奋”症状，如出汗、震颤和心跳加速。体征包括面色苍白和冷汗。有报道显示，许多糖尿病病史长的患者没有这种警告症状，其发生严重低血糖的危险更大。这样的患者可表现有苍白、嗜睡或精神不集中，而这些症状可以很容易被亲属察觉。有些患者举止笨拙或失当，有些会变得敏感，甚至具有攻击性。一些患者可迅速转为低血糖昏迷。偶尔有些患者在低血糖昏迷过程中发生抽搐惊厥，尤其是在夜间，必须与特发性癫痫鉴别，尤其是频繁发生低血糖的患者脑电图也出现异常改变时。另外一种表现是出现轻度偏瘫，当给患者补充葡萄糖后在几分钟内可以缓解。

低血糖是一个常见问题，实际上所有糖尿病患者都经历过低血糖症状，而且约1/3的患者会在患病的某个阶段发生低血糖昏迷。少数患者频繁发生严重低血糖可导致残疾。低血糖的发生是由注射胰岛素与患者的正常饮食、运动以及基础胰岛素需要之间不平衡所致。最易发生低血糖的时间为餐前和夜间。不规律的饮食习惯、过度劳累和饮酒过多可以引起低血糖发作；也有一些患者低血糖发生是由胰岛素吸收差异引起。

低血糖无意识：糖尿病患者低血糖发生后血糖调节能力下降，即使在 α 细胞功能尚好并对其他刺激反应正常时，胰高血糖素反应也常常不足。糖尿病病史长的患者对肾上腺素反应能力差，这与警示性症状消失有关。反复发生的低血糖本身可导致无症状低血糖，感知低血糖症状的能力可在血糖控制几周后恢复。

夜间低血糖：基础胰岛素的需要量在夜间下降但在早晨 4 点时增加，但此时注射胰岛素的水平已经开始下降了，其结果是患者醒来时血糖水平升高，但临床发现晚间注射更多的胰岛素会增加凌晨低血糖的危险，这个问题可以通过下列方法解决：

- 睡前常规加餐
- 每日 2 次注射混合胰岛素的患者将其晚间胰岛素剂量分开，并将晚餐前注射中效胰岛素改在睡前注射
- 减少晚餐前可溶性胰岛素的注射剂量，因为这种胰岛素的作用可以一直持续到夜间
- 将患者多次注射疗法的可溶性胰岛素改为快速起效的胰岛素类似物
- 睡前改用长效胰岛素类似物注射。

低血糖的紧急治疗

患者及其亲属应该很快学会辨别和治疗低血糖的症状。

轻度低血糖

任何形式的能快速吸收的糖类均能缓解低血糖的早期症状，因此患者应该常规携带葡萄糖或甜品。嗜睡的患者可以补充液体形式的糖类。所有患者及其亲属应该十分了解低血糖的危险。应该教育患者不要摄入过多的糖类，因为这样会导致血糖反跳到高血糖。应

强调过度饮酒和驾车时低血糖的危险。

严重低血糖

意识障碍或昏迷导致的严重低血糖的诊断十分容易，可以依据临床症状和床旁验血确诊。如果存在疑问，在治疗前应该检测血糖水平。患者应该携带一张卡片或佩带腕带、项链说明自己是糖尿病患者，这些标志能在发生昏迷时被发现。

昏迷患者应该肌肉注射胰高糖素（1mg）或静脉内注射葡萄糖（50% 的葡萄糖溶液 25 ~ 50ml），然后输入生理盐水以保护静脉（因为 50% 的葡萄糖会使静脉硬化）。胰高糖素可以动员肝糖原，其起效时间与葡萄糖一样快，很容易使用，可以在家中由亲属给予患者，但对于空腹时间较长的患者无效。一旦患者恢复神志后可口服葡萄糖以补充糖原贮备。

糖尿病患者代谢控制的检测

尿液检查

有些患者在家中不能进行毛细血管血糖监测。尿液检查可以反馈给这些患者他们的饮食和治疗是否能达到满意的代谢控制。尿检极易通过试纸进行，通常情况下，如果患者尿检持续阴性且没有低血糖症状，即可认为控制满意。即使如此，尿检与同时进行的血糖检测相关性较差，这是由于：

- 尿糖变化比血糖变化迟滞
- 平均肾糖阈为10mmol/L，但范围很大（7 ~ 13mmol/L），而且随年龄升高
- 血糖水平低于肾糖阈值时尿检结果意义不大。

家中血糖测定

家中是评价每日血糖控制的理想场所。空腹血糖浓度是评价 2 型糖尿病患者药物治疗的血糖控制的有效方法，但随机血糖检测（比如在诊所中）也有一定价值。患者可以很容易学会应用试纸检测手指穿刺血样的血糖情况及借助于计量器进行读数。只要经过适当培训，大多数患者都愿意并能够向医生提供可靠且准确的血糖结果。通常从指尖一侧用可以放进内含弹簧装置的特殊取血针采血（不是从指尖取血，因为那里神经分布密集）。当前有各种各样的穿刺装置和血糖测定仪器。糖尿病护理专业人员可以让患者试用不同的血糖仪，然后由患者选择最适合的仪器。通常要求患者定期测定血糖谱（比如每周 2 天，每天 4 次测定血糖），并将结果记录在日记本或记录本上。家中血糖监测是达到良好血糖控制的必要手段。应用胰岛素的患者可以适当调整胰岛素剂量（表19.7），并且在需要时通过电话应可以获得帮助或建议。

糖化血红蛋白（HbA_1 或 HbA_{1c}）和果糖胺

血红蛋白糖基化过程是一个两步的反应，其结果是在葡萄糖分子和血红蛋白分子 β 链末端缬氨酸之间形成共价键。这种反应发生的速率与葡萄糖浓度有关。糖化血红蛋白以正常血红蛋白百分比的形式表示（标准范围为 4% ~ 6.5%）。该测验可提示血红蛋白分子寿命期（大约 6 周）的平均血糖浓度。如果红细胞寿命缩短或出现异常血红蛋白及地中海贫血，其结果将容易造成误解。正常人糖化血红蛋白水平也存在个体差异。虽然糖化血红蛋白检测为已确诊的糖尿病患者的血糖控制水平提供了一种快速评价方法，但在临床医师决定下一步治疗方案之前仍然需要进行血糖检测。

糖化血浆蛋白（果糖胺）也可以作为衡量血糖控制的指标。糖化白蛋白为其主要成分，果糖胺的测量与前 2 ~ 3 周的血糖控制有关。对于贫血或血红蛋白病患者、妊娠（血红蛋白转归发生变化）以及其他需要快速评估的治疗方案改变等情况，果糖胺的测定是一种有效的方法。

目标

来自英国前瞻性糖尿病研究（UKPDS）以及糖尿病控制与并发症研究（DCCT）的数据显示：在理想条件下，为了减少长期微血管并发症（表19.8），1 型和 2 型糖尿病患者都应该将其糖化血红蛋白控制在 7.5%以内，或将校正后果糖胺水平控制在 350mg/100g 蛋白。低血糖、饮食习惯和生活方式、体重以及对糖尿病的接受和应对能力等因素限制了糖尿病的治疗效果，特别是随着糖尿病病史的延长，除少部分患者外，多数患者不能达到上述治疗目标。因此，应该针对每位患者制定切实可行的治疗目标。

对糖尿病进行代谢控制是否有用？

血糖仅仅是衡量糖尿病患者各种代谢结果的一个方面，血糖不仅影响糖类的代谢，而且还会影响脂类和蛋白质的代谢。DCCT 是美国一项针对 1 型糖尿病

表 19.8 糖尿病患者危险因素的控制目标

参数	理想	合理但不理想
糖化血红蛋白	< 7%	< 8.5%
血压（mmHg）	< 130/80	< 140/90
总胆固醇（mmol/L）	< 4.5	< 6
低密度脂蛋白	< 2.6	
高密度脂蛋白 *	> 1.1	
三酰甘油	< 1.7	< 2.0

依据美国糖尿病协会标准（2003）。
* 女性 > 1.3mmol/L。

年轻患者比较标准和强化胰岛素治疗的大型前瞻性对照研究。即使进行强化治疗，与非糖尿病组相比，平均血糖水平仍然升高约 40%，但即使在这种控制水平下，随访7年间发展为视网膜病的危险仍然下降 60%，肾病危险下降 30%，神经病变危险下降 20%。因此血糖接近正常水平应该是所有 1 型糖尿病年轻患者的治疗目标。这种强化治疗的不良反应包括：体重增加，严重低血糖危险增加2 ~ 3倍。对于反复发作的严重低血糖患者，可以放宽控制目标。

UKPDS 是一项针对2型糖尿病患者比较标准和强化治疗的大型前瞻性对照研究。总体来说，对于强化治疗的患者，微血管病变终点总体下降了25%，蛋白尿下降了 33%，视网膜病变需要激光治疗的比例下降了30%。为达到满意的代谢控制而采用的不同药物（二甲双胍、磺脲类药物和胰岛素）之间没有显著性差异。UKPDS中的一部分患者又被进一步随机分为标准血压控制组和强化血压控制组，结果强化血压控制组的患者心血管事件的危险明显降低。

已经发生的并发症可以通过强化胰岛素治疗阻止或逆转吗？对于密切监测的患者来说，胰岛素泵治疗使血糖达到接近正常水平已成为可能。针对已经患有视网膜病变的患者进行的研究显示，患有早期视网膜病变的患者可以从强化治疗中获益，但是视网膜病变严重的患者却不能从中获益。这些观察结果表明，当损伤达到阈值后，微血管病变将不可逆。

糖尿病患者的常规检查

Box 19.2 改自 WHO 专家委员会发表的圣文森特宣言中“欧洲患者”指南。此指南为医务工作者和患者制定了目标。

Box 19.2 糖尿病患者的常规检查

每次就诊时检查：
- 回顾自我监测结果和当前的治疗
- 讨论治疗目标，并在必要时做些改变
- 讨论常见的或特殊的问题
- 继续患者教育。

至少每年检查一次：
- 代谢控制的生化评价（如糖化血红蛋白检测）
- 测量体重
- 测量血压
- 测量血脂（除了极高年龄患者）
- 测量视力
- 检查视网膜状态（应用检眼镜或视网膜图像）
- 尿检：检查蛋白尿或微量白蛋白尿
- 血液检查：检查肾功能（肌酐）
- 检查双足情况、脉搏和神经
- 审查心血管危险因素
- 审查自我监测和注射技能
- 审查饮食习惯。

推荐读物

Cryer PE (2004) Diverse causes of hypoglycaemia - associated autonomic failure diabetes. *New England Journal of Medicine* **350**: 2272-2279.

DCCT/Epidemiology of Diabetes Interventions and Complications Research Group (2000) Retinopathy and nephropathy in patients with type 1 diabetes four years after a trial of intensive insulin therapy. *New England Journal of Medicine* **342**: 381-389.

Eckel RH et al. (2005) The metabolic syndrome. *Lancet* **365**: 1415-1428.

Hirsch IB (2005) Insulin analogues. *New England Journal of Medicine* **352**: 174-183.

Johnston D (2004) NICE guidance on type 1 diabetes in adults. *Clinical Medicine* **4**(6): 491-493.

Nutrition Subcommittee (2003) The implementation of nutritional advice for people with diabetes. *Diabetic Medicine* **20**: 786-807.

Robertson RP (2004) Islet transplantation as treatment for diabetes. *New England Journal of Medicine* **350**: 694-705.

Solomon CG (2003) Reducing cardiovascular risk in

type 2 diabetes. *New England Journal of Medicine* **348**: 457-459.
Stumuoll M et al. (2005) Type 2 diabetes; pathogenesis and therapy. *Lancet* **365**: 1333-1346.

糖尿病的社会心理含意

在患者开始进行口服药物或胰岛素治疗时，应该鼓励他们尽可能维持正常生活，但这一点很难做到。治疗小组中的所有成员都需要给予患者机智、移情、鼓励和实际的支持。糖尿病和其他慢性疾病一样，会有心理后遗症。在一段时间内，大多数患者都会经历不知所措、无助、否认以及接受的情绪波动。其他问题还包括：

- 想暂时远离糖尿病是不可能的——人类的心理还很难应付持续的不幸。
- 让步或同情常常被糖尿病患者否认，因为其表现是看不到的。
- 治疗复杂且费神，糖尿病患者被期望能在短期和长期的健康状态之间进行权衡。
- 使用胰岛素治疗的患者在出现轻微的计算错误后就会出现令人尴尬的个人行为或意识失控。
- 当感情与逻辑思维发生冲突时，所有人都会纵容冒险行为，但对于糖尿病患者来说，其后果可能会更严重（尤其是计划外的妊娠、酒精和吸烟带来的风险）。
- 可怜的自我形象是一个很常见的问题。
- 进食障碍在糖尿病患者中更常见，30%～40%的年轻女性糖尿病患者会出现临床上明显的进食障碍。
- 由于所有疾病都存在着不能坚持治疗的现象，因此省略胰岛素治疗也很常见。省略胰岛素治疗的现象在年轻女性中十分普遍，减肥的压力超过对远期并发症的关注。

青春期

青春期夸大了所有人类在生活中能够处理或是间歇性无法处理的内部矛盾。代谢控制不佳，或中途退出治疗一段时间，以及再度出现并发症，这些现象都很常见。糖尿病假日野营（如英国糖尿病协会所组织的）能够帮助患者克服孤独感，并能够帮助他们认识其他有相同问题的患者。独立的青少年诊所允许：

- 治疗在很多年长患者中进行，而不将其边缘化
- 在候诊室内见到有相似问题的伙伴
- 逐渐与家长分开，并承担疾病的个人责任
- 可以利用与年龄相符的文学作品。

实践方面

实际上，患者在确诊后需要通知驾驶和车辆的许可机构（交通管理部门）及其保险公司。最好也通知其家人、朋友和雇主，以免发生意外的低血糖。从事大多数职业的人都可以采用胰岛素治疗；但有少数职业不宜采用。后者包括驾驶大型运输车或公共服务车辆者、高空作业人员、飞行员或者在危险的运转设备周围工作的人。某些职业如警察和陆海空三军应禁止使用糖尿病患者。虽然存在着相当数量的了解不多所导致的偏见，其他限制很少。医生有时可以帮助并支持患者面对信息有误的工作实践。

（张俊倩译　郭晓蕙校）

糖尿病代谢紧急事件

主要使用的术语如表 19.9 所做定义。

表 19.9　未能控制的糖尿病的有关术语

酮尿	尿中可以检测到酮体；需要认识到，在非糖尿病患者的空腹状态以及血糖控制相对良好胰岛素依赖型糖尿病患者，酮尿也会出现
酮症	血浆酮体水平升高但没有酸中毒
糖尿病酮症酸中毒	是一种代谢紧急事件，是由于酮体水平明显升高（>5mmol/L），出现高血糖并伴有代谢性酸中毒
非酮症性高渗状态	是一种代谢紧急事件，是未控制的高血糖导致的高渗状态，但没有明显的酮症
乳酸酸中毒	是一种代谢紧急事件，是乳酸水平升高引起代谢性酸中毒。在糖尿病患者中罕见，而且与双胍类药物治疗有关

糖尿病酮症酸中毒

糖尿病酮症酸中毒是 1 型糖尿病的标志。其通常

可见于以下情况：

- 既往未诊断的糖尿病
- 中断胰岛素治疗
- 并发疾病所造成的应激。

如果患者受过更好的教育，能更早地诊断，而且医患之间能更好地沟通，大多数患者就会免于入院。患者处理最常见的治疗误区是：患者由于恶心或呕吐而不能进食时，将胰岛素减量或停用。这至少占所有入院患者的 25%。胰岛素治疗绝对不可以停止。

发病机制

酮症酸中毒是一种伴有胰岛素缺乏的不受控制的分解代谢状态。由于胰岛素水平轻度升高就足以抑制肝脏生成酮体，而且病情平稳的患者在胰岛素停用时并不容易发生酮症酸中毒，因此胰岛素缺乏是酮症的必要前提。其他因素还包括：反调节激素过多和液体缺失。胰岛素缺乏及其拮抗激素过多两者联合起来会引起平行的过程，如图19.11所示。当胰岛素缺乏时，肝糖产生加速，外周组织如肌肉对葡萄糖的摄取减少。葡萄糖水平升高引起渗透性利尿、液体和电解质丢失以及脱水。血浆渗透压上升，肾灌注下降。同时会出现脂肪快速分解，引起循环中游离脂肪酸水平升高。游离脂肪酸在肝细胞中分解为脂肪酰辅酶 A，并在线粒体中转化为酮体（图19.12）。酮体的积聚会引起代谢性酸中毒。呕吐会导致液体和电解质进一步丢失。过多的酮体不仅会从尿中排出，也可以经呼吸排出，导致呼气中有一种独特的与丙酮相似的气味。由于呼吸系统对酸中毒的代偿作用，会出现过度通气，被形象地描述为“空气饥饿者”。进行性脱水会损害肾脏对氢离子和酮的排泄功能，因而加重酸中毒。当 pH 低于 7.0（[H+]>100nmol/L）时，许多细胞中 pH 依赖的酶活性将降低。如果不处理的话，严重的酮症酸中毒会危及生命。

临床特征

酮症酸中毒的特征是糖尿病控制不良合并酸中毒的特征，包括虚弱、过度通气（Kussmaul 呼吸）、恶心、呕吐，偶尔也会有腹痛。有时腹痛会很剧烈，因此要与外科急腹症相鉴别。

有些患者在发病时神志清醒，但是意识错乱与木僵更为常见。大约 5% 的患者以昏迷起病。病情严重者明显存在脱水的表现和眼球塌陷。患者会出现过度通气，但酸中毒非常严重者呼吸受抑时可能会不明显。患者呼出的气体中会有酮体的味道，这一点有助于立即做出诊断。患者皮肤干燥，即使是存在感染的情况下，体温也低于正常值；之后可能会出现发热。

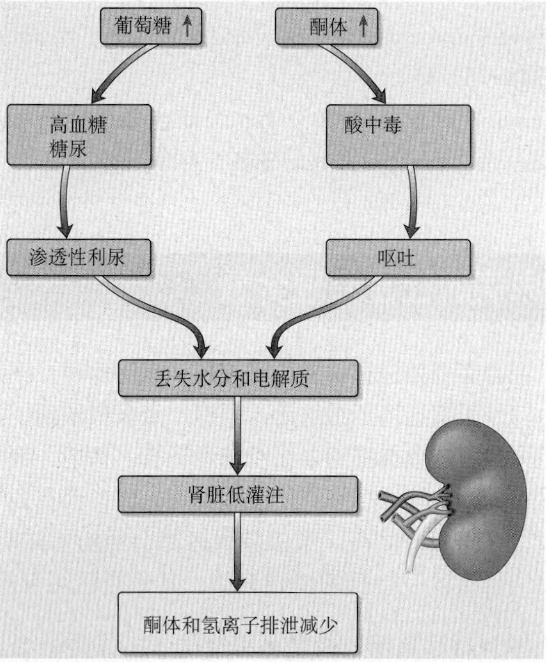

图 19.11 两个平行的过程造成酮症酸中毒时会出现脱水。 高血糖会引起渗透性利尿，同时高酮体血症导致酸中毒和呕吐。随后出现肾灌注不足，不能代偿酸中毒，造成恶性循环。

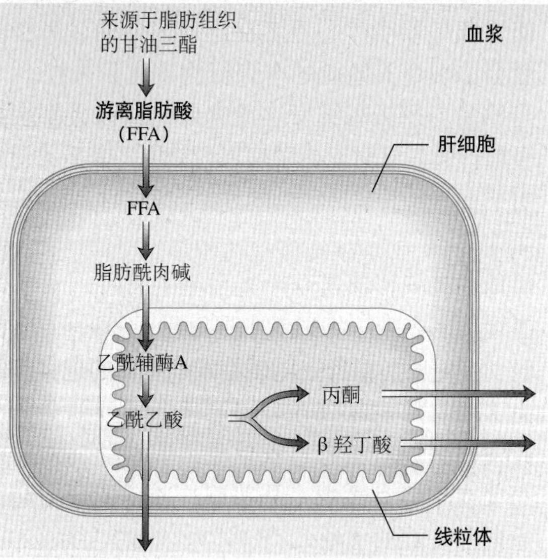

图 19.12 生酮作用。 当胰岛素缺乏时，脂肪分解加速，肝细胞摄取游离脂肪酸，在线粒体内形成酮体（乙酰乙酸、丙酮和 β- 羟丁酸）。这些物质释放入血液，引起酸中毒。

诊断

确诊依赖于检测出高血糖症和酮症，或是大量的尿酮体和酸中毒。不允许浪费时间，应该在第一次采血时就尽早地开始治疗。当血样送检时，用浸渍片就能够确定高血糖。患者的血样经过离心，通过浸渍片检测到血浆中的酮体可以确诊酮症。在30秒内能测定出β-羟丁酸的便携式传感器即将投入使用。可以通过动脉血样进行血气分析。

处理

治疗原则如下（急诊 Box 19.1）。

- 用 0.9% 的生理盐水**补充液体丢失**。
- **补充电解质丢失**：需要密切监测血钾水平。即使最初时血钾水平并不低，但患者总钾是不足的。胰岛素治疗可使细胞摄取钾增加，随后血浆钾水平下降。因此在胰岛素治疗开始时就应该补钾。
- **维持酸碱平衡**：一旦循环血量恢复，肾功能正常的患者能很快纠正代谢性酸中毒。很少需要补充碳酸氢盐，只有当 pH 值低于 7.0（$[H^+] > 100$nmol/L）时才考虑补充，而且最好输注等渗（1.26%）碳酸氢盐溶液。
- **补充缺乏胰岛素**：目前提倡使用相对中等剂量的胰岛素治疗，这样能够通过抑制肝糖的输出而不是增加外周组织对葡萄糖的摄取降低血糖，因此大大降低了出现低血糖的可能。如果监测设备充足的话，静脉输注可溶性胰岛素，或是每小时肌肉注射胰岛素。由于休克患者皮下血流速度下降，因此应该避免皮下给药。
- **密切监测血糖变化**：在开始治疗时，需要每小时监测血糖。
- **补充能量的丢失**：当血浆葡萄糖下降至接近正常

急诊 Box 19.1　糖尿病酮症酸中毒的诊断和处理指南

诊断
- 高血糖：测定血糖。
- 酮血症：用尿中酮体检查剂测定血浆中酮体的水平。检测指血 β- 羟丁酸。
- 酸中毒：测定 pH 和血气。

检查
- 血糖
- 尿素和电解质
- 全血细胞计数
- 血气
- 血培养和尿培养
- 胸片
- 心电图
- 心肌酶。

第一阶段处理
- 收入 HDU。
- 胰岛素：静脉输注可溶性胰岛素6U/h，或者开始时肌肉注射胰岛素 20U。之后每小时肌肉注射 6U。
- 补液：含氯化钾 20 mmol/L 的 9% 的生理盐水。平均补液量大约为开始30分钟输入1L，之后1小时内输入1L，之后2小时内输入1L，之后4小时内输入1L，随后在 6 小时内输入 1L。
- 每2小时测定血钾浓度，并根据数值调整氯化钾的浓度。

如果：
- 血压低于 80mmHg，给予扩容。
- PH 值低于 7，则给予 500ml 的 1% ~ 26% 的碳酸氢钠溶液。如果需要，重复给药，直至 PH 值达到 7.0。

第二阶段处理
- 当血糖降至 10 ~ 12 mmol/L 时，将液体改为每 6 小时输入 1L 的 5% 的葡萄糖，其中加入 20mmol 氯化钾。根据每小时血糖测定的结果调整胰岛素的剂量。

第三阶段处理
- 一旦患者病情稳定且可以正常饮食后，即可过渡到一天四次皮下注射胰岛素（根据之前24小时的胰岛素用量以及消耗趋势制定用量）。

特殊措施
- 如果可能存在感染，使用广谱抗生素。
- 如果 2 小时内无尿，则导尿。
- 如果昏迷，则插入经鼻胃管。
- 如果休克或如果既往存在心或肾受损，行中心静脉压（CVP）监测。
- 对于老年或肥胖的昏迷患者，皮下注射预防剂量的低分子量肝素。

下一步处理
- 每小时监测血糖，共 8 小时。
- 每 2 小时监测电解质，共 8 小时。
- 根据结果调整补钾的剂量。

注意：上述补液疗法为严重酮症酸中毒患者的指南。过度补液会造成肺水肿和脑水肿；补液不足可能会引起肾衰竭。因此补液治疗应根据个体情况调整，并且在整个治疗过程中应严密监测。

水平（12 mmol/L）时，应该用含 20mmol/L 氯化钾的5%的葡萄糖溶液代替生理盐水输注。随着血糖水平的变化调节并减慢胰岛素输注的速度。

- **寻找潜在的病因**：体格检查可能会发现感染灶（如肛周脓肿）。感染常见的两个标志物容易令人误解：即使存在感染，发热也并不常见；即使没有感染，也可以出现多形核白细胞增多。相关的检查包括：胸片、尿培养和血培养，心电图可以除外心肌梗死。如果怀疑感染的话，在适当的标本培养后就应开始使用广谱抗生素。

处理中的问题

- **低血压**：会引起肾衰。如果收缩压低于 80mmHg，则需要输注血浆（或全血）扩容。这时中心静脉压监测十分有用。如果 2 小时内无尿，则需导尿，但不需要常规留置尿管。
- **昏迷**：常规原则适用。由于胃潴留很常见，一旦昏迷患者呕吐，就存在吸入性肺炎的危险，因此为防止误吸，留置经鼻胃管很有必要。
- **脑水肿**：这种罕见可怕的并发症据报道多见于儿童或年轻的患者。其原因可能是过多的反复补液以及使用高张液体，如 8.4% 碳酸氢盐。脑水肿的死亡率很高。
- **低体温**：可能会出现核心温度低于33℃的严重低体温，而且有可能被忽略，除非使用低读数的体温计测定直肠温度。
- **晚期并发症**：包括坠积性肺炎以及深静脉血栓，尤其见于昏迷以及老年患者。
- **治疗的并发症**：包括低血糖以及低血钾，其原因是渗透性利尿造成钾从尿液中丢失。过度补液可能造成儿童或老年人肺水肿。由于患者已经丢失了大量的负电荷离子——被氯离子所代替，在治疗的过程中可能会出现高氯性酸中毒。通常肾脏会在数日内自动纠正这种情况。

后续处理

在患者能够进食和消化之前，需要持续静脉输入葡萄糖和胰岛素。然后停止输液，餐前皮下注射 3 次可溶性胰岛素，睡前注射中效胰岛素，剂量与输液时相似。

不需要用计算尺计算用药剂量，因为这有可能会延迟血糖水平稳态的建立。糖尿病酮症酸中毒的治疗还应包括仔细寻找发作病因以及给予关于如何避免再次发生的建议。

非酮症性高渗状态

严重的高血糖且无明显的酮症是这种未控制的 2 型糖尿病的代谢性急症的特点。患者中年或老年时发病，通常在此之前未被诊断为糖尿病。常见的促发因素包括摄入富含葡萄糖的液体（如 Lucozade），并存的药物治疗如噻嗪类利尿剂或类固醇，以及间断发生的疾病。非酮症性昏迷和酮症酸中毒代表了疾病谱的两端，而不是两种完全不同的疾病（Box 19.3）。其生化上的区别可以用以下情况部分解释：

- **年龄**：非酮症性昏迷极度脱水的特点可能与年龄有关。老年患者对渴觉不大敏感，更容易脱水。此外，与年龄相关的肾功能受损会引起经尿丢失过多的液体和电解质。
- **胰岛素的缺乏程度**：这点在非酮症性昏迷中不是非常严重。内源性胰岛素水平足以抑制肝脏的生酮作用，而葡萄糖的生成不受限制。

临床特征

非酮症性昏迷的临床特征包括脱水、木僵或昏迷。意识受损与脱水的程度直接相关。潜在的疾病如肺炎或肾盂肾炎的证据可能存在，高渗状态可能是造成卒中、心梗或下肢动脉供血不足的促发因素。

检查和治疗

这些就是根据酮症酸中毒的指南而制定的，不过有些例外情况。血浆渗透压通常很高。可以直接测定或通过公式计算 [2 (Na^++K^+) + 葡萄糖 + 尿素]，单位均为mmol/L。许多患者对胰岛素十分敏感，血糖浓度可能会暴跌。渗透压的改变可能会引起脑损伤。有时开始 2 ~ 3 小时以 3U/h 的速度输注胰岛素就有效，如果血糖水平下降过慢，可以增加至6U/h。标准的补液治疗使用 0.9% 的生理盐水。避免使用 0.45% 的盐水，因为快速的血液稀释可能会比数小时的高钠血症造成更严重的脑损伤。

预后

报道的死亡率高达 20% ~ 30%，主要是由于患者

Box 19.3 糖尿病酮症酸中毒和非酮症性高渗状态时的电解质变化

以血液数值为例

	严重的酮症酸中毒	**非酮症性高渗状态**
Na^+（mmol/L）	140	155
K^+（mmol/L）	5	5
Cl^-（mmol/L）	100	110
HCO_3^-（mmol/L）	5	30
尿素（mmol/L）	8	15
葡萄糖（mmol/L）	30	50
动脉 pH	7.0	7.35

渗透压的正常范围为 285 ~ 300 mOsm/kg。它可以直接测定，也可以通过下列公式估算：

渗透压 = 2（Na^+ + K^+）+ 葡萄糖 + 尿素
例如，根据上述严重酮症酸中毒的例子计算：
渗透压 = 2（140 + 5）+ 30 + 8 = 328 mOsm/kg
根据上述非酮症性高渗状态的例子计算：
渗透压 = 2（155 + 5）+ 50 + 15 = 385 mOsm/kg。

正常的**阴离子间隙**小于 17。其可由（Na^+ + K^+）－（Cl^- + HCO_3^-）计算。上述严重酮症酸中毒的例子其阴离子间隙为 40，上述非酮症性高渗状态的例子其阴离子间隙为20。轻度的高氯性酸中毒在治疗的过程中可能会出现。即使阴离子间隙已经恢复至正常，也会出现血浆氯离子升高以及碳酸氢根下降。

的高龄以及疾病间发的频率。与酮症酸中毒不同，非酮症高血糖不是使用胰岛素治疗的绝对适应证，生存者有可能通过饮食和口服药物控制血糖。

乳酸酸中毒

乳酸酸中毒可能会发生于使用双胍类药物治疗的糖尿病患者。如果未超过治疗剂量且患者肝肾功能正常，服用二甲双胍的患者发生乳酸酸中毒的风险很小。

严重代谢性酸中毒阴离子间隙较大（仍处于正常范围，低于17 mmol/L）的患者通常没有明显的高血糖或酮症。通过水化以及输入等张的 1.26% 的碳酸氢盐进行治疗。死亡率超过 50%。

糖尿病的并发症

胰岛素治疗的患者仍然有寿命减少的可能。接受治疗的患者的主要死亡原因为心血管疾病（70%），其次是肾衰竭（10%）和感染（6%）。毫无疑问，高血糖的病程及程度在引起并发症方面起主要作用。更好的血糖控制能够降低肾脏病变和视网膜病变的进展速度。DCCT研究显示，当1型糖尿病患者的糖化血红蛋白A_{1c}控制在 7% 左右时，9 年内出现的并发症可减少 60%。

病理生理学

造成损伤的机制仍然不清楚。以下高血糖造成的结果可能参与损伤的发生：

- 多种蛋白质的**非酶糖基化**：如血红蛋白、胶原、LDL 以及周围神经中的微管蛋白。非酶糖基化会造成终末糖基化产物聚积，通过刺激补体、细胞因子等引起损伤和炎症。
- **多元醇通路**：葡萄糖可通过细胞内醛糖还原酶造成山梨醇和果糖积聚，引起血管通透性改变、细胞增殖，并可通过刺激蛋白激酶 C 和 TGF-β 改变毛细血管结构。
- **微血管血流异常**：会造成营养物质及氧气供应减少。微血管阻塞的原因在于缩血管物质，如内皮素和血栓形成，造成内皮损伤。
- **其他因素**：包括活性氧簇的形成、生长因子（TGF-β）的刺激以及血管内皮生长因子（VEGF）。这些生长因子是由缺血组织释放，可引起内皮细胞增殖。VEGF 是目前备受关注的血管形成因子。
- **血流动力学改变**：如肾脏。

有报道认为，上述所有机制都是由于高血糖通过线粒体电子链引起超氧化物过度产生而造成的。这一令人兴奋的新范例为糖尿病并发症的产生机制提供了一个整合的解释。

大血管并发症（表 19.10）

糖尿病是动脉粥样硬化的一个危险因素，与种族背景有关。如日本糖尿病患者出现动脉硬化的几率很可能低于欧洲糖尿病患者，但是很可能高于日本的非糖尿病患者。糖尿病患者从头到脚患病的危险性均高于普通人群：

- 卒中的发生率高 2 倍。
- 心肌梗死的发生率高3～5 倍，并且女性糖尿病患者由于失去了绝经前期的保护，冠心病的发生率增加。
- 因足坏疽而截肢的发生率增加 50 倍。

表 19.10 糖尿病大血管并发症的危险因素
病程
年龄增高
收缩期高血压
由于胰岛素抵抗导致的高胰岛素血症，多伴有肥胖和 X 综合征（代谢综合征）
高脂血症，尤其是高三酰甘油或高密度脂蛋白降低
蛋白尿（包括微量白蛋白尿）
其他和普通人群相同的高危因素

UKPDS 和 DCCT 研究显示，对于 1 型或 2 型糖尿病患者，强化治疗对降低其心血管疾病的危险性只有很小的作用。

心血管疾病的危险因素一起出现对于心血管危险性的总体水平具有倍增的作用。如果将糖尿病患者的所有心血管危险因素叠加在一起，就会危及生命，而不应仅仅关注血糖的水平。

- **高血压**：UKPDS 研究表明，强化降压治疗能明显降低心血管不良事件的发生，既包括微血管事件又包括大血管事件。UKPDS 研究显示，为了使血压达标（表19.8），1/3的糖尿病患者需要联合使用三种或三种以上的降压药物，而且2/3的已治疗患者需要两种或更多的药物。
- **吸烟**：是可避免的危险因素。永远不要放弃帮助糖尿病患者戒烟的努力。
- **脂代谢异常**：临床试验显示，血清胆固醇没有一个“安全”的阈值。似乎应该尽量使血脂达到最低水平，这就意味着在实际工作中，几乎所有的2型糖尿病患者都将使用他汀类药物治疗。
- **小剂量阿司匹林**：能降低大血管的危险，但也与出血的发生率和死亡率相关。当10 年内发生心血管终点事件的风险高于 30% 时，阿司匹林的益处大于出血的不良反应。年龄低于45岁并伴有三个强附加心血管危险因素，年龄在45～54岁并伴有三个附加危险因素，年龄在54～65岁并伴有两个危险因素，或年龄在65岁以上只有一个危险因素——这些患者的风险都达到了高于 30%。
- **血管紧张素转换酶抑制剂/血管紧张素Ⅱ受体拮抗剂**：使用 ACEI 治疗糖尿病患者以及至少有另外一种主要的心血管危险因素可降低心脏事件、卒中、肾病或心血管死亡危险性的 25%～35%。ACE受体拮抗剂有时作为首选，也用于对ACE抑制剂不耐受者。

一种复合制剂？以前典型的糖尿病患者需要数种药物联合治疗：降压药、他汀类药物、ACEI 和小剂量阿司匹林。

微血管并发症

与大血管并发症不同，微血管并发症总体上在西方的发病率高，微血管病对于糖尿病更具有特异性。全身的小血管均可受累，但以下三个部位受累尤为危险。

- 视网膜
- 肾小球
- 神经鞘。

年轻患者的糖尿病视网膜病变、糖尿病肾病和神经病变在诊断糖尿病后10～20年出现。成年患者的并发症会出现的更早，可能是由于在诊断糖尿病之前数月或数年就已经出现了未发现的糖尿病。遗传性因素似乎在微血管并发症中起易感作用。伴有肾病和眼病的1型和2型糖尿病患者的糖尿病同胞出现相同并发症的危险性高出3～5倍。糖尿病肾病总体的患病率有种族差异。美国的发病率为 Pima 印第安人＞西班牙人/墨西哥人＞美国黑人＞美国白人。

糖尿病眼病

糖尿病可以通过一系列途径影响眼睛。最常见且最具有特异性的眼部受累为糖尿病视网膜病变。大约每三个年轻糖尿病患者之中就有一个可能会出现视力障碍，过去在英国，糖尿病出现 30 年后，5% 的患者会失明。实际上，糖尿病是65岁以下人群中最常见的致盲原因，但其发病率正在下降。

其他形式的眼病也会出现。

- 患者血糖急性升高时，**晶状体**有可能因为渗透压的变化出现可逆性受累，引起视物模糊或白内障。
- **虹膜内新生血管形成**（虹膜发红）：可能是糖尿病视网膜病变的一种晚期并发症，可能会引起青光眼。
- **眼外神经麻痹**：尤其是外展神经的单神经炎。

视网膜病变的自然病程（图 19.13）

糖尿病可引起毛细血管基底膜增厚及视网膜毛细血管通透性增加。某些血管会出现瘤样扩张，阻塞其他血管。这些改变能首先通过荧光造影检测出：经肘静脉注射荧光染色剂，一过性地通过视网膜静脉成像。这种技术对于有效筛选视网膜疾病并不是必须的。在1型糖尿病诊断后20年，几乎所有的患者都会出现视网膜病变，60% 进展为威胁视力的增殖性视网膜病变（图 19.14）。50% ~ 80% 的 2 型糖尿病患者 20 年后会出现视网膜病变。如果不治疗，50% 的增殖期患者会在 5 年内失明。

非增殖期 / 背景性视网膜病变（图 19.13b、c）

通过检眼镜第一个可见的异常即出现点状“出血”，其原因为毛细血管微血管瘤的形成。血液渗入视网膜的深层，造成“点状”出血的特点，而富含脂质和蛋白的液体渗出会造成硬性渗出物，它们有明亮的黄白色，且边缘常不规则，但边界清晰。在病程少于 10 年的年轻糖尿病患者，这种病理改变罕见。但实际上病程达 20 年的所有患者检眼镜仔细检查至少都会发现微血管瘤形成。而老年患者可能在诊断糖尿病时或诊断后不久就发现视网膜病变。背景性视网膜病变本身不会对视力造成损害，但有可能会发展为另外两种不同的视网膜病变：黄斑病变或增殖期视网膜病变。两者都是由视网膜血管受损引起视网膜缺血而造成的结果。

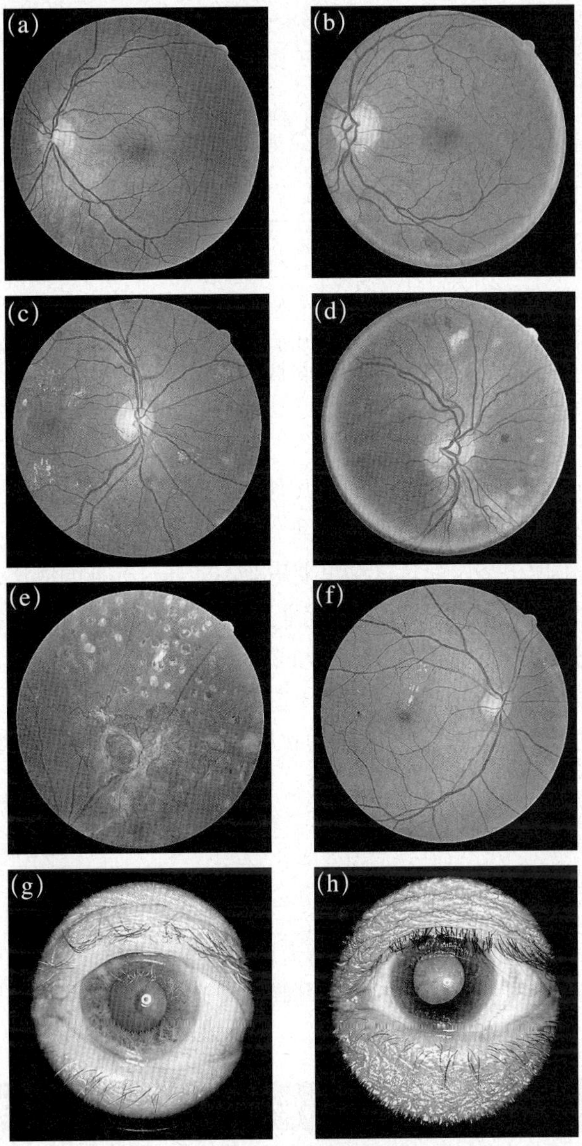

图 19.13 （也见彩图 19.13）糖尿病眼病的特征。(a) 正常黄斑（中心）和视盘。(b) 点状和斑片状出血（早期背景性视网膜病变）。(c) 在背景性视网膜病的基础上出现硬性渗出物。(d) 多发的棉絮斑提示增殖前期视网膜病变，需要常规的眼科治疗。(e) 多发树叶样的新生血管是增殖期视网膜病变的标志。在新生血管周围出现白色纤维样组织是视网膜病变进展的一个标志（这种眼底表现也提示上部被多发外源性激光烧灼过）。(f) 黄斑内有视盘大小的渗出是渗出性黄斑病变的特征。(g) 中心性。(h) 可以在检眼镜红色反光下见到皮质性白内障。

糖尿病性黄斑病变

在缺乏增殖的情况下，糖尿病性黄斑病变有可能会引起失明，尤其是 2 型糖尿病老年患者。检眼镜下

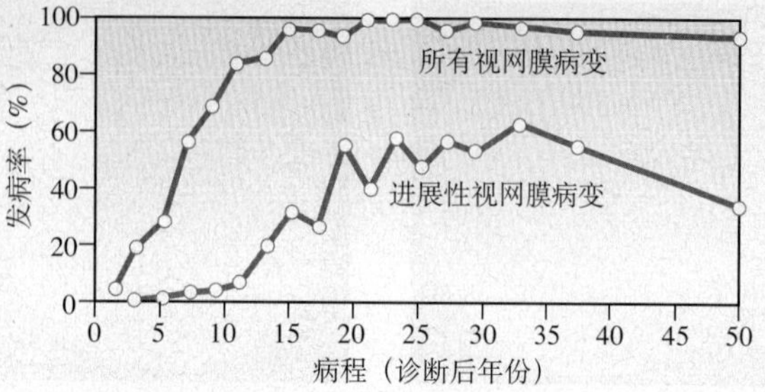

图 19.14 **年龄低于33岁的1型糖尿病患者随着病程延长其视网膜病变发病率的变化。**几乎所有患者最终都出现背景性病变，60% 进展为增殖期视网膜病变。From *Ophthalmology* (1984)**102**: 520.

最早期的特征即黄斑水肿，如果不早期治疗，其本身就会造成黄斑的永久性损害。其首要而且惟一的表现为视敏度下降，而且这种早期病变不能通过标准的成像或检眼镜检查而诊断。这就是为什么要对糖尿病患者的视敏度变化定期进行筛查的原因。然而多数黄斑病变患者的水肿并不严重，并未造成早期视敏度的下降。这种改变有可能会在以后的晚期阶段发现，如在黄斑区有硬性渗出物。这些改变在充分散瞳的情况下通过标准成像或检眼镜检查很容易见到。

增殖前期视网膜病变

进行性视网膜缺血会造成部分患者由背景性视网膜病变进展为增殖前期视网膜病变，进而影响视力。最早期的体征为出现“棉絮样渗出斑”，代表视网膜梗死造成的水肿（图19.13d）。这种改变也见于严重的高血压视网膜病变。同义术语“软性渗出物”常常使用，但最好避免。棉絮样渗出斑为灰白色、有明显边界，表面阴暗，与硬性渗出物有光泽表现不同。其他增殖前期视网膜病变的特征见表 19.11。

增殖期视网膜病变

缺氧被认为是新生血管形成的信号。这些新生血管位于玻璃体表面或向前生长入玻璃体内，就像海藻的叶子。由于缺乏正常的支持组织，其反复分支，很脆弱，容易出血，而且有可能引起纤维组织反应（图19.13e）。进展期视网膜病变可以出现视网膜周边出血或出血进入玻璃体内。玻璃体积血表现为单眼视力丧失，有时在睡醒时出现，或者出现影响视野的漂浮阴影。检眼镜检查发现无特异性的灰色霾。由于出血可以被吸收，因此通常视力可以部分恢复，但是重复出血可能会再次发生。

与新生血管相关的纤维性增殖也会造成视力丧失。有可能会形成收缩带，随时间而收缩，造成视网膜剥离。

白内障

糖尿病患者出现老年白内障的时间比正常人早10～15 年。UKPDS 研究中强化治疗组发生白内障的风险

表 19.11 糖尿病视网膜病变中视网膜的病理改变：需要采取的措施

	检眼镜 / 成像表现	需要采取的措施
视网膜周边		
非增殖期 / 背景性	微血管瘤（点状出血）	仅需每年筛查
	小硬性出血	
	硬性渗出物	
增殖前期	多发棉絮样渗出斑（神经纤维层梗死）	建议眼科就诊，但不紧急
	静脉串珠样	
	静脉袢	
	视网膜内微血管异常	
增殖期	新生血管形成	紧急眼科就诊
	前视网膜（玻璃体下）积血	
	玻璃体积血	
进展期视网膜病变	视网膜纤维化	紧急眼科就诊——但视力大部分已经丧失
	视网膜剥离	
中央视网膜		
黄斑病变	黄斑区视盘大小的硬性渗出物	紧急眼科就诊
	无法解释的视敏度下降	

下降。

青少年或“雪花状”白内障并不常见。控制极其不好的糖尿病患者会出现这种弥漫性且快速进展的白内障。这需要与偶尔出现的高渗状态造成的晶状体短暂变化相鉴别。当高血糖开始受到控制时，其即可缓解。

检查

对眼睛有必要进行仔细的系统性检查。测定视敏度和眼球的运动，在检查前15～30分钟使用散瞳剂如0.5%的托吡卡胺扩瞳。对于有青光眼病史者，不应该使用扩瞳药物，但应该咨询眼科医师。眼科检查从一臂距离开始，通过视网膜的红色反光反映出白内障的轮廓。直到视网膜聚焦后再使用眼底镜。检查从视盘开始，依次检查每个象限，在黄斑处结束（因为这样对患者最舒适）。然后调整检眼镜至镜头+10屈光度检查角膜、前房和晶状体。异常的定位应总是按照将来要参考的形式勾画。

糖尿病眼病的治疗（表19.11）

DCCT和UKPDS研究显示，糖尿病眼病发生的危险能够通过控制糖尿病的代谢情况减少。对于背景性的视网膜病变没有特异性的治疗方法。吸烟和高血压会加重眼病的进展速度，需要予以治疗。视网膜病变的出现和进展可能会由于快速的血糖控制、怀孕和有肾脏病变而加速，这些患者需要经常监测。所有伴有视网膜病变的患者应该定期接受糖尿病医师和眼科医师的检查。下列情况下有必要早期向眼科医师咨询：

- 视敏度下降
- 黄斑处有硬性渗出物
- 增殖前期改变（棉絮斑或静脉串珠样）
- 新生血管形成。

眼科医师可能会通过荧光血管造影来确定病变的程度。黄斑病变和增殖期视网膜病变通常可以通过激光凝固的方法治疗；增殖期视网膜病变早期有效的治疗可以将视力丧失的危险减少约50%。激光凝固治疗的价值对视盘（与周围对比）新生血管尤为显著。一项试验显示，视盘新生血管经过治疗后15%的患者出现失明，而未治疗者则有50%失明。对这些患者的治疗方法是全视网膜光凝固法。静脉出血后为了挽救部分视力以及治疗视网膜剥离，可以进行外科手术。

糖尿病肾病

糖尿病可以通过以下三个主要的途径损伤肾脏：

- 肾小球损伤
- 入球以及出球小动脉肥大造成缺血
- 上行性感染。

糖尿病性肾病变

流行病学

继发于肾小球疾病的临床肾病通常在诊断后15～25年出现，会影响25%～35%的30岁以下的患者。对于年轻的糖尿病患者，肾脏病变是主要的死亡原因。老年患者也会出现糖尿病肾病，但所占比例较少。有些中心报告，1型糖尿病患者糖尿病肾病的患病率正在下降。这可能提示当地对糖尿病的关注有所增加，而不是疾病本身自然病程的改变。由于2型糖尿病发生的年龄逐渐年轻化，可以看到糖尿病肾病的患病率正在上升。

病理生理学

糖尿病肾病最早期的功能异常为肾肥大，伴有肾小球滤过率增加。这在诊断后很快出现，并与血糖控制不佳有关。由于糖尿病肾损害，入球小动脉（连接着肾小球）与出球小动脉相比极度扩张。这增加了肾小球内的滤过压，进一步损伤了肾小球毛细血管。肾小球球内压升高还会引起局部的剪切力增加，造成系膜细胞肥大及细胞外系膜基质物质分泌增加。这一过程最终可导致肾小球硬化。肾小球内最初的结构损伤为基底膜增厚。相关的改变导致正常情况下构成有效滤过屏障的蛋白质交联被破坏。结果是大分子（尤其是蛋白质）逐渐漏入尿液之中。

白蛋白尿

白蛋白尿早期表现为“微量白蛋白尿”——尿中的白蛋白量很少，以至于用标准的试纸无法测出。微量白蛋白尿可以用放射免疫法或特殊的试纸测出。对于1型糖尿病患者，微量白蛋白尿是一个能预测肾病进展的标志；对于2型糖尿病患者，微量白蛋白尿则提示心血管危险性增加。数年以后，微量白蛋白尿可能进展为间断性白蛋白尿，之后为持续性蛋白尿。光镜下可以出现肾小球硬化的改变，弥漫性及结节性肾小球硬化都可以出现。结节性肾小球硬化也被称作 Kimmelstiel-Wilson 病变。在肾小球硬化晚期，肾小球被透明物质所代替。

在持续性蛋白尿阶段，血浆肌酐水平正常，但患者进展为终末期肾衰竭的平均时间仅为 5 ~ 10 年。蛋白尿可以很严重，以至于出现一过性肾病综合征，伴有外周水肿以及低蛋白血症。

典型的糖尿病肾病患者表现为正细胞正色素性贫血，且血沉增加。高血压很常见，本身会进一步造成肾脏损害。血浆肌酐水平升高是进展为肾衰竭的晚期必然特征，不过进展的速度在个体间会存在很大差异。

糖尿病肾病的自然病程如图 19.15 所示。

缺血性病变

糖尿病患者可以出现小动脉肥大、透明样变等病变。其表现与高血压性疾病相似，会引起肾脏缺血性损害。

感染性病变

泌尿道感染在女性糖尿病患者中相对常见，但在男性则不同。由于自主神经病变造成膀胱潴留，可能会发生上行性感染，而且感染更易在受损的肾脏组织中发生。尸检经常显示感染造成的间质改变，但缺血也会造成相同的变化，而且糖尿病中肾盂肾炎的真正发生率并不清楚。糖尿病未经治疗的感染会引起肾乳头坏死，尿中可出现脱落的肾乳头，但这种并发症很罕见。

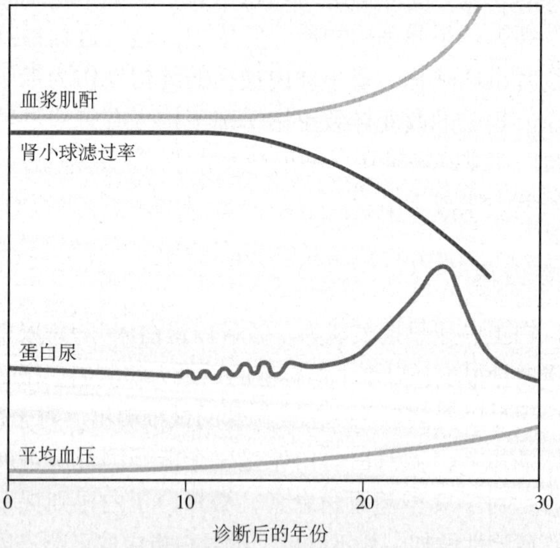

图 19.15 糖尿病肾病自然病程的示意图。典型的肾病出现在诊断后 15 年。间断性白蛋白尿进展为持续性蛋白尿。当肾小球滤过率下降时，血浆肌酐水平升高。

诊断

糖尿病患者应该定期检查尿，以便发现尿蛋白。由于有证据表明，在此阶段精细的血糖控制或早期降压治疗能延缓真正蛋白尿的出现，因此许多中心对年轻的患者筛查微量白蛋白尿。一旦出现蛋白尿，应该考虑到其他可能的原因（见下文），然而一旦排除了这些原因，糖尿病肾病的假设诊断就应该成立。从实践的目的出发，虽然通过早期积极的降压治疗可以明显延缓病程，但这仍暗示着进展为终末期肾衰竭的必然性。临床遇到下列情况应怀疑非糖尿病原因引起的肾病，如病史不典型、无糖尿病视网膜病变（通常并不必然在糖尿病肾病中出现）和尿中出现红细胞管型。这些患者应考虑行肾脏活检，但在实践中并不需要，或帮助并不大。糖尿病患者静脉肾盂造影的风险增加，尤其是如果患者在此之前曾经脱水，则更倾向于选择肾脏超声检查，但并不是很有益。采集24小时尿液进行尿蛋白定量检查，并测定肌酐清除率，并采用常规方法测定血浆肌酐水平。

为发现其他可治疗的病因，所需的检查包括尿镜检和培养、血清蛋白电泳、血清钙、血清尿酸盐、血沉和抗核因子。

处理

糖尿病肾病的治疗和其他原因引起的肾衰竭的治疗相同，见下：

- 积极控制血压，目标是低于130/80 mmHg，已经证实能够有效地延缓肾功能恶化。血管转换酶抑制剂或血管紧张素受体Ⅱ阻断剂为可选择的药物。这些药物也应用于持续性微量白蛋白尿但血压正常的患者。通过这些治疗，可以减少尿白蛋白。
- 应避免使用部分通过肾脏排泄（如格列苯脲）的口服降糖药物。
- 胰岛素敏感性增加，可能会需要迅速减少剂量。
- 相关的糖尿病视网膜病变进展迅速，必须经常进行眼科检查。

终末期疾病的治疗：由于患者常常有其他糖尿病的并发症，如失明、自主神经病变或周围血管疾病，治疗变得更困难。由于血管通路容易迅速钙化，因此更倾向于选择慢性床旁腹膜透析，而不是血透。移植肾的衰竭速度在某种程度上高于非糖尿病患者。有时进行部分胰腺和肾脏联合移植。虽然由于胰腺移植物内会逐渐纤维化，其生存有限，但仍可以使患者在1年左右无需皮下注射胰岛素。

糖尿病神经病变

糖尿病可以通过许多途径损伤周围神经组织。血管假说认为，阻塞血管是神经病变的主要原因。这似乎在独立的单神经病变中可能性更大，但常见神经病变弥漫对称的特点提示了代谢性的原因。由于高血糖引起 Schwann 细胞中山梨糖醇和果糖形成增加，这些糖积聚可能会破坏神经细胞的结构和功能。

糖尿病的最早神经功能改变为神经传导速度减慢；最早的组织学改变为阶段性脱髓鞘，后者由 Schwann 细胞损伤引起。早期轴突被保留，提示病变有可能修复，但后期出现不可逆转的轴突变性。

下列各种神经病变均可出现（图 19.16）：

- 主要对称性感觉性多神经病变（远端）
- 急性痛性神经病变
- 单神经病变和多发性单神经炎
  - （a）颅神经病变
  - （b）孤立的周围神经病变
- 糖尿病性肌萎缩
- 自主神经病变。

对称性主要感觉性多神经病变

此病变早期阶段常常被患者忽视。早期临床特征为足部振动觉、痛觉丧失（深感觉丧失早于浅感觉），以及温度觉丧失。后期阶段患者可能会主诉“踩棉花”感，洗脸或在黑暗中行走时由于本体感觉受损而不能保持平衡。手受累不常见，表现为“手套和袜套样”感觉丧失。其并发症包括不能意识到创伤，或由于鞋不合适或热水瓶开始起疱，随后可导致溃疡。

神经病变的后遗症：足部小肌肉的运动神经受累会导致骨间肌萎缩。长屈肌的不平衡收缩会引起足部形态的特征性改变，足弓很高，足趾呈爪样，这会反过来引起行走时压力分布异常，导致第一跖趾关节下方或足趾末端形成胼胝和孔形神经性溃疡。神经萎缩（Charcot关节）有时会在踝部出现。手表现为小肌肉萎缩，伴有感觉异常，但这些症状和体征必须与腕管综合征鉴别，腕管综合征在糖尿病患者中出现的频率增加，可以通过手术治疗。

急性痛性神经病变

弥漫性痛性神经病变不常见。患者描述足部、胫部、股前出现烧灼样或搔抓样疼痛。典型症状在夜间加重，连被单的压力都不能忍受。症状可以在诊断糖尿病时已就出现，或在改善血糖控制时（如开始使用胰岛素时）出现。如果仍然能坚持良好的治疗，通常能在3～12个月后自发缓解。另一种更慢性的形式在疾病的晚

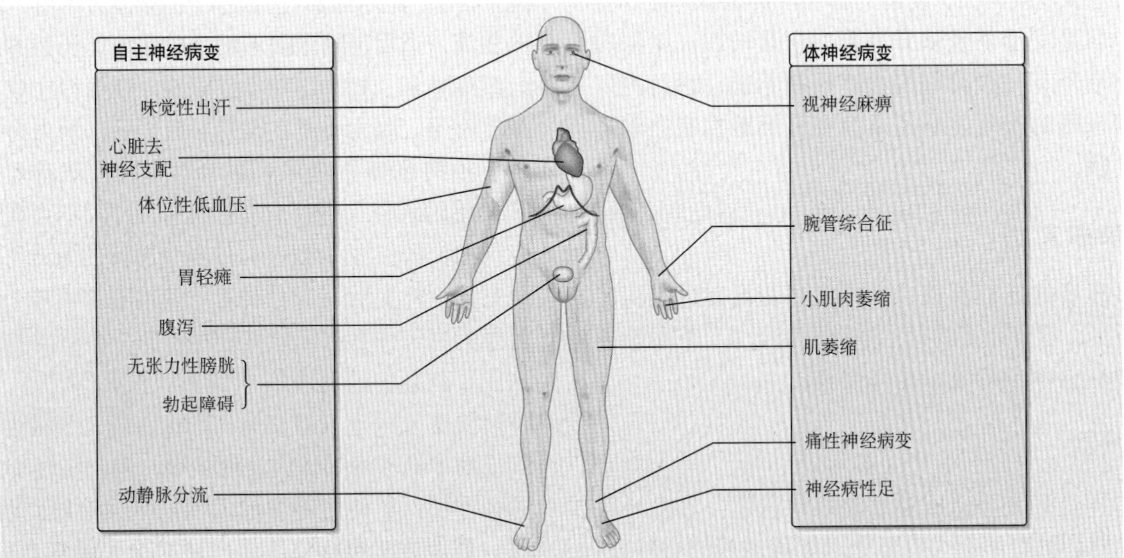

图 19.16 神经病变。

期出现，有时对所有形式的治疗均抵抗。评估神经病变很难，因为患者会被过度麻醉，但肌肉萎缩不是其特点，而且客观体征会被降至最低。

治疗是首先寻找非糖尿病原因。向患者解释并使其确信数月内能够缓解的高度可能性很有必需。三环类抗抑郁药、加巴喷丁、美西律、丙戊酸盐和卡巴咪嗪都能在某种程度上减少神经疼痛的感觉，但通常不像患者期望的那样有效。经表皮神经刺激对部分患者有益。局部使用含辣椒素的药膏偶尔有效。有少数报道认为针灸有作用。

单神经炎和多发性单神经炎（多发性单神经病变）

糖尿病单神经炎可累及体内任何神经；典型的发作是突发的，有时是痛性的。神经根病变（例如脊神经根受累）也会发生。

孤立的眼外肌神经麻痹，尤其是第Ⅲ及第Ⅵ对颅神经受累在糖尿病中更多见。糖尿病动眼神经受累的特征为瞳孔反射不受影响，其原因是瞳孔运动神经未受累。多数单神经炎可以全部自动恢复。病变常发生于外压性瘫痪或神经受压（例如腕管内的正中神经）。腕管综合征为糖尿病手部感觉异常的常见原因，但似乎对减压治疗的反应不佳。

糖尿病性肌萎缩

糖尿病性肌萎缩常见于老年糖尿病患者。表现为股四头肌痛性萎缩，通常不对称。肌肉萎缩可以十分明显，膝反射减弱或消失。受累的部位常常压痛明显。有时出现伸肌足底反射及脑脊液蛋白含量增加。糖尿病性肌萎缩常伴有一段时间内血糖控制不佳，而且可以在诊断糖尿病时出现。它通常会在仔细地控制血糖之后及时缓解。

自主神经病变

许多患者的无症状性自主神经病变可以通过实验室检查证实，但有症状的自主神经病变罕见。它可影响交感和副交感神经系统，并可致残。

心血管系统

迷走神经病变会造成静息时心动过速、窦性心律丧失。晚期心脏可能会去神经化（如移植后的心脏）。心血管反射如 Valsalva 反射（咽鼓管捏鼻鼓气法）会受损。由于周围动脉交感张力丢失，会出现直立性低血压。有时会见到多神经病变周围由于血管的扩张作用造成的暖足和洪脉。

胃肠道

迷走神经病变会造成胃轻瘫，通常没有症状，但是有时会引起难以处理的呕吐。最近能刺激胃排空的植入性装置以及幽门内注射肉毒杆菌毒素（使括约肌部分瘫痪）都对这种以前难处理的的问题有效。自律性腹泻常在夜间发生，伴有里急后重和失禁。腹泻和脂肪泻可能是由于小肠内细菌过度生长造成的，可使用抗生素如四环素治疗。

膀胱

膀胱会发生张力丧失、排空不完全和尿潴留（易于感染），而且最终会导致一个无张力、无痛性的扩张膀胱。

男性勃起障碍

这很常见。首先表现为勃起不完全，最终可导致完全失败；有自主神经病变的患者也会发生逆行射精。糖尿病勃起功能障碍的原因有很多，包括焦虑、抑郁、过多饮酒、药物、原发或继发性腺功能障碍、甲状腺功能减退以及由于阴部动脉内动脉粥样硬化造成供血不足。病史采集以及体格检查应集中在这些可能的原因上。采血检测 LH、FSH、睾酮、泌乳素和甲状腺功能。治疗应该包括伴侣双方参与的有同情心的咨询。

磷酸二酯酶-5 抑制剂（西地那非、他达拉非、伐地那非），能增加氧化亚氮对平滑肌的作用，增加阴茎的血流，适用于糖尿病不服用硝酸酯类药物的患者，如心绞痛患者。如果这种治疗成功，则值得在成功数月后试行停药，因为有时在树立了自信后，潜力将持续起作用。预期 60% 的糖尿病患者对这种方法有效。

使用磷酸二酯酶未改善的患者，即不喜欢其不良反应（如头痛和次日绿视），或有禁忌证的患者可以使用其他方法。性生活前 20分钟舌下使用脱水吗啡 2mg或 3mg 可作为另一种方法，但有效性较低。在适当的训练后，制成小药丸的前列地尔（前列腺素 E_1 制剂）可通过一种装置塞入尿道（最初为 125μg，最大剂量为 1 mg）。其成功率低于海绵体内注射治疗，但创伤性小。如果伴侣怀孕了，需使用避孕屏障以免胎儿接触到前列腺素。

其他方法包括海绵体内注射前列腺素 E_1、罂粟碱和酚妥拉明。不良反应有阴茎异常勃起，会持续勃起超过 3 小时，需要急诊治疗。真空装置也可以使用。

糖尿病足

10%～15% 的糖尿病患者在其一生中的某个阶段会出现足溃疡。糖尿病足占所有糖尿病相关住院原因的近 50%。通过更有效的教育和医疗管理，许多糖尿病患者的下肢截肢可以延迟或避免。缺血、感染和神经病变联合造成了组织坏死。虽然所有这些因素可能共同存在，缺血和神经源性足是能够区分的（表19.12）。在印度农村由于神经病变和感染的原因而不是血管的因素，足溃疡更常见。

表 19.12　糖尿病足中缺血和神经病变的鉴别特征

	缺血	神经病变
症状	跛行	通常无痛
	静息痛	有时为痛性神经病变
检查	相关的皮肤发红	高足弓
	营养改变	爪形足趾
		无营养改变
触诊	冷	暖
	无脉	跳跃脉
溃疡	疼痛	无痛
	足跟和足趾	跖肌

处理

许多糖尿病足是可以避免的，因此患者需要学习足部护理的原则（表19.13）。老年患者应该定期到足病治疗师处就诊，不应该自己修剪足甲。一旦组织破损出现溃疡或坏疽，处理目的是保护可修复的组织。对皮肤和皮下组织有威胁的四个主要因素包括：

- **感染**：会迅速加重糖尿病足。早期必需使用抗生素治疗，根据培养的结果调整抗生素的治疗。皮肤表面生长的生物可能不是引起深部感染的生物。如果发生骨髓炎且其对合适的抗生素治疗没有反应，则需要引流收集分泌物，并切除感染的骨质。需要常规对足行 X 线检查以检查疾病的进展。
- **缺血**：临床检查以及超声多普勒检查都可以对足血流进行评估。股骨造影用于定位阻塞的部位，为外科搭桥以及血管成形术做准备。相对来说只有很少的患者属于这类因素，手术干预的风险（加重导致截肢）和收益应很好地进行权衡。

表 19.13　糖尿病足的护理原则

每天检查足部
一旦损伤，尽早就医
穿鞋前检查鞋内外有无尖锐的物体或区域
穿足趾有足够空间的系带鞋
让足部远离热源（热沙、热水瓶、放射源、火源）
进入浴室前检查水温

- **压力异常**：溃疡部位需要保护，不能受压。休息患肢，使用特制的深鞋和鞋垫，使危险部位的压力能够移开，或者使用可移动或不能移动的网悬起患肢。治愈后仍然需要坚持使用特制的鞋和鞋垫来保护足部，以免异常的压力对治愈的部位造成重复损伤。尤其是在有神经病变的足，有必要让足病治疗师行外科清创术，以免胼胝使局部伤口的结构扭曲，对周围正常的皮肤形成异常的压力，引起损伤。
- 伤口环境：使用敷料以吸收或去除分泌物、保持湿润及保护伤口免受污染，同时敷料应容易去除。将来可能会有新型高价格的含有生长因子和其他生物活性物质的敷料，但其作用仍需进行评估。

足部问题是糖尿病患者住院治疗的主要原因。如果想有效地利用住院这段时间，医师、足部治疗师和外科医师之间良好的沟通很有必要。如果出现了不可逆的动脉供血不足，最好尽快选择早期截肢手术，而不是受患者的影响以至于保守治疗使其逐渐衰弱。

感染

没有证据显示血糖控制良好的糖尿病患者比正常人更易感染。然而，血糖控制不佳的糖尿病患者出现以下感染的危险增加。

- 皮肤
  - (a) 葡萄球菌感染（疖、脓肿、痈）
  - (b) 黏膜皮肤念珠菌病
- 胃肠道
  - (a) 慢性腹膜炎
  - (b) 直肠和坐骨直肠窝脓肿形成（当控制极其不佳时）
- 泌尿道

(a) 泌尿道感染（女性）
(b) 肾盂肾炎
(c) 肾周脓肿
- 肺
(a) 葡萄球菌和肺炎球菌性肺炎
(b) 革兰阴性细菌肺炎
(c) 结核。

血糖控制不佳引起感染的原因之一在于高血糖浓度会造成中性粒细胞超氧化反应受损，造成其趋化性和噬菌作用受损。

相反，感染引起血糖控制不佳也是酮症酸中毒的一个常见原因。胰岛素治疗的患者需要增加注射剂量的25%，而非胰岛素治疗的患者可能会需要在感染期间使用胰岛素。应告知患者即使在恶心而不能进食的情况下也不能停止使用胰岛素。患者应该经常检测其血糖水平，并尽快就诊。糖尿病患者应该接种肺炎球菌疫苗，每年接种流感疫苗。

皮肤和关节

手部关节的挛缩是儿童糖尿病的一个常见后果。患者双手像祈祷样合十就会出现掌指关节以及指间关节不能合拢的体征。手背侧的皮肤会蜡样增厚。出现这些体征的原因可能是胶原的糖基化，但并不进展。有时这种情况被称作糖尿病性手关节病变。

1型糖尿病患者的四肢骨质减少也有描述，但很少导致临床后果。

推荐读物

Atkinson MA, Eisenbarth GS (2001) Type I diabetes: new perspectives on disease pathogenesis and treatment. *Lancet* **358:** 221-229.

Boulton AJM et al. (2004) Neuropathic diabetic foot ulcers. *New England Journal of Medicine* **351**: 48-55.

Brownlee M (2001) Biochemistry and molecular cell biology of diabetic complications. *Nature* **44**: 813-820.

Colhoun HM et al. (2004) Primary prevention of cardiovascular disease with atorvastatin in type 2 diabetes in the collaborative atorvastatin diabetes study (CARDS). *Lancet* **364**: 685-696.

Diabetes Control and Complications Trial Research Group (1993) The effect of intensive treatment of diabetes on the development and progression of long-term complications in insulin-dependent diabetes mellitus. *New England Journal of Medicine* **329**: 977-986.

Frank RN (2004) Diabetic retinopathy. *New England Journal of Medicine* **350**: 48-58.

Hostetter TH (2001) Prevention of end-stage renal disease in type 2 diabetes. *New England Journal of Medicine* **345**: 910-912.

Mitch WE (2004) Treating diabetic neuropathy. *New England Journal of Medicine* **351**: 1934-1936.

糖尿病特殊情况下的注意事项

手术

糖尿病的平稳控制可以使感染的风险降至最低，并且可以平衡麻醉和手术过程中的分解代谢。使用胰岛素治疗的患者流程简单：

- 术前1天停止使用长效或中效胰岛素，使用可溶性胰岛素作为替代品。
- 如果有可能，糖尿病患者应早晨最先做手术。
- 手术期间输注葡萄糖、胰岛素和钾。胰岛素可以加入到葡萄糖溶液中或单独泵入。标准的配方是16U的可溶性胰岛素，10mmol的氯化钾加入到500ml 10%的葡萄糖中，以100ml/h的速度输入。
- 手术后输液维持到患者能够进食，其他术后需要输注的液体必须通过另外的静脉通路输注，不能停止补充葡萄糖、胰岛素和钾。每2～4小时测定一次血糖浓度，同时监测血钾。根据血糖及血钾的化验结果调整输液中胰岛素和钾的剂量。

急诊时也使用同样的方法，除非在手术前需要通过独立的胰岛素输注控制血糖。

非胰岛素治疗的患者应该在手术前两天停止服药。血糖轻度升高（空腹血糖低于8mmol/L）者可以与非糖尿病患者一样处理。血糖较高者需要在手术前使用可溶性胰岛素，手术过程中以及术后与使用胰岛素者一样，需要输注葡萄糖、胰岛素和钾。

妊娠与糖尿病

需要仔细控制代谢和治疗以及产科处理。

妊娠期的代谢控制

患者需要每天在家监测血糖谱，记录餐前及餐后2小时的血糖。妊娠期肾糖阈下降，因此尿糖检测意义不大。胰岛素的用量会逐渐增加，通常采用强化治疗。治疗的目的为：在能耐受的情况下保持血糖以及果糖胺（或糖化血红蛋白）最接近正常水平。

总体处理

患者应该每两周就诊一次，在门诊与内科医师和产科医师见面。如果环境允许，目的应为门诊治疗，到期自然经阴道分娩。妊娠期间视网膜病变和肾脏病变可能会加重。应该预约在妊娠28周或分娩前进行专业的检眼镜和尿液检查。

与糖尿病相关的产科问题

控制不佳的糖尿病会引起死产，由于巨大胎儿导致产道出现问题，羊水过多，以及先兆子痫。妊娠期酮症酸中毒可引起50%的胎儿死亡，相对而言母亲的低血糖可以耐受。

新生儿问题

母亲患糖尿病，尤其是血糖控制不佳时，与巨大胎儿有关。糖尿病母亲的胎儿与相同胎龄的新生儿相比，更易患新生儿透明膜肺病。此外，新生儿低血糖也会发生。其机制包括：母亲的血糖能通过胎盘，但胰岛素不能；胎儿的胰岛为适应母体的高血糖而处在过度分泌状态，剪断脐带时会反弹至低血糖水平。

这些由于高血糖造成的并发症可见于妊娠期最后3个月。阶段血糖控制不佳可使先天畸形的危险增加。当计划妊娠时，就应在妊娠之前达到理想的代谢状态。

妊娠期糖尿病

这一术语是指妊娠过程中出现的糖耐量异常，常在分娩后缓解。典型的情况是无症状性的。有妊娠期糖尿病病史者、高龄或超重、有巨大儿分娩史以及来自某些种族的妇女危险性增加，但许多妊娠期糖尿病患者并无上述因素。因此有人倡议对所有的妊娠妇女每3个月进行一次随机血糖测定，如果血糖大于等于7 mmol/L，则行口服葡萄糖耐量试验。关于血糖多高才对胎儿有害并无一致的意见，因此没有筛查和干预的血糖标准。

首要的治疗为饮食治疗，但多数患者需要在妊娠期间使用胰岛素。胰岛素不会通过胎盘。许多口服药物能通过胎盘，由于可能会对胎儿造成潜在的危险，因此通常应避免使用。

除了先天异常的比例没有增加外，妊娠糖尿病与上述所有产科和新生儿问题都有关。妊娠期糖尿病以后怀孕时有可能复发，是今后发生 2 型糖尿病的常见先兆。

不是所有怀孕时出现的糖尿病都是妊娠期糖尿病。1 型糖尿病会加重，需要迅速诊断以避免发生酮症酸中毒。如果患者有症状，尿中有酮体或血糖明显升高，则需要住院治疗。

不稳定的糖尿病

不稳定的糖尿病用于描述反复出现酮症酸中毒和（或）反复低血糖昏迷者。其中大部分为反复出现的严重低血糖者。

反复发作的严重低血糖

这在胰岛素依赖患者中占 1% ~ 3%。多数为成年人，糖尿病病史已超过 10 年。这个阶段绝大多数患者的内源性胰岛素分泌可以忽略。胰腺α细胞仍然存在，数量并未减少，但胰高血糖素对低血糖的反应已经消失。因此病程长者对注射部位的胰岛素吸收不稳定，因此会出现波动的高胰岛素血症，缺乏防御低血糖的主要激素成分。在这种情况下，肾上腺素的分泌很关键，但由于糖尿病病程长，其分泌已经大大受损。缺乏肾上腺素的分泌会造成自主神经病变，但这并不是其惟一的原因；中枢对反复发作低血糖的适应也是一个因素。

下列因素可能参与了低血糖的发生：

- **胰岛素治疗过度**：频繁的低血糖会造成出现症状的血糖阈值下降。当放松总体血糖控制时，常再次出现症状。
- **未意识到的肾糖阈下降**：使尿糖转阴的尝试会不可避免地造成低血糖。
- **胰岛素剂量过大**：常见的错误为患者需要增加注

射频率时增加了注射的剂量。
- 内分泌原因：包括垂体功能不全、肾上腺功能不全以及经期前胰岛素敏感。
- 营养原因：包括胰腺外分泌功能衰竭和糖尿病胃轻瘫。
- 肾衰竭：胰岛素清除减少。
- 患者原因：患者可能并不明白、不能配合或者自行治疗。

反复发作的酮症酸中毒

这常见于青春期或年轻患者，尤其是女孩。代谢紊乱可能会发展得很迅速。目前认为自觉或不自觉地胡乱进食和停止胰岛素治疗是酮症酸中毒复发的主要原因。该病几乎总是发生于有心理问题的患者，尤其是进食障碍者。对于反复出现酮症酸中毒的患者，需要仔细地富有同情心地去探究。也许并不奇怪，患者需要花费如此多的时间来考虑以及控制饮食摄入，30% 的女性糖尿病患者在某一阶段都有某种进食异常表现。其他的原因还有：

- **医源性**：胰岛素治疗不当会引起血糖波动。如每日 1 次的注射方式可能会引起下午或夜间低血糖，而且在早餐前由于胰岛素缺乏会出现高血糖。
- **疾病复发**：可能存在未发现的感染，包括泌尿道感染和结核。甲状腺毒症也有可能表现为血糖不稳。

推荐读物

Kjos SL, Buchanan TA(1999) Gestational diabetes mellitus. *New England Journal of Medicine* **341**: 1749-1756.

非糖尿病患者的低血糖症

当肝糖输出下降低于外周组织对葡萄糖的摄取速率时，就会出现低血糖症。

肝糖输出减少见于：

- 胰岛素抑制肝糖原的分解和生成
- 营养不良、空腹、运动或肝病进展期时，缺乏肝糖原储存
- 糖原合成受损（如饮酒后）。

在上述第一种情况下，胰岛素水平升高，肝脏储存了足量的糖原，低血糖症可以通过注射胰高血糖素纠正。在其他两种情况下，胰岛素处于低水平，胰高血糖素无效。高胰岛素水平和运动可以增加外周组织对葡萄糖的摄取，但是这些情况正常时会被增加的肝糖输出所平衡。

低血糖症最常见的症状和体征为神经方面的症状与体征。大脑大约消耗肝脏生成的葡萄糖总量的 50%。这种高能量需求需要产生 ATP 以维持轴突膜两侧的静息电位。

在事故和急救室遇到的绝大多数严重低血糖患者属于使用胰岛素或磺脲类治疗的糖尿病患者。

胰岛素瘤

胰岛素瘤是分泌胰岛素的胰岛细胞瘤。大多数患者为散发，但有些患者有多发的肿瘤，起源于神经嵴组织（多发内分泌肿瘤）。95%的肿瘤为良性。典型表现为空腹低血糖，但是早期症状可能也会在上午或中午出现。复发性低血糖通常在诊断之前数月或数年内反复发作，症状可能不典型或很奇怪。表19.14 列出了一系列会出现的表现。常见的误诊包括心理异常，尤其是老年假性痴呆、癫痫和脑血管疾病。Whipple三联征仍然是临床诊断的基础。其满足的条件是：

- 空腹或运动相关的症状
- 发作时确定的低血糖
- 使用葡萄糖可以缓解症状。

第四点诊断标准为——低血糖时可以证实不正常的高胰岛素水平，通常很有用，可以加入诊断标准。

确诊靠证实低血糖和胰岛素的不适当过度分泌。低血糖的确诊依赖于：

- 对有上述三种症状者，测定空腹（禁食 16 小时）状态的血糖和胰岛素水平。大约 90% 的胰岛素瘤

表 19.14　胰岛素瘤的表现特征
复视
出汗、心悸、乏力
意识模糊或行为异常
意识丧失
癫痫大发作

患者会出现低血糖，而且胰岛素水平不受抑制（正常或升高）。
- 如果空腹测定不能除外低血糖且症状仍然存在，建议将空腹延长至 72 小时。

如果低血糖时不能通过正常的负反馈机制抑制胰岛素的分泌，可以证实存在自主性胰岛素分泌。可以在自发性低血糖发作时，通过测定胰岛素、C 肽或胰岛素原证实。

胰岛素瘤的治疗

最有效的治疗方式是外科手术切除肿瘤，但是胰岛素瘤通常非常小，难以定位。许多检查可以用于胰岛素瘤的定位。检查的特异性和敏感性与不同的中心和操作者有关。这些检查包括高选择性的血管造影、增强高分辨 CT 扫描、放射性标记的生长抑素扫描（部分胰岛素瘤可以表达生长抑素受体）、内镜和术中超声检查。有时采用静脉分段取血的方法检测胰岛素水平。

对于恶性胰岛素瘤患者、肿瘤无法定位患者以及症状轻微的老年患者，使用二氮嗪治疗有效。用生长抑素类似物（奥曲肽或兰瑞肽）可能也会减轻症状。

其他肿瘤引起的低血糖

进展期肿瘤和恶病质是也会出现低血糖，与许多肿瘤的表型相关。某些巨块形的肿瘤，尤其是肉瘤，由于能分泌胰岛素样生长因子 -1 可造成低血糖。真正的异位胰岛素分泌极其罕见。

餐后低血糖

如果进行延长的糖耐量试验，至少 1/4 的受试者会有一次静脉血葡萄糖值低于 3 mmol/L。在此阶段，动脉和静脉中的葡萄糖浓度会有很大差别，因此测定动脉（或毛细血管）血糖很少会出现真正的低血糖。这一简单的现象很难解释，因此有些学者认为餐后或反应性低血糖是对许多主诉的一种潜在的“器质性”解释，而这些主诉曾被认为是与心理影响有关的。随后进行了一次假性“低血糖”的流行病学调查，特别是在美国。后期的工作显示，低血糖的症状与化验相关性很差。即使如此，许多正常人有时在该进餐时也会表现出苍白、虚弱和出汗，在两餐之间规律地加餐后能够好转。

真正的低血糖会在饮酒时出现，酒精能使细胞对糖类产生扩大的胰岛素反应。以酒精饮料代替午餐的人尤其危险。由于胃部快速排空，以及胰岛素分泌与营养物质的吸收不匹配，有时会在胃部手术后出现餐后低血糖，即“倾倒综合征”，但现在很少发生。

肝脏和肾脏原因引起的低血糖

肝脏能维持正常的血糖输出，除非其广泛受损，肝源性低血糖并不常见。其对于暴发性肝衰竭尤其是一个问题。

肾脏对葡萄糖的产生起辅助作用（通过在肾皮质的生糖作用），低血糖有时在终末期肾衰竭时是一个问题。

遗传性果糖不耐受可见于 1/20 000 的新生儿，会引起低血糖。

内分泌原因引起的低血糖

胰岛素拮抗激素缺乏很少见，但是低血糖的一个原因。其包括垂体功能低下、独立的促肾上腺皮质激素缺乏和 Addison 病。

药物引起的低血糖

已经报道许多药物会引起低血糖，但通常仅在其他原因存在时出现：

- 磺脲类药物可用于治疗糖尿病或可被非糖尿病患者自杀时服用。
- 治疗恶性疟时使用的奎宁会引起严重的低血糖。
- 水杨酸盐会引起低血糖，通常是被儿童意外服用。
- 普萘洛尔会在费力的运动或饥饿时引起低血糖。
- 喷他脒用于治疗耐药的肺孢子虫肺炎时。

酒精引起的低血糖

酒精可抑制葡萄糖产生。酒精引起的低血糖可发生于营养不良的慢性酒精中毒者、酗酒者以及摄入相对少量酒精的儿童，原因是他们的肝糖原储存减少。其表现为昏迷和低体温。

人造低血糖

人造低血糖是一种自造疾病相对常见的表现，比胰岛素瘤更常见。暗中使用胰岛素或磺脲类药物能产生低血糖。许多这种患者都会被检查有无胰岛素瘤。在低血糖时通过色谱仪测定血浆或尿中的C肽水平能鉴别出注射胰岛素、滥用磺脲类药物的患者。

（王　昱译　杨建梅校）

推荐读物

Markes V, Teale JD (1996) Investigation of hypoglycaemia. *Clinical Endocrinology* **44**: 133-136.

脂代谢紊乱

脂类生理学

脂类不溶于水，在血液中以大分子复合物形式运输。在复合物中，脂类（主要是三酰甘油、胆固醇和胆固醇酯）由磷脂组成的稳定外膜包裹。蛋白质（也称为载脂蛋白）镶嵌在“脂蛋白”颗粒的表面起稳定作用，并使这些颗粒能够被肝和周围组织上的受体识别。乳糜微粒（脂蛋白颗粒的一种）的结构见图19.17。

血液中存在五种主要的脂蛋白颗粒（图19.18），它们结构不同，在实验室中可通过密度和电泳泳动度将其分离。大的颗粒可使饭后的血浆呈现浑浊外观。60岁以下经血管造影证实为冠心病的患者一半以上患有脂蛋白紊乱。

主要的载脂蛋白的基因和低密度脂蛋白（LDL）受体的基因已经分离、测序和染色体定位。已经发现，异常载脂蛋白的产生可造成或诱发脂代谢紊乱的一些类型，可能还会发现其他类型。

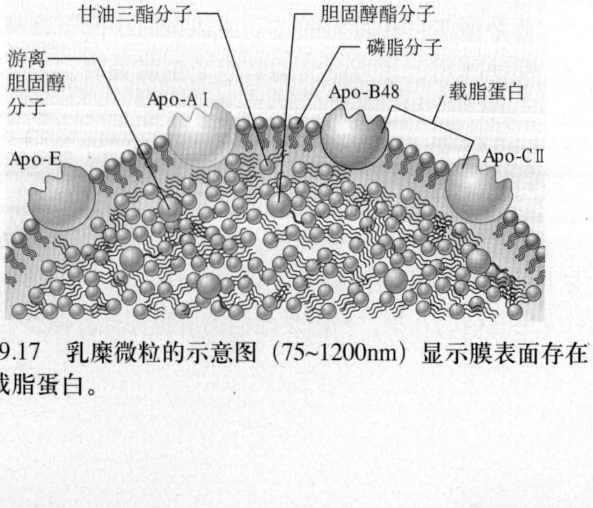

图19.17　乳糜微粒的示意图（75~1200nm）显示膜表面存在的载脂蛋白。

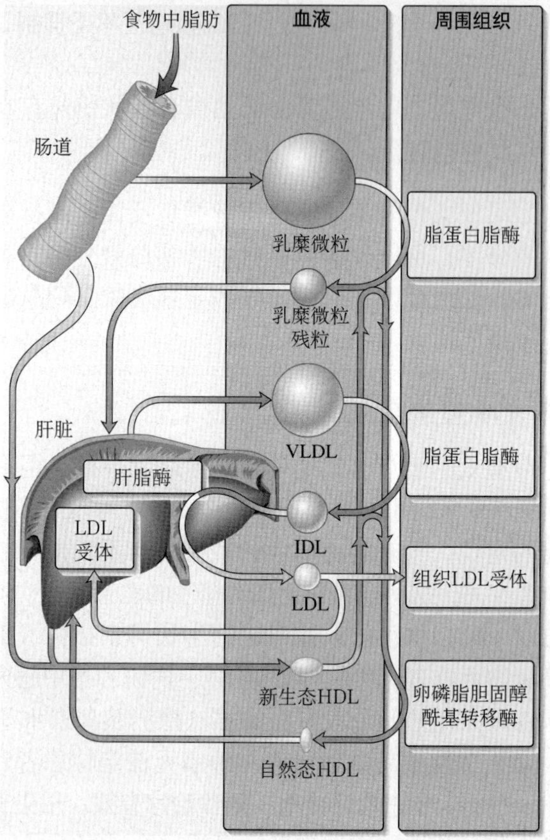

图19.18　主要脂蛋白颗粒的起源、相互作用和转归示意图。

乳糜微粒（图19.18）

乳糜微粒餐后在小肠合成，首先由肠淋巴管引流，然后通过胸导管进入血液。它们包含三酰甘油和少量胆固醇及胆固醇酯，主要功能为输送食物中的脂肪消化产物至肝和周围组织。每个新形成的乳糜微粒包含有一些不同的载脂蛋白（B-48、A-Ⅰ、A-Ⅱ），并需要从血液中的高密度脂蛋白（HDL）中获取载脂蛋白C-Ⅱ和E。载脂蛋白C-Ⅱ能够与脂肪组织、骨骼肌和肝的特异性受体结合并激活内皮上的酶、脂蛋白脂酶，去除颗粒中的大部分三酰甘油。残余的乳糜微粒包含大部分原有的胆固醇，被肝摄取，其机制尚不清楚，可能由载脂蛋白E介导。

极低密度脂蛋白（VLDL）颗粒（图19.18）

它们是由肝脏不断合成，含有机体内源性合成的大部分三酰甘油和较少量的胆固醇。它们是机体延长空腹状态下能量的主要来源。载脂蛋白B-100是VLDL的主要成分。载脂蛋白C-Ⅱ和E随后从HDL颗粒中转移至VLDL。在血液中循环中，VLDL颗粒通过结合载脂蛋白C-Ⅱ使三酰甘油进一步被毛细血管内皮细胞上的脂蛋白脂酶除去。这样剩余的颗粒，去除了三酰甘油和载脂蛋白C-Ⅱ，称为中间密度脂蛋白（IDL）颗粒。

中间密度脂蛋白（IDL）颗粒（图19.18）

载脂蛋白B-100和载脂蛋白E存在于中间密度脂蛋白颗粒的表面。大部分IDL通过载脂蛋白E结合于肝LDL受体并被分解。有些IDL进一步清除三酰甘油（在肝的酯酶作用下）并生成LDL颗粒。

低密度脂蛋白（LDL）颗粒（图19.18）

LDL颗粒是胆固醇的主要载体，可将其转移到肝和周围细胞。LDL颗粒的表面包含单独的载脂蛋白B-100及载脂蛋白E。载脂蛋白B-100是LDL清除受体的主要配体。LDL清除受体存在于肝细胞表面的有被小窝，一旦结合受体，有被小窝内陷并与脂质体融合而分解LDL颗粒（图19.19）。循环中的LDL浓度受肝LDL清除受体的数目调节，并受胆固醇合成途径中的限速酶-羟甲基戊二酸单酰辅酶A（HMG-CoA）还原酶的活性调节（图7.4）。

LDL颗粒可沉积脂类至周围脉管系统壁。不是所有肝合成的胆固醇都立刻包装为脂蛋白颗粒。一些被

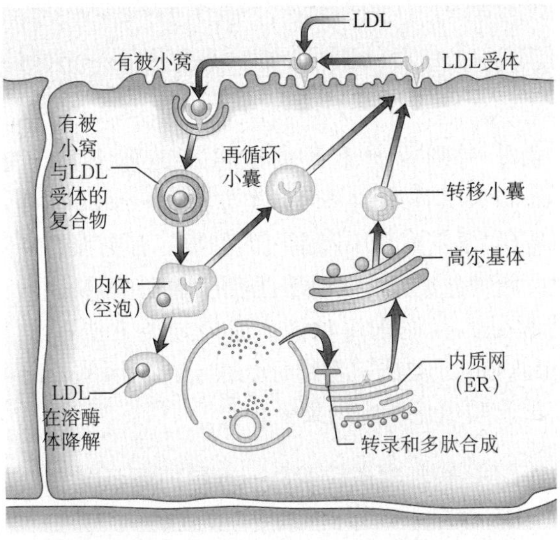

图19.19　**受体介导的吞饮**。LDL受体在内质网合成并通过高尔基体移至肝细胞表面。LDL结合受体后，内陷并被内体摄取。LDL在溶酶体分解，而受体再循环至细胞表面，需要细胞膜合成游离胆固醇。

氧化为胆盐。胆固醇和其胆盐分泌入胆汁，在回肠末端被重吸收并再循环（肠肝循环）。

LDL颗粒中载脂蛋白(a)与载脂蛋白B-100通过一个二硫键相连转换为Lp(a)脂蛋白。Lp(a)脂蛋白水平的提高是心血管疾病的危险因素。

高密度脂蛋白（HDL）颗粒（图19.18）

初期的HDL颗粒由肝和小肠产生，为圆盘状，看起来无活性，含有载脂蛋白A-Ⅰ。它们通过从循环中的乳糜微粒和VLDL颗粒获取磷脂和载脂蛋白E和C转换为成熟颗粒。更成熟状态的HDL颗粒可在胆固醇流出调节蛋白——ATP-结合盒转运因子1基因（*ABC1*基因）的产物的帮助下从周围组织中摄取胆固醇。一旦摄取，卵磷脂胆固醇酰基转移酶（LCAT）被颗粒表面的脂蛋白A激活，酯化游离的胆固醇。HDL转运周围组织中的胆固醇，可将其间接转运至其他颗粒，如循环中的VLDL或直接转运胆固醇至肝脏（胆固醇反向转运）及其他类固醇合成组织（如卵巢、睾丸和肾上腺皮质）。

直接的转运通过清道夫受体B1发生。实验动物缺乏清道夫受体B1可显著加速动脉粥样化的进展，而遗传程序性过度产生可抑制动脉粥样化形成。

测定

实验室测定空腹血清脂质时，总胆固醇浓度主要包括LDL颗粒，20%～30%为HDL。乳糜微粒在空腹状态下通常不存在，故三酰甘油的浓度主要反映了血循环中的VLDL的数目。如果患者未空腹，三酰甘油的浓度则由于富含三酰甘油的乳糜微粒的存在而上升。

流行病学和脂质

LDL和总胆固醇

人群研究已多次证实：总胆固醇和LDL胆固醇与冠心病的危险性密切相关。不同的国家均存在平均的脂肪消耗量、平均的血清胆固醇浓度与冠心病的发病率之间的密切关联。法国是个例外，可能是由于大量的酒精摄入，心血管疾病的发病率仅为中等。对移民的研究尤其是对日本人移民至夏威夷的研究显示：当食物改变后，胆固醇浓度增高，心血管疾病危险性同样增加。此类研究提示是环境的作用而不是人群构成的遗传作用。

多危险因素干预实验（MERIT）筛查了33万美国

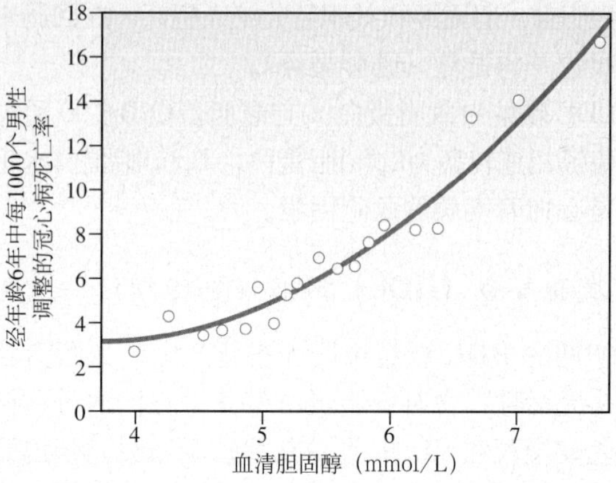

图 19.20 多危险因素干预试验。
在对经过筛查进入试验的361 000多男性进行长期研究中，血清胆固醇水平与冠心病死亡危险性的关系。From Stamler J, Wentworth D, Neaton JD (1986) *Journal of the American Medical Association* **256**: 2823.

男性人口的各种心血管疾病危险因素，并追踪观察了6 年。数据显示，虽然心血管疾病的危险性随总胆固醇浓度的升高而增加（图 19.20），但是对于无其他心血管危险因素的个体来说，增加的幅度为中等。当合并其他危险因素时，同样的胆固醇浓度产生的影响将明显放大。Framingham研究在不同的人群中得出相同的结果。

HDL 胆固醇

流行病学资料表明，高浓度的HDL可保护人们免受心血管疾病的危险。HDL还可影响血小板功能，并影响凝血系统。这些特性可能对血栓形成产生有利影响。

VLDL 颗粒（三酰甘油）

VLDL（富含三酰甘油）颗粒浓度升高与心血管疾病有着相对较弱的独立关联。极高浓度的三酰甘油（>6mmol/L）可使急性胰腺炎和视网膜静脉血栓形成的危险明显增高。高三酰甘油血症与低HDL浓度有关。大部分高三酰甘油血症与心血管疾病危险相关性研究在多元分析中证实，后者与低HDL水平相关，而不是与高三酰甘油血症本身相关。

乳糜微粒

乳糜微粒并不预示着心血管疾病的危险性增高，但提高了总血浆三酰甘油的浓度。

高脂血症

高脂血症是遗传易感性与个人饮食相互作用的结果。

继发性高脂血症

当发现脂质紊乱时，采集病史、体检和简单的特殊检查以发现病因尤为重要（表19.15），继发性高脂血症需治疗疾病本身。甲状腺功能低下、糖尿病、肾脏疾病和异常的肝功能均可提高血浆脂质水平。

表 19.15 继发性高脂血症的原因
甲状腺功能低下
糖尿病（控制不良时）
肥胖
肾脏损伤
肾病综合征
异常球蛋白血症
肝功能不全
药物：
易感人群口服避孕药
类维生素A、噻嗪类利尿剂、糖皮质激素、op' DDD（治疗Cushing 综合征的药物）、西罗莫司（和其他免疫抑制剂）

原发性高脂血症的分类、临床特征和检查

由于对脂代谢紊乱的遗传基础愈来愈清楚，Goldstein 及其同事的基因分类方法比Fredrickson 分类法（WHO根据血浆中脂蛋白的种类）有更强的临床相关性。两种分类方法间缺乏直接的对应，容易混淆。为清楚起见，我们采用功能 / 遗传分类方法，而不是Fredrickson 分类法前者的好处在于：基因的紊乱可通过简单脂质生化测定结果而分类：

- VLDL 和乳糜微粒紊乱——单纯高三酰甘油血症
- LDL 紊乱——单纯高胆固醇血症
- HDL 紊乱
- 混合性高脂血症。

VLDL 和乳糜微粒紊乱——单纯高三酰甘油血症

大多数病例均为多基因相互作用，使血中VLDL颗粒的浓度轻微增高，这类病例命名为多基因性高三酰甘油血症。

一部分患者有脂代谢紊乱的家族史或有其效应（如胰腺炎）。这些病例通常归类为家族性高三酰甘油血症。这组患者的主要缺陷尚不清楚。其主要的临床特征为部分患者有胰腺炎发作史或视网膜静脉血栓形成。

脂蛋白脂酶缺陷和载脂蛋白 C-Ⅱ缺乏

循环中的乳糜微粒（而不是VLDL颗粒）的持续存在而导致的三酰甘油浓度明显增高为一种少见的疾病。如果脂蛋白脂酶缺乏或表面的载脂蛋白 C-Ⅱ缺乏导致三酰甘油不能接触到正常酶，三酰甘油就不能代谢，就会造成乳糜微粒持续存在。儿童患者表现为出疹性黄瘤、脂质性视网膜炎、视网膜静脉血栓形成、胰腺炎和肝脾肿大。如果在儿童期未得到确诊，在成人则表现为严重的高三酰甘油血症，以致对简单的措施耐受。空腹血浆顶端漂浮着奶油样的乳糜微粒提示此诊断。其可通过血浆电泳或超速离心方法确诊。输入冻干血浆后高三酰甘油血症可得到暂时的缓解提示：载脂蛋白C缺乏，如果不缓解则提示可能存在脂蛋白脂酶缺乏。

LDL 紊乱——单纯高胆固醇血症

杂合性家族性高胆固醇血症：为常染色体显性单基因异常，在正常人群中每 500 人中存在 1 例。初级保健医师的患者名单中平均会有 4 位这样的患者，然而可能由于家族遗传聚集，有些医师见到的可能会少些，有些医师可能会多些。其患病率在有些种族中增高（如法国裔加拿大人、芬兰人和南非人）。令人惊讶的是大部分患者并未得到诊断。患者可能无体征，其诊断依据血浆胆固醇浓度极高做出，后者对饮食改变无应答，有典型的早发性心血管疾病家族史。存在典型的临床表现会使诊断更容易。临床表现为跟骨腱的黄瘤样肥厚和手指伸肌腱的黄瘤。黄斑瘤可能存在，但不能由此诊断为家族性高胆固醇血症。

肝 LDL 胆固醇摄取受体的减少或生成错误（表 19.16）为遗传缺陷。至今已报道有 LDL 受体的 150 种不同突变。如不治疗，50%的患者在60岁前死于冠心病。

纯合性家族性高胆固醇血症：很罕见。患儿肝内无LDL受体。血中LDL胆固醇浓度非常高，在动脉壁、主动脉和皮肤有大量脂质沉积。自然病程为在儿童期后期和青春期即死于缺血性心脏病。在这些患者中采用反复的血浆置换疗法可在一定程度上成功地移除 LDL 胆固醇。肝移植提供了治愈此病的可能性，但接受此方法的患者数很少。基因治疗的可能性给予患者一丝希望。

载脂蛋白 B-100 基因的突变：引起另外一种相对普遍的单基因病。由于 LDL 颗粒通过脂蛋白 B-100 结合至肝的清除受体，故此种异常亦可导致血中高LDL浓度，临床表现亦类似于典型的杂合性家族性高胆固醇血症。两种异常的鉴别仅可通过基因检查，治疗方法相同。

多基因性高胆固醇血症：是不包括上述单基因异常的其他高血清胆固醇浓度的总称。它们存在于正常

表 19.16　常见脂蛋白紊乱的遗传缺陷

紊乱	受累基因	染色体	发病率
常见紊乱			
杂合性家族性高胆固醇血症	LDL 受体	19	1∶500
家族性载脂蛋白 B 缺陷	Apo B-100	2	1∶700
低 β 脂蛋白血症	Apo B-100	2	1∶1000
家族性混合性高脂血症	尚不清楚	尚不清楚	1∶200
家族性高三酰甘油血症	尚不清楚	尚不清楚	1∶200
一些罕见紊乱			
纯合性家族性高胆固醇血症	LDL 受体	19	1∶1000 000
脂蛋白脂酶缺乏	尚不清楚	尚不清楚	1∶1000 000（纯合性）
载脂蛋白 C-Ⅱ缺乏	载脂蛋白 C-Ⅱ	19	40 例

胆固醇分布范围的右侧尾部。血浆胆固醇浓度多基因改变的确切机制尚不清楚。在此组异质群体中某些人载脂蛋白基因E（染色体19）的变异可能是原因之一。

（杨建梅译　郭晓蕙校）

HDL紊乱——总胆固醇和三酰甘油正常的疾病

Tangier 病

Tangier 病是一种常染色体隐性遗传病，特点为HDL胆固醇浓度降低。胆固醇聚集在网状内皮组织和动脉中，导致扁桃体橘黄色增大及肝脾肿大。心血管疾病、角膜混浊和多神经病变亦可发生。这是由于ATP结合盒转运因子1基因（*ABC1*基因——见上文HDL生理学）突变，而其正常情况下可促进胆固醇通过HDL微粒从细胞摄取。

在常染色体显性遗传的几个HDL缺乏家族中找到了这个基因的其他突变。尚不知道该基因的异常是否导致心血管疾病患者中常见的HDL胆固醇浓度下降。

混合性高脂血症（高胆固醇血症和高三酰甘油血症）

最常见的患者群为多基因混合性高脂血症。由于LDL浓度升高和高三酰甘油血症抑制HDL，患者心血管疾病的风险增加。

家族性混合性高脂血症

这种病比较常见，普通人群中1/200患病。该疾病的遗传基础仍不明确。诊断通过胆固醇和三酰甘油浓度升高及典型的家族史做出。这种病没有典型的体征。

残余性高脂血症

这是混合性高脂血症的少见病因（1/5000）。其原因在于LDL残余颗粒聚集并与心血管疾病高危有关。下述患者应怀疑此病，即总胆固醇和三酰甘油浓度升高的掌褶有黄瘤的患者（特征性），以及有结节性黄瘤，尤其在膝盖和肘部（图19.21）。残余性高脂血症几乎都是由于遗传性载脂蛋白E等位基因（载脂蛋白E2）变异并伴有一种加重因素，如另一种原发性高脂血症。当临床怀疑此病时，用血浆超速离心法或载脂蛋白E表型确诊。

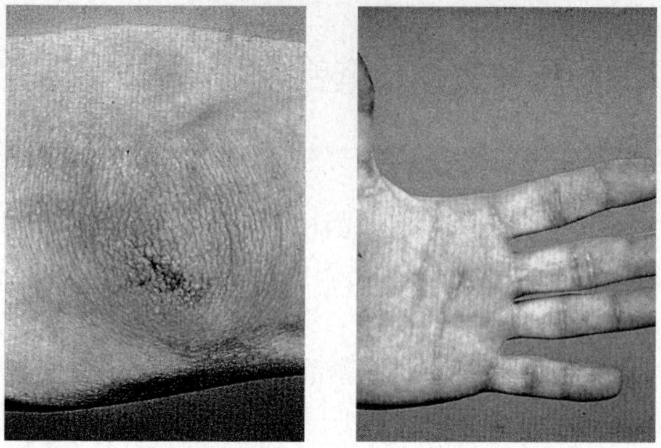

图19.21　（也见彩图19.21）残余性高脂血症患者的肘后结节性黄瘤和掌褶脂质沉积。

高脂血症的治疗方法

低脂饮食

研究表明，相对于标准饮食表及医师建议，患者按照营养师的指导调节饮食以达到列于下文的营养目标可产生更好的降脂效果。低脂饮食的主要因素见下文。

减少总脂肪的摄入

食物中饱和脂肪的主要来源为奶制品和肉类。因此应当减少这些食物的摄入，用鱼和禽类替代。在烹调和准备肉菜前，应去除可见的脂肪和肉皮。肉制品包括香肠和再造肉（例如“午餐肉”）应当避免，因为其脂肪含量未知且通常很高。烘烤的肉类其脂肪含量减少，优于油炸品。低脂或脱脂奶酪和脱脂或半脱脂牛奶应代替标准的全脂食物。馅饼皮和蛋糕含有大量的脂肪，应当避免。总体目标应当为减少脂肪摄入，而脂肪提供大约30%的食物总能量。脂肪摄入的进一步减少对许多患者来说是不能接受的。

用单不饱和脂肪和多不饱和脂肪代替

单不饱和油脂（尤其是橄榄油）和多不饱和油脂如向日葵、红花、谷物和豆油，应替代饱和的富含脂肪的油用于烹调。

减少膳食胆固醇摄入

应避免肝脏、内脏和鱼子摄入。虽然鸡蛋和对虾富含胆固醇，不过它们对体内总胆固醇的影响很小，仍可作为平衡低脂饮食的一部分。

增加纤维摄入（非淀粉多糖，NSP）

可溶性纤维含量高的食物，如豆类、豆荚类、根菜类、多叶蔬菜和未加工的谷类，可以帮助减少循环脂质浓度。应当用这些代替饮食中的高脂食物。

减少酒精摄入

过多的酒精是继发性高脂血症的原因之一，可加重原发性脂质紊乱。

达到理想体重

治疗肥胖是治疗高脂血症的一部分，因为它有益于脂质紊乱，并且肥胖是一个独立的心血管危险因素。

考虑含植物甾醇酯的食物

植物甾醇通过竞争输送脂质到肠道黏膜细胞的微粒位点减少胆固醇从肠道的吸收。它们大部分不被吸收，从粪便中排出。用人造黄油（如 Benecol 烟酰胺）增加食物中植物固醇的量10倍可降低LDL胆固醇大约0.35～0.5mmol/L。如果LDL胆固醇在人群中能达到这种下降程度，心脏疾病的危险下降大约25%。

药物

治疗高脂血症的药物种类列于表 19.17。

特殊高脂血症的处理

筛查

大多数高脂血症患者没有症状，没有临床体征。许多患者在高危个体筛查时被发现。哪些人应当测定血脂呢？

全面筛查血脂是否正确仍存在很多疑问。应选择性筛查心血管疾病高危患者，后者包括下列人群：

- 有冠心病家族史（尤其是低于 50 岁）
- 有脂质紊乱家族史
- 有黄斑瘤表现
- 在 40 岁前有黄斑瘤或角膜环表现
- 肥胖
- 糖尿病
- 高血压
- 急性胰腺炎
- 进行肾脏替代治疗的患者。

当已知一个家族成员患单基因疾病时，如家族性高胆固醇血症（人群中1/500），其同胞及孩子必须测定血浆血脂浓度。对患者的配偶前瞻性筛查这种杂合体性单基因脂质紊乱也是有意义的，因为有可能造成纯合子子女的少量风险。

急性严重疾病如心肌梗死可干扰血脂浓度达 3 个月。应当在急性心肌梗死 48 小时内（在干扰发生之前）或 3 个月后测定血脂浓度。

血清胆固醇浓度在餐后没有显著变化，筛查试验采血随时即可。如果总胆固醇浓度升高，应当空腹测定 HDL 胆固醇、三酰甘油和 LDL 胆固醇。如果需要进行高三酰甘油的检查，必须空腹采血。

高三酰甘油血症

血清三酰甘油浓度低于 2.0mmol/L 为正常。在 2.0～6.0mmol/L范围不需要特殊干预，除非同时有心血管危险因素，尤其是明确的早期心血管疾病死亡家族史。通常应告诉患者他们有轻微的血脂问题，如果患者肥胖则建议减肥并纠正其他心血管疾病危险因素。

如果三酰甘油浓度高于6.0mmol/L，则有胰腺炎和视网膜静脉血栓形成的危险。如果患者超重，建议他们减肥并开始正规的低脂饮食（见下文）。一部分高三酰甘油患者的肝脏甚至对适度饮酒也有反应，使VLDL颗粒聚集或产生过多。如果持续存在高三酰甘油血症，在完全戒酒前后 3 周间隔，需重复测定血脂，期间完全戒酒。如果希望改善结果，终身戒酒可能是必需的。其他药物，包括噻嗪类、雌激素和糖皮质激素，在易感患者中与乙醇有相似的作用。

如果三酰甘油浓度仍高于6.0mmol/L，除上述措施外，还需药物治疗。纤维酸衍生物是首选治疗。可以加用烟酸，但是其不良反应常是个问题。含有 ω -3 长链脂肪酸的鱼油胶囊对降低三酰甘油浓度也有效。

严重的高三酰甘油血症相关的罕见疾病，即脂蛋白酯酶缺乏和载脂蛋白 C-II 缺乏，可能需要限制饮食脂肪至总热量摄入的 10%～20%，并且烹调时用特殊的中链三酰甘油代替油和脂肪。中链三酰甘油不通过乳糜微粒吸收。

表 19.17 治疗高脂血症的药物

药物	作用机制	禁忌证和不良反应	预期治疗作用	长期应用安全性
他汀类 如 辛伐他汀 普伐他汀 氟伐他汀 阿托伐他汀	抑制胆固醇合成中的限速步骤（HMG CoA 还原酶）	**禁忌证**： 活动性肝病、妊娠、哺乳 **不良反应**： 肝脏生化异常、腹泻、治疗期间需周期性测定生化指数。肌炎。血中环孢素水平升高	LDL 胆固醇下降 30% ~ 60% 轻度降低三酰甘油 对 HDL 胆固醇作用微小 阿托伐他汀及尤其是罗苏伐他汀具有最有效的降低胆固醇的作用	辛伐他汀、阿托伐他汀和普伐他汀长期应用在大型试验和临床实践中安全性良好
胆固醇吸收抑制剂 如 依泽替米贝	抑制肠道从食物和胆汁中吸收胆固醇。这种抑制的机制目前仍不明确	**禁忌证**： 哺乳 **不良反应**： 偶见腹泻、腹部不适	如果与他汀同时应用，LDL 胆固醇降低幅度增加 10 % ~ 15 % 降低三酰甘油浓度 10% 升高 HDL 胆固醇 5%	大部分作用于肠道，很少被吸收 短期安全性良好，中长期的安全性尚不知
胆固醇结合树脂 如 考来烯胺 考来替泊	在肠道结合胆汁酸阻断肝肠循环 肝脏从胆固醇合成更多胆汁酸，减少胆固醇池	**不良反应**： 胃肠道不良反应为主。口感是一个问题 **建议**： 其他药物与树脂结合，应当 1 小时前或 4 小时后服用	降低 LDL8% ~ 15 % 对 HDL 胆固醇的作用很小或没有作用 升高三酰甘油浓度 5% ~ 15%	不被全身吸收。安全性良好，树脂对育龄期妇女危险性很低。在儿童、孕妇和哺乳时需要补充脂溶性维生素
纤维酸衍生物 如 吉非贝齐 苯扎贝特 非诺贝特 环丙贝特	复杂且尚未完全理解 1. 限制肝脏三酰甘油合成底物的利用 2. 调节 LDL/ 配体相互作用 3. 促进脂蛋白脂酶的作用 4. 刺激胆固醇逆转运	**禁忌证**： 严重肝脏或肾脏受损、胆囊疾病、妊娠 **不良反应**： 可逆性肌炎、恶心，易患胆石症、非特异性不适、阳痿	降低 LDL 胆固醇 10% ~ 15%，降低三酰甘油 25% ~ 35 % 增加 HDL 胆固醇浓度 10% ~ 50%（新药通常对 HDL 有更大的益处）	对胎儿的作用不明。避免用于育龄期妇女。长期应用的安全性良好
烟酸及其衍生物 如 烟酸 缓释烟酸 阿昔莫司	不明。可能通过抑制脂肪组织中脂肪分解的作用减少游离脂肪酸浓度，通过抑制肝脏中脂质合成	**禁忌证**： 妊娠，哺乳 **不良反应**： 由于下列不良反应其价值受限：头痛、面红、头晕、恶心、不适、瘙痒、肝生化异常。可发生葡萄糖耐受不良、高尿酸血症、活动性消化溃疡、色素沉着	降低 LDL 胆固醇 5% ~ 10% 降低三酰甘油 15% ~ 20% 升高 HDL 胆固醇 10% ~ 20%	中期应用安全，但是可能出现不良反应。缓释制剂可减少不良反应的发生
ω -3 深海甘油三酯	减少肝脏 VLDL 分泌	有时有恶心和嗳气	在严重高三酰甘油时降低甘油三酯 对其他脂质没有帮助，在某些患者可能加重高胆固醇血症	长期的安全性仍未知，但是可能不会有害

高胆固醇血症（不伴有高三酰甘油）

家族性高胆固醇血症

患者常需要饮食治疗和一种以上降胆固醇药物治疗。他汀类加用胆固醇吸收抑制剂依泽替米贝不良反应较少（表19.17）。胆汁酸多价螯合剂可替代依泽替米贝，但是在耐受性上有更大问题。考虑到他汀类和贝特类不良反应重叠，通常避免两者联合应用，但是在非常严重的病例密切监测下这种联合治疗可以进行。

有危险因素人群的一级预防

患2型糖尿病或伴随下面两个以上危险因素的无症状个体：心血管疾病阳性家族史、白蛋白尿、高血压、吸烟，不论总胆固醇或LDL胆固醇水平如何，应考虑用他汀类或用上述药物降脂治疗。

无危险因素人群的一级预防

对于无危险因素、没有症状的男性，尽管饮食改变，如果其总胆固醇水平持续超过6.5mmol/L，应考虑降脂治疗。对于有心血管疾病阳性家族史而没有其他危险因素的没有症状的男性，如果其总胆固醇达到该水平，许多都会进行降脂治疗。女性的情况不很明确。

二级预防

通常已知有大血管疾病（冠心病、TIA或中风、周围血管疾病）的患者，不论总胆固醇或LDL胆固醇水平如何，都用他汀类治疗。如果他汀不耐受，用贝特类或贝特 / 胆固醇吸收抑制剂代替。

危险预防表

危险预测表格可定量评估有心血管事件的患者在未来10年内的危险性。有人提倡用这些危险性表格作为治疗的指南——例如如果10年危险性达到15%或30%的水平。我们支持那些对其应用持保留态度的人。这些危险性分析在帮助决定是否应用如阿司匹林治疗时是有用的方法。阿司匹林可能直到动脉粥样硬化斑块破裂那天才发挥作用，其时它可能可以预防可导致的心脏病发作或中风的血栓形成。而且它与出血导致的发病率和死亡率显著相关。10年的心血管危险性为15%时，阿司匹林的获益/风险比值变得有益。危险性为30%时获益更明确。

相反，如果开始能耐受，用降脂药物与发病率和死亡率有很低的相关性。这些药物可能在几十年中可减慢粥样斑块聚集速度。若患者是年轻人，即使粥样斑块快速聚集，粥样斑块在未来10年内导致心脏病发作或中风的机会也很小。当患者变老时，心血管危险性也仅升至15%或30%的水平。但是当患者年轻且10年危险性低时，假定其他所有因素保持一致，不治疗逐渐形成的粥样斑块而当年龄增加使得10年危险性升至某一阈值时才开始治疗，这种做法似乎极其怪异。在选择是否给药时，我们倾向于考虑“他/她能否长期存活至退休或儿孙满堂”而不是“在未来10年内他 / 她是否有心脏病发作或中风”。对这两个问题的考虑答案差别很大。

混合性高脂血症（高胆固醇血症和高三酰甘油血症）

各种混合性高脂血症的治疗是相同的。在混合性高脂血症中，不论胆固醇浓度如何，高三酰甘油都明显增加心血管危险性。治疗目标是血清胆固醇低于6.5mmol/L，三酰甘油低于2.0mmol/L。首先是饮食治疗，如果没有达标则开始联合药物治疗。纤维酸衍生物可同时降低胆固醇和三酰甘油的浓度，并且还可升高有心脏保护作用的HDL浓度，因而是治疗的一种选择。当单用贝特不能充分降低LDL胆固醇时，考虑联合应用纤维酸衍生物和依泽替米贝或胆汁酸结合树脂。可加用烟酸，不过其不利作用限制其成为三线药物。

其他脂质紊乱

低血脂

严重蛋白能量营养不良时可见血脂水平降低。后者有时也可见于严重吸收不良和肠淋巴管扩张症。

低β脂蛋白血症（表19.16）是一种良性家族性疾病，正逐渐被认识。胆固醇水平的范围为1～3.5mmol/L。

无β脂蛋白血症

参见第6章的描述。

（王　薇译　郭晓蕙校）

推荐读物

Brewer HB (2004) Increasing HDL cholesterol levels. *New England Journal of Medicine* **350**: 1491-1560.

Heart Protection Study Collaborative Group (2004) MRC/BHF Heart Protection Study of cholesterol lowering with simvastatin in 20 536 high risk individuals: a randomized placebo-controlled trial. *Lancet* **363**: 757-767.

Law M (2000) Plant sterol and stanol margarines and health. *British Medical Journal* **320**: 861-864.

Scandinavian Simvastatin Survival Study Group (1994) Randomised trial of cholesterol lowering in 4444 patients with coronary heart disease. *Lancet* **334**: 1383-1389.
Scanu AM (2003) Lp(a) lipoproteins. *New England Journal of Medicine* **349**: 2089-2156.
Smith CR (2004) Lipid lowering therapy - new and established agents reduce risk of cardiovascular events. *Postgraduate Medicine* **115**: 29-30.
Walsh JME, Pignone M (2004) Drug treatment of hyperlipidaemia in women. *Journal of the American Medical Association* **290**: 2243-2252.

先天性糖类代谢障碍

糖原贮积病

所有哺乳类动物的细胞均能制造糖原，但主要由肝脏和肌肉产生。糖原是一种高分子量葡萄糖聚合体。糖原贮积病是由一种特定的酶缺陷导致的分子结构异常或糖原浓度增加。几乎所有这疾病都是常染色体隐性遗传且除 McArdle 病成年发病外，其余均为幼儿期发病。

表19.18 显示了其中某些疾病的分类和临床特征。

半乳糖血症

半乳糖正常情况下可转化成葡萄糖。然而半乳糖-1-磷酸尿苷酰转移酶缺乏或不常见的尿苷二磷酸半乳糖-4-表异构酶的缺乏可导致血中半乳糖-1-磷酸盐聚积。70%的患者是由于Q188R谷氨酸错义突变为精氨酸而引起转移酶缺陷，为常染色体隐性遗传。摄取半乳糖（即牛奶）可导致虚弱、发育停滞、呕吐、肝肿大和黄疸、糖尿病、白内障和发育延迟。无乳糖饮食可以避免急性毒性，但患儿生长缓慢，转移酶缺陷还可引起语言和智力障碍。

测定血中半乳糖 -1- 磷酸盐水平使产前诊断和诊断携带者状态成为可能。

半乳糖激酶缺陷也能导致半乳糖血症和早期白内障。

果糖代谢缺陷

吸收的果糖主要在肝代谢成乳酸或葡萄糖。在肝和肠道可能发生三种代谢障碍，且均为常染色体隐性遗传病：

- **果糖尿**：是由果糖激酶缺乏所致，是一种良性无症状疾病。
- **遗传性果糖不耐受**：是由果糖 -1- 磷酸醛缩酶缺乏所致。摄取果糖后 1- 磷酸果糖聚集，抑制肝糖分解和糖异生，引起严重的低血糖症状。可发生肝肿大和肾小管异常，但采用无果糖和无蔗糖饮食后可逆。智力正常无龋齿。
- **遗传性果糖 -1,6- 二磷酸酶缺乏**：可导致糖异生障碍。婴儿表现为低血糖、酮症和乳酸酸中毒。控制饮食可以保证正常生长。

戊糖尿

戊糖尿是由NADP-相关木糖醇脱氢酶活性下降所致。无临床意义。

先天性氨基酸代谢障碍

先天性氨基酸代谢障碍主要是常染色体隐性遗传病。表 19.19 显示了主要的种类。

氨基酸转运障碍

氨基酸由肾小球滤过，但 95% 的滤过部分在近曲小管通过主动转运重吸收。氨基酸尿来自：

- 血浆氨基酸水平异常升高（如苯丙酮酸尿症）
- 任何引起肾小管继发损害（如半乳糖血症）的遗传疾病
- 肾小管重吸收障碍，广泛性（如 Fanconi 综合征）或特定性（胱氨酸尿）

氨基酸转运障碍可为先天性也可为后天获得。

全氨基酸尿症

Fanconi 综合征

此征多为青少年型（De Toni-Fanconi-Debré 综合征）；在成人通常为获得性，如重金属中毒、药物或其他肾脏疾病。存在广泛的近端小管重吸收障碍：

表 19.18　一些糖原贮积病

类型	受累组织	酶缺乏	临床特征	诊断所需组织*	后果
肝糖原贮积病					
Ⅰ（Von Gierke）（25%）	肝、肠、肾	葡萄糖 -6- 磷酸酶	肝大、酮症、低血糖、发育障碍、肥胖、张力减退	肝 DNA 检测	若患者能克服最初的低血糖，预后良好，高尿酸血症为晚期并发症
Ⅲ（Forbes）（24%）	肝、肌肉（糖原结构异常）	糖原去歧化酶	与Ⅰ型类似	白细胞、肝肌肉	预后良好，但有进行性神经和心肌病变
Ⅳ（Anderson）（3%）	肝（糖原结构异常）	歧化酶	发育停滞、肝肿大肝硬化及其并发症	白细胞、肝肌肉	最初 5 年内肝移植
Ⅵ（Hers）（Ⅵ和Ⅷ = 30%）	肝	肝磷酸酶或磷酸酶激酶	肝大和儿童时期低血糖	肝	好
Ⅷ	肝	6- 磷酸酶激酶缺乏	肝大、低血糖、乏力	肝、肌肉	不需治疗
肌肉糖原贮积病					
Ⅱ（Pompé）（15%）	肝、肌肉、心	溶酶体酸 α- 葡萄糖苷酶	心衰、心肌病	成纤维细胞、肌肉	死于最初的半年青少年与成人不同
Ⅴ（McArdle）	仅有肌肉	磷酸酶	肌痉挛和运动后肌红蛋白尿（成人）	肌肉	寿命不受影响；运动前给予蔗糖
Ⅶ（Tarui）	肌肉	磷酸果糖激酶	与Ⅴ型类似	肌肉	与Ⅴ型类似

* 获取的组织用于进行酶的生化检测

% = 占美国和欧洲全部病例数的百分比

- 大多数氨基酸
- 葡萄糖
- 尿酸盐
- 磷酸盐，导致低磷酸酯酶佝偻病
- 重碳酸盐，伴有转运氢离子障碍，导致肾小管酸中毒并产生高氯性酸中毒。

其他异常包括：

- 原发或继发于酸中毒的低钠
- 多尿
- 免疫球蛋白和其他低分子量蛋白质分泌增加。

以上各种异常可联合出现。

青少年型开始于6～9个月龄，伴有发育停滞、呕吐和口渴。临床特征为体液、电解质丢失和特征性的维生素 D 抵抗性佝偻病。

在成人，本病表现与青少年型类似，但骨软化为其主要表现。

治疗骨骼疾病需用大剂量维生素 D（如1～2毫克 1α- 羟胆骨化醇，规律检测血钙）。纠正体液和电解质的丢失。

Lowe 综合征（眼脑肾营养不良）

本综合征伴有非选择性的氨基酸尿合并智力发育延迟、 张力减退、先天性白内障和颅形异常。

特异性氨基酸尿症

胱氨酸尿症

存在肾小管重吸收缺陷和空肠吸收胱氨酸、二元氨基酸、赖氨酸、鸟氨酸和精氨酸缺陷。遗传为完全性或不完全隐性，因此存在仅赖氨酸和胱氨酸排泄增加的杂合子。空肠吸收胱氨酸受损，然而胱氨酸可以以肽的形式被吸收。胱氨酸尿导致尿路结石，约占所有尿路结石的 1% ～ 2%。尽管大多数病例在成年出现，本病通常在儿童期起病。

表 19.19 主要的先天性氨基酸代谢异常

疾病	酶缺乏	发病率	生化和临床特征	治疗	预后
白化病	酪氨酸酶	1/13 000	黑色素缺失：白发、皮肤粉白、眼睛灰蓝 眼球震颤、畏光、斜视	对症	好
尿黑酸尿	尿黑酸氧化酶	1/100 000	尿黑酸聚集产生灰黑色产物并沉积在软骨和其他组织（黄褐病）	无	好
高胱氨酸尿					
Ⅰ型	胱硫醚合成酶		胱氨酸在尿中排泄 学习障碍 Marfan 样综合征 血栓形成发作	– – – –	– – – –
Ⅱ型	亚甲基四氢叶酸还原酶		幸存者有学习障碍	–	大多数死于婴儿期
苯丙酮尿症	苯丙氨酸羟化酶	1/20 000	大脑损害致学习障碍和癫痫 苯丙酮酸及其衍生物在尿中排泄	出生后几月内低苯丙氨酸饮食可避免损害	好，但一些病例智力受损
组氨酸血症	组氨酸酶	极罕见	学习障碍	–	–
“枫糖浆”病	支链酮酸脱氢酶	极罕见	发育停滞 发作、新生儿酸中毒和严重的大脑退化 缬氨酸、异亮氨酸及其衍生物通过尿排出 轻型可见	–	出生早期死亡
草酸盐沉着症（高草酸盐尿）	丙氨酸：乙醛酸转氨酶	极罕见	肾钙质沉着症、肾结石、肾草酸钙沉积引起的肾衰 目前能产前诊断和早期诊断	–	肝移植 基因治疗?

有许多其他的酶缺乏产生，如丙胺酸血症、高氨血症、精氨酸血症、瓜氨酸血症、异戊酸血症、赖氨酸血症、鸟氨酸血症或酪氨酸血症。

治疗需输注大量液体以降低尿中胱氨酸浓度。鼓励患者每 24 小时饮水 3 升，夜间也要进水。对于无法保持尿中胱氨酸低浓度的患者给予青霉胺治疗。

不能把胱氨酸病同胱氨酸尿混淆。

Hartnup 病

存在肾小管重吸收缺陷和空肠吸收大多数非肽形式的中性氨基酸缺陷。随之产生的色氨酸吸收障碍导致烟酰胺缺乏。部分患者可无症状，但其他有糙皮病、小脑共济失调、精神障碍和皮损。使用烟酰胺治疗可获得一定程度的改善。

色氨酸吸收障碍综合征（蓝色尿布综合征）

本病由独立的色氨酸转运缺陷所致：排泄的色氨酸氧化，在婴儿的尿布上呈现蓝色。

家族性亚氨基甘氨酸尿

存在肾小管重吸收甘氨酸、脯氨酸和羟脯氨酸缺陷。临床表现少。

蛋氨酸吸收障碍综合征

蛋氨酸的吸收和排泄障碍可引起腹泻、呕吐和智力发育迟缓。患者有特征性的烘干室气味。

溶酶体贮积病

溶酶体贮积病是由先天性代谢障碍所致，主要为常染色体隐性遗传。

葡糖苷酰鞘氨醇脂质沉积：Gaucher 病

本病是最常见的溶酶体贮积病，是由缺乏葡糖脑苷脂酶所致，这是一种特异的溶酶体酸β-葡萄糖苷酶。这导致葡糖苷酰鞘氨醇在网状内皮系统的溶酶体聚集，尤其是肝、骨髓和脾。葡糖苷酰鞘氨醇基因有数种突变形式，最常见的为单一碱基改变（N370S），导致丝氨酸被精氨酸替换，这种情况见于70%的犹太患者。典型的Gaucher细胞，即包含葡糖脑苷脂的网状内皮组织细胞，存在于骨髓中，可产生多种细胞因子，如CD14。

本病有三种临床类型，在成人中最常见的为隐袭发病的肝脾肿大。在北欧犹太教徒中发病率高（1/3000新生儿），患者的暴露部位有典型的色素沉着，尤其是在前额和手部。临床表现多样，如果患者贫血提示脾亢，病理性骨折则提示侵犯骨质。尽管如此，大多数患者寿命不受影响。

在白细胞中发现溶酶体B葡糖脑苷脂酶缺乏即可做出诊断。Gaucher病和其他溶酶体病患者的血浆几丁质酶（激活的巨噬细胞分泌的一种酶）明显升高，可用于监测酶的替代治疗。对于婴儿或儿童的急性Gaucher病来说，肝脾肿大进展迅速，Gaucher细胞在脑内累及神经，预后差。

一些Gaucher病患者输注人重组葡糖脑苷脂酶（葡糖脑苷脂酶——一种人重组酶）后无神经病变，显示出一定程度的改善。口服美格鲁特（一种葡糖苷酰鞘氨醇合成酶抑制剂）用于治疗轻到中度的Gaucher病。

神经鞘磷脂胆固醇贮积病：Niemann-Pick 病

本病是由于溶酶体神经鞘磷脂酶缺陷导致的神经鞘磷脂胆固醇和鞘糖脂在许多器官的网状内皮巨噬细胞内聚集，尤其是在肝、脾、骨髓和淋巴结。通常出现于出生6个月的婴儿，表现为智力发育迟缓和肝脾肿大；一种出现在成人的特殊类型（11c）表现为痴呆。在北欧犹太教徒中遗传率为1:100。在骨髓、淋巴结、肝和脾中可找到典型的泡沫细胞。

黏多糖贮积病（MPS）

这是一组由于黏多糖代谢所需的溶酶体酶（如α-L-艾杜糖酶）缺乏所致的疾病。

硫酸皮肤素、乙酰肝素硫酸盐、角蛋白硫酸盐或硫酸软骨素的分解代谢可能单独受影响或均受影响。

各种组织溶酶体中黏多糖聚集都可导致本病。MPS有10种类型，均为慢性进展型且单一酶缺陷临床严重程度变化大。尽管出现频率不同，MPS类型显示出多种临床特征：常见骨发育不全、异常面容、视力听力受损和关节运动障碍（僵直或高自动性）。智力发育迟缓可见于Hurler（MPS IH）和San Filippo A（MPS Ⅲ A）型，但Scheie（MPS IS）型的智力和寿命均正常。拉隆尼酶（黏多糖-α-L-艾杜糖醛酸水解酶）输注可减少溶酶体贮积并改善临床症状。

GM2 神经节苷脂贮积病

本病中枢和外周神经系统GM2神经节苷脂聚集。本病在北欧犹太教徒中相当常见（1:2000）。Tay-Sachs病是最严重的类型，其所有脑功能进行性退化并伴有发作、癫痫、痴呆和失明，通常在2岁前死亡。斑疹呈特征性的樱桃样。

Fabry 病

本病为X连锁隐性遗传病，溶酶体水解酶α-牛乳糖缺陷，导致末端为α-半乳糖基的鞘糖脂在各种组织的溶酶体聚集，包括肝、肾、血管和神经系统的神经节细胞。患者外周神经受累，但最后大多数成年患者肾受累。治疗需输注β-半乳糖苷酶。

诊断

许多鞘脂类代谢障碍通常可通过检测外周血白细胞中的酶缺陷来诊断。

产前诊断在许多情况下可通过羊水细胞样本进行。携带者状态也能确定，有助于进行有指导意义的遗传咨询。

推荐读物

Cox TM (2001) Gaucher's disease. *Quarterly Journal of Medicine* **94**: 399-402.

淀粉样变性病

淀粉样变性病是一种蛋白质代谢障碍，不溶性纤维蛋白在器官和组织内病理性地沉积于细胞外。共同特点是淀粉样蛋白由 β 片层组成，而 β 片层是不溶解性的，也不能进行蛋白质水解。

淀粉样变性病可为获得性或遗传性。根据组成纤维状沉积物的血浆蛋白前体（至少20种）的性质进行分类。这些纤维产生的进程似乎受多种因素影响，随淀粉样蛋白的种类不同而不同。

AL淀粉样变性病（免疫球蛋白轻链相关性）

这是一种浆细胞恶性增生，与多发骨髓瘤有关，在后者骨髓中克隆的浆细胞可产生免疫球蛋白而导致淀粉样变性。这可能是由于其轻链可变区的特定氨基酸被替换，导致轻链不稳定的。本病有淀粉样蛋白轻链克隆性增多——κ 或 λ 异构体占优势——分泌到尿液中（本周蛋白）。这种类型的淀粉样蛋白常与淋巴细胞增生性障碍有关，如骨髓瘤、Waldenström巨球蛋白血症或非 Hodgkin 淋巴瘤。本病极少在 40 岁之前发病。

本病临床特征与受累器官有关，包括肾（表现为蛋白尿和肾病综合征）和心（表现为心衰）。自主神经和感觉神经病变相对常见，腕管综合征伴手部乏力和感觉异常可能是其早期表现。感觉神经病变常见。中枢神经系统不受累。

体检时可见肝大和不常见的脾肿大、心肌病、多发神经病变和擦伤。10% 的病例有巨舌，15% 的病例有眶周围紫癜。

家族性淀粉样变性［转甲状腺素蛋白相关性（ATTR）］

本病为常染色体显性遗传病，突变蛋白形成淀粉样变性纤维，通常中年起病。最常见类型是由于一种突变——转甲状腺素蛋白——一种有四个相同亚单位的四聚体蛋白。它是一种甲状腺素转运蛋白和视黄醇结合蛋白，主要在肝脏合成。已经确定了 80 多个氨基酸替代位点；例如，一种在所有种族中常见的替代位点为甲硫氨酸替代缬氨酸的 30 位点（Met 30）和发生于英格兰人和爱尔兰人的丙氨酸替代苏氨酸位点（Ala 60）。这些替代使蛋白质变得不稳定，在受到刺激后可沉淀并引起诸如家族性淀粉样多发神经病变（FAP）、心肌病或肾病综合征的疾病。FAP主要集中在葡萄牙、日本和瑞典。

其他不常见的变异包括脱辅基蛋白 A- Ⅰ、凝胶蛋白、 纤维蛋白原 Aα 和溶菌酶的突变。

临床上周围感觉神经元病变和自主神经病变常见，表现为自主神经功能失调、腹泻和体重下降。肾脏疾病较 AL 淀粉样变性病少见。无舌体增大。心脏问题主要表现为传导异常。可能有未鉴别出的神经病变的家族史。

其他遗传性系统性淀粉样变性包括其他家族性淀粉样多发神经病变（如葡萄牙人、冰岛人和荷兰人）。有一种家族性 Creutzfeldt-Jakob 病。对于家族性地中海热来说，肾脏淀粉样变性为常见严重并发症。

反应性系统性（继发性 AA）淀粉样变性病

本病由一种急性期血清淀粉样蛋白 A（SAA）形成淀粉样蛋白。因此本病与慢性炎症性疾病和慢性感染有关。

临床特征取决于基础疾病的性质。慢性炎症性疾病包括风湿性关节炎、炎症性肠病和未治疗的家族性地中海热。在发展中国家本病还与感染性疾病如结核、支气管扩张和骨髓炎有关。AA 淀粉样变性经常表现为肾脏病变和肝脾肿大。舌体不增大，心脏受累少见。

其他淀粉样蛋白

脑淀粉样变性、Alzheimer病和传染性海绵样脑病

尽管在任何获得性系统性淀粉样变性病中脑并不直接受累，它仍是淀粉样蛋白沉积的常见部位。Alzheimer病时淀粉样蛋白沉积在大脑和脑血管内。多数病例为散发，但也有突变所致的遗传病例报道。在遗传性海绵样脑病中可见到数种淀粉样蛋白斑。

淀粉样蛋白沉积常见于老年人，尤其是 A4 蛋白在脑部的沉积。这也见于 Down 综合征。脱辅基蛋白 E（参与LDL转运）与β-A4蛋白在脑部的老年斑和神经纤维缠结直接相互作用。 脱辅基蛋白 E 基因位于19

号染色体上，可能是 Alzheimer 病发病的易感因素。

局部淀粉样变性病

各种类型淀粉样纤维沉积可局限于各种器官和组织（如皮肤、心脏和脑）。

透析相关性淀粉样变性

本病是由于慢性透析患者β_2-微球蛋白产生淀粉样纤维。其常表现为腕管综合征。

诊断

根据临床表现诊断，有可能的话做组织活检。组织中的淀粉样蛋白表现为不定型的均一物质，HE 染色呈粉红色，刚果红染色呈红色。在偏光显微镜下淀粉样蛋白发出绿色荧光。组织可从直肠或齿龈处获得。淀粉样变性时骨髓可见浆细胞或淋巴细胞增生性障碍。异常蛋白血症和轻链蛋白尿也可见于 AL 淀粉样变性病。继发性或反应性淀粉样变性病存在基础疾病。闪烁扫描法用 ^{123}I 标记血清淀粉样蛋白 P 成分可用于评估 AL、ATTR 和 AA 淀粉样变性病，但其价格昂贵且尚未广泛应用。

治疗

治疗为对症或治疗相关疾病。肾病综合征和充血性心力衰竭需要相应治疗。应治疗任何炎症病灶和感染。秋水仙碱可用于治疗家族性地中海热。化疗（类似于骨髓瘤）对 AL 淀粉样变性病有一定疗效。对于 AATR 淀粉样变性病来说，转甲状腺素蛋白主要在肝合成，肝移植（当血中突变蛋白消失时）有肯定疗效。

推荐读物

Falk RH, Comenzo RL, Skinner M (1997) The systemic amyloidoses. *New England Journal of Medicine* **337**: 898-909.

Merlini G, Bellotti V (2003) Molecular mechanisms of amyloidosis. *New England Journal of Medicine* **349**: 583-596

卟啉病

参与血红素生物合成的酶发生异常可引起不同种类的罕见先天代谢障碍，导致称为“卟啉”的中间产物产生过多（图19.22）。卟啉病呈极度的遗传异质性。如在急性间歇性卟啉尿，其胆色素原脱氨酶基因的突变超过 90 个。有一种突变在瑞典北部人群中发生率高，显示其来自于共同祖先。

结构上卟啉由四个吡咯环组成。这些吡咯环来自于甘氨酸和琥珀酰辅酶 A 前体，它们在由δ-氨基乙酰丙酸（δ-ALA）合成酶催化的化学反应中转化为 δ-ALA。两个 δ-ALA 分子聚合形成一个吡咯环。

根据侧链结构，卟啉可分为尿卟啉、粪卟啉或原卟啉。结构对称为 I 型，结构不对称为Ⅲ型。尿卟啉和粪卟啉均能通过尿排泄。

图 19.22 显示了血红素产生中酶变化的顺序。主要限速步骤为 δ-ALA合成酶。其有两种异构体：ALA-N（非红系）和 ALA-E（红系）。ALA-N 与血红素呈负反馈，但可通过药物和化学物质上调；无已知的遗传缺陷，基因位于3p21。与此相反，ALA-E 由 X p11.21 编码，不受药物或血红素影响，并且遗传缺陷可导致X连锁铁粒幼细胞贫血（图 19.22 ①）。

结果：

- 血红素（内源性或外源性）使肝卟啉症减轻。
- 化学物质和药物可致病。
- 红细胞性卟啉症症状持续存在并受日光影响。

临床特征

图19.22显示的血红素中间产物均有潜在毒性。各种类型的卟啉症均有三种症状。

- 脑脊髓与交感神经系统症状（表 19.20）
- 光敏感
- 溶血性贫血。

表 19.20 卟啉症：脑脊髓与交感神经系统症状

神经精神	内脏
神经病变：	腹痛 } 达 90%
运动神经（70%）	呕吐 } 达 90%
感觉神经	便秘 } 达 90%
癫痫（15%）	腹泻（偶尔）
精神病（50%）：	发热（~30%）
抑郁	高血压（达 50%）
焦虑	心动过速（达 80%）
精神病	肌肉痛（~50%）

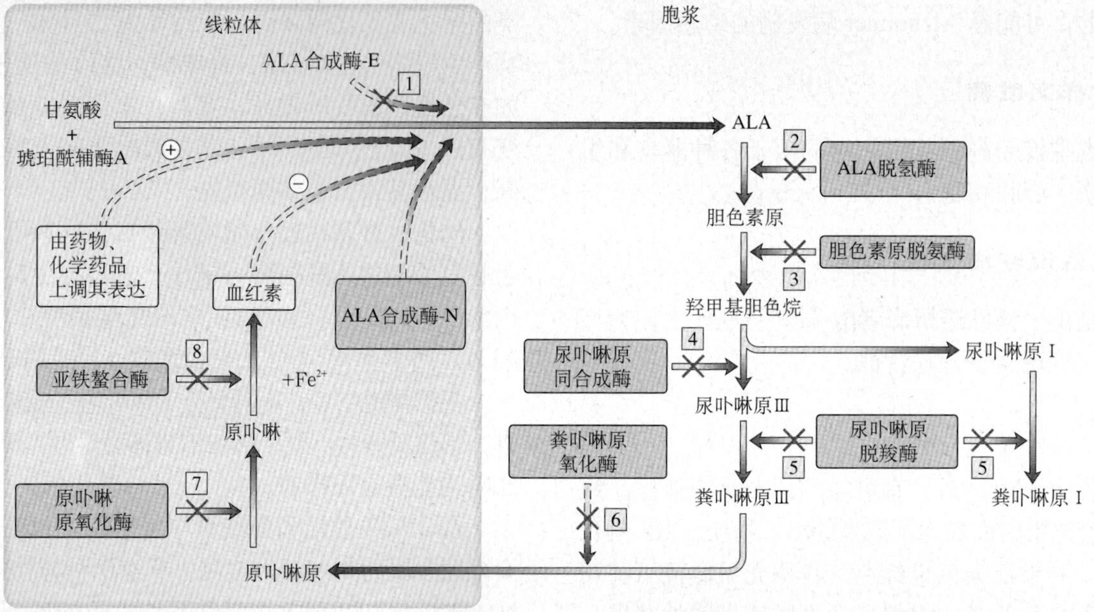

图 19.22 各种卟啉病的卟啉代谢。α- 氨基 - γ - 酮戊酸（ALA）合成酶为限速酶。其他七种酶（十字交叉处）缺陷引起不同的卟啉病：
1. X 连锁铁粒幼细胞贫血
2. ALA 脱氢酶卟啉症（ADP）
3. 急性间歇性卟啉尿（AIP）
4. 先天性红细胞性卟啉尿（CEP）
5. 迟发性皮肤卟啉症（PCT）和肝红细胞性卟啉尿（HEP）
6. 遗传性粪卟啉症（HCP）
7. 多样性卟啉尿（VP）
8. 红细胞肝性原卟啉症（EPP）。

卟啉症最常见的类型有急性间歇性（AIP）、迟发性皮肤卟啉症（PCT）和红细胞肝性原卟啉症（EPP）。

各种类型的卟啉症的诊断是依据 24 小时尿中氨基果糖酸（ALA）、卟啉胆色素原（PBG）和整体卟啉水平。对有内脏神经症状者应检测红细胞 PBG 脱氨酶活性。尿和血浆的卟啉浓度有助于诊断光敏感者。便卟啉分析有助于确诊。

内脏神经症状

急性间歇性卟啉症（AIP）（图 19.22 3）

这是一种常染色体显性遗传病。表现为年轻人发病，通常在30岁左右发病，女性较男性发病更多。酒精和药物如巴比妥盐、口服避孕药和很多脂溶性药物可诱发本病。急性发作可有内脏神经症状（表 19.20）。罕见的常染色体隐性氨基果糖酸脱氢酶卟啉症（ADP）2的症状与此类似。

检查

尿液静置后呈红棕色或红色。

- **血细胞计数**通常正常，偶尔中性粒细胞增多。
- **肝脏生化检查**胆红素和转氨酶升高。
- **血清尿素**经常升高。
- ALA 和 PBG 升高。
- 红细胞 PBG 脱氨酶降低。

筛查

应该筛查家庭成员以发现潜伏病例。仅做尿检是不够的，但测定红细胞胆色素原脱氨酶和氨基果糖酸合成酶非常敏感。

混合性内脏神经症状和光敏感

多样性卟啉尿（VP）（图 19.22 7）

本病内脏神经症状和皮肤光敏感卟啉症症状并存。暴露于日光后由于激活皮肤内沉积的卟啉可出现大疱疹。

实验室检验显示尿ALA和PBG升高。血浆荧光分光检测可将其与其他皮肤卟啉症区别。

遗传性粪卟啉症（HCP）（图 19.22 6）

此病非常罕见，与多样性卟啉症表现十分相似。

光照性皮肤病变

迟发性皮肤卟啉症（皮肤及肝卟啉症）（PCT）（图 9.22 5）

本病具有遗传倾向，光照后出现大疱疹；可结痂自愈。酒精为最常见的致病物质，但丙肝病毒、铁超负荷或 HIV 病毒也能诱发本病。生化异常或临床肝脏疾病的证据也可出现。多氯化烃参与发病，迟发性皮肤卟啉症与良性或恶性肝脏肿瘤有关。

肝红细胞性卟啉尿（HEP，图19.22 5）是一种罕见疾病，临床上与童年发病的先天性红细胞卟啉症非常相似；可发生溶血性贫血。HEP的缺陷与PCT的缺陷相似。

诊断依靠检测出尿中尿卟啉水平升高。皮肤组化显示表皮下水疱和血管旁过碘酸染色物质周期性沉积。血清铁和转铁蛋白饱和度升高。肝活检显示轻度铁超负荷与酒精性肝病的特征。

先天性红细胞性卟啉尿（CEP）（图 19.22 4）

本病非常罕见，为常染色体隐性遗传。受累者对光极为敏感，可形成损毁性瘢痕。可出现指甲营养不良、透镜瘢痕所致失明以及牙齿棕色脱色。

红细胞肝性原卟啉症（EPP）（图 9.22 8）

本病较先天性红细胞性卟啉尿常见，为常染色体显性遗传。光照后皮肤受刺激并产生烧灼痛。肝脏通常正常，但可能发生原卟啉沉积。根据外周血红细胞荧光、红细胞和便内原卟啉升高可做出诊断。

卟啉症的处理

内脏神经症状

急性：急性发作的治疗主要为支持治疗。应该避免诱发因素如药物等。可应用镇痛药（避免加重发作的药物）。静注糖类（如葡萄糖）以抑制 ALA 合成酶活性。静脉输注血红素精氨酸（人血红素），通过抑制ALA合成酶-N活性（见图19.22），可减低 ALA和PBG排泄，因而减少发作时间。这对严重发作有效。应维持热量和液体摄入。

缓解期的预防：避免可能的诱发因素，如药物和酒精。戒烟、治疗感染和避免应激均有效。手术可诱发发作。应维持高热量饮食，输注血红素可能有效。

光敏发作

对暴露于紫外线后急性发作，只能对症治疗。然而静脉切开术以降低尿卟啉可用于PCT的急性和缓解状态。氯喹与尿卟啉形成水溶性复合物可促进排泄。

严重病例可进行肝移植。

预防：避免光照，穿着屏蔽日光的保护性衣物。

口服β-胡罗卜素可消除自由基，提供对红细胞肝性原卟啉症光敏的有效性保护。

（张婷婷译　郭晓蕙校）

推荐读物

American Porphyria Foundation: http://www.porphyriafoundation.com.

Kauppinen R (2005) Porphyrias. *Lancet* **365**: 241-252.

Palmieri C et al. (2004) Managing malignant disease in patients with porphyria. *Quarterly Journal of Medicine* **97**: 115-126.

本章参考文献

Scriver CR, Beaudet AL, Sly WS, Valle D (2000) *The Metabolic Basis of Inherited Disease*, 8th edn. New York: McGraw-Hill.

Type I diabetes in adults - national clinical guidelines for diagnosis and management in primary and secondary care. National Collaborating Centre for Chronic Conditions. Royal College of Physicians (2004).

All eyes on the b cell. *Journal of Clinical Investigation* **114**(7): 867-1002.

重要网址

http://www.doh.gov.uk/nsf
UK Government forthcoming National Servi-ce Framework draft information

http://www.sign.ac.uk/guidelines/published/ index.html
Scottish Intercollegiate Guidelines Network- guidelines on a range of subjects including diabetes

http://www.dtu.ox.ac.uk
Diabetes Trials Unit (University of Oxford) - research information, particularly the UK Prospective Diabetes Study results

http://www.eatlas.idf.org
International Diabetes Federation

http://medweb.bham.ac.uk/easdec/
Diabetic retinopathy

http://www.diabetes.org.uk
Diabetes UK charity - information for patients, researchers and health professionals

http://www.diabetes.org
American Diabetes Association - heavyweight and authoritative, with an American flavour

http://www.diabetes.ca
Canadian Diabetes Association site - well designed practical site with many links to other diabetes-related sites; a good jumping off point

特殊感觉

20

耳鼻咽喉疾病

耳

解剖学和生理学

耳分为外耳、中耳和内耳三部分（图 20.1）。

外耳道起自耳甲腔的外耳门、止于鼓膜，长约2.5 cm，表面被覆上皮。外 1/3 是软骨部，含有毛囊、耵聍腺和皮脂腺；内 2/3 为骨部。耵聍只存在于外 1/3，由于外耳道皮肤可移动，因而外耳道具有自洁功能，没有必要使用棉签清洁。

中耳是来自鳃裂的含气空腔。上方与乳突气房交通，前方经咽鼓管与鼻咽相通。正常通过咽鼓管的开启与关闭，可调节中耳气压与外界大气压的平衡。咽鼓管通常是关闭的，但当吞咽或打呵欠时，通过腭肌的作用使其开放，空气经此管进入鼓室。当这种功能缺乏时，如腭裂咽鼓管不能开放，空气不能进入，鼓室内形成负压，这样将产生鼓室积液。中耳腔内有 3 块听小骨（锤骨、砧骨和镫骨），可将声音从鼓膜传入内耳。鼓室内壁有面神经的水平段通过，手术易损伤此段，感染也可直接侵犯，引起面神经麻痹。

内耳包括司听觉的耳蜗和司平衡觉的前庭与半规管。半规管接受三维空间的旋转运动的刺激。在内耳面神经、耳蜗神经和前庭神经通过内听道到达脑干（见图 21.7）。

听觉生理学

中耳的听骨链将声波从鼓膜传入耳蜗，并通过它

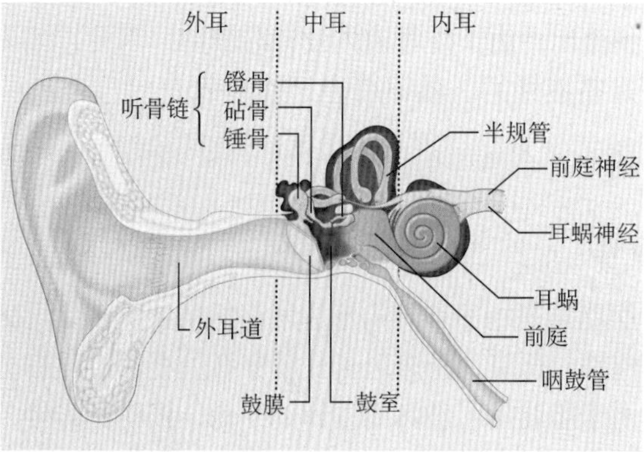

图 20.1 耳的解剖学。

们的变压作用可使声能放大18倍，从而补偿了声能从中耳的空气腔传递至充满液体的内耳时所受到的损失。耳蜗基底膜上的毛细胞感受声波的振动，形成神经冲动传人耳蜗核，然后到达双侧的上橄榄核。因此，耳蜗核以上中枢区的损伤不会引起单侧的听力下降。

如果听骨链有病变，声音也可通过颞骨的振动传人耳蜗（骨传导）。

检查

首先检查耳廓和耳后区有无瘢痕或肿胀。然后将耳廓向后上牵拉，拉直外耳道，用耳镜检查外耳道，检查有无耵聍、分泌物或异物等。鼓膜的前下方可见光反射形成的光锥。如果反复感染，鼓膜可增厚、苍白，鼓室积液时鼓膜混浊。鼓膜穿孔可呈边缘性，也可呈中央性穿孔。

常见疾病

耳溢液

耳溢液是由于外耳或中耳感染引起的。

外耳道炎是指外耳道皮肤的弥漫性炎症。细菌、病毒或真菌均可引起感染。患者常有剧烈耳痛和明显的耳廓牵拉痛，耳前淋巴结可有肿大。

检查：外耳道的耵聍碎屑可用棉签清除或直接在显微镜下吸除。任何异物均要由专业人员小心取出。外耳道肿胀明显者，鼓膜不易窥见。

治疗：清洁外耳道，局部应用含激素的抗生素软膏，病程一般3~4天。

中耳炎也有耳溢液，分泌物来自中耳，通过穿孔的鼓膜流出。由于外耳道内没有黏液腺，因此，如果分泌物是黏液性的，就不可能是外耳病变。

治疗：全身应用抗生素。

胆脂瘤

胆脂瘤是指中耳腔内形成角化的鳞状上皮，可表现为耳流脓，恶臭。检查可见鼓膜穿孔处充满干酪样分泌物，由于胆脂瘤可破坏周围解剖结构，损伤面神经，甚至向颅内侵犯，因此，必须手术彻底清除鳞状上皮囊袋。

耳聋

耳聋可分为传导性耳聋和感音神经性耳聋。音叉试验 Rinne 和 Weber 试验可以鉴别（Box20.1）

Rinne 试验

正常情况下，将 512Hz 的音叉放在外耳道口处的声音（空气传导）要比放在乳突上的声音大（Rinne阳性）。反之，为骨传导（Rinne阴性），说明外耳或中耳有传导功能障碍。

Weber 试验

将音叉放在鼻梁上，如果听力正常（或双耳对称性听力下降），声音位于正中。

传导性耳聋：可由多种原因引起（表 20.1），其中耵聍栓塞最为常见。

鼓膜穿孔

鼓膜穿孔是因外伤或反复中耳感染引起的持久性鼓膜

Box20.1 耳聋

类型	病变部位	Rinne	Weber
传导性	外耳或中耳	阴性	偏向患耳
感音神经性	内耳或中枢	阳性	偏向健耳

表 20.1 耳聋

传导性	感音神经性
先天性——闭锁	**终末器官**
Pendred 综合征	老年性
Long QT 综合征	职业性声损伤
	Ménière病（耳性眩晕病）
外耳道	药物（如庆大霉素、呋塞米等）
耵聍栓塞	
异物	
外耳道炎	**第Ⅷ颅神经病变**
慢性化脓	听神经瘤
	颅脑外伤
鼓膜	感染性疾病
穿孔 / 外伤	结核性脑膜炎
	类肉瘤病
中耳	神经梅毒
耳硬化症	癌性脑膜炎
听骨链问题	
化脓	**脑干疾病（少见）**
	多发硬化
	梗塞

缺损。如果听力下降明显或反复感染，应考虑手术修复。

中耳炎

中耳炎是中耳的急性感染，常引起耳痛和传导性耳聋。这是因为中耳积液影响了声音的传导。起病常因病毒引起，例如，感冒后如果没有抗菌治疗，72 小时内即可引起中耳感染。因此，如果病人有全身症状或已超过72小时，就应给予抗生素治疗（如阿莫西林）。局部治疗没有价值。并发症多为乳突感染。

急性中耳炎可传播至乳突区。如果乳突区压痛或肿胀，应立即请耳鼻喉科医师会诊。

分泌性中耳炎（又称浆液性中耳炎或胶耳）（图 20.2）

分泌性中耳炎多因咽鼓管功能障碍引起，儿童多见。大多数患者积液可自然消退，少数可引起永久性耳聋和反复中耳炎急性发作。鼓膜置管可替代咽鼓管功能引流中耳积液，痊愈后再取出小管（一般带管 6 个月至 2 年），但如果咽鼓管功能仍未恢复，中耳腔会再次积液，症状也会再次出现。在大多数 7 ~ 14 岁的儿童，面中部发育逐渐成熟，很少会发生咽鼓管的功能障碍。

耳硬化症

耳硬化症通常属遗传性疾病，是由于耳囊的分化新骨形成而致。病变多位于镫骨底板和耳蜗。多发生在 21 ~ 30 岁，女性多见。妊娠可使病情加重。听力下降可以是混合性的，治疗包括佩戴助听器或人工镫骨替代固定的镫骨（镫骨切除术）。

老年性耳聋

老年性耳聋是耳聋最常见的原因，主要是因随着年龄的增长，耳蜗发生退行性改变所致。这种耳聋是缓慢进行性加重的，高频下降为主（图 20.3）。语言有两种组成成分：低频（元音）和高频（辅音）。当辅音丧失，言语辨别能力下降。如果提高音量，仅仅提高了低频，因此，病人的反应常常是“不要大声喊，我不聋！”佩戴特制的高频助听器可消除病人与家属的这种尴尬。

噪声性损伤

噪声可引起耳蜗的损伤。例如未加防护的射击或工业噪音。特征是 4kHz 处听力下降。

听神经瘤

听神经瘤是缓慢进行性的良性前庭神经鞘膜瘤。表现为缓慢进行性感音神经性耳聋，因此，对非对称性感音神经性耳聋患者应做详细检查，必要时可行 MRI 检查。

眩晕

眩晕通常指耳源性旋转性头晕。耳源性眩晕常伴耳痛、耳溢液、耳鸣或听力下降。前庭性眩晕可按眩晕持续时间分类：

- 数秒钟至数分钟——良性阵发性位置性眩晕

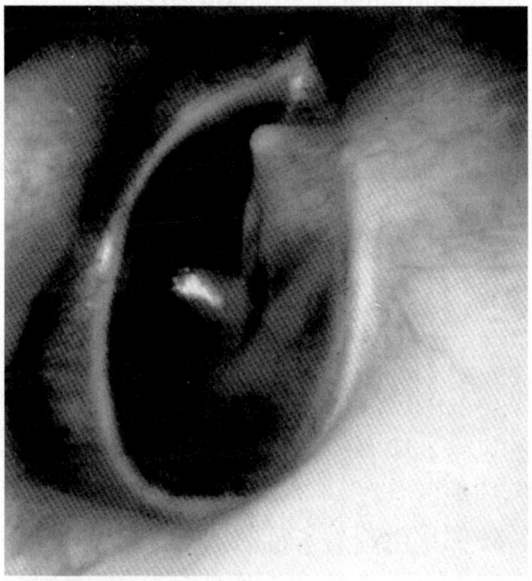

图20.2 （也见彩图20.2）分泌性中耳炎（胶耳）。耳镜检查：鼓膜混浊，光锥消失。

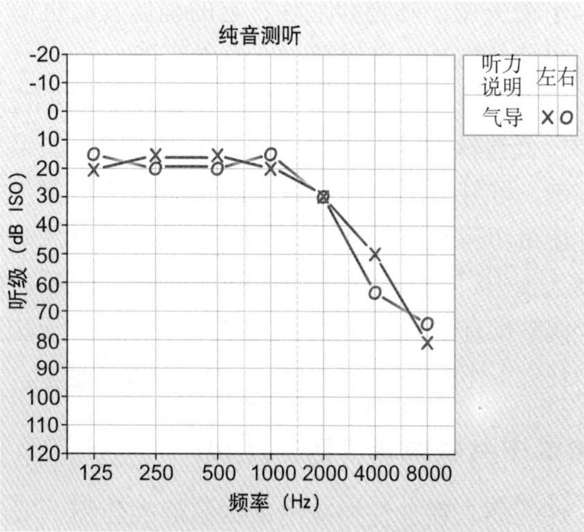

图 20.3 听力图显示老年性聋（高频下降）。

(benign paroxysmal positional vertigo，BPPV)
- 数分钟至数小时—— Ménière 病
- 数小时至数天——迷路或中枢病变。

良性阵发性位置性眩晕（BPPV）

一般认为 BPPV 是由于耳石脱落沉积于半规管而引起，常常沉积于后半规管。位置性眩晕常因头部运动在某一特定位置时而突然诱发，有时翻身或坐起时也可发生。该病起病突然而剧烈，眩晕持续数秒钟至数分钟，重复运动症状可减轻（疲劳现象）。虽无严重病因，但有时前庭神经元炎、头部外伤或耳内感染可以诱发。

诊断

BPPV的诊断不仅依靠病史，还要辅助位置性试验。该试验称为Hallpike 试验，检查方法是：让病人坐在检查台上，检查者将病人的头部转向患耳，然后扶着病人的头部使其仰卧并使其头处于悬位，这时可出现眼震（约数秒钟的潜伏期），同时病人有眩晕症状。Hallpike试验呈阳性可确诊BPPV。通过Epley法，90%以上的病人可治愈。Epley法要求动作轻柔，通过特殊的手法和头位的摆动促使松动的耳石从半规管回位。

鉴别诊断：应与小脑肿瘤鉴别。小脑肿瘤的位置性眩晕是立刻出现（无潜伏期）且无疲劳现象。

Ménière 病

Ménière 病的特征是反复发作性旋转性眩晕，持续 30 分钟到数小时，可在数月或数年内反复发作。典型的临床表现为低频下降的感音神经性耳聋、耳内胀满感、平衡失调、耳鸣和呕吐。它的确切发病机制不清楚，可能与内耳内淋巴液建立障碍有关。

治疗：应用前庭镇静类药物，例如，急性期应用桂利嗪、低盐饮食、倍他司丁和禁用咖啡因。如果病情未控制，可用庆大霉素类耳毒性药物经圆窗孔灌注行化学性迷路切除术。庆大霉素破坏前庭上皮，从患耳的前庭输入丧失到机体代偿大约需要2周时间，之后，病人可能偶尔仅有轻微的眩晕。与治疗前严重的、无法预知的、丧失工作能力的眩晕比较，病人会很满足了。

迷路或中枢性眩晕（见表 21.10）

这些病人在急性期应用前庭镇静类药物一般数天后可缓解。如果病人呈持续性真性眩晕并伴有眼震，应考虑中枢性病变。因为病毒性迷路炎或前庭神经元炎引起的前庭功能丧失在应用前庭镇静类药物后，一般不超过 2 周便可缓解。长时间服用前庭镇静药可引起 Parkinson 病神经机能障碍、中枢代偿延长，从而使眩晕时间延长。尽管多数病人可以自行缓解，但通过理疗医师或听力学家进行治疗可缩短前庭康复的时间。

耳鸣

耳鸣是一种无外界声源刺激时存在的声音感觉，可不伴听力下降。病人常诉说耳内有嘶嘶声或蝉鸣声，病人因此而烦躁不安。除血管畸形如动脉瘤或相关的血管肿瘤外，通常没有其他严重的病因。

伴有耳聋的耳鸣前已述及。

治疗

耳鸣一般难以治愈，耳鸣掩蔽器（机械性产生的持续柔和的声音）可能有所帮助，有时可用前庭镇静剂、倍他司丁等药物治疗。

推荐读物

Halmagyi GM (2005) Diagnosis and management of vertigo. Clinical Medicine 5:159-165.

Hilton M, Pinder D (2003) Benign paroxysmal positional vertigo. British Medical Journal 326:673.

Lockwood AH (2002) Tinnitus. New England journal of Medicine348:1027-1032.

Luxon LM, Davies RA (eds) (1997) Handhook of vestibular rehabilitation. London: Whurr.

鼻

解剖学和生理学（图 20.4）

鼻的主要功能是嗅觉和呼吸功能。嗅觉是通过鼻腔顶的嗅觉上皮传递感觉的。它由第一颅神经支配。鼻腔对吸入的空气还有过滤、加湿和调温作用，保证了正常的呼吸功能。

鼻的外部是由附着于面骨缘和上下鼻外侧软骨之间的两块鼻骨组成。鼻腔被由软骨和骨组成的鼻中隔分为左右两腔，前起前鼻孔、后止后鼻孔。后鼻孔向后与鼻咽

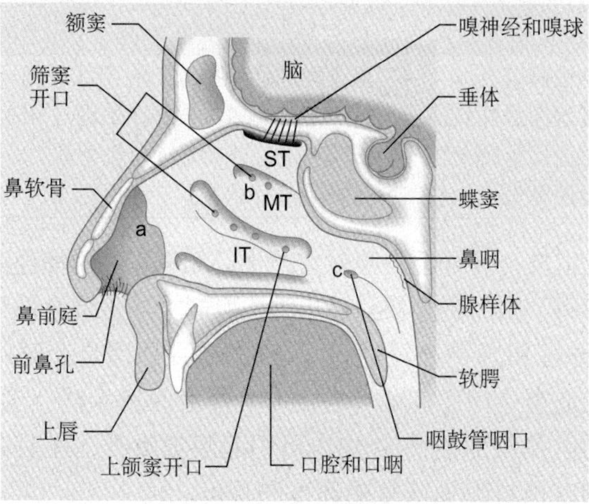

图20.4 鼻的矢状位解剖。IT：下鼻甲；MT：中鼻甲；ST：上鼻甲；a：鼻内孔；b：呼吸区；c：后鼻孔。

相通；鼻旁窦开口于鼻腔外侧壁，是面骨内的含气空腔。

鼻的血液供应来自颈内和颈外动脉的分支。颈内动脉通过筛前动脉和筛后动脉供应鼻腔上部；颈外动脉通过上唇动脉、腭大动脉和蝶腭动脉供应鼻腔的后、下部。这些血管的末支在鼻中隔的前方汇合成丛，称黎氏区（图20.5a）。

检查

鼻前部可用前鼻镜和光源检查。鼻腔和后鼻腔隙可用内镜检查。

常见疾病

鼻出血

鼻出血的严重程度各不相同，从少量出血至危及生命的出血均可发生。黎氏区（图20.5a）是鼻出血的好发部位。发生鼻出血后，首先采取的急救措施是压迫外鼻前下部、冰袋冷敷、身体前倾等，嘱病人不要将向后流入咽部的血液咽下。如失血严重，应予输血、补液和吸氧。局部处理：鼻内血管烧灼或用各种不同的填塞材料行鼻腔填塞（图20.5b）。除局部处理外，还应寻找鼻出血的病因行病因治疗（表 20.2）。

鼻炎

鼻塞

鼻塞是一种症状而不是一种诊断。它可影响患者的生活质量。鼻塞可见于以下疾病：

- **变应性鼻炎**：如变应原明确，则避免接触变应原是最主要的治疗方法。局部可应用鼻内糖皮质激素和（或）抗组胺药，严重病人可口服抗组胺药或在

表 20.2 鼻出血的原因

局部因素	特发性
	外伤——异物、鼻腔填塞和鼻骨骨折
	医源性——手术、鼻内激素
	新生物——鼻腔、鼻窦和鼻咽肿瘤
全身因素	抗凝药
	凝血障碍
	高血压
	Osler-Weber-Rendu综合征（遗传性出血性毛细血管扩张症）

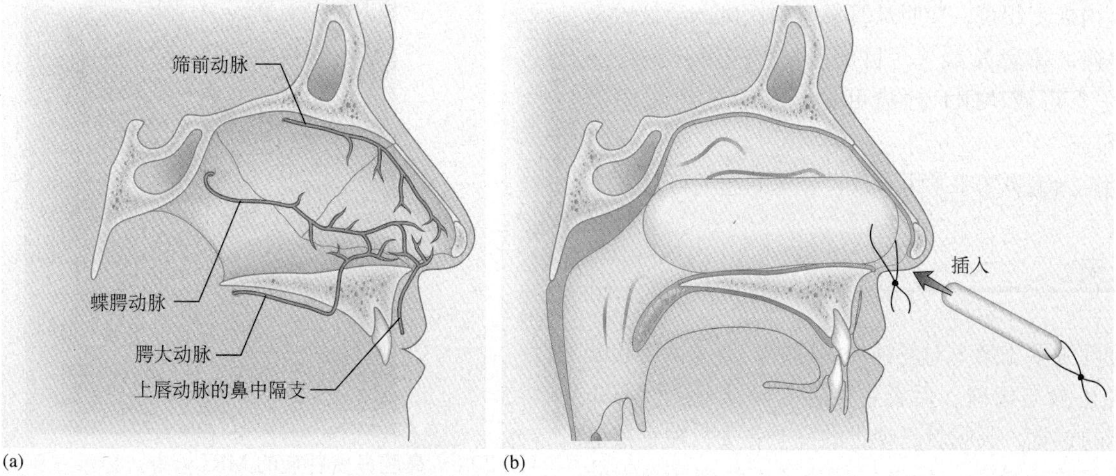

图 20.5 (a) 鼻中隔黎氏区的血液供应。(b) 鼻腔填塞。

变态反应门诊给予免疫治疗。

- **鼻中隔偏曲**：行鼻中隔偏曲矫正术。
- **鼻息肉**：发生于鼻 - 鼻窦黏膜的炎症和水肿。水肿的黏膜脱垂在鼻腔形成息肉，引起鼻塞。在变应性鼻炎中，鼻中隔和下鼻甲黏膜肿胀呈暗红色或李子色。鼻息肉为表面光滑、湿润、无触痛的肿块，小者可用鼻内糖皮质激素治疗，较大者或内科治疗无效者，应手术切除。
- **异物**：多见于儿童，表现为单侧流脓涕。鼻腔检查可发现异物。异物视情况可在门诊取出，也可在手术室全麻下取出。
- **鼻腔鼻窦恶性肿瘤**：较少见。如单侧出现鼻塞、鼻出血、疼痛、溢泪、面颊部肿胀、面颊部感觉异常和眼球突出等症状时，应考虑恶性肿瘤的可能。

鼻窦炎

鼻窦炎是鼻旁窦的感染。多为细菌性感染（主要致病菌是肺炎链球菌和流感嗜血杆菌），偶尔为真菌性感染。主要与上呼吸道感染有关，可伴重度哮喘发生。症状包括前额部头痛、脓涕、面部疼痛和触痛、发热。应与偏头痛、三叉神经痛和颅内动脉炎鉴别。

治疗

细菌性鼻窦炎的治疗包括鼻减充血剂（如木甲唑啉）、广谱抗生素（如棒酸盐复合物），因流感嗜血杆菌对阿莫西林可能耐药，以及鼻内糖皮质激素抗炎治疗，如丙酸氟替卡松鼻喷剂可减轻鼻黏膜的水肿、改善鼻腔通气。

如果鼻窦炎反复发作（Box20.2）或有并发症发生，如眶内蜂窝织炎，应听从耳鼻喉科医师的建议做鼻窦 CT 检查，鼻窦 X 线平片目前已很少应用。

鼻窦 CT 或 MRI 扫描可显示鼻窦软组织阴影（图 20.6）。

功能性内镜鼻窦手术用于改善鼻窦的通气与引流。

嗅觉丧失

嗅觉除主要为第 I 对颅神经司理外，第 V、IX 和 X 对颅神经也参与司理。后者主要感受较强刺激性或非愉快气味的感觉。失嗅就是嗅觉的完全丧失；嗅觉减退是指嗅觉的感觉降低。如果气味分子不能到达鼻内的嗅觉上皮，传导性失嗅就会产生。如果嗅觉的神经通路有障碍，则为感觉神经性失嗅。有时会产生混合性失嗅（传导性和感觉神经性）。失嗅的主要原因是上呼吸道感染或鼻息肉引起的鼻腔阻塞。鼻腔鼻窦疾病、老龄、药物以及头部损伤/外伤也可引起嗅觉障碍。在后者往往难以预料嗅觉恢复的速度和程度。

许多病人嗅觉障碍是特发性的，但必须除外鼻内或颅内肿瘤的可能。

Box20.2 鼻窦炎的分类

急性鼻窦炎	鼻窦炎的症状持续 1 周至 1 个月
复发性急性鼻窦炎	每年急性鼻窦炎发作次数超过 4 次
亚急性鼻窦炎	鼻窦炎的症状持续 1 ~ 3 个月
慢性鼻窦炎	鼻窦炎的症状持续 3 个月以上

鼻骨骨折

鼻骨骨折的临床表现为鼻出血、眼周瘀斑和鼻梁肿胀。起初，特别是肿胀明显时，一般很难评估鼻骨移位情况。鼻骨复位应在伤后 2 周内完成。如果后期骨折已固定，应行鼻成形术。鼻骨骨折的病人还应排除头颅外伤和鼻中隔血肿。病人可感到鼻塞、鼻痛、鼻中隔触之波动感，应尽早引流。

咽喉

解剖学和生理学

咽喉包括口腔、咽部和喉部。口腔的界限是从口唇到扁桃体。咽部分为三个区域：

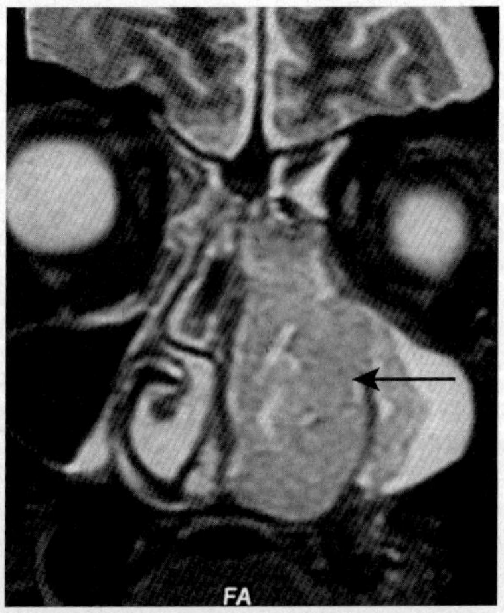

图 20.6　鼻腔鼻窦肿瘤的 MRI 检查。显示左侧鼻腔鼻窦充满大块软组织肿胀影。

- 鼻咽——从后鼻孔到软腭；
- 口咽——从软腭到会厌尖；
- 下咽——从会厌尖到环状软骨下缘水平，向下延续为食管。

咽受咽丛支配。喉位于下咽内，由软骨和具有保护远端气道功能的韧带和肌肉组成。喉内有两条声带，可内收和外展，当吸气时，声带外展（打开）；当发音或保护气道时，声带内收（关闭）。支配声带运动的神经主要是来自颈部的喉返神经（迷走神经的分支），但左侧喉返神经绕主动脉弓反折沿气管食管沟上行入喉。

正常音调或声带的振动频率在（男性）每秒 90 次和（女性）180 次之间。健康的声音需要声带的完全关闭，并且声带有一平滑而又规律的振动模式。任何可影响声带完全关闭的病理状态都会导致发声时产生漏气和“呼吸”音。

检查

必须有相应的照明设备。检查牙齿、牙龈、舌、口底和口腔。软腭、悬雍垂和扁桃体比较容易看到，但可有呕吐反射。咽喉的其他部位可通过喉镜或内镜检查。同时，还应检查颈部淋巴结及其他肿块的情况。

常见疾病

声嘶

声音的产生有三个基本组成部分：声源（肺）、振动源（声带）和共鸣腔（咽、鼻和口腔）。尽管胸腔和鼻部疾病可影响发音，但大多数声嘶是由于喉的病理性改变引起的。

使声带“质量”增加的炎症，可使声带的振动频率降低，导致声音变得低沉，因此，在检查声带前，有时通过病人的声音便可做出诊断。

声带小结

小结（通常为双侧、女性多见）和息肉（图20.7）发生在声带的游离缘，由于声带不能完全闭合而产生“呼吸、粗糙”音。多见于职业用声者，如教师、歌手和律师。这种情况通常与用声过度或不当有关，通过语言训练可治愈。如果需要手术，应注意保留声带浅层，以防深层瘢痕形成导致永久性声嘶。

Reinke 水肿（图 20.8）

Reinke 水肿是由于声带上皮下组织内积液所致。声带的淋巴引流很少，容易形成水肿。Reinke 水肿与声带刺激有关，如吸烟、用声过度、胃酸反流和少见的甲状腺功能低下。治疗为去除不良刺激，切除病变黏膜，使声带恢复到正常的音调。

起病急的声嘶

对吸烟者来说，这是个危险信号。声嘶超过 6 周者，应到耳鼻喉科就诊。如声音低沉、粗糙和带呼吸音，则提示声带肿物；如声音弱则可能为继发于纵隔病变而引起的左声带麻痹，如支气管癌等。

早期咽喉鳞状细胞癌（图20.9）预后好，可用二氧化碳激光切除或放射治疗。肿瘤扩散可导致放射性耳痛，治疗可行喉切除术和颈廓清术。左声带麻痹者需行X线胸片检查。将麻痹侧声带固定于正中位，使其与对侧声带接触，从而恢复喉的正常发声功能。手术可在局麻下进行，无论胸部病理结果怎样，声音的恢复是立竿见影。

喘鸣

喘鸣或带噪音的呼吸分为三种类型：吸气性（来源于声门或声门上）、呼气性（胸内气管或其以下部位）和混合性（声门下或胸外气管）。所有喘鸣病人不管是儿童还是成人，都可发生窒息，因此，应全面检

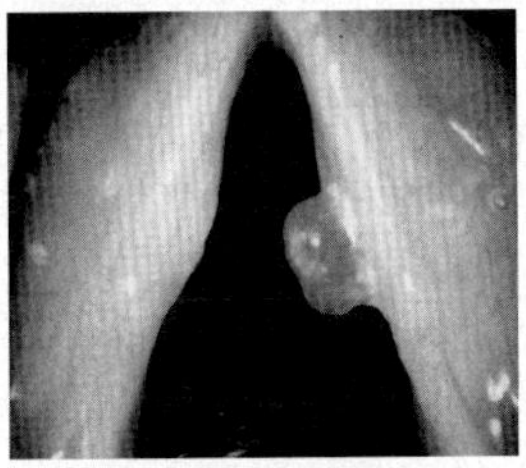

图 20.7 （也见彩图 20.7）声带息肉。

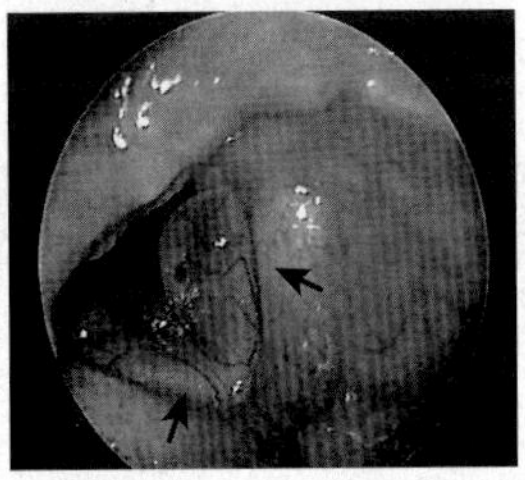

图 20.8 （也见彩图 20.8）声带的 Reinke 水肿。

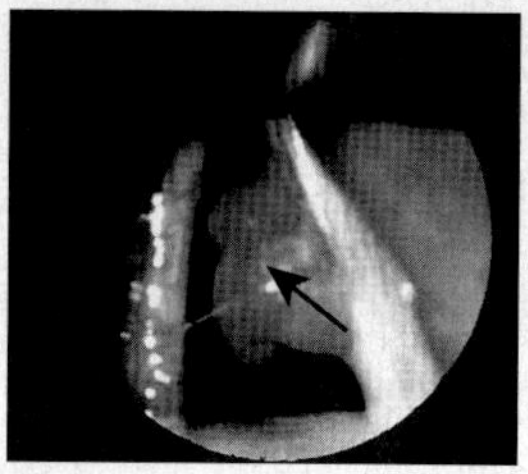

图 20.9 （也见彩图 20.9）右声带癌。

查。重度喘鸣应行气管内插管或气管切开（表 20.3）。

气管切开套管的种类有：

- **带气囊或不带气囊套管**：高容量、低压力的气囊可预防误吸并可正压通气。
- **有孔或无孔套管**：在管的大弯处有一小孔（内、外管均有）。气流可通过小孔到达声带而发音。这种套管常有一活瓣，吸气时气流可通过造瘘口进入，呼气时活瓣关闭，气流直接通过小孔到达声带而发音。

长期带管的病人，套管大多数都有内管和外管。内管正好插入外管，末端略长于外管。长期带管主要存在的问题是：套管末端由于干性分泌物造成的结痂，内管可根据需要随时取下进行清洁更换，而不用更换外管。

如果喉功能恢复与否尚不清楚，那么，是否拔管也难断定。声带的活动情况需行耳鼻喉科检查。但由于有误吸的危险，语言治疗师的指导也是很有必要的。另外，套管本身也会产生问题，如带气囊的套管对食管的压迫，套管可阻碍正常吞咽时喉的上提。

扁桃体炎和咽炎

咽部感染多见于病毒性，尽管许多医师迫于病人方面的压力给予抗生素，其实，该病具有自限性，绝大多数经卧床休息、止痛、多饮水便可恢复。真菌性感染常为念珠菌感染，不多见，免疫功能低下或未控制的糖尿病患者可被感染。

扁桃体炎

扁桃体炎的典型表现为发热、吞咽困难、淋巴结肿大和乏力。一般为细菌感染，常见致病菌是β-溶血性链球菌。

淋巴结热（传染性单核细胞增多症）

淋巴结热也出现扁桃体炎的症状。扁桃体表面有白色渗出物，软腭上有斑丘疹，同时还伴全身淋巴结肿大。

扁桃体周围脓肿

扁桃体周围脓肿是指扁桃体被膜外积脓，多位于扁桃体上极周围。病人常有张口困难，因此，检查较困难。脓肿可挤压悬雍垂至对侧，局部明显充血肿胀，表面光滑。如果单侧扁桃体有溃疡，应考虑恶性肿瘤的可能。无论哪一种情况，应立即转诊至耳鼻喉科。

扁桃体切除术的适应证如表 20.4 所示。一般采用全麻，方法有：外科电凝切除、激光切除、超声刀切除。由于每种方法都有各自的特点，因此，在选择手术方法上，多依靠医师的经验与喜好。扁桃体术后反应性出血多发生在术后8小时内。故患者在有些医院术后要留院观察一天。

鼾症

打鼾是由于喉部以上的软组织振动引起的，是一种常见现象（大约 50% 的 50 岁男性有不同程度的打鼾）。一般认为打鼾与下列三个部位的阻塞有关：鼻、腭或（和）下咽（见图14.28）。Epworth调查问卷（表 20.5）可帮助区分睡眠窒息和单纯打鼾。如果病人有打鼾史且鼾声大（隔壁亦可听到），打鼾与体位无关，即应到耳鼻喉科接受全面检查，可用鼻内镜检查。当镇静的打鼾病人睡着后，应用已插入的纤维鼻内镜检查鼾声振动部位。鼻部病变如鼻息肉可行手术切除，可获得良好效果。肥胖患者通过改变生活方式，如减肥，也会有一定效果。腭水平打鼾者可通过手术，常应用激光，使软腭变短或变硬从而改善症状。而对下

表 20.3 气管切开术的适应证
上气道阻塞（已发生或预计将要发生）
长期通气
支气管灌洗
喉功能不全导致的误吸

表 20.4 扁桃体切除术的适应证
可疑的恶性肿瘤
由于扁桃体肥大，引起阻塞性睡眠呼吸暂停急
性扁桃体炎反复发作：5 次 / 年、至少 2 年有反
复急性扁桃体炎发作史的扁桃体周围脓肿患者

咽水平打鼾者，要么在晚上使用牙科器械将下颌向前牵拉，要么通过应用面罩维持正压通气。

吞咽困难

吞咽困难为一常见症状，咽癌也可有吞咽困难，因此，应详细检查。

咽憩室是咽下缩肌（环咽肌）纤维疝出形成的一种黏膜疝（图 20.10）。这个区域较薄弱，称为 Killian 裂，易形成压出性憩室。憩室内可积存食物，夜间可反流至口腔，或向下流入肺部引起继发性肺炎。影像学检查可确诊。治疗为手术切除，即通过颈外入路切除或内镜下切除（图 20.10c）。

咽异物可分为软性食物团、硬币（光滑）和骨性（尖锐）三类。软性食物团可先用肌松剂保守治疗，观察24小时；嵌顿的硬币应尽早取出；尖锐的异物一经确诊立即取出，以免肌壁穿孔。如果病人感异物偏向一侧，异物可能在环咽肌以上，耳鼻喉医师的检查可确定异物所在部位。常见的部位有：扁桃体窝、舌根、咽后壁和会厌谷。硬币通过放射学检查可明确所在部位，对于已通过胃区的硬币，可观察，因为部分病人可自然排出，无需治疗。对于儿童或精神病人，有些医院用金属探测仪监测硬币位置。鱼分骨性骨架鱼（硬骨鱼）和软骨性骨架鱼（板鳃亚纲）两类。因此，仅对部分病例放射学检查是有用的。X 射线可确认颈段食管内的含气腔，提示远端可能有透 X 射线的异物存在。

咽异感症

咽异感症不是真正的吞咽困难，典型症状是间断的咽部肿块感，多位于环状软骨水平正中位，吞咽唾液时症状更明显，而当进食或喝水时症状往往消失。耳鼻喉检查通常无异常，喉活动正常。在观察吞咽情况时，不但要检查咽下结构，还要评估吞咽时咽的动力学改

表 20.5　Epworth 嗜睡量表

在下面情况下与疲劳比较，您感到困倦和嗜睡的程度怎样？下面事项是指近一段时间对一般日常生活方式的影响，尽管近段时间内您未做这些事情，也尽量从日常生活中找出它对您的影响。利用下列量表，在每种情况下，选择最贴近的数字。

0 = 无困倦
1 = 轻度困倦
2 = 中度困倦
3 = 重度困倦

状态	困倦情况
坐着阅读时	________
看电视时	________
在公共场所坐着或不活动时（在剧院或开会时）	________
乘车 1 小时中间不休息	________
环境允许的情况下，午后卧床休息	________
坐着与人谈话	________
午后安静坐着（未饮酒）	________
驾车红灯停几分钟后	________
总分	________

正常 5 ± 4
重度阻塞性睡眠窒息 16（± 4）
突发性昏睡症 17

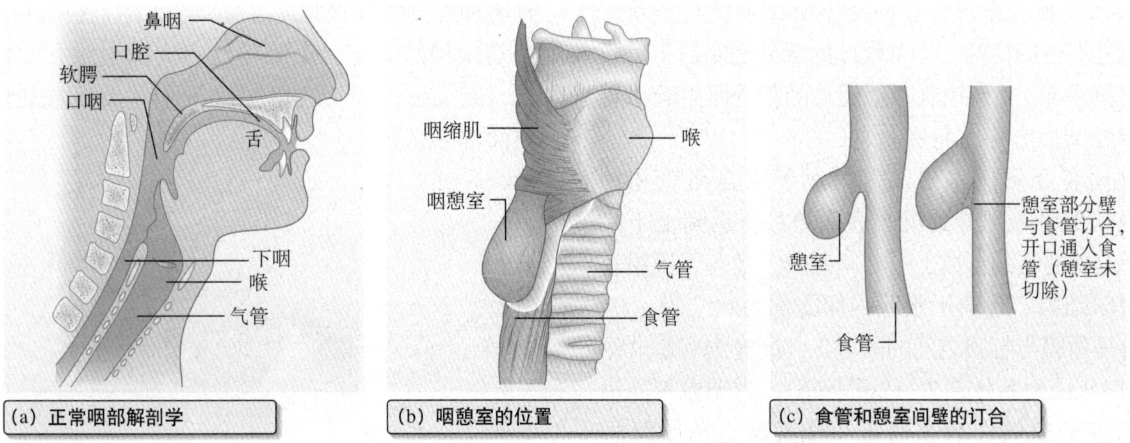

图20.10　咽憩室。(a)正常咽部解剖学。(b) 咽憩室的位置。(c) 食管和憩室间壁的订合。

变。任何可疑部位均应在内镜下活检。

推荐读物

Burton M (2000) Diseases of the Ear, Nose and Throat, 15th edn. Edinburgh: Churchill Livingstone.

Corbridge R (1998) Essential ENT Practice. A Clinical Text. London: Arnold.

Roland NJ, McRae RDR, McCombe AW (2000) Key Topics in Otolaryngology, 2nd edn. London: Bios Scientific Publishers.

眼部疾病

详尽的病史可为做出有效的诊断提供帮助。在眼部只有少数几种机制可反映眼部疾病的状态。常见的症状包括视力改变、眼红、眼痛、分泌物和畏光。准确的Snellen 视力记录对于所有眼部患者都是至关重要的。

糖尿病眼病和高血压眼病将在其他章节讨论。

应用解剖学和生理学

人眼的平均轴长为24mm。**角膜**位于眼球的中央，是人体最富含神经的组织之一。角膜清澈、透明、无血管，横径为12mm，垂直径为11mm，其所提供的屈光力占全眼球的 78%。角膜内表面的内皮细胞通过持续地将组织中的液体泵出而维持角膜的透明，任何影响内皮细胞功能的因素都可导致角膜水肿和视物模糊。角膜前表面的上皮细胞和泪膜共同为光线的折射提供光滑规则的表面。眼睑通过每次眨眼使泪膜分布于眼球表面，防止眼球表面干燥和不规则。另外，眼睑还保护眼球并促使泪液从泪道流入鼻腔（图 20.11）。

角膜和巩膜为眼球外表面提供机械强度与形状。巩膜为白色不透明结构，占全眼球的五分之四，于角膜缘处与角膜相连。6 条控制眼球运动的眼外肌附着于巩膜，视神经从后方穿过巩膜。

结膜附着于巩膜前表面，其黏膜富含血管和神经。结膜从角膜缘延伸到巩膜表面然后折返到上下睑内面，折返处的结膜形成上下穹窿结膜。覆盖于巩膜表面的称为球结膜，覆盖于眼睑内面的称为睑结膜。

前房是角膜与虹膜之间的区域，其间充满房水（图 20.12）。房水由睫状体产生（2μL/min），为无血管的角膜提供营养和氧气。房水通过小梁网和近角膜缘的Schlemm 管外流。任何妨碍房水外流的因素都会增加眼内压。正常眼内压的高限是 21mmHg。

虹膜是位于透明角膜下的眼内有颜色的部分。虹膜隔的肌肉通过调节瞳孔的大小控制进入眼内的光量。晶状体位于瞳孔后与玻璃体之前，它是一个透明双凸结构，屈光力占全眼球的22%，通过改变形状可以改变屈光力，从而使距离眼球不同距离的物体都可以聚焦于视网膜。31～40岁间，这种调节能力开始下降（老视），阅读时需要佩戴眼镜。随着年龄的增长，晶状体不再透明，白内障开始发展。

在巩膜的内面是富含血管的组织——**脉络膜**，然后是视网膜。在视网膜和晶状体之间充满玻璃体。视网膜是眼部的光敏层或摄像机。黄斑是视网膜中精细视觉的区域，有最高密度的视锥细胞。神经节细胞的轴突形成视神经（图 20.13）。

眼球的血液供应主要来源于眼动脉，特别是视网膜中央动脉主要供应视网膜内层。静脉血从视网膜中央静脉和眼静脉回流。局部淋巴液回流到耳前和颏下淋巴结。

眼部的感觉由三叉神经支配。在 6 条眼外肌中，外展神经支配外直肌，滑车神经支配上斜肌，其余肌肉由动眼神经支配。动眼神经也支配上睑并间接支配瞳孔（副交感神经与之相连）。面神经支配眼轮匝肌和其他面部表情肌。

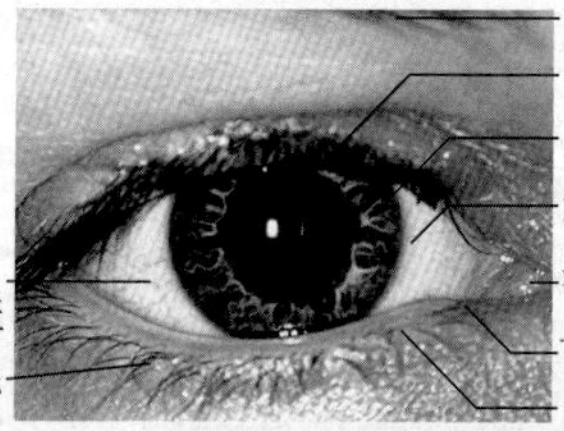

图 20.11 （也见彩图 20.11）右眼照片。

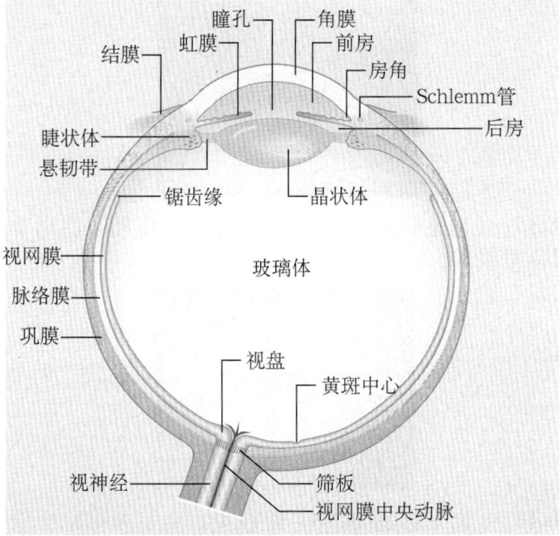

图 20.12 **眼球的结构。**

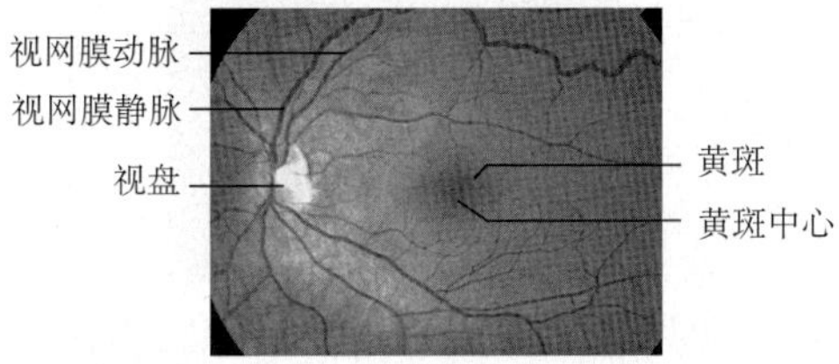

图 20.13 **（也见彩图 20.13）左眼眼底。**

屈光不正

眼可在视网膜上投射清晰聚焦的图像。屈光不正是由眼部调焦装置异常导致的，而不是由角膜或视网膜瘢痕等任何系统不透明导致的。

正视眼（正常）、近视眼和远视眼的光学折射如图20.14 a、b 和 c 所示

当眼的曲率半径不同时会发生**散光**，也许一条径线是近视，另一条是远视或正视。在这种情况下，眼球前面的形状更像橄榄球而非足球。

老视是指晶状体的正常老化而导致的屈光状态改变。随着年龄的增长，晶状体曲率调节不足，这导致视近困难，尤其在阅读时。

治疗

屈光不正可以用眼镜或隐形眼镜矫正。后者可以获得更好效果，但需要承担感染的风险。但对于一些屈光疾病来讲，它们可能是惟一的选择，如圆锥角膜。现在有很多矫正屈光不正的手术技术，目前最流行的方法是使用准分子激光改变角膜曲率（PRK、LASIK、LASEK）。

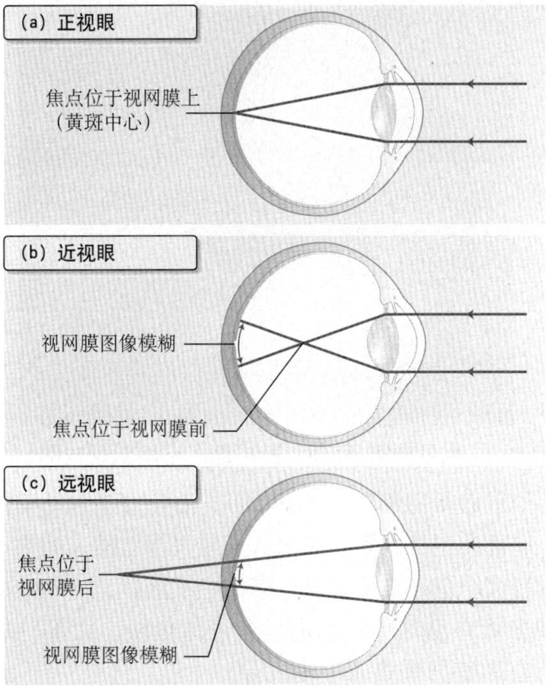

图 20.14 **屈光。**(a) 正视眼（正常）。(b) 近视眼。(c) 远视眼。

这些方法或是从中央将角膜组织切削使其变平从而治疗近视，或是从外周切削角膜使其变陡治疗远视。

眼睑疾病

眼睑起保护眼球的作用，并协助泪膜在眼球前表面的分布。过量泪液由泪小点和泪道系统排出。任何可以影响眨眼和泪道引流的眼睑位置异常都会引起疾病。

睑内翻：即睑缘内卷使睫毛指向眼球（图20.15）。睫毛作为一种异物可引起炎症、眼红等类似结膜炎的表现。偶尔，睫毛与角膜持续地摩擦可以引起角膜损伤。最常见原因是老化，通常需要进行手术。

睑外翻：睑缘与眼球贴附不良，导致泪小点解剖位置异常，泪液引流障碍。患者经常主诉流泪眼。主要原因包括老龄、面神经麻痹和皮肤瘢痕化。通常需手术治疗。

泪囊炎：是泪囊的炎症。患者通常会在下睑近鼻侧发现一个疼痛包块（图20.16）。这时可以口服一些广谱抗生素，如头孢氨苄。我们应注意观察患者是否有蜂窝织炎征象。这些患者由于具有黏液囊肿或泪囊扩张，需要手术治疗。

睑缘炎：是睑缘的炎症。炎症侵犯睫毛和睫毛毛囊引起睑腺炎（图20.17）或睑板腺炎症（图20.18）和

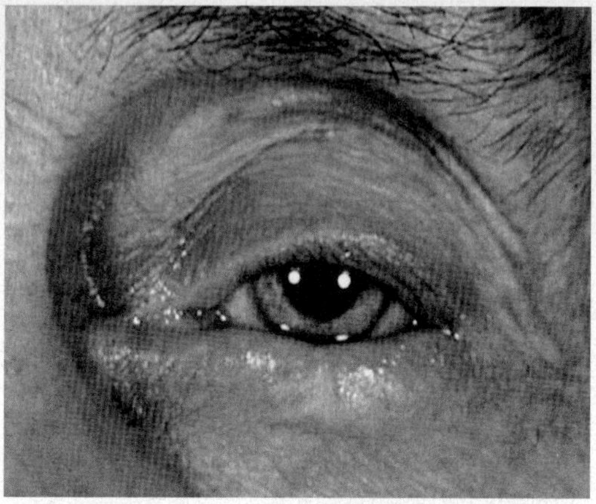

图 20.15 （也见彩图 20.15）睑内翻。下睑出现内翻。

阻塞引起睑板腺囊肿（图20.19）。治疗方法包括清洁睑缘，局部应用抗生素，如氯霉素或夫西地酸。如果有相关的蜂窝织炎，需要口服广谱抗生素治疗。一些睑板腺囊肿患者在急性炎症消退后会遗留包块，大部分患者认为它影响美观要求手术刮除。

结膜炎

结膜炎是引起眼红的常见原因。结膜炎症引起眼红有许多原因，最常见的有病毒、细菌以及过敏反应。所有结膜炎最常见的症状包括眼痛、眼红和分泌物，视力大都正常。病史应该包括炎症发病的速度，分泌物的颜色和黏稠度，眼睛是否感觉痒，最近是否有感冒或咽痛史。如是新生儿，应该确认母亲没有性传播疾病。结膜炎的鉴别诊断见表 20.6。

细菌性结膜炎

细菌性结膜炎并不常见，约占所有结膜炎的 5%。

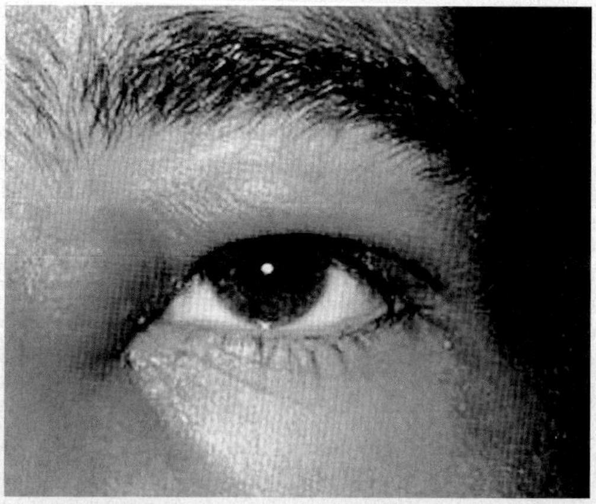

图 20.16 （也见彩图 20.16）急性泪囊炎的鼻旁包块。

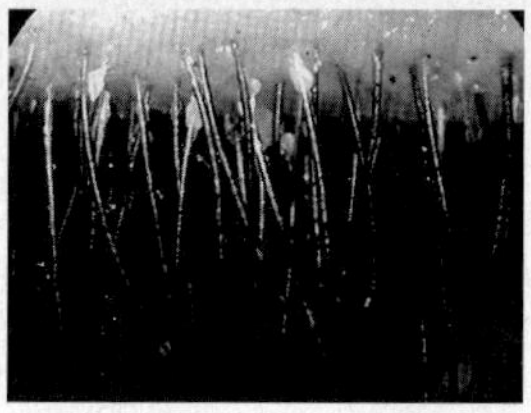

图 20.17 （也见彩图 20.17）睑缘炎。硬皮和鳞屑附着于睫毛和睫毛根部。

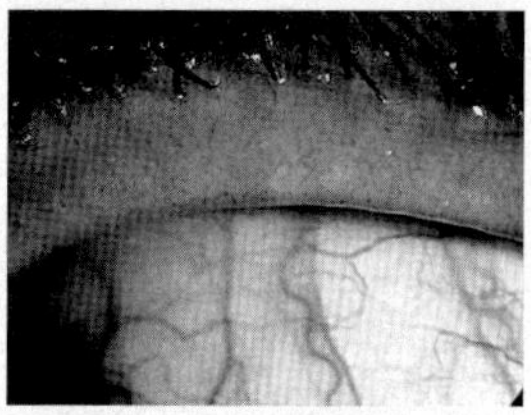

图 20.18 （也见彩图 20.18）睑缘炎。上睑可见睑板腺被油性分泌物阻塞。

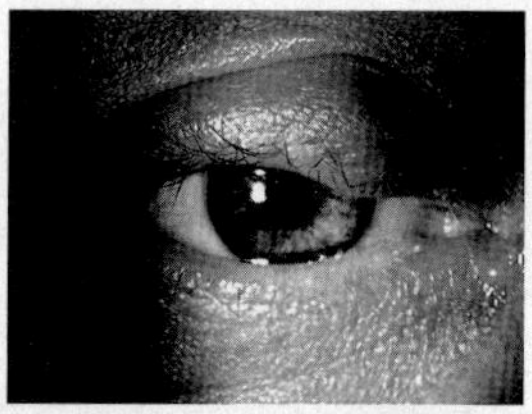

图 20.19 （也见彩图 20.19）睑缘炎。睑板腺阻塞使眼睑肿胀（睑板腺囊肿）。

绝大部分患者视力较好，感到疼痛或砂入眼。细菌性结膜炎通常双眼发病，当结膜炎症伴有脓性分泌物时应高度怀疑此病。发病迅速并伴有大量分泌物对诊断很有帮助。

临床特征

淋菌性结膜炎起病急，有大量分泌物，眼部炎症包括球结膜水肿和眼睑水肿。若有以上症状应怀疑患有淋菌性结膜炎，耳前淋巴结肿大也是淋菌性结膜炎的一个表现。

亚急性化脓性结膜炎伴有中等量分泌物可以提示流感嗜血杆菌和肺炎链球菌等致病菌。慢性结膜炎经常伴有轻度结膜充血和少量脓性分泌物，常见病原体有金黄色葡萄球菌和莫拉杆菌。

治疗

淋菌性结膜炎应立即口服并局部应用青霉素，以减少角膜穿孔的发生率。结膜拭子革兰染色可以快速证实双球菌。淋菌性结膜炎在英国需要上报卫生当局。

亚急性和慢性结膜炎的经验性治疗是局部应用广谱抗生素，如氯霉素，在最初治疗无效时应做拭子培养。

表 20.6 结膜炎

	分泌物	耳前淋巴结	角膜损害	注解
细菌性	黏液脓性	(−) 除外淋球菌	(+) 淋球菌	发病快
病毒性	水样	(+)	(+) 腺病毒	感冒和（或）咽痛
衣原体性	水样	(+)	(+)	泌尿生殖器分泌物
变应性	丝状	(−)	(+)	瘙痒

衣原体结膜炎

衣原体结膜炎是一种性传播疾病，在性活跃的青春期和年轻人中最为普遍。直接或间接接触生殖器分泌物是常见的感染途径，但共用眼部化妆品也会导致感染。它由沙眼衣原体引起。新生儿衣原体结膜炎在英国需上报。新生儿眼红时应怀疑此病，应询问母亲性传播疾病病史。由沙眼衣原体感染引起的沙眼主要发生在热带和中东地区，是世界上主要的致盲性眼病。

临床特征

衣原体结膜炎症状发展缓慢，患者数周内主诉只有轻度不适。患者眼红并伴少量黏液脓性分泌物，可触及耳前淋巴结。在慢性病例中常见到角膜上方血管翳。新生儿眼红主要发生在出生后 2 周左右，淋菌性结膜炎发生在出生几天内。治疗开始之前应做拭子培养。

治疗

通常局部应用红霉素每日 2 次，患者应请泌尿外科医生治疗。新生儿也应局部用红霉素并请儿科医生治疗，因为可能伴随有中耳炎和肺炎。

病毒性结膜炎

腺病毒性结膜炎

腺病毒性结膜炎是一种高度传染性疾病，可造成流行，由直接或间接接触受感染的个体传播。症状发作之前可能会有感冒或类似流感症状。眼部炎症常伴有球结膜水肿、眼睑水肿，并可触及耳前淋巴结。一些患者可有睑板部结膜膜状物（图20.20 a、b）和球结膜出血。病毒性结膜炎引起角膜损伤（聚焦区炎症）时可引起视力下降。50% 的患者单眼发病。

治疗

在大部分患者本病是自限性的，润滑剂和冷敷能缓解症状。严格的卫生并保持与家人分开使用毛巾对减少传染大有帮助。临床工作者也应确保良好的卫生习惯，防止交叉感染或传染自己。有角膜损害或严重的结膜炎症的患者可以局部应用一些类固醇类药物。

单纯疱疹性结膜炎

原发性单纯疱疹结膜炎通常单眼发病，大多数患者伴有耳前淋巴结肿大和眼睑及眼周皮肤小泡，超过50%的患者可能进展为树枝状角膜溃疡（图20.21a、b）。本病的病原体是单纯疱疹病毒（HSV）。主要是 HSV-1，但 HSV-2 也可以引起眼部感染。

治疗

原发眼部HSV感染是一种自限性疾病，但多数临床医生选择局部应用阿昔洛韦来降低角膜上皮损伤的风险。

传染性软疣性结膜炎

典型病例单眼发病，表现为眼红，不易识别，由于患者症状没有改善，可进一步发展，角膜也可受累。仔细检查眼睑和睑缘可见珍珠样脐形凹陷结节，其内充满 DNA 痘病毒。如怀疑此病，应尽早做出诊断。

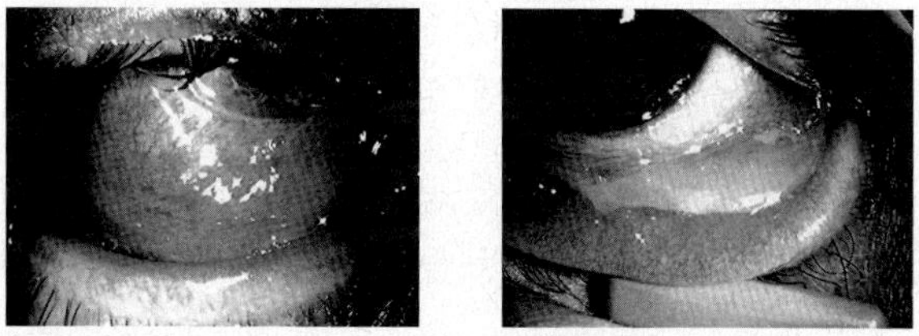

(a) (b)

图 20.20 （也见彩图 20.20）（a 和 b）病毒性结膜炎；（b）下睑假膜。

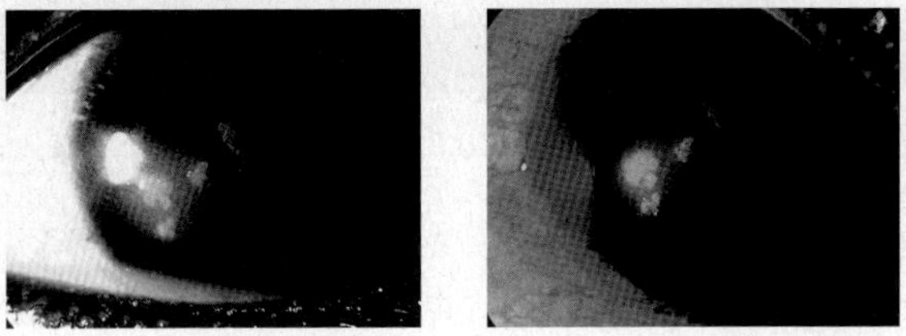
(a) (b)

图 20.21 （也见彩图 20.21）树枝状角膜溃疡。(a) 荧光素染色后。(b) 荧光素染色后用蓝光观察。

治疗

治疗包括刮除病变中心、冷冻病变中心或彻底切除病灶。如果角膜损害严重或眼部炎症很严重，短期局部应用糖皮质激素治疗，如0.5%的泼尼松龙或0.1%的地塞米松是有益的。

变应性结膜炎

变应性结膜炎主要有五种类型：季节性、常年性、春季卡他性、特应性和巨乳头性。后三种较难治疗，病程长，并可引起视力损害。应请眼科医生诊治。

季节性/常年性变应性结膜炎

季节性和常年性变应性结膜炎影响20%的英国人口。季节性变应性结膜炎涉及对草、花粉、真菌孢子的过敏反应，主要发生于春季和夏季。常年性变应性结膜炎全年发病，在秋季达到高峰，变应原包括屋内尘螨等。

主要症状包括瘙痒、眼红、眼痛、水性和黏性分泌物。偶尔，结膜充血导致结膜水肿。通常伴有眼睑的水肿。

治疗

减少与致敏源接触（减少灰尘）是有效的。药物治疗包括抗组胺药物，如左卡巴斯汀和依米斯汀，肥大细胞稳定剂如色甘酸钠和奈多罗米。应避免局部糖皮质激素使用。口服抗组胺药可以止痒。

角膜疾病

外伤

角膜擦伤

外伤引起角膜上皮局部剥脱是非常常见的。角膜擦伤常发生于眼部被手指无意戳伤、眼内进入异物（FB）或一些物体擦伤眼部时。

临床特征

症状包括由于角膜神经末梢暴露引起的严重眼痛、流泪与不能睁眼（睑痉挛）。眨眼和眼球运动能加重疼痛和异物感。视力通常下降。大部分患者需局部使用麻醉滴剂才能进行眼部检查，滴剂有奥布卡因或丁卡因等。角膜用荧光素点滴染色后以蓝光观察，这种橙色染料可以使擦伤区着色，在蓝光下被染成绿色。有时异物会附着于上睑结膜表面，使擦伤呈垂直线状。对所有角膜擦伤患者翻转上睑检查是非常必要的（图20.22a、b）。

治疗

应用广谱抗生素如氯霉素眼药水或眼膏，每日4次，共5天。是否遮盖患眼有争议，但用氯霉素眼膏后通常遮盖 24 小时。

角膜异物

有时异物飞入眼内时附着于角膜（图20.23a），引起畏光、流泪。检查最好在局部应用麻药后进行，同时翻转上睑检查（图20.23b）。角膜异物可以在白光下直接看到。

治疗

取出角膜异物，局部滴抗生素，如氯霉素每日 4 次，共 5 天，或夫西地酸每日 2 次，共 5 天。

外伤

受高速外伤的患者应怀疑角膜穿孔或眼内异物的可能，检查时可发现角膜裂伤，有或无角膜内异物。异物也可以在虹膜或晶状体上。穿通伤的其他表现有浅前房、前房积血或结膜下大片出血。此类患者应迅速转

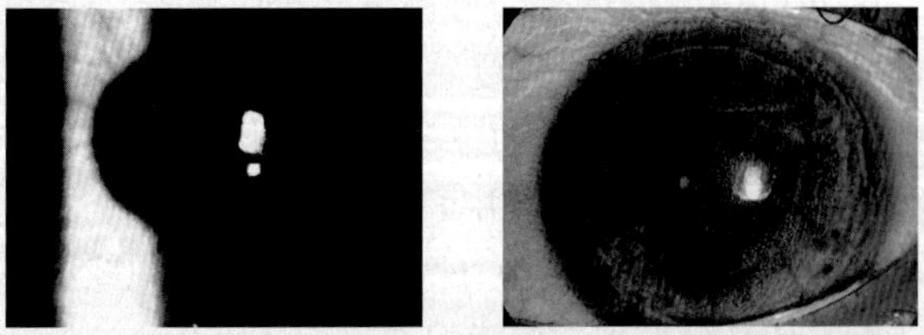
(a) (b)

图 20.22 （也见彩图 20.22）线状角膜擦伤。(a) 荧光素染色后。(b) 荧光素染色后用蓝光观察。

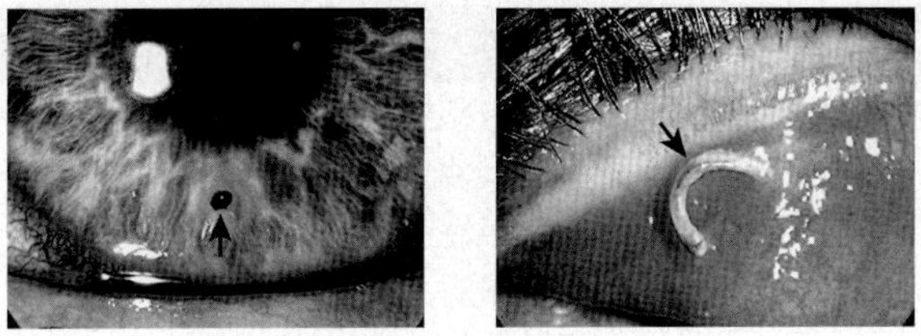

(a) (b)

图 20.23 （也见彩图 20.23）角膜异物。(a) 角膜。(b) 睑板下沟。

诊眼科，确保没有眼药水滴入眼内，并用塑形保护物保护眼部使进一步的外伤最小化。

钝挫伤常导致眶周擦伤和眼睑大体水肿，使排除穿通伤的检查难以进行，这些患者应转至眼科详细检查，以排除外孔源性视网膜脱离或外伤性前房积血（图20.24）。

角膜炎

角膜炎是描述角膜炎症的一般术语。常见原因包括单纯疱疹病毒、隐形眼镜相关感染和睑缘炎。症状包括异物感或疼痛（取决于溃疡的大小和深度）、畏光和流泪。如果溃疡在视轴区可影响视力。

单纯疱疹性角膜炎

角膜上皮细胞被单纯疱疹病毒感染后最终会溶解，形成溃疡，呈典型树枝状。溃疡被荧光素染色，在蓝光下较易被发现。局部免疫抑制剂，如糖皮质激素眼药水，或系统免疫抑制因素，如 AIDS，可导致病毒向外播散使溃疡面积增大，形成地图状溃疡。紫外线、压力和月经可诱发HSV角膜炎的复发，这些因子可激活潜伏在三叉神经节的病毒。

治疗

阿昔洛韦眼膏每日 5 次，共 2 周，通常非常有效。

隐形眼镜相关性角膜炎

少数戴隐形眼镜者发生感染性角膜溃疡，可能造成视力下降（图20.25）。病原菌通常包括革兰阳性和革兰阴性细菌。患者应转诊眼科医生行溃疡刮片检查和抗生素治疗。

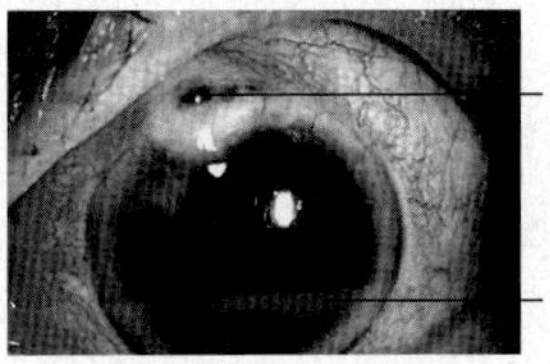

图 20.24 （也见彩图 20.24）顿挫伤。前房积血和眼球损伤，伴有虹膜脱出。

睑缘炎

这是一种极为常见的眼睑边缘发炎的情况。常见病因包括睑板腺功能障碍、皮脂溢和金黄色葡萄球菌感染。患者可无症状或有因睑板腺功能障碍导致泪膜不稳定而出现眼痒和烧灼感。金黄色葡萄球菌常导致慢性睑缘结膜炎，部分患者可能发展为角膜炎（图 20.26）。

治疗

眼睑卫生是主要的治疗方法，可以帮助减少细菌量并疏通睑板腺。对慢性炎症患者，短期局部应用氯霉素有效，但在严重病例或怀疑有红斑痤疮或酒渣鼻时，需要口服多西环素，伴有角膜炎的患者应转诊眼科医生，这类患者可能需要局部应用糖皮质激素类药物。

白内障

白内障（图20.27a、b）是迄今为止世界上最常见的可预防的致盲性眼病，它具有较好的手术疗效，在英国白内障手术大约每年完成 250 000 例，因而成为最常见的手术操作。

病因学

年龄相关性晶状体浑浊（白内障）是视力下降最

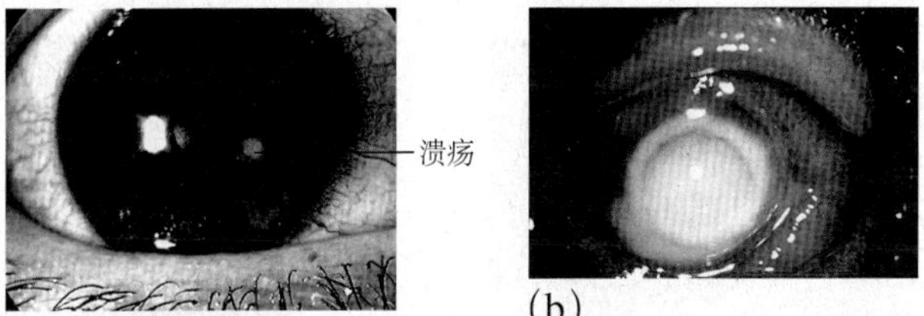

(a) (b)

图 20.25 （也见彩图 20.25）接触镜相关角膜炎。(a) 角膜溃疡。(b) 严重角膜炎伴角膜脓肿与前房积脓。

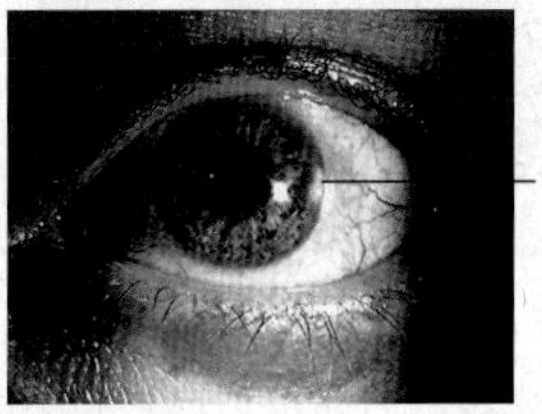

图 20.26 （也见彩图 20.26）边缘性角膜炎。

常见的原因，30% 的超过 65 岁的患者视力低于驾驶要求（Snellen视力低于 6/12）。白内障的常见原因见表 20.7。

年轻的患者应排除家族性和遗传性原因。任何眼部炎症病史都应重视。婴儿如被诊断为白内障，应立即转诊眼科医生，使弱视的发生降到最低。

临床特征

无痛性渐进性视力下降是最常见的症状，其他症状取决于白内障的类型，如后囊型可能有眩光、夜间驾车困难。早期晶状体变化可以用眼镜矫正，晚期浑浊需手术治疗。

检查

应测量血糖、血钙、肝脏生化来诊断是否患有代谢紊乱疾病。

治疗

白内障摘除加人工晶体植入术是目前主要的治疗方法（图20.27c）。可依据白内障的病因和硬度决定手术术式的选择。目前超声乳化手术已成为最为流行的常规病例的手术方式。

表 20.7　白内障的病因

先天性	母亲感染 家族性
年龄	老年性
代谢	糖尿病，半乳糖血症， 低钙血症， Wilson 病
药物引起	糖皮质激素，酚噻嗪类 缩瞳剂，胺碘酮
外伤	内眼手术后
炎症	色素膜炎
疾病相关的	Down 综合征 营养不良性疾病 Lowe 综合征

青光眼

青光眼是指一组由于眼内压增高引起视神经损害和视野缺损（图 20.28 a、b）的疾病。眼压（IOP）正常为 10 ~ 21mmHg。一些类型的青光眼 IOP 可超过 70 mmHg。作为一种疾病，青光眼已成为世界第二位和英国第三位登记的致盲性眼病。

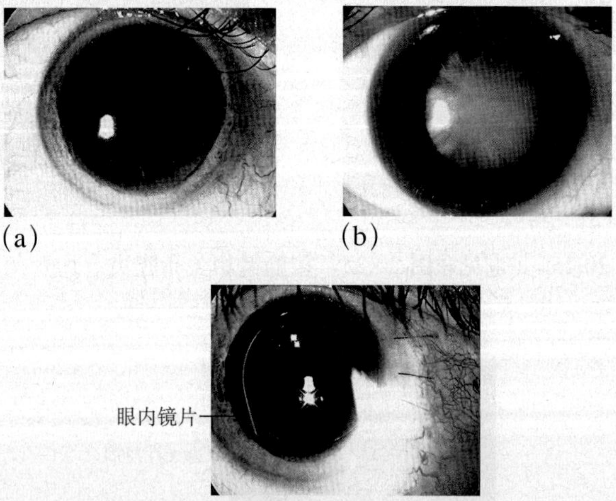

图20.27 （也见彩图20.27）白内障。(a) 早期白内障 。(b) 白色成熟期白内障 。(c) 超声乳化后眼内人工晶体植入。

原发性开角型青光眼（POAG）

POAG是青光眼最常见的类型。高眼压是由于小梁网排出的房水减少所致。小梁网房水流出受限的原因目前还未完全清楚。常见的危险因素包括年龄（40 岁有0.02%，80 岁有 10%）、种族（非裔黑人的危险性是白人的 5 倍）、阳性家族史和近视。

POAG 表现为渐进性、隐匿性、无痛性周边视野缺损，直到疾病晚期中心视力仍然较好。诊断只能在眼压测量后做出。检查视盘时可见视杯扩大，视网膜神经纤维层边缘变薄。视野检查可见正常生理盲点。大多数患者在常规眼科检查时被确诊为青光眼。

治疗

治疗的目标为降低眼压，可通过减少房水生成或增加房水排出而实现。β 受体阻滞剂，如噻吗洛尔、卡替洛尔、左布诺洛尔，可以减少房水生成，是最常用的局部药。这些药物忌用于慢性阻塞性肺病、哮喘或心脏传导阻滞的患者。前列腺素类似物，如适力达（拉坦前列素）、曲伏前列素，可以增加房水外流，因其能降低 30% 的眼压而迅速成为治疗 POAG 的选择。碳酸酐酶抑制剂如醋唑磺胺（乙酰唑胺）可以减少房水生成，可局部用药也可口服。它的口服制剂已成为降眼压的最为有效的药物，对磺胺类药物过敏的患者忌用。

图 20.28 （也见彩图 20.28）(a) 正常视盘；(b) 青光眼视盘。视盘增大变深。

急性闭角型青光眼（AACG）

AACG为眼科急症，眼压可急剧增高达50 mmHg以上。这种情况是由于晶状体老化将虹膜前推，阻挡了小梁网而使房水排出受阻引起。有浅前房的远视者或女性患AACG的风险最高。该病常发生在暗光下或瞳孔扩大时。

AACG可引起突发的眼红、眼痛和视物模糊。患者自觉恶心、呕吐伴头痛和严重眼痛。眼部充血、触痛、变硬，角膜呈雾状，瞳孔半开大（图 20.29）。表 20.8 显示急性眼红的鉴别诊断。

为保护视力应立即治疗。治疗包括静脉注射醋唑磺胺500mg（除非禁忌证外）降眼压，并滴注4%的毛果芸香碱点眼缩瞳增加房水外流，防止虹膜粘附于小梁网。其他局部点滴用药诸如β受体阻滞剂、前列腺素类似物也可滴注，但应考虑是否有禁忌证。同时应及时止痛、止吐。

这类患者应立即请眼科医生处理，以监测眼压的降低。其他药物如口服甘油或静脉注射甘露醇可用于对上述治疗无应答的患者。其他治疗包括是通过激光或手术方式于虹膜周边打孔。

葡萄膜炎

葡萄膜炎是葡萄膜（包括虹膜、睫状体和脉络膜）的炎症。炎症累及眼前段的为虹膜炎或前葡萄膜炎，累及睫状体的称为中间葡萄膜炎，累及脉络膜的称为后葡萄膜炎，如三者均受累称为全葡萄膜炎。

葡萄膜炎常见症状包括视物模糊、疼痛、眼红、畏光、眼前漂浮物等。每个症状都取决于炎症的部位，如畏光、眼痛多见于虹膜炎，而眼前飘浮物多见于后葡萄膜炎 。

葡萄膜炎常伴随强直性脊柱炎、HLA-B27 阳性、关节炎、炎症性肠病、肉瘤、结核、梅毒、弓形虫病、Behçet综合征、淋巴瘤和病毒感染，如疱疹病毒、巨细胞病毒以及艾滋病病毒。在许多患者没有找到原因（特发性葡萄膜炎）。

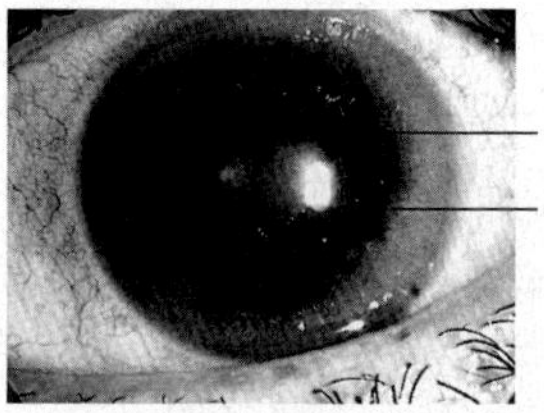

图 20.29 （也见彩图 20.29）急性闭角型青光眼。

前葡萄膜炎（虹膜炎）

典型表现为眼部三联征：眼红、眼痛和畏光。依炎症的不同程度视力可以正常或下降。眼部可以弥漫充血或只有角膜缘周围局限充血。前房显示炎性特征，包括角膜内皮沉着物（KP）、纤维渗出和积脓，并且瞳孔可粘连于晶状体（后粘连）（图20.30 a、b）。眼压升高或正常，因为细胞阻塞小梁网或瞳孔粘连使房水于虹膜后蓄积，将虹膜推向前，阻塞小梁网，减少房水外流，导致眼压升高。

治疗

局部应用糖皮质激素，如0.1%地塞米松点眼控制炎症，1%的环喷托酯散瞳以防止前粘连，散瞳还便于观察眼底以排除后部炎症。若眼压升高，可以局部应用β受体阻滞剂、前列腺素类似物或口服或静脉注射醋唑

表 20.8 急性眼红的鉴别诊断

病因	结膜	单眼或双眼	疼痛	畏光	视力	瞳孔	眼内压
结膜炎	充血弥散	双样	砂样	有时有腺病毒感染	正常	正常	正常
前葡萄膜炎	角膜周围	单眼	疼痛	有	降低	缩小	正常或升高
急性青光眼	弥散	单眼	严重疼痛	极少	降低	中度扩大	升高

磺胺。这些患者应转诊眼科医生。

视网膜疾病

视网膜中央静脉阻塞（CRVO）

CRVO 通常是由于视网膜中央静脉从视神经离开眼球处的筛板或筛板后栓塞引起的突发、无痛性视力下降。血栓引起血液外流受限使血管内压升高，导致静脉扩张、视网膜出血、棉絮斑。静脉内液体异常渗出导致视网膜水肿（图 20.31）。在严重病例可出现传入性瞳孔缺陷。

易感因素包括高龄、高血压、心血管疾病、糖尿病、青光眼、血液异常和脉管炎。

治疗

治疗引起 CRVO 的任何疾病都是必须的。患者迅速转诊眼科可以控制疾病的发展，因为一些患者可能因缺血进展为视网膜和虹膜新生血管形成。虹膜新生血管形成（虹膜红变）的患者有发展为新生血管性青光眼的危险。

视网膜中央动脉阻塞（CRAO）

CRAO 是一种引起突发的视力严重下降的疾病。CRAO 可导致 2/3 的视网膜梗死。动脉变细，视网膜变得混浊和水肿。由于视网膜最薄处可透见脉络膜，黄斑中央凹处可见樱桃红点（图20.32）。常引起传入性瞳孔缺陷。

与动脉硬化有关的血栓形成是 CRAO 的最常见原因。来源于动脉粥样硬化斑块和有病变的心脏瓣膜的栓子也是常见的病因。应该排除巨细胞动脉炎的可能。

治疗

CRAO 是眼科急症。研究表明 CRAO 发病 90 分钟后，视网膜可发生不可逆损害。眼球按摩和 500mg 醋唑磺胺静脉滴注可以降低眼压，并可帮助栓子排出。向纸袋内呼吸产生二氧化碳，可以类似于应用血管扩张剂，帮助栓子排出。其他方法包括：角膜穿刺使部分房水排出，以降低眼内压。

视网膜中央动脉阻塞的患者应做全面检查以确定血栓或栓子的病因。一些患者可能有一过性视力丧失或一过性黑矇。所有有视网膜中央动脉阻塞或一过性黑矇的患者应开始口服阿司匹林，但应在无禁忌证的情况下使用。

视网膜脱离

视网膜脱离可以引起无痛性渐进性视野缺损。缺损部位与视网膜脱离部位相对应。从视网膜撕裂处渗入的积液聚集在感光视网膜与色素层之间（图20.33）。患者经常报告突然出现眼前漂浮物，脱离前伴有闪光

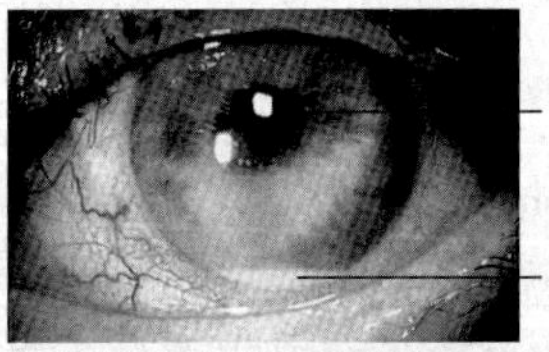

(a)

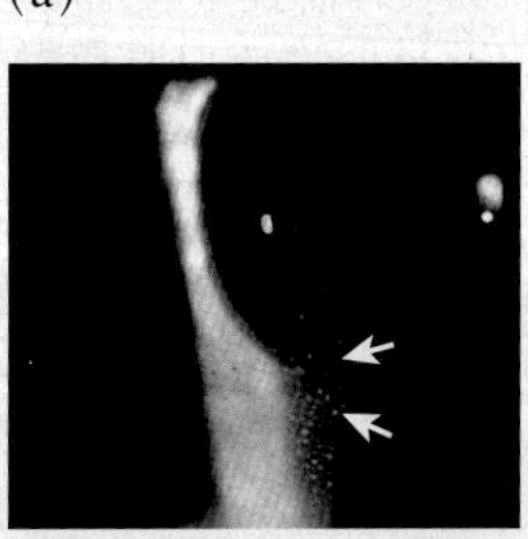
(b)

图 20.30 （也见彩图 20.30）前葡萄膜炎。(a) 急性前房积脓。(b) 显示角膜内皮沉着物。

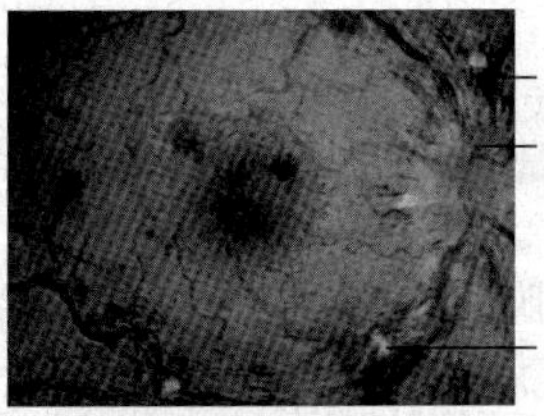

图 20.31 （也见彩图 20.31）视网膜中央静脉阻塞。

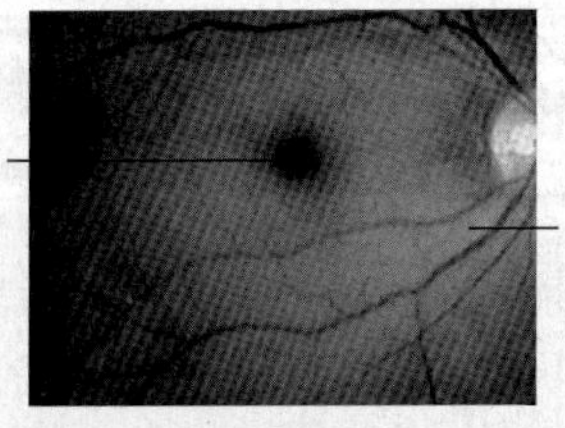

图 20.32 （也见彩图 20.32）视网膜中央动脉阻塞。

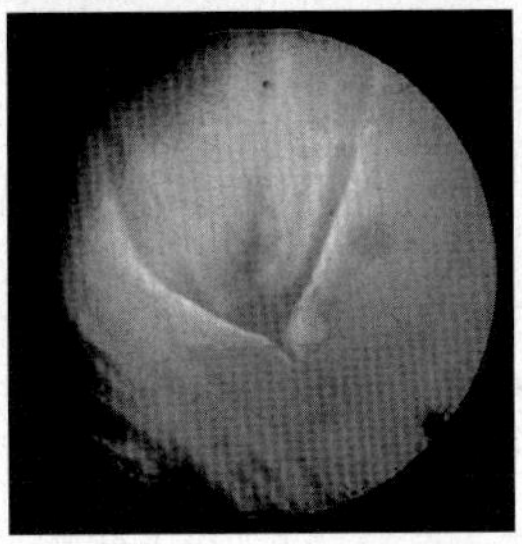

图 20.33 （也见彩图 20.33）视网膜撕裂引起视网膜脱离。

感。这些患者应请眼科医生做全面眼底检查。

年龄相关性黄斑变性（AMD）

AMD 是西方国家 50 岁以上患者视力损害的最常见原因，是该年龄组致盲最常见的原因。随着年龄的增大，黄斑出现变性改变，导致黄斑区出现疣状物沉积或退化改变（图20.34 a）。在腓骨蛋白基因的突变已被发现。并非所有具有这种改变的患者视力都受影响，但很多患者发展为视物变形或中心视力下降。一些患者出现黄斑区明显的由脉络膜新生血管引起的中心视力完全丧失，但周边视力未受损（图 20.34 b）。

有中央视物变形或有明显的黄斑病理改变的患者应转诊眼科进行治疗评估。只有少数患者能满足激光治疗或光动力学治疗（PDT）的临床要求。所有患者应配助视器，如放大镜，以改善其自理性。最近发现了一种血管内皮生长因子抗体（抗 VEGF）pegaptanib，玻璃体内注射对此病有一定作用，试验还在继续。

视力丧失的原因

Box20.3 总结了视力丧失的原因。在发达国家常见的原因与发展中国家的相似，包括外伤、白内障、糖尿病视网膜病变、青光眼和黄斑变性。另外，沙眼衣原体引起的沙眼占全球致盲性眼病的10%，旋盘尾丝虫引起的盘尾丝虫病（河盲）大约使100万人致盲，尽管其数目随着治疗正在下降。70%的麻风患者有眼部受累，其中5 %～10% 致盲。脑型疟的眼部损害常见，尽管视力丧失罕见。HIV感染能引起葡萄膜炎，但主要致盲原因是 CD4 计数下降时眼部的严重机会性感染增多。

每年都有数百万人患维生素 A 缺乏和干眼症。WHO 按眼部征象对干眼症的分级见表 5.10。

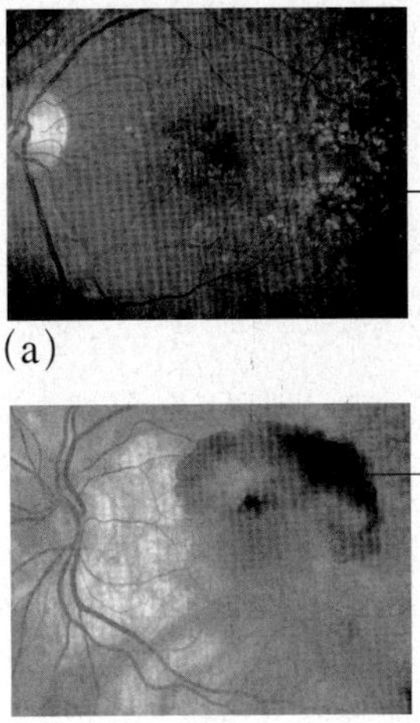

图 20.34 （也见彩图 20.34）年龄相关性黄斑变性。(a) 黄斑区疣状物沉积。(b) 脉络膜新生血管。

Box20.3 视力减退：总结

无痛性视力丧失	疼痛性视力丧失
白内障	闭角型青光眼
开角型青光眼	巨细胞动脉炎
视网膜脱离	视神经炎
视网膜中央静脉阻塞	葡萄膜炎
视网膜中央动脉阻塞	巩膜炎
糖尿病视网膜病变	角膜炎
玻璃体积血	带状疱疹
后葡萄膜炎	眼眶蜂窝织炎
年龄相关性黄斑变性	创伤
视神经萎缩	
脑血管疾病	

（刘 爽译 晏晓明校）

推荐读物

Asbell PA,Dualan I,Mindel J(2005)Age related cataract. *Lancet* 365:599-609.

Lynn WA,Lightman S(2004) The eye in systemic infection.*Lancet* 364:1439-1450.

Weinreb RN,Khaw PT (2004)Primary open-angle glaucoma.*Lancet* 363:1711-1720.

Wilson SE (2004) Lasers for vision correction.*New England Journal of Medicine* 351:470-475.

神经系统疾病

21

流行病学

临床神经病学涉及多种不同疾病，非常复杂，这些疾病的流行病学在不同章节单独讨论。流行情况在世界各地差别很大。表 21.1 总结了英国的情况。

病史、症状和体征

病史记录和基本检查的方法不在本章讨论范围之内。注意应该按时间顺序阅读有关的记录，即由患者或其家属叙述的“故事”。模式识别——对病史、症状和检查的理解——是非常可靠的。临床经验十分重要。有以下三个关键问题：

- 病变部位在哪里？
- 可能的病理学是什么？
- 这种疾病模式是否与某一已知的疾病相符？

这是临床诊断的实质所在。下文中的几个常见问题都与基本神经解剖学相关。

头 痛

几乎所有人都经历过头痛，头痛也是最常见的临

表21.1 英国较常见的神经系统疾病的发病率（每年例数/10万）	
头痛（就诊于全科医师）	2200
脑血管事件	205
带状疱疹	140
糖尿病性神经病	54
压迫性神经病	49
癫痫	46
Parkinson 病	19
疱疹后神经痛	11
各种中枢神经系统肿瘤	9
三叉神经痛	8
脑膜炎	7
多发性硬化	7
严重脑外伤	7
蛛网膜下腔出血	6
硬膜下血肿	6
早老性痴呆（低于65岁）	4
脑瘫	3
Guillain-Barre 综合征	3
重症肌无力	3
短暂性全面性遗忘	3
运动神经元病	2

床症状之一。它可以是不常发生的轻微不适，也可以是严重疾病的一个表现。

发病机制

疼痛受体分布在颅底动静脉、全部脑膜、颅外血管、头皮、颈部及面部肌肉、鼻旁窦、眼睛和牙齿。有趣的是，脑实质几乎没有疼痛受体。

头痛由机械（如脑膜受牵拉）和化学（如5-羟色胺和组胺刺激）受体介导。神经冲动通过第Ⅴ对和第Ⅸ对颅神经以及上颈部感觉神经根向中枢传导。

大多数头痛是良性的，但是诊断问题以及常见的顾虑在于：是否存在严重疾病。下面是一些有用的临床指导。

慢性（良性）反复发作性头痛

几乎所有有着几年或几个月病史、发作时持续数小时或数天、表现为紧箍感全头部疼痛的反复发作性头痛都归因于肌肉紧张和（或）偏头痛。常伴有抑郁。

短时间（持续数分钟至数小时）的局部头痛，应考虑鼻窦炎、青光眼和偏头痛性神经痛。伴有动脉损害和脑水肿的恶性高血压有时也可导致头痛。单独高血压并不会导致头痛。

虽然有时新配的镜片可诱发疼痛，屈光不正所致的视疲劳不会导致头痛。

压力性头痛

颅内占位性病变可牵拉脑膜和颅底血管，使之移位。当肿物或脑脊液压力变化（如咳嗽）导致这些结构移位，就可诱发头痛。脑肿瘤周围脑组织水肿可导致进一步移位。这些“压力性头痛”通常在卧位时加重。

任何清醒状态下出现且在咳嗽、用力或打喷嚏时加重的头痛均可能是由占位性病变引起的。压力性头痛常伴呕吐。此类头痛中，病变在后颅窝（见脑积水）时头痛症状出现早，在数天或数周内出现；但大脑半球肿瘤时头痛出现较晚，在数月或数年内出现。

一个罕见的导致卧位头痛伴下肢力弱的病因是脑室内肿瘤致间歇性脑积水。

亚急性起病的头痛

头痛在数天或数周内起病并进展，伴有或不伴有压力性头痛的特征，此时常常应该考虑是否有颅内占位病变或严重的颅内病变。也应该考虑到脑炎、病毒性脑膜炎和慢性脑膜炎。

伴头皮触痛的头痛

巨细胞动脉炎可引起头皮浅表动脉表面片状敏锐触痛。患者几乎都在50岁以上。

头部外伤后头痛

创伤后持续数日、数周或数月的头痛大多数不是颅内严重病变所致，但是必须考虑到硬膜下血肿的可能。

单次发作的严重头痛

这种常见的急症可由下列几种情况引起：

- 蛛网膜下腔出血
- 偏头痛或其他良性头痛
- 脑膜炎（偶见）。

特别要注意的是：起病的突然性（提示蛛网膜下腔出血）、颈强直和呕吐（脑膜刺激征），以及皮疹和（或）发热（细菌性脑膜炎）。

行走困难和跌倒

步态改变是神经科常见主诉（表21.2)。关节炎和肌肉疼痛也可以导致步态改变，使行走僵硬缓慢。跌倒是常见的致病原因，尤其是在老年人中。异常步态的形式有助于诊断。

痉挛

痉挛在伸肌更明显，可伴有或不伴有力弱，会导致行走僵硬和痉挛。鞋尖擦地，不能抬离地面。步距变小，但仍维持窄基底。可观察到阵挛——下肢伸肌不随意的节律性抽搐。

当主要为单侧痉挛且力弱明显时（轻偏瘫），行走时力弱僵直的下肢拖曳并划圈。

Parkinson 病

伸肌和屈肌均有肌肉强直。肌力正常，但是行走缓慢，步距缩短拖曳，仍维持窄基底。可能跌倒。行走时身体前倾，上肢摆动减少。出现小碎步，慌张步态。起步和快速转弯特别困难。止步时患者不自主后退几小步，称作后退步态。

小脑性共济失调

小脑半球病变可出现基底宽、步态不稳和震颤。共济失调指的就是这种协调障碍。行走时会偏向病变较重的一侧。

病变仅累及小脑中线部位（蚓部）时，则是躯干而非肢体出现共济失调。躯干性共济失调易向后方或侧面倾倒。

表 21.2　神经科常见的行走困难形式
痉挛 / 轻偏瘫
Parkinson 病
小脑性共济失调
感觉缺失（关节位置觉缺失）
远端力弱
近端力弱
步态失调

感觉性共济失调

周围感觉神经病变（如多神经病）是因关节位置觉（本体感觉）缺失导致共济失调。基底宽，抬脚高，顿足步态。去除其他感觉传入（如视觉）及在黑暗中共济失调加重。首先在脊髓痨中描述的感觉性共济失调是Romberg试验的基础。嘱患者直立位闭目，观察患者是否变得站立不稳（注意防止患者摔倒）。

下肢力弱

远端力弱时，需抬腿方能迈过障碍物。当腓总神经麻痹等情况导致踝背屈肌力弱时，每次落脚时都可看到和听到脚拍击地面。

下肢近端肌肉无力（如多发性肌炎或肌肉萎缩）时，由坐位或蹲位站起困难。因骨盆受到的下肢支撑不够，前者需承担身体的全部重量，直立行走时呈鸭步——蹒跚步态。

步态失调

额叶病变（如肿瘤、脑积水和梗死）时，已获得的行走技能出现紊乱。坐位或卧位时下肢运动正常，但不能起步和组织协调步伐。这就是步态失调——行走技能的运用不能。小步幅拖曳步态可主要表现为起步困难（步伐启动失败）或过分犹豫不决。额叶病变时常有尿失禁和痴呆。

跌倒

跌倒是致病和住院的一个主要原因，尤其是对于老年人来说，如骨盆或上肢骨折后跌到。通常不能找到明确病因。需要进行多方面处理，如检查地毯、楼梯、鞋袜等危险因素以及考虑对家庭护理的需求。

头晕、眩晕、一过性黑矇、虚脱和疲劳

头晕：包括很多主诉，轻至模糊的身体不稳感，重至急性眩晕。其常用来描述紧张焦虑、心悸、晕厥或慢性非健康状态时的头重脚轻感。必须明确该症状的本质。

眩晕：——更加明确，是一种运动的幻觉，一种

旋转或倾斜的感觉。患者感觉周围环境在旋转或运动。眩晕发作时极为不适，常伴恶心或呕吐。眩晕的病因见下文。

一过性黑矇： 与头晕类似，是对意识改变、视力障碍或跌倒的一种描述。必须考虑是否有癫痫、晕厥、低血糖或贫血。通常不会发现不良病因。由目击者提供的详细病史很重要。

虚脱： 是一个模糊但又经常被使用的概念，它不能作为一种诊断。医疗记录中应该避免使用。

疲劳： 是神经科疾病的另一常见症状。

推荐读物

Chaudhuri A, Behan P (2004) Fatigue in neurological disorders. *Lancet* **363**: 978–988.

Davenport R (2004) Diagnosing acute headaches. *Clinical Medicine* **4**(2): 109–112.

Tinetti ME (2003) Preventing falls in the elderly. *New England Journal of Medicine* **348**(1): 42–48.

van Weel C, Vermuelen H, van den Bosch W (1995) Falls: a community perspective. *Lancet* 345: 1549–1551.

神经系统查体

操作 Box 21.1 显示的是一个包括五部分在内的简要查体过程。操作 Box 21.2 显示的是更全面的查体。

格式

相关发现应记录在简明的诊断小结中。这将作为检查、信息传递和处理的基础。

功能神经解剖学：引言

神经元和突触（图 21.1）

神经元是神经系统的功能单位，它的细胞体和轴突终止于突触。不同类别的神经元其特异性、大小和类型各不相同。位于胸髓前角的单个α运动神经元的轴突长达一米以上，支配一条腿上的数百至2000个肌纤维——一个运动单位。相比之下，一些脊髓或脑内的联络神经元的轴突不到100μm长，仅终止于另一神经元的细胞体。

神经递质

突触传递是通过神经递质来实现的。动作电位沿轴突传导，引起神经递质释放。然后神经递质作用于突触后受体，并被转运蛋白清除。神经递质－受体反应可增加离子通透性，进一步传导动作电位。这种轴突电活动和突触化学性释放的结合是所有神经功能的基础。

神经递质包括乙酰胆碱、去甲肾上腺素、肾上腺素、5－羟色胺（5－HT）、γ－氨基丁酸（GABA）、阿片肽、前列腺素、组胺、多巴胺、谷氨酸、氧化亚氮、神经黑色素和血管活性肠肽（VIP）。其中，谷氨酸是主要的兴奋性神经递质。

神经递质和转运体在发病机制方面的作用有待继续评估，但是人们认为很多急性和慢性神经系统疾病是由涉及谷氨酸受体过度刺激的神经元损伤引起的，这是介导上述疾病的最终共同通路。

局部脑部病变的临床特征：一般机制

尽管通常不必要回忆详细的神经解剖学，但是有必要理解神经系统如何工作以及各个部位怎样整合。根据症状和体征，我们可以知道神经系统发生功能障碍的部位——例如，左额叶、一侧内囊或第Ⅶ颅神经（面神经）。

大脑皮层的局部病变乃至整个神经系统的病变通过两个过程引起症状和体征：

- 抑制或损毁神经元及其周围结构（图21.2）。这是最常见的过程——神经系统的一部分不能正常工作。
- 刺激性病变导致神经元同步放电（图21.3），如大脑皮层病变导致部分性或全身性癫痫。

操作 Box21.1 简要的五部分神经系统查体

1. **视诊**：患者总的行为举止、语言、步态、上肢摆动
2. **检查头部**：眼底、瞳孔、眼球运动、面部运动、舌
3. **检查上肢**：上肢的伸展姿势、萎缩、肌束震颤、肌力、肌张力、共济运动、反射
4. **检查下肢**：肌力（屈髋、踝背屈）、肌张力、反射、足跖反射
5. **感觉评估**：询问患者

操作 Box21.2 神经系统查体的十部分

1. **意识状态，觉醒状态，外观**（如昏迷）
2. **心理状态，心态，自知力**（见 Box22.5）
3. **认知功能**：时间和地点定向力，近记忆力和远记忆力（记忆力，智力水平，语言和言语 / 脑优势半球，其他技巧性功能障碍，如失用）
4. **步态及 Romberg 试验**
5. **头颅形态**：周径、杂音
6. **颈部**：颈强直，颈部动脉的触诊和听诊
7. **颅神经**（见表 21.5）
8. **运动系统**：
   上肢：
   - 肌肉萎缩和肌束震颤
   - 上肢姿势：垂落、反弹、震颤
   - 肌张力：痉挛或锥体外系性强直
   - 肌力：0 ~ 5 级（表 21.3）
   - 腱反射：+ 或 + + 为正常；+ + + 为增强；0为加强刺激仍不能引出

   胸腹部：
   - 呼吸
   - 胸部和腹部肌肉
   - 腹壁反射
   - 提睾反射

   下肢：
   - 肌肉萎缩和肌束震颤
   - 肌张力、肌力和腱反射
   - 足跖反射
9. **共济运动和精细运动**
10. **感觉系统**
   首先，询问患者肢体、面部和躯干的感觉是否完全正常

   后索：
   - 振动觉（使用 128 赫兹音叉）
   - 关节位置觉
   - 轻触觉
   - 两点辨别觉（正常：手指尖 0.5cm，足底 2cm）

   脊髓丘脑束：
   - 痛觉：用消毒针或细棒
   - 温度觉：热管或冷管

   如果存在感觉异常，将感觉异常区域绘图标出。

表 21.3 肌力的六个级别

级别	定义
5	正常肌力
4	可对抗重力和阻力主动运动
3	可对抗重力主动运动
2	重力消除后可主动运动
1	有短暂的肌肉收缩，但不能引起运动
0	无肌肉收缩

大脑皮层的定位

大脑皮层定位造成了不必要的困难。对神经元网络、功能影像学以及脑内可塑性的研究对传统的高度特异的功能定位观点提出了疑问。然而，在临床神经病学中，仍有必要理解大脑皮层主要的功能作用。下面的段落对临床上重要的脑区进行了概述。

优势半球（通常为左侧）

大脑半球优势的概念源自一个简单的观察。有获得性语言障碍的右利手脑卒中患者在左侧大脑半球有损毁性病变。几乎所有右利手者和 70% 的左利手者的语言功能区在左侧大脑半球。

左侧额颞顶区损毁性病变可导致不同的交流障碍：

- 口语表达——失语，也称言语障碍
- 书写——失写
- 阅读——获得性失读。

发展性阅读障碍：指的是智力正常的儿童阅读和书写能力延迟和紊乱。

失语

失语是指左侧大脑半球语言中枢受损所致的语言缺失或受损，包括很多种类。

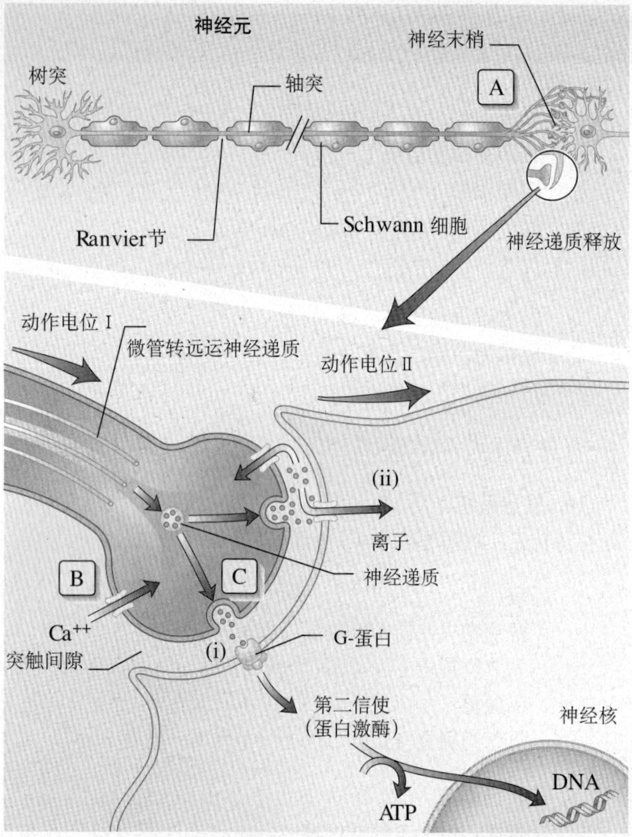

图21.1 功能单位：神经元和神经递质。动作电位（即神经冲动）沿轴突传导。微管转运神经递质至神经末梢（A）。动作电位 I 使突触前膜去极化，开放电压门控的钙离子通道（B）。钙离子内流使得囊泡与突触前膜融合（C），从而释放神经递质（i）与受体结合，活化第二信使，第二信使随后调节基因转录（见第3章），同时也（ii）使配体门控通道开放。通道开放允许离子内流，细胞膜去极化，产生动作电位 II 。

病变部位	功能损害	左　右
额叶，任一侧	智力损害 人格改变 尿失禁 轻单瘫或轻偏瘫	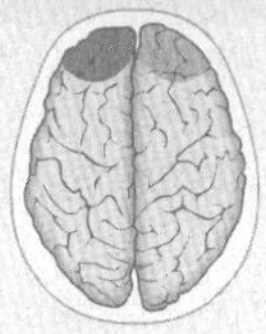
额叶，左侧	Broca失语	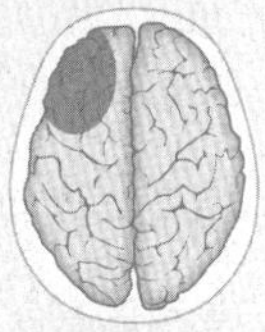
颞顶叶，左侧	失算 失读 失写 Wernicke失语 左右失认 同位性视野缺损	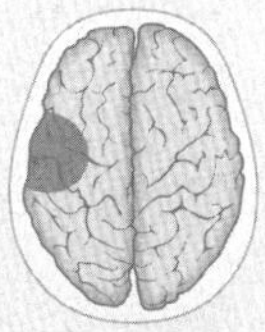
颞叶，右侧	精神错乱状态 面孔失认 同位性视野缺损	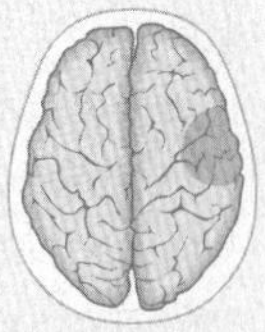
顶叶，任一侧	对侧感觉缺失或忽视 书写觉障碍 同位性视野缺损	
顶叶，右侧	穿衣失用 面孔失认	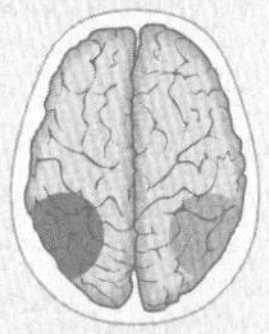
顶叶，左侧	肢体失用	
枕叶/枕顶叶	视野缺损 视空间障碍 视觉认知障碍	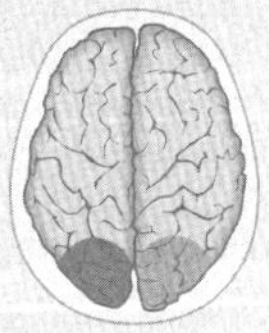

图 21.2 皮层损毁性病变的主要特征（右利手个体）。

Broca 失语（表达性失语，前部失语）

左侧额叶病变可导致言语的流利性下降，而理解力相对保留。患者努力组织语言表达，但只能说出不相关联的几个词，不能组成句子。这类失语的患者在语言功能恢复后表示他们在患病期间知道自己想说什么，但是“不能说出这些词”。

Wernicke 失语（感觉性失语，后部失语）

左侧颞顶叶病变后，语言流利但词语本身不正确。可以是流利的语言当中夹杂着几个不正确的或并不存在的词语，也可以是大量杂乱的话倾泻而出（用完全不存在的词语胡说八道，不知所云）。杂乱性失语严重者语言极其古怪，可与精神病患者的行为相混淆。

Wernicke 失语患者在语言功能恢复后表示，他们失语时，无论是他们自己的还是别人的语言都完全像是听不懂的外语。他们自己既不能停止言语，也不能理解自己以及别人的语言。

命名性失语（命名性失语或遗忘性失语）

这指的是对熟悉的物体命名困难。命名困难是所有失语类型的一个早期征象。左侧颞后部或顶叶下部病变可导致严重的孤立的命名性失语。

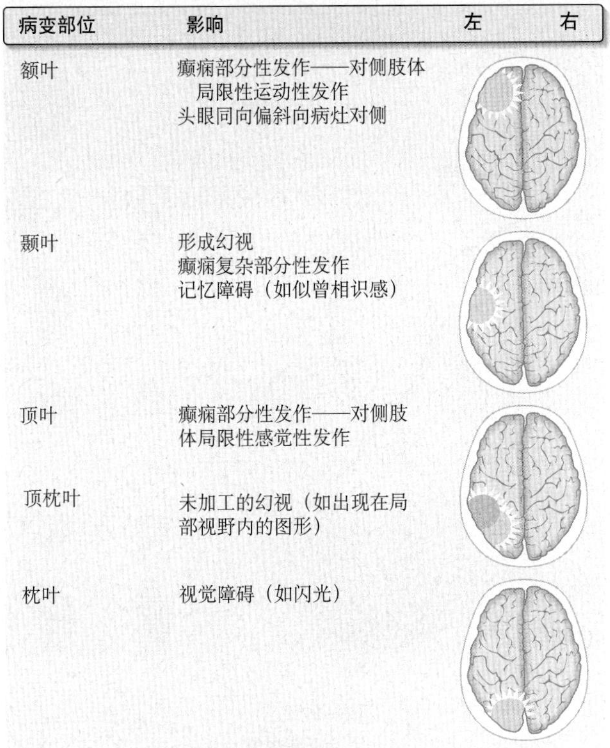

图 21.3　皮层刺激性病变的影响。

完全性失语（中央性失语）

这指的是既有Broca失语的表达困难，又有Wernicke 失语的理解力丧失。患者既不能表达又不能理解。这是由语言功能区广泛受损所致，是左侧大脑半球严重梗死后最常见的失语。书写和阅读也受影响。

构音障碍

构音障碍仅仅是指发音清晰度障碍——言语含糊不清。语言是完整的，这一点不同于失语。构音肌肉瘫痪、运动缓慢或不协调，或者局部不适，都可以导致不同类型的构音障碍。例如尾组颅神经的上运动神经元损伤所致声音沙哑，小脑病变所致爆破性共济失调语言，Parkinson 病的单调音，以及肌无力疲劳性且逐渐衰弱的语言。很多失语患者也有一定程度的构音障碍。

非优势半球

右利手患者右侧大脑半球的病变通常不易确认，包括对内外空间的感觉异常。例如在熟悉的环境中迷路，不能正确地穿衣服（穿衣失用症），或不能画简单的图形——结构性失用。

记忆及其障碍

双颞叶内侧面及其与脑干的连接处病变——海马、穹窿和乳头体病变会导致记忆障碍。导致失忆的病变必须是双侧的。所有器质性记忆障碍的特点是近时记忆受损更突出，而远期记忆相对保留。

记忆缺失（遗忘综合征）是痴呆的一部分，但也常常独立发生（表 21.4）。

推荐读物

Hoffman B, Lefkowitz R, Taylor P (1996) Neurotransmission: the autonomic and somatic nervous systems. In: *Goodman and Gilman's The Pharmacological Basis of Therapeutics,* 9th edn. New York: McGraw-Hill.

Masson J, Sagne C, Hamon M, El Mestikawy S (1999) Neurotransmitter transporters in the central nervous system. *Pharmacological Reviews* **51:** 439–464.

神经解剖的基本知识

为了临床目的，尤其是对于普通内科来说，极其复杂的神经解剖学必须被缩减至其核心内容。下文将涵盖以下几部分：

- 颅神经
- 运动控制的三个系统：
  - 皮质脊髓或锥体系
  - 锥体外系
  - 小脑
- 运动单位
- 反射弧
- 感觉通路和疼痛
- 膀胱和性功能的控制。

颅神经（表 21.5）

Ⅰ：嗅神经

该感觉神经源自鼻黏膜内嗅觉（气味）受体。其分支穿过筛板，于嗅球处形成突触。然后嗅束传导至颞叶前内侧面的嗅觉皮层。

表 21.4 遗忘综合征的病因
酒精（Wernicke-Korsakoff 综合征）
头部外伤（严重）
缺氧
大脑后动脉闭塞（双侧）
单纯疱疹病毒性脑炎
慢性镇静剂和溶剂滥用
双侧浸润性肿瘤
砷中毒
低血糖后

头部外伤和嗅沟肿瘤（如脑膜瘤、额叶胶质瘤）可导致嗅觉缺失（不能闻味）。上呼吸道病毒感染后鼻腔堵塞时常常会出现嗅觉缺失或减退，有时这种嗅觉障碍也可为永久性的。

II：视神经和视觉系统

视觉通路如图 21.4 所示。光的能量大小通过瞳孔大小来调节，接收到的光是由视网膜视杆细胞、视锥细胞和节细胞转换成神经动作电位。晶状体在睫状肌的调控下将图像倒置成像在视网膜上（1），即下半视野的物体投射到上半视网膜上，颞侧物体投射到鼻侧视网膜上。每条视神经（2）都被覆着柔脑膜，含有从视网膜节细胞到外侧膝状体的轴突。

在视交叉处（3），鼻侧部分的视神经纤维交叉，同未交叉的颞侧纤维一起组成视束，传导到外侧膝状体（4）换元。因此一条视束中含有来自同侧颞侧视网膜和对侧鼻侧视网膜的神经纤维。部分视束纤维到达外侧膝状体后终止于脑干，调节晶状体的屈光度和瞳孔大小。

神经纤维从外侧膝状体经过顶叶和颞叶视放射（5 和 6），到达枕叶视觉皮层或距状裂（7 和 8）。上半视网膜（下半视野）通过顶叶视放射投射到视觉皮层的上部，下半视网膜（上半视野）通过顶叶下方的颞叶投射到视觉皮层的下部。

神经冲动严格按照垂直分区投射顺序到达皮层（即上半视野投射到下半视网膜、视束、视放射和皮层；反之亦然，下半视野投射到上半视网膜、视束、视放射和皮层）。在视皮层内，鉴别线形、方向、形状、运动、色彩和深度的不同细胞群之间存在突触连接。这些因素在附近的视觉相关区域进行加工。

每侧视束、视放射和皮层病变导致的视野缺损称为

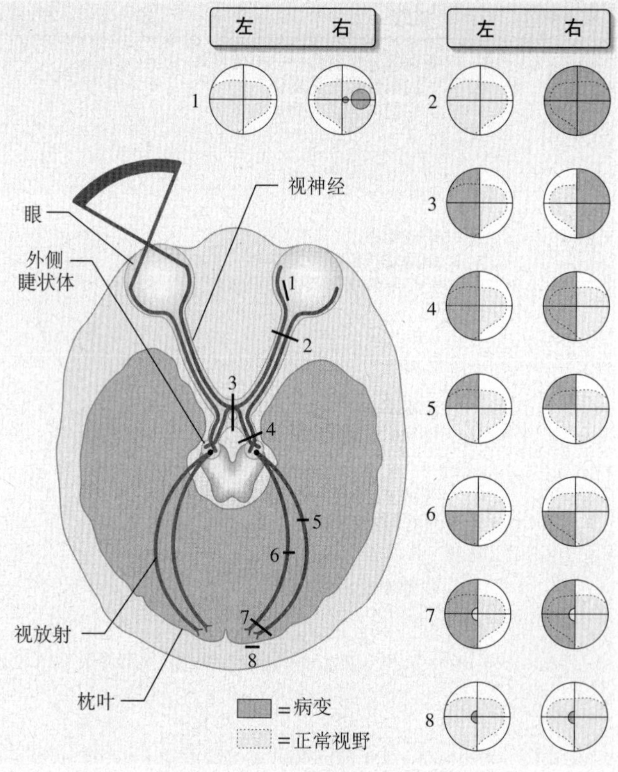

图 21.4 （也见彩图 21.4）视觉通路。
1. 中央旁暗点——视网膜病变。
2. 单侧视野丧失——视神经病变。
3. 双颞侧偏盲——视交叉病变。
4. 同位性偏盲——视束病变。
5. 同位性象限盲——颞叶病变。
6. 同位性象限盲——顶叶病变。
7. 同位性偏盲——枕叶皮层或视放射。
8. 同位性偏盲——枕极病变。

"同位性的"，指同侧神经通路的不同（即双侧）来源。

视束、视放射或皮层病变导致的半侧视野缺损称为偏盲，四分之一视野缺损称为象限盲。一致性偏盲是指双眼视野缺损是对称的；非一致性偏盲是指双眼视野缺损是不对称的。双颞侧偏盲（交叉处鼻侧纤维损伤）是由视交叉病变引起的。

视力

应用Snellen表和（或）近视力表记录，屈光不正者使用镜片或小孔矫正。正常的视力是 6/6 至 6/9；如果低于这个视力，则需要加以说明。

视力衰退在上文已讨论。其原因包括：

- 眼睛原因，如青光眼、黄斑变性、白内障、视网膜脱离、糖尿病血管病变、沙眼、麻风、维生素A缺

表 21.5　颅神经

序号	名称	主要临床作用
Ⅰ	嗅神经	嗅觉
Ⅱ	视神经	视力，视野，传入对光反射
Ⅲ	动眼神经	眼睑上抬，眼球向上运动，内收，抑制外展，瞳孔传出
Ⅳ	滑车神经	眼球内旋，抑制内收
Ⅴ	三叉神经	面部和角膜感觉，咀嚼肌
Ⅵ	展神经	眼球外展
Ⅶ	面神经	面部运动，味觉纤维
Ⅷ	前庭神经	平衡
	耳蜗神经	听力
Ⅸ	舌咽神经	感觉——软腭，味觉纤维
Ⅹ	迷走神经	咳嗽、腭部和声带运动
Ⅺ	副神经	转头，耸肩
Ⅻ	舌下神经	舌运动

乏、外伤、盘尾丝虫病（河盲）。所有这些因素都对世界健康和经济有重要意义。

- 视神经通路病变（如视神经病变，视交叉压迫，视束、视放射或视皮层病变）。

视野缺损

视野检查时，检查者和被检者面对面，采用红头和白头大头针检查，如果发现异常或怀疑不正常，可使用Goldmann（或类似）屏详细记录。图21.4显示的是视野缺损的例子。

视网膜和局部眼病（位置 1）

视网膜病变可引起暗点（小范围视力丧失）或周围视力丧失（管状视野）。常见病因是糖尿病视网膜血管病变、青光眼和色素性视网膜炎。局部眼病（如白内障）也可导致视力丧失。

视神经病变（位置 2）

单侧视力丧失，开始表现为中央或中央旁暗点，标志着视神经病变。一侧的视神经完全病变可导致单侧盲，当光照射该侧眼睛时，瞳孔对光反射（直接及互感性）消失（见瞳孔传入障碍）。视神经病变见表 21.6。

检眼镜检查时视神经可见的部分（视盘）主要病理表现是：

- 视盘肿胀、充血（视盘水肿）
- 苍白（视神经萎缩）。

视盘水肿和视神经炎

简言之，视乳头水肿是指视神经乳头——视盘肿胀。有很多病因（表21.7）可导致视乳头水肿。所有形式的视盘水肿都存在视神经内的轴突水肿，毛细血管和静脉充血，以及轴突运输受阻。视神经炎是指视神经炎症导致的视盘水肿。

视盘水肿的早期眼底检查表现是：视盘呈粉红色，随后首先从鼻侧开始出现边界不清、隆起。视盘内正常时可见的视网膜静脉自发性搏动消失。生理性视杯消失。视盘充血，血管扩张。视盘周围常可见小出血点。

许多情况下可以出现类似真性视盘水肿的表现。明显的远视屈光不正可使视盘呈粉红色，边界模糊不清。视盘边缘的有髓神经纤维和玻璃体（玻璃疣）也可被误认为是视盘水肿。

视盘浸润时也可首先出现凸起，随后可见视盘水肿、边缘隆起（如白血病）。

不能确定是否为视盘水肿时，可用荧光血管造影进行诊断。静脉注射荧光素，视盘水肿时可观察到视网膜渗出，并可照相。

除视神经炎外，其他原因（如脑肿瘤）所致的早期视乳头水肿本身引起的视觉症状常常很少，患者的主诉源自基础疾病。然而，随着随着视盘水肿的进展，盲点扩大，出现视物模糊。然后视盘进一步肿胀，其动脉血流下降，然后随着视乳头水肿恶化，发生视神经梗

表 21.6 视神经病变的主要原因
视神经和球后视神经炎
视神经压迫（如肿瘤或动脉瘤）
中毒性视神经病（如烟草、乙胺丁醇、甲醇、奎宁）
梅毒
缺血性视神经病（如巨细胞动脉炎）
遗传性视神经病
严重贫血
维生素 B_{12} 缺乏
外伤
感染（旁鼻窦感染或眶蜂窝织炎扩散）
视乳头水肿及其病因（见表 21.7）
骨病累及视神经管（如 Paget 病）

表 21.7 视盘水肿（视乳头水肿）的病因
颅内压增高：脑肿瘤、脑脓肿、脑血肿、颅内出血和SAH、特发性颅内高压、脑积水、脑炎
视神经疾病：视神经炎（如多发性硬化）、遗传性视神经病、缺血性视神经病（如巨细胞动脉炎）、中毒性视神经病（如摄入甲醇）、维生素 A 过多症
静脉闭塞：海绵窦血栓形成、视网膜中心静脉血栓形成/闭塞、眼眶占位性病变
视网膜血管病：恶性高血压、血管炎（如 SLE）
视盘浸润：白血病、结节病、视神经胶质瘤
SAH：蛛网膜下腔出血；SLE：系统性红斑狼疮。

死，导致突然的严重视力丧失、永久性视力丧失。

视神经炎

视神经炎最常见的病因是脱髓鞘（如多发性硬化）。眼睛钝痛伴早期严重视力下降可作为鉴别依据，排除其他原因所致视盘水肿。球后视神经炎意味着炎症过程发生在视神经内，但是位置在球后（即眼球后），因此尽管视力受损，视盘无异常。

Leber 遗传性视神经病（LHON）

LHON 是年轻男性孤立性失明的病因之一，患者无其他疾病。数天或数周内可发展为单侧或双侧视神经病。有时急性期有视盘水肿和视盘周围毛细血管扩张，随后视神经萎缩。严重的双侧视力衰退常发生在40 岁左右。母系遗传特点和基因分析显示：致病线粒体DNA突变，很多伴有G11778A突变。女性患者罕见。

视神经萎缩

视神经萎缩是指视盘苍白，原因是在很多病理过程之后发生轴突缺失、胶质增生和血管床减少，如血栓栓塞或视乳头水肿后视神经梗死、炎症（多发性硬化中脱髓鞘性视神经炎、梅毒、LHON）、视神经压迫、之前的外伤、中毒和代谢性病因（维生素B_{12}缺乏、奎宁和甲醇摄入）。任何原因所致视乳头水肿之后发生的视神经萎缩均称作继发性视神经萎缩。视力衰退的程度由潜在的病理改变决定。

视交叉（位置 3）

双颞侧偏盲是肿物压迫视交叉时的典型视野缺损。常见的病因包括：

- 垂体肿瘤
- 脑膜瘤
- 颅咽管瘤
- 转移瘤。

双侧视力衰退必须考虑视交叉压迫，单侧视力衰退时要考虑视神经压迫。

视束和视放射（位置 4、5 和 6）

视束病变（很少）所致视野缺损为同位性偏盲，常不完全且不对称。视放射病变导致同位性象限盲。颞叶病变（如肿瘤或脑梗死）导致上四分之一象限盲，顶叶病变导致下四分之一象限盲。

枕叶皮层（位置 7 和 8）

单侧大脑后动脉区域脑梗死导致同位性偏盲。有黄斑回避现象，因为黄斑区（每侧枕极的皮层）有来自大脑中动脉的独立血液供应。一侧枕极脑梗死可导致小的、一致的对称性暗点同位性偏盲（8）。

脑梗死、外伤或肿瘤所致双侧枕叶广泛损伤可造成皮层盲（Anton 综合征）。患者看不见，但缺乏对失明程度的自知力，甚至否认失明。瞳孔对光反射正常。

瞳孔

交感神经冲动可使瞳孔扩大。鼻睫神经纤维支配瞳孔开大肌。这些神经纤维源自C2水平的颈上神经节。支配眼部（和面部）的交感神经节前纤维起源于下丘脑，不交叉向下经过中脑和延髓侧面，最终在T1水平（接近肺尖）出脊髓，在C2水平形成颈上神经节。节后纤维从神经节发出后在颈动脉分叉周围形成神经丛。该神经丛位于颈内动脉周围的部分发出鼻睫神经支配瞳孔。而支配面部（出汗和立毛肌）的神经纤维起自神经丛位于颈外动脉周围的部分。这些神经支配分布与Horner综合征临床表现有关。

副交感神经冲动可使瞳孔缩小。睫状神经节发出的睫状短神经支配瞳孔括约肌，起缩瞳作用。图21.5为副交感通路及对光反射机制。

对光反射

每条视神经的传入纤维（1）（部分在视交叉处交叉）传导到双侧外侧膝状体（2），通过顶盖前区核团（3）中继到达Edinger-Westphal核（E-W核）（4）。

从每个E-W核发出的传出纤维（副交感神经纤维）加入第Ⅲ对颅神经，到达睫状神经节（5），然后支配瞳孔（6）。

光照射瞳孔时，同侧瞳孔缩小（直接对光反射）；同时对侧瞳孔也缩小，此为互感性对光反射。

辐辏反射

注视近物需要双侧眼轴会聚，并伴有瞳孔缩小。每条视神经的传入纤维经过双侧外侧膝状体，也中转到会聚中枢。会聚中枢接收第Ⅲ对颅神经支配的眼外肌（主要为内直肌）的1a肌梭传入纤维。

传出通路为：从会聚中枢到达E-W核、睫状神经节和瞳孔。因此自主或反射性注视近物时出现双眼会聚伴瞳孔缩小。

黑屋子有利于观察所有的瞳孔异常。

临床上的瞳孔异常

昏迷时的瞳孔异常在本章相关部分讨论，脑干病变时的瞳孔异常在第15章讨论。

生理性变化以及老年改变

在任何年龄，双侧瞳孔的大小通常有轻微差异（生理性瞳孔不等大）。老年人瞳孔逐渐变小（3～3.5mm）且不规则（老年性瞳孔缩小）；瞳孔不等大更明显。辐辏反射随着年龄增大而变迟钝，瞳孔缩小开始需要强光照射。

瞳孔传入障碍： 如视神经完全切断之后的左眼失明，左侧瞳孔会较右侧大。左侧瞳孔传入障碍的特征是：

- 左侧瞳孔对光线刺激无反应（即直接对光反射消失）。
- 互感性对光反射（当左侧瞳孔接受光照射时右侧瞳孔缩小）消失。相反，当完好的右侧瞳孔接受光照射时左侧瞳孔缩小，即右眼的互感性对光反射未受影响。

相对性瞳孔传入障碍（RAPD）： 一侧瞳孔传入通路不完全损伤时（即一侧视神经相对于对侧受损），双侧瞳孔反射的差异，以及一侧相对受损的情况称作RAPD。该体征可提供视神经病变的证据，例如多年前发生球后视神经炎，临床上视力已经完全恢复。

既往左侧球后视神经炎之后：

- 光照左眼时，双侧瞳孔均缩小。
- 光照右眼时，双侧瞳孔也都缩小（即右眼的直接和

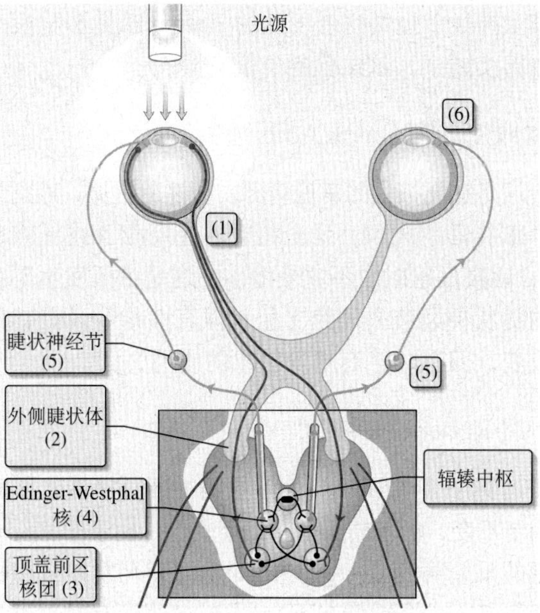

图21.5 （也见彩图21.5）瞳孔对光反射。
传入通路
（1）视网膜成像后视神经产生动作电位。（2）动作电位沿着轴突传导，部分轴突在视交叉处交叉，并通过双侧外侧膝状体。（3）突触在每侧顶盖前区形成。

传出通路
（4）动作电位传导到双侧动眼神经的E-W核。（5）随后通过睫状神经节。（6）使瞳孔缩小。

互感性对光反射均正常)。

- 再次光照左眼时,左侧瞳孔相对于之前的大小轻微扩大。

以上变换光照试验表明:互感性对光反射比直接对光反射强,可由此检测出左侧RAPD,说明左侧视神经瞳孔传入纤维有残存损害。

Horner 综合征

该综合征的体征包括单侧瞳孔缩小、轻度上睑下垂和眼球内陷,提示同侧交感神经通路病变。会出现结膜轻度充血。Horner 综合征的病因如表 21.8 所示。同侧面部或躯体无汗,其严重程度取决于病变的水平:

- 中枢性病变时影响半侧头部、上肢及躯干上部的出汗。
- 接近颈上神经节处的颈部病变导致面部出汗减少。
- 颈上神经节以远的病变完全不影响出汗。

药理试验有助于判断病变水平。例如,颈上神经节以远的病变可导致瞳孔去神经增敏状态,滴入1∶1000的肾上腺素时瞳孔扩大。该剂量肾上腺素对正常瞳孔或颈上神经节近端病变所致的 Horner 瞳孔影响很小。在临床实践中,该试验的价值有限。

强直瞳孔(Holmes-Adie 瞳孔)

这是瞳孔扩大的常见病因,女性更常见。通常为单侧,瞳孔常不规则。强光照射时无反应(或反应非常慢),辐辏反射时也不完全缩小。这是由于发生不明原因的睫状神经节去神经支配。强直性瞳孔没有其他病理改变,但有时伴有腱反射减弱或消失。

Argyll Robertson 瞳孔

这种小(≤3mm)而不规则的瞳孔接受光照时大小固定不变,但辐辏反射时缩小。这是由于中脑导水管周围的脑干病变。Argyll Robertson 瞳孔对神经梅毒有诊断意义(大多数情况下)。类似的改变有时也可见于糖尿病。

Ⅲ、Ⅳ和Ⅵ:动眼神经、滑车神经和展神经

控制眼球运动的机制为:

- 中枢上运动神经元机制控制正常的眼球联合运动(共轭注视)
- 由每条动眼神经、展神经和滑车神经及其支配的眼外肌产生单个眼球的运动。

表 21.8 Horner 综合征的病因

大脑半球和脑干:大面积脑梗死,脑桥胶质瘤,延髓外侧综合 征,颞叶钩回疝
颈髓:脊髓空洞症,脊髓肿瘤
T1神经根:支气管肿瘤(肺尖),肺尖结核,颈肋,臂丛损伤
颈部交感神经链:甲状腺/喉部手术后,颈动脉闭塞和夹层,肿瘤浸润,颈交感神经切除术
其他:先天性,偏头痛性神经痛(通常为一过性),孤立的不明原因

共轭注视

快速自主及反射性眼球运动源自每侧额叶。神经纤维经过内囊前肢,在脑桥交叉并终止于邻近第Ⅵ对颅神经核的侧视中枢(脑桥旁中央网状结构——PPRF,图21.6a)。PPRF也接受来自以下结构的纤维:

- 同侧枕叶皮层——与追踪目标物体有关的通路
- 双侧前庭神经核——联系眼球运动与头颈位置的通路(洋娃娃头反射)。

共轭侧眼运动由PPRF和内侧纵束(MLF,图21.6b)协调。PPRF 发出的纤维既到达同侧第Ⅵ对颅神经核,又在中线交叉后通过 MLF 到达对侧第Ⅲ对颅神经核。因此,每侧的第Ⅵ对颅神经核(支配外直肌)和对侧第Ⅲ对颅神经核(支配内直肌及其他眼外肌)都通过 MLF 相连,使得双眼轴能够以相同的速度同向侧视。

共轭侧视异常

一侧大脑损毁性病变时,对侧通路完整可导致侧视。例如,左额叶损毁性病变(如脑梗死)可导致向右共轭侧视不能。急性病变时双眼常常偏离中线,向病灶侧注视,这里为向左侧。由于通常有对侧(即右侧)轻偏瘫,因此双眼向正常肢体侧注视。

左额叶刺激性病变(如癫痫病灶)刺激对侧,即右

侧PPRF，使得发作时双眼向病灶对侧（即向右侧）注视。

脑干本身一侧损毁性病变可累及PPRF，导致双眼向病变侧共轭侧视不能。通常同时有对侧轻偏瘫，因此双眼向偏瘫侧注视。

核间性眼肌麻痹

一侧MLF损害导致的核间性眼肌麻痹（INO）是更常见的脑干复杂眼球运动征之一，常见于多发性硬化。而双侧INO几乎是本病的特异病征。

单侧病变也可由小范围的脑干梗死造成。右侧INO时有右侧MLF病变（图21.6b）。向左侧注视时右眼不能内收。外展时左眼出现大幅眼震。

病变在内收不能侧，而非在眼震侧（明显，单侧）。

洋娃娃头反射和斜视

这在昏迷患者中有一定的诊断价值。

垂直注视异常

脑干上部病变如幕上占位肿瘤或脑干肿瘤（如松果体瘤）会导致上视不能。如果同时合并瞳孔辐辏反射消失，则称为Parinaud综合征。

一些退行性疾病（如进行性核上性眼肌麻痹）也可发生上视障碍。部分正常人在衰老过程中也可发生一些上视损害。

眼外肌力弱（复视）

复视（视物成双）表明一条或多条眼外肌力弱。其原因有：

- 第Ⅲ、Ⅳ和（或）Ⅵ颅神经或颅神经核病变
- 神经肌肉接头病变（如重症肌无力）
- 眼肌病变或外伤
- 眼眶病变。

斜视

斜视描述的是当两眼的视轴不能在注视点会合时双眼球的外观，眼球或会聚或分开。

麻痹性斜视：麻痹性或非同步性斜视发生在一眼有获得性眼球运动障碍时——是一种神经系统疾病的常见情况。在力弱肌的作用方向，斜视（因此复视）程度最大。

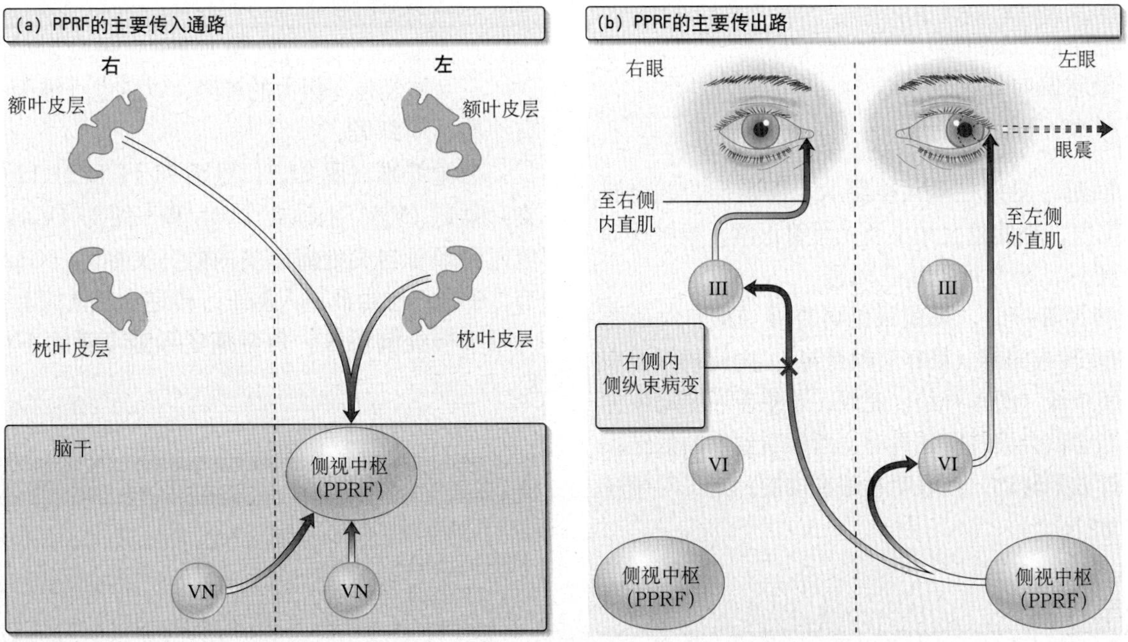

图21.6 (a) PPRF的主要传入通路。来自右侧额叶皮层、左侧枕叶皮层和双侧前庭神经核（VN）的神经冲动激活左侧侧视中枢，或脑桥旁中央网状结构（PPRF）。
(b) PPRF的主要传出通路。源自PPRF的神经冲动通过同侧第Ⅵ对颅神经核支配外直肌（外展），通过内侧纵束到达对侧第Ⅲ对颅神经核，从而支配对侧内直肌（内收）。X显示的是右侧内侧纵束病变时左眼外展时出现眼震，右眼内收不能。

非麻痹性斜视：非麻痹性或同步性斜视是指从婴儿期开始即存在的斜视，眼球运动时两个眼轴之间的角度保持不变，因此向各个方向注视时斜视保持不变。几乎从无复视症状。偏离侧眼（不能固视侧眼）通常有视力缺陷（弱视），称作失用性弱视。

非麻痹性斜视可为潜在的（即仅在某些时候出现），如仅劳累时可见。

遮盖试验： 遮盖试验主要用于评估非麻痹性斜视，并识别潜在的斜视。要求患者注视灯光。无斜视时可以看到每个瞳孔的正中心有针尖样的反射光。迅速遮盖注视灯光中心的一侧眼。如果存在斜视，则另一眼（没有遮盖的一只眼）会运动以获得中心注视。对对侧眼重复进行该试验。无论斜视、弱视侧眼是否被遮盖，优势注视眼都不运动。

Ⅲ：动眼神经

第Ⅲ对颅神经核位于中脑导水管腹侧。传出纤维通过眶上裂进入眼眶，支配四对眼外肌（上直肌、下直肌、内直肌和下斜肌）、提上睑肌和瞳孔括约肌（副交感）。

动眼神经病变的常见病因如表 21.9 所示。完全性动眼神经麻痹的体征有：

- 单侧完全的上睑下垂
- 同侧眼球偏向外下方
- 瞳孔散大、固定。

瞳孔回避：是指在动眼神经上表面走行的副交感纤维未受损害，因此瞳孔大小及光反射正常。糖尿病动眼神经梗死时，通常可见瞳孔回避。

动眼神经麻痹时，患侧眼仍可外展（第Ⅵ对颅神经）、向内旋转或内旋（第Ⅳ对颅神经）。内旋的保留表明第Ⅳ对颅神经（滑车神经）完好。若患者右侧动眼神经麻痹，当尝试会聚并向下看时，可以看到右眼的结膜血管顺时针方向转动，则表明右眼在内旋，第Ⅳ对颅神经完好（如下）。

Ⅳ：滑车神经

滑车神经支配上斜肌。一侧滑车神经病变时，头向病变对侧歪斜且患者常主诉当其尝试向下或向病变对侧注视时出现扭转性复视。

Ⅵ：展神经

展神经支配外直肌，可使眼球向外侧运动。当患者向病变侧注视时，患侧眼明显内斜，复视程度最大。患眼不能外展过中线（图 21.6）。

第Ⅵ对颅神经在颅内走行长。脑干病变（如多发性硬化或脑桥胶质瘤）时可有展神经损害。颅内压增高时，展神经在颞骨岩尖处受压。肿瘤尤其是鼻咽癌可浸润神经鞘。孤立的一侧第Ⅵ对颅神经麻痹可发生在糖尿病展神经梗死时，也是头部外伤的常见后果。

全部眼外肌麻痹

全部眼外肌麻痹描述的是眶尖疾病（如转移癌）或海绵窦病变（如静脉窦血栓形成）导致Ⅲ、Ⅳ和Ⅵ神经麻痹时，眼球固定不动。

推荐读物

Miller NR, Newman NJ (2004) The eye in neurological disease. *Lancet* **364**: 2045-2054.

Ⅴ：三叉神经

三叉神经是一粗大的神经，以感觉纤维为主，但也有一些运动纤维。

感觉纤维（图 21.7；见图 21.11 和 21.12）分为三支：眼支（V_1）、上颌支（V_2）和下颌支（V_3）；这三支传入到颞骨岩尖处海绵窦内的三叉神经（Gasserian）节。中枢纤维由此进入脑干。传递浅触觉的上行纤维进入三叉神经脑桥核。负责痛觉和温度觉的下行纤维形

表 21.9 动眼神经病变的常见病因
后交通动脉动脉瘤
颞叶钩回疝
动眼神经梗死：
糖尿病
动脉粥样硬化
中脑梗死
中脑肿瘤

成三叉神经脊束，并终止于延髓的三叉神经脊束核。该核团向下延伸至上颈髓。

运动纤维起自脑桥上部，加入下颌支支配咀嚼肌。

三叉神经病变的体征

完全的三叉神经病变可导致单侧面、舌和口腔黏膜感觉消失。当运动纤维受损时，张口时下颌偏向病变侧。角膜反射迟钝是三叉神经病变的早期体征，有时也是其孤立体征。

中枢（脑干）病变下部三叉神经核受累（如延髓空洞症）可出现特征性口周感觉消失。

当只有三叉神经脊束（或脊束核）受累时，感觉消失仅限于痛觉和温度觉消失，即分离性感觉障碍。

病因

脑干病变可累及三叉神经核及其中枢连接，如：

- 脑干胶质瘤
- 多发性硬化
- 脑梗死
- 延髓空洞症。

小脑脑桥角处三叉神经受压可有以下原因：

- 听神经瘤
- 脑膜瘤
- 转移瘤。

当这些病变范围扩大时，邻近的第Ⅶ和第Ⅷ对颅神经可受累，可导致面瘫和耳聋。

颞骨岩尖处的中耳感染扩散或转移瘤可导致三叉神经受损。三叉神经痛合并第Ⅵ对颅神经病变称作Gradenigo综合征。

海绵窦内三叉神经（Gasserian）节受压可有以下原因：

- 颈内动脉动脉瘤
- 垂体肿瘤向外扩展
- 海绵窦血栓形成
- 转移瘤。

在眼带状疱疹时三叉神经节本身受感染是最常见的三叉神经节病变。之后常出现疱疹后三叉神经痛，通常累及第一支（眼支）。

颅底肿瘤浸润可累及三叉神经的周围支。

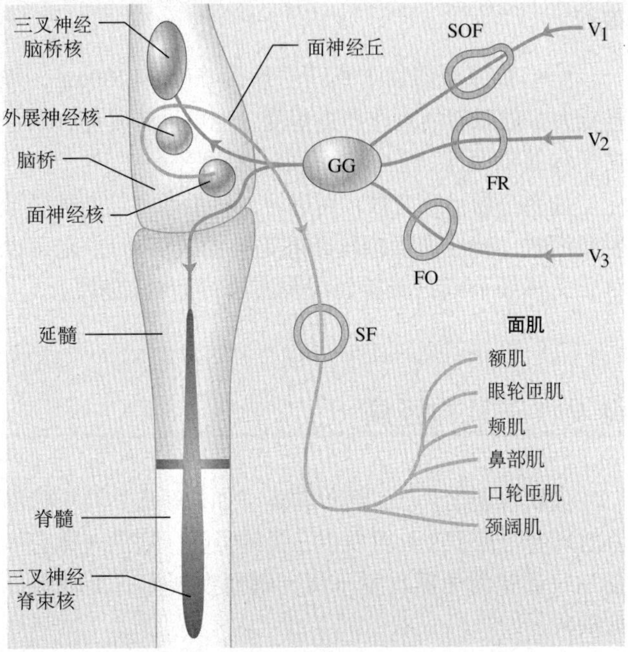

图21.7 （也见彩图21.7）三叉神经的感觉传入通路（红色）和面神经的运动传出通路（蓝色）。SOF：眶上裂；FO：卵圆孔；FR：圆孔；GG：半月神经节；SF：茎乳孔。

三叉神经痛

三叉神经痛（痛性抽搐）病因不明，最常见于老年人。几乎总是单侧性的。

症状

第Ⅴ对颅神经分布区出现严重的阵发性刀割样或电击样疼痛，持续数秒钟。疼痛通常从下颌支（V_3）开始，向上扩散至上颌支（V_2）和眼支（V_1）。一天可发生多次。

每次发作形式相同，面部一个或多个触发区受刺激均可诱发。洗脸、剃须、冷风或进食等小刺激均可诱发疼痛。剧痛可致面部扭曲（因此采用“抽搐”一词）。夜晚不发生疼痛是其特点。自发性缓解可以持续数月或数年，随后几乎不可避免地会复发。

体征

没有三叉神经功能障碍的体征。角膜反射保留。仅根据病史诊断。

治疗

给予抗惊厥药物卡马西平每天600～1200mg，能降低大多数患者的发作严重程度。也可用苯妥英、加巴喷丁和氯硝西泮，但效果不如卡马西平。

如果药物治疗失败，可进行外科手术（三叉神经节射频消融、神经血管减压或感觉神经根切断）。也可以对三叉神经节或三叉神经周围支进行酒精注射。

继发性三叉神经痛

多发性硬化、三叉神经肿瘤（如神经瘤）及小脑脑桥角病变（见下文）可发生三叉神经痛。通常查体有体征——起初为角膜反射下降，继而发展为三叉神经感觉缺失。

特发性三叉神经病

有时会无明显原因出现慢性孤立的三叉神经病变。当感觉缺失严重时，出现营养障碍改变（面部瘢痕及角膜溃疡）。

推荐读物

Love S, Coakham HB (2001) Trigeminal neuralgia: pathology and pathogenesis. *Brain* **124**: 2347–2360.

Ⅶ：面神经

面神经主要为运动功能，支配面部表情肌。味觉纤维源自舌前2/3，通过鼓索加入面神经。面神经也发出运动纤维支配镫骨肌。面神经（图21.7）起自脑桥处的面神经核，在茎乳孔处出颅。每侧面神经核有部分接受来自双侧大脑半球的核上纤维，支配面部上部（主要为额肌）。因此，单侧面神经上运动神经元病变时，上面部常常不受影响。

单侧面肌力弱

下运动神经元（LMN）病变： 单侧下运动神经元病变可导致同侧所有面部表情肌力弱。患侧嘴角低且流涎。上面部肌力弱，表现有皱眉力弱（额肌）和闭目力弱。如果睡觉时眼睑不能闭合，角膜暴露，可发生溃疡。颈阔肌也力弱。

上运动神经元（UMN）病变： 上运动神经元病变仅导致对侧下面部肌力弱。额肌不受累。因此皱眉时额纹正常，闭眼和眨眼也不受影响。最早的体征仅仅是一侧面部活动缓慢，例如示齿时动作迟缓。上运动神经元病变时，与随意运动相比，自发性表情运动（如微笑）有时也会相对保留。

面肌力弱的病因

面肌力弱的常见原因是核上性（上运动神经元）病变（如脑梗死），导致上运动神经元性面肌力弱伴轻偏瘫。

根据下运动神经元性面肌力弱合并其他体征可以识别四种神经核及其以下水平的病变。

脑桥： 在脑桥，第Ⅶ对颅神经纤维环绕第Ⅵ对颅神经（展神经）核（图21.7）。因而脑桥处第Ⅶ对颅神经病变时展神经核常受累，导致内斜视（外直肌麻痹）伴同侧面肌力弱。

当邻近的PPRF和皮质脊髓束受累时，同时有以三种表现：

- 下运动神经元性面肌力弱
- 共轭侧视不能（向病变侧）
- 对侧轻偏瘫。

病因包括脑桥肿瘤（如胶质瘤）、脱髓鞘病和血管病变。

脊髓灰质炎时，面神经核本身单侧或双侧受累，运动神经元病时通常双侧受累。

小脑脑桥角（CPA）： 第Ⅴ、Ⅵ、Ⅷ对颅神经可与第Ⅶ对颅神经同时受累，因为这几对颅神经在CPA处会聚在一起。病因有听神经瘤、脑膜瘤和转移瘤。

颞骨岩部： 膝状神经节（味觉）位于面神经膝部（图21.7）。此神经节的纤维传导舌前2/3的味觉，通过鼓索神经加入面神经。到镫骨肌的运动纤维在膝部以远离开面神经。颞骨岩部内的面神经病变可导致：

- 舌前 2/3 味觉丧失
- 听觉过敏（镫骨肌瘫痪导致失真、令人不快的大音量噪音）。

病因包括：

- Bell 麻痹
- 外伤
- 中耳感染
- 带状疱疹（Ramsay Hunt 综合征）
- 肿瘤（如血管球瘤）。

颅底、腮腺及面部本身： 茎乳孔内面神经肿胀可出现 Bell 麻痹（见下文）。颅底肿瘤和 Paget 骨病时面神经可受压。腮腺肿瘤、腮腺炎、结节病和外伤时，进入腮腺的面神经分支受损。多神经炎（如Guillain-Barre综合征）也可累及双侧面神经，通常同时受累。

面肌力弱也见于原发性肌病和肌无力。力弱通常为对称性。病因包括：

- 强直性肌营养不良
- 面肩肱型肌营养不良
- 重症肌无力。

Bell 麻痹

这种常见的急性孤立面神经麻痹通常由病毒（常为单纯疱疹病毒）感染引起，可导致面神经肿胀，肿胀部位可在颞骨岩部内和面神经在颅底穿过茎乳孔处。

患者可注意到突然的单侧面肌力弱，有时伴有舌前2/3味觉缺失。起病时常有耳后疼痛。依据临床情况进行诊断。其他颅神经不受累。

处理和病程

数小时或几天内力弱进展。常常在第2周内开始自发性改善。此后持续恢复，但可能需要1年时间。有时（少于10 %）患者会遗留轻微的不易察觉的面肌力弱。

电生理试验（EMG）对预测结局有一定帮助，但很少应用。第3周以后，面肌诱发电位消失（在腮腺处刺激面神经）意味着患者不可能完全恢复。

给予类固醇（如泼尼松龙60mg/d，10天内减量至停用）加阿昔洛韦效果比单用其中一种要好。

如果不能闭眼，有必要缝合上下眼睑（睑缘缝合术）以防长时间角膜暴露。用胶带保持眼睑闭合是非常重要的暂时性措施。

约15 %的患者遗留严重的面瘫，美容手术有时有一定作用。

Bell 麻痹有时复发，双侧病变非常少见。

Ramsay Hunt 综合征

此征由带状疱疹感染膝状神经节所致。有面瘫（与Bell麻痹表现相同）伴外耳道（有面神经的感觉小支）和（或）软腭疱疹。可发生耳聋或三叉神经病变。与Bell麻痹相比，完全恢复的可能性更小。应该给予针对带状疱疹的治疗（泛昔洛韦）。

偏侧面肌痉挛

这是一种不规则的无痛性面肌痉挛，通常发生在中年以后，女性更常见。可以是轻度不适的痉挛，也可以是严重的、面容扭曲的痉挛。

病因有：

- 特发性
- Bell 麻痹后
- 听神经瘤
- 颅底 Paget 病
- 小脑脑桥角处血管压迫（假设）。

有一侧面肌阵发性痉挛。常见轻度下运动神经元性面肌力弱。

处理

有些病例无需治疗。对于另一些患者，有时小脑脑桥角处面神经减压有一定作用。局部面肌注射肉毒素可以减轻痉挛，效果可持续数月，并可以重复注射。药物治疗无效。

肌纤维颤搐

面肌纤维颤搐描述的是一种很少见的下面部持续细微的起伏状或波状运动，见于脑干病变（如多发性硬化，脑干胶质瘤）。

肌纤维颤搐也用于描述眼周良性颤搐。

推荐读物

Gilden DM (2004) Bell’s palsy. *New England Journal of Medicine* **315**: 1323–1331.

Johnson RW, Dworkin RH (2003) Treatment of herpes zoster and postherpetic neuralgia. *British Medical Journal* **326**: 748–750.

Ⅷ：听神经

听神经包括耳蜗神经和前庭神经两部分。

耳蜗神经

听神经纤维起自耳蜗内Corti螺旋器，走行至脑桥的耳蜗神经核。这些核团发出的纤维越过中线交叉，并沿内侧丘系上行至内侧膝状体，然后到达颞回。

耳蜗神经病变的症状是耳聋和耳鸣。这种耳聋称为“感音神经性”（或感音性）耳聋。临床上通过音叉试验（256Hz，而非128Hz）来检查，主要是Rinne试验和Webers试验，可鉴别传导性耳聋和感音神经性耳聋。

耳蜗病变的检查

- 纯音测听。
- 听觉诱发电位。采用头皮电极记录对重复咔嗒音的反应。通过反应情况可以检测出病变水平。

感音神经性耳聋的病因见表20.1。

前庭神经

三个半规管、球囊和椭圆囊的感觉上皮运动产生神经冲动，传到脑桥的前庭神经核。前庭神经核也与小脑、眼肌核团、PPRF、锥体外系、网状结构、颞叶以及脊髓相联系。

身体的平衡和姿势也依赖于在颈部、脊肌和肢体与前庭系统之间传递的本体感觉（位置觉）神经冲动间的相互作用。

前庭病变的主要症状是眩晕和平衡障碍。急性眩晕经常伴有呕吐。眼震是主要的体征。

眩晕

眩晕是感到周围环境或物体在移动的错觉，表明前庭、第Ⅷ对颅神经、脑干或皮层（极少数情况下）存在功能障碍。见表21.10。

耳聋和耳鸣伴眩晕表明该症状是由耳或第Ⅷ对颅神经病变所致。

眼震

眼震是一种眼球的节律性振动，是眼睛或前庭系统及其相连结构病变的体征。眼震分为急动性（jerk）和钟摆性。真正的眼震必须在双眼注视时明显可见并持续存在。

急动性眼震

急动性眼震（神经系统疾病所致的常见眼震）有快相和慢相。其可见于前庭终末器、第Ⅷ对颅神经、脑干、小脑以及皮层（极少数情况下）病变。根据快相方向来决定眼震的方向，快相可认为是试图纠正原发慢相运动的反射。

尽管眼震是前庭系统作为一个整体发生病变的既常见又有价值的指征，但仅根据急动性眼震的方向作为定位体征存在相对大的困难。以下是有用的诊断出发点：

- **水平或旋转性急动性眼震**可能是周围性（中耳），也可能是中枢性（第Ⅷ对颅神经、脑干、小脑和它们之间的连接）。在周围性病变中，眼震通常是急性且短暂（持续数分钟或数小时）的，伴有严重的需要卧床的眩晕。而在中枢性病变中，眼震持续时间长（数周、数月或更长时间）。中枢性病变导致的眩晕在数天或数周后逐渐减轻，但眼震存在时间相对较长。
- **垂直性急动性眼震**：仅由中枢性病变引起。
- **下跳（Down-beat）性急动性眼震**：这种眼震极少见，由枕骨大孔周围病变（如脑膜瘤、小脑下疝）

表21.10　眩晕的主要病因
Meniere病
药物（如庆大霉素，抗惊厥药中毒）
毒素（如乙醇）
“前庭神经元炎”
多发性硬化
偏头痛
急性小脑病变
小脑脑桥角病变（如听神经瘤）
癫痫部分性发作（颞叶病灶）
脑干缺血或梗死
良性发作性位置性眩晕

引起。

钟摆性眼震

钟摆性是指来回运动的速度和幅度都相似。钟摆性眼震几乎都是双眼水平性的，在任何方向注视时均出现。其原因几乎都是眼科疾病，例如注视力差（如长期严重的视力下降）或先天性病变，有时可伴有点头的钟摆性眼震。偶尔这种眼震也发生于脑干病变：细微的钟摆性胶着样（jelly-like）眼震是多发性硬化脑干斑块或脑干胶质瘤的体征。

前庭病变的检查

MRI 检查可以提供该部位的最佳结构影像。

冷热试验可用于评估迷路功能。先用冰水而后用温水注入外耳道，记录诱发出的眼震的持续时间。正常的冷热试验结果为：

- 左耳注入冰水诱发的眼震快相朝右
- 左耳注入温水诱发的眼震快相朝左。

右耳反应相反。诱发出的眼震少或无，表明同侧迷路、第Ⅷ对颅神经或脑干受累。该技术也用于诊断脑干死亡。然而，将冷热试验中的轻微异常与临床头晕的症状联系起来有一定的困难。

（彭　清　黄一宁译）

前庭神经和听神经病变——中枢、第Ⅷ颅神经和终末器官

药物（如抗惊厥药中毒）、酒精和脑干血管病是眩晕的常见中枢性原因。从临床表现就有可能区分出六个不同水平的病变。

大脑皮层：眩晕有时是部分性（颞叶）癫痫先兆的一部分。当处于不适应的高度、惊恐状态和广场恐惧时，眩晕也可以成为一种心理或知觉感觉。获得性皮层病变中耳聋非常罕见；必须是双侧病变时才出现耳聋。

脑桥和脑干：眩晕也常见于累及前庭神经核及其联系纤维的病变（多发性硬化、血管病、肿瘤、脊髓空洞症）。第Ⅵ或第Ⅶ对颅神经病变、核间性眼肌麻痹、尾组颅神经损伤或对侧轻偏瘫有助于定位。常出现眼震，但耳聋罕见。一过性眩晕可见于基底动脉偏头痛、晕厥，偶尔可见于低血糖发作；通常很难确定其起源部位。

小脑：会出现朝向病变侧（如肿瘤、出血或梗死）的眼震。通常存在肢体共济失调。双侧小脑或小脑联系纤维疾病（如橄榄脑桥小脑萎缩）会出现双侧眼震。不会出现耳聋。

桥小脑角：感音神经性耳聋和眩晕都会出现。会出现第Ⅵ、Ⅶ和Ⅴ对颅神经损伤，此后出现小脑体征（同侧），继而出现锥体束体征（对侧）。常有眼震。病因包括听神经瘤、脑膜瘤和转移瘤、癌性脑膜炎和炎症（表 21.10）

颞骨岩部：第Ⅷ对颅神经病变常合并面肌力弱（第Ⅶ对颅神经）。病因包括外伤、中耳感染、转移瘤和 Paget 骨病（也见 Gradenigo 综合征）。

终末器官（耳蜗和半规管）：病因包括：

- Menière 病
- 药物（如庆大霉素）
- 噪音（声损伤）
- 中耳感染
- 腮腺炎
- “前庭神经元炎”
- 良性发作性位置性眩晕
- 高龄
- 风疹病毒宫内感染
- 先天性梅毒。

“前庭神经元炎”

这种疾病常见，但目前对其知之甚少，该综合征是指孤立的严重眩晕急性发作，伴有眼震，常出现呕吐，但不伴有听力丧失。一般认为其在病毒感染损伤迷路或前庭神经的同时或随后出现。

症状可持续数天或数周，但是自限性的且很少复发。治疗包括给予前庭神经镇静剂；类固醇可能有效。病后可能会出现良性位置性眩晕。脑干的脱髓鞘病变或血管性病变可以出现非常相似的症状，但通常会有其他异常（见上文）。

推荐读物

Baloh RW (2003) Vestibular neuritis. *New England Journal of Medicine* **348**: 1027-1032.

尾组颅神经 Ⅸ、Ⅹ、Ⅺ、Ⅻ

舌咽神经（Ⅸ）、迷走神经（Ⅹ）和副神经（Ⅺ）从延髓发出并经颈静脉孔一起出颅。舌下神经（Ⅻ）也从延髓发出，但由前髁孔出颅。这四对尾组颅神经在颅外紧密相邻，并与颈动脉和支配眼部的交感神经上行纤维位置相近。

舌咽神经（Ⅸ）

这一混合神经以感觉为主。感觉纤维支配扁桃体窝和咽部的所有感觉（咽反射的传入通路），以及舌后三分之一的味觉。

运动纤维支配茎突咽肌，自主神经纤维支配腮腺，感觉支支配颈静脉窦。

迷走神经（Ⅹ）

这一混合神经主要为运动性，支配咽部（咽反射的传出通路）、喉部（包括通过喉返神经支配声带）和上部食管的横纹肌。迷走神经中有来自喉部的感觉纤维。副交感纤维支配心脏和腹部内脏。

副神经（Ⅺ）

这一运动神经支配斜方肌和胸锁乳突肌。

舌下神经（Ⅻ）

这一运动神经支配舌。

第Ⅸ和第Ⅹ颅神经病变

由于颈静脉孔的病变会同时影响了这两根神经，有时还会累及副神经，因此单独的神经损伤很少见。

单侧第Ⅸ颅神经损伤可导致同侧咽部感觉降低。第Ⅹ颅神经麻痹导致同侧软腭的随意及反射性上抬不能而偏向对侧。

双侧第Ⅸ和第Ⅹ对颅神经损伤导致软腭上抬明显力弱、软腭感觉障碍和咽反射消失。迷走神经喉返支可受累。咳嗽动作减弱，声带麻痹。患者主诉吞咽困难、声嘶、鼻反流和呛咳（特别是当摄入液体时）——这是一种危险的情况。延髓性麻痹是由于下运动神经元或肌肉病变导致软腭、咽部和舌肌力弱的统称。

第Ⅸ和第Ⅹ颅神经病变常合并第Ⅺ和Ⅻ颅神经损伤。病因列于表 21.11。

喉返神经损伤：迷走神经的这一分支瘫痪可导致声嘶（发音困难），自发性和反射性的大力、暴发性咳嗽不能。没有可见的软腭力弱，但是内镜下可见声带麻痹。双侧急性损伤（如手术后）属严重急症，可致呼吸道梗阻。

左侧喉返神经损伤（在主动脉下方绕行）比右侧损伤更常见。

喉返神经损伤的病因包括：

- 纵隔原发肿瘤（如胸腺瘤）
- 支气管癌直接浸润
- 主动脉瘤
- 颈部外伤或手术
- 舌咽神经痛（罕见）。

舌咽神经痛：是指由吞咽动作反复诱发的咽部剧烈疼痛，为阵发性神经痛性痉挛。没有异常体征。使用卡马西平（见三叉神经痛）或咽部神经切断术治疗这一罕见病症。

表 21.11 列出了主要病因。

第Ⅺ颅神经病变

第Ⅺ颅神经病变可导致胸锁乳突肌（向对侧转头和转颈）和斜方肌（耸肩）力弱。表21.11列出了主要病变。切断这一神经将导致颈部持续性神经痛。

第Ⅻ颅神经病变

第Ⅻ颅神经下运动神经元病变可导致单侧舌肌力弱、萎缩和肌束震颤。伸舌时偏向力弱侧。主要病因见表 12.11。

双侧核上性（UMN）第Ⅻ颅神经病变（见下文）出现舌肌运动减慢、受限，舌肌僵硬，不能伸长。不出

表21.11　第Ⅸ、Ⅹ、Ⅺ和Ⅻ对颅神经病变的主要病因
脑干内
梗死
延髓空洞症
运动神经元病（运动纤维）
脊髓灰质炎（运动纤维）
颅底（颈静脉和前髁孔）
鼻咽癌
血管球瘤
神经纤维瘤
颈静脉血栓形成（第Ⅻ对颅神经不受累）
外伤
颈部和鼻咽部
鼻咽癌
转移癌
多神经病
外伤

现肌束震颤。

脑干病变

延髓性麻痹

延髓性麻痹是指延髓（球部）颅神经核支配的肌肉出现下运动神经元性力弱。球部肌肉瘫痪的病因包括尾组颅神经核病（如运动神经元病）、第Ⅸ到Ⅻ颅神经损伤（表21.11）、神经肌肉接头功能障碍（如重症肌无力，肉毒中毒）或肌肉本身疾病（如肌营养不良）。

假性延髓性麻痹

这是指双侧尾组颅神经核上性病变，可导致舌肌和咽部肌肉力弱和动作减少。（表面上看类似于延髓性麻痹，所以称为假性延髓性麻痹）。假性延髓性麻痹的表现包括舌肌僵硬、动作缓慢且有痉挛（但不萎缩），构音障碍，声音僵硬、缓慢，听起来干涩沙哑，并有吞咽困难。咽反射和腭反射存在。下颌反射活跃。假性延髓性麻痹通常伴有情绪不稳（不恰当的大笑或哭泣）。

主要病因包括：

- 运动神经元病——通常兼有上运动神经元和下运动神经元病变（即兼有假性延髓性麻痹和延髓性麻痹的症状）
- 多发性硬化，主要见于晚期
- 脑血管病，典型者为多发性脑梗死性痴呆
- 重度头部外伤后。

严重吞咽困难、构音障碍和舌肌运动缓慢也会出现在Parkinson病晚期。这与假性延髓性麻痹和延髓性麻痹均不同。

运动控制系统

有三个系统，包括：

- 皮质脊髓（或锥体）系源自大脑皮层，将信息传至脊髓前角细胞。这个系统产生有目的的、技巧性的、复杂的、有力的和有组织的动作。功能障碍时表现为技巧性的随意动作明显丧失、痉挛和反射改变。例如在轻偏瘫或偏瘫时可见。
- 锥体外系可促进皮质脊髓系产生的运动更为快速、流畅。功能障碍时通常表现为动作缓慢（运动迟缓）、僵硬（强直）和（或）异常运动（静止性震颤、舞蹈病和其他运动障碍）。通常以一种体征（如强直、震颤或舞蹈样动作）为主。这些表现混合出现且缺乏定位性的病理解剖学，导致分类困难。
- 小脑及其联结具有协调皮质脊髓系产生的平滑运动及调节平衡的作用。小脑疾病可导致行动不稳和暴发性运动（共济失调），伴有特征性体征，如过指、动作性震颤和动作不协调，并伴有步态共济失调和（或）躯体共济失调。

这三种运动控制系统中的任何一种也依赖于与其他两者的联系，以及与感觉传入、本体感觉、网状结构、前庭系统和特殊感觉的联系。

皮质脊髓或锥体系

皮质脊髓束起源于皮质第五层神经元，终止于L1下缘颅神经运动核的脊髓前角细胞。具有特殊临床意义的神经纤维通路（图21.8）在内囊聚集并在延髓交叉（锥体交叉），到达对侧脊髓形成皮质脊髓侧束。这便是锥体系，它的病变可导致上运动神经元（UMN）损伤。锥体仅仅是将解剖学和特征性体征联系在一起的描述性术语。在这里与UMN一词可以互换。

一小部分皮质脊髓束不交叉（皮质脊髓前束）——这与临床实践没有关系。

锥体系病变的特征（见表 21.12）

早期锥体系病变的体征可很轻微，可主要表现为力弱、痉挛或浅反射改变。缺乏其中一组体征并不能排除 UMN 病变。

锥体系损害的上肢晃动

正常情况下，即使是闭起双眼时，上肢的伸展也应该是对称的。如果有锥体系（UMN）损害，当双上肢上举，掌心朝上，受累的肢体会朝内侧坠落。前臂会旋前，手指轻度弯曲。这一体征通常出现最早，有时发生在力弱或反射变化变得明显之前。

力弱和技巧性动作丧失

延髓交叉以上的单侧锥体病变（如内囊梗死）可导致对侧肢体力弱，即对侧轻偏瘫。当损伤为急性及完全时，力弱会是迅速和严重的——如内囊梗死所致的偏瘫。在慢性进展性疾病中（如皮质胶质瘤），瘫痪肢体会出现特征性的力弱渐重。上肢屈肌仍比伸肌力量大，而下肢伸肌仍比屈肌力量大。因此在上肢，肩外展、伸肘等动作更困难；在前臂和手，手腕和手指的伸肌和外展肌要比它们的拮抗肌力弱。

在下肢，力弱的动作为髋的屈曲和外展、屈膝以及踝背屈和外翻。除力弱外，还存在技巧性动作的丧失。例如，对手指和足趾的精细控制减弱。肌肉萎缩不是锥体病变的特点（除非因废用而萎缩）。肌肉仍保留正常的电兴奋性。

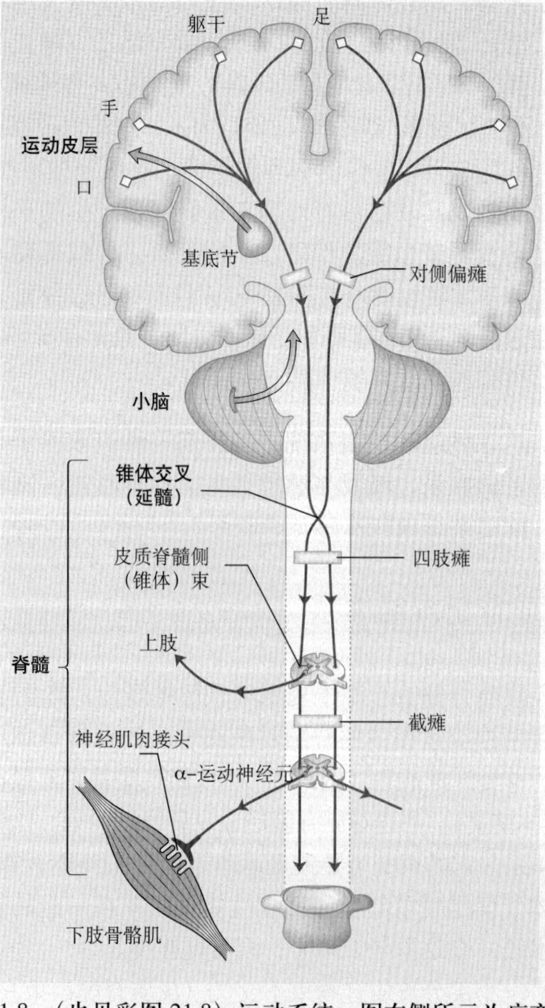

图 21.8 （也见彩图 21.8）运动系统。图右侧所示为病变。

表 21.12 上运动神经元损伤的证据
上肢晃动
特征性分布的力弱
痉挛性肌张力增高
腱反射活跃
伸性跖反射
手指 / 足趾精细活动丧失
腹壁反射消失
没有肌肉萎缩
肌肉电兴奋性正常

当上运动神经元受损部位为锥体交叉以下时，如位于颈髓时，轻偏瘫就位于病变同侧。这种情况并不常见。

肌张力增高（痉挛）

一侧锥体束急性损伤（如以上提到的内囊梗死）最初出现弛缓性瘫痪及腱反射消失。肌张力增高在此后数天内出现，这是由于皮质脊髓通路的抑制性作用丧失以及脊髓反射兴奋性增高。这种肌张力的增高出现在患侧的所有肌群，但在有力的肌肉更易被发觉。其特征为被动活动时阻力改变——突然的折刀式效应。相应的腱反射亢进更加突出，阵挛明显。

浅反射改变

正常的屈性跖反射变为伸性（Babinski 征阳性）。在病变严重者（如内囊梗死），刺激受累肢体的广泛区域都可以引出这种伸性反射。随着恢复进展，敏感区域缩小，直至仅剩下足底外侧的后三分之一区域。这种刺激必须为可引起不适的（应该用橙木棒刺激）。当踇趾背曲伴其他四趾呈扇形（外展）时可确定为伸性跖反射。患侧腹壁反射（和提睾反射）消失。

上运动神经元病变的临床表现

上运动神经元（锥体）病变有两种主要表现形式：轻偏瘫和轻截瘫。

轻偏瘫是指一侧肢体力弱；通常（并不一定，见上文）是由颅内病变所致。轻截瘫是指双下肢力弱，是脊髓损伤的特征性诊断依据，尽管双侧大脑病变有时也可出现类似症状。

偏瘫和截瘫专指完全性瘫痪，但也常被用来描述严重的力弱。

轻偏瘫

根据不同的伴随症状可以判断出皮质脊髓束损伤的水平。

皮质运动区：力弱和（或）技巧性动作丧失限于对侧肢体（上肢或下肢单瘫）或肢体一部分（如手的力弱），这是孤立皮质运动区病变（如转移瘤）的典型表现。高级皮层功能障碍（如失语）和局灶性癫痫也可出现。

内囊：由于所有皮质脊髓纤维在经过内囊时紧密排列，仅占据约1cm^{2}的面积，一个小病变就会导致严重的功能障碍。例如，大脑中动脉一个小分支梗死会导致突然的对侧完全偏瘫。

脑桥：脑桥病变（如多发性硬化斑）很少只引起皮质脊髓束损伤。由于邻近结构如第Ⅵ和第Ⅶ对颅神经核、MLF和PPRF也会受累，因此会出现其他定位体征——第Ⅵ、第Ⅶ颅神经麻痹，核间性眼肌麻痹（INO）或凝视麻痹，伴对侧轻偏瘫。

脊髓：脊髓内孤立的单个皮质脊髓侧束损伤（如颈部外伤）导致同侧上运动神经元损伤，损伤水平可依反射变化（如肱二头肌C5/6反射消失）、是否出现Brown-Sequard综合征来确定，且损伤层面的肌肉萎缩。

截瘫（表21.13）

截瘫表明双侧皮质脊髓束受损。脊髓压迫症或其他脊髓疾病是常见病因，但是大脑病变偶尔也可导致截瘫。截瘫是很多神经科疾病的特征，这些疾病可以通过其他特点被识别，因此其鉴别诊断十分重要。

锥体外系

锥体外系是一个没有明确定义的统称，指基底节区的运动结构，即纹状体（尾状核＋苍白球＋壳核）、丘脑底核、黑质和部分丘脑。在基底节/锥体外系病变中，肢体和躯干肌肉会出现以下两种表现中的一种或两种：

- 速度下降，也叫运动迟缓（运动减慢）或运动不能（没有运动），伴肌肉强直
- 不自主运动（如震颤、舞蹈样动作、偏侧投掷、手足徐动、肌张力障碍）。

根据临床表现，将锥体外系疾病大体上分为以缺乏运动为主要表现的运动不能-强直综合征和以各种过多的不自主运动为主的运动障碍。

表21.13　痉挛性截瘫的病因

脊髓病变
脊髓压迫症（见表21.48）
多发性硬化
脊髓炎（如带状疱疹病毒）
运动神经元病
脊髓亚急性联合变性
脊髓空洞症
梅毒
家族性或散发性截瘫
脊髓血管病
恶性肿瘤的非转移性临床表现
热带痉挛性截瘫（HTLV-1）
HIV相关性脊髓病
大脑病变 *
旁矢状面皮层病变：
脑膜瘤
静脉窦血栓形成
脑积水
多发性脑梗死

* 均为导致截瘫的罕见病因。
HTLV-1：人类T细胞白血病病毒。

最常见的严重锥体外系疾病是Pakrinson病。

基础解剖学

纹状体紧邻黑质、丘脑和丘脑底核。这些结构与大脑皮层、小脑和网状结构、颅神经核（特别是前庭神经核）和脊髓之间有纤维联系（图21.9）。

正常功能和功能障碍

这一复杂系统的主要功能是通过一系列皮层和基底节之间的回路来调节皮层的运动活动（图21.9）。

在许多不自主运动疾病中，存在神经递质的实质和特异性改变（表21.14），而没有影像学或尸检中可见的解剖学异常。锥体外系通路的主要神经递质列在图21.9中；Parkinson病、舞蹈病和偏侧投掷的神经递质改变将在下文讨论。其复杂性显而易见。

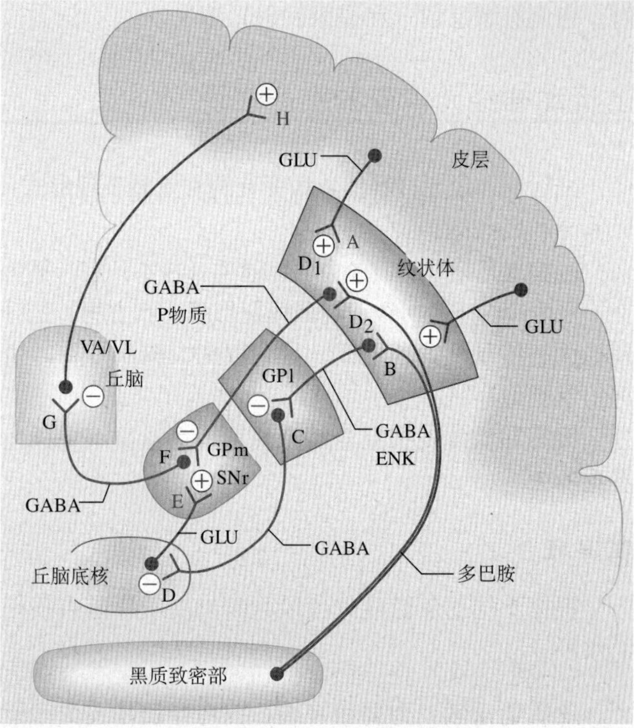

图21.9 锥体外系：纤维联系和神经递质示意图。GLU：谷氨酸；ENK：脑啡肽；GABA：γ-氨基丁酸；VA：腹前核；VL：腹外侧核；GP*l*：外侧苍白球；GP*m*：内侧苍白球；SN*r*：黑质网质部。

主要基底节通路的假设模型

1. 纹状体至内侧苍白球（GP*m*）和黑质网质部（SN*r*）的直接通路。抑制性突触F，GABA和P物质。
2. 纹状体至苍白球的间接通路；通过外侧苍白球（GP*l*；抑制性突触C，GABA，脑啡肽）和丘脑底核（抑制性突触D，GABA）。终止于GP*m*-SN*r*（位于兴奋性突触E，谷氨酸）。
3. 黑质致密部（SN*c*）至纹状体的抑制性和兴奋性直接通路。突触A，多巴胺，D_1，兴奋性；突触B，D_2，抑制性。
4. GP*m*和SN*r*至丘脑。突触G，GABA。
5. 丘脑至皮层。兴奋性，突触H。
6. 皮层至纹状体。兴奋性，谷氨酸。

这一模型有助于解释为何基底节疾病既可减少兴奋性突触H的丘脑－皮层活动，即减少运动——产生运动迟缓；又可增加活动，引起运动过度。

表21.14 Parkinson病和Huntington病的主要神经递质变化

疾病	病变位置	神经递质
Parkinson病	壳核	多巴胺↓90%
		去甲肾上腺素↓60%
		五羟色胺↓60%
	黑质	多巴胺↓90%
		GAD＋GABA↓↓
	大脑皮层	GAD＋GABA↓↓
Huntington病	纹状体	乙酰胆碱↓↓
		GABA↓↓
		多巴胺：正常
		GAD+GABA↓↓

GABA：γ-氨基丁酸；GAD：谷氨酸脱羧酶，负责合成GABA的酶；5-HT：五羟色胺。

Parkinson病：这种疾病的表现包括动作缓慢、强直和静止性震颤。SN*c*变性导致纹状体中多巴胺活性丧失。多巴胺对突触A具有兴奋性，而对突触B具有抑制性。通过直接通路，突触F的活性降低，导致抑制性输出增加（G）和皮层活性下降（H）。

同时在Parkinson病中，间接通路的多巴胺缺乏导致突触C神经元失抑制。这使得D的活性降低，并导致丘脑底核神经元活性增加。突触E的过度刺激进一步增强了GP*m*-SN*r*的抑制性输出。

通过这两条通路的网络效应抑制了丘脑腹前核（VA）和腹外侧核（VL）的突触G。突触H的皮层（运动）活性因此下降。

Parkinson 病中使用的左旋多巴所诱导的不需要的异常运动是通过增加突触 A 和 B 的多巴胺活性，逆转了直接通路和间接通路的次序。

Huntington病：这是一种遗传性痴呆，伴有进行性暴发性运动（舞蹈样动作）。舞蹈样动作的原因是从纹状体至GP*l*的间接通路中神经元（GABA，脑啡肽）损毁，导致突触 C 活性下降。反之，突触 D 的丘脑底核神经元抑制增加，对突触 E 刺激下降而突触 G 的 VA/VL 抑制下降。突触 H 的皮层活性增加。

偏侧投掷：是指粗大的肢体投掷动作，通常由丘脑底核的小范围梗死导致。这使得突触 E 的兴奋性活性下降，导致 G 的抑制下降，丘脑－皮层神经元活性增加且突触 H 活性增加。

小脑

这是第三个运动控制系统，调节运动的协调性而不是速度。其功能异常的特征是共济失调，即不稳。

小脑接受的传入纤维来自：

- 关节和肌肉的本体感受器
- 前庭神经核
- 基底节
- 皮质脊髓系
- 橄榄核。

起自小脑的传出纤维传至：

- 双侧红核
- 前庭神经核
- 基底节
- 皮质脊髓系。

每一侧小脑半球协调同侧肢体的运动。小脑蚓部（中线结构）负责维持躯干（中线）的姿势和平衡。

小脑病变

小脑内的占位性病变阻塞导水管可导致脑积水，可有严重的压力性头痛、呕吐和视乳头水肿。数小时内通常出现小脑扁桃体通过枕骨大孔下疝和呼吸停止。罕见情况下，会发生强直发作（突发肢体强直）。

小脑半球病变

一侧小脑半球病变（如肿瘤或梗死）导致同侧肢体正常运动的次序发生紊乱（协同动作障碍）。出现共济失调和其他体征。

小脑疾病中神经递质的改变尚不清楚。

姿势和步态：在小脑损伤早期，伸直的上肢可以保持静止（区别于锥体束病变时肢体的摇晃），但向下压肢体并放松后会出现向上的过度反弹。步态变为宽基底共济失调步态；患者倾向患侧。

震颤和共济失调：动作在方向性、力量和距离（辨距不良）上缺乏精细性。快速轮替动作（手的敲击、拍击和旋转动作）笨拙且组织性差（轮替运动障碍）。可见意向性震颤（动作性震颤伴过指）。动作的速度保留，这一点不同于锥体外系疾病。

眼震：一侧小脑半球病变可出现粗大的水平眼震——快相朝向病变侧。

构音障碍：出现停顿的爆破性构音障碍——小脑病变的吟诗样语言（通常为双侧病变）。

其他体征：摇晃：前后（是－是）或旋转性（不－不）的节律性头部震颤也会出现，特别是当小脑的联系部分受累时（如特发性震颤和多发性硬化）。肌张力低下（肢体软）和反射抑制（缓慢、钟摆样反射）有时也会出现在小脑病变中，但缺乏定位价值。

小脑中线结构病变

小脑中线蚓部病变对躯干和中轴部肌肉有显著的影响——导致独自站立和独坐困难，伴左右摇摆、宽基底共济失调步态（躯干共济失调）。小脑绒球小结叶病变如果累及第四脑室底部，产生眩晕、呕吐和共济失调步态。

表 12.15 总结了小脑病变的主要病因。

震颤

震颤是指规律的正弦振动。下面将介绍不同类型的震颤。病理解剖学和神经递质的改变仍很不明确。

姿势性震颤

每个人伸直手时都会出现 8 ~ 12Hz 的生理性震颤（通常不易察觉）。紧张、咖啡因、甲状腺功能亢进和一些药物（拟交感药物、丙戊酸钠、锂）或汞中毒会使震颤加重。较为粗大的姿势性震颤可见于良性特发性震颤（通常为5 ~ 8Hz）和慢性酒精中毒。尽管运动时姿势性震颤会更明显，但不会加重。

意向性震颤

动作会使震颤加重，伴过指和快速轮替动作不协调（轮替运动障碍），见于小脑半球病变以及小脑联系纤维病变。也可能出现蹒跚步态和眼震。

表 12.15　小脑综合征的主要病因

肿瘤	血管母细胞瘤
	髓母细胞瘤
	转移瘤
	听神经瘤压迫
血管病变	脑出血
	脑梗死
	动静脉畸形
感染	脓肿
	HIV
	Kuru 病
发育性	Arnold-Chiari 畸形
	颅底凹陷
	脑性瘫痪
中毒和代谢性	抗惊厥药物
	慢性酒精中毒
	一氧化碳中毒后
	铅中毒
	溶剂滥用
遗传性	Friedreich 共济失调
	共济失调毛细血管扩张症
	特发性震颤
其他	多发性硬化
	脑积水
	儿童感染后小脑综合征
	甲状腺功能低下
	恶性肿瘤非转移性临床表现
	慢性缺氧所致脑水肿

静止性震颤

典型的静止性震颤见于 Parkinson 病，在静止时加重，通常为 4 ~ 7Hz —— 拇指和食指的“搓丸样”动作。

其他震颤

红核病变（如梗死、脱髓鞘）可以出现粗大震颤，罕见额叶病变。

推荐读物

Elble R (2000) Origins of tremor. *Lancet* **355**: 1113–1114.

下运动神经元（LMN）病变

LMN是由前角细胞（或颅神经核）通过周围神经到达运动终板的运动通路。

运动单元包含单个前角细胞、通过前根离开脊髓的单个快传导运动神经纤维以及由混合性周围神经所支配的一组肌纤维（100 ~ 2000）。前角细胞活动受以下来源的冲动调节：

- 皮质脊髓束
- 锥体外系
- 小脑
- 后根的传入纤维。

下运动神经元病变的体征

这类体征可见于随意肌，后者依赖于完整的神经支配来完成运动并保证代谢的完整性。当 LMN 受损时，体征很快出现（表 21.16）。肌肉萎缩在 3 周之内出现。会出现肌束震颤（可见的颤动）——由于失神经支配的单个运动单元收缩而产生。当对失神经支配的肌肉进行电生理检查时会看见纤颤电位。

病因

不同水平的下运动神经元病变举例如下：

- 颅神经核和前角细胞—— Bell 麻痹，运动神经元病，脊髓灰质炎
- 脊神经根——颈和腰椎间盘突出，神经痛性肌萎缩
- 周围神经（或颅神经）——神经外伤或嵌压，多发

性单神经炎。

脊髓反射弧

脊髓反射弧的组成如图21.10所示。牵张反射是所有腱反射的生理基础。例如，在膝反射中，敲击髌腱会刺激股四头肌的牵张受体。第一级感觉神经元的冲动直接到达下运动神经元（L3和L4），导致股四头肌收缩。

脊髓反射通路中任意位置的病变都可导致腱反射消失。反射消失可以定位病变水平（表21.17）。

强化

分散患者注意力、咬牙或牵拉交握的手指都可以使反射加强。在记录为腱反射“消失”之前一定要做强化试验。

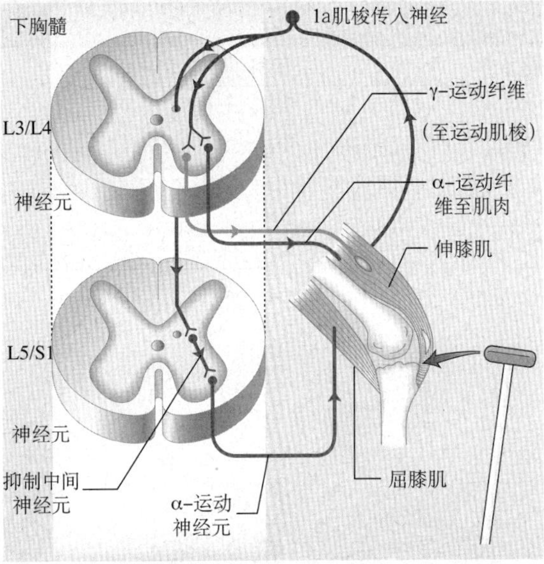

图21.10　**膝反射：脊髓反射弧。**肌腱的突然牵拉在1a肌梭传入纤维产生感觉动作电位。这些传入纤维与γ运动纤维（至肌梭）和α-运动纤维形成突触。运动动作电位导致了肌肉收缩。屈膝也同时被抑制。

感觉通路和疼痛

周围神经和脊神经根

周围神经从游离或特殊神经末梢传导各种感觉至背根神经节，然后传至脊髓。脊神经根的感觉分布（皮节）如图21.11所示。

脊髓（图21.12）

后索

后索轴突的胞体位于同侧延髓的薄束核和楔束核，传导振动觉、关节位置觉（本体感觉）、轻触觉和两点辨别觉。二级神经元发出的轴突穿过脑干中线交叉，形成内侧丘系到达丘脑。

脊髓丘脑束

表21.16　下运动神经元病变的体征	
力弱	
萎缩	
肌张力低	
腱反射消失	
肌束震颤	
肌肉挛缩	长期影响
皮肤和指甲“营养”改变	长期影响
注：肌电图可见纤颤电位。	

传导痛温觉的轴突在脊髓后角形成突触，在脊髓交叉后形成脊髓丘脑束上行，到达丘脑和网状结构。

感觉皮层

丘脑到顶叶感觉皮层的纤维投射如图21.12所示。丘脑和运动皮层之间也存在联系。

感觉传导通路病变（图21.13）

感觉的变化（感觉异常）、针刺感、笨拙、麻木和疼痛是感觉障碍的主要症状。不同的表现常提示不同的病变部位。

周围神经病变

周围神经受累会在其分布区出现症状。

感觉神经切断将出现完全感觉缺失。神经嵌压导致麻木、疼痛和针刺感。敲击受压部位有时会在神经支配区产生尖锐的电击样疼痛，如见于腕管综合征的Tinel征。

神经痛

神经痛是指受损神经支配区的剧烈局部疼痛。例

表 21.17 腱反射的脊髓水平

脊髓水平	反射
C5-6	旋后肌
C5-6	肱二头肌
C7	肱三头肌
L3-4	膝
S1	踝

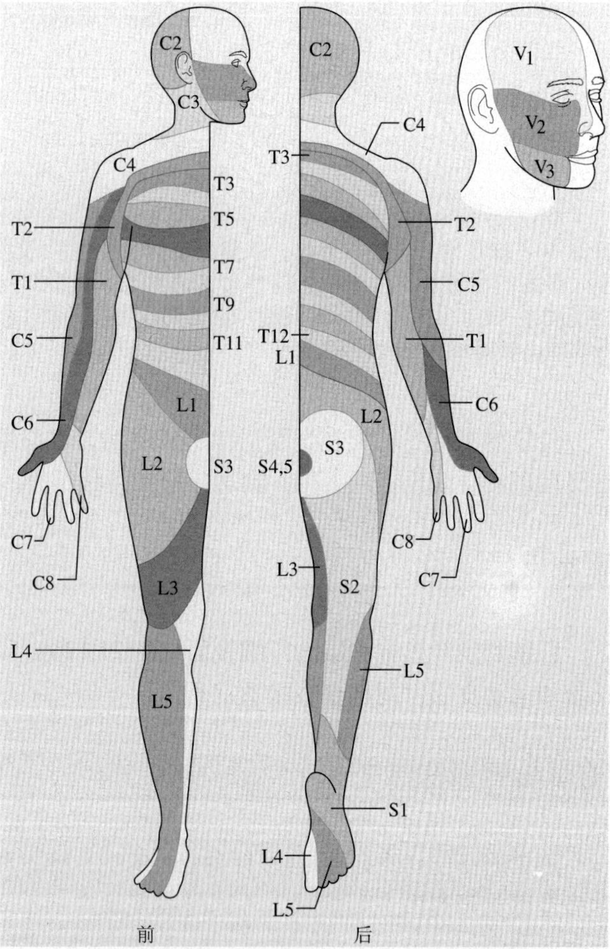

图21.11 脊神经根及三叉神经眼支（V_1）、上颌支（V_2）和下颌支（V_3）的皮节。

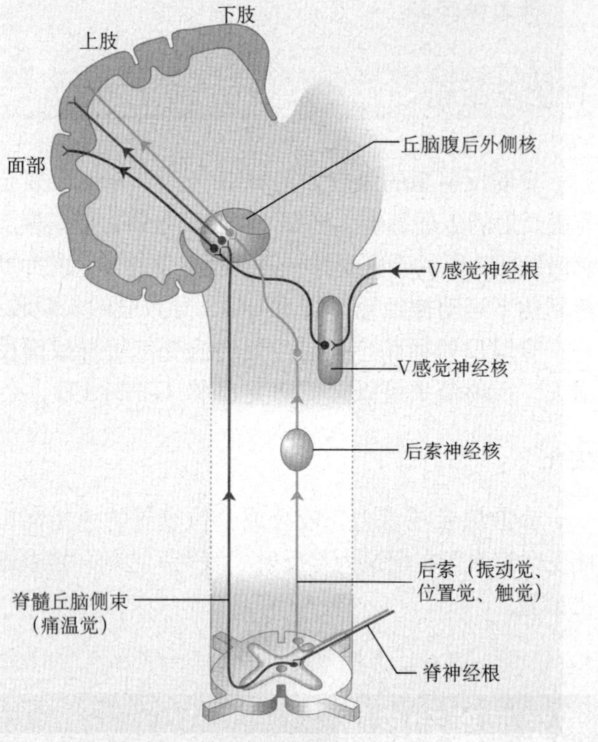

图 21.12 **主要感觉通路**。后索在到达延髓后才交叉。脊髓丘脑束在靠近其进入脊髓的部位交叉。

如：

- 三叉神经痛
- 带状疱疹后神经痛
- 复合性区域疼痛综合征Ⅱ型（灼痛）—— 一种偶尔可见于神经切断后的慢性烧灼样疼痛（见于截肢后）。

脊神经根病变

根性疼痛

神经根受压的疼痛出现在受其支配的肌节，相应皮节也会出现针刺样不适感。牵拉神经根（如腰椎间盘突出时直腿抬高受限）或使脊髓蛛网膜下腔压力增高（咳嗽或用力）的动作会使疼痛加重。

颈和腰椎间盘突出是神经根病变的常见原因。

脊神经背根病变

背根切断导致相应皮节所有感觉丧失（图 21.11）。但是，由于邻近皮节之间有重叠，仅单个神经根受损时很难发现感觉缺失。

电击样疼痛：脊髓痨（现在在英国很少见）是神经梅毒的一种，可使背根和脊髓的背根进入区产生轻度的炎症。典型者于腓部、股部或踝部出现不规律且尖锐的一过性刀刺般疼痛（像电击样），累及一点或两点。

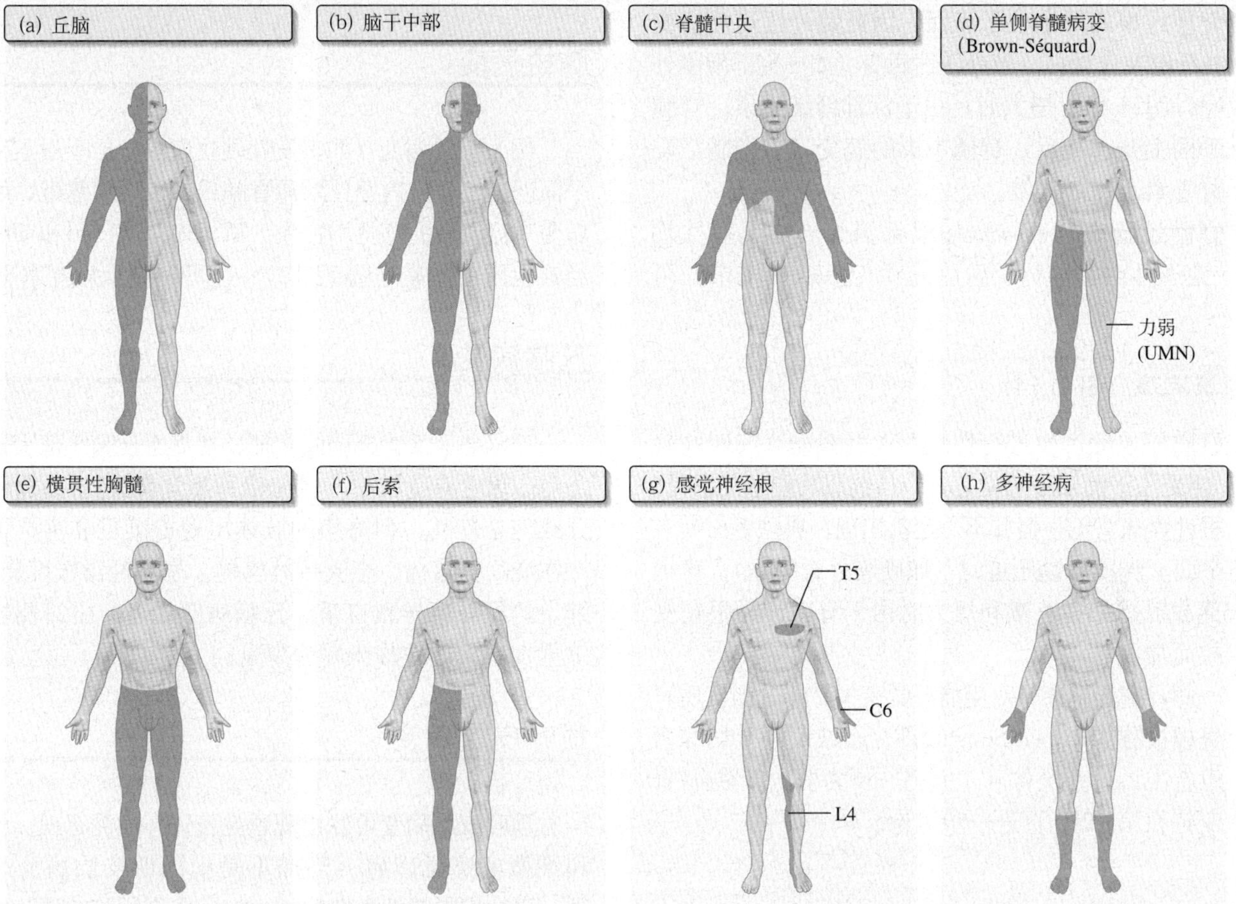

图 21.13 感觉消失的主要类型。(a) 丘脑病变：全部对侧感觉消失（罕见）。(b) 脑干病变（罕见）：对侧面部以下感觉消失，同侧面部感觉消失。(c) 脊髓中央病变，如脊髓空洞症："马褂样"感觉消失，常为非对称性和"分离"的，即痛温觉消失但轻触觉存在。(d) 脊髓"半切"或单侧脊髓病变= Brown-Sequard 综合征：对侧脊髓丘脑束损伤（痛温觉消失），病变水平以下同侧力弱，后索损伤。(e) 脊髓横贯性病变：病变平面以下所有感觉消失。(f) 孤立的后索病变，如脱髓鞘病：本体感觉、振动觉和轻触觉消失。(g) 单个感觉神经根病变，如 C6（颈神经根受压）、T5（带状疱疹）、L4（腰神经根受压）。(h) 多神经病：远端感觉消失。

脊髓病变

后索病变

后索病变会产生以下症状：

- 针刺样感觉
- 电击样感觉
- 笨拙
- 麻木
- 束带感。

尽管这些症状是单侧的，但经常感觉模糊，缺乏明确感觉层面。体检时，病变平面以下的位置觉、振动觉、轻触觉和两点辨别觉均消失。位置觉的丧失导致感觉性共济失调的顿足步态。

Lhermitte 征

当颈部屈曲时，产生沿躯干和肢体向下放射的电击样感觉。这提示颈髓病变。Lhermitte 征常见于多发性硬化的急性加重期。它也可见于脊髓型颈椎病、脊髓亚急性联合变性、放射性脊髓病及偶尔见于脊髓压迫。

脊髓丘脑束病变

单纯脊髓丘脑病变导致明确的对侧病变水平以下孤立性痛温觉消失。这称为分离性感觉丧失——痛温觉和仍保留的轻触觉分离。典型的分离性感觉丧失见于脊髓空洞症，即脊髓中央被一空腔占据。

脊髓平面取决于脊髓丘脑束内纤维的分层。来自低位脊神经根的纤维位于表面，因此髓外压迫性病变时这些纤维首先受损。当外压性病变（如中胸部硬膜外脊膜瘤；图21.14）增大时，由于深部纤维受累，脊髓感觉平面上升。相反，脊髓中央的病变（如脊髓空洞症）首先累及深部纤维。

脊髓丘脑束病变导致痛温觉消失（如无痛性灼伤）。穿透性溃疡和神经病性关节（Charcot 关节）可发生。

脊髓压迫症（图 21.14）

脊髓压迫症产生进行性痉挛性轻截瘫（或四肢轻瘫），伴受压平面以下感觉丧失。括约肌功能紊乱常见。

根性疼痛常见，但并不一定都出现。典型者出现在压迫平面。胸段脊髓压迫时（如硬膜外脊膜瘤），疼痛沿胸部放射，并在咳嗽和用力时由于脊膜神经根鞘受到牵拉而加重。

一侧脊髓丘脑束（对侧痛温觉丧失）伴一侧皮质脊髓束受损被称为Brown-Sequard综合征或脊髓半切综合征。患者主诉一侧肢体麻木而另一侧力弱。轻截瘫/脊髓病变将在第 1250 页进一步讨论。

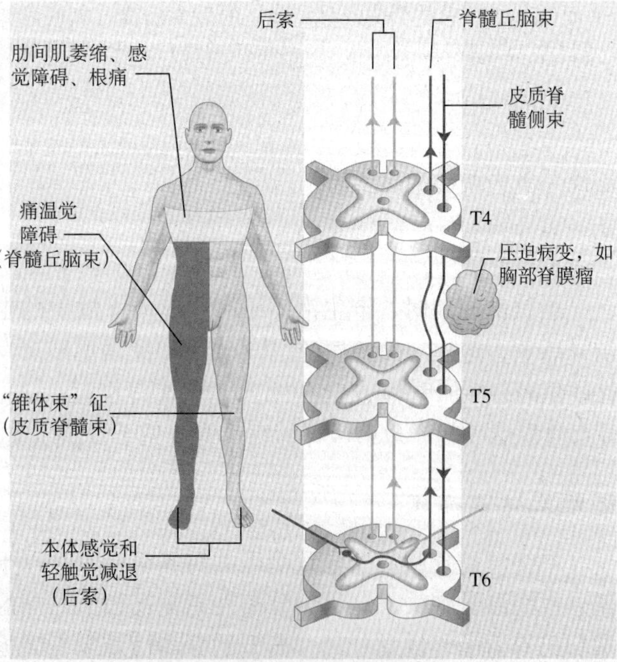

图 21.14　脊髓压迫的临床特征。

脑桥病变

因为脑桥病变（如多发性硬化斑块）位于后索交叉平面以上，并且内侧丘系和脊髓丘脑束位置靠近，所以病变对侧所有的感觉均丧失。Ⅲ、Ⅳ、Ⅴ、Ⅵ和Ⅶ颅神经核也常会受累（图 21.12），这可以提示病变水平。

丘脑病变

丘脑痛，又叫丘脑综合征，常见于丘脑小范围梗死之后。患者有脑卒中（轻偏瘫和感觉丧失）。力弱可部分或完全恢复，但瘫痪的肢体出现持续且非常严重的深在烧灼样疼痛。全天持续疼痛。患者经常极度痛苦，继发的抑郁可导致自杀。丘脑病变也可产生对侧躯体感觉丧失，这在临床较为少见。

顶叶皮层病变

顶叶皮层病变可以出现感觉丧失、偏侧忽视、失用和细微的感觉障碍。疼痛不是损毁性皮质病变的特征。顶叶皮层的刺激性症状（如胶质瘤所致的顶叶感觉性癫痫）可以导致肢体或其他部位的针刺感。

推荐读物

Donaghy M (1997) *Neurology – Oxford Core Texts*. Oxford: Oxford University Press.

疼 痛

疼痛是一种不愉快的、独特的躯体和心理体验。急性疼痛具有一些生物学意义（如退缩）且通常是自限性的，当修复完成后自行消失。存在交感超敏性。有些形式的慢性疼痛（如灼痛）持续数月，比修复的时间要长。

疼痛的基础生理学

疼痛感是由游离神经末梢传导的，即完整的 A-delta 有髓纤维和无髓 C 纤维的末梢。损伤后释放化学物质或通过直接刺激或通过致敏神经末梢产生疼痛。

A-delta 纤维产生尖锐、短暂的疼痛，继而由慢传导 C 纤维介导产生较慢开始、更为弥漫且时间更长的疼痛。

感觉冲动通过脊神经背根进入脊髓。在脊髓内，冲动在后索或在脊髓丘脑束内上行。脊髓内的灰质神经元排列为Ⅰ到Ⅹ层（背侧到腹侧）。A纤维终止于Ⅰ层和Ⅴ层，兴奋二级神经元，后者发出纤维通过前联合和前外侧索的脊髓丘脑束至对侧。C纤维大都中止于胶状质（Ⅱ层和Ⅲ层）。一些短纤维发出长轴突通过前联合到达对侧，并上升为脊髓网状丘脑束。

脊髓丘脑束传导局灶性的疼痛冲动。到达和发自皮质的丘脑通路介导情绪。

交感活动可以加重疼痛，如疼痛肢体的充血。

疼痛的门控理论

门控理论是一种对研究疼痛很有用的方法，它推测传入冲动的进入首先受胶状质的控制。这一门控决定了是否有足够的活性进入并触发后角的二级神经元。这一门控与后续的门控受脑和脊髓“调控器”的影响，后二者调节门控开放时间的长短。

动物研究表明，“下游调节元件”与钙调节转录因子结合，控制中枢神经系统内源性阿片（内啡呔）前体（如前强啡肽）。这些过程对疼痛有调节作用。

内源性阿片

内啡呔具有阿片类活性，可能有安慰剂效应、应激剂应和针刺效应，并可能是一些患者出现“慢性疼痛综合征”的部分原因。内啡呔是通过 δ 、 κ 和 μ 受体作用于抑制性突触的中枢神经系统神经递质。强啡肽源于其前体（见上文），被认为可以调节进入脊髓的感受疼痛的冲动。

慢性疼痛的处理

慢性疼痛能够严重制约行动，令人痛苦，治疗起来很困难。多学科疼痛治疗门诊有助于提供针对性和支持性治疗。然而，治疗疼痛应该是所有医生都具有的技能。

治疗顽固性疼痛的治疗方案有七个组成部分：

诊断方面

对疾病的诊断问题、回顾病史（第一手资料）、检查和影像学应给予格外关注。也许能找到一些有针对性的手术疗法（如椎管狭窄、三叉神经痛、舌咽神经痛或脊髓空洞症）。

心理方面

慢性疼痛影响患者的生活质量。当病理结果是良性时，抑郁通常与疼痛有关，抗抑郁药物有效。当患者由于癌症转移导致疼痛时，尽管其病情严重，但是其中只有 1/3 的患者伴有抑郁。

镇痛药

治疗的坚持和依从性常常是一个问题。WHO镇痛阶梯对于处理慢性疼痛有效。

协同镇痛药

协同镇痛药本身的用途并不是镇痛，但单独给药或与镇痛药同时使用对疼痛也有帮助。例如三环类抗抑郁药和抗惊厥药。钙通道阻滞剂（硝苯地平）能够改善交感神经介导的疼痛，如 Raynaud 病。肌松剂（用于痉挛）、抗生素（用于感染）和激素（用于炎性关节病）都能在适当条件下减轻疼痛。

刺激

针刺、冰敷、热敷、超声、按摩、经皮电神经刺激（TENS）和脊髓刺激都可以通过作用于大的有髓神经纤维的门控效应来缓解疼痛。

神经阻滞

疼痛通路可以通过局部麻醉暂时阻滞，也可以通过苯酚或射频永久阻滞：

- 躯体阻滞：
  (a) 周围神经和神经丛注射
  (b) 硬膜外和脊髓麻醉
- 交感阻滞：
  (a) 交感神经节和神经末梢注射
  (b) 中枢性硬膜外和脊髓交感阻滞。

神经外科手术

在药物治疗的同时，这一高度专业化、有时还存在争议的技术仍占有一席之地。例如背根切断术、交感神经切除术、脊髓前侧柱切断术和神经刺激。

推荐读物

Wall PD, Melzack R (1999) *Textbook of Pain*, 4th edn. Edinburgh: Churchill Livingstone.

Lancet (1999) Pain Series. 353: May–June.

Vogt BA (2002) Knocking out the DREAM (downstream regulatory element antagonistic modulator) to study pain. *New England Journal of Medicine* **364:** 362–364.

膀胱和性功能的控制

排尿改变和性功能障碍是骶部、脊髓和皮层病变时有诊断意义的症状。

基础解剖学和功能

三条到膀胱的下运动神经元传出通路如表 21.18 所示。

传入纤维（T12 ~ S4）感受膀胱内压和外生殖器触觉的变化。当膀胱充盈时，副交感神经传出受到反射性抑制，相反交感神经激活，两者都受到皮层（随意）的控制，从而可以维持不排尿。需排尿时，副交感神经刺激逼尿肌活动，内括约肌松弛。

膀胱充盈的皮层感知区位于中央后回的旁矢状面，而排尿的启动区位于中央前回。排尿的随意控制区位于额叶的旁矢状面。

排尿障碍：尿失禁

所有三种神经形式的膀胱功能障碍都可以导致尿失禁。临床上可能难以将其区分。

皮层：

- 额叶病变导致公共场合不适宜的排尿。
- 中央前回病变导致排尿启动困难。
- 中央后回病变导致膀胱充盈感丧失。

脊髓：双侧上运动神经元病变（锥体束）导致尿频和尿失禁。膀胱变小，对膀胱内压的微小变化异常敏感（张力亢进性膀胱）。额叶病变有时也可导致膀胱张力亢进。

下运动神经元：骶部病变（脊髓圆锥、骶神经根和骨盆神经病变——必须为双侧病变）出现松弛的张力缺失性膀胱，会发生充盈性溢出。

表 21.18　三条到膀胱和生殖器的传出通路

神经支配	功能
交感	膀胱壁松弛
T12~L2	内括约肌收缩
	性高潮，射精
副交感	膀胱壁收缩
S2~4	内括约肌松弛
	阴茎和阴蒂勃起 / 充血
阴部神经（躯体感觉）	外括约肌（骨骼肌）

男性勃起障碍

阴茎勃起障碍的病因常是混合性的，即同时存在器质性和心理性因素。抑郁是勃起障碍的常见原因，也是其常见结果。第 1055 页讨论了性功能障碍的内分泌因素。勃起障碍用磷酸二酯酶 5 型抑制剂治疗，如口服西地那非。

（刘　冉　黄一宁译）

推荐读物

Fowler CJ (ed) (1999) *Neurology of Bladder, Bowel and Sexual Dysfunction*. Boston: Butterworth Heinemann.

神经系统检查

神经放射学

头颅和脊柱 X 片

这些检查可以显示：

- 颅顶或颅底骨折
- 颅骨病变（如肿瘤转移、骨髓炎、Paget病、颅骨孔异常、纤维发育不良）

- 垂体窝扩大或破坏——蝶鞍内肿瘤，颅内压升高
- 颅内钙化——结核瘤、少突胶质细胞瘤、动脉瘤壁、囊虫病。

脊柱 X 片可以显示骨折、先天性骨病变（如囊肿）、骨破坏性病变（如感染、肿瘤转移）或椎关节强硬（退行性改变）。

脑和脊髓的影像学

目前世界各地都可以进行脑 CT 检查，而脑 MRI 正在迅速成为一项标准化检查。

计算机断层扫描：CT

一束平行的 X 线同时通过厚度介于 2mm 至 13mm 的大脑断层。各个像素的 X 射线由计算机处理，一个像素＜ $1mm^2$，然后根据其密度给定一个 Hounsfield 值（空气 = － 1000 单位；水 = 0；骨 = 1000 单位）。

在骨、脑和脑脊液之间存在射线衰减（密度）的差异，据此可以识别正常和梗死的脑组织、肿瘤、渗出血管的血液和水肿。

静脉注射造影剂增强能够显示血供增加的区域。

除了偶尔有对造影剂的全身反应以外，CT检查是安全的；接受的放射线很少。

CT 的价值

CT 扫描可以显示：

- 脑肿瘤
- 脑出血和脑梗死
- 硬膜下和硬膜外血肿
- 蛛网膜下腔内的游离血液（蛛网膜下腔出血）
- 中线结构的侧向移位以及脑室系统的移位 / 增大
- 脑萎缩
- 脊髓创伤（使用 CT 脊髓造影）
- 颅骨和头皮病变。

CT成像有其局限性，但是可以显示并确定脑的正常解剖结构。

CT 的局限性

- 直径不足 1cm 的病变可能会漏诊。
- 接近颅骨的病变，如果其密度与骨相近，可能会漏诊。
- 密度与脑密度相近的病变成像分辨率差（如多发性硬化斑块、等密度的硬膜下血肿）。
- 位于后颅窝的病变有时会漏诊。
- CT 不能直接进行脊髓成像（需用造影剂）。
- 需要患者合作——有时需要全身麻醉。

磁共振成像：MRI

氢核是所带电荷能够产生电场的质子。突然的强大磁场脉冲能够使这些质子排列成线。然后质子以一定的射频波长成像，射频方向与质子排列方向垂直。质子发生共振和旋转，然后恢复正常情况下的排列。与此同时，在弛豫的不同时期成像，称为T1、T2、T2 “STIR”、弥散加权成像（DWI）和其他序列。根据这些权重不同的序列，比较记录的图像。钆可用作静脉注射造影剂。

MRI 的优点

- MR 可以区分脑白质和灰质。
- 可以直接进行脊髓和神经根成像。
- 垂体成像。
- MRI 的分辨率优于 CT（约 0.5cm）。
- 没有放射暴露。
- 磁共振血管成像（MRA）不需要造影剂就可以进行。
- 可用于肌肉疾病，如肌炎。

MRI 可以很好地显示肿瘤、梗死、出血、血块、多发性硬化斑块、后颅窝、枕骨大孔和脊髓。

MRI 的局限性主要是需要花费较多的时间和金钱。对一个区域进行成像约需要20分钟。患者必须能够合作。幽闭恐惧症也是一个问题，但是可以使用“开放型”机器。可能需要对患者进行全身麻醉。有起搏器或脑内有金属物体的患者不能进行 MRI。在腰穿后数日行 MRI 检查常常可以显示脑膜上钆弥漫性增强。

多普勒研究

B 型超声和彩色超声在颈动脉狭窄检测上有价值。

数字脑血管造影和脊髓血管造影

在许多可以进行先进MRI的医疗中心，很少使用这两种技术。动脉内或静脉内要注入造影剂。该检查有一定的死亡率和脑卒中的危险（<1％）。主动脉、颈动脉和椎动脉的成像序列可以显示闭塞、狭窄、动脉粥样硬化和动脉瘤。脊髓血管造影可以显示脊髓动静脉畸形。

同位素骨扫描

[^{99m}Tc]-高锝酸盐静脉注射，对检测椎骨和颅骨病变有价值（如转移瘤）。

正电子发射断层扫描（PET）和单质子发射计算机断层扫描（SPECT）

这些技术追踪放射性同位素的摄取和代谢，更多的是功能成像，而非解剖学成像。

脑电图（EEG）

EEG（图21.15）由16导联的头皮电极同时记录。其主要价值在于诊断癫痫和弥漫性脑病。视频脑电图将脑电图和录像相结合，有助于评估临床上不能确定的“发作”。

癫痫

棘波或棘慢波是癫痫的标志，但需要强调的是，癫痫患者在发作间期的脑电图常常是正常的。

弥漫性脑病

脑电图上可见的慢波见于脑炎、朊蛋白病（Creutzfeldt-Jacob 病）和代谢性疾病（如低血糖和肝性脑病）。

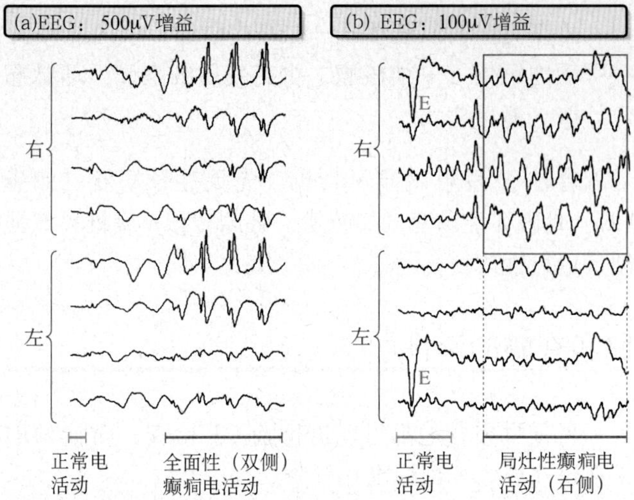

图 21.15　脑电图记录举例。
(a)　正常电活动之后有全面性癫痫棘波，见于所有导联。
(b)　正常电活动之后有局灶性棘波，见于右侧导联。E：指眼球活动造成的干扰波。

脑干死亡

脑电图是等电位（平直）的，但是在脑死亡的确诊中已不再是必需标准。

肌电图和神经传导研究

肌电图

将同心电极插入自主肌肉。记录放大后可以在示波器上显示，并可通过扬声器听到。可见三个主要的特征：

- 正常干扰相
- 失神经支配和神经再支配现象
- 肌病、肌强直或肌无力改变。

周围神经传导（图21.16）

四种测量对于诊断神经病和神经嵌压有重要的价值：

- 平均神经（运动和感觉）传导速度
- 远端运动潜伏期

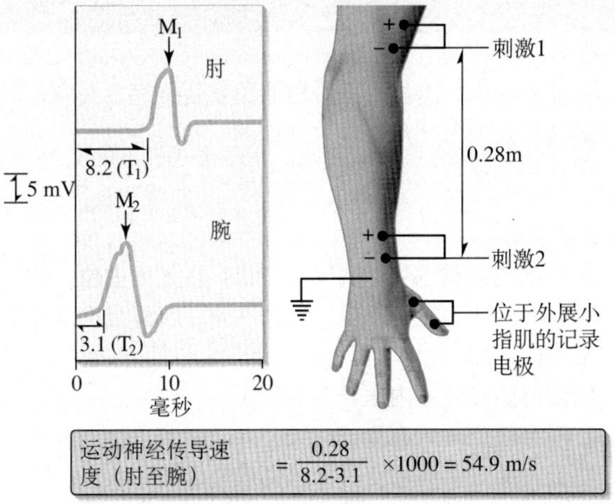

图 21.16　尺神经平均（运动）传导速度（MCV）的测量。记录电极置于外展小指肌，记录来自肘部尺神经（刺激 1）和腕部尺神经（刺激2）的肌肉动作电位（M）。根据上述数值可以计算出运动神经传导速度：

M_1 = 来自刺激 1 的肌肉动作电位（MAP）
M_2 = 来自刺激 2 的肌肉动作电位（MAP）
T_1 = 自肘部传至记录电极的时间
T_2 = 自腕部传至记录电极的时间

$$MCV = \frac{\text{距离（以米计）}}{T_1 - T_2} \times 1000 = \text{米/秒。}$$

- 感觉动作电位
- 肌肉动作电位。

上述测量可以鉴别轴突损害与脱髓鞘疾病，还可以判断病变是局灶性的还是弥漫性的。

脑诱发电位

视觉诱发电位可以记录视觉刺激到达枕叶皮层的时间。其价值主要在于证实以前曾有球后视神经炎，尽管临床上已经恢复，但是可以遗留永久性的潜伏期延长。

类似技术还用于测量听觉诱发电位和体感诱发电位（来自于肢体），也用于神经外科手术中脑和脊髓的功能监测。

脑脊液（CSF）检查（表 21.19 和操作 Box 21.3）

腰椎穿刺（LP）的适应证是：

- 脑膜炎和脑炎的诊断
- 蛛网膜下腔出血的诊断（有时）
- 测量脑脊液压力，如特发性颅内高压
- 治疗性地放出脑脊液，如特发性颅内高压
- 诊断其他疾病，如多发性硬化、神经梅毒、结节病、Behçet 病、肿瘤浸润、多神经病
- 鞘内注射造影剂和药物。

在疑有中枢神经系统感染时，应该尤其注意微生物学结果。临床医生和微生物学家需保持密切联系。特殊的技术（如聚合酶链反应识别细菌）可能没有价值。对于慢性感染，如结核，常常需要重复进行脑脊液检查。头痛是腰穿后数日（或更长时间）的常见主诉，立位时加重。长时间的腰穿后头痛可以自体鞘内注射“血补丁”治疗——注入 20ml 该患者的静脉血。

推荐读物

Serpell MG, Rawal N (2000) Headaches after diagnostic dural punctures. *British Medical Journal* **321**: 973–974.

活 检

需要专业的神经病理专家来解释脑、肌肉和神经的组织学。

脑

脑活检（如非优势半球额叶）有时用于诊断炎性和变性性脑病。CT 和 MR 引导下的颅内占位病变立体定位活检目前已经是一种标准的方法。

肌肉

在适当情况下利用光镜、电镜和生化检查辅助活检，可以明确诊断炎性、代谢性和营养不良性肌病。

心理测试评估

心理测试有助于评定认知功能。语言智商（衡量

表 21.19　正常脑脊液

外观	清亮，无色
压力	患者侧卧时 60 ~ 150mmH_2O
细胞数	< 5/mm^3，没有多核细胞，只有单核细胞
蛋白质	0.2 ~ 0.4g/L
葡萄糖	血糖水平的 1/2 ~ 2/3
IgG	脑脊液总蛋白的< 15 %
寡克隆带	无

操作 Box 21.3 腰椎穿刺

当存在颅内压增高或可能有颅内占位性病变时，不能进行腰穿。应该仔细地向患者说明操作方法，并得到患者的同意。

操作方法

- 患者取左侧卧位，卧于床边，膝盖和下巴尽可能靠近。
- 标记出第3和第4腰椎，第4腰椎常位于髂嵴的连线上。
- 消毒，将2%的利多卡因注射入皮肤，在第3或第4腰椎间隙形成一皮丘。
- 使用专门的腰穿针，在正中位置扎入，向前并轻微朝向头侧平稳进针，同时用枕头维持头部和脊柱处于水平位置。
- 当感觉针头突破硬膜时，拔出针芯，可见数滴脑脊液流出。
- 此时可将测压计与针头连接，测量脑脊液压力。患者的头部必须与骶骨位于同一水平。正常脑脊液压力是60 ~ 150mmH_2O。它随呼吸和心跳而升降，咳嗽时升高。
- 将脑脊液标本收集在3个无菌试管内，送实验室检查。当有需要时（如脑膜炎时），额外留取脑脊液标本送检检查糖水平，同时取血检测血糖。
- 记录肉眼所见脑脊液外观：清亮、云雾状、黄色（黄变）、红色。
- 腰穿后通常要求患者平卧以避免发生腰穿后头痛，但是这种处理方法可能收效甚微。
- 腰穿后头痛可能需要给予镇痛药。

腰穿禁忌证

- 怀疑脑或脊髓占位性病变。如果存在颅内占位，放出脑脊液会使病变水平以下压力下降，可能会出现小脑扁桃体下疝。
- 任何可能导致颅内压升高的原因。
- 在腰穿部位附近有局部感染。
- 腰骶区的先天性病变（如脑脊膜膨出）。
- 血小板计数低于40×10^9/L，或有其他凝血功能异常，包括使用抗凝药物。
- 意识不清者及视乳头水肿者在腰穿前必须先行CT检查。

注意

- 上述禁忌证是相对的。有时尽管存在上述禁忌证，也需要进行腰穿。
- 正常脑脊液组成如表21.19所示。

既往获得的能力）保留而操作智商（衡量目前的能力）恶化，是认知功能下降的指标，如见于脑损伤后或痴呆。亚项得分（如积木、记忆力的各个方面、视觉、语言和结构能力）降低，提示特定脑区功能受损。

其主要局限性在于：抑郁或注意力不集中也会使得分下降。此外，对于已经达成共识的测验分值，不同临床心理学家的解释差别很大，尤其是在脑损伤后——因此限制了心理测试的临床价值。

常规测试

常规检查见表21.20。

特殊疾病的特殊测试

一些测试可用于诊断某种特定的（常常也是少见的）神经疾病。例如：

- 脑卒中时抗心磷脂抗体、狼疮抗凝物抗体检查和详细的凝血功能检查
- 重症肌无力时抗乙酰胆碱受体抗体检查
- Wilson 病时血清铜和铜蓝蛋白检查
- McArdle 综合征时血乳酸水平检查（在运动时不能升高）
- Refsum 病时检测血清植烷酸水平（升高）
- 肾上腺脑白质营养不良时检查血清长链脂肪酸（阳性）
- 基因检查——如 Huntington 病、遗传性感觉运动性神经病。

推荐读物

Blau N et al. (eds) (2003) *Physician's Guide to Laboratory Diagnosis of Metabolic Diseases*. Berlin: Springer.

意识障碍和昏迷

中枢上行性网状结构（或网状激动系统），自下部脑干一直延伸到丘脑，影响觉醒状态。我们的意识状态是网状结构本身的组成部分、皮层、脑干以及所有的感觉刺激之间复杂的相互作用的产物。

表 21.20 神经科常规检查的价值

检查	结果	疾病
尿分析	糖尿	多神经病
	酮体	昏迷
	Bence-Jones 蛋白	脊髓压迫症
血象	MCV ↑	B_{12} 缺乏
	ESR ↑	巨细胞动脉炎
血糖	低血糖	昏迷
	高血糖	昏迷
血清电解质	低钠血症	昏迷
	低钾血症	力弱
血清钙	低钙血症	手足搐搦，痉挛
血清肌酸磷酸激酶	升高	肌病
胸部 X 片	蚀骨性或占位性病变	支气管肺癌，胸腺瘤

表 21.21 Glasgow 昏迷评分

	评分		评分
睁眼（E）		**语言反应（V）**	
自主性	4	定向力好	5
语言命令睁眼	3	语言含糊	4
疼痛刺激睁眼	2	不适宜的语言	3
无反应	1	无意义的声音	2
		无语言反应	1
运动反应（M）			
遵嘱运动	6		
疼痛定位	5		
逃避疼痛	4		
疼痛刺激屈曲	3		
疼痛刺激伸直	2		
无运动反应	1		

Glasgow 昏迷评分 = E + M + V
（最小 = 3；最大 = 15）

意识障碍：定义

每一个术语均简单描述了一种可以识别的状态，无论是正常的还是病理性的。

- 意识清楚：指神志清醒状态，能够了解自身和周围环境。
- 意识混浊：更常用于精神科而非神经科，是指清醒程度和（或）个人自知能力下降，有时伴有意识模糊。
- 意识模糊：是指意识状态改变，当事者发生混乱，错误地解释他 / 她所处的周围环境。
- 谵妄：是一种过高的觉醒状态（典型者为震颤性谵妄），有意识模糊，常常伴有幻视。
- 睡眠：是一种精神和身体不活动的正常状态，个体能够从睡眠状态被唤醒。
- 昏睡：是不正常的睡眠状态，个体可以被剧烈或重复的刺激唤醒，也用于各种精神状态，如紧张症性或抑郁性昏睡。
- 昏迷：是指不能被唤醒的无反应状态。头部外伤的 Glasgow 昏迷评分如表 21.21 所示。

昏迷的机制

意识状态的改变是由于以下三种机制影响了脑干、网状结构和大脑皮层产生的。

- 弥漫性脑功能障碍：全身性的严重代谢性或中毒性疾病（如酒精滥用、镇静药、尿毒症或败血症）脑功能全面被降低 / 抑制。
- 脑干内的直接作用：脑干内病变本身会损害/抑制网状激动系统。
- 作用于脑干的压迫：脑内的占位性病变压迫脑干，抑制上行性网状激动系统。

单个的局灶性大脑半球（或小脑）病变不会导致昏迷，除非病变压迫或损害了脑干。占位病变周围常常有水肿，可加重对脑干的损害。

其他无反应状态必须与昏迷鉴别，有时候鉴别存在困难。这些特征如表 21.22 及图 21.17 所示。

植物状态的鉴别诊断

- 植物状态（VS）是一种后遗症，如头部外伤后的广泛性皮层损害。脑干功能是正常的。植物状态是指有意识的行为丧失。患者只能感知极少事物或不能感知，但是看似清醒，能够自主呼吸。
- 最小意识状态（MCS）是指患者保留有一定的有意识的行为，如明显可见患者可模糊地感知到疼痛。患者可以由植物状态变为最小意识状态。
- 闭锁综合征是指由于第Ⅲ对颅神经核以下水平的脑干广泛病变导致的一种无反应状态。患者的大脑皮层功能保留，因此不像持续性植物状态，闭锁综合征患者的意识是完全清楚的，但是只能通

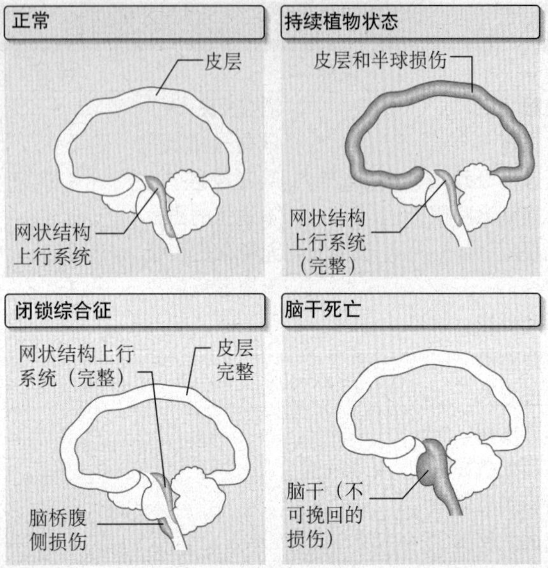

图 21.17　意识状态改变的基础解剖学。
Adapted from Bate D Coma and brainstem death *Medicine* 2000; **28:7**:65-70 with kind permission of the Medicine Publishing Company.

过眼球的垂直活动与外界进行交流，除此之外不能运动或交流。

- 脑干死亡见第 15 章讨论。

在处理有关预后、生活质量、停止支持性护理等重大问题之前，区分上述状态很重要。

心理疾病导致的无反应状态也是导致昏迷的一个原因。

原因

昏迷和木僵的主要原因见表 21.23。在英国，常见的昏迷原因是自己服毒。在世界范围内，脑型疟疾是常见的导致昏迷的原因。

神志不清的患者

立即评估

仅需数秒钟的行动可以挽救生命（表 21.24）。

向目击者、护理人员或警察询问病史。许多患者，如服用糖皮质激素者、糖尿病、癫痫或肾上腺功能减退患者，会携带说明卡片。

进一步检查

- 记录昏迷程度（表 21.21）。
- 全面的一般检查和神经科检查。

一般检查

一般检查可以发现许多提示病因的线索。

体温

在感染和高热时体温升高，在体温过低时则低于正常。

皮肤和颅骨

查看有无发绀、黄疸、紫癜、皮疹、色素沉着、注射针孔及外伤。甲状腺功能低下者皮肤粗糙干燥。

呼吸气息

酮症、酒精中毒、肝病或尿毒症可以嗅到呼出的气息有臭味。

呼吸

许多木僵或轻度昏迷的患者呼吸受抑制，但是节律整齐。当昏迷加深以及在正常的深度睡眠时，呼吸会变得不规律。异常的呼吸模式有重要意义：

- 周期性（Cheyne-Stoke）呼吸是指交替性呼吸深快和呼吸暂停。见于脑部疾病时提示有双侧大脑功能障碍，常位于大脑半球深部或上部脑干。该呼吸模式是一种初始的小脑扁桃体下疝体征——也可见于一些正常人睡眠时、代谢性昏迷、CO_2潴留和高原慢性缺氧，但很轻微。
- 酸中毒性（Kussmaul）呼吸是深大的、叹气样过度呼吸，见于糖尿病酮症酸中毒和尿毒症。
- 中枢性神经源性（脑桥）过度呼吸是指持续的快速深大呼吸，见于脑桥病变。它可以迅速出现和消失。
- 共济失调性呼吸是断断续续不规律的浅呼吸，常在濒死时出现，是由于延髓呼吸中枢受损所致。
- 昏迷患者出现呕吐、呃逆和过度的打呵欠有时提

表 21.22 植物状态的鉴别诊断

状态	植物状态	最小意识状态	闭锁综合征	昏迷	经脑干测试确认死亡
意识	无	有	有	无	无
睡眠-觉醒周期	有	有	有	无	无
对伤害性刺激的反应	±	有	有（仅限于眼睛）	±	无
Glasgow 昏迷评分	E4，M1-4，V1-2	E4，M1-5，V1-4	E4，M1，V1	E1-2，M1-4，V1-2	E1，M1-3，V1
运动功能	无有目的的运动	有些持续或不持续的语言，或有目的运动行为	保留受意志支配的眼球垂直运动或眨眼	无有目的的运动	没有运动或仅有脊髓反射运动
呼吸功能	常保留	常保留	常保留	可变	无
EEG 活动	特征性的慢波活动	缺乏资料	常正常	特征性的慢波活动	特征性消失
大脑代谢（PET）	严重下降	缺乏资料	轻度下降	中度到重度下降	严重下降或消失
预后	可变：如为永久性，持续植物状态或死亡	可变	根据病因而异，但是不可能完全恢复	恢复，转为植物状态或在数周内死亡	已经死亡

注：上述临床诊断不要求检查 EEG 和脑代谢。

EEG：脑电图；PET：正电子发射断层扫描。

From: The vegetative state; guidance on diagnosis and management. *Clinical Medicine* 2003 **3**:251, with permission from Elsevier.

示下部脑干病变。

昏迷时的神经系统查体

头、颈和脊柱

注意外伤、颅骨钻孔和杂音，以及颈强直。

瞳孔

记录瞳孔大小和对光反应。

- 一侧瞳孔散大，即固定、对光线无反应，提示第Ⅲ颅神经受压，如颞叶钩部疝气（圆锥形的）时。这是一种神经外科急症（如硬膜外血肿）。
- Horner综合征（同侧瞳孔缩小和眼睑下垂），见于下丘脑受损，极少数情况下也可见于脑疝。
- 双侧中等大小、有对光反应的瞳孔（即正常瞳孔）是代谢性昏迷及服用除阿片类外大多数中枢神经系统抑制剂之后的特征。
- 双侧对光反应固定、散大的瞳孔是脑干死亡的主要征象。它们也可见于任何原因导致的深昏迷，但尤其见于巴比妥盐中毒或体温过低所致的昏迷。
- 双侧针尖样对光反应固定的瞳孔见于使交感神经通路中断的脑桥病变（如脑桥出血），也见于阿片类药物中毒。
- 双侧眼球位置居中、对光反应固定，或轻微散大（4～6mm）、对光反应固定的瞳孔，有时不规则，见于脑干病变中断对光反射通路时。

散瞳药可以混淆诊断。既往瞳孔手术史也会导致诊断困难。

2 眼底

查看有无视乳头水肿或视网膜出血。

眼球运动

昏迷时眼球轴位常有轻度偏移。在轻度昏迷时，可见眼球由一侧转至另一侧的缓慢浮动。

前庭-眼反射：被动地向一侧转动头部，可以使眼球向对侧发生共轭性偏移（洋娃娃头反射）。该反射在极深度昏迷时消失，在脑干病变和脑死亡中不出现。在昏迷时的实际价值有限。

冷热刺激：当冰水注入外耳道时，可见眼球缓慢、紧张地向该侧斜视——称为冷热反射或前庭-眼反射。提示脑干功能完整。该检查可用于诊断脑干死亡。

共轭注视异常：

- 双眼向一侧持续性凝视：见于额叶损毁性病变时双眼向病灶侧凝视（“双眼注视正常肢体侧”）。罕见情况下，一侧额叶的刺激性病变（如胶质瘤导致的癫痫灶）使眼球远离病灶，即双眼向病灶对侧凝视。在脑

表 21.23 导致昏迷的主要病因的机制举例

弥漫性脑功能障碍
药物过量，酒精滥用
CO 中毒，麻醉气体
低血糖，高血糖
缺氧 / 缺血性脑损伤
高血压性脑病
严重尿毒症
肝细胞衰竭
呼吸衰竭伴 CO_2 潴留
高钙血症，低钙血症
肾上腺功能低下，垂体功能低下，甲状腺功能低下（见第 18 章）
低钠血症，高钠血症
代谢性酸中毒
体温过低，体温过高
创伤（在闭合性脑损伤之后）
癫痫（在全面性发作之后）
脑炎，脑型疟疾，败血症
蛛网膜下腔出血
代谢性罕见病（如卟啉病）
慢性缺氧所致的脑水肿
脑干内病变的直接作用
脑干出血或梗死
脑干肿瘤（如胶质瘤）
脑干脱髓鞘病变
Wernicke-Korsakoff 综合征
创伤
作用于脑干的压迫
半球肿瘤、梗死、脓肿、血肿、脑炎或创伤
小脑占位性病变

表 21.24 意识不清的患者：立即采取的行动

检查	发现	可能要采取的行动
气道	干净？	维持；插管？
脉搏	无？	心肺复苏
瞳孔	固定，散大？	
头部	创伤	观察和检查
脊柱	创伤	固定制动

桥病变中，当一侧旁中央脑桥网状结构（PPRF）受损时，由于对侧的 PPRF 活动，导致双眼持续凝视远离病灶侧，朝向瘫痪肢体侧。

- 不对称偏斜（一眼朝上，另一眼朝下）：提示脑干或小脑病变。
- 眼球浮动是指突发的眼球快速向下跳跃样运动，见于脑桥（或小脑）出血。

除眼球浮动外，其他自发的眼球运动在真正的昏迷中少见。

单侧体征：昏迷时难以识别出局部体征。以下各项有助于识别：

- 昏睡样患者对视觉刺激的反应：若不对称则提示偏盲。
- 面部外观：一侧面部下垂、流涎，或瘫痪侧面颊随呼吸鼓起或凹下。
- 肌张力：单侧弛缓或痉挛可能是轻偏瘫的惟一体征。
- 对疼痛刺激的反应不对称。
- 足跖反应不对称：在任何原因所致深昏迷患者中，常常双侧有伸性足跖反射。
- 腱反射不对称。
- 去脑或去皮层姿势不对称。

检查

一般情况下，昏迷的原因很明显（如头部外伤、脑出血、自己服毒）。如果原因仍然不清，则需要进一步的检查。

血液和尿液

- 药物筛查（如水杨酸盐、地西泮、镇静剂、安非他明）
- 常规生化检查（尿素、电解质、葡萄糖、钙、肝功能生化检查）
- 代谢和内分泌检查（TSH、血清皮质醇）
- 血培养
- 罕见病，如脑型疟疾（厚血膜法）和卟啉病，常常被忘记。

影像学检查

脑部 CT 或 MRI 检查可能发现在其他检查中未被怀疑的占位性病变或颅内出血。

CSF 检查

对于昏迷患者，仅在进行过慎重的风险评估后才能进行腰穿。当怀疑有颅内占位性病变时，通常禁行腰穿。必需行CT除外占位性病变的可能。仅当存在未能诊断的脑膜脑炎或其他可确认的感染时，CSF检查有可能会改变治疗方案。

脑电图

EEG对诊断代谢性昏迷和脑炎有一定价值。

处理

对昏迷或昏睡患者——无论在家、在外、在救护车上、在内科病房或在ITU中——需要立即进行仔细护理，留意气道，并密切监测生命体征。

长期护理包括：

- 皮肤护理——翻身、摘除饰物、避免褥疮或压迫性麻痹
- 口腔卫生——清洗口腔，吸除分泌物
- 眼部护理——将眼睑贴住，预防角膜损害，冲洗
- 补充液体——胃内或静脉给予液体
- 补充能量——通过细的胃管给予流食，每日1255 kJ（3000kcal）
- 括约肌——仅当必要时才插管（如有可能，使用Paul插管）；预防便秘（排空直肠）。

推荐读物

Royal College of Physician's Working Party Report (2003) The vegetative state: guidance on diagnosis and management. *Clinical Medicine* **3:** 249–254.

脑血管病和脑卒中

脑卒中在发达国家最常见的死亡原因中位列第三。脑卒中所致的年死亡率（经年龄调整后）在美国约为116/10万，在英国约为200/10万，约占全部死因的12%。死亡率非洲黑人要高于白人。脑卒中不常见于40岁以下人群，男性较女性多见。脑卒中后的死亡率约为25%。高血压是可治疗的危险性最高的危险因素。在40～60岁人群中，若高血压得到治疗，脑卒中发生率下降。脑卒中仍然是老年人群的主要致病、致死原因。血栓栓塞性脑梗死（80%）、大脑和小脑出血（10%）及蛛网膜下腔出血（约5%）是主要的脑血管疾病。

定义

以下定义尽管在临床上有意义，但是是人为定义的。

- 脑卒中：对于公众来说，脑卒中即力弱，影响一侧肢体，可为一过性或永久性的，常伴有语言功能丧失。脑卒中的医学定义是急性起病的脑缺血（通常为局灶性）的临床综合征，持续时间大于24小时或导致死亡，除血管性病因外没有其他明显病因。典型的例子有大脑中动脉血栓栓塞后偏瘫。
- 完全性卒中意味着脑缺血达到最大程度，通常在发病6小时之内。
- 进展性卒中是指在发病后头24小时内进展的卒中。
- 小卒中：患者恢复后不遗留明显的神经功能损害，通常在1周之内恢复。
- 短暂性脑缺血发作（TIA）：即局灶性脑缺血，如肢体力弱、失语或视力丧失，持续数秒至24小时。可完全恢复。通常是突然发作。TIA有反复发作的倾向，可能是血栓栓塞性卒中的先兆。

“脑血管意外”这个模糊的名称应该避免使用。

病理生理学

在脑血管病中，不同的病理过程可导致相似的临床事件。

完全性卒中

常见以下三种机制之一：

- 来自远处部位（通常为颈动脉、椎动脉或基底动脉）的栓子导致动脉栓塞，继发脑梗死
- 动脉血栓形成导致动脉粥样硬化的颈动脉、椎动脉或脑动脉闭塞，继发脑梗死
- 脑内出血（脑实质或蛛网膜下腔）。

以下为较少见的导致脑卒中或看似卒中的其他病因：

- 静脉性脑梗死
- 颈动脉或椎动脉夹层

- 红细胞增多症（高粘综合征）
- 脂肪和空气栓塞（见潜水病）
- 多发性硬化——脱髓鞘斑块
- 占位性病变（如脑肿瘤、脓肿、硬膜下血肿）
- 罕见病：动脉炎、神经梅毒、系统性红斑狼疮、线粒体病。

短暂性脑缺血发作（TIA）

TIA 通常是由微栓塞所致，但是与脑卒中一样，不同的机制可以产生相似的临床事件。例如，脑灌注下降可导致 TIA（如心律失常、直立性低血压、颈动脉或椎动脉粥样硬化导致的通过血流量减少）。通过自身调节常常可以避免脑梗死的发生。血栓形成后的小面积脑梗死或少量的脑出血有时可以导致 TIA 样临床表现。少见情况下，脑肿瘤或硬膜下血肿可导致临床发作，不能与血栓栓塞性TIA区分。因此，临床TIA并非血栓栓塞完全可信的指征。脑栓塞栓子的主要来源是心源性栓子和来自大血管、颈动脉和椎动脉系统的动脉粥样硬化斑块/栓子。心房纤颤或心肌梗死常常导致心源性栓子（来自内壁或瓣膜）形成，而房颤又常继发于瓣膜病。红细胞总量升高（如红细胞增多症）也是一个原因。

70% 的所有类型脑卒中和 80% 的 TIA 是由起源于脑外的栓子所致。

危险因素和预防

公认的主要危险因素和改变危险因素的作用如表 21.25 所示。

以下措施可以降低脑卒中的发病率：

- 治疗高血压（至关重要）
- 戒烟：1 年内脑卒中的危险性降低 50%，5 年后降至正常水平
- 积极的生活方式（推荐每周锻炼 4~6 次，每次锻炼 30 ~ 60 分钟）
- 适度饮酒
- 他汀类治疗可以将脑血管病的发病率降低 1/3，即使是在低胆固醇水平的患者中也是如此（见表 19.17）
- 房颤时抗凝治疗
- 肥胖患者减肥（见表 5.14）
- 治疗红细胞增多症
- 颈动脉狭窄的外科治疗。

小剂量阿司匹林在无症状人群和绝经后性激素替代治疗（HRT）人群中未见保护作用。

大脑和小脑出血

危险因素有高血压出血性疾病、既往存在的脑动脉瘤、抗凝和抗血小板药物治疗。

少见的危险因素和脑卒中的其他病因

- 血小板增多症和易栓症（蛋白 C 缺乏，因子 V Leiden）与动脉性脑卒中有弱相关，但是易发生脑静脉血栓形成。
- 红细胞增多症易导致脑卒中。
- 抗心磷脂和狼疮抗凝物抗体（即抗磷脂综合征）可导致年轻患者动脉血栓形成性脑卒中。
- 心内膜炎：血栓栓塞性脑卒中可能为该病的临床特征。
- 含有低剂量雌激素的口服避孕药：对于健康妇女不会显著增加脑卒中风险，但是如果同时伴有其他危险因素，如未控制的高血压或吸烟，则可能会增加脑卒中风险。
- 偏头痛是一个少见的脑梗死的病因。
- 血管炎（如系统性红斑狼疮、结节性多动脉炎、巨细胞动脉炎、肉芽肿性中枢神经系统血管炎）是少见的脑卒中病因。
- 淀粉样变性可以表现为复发性脑出血。
- 高同型半胱氨酸血症易致血栓形成性脑卒中。叶酸治疗不能降低发病率。
- 药物——违禁药物，如可卡因、含有血管收缩物质的非处方“感冒”药。长期使用COX Ⅱ抑制剂与脑卒中发病率上升相关。

常染色体显性遗传性脑动脉病伴皮质下梗死和白质脑病（CADASIL）是一种罕见的导致脑卒中/血管性痴呆的遗传性病因。位于 19 号染色体的 *NOTCH3* 基因有缺陷。脑小动脉的特征性病变，继发多发性脑梗死。家族性偏头痛和抑郁可在年轻人中发生，在 21 ~ 40 岁时发展为 TIA 或脑卒中，在 51 ~ 60 岁时出现痴呆。

血管解剖学（图 21.18 ~ 21.20）

了解正常的动脉解剖及动脉粥样硬化斑块和狭窄

表 21.25　降低脑卒中风险

危险因素	干预	降低脑卒中风险		
		脑梗死	脑出血	蛛网膜下腔出血
高血压	治疗	++	++	可能
吸烟	戒烟	++	+	很可能
生活方式	增加活动	+	0	0
饮酒	中度饮酒	+	0	0
高胆固醇血症	他汀类治疗	+	0	0
红细胞比容增高	降低	+	0	0
房颤	抗凝	+	(可能增加风险)	0
睡眠呼吸暂停	治疗	+	0	0
肥胖	减肥	很可能	很可能	0
糖尿病	控制良好	很可能	0	0
颈动脉狭窄	外科手术	++	0	0

++：与风险降低明显相关；+：与风险降低中度相关。

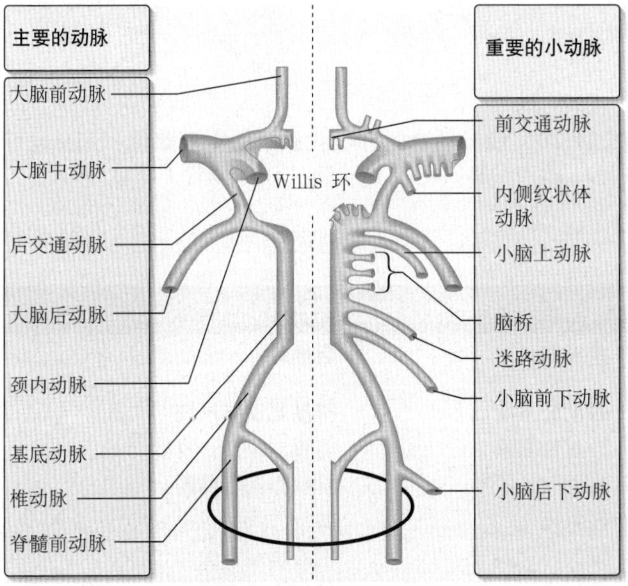

图 21.18　脑部供血动脉图。

的可能部位，有助于理解一些主要的综合征。

Willis 环由两条颈内动脉和基底动脉供血。大脑前动脉、中动脉和后动脉对大脑的供血分布如图 21.19 所示。

Willis 环近端的狭窄和斑块通常好发于五个部位（图 21.20 显示了部位 1～4）：

- 颈总动脉起始部（1）
- 颈内动脉起始部（2）
- 颈动脉虹吸部——位于海绵窦内
- 椎动脉起始部（3）
- 锁骨下动脉（4）。

自身调节

脑内小动脉平滑肌直接对压力梯度的改变作出反应。在正常情况下，平均动脉压在 60～120mmHg 之间可以维持稳定的大脑血流（CBF），即CBF不受灌注压影响。

在发生疾病时，CBF 的自身调节可能会失效。其原因有：

- 严重低血压，收缩压＜ 75mmHg
- 严重高血压，收缩压＞ 180mmHg
- 血液黏稠度增加，如红细胞增多症
- 颅内压升高
- 动脉 CO_2 分压升高和（或）动脉 O_2 分压下降。

短暂性脑缺血发作（TIA）

症状

TIA 可导致突发的功能丧失，通常在数秒之内发生，持续数分钟或数小时（但是定义为小于 24 小时）。发作形式常可提示病变部位。

特征

TIA 的主要形式的临床特征如表 21.26 所示。轻偏瘫和失语是最常见的，但是下文也简要描述了其他两种症状。

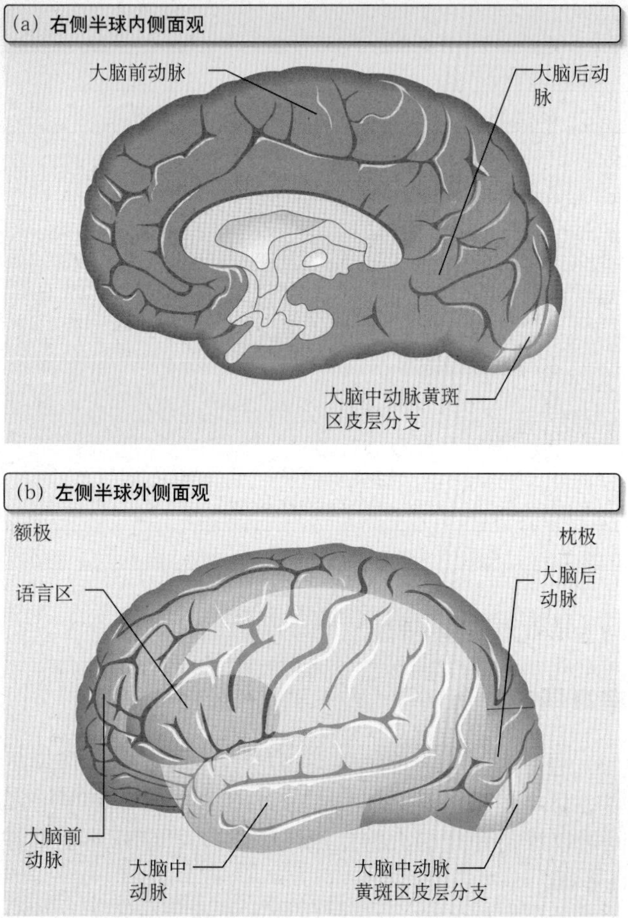

图21.19 （也见彩图21.19）三条主要大脑动脉的供血分布。

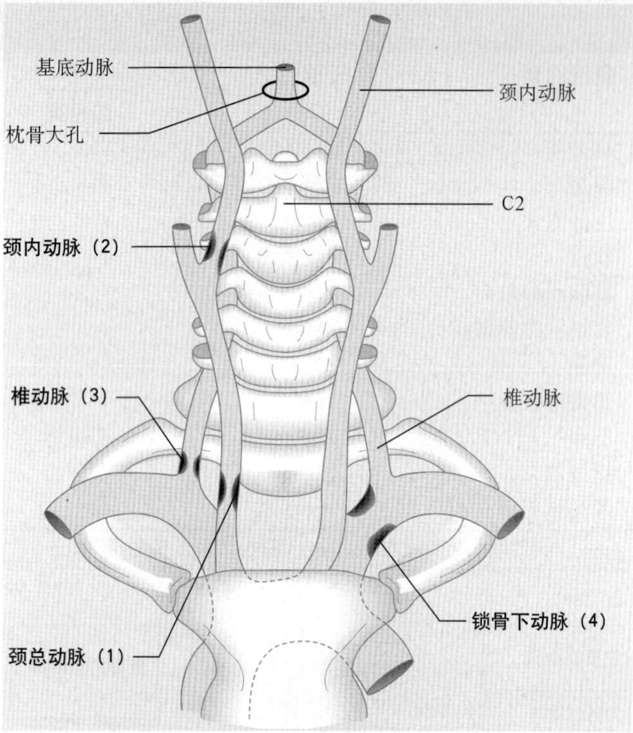

图 21.20　颅外动脉粥样硬化狭窄的主要部位：颈总动脉（1）；颈内动脉（2）；椎动脉（3）；锁骨下动脉（4）。

一过性黑矇

一过性黑矇是指单眼突发的短暂性视力丧失。若黑矇是由于栓子流经视网膜动脉所致，在发作时使用检眼镜检查有时可见动脉堵塞。引起一过性黑矇的 TIA 常常是颈内动脉狭窄的首发表现，并且是轻偏瘫的先兆。一过性黑矇也可以作为一种良性事件见于偏头痛。

一过性全面性遗忘

持续数小时的遗忘发作主要见于65岁以上的老年人，常常能够完全恢复，据推测是由于后循环缺血所致。这一特征鲜明但并不常见的事件的确切病理改变尚不清楚。此种发作很少复发。

TIA 的临床表现

TIA的诊断常常仅依据描述的症状。很少能够亲眼目睹发作。TIA 发作时通常意识清楚。

表 21.26　短暂性脑缺血发作的特征

前循环	后循环
颈动脉系统	**椎基底动脉系统**
一过性黑矇	复视、眩晕、呕吐
失语	呛咳和构音障碍
轻偏瘫	共济失调
偏身感觉丧失	偏身感觉丧失
偏盲性视力丧失	偏盲性视力丧失
	一过性全面性遗忘
	四肢轻瘫
	意识丧失（少见）

可能有栓子来源的临床证据，如：

- 颈动脉杂音（狭窄）
- 房颤或其他心律失常
- 瓣膜性心脏病 / 心内膜炎
- 近期心肌梗死
- 左右两侧上肢血压有差异。

可能有明显的基础疾病：

- 动脉粥样硬化
- 高血压
- 直立性低血压
- 心动过缓或心排出量降低
- 糖尿病
- 少见疾病，动脉炎，红细胞增多症
- 抗磷脂综合征。

鉴别诊断

TIA 必须与其他一过性发作性疾病进行区分，通常根据临床可以鉴别。有时占位性病变可以产生与 TIA 完全相同的临床表现。局灶性癫痫与 TIA 的鉴别点在于：前者有“阳性”特征（如肢体抽搐）和在数分钟内症状的特征性进展。在 TIA 中，通常立即出现明显的功能缺损。然而，有时 TIA 确实可以出现不自主的肢体运动。

偏头痛的局灶性先兆有时可混淆诊断。偏头痛中通常会发生头痛，但是并非总是出现，而 TIA 很少出现头痛。偏头痛视觉障碍不会出现在 TIA 中。

预后

前瞻性研究表明，在单次血栓栓塞性 TIA 后的 5 年：

- 30 % 的患者会发生脑卒中，其中 1/3 在第 1 年发生
- 15 % 的患者会发生心肌梗死。

前循环 TIA 较后循环 TIA 预后差。

TIA：检查和处理

该部分已在上文与脑卒中一起讨论。

典型的脑卒中综合征

脑梗死

大的血栓栓塞性脑梗死通常可导致明显的脑卒中。有些小梗死可以导致 TIA 表现，而有些脑梗死是无症状的。因此临床表现变化很大，主要取决于梗死部位和大小。尽管通过体征可以推测病变的大概部位（如皮层、内囊、脑干），但临床上常常不能准确地估计出血管损害区域。

临床特征

最常见的脑卒中是由大脑中动脉分支血栓栓塞导致的内囊梗死引起。颈内动脉闭塞可以导致相似的临床表现（图 21.20）。梗死病灶对侧的肢体力弱在数秒钟、数分钟或数小时内（有时时间更长）发生。表现为对侧偏瘫或轻偏瘫伴面部力弱。失语常见于优势侧半球受累。力弱的肢体最初表现为弛缓性瘫痪和反射消失。头痛不常见。通常意识清楚。个别情况下，在发病时可出现癫痫发作。

间隔一段不同长短的时间之后，反射开始恢复并逐渐增强。出现伸性足跖反射。病初力弱最明显，在数日、数周或数月之内逐渐恢复。

颈动脉和椎动脉夹层

夹层引起的脑卒中在40以下的患者中所占比例不到 1/5，有时是头部或颈部外伤的后果。出现脑卒中、TIA 或偏头痛样症状，常伴有夹层部位的颈部疼痛。

脑干梗死

脑干梗死产生的体征复杂，取决于梗死病灶与颅神经核、长束及脑干联系结构的关系（表 21.27）。

- **延髓外侧综合征**：也叫小脑后下动脉（PICA）血栓形成或 Wallenberg 综合征，是脑干梗死的常见例子，表现为急性眩晕，伴有小脑和其他体征（表 21.28 和图 21.21）。病因为 PICA 或其分支的血栓栓塞、椎动脉血栓栓塞或夹层。临床表现取决于受

表 21.27 脑干梗死的特征

临床特征	受损结构
轻偏瘫或四肢轻瘫	皮质脊髓束
感觉丧失	内侧丘系和脊髓丘脑束
复视	眼球运动系统
面部麻木	第Ⅴ颅神经核
面部力弱（下运动神经元）	第Ⅶ颅神经核
眼震，眩晕	前庭系统联系结构
吞咽困难，构音障碍	第Ⅸ和第Ⅹ颅神经核
构音障碍、共济失调、呃逆、呕吐	脑干及小脑联系结构
Horner 综合征	交感神经纤维
意识状态改变	网状结构

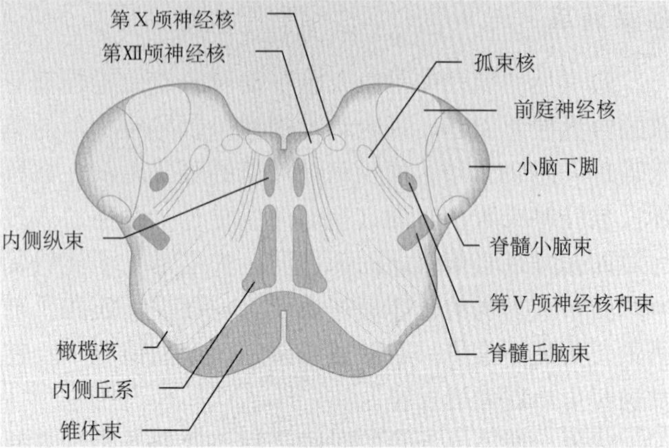

图 21.21　延髓的水平切面：脑干梗死后可能受累的结构。

表21.28　延髓外侧综合征的临床体征（小脑后下动脉血栓形成）

同侧	对侧
面部麻木（第Ⅴ）	脊髓丘脑束性感觉丧失
复视（第Ⅵ）	轻偏瘫（轻微，不常见）
眼震	
共济失调（小脑性）	
Horner 综合征	
第Ⅸ和第Ⅹ颅神经病变	

损的具体结构。

- **昏迷**：脑干网状激动系统受损可导致。
- **闭锁综合征**：上部脑干梗死导致。
- **假性延髓性麻痹**：下部脑干梗死导致。

其他梗死类型

腔隙性脑梗死

腔隙性脑梗死是指 MRI 和尸检所见的小灶梗死（$<1.5cm^3$）。常有高血压。单个腔梗死灶导致的典型的症状表现为小卒中（如纯运动性卒中、纯感觉性卒中、突发单侧共济失调及突发构音障碍伴单手笨拙）。腔隙性脑梗死常常无症状。

高血压脑病

高血压脑病描述的是恶性高血压的神经科后果。可发生严重头痛、TIA、脑卒中，罕见者有蛛网膜下腔出血。可能发生视乳头水肿，其原因可以是缺血性视神经病，也可以是多发急性脑梗死导致的脑水肿。

多发性脑梗死性痴呆（血管性痴呆）

在脑血管病的晚期，多发或较大的梗死可以导致全面的智力丧失。随着每一次的脑梗死发生，该病趋向于在数月至数年内表现为阶梯式进展。最终发展为痴呆、假性延髓性麻痹和小步幅拖曳步态——有时称为动脉硬化性 Parkinson 综合征。临床上可能与特发性 Parkinson 病相混淆。Binswanger 病是一个影像学上的术语，用于描述高血压患者的大脑白质的低密度伴痴呆、TIA 和脑卒中发作。

视觉皮层梗死

大脑后动脉梗死或大脑中动脉黄斑区分支梗死可导致偏侧视觉丧失及皮质盲（Anton 综合征，图 21.19）。

Weber 综合征

这是指由于一侧中脑梗死导致的病灶同侧第Ⅲ颅神经麻痹伴对侧偏瘫。常存在向上凝视麻痹。

分水岭区（或交界区）脑梗死

这是指由于长时间的低血流灌注（如大面积心梗后低血压或心脏搭桥手术）导致的多发性皮层梗死。交界区脑梗死发生于大脑前、中、后动脉供血区的交界处。典型表现有皮质视觉丧失、记忆丧失和智力损害。严重病例可见持续性植物状态或最小意识状态。

脑梗死的处理

应该寻找可能的栓子来源（如颈动脉杂音、房颤、瓣膜病变、心内膜炎的证据、既往栓塞或 TIA史），并评估有无高血压和直立性低血压。需测量双侧上肢血压，差异超过 20mmHg 提示锁骨下动脉狭窄。应该仔细记录神经功能缺损。

脑卒中：紧急处理和溶栓（Box21.1）

在多学科协作的专门病房，由有组织的工作小组进行处理，可以提供高于普通病房水平的护理，降低卒中死亡率和长期残疾率。循证医学指南制定了明确的方案，有助于对脑卒中的处理。

脑卒中发生后，应立即对呼吸道和吞咽情况进行持续的观察。是否让卒中患者入院，取决于患者的临床

Box21.1 脑卒中：紧急处理的要点

1. **如有可能，由多学科协作的医院卒中病房收治。**

2. **普通内科处理**
   意识不清的患者的护理
   面罩吸氧
   评估吞咽功能
   检测血压，寻找栓子来源。

3. **是否考虑溶栓？**
   如果进行溶栓（见正文和表21.29），必须立即行脑影像学检查。

4. **脑影像学检查**
   一般急诊影像学检查只能进行CT扫描。CT可以显示是否有脑梗死、出血或其他病理改变。

5. **脑梗死**
   如果CT显示有脑梗死，并且没有禁忌证，则应该给予阿司匹林（初始剂量每日300mg）抗血小板治疗。在脑卒中发病3小时之内（争取在90分钟之内），应该给予阿替普酶溶栓治疗。需获得知情同意。

6. **脑出血**
   如果CT显示有出血，不要给予可能影响凝血的任何药物。可能需要进行神经外科治疗。

状况和可用的设备资源。表21.29列举了目前关于脑卒中溶栓的建议——遗憾的是在英国，溶栓很少进行。一旦确诊为缺血性脑卒中或血栓栓塞性TIA，应该立即给予阿司匹林每日300mg，数日之后可以减量至75mg。

对意识不清的患者的处理见上文。

检查

脑卒中及TIA检查的目的为：

- 明确临床诊断
- 区分出血性和血栓栓塞性梗死
- 寻找潜在的病因，指导内科或外科治疗。

血栓栓塞性卒中和TIA的常规检查及其潜在价值见Box21.2。

TIA和卒中患者的影像学检查

CT和MRI：CT可以立即发现出血，但是梗死患者的CT可能正常。尽管有50%的梗死不能被CT检查出来，梗死通常在1周时可以发现（图21.22）。对大部分病例应该进行急诊CT或MRI。

表21.29 急性缺血性卒中的溶栓治疗

适用条件
年龄≥18岁
临床诊断急性缺血性卒中
由有经验的治疗组进行评估
有可测量的神经功能缺损
发病时间很明确
有CT或MRI和血液检查结果
CT或MRI结果支持诊断
在发病180分钟之内可开始溶栓治疗
排除标准
症状轻微或迅速改善
治疗前的CT或MRI显示有出血
怀疑蛛网膜下腔出血
任何部位的活动性出血
过去21天内曾有胃肠道或泌尿道出血
血小板计数 $< 100 \times 10^9$/L
近期接受肝素治疗，并且活化部分凝血活酶时间高于正常值
近期接受华法林治疗，并且INR升高
在过去14天内有大手术或创伤史
近期有心肌梗死后心包炎
在过去3个月内有神经外科手术史、严重头部外伤史或卒中史
颅内出血病史（既往任何时间）
已知动静脉畸形或动脉瘤
最近曾在不能压迫部位行动脉穿刺
近期有腰穿史
持续高血压，收缩压 > 185mmHg，或舒张压 > 110mmHg
血糖异常（< 3mmol/L或 > 20mmol/L）
怀疑或已知妊娠
活动性胰腺炎
脑卒中起病时癫痫发作
静脉注射组织型纤溶酶原激活物（阿替普酶）的剂量
总剂量0.9mg/kg（最大剂量90mg）
先静推总剂量的10%，静推时间大于1分钟
其余剂量静脉点滴，时间大于60分钟
Source: National Institute of Neurological Disorders and Stroke protocol; from *Medicine* (2000) **28** (7): 62

弥散加权成像（DWI）核磁共振可以在起病后数分钟内识别出梗死区域。传统的T2加权像效果并不优于CT。影像学还可以发现原来没有估计到的病变，如硬膜下血肿、肿瘤或脓肿。

颈部多普勒超声和双功能彩超：超声检查可以用于筛查动脉狭窄和闭塞，如果操作技术熟练，可以精确地显示颈内动脉的狭窄程度。

Box21.2 脑卒中：进一步的检查和处理

进一步检查

- 常规血液检查（针对红细胞增多症、感染、血管炎、易栓症、梅毒血清学、凝血功能、自身抗体和血脂）
- 胸部X片
- 心电图
- 颈部多普勒超声
- 血管成像

进一步处理

- 适当的药物治疗高血压、心脏病、糖尿病和其他内科疾病
- 其他抗血小板药物，如双嘧达莫
- 考虑内膜切除术
- 考虑抗凝治疗——表21.30
- 语言治疗、吞咽困难的处理、物理治疗及职业治疗
- 特殊的神经系统问题，如癫痫、疼痛、尿便失禁
- 为其后护理作准备

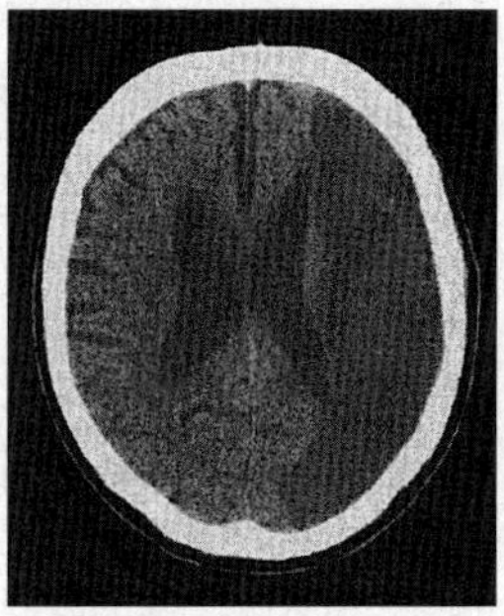

图21.22 CT：大脑中动脉供血区的大面积梗死。

血管成像：磁共振血管成像或数字减影血管成像对于前循环TIA有价值，可用于确诊能够进行外科手术处理的动脉狭窄，主要是指颈内动脉狭窄。对于大部分血压正常的前循环TIA或脑梗死患者——这些患者恢复得很好——如果超声提示颈动脉狭窄，应该进行血管成像检查。下文有颈动脉内膜切除术的结果。

腰椎穿刺：仅在少数情况下需要进行腰穿，例如当梅毒血清学试验阳性时。

长期处理

内科治疗

应该对所有的危险因素（表21.25）进行确认，如果有可能的话，均应进行治疗。

抗高血压治疗

发现和控制人群中的高血压是卒中一级预防中独立且最重要的因素。急性卒中后常可出现一过性高血压，如果舒张压不高于100mmHg，通常不需要治疗。持续性的严重高血压需要治疗，但是必须缓慢降压以避免脑灌注突然下降。

抗血小板治疗

在血栓栓塞性TIA或卒中后，长期服用可溶性阿司匹林（每日75mg），可以显著减少梗死复发。阿司匹林可抑制环氧化酶，而环氧化酶可将花生四烯酸转化为前列腺素和血栓素。阿司匹林的主要疗效在于减少血小板聚集。使用氯吡格雷、双嘧达莫和噻氯匹定也可以。阿司匹林每日75mg联合双嘧达莫每日2次200mg可能是预防血栓栓塞性卒中或TIA复发的最佳方案。

抗凝药

当有房颤、其他阵发性心律失常、心脏瓣膜病（非感染性）或心肌病时，应该给予肝素或华法林治疗。必

表21.30 脑卒中的预防：需要考虑抗凝的适应证

适应证	评价
心脏瓣膜病	对于慢性风湿性心脏病尤其是二尖瓣狭窄，肝素/华法林明确有效
近期心梗	
心内血栓形成	如有心内血栓形成的证据，应给予肝素/华法林
房颤	长期抗凝可以降低房颤中卒中的发生率
急性颈内动脉血栓形成 急性基底动脉血栓形成 颈内动脉夹层 颅外椎动脉夹层	仅对影像学确诊的动脉血栓形成或夹层病例使用抗凝药。对于颈动脉或椎基底动脉来源的血栓栓塞之后的卒中预防，抗凝药未能显示获益
血栓前状态，如蛋白C缺乏	血液病学家会诊，考虑抗凝
在充分抗血小板治疗后TIA或卒中复发	如果没有发现可治疗的原因，试用抗凝是合理的
脑静脉血栓形成，包括静脉窦血栓形成	抗凝获益超过了出血的风险

Modified from Brown M (2000) *Medicine* **28** (7): 64

须进行 CT/MRI 检查以排除脑出血。所有接受抗凝治疗的患者必须要知道有脑（或其他部位）出血的风险。脑梗死后 2 周之内的抗凝治疗由于有诱发脑出血的风险，所以有潜在的危险性。抗凝治疗的临床实践有很大差异。表 21.30 列举了卒中二级预防中的问题。

其他治疗方法

如果发现红细胞增多症和凝血功能异常，应该予以治疗。

外科治疗方法

颈内动脉内膜切除术

对于颈内动脉狭窄 70% 以上的 TIA 或卒中患者，建议外科治疗。成功的外科治疗可以减少约 75% 的 TIA/卒中复发风险。内膜切除术的死亡率约为3%，手术引起脑卒中的风险也为 3%。经皮腔内血管成形术（支架置入）是另一可供选择的方法。对于有些无症状的患者，也推荐进行外科治疗。

老年人的脑卒中

随着卒中患者的年龄下降，检查中的获益也下降。但是，年龄本身并非恢复健康的障碍，并且老年人从高水平的康复治疗中获益最大。要考虑到老年患者的社会孤立性、既往存在的认知损害、他们的营养状况、皮肤和括约肌护理及吞咽功能的重新评估。对于 75岁以上的患者，颈动脉内膜切除术的风险较年轻患者稍高。

康复：物理治疗和语言治疗

熟练的物理治疗在卒中后最初数周内尤为有效。它可以缓解痉挛、预防挛缩、教患者学习使用助行器。对于物理治疗改善长期预后的作用尚未充分研究。巴氯酚（一种 GABA 激动剂）有时有助于减轻卒中后的严重痉挛。

对于失语患者，语言治疗师对患者的问题和受挫感有重要了解。然而同语言治疗师的工作一样，与家属的正常交流也可以促进语言的自发恢复，这一点是有可能的。如果患者不能进行安全的吞咽，可能有误吸风险，则需要进行鼻胃管鼻饲或经皮胃造瘘。在尝试吞咽时进行 X 线透视检查可以提供帮助。

物理治疗和语言治疗毫无疑问都有一种心理作用。脑卒中常常是破坏性的，尤其是当患者工作时发生的脑卒中，会彻底改变患者以后的生命。许多患者因此失去工作，丧失了独立性，经济上陷入困境。自尊的丧失常常引发抑郁。

在早期恢复之后，可能需要在家中设置帮助措施和进行调整。如楼梯扶手、便携式抽水马桶、浴室扶手、升降机、滑板、轮椅、三脚架、可变门和卧室布置、电梯和厨房修改。以医院为基础的神经科社区护理小组、当地治疗师和基本护理医师之间的互相联系是十分有价值的。

预后

25%的卒中患者在发病后2年内死亡。其中约35%的患者在第1个月内死亡。血栓栓塞性梗死（死亡率低于1/4）的早期死亡率低于脑出血（死亡率约 3/4）。当患者出现昏迷、共轭凝视障碍和严重偏瘫时可能预后差。许多导致早期死亡的并发症，尤其是在老年患者是可以预防的——如误吸。协作护理可以减少风险。

但卒中复发是常见的（第1年内为10%），许多患者随后死于心肌梗死。在初次发生的卒中幸存者中，第 3 年时 30 %～40% 的患者仍可存活。

卒中后通常可以逐渐恢复，虽然最后遗留的神经功能缺损可能很严重。存活者中约1/3能恢复到可以独立活动，1/3有严重功能残疾，需要永久接受在有关机构中的护理。

语言恢复的结局不尽相同。如果总的来说卒中患者在第 3 周时的语言能够被别人理解，则患者有望恢复流利的语言——但是许多患者遗留找词困难。

颅内出血

颅内出血包括：

- 大脑和小脑出血
- 蛛网膜下腔出血
- 硬膜下或硬膜外出血 / 血肿。

脑出血

病因学

脑出血引起的卒中约占卒中总数的 10%。主要的病理学改变是微动脉瘤（Charcot-Bouchard 动脉瘤，直径0.8～1.0mm）破裂和小的深穿支动脉变性。此种出血通常是大量的，常常致命，可见于慢性高血压患者，部位非常明确——在基底神经节、脑桥、小脑和皮层下脑白质。

在正常血压患者中，尤其是在超过 60 岁的患者中，会发生脑叶出血——位于额叶、颞叶、顶叶或枕叶皮层。部分脑叶出血的病因是脑淀粉样变性血管病（是一种罕见病），其反复出血倾向与特殊的载脂蛋白E基因型有关。

诊断

诊断仅仅根据临床，没有完全可信的方法能够区分脑出血和血栓栓塞性梗死。两者均可导致卒中。但是脑出血倾向于伴有严重的头痛。与血栓栓塞性卒中相比，脑出血更有可能导致昏迷。

脑出血后可以立即在CT成像上显示出来（不同于脑梗死）——表现为脑实质内、脑室内或蛛网膜下腔液出血。MRI 在发病最初数小时内可能不能正确识别急性出血。数小时后，T2 加权 MR 是非常可信的检查方法。

处理：出血性卒中

处理原则与脑梗死相同。短期预后较差。当然，必须禁用抗血小板和抗凝药物。控制高血压非常重要。当发生昏迷逐渐加深和小脑扁桃体下疝（有时见于脑叶出血，但是尤其见于小脑出血，见下文）时，需要考虑急诊神经外科清除血块。预后通常很差。

小脑出血（图 21.23）

小脑出血会有头痛，意识状态迅速下降，伴有源于脑干的体征（如眼震、眼延髓性麻痹）。眼睛凝视出血侧。可以出现不对称注视偏斜。如果患者神志清醒，可以有单侧或双侧小脑体征。小脑出血有时导致急性脑积水。在影像学检查之后，常常需要进行急诊外科清除血块

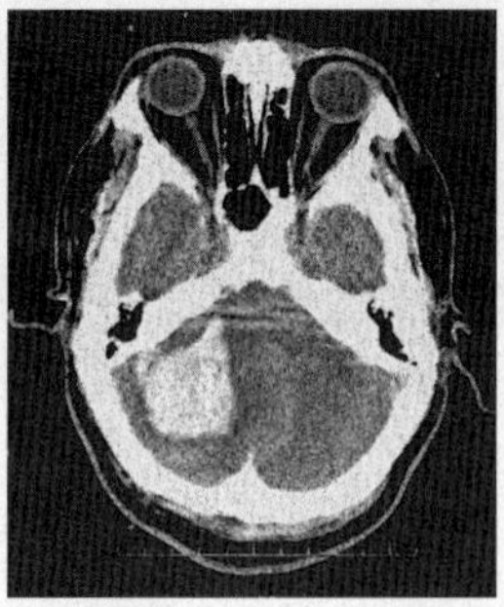

图 21.23　CT：小脑出血。

蛛网膜下腔出血

蛛网膜下腔出血（SAH）是指自发性动脉出血至蛛网膜下腔，由于其独特的起病方式，通常临床上可以清楚地识别出该病。SAH 引起的卒中约占卒中的 5%，每年发病率为 6/10 万。

病因

虽然 SAH 常常找不到任何病因，表 21.31 列举了一些病因。

表 21.31　蛛网膜下腔出血的基础病因	
囊状（浆果状）动脉瘤	70%
动静脉畸形（AVM）	10%
未发现病变	20%
少见的有关疾病	
出血性疾病	
真菌性动脉瘤（心内膜炎）	
急性细菌性脑膜炎	
脑肿瘤（如转移性黑色素瘤）	
动脉炎（如系统性红斑狼疮）	
脊髓动静脉畸形（仅有脊髓出血）	
主动脉缩窄	
Marfan 综合征，Ehlers-Danlos 综合征	
多囊肾	

囊状（浆果状）动脉瘤（图 21.24）

囊状动脉瘤发生于Willis环和邻近动脉。常见部位在以下动脉连接处：

- 后交通动脉和颈内动脉连接处——后交通动脉动

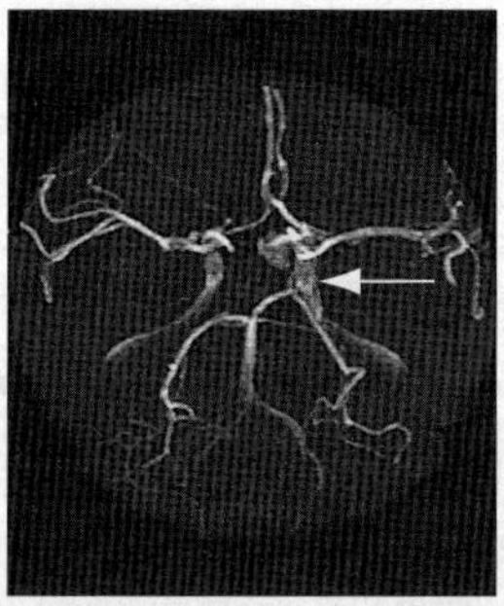

图 21.24　数字减影血管造影：示后交通动脉动脉瘤。

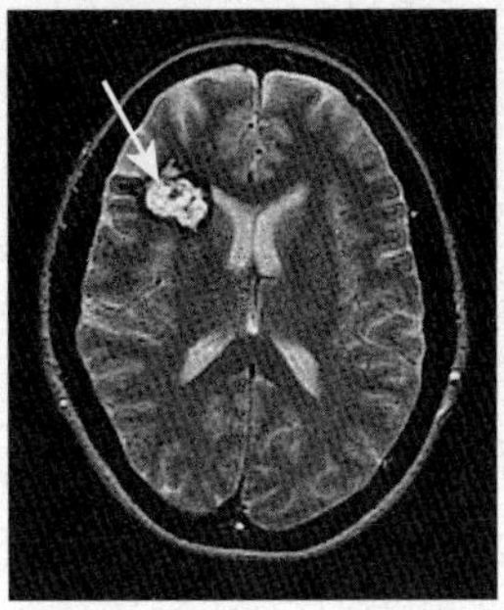

图 21.25　磁共振（T2）：无症状的海绵状血管瘤（箭头所示）。

脉瘤

- 前交通动脉和大脑前动脉连接处——前交通动脉动脉瘤
- 大脑中动脉的两分叉或三分叉处——大脑中动脉动脉瘤。

其他动脉瘤部位有：基底动脉、小脑后下动脉、颈内动脉海绵窦段和眼动脉。在1%的尸检中可以偶然发现囊状动脉瘤，并且可以是多发的。

动脉瘤可以由于自发破裂导致症状，在破裂前通常没有前驱病史；也由于直接压迫邻近结构导致症状；如膨大且未破裂的后交通动脉动脉瘤是导致痛性第Ⅲ颅神经麻痹的最常见原因。

动静脉畸形（AVM）

AVM是一种发育起源上的动脉和静脉聚集，通常位于大脑半球。AVM 也可以导致癫痫，一般为局灶性。一旦AVM破裂，即有再出血的倾向——有10%的病例每年都会再出血。

海绵状血管瘤常见（人群发生率< 0.5%），由毛细血管聚集形成；通常没有症状（图21.25）。有的海绵状血管瘤有基因基础，与染色体 7q 上的两个位点相连锁。海绵状血管瘤很少导致惊厥发作或出血；特殊情况下由于大量出血可以导致猝死。很少需要外科处理。

SAH 的临床特征

有突发剧烈头痛，常常位于枕部。通常继以呕吐，常出现昏迷。患者处于昏迷或昏睡状态数小时至数天，或者更长时间。程度不太严重的头痛可能会导致诊断困难，但是对于任何突发的头痛，SAH 都是可能的诊断。

若 SAH 出血量大，会有颈强直和 Kernig 征阳性。有时有视乳头水肿，伴有视网膜和玻璃状膜下出血（出血进入视网膜玻璃状膜下）。小量的出血几乎没有体征，但是几乎都会有头痛。

检查

CT成像是首选检查（图21.26）。常常可见蛛网膜下腔或脑室内有血液。如果CT已经确诊为SAH，不需要再进行腰穿检查，但是如果诊断存疑，应进行腰穿。在 SAH 发病数小时后，CSF 颜色变黄（黄变）。上层 CSF 外观观察对诊断来说通常是足够可信的，但是对于疑诊病例，可以使用分光光度法测量由溶解的细胞所释放的胆红素，以此明确SAH的诊断。对所有可能接受外科手术的患者，一般来说是指年龄低于65岁且无昏迷的患者，通常要进行MR血管成像。在有些病例中，尽管确诊为 SAH，但是没有发现动脉瘤。

鉴别诊断

SAH 必须与严重的偏头痛鉴别。有时这种鉴别很困难。雷击头痛是用于描述 SAH 或其他未明原因引起的突发头痛的术语（可造成混淆）。当脑膜微脓肿破裂时，急性细菌性脑膜炎的起病有时也会引起非常急性的头痛。急性细菌性脑膜炎起病有时也会引起 SAH。

并发症

蛛网膜下腔的血液可以导致 CSF 回流受阻和脑积水。可以没有症状，也可以导致 SAH 后的意识恶化。诊断通过 CT 做出。可能需要进行分流术。

SAH 有时会并发严重的动脉痉挛（在脑血管造影时可见，导致昏迷或卒中）。这提示预后很差。

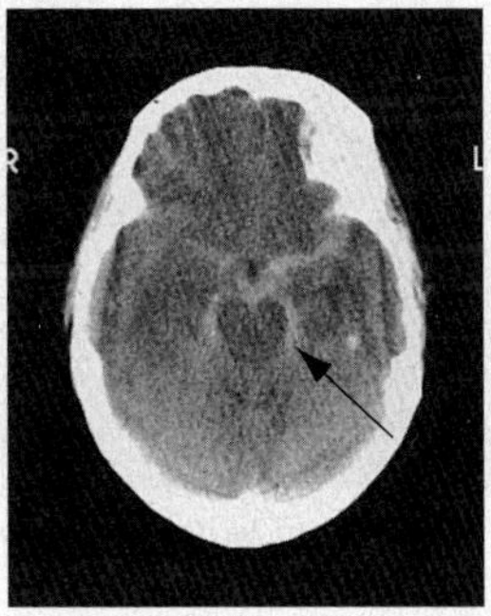

图21.26　CT：蛛网膜下腔出血，血液环绕脑干（箭头所示）。

处理

SAH的紧急处理包括卧床休息和支持性措施。应该控制高血压。常使用地塞米松减轻脑水肿；它还被认为可以稳定血脑屏障。尼莫地平是一种钙通道阻滞剂，可以降低死亡率。

所有幸存的SAH病例都应立即由专业的神经外科中心进行讨论。几乎一半的SAH患者在到达医院前已经死亡或进入垂死状态。其余患者中，还有10%～20%在此后数周内再次出血并死亡。对不伴有昏迷的SAH的延迟诊断或误诊（如误诊为偏头痛）与这一死亡率有关。

持续昏迷或持续严重神经功能缺损的患者预后很差。对其他血管成像发现动脉瘤的患者，进行神经外科手术直接夹闭动脉瘤颈。在择期手术的病例中，手术效果很好。也可使用侵入性放射学技术，如在动脉瘤中置入微线圈。AVM的治疗中可以使用直接外科手术、微栓塞和局部放疗（“伽玛刀”）。

硬膜下和硬膜外出血和血肿

如果没有立刻接受治疗，在头颅外伤后这些疾病可以导致患者死亡。

硬膜下血肿（SDH）（图21.27）

SDH是指静脉破裂出血，血液积聚于硬膜下腔。通常出现于头部外伤后，出血量可以很少。外伤和出现症状之间可以间隔数日、数周或数月。慢性的意外SDH或自发性SDH常见于老年人和酗酒者。

常见头痛、昏睡、意识障碍；症状可以缓慢进展，常为波动性。可以出现局灶神经功能缺损，如轻偏瘫或感觉丧失。偶尔会发生癫痫。此后可能会出现昏睡、昏迷和小脑扁桃体下疝，但是SDH有自发缓解的倾向。

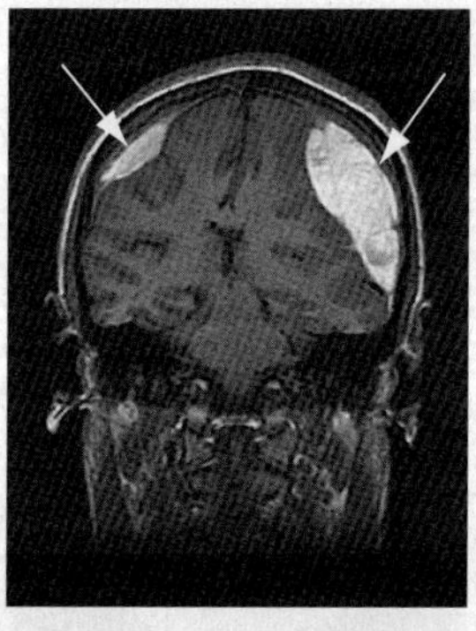

图21.27　磁共振（T1）：双侧硬膜下血肿。

硬膜外出血

硬膜外出血是由于颅顶盖骨线状骨折撕裂脑膜中动脉所致。血液在数分钟/数小时内迅速积聚在硬膜外腔。最特征性的临床表现是：头部外伤有短暂的意识丧失，随后又恢复清醒。然后患者出现进行性轻偏瘫和昏睡，迅速出现经小脑幕的小脑扁桃体下疝，首先表现为同侧瞳孔散大，随后双侧瞳孔固定散大，四肢瘫，呼吸停止。急性硬膜下出血也有同样的体征。

处理

疑为硬膜外或硬膜下出血需要立即进行影像学检查。

硬膜外出血需要急诊神经外科手术。如果早期手术，预后很好。当没有专业的神经外科医师时（如在战时或在海上），仅根据临床诊断，通过颅骨钻孔进行外科引流可以挽救患者的生命。

硬膜下出血可以进行较为保守的处理——即使是大量的硬膜下出血也可以自行吸收。可以进行一系列的影像学检查评估病情的进展，但是与神经外科医师保持紧密联系仍然是非常重要的。

皮层静脉血栓形成和硬膜静脉窦血栓形成

颅内静脉血栓形成常常（85%）伴有血栓前危险因素，如口服避孕药、妊娠、遗传性或获得性血栓前状态。头部外伤也是原因之一，但感染如鼻旁窦感染是少见原因（6%～12%）。也可能没有明显原因。

皮层静脉窦血栓形成

静脉梗死可导致头痛、局灶体征（如轻偏瘫）和（或）癫痫。常伴有发热。

硬膜静脉窦血栓形成

海绵窦血栓形成可导致眼部疼痛、发热、突眼和球结膜水肿。可以出现眼外肌和眼内肌麻痹，伴视乳头水肿。

矢状窦和侧窦血栓形成可导致颅内压升高，伴头痛、发热、视乳头水肿，常常有癫痫。

处理

MRI、MRA和血管造影静脉期可见静脉窦和（或）静脉闭塞。最初使用肝素治疗，尽管其使用价值尚有疑问。随后使用华法林 6 个月。如果需要的话，可以给予抗惊厥药物和抗凝药。

推荐读物

ATLANTIS, ECASS and NINDS rtPA Study Group Investigators (2004) Association of outcome with early stroke treatment. *Lancet* **366:** 768–774.

Dobkin BH (2005) Rehabilitation after stroke. *New England Journal of Medicine* **352:** 1677–84.

Ellegala D, Day A (2005) Ruptured cerebral aneurysms. *New England Journal of medicine* **352:** 121–124.

Levine JS *et al* (2002) The antiphospholipid syndrome. *New England Journal of Medicine* **346:** 752–763.

Miller Fisher C (2002) Transient ischaemic attacks. *New England Journal of Medicine* **347:** 1642–1643.

MRC Asymptomatic Carotid Surgery Trial (ACST) Collaborative Group (2004) Prevention of disabling and fatal strokes by successful carotid endarterectomy in patients without recent neurological symptoms: randomised controlled trial. *Lancet* **363:** 1491–1502.

Outpatient Services Trialists (2004) Rehabilitation therapy services for stroke patients living at home. *Lancet* **363:** 352–356.

Qureshi AI (2004) Endovascular treatment of cerebrovascular disease and intracranial neoplasms. *Lancet* **363:** 804–817.

Rudd AG, Wade D, Irwin P (2000) The national clinical guidelines for stroke. *Journal of the Royal College of Physicians of London* **34:** 131–133.

Stam J (2005) Thrombosis of the cerebral veins and sinuses. *New England Journal of Medicine* **352:** 1791–1798.

Warlow C (2003) Seminar: stroke. *Lancet* **362:** 1211–1224.

癫痫和意识丧失的原因

癫痫

癫痫发作是由于大脑神经元阵发性放电导致的抽搐或一过性异常事件。癫痫具有连续惊厥发作的倾向，即使每次发作间隔时间很长。全面性发作（即大发作）是最常被识别出的发作形式。癫痫是一种常见疾病。人群中超过 2%的人一生中有两次或多次惊厥发作，0.5%的癫痫是活动性疾病，因此是医疗实践中常见的疾病。在英国，每天约有 65 人经历第一次发作。通常不能发现惊厥发作的明确病因。有时（但并不多见）癫痫是由脑肿瘤或卒中所致。约有 25 万人服用抗惊厥药物，这是治疗的主要手段。在经慎重选择的病例中，神经外科手术（颞叶切除术）也是有价值的治疗手段。

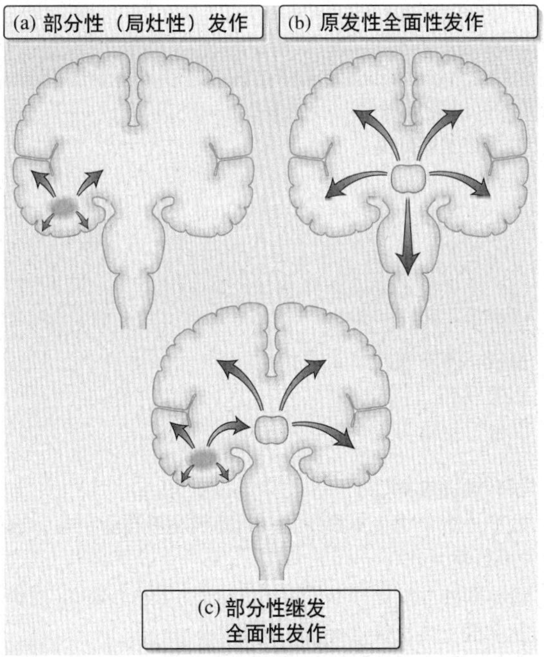

图 21.28　惊厥类型。(a) 部分性（局灶性）发作。(b) 原发性全面性发作。(c) 部分性继发全面性发作。

发病机制

神经元之间电活动的扩散在正常情况下是受严格限制的，一群严格受限的神经元同步化放电，产生正常的EEG节律。在惊厥发作时，大量的神经元反复被激活，不受限制地超同步化放电。神经元之间的抑制性突触活动失效。上述过程产生高电压的棘慢波脑电活动，即癫痫的电生理标志。

部分性发作是指癫痫电活动限于皮层的某一区域，表现为可以识别的临床发作模式（图21.28）。这种电活动可以局限于局部，也可以扩展引起双侧半球的癫痫电活动——即全面性发作。这种扩展称为继发性全面性发放。惊厥局部发生可能并不明显。也就是说，全面性强直-阵挛发作既可以始于局灶性发作，也可以是原发性全面性大发作。脑的致癫痫性可以是由于神经元有兴奋性增高的趋势，例如宫内神经元迁移模式异常，也可以是由于神经元后天获得了易兴奋性。如脑外伤或脑肿瘤是改变神经元惊厥阈值的获得性疾病。

表 21.32 癫痫的较常见发作类型

摘自国际抗癫痫联盟，有删节

1. 全面性发作分类

A. 失神发作
- (a) 典型的失神发作伴有频率3Hz的棘慢波放电（小发作）
- (b) 不典型失神发作伴有其他脑电图改变

B. 肌阵挛发作

C. 强直－阵挛发作（大发作）

D. 强直发作

E. 失张力发作

2. 部分性发作类型

由于一侧半球某一部位的一组神经元激活而引起。也称为“局灶性发作”

A. 简单部分性发作（不伴有意识障碍）（如Jackson发作）

B. 复杂部分性发作（伴有意识障碍）

C. 部分性发作继发强直－阵挛发作

D. 貌似全面性强直－阵挛发作，临床上无局部发作的证据，但是有局部发作的脑电图

3. 不能分类的发作

不适用上述分类的发作

惊厥阈值

每一个体都有自己的惊厥阈值。有些化学物质可以试验性地诱导所有个体发生惊厥（如戊四唑，一种毒性气体）。对闪光刺激更易发生惊厥发作的患者，其惊厥阈值较低——这仅仅是一个概念，而不是一种阈值的测定方法。

分类

有各种不同的发作分类，会造成混淆。此处根据临床类型描述惊厥发作（表21.32）。

- 全面性是指双侧异常电活动，双侧运动性表现和意识不清。
- 部分性（局灶性）发作是指局灶性惊厥：
  - (a) 简单性——无意识丧失，如肢体阵挛
  - (b) 复杂性——伴有意识丧失，如失神发作。
- 不能分类的发作。

全面性发作

强直－阵挛发作（大发作，全面性大发作）

在模糊的先兆之后，开始进入强直期。身体强直，持续时间可达1分钟。患者发出一声喊叫，跌倒在地，有时会出现严重的外伤。常有舌咬伤。可以有尿失禁或便失禁。

然后开始阵挛期，全身性抽搐，口中吐沫，肌肉节律性阵挛。该期持续数秒钟至数分钟。惊厥发作常常是自限性的，随后继以昏睡、意识模糊或昏迷，持续数小时。

典型失神发作（小发作）

这种全面性癫痫几乎全部开始于儿童期。每次发作伴有3Hz的棘慢波脑电活动（图21.15）。发作时患者停止活动，凝视，面色轻度苍白，持续数秒钟。眼睑抽搐；可能发生几次肌肉阵挛。发作后恢复正常活动。典型的失神发作从来不会由获得性病变如肿瘤导致。它是由神经元控制发育异常所致。典型失神发作的患儿在成人期易发展为全面性强直－阵挛发作（称为原发性全面性癫痫）。小发作仅仅是指这种每秒3Hz放电的失神发作。临床上，类似的失神发作可以由颞叶起源的部分性惊厥发作所致，在一定程度上导致了诊断困难。

其他全面性发作类型

肌阵挛发作是指孤立的肌肉阵挛。强直发作是指身体极度的强直而不伴有阵挛。失张力发作导致肌张力突然丧失，患者跌倒且意识丧失。

部分性发作类型

部分性发作（局灶性发作）

部分性或局灶性发作（简单性或复杂性，见上文）提示大脑的某个区域（如颞叶）产生异常电活动。常有提示放电脑区的临床特征。

先兆描述了最初的局灶性电活动所产生的效应，如感觉有异味、肢体麻刺感或异常的内在感觉，常常预兆了发作即将开始。

Jackson 癫痫，或局灶性运动性发作

这种简单部分性发作起源于运动皮层。典型者阵挛样运动开始于口角或手部，扩展至癫痫病灶对侧的肢体。这种电活动扩展的临床证据称为发作的扩延。伴有额叶病变、共轭凝视，并且头部偏离刺激性癫痫病灶侧。有时在发作之后，抽搐的肢体可以有持续数小时的力弱——称为 Todd 麻痹。

颞叶癫痫

这种部分性发作可以是简单性的，也可以是复杂性的，表现为对周围环境的不真实感或不适当的熟悉感。颞叶癫痫的其他表现有失神发作、眩晕、幻视（即看见景象或面孔）。

还可以发生多种其他类型的部分性发作，如伴有立毛反应的自主神经功能紊乱、面红、过度换气、嗅到异味（额叶皮层）、感觉异常（顶叶皮层）、未经加工的视觉影像（枕叶皮层）或听到奇怪的声音（听觉皮层）。

病因学和促发因素（表 21.33）

在英国的社区调查中，不足1/3的癫痫病例可以发现明确的病因；脑血管病约占15%，脑肿瘤占6%，与饮酒有关的惊厥占 6%，创伤后癫痫占 2%。较少见的病因有海马硬化（可能可行切除术）、皮层发育畸形、血管畸形、错构瘤、脑脓肿和结核瘤。

遗传易感性和发育异常

200多种遗传性疾病的临床特征包括癫痫，导致症状性分类复杂。这些在癫痫病例中的比例不足2%。约 30% 的癫痫患者的一级亲属有癫痫发作。通常遗传模式不明。在有些家族中似乎低惊厥阈值可以遗传。全面性典型失神发作（小发作，3Hz棘慢波）和原发性全面性癫痫常常是常染色体显性遗传，但是外显率各不相同。原发性癫痫是由于神经元控制的复杂发育异常所致。在突触联系及神经递质的分布和释放上存在异常。宫内神经元迁移缺陷、大脑皮层的发育异常区域和错构瘤可以导致幼儿期和成人期癫痫。

创伤、缺氧和外科手术

围生期创伤（脑挫裂伤和脑出血）和胎儿缺氧是常见的儿童期癫痫的病因。海马缺氧损害（颞叶中内侧硬化）是另一个儿童期癫痫的病因。

癫痫有时发生在脑外伤后的第一周内（早期癫痫），有时发生在数月或数年之后（晚期癫痫）。能够导致癫痫的脑外伤必须（通常）足以导致昏迷。早期癫痫、凹陷性颅骨骨折、脑穿通伤、脑挫裂伤、硬膜撕裂或颅内血肿都可增加创伤后晚期的癫痫发病率。

约 10% 的大脑半球神经外科手术后会发生癫痫。

发热性疾病

5岁以下的幼儿在高热时有时会发生惊厥（热性惊厥）。大多数患者不复发。部分是由于社会性原因，通常不把热性惊厥列为癫痫。

表 21.33　癫痫的病因和易感因素
遗传易感性
发育问题，如错构瘤，神经元迁移异常
创伤和外科手术
发热
颅内占位性病变，如肿瘤、神经囊虫病
血管病，如脑梗死、动静脉畸形
药物和戒断
脑炎和炎症性疾病
代谢异常，如卟啉病、低钙血症
神经变性疾病
诱发性发作，如光敏性、睡眠剥夺

脑肿瘤（和脑脓肿）

皮层的占位性病变可导致癫痫——部分性或继发性全面性癫痫。如果癫痫于成人期起病，发现早先未怀疑的肿瘤的机会约为3%。

脑积水也会降低惊厥阈值。

血管性疾病

惊厥有时会发生于脑梗死之后，尤其是在老年人中——在老年期有一发病率高峰。脑动静脉畸形可以导致惊厥，有时会导致蛛网膜下腔出血。

酒精、药物和药物戒断

慢性酒精滥用是惊厥的一个常见病因。惊厥可以发生于大量饮酒时，也可以发生于戒酒期。酒精导致的低血糖也可以诱发癫痫发作。

酚噻嗪类、单胺氧化酶抑制剂、三环类抗抑郁药、安非他明、利多卡因、丙泊酚和萘啶酸有时可以诱发癫痫发作，发作可能在过量时发生，也可能在惊厥阈值低的个体使用治疗剂量时发生。

抗惊厥药物（尤其是苯巴比妥）和苯二氮䓬类药物撤药时可能会诱发惊厥。

脑炎和炎症性疾病

癫痫是脑炎、脑脓肿、皮层静脉血栓形成和神经梅毒的常见临床特征。癫痫也可以见于慢性脑膜炎（如结核病），罕见情况下可作为细菌性脑膜炎的首发表现出现。在绦虫病流行的国家，如在印度，神经囊虫病是癫痫的常见病因。

代谢异常

癫痫可见于：

- 低钙血症、低血糖、低钠血症
- 急性缺氧
- 尿毒症，肝细胞衰竭
- 线粒体疾病，卟啉病。

脑部变性疾病

癫痫可以见于Alzheimer病和许多变性疾病。多发性硬化患者癫痫的发病率是普通人群的3倍。

诱发性癫痫（如光敏性）

有时闪光或闪烁的电视屏幕可以引起发作。在脑电图枕叶电极上可以记录到光敏性。少见情况下，其他刺激（如音乐）也可以诱发癫痫发作。

睡眠剥夺

对于易感人群来说，夜晚不睡觉有时可以引起惊厥。

诊断

由目击者提供的发作史是非常重要的，常常能够用于与其他原因所致的意识障碍进行区分。起病、背景和发作的分期是非常重要的。神经科检查可以是正常的，也可以提示某个临床诊断（如半球肿瘤的轻偏瘫和视乳头水肿）。应该进行包括血清钙和心电图在内的常规内科筛查。

脑电图

尽管EEG有其局限性，但仍然是一项有用的检查。在首次发作后应该进行EEG检查。

- 在癫痫发作时，由于棘波传到脑表面，EEG几乎总是异常的。
- EEG上发作活动的证据是：典型者表现为局灶性皮层棘波（如颞叶）或全面性的棘－慢波活动。在癫痫持续状态，癫痫电活动是连续性的。
- 小发作的特异性脑电波层：每秒3Hz的棘-慢波活动（图21.15）。这种表现总是见于发作期，很少见于发作间期。
- 发作间期EEG正常并不能除外癫痫。许多癫痫患者在发作间期EEG正常。
- 异常的发作间期的EEG并不能证明某种特定的发作是癫痫发作。
- 视频EEG用于研究不明性质的发作（如非癫痫性发作性疾病）。

CT和（或）MRI

如果条件允许，倾向于对所有的新发癫痫病例都进行精密的影像学检查。在临床实践中，CT适用于在成人中筛查肿瘤，但是如有可能的话，应把MRI作为常规检查。

治疗

急诊处理

当接诊癫痫发作时，最好先确保患者受到的伤害尽可能少，无论是在长时间的发作期还是在发作后昏迷期，都要保持气道通畅。木制张口器、舌钳和身体约束都可以导致损伤。

大部分发作仅持续数分钟，并可以自行终止。对于院外的长时间癫痫发作——时间长于 3 分钟——或反复发作，最佳治疗是：直肠使用地西泮（安定）(10mg) 或静脉用安定。如果怀疑有低血糖，取血查血糖，如有，静脉给予葡萄糖。连续性癫痫是指反复发作之间有短暂的恢复期。可能导致癫痫持续状态。在癫痫发作时可以猝死，但是很少见。

癫痫持续状态

这是一种医学急症，是指连续性癫痫发作而没有意识恢复。如果发生长时间的连续性癫痫发作（两次或多次），并且意识不能完全恢复，应该考虑会出现癫痫持续状态。癫痫持续状态的死亡率为 10%～15%。超过 50% 的病例既往没有癫痫病史。但是，约 25% 的难治性持续状态的病例为假性持续状态（非癫痫性发作性疾病）。此处医源性病因是很重要的。

还可以发生局灶性发作持续状态。例如，失神发作持续状态是非抽搐性的——患者处于一种持续的、疏远的恍惚状态。部分性癫痫持续状态是指身体某一部位的持续发作，如一根手指或一个肢体，没有意识丧失。其原因常常是皮层肿瘤或老年患者的皮层梗死。

处理（见操作 Box 21.4）。

抗惊厥药物

当临床明确诊断为复发的惊厥发作，或者有明显的复发风险时，应该给予抗惊厥药。抗惊厥药的使用给癫痫带来了不好的名声。因此患者的合作和对潜在不良反应的理解是十分重要的。对于部分性发作和全面性发作的患者，采用作用明确的抗惊厥药单药治疗（表21.34）。逐渐增加剂量直至发作得到控制或患者不能耐受。如

操作 Box 21.4　癫痫持续状态的处理

有数个治疗流程。最主要的问题是治疗惊厥的速度、正确诊断、连续监测和呼吸循环支持——这些是必须提供的。ITU 对于提供最佳处理很重要。

- 如果在家中，立即静脉给予安定 10～20mg，速度为 5mg/min，并重复使用一次。如果不能立即静脉注射，可以直肠内给予安定或副醛。
- 立即到医院就诊。
- 吸氧、监测 ECG 和血压，常规血液检查（包括酒精、血钙、镁、药物筛查、抗惊厥药血药浓度）。除外低血糖：如有，应给予治疗。
- 如果营养状况差或怀疑酗酒，静脉给予硫胺素 (250mg)。（在英国，胃肠外用维生素 B 和 C，2 安瓿可以在 10 分钟之内静注）。
- 抗惊厥药：
  1. 劳拉西泮静脉用 4mg，速度 2mg/min。可能会发生呼吸抑制、低血压和心律失常。（劳拉西泮 4mg 剂量瓶）
  2. 恢复使用以前的抗惊厥药。明确患者最近是否接受充分的苯妥英治疗。如果可能的话，急诊测定血药浓度。
  3. 如果持续癫痫发作，考虑静脉用苯妥英或磷苯妥英（如果患者以前没有使用该种药物）。
     - 苯妥英：15mg/kg 静脉用，生理盐水稀释至 10mg/ml，注入大静脉，速度不超过 50mg/min。（苯妥英钠 250mg，5ml 安瓿。）
     - 磷苯妥英：该药是苯妥英的前体药物，给药速度可以比苯妥英快。以苯妥英当量（PE）表示其剂量：1.5mg 磷苯妥英 = 1mg 苯妥英。
     - 给予 15mg/kg（PE）磷苯妥英（15mg × 1.5 = 22.5mg），生理盐水稀释至 10mg/ml，注射速度为 50～100 mg/min。（磷苯妥英钠 750mg，10mL 安瓿。）
  4. 如果癫痫持续发作，给苯巴比妥 10mg/kg，在注射用水中 1∶10 稀释，速度 < 100mg/min。（苯巴比妥200mg/ml，1mL剂量瓶，90%的丙二醇，10%的注射用水。）还可以使用氯硝西泮、副醛和氯美噻唑。
  5. 如果尽管已经采用上述方法，癫痫仍持续 > 90 分钟，可以在辅助通气下使用硫喷妥或丙泊酚麻醉。
- 如果怀疑持续状态的性质，EEG 监测会有帮助。
- CT 扫描可能会发现持续状态的潜在病因。
- 切记：25% 的貌似持续状态实际是假性持续状态。
- 切记：药物有潜在不良反应（如低血压、心脏停搏），需要持续的心脏呼吸监测。

表 21.34 主要的抗癫痫药和常见的发作类型

药物	部分性	2° 全面性	强直－阵挛	3Hz 失神	肌阵挛
卡马西平	+	+	+	−	−
乙琥胺	0	0	0	+	0
苯巴比妥	+	+	+	0	+ (?)
苯妥英	+	+	+	−	−
扑米酮	+	+	+	0	?
丙戊酸	+	+	+	+	+

+：有效性已经被证实 / 很有可能；0：无效；－：使发作加重；?：不明。

After Brodie MJ (2000) *Lancet* **356:** 324

表 21.35 新型抗癫痫药和常见的发作类型

药物	部分性	2° 全面性	强直－阵挛	3Hz 失神	肌阵挛
加巴喷丁	+	+	? +	0	? −
拉莫三嗪	+	+	+	?	+
左乙拉西坦	+	+	+	0	0
奥卡西平	+	+	+	+	+
噻加宾	+	+	?	?	?
托吡酯	+	+	+	?	+
氨己烯酸	+	+	? +	−	−

+：有效性已经被证实 / 很有可能；0：无效；－：使发作加重；?：不明

表 21.36 抗癫痫药的剂量和治疗水平

	常用的成人每日剂量（mg）	治疗范围（μmol/L）
苯妥英	300 ~ 500	40 ~ 80
卡马西平	400 ~ 1000	20 ~ 50
丙戊酸	800 ~ 2000	200 ~ 700

表 21.37 抗惊厥药的一些特异质不良反应

药物	非剂量相关性不良反应
苯妥英	皮疹
	血液学异常
	淋巴结病
	系统性红斑狼疮
	中毒性表皮坏死松解症
卡马西平	皮疹
	血液学异常，尤其是严重的白细胞减少
	中毒性表皮松解症
丙戊酸钠	厌食
	脱发
	肝损害
拉莫三嗪	中毒性表皮坏死松解症
氨己烯酸	视网膜损害（视野缩窄）
	心理改变

果未能控制发作，则加用第 2 种药物。尽管有多种新型的抗惊厥药（表21.35），对于每一种发作类型的最佳药物，仍存在不同的观点。

药物浓度：多数抗惊厥药的血药浓度水平可以监测。苯妥英的治疗浓度水平非常明确，应该每隔数月监测一次（表21.36）。其他抗惊厥药物的治疗性血药浓度的用处较少。除非怀疑患者的依从性或发生毒性反应，并不常规监测血药浓度。

药物不良反应：所有的抗惊厥药中毒都可引起共济失调、眼震和构音障碍。慢性苯妥英中毒可引起齿龈增生、多毛、骨软化、叶酸缺乏、多神经病和脑病。已知的苯妥英的不良反应很多。表 21.37 列举了一些严重的特异质（即非剂量相关性）不良反应。苯妥英、卡马西平、丙戊酸和苯巴比妥导致的严重皮疹（如中毒性表皮坏死松解症）大多数发生于药物治疗的头 8 周。

三种仅有专业中心会使用的药物包括苯巴比妥及其衍生物扑米酮（嗜睡、认知损害）——虽然苯巴比妥在持续状态的治疗中仍然有一席之地——和氨己烯酸（视野缺损）。

难治性癫痫

尽管经过治疗，约20%～35%的原发性全面性癫痫和部分性癫痫患者仍然有惊厥发作。有助于降低难治性癫痫患病率的方法有：密切注意诊断、患者合作（依从性）、试用不同的抗惊厥药及考虑外科治疗。

老年人癫痫

约25%的新发癫痫病例在超过65岁时发病。许多患者有脑血管病、神经变性疾病或脑肿瘤。惊厥发作常常导致患者丧失独立生活能力及出现并发症导致身体损伤（如硬膜下血肿）。在该易患人群中经过充分的抗惊厥药物治疗，惊厥的控制率可以达到约70%。

女性、癫痫和抗惊厥药物

生育：患有癫痫的女性的生育能力有一定的下降。其原因是多方面的。约1/3的癫痫女性患者有卵巢异常——月经周期不规则、无排卵月经周期和多囊卵巢。这些在服用丙戊酸钠的患者中可能更为常见。

出生缺陷：母亲服用一种抗惊厥药的婴儿有出生缺陷的总体风险约为7%，高于普通人群的3%。妊娠前的咨询非常重要。有些妇女在怀孕前选择停用抗惊厥药。如果继续药物治疗，最好选择一线药物单药治疗，同时补充叶酸（5mg/d）。需要进行仔细的产前筛查。在分娩前一周应每日口服维生素K20mg，用以预防新生儿出血（由于维生素K经过胎盘的转运受抑制所致）。

避孕：抗惊厥药可以通过酶诱导作用（如卡马西平、苯妥英和苯巴比妥）降低口服避孕药的有效性；而丙戊酸对此不会有影响。联用含有炔雌醇50μg或美雌醇50μg的避孕药可以提供较强的避孕效果，但是有发生不良反应的风险。另一可供选择的避孕方法是宫内避孕器（IUCD）或屏障工具。

哺乳：如果母亲服用已知的抗惊厥药（表21.34），总的来说不需要停止哺乳——尽管生产这些药物的企业常常不敢完全肯定药物不会对婴儿造成危险。

停药

癫痫得到控制时，可以维持在缓解期。有时可能可以停药，并且常常会提出停药这一问题。成功停药的病例不足50%。惊厥的复发常常会造成相当大的麻烦，如重新取得驾驶执照时。英国的驾驶执照当局（DVLA Swansea）建议患者在减药过程中及停药后6个月内不要驾驶车辆。详细的讨论和充分的解释是必要的。只有2～3年内没有任何发作，才能考虑停药。

神经外科治疗

有几种外科手段可用于治疗癫痫。对于发作难以控制、并伴有经影像学明确、EEG证实的海马硬化的患者，可以行非优势侧前颞叶切除术。经严格选择的病例（不超过癫痫患者的1%）在专业的中心接受该手术治疗是非常有效的——治愈率（发作完全停止）超过50%。也可进行胼胝体切断术或半球切除术。

社会后果

大部分癫痫患者由全科医师治疗或作为门诊患者进行诊治，发作较少。极少数发作极其频繁的患者，需要住院治疗甚至私人护理。

但是，癫痫一词仍然有着相当强的贬义，在发作性质未明时，必须考虑到这一点。雇主也不愿意雇用癫痫患者。

应该鼓励成人和儿童癫痫患者过尽可能不受限制地生活，但是需要接受一些简单明智的建议，如避免独自游泳，避免危险的体育运动如攀岩或皮划艇。在家中需要注意的事项包括：使用浴室或盥洗室时不能锁门。能够得到支持小组或信息服务。

驾驶和癫痫

如果在过去一年内曾有任何形式的发作或不明原因的意识丧失，驾驶机动车都将是违法的。不同国家的规定有所不同。在英国，曾有癫痫的患者按法律规定不能持有1类驾照（用于汽车或摩托车），除非他们符合以下法律规定，而无论其是否在接受治疗。规定如下：

- 如果一个人在清醒时有过一次癫痫发作，那么自发作当天起一年之内不能驾车，直至颁发驾驶执照。
- 如果一个人在睡眠时有过一次癫痫发作，那么自发作当天起一年之内禁止驾驶；除非在过去3年内只有睡眠中发作，没有在清醒时发作，即必须在超过3年的时间中只在睡眠中发作。
- 无论如何，癫痫患者驾驶车辆应不太会对公众造成危险。

对于英国2类驾照（职业驾驶或卡车驾驶），规定更加严格。曾有惊厥发作的患者必须符合以下所有三条规定：

- 必须至少 10 年未有发作。
- 在这 10 年中，必须未服用抗惊厥药物。
- 没有任何持续的惊厥易患性。

对于飞行员、海船船长、潜水员或从事其他类似活动的人员也有严格规定。因此对于在任何年龄出现的一次发作做出正确诊断，具有重大的社会和法律意义。要求医师告知患者有关法律事宜，这一点很重要。在英国，癫痫患者在确诊后应该致信驾驶执照当局。

推荐读物

[Anonymous] (2003) When and how to stop anti-epileptic drugs in adults. *Drug and Therapeutics Bulletin* **41**: 41–43.

Brodie MJ, French JA (2000) Management of epilepsy in adolescents and adults. *Lancet* **356**: 323–329.

Chadwick D, Smith D (2002) The misdiagnosis of epilepsy. *British Medical Journal* **324**: 495–496.

Chang BS (2003) Mechanisms of disease: epilepsy. *New England Journal of Medicine* **349**: 1257–1265.

Driver and Vehicle Licensing Agency (2000) *At a Glance Guide to the Current Medical Standards of Fitness to Drive*. Swansea: Drivers Medical Unit, DVLA.

Elwes R (2002) Surgery for temporal lobe epilepsy. *British Medical Journal* **324**: 496–497.

Kwan P, Brodie MJ (2000) Early identification of refractory epilepsy. *New England Journal of Medicine* **342**: 314–319.

Pedley T et al. (2003) Is refractory epilepsy due to genetically determined resistance to antiepileptic drugs? *New England Journal of Medicine* **348**: 1480–1482.

Reynolds E (2003) Sudden death in the shadows of epilepsy. *British Medical Journal* **326**: 349–350.

Stephen LJ, Brodie MJ (2000) Epilepsy in elderly people. *Lancet* **355**: 1441–1446.

Treitman DM et al. (1998) A comparison of four treatments for generalised convulsive status epilepticus. *New England Journal of Medicine* **339**: 792–798.

英国患者支持组织

National Society for Epilepsy, Chesham Lane, Chalfont St Peter, Bucks SL9 0RJ

(http://www.epilepsyuse.org.uk)

其他意识改变的发作；跌倒发作（表 21.38）

发作性一过性意识障碍和跌倒是经常遇到的临床问题。一般情况下根据描述和目击者的叙述，可以区分发作（即癫痫发作）、昏厥（即晕厥）和其他类型的发作。跌倒发作必须与意识障碍发作相鉴别。老年人跌倒的确切原因及其后遗症常常是很难明确的，如股骨骨折。不伴有意识丧失的跌倒常见于锥体外系疾病。“虚脱”一词是非诊断性用语，应该避免使用。

晕厥；血管迷走性发作；跌倒发作

人群中超过半数以上在某一时间曾经历过单纯晕

表 21.38 发作性意识障碍和跌倒的病因

癫痫	
晕厥（特定情况下的晕厥或血管迷走性）	
单纯晕厥	
咳嗽	
用力	
排尿	
颈动脉窦	
自主神经功能不全	
基底型偏头痛	
心律失常	
跌倒发作	
脑积水	
短暂性脑缺血发作	
惊恐发作	
非癫痫性发作（假性发作）	
过度换气	见于儿童
夜惊	见于儿童
屏气	见于儿童
低血糖	见于儿童
低钙血症	
眩晕	
窒息	
药物反应	
类癌综合征	
嗜铬细胞瘤	

厥（尤其是在儿童期、青年期或妊娠期），是由突然的反射性心动过缓所致，伴有外周和内脏血管床血管扩张。这种单纯晕厥（也称为神经心源性晕厥）是对长时间站立、恐惧、静脉切开术或疼痛的常见反应。晕厥几乎从不发生于卧位。患者跌倒在地，意识丧失不超过 2 分钟。恢复迅速。抽搐样动作可以发生。一般不发生尿失禁。

任何年龄的重度贫血都可以伴发晕厥。

晕厥可以发生于男性排尿后，尤其是夜间。无论男女，当屏气或剧烈咳嗽使静脉回心血液受阻时都可以发生晕厥。奋力性晕厥（用力时）是心源性的。

直立性低血压常见于自主神经病和服用酚噻嗪类、左旋多巴或三环类抗抑郁药时。颈动脉窦疾病和心律失常均可导致晕厥。

短暂性脑（后循环）缺血可以导致意识丧失，严重的“基底动脉”型偏头痛有时可以使患者晕厥。

跌倒发作是迅速突然的双下肢力弱导致的跌倒，主要见于 60 岁以上的女性。跌倒是由于双下肢肌张力突然改变，推测可能是脑干起源，而非血栓栓塞所致。患者意识清醒。突然的发作性双下肢力弱也见于脑积水。

晕厥：检查和处理

晕厥及相关疾病通常可以根据临床资料与癫痫相区分。目击者的描述是很有价值的：持续性的抽搐动作、尿便失禁、伴有遗忘的发作后意识模糊提示是癫痫发作，上述现象在晕厥发作中少见。心脏监测用于发现心律失常。倾斜试验有时为晕厥的诊断性检查。

对晕厥或即将晕厥的即刻处理是：让患者平卧，双腿抬高，记录脉率。在罕见情况下，脑血流不能恢复（如在牙医的椅子上保持直立位），晕厥后可发生脑梗死。

其他情况

惊恐发作；过度换气；非癫痫性发作：惊恐发作常常伴有自主神经功能障碍，如心动过速、出汗、立毛反应。意识常常保留，发作易于识别。过度换气常见（见 Box 22.11），可以导致碱中毒。继而导致头重脚轻感、焦虑，有时有口周和肢端的麻木和手足搐搦，即腕足痉挛。有时会有意识丧失。

非癫痫性发作（假性发作）经常会导致诊断困难。其发作常常类似大发作。通常有奇怪的肢体运动，但有时将该种发作与癫痫区分开来极其困难。视频脑电图对于鉴别两者有价值。可以发现貌似癫痫持续状态。血清泌乳素水平有一定的诊断价值：该数值在真正的大发作时升高，假性发作（或部分性发作）时不升高。

低血糖：可导致发作性意识丧失，有时伴有抽搐。常常有某些先兆：饥饿感、不适感、震颤和出汗。静脉（或口服）补充葡萄糖后迅速恢复。长时间低血糖可以导致广泛的脑损害。与糖尿病无关的低血糖发作罕见（但是也可发生）。在禁食后或清晨感觉虚弱并不提示有任何严重的健康问题。

低钙血症：大发作可能伴有低血钙——惊厥阈值下降。

眩晕：急性眩晕可以严重到足以导致虚脱：有时会有数秒钟的意识丧失。

窒息：当部分梗阻时，气哽可以导致剧烈咳嗽和喉痉挛。但是当大的食团完全堵塞喉部时，患者变为青紫色且不能出声。如果不能迅速解除梗阻，可能导致死亡。解除梗阻的方法有 Heimlich 法或重力法——将患者头朝下倒提。

药物反应：急性肌张力障碍反应（眼动危象）有时被误诊为癫痫。意识清醒。

类癌综合征、嗜铬细胞瘤和鲭鱼中毒：出现面部潮红和心悸，有时误诊为焦虑、过敏或可能为部分性发作。

发作性运动障碍：是导致发作性异常肢体运动的罕见原因。

睡眠和睡眠障碍

睡眠是一种规律的基本需要。它可以保留近期记忆、消除认知疲劳和平衡情感、避免神经递质耗竭。睡眠－觉醒周期涉及一些尚未清楚了解的在皮层和网状结构之间的神经递质通路——包括下丘脑泌素（进食素）神经肽。

在失眠症中，睡眠是间歇断续的。快动眼（REM）睡眠所占的时间较正常缩短。老年人的睡眠需求下降——有时一夜只需4小时。在临床实践中，失眠极少表现为神经系统疾病的特征。

发作性睡病和猝倒

发作性睡病发作时有不可抗拒的睡眠，即白天在不恰当的场所过度睡眠。睡眠可以发生在以下情况，稍微有一点注意力分散时，就餐后，驾驶机动车时，或者有时并没有明显的原因（见表 20.5）。从遗传学上看，发作性睡病与HLA-DR2和HLA-DQB1*0602抗原有强相关。有证据提示，上述抗原阳性的发作性睡病患者有低于正常的脑脊液下丘脑泌素 1（进食素）水平。认为该病有自身免疫机制。

猝倒是指双下肢肌张力突然丧失——跌倒，但是意识完全清醒。惊吓或情感原因常常可以引起猝倒发作。

上述两种情况有时共存，并伴有生动的睡眠前幻觉（在即将入睡时）、睡醒前幻觉（在转醒时），伴有睡眠瘫痪——不能活动，令人恐惧。在发作时和发作间期 EEG 是正常的。

治疗

可以使用哌甲酯、右苯丙胺、莫达非尼或小剂量的三环类抗抑郁药，尤其是氯米帕明，偶尔可以取得显著的疗效。也可以使用西伯利亚人参和圣约翰草 。

中枢性睡眠呼吸暂停

其发生于睡眠开始时，是由于脑干病变导致中枢性通气控制受损。见于并不肥胖且没有打鼾史的患者。

推荐读物

Schneerson J (2000) *Handbook of Sleep Medicine*. Oxford: Blackwell.

Zeman A, Reading P (2005) The science of sleep. *Clinical Medicine* **5**: 97–101.

英国的患者支持组织

Narcolepsy Association UK, 121 Kingsway, London WC2B 6PA (http://www.narcolepsy.org.uk).

表 21.39 运动障碍

运动不能－强直综合征
特发性 Parkinson 病
药物引起的 Parkinson 综合征（如酚噻嗪类）
MPTP 引起的 Parkinson 综合征
脑炎后 Parkinson 综合征
Parkinson 叠加综合征
儿童运动不能－强直综合征
异常运动
特发性震颤
舞蹈
偏侧投掷
肌阵挛
抽动或习惯性痉挛
扭转性肌张力障碍
发作性异常运动

运动障碍

运动障碍组成了一大类神经系统变性疾病。可以粗略的分为运动不能－强直综合征，表现为运动迟缓、肌张力升高（也称为Parkinson综合征），以及异常运动——多余的不能控制的运动。难以明确其精确的解剖学和神经递质的改变。Parkinson 综合征和异常运动可以共存，导致分类上的混淆。表21.39列出了主要的临床种类：特发性Parkinson病（一种运动不能－强直综合征）和特发性震颤（一种异常运动）是最为常见的运动障碍。

运动不能 - 强直综合征

特发性 Parkinson 病

1817年，伦敦哈克斯顿（Hoxton）的一位叫James Parkinson的内科医师发表了《震颤麻痹》一书，书中描述了这种常见的全球性疾病，在 70 岁以上的人群中，其患病率为150/10万，且正在明显升高。Parkinson 病（PD）在临床上和病理上不同于其他 Parkinson 综合征。

很少有真正的线索可以提示特发性Parkinson病的病因。全世界的患病率相对一致提示：该病与环境因素无关。一些可能的病因包括：

尼古丁：几项流行病学研究确定了一个有趣的事实，吸烟者的PD患病率较终身不吸烟者低。

MPTP：微量吡啶复合物，甲基苯基四氢吡啶（MPTP）可导致严重的PD。这与特发性PD之间的联系缺乏证据。由此就推测环境中的MPTP样除草剂是危险因素是没有根据的。

昏睡性脑炎：有些该种流行性、推测可能是病毒感染所致的昏睡性脑炎的幸存者，出现严重的PD。然而，并不认为特发性PD与感染原有关。

遗传因素：尽管家族性并不常见，但是在有些家族中可以见到早发的PD聚集发病。分别位于染色体2p13和4p14-16.3的α-突触核蛋白的基因突变和泛素羧基端水解酶L1（UCHL1）的基因突变，可以解释有些病例的发病原因。在常染色体隐性遗传的PD病例和有些看似散发的年轻病例中，有的可以发现6号染色体的parkin基因突变。parkin基因突变很可能是大多数40岁以下起病的PD的病因。突变的parkin蛋白不能相互作用，泛素化的α-突触核蛋白聚集。它与常见的散发老龄PD病例之间的相关性尚存在疑问。

病理学

在黑质致密带可见进行性细胞变性和神经元内嗜伊红包涵体（Lewy体）。其中含有泛素和α-突触核蛋白的蛋白丝。变性也发生于其他基底神经节。生化改变是纹状体多巴胺（和黑色素）丢失。这与细胞丢失和运动不能的程度之间有很好的相关性。

临床症状

震颤、强直、运动不能的联合表现在数月或数年之内进展缓慢，并同时伴有姿势的改变。最常见的初始症状是震颤和运动迟缓。患者主诉其肢体和关节僵硬。感觉疼痛。精细运动困难。运动迟缓可以导致特征性的从椅子上坐起困难，或者上下床困难。写字变小（小写症），字呈蜘蛛状，并趋向于越写越小。亲属常常注意到其他特征——迟缓和面部呆滞。特发性PD最初几乎总是一侧症状更为明显。

临床体征

根据总体外观诊断通常很明确。

震颤

特征性的4～7Hz的搓丸样（拇指和食指之间的运动）静止性震颤在运动时常常减轻。最初震颤常常不导致临床症状。

强直

在整个肢体运动范围之内可以出现强直，拮抗肌群同样出现强直——这与痉挛形成强烈的对比，痉挛是选择性肌张力升高。这种“铅管样”肌张力升高通常在一侧肢体更为显著。强直也存在于颈部和躯干肌肉。

在缓慢并逐渐活动关节时更易于感觉到这种可塑型强直。当检查一侧肢体的肌张力、同时对侧肢体主动活动时，被检查侧的肢体肌张力升高。当强直伴随震颤时，平滑的“铅管样”强直变得断续，表现为被动活动时有猛然牵拉样的阻力——称为齿轮样肌张力升高。

运动不能

运动缺乏或缓慢（运动迟缓）是不同于强直的另一种功能障碍。运动启动困难。快速的精细手指运动如弹钢琴，变得难以分辨、缓慢、带有震颤。面部不活动，产生面具脸，类似抑郁。主动瞬目频率下降，产生“阴险”的凝视样外貌。

姿势改变

弯腰屈身是特征性的姿势。步态匆促（慌张）、拖曳而行、上肢摆动差。看起来前屈、少动、缺乏生气，有时称为“类人猿”样姿势。平衡能力减退，但是尽管如此，患者仍然是窄基底步态。跌倒在晚期PD很常见，跌倒时像一棵树木一样倾倒。

言语

最初是单一音调的发音，逐渐进展，由于运动不能、震颤和强直导致特征性的震颤样含混的构音障碍。最终可能完全丧失语言（构音不能）。

胃肠道和其他症状

胃肠道症状包括胃灼热、流涎、吞咽困难、便秘和体重降低。常见排尿困难，尤其见于男性患者。皮肤油腻，出汗增多。

自然病史和其他特征

PD在数年内恶化，开始只有轻微的不适，但逐渐加重。除了罕见的情况下有明显的短暂缓解外，多数情况下不会发生缓解。这种短暂的缓解趋向于发生于感情强烈、恐惧或兴奋时，此时患者可以有数秒钟或数分钟的缓解，能够迅速活动。

当运动迟缓和震颤恶化时，肌力保持正常，直到运动不能导致难以评估肌力。患者常常强烈地抱怨肢体和关节的不适。没有感觉丧失。反射活跃；由于肌张力增高不对称，反射也是不对称的。足跖反射为屈性。认知功能保留，至少在早期保留。晚期常常出现痴呆。焦虑和抑郁常见。

进展的速度差异很大，良性型可以在几十年内逐渐进展。一般病程为10～15年，最终由于支气管肺炎导致死亡。

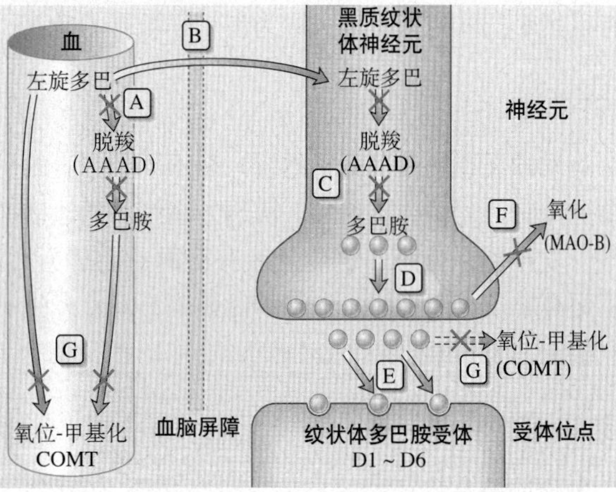

图21.29　PD的药物治疗：黑质纹状体神经元和纹状体多巴胺受体。

左旋多巴通过血脑屏障，进入神经元，转化为多巴胺。

A．卡比多巴和苄丝肼降低左旋多巴在外周经AAAD作用转化为多巴胺，因此减少了过多的循环多巴胺所致的不良反应。

B．高蛋白饮食中的氨基酸可以通过与左旋多巴竞争，抑制其主动转运入脑的过程。

C．左旋多巴在纹状体神经元转化为多巴胺（AAAD）。

D．金刚烷胺促进神经末梢释放多巴胺。

E．多巴胺激动剂与多巴胺受体相作用。

F．MAO-B 抑制剂司来吉兰阻止多巴胺降解。

G．COMT抑制剂恩他卡朋通过阻止多巴胺降解，延长多巴胺的作用。

AAAD：芳香氨基酸脱羧酶；COMT：儿茶酚胺氧位甲基转移酶。

诊断

没有诊断性的实验室检查——诊断根据体征和将特发性 PD 与其他 Parkinson 综合征进行鉴别。传统的影像学检查（MR）正常。多巴胺转运体显像（在有些专门的中心可以进行）区别能力很差——无论是区别正常和病理改变，还是区别PD和其他运动不能－强直综合征。

其他弥漫性和多灶性的脑病可以导致Parkinson综合征的临床特征，即可见于特发性PD的运动迟缓、强直和震颤。如 Alzheimer 病、多发性脑梗死性痴呆、反复头外伤后遗症（例如拳击手）、严重缺氧或一氧化碳中毒的晚期效应。运动迟缓也见于甲状腺功能低下和抑郁症。

治疗

尽管没有药物可以改变 PD 的病程，左旋多巴和（或）多巴胺能受体激动剂可以令初期症状显著改善。为了延迟不良反应的出现，应该尽量避免用药，除非临床上必须时才开始药物治疗（见下文）。也可使用儿茶酚胺氧位甲基转移酶抑制剂作为补充治疗。过去的治疗药物是抗毒蕈碱药物三己芬迪（苯海索），作用很小，常常会引起意识混乱；对严重震颤有一些效果。司来吉兰是一种单胺氧化酶 B 抑制剂，可以使对左旋多巴治疗的需求延迟数月。为了延缓使用左旋多巴，也使用抗氧化剂，但是尚未证实其价值。治疗PD药物的作用机制如图 21.29 所示。

左旋多巴

左旋多巴是与芳香氨基酸脱羧酶抑制剂合用——苄丝肼（苄丝肼与左旋多巴的复方制剂，称为美多芭）或卡比多巴（卡比多巴与左旋多巴的复方制剂，称为息宁）。脱羧酶抑制剂可以减轻左旋多巴及其代谢产物的外周不良反应，主要是恶心。开始左旋多巴治疗（起始剂量是美多芭 62.5mg 或息宁 110mg，每日 3 次，每次 1 片）并逐渐加量。

绝大多数特发性 PD 患者（而非其他 Parkinson 综合征患者）在左旋多巴治疗最初时期症状改善。在严重的、以前未经治疗的特发性PD患者中，有时可以产生显著的治疗效果。

左旋多巴治疗的不良反应

过量左旋多巴最常见的直接症状是恶心和呕吐。也可以出现意识混乱、成形假性幻视和舞蹈。长期治疗时存在治疗难题（如左旋多巴诱导的不自主运动）。在经过数年之后，左旋多巴逐渐失效，即使增大剂量也无效。当继续治疗时，出现发作性运动不能（冻结）。常发生跌倒。也会出现左旋多巴疗效波动，其效果为明显的开关现象，引起冻结与多巴诱导的异动症、舞蹈、肌张力障碍性运动交替出现。左旋多巴的作用持续时间缩短，在服用一剂左旋多巴数小时之后，异动症变得很明显（剂末期异动症）。还可以出现慢性左旋多巴诱导的运动障碍。

左旋多巴的治疗不能改变特发性PD的自然进程。在治疗5年之后，约半数PD患者会出现或轻或重的治疗不良反应。最令人痛苦的问题多半无法解决。这些并发症的治疗方法包括：

- 缩短每剂左旋多巴的时间间隔，并且增加每剂剂量。
- B型单胺氧化酶抑制剂，司来吉兰，可以抑制脑内多巴胺的分解代谢。该药有时可以减缓左旋多巴疗效的波动反应。
- 加用多巴胺能激动剂（见下文），或用之替代左旋多巴。
- 使用恩他卡朋（儿茶酚胺氧位甲基转移酶抑制剂）。
- 药物休假疗法——停药一段时间——有时会有帮助。由于停用左旋多巴后可能出现严重的病情加重，需要对停药患者进行密切监察。

多巴胺能受体激动剂

口服直接作用于多巴胺能受体的激动剂有：溴隐亭、麦角乙脲、培高利特、卡麦角林（麦角衍生物）、普拉克索和罗匹尼罗，主要作用于D_1和D_2受体，也作用于$D_{3\text{-}5}$受体。可以用于替换左旋多巴或在左旋多巴的基础上加用。麦角衍生物与肺部、腹膜后和心包纤维化反应有关。

阿扑吗啡，一种强效的D_1和D_2受体激动剂，经皮下定量注射，是一种缓和左旋多巴疗效波动的有效方法。需要专业的护理来训练患者及其家属使用注射泵。常常发生呕吐。溶血性贫血是一种少见的不良反应。

总体来说，多巴胺受体激动剂治疗PD的症状的疗效不如左旋多巴，但是引起晚期异动症的不良反应较少。

在临床工作中，左旋多巴和多巴胺受体激动剂的不同治疗方案差别很大。目前倾向于使用受体激动剂作为初始治疗（在左旋多巴之前使用），直到临床需要时才开始药物治疗。在不足70岁的患者中，通常使用直接受体激动剂，在大于70岁患者中，通常使用左旋多巴。

其他药物

有时建议使用抗氧化剂复合物，如维生素C和E（可能为神经保护剂）。它们的作用尚不清楚。金刚烷胺最初作为一种抗病毒药物上市，对PD有时有中等疗效。利凡斯的明对痴呆有效。

立体定向神经外科手术

在左旋多巴治疗之前，曾广泛应用立体定向手术，通常为单侧手术，手术范围为丘脑腹外侧核（丘脑切开术）或苍白球（苍白球切开术）。外科手术仍然能够有效改善震颤和异动症，只能轻微缓解运动迟缓，但是作用时间短暂。也使用丘脑刺激术。在过去10年中，PD治疗领域又重新对外科手术产生了兴趣。

组织移植

尽管在MPTP诱导的大鼠Parkinson综合征实验室研究中有早期疗效，组织移植几乎没有得到应用。实验室中，将胎儿或自体含多巴胺的肾上腺髓质和胶质细胞神经营养因子（GDNF）植入脑室或基底节，并不能产生持续的症状改善作用。

物理治疗和物理辅助器

专门明确的治疗能够改善步态，克服特殊问题。实用的指导对患者有帮助：

- 穿衣——避免拉链、复杂精细的纽扣和系带的鞋子
- 餐具——使用加长带柄的餐具
- 椅子——使用高脚直背椅，不要用深、低的椅子
- 扶手——盥洗室和浴室附近要有扶手
- 鞋子——穿着容易的平底鞋
- 地面——乙烯基塑料地毯要比疏松的地毯安全。

助行器在早期常常是一种障碍，但是在晚期，支架或三脚架可能会有帮助。必须尽力防止跌倒。

精神方面的问题

当PD进展时，抑郁是一个常见的问题。选择性5羟色胺再摄取抑制剂（SSRI）是首选药物。三环类抗抑郁药（如阿米替林）有锥体外系不良反应。A型单胺氧化酶抑制剂（如苯乙肼）绝对禁止与左旋多巴合用。

所有抗 PD 药物都能导致幻视，尤其是在夜间，并可使认知功能损害恶化。

其他运动不能 - 强直综合征

药物诱导的 Parkinson 综合征

利血平和甲基多巴（曾经用于治疗高血压）、酚噻嗪类和丁酰苯类可诱导Parkinson综合征，表现为运动迟缓和强直，但是一般很少震颤。三环类抗抑郁药也会导致一定程度的运动迟缓。这些不良反应一般没有加重的趋势，停药后可以缓解。左旋多巴的疗效很差。

精神安定剂和运动障碍

精神安定剂（如酚噻嗪类和丁酰苯类）也可以产生运动障碍。

- 静坐不能。这是一种坐立不安、反复和不可抑制的需要运动。
- 急性肌张力障碍反应。这些发生在使用单剂精神安定剂和广泛用作止吐药和前庭镇静剂（如甲氧氯普胺和丙氯拉嗪）的相关药物之后。出现急性肌张力障碍反应（剧烈反应，不可预测）。出现痉挛性斜颈、牙关紧闭和动眼危象（如发作性的持续向上凝视）。静注抗毒蕈碱药物，如苯扎托品（1～2mg）或丙环定（5～10mg），能迅速起效。应该永久性避免使用引起这些反应的药物（或所有类似药物）。
- 慢性迟发性异动症。在精神安定剂治疗数年之后发生，表现为嘴部不停的活动、咂嘴、做鬼脸，影响正常的功能。当精神安定剂减量时，常常会暂时恶化。即使停止治疗也很少出现缓解。

脑炎后 Parkinson 综合征和 MPTP

Parkinson 叠加综合征

这是指一些少见疾病，表现为Parkinson综合征伴一些其他临床特征和病理特点。最常见的是进行性核上性眼肌麻痹（Steele-Richardson-Olzewski 综合征）。临床表现包括Parkinson综合征、轴性强直、跌倒、痴呆、眼球垂直或侧向活动不能。其他疾病还包括多系统萎缩，如橄榄－桥－小脑变性和原发性自主神经功能不全（Shy-Drager 综合征）。

这些疾病是进行性加重的，左旋多巴无效，一般在10 年内死亡。

儿童中的运动不能 - 强直综合征

有数种极为少见的疾病可以导致20岁之前起病的运动不能 - 强直综合征。

Wilson 病

Wilson病是一种少见、但可治疗的常染色体隐性遗传铜代谢障碍。铜沉积在脑（尤其在基底神经节）、角膜和肝，可以导致肝硬化。所有有运动不能 - 强直综合征表现或肝硬化的年轻患者，都应该进行Wilson病筛查。如早期治疗，神经系统损害是可逆的。在运

表 21.40　舞蹈病的原因
Huntington 病
Sydenham 舞蹈病
良性遗传性舞蹈
β 脂蛋白缺乏症伴有舞蹈
与以下情况有关的舞蹈：
药物－苯妥英，左旋多巴，酒精
甲状腺毒症，妊娠和口服避孕药
系统性红斑狼疮
真性红细胞增多症
昏睡性脑炎
脑卒中（基底节）
罕见病（肿瘤，外伤，硬膜下血肿，一氧化碳中毒后，发作性舞蹈手足徐动，Wilson病，齿状核-红核-路易体萎缩）

动不能-强直综合征和（或）异常运动之后发生进行性智力损害。第388页讨论了该病的诊断和螯合剂青霉胺治疗。

手足徐动性脑瘫

扭转运动，有时伴有进行性肌张力障碍，见于核黄疸后脑瘫患者。在使用抗D免疫球蛋白预防性根治Rh因子溶血病之后，现在这一疾病已经很少见。

异常运动

良性特发性震颤

这是一种常见疾病，常为常染色体显性遗传，引起5～8Hz的震颤，上肢更为明显。头部常常震颤（晃动），躯干也可以震颤。病理改变是小脑及其连接结构有点状的神经元缺失。当手部取某一姿势的时候出现震颤，如端水杯或拿汤匙时。特发性震颤可见于任何年龄，但在老年人中最为常见。该病缓慢进展，但是很少会导致严重的功能残疾。书写时颤抖，字迹凌乱，没有小写症。紧张可以加重震颤，有时是剧烈加重。特发性震颤中，震颤有时像 Parkinson 病一样在静止时发生，有时像小脑疾病一样在运动时发生。

一般不需要治疗，并且疗效也不甚令人满意。特发性震颤常常容易与Parkinson病混淆，多数患者在发现他们并非是患 Parkinson 病后感到安心。

小量酒精、β- 肾上腺能阻断剂（普萘洛尔）和抗惊厥药扑米酮可能对震颤有效，拟交感胺类药物（如沙丁胺醇）使震颤加重。抗抑郁药米氮平有一定效果。在严重病例可以使用立体定向丘脑切开术和丘脑刺激。

舞 蹈

舞蹈是指似乎有目的的、不能安宁的暴发性跳动，围绕着身体迅速扑动——表 21.40 列举了其病因。

Huntington 病

这一遗传性疾病的特点是持续的进行性舞蹈和痴呆，通常见于中年人，有时也见于儿童。全球患病率是5/10万。遗传特性是完全外显的常染色体显性遗传：如父母有一方患Huntington病，子女有50%的可能发病。既往家族史常常被隐瞒，有时这种隐瞒是故意的。4号染色体短臂的远端（4p16.3）发生突变，这是一个包含67 个外显子的大基因，其中外显子 1 发生不同程度的CAG重复序列扩增。导致该基因的蛋白产物huntington的谷胺酰胺序列延长。Huntington在全身都有表达，尚不了解其功能。大部分成人起病的Huntington病的CAG扩增为 40 ~ 55 个重复序列，而较长的扩增（> 70 个重复序列）见于儿童起病的 Huntington 病。

病理学

进行性脑萎缩，伴有尾状核和壳核小神经元的显著丧失。

发生神经递质的改变：

- 乙酰胆碱合成减少（由于胆碱乙酰转移酶减少），纹状体 GABA 减少
- 皮层、小脑和纹状体的谷胺酰胺转移酶增多（催化 huntington 聚集）
- 黑质中 GABA、血管紧张素转化酶和蛋氨酸脑啡肽耗竭
- 纹状体中生长抑素水平升高。

上述改变可能继发于细胞损害。与Parkinson病不同，多巴胺和酪氨酸羟化酶保持正常。

处理和病程

应该对其他可能导致舞蹈病的原因进行检查。Huntington病，如果伴有舞蹈病，其影像学检查显示尾状核萎缩。痴呆和舞蹈病都逐步进展。尽管没有办法可以阻止其进展，酚噻嗪类（如舒必利）和丁苯那嗪可以减轻舞蹈病。一般在发病 10 ~ 20 年后死亡。

突变分析用于症状前检查。检查中心有针对家庭咨询和伦理学问题的国家方案。

Sydenham 舞蹈病

这种一过性的感染后舞蹈症大部分见于儿童和年轻人。链球菌感染是一个原因：不足半数患者在风湿热后3个月内发病。Sydenham 舞蹈病也可以在成人期或服用激素类避孕药时复发或出现，妊娠时出现称为妊娠舞蹈病。有弥漫性轻度脑炎。

数周内逐渐起病。在舞蹈出现之前，有先兆症状如易激惹、情绪不稳定和注意力不集中，舞蹈病主要是单侧的。少数患者有意识模糊。有时可以发现有风湿性心脏病。一般不发热。典型者抗链球菌溶血素 O 滴度和

血沉是正常的。可能需要用镇静剂。在数月或数周之内自发恢复。应该使用青霉素V至20岁，以预防风湿性心脏病。

偏侧投掷

偏侧投掷描述了一种一侧肢体的剧烈投掷样运动，通常由对侧丘脑底核梗死或出血所致。

肌阵挛

肌阵挛是指单个肌肉或肌群的突发不自主的猛拉样动作。肌阵挛可见于多种疾病，有时可由突然的刺激诱发，如大的噪声刺激。吡拉西坦用于治疗皮层肌阵挛。

良性特发性肌阵挛

夜间肌阵挛——在睡眠中突发的猛拉样动作（常常伴有坠落感）——是很常见的非病理性现象。周期性肢动（在睡眠Ⅰ期和Ⅱ期中出现，反复交替的大踇趾背屈或足跖屈）短暂，发生于不宁腿综合征。

多发性肌阵挛描述了广泛分布的随机发生的肌肉阵挛，常见于青春期。不出现癫痫发作。

癫痫中的肌阵挛

肌阵挛可以见于许多不同类型的癫痫。抗癫痫药如丙戊酸可能有效。

进行性肌阵挛性癫痫

这是一种罕见疾病，表现为肌阵挛伴进行性脑病的家族性和代谢性疾病。如Lafora体病，表现为肌阵挛、癫痫、痴呆，神经元、肝细胞和肠黏膜内有粘多糖包涵体。

静止性肌阵挛脑病

有时在严重的脑缺氧恢复之后出现非进行性肌阵挛。

非器质性肌阵挛

这有时是意志因素引起的，或可见于精神科疾病，如躯体化、非癫痫性发作和装病。

表21.41　肌张力障碍分类

全身性肌张力障碍
原发性扭转性肌张力障碍（PTD）
多巴反应性肌张力障碍（DRD）
药物诱导的肌张力障碍（如甲氧氯普胺）
症状性肌张力障碍（如昏睡性脑炎后或Wilson病中）
发作性肌张力障碍（极少见，家族性，有显著波动性）
局部性肌障碍
痉挛性斜颈
书写痉挛
口下颌肌张力障碍
眼睑痉挛
偏瘫性肌张力障碍（如卒中后）
多发性硬化

抽动

一些面部、颈部或手部的特异运动，是我们正常运动姿势的一部分。当这些运动频繁出现、使人烦恼时，患者或家属开始求医。单纯的一过性抽动（如抽鼻子或特殊的鬼脸）常见于儿童，但是可以持续存在。正常和病理之间的分界是模糊的。

抽动秽语综合征

这表现为多处抽动（运动和言语），伴有行为问题，后者包括注意缺陷多动症（ADHD）和强迫 - 冲动障碍（OCD）。发生于儿童期或青春期，男性更多见，持续终身。有时发出暴发性咆哮声或秽语的咕哝声，以及暴发性姿势。病因被认为是一种遗传性突触传递障碍。氟哌啶醇有时有效。

扭转性肌张力障碍

肌张力障碍是指长时间肌肉收缩导致的运动——身体某一部分发生痉挛。表21.41给出了这种少见的基底节疾病的主要解释性分类。大多数病因不清。

原发性扭转性肌张力障碍（变形性肌张力障碍）

此种肌张力障碍见于儿童，影响步态和姿势，逐渐进展，在1～40岁内扩展至身体的所有部位。认知功能不受损害。有时可以自发性缓解。这种罕见疾病通常为常染色体显性遗传。本病基因定位于 9 号染色体(9q34)，编码 ATP 结合蛋白 torsin A 的基因有 3 个碱基对缺失。

多巴胺反应性肌张力障碍（DRD）

这是影响下肢的肌张力障碍，小剂量的左旋多巴几乎可以完全解除症状。典型的肌张力障碍性步态开始于儿童期——可以类似于痉挛性下肢轻瘫。常见的类型是常染色体显性遗传，位于染色体14q22.3的GTP环羟化酶 1 基因有点突变。对于表现为其他古怪的肌张力障碍步态的患者，有时可以给予左旋多巴试验性治疗。

痉挛性斜颈

痉挛性斜颈是围绕颈部逐渐出现的肌张力障碍性痉挛，一般见于 21 ~ 40 岁。这些可以导致头部侧转(斜颈)、后倾或前倾。躯干或肢体也常常可以出现轻微的肌张力障碍性运动。令人奇怪的是，部分患者存在单个诱发区，常常位于下颌。用指尖轻触这一特殊部位可以暂时缓解痉挛。痉挛性斜颈可以缓解，但是常常终身存在。当没有器质性疾病存在时，有时可见同样的特征。

书写痉挛

书写痉挛是一种特殊的功能障碍，不能完成以前已经高度掌握的、重复的技巧性动作，如书写。该动作可以诱发肌张力障碍性姿势。书写痉挛见于每日书写时间长达数小时者，因此现在较以前少见。手部其他功能正常。没有其他神经科体征。长时间休息有时有效，但是该种肌张力障碍能够导致严重的功能残疾。其他职业可以发生类似的肌张力障碍。

眼睑痉挛和口下颌肌障碍

这些包括痉挛性动作，有被迫性眨眼或口舌的不自主运动（如咂嘴、伸舌、下巴前突）。可能影响语言。

治疗

所有的肌张力障碍性疾病的治疗都尤其困难。丁酰苯类药物（如氟哌啶醇和舒必利）和抗毒蕈碱药物(如苯海索）有时有效。详细定位注射肉毒毒素对眼睑痉挛、痉挛性斜颈和书写痉挛有效，但是疗效是暂时性的。对某些病例选择性进行外科治疗，主要是指立体定向丘脑切开术，或神经刺激，可以暂时缓解症状。

推荐读物

Bates G (2003) Huntingtin aggregation and toxicity in Huntington's disease. *Lancet* **361:** 1642–1644.

Brooks DJ (2000) Dopamine agonists: their role in the treatment of Parkinson's disease. *Journal of Neurology Neurosurgery and Psychiatry* **68:** 685–690.

Deuschl G (2000) *New treatment options for tremor. New England Journal of Medicine* **342:** 505–507.

Hallett M (1999) One man's poison – clinical applications of botulinum toxin. *New England Journal of Medicine* **341:** 119–120.

Hardy J et al. (2003) Genes and parkinsonism. *Lancet (Neurology)* **2:** 221–228.

Leckman JF (2002) Tourette's syndrome. *Lancet* **360:** 1577–1586.

Lücking C et al. (2000) Association between early-onset PD and mutations in the parkin gene. *New England Journal of Medicine* **342:** 1560–1567.

Nussbaum RL et al. (2003) Genomic medicine: Alzheimer's disease and Parkinson's disease. *New England Journal of Medicine* **348:** 1356–1364.

Samii A, Nutt JG, Ransom BR (2004) Parkinson's disease. *Lancet* **363:** 1783–1793.

多发性硬化

多发性硬化（MS）是中枢神经系统的慢性炎症性疾病。在脑和脊髓有多发的脱髓鞘斑块。斑块是“时间和空间上的播散的”，因此旧称为播散性硬化。

患病率

MS的患病率差别很大，与居住地距赤道距离成正比。在北纬50 ~ 65度（大约从英格兰南部到冰岛）地区，患病率为 60 ~ 100/10 万；在北纬低于 30 度以下地区，患病率低于10/10万。在赤道地区，MS很少见。饮食因素，如摄入高动物脂肪，曾被认为与这一地理分布有关，但是支持这一点的证据很少。在南半球有相同的趋势——与赤道距离越远，患病率越高。总体来说，在欧洲和北美，年发病率是 2 ~ 10/10 万，使之成为年轻人中最为常见的神经科疾病。

病因学

尽管尚不清楚确切的发病机制，但该病存在CD4 T细胞介导的抗脑和脊髓白质自身分子的炎症性过程。在活动性病变（斑块）中，炎症细胞增多，有活动性的髓鞘分解和细胞吞噬作用。淋巴细胞和单核细胞通过表达于血管内皮细胞的整合素糖蛋白 $\alpha_4\beta_1$ 粘附在血管内皮细胞上，通过循环系统到达脑实质。这种整合素（也称为极晚期抗原VLA_4）也是免疫细胞活化的调节因子。

最初的炎症性脱髓鞘事件可能引发针对髓鞘的自身反应性细胞反应和体液免疫反应。在MS早期，就可以有自身抗体介导的脱髓鞘反应，如抗髓鞘碱性蛋白。在体外还发现了抗髓鞘少突胶质细胞糖蛋白（MOG）——是一种中枢神经系统特异性蛋白——的抗体。

家族患病率、HLA 连锁和移居

患者的一级亲属发生MS的可能性增加，尚不清楚其遗传模式。

同卵双生子的共同患病率为 31%。

在北欧和美国白人中，MS与HLA-A3、B7、D2和DR2 抗原有弱相关性。

由低患病率地区移居至高患病率地区（如从赤道移居到北欧）的移民，如果在10岁之前移民，将得到移入地的患病率。

感染

关于 MS 传染的试验工作无一例外地失败了。但是在许多 MS 患者中，异常的免疫反应可导致血清和脑脊液中多种常见病毒的抗体滴度升高，尤其是麻疹病毒。有些流行性可传染的人畜共患病，如羊瘙痒病（绵羊中的脱髓鞘病），与MS有相似之处。在男性中，人类T细胞白血病病毒1（HTLV-1）可以导致热带痉挛性轻截瘫，但是没有 MS 的其他特征。曾有人怀疑衣原体是其病因的一种。在 MS 与各种感染之间没有已知联系。

病理学（图 21.30）

主要的特征是脱髓鞘斑块，最初大小为 2 ~ 10mm。斑块位于脑室周围，好发于中枢神经系统的不同部位：视神经、脑室周围区域、脑干及其小脑连接结构和颈髓（皮质脊髓束和后索）。

急性复发是由于局灶性炎症性脱髓鞘引起传导阻滞。炎症诱导巨噬细胞局部产生氧化亚氮，氧化亚氮损伤中枢神经纤维。炎症消退后出现缓解。出现再髓鞘化，有助于恢复。当损伤严重时，发生继发性永久性轴索破坏。在脊髓，斑块很少破坏大群前角细胞——因而局灶性肌肉萎缩（如手部小肌肉）并不常见。MS斑块不会见于周围神经的髓鞘。

临床特征

最常见的发病年龄是20 ~ 45岁，罕有在青春期之前或 60 岁之后的诊断病例。MS 在女性中较为常见。没有哪一组症状或体征是绝对有诊断意义的。尽管如此，MS 临床上可以分为不同的模式：

- 复发缓解型 MS（80% ~ 90%）
- 原发性进展型 MS（10% ~ 20%）
- 继发性进展型MS——在复发缓解型之后变为本型
- 有时（< 10 %）MS 表现为在数月之内的暴发性病程（暴发型 MS）。

下文描述的是复发缓解型 MS 的三个特征性常见临床表现。

视神经病

症状

在数小时或数日内发生的单眼视力模糊，严重程度不一，可以感觉像“透过毛玻璃视物”，也可以为单眼严重的视力丧失，但很少完全失明。常见轻微的眼

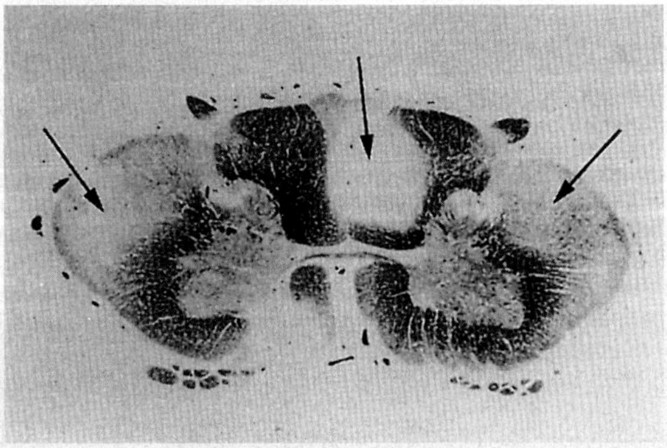

图.21.30　多发性硬化。脊髓切片显示后索和皮质脊髓侧束脱髓鞘（箭头）。经 WI Macdonald 教授许可。

球疼痛。典型者在2个月内恢复。有时发生双侧视神经病。

体征

视盘的外观取决于斑块位于视神经的位置。当病变位于视神经头时，视盘肿胀（视神经炎）。如果病变位于视盘后数毫米，检眼镜检查常常没有异常发现——“医生看不见任何病变，而患者看不见任何东西”。这被称为球后视神经炎。

视神经炎患者的视力在发热、天气热或锻炼后恶化，这被称作Uthoff现象——由于局部体温升高致使中枢传导减慢。

视神经炎中视盘肿胀早期就可导致视敏度降低，这可以与颅内压升高所致视盘肿胀鉴别——后者早期不导致或仅导致很轻微的视力下降，但是在晚期会出现突然的视力丧失。

视神经病中常见相对的传入性瞳孔功能受损，在疾病恢复后会持续存在。

视神经病的晚期后遗症

一般不会残留视力丧失，但是可以有小的暗点和颜色视觉损害。在视神经病之后，视盘外观苍白（视神经萎缩），最初开始于颞侧。视觉诱发反应仍然不正常（见下文）。

脑干脱髓鞘

累及脑干的急性MS可导致复视、眩晕、面部麻木/力弱、构音障碍或吞咽困难。当皮质脊髓束受累时出现肢体的锥体束体征。典型的临床表现为突发的复视和眩晕伴眼震，但是没有耳鸣或耳聋。持续数周，然后开始恢复。MS中的复视可以由许多病变产生——如第VI对颅神经病变或核间性眼肌麻痹（INO）。

脊髓病变

位于颈髓或胸髓的斑块导致的典型后果是痉挛性轻截瘫，在数日或数周之内发生，引起行走困难和麻木。可以有Lhermitte征。常见排尿症状。

少见表现

MS人群中癫痫和三叉神经痛要较一般人群中常见。其他少见的表现包括强直性痉挛（一个肢体的快速痉挛）。器质性精神病有时可见于早期MS。

多发性硬化晚期

晚期MS可导致严重的功能残疾，伴有痉挛性四肢轻瘫、共济失调、视神经萎缩、眼震、脑干体征（如双侧核间性眼肌麻痹）、假性延髓性麻痹和尿失禁。痴呆很常见。患者死于尿毒症和（或）支气管肺炎。

鉴别诊断

很少有其他神经科疾病表现为类似的复发缓解病程。血栓栓塞事件发病更为突然。其他变性疾病，如Friedreich共济失调，是逐渐进展的。一次神经系统疾病发病之后，即使进行了MRI检查，常常也不能确诊是否为MS。根据随后的病变模式可以做出诊断。缓解可以持续数年或更长时间，缓解的时间长短不能预测，也不清楚复发和缓解的机制。

单个斑块（如位于视神经、脑干或脊髓）必须与占位性病变、血管病变或其他炎症性病变鉴别。其他炎症性疾病中的中枢神经系统结节病、系统性红斑狼疮和Behçet综合征可以与复发型MS相似。肾上腺脑白质营养不良（一种饱和脂肪酸沉积在含脂肪组织中的遗传病）可致进行性轻截瘫，与慢性进展型MS相似。

检查

- 脑和脊髓MRI检查是决定性的检查：可见多发斑块，主要位于脑室周围区域（图21.31）、脑干和颈髓。85%的有临床症状的MS患者头部MRI可见病灶。典型病灶是多发的，在一次临床发作时有10处或更多的病灶。CT检查很少能够看到斑块。
- 如果有诊断性的MRI表现，临床表现也与之相

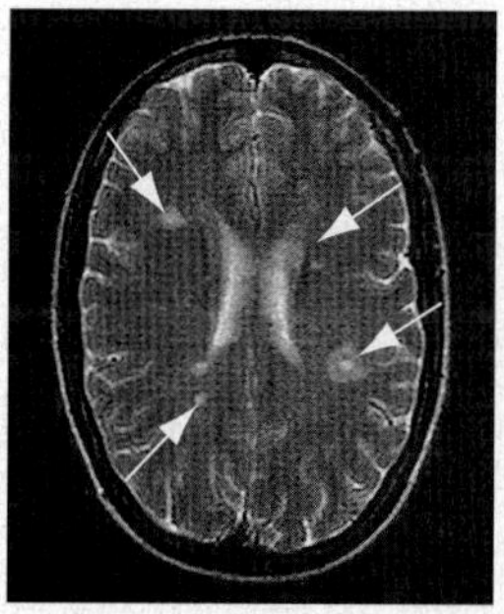

图21.31　磁共振（T2）：多发性硬化。箭头所示为脱髓鞘病变。

符，常常不需要行脑脊液检查。80% 的病例脑脊液分析可见寡克隆IgG条带，但是没有特异性，因为这只能提示对一未知抗原发生反应，中枢神经系统内产生免疫球蛋白。脑脊液细胞计数升高（5 ~ 60 个单核细胞 / 立方毫米）。

- 电生理检查：视神经病中可见延迟的视觉诱发反应（VER）。有些视神经病的发作没有临床症状：VER 延迟提供了既往曾有视神经病的证据。如果存在一个未确诊的、貌似孤立出现的脊髓病变，此 VER 延迟有助于诊断 MS。当有关传导通路受损时，脑干和躯体感觉诱发电位出现延迟。周围神经的检查结果是正常的，脑电图也无助于诊断。
- 血 / 尿检查无助于诊断。

处理和预后

一旦确诊，面对这一可能致残的疾病，需要做出关于职业、家庭和未来计划的现实的决策。该病没有治愈的方法。

MS的病程尚不能预测，但是第一次发病时的MRI检查如果病灶很多，是一个很强的预测因素，预示患者未来可能残疾。严重程度轻重不一。许多患者继续过着能够自理的有价值的生活，有些患者则严重残疾。

需要对患者提出直接的建议，但是又要较为缓和，使患者相信许多MS病例有良性病程。英国国家慈善组织 MS 协会和其他组织都有能够提供帮助的文献。

MS 治疗

许多治疗方法已经上市，其中包括低温治疗、热疗、放射治疗、各种疫苗、纯化的结核菌蛋白衍生物（PPD）、转移因子、电刺激、不含麸质的饮食、葵花籽油、砷剂、维生素和高压氧。未能证明哪种方法能够改善预后。

- 急性复发。在复发期广泛使用的方法是：短程糖皮质激素，如静脉用甲泼尼龙1g/d，连用3天，或口服大剂量类固醇，有时确实可以减轻疾病的严重程度。上述方法不能改善长期预后。
- 预防复发和功能残疾。对于复发缓解型患者，可自己注射β- 干扰素（INF-β1b 和β-1a），适用于在过去 2 ~ 3 年内至少有过 2 次神经功能障碍发作且病情有适当恢复的患者。INF-β1b已经被允许用于继发性进展性 MS。在有些患者中，干扰素能减少复发率，防止 MRI 所显示病灶增多。长期预后看来未能发生改变。不良反应包括流感样综合征和注射部位的刺激症状。成本 – 效益分析是一重要问题，因为 β 干扰素价格昂贵。
- 免疫抑制剂（硫唑嘌呤，环磷酰胺）也有使用，但是对照研究没有显示疗效。
- 其他治疗，如醋酸格拉替雷，可以降低复发率。米托蒽醌的疗效正在评价中。

MS 的康复方法

对于一位患有慢性致残性疾病的患者来说，有许多康复工作可以提供。在以下方面需由有康复经验的专家提出建议：工作、助行器、轮椅、汽车改造、房屋和花园改造。针对恐惧、反应性抑郁和性功能障碍的广泛支持也对患者有所帮助。由患者、护理者、医师和治疗师组成的小组彼此之间的联系是很重要的。

出现任何感染都需要治疗。泌尿感染经常会使症状恶化。奥昔布宁和（或）间歇性自我导尿有助于解决尿失禁。

理疗对于减轻痉挛所带来的疼痛和不适有着特殊的作用，尤其是对下肢屈肌痉挛。有时肌松剂有效（如巴氯酚、苯二氮䓬类、丹曲林和替扎尼定）。严重痉挛者可注射肉毒毒素。许多痛性痉挛者使用大麻。大麻提取物（如 Sativea）的疗效正在评价之中。预防褥疮是很重要的。有时使用金刚烷胺治疗全身疲劳感。

（孙　葳　黄一宁译）

推荐读物

Confaureux C et al. (2000) Relapses and progression of disability in multiple sclerosis. *New England Journal of Medicine* **343:** 1430–1438.

Filippi M, Rocca MA, Comi G (2003) The use of quantitative MR-based techniques to monitor the evolution of multiple sclerosis. *Lancet (Neurology)* **2:** 337–346.

Hickman SJ et al. (2002) Management of optic neuritis. *Lancet* **360:** 1953–1962.

Levin LI, Munger KL, Rubertone MV et al. (2003) Multiple sclerosis and Epstein–Barr virus. *Journal of the American Medical Association* **289:** 1533–

1536.
Paty DW, Arnold DL (2002) The lesions of multiple sclerosis. *New England Journal of Medicine* **346:** 199–200.
Polman CH, Uitdehaag B (2003) New and emerging treatment options for MS. *Lancet (Neurology)* **2:** 563–566.

英国国家慈善组织

The MS Society: http://www.mssociety.org.uk

中枢神经系统感染与炎症

脑膜炎

脑膜炎是指脑膜的炎症，但通常指严重的脑膜感染（表 21.42）。微生物从耳、鼻咽、头颅外伤或先天性脑膜缺损处直接蔓延至脑膜，或通过血行传播至脑膜。免疫抑制的患者（如HIV、细胞毒性药物）受少见微生物感染的风险大。脑膜炎的非感染性原因包括恶性细胞、药物和蛛网膜下腔出血后的血液。

病理学

在急性细菌性脑膜炎中，软膜-蛛网膜充塞着多形核白细胞，形成脓层。这可能机化产生粘连，导致颅神经麻痹和脑积水。

在慢性感染（如结核）时，脑表面被覆着黏稠的灰绿色渗出物，伴大量脑膜结节。常有粘连。任何细菌性脑膜炎都会发生脑水肿。

病毒性脑膜炎有明显的淋巴细胞性炎性脑脊液反应，无脓液形成、多形核白细胞或粘连；除非发展成脑炎，很少或几乎不出现脑水肿。

临床特征

脑膜炎综合征

简单来讲表现为三联征：头痛、颈强直和发热。常有畏光和呕吐。急性细菌性感染时常常有强烈不适、发热、寒战、严重头痛、畏光和呕吐。症状在数小时或数分钟内进展。患者易激惹，常常喜静卧。常常数小时内出现颈强直和 Kernig 征阳性。

表 21.42　英国脑膜炎的感染性病因

细菌
脑膜炎奈瑟菌 *
肺炎链球菌 *
金黄色葡萄球菌
B 组链球菌
单核细胞增多性李斯特菌
革兰阴性杆菌
结核分枝杆菌
苍白密螺旋体
病毒
肠道病毒：
ECHO
柯萨奇
腮腺炎病毒
单纯疱疹病毒
HIV
EB 病毒
真菌
新型隐球菌
念珠菌
（在美国为粗球孢子菌、荚膜组织胞浆菌、表皮芽生菌）

* 这些微生物占新生儿期之外急性细菌性脑膜炎的 70%。其余 30%为其他多种感染原所致。在很多国家通过免疫接种已消灭流感嗜血杆菌 b（Hib）作为脑膜炎的病因。

较轻的病例中（如很多病毒性脑膜炎），脑膜炎体征不明显，但是致命的细菌性感染也可能临床表现较少，起病时看似症状轻微，有欺骗性。因此貌似轻微的临床症状是不可靠的，可以导致致命性的误诊。

在轻症的脑膜炎中，意识保持清醒，尽管任何高热患者都可能有谵妄。进行性嗜睡、偏侧体征和颅神经病变提示出现并发症，如静脉窦血栓形成、严重的脑水肿、脑积水，或者应该将诊断改为脑脓肿或脑炎。可能出现视乳头水肿。

脑膜炎的特异变异型

表 21.43 显示的是提示诊断的临床线索。如果存在通过颅骨骨折（新近的或陈旧的）或隐性脊柱裂到达蛛网膜下腔的途径，则细菌性脑膜炎可复发——引起感染的细菌常为肺炎球菌。

表 21.43 脑膜炎的临床线索

临床特征	可能的病因
瘀斑	脑膜炎球菌感染
颅骨骨折 耳病 先天性中枢神经系统病变	肺炎球菌感染
免疫抑制患者	HIV 机会性感染
皮疹或胸膜疼痛	肠道病毒感染
国际旅游	脊髓灰质炎 疟疾
职业史 （从事管道、排水、污水、娱乐游泳工作）：疲劳、肌痛、结膜炎、黄疸	钩端螺旋体病

急性细菌性脑膜炎

典型者突然起病，伴寒战和高热。脑膜炎球菌性脑膜炎发病之前常有皮肤瘀点或其他皮疹，有时皮疹散在（见急诊Box 21.1）。该脑膜炎可以是全身性脑膜炎球菌性败血症的一部分。任何细菌性脑膜炎都可能发生急性败血症性休克。

病毒性脑膜炎

病毒性脑膜炎几乎都是良性自限性的，持续 4 ~ 10 天。头痛可持续数月。没有严重的后遗症。

慢性脑膜炎（见下文）

鉴别诊断

突然出现的蛛网膜下腔出血的头痛、偏头痛与急性脑膜炎之间的鉴别可能有一定困难。对于任何头痛伴发热以及任何突然出现的头痛，都应该认真考虑脑膜炎的可能性。应该仔细检查颈强直——有时颈强直可能不明显。慢性脑膜炎的表现有时很像颅内占位性病变，有头痛、癫痫和局灶性体征。脑疟疾常常与细菌性脑膜炎相似。

处理（急诊 Box 21.1）

识别并及时治疗急性细菌性脑膜炎非常重要。时间就是生命。细菌性脑膜炎是致命性的。即使给予最佳治疗，死亡率也达 15% 左右。

当根据瘀点皮疹临床诊断脑膜炎球菌性脑膜炎时，应该立即静脉注射抗生素；腰穿不是必要的。如果临床上不怀疑有占位性病变，对其他原因的脑膜炎需要进行腰穿检查。如果怀疑有占位性病变，必须迅速行 CT 扫描，因为可能发生小脑扁桃体下疝。表 21.45 示典型的脑脊液改变。脑脊液压力特征性增高。如果可以推测为某种微生物感染（如有颅骨骨折或鼻窦感染

急诊 Box21.1 脑膜炎球菌性脑膜炎和脑膜炎球菌血症：急诊治疗

怀疑脑膜炎球菌感染是一个临床急症，要求迅速进行急诊处理。脑膜炎球菌性脑膜炎时，有发热、头痛和颈强直伴有或有先驱瘀点，或非特异性斑点状红色皮疹。然而，有时可能所有这些特征都不出现——脑膜炎球菌感染有时在起病时像任何一种间发的非严重病毒感染一样。

疑诊脑膜炎球菌感染的急诊处理是在检查之前给予青霉素 G 1200mg（成人剂量），缓慢静脉注射或肌肉注射。青霉素过敏者可以用头孢噻肟，1g 静脉注射。脑膜炎急诊处理应分秒必争，不能耽搁。

入院后，应该立即进行血培养等常规检查，严密观察败血症性休克的发生。进一步处理和预防参看正文。

表 21.44 抗生素和急性细菌性脑膜炎

微生物	抗生素	其他选择（如过敏）
未知的化脓性细菌	头孢噻肟	青霉素 G 和氯霉素
脑膜炎球菌	青霉素 G	头孢噻肟
肺炎球菌	头孢噻肟	青霉素
嗜血杆菌	头孢噻肟	氯霉素

表 21.45 脑膜炎的典型脑脊液改变

	正常	病毒性	化脓性	结核性
外观	清亮 - 透明	清亮 / 浑浊	浑浊 / 脓性	浑浊 / 黏稠
单核细胞数	$< 5mm^3$	$10 \sim 100mm^3$	$< 50mm^3$	$100 \sim 300mm^3$
多形核细胞数	0	0*	$200 \sim 300/mm^3$	$0 \sim 200/mm^3$
蛋白质	0.2 ~ 0.4g/l	0.4 ~ 0.8g/l	0.5 ~ 2.0g/l	0.5 ~ 3.0g/l
葡萄糖	2/3 > 1/2 血糖	> 1/2 血糖	< 1/2 血糖	< 1/2 血糖

* 病毒性脑膜炎和脑炎早期可见一些多形核细胞

时，则可能为肺炎球菌感染），应该迅速开始针对性的治疗。表 21.44 显示的是急性细菌性脑膜炎的即刻抗生素治疗方案。

应该取血进行血培养、血糖和常规试验，如果适宜的话，进行胸片和头颅平片检查。

脑脊液涂片能证实微生物（如革兰阳性细胞内双球菌——肺炎球菌；革兰阴性球菌——脑膜炎球菌）。Ziehl-Neelsen抗酸染色能证实抗酸杆菌（结核），虽然结核杆菌通常数量较少。进行印度墨汁染色找真菌。

怀疑中枢神经系统感染时，应该把重点放在微生物研究上，临床医师应与微生物学家密切联系。特异性技术（如脑膜炎球菌及其他细菌的聚合酶链反应）非常重要。所有患者都应该进行梅毒血清学试验。

应该在数小时内根据临床表现和脑脊液检查推测出急性脑膜炎的假定病因。在真正的致病微生物被证实之前，应该开始给予抗生素治疗。

如果诊断为细菌性脑膜炎，应该同微生物学家一起进一步讨论包括抗生素、耐药性、当地的新近感染情况、隔离护理以及预防等问题。

对于儿童细菌性脑膜炎，自从流感嗜血杆菌免疫接种出现以后，地塞米松的应用已经减少。对于成人来说，肺炎球菌性脑膜炎时仍推荐应用地塞米松。

不再采用鞘内注射抗生素治疗脑膜炎。

如果必要的话，局部感染（如鼻旁窦）应该进行外科治疗。可能需要修复凹陷性颅骨骨折或脑膜撕裂。

预防

脑膜炎球菌感染应该向公共卫生机构报告，并建议对接触者进行免疫和预防，如使用利福平或环丙沙星。*MenC* 是脑膜炎球菌 C 共轭疫苗，是英国儿童免疫接种的一部分，并常常用于接触者。有时在到疫区（如非洲、亚洲）旅行之前，可接种脑膜炎球菌A和C复合疫苗；在特殊事件如麦加朝圣时，接种四价ACWY疫苗。没有 B 组疫苗。

若反复发生脑膜炎，如颅骨骨折脑脊液漏之后，可接种多价肺炎球菌疫苗。

英国儿童常规接种流感嗜血杆菌（Hib）疫苗，这几乎消除了一个常见的致命性脑膜炎的病因。

慢性脑膜炎

典型的结核性脑膜炎（TBM）和隐球菌性脑膜炎开始表现有头部钝痛、疲乏、食欲不好和呕吐。也可发生急性脑膜炎，但不常见。通常在几周后出现脑膜刺激征。常见嗜睡、局灶性体征（如复视、视乳头水肿、轻偏瘫）和癫痫发作。梅毒、结节病和 Behçet 综合征也可导致慢性脑膜炎。有些慢性脑膜炎找不到任何致病微生物。

TBM 的治疗

TBM是一个全球性的常见严重疾病。脑影像学上可见脑膜强化、脑积水和结核瘤，但是也可以正常。脑脊液改变参见表21.45。很多病例中，由于结核杆菌量少散在，Ziehl-Neelsen 染色并不能找到。常常需要重复进行脑脊液检查，需要数周才能得到确诊的培养结果。推断为 TBM 后就应该开始给予抗结核药物治疗——利福平、异烟肼和吡嗪酰胺，持续至少 9 个月。由于乙胺丁醇会引起眼部并发症，应该避免使用该药。TBM 复发和并发症（如癫痫发作、脑积水）常见。即使早期治疗，死亡率也超过 60%。

恶性脑膜炎

恶性细胞可导致亚急性或慢性非感染性脑膜炎过程。可有脑膜炎综合征、颅神经麻痹、轻截瘫和神经根病变，临床表现常常使人迷惑、有波动性。脑脊液细胞数增高，蛋白升高，葡萄糖降低。鞘内注射细胞毒性药物治疗很少有效。

无菌脑脊液中的细胞

脑脊液细胞数增高但未能发现明显的致感染微生物，可以导致诊断困难。常见的情况是：脑脊液细胞增多，包括淋巴细胞和多形核白细胞。参见表 21.46。

表 21.46　无菌性脑脊液（脑脊液细胞增多）的病因

部分治疗的细菌性脑膜炎	脑静脉血栓形成
病毒性脑膜炎	脑梗死
结核或真菌感染	蛛网膜下腔出血后
癌性脑膜炎	脑炎，包括 HIV
脑膜周围病灶（如鼻旁窦）	少见病因（如脑疟疾、结节病、Behçet 综合征、Lyme 病、心内膜炎、脑血管炎 / 动脉炎）
梅毒	
颅内脓肿	

推荐读物

De Gans J et al.(2002)Dexamethasone in adults with bacterial meningitis. *New England Journal of Medicine* **347:**1549-1556.

Department of Health(1999) *Immunisation* Against *Infectious Disease*.[PL CMO(99)4, PL CMO(99)8,PL CPHO(99)3].

Hall AJ, Wild CP(2003)Management of bacterial meningitis in adults. *British Medical Journal* **326:** 996-997.

Tunbridge A, Read RC(2004)Management of meningitis. *Clinical Medicine* **4:** 499-505.

患者信息

Knowing about meningitis and septicaemia (a leaflet for parents). Department of Health, PO Box 410, Wetherby LS237LN.

英国国家慈善组织

Meningitis Trust:http://www.meningitis-trust.org.uk

脑炎

脑炎是指脑实质的炎症，通常为病毒性。细菌性和真菌性脑膜炎也可发展成脑炎。

急性病毒性脑炎

英国患者脑脊液微生物培养结果通常是单纯疱疹、ECHO、柯萨奇、腮腺炎病毒和EB病毒。腺病毒、水痘带状疱疹病毒、流感病毒、麻疹及其他病毒较少。通常病毒病原学靠推测，从未证实。

全世界的流行性和地方性病毒性脑炎为：

- 东南亚的日本脑炎
- 澳大利亚的罗斯河热
- 美国的加利福尼亚脑炎
- 俄罗斯的鄂木斯克（Omsk）出血热
- 瑞典和中欧的蜱传黄病毒脑炎
- 埃及和苏丹的西尼罗脑炎。

少见微生物感染所致的流行性病毒性脑炎较常见。例如，1998年马来西亚屠宰场工人发生的脑炎是由Nipah病毒导致的，之前尚不知道该病毒可以导致人类疾病；1999年纽约发生西尼罗河病毒导致的流行性脑炎。2003年印度南部暴发chandipura病毒所致的儿童脑炎。狂犬病是一种散发性病毒性脑炎。

临床特征

很多脑炎症状轻，能恢复。少数脑炎在数小时或数天内发展成为严重的疾病，出现高热、头痛、情绪改变和嗜睡。接着出现局灶性体征、癫痫发作和昏迷。随后发生死亡或脑损伤。在英国，很多严重的脑炎都是单纯疱疹病毒（HSV-1）所致。死亡率约为20%。在东南亚，日本脑炎（虫媒病毒）更常见，导致的严重脑炎死亡率比HSV-1引起的脑炎还要高。

鉴别诊断

这包括：

- 细菌性脑膜炎合并脑水肿
- 脑静脉血栓形成
- 脑脓肿
- 急性播散性脑脊髓炎（见下文）
- 脑疟疾
- 中毒性意识混乱状态
- 败血症、发热性疾病、血管炎
- 心内膜炎。

检查

CT和MRI影像学显示弥漫性水肿，常位于颞叶。EEG提示特征性慢波，对于有些病例很有用；个别情况下，EEG也可以正常。脑脊液细胞数增多。病毒血清学（血和脑脊液）检查有意义。有时可进行脑活检。

治疗

疑诊为单纯疱疹病毒性脑炎时，应立即静脉应用阿昔洛韦治疗，阿昔洛韦的活性形式能够抑制DNA合成。阿昔洛韦的磷酸化作用依赖于病毒的胸腺嘧啶脱氧核苷激酶，因此对疱疹病毒感染有特异性。如果发生昏迷，不管是否给予阿昔洛韦治疗，预后都很差。昏迷患者需要给予支持治疗；癫痫发作患者应给予抗惊厥药物治疗。

建议到亚洲流行疫区的旅行者事先针对日本脑炎进行预防性免疫接种。

推荐读物

Editorial (2000)Exotic disease close to home.*Lancet* **354:** 1221.

Whitley RJ, Gnann JW(2002) Viral encephalitis. *Lancet* **359:** 507-514.

急性播散性脑脊髓炎（ADEM）

ADEM 可以发生在多种病毒感染之后（如麻疹、水痘带状疱疹、腮腺炎和风疹），极少数可发生在免疫接种狂犬病、流感或百日咳之后。该病常常与急性病毒性脑炎相似，有脑干和（或）脊髓的局部脱髓鞘性病变（也见多发性硬化）。在这些病变部位没有病毒颗粒，这些病变在磁共振T2加权影像上能清楚显示。预后各不相同。轻者完全恢复。当有昏迷时，死亡率约为25%。存活者常有永久性脑损害。治疗包括支持治疗、类固醇和抗惊厥药物治疗。

脊髓炎

脊髓炎是指脊髓炎症，可导致轻截瘫或四肢轻瘫。其可伴发带状疱疹或 ADEM。脊髓灰质炎是一种特异性的脊髓前角细胞肠道病毒感染。横贯性脊髓炎在下文讨论。

带状疱疹

带状疱疹是后根神经节水痘带状疱疹病毒感染复发，最初的病毒感染是很多年前患的水痘。水痘和带状疱疹病毒是同一种病毒。

临床特征

带状疱疹参见第 2 章。

在颅神经中，带状疱疹好发于第Ⅴ、第Ⅶ对颅神经。眼部疱疹是三叉神经第一支感染，可造成角膜瘢痕，继发全眼球炎。膝状神经节疱疹（面神经的膝状神经节）也称作Ramsay Hunt综合征。局部并发症有继发细菌感染，极少数发生局部紫癜伴坏死（暴发性紫癜）、全身带状疱疹以及疱疹后神经痛。水痘带状疱疹之后也可发生脊髓炎、脑膜脑炎和运动神经根病（通常为腰部和臂部）。治疗采用阿昔洛韦或其前体药物伐昔洛韦。

疱疹后神经痛

疱疹后神经痛是发生在原带状疱疹部位的疼痛。约10%的患者可发生（常为老年人）。呈烧灼样持续性疼痛，镇痛药效果差。患者几乎都有抑郁。治疗效果不满意，但是 2 年内有逐渐恢复的趋势。常常用阿米替林治疗。有时鞘内注射甲泼尼龙有作用。

推荐读物

Johnson RW, Dworkin RH(2003) Treatment of herpes zoster and postherpetic neuralgia. *British Medical Journal* **326:**748-750.

神经梅毒

梅毒的讨论见第 2 章。各种不同的综合征可发生，有时重叠存在。

无症状性神经梅毒

无症状性神经梅毒是指脑脊液血清学试验阳性，但无体征。

脑膜血管梅毒

脑膜血管梅毒可导致：

- 亚急性脑膜炎伴颅神经麻痹和视乳头水肿
- 梅毒性树胶肿——一种慢性扩大的颅内肿物
- 脊髓脊膜血管炎导致的轻截瘫。

脊髓痨

这是后根脱髓鞘导致的复杂的去传入综合征。脊髓痨表现包括：

- 闪电样疼痛
- 共济失调、顿足步态、反射和感觉消失、肌肉萎缩
- 神经源性关节（Charcot 关节）
- Argyll Robertson 瞳孔
- 上睑下垂和视神经萎缩。

麻痹性痴呆（GPI）

该名称描述的是精神改变和力弱。然而，GPI痴呆常常类似于Alzheimer病的痴呆。发生进行性认知功能下降、癫痫发作、腱反射活跃、伸性足跖反射以及震颤。3年内死亡。常有 Argyll Robertson 瞳孔。GPI 和脊髓痨现在都很少见。

其他形式的神经梅毒

先天性神经梅毒（宫内获得），可在儿童时期发展成为脊髓痨合并 GPI ——脊髓痨性麻痹性痴呆。

在继发性梅毒中，脑膜反应可发生，可以无症状或可导致自限性亚急性脑膜炎。

治疗

原发性感染时给予青霉素G 1g/d，静脉注射10天，以消除发生神经梅毒的风险。已发生的神经梅毒通过肠外给予青霉素治疗2～3周，可以阻止病情进展，但不能逆转病情。治疗过程中有可能发生过敏反应（Jarisch-Herxheimer反应）；通常在应用青霉素的同时给予大剂量类固醇治疗，但其效果如何目前证据很少。

神经囊虫病

猪带绦虫在拉丁美洲、印度、非穆斯林非洲国家以及东南亚农村地区流行，是一个重要的全球性健康问题。

癫痫是神经囊虫病的一个主要临床特征。其他的神经系统表现包括脑干功能障碍、小脑共济失调、脑积水，少数有痴呆、蛛网膜炎以及血管炎。大多数感染人群无症状。

脑 CT 和 MRI 有助于诊断，但并不能确定诊断。血清学试验可以提示感染，但并不能提示是否为活动性感染。可能有必要对病变进行活检。

治疗上首先要用抗惊厥药控制癫痫发作。对抗蠕虫药物（吡喹酮和阿苯达唑）的作用存在争议。有时有必要对巨大的炎性病变或脑积水进行神经外科手术治疗。

预防（参见第2章）

推荐读物

Maguire JH(2004) Tapeworms and seizures. *New England Journal of Medicine* **350**:215-217.

HIV 和神经病学

HIV 感染患者经常表现有或发展为神经系统疾病。免疫抑制导致轻微的、不典型的临床表现。HIV患者也有很高的卒中发病率。在有HAART的国家，这些神经系统受累的情况已经显著下降。

脑和脑膜疾病

脑膜炎

急性无菌性脑膜炎是一种原发性 HIV 感染，可自行恢复。

慢性脑膜炎包括真菌（如新型隐球菌或曲霉菌）、结核、李斯特菌、大肠杆菌或其他微生物感染。积极干预治疗很重要。

弥漫性脑病

AIDS 痴呆综合征：为弥漫性进展性 HIV 相关痴呆，有时伴有小脑体征。在不能进行抗逆转录病毒治疗的地方仍然可以见到该病。

脑炎和脑脓肿：弓形虫、巨细胞病毒、单纯疱疹病毒及其他微生物可导致严重的脑炎，常常伴有多发的脑脓肿。

中枢神经系统淋巴瘤：该病预后差。

进行性多灶性白质脑病：是由乳头多瘤空泡病毒引起（JC 病毒）。

脊髓疾病

HIV 患者出现轻截瘫有以下几种情况：

- 急性横贯性脊髓炎——原发性 HIV 脊髓炎，可自行恢复
- 感染所致脊髓病，如单纯疱疹病毒、带状疱疹病毒、巨细胞病毒或结核
- 中枢神经系统淋巴瘤（脊髓压迫或恶性脑膜炎）。

周围神经病

神经病变（尤其是感觉神经）发生在：

- 单神经病（如腓总神经病变）
- 多发性单神经炎
- 多神经病。

也可发生自主神经病。

这些神经病变通常是治疗的并发症（见表2.53）。

HIV 的治疗

参见第2章。HAART治疗使得很多HIV相关的神经系统疾病发病率降低。

推荐读物

Guiloff R(1999) Infections in the immunocompromised and post transplant patient. I&II. *CPD Bulletin Neurology* **1:** 3-7,46-50.

Manji H, Miller R(2004) The neurology of HIV infection. *Journal of Neurology, Neurosurgery and Psychiatry* **75:** i29.

其他感染

很多其他感染可累及中枢神经系统，如狂犬病、破伤风、肉毒杆菌、Lyme 病、麻风病以及脊髓灰质炎，这些都在第 2 章中讨论。

传染性海绵状脑病（Creutzfeldt-Jakob病，CJD）

这种少见的进行性痴呆病理学上可见脑组织呈海绵状改变。CJD 是一种朊蛋白（传染性蛋白质颗粒，PrP）病，全世界都有发生，传播该病的病原体可以耐受多种灭菌过程。所有 PrP 病都与一种疾病相关的蛋白异构体——PrP^{Sc} 的蓄积有关，这种蛋白来自细胞内的正常前体 PrP^{c}。

散发型、医源型和家族型：散发型CJD病例通常为单发病例。通常在 50 岁以后出现症状。

医源型 CJD 是经手术标本、尸检、移植组织（如角膜移植）以及人生长激素传染引起。医源型 CJD 潜伏期长达5年。散发型和医源型无一例外都在临床起病后6个月内死亡。正在对 Quinarine 进行治疗试验。家族型CJD罕见。CJD的病理学与牛海绵状脑病（BSE，"疯牛病"）非常相似。疯牛病在20世纪80年代早期在英国首先被发现，2003 年在美国被发现。

发病率：全世界散发型CJD的年发病率小于1/百万；在英国每年大约有30～55例发病。这些数字还没有上升。英国的医源型 CJD 更少，每年仅 0～6 例。家族型 CJD 与 PrP 基因突变有关，在英国每年有 0～4 例。Gerstmann-Straüssler-Scheinker 综合征是一个更为少见的类型，为常染色体隐性遗传，典型表现是慢性进行性共济失调并最终发生痴呆，病程 2～10 年。

变型 CJD（vCJD）：vCJD 是 1995 年在英国发现的。数目没有增加。vCJD 患者比散发型患者年轻，平均年龄为 29 岁。早期症状是神经精神症状，之后出现共济失调、痴呆伴肌阵挛或舞蹈。小脑扁桃体活检和脑脊液凝胶电泳可以明确诊断。vCJD 比散发型 CJD 病程长，可达几年。vCJD和BSE由相同的朊蛋白株致病，因此推测是由从动物传播至人的食物链，即由患BSE的病牛感染人类。传播也可通过输血。

Kuru 病

这是另一种朊蛋白病，在第 2 章已描述过，表现为痴呆和小脑共济失调。与 CJD 非常相似，也发生海绵状改变。

其他炎性疾病

亚急性硬化性全脑炎（SSPE）

中枢神经系统持续存在麻疹抗原可导致这种少见的麻疹晚期后遗症。出现进行性精神恶化、癫痫发作、肌阵挛和锥体束体征，典型者见于儿童。根据血和脑脊液中的高麻疹抗体滴度确诊。麻疹免疫接种可以预防 SSPE 发生，英国现在几乎已经消灭了 SSPE。

进行性风疹脑炎

这种综合征甚至比 SSPE 更为少见，在原发风疹感染后10年左右出现进行性精神障碍、癫痫发作、视神经萎缩、小脑和锥体束体征。在中枢神经系统内局部产生风疹病毒抗原抗体。迄今为止，尚未将该病视为风疹免疫接种的并发症。

Reye 综合征

这种见于儿童的严重脑病伴有肝的脂肪浸润和低

血糖发生。

Mollaret 脑膜炎

这是一种在多年内反复发作的自限性无菌性脑膜炎（即没有发现细菌性病因）。推测可能是病毒感染（单纯疱疹病毒）。

Vogt-Koyanagi-Harada 综合征

这是一种来源于神经嵴细胞的不明复发性炎症，导致葡萄膜炎、脑膜脑炎、白癜风、耳聋和秃头。

进行性多灶性白质脑病（PMFL）

PMFL 常见于 HIV 患者，由 JC 病毒所致，在第 2 章讲述过。也见于其他免疫抑制患者。

白质性脑病为大脑半球白质的脱髓鞘。其病因也可以为血管病变，如 CADASIL；中毒和代谢性原因时，如药物（可卡因、迷幻药）、重金属、化疗和其他免疫抑制剂（如环孢素）时，病变可能可逆；遗传因素，如肾上腺脑白质营养不良；自身免疫和炎症性疾病，如系统性红斑狼疮、多发性硬化；肿瘤，如胶质瘤；以及其他感染，和 Lyme 病、水痘带状疱疹。

Whipple 病

Whipple 病的特点是肌阵挛、痴呆和核上性眼肌麻痹。在第 305 页有描述。

神经结节病

伴有或不伴有系统性结节病的神经结节病可导致慢性脑膜脑炎、脊髓病变、颅神经麻痹，尤其是双侧面神经麻痹、多神经病和肌病。

Behçet 综合征

Behçet 综合征的三个主要特征是：反复复发口腔和（或）生殖器溃疡、炎症性眼病（葡萄膜炎）和神经系统综合征。也可发生脑干和脊髓病变、无菌性脑膜炎、脑炎和脑静脉血栓形成。

肉芽肿性（孤立性，或原发性脑）血管炎

这种疾病很少见，患者脑内和软脑膜血管有坏死性炎症。可出现卒中、癫痫发作和意识混乱。激素和免疫抑制治疗有一定疗效。

脑和脊髓脓肿

脑脓肿（图 21.32）

脑脓肿是表现为体积扩大的团块性病变的局部细菌感染。典型的致病菌有咽峡炎链球菌和类杆菌属（来自鼻旁窦和牙齿）以及葡萄球菌（来自穿通性外伤）。混合感染常见。可发展为多发性脓肿，尤其是在 HIV 患者。真菌也可导致脑脓肿。可有脑膜周围感染灶（如耳、鼻、鼻旁窦、颅骨骨折）或远隔感染源（如肺、心、腹部）。经常找不到基础病因。在英国，脑肿瘤的患病人数比脑脓肿多 10 倍。

临床特征

出现头痛、局灶性体征（如轻偏瘫、失语、偏盲）、癫痫和颅内压增高。常有发热、白细胞增多以及血沉增快，但不是一定都有。脓肿，尤其是大脑半球的脓肿，在最初可以没有明显表现，在数周内逐渐发展。小脑脓肿通常在数天或数小时内迅速进展，导致脑积水。

处理

急诊影像学检查很重要。增强的磁共振 T2 加权显示边缘有薄壁低信号区，事实上这就可以诊断脑脓肿。寻找局部感染灶时应该仔细检查颅骨、耳和鼻旁窦；也包括查找远隔感染灶，如心脏和腹部。腰穿有危险，而且通常没有帮助。立体定向指导下的抽吸术可确定导致感染的微生物。

治疗需要神经外科医生和微生物学家相互沟通协作。对于链球菌和厌氧菌感染，静脉应用头孢呋辛1.5g 联合甲硝唑500mg，每8小时1次。葡萄球菌感染，静

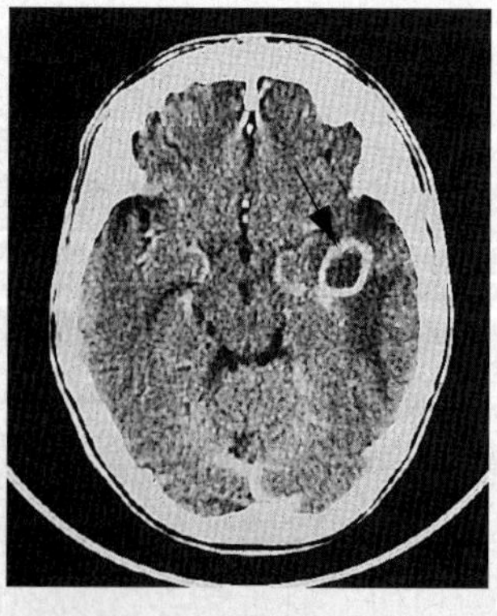

图 21.32　MR：脑脓肿，显示环状强化，病变周围水肿。

脉应用氟氯西林 2 ~ 3g，每 6 小时 1 次，同时合用头孢呋辛。其他细菌感染需要给予相应的治疗。如果胃肠外应用抗生素无效，则有必要进行外科手术减压。尽管经过治疗，脑脓肿的死亡率仍高达25%左右。存活者常常有癫痫。

脑结核瘤

结核杆菌可引起颅内慢性干酪样肉芽肿——结核瘤。在结核常见的国家（如印度），脑结核瘤是最常见的颅内占位性病变。脑结核瘤可以以占位性病变的形式开始，也可以在结核性脑膜炎中发生。影像学上可发现无症状性颅内钙化。脊髓结核瘤也可以发生。治疗参见第 932 页。

硬膜下积脓和颅内硬膜外脓肿

颅内硬膜下积脓是硬膜下脓液聚积，通常继发于颅骨局灶性感染或中耳感染。临床特征与脑脓肿类似。诊断根据影像学做出。

颅内硬膜外脓肿时，在硬膜外间隙可有厚度为1 ~ 3mm的薄层脓液，结果造成颅神经麻痹，典型者没有颅内压增高的证据。通常有局部感染证据，如中耳感染。磁共振可发现脓液，是首选检查。而CT检查有时是正常的。需要引流，并合理应用抗生素治疗。

脊髓硬膜外脓肿

金黄色葡萄球菌是常见的致病微生物，可通过血液播散到脊髓，很可能源自一个疖。有发热，常有背部疼痛，随后出现轻截瘫和（或）神经根病变。必须进行急诊影像学检查和抗生素治疗。通常有必要进行外科手术减压。

推荐读物

Bird S (2004) Recipients of blood or blood products ‘at vCJD risk’. *British Medical Journal* **328:** 118-119.

Collins SJ(2004) Transmissible spongiform encephalitis. *Lancet* **363:** 51–61.

Friedlander RM, Gonzalez RG, Afridi NA et al(2003) A 58-year-old woman with left-sided weakness and a right frontal brain mass. *New England Journal of Medicine* **348:** 2125-2132.

Koralnik IJ, Schellingerhout D, Frosch MP(2004) A 66-year-old man with progressive neurologic deficits. *New England Journal of Medicine* **350:** 1882-1893.

脑肿瘤

颅内原发性肿瘤大约占颅内肿瘤的10%。表21.47列出了最常见的肿瘤。在英国，转移瘤是颅内肿瘤中最常见的（图21.33）。常规影像学检查或尸检时也可发现无症状的脑膜瘤。

胶质瘤（图 21.34）

胶质瘤是神经上皮起源的恶性肿瘤，通常见于大脑半球内，但偶尔也见于小脑、脑干或脊髓。病因不明。胶质瘤有时伴有神经纤维瘤病。胶质瘤倾向于直接扩散，几乎从不向中枢神经系统之外的组织器官转移。

星形细胞瘤

这种胶质瘤来自星形细胞。组织学上分为 I ~ IV 级。I 级星形细胞瘤在多年内缓慢生长，而IV级肿瘤（胶质母细胞瘤）在几个月内即导致死亡。儿童囊性星形细胞

表 21.47 常见的脑肿瘤

肿瘤	大约的相对频率
转移瘤	50%
支气管	
乳腺	
胃	
前列腺	
甲状腺	
肾	
神经上皮组织的原发恶性肿瘤	35%
星形细胞瘤	
少突胶质细胞瘤	
混合（少突星形细胞）胶质细胞瘤	
室管膜瘤	
原发性脑淋巴瘤	
髓母细胞瘤	
良性	15%
脑膜瘤	
神经纤维瘤	

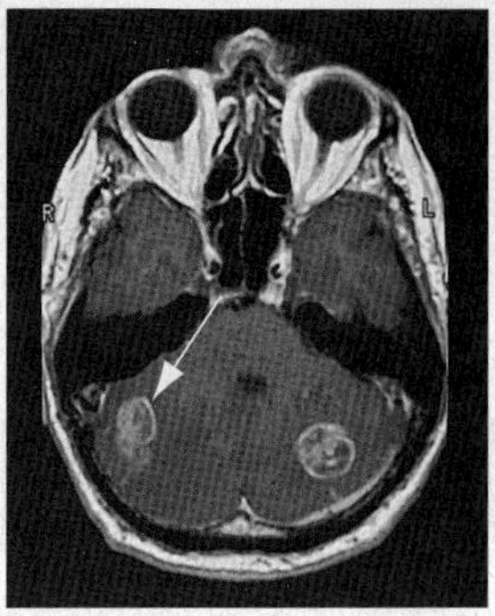

图21.33 MR（T1）：双侧小脑转移瘤。

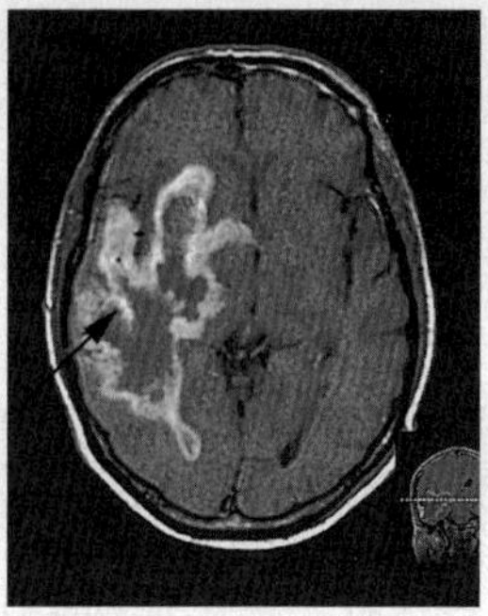

图21.34 MR（T1）：胶质母细胞瘤。

瘤相对良性，通常发生在小脑。

少突胶质细胞瘤

这种胶质瘤源自少突胶质细胞，生长缓慢，通常几十年。钙化常见。

脑膜瘤（图 21.35 ~ 图 21.37）

这些良性肿瘤起自蛛网膜，通常在数年后可以生长到很大。邻近颅骨的脑膜瘤可侵蚀骨质。脑膜瘤通常沿着颅内静脉窦形成，并可侵犯静脉窦。幕下脑膜瘤少见。常见的部位是矢状窦区、蝶骨嵴、额下区、垂体窝和颅底。

神经纤维瘤（神经鞘瘤）

这种良性实体肿瘤起自 Schwann 细胞，主要发生在脑桥小脑角处，源自听神经鞘（听神经瘤）。

其他肿瘤

其他较少见的肿瘤包括小脑血管母细胞瘤、第四脑室室管膜瘤、第三脑室胶样囊肿、松果体瘤、颅底脊索瘤、血管球瘤（颈动脉球部）、髓母细胞瘤（一种儿童小脑肿瘤）、颅咽管瘤和大脑淋巴瘤。

垂体肿瘤

垂体肿瘤在第 18 章讨论。

临床特征

脑内占位性病变通过以下三种机制产生症状和体征：

- 直接效应——局部脑组织破坏或脑功能受损
- 颅内压增高的继发效应和颅内组织移位（如视乳头水肿、呕吐、头痛）
- 诱发全面性或部分性癫痫发作。

尽管在英国，原发性或继发性肿瘤是最常见的颅内占位性病变，但脑脓肿、结核瘤、硬膜下和颅内血肿也可以产生临床上难以区分的特征。

占位性病变的直接效应

占位病变的直接效应的标志是局部脑功能进行性恶化。脑内任何部位都可以发生肿瘤。下面举三个例子：

- 一例左额叶脑膜瘤数年后导致额叶综合征——模糊的人格障碍、淡漠和智力受损。出现表达性失语，随后皮质脊髓通路受累导致进行性右侧轻偏瘫。随着肿瘤进一步增大，出现压力性头痛和视乳

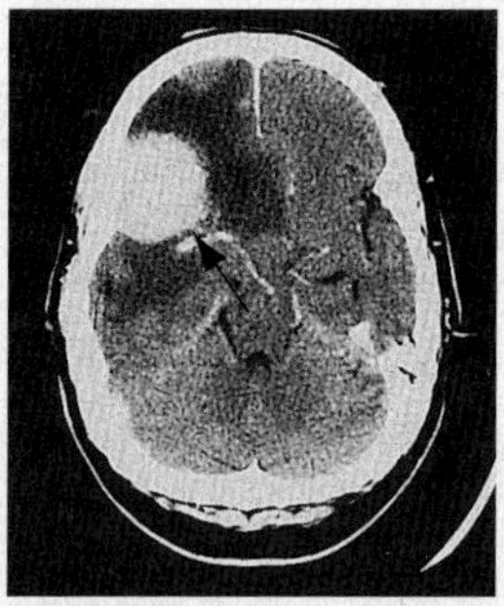

图 21.35 CT：额叶脑膜瘤。

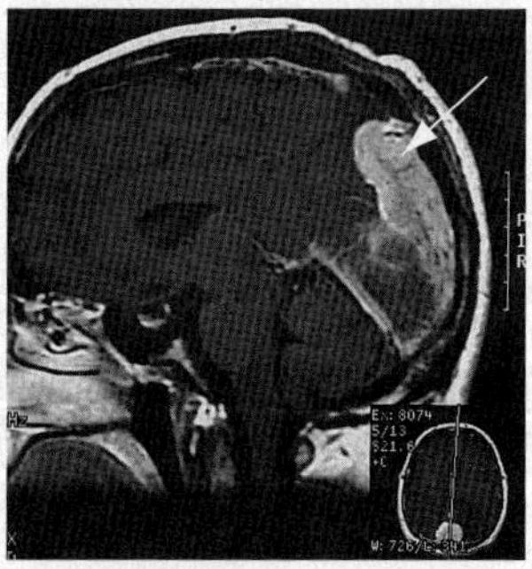

图 21.36 MR（T1）：大脑镰（枕叶）脑膜瘤。

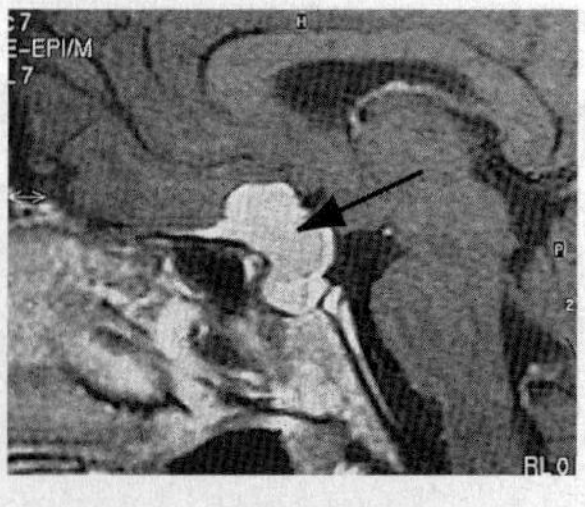

图 21.37 MR（T1）：鞍上脑膜瘤。

头水肿。

- 一例右侧顶叶胶质瘤导致左侧同位性偏盲（视放射）。3个月后出现左侧肢体皮层感觉缺失和左侧轻偏瘫。出现部分性癫痫发作（发作性左侧肢体刺痛感）。
- 一例左侧听神经鞘神经纤维瘤（听神经瘤，Schwann细胞瘤）位于桥小脑角处，3年后导致进行性感音性耳聋（Ⅷ）、眩晕（Ⅷ）、左侧面部麻木（Ⅴ）及力弱（Ⅶ），之后出现同侧小脑性共济失调。晚期出现视乳头水肿。

大脑半球肿瘤时，癫痫和直接占位效应常使人注意到肿瘤的存在。病情进展的速度变化很大，高度恶性的胶质瘤可以是几天或几周，而脑膜瘤等则是在几年里缓慢变大。占位病变周围存在脑水肿，很难将水肿与肿瘤本身的影响区分开来。

颅内压增高和颅内组织移位

颅内压增高可导致头痛、呕吐和视乳头水肿，这是占位性病变的一个相对不常见的临床表现。这些症状常意味着存在脑积水——脑脊液通路梗阻。典型者，后颅窝占位早期出现颅内压增高（阻塞中脑导水管和第四脑室），但是幕上占位颅内压增高出现时间晚。颅内组织移位导致的症状与增大的占位病变的直接效应共同存在：

- **脑干上部受压移位**：当大脑半球占位导致中线结构向下方或侧方移位时（图 21.34），可引起意识障碍。
- **延髓受压**：小脑扁桃体通过枕骨大孔下疝压迫延髓——这是脑疝的一个例子，引起意识障碍、呼吸抑制、心动过缓、去大脑强直和死亡。
- **假性定位征**——之所以称为假性，是因为它们并不能直接指示占位病变的部位。

下面举三个假性定位征的例子：

- **展神经病变**：先出现在占位侧，之后双侧出现——这是由于该神经在颅内长行程中受压所致。
- **动眼神经病变**：见于当颞叶钩回疝向下将动眼神经压在岩床突韧带上时。首发体征是由于副交感神经纤维受压导致的同侧瞳孔扩大。
- **大脑半球肿瘤出现同侧轻偏瘫**（即不是预期出现的一侧瘫）：这是由于将对侧脑干的大脑脚压在小脑幕游离缘所致。

尽管假性定位征不常见，但是很重要，因为它们提示了脑组织移位的发生。

癫痫发作

出现简单或复杂部分性发作，并且可能发展为全身性强直阵挛发作，是很多大脑半球恶性或良性占位性病变的临床特征。部分性发作的形式有定位价值。

检查

CT 和 MRI 影像学

当怀疑肿瘤时，必须进行影像学检查，尽管影像学检查有其局限性。脑脓肿和脑梗死、良性和恶性肿瘤都有各自的特征性表现，但不完全可靠。

大脑锝扫描

该检查在诊断颅顶和颅底骨破坏性病变（如转移瘤）时有价值。

EEG

EEG 很少对诊断有帮助。但脑脓肿例外，有时脑脓肿处可见特征性局灶慢波。

头颅平片

平片对大脑半球肿瘤无诊断价值。在转移瘤可能看见颅顶部骨质病变；垂体肿瘤时可见垂体窝扩大。

常规检查

由于转移瘤常见，应该进行常规检查，如胸部X片。

更有特异性的神经影像学检查

有时用磁共振血管成像和磁共振波谱分析来确定肿瘤大小的变化或供血情况。正电子发射断层扫描（PET）有助于胶质瘤分级或定位潜在的原发病变。

腰穿

当疑有任何一种占位性病变可能时，首先就禁止进行腰穿，此种情况下脑脊液检查很少能得出有用的信息。抽取脑脊液时有可能立即诱发小脑扁桃体下疝。只有在影像学检查之后才可以进行腰穿检查，但通常没有进行该项检查的必要。

活检和肿瘤切除

常常通过颅骨钻孔进行立体定向活检，以明确可疑的恶性脑组织的组织学改变。对于有症状的脑膜瘤，常进行开放式探查术（颅骨切开术）。

处理

糖皮质激素如静脉或口服地塞米松可迅速消除肿瘤周围的脑水肿。静脉注射渗透性利尿剂甘露醇也可以减轻脑水肿。应用抗惊厥药物治疗癫痫。

尽管目标是外科完全切除脑肿瘤，但是有时并不可能实现，而且也并非总是需要进行外科手术。有时更推荐通过系列影像学检查随访。一些良性肿瘤可以在外科探查时完全切除（如听神经瘤、有些矢状窦旁脑膜瘤）。而恶性肿瘤很少能够切除浸润性病灶。活检和减瘤术可以完成。

因为后颅窝肿瘤有颅内压增高和脑疝的危险，常常有必要切除肿瘤。后颅窝探查的总体死亡率约在10%左右。

胶质瘤和转移瘤常予以放疗，以提高生存率。孤立的后颅窝转移瘤有时可被成功切除。对于大多数原发性或继发性脑肿瘤，化疗很少有真正价值。应用的化疗药物有长春新碱、丙卡巴苄肼和替莫唑胺。替莫唑胺产生有活性的代谢产物，可通过使06号位鸟嘌呤甲基化来干扰DNA复制。尽管影像学、外科手术、化疗和放疗取得了进展，但是大多数恶性脑肿瘤的预后仍很差，分级高的胶质瘤2年存活率低于50%。治疗涉及多学科多方面的处理。

良性（特发性）颅内压增高（BIH，IIH）

该综合征曾经被称作假脑瘤，因为出现明显的视乳头水肿而被列入肿瘤范围。但该病既无占位性病变也无脑室扩大。BIH主要见于年轻的肥胖女性，伴有月经不规律。头痛和视物模糊（视乳头水肿所致）常见。可出现展神经麻痹——假性定位征。脑脊液压力增高，但成分正常。影像学正常。有时类固醇治疗被认为是一个病因，有时涉及多种其他药物。应该除外导致视乳头水肿的其他原因。矢状窦血栓形成可导致类似的临床表现。

BIH不是致命性的，就此意义上讲它是良性疾病：它通常为自限性。然而，当长期严重视乳头水肿时，可出现视神经梗死，导致失明。反复腰穿、乙酰唑胺以及噻嗪类利尿剂被用于降低颅内压。减轻体重有帮助。有时有必要进行外科减压或分流术。

推荐读物

Behin A et al.(2003) Primary brain tumors in adults. *Lancet* **361:** 323-331.

Whittle IR et al.(2004) Meningioma. *Lancet* **363:** 1535-1543.

脑积水

脑积水是指颅内脑脊液量过多。临床上，脑积水常常描述的是存在脑脊液流出通路受阻所致的颅内压增高和脑室扩张的不同综合征。例外情况下，也存在脑脊液生成增加。

婴儿脑积水

1/2000的活产婴儿发生头颅增大，其中有几个解剖学病因：

- **Arnold-Chiari畸形**：有延髓延长。小脑扁桃体下降至颈椎椎管内。常伴有脊柱裂。可发生脊髓空洞症。
- **Dandy-Walker综合征**：有小脑发育不全和第四脑室流出孔受阻。
- **Sylvius导水管狭窄**（图21.38）：导水管狭窄可以是先天性的，也可以是新生儿脑膜炎/脑出血后获得性的疾病。经常找不出明显原因。

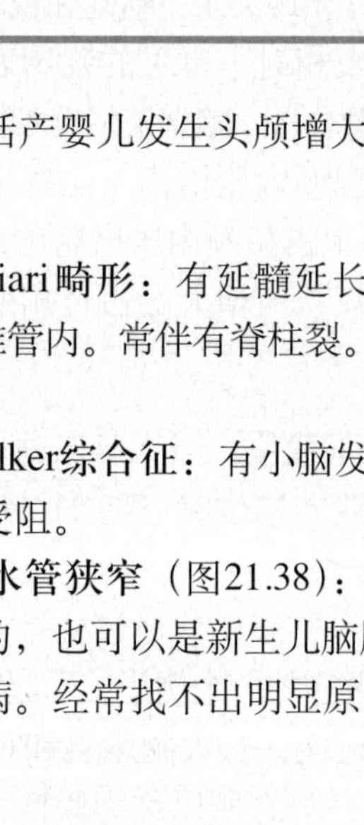

图21.38 MR（T1）：交通性脑积水。

成人脑积水

脑积水常是偶然的、无症状的影像学发现。然而，婴儿脑积水可在成年后变得明显（如导水管狭窄）。头痛、认知损害、呕吐、视乳头水肿、共济失调和双侧锥体束征可合并出现。其他情况下也可能出现脑积水：

- **后颅窝和脑干肿瘤**：阻塞导水管或第四脑室流出孔。
- **蛛网膜下腔出血、头外伤或脑膜炎**（尤其是结核性脑膜炎）后。
- **第三脑室胶样囊肿**：导致侧脑室扩大、头痛和视乳头水肿。这种少见的脑室内肿瘤有时也引起间歇性脑积水——反复发作性卧位头痛伴下肢力弱发作。
- **脉络丛乳头状瘤**（极少见）：分泌脑脊液。

治疗

进行性脑积水引起症状时有必要进行脑室－心房或脑室－腹腔分流。有适应证时行神经外科手术切除肿瘤，有时需要行急诊手术。

正常压力性脑积水

这表现为脑室扩张、痴呆、尿失禁和步态失调，通常发生于老年人。脑脊液成分和压力正常。现在怀疑它是否是一种真正独立于痴呆的疾病。有时需要进行脑室－腹腔分流术。

头痛、偏头痛和面痛

“紧张性”头痛

据认为，绝大多数慢性、复发性头痛都是由于“神经血管刺激”和头皮肌紧张所致。尽管头痛普遍发生，但普通头痛的准确发病机制仍然不清楚。常见紧箍感、眼后受压感、跳痛以及爆裂样疼痛。几乎所有具有这些特征的头痛都是良性的，这一点很明确。

可能有一些明显的诱发因素，如焦虑、噪音、集中视觉注意力或烟雾。抑郁也是一个常见的潜在特点。紧张性头痛常被归因于颈椎骨关节病、屈光不正或高血压。但有关它们之间的关联性的证据很少。即使很轻微的头外伤之后也可以出现头痛。颈部和头皮肌肉压痛/紧张是惟一的体征。

处理

处理包括：

- 确信可以放心（常需要影像学）
- 避免明确的诱因，如强光
- 止痛药减量
- 理疗——按摩、冰袋、放松
- 抗抑郁——当有适应证时
- 药物治疗复发性头痛 / 偏头痛。

偏头痛

偏头痛是伴有视觉及胃肠道障碍的反复发作的头痛。偏头痛和紧张性头痛之间的界限模糊。全世界超过12% 的人群有这些症状。

机制

偏头痛的确切机制还不清楚。基因因素起一定作用——一种罕见类型的家族性偏头痛与19号染色体的P/Q型电压门控钙离子通道的α1亚单位突变有关。据认为，神经肽降钙素基因相关肽（CGRP）的释放在偏头痛发病中起重要作用，因为CGRP是一个脑血管及硬膜血管的强扩张剂。

偏头痛的头痛常为搏动性，是由于血管扩张或水肿刺激相邻的神经末梢所致。氧化亚氮等血管活性物质的释放也起一定作用。前驱症状时期血5-羟色胺水平升高，头痛时降低。镁缺乏、谷氨酸和天冬氨酸引起神经兴奋、下丘脑-垂体轴以及内源性阿片肽变化都可能有关。

诸如肢体刺痛、失语以及力弱等大脑特征是由皮层功能局部抑制所致。

一些患者有以下诱发因素：

- 周末偏头痛（放松时间）
- 巧克力（苯乙胺水平高）
- 奶酪（酪胺水平高）
- 噪音以及光线刺激
- 伴经期前症状。

偏头痛在青春期前后和绝经期常见，有时在使用激素类避孕药、妊娠期以及高血压发病初期，头痛程度或发作频率会增加。没有理由去推测偏头痛进展提示任何严重的颅内病变。然而，既然偏头痛如此常见，颅内占位性病变和偏头痛有时可以恰好同时发生。有时偏头痛见于头部受打击之后——通常很轻微。

临床类型

偏头痛发作变化很大，从与紧张性头痛难以区分的间歇性头痛发作，到与血栓栓塞性脑缺血发作类似的不连续发作。不同表现之间的区分在一定程度上是人为规定的。偏头痛可分作以下几期：

- 发作前健康无症状（有时有症状）
- 前驱症状
- 主要发作期（头痛、恶心、呕吐）
- 睡眠及之后感觉疲乏。

有先兆偏头痛（典型偏头痛）

前驱症状常为视觉先兆，与视皮层功能或视网膜功能抑制有关。常见单侧斑片状暗点（视网膜）、偏盲症状（皮层）、闪光暗点（闪光）和城垛样光谱（像城垛一样的锯齿样线）。有时有短暂性失语，伴一侧肢体刺痛、麻木、不明确的力弱和呕吐。前驱症状持续几分钟到1小时左右。然后发生头痛。有时为半侧头颅（即半侧头部）疼痛，但经常开始是局部性的，然后发展为全头部疼痛。恶心加重，然后呕吐。患者易激惹，愿意待在黑屋子里。颞浅动脉充血、搏动。数小时后偏头痛缓解，有时伴有多尿。然后患者常常进入深睡。

无先兆偏头痛（普通型偏头痛）

这是常见的一种类型。没有明确的视觉先兆症状。有伴恶心和不适的反复发作的头痛。

基底动脉型偏头痛

先兆症状包括口周及舌头刺痛、眩晕、复视、短暂性视力障碍（甚至失明）、晕厥、构音障碍和共济失调。这些症状可以单独发生，也可以发展为一次典型偏头痛。

轻偏瘫型偏头痛

这种少见的类型是指典型偏头痛合并轻偏瘫特征，即类似于卒中，但在24小时内恢复。个别会发生脑梗死（脑卒中）。

眼肌麻痹型偏头痛

这种少见的类型是指动眼神经或个别情况下展神经麻痹伴偏头痛。在没有进行检查除外其他疾病的情况下，诊断该型很困难。

面瘫型偏头痛

这是指偏头痛一次发作期间有单侧面肌力弱。

鉴别诊断

突发性的头痛可能类似于脑膜炎或蛛网膜下腔出血。

偏瘫、视觉和偏身感觉障碍必须与血栓栓塞性TIA相鉴别。TIA时即刻出现最大程度的局灶性神经功能缺损，而头痛不常见。

单侧刺痛或麻木可能与感觉性癫痫(部分性发作）相似。癫痫时症状常常有独特的延皮层扩展（进展）形式。

处理

一般措施包括：

- 使患者放心，消除焦虑
- 避免饮食因素——很少有效。

服用激素类避孕药的患者通过换用其他品牌或停用可能会受益。利尿剂可能对经前期偏头痛有效。有时使用补充雌激素。出现严重的偏瘫症状是停用激素类避孕药的指征。

发作期：除外其他导致突发头痛的严重疾病后，应该给予扑热息痛（对乙酰氨基酚）或其他简单止痛药治疗，必要时同时，给予止吐药，如甲氧氯普胺。反复使用止痛药可以导致进一步头痛。曲普坦类药物（5-HT_1 激动剂）也有作用。大约 30% 的复发性严重偏头痛的患者通过自己即刻皮下注射或口服药片或吸入舒马普坦、佐米曲普坦、那拉曲坦和利扎曲普坦有效。当有血管疾病时应该避免使用曲普坦类药物，不要过量应用。最近的研究显示，静脉注射 CGRP 拮抗剂对治疗严重的发作有效。

预防：很难确定是否为预防性用药的安慰剂效应。当发作频繁时可以应用以下药物：

- 苯噻啶（抗组胺药、5-HT拮抗剂），晚上服用0.5mg，数日，可增加到1.5mg（常见的不良反应有体重增加和嗜睡）
- 普萘洛尔，10mg每日3次，可增加到40～80mg每日3次
- 阿米替林：每晚10mg（或更多）。

也可用丙戊酸钠、美西麦角、SSRI、维拉帕米、托吡酯、硝苯地平和萘普生。

面痛

面部有很多疼痛敏感部位——牙齿、牙龈、鼻窦、颞下颌关节、颌骨和眼睛，所有这些部位都可引起疼痛。面部疼痛也可以由特殊的神经系统疾病引起。

三叉神经痛、三叉神经病变以及疱疹后神经痛都已在其他部分分别阐述。

丛集性头痛（偏头痛性神经痛）

"丛集"性头痛，除了名称不同以外，临床上也与偏头痛很不同，指的是反复发作的极其痛苦的单侧头痛，典型的可以使患者痛醒。可在一眼周围丛集性发作。丛集性头痛累及成人，大多为30～40岁男性。有时酒精可诱发发作，硝酸甘油也可试验性诱发。功能影像学上发现下丘脑后部有灰质密度的改变。半小时后剧痛达到高峰，持续数小时。发生呕吐。感觉一侧面颊和鼻孔充血。常见同侧一过性Horner综合征。

尽管头痛剧烈，但没有严重后遗症。间隔数年后会复发，但在55岁以后多消失。止痛药无效。首选皮下注射舒马普坦。另一种方法是吸氧7.12升/分钟，可能终止发作。大多数预防偏头痛的药物无效。维拉帕米、托吡酯和碳酸锂有时可以预防丛集性头痛。

阵发性半侧颅痛

阵发性半侧颅痛是一种少见的疾病，是指单侧突发的短暂疼痛（<20分钟），伴有丛集性头痛的一些特征。每天可有很多次发作，典型者吲哚美辛有效。

不典型面痛

不典型面痛是指找不出原因的面部疼痛，见于老年人，女性为主。有人认为它是抑郁的一种相应的躯体症状。有时三环类抗抑郁药有效。

其他原因导致的面痛

见于偏头痛的各种类型及巨细胞动脉炎（见下文）的面部疼痛。

巨细胞动脉炎（GCA）——颅动脉或颞动脉炎

在第10章阐述了这种肉芽肿性动脉炎。

临床特征

头痛

GCA几乎都有头痛。疼痛见于发生炎症的颞浅动脉或枕动脉。碰触炎症血管表面的皮肤（如梳头）可导致疼痛。动脉搏动很快消失；动脉变硬、扭曲并增厚。炎症血管表面的头皮可能发红。少数情况下出现坏疽斑。

面痛

GCA时颈外动脉的面支、上颌支和舌支炎症导致面部、颌骨和嘴部疼痛。特点是吃东西时疼痛加重。张嘴和伸舌困难。罕见情况下会发生痛性舌缺血。

视力问题

25%的未经治疗的GCA的动脉炎症和闭塞会导致视力下降。3/4的睫状后动脉闭塞导致前部缺血性视神经病。其他机制有视网膜中央动脉闭塞、睫状体视网膜动脉闭塞以及后部缺血性视神经病。可有突发的单眼视力下降（部分或完全性），通常为无痛性。永久性失明之前可有黑朦。

当睫状后动脉受累时，缺血性视神经病导致视盘肿胀、苍白；视网膜分支血管常常保持正常。当视网膜中央动脉闭塞时，有突发永久性单眼盲、视盘苍白和可见的视网膜缺血。另一只眼也可在1～2周内受累，出现双侧盲。

少见的并发症

脑干缺血、皮质盲、缺血性微血管病变性周围神经病或颅神经病以及主动脉、冠状动脉、肾动脉和肠系膜动脉有时也可受累。

处理

因为有失明的风险，如血沉明显增快，应该尽快行

颞浅动脉活检以明确诊断。症状典型的患者即使在进行活检之前也应该立即予大剂量类固醇（泼尼松龙，初始剂量为每天 60 ~ 100mg）治疗。因为视力下降的风险持续存在很多年，所以神经病学家和眼科学家倾向于建议长期治疗。

推荐读物

Hayreh SS(2000) Steroid therapy for visual loss in patients with GCA. *Lancet* **355:**1572-1573.
Headache Classification Committee(2004) The International Classification of Headache Disorders, 2nd edition. *Cephalgia* **24**(suppl 1):1-160.
Lance J, Goadsby P(1998) *Mechanism and Management of Headache*. Oxford: Butterworth Heinemann.
Silberstein SD(2004) Migraine. *Lancet* **363:** 381–391.

创伤性脑外伤

在大多数西方国家，每 10 万人中每年约有 250 人因头外伤住院。创伤性脑外伤（TBI）是指有可能带来永久性后果的外伤。每年每10万人中有10人死于TBI；10 ~ 15 人转入神经外科病房——其中大多数患者需要进行长达1 ~ 9个月的康复治疗。存活者中持续存在的明显残疾的患病率是 100/10 万左右。交通事故和酒精滥用是致残、致死的主要原因。

颅骨骨折

颅底或颅顶线形骨折提示受打击的严重程度，但是它本身并不一定与任何脑外伤有关。可以自发愈合。在凹陷性颅骨骨折中，创伤后癫痫的发病率高——通常需要外科手术将凹陷的颅骨隆起和清创。

颅骨骨折的主要局部并发症有：

- 脑膜动脉破裂——导致硬膜外血肿
- 硬膜静脉撕裂——导致硬膜下血肿或脑脊液鼻漏或耳漏（有脑膜炎的风险）。

脑损伤机制

旧的分类方法试图将脑震荡（短暂性昏迷数小时，之后看上去为完全的临床恢复）和脑挫裂伤（长时间昏迷、局灶性体征以及持续的脑损伤）区分开。支持这种区分的病理证据很少。TBI 的机制很复杂，并且相互关联：

- 轴索和神经元损伤——减速时作用于脑的剪切和旋转应力，常发生在撞击对侧（对冲效应）
- 创伤直接导致的轴索和神经元损伤
- 脑水肿和颅内压增高
- 脑缺氧
- 脑缺血。

临床病程

轻度TBI患者可失去知觉，持续数秒钟或数分钟。之后患者保持清醒，伴少许或无创伤后遗忘。通常完全恢复。在外伤更重时，意识障碍持续时间有助于严重程度分级，尤其是创伤后遗忘（PTA）的持续时间。PTA 超过24小时提示重度 TBI。Glasgow昏迷评分（GCS）用于记录昏迷程度，有提示预后的价值。24小时的GCS低于5/15提示重度外伤；这种患者50%死亡或持续植物状态或最小意识状态。然而，有时在长达几周的昏迷之后患者也可以恢复得很好。

重度 TBI 后恢复需要数周或数月。在开始的几周内，患者常常有间断的躁动或昏睡，存在局灶性神经功能缺损，如轻偏瘫或失语。他们逐渐变得较为清醒，但是可能仍遗留创伤后遗忘，尽管清醒却不能连续记忆。这种遗忘可能持续几周或更长时间，可能临床上并不明显。PTA 是预示结局的一个指征。PTA 超过 2 周意味着几乎难以避免持续器质性认知功能损害，尽管患者也有可能返回到不需别人帮助且可以赚取薪金的工作中去。

晚期后遗症

TBI 的后遗症是致残的主要原因，会带来重要的社会和法医学问题。它们包括：

- **不完全恢复**——如认知损害、轻偏瘫。
- **创伤后癫痫**。
- **创伤后（脑挫裂伤后）综合征**：是指在即使很轻微的头外伤后出现的不明确的主诉，包括头痛、头晕和不适。经常会带来诉讼问题。抑郁明显。症状可能持续很长时间。
- **良性发作性位置性眩晕**（BPPV）。
- **慢性硬膜下血肿**。
- **脑积水**。
- **慢性创伤性脑病**——反复（且通常轻微）的外伤

之后出现。这种“击晕”综合征包括认知损害、锥体外系及锥体束征，典型者见于职业拳击手。

即刻处理

保持呼吸道通畅至关重要。如果有昏迷、凹陷性骨折或怀疑有颅内血肿，需要进行 CT 检查及联系神经外科病房。进行 CT 影像检查的指征差异很大，从有些美国中心的所有轻微头外伤都进行 CT 检查，到其他地方的较为慎重 / 严格的标准。

很多重度 TBI 患者需要进行辅助通气。颅内压监测很有用。意识障碍患者的护理在第 1209 页中阐述。预防性抗惊厥药物治疗对预防晚期创伤后癫痫没有作用。

康复

TBI患者需要专业、长期的积极支持。伴有严重躯体和认知功能损害的存活者需要在专业病房进行康复治疗。康复包括强化理疗和具有躯体和心理方面技能的多学科团队的护理。很多存活者遗留有认知问题——遗忘、忽略、注意力障碍和动机异常，以及行为/情感问题——不能控制脾气、抑郁和悲伤。有必要对患者及其家属提供长期的支持。

推荐读物

Bullock MR, Chesnut R, Clipton GL et al.(2000) Guidelines for the management of severe head injury: Brain Trauma Foundation. American Association of Neurological Surgeons. Joint session on Neurotrauma and care. *Neurotrauma* **17:** 449-627.

Haydel MJ et al.(2000) Indications for CT in patients with minor head injury. *New England Journal of Medicine* **343:** 100-105.

Shajar J(2000) Traumatic brain injury. *Lancet* **356:** 923-929.

Wasserberg J(2003). Treating head injuries. *British Medical Journal* **325:** 454-455.

脊髓疾病

脊髓从C1（与延髓相接处）伸出到L1椎体，在此成为脊髓圆锥。其血液供应来源于脊前动脉和脊髓后动脉丛。这个网络由椎动脉、甲状颈干以及来自腰和肋间血管的数个分支供应。

脊髓压迫症（表 21.48）

慢性和亚急性脊髓压迫症的主要特征是痉挛性轻截瘫或四肢轻瘫，压迫水平根痛以及压迫水平以下感觉缺失。

例如，发生在 T4 水平的压迫（见图 21.14）沿胸部有放射的束带样疼痛，典型者咳嗽或用力时加重。根据其潜在的病理改变，数月、数天或数小时后出现痉挛性轻截瘫。麻木感从足部开始，上升到受压迫水平。这被称作感觉平面。可发生尿潴留和便秘。

脊髓压迫症是一个临床急症。有时仅靠临床资料很难区分慢性进行性脊髓压迫症与其他（非外科）导致逐渐加重的轻截瘫和四肢轻瘫的疾病。原因之一是在压迫水平可以不出现疼痛。

脊髓肿瘤（表 21.49）

髓外肿瘤，包括硬膜外及硬膜内，在数周到数月内可逐渐引起脊髓压迫（图21.39），常伴有根性疼痛和感觉平面。

典型的少见髓内肿瘤（如胶质瘤）在很多年内缓慢进展。可出现类似于脊髓空洞症的感觉障碍。

结核

在结核常见的国家，脊髓结核是最常见的脊髓压迫的原因。有椎体和椎间隙的破坏，导致感染的局部播散。之后出现脊髓压迫和轻截瘫，加重至瘫痪——Pott

表 21.48 脊髓压迫症的病因

脊髓肿瘤	罕见病
椎间盘和椎体病变：	Paget 病，脊柱侧弯以及椎体畸形
慢性退行性病变	上皮性、内皮性及寄生虫性囊肿
外伤	动脉瘤性骨囊肿
炎症：	椎体血管瘤
硬膜外脓肿	脊髓出血、蛛网膜炎
结核	骨质疏松骨折
肉芽肿	动静脉畸形
椎体肿瘤：	
转移瘤	
骨髓瘤	
硬膜外出血	

表 21.49　脊髓肿瘤的主要类型

硬膜外	髓外
转移瘤：	脑膜瘤
支气管	神经纤维瘤
乳腺	室管膜瘤
前列腺	
淋巴瘤	**髓内**
甲状腺	胶质瘤
黑色素瘤	室管膜瘤
	血管母细胞瘤
	脂肪瘤
	动静脉畸形
	畸胎瘤

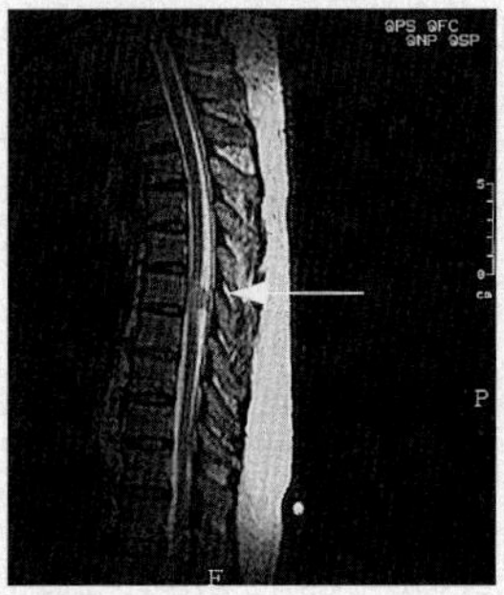

图 21.39　MR（T2）：胸段脊膜瘤（脊髓压迫）。

截瘫。

椎间盘和椎体病变

导致脊髓压迫的中央型颈、胸椎间盘突出在第 1265 页阐述。

脊髓硬膜外脓肿

在第 1243 页阐述。

硬膜外出血和血肿

这是抗凝治疗、出血性疾病、创伤以及凝血功能异常时腰穿后的少见并发症。出现快速进展性脊髓病变。

处理

早期识别脊髓压迫症至关重要。脊柱平片可提示退行性骨病变，以及感染或肿瘤导致的椎体破坏。常规检查（如胸部 X 片）可发现原发肿瘤或感染灶。脊髓磁共振可以识别出大部分病变，已经完全取代了脊髓造影。常常需要进行外科探查。如果没有尽快进行充分的减压，则可能出现不可逆的脊髓损害。如果早期切除良性肿瘤，预后很好。

其他导致轻截瘫的疾病

轻截瘫（及四肢轻瘫）可见于很多情况，可以根据其临床表现进行识别。对轻截瘫病因的阐述在神经病学中有着重要位置（见表 21.13）。

脊髓空洞症和延髓空洞症

其基本特点是空洞——颈髓或胸髓内充满液体的空腔。延髓空洞症是指空洞位于脑干。

病因和发病机制

典型的脊髓空洞症伴有 Arnold-Chiari 畸形。枕骨大孔的解剖异常可能会造成正常的搏动性脑脊液压力波传递到颈髓和脑干的脆弱组织，导致继发性空洞形成。空洞与脊髓中央管相通。

病理解剖学

脊髓内扩大的空洞逐渐破坏脊髓丘脑神经元、前角细胞和皮质脊髓侧束。在延髓（延髓空洞症），扩大的空洞会破坏三叉神经核、交感神经干、第Ⅸ、Ⅹ、Ⅺ、Ⅻ对颅神经核以及前庭系统。

临床特征

典型的伴有 Arnold-Chiari 畸形的脊髓空洞症患者通常在20 ~ 30岁出现症状。典型表现是：在用力或咳嗽时上肢疼痛加重。脊髓丘脑束性感觉缺失（痛温觉）导致上肢无痛性灼伤和营养性改变。出现轻截瘫，行走困难。以下是颈髓空洞症的典型体征（图 21.40）：

- **“分离性”感觉障碍区**：即脊髓丘脑束性感觉缺失，轻触觉正常。可见古怪的分布模式。
- **上肢反射消失**。
- 手和前臂的**肌肉萎缩**。
- **痉挛性轻截瘫**——开始时轻微，无症状。
- **神经病关节**：皮肤营养性改变（瘢痕，指甲营养不良）和溃疡形成。
- **脑干体征**——当空洞延伸至脑干（延髓空洞症）

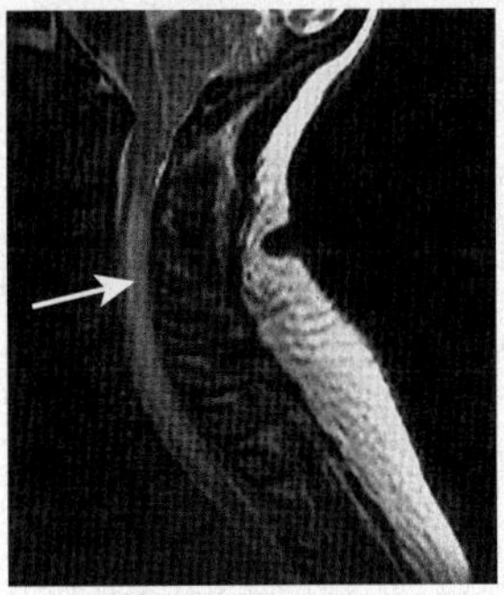

图 21.40　MR：颈髓脊髓空洞症（箭头示空洞）。

时，出现舌肌萎缩和肌束震颤、延髓性麻痹、眼震、Horner 综合征、听力下降和面部感觉障碍。

病程、检查和处理

脊髓空洞症在几十年内逐渐进展。有时会出现轻度外伤后或自发性突然恶化。磁共振检查能发现空洞及小脑扁桃体下疝。

没有根治的方法。有时枕骨大孔外科减压可以延缓病情恶化。

其他导致空洞形成的原因有：枕骨大孔骨质畸形、脊柱裂、蛛网膜炎、脑积水、髓内肿瘤（如胶质瘤和室管膜瘤）以及创伤。

代谢性和中毒性脊髓病

维生素 B_{12} 缺乏

维生素B_{12}缺乏导致的脊髓亚急性联合变性是代谢性疾病导致脊髓损害的最常见例子。可能由于多种B族维生素缺乏导致的脊髓病变也可见于重度营养不良。

山黧豆中毒症

这种奇特的疾病在印度中部是由毒素β-(N)-草酰胺基 -L- 丙氨酸导致的地方性痉挛性轻截瘫。发生在过量食用耐干旱的山黧豆属草香豌豆时。

Konzo：热带共济失调性神经病

在非洲西部和西印度群岛，木薯根制备过程不充分可导致产氰糖苷的摄入。出现亚急性痉挛性轻截瘫，称作Konzo。热带共济失调性神经病包括：感觉性共济失调、反射消失、耳聋以及视神经萎缩，很可能是由于慢性低水平摄入这种糖苷所致。

急性横贯性脊髓病（横贯性脊髓炎）

该术语用来描述病毒感染、多发性硬化、混合性结缔组织病以及其他炎性和血管性疾病——如 HIV、结节病、梅毒、放射性脊髓病和脊前动脉闭塞时发生的脊髓病变和轻截瘫。通常需要进行 MRI 检查以除外脊髓压迫症。

脊前动脉闭塞

很多血栓性或栓塞性血管病——如心内膜炎、严重低血压、动脉粥样硬化、糖尿病、红细胞增多症、梅毒和多动脉炎时会发生脊髓梗死，导致急性截瘫或四肢瘫。脊髓梗死有时发生在后纵隔手术过程中，或主动脉夹层和创伤后。它也可以独立发生。

放射性脊髓病

有时在放疗后几周至一年内出现轻微轻截瘫伴感觉缺失。放疗时要注意防护脊髓。

截瘫的处理

总体考虑

应该认真地定期评估全身健康和精神状况。并发任何感染都可能很危险，应该早期治疗。慢性肾功能不全是导致死亡的常见原因。截瘫患者需要有经验的长期护理和训练，以了解可能出现的问题。以下讨论一些特殊问题。

膀胱

通常一开始就需要插导尿管。很多患者可以自行导尿，或在腹压的帮助下反射性排空膀胱。尿路引流对于避免尿潴留、继发感染及结石很重要。

肠道

必须避免便秘和粪便嵌塞。急性截瘫后有必要手工排便，但以后会出现反射性直肠排空。

皮肤护理

出现褥疮的风险很大，后果严重。必须特别注意保持清洁，每 2 小时为患者翻身一次。应该经常检查骶骨、髂嵴、大转子、足跟和踝部。波形床垫和水床很有用。如果出现褥疮，应该考虑整形外科修复。必须避免压迫性神经麻痹（如尺神经）。

下肢

被动的理疗有助于防止瘫痪肢体出现挛缩。对于伸肌或屈肌的严重痉挛，巴氯芬、安定、丹曲林、替扎尼定或肉毒素注射可能有用。

康复

尽管需借助于轮椅，很多创伤性截瘫或四肢瘫患者回到完全或部分自理状态。有必要接受专业康复病房的专家建议。可以获得重量轻的、为个人特别调整的轮椅。截瘫患者有实践、心理、性和社会需要。

（彭　清　黄一宁译）

推荐读物

Prasad D, Schiff D(2005) Malignant spinal-cord compression. *Lancet Oncology* **6**:15-24.

神经元变性疾病

变性意味着我们对这些神经系统进展性疾病认识不全面，这些疾病的分子及遗传基础是我们重点研究的课题。

运动神经元病（MND）

在这一全世界范围存在的常见疾病中，脊髓、颅神经运动核和大脑皮层的下运动神经元和上运动神经元进行性变性。大多数运动神经元病呈散发性，病因不明。目前认为该种进行性运动神经元变性可能是受基因程序性调控的。主要神经胶质载体兴奋性氨基酸转运体（EAAT2）基因的信使 RNA 异常剪接曾被认为具有运动神经元病特异性，但是有时也出现在正常人中。氧化神经元损伤、异常神经元蛋白聚积、谷氨酸盐不正确运转和神经微丝介导的轴索运输异常也与MND有关。凋亡和神经元 caspase 酶活性增强是细胞破坏的最终机制。

家族性运动神经元病中染色体 21q 上编码自由基清除酶铜/锌超氧化物歧化酶-1（SOD-1）的基因突变。

散发型的发病率为每年 2/10 万，男性略多，大多中年起病。

临床特征

感觉系统不受累。一般来说，散发性运动神经元病表现为以下四种主要形式：

- 进行性肌萎缩
- 肌萎缩侧索硬化
- 进行性延髓性麻痹和假性延髓性麻痹
- 原发性侧索硬化（罕见）。

这种分类方法虽然有助于识别运动神经元病，但这些并非不同病因学或病理学类型，并且随着 MND 的病情进展，它们通常互相合并出现。其他的分类方法也有使用。

进行性肌萎缩

肌肉萎缩首先出现在单侧（或双侧）手部小肌肉并持续进展。虽然可以单侧起病，但是很快对侧也出现萎缩。肌束震颤常见。其原因是肌纤维失神经支配，残存的轴索纤维通过芽生纤维努力重新支配失神经的肌纤维，芽生纤维组成的异常的大运动单位自发放电。可能出现痉挛，但不会有疼痛。

本病体征有肌萎缩、力弱、肌束震颤——通常分布广泛。当前角细胞丢失导致反射弧破坏时，腱反射消失，但是当皮质脊髓运动神经元丢失时，反射可以保留或增强。

肌萎缩侧索硬化（ALS）

侧索硬化是指皮质脊髓侧束病变（即痉挛性轻截瘫的原因之一）。肌萎缩即肌肉萎缩，在其他类型的痉挛性四肢轻瘫和轻截瘫中很少见。病程为进行性痉挛性四肢轻瘫或轻截瘫，伴有下运动神经元的体征和肌束震颤。在美国，肌萎缩侧索硬化即指运动神经元病。

进行性延髓性麻痹和假性延髓性麻痹

此病首先累及后组颅神经核及其核上联系纤维。构音障碍、吞咽困难、液体经鼻反流和呛咳均为常见症状。这种形式的运动神经元病多见于女性，但原因不明。特征性的表现为延髓性麻痹和假性延髓性麻痹，具有后组颅神经上、下运动神经元损害的混合体征——例如，舌肌萎缩和肌束震颤伴软腭痉挛性力弱。在所有运动神经元病中，眼球运动均不受累。也没有小脑和椎体外系体征。意识保持清楚，痴呆不常见。如果有括约肌功能障碍，一般发生于晚期。

原发性侧索硬化

这是一种局限于上运动神经元的罕见MND。四肢进行性轻瘫，最后出现假性延髓性麻痹。

诊断

诊断本病没有特异性的检查，主要依靠临床诊断。通常 MND 很容易识别，通过肌电图和神经传导速度能够确诊。对于不典型的病例，需要排除其他诊断。颈神经根病伴有脊髓病、脊髓空洞症和罕见的梅毒性颈硬脊膜炎（几乎已经绝迹）均可造成诊断困难。运动神经病和脊肌萎缩有时与MND的进行性肌萎缩相似——但是前者病程较长。Kennedy 综合征是一种 X 连锁的球部和脊肌萎缩疾病，有时容易与MND混淆，但此病没有上运动神经元体征。

球部重症肌无力早期可能与此病有相似之处。

多灶性运动神经病可引起远端肢体力弱和下运动神经元体征；抗神经节苷脂GM_1抗体阳性，电生理检查可见传导阻滞。

除原发性侧索硬化外，失神经支配是所有类型的运动神经元病的特征，并且可以由肌电图证实。特点是慢性部分性失神经支配和运动神经传导速度正常。脑脊液成分正常。

病程和处理

未见有缓解。疾病逐渐进展，蔓延至全身，最终常死于支气管肺炎。生存 3 年以上者并不常见，虽然也有极少数能存活 10 年甚至更久。

没有能够改善预后的治疗方法。利鲁唑是一种可以抑制谷氨酸释放的钠通道阻滞剂，能轻度减缓进展，特别是对以球部症状起病者。巴氯酚可能对痉挛有效，丙胺太林或阿米替林可能对流涎有效。通气支持和经胃造瘘进食有助于延长存活时间。为运动神经元病患者提供确切的建议是非常困难的。患者、主要的治疗医师、护理人员和支持组织之间共同制订治疗方案会有帮助。

脊肌萎缩

这种罕见的运动神经元遗传性疾病进展缓慢，通常出现对称性肌萎缩和力弱。已发现急性婴儿型（Werdnig-Hoffmann 病）、慢性儿童型（Kugelberg-Welander 病）和成人型。在临床上，这些疾病可能与肌营养不良、遗传性神经病或 MND 混淆。

痴呆

痴呆用于描述进行性认知功能减退，即智力减退，通常累及整个大脑皮层，尽管有时为斑片状受累。记忆力损害尤为突出；智力逐渐下降。情绪控制力减退，社交能力逐渐减退，主动性丧失。这种临床综合征存在多种病因，尤其在老年期常见（表21.50）。在任何老龄人群中，痴呆都是一个非常重要的病因，有着深远的社会和经济影响。痴呆在任何65岁以上的人群中约占10%，80岁以上人群中占20%。Alzheimer病、血管性痴呆和 Lewy 体痴呆是最常见的原因。

在临床实践中，很难识别某一特定类型的痴呆，轻

表 21.50　痴呆的原因

变性	**创伤性**
Alzheimer 病	拳击手酩酊样综合征
Lewy 体痴呆	
额颞叶痴呆	**颅内病变**
Huntington 病	硬膜下血肿
Parkinson 病	肿瘤
脑积水	
原发性进行性失语	**感染性**
	Creutzfeldt-Jacob 病
血管性	HIV 感染
脑血管病	神经梅毒
脑血管炎，颅动脉炎	Whipple 病
代谢性	**内分泌**
尿毒症	甲状腺功能低下
肝功能衰竭	低钙血症
癌症的远隔效应	
	精神性
中毒性	假性痴呆
酒精	
职业暴露（如烃类）	
铅、汞中毒	
维生素缺乏	
B_{12}	
硫胺素（B_1）	

微的记忆力和认知功能下降常被认为是正常老化的一部分，也很难确定它与痴呆之间的界限。

鉴别诊断

鉴别诊断包括抑郁性疾病伴假性痴呆，该病有许多痴呆的早期表现（尤其是记忆力受损、思维缓慢和缺乏主动性）。假性痴呆患者之前常有抑郁症或情绪障碍的家族史。成功治疗情绪障碍之后可以使智力得到恢复。鉴别诊断还包括谵妄和轻、中度学习困难。

Alzheimer 病

这是最常见的痴呆类型，占任何年龄段痴呆患者的 65%。这是一种大脑皮层的原发变性疾病。主要临床特征包括：

- 学习能力、保留和加工新信息的能力进行性丧失（记忆力减退）
- 语言能力下降——命名和听理解障碍（不同类型的失语）
- 失用——实施技巧性活动的能力受损
- 失认——不认识物品（如衣服）、地点或人
- 进行性执行功能丧失——组织、计划和编程
- 行为改变——易激、攻击性、无目的漫游和被害妄想
- 对上述症状的自知力部分或完全丧失
- 抑郁——虽然自知力丧失，但严重抑郁少见。

Alzheimer 病起病隐袭，50岁之前发病者罕见，50岁之后常增加。晚期出现步态异常、运动感觉异常和惊厥发作。病情在几年至十几年间甚至更长时间内进行性加重，最后在认知功能极度衰退的状态中死亡。

神经病理学和神经化学改变

可见神经元丢失、神经纤维缠结、老年斑和淀粉样血管病，尤其见于额叶、颞叶和顶叶皮层、海马、无名质和蓝斑。

神经元胞体中的神经纤维缠结是由微管相关*tau*蛋白以成对的螺旋状细丝组成。泛素也可出现在缠结中。β淀粉样蛋白（Aβ）的沉积起了重要作用，逐渐成为细胞外老年斑。老年斑内包含由β和γ分泌酶产生的β淀粉样蛋白沉积。随后发生凋亡，导致细胞死亡，伴有胆碱乙酰转移酶、乙酰胆碱、去甲肾上腺素和 5- 羟色胺显著减少。

病因学

Alzheimer 病（AD）的病因不清。尚没有发现相关的环境毒素。Down 综合征患者中 AD 的发病率较高。自由基生成增多和抗氧化防御机制失效可能参与了神经元变性。AD患者额叶皮层和海马中的超氧化物歧化酶（SOD），一种自由基防御酶，减少了大约 25%。

AD有时可以呈家族性。基因研究发现：家族性（早老性）AD（FAD）与1号染色体（早老素，PS1基因）、14 号染色体（早老素，PS2 基因）和 21 号染色体（β 淀粉样蛋白前体，APP 基因）上的位点连锁。

迟发型 AD（占大多数）是一种异质性疾病。证据显示该病与动脉粥样硬化、炎症和胆固醇有关。已发现一些病例与位于染色体 19q 的基因连锁。编码载脂蛋白 E 的基因可能是一个候选基因。它有三个等位基因 ε2、ε3 和 ε4。其中 ε4 是 AD 的主要危险因素，ε2 尚存在异议。在有 ε4 的人群中，β 淀粉样蛋白沉积可能比无 ε4 的人群更为广泛。

Lewy 体痴呆（DLB）

本病占所有痴呆患者的 25%，以波动性认知障碍及注意力和警觉程度显著改变为特征。在早期可以不出现明显的或持续的记忆力下降。注意力、额叶、皮层下和视空间功能障碍常常显著。有抑郁和睡眠障碍。反复出现成形幻视（如陌生的面孔和恐怖的怪物）为其特点。Parkinson病的症状（如行动缓慢、强直）很常见，并伴有反复跌倒。可出现一过性妄想和意识丧失。尸检可见皮层的 Lewy 体明显。这些包涵体首先被描述出现在特发性 Parkinson 病中，但是现在被认为是 DLB 的标志。这些患者对精神安定剂尤为敏感，因此应禁用这些药物。

血管性痴呆（多发性脑梗死性痴呆）

这种常见的痴呆病因与Alzheimer 病的临床表现和病程很不同。多有短暂性脑缺血发作的病史，伴有短暂的意识障碍、短暂轻瘫或视力丧失。痴呆可以出现在多次急性脑血管病事件后，或在较少见情况下见于单次重大卒中之后。血管闭塞是血管性痴呆最常见的原因，根据缺血损害部位不同可以产生多种认知功能损害。多发性脑梗死性痴呆是由于供应皮层和皮层下的多个血管受累所致，典型者伴有皮层功能障碍的体征。

额颞叶痴呆

中年出现的进行性社会行为衰退（失抑制）和人格改变，随后出现记忆力、智力和语言功能下降。约占痴呆的 3%。影像学发现选择性的额叶和颞叶萎缩。没有过多的老年斑和神经纤维缠结（两者均见于正常老年人和典型的Alzheimer病。可见胞浆包涵体（银染，Pick小体）。这些改变可在病理上将该病与 Alzheimer 病区分。

其他类型的痴呆

皮层下脑病包括累及皮层下结构如基底节的疾病。包括发生于以下疾病的痴呆，如特发性 Parkinson 病、Huntington病、进行性核上性麻痹和见于脑血管炎等其他少见疾病的痴呆。

少见的神经精神疾病如Creutzfeldt-Jakob病和Wilson病可出现进行性痴呆。在这些疾病中，往往有明显的临床特征，如Parkinson综合征，舞蹈和（或）假性延髓性麻痹。痴呆也常见于多发性硬化的晚期。在这些疾病中，痴呆只是临床表现的一部分。

原发进行性失语——一种以语言为基础的痴呆——正在逐渐被认识；语言能力持续衰退，记忆力相对保留。

检查

诊断依据病史和基本检查做出，尤其是认知功能测试，由心理测试确诊（如Wechsler量表）。病史应由一位认识患者很长时间的人来提供。

在晚期，少有痴呆患者被检查。其他明确的疾病需要被排除（表 21.51）。较年轻的痴呆患者的检查包括 CT、MRI、PET、心理测量、脑电图、脑脊液检查和脑活检。后者通常仅在研究痴呆的专门机构实施。

处理和社会后果

偶尔可治疗的导致痴呆的病因被发现，如甲状腺功能低下。

治疗为支持性的，是为了保护患者的尊严，并应尽可能在熟悉的家庭环境中照料患者。疾病的负担往往由家属承担。在老年人群中，护理人员自身的健康问题值得特别关注。

近来有证据显示，老年人参加需要认知能力的休闲活动可以预防痴呆。

表 21.51　痴呆的检查

血液检查	影像学
全血细胞计数	胸部 X 片
血沉，C 反应蛋白	CT 扫描
肌酐和电解质	MRI
血糖	
肝生化检查	**其他**
血钙	EEG
维生素 B_{12}，叶酸	脑脊液
TSH，T3，T4	脑活检
梅毒血清学	
HIV 抗体	

使用抗氧化剂（主要是维生素 E）治疗有轻微成效。其他药物主要是抗胆碱酯酶抑制剂（多奈哌齐、酒石酸卡巴拉汀、加兰他敏）和美金刚，后者为可影响谷氨酸转运的一种 N- 甲基 D- 门冬氨酸（NMDA）受体拮抗剂，已显示可轻度降低 Alzheimer 病患者的认知功能衰退速度。虽然对这些药物的作用存在争议（都很昂贵），在有些病例中，它们能使患者在家中多维持几个月。但AD的2000名随机对照试验发现，多奈哌齐和安慰剂之间无显著性差异。因此有成本－效益的争论。

推荐读物

Casserly I, Topol E (2004) Convergence of atherosclerosis and Alzheimer's disease. *Lancet* **363:** 1139–1146.

Cummings JL (2004) Alzheimer's disease. *New England Journal of Medicine* **351:** 56–57.

Friedlander RM (2003) Apoptosis and caspases in neurodegenerative diseases. *New England Journal of Medicine* **348:** 1365–1374.

Parton MJ, Lyall R, Leigh PN (1999) Motor neurone disease and its management. *Journal of the Royal College of Physicians of London* **33:** 212–218.

Ritchie K, Lovestone S (2002) The dementias. *Lancet* **360:** 1759–1766.

Wilcock GM (2003) Dementia with Lewy bodies. *Lancet* **362:** 1689–1690.

先天性和遗传性疾病

脑性瘫痪

这是指由于新生儿脑损伤而发生于出生时或儿童期的疾病。神经功能缺损为非进展性。轻至重度学习障碍常出现，但不是一定存在——身体残疾是不依赖于认知功能损害的。

每一个患儿的确切病因可能很难判断。以下为有关原因：

- 宫内缺氧和（或）产程中缺氧
- 新生儿脑出血和（或）脑梗死
- 新生儿期或产程中创伤
- 长时间惊厥——癫痫持续状态或低血糖。
- 核黄疸（目前因母体 Rh 免疫接种而罕见）。

临床特征

早期表现为发育滞后。较为特异的运动综合征稍后在儿童期或少数情况下在成年期表现明显。

痉挛性双瘫

为痉挛（主要为下肢）伴剪刀步态。

手足徐动性脑瘫

见第 1231 页描述，现在已少见。

婴儿轻偏瘫

轻偏瘫可以出现在出生时或出生后。一侧半球萎缩，对侧轻偏瘫的肢体短小（偏侧萎缩）。

先天性共济失调

肢体和躯干共济失调和肌张力降低。

神经管闭合不全

胎儿神经管闭合不全可导致一组先天性异常。孕期叶酸缺乏为其原因，应加以补充。抗惊厥药物（如丙戊酸）也与之有关。如果可到达蛛网膜下腔，可能继发细菌性脑膜炎。

无脑畸形

这是脑和颅骨缺失——不能存活。

脑膜脑膨出

脑和脑膜通过中线的颅骨缺损膨出——凸出物可大可小。

脊柱裂

腰骶部神经管融合异常。可出现数种类型。

隐性脊柱裂

孤立性椎弓融合异常（腰椎多见），多在 X 线上发现（3%的人群），可见异常凹陷或一丛毛发覆盖在病灶处。临床异常很少见。

脊膜脊髓膨出伴脊柱裂

脊膜脊髓膨出在一个含有脊髓和腰骶神经根成分的脊膜囊中。它们通过椎骨的缺损疝出。在严重病例中，双下肢和括约肌均出现瘫痪。出生时即可见腰骶骨缺损。脊膜膨出只有脊膜缺损。

颅底凹陷（扁平颅底）

这通常为先天异常。枕骨大孔内陷，颅底上移。后组颅神经、延髓、高颈髓和颈神经根均受累。可出现脊髓空洞。可合并存在 Arnold-Chiari 畸形，伴异位的小脑扁桃体通过枕骨大孔下疝。颅底凹陷亦可见于Paget病，少数情况下见于骨软化。临床特征为痉挛性四肢轻瘫、小脑和下脑干体征。

神经外胚层综合征

来源于外胚层的组织形成肿瘤和错构瘤，伴有皮肤、眼和神经系统损害。

神经纤维瘤病（Von Recklinghausen 病）

这种疾病的特点是多发的皮肤神经纤维瘤和色素沉着。神经纤维瘤来源于神经膜鞘。每 4000 个活婴中有 1 例患者。遗传方式为完全外显的常染色体显性遗传。

临床特征

神经纤维瘤病在临床上分为Ⅰ型（周围型，大于70%）和Ⅱ型（中枢型）。Ⅰ型的异常基因位于17号染色体（q11.2），Ⅱ型的异常基因位于22号染色体(q12.2)（表3.4）。这些基因标志物的主要作用是产前诊断和咨询。本病的畸形有很大的变异性。

周围型（NF Ⅰ）

皮肤神经纤维瘤表现为皮下的肿瘤，质软，有时有蒂。随着年龄的增长，数目逐渐增多。可有多发性牛奶咖啡斑。

中央型（NF Ⅱ）（见表3.4）

异常蛋白质（merlin或schwannomin）为细胞骨架蛋白。可以发生许多神经源性肿瘤：

- 脑膜瘤
- 听神经瘤
- 胶质瘤（包括视神经胶质瘤）
- 丛状神经瘤（大块皮肤过度增生）
- 皮肤神经纤维瘤。

罕见情况下，良性肿瘤可发生肉瘤样变。

相关畸形

- 脊柱侧弯
- 眶部血管瘤
- 局部肢体肥大
- 嗜铬细胞瘤和神经节瘤
- 肾动脉狭窄
- 肺纤维化
- 梗阻性心肌病
- 骨纤维发育不良。

治疗

对于引起神经系统压迫症状的肿瘤，如有可能应手术切除。

结节性硬化

这种罕见的常染色体显性遗传病包括皮脂腺瘤、癫痫发作和认知障碍（常很严重）。视网膜晶状体瘤（胶质瘤）、肾脏肿瘤、脑内胶质增生和胶质瘤也可发生。

Sturge-Weber综合征（脑面血管瘤病）

在一侧面部出现大片的葡萄酒色痣（经常出现在三叉神经分支分布区）和软脑膜血管瘤。癫痫发作很常见。个别情况下可以呈家族性发生。

von Hippel-Lindau综合征（视网膜小脑血管瘤病）

这是显性遗传病。出现视网膜和小脑血管母细胞瘤，或少数情况下，脊髓和大脑发生血管母细胞瘤。也可出现肾脏、肾上腺和胰腺肿瘤（和血管母细胞瘤）。有时可出现红细胞增多。

此处可以包括多种其他疾病，如共济失调性毛细血管扩张症和Osler-Weber-Rendu综合征。

推荐读物

Lonser RR et al. (2003) von Hippel–Lindau disease. *Lancet* **361:** 2059–2066.

Mitchell LE, Adzick NS, Melchionne J, et al (2004) *Spina bifida*. **364:** 1884–1895.

脊髓小脑变性

这一大组罕见的遗传性疾病的分类很复杂。这里主要论及三种疾病。

Friedreich共济失调

这是一种常染色体隐性遗传的累及背根神经节、脊髓小脑束、皮质脊髓束和小脑Purkinje细胞的进行性变性病。大多数患者是在Friedreich共济失调基因发生GAA三核苷酸序列重复扩增的纯合子，该基因位于9号染色体q13上，编码未知功能的线粒体蛋白（fraxatin）。线粒体ATP功能异常。Friedreich患者中fraxatin的表达降低。12岁左右出现进行性行走困难。多在40岁之前死亡。但是，由于致病基因确定，轻症患者可在中年诊断。

临床表现为：

- 步态和躯干共济失调
- 眼震（25%）
- 构音障碍
- 下肢关节位置觉和振动觉消失
- 下肢反射消失
- 视神经萎缩（30%）
- 高弓足
- 心肌病。

遗传性痉挛性轻截瘫

在一些家族中出现的孤立性进行性轻截瘫。遗传方式不一。其他表现包括小脑体征、高弓足、手萎缩，有时可见视神经萎缩。轻截瘫通常较轻并在很多年内缓慢进展。一些病例可见肌张力障碍，左旋多巴有效。

共济失调性毛细血管扩张症

这种罕见的常染色体隐性遗传病是见于儿童期和成年早期的进行性共济失调综合征。球结膜、鼻、耳和皮肤皱褶处可见明显的毛细血管扩张。此病存在细胞介导的免疫缺陷和抗体产生缺陷。已经证实存在DNA修复缺陷。患者多在30岁之前死于感染或淋巴网状细胞恶性肿瘤。

推荐读物

Wood N, Harding A (2000) Cerebellar and spinocerebellar disorders. In: Bradley W, Daroff RB, Fenichel GM, Marsden CD (eds) *Neurology in Clinical Practice*. Boston: Butterworth Heinemann.

周围神经病

各种类型的神经纤维如表21.52所示。除传导来自痛觉感受器的冲动的C纤维外，其余均为有髓纤维。

周围神经损伤的机制

周围神经包含两种主要的细胞结构——轴索和发出轴索的前角细胞，以及Schwann细胞组成的位于每个Ranvier结之间的髓鞘（见图21.1）。血液供应通过神经滋养血管提供。导致神经功能异常有六种主要机制，有时可合并存在。

脱髓鞘

当Schwann细胞受损时，髓鞘被破坏。这将导致神经传导速度显著减慢，如可见于Guillain-Barre综合征、白喉感染后神经病和多种遗传性感觉运动神经病。

轴索变性

原发性损害是在轴索，从周围开始逆行性坏死。因为存活纤维中轴索的连续性得以保存，所以传导速度趋于保持正常（不同于脱髓鞘）。典型的轴索变性可见于中毒性神经病。

Wallerian变性

这是指神经切断后发生的改变。在几周内轴索和远端髓鞘都发生变性。

压迫

在受压迫处发生局部脱髓鞘。髓鞘被破坏。典型者见于嵌压神经病，如腕管综合征。

梗死

神经滋养血管的微梗死见于动脉炎，如结节性多动脉炎、Churg-Strauss综合征和糖尿病。在缺血远端发生Wallerian变性。

浸润

周围神经被炎细胞浸润，见于麻风病；或被恶性细胞或肉芽肿浸润，见于结节病。

表21.52 周围神经的A、B和C纤维

直径（μ）	传导速度m/s	功能
Aα（1~20）	70~110	运动；本体感觉
Aβ（5~10）	30~60	触觉
Aγ（3~6）	20~30	肌梭运动纤维，至肌梭
Aδ（2~5）	20~30	锐痛
B（<3）	5~15	自主神经，节前
C（<1.3）	0.5~2	钝痛

神经再生

神经再生可以通过再髓鞘化发生，此时Schwann细胞围绕轴索生成新的髓鞘，也可以通过轴索沿髓鞘生长以及从轴索断端芽生。轴突生长速度为每天 1mm。

定义（图 21.41）

- **周围神经病**：是指累及一根或多根周围神经的病理过程。
- **单神经病**：是指累及单一神经的过程。
- **多发性单神经炎**（多发性单神经病或多灶性神经病）累及数根或多根神经。
- **多神经病**：是指弥漫性、对称性疾病，通常由周围起病。病程可以为急性、慢性、稳定性、进展性、复发性或趋向恢复。多神经病有运动、感觉、感觉运动（即混合型）和自主神经型。多神经病依据其主要病理变化大体上被分为脱髓鞘型和轴索型。有时在临床上不可能分开。存在很多不同的分类。许多全身疾病可导致周围神经病。广泛的腱反射消失是本病的典型表现。
- **神经根病**：是指累及神经根的疾病。

诊断需要依据临床表现、电生理检查、神经活检（通常为腓肠神经或桡神经）以及确认是否为全身疾病或遗传病做出。

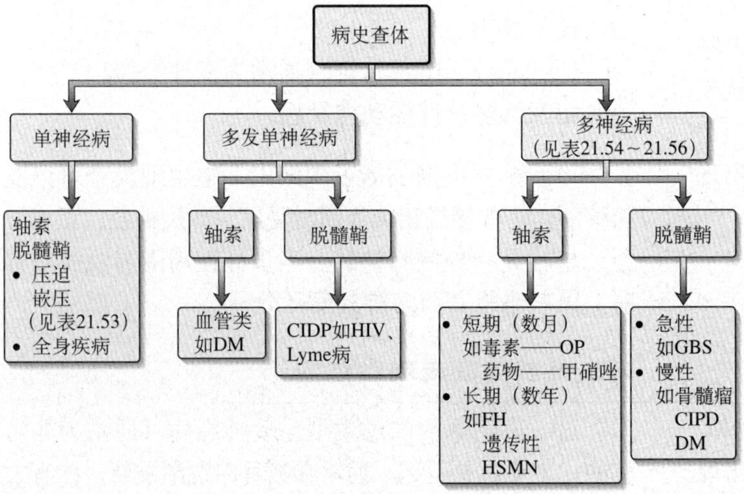

图21.41 周围神经病——周围神经病的类型（轴索型或脱髓鞘型）可以通过电生理检查确定。CIDP：慢性炎症性脱髓鞘多神经病；GBS：Guillain-Barre综合征；DM：糖尿病；HIV：人类免疫缺陷病毒；OP：有机磷杀虫剂；FH：家族史；HSMN：遗传性感觉运动性周围神经病。

单神经病

周围神经压迫或嵌压（表 21.53）

压迫所导致的神经损伤可以为急性起病（如由止血带或其他持续压迫造成），也可以慢性起病，如嵌压性神经病。两种情况中，压迫局部的局灶性脱髓鞘是主要病变，但是也可出现远端轴索变性。急性压迫通常易累及解剖上暴露的神经，如腓骨小头处的腓总神经，或肘部的尺神经。嵌压发生在相对拥挤的解剖通道，如腕管。

这些周围神经病大都依据临床表现诊断。可通过神经传导速度确诊。下面将提及最常见的压迫或嵌压性神经病。所有疾病在糖尿病患者中都更为常见。在麻风病流行区（如印度）也可出现独立的神经病。

腕管综合征

这是一种正中神经在腕部受压的常见疾病。许多

表 21.53 神经受压和嵌压

神经	嵌压或受压部位
正中神经	腕管
尺神经	尺管
桡神经	肱骨螺旋沟
骨间后神经	旋后肌
股外侧皮神经（“感觉异常性股痛”）	腹股沟韧带
腓总神经	腓骨颈
胫后神经	屈肌支持带（跗管）

病例都是特发性的，但这一嵌压性神经病有时可见于以下情况：

- 甲状腺功能低下
- 糖尿病
- 妊娠（最后 3 个月）和肥胖
- 类风湿性关节炎
- 肢端肥大症
- 淀粉样变性
- 肾脏透析患者
- 外伤。

手［和（或）前臂］夜间出现针刺感和疼痛，随后手掌肌肉出现力弱。出现外展拇短肌萎缩，手掌和桡侧三个半手指感觉障碍。常有 Tinel 征，Phalen 试验阳性。Tinel 征可通过敲击腕部屈侧引出：引发针刺感和疼痛。在阳性 Phalen 试验中，最大限度的屈腕动作时也会出现症状。

夜间使用腕部夹板或腕部局部类固醇注射能够使轻症患者得到缓解。在妊娠（液体潴留）患者中，该综合征通常是自限性的。腕管的手术减压有明确疗效。

尺神经受压

尺神经是在肘部的尺管内受压。见于尺骨骨折或长期 / 反复压迫。

由于尺神经支配肌肉（小鱼际肌、骨间肌和中间两个蚓状肌）萎缩可出现爪形手，尺侧一个半手指感觉障碍。有时需要将肘部的神经减压和移位。

尺神经深支（纯运动）可以在手掌部被工具导致的反复创伤压迫，如改锥柄、拐杖或自行车把手。

桡神经受压

桡神经被急性压迫在肱骨上，如当手臂从硬椅子上垂下数小时（星期六晚麻痹）。可导致垂腕、肱桡肌和手指伸肌力弱。通常可以在1～3个月内恢复，但是时间长短可能不一。骨间后神经在前臂受压也可出现相似的症状。

感觉异常性股痛

腓总神经麻痹

当长时间蹲位、石膏固定、长时间卧床或昏迷时，腓总神经（膝上外侧）可以被压迫于腓骨小头上，出现足下垂和踝部外翻力弱。常常找不到病因。出现胫骨前外侧或足背部片状感觉麻木区。通常能够在数月内恢复，但是时间长短可能不一。

表 21.54 多神经病的类型

Guillain-Barré 综合征（急性感染后多神经病）
慢性炎症性脱髓鞘样多神经病
白喉性多神经病
特发性感觉运动神经病
中毒性、代谢性和维生素缺乏性神经病（表 21.55）
遗传性感觉运动神经病
如 Charcot-Marie-Tooth
其他多神经病：
癌症中的多神经病
全身性疾病中的神经病
自主神经病
HIV 相关性神经病
危重病神经病

多灶性神经病（多发性单神经炎，多发性单神经病）

这可见于：

- 糖尿病
- 麻风病（世界范围内最常见原因）
- 血管炎
- 结节病
- 淀粉样变性
- 恶性肿瘤
- 神经纤维瘤病
- HIV 感染
- Guillain-Barré 综合征（通常为多神经病）
- 特发性多灶性运动神经病。

诊断主要根据临床表现做出，电生理检查可以支持诊断。一些神经相继或同时受累，如尺神经、正中神经、桡神经和外侧胸神经。当多灶性周围神经病对称时，就很难将其与多神经病区分。

特发性多灶性运动神经病

这一不明原因的远端型运动神经病（通常为非对称的，主要累及手部）通常在数月内逐渐发展，伴有大量的肌束震颤——因此容易与运动神经元病混淆。电生理检查可见传导阻滞和失神经支配。超过50%的患者出现抗神经节苷脂GM_1抗体。这是非特异性的——它们有时也可见于其他周围神经病中，如Guillain-Barre 综合征。

治疗：静脉用免疫球蛋白、类固醇和（或）环磷酰胺能延缓疾病进展。

多发性神经病

许多毒素和疾病可导致多发性神经病，但是病因有时不明确。最常见表现为一急性、慢性或亚急性感觉运动神经病。分类如表 21.54 所示。

Guillain-Barre 综合征（GBS）

临床特征

这是最常见的急性多神经病（每年 3/10万）；其通常为脱髓鞘性（偶尔为轴索性），且可能有自身过敏的基础。GBS 呈单相病程——它不复发。GBS 也被称为急性炎症性或感染后神经病，以及急性炎症性脱髓鞘性多发性神经根神经病。已经明确GBS的临床谱可以包括急性运动轴索性神经病和 Miller-Fisher 综合征——一种罕见的导致眼肌瘫痪和共济失调的近端类型。

瘫痪在通常是轻微且不易识别的感染后1～3周内出现。空肠弯曲菌和巨细胞病毒感染是已确认的严重的GBS的病因。感染微生物诱导产生针对周围神经的抗体。“分子模拟”，即病原微生物脂多糖和神经节苷脂（如GM_1）有同源的抗原决定簇是可能的病因机制。

患者主诉远端肢体力弱和（或）远端麻木。在数天到 6 周内逐渐发展上升。几乎都会出现腱反射消失。轻症者在自发缓解前几乎没有功能残疾，但20%会出现呼吸肌和面肌力弱，有时发展为完全性瘫痪。有时也会出现自主神经症状。

诊断

诊断依据临床表现做出，通过神经传导试验证实；在常见的脱髓鞘型中，可见传导速度减慢，远端运动潜伏期延长和（或）传导阻滞。CSF 蛋白常升高至1～3g/L。细胞数和糖水平正常。

鉴别诊断包括其他致瘫痪疾病，如脊髓灰质炎、肉毒中毒、脊髓压迫或肌病。

病程和处理

瘫痪可以快速进展（数小时/数天）至需要呼吸支持。反复监测通气功能很重要（肺活量，血气），以便发现呼吸肌力弱。应该给予皮下肝素注射以降低静脉血栓发生的风险。

发病 2 周内静脉用大剂量免疫球蛋白可以缩短病程和减轻瘫痪严重程度。但使用该种昂贵的库存血液制品会引发担心。在使用免疫球蛋白之前，患者应该进行 IgA 缺乏的筛查—— IgA 先天性缺乏患者可以出现IgG抗体引发的严重过敏反应。静脉用免疫球蛋白可诱发心绞痛或心肌梗死。血浆置换对缩短功能残疾期也有肯定的益处，但是很少使用。许多年来所用的糖皮质激素治疗对GBS是无效的。在发病后数天至6周内开始恢复（经过或不经治疗）。可能需要长时间的辅助通气。在数月内逐渐恢复至功能独立，但也可能恢复不完全。15% 的患者死亡或遗留残疾；疲劳很常见。

慢性炎症性脱髓鞘多发性神经病（CIDP）

这一多神经病在数周或数月内起病，病程常为持续性但伴有复发和缓解。脑脊液蛋白升高，通常周围神经可见节段性脱髓鞘。类固醇（长程，小剂量）和静脉用免疫球蛋白（恶化病例）对CIDP有效。有些患者的大脑和脊髓 MRI 可见类似于多发性硬化病灶的斑块。

预后不一，但许多 CIDP 患者经治疗后在多年内呈良性病程。偶尔会出现恢复。有几种 CIDP 类型——

表 21.55　中毒性、代谢性和维生素缺乏性神经病

代谢性	中毒性
糖尿病	药物（表 21.56）
尿毒症	酒精
肝病	工业毒素，如铅、有机磷
甲状腺疾病	
卟啉症	**维生素缺乏性**
淀粉样变性	B_1（硫胺）
癌症	B_6（吡哆醇）
Refsum 病	烟酸
危重病	B_{12}

常见的有脱髓鞘型、轴索型和多灶性神经病。

白喉性神经病

在喉部感染数周后出现上腭力弱，随后出现瞳孔麻痹和感觉运动性神经病。

特发性慢性感觉运动性神经病

患者主诉进行性、对称性手足麻木和针刺感，呈手套、袜套样向近端发展。也可见远端力弱，向近端发展。颅神经罕有受累。腱反射消失。症状在数月内进展，也可以静止或偶尔发生缓解。有时可见自主神经症状。

神经传导和肌电图检查可发现轴索变性或脱髓鞘，或同时出现这两类特征。周围神经活检有助于有些患者的分型，尤其是 CIDP 的诊断和此前未疑诊的血管炎。

多发性颅神经病

这是指多发性颅神经病变。可见于恶性肿瘤浸润，尤其是淋巴瘤和结节病。

中毒性、代谢性和维生素缺乏性神经病

最常见的病因见表21.55。所有这些疾病都是由于轴索和（或）髓鞘代谢障碍所致。

表 21.56 药物相关的神经病

药物	神经病	模式 / 作用部位
苯妥英	M	A
氯霉素	S，M	A
甲硝唑	S，S/M	A
异烟肼	S，S/M	A
氨苯砜	M	A
抗逆转录病毒药物	S > M	A
呋喃妥因	S/M	A
长春新碱	S > M	A
紫杉醇	S > M	A
双硫仑	S，M	A
顺铂	S	A
胺碘酮	S，M	D，A
氯喹	S，M	A，D
舒拉明	M > S	D，A

A：轴索；D：脱髓鞘；M：运动。

代谢性神经病

糖尿病

糖尿病可以发生数种类型的周围神经病：

- 对称性感觉性多神经病
- 急性痛性神经病
- 单神经病和多发性单神经病：
  - 颅神经病变
  - 孤立的周围神经病变（如正中神经）
- 糖尿病性肌萎缩
- 自主神经病。

这些疾病已在本章相关部分详细叙述。

尿毒症

进行性感觉运动性神经病可见于慢性尿毒症。透析的效果不一，但在肾移植后周围神经病通常会得到改善。

甲状腺疾病

轻微的慢性感觉运动性神经病有时可见于甲状腺功能亢进和甲状腺功能低下。肌病也可见于甲亢。

卟啉病

在急性间歇性卟啉病中，可以出现严重的、主要累及近端的神经病发作，有时伴有腹痛、意识模糊，随后出现昏迷。酒精和巴比妥类可诱发发作。

淀粉样变性

见第 19 章。可以出现多神经病或多灶性神经病。

表 21.57 酒精对神经系统的作用

急性中毒：	癫痫（3%～10%）
平衡、步态、语言障碍	急性中毒
昏迷	酒精戒断
头外伤及后遗症	低血糖
酒精戒断：	小脑变性
“晨起震颤”	脑梗死
震颤	脑萎缩
震颤谵妄	痴呆
硫胺缺乏：	脑桥中央髓鞘溶解
多神经病	Marchiafava-Bignami 综合征
Wernicke-Korsakoff 综合征	（一种罕见的胼胝体变性）

Refsum 病

这是一种罕见的常染色体隐性遗传病。有感觉运动性多神经病，伴有共济失调、视网膜病变和耳聋。这是由于植烷酸代谢缺陷所致。

中毒性神经病

酒精

在慢性酗酒中可以出现主要累及下肢的多神经病。常见腓肠肌疼痛。可用硫胺治疗，但即使完全戒酒，治疗效果也不一。仅饮用少量酒精也可导致复发(和进展)。

药物和工业毒素

许多药物（表21.56）和多种工业毒素可以导致多神经病。毒素包括：

- 铅中毒——运动神经病
- 丙烯酰胺（塑料工业）、三氯乙烯、正己烷和其他脂溶性烃类（如吸食强力胶）中毒——进行性感觉运动性多神经病
- 砷和铊——多神经病，最初为感觉性。

维生素缺乏性神经病

维生素缺乏导致的神经系统疾病大多是可以预防的，且如果早期治疗有可能是可逆的——否则疾病将持续进展。维生素缺乏（常为多种维生素缺乏）见于营养不良。

硫胺素（维生素 B_1）

饮食中缺乏硫胺素可导致脚气病。主要表现为多神经病和心力衰竭。硫胺素缺乏也可导致遗忘综合征(Wernicke-Korsakoff 精神病，见下文)。酗酒是西方国家中最常见的病因，罕见情况下，见于神经性厌食。酒精导致的其他神经系统疾病见表 21.57。

Wernicke-Korsakoff综合征：这种硫胺素反应性脑病是由于脑干及其联系纤维缺血性损伤所致。包括：

- 眼征——眼震，双侧外直肌麻痹，共轭凝视麻痹，瞳孔固定，罕见情况下发生视乳头水肿
- 共济失调——宽基底步态、小脑体征和前庭麻痹(前庭热反射消失)
- 认知改变——遗忘综合征（虚构），不安，昏睡，昏迷
- 低体温和体血压——由于下丘脑受累（罕见）。

Wernicke-Korsakoff 综合征常被漏诊。红细胞转酮醇酶活性下降，但其临床实用价值有限——该检查很少能做。当怀疑该病时应肠外给予硫胺素。硫胺素是无害的，但由于可能过敏，应缓慢给药。未经治疗的 Wernicke-Korsakoff 综合征常会发展为不可逆的遗忘状态（表 21.4）。

吡哆醇（维生素 B_6）

缺乏吡哆醇导致感觉性周围神经病。临床上主要见于慢异烟肼 - 乙酰化个体抗结核治疗中出现的肢体麻木。服用异烟肼的同时应每日预防性服用吡哆醇10mg。

维生素 B_{12}（钴胺）

维生素 B_{12} 缺乏导致脊髓、周围神经和脑的损害。

脊髓亚急性联合变性（SACD）：脊髓和周围神经的联合损害是 Addison 恶性贫血和其他罕见原因导致的维生素 B_{12} 缺乏的后遗症。

患者起病时主诉手指和足趾有麻木和针刺感。伴有远端感觉消失，特别是后索损害，跟腱反射消失（周围神经病），伴脊髓病变——膝腱反射亢进和伸性足跖反射。也可发生视神经萎缩和视网膜出血。晚期可出现括约肌障碍，以及严重的全身力弱和痴呆。个别病例痴呆在早期即出现。未经治疗的 SACD 患者将在 5 年内死亡。

骨髓常出现巨幼红细胞，但不一定见于全部 SACD。肠外给予维生素 B_{12} 能够逆转周围神经损害，但对脊髓和脑部损害的作用很少。

遗传性感觉运动性神经病（HSMN）

这是一大组复杂的疾病，表现型相似但基因型不同。

Charcot-Marie-Tooth 病

Charcot-Marie-Tooth（CMT）病又称为腓骨肌萎缩症。CMT病是指常见的临床表型——远端肢体萎缩和力弱，在数年内缓慢进展，主要见于下肢，伴有不同程度的感觉和反射消失。在疾病晚期，远端萎缩非常明显，使下肢看起来像倒置的香槟酒瓶。轻症者可见高足

弓和爪形趾，这些表现可能不会被注意。CMT病有多种基因型已被识别，如：

- HSMN Ⅰa（CMT 1A）——最常见的常染色体显性遗传（AD）的脱髓鞘性神经病，是由于17号染色体 p11.2 上包含周围髓鞘蛋白 22 基因（PMP-22, 17p11）的1.5Mb片段复制（或点突变）所致（见表 3.4）
- HSMN Ⅰb（CMT 1B）——是第二位最常见的 AD 脱髓鞘性神经病，是由于1号染色体的髓鞘蛋白零基因（P0,1q22）突变所致
- HSMN Ⅱ（CMT 2）——罕见的轴索性神经病，是由于 P0 或其他突变所致
- 远端型脊肌萎缩——导致 CMT 表型的罕见病因
- CMT病伴视神经萎缩、耳聋、视网膜色素变性和痉挛性轻截瘫
- CMT病作为性连锁遗传的HSMN型，是由于连接蛋白基因异常所致。

HSMN Ⅲ

这是一种罕见的儿童脱髓鞘性感觉性神经病（Dejerine-Sottas病），青春期出现严重残疾。脑脊液蛋白明显升高至10g/L甚至更高。神经根显著肥大。PMP-22 基因或 P0 基因的点突变都可导致这一表型。

其他多神经病

癌症中的神经病

多神经病可作为恶性肿瘤的非转移性表现，有时可出现抗 Hu 抗体。多神经病可出现于骨髓瘤和其他异常蛋白血症，可能是由于神经干灌注不良或过敏反应导致周围神经脱髓鞘所致。有时可出现恶性细胞浸润单根神经。

全身疾病中的神经病

血管炎性神经病发生于系统性红斑狼疮、结节性多动脉炎、Churg-Strauss综合征、类风湿、结节病和巨细胞动脉炎。多灶性神经病和对称性感觉运动性多神经病都可出现。

POEMS综合征：这是一罕见疾病，包括慢性炎症性脱髓鞘性多神经病、脏器肿大（50% 为肝大）、内分泌病（男性乳房发育和睾丸萎缩）以及电泳出现 M 蛋白带，伴骨髓内浆细胞少于 5%，以及皮肤色素沉着过度。

自主神经病

自主神经病可导致直立性低血压、尿潴留、阳痿、腹泻（或偶尔发生便秘）、少汗、瞳孔反应异常和心律失常。其可出现于糖尿病、淀粉样变性和合并Guillain-Barre综合征。许多种周围神经病可出现轻度的自主神经功能不全，通常为亚临床型。偶尔当损害累及小的有髓和无髓 B 纤维和 C 纤维时，自主神经病的临床表现会很突出，如糖尿病时。

HIV 相关性多神经病

可出现数种神经病。无法与 Guillain-Barre 综合征和CIDP相鉴别的炎症性脱髓鞘性神经病可见于HIV感染早期，尤其是在血清转换期。最常见的神经病是慢性远端型对称性痛性神经病。

罕见情况下可出现严重的腰骶神经多发性神经根神经病，伴随显著的下肢弛缓性瘫痪、反射消失和括约肌功能障碍。

抗逆转录病毒治疗对于所有 HIV 相关性神经病的效果都很差。这些药物也可致周围神经病。

危重病多神经病

大约 50% 的伴有多器官衰竭和败血症的重症监护室危重患者会出现轴索性多神经病。继发于感染或创伤的严重炎症反应会损伤神经微循环。典型者在危重疾病的恢复期出现远端力弱和反射消失。通常可以治疗。

神经丛和神经根病变

常见病因列于表 21.58 中。

胸廓出口综合征

自C7横突尖端到第一肋的纤维带或颈肋可越过臂神经丛下部（C8 和 T1 神经根）。出现前臂痛（尺侧）、T1 感觉障碍和鱼际肌萎缩，主要是外展拇短肌。可出现 Horner 综合征。颈肋或纤维带可以切除。

在有些患者中，颈肋或纤维带可以导致锁骨下动脉或静脉闭塞。神经和血管问题很少同时发生。胸廓出口综合征也被用来描述不易分类的上肢症状——通常

表 21.58 神经丛和神经根病变的主要原因
神经丛
损伤
恶性肿瘤浸润
颈肋（胸廓出口综合征）
神经痛性肌萎缩
神经根
创伤
带状疱疹
脑膜炎症（如梅毒、蛛网膜炎）
肿瘤（神经纤维瘤、转移瘤）
颈椎和腰椎关节粘连

证据不足。

神经痛性肌萎缩

这种临床特征明显的疾病为一侧肩部周围严重的肌肉疼痛，随后发生冈下肌、冈上肌、三角肌和前锯肌萎缩。在数天内臂丛发生脱髓鞘病变。病因不清。由于该病有时发生于病毒感染或免疫接种之后，故推测有过敏基础。

通常萎缩肌肉可以在数月内恢复。

恶性肿瘤浸润

臂丛或腰骶神经丛的神经根转移性病变可产生痛性神经根病。常见病例为肺尖支气管肿瘤（Pancoast瘤）导致T1和交感神经传出纤维病变。出现手部小肌肉萎缩、疼痛、T1感觉障碍和同侧Horner征。这也可见于肺尖结核。

颈和腰退行性变

椎关节强硬（表 10.3 和 10.6）是指随着年龄增长或由于创伤而出现的椎体退行性变。有数个通常互相关联的因素可产生神经系统体征和症状，包括：

- 骨赘——局部骨质增生（骨刺或骨桥）
- 先天性椎管狭窄
- 椎间盘退行性变并向后或向外侧突出
- 椎体塌陷
- 类风湿性滑膜炎
- 脊髓和神经根缺血性改变。

无症状人群的X线和MRI检查也会发现椎间隙狭窄、骨赘、椎间孔狭窄和椎管狭窄，通常见于中、下段颈椎和下段腰椎。

外侧型颈椎间盘突出（图 21.42）

患者主诉上肢疼痛。C7间盘突出最为常见。可出现放射至C7肌节（肱三头肌、肩胛深部和前臂伸肌侧）的根性疼痛，伴有C7皮节的感觉障碍、麻木和针刺感。

在明确的 C7 神经根病变中可出现：

- 力弱 / 萎缩——肱三头肌、腕部和手指伸肌
- 三头肌腱反射消失（C7 反射弧）
- C7 皮节感觉消失。

尽管起初疼痛常非常严重，多数患者经过休息和止痛治疗可以恢复。通常需颈部制动。当恢复缓慢时，MRI 可发现椎间盘突出和神经根受压。神经根减压通常有效。

外侧型腰椎间盘突出

L5 和 S1 神经根常被 L4 ~ L5 和 L5 ~ S1 椎间盘侧向突出而压迫。可出现下背部疼痛和坐骨神经痛（向臀部和下肢放射的疼痛）。典型者急性起病。有时发生于举重物、弯腰或轻微外伤后。当疼痛发生于上述事件之后时，患者会倾向于将其归咎于这一事件。但是，腰椎间盘侧向突出常常是自发的，举重物或外伤通常只是诱导了这一不可避免的疾病的发生。

直腿抬高受限。腱反射消失（如 S1 神经根完全损

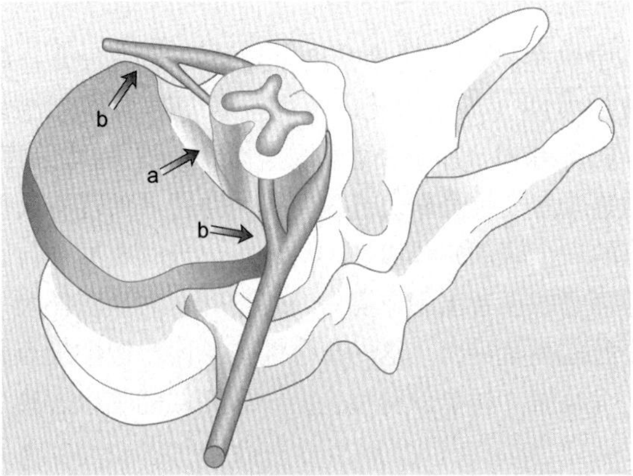

图21.42 中央型和外侧型椎间盘突出。(a)中央型椎间盘突出压迫脊髓。(b)外侧型椎间盘突出压迫神经根。

伤时踝反射消失）和跖屈力弱（S1），受损皮节感觉消失。

大多数坐骨神经痛经过休息和止痛治疗可以好转。少数病例需要做MRI检查。如果发现引起严重症状的椎间盘病变，应行椎板切除术。

急性下背部疼痛

急性下背部疼痛是极其常见的问题。大多数是由于椎间盘病变（由于椎间盘所致）或来自关节面的病变所致。明显的神经根受压并不常见。主张卧床休息、睡硬板床和戴束腰：但是这些做法缺乏证据基础，较推荐活动和轻柔的推拿。

中央型椎间盘突出

中央型颈椎间盘突出（颈椎脊髓病）

椎间盘向后突出（图21.43），常见于C4～C5、C5～C6和C6～C7水平，导致脊髓受压。先天性椎管狭窄、骨桥和缺血是促发因素。患者主诉行走困难。通常没有颈部症状。可出现痉挛性轻截瘫（或四肢轻瘫），伴有不同程度的感觉缺失。上肢的反射平面和外侧型椎间盘突出的证据可同时存在。MRI对于诊断脊髓压迫的平面和压迫程度十分必要。应避免颈部推拿，应带颈托。

当脊髓压迫严重或进行性发展时，应行颈椎椎板切除术或前路椎体融合术加椎间盘切除术。手术效果不一。尽管可以停止进展，但是锥体束征常不能完全恢复。

中央型胸椎间盘突出

中央型胸椎间盘突出是导致轻截瘫的一个罕见原因。

中央型腰骶椎间盘突出

中央型腰骶椎间盘突出可导致马尾综合征，即双下肢弛缓性（与此相反，较高位病变时为痉挛性）力弱、骶部麻木、尿潴留、阳痿、反射消失和背部疼痛。可以累及多个神经根。起病可以为急性（急性弛缓性轻截瘫的一个病因）或慢性，后者可出现间歇性跛行。当背部疼痛的患者出现尿潴留或骶部麻木时，应怀疑中央型腰骶椎间盘突出。这一急症需要急诊影像学检查和外科手术减压。腰骶部肿瘤也会导致相似的临床表现。

椎管狭窄

椎管狭窄是发育中形成的，通常没有症状。先天性

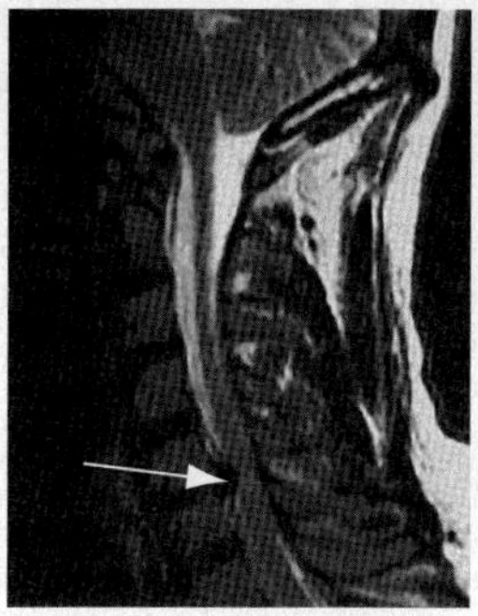

图 21.43　MR（T2）：C5/6 间盘压迫脊髓。

颈椎管狭窄使颈髓在轻度椎间盘突出时就易受损伤。在腰骶部，由于椎间盘突出导致椎管进一步狭窄可产生根性疼痛和（或）臀部和下肢跛行。当患者行走时，神经根充血肿胀，导致臀部和下肢疼痛和麻木。此时需要外科手术减压。

推荐读物

England JD, Ashbury AK (2004) Peripheral neuropathy. *Lancet* **363:** 2151–2161.

Reilly M (2001) Charcot–Marie–Tooth disease: a genetic update. *Current Medical Literature (Neurology)* **17:** 75–78.

Singh A, Crockard HA (1999) Quantitative assessment of cervical spondylotic myelopathy by a simple walking test. *Lancet* **354:** 370–373.

Winer JB (2003) Treatment of Guillain–Barre syndrome. *Quarterly Journal of Medicine* **2002:** 717–721.

恶性肿瘤的非转移性表现

许多恶性肿瘤在没有转移时可以有多种神经系统综合征。临床表现包括：

- 感觉运动性神经病
- 多发性单神经炎
- 颅多神经病
- Lambert-Eaton 肌无力 - 肌病综合征（LEMS）
- 运动神经元病变异型
- 痉挛性轻截瘫
- 小脑综合征

- 痴呆和脑病
- 进行性多灶性白质脑病
- 副肿瘤性僵人综合征。骨骼肌僵硬伴有抗谷氨酸脱羧酶抗体或抗突触蛋白 amphiphysin 抗体。也可以是特发性的。

发病机制至今不明。神经系统综合征有时发生于肿瘤的临床体征之前——通常为小细胞支气管癌或淋巴瘤。

推荐读物

Darnell RB, Posner JB (2003) Paraneoplastic syndromes involving the nervous system. *New England Journal of Medicine* **349:** 1543–1554.

随意肌疾病

定义

- **肌病**是随意肌疾病的总称。
- **肌炎**提示有炎症。
- **肌营养不良**是指表现为进行性力弱的遗传性疾病。
- **肌无力**是指易疲劳的肌肉力弱（活动时加重）。
- **肌强直**是指见于强直性肌病的持续性收缩 / 缓慢松弛。
- **通道病**是指位于肌细胞的离子通道疾病。

力弱不伴有腱反射消失是肌病的主要特征。分类见表 21.59。下文只描述常见疾病。

病理生理学

肌纤维受损原因有：

- 急性炎症和肌纤维坏死（如多发性肌炎、感染）
- 遗传性代谢缺陷（如 Duchenne 肌营养不良）
- 炎性组织浸润（如结节病）
- 肌纤维肥大和再生
- 免疫性、离子通道病和线粒体疾病。

后者的例子有：

- **重症肌无力**：突触后膜乙酰胆碱受体蛋白抗体阻断了神经肌肉传递。
- **Lambert-Eaton 肌无力-肌病综合征**（LEMS）：可发现肌肉钙通道成分抗体。
- **肌强直**：氯离子膜传导缺陷与肌肉松弛延迟合并出现。
- **McArdle 综合征**：肌磷酸化酶缺乏导致运动后力弱。
- **线粒体疾病**：各种 ATP 酶的缺陷导致力弱。

检查

通常通过力弱的分布、萎缩或肥大以及肌肉一致性（如持续时间）做出诊断。

血清肌酶

血清肌酸磷酸激酶（和醛缩酶）显著升高见于多种肌营养不良（如Duchenne肌营养不良）和炎症性肌病，如多发性肌炎。这些酶在重症肌无力和 LEMS 中均正常，在肌强直和慢性部分失神经支配时通常也正常。

表 21.59　肌病的分类

获得性肌病	遗传性肌病
炎症性疾病	**肌营养不良**
多发性肌炎：	Duchenne 肌营养不良
单独	面肩肱型肌营养不良
伴皮肤损害（皮肌炎）	肢带型肌营养不良
伴胶原病	
伴恶性肿瘤	**肌强直**
病毒、细菌和寄生虫感染	营养不良性肌强直
结节病	先天性肌强直
代谢性和内分泌肌病	**通道病（周期性瘫痪）**
糖皮质激素 /Cushing 综合征	低钾性周期性瘫痪
甲状腺疾病	高钾性周期性瘫痪
钙代谢异常	正常钾性周期性瘫痪
低钾血症	
乙醇	**特异性代谢性肌病（举例）**
药物	肌磷酸化酶缺乏
	其他糖原和脂肪酸代谢缺陷
肌无力	线粒体病（肌肉破碎红纤维）
重症肌无力	恶性高热
Lambert-Eaton 肌无力 - 肌病综合征（LEMS）	

神经遗传学检查

先证者和家庭成员的基因探针有助于诊断肌营养不良。

肌电图

当肌肉力弱时，正常干扰图型减少。干扰相的变化提示：

- **肌病**：可出现短时程高尖多相肌肉动作电位。偶尔可以记录到自发性肌束震颤。
- **失神经支配**：可见肌束震颤电位（时程 1ms，波幅 50～200mV）。
- **肌强直放电**：可听到特征性的高频呜呜声（通过扬声器）。
- **波幅递减和递增**：在重症肌无力中，反复刺激运动神经时出现特征性的肌肉动作电位递减。在罕见的 LEMS 中发生相反的情况（反复刺激时递增）。

肌肉活检

可以检查肌纤维的组织学类型（1 型，慢纤维；2 型，快纤维）、失神经支配、炎症、营养不良改变和肌肉组织化学。有时需做电镜检查。在慢性部分失神经支配中，可见到肌纤维类型群组化（如同类型萎缩的肌纤维成组分布）。也可见肥大肌纤维。在急性失神经支配中，小角状纤维随机散在分布于正常肌纤维之间。在肌营养不良和肌炎中，肌纤维弥漫性异常，肌核位于中央，可发生炎细胞浸润和（或）坏死。评估这些改变需要丰富的经验。

影像学

在有些肌炎病例中，MRI 可以显示肌肉内的改变。

炎症性肌病

多发性肌炎和皮肌炎

这些疾病的特征为骨骼肌非化脓性炎症。肌肉力弱，有时有压痛。许多病例中出现皮肤改变（皮肌炎）或其他结缔组织病。尽管 HLA-B8/DR3 表型易患多发性肌炎——柯萨奇病毒（以及其他病毒）可能与之有关，但病因仍不明。

临床特征

孤立的成人多发性肌炎是一种罕见疾病，主要见于40～50岁，女性较多见。近端力弱，导致从椅子站起、上楼梯或举重物困难。典型者力弱保持在近端。力弱的肌肉疼痛，有时可有压痛和硬结。病程不一，可为轻症，也可为严重的进行性残疾。如果病情进展，可出现广泛的力弱和萎缩，伴有吞咽困难、呼吸肌力弱和心脏受累。

检查

血清肌酸磷酸激酶通常显著升高。EMG显示肌病样改变：偶见肌束震颤电位，导致诊断困难。肌肉活检发现炎性改变，伴有单核细胞浸润。有时血沉加快，伴有轻度正色素正细胞性贫血。ANF 可为阳性。

鉴别诊断

肌营养不良很少像多发性肌炎那样进展那么迅速，且没有肌肉疼痛。有些肌营养不良中的假性肌肥大也不出现在多发性肌炎中。没有家族史。运动神经元病最终都会出现上运动神经元体征，并常见明显的肌束震颤。

治疗

糖皮质激素和硫唑嘌呤或环磷酰胺合用可减轻 75% 的患者的症状。多发性肌炎罕见致死。

病毒、细菌和寄生虫性肌炎

肌肉组织在许多感染中可以受累，见表 21.60。

结节病和类风湿病中的肌病

结节病中有时可出现亚急性肌病，可伴有肢体肌肉肿胀和硬结，也可伴有萎缩。常见于肺部结节病，偶尔可见单独发病。肌肉活检可见结节。治疗上可应用类固醇。

在类风湿病中，罕见的局灶性结节性肌炎可导致肢体、躯干和面部肌肉痛性肿胀。

表 21.60 累及肌肉的感染	
肌痛	流感病毒
流行性肌痛（Bornholm 病）	柯萨奇病毒 B5
急性多发性肌炎，伴肌红蛋白尿	柯萨奇病毒B6，ECHO 9
急性化脓性（热带）肌炎	葡萄球菌
气性坏疽（梭菌肌炎）	产气荚膜梭菌
坏死性肌炎	链球菌
结核性肌炎（罕见）	结核分枝杆菌
旋毛虫病	旋毛虫
囊虫病	猪带绦虫（幼虫型）
包虫病	细粒棘球绦虫
弓形虫肌炎	刚地弓形体
肉孢子虫病	林氏肉孢子虫
南美洲锥虫病（Chagas 病）	克氏锥虫
放线菌病	放线菌

代谢性和内分泌性肌病

糖皮质激素和 Cushing 综合征

在长时间大剂量类固醇治疗中，可出现近端力弱，特别是使用 9-α- 氟化激素（如地塞米松和曲安西龙）时和在Cushing综合征中。活检可见选择性2型纤维萎缩。

甲状腺疾病

可以出现多种肌病。甲状腺毒症可以合并严重的近端肌病。甲状腺毒症与重症肌无力之间，以及甲状腺毒症与低钾性周期性瘫痪之间也有关联。这些合并出现的情况较常见于东南亚。在眼肌Grave病中，眼外肌出现肿胀和淋巴细胞浸润。

甲状腺功能低下有时伴有肌肉疼痛和僵硬，类似于肌强直。也可发生近端肌病。

钙代谢疾病

近端肌病可见于低钙血症、佝偻病和骨软化症。

低钾血症

急性低钾血症（如在利尿治疗中）可以导致严重的弛缓性瘫痪，缓慢给予钾剂治疗后可以恢复。慢性低钾血症（也常见于利尿治疗中）可出现轻度、主要是近端的力弱。还可见周期性瘫痪。

酒精

急性饮酒过量可以发生严重的肌病，伴有肌肉疼痛、坏死和肌红蛋白尿。相似的综合征可以出现在海洛因二醋吗啡和安非他明成瘾中。亚急性近端肌病可见于慢性酗酒。

药物

药物导致的肌病也有发现，包括近端肌病（类固醇）、肌肉力弱（锂剂）、肌肉疼痛（贝特类药物）、横纹肌溶解（贝特类和他汀类药物合用）和恶性高热。上述所有情况都是罕见的，大多数在停药后缓解。

神经肌肉接头病

重症肌无力

这一获得性疾病的特征为近端肢体、眼肌和球部肌肉力弱和易疲劳。心脏不受累。患病率约为4/10万。女性发病率为男性的 2 倍，发病高峰为 30 岁左右。

病因不明。发现有乙酰胆碱受体蛋白的IgG抗体。免疫复合物（IgG和补体）沉积在突触后膜，造成干扰并随后破坏了乙酰胆碱受体。

40 岁以下重症肌无力患者中 70% 可发现胸腺增生。10% 可发现胸腺肿瘤，其发生率随年龄增长而增加；这些患者中可发现抗横纹肌抗体。在没有胸腺瘤的年轻患者中，该病与 HLA-B8 和 DR3 的相关性增加。

重症肌无力还可与甲状腺疾病、类风湿疾病、恶性贫血和系统性红斑狼疮相关。D- 青霉胺治疗有时可导致一过性重症肌无力。

临床特征

许多肌肉可出现易疲劳现象。近端肢体肌肉、眼外肌、咀嚼肌、发音和面部表情肌都常在疾病早期受累。可以出现呼吸困难。

可以出现复杂的眼外肌瘫痪、上睑下垂和波动性近端无力。腱反射早期保留，但也可能疲劳，即消失。许多年后有时可见肌肉萎缩。

检查

通常波动性、易疲劳性力弱的临床表现具有诊断价值。疲劳的早期症状常常被主治医师忽视。

血清乙酰胆碱受体抗体

这些疾病的特异性IgG抗体在90%的全身型重症肌无力患者中可见。其他疾病不出现这种抗体。在单纯眼肌型重症肌无力中，它们的出现率不足50%。

神经刺激

在反复运动神经刺激后可出现特征性的诱发肌肉动作电位波幅递减。

腾喜龙（依酚氯铵）试验

胆碱酯酶抑制剂腾喜龙（10mg）先静脉注射试验性剂量1～2mg，之后将剩余剂量静脉团注。数秒钟内看到力弱改善并可持续2～3分钟，此为阳性反应。为保证结果可靠，可找他人观察效果并用生理盐水作对照试验。腾喜龙偶尔可导致支气管痉挛和晕厥。不具备复苏设备时不能进行该试验。

其他检查

胸部X片提示的胸腺瘤可以经纵隔MRI证实。即使胸部X片正常，所有患者都应进行胸部CT检查。常规外周血检查是正常的——血沉不加快，肌酸磷酸肌酶正常。可以发现针对横纹肌（提示胸腺瘤）、内因子或甲状腺的自身抗体。类风湿因子和抗核抗体试验可能呈阳性。通常不进行肌肉活检，尽管可见超微结构异常。

病程和处理

重症肌无力的严重程度呈波动性；大部分病例病程迁延，持续终生。可能发生呼吸肌力弱、吞咽困难和鼻反流；有时需要急诊辅助通气。简单的监测有帮助，如测量上臂外展的维持时间和肺活量。

病情恶化（肌无力危象）通常不可预测，没有刺激因素，但可能由感染、氨基糖甙类或其他药物诱发。灌肠剂（硫酸镁）可以诱发严重的力弱。

治疗

口服胆碱酯酶抑制剂

吡斯的明（60mg片剂）是最常用的药物。它的作用持续时间是3～4小时。用药效果决定给药剂量（通常每天4～16片）。吡斯的明通过抑制胆碱酯酶而延长乙酰胆碱的作用时间。胆碱酯酶抑制剂过量可以导致严重的力弱（胆碱能危象）。胆碱酯酶抑制剂可以发生毒蕈碱样不良反应，如肠绞痛和腹泻。每服一剂同时口服阿托品（抗毒蕈碱）0.5mg，可以减轻该种不良反应。胆碱酯酶抑制剂可以改善力弱，但不能改变重症肌无力的自然病程。

胸腺切除术

胸腺切除能够改善预后，尤其是40岁以下、受体抗体阳性且肌无力病程超过7年的女性患者。约60%的非胸腺瘤病例也可改善。确切原因不明。如果存在胸腺瘤，手术切除这一潜在的恶性肿瘤是必要的；其不常用于改善肌无力。

免疫抑制剂

糖皮质激素常使用。70%的患者可以改善，尽管使用初期会有加重。除类固醇外还常用硫唑嘌呤。

血浆置换和静脉用免疫球蛋白

在病情恶化时这些治疗是有效的。

Lambert-Eaton肌无力-肌病综合征（LEMS）

这一罕见的支气管小细胞肺癌的非转移性临床表现是由于神经肌肉接头处乙酰胆碱释放障碍所致。可出现近端肌肉力弱，有时累及眼肌和球部肌肉，伴有腱反射消失（主要体征）。肌肉收缩数分钟后力弱趋于改善，消失的腱反射恢复（与重症肌无力相反）。确诊依靠EMG和运动神经反复刺激（波幅递增，见上文）。大部分病例（90%）可发现P/Q型电压门控钙离子通道抗体。3,4－二氨基吡啶（DAP）是安全有效的治疗。

还有其他罕见的肌无力综合征，如先天性肌无力。

推荐读物

Chaudhuri A,Behan PE(2004)Fatigue in neurological disorders. *Lancet* **363:** 978-988.

肌营养不良

这一进行性遗传性疾病累及骨骼肌，有时也累及心肌，具有复杂的临床和神经遗传学分类。

Duchenne 肌营养不良（DMD）

这是一种X连锁隐性遗传疾病，虽然有1/3的病例是自发突变。DMD发生在1/3000男性新生儿中。DMD已定位于X染色体的Xp21区；患者缺乏基因产物——蛋白质营养不良素，一种杆状细胞骨架肌肉蛋白。DMD 通常至 4 岁时症状明显，20 岁时常导致死亡。

营养不良素对于细胞膜的稳定性是至关重要的。它的缺乏可导致在细胞膜内连接抗肌萎缩蛋白和层粘连蛋白的抗肌萎缩相关蛋白复合体（DAP-complex）中的三种糖蛋白（α-、β- 和 γ- 肌聚糖）水平下降。

Becker肌营养不良（由于染色体7q35的常染色体隐性遗传基因CLC1致病）也可导致残疾，虽然比DMD病情轻。力弱在年轻人变得明显。病因也是由于营养不良素突变和异常。

临床特征

DMD 患儿可被注意到跑步困难以及从地上站起困难——此时，他不得不使用双手“爬上自己的双腿”才能站起（Gower 征）。起初为近端肢体力弱伴腓肠肌假性肥大。心肌也可受累。患儿在10岁以前就会严重致残。

检查

单独依靠临床表现通常就可做出诊断。肌酸磷酸激酶显著升高（为正常的 100 ~ 200 倍）。肌肉活检显示特征性的肌纤维大小不一、肌纤维坏死、再生和被脂肪替代，免疫化学染色可发现抗肌萎缩蛋白缺乏。EMG 表现为肌源性损害。

处理

没有有效的治疗方法。被动理疗有助于预防晚期的肌肉挛缩。便携式呼吸支持可以从很大程度上延长寿命。

携带者检查：有兄弟为患者的女性有50%的可能为Duchenne基因携带者。在女性携带者中，70%有肌酶升高，并且通常EMG异常或肌活检异常。确认携带者和产前诊断（cDNA探针，DMD位点共同遗传）是非常必要的。

应对携带者进行遗传建议和咨询。许多女性携带者选择不生育。有时需要通过羊膜腔穿刺确定胎儿性别以及进行选择性男胎流产。

肢带型和面肩肱型肌营养不良

这些严重性相对较轻但可致残的肌营养不良总结于表21.61。肌营养不良有许多其他类型。大多数都伴随肌聚糖的缺乏。各种肢带型肌营养不良（LGMD）的基因已被定位；已知它们编码一些蛋白质，如钙蛋白酶。1 型 LGMD 是一种罕见的常染色体显性遗传病。2 型 LGMD 包括所有隐性遗传类型以及复杂的亚类，如 LGMD2A（钙蛋白酶 Ⅲ 缺乏）、LGMD2C（γ- 肌聚糖缺乏）。

推荐读物

Emery AEH (2002) The muscular dystrophies. *Lancet* **359:** 687–695.

表 21.61　肢带型和面肩肱型肌营养不良

	肢带型	面肩肱型
遗传方式	常染色体	常染色体显性
起病	10 ~ 20 岁	10 ~ 40 岁
受累肌肉	肩带和骨盆带肌	面、肩和骨盆
进展	20 ~ 25 岁严重残疾	正常寿命，缓慢进展
假性肥大	罕见	极罕见

肌强直

肌强直的特点是在主动收缩停止后仍有持续性不自主的肌肉收缩。EMG有特征性表现。肌强直的患者对全身麻醉耐受很差。下文将介绍两种最常见的肌强直。由于骨骼肌细胞氯离子膜传导缺陷，肌强直也被分类为通道病（见下文）。

强直性肌营养不良

这是一种有三核苷酸重复序列突变的常染色体显性遗传病。在染色体 19q13.3 的 MD 蛋白激酶基因（DM1）有扩增的 CTG 重复片断。疾病的严重程度、发病年龄与三核苷酸重复序列突变的大小有相关性。出现进行性远端肌肉力弱，伴上睑下垂、面部和胸锁乳突肌力弱和变瘦。肌强直是典型表现。该肌病是一个综合征的一部分，该综合征包括：

- 白内障
- 额部秃发
- 认知损害（轻度）
- 食管功能障碍（和误吸）
- 心肌病和传导阻滞
- 垂体窝变小和性腺功能低下
- 糖耐量异常
- 血清 IgG 水平低。

这种缓慢进展的疾病通常在 20 ~ 50 岁时变得明显。苯妥英或普鲁卡因胺有时对肌强直有效。

推荐读物

Nayanakkara PWB et al. (2003) Case report: a man with fever and a persistent handgrip. *Lancet* **362:** 1038.

离子通道病

许多疾病现都被包括在这一组疾病中，如肌强直（见上文）和 Lambert-Eaton 肌无力 - 肌病综合征。

先天性肌强直（Thomsen 病）

这一独立的常染色体显性遗传性肌强直通常病情轻，在儿童期变得明显。基因 CLC1 定位于染色体 7q35。肌强直持续存在，休息和寒冷可以加重。肌肉呈弥漫性肥大——使患者看似肌肉发育强壮。

低钾性周期性瘫痪

这种通道病的特征为全身力弱，包括球部肌肉（语言、吞咽和呼吸），通常发生于饱餐糖类后或劳累后休息时。发病持续数小时。常在青少年期发病，在35岁以后趋于缓解。发作时血钾通常低于 3.0mmol/L。（缓慢）静脉点滴氯化钾对力弱有效。通常有常染色体显性遗传的特性，是由于肌肉电压门控钙通道基因（CACLN1A3）突变所致。也可出现位于钠通道（染色体17q13.1-13.3上的SCNA4基因）和钾通道（KCNE3）的其他突变。乙酰唑胺可以预防发作。力弱也可见于利尿剂导致的低钾血症以及甲状腺毒症。

高钾性周期性瘫痪

这种疾病也是常染色体显性遗传，特征为发作性力弱，有时由运动诱发。在儿童期开始发病，20 岁后趋于缓解。发作持续 30 分钟至 2 小时。可以出现肌强直。血钾升高。静脉注射葡萄糖酸钙或氯化钙可以终止发作。染色体17q13.1-13.3上的肌肉电压门控钠通道基因（SCN4A）发生点突变。乙酰唑胺或噻嗪类利尿剂可能有效。

还有一种非常罕见的正钾性、钠反应性周期性瘫痪。

推荐读物

Benatar MG (1999) Calcium channelopathies. *Quarterly Journal of Medicine* **92:** 133–141.

DiMauro S, Schon, EA (2003) Mitochondrial respiratory chain diseases. *New England Journal of Medicine* **348:** 2656–2666.

代谢性肌病

这是一大组复杂的罕见遗传性肌病。

肌磷酸化酶缺乏（McArdle 综合征）

这是一种常染色体隐性遗传病，骨骼肌肌磷酸化酶缺乏导致极度易疲劳和运动时严重痉挛，伴肌红蛋白尿。静脉乳酸在无氧运动时不升高；该检查对该病有特异性。进食蔗糖有效。

恶性高热

广泛的骨骼肌僵硬和高热发生于全身麻醉或使用神经安定剂（如氟哌啶醇）后，这是由于骨骼肌rganodine受体（RyR1）内的肌浆网钙释放通道遗传缺陷。这一罕见疾病可以出现麻醉时或麻醉后突然死亡，有时有常染色显性遗传特性。丹曲林有助于控制僵硬。

线粒体病

这是一组累及肌肉、周围神经和中枢神经系统的复杂疾病。它们的特征为线粒体形态和生化异常，伴有几个不常见的遗传学特征，如线粒体DNA的母性遗传方式。疾病谱很广，从视神经萎缩（见Leber遗传性视神经病）到肌病、神经病和脑病。MELAS（线粒体脑肌病、乳酸血症、卒中样发作）是一种已被充分认识的类型。还有一种是慢性进行性眼外肌瘫痪（CPEO）。MERRF是指发生肌阵挛癫痫和肌活检出现“破碎红”肌纤维。对这一复杂领域的进一步研究正在继续进行。

（刘　冉译　黄一宁校）

重要网址

http://www.theabn.org
Association of British Neurologists information service
http://jnnp.bmjjournals.com
Journal of Neurology, Neurosurgery, and Psychiatry
http://www.epilepsynse.org.uk
UK National Society for Epilepsy

心理医学

22

引言

精神病学是关于心理功能紊乱的研究和治疗。心理医学或联络精神病学，是精神病学的一个分支学科，关注的是有躯体主诉或躯体症状的患者的精神障碍或心理紊乱。本章主要讲述这一特殊分支内的问题。

长期以来有一种观念，认为疾病要么是躯体的，要么是心理的。这种观念现在已经被不断积累的证据所打破。证据显示，多数精神障碍（即便不是全部）都有脑功能或脑解剖结构的异常。因此，必须兼顾躯体因素和心理因素以及这二者的交互作用。这一思路的哲学上的改变意味着抛弃笛卡儿的身心二元论的**医学模式**，取而代之以更具整体性的**生物 - 心理 - 社会模式**。

流行病学（Box22.1）

在英国，社区精神障碍的患病率大约为 20%，主要是抑郁和焦虑障碍以及物质滥用（酒精为主）。综合医院就诊者的患病率大约为社区患病率的 2 倍，其中以事故急诊科及内科病房的比例最高。综合医院患病率较高是由于以下几个因素造成的，如故意自伤入院、精神障碍或精神科治疗导致的躯体损害（如酒精引发的肝炎或锂盐相关的肾衰竭），以及精神障碍的躯体表现（如神经性厌食导致的体重下降）。

Box 22.1　不同人群中精神障碍的大致患病率

	大致 %
社区	20%
神经症	16%
精神病	0.5%
酒精滥用	5%
药物滥用	2%（存在低估）
（社区 20% 是由于共病）	
初级保健	25%
综合医院门诊患者	30%
综合医院住院患者	40%

文化与种族

这些因素可以影响精神疾病的表现或患病率。心理疾病的生物学因素在不同文化间通常是相似的，而心理和社会因素变异较大。例如，不同国家精神分裂症的表现和患病率差别很小，提示独立于文化因素之外的生物学/遗传因素在起作用。相反，社会因素起较大作用的疾病在不同文化间变异较大，如神经性厌食在发达国家所属文化更常见。文化还可以影响疾病的临床表现，如躯体症状作为抑郁的表现在亚洲比欧洲更常见。

精神病史

病史采集的目的在于帮助诊断、确定可能的病因及估计预后。资料可以有若干来源，包括与患者、患者的朋友或亲戚（通常获得患者的允许）或与患者的全科医生会谈。与患者的面谈能够使医生和患者建立关系，是精神科疾病诊断的主要途径。Box22.2给出了如何安全地进行访谈的基本原则。患者对卫生保健人员进行躯体伤害的可能性非常小。当第一次访问患者时，请遵照第一章中的指导原则进行。

病史包括：

- **转诊的原因**——简短陈述患者是为什么及如何引起医生注意的。
- **主诉**——由患者报告。
- **现病史**——详细叙述从最早发现有改变到引起医生注意期间疾病的情况。
- **既往精神病史**——既往精神疾病发作的情况和相应的治疗，包括治疗效果和不良反应。要追问以前的自伤事件。
- **既往医学病史**——这部分应当包括对疾病和求治过程的情绪反应。
- **家族史**——关注父母或照顾者对患者的照料方式（躯体上的和情绪上的），以及一级亲属精神和躯体疾病的发生情况。
- **个人史（生活史）**——简短的生活史，包括儿童期的遭遇（包括受虐待和被忽视）、受教育过程中的问题（如欺负别人和逃学）、证书（用来判断病前的智力）、工作问题、性关系、子女情况、目前居住情况、经济情况、丧亲情况和生活压力。问及敏感问题的方式可以有：
  - “你能不能告诉我，哪些记忆最使你感到不安/愤怒？”
  - “你能说说以前做过的哪件事最让你后悔？”
  - “你和同伴相处得怎么样？你在各方面都感到高兴吗？在性生活方面有什么问题你认为应当让我了解的吗？”
- **女性生育史**——应当包括月经问题、怀孕、终止妊娠、流产、避孕和绝经的情况（如果有关的话）。
- **人格**——了解人格有助于估计预后和治疗反应。医生应当了解其他人是怎样描述患者的。一般而言，患者是否总是担心？是否害羞、内向？是否依赖他人？被动？具有攻击性？易激惹？过分情绪化？多愁善感？易感到良心的谴责？或完美主义？这些人格特质都预示躯体和精神障碍的预后较差。
- **用药史**——包括处方药和柜台药，使用情况（每周用多少单位），以及酒精、烟草、咖啡因及非法毒品的滥用情况。
- **与司法系统接触的历史**——应当详细解释你需要问这些是因为健康欠佳有时可能导致法律问题。
  - “你是否曾涉及法律问题或与警察或法庭打过交道？”

  特别注意是否有暴力或性侵犯。这是危险评估的一部分，为评估患者对亲近的人及医务人员的潜在危险，有必要进行这样的危险评估。问患者曾给别人造成的最严重的伤害是什么，这可以作为暴力潜力的指征。
- 对躯体症状的**系统回顾**对于以躯体主诉就诊的患者特别有必要。

> **Box 22.2 安全进行精神科访谈的要点**
>
> - **事先**：向了解患者的高年资医生询问：单独访视该患者是否安全。
> - **向他人求助**：如果对安全性有疑问，在有其他人监督或监听的情况下与患者面谈，或由其他工作人员陪伴。
> - **场所**：如果是安全的，为保密，应在一个安静的房间单独与患者交谈，不要在床边。
> - **座位安排**：把自己的座位安排在患者和门之间（你更靠近门）。
> - **报警器**：如果有这种装置，弄清它在哪里及如何使用。

精神状态检查（MSE）

病史采集可能已经评估了精神状态的若干方面，但是检查者需要拓展几个领域，并检测特殊的领域，如认知。

外貌和一般行为

衣着的质地和颜色、面部表情、目光接触、姿势和动作都能提供患者情感方面的信息。由于抑郁出现精

神运动迟滞的患者就座时弓腰耸肩、呆坐不动、泪流满面、目光无神、凝视地面。抑郁的人倾向于穿暗色调的衣服。激越（见于抑郁疾病）和焦虑易出现惊跳反应、出汗、颤抖、坐立不安、烦躁、扫视（看有无危险），甚至来回踱步。躁狂患者经常有躯体方面过分活跃和脱抑制，穿着色彩艳丽的衣服。幻觉活跃的患者看上去可能显得心不在焉，会突然中断谈话或倾听并注意盯着房间里的某个地方。

心境和感情

患者有某种**情绪**（emotion）或感受（feeling），向医生讲述他们的**心境**（mood），医生观察患者的**情感**（affect）。在精神障碍中，心境的改变有三种方式：

心境的持久改变

- **抑郁**是一种心境的低落，如感到难过、流泪、忧郁或精神萎靡。有些患者报告**快感缺失**，即缺乏积极的愉快感或丧失兴趣。抑郁情绪是抑郁症的主要特征。有时用“抑郁”这个词作为抑郁疾患的简写。心境**昼夜变化**，醒来时感觉更糟，提示病情比较严重；而**反应性情绪**的患者还有可以积极反应的时候，说明程度较轻。
- **焦虑**是持续的、不恰当或过分的担心、恐惧、害怕、紧张或内心不安，可见于**焦虑**和抑郁障碍以及停药反应。
- **情绪高涨**的感受是精神奕奕、兴高采烈、精力充沛，甚至是狂喜，见于躁狂和急性药物中毒。
- **易激惹**可以是外显的（表现为发脾气或不耐烦），也可以是一种内在的恼怒或生气的感受。躁狂和抑郁都可以有这种表现，男性尤为突出。
- **感情迟钝**是一种完全缺乏情绪表现的状态，最常见于慢性精神分裂症。

情绪波动或易变

这种情况发生时，不同的情绪一个紧接着一个，因此患者表现为刚才还在哭，转眼又笑了。这种情况见于混合的情感状态。或者，患者对平凡的事件或消息容易产生过分的情绪反应，这种情绪是转瞬即逝的。此情况见于假性延髓性麻痹，通常发生于脑血管意外之后和轻度抑郁。

心境不一致或不协调

这种情况发生时，情绪表达与思想和行动无法匹配。例如患者笑着描述亲人死亡。此情况见于精神分裂症。这种情感不协调需要与尴尬的笑区别开来，尴尬的笑说明当事人在谈到痛苦的主题时感到很不自在。

言语

思维障碍通常是经由患者的言语识别出来。

思维流畅性方面的障碍

此为思维速度和量的异常。

言语促迫发生于躁狂，可以通过声音高、语速快及难以打断来识别。

言语贫乏是相反的体验，表现为缺乏任何思想，患者报告他们的心灵是空的。这种情况发生于抑郁。

思维中断发生于精神分裂症。表现为思流突然完全中断，心灵一片空白。患者可能会以不寻常的方式解释这种体验（如思维被撤走，见下文）。

思维形式障碍

思维奔逸：患者的思想快速地由一个主题跳到另一个主题，于是下一串思想到来时前面一系列思想还没有完成。经常靠音联（以两个以上的同音或谐音字连接：箱、香、想）、意联、押韵连接起来，并对当时环境中分散注意的线索产生反应。思维奔逸是躁狂的典型特征，并经常与言语促迫伴随发生。

持续言语/动作是持续存在的对同一思想或动作的不恰当的重复，见于额叶障碍。

联想松弛表现为失去正常的思维结构。最令人吃惊的印象是缺乏清晰性，因此无法理解到底在说什么。有若干种表现形式。马步思维或思维脱轨指在没有思维奔逸的情况下，从一个主题到另一个主题的过渡没有逻辑。当这种异常达到极致时，言语的语法结构完全被破坏，被称作“词语杂拌”。

思维广播出现时，患者体验到虽然没有说出来，自己的想法却被别人领会了，就好像自己的思想被逐字逐句地广播给了周围所有的人。

思维插入发生时，患者认为自己的思想体验是由别人植入他们心里的。

思维被撤走发生时，患者体验到他们的思想被从自己这里夺走了，不受自己的控制。

后三种类型的思维障碍都属于**一级症状**，是Schneider提出的精神分裂症的特征性表现。

思维内容

思维内容指面谈引出的以及患者表现出的担心的和占据心灵的内容。异常信念和体验当然也是思维内容的一部分，但有充足的理由可以分别讨论它们（见下面）。

- **强迫性思维**是反复出现的、持续的思想、冲动、形象或音乐主题，尽管当事人努力抵抗，它们仍能进入其心灵。当事人把强迫思维看作自己的思想，但通常是不愉快的且不符合本人个性的，如患者开车时会想到意外撞死人。常见的强迫思维有肮脏、玷污和整洁。
- **强迫性动作**是以刻板方式表现出的重复的、看上去似乎是有目的的动作，也被称作**强迫性仪式行为**。强迫动作伴有必须这么做的主观感觉（否则患者会被焦虑或坏事即将发生的迷信压倒）和加以抵抗的驱动力。强迫仪式行为用来对抗强迫思维，于是患者为减轻对污染的害怕而反复洗手。

自知力和患病信念

自知力是一个人对自己疾病状况的认识程度，精神病患者的自知力最低。患病信念是患者自己对疾病的解释，包括诊断和成因。应当了解这些信念，因为，无论患者是什么疾病，这方面的信息都能帮助我们确定预后和对治疗的依从性。

异常信念

异常信念的主要形式是妄想（Box 22.3）。妄想可以是原发的或继发的。

- 原发性妄想罕见，在没有任何先期心理事件的情况下突然出现且完全确信。如患者接过递来的一杯红酒时突然确信这表示他是耶稣基督。
- 继发性妄想是从先期的病态体验中衍生出来的，例如在抑郁情绪或听幻觉基础上继发的妄想。

Box 22.3 妄想

妄想是一种异常信念，其定义为：

- 绝对确信
- 不能为推理或体验所修正
- 有同样文化或社会背景的人也无法共享此信念
- 被体验为具有巨大个人意义的不言而喻的真理
- 通常是错误的

也可以按妄想的内容对妄想进行分类，包括被害妄想、关系妄想自罪妄想、无价值妄想、虚无妄想、宗教妄想以及夸大妄想嫉妒妄想或被控制妄想。在讨论到相关的特定情况时将进一步给出定义。

患者也可以把他的感受、思维或行动解释为受到某种外界力量的控制。这种被动体验属于一级症状，被认为是精神分裂症诊断标准。为解释这种异己体验，患者可能会发展出继发妄想，如中了巫术、被催眠了、受电波或遥控影响，这些都叫做被动妄想。

应当把妄想与过度强调的信念区别开，后者是一种根深蒂固的个人信念，如果了解了当事人的背景，这种信念是可以理解的。

够不上妄想的牵连观念常出现在自我觉察很敏感的人。这样的人忍不住觉得在公共场合别人会特别注意他、嘲笑他或议论他。这样的感受算不上妄想，因为有此体验的当事人知道这种感觉源于自身的敏感，实际上自己并不比别人更惹人注意，但是无法驱散这种感觉。

异常知觉

- **错觉**是对外界刺激的错误知觉，在一般感觉刺激水平削弱时最容易发生。
- **幻觉**定义见Box22.4。健康人偶尔也可能体验到幻觉，如在正常的居丧期间，或睡眠和觉醒的过渡期。幻觉可以是基本的（如闪光、砰的一声和哨笛音）或复合的（如面庞、说话声、音乐），可以涉及任何感官的知觉：听觉、视觉、触觉、味觉、嗅觉或深感觉。
- **假性幻觉**通常是听觉，可以是定位于外界的真性幻觉，但对其想像的性质有自知力，也可以是定位于内部空间的（如“我听到我脑袋里有一个声音跟我说话”）。假性幻觉可以发生在心境障碍中，并不提示精神病。
- **人格解体**是一种自我觉察的改变，当事人感到自

Box 22.4 幻觉

幻觉被定义为没有刺激时的知觉。它是：

- 一种虚无的知觉而不是知觉的歪曲
- 被感知为存在于客观空间中
- 被感知为具有正常知觉的性质
- 与正常知觉同时被感知
- 独立于当事人的意愿之外

我不真实或从自己的身体里脱离出来。然而，患者本人也知道这种改变是一种主观感觉。

- **现实解体**是一种外界环境变得不真实和（或）遥远了的不愉快的感觉。患者可能把自己表述为好像做梦一样的状态。健康人在疲劳时、感觉剥夺后和使用致幻剂时可以发生人格解体和现实解体。此二者也可以发生在焦虑障碍、精神分裂症和颞叶癫痫。
- **似曾相识**是突然觉得一个事实上全新的场景或事件曾经遇到过。
- **旧事如新**是相反的体验，指当事人不能认出以前遇到过的场景或事件。似曾相识的体验发生于健康人以及极度焦虑状态；而这两种体验都可以发生在颞叶癫痫情况下。
- 知觉敏感性增强，如**对光的敏感性**和**对声音的敏感性**，发生于焦虑障碍（例如，场所恐惧症患者对超级市场的霓虹灯和噪音的敏感性增强）以及神经科疾病，如偏头痛。

认知状态

认知状态的检查对于诊断脑器质性障碍（如谵妄和痴呆）来说是必须的。难以集中注意、意识模糊和记忆问题是最常见的主诉。临床测验是对认知功能的筛查，提示需要更正式的心理测验。病前智力评估可以通过询问患者最终的受教育程度和最高学历或技术资质等级来确定。

测验可以分为广泛的脑功能检测和局部的脑功能检测。

弥散功能

时间、地点和人物**定向**。**意识清醒**可以定义为患者对自我和环境的觉察。**意识混浊**更确切地说是觉察水平的波动，常见于谵妄。

注意的检查可以让患者倒背月份和日期。

词语记忆：让患者重复一个名称和地址（大约有10个词），注意他达到100%回忆准确率需要多少次（正常是重复1或2次）（测查的是**即时回忆或识记功能**）

要求患者努力记住这些，5分钟后再问他们（无差错和错1个是正常的）（测查的是短时记忆）。

长时记忆：要求患者回忆今天早晨或最近的新闻。如果他们对新闻不感兴趣，找到他们感兴趣的内容，问相关的问题（关于他们的足球队或喜欢的肥皂剧）。遗忘症的字面意思是失去记忆，记忆障碍指记忆功能的障碍。

局部功能

额叶、颞叶和顶叶的功能检查见第21章。**额叶功能**在床边是难以检查的。注意其他精神疾病（如躁狂）所不能解释的任何**脱抑制行为**。**序列任务**测验可以让患者两手交替进行握拳和摊开手掌（一手握拳，同时另一手掌摊开，然后交替）。让患者在你敲击两下桌子之后敲击一下，或者相反，你每敲一下，他敲两下。注意**持续运动**，这时患者的动作一旦确立就不能改变。观察**持续言语**，这种情况下，当被问到新的问题时，患者重复前一个问题的答案。测量**抽象思维**的方法是询问常见格言的意思，如果患者病前的智力水平相当高，而只能答出字面意思，提示存在额叶功能障碍。

简明精神状态检查（MMSE）

Box22.5给出了对认知功能进行检查的“简明精神状态”检查表（国内有“汉化”的检查表，分值据教育程度划分——译者注）。这是一个耗时约5分钟的床旁检查，对于弥散性脑功能障碍的患者，该检查有助于筛查并评估其认知功能障碍的程度。其结果与耗时更多的智商测验相关性好，但不易发现局灶性脑损伤的认知问题。得分在23分以下的患者中90%存在认知损害，另外10%为假阳性。

防御机制

虽然严格来讲，防御机制不是精神状态检查的一部分，但了解防御机制有助于识别我们自己的和患者的心理防御。防御机制作为一种心理过程通常是无意识的。下面描述的是最常用的一些防御机制，在理解行为的多个方面都有用处。

- **否认**与压抑相似，患者好像没有意识到他应该知

Box 22.5 简明精神状态检查

定向	
每答对一题得 1 分：	
现在时间是：几点、几号、星期几、几月、几年？ 最高：	5 分
你现在所在位置是：几号病房、什么医院、哪个区、哪个城市、哪个国家？	5 分
识记	
说出三种物品的名字，每种只能说一次。患者每重复正确一个得 1 分，最高 3 分。	3 分
重复指明这三种物品，直至患者能够准确重复（以备过后测验患者的记力）。	
注意力和计算	
让患者计算 100 − 7 = ？，然后让患者用得数再去减 7，共 4 次。每正确一次得 1 分，最高 5 分。	5 分
记忆	
让患者回忆说出刚才识记测验中的三种物品的名字。	3 分
语言	
让患者说出两种简单物品的名字（如钢笔和手表），每说对一种得 1 分。	2 分
让患者准确重复"No ifs，ands or buts"这个短语，说对得 1 分。	1 分
发出一个三步骤的命令，患者每正确执行一个步骤得 1 分；如"用你的右手食指摸一下你的鼻子，然后再摸一下你的左耳"。	3 分
在一张白纸上写下"闭上你的眼睛"，然后让患者按照纸上的命令做。如果患者闭上了眼睛，得 1 分。	1 分
让患者写一句话。如果这句话意思明白并包含一个名词和一个动词，得 1 分。	1 分
画一个相交的五边形，每个边约长 1 英寸（= 2.54 厘米），让患者照着画一个，如果画的正确得 1 分。	1 分
总分最高分	30 分

From: Folstein MF, Folstein SE, McHough PR (1975) 'Mini-mental state': a practical method for grading the cognitive state of patients for the clinician. *Journal of Psychiatric Research* **12**: 189 - 98.

道某些情况。可以举一个例子，比如某个患者，尽管告诉过他，他的一个近亲去世了，但他继续按那位亲属仍旧活着来行事。

- **转移**包括将情绪从一个与该情绪切实相关的处境或客体转到另一个引起较小痛苦的处境或客体。
- **认同**是一个无意识的过程，即无意识地采取别人的某些行为或特性，这样做经常是为了减少分离或丧失的痛苦。
- **投射**是将实际属于自己的想法或感受归于别人。
- **退行**是采用适合于较早发育阶段的原始的行为模式。临床可见患者变得像小孩和高度依赖。
- **压抑**是将一旦进入意识便会引起焦虑和（或）痛苦的记忆、情绪和（或）冲动排除到意识之外。
- **升华**是指无意识地将不可接受的行为转变为可接受的行为。

相关的躯体检查

躯体检查应当按病史和精神状态检查发现的线索进行。一旦怀疑为器质性脑综合征和情感性疾病，通常要特别注意神经和内分泌方面的检查。

总结或程式化报告

全部病史和精神状态评估完后，医生应当对病例作一个简短的评估报告，这就叫做**程式化报告**。除了对病史和检查的主要特征进行总结外，程式化报告还包括鉴别诊断、对可能的致病因素的讨论，以及需要进行的进一步检查或访谈的提纲。程式化报告的结尾由一个简明的治疗计划和可能的预后推断组成。

精神障碍的分类

精神障碍的分类主要是根据症状进行的，因为目前对精神障碍有诊断意义的检查很少。为了使临床医生和研究者能够诊断、交流、研究和治疗患有各种精神疾病的患者，《美国精神病学协会的诊断与统计手册》第四版文字修改本（DSM-IV-TR）提供了对诊断类别的描述。这个诊断系统分五个轴：

Ⅰ 精神障碍
Ⅱ 人格障碍、学习困难
Ⅲ 一般医学状况
Ⅳ 心理社会及环境问题
Ⅴ 总体功能水平

传统上精神病分类系统将各种障碍分成神经症和精神病。

神经症只是与正常体验的严重程度不同的症状。精神病的症状从性质上不同于正常体验，而且精神病患者对其症状的性质自知力很低。

神经症-精神病的二分法也存在一些问题。首先，神经症给患者本人及其家庭带来的后果可以和精神病一样严重。其次，神经症可以引起符合精神病性症状定义的症状。例如，神经性厌食的患者确信他们是肥胖的，而其实他们相当瘦；这种信念符合妄想性信念的所有标准。而传统上，我们把这种疾病分为神经症。

另一个分类系统——《国际疾病分类手册——精神与行为障碍》(ICD-10)——已经由世界卫生组织出版。这个系统在很大程度上抛弃了传统的神经症-精神病的二分法，虽然一些表示神经症的名词还在使用。现在，根据主要的共同主题将各种障碍安排在不同组中(如心境障碍、精神分裂症和其他妄想性障碍)。一个从ICD-10衍生出来的精神障碍的分类方法如表22.1所示，本章采用的主要就是这个分类方法。

表22.1　精神障碍的国际分类（ICD-10）
器质性障碍
使用精神活性物质所致的精神及行为障碍
精神分裂症和妄想性障碍
心境（情感性）障碍
神经症性、应激性及躯体形式障碍
行为综合征
成人的人格与行为障碍
精神发育迟滞

World Health Organization (1992) *The ICD-10 Classification of Mental and Behavioural Disorders*. Geneva: World Health Organization

推荐读物

American Psychiatric Association (2000) *Diagnostic and Statistical Manual of Mental Disorders -Fourth Edition Text Revision* (DSM-CIV-TR). Washington, DC: APA.

World Health Organization (1992) *The ICD-10 Classification of Mental and Behavioural Disorders: Clinical Descriptions and Diagnostic Guidelines*. Geneva: World Health Organization.

精神障碍的成因

一个精神障碍可以有几方面的原因。将病因分成以P开头的三类是很有帮助的，它们是：素因(predisposing)、诱因（precipitating）和存续因素(perpetuating)。

- **素因**（易感因素）常常源自早期生活，包括遗传、孕产期、以前的创伤和人格因素。
- **诱因**的性质可以是躯体的、心理的或社会的。诱因是否能造成障碍依赖于诱因的性质、严重性以及是否存在素因。例如，关系密切的家庭成员的去世比关系较远者的去世更容易发生，对于以前经历过亲人去世但内心仍未能平复者更容易诱发抑郁疾患或病理性居丧反应。
- **存续因素**是在障碍发生之后使其病程延长的因素。同样，这可以是躯体的、心理的和（或）社会的，并且经常有若干因素同时起作用，它们之间还存在交互作用。例如家里较高的批评水平与使用大麻联合作用（使用大麻正是为了从批评气氛中解脱出来），可以使精神分裂症得以存续。

躯体疾病的精神症状

躯体疾病的患者比健康人更容易出现精神障碍。躯体疾病患者中最常见的精神障碍有心境障碍或适应障碍，以及急性脑器质性障碍（谵妄）。心理症状与躯体症状的关系可以按下列三种方式之一来理解：

- 心理困扰和障碍可以诱发躯体疾病（例如，神经性厌食引起低钾进而导致心律失常）。
- 躯体疾病及其治疗可以引起心理症状或心理健康水平下降（表22.2）。
- 躯体和心理的症状及障碍可以相互独立地共存，特别是在老年人。

综合医院常见的精神障碍

谵妄是综合医院最常见的精神病，而痴呆是最常见的慢性脑器质性障碍。心境障碍，特别是抑郁症常见于慢性而痛苦的疾病（如严重的关节炎）、致残性疾病（中风后）和得知患有危及生命的疾病诊断后，如癌症。其他因素也可以使某些躯体疾病患者罹患精神障碍的风险增高（表22.3）。

治疗上的不同点

虽然基本治疗原则与治疗躯体健康的精神障碍患

表 22.2 躯体疾病所致的精神症状

精神障碍 / 症状	躯体疾病
抑郁性疾病	甲状腺功能低下 Cushing 综合征 类固醇治疗 脑肿瘤
焦虑障碍	甲状腺毒症 低血糖（一过性） 嗜铬细胞瘤 复杂部分发作（一过性） 酒精戒断
易激惹	脑震荡后综合征 额叶综合征 低血糖（一过性）
记忆问题	脑肿瘤 甲状腺功能低下
行为改变	急性药物中毒 癫痫发作后状态 急性谵妄 痴呆 脑肿瘤

表 22.3 综合医院中增加患者罹患精神障碍风险的因素

患者因素	躯体疾病
精神障碍既往史阳性	慢性健康不良
目前有社会或人际关系压力	慢性疼痛
无家可归	危及生命的疾病
最近有酒精滥用	最近得到预后不好的消息
	致残疾病
	脑疾病
	最近生产、死产或流产
	功能性疾病（心身疾病）
场所	**治疗**
急诊科	某些药物（如多巴胺激动剂）
神经科、肿瘤科和内分泌病房	术后第二天
加护病房（ICU）	影响体像的手术（如紧急造口）
肾透析病房	

者是相同的，但还是有一些不同：

- 由于躯体诊断或预后存在不确定性，同时人们有考虑到最坏情况的习惯，这些经常构成精神障碍的诱发或存续因素，在适应障碍或心境障碍中尤其明显。医生和患者之间良好的双向交流，花时间倾听患者的担心和顾虑，通常是能找到的最有效的“抗抑郁剂”。
- 详细的病史可以揭示**躯体疾病或治疗**在加重精神疾病上的作用，如果有这些情况应当特别注意（见表 22.2）。例如，多巴胺激动剂溴隐亭可诱发精神病。
- 如果患者的疾病影响**药代动力学**，开具精神药物时应当减量，例如给肾衰竭或肝衰竭患者使用氟西汀。
- **药物相互作用**，例如锂盐和非甾体抗炎药；锂盐和噻嗪类利尿剂。服用精神药物的患者紧急收入院时和开具镇痛药时，最易发生药物相互作用。
- 有时计划中的躯体治疗会加重精神状况。例如，抑郁的白血病患者在下一轮化疗中准备使用高剂量的类固醇。这时，应认真考虑优先解决患者的哪个症状。遇到这样的临床困境时，与精神科医生讨论常常是有用的。
- 对有心境障碍的住院患者一定要考虑其**自杀**的危险，并采取措施降低这种危险。例如把患者搬到一层的房间，并且/或者由具有精神科专科执照的护士对有危险的患者实行监护。

严重的行为紊乱

具有攻击性或暴力行为的患者引起所有工作人员的恐惧是可以理解的，这种情况在事故与急诊科最常见。来自陪伴者，如警察或看护人员的信息可能非常有帮助。Box22.6 列出了行为紊乱的主要原因。

对严重紊乱患者的处理

处理的首要目标是控制危险行为并确立临时诊断。处理暴力患者时有三项特殊策略是必须的：

- 安慰和解释
- 躯体约束
- 用药。

Box 22.6 行为紊乱的主要原因

- 药物中毒（特别是酒精中毒）
- 谵妄（急性意识混乱状态）
- 急性精神病
- 人格障碍

大部分处于混乱状态的患者像别人一样，自己也被吓坏了，可能觉得周围人有威胁，误会了其他人的行为。工作人员总是应当对当时的场景和自己的意图进行解释。这个简单的策略可以使患者安静下来，足以进行面谈并接受恰当的检查。

如果行为紊乱严重且持续存在，可能需要对患者进行约束以免他们伤害自己或伤害他人。如果事先有所计划，应当有充足的经过训练的工作人员，每个肢体至少有一人负责，并有另外两人负责给药。一旦躯体得到控制，使患者处于俯卧位，这样做的目的是保护呼吸道而且便于肌肉给药。必须注意保证不要让气道或呼吸运动受阻，办法是始终有人在患者床头观察。

当患者被约束时，通常需要给药，直至看到患者安静下来才能放开他。处理视临床诊断而定。如果患者有精神病，应当“快速镇静”，只要符合《精神卫生法》，或者情况非常危险，医生可以按“不成文法”行动。现在快速起效的治疗方法是深部肌肉注射醋酸粗氯戊胺，剂量为50～150mg，同时可用劳拉西泮0.5～1mg。联合用药，这二者有协同作用。还可以规律地相对间隔较短地肌肉注射（30～60分钟）中等剂量的神经松弛剂或苯二氮䓬类药物。另一个替代方案是给60岁以下的患者肌肉注射丁酰苯类抗精神病药（氟哌啶醇 5 ～ 10 mg）。对于老年人和已知有心脏或肝脏疾病的患者，应降低剂量。在追加下一剂量之前，观察患者应当达1个小时。应当监测呼吸、脉搏和血压，注意低血压、心律失常和呼吸困难。对于持续混乱的患者，最好合并肌肉注射苯二氮䓬类药物（劳拉西泮 2 mg）而不要进一步追加神经松弛剂。神经松弛剂类药物和苯二氮䓬类药物都可以用作镇静剂。

患者角色和患病行为

患者角色（sick role）描述的是患者通常采取的行为。一般不要求患者完成正常的社会义务，别人以同情的态度对待他们，并且患者只有看病和遵从医疗建议或治疗的义务。

患病行为指不同的人对特定症状的感知、评价和采取行动（或不行动）的方式是不同的。当我们面对一个症状选择如何做时，都有自己的患病行为。一般而言症状越多、越重、带来的痛苦越大，就越可能去看病。内向而关注自身健康的人也更倾向于看医生。

尽管有充分恰当的检查和解释，患者的反应与客观存在的躯体病理仍不相符，这便是发生了**异常患病行为**（abnormal illness behaviour）。

功能性障碍或心身疾病：医学上难以解释的症状

“**功能性**”障碍是器官没有出现明显的病理或解剖改变（与此对应的是“器质性”），而推定为某个器官或系统的功能障碍。**心身**这个词有几个意思，包括心源性、“都是心里想的”、想像的和装病。现代意义的心身疾病是病因未明的综合征，躯体和心理因素都可能是成因。精神科对这些障碍的分类可能是**躯体形式障碍**，但往往不易符合医学或精神病学分类系统，因为这些情况属于两者的边缘地带。医学上难以解释的症状和综合征在初级保健机构和综合医院（消化科和神经科一半以上的门诊患者有这样的综合征）中非常普遍。由于正统医学在治疗或理解这些障碍上不是特别有效，许多患者认为他们的医生没有同情心，转而向疗效不确定的补充医学求助。功能性障碍的例子见表22.4。

流行病学研究提示，患有这些综合征中的一个显著增加罹患另一个的危险，因此，有些医生认为这些综合征代表着同一**个功能性综合征**的不同表现，即**躯体化过程**。功能性障碍与精神障碍有显著的相关，特别是抑郁和惊恐障碍以及恐惧症。不支持这一观点的证据是，初级保健机构中这类障碍的患者大多数并没有精神障碍或其他功能性障碍。而且好像需要有大的应激或精神障碍，这样的患者才会去医生那里寻求帮助，这也许能解释为什么医生们有很深的印象认为这类障碍与应激和精神障碍关系密切。历史上，对于自己不能解释的症状，医生们习惯于诊断为“应激”或“心身疾病”。医学史上不乏这样的障碍，在研究澄清了其病理特征后被重新归类。最近的一个例子是书写者痉挛，现在多数神经科医生都同意这是一种肌张力障碍而不是神经症。

表 22.4　功能性或心身综合征（医学上难以解释的症状）

“紧张性”头痛	慢性或病毒感染后疲乏综合征
不典型面部疼痛	多种化学物质过敏
不典型胸痛	经前综合征
纤维肌痛（慢性广泛性疼痛）	肠易激综合征或功能性肠道综合征
其他慢性疼痛综合征	膀胱易激综合征

慢性疲乏综合征（CFS）

最近几年，关于是否存在慢性疲乏综合征以及病因是什么的争论比其他功能性综合征可能都要多些。这反映出它在分类中地位的不确定性，是精神障碍分类中的**神经衰弱**，还是神经障碍中的**肌痛性脑脊髓炎**（ME）。尽管都是靠临床诊断并排除其他导致疲乏的障碍得到的，有力的证据可以证明这一障碍的存在。在英国，慢性疲乏综合征的患病率为0.5%，而异常的疲乏感作为一个症状的发生率为10%～20%。此综合征最常见于20～50岁的妇女。核心症状是慢性疲乏，轻微劳作就会使其加重。这种疲乏通常既是躯体的也是心理的，相关症状还有注意力差、识记功能受损、易激惹、睡眠类型改变（失眠或睡眠过多）以及肌肉疼痛。肌痛性脑脊髓炎这个名词在医学领域里现在越来越少用了，因为没有证据支持这个名词所提示的病理改变。

病因学

各种功能性障碍经常具有共同的病因（见表22.5），同时也有更具特异性的病因。例如，慢性疲乏综合征可以被特定感染诱发，如传染性单核细胞增多症和病毒性肝炎。传染性单核细胞增多症患者中大约有10%在感染发生6个月后出现慢性疲乏综合征，然而这时已经没有持续感染的证据了。这种明确出现于病毒感染之后的疲乏状态可以归类为**病毒感染后疲乏综合征**。其他致病因素包括身体不活动和睡眠困难。慢性疲乏综合征患者身上发现的免疫和内分泌异常可能继发于这些患者中常见的不活动或睡眠紊乱。相当一部分（虽然不是多数）患者存在心境障碍，这会给诊断带来问题，因为两种障碍的症状有相当多的重叠。这些心境障碍可能是继发的、独立存在的（共病），也可能是原发性抑郁被误诊为慢性疲乏综合征。应激的作用尚不确定，有些指征显示应激的影响是通过其后发生的精神障碍为中介的，并不是直接作用。

处理

功能性障碍的一般处理原则见Box22.7。针对慢性疲乏综合征的处理包括一个双方同意的、督导下的渐进性活动增加计划。然而，很少有患者在治疗后认为自己痊愈了。有时，就这么一个躯体表现为主的疾病，劝说患者接受被不恰当地看作“心理治疗”的疗法是困难的。在没有心境障碍或失眠的情况下，抗抑郁药是没有作用的。

表 22.5 功能性障碍常见的致病因素

素因（易感因素）
- 完美主义、强迫和内向人格特征
- 童年创伤（遭受躯体或性虐待）
- 一级亲属中有类似疾病

诱因
- 感染
- 慢性疲乏综合征（CFS）
- 肠易激综合征（IBS）
- 心理创伤事件（特别是意外）
- 躯体损伤（纤维肌痛和其他慢性疼痛综合征）
- 诱发行为改变的生活事件（如突然发病）
- 患者认为应由其他人负责的事故

存续因素
- 随后的生理适应中不活动（慢性疲乏综合征和“纤维肌痛”）
- 回避行为——多种化学物敏感（MCS）、慢性疲乏综合征适应不良的疾病信念（维持适应不良的行为）（慢性疲乏综合征）
- 过度的饮食限制（“食物过敏”）
- 兴奋剂
- 睡眠紊乱
- 心境障碍
- 躯体化障碍
- 未解决的愤怒或内疚
- 未解决的赔偿问题

Box 22.7 功能性障碍的处理

第一个原则是识别和处理存续因素（例如造成功能障碍的信念和行为，心境障碍和睡眠障碍）

- 沟通
  解释这种健康不良状况的性质，包括诊断和成因
  就处理问题进行健康教育（包括自助手册）
- 停止某些用药（如引起失眠的咖啡因、导致依赖的镇痛剂）
- 康复治疗
  认知行为治疗（挑战没有帮助的信念并改变应对策略）
  督导下的逐级练习治疗，大约要3个月（以减少不活动并改善适应性）
- 药物治疗
  针对心境障碍、镇痛和睡眠紊乱可以用抗抑郁剂
  对症用药（如恰当的镇痛药，只在必要时使用）

预后

不加治疗预后不好，只有不到10%的住院患者在1年后恢复。随着年龄的增高、共病的增加和认为这完全是一种躯体疾病确信程度的增加，预后更差。

纤维性肌痛（慢性广泛性疼痛：CWP）

这种病因不明的矛盾状况与慢性疲乏综合征有重叠，两者都引起疲乏和睡眠紊乱。慢性广泛疼痛中，弥散性肌肉和关节疼痛更具有持续性，并且更严重，虽然“压痛点”以前被认为是特异性的，但现在已知是普遍存在的，与心理困扰有关，并且没有诊断意义。慢性广泛性疼痛最常发生在40～65岁的女性，社区的患病率在1%～11%之间。此症与抑郁障碍和焦虑障碍、其他功能性障碍、躯体去条件化以及特征性睡眠紊乱有关联（见表22.5）。

处理

除了Box22.7中的一般原则，处理还包括对症止痛、纠正睡眠紊乱和躯体导向性的康复计划。最近的一项多元分析显示，既能抑制5羟色胺再摄取又能抑制去甲肾上腺素再摄取的三环类抗抑郁剂（如阿米替林、度硫平）对睡眠、疲乏和疼痛症状的效果最好。所采用的剂量对于抗抑郁效果来说是太低了，药物可能是通过其催眠和镇痛效果来发挥作用的。

其他慢性疼痛综合征

慢性疼痛综合征是医学上原因未明的慢性致残性疼痛。精神病学分类为持续的**躯体疼痛障碍**，但这一分类并不令人满意，因为该标准将情绪因素定为主要原因，而在临床上要做到如此确定是很困难的。慢性疼痛综合征主要累及头、面、颈、腰、腹、生殖器和全身（慢性广泛性疼痛：纤维肌痛）。在英国，“功能性”腰痛是最常见的因病误工的“躯体”原因。检查经常可以发现轻微的异常（如X线颈椎片显示轻微的颈椎强直），但这样的改变不足以解释疼痛的严重程度和造成的残疾。这样的疼痛经常难以缓解，对镇痛药物的反应也不好。睡眠紊乱几乎是普遍存在的，相当一部分患者合并精神障碍。

病因学

对疼痛的知觉涉及感觉（伤害感受）、情绪和认知加工。功能性脑扫描提示，在这种情况下，大脑对疼痛的反应可能是异常的，作为对慢性疼痛的反应，激活增加。这可能与行为条件化和对初始急性疼痛的生理反应有关。大脑通过改变中枢加工过程来适应延长了的疼痛刺激。前额叶皮质、丘脑和扣带回似乎尤其受到影响，其中一些也介入一般疼痛的情绪评价。因此，就可以理解信念、情绪和行为是如何影响对慢性疼痛的感知（见表22.5）。

处理

处理原则与其他功能性综合征的处理原则相同(Box 22.7)。由于镇痛剂很少有效，而且可能引起长期损害，应当鼓励患者逐渐减少使用。如果能保证家人和伴侣仍旧支持患者而且没有无意中影响治疗进程，将家人和伴侣纳入治疗经常是有帮助的。

很少采用特异性药物治疗。神经阻断通常没有效果。如果认为疼痛是神经病理性的，可以考虑使用抗惊厥药，如卡马西平和加巴喷丁，进行试验性治疗。抗抑郁剂**度硫平**对于一半的非典型面部疼痛患者有效，效果与其对情绪的作用无关。另一个三环类抗抑郁剂，**阿米替林**，对紧张性头痛有帮助，这可能与该药独立的镇痛作用有关。阿米替林的另一个好处是增加慢波睡眠，这也许是它在治疗慢性广泛性疼痛上比非甾体抗炎药更有效的原因。三环类抗抑郁剂既影响5羟色胺的再摄取，又影响去甲肾上腺素的再摄取，似乎比选择性更强的去甲肾上腺素再摄取抑制剂对神经病理性疼痛更有效。有证据显示，在治疗慢性疼痛综合征上，三环类一般优于选择性5羟色胺再摄取抑制剂类。

肠易激综合征

这是一个最常见的功能性综合征，影响英国人口的10%～30%。其临床特征、相应处理以及相关的功能性消化不良在第6章有更详细的描述。虽然肠易激综合征的患者中多数没有精神障碍，但对伴有便秘和胃口不良的患者应当除外抑郁疾病。伴有恶心和腹泻的患者应当除外焦虑障碍。持续的腹痛或空虚感偶尔也可能是严重抑郁症的现患症状，尤其是有虚无妄想认为身体里空了或内部已经坏死了的老年患者。

处理

处理在第 6 章和 Box22.7 中有更详细的阐述。到能提供专门的健康教育、特别重视患者的患病信念和顾虑的医生那里就诊，可以带来持久的益处。用来帮助症状严重者的心理疗法包括生物反馈、催眠治疗、认知行为治疗和短期人际心理治疗。如果有指征，在选择抗抑郁剂时应当考虑这些药物对结肠通过时间的影响，三环类抗抑郁剂一般使肠蠕动减慢，而选择性5羟色胺再摄取抑制剂通常加快通过时间。

多种化学物质敏感、念珠菌过敏和食物过敏

一些补充卫生从业者、医生和患者自己诊断多种化学物质敏感（MCS）（如对多种食物、吸烟、香水、汽油）、念珠菌过敏和变态反应（对食物、自来水甚至电流）。被归为这类障碍的症状和综合征数目甚众、变化多端，而且包括了所有的功能性障碍、心境障碍和关节炎。很难获得支持这类障碍存在的科学证据，特别是当双盲方法投入使用后。

对食物的I型超敏反应，如对坚果的过敏，当然是存在的，但幸运的是这样的情况不常见（大约千分之三）。直接针对某种食物的不能耐受也有发生（如偏头痛者不能耐受巧克力，肠易激者不能耐受咖啡因）。

念珠菌病发生在免疫力下降的患者的胃肠道中，如艾滋病患者。阴道念珠菌病可以发生在其他方面健康的妇女接受抗生素治疗之后。一项在诊断为念珠菌病过敏综合征的妇女中进行的、关于制霉菌素作用的双盲对照研究显示，阴道念珠菌是惟一一个制霉菌素比安慰剂有效的指标。几乎没有证据显示念珠菌对其他症状有系统性作用。尽管如此，常见的情况是患者仍然相信这种诊断（念珠菌过敏）及治疗的正当性和有用性。

病因学

对诊断为多种化学物质敏感或食物过敏的患者进行调查显示，现在和既往患有精神障碍的比例高（特别是心境障碍和焦虑障碍）（见表 22.5）。对于食物不耐受的患者应除外进食障碍。有些患者进食糖类含量非常低的饮食作为试行治疗，他们在进食高糖类后可能会出现反应性低血糖，他们将这一现象解释为食物过敏。已经证实，经典条件反射可以造成健康人对食物和味道的不耐受，这可能是某些食物不耐受患者疾病形成的机制。这一研究证明这些不耐受状况的存在，但提示可能是与条件化的反应伴随出现的生理结果。这可以解释为什么双盲法去掉了对刺激的反应。

处理

Box 22.7的一般原则是适用的。如果假定恐惧反应或条件化反应是背后的原因，逐步暴露于条件化了的刺激（系统脱敏）或许值得一试。初步研究显示，在认知行为治疗的背景下，这种方法可以成功地治疗这样的不耐受。

经前期综合征

经前综合征（PMS）由规律出现在经前并在月经开始后很快减轻或消失的躯体和心理症状组成。躯体症状包括头痛、疲乏、乳房胀痛、腹胀和液体潴留。心理症状包括易激惹、情感脆弱或心境低落和紧张。经前期烦躁症（PMDD）是经前综合征的严重形式，伴随躯体症状的出现，有明显的情绪波动、易激惹、抑郁和焦虑。整体而言，患有心境障碍的妇女更容易经历这种障碍。经前综合征的患病率并不随文化而变动，多数妇女（75%）自述在一生中的某个时段曾经患过该病。严重致残的经前综合征（经前情绪烦躁综合征）发生于3%～8%的妇女。经前综合征的成因还不清楚，只知道表22.5罗列的因素中有一些可以加重病情。研究显示，生殖激素受体的异常可能起一定作用。

处理

Box22.7的一般原则是适用的。用维生素B_6（第5章）、利尿剂、黄体酮、口服避孕药、月见草油治疗，以及雌二醇植入或贴片治疗（被循环中的炔诺酮所平衡）尚处在试验阶段。旨在提高患者应对技巧的各种心理治疗可以减少残障。两个临床试验提示逐级锻炼治疗可以缓解症状。几项研究证明选择性 5 羟色胺再摄取抑制剂（SSRI）治疗经前情绪烦躁综合征有效。

绝经

绝经的临床特征和处理在第 18 章有叙述。前瞻性研究显示，此时期抑郁障碍的发病率并没有升高。如此

明显的躯体改变，有时与子女离家同时发生，自然会伴有情绪的调整，正常情况下并不累积为病理状态。

推荐读物

Grady-Weliky TA (2003) Premenstrual dysphoric disorder. *New England Journal of Medicine* **348**: 433-438.

Lishman WA (1998) Organic Psychiatry: *The Psychological Consequences of Cerebral Disorder*. Oxford: Blackwell Science.

Royal College of Physicians and Royal College of Psychiatrists (2003) *The Psychological Care of Medical Patients: A practical guide*, 2nd edn. London: Royal College of Physicians.

White PD, Moorey G (1997) Psychosomatic illnesses are not 'all in the mind'. *Journal of Psychosomatic Research* **42**(4): 329-332.

Whiting G et al. (2001) Interventions for the treatment and management of chronic fatigue syndrome. *Journal of the American Medical Association* **286**: 1360-1368.

躯体形式障碍

正如功能性障碍一节所介绍的，因其性质不确定且病因不明，躯体形式障碍的分类难以令人满意。然而，确实有一些障碍，除了被描述为“功能性障碍”之外，经常出现且症状一致，得到公认。

躯体化障碍

表现为某种功能性障碍的十个患者中有一个会满足慢性躯体化障碍的标准，这种障碍有时也称作Briquet综合征。这种障碍由多种反复发生的、医学上难以解释的症状组成，通常开始于成年早期。筋疲力尽、眩晕发作、头痛、对光和噪音过敏、麻木、腹痛、颈背痛、恶心、性症状以及异常的皮肤感觉是最常见的主诉，但是症状几乎可以涉及身体的任何部分或系统。患者通常是女性，已经获得多种医学意见和重复的阴性检查结果。症状并没有可证实的躯体原因，这样的医学保证并不能使患者得到安慰，患者会继续“持续回诊（doctorshop）”。即使症状与心理 / 社会问题之间的联系很明显，患者通常不愿意接受对症状的心理和（或）社会解释。异常患病行为明显，患者可以表现为吸引注意和依赖医生。这样的患者还可能抱怨以前的医疗保健和照顾。

病因不明，但患者经常有心境障碍和人格障碍。经常伴有对处方药的依赖或滥用，通常是镇静药和镇痛药。通常有明显的童年创伤史或者儿童期自己或父母有慢性病史，可能在病因上起一定作用（见表22.5）。这种状况极可能是心理疾病的躯体表现，即使临床表现很快被医源性问题弄得更复杂（如术后问题和处方药相关的问题）。本障碍的病程是慢性的、致残性的，伴有长期存在的家庭、婚姻和（或）职业问题。

疑病症

最显著的特征是认定自己患了某种严重疾病并面临其严重后果的先占观念。患者通常相信自己得了癌症或艾滋病，或者是其他严重疾病。典型患者反复要求进行实验室检查和其他检查，以证实他们病了或确保自己正常。这样的安慰往往持续时间不长，很快新一轮担心和要求检查又开始了。疑病症的症状可能继发或伴发于多种精神障碍，特别是抑郁障碍和焦虑障碍。偶尔，疑病观念是妄想性的，继发于精神分裂症或抑郁性精神病。疑病症可以与躯体疾病共存，但诊断的关键是患者投入的关注是不相称的且没有根据。

躯体形式障碍的处理

Box 22.7列出的原则也适用于这些障碍。患者非常赞赏对症状进行讨论和解释。进一步的处理包括停止向患者保证没有发现严重的疾病，因为这样做只是强化了患者对医生的依赖。如果可能的话，医生应当通过展示症状与应激的关系，敏感地对可能的心理和社会困难进行探索。一些有用的提问包括：

“你最后一次感到完全健康和高兴是什么时候？”

这类患者可能难以回忆这样的时刻，这一特点支持躯体形式障碍的诊断，并导向对他们为什么从来不能感到健康快乐的讨论。

“因为疾病，什么事你现在做不了了？”

“你的健康状况不好对亲密关系造成了哪些改变？”

这些问题给出的信息通常能够用来形成双方同意的处理计划。不鼓励重复性检查。处理的关键是所有工作人员和亲近的家庭成员对患者的问题应采取相同的策略。这类患者经常有意无意地将医务人员和家庭成员划分为“好的”和“坏的”（或者关心的和不关心的），用这种方式来投射其困苦。由于这类障碍的预后不良，治疗的目标是尽量降低残障。一份双方同意的保健合约要纳入充足的专业人员（全科医生、供选择的心理治疗师、健康心理学工作者、补充医疗专业人员、内科医生或精神科医生），按约定的频率就诊并回顾病情，从而有助于处理此类状况。

已经证实，认知行为治疗可以给相当多的躯体形式障碍患者提供有效的康复。

推荐读物：

Boorsky A, Ahern D (2004) Cognitive behaviour therapy for hypochondriasis. *Journal of the American Medical Association* **291**: 1464-1470.

Butler CC et al. (2004) Medically unexplained symptoms. *Journal of the Royal Society of Medicine* **97**: 219-222.

分离（转换）障碍

直到最近，这类障碍还被称作“歇斯底里”；但由于该词有时用于带有贬义地描述夸张的行为，因此这个术语是不恰当的。

分离障碍是医学上无法解释的、觉察或认知能力的根本性缺失状态。分离这个术语指不同的心理活动不能整合在一起，包括的现象有：遗忘、神游和假性惊厥（非癫痫性）抽搐发作。

转换这个术语是弗洛伊德引进的，用来解释未解决的冲突是如何转换为通常具有象征意义的躯体症状的，这一过程是对未解决的冲突的心理防御。这类症状通常包括瘫痪、异常运动、感觉缺失、失音、步态障碍和假孕。据估计，妇女的终生患病率为3‰～6‰，男性患病率要低些。多数病例在35岁之前发病。分离障碍在老年中是罕见的。

表 22.6　常见的分离 / 转换症状

分离（心理上的）	转换（躯体上的）
遗忘	瘫痪
神游	步态障碍
假性痴呆	震颤
分离性身份障碍	失音
精神病	缄默
	感觉症状
	癔球症
	癔症性抽搐
	失明

临床特征

多种症状通常被分成分离和转换两类（表22.6）。要诊断分离障碍，必须具有下列四个特征：

- 出现不能用躯体病理解释的症状。
- 是无意识产生的。
- 本病总是由未解决的冲突或生活事件诱发。
- 症状不是交感神经系统过分活跃造成的。

其他特征包括：

- 症状和体征经常反映患者对疾病的想法。
- 患者可以是“捡了”某位患病亲友的症状。
- 通常有异常患病行为，对残疾有明显夸大。
- **原发性获益**指即刻缓解其情绪冲突。
- **继发性获益**指患者通过生病和残障获得的社会便利（家人和朋友的同情、不必工作、残疾补偿）。
- 可以有一种奇怪的、对症状或残疾的关注缺乏（“漠然处之”）。
- 同时存在躯体疾病并不少见（例如某些癫痫患者也有假性惊厥）。

分离性**遗忘**起病突然。患者不能回忆自己的一段生活，甚至否认知道自己以前的生活或个人身份。在分离性**神游**状态下，患者不仅失去记忆，而且从日常环境中出走，被找到时否认出走经过的所有记忆。神游状态的鉴别诊断包括癫痫发作后的自动症、抑郁疾患和酒精滥用。

分离性**假性痴呆**表现为记忆缺失和最初提示严重全面痴呆的行为。需要鉴别诊断的是抑郁性假性痴呆。

多重人格障碍罕见，但具有戏剧性，而且可能只是心理治疗师暗示的结果。在同一个人身上有两个或多个“人格”快速转换，其中每种人格都遭到一定程度的压抑并与其他“人格”分离开。鉴别诊断需要注意快速循环的**躁郁症**，后者也可以解释人格突然的明显改变。

流行性或“**集体癔症**”通常发生在女孩或妇女集中的部门，在这种情况下，暗示和共有的焦虑联合作用，造成疾病或行为紊乱的暴发，经常是在受到威胁或有实际的社会改变时，团体的领导人物突然病倒后发生。

鉴别诊断

虽然慢性患者中心境障碍和人格障碍的共病率高，但随着时间流逝，分离障碍通常是一个稳定和可靠的诊断。应当特别小心，诊断要以阳性发现为基础做出，而不能简单地以没有可诊断的疾病下做出。还应当注意除外或治疗伴随的精神障碍。

病因学

初步研究采用功能性脑扫描比较了假装运动异常的健康对照组和有类似运动转换症状的患者，结果提示分离涉及的大脑区域与刺激不同。这一发现支持最

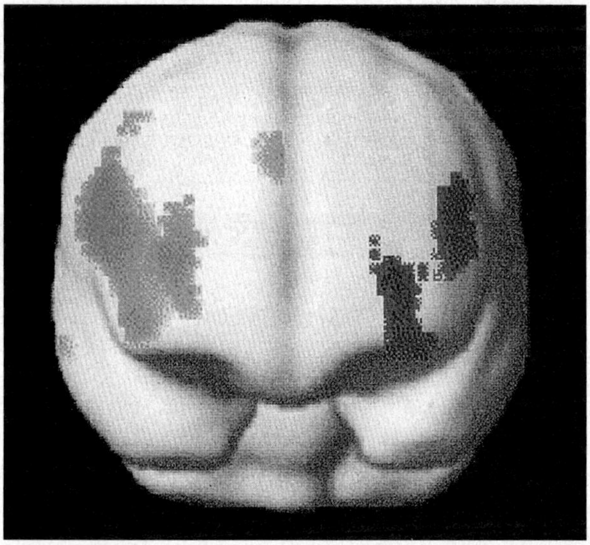

图22.1 （也见彩图22.1）叠加在大脑前部表面磁共振扫描上的统计参数图，如同从头顶向下看一个人。红色显示运动转换症状患者的低功能区域。绿色显示假装同样运动异常的健康对照组的低功能区域。Reproduced from Spence SA, Crimlisk HL , Cope H,Ron MA, Grasdy PM (2000) Discrete neurophysiological correlates in prefrontal cortex during hysteical and feigned disorders of movement. *Lancet* 355:1243-1244, © The Lancet Ltd. 2000, with permission.

早 Charcot 提出的无意识机制（图 22.1），提示存在无意识水平的自主意愿的脱抑制，因此患者无法按意愿使相关功能发生。

分离的精神分析理论提出分离是过去某个时间点，带有强烈情感的记忆被压抑到无意识里的结果。症状被解释为压抑和把情感能量象征性地转换为躯体症状。这一假说很难检验，虽然有一些证据说明分离障碍患者更多地经历过童年虐待，特别是当既有性虐待，又有躯体虐待，而且开始于儿童早期时。某些治疗“恢复”了患者以前完全不知道的儿时记忆，对这种方法获得的病史，应当持审慎态度。

分离障碍的患者，按定义是既拥有患者角色又有异常患病行为，结果继发性获益使疾病得以维持。

处理

对分离障碍的治疗与 Box 22.7 列出的躯体形式障碍治疗的一般原则相似。第一个任务是找到一个切合患者及家庭的患病模式，使他们能够理解、接受并导向恰当的处理。下面给出一个虚拟的例子，说明如何进行恰当的解释：

> 你告诉过我，母亲突然去世时你感到巨大的震撼。尤其是在你和约翰结婚的问题上，你们分歧很大，从那以后很长时间你都没有跟她说过话。在她去世之前你都没能和她道别。悲伤、内疚和愤怒一下子使你的大脑负荷过重。我怀疑这是否就是你为什么现在不能说话的原因。我不知道，找到能使事情变好的话题对你来说是不是很困难，特别是你现在已经不能和你母亲说什么了。

这样的解释还要通过互相讨论进行修正，直到达成一致的理解，而后就可以把这样的理解作为针对该疾患的工作模式。然后计划提供一个康复项目，既关注患者的躯体需求也考虑其心理需求和其他问题。一个逐步的、双方同意的恢复正常功能的计划，通常可以在适当的治疗师指导下展开（如治疗失音的言语治疗师、治疗瘫痪的理疗师）。同时，为确定恰当的心理治疗，应当进行心理治疗评估。例如，夫妇治疗强调的是重要的关系困难；个体心理治疗可以缓解来自童年期没有解决的冲突。

通过**催眠**或静脉注射小剂量的咪达唑仑带来的**精神疏泄**可以产生巨大的、或许是短期的恢复效果。在疏泄状态下，鼓励患者释放引起障碍的应激事件并表达

相伴的情绪；这就是疏泄。这种方法曾用于治疗战时的急性分离状态，很管用，但对于日常民事生活中的问题，其价值好像要差得多。必须有适当的复苏设备和麻醉师在场时才能考虑这种治疗。

催眠治疗是患者处于催眠出神状态下进行的治疗，其理念是由于患者处于放松状态而没有采用压抑，治疗就更有效。这样治疗师能接近以前无法意识到的情绪冲突或记忆。关于此技术应用于分离障碍没有正式发表的临床试验。因为觉得这种技术不成功，弗洛伊德放弃了这种方法，建立了精神分析，但有些催眠治疗师宣称结果良好。当患者突然面对以前被压抑的记忆时，应当小心避免灾难化的情绪反应。

预后

多数新近发作的病例治疗后迅速恢复，这就是为什么应当尽早作出阳性诊断，而不要把患者转到另一科医学专家那里。病程长于 1 年的病例容易迁延，同时伴有堡垒化的难以改变的异常患病行为模式。

推荐读物

Crimlisk HL, Bhatia K, Cope H, David A, Marsden CD, Ron MA (1998) Slater revisited: 6 year follow up study of patients with medically unexplained symptoms. *British Medical Journal* **316**: 582-586.

Mersky H (1995) *The Analysis of Hysteria,* 2nd edn. London: Gaskell.

睡眠困难

睡眠分为**快动眼**（REM）和**非快动眼**（non-REM）睡眠。当困倦袭来，脑电图的 α 节律消失，代之以深的慢波活动。60～90分钟之后，慢波又被低幅波取代，在此基础上叠合了快动眼，持续几分钟。这种周期在睡眠期反复出现，其中快动眼期变得越来越长。快动眼睡眠伴随着做梦和生理唤起。慢波睡眠与同化激素和细胞因子的释放有关，细胞有丝分裂速率增加。这有助于保持宿主的防御能力、细胞的修复和代谢。为此，在需要生长或存储的情况下（如青春期、孕期、甲状腺毒症），慢波睡眠增加。

失眠是睡眠困难，成年人中有 1/3 的人主诉失眠，其中又有 1/3 的人的病情严重。

原发性睡眠障碍包括睡眠呼吸暂停、发作性睡病、**下肢不宁综合征**（Ekbom，见第 11 章）以及相关的**周期性腿部运动障碍**，即腿（有时是手臂）在熟睡中抽动。

睡眠时相推迟综合征发生在睡眠昼夜节律推迟时，因此患者从清早一直睡到中午或更晚。**夜惊**、**睡行症**和**睡眠中对话**是非快动眼睡眠期的现象，最常见于儿童，成年期处于压力之下或罹患情绪障碍时可以再次出现。

心理生理性失眠常常伴有功能性障碍、情绪障碍和物质滥用障碍，也常常发生在应激之下（见 Box22.8）。失眠经常由上述某个因素诱发，但是后来失眠本身就变成了一种习惯，对失眠的预期和白天打盹促成了这种习惯的形成。失眠导致白天的困倦、疲乏和不良后果，如道路交通事故。评估应特别注意情绪、生活困难和摄入的药物（尤其是酒精、尼古丁和咖啡因）。初期失眠（安顿下来入睡有困难）常见于躁狂、焦虑和抑郁障碍以及物质滥用。中期失眠（在夜里醒来）伴发于睡眠呼吸暂停和前列腺病变等医疗情况。末期失眠（清晨早醒）可以由抑郁症和营养不良引起（如神经性厌食）。

习惯性饮酒量应当予以仔细估计，因为即使超过的量很小也可能是引起失眠和近期戒断症状的强力因素。**咖啡因**可能是英国使用最多的药性物质，其效力容易被低估。对于一般的健康成人，一天摄入 6 小咖啡杯（不是大杯）的纯咖啡就可以导致失眠。咖啡因不仅存在于咖啡和茶中，巧克力、可乐饮料和某些镇

Box 22.8 失眠的常见原因

精神障碍
心境障碍（躁狂、抑郁和焦虑障碍）
谵妄和痴呆

药物使用或滥用
成瘾性药物戒断（酒精、苯二氮䓬）
刺激性药物（咖啡因、苯丙胺）
处方药（类固醇、多巴胺激动剂）

躯体状况
疼痛（典型的腕管综合征）
夜尿症（如由于前列腺病变）
营养不良

原发性睡眠障碍
睡眠呼吸暂停
下肢不宁综合征

痛药中也有。可以扰乱睡眠或引起生动梦境的处方药包括多数抑制胃口的药、糖皮质激素、多巴胺激动剂、脂溶性β受体阻滞剂（如普萘洛尔）和某些亲精神药物（特别是第一次开具给患者用时，如氟西汀、瑞波西汀、利培酮）。

睡眠过多在青少年抑郁疾病患者中并不少见，还发生于发作性睡病，可以一过性地出现在感染后，如传染性单核细胞增多症。

失眠的处理

处理依诊断来确定。如果目前各种诊断都不明确，对患者进行睡眠健康教育是正确的。应当尝试简单的措施，如减少酒精摄入、晚饭早点儿吃、每天锻炼身体、上床前洗个澡以及建立规律的上床时间。放松技术和认知行为治疗对于难治性失眠有一定作用。短半衰期的苯二氮䓬类药物对治疗急性失眠有用，但连续使用不应超过 2 周以避免依赖。非苯二氮䓬类催眠药（扎莱普隆、佐匹克隆、唑吡坦）作用于苯二氮䓬受体，偶尔有依赖的报告。特定抗组胺药（如异丙嗪）和抗抑郁剂（如阿米替林、三甲丙咪嗪、曲唑酮、米氮平）是非成瘾性的，低剂量可以用作安眠药，附加的好处是增加慢波睡眠。最常见的副作用是早晨镇静作用和体重增加。

推荐读物

Sateia MJ, Nowell PD (2004) Insomnia. *Lancet* **364**: 1959-1973.

Wilson S, Nutt D (2005) Assessment and management of insomnia. *Clinical Medicine* **5**: 101-104.

心境（情感）障碍

分类

这类障碍常见的核心特征是心境异常。心境最好被视为一个连续体，从一端的严重抑郁到另一端的严重躁狂，中间是正常稳定的心境（图 22.2）。心境障碍分为单相和双相情感障碍，双相障碍（又称躁狂抑郁障碍）患者经历着抑郁和躁狂交替发作的痛苦。尽管常常反复发作，但单相障碍患者只是遭受着抑郁心境波动的痛苦。虽然躁狂很少不伴随抑郁而单独发作（那样就被分为单相），但更多见的是它与抑郁波动相关联，有

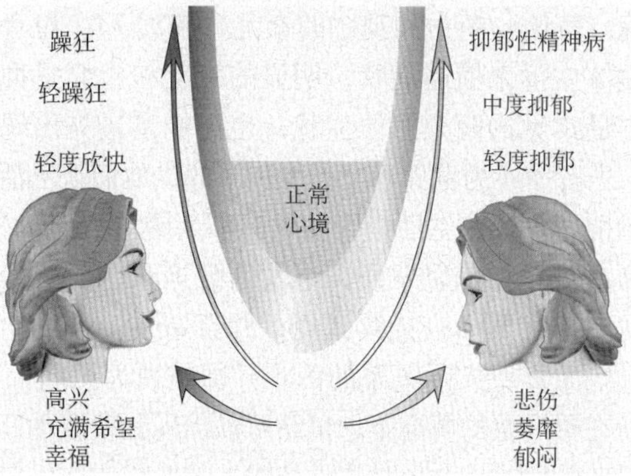

图 22.2　正常和异常情绪的连续体。

时甚至等数年后才第一次出现抑郁障碍。轻躁狂是轻微的躁狂；心境恶劣是一种慢性的轻度抑郁障碍。

抑郁症

抑郁障碍或“发作”首先分为单相或双相，再分出轻度、中度或重度、伴随或不伴随躯体症状。重度抑郁发作分为伴随或不伴随精神病性症状。大约 10% 的抑郁患者最后被发现患有双相障碍。

抑郁障碍的临床特征

每个人在某些时候都会感到烦恼、沮丧，但当这些症状发生性质改变、弥散或影响到正常功能时，出现抑郁症。抑郁障碍（临床抑郁或“重性”抑郁）的特征是

表 22.7　抑郁的临床特征

特征	临床表现
心境	低落、哀伤或易激惹
言谈	贫乏、缓慢、声调单调
精力	下降、嗜睡
观念	感到自己是废物，内疚、自责，无价值，疑病，先占观念，担忧，自杀想法，自罪妄想，虚无妄想和被害妄想
认知	学习能力受损、老年患者出现假性痴呆
躯体	早醒，胃口差，体重下降，便秘，性欲下降，勃起障碍，疲乏，身体疼痛
行为	迟滞或激越，运动或表情过少
幻觉	听幻觉——经常是敌意的、批评的

心境、言语、精力和观念的紊乱（表22.7）。患者常常用躯体主诉来描述症状。明显的疲乏和头痛是抑郁疾患中最常见的两个躯体症状，也可能是最先出现的症状。患者描述的世界看上去是灰暗的，他们缺乏活下去的热情，并且在生活中无愉快感和兴趣（快感缺失）。常常有焦虑和惊恐发作，继发的强迫和恐惧症状也可出现。症状至少应持续 2 周，并且造成明显的功能损害（如工作或人际关系的困难）即被视为患病。

在更严重的情况下，情绪可以出现昼夜波动，在早晨醒来最初的几个小时感觉最糟，并伴有焦虑。自杀观念出现更频繁、闯入性更强且持续更久。犯罪、被害和身体患病的妄想并不少见，并且伴随着贬低患者或暗示自杀的第二人称幻听。在重度患者中，特别是老年人，注意力和记忆可严重受损，以至于患者看似痴呆（假性痴呆）。贫穷妄想和不存在妄想（虚无妄想）特发于该年龄组。自杀是真正的风险，在初级保健患者中自杀的终生危险率大约 5%，但是抑郁病情严重到需要住院治疗的患者中自杀危险为 15%。

流行病学

在任一时点进行调查，人群中大约有 1/3 的人会感到不快乐，但是这并不等同于抑郁症。社区中抑郁症的时点患病率为5%，另外有3%患心境恶劣（见下文）。女性更多见，但并不随着年龄增长而增多，不同种族或社会经济阶层间没有差异（但与心境恶劣的患病率成反比关系）。已婚和未婚者的患病率相似，分居和离婚者的患病率为普通人群的 2 ~ 3 倍，一些研究提示抑郁症越来越多见了。

抑郁症在下述情况中更常见：

- 躯体疾病，尤其是慢性、伴有污名或痛苦的疾病
- 长期和过度的饮酒（也许是人类所用的导致抑郁最甚的药物）
- 社会应激，特别是丧失性的事件，如分居、失业和丧亲
- 与亲近的人存在人际关系困难，尤其是当受到社会性屈辱时
- 缺乏社会支持，没有可信赖的社会关系。

患有抑郁的躯体障碍患者认为自己的疾病更严重，看医生的次数几乎是不伴抑郁的躯体疾病患者的 4 倍，住院时间更长，对医疗建议和药物的依从性更差，并且接受更多的药物和外科治疗。抑郁症可能与躯体疾病患者的致死率（不包括自杀）增高有关，如心肌梗死。

心境恶劣

心境恶劣是一种持续两年以上、程度较轻的间歇性抑郁疾患，特点是疲倦、心境低落、缺乏愉快感、自尊感降低并感到挫折。抑郁情绪复发和缓解，有几周时间的感觉良好，随后是更长时间的不适感。心境恶劣可能会加重为更严重的抑郁发作，因此被称为“双重抑郁”。

季节性情感障碍

季节性情感障碍的特征是在北半球冬季反复发作或出现的抑郁。症状与非典型抑郁症类似，患者主诉睡眠过多、食欲增加（对糖类的渴求）和体重增加，伴随极度的疲乏感。这些患者中双相情感障碍的患病率较高，有些医生也不能确定这种情况是否与普通抑郁障碍随着季节自然波动的特点有区别。然而，有证据表明季节性抑郁能通过在早晨给予光疗治愈，这能使褪黑素的昼夜节律提前。相反，在傍晚给予同样的治疗使褪黑素的分泌期延迟的抗抑郁作用较弱。选择性5羟色胺再摄取抑制剂（SSRI）可作为治疗选择。

鉴别诊断

抑郁症的鉴别诊断见表 22.8。最常被误诊的是其他精神科障碍。90%表现为抑郁症，但同时有酒精滥用的患者在停止饮酒两周后不再抑郁。

表 22.8 抑郁症的常见鉴别诊断
其他精神障碍
酒精滥用
苯丙胺（及其衍生物）错用和戒断
边缘型人格障碍
痴呆
谵妄
精神分裂症
正常及病理性居丧
器质性（继发性）情感障碍
躯体原因是充分而必要的病因
Cushing 综合征
甲状腺疾病（虽然有时抑郁在治疗后仍旧持续）
甲状旁腺功能亢进
糖皮质激素治疗
脑肿瘤（很少没有其他神经体征）

病理性（异常）哀伤和正常的居丧在下文叙述。病理性哀伤与抑郁症密切相关。

检查

一份详实的病史有助于排除诸如酒精滥用等鉴别诊断并澄清诸如与伴侣关系等存续因素的作用。应该在病史和体检的引导下进行躯体方面的化验检查。通常检测的内容有：fT_4和TSH（特别是女性）、钙、钠、钾、红细胞平均容积、γ-谷氨酰转肽酶、血红蛋白、白细胞计数、血沉或血浆黏稠度。胸部X线、抗核抗体、早晚的皮质醇水平、脑电图或脑扫描是较少用到的检查。

单相抑郁障碍的病因学

单相抑郁障碍的病因学是多因素的，并且混杂了遗传和环境因素。

遗传学

单相抑郁可能是多基因遗传的，但是还没有被证实。患者一级亲属罹患单相抑郁的风险大约是普通人群的三倍。同卵双生子单相抑郁的共病率为30%～60%之间，复发次数多则共病率增加。此问题被遗传对睡眠习惯的影响、“神经症性”人格、甚至生活事件复杂化了，这些情况都影响抑郁疾患的发生。

生物化学

单胺再摄取抑制剂的有效性和无色氨酸饮食的致抑郁作用都支持抑郁障碍的单胺理论。神经内分泌试验也提示血清素（5 羟色胺，5-HT）神经递质系统下调。$5\text{-}HT_1a$和$5\text{-}HT_2$受体亚型是最有可能被涉及的。受体标记的大脑功能扫描提示多巴胺活性降低与精神运动迟滞有关。

激素

Cushing 综合征是导致“器质性”抑郁疾患的最强的因素，50% ～ 80% 的 Cushing 综合征患者经历过抑郁疾患的痛苦，糖皮质激素激素治疗可导致明显的情绪紊乱。近半数的“功能性”抑郁障碍患者的糖皮质激素水平增高，并且与肾上腺腺体的增大有关。高糖皮质激素血症可造成海马的损害，这种损害可见于慢性重度抑郁障碍患者。所有这些资料提示糖皮质激素在抑郁疾患的形成中起到一定的作用。

相反，表现为明显睡眠过多和体重增加的**非典型抑郁症**却与下丘-垂体-肾上腺轴功能下调有关，这支持抑郁障碍的异源论。

脑成像

核磁共振成像（MRI）和正电子发射断层扫描（PET）发现重性抑郁患者的大脑中有许多异常，脑室体积增大、额叶局灶性萎缩、特殊脑区的血流减少已有报道。最近的研究提示，在复发性抑郁等应激相关的神经精神障碍中，海马经历着选择性体积缩小，这可能与高糖皮质激素血症有关。

睡眠

抑郁症期间，从入睡到出现快动眼睡眠（REM）之间的时间缩短，慢波睡眠减少。这些异常在一些已经不抑郁的患者中持续存在。家族中有数人罹患抑郁障碍时，家人可以共有这些特质，提示睡眠模式可以遗传且是抑郁的易感因素。

心理

童年时期家长照顾不良及身体或性虐待都可以增加成年人罹患抑郁障碍的风险，但是作用不特定。“神经质”（情绪化）和完美主义人格特质都是抑郁障碍的危险因素，而且取决于遗传因素和早年环境。

社会

30% 的妇女在严重的生活事件或困难之后出现抑郁疾患，如离婚，造成自尊感的降低并缺乏可信赖的关系。在男性中，失业是明显的危险因素。

病因学的整合模式

在缺乏社会支持和（或）有某种人格特质等易感因素的个体中，应激更可能诱发抑郁疾患。应激依次诱发不同的大脑改变，包括已知在抑郁疾患中有变化的应激激素（诸如糖皮质激素释放激素的释放）和神经递质（血清素等）。这样我们可以一睹抑郁疾患的生物 - 心理-社会整合模式，这个模式挑战了抑郁疾患若非心理即为生理的二元论思想。抑郁疾患既涉及心理，也涉及身体，而身心是密不可分的。

产褥期的情感障碍

情感性疾患和困扰常见于刚分娩后的妇女。这些紊乱通常分为产后忧郁、产后（产褥期）精神病和产后抑郁疾患。**产后忧郁**所描述的是产后 2 ~ 3 天短暂发生的情绪不稳定、易激惹和易哭泣，大约 50% 的女性在产后经历过，且几天内自然缓解。

每 500 ~ 1000 例（次）生产出现1例**产后精神病**。超过 80% 的病例表现为情感性的，并且通常起病于生产后的头 2 周内。除了典型的情感性精神病特征外，常常有明显的定向障碍和意识混乱。严重的抑郁患者可有“孩子是畸形、魔鬼”或其他方面受到侵害的妄想，这样的错误信念可能导致杀死孩子或者自杀的企图。总的来说，患者对迅速采取的治疗反应良好。以后产褥期再次发生精神病的复发率为 20% ~ 30%。

10% 的产妇在产后第一年内（尤其是头 3 个月）发生非精神病性**产后抑郁障碍**。危险因素有第一胎、与伴侣关系不好、对怀孕有矛盾心理以及情绪化人格特质。爱丁堡产后抑郁量表（EPDS）是一个具有 10 项条目的问卷，可以作为有效的筛查工具。生产后的抑郁疾患，其临床表现与其他抑郁疾患相似，但缺乏母婴间的情感联结很常见。

抑郁障碍的治疗

患者需要了解诊断，以便理解抑郁所固有的难以忍受的痛苦，并将其条理化。知道那些自责、内疚和自杀观念是由于疾病所致，这本身就有“抗抑郁”作用。

> **i Box22.9 抑郁疾患的处理**
>
> **躯体**
> 停用导致抑郁的药物（酒精、类固醇）
> 规律锻炼（对轻到中度抑郁有好处）
> 抗抑郁剂 [按不良反应、共患疾病和（药物）相互作用进行选择]
> 辅助药物（如锂盐；如果对两种不同的抗抑郁剂都没有反应）
> 电休克治疗（ECT）（如果威胁生命或其他治疗无效）
>
> **心理**
> 由同一个专业人员进行健康教育和规律随访
> 认知行为治疗（对于临床抑郁最有效的治疗）
> 其他按指征进行的心理治疗（夫妇治疗、家庭治疗、人际治疗）
>
> **社会**
> 经济：适宜的收益、债务咨询
> 工作：获得或改变职位或职业
> 住房：恰当、有保障的租约，安全、社交环境好的邻居
> 年幼的孩子：照看孩子的支持项目
>
> **联合治疗**
> 认知行为治疗与抗抑郁剂合在一起是最有效的治疗。

抑郁障碍的深入治疗涉及生理、心理和社会干预措施（Box22.9）。有活跃的自杀行为、严重抑郁或有精神病性症状的患者需要住院治疗（在初级保健的临床抑郁患者中，1000 例中也许有 1 例需要住院治疗）。住院治疗为患者提供了一个喘息的机会，不必再照料自己，并且给予支持、倾听、观察、防止自杀、密切监测治疗。有时仅仅因为抑郁看上去是对严重疾病或困难处境的“可理解”的反应，就没有给予治疗。如果患者为老年、患有严重疾病或甚至是终末期疾病，这种情况特别容易发生。应当避免这种情况。

治疗临床抑郁的药物

应该停止娱乐性用药，如酒精。可疑的加重抑郁的处方药物（如皮质醇类）应渐渐停用或减到最小的安全剂量。

如果诊断正确、治疗适量、时间足够，第一疗程的抗抑郁药可以使60% ~ 70% 患者的临床抑郁得到有效缓解。若伴以充分的患者教育和规律的随访（尤其是治疗的头 6 周），治疗会更加成功。对抗抑郁药的反应心境恶劣比抑郁发作差。

最常用的两种药理类型的抗抑郁剂是三环类抗抑郁剂（TCA）和选择性5羟色胺再摄取抑制剂（SSRI）。所有的抗抑郁剂的效力和起效速度相似，根据药物副作用和安全性选择药物，药物的副作用可以用于正性作用（夜间给予镇静性药物以改善睡眠）。应该提醒患者注意药物的副作用，并告诉患者需要 2 周或更长的时间后才可见到药物的益处。通常应当采用较低的起始剂量，然后根据副作用和效力增加剂量。抗抑郁剂的疗程应该至少持续到痊愈后 4 个月以预防复发。由于 80% 的英国公众错误地认为这些药物有成瘾性，最大的两个问题是劝说患者服药和依从于治疗。

精神病性抑郁需要电休克治疗（ECT）或者抗抑郁药合并抗精神病药物治疗。

选择性 5 羟色胺再摄取抑制剂（SSRI）

SSRI 选择性抑制突触对单胺血清素（5-HT）的再摄取，所以被称为“选择性 5 羟色胺再摄取抑制剂”或简称 SSRI。西酞普兰及其左旋异构体艾斯西酞普兰、氟伏沙明、氟西汀、帕罗西汀及舍曲林与三环类药物相比，有着较少产生严重或致残性副作用的优势，例如，选择性 5 羟色胺再摄取抑制剂类不会造成明显的体重增加。由于它们的半衰期长，可以每天仅服用一

次，常常在早晨餐后服用。由于上述原因，患者对治疗的依从性更好，因此这类药物成为当今治疗抑郁的一线治疗药物。常规剂量是 20 ~ 60 mg，但舍曲林和氟伏沙明所需的剂量较高。最常见的不良反应与“宿醉”相似，并包括恶心、呕吐、头痛、腹泻和口干。最开始服药时可出现失眠和激越，1/5 的患者也会有性功能方面的不良反应，如阳痿和丧失性欲。

中毒性的高5羟色胺能状态（“5羟色胺”综合征）可由摄入两种或两种以上的增加 5 羟色胺水平的药物所致，如一种选择性 5 羟色胺再摄取抑制剂合并一种单胺氧化酶抑制剂（MAOI）或多巴胺能药物（如司来吉兰）或一种三环类抗抑郁剂。症状包括激越、意识混乱、震颤、腹泻、心律失常和高血压，有高热的特点。治疗为支持性的。

选择性 5 羟色胺再摄取抑制剂也与一种特殊的戒断综合征（撤药综合征）有关，特征是颤抖、焦虑、眩晕、头痛和恶心。患者应该被告知不能漏服药以及停药时应该渐渐减药。

三环类抗抑郁剂（TCA）

度硫平、丙咪嗪和阿米替林是英国最常用的三种三环类药物，但其他类似的化合物也有使用。有些药物的自主神经和心脏不良反应较少（如曲唑酮、氯苯咪嗪），它们通过抑制神经末梢对单胺、去甲肾上腺素和 5 羟色胺的再摄取起作用［图 22.3(c)］。其他常用的三环类药包括去甲替林、多塞平和氯丙咪嗪。除了特别药物，常用剂量为75～150mg。由于已经使用了40多年，支持三环类药物对抑郁障碍有效的证据比其他种类的抗抑郁剂更多，它们是最常用于严重抑郁的药物。

三环类药物有一些副作用（表 22.9），在长期治疗和预防性治疗时，体重增加是最令人烦恼的。由于三环类药物过量时有毒性，在没有细致的监测或将药物交给可信赖的家属保管时，不给有自杀可能的门诊患者处方是明智的。

5 羟色胺和去甲肾上腺素再摄取抑制剂（SNaRI）、去甲肾上腺素和选择性 5 羟色胺（NaSSA）以及选择性去甲肾上腺素再摄取抑制剂（NaRI）：类抗抑郁药

最新一代的抗抑郁剂能阻断一些位于突触和其他位置的不同神经递质受体，它们不同的受体作用导致

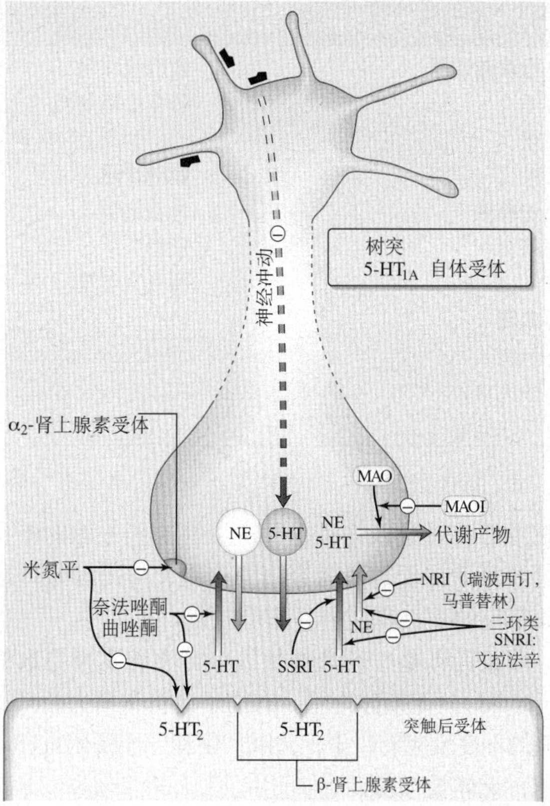

图 22.3　**举例说明抗抑郁剂的作用位点。**对于正常的神经元，刺激细胞体树突的 $5\text{-}HT_{1A}$自身受体会抑制神经元下传到轴突的神经脉冲，减少5羟色胺的释放。在抑郁情况下，胺类神经传递减少，导致突触后和细胞树突的受体上调。以5羟色胺为例，5羟色胺耗竭导致突触后 $5\text{-}HT_2$ 受体上调和（细胞体树突的）突触前 $5\text{-}HT_{1A}$ 受体上调。现有的许多抗抑郁剂对5羟色胺和去甲肾上腺素神经传递有着不同的作用。经典的抗抑郁剂（三环类）镇静、抗毒蕈碱和抗组织胺能的作用较大。(原文为“较小”，意思反了——译者注)。
SSRI：选择性5羟色胺再摄取抑制剂；SNRI：5羟色胺和去甲肾上腺素再摄取抑制剂；NRI：去甲肾上腺素再摄取抑制剂（选择性的）；NE：去甲肾上腺素；MAO：单胺氧化酶；MAOI：单胺氧化酶抑制剂。
From Waller DG, Renwick A, Hillier K (eds) (2001) *Medical Pharmacology and Therapeutics*, Edinburgh: Saunders, with penmision fromElsevier.

不同的不良反应。

文拉法辛是一种 **5 羟色胺和去甲肾上腺素再摄取阻断剂**（SNaRI），它与其他神经递质的受体有轻微的亲和作用，因此镇静作用小，抗毒蕈碱作用少。可给予缓释剂型方便每日服用一次，恶心是最常见的不良反应，高剂量偶可致高血压，但不引起体重增加。

米氮平是一种 $5\text{-}HT_2$ 和 $5\text{-}HT_3$ 受体拮抗剂，并且对肾上腺能 α_2 受体有阻断作用，从而**增加去甲肾上腺素和选择性 5 羟色胺的传递**，是一种 NaSSA。可以晚

表 22.9 三环类抗抑郁剂的不良反应

抗毒蕈碱作用	**致惊厥作用**
口干	降低抽搐阈值
便秘	
颤抖	**其他作用**
视物模糊	体重增加
尿潴留	镇静
	躁狂（罕见）
心血管	
QT 延长	
心律失常	
直立性低血压	

上服用帮助睡眠，并且很少产生性功能方面的不良反应。米氮平在低剂量时有镇静作用，可以导致体重增加，罕见的不良反应有粒细胞缺乏。

瑞波西汀是一种选择性去甲肾上腺素再摄取抑制剂（NaRI），无镇静作用，有助于动机和精力的减退。报道的不良反应有口干、失眠、便秘、小便困难和心动过速，无体重增加。

单胺氧化酶抑制剂（MAOI）

它们通过不可逆地抑制细胞内单胺氧化酶 A 和 B，使大脑内的去甲肾上腺素、多巴胺和5羟色胺水平增高（见图 22.3(b)）。由于它们的副作用和服用时所受的限制，非精神科医生很少使用。精神科医生将它们作为抑郁障碍的二线治疗药物，尤其用于非典型抑郁症。应用最广的是苯乙肼，服用剂量是每天30～60mg。不良反应包括增加食欲、体重增加、勃起功能障碍、失眠，当食物中含酪胺和多巴胺时，MAOI也可造成严重且危险的高血压反应，因此需对食谱进行限制。酪胺存在于奶酪、腌青鱼、酵母发酵物、一些红葡萄酒，以及其他有类似不完全分解产物的食品。多巴胺存在于很多豆类中。MAOI类药物和其他药物，如杜冷丁（哌替啶），存在相互作用，偶致肝脏损害。依照半衰期，5羟色胺再摄取抑制剂停用的 2 周内不能服用 MAOI。

可逆性单胺氧化酶 A 抑制剂（RIMA）

吗氯贝胺是其中一个例子，常用剂量为每日 300 mg。这类药物的副作用较少（失眠、头痛，但有些性功能问题），过量风险低。处方这类抗抑郁药时，应该告知患者可以正常饮食，但是应该小心避免过多食用富含酪胺的食物（见上文）。

综合内科中抗抑郁药的使用

在心脏病患者中，更倾向于采用选择性 5 羟色胺再摄取抑制剂、氯苯咪嗪和曲唑酮，而不是类似于奎宁样的化合物。单胺氧化酶抑制剂和米氮平不影响癫痫的发作阈值。选择性 5 羟色胺再摄取抑制剂由细胞色素酶 P450 系统代谢，与文拉法辛、米氮平和瑞波西汀不同，因此后者的药物相互作用少。当患者在服用圣约翰草作为抗抑郁药时，小心不要给予抗抑郁剂，因为圣约翰草与 5 羟色胺能药物有相互作用。在老年和肾功能或肝功能衰竭的患者中，抗抑郁药物的起始剂量减半。

可能已经怀孕和哺乳期应尽可能避免服用抗抑郁剂，如果其他措施无效，应该平衡药物治疗和不予药物治疗的风险，药物可影响胎儿的发育和将来的母婴联结。一般认为三环类抗抑郁剂对怀孕是安全的，暴露于药物的胎儿致畸率统计上无增加。但是，它们抗毒蕈碱的不良反应偶尔使新生儿产生烦躁、吸吮困难和过度兴奋。产后母亲接受药物治疗，哺乳婴儿的血浆药物浓度可忽略。选择性 5 羟色胺再摄取抑制剂似乎无致畸作用，但是在没有获得更多的数据之前，生产商不建议在怀孕期间使用。由于单胺氧化酶抑制剂类药物可能使母亲产生高血压反应，在怀孕期间应避免使用。

电休克治疗（ECT）

尽管在英国电休克治疗的使用正在减少，它仍然是严重威胁生命的抑郁障碍的首选治疗，尤其是当精神病性症状存在时。当患者有自杀危险，或拒绝进食进水时，有时必须进行ECT治疗。电流通过置于颞叶前部头皮上的两个电极造成一次癫痫发作进行治疗，发作是治疗所必需的。在进行治疗之前，将患者进行全身麻醉，并予肌松剂防止发作时受伤。通常每周治疗 2 次，持续 3 ～ 6 周。

ECT 是有争议的治疗，然而它明显是安全的，并且没有严重的副作用。发作后意识混乱和头痛并不少见，但是一过性的。在治疗的数周内可出现短期的逆行性遗忘和对新知识短暂的学习困难，但持续时间短。

不常用的治疗方法

经颅磁刺激（TMS）是一种试验性的治疗方法，早期结果很有希望。在严重的难治性抑郁患者中，当其他所有的治疗都已失败时，偶尔会考虑到用**精神外科**的方法，1/3 的患者明显改善，另外 1/3 的患者有所改善。**迷走神经刺激**可能代表了慢性和难治性抑郁治疗的重大进步，但有待进行确切的临床试验。

心理治疗

认知行为治疗（CBT）

Aaron Beck 于 20 世纪 60 年代发展了认知行为治疗，以此逆转患者对自身、处境和将来等方面消极的认知三段论。它涉及识别出自动出现的、影响功能的想法，这些想法产生消极感知和抑郁情绪，通常包括灾难化（如小题大做）、过分概括（如“我考试失败了，因此是个失败者”）、绝对化（“非黑即白”）的想法（如“我的工作若非完美即是糟透了”）。认知行为治疗涉及识别这些想法、随后的行为和感到情绪低落之间的联系，然后验证其逻辑性，这可以通过让患者思考治疗过程（如问：“其他的考试你通过了吗？”答：“是的，我想是的。”），或者通过行为“试验”中的证据来完成（如将你最糟糕的工作给你的同事看看，并问问他们的看法）。

对轻度和中度的抑郁障碍，有很好的证据证实认知行为治疗和抗抑郁剂一样有效，它也能有效预防临床抑郁的复发。认知行为治疗不仅能有效治疗抑郁障碍，还对焦虑障碍和功能性障碍有效，它曾经表现出有助于减轻精神分裂症的妄想程度。

人际心理治疗

这种方法对轻度和中度临床抑郁的治疗可能和抗抑郁剂一样有效，治疗师的焦点是关注患者的疾病涉及的或被影响的人际关系（特别是关系改变或损害），用问题解决技术来帮助患者发现解决的办法。

其他心理治疗

对存在关系问题（日常生活、感情、性生活）的临床抑郁患者，**婚姻治疗**特别有效，即患者和伴侣都参加治疗。**家庭治疗**不仅对有问题的家庭有效，而且也有助于家属更好地帮助患者缓解病情，这可能涉及将一位家庭成员的“抑郁”理解为是家庭内部更广泛的问题的一种系统解决方法。

社会治疗

许多临床抑郁的患者有相应的社会问题（见 Box22.9），帮助解决社会问题能明显促进临床康复。其他的社会干预包括提供小组支持、社交俱乐部、职业治疗，以及介绍给社工。教育计划、自助小组、有知识和有支持的家属有助于改善预后。

预后

初级保健机构中的患者大多数 6 个月能康复，二级保健中的需 12 个月。大约 1/4 住院治疗的抑郁患者会在一年内复发，3/4 的患者会在 10 年内复发。复发的患者应该进行预防性治疗，这包括聚焦于预防复发的认知行为治疗和其他形式的心理治疗，或抗抑郁药物治疗。足够剂量的抗抑郁剂对复发性抑郁障碍是最有效的预防治疗。

推荐读物

Alexopoulus GS (2005) Depression in the elderly. *Lancet* **365**: 1961-1970.

Belmaker RH (2004) Bipolar disorders. *New England Journal of Medicine* **351**: 476-486.

Brockington I (2004) Postpartum psychiatric disorders. *Lancet* **363**: 303-310.

Lader M, Cowan P (2001) Depression. *British Medical Bulletin* **57**.

UK ECT Review Group (2003) Efficacy and safety of electroconvulsive therapy in depressive disorders. Review. *Lancet* **361**: 799-808.

Whooley MA, Simon GE (2000) Managing depression in medical outpatients. *New England Journal of Medicine* **343**: 1942-1950.

躁狂和轻躁狂

躁狂的临床表现为明显的心境高涨，特点是欣快、活动过多和脱抑制（表 22.10）。轻躁狂是轻微形式的躁狂，轻躁狂持续时间短、程度轻、无精神病性表现、功能受损少。可以通过轻躁狂的持续性、非反应性（并非好消息引发，也不受坏消息影响）和社会功能受损与正常的快乐鉴别。躁狂几乎总是作为双相情感障碍的一部分发生，躁狂的社会功能受损可以很严重，脱抑制的行为导致严重的债务（由于过多花费和过分慷慨）、关系破裂（由于性混乱）、被社会排斥和失业（由于鲁莽或脱抑制行为）。

一些患者是**快速循环型**，频繁地波动于心境状态

表 22.10 躁狂的临床特征

特征	临床表现
心境	高涨或易激惹
言谈	语速快、言语促迫、思维奔逸
精力	过盛
观念	夸大、自负、关于财富和权力的妄想，有影响力或宗教意义的妄想，有时有被害妄想
认知	记忆的识记功能紊乱
躯体	失眠，轻到中度的体重增加，性欲增强
行为	脱抑制，性活动增加，过度饮酒或消费
幻觉	短暂的听幻觉，或视幻觉（更罕见）

的两端。在某一发作阶段同时看到躁狂和抑郁障碍的表现，为**混合情感状态**。**环性气质**是一种人格特质，情绪自然波动，严重程度或持续时间不足以满足其他的诊断。

鉴别诊断

娱乐性药物的急性中毒类似躁狂，如苯丙胺、苯丙胺衍生物（MDMA：癫狂药）和可卡因，长时间使用大麻也可导致有躁狂特点的疾患。在一项研究中，1/4 的 Cushing 综合征患者在病程中继发躁狂疾患。与此相似，皮质激素类可致躁狂，但比抑郁少见。已知多巴胺拮抗剂（如溴隐亭）有时可导致继发性躁狂。紧张型精神分裂症的兴奋阶段有时会被误当作躁狂。

流行病学

全世界双相情感障碍的终生患病率为1%，与单相抑郁障碍不同，它在男性和女性中的患病率相等，支持了该疾病可能有着不同的病因。社会经济阶层或种族之间无差异，平均起病年龄是 21 岁，比单相抑郁起病年龄早。离婚人群患病率较高的发现可能是疾病的后果。

病因学

遗传学

这个障碍有很强的遗传病因学证据。同卵双生子的共病率为 60% ～ 80%，而异卵双生子的共病率为 15%，提示遗传度高。寄养子研究呈现类似的比率，如此高的比率可能是遗传性的，而非家庭环境所致。已证实的连锁研究令人失望，发现了几个有提示意义的染色体连锁，提示没有哪一个基因起决定作用。相反，可能会证实双相障碍是由多基因共同作用所致。

生物化学

对急性躁狂发作的患者进行研究是困难的，因此研究很少。躁狂时大脑中的单胺似乎有增多，地塞米松不能抑制躁狂患者的皮质激素水平，提示躁狂类似于严重的抑郁障碍中所见到的无抑制模式。

心理学

与单相障碍相比，生活事件对双相障碍影响更弱，在首次发作时似乎影响最大。与单相抑郁相反，人格似乎并非是主要的影响因素，尽管有些证据显示与创造力和发散性思维有关联，而这两者在从事适合的职业时是有利因素。

躁狂的治疗

急性躁狂

锂盐和（或）抗精神病药（神经松弛剂）用于治疗急性躁狂，锂盐用于治疗没有严重兴奋的急性躁狂。锂盐的优点是没有神经松弛剂的运动系统副作用（双相患者特别易出现迟发性运动障碍），主要的缺点是起效慢（常常 2 周），锂盐的剂量取决于所用的是柠檬酸盐或碳酸盐。

氟哌啶醇和更加镇静的氯丙嗪是最常用的神经松弛剂，口服或肌注，所用剂量类似于精神分裂症。兴奋行为和活动过多在数天内减少，但是情感高涨、夸大和相应的妄想常需更长的时间才能缓解。严重的躁狂最好合并使用锂盐和一种神经松弛剂，在 2 周或 3 周后撤下神经松弛剂。首次躁狂发作通常需要 3 个月的治疗，抗癫痫药卡马西平和丙戊酸钠也对轻躁狂或快速循环性障碍有帮助（见下文）。最近的工作提示有时加以苯二氮䓬类药物是有帮助的，如氯硝西泮或劳拉西泮。

预防

由于双相障碍易复发和缓解，预防复发是双相情感障碍处理中主要的问题。对在 5 年内经历了 2 次情感障碍发作的患者进行预防性治疗是很有益的。

锂盐

锂盐（碳酸盐或柠檬酸盐）是用于反复发作的双相障碍患者的主要的预防性治疗药物，由胃肠道迅速吸收，95%由肾脏排除，唾液、汗液和乳汁中可见少量。锂盐的肾清除率与肾肌酐清除率相关。锂盐是预防躁狂和抑郁的情感稳定剂，它可以使复发的频率和严重程度减半，并且明显降低自杀的可能性。它的作用方式还不清楚，但已经知道锂盐作用于5羟色胺能系统。与锂盐反应差相关的因素有阴性的家族史、不稳定的病前人格、快速循环性障碍。

在开始锂盐治疗前，应筛查患者的甲状腺功能（f T_4、TSH 和甲状腺自身抗体）和肾脏疾病（血清尿素氮和肌酐，24 小时尿量），锂盐可影响甲状腺功能，可以明确产生甲状腺功能低下。甲状腺自身抗体的存在增加了这样的风险，所以有必要在治疗前检测这些。长期的锂盐治疗可产生两种肾脏问题：尿崩症（DI）和肌酐清除率降低（见第11章）。预防性治疗的范围是0.5 ～ 1.0 mmol/L。应该每3个月检查一次锂盐水平。同时进行常规甲状腺（fT_4和TSH）和肾脏功能检查。尿崩症最好的筛查方法是询问患者有关多尿和烦渴的情况。如果可疑，应该进行包括血清尿素氮、肌酐及24小时尿量的检查。如果怀疑有肾小球疾病，应进行肌酐清除率的检查。患者应该随时携带着一张锂盐卡片。

锂盐其他的不良反应包括：

- 恶心和腹泻
- 细颤（15%）
- 多尿和烦渴（见上文）
- 体重增加，主要由食欲增加所致。

血清浓度超过 1.5 mmol/L，发生**锂盐中毒**。症状包括困倦、恶心、呕吐、视物模糊、粗震颤、共济失调和发音障碍。患者脱水或药物的相互作用使锂浓度增高时，更易出现中毒。这些症状可进展成谵妄和癫痫，发生昏迷和死亡。孕期通常不建议使用锂盐，尤其是头三个月，因为它增加胎儿畸形的风险（Ebstein 畸形）。25% ～ 30% 有双相障碍病史的女性在产后2周内复发，产后24小时内（如果母亲准备放弃母乳喂养）开始锂盐治疗能明显降低复发的风险。

抗癫痫药、情绪稳定药

卡马西平和**丙戊酸钠**都既可用于预防又可用于治疗躁狂状态。一些对锂盐无效的患者使用这类抗癫痫药可能有效或者二者联合用药有效。快速循环型患者抗癫痫药的疗效比锂盐好。卡马西平用于抗躁狂时的起始剂量为200mg，每天2次，常规加量至800 ～ 1000 mg。其他有预防性的、情绪稳定作用的药物包括丙戊酸钠、奥氮平和利培酮。卡马西平和丙戊酸钠都有致畸作用（神经管缺陷），孕期应避免使用。这些药物的其他副作用见第 21 章。

预后

躁狂发作的平均持续时间为 2 个月，95% 的患者能及时、完全康复。双相障碍通常会复发，10 年内的复发率达 90%。

推荐读物

Daly I (1997) Mania. *Lancet* **349**: 1157-1160.

自杀和未遂自杀（故意自伤）

在英格兰和威尔士，每年自杀死亡占男性死亡的 2%，占女性死亡的 1%，相当于 8/10 万的比率。比率随着年龄而增高，女性高峰期在60多岁，男性高峰期在 70 多岁。15 ～ 34 岁期间，自杀是最常见的第二大死因。罹患严重抑郁障碍（需要住院治疗）的患者中，大约15%的患者最终会成功自杀，在他们第一次住院的 10 年内有 6% 的患者成功自杀。精神分裂症患者的自杀率同样的高，是普通人群比率的 20 ～ 50 倍；20% ～ 40%的精神分裂症患者有自杀未遂，9%～13% 自杀成功。一项芬兰的研究提示，自然流产或进行过人工流产的妇女自杀率更高，但是怀孕的女性自杀率明显下降。印度南部农村（年轻女性中为 148/10 万、年轻男性中为 58/10 万）和匈牙利（40/10 万）所报告的自杀率最高，西班牙（3.9/10 万）和希腊（2.8/10 万）的自杀率最低，但是报告反映的这些差异可能与宗教相关，其相关程度不亚于遗传变异。增加自杀风险的因素简述于表 22.11 中。

必须区分自杀未遂——故意自伤——和成功自杀者：

- 大部分故意自伤的病例出现在 35 岁以下的人群。
- 大部分自杀者出现在 60 岁以上的老人中。
- 自杀者在男性中常见，而故意自伤更多见于女性。
- 自杀者更多见于老年男性，尽管自杀率有所下降。在整个英国和西欧，年轻男性的自杀率正在迅速上升。
- 在英国，女性自杀者正缓慢减少。

表 22.11 使自杀危险增高的因素

男性
年龄较大
独居
移民身份
最近居丧、分居或离婚
最近失业或退休
居住在社会瓦解的地区
有情感障碍、自杀或酒精滥用的家族史
有情感障碍、酒精或药物滥用的既往史
以前有自杀未遂
酒精或药物成瘾
严重抑郁或痴呆早期
致残的、痛苦的躯体疾病

- 大约 90% 的故意自伤病例涉及服毒自伤。
- 自杀者的既往史常常有精神障碍，但是在故意自伤者中不常见。

但是，在自杀和故意自伤之间有重叠，1% ~ 2% 的自杀未遂者在故意自伤后一年内结束自己的生命。在故意自伤者中，自杀风险持续在高水平，在故意自伤后的 20 年内，每年有 0.5% 的人实施自杀。在英国，每年自杀未遂超过 10万人，绝大多数见于在事故和急诊科接受治疗的患者。

用于评估这类患者的指导原则（Box22.10）将有助于确保将自杀有关的危险因素包括在内。还给出了在出院前将患者转诊给精神科医生的指征。

总的来说，试着约见家属或关系密切的朋友并且向他们核实上述要点是值得的。除了主要用药（如用于癫痫）外，应该拒绝出院时立刻重新处方的要求。在这类病例中，应仅给予 3 天的药量，并要求患者向他们的全科医生或精神科门诊医生报告以获得进一步的支持。偶尔需要按《精神卫生法》(1983) 的规定强制住院。

推荐读物

Kim WJ, Singh T (2004) Trends and dynamics of youth suicides in developing countries. *Lancet* **363**: 1090-1091.

Maris RW (2002) Suicide. *Lancet* **360**: 319-326.

Box 22.10 自伤患者评估的指导原则

提问：如果是肯定的回答，应引起注意。
- 是否有明确的诱因或原因？
- 是深思熟虑后采取行动还是冲动性的？
- 患者是否留下了遗言？
- 患者是否忍受着还没有被发现的痛苦？
- 患者是否在陌生的环境尝试自杀（即是否离家）？
- 患者还会再次这样做吗？

其他相关因素
- 诱因或危机是否已经解决了？
- 是否持续存在自杀意图？
- 患者是否有精神病症状？
- 患者的社会支持系统如何？
- 患者以前是否实施过自我伤害？
- 患者家庭中是否有人自杀？
- 患者是否有躯体疾患？

转诊精神科医生的指征

绝对指征包括：
- 达到临床诊断标准的抑郁
- 任何一种精神病性疾患
- 明显经过事先策划的自杀未遂，而且不是故意让人发现
- 持续的自杀意图（计划的越详细，危险性越大）
- 采用暴力方法

其他常见指征包括：
- 酒精和药物滥用
- 患者年龄在45岁以上，特别是男性，以及处于青少年期
- 阳性家族史，一级亲属中有自杀
- 有严重（特别是难以治愈）的躯体疾病
- 独自居住或其他缺乏支持的情况
- 有重大的未解决的危机
- 持续的自杀未遂
- 任何有理由引起你关注的患者

焦虑症

这是以焦虑为主要临床症状的疾病。分类依据焦虑的持续性（广泛性焦虑）或发作性进行。对发作性焦虑通常依据引起发作的线索进行分类：由同一线索引发——恐惧症；由非同一线索引发——急性焦虑症。焦虑症的鉴别诊断见表 22.12。

广泛性焦虑症

人群中发病率是4%，更多见于女性。症状持续且常常呈慢性。广泛性焦虑症（GAD）和相关的急性焦虑症应同医学难以解释的症状进行鉴别诊断，因为许多躯体症状是这些焦虑症所致。

临床特征

躯体和心理症状如表 22.13 所示。患者看上去担忧、姿态紧张、行为不安、皮肤苍白多汗。患者需要长时间方可入睡，睡眠中被忧虑的梦境惊醒。相关症状包括过度换气综合征，但更常见于急性焦虑症（Box22.11），特别是当谈到生活中的应激情况时，患者会深深的叹息（长出气）。

表 22.12 焦虑症——鉴别诊断

精神疾病	躯体疾病
抑郁症	甲状腺功能亢进
强迫症	低血糖
早老性痴呆	嗜铬细胞瘤
酒精依赖	
药物依赖	
苯二氮䓬戒断	

表 22.13 焦虑的躯体和心理症状

躯体症状	勃起障碍
胃肠道	性欲缺乏
口干	
吞咽困难	**神经系统**
上腹不适	疲乏
吞气症	视物模糊
“腹泻”（通常是频率问题）	眩晕
	头痛
呼吸	睡眠紊乱
胸部束缚感	
吸气困难	**心理症状**
过度换气	害怕和恐惧
	易激惹
心血管	难以集中注意
心悸	易分心
觉察到漏跳	坐立不安
感到心脏疼痛	对噪音过敏
	人格解体
泌尿生殖系统	现实解体
尿频	

Box 22.11 过度换气综合征

特征

惊恐发作——害怕、恐惧、大难临头——伴有以下各条中的一些或全部：

- 呼吸困难（吸气困难，不顺畅）
- 心悸
- 胸痛或胸部不适
- 气哽感觉
- 眩晕
- 麻木
- 出汗
- 手足痉挛

原因

过度换气导致二氧化碳分压下降和动脉血 pH 值升高。

诊断

- 诱发试验——主动过度换气 2～3 分钟——诱发出相似的症状；对着大纸口袋再呼吸使症状缓解
- 血气分析

处理

- 给予解释和安慰
- 训练患者采用放松技术和缓慢呼吸
- 指导患者对着一端封闭的纸口袋呼吸

混合性焦虑和抑郁症

在初级保健中，这也许是最常见的情感障碍，其中焦虑和抑郁成分相当，表明这两种异常心境状态密切相关。

恐惧症

当患者反复出现突发的压倒性焦虑发作，同时伴随着严重的躯体症状，即可诊断恐惧症，躯体症状通常与过度换气（Box22.11）和交感神经系统活动有关。患病率为1%，恐惧症的患者在惊恐发作时常常有灾难化的患病信念，如他们确信即将死于脑卒中或心脏病发作，或者他们遭受多发性硬化的折磨（MS）。对脑卒中的恐惧与眩晕和头痛有关。出现胸痛（不典型胸痛）则害怕心脏病发作，随着异常触觉的出现则担心是多发性硬化。

病因学

广泛性焦虑和恐惧症在患者一级亲属中的发病率是普通人群的 4 倍或更高，提示有遗传影响。交感神经系统过分活跃、肌肉张力增高和过度换气是常见的病理生理机制。精神分析理论提示：焦虑是对丧失的威胁的情绪反应，而抑郁是对丧失本身的反应。有些证据显示：被欺凌和明显的威胁，可诱发年轻人的焦虑症。

恐惧（焦虑）症

恐惧症常常是由单一刺激或一系列刺激引发的强烈恐惧，刺激是可以预期的并且通常不引起他人特别的担心（如场所恐惧、幽闭恐惧、社交恐惧）。这会导致对刺激的回避（见Box22.12）。患者知道恐惧是不合理的，但却不能控制。各种恐惧症总的患病率是8%，许多人的恐惧对象不止一种。许多人存在对“医疗”刺激物（如对医生、牙医、医院、呕吐物、血液和注射）的恐惧，这影响了患者接受适当保健的能力。

病因学

恐惧症可能由经典条件反射所致，常常在最初的一次冲击（受困于电梯间）后，对先前良性的刺激物（电梯）形成条件化的反应（恐惧和回避）。孩子的恐惧症可由想像中的威胁而形成（如在游乐场所听来的鬼故事），大多数恐惧症的女性患病率是男性的两倍。恐惧症有家族聚集性，但是遗传因素的作用可能微弱。

场所恐惧症

被译为“对集市场所的恐惧”，这种常见的恐惧症（患病率4%）表现为害怕离开家，同时回避旅行、在马路上行走以及购物成为常见表现。由于患者可能病情太重而不能离开家，尤其不能独自出门，这可成为致残性很强的疾病。它通常与害怕封闭空间的**幽闭恐惧症**相关。

社交恐惧症

害怕和回避社交场所、人群、陌生人、聚会和会议，当众发言可能是患者所经历的最糟糕的噩梦。人群中的患病率为2%。

简单恐惧症

最常见的是对蜘蛛的恐惧（蜘蛛恐惧症），特别见于女性。普通人群中简单恐惧症的患病率为7%，其他

> **Box 22.12 恐惧症**
>
> 恐惧症是对日常目标或处境异常的害怕和回避。
>
> 恐惧症常见（患病率8%），有致残性，但是可以通过行为疗法治疗。

常见的恐惧对象包括昆虫、蛾子、蝙蝠、狗、蛇、登高、雷雨和黑暗，孩子对黑暗、鬼魂和窃贼特别恐惧，但是大多数成年后不再有这些恐惧。

焦虑症的治疗

心理治疗

对许多只有短暂焦虑症发作的患者来说，通常与医生讨论焦虑的性质就足够了。

- **放松技术**对轻/中度焦虑有效，可以通过许多方法获得放松，包括补充技术如冥想和瑜伽。传统放松训练涉及慢呼吸、肌肉放松和想像。
- **焦虑处理训练**分两个步骤，在第一阶段，用语言暗示和想像来引起焦虑；在第二阶段，训练患者通过放松、分散注意和自我安慰性陈述来减轻焦虑。
- **生物反馈**：即使患者已变得习惯于焦虑、不能识别焦虑，生物反馈有助于让患者明白自己没有放松。生物反馈涉及将焦虑时异常的生理指标反馈给患者，这些指标可包括手掌皮肤的电阻、心率、肌电或呼吸模式。
- **行为治疗**是源自实验心理学，目的是改变行为和症状。最常用的而且成功的行为治疗（某些恐惧症80%有效）是**逐级暴露法**，也被称为系统脱敏法，是恐惧症可供选择的治疗方法。首先，患者将恐惧按次序评分，或者按对恐惧的恶性度分级（如场所恐惧症：穿上外套走向前厅门；走到院子里；走到马路尽头）。然后，患者练习暴露于最小的恐惧刺激中直到不感到害怕。接着，患者进行到高级别的恐惧直到痊愈。
- **认知行为治疗**（CBT）是恐惧症和广泛性焦虑的治疗选择，因为治疗师和患者需要识别出微妙的可能诱发恶化焦虑或惊恐发作的心理线索（想法和记忆）。认知行为治疗还可识别并改变使患者产生焦虑的“图式”或看待自身和处境的方式。

药物治疗

治疗焦虑的药物可分为两组：主要作用于中枢神

经系统的药物和阻断外周自主神经受体的药物。

- **苯二氮䓬类**是作用于中枢的抗焦虑药，它和特殊受体相结合，刺激抑制性递质γ-氨基丁酸（GABA）的分泌。地西泮（5mg，每日2次，严重病例可加量至10mg，每日3次）和氯硝西泮的半衰期相对较长（20～40小时），被用作短期的抗焦虑药。副作用包括镇静和记忆障碍，应告知患者治疗期间不能驾车，在4～6周内可产生药物依赖和耐受，尤其是依赖型人格的患者。持续用药仅3周即可出现戒断症状（表22.14），当长期大剂量用药后，戒断症状尤其严重。因此，如果一种苯二氮䓬类药用于治疗焦虑，应该尽可能减小剂量且持续时间不要超过2周。对长期用药者的撤药计划包括将药换为长效的地西泮，随后非常缓慢地减少剂量。
- 丁螺环酮（5～10 mg，每日3次）是一种$5\text{-}HT_{1A}$部分拮抗剂，抗焦虑作用在治疗2周后出现。在英国尚未确立其治疗地位，似乎对恐惧症无效。
- 多数选择性5羟色胺再摄取抑制剂（如帕罗西汀、舍曲林、西酞普兰）、文拉法辛、单胺氧化酶抑制剂（苯乙肼）和马氯贝胺（一种可逆性单胺氧化酶A抑制剂）对广泛性焦虑和恐惧症以及一些恐惧症（社交恐惧）而言是有用的对症治疗。丙咪嗪对惊恐发作症状有确切的治疗作用，其他三环类药，如阿米替林和氯丙咪嗪可能也有相同的疗效。疗效通常要延迟几周才出现。试验性治疗应该持续3个月。
- 许多焦虑症状是肾上腺素和去甲肾上腺素的增高或持续释放所致，它们来自于肾上腺髓质和交感神经。因此，**β受体阻滞剂**如普萘洛尔（心得安）（20～40 mg，每日2～3次)可有效减少外周症状，如心悸、震颤、心动过速，但是对中枢性症状如焦虑无效。

急性应激反应和适应障碍

急性应激反应

这是指没有其他任何精神障碍的人对特殊躯体和（或）心理应激的反应。虽然严重，但这样的反应通常在几小时或几天内平息。应激可以是难以承受的创伤性经历（如事故、战争、躯体攻击、强奸）或者是个体所处的社会环境发生突然改变，如居丧。个体易感性和应对能力在急性应激反应的发生和严重程度起一定作用，这已经被事实证明，即并不是所有暴露于特殊应激的人都出现症状。症状通常包括最初感到的“震惊”或麻木状态，不能掌握当时的情境。这种状态之后可以是进一步从该情境中退缩出来，也可以是焦虑和过分活动。常常出现唤起的自主神经体征包括心动过速、出汗和过度换气。症状通常在应激源出现的几分钟之内表现出来，2～3天内消失。

表22.14　苯二氮䓬类药物的戒断综合征

失眠
焦虑
颤抖
肌肉痉挛
知觉歪曲
（对光、声音、触碰）过敏
惊厥

适应障碍

这种障碍可以继发于急性应激反应，在综合医院常见。这是对坏消息或显著的生活事件延长的（至多6个月）情绪反应，在最初的震惊和其后的焦虑之后又出现心境低落，但严重程度不足以诊断为情感障碍或焦虑症。支持性咨询通常是有效的处理，宽容促进了未能表达的感受的表露，澄清了没有讲出来的恐惧，并且告诉患者将来可能发生的情况。

病理性（异常）哀伤

这是一种特殊的适应障碍，其特征是过分的和（或）迁延的哀伤，甚至没有哀伤的表现而异常地否认居丧的事实。通常，作为亲人，沉浸在哀伤中，出现失眠或反复梦见死去的人，对医生甚至临终的患者感到气愤，结果导致同样强烈的内疚，并且不能通过处理相应的事情向所爱的逝者“说再见”。采用认知和行为技术**指导哀悼**，使其停止哀伤、继续生活。

正常的哀伤在居丧之后立即发生，开放地表达，使得当事人能够完成社会仪式和个人的居丧过程。正常哀伤的三个步骤首先是震惊和不敢相信，然后是情绪期（愤怒、内疚和悲痛），第三期是接受和解决。这个正常的适应过程大约需要一年时间，在三个阶段间的变动有时呈偶然性风格。

创伤后应激障碍（PTSD）

创伤后应激障碍是对特别具有威胁性的应激事件或处境的推迟了的和（或）迁延的反应，这里所说的特别具有威胁性指几乎对任何人都会引起普遍的痛苦。起因包括自然或人为的灾害、战争、严重的事故、目睹他人在暴力下死亡，成为性虐待、强奸、酷刑、恐怖主义或人质绑架的受害者。易感因素，如人格、以前有未解决的创伤或精神疾病的病史，可以使得综合征的病程迁延。但这些因素在解释其发病上既非必要条件，也非充分条件。创伤后应激障碍发生最关键的因素是创伤的强度、患者卷入创伤性事件的深度以及创伤是如何持续或怎样重复发生的。最近一项功能性脑扫描研究提示，创伤后应激障碍与强迫症在神经生理上可能有联系。

临床特征

创伤后应激障碍的典型症状包括：

- “闪回”——创伤事件生动反复再现，呈闯入性记忆，经常由提醒创伤的信号所诱发
- **失眠**，通常伴有噩梦，这是与闪回等价的夜间发作形式
- **情感迟钝**、空白或“麻木”，与下一条交替出现
- 暴露于与创伤性事件相似的事件时有**强烈的焦虑**，诱发事件包括创伤的周年纪念
- **回避**提示创伤的活动和情境
- **情感上疏远他人**
- **过度警觉**，伴有自主神经的过度唤起和惊跳反应增强。

这里展示的临床表现代表了创伤情绪反应谱最严重的一端，对创伤的情绪反应也可以表现为适应障碍或情感障碍。病程经常是波动的，但 2/3 的病例有望在第一年末恢复。并发症包括抑郁疾患和酒精滥用。一小部分病例，可以呈迁延多年的慢性病程，并且可以成为持久的人格改变。

治疗和预防

在创伤之后立即强制进行**心理汇报**不能预防创伤后应激障碍而且可能有害。对出现症状的患者应当提供以行为为基础的治疗，认知行为治疗通常是有效的。如果与其他有类似创伤的患者一起进行小组治疗具有正常化作用。现有的随机对照试验显示，**眼动脱敏和再加工**（EMDR）是治疗创伤后应激障碍的有效方法。选择性 5 羟色胺再摄取抑制剂、文拉法辛和萘法唑酮在慢性创伤后应激障碍的处理中有一定地位，但脱落是药物治疗的常见问题。

童年期遭受性虐待和躯体虐待的成人期后果

对童年期遭受性虐待（CSA）的患病率的估计随定义的不同而不同，但合理的证据显示，20%的女性和10%的男性在童年期遭受过显著的、被迫的和不恰当的性活动。施虐者通常是家族中的人或孩子认识的人，青春期前的女孩危险最大。长期后果由以下因素确定：

- 虐待出现时年龄较小
- 虐待的严重程度
- 反复出现和被虐待时间的长短
- 与躯体虐待的关系。

到成年期出现的精神障碍有抑郁疾患、物质滥用、进食障碍、边缘型人格障碍和故意自伤。其他负面结局包括社会经济水平下降、性问题、卖淫以及难以信任亲近的人。

精神动力学派的心理治疗

精神动力学派的心理治疗源自精神分析，其基础是大量精神分析的核心概念，包括弗洛伊德关于性心理发育、心理防御的思想。采用自由联想作为回忆的手段，以解释作为治疗技术，包括对移情、防御和梦的分析。这种治疗通常每周一次，每次 50 分钟，治疗的时间从 3 个月到 2 年不等。治疗的长期目标有两个：解除症状和改变人格。精神动力学派心理治疗的经典指征是治疗未解决的早年冲突，主要是非精神病性的和人格障碍的病例，但至今缺乏有说服力的证据证明这种治疗优于其他形式的治疗。

推荐读物

Fricchione G (2004) Generalized anxiety disorders. *New England Journal of Medicine* 351: 675-682.

Sher L (2004) Recognising post-traumatic stress disorder. *Quarterly Journal of Medicine* 97: 1-5.

强迫症

强迫症的特征是强迫性思维和强迫性的仪式化行为。它与抑郁疾患和 Gilles de la Tourette 综合征特别有关，并且/或者继发于这二者。普通人群中的患病率可达 2%，然而它的诊断可能不足。男女性别间分布均匀，平均发病年龄为 20～40 岁。

临床特征

强迫性思维和强迫性行为是如此持久而强烈，以致明显妨碍了患者的功能并引起巨大的痛苦。表现为总是需要检查已经正确完成的事，而且无论多少保证都不能清除那些持续的“小小”的担心。有些仪式是从迷信中演化出来的，如动作重复固定的遍数，如果被打断了就要重新开始。如果情况严重而且是原发的，强迫症可以持续多年且难以治疗。然而，强迫症状常见于其他障碍，最明显的是广泛性焦虑症、抑郁疾患和精神分裂症。这种情况下随着原发性障碍的解决，强迫症状也会消失。

程度轻微的强迫症状以及带有强迫色彩的动作或迷信在没有病或不需要治疗的普通人中常见，特别是处于应激情境时。级别最轻的是强迫性人格，如过分强调良心、整洁、守时，以及其他强烈地倾向于一贯和不变的态度和行为。这样的人是**完美主义者**，他们不能容忍自己或别人有缺点，并为自己的高标准严要求而自豪。当这样的特征非常明显，以致支配了人格的其他领域，而又没有明确的强迫症时，应诊断为强迫性人格。

病因学

遗传学

强迫症在一级亲属中的患病率是 5% ~ 7%。双生子研究显示，同卵双生的共病率为 80% ~ 90%，异卵双生的共病率大约 50%。

基底神经节功能障碍

强迫症与很多神经障碍有关，涉及纹状体功能障碍，包括 Parkinson 病、Sydenham 和 Huntington 舞蹈病。颅脑创伤之后也可以发生强迫症。神经影像显示额叶和基底神经节存在异常（图22.4）。对强迫症患者的脑影像学研究一致发现眶额皮质的机能亢进。这里的 PET 图像出自洛杉矶加州大学一个研究小组的初步报告。其他工作提示患者的尾状核小于健康对照组。

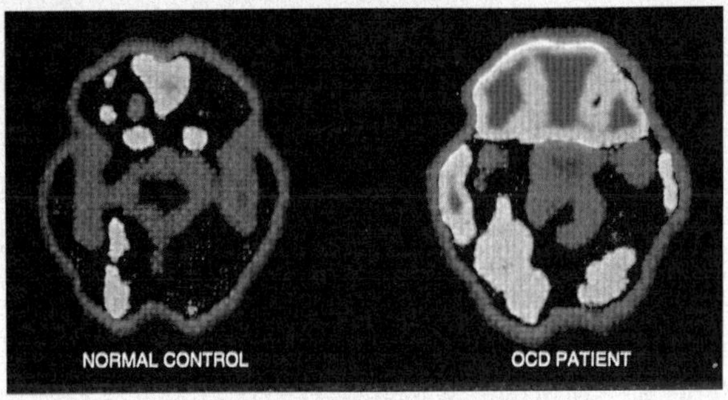

图 22.4 （也见彩图 22.4）左侧图像是正常对照组患者的正电子发射断层扫描的图像，右侧为强迫症患者的。右图显示眶额皮质功能亢进，这是强迫症研究中一致的发现。Baxter R et al. *Archives of General Psychiatry* 44：211,with permission.

5 羟色胺

强迫症患者的 5 羟色胺功能可能有异常。5 羟色胺再摄取抑制剂是有效的药物。突触后的 5 羟色胺受体敏感性增高可能是突触间 5 羟色胺水平长期偏低的结果。

条件化

这种理论提示强迫性仪式是经典条件反射固定下来的回避反应，因此可以用逐步暴露疗法来治疗。

治疗

心理治疗

行为治疗中对仪式化特别有效的是**效应预防法**。告诉患者不要实施他们的仪式化行为。开始时痛苦会上升，但随着坚持，仪式化和痛苦都会减轻。当回到正常情况下使他们的状况恶化的情境时，鼓励患者练习效应预防。

模拟法是治疗师展示给患者需要做什么并鼓励患者仿效这个例子。比如对洗手的仪式化行为，治疗师可以拿着患者认为被污染了的物体并进行其他活动而不洗手，然后鼓励患者照样做。

思维终止法可以减少强迫性思维。指导患者通过安排突然打断（如弹橡皮筋、弹响指）停止强迫思维。

认知行为治疗涉及暴露于诱发刺激加上认知疗法。

躯体治疗

短期使用**抗焦虑**药物可以暂时缓解患者无法抵抗

的焦虑。

选择性5羟色胺再摄取抑制剂是主要的治疗药物。它们的效力与其抗抑郁作用无关，但所需剂量一般是抗抑郁有效剂量的1.5～2倍。要想得到阳性结果，高剂量治疗3个月是必须的。在行为治疗和5羟色胺再摄取抑制剂治疗之后，强迫症状严重程度的减轻与眶额部和尾状核代谢水平的降低成正相关，这已经被多项研究证实。在英国，氯丙咪嗪是最常用的三环类药物。

精神外科手术

即便是其他治疗无效的慢性而严重的强迫症，也很少推荐采用精神外科手术。随着立体定向技术的进步，更精细的手术干预方法，如尾状核下束切断术和扣带回切断术，已经取代了早先粗糙的脑白质切断术；具体是采用植入少量放射性钇，损毁扣带区或额叶腹内侧四分之一的区域。在英国，只有少数几个专业中心施行精神外科手术，而且相关的精神卫生法要求有正式而详尽的同意书。

预后

2/3的病例在1年内得到改善。其余的病程呈波动性或持续性。如果是强迫性人格，原发的重症强迫症，预后更差。

推荐读物

Jenike MA (2004) Obsessive-compulsive disorder. *New England Journal of Medicine* **350**: 259-265.

酒精滥用和依赖

过度饮酒与广泛的躯体、社会和精神科问题有关。当患者的饮酒经常给自己或他人造成麻烦时就称为酒精滥用。

- **问题饮酒者**是造成或经历着饮酒所致的躯体、心理和（或）社会损害的人。许多问题饮酒者以及重度饮酒者，躯体并没有对酒精成瘾。
- **重度饮酒者**是指饮酒的量和（或）频率长期显著多于安全用量的人。
- **暴饮者**是指短期内过量饮酒，通常是24～48小时，而在暴饮发作的间隔期经常可以保持相当长时间的不饮酒。这样，他们总体上的月或周酒精摄入量可能显得相对适度。
- **酒精依赖**的定义是对酒精有躯体依赖或成瘾。“酒精中毒”这个术语是一个令人迷惑的词，含义模糊，含有神思恍惚、游荡无着的意思，也有使用甲醇酒精和个人社会关系崩溃的意思。这个词已经被“酒精依赖综合征”取代了。

酒精滥用的流行病学

在英格兰和威尔士进行的调查发现，15%的男性承认每周饮酒量超过35单位，4%的女性每周饮酒量超过25单位。在这项调查中，男性中的4%和妇女中的2%报告有酒精戒断症状。

被紧急收入内科病房的男性中大约1/5是直接或间接由酒精引起的。33%～40%事故当事人和急诊科的就诊者血液酒精浓度高于英国目前合法驾驶允许的上限。有严重饮酒问题的人，死亡的危险增高，是同年龄、同性别的普通人的2～3倍。

表22.15提供了一个大概的估计，说明对于一般个体来说特定的血液酒精水平会带来什么样的行为损害。一般饮酒［1单位酒精：1/2品脱普通啤酒（3.5%），酒馆的一份红酒］含有纯酒精8克，可以将血液酒精浓度提高约15～20 mg/dL，这个量在1小时内代谢。

检测

任何患者如果出现一种或多种通常与过量饮酒相关的躯体问题，就应当怀疑为酒精滥用（见第5章）。酒精滥用还可能与多种精神症状/障碍及社会问题有关（表22.16）。

指导原则

应当弄清患者饮酒的频率和一周通常的饮酒量。酒精消耗可以以酒精单位为基础进行评估。

表22.15 血液酒精水平与行为/运动损害间的大致对应关系

血液酒精升高（mg/dL）	预期效应
20～99	协调性受损，欣快
100～199	共济失调，判断力差，情绪不稳
200～299	严重的共济失调和言语不清，判断力差，情绪不稳，恶心和呕吐
300～399	进入I期麻醉，记忆空缺，情绪不稳
400以上	呼吸衰竭，昏迷，死亡

表 22.16　常见的酒精相关的心理和社会问题	
心理问题	社会问题
抑郁	婚姻和性困难
焦虑和恐惧	家庭问题
记忆障碍	虐待儿童
人格障碍	工作问题
震颤谵妄	经济困难
自杀未遂	在家中、道路上和工作场所出事故
病理性嫉妒	违法和犯罪
	无家可归

- 男性每周饮酒不超过21单位，妇女每周不超过14单位没有长期的健康危险。
- 如果饮酒在一周内分布均匀的话，男性每周21-35单位，妇女 14 ~ 25 单位，不会造成长期的健康损害。
- 男性每周 36 单位以上，女性 24 单位以上，对危害健康的可能性增加。
- 男性每周 50 单位以上（女性 35 单位以上）肯定会损害健康。

酒精滥用的诊断性标志

能够提示酒精滥用的实验室检查参数通常称为最近酒精滥用的标志。γ -谷氨酰转移酶（γ -GT）和平均红细胞容积（MCV）的升高提示最近几周酒精过量。对于怀疑刚刚喝过酒的情况，血液或呼吸酒精监测是有用的检测方法。

酒精依赖综合征

DSM-IV TR将依赖描述为“一种反复自行使用的模式，通常导致耐受、戒断症状和强迫性服药行为”，其中的基本要素是不顾明显的物质相关问题的存在，仍持续使用。图 22.5 勾勒出了这一综合征的主要特征，但这些特征并不一定按顺序出现。酒精依赖综合征症状的典型发生顺序见表 22.17。表 22.18 显示了酒精戒断综合征的诊断标准。

酒精依赖综合征的病程

酒精滥用所有的案例中大约有25%会导致慢性酒精依赖。这种情况最常见的结局是社会功能丧失、死亡或禁酒。酒精依赖综合征通常在重度饮酒10 年之后（妇女是

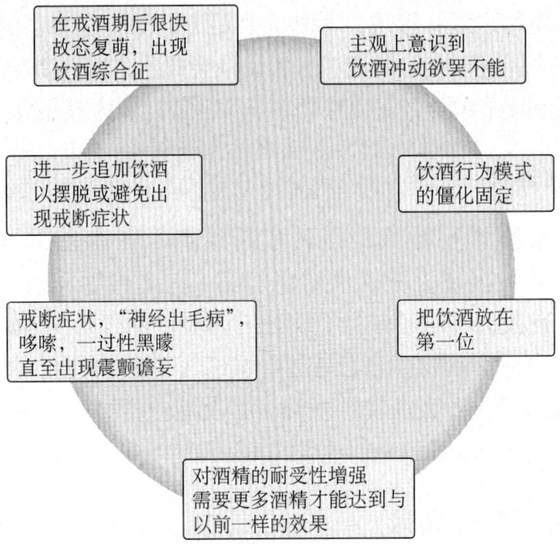

图 22.5 酒精依赖综合征的要素。

表 22.17　酒精依赖的症状
不能保持饮酒的度
难以避免喝醉
相当多的时间花在喝酒上
不吃饭（光喝酒）
记忆空白，一过性黑矇
不喝酒就坐立不安
围绕喝酒安排一天的生活
前一天饮酒之后出现颤抖
早晨干呕和呕吐
夜间大量出汗
戒断发作
早晨饮酒
耐受性增加
幻觉，明显的震颤谵妄

表 22.18　酒精戒断综合征的诊断标准
满足以下各条中的任意三条：
伸出的手、舌头颤抖或眼皮颤抖
出汗
恶心、干呕或呕吐
心动过速或高血压
焦虑
精神运动激越
头疼
失眠
不适或衰弱
一过性的视、触或听幻觉或错觉
癫痫大发作

3～4年之后）形成。某些人利用酒精来改变自己的意识状态，免除良心的谴责并否认社会规范，这种情况下，依赖和明显的失控可以在短短几个月或几年内就出现。

震颤谵妄（DT）

震颤谵妄是最严重的戒断状态，在停止饮酒后1～3天出现，所以常常在入院1～2天后看到。患者定向障碍、激越并且有明显的震颤和视幻觉（例如看见昆虫或小动物冲自己来了，具有一定威胁性）。体征包括出汗、呼吸加快和发热。并发症包括脱水、感染、肝病或Wernicke-Korsakoff综合征（第5章）。

酒精依赖的成因

遗传因素：被其他家庭收养的酒精依赖者的儿子出现饮酒问题的几率是被收养的非酒精滥用者儿子的四倍。遗传标志包括多巴胺-2受体等位基因A1、酒精脱氢酶亚型和单胺氧化酶B的活性，但这些并不具有特异性。

环境因素：波士顿的一项随访研究显示，每10位在父母都没有酒精滥用的家庭里长大的男孩有1位日后会成为酒精依赖者，而每4位由酒精滥用的父亲带大的男孩里有1位日后会成为酒精依赖者，每3位由酒精滥用的母亲带大的男孩里有1位日后会成为酒精依赖者。

生化因素：研究提示几个因素与之有关，包括乙醇脱氢酶、神经递质和大脑内的氨基酸，如γ-氨基丁酸。但关于生化因素是否起到了病因作用还没有可以做出结论的证据。

精神疾病：这是成瘾性饮酒一个不常见的原因，但却是可以治疗的一个。某些抑郁患者过度饮酒，希望以此振奋情绪。焦虑状态或恐惧症患者也有危险。

社会的过度消费：酒精依赖和酒精问题的患病率与某一社会酒精使用的一般水平（人均消费量）有关。而酒精消费量又是由总体消费的控制因素决定的，包括价格、许可制度、零售商的数目和性质、社会关于酒精使用和滥用的习俗。

治疗

问题饮酒的心理治疗

早期成功地识别问题本身就是有益的干预。这有助于：

- 提供有关安全的饮酒水平的信息
- 如若有指征建议减量
- 对伴随的问题给予简单的支持和建议。

成功的饮酒咨询涉及**增强动机（动机治疗）**、反馈、酒精不良反应方面的教育，以及达成一致的饮酒目标。动机疗法的基础是改变，分为五个步骤：思索前期、思索期、下决心、采取行动和维持。治疗师采用动机会谈法和反思倾听法使患者劝服自己完成五个步骤的转变。

认知行为治疗和12步简化法（戒酒互助会使用的方法）已经显示出能够降低有害性饮酒。对于成瘾性饮酒，自助小组治疗有助于帮助维持禁酒状态，这种方法涉及小组伙伴的长期支持。家庭治疗和婚姻治疗将酒精滥用者及其配偶都纳入治疗，也有所帮助。

问题饮酒的药物治疗

酒精戒断和震颤谵妄

成瘾的饮酒者，当他们试图减少或停止饮酒时常常遇到相当大的困难。戒断症状就是一个特殊的问题，而震颤谵妄需要紧急处理（Box22.13）。在没有震颤谵妄的情况下，可以以门诊治疗为基础，采用Box22.13中固定程序的一种来处理酒精戒断，患者只要每天就诊拿药并接受监测，而且有良好的社会支持就行。门诊程序有时用5天时间。对于酒精滥用复发的患者不应采用苯二氮䓬类药物进行长期治疗。许多酒精滥用者在原有问题上又增加了安定或氯甲噻唑依赖。

酒精依赖的预防药物

纳曲酮，阿片拮抗剂（每天50 mg）减少再次成为重度饮酒者的危险和饮酒的频率。**阿坎酸**（每天1～2 g）作用于多种受体，包括γ-氨基丁酸、去甲肾上腺素和5羟色胺受体。有力的证据表明它降低饮酒的频率。好像没有哪种药物对保持戒酒状态特别有帮助。如果与咨询联合使用，以上两种药物的作用都会得到加强。

像**戒酒硫**这样的药物与酒精产生反应，引起乙醛中毒反应和组织胺的释放。每日维持治疗意味着患者必须等到戒酒硫从体内清除干净才能安全地饮酒。对于其疗效，正反两方面的证据都有。

一项临床试验提示，氟西汀对治疗既有抑郁疾患又有酒精依赖的患者有帮助。

结局

研究提示，传统干预后2年内，酒精依赖的饮酒者中30% ~ 50%能够保持戒酒或减少饮酒。对于最新的心理和药物疗法的长期结局，现在下结论还太早。

推荐读物

Fiellin DA, Reid MC, O'Connor PG (2000) New therapies for alcohol problems: application to primary care. *American Journal of Medicine* **108**: 227-237.

Kasten TR, O'Connor PG (2003) Management of drug and alcohol withdrawal. *New England Journal of Medicine* **348**: 1786-1795.

Mayo-Smith MF (1997) Pharmacological management of alcohol withdrawal: a meta-analysis and evidence-based practice guideline. *Journal of the American Medical Association* **278**: 144-151.

药物滥用和依赖

除了酒精和尼古丁，还有大量亲精神物质对情绪和其他心理功能产生影响（表 22.19）。

引起药物滥用的原因

药物滥用和（或）依赖并不是由单一原因引起的。三种原因常见，与酒精问题有着相似的影响方式：

- 可以得到药物
- 易感性人格
- 社会压力，尤其是来自同伴的压力。

规律的服药行为一旦确立，药理因素决定是否产生依赖。

溶剂

在英国，1%的青少年为了追求中毒后的效果而吸入有机溶剂。数周或数月后耐受性便产生了。中毒的特征有欣快、兴奋、飘飘然、眩晕、言语不清和共济失调。急性中毒可引起遗忘和视幻觉。每年英国有大约 300 名青少年死于窒息或急性中毒。

Box 22.13 震颤谵妄的处理

一般措施

将患者收入内科病床。

纠正电解质异常和脱水。

治疗所有共患疾病（如感染）。

在没有Wernicke-Korsakoff综合征的情况下，给予口服硫胺素（每天 200 mg）。

如果存在 Wernicke-Korsakoff 脑病，肠道外给予硫胺素（注：小心过敏反应）。

如果以前有过戒断抽搐发作，预防性地给予苯妥英钠或卡马西平。

特异性药物治疗

口服以下药物中的一种：

- 安定 10 ~ 20 mg
- 利眠宁 30 ~ 60 mg
- 劳拉西泮 2 ~ 4 mg。

  根据患者的反应，在上一次剂量后 1 小时重复给药。

固定程序方案

- 每 6 小时给安定 10 mg，共 4 次，然后每 6 小时给安定 5 mg 共 8 次，或者
- 每6小时给利眠宁（氯氮䓬）30 mg，共4次，然后每 6 小时给利眠宁 15 mg 共 8 次，或者
- 每 6 小时给劳拉西泮 2 mg，共 4 次，然后每 6 小时给劳拉西泮 1 mg 共 8 次。

如果症状和体征不能得到控制，另外追加苯二氮䓬类药物。

表 22.19 滥用和依赖的常见药物

兴奋剂	
哌甲酯	**麻醉剂**
苯甲吗啉（芬美曲素）	吗啡
苯环己哌啶（"天使粉末"）	海洛因
可卡因	可待因
苯丙胺衍生物	杜冷丁
癫狂药（MDMA）	美沙酮
致幻剂	**镇静剂**
大麻制剂	巴比妥类
溶剂	苯二氮䓬类
麦角酰二乙胺 (LSD)	
仙人球毒碱	

苯丙胺和相关物质

它们具有暂时兴奋和致欣快作用，随后是疲乏和抑郁，而后者有时持续数周。这种"急速"药，产生的

实际是心理依赖而非躯体依赖。除了躁狂样的表现，安非他明还可引起偏执性精神病，与急性偏执型精神分裂症难以区别。

癫狂药

“癫狂药”是俗称（也叫白汉堡、白鸽子、大E），其化学名是3,4-亚甲二氧基-甲基苯丙胺（MDMA），一种具有精神活性的异苯丙胺，是合成的异苯丙胺衍生物。它是一个致幻剂，经常被用作“舞会”药物。作用时间短（4～6小时）。有证据表明，反复使用可以引起大脑神经递质的永久性改变。据报道，有用药后死于恶性高热和脱水的病例，还可能发生急性肾衰竭和肝功能衰竭。

可卡因

可卡因是一种中枢神经系统兴奋剂（与苯丙胺作用类似），提取自生长在安第斯山脉的古柯树叶。纯化的剂型可以口服、经鼻吸入或注射。如果将盐酸可卡因转换为其基平状态（“crack”）就可以像吸烟那样吸。这样刺激作用强烈，而且常见的是没有盐基的。采用无盐基可卡因的使用者中更频繁地出现强迫性使用及依赖。产生依赖的使用者用量大，在以抑郁、震颤和肌肉疼痛为表现的戒断反应与增加剂量的过分唤起间转换。长期大剂量的使用造成易激惹、不安、偏执观念，偶尔出现惊厥。持续经鼻吸入可以造成鼻中隔穿孔。过量使用导致心肌梗死、高热和心律失常进而导致死亡。

致幻剂

致幻剂，如麦角酰二乙胺（LSD）和仙人球毒碱，在急性中毒时产生感知觉的歪曲和强化，以及明显的幻觉。精神病是一种长期副作用。

大麻

大麻（英文俗称有：grass、pot、spliff、reefer）在某些亚文化下是一种广泛使用的药物。它是印度大麻的花叶烘干后的提取物，可以引起耐受和依赖。Hashish这个英文词是指花苞顶部树脂样物质的干燥产物，而印度大麻可以指大麻这株植物的任何部分。吸食这种药物时，似乎可加重原有的情绪，无论是抑郁、欣快还是焦虑。它还具有特定的镇痛性质。据报道，长期每天使用可造成动机缺乏综合征。在特定情况下，大麻本身可以引起精神病（见下文）。

镇静剂

引起依赖的药物包括巴比妥类和苯二氮䓬类。苯二氮䓬依赖常见而且可能是医源性的。医生一直开药而没有让患者停药可以造成依赖。苯二氮䓬类停药可能引起戒断症状（见表22.14）。因此，撤药应当在监督下进行并逐渐减量。

阿片类

吗啡、海洛因和可待因以及合成和半合成的阿片类制剂，如美沙酮和杜冷丁都可以造成躯体依赖。这些物质间表现出交叉耐受性——一种药物的戒断效应因给予另一种药物而减轻。这些物质的心理效应是平静、摆脱了躯体不适的轻微欣快的心境，以及情感反应平淡。这种效应被认为是吗啡及其类似物与中枢神经系统内啡呔受体结合的结果。对这组药物而言，耐受性明显且迅速产生，但停用之后也迅速消失。**阿片戒断综合征**由成簇症状和体征组成（表22.20），在最后一次使用后第二或第三天达到高峰。此后7天，戒断综合征迅速平息。对于有心脏病或其他慢性虚弱疾病的患者来说，撤药是有危险的。

表 22.20　阿片戒断综合征

症状和体征	出现时间
哈欠 流涕 流泪 瞳孔扩大 出汗 竖毛 坐立不安	最后一次使用阿片 12 ～ 16 小时后
肌肉痉挛 疼痛 腹部痉挛 呕吐 腹泻 高血压 失眠 厌食 激越 大量出汗 体重下降	最后一次使用阿片 24 ～ 72 小时后

阿片成瘾具有较高的死亡率，这主要是由于既容易出现意外过量，也容易因共用针头而出现血源性感染。心脏疾病（包括感染性心内膜炎）、结核和艾滋病是常见的死亡原因，而破伤风、疟疾、并发乙肝、丙肝也很常见。

慢性滥用的治疗

如果怀疑为药物滥用，要进行血和尿的药物筛查（表 22.21）。如果阿片成瘾的患者由于其他健康问题被收住院，应当向精神科医生或患者就诊的药物门诊咨询住院期间如何处理成瘾的问题。

慢性依赖的治疗旨在帮助患者脱离药物生活。患者需要帮助和建议以免陷入戒断综合征。至少，患者也可以得到帮助尽量降低对自己和他人的危害。一些不能做到脱毒方案的阿片依赖患者可能需要口服美沙酮维持治疗。在英国，只有具有专门执照的医生可以合法地给成瘾者开海洛因和可卡因处方作为成瘾的维持治疗。用药过量应当立即采用阿片受体拮抗剂纳洛酮进行治疗。

药物导致的精神病

据报道，苯丙胺及其衍生物、可卡因和致幻剂可造成药源性精神病。可以在使用药物后突然发生，但更常见的是与长期滥用有关。药源性精神病的特征是生动的幻觉（通常是听幻觉，但经常涉及不止一种感官）、识别错误、妄想和（或）牵连观念（经常是被迫害性质的）、精神运动紊乱（兴奋或木僵）以及情感异常。国际疾病分类第十版（ICD-10）规定该情况发生在药物使用2周之内，通常是48小时之内，而且持续48小时以上但不能超过6个月。

使用大麻可能导致急性焦虑、抑郁或幻觉。曾有描述，长期使用大麻后出现躁狂样精神病，但看上去更像是大量摄入后的毒性作用。然而，现在有5篇前瞻性研究提示，如果全面考虑，大麻使精神分裂症的危险加倍，如果禁绝大麻，英国大约有8%的精神分裂症可以预防。对于年轻时就使用大麻且用量大的人群，这种危险更高。

推荐读物

Arsenault L et al. (2004) Causal association between cannabis and psychosis: examination of the evidence. *British Journal of Psychiatry* **184**: 110-117.

Cami J, Farre M (2004) Drug addiction. *New England Journal of Medicine* **349**: 975-986.

表 22.21 尿毒理学筛查在停药后保持阳性的时间

物质	通常能维持阳性的时间
苯丙胺类	48 小时
巴比妥类	
短效	24 小时
长效	7 天以上
苯二氮䓬类	3 天以上
大麻酚酸	5 天以上
可卡因	3 天以上
可待因	48 小时
吗啡	48 小时

精神分裂症

这组习惯上被称作“精神分裂症”的疾患在性质上是不同的，包括了范围很宽的知觉、认知和行为紊乱。在世界各地，时点患病率为0.5%，性别分布相同。作为一名医生首先需要知道的是如何识别精神分裂症，在综合医院会表现出什么问题，以及如何处理。

病因

没有找到单一的病因。精神分裂症是一种由遗传与多种环境因素交互作用的疾病，脑发育受到影响，从而导致神经联系断开。使用大麻可能是一个危险因素。遗传上的病因可能是多基因的，非孟德尔式的。精神分裂症的遗传度约为80%。普通人群和患者亲属的遗传风险如表22.22所示。脑扫描和组织学检查经常可见脑室扩大和海马细胞结构的紊乱，以上发现支持病因学上的神经发育理论。中脑边缘系统多巴胺受体上调，5羟色胺系统也有所涉及。

临床特征

本病可以始发于任何年龄，但青春期前罕见。发病的高峰年龄是20岁出头。被认为有诊断意义的症状曾经被称作一级症状，由德国精神病学家Kurt Schneider首先描述，包括：

- 第三人称的听幻觉，和（或）评论患者行为的声音
- 思维被撤走、插入和被广播
- 原发性妄想
- 妄想性知觉
- 躯体和感受的被动体验——患者相信自己的思想、感受或动作受到别人的控制。

表 22.22 精神分裂症的遗传风险	
普通人群	1%
次级亲属	2.5%
父母	4%
同胞	8%
父母之一罹患	12%
父母双方罹患	30% ~ 40%
异卵双生	8% ~ 19%
同卵双生	40% ~ 60%

这些症状中患者有的越多，越可能被诊断为精神分裂症。急性精神分裂症的其他症状还包括行为紊乱、其他幻觉、继发（通常是被害）妄想以及情感迟钝。有时将精神分裂症分为“阳性”（1型）和“阴性”（2型）两类：

阳性精神分裂症的特征是急性起病，明显的妄想和幻觉，脑结构正常，生化障碍涉及多巴胺能的传递，对神经松弛剂反应良好，结局较好。

阴性精神分裂症的特征是缓慢隐袭起病，相对缺乏急性症状，存在情感淡漠、社会退缩、缺乏动力，潜在脑结构异常，并且神经松弛剂的效果不好。

慢性精神分裂症

其特征是病程长和“阴性”症状——活力低、缺乏动力、社会退缩和情感空洞。

鉴别诊断

精神分裂症应当与以下情况区分开来：

- 器质性精神障碍（如癫痫的部分性复杂发作）
- 心境（情感）障碍（如躁狂）
- 药物导致的精神病（如苯丙胺精神病）
- 人格障碍（分裂型）。

对于老年患者，任何急慢性脑综合征都可能表现为精神分裂症样。有帮助的诊断要点是精神分裂症的表现中没有意识混乱和记忆紊乱，视幻觉也不常见。

分裂情感精神病描述的是在同一次发作中，明确的情感症状和精神分裂症症状共存的情况。

预后

精神分裂症的预后变异很大。一项关于治疗研究的综述显示，15% ~ 25% 的患者完全康复，约 70% 的患者会复发并发展为轻到中度的阴性症状，而 10% 会变成严重的残疾状态。

治疗

药物和社会联合治疗可获得最佳效果。

抗精神病药（神经松弛剂）

这些药物通过阻断多巴胺 D_1 组和 D_2 组受体起作用，对于急性、阳性症状最有效，在处理慢性、阴性症状上效果最差。阳性症状的完全控制可能需要3个月，过早中断治疗会导致复发。

由于抗精神病药既阻断 D_1 受体也阻断 D_2 受体，它们常造成锥体外系的副作用。对于许多患者，这一问题限制了它们在维持治疗中的使用。这些药物还阻断肾上腺素能和毒蕈碱能受体，因此导致大量不利的影响（表 22.23）。

一个不常见但有潜在危险的不利作用是**神经松弛剂恶性综合征**。使用神经松弛剂的患者中有0.2%出现这样的情况，特别是使用强力多巴胺能拮抗剂，如使用氟哌啶醇。症状在开始治疗的几天到一周后发生，包括高热、肌肉僵直、自主神经系统不稳定（心动过速、血压波动、肤色苍白）以及意识水平波动。检查显示肌酸磷酸激酶升高、白细胞升高和肝脏生化异常。治疗包括停药和一般对症处理，如降温。溴隐亭增强多巴胺能的活性，硝苯呋海因（丹曲林）降低肌张力，但还没有哪种治疗被证明有益于患者。

怀孕：有关抗精神病药（神经松弛剂）潜在致畸作用的数据仍很有限。医生要权衡怀孕期间不治疗的不利影响和治疗可能给胎儿发育带来的危险。丁酰苯类（如氟哌啶醇）可能比酚噻嗪类更安全。接下来的治疗剂量主要决定于避免不良反应的能力，因为抗Parkinson药依然被认为有致畸作用，因此应当避免使用。

酚噻嗪类

酚噻嗪类是应用最广的神经松弛剂。当需要镇静作用更强的药物时，氯丙嗪（日剂量100-1000 mg）是可以选择的药物。如果不希望产生镇静作用，可以使用三氟拉嗪。氟奋乃静癸酸酯作为注射用药，长期使用预防复发（25 ~ 100 mg，肌肉注射，每1 ~ 4周1次）。

丁酰苯类

丁酰苯类（如氟哌啶醇每日 2 ~ 30 mg）也是强

表 22.23　神经松弛剂类药物的副作用

常见作用	
运动	代谢
急性肌张力障碍	体重增加
Parkinson 综合征	
静坐不能	**罕见作用**
迟发性运动障碍	过敏
	阻塞性黄疸
自主神经	白细胞减少
低血压	皮肤反应
射精障碍	
	其他
抗毒蕈碱	诱发青光眼
口干	溢乳
尿潴留	停经
便秘	心律失常
视物模糊	癫痫发作

效的抗精神病药，用于治疗急性精神分裂症和躁狂。这类药物很容易引起肌张力障碍和（或）锥体外系的不良反应，但镇静作用比酚噻嗪类弱。急性精神分裂症患者中有 1/3 的人对氟哌啶醇反应良好，另外1/3 的人会部分有效。

非典型抗精神病药

这些药物是“非典型”的，因为它们对 D_2 受体的阻断少于对 D_1 受体的阻断，因此引起的锥体外系的副作用较少，也较少产生迟发性运动障碍。现在把它们用作治疗新诊断的精神分裂症的一线药物。

氯氮平：氯氮平还用于难治性精神分裂症患者的治疗。所谓难治性指至少两种常规抗精神病药物治疗失败。该药物是二苯并二氮䓬，对 D_1 受体的亲和力高于对 D_2 受体、毒蕈碱受体和 α - 肾上腺素能受体的亲和力。它还阻断 5-HT_2 和 5-HT_1 受体。功能性脑扫描已经显示，与纹状体多巴胺受体相比，氯氮平更多地选择性阻断边缘系统多巴胺受体，这也许是为什么它较少引起锥体外副作用。

已经发现，氯氮平对于难治性的阳性和阴性症状都具有巨大的治疗效果。然而，氯氮平价格昂贵并且 1% ~ 2% 的患者出现严重的粒细胞缺乏症。因此，在英国只有氯氮平患者监测服务的专门医生和药剂师可以给项目中登记在册的患者使用氯氮平。初始剂量是每天 25 mg，维持剂量为每天 150 ~ 300 mg。每周监测白细胞计数持续 18 周，然后在整个治疗中坚持每 2 周测一次。除了抗精神病作用，氯氮平还有助于降低攻击性、敌意行为和自杀危险。它会引起明显的体重增加和流涎。糖尿病的危险也有增加。

利培酮：是一种苯异噁唑衍生物，既可以阻断多巴胺 D_2 受体，又可以阻断 5-HT_{2A} 受体。剂量范围是每天6 ~ 10 mg。此药没有明显的镇静作用，总体上锥体外副作用的发生率和严重程度低于传统的抗精神病药物。

奥氮平：对 5-HT_2、D_1、D_2、D_4 和毒蕈碱受体位点有亲和力。临床研究提示，它的锥体外副作用发生率较低。患者对奥氮平有明显较好的依从性可能与其副作用较小有关，每日服用 1 次，剂量为 5 ~ 10 mg。长期治疗时，体重增加是一个问题，患糖尿病的危险也增加。

但是利培酮和奥氮平都不像氯氮平那样能够作为难治性慢性精神分裂症的专门治疗药物。

其他非典型抗精神病药物包括舒必利、齐拉西酮和氯氮平。

心理治疗

心理治疗由安慰、支持和良好的医患关系组成。精神分裂症是深切心理治疗或探索性心理治疗的禁忌证。但是，最近的研究显示，认知行为治疗有助于降低妄想的强度。

社会治疗

社会治疗关注患者的环境和社会功能。家庭教育可以帮助亲属和伴侣提供适量的情感和社会刺激，这样就不会有过多的情感表达（复发的一个危险因素）。保护下的雇佣对于大多数想工作的患者来说通常是必须的。

治疗相关的医学表现

神经松弛剂运动方面的副作用是精神分裂症患者就医最常见的原因，次之是故意自伤。**急性肌张力障碍**一般出现在刚开始用药的患者，造成**斜颈**。锥体外副作用常见，症状与Parkinson病相同。**静坐不能**是一种运动性不安，最常影响的是腿部。这与下肢不宁综合征相似，但白天症状明显。

多巴胺拮抗剂可以造成停经和溢乳。直立性低血压易影响老人。神经松弛剂，如果其抗毒蕈碱作用显著，可以是老年谵妄的原因。

推荐读物

Freedman R (2003) Schizophrenia. *New England Journal of Medicine* **349**: 1738-1749.

Mueser KT, McGurk SR (2004) Schizophrenia. *Lancet* **363**: 2063-2072.

器质性精神障碍

器质性脑病源于脑结构的病理改变，如痴呆（见第21章），或源于中枢神经系统的功能紊乱，如发热引起的谵妄。这类问题不包括酒精和药物滥用引起的精神和行为障碍，后者属于另一类。

谵妄

谵妄，也称作**中毒性意识模糊状态**和**急性器质性反应**，是一种急性或亚急性的脑功能衰竭，在谵妄状态下，注意损害并伴有知觉和心境异常。这是综合医院中最常见的精神病。10 % ～ 20 % 的内外科老年患者在住院期间出现谵妄。意识混乱通常在夜间加重，导致晨昏颠倒，以至于患者白天睡觉而整夜醒着。在急性期，思维和言语不连贯，记忆受损并发生知觉错误。出现发作性视幻觉（或错觉）以及被害妄想。结果，患者受到惊吓，猜疑、不安，并且不合作。

大脑发育未成熟、处于退化中或有过脑损伤的患者易发生谵妄（表 22.24）。

表 22.24　谵妄的易感因素

年龄很大或很小（发育中或退化中的大脑）
脑损伤：
任何类型的痴呆（最常见的易感因素）
以前有过颅脑损伤
酒精性脑损害
以前有过脑卒中
换到不熟悉的环境（如住院）
睡眠剥夺
极端的感觉刺激（负荷过大或感觉剥夺）
制动

很多疾病可以引起谵妄，特别是在老年患者中。部分原因见表 22.25。在鉴别诊断时应考虑震颤谵妄和 Lewy 体痴呆。Box22.14 列出了谵妄的诊断标准。

处理

应当从见证人那里获得病史。检查可能会揭示病因，应当对潜在的躯体疾病进行检查和治疗（表22.25）。仔细护理患者，将患者置于安静的单间，装有安全的窗户（患者不可能从窗户出去），给予输液。如果存在高热，应当给患者降温。检查目前所有的药物治疗，如果可以停用的要停用。如果可能，应避免使用精神活性药物（因为这类药物本身有加重谵妄的危险）。对于严重谵妄的病例，氟哌啶醇是一个可供选择的有效药物，日剂量通常在 1.5 mg（老人）至 30mg 之间。如果必要，第一次可以肌肉注射给药。奥氮平是另一个可供选择的有效药物，特别是针对夜间失眠的患者。

谵妄的预后

谵妄通常在一两周内恢复意识清醒，但大脑的恢复通常在引起谵妄的躯体疾病康复之后的一段时间。预后不仅依赖于对引起谵妄的原发病的成功治疗，还依赖于大脑的潜在状态。谵妄老人中 25% 有潜在的痴呆，15%的患者没能从潜在疾病中存活下来，随访到 6 个月时，40% 的患者在照顾机构中生活。

表 22.25　谵妄的一些常见病因

系统感染	
特别是伴有高热的感染	**颅内原因**
（如疟疾、败血症）	创伤
	肿瘤
代谢紊乱	脓肿
肝功能衰竭	蛛网膜下腔出血
肾衰竭	癫痫
电解质平衡紊乱	
低血氧	**药物中毒**
	抗惊厥药
维生素缺乏	抗毒蕈碱药
维生素 B_1（硫胺素缺乏导致 Wernicke-Korsakoff 综合征，脚气病）	抗焦虑药 / 催眠药
	三环类抗抑郁药
烟酸（糙皮病）	多巴胺激动剂
维生素 B_{12}	地高辛
内分泌疾病	**药物 / 酒精戒断**
甲状腺功能低下	
Cushing 综合征	**手术后的各种情况**

Box 22.14 谵妄的诊断标准

- 意识紊乱
  对环境的清楚觉察↓
  专注、注意维持或转移的能力↓
- 认知改变
  记忆缺损，定向障碍，
  语言紊乱，知觉紊乱
- 紊乱在短期内发展起来（几小时或几天）
- 一天中有波动
- 紊乱由一般医疗状况或用药引起

Derived from DSM-IV-TR.

推荐读物

Nayeem K, O'Keefe ST (2003) Delirium. *Clinical Medicine* **3**(5): 412-415.

进食障碍

肥胖

这是最常见的进食障碍（第5章），在一些发达国家已经相当流行。肥胖通常是体质因素和社会因素联合作用的结果，但应当除外暴食障碍和"抚慰性进食"的心理决定因素。

神经性厌食

诊断的主要临床标准是：

- 体重低于标准体重的15%，或体重指数（BMI）低于 17.5 (ICD-10)
- 避免食用长胖的食物、呕吐、导泻、运动或食欲抑制剂自行导致体重下降
- 有一种体像歪曲，以致已经很瘦时，患者还认为自己胖
- 对肥胖的病态恐惧
- 女性停经。

临床特征包括：

- 通常在青春期起病
- 以前曾经体态丰满或肥胖
- 患者一般吃得很少
- 停经——一个早期症状，有 20% 的患者停经出现在体重下降之前
- 暴食
- 通常对性明显缺乏兴趣
- 毳毛。

厌食的躯体结果包括对寒冷敏感、便秘、低血压和心动过缓。多数病例停经继发于体重下降。呕吐和滥用导泻剂导致低钾血症和碱中毒。

患病率

病例登记资料提示，在15～34岁之间的女性发病率为 19/10万。调查提示学龄女童和大学生的患病率大约为1%。然而，停经伴体重低于标准15%（诊断要求的）的年轻女性很多。这种情况在男性中少见（男女比例 1: 10）。女性的起病年龄通常在 16 ～ 17 岁，很少发生在 30 岁以后。

病因学

生物学因素

遗传：女患者的同胞患神经性厌食的比例为6%～10%。同卵双生子的共病率增加，提示遗传倾向。

激素：性激素和下丘脑-垂体-肾上腺轴激素水平降低继发于营养不良，通常在恢复进食后可以逆转。

心理因素

个人方面：神经性厌食经常被看做是为了逃避青春期的情绪问题并退行到儿童期。患者在生命早期经常有饮食问题。完美主义和低自尊是常见的前驱表现。研究提示，童年性虐待的受害者发展为进食障碍的危险较高，通常是在青春期出现神经性厌食。

家庭方面：这类患者的家庭特征被认为是过度保护、僵化刻板以及缺乏解决冲突办法。厌食被认为是为了防止家庭不和出现。然而，一项病例对照研究提示，神经性厌食患者的家庭与孩子存在明确的躯体疾病的对照家庭相比，没有证据显示上述因素在神经性厌食患者的家庭中更多见。

社会文化因素

社会阶层越高，患病率越高；特定职业群体的患病率高（如芭蕾舞蹈演员和护士）；文化价值崇尚苗条的社会中，患病率高。

预后

这种状况的病程呈波动性，有时加重，有时部分缓解。长期随访提示，大约2/3的患者保持了正常体重，其中1/3呈现中度体重偏低和严重体重偏低两种情况。不良结局的指征有：

- 迁延的起病过程
- 严重的体重下降
- 起病年龄较大
- 贪食（见下文）、呕吐或导泻
- 人格困难
- 关系困难。

据报告慢性神经性厌食的患者中有2% ～ 5% 自杀。出于各种原因的总死亡率为每年0.5%。1/3以上的患者有反复发作的情感疾病，各种家庭、遗传和内分泌研究发现进食障碍与抑郁有关。50% 的患者完全恢复，30% 部分恢复，20% 未恢复。

治疗

治疗可以在门诊随诊的基础上进行，除非体重下降严重并伴有明显的躯体症状，眩晕、虚弱和（或）电解质和维生素紊乱。出现这些情况时住院治疗可能是不可避免的，而且开始可能需要住在内科病房。很罕见的情况是，患者的体重下降太严重以至于威胁到生命。如果患者不能被劝说入院，则不得不强制住院。住院治疗的目标包括：

- 和患者建立良好的关系
- 使患者体重恢复到理想体重和患者自己“理想”的体重之间
- 提供平衡的饮食，每天用餐3～4次，积累12.6MJ（3000卡）
- 杜绝使用泻药、通便药和呕吐。

门诊治疗可用认知行为治疗或心理动力治疗，或者两者兼用。建立治疗联盟是关键。如果患者已经离开父母家，个体治疗好于家庭治疗；反过来是家庭治疗更好。增强动机技术有时成功。

药物治疗成功率有限，除非是对症治疗失眠和抑郁疾病。

神经性贪食

这是指失控的过分进食发作，也称作“暴食”。患者具有关于食物的先占观念以及习惯性的特定行为，该行为可以理解为患者试图避免周期性暴食带来的催肥效果。这些行为包括：

- 自我引吐
- 滥用泻剂
- 滥用药物——利尿剂、甲状腺提取物或厌食药物。

其他临床特征包括：

- 呕吐的躯体并发症：
  - (a) 心律失常
  - (b) 肾脏损害——低钾的结果
  - (c) 肌肉麻痹
  - (d) 手足搐搦——由于低钾性碱中毒
  - (e) 唾液腺肿胀——由于呕吐
  - (f) 牙釉质侵蚀
- 相关的精神障碍：
  - (a) 抑郁疾患
  - (b) 酒精滥用
- 体重在正常范围内波动
- 月经功能——周期变得不规律但停经罕见
- 人格——完美主义和低自尊在病前就已存在。

社区研究中贪食的患病率高。美国的5%～30%高中和大学女生受到影响。贪食有时与神经性厌食相关联。病前就有节食历史是常见的。神经性贪食的预后好于神经性厌食。

治疗

已有研究显示，认知行为治疗比人际心理治疗和药物治疗更有效。选择性5羟色胺再摄取抑制剂（如氟西汀）也是一种有效的治疗，即使没有抑郁疾病时亦然。

非典型进食障碍

这里包括那些临床特征不符合神经性厌食或神经性贪食诊断标准的进食障碍。暴食障碍由没有采用呕吐和其他减重手段的贪食组成。

推荐读物

Fairburn CG, Harrison PJ (2003) Eating disorders. *Lancet* **361**: 407-417.

Mehler PS (2003) Bulimia nervosa. *New England Journal of Medicine* **349**: 875-881.

Wilson GT, Shafran R (2005) Eating disorders guidelines from NICE *Lancet* **365**: 79-81.

性障碍

性障碍可以分为性功能障碍、性偏离和性角色障碍（表 22.26）。

性功能障碍

在男性，性功能障碍是指反复不能正常性交，而在女性，性功能障碍是指对性生活质量反复不满意。性功能障碍可以分为影响性欲望、性唤起和性高潮的三大类，这种分类很有用。在要求治疗性功能障碍的男性中，勃起障碍是最常见的主诉。早泄的患病率低，而不射精罕见。

性冲动受到体质因素的影响，其他影响因素还包括忽视性技巧、对性表现的焦虑、医学和精神科状况，以及特定药物（表 22.27 和 22.28）。

性功能障碍的治疗涉及仔细的评估、患者伴侣的参与（在恰当的时机）以及专门的治疗技术，包括放松、（Masters 和 Johnson 创立的）行为治疗以及心理治疗。5 型磷酸二酯酶抑制剂（如万艾可）的引入成为勃起障碍的一种有效治疗（见第 18 章）。

性偏离

性偏离被认为是异常的行为模式而不是一种疾病。只有该行为触犯法律（如恋童症或兽奸）以及出现相关精神或躯体障碍的疑问时，医生才可以介入。以前同性恋被认为是一类疾病，但是现在看来是另一种可以接受的性生活风格。男性比女性更易出现性偏离。

性角色障碍

易性症是性身份的紊乱，这种情况下患者坚信自

表 22.26 性障碍的分类

性功能障碍	性偏离	性角色障碍
影响性欲	**性“对象”变异**	易性症
性欲低下	恋物症	
	易装癖	
性唤起障碍	恋童症	
勃起障碍	兽奸	
女性性唤起障碍	恋尸症	
影响高潮	**性行为变异**	
早泄	露阴癖	
射精延迟	窥阴癖	
女性性高潮障碍	性施虐狂	
	性受虐狂	
	摩擦癖	

表 22.27 影响性表现的医学状况

内分泌	
糖尿病	**神经**
甲状腺功能亢进	神经病变
甲状腺功能低下	脊髓损伤
心血管	**肌肉骨骼**
心绞痛	关节炎
既往有过心肌梗死	
周围循环障碍	**呼吸**
	哮喘
肝脏	慢性阻塞性肺疾病
肝硬化，特别是酒精性肝硬化	
	精神科
肾脏	抑郁疾患
肾衰竭	物质滥用

表 22.28 影响性唤起的药物

男性性唤起	女性性唤起
酒精	酒精
苯二氮䓬	中枢神经系统抑制剂
神经松弛剂	抗抑郁剂（选择性5羟色胺再摄取抑制剂，SSRI）
西咪替丁	口服复合避孕药
阿片类镇痛药	甲基多巴
甲基多巴	可乐定
可乐定	
螺内酯	
抗组胺药	
胃复安（甲氧氯普胺）	
利尿剂	
β 阻滞剂	
大麻	

酒精使性欲增强，但使性表现下降。

己身体所显示的性别是错的。一个人的性身份指个体对男性气质和女性气质的感觉，与生物学性别不同。现在认为性身份的感觉源自生物学因素（出生前内分泌的影响）、心理印迹和社会的条件化作用。人们将易性症的成因或多或少地归咎于这三方面的紊乱。

对男性而言，治疗包括使用雌激素，如果推荐外科手术，事先应让患者按女人生活一段时间。对于女性易性症患者，治疗有外科手术和使用甲基睾酮。

推荐读物

Halaris A (ed.) (1997) Sexual dysfunction. In: *Baillière's Clinical Psychiatry: International Practice and Research*, Vol 3. London: Baillière Tindall.

Tomlinson J (1997) *ABC of sexual health*. London: British Medical Books.

人格障碍

这类障碍是根深蒂固的持久的行为模式，表现为对广泛的个人和社会处境采取僵化的反应。人格障碍是发育问题，初现于儿童期或青春期并延续到成年生活中。虽然在其他障碍之前就可以有人格障碍或人格障碍与其他障碍共存，但是并非继发于另一种精神障碍或大脑疾病。与此相对的是，人格改变是获得性的，通常发生于成年，在严重或持久的应激、极端的环境剥夺、严重的精神障碍或脑损伤、脑疾病之后出现。

人格障碍分类通常根据与最常见或最明显的行为表现相对应的特征簇来进行。几种主要的人格障碍的描述见下文。

边缘型（情绪不稳定型）：这样的人行为冲动并可与他人形成强烈但短暂的情感依恋。他们用频繁自伤、自虐（进食障碍、物质滥用）来形容自己内心长期存在的空虚感，并且他们可能有意义不明的短暂的精神病症状。他们经常有明显的心境障碍家族史。

偏执型：偏执型人格的特征是极度敏感、猜疑、好争讼，倾向于把自己看得过分重要，并且在缺乏依据的情况下一心认定事有阴谋。

分裂样：分裂样人格的特征是情感冷漠和疏远，表达感情的能力非常有限，对表扬或批评无动于衷，几乎一成不变地偏好单独行动，缺少亲密的朋友，对盛行的社会规范和习俗明显不敏感。

反社会：反社会人格的特征是对他人的感受麻木不仁，没有能力维持持久的关系，对挫折的耐受性很低，无法体验到内疚也不能从经验中获益，而且有明显的合理化和诿过于人的倾向。

表演性：表演性人格的特征是自我戏剧化、剧场化、暗示性强、情感表浅而易变，持续寻求兴奋和他人的欣赏，并且在外表或行为上显出不恰当的诱惑性。

强迫型：这种人的特征是过分的不确定感和小心，沉浸于对细节、规则、明细、次序的讲究，完美主义、过分良心化、小心翼翼、过分学究气、严肃刻板，并且有不受欢迎的想法或冲动闯入。

依赖型：依赖型人格的人鼓动别人代替自己作个人决策，将自己的需求从属于所依赖的人，不愿意对别人提要求，感到不能照顾自己，一心害怕被抛弃。如果没有他人过度的建议和保证，这样的患者做日常决定的能力都是很有限的。

许多人格紊乱的人并不是单纯地符合这些类别，而是表现为各种特征的混合。

精神病学与法律

为保护患者本人和（或）其他人，以及为了减轻精神障碍患者犯罪的处罚，大多数发达国家制定了强制精神障碍患者住院和（或）治疗的条款（见第1章）。在英格兰和威尔士，国会法案正式纳入了1983年的精神卫生法，而一部新的法案正要通过国会的审定。苏格兰1984年的精神卫生法和北爱尔兰1986年的精神卫生条例中的条款与英格兰和威尔士的法案在很大程度上是相似的。

除了1948年的国家帮助法中的一条规定，1983年的精神卫生法是惟一可以在没有犯罪或被怀疑犯罪的情况下合法剥夺个人自由的途径。因此，医生有必要理解责任的严肃性并了解法律的细节。

表 22.29 1983 年的精神卫生法的常用条款

条款	时间	所需要的签署人	目的
2	28 天	两名医生（其一经认可）加上最近的亲属或社会工作者	评估和治疗
3	6 个月	两名医生（其一经认可）加上最近的亲属或社会工作者	治疗
4	72 小时	一名医生加上亲属或社会工作者	急诊住院
5(2)	72 小时	负责患者保健的医生	紧急扣留已经来到医院里的患者
5(4)	6 小时	护士（注册的精神科护士）	紧急扣留已经来到医院里的患者
136	72 小时	警官	对警察认为有精神疾病和需要安全处所的处于公共场所的人进行精神病学评估

在签署恰当的强制表格之前，需要满足三个条件。患者必须是

- 罹患某一明确的精神障碍
- 威胁患者自己和（或）其他人的健康或安全
- 不肯自愿接受住院治疗。

应当概括说明，对该患者来说为什么没有其他可以替代的方式。性偏离或酒精 / 药物依赖并不属于规定的精神障碍，但其他精神障碍的界定是比较宽泛的。任何注册的医疗执业者都可以按照法案签署医疗建议，但还需要附加专业精神科医生的签字才能发出有效期在72小时以上的强制令。除非患者已经在医院里，否则还要求有患者最近的亲属或经认可的精神卫生社会工作者签署申请表。法案的相关部分列在表 22.29 中。

医生容易涉及第 5（2）款和第 2 款。应当记住，任何条款都没有给医生权利去治疗躯体疾病，但是也存在争议，因为躯体疾病引起精神障碍（如谵妄）时也可以适用某条款。这一问题从未受到法律上的考验。

虽然违反本人意愿而进行拘押的过程大多已经得到正式规定，但却无法规定医生将患者的最大利益放在心里，以忠诚地职业态度采取行动。清楚的医疗记录、公认的治疗形式和常识仍旧是良好的医疗行为的基础。

（胜　利译）

推荐读物

Duggan C (ed.) (1997) Assessing risk in the mentally disordered. *British Journal of Psychiatry* **170** (Suppl 32).

本章参考文献

Davies T, Craig TKJ (1998) *ABC of Mental Health*. London: BMJ Books.

Gelder M, López-Ibor JJ, Andreasen N (2000) *New Oxford Textbook of Psychiatry*, 3rd edn. Oxford: Oxford University Press.

Goldberg D (ed.) (1997) Maudsley *Handbook of Practical Psychiatry*, 3rd edn. Oxford: Oxford University Press.

Johnstone EC, Freeman CPL, Zealley AK (1998) *Companion to Psychiatric Studies*, 6th edn. Edinburgh: Churchill Livingstone.

Shorter E (1998) *A History of Psychiatry*. Chichester: John Wiley.

Stahl SM (2000) *Essential Psychopharmacology*, 2nd edn. Cambridge: Cambridge University Press

重要网址

http://www.rcpsych.ac.uk
UK Royal College of Psychiatrists
http://www.connects.org.uk
Website for mental health in general
http://www.cebmh.com
Centre for Evidence-Based Mental Health
http://www.mentalhealth.org.uk
Mental Health Foundation -charity
http://www.sleepfoundation.org
National Sleep Foundation
http://www.edauk.com
Eating Disorders Association
http://psych.org
American Psychiatric Association

23 皮肤疾病

引言

皮肤疾病在全世界都有很高的发病率。在发展中国家，感染性疾病很普遍，如结核病、麻风病以及盘尾丝虫病。而在发达国家，炎性疾病比较普遍，比如湿疹和痤疮。皮肤疾病可以是遗传病的，如Ehlers-Danlos综合征；可以是一个正常的发展过程，如寻常型痤疮；也可以是某种系统性疾病的一部分，如系统性红斑狼疮(SLE)。

在英国有将近25%的人存在皮肤问题，尽管自购药物很常见，但家庭医师仍有10%的工作是针对皮肤疾病的。最常见的问题是瘙痒和疼痛，因为它们直接影响到人们的正常工作和睡眠。同时，如果皮疹很明显，就可能引起人们焦虑、压抑和自信丧失，从而导致社会孤立。另外，如果因为某种皮肤疾病而丧失工作能力，(比如一名建筑工人或者理发师的过敏性手部湿疹)，就会影响甚至阻碍他们的正常工作。

只有很少的皮肤疾病是致命性的。例如，恶性黑色素瘤、中毒性表皮坏死松解症和大疱病。

皮肤的结构和功能

皮肤主要由四层不同的结构组成，分别是表皮层、基底膜带、真皮层和皮下组织层（图23.1）。它们的功能详见 Box 23.1。

表皮

表皮层是外胚层来源的复层上皮，由基底角化细胞分裂形成。向真皮内的突起称为“钉突”。下层细胞（基底层）产生不同的角蛋白微丝和桥粒蛋白（如桥粒芯糖蛋白和桥斑蛋白），构成“细胞骨架”。这确保了表皮有强度并防止脱落。在较高的颗粒层，由角质形成细胞分泌的脂质形成细胞间脂质双分子层，起到半透膜的皮肤屏障作用。上层细胞（角质层）没有细胞核，由坚韧的不通透的多种蛋白成分组成（兜甲蛋白、外皮蛋白、中间丝相关蛋白和角蛋白）。外层脂代谢和蛋白表达的改变使得角化细胞正常脱落。

Box 23.1　皮肤的功能

- 对摩擦和剪切力的物理性屏障作用
- 对抗感染（免疫和遗传）、化学物质以及紫外线辐射的保护作用
- 阻止水分的过度流失或吸收
- 在紫外线照射下合成维生素 D
- 温度调节
- 感觉（疼痛、触觉和温度觉）
- 抗原表达 / 免疫应答 / 创伤修复

角化细胞在组织损伤或有皮肤疾病时，能够分泌多种细胞因子（例如白介素、γ - 干扰素、TNF- α）。这些细胞因子在特殊的免疫作用方面、皮肤炎症和组织修复中起到重要作用。此外还有更进一步的保护层，能够阻挡微生物入侵皮肤。这包括中性粒细胞和巨噬细胞，以及角化细胞产生的抗微生物肽（称为β防御

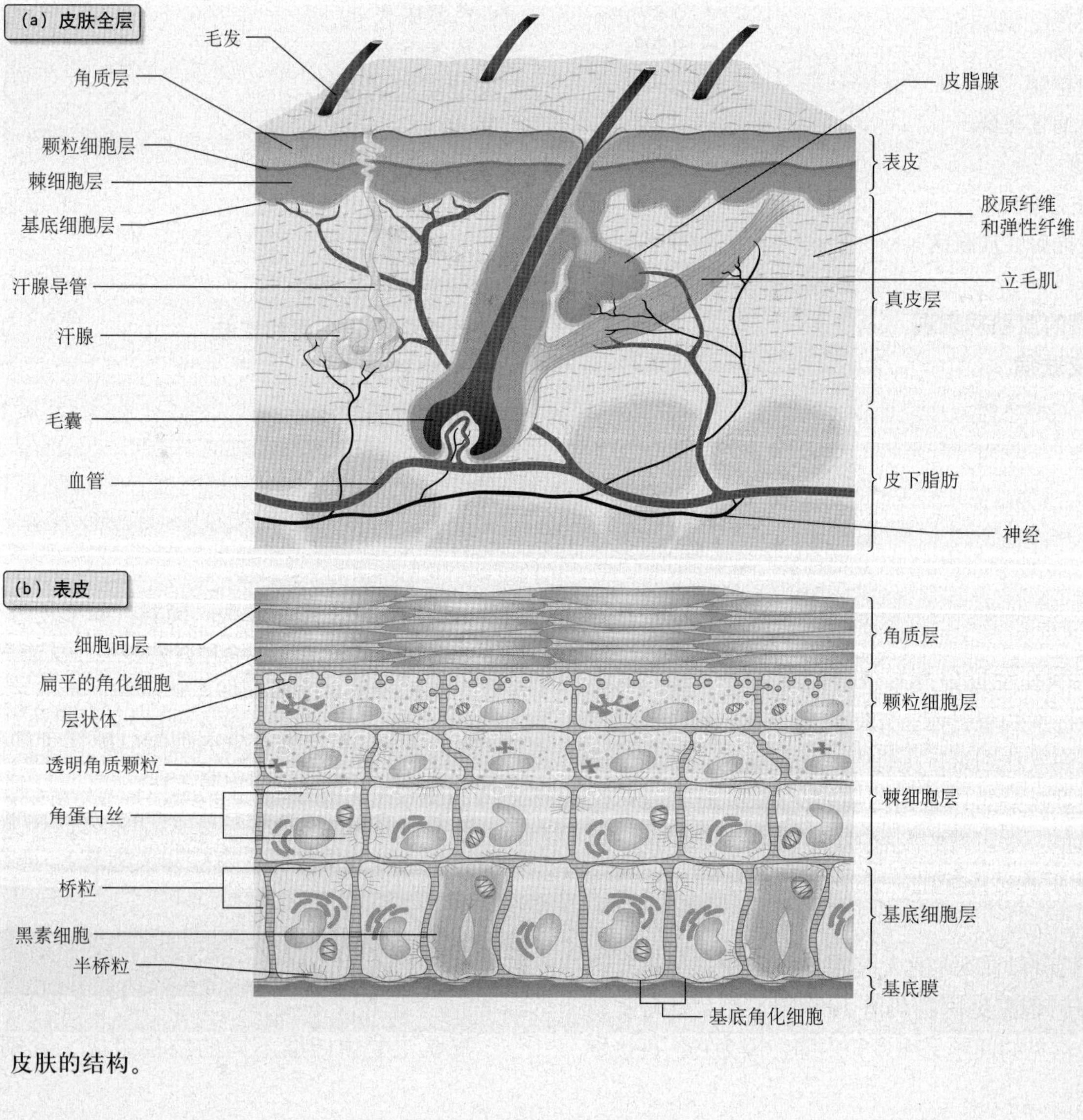

图 23.1　皮肤的结构。

素和内源性抗菌肽）。这些肽的表达是已经制定好的，并且是被皮肤的炎症所诱发，它们能够阻挡细菌、病毒和真菌入侵。这是一个很好的证据来解释为什么缺乏这些肽时，特应性皮炎患者对皮肤感染具有易感性。

表皮中的其他细胞

黑素细胞：存在于基底层，分泌黑色素，可以阻挡UV的辐射。不同人种的肤色差异是由于黑色素分泌的差异而并非黑素细胞的数目不同。

Merkel 细胞：也存在于基底层，起源于神经嵴或表皮的角化细胞。在末节指腹及口腔里数目众多，与皮肤的感觉有关。

郎格汉斯细胞：是存在于基底层上层的树枝状细胞。郎格汉斯细胞是从骨髓衍生而来的，含有巨噬细胞的炎症蛋白 3α 也即 CCR6 的抗原，能够表达细胞因子 CCR6，因此对正常皮肤有指向意义。郎格汉斯细胞在皮肤中发挥抗原呈递细胞的作用：内吞细胞外抗原，移行到局部淋巴结，最终通过 T 细胞表达。

基底膜带（见图 23.27）

基底膜带是一个复杂的蛋白质结构。它由Ⅳ型和Ⅶ型胶原蛋白、半桥粒蛋白、整合素和层粘连蛋白组成。这些蛋白质共同起作用使皮肤紧密相连，并且使表皮紧贴真皮。遗传和自身免疫因素诱导引起的这些蛋白质缺乏可能导致皮肤脆弱甚至多种水疱性疾病。

真皮

真皮层起源于中胚层，包含有血管、淋巴管、神经、肌肉、附属器（例如汗腺、皮脂腺及毛囊）和多种免疫细胞，例如巨噬细胞和淋巴细胞。胶原蛋白和弹性蛋白周围是基质成分。

汗腺

小汗腺分布于黏膜以外的皮肤。

顶泌汗腺主要分布于腋窝、肛周和头皮等处的皮肤，在青春期之后才开始有分泌作用。

汗腺和脉管系统起到体温调节作用。

皮脂腺

皮脂腺在青春期之后开始发挥作用。分泌皮脂到皮肤的表面（通过毛囊），主要分布于头面部。

神经

皮肤的神经分布十分丰富。这些纤维能够感知触摸、疼痛、瘙痒、颤动以及温度的改变。

毛发

毛发是在从表皮角化细胞的向下生长中产生的。毛干由内根鞘和外根鞘包裹，有皮质，有时还包括髓质。毛囊的下段为一个膨胀的球状物（也内含黑素细胞）周围是含有丰富神经和血管的真皮乳头。毛发脱落后就从毛球处再生。

毛发共分为三种：

- **长毛**：有髓的粗发，比如头发、胡须、阴毛。
- **毫毛**：无髓的短小的绒毛，常见于女性和青春期前的儿童面部。
- **毳毛**：无髓的软毛，见于新生儿（多数是早产儿），偶见于患有神经性厌食症的成年人。

所有的毛囊都有一个生长周期：毛发生长初期（生长期）、毛发生长中期（退行期）和毛发生长终期（休止期）。在一定时期内，多数毛发（>90%）都处于生长初期，例如头发生长期就可以持续 3～5 年。

灰发的产生是因为毛球黑素细胞中酪氨酸酶活性降低。白发则是因为这些黑素细胞全部丧失。

甲

甲是由硬化的角化蛋白形成的板状结构，这些蛋白来自位于甲半月下的甲母（就是我们平时看到的月牙形的弧形区）。一个指甲需要6个月的时间才能全部长出，一个趾甲则需要 1 年。

皮下组织层

皮下组织层主要包含脂肪组织，此外还有血管和神经。此层就像一个脂肪库，起到皮肤绝热层的作用。

临床诊断方法

病史应该包括以下几点：

- 皮疹出现时间
- 皮损分布
- 症状（比如瘙痒、疼痛）
- 家族史（尤其是特应性和银屑病）
- 药物 / 过敏史
- 既往用药史
- 诱发因素（例如日晒或饮食）
- 以往的皮肤治疗。

体格检查：必须仔细观察和触摸皮疹（专业术语参见表 23.1）。检查还应包括指趾甲、毛发和黏膜表面，即使这些部位可能还没有受到影响。以下是用来描述皮损分布的术语：屈侧、伸侧、肢端（手、足），对称的、局部的、泛发的、面部的、单侧的、线状的、向心性的（躯干部多于四肢）、环状的和网状的（丝网或筛网样的）。

检查：关于辅助检查，敏锐的临床思维是皮肤病学所有工具中最重要的，当然丰富的检查手段在确诊时也非常有用（表 23.2）。

（王晓阳译　涂　平校）

推荐读物

Montagna W, Kligman AM, Carlisle KS (1992) *Atlas of normal human skin*. New York: Springer Verlag.

Ong PY, Ohtake T, Brandt C et al. (2002) Endogenous antimicrobial peptides and skin infections in atopic dermatitis. *New England Journal of Medicine* **347:** 1151–1160 (and editorial, pp. 1199–1200).

Paus R, Cotsarelis G (1999) The biology of hair follicles. *New England Journal of Medicine* **341:** 491–497.

Rees J (1999) Understanding barrier function of the skin. *Lancet* **354:** 1491–1492.

Robert C, Kupper TS (1999) Inflammatory skin diseases, T cells, and immune surveillance. *New England Journal of Medicine* **341:** 1817–1828.

表 23.1　皮损的形态学描述

萎缩	皮肤变薄
大疱	一个大的充满液体的水疱
结痂	皮肤浆液或渗出液干燥
瘀斑	大片的紫癜融合（“瘀伤”）
糜烂	皮肤的裸露（部分表皮缺失）
脱皮	抓痕
干裂	深的线状裂缝（通常出现在增厚的皮肤）
苔藓样变	表皮增厚，正常皮肤凸起的斑纹
斑点	扁平、局限、不高出皮面的皮损
结节	大丘疹（> 0.5cm）
丘疹	小的可触及的、局限的皮损（< 0.5cm）
瘀点	血管性针尖大小的斑点
斑块	突出皮面的表面扁平可触及的大块皮损
紫癜	皮肤上大的血管性斑点或丘疹，压之不褪色
脓疱	黄白色的充满脓性液体的皮损
鳞屑	皮肤表面可见的脱落
毛细血管扩张	可见的异常血管膨胀
溃疡	皮肤的深层裸露（全表皮层和真皮层的缺失）
水疱	一个充满液体的小泡
风团	瘙痒引起的“荨麻疹”样肿胀，源于真皮水肿

感染

细菌感染

皮肤的正常菌群可以阻挡病原微生物的定植。外伤、腿部溃疡、真菌感染（如运动员足）或者皮肤异常的结垢（如湿疹时）都可能破坏表皮的完整性，从而引发感染。感染复发可能是由于无症状的鼻腔细菌携带或其他密切接触的表现。

脓疱病

脓疱病是儿童常见病中发病率较高的皮肤疾病（图 23.2）。通常表现为渗出性表面有金黄色的结痂。通过直接接触传播。“争球痘疹”一词就是橄榄球运动员之间脓疱病的传播。β 型 A 族溶血性链球菌和葡萄球菌是主要的致病微生物，应该进行皮肤拭子检查。大疱性脓

表 23.2　皮肤疾病常用的检查方法

检查	用途	临床病例
皮肤拭子	菌落培养	脓疱病
水疱液	电镜和病毒培养	单纯疱疹
皮肤刮片	真菌培养	脚癣
	镜检	疥疮
甲标本	真菌培养	甲癣
Wood 灯	真菌荧光	头皮癣
		红癣
血液检查	血清学	链球菌感染蜂窝织炎
	自身抗体	盘状红斑狼疮
	HLA 分型	疱疹样皮炎
	DNA 分析	大疱性表皮松解症
皮肤活检	组织学	大体诊断
	免疫组织化学	皮肤淋巴瘤
	免疫荧光	免疫性大疱性疾病
	培养	分枝杆菌 / 真菌
斑片检查	过敏性接触性湿疹	手湿疹
尿液	浸渍片（葡萄糖）	糖尿病
	细胞学（红细胞）	脉管炎
皮肤镜（皮肤直接镜检）	色素性皮损的评估	恶性肿瘤

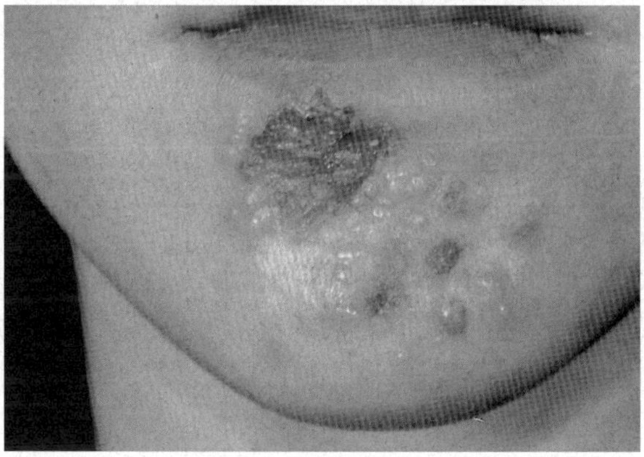

图 23.2 （也见彩图 23.2）脓疱病——下颏上结痂的水疱。

疱病是由于金黄色葡萄球菌毒素所致（脱落物A和B）。

治疗

局限性的损害可以局部使用夫西地酸，莫匹罗星主要用于耐甲氧西林的金黄色葡萄球菌感染（MRSA）（每日3次）。防腐剂聚维酮碘使用一周可以软化结痂和减少渗出。广泛的损害可以口服抗生素 7 ~ 10 天（葡萄球菌可以选用氟氯西林500mg，每日4次，链球菌可以选用青霉素 V500mg，每日 4 次）。其他密切接触者也应该检查，儿童在开始治疗后 1 周内应该避免去学校。如果脓疱病耐受治疗或者复发，应该镜检鼻腔刮取物，并检查其他家庭成员。可用鼻腔用莫匹罗星（每日 3 次，持续 1 周）根除医院中鼻腔携带感染。

蜂窝织炎

蜂窝织炎主要是因为深部的皮下组织感染所致，表现为灼热触痛的皮肤融合性红斑。通常是下肢感染引起上行播散的热红斑，偶尔会出现水疱，尤其是当水肿持续存在时。有时也会出现在一侧面部。患者通常因为皮温升高而感觉不适。导致蜂窝织炎的主要病菌是链球菌和葡萄球菌。对于免疫缺陷患者和糖尿病患者而言，革兰阴性菌和厌氧菌是比较常见的病原菌。通常都会有一个明显的感染“入口”，比如近期的皮肤擦伤和腿部的静脉溃疡。趾缝间的皮肤也应该检查，以寻找真菌感染的证据。皮肤刷通常没有明确作用。感染的确诊依靠血清学抗链 O 滴度检查（ASOT 和 ADB）。

丹毒：是真皮和上层皮下组织的浅表感染（通常在脸部），通常边界清楚。但当蜂窝织炎和丹毒同时存在时难以区分。

坏死性筋膜炎见第 2 章。

治疗

治疗可以使用青霉素 V（或红霉素）和氟氯西林（500mg，每日4次）。如果病情进展，可以在口服药物1 ~ 2周后选用静脉给药 3 ~ 5天。治疗应该针对根本原因。如果蜂窝织炎复发，可以预防性使用低浓度的抗生素（青霉素 V 500mg，每日 2 次），因为每次发作都可能会引起远处的淋巴结损伤。

臁疮

臁疮通常也是由链球菌和葡萄球菌感染所致，偶尔是二者同时感染。通常表现为慢性的边界清楚的深溃疡，上覆有渗出性结痂。此病在发展中国家更常见，与营养不良和卫生状况不好有关。此病在英国比较少见，但是在静脉吸毒和 HIV 感染患者中比较常见。

治疗：使用青霉素 V 和氟氯西林（500mg，每日4次）10 ~ 14 天。

红癣

红癣是由微小棒状杆菌感染引起的。通常表现为黄棕色的屈侧皮疹，腋窝和趾缝常见（图23.3）。它常常被误诊为真菌感染，在Wood灯下呈现鲜艳的珊瑚色荧光。

治疗：局部使用褐霉酸钠（夫西地酸钠）每日3次，持续7天，或者口服红霉素500mg，每日4次，7～10天。

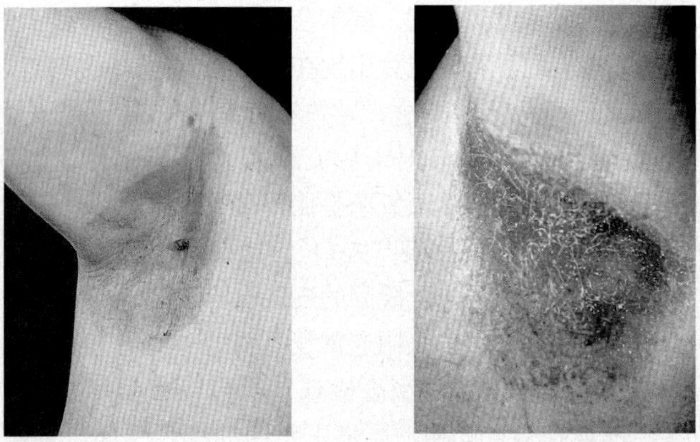

(a) (b)

图23.3 （也见彩图23.3）腋窝区的红癣，在Wood灯下呈现粉红色荧光。

毛囊炎

毛囊炎是毛囊的炎症。通常表现为瘙痒或有触痛的丘疹和脓疱。葡萄球菌常常被认为是病原菌。本病常发生在潮湿的气候和穿着比较不透气的衣服时。有一种类型发生在胡须颏部位（被称为“须疮”），这在非洲人群中比较常见。这可能是由于剃除后的毛发又长入皮肤，特别是毛发先天就比较卷曲的人。在躯干上部泛发的瘙痒性毛囊炎，需警惕潜在的HIV感染的可能性。继发于热水洗浴后的毛囊炎是由椭圆假单胞菌引起的。

治疗：可以外用消毒剂、外用抗生素（例如褐霉酸钠）或口服抗生素（例如氟氯西林500mg或者红霉500mg，每日4次，持续2～4周）。

疖

疖是皮肤更深层的感染，多数是由葡萄球菌引起的。能引起疼痛性红色肿胀。多见于10多岁的青少年，常反复发作。复发性疖偶尔可见于糖尿病患者或免疫抑制患者。大的疖常被称为“痈”。

治疗：口服抗生素（例如红霉素500mg，每日4次，持续10～14天），有时需要切开引流。使用聚维酮碘或者洗必泰（氯己定）泡沫和沐浴油（例如Oliatum plus™）可以起到有效的预防作用。

化脓性汗腺炎

这是一种少见的以富含顶泌腺的皮肤部位（腋下、腹股沟、臀沟）的疼痛、异常分泌物和慢性炎症为特点的皮肤疾病。病因不清，但是多见于女性。有一些家系表现出遗传倾向，为常染色体显性遗传。临床上在青春期后表现出丘疹、结节和脓肿。有些会发展至囊肿和窦道形成。随着时间的延长，可能会形成瘢痕。病程常常是慢性复发性的。肥胖者会更加严重。

治疗：非常困难，但是减肥、抗生素、口服维甲酸和co-cyprindiol（2mg的环丙孕酮＋35μg炔雌醇，只用于女性）已经被尝试过。它们应该和寻常型痤疮进行一样的治疗。严重的难治病例偶尔可以通过手术治疗和皮肤移植治疗、静脉用英夫利昔单抗来治疗。

跖沟状角质松解

这是一种由棒状杆菌引起的皮肤角质层浅表感染。通常发生在前脚掌，表现为多数小凿除状环形损害及皮肤浸渍（就像长时间浸泡后的表现）。通常会伴发足多汗症和持续气味。

治疗：局部使用抗生素（例如褐霉酸钠或克林霉素，每日3次，持续使用2～4周）以及局部使用抗汗洗液都是有效的方法。

类丹毒

这是一种十分罕见的感染，通常是由诡谲丹毒丝菌引起的。在手接触生肉（特别是猪肉）和生鱼的人群中比较多见。病原体通过破损处进入皮肤。主要表现为播散性的、边界清楚的紫红色皮损，通常发生在手指、手或前臂。没有系统性症状。

治疗：可以使用青霉素Ⅴ或土霉素（均为500mg，每日4次，持续7~10天）。

分枝杆菌感染

麻风病

麻风病常累及皮肤，而它的临床特征取决于身体对病原菌麻风分枝杆菌的免疫应答。

未定类麻风病是最常见的临床类型，尤其是在儿童中。主要表现为色素减少或环状红斑，有时会有轻度的感觉麻木和脱皮。可以自愈，亦可以向其他类型转变。活检显示神经周围肉芽肿浸润和散在的抗酸杆菌。

结核样麻风病常表现为一些色素减退或具有鲜红色边缘的红斑。皮损通常因为神经受损而伴有感觉减退、干燥和脱毛。神经可能会增粗甚至可以触及。活检显示以神经为中心的肉芽肿性浸润，但是没有微生物。

结节型麻风病常表现为多数炎性丘疹、斑块和结节。眉毛脱落和鼻塞也常见。皮肤增厚甚至严重的损毁可能会随之而来。感觉缺失并不十分突出。活检显示大量的抗酸杆菌。

诊断和治疗在第81页有详细讲述。

结核病皮肤表现

结核病有时可能会引起皮肤皮疹：

- **寻常狼疮**：通常是既往的原发感染。主要表现为头颈部的棕红色结节，用透明的玻片按压时呈现苹果酱样的颜色。搔抓后加重，新发皮损逐渐播散形成一个慢性的孤立的红斑。慢性皮损发展成为鳞状细胞癌的可能性极高。
- **疣状皮肤结核**：发生于局部对结核有免疫力、但却存在皮肤远行播散的人群。主要表现为"冷"红斑基础上的疣状皮损。
- **皮肤淋巴结核**：当淋巴结感染播散到皮肤引起溃疡、瘢痕和流脓时，常会发生。
- **结核疹**：是一类皮疹的总称，由结核引发的免疫应答所致而并非直接感染所引发。红斑结节最常见，在第1341页有详细的讨论。硬结红斑（Bazin病）产生相似的深红色结节，容易形成溃疡，但是通常发生在腓侧而不是胫侧。

非典型分枝杆菌

非典型分枝杆菌（非结核杆菌）有时也会感染皮肤。海分枝杆菌常存在于鱼池和游泳池中，通过皮损处接触而进入皮肤，从而引发深部肉芽肿结节，通常都是线状的。

病毒感染

病毒疹

这是最常见的一种病毒相关性皮疹，临床上以广泛的非特异性红斑性斑丘疹为特征。本病可能是由病毒抗体与病毒抗原结合形成循环免疫复合物沉积在真皮血管壁所引起的。皮疹可以由多种不同的病毒感染所致（比如埃可病毒、人疱疹病毒6型、EB病毒，而且大多数很难被正确诊断。皮疹一般在7~10天内自发缓解。

拍红性面颊综合征（传染性红斑，第五病）

本病小孩发病，主要是由细小病毒组B19型感染引起。这是一种轻度病毒感染性疾病，皮疹表现为脸颊明显的红斑（拍红性面颊）和四肢近端网状红斑。

单纯疱疹

单纯疱疹病毒（HSV）分为两种基因型。单纯疱疹病毒1型（HSV-1）通过直接接触和飞沫传播。大多数人在孩童时期发生过亚临床型的感染。少数情况下，HSV-1可以引起伴有发热的自限性疾病，伴随脸部疼痛性簇状水疱或疼痛性龈口炎。一旦感染该病毒，机体将调动细胞介导性免疫机能。在一部分患者当中，这种免疫机能较为低下，因此HSV反复复发，表现为感冒疱。免疫抑制也可以引起HSV感染的复发。HSV可以在伤口处进行自发接种，引起疼痛性水疱或脓疱，这种皮疹可在医疗工作者的手指上看到（疱疹性瘭疽）。

单纯疱疹病毒2型主要在青春期后感染，通常累及生殖器部位。感染通常是有症状的，主要通过性接触传播。然而，生殖器部位也能发生HSV-1感染，主要见于口－生殖器接触的人群。

其他少见的HSV感染并发症包括角膜溃疡、疱疹性湿疹、艾滋病患者慢性肛周溃疡和多形红斑。

治疗

初次HSV感染者和生殖器疼痛性疱疹患者可以口服伐昔洛韦（500mg 每日 2 次，持续 5 日）治疗。复发性疱疹可以外用阿昔洛韦软膏以缩短病程。随着时间进展生殖器疱疹复发频率会降低。免疫低下的患者需要静脉使用阿昔洛韦。

水痘－带状疱疹病毒

水痘－带状疱疹病毒（VZV）感染小孩会引起水痘，这将在第45页上详细讨论。该病毒也能引起带状疱疹。

带状疱疹

带状疱疹是由于 VZV 在体内重新活化所引起的。发病前先有一段时间瘙痒或疼痛的前驱症状，紧接着出现沿一侧皮区分布的疼痛性紧张性水疱（图 23.4 和图 2.15）。水疱分批出现，部分变成脓疱，最后结痂。皮疹持续2～4周，老年人一般表现较重。少数有双侧皮区受累。

并发症包括严重的持续性疼痛（带状疱疹后遗神经痛）、眼部疾病（如果视神经受累）和偶尔发生的运动神经病。

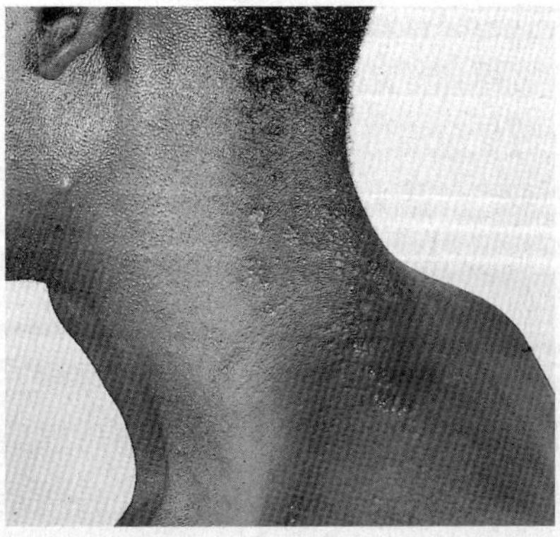

图 23.4 （也见彩图 23.4）一个非洲人的带状疱疹。(courtesy of Dr P Matondo ,Lusaka, Zambia)

治疗

带状疱疹治疗主要为足量的镇痛药和抗生素（如果继发细菌感染）。口服伐昔洛韦 1 g 或泛昔洛韦 500mg，每日3次，共7天，或者口服阿昔洛韦800mg，每日 5 次，共 7 天，可以缩短疾病病程。免疫低下的患者可以使用静脉阿昔洛韦治疗。阿昔洛韦对于预防长期的带状疱疹后遗神经痛的作用仍不明确。

人乳头状瘤病毒

人乳头状瘤病毒（HPV）是引起常见的皮肤病毒疣的病因。通过 DNA 杂交，已经发现超过 70 多种 HPV 亚型。所有这些亚型都可以引起鳞状上皮的过度增生。

寻常疣是一种以粗糙不平的丘疹为主要表现的 HPV 感染性疾病，主要累及手足，但也可以见于身体其他部位。小的黑色斑点（出血点）通常可见于皮疹处。儿童和青少年比较容易感染。该病毒主要通过直接接触传播，也可以通过伤口传播。

跖疣是指位于足底的HPV感染引起的皮疹，通常为扁平（内生性）丘疹，尽管跖疣表面也一样有乳头瘤状的改变，而且削去顶部能见到黑色斑点（与鸡眼不同）。当你用力挤压某一点，或者当疣长在甲周时，也可以伴有疼痛或触痛。

丝状疣主要累及脸部，多发生于鼻前庭或口周。丝状疣可以不断增长，其末端为一角质帽。

扁平疣比其他类型的病毒疣少见，它是由一部分特定的HPV病毒亚型感染引起的。皮疹临床表现不尽相同，主要表现为肉色的或色素沉着性扁平小丘疹，在皮疹表面有微小的改变，但没有黑色斑点。扁平疣通常

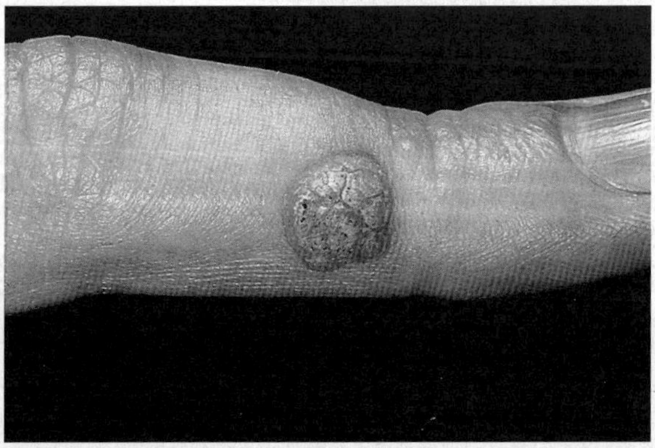

图 23.5 （也见彩图 23.5）病毒疣。

为多发，好发部位为脸部和手背。

肛门生殖器疣通常见于成人，主要通过性接触传播，极少见于儿童，若有则此时必须考虑儿童性虐待。但该病也可以通过非性接触传播。HPV-16 和 HPV-18 亚型有潜在致癌性，可以引起宫颈癌和肛门直肠癌。

治疗

寻常疣难以有效地治疗，但是通常可以在几个月到数年后自发吸收，主要是由于细胞介导的免疫识别。当寻常疣自行吸收时，通常在几天之内就完全消退。

常规局部使用角质溶解剂（比如 2% ~ 10% 的水杨酸软膏），每周使用，连续数月以后能够帮助一些患者加快皮疹的吸收，这种方法是主要的治疗手段。冷冻治疗也可以起作用。烧灼法、外科手术、二氧化碳激光、α- 干扰素注射和博来霉素局部注射均可以收到不同的效果，但不推荐使用这些治疗方法，因为这些治疗可能引起明显的疼痛，而且可能会留下持久性瘢痕。也可以试验性使用 α- 乳清蛋白和油酸复合物进行治疗。

生殖器疣通常可进行冷冻治疗、三氯乙酸、5% 的咪喹莫特霜或鬼臼树脂局部外用。有生殖器疣的患者（包括他们的性伴侣）必须进行其他性传播性疾病筛查。

传染性软疣（“水瘊子”）

传染性软疣是一种主要发生在儿童的、由某种痘病毒感染引起的常见皮肤传染性疾病。在电镜下可以清楚地看到疱液里面的病毒。皮疹临床上通常表现为多发的、小的（1 ~ 3mm）半透明丘疹，外观看很像充满疱液，其实里面为实性的。个别皮疹可以见到中心凹陷，称为“脐凹”，可有同形现象（Köbner phenomenon）。皮疹可以发生在身体的任何部位，包括生殖器部位。主要是通过直接接触传播。少数情况下，皮疹直径可以达1cm左右（称为巨大软疣）。在患有特应性湿疹的儿童中皮疹多较为广泛，说明搔抓可以引起自身传播。

传染性软疣通常会在6 ~ 12个月里连续成批出现，但极少需要治疗，因为可以自发吸收。任何形式的局部创伤，包括搔抓，可以加速吸收。冷冻治疗可以在大一些的儿童中使用。成人的传染性软疣，特别是巨大型的，必须考虑免疫低下的情况，特别需要考虑是否感染了 HIV。

羊痘

羊痘是痘病毒感染绵羊（少数情况下为山羊）引起的一种疾病。它表现为年幼的羔羊口周的水疱或脓疱。人类若接触了水疱中的疱液在手上可以出现皮疹，表现为1 ~ 2cm大小的粉红色丘疹，周围有一圈红晕，通常转化为脓疱。4 ~ 6周后皮疹自动消退且可以终身免疫。极少情况下可以并发多形红斑。

真菌感染

真菌是一种原始的腐生性微生物，在我们生存的环境中随处可以找到真菌。真菌性皮肤病（癣）在人群中有较高的发病率，尤以“鹅口疮”和“运动员足”两种疾病最常见。在免疫低下的患者中，真菌病可以全身广泛性的，也可以是致命性的。有三组致病性真菌通常可以侵及皮肤外层或角化上皮：皮肤癣菌、白色念珠菌和糠秕孢子菌。

皮肤癣菌感染

从定义上说，皮肤癣菌引起一种叫做“癣”的皮疹。引起癣的三种主要皮肤癣菌为毛癣菌属、小孢子菌属和表皮癣菌属。鉴定主要通过在显微镜下和在皮肤、头发和甲中取样培养。这些真菌病的临床表现部分取决于感染的真菌种类、感染部位和宿主的机体反应。所有的癣均是通过和其他人的直接接触或与受感染的动物接触引起的。公共浴池、游泳池、共用毛巾或运动衣为间接传播媒介。

体癣

体癣通常表现为轻度瘙痒、不对称的伴有鳞屑的斑片，通常中心消退，伴有进展性的、带有鳞屑的隆起边缘。有时边缘还可以见到水疱或脓疱。中心消退并非是一个普遍性的特征。所有患有不对称的鳞屑性皮疹的患者均应筛查真菌。发生在脸部的体癣通常是在外用皮质激素以后出现，与身体其他部位的体癣相比，鳞屑较少，红斑更加明显，而且在日晒后出现瘙痒。

股癣

股癣是世界性的常见病。在早期，皮疹表现为境界清楚的红斑，边缘为向大腿远端进展的弧形红斑。中心可以消退，并且在一些炎症反应较为剧烈的人群中可以看到水疱或脓疱。皮疹旁边没有提示念珠菌感染的微卫星皮疹。

足癣

运动员足的描述仅局限于足趾缝中发白、浸渍伴随龟裂的皮疹。但是足癣可以更加广泛，通常引起弥漫性的足趾红斑鳞屑，可以扩展至足的双侧。环状的红斑极少见，出现后通常会引起误诊。足癣通常可以伴随多汗症和一个到数个趾甲真菌感染。在感染严重的情况下可以出现水疱或脓疱，这种情况下很容易误诊为汗疱湿疹。

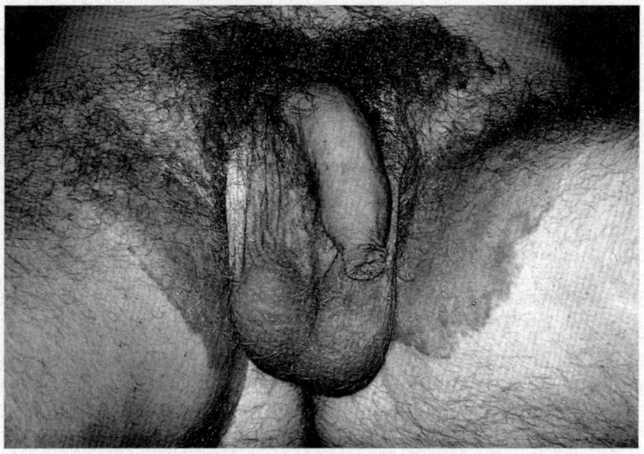

图 23.6 （也见彩图 23.6）股癣——腹股沟的癣。

手癣

手癣可以表现为手掌部弥漫性红斑鳞屑，伴有不同程度的皮肤脱屑和增厚。环状红斑较为少见。

头癣

真菌可以存在于发干（发内型）或扩展到头发外表面（发外型）。后者在Wood灯下可以见到荧光。头癣可以通过亲密接触（特别是在学校或家里）或间接通过理发师传播。新的头癣感染病例在发达国家的大城市呈极快的增长趋势。外出旅游和迁移的增加造成了不同致病性真菌（比如，来自美国中部的断发毛癣菌，来自印度和巴基斯坦的堇色发癣菌）播散到拥挤和社会状况较差的国家去。英国的大多数病例是以断发毛癣菌感染为主的（无荧光性）。

头癣多见于儿童，特别是来自非洲的黑人儿童，这些黑人儿童的头皮和头发似乎更容易受到真菌的侵犯。头癣的临床表现差异很大，从轻度的不伴有脱发的弥漫性鳞屑（类似于头皮屑）到更加典型的伴有斑秃和断发的环状鳞屑性斑片均有。随着宿主免疫应答的增强，可以出现少量的脓疱和渗出。最坏的情况是发展成大片的脓癣，表现为大片沼泽状肿胀团块，伴有大量的脓性分泌物、渗出和严重的斑秃。多数医师对这种情况认识仍然不够，因此可能会试着使用抗生素或切开引流治疗。

少数情况下，广泛的感染可以伴有躯干部广泛的丘疹脓疱性皮疹。这种情况又称为“Id 反应”，可能是宿主对真菌的免疫反应引起的。这种情况多见于非洲黑人小孩。当真菌感染治愈时，此皮疹可以消退。

甲癣

甲癣的发病率随着年龄而增长。该病因无明显的症状而经常会被忽视。皮疹表现为一个或多个甲的不对称性变白（或淡黄褐色），通常甲的远端或两侧首先受累，而后逐渐扩展至整个甲（图23.7），伴随着甲板增厚。白色质脆的物质堆积在甲板之下，真菌镜检的取材来自这些物质。随着疾病进展，甲板可以逐渐被破坏掉。

“隐匿癣”

隐匿癣是用来描述在皮肤感染真菌后不恰当地外用糖皮质激素激素导致的皮损。临床表现差别很大，可以表现为非特异性红斑伴随着少量的鳞屑褐丘疹。皮疹可以随着外用激素治疗而改善（由于炎症被抑制），但每次外用激素停用后，皮疹都会加重并扩展。真菌镜

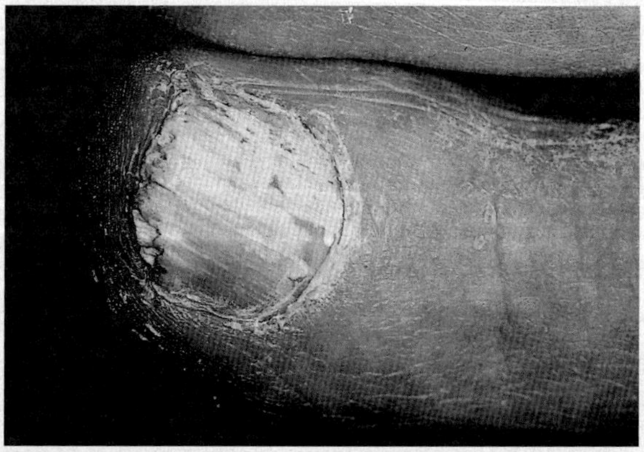

图23.7 （也见彩图23.7）甲真菌感染：显示白色萎缩性伴鳞屑沉积的甲。

检有助于明确诊断。

治疗

身体或皱褶部位的限局性的皮肤癣菌病以外用抗真菌药治疗为主（克霉唑、咪康唑、特比萘芬或阿莫罗芬局部外用，每日 3 次，共 1 ~ 2 周）。较为广泛的真菌感染，比如手癣、足癣和头癣，就需要口服抗真菌药治疗。伊曲康唑（每天 100mg）和特比萘芬（每天 250mg）使用 1 ~ 2 个月为最有效的治疗方法，但不适用于儿童。大剂量的灰黄霉素仍然是治疗儿童头癣较好的办法（每天 15 ~ 20mg/kg 体重，共 8 周）。

趾甲癣是对治疗抵抗性最大的一种真菌病。伊曲康唑（每天 100mg 或 200mg 每日 2 次，1 个月服用 1 周，又称"冲击疗法"），或者特比萘芬（每天250mg）治疗 3 个月，80% 患者可以治愈。

白色念珠菌

白色念珠菌是一种酵母菌，在人体的正常菌群中特别是胃肠道里可以发现。白念珠菌是一种机会致病菌，在皮肤中正常寄居，在适当潮湿温暖的条件下，比如尿布疹或在肥胖个体的间擦部位，就容易感染致病。

皱褶部位念珠菌感染通常表现为红斑伴不平整的脱屑边缘，边缘可以有少量小的脓疱。在进展的边缘中可以见到小的环形红斑或小丘疹和脓疱。念珠菌也可以感染潮湿的足趾间隙，表现极类似于足癣。在经常需要把手浸泡在水里的人群中，念珠菌也可以引起浸渍部位或指蹼间或甲皱襞感染（慢性甲沟炎）。甲的感染可以很类似于甲癣。白色念珠菌也可以感染口腔或生殖道黏膜表面，这种情况多见于使用广谱抗生素的患者（由于正常保护性菌群被破坏）或免疫低下患者。临床表现为浅表白色或奶油状的伪膜性斑块，该伪膜可以被刮掉而显露出下面肉色的区域。

治疗

治疗的重点在于去除任何潜在的致病因素并局部使用抗真菌外用药，比如克霉唑、咪康唑（或类似物的口腔锭剂或阴道栓剂）。甲念珠菌感染需要系统使用咪唑类抗真菌药，如伊曲康唑（每天100mg口服，连用3个月）。近年来念珠菌感染渐趋普遍，特别是在妇女当中。感染者有必要排除糖尿病的可能性。多次重复局部抗真菌治疗或口服咪唑类抗真菌药为主要治疗手段。

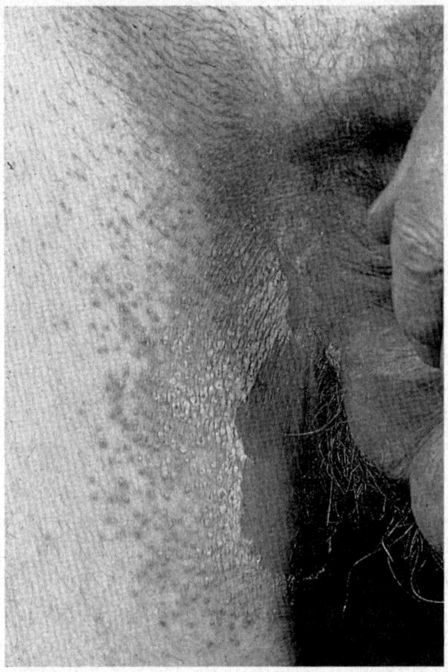

图 23.8 （也见彩图 23..8）伴有卫星灶的典型白色念珠菌间擦疹。

糠秕孢子菌

这种酵母菌在人类表皮正常寄居，主要在头皮、皱褶部位和躯干上部进行繁殖。形态学上可以分为两种类型：卵圆形糠秕孢子菌和环状糠秕孢子菌。该酵母菌的菌丝体称为糠秕马拉色菌。糠秕孢子菌可以在一些个体中过度增殖，感染引起的疾病可以分为以下三种：

- 花斑癣
- 脂溢性皮炎
- 糠秕孢子菌性毛囊炎。

花斑癣

这是一种在成年人中相对常见的糠秕孢子菌感染所引起的皮肤疾病。在白种人中，感染该菌主要表现为躯干部位的无症状的粉红棕色鳞屑性斑疹。在黑种人中（包括晒黑的白人），更为常见的是色素减退性斑疹。不恰当的局部外用激素软膏可以导致皮疹扩散。

诊断：主要依靠真菌镜检和 Wood 灯检查（黄色荧光）。

治疗：可以使用二硫化硒香波（每日重复涂抹在身上，30分钟后洗去，持续1周），或者局部外用咪唑类软膏（每日2次，共10天）。口服伊曲康唑（100mg 每日 2 次，共 1 周）主要用于对外用药不敏感的患者。在治疗成功后，皮肤色素也需要数月才能恢复正常。本病可以复发，复发时再用相同的疗法仍然有效。

糠秕孢子菌性毛囊炎

年轻的成年男性多见，主要表现为上背部以毛囊为中心的瘙痒性丘疹和脓疱。在Down综合征的人群中很常见。本病对酮康唑香波及局部咪唑类软膏（每日2次，共2周）反应较好。

寄生虫感染

疥疮

疥疮是一种由疥螨感染引起的急性瘙痒性皮疹。各人种和社会各阶层人群都可以被感染。儿童和年轻的成年人较为多见，但也可见于各年龄层的人。全世界每年有30亿人感染疥疮，在贫穷和拥挤的社会中更为常见。

疥疮主要是通过长期亲密接触传播的，比如居住在一起或者在同一个单位，还可以通过性接触传播。临床表现主要为瘙痒性红色丘疹（少数情况下可以是水疱和脓疱），皮疹可以累及全身，除了脸部，但是新生儿可有脸部受累。皮疹的分布情况对诊断有很大帮助。好发部位为指趾间隙、手掌、足底、腕关节和腋窝、男性生殖器、乳头周围和脐周。

本病的特征性表现为线状的或曲线型的皮肤隧道，但并非总能见到。瘙痒程度在夜间可加重。表皮剥脱和继发细菌感染可以加重皮疹。诊断可以通过皮疹处皮屑的镜检发现成虫或虫卵做出。

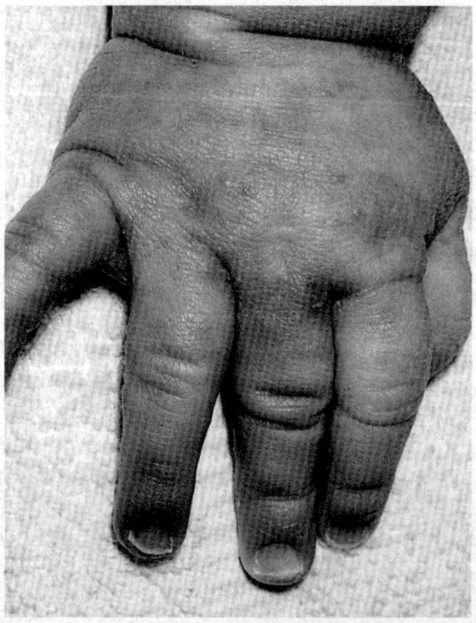

图23.9 （也见彩图23.9）疥疮——以指缝间隙为中心的瘙痒性丘疹和脓疱。

治疗

治疗包括局部应用杀疥螨剂［比如5%的苄氯菊脂（扑灭司林）或马拉硫磷］。为了确保治疗成功，应特别注意以下事项：

- 所有颈部以下的皮肤均应接受治疗，包括生殖器部位、手掌、足底和甲下。对于2岁以内的婴幼儿还应治疗头部和颈部部位。
- 所有与患者有过亲密接触的人应同时治疗，即使没有症状。
- 在治疗期间，如果患者洗手了，在手掌部位应重新使用杀疥螨剂。
- 必须告知患者，在成功治愈疥疮的4周内还可能存在瘙痒。附加使用克罗米通软膏、润滑剂或局部皮质类激素可以帮助减轻瘙痒。
- 给患者一个治疗信息单有助于增加患者的依从性。

苯甲酸苄酯偶尔也被用于治疗疥疮，但其刺激性很大。灵旦是一种便宜的治疗方法，在很多国家仍然广泛使用，但是该药可能会产生耐药性，而且可能会有神经毒性不良反应。

结痂型疥疮（挪威疥）

结痂型疥疮是一种临床变异类型，主要见于免疫低下人群，皮肤中可以见到大量的疥螨虫体。患者不一定有明显瘙痒感，但是在较小的接触以后就可能有很严重的感染，而且不幸的是，诊断常常会被延迟。临床上主要表现为角化过渡性痂屑，特别是在手足部位。皮损可以进展至全身泛发红斑，伴有不规则痂屑性斑块。因此临床上可以类似于湿疹和银屑病。

治疗：主要通过清理护理和重复使用外用杀疥螨剂，在顽固性病例中，可以口服伊维菌素（100～200 μg/kg，于1周内分2次服用），但是这种治疗方法并没有得到官方验证。

虱感染

虱是一种吸血的体外寄生虫，它可以通过三种途径感染人。

头虱（头虱病）

头虱是一种世界性的常见感染性疾病，多见于儿童，女性好发。头虱主要是通过直接接触传播，过度拥挤可以导致本病泛发。多表现为头皮瘙痒和表皮剥脱，偶尔也可见到颈部红斑丘疹。

诊断：主要依靠紧密粘贴在发干上的虫卵。在严重感染的患者可以找到成年虱子。学校的护士和父母们往往擅长于此。

治疗：由于治疗依从性较差和耐药性问题，根除较为困难。最为普遍的疗法为局部外用马拉硫磷和扑灭司林（两种药物分开各应用7天）。清除虫卵湿发的梳理方法不如化学治疗有效。不同区段循环使用杀虫剂的方法已经过时。如果一种疗法失败，可以使用另外一种杀虫剂。通常需要在 7 天后重复治疗一次，并且可以使用金属的虫卵梳子以帮助去除虫卵。英国的一些地方已经放弃使用杀虫剂的治疗方法，取而代之的是对学校或家庭成员进行定期规律的梳理虫卵、应用洗发香波和定期清理头发。然而，近期的一则报道显示，化学疗法比物理治疗更为有效，但此结论需要更多研究来证实。

体虱（体虱病）

体虱多发于贫穷和卫生条件差的地区。在发达国家中，除了无家可归者和流浪汉以外，此病极为少见。它主要通过直接接触和共同使用被污染的衣物传播。成虫和虫卵在身体上极为少见，但多见于衣物。临床表现主要为瘙痒、表皮剥脱，有时可见炎症后皮肤色素沉着。

治疗：包括马拉硫磷和扑灭司林外用，另外应高温洗涤患者衣物并晾干。

阴虱（阴虱病）

阴虱主要通过直接接触传播，通常是性接触。临床表现为瘙痒，特别是在夜里。成虫可以见于发根处，在发干处可以见到虫卵。少数情况下可以在眉毛、睫毛和胡须中感染。

治疗：与头虱一样，但是所有与患者有性接触的人均应进行治疗，并应对其他性传播疾病进行排查。睫毛处的阴虱可以使用软石蜡油每日 3 次治疗，疗程为 1 ~ 2 周。

节肢动物传播性疾病（“虫咬皮炎”或丘疹性荨麻疹）

此病主要因为接触感染跳蚤的动物（比如狗、猫或鸟）或被飞行类昆虫（比如蚊虫或蠓）叮咬以后引起。跳蚤叮咬引起的皮疹中，接触的动物本身可能也有瘙痒症状和增厚的伴有鳞屑的皮疹。这些跳蚤也可以存在于软家具中（如地毯、床），即使受感染的动物已经被清理掉。叮咬后皮疹表现为聚合成簇状的风团样损害。下肢是最常见的受累部位。当家庭其他成员似乎未受感染时，患者可能对叮咬反应较差，这种情况并不少见。对动物和家具进行杀虫治疗是必不可少的。适当使用驱虫剂和合理着装可以减少飞虫的叮咬。

推荐读物

Chosidow O. (2000) Scabies and pediculosis. *Lancet* **355:** 819–826.

Gnann JW, Whitley RJ (2002) Herpes zoster. *New England Journal of Medicine* **347:** 340–346

Ko CJ et al. (2004) Pediculosis. *Journal of the American Academy of Dermatology* **50:** 1–12.

Manders SM (1998) Toxin-mediated streptococcal and staphylococcal disease. *Journal of the American Academy of Dermatology* **39:** 383–398.

Sterling JC et al. (2001) Guidelines for the management of cutaneous warts. *British Journal of Dermatology* **144:** 4–11.

Swartz MN (2004) Cellulitis. *New England Journal of Medicine* **350:** 908–912.

丘疹－鳞屑性 / 炎症性皮疹

湿疹

湿疹一词是来源于希腊词语中的“煮沸”，这反映了受累皮肤有急性炎症存在，液体从皮肤中流出来或伴有水疱出现。湿疹一词与皮炎具有相同的意思，而且多数情况下可以互相替代。在发达国家，湿疹是大多数人中常见的皮肤病，不管是在医院中还是在社区人群中。据统计，无论何时，至少有10%的人患有某种类型的湿疹，而且有高达40%的人一生中至少患过一次湿疹。

所有类型的湿疹（表23.3）均有一些共同的特征，而且湿疹有一个从急性到慢性的临床表现谱。水疱和大疱见于炎症剧烈的急性期阶段。在亚急性湿疹当中，一般可以见到红斑、干燥、鳞屑、水肿和结痂（尤其是如果继发感染的话）。慢性顽固性湿疹的特征为肥厚或苔藓样皮疹。湿疹几乎都伴随着瘙痒。组织学中，“湿疹样改变”是指表皮角质细胞之间的液体聚集（海绵水肿）和真皮浅层血管周围淋巴组织细胞浸润。在慢性湿疹的情况下，可以见到表皮明显的增厚（“棘皮症”）。

表23.3 湿疹的分类

内源性	外源性
特应性皮炎	接触性皮炎——刺激性
盘状湿疹	接触性皮炎——过敏性
手湿疹	光敏性皮炎
脂溢性皮炎	单纯苔藓样 / 结节性痒疹
静脉性湿疹（“重力性”）湿疹	
乏脂性皮炎	

特应性皮炎

这是一种发生在具有“特应”体质的患者当中的一种湿疹类型（又称内源性湿疹）。本病很常见，在英国至少有5%的人患有此病。此病在儿童期常见，有时可以有10%～20%的儿童患有此病。

病因学

确切的病理生理学过程并不完全清楚，但是已知Th2型CD4淋巴细胞的选择性激活可以导致炎症的进展。在至少90%的病例中可以观察到血清总IgE的升高。特应性皮炎是一种带有复杂遗传因素的家族性疾病，通常有明显的母性遗传模式。患者通常有阳性的特应性疾病的家族史：大概有90%的同卵双胞胎共同患有此病，但是仅有20%的异卵双胞胎同时患有此病。如果父母一方带有特应性体质，那么生下的小孩患有湿疹的风险性有20%～30%，如果双方都有，则高达50%。遗传学分析已经发现多个不同的致病位点，其中包括一些与疾病可能相关的基因：比如高粘附性IgE受体的β亚单位（11q13），Th2细胞因子基因（5q31-33），白介素-4的α亚单位（16q12），以及RANTES（17q11）。湿疹和银屑病都已被连锁到1q21和17q25，表明有相同的候选基因控制皮肤的炎症过程。

本病可能有遗传特应性，而且可能有一部分基因与湿疹而不是哮喘的发病相关，而其他基因可能决定着湿疹的严重程度和发病年龄。本病与环境因素的关系也极为密切。

加重因素

皮肤或系统的感染均可以导致本病加重，可能是通过超抗原的作用导致的。与此相矛盾的是，缺乏感染（在婴儿期）可以导致免疫系统遵循Th2通路并导致湿疹加重（又称“卫生理论”）。强力清洁剂、化学物品甚至羊毛类衣物有明显的刺激性，可以加重本病。长牙是小儿的另外一个加重因素。严重的焦虑症和压力可以导致一部分人湿疹加重。已明确狗和猫的毛皮可以加重湿疹，可能是由于刺激和过敏双重作用导致的。屋里的尘螨和饮食的作用相对不是太明确。但有证据表明，食物过敏在诱发特应性皮炎中可能起到重要的作用，在部分12个月以下的婴儿中，牛奶制品可以明显地加重特应性皮炎。

临床特征

特应性皮炎可以有一系列不相同的形态学表现。最常见的表现是瘙痒性的带有鳞屑的红斑，特别是在屈侧部位，比如肘部和踝部前侧、膝盖后面和颈部。在婴儿中，皮疹一般从脸部开始，逐渐扩展至身体其他部位。极为急性的皮疹还可以伴有渗出和小水疱。搔抓可以导致表皮剥脱，而重复的搔抓可以导致皮肤肥厚（苔藓样变），伴有明显的皮损标记。

在有色人种中，皮疹往往呈相反的分布，主要位于伸侧部位。而且，湿疹可能为丘疹或小疱性的，多有苔藓样变。有色人种最终的问题是炎症后的色素沉着和色素减退问题，往往要在湿疹控制以后的很长一段时间才能完全消退。

相关特征

甲床受累的表现为甲板凹点和甲皱褶。在一些特应性患者中，上臂和大腿可能会由于毛囊的过度角化（“毛发角化病”）而感觉粗糙不平。掌心可能出现明显

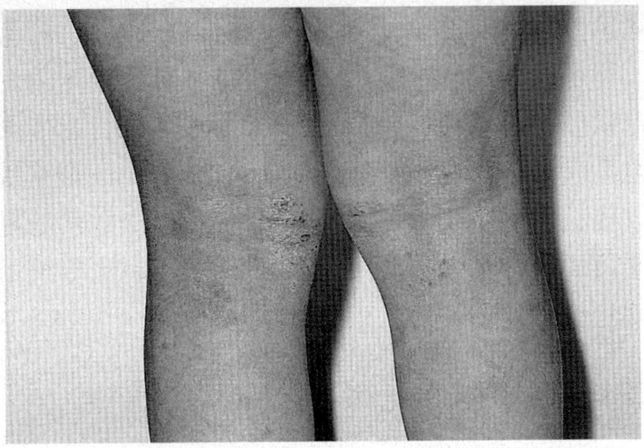

图 23.10 （也见彩图 23.10）腘窝部特应性皮炎。

的皱褶（多线状掌）。另外不伴有炎症的鱼鳞样的鳞屑可见于双小腿（“寻常型鱼鳞病”）。

并发症

破损的皮肤通常可以继发细菌感染。通常感染的细菌是金黄色葡萄球菌，尽管链球菌也可以移居到湿疹皮损中，特别是在浸渍的皮肤皱褶部位，如颈部和腹股沟。临床上这种感染可以表现为结痂、渗出性脓疱疮样皮疹。少数情况下皮损处也可以培养出假单胞菌，但通常不会引起临床明显感染。皮肤病毒感染（如病毒疣和传染性软疣）通常在特应性皮炎患者中泛发，而且可以随着搔抓而传播。HSV 可以引起广泛分布的皮疹，叫做疱疹性湿疹（kaposi水痘样皮疹）。有时这种感染可以很重，少数情况下可以是致命性的。临床表现为多发性小水疱和凿除状结痂，伴有发热、不适，此时需要口服（如果更严重的话静脉）阿昔洛韦。特应性皮炎的眼部并发症包括结膜激惹、角结膜炎和白内障。生长延迟可见于重症特应性皮炎患儿，这是由疾病本身而非外用糖皮质激素造成的。

检查

特应性皮炎的诊断主要是通过临床表现。特应性体质是以血清 IgE 水平高和针对某种食物或吸入物的特异性IgE水平增高为特征的。后者可以通过血放射性免疫吸收试验（RAST测试）或皮肤点刺试验检测。外周血检查可以发现嗜酸性粒细胞增多。

预后

大多数（90%）早期发病的特应性皮炎患儿在青少年时期将会自发好转甚至痊愈，50%在6岁左右就痊愈了。少数人会在成年时复发，即使只是手湿疹。然而，如果发病时间较晚，那么皮疹的好转可能会较慢甚至会多次复发。

治疗（Box23.2）

一般疗法

一般疗法包括避免接触已知的刺激性物质（特别是肥皂和毛绒动物），尽量穿棉制衣服，避免过热。对于 12 个月以上的幼儿控制饮食（比如无牛奶饮食）并不能收到太好的效果。任何饮食的改变都必须在监管之下，特别是需要额外辅食（比如补钙）的发育期儿童。

局部治疗

局部外用药治疗对于多数人来说并不能完全控制病情。三联疗法包括局部外用糖皮质激素软膏、频繁地外用滋润霜（见表23.16）、沐浴油及肥皂替代品（如亲水软膏），有一定疗效。

将如何使用这些疗法的细节记录下来可以提高患者治疗的依从性。

局部激素软膏的使用：对外用糖皮质激素软膏的过多的不必要担心导致了湿疹的治疗不足。适当强度的糖皮质激素软膏用于合适的身体部位可以作为一种长时间的间歇疗法。外用糖皮质激素软膏按性质可以分为五类（表 23.4）。

常见的慢性炎症性皮肤病可以按照以下的指导方案进行安全治疗。

- 脸部使用弱效的激素软膏。
- 成人的身体部位可以使用弱效、中效或稀释的强

Box23.2 特应性皮炎的处理

- 解释和教育
- 避免接触刺激或过敏性物质
- 适当使用润肤露
- 使用浴液／肥皂替代品
- 局部治疗：
  - 激素软膏
  - 免疫调节剂
- 辅助治疗：
  - 口服抗生素
  - 镇定性抗组胺药
  - 封包疗法
- 光疗／系统疗法（适用于重症病例）

表 23.4 局部外用糖皮质激素软膏的分类	
极强效	0.05% 的丙酸氯倍米松（氯倍他索）
	0.3% 的戊酸二氟米松
强效	0.1% 的戊酸倍他米松
	0.025% 的氟轻松
中强效	0.025% 的戊酸倍他米松
	0.00625% 的氟轻松
中效	0.05% 的氯倍他松
	0.05% 的双丙酸阿氯米松
弱效	2.5% 的氢化可的松
	0.1% 的氢化可的松

效激素软膏。

- 年幼的儿童使用弱到中效激素软膏。
- 强效软膏只能短期使用（7～10 天）。
- 手掌和足底（非手背或足背）的治疗需要强效或极强效激素软膏，因为此处的皮肤较厚。
- 规律使用滋润霜可以减少局部激素的使用。
- 仅在有炎症的地方使用外用激素软膏，切忌将其当成滋润霜使用。
- "节俭使用"是指使用足够外用激素直到皮肤表面可以见到反光为止。
- 在皱褶部位（比如腹股沟和乳房下）使用较弱的激素软膏，因为这些部位类似于封包疗法，可以加大激素的吸收。

局部使用免疫调节剂

他克莫司软膏（0.1% 和 0.03%）和效果相对较弱的吡美莫司（一种皮肤选择性炎症细胞因子抑制剂）软膏近期已被许可用于 2 岁以上的特应性皮炎患者的治疗。这两种药与糖皮质激素相比，其优点是不会引起局部皮肤萎缩，因此可以用于治疗敏感部位，如脸部和眼睑。首次使用可能会有明显的刺激性（尽管接着使用很快就可以耐受），9%的患者在酒后可以出现潮红。长期使用的不良反应仍不太清楚。它们对于苔藓样变皮损效果并不好，可能是因为吸收较差。最新的治疗建议是：避免在使用该类药物的同时打疫苗和在阳光下曝晒。弱效的激素软膏仍然是一线的治疗方案，但是他克莫司可以作为一种过度使用强效激素治疗的有效替代疗法。

抗生素

细菌感染时需要使用抗生素，常规口服7～10天。如氟氯西林（500mg 每日 4 次）可以有效对抗葡萄球菌，青霉素V（500mg 每日 4 次）可对抗链球菌。若青霉素过敏可选用红霉素（500mg 每日4次）。如果复发也可选用外用抗生素，但可能有刺激性。一般可用外敷取代直接外用于皮肤。糖皮质激素和抗生素的复合制剂可短期使用，但没有直接的证据证明比单纯用激素软膏更有效。

镇静性抗组胺药

夜间服用这类药物，如口服安泰乐（羟嗪）25mg，具有镇静作用。

封包

封包对下肢顽固的或肥厚的湿疹有效，能防止患者搔抓，增加药物的渗透。湿敷费时、难操作，因此对住在家里的患者不易执行。

二线治疗

在严重的敏感性病例，尤其是具有典型的个人生活特质（如个人史、学习或工作）的患者中可以采用。光疗、泼尼松龙（开始剂量可以超过30mg/d）、环孢素（每日 3～5mg/kg）及硫唑嘌呤（每日 1～2mg/kg）都是有效的治疗方法，但是这些治疗的不良反应都应在使用前对患者清楚说明。

环孢素的使用：环孢素是一类抑制 T 细胞产生白介素- 2 的选择性免疫抑制剂。很多药物因为与环孢素有相互作用（如红霉素、非甾体类抗炎药）而应避免使用。环孢素的两个最严重的不良反应是肾损害和高血压，因此应每隔 6～12 周检查血压和血肌酐。对长期接受治疗的患者还应该监测血肌酐清除率。肾损害是可逆性的，往往与治疗时间及总剂量有关。其他不良反应还有多毛症、感觉异常和恶心。孕妇禁用。

盘型湿疹（钱币型湿疹）

盘型湿疹是湿疹的一种形态学诊断，是一类下肢多见，以边界清楚、上覆鳞屑的斑片型损害为主的湿疹，常易与银屑病相混淆。成年人多见，特应性和非特应性体质都可发生。盘型湿疹多为急性或亚急性病程。常伴有感染（金黄色葡萄球菌）。

手湿疹

手（和足）是湿疹的常见部位，可以表现为：

- 手掌和指缝间瘙痒的小水疱或水疱（又称汗疱疹）（图 23.11）
- 手掌广泛的红斑、脱屑、角化过度
- 指尖明显的脱皮。

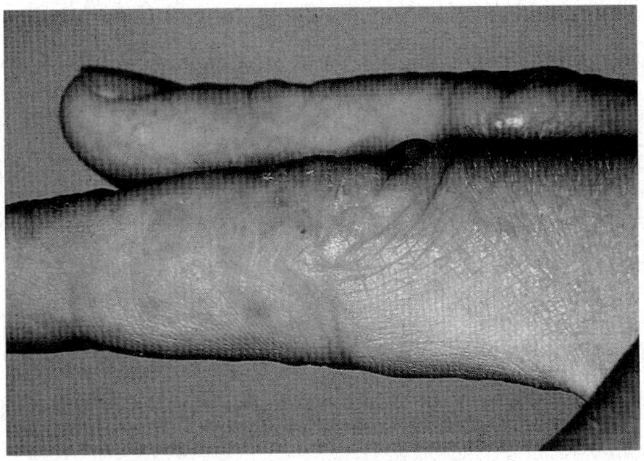

图 23.11 （也见彩图 23.11）汗疱疹湿疹。（courtesy of Dr A Bewley, London）

手湿疹在特应性体质者常见，但在非特应性体质也常发生，原因常不清楚。对湿疹患者，尤其是指尖有湿疹的患者，询问变应原接触史（如洗涤剂、化学制剂）、职业史尤为重要。超过10%的手湿疹患者斑贴试验呈阳性结果，因此对变应性或接触性湿疹患者都应进行斑贴试验。真菌感染有时也会继发手足汗疱疹（即所谓的“Id 反应”），因此真菌镜检也很必要。

脂溢性湿疹

病因学

脂溢性湿疹典型的炎症反应和鳞屑与糠秕孢子菌（又称马拉色菌）的增殖相关。在 Parkinson 病和 HIV 感染患者中更为常见。

临床特征

脂溢性部位好发脂溢性湿疹。三个年龄组易感染：

- **儿童期**：很多婴儿在出生的头几个月都有“乳痂”，这可能与残存的来自母体的雄激素作用于皮脂腺有关。婴儿头部常可见到黄色、脂样厚痂皮。有时在躯干部位，尤其是尿布的位置，可以看到红斑、鳞屑。与特应性湿疹不同的是：这类湿疹不痒，所以对婴儿影响不大。几周后可自行改善。
- **青春期**（尤其是男性）：1% ~ 3%的年轻人容易患脂溢性湿疹。鼻翼两侧（图23.12）、眉间、眼周和头皮常可见红斑、脱屑。前胸、腋窝、腹股沟和阴茎头位置易患脂溢性湿疹。脂溢性湿疹也常表现为睑缘炎。
- **中年**：这类人群脂溢性湿疹更严重，面积更广，甚至会造成红皮病。

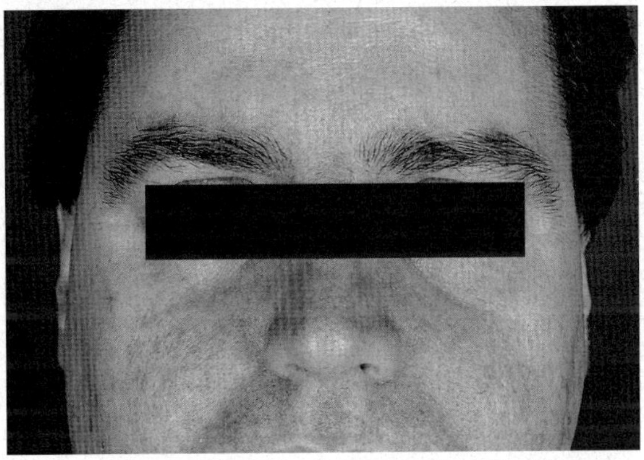

图 23.12 （也见彩图 23.12）脂溢性湿疹累及鼻翼两侧。

治疗

对脂溢性湿疹采取的往往是抑制炎症而不是治愈。中效激素（如1%的氢化可的松每日2次）和抗真菌剂（如咪康唑软膏每日 2 次）联合治疗可以控制皮损。对于顽固型患者可以加用含2%的硫或水杨酸成分的制剂。最新的研究证明，0.1%的他克莫司软膏非常有效。对头皮的脂溢性湿疹，酮康唑香波和花生油有效。辅助治疗中润滑剂和肥皂替代物的使用也有效。

静脉性湿疹

此型湿疹发生在下肢，是由于长期慢性下肢静脉压力增高（往往有超过 2 年的病史）而发生。造成这种湿疹的原因不清，但有研究表明，静脉压力增高可以导致血管内皮增生、红细胞渗出和白细胞浸润，临床表现为炎症、紫癜和色素沉着。

临床特征

静脉性湿疹多见于老年人，尤其是女性。静脉性湿疹好发于下肢踝部。患者往往有静脉血栓史或静脉曲张剥除手术史。皮损为棕色的色素沉着（含铁血黄素沉积），还可见下肢静脉溃疡或静脉曲张。

静脉性湿疹的患者往往合并接触性湿疹，尤其是有慢性下肢静脉溃疡的患者。这往往与局部疗法或着装中的变应性反应相关。对于治疗效果不佳的患者，斑贴试验对查明变应原有效。

治疗

使用润肤剂和中等强度的局部类固醇激素是必要的。抬高患肢、弹力袜或弹力绷带可以减轻下肢的静脉高压。

干性湿疹（冬季湿疹、老年性湿疹）

干性湿疹常见于老年人，是一种以龟裂、红斑为主的湿疹。干性湿疹多出现在冬季，好发于下肢和手背。原因不是特别明确，可能与老年人反复多次地接触肥皂有关。与老年人角质层的脂质缺乏也有一定的关联。个别情况下，黏液性水肿和开始使用利尿剂的患者会出现干性湿疹。

治疗

应鼓励患者避免接触肥皂、规律使用润肤剂和洗浴后按摩油。保持房间内潮湿、温暖也有效。对皮肤炎症可以局部使用中等强度的类固醇激素。

接触性和激惹性湿疹

接触性湿疹常由环境中的变应原引起（外源性湿疹），出现的部位很具有特异性或局限性（图 23.13）。患者往往没有个人或家族的特应性疾病史。工作环境中湿疹加重的病史具有提示性。发病机制可能为直接的刺激反应和Ⅳ型迟发型变态发应。详细地询问职业史、嗜好、化妆品接触史、服装及化学制剂的接触史对诊断很有必要。

变应性接触性湿疹仅仅在那些倾向于产生变态反应的患者反复多次接触变应原时出现。超过 4% 的人

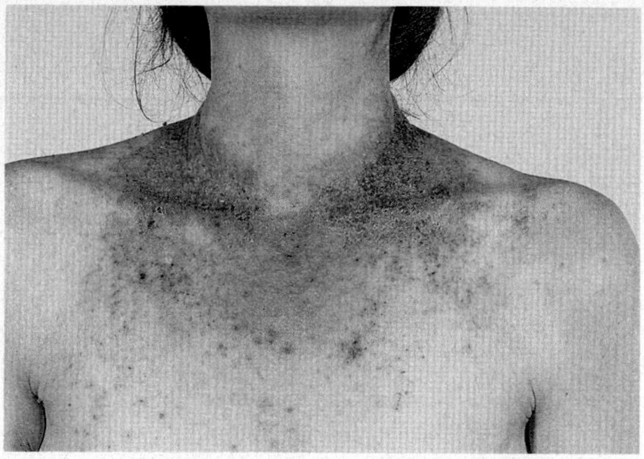

图 23.13 （也见彩图 23.13）**接触性湿疹继发于香水过敏。**

会出现这种反应，因此变应性湿疹较为常见。常见的变应原有金属镍（首饰和扣饰）、铬酸盐（水泥）、乳胶（外科手套）、香水（化妆品和空气清新剂）和植物（报春花或菊）。详细询问病史，尤其是利用斑贴试验证明变应原尤为重要。

激惹性接触性湿疹可能出现在任何体质的患者。手部反复接触刺激物如洗涤剂、肥皂或漂白剂容易发生激惹性湿疹，因此它常见于家庭主妇、清洁工、机械工和护士。

治疗

同局部湿疹的治疗方法一样，患者需要严格避免接触可能的变应原，包括穿戴保护性的服装，如手套，在极端的病例中（如铬酸盐过敏的建筑工人），甚至得更换工作或放弃嗜好。

放射性湿疹

这部分在本章相关部分讨论。

单纯性苔藓 / 结节痒疹（神经性皮炎）

这两个术语是指在不存在潜在的皮肤病时，由于搔抓或摩擦出现的皮肤改变。它们在亚洲人、非洲黑人和东方人中较常出现。

单纯性苔藓表现为肥厚、鳞屑和苔藓样变皮损周围色素沉着（图23.14）。它起自严重的瘙痒，后者通过搔抓、摩擦可以缓解。单纯性苔藓较少出现在青春期前，好发于女性。除颈背部、小腿外侧、大腿、背上部、阴囊或外阴部位好发外，任何部位均可累及。

结节痒疹是皮肤搔抓、摩擦后的另一种皮肤改

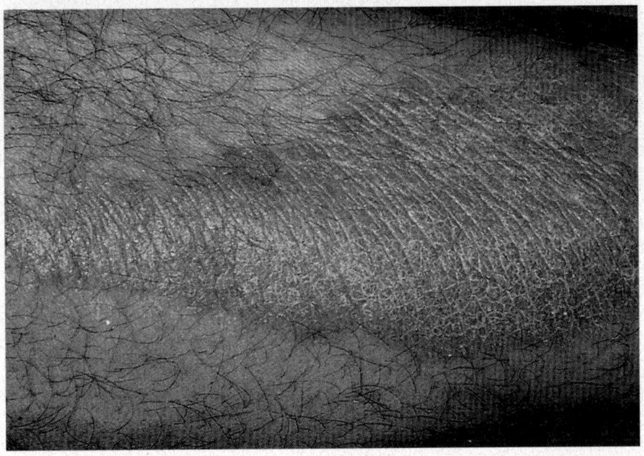

图 23.14 （也见彩图 23.14）长期摩擦所致的单纯性苔藓。

变，可见孤立、瘙痒的丘疹以及隆起的结节，尤其在躯干上部、下肢外侧。此为搔抓后典型的表面改变。该病是一种慢性、反复性疾病，其治疗效果不佳。

在一些患者这两种疾病可重叠，显示混合性特征。特应性体质个体似乎具有易感性（在没有明显的活动性湿疹时）。但非特应性体质也容易出现。精神紧张是许多患者的致病因素。

诊断该病靠病理检查排除其他疾病，因此组织可能需要皮肤活检。需要排除引起瘙痒的常见原因。在老年人，结节痒疹往往是大疱性类天疱疮出现典型大疱前的早期表现。

治疗

瘙痒的症状很难解除。有时局部外用强效类固醇激素［如0.05%的丙酸倍它米松（氯倍他索）］联合焦油封包有效。类固醇病变内注射也有效，但应注意有萎缩的不良反应。对顽固的病例（尤其是结节性皮损），光疗和环孢素（每天3～5mg/kg）有效，但必须对患者说明治疗有潜在的毒性作用，分析治疗风险和收益。

（林志淼译　涂　平校）

银屑病

银屑病是一种常见的丘疹鳞屑性疾病，常表现为界限清楚的红色鳞屑性斑块，发病率约为2%。皮肤呈现炎症状态，比正常皮肤快约10倍地过度增生。男女性发病率相当，可以出现在任何种族。好发年龄有两个高峰，第一次发病（16～22岁）更多见，并常有家族史。后一个发病高峰年龄为55～60岁。

病因学

银屑病为多基因性疾病，但常与某种环境促发因素相关。双胞胎发病的研究显示：与双卵双胞胎的20%的发病一致性相比，单卵双胞胎发病一致性高达73%。研究表明与银屑病相关的易感基因区间有五个（6号染色体的21p、17q、4q、1q和3q），但易感基因尚未明确。银屑病的发病及加重因素包括感染（A型链球菌）、药物（如锂）、紫外线、酗酒和可能的精神刺激。银屑病明确的致病因素尚不清楚，但可能与未知抗原引起的T淋巴细胞异常有关，伴有角质形成细胞反应异常（图23.15）。T细胞活化需要T细胞和抗原呈递细胞相互间的复杂作用，这为最新的生物治疗提供了许多潜在的靶点。T细胞活化引起Th1型T细胞细胞因子的上调，如INF-γ、IL-1、IL-2、IL-8、TNF-α、TGF-α及ICAM-1，这些都是可能的治疗靶点。其中根据角质形成细胞分泌的TNF-α可能与银屑病的发生和持续有关，TNF-α的拮抗剂可能是最有希望治疗银屑病的生物制剂（图23.15）。

病理学

皮肤组织活检显示棘层肥厚、角化过度、颗粒层消失。真皮上层可见多形核白细胞性脓肿。表皮网状层延长至真皮层，呈棒状。真皮改变包括乳头层血管扩张，周围有中性粒细胞和淋巴组织细胞浸润。

临床特征

银屑病有多种类型，常有重叠。某些药物会加重银屑病——常见的如碳酸锂、抗疟药，β-受体阻滞剂较少见。

慢性斑块型银屑病

这是银屑病中最常见的类型，典型皮疹为粉红色鳞屑斑块，好发于四肢伸侧，如膝盖（图23.16a）、肘部、背下部、耳及头皮。外伤部位新发皮疹称之为同形现象。皮损可伴瘙痒、刺痛的自觉症状。

屈侧银屑病

此种类型多发生在年长患者。皮疹表现为屈侧如腹股沟、臀部和乳房下界限清楚的红色斑块。这些部位皮疹的鳞屑少见，容易误诊为间擦疹，但后者常有卫星灶。

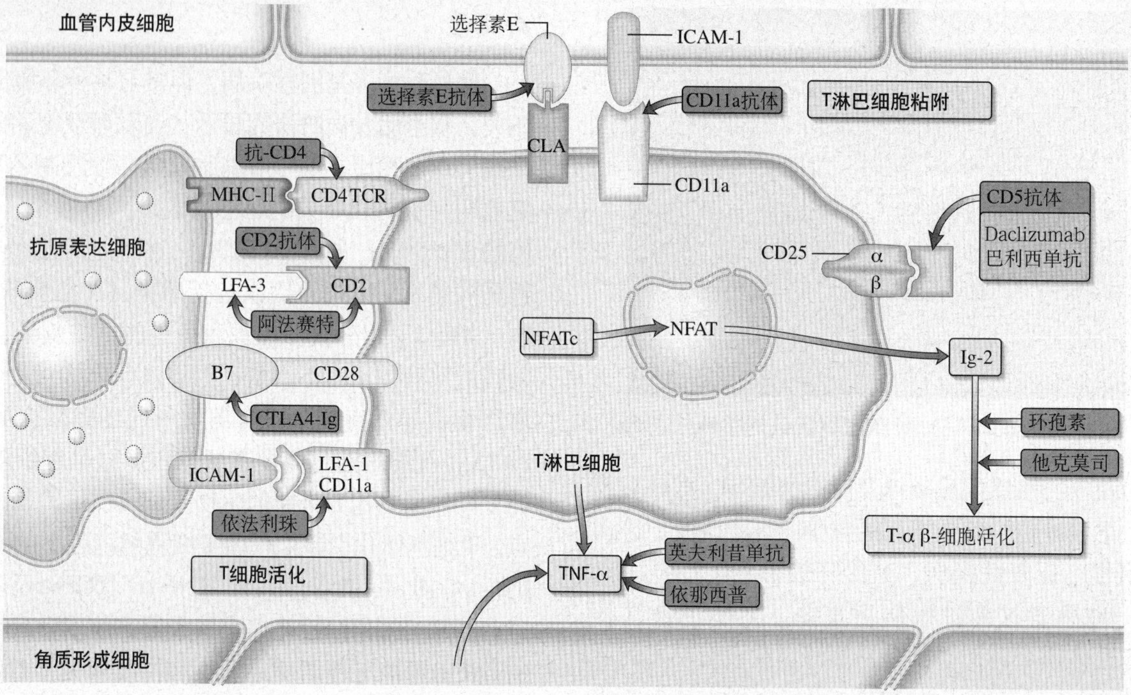

图 23.15 （也见彩图 23.15）**银屑病——发病机制。**此图显示 T 细胞与抗原表达细胞和角质形成细胞之间的相互作用。新的T细胞靶向的治疗如图所示（红色）。NFAT：活化T细胞的核因子；ICAM：细胞间粘附因子；LFA：淋巴细胞功能相关的抗原；MHC：主要组织相容性复合物；TNF：肿瘤坏死因子；IL：白介素；CLA：皮肤淋巴抗源；BT：CD80。

点滴状银屑病

儿童和年轻人常见点滴状银屑病（图23.16b）。患者发病前 2 周常有链球菌感染的咽炎。皮疹广泛分布于躯干，呈小圆形或椭圆形丘疹。

红皮病型银屑病和脓疱型银屑病

这两种类型的银屑病患者皮肤出现广泛的红斑，是银屑病最严重的类型。可同时发生（“Von Zumbusch”银屑病），发病前可有自觉不适、发热和循环紊乱。严重者可有生命危险。无菌性脓疱显示有大量的炎症细胞浸润。局限型脓疱型银屑病（掌跖银屑病）好发于手足，但无系统性症状，好发于吸烟者。

伴随特征

甲：超过 50% 的银屑病患者会出现甲损害（图 23.17）。一般很少先于皮肤发生甲损。常见有五种类型：(a) 甲板小凹；(b) 甲分离（甲松离）；(c) 甲色改变为黄棕色；(d) 甲周角化过度；(e) 较少见的甲母质受损、甲板脱落。甲营养不良治疗较为困难。

关节炎：约 5% ~ 10% 患者可能发展为关节病型银屑病，这些患者中多数有甲损坏。

治疗

重要的是控制而不是治愈。治疗应根据患者的治疗意愿做相应调整，而不是根据医师对疾病严重程度的评价进行治疗。治疗包括局部制剂 [二羟基蒽酚（地蒽酚）、焦油、卡泊三醇、他佐罗汀和皮质激素]、UVB和PUVA疗法以及系统免疫抑制剂/免疫调节剂。严重的患者应入院治疗。

慢性斑块型银屑病：增加皮肤水合应该用润滑剂。局部使用弱效至中效的类固醇激素、合成的维生素 D_3 类似物（如卡泊三醇、骨化三醇）、0.05%的他佐罗汀（一种维生素 A 拮抗剂，即一种类维生素 A）和纯化的煤焦油是最常用的治疗方法。水杨酸是有效的辅助药物。对于活动性皮损，应每日使用1 ~ 2次，一旦皮疹变平，可以停止外用。二羟基蒽酚有效，但会使衣物、皮肤着色，因此给规律使用造成一定的困难。外涂二羟基蒽酚20 ~ 60分钟后即可去除，使用时应当非常慎重，该药会对正常皮肤有一定的刺激。比起其他治疗用药，二羟基蒽酚更能减轻皮疹。他佐罗汀和卡泊三醇

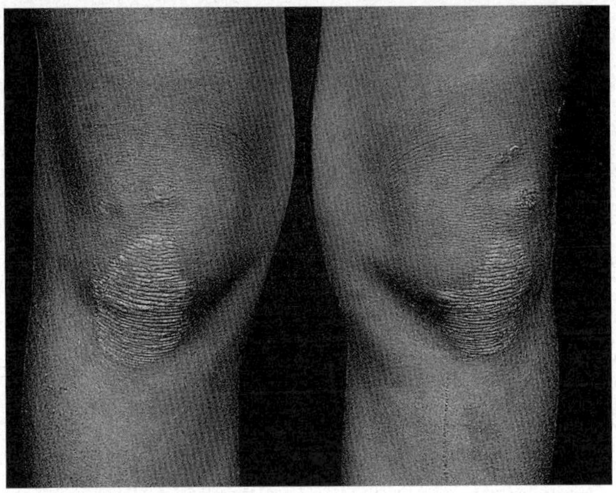

(a)

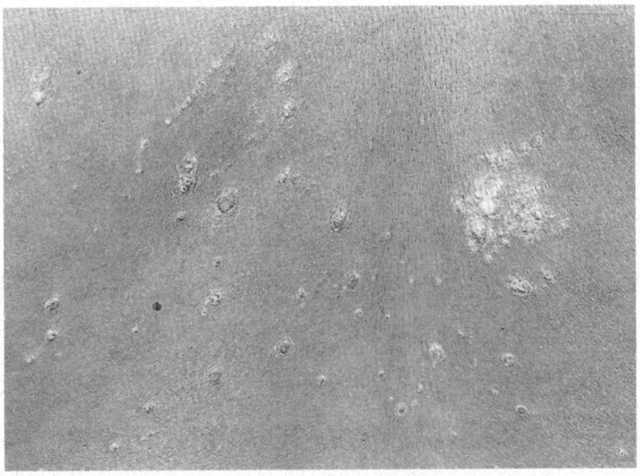

(b)

图23.16 （也见彩图23.16）(a) 膝部的银屑病。(b) 一位非洲患者的滴状银屑病。(courtesy of Dr P Matondo, Lusaka, Zambia)

可能有强烈的刺激，因此可与激素合用防止刺激。由于维生素 D 类似物有可能引起高钙血症，因此对红皮病型或脓疱型银屑病应慎用。

局部治疗有时与UVB或PUVA联合使用。“Goeckerman疗法”是焦油和UVB的联合，“Ingram疗法”是二羟基蒽酚和UVB的联合。后者在对皮疹的清除率与缓解时间的效果方面与口服 PUVA 相当——大约 6 周可清除 75%。

屈侧银屑病：常采取弱效激素和（或）焦油局部外用。在刺激症状明显时，使用卡泊三醇与0.1%的他克莫司软膏治疗屈侧银屑病（面部和阴部）有效。

点滴状银屑病：用局部治疗和（或）UVB光疗一般有效。

掌跖脓疱病：用强效激素、煤焦油或局部手足 PUVA 治疗。

系统性治疗：对顽固型病例有效，如甲氨蝶呤、

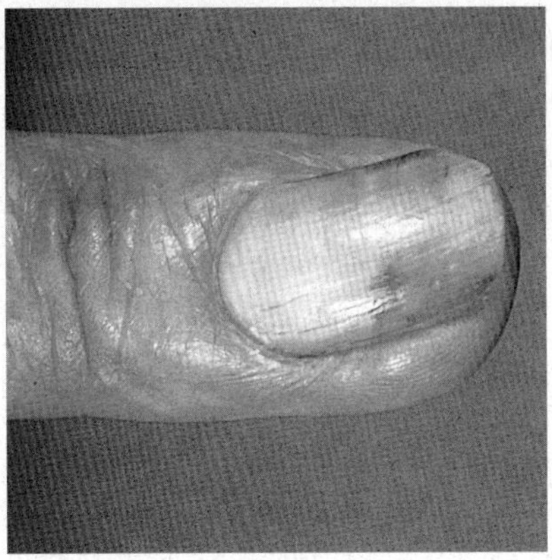

图 23.17 （也见彩图 23.17）甲的银屑病——甲色改变为黄棕色以及甲板分离（甲松离）。

霉酚酸酯（麦考酚酯）、环孢素或羟基脲。

红皮病型银屑病：除使用常规支持治疗外，亦可使用系统诊疗（而非光疗）。

所有的系统治疗在运用时均应注意其毒性反应。

甲氨蝶呤的使用：常规每周使用一次甲氨蝶呤。一些患者在最初治疗时会有严重的胃肠道反应，如恶心、呕吐，口服叶酸可以缓解症状。男女患者在使用氨甲蝶呤治疗期间及停用后3个月内都应避免怀孕。一些患者对甲氨蝶呤过敏，会出现发热、口腔溃疡。由于有骨髓抑制和肝损伤的不良反应，应监测患者的血常规。酒精会增加该药的肝毒性，在服药期间禁止饮用。非甾体类抗炎药会抑制肾排泄，因此也应避免使用。老年人应采用小剂量甲氨蝶呤。长期使用者应每隔 2～3 年进行肝活检以防止肝损害。必要时还应规律监测血清前胶原肽Ⅲ。关节病型银屑病患者可能会出现肺间质纤维化。

生物制剂（见图 23.15）

目前生产的生物制剂很多，但在英国批准使用的只有其中一种。生物制剂疗效尚不确定，而且多数必须静脉注射。

TNF-α阻滞剂：英夫利昔单抗、阿达木单抗 、依那西普。大约 60 %~ 80% 的患者使用后有效，使用 12 周后至少有 75% 的皮疹得到改善。其他许多生物制剂效果不如 TNF-α 阻滞剂，仅有 30%～50% 患者能产生类似效果，低于光疗或甲氨蝶呤。阿法赛特（一种淋巴细胞功能相关抗原 -3 和与 CD2 相连的 IgG 抗体的融合蛋白）是第一个已在美国获准使用的治疗皮肤银屑病的生物制剂。Efalizumab 在欧洲已获得批准。

长期使用这些生物制剂的不良反应尚不清楚。感染（如结核复发）和恶性肿瘤（如皮肤肿瘤和淋巴瘤）的几率增加。这些药物似乎应限定于常规系统治疗无效或无法耐受药物毒性反应的患者使用。

预后

大多数最终发展为慢性斑块型银屑病患者会终身带病，但 80% 的患者会有缓解。严重程度可有波动，尚无试验可以预测病情的发生。点滴状银屑病约1 ~ 2个月可以自行消退，约 1/3 的患者不会复发，但仍有 2/3 的患者会复发或进展为斑块型银屑病。

荨麻疹

荨麻疹是一种常见的皮肤疾病，由于真皮内血管通透性增加所致。其特征为出现急性风团或隆起，伴有瘙痒（图 23.18）。皮疹若持续时间少于 6 周则称为急性荨麻疹，超过 6 周则称为慢性荨麻疹。

病因学

发病机制为皮肤肥大细胞脱颗粒，释放大量炎症介质（包括组胺），从而引起真皮毛细血管通透性增加。在大多数病例，原因不清。偶尔荨麻疹可以继发于病毒或寄生虫感染、药物反应（如阿司匹林或青霉素过敏反应）、食物过敏（如草莓、食物色素或海鲜）或偶尔 SLE 。有证据显示，在某些“特发性”病例，自身免疫机制起作用，如有些个体有抗肥大细胞的高滴度 IgE受体α亚单位的自身抗体。荨麻疹在特应性体质患者中较常见，多发生在儿童和年轻人。

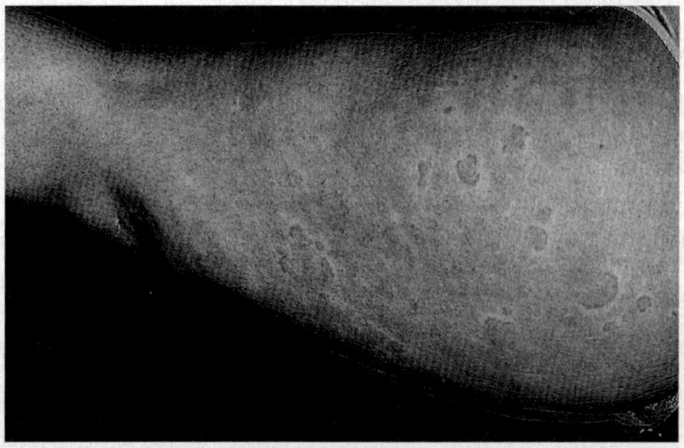

图 23.18 （也见彩图 23.18）荨麻疹。

临床特征

皮肤水肿或表现为风团征的急性皮疹可以持续数分钟。皮疹可以出现在身体的任何部位，自行消退前可持续数分钟至数小时。皮疹伴有严重瘙痒，不伴表皮改变或脱屑。皮疹常见为红斑，但如果为急性水肿，则可能为鲜红色或苍白色的水肿性皮疹，有时会被误认为是水疱。严重的荨麻疹会累及黏膜，出现软组织水肿（血管性水肿），特别是在眼周、唇部和手部。这些会使患者感到非常不安。黏膜部位如口腔、喉头水肿会更危险，但这些部位很少被累及。

物理性荨麻疹

一般物理刺激如寒冷（寒冷性荨麻疹）、压力（迟发型压力性荨麻疹）、刺激或热（胆碱能性荨麻疹）、日光（日光性荨麻疹）、水（水源性荨麻疹）或化学药物如乳胶（接触性荨麻疹）均会引起荨麻疹。

胆碱能荨麻疹属于常见的物理性荨麻疹的一种。与其他类型的荨麻疹的临床表现不同，运动或情绪焦虑后，躯干、上肢会出现小而痒的丘疹，而非风团。

压力可以引起以上两种类型的荨麻疹。较常见的是表面压力引起的**皮肤划痕征**。轻压后可以表现为持续数分钟的风团。皮肤划痕征阳性的患者甚至是轻微的搔抓都会出现线条样的风团。**迟发型压力性荨麻疹**较少见，是在压力撤销后数小时发生的水肿（如足底或皮带处）。

检查

病史是探究荨麻疹病因的最好的提示。除非病史提示上述病因中的某一种，辅助检查可能无法证实。物理性荨麻疹可以由相应的刺激诱发。

治疗

有明确病因的荨麻疹应该可以治疗。患者可以避免接触诱发肥大细胞脱颗粒的药物，如水杨酸盐和阿片类麻醉剂。治疗特发性病例口服抗组胺药物（H_1受体阻滞剂）最有效。规律使用非镇静作用的抗组胺药物可以作为最初的治疗（如西替利嗪10mg/d或氯雷他定10mg/d）。如果治疗困难，可加用H_2受体阻滞剂或镇静作用的抗组胺药物。饮食控制（如不食用含有添加剂和色素的食物）会对某些慢性荨麻疹患者有效。唇部、喉头血管神经性水肿需要急诊处理，如肌注肾上腺素和静脉输注类固醇激素（见急诊 Box16.1）。

预后

大多数“特发性”荨麻疹在自行消退前会持续数周至数月。少数会持续数月或数年，发展成慢性荨麻疹。物理性荨麻疹（尤其是胆碱能性荨麻疹）持续时间常达数年，且顽固不易治疗。

荨麻疹性血管炎

荨麻疹性血管炎被认为是荨麻疹的一种特殊类型，如果皮损持续时间超过 24 小时且消退后有色素沉着，则应该怀疑荨麻疹性血管炎。该病常有关节痛或肌痛，少部分患者会发展成为结缔组织病。组织病理学可以明确诊断。需要进行全面的血管炎筛查以便找出基础病因。

治疗：用抗组胺剂治疗，口服氨苯砜（50～100mg/d）或用免疫抑制剂治疗。

遗传性血管性水肿：是一种遗传性C1酯酶抑制物（补体系统的一种成分）缺乏所致的极其罕见的常染色体显性遗传性疾病。该缺陷源于正常C1酯酶抑制物的低功能性或功能性蛋白水平的降低。患者血清中C2和C4水平降低，而C1和C3正常。少数病例为获得性的，与淋巴瘤或SLE相关。这些类型常显示C1酯酶抑制物水平降低且 C1 水平也降低。

临床特征

原发性皮损持续时间超过72小时，表现为非瘙痒性血管性水肿（不出现荨麻疹）。也可能伴有反复的腹部疼痛（由于胃肠道肿胀），这类患者常有亲属突然死亡的家族史（由喉部水肿所致）。短暂、轻度的皮疹可在典型的血管性水肿前出现，但不出现荨麻疹。

治疗

急性病例可以采用C1酯酶抑制剂浓缩剂和新鲜冷冻血浆治疗。肾上腺素和类固醇激素常无效。由于促蛋白合成类固醇司坦唑醇（或达那唑）可以加速C1酯酶抑制剂在肝内合成，故可作为维持治疗，但应该避免在儿童中使用。同时应对家庭成员进行筛查。

玫瑰糠疹

玫瑰糠疹是一种常见的发生在青少年或青年人的自限性皮疹。发病原因不明，可能与病毒感染相关。春秋季节多发，且可在某个机构暴发。

临床特征

玫瑰糠疹为圆形或椭圆形的红色斑疹，周围伴有领圈状鳞屑，皮疹主要累及躯干，肢端较少。斑片的长轴倾向于与皮纹方向平行，背部皮疹可形成“圣诞树”样外观。刚发病时通常可在躯干发现单个周围伴有鳞屑的红色大斑片（称之为前驱斑）。皮疹通常无自觉症状，4～8 周可自行消退。

治疗

1%的薄荷醇水合软膏可以减轻瘙痒症状。顽固的病例采取 UVB 治疗可以促使皮损退化。

扁平苔藓

扁平苔藓是一种瘙痒性炎症性皮肤病，常累及黏膜，少数情况伴有甲营养不良和瘢痕性脱发。

扁平苔藓病因不清，但推测是 T 细胞导致的免疫反应，因为某些药物（如金制剂、左旋咪唑、青霉胺或抗疟药）或移植物抗宿主病都会引发扁平苔藓。

病理学

病理学显示表皮真皮交界处界面改变，可见淋巴组织细胞浸润，呈锯齿状改变。基底细胞层液化变性，真皮浅层有胶样小体形成。亦可见棘层肥厚和表皮角化过度。

临床特征

扁平苔藓的原发性损害为小的、紫红色扁平的、多角形丘疹，常伴有严重的瘙痒（图23.19）。好发于腕屈侧和小腿，身体其他部位亦可出现。皮疹上可见清晰的银白色树枝状条纹（称为 Wickham 纹）。皮疹面积扩大，往往可以融合成斑块，这种情况尤以下肢皮损和非洲黑人常见。正在消退的皮疹可见色素沉着，特别是在有色素沉着的患者。除此以外，还可见萎缩、肥厚及环形损害。划痕处可见同形的皮疹。如果皮疹出现在头皮，会导致瘢痕性脱发。

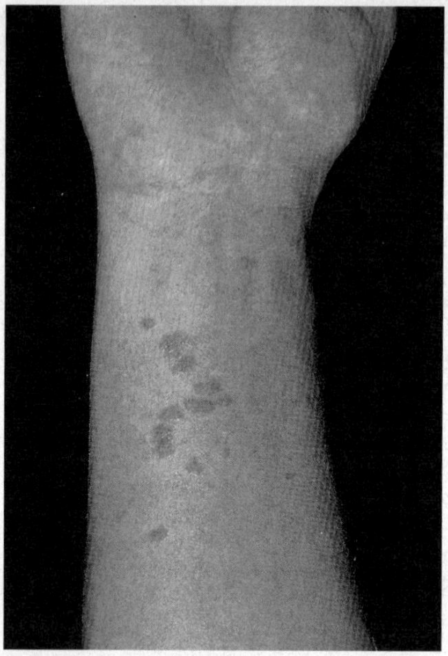

图 23.19 （也见彩图 23.19）扁平苔藓。

黏膜损害常见。最常累及口腔黏膜，此外食管、肛门及生殖器可被累及。黏膜部位的皮疹常表现为银白色树枝状条纹、白色斑块或溃疡。黏膜部位的糜烂损害常引起剧烈疼痛而非瘙痒。严重的扁平苔藓患者可出现甲营养不良，甚至全甲脱落。

预后

扁平苔藓平均18个月可以自行消退，但不时会有复发。肥厚和萎缩以及黏膜的损害可以长期存在达数年之久。溃疡性扁平苔藓具有恶变潜质。

治疗

治疗需要局部外用强效类固醇（0.05% 的氯倍他索），偶尔采用口服泼尼松龙（30mg/d，2～4周）。局部闭合治疗可能有效。对于顽固病例，可以采用PUVA、口服维A酸（每日0.5mg/kg）或硫唑嘌呤（每日1～2mg/kg）。对于疼痛的黏膜部位损害，局部使用0.1% 的他克莫司软膏已证明有效。

环状肉芽肿

环状肉芽肿是一种常见的多见于儿童和年轻人的皮肤病。临床表现为群集的、小的肉色或淡红色平顶的丘疹，常形成环形或环形的一部分。它们好发于手、足背，常不伴有自觉症状。儿童患者中有一种深层皮损类型，有触痛。广泛的环状肉芽肿可能与糖尿病相关。组织病理学显示真皮内形成胶原纤维变性病灶、周围组织细胞及上皮样细胞浸润的栅栏状肉芽肿。皮疹常可自愈，自愈后皮损中央会变暗并有组织纹理改变。对于局限性皮损，冷冻疗法或曲安西龙注射可能有效。

硬化萎缩性苔藓

硬化萎缩性苔藓是一种可见于任何年龄的炎症性皮肤疾病，好发于肛门生殖器区。任何年龄段中均为女性患者多见。原发性皮疹界限清楚，为白色、萎缩性斑疹，常累及女性外阴、男性龟头、包皮及肛门周围皮肤。皮损表面有毛细血管扩张。在男性，皮疹偶尔会累及阴茎、尿道口。皮疹常伴瘙痒，但有时亦有疼痛感。在生殖器区域的长期皮疹，尤其是在阴唇、阴蒂部位，会发生融合，可见皲裂、皮肤正常纹理消失。年轻女性的早期皮疹可出现出血性水疱，容易被误诊为性虐待所致。男性包皮部位的皮疹会造成包茎，尿道口皮疹会影响排尿。肛周皮疹皲裂可能导致便秘。

少数病例皮损会出现在非生殖器部位，女性多见，表现为角化过度和毛囊性栓，而无肛周生殖器的皮疹。

皮损外观不典型时行病理组织活检是必要的，可除外生殖器扁平苔藓和乳房外Paget病。阴唇瘢痕也可能与瘢痕性类天疱疮相关，因此偶尔也需要使用免疫荧光加以鉴别。

病因尚不清楚，但可能与HLA相关，最新的研究显示有细胞外基质蛋白-1抗体，提示自身免疫性发病机制。

治疗：外用极强效的类固醇有助于控制症状。羟氯喹（200mg，每日2次）可用于顽固病例。病情可能在多年后自然缓解，尤其在儿童。但时间较长的皮损有发展成鳞状细胞癌的危险。对于男性患者，如果包茎对治疗不敏感，则应做包皮环切术。

（张　凡译　涂　平校）

推荐读物

Burden AD (2000) Identifying a gene for psoriasis on chromosome 6. *British Journal of Dermatology* **143:** 237–243.

Grattan C et al. (2001) Management and diagnostic

guidelines for urticaria and angio-oedema. *British Journal of Dermatology* **144:** 708–714.
Heydendael VMR et al. (2003) Methotrexate versus ciclosporine in moderate-to-severe psoriasis. *New England Journal of Medicine* **349:** 658–665.
Kupper TS (2003) Immunological targets in psoriasis. *New England Journal of Medicine* **349:** 1987–1990.
Leung DYM, Bieber T (2003) Atopic dermatitis. *Lancet* **361:** 151–160.
Oyama N et al. (2003) Autoantibodies to extracellular matrix protein 1 in lichen sclerosus. *Lancet* **362:** 118–123.
Powell JJ et al. (1999) Lichen sclerosus – seminar. *Lancet* **353:** 1777–1783.
Schön W, Boehncke WH (2005) Psoriasis. *New England Journal of Medicine* **352:** 1899–1912.

面部皮疹

面部皮疹在诊断上往往容易混淆，详细的临床检查有助于鉴别潜在的病因（表23.5）。所有的面部皮疹由于其显著可见，常常给患者带来痛苦，因此不容低估。

寻常痤疮

痤疮是一种青春期常见的面部皮疹，在儿童及中年人较少见。其原因可以是多因素的，但毛囊皮脂腺单位的阻塞及其周围的炎症是其主要的病理过程，而这又可由多种因素引起（图 23.20a）。

临床特征

痤疮好发于皮脂腺分布较多的部位，如脸部、背部及胸部。其三个主要特点为：

表 23.5 面部皮疹的原因	
寻常痤疮	口周皮炎
酒渣鼻	光敏性皮炎
脂溢性皮炎	结节病
特应性皮炎	慢性盘状红斑狼疮
接触性皮炎	系统性红斑狼疮
皮肌炎	亚急性红斑狼疮

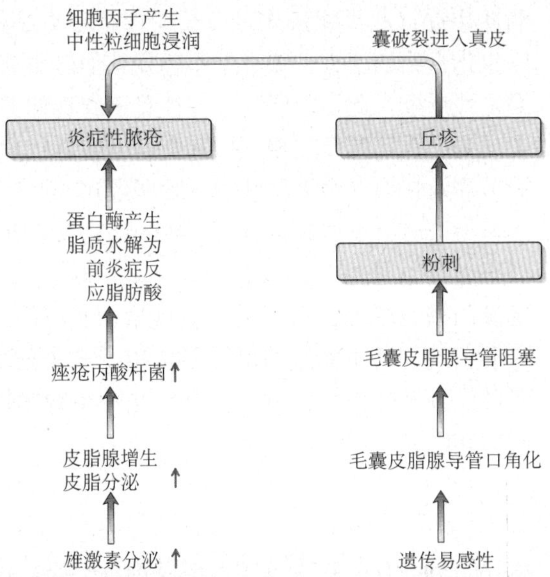

(a)

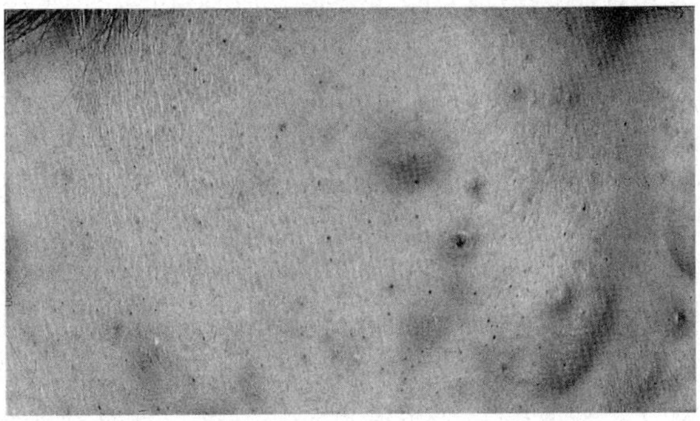

(b)

图23.20 （a）寻常痤疮的病理生理学。(b)［也见彩图23.20(b)］寻常痤疮。

- 开放粉刺（黑头）或闭合粉刺（白头）
- 炎性丘疹
- 脓疱（图 23.20b）。

皮肤可能非常油腻（皮脂溢）。炎性皮损的破裂可能导致深在的真皮炎症及结节——囊肿性损害，从而在面部形成瘢痕。在月经前痤疮往往加重。数年之后，痤疮可能会自行缓解，但也可能至成年仍不缓解。

临床上有多种类型：

- **婴儿痤疮**：面部痤疮有时可见于婴儿，偶尔表现为囊肿，一般认为是由于母体雄性激素的影响，可自行消退。
- **激素性痤疮**：此类痤疮可继发于糖皮质激素治疗或 Cushing 综合征。此类黑头粉刺及囊肿罕见，但可见于背部及肩膀（而非面部）。临床上多表现为脓疱性毛囊炎。

- **油性痤疮**：此类痤疮多见于长期接触油类或其他碳氢化合物的工人，多发于小腿及其他暴露部位。
- **暴发性痤疮**：此型很罕见，往往见于青春期男性，表现为严重坏死及结痂，伴有全身不适感、发热、关节痛及骨痛（由无菌性骨囊肿所致）。治疗上应及时给予口服泼尼松龙（30～40mg/d）、镇痛药及口服异维A酸（见下文）。
- **毛囊闭锁三联征**：很罕见，最常见于非洲黑人，主要表现为严重的结节囊肿型痤疮、头皮分割性蜂窝织炎及化脓性汗腺炎，提示是由毛囊闭锁引起而非感染引起。

治疗

治疗的目的在于减少油脂形成及细菌感染，使皮脂腺导管角化正常及减少炎症反应。

建议患者使用痤疮专用肥皂洗脸（普通肥皂可能会引起痤疮），同时避免搔抓。

一线治疗

外用药主要用于轻度痤疮，如抗生素（四环素、克林霉素）及角质剥脱剂（过氧化苯甲酰），两者效果类似，但后者不会引起抗生素耐药。也可外用维A酸类药物（如维A酸）或类维A酸类药物（如阿达帕林）。如果上述治疗无效，应加用二线治疗药物。

二线治疗

- **口服小剂量抗生素疗法**：有一定疗效，但至少需服用3～4个月。初次治疗常用土霉素500mg，每日2次。也可用米诺环素100mg/d、红霉素500mg，每日2次或甲氧苄啶100mg，每日2次。
- 一个额外的“醋酸环丙氯地孕酮（环丙孕酮）2mg/炔雌醇35μg”联合治疗对于对口服避孕药没有禁忌证的妇女也是有效的。这种作用在正常联合避孕同时也具有抗雄激素的作用。一般口服6～8个月治疗效果最好。
- UVB光疗也有一定效果，但由于维A酸类药物的使用，现已很少用。

三线治疗

以下情况应用三线治疗，即口服维A酸类药物（如异维A酸）：

- 上述治疗无效
- 结节囊肿型痤疮伴瘢痕化
- 有严重的心理问题。

维A酸类药物的用法（异维A酸或阿维A）：维A酸是合成的维生素A类似物，可以影响细胞的生长和分化，具有致畸性。

异维A酸由于其致畸性，在许多国家仅限于在医院使用，并仅限于皮肤科医师使用。对于育龄期妇女，使用本药之前应行妊娠试验及避孕，而在英国，新的管理条例规定：在本药治疗期间，应每月行妊娠试验一次。一般一个疗程4个月，每日0.5～1mg/kg。90%以上的患者有效，而65%的患者可获得长期“缓解”。

患者在治疗期间和停用异维A酸后1个月内应避孕（因为阿维A亲脂性强，在停用后2年内均应避孕）。两种药均会导致皮肤干燥，尤其是口唇及鼻黏膜。头发变细及运动诱发的肌痛亦不罕见。治疗期间应该监测血细胞计数、肝功能及空腹血脂。在极少数病例，维A酸类药物可以导致抑郁，但痤疮本身就是自杀原因之一。

潜在的新疗法

一项研究表明，脉冲-染料激光对于轻中度痤疮有效，但不能治愈。目前还需进一步的研究以确定其有效性、最佳剂量及长期的安全性。

酒渣鼻

酒渣鼻（图23.21）是一个主要侵犯面部的常见炎性皮损。多发于中年，女性较多见。常导致明显的心理抑郁。

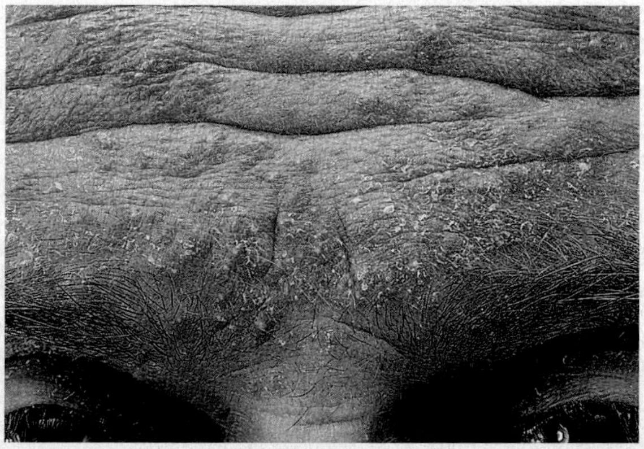

图23.21　（也见彩图23.21）酒渣鼻。红斑背景上有丘疹和脓疱。无粉刺。

本病病因不清。据推测是由于存在血管的舒缩稳定性潜在问题或皮肤螨虫的影响，但是还没有证据证明上述推测。

临床特征

临床主要表现为面部发红的炎性丘疹及脓疱，侵及鼻头及颊部。发红可以先于其他症状多年出现。不伴有粉刺。另外可有毛细血管扩张、睑缘炎（睑炎）、角膜炎及皮脂腺肥大，尤其是在鼻部。后者在男性更常见，可形成鼻赘，称为肥大性酒渣鼻，可导致面容毁损。饮酒、热饮、日晒及周围温度变化可导致面部发红加重。长期外用类固醇可以加重或诱发这种疾病。随着病情进展，面部潮红可被永久性的红斑替代。

治疗

重在缓解而非治愈。长期外用0.075%的甲硝唑有一定疗效。应避免外用类固醇。口服 3 个月四环素（500mg，每日2次）也有效。对于顽固的病例，有时给予口服甲硝唑（400mg，每日2次）或口服异维A酸（每日 0.5 ~ 1mg/kg）。丘疹及脓疱往往对治疗反应最好但仍需重复疗程。面部潮红及红斑对治疗反应差，可通过化妆品掩盖。强脉冲光或脉冲染色激光治疗对于面部红斑及毛细血管扩张有效，但往往需要多次重复，且容易复发。鼻赘可用整容手术或二氧化碳激光治疗。

口周皮炎

口周皮炎是一种侵犯口周的常见皮损，多见于年轻女性。确切的病因仍不清楚，但此病往往存在医源性因素，长期外用类固醇往往会加重这种疾病。

临床特征

临床上表现为口周的红斑、脱屑、丘疹，偶出现脓疱。往往在靠近嘴唇的皮肤形成一个晕圈。

治疗

治疗上首先停止外用类固醇，撤激素的时候应缓慢，以防疾病的严重反跳。主要治疗是低剂量的土霉素或红霉素，疗程为 3 ~ 4 个月，或局部用甲硝唑。

推荐读物

[Anonymous] (2003) Acne isotretinoin and depression. (Review) *Drugs and Therapeutics Bulletin* **41:** 76–78.

James WD (2005) Acne. *New England Journal of Medicine* **352:** 1463–1472

Seaton ED et al. (2003) Pulsed-dye laser treatment for inflammatory acne vulgaris: randomised controlled trial. *Lancet* **362:** 1347–1352 (and editorial, p. 1342).

光照性皮肤病

紫外线是阳光光谱中的一部分，包括短波、中波及长波（分别为UVC、UVB及UVA）。UVB及UVA均能透过大气层照射皮肤，有致突变性及致癌性，但同时也可以抑制皮肤的炎症。因此UV照射既可以引起皮肤疾病也可以用于治疗皮肤疾病。

光敏性皮疹多出现在阳光暴露部位，如面部、前胸V形区、耳部及手背。一些“受保护”的区域可避免光照，如颏下方或上睑及指蹼之间。光敏性患者应排除卟啉病、药物过敏及红斑狼疮。

光敏性皮疹可分为光加重性/激发性皮疹及特发性光照性皮肤病（表 23.6）。前者在第 10 章（SLE）、第 5 章（糙皮病）及第 19 章（卟啉病）均有讨论。

表 23.6　光敏性皮疹的鉴别诊断

光加重性 / 激发性皮疹	
系统性疾病	SLE、CDLE、SCLE
代谢性疾病	卟啉病、糙皮病
药物性	噻嗪类、吩噻嗪、四环素类、胺碘酮
植物光毒性	植物光照性皮炎（皮肤接触特定的植物后引起的光过敏，如芹菜、豕草、云香）
皮肤疾病	酒渣鼻
	罕见的特应性皮炎、银屑病、扁平苔藓（正常情况下光照可缓解）
特发性光线性皮肤病	
多形性日光疹	
慢性光化性皮炎	
日光性荨麻疹	

CDLE：慢性盘状红斑狼疮。
SCLE：亚急性皮肤红斑狼疮。

光疗和光保护

光疗

UVB和UVA均可用于炎性皮肤病的治疗。它们对皮肤的炎症均有抑制作用，而且有证据表明它们在一定程度上还可以抑制机体的免疫反应。然而，这两种光均可造成皮肤老化，而且剂量过大时有可能导致皮肤恶性肿瘤。在肤色白的个体尤为明显。在光疗的过程中，对未受累或高危部位如阴囊应加以保护。

UVB的致癌性较UVA的轻。窄谱UVB（311nm）较宽谱UVB更常用，因为其疗效更好且不易灼伤皮肤。它常用于湿疹、银屑病的治疗（尤其是儿童患者），每周3次，治疗6～10周。治疗时应蒙上眼睛。

UVA效果相对差一些，所以常与光敏剂（补骨脂素）联合治疗，称为“PUVA”。补骨脂素可口服给药，也可加入盆浴水中直接接触皮肤。PUVA一般每周2次，且治疗当天一整天应保护眼睛，因为补骨脂素可使视网膜易过敏。PUVA较窄谱带UVB疗效更好，但常常由于其致癌性（尤其是鳞癌）受到限制。其能耐受的最大累积剂量主要取决于患者的皮肤类型（大约1000J或200次）。其可用于多种疾病，包括银屑病、湿疹、皮肤T细胞淋巴瘤、一些光敏感性皮肤病及白癜风。

日光浴主要用于晒黑皮肤，主要包括UVA光，因此很少用于皮肤病的治疗。如果使用太频繁，会增加皮肤癌及早衰的风险。

光保护

有两大类防晒霜：它们或者吸收紫外线（如氨基苯甲酸或甲氧基肉桂酸酯）或者反射紫外线（如二氧化钛）。目前市面上大部分防晒霜都可以不同程度上防护UVA及UVB。对UVB的防护根据日光防护系数（sun protection factor，SPF）大小来分级：SPF等于15的防晒品如果使用正确，可延长防护时间是未用防晒品时的15倍。SPF＞15的防晒品很少能提供额外的保护。目前对UVA的防护效果没有标准的评估方法。一些遮光剂（尤其是氨基苯甲酸酯）偶尔可以引起光敏感。这可通过光斑试验来证实。

特发性光照性皮肤病

多形性日光疹（PLE）

PLE是温带地区最常见的光感性皮肤病，发病率约为人口的10%～20%。年轻妇女最多见。大部分病例病情较轻，往往得不到诊断。瘙痒性皮疹常在日晒后数小时出现，皮损仅限于暴露部位。皮损可以表现为丘疹、水疱或斑块，可持续数小时或数天。PLE多开始于春季，到夏季时往往由于皮肤“硬化”而缓解。

治疗

病情较轻的患者避免日晒及外用防晒霜即可缓解。发作时可外用类固醇类药物。对于只有在强烈日晒（如阳光充足的假期）后发生的多形性日光疹，短期口服泼尼松龙（30mg/d，7～10天）即可防治其发作。对于顽固病例，可在春季时用小剂量PUVA（或窄谱UVB）进行“脱敏”治疗，但这些患者在夏季时必须尽量增加自然光照，从而保证其皮肤脱敏。

慢性光化性皮炎（光敏湿疹，光线性类网状细胞增生症）

这是一种相对罕见的皮炎，好发于面、颈及手部等光敏感部位。典型者多为中老年男性。患者如之前有湿疹病史，随后发展的光敏性皮炎易被忽略。而且湿疹由于往往累及非暴露部位，并且患者可发展成红皮病，进一步造成诊断上的困扰。皮肤可有典型的湿疹表现，但常伴有显著的皮肤增厚。组织学改变往往不典型，可呈淋巴瘤样改变。诊断可通过专科医师行单色仪光试验确诊。对于最严重的病例甚至人造光也使其病情加重，这类患者多发展成高度光过敏。

治疗

治疗包括严格避光，包括高系数的防晒，以及在室内或车内进行遮蔽。较轻的患者外用类固醇及润肤剂即可。长期控制则需口服泼尼松龙甚至硫唑嘌呤（每天1～2mg/kg）。在类固醇的控制下加用低剂量PUVA有助于“脱敏”。

日光性荨麻疹

日光性荨麻疹极少见。瘙痒性荨麻疹样皮损往往在日晒后数分钟内出现，1～2小时内消退。治疗上注意避光、防晒，可口服H_1-抗组胺药及行低剂量PUVA。

推荐读物

Hawk JLM (ed) (1999) *Photodermatology*, London: Arnold.

Stern RS (2004) Treatment of photoaging. *New England Journal of Medicine* **350:** 1526–1534.

红皮病

红皮病，意为“红色的皮肤”，指全身（或几乎全身）皮肤炎症或潮红。又称“剥脱性皮炎”，但皮炎并不是总存在。

病因学

病因很多（表23.7），最常见的为原有的皮肤病及药物。

临床特征

红皮病多见于老年男性。患者常主诉皮肤发紧和瘙痒。长期的红皮病往往伴有脱发、睑外翻及指甲脱落。常伴有系统症状，如全身不适、发热、泛发的淋巴结病及其他并发症（见下文）。红皮病有时候可以致死，所以应视为临床“急症”。

体检应着重寻找可提示银屑病的脓疱及指甲改变。

皮肤活检可能阐明病因，尤其是皮肤淋巴瘤。T细胞受体基因重组研究技术（寻找皮肤及血液的克隆性T细胞扩增的证据）也有助于淋巴瘤的诊断。

许多病例往往无法明确诊断，此时需行淋巴结活检。如果不是恶性肿瘤，淋巴结多显示为非特异性的、反应性（皮病样）改变。

表 23.7　红皮病的病因

常见原因
特应性皮炎
银屑病
药物（如磺胺类、金制剂、磺脲类、青霉素、别嘌醇、卡托普利）
脂溢性皮炎
特发性
罕见原因
慢性光化性皮炎
皮肤T细胞淋巴瘤（Sézary 综合征）
恶性肿瘤（尤其是白血病）
落叶性天疱疮
毛发红糠疹（一种遗传性角化障碍）
HIV 感染
中毒性休克综合征

并发症

皮肤是人体的最大的器官之一，因此毫不奇怪这器官的整个炎症可以造成代谢及血流动力学问题，如下：

- 血流量增加导致高输出量心力衰竭
- 热量丢失性低体温
- 蒸发性失水
- 低白蛋白血症
- 基础代谢率增加
- “毛细血管漏出综合征”。

毛细血管漏出综合征是最严重的并发症，很罕见，但在一些银屑病引起的红皮病中是致死性的。它被认为是由于炎性皮肤释放大量细胞因子，从而导致弥漫性血管漏出。它可引起表皮水肿及肺部血管漏出，从而导致急性肺损伤。

治疗

红皮病首选住院治疗。患者必须很好地保暖（用太空毯及加热器），并监测体液平衡。应定期监测生命体征。电解质、白蛋白及循环状态也应定期监测，并用拭子检查是否存在继发皮肤感染。

治疗包括卧床休息，外用单纯的润肤剂或弱效类固醇。所有不必要的药物均应停用。只要查明潜在的病因均应治疗其原发病。由于其可能的不良反应，是否进行系统类固醇治疗仍存在争论。

更严重的毛细血管漏出综合征则需要在重症监护病房进行专门的血流动力学处理。

推荐读物

Rothe MJ et al. (2000) Erythroderma. *Dermatologic Clinics* **18:** 405–415.

系统疾病的皮肤病表现

一些皮肤病与许多潜在的系统性疾病有关。此外，一些疾病常出现皮肤表现。

结节性红斑

结节性红斑有许多潜在的病因（表 23.8）。其表现为疼痛或触痛性暗紫红色结节，多见于胫前或下肢，2～3 周后消退，遗留瘀紫样外观（见图23.39）。结节性红斑多见于年轻人，尤其是女性，常伴有关节痛、全身不适及发热。炎症可累及真皮及皮下组织（脂膜炎）。

表 23.8　结节性红斑的病因
链球菌感染 *
药物 *（如磺胺类、口服避孕药）
结节病 *
特发性 *
耶尔森菌感染
真菌感染（组织胞浆菌病，芽生菌病）
结核
麻风病
炎症性肠病
衣原体感染
* 英国患者的常见原因。

治疗

可用非甾体类抗炎药（妊娠期禁用）及轻度的压迫绷带包扎进行对症治疗，同时必须卧床休息。病情可自行缓解。应积极治疗原发病。较顽固的病例用氨苯砜（100mg/d）、秋水仙碱（500μg，每日 2 次）或泼尼松龙（可达 30mg/d）治疗有效。

多形性红斑

多形性红斑是一种急性起病的、由感染或药物诱发的过敏性皮炎。细胞介导的 T 淋巴细胞反应导致表皮细胞坏死。

50% 的病例病因不明，但考虑以下可能：

- 单纯疱疹病毒感染（可确认的最常见病因）
- 其他病毒感染（如 EBV、羊痘）
- 药物（如磺胺类、抗惊厥药）
- 支原体感染
- 结缔组织病（如 SLE、结节性多动脉炎）
- HIV 感染
- Wegener 肉芽肿病
- 癌症、淋巴瘤。

临床上皮疹可表现为红斑、多环、环形或呈同心圆状，称为“靶形损害”（图23.22）。清亮的水疱亦可见。皮疹多对称分布，常累及四肢，尤其是手足，手掌及足底也可累及。有时候可有严重的黏膜损害，导致口腔及外生殖器的坏死性溃疡和结膜炎（“重型多形性红斑”，原称Stevens-Johnson综合征，见Box 23.3）。“轻型多形性红斑”主要指不伴黏膜损害的病例。

多形性红斑常在 2～4 周后消退。极少时候多形性红斑反复发作，而80%的病例由单纯疱疹病毒感染诱发。

治疗

治疗包括对症及原发病治疗。有人提倡严重病例用口服类固醇，但仍存在争议。

反复发作的多形性红斑由于 80% 是由单纯疱疹病毒感染诱发的，因此即使没有感染征象，也可预防性予口服阿昔洛韦（200mg，每日 2 次）。顽固的病例可口服硫唑嘌呤（每日 1～2mg/kg）。

坏疽性脓皮病

坏疽性脓皮病病因不清，表现为红斑结节或脓疱，常伴有溃烂（图 23.23）。溃疡面可以很大，并可

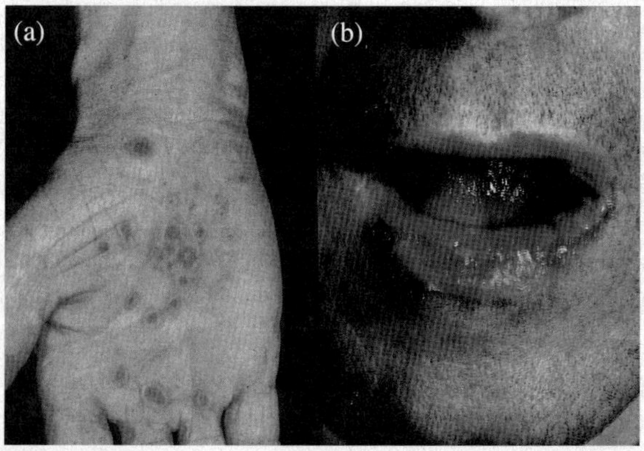

图23.22 （也见彩图23.22）重型多形性红斑——(a) 手掌的病变和 (b) 口腔周围的黏膜累及。

Box 23.3　Stevens-Johnson 综合征

此名称现用于中毒性表皮坏死松解症的轻型，它同“重型多形性红斑”具有相同的黏膜损害，但没有典型的靶形损害。Stevens-Johnson综合征及中毒性表皮坏死松解症多由药物诱发。

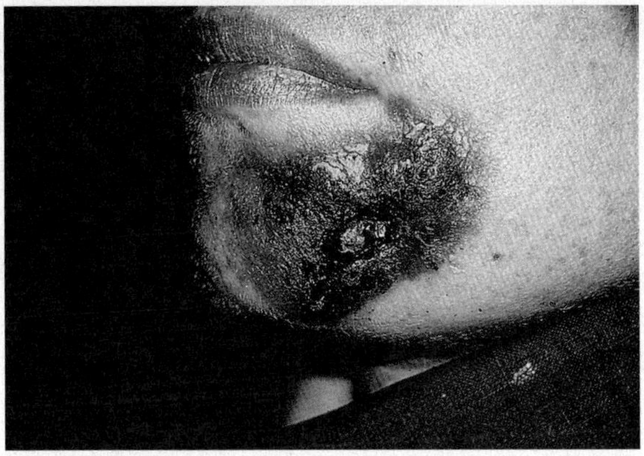

图 23.23 （也见彩图 23.23）坏疽性脓皮病。

迅速扩大。溃疡面具有典型的蓝黑色（“坏疽”）潜行性边缘和脓性表面（“脓皮病”）。可伴发热及全身不适。溃疡边缘的活检显示大量的中性粒细胞浸润，有时有血管炎表现，但诊断主要依靠临床表现做出。主要的病因有：

- 炎症性肠病
- 类风湿性关节炎
- 骨髓瘤、白血病、淋巴瘤
- 肝疾病（原发性胆汁性肝硬化）
- 特发性（有时＞20%）。

治疗

外用极强效类固醇或0.1%的他克莫司软膏。口服大剂量类固醇以控制快速进展的溃疡。口服氨苯砜及米诺环素有一定疗效。其他免疫抑制剂，如环孢素，对于顽固的病例有效。应积极治疗原发病。

黑棘皮病

黑棘皮病表现为发生于皮肤皱褶部位的皮肤增厚及色素增加（图23.24）。严重时可表现为疣状或天鹅绒状增生。在年轻人多见于肥胖者，此类患者由于胰岛素抵抗，常具有高胰岛素水平（有时称为假性黑棘皮病）。在年老的患者常提示潜在的恶性肿瘤（特别是胃肠道肿瘤）。极少情况下女性患者伴有高雄激素血症。

治疗

外用或口服维A酸（每天0.5mg/kg）有一定效果，对肥胖患者建议其减肥。应治疗潜在的恶性肿瘤。

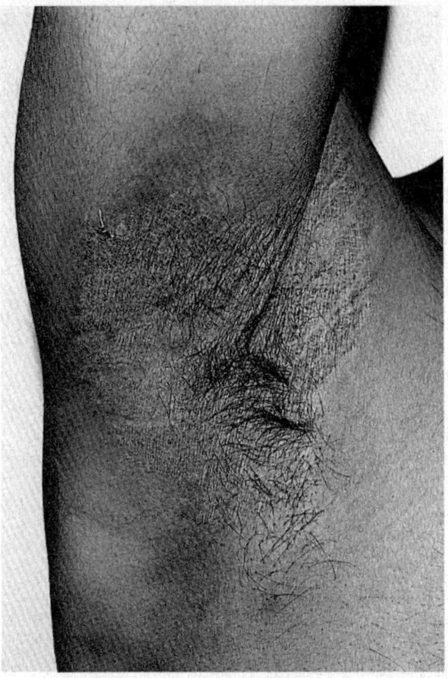

图 23.24 （也见彩图 23.24）黑棘皮病。

皮肌炎

皮肌炎的皮疹有特征性，常表现为面部红斑及眼周紫红色皮疹伴水肿。关节伸侧可见淡紫红色结节或红斑。甲皱襞可见凹凸不平的毛细血管扩张。诊断主要依靠临床表现、肌活检、肌电图及血清肌酶检查。皮肤活检无法诊断。

儿童型常在10岁之前发生，多可自愈。此型多伴有皮肤钙质沉着，并可导致长期肌力减弱及肌肉挛缩。儿童型可发生致死性的肠梗死。成人型多在40岁后发生。有些病例可伴发恶性肿瘤，而其他则表现为“结缔组织病”。后者可与硬皮病及红斑狼疮重叠。

治疗

皮肤表现对于口服羟氯喹（200mg，每日2次）或免疫抑制剂如硫唑嘌呤、环孢素有效。

硬皮病

硬皮病一词是指一类由于皮肤胶原异常导致的皮肤增厚或皮肤硬化。但其本身并不是一种诊断性疾病。系统性硬化病及硬斑病均具有皮肤硬化性改变，但为不同疾病。

系统性硬化病（常称为硬皮病）同时具有皮肤及系统症状，这在第 10 章已详细讨论。

硬斑病主要累及皮肤，多见于儿童及年轻人。女性多见，病因不清。皮疹多分布在躯干，表现为淡紫红色斑片，逐渐发展为硬结，最后呈中央白色萎缩。线型硬斑病多见于儿童，较其他型更严重，因为其可引起深层组织萎缩，从而可导致肢体发育不对称及瘢痕性脱发。

皮肤硬皮病样改变偶尔可见于慢性Lyme病（慢性萎缩性肢皮炎）、慢性移植物抗宿主病、聚氯乙烯病、嗜酸性肌痛综合征（由于色氨酸治疗）及博来霉素治疗期间。

红斑狼疮（LE）

LE临床上分为三种类型，但有些患者可表现出多于一种类型的特点：

- 慢性盘状红斑狼疮（CDLE）
- 亚急性皮肤红斑狼疮（SCLE）
- 系统性红斑狼疮（SLE）。

LE 病因不清，一般认为发病与免疫功能异常有关，可发现多种自身抗体。极少情况下可由药物诱发，如吩噻嗪、肼屈嗪、甲基多巴、异烟肼、四环素、美沙拉嗪及青霉素。

慢性盘状红斑狼疮（CDLE）

CDLE是皮科医师最常遇到的类型，多见于女性。临床上表现为固定性红斑、鳞屑、萎缩斑伴毛细血管扩张，多分布于面部及其他光暴露部位（图23.25）。常见色素脱失及毛囊口堵塞。累及头皮时常发展为瘢痕性脱发。25% 的病例累及口腔（红斑或溃疡）。

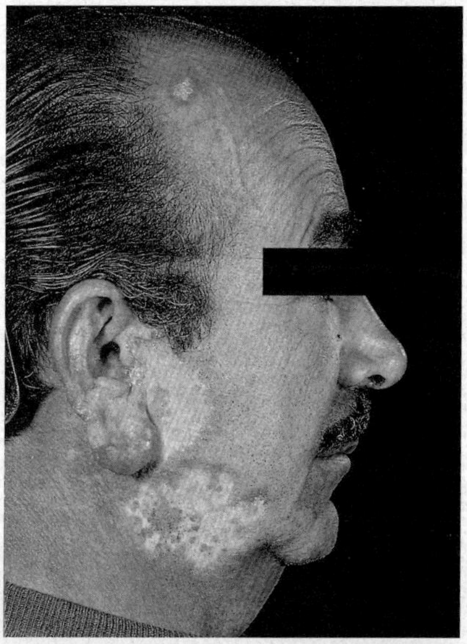

图 23.25 （也见彩图 23.25）慢性盘状红斑狼疮，显示有鳞屑、萎缩和色素脱失。

光照可诱发或加重 CDLE。少数患者可出现Raynaud现象或冻疮样皮损（冻疮样狼疮）。只有5%的患者可发展为系统性红斑狼疮（SLE），但这在儿童更多见。30% 的患者血清抗核抗体（ANA）阳性。

皮肤活检显示真皮密集的片状淋巴组织细胞浸润，多位于皮肤附属器周围。表皮基底细胞破坏，可见毛囊角栓和角化过度。病变皮肤直接免疫荧光显示：真皮表皮连接处 IgM 及 C3 沉积（“狼疮带”）。

治疗

一线治疗包括遮光剂及外用强效类固醇。某些口服抗疟药（羟氯喹100mg，每日2次，以及米帕林每天100mg）疗效好且长期间断治疗较为安全。口服泼尼松龙也有效，但其使用因其不良反应而受到限制。对于顽固病例，硫唑嘌呤、维 A 酸、环孢素及反应停（沙利度胺）有效。

预后

本病多呈慢性，虽然在严重程度上常有波动。在大多数患者，CDLE 仅累及皮肤。高达 50% 的患者最终可获得缓解（多年之后）。

亚急性皮肤红斑狼疮（SCLE）

SCLE是少见的LE皮肤类型，表现为弥漫性硬结，有时呈风团样、红斑性损害，多位于躯干上部。皮疹可为环状。光过敏往往是其突出的症状。并发症如关节痛和口腔溃疡也可见，但重要器官少有累及。ANF 和可接取的核抗体（抗 Ro 和抗 La）常为阳性。

治疗：口服氨苯砜、抗疟药或系统性免疫抑制剂（泼尼松龙及环孢素）。

系统性红斑狼疮（SLE）

SLE 的皮肤表现相对来说是一个小问题，但可以是其特征表现。

皮疹表现为颊、鼻及前额部的红斑（“蝶形红斑”，图23.26）。掌部红斑、甲皱襞毛细血管扩张、指尖的点状出血及梗死亦可见，但常常被患者忽略。有时可见关节肿胀、网状青斑及紫癜。极少数SLE并发多形性红斑样皮损（“Rowell”综合征）。治疗多由风湿科医师处理。

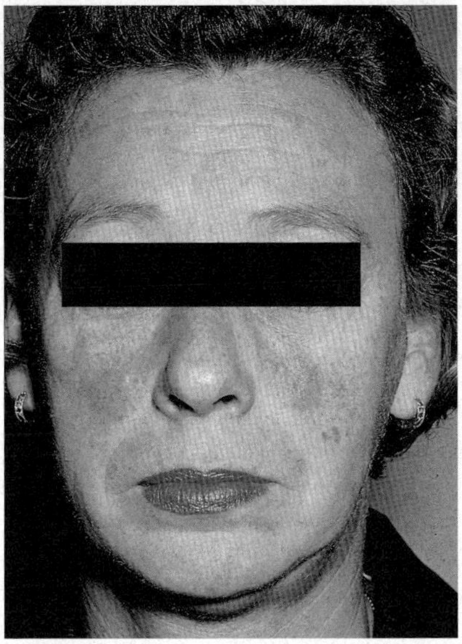

图 23.26 （也见彩图 23.26）系统性红斑狼疮。

瘙痒症

瘙痒症的病理生理学了解很少，但一般是由以下机制引起：外周机制（如皮肤疾病）、中枢或神经疾病机制（如多发性硬化）、神经源性（如胆汁淤积 /μ- 阿片样物质受体激活）或精神源性机制（如寄生虫恐惧症）。有证据表明：皮肤无髓鞘的C-纤维的轻度刺激与瘙痒感有关（高度刺激产生痛觉）。组胺、速激肽（如 P 物质）及细胞因子（如 IL-2）在外周皮肤亦起一定作用。瘙痒的主要神经传导通路及中枢系统的影响无明显的特征性，但阿片样物质 μ- 受体依赖的过程可以调节瘙痒感及其强度。

瘙痒症（见单纯性苔藓、结节性痒疹/神经性皮炎）如无明显皮疹，可能由一系列医源性问题引起（表 23.9）。

干性湿疹和胆碱能性荨麻疹是引起瘙痒的常见原因，但皮疹往往被忽略。特发性瘙痒症一词或“老年”瘙痒症可能与干性湿疹有重叠，这多见于老年人。

治疗：包括避免用肥皂和对症处理（如对干性湿疹）。光疗对顽固的病例可能会有效。口服阿片制剂拮抗剂的效果有待进一步评估。应治疗潜在的内科疾病。

表 23.9　与瘙痒症相关联的内科疾病
缺铁性贫血
内部恶性肿瘤（尤其淋巴瘤）
糖尿病
慢性肾衰竭
慢性肝病（尤其原发性胆汁性肝硬化）
甲状腺疾病
HIV 感染
真性红细胞增多症

结节病

结节病是一种多系统的肉芽肿性疾病，病因不明。其可表现为淡红棕色的皮肤丘疹和结节，尤其在眼睑边缘周围和鼻孔边缘。更多多形性皮疹（丘疹结节和斑块）可出现于身体上。结节病最常见于非洲黑种人，常伴发色素减退或色素沉着。罕见淡蓝红色浸润或肿胀，尤其位于鼻部或耳部，称为冻疮样狼疮。这两种皮损可见于身体任何部位，但多见于面部。胫前的结节性红斑有时可见于急性发病的结节病。结节性红斑是一种免疫反应，并非源于结节病的组织浸润。手指肿胀可能源于指炎的发生。虽然结节病可仅限于皮肤，但所有患者都应该检查以寻找系统性疾病的证据。

治疗：皮损治疗包括局部用极强效激素（0.05%的氯倍他索）、皮损内用类固醇，口服类固醇及偶尔用甲氨蝶呤或抗疟药。

1 型神经纤维瘤病（von Recklinghausen 病）

1 型神经纤维瘤病是一种完全外显性的常染色体显性遗传病。其常出现于儿童期，表现多种皮损特征。许多病例是*NF1*基因的新突变。早期表现包括咖啡斑（棕色斑片，直径大于 2.5cm，有多于 5 处皮损），及可见腋前线斑点。眼科裂隙灯检查可见眼内Lisch结节（色素沉着性虹膜错构瘤）。其后，肉质皮赘损害和深在性柔软的肿瘤（神经纤维瘤）出现，并逐渐完全覆盖皮肤，引起明显的容貌残毁。可出现学习困难和骨骼发育异常。偶尔伴发一些内分泌疾病，包括嗜铬细胞瘤、肢端肥大症及 Addison 病。

结节性硬化病

结节性硬化病也是一种严重程度各异的常染色体显性遗传病，可直到儿童期后期才发病。其特征为多种错构的生长。有三个主要特征：(a) 智力发育迟缓；

（b）癫痫；（c）皮肤异常——但不是所有特征都必须具备。皮肤表现包括：

- 皮脂腺瘤（鼻周淡红色丘疹/纤维瘤）
- 甲周纤维瘤（从甲床发生的结节）
- 鲨革斑（躯干部位坚实的肉色斑块）
- 柳叶状色素减退（苍白的斑疹，UV灯下更明显）
- 前额斑块（坚硬的肉色斑片）
- 咖啡斑
- 牙釉质的点蚀。

体内的错构瘤可发生于心脏、肾、视网膜和中枢神经系统。对可疑病例的父母应该仔细检查（在UV灯下），因他们可能为不完全型，病情有可能只表现为色素减退性斑片。这与将来的后代具有遗传学的内在关系。

糖尿病

糖尿病可有多种皮肤表现。糖尿病本身的并发症包括：

- 真菌感染（如念珠菌病）
- 细菌感染（如复发性疖）
- 黄瘤
- 动脉疾病（溃疡、坏疽）
- 神经性溃疡。

糖尿病的特殊皮肤病包括：

- 脂性渐进性坏死（胫前不断扩展的红斑，中央渐变为浅黄色萎缩，可有溃疡）
- 弥漫的环状肉芽肿
- 糖尿病性皮肤病（红棕色平顶丘疹）
- 水疱（通常位于手或足）
- 糖尿病性皮肤僵硬（手指表面紧张的蜡样皮肤，伴关节活动受限，原因在于胶原增厚——也被称为手关节病）。

慢性肝病

慢性肝病可出现黄疸、掌部红斑、蜘蛛痣、白甲、色素沉着和瘙痒症。

迟发性皮肤卟啉症（PCT）是一种罕见的遗传性疾病，与过量饮酒或丙型肝炎病毒感染引起的肝损伤相关。病例中75%为散发，25%具有家族聚集性。20%的患者还有遗传性血色病。PCT的临床表现为皮肤光敏感性水疱、脆性增加瘢痕形成、粟粒疹及多毛症。治疗为去除各种诱因，如避免饮酒、静脉放血疗法和（或）极小剂量氯喹。治疗丙型肝炎缓解本病尚无对照证据，但可能与肝代谢功能增强有关。各种类型的PCT均有发生肝肿瘤的危险性。

慢性肾衰竭

慢性肾衰竭常伴有难治性的瘙痒。皮肤多见色素减退斑、色素沉着斑及瘀斑。少数情况下伴发非炎症性大疱病、假性迟发性皮肤卟啉症和皮肤钙沉着。病程较长的肾移植患者由于长期使用免疫抑制剂容易患病毒性疣和鳞状细胞癌。

甲状腺疾病

甲状腺功能减退的患者常有皮肤干性坚实的凝胶性斑块伴头发弥漫脱落和眉毛外1/3稀疏。甲状腺功能亢进的患者可伴有多汗性皮肤和弥漫性脱发。Graves病患者少数情况下出现甲状腺性杵状指（“杵状变”伴潜在骨改变）和胫前黏液水肿（胫前棕红色凹凸不平的水肿性斑块）。

Cushing综合征

Cushing综合征可导致多毛症、满月脸、水牛背、四肢相对细瘦及关节处萎缩纹和脓疱性毛囊炎（常称为激素性痤疮）。

高脂血症

高脂血症可以表现为黄瘤，后者是一种皮肤脂质的非正常沉积。尽管睑黄瘤（眼周围有黄色斑块）的患者血脂常正常，但对黄瘤的患者均应定期监测血脂以排除高脂血症。临床上还有很多其他类型的黄瘤，如：（1）结节性黄瘤（伸侧表面可见橘黄色斑块）；（2）腱黄瘤（肌腱部坚实的皮下结节）；（3）扁平黄瘤（掌褶处常见的橘黄色丘疹）；（4）发疹性黄瘤（常发生于臀

表 23.10 恶性肿瘤情况下的非转移性皮肤表现

皮肤病	肿瘤
皮肌炎	肺、胃肠道、泌尿生殖道
黑棘皮病	胃肠道、肺、肝
Paget 病（乳头周围的局限性湿疹斑片）	乳房导管癌
红皮病	淋巴瘤/ 白血病
胼胝（手掌/ 足底增厚）	食管癌
鱼鳞病（皮肤干燥剥落）	淋巴瘤
匐行性回状红斑（变化迅速的同心性环状红斑）	肺、乳房
坏死松解性游走性红斑（烧灼的、地图状和不断扩展的环形红斑区域）	胰高血糖素瘤

部的多发性小的黄色丘疹）。

皮肤淀粉样变

皮肤淀粉样变可仅限于皮肤或为系统性疾病的一部分。斑状淀粉样变是一种亚洲人常见的单纯性皮肤病变，表现为上背部瘙痒性棕色波纹状斑疹。

系统性淀粉样变可能伴发棕红色丘疹、结节或斑块，尤其在眼周、屈侧部位和黏膜表面。特征性的眶周擦伤和巨舌也可能出现。

系统性恶性疾病

某些皮疹可以是恶性肿瘤情况下的非转移表现（表23.10）。罕见肿瘤转移至皮肤，多表现为丘疹或结节，可导致溃疡。

（张金燕译　涂　平校）

推荐读物

Crawford GH et al. (2002) Skin signs of systemic disease: an update. *Advances in Dermatology* **18:** 1–27.

English JC et al. (2001) Sarcoidosis. *Journal of the American Academy of Dermatology* **44:** 725–743.

Robinson-Boston L (2000) Cutaneous manifestations of end-stage renal disease. *Journal of the American Academy of Dermatology* **43:** 975–986.

Sommer S et al. (2002) Connective tissue disease and the skin. *Clinical Medicine* **2:** 9–14.

Twycross R et al. (2003) Itch: scratching more than the surface. *Quarterly Journal of Medicine* **96:** 7–26.

Yosipovitch G et al. (2003) Itch. *Lancet* **361:** 690–694.

大疱性皮肤病

原发性大疱性皮肤病罕见。多种皮肤蛋白共同保持皮肤整体性。这些蛋白的遗传异常或免疫损害会导致异常的细胞分离、炎症、液体蓄积和水疱发生（图23.27）。起疱的程度决定了临床表现和预后。因此光镜和电子显微镜皮肤活检、免疫荧光（IMF）研究对诊断是很重要的。但是，请记住皮肤起疱最常见的原因是水痘、疱疹、脓疱病、汗疱疹、湿疹和昆虫叮咬反应，虽然这些通常是局限于某一部位。

免疫性大疱疾病

寻常型天疱疮

寻常型天疱疮是一种潜在致死性的大疱性疾病，可发生于各个种族，但在北欧犹太人中更多见，并且可能出现于来自印度次大陆的人中。患者通常中年人起病，性别无明显差异。在发明口服类固醇类药物之前，该病为致死性的。抗桥粒蛋白的自身抗体（桥粒核心糖蛋白3）的形成导致这种疾病的发生，它们可被实验性地测量，作为疾病活动的标志。罕见情况下这种疾病可由药物诱导（如青霉胺或卡托普利）。

皮肤活检显示基底层紧上方表浅的表皮内裂隙伴有棘层松解（单个细胞的分离）。在罕见的病例中，落叶型天疱疮（由抗桥粒核心糖蛋白 1 的自身抗体引起），裂隙发生在表皮内更上层的位置。皮肤的直接免疫荧光（病灶周围）和患者血清的间接免疫荧光都显示表皮内细胞间的 IgG 染色。

临床特征

黏膜累及（尤其是口腔溃疡）很常见，并在高达50%的病例中为始发症状。其后可出现松弛性水疱，尤其在躯干部位。水疱多有疼痛，而非瘙痒。水疱通常会扩展，但疱壁会迅速剥离，故天疱疮常出现红斑以及渗

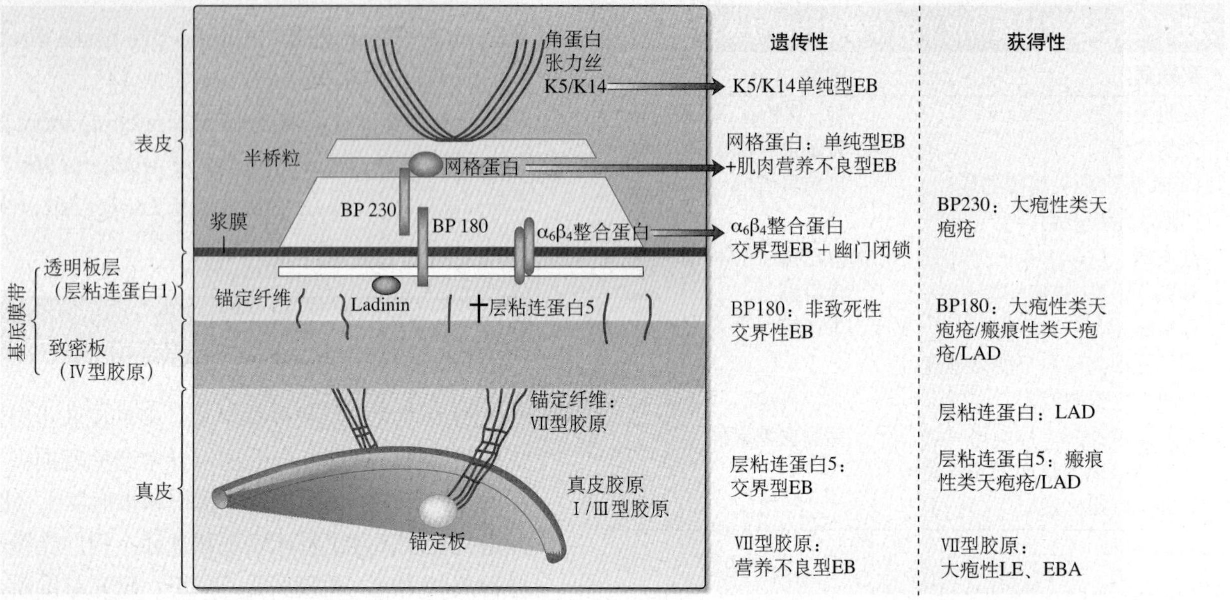

图 23.27　**基底膜带的分泌，显示大疱性疾病损害的结构位点。LAD：线状 IgA 病；EB：大疱性表皮松解。**

出性糜烂。水疱在轻度的推动压力下会扩展（Nikolsky 征）。皱褶部位的皮损常有增殖性表现。落叶型天疱疮的水疱和糜烂在扩展得更广之前常始发于脂溢部位（头皮、面部和前胸上部）。

治疗

治疗是用大剂量口服泼尼松龙（60～100mg/d）或静脉给予甲泼尼龙，并且可能需要终生治疗。其他免疫抑制剂，如硫唑嘌呤或麦考酚酸莫酯（或间期给予环磷酰胺或环孢素）可作为节制类固醇疗法的试剂，但它们的起效时间长，需要许多周。静脉输注免疫球蛋白可能有助于在等待其他药物起效时迅速控制病情。抗CD20 单克隆抗体（美罗华）最近被报道用于多种药物抵抗的病例。

治疗通常有效，但由于本病的并发症或更常见的是治疗的不良反应，可能有 10% 的患者死亡。

硫唑嘌呤的应用：硫唑嘌呤可导致骨髓抑制和一种变应性肝炎。因此在治疗期间应定期监测血常规和肝功能（每 6 周 1 次）。与其他免疫抑制剂的长期联合使用可导致恶性肿瘤的风险轻微增加，尤其是皮肤恶性肿瘤。

大疱性类天疱疮

大疱性类天疱疮比天疱疮更常见。多发生于老年人（通常在 60 岁以上），黏膜累及少见。病因为抗230kDa或180 kDa半桥粒蛋白的自身抗体（“大疱性类天疱疮抗原 1 和 2”）。

皮肤活检显示穿过基底膜的表皮下裂隙形成更深部位的水疱（较天疱疮而言）。直接和间接免疫荧光显示沿基底膜的线状 IgG 染色。

临床特征

表现为皮肤任何部位的大而紧张性水疱（图23.38），常累及四肢、手和足。它们可位于红斑或风团基础上，可为血性。类天疱疮可以非常瘙痒。黏膜累及少见，但存在一种类天疱疮，主要在黏膜表面形成瘢痕（瘢痕性类天疱疮）。

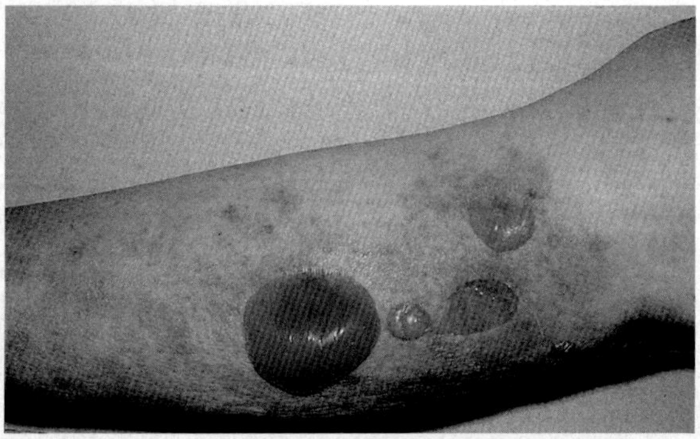

图 23.28　（也见彩图 23.28）**大疱性类天疱疮。**

治疗

大剂量口服泼尼松龙（30～60mg/d）和类固醇节制疗法，如硫唑嘌呤或麦考酚酸莫酯。甲氨蝶呤每周1次也时常被采用。总的说来，疾病的控制比天疱疮容易。治疗通常可在2～3年后停止。类天疱疮的治疗往往导致不良反应，尤其是大多数患者是老年人。偶尔局限的或轻微的病情可经外用强效类固醇、口服氨苯砜或大剂量米诺环素控制。

疱疹样皮炎

疱疹样皮炎（DH）是一种罕见的水疱性疾病，伴有谷蛋白敏感性肠病（腹腔疾病）。DH 和腹腔疾病伴发于其他器官的自身免疫疾病。

皮肤活检显示表皮下水疱伴真皮乳头的中性粒细胞微脓肿。未受累皮肤的直接免疫荧光显示：真皮乳头内的 IgA 和沿基底膜颗粒状 IgA 沉积。空肠黏膜的绒毛常有部分萎缩。

临床特征

疱疹样皮炎在男性更多见，可发生于任何年龄，但年轻人更多见。表现为剧烈瘙痒，皮肤小水疱。皮损好发于肘部、前臂伸侧、头皮和臀部。疱顶常被搔抓而脱落，故表现为结痂的糜烂面。病情时轻时重。

治疗

治疗应为无谷胶饮食（GFD）。对皮肤疾病的控制可口服氨苯砜（50～200mg/d）或磺胺类药。如果可以保证严格的无谷胶饮食，通常2年后可停用口服药物。GFD 需要维持终生。其可防止罕见的并发症——小肠淋巴瘤的发生。

氨苯砜的应用：氨苯砜常导致轻度的、剂量相关性溶血性贫血，但当有葡萄糖-6-磷酸脱氢酶（G6PD）缺乏症时，溶血会是灾难性的。肝损害、外周神经病变和再生障碍性贫血罕见，故需要规律监测血常规和肝功能。

线状 IgA 病（儿童慢性大疱性皮肤病）

线状 IgA 病是成人和儿童的表皮下水疱性疾病。IgA 致病性自身抗体能与多种基底膜蛋白结合，包括 ladinin、BP180抗原和层粘连蛋白 5 （见图23.27）。这是儿童最常见的免疫性大疱性疾病。由药物万古霉素诱导发病罕见。

临床特征

线状 IgA 病表现为环状群集的大疱，呈类天疱疮型的水疱或疱疹样皮炎的外观。口腔、女阴和眼部黏膜的累及少见，能导致瘢痕形成。皮肤直接免疫荧光显示线状 IgA 沿基底膜沉积。

治疗

口服氨苯砜（50～200mg/d）或磺胺类药物。有时需要免疫抑制剂。许多患者病情在3～6年后自发消除。

机械性大疱性疾病（大疱性表皮松解症，“EB”）

此病归因于遗传性皮肤蛋白结构异常，后者可导致“皮肤脆性增加”。产生的水疱继发于外伤，常在出生时或出生后很快出现。这些疾病轻者可以导致轻度行动不方便，重者可致残疾或致死，幸运的是非常罕见。已发现此类疾病有三组主要基因/蛋白异常。这样本病可通过产前羊膜穿刺进行诊断。

单纯性大疱性表皮松解症

这是一组常染色体显性遗传性皮肤病，表现为“表浅”的水疱形成，归因于表皮基底层内细胞骨架蛋白的突变，如角蛋白5（染色体12q）或角蛋白14（染色体 17q）。大多数单纯性 EB 病情轻，表现为手足间歇性水疱，尤其在炎热的天气。牙齿和指甲正常，无瘢痕形成。

营养不良性大疱性表皮松解症

这组遗传性皮肤病表现为“更深部”的水疱，伴瘢痕和粟丘疹形成。裂隙的位置在基底膜内比较深在，归因于*COL-7A1*基因突变（位于染色体3p21.1），导致锚定纤维Ⅶ型胶原的缺失。甲、黏膜甚至喉部常被累及。常染色体显性变型病情较轻，但常染色体隐性型病情重，伴致残性瘢痕、指/趾融合、关节挛缩和吞咽困难。患者预期寿命明显缩短。反复的瘢痕形成可导致多发性鳞状细胞癌，多数患者在成年早期死于此并发症。第一处鳞状细胞癌出现后的平均预期寿命为 5 年。

交界性大疱性表皮松解症

这是最严重的一型，表现为基底膜透明板的裂隙，归因于各种蛋白的突变，主要是层粘连蛋白5，但也包括$\alpha_6\beta_4$整合蛋白或180 kDa大疱性类天疱疮-2抗原。该病患者表现为出生时有广泛水疱和皮肤缺失区域。常见面中部糜烂面和喉部受累所致的声音嘶哑。甲及牙齿的异常也很常见。交界性EB存在致死型和罕见的非致死型两种形式，表现为常染色体隐性遗传。致死型在婴儿期或儿童早期导致死亡。

检查和治疗

EB的检查和治疗应该在专科中心进行。依靠出生时的临床表现进行诊断很困难，需避免。准确的诊断依赖于对诱导所致的皮肤水疱的超微结构分析和免疫组化分析。只有这样才能准确地给予父母预后判断和生育忠告。产前诊断对较严重类型的EB是可行的。

推荐读物

Allen J et al. (2003) Linear IgA disease. *British Journal of Dermatology* **149:** 977–985, 1055–1058.

Cooper et al. (2003) Treatment of resistant pemphigus vulgaris with an anti-CD20 monoclonal antibody (rituximab). *Clinical and Experimental Dermatology* **28:** 366–368.

Diaz LA, Giudice GJ (2000) End of the century overview of skin blisters. *Archives of Dermatology* **136:** 106–112.

Fine J-D et al. (2000) Inherited epidermolysis bullosa comes into the new millennium. *Journal of the American Academy of Dermatology* **43:** 135–137.

Harman KE et al. (2003) Guidelines for the management of pemphigus. *British Journal of Dermatology* **149:** 926–937.

Trent JT et al. (2003) Epidermolysis bullosa: identification and treatment. *Advances in Skin & Wound Care* **16:** 284–290.

Wojnarowska F et al. (2002) Guidelines for the management of bullous pemphigoid. *British Journal of Dermatology* **147:** 214–221.

皮肤肿瘤

良性皮肤肿瘤

黑素细胞痣（痣）

痣是黑素细胞的良性过度生长，常见于肤色白的人。它们出现于儿童期，并在青春期和成年早期时数量和大小都有所增长。皮损通常始于平坦的棕色斑疹，伴黑素细胞在表皮真皮交界处增殖（交界痣）。黑素细胞继续增殖并向下生长至真皮（复合痣），导致痣在皮肤表面隆起。色素沉着通常均匀且边缘规则。它们最终成熟成为皮内痣（细胞痣），常伴色素脱失。

蓝痣是一种获得性无症状的蓝色外观的痣，是由于黑素细胞深入真皮中部增殖而形成。

基底细胞乳头状瘤（脂溢性疣）

这是一类常见的表皮基底层细胞的良性过度生长。皮损颜色为肉色、棕色或黑色，常有脂溢样外观。表面不规则，疣状，皮损非常表浅，似粘在皮肤表面（图23.29）。微小的角蛋白囊肿可见于表面。可用冷冻疗法和刮除术治疗。

皮肤纤维瘤（组织细胞瘤）

皮肤纤维瘤表现为坚固的、隆起的色素性结节，感觉像皮肤的一个纽扣。有时可见一个外周的色素环。常位于腿部并更多见于女性。可能之前有外伤或虫类叮咬史。皮损包括组织细胞、血管和不同程度的纤维化。如果有症状，则需要切除。

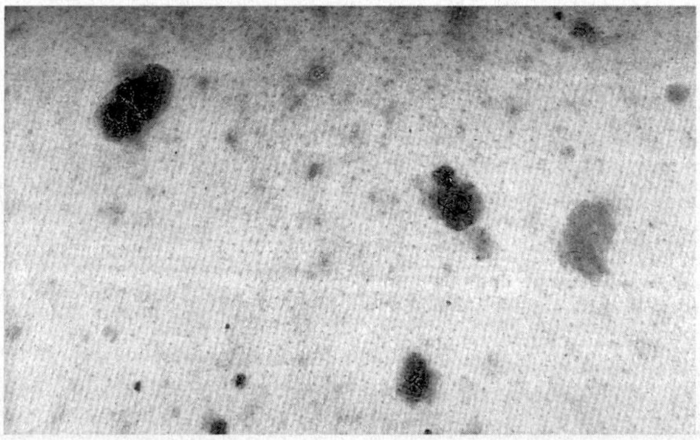

图 23.29 （也见图 23.29）脂溢性疣（基底细胞乳头状瘤）。

表皮样囊肿（以前的“皮脂囊肿”）

表皮样囊肿表现为皮肤囊性膨胀，伴中央斑点。皮损内含“干酪样”角蛋白而非皮脂，因此以前的术语“皮脂囊肿”应该废除。这些囊肿有时破裂形成明显的真皮非感染性炎症。

毛发囊肿

毛发囊肿是无斑点的光滑囊肿，通常位于头皮。皮损可为多发和家族性的。

角化棘皮瘤

角化棘皮瘤为表皮快速生长的肿瘤，中心发生坏死和溃疡（图23.30）。它们发生在中老年人的光暴露部位，能生长至直径2～3厘米。有时皮损数月后可自发消退，但最好是切除，以除外鳞状细胞癌（可以相似）并改善美容问题。

化脓性肉芽肿（毛细血管扩张性肉芽肿）

化脓性肉芽肿是一种血管的良性过度生长，表现为快速生长的粉红色结节，质脆易出血。皮损可能继发于外伤，常见于手指和嘴唇。最好能切除，以除外无色素性恶性黑素瘤。

樱桃状血管瘤（老年性血管瘤）

它们是良性血管角质瘤，表现为细小的针尖样红色丘疹，尤其是在躯干，随年龄增多。不需要治疗。

潜在恶化前皮肤肿瘤

日光性角化病（光化性角化）

日光性角化病常见于曾有明显日光暴露的肤色白的人，老年多见。皮损位于光暴露部位，为红斑、银色鳞屑性丘疹或斑片，伴圆锥形表面，基底红（图23.31）。基础皮肤常无弹性，发皱且可能为平坦的棕色斑疹（“肝斑”或日光性着色斑），表现为弥漫的日光性损害。这类角化症的一小部分经过多年以后可以转化为鳞状细胞癌。

治疗：皮损冷冻，外用5-氟尿嘧啶软膏或5%的咪喹莫特软膏。

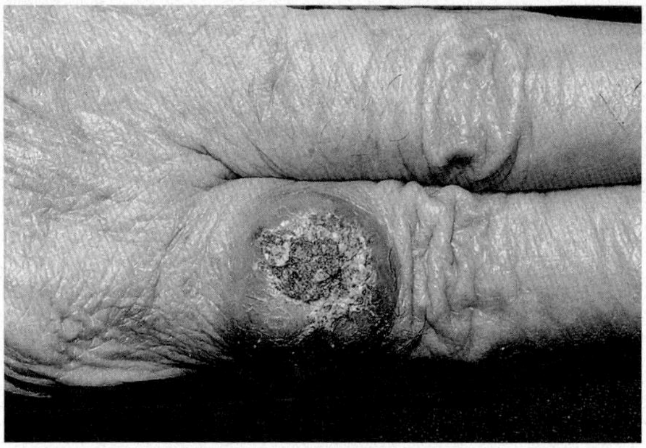

图23.30 （也见彩图23.30）角化棘皮瘤。

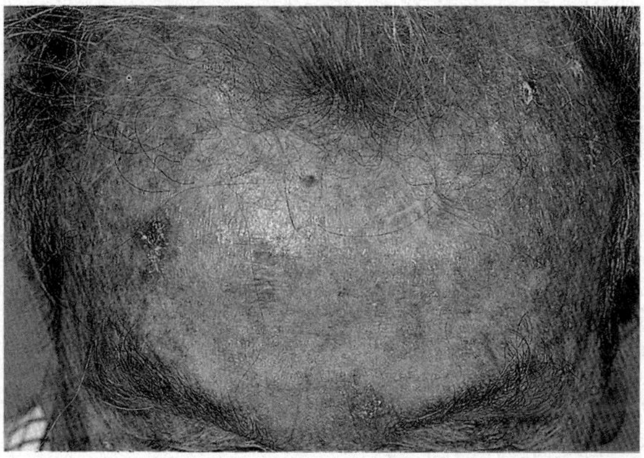

图23.31 （也见彩图23.31）光化性损伤基础上的日光性角化病。

Bowen病

这是一种表皮内的原位癌，转化为侵袭性者罕见。皮损发生于光暴露部位，为孤立的鳞状红色斑片或斑块，看上去像银屑病，但边缘相当不规则。皮损不清晰，但其大小随时间缓慢增长。

一种表现为部分或全部增厚的发育不良类型可以累及黏膜或周边皮肤的表皮——可影响女阴、龟头和肛周皮肤，被称为阴部（龟头或肛周）表皮内发育不良。临床上可表现为非特异性红斑或疣状增厚。这些疾病与HPV密切相关，并且可能比Bowen病有更高的潜在恶变几率。它们更常见于使用免疫抑制剂的个体。据报道肛周的类型越发多见于HIV阳性患者，并且已有蔓延至直肠的病例报道。

治疗：局部用5-氟尿嘧啶、5%的咪喹莫特软膏、冷冻疗法、刮除术、光动力学治疗或组织破坏性激光。

非典型性痣综合征（发育不良性痣综合征）

此常为家族性。儿童期大量黑素细胞痣即开始出现，甚至在非暴露部位。个别皮损可能很大，伴有不规则色素沉着或边界，并且组织学上可能显示细胞学和结构非典型，但没有明显的恶性改变。有这种疾病的个体患恶性黑素瘤的风险增加。医师应该给痣拍照，并进行定期随访做回顾性比较。对可疑的皮损应予以切除。

巨大先天性黑素细胞痣

此为出生时即有的非常大的痣。其有转化为恶性黑素瘤的高风险。在有皮损直径大于20cm的患者中，大致10%的患者将在儿童期发展为恶性黑素瘤。若有可能。应予以切除。

恶性雀斑

恶性雀斑见于老年人，为缓慢生长的色素性斑疹，常见于面部。皮损边界及色素通常不规则。一些人认为这种皮损是原位黑素瘤。其增加了患侵袭性恶性黑素瘤的风险。若有可能，应予以切除，但对很大的皮损，外科手术对容貌毁坏太大，故可在评估后给予5%的咪喹莫特软膏。

恶性皮肤肿瘤

基底细胞癌（侵蚀性溃疡）

基底细胞癌是最常见的恶性皮肤肿瘤，大多与过度日光暴露有关。常见于老年人的光暴露部位，偶尔也可见于耳部。皮损表现为缓慢生长的丘疹或结节（罕见为囊性），可发展为溃疡（图23.32）。可见肿瘤表面毛细血管扩张或皮肤颜色胶冻状“珍珠状边缘”。有一种扁平弥漫浅表亚型和一种边缘不清的“硬斑病样”亚型。基底细胞癌如果不治疗将会缓慢生长，侵蚀正常结构，但这类肿瘤几乎不转移。

治疗

治疗通常是沿边缘3～5mm手术切除。放疗、光动力学疗法、冷冻治疗或5%咪喹莫特软膏对较大的浅表型有效，但要随访注意复发。刮除术有时用于老年人，但不用于面中部的皮损，因为此处皮损常常复发。复发的肿瘤或硬斑病样基底细胞癌最好用Mohs显微外科手术治疗以确保彻底清除。

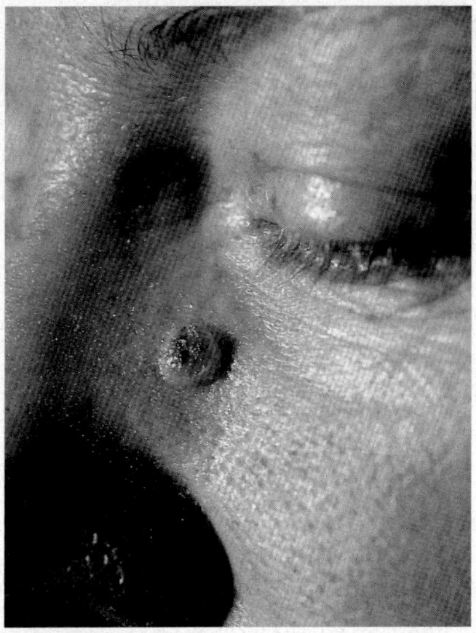

图 23.32 （也见彩图 23.32）溃疡性基底细胞癌。

鳞状细胞癌

鳞状细胞癌是一种比基底细胞癌更具侵袭性的肿瘤，如果不治疗可以发生转移。大多数与光暴露有关，澳大利亚的研究表明，每日使用防晒霜可以降低其发生率。此病发生于先前存在的日光性角化病或Bowen病基础上，或者归因于慢性炎症，如寻常狼疮。偶尔由于早年摄食砷剂而出现多发性肿瘤。多发性肿瘤可存在于长期使用免疫抑制剂的患者，如肾移植患者，其中某种人类乳头瘤病毒亚型可能参与恶性转化。

临床上皮损常为角化、界限不清楚的结节，可有溃疡（图23.33）。皮损可生长十分迅速。局部的淋巴结检

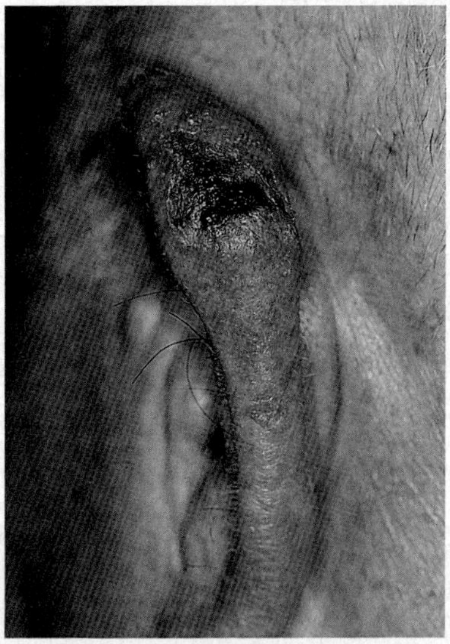

图 23.33 （也见彩图 23.33）鳞状细胞癌。

查是必要的。最常见于老年人的光暴露部位。若有下唇或耳部的溃疡性皮损，则应该高度怀疑此病。

治疗：切除或间歇性放疗。避免刮除术。

恶性黑素瘤

恶性黑素瘤是皮肤癌中最严重的类型，早期即可发生转移，可导致大量患者死亡，甚至年轻人也不例外。相对其他类型的皮肤癌，此病的发生率持续增加，可能与过度日晒有关。儿童期的日晒史和间断性日光暴露与恶性黑素瘤的发展有关。其他危险因素包括非典型性痣综合征、巨大先天性黑素细胞痣、恶性雀斑样痣以及恶性黑素瘤的阳性家族史。恶性黑素瘤更常见于老年人；年轻人也可患此病。抑癌基因 *p16*（染色体 9p）在黑素瘤细胞系中常发生突变或缺失，关于其在非典型性痣综合征/家族性黑素细胞瘤中的作用，目前仍处于研究中。

黑素细胞瘤的诊断并非总是易事，但表 23.11 中所列的临床表现能够帮助鉴别恶性肿瘤和良性痣。皮肤镜检查可以进一步帮助检出恶性皮损。

有四种临床亚型：

- **恶性雀斑样黑素瘤**是恶性雀斑样痣的斑片发展为丘疹或结节，是侵袭性肿瘤的信号。
- **浅表播散性恶性黑素瘤**是一种大的、扁平的不规则色素性皮损，在垂直侵袭发展之前横向生长。
- **结节性恶性黑素瘤**（图23.34）是最具侵袭性的类型。表现为生长迅速的色素性结节，伴出血或溃疡。偶尔为非色素性（无色素沉着），并且与化脓性肉芽肿相似。
- **肢端雀斑样恶性黑素瘤**表现为手掌、足跟或甲下色素性皮损，常出现较晚。

表 23.11 诊断恶性黑素瘤的临床标准

ABCDE 标准（美国）	
非对称性痣	
边界不规则	
颜色不均一	
直径大于 6mm	
隆起于皮面	
Glasgow 7 点核对表	
主要标准	大小改变
	形状改变
	颜色改变
次要标准	直径大于 6mm
	炎症
	渗出或流血
	轻微瘙痒或感觉改变

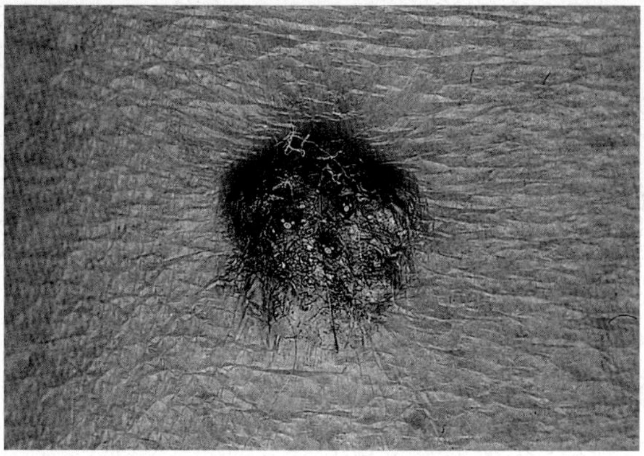

图 23.34 （也见彩图 23.34）结节性恶性黑素瘤。

治疗

治疗包括对皮损尽早扩大切除（边缘2cm）。组织学分析将决定侵袭的深度（“Clark”分级）和肿瘤的厚度（“Breslow 厚度”）。这两个因素对预测预后和 5 年生存率非常重要：局限皮损为96%，局部播散为60%，远隔转移为14%。对于局限性黑素细胞瘤，厚度和有无溃疡是最重要的独立的预后因素。切除术和组织学分析只有在用于确保选择最佳治疗和评估预后时才应该做。皮损较厚的患者需要做前哨淋巴结活检以预测预后：15%将会是阳性而不伴临床淋巴结病。对于转移性疾病，最好由肿瘤学专家和多学科团队给予治疗，涉及淋巴结外科手术、放疗、免疫治疗和化疗。最近的系统性回顾表明：最初被看好的大剂量α-干扰素治疗进展期疾病并无明显的益处。

政府和公共健康教育的全体医疗人员的作用是劝阻日光浴并提倡用遮光剂，这是预防皮肤癌的最重要措施。

皮肤 T 细胞淋巴瘤（蕈样肉芽肿）

这是一种罕见的皮肤肿瘤，常伴随良性病程。表现为隐袭的鳞屑性斑片或斑块，看上去像湿疹或银屑病样。皮损最初常出现于臀部。这些皮损可能时有时无或长期存在数年。患者可能死于不相关的其他病因。皮肤活检可证实诊断，表现为非典型淋巴细胞侵袭性生长。T 细胞受体基因重排检查常显示有皮肤淋巴细胞的单克隆增生。

该病偶尔也可能发展为皮肤结节或肿瘤期，后者可伴发系统性器官受累。老年男性患者很少会发展为伴全身淋巴结肿大和周围血管受累的红皮病型（“Sézary 综合征”）。

对于所有患者，在初诊时就应做出分期以评估其系统受累的情况。

治疗

早期的皮肤损害可以不予治疗或以外用类固醇或 PUVA 治疗为主。更加进展的皮肤损害或系统受累可能需要放射治疗、化疗、免疫治疗或电子束治疗。贝沙罗汀——一种视黄醇类 X 受体的激动剂，可以使皮损消退。

Kaposi 肉瘤

本病是一种表现为紫色结节和斑块的血管淋巴管内皮细胞肿瘤。有三种类型：

- “经典型”或“散发型”（如Kaposi所描述的）：好发于老年男性，尤其是来源于东欧的犹太人。其表现为发生于足部和小腿的缓慢生长的紫色肿物，通常不伴有明显的症状。
- “地方性”型：好发于非洲中部的男性，表现为更加广泛的皮肤受累及淋巴结受累，偶尔会出现系统受累。水肿是突出的临床表现。
- 免疫抑制相关型：该型临床表现更加严重，主要发生在 HIV 阳性的同性恋人群中。疾病损害范围广泛，经常累及皮肤、肠道、口腔和肺。

以上三型都与疱疹病毒 8 型有密切关系，但疱疹病毒 8 型血清阳性率在普通美国人中达到 10%，在某些非洲国家甚至达到 50%，所以该病的发生一定与其他因素有关。HAART可显著地降低HIV患者中Kaposi肉瘤的发生率。

治疗

对进展期 Kaposi 肉瘤可给予放射治疗、免疫治疗或化疗。

推荐读物

Antman K, Chang Y (2000) Kaposi's sarcoma. *New England Journal of Medicine* **342:** 1027–1038.

Girardi M, Heald PW, Wilson LD (2004) The pathogenesis of mycosis fungoides. *New England Journal of Medicine* **350:** 1978–1988.

Hill D (1999) Efficacy of sunscreens in protection against skin cancer. *Lancet* **354:** 699–700 (see also pp. 723–729).

Perrott RE et al. (2003) Reassessing the role of lymphatic mapping and sentinel lymphadenectomy in the management of cutaneous malignant melanoma. *Journal of the American Academy of Dermatology* **49:** 567–588.

Ready N et al. (2003) Adjuvant high-dose interferon therapy for high-risk melanoma. *Archives of Dermatology* **139:** 1635–1637.

Thomas JM et al. (2004). Excision margins in high risk malignant melanoma. *New England Journal of Medicine* **350:** 757–766 (and editorial, p. 823).

Thompson JF et al. (2005) Cutaneous melanoma. *Lancet* **365:** 687–701.

血管 / 淋巴管疾病

腿部溃疡

静脉溃疡

腿部溃疡在西方国家比较常见，可以由多种原因引起（表23.12）。在发达国家，静脉溃疡是最常见的一种类型。

静脉溃疡是由浅表静脉的持续高压引起的。这种持续的高压是由深静脉或交通静脉瓣膜功能不全或先前的深静脉血栓造成的。增高的压力使纤维蛋白原从毛细血管壁渗出，使血管周围纤维蛋白沉积增加，从而导致周围皮肤缺乏氧气供应。

静脉溃疡常发生于后半生，由于其慢性、反复发作的特点，往往会消耗大量医疗预算。该病患者在大于 70 岁的老年人中可以占到 1%。通常发生于小腿足

表 23.12 腿部溃疡的原因

- 静脉高压
- 动脉疾病（如粥样硬化）
- 神经病变（如糖尿病、麻风病）
- 肿瘤（如鳞状细胞癌或基底细胞癌）
- 血管炎（如类风湿性关节炎、系统性红斑狼疮、坏疽性脓皮病）
- 感染（如臁疮、结核、深部真菌病、热带溃疡、梅毒、雅司病）
- 血液系统疾病（如镰状细胞性贫血、球形红细胞增多症）
- 药物（如羟基脲）
- 其他（如类脂质渐进性坏死、创伤、人工性皮炎）

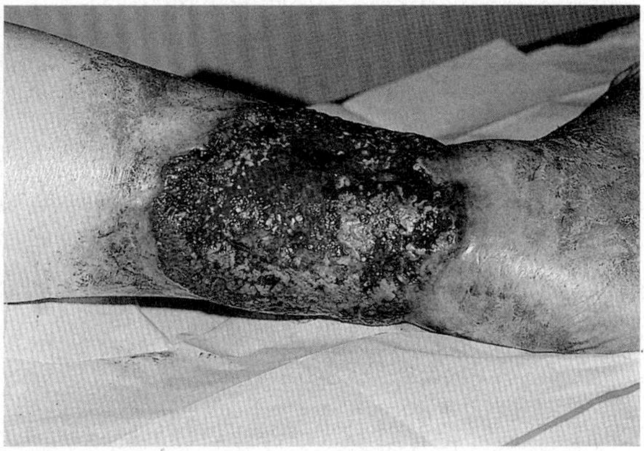

图 23.35 （也见彩图 23.35）腿部静脉溃疡。

踝上方的三角区（图 23.35），并且可能与以下情况有关：

- 静脉性湿疹
- 含铁血黄素的棕色色素沉着
- 静脉曲张
- 脂性皮肤硬化症（硬结、红褐色色素沉着及炎症）
- 瘢痕性白色萎缩伴毛细血管扩张（白色萎缩症）。

治疗

高压力绷带（如弹性长袜或四层绷带）和腿部抬高有助于减低静脉压力。在使用绷带之前需要先进行多普勒超声检查以除外动脉疾患。这种治疗方法最好在社区由受过训练的护士操作。“四层绷带”由于可以提供高水平的逐渐的压迫，受到越来越多的欢迎。溃疡敷料相比而言不十分关键，但是应该选择可以保持溃疡面湿润且使溃疡面没有腐痂和渗出的。高达 80% 的溃疡可以在26周之内愈合。在此期间不能愈合的溃疡发生率较低，且常发生在溃疡较大、溃疡出现超过 6 个月或有双侧溃疡的情况下。利尿剂有时有助于减轻水肿。抗生素只应在有明确细菌感染的情况下使用。不常发生的真菌感染（难辨认癣）在使用压力绷带的人群中发生的报道近年来有所增加。

腿部静脉溃疡可以有非常剧烈的疼痛，所以应给予必要的止痛药，如果有需要，也可以给予阿片类药物。双重超声或体积描记法可以很好地检查潜在的静脉疾病。分层皮片移植术可用于顽固性病例。为每个个体定制的合身的支持袜在皮损愈合后应长期穿着，以减少复发。

对于单纯的浅静脉疾病，外科手术偶尔有助于溃疡的愈合，但总的来说，静脉手术对该病没有帮助。

动脉溃疡

动脉溃疡可以表现为位于大腿上部或足部的突出的、疼痛性溃疡。之前可能有跛行、高血压、心绞痛或吸烟病史。临床上患肢可能温度较低且颜色苍白。外周血管搏动消失、动脉杂音和毛发脱失也是其可能的临床表现。多普勒超声可以确诊动脉疾病，数字减影血管造影可以进一步明确疾病的范围和位置。

治疗：依赖于保持溃疡清洁和包扎，以及必要的止痛药和适当情况下的血管重建。

神经病性溃疡

神经病性溃疡多见于受到反复创伤的足部受压迫部位，如跖骨头。最常见于糖尿病外周神经病变的患者。在发展中国家，麻风病是一个常见的致病原因。

治疗：依赖于保持溃疡清洁并去除受累部位的压力或创伤。在专业足医的指导下，糖尿病患者应对足部护理和穿正确、合适的鞋子给予高度重视。

压力性溃疡（褥疮）

本病好发于老年、行动不便、意识不清或瘫痪的患者。病变主要由于骨突部位持续的压力造成的皮肤缺血所致，病变主要在足跟和骶骨部位。正常人可以感觉到持续的压力所造成的疼痛，甚至在睡觉时这种感觉亦存在，所以会不停地变换体位。

压力性溃疡分为以下几期：

- 第一期：完整皮肤上无法消退的红斑
- 第二期：表皮 / 真皮的部分缺失（水疱或浅溃疡）
- 第三期：全层的皮肤缺失，累及皮下脂肪，但未累及筋膜层
- 第四期：全层的皮肤缺失，累及肌肉/骨/肌腱/关节囊。

发生压力性溃疡有很多危险因素（表 23.13）。

大部分的压力性溃疡发生在医院里。70% 出现在住院的前两周内，70%发生在整形外科患者，尤其是做牵引的患者。有20% ~ 30%的压力性溃疡发生在社区。

出现累及皮下组织的深溃疡的患者中 80% 在发病的 4 个月内死亡。

作为早期表现的红 / 蓝皮肤变色可以迅速地在 1 ~ 2小时内导致溃疡产生。应该避免把患者遗留在急诊室的硬质手推车上或使其长时间坐在椅子上。

处理

预防

应防患于未然。专业的护理人员可以帮助鉴别存在危险的患者并培训其他医务人员。依据已知的危险因素，一些针对行动不便的患者的风险评估工具已经开发出来，如“Norton 量表”和 Waterlow 压力性溃疡风险评估量表（Box 23.4）；它们生成一个分数，使工作人员可以将危险最大的患者鉴别出来。

治疗

- 在有靠垫和羊毛衬垫的床上卧床休息，以减轻骨突部位（骶骨和足跟）的压力及避免摩擦。
- 坐轮椅的患者应使用充气垫子。
- 使用特殊减轻压力的床垫和床。
- 常规翻身，但应避免髋部受压。
- 保证必要的营养。

表 23.13　发生压力溃疡的危险因素

- 长期行动不便：截瘫、关节炎、严重躯体疾病、情感淡漠、手术及术后、管形石膏、重症监护
- 感觉降低：昏迷、神经系统疾病、糖尿病、药物所致睡眠
- 血管疾病：动脉粥样硬化、糖尿病、硬皮病、血管炎
- 营养不良：贫血、低白蛋白血症、维生素 C 或锌缺乏

- 非刺激性的封闭型湿敷（如水状胶体）。
- 必要的止痛药（可能需要阿片类药物）。
- 整形手术（清创，必要时移植）。
- 治疗潜在的疾病。

血管炎

血管炎是指造成内皮细胞损伤的血管炎性病变。皮肤血管炎（皮肤活检确诊）可能是一种独立的疾病，但有时也与其他器官的血管炎有关。最常使用的分类标准是根据受累血管的大小进行分类（表 10.18 和 10.19）。

本病的皮肤表现为出血性丘疹、脓疱、结节或斑块，可能出现侵蚀和溃疡。这些紫癜状的皮疹在压力下不会变白。少数情况下会表现为一种固定的网状青斑的形式，这种青斑遇热后不会消失。发热和关节痛是通常的伴随症状，甚至在没有明确的系统受累的情况下亦会出现。其他的临床表现根据其潜在病因而不同。

皮肤血管炎最常累及小血管并被称作白细胞碎裂性血管炎（LCV）或脉管炎。通常表现为小腿上对称出现的、可触及的紫癜。很少有系统受累。可由药物（15%）、感染（15%）、炎症性疾病（10%），恶性疾病（< 5%）引起，但往往找不到诱因（55% ~ 60%）。对于皮损持续或有相关症状体征的患者，应做广泛的检查。尽管白细胞碎裂性血管炎常可以自愈，仍需要止痛药、支持袜、氨苯砜或泼尼松龙以控制疼痛并促进溃疡愈合。荨麻疹性血管炎将在本章相关部分讨论。

淋巴系统

淋巴水肿

淋巴水肿是指由于淋巴系统功能不全造成的一种慢性非凹陷性水肿。最常见于下肢，且随着年龄的增长而加重。下肢可能变得粗大，不能穿进正常的鞋子。慢性疾病可能造成一种继发的“鹅卵石样”皮肤增厚。淋巴水肿可以是原发性的（发生年龄较早），由遗传性淋巴管功能不良造成（如 Milroy 病）；也可以是继发性的，由淋巴管堵塞造成（如丝虫感染或恶性疾病）。

治疗：应采取弹力袜和物理按摩。如果有反复发作的蜂窝织炎发生，建议长期使用抗生素，因为每次蜂窝织炎发作均会导致淋巴管的进一步破坏。患者应避

Box23.4 压力性溃疡风险评估工具

压力性溃疡评分的 Norton 量表

躯体	神经	活动	活动度	大小便失禁
4 好	4 灵敏	4 可走动	4 完全	4 无
3 尚可	3 淡漠	3 在帮助下走动	3 轻度	3 偶尔
2 虚弱	2 混乱	2 不受限制	2 受限 *	2 经常
1 非常虚弱	1 麻木	1 卧床不起	1 非常受限，不能活动	1 双重失禁

* 低分值表明危险性较高。

Waterlow 压力性溃疡风险评估量表

体格 / 体重与身高比		可见皮肤类型		大小便失禁		活动度		性别、年龄		食欲	
平均	0	健康	0	不失禁	0	完全活动	0	男性	1	一般	0
高于平均	2	面巾纸	1	偶尔	1	受限 / 困难	1	女性	2	差	1
低于平均	3	干燥	1	导管 / 大便失禁	2	不安的 / 烦躁的	2	14 ~ 18	1	厌食	2
		水肿	1	双重失禁	3	淡漠	3	50 ~ 64	2		
		湿冷	1			不活动的 / 牵引	4	65 ~ 75	3		
		变色	2					75 ~ 80	4		
		破损 / 有斑点	3					81 +	5		

特殊危险因素	
1．营养不良，如晚期恶病质	8
2．感觉丧失，如糖尿病、截瘫、脑血管意外	6
3．使用大剂量抗炎药或激素	3
4．吸烟 > 10 支 / 天	1
5．整形外科手术/腰部以下的骨折	3

评估值	
危险	10
高危	15
极高危	20

免外科手术。

限局性淋巴管瘤

限局性淋巴管瘤是一种少见的淋巴组织的错构瘤。通常发生于儿童，表现为皮肤上的多数小疱，可以流出淋巴液，有时是血液。它们反映有更深的淋巴管受累，所以应该避免外科手术。冷冻治疗和 CO_2 激光治疗对浅表皮损有效。

推荐读物

Cullum N et al. (2003) Pressure sores. *Clinical Evidence* **9:** 2167–2176.

Fiorentino DF (2003) Cutaneous vasculitis. *Journal of the American Academy of Dermatology* **48:** 311–340.

Health Technology Assessment Programme – Systematic Reviews of Wound Care Management (1999) Vol. 3, No. 17 (parts I and II); (2000) Vol. 4, No. 21; (2001) Vol. 5 No. 9. London: Department of Health. Online. Available: http://www.ncchta.org.

Topham EJ et al. (2002) Chronic lower limb oedema. *Clinical Medicine* **2:** 28–31.

Valencia IC et al. Chronic venous insufficiency and venous leg ulceration (2001) *Journal of the American Academy of Dermatology* **44:** 401–421.

胶原和弹性组织疾病

Ehlers-Danlos 综合征

Ehlers-Danlos 综合征至少可以被分为 10 种亚型。它们都是遗传性疾病，导致皮肤、关节和血管的胶原发生异常。临床上表现为皮肤弹性增加、关节活动过度和脆性血管，导致容易擦伤，在某些病例可导致内出血。皮肤具有高度的伸展性，但在拉力去除后可以恢复到正常状态。患者皮肤很容易受伤，痊愈缓慢，伴面巾纸样瘢痕。假性肿瘤可以在瘢痕部位发生（如肘和膝），主要由脂肪组成，但可以发生钙化。

弹性纤维假黄瘤

弹性纤维假黄瘤是一组少见的疾病，特征表现为皮肤、眼和血管的胶原及弹性纤维异常。皮肤松弛、皱纹较多。表现为黄色、丘疹性的皮损（“鸡皮样外观”），当牵拉时皮肤失去了弹性回缩的能力。皮肤改变最常见于屈侧，尤其是颈部两侧。皮肤外表现并不是经常出现，包括胃肠道反复出血、早发心肌梗死、跛行、视网膜血管样条纹，反映出血管弹性纤维的破坏。

Marfan 综合征

Marfan 综合征是一种常染色体显性遗传的结缔组织疾病，在第13章有相关描述。本病特征表现为身材高大和指趾细长（蜘蛛足样指 / 趾）（图 13.98）。可见两臂伸展长度大于身高及高腭穹。松弛的韧带导致经常性关节脱位。腹股沟疝和股疝常见。脊柱侧弯和平足也可出现。肺部改变包括肺气肿、膈疝和自发性气胸。眼晶状体的脱位也很常见。皮肤改变往往没有，但可以出现萎缩纹。高胱氨酸尿症、Ⅲ型和Ⅵ型Ehlers-Danlos综合征以及“Marfan 样表型”的患者与本病有相似的表现，但并不出现Marfan综合征危及生命的一系列并发症，所以专家做出精确的诊断十分重要。

治疗

患者应该由眼科、整形外科及心脏科医师系统检查以筛查并处理以上并发症。应该给患者家庭提供基因咨询。

萎缩纹

萎缩纹是由于真皮胶原破坏和牵拉造成的可见的线状瘢痕。组织学表现为平行的细胶原束上面变薄的表皮。通常发生在怀孕妇女的腹部和乳房，也可以发生在快速生长的青少年及一些肥胖者的股部和躯干。还可见于 Cushing 综合征患者及用糖皮质激素治疗的患者。萎缩纹最初为紫色，但之后消退为白色萎缩性瘢痕。青春期相关性的萎缩纹正常情况下可以完全消退。

瘢痕瘤

瘢痕瘤特征性地表现为光滑质硬的结节（图23.36），主要由胶原的过度生成引起。它们可以自然发生，也可以在皮肤创伤或手术后出现，常伴有瘙痒。好发于年轻人，在非洲黑人中发病率较高。好发部位主要有肩部、上背部及胸部、耳垂及下颏。与增生性瘢痕（可在12个月之内消退）不同，瘢痕瘤是持续性的，可随着时间而逐渐消退。

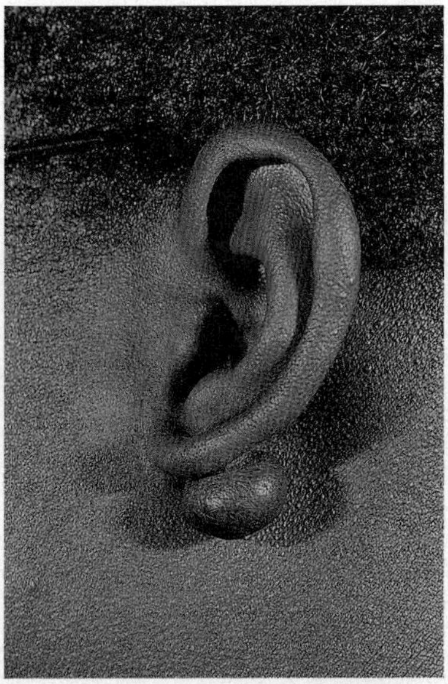

图 23.36 （也见彩图 23.36）耳垂的瘢痕瘤。

治疗：可以采取曲安西龙注射、硅胶压迫或外科手术。但后者必须在类固醇注射及浅表放射治疗后进行，否则会使病情加重。

（韩蓓蓓译　涂　平校）

推荐读物

Hu X et al. (2003) ABCC6/MRP6 mutations: further insight into the molecular pathology of pseudoxanthoma elasticum. *European Journal of Human Genetics* **11:** 215–224.

Ohtani T et al. (2002) Pseudoxanthoma elasticum. *Journal of Dermatology* **29:** 615–620.

Wordsworth P et al. (2001) The real connective tissue diseases. *Clinical Medicine* **1:** 21–24.

色素障碍性疾病

色素脱失

白癜风

白癜风是一种常见的色素脱失性疾病，病因可能与自身免疫有关。患者的亲属中常有患其他器官特异性自身免疫病者。儿童时期或成年早期发病，表现为界限清楚的色素完全脱失的斑片。皮损处之前无炎症。患者对日晒非常敏感。皮损分布对称且常累及面部、双手及生殖器。患处的毛发也可有色素脱失。外伤可诱发新的皮损产生。色素可能自行恢复，常最先发生于毛囊周围，使皮肤呈现斑点样的外观。然而，如果皮损持续时间超过 1 年，或毛发已经发生了色素脱失，则色素就很难恢复。

治疗：效果常无法令人满意，对远期的结局缺乏了解。遮光剂可以用于防治晒伤。强效外用类固醇和光疗对某些患者有一定作用。用0.1%的他克莫司治疗本病仍在观察中，一些早期的结果说法不一。如果白癜风的面积很大而且固定，应该考虑对苄氧酚造成的色素脱失。总之，转诊到专科医师遮瑕诊所是最有帮助的“治疗方法”。

炎症后色素脱失

这是造成皮肤苍白的最常见原因，在深色皮肤人种中更常见。它被看做是湿疹、痤疮或银屑病的后果，甚至可能是患者就诊的原因。在皮肤病被控制的情况下，色素在几个月后会慢慢恢复。炎症后色素沉着也可能发生。

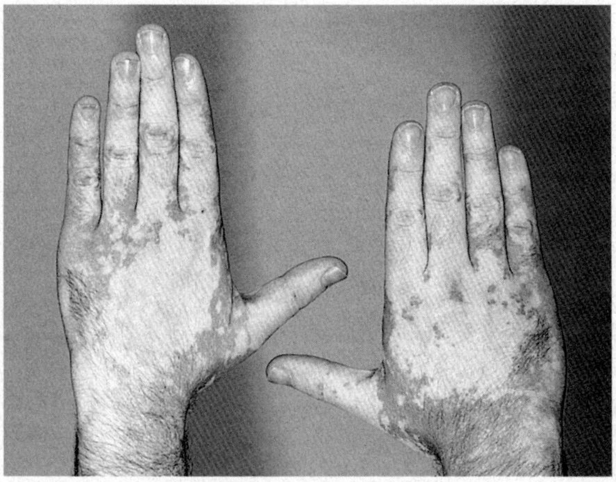

图 23.37 （也见彩图 23.37）手部的白癜风，显示色素脱失区域。

眼皮肤白化病

这是一组少见的常染色体隐性遗传疾病，主要影响皮肤、毛发和眼睛的色素，可见于所有种族。黑素细胞的数量正常但功能异常。临床上表现为普遍的皮肤苍白、毛发呈白色或黄色、虹膜呈粉红色。怕光、眼球震颤和斜视也能在大多数病例中见到。

治疗：包括强迫性的防光，以避免晒伤及皮肤癌的发生。

特发性点状色素脱失

本病病因不明，最常发生于黑人。表现为好发于光暴露部位的、小的（直径 2 ~ 4mm）无症状的瓷白色斑片。边缘清晰且成角。暂无有效的治疗方法。

麻风病

结核样麻风病及未定类麻风均可以表现为没有感觉的色素脱失斑。从流行地区来的患者均应考虑此病。皮损处还可表现为毛发脱失及出汗减少。

色素沉着

雀斑

本病发生于儿童，表现为日晒后出现的较小的褐色斑，冬季会有所消退。

雀斑样痣

本病与雀斑相似，为小的色素沉着斑，但比雀斑更加持久，在冬季依然存在。日光性雀斑样痣（亦称为“肝色斑”）发生在老年患者暴露区的皮肤，主要由日光损伤引起。

黄褐斑

本病常见于女性，表现为面颊及前额对称的棕色斑疹。可自行出现，亦可与妊娠及口服避孕药有关。

代谢性 / 内分泌作用

泛发的皮肤变黑可以伴发于慢性肝病，尤其是血色病。其亦可见于Cushing综合征、Addison病（在掌纹及颊黏膜更显著）和 Nelson 综合征。

Peutz-Jeghers 综合征 （也见第 309 页）

本病是一种常染色体显性遗传疾病，表现为嘴唇及口周区域的褐色斑。其与胃肠息肉有关，息肉偶尔可变成恶性。

色素性荨麻疹（皮肤肥大细胞增多症）

该病最常表现为发生于儿童身上的多数色素沉着斑。这些皮损摩擦后可以变红、瘙痒和出现风团（Darier 征）。皮损偶尔可出现水疱。在少见的先天性弥漫性病例中，皮肤可以增厚和革质化。

有时也可有系统症状，如喘鸣、面红、晕厥或腹泻，反映了皮肤肥大细胞的大范围脱颗粒。过敏反应发生较少，可由促使肥大细胞脱颗粒的药物诱发，如阿司匹林或阿片类。此病在儿童可以随着时间而自行缓解，但在成年人会持续。

皮肤活检显示皮肤中有过多的肥大细胞。最近，原癌基因 *c-kit* 的一个影响肥大细胞增生和凋亡的突变被发现。运用针对肥大细胞免疫组化标记（纤溶酶和 CD117）的单克隆抗体可以对该病做出明确诊断。

如果需要的话，对皮肤的治疗可给予抗组胺药或 PUVA。

很少的情况下，体内的器官也会有肥大细胞浸润（系统性肥大细胞增多症），尤其在成人或新生儿发病时。可以侵犯任何器官，尤其是骨骼（可以造成严重的疼痛）、胃肠道、肝和脾。如骨髓浸润很明显，则提示有发展为白血病的可能性。

其他色素沉着性疾病

咖啡斑：见于神经纤维瘤病 1 型和 2 型。它们也发生于很多其他疾病，包括结节性硬化病、共济失调、毛细血管扩张、Fanconi贫血、多发性内分泌肿瘤1型、McCune-Albright 综合征。

多发雀斑样痣：除可以见于 Peutz-Jeghers 综合征外，亦见于着色性干皮病。

获得性色素痣：可见于 Turner 综合征以及家族性非典型性痣——黑素瘤综合征（发育不良痣）。

推荐读物

Tharp MD et al. (2003) Mastocytosis. *Advances in Dermatology* **19:** 207–236.

药物引起的皮疹

药物可以有毒性和致畸性，但它们也可以导致变态反应。这些多发生于皮肤，最常见的形式是泛发对称的斑丘疹（图 23.38），但各种类型的皮疹均可能出现（表23.14）。“固定性药疹”指皮疹在一特定部位发展和消退。反复暴露后，这种皮疹在相同部位反复发生。

询问详尽的病史具有很大价值，并且对任何一个皮疹均要考虑到药物导致的可能。点刺试验和斑贴试验帮助不大，而且有一定风险。药物过敏只能用激发试验来证明，但因为其有一定的危险性很少被采用。激发试验只有在证明抗结核药和抗逆转录病毒药等很少的情况下才被使用，但因为其有发生过敏反应的危险，只能在患者住院期间进行。某些患者（如 HIV 患者）对药疹更加易感（图 23.29）。

表 23.14　药疹的不同形态和常见原因

斑丘疹	青霉素 / 阿莫西林
风团	青霉素、阿司匹林
血管炎	金、肼屈嗪
固定药疹	缓泻药中的酚酞、四环素、对乙酰氨基酚
色素沉着	米诺环素（黑色）、胺碘酮（灰色）
红斑狼疮	青霉胺、异烟肼
光敏	噻嗪类、氯丙嗪、磺胺类、胺碘酮
脓疱	卡马西平
结节红斑	磺胺类、口服避孕药
多形红斑	巴比妥类
痤疮样	皮质激素
苔藓样	氯喹、噻嗪类、金、别嘌醇
银屑病样	甲基多巴、金、锂、β 受体拮抗剂
中毒性表皮坏死松解症	青霉素、复方新诺明、卡马西平、NSAID
天疱疮	青霉胺、ACEI 类
红皮病	金、磺脲类、别嘌呤醇

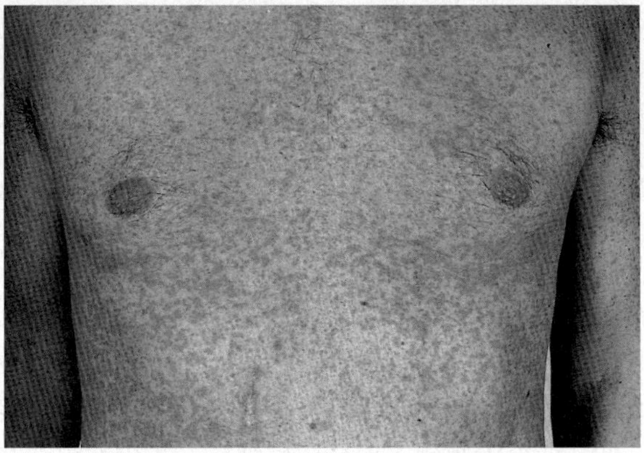

图23.38 （也见彩图23.38）青霉素过敏导致的麻疹样药疹。

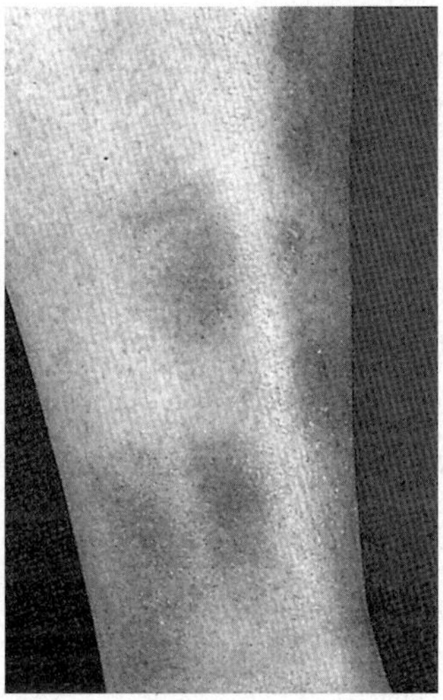

图23.39 （也见彩图23.39）HIV患者服用磺胺甲基异噁唑后的结节红斑。

大部分药疹在刺激物消除后可以自行消退。医院里最常见的致敏药物是抗生素和化疗药物。

三种最严重的药疹分别是：

- 红皮病
- 中毒性表皮坏死松解症
- 抗癫痫药过敏综合征。

中毒性表皮坏死松解症 特征表现为广泛的表皮下水疱形成及大部分皮肤脱落。皮肤可能感觉瘙痒，但典型表现为烧灼感。发热及黏膜损害常见。内脏上皮（肺、膀胱、胃肠道）也可受累。经常伴发多器官衰竭和败血症。即使去除了致敏药物并进行监护治疗，中毒性表皮坏死松解症仍可以是致命的。患者应该送入监护室或专门的烧伤病房。封包的皮肤敷料可以显著降低疼痛。眼科评价和口腔卫生也是必要的。特殊的药物治疗如类固醇或环孢素尚存在争议。早期使用静脉免疫球蛋白对本病有益。

一种被称作“Stevens-Johnson 综合征”的类型是指损害局限于黏膜表面，皮肤有轻微的大疱形成的亚型。

抗癫痫药过敏综合征特征性地表现为广泛的黏膜皮肤发疹、发热和全身淋巴结肿大，伴有不同程度的关节痛、咽炎、眶周水肿及肝脾肿大。脓疱形成及结膜炎在某些情况下也能够见到。血液系统可能表现为外周血嗜酸性粒细胞增多、淋巴细胞增多伴非典型的淋巴细胞以及肝炎的表现。也可能发展到多器官衰竭。这些情况常发生于治疗3～4周的时候。任何一种芳香族的抗癫痫药均有可能诱发（卡马西平、苯妥英、苯巴比妥、扑米酮和氯硝西泮）。由于药物之间有交叉反应，所有这些药物都应该避免使用。丙戊酸钠是一种合适的替代品。对于一些新的抗癫痫药，如氨己烯酸和拉莫三嗪，也存在交叉反应的可能。

推荐读物

Baba M et al. (2003) The anticonvulsant hypersensitivity syndrome. *Journal of the European Academy of Dermatology and Venereology* **17:** 399–401.

Breathnach SM (2002) Adverse cutaneous reactions to drugs. *Clinical Medicine* **2:** 15–19.

Campione E et al. (2003) High-dose intravenous immunoglobulin for severe drug reactions: efficacy in toxic epidermal necrolysis. *Acta Dermato-venereologica* **83:** 430–432.

Fiszenson-Albala F et al. (2003) A 6-month prospective survey of cutaneous drug reactions in a hospital setting. *British Journal of Dermatology* **149:** 1018–1022.

Sullivan et al. (2001) The drug hypersensitivity syndrome. *Archives of Dermatology* **137:** 357–364.

甲病

银屑病和甲真菌感染是引起甲营养不良最常见的原因，在本章相关部分已有讨论。

- **甲点状小凹**可以由银屑病、斑秃及特应性湿疹引起。外伤也可以引起某些甲小凹。
- **甲分离**（远端甲板分离）由银屑病、甲状腺毒症及外伤引起，少数情况下也可以由对药物的光敏反应引起，如四环素。
- **反甲**（匙状甲）可以由缺铁性贫血引起，或是先天性的。
- **白甲**可见于低白蛋白血症。有一种先天性的条纹状白甲。
- **Beau线**（横线）表现为生长十分缓慢的孤立的凹陷。Beau线的产生主要是由严重的疾病或打击造成的暂时性甲生长停滞引起的。
- **黄甲综合征**是一种少见的淋巴回流性疾病。表现为增厚的、生长缓慢的黄甲，伴胸腔积液、支气管扩张和腿部的淋巴水肿。
- **甲弯曲**是一种整体的甲增厚，多见于后半生，尤其是大脚趾甲。之前往往有外伤史。银屑病和真菌感染均可以造成甲增厚。
- **甲髌综合征**是一种常染色体显性遗传性疾病，表现为三角形，而不是半月形的甲半月，尤其大拇指和食指。甲板可以变小或萎缩。髌骨可能发育不全或消失。其他骨骼异常也可以出现，肾损害（肾小球性肾炎）的发生率可以达到30%。
- **黑甲**（纵向棕色条纹）可以见于正常黑色肤色人种。在白种人，黑甲可能反映出潜在的甲下黑素瘤，尤其是当色素沉着发展到甲皱襞时（Hutchinson 征）。
- **杵状甲**在第14章讨论。

推荐读物

Baran R, Dawber RPR (eds.) (2001) *Diseases of the Nails and their Management*, 3rd edn. Oxford: Blackwell Scientific Publications.

毛发损害

脱发

脱发可以由看起来正常的头皮的毛囊异常引起（非瘢痕性脱发），也可以由头皮内部的病变引起而导致永久性毛囊损害（瘢痕性脱发）。后一种类型可导致头皮出现没有毛囊开口的、有光泽的、萎缩的脱发区。造成秃发的原因有很多（表23.15）。

雄激素源性脱发

雄激素源性脱发（男性型脱发）是非瘢痕性脱发中最常见的一种，它的发生与遗传因素以及对雄激素的异常敏感性有关。表现为年轻男性前额角后退以及随后的顶部头发变薄，常有家族史。这种脱发也可以发生在女性，但女性倾向于发病年龄较晚，程度较轻，且出现前额角后退的较少。如果出现痤疮和月经紊乱，则可能伴有多囊卵巢综合征和其他雄激素的内分泌紊乱。

治疗：治疗可能并不是必要的。在疾病早期外用5%的米诺地尔洗剂或口服非那雄胺（每天1mg）可能有助于使脱发的进展停顿，促使少量毛发再生，但这些治疗可能要持续终生。将近1/3的患者对治疗没有反应。非那雄胺是一种Ⅱ型5α还原酶抑制剂，1%的患者会出现不良反应，如性欲丧失。女性不应该使用此药，因为它可以影响男性胎儿的性发育。但抗雄激素治疗（如环丙孕酮或螺内酯）对某些女性患者有效。

斑秃

斑秃是一种免疫介导的脱发，与其他器官特异性自身免疫病有关。表现为发生于儿童或年轻人的脱发斑片。脱发斑可以此消彼长、此起彼伏。脱发区域边缘的惊叹号状发（头皮侧缩窄，发稍宽且黑素多）具有诊断意义。新生发常常在几个月后缓慢长出，而且可能是白色的。偶尔可以出现整个头皮的头发脱落（全秃），偶尔全部体毛脱落（普秃）。甲可出现点状小凹

表23.15 脱发的原因

瘢痕性脱发	非瘢痕性脱发
盘状红斑狼疮	雄激素源性脱发
脓癣（头癣）	休止期脱发
扁平苔藓	斑秃
弥散性蜂窝织炎	拔毛癖（自发性拔发）
X射线	头癣
特发性（“假性斑秃”）	牵引性脱发
	代谢性（缺铁、甲状腺功能低下）
	药物（如肝素、异维A酸、化疗）

或不光滑。

治疗：对于长期的进展没有作用。强效激素或注射激素作用有限。外用免疫治疗如二苯莎莫酮、PUVA或5%米诺地尔有时可以使用，但常没有效果，严重患者可使用假发。

牵拉性脱发

本病是机械损伤引起的脱发，常是由于患者把头发梳成发髻，或是将头发梳成紧紧的马尾辫而造成。更常见于非洲黑人。

休止期脱发

本病是一种弥漫性的脱发性疾病，发生在产后3个月的某些妇女或患有严重疾病的患者中。它的发生是因为“精神压力”导致很多头发同时进入毛发的休止期造成的。这种脱发是可逆的，完全恢复一般需要数月。

分割性蜂窝织炎

本病是一种慢性毛囊炎，主要发生在黑人年轻男性中。表现为枕部头皮丘疹、脓疱和脱发。如果严重的话，枕部的头皮可表现为有脓性分泌物的隆起和瘢痕性脱发。本病可以合并有瘢痕瘤形成（颈项部瘢痕瘤样毛囊炎）。

治疗：本病治疗困难。但在疾病早期，低剂量抗生素的长疗程应用是值得尝试的。长疗程的异维A酸治疗对一些患者也是有帮助的。对于顽固的病例可以行外科手术切除。

毛发生长过多

妇女多毛症

本病是指在女性身上见到的男性的毛发生长类型。发生原因要考虑到毛发生长的种族差异。一些种族（如地中海人和亚洲人）的女性会比欧洲女性有更多的人有男性型的多毛。这并不是因为她们体内雄激素过多所致，而是可能因为不同种族对雄激素的敏感性存在差异，而这种敏感性是由基因决定的。如果女性有男性化的表现（声音低沉、阴蒂增大、痛经和痤疮），那么应该对她的内分泌水平进行评估。本病可以对一些患者造成严重的精神压力。

治疗：包括一些物理的方法，如漂白、上蜡、电解和激光治疗。对雄激素的拮抗疗法有时也会有帮助。

多毛症

本病是一种毛发过度生长的状态，可发生在身体任何部位，男女都可发生。本病可以在下列情况中出现：神经性厌食症、迟发性皮肤卟啉症和潜在的恶性肿瘤。多毛症也可以由药物引起（例如环孢素和米诺地尔）。

（汪　旸译　涂　平校）

推荐读物

Barth JH (2000) Should men still go bald gracefully? *Lancet* **355:** 161–162.

MacDonald Hull SP et al. (2003) Guidelines for the management of alopecia areata. *British Journal of Dermatology* **149:** 692–699.

Price VH (1999) Treatment of hair loss. *New England Journal of Medicine* **341:** 964–973.

Wendelin DS et al. (2003) Hypertrichosis. *Journal of the American Academy of Dermatology* **48:** 161–179.

胎记 / 新生儿皮疹

草莓状痣（海绵状血管瘤）

约有1%的婴儿患有此病。它可以出现在出生时

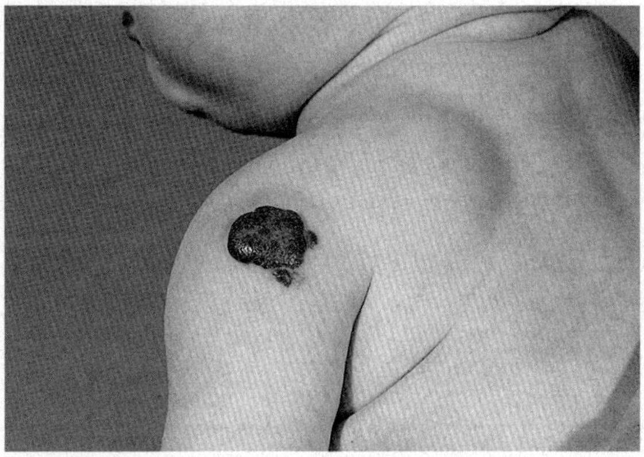

图 23.40 （也见彩图 23.40）草莓状痣（海绵状血管瘤）。

或者出生后不久。表现为单发的红色隆起性结节（图23.40），会在起初的几个月迅速增长。皮损可为多发。本病可以自然消退，且不影响美观，但完全消退需要7年时间。有时在消退后需要整形手术将遗留的松弛皮肤去除。在做手术前必须经过患儿父母的再确认。

治疗的指征为：

- 病损影响到进食或视力
- 病损频繁发生溃疡或出血
- 病损与高心排量性心力衰竭有关，这种心力衰竭是由大量血液分流造成的
- 病损消耗血小板和（或）凝血因子，造成潜在的威胁生命的出血（“Kasabach-Merritt 综合征”）。

上述的后两种并发症罕见，而且仅发生在由深而重要的血管所造成的较大损害中。

治疗：包括病损局部应用或口服糖皮质激素、手术（对于某些皮损）和可调的染料激光（用来治疗溃疡）。注射 α- 干扰素、长春新碱或血管栓塞术仅用于生命受到威胁的病例。

葡萄酒色痣（鲜红斑痣）

葡萄酒色痣又称毛细血管瘤，但是严格地说，它并不是真正的血管瘤，而是真皮毛细血管的异常扩张。本病一出生时就可出现，表现为红色扁平斑疹，常见于面部。本病不会自行好转，可以随时间的延长而长大变厚。如果发生在三叉神经第一支所分布的区域内，就可能发生同侧的脑膜血管畸形，这可以引起癫痫甚至是偏瘫（Sturge-Weber综合征）。如果本病累及眼周皮肤，就有患青光眼的危险，这时对视力的评估是必要的。

治疗：本病可以通过可调染料激光理想地去除。

粟粒疹

“牛奶样斑点”是小的毛囊性表皮囊肿。皮损很小，为针头大小的白色丘疹，常发生在婴儿的脸部。可以自行消退。

蒙古斑

本病发生在婴儿，表现为深灰蓝色瘀伤样皮损，常发生在骶部或背部，有时会被误认为是儿童受虐待的痕迹。本病是由真皮深层的黑素细胞造成的。常见于亚洲儿童，少见于非洲黑种人，白种儿童罕见。常在7岁左右自行消失。

新生儿中毒性红斑（新生儿红斑）

新生儿中毒性红斑描述的是常见于新生儿的、表现为暂时的斑疹和斑丘疹的皮肤病。皮疹有时表现为脓疱，但是儿童并不是中毒状态，也没有中毒症状或任何不适。本病可在几天内自行消退。

尿布疹（尿布皮炎）

本病是一种刺激性湿疹，是由残留在尿布上的粪便和尿液刺激皮肤造成的，在婴儿中很普遍。皱褶部位通常不受累，这是一条与脂溢性皮炎和特应性皮炎相鉴别的鉴别点。如果在皮损边缘出现卫星病灶，则可能表明有念珠菌的重叠感染。皮疹也可以出现在大小便失禁的老年患者中。

治疗：包括勤换尿布和常规应用保护性乳膏。

肠病性肢端皮炎

此病是由遗传性锌吸收缺乏引起的。出现在断奶后4～6周的婴儿，或是更早地出现在人工喂养的婴儿中。表现为红斑，有时为水疱，皮疹分布在会阴和口周以及手足部。可能伴有畏光、腹泻和脱发。

治疗：患者需要终身服用锌剂，虽然患者的吸收功能不良，但这种方法能迅速显效。

推荐读物

Bruckner AL et al. (2003) Hemangiomas of infancy. *Journal of the American Academy of Dermatology* **48:** 477–493.

Harper J, Oranje A, Prose N (eds) (2000) *Textbook of Pediatric Dermatology*. Oxford: Blackwell Scientific.

人类免疫缺陷病毒和皮肤

HIV 的感染常造成严重的皮肤疾病。皮疹甚至可能是潜在HIV感染的特征性表现。估计大约90%的 HIV 阳性患者在病程中会出现黏膜或皮肤疾病。将近 30% 的艾滋病患者会患各种不同的皮肤疾病。皮疹经常呈现不典型的临床表现，因而造成诊断困难。因此我们要放宽进行皮肤活检和皮肤培养的条件。虽然艾滋病相关性皮肤病常常对标准化治疗方法产生抵抗，但是自从出现了HAART治疗方法，大多数艾滋病相关皮肤病的发生率得以降低。

皮肤感染和机会性感染

显然，由 HIV 引发的免疫缺陷可使感染几率增加。传染性软疣特别常见，尤其是面部。它们常为多发，疣体巨大，直径可大于1cm。软疣罕见于成年人，它可以是 HIV 感染的一种特征性表现。HIV 患者中也可以见到其他病毒感染，例如广泛溃疡性疱疹，或播散性病毒性疣。HIV 患者发生细菌感染（如葡萄球菌感染）和真菌感染（如皮肤癣菌和念珠菌）也很常见。顽固、复发的口咽部念珠菌病也是 HIV 的特征性表现。

HIV 患者会发生机会感染，如皮肤巨细胞病毒感染（脓疱和坏死性溃疡）、孢子丝菌病（线状结节）或隐球菌病（红色丘疹、银屑病样损害或软疣样损害）。这些疾病诊断困难，需要皮肤活检和培养。

炎症性皮肤病

随着 HIV 感染的增加，炎症性皮肤病的发病率增加。这可能是由于免疫系统的功能异常或免疫系统内部的不平衡所致，而不是由于免疫抑制造成的。在严重的炎症性皮肤病中，脂溢性皮炎是很常见的，这种疾病可作为 HIV 感染的一种迹象。其他类型的湿疹、银屑病、鱼鳞病（皮肤干燥脱屑）、结节性痒疹和瘙痒症在HIV感染者中也很常见，可以非常严重。环状肉芽肿和扁平苔藓在 HIV 感染者中的发病率可能也在增加。这类疾病的治疗是困难的，口服免疫抑制剂（例如泼尼松龙、环孢素）最好不要用在 CD4 细胞计数降低的患者。局部应用糖皮质激素和光疗相对来说安全一些。对于银屑病来说，口服维 A 酸是有帮助的。

“自身免疫性皮肤病”

HIV感染者中，类天疱疮、血小板减少性紫癜和白癜风的发病率似乎在增加。HIV 刺激了 B 淋巴细胞多克隆，从而产生了异常的抗体，这可能是该病的病因之一。有时在 HIV 感染者中可以见到红皮病，皮肤活检结果提示的“移植物抗宿主反应”可能为本病发病机制之一。这类疾病反映了潜在的 T 细胞免疫功能障碍。

药疹

虽然 HIV 患者处于免疫抑制状态，但是药疹在HIV感染者中更常见。尤其是对磺胺甲基异噁唑、氨苯砜和抗逆转录病毒药过敏的特别常见。药疹可以很严重（特别是奈韦拉平过敏），可以表现为红皮病或中毒性表皮坏死松解症。还有其他一些并不常见的皮疹，包括由齐多夫定引起的明显的甲和黏膜色素沉着，由印地那韦引起的甲沟炎以及大多由蛋白酶抑制剂引起的面部脂肪营养不良。

皮肤肿瘤

Kaposi 肉瘤在感染 HIV 的同性恋患者中更为常见。同样地，基底细胞癌和鳞癌以及良性黑素细胞痣的发病率有所增加，这可能反映了免疫系统的功能缺失。

“特殊的” HIV 相关性皮肤病

HIV患者的“瘙痒性毛囊炎”（也称瘙痒性丘疹）

瘙痒性毛囊炎常见于 CD4 计数下降的 HIV 患者中。先前描述的如葡萄球菌性毛囊炎、嗜酸性毛囊炎、糠秕孢子菌性毛囊炎和螨虫性毛囊炎可能是这类疾病中的一员，而“瘙痒性毛囊炎”这一术语包含了所有的这些疾病。本病表现为以毛囊为中心的密集分布的瘙痒性丘疹，大多数在躯干上部和上臂部出现。在黑人患者中以面部皮损为更常见。经常可以见到孤立病损的顶端因搔抓而缺损，留下了火山口状的外观。本病病因不清，但可能是机体的一种过敏反应，患者的血IgE和嗜酸性粒细胞计数常升高。

治疗：口服米诺环素、局部外用强效类固醇和润肤剂可能有帮助。对于上述治疗无效的患者，可以行光疗和口服异维A酸。

口腔毛状黏膜白斑

此病的特征性表现为舌侧壁上有白斑和垂直皱襞。与口腔念珠菌感染所不同的是：白斑不能被刮除。该病首次发现于HIV患者中，但其他类型的免疫抑制疾病偶尔也有此表现。病因可能是因为合并了EB病毒感染。

治疗：应用阿昔洛韦、更昔洛韦和膦甲酸可能有效。

推荐读物

Osborne GE et al. (2003) The management of HIV-related skin disease. Part I: infections. *International Journal of STD & AIDS* **14:** 78–86.

Osborne GE et al (2003) The management of HIV-related skin disease. Part II: neoplasms and inflammatory disorders. *International Journal of STD & AIDS* **14:** 235–240.

妊娠皮肤病

妇女在怀孕期间有很多细小的皮肤改变。蜘蛛痣、黑素细胞痣、皮赘和黄褐斑的发生率都有所增加。腹部会出现腹中线色素沉着（黑线）以及妊娠纹（皮肤被牵拉的标志）。下面要介绍比较少见的四种妊娠相关的皮肤病。

妊娠性多形疹（PEP）

本病在孕妇的发病率为1/160，多发生在初产妇妊娠后3个月中。病因不清。再次妊娠罕见复发。本病表现为荨麻疹性丘疹和斑块，自觉剧烈瘙痒，偶尔可见小水疱。皮疹通常先发生于腹部和妊娠纹处，但可以发展至上臂和大腿。肚脐可能不受累。本病在双胎妊娠中更为常见。皮疹对孕妇和胎儿健康不造成任何影响。本病可能与血清中氢化可的松水平降低有关。

治疗：对于孕妇的治疗是要经过孕妇本人再次确认的。可外用温和的润肤剂和弱效类固醇。产后皮疹自行消退。

妊娠性痒疹

本病在孕妇的发病率为1/300。皮疹常在妊娠后3个月发生，从腹部开始，可以持续到产后几个月。皮疹发生在腹部和四肢的伸侧，表现为簇集的丘疹，有脱屑（痒疹样损害）。本病病因不清，但是妊娠相关性瘙痒（妊娠性瘙痒症）可能与胆汁淤积有关。罕见肝功能异常，尿HCG水平可能升高。再次妊娠可复发。有些人认为本病可增加胎儿的死亡率，但对这种看法存在争议。

治疗：可外用类固醇和口服抗组胺药物。

妊娠瘙痒性毛囊炎

本病发生在妊娠4～6个月内或妊娠后3个月内，特征性表现为瘙痒性毛囊炎，看上去与激素性痤疮相似。不影响孕妇和胎儿的健康。

治疗：外用过氧化苯甲酰和氢化可的松乳膏可以帮助患者缓解症状。

妊娠性类天疱疮（妊娠疱疹）

本病为妊娠相关性皮疹中最罕见的一种，在孕妇的发病率为1/60 000。孕妇免疫系统的改变似乎引发了大疱性类天疱疮样改变。本病特征表现为瘙痒的水疱和荨麻疹性红斑，先发生在腹部，但可以泛发全身，可以有大疱。与妊娠性多形疹（PEP）不同，本病可以在妊娠早期出现，在妊娠3～6个月内，甚至在妊娠1～3个月内即可出现，脐部经常受累。再次妊娠可复发，而且会出现得更早。本病的确诊需要免疫荧光检查。

5%的婴儿会有暂时性水疱性皮疹，可能是因为致病的抗体经胎盘传输到婴儿体内所致。本病不增加胎儿的病死率，但增加早产和低体重儿发生率，这可能是因为自身抗体导致胎盘机能不全。所以应该对孕妇进行密切监测，并建议她们在医院而不是在家中分娩。

治疗：对于轻型患者，可以外用强效糖皮质激素，但大多数患者需要口服糖皮质激素。在产后应加大口服糖皮质激素的剂量，因为产后疾病经常加剧。口服避孕药可以引起皮疹复发，所以要避免使用口服避孕药。

推荐读物

Kroumpouzos G et al. (2001) Dermatoses of pregnancy. *Journal of the American Academy of Dermatology* **45:** 1–19.

局部治疗的原则

皮肤病是惟一一类可以直接触及病变组织的疾病。所以皮肤病可以进行局部外用治疗，这就避免了药物的系统性不良反应。

局部治疗剂的组成成分为：活性成分、合适的赋形剂或基质（用来运载活性成分）以及防腐剂或稳定剂（用来延长产品的储存期）。需要找到适合患者的药物，并且应该告知患者正确的使用方法。否则，患者的依从性将会很差，从而影响疗效。应该避免应用含有香料的产品。

基本剂型和用法

乳膏

乳膏是一种半固体物质，是油和水通过乳化剂结合起来的混合物。需要加入防腐剂，如对羟基苯甲酸酯。乳膏比软膏更"轻"，与软膏相比，更容易被皮肤吸收。这种剂型不影响美观，很容易被人们接受，这对局部对治疗脸部和手部的疾病都是很有帮助的。含水的乳膏是香皂的良好替代品。

软膏

软膏也是一种半固体物质，它不含水，通常以油和脂肪为基础，例如聚乙二醇（水溶性）或石蜡（脂溶性）。触摸起来感觉油腻，有黏性。软膏是干燥、脱屑性皮肤病治疗的最佳选择，因为它们可以很好地水化角质层，并可以更加有效地把活性成分（如糖皮质激素）运送进皮肤里。

如果患者不喜欢软膏的油脂性，可以用乳膏，用乳膏比不进行任何治疗要好，但乳膏效果不如软膏，而且使用起来要频繁得多。一种折中的办法是，可以脸部用乳膏，其他部位用软膏（表 23.16）。

表 23.16 英国常用的润肤剂

油性润肤剂	乳膏
Diprobase 软膏 *	E45 乳膏 *
油性乳膏	Diprobase 乳膏 *
Unguentum Merck*	Aveeno 乳膏 *
50 : 50 白色软性石蜡 / 液体石蜡	含水的乳膏

* 商品名

洗剂

洗剂以液体赋形剂为基础，例如水或酒精。洗剂常具有挥发性，可以迅速蒸发掉，从而产生皮肤冷却效应。洗剂对渗出性皮肤病很有帮助，可以很理想地用于有毛发的皮肤（如头皮）。它的冷却效应可以用于对抗瘙痒症。以酒精为基础的洗剂应避免用于破损的皮肤，因为会引起刺痛。

凝胶

凝胶是一种半固体制剂，是大分子的聚合物。它们无油脂，接触到皮肤后会溶解。可以用于有毛发的皮肤（如头皮）。

糊剂

糊剂以软膏为基础，包含了高比例（大于 40%）的粉剂。糊剂厚而硬，而且很难从皮肤上去除。当治疗仅需要涂擦在病患处而不污染其他正常的皮肤时，糊剂是很好的选择。例如，Lassar 糊剂（用于斑块型银屑病）中的蒽林（地蒽酚），蒽林会烧伤皮损周围正常的皮肤。

局部外用类固醇的安全性

如果找到一种浓度合适的剂型，就可以安全地长期间歇应用于病损处。如果强效类固醇被误用，可能造成皮肤萎缩，表现为萎缩纹、皱纹、皮肤脆性增加和毛细血管扩张。

局部治疗存在的问题

- **系统性吸收**可能发生，但是仅仅发生在大面积地应用于皮肤炎症时，特别是用绷带或聚氨基甲酸酯薄膜封包治疗时。新生儿对外用药物剂量的增加特别敏感，所以应尽量减少药物涂搽的面积。

- 对制剂的**接触性过敏**并不少见，当发现不寻常的抗药性疾病时，或发现使用制剂后皮肤状况明显变坏时，都要考虑到是否为接触性过敏。这种问题更容易发生在乳膏制剂中，皮肤过敏常因乳膏中的防腐剂或乳化剂引起。也可能是因为活性成分本身造成皮肤过敏（例如新霉素和氢化可的松）。
- 可以出现**毛囊炎**，这是因为制剂堵塞了毛孔。乳膏和软膏应用在皮肤上时，应该保证涂擦方向和毛发生长方向一致，这样就避免了毛孔堵塞。在炎热的天气里应用软膏很可能出现毛囊炎（特别是用绷带封包）。所以在上述情况下，较稀薄乳膏比软膏可能更合适。

（钟 珊译 涂 平校）

参考文献

Champion RH, Burton JL, Ebling FJG (eds) (1998) *Textbook of Dermatology,* 6th edn. Oxford: Blackwell Scientific.

Harper J, Oranje A, Prose N (eds) (2000) *Textbook of Pediatric Dermatology*. Oxford: Blackwell Scientific.

Omary MB, Coulombe PA, Mclean I (2004) Mechanisms of disease: intermediate filament proteins and their associated diseases. *New England Journal of Medicine* **351:** 2087–100.

Weedon D (ed) (2002) *Skin Pathology,* 2nd edn. Edinburgh: Churchill Livingstone.

英国患者支持组织 (for full list see http://www.bad.org.uk/patientsindex.htm)

British Association of Skin Camouflage: c/o Resources for Business, South Park Road, Macclesfield SK11 6SH

DEBRA (Dystrophic Epidermolysis Bullosa Research Association): DEBRA House, 13 Wellington Business Park, Duke's Ride, Crowthorne, Berkshire RG11 6LS

Hairline International: 1668 High Street, Knowle, West Midlands B93 0LY

National Eczema Society: Hill House, Highgate Hill, London N19 5NA

Psoriasis Association: Milton House, 7 Milton Street, Northampton NN2 7JG

Vitiligo Society: 125 Kennington Road, London SE11 6SF

重要网址

http://www.bad.org.uk
British Association of Dermatologists

http://www.aad.org/MedWebGuide.html
American Academy of Dermatology web guide

http://tray.dermatology.uiowa.edu/Dermlmag.htm
Dermatologic image database (adult)

http://www.usc.edu/hsc/nml/e-resources/info/ dermis.html
Dermatologic image database (paediatric)

http://www.eczema.org
UK National Eczema Society (atopic eczema)

http://www.paalliance.org
Psoriatic Athropathy Alliance (psoriasis)

http://www.skin-camouflage.net
British Association of Skin Camouflage

http://www.debra.org.uk
Dystrophic Epidermolysis Bullosa Association

http://www.hairlineinternational.co.uk
Hairline International

http://tray.dermatology.uiowa.edu/Dermimag.htm
Dermatology images (atlas)

http://www.usc.edu/hsc/nml/index.html
Dermatology images (atlas)

http://www.psoriasis-association.org.uk
Psoriasis Association

http://www.vitiligosociety.org.uk
Vitiligo Society

索引